ENDOCRINOLOGY
Adult & Pediatric

下 卷

成人及儿童内分泌学

原著 [美] J. Larry Jameson

[美] Leslie J. De Groot

[澳] David M. de Kretser

[美] Linda C. Giudice

[英] Ashley B. Grossman

[美] Shlomo Melmed

[美] John T. Potts, Jr.

[美] Gordon C. Weir

7th Edition
原书第 7 版

主译 赵家军 宋勇峰

中国科学技术出版社
·北 京·

图书在版编目（CIP）数据

成人及儿童内分泌学：原书第 7 版 . 下卷 / （美）J. 拉里·詹姆逊 (J. Larry Jameson) 等原著；赵家军 , 宋勇峰主译 . — 北京：中国科学技术出版社 , 2022.5

书名原文：ENDOCRINOLOGY: Adult & Pediatric, 7/E

ISBN 978-7-5046-8991-7

Ⅰ . ①成… Ⅱ . ① J… ②赵… ③宋… Ⅲ . ①内分泌学 Ⅳ . ① R58

中国版本图书馆 CIP 数据核字 (2021) 第 042105 号

著作权合同登记号：01-2021-0997

Elsevier(Singapore) Pte Ltd.
3 Killiney Road, #08-01 Winsland House I, Singapore 239519
Tel: (65) 6349-0200; Fax: (65) 6733-1817

译校者名单

主　译　赵家军　宋勇峰

副主译　单忠艳　严　励　杨　涛　王桂侠　张俊清　王　广

译　者　（以姓氏笔画为序）

丁　娜	丁　莉	于　园	于　娜	于　萍	于　楠	于晓会	于静雯	卫红艳
马培文	王　广	王　丹	王　雨	王　悦	王　婧	王　琼	王　嫚	王　潇
王宇鑫	王志云	王沁怡	王养维	王宣春	王桂侠	王晓玮	王晓黎	王铭婕
王董磊	王紫薇	王新玲	王颜刚	王薇薇	云素芳	毛元敏	毛金媛	文章新
方　娅	巴建明	石勇铨	石瑞峰	平　锐	叶继锋	申　甜	田胜华	史晓光
冯　波	兰丽珍	邢　倩	巩皓琳	成　琨	成志锋	吕　惠	吕梦潇	刚晓坤
朱　颖	乔　虹	任　萌	任小燕	全会标	刘　林	刘　钰	刘　萍	刘　超
刘力源	刘东方	刘兆祥	刘丽梅	刘丽翼	刘佑韧	刘明明	刘建民	刘建英
刘玲娇	刘晓霞	刘爱华	刘喆隆	刘舒颖	刘嘉懿	闫　妮	闫　哲	闫朝丽
汤佳珍	汤语婧	祁颜艳	许宇彤	许金梅	许益宁	阮玉婷	孙　琳	孙　蓉
孙　嘉	孙子林	孙胜男	孙晓雅	孙璐璐	严　励	严婕妮	苏　恒	苏本利
苏泳娴	杜紫薇	李　伟	李　拓	李　昂	李　栩	李　钶	李　婧	李　晶
李　强	李　颖	李　静	李一军	李乃适	李文娟	李玉姝	李可欣	李延兵
李咏芳	李佶桐	李艳波	李晓苗	李晨嫣	李曼曼	李晶晶	李蓬秋	杨　川
杨　艳	杨　涛	杨云开	杨双竹	杨国庆	杨海燕	杨晶晶	连小兰	肖建中
肖璐琪	吴　恺	吴　婷	吴　霞	吴木潮	吴同智	吴晓莹	邱山虎	邱康丽
何云强	何兰杰	何华秋	余　洋	余子潇	余学锋	谷　卫	谷伟军	宋　君
宋怀东	宋勇峰	张　玲	张　振	张　舫	张力辉	张亚光	张伊祎	张军霞
张进安	张丽娟	张雨薇	张俊清	张海姣	张斯文	张智慧	张婷婷	陆志强
陆迪菲	陆桑雨	阿地拉	阿里木	陈　扬	陈　刚	陈　阳	陈　宏	陈　蓉
陈小宇	陈逗逗	陈紫晗	武　泽	苗志荣	苗新宇	林　燕	林冰倩	林炜荧
果　佳	罗　熙	金晓慧	金雯婕	周　卉	周　洁	周云婷	周后德	庞雅玲
郑　帅	郑　佳	单忠艳	赵　雪	赵　琳	赵玉岩	赵思楠	赵晓宇	赵悦彤
赵家军	赵家胜	钟雪玉	侯　旭	侯新国	施　云	施秉银	闻　杰	姜雅秋
洪晓思	秦　瑶	秦映芬	袁　扬	袁晓勇	都镇先	贾红蔚	夏维波	顾　楠

柴晓峰　　钱　玙　　倪文婧　　徐小涵　　徐书杭　　高　莹　　高玉婷　　高政南　　郭　琳
郭　辉　　郭　毅　　郭亚明　　郭艳英　　郭媛博　　唐　镍　　唐黎之　　陶　弢　　桑苗苗
黄银琼　　萨如拉　　曹　旭　　曹业迪　　曹自强　　盛志峰　　常元顿　　常向云　　鹿　斌
章　燕　　梁寒婷　　彭永德　　蒋王艳　　韩　夏　　韩松梅　　程泽正　　程彦臻　　童南伟
曾　怡　　曾天舒　　温俊平　　谢文婷　　赖亚新　　雷　涛　　褚燕军　　赫广玉　　蔡芸莹
管庆波　　廖志红　　虢晶翠　　滕晓春　　潘红艳　　穆玉兰　　魏　琼　　瞿晓莉

内 容 提 要

　　本书引进自世界知名的 Elsevier 出版集团，由多位国际知名的内分泌专家共同编写，是一部经历了 40 余年学术辉煌的国际经典权威内分泌学著作。

　　全新第 7 版，分上、下两卷，共十六篇 154 章，内容极为丰富，涵盖了内分泌在临床与基础研究的最新进展。与前一版相比，对原有章节进行了大量更新，新增了代谢手术、内分泌环境干扰物、兴奋剂等内容，充分体现了内分泌学及相关学科近几年来的理念更新及技术进步。

　　参与本书的翻译人员均为内分泌学界的知名专家学者，他们在忠于原著的基础上，力求贴近国内语言表述习惯和实际诊疗情境，旨在服务广大涉足内分泌学科的医务工作者，为内分泌学及相关专业临床医师、护理人员及研究人员了解本学科最新发展、解决疑难诊治问题提供参考。

　　补充说明：书中参考文献条目众多，为方便读者查阅，已将本书参考文献更新至网络，读者可扫描右侧二维码，关注出版社医学官方微信"焦点医学"，后台回复"成人及儿童内分泌学"，即可获取。

中文版序

自 20 世纪 20 年代以来，在刘士豪教授、朱宪彝教授、邝安堃教授等学科创始人的带领下，我国的内分泌学科如涓涓细流般发展，此后国内几代学者以远见、勤奋、耐心和坚韧的毅力，使我国内分泌领域取得了飞速发展。来自国内的循证医学证据越来越多，由我国专家学者主导制订的指南及共识越来越多，这对国内医生了解及掌握国人内分泌疾病非常重要，也奠定了我国内分泌专业在国际上的地位。

在我国内分泌学科的事业发展与人才培养过程中，翻译引进国外优秀著作有着不可或缺的参考作用。作为欧美经典内分泌学著作之一，*Endocrinology: Adult & Pediatric* 自 1979 年首次出版以来，一直致力于介绍内分泌领域的最新进展，40 余年已多次修订再版，如今已更新至第 7 版。这既体现了本书与时俱进的编写原则，又体现了内分泌领域蓬勃发展、迭代更新的特点。然而，如此优秀权威的内分泌学著作却迟迟未能引进翻译与国内学界同道分享，着实有些遗憾。

全新第 7 版由 J. Larry Jameson 教授和 Leslie J. De Groot 教授等 8 位国际内分泌学权威专家共同编写。J. Larry Jameson 教授是美国宾夕法尼亚州立大学医学院院长，是内分泌领域分子生物学的先行者，其研究重点为激素紊乱的遗传因素。Leslie J. De Groot 曾担任芝加哥大学内分泌学系主任，是国际著名的甲状腺专家，曾担任 *New England Journal of Medicine* 副主编，遗憾的是，De Groot 教授已于 2018 年去世了。

本书为全新第 7 版的中文版，也是其自问世以来的首部中文翻译版，由山东第一医科大学附属省立医院内分泌科赵家军教授组织国内众多内分泌学界的专家学者共同翻译。赵家军教授是我国知名内分泌学专家、中华医学会内分泌学分会主任委员，其在学界建树颇丰，国内外学术影响力很高。在赵家军教授的组织和带领下，在中华医学会内分泌学分会全体委员的大力支持下，圆满完成了全新第 7 版的翻译工作，为我国广大内分泌科医师系统全面掌握该领域的最新理念、知识及技术提供了重要参考资料。衷心希望本书的出版，能够惠及广大内分泌学界同仁，进而推动我国内分泌事业不断发展。

乐为序。

中国工程院院士
上海交通大学医学院附属瑞金医院院长

译者前言

近百年来，内分泌学在临床与基础方面都取得了突飞猛进的发展，*Endocrinology: Adult & Pediatric* 自 1979 年首次出版以来，一直致力于介绍内分泌领域的最新进展，如今已更新至全新第 7 版，是欧美内分泌学经典教科书之一，更是享有 40 余年学术辉煌的国际经典权威内分泌学巨著。

全新第 7 版由 J. Larry Jameson 教授和 Leslie J. De Groot 教授等 8 位国际内分泌学权威专家共同编写，仍是目前最全面、最前沿的内分泌学著作。与前六版相比，新版内容做了大量更新，不仅详细介绍了内分泌学临床方面的进展，还介绍了大量内分泌学相关基础学科研究的最新进展，新增了减重手术、内分泌环境干扰物、兴奋剂等章节。

本书为 *Endocrinology: Adult & Pediatric*（《成人及儿童内分泌学》）自问世以来的首部中文翻译版，翻译团队更是集结了国内内分泌学界的众多知名专家学者，并得到了中华医学会内分泌学分会全体委员的大力支持，各位译者在忠于展示原著者想要表达内容的前提下，力求贴近国内语言表述习惯和实际诊疗情境，旨在服务广大涉足内分泌学科的医务工作者，为内分泌学及相关专业临床医师、护理人员及研究人员了解本学科最新发展、解决疑难诊治问题提供参考。

纵览全书，不禁感叹其内容全面实用，图表精美丰富，编写系统明晰，且融系统性、权威性、前沿性、实用性为一体，非常适合国内广大内分泌临床与基础研究人员、相关科研工作者及医学研究生阅读参考，是一部不可或缺的参考工具书。

本书的翻译及出版恰逢新冠肺炎疫情在国内乃至全球蔓延，参与本书翻译的很多专家学者也迎难而上，投身于抗击新冠肺炎疫情的临床一线，用实际行动展现了白衣战士勇敢无畏、奉献坚守的精神风采，大家在非常有限的时间里圆满地完成了本书的翻译及审校工作。衷心希望本书的出版能惠及广大内分泌科同仁，助力中国内分泌事业的发展，为提高我国内分泌疾病的诊疗水平及内分泌学科的发展贡献绵薄之力。

最后，感谢各位译者在本书翻译过程中的辛苦及付出，感谢中国科学技术出版社对本书引进及出版给予的支持与帮助。尽管我们对译文进行了反复审校与修订，但由于中外术语规范及语言表述习惯有所差异，中文翻译版中可能存在一定的失当或欠妥之处，敬请广大同道及读者指正。

山东第一医科大学附属省立医院　赵家军

原书前言

与诸多医学领域一样，内分泌学发展迅速、日新月异。我们邀请了众多国际知名专家来编写全新版本的 *Endocrinology: Adult & Pediatric*，总结内分泌疾病及其生理的最新知识，紧跟医学发展的步伐。本书目前已更新至第 7 版，近半个世纪以来一直是内分泌领域权威的信息来源。与前六版一样，全新第 7 版依旧致力于打造一部全面覆盖内分泌学基础与临床全领域的教科书。书中内容主要围绕着调节内分泌系统的主要腺体展开，重点介绍了疾病的临床表现，特别强调了内分泌功能的多激素整合，这是"系统生物学"的一个重要体现。

本书的每一版都涵盖了当时内分泌领域的遗传学最新进展，以及新激素、新药物、新检测方法及新修订的临床指南。本书的著者均为内分泌领域各亚专业的领头人、特殊疾病的管理专家，他们在编写过程中总结了各自领域的最新观点及专家意见。

新版中我们特别增加了儿童内分泌学的内容，以提供适用于所有年龄范围的参考标准。毕竟1 型糖尿病等许多疾病不仅累及成人也会累及儿童。青春期性早熟等几乎只与儿童有关的疾病，我们在标题处加以注释。其他章节的儿科部分我们也添加了背景色以便与成人部分区分。

新版的另一个重大变化是增加了彩图，以进一步提升适读性和美观性。此外，我们还在章首设置了"要点"，以概要总结该章的重点内容。

在更新各章的同时，我们还增加了一些新的章节，如关于减肥手术的新章节，综述了肥胖症治疗方法的适应证、疗效和生理学基础；关于内分泌干扰物的新章节，总结了环境因素及药物是如何与内分泌系统相互作用、改变生理过程，进而引发疾病的；关于兴奋类激素的新章节，重点讲述了人们关注度日益增加的这类激素对内分泌及社会的影响。

为了提高本书的阅读趣味性，让书中内容更贴近内分泌学的基础研究与临床实践，提高临床实践中的实用性，我们不断优化内容，将实用的精华内容汇总在两卷之中，还将原始参考资料的相关链接更新至互联网，以便读者进一步拓展学习时查阅。

在此，我们向数百位参与本书编写的人员表示衷心的感谢，感谢大家在百忙之中抽出时间为全新第 7 版撰写了非常专业的内容。还要感谢我们的助手 Katie Kincaid 和 Anita Rodriguez，以及 Elsevier 出版集团的工作人员，特别是 Helene Caprari、Janice Gaillard 和 Clay Broeker，他们为本书的设计及国际推广做出了巨大贡献。

J. Larry Jameson, MD, PhD

Leslie J. De Groot, MD

目 录

上 卷

下 卷

第七篇 甲状腺

第八篇 肾上腺

第七篇

甲 状 腺
Thyroid

ENDOCRINOLOGY
Adult & Pediatric（7th Edition）
成人及儿童内分泌学（原书第 7 版）

第73章 甲状腺的解剖与发育
Anatomy and Development of the Thyroid

Mario De Felice　Roberto Di Lauro　著

李晨嫣　都镇先　滕晓春　于晓会　王薇薇　李玉姝　史晓光　赵玉岩　赖亚新　毛金媛　李　静

王晓黎　姜雅秋　单忠艳　译

要　点

◆ 通过使用不同的模型，有可能定义甲状腺形态发生中涉及的不同步骤，这一过程仍在研究中。

◆ 我们知道，甲状腺的正确发育和分化需要内在因素和外在因素的复杂网络。

◆ 小鼠模型的研究极大地提高了我们对人类甲状腺发育不良的发病机制的认识。

一、甲状腺的解剖

（一）大体解剖

Galen（130—210 AD）在他的著作"De Voce"中首次描述了甲状腺。该腺体被 Thomas Whorton（1614—1673）命名为"甲状腺"，因为它靠近甲状腺软骨[1]。尽管它的名字"thyreòs"在希腊语中意为"盾"，"Schilddrüse"在德语中意为"盾腺"，但甲状腺的特征形态为由峡部连接的两个侧叶组成，更让人联想到蝴蝶或大写字母 H，而不是盾（图73-1）。甲状腺侧叶长 3～4cm，宽 15～20mm，位于喉和气管中间，颈动脉鞘和胸骨乳突肌旁边。侧叶上极达到甲状腺软骨水平，而下极到达 V 至 Ⅵ 气管环。峡部长 12～20mm，宽 20mm，在 Ⅰ 和 Ⅱ 气管环之间穿过气管。正常成人中，整个腺体大约宽 6～7cm，长 3～4cm，重量为 15～25g。甲状腺通常是不对称的，右叶可能是左叶的 2 倍，在颈部比左极延伸得更高和更低。有趣的是，在患有右位心的患者中，腺叶的位置颠倒了，这表明甲状腺叶的不对称性可能是心脏位置的结果[2]。薄薄的结缔组织包裹了甲状腺。纤维隔有时会从该囊中分离出来并渗入软组织中，形成不完整的分叶。该内囊与一个和气管前筋膜相连的外囊（也称为甲状腺假囊）相连。血管、甲状旁腺及喉返神经位于两个囊之间，并与甲状腺紧密接触，甲状旁腺位于腺体的后表面，喉返神经仅位于侧叶之间。

（二）血液供应

甲状腺是高度血管化的器官，4 条动脉为腺体提供了丰富的血液。这些血管之间经常发生吻合，并且腺体表面存在一个动脉网络，从这个网络开始，小动脉形成分支并深深地进入组织。毛细血管位于滤泡间的结缔组织中，形成一个笼状的网状结构包围着每个滤泡。毛细血管内皮细胞和其他内分泌腺一样都有孔。每个孔直径约 50nm。用促甲状腺激素（TSH）刺激可增加开孔的数量和密度。静脉来自于甲状腺实质，并形成上、中、下甲状腺静脉三组静脉丛。

（三）淋巴管

丰富的淋巴毛细血管丛围绕着甲状腺滤泡，并

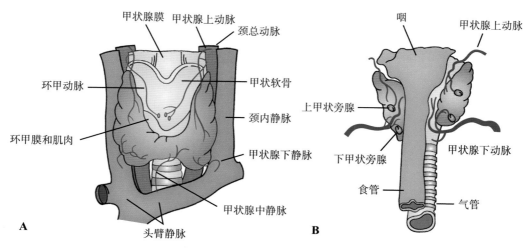

▲ 图 73-1　甲状腺的大体解剖
A. 前面观；B. 后面观

与小叶间结缔组织中发现的小淋巴管相通，这些深的血管形成了淋巴管的表面网络，并汇入几组淋巴结，最上方的淋巴结位于甲状腺峡部上方，是由 1~5 个恒定的淋巴结组成的 Delphian 淋巴结[2]。当患有癌症或桥本甲状腺炎时，很容易感觉到这些淋巴结。甲状腺区域的其他可变淋巴结包括峡部以下的气管前淋巴结、甲状腺表面的淋巴结，以及沿侧静脉、喉返神经或颈动脉鞘发现的最后一组淋巴结。

（四）神经支配

甲状腺的神经支配由交感神经、副交感神经和肽能纤维提供，尽管很少有纤维进入腺体。交感神经纤维和副交感神经纤维均在整个滤泡组织中延伸，与滤泡细胞或血管周围紧密相关。

甲状腺中检测到的调节肽由神经嵴来源的滤泡旁细胞和甲状腺内肽能神经纤维产生[3]。一些神经肽，如血管活性肠肽、神经肽 Y、P 物质或甘丙肽，仅在分布于甲状腺的神经纤维中产生。这些神经肽被认为通过旁分泌途径调节滤泡细胞功能。与其他内分泌腺相比，甲状腺的神经支配很差。

（五）解剖变异

健康人中最常见的解剖变异是由甲状舌管再生缺陷引起的。这组异常通常表现为附着在甲状腺峡部上部（占总人口的 15%）的副叶（锥体叶）的存在[2]。锥体叶是一个以鸟嘴状定向的肉茎，其是甲状腺舌管尾端保留和生长的结果。其他异常与导管

萎缩有关。在某些情况下，整个甲状舌管作为连接舌盲孔和喉的上皮索持续存在；在其他情况下，残留的导管形成孤立或多个囊肿，这些囊肿沿着导管的下降线被发现。甲状舌管的持久部分可以分化为甲状腺组织并形成称为副甲状腺的结构。除了正常位置的腺体之外，还存在的副甲状腺是这种异常的特征。不同的发育缺陷导致异位甲状腺的形成（请参阅"甲状腺形态发生的晚期：功能分化和组织发生"）。另一个常见的解剖变异（占人口的 5%）是尚未发育成独特肿块的甲状腺[2]。这些变异包括没有峡部（甲状腺由 2 个独立的侧叶组成，这是非哺乳动物脊椎动物的生理状况）或没有明显的侧叶部分，通常是左叶的下半部分。

二、甲状腺滤泡细胞和甲状腺滤泡

甲状腺表现出独特而高度组织化的结构，其特征是存在称为滤泡的球形结构，被定义为甲状腺的"形态功能单元"[4]。滤泡由小泡间细胞外基质和毛细血管网支撑，它们由单层上皮细胞甲状腺滤泡细胞（thyroid follicular cells，TFC）组成，该滤泡细胞围绕着一个封闭的腔，滤泡腔内充满胶体，这是甲状腺球蛋白的浓缩溶液。TFC 代表甲状腺的最大细胞群，并负责甲状腺激素的合成。当在光学显微镜下观察时，TFC 显示出中性丝质细胞质、基底核和高碘酸 - 希夫阳性液泡（吞噬体）。滤泡细胞表

现为立方体上皮细胞，其高度约为 15μm。细胞变扁平（鳞状）或变高（柱状）取决于它们是否受到 TSH 刺激。电子显微镜（图 73-2）显示了活跃参与蛋白质合成细胞的特征，粗面内质网和高尔基体是细胞中的主要细胞器。此外，有几个囊泡位于顶端或顶端下的细胞质中。较小的（150～200nm）囊泡是含有新合成的甲状腺球蛋白的囊泡。这些囊泡与顶质膜融合，导致甲状腺球蛋白进入滤泡腔。较大的囊泡（500～4000nm）充满了称为胶体液滴的致密物质，是储存在滤泡腔中的碘化甲状腺球蛋白摄取的结果。胶体的重吸收涉及巨胞饮作用机制，其第一步是在顶端形成假足。假足关闭，部分胶体被内化到细胞中。

在分子水平上（图 73-3），可以通过一组对于细胞特殊功能必不可少的特定蛋白质和相应的 mRNA 来鉴定滤泡细胞。在这些蛋白质中，甲状腺球蛋白和甲状腺过氧化物酶是特异性的，只能在 TFC 中检测到。其他蛋白质，如 Tshr、NIS、pendrin 和 Duox/DuoxA 复合物，尽管在 TFC 中高度表达，但在其他一些组织中也存在。甲状腺滤泡中甲状腺激素生物合成必需基因或普遍表达基因似乎是这种细胞类型独特的转录因子组合的结果，包括 Nkx2-1（也称为 Ttf-1、Titf1 和 T/EBP）、Pax8和 Foxe1。这些因子的分子特征和功能在"甲状腺富含转录因子功能基因组学"中进行介绍。

滤泡细胞的显著特征是它们的特定极性。细胞的表面被细胞之间的结合复合物分成 2 个功能上不同，但在物理上连续的区域，一个面向泡腔的顶结构域和一个朝向细胞外基质的基底外侧结构域。顶端区域显示出分化的组织特异性结构，其特征是存在顶端微绒毛、伪足及甲状腺过氧化物酶、Na⁺

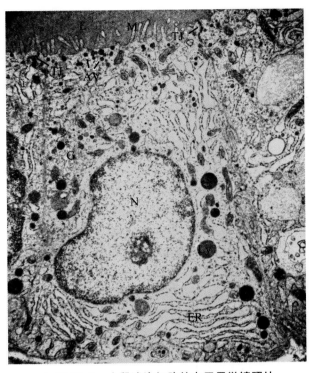

▲ 图 73-2　大鼠滤泡细胞的电子显微镜照片

AV. 顶囊泡；ER. 内质网；G. 高尔基体；L. 管腔；Ly. 溶酶体；M. 微绒毛；N. 细胞核；TJ. 紧密连接

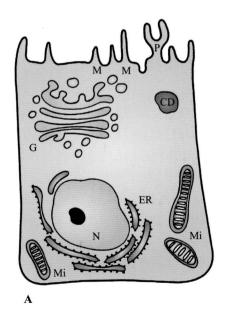

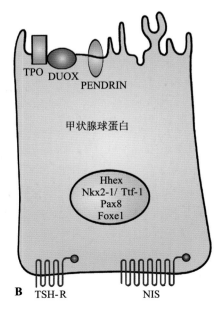

◀图 73-3　甲状腺滤泡细胞

A. 结构简略示意图；B. 分子简略示意图；CD. 胶体液滴；ER. 内质网；G. 高尔基体；M. 微绒毛；Mi. 线粒体；N. 细胞核；P. 伪足；TSH-R. TSH 受体；NIS. 钠 / 碘转运体

或 Cl⁻ 通道[5] pendrin[6] 和 Duox[7] 的定位。基底域的特征在于钠/碘转运体（NIS）[8]、Na⁺/K⁺ ATP 酶[9]、EGF 和 TSH 受体[10]。甲状腺激素的合成需要碘和甲状腺球蛋白从基底到顶端转运。相反，激素的分泌是基于甲状腺球蛋白的顶端向基底的转运。此外，滤泡组织允许激素合成所需的生化步骤（如外分泌细胞在滤泡腔中分泌蛋白质，蛋白质的重吸收和水解，通过内分泌将激素释放到血液中）的连锁反应。

在滤泡中，甲状腺细胞在外腔和管腔之间形成屏障。严格的屏障至关重要，因为它可促进细胞极性，确保有效转运并防止被动向后扩散。紧密的细胞间黏附是由紧密连接（闭合小带）、黏附连接和桥粒组成的连接复合物介导的。所有这些黏附结构呈现出相同的整体结构，即通过细胞溶质衔接蛋白与细胞骨架相连的黏性跨膜蛋白。在不同类型的细胞连接中，紧密连接位于细胞顶端附近，是将细胞封闭的一种结构。紧密连接控制细胞旁空间的通透性，并成为滤泡质膜顶侧和基底外侧区域之间的边界。它们表现为由细胞间连接有关的连接蛋白组成的复杂的吻合纤维网络。这种高分子复合物与不同的细胞结构相互作用。紧密连接中的主要跨膜蛋白是咬合蛋白 occludin 和闭合蛋白 claudins。这些蛋白的胞质部分与细胞内外周膜蛋白（如 ZO-1 和 ZO-2[11]）相互作用，而外周膜蛋白将紧密连接与微丝连接。微管还可以通过细胞骨架相关蛋白[12]（如调脂蛋白、7H6 抗原和肌动蛋白）与紧密连接功能上连接。

锚定连接将细胞的细胞骨架与其相邻的细胞骨架或细胞外基质连接。上皮黏着连接是锚定连接的一种，位于紧密连接的下方。这些连接由属于钙黏着蛋白家族的跨膜黏附性蛋白质（钙黏着蛋白和跨膜的 Ca²⁺ 依赖的黏附分子）形成。在甲状腺组织及其他上皮组织中，上皮钙黏素聚集在黏着连接处，并在诱导这些稳定的黏着连接形成相邻细胞之间的同质接触中起着核心作用。上皮钙黏素与细胞内锚蛋白、联蛋白连接，后者又与肌动蛋白细胞骨架结合。联蛋白参与细胞内信号转导通路，形成将物理黏附与细胞内信号转导偶联的功能桥。桥粒连接是锚定连接的另一种类型，是上皮细胞中存在的第 3 种连接类型。这些结构出现在黏着连接下方的质膜

上。在桥粒连接处发现的跨膜蛋白是钙黏蛋白和桥连蛋白，它们是钙黏着蛋白家族的成员。这些黏附蛋白质的胞质尾部结合细胞内蛋白（斑珠蛋白、桥粒蛋白），后者又与中间细胞骨架细丝结合。这些蛋白质 - 蛋白质相互作用使整个组织中形成连接不同的相邻细胞的网络。上皮中的滤泡细胞通过间隙连接通信[13]。间隙连接是由通道形成蛋白（间隙连接蛋白）形成的。它们形成的通道允许无机离子和其他小的水溶性分子直接从一个细胞与另一个细胞之间细胞质通过，进行着细胞间的电信号和代谢活动的交换。

猪甲状腺滤泡细胞的原代培养提供了有用的体外模型，便于了解滤泡发生的机制。缺乏 TSH 的情况下培养的猪甲状腺中新鲜分离的滤泡细胞仅瞬时聚集[14]。在存在 TSH 时，这些细胞组装上皮连接，极化并在细胞的顶端形成的腔中组织成滤泡状结构。体外滤泡形成的首要步骤是上皮钙黏素介导的细胞聚集。在最初培养的几小时中，在细胞的侧面上皮钙黏素的表达增加，并积累在根尖区域，在那里组装黏着连接[15]。细胞表面分化的最早阶段以 2 种蛋白质 ZO-1 和 Na-K ATP 酶的重新分布为标志，ZO-1 在细胞的未来极点附近募集，而 ATP 酶则局限于基底侧细胞表面[15]。在这一阶段，在细胞内空泡中检测到与根尖区域相关的蛋白，这些空泡随后与新生的根尖细胞表面融合。滤泡腔产生于 2 个不同的步骤，都是甲状腺细胞极化表型的结果。第 1 个步骤是由根尖细胞表面缺乏黏合特性触发的。控制滤泡大小所需的第 2 步是由双向离子传输系统驱动的，该双向离子传输系统从基底部至顶部方向分泌 Cl⁻，并且沿顶部至基底部方向吸收 Na⁺[4]。

培养的猪甲状腺细胞滤泡结构的形成和维持依赖于 TSH。在没有 TSH 或 cAMP 刺激剂的情况下，甲状腺滤泡会发生形态学转换，即甲状腺细胞扩散并形成上皮单层细胞[16]。这种转换涉及细胞外信号调节激酶（ERK）途径的激活。TSH 通过其第二信使 cAMP 起作用，抑制 ERK 活化并抑制上皮转化[17]。此外，TSH 调节维持滤泡组织所需的其他步骤[18]。刺激 cAMP/PKA 可以稳定 E 钙黏蛋白依赖性细胞与细胞的黏附并抑制血小板反应蛋白 1 的产生，基质细胞蛋白是细胞 - 细胞黏附的负调节剂，从而抑制紧密连接和黏附连接的解离[19]。

此外，TSH 会下调诱导上皮极化丧失的 TGF-β₁ 的表达[20, 21]。TSH 还可能控制滤泡腔的生成，因为位于顶端的氯通道受 cAMP 调节[22]。体外研究中获得的滤泡形成数据的一个局限是不能将数据直接外推到体内的组织滤泡中。除非使用含有细胞外基质蛋白的凝胶进行培养，否则培养的大鼠滤泡会反转其极性并表现出功能特性的变化[23]。此外，TSH/TSHR 信号受损的基因突变小鼠的滤泡生成不受影响，由此推测 TSH 在体内滤泡形成中不是必需的(请参阅标题为"富含甲状腺的转录因子的功能基因组学"部分)。此外，甲状腺的滤泡被基底层和相邻的毛细血管包围，当碘摄取发生变化时，这些结构会被重建，然而，在培养的滤泡中这种情况是不存在的[15]。微脉管系统在甲状腺稳态中起着关键作用[24]，由 TFC 和毛细血管组成的血管滤泡单位（AFU）目前被认为是甲状腺功能和形态学的基本单位[25]。已经观察到碘缺乏对内皮小室的形态变化的影响，这种影响在数天后就可以观察到，并与甲状腺上皮细胞释放的血管内皮生长因子（VEGF）相关[26]。因此，甲状腺激素的合成由滤泡细胞稳态过程和血管可塑性两方面调控，反过来，这两方面又受延迟阶段的血浆 TSH 水平的调控。即使 AFU 能够对致甲状腺肿因子刺激做出同步反应，它们也不能统一发挥作用，而是作为异质的单位簇，每个单位簇可以呈现各自的功能特性，使腺体适应快速变化的生理条件[25]。

三、其他甲状腺细胞

除滤泡细胞外，甲状腺还由其他不同来源的上皮细胞组成，包括：①滤泡旁 C 细胞，专门生成降钙素；②支气管上皮细胞的残留物；③甲状腺干细胞。

（一）C 细胞

存在于哺乳动物的甲状腺中的其他内分泌细胞是 C 细胞，其合成并分泌降钙素，降钙素是一种参与钙代谢的多肽激素。在低等脊椎动物中，C 细胞形成一个组织，称为支气管腺，与甲状腺分开。鹌鹑鸡嵌合体实验表明，禽类 C 细胞来源于神经 C 细胞[27]，在胚胎发育过程中，它在哺乳动物的一个短暂器官超支气管体中定居，最终扩散到甲状腺中。相比从鸡获得的确切的结果，在哺乳动物中，并不

确定 C 细胞是否具有神经嵴起源（请参阅"C 细胞分化"部分）。

由于 C 细胞在滤泡细胞中分布，因此被称为滤泡旁细胞。但是，并非所有的 C 细胞都如它们的名字所示位于滤泡细胞和基底膜之间（真正的滤泡旁位置），也有些 C 细胞的位置在滤泡之间（滤泡间）或滤泡内。C 细胞作为独立的单个细胞与滤泡细胞紧密相邻、分散存在，或分散在由滤泡和 C 细胞组成的更复杂的结构中[28]。甲状腺滤泡旁细胞的数量因物种而异。在人类中，C 细胞的数量会随着年龄的增长而减少。实际上，新生儿甲状腺 C 细胞的数量要比成人甲状腺多 10 倍。在成人甲状腺中，C 细胞少于滤泡细胞的 1%，通常分布在外侧叶的上 2/3、滤泡内和滤泡旁位置。

C 细胞的特征是细胞质清晰，细胞核小而致密。电子显微镜显示，C 细胞内含有直径为 100～200nm 的胞质分泌颗粒。在分子水平上，降钙素的存在可以识别 C 细胞。降钙素蛋白由降钙素 / 降钙素相关多肽 α（Calca）基因编码，该基因能够通过组织特异性的选择性剪接表达 3 种其他蛋白质，包括降钙素基因相关肽（CGRP）、抗钙素原 I 和抗钙素原 II。前 3 个外显子与第 4 个外显子的剪接产生一个编码蛋白质前体的 mRNA，该蛋白前体随后被加工成降钙素并产生肽类物质抗钙素原 I。CGRP 和抗钙素原 II 是另一种剪接的产物并且在 C 细胞中远不如降钙素丰富。CGRP 是一种 37 个氨基酸的血管活性肽，已知其对钙代谢并无作用。

有趣的是，C 细胞尽管在功能和胚胎学衍生方面不同于滤泡细胞，但表达 Nkx2-1/Ttf-1[29]，这是产生甲状腺素的细胞的独特标志。Nkx2-1/Ttf-1 也存在于未成熟的 C 细胞、正在迁移的支气管小体及咽囊 IV 细胞中[30, 31]。

虽然哺乳动物 C 细胞的神经嵴起源是有争议的，但是它们与其他起源于神经嵴的神经内分泌细胞具有一些相同的生物学特征。实际上，滤泡旁细胞表达神经内分泌标记物，如神经特异性烯醇酶和嗜铬粒蛋白 A，以及大量调节肽及其各自的受体[32]，包括生长抑素、5- 羟色胺、胆囊收缩素 2-受体（CCK2R）、胃泌素释放肽和促甲状腺激素释放激素。尚未证实不同的滤泡旁细胞亚群是否合成不同的调节因子。有证据表明哺乳动物的滤泡旁细

胞存在功能异质性[3]。在新生大鼠中，90% 的降钙素生成细胞共表达生长抑素，然而在成年大鼠中，只有 1% 的滤泡旁细胞中检测到这种因子[32]。同样，在人类中，降钙素和生长抑素只在少数滤泡旁细胞中共存[33]。然而，生长抑素几乎在绝大部分大鼠的 C 细胞癌中都能检测到[32]。同样在多数人类甲状腺髓样癌的 C 细胞中也可以观察到生长抑素的表达。C 细胞产生这些调节肽的相关功能尚不清楚。这些生物活性肽可能通过旁分泌途径调节甲状腺功能，因为滤泡旁细胞分布在滤泡细胞中，并且常常与滤泡细胞紧密结合。生长抑素、降钙素、CGRP 和抗钙素原抑制甲状腺素分泌，然而胃泌素释放肽和 helodermin 促进这个过程[3]。CCK2R（胆囊收缩素 2- 受体，结合胆囊收缩素和胃泌素）的表达[34]和胃泌素诱导降钙素分泌提示钙稳态与胃肠激素之间存在相互关系。此外，由于 CCK₂ 存在于甲状腺组织中，因此可以假设 CCK_2 及其受体参与了 C 细胞功能所需的自分泌环路[34]。

（二）后鳃体衍生的上皮细胞

除了内分泌细胞类型，滤泡和 C 细胞，还有另一种细胞群在哺乳动物甲状腺已被描述。在啮齿动物中，这些细胞不排列成清晰的滤泡组织结构，而是形成了上皮结构，被称之为"第二类甲状腺滤泡"或"后鳃体滤泡"[35]。第二类甲状腺滤泡在鸟类甲状腺中缺失（此处的后鳃体从未与甲状腺融合），这一发现表明它们代表了超鳃体内胚层成分的残余。这些结构表现出明显的种间差异[36]。在人类中，后鳃体残体被称为固体细胞巢（solid cell nesets, SCN）[37]。SCN 常出现于甲状腺，多位于腺叶的中上 1/3[37]。SCN 表现为旁簇或内簇，上皮细胞的索被基板清楚地从滤泡中分离出来。SCN 由 2 种细胞类型组成，即 C 细胞和主要细胞，主要细胞是这些结构中最重要的细胞群。在大多数情况下，SCN 与另一种结构混合，称为"混合滤泡"，其中滤泡细胞和主要细胞在充满胶质样物质的腔内[37, 38]。C 细胞的出现与 SCN 和 C 细胞的共同后鳃体衍生过程一致。主要细胞为鳞状的多角形细胞，细胞核椭圆形，胞浆嗜酸性，缺乏细胞间桥。主要细胞的分子表型特殊。事实上这些细胞表达 Gal-3[39]、p63、细胞角蛋白 34βE12[38]、Bcl-2、端粒酶[40]，然而它们

不表达分化型标志物如 Nkx2-1/Ttf-1 甲状腺球蛋白、降钙素和 CGRP。值得注意的是，对小鼠胚胎的研究表明，p63 阳性 Nkx2-1/Ttf-1 阴性的细胞存在于第四咽囊上皮细胞和后鳃体中，证实了 SCN 是后鳃体残体[30]。

（三）甲状腺干细胞

干细胞是未分化的细胞，既能自噬，又能分化成一种或多种功能细胞类型。"成体"干细胞，通常被称为"祖细胞"，只保留分化成特定于其所在器官的细胞类型的能力。成体干细胞已在多个器官中得到鉴定，在疾病或损伤后的组织修复中起着至关重要的作用。虽然甲状腺干 / 祖细胞已经被假定存在多年[41]，但它们出现在成人腺体中的假设直到最近几年才被接受。

一小部分细胞，称为侧群（side population, SP）细胞，首先在骨髓中被发现，然后在各种成人的非造血组织中被发现[42]。这些细胞的特点是它们能够排出活体染料 Hoechst 33342，与真正的干细胞有许多相同的特征。事实上，SP 细胞有助于肝实质的再生或骨骼肌管的形成。在甲状腺腺体中也发现了 SP 细胞[43]，在小鼠中，SP 细胞主要位于滤泡间隙，占腺体总细胞的不到 1%。SP 细胞表达干细胞标志物 Oct-4 和核干细胞因子，然而分化标志物，如甲状腺球蛋白（Tg）和甲状腺过氧化物酶（TPO），几乎检测不到。此外，只有极少数 SP 细胞表达 C 细胞标记物降钙素。在人类中，SP 细胞已从结节性甲状腺肿获得的甲状腺细胞培养中分离出来，并显示出与小鼠 SP 细胞相似的分子特征[44]。通常，SP 细胞在培养过程中会发生组织特异性的分化。值得注意的是，从正常小鼠甲状腺中分离的 SP 细胞在培养中处于未分化状态，不能排列滤泡样结构。相反，人 SP 细胞能够在体内增殖并获得 TSH 反应的甲状腺表型。目前尚不清楚小鼠和人类 SP 细胞之间的差异是取决于所用的不同培养条件，还是取决于细胞来源的不同，分别来自正常甲状腺还是肿大的甲状腺。

除了 SP 细胞外，SCN 的主要细胞，无论由何起源，也表现出许多干细胞的特征。事实上，在这些细胞中，无论是甲状腺球蛋白还是降钙素生成细胞均未表达特异性基因，然而端粒酶[40]和 p63[38]

（一种通常在多层上皮的基底 / 干细胞中检测到的转录因子）是可见的。此外，SCN 的主要细胞的 Bcl-2 表达增加[40]，Bcl-2 是一种抗凋亡蛋白，在 TFC 中呈结构性表达[45]。这一分子特征符合干细胞的定义，并提出了一种假说，即 SCN 的主要细胞可能是多能细胞来源，能够向产生激素的细胞分化。

人类的 TFC 周转缓慢，一生中会分裂 5 次左右[41]。因此，在出生后的生活中，甲状腺似乎是一个"休眠器官"。然而，在动物模型中，已被证明甲状腺保留着在严重干扰后，再生和恢复滤泡组织的能力，如严重的实验性甲状腺炎[46]或甲状腺部分切除后[47]。在后一种情况下，位于甲状腺非滤泡间质区表达 Sca1（干细胞抗原 -1）而不表达 Nkx2-1/Ttf-1 的细胞在甲状腺部分切除术后数天内增殖[48]。

以上总结的数据似乎表明，甲状腺的再生可能是甲状腺干 / 祖细胞增殖和分化的结果，甲状腺干 / 祖细胞适合于替代破坏的滤泡细胞池。然而，我们目前缺乏甲状腺干细胞存在的无可争议的证据，我们尚不清楚这些细胞在腺体的生理和病理中所发挥的作用。

四、甲状腺发育

哺乳动物的成年甲状腺由 2 种不同的胚胎结构组成。这种复合起源反映了腺体的双重内分泌功能。产生甲状腺球蛋白的滤泡细胞来自原始咽（甲状腺原基）的一小群内胚层细胞，产生降钙素的滤泡旁细胞来自后鳃体的神经嵴细胞。后鳃体是起源于第四咽囊的暂时性胚胎结构。甲状腺原基和后鳃体从最初的位置迁移，到达气管前方的最终位置，并融合形成完整的甲状腺。甲状腺滤泡起源于甲状腺原基细胞，而 C 细胞则散在于滤泡间。早期的个体发育阶段之后，甲状腺开始在基础水平上发挥作用，随后下丘脑核的分化和垂体门脉系统的形成保证了甲状腺系统功能的成熟。

关于人体甲状腺器官形成的资料很少，而且很多是基于过时的报道。相反，甲状腺的形态发生和分化在动物模型中已被广泛研究，主要是在小鼠和大鼠中。对患有先天性甲状腺功能减退症伴甲状腺发育不全（TD）患者的研究证实，人类和小鼠甲状腺器官发生的遗传机制是相同的。此外，由于参与

甲状腺形成和滤泡细胞分化的分子途径在所有脊椎动物中基本上都是保守的，因此近年来，斑马鱼作为分析甲状腺发育的工具也被引入。

这里我们将从形态学和分子水平对小鼠的甲状腺发育进行详细描述（总结于图 73-4）。这些数据能够合理地扩展到人类，并将强调显示已知的相关差异。

（一）甲状腺滤泡细胞的规范化：甲状腺原基和甲状腺基板

原肠胚的形成使胚胎的整体结构发生巨大变化，将其转化为一个复杂的三维结构。内胚层的前部和后部由于内陷，形成了 2 个不断扩张融合的囊腔，进而形成一个沿着胚胎的前后体轴走向的原肠腔。前肠是原肠腔最前面的区域。前肠的内胚层产生许多细胞系，最终形成甲状腺、胸腺、肺、胃、肝和胰腺的上皮成分。所有起源于肠腔的器官都经历了类似过程。首先，一组有限的细胞从相邻的细胞中分化出来，可通过特定分子标记（通常是转录因子）的出现及几乎同时产生的多层结构来观察这一现象的发生。随后，所有器官会经历一个形态发生过程，根据器官的不同，这一过程依赖于细胞增殖、分支形态发生和（或）细胞迁移，或者是这些过程的组合。最后，每个器官都会形成一个与器官功能直接相关的特定细胞组织（如甲状腺中的滤泡组织）。在本章中，这一过程的第一次分化被称为规范化，即使这个术语通常指的是可逆过程，对于所有来自肠腔的器官，目前尚不清楚第一次分化是可逆的还是不可逆的。尽管对内胚层细胞产生肝、胰腺和肺细胞系的诱发机制已开始有详细描述，然而，多能内胚层细胞对甲状腺形成的诱发机制和分化走向目前尚不清楚。

在小鼠中（妊娠 19.5d），甲状腺规范化的第一个证据是在胚胎日（E）的第 8～8.5 天，通过同时表达转录因子 Nkx2-1/Ttf-1、Pax8 和 Hhex，检测到从周围上皮细胞分化而出的单层细胞（甲状腺原基）。值得注意的是，甲状腺原基只能通过分子标记物的表达来检测。在小鼠的 E9～E9.5 和人类的 E22 中可以看到[49]，甲状腺基板位于第一鳃弓的尾端，形成叶状结节，该结节是第一鳃弓中形成舌体中间部分的区域（图 73-4）。在这一阶段，甲状腺

基板细胞同时表达 4 种转录因子，即 Hhex、Nkx2-1/Ttf-1、Pax8 和 Foxe1[50]。通过这种独特的分子特征来标记的甲状腺基板细胞被称为 pTFC，即甲状腺滤泡细胞前体，包括了所有尚未合成甲状腺激素的发育中的甲状腺细胞。普遍观点认为 TFC 起源于甲状腺的内胚层细胞。最近，这一假设通过对斑马鱼的谱系研究得以证实[51]。

任何与前肠定向分化过程相关的基因，如 Nodal、Gata 家族或 Sox 基因，都可能在甲状腺的规范化中发挥作用。到目前为止，尚无有关细胞命运图谱的研究或基因修饰小鼠的研究能阐明甲状腺规范化的早期步骤。实际上，前肠定向分化相关基因的靶向失活通常使小鼠胚胎在甲状腺原基形成阶段出现发育停滞。在斑马鱼中，内胚层规范化所需的 Nodal 信号似乎特殊地参与了甲状腺的形成命运。Nodal 信号的损伤，使内胚层细胞只能形成一个缩小的肠道组织，而无法对甲状腺的发育做出贡献[52]。抑制 one-eyed pinhead（Nodal 信号感受器）的活性，包含甲状腺的肠管将不能形成。当缺乏 Nodal 信号的下游信号分子 Gata5 时，内胚层细胞同样只能形成一个缩小的肠道组织，而无法实现甲状腺细胞的分化[52]。然而，这种机制似乎是鱼类特有的。因为，在小鼠胚胎中，Gata5[53] 和由 Gata5 控制的基因 Sox17[54] 的缺失都不会影响甲状腺的发育。

据报道，来自邻近内胚层的心脏组织的信号在肝脏、胰腺和肺的发育中具有诱导作用[55]。同样，内胚层细胞可以通过来自间质或邻近中胚层的诱导信号诱导甲状腺发育。对小鼠甲状腺发育的研究表明，E8.5 是最早可识别的甲状腺原基，位于主动脉囊的近端。主动脉囊是生成胚胎心脏流出道和咽动脉的心脏区域。这一观察表明，来自心脏中胚层或主动脉囊内皮层的短距离诱导信号可能具有诱导作用，以诱导未分化的内胚层细胞向甲状腺分化。事实上，在老鼠身上，前肠的改变是心脏发育受损的结果[56]。与心脏组织在甲状腺发育中所起作用的假设一致的是，心脏畸形是人类甲状腺发育不全引起的最常见的出生缺陷[57]，DiGeorge 综合征的特征是先天性心脏缺陷和先天性甲状腺功能减退（CH）的风险增加[58]。

从斑马鱼和其他物种获得的数据对于研究控制甲状腺功能的外在因素（作用于甲状腺滤泡细胞的前体之外）是非常有价值的。斑马鱼的甲状腺原基和主动脉囊之间也保持着密切的联系[59]。在该物种中，已经证明，在围绕甲状腺发育起始部位的中胚层表达的 bHLH 转录因子 Hand2 不存在的情况下，内胚层看起来正常，但甲状腺前体细胞不存在。实验结果强烈提示，Hand2 在甲状腺发育中具有非细胞自主性作用，而成纤维细胞生长因子 -8（FGF-8）也参与了这一途径[59]。

FGF 信号在甲状腺规范化中的作用也已在其他物种中进行了研究。在雏鸡胚胎中[60]，FGF4 参与内胚层前 - 后轴的构成。原肠胚晚期 FGF4 的增加抑制腹前肠 Hhex 和 Nkx2-1/Ttf-1 的表达。在小鼠中，已经证明 FGF 信号是甲状腺正常发育所必需的，但是这些因素在甲状腺功能中的作用还没有被证实。

在脊椎动物胚胎中，内源性维 A 酸（RA）介导的信号参与了前肠内胚层的区域化。在斑马鱼胚胎中，用 RA 治疗可以防止 Hhex 阳性细胞出现在假定的甲状腺区。通过消除 RA 信号，甲状腺功能没有受损，但甲状腺的位置出现轻微的后移[61]。在 RA 处理的雏鸡胚胎中[62]，Hhex 和 Nkx2-1/Ttf-1 在甲状腺表达区均未检测到。与斑马鱼和鸟类相反，老鼠体内的 RA 信号似乎并不控制 A 状腺的形态发生。事实上，暴露于外源性 RA 的小鼠胚胎和用 pan-RAR 拮抗药治疗的小鼠胚胎甲状腺发育不受影响[63]。然而，尽管在不同的动物模型中进行了许多实验，但指导甲状腺前体细胞形成的遗传程序仅部分阐明。

（二）甲状腺形态发生的早期：甲状腺原基的萌芽、迁移和分叶

如前所述，在小鼠中，到 E9.5 时，甲状腺基板首先表现为多层上皮。在那之后不久，它形成一个芽，从咽底外翻，侵入周围的间质，作为接近主动脉囊的内胚层外伸。其他的内胚层器官遵循与甲状腺相同的发育模式，即由特定细胞组成的内胚层，然后由假复层上皮细胞最终形成芽。对肝脏来说，这种转变需要 Hhex 的表达[64]。甲状腺形态发生也需要 Hhex。然而，在 Hhex 无核胚胎中存在一个多层甲状腺基板[50] 提示这个转录因子在甲状腺和肝脏的发育中可能发挥不同的作用。

在这些形态发生的早期阶段，甲状腺基板的扩

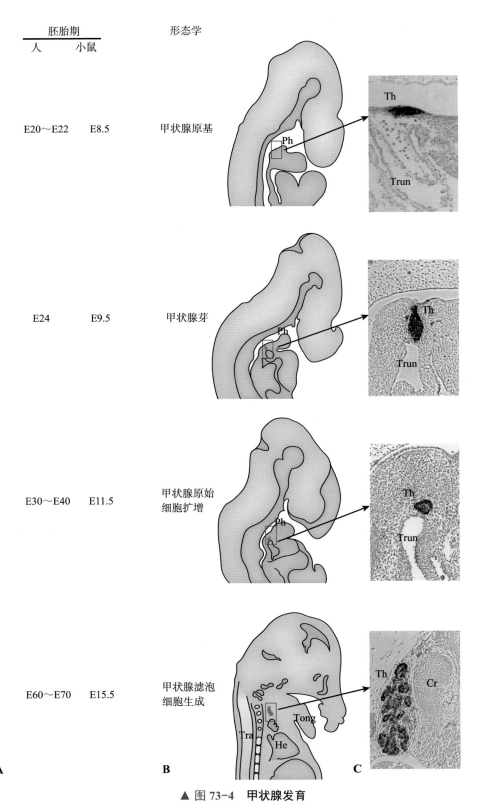

▲ 图 73-4　甲状腺发育

A. 小鼠和人类相对应的胚胎阶段（E. 胚胎日）；B. 小鼠胚胎甲状腺器官发生的不同阶段的示意图；C. 抗 Nkx2-1/Ttf-1 染色的小鼠胚胎矢状切面；Cr. 环状软骨；He. 心脏；Ph. 咽；Th. 甲状腺；Tong. 舌；Tra. 气管；Trun. 动脉干

张似乎不是 pTFC 增殖增强的结果，事实上，这些细胞的增殖率与周围内胚层和中胚层的细胞相比非常低[65]。咽内胚层的其他细胞可以被吸收到发育中的甲状腺中，从而增加甲状腺前体细胞的数量。至少对于某些器官，如胰腺，已经证明前体细胞的数量决定了器官的最终大小[66]。因此，成人甲状腺发育不全的原因可能是甲状腺基板内胚层细胞募集的遗传机制的紊乱。

在 E10.5 时，甲状腺芽是一个烧瓶状结构，通过一条细索（即甲状腺舌管）与咽底相连，甲状腺舌管是一个临时的狭窄通道。1d 后，甲状腺芽呈帽状，尾侧移入间质，与咽底完全失去联系（图 73-4）。在这个阶段，发育中的甲状腺开始横向扩张，这是最终导致 2 个分叶形成的过程的第一步。在 E12.5 时，甲状腺原始细胞呈细长结构，向侧面延伸，和参与最终颈动脉形成的第三咽弓动脉接触。到 E13 时，甲状腺芽继续向下迁移到间充质中，并接近由第四咽囊完成腹侧迁移的后鳃体。到 E13.5 时，发育中的甲状腺已经形成一个薄的中央部分连接的原始叶，到达其气管前的明确位置，在那里它与从神经嵴衍生的 C 细胞前体的后鳃体融合。

人类与小鼠相似，在胚胎生命早期，甲状腺原基在 E26 时表现为侵入间质的芽，在几天内，它表现为一个迁移的原基，通过在 E37 时消失的甲状腺舌管与咽相连。在这个阶段，甲状腺芽形成一个双叶状。发育中的甲状腺在第 6 周与后鳃体融合，在第 7 周左右到达气管前的最终位置[67]。

TFC 前体迁移至喉下的过程在小鼠胚胎内约持续 4d，人类胚胎约为 4 周。甲状腺原基移位的机制至今仍存争议。由于甲状腺最终定位与其最初分化的部位相距甚远，移位主要是由前体的主动迁移完成的。然而，颈部发生的其他形态形成事件还有周围间质的重塑[68]同样为甲状腺的最终定位做出了贡献。转录因子如 Hhex、Pax8 或 Nkx2-1/Ttf-1 的表达对甲状腺移位来说是不够的，甲状腺芽中关键因子 Fox-1 的存在则是细胞移动所必需的[50, 69]。

在许多胚胎发生的过程中，如原肠胚形成、神经嵴迁移与心脏的形成，都存在着细胞迁移。迁移细胞在这些过程中失去了上皮表型，获得了间质特性[70]。这种现象称为上皮 - 间质转换，以神经钙黏素的表达上调与上皮钙黏素的表达下调为特征。不

同的是，TFC 前体在整个移位过程中保留了上皮表型（上皮钙黏素持续表达），且不获得间质特性[71]。虽然目前未曾有过确切报道，据假设[72]，TFC 前体能遵循细胞集体迁移的模式进行移位，以在移动期间与迁移细胞保持连接为特征[73, 74]。

在腺体到达其最终定位后，两气管旁小叶开始初步伸展，至 E15～E16 时，甲状腺已初步成型（图 73-4）。在甲状腺器官形成晚期，腺体进一步增大，这可能是由 TFC 的高度增生而引起的。

人们逐渐了解对称的双侧叶形成（分叶过程）的遗传基础。当分叶过程开始时，在 E11.5 左右，发育中的甲状腺与第三咽弓动脉保持连接，该动脉将参与距成熟甲状腺叶最近的颈动脉的形成。起源于临近血管的信号或调节血管生成的因子能通过非细胞自主性机制来指导分叶过程。对动物模型的研究似乎能证实这一点。Shh（胚胎发育调节的关键因子）[75]或 Tbx-1（受 Shh 自身调控的因子）[58]缺失的小鼠中，会干扰发育中甲状腺的临近血管的形态形成模式。在这些突变的胚胎中，由于咽弓动脉的缺失，甲状腺芽无法与动脉保持连接，分叶过程被破坏，即甲状腺在发育过程中未能分离成两独立的叶，而一直保持着单个组织块的形态。同时我们还发现，在以先天性心脏与大血管异常为特征的 DiGeorge 患者中，TD 并不常见。然而，从临近组织发出的这些诱导信号须与甲状腺细胞相互作用，才能完成分叶过程。事实上，甲状腺半发育不全在含有等位基因 *Nkx-2/Ttf-1* 与 *Pax8* 双杂合缺失的小鼠中很常见，这些基因在甲状腺前体细胞内表达，而在相邻的其他结构内没有表达[76, 77]。

（三）甲状腺形态发生晚期：功能分化与组织发生

当甲状腺原基到达喉下时，TFC 前体完成了它们的功能分化。特别说明的是，TFC 在气管前正常的最终位置并不是功能分化所必需的，因为不论是在人类患者[78]或是变异小鼠中[69]，异位至舌下的甲状腺均能表达甲状腺球蛋白。TFC 的功能分化以一系列的蛋白表达为特征，这些蛋白是甲状腺激素的生物合成所必需的，如甲状腺球蛋白（thyroglobulin，Tg）、甲状腺过氧化物酶（thyroid peroxidase，TPO）、TSH 受体（TSH receptor，Tshr）、钠/碘协同转运

体（sodium/iodide sympoter，NIS）、甲状腺 NADPH 氧化酶（thyroid NADPH oxidases，Duox's）和 penderin 蛋白（penderin，PDS）。分化过程大约需 3d，在 E14～E16.5，促使甲状腺前体分化成具有产生和释放激素功能的甲状腺腺体。Tg 与 Tshr 基因在 E14 时表达[79]，TPO 与 NIS 这两种在 Tg 碘化过程中起关键作用的酶则更晚 1d 出现，可能是因为它们的表达绝对依赖 TSH 与其受体 Tshr 结合后激活的通路[80]。Duox 在 E15.5 时表达[81]，最后甲状腺素在 E16.5 开始表达[31]。

人类甲状腺分化过程所包含的分子机制与在小鼠中所发现的并无大的不同。TFC 的功能分化大约需 3 周，在 E48 时，发育中的甲状腺位于气管前，TFC 表达 Tg 与 Tshr 时，分化开始，大约在第 10 周时可检测到 T_4 的合成[67]。

TSH 与 Tshr 的结合触发信号通路，该通路能于出生后调节甲状腺的许多功能。在小鼠胚胎中，E14～E14.5 的 TFC 前体中能检测到 Tshr[79]，此时的甲状腺已到达其最终定位并表达 Tg。在发育晚期，Tshr 的表达增加，且在成年后一直保持表达。利用 Tshr 基因突变的小鼠能说明 TSH/Tshr 信号通路在胚胎发育中的作用[80]。含有 $Tshr^{hyt/hyt}$ 基因（Tshr 基因发生功能丧失突变[82]）或 $Tshr^{-/-}$ 基因的成年小鼠[83]均甲状腺发育不良，表现为严重的甲状腺功能低下。在胚胎发育过程中，功能性 Tshr 的缺失，并不会造成发育中甲状腺大小或组织学结构的改变。然而 TPO mRNA 与 NIS 的表达均有明显的下调[80]。因此，完成 TFC 分化的过程需要 TSH/Tshr 信号通路来辅助。虽然 TSH 诱导的 cAMP 通路在成年后甲状腺的发育中起主要调节作用，但其并不调控胚胎时期腺体的生长。小鼠与人类胚胎在发育过程中对该通路的需求似乎有所不同，但这并无什么意义，在人类胚胎中，TSH/Tshr 信号通路仍是甲状腺发育所必需的[84]。

甲状腺在功能性分化的同时，甲状腺形成其独特的组织结构。E15.5 时鼠胚内 TFC 开始形成发育不全的小滤泡，表达紧密连接标志 ZO-1。在 E16.5，鼠胚内腺体型成显著的滤泡状组织。E17～E18 的鼠胚（胎儿晚期组织完全形成）中，甲状腺实质组织分成小滤泡，被毛细血管网包围，腔内充满甲状腺免疫球蛋白[65]。出生时，通过调节甲

状腺生长能够产生和释放甲状腺激素，而下丘脑－垂体轴的功能只在出生后才完全活跃[84]。

人类特征性组织的形成需要数周，可分为 3 个阶段，即胶质前期、胶质产生期和滤泡生长成熟期，分别发生在妊娠 7～10 周、10～11 周和 11 周后。在胶质前期，细胞内小管发育，胶质堆积，之后小管扩张，胶质自身形成细胞外组织。最后，原始滤泡清晰可见，胎儿甲状腺能够聚碘并合成甲状腺激素。与小鼠不同，人类的甲状腺持续增长直至足月，下丘脑－垂体甲状腺轴在妊娠中期开始活跃。

多年来，人们一直假设滤泡细胞周围的基质成分在促进滤泡发生中具有诱导作用。因此，当从雏鸡发育中的甲状腺内移植滤泡细胞时，只有在甲状腺被膜成纤维细胞存在的情况下，才能在体外形成正常的组织[85]。通过转基因小鼠模型，可深入了解调控组织发生的遗传机制。完全活跃的 Nkx2.1 是滤泡发育所必需。分化的 TFC 缺失 Nkx2.1 会损害甲状腺的正常结构[86]。在同一品系中，Nkx2.1 亚等位基因磷酸化缺陷不能维持 TFC 的正常结构[87]。此外，正常的甲状腺结构需要 miRNA 维持。切除 TFC 中的 microRNA 加工酶 Disher 会导致滤泡组织逐渐丢失[88, 89]。

实验[90]表明，甲状腺上皮细胞和血管内皮细胞之间的协调作用参与甲状腺滤泡的形成。这可能是由甲状腺细胞表达的血管内皮生长因子－A（VEGF-A）与其同源受体 VEGFR2 相互作用所介导的，VEGFR2 在发育中的甲状腺血管内皮细胞中表达。事实上，甲状腺 VEGF-A 特异性失活的小鼠，血管密度严重降低，此外，甲状腺是多层非极化细胞团。体外实验强烈表明，内皮细胞的旁分泌信号是诱导正常的滤泡发生所必需的[90]。因此，细胞自主和非细胞自主的机制共同实现了甲状腺独特的形态功能结构[91]。

（四）组装腺体：后鳃体的发育和融合

在脊椎动物中，产生降钙素的细胞由后鳃体（ultimobranchial bodies，UBB）分化而来，后鳃体源自第四咽囊。除胎盘哺乳动物外，后鳃体在所有脊椎动物中都是一个确定的器官，但在胎盘哺乳动物中是胚胎时期暂时性结构，必定与甲状腺

内侧芽结合。

在胚胎第 10 天，鼠胚首次出现第四咽囊。它似乎是原始前肠的外侧伸展，表达转录因子 Islet1（Isl）[92] 和蛋白基因产物（PGP）9.5 [93, 94]。之后，原肠尾部生长，第 11.5 天鼠胚第四咽 – 鳃囊分离，形成 UBB 原基，其为腔内排列柱状上皮细胞的卵形小泡，同时伴有 Hes-1[95]、Isl1、PGP9.5 和 Nkx2-1/Ttf-1 的表达 [30, 93, 94]。

第 11.5 天鼠胚 UBB 原基迁移，第 13 天其与甲状腺中线原基接触，形成实体细胞簇。第 14.5 天 UBB 细胞开始向甲状腺实质弥散，1d 后甲状腺内仅见残留的 UBB。C 细胞按照精确的时间模式通过一系列蛋白质的表达完成其分化过程，即第 12.5 天表达碱性螺旋 – 环 – 螺旋转录因子 Mash1，第 14.5 天表达神经元标志物 TuJ1、CGRP 和生长抑素，1d 后，Mash1 表达消失，滤泡细胞内检测到降钙素。在甲状腺形态发生的后期，Isl1 的表达减少 [92]，而产生降钙素的细胞逐渐增多 [93, 94]。

人类后鳃体的发育与小鼠相似。在第 24 天，人胚后鳃体原基为第四咽囊腹侧突出部。在此阶段，甲状旁腺Ⅳ原基位于同一原肠的背部外翻侧。有些人认为暂时性的第五囊为后鳃体的内胚层起源。这可能是因为后鳃体原基本身的形状看起来像一个不完整的囊状物，因而产生了这些不同的解释。在第 35 天，腹外侧仍然附着在咽部似长颈瓶处，几天后，后鳃体原基与咽腔失去连接，开始迁移，第 40 天到达甲状腺正中的后面。连接层将两个芽分开，每个芽形成不同的组织结构，侧芽由致密的细胞团组成，而中芽由相互连接的上皮细胞组成。最后，第 55 天后鳃体与甲状腺的侧叶结合，两个结构的细胞相互融合。

许多内在因素和外在因素对 UBB 的发育和融合发挥调控作用。值得注意的是，在众多的细胞自主机制中，Nkx2-1/Ttf-1 基因对 UBB 细胞的存活而不是特性起着至关重要的作用 [30]。Nkx2-1/Ttf-1 基因的功能是部分剂量敏感的。Nkx2-1/TTF-1 敲除 / 未敲除小鼠的确表现出 UBB 细胞与甲状腺憩室的异常融合。UBB 细胞可以不完全融合到甲状腺实质中，并停留在甲状腺腺叶的背部 [30]。Hes-1 基因是 UBB 细胞正确结合所需的另一个基因，是一种于 E11.5 在 UBB 细胞中表达的转录抑制因子。在没有 Hes-1 基因的情况下，UBB 细胞可以形成但表现为发育不良并与内侧发育的甲状腺延迟 3d 融合 [95, 96]。

咽部间质表达的信号参与了影响包括甲状腺和 UBB 在内的内胚层器官形态发生的非细胞自主机制。咽部间充质细胞来源于颅神经嵴细胞，这些细胞在发育早期形成于咽弓和咽囊。因此，影响颅神经嵴细胞存活、迁移或分化的任何基因的改变，都可能损害 UBB 细胞的发育或该结构与发育中的甲状腺的融合。事实上，携带 Pax3[97] 或内皮素 Ⅰ[98] 突变的 Sploch 小鼠的后鳃体是缺失的，Pax3 或内皮素 Ⅰ 这两个分子都与神经嵴细胞衍生结构的发育有关。

已有报道称在携带有多突变的 Hox3 间接同源基因的小鼠中发现了 UBB 细胞的缺陷。这些因素调节着胚胎沿其主轴的区域化，也参与了几种结构的形态发生。Hoxa3 基因在咽部、发育中的甲状腺、第四咽囊的间充质细胞、内胚层细胞和神经嵴细胞中均有表达 [99]。在 Hoxa3[99] 基因缺失的小鼠中，神经嵴细胞的迁移没有受到影响，C 细胞分化较正常，但数量显著减少。在许多情况下，后鳃体不能与甲状腺腺芽融合，而仅以由产生降钙素的细胞（持久的后鳃体）组成的双侧囊泡的形式存在。各种甲状腺异常 [99] 包括发育不良、半发育、滤泡细胞数量减少和峡部缺失。在携带 Hoxa3 及其副产物 hoxb3 和 Hoxd3 各种突变组合的小鼠中 [100]，该甲状腺表型的表现更为严重。人们认为甲状腺器官受损继发于后鳃体缺陷。这一假设由其他发现证实。Eya1 是 Hoxa3 下游的一种转录激活因子，在咽弓间质、内胚层和 UBB 细胞中表达，但在发育中的甲状腺中不表达。缺失转录激活因子 Eya1 的小鼠表现出与 Hoxa3 突变体几乎相同的甲状腺表型 [101]。

最后，在无来自中胚层的 Tbx1 依赖信号的情况下，发育中的甲状腺表现为低塑性单组织肿块 [58]。值得注意的是，一些腭心面综合征 / DiGeorge 综合征的患者检测出甲状腺功能减退，这很可能与 Tbx1 基因的单倍体不足有关 [102]。

Tbx1 信号由 FGF8（重组人成纤维细胞生长因子 -8）执行，其在甲状腺周围间质中的表达受 Tbx1 调节 [103]。在表达一种介导 FGF 信号的 FRS2 的低形态等位基因的小鼠中，UBB 细胞的发育受损证实了 FGF/FGFR 相互作用的相关性。以同样的方式，在 2 只表达 Fgfr2– Ⅲb [104] 可溶性显性负型突变小鼠和缺乏这种亚型的小鼠中[105]，甲状腺均发育不良或缺失。然而，在这些突变体中，UBB 细胞的发育尚未被研究。

（五）C 细胞的分化

直到几年前，人们还普遍认为，C 细胞前体起源于神经嵴细胞。在早期发育过程中，这些细胞定植在第四咽囊的腹侧。以鸡 - 鹌鹑嵌合体为模型，初步研究了鸟类 C 细胞的个体发生和分化[27]。对该模型的分析表明，鸟类的 C 细胞前体来源于神经嵴细胞，并在 UBB 细胞上定植。在胚胎早期，神经嵴细胞起源于神经外胚层和非神经外胚层的交界处。这些细胞经历上皮到间充质的转变，从神经管脱落，迁移并到达到胚胎的不同区域，分化成各种类型的细胞。在鸟类中，C 细胞前体可能起源于神经嵴的迷走神经区域，该区域也产生 5 - 羟色胺能的肠神经元。事实上，成熟 C 细胞和 5 - 羟色胺能肠神经元具有某些共同的生化和形态学特征[106]。

在鸟类中，甲状腺憩室不与后鳃体融合，后鳃体仍然是独立的腺体，而在哺乳动物中，甲状腺原基和 UBB 细胞在最终的甲状腺融合。小鼠移植和消融实验研究表明，在 E9~E9.5，假定的 C 细胞前体在第四咽囊的间质中定植，1d 后定位在咽囊的内胚层。然而，没有正式的证据证明这些细胞的神经嵴起源。最近，有人利用神经嵴细胞特异性基因的脂肪定位技术对小鼠 C 细胞的外胚层起源提出了质疑[93]，这些细胞是否可能来自第四咽囊的内胚层上皮？与这一假说一致的发现是，C 细胞的前体表达 E-cadherin 和 Isl1，E-cadherin 是一种上皮细胞标志物，Isl1 是一种沿内胚层表达而在神经嵴细胞中缺失的基因。

控制 C 细胞存活和（或）分化的遗传途径尚不清楚。值得注意的是，前体 C 细胞中的神经元基因（如 TuJ1、CGRP 和生长抑素）的表达降低了 *Mash1* 基因的表达[93, 94]。该基因参与了自主神经元的分化。*Mash1* 基因缺失的突变小鼠缺乏甲状腺 C 细胞证实了 *Mash1* 基因和 C 细胞分化有关[94]。这些突变的小鼠表现出 UBB 细胞正常的形成和迁移，但是前体细胞在分化成 C 细胞之前就退化了。

C 细胞的存活和（或）分化也可以由基因瞬时调节，甚至可能不在 C 细胞前体中表达。EphA4 是一种能够结合同源肾上腺的酪氨酸激酶受体。EphA4 在祖细胞和成年 TFC 中均表达。该基因也在 UB 发育早期的上皮细胞中表达，但于 E13.5 时在 UBB 细胞中下调[107]。表达显性负截短 EphA4 受体的成年突变小鼠，与正常甲状腺小鼠相比，C 细胞的数量显著减少（少于 50%）。因为 EphA4 受体在 C 细胞中不表达，受到 C 细胞前体表达影响，结合受体同源肾上腺素的非细胞自主机制 I 已受到重视[107]。Ret 是 GDNF 的酪氨酸激酶受体，发育的早期阶段在 C 细胞的前体中表达。Ret 缺失小鼠的甲状腺表型与 EphA4 突变小鼠相似，因为 C 细胞的数量大大减少[108]。因此，EphA4 和 Ret 都可以协同调节 C 细胞的增殖。这个假设由 GDNF/Ret 和 ephrin/EphA4 信号同时起作用以调节其他胚胎通路支持[109]。

五、甲状腺发育的分子遗传学

转录因子既能调控成熟的甲状腺组织又能调控甲状腺原基中滤泡细胞特殊基因的表达，这一发现为探索甲状腺组织发育过程的遗传基础提供了一个有效的工具。胚胎第 8.5 天时，原咽的内胚层中 Nkx2-1/Ttf-1、Foxe1、Pax8 和 Hhex 的表达，使得上皮细胞转化为甲状腺滤泡细胞[79, 110, 111, 112]。尽管这些转录因子也在其他胚胎组织中表达，但这 4 个转录因子的共表达仅在前体甲状腺滤泡细胞和分化甲状腺滤泡细胞中可见。动物实验证实 Nkx2-1/Ttf-1、Foxe1、Pax8 和 Hhex 的表达是甲状腺的发育所必需的[113, 114]。值得注意的是，除了 Nkx2-1/Ttf-1、Foxe1、Pax8 和 Hhex，还需要其他一些基因，包括甲状腺表达丰富的和普遍存在的基因，来保证甲状腺的结构和功能的成熟（表 73-1）。表 73-2 列举了由基因敲除动物的表型推断出的甲状腺缺陷的已知（或候选）基因。Tshr 在甲状腺分化中的作用先前在"甲状腺形态发生的晚期：功能性分化和组织发生"部分中进行了概述。该分子的功能基因组学及其突变导致的甲状腺病理机制，我们将在后面的章节中对其进行详尽的描述。在本章中，我们将重点介绍作为 TFC 分化标志物的 *Nkx2-1/Ttf1*、*Foxe1*、*Pax8* 和 *Hhex* 基因。

表 73-1　小鼠甲状腺发育不同阶段相关基因表达及甲状腺激素分泌

胚胎天数	控制基因		功能分化			甲状腺激素
	Nkx2-1/Ttf-1、Foxe1、Pax8、Hhex	Ffgr2	Tg、Tshr	TPO、NIS	Duox	
E8.5	+	−	−	−	−	−
E11.5	+	+	−	−	−	−
E14～E14.5	+	+	+	−	−	−
E15～E15.5	+	+	+	+	−	−
E15.5～E16	+	+	+	+	−	−
E16.5	+	+	+	+	+	+

表 73-2　当前可用的甲状腺发育不全的小鼠模型及已知和潜在的参与疾病发病机制的基因汇总

形态发生阶段受损	预期的甲状腺表型	小鼠模型	其他候选基因型	人类疾病的基因缺陷
甲状腺原基的形成	发育不全	未获得	未知基因负责规范	未知
甲状腺芽异位	异位甲状腺	敲除 Foxel	Fox1 控制的基因型	未知
未成熟甲状腺细胞的存活与扩增	无甲状腺	敲除 Foxel 敲除 Nx2-1/Ttf-1 敲除 Pax8 敲除 Fgf10 敲除 Fgfr2 敲除 Hhex	由 NKx21/Ttf-13、Foxe1、Pax8 和 Hex 控制的基因型	FOXE1 突变
分化的甲状腺细胞的扩增	发育不全	敲除 Tshr Tshr^hyt/hyt 小鼠 Tshr^dw/dw 小鼠	TSH 诱导的基因型	PAX8 突变 * NKX2-1/TTF-1 突变 * TSHR 突变 TSH 诱导的基因型
与支气管小体的相互作用	发育不全	敲除 ET-1 敲除 Hoxa3 敲除 Eva 1 敲除 Pax3（斑点） 敲除 Tbx	其他 Hox 基因型	未知

*. 与小鼠不同，人类中在杂合子中检测到异常表型

（一）甲状腺高度表达的转录因子的功能基因组学

1. Nkx2-1/Ttf-1　Nkx2-1/Ttf-1［先前命名为甲状腺转录因子 -1（TTF-1）或 T/EBP］是一种通过同源结构域识别并结合特定 DNA 序列的转录因子，同源结构域是由 61 个氨基酸组成的 DNA 结合结构域。从果蝇到人类，同源结构域序列都是保守的。Nkx2-1/Ttf-1 最初在大鼠甲状腺细胞系中被鉴定为能够与 Tg 启动子特定序列结合的核蛋白。随后克隆了相应的 cDNA，并且比较序列分析表明 Nkx2-1/Ttf-1 与果蝇 NK-2 类同源结构域蛋白具有相当程度的同源性。

Nkx2-1/Ttf-1 是 Nkx2 类转录因子的成员，由位于小鼠 12 号染色体和 14q13 号染色体上的单个基因编码，小鼠种属中的官方名称为 Nkx2-1，人类中命名为 NKX2-1 [115]。该基因至少由 3 个外显子组成，具有多个转录本 [116]。其中含量最丰富的是较短的异构体，在人类，它是由 2.3kb 长的 mRNA 编码的含有 371 个氨基酸序列、分子量为 42kDa 的蛋

白质。在肺中也检测到了长度更长的蛋白质。但是各种蛋白质的生物学相关性尚不清楚。功能研究发现同源域仅负责与 DNA 的结合[117]，而其转录活性则位于 2 个结构域，分别位于蛋白质末端中的 NH$_2$ 和 COOH 上[118]。这 2 个结构域在体外测定中似乎是多余的，但在体内研究中可能具有不同的功能。已经鉴定出 Nkx2-1/Ttf-1 的许多相互作用物都是与 N 端或 C 端结构域特异性结合的。Nkx2-1/Ttf-1 的多个丝氨酸残基可以被磷酸化[119]。这种翻译后修饰可以调节 Nkx2-1/Ttf-1 的活性。去磷酸化的 Nkx2-1/Ttf-1 基因小鼠模型显示出甲状腺和肺的分化受损[87, 120]。

Nkx2-1/Ttf-1 的表达模型在啮齿动物中被详尽研究。Nkx2-1/Ttf-1 在甲状腺、肺和脑中都有表达。小鼠胚胎中，甲状腺原基出现后，在甲状腺发育过程中就可见 Nkx2-1/Ttf-1（E8.5）[79]。有趣的是，Nkx2-1/Ttf-1 也存在于形成后鳃体的第四咽囊的上皮细胞中[30]。在成人甲状腺中，Nkx2-1/Ttf-1 在滤泡细胞和滤泡旁 C 细胞中均有表达[29]。在胚胎发育期，Nkx2-1/Ttf-1 存在于气管和肺的上皮细胞，但在成年期，它存在于细支气管上皮 Clara 细胞和 II 型肺泡细胞中。对于大脑，Nkx2-1/Ttf-1 在正在发育的中脑的某些区域表达，如下丘脑区和神经垂体发育的漏斗部[79]。Nkx2-1/Ttf-1 在成人下丘脑中的表达微弱，但在青春期开始前表达有所上调[121]。在人类胚胎中，Nkx2-1/Ttf-1 的表达模式与小鼠无差异，只是在第四咽囊中未检测到 Nkx2-1/Ttf-1[49]。

调节 Nkx2-1/Ttf-1 表达的因素仍在研究中。对于正在发育的甲状腺，Nkx2-1/Ttf-1 是包括 Pax8、Hhex 及 Foxe1 在内的网络的一部分（参考下文）。此外，Nkx2-1/Ttf-1 启动子包含 Foxa1、Foxa2 和 Gata6（肺发育所需因子）的结合位点。已经证明 miR-365 能够抑制与其 3′- 非翻译区相互作用的 Nkx2-1/Ttf-1。值得注意的是，TGF-β 通过诱导 miR-365 来促进该途径[122]。根据其致癌作用，在人类肺癌中 NKX2-1/TTF-1 被上调而 miR-365 有所下调[123]。

基因靶向实验已经允许研究该转录因子的体内作用。在缺乏 Nkx2-1/Ttf-1 的情况下，新生小鼠会在出生时立即死亡，其特征是肺和脑的形态受损，甲状腺和整个垂体缺乏[124]（图 73-5）。在 Nkx2-1/Ttf-1 表达缺失的新生儿中，肺部表现为扩张的囊状结构，而没有正常的肺实质。此外，气管的软骨环数量减少，并且未与食管分离[125]。脑部表现主要为前脑腹侧区域出现明显改变[126]。此外，神经垂体和腺垂体均缺如。由于缺乏来自垂体的信号，肾上腺的形态发生也受到损害[124]。在 Nkx2-1/Ttf-1 缺失的胚胎中，甲状腺原基在正确的位置形成，但腺体的形态发生在早期受损。E10 前，甲状腺原基

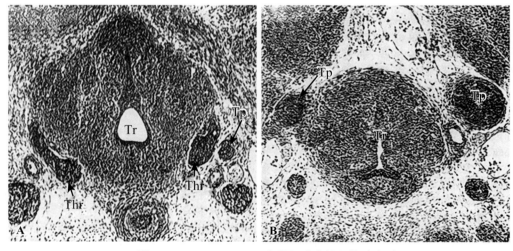

▲ 图 73-5　Nkx2-1/Ttf-1 小鼠胚胎中的甲状腺表型

E13 wt（A）and Nkx2-1/Ttf-1$^{-/-}$（B）小鼠胚胎的横切面用苏木精 / 曙红染色。在 Nkx2-1/Ttf-1 缺失的胚胎中，没有甲状腺原基。Thr. 甲状腺；Tr. 气管；Tp. 胸腺原基（引自 Kimura S，Hara Y，Pineau T，et al. The T/ebp null mouse: thyroid-specific enhancer-binding protein is essential for the organogenesis of the thyroid, lung, ventral forebrain, and pituitary. Genes Dev. 1996；10：60-69.）

发育不良，随后可能由于细胞凋亡而退化。后鳃体经历相同的过程，它们可产生，但在 E12 退化[30]。因此，Nkx2-1/Ttf-1 对于滤泡和滤泡旁甲状腺细胞的初始定位都是必不可少的。然而，所有形成甲状腺的细胞类型都需要 Nkx2-1/Ttf-1 才能生存，没有这种转录因子，就无法检测到甲状腺原基。在另一种小鼠中，只在甲状腺的器官发生过程中破坏 Nkx2-1/Ttf-1，呈现出不同的表型，即要么甲状腺滤泡出现萎缩，要么甲状腺显示扩张的滤泡数量减少[86]。这表明成人需要 Nkx2-1/Ttf-1 来维持腺体的滤泡结构。

通过对培养细胞系的研究，已清楚地证明了 Nkx2-1/Ttf-1 具有反式激活能力。Nkx2-1/Ttf-1 识别序列已经在甲状腺特异 / 富集基因（如 Tg、TPO、Tshr 和 NIS）及肺特异基因（SP-A、SP-B、SP-C 和 CC10）的启动子中被鉴定。转染实验表明，Nkx2-1/Ttf-1 与这些位点的结合是获得完整转录活性所必需的。然而，对于 Nkx2-1/Ttf-1 控制的遗传途径，特别是那些在器官发生过程中活跃的遗传途径，目前还知之甚少。正如对无效胚胎的详细分析所示，对初始结构进行特异性分化非常重要的信号分子由 Nkx2-1/Ttf-1 控制。事实上，肺中 Bmp4 的表达缺失，垂体漏斗中 Fgf8 的表达下调[125, 127]。对于发育中的甲状腺也可以假设类似的情况，因为缺少 Fgf 信号的小鼠表现为甲状腺发育不良或缺如。

细胞增殖和分化是胚胎发生和癌症的标志现象，因此研究 Nkx2-1/Ttf-1 在肿瘤细胞中的作用可以为我们提供更多关于该转录因子生物学功能的信息。在甲状腺乳头状癌患者中发现了导致 NKX2-1/TTF-1 突变蛋白（A339V）的一类种系突变，其一级亲属中有单结节性甲状腺肿并受甲状腺肿影响，但未患甲状腺乳头状癌[128]。甲状腺细胞过度表达突变的 NKX2-1/TTF-1 蛋白，表现为细胞增殖增加，周期调节基因激活及甲状腺特异性基因表达受损[128]。虽然 NKX2-1/TTF-1 在 75%～85% 的肺腺癌中表达，但在肺癌细胞中未检测到激活的外显子突变。然而，在 10%～15% 的肺腺癌中，*NKX2-1/TTF-1* 基因被扩增。在 NKX2-1/TTF-1 阳性的腺癌中，该因子的持续表达是癌细胞生存所必需的。这种活性是通过直接转录靶基因执行的，包括受体酪氨酸激酶 ROR1 和 LMO3（癌基因 *LMO* 家族的

成员）[129]。NKX2-1/TTF-1 除了具有"线性致癌基因"的活性外，还可能具有抑制肿瘤侵袭和转移的作用。事实上，NKX2-1/TTF-1 转录控制许多负调节运动性的基因编码蛋白的表达，如 Occludin、Claudine-1 和肌球蛋白结合蛋白 H[130, 131]。此外，NKX2-1/TTF-1 通过激活 mir-33A 反过来抑制肿瘤进展所需的 HMGA2[132]。最后，NKX2-1/TTF-1 抑制转化生长因子 β 诱导的上皮向间充质转化。这种活性是通过抑制 Snail 和 Slug 的表达来实现的，这 2 个分子参与了上皮向间充质转化的机制[133]。虽然将从癌细胞获得的信息外推到正常细胞时必须谨慎，但前面总结的数据可能有助于我们了解包含 Nkx2-1/Ttf-1 的生理调控网络。

2. Pax8　Pax8（配对盒基因 8）是转录因子家族的一员，其特征是存在 1 个含有 128 个氨基酸的长结构域，用以识别和结合特定的 DNA 序列。Pax8 在果蝇分割基因配对中首次被识别出来，因此这个 DNA 结合结构域被称为配对结构域。在小鼠发育的甲状腺中，Pax8 作为一种蛋白质被识别出来[111]。进一步的研究表明，Pax8 配对结构域识别并结合到 Tg 和 TPO 启动子中的单一位点[134]。

编码 Pax8 的基因位于小鼠的 2 号染色体上[65, 111]，人类同源基因 *PAX8* 位于染色体 2q12～q14 上。它由 12 个外显子组成，编码不同的可供选择的剪接转录本，小鼠至少有 6 个不同的转录本，人类有 5 个。所有生成的异构体配对结构域都位于氨基末端附近，但羧基末端区域存在差异。Pax8a 是表达最丰富的异构体，在小鼠体内是长为 457 个氨基酸的蛋白质[111]，在人类体内长 450 个氨基酸。

Pax8 在肾脏、神经系统和甲状腺中都有表达[111]。在发育中的肾脏早期，Pax8 在肾源性脊髓和中肾小管中表达，然后存在于后肾皮质区，而在成人肾脏中 Pax8 可在髓质区被清楚地检测到。在胚胎中，Pax8 在脑髓中短暂表达，包括整个神经管和听囊的长度及中脑 - 后脑的边界[111]，但到了 E12.5 已不能被检测到。对于甲状腺，Pax8 表达在 TFC 和腺体型成早期阶段的 TFC 的前体中。据报道，Pax8 在子宫上皮、输卵管和阴道的腔上皮中表达，而且在 3 周龄及性成熟的雌性小鼠中都表达[135]。在雄性附睾上皮内 Pax8 mRNA 显著表达[136]。在人类中，PAX8 在发育中的甲状腺、肾脏、听囊、E32

的中枢神经系统[49]，以及子宫内膜的腔上皮和腺体上皮中都被检测到[135]。

对培养的甲状腺细胞[137]的研究表明，TSH通过cAMP介导的机制调节Pax8的合成。然而，在TSH/Tshr信号被消除的突变小鼠内并没有显示Pax8表达减少[80]。

对Pax8−/−小鼠[138]的分析（图73-6）为研究该转录因子在体内的作用提供了独特的可能性。Pax8基因敲除的幼鼠出生时没有任何明显的脑或肾缺陷。相反，甲状腺表现为缺乏TFC的基本结构，TFC中包含产生全部降钙素的C细胞。这些动物受到严重甲状腺功能减退的影响，表现出生长迟缓，并在出生后2~3周死亡。给这些老鼠服用甲状腺素会使它们存活下来。然而，在接受T4治疗的雌性

Pax8基因敲除的动物中，生殖系统的发育受到严重影响，即子宫缺乏子宫内膜结构，表现为子宫肌层的残余，以及完全没有阴道开口[135]。在Pax8基因敲除的胚胎中，甲状腺组织正确形成，从内胚层逸出，并开始迁移到间质中。然而，到了E11，甲状腺芽比野生型要小得多。此外，在缺乏Pax8的情况下，其他转录因子，如Foxe1和Hhex，在甲状腺细胞的前体中下调[50]。在E12.5检测不到TFC[138]。在Pax8基因敲除的小鼠中，缺乏成熟的TFC，难以显示该因子在成人甲状腺功能的控制中的作用。在一种新的小鼠种系中，Pax8在腺体发育后期被破坏，表现为严重的甲状腺功能减退、腺体发育不良和甲状腺特异性基因表达减少[139]。因此，动物模型表明Pax8对TFC的存活和分化具有双重的重要

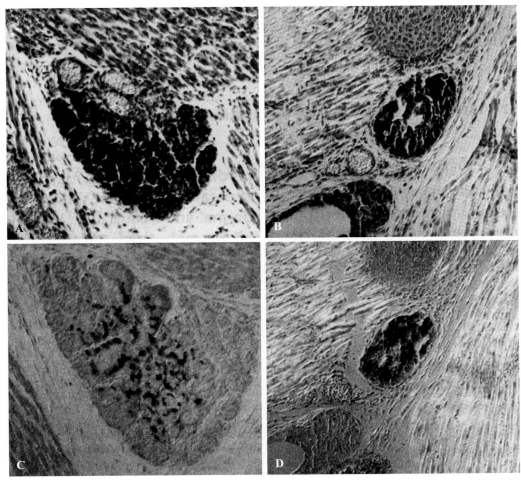

▲ 图73-6　**Pax8−/− 小鼠胚胎甲状腺表型**

用苏木精/伊红（A和B）和抗降钙素特异性抗体（C和D）染色的E18野生型（A和C）和Pax8−/−（B和D）小鼠胚胎矢状位切片。Pax8−/−小鼠胚胎的甲状腺小于野生型小鼠，且几乎完全由C细胞组成（引自Mansouri A，Chowdhury K，Gruss P. Follicular cells of the thyroid gland require Pax8 gene function. Nat Genet. 1998；19：87-90.）

作用。这些发现与从培养的细胞系研究所获得的数据是一致的。

早期研究表明，抑制 Pax8 会损害 TSH 或 IGF-1 诱导的甲状腺细胞增殖。关于 Pax8 参与甲状腺细胞存活的假说得到了证据支持，即沉默 Pax8 可通过上调 tp53inp1 诱导培养的甲状腺细胞凋亡，tp53inp1 是一种参与 p53 介导的凋亡途径的蛋白[140]。值得注意的是，在发育的甲状腺中，*Bcl-2* 是一种抗凋亡基因，在 Pax8 缺乏时其被下调[141]。通过对癌细胞的研究，可以推断出 Pax8 控制细胞存活的其他机制。在胶质瘤和结直肠细胞，Pax8 可诱导端粒酶 NA 和端粒酶逆转录酶的表达[142]。此外，已被证明在肾癌细胞中 Pax8 控制细胞生长，调节一种参与细胞周期控制的蛋白质 E2F1[143]。

关于 Pax8 TFC 的分化作用，许多报道已很好的阐述。功能分析表明，Pax8 是激活 TPO 启动子所必须的，也在较小的程度上激活 Tg 启动子[134] 和 NIS 增强子[144]。此外，Pax8 能够激活染色体上编码 Tg、TPO 和 NIS 的内源性基因的表达[145]。最近，人们发现 Pax8 能够在体外与 Foxe1、ThOX2[146] 和钙黏蛋白 -16 基因的启动子结合[147]。最后，通过对 *Pax8* 沉默的甲状腺细胞进行详尽的基因组分析[148, 149]，由这一因素调节的许多其他基因已经被发现，证实 *Pax8* 可被视作甲状腺发育和分化的主要基因。

3. Foxe1　Foxe1［原称甲状腺转录因子 -2（TTF-2）］最初被认为是一种甲状腺特异性的核蛋白，在胰岛素、IGF-1 或 TSH 的刺激下能够与 Tg 和 TPO 的启动子结合。随后大鼠的 Foxe1 cDNA 被克隆出，可以鉴定该蛋白的突出特征[110]。Foxe 1 属于加翼的 helix/fork head 转录因子家族，该转录因子家族的特点是含有 100 个氨基酸长度的 DNA 结合结构域，与果蝇叉头基因同源[150]。编码这个转录因子的基因，在小鼠命名为 *Foxe1*（位于小鼠 4 号染色体）[110]，在人类命名为 *FOXE1*（位于人类 9q22 号染色体）[69]。*Foxe1* 基因不含内含子，编码 42kDa 长的磷酸化蛋白[151]，蛋白含有 12～17 个丙氨酸。人类 FOXE 1 最常见的等位基因包含 14 个丙氨酸残基[152]。有趣的是，含 16 个丙氨酸的 FOXE1 等位基因可能与结核病的感染风险成负相关[153]。相反，有报道称丙氨酸扩增（＞ 14 个丙氨酸残基）

的 Foxe1 表达与甲状腺癌的风险[154] 密切相关。

与 Nkx2-1/Ttf-1 和 Pax8 一样，FOXE 1 在甲状腺原始细胞中被检测到，并且表达于成年期和 TCF 发育的所有阶段。然而，在胚胎时期，FOXE 1 广泛表达。事实上，在发育早期，FOXE 1 在内胚层的上皮内层，原始的咽部、咽弓部、前肠部都有表达，在 Rathke 囊里也有短暂表达。因此，FOXE 1 表达于由咽和咽弓发育而来的组织中，即甲状腺、舌、会厌、上腭、鼻后孔和食管。此外，FOXE 1 还存在于胡须、毛囊等由外胚层发育而来的组织中[151]。在人体，FOXE 1 表达于甲状腺、前肠、胚胎的胸腺[49]，外部毛囊毛鞘，以及青春期前的睾丸的输精管中[155]。

突变小鼠的研究表明，Pax8 在甲状腺胚芽中、Shh[50] 在咽细胞中严密调节 FOXE 1 的表达。在角质细胞中 *Foxe 1* 是 Shh 信号[156] 的关键中介物 Gli2 的直接靶标。在分化的甲状腺细胞系中，*Foxe 1* 基因的转录受 TSH 和 cAMP 的严密调控，就像胰岛素和 IGF-I[110, 157] 的关系。这些数据提示 Foxe1 在控制激素信号通路与甲状腺特异性基因表达的相互作用中起重要作用。在缺乏 TSH、GH 和 IGF-I 的突变小鼠中，Foxe1 的表达没有受到影响，提示在发育中的甲状腺中，这些控制似乎没有效果[80]。

Foxe1 缺失小鼠的研究（图 73-7）显示该转录因子在甲状腺发育过程中的作用。纯合的 Foxe1$^{-/-}$ 小鼠的出生符合预期的孟德尔比率，但是在出生后 48h 内死亡。这些小鼠表现出严重的腭裂（可能是导致围产期死亡的原因）、甲状腺缺失或异位甲状腺，甲状腺激素缺乏及血液中 TSH 水平的升高[69]。在 Foxe1$^{-/-}$ 小鼠胚胎中，当甲状腺原基已经形成时，甲状腺形态变化的早期阶段不受影响。然而，在 E10 时，Foxe1 缺失胚胎咽底甲状腺前体细胞仍在分化，而在野生型胚胎中，甲状腺原基开始向其最终位置下降。在发育的后期，在 Foxe1 缺失的情况下，TFC 要么消失，要么形成一小块甲状腺残余附着在咽底。通过测试合成甲状腺球蛋白的能力可以得知，在这种情况下，细胞能够完成他们的分化程序。这些数据表明在胚胎期 Foxe1 很可能通过控制迁移过程中所需的目的基因的表达从而在控制 TFC 前体的迁移中发挥特殊的作用，但 Foxe1 与甲状腺

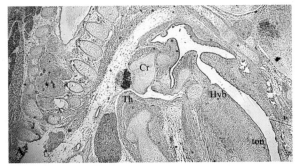

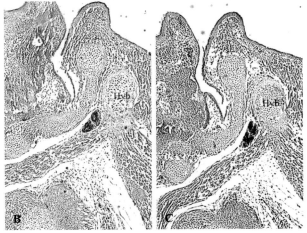

▲ 图 73-7　Foxe1⁻/⁻ 小鼠胚胎甲状腺表型

E15.5 时 Foxe1⁺/⁻（A）和 Foxe1⁻/⁻（B 和 C）胚胎矢状切面抗 Nkx2-1/Ttf-1（A 和 B）或抗甲状腺球蛋白（C）抗体染色，Foxe1⁻/⁻ 胚胎甲状腺处于舌下位。Cr. 环状软骨；Hyb. 舌骨；Th. 甲状腺；ton. 舌头（引自 De Felice M, Ovitt C, Biffali E, et al, A mouse model for hereditary thyroid dysgenesis and cleft palate. Nat Genet. 1998；19：395-398.）

原基的特异性和分化无关。此外，在许多 Foxe1 缺失的胚胎中，缺少甲状腺原基，提示 Foxe1 可能参与了 TFC 的存活[50, 69]。

细胞培养系统的功能研究显示，Foxe1 可以通过位于蛋白质羧基末端的抑制结构域起到启动子特异性转录抑制因子的作用[158]。它还表明 Foxe1 与转录因子 NF1/CTF 相互作用，增强了 TSH 或胰岛素刺激介导的 TPO 的表达[159]。最近，在 Foxe1 沉默的甲状腺细胞中进行的全基因组筛选表明，Duox2 和 NIS 都是 Foxe1 的转录靶点。Foxe1 激活 NIS 表达，抑制 Duox2 启动子[160]。然而，因为小鼠敲除 Foxe1 后在出生时致死，所以该基因在甲状腺生理中的功能很难确定。关于在其他组织中的作用，体外实验表明 Foxe1 能够结合 Msx 和 Tgf-β3 基因的启动子并激活它们的表达。对突变小鼠的研究也证实了这

些数据。实际上，在敲除 Foxe1 的胚胎中，Msx 和 Tgf-β3 基因在腭突中被下调[161]。此外，在无毛小鼠（一种遗传性少毛症小鼠模型）中，皮肤和角质形成细胞中缺乏 Foxe1 从而导致 Msx 表达下调[162]。

4. Hhex　Hhex（原称为用于造血表达的同源盒 Hex，或富含脯氨酸的同源盒 Prh）是一种含有同源域的转录因子，在多功能造血细胞中首次发现。随后证实在其他组织包括甲状腺中，均有 Hhex 的表达[112]。Hhex 在小鼠和人类中分别由位于 19 号染色体上的 Hhex 基因和位于 10q23.32 染色体的 HHEX 基因编码。该基因包括 4 个外显子，编码 270 个氨基酸长度的蛋白质。Hhex 是一个包含同源盒的孤儿基因，因为其负责与 DNA 结合的同源异形域序列与其他同源域存在差异。在同源域之外，Hhex 包含一个 N- 端富含脯氨酸的区域和一个 C 端酸性区域。这 2 个区域可能参与抑制靶基因的转录。

在小鼠胚胎中，Hhex 在原始胚胎中表达得很早，然后在最终的内胚层中表达。在 E7.0，发育中的血岛上可检测到 Hhex；在 E8.5～E9.0，腹部前肠内胚层可检测到 Hhex；在 E9.0，发育中的血管和心脏内皮可检测到 Hhex。Hhex 是甲状腺细胞的早期标志，因为在 E8.5 时已经在甲状腺原基中表达，同时检测到 Nkx2-1/Ttf-1、Foxe1 和 Pax8[112]。在成人中，除了甲状腺外，Hhex 在肝脏和肺中的表达也保持不变。

对突变小鼠的研究显示，Hhex 在许多发育过程中是绝对必须的。缺失 Hhex 的胚胎在妊娠中期（E13.5～E15.5）死亡，而肝脏、前脑、心脏和甲状腺形态发生存在严重缺陷[163]。在敲除 Hhex 的胚胎中，甲状腺前体细胞存在并表达 Nkx2-1/Ttf-1、Pax8 和 Foxe1 直到 E9。在 E10，甲状腺原基由一些既不表达 Nkx2-1/Ttf-1，也不表达 Foxe1 和 Pax8 的细胞组成[163]。因此，Hhex 保证 TFC 前体的存活并维持 Foxe1、Nkx2-1/Ttf-1 和 Pax8 的表达。对于 Nkx2-1/Ttf-1、Pax8 和 Foxe1，条件敲除小鼠将是阐明 Hhex 在成人甲状腺中作用的有用工具。对已分化的甲状腺细胞的研究表明，Hhex 和其他甲状腺特异性转录因子的网络是复杂的。Hhex 似乎受 Nkx2-1/Ttf-1 的调控[164]，Hhex 的过度表达部分抑制 Tg 启动子的活性。甲状腺细胞中这些数据与其他系统中报道的 Hhex 是转录抑制因子的假设一致。

5. 甲状腺富含的转录因子相互作用　对 Titf1、

Hhex、*Pax8* 和 *Foxe1* 基因敲除小鼠的表型分析突出了这些转录因子之间存在着复杂的相互调节作用网络[50]。在甲状腺发育的早期，Titf1、Hhex 和 Pax8 的最初表达似乎是相互独立的，因为这些基因中任何一个的缺失并不影响其他基因的表达。相反，Pax8 严格控制 Foxe1 的表达。在甲状腺基板中，每个基因都调控着其他基因的稳定表达，这一现象一直持续到 E10。Foxe1 似乎位于这一调控网络的下游，因为只有当 Titf1、Hhex 和 Pax8 同时存在时，它才会表达，而在敲除 *Foxe1* 小鼠中，Titf1、Hhex 和 Pax8 在甲状腺胚芽中正确表达。有趣的是，在人类甲状腺中，NKX2-1/TTF-1 和 PAX8 的表达都先于 FOXE1 的表达[49]。这种基因级联在进化过程中一直是保守的。在斑马鱼甲状腺发育的早期阶段，hhex、nk2.1 和 pax2.1（其在斑马鱼甲状腺中的作用类似于小鼠 Pax8）的表达并不依赖于彼此的表达，而在后期，每个基因的表达都需要其他基因的存在[52, 59]。

这里列出的网络至少部分在转录水平上总结了相互调控的结果。Pax8 是 Nkx2-1/Ttf-1 的靶点，反过来，Nkx2-1/Ttf-1 也是 Pax8 的靶点[165]。Hhex 启动子可被 Nkx2-1/Ttf-1 和 Pax8 两者激活[166]。最后，自身调节环路也有助于维持 Nkx2-1/Ttf-1[165]、Pax8[167] 和 Hhex[164] 的表达，因为每个因子都可刺激自身启动子的转录（图 73-8）。除了转录系统，Nkx2-1 和 Pax8 之间在物理和功能上的相互作用也已经被证实。Nkx2-1/Ttf-1 和 Pax8 形成一种蛋白复合物，并协同激活 Tg 启动子[168]。这 2 个因子之间的协同作用在体内得到了证实。实际上，*Nkx2-1/Ttf-1* 和 *Pax8* 等位基因缺失的双重杂合小鼠表现为以甲状腺发育不良为特征的严重甲状腺功能减退[76, 77]，而 *Pax8* 或 *Nkx2-1/Ttf-1* 单一杂合子缺失小鼠在甲状腺形态发生方面没有表现出缺陷。

这两种蛋白质之间功能相互作用的极端相关性得到了强有力的支持，因为已发现过度表达 Pax8 和 Nkx2-1/Ttf-1 两者的（仅有一个因素是不够的）聚集性的小鼠胚胎干细胞可形成表达如 TSH 受体、Tg 和 NIS 等甲状腺特异基因的类甲状腺滤泡器官[169]。值得注意的是，类甲状腺滤泡器官一旦被移植到肾包膜下，就能够修复放射性碘治疗后的甲状腺激素缺乏。因此，Nkx2-1/Ttf-1 和 Pax8 如同时

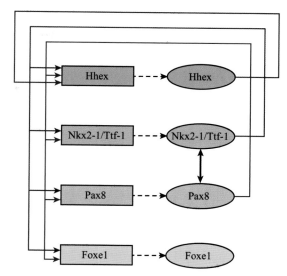

▲ 图 73-8　**Hhex、Nkx2-1/Ttf-1、Pax8 和 Foxe1** 之 间在物理和调控上的相互作用

椭圆表示相关因子，矩形表示基因启动子。实线箭表示调控因子与启动子的结合。编码调控因子的基因与它们各自的调控因子之间用虚线箭相连。粗线箭表示相关因子之间的物理相互作用（引自 De Felice M, Di Lauro R. Intrinsic and extrinsic factors in thyroid gland development: An update. Endocrinology. 2011; 152; 2948-2956.）

存在于多能干细胞中，能使功能性甲状腺滤泡细胞的基因本体得以再现。尽管这些数据具有重要的意义，但它们仍然没有提供有关导致 Nkx2-1/Ttf-1 和 Pax8 在特定时期出现在甲状腺原基中的启动因素的任何信息，这仍然是甲状腺发育中最重要的、尚未解决的问题之一。

（二）从动物模型到人类疾病

先天性甲状腺功能减退症（congenital hypothyroidism，CH）是新生儿最常见的内分泌疾病，85% 的先天性甲状腺功能减退症是由甲状腺发育不良（thyroid dysgenesis，TD）引起的。术语"甲状腺发育不全"表示异位或发育不良的甲状腺及甲状腺缺如（甲状腺发育不全或甲状腺功能缺失）。TD 是腺体器官发育过程异常的结果，即甲状腺原基的生长和（或）分化缺陷可导致甲状腺缺如或发育不良，甲状腺前体细胞的迁移受损可导致异位甲状腺。

甲状腺形态发生相关基因的破坏会导致小鼠甲状腺发育受损，这一发现使得研究人员在先天性甲状腺功能减退伴甲状腺发育不良（congenital hypothyroidism with thyroid dysgenesis，CHTD）的

患者中寻找同源人类基因的突变。这些研究之所以取得成功，是因为少数 CHTD 与甲状腺发育相关基因的突变有关，这肯定了在动物模型中获得的数据[67, 113]。虽然这些病例只占 CHTD 的小部分（3%~5%），但这一发现明确地证实了 CHTD 可能是一种基因遗传性疾病。在本段中，我们将只关注与 NKX2-1/TTF-1、FOXE1 和 PAX8 基因突变相关的CHTD。

1. 甲状腺发育不全　甲状腺功能缺失和发育不全都表明甲状腺组织缺失。然而，发育不全应该用来定义由于甲状腺形态发生启动中的缺陷而导致的腺体缺失[113]。术语"甲状腺功能缺失"指的是以在任何寻找甲状腺原基的过程中均没有找到甲状腺为特征的发育不全。在一些甲状腺功能缺失患者中，囊性结构的存在可能是由于 TFC 簇的退化所致，这表明这些患者的甲状腺的分化并没有受损。目前，还没有动物模型显示出真正的发育不全。事实上，基因靶向实验已经证明，Nkx2-1/Ttf-1、Foxe1、Pax8 和 Hhex 都不会对甲状腺原基的分化产生影响，而甲状腺原基分化是在没有任何这些蛋白质表达的胚胎中正常形成的。发育不全可能是因内胚层早期区域化的相关基因缺陷所致，包括控制 NKX2-1/TTF-1、FOXE1、PAX8 和 HHEX 启动的基因。然而，这些基因在 CH 发生中的相关性很难证明，因为在发育早期广泛表达于内胚层的基因突变可能导致胚胎致死表型和（或）许多额外的缺陷。相反，上文描述的基因敲除小鼠是很好的甲状腺功能缺失模型。在这些突变体中，腺体开始形态发生，但甲状腺芽消失可能是因为生存程序缺陷或滤泡细胞前体的增殖所致。

甲状腺发育不全（腺体中滤泡细胞数量减少）可能是一种遗传异质性疾病，可能是器官发生过程中控制甲状腺细胞扩张和（或）存活的任何步骤发生改变的结果。参与发育早期阶段（NKX2-1/TTF-1、FOXE1、PAX8 和 HHEX）及后期阶段的基因异常可能是这种发育不全的主要病因。事实上，在伴有发育不全的 CH 患者中已经发现了 NKX2-1/TTF-1、PAX8 或 FOXE1 的基因突变。

异位甲状腺是甲状腺原基迁移过程受损的结果。家族性甲状腺发育不良的家庭成员可表现为异位甲状腺或无甲状腺。这个现象提示甲状腺缺失和甲状腺异位可能存在一个共同的潜在发生机制。这一假设与 FOXE1 蛋白缺失小鼠的数据一致，表现为异位甲状腺非常小或完全没有甲状腺[69]。到目前为止，在异位甲状腺患者中尚未发现 NKX2-1/TTF-1、PAX8 或 FOXE1 基因的遗传突变。此外，这些基因在成人异位甲状腺组织中均未显示表达下调[170]。

2. 甲状腺转录因子与甲状腺发育不全　与它表达模式一致的是，在一种复杂综合征的患者中可发现突变，该综合征的特征三联征是甲状腺改变、舞蹈病和肺功能异常。所有受影响的 NKX2-1/TTF-1 个体的突变均为杂合性突变，而 2 个等位基因功能均缺失的患者从未被报道过。这种情况下个体很可能难以生存，如对应情况下的 NKX2-1/TTF-1 缺失小鼠。2 例缺失含有 NKX2-1/TTF-1 基因的染色体大片段的患者被最初报道后[171, 172]，在21 世纪中期开始陆续有突变被报道[173, 174]。到目前为止，已经发现了 30 多种不同的突变，包括染色体缺失和点突变，这些点突变主要导致截断蛋白或 DNA 结合和反式激活能力受损的蛋白[151, 175]。在小鼠中，Nkx2-1/Ttf-1 的功能体现为部分剂量敏感性。事实上，功能研究已经表明，$Nkx2-1/Tte-1^{+/-}$小鼠表现出协调能力下降和轻度高促甲状腺激素血症[173, 176]。根据这一发现，NKX2-1/TTF-1 突变在人类中的主导作用可能是单倍体剂量不足的结果。然而，在同样的情况下，体外实验表明，突变蛋白也表现出明显负作用，影响野生型蛋白的转录活性[177, 178]。

$NKX2-1/TTF-1^{+/-}$ 患者表现出高度异质的表型。典型的三联征——脑 - 肺 - 甲状腺综合征并不总是发生。此外，患者舞蹈病和呼吸系统症状的严重程度也相差很大。至于甲状腺的改变，在许多患者中尚未见报道。在其他病例中，患者的 TSH 水平升高，伴有轻度或重度的腺体发育不全或甲状腺功能缺失，尽管这些病例是少数的[179]。表型严重程度与突变类型之间没有明显的相关性。在一家族聚集性病例中也描述了一种可变表型。此外，有报道称一对同卵双胞胎，在 NKX2-1/TTF-1 基因的内含子 2的剪接一致性上缺失了功能突变，这与甲状腺表型具有很强的不一致性[179]。事实上，双胞胎中有一个表现为甲状腺发育不全和轻度甲状腺功能减退，而另一个表现为严重的甲状腺功能减退和甲状腺缺失。综上所述，这些数据表明修饰基因和表观遗传机制可能是表型不完全外显和变异的原因。

PAX8 基因的突变与散发性和家族性 CHTD 病例的关系在 21 世纪初首次被报道[180]。目前已经发现大约 20 种不同的突变[175]，特别是在编码 DNA 结合域的外显子上。只有在少数病例中存在蛋白质 C 端的非同义突变。虽然 PAX8 +/- 小鼠表现为正常表型[138]，但到目前为止报道的所有患者的突变都是杂合的，且在家族性病例中，遗传方式是显性遗传。因此，在人类中，完全功能性的 PAX8 等位基因对于正确的甲状腺形态发生是必要的，而单倍体剂量不足可能导致 CHTD。在大多数情况下，突变的蛋白质表现为因 DNA 结合能力丧失而反式激活能力减弱。在蛋白转录不活跃但仍能结合目标序列的情况下，反式激活能力的减弱被认为是辅助激活因子 p300 的协同作用受损的结果，从而激活了甲状腺特异性启动子。与不表现明显肾脏改变的 PAX8 缺失小鼠一样，CH 是无症状的，尽管在极少数情况下患者表现出其他缺陷，如肾脏一侧缺如[181] 或泌尿生殖系异常[182]。

从正常大小的甲状腺到严重发育不全的甲状腺，甚至是甲状腺缺失，甲状腺的表型是可变的。即使是家族病例中携带相同突变的相关个体的表型也会存在差异，故可能存在其他修饰基因。在一些患者中，甲状腺的形态和功能缺陷只有在出生后才会变得明显，而临床甲状腺功能减退症会在几年后出现[181, 183]。这一发现表明，在出生后的甲状腺中，滤泡细胞的生存和增殖需要一个完整剂量的 PAX8 基因。

与 Foxe1 缺失小鼠的表型一致，首次报道的 2 例 CH 综合征的患者，他们存在 FOXE1 基因纯合性功能缺失突变[184]，其特征为甲状腺缺失、腭裂、双侧后鼻孔闭锁和毛发尖硬（Bamforth-Lazarus 综合征[185]）。到目前为止，已经发现了 7 种不同的突变[153, 175]。所有受影响个体的突变均为纯合性，且家族遗传为隐性遗传。除了 1 例传递机制为单亲同二体外，这些突变均遗传自杂合载体的父母[186]。

所有已发现的突变都会导致 FOXE1 基因分叉区域内的替换，而突变蛋白的结合和转录活性均会降低。然而，最近报道了 FOXE1 基因的一个功能获得性突变。事实上，即使患者表现出 Bamforth-

Lazarus 综合征的典型特征，功能研究表明 FOXE1 突变蛋白增强了 TG 和 TPO 启动子的转录活性[187]。这一发现似乎与 Foxe1 缺失小鼠[69] 和 Foxe1 过度表达小鼠[188] 都表现为腭裂的观察结果一致，而腭裂是 Bamforth-Lazarus 综合征的一个标志性症状。与 FOEX1 突变相关的甲状腺表型范围从甲状腺缺失到甲状腺严重发育不全。值得注意的是，在小鼠中，该基因的缺失可导致甲状腺缺失或甲状腺迁移缺陷，而人类 FOXE1 基因突变与异位甲状腺的关系尚未被描述。

六、甲状腺的系统发育

甲状腺功能的形态学基础在所有脊椎动物中都是相同的，这反映在整个脊椎动物进化过程中保守的滤泡结构上。相反，甲状腺的大体解剖结构在脊椎动物中是不同的。在胎盘哺乳动物和一些爬行动物中，甲状腺由 2 个侧叶组成，侧叶由穿过气管的峡部连接。在非胎盘哺乳动物、鸟类和两栖动物中，甲状腺由 2 个单独的侧叶组成。在软骨鱼类和一些硬骨鱼类（主要是海洋硬骨鱼类）中，甲状腺被聚集成一个紧密的器官。在剩下的海洋和几乎所有淡水硬骨鱼类中，甲状腺由分散在咽下结缔组织中的无包膜的滤泡组成。异位滤泡常出现于这些动物的咽部以外的地方，如肾脏、心脏、食管或脾脏。有趣的是，甲状腺细胞在这些异位区域增殖的能力在新月鱼身上已经被证明是受基因控制的，并且低碘摄入对其产生强烈诱导刺激。虽然碘聚集和碘化氨基酸的产生是在无脊椎动物中也被描述过的古老现象，但只有圆口纲脊椎动物（如七鳃鳗）具有真正的以分散在咽下结缔组织中的滤泡为特征的甲状腺。

所有的脊椎动物，包括硬骨鱼类[189]，甲状腺的个体发育都遵循同样的模式，即甲状腺起源于原始咽的凸起，向尾部移动，并达到其最终位置。圆口纲脊椎动物甲状腺的发育与高等脊椎动物不同。成年七鳃鳗的甲状腺滤泡来源于内柱，内柱是一种只在幼体时期存在的器官。在幼年七鳃鳗的早期发育阶段，内柱是咽腹侧一个有纤毛的纵沟。在发育过程中，纵沟先是变成一个圆柱体，然后变成一个复杂的结构，通过鳃下导管与咽腔相连[190]。内柱的上皮细胞分化为不同类型的细胞，其中一组细胞表现出摄取碘的能力、过氧化物酶的活性和表达甲状腺素[191]。这些细胞经过变形后注定要成为"典型的"滤泡细胞。类似七鳃鳗内柱的结构存在于原索动物如头索动物（文昌鱼）和尾索动物（如海鞘动物）的咽腹侧。这个器官，也被称为内柱，由不同的细胞类型组成，主要参与食物捕获过程[190]。一个多世纪以前，圆口纲脊椎动物内柱与甲状腺的同源性暗示了原索动物内柱是脊椎动物甲状腺的一个原始前体的假说[192, 193]。这一基于形态学观察的假设得到了支持，因为在原索动物的一组内柱细胞中出现了碘的摄取、甲状腺过氧化物酶活性[194] 和 Ci-Duox[195]（海鞘中的脊椎动物 Duox 类似物）。因此，这些细胞可以被认为是"前甲状腺"细胞[190]。

哺乳动物甲状腺细胞分化的分子机制在从原索动物到脊椎动物的整个进化过程中都是保守的。在尾索动物中（玻璃海鞘），表达 TPO 同源基因[196] 的细胞群也表达 CiFoxE、Foxe1 的同源基因[197]，但不表达 CiNkx2-1/Ttf-1[198]。相反，在文昌鱼中，Nkx2-1/Ttf-1 和 TPO 同源基因在同一种内柱细胞内共表达[194]，然而没有在内柱中检测到的 Foxe1 同源基因 AmphiFoxE4，却在另一个咽部衍生的结构中检测到[199]。在尾索动物、头索动物和七鳃鳗中，Pax2/5/8（Pax8 同源基因）总是在具有碘摄取和 TPO 活性的内柱细胞群中表达[200]。

这些数据表明，在原索动物的进化过程中，有一组功能为确定前肠特异性的基因被选为导致甲状腺特异性的部分基因程序。特别是 Pax8 及其同源基因，可能在控制前甲状腺和真正的滤泡细胞分化的遗传机制中发挥了特殊的作用，成为甲状腺细胞的特殊控制基因。

第74章 促甲状腺激素：生理与分泌
Thyroid–Stimulating Hormone: Physiology and Secretion

David F. Gordon E. Chester Ridgway **著**

张雨薇 童南伟 **译**

要 点

- 促甲状腺素是控制甲状腺生长和功能的垂体糖蛋白激素。
- 促甲状腺素由 2 个不同的亚基组成，即 TSH-β 亚基和 α 亚基。体内唯一形成 TSH-β 的细胞是垂体促甲状腺激素细胞。
- TSH 产生的主要调节因子是下丘脑 TRH 的刺激和甲状腺激素的抑制。
- TSH 以离散脉冲方式分泌且具有昼夜分泌模式。TSH 脉冲的起源尚不清楚。
- TSH 通过与甲状腺滤泡细胞上的 TSH 受体相互作用而发挥作用。受体属于 A 型 G 蛋白偶联受体（GPCR）的亚家族。TSH 用敏感免疫测定法测定，在多数人群中正常范围是 0.45～4.1mU/L。老年者，特别是女性，可能呈现出稍高的正常上限。
- TSH 升高的最常见原因是原发性甲状腺功能衰竭。TSH 降低的最常见原因是过度使用甲状腺激素或甲状腺功能亢进症。
- 药物通常会改变血清 TSH 水平。
- TSH 水平的不适当升高通常是由于垂体 TSH 肿瘤或甲状腺激素抵抗综合征所致。

促甲状腺激素（thyroid-stimulating hormone，TSH）是主要调节甲状腺生长和功能的垂体激素。它是一种由垂体前叶促甲状腺激素细胞产生的糖蛋白。TSH、促黄体生成素（LH）、卵泡刺激素（FSH）和胎盘中的绒毛膜促性腺激素（CG）都是由 α 和 β 两个亚基非共价连接组成的异二聚体。α 亚基在 4 种糖蛋白中都是相同的，而 β 亚基则是独特的，表达特异性功能。每个 TSH 亚基都由单独的基因编码，主要由下丘脑促甲状腺激素释放激素（TRH）的刺激和甲状腺激素的抑制来协调转录和调节。具有生物活性的 TSH 的产生涉及一个共翻译糖基化和折叠的过程，该过程使新生的 α 亚基和 β 亚基结合。TSH 储存在分泌颗粒并被释放到循环中，与甲状腺上特定的细胞表面受体结合，刺激甲状腺激素、L-甲状腺素（T_4）和 L- 三碘甲腺原氨酸（T_3）的产生，这些激素作用于多个器官和组织，调节许多代谢过程，并引起 TSH 输出的负反馈抑制。敏感的 TSH 测定方法可以准确测量血清 TSH 的浓度，并可以识别出多种代谢紊乱中的 TSH 产生异常和甲状腺功能异常。

一、产生 TSH 的促甲状腺激素细胞的个体发育

促甲状腺激素细胞只占垂体前叶细胞的 5%，并且只负责合成 TSH。垂体中的不同细胞类型是由它们产生的激素来决定的，包括促甲状腺激素（TSH）、促性腺激素（LH、FSH）、促肾上腺皮质激素（ACTH）、

生长激素（GH）和催乳素（PRL）。垂体中还含有分散的滤泡星状细胞（一种垂体细胞），是传递电信号和协调激素释放的支架[1]。小鼠的细胞命运映射显示，垂体前叶是由 Rathke 囊发育而来，Rathke 囊是口腔外胚层的中线内陷，从胚胎第 9.5 天（e9.5）开始直接接触发育中的下丘脑。其发育受 BMP、FGF、WNT 和 NOTCH 信号通路的瞬时梯度作用控制。垂体器官发生涉及祖细胞及其分化，即通过调节增殖、谱系定型和终末分化的信号进行分化[2]。不同细胞谱系的出现遵循一个复杂的信号模式，从而以空间和时间特异性方式表达特定转录因子，这些因子参与了在每个激素基因出现之前 12~24h[3] 的谱系特异性功能和分化，并且是激素基因最大转录所必需的。当细胞分化时，大多数细胞在 e11.5~e13.5 退出细胞周期，并通过迁移到垂体内具有高度结构化和功能性的细胞型特定网络来主动分类[4]，这些网络能够整合和传播细胞对各种生理刺激的反应[5]。

糖蛋白激素 α 亚基（αGSU）是在 e10.5 发育过程中表达的第 1 个垂体激素基因[6]。在相邻的神经上皮中表达的 Wnt5a 和 Bmp4 提供初始信号，然后表达 Hesx1、Ptx1/2 和 Lhx3/4[7]。在发育中的垂体中出现由腹侧至背侧 BMP 和背侧至腹侧 FGF 表达组成的梯度，导致从 e12.5 开始在腺体尖端出现合成 TSH-β 的促甲状腺激素细胞[4]。出生时，垂体特异性转录因子 Pou1f1（Pit-1）表达后，尖端表达的 TSH-β 消失，在 e15.5 时尾端区域出现了另一类促甲状腺激素细胞[8]。Pou1f1 和 TSH β 亚基的表达均存在于野生型中，在具有 *Pou1f1* 基因突变的 Snell dwarf 小鼠中却不存在[9]。Pou1f1 的表达取决于垂体特异性转录因子祖先蛋白（Prop1）和 Atbf1 的瞬时表达[10]。

锌指转录因子 Gata2 在促甲状腺激素细胞的分化中起关键作用[11]。早在 e10.5，Gata2 就在发育中的垂体前叶中转录，并以与糖蛋白激素 α 亚基一致的表达模式持续存在。Gata2 结合并反式激活 αGSU 启动子[12]，并与 Pou1f1 协同作用以激活 *TSH β* 基因[13]。用 αGSU 启动子/增强子介导的 Cre 重组酶在转基因小鼠模型中靶向灭活 Gata2，研究 Gata2 在垂体发育中的体内功能[14]。当 Gata2 失活时，小鼠出生时的促甲状腺激素细胞数量减少，成年后循环中 TSH 和 FSH 水平降低。这些研究表明，Gata2

对于发挥最佳的促甲状腺激素细胞和促性腺激素细胞功能很重要，但对于细胞命运却不重要。

在早期发育过程中，大多数原始垂体细胞的特征是 Sox2 的表达，Sox2 是许多干细胞或祖细胞的标志物[15]。一项研究揭示了成年垂体中存在不同于胚胎前体细胞的多能干细胞群[16]，这些含有巢蛋白和 Sox2 的干细胞位于局部微环境，并有能力在出生后扩展到所有终末分化的垂体细胞类型。这些细胞可维持垂体以响应生理需求的变化并且可能导致垂体肿瘤[16]。

二、TSH 亚基基因

TSH α 亚基和 β 亚基由位于不同染色体上的不同基因编码。促甲状腺激素细胞含有特定的转录因子，这些转录因子与基因的调控区结合，并与其他无处不在的因子相互作用，启动转录。广泛的生化研究表明，这些基因在促甲状腺激素细胞中的激活和（或）抑制从根本上取决于染色质状态的改变，包括组蛋白的修饰或 DNA 甲基化模式的改变。在激活刺激（TRH）或抑制刺激（T₃）后，转录因子与启动子结合，募集特定的染色质修饰酶，并在基因允许时启动转录，如果转录机制不允许则使其沉默。

（一）TSH β亚基基因结构

人 TSH β 亚基基因已被分离和鉴定[17]。该单拷贝基因大小为 4527 个碱基对（bp），位于 1 号染色体短臂 13 区 2 带[18]。基因由 3 个外显子和 2 个内含子组成（图 74-1）。最近，一种交替剪接的 TSH mRNA 亚型，包括内含子 2 和所有外显子 3 的编码序列，被证明在人类垂体、白细胞和甲状腺中低水平存在[19]。从血清中分离出的较短的 TSH-β 蛋白与剪接的变体 RNA 结构一致[20]，未来的研究将确定其生理或病理相关性。

靠近 *TSHβ* 基因启动子转录起始位点的 DNA 序列含有负责启动转录和调节表达的元件。共有 TATA 盒位于转录起始位点上游的 28bp，对于定位 RNA 合成很重要。与荧光素酶报告基因相连的小鼠 *TSHβ* 启动子的进行性 5' 缺失（在促甲状腺激素细胞中表达后）确定了表达到启动子前 270bp 所需的顺式作用序列[21, 22]。虽然这些序列定义了最小启动

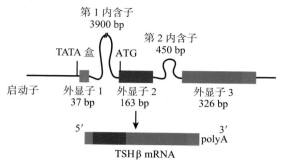

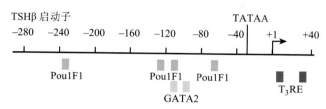

▲ 图 74-1　人 **TSH β** 基因、**mRNA** 和功能重要的启动子区域的结构组织

顶部为 *TSHβ* 基因，以及外显子和内含子的相对位置和大小。未翻译的区域显示为灰色框，而蛋白质编码区域为蓝色。TATA 盒对于定位 RNA 转录起始点很重要，它位于靠近外显子 1 的启动子中。转录后，剪接内含子，精确连接外显子，并在成熟 mRNA 的 3′ 末端添加一个 polyA 尾巴。底部显示对促甲状腺激素特异性表达必不可少的最小 *TSHβ* 启动子的示意图。方框表示 Pou1f1（浅蓝色）、Gata2（黄色）和 T₃ 反应位点（紫色）的几个重要 DNA 结合元件的相对位置

子，但其他研究表明，位于上游超过 6kb 的序列是转基因小鼠促甲状腺激素细胞表达所必需的[23]。

启动子缺失研究表明，小鼠 *TSHβ* 启动子从 −271～−80 可赋予促甲状腺激素特异性活性[21]，并使促甲状腺激素细胞转录因子与近端启动子结合[24]。在这段大区间内，利用促甲状腺激素细胞的核提取物已经识别出 4 个蛋白质相互作用的区域[22]。有 2 种因子，同源盒因子 Pou1f1 和锌指转录因子 Gata2，可以与 −135～−88 [25] 的 *TSHβ* 启动子序列结合（图 74-1）。这 2 种因子都可以独立地与启动子结合，与 DNA 形成异聚复合物，彼此相互作用，并在功能上协同激发 *TSHβ* 启动子活性。一项研究表明，−88 下游的抑制区抑制 Gata2 反式激活，而 Pou1f1 可减轻这种抑制[26]，另一个转录因子 TRAP220（MED1）被募集到 *TSHβ* 近端启动子处，并对转录激活起作用[27]。

TRAP220 最初被定义为与配体甲状腺激素受体相互作用的转录介体复合物的一部分[28]。具有该

单拷贝基因的小鼠甲状腺功能减退，垂体 *TSHβ* 转录水平降低[29]。TRAP220 不结合 DNA，但可凭借 Pou1f1 和 Gata2 的相互作用被募集到 *TSHβ* 基因。非垂体细胞中的共转染表明，仅 Pou1f1、Gata2 或 TRAP220 不能刺激 *TSHβ* 启动子，但当 3 个因子都被表达时就会产生最大活性。相互作用研究表明，这 3 个因子可在体内和体外相互作用，相互作用的区域对于发挥最大功能很重要。染色质免疫沉淀分析表明在体内存在着近端 *TSHβ* 启动子[27]。因此，*TSHβ* 基因被存在于促甲状腺激素细胞上的转录因子的独特结合所激活，这些转录因子与近端启动子结合，而其他则通过蛋白质 – 蛋白质相互作用募集的转录因子结合在一起。

（二）α 亚基基因结构

人类糖蛋白激素 α 亚基基因位于 6 号染色体的 6q12～q21 位置[30]。它以单拷贝基因的形式存在，大小为 9635kb，包含 4 个外显子和 3 个内含子，并包含一个位于转录起始位点上游 26bp 的共有 TATA 盒[31]（图 74-2）。

α 亚基基因在促甲状腺激素细胞、促性腺激素细胞和胎盘细胞中表达，但在每种细胞类型中均受到差异调节。每种细胞类型中的细胞特异性表达取决于启动子的不同区域。尽管 −200bp 下游的区域足以进行胎盘表达[32]，但促性腺激素细胞要求序列在 −225～−200 [33]，并且更上游的区域对甲状腺激素的表达至关重要[34]。转基因小鼠研究表明，小鼠 α 亚基 5′ 侧翼 DNA 的 480bp 靶向促性腺激素细胞和促甲状腺激素细胞进行转基因表达[35]。与类固醇生成因子 1 结合的 −225～−200 的区域，对促性腺激素细胞[36] 至关重要，但对于促甲状腺激素细胞的表达则并不重要[37]。另一个重要的序列是垂体糖蛋白激素的基元，从 −342 延伸至 −329，与 P-LIM 结合，对促甲状腺激素细胞和促性腺激素细胞的表达至关重要[38]。−480～−300 的几个序列似乎对小鼠促甲状腺激素细胞中 α 亚基的表达很重要，但对促性腺激素细胞却不重要[39]，这其中包括序列 −434～−421，该序列与发育同源盒转录因子 Msx1 相互作用[40]。用转基因小鼠中的小鼠启动子进行的研究表明，位于 −4.6～−3.7kb 的上游 DNA 片段可增强促甲状腺激素细胞和促性腺激素细胞的表达，并包含 Gata、

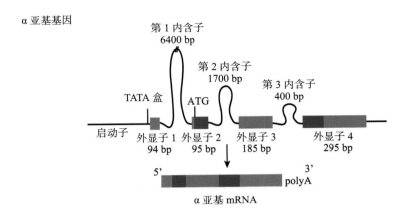

α 亚基基因

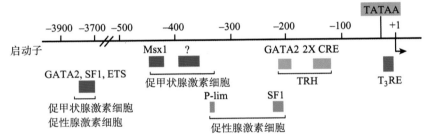

α 亚基启动子

◀图 74-2　人 TSH 基因 α 亚基、mRNA 和启动子区域的结构组织

顶部为 α 亚基因外显子和内含子的相对大小和位置。未翻译的区域为灰色框，蛋白质编码区域为蓝色。底部为基因启动子和重要的功能区域，在激素基因调控及促甲状腺激素细胞和促性腺激素细胞中重要转录因子的结合位点上均显示出重要作用

SF1 和 ETS 因子的共有结合位点。这表明与近端顺式作用元件和远端增强子结合的因子之间具有协同作用[41]。

三、TSH 的生物合成

完整的 TSH 分子是异二聚体糖蛋白，分子量为 28kDa，由非共价连接的 α 亚基和 β 亚基组成。常见的 α 亚基包含 92 个氨基酸，而特定的 TSH β 亚基包含 118 个氨基酸。TSH 的生物合成受到精确的调控，包括转录、翻译、糖基化、折叠、组合和储存过程。

1. TSH 亚基基因的转录　TSH β 亚基和 α 亚基基因通过普遍存在的和特异性的转录因子指导，由每个启动子所指示的蛋白质复合物转录成前体 RNA。转录的 RNA 在外显子 - 内含子连接处经历一系列精确的剪接，产生成熟的信使 RNA（mRNA），在翻译后修饰、亚基结合、储存和最终分泌之前，这些 RNA 从细胞核中排出并翻译成细胞质中的蛋白质。TSHβ 亚基和 α 亚基基因的转录受生理调节因子的影响，其中最重要的是 T₃ 和 TRH。

2. TSH 亚基的翻译　TSH β 亚基和 α 亚基的 mRNA 由核糖体在细胞质中独立翻译。第 1 个肽序列由 TSH β 亚基的 20 个氨基酸和 α 亚基的 24 个氨基酸的 "信号" 肽组成[42]。这些信号肽是疏水的，允许通过粗面内质网膜的脂质双分子层插入，翻译成 TSH β 前亚基和 α 前亚基后继续进入粗面内质网腔，并且这些信号肽的裂解在翻译完成之前发生。以上过程形成了 118 个氨基酸的 TSH β 亚基[43] 和 92 个氨基酸的 α 亚基。重组 TSH β 亚基的合成产生了 112 个氨基酸和 118 个氨基酸的 2 种产物，两者在体外具有相似的活性[44]。

3. TSH 的糖基化　TSH 的糖基化对其生物学活性具有重大影响[45]。TSH β 亚基有一个单独的糖基化位点，即位于 23 位的天冬酰胺残基，而 α 亚基糖基化有 2 个位点，为位于 52 位和 78 位的天冬酰胺残基[46]。多余的游离 α 亚基在另一个位点（位于第 39 位的苏氨酸残基）被糖基化[47]，该残基位于被认为对 TSH β 亚基结合重要的区域中。目前尚不清楚该残基的糖基化是抑制与 TSH β 亚基结合的调节步骤，还是由于该位点暴露在外而在多余的游离 α 亚基中发生。

目前已对 TSH 亚基糖基化的过程进行了广泛的

研究。第一步涉及在多萜醇磷酸载体上组装14个残基的寡糖（葡萄糖）3-（甘露糖）9-（N-乙酰氨基葡萄糖）2，该寡糖通过识别三肽序列（天冬酰胺）-（X）-（丝氨酸或苏氨酸）的寡糖转移酶转移至天冬酰胺残基[48]。这种高甘露糖寡糖在粗面内质网和高尔基体中逐渐裂解，产生仅具有6个残基的中间体，然后添加N-乙酰氨基葡萄糖、岩藻糖、半乳糖和N-乙酰半乳糖胺残基，形成复杂的寡糖[49]。在高尔基体远端，N-乙酰半乳糖胺残基的硫酸化和半乳糖苷残基的唾液酸化在该途径的晚期发生[50]。似乎硫酸化增加TSH的生物活性而唾液酸化降低TSH的生物活性。

4. TSH的折叠、结合和储存 人类CG（hCG）的晶体结构[51]使人TSH模型得以建立。该模型预测，每个TSH亚基的三级结构由3个二硫键形成的中心结一侧的2个发夹环和另一侧的1个长环组成。在这种三级结构中，糖蛋白激素与"胱氨酸结"生长因子家族的其他成员具有共同的特征[52]。

新生肽的折叠取决于糖基化并在翻译完成之前开始[53]。折叠是允许正确的内部二硫键结合的关键步骤，其稳定蛋白质的三级结构以允许亚基结合。

TSH β亚基和α亚基的结合开始于在粗面内质网中的翻译完成后不久，并在高尔基体中继续[46]。随后，亚基的结合会加速和修饰α亚基的寡糖加工[54]。研究表明，TSH β亚基和α亚基的结合发生在β亚基的二硫键"安全带"锁定之后，随后是环2的"穿线"和在"安全带"下的α亚基寡糖的附着[55]。TSH β亚基的氨基酸27~31（CAGYC）序列在物种间高度保守，被认为是与α亚基结合的重要序列。在先天性甲状腺功能减退症的情况下，CAGYC区域的点突变（见"TSH产生障碍"）导致合成出不同的TSH β亚基，这些亚基不能与α亚基结合，从而缺乏完整的TSH产生[56]。观察到循环中缺乏游离的TSH β亚基，这表明在缺乏α亚基的情况下不能分泌TSH β亚基。在糖基化识别位点的第25位残基处发生的突变将丝氨酸替代为苏氨酸，尽管该突变不会改变糖基化，但可能由于CAGYC区附近的破坏而使TSH产生降低了70%[57]。

TSH和游离的α亚基在高尔基体远端加工后，被转运到构成调节分泌途径的分泌颗粒中[58]，这些颗粒主要包含TSH，主要受TRH和其他下丘脑因素的影响，而游离α亚基包含在构成非调节分泌途径的分泌囊泡中。

四、TSH的分泌

在健康的成人中，TSH的产生量为100~200mU/d[59, 60]。在甲状腺正常者，TSH在血浆中的半衰期约为50min，血浆清除率约为50ml/min。在甲状腺功能减退的受试者中，TSH分泌率比正常增加了10~15倍，而清除率则略有下降。在甲状腺功能亢进者，TSH分泌受到抑制，代谢清除加快。

1. TSH水平的个体发育 在人类妊娠8~10周时，下丘脑中可测到TRH，随后TRH水平逐渐升高直到足月。妊娠12周时，人垂体中出现免疫反应性TSH细胞[61]，并且在垂体和血清中均可检测到TSH[62, 63]。血清和垂体TSH水平一直保持低水平，直到第18周时迅速增加，随后血清T4和T3浓度增加。胎儿的血清TSH和T4浓度在妊娠20~40周持续增加。垂体TSH在妊娠晚期开始对外源性TRH产生反应，而TSH分泌的负反馈调节在妊娠后半期和出生后头1~2个月发生[64]。

足月婴儿出生后30min内血清TSH水平突然升高，随后4h内血清T3浓度升高，而在最初的24~36h T4水平升高幅度较小。血清TSH水平的最初升高可能是被宫外环境冷却刺激所致。出生后3~5d血清TSH水平降至成人范围，1~2个月时血清甲状腺激素水平稳定下来。健康早产儿（小于37周胎龄）的血清TSH水平变化很大，但与足月儿相比，出生时血TSH水平往往较低。在出生后的第1周，TSH水平会略有下降，然后逐渐增加至正常足月水平。患病的早产儿的血清TSH水平甚至更低，但在康复期间会升高至正常水平[65, 66]。

2. TSH分泌的模式 像大多数垂体激素一样，TSH以双重方式分泌，即爆发型分泌（脉冲式）叠加在基础（非波动性）分泌上（图74-3）。基础TSH分泌占循环中释放总量的40%~50%，而脉冲式分泌占剩余的50%~60%。24h内有15~20次（均数=16.7）TSH脉冲，或大约每90分钟出现1次[67, 68]。TSH脉冲似乎直接刺激了甲状腺的T3分泌，因为在TSH峰值后约90min出现了游离T3的峰值。然而，游离T3水平从最低点到峰值的变化仅为平均游离 T₃ 水平的 11%，这可能是因为 T₃ 的血清半衰期更长，并且大多数 T₃ 并非来自甲状腺[69]。

TSH 也以昼夜节律的方式分泌，夜间水平增加到白天水平的 2 倍[67]（图 74-3）。具有正常睡眠 - 觉醒周期的受试者的 TSH 峰值在 23:00—05:00，最低点在 9:00—12:00。小于 4 周的婴儿中不存在 TSH 昼夜节律，但 1~2 月龄时可出现，并在健康的儿童中良好建立[70]。TSH 水平的昼夜节律变化主要是夜间每次爆发分泌的 TSH 增加的结果[67]。夜间 TSH 水平升高可先于睡眠开始，而睡眠不足会增强 TSH 分泌。因此，与其他具有昼夜节律变化的垂体激素相反，睡眠不是导致 TSH 升高的因素。原发性甲状腺功能减退症患者保留脉冲式和昼夜 TSH 分泌。原发性甲状腺功能减退患者的脉冲频率与正常甲状腺者相似，但基础和脉冲式 TSH 分泌均显著增加。另外，甲状腺功能减退症的严重程度增加时，TSH 分泌的基础量和脉冲量都增加。在患有严重原发性甲状腺功能减退症的患者中，全天 TSH 脉冲幅度也显著增加，TSH 水平的昼夜节律变化部分模糊但并未消失（图 74-3）[67, 68]。左旋甲状腺素疗法可恢复正常的 TSH 昼夜节律变化。相比之下，下丘脑 - 垂体原因导致甲状腺功能低下的患者在 24h 内分泌的 TSH 减少，而夜间 TSH 脉冲幅度激增却消失了。重症患者也会出现类似的 24h TSH 分泌减少的现象[71]。

TSH 分泌的脉冲性和昼夜节律性的起源尚不清楚。甲状腺激素改变 TSH 的脉冲幅度，但不改变脉冲频率。TSH 脉冲发生器可能位于下丘脑，TRH 神经元与其他神经内分泌神经元协同作用，以刺激垂体分泌 TSH 脉冲。然而，持续超生理剂量的 TRH 输注不会改变人类的 TSH 脉冲频率[72]。生长抑素和多巴胺都抑制 TSH 脉冲幅度，但都不能改变脉冲频率，因此不能控制 TSH 脉冲性分泌。实际上，据报道，唯一增加 TSH 脉冲频率的临床情况是垂体 TSH 肿瘤，其在 24h 内出现了 27 次脉冲，而不是 16 次[73]。大鼠垂体前叶 5′- 脱单碘酶的活性存在昼夜变化，可能有助于 TSH 的昼夜节律分泌[74]。

虽然皮质醇不会影响 TSH 脉冲频率，但生理性血清皮质醇水平可控制 TSH 分泌的昼夜节律。在糖皮质激素戒断条件下研究肾上腺功能不全患者时可发现，白天 TSH 水平升高，而正常的 TSH 昼夜节

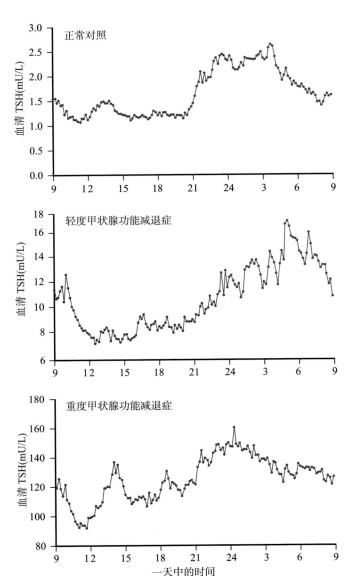

▲ 图 74-3　1 名正常受试者和 2 名代表性甲状腺功能减退患者的血清 TSH 浓度曲线，显示出脉冲和昼夜变化

引自 Roelfsema F, Pereira AM, Adriaanse R, Endert E, et al. Thyrotropin secretion in mild and severe primary hypothyroidism is distinguished by amplified burst mass and basal secretion with increased spikiness and approximate entropy. J Clin Endocrinol Metab. 2010；95：928-934.

律消失。当给这些患者生理剂量的氢化可的松以模拟正常脉冲和皮质醇分泌的昼夜节律时，白天 TSH 水平降低，正常的 TSH 昼夜节律恢复。在 24h 内以恒定脉冲幅度给予相同剂量的氢化可的松也会降低 24h TSH 水平，且昼夜节律变化消失[75]。同样，当健康受试者接受甲吡酮（内源性皮质醇合成抑制药）时，TSH 水平在一天中增加，而正常的 TSH 昼夜

节律变化消失[76]。这些数据表明，正常的清晨内源性血清皮质醇水平的升高会降低血清 TSH 水平，并出现可观察到的 TSH 正常昼夜节律变化。

五、TSH 生物合成的调节

TSH 的生物合成受中枢神经系统的协调信号和外周循环的反馈调节。TSH 生物合成最重要的正刺激是下丘脑 TRH，而最强大的负调节因子是循环中的甲状腺激素水平。但是，其他下丘脑因子和循环激素也具有重要的修饰作用。这些因素大多对 TSH 两个亚基的生物合成具有独立的影响。

（一）TSH β 亚基生物合成的下丘脑调节

促甲状腺激素释放激素（TRH）是下丘脑室旁核（PVN）分泌的三肽，通过下丘脑 - 垂体门脉系统转运至垂体，是 TSH 产生的主要激活因子，可使 TSH β 亚基和 α 亚基 mRNA 的转录显著增加 3～5 倍[77]。T_3 抑制 TRH 的转录及其翻译后加工[78]。个体发育期间正常的促甲状腺激素细胞的发育不需要母体或胎儿来源的 TRH，并且 TRH 缺陷型小鼠出生时并未甲状腺功能减退。但是，在产后 TSH 活性的维持需要 TRH[79]。

TRH 与促甲状腺激素细胞上的特定膜受体 TRHR1 结合会引发一系列胞内反应，而 TRHR1 的遗传切除会导致中枢性甲状腺功能减退[80]。在 GH_3 细胞中，TRH- 受体复合物与鸟嘌呤核苷酸结合调节蛋白（G）相互作用，然后结合并激活 GTP（G'）。G' 结合磷脂酶 C（C）并激活它（C'）。C' 催化磷脂酰肌醇 4，5 二磷酸酯的水解，这导致形成 2 个细胞内的"第二信使"，即三磷酸肌醇（InsP3）和 1，2-二酰基甘油（1，2-DG）。InsP3 从细胞膜表面扩散到内质网，引起被隔离的 Ca^{2+} 释放，激活了分泌颗粒向细胞表面的运动及其胞吐作用。与此同时发生的是 1，2-DG 对蛋白激酶 C 的平行激活，这也导致参与胞吐作用的蛋白发生磷酸化。已证明 TRH 刺激垂体前叶和 GH_3 细胞中的核蛋白、岛 - 脑蛋白 1（IB1）/JIP-1[81]，并在促甲状腺激素细胞中刺激 TSHβ 基因。对 TRH 刺激催乳素细胞产生催乳素的的研究表明可能涉及磷脂酰肌醇、蛋白激酶 C 和钙依赖性通路[82]，而 TRH 对 TSH β 亚基启动子的刺激可能是由 AP1 介导的[83]。

人 TSHβ 启动子的 2 个 TRH 反应区域位于 −128～−61 和 −28～+8[84]。上游区域包含垂体特异性转录因子 Pou1f1 的结合位点，暗示该因子或类似因子在 TRH 调节 TSH β 亚基基因中的作用。在大鼠 TSH β 亚基基因中，对 TRH 的反应区域已定位在 −204 的上游区域。此外，已显示蛋白激酶 C 和蛋白激酶 A 通路均可在响应佛波酯和 cAMP 的 2 个位点磷酸化 Pou1f1[85]，并改变与人 TSHβ 基因上 Pou1f1 反式激活元件的结合[86]。转染的非垂体细胞的研究表明 TRH 信号增强了 TSHβ 启动子的 Gata2 依赖性激活。随着 Gata2 的锌指结构域或 TSHβ 启动子的 Gata2 反应元件发生突变，TRH 反应消失[87]。另外，TRH 信号增强了启动子上 Gata2 和 DNA 结合。最后，TSHβ 基因的其他转录激活因子（如 TRAP220/MED1）也可能参与 TRH 信号转导，因为其可以被丝裂原活化的蛋白激酶信号调节[88]。

通过 DA_2 多巴胺受体起作用的多巴胺可通过减少细胞内 cAMP 以抑制 TSH α 亚基和 β 亚基基因的转录[77]。对 TSH β 亚基基因的研究已定位了 cAMP 刺激所需的启动子的 2 个区域，为 −128～−61bp 和 +3～+8bp。上游区域与 TRH 反应区域重合，并包含 Pou1f1 结合位点。下游区域位于响应 T_3（+3～+37）和 TRH（−28～+8）的区域内。下游区域也与 AP1 结合位点（−1～+6）重合。−1～+6 的序列似乎可与 Pou1f1 协同作用，介导对 cAMP 和 TRH 的反应[83]。因此，转录因子和激素调节剂之间的多重相互作用似乎集中于靠近转录起始位点的序列上。

（二）TSH β 亚基生物合成的外周调控

甲状腺激素被认为主要通过经典 TR 介导的基因组模型起作用。甲状腺激素通过至少 4 个家族的膜转运蛋白进入细胞内环境，并从细胞膜扩散到细胞核，并在细胞核积极地激活激素信号[89]。T_4 充当最低活性激素原，是组织中碘甲状腺原氨酸脱碘酶家族的底物，该家族包括 D_1、D_2 和 D_3。这些同源二聚体膜结合硒蛋白酶可以以时间和组织特异性方式激活（D_1、D_2）或失活（D_3）T_4[90, 91]。D_2 是主要的 T_4 激活脱碘酶，具有很高的底物亲和力。它存在于靠近细胞核的内质网中，并通过从甲状腺素外环上除去碘残基而产生 3, 5, 3′ - 三碘甲状腺原氨酸（T_3）。在存在底物 T_4 的情况下，D_2 活性通过泛素蛋白酶体机制迅速丧失[92]。大鼠垂体促甲状腺激素细胞共同表达 D_2 RNA 和蛋白质，甲状腺功能减退症两者均升高。鼠类 TtT-97 肿瘤中的促甲状腺激素细胞具有极高的 D_2 水平，这说明即使存在超生理剂量的 T_4 水平，促甲状腺激素细胞也能持续产生 T_3。正常小鼠的血清 TSH 水平可通过 T_4 或 T_3 来抑制，尽管是在靶向破坏 D_2 基因的小鼠中[93]，或在使用 D_2 抑制药胺碘酮治疗的动物中[94] 只有 T_3 是有效的。观察到的垂体 T_4 抵抗表型证明 D_2 在控制 TSH 的甲状腺激素负调节中至关重要。

T_4 还可以通过非基因组机制起作用，该机制不涉及细胞膜或细胞质中的经典核 TR 机制。T_4 和高水平的 T_3 可以与细胞表面 $\alpha V/\beta 3$ 整合素受体结合，然后激活丝裂原活化的蛋白激酶级联反应，从而将信号转导为一系列复杂的细胞和核作用。T_3 特异性位点可以激活磷酸肌醇 -3- 激酶（PI3K），其与 $TR\alpha$ 从细胞质到细胞核的穿梭、特定的基因转录事件及 Na-K-ATP 酶在质膜中的插入有关。T_3 还可以激活从细胞质开始的 PI3K/Akt 信号转导通路[95]。最后，一些甲状腺激素的作用似乎发生在其他细胞器（如线粒体）内，从而导致线粒体发生能量学方面的改变。许多非基因组激素的作用可能有助于某些基因转录的基础速率设定，以及控制复杂的细胞事件[96]。

使用 T_3 治疗可显著抑制 TSH β 亚基和 α 亚基基因的转录速度。对小鼠 TtT-97 促甲状腺肿瘤的研究表明，通过核连缀试验测定的 TSH β 亚基和 α 亚基 mRNA 转录速率的抑制在治疗后 30min 是明显的，并且在治疗 4h 后达到最大[97]。在蛋白质合成抑制药环己酰亚胺的存在下也可见这种抑制效果，表明其不需要中间蛋白质。其他对小鼠和大鼠垂体及小鼠促甲状腺肿瘤的研究表明，T_3 可显著降低 TSH β 亚基和 α 亚基的稳态 mRNA 水平[98]（图 74-4）。T_3 的作用机制涉及主要在转录水平上起作用的核受体的相互作用。T_3 的转录反应与核受体的占有率成正比[99]，且 T_3 核结合和转录抑制的时间过程也一致[100]（图 74-4）。

甲状腺激素使用的信号转导通路具有细胞种类特异性，涉及 TH 转运蛋白、多种受体亚型（TR）、配体占据、受体二聚化、靶基因上的 TR 反应元件

（TRE）结合位点及与共激活因子和共抑制因子的相互作用[95]。此外，在代谢调节或发育过程中，共有的甲状腺激素信号转导成分可以增强其他信号转导途径[101]。T_3 对 TSH 基因的抑制作用需要通过配体占据的 T_3 受体（TR），主要是 $TR\beta_1$ 或 $TR\beta_2$ 亚型，因为甲状腺激素抵抗和 TSH 分泌异常的患者一般都具有 $TR\beta$ 基因异常[102]，虽然最近已有关于 $TR\alpha$ 基因突变的描述（参见“TH 抵抗综合征”）。$TR\beta$ 与靠近转录起点的特定顺式作用 DNA 序列相互作用。据报道，T_3 反应元件位于人 $TSH\beta$ 基因的 +3～+37[103]。有 2 个 T_3 受体结合位点，为 +3～+13 和 +28～+37，可以介导 T_3 抑制。T_3 反应可通过与维 A 酸 X 受体（RXR）相关的受体单体、同二聚体或异二聚体介导[104]。RXR 选择性配体在体外可抑制 TtT-97 促甲状腺肿瘤细胞[105]和培养的 $T\alpha T1$ 促甲状腺激素细胞[106]中的 $TSH\beta$ 表达。在使用维 A 酸贝沙罗汀治疗的癌症患者体内证实了这一发现[107]，其导致了中枢性甲状腺功能减退症（低 T_4 和低 TSH）。RXR 选择性维 A 酸 LG268 降低了小鼠的循环 TSH 和 T_4 水平，垂体 $TSH\beta$ mRNA 显著降低而 TRH 却没有降低，表明其对促甲状腺激素细胞有直接作用[106]。其他研究也对位于人类基因

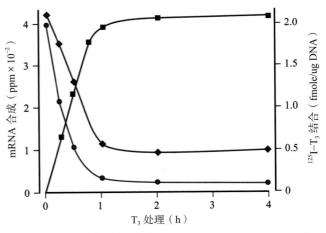

▲ 图 74-4　甲状腺激素对促甲状腺激素（TSH）β 亚基（蓝色圆圈）和 α 亚基（红色菱形）基因转录的影响

鼠促甲状腺肿瘤外植体与 5nmol T_3 或与 5nmol ^{125}I T_3 一起孵育 4h，用或不用 1000 倍浓度以上的未标记 T_3 结合来测量。在分离的细胞核池中测量转录率。T_3 结合（绿色方块）与 TSH β 亚基和 α 亚基 mRNA 合成呈负相关（引自 Shupnik MA, Ridgway EC. Triiodothyronine rapidly decreases transcription of the thyrotropin subunit genes in thyrotropic tumor explants. Endocrinology. 1985；117：1940-1946.）

外显子 1 上负反应元件的需求提出了质疑，因为其缺失并不能消除 T_3 对 *TSHβ* 启动子活性的抑制[108]。这些研究表明，TRβ 配体通过 Gata2 的锌指与 TRβ 的 DNA 结合域之间的直接相互作用，可以在体外和体内与 Gata2 结合。此外，T_3 占据的 TR 可以与 TRAP220 相互作用[29]。因此，干扰近端 *TSHβ* 启动子上 Pou1f1/Gata2/TRAP220 复合物的反式激活功能可能在 T_3 负调控中起重要作用。

关于 T_3 刺激基因的机制涉及大量的信息。通常，TR 在不存在配体的情况下与顺式作用 DNA 反应元件（TRE）结合，并与能募集组蛋白去乙酰化酶和局部修饰染色质结构的核受体共抑制分子家族相互作用[109]。在存在 T_3 的情况下，共抑制复合物迅速解离，并被与 TR 结合的共激活复合物取代，增加了染色体 DNA 上局部的组蛋白甲基化和乙酰化，分解了染色质[110]。随后，其他激活转录因子（如 TRAP220）通过蛋白质间相互作用被募集到 TR 中，然后激活 RNA 聚合酶 II 介导的转录。

相反，和 TSH 亚基基因一样，与 T_3 负调控有关的分子机制尚未得到很好的描述。据报道，TRβ 配体募集组蛋白脱乙酰酶 3 并减少组蛋白 H4 乙酰化，可修饰组蛋白并导致 *TSHβ* 基因的染色体状态被完全抑制[108]。对于人 *TSHα* 基因，含有 NcoR/SMRT、TBL1、HDAC3 和 TRβ 的共抑制复合物被证明与启动子结合，并在缺乏 T_3 的情况下确定组蛋白乙酰化和转录的基础水平。存在 T_3 的情况下，复合物从 TR 释放并导致某些位点的组蛋白 H3 乙酰化增加和负基因调节，而 cAMP 刺激 α 亚基启动子导致 H4 乙酰化增加[111]。

多项研究表明，体外[112]和体内[113]对 *TSHβ* 基因的负调控需要完整的 TRβ DNA 结合结构域。其中一项研究表明，在不存在或存在 T_3 的情况下，Pou1f1 和 Gata2 的结合激活了人 TSHβ（−128/+37）报告基因构建体及包含 TRβ₁ 构建体的载体。这些研究人员发现，未与配体结合的 TRβ₁ 不会激活启动子活性，而缺少 N 末端和 TRβ₁ 的 DNA 结合结构域的突变则失去了 T_3 处理细胞负调控 *TSHβ* 启动子活性的能力。此外，在转基因小鼠中使用基因靶向方法，用在体外消除 DNA 结合的突变体替代野生型 *TRβ* 基因，不改变配体和辅因子的相互作用[113]。

纯合子突变小鼠表现出中枢性甲状腺激素抵抗，血清 TSH 升高 20 倍，T_3 水平升高 2～3 倍，与 TRβ 纯合子对照小鼠相似。

尽管促甲状腺激素细胞含有所有类型的 TR（TRα₁、TRβ₁ 和 TRβ₂，以及非 T_3 结合变体 α₂）[114]，但 TRβ₂ 主要在垂体和 T_3 反应性 TRH 神经元中表达[115]，对 TSH 的调节至关重要[116]。此外，TRβ₂ 缺陷的小鼠具有与垂体对甲状腺激素抵抗一致的表型，即使存在 TRβ₁ 和 TRα₁，TSH 和甲状腺激素水平也会升高，这表明 TR 亚型之间缺乏补偿[117]。在 TαT1.1 甲状腺细胞中使用染色质免疫沉淀法进行的结合研究表明，TRβ 而非 TRα 可以与 *TSHβ* 启动子相互作用。此外，TRβ 而非 TRα 的缺失可抑制 T_3 介导的 *TSHβ* 转录下调[118]。TR 和 TR 辅助蛋白（如 RXR）的异二聚体也可能与 DNA 结合[119]，构成异二聚体复合物，这些复合物对特定的 DNA 序列可能具有不同的亲和力和不同的功能活性。一个特殊的 RXR 亚型为 RXR 1，在促甲状腺激素细胞中独特表达，似乎介导了 9-顺式-维 A 酸通过小鼠 TSH β 亚基启动子的 −200～−149 区域的抑制作用，该区域位于上游，与介导甲状腺激素负调控的区域不同[105]。与 TR 相互作用的其他蛋白质包括共激活因子，如糖皮质激素受体相互作用蛋白 1（GRIP-1）和类固醇受体共激活因子 1（SRC-1）[120]，以及共抑制因子，如维 A 酸受体和甲状腺激素受体（SMRT）的沉默介质和核受体共抑制因子（NCoR）[121]。

在由 NCoR1 与 TRβ 受体相互作用介导的 TSH 亚基基因负调控所涉及的分子机制上有大量研究。使用转基因小鼠的研究表明，共抑制因子（如 NCoR1）在下丘脑-垂体-甲状腺轴可产生系列生理作用，其是通过生成完全或部分缺乏 TR 结合端的垂体促甲状腺激素产生作用的[122, 123]。尽管与同窝野生型对照小鼠相比，突变 NCoR1 小鼠的 T_3 和 T_4 水平降低了，但 *TSHβ* 转录和血清 TSH 的水平却没有适当的变化，这与中枢性甲状腺功能减退症一致。这些数据与低水平 T_3 下 NCoR1 在激活 TSH 亚基表达中的作用一致[122]。在其他中枢性甲状腺功能减退症的动物模型中，TSH 水平适度升高，并且 HPT 轴对甲状腺功能减退症的反应存在缺陷。这些研究表明，NCoR1 可以通过调节甲状腺受体的抑制功能来复位甲状腺轴，并控制垂体促甲状腺激素细胞中 TSH 的分泌[123]。

由于甲状腺激素可以在垂体和下丘脑的水平上调节 TSH，因此进行了研究以确定它们的相对作用。使用基因敲除小鼠模型，其中 TRH 或 TRβ 基因单独或两者一起被消除，显示 TRH 在体内调节下丘脑 – 垂体 – 甲状腺轴中的主导作用。下丘脑产生 TRH 的细胞对于 TSH 和甲状腺激素的合成都是绝对必需的，并可控制 HPT 轴上的设定点。甲状腺功能减退期间正常的促甲状腺激素细胞反应似乎需要 TRβ 和 TRH 的存在，这表明未与配体结合的 TRβ 刺激 TSH 亚基基因表达[124]。

（三）α 亚基生物合成的下丘脑调节

TRH 通过一种新的机制来刺激 α 亚基的生物合成。与人 α 亚基启动子的 –151～–135 区域结合的 CRE 结合蛋白，以及与 –223～–190 的更远端区域结合的 Pou1f1 样蛋白似乎对 TRH 调节很重要[125]。人类糖蛋白激素 α 亚基基因启动子的 CRE 由 1 个 –146～–111 的 18bp 重复序列组成[126]。TRH 刺激 α 亚基基因的机制似乎涉及 2 个转录因子，即 P-Lim 和 CREB 结合蛋白（CBP）。当受 TRH 刺激时，2 种因子在转录上协同作用以激活由蛋白质 – 蛋白质相互作用产生的 α 亚基启动子的活性[127]。P-Lim 直接与 α 亚基启动子结合，而 CBP 不与 DNA 结合，因此必须通过因子相互作用将其募集到启动子上。与福斯柯林（forskolin）相反，P-Lim/CBP 的结合以 TRH 特异性信号转导方式形成，而福斯柯林模拟蛋白激酶 A 信号并分离结合和转录协同作用。在转染的非垂体 CV1 细胞中，TRHR1 的表达导致 α 亚基启动子的 Gata2 依赖性反式激活增加[87]。这些数据表明 TRH 信号可能涉及 Gata2，以激活 2 个 TSH 亚基基因。多巴胺与 TSH β 亚基基因的表达协同抑制了促甲状腺激素细胞中 α 亚基的基因表达。其作用由细胞内 cAMP 水平降低介导。

（四）α 亚基生物合成的外周调节

在促甲状腺激素细胞中观察到甲状腺激素对 α 亚基基因转录的抑制，而对 TSH β 亚基有协同作用。人类 α 亚基基因启动子的 T_3 反应元件位于 –22～–7[128]，且在啮齿动物中被保存下来[129]。T_3 抑制可能是由 T_3 受体的不同亚型[130] 与共抑制因子

SMRT 和 NCoR 联合介导的[131]。研究表明，消除与 TR 结合的人 α 亚基启动子的 T_3 反应元件的突变不会消除 T_3 的抑制作用，这表明蛋白质 – 蛋白质相互作用可能比蛋白质 –DNA 结合更重要[132]。

（五）TSH 糖基化的调节

糖基化的调节过程主要由 TRH 和甲状腺激素调节[133]。已经发现原发性甲状腺功能减退症[134] 和给予 TRH[135] 会增加寡糖的添加，从而导致 TSH 的生物活性增加[136]。甲状腺激素抵抗的患者也有同样的情况。TSH 糖基化模式在几种病理状态下也有所不同，如甲状腺功能减退症、产生 TSH 的垂体腺瘤和正常甲状腺病态综合征[137]。还观察到寡糖残基硫酸化和唾液酸化的变化，其可调节生物活性[138]。最近研究显示甲状腺激素可通过减少唾液酸化来增加 TSH 生物活性[139]。

六、TSH 分泌的调节

像生物合成一样，TSH 分泌是中枢和外周激素之间复杂相互作用的结果（图 74-5）。

（一）TSH 分泌的下丘脑调节

下丘脑室旁核（PVN）的 TRH 直接影响体内垂体 TSH 的分泌。垂体门脉血中存在的 TRH 浓度也会在体外引起 TSH 分泌[140]。动物体内 TRH 的免疫中和作用导致甲状腺功能下降[141]，敲除 TRH 的小鼠出生后的 TSH 激增减少，继而甲状腺功能基线受损，TSH 对甲状腺功能低下的反应较差。PVN 病变会降低正常或甲状腺功能减退动物的循环 TRH 和 TSH 水平，并导致甲状腺功能减退症[142]。尽管患有 PVN 病变的动物的 TSH 基线水平降低，但 TSH 水平仍显示出对循环甲状腺激素水平变化的适当反应。因此，TRH 可以确定甲状腺激素反馈调节的设定点。

向人类受试者急性静脉内给予 TRH 会导致垂体中的 TSH 剂量相关性释放，这在 5min 内发生并在 20～30min 时达到最大，血清 TSH 水平在 2h 后恢复至基础水平。长时间（2～4h）输注 TRH 会导致人和动物的血清 TSH 水平双相增加[143]。早期阶段可能反映了储存 TSH 的释放，而后期阶段反映的

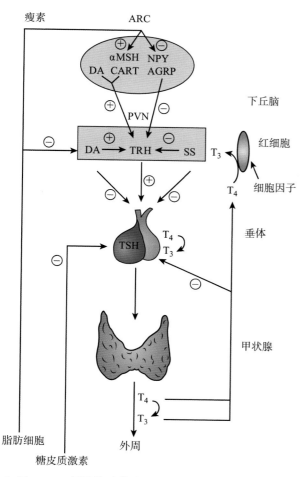

▲ 图 74-5　促甲状腺激素（TSH）分泌的神经内分泌和外周控制

正性和负性刺激在下丘脑－垂体－甲状腺轴的不同水平上都有显示。AGRP. 刺豚鼠相关蛋白；MSH. 黑素细胞刺激素；ARC. 弓状核；CART. 可卡因和安非他明调节转录物；D₂. Ⅱ型脱碘酶；DA. 多巴胺；NPY. 神经肽 Y；PVN. 室旁核；SS. 生长抑素；T₃. 三碘甲腺原氨酸；T₄. 甲状腺素；TRH. 促甲状腺激素释放激素（改编自 Roelfsema F, Veldhuis JD. Thyrotropin secretion patterns in health and disease. Endocr Rev. 2013；34：619-657.）

则是新合成的 TSH 的释放。血清 T₃ 的增加使 TSH 对更长时间的 TRH 输注的反应的解释变得复杂，且可抑制 TSH 的进一步释放[72]。在体外连续施用 TRH 也会引起 TSH 反应的脱敏，这可能进一步解释了长期暴露于 TRH 会降低 TSH 水平的原因[144]。

　　人和动物中的生长抑素（SS）在垂体门脉血中存在的浓度下，在体内和体外抑制基础的和 TRH 刺激的 TSH 分泌[145]。在下丘脑中，SS 在前脑室旁区域具有最高浓度[146]。从该区域，含 SS 的神经元的轴突投射至正中隆起。对这些纤维进行切片的

动物经历了正中隆起的 SS 含量耗尽和血清 TSH 水平升高[147]。同样，动物体内 SS 的免疫中和作用会增加基础 TSH 水平和 TSH 对 TRH 的反应[148]。在人类中，SS 注入可抑制 TSH 脉冲幅度并消除夜间 TSH 激增[149]。因此，通过 TRH 刺激和来自下丘脑的 SS 抑制的双重控制系统来调节 TSH 的分泌。

　　SS 与垂体前叶中的特异性高亲和力受体结合。已经确定了 SS 受体的 5 个亚型（SST1～SST5）[150, 151]，SST2 和 SST5 位于促甲状腺激素细胞[152]。SS 与其受体的结合通过鸟嘌呤核苷酸调节蛋白的抑制亚基抑制腺苷酸环化酶，从而降低了蛋白激酶 A 的活性[150]，减少了 TSH 的分泌。SS 可能还通过 cAMP 独立作用对细胞内钙水平产生某些影响。甲状腺功能减退症会削弱 SS 降低体外 TSH 分泌的功效，而给予甲状腺激素可逆转这种作用[153]。对小鼠促甲状腺肿瘤的进一步研究表明，甲状腺功能减退症中 SST2 和 SST5 的合成均显著下调，并由甲状腺激素诱导[152]。尽管短期输注 SS 会明显抑制人类 TSH 分泌，但长期使用 SS 或其类似物治疗不会引起甲状腺功能减退[154]。这可能反映了甲状腺激素反馈回路中的补偿机制。GH 缺乏与 TSH 对 TRH 的反应增加有关，而给予 GH 可减少基础的和 TRH 刺激的 TSH 分泌[155]，这可能是 GH 刺激了下丘脑 SS 释放的结果。

　　在垂体门脉血中存在的浓度下，多巴胺还可以在体内和体外抑制基础的和 TRH 刺激的 TSH 分泌[156]。外源性多巴胺拮抗药，包括那些不能穿透血脑屏障的拮抗药，可增加 TSH 水平[157]。在人类中，多巴胺输注可迅速抑制 TSH 脉冲幅度但不影响 TSH 脉冲频率，可消除夜间 TSH 激增[149]，而给予多巴胺拮抗药则产生相反的效果[158]。多巴胺还直接影响下丘脑激素的分泌，可能间接影响 TSH 的分泌。例如，多巴胺和多巴胺激动药会刺激 TRH 和 SS 从大鼠下丘脑释放[159]。

　　在下丘脑中，多巴胺由弓状核中的神经元分泌[160]。神经元从弓状核投射到正中隆起。多巴胺通过与促甲状腺激素细胞上的 2 型多巴胺受体（DA₂）结合而发挥作用[161]，抑制了腺苷酸环化酶，从而降低了 TSH 的合成和分泌。此外，TSH 可能通过诱导促甲状腺激素细胞上的 DA₂ 受体而下调其自身的释放[162]。多巴胺对 TSH 分泌的抑制作用

根据性类固醇、体重指数和甲状腺状态的不同而不同。与男性相比，多巴胺拮抗药导致女性血清 TSH 水平的增加更多。研究表明，肥胖与 TSH 分泌增强有关，这可能是中枢多巴胺能减弱而引起的[163]。轻度甲状腺功能减退患者中多巴胺对 TSH 释放的抑制作用大于正常人，尽管重度甲状腺功能减退症患者的反应可能较小[164]。尽管短期输注多巴胺可显著抑制 TSH 分泌，但长期使用多巴胺激动药治疗不会引起甲状腺功能减退。这可能反映了甲状腺激素反馈回路中的补偿机制。

阿片类药物 急性使用阿片类药物可能会轻微刺激 TSH 水平，而急性使用纳洛酮的效果不大[165]。与这些急性研究相反，当在 24h 内给予纳洛酮时，24h TSH 分泌减少，这主要是由于夜间 TSH 脉冲幅度降低[166]。TSH 对 TRH 的反应和血清 T_3 水平也降低了，表明 TSH 抑制的程度足以影响甲状腺功能。这些发现表明内源性阿片类药物可能在 TSH 分泌的张力性刺激中起作用。

（二）TSH 分泌的外周调节

甲状腺激素直接阻断垂体的 TSH 分泌[167]。急性给予 T_3 可在数小时内抑制 TSH 水平，而长期给予则可进一步抑制。血清甲状腺激素水平在正常范围内的轻微变化会改变基础的和 TRH 刺激的 TSH 水平，从而证实了垂体对甲状腺激素反馈的敏感性。甲状腺激素在不影响脉搏频率的情况下改变持续 TSH 分泌和 TSH 脉冲幅度，因为患有原发性甲状腺功能减退者的 TSH 脉冲数量接近正常，并且 T_4 替代导致 TSH 脉冲幅度降低而不改变脉冲频率[67]。

除了直接影响 TSH 分泌外，甲状腺激素还有影响 TSH 分泌的其他作用。在垂体水平，甲状腺激素减少 TRH 受体的数量[168]，并刺激垂体 TRH 降解酶的活性[169]，其协同作用以减少 TSH 分泌的 TRH 刺激。在下丘脑水平，甲状腺功能减退时 PVN 中 TRH mRNA 水平升高，而 T_3 和 T_4 则降低[170]。相反，甲状腺功能低下大鼠的下丘脑 SS 含量降低，并可通过 T_3 治疗恢复。最后，T_3 直接刺激 SS 从下丘脑组织中释放[171]，并增加了促甲状腺激素细胞上 SS 受体的数量。甲状腺激素对 TRH 和 SS 的这些综合作用可减少从下丘脑释放的 TRH，并间接降低 TSH 分泌。

药理剂量或高内源性皮质醇水平的糖皮质激素（库欣综合征）可抑制人体内和动物体内基础 TSH 水平，减弱 TSH 对 TRH 的反应并减少夜间 TSH 激增[172]。在健康受试者中，输注氢化可的松可增加血清皮质醇，达到轻度至中度应激下的水平，从而抑制 24 小时 TSH 分泌[173, 174]。糖皮质激素诱导的 TSH 水平变化是由于 TSH 脉冲幅度降低而没有改变脉冲频率，更彻底地抑制夜间 TSH 分泌并消除 TSH 激增。生理性糖皮质激素水平也会影响 TSH 分泌[75, 76]。未经治疗的肾上腺皮质功能不全的患者血清 TSH 水平升高，可通过类固醇替代治疗解决。对健康受试者服用甲吡酮（一种皮质醇合成抑制药）的补充研究证实，内源性皮质醇水平可抑制 TSH 分泌，肾上腺皮质功能不全患者使用生理性氢化可的松替代治疗可将白天的 TSH 水平降低至健康受试者的水平。

TSH 水平的糖皮质激素抑制作用可能直接发生在垂体。动物研究表明，糖皮质激素对促甲状腺激素细胞发挥损害 TSH 分泌的直接作用，尽管其似乎高度依赖于给药的剂量和时间过程[175, 176]。糖皮质激素似乎并未直接影响 TSH 基因的转录。在人类中，在糖皮质激素给药期间，TSH 脉冲频率保持不变而 TSH 脉冲幅度减小，TSH 对外源 TRH 的反应减弱，表明其对 TSH 分泌有直接影响。

瘦素主要是脂肪细胞的产物，尽管它也存在于促甲状腺激素细胞中。它调节食物的摄入和能量消耗，并在动物和人类禁食后急剧下降[177, 178]。外源性瘦素投喂大鼠可能会通过提高 TRH 基因表达和 TRH 释放，从而提高血清 TSH 水平。类似地，对禁食的大鼠或人类给予瘦素也可以通过增加 TRH 基因的表达和释放来逆转禁食诱导的 TSH 水平降低。这表明与空腹相关的瘦素水平降低在抑制 TSH 分泌中起作用。在健康受试者中，瘦素和 TSH 在血浆中具有协调的脉冲性和昼夜节律，即在深夜时达到最低点，在清晨时达到峰值。L-T_4 治疗亚临床甲状腺功能减退症的患者可降低血清 TSH 和瘦素水平[179]。在使用抑制剂量的左旋甲状腺素的甲状腺癌患者中，注射重组 TSH 可增加血清瘦素水平[180]。

细胞因子是由许多细胞产生的炎性反应的循环介质，并对下丘脑 - 垂体 - 甲状腺轴具有全身效应。使用肿瘤坏死因子（TNF）或白细胞介素 6（IL-6）

可降低健康人的血清 TSH 水平，而 TNF 和白细胞介素 1（IL-1）可降低动物的 TSH 水平[181-183]。这些细胞因子的检测提示了急性非甲状腺疾病中甲状腺激素和 TSH 水平的变化。在大鼠中，TNF 降低下丘脑 TRH 含量和抑制垂体 TSH 的基因转录。IL-1 激活大鼠大脑中的 II 型 5′- 脱碘酶活性，可能会通过增加垂体 T_3 水平来减少 TSH 分泌。

七、TSH 的作用

TSH 通过与 TSH 受体［糖蛋白激素受体（GPHR）家族的成员］结合而作用于甲状腺。这些受体是 A 型 G 蛋白偶联受体（GPCR）的一个亚家族。在过去的 10 年里，关于 TSH 受体的研究已经发表了很多优秀的综述[184-186]。TSH 受体由 1 个大的细胞外 N 端区域、7 个通过 3 个胞外环连接的跨膜螺旋和一个胞内短尾组成。

TSH β 亚基赋予 TSH 结合特异性。似乎 βL3 环内的 58～69 个氨基酸残基，以及 TSH β 亚基"安全带"区域中的 88～105 个氨基酸残基[187]，在结合和激活位于富含亮氨酸重复结构域的 TSH 受体方面起着重要作用。TSH β 亚基的羧基末端在 105 位上含有多个赖氨酸残基（101 位、107 位和 110 位）和 1 个半胱氨酸，这些残基对结合受体的能力至关重要[188]。研究发现非生物活性 TSH 引起的先天性甲状腺功能减退是由于 β- 半胱氨酸缺失引起了移码突变[105]（参见" TSH 产生障碍"）[189, 190]。α 亚基的几个区域对于 TSH 活性也十分重要，尤其是残基 α11～20 和 α88～92[190]。另外，α- 天冬酰胺[52] 位置的寡糖链在结合亲和力和受体活化中都起着重要作用。缺少 α- 天冬酰胺[52] 寡糖的 TSH 突变体显示出更高的体外活性，尽管相同的突变对 CG 与其天然受体的结合作用相反[190]。然而，这种突变也增加了 TSH 清除率，降低了体内活性。此外，TSH 亚基上的寡糖链对于信号转导至关重要[45, 191]。TSH 受体脱敏也在体内和体外被描述，即先前的 TSH 刺激导致随后的 cAMP 对 TSH 刺激的反应降低 30%～70%[192]。使用重组 TSH 受体的研究表明，当受体在非甲状腺细胞中表达时不会发生脱敏，这表明脱敏需要细胞特异性因子[193]。

TSH 对甲状腺的影响包括甲状腺生长、细胞形态、碘代谢和甲状腺激素合成的变化。TSHR 与几种 G 蛋白偶联，其中包括刺激性 G_S 蛋白，G_S 蛋白可激活腺苷酸环化酶产生 cAMP 和 $G_{q/11}$，而 cAMP 和 $G_{q/11}$ 可激活磷脂酶 C 产生 1, 4, 5 三磷酸肌醇及其分解产物肌醇单磷酸酶。有证据表明由于受体复合物的二聚作用，TSHR 与其 TSH 配体表现出负协同结合。与 G_S 蛋白偶联以激活 cAMP 可以通过 TSH 与 TSHR 同型二聚体的一个启动子结合来介导，而与 $G_{q/11}$ 偶联以激活 PI 通路似乎取决于 TSH 与同型二聚体的 2 个启动子结合[194]。

TSH 还能够通过 JAK/STAT[195] 和 mTOR/S6K1[196] 通路发出信号，在甲状腺细胞的生长中起重要作用。TSH 作用的终点是甲状腺上甲状腺激素的产生。该过程始于甲状腺球蛋白基因转录，其本身能够独立于 TSH 发生[197]。但是，TSH 增加了转录速率，可能还提高了 mRNA 的稳定性[198]。TSH 刺激碘化物的吸收和有机化，然后作用于储存在腔胶体中的碘化甲状腺球蛋白并刺激其水解，从而释放出组成成分的氨基酸，包括碘甲状腺原氨酸 T_3 和 T_4。

TSH 的甲状腺外作用

严重的青少年原发性甲状腺功能减退症患者性早熟[199] 的发生提示高水平的 TSH 能够交叉激活促性腺激素受体。现在已经使用重组人 TSH 证明了这种相互作用，该重组人 TSH 被发现能够激活 FSH[200]，但不能激活 CG/LH 受体[201]。

TSH 受体在脂肪细胞中表达[202]，在体外刺激前脂肪细胞的增殖并抑制其分化[203]。眼眶成纤维细胞、前脂肪细胞和脂肪细胞中 TSH 受体的存在引起了人们对关于它们在 Graves 眼病中可能的病理生理作用的有趣推测。在淋巴细胞[204] 和红细胞[205] 中，TSH 及其受体的表达已有报道，导致人们推测 TSH 可能还具有其他非典型功能。TSH 激活了核因子 -κB（NF-κB）通路，诱导白介素 6（IL-6）的释放[206]。TSH 在骨骼中也有直接作用[207]，它调节肿瘤坏死因子 α（TNF-α）[208] 和核因子 -κB 配体的受体激活剂（RANKL）[209] 的产生，以减少破骨细胞的分化。TSH 受体的表达也已在脑[210, 211] 和垂体[212] 中被报道。在大脑中，星形胶质细胞和神经细胞均表达 TSH 受体 mRNA 和蛋白[211]，并刺激花生四烯酸的释放和 II 型 5′- 碘甲状腺原氨酸脱碘酶的激活[213]。在垂体中，TSH 受体位于滤泡星状细胞中，可能参与旁分泌反馈来抑制 TSH 分泌，这也可能是 TSH 受体自身抗体的反应[212]。需要进行更多的研究来确定 TSH 甲状腺外作用的生理学意义，因为这可能影响将来治疗方式的安全性，不仅是 Graves 眼病的治疗，还有以 TSH 受体为靶点的放射性同位素对甲状腺癌的治疗[210]。

八、TSH 测定

1926 年，Uhlenhuth 在垂体前叶中发现了一种刺激甲状腺细胞的物质，但直到 1960 年才从垂体腺中纯化出 TSH，并在 1963 年研发了首个针对 TSH 的抗体[214, 215]。这一进展为利用免疫学技术测定血液中的 TSH 提供了关键试剂。准确、特异地测定血清 TSH 浓度已成为诊断和治疗绝大多数甲状腺疾病的重要方法。最初，放射免疫分析法不灵敏，只能检测出原发性甲状腺功能减退症中的高水平 TSH[216]。在 1982 年首次报道 TSH 抗体后，单克隆抗体技术被应用于 TSH 测定[217]。这种新方法允许将 2 种或多种具有精确表位特异性的抗体用于夹层法测定，此后称之为免疫测定法[218, 219]。一种或多种单克隆抗体被标记为"信号抗体"，该信号可以是同位素的、化学发光的或酶促的。其他具有完全不同的表位特异性的单克隆抗体附着在固相支持体上，称为"包被抗体"。所有抗体都过量使用，因此样品中的所有 TSH 分子均被捕获，所产生的信号与 TSH 的水平成正比。

血清 TSH 测定中的这些改进导致了重要的变化。首先，这些测定具有高度特异性，并且与其他人糖蛋白激素没有交叉反应。其次，100% 的甲状腺功能正常对照的 TSH 水平处于可检测和可量化的水平，为 0.45～4.1mU/L。最后，与甲状腺功能正常的对照组相比，甲状腺功能亢进症患者的 TSH 值很少或没有重叠。特定的检测方法能够将甲状腺功能亢进症患者体内检测不到的 TSH 水平与正常对照组的 TSH 水平区分开的程度稳步提高[220]。这些改进导致功能检测限值逐渐降低，定义为在测量间变异系数 ≤ 20% 的情况下检测到的最低 TSH 值。因此，第一代测定（通常是放射免疫测定）的功能检出限值为 0.5～1.0mU/L，第二代测定为

0.1～0.2mU/L，第三代测定为 0.01～0.02mU/L，第四代测定为 0.001～0.002mU/L。目前，最敏感的市售 TSH 测定法是第三代测定法。

血清 TSH 水平的正常参考范围是一个有争议的主题。大型商业化验公司已经报道了正常范围，即实验室中大量样品的平均值 ±2 个标准差，这是广泛使用的正常 TSH 参考范围（0.5～5.0mU/L）的基础。但是，这些研究中使用的受试者不一定是经过仔细筛查为没有甲状腺或垂体疾病的"正常"人群。美国国家健康与营养调查[221]对大量人群进行了 TSH 测量，并仔细排除了患有已知甲状腺或垂体疾病的受试者、服用甲状腺药物的受试者、妊娠的受试者及抗甲状腺抗体阳性的受试者，结果表明正常参考范围为 0.45～4.1mU/L。但是，由于 TSH 平均值为 1.49mU/L，大多数正常受试者的 TSH 水平应低于 3.5mU/L。对该数据的进一步分析表明，年龄较大的受试者，尤其是女性，具有较高的平均 TSH 水平和更广的正常参照水平，这可能与未显示的隐匿性亚临床甲状腺功能减退症具有较高的 TSH 水平相关。来自澳大利亚的另一项大型纵向研究表明，在 13 年的时间间隔内，平均 TSH 水平从 1.49mU/L 升至 1.81mU/L，最大的变化发生在老年受试者中。有趣的是，男性和女性都出现了相同的变化[222]。虽然人群血清 TSH 水平的正常范围很广，但个体内的变异性要小得多。TSH 水平在个性化设定点附近受到更严格的调节（图 74-6）。一项每月对甲状腺功能正常的健康男性进行 1 年抽样的研究显示，不同个体的 TSH 水平非常聚集（图 74-6）。尽管单卵双生和双卵双生的研究表明，TSH 水平主要是由遗传决定的，但尚不清楚决定其个体设定点的因素[223]。遗传分析显示了许多重要的连锁峰，但 TSH 设定点的调控可能是多基因的，似乎单个基因对调控不具有主要影响[224, 225]。影响正常甲状腺的健康患者 TSH 水平的主要环境因素似乎是碘的摄入[226]。

（一）游离 TSH β 亚基和 α 亚基的测量

1974 年从人 TSH 中纯化了 TSH β 亚基和 α 亚基，并开发了特异性抗体[227]。首先开发了放射免疫测定法，然后开发了游离 α 亚基的免疫测定法。通常，游离 TSH β 亚基水平仅在原发性甲状腺功能减退症中可检测到，因此其实用性有限。游离 α 亚基

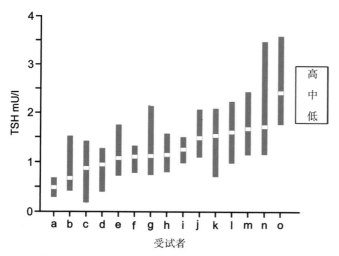

▲ 图 74-6　**15 名正常受试者 12 个月内每月的血清 TSH**
每个点代表通过所描述的高值和低值确定的平均值。参与者通过平均值（a 到 o）的增加进行排序。TSH 的实验室参考范围为 0.3～5.0mU/L，在各个设定点之间存在较大差异，且 TSH 测量存在不可预测的个体间的差异（改编自 Andersen S, Pedersen KM, Bruun NH, Laurberg P. Narrow individual variations in serum T$_4$ and T$_3$ in normal subjects：a clue to the understanding of subclinical thyroid disease. J Clin Endocrinol Metab. 2002；87：1068-1072.）

水平可用于评估垂体和胎盘疾病，在甲状腺功能正常和性腺功能正常的人中游离 α 亚基均可检出和可测定[228]。在 TSH 分泌型或促性腺激素分泌型垂体瘤[229-231]、绒毛膜癌[232]，以及各种非垂体和非胎盘恶性肿瘤（包括肺癌、胰腺癌、胃癌、前列腺癌和卵巢癌）患者的血清中发现游离 α 亚基值升高[233-235]。此外，原发性甲状腺功能减退症和原发性性腺功能衰竭患者的游离 α 亚基水平可能升高，分别反映了促甲状腺激素和促性腺激素功能的升高。

（二）TSH 的激发试验

TRH 直接刺激 TSH 的生物合成和分泌。静脉注射、肌肉注射或口服 TRH 可使甲状腺功能正常者血清 TSH 水平重复性升高[236]。静脉给予 200～500μg TRH 并在注射后 0min、20～30min、60min、120min 和 180min 测量 TSH 值。在甲状腺功能正常的受试者中，在 TRH 注射后 20～30min，TSH 立即释放达到峰值水平，通常峰值可比基础水平高 5～10 倍。在广泛的正常和异常基础 TSH 水平上使用第三代和第四代测定法，TRH 刺激后 TSH 可增加 2.8～22.9 倍[220]（图 74-7）。在甲状腺功能

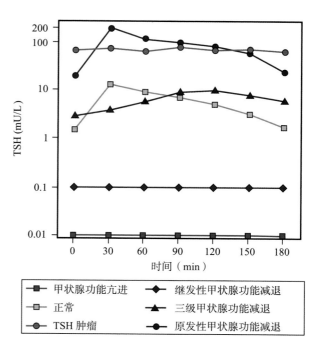

▲ 图 74-7　**促甲状腺素释放激素（TRH）刺激试验在各种甲状腺疾病患者中的示意图**
3h 内每 30 分钟采集一次血清 TSH 样品。下方是患有不同疾病的受试者（数据引自 Sarapura VD, Samuels MH, Ridgway EC. Thyroid stimulating hormone. In：Melmed S，ed. The pituitary. 2nd ed. Malden, MA：Blackwell Science；2002：187-229.）

亢进患者中，检测不到的基础血清 TSH 水平与缺乏 TSH 对 TRH 的反应相关[237]。继发于垂体功能不全（继发性甲状腺功能减退症）或下丘脑疾病（三发性甲状腺功能减退症）的基础血清 TSH 水平低下的患者，TSH 对 TRH 的反应缺乏或减弱。相反，由原发性甲状腺功能减退引起的 TSH 水平升高的患者对 TRH 的刺激具有剧烈的反应[229]。然而，在 TRH 刺激下，垂体 TSH 分泌肿瘤患者的 TSH 水平升高不足 2 倍。遗憾的是，目前美国还不可测量 TRH。

（三）药物和 TSH 水平

药物干预是血清 TSH 水平异常最常见的原因之一[238, 239]。可以分为直接影响下丘脑 - 垂体功能的，影响甲状腺功能的，以及改变血浆中游离的和与蛋白质结合的甲状腺激素之间的分布的药物干预（表 74-1）。

（四）降低下丘脑 - 垂体 TSH 产生的药物

临床上，导致血清 TSH 水平降低的最重要的药

表 74-1 药物和甲状腺功能

减少 TSH 产生的药物
- 甲状腺激素
- 甲状腺激素类似物
- RXR 类似物
- 生长抑素类似物
- 多巴胺类似物
- 糖皮质激素
- 细胞因子
- 5- 羟色胺拮抗药
- 选择性 5- 羟色胺重摄取抑制药
- 组胺受体阻滞药
- 苯二氮䓬类
- α 肾上腺素能拮抗药

增加 TSH 产生的药物
- 促甲状腺激素释放激素（TRH）
- 多巴胺受体拮抗药
- 阿片类药物
- 安非他命、麻黄碱、茶碱
- 氟哌啶醇和氯丙嗪
- 糖皮质激素合成阻滞药（酮康唑、米诺坦、氨基谷氨胺）

减少甲状腺激素产生的药物
- 抗甲状腺药（甲巯咪唑和丙硫氧嘧啶）
- 碘
- 锂
- 高氯酸盐
- 酪氨酸激酶抑制药（舒尼替尼和索拉非尼）
- 免疫调节药物（干扰素 α 和白介素 2）

增加甲状腺激素产生的药物
- 碘和含碘的药物（胺碘酮）
- 人绒毛膜促性腺激素
- 免疫调节药物（阿仑单抗）
- 重组 TSH（甲状腺素）

降低无血清甲状腺激素水平的药物
- 雌激素
- TH 吸收抑制药（胃酸抑制药、铁、硫酸盐、钙、磷酸黏合剂）
- 胆汁酸螯合剂（胆固醇、胆甾醇）
- $L-T_4$ 代谢增加（利福平、苯妥英钠、巴比妥盐、TKI 伊马替尼）

增加无血清甲状腺激素水平的药物
- 水杨酸
- 抗癫痫药：地仑丁、苯妥英钠
- 非诺氯芬酸
- 肝素
- 呋塞米

物是外源性给予甲状腺激素。20%～30% 接受甲状腺激素治疗的患者血清 TSH 水平较低，最符合亚临床甲状腺功能亢进的诊断标准。同样，甲状腺激素类似物如 TRIAC 具有相同的潜力，并且未来药理学开发的使 TRβ 受体亚型亲和力增加的甲状腺激素

类似物将具有抑制 TSH 分泌的能力。这些化合物减少了 *TSHβ* 基因的转录。一个有趣的变化是发现用于治疗皮肤淋巴瘤的 RXR 类似物如贝沙罗汀可以降低 TSHβ 转录、血清 TSH 水平和 T_4 水平，从中导致中枢性甲状腺功能减退症。作用于非基因组水平以减少 TSH 产生的药物是生长抑素及其类似物和多巴胺及其类似物，包括溴隐亭、卡麦角林、匹立比地尔、左旋多巴和利舒脲。有趣的是，尽管这些非基因组作用的药物可以急剧减少 TSH 的产生，但长期给药通常会导致补偿机制，阻止临床甲状腺功能减退症的发展。给予生长激素刺激 IGF-1 的产生可能通过刺激内源性下丘脑生长抑素来降低 TSH 水平，而给予细胞因子（干扰素和白细胞介素）可通过刺激内源性糖皮质激来抑制 TSH 水平。然而，一种新的替代机制假定细胞因子刺激下丘脑 NfKB 产生，并且该蛋白质可直接增加星形胶质细胞中的脱碘酶 2 基因转录，导致 T_4 至 T_3 的转化增加、TRH 抑制和中枢性甲状腺功能减退。最后，据报道 5- 羟色胺拮抗药（赛庚啶）、SSRI 类抗抑郁药（舍曲林和氟西汀）、组胺受体阻滞药（西咪替丁）、苯二氮卓类和 α 肾上腺素能拮抗药均可通过抑制下丘脑 - 垂体产生 TSH 而降低 TSH 水平。

（五）增加下丘脑 - 垂体 TSH 产生的药物

通过直接刺激下丘脑或垂体使 TSH 的产生持续增加是非常罕见的。给予 TRH 是最强有力的，但随着之后循环中甲状腺激素的升高其作用完全减弱。阿片类药物包括吗啡、阿扑吗啡、海洛因、丁丙诺啡和喷他佐辛都与 TSH 水平升高有关。茶碱、安非他明，包括麻黄碱，可直接刺激下丘脑 TRH 或垂体 TSH 的产生。多巴胺受体拮抗药，包括多潘立酮、舒必利和甲氧氯丙胺，可降低多巴胺能含量，并可增加 TSH。某些精神安定药，如氟哌啶醇和氯丙嗪，可暂时增加 TSH 水平。循环中糖皮质激素的减少可通过抑制肾上腺激素的合成而引起高 TSH 水平。这些药物包括氨鲁米特、乙硫异烟胺、酮康唑和米托坦。

（六）降低甲状腺激素分泌的药物

直接抑制甲状腺的药物是高 TSH 水平最重要的药理学原因。抗甲状腺药物丙硫氧嘧啶和甲巯咪唑

直接抑制甲状腺激素的合成。所有含碘药物和补充剂均可抑制易感人群甲状腺激素的合成和释放，特别是那些患有自身免疫性甲状腺疾病的患者。锂也具有类似的持续效果。高氯酸盐作为甲状腺吸收碘的竞争性抑制药，被怀疑是受污染供水中的"甲状腺破坏者"，并确定用于治疗严重的甲状腺功能亢进症。

酪氨酸激酶抑制药是一类新的药物，已被用于各种恶性肿瘤。舒尼替尼被批准用于肾细胞癌，并可在其他甲状腺功能正常的患者中降低甲状腺功能并增加20%~30%的TSH水平，尽管甲状腺血流量减少和甲状腺缩小表明该药物可能对甲状腺血管内皮生长因子受体有直接的抑制作用，但其对甲状腺抑制的机制尚不清楚。索拉非尼是另一种多激酶抑制药，与甲状腺功能亢进症之后的甲状腺功能进行性衰竭有关。因此，建议预期接受TKI治疗的甲状腺功能正常患者应接受甲状腺治疗前后的功能测试。免疫调节药物α-干扰素（通常用于丙型肝炎）和白细胞介素-2（用于黑色素瘤和肾细胞癌）都能引起相当数量（10%~50%）的治疗后甲状腺功能减退。伴随发展的抗甲状腺抗体是常见的，许多病例之前都有一个破坏性甲状腺炎和甲状腺功能亢进症的阶段。

（七）增加甲状腺激素产生的药物

碘和含碘药物如胺碘酮、许多X线对比剂和防腐剂可以增强甲状腺功能，特别是在患有结节性甲状腺疾病的易感者中。碘诱导甲状腺毒症的一些最具挑战性的病例涉及胺碘酮的长期给药，由此产生的高水平甲状腺激素抑制TSH产生。药理学剂量的人绒毛膜促性腺激素（hCG）也有可能增加甲状腺激素的合成，因为该激素具有1%的针对TSH受体的TSH生物活性。妊娠早期FT_4的增加和TSH水平的降低被认为是由这一机制介导的，而透明细胞癌中的甲状腺毒症也是hCG水平过高的结果。

免疫调节药物也可能增加易感人群中甲状腺激素的分泌。阿仑单抗是一种抗CD52细胞表面抗原的单克隆抗体，存在于大多数淋巴细胞和单核细胞上。该药用于多种自身免疫性疾病，如多发性硬化和类风湿关节炎。当将该药用于多发性硬化（而不是类风湿关节炎）时，20%~30%会发展为甲状腺

功能亢进，这与Graves病非常相似，包括TSH受体刺激抗体的出现，尚不清楚为什么只有一部分多发性硬化患者受到影响。

（八）降低血浆游离甲状腺激素的药物

据报道，由于血清甲状腺素结合球蛋白的增加，雌激素的使用会暂时降低游离甲状腺激素，并增加促甲状腺激素水平。药物增加TSH水平的最常见途径之一是阻断服用这种药物的甲状腺功能减退症患者从肠道吸收左旋甲状腺素。抗酸药和减少胃酸分泌的药物，如氢氧化铝、质子泵抑制剂和H_2受体拮抗药，都能抑制甲状腺激素的吸收。铁、硫糖铝和钙在较小程度上与肠内左旋甲状腺素结合并阻止其吸收。阻断胆汁酸再吸收的药物，如考来烯胺和降胆宁，也能抑制肠内左旋甲状腺素的吸收。甲状腺激素可能部分由肝细胞色素P_{450}系统代谢，刺激这一途径的药物（利福平、苯妥英钠、卡马西平和巴比妥酸盐）可能增加左旋甲状腺素的代谢。这对服用固定剂量左旋甲状腺素的甲状腺功能减退症患者来说是一个重要的临床不良反应，而正常人可以通过促进甲状腺分泌甲状腺激素来进行补偿。酪氨酸激酶抑制药也可能影响甲状腺功能减退患者的甲状腺激素和TSH水平。在服用左旋甲状腺素的患者中，有些（但可能不是全部）可以降低甲状腺激素而提高TSH水平。伊马替尼引起TSH水平急剧增加，可以通过增加左旋甲状腺素剂量来纠正。将$L-T_4$与这些药分开给药并不能纠正这些问题，这表明药物不是影响$L-T_4$的吸收，而是增加了$L-T_4$的肝代谢。

（九）增加血浆中游离甲状腺激素的药物

水杨酸盐和抗癫痫药物，如苯妥英钠和苯妥英，长期以来被认为是干扰甲状腺激素与其结合蛋白的结合，导致游离T_4和T_3升高，以及TSH的生物合成被抑制。非甾体抗炎药中的芬那酸类药物，如芬氯酸，也可能通过干扰T_4转运到表达有机阴离子转运多肽OATP1C1的细胞中而破坏游离T_4的正常分布[240]。该转运体对T_4具有高度特异性，并存在于血-脑屏障中，这种机制理论上可以增加游离T_4。肝素的溶解作用可导致游离脂肪酸增加，游离脂肪酸也可以从结合蛋白中取代甲状腺激素。

九、TSH 产生障碍

下丘脑、垂体和甲状腺疾病都可以改变 TSH 的分泌。TSH 产生的遗传和分子调节知识的进步提供了许多对 TSH 分泌异常的原因的见解。

（一）下丘脑疾病

下丘脑是调节 TSH 分泌的 3 种重要分子，即 TRH，多巴胺和生长抑素的来源。TRH 是下丘脑中 TSH 产生的唯一正性调节剂。下丘脑结构异常可导致临床甲状腺功能减退，可能是由于 TRH 产生减少或缺陷。外源性 TRH 治疗下丘脑甲状腺功能减退症可使血清甲状腺激素水平恢复正常，临床疗效显著[241]。尚未有关于下丘脑疾病升高内源性 SS 或多巴胺导致 TSH 降低和下丘脑甲状腺功能减退症的报道。然而，给予 GH 与该综合征相关[155]，可能是通过刺激下丘脑 SS 的产生或促进 T_4 到 T_3 的转换，两者都导致 TRH 的产生减少。相反，急性外源性给予多巴胺和生长抑素均能降低 TSH 的产生。因此，这似乎与长期服用多巴胺激动药或生长抑素类似物不会产生中枢性甲状腺功能减退是自相矛盾的。很可能是 TSH 的产生对甲状腺激素水平的微小变化非常敏感从而导致校正了这些类似物引起的变化。如前所述，来自脂肪细胞的瘦素确实在血浆中循环，且对下丘脑有多种影响，其中之一就是增加 TRH 的产生。

下丘脑甲状腺功能减退症患者血清 TSH 水平可能较低、正常，甚至轻微升高[237]。血清甲状腺激素水平低与基础 TSH 水平正常或升高相关的矛盾表明，下丘脑甲状腺功能减退症的循环中的 TSH 存在生物学缺陷[241]。事实上，TRH 缺乏与 TSH 分子糖基化模式的差异有关，这种差异导致 TSH 受体的结合和活化降低。下丘脑甲状腺功能减退症患者 TSH 的 24h 分泌曲线也是异常的[242]，即 TSH 的脉冲频率与对照组相同，但是脉冲幅度减小，特别是在夜间，导致正常夜间激增的消失。

（二）垂体疾病：先天性 TSH 缺乏症

垂体 TSH 产生的增加或减少可直接由先天性或后天性垂体异常引起（表 74-2）。TSH 产生减少引起的先天性甲状腺功能减退症通常作为一种常染色

表 74-2　中枢甲状腺功能减退的原因

肿瘤	垂体瘤
	颅咽管瘤
	无性细胞瘤
	脑膜瘤
	转移瘤
浸润性疾病	结节病
	组织细胞增生症 X
	嗜酸性肉芽肿
	淋巴细胞性垂体炎
创伤	大脑辐射
	颅脑损伤
	手术后
感染	结核
	真菌感染
	病毒感染
血管性	垂体柄中断
	产后 Sheehan 综合征
先天性	中线缺陷
	Rathke 裂囊肿

体隐性遗传疾病遗传，受影响的个体会出现严重的智力和生长发育迟缓。孤立性 TSH 缺乏症的分子基础通常与 *TSHβ* 基因突变有关。例如，在 *TSHβ* 基因 145 核苷酸位置的一个家族中的单碱基替换改变了 CAGYC 区域[243]，而 CAGYC 区域是 TSH β 亚基和 α 亚基非共价结合的一个非常重要的接触点。在另一个家族中，一个碱基替换引入了一个过早的终止密码子，导致产生只包含前 11 个氨基酸的缩短 TSH β 亚基[244]。另一种类型的突变涉及由供体剪接位点的突变和新的框外翻译起点产生的无意义的包含 25 个氨基酸的蛋白质[245]。在其他情况下，该疾病涉及生物学上无活性的 TSH 的产生和半胱氨酸 105 的缺失，其破坏了对"安全带"稳定性起重要作用的二硫键的形成[246, 247]，这可能是 *TSHβ* 突变中最常见的。半胱氨酸 85 位点较罕见的突变破坏了对异二聚体形成和 TSH 受体结合起重要作用的半

胱氨酸结[245, 248]，导致产生了类似的表型，但在其中一些病例中可以检测到循环 TSH。

先天性 TSH 缺乏症的一个更常见的原因不是 $TSH\beta$ 基因突变，而是 $TSH\beta$ 基因表达所必需的关键转录因子的生成缺陷。这发生在"联合垂体激素缺乏症"（CPHD）中，患者有先天性甲状腺功能减退和继发于 TSH、GH 和催乳素缺陷的生长迟缓[249, 250]。这 3 种蛋白质的基因都依赖于垂体特异性转录因子 Pou1f1 的表达。Pou1f1 基因编码区的突变改变了 Pou1f1 蛋白的功能或完全破坏其结构。Pou1f1 的缺失会阻碍垂体的正常发育，导致垂体发育不全。在存在正常等位基因的杂合子中，异常的 Pou1f1 蛋白可以与 DNA 结合，但不能影响反式激活，从而干扰正常 Pou1f1 的功能（显性负性机制）。有趣的是，在 2 个 Pou1f1 基因缺陷的小鼠模型中也发现了类似的联合激素缺乏综合征，在 Snell dwarf 小鼠（dw）中发现了 1 个点突变，在 Jackson dwarf 小鼠（dwJ）中发现了 1 个主要缺失[251]。

被称为"Pit-1 祖先蛋白"（PROP-1）的垂体特异性转录因子的发现揭示了 CPHD 发病的更常见原因。该因子是一种成对的同源结构域蛋白，小鼠物种中该因子的突变导致出现 Ames dwarf（df）小鼠表型[252]。随后，CPHD 患者被发现存在 PROP-1 基因突变[253, 254]。超过 50% 患有 CPHD 的家族已被证实含有 PROP-1 基因的突变[255]，远远超过了导致 CPHD 的 Pou1f1 基因突变的发生率。这些突变都是在分子的同源结构域中发现的。有趣的是，PROP-1 突变患者的表型不仅包括 GH、催乳素和 TSH 的缺陷，还包括 LH 和 FSH 的缺陷。此外，激素缺乏症的发展可能不仅局限于新生儿，而是逐步发生直至青春期。ACTH 的缺乏现在也被报道为 CPHD 的晚期结果[256]。

（三）垂体疾病：获得性 TSH 缺乏

垂体 TSH 缺乏的后天原因通常与垂体前叶或下丘脑的破坏过程有关，可能包括浸润性或感染性疾病、继发于肿瘤形成过程的压迫，或累及垂体的活动性缺血和出血（表 74-2）。获得性垂体 TSH 缺乏症最常见的原因是原发性垂体肿瘤、颅咽管瘤或垂体浸润性转移疾病对正常垂体前叶细胞的破坏或压迫。同样的过程也可以延伸到下丘脑，中断正常

的 TRH 产生。在获得性垂体 TSH 缺乏症中，常常伴随多发性垂体缺乏症，而获得性孤立性 TSH 缺乏症是罕见的。当甲状腺功能减退是由垂体疾病引起时，被称为"继发性甲状腺功能减退症"，当由下丘脑疾病（见"下丘脑疾病"）引起时，被称为"三发性甲状腺功能减退症"。大多数获得性垂体 TSH 缺乏症患者有甲状腺功能减退的症状及 LH、FSH、GH 和 ACTH 缺乏的症状。血清游离 T_4 和 T_3 水平低与基础 TSH 水平低或正常相关。继发性甲状腺功能减退症和三发性甲状腺功能减退症是很难区分的。TSH 和催乳素对 TRH 的反应完全缺失有利于诊断继发性甲状腺功能减退，而轻度升高的基础催乳素水平（由下丘脑多巴胺产生中断引起）和正常或升高的基础 TSH 水平（具有低于正常的生物活性）有利于诊断三发性甲状腺功能减退症。

（四）垂体疾病：垂体 TSH 产生增加

大多数血清 TSH 水平升高是由于原发性甲状腺疾病而不是原发性垂体疾病。然而，垂体疾病引起的 TSH 水平升高有 2 个重要原因。

（五）TSH 分泌性垂体瘤

TSH 瘤是一种罕见的垂体前叶肿瘤，只占垂体肿瘤的 1%[257, 258]。患者表现出高水平的甲状腺激素及正常或高水平的 TSH。肿瘤细胞可分化为 α 亚基和 β 亚基，但合成的 α 亚基超过 TSH β 亚基[229]。在甲状腺功能亢进和正常性腺功能患者中发现 α 亚基：TSH 的摩尔比（ng/mL 除以 μU/mL 乘以 10）大于 1 则支持 TSH 分泌性垂体瘤的诊断。例如，如果一位患者 TSH 为 10μU/mL，游离 α 亚基为 3ng/mL，则计算出的比率为 3。由于更年期妇女的促性腺激素和游离 α 亚基水平高，因此甲状腺功能亢进患者中使用此计算比率无法准确反映来自促甲状腺细胞的游离 α 亚基。分泌 TSH 的肿瘤对 TRH 的刺激没有反应，并被多巴胺抑制（图 74-8）。这些肿瘤的另一个特征是它们不能通过正常甲状腺激素对 TSH 产生的负反馈作用而对甲状腺激素产生反应。相反，在这些肿瘤中保留了 SS 抑制 TSH 释放的反应（图 74-8），这是由 SST2 和 SST5 介导的作用。积累的经验表明，使用生长抑素类似物疗法，大约 75% 的此类肿瘤将对血清 TSH 的水平产生正常化反应。

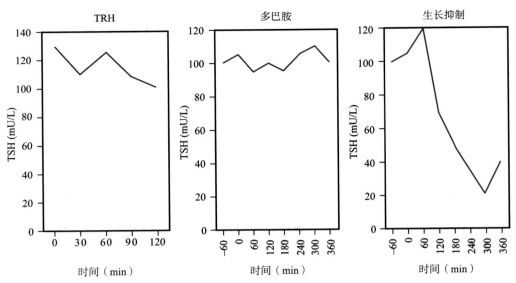

▲ 图 74-8 促甲状腺激素（TSH）对 TSH 垂体瘤患者的各种刺激和抑制试验的反应

促甲状腺激素释放激素（TRH）（静脉注射 500μg）对 TSH 无反应，多巴胺（4μg/min，4h）对 TSH 分泌无抑制作用，生长抑素（500μg，250μg/min，4h）对血清 TSH 水平无明显抑制作用（引自 Sarapura VD, Samuels MH, Ridgway ED. Thyroid stimulating hormone. In: Melmed S, ed. The pituitary. 2nd ed. Malden, MA: Blackwell Science, 2002: 187-229.）

（六）甲状腺激素抵抗综合征

遗传变化可改变甲状腺激素的作用，削弱 TSH 的负反馈调节。这类疾病被称为甲状腺激素抵抗综合征（thyroid hormone resistance syndromes，RTH），其特征是 TSH 的不适当分泌[259, 260]。1967 年，Refetoff 等[261] 首次描述了临床上甲状腺功能正常或甲状腺功能减退伴甲状腺肿、点状骨骺和聋哑的 3 名兄妹。这些儿童出现血清总甲状腺激素和游离甲状腺激素水平升高，TSH 水平正常或升高，以及外周组织反应，这些反应对内源性高水平甲状腺激素和外源性超生理性水平的甲状腺激素都有不同程度的难以纠正性[259]。这种类型的 RTH 被发现与 3 号染色体上的 TRβ 基因位点相连，然后定位于 TRβ 基因第 9 和第 10 外显子的点突变，该外显子编码 T_3 结合区和相邻的铰链区。这些突变通常破坏正常的 T_3 结合而不改变 DNA 结合。无 TRβ 突变的 RTH 发生在约 15% 的病例中。由于 RTH 多数为杂合子，为常染色体显性遗传，因此其 TRβ 受体只有 50% 异常。绝大多数的突变是改变单个氨基酸或引入终止密码子的单核苷酸替换。自 1967 年以来，

已经确定了大约 1000 个家族的 3000 多例 RTH 病例[260, 262]。在多数这些家族中都发现了突变，并且许多家族具有相同的突变。

2012 年报道了首例 TRα 基因突变的病例[263-265]。从表型上看，这些儿童差异很大，表现出甲状腺功能减退、生长迟缓、便秘、骨骼发育不良和发育迟缓的情况。在生化方面，这些儿童有低 FT_4、高或正常高限 FT_3、正常 TSH 和非常低的反向 T_3。该突变涉及 TRα 受体 C 端的断裂，这种蛋白以显性负性方式抑制正常 TRα 受体。

甲状腺激素作用受损的其他遗传原因不涉及甲状腺激素受体。X- 连锁精神运动发育迟缓的原因是甲状腺激素转运蛋白突变，这可显著说明介导 TH 从胞外到胞内运动的特定甲状腺激素转运蛋白的重要性[266]。这些受影响的男性表现出严重的神经、心理和运动异常。遗传异常涉及单羧酸转运蛋白 8（MCT8）基因的突变，这对于甲状腺激素进入中枢神经系统至关重要[267]。在生化方面，患者有低或正常低限 FT_4、高 FT_3 和正常至高的血清 TSH 水平。

第 75 章　甲状腺的调控因素
Thyroid Regulatory Factors

Jacques E. Dumont　Carine Maenhaut　Daniel Christophe　Pierre P. Roger **著**

李　钶　刘东方 **译**

要　点

◆ 甲状腺是由垂体通过促甲状腺激素和碘（甲状腺的主要底物成分）进行外源性调节的。

◆ 甲状腺细胞是甲状腺中唯一能识别促甲状腺激素和碘信号的细胞，负责调节甲状腺中的其他细胞（如内皮细胞）。

◆ 甲状腺细胞中的信号通路主要涉及环磷酸腺苷、钙和二酰甘油，以及对细胞功能和（延迟）生长与分化具有强烈调控作用的酪氨酸激酶。

◆ 这些级联的相对作用在一定程度上因物种而异。

与其他类型的细胞一样，甲状腺细胞有 4 个主要的生物学参数，即功能、细胞大小、细胞数量和分化。前 3 个参数是定量的，后 1 个是定性的。在整个甲状腺中，血流、功能和细胞数量同时受到调控。在这一章中，我们将从生理学和病理学的角度来思考这些调控所涉及的因素，这些因素发挥作用的主要调控级联，以及包括功能、细胞增殖和死亡、基因表达和分化在内的调控过程。我们将尽可能讲授人类已知的一切。

一、甲状腺的调控因素

（一）生理情况下

控制胚胎发育后甲状腺生理的 2 个主要因素是机体对甲状腺激素的需求及甲状腺主要和特殊底物碘的供应（表 75-1）。血浆甲状腺激素水平和作用由下丘脑视上核和垂体前叶的促甲状腺激素调节，其在垂体前叶通过 T_3 受体 β 产生负反馈作用。甲状腺激素的稳态调控是通过促甲状腺激素（TSH）和甲状腺细胞上的 TSH 受体实现的。在健康大鼠中，血清 TSH 水平与甲状腺细胞对 TSH 的敏感性呈负相关[1]。TSH 受体也能被同源克隆的一种天然激素"甲状腺刺激素"所刺激。该蛋白的生理作用尚不明确，但它的水平不受甲状腺激素的反馈调节，其自身也不参与甲状腺的稳态调控[2]。碘化物作为甲状腺激素合成所需的底物，其供应一部分是间接通过其对血浆甲状腺激素水平的作用被调控，但主要调控还是在甲状腺本身，它能抑制[3] 甲状腺各方面的功能和甲状腺细胞对 TSH 的反应。这 2 个主要的生理调节因子控制着甲状腺的功能和大小，TSH 正向调节，碘化物反向调节[4-6]。在小鼠胚胎中，在 TSH 受体缺乏的情况下，还有一些其他未知的调节因子调控分化和器官生长，并且在出生前都能基本维持正常[7]。而在人类，出生时器官发育已经相对成熟，在家族性先天性甲状腺功能减退症中，TSH 受体失活性突变纯合子往往伴有极度的甲状腺发育不全[8]。虽然甲状腺含有甲状腺激素的受体，理论上说这些激素可以直接作用于甲状腺细胞[9]，但是至今几乎没有证据表明这种控制有生

表 75-1　甲状腺调节因子

	功　能	分　化	增　殖
特异性			
生理性			
TSH	↑	↑	↑
甲状腺刺激素	↑	↑	↑
LH、HCG（高浓度）	↑	↑	↑
I⁻	↓	?	↓
T₃、T₄	?	?	↑ ?
病理性			
TSAb	↑	↑	↑
TBab：TSH 阻断	↓	?	↓
非特异性			
生理性			
氢化可的松	0	↑	0
IGF-1	?	↑	↑
EGF	↓ /0	↓	↑
FGF	?	↓ /0	↑
TGF-β	?	↓ /0	↓
去甲肾上腺素	↑	0	0
PGE	↑ ?	0	0
ATP 缓激肽 TRH	↑ / ↓ ?	?	?
病理性			
IL-1	↓	↓	↓
TNF	↓	↓	↓
IFNγ	↓	↓	↓

↑ . 刺激；↓ . 抑制；0. 无作用；EGF. 表皮生长因子；FGF. 成纤维细胞生长因子；hCG. 人绒毛膜促性腺激素；IFN. 干扰素；IGF. 胰岛素样生长因子；IL. 白介素；LH. 黄体生成素；PGF. 前列腺素 F；T₃. 三碘甲腺原氨酸；T₄. 甲状腺素；TBAb. 甲状腺抑制性抗体；TGF. 转化生长因子；TRH. 促甲状腺素释放激素；TSAb. 甲状腺刺激性抗体 .

理作用 [10]。但是，甲状腺激素受体显性负性突变体小鼠的 PPAR-γ 表达被抑制，并诱导甲状腺肿瘤形成 [11]，在诱导过程中血浆 TSH 增加所起到的作用

尚不明确。高浓度的促黄体激素（LH）和人绒毛膜促性腺激素（hCG）可以激活 TSH 受体，因此直接刺激甲状腺腺体，这种作用可以导致人妊娠早期 TSH 水平的抑制，有时可刺激甲状腺的功能 [3]。

甲状腺腺体也受到其他各种非特异性激素的影响 [12]。氢化可的松在体外具有促分化的效应 [13]。雌激素可以直接或间接影响甲状腺腺体，如影响女性或雌性小鼠的月经周期、妊娠，以及发病率较高的甲状腺肿瘤和其他病理状态，其机制尚不明确 [14]。有报道称在大鼠甲状腺细胞体外实验中，性激素可以通过性别特异性的方式调节 TSH 诱导的细胞增殖 [15]。生长激素可以诱导甲状腺腺体生长，但其效应受局部产生的生长调节素的介导 [16]。在小鼠体内过表达人 IGF-1 和 IGF-1R 增加甲状腺体积，降低血清 TSH 水平（例如，它们可以降低维持甲状腺正常功能所需的 TSH 水平）[17]。然而，维持基本 TSH 水平可能是促生长活动的先决条件，因为对于同时缺乏 GH 和 TSH 的患者来说，生长激素替代治疗并不能增加其甲状腺体积 [18]。相反地，在缺乏 IGF-1 或缺乏高浓度胰岛素刺激 IGF-1 受体的情况下，TSH 也不能诱导人甲状腺细胞的增殖。在一组随机调查的研究人群中，甲状腺肿和血清高浓度 IGF-1 相关 [19]。PTEN 缺失（如阻断 PI3K 通路）亦可以导致甲状腺肿 [20]。居住在缺碘地区的侏儒症患者中 [21]，其甲状腺肿患病率却异常低，是因为这类人群存在对 IGF-1 的先天性抵抗，因此其低甲状腺肿患病率是与 IGF-1 和 IGF-1 受体对 TSH 促有丝分裂活动的体内允许作用相符的。在犬和人的甲状腺原代培养中，胰岛素受体的存在严格依赖于 TSH，而胰岛素受体也会调节生理胰岛素剂量的共有丝分裂活动，与普遍认知不同，甲状腺可能是胰岛素更为特异的靶点 [22]。这是否可以解释在甲状腺特异性 IGF-1 受体敲除小鼠 [23] 中观察到的 TSH 代偿性升高仍然需要进一步的探索。

局部分泌的神经递质和生长因子对甲状腺细胞的影响已经被体外实验和部分体内实验证实，并且已经证实甲状腺腺体中存在上述某些因子。这一系列的神经递质作用于甲状腺细胞，而他们的作用因物种而异。在人甲状腺细胞中，已经观察到存在对去甲肾上腺素、ATP、腺苷、缓激肽及促甲状腺素释放激素（TRH）的明确、直接而短暂的反应 [5, 24]。

生长因子信号级联反应表明其在体外可以发挥与体内相似的作用。注射 EGF 可以促进裸鼠甲状腺 DNA 的合成，并可以抑制异种器官移植大鼠[25]和人甲状腺组织的碘摄取[26]。相比之下，注射 FGF 可以诱导小鼠胶质甲状腺肿形成，而对碘代谢，以及甲状腺球蛋白、甲状腺过氧化物酶 mRNA 的聚集没有抑制作用[27]。这些作用效果精确复制了最初在犬[28]和其他甲状腺原代培养系统中的观察结果[29]。因此，EGF 和 FGF 被认为是在甲状腺腺体局部合成，并可能分别受控于甲状腺素和 TSH [30]。作为自分泌和（或）旁分泌因子，它们在不同物种的甲状腺的发育、功能及病理方面的确切作用仍有待进一步研究[31]。在人甲状腺细胞中，FGF1 和 FGF 受体的表达受到 TSH 的精确调控[32]。人甲状腺细胞表达血管内皮生长因子（VEGF）及其受体，最近表明自分泌 VEGF 对甲状腺功能起着负调控作用[32]。转化生长因子（TGF-β）构成了甲状腺细胞局部产生的另一类细胞因子，影响甲状腺细胞的增殖及促有丝分裂因子的活动[31, 33]。在体外培养的人甲状腺细胞中，TGF-β 抑制增殖，并阻断 TSH 和 cAMP 的大部分作用[34, 35]。TGF-β 作为未激活的前体被合成，并可以被甲状腺细胞产生的各种蛋白酶所激活。在 TSH 介导的大鼠甲状腺增生中，TGF-β 表达水平上调，这表明存在着自分泌机制从而限制甲状腺肿的大小[36]。与 TGF-β 相关的激活素 A 和骨形成肽（BMP）也存在于甲状腺中，并可以抑制体外培养的甲状腺细胞增殖[37]。不同于 TGF-β，它们直接以活性形式被合成。在人的甲状腺细胞及甲状腺肿瘤细胞系中，已证实存在 Wnt/β 连环蛋白信号通路中的成分（Wnt 因子、卷曲蛋白受体及散乱蛋白亚型）[38]。上述大多数因子在人体内的最终作用仍有待进一步证实及阐明。

循环和血流与功能和生长一样，在整个腺体和局部被调控着。总体的调控主要是由 TSH 通过 VEGF 和毛细血管生长所进行[39]。局部的滤泡血管单位活动、特异的基因表达及循环同时被未知的机制所调控[40]。

甲状腺的生理功能直接依赖于氧气的供应，以保证其基本代谢、H_2O_2 的生成及甲状腺激素的合成。因此就不难理解甲状腺是一个最需要由 VEGF 介导的毛细血管系统滋养的器官[41]。

（二）病理情况下

TSH 受体和 G_s 蛋白突变所致的 TSH 受体持续性激活可以导致自主性甲状腺腺瘤[42]。TSH 受体的某些突变会导致其对 LH/hCG 的高敏感性，从而引起妊娠期甲状腺功能亢进症[43]。病理性的细胞外信号在自身免疫性甲状腺疾病中起到重要作用。甲状腺刺激性抗体（TSAb）结合并激活 TSH 受体，从而模拟 TSH 对组织功能及生长的刺激作用。它们对于 cAMP 的蓄积效应相比 TSH 更加缓慢并且持久[44]。它们的异常产生是导致 Graves 病甲状腺功能亢进和甲状腺肿的原因。甲状腺抑制性抗体（TBAb）也能结合 TSH 受体，但是并不导致受体激活，因此相当于作为激素的竞争性抑制剂。这些抗体在一部分甲状腺炎的甲状腺功能减退中起到了一定作用。母亲体内的刺激性和抑制性抗体阳性血清可导致新生儿短暂性甲状腺功能亢进或甲状腺功能减退[6]。甲状腺生长免疫球蛋白的存在从理论上可以解释某些 Graves 病仅有轻度的甲状腺功能亢进而甲状腺明显肿大的情况。这些具有甲状腺特异性的免疫球蛋白特异性识别甲状腺靶点的假说已经被摒弃[45]。甲状腺生长和功能之间的不平衡可能反映了细胞动力学或细胞内在因素。局部细胞因子，干扰素 α、β 和 γ，白介素 1、6 和 8 等，已经被证实主要是负面的通过转录效应影响甲状腺细胞的体外功能、生长和分化，以及体内甲状腺腺体功能。它们可能在自身免疫性甲状腺疾病和肿瘤的局部分泌，所以它们在这些疾病的发生中起到一定作用，或者是在使用它们治疗时（如干扰素）会产生相应的不良反应[46]。硒缺乏时巨噬细胞分泌的 TNF-β 可能参与了地方性克汀病中甲状腺纤维化[47]形成和甲状腺功能衰竭的病理过程。在人多结节性甲状腺肿来源的甲状腺细胞中 FGF 和 FGF 受体 1 均高表达，而这一点也解释了多结节性甲状腺肿不是完全依赖于 TSH 的[48]。另外，阻断酪氨酸激酶通路会产生与局部生长因子类似的作用（例如，激活与甲状腺细胞表达 Ret [49]和 TRK [50]，Met/HGF 受体的过表达与 HGF 相关[51]，erbB/EGF 受体的过表达与它的配体 TGFα[52]相关），这种阻断可能导致 TSH 非依赖性的甲状腺乳头状癌。一个涉及 IGF-2 和胰岛素受体亚型 -A 的自分泌环也被认为可以刺激一些甲状腺癌的生长[53]。甲状腺癌细胞通常可以逃脱 TGF-β 的生长抑制作用[54]。

二、调节级联反应

事实上，大量的细胞外信号通过细胞上的特异受体作用控制着数量非常有限的调节级联。我们将首先概述这些级联反应及控制它们的信号通路，然后我们将更详细地描述具体的甲状腺细胞特征，由碘化物和 TSH 受体介导的调控。

（一）环磷酸腺苷级联反应

就目前的研究来看，甲状腺环磷酸腺苷（cAMP）级联反应与 β 肾上腺素受体级联反应的经典模型是一致的（图 75-1）[6]。在人甲状腺细胞中，cAMP 级联反应被 TSH、β 肾上腺素受体和前列腺素 E 受体激活。这些受体是控制三磷酸鸟苷（GTP）结合蛋白转导的经典 7 次跨膜受体。活化 G 蛋白属于 G_S 类，可激活腺苷酸环化酶，它们由一个独特的 α_S 亚基和非特异性的 β 和 γ 单体组成。G 蛋白的活化包括二磷酸鸟苷（GDP）的释放、GTP 的结合及分解成 α_{GTP} 和 β_γ 二聚体。αs_{GTP} 直接结合并激活腺苷酸环化酶。G 蛋白的失活是由于 GTP 通过 α_SGTP 酶活性自发地、或快或慢地水解为 GDP，以及 α_{GDP} 与 β_γ 的再结合。通过激动剂结合刺激受体的作用是为了增加 GDP 释放率和 GTP 结合率，从而将循环平衡点偏向 α_{GTP} 的活性形式。除非受限于多蛋白复合体中，否则一个受体可以连续激活多个 G 蛋白（碰撞逃逸模型）。一个类似的系统通过 G_i 负向调控腺苷酸环化酶。在人的甲状腺中，腺苷酸环化酶可以由去甲肾上腺素通过 α_2 受体激活或由 TSH 受体适度激活。高浓度腺苷酸直接抑制腺苷酸环化酶。甲状腺腺体主要包含 3 种腺苷酸环化酶亚型，即 Ⅲ、Ⅵ 和 Ⅸ[55]。腺苷酸环化酶产生的 cAMP 与蛋白激酶 A（PKA）的调节亚基结合，从而解离并释放出催化亚基，使其变为活性基团。PKA 活化释放的催化基团可以磷酸化一组蛋白质上的丝氨酸和苏氨酸，因为这些蛋白质包含可以被其识别的特异性多肽。通过简单或复杂的级联反应，这些磷酸化引起可以观察到的级联效应。cAMP 依赖性激酶有 2 种同工酶（Ⅰ 和 Ⅱ），其中第 1 种对 cAMP 更

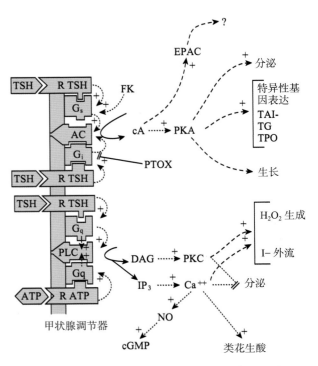

▲ 图 75-1　人甲状腺细胞中促甲状腺素（TSH）激活的调节级联反应

在人甲状腺细胞中，H_2O_2 的产生只能被 Ca^{2+} 和二酰甘油（DAG）内源性信号介导的磷脂酰肌醇 4, 5- 二磷酸（PIP_2）级联反应所激活。在犬甲状腺细胞中，H_2O_2 的产生也可以被环磷酸腺苷（cAMP）级联反应激活。在犬甲状腺细胞中，TSH 在比引起其他效应所需浓度高 100 倍的浓度情况下也不会激活 PIP_2 级联反应。Ac. 腺苷酸环化酶；cA. cGMP.3′-5′- 环磷酸鸟苷；FK. 毛喉素；Gi. 鸟苷三磷酸结合蛋白抑制腺苷酸环化酶；G_q. GTP 结合转导蛋白激活 PIP_2 磷脂酶 C；G_s. GTP 结合蛋白激活腺苷酸环化酶；IP_3. 肌醇 1, 4, 5- 三磷酸；EPAC. 环腺苷酸依赖性 Rap 鸟苷酸交换因子；PKA. cAMP 依赖性蛋白激酶；PKC. 蛋白激酶 C；PLC. 磷脂酶 C；PTOX. 百日咳毒素；R ATP. ATP 嘌呤能 P_2 受体；R TSH. TSH 受体；TAI. 碘主动转运；TG. 甲状腺球蛋白；TPO. 甲状腺过氧化物酶

加敏感，但目前无法证明这些激酶的作用具有明确的特异性。在 FRTL5 细胞和犬甲状腺细胞的原代培养中，观察到了不同的调控[55-57]。就甲状腺而言，这一级联反应是通过特定的受体激活的，在所有物种中都可以由 TSH 激活，在人类可以由去甲肾上腺素受体和前列腺素 E 激活，其动力学有着很大不同，即 TSH[58] 引发的效应较长，而去甲肾上腺素和前列腺素引发的效应较短（分钟）[59]。也有报道称其他的神经递质也可以激活甲状腺组织中的级联反应，但不一定是其中的甲状腺细胞[60]。除了 TSH 以外的所有激活物，由于其受体的脱敏性，作用效果都相对较短，因此，它们即使有生理功能也

都非常有限。除了 PKA，cAMP 也可以激活 EPAC、Rap 鸟苷核苷酸交换因子 –1（GEF-1）和含量较少的 GEF2，从而进一步激活小 G 蛋白 Rap。在甲状腺中，它们的作用亦是如此[61]。尽管甲状腺细胞中 EPAC1 高表达且 TSH 能诱导其进一步表达增加，但是在所研究的犬及人的甲状腺细胞中，所有生理性相关的 cAMP 依赖性的 TSH 功能都仅通过 PKA 激活调控，包括细胞功能的快速调节（包括甲状腺激素的分泌）、基因表达及分化表达和有丝分裂的延迟刺激。因此，甲状腺中 cAMP/EPAC/Rap 级联反应的作用仍不清楚。PKA 的激活导致 Rho 家族（RhoA、Rac1 和 Cdc42）的小 G 蛋白失活，从而使肌动蛋白细胞骨架重构，这可能在刺激甲状腺激素分泌和诱导甲状腺分化基因中起着重要作用[62]。cAMP 的其他可能效应分子中，环核苷酸激活的通路尚未探明。

甲状腺细胞中，cAMP 级联反应受到许多负反馈调节调控，包括由磷酸二酯酶磷酸化作用所致的直接激活和诱导产生许多可以抑制该级联反应的蛋白[63]。

甲状腺细胞对 cAMP 浓度的微小变化非常敏感，其浓度只要加倍就足以引起最大程度的甲状腺球蛋白内吞作用[64]。

（二）钙离子 –1，4，5 三磷酸肌醇级联反应

研究发现，甲状腺中的 Ca^{2+}-IP_3 级联反应符合毒蕈碱受体或 α_1 肾上腺素受体激活级联反应的经典模型。

在人的甲状腺细胞中，该反应通过与刺激腺苷酸环化酶相同的受体被 TSH 激活，并且通过特定受体被 ATP、缓激肽和 TRH 所激活。与 cAMP 通路类似，在该级联反应中，受体活化使 G 蛋白与 GDP 结合的复合体分离，通过 GTP 结合转导蛋白（Gq、G11、G12）与 GTP 结合，其复合物发生构象改变，分离为 α_q 和 β_r 亚单位。接着 α_qGTP 激活磷脂酶 C。TSH 受体均能激活 G_s 和 G_q，但对 G_s 具有更高的亲和力[65, 66]。磷脂酶 C 可将磷脂酰肌醇 4，5- 二磷酸（PIP_2）水解成二酰甘油和三磷酸肌醇（IP_3）。IP_3 可增加细胞内储存钙的释放和细胞外钙的内流。细胞内游离钙离子浓度的增加能引起多种蛋白质的活化，其中就包括钙调蛋白（calmodulin）。钙调蛋白又能结合靶蛋白，从而刺激环核苷酸磷酸

二酯酶和钙调蛋白依赖性蛋白激酶等。这些非常重要的激酶能使在其特定肽段上具有丝氨酸和苏氨酸结构的一组蛋白质磷酸化，从而对其进行调控，并引起很多可以观察到的该层级的级联效应（this arm of the cascade）。钙调蛋白还能激活甲状腺细胞中的原生型一氧化氮（NO）合酶。生成的 NO 增强了甲状腺细胞和其他细胞中可溶性鸟苷环化酶的活性，从而增加了 cGMP 的积累[67]。但 cGMP 在甲状腺细胞中的作用尚不明确。

由 PIP_2 释放的二酰甘油能够激活蛋白激酶 C，准确来说是蛋白激酶 C 家族。蛋白激酶 C 家族又可以通过磷酸化靶蛋白中特定肽段上的丝氨酸和苏氨酸，从而引发第二级级联反应。二酰甘油还可以抑制磷脂酶 C 或 G_q 的活性，从而形成一个负反馈通路。在人的甲状腺中，ATP、缓激肽、TRH 和 TSH 通过特异性受体激活 PIP_2 级联反应[60, 66]。但缓激肽和 TRH 的作用时间非常短暂。乙酰胆碱是犬甲状腺细胞中该级联反应的主要激活剂，但尽管它能激活人甲状腺的非滤泡细胞（可能是内皮细胞），但对人甲状腺细胞无此类活性[60]。

（三）其他磷脂相关级联反应

在犬甲状腺细胞和大鼠功能性甲状腺细胞株（FRTL5）中，TSH 对 PIP_2 具有弱水解作用，发挥该作用所需的 TSH 浓度比促 cAMP 积聚所需的浓度高出几个数量级。当然，该作用在这些细胞中几乎没有生物学意义。然而，在犬的细胞中，较低浓度的 TSH 就能促进被标记的肌醇和磷酸合成到磷脂酰肌醇中。相同的效应也存在于人体细胞中，但这一效应可能被 PIP_2 的级联反应所掩盖。这可能反映了磷脂酰肌醇合成增加可能与细胞生长相关，并是细胞生长所必需的[68]。

除经典的 Ca^{2+}-IP_3 途径外，其他级联反应也可以生成二酰甘油。氨甲酰胆碱刺激犬甲状腺细胞，发生磷脂酰胆碱磷脂酶 D 的激活。因为磷脂酶 D 的激活是由佛波酯（一种稳定的二酰甘油类似物）诱导的，所以将其归因于蛋白激酶 C 对该酶的磷酸化作用，这代表了一个正反馈回路[69]。虽然这种机制存在于在多种细胞中，但尚未证实该机制是否存在于人甲状腺细胞。

在许多不同类型的细胞中，细胞内钙或蛋白激

酶 C 磷酸化通过 G 蛋白偶联受体增强磷脂酶 A_2 从磷脂酰肌醇中释放花生四烯酸，以及通过该底物驱动过程产生前列腺素。在犬甲状腺细胞中，所有提高细胞内钙浓度的药物，包括乙酰胆碱，也能促进花生四烯酸释放和前列腺素产生，而 TSH 刺激的 cAMP 级联反应则能抑制上述作用。研究发现，在猪甲状腺细胞中，TSH 能促进花生四烯酸的释放。在人类甲状腺中，TSH 可能通过刺激 PIP_2 水解和细胞内钙积聚，从而促进花生四烯酸释放和前列腺素生成，但上述作用尚未得到证实。

（四）酪氨酸激酶受体调控的调节级联反应

许多生长因子和激素通过含有 1 个跨膜片段的受体作用于其靶细胞。它们与细胞外结构域相互作用并激活细胞内结构域，使靶蛋白的酪氨酸残基发生磷酸化。酪氨酸激酶受体活化后发生构象改变，变构为二聚体，或原有的二聚体结构改变。该级联反应发生的第 1 步是蛋白激酶上的酪氨酸残基磷酸化，接着各种底物蛋白与已磷酸化的酪氨酸激酶相结合。这种结合发生在底物蛋白的 src 同源结构域（SH2）上，并促使底物蛋白结构上的酪氨酸残基磷酸化激活。反过来，这种磷酸化一方面导致 ras 和 raf 原癌基因、有丝分裂原活化蛋白（MAP）激酶、MAP 激酶等的相继激活，另一方面也导致了磷脂酰肌醇 3 激酶（PI3K）、蛋白激酶 B（PKB）和 mTOR 的相继激活。被磷酸化的这组蛋白质决定了该受体的作用模式。在不同生物的甲状腺中，胰岛素、IGF-1、EGF、FGF 和 HGF（而非血小板衍生的生长因子）均能激活该级联反应[70]。在人的正常甲状腺中，除 HGF 外，胰岛素、IGF-1、EGF 和 FGF 均被证实具有上述影响[48, 71, 72]。转化生长因子 -β 通过其受体的丝氨酸苏氨酸活性及其磷酸化蛋白靶点（Smad），抑制人甲状腺细胞的增殖和特异性基因的表达[35, 73]。在犬和人的甲状腺中，TSH 和 cAMP 既不会激活 MAPK-ERK 通路，也不会激活 JNK 和 p38 磷酸化通路[70]。

（五）级联反应间的交叉信号通路

钙离子是 PIP_2 级联反应产生的胞内信号，能激活钙调蛋白依赖的环核苷酸磷酸二酯酶，从而抑制 cAMP 积聚及其级联反应。这表明在 PIP_2 和 cAMP 级联反应之间存在负性交叉调控。蛋白激酶 C 的激活增强了 cAMP 对 TSH 的反应，抑制了前列腺素 E 的反应，提示它对 TSH 和前列腺素受体具有相反的作用[74]。目前尚未发现 cAMP 对 PIP_2 级联反应具有重要影响。此外，佛波酯刺激蛋白激酶 C 能抑制 EGF 的功能[5]。

已经在多种类型的细胞中观察到了 cAMP 信号通路与生长因子激活的级联反应之间存在交叉信号[75, 76]。卵巢颗粒细胞中，FSH 通过 cAMP 激活 MAP 激酶和 PI_3 激酶通路[77]。FRTL5 细胞中（而非 WRT 细胞系），TSH 通过 cAMP 激活 MAP 激酶；WRT 细胞中（而非 PCCl3 细胞），TSH 和 cAMP 激活 PKB[78]。这种交叉信号在正常的人或犬甲状腺细胞中未被观察到。cAMP 并不调节 Ras、MAPK、p38、Jun 激酶、ERK5、PI_3 激酶或 PKB 通路[79]。

其他促生长的级联反应在甲状腺中的研究很少。与 FRTL5 细胞的研究结果不同，在犬和人细胞中 TSH 或 cAMP 对 STAT 磷酸化（即 JAK-STAT 通路）并无影响。此外，还缺乏甲状腺细胞中 NFKβ 通路的研究。

三、碘化物的特异性调控

碘化物是甲状腺细胞特殊代谢的主要底物，调控着甲状腺的功能。它在机体内外的主要作用有：①降低甲状腺对 TSH 的反应；②快速抑制碘的氧化（即 Wolff-Chaikoff 效应）；③对短暂碘阻断效应后的快速适应（即对 Wolff-Chaikoff 效应的适应）；④高浓度时抑制甲状腺激素的分泌（图 75-2）。第 1 个作用是非常敏感的，因为碘摄入量的微小变化足以使甲状腺系统在不同的血清 TSH 水平下复位，而没有任何其他变化（如甲状腺激素水平），这也表明在生理条件下，碘化物在甲状腺激素的负反馈调节通路中起着主要作用[4]。碘化物在体外也有报道可抑制甲状腺细胞的一些代谢步骤[80]。这种抑制作用可能是通过直接或间接对相关级联反应的第 1 步产生影响。当然，碘化物在 G_s 或环化酶水平抑制 cAMP 级联，在 G_q 或磷脂酶 C 水平抑制 Ca^{2+}-PIP_2 级联，这些效应可以解释相关级联反应调控的诸多代谢步骤受到抑制的原因[81]。在一项研究中对这一过程（H_2O_2 的生成的调控，即碘化物氧化和甲状腺

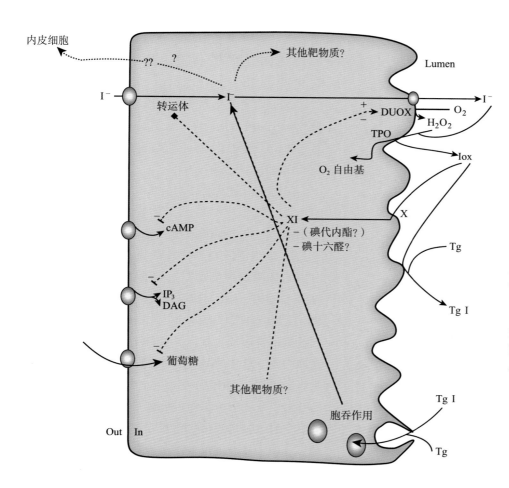

◀ 图 75-2　碘化物对甲状腺代谢的影响

碘化物的大部分抑制作用，除了直接抑制甲状腺激素分泌外，还有对内皮细胞的间接抑制作用，后者可被碘摄取抑制药（如高氯酸盐）或碘氧化抑制药（如甲巯咪唑）解除。碘化物抑制效应存在如下的 3 种可能机制，即 O_2 自由基的产生、靶蛋白的碘化和一种 XI 复合物的合成。这些机制中的任何步骤都可以用复合物 XI 中 I^-（用斜杠表示）的抑制作用解释。TPO. 过氧化酶；DUOX. 双向氧化酶；Tg. 甲状腺球蛋白；TgI. 碘化甲状腺球蛋白；IOX. 活化碘；IP_3. 三磷酸肌醇；DAG. 二酰甘油；Out. 细胞外；In. 细胞内

激素合成的限制因素）进行了详细的探究，发现碘化物对 cAMP 和 Ca^{2+}-PIP_2 级联反应的第 1 步具有抑制作用，但同时也能影响胞内信号 cAMP、Ca^{2+} 和二酰甘油对 H_2O_2 生成的调控[82]。

除对甲状腺激素分泌的影响外，碘化物对甲状腺激素合成中所有代谢步骤的作用机制均符合 Van Sande 提出的 "XI" 范式[83]。碘化物的抑制作用可以被碘摄取抑制药（如高氯酸盐），或碘氧化抑制药（如甲巯咪唑）解除，这也被称为 Van Sande 标准。因此，他把这种或多种细胞内的碘化物抑制剂称为 "XI"。但是，目前尚未明确这些抑制剂具体为何种物质。在不同时期，被认为可能是碘化物抑制剂的有以下几种，如甲状腺素、碘类花生酸（又称碘代内酯）（最近的研究不支持[84]）和可能性较大的碘十六醛。碘十六醛是甲状腺中主要的碘化脂质，可以解释其对腺苷酸环化酶和 H_2O_2 生成的抑制。值得注意的是，各种酶的碘化作用，以及碘化物在产生氧自由基中的催化作用（表明与碘化物的毒性作用有关），可以解释 Van Sande 标准，而无需 XI[83, 85]。在服用抗甲状腺药物患者中，碘化物对甲状腺的分泌功能和血流具有抑制效应，表明这是一种直接的、不依赖于 XI 的作用。

低生理浓度的碘化物除了抑制效应外，还能促进 H_2O_2 的生成，从而使包括人在内的一些物种的甲状腺蛋白发生碘化。该作用也能被甲状腺过氧化物酶抑制剂和碘转运抑制剂所抑制，因此可归为 "XI" 的作用效应。这一过程具有生理意义，因为它将 H_2O_2 的产生与碘化底物的利用联系起来。

在犬体内，中等剂量的碘会下调甲状腺细胞增殖，以及甲状腺过氧化物酶（TPO）和钠／碘同向转运体（NIS）的 mRNA 表达，但不会减少甲状腺激素的合成或分泌。NIS 的下调解释了对 Wolff-Chaikoff 效应的适应性[86, 87]。6- 碘 -δ 内酯和 2- 碘十六醛也都能够抑制大鼠 TSH 依赖性甲状腺肿的生长[84]。

四、促甲状腺素受体

（一）蛋白结构

TSH 属糖蛋白激素，其 β 亚基由具有大量相似序列的同源基因编码（图 75-3）。相关受体如 FSHr、LH/CGr 和 TSHr 均属于视紫红质样 G 蛋白偶联受体家族的成员。因此，TSHr 含有一个带 7 个跨膜螺旋的蛇形结构域，该螺旋具有许多（但不是全部）该受体家族的典型序列特征。此外，作为糖蛋白 - 激素受体亚家族的一个标志，TSH 受体含有一个大的（约 400 个残基）氨基末端结构域，负责与 TSH 的高亲和力和高选择性结合。糖蛋白激素受体的蛇形螺旋结构（约 70%）与胞外域（约 40%，图 75-3）相比具有更高的序列同源性，这表明蛇形螺旋结构域在早期是多种糖蛋白激素受体（GPCR）的共用结构，它能够在单个激素与胞外域特异性结合后激活 G 蛋白（主要是 Gα_s）[6]。与其他视紫红质样 G 蛋白偶联受体相反，在没有蛇形螺旋结构的情况下，仍可以观察到激素与受体胞外域具有高度亲和力[88]。这两部分受体之间的信号分子转导涉及糖蛋白激素受体家族的特有机制（见第 84 章）。当 hCG 浓度比 TSH 高出几个数量级时，TSH 和 LH/CG（促黄体生成素 / 绒毛膜促性腺激素）受体的激素结合域序列具有高度的一致性，使得正常妊娠或双胎妊娠时可能出现溢流现象。这为妊娠期甲状腺功能亢进症的发病提供了一种解释（见第 84、93 章）[3]。

TSHr 含有 6 个 N- 糖基化位点，其中 4 个被证明是有效的糖基化位点[88]。其单独的碳水化合物链的功能作用仍有争议。它们可能有助于通过细胞膜系统传递和稳定受体。

在糖蛋白激素受体中，仅有 TSHr 经历了外域的分裂，使其外域与蛇形结构域分离[89]。这一现象与 TSHr 中 50 个氨基酸序列的插入有关，而 FSHr 和 LH/CGr 中没有这种插入的氨基酸序列。金属蛋白酶的最初裂解步骤发生在第 314 位（50 个氨基酸插入点内）附近，继而形成的氨基末端与蛇形结构域逐渐分离[90]。氨基末端和蛇形结构域进而通过二硫键结合形成二聚体。这种 TSHr 特有的翻译后修饰的功能意义仍不清楚。尽管甲状腺细胞表面的所有野生型 TSHr 似乎都有胞外域结构的分离，但已有的研究证明，非分离状的突变结构在被转染的细胞中表达时，其在功能上与分离状的受体并无差别[89]。值得注意的是，当在非甲状腺细胞中瞬时或永久转染时，野生型人 TSHr 在细胞表面以非分离状和分离后形成的二聚体态混合存在。在 Graves 病中，部分成熟受体胞外域的分裂和脱落与自身免疫异常的发生或持续有关[91, 92]。

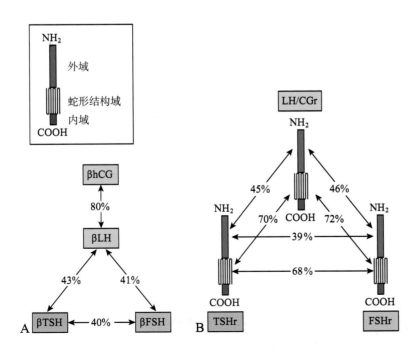

◀ 图 75-3 **糖蛋白激素受体（A）和糖蛋白激素 β 亚基（B）均由同源基因编码**

通过结构测序发现，上述 3 种受体的外域和蛇形结构域，与上述 4 种激素的 β 亚基的序列均高度相似。这种相似性表明激素及其受体的外域共同进化，最终导致了特异性屏障的产生。各受体蛇形结构域的高度相似性符合分子内信号转导的保守机制（引自 Vassart G, Pardo L, Costagliola S. A molecular dissection of the glycoprotein hormone receptors. Trends Biochem Sci 2004；29：119-126.）

TSHr 特异性地插入甲状腺细胞的基底外侧膜。这种现象涉及蛋白质一级结构的编码信号，因为当 TSHr 受体在 MDCK 细胞（马丁达比犬肾上皮细胞，一种非甲状腺来源的极化细胞）中表达时，TSHr 也只特异性地出现在其细胞基底外侧膜[93]。

在大多数视紫红质样 GPCR 被证明具有二聚体结构后[94]，最近有人提出了 TSHr 作为"二聚体解离后再聚"形式存在于细胞表面的可能性（见下文）。

（二）促甲状腺激素受体基因

人 *TSHr* 基因位于 14 号染色体（14q31）的长臂上[95]。该基因全长大于 60kb，共有 10 个外显子，这些外显子与蛋白质结构有着密切的关系。TSHr 外域由 9 个外显子系列编码，每个外显子对应 1 个或多个富含亮氨酸的重复基序。占受体一半结构的受体 C 端部分包含了外域 C 端和蛇形结构域，由一个独立的大外显子编码。这一发现让人想起许多 G 蛋白偶联受体基因是没有内含子的。源自该基因的一个可能演化情景为[96]，糖蛋白激素受体基因可能是由一个无内含子的经典 G 蛋白偶联受体与一个编码富含亮氨酸重复序列的蛋白质基因镶嵌结合而来。这一祖先基因 3 倍扩增并随后分化成了 LH/CG、FSH 和 TSH 的受体。TSH 和 FSH 的受体基因均包含了 10 个外显子（不同于 LH/CG 受体有 11 个外显子），这提示了以下可能的分子演变过程，即一个原始的糖蛋白激素受体基因在复制为 LH 受体（LH/CG 受体）、TSH 受体和 FSH 受体的祖先基因时，后两者在复制过程中失去了 1 个内含子，从而产生 TSH 受体基因和 FSH 受体基因。

已经在人和大鼠中克隆了该基因的启动子并进行了测序[96, 97]。它具有管家基因的特征，因为它富含 GC，没有 TATA 框，在大鼠中，它被证明可以驱动多个起始位点的转录[97]。

TSH 受体基因主要在甲状腺中特异性表达。由氯霉素乙酰基转移酶报告基因在大鼠基因 5 个侧翼区域的控制下形成的构建体，在转染至 FRTL5 细胞和 FRT 细胞时能表达 TSH 受体，但转染至非甲状腺 HeLa 细胞或大鼠肝细胞系（BRL 细胞）时未见表达[97]。但是，在豚鼠的脂肪组织中[98]，及前体脂肪细胞分化为脂肪细胞后[99, 100]，均发现了 TSHr 的 mRNA 表达。有报道显示 TSHr 在人淋巴细胞、眼外组织，以及最近发现的软骨和骨组织中均有表达，但其功能和意义尚需进一步研究[91, 101]。近期有研究发现，在鹌鹑垂体结节部和小鼠室管膜细胞中发现 TSHr 的功能性表达，其与光周期行为的调控有关[99, 102]。目前尚未将这些研究扩展到人体上。甲状腺细胞中的 TSHr 表达非常活跃。在体外[103]，TSH 对 TSHr 表达有适中的上调或下调作用，而在体内[86]，碘化物对其有下调作用。

（三）功能部分

1. 识别 TSH　三维结构建模可用于 hCG 和 FSH[104-106]，这使得精确的建模分析 TSH 结构成为可能。正如先前通过序列分析和同源性建模所表明的那样，人类 FSHr-FSH 复合物的晶体结构[107]证实糖蛋白激素受体外域属于富含亮氨酸重复序列（LRR）的蛋白质家族[108]。受体的凹形内表面（图 75-4）是由 10 个 LRR 形成的未扭曲的无倾斜 β 折叠构成。β 折叠的 N 端部分（LRR1～LRR7）几乎是平坦的，但 C 端部分（LRR7～LRR10）的 LRR 蛋白形成了马蹄形曲率。TSHr 外域和刺激性甲状腺自身抗体所形成的复合物的部分晶体结构已探明[92]。结果表明，TSHr 的外域和自身抗体的受体结合部位结构均与 FSHr-FSH 复合物非常相似。糖蛋白激素受体外域的 LRR 区域下游还包含一个结构未知的半胱氨酸簇域（铰链区），参与了受体抑制 / 激活，并包含与激素结合非常重要的酪氨酸硫酸化位点（见下文）。

通过对 TSHr 的 LRR 部分的 X_i 残基进行定点突变，在 LH/CGr 中进行了广泛的氨基酸置换[109]。将 TSHr 残基的 8 个氨基酸置换为对应的 LH/CGr 残基，导致突变受体对 hCG 的敏感性与野生型 LH/CGr 相当。令人惊讶的是，在获得对 hCG 敏感性的同时，突变受体对 TSH 保持了正常的敏感性，使其成为一种双特异性受体。然而，突变受体还需交换 12 个额外的残基，才能完全转化为真正的 LH/CGr[109]。从进化的角度来看，这些研究表明，自然界已在通过吸引和排斥残基上建立了激素与受体的特异性识别，并通过分布于不同的同源位置上的残基，最终产生了不同的受体。

检查野生型 TSH 受体、LH/CG 受体及一些突变体的静电表面地图模型在这方面很有启示意

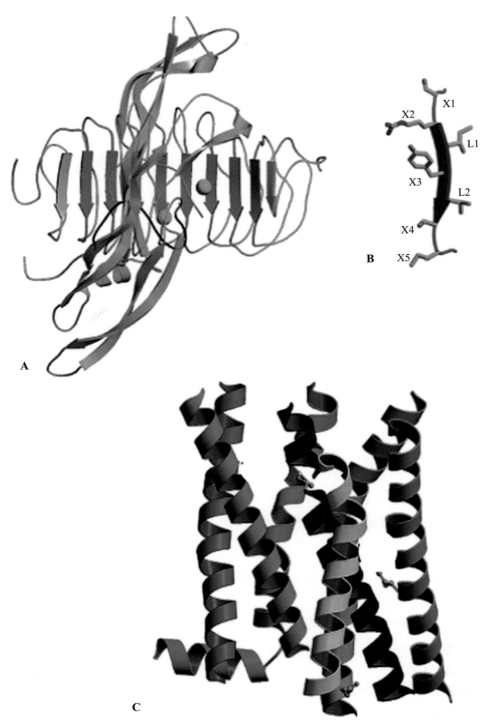

▲ 图 75-4 激素受体复合体示意图

A. 以卵泡刺激素受体（FSHr）-FSH 的晶体结构为模板，模拟 TSH 与 TSH 受体之间相互作用的全视图[92]。受体的凹形内表面由 10 次富亮氨酸重复序列（LRR2~9，向下的蓝箭；LRR1 和 LRR10，向下的灰箭）形成 β 折叠，接触激素分子的中间部分，包括 α 亚基的 C 端部分和 β 亚基的 "安全带" 部分（深棕色所示）。B. 每个 LRR 由 X1-X2-L-X3-L-X4-X5 残基（其中 X 为任意氨基酸，L 通常为 Leu、Ile 或 Val）组成，形成以 X2-L-X3-L-X4 为中心的典型 β 折叠链，而 X1 和 X5 作为相邻环的一部分。C. TSH 受体跨膜结构域的分子模型，由牛视紫质晶体结构构成[123]。β₂ 肾上腺素受体与部分反向激动药卡拉洛尔结合的晶体结构已经公布[331]。视紫红质与 β₂ 受体的跨膜结构域相似（改编自 Caltabiano G，Campillo M，De Leener A，et al. The specificity of binding of glycoprotein hormones to their receptors. Cell Mol Life Sci 2008；65：2484-2492.）

义[109, 110]。LH/CGr 在马蹄形的中央有一个酸性的凹槽，延伸到它的下半部分（对应于 C 端的 β 链）。在双特异性和反向特异性 TSHr 突变体中产生的相似性电荷分布表明了这对 hCG 的识别至关重要。关于 TSH 与其受体胞外域相互作用的详细模型业已阐明[110]。

除了已明确糖蛋白激素受体及其配体初级结构中的激素特异性相互作用的遗传学编码外，非激素特异性离子相互作用的重要性也已阐明，其机制均涉及所有 3 种受体胞外域的硫化酪氨酸残基的表达[111]。TSHr 的硫化同时发生在保守的 Tyr-Asp-Tyr 基序的 2 个酪氨酸残基上，该基序位于第 1 个跨膜螺旋和胞外域之间的边界附近（图 75-5）。然而，似乎只有发生在基序第 1 个酪氨酸的硫酸化在功能上很重要，它对受体的结合亲和力起着关键作用[112]，而不干扰其特异性。在合并有 Tpst2 酶（酪氨酸硫化的酶之一）失活的 TSH 抵抗小鼠所产生的严重甲状腺功能减退模型中，TSH 受体转录后修饰的功能角色已经得到了证实[113]。

2. 激活 TSH 受体的蛇形结构域　TSH 受体属于视紫红质样 GPCR 家族，由于在初级结构中显示出许多同源特征，TSH 受体的蛇形结构域可能与视紫红质和 β 肾上腺素受体具有共同的激活机制[114]。然而，糖蛋白激素受体蛇形结构域的序列特征表明其存在特定激活机制（图 75-5）。此外，一种特别广泛的功能获得型突变被发现可以激活 TSHr（见第 93 章）[115]。通过对现有数据的整理，确定了数量超过 30 个残基的突变可以引起组成性激活。由于许多影响特定残基的突变被重复发现，我们可能已经接近于得到自发性功能获得型突变的饱和图。根据视紫红质和肾上腺素受体的结构数据，试图将这一图谱转化为受体非活性和活性构象之间的转换机制业已完成。3 种受影响的序列模式特别值得注意，它们可能有助于理解 TSH 受体是如何被激活的。

第 1 个序列模式位于跨膜螺旋Ⅵ（TM-Ⅵ）细胞质侧 6.44（Asp633）处，以天冬氨酸为中心。当多种氨基酸突变就会导致组成性激活[116, 117]。这表明功能的获得是由于 a 键断裂，而不是突变残基产生的新的相互作用，在跨膜螺旋Ⅶ中，Asp6.44 的主要搭档被鉴定为 Asn7.49。一系列的定点诱变研究所得出的初步结论表明[116, 118]，在 TSH 受体的非

活性构象中，Asp7.49 侧链通常"隐蔽"在 Thr6.43 和 Asp6.44 中，活性构象需要在 N7.49 建立新的相互作用，其中最可能涉及位点 2.50 的 Asp。

第 2 序列模式，TM-Ⅲ 底部高度保守的"D/ERY/W"基序中的谷氨酸 3.49 和精氨酸 3.50 与 TM-Ⅵ 胞质末端的天冬氨酸 6.30 形成离子锁结构。该离子锁的破坏（如通过影响 Asp6.30 的突变）将导致突变受体的组成性激活[118]。因此，TM-Ⅲ 和 TM-Ⅵ 在细胞膜胞质侧的运动（可看作为受体打开）对于受体的激活是必要的[119]。跨膜螺旋Ⅲ和螺旋Ⅵ之间的相对运动已被证明是激活 β 肾上腺素受体的关键，然而在受体的晶体模型中却未发现该离子锁存在的证据[114]。

第三个序列，丝氨酸 281，位于受体胞外域 LRR 部羧基末端的 GPHR-特异性"YPSHCCAF"序列中（图 75-5）。丝氨酸残基突变后，TSH 受体被组成性激活[120]，这个片段有时被称为"铰链"基序，在 3 种糖蛋白激素受体的激活中均发挥着重要作用[121]。S281 在 TSHr 中的替代可能导致局部的"结构丢失"，因为这种去结构化的替代越高，激活作用越强[122]。这一观察结果连同 TSHr 细胞外环特定残基的突变引起的组成性激活[123]，以及前期证明的通过细胞外的胰蛋白酶化作用激活 TSH 受体[124]等结果一起，可以假设 TSH 受体的激活效应可能涉及阻断胞外域和蛇形结构域之间的交互抑制作用（见下文）[120]。

3. 胞外域和蛇形结构域之间的相互作用　突变型 TSH 受体胞外域结构缺失表现出部分性激活的兼容性表型，从而证实了胞外域对蛇形结构域的抑制作用，该作用已经通过胰蛋白酶能够部分激活受体的现象得到了证实。

然而，与 TSH 或 Ser281 突变完全刺激野生型受体相比，那些转染并表达了氨基残基缩短结构突变的细胞中 cAMP 的产生要低得多[125]。这些观察导致了以下的 TSHr 激活模型（图 75-6）[125, 126]。在静息状态下，胞外域会对固有且复杂的视紫红质样蛇形结构域产生活性抑制作用，从药理学上证明它是蛇形结构域的逆激动剂。一经通过结合激素或继发于铰链区 S281 的突变等激活后，胞外域从蛇形结构域的逆激动剂转换为完全激动剂。强大的 S281 突变在没有激素的情况下能完全激活受体

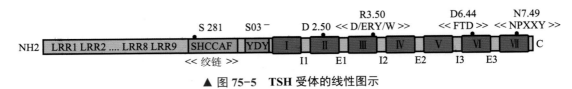

▲ 图 75-5　TSH 受体的线性图示

所有视紫红质样 GPCR 共有的序列特征和糖蛋白激素受体基因家族特定的序列特征都影响 GPHR 的激活。关键残基及保守基序见图中标记（黑点），SO_3^- 表示酪氨酸残基的转录翻译后硫酸化作用。棕盒子代表跨膜螺旋，而 I1～I3、E1～E3 分别代表胞内和胞外环

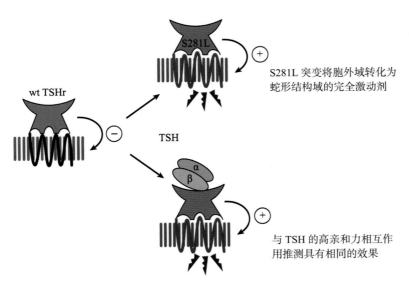

S281L 突变将胞外域转化为蛇形结构域的完全激动剂

wt TSHr

TSH

与 TSH 的高亲和力相互作用推测具有相同的效果

◀ 图 75-6　促甲状腺激素受体的激动模型

TSH 受体激活机制和功能特异性涉及胞外域和蛇形结构域的相互作用。TSH 受体由 1 个包含有凹形的、激素结合面向上的胞外域，以及跨膜蛇形结构域所构成。受体的基础状态以胞外域和蛇形结构域之间的相互抑制作用为特征（用↓⁻表示）。胞外域可以看作是蛇形结构域紧紧绑定的反向激动剂。胞外域 Ser281 突变为亮氨酸，使胞外域从蛇形结构域的反向激动剂转变为完全激动剂（用↓⁺表示）。胞外域（图示 αβ 二聚化的结构）与 TSH 结合，也有将胞外域转换成为蛇形结构域完全激动剂的相似效果。基态的蛇形结构域表现为紧凑的深绿色结构。图示充分激活的蛇形结构域为一个放松的红色结构，箭代表激活 $G\alpha_s$。

的能力表明，蛇形结构域的最终激动剂是"活性化的"胞外域，它不需要激素和蛇形结构域之间发生相互作用。蛇形结构域的"真正的"激动剂是活性的胞外域这一论点进一步在使用单克隆抗体来鉴定识别胞外域并赋予其反向激动活性的试验中得到论证[127]。最近，根据现有的结构数据和大量的定点诱变实验，已对该模型进行了详细分析[128]。

　　4. 绒毛膜促性腺激素的活化作用　如前所述，TSH 和 hCG 及其受体之间的分子序列相似性使得 hCG 在妊娠的前 3 个月（hCG 水平达到峰值时）对 TSH 受体导致一定程度的混杂刺激。在对大多数孕妇的研究中观察到，TSH 和 hCG 水平之间呈负相关，这清楚地表明这些孕妇的甲状腺受到 hCG 促甲状腺活性作用的影响[3]。这种情况下，往往孕妇的甲状腺功能正常，而甲状腺毒症则可能发生在的 hCG 生成过多的条件下（如双胎妊娠或葡萄胎），或因极少数患者由于 TSH 受体突变而对 hCG 敏感性增强[129]（见 93 章）。

　　值得注意的是，人类 TSH（及包括 hCG 在内的所有糖蛋白激素）的生物活性低于牛的 TSH 和其

他非灵长类哺乳动物。这是由于在高等灵长类动物中 α 亚基的正向选择作用（其中几个关键的碱性氨基酸被取代）[128, 130]。这一现象与绒毛膜促性腺激素的演化相似，提示这可能与妊娠期间 hCG 对 TSH 受体的混杂刺激有关。

　　5. 自身抗体的活化作用　在 Graves 病和某些类型的特发性黏液水肿中分别发现可以刺激（TSAb）或阻断（TSBAb）TSH 受体的自身抗体（见第 81 章和第 82 章）。识别 TSAb 的抗原表位是通过精确定位具有 TSAb 活性的鼠或人类单克隆抗体在胞外域[92]或分子模型中[131]的部分晶体结构结合位点来确定的。然而，TSAb（和 TSH）激活受体的确切机制仍不清楚。虽然大多数 TSAb 确实和 TSH 竞争结合受体[132, 133]，且其相互作用的表面相似[92]，但激素和自身抗体的精确作用靶点可能不同，至少部分不同。已经证明，硫酸化的酪氨酸残基对 TSH 与 TSHr 结合至关重要，与 TSAb 识别 TSH 受体无关[134]。此外，与 TSH 相反，体外转染细胞中的研究发现，大多数来自 Graves 病患者的 TSAb 在刺激 cAMP 累积方面的能力存在延迟[44, 135]。因此，从个

别患者中获得纯化的 TSAb 制剂使得以直接的方式探讨上述问题成为可能。

6. Thyrostimulin 的活性作用　Thyrostimulin 是一种新确认的 TSH 受体激动剂。作为糖蛋白激素，它由 2 个亚基组成，即 α2 和 β5，与 TSH 相比，它激活受体的半最大效应浓度（EC_{50}）更低。它由垂体促肾上腺皮质激素细胞分泌产生，其生理学意义仍然神秘[136-139]。

7. 小分子激动剂 / 拮抗剂的激动 / 抑制作用　通过低分子量化学文库的高通量筛选鉴定特异性 TSH 受体激动剂和拮抗剂，发现它们与受体的蛇形结构域结合[117]。给小鼠口服激动剂能刺激甲状腺，导致血清甲状腺素升高、甲状腺放射性碘吸收增加[117]。除了引发阐明受体激活机制的兴趣之外，这些分子结构还引导了替代重组人 TSH 药物的研发（如用于甲状腺癌患者）。

同样地，已发现一些小分子量的拮抗药在治疗 Graves 病和甲状腺毒性腺瘤中展示出良好的潜力。这些化合物的确在主要的 TSH 受体突变体上表现出相反的激动剂特征，这意味着它们可能会有效抵销毒性甲状腺腺瘤组织的自主功能[139]。

8. TSH 受体的下调　某些 G 蛋白偶联受体的脱敏已被证明涉及 G 蛋白受体激酶（同源脱敏）或 PKA（异源脱敏）酶的特定残基磷酸化作用[140]。与其他 G 蛋白偶联受体相比，TSH 受体的胞内环和 C 末端几乎不含有可被磷酸化的丝氨酸或苏氨酸残基，这可能是该受体在 TSH 刺激后有限脱敏的原因。在 TSH 存在的情况下，可能通过磷酸化作用，受体出现微弱和延迟的急性脱敏现象[141]。当激素在溶酶体中降解，受体内化过程迅速，再循环利用至细胞表面[142]。受到 TSHR 的 mRNA 和蛋白质寿命的混杂影响，TSH 受体发生类似于微弱下调的效应，但几乎没有功能性作用[103]。另外，在持续的刺激下，cAMP 积累的下调主要是由于磷酸二酯酶的活化和诱导作用[143]。长期给小鼠体内注射单克隆抗体以引起持续甲状腺功能亢进，则未发现脱敏现象[144]。与预期相反的是，针对甲状腺细胞中表达 cAMP 传感器的转基因小鼠的研究发现[57, 59, 145]，TSH 受体在受到 TSH 刺激后受体内化，但仍持续向 Galphas 传导信号。这为垂体 TSH 瘤患者及 Graves 病患者持久的甲状腺毒性症状提供了理论依据。

9. 二聚化作用　通过 FRET、BRET 和突变体的功能互补等多种实验方法[145]，像大多数视紫红质样 GPCR 一样，糖蛋白激素受体已被证明具有二聚 / 寡聚化作用。这种现象的生理学意义尚不清楚，但被证明与二聚物 / 低聚物的变构特性有关。TSH 与 TSHr 结合表现出强大的负协同性[145]，被认为是典型的浅浓度反应曲线，超过两个数量级。出乎意料并且未知的是，组成性激活突变体受体在其组成性比例上失去了负协同性[146]。

五、甲状腺功能的调控

（一）甲状腺激素的合成

甲状腺激素的合成需要通过主动转运、甲状腺球蛋白的生物合成、氧化，以及碘与甲状腺球蛋白的结合来摄取碘，且在这种蛋白的基质中，2 个碘酪氨酸氧化偶联成碘甲状腺素。所有这些步骤都是由前述的级联反应来调节的。

1. 碘离子转运　碘化物由碘 Na^+/I^- 同向转运体（NIS）[147]主动转运，它可以对抗甲状腺细胞基底膜电梯度，碘通过一个特殊的通道（pendrin 或另一个通道）[148]从滤泡细胞向滤泡细胞顶端膜侧的滤泡腔进行扩散。碘的反向流动，从滤泡腔到滤泡细胞和从滤泡细胞到外界，通常被认为是被动和非特异性的。至少有 6 种调控类型已经被证明[80, 147, 148]。

(1) 体内 TSH 对碘离子流出的快速、瞬时刺激，可能反映了膜通透性的普遍增加。目前该级联反应机制尚不清楚。

(2) 通过 TSH 和各种生理性磷脂酶 C 激活剂，碘化物快速从滤泡细胞顶端流出到滤泡腔。这种效应常由 Ca^{2+} 和（或）cAMP 介导，有助于碘在氧化位点的聚集，且该反应常与 H_2O_2 的产生相平行[149, 150]。在人类细胞中，它主要受到钙离子的调控，因此主要依赖于 TSH 对磷脂酶 C 的影响。

(3) TSH 和 cAMP 激动剂可以慢性刺激碘流出。与其他甲状腺分化特征一样，这种作用受 EGF 的抑制，且依赖于蛋白质的合成[149]。

(4) 碘主动转运体 NIS 对 TSH 的反应能力（V_{max}）增加的延迟。这种作用被 RNA 和蛋白质合成相关抑制剂所抑制，导致碘转运蛋白基因表达的激活。TSH 的这种作用在体外可由 cAMP 类似物再现，因此它可能是由 cAMP 级联反应介导的[151]。TSH 和 cAMP 能促进 NIS 的 mRNA 表达，而碘化物则具有抑制作用[86, 152]。通过可能涉及 NIS 磷酸化的转录后机制，NIS 结合和（或）保留在质膜上也必须有 TSH 和 cAMP 水平的升高[147]。甲状腺血流中 TSH 水平升高，虽然因物种不同或多或少有延迟，也会引起碘摄入的增加[151]。该血流量也与甲状腺中碘的水平呈反比[153]。

(5) 体内外自身转运碘化物的快速抑制。这种抑制效应需要一个完整的转运体和氧化功能，也就是说，它符合 XI 效应的标准。几小时后，主动转运机制的能力大大削弱（对 Wolff-Chaikoff 效应的适应）。第一种作用的机制尚不清楚，但可能最初是 NIS 基因表达和 NIS 合成受到抑制（类似于受体的下调）以后，转运系统的直接抑制（类似于受体的脱敏）[86]。

(6) 甲状腺血流中碘的抑制。这种效应不符合 XI 模式，因为它发生在接受甲状腺过氧化物酶抑制治疗的患者身上。

2. 碘与蛋白质结合及碘酪氨酸偶联 碘的氧化和与甲状腺球蛋白的结合及碘甲状腺原氨酸中的碘 - 酪氨酸偶联都是由甲状腺过氧化物酶以 H_2O_2 为底物催化完成的[154]。因此同样的调控适用于这两个步骤。H_2O_2 产生于由 2 个双向氧化酶（DUOX）蛋白构成的 NADPH 氧化酶系统[155, 156]。该系统在基础状态下是非常有效的，因为在体内只要有少量的碘化物被摄取就能被高氯酸盐捕获。在体外碘与蛋白质结合的量主要取决于碘的供给。然而，在人甲状腺的体外实验中，即使在阴离子浓度很低的情况下，碘化过程也会发生，这表明碘化是第二个限速步骤。这种刺激在所有物种中均由细胞内钙离子导致，因此是钙离子 -PIP_2 级联激活的结果。在许多物种中，佛波酯和二酰甘油可能通过蛋白酶 C 也能促进碘化过程[157]。值得注意的是，在人类中，TSH 激活 PIP_2 级联反应，cAMP 抑制碘化反应，而在犬这个物种，TSH 仅激活 cAMP 级联反应，cAMP 增强碘化反应。显然，在后面的这些物种中，额外增加的 cAMP 调控是很必要的[157]。

甲状腺过氧化物酶的胞内区并不包含明显的磷酸化位点。另外，所有能活化碘化反应的成分均能激活 H_2O_2 的产生，抑制 H_2O_2 的产生则减少碘化反应，该过程提示碘化反应是一个底物趋化过程，主要受碘化物供给和 H_2O_2 生成的控制[157, 158]。与甲状腺过氧化物酶对 H_2O_2 相对较高的 K_m（米式常数）一致，H_2O_2 的产生量与碘化物的氧化量不成比例。碘化物对碘化反应的负调控（Wolff-chaikoff 效应）往往伴随着 H_2O_2 生成的抑制，因而被解释为是 H_2O_2 生成抑制引起的。I^- 的这种作用能被高氯酸盐和他巴唑解除，因此属于 XI 模式[83, 157]。

碘化酪氨酸与碘化酪氨酸的偶联是由相同体系催化的，因此受到与碘化反应相同的调节。然而，偶联反应需要甲状腺球蛋白上有适量的酪氨酸基团被碘化，即蛋白质的碘化水平应充足。如果严重碘缺乏或甲状腺球蛋白的量超过可用的碘，无论 H_2O_2 生成系统和甲状腺过氧化物酶活性如何，每个甲状腺球蛋白分子的碘化不足都将阻碍碘化甲状腺氨酸的形成。另外，当碘化酪氨酸在参与偶联的时候，偶联反应将受 H_2O_2 的浓度控制并与碘无关[154, 159]。在这种情况下，即使极低的碘浓度，H_2O_2 的调控也具有重要意义。

H_2O_2 由生理性的磷脂酶 C 激动剂刺激生成[160]。该过程中需要还原型烟酰胺腺嘌呤二核苷酸（NADPH）作为辅酶同时伴随 NADPH 的氧化。$NADP^+$ 对磷酸戊糖通路活性的限制确保了 NADPH 氧化产生的 H_2O_2 对该通路的刺激。当然，过量的 H_2O_2 可漏回到甲状腺细胞，其主要由过氧化氢酶同时还有谷胱甘肽（GSH）过氧化物酶分解而减少，而氧化型谷胱甘肽（GSSG）的生成则被 NADPH 相关的 GSH 还原酶分解而减少。因此，H_2O_2 生成和通过拉动 NADP 还原和戊糖通路在一定程度上去除过多的 H_2O_2，都会导致这一通路的激活，这至今都是 TSH 最早的、却还未阐明的作用之一[151, 157]。

从长期来看，无论是在体内还是在体外，整个碘化反应体系的活性显然也取决于其组成酶的水平。因此，不足为奇的是 cAMP 级联反应激活甲状腺细胞从而增加甲状腺过氧化物酶基因表达，而利用 EGF 和佛波酯去分化处理能抑制上述表达，从而降低了该体系的活性和能力[79]。文献中关于佛波酯对碘化作用影响的明显差异主要由这些效应的动力学来解释（急性反应是刺激该系统，但对相关基因表达起延迟抑制作用）。

（二）甲状腺激素的分泌

甲状腺激素的分泌需要人甲状腺球蛋白的吞饮、水解，以及甲状腺激素从细胞的释放。甲状腺球蛋白可通过 3 种机制被甲状腺细胞摄取[161, 162]。

第一过程是巨吞饮，在这个过程中，伪足噬团状甲状腺球蛋白。在大部分的物种中，这一过程是由 cAMP/PKA 级联反应的快速激活及 TSH 触发[159]。Rho 小 G 蛋白的失活，导致微丝和应力纤维的破坏，可能参与了这一过程[62]。巨吞饮的刺激首先发生，并伴随着甲状腺球蛋白的胞吐作用增强，随之产生供给到顶端表面的细胞膜的甲状腺球蛋白增加[158]。第二过程为微吞饮，少量胶质液被摄取。这个过程似乎没有受到调节级联急性调节的很大影响。该过程在慢性刺激的甲状腺和甲状腺细胞中增强，伴随囊泡转运蛋白 Rab5 和 Rab7 的产生[163, 164]。大部分的基础分泌可通过该过程分泌。第三个过程（假设）是受体介导的内吞作用，它可能在慢性刺激的甲状腺细胞中增强[165-167]。候选受体是 megalin[168] 和（或）asyloglyco- 蛋白，该过程可能解释了甲状腺球蛋白的胞吞转运[169]。

与最后一个过程相反，前 2 个过程对蛋白质没有特异性。它们可通过这样的现象被区分，即巨吞饮可通过微丝和微管毒素及温度的降低（＜ 23℃）被抑制。不管哪种机制，内吞作用之后接着是溶酶体消化，甲状腺球蛋白被完全水解。甲状腺球蛋白中主要的碘甲状腺原氨酸中即为甲状腺素。然而，在甲状腺素的分泌过程中，少部分被 I 型 5- 脱碘酶（DIO1 和 DIO2）催化为三碘甲腺原氨酸（T_3），因此 I 型 5- 脱碘酶作用提高了这种具有生活活性的 T_3 的相对含量[170]。

游离甲状腺素通过碘甲状腺原氨酸转运体 MCT8 从甲状腺细胞释放。碘化酪氨酸被特定的脱碘酶脱碘，其碘化物在甲状腺碘化物池中再循环。在急性刺激下，可以观察到氨基酸和碘从甲状腺的释放。目前已经提出了 N- 乙酰葡萄糖胺受体上的低碘化甲状腺球蛋白被溶酶体吸收并再循环至内腔的机制。正常生理情况下，内吞作用是激素分泌的限速步骤，但在急性刺激后，随着胶质液的聚集，水解作用可能变成限速步骤。巨吞饮介导的分泌是由 cAMP 级联的激活触发的，并被钙离子在两个水平上抑制，即 cAMP 积聚和 cAMP 作用。在一些甲状腺中，cAMP 下游的蛋白激酶 C 也能抑制该作用。因此 PIP_2 级联反应负向调节巨吞饮作用[74]。

甲状腺也可以释放甲状腺球蛋白。由于这种甲状腺球蛋白最初是被其碘化物识别的，这种甲状腺球蛋白至少部分是被碘化的，因此它必定来源于胶质腔。甲状腺球蛋白的释放在体外被各种代谢抑制剂所抑制，因此其符合主动分泌。最可能的机制就是从管腔到甲状腺细胞侧膜的胞吞转运[171]。对甲状腺激素而言，cAMP 级联和 TSH 的激活增强其分泌，而 Ca^{2+} 和蛋白激酶 C 的激活则抑制其分泌。由于甲状腺球蛋白的分泌不需要它自身被碘化，因此不管甲状腺激素合成效率如何，都反映了腺体的活化状态。当甲状腺激素合成受损，如碘缺乏、碘代谢先天缺陷、抗甲状腺药物治疗等，血清甲状腺球蛋白水平和在 TSH 刺激后的升高可以作为反映甲状腺功能状态的一个有用的指标[172]。可调控的甲状腺球蛋白分泌不应该与甲状腺肿瘤中该蛋白分泌相混淆。后者在很大程度上符合新合成的甲状腺球蛋白分泌是细胞外区域的胞吐作用，而不是在不存在或破裂的滤泡腔中的胞吐作用。在炎症状态或轻度损伤后，甲状腺滤泡细胞的开放可以导致管腔内甲状腺球蛋白的不受控制的泄漏。胞吞转运或从管腔渗漏产生碘化甲状腺球蛋白，而新合成的胞吐的甲状腺球蛋白不被碘化。

六、甲状腺特异性基因表达的调控

所谓甲状腺特定基因编码蛋白主要是在甲状腺被发现的蛋白（如甲状腺球蛋白、甲状腺过氧化物酶）或那些虽然在其他组织发现，但主要参与甲状腺功能的蛋白（如 TSH 受体、钠/碘转运体、ThOX/D 和 DuoxA 蛋白）。甲状腺中这些基因的转录看似要依赖很多转录因子的协调作用。其中这些转录因子至少包括同源域 TTF-1（又被称为 Nkx2.1 或 T/ebp）、成对结构域蛋白 Pax8 和叉头结构域蛋白 TTF-2（又称 FoxE1）[173, 174]。TTF-1 和 Pax8 蛋白在甲状腺发育和功能中的重要作用最近被小鼠胚胎干细胞中生成功能性甲状腺滤泡所证实[175]。最近报道在软骨细胞中存在有低表达的甲状腺特异基因，可能是由于在软骨组织中表达骨细胞特异转录因子 Runx2（又被称为 Cbfa1 或 AML3）的缘故[176]。小鼠中 Runx2 缺陷确实被证实可以导致甲状腺球蛋白基因表达的明显下降，其明显导致甲状腺功能减退[177]。研究显示在人类的 CD45+ CD34+ 成纤维细胞中可产生甲状腺球蛋白和 TSH 受体[178]。

TTF-1、Pax 8 或 TTF-2 功能丧失的突变小鼠已经建立，并被首先用于鉴定这些转录因子在甲状腺发育中的关键作用。然而，由于这些动物都没有发育成正常的成熟甲状腺，它们不能被用来研究这些关键因子在成熟甲状腺中调控基因表达的精确作用。小鼠中也实现了编码 TTF-1 蛋白的 *TTF-1* 基因的部分条件性失活[179]。然而，由于该模型仅为的部分失活，因此限制了其在详细研究 *TTF-1* 缺失对分化甲状腺细胞功能的影响中的应用。因此，关于这最后一个方面的大部分工作都是在原代培养的甲状腺细胞[180]或永生化的甲状腺细胞系如 FRTL-5 和 PCC13[181]中进行。最近在 PCCl3 细胞系中也实现了 TTF-1 转录活性的特异性失活，从而可以保证研究这种转录因子在这些分化细胞中活性显著降低的结果[182]。除了预期的参与分化型甲状腺功能（甲状腺球蛋白、甲状腺过氧化物酶、钠/碘转运体）基因下降外，缺乏正常水平的转录因子 TTF-1 的活性，也可以导致上皮 - 间质转化（EMT），以及明显减少细胞增殖。必须指出的是，虽然目前在不同的实验体系中收集的大量数据大部分基本是一致的，在原代细胞和永生化细胞模型中仍不时观察到了显著的差异[183]。这些差异的部分原因可能是由于物种之间偶尔存在的特异性不同。

TSH 信号是甲状腺功能的主要调节器，主要通过 cAMP 和 PKA 在细胞内传递，同样在原代细胞[184]和建立的细胞系中[185]上调转录因子 Pax8 的表达。然而与野生型小鼠相比，遗传上缺乏 TSH 或功能上缺乏 TSH 受体的小鼠在甲状腺中并没有表现出 Pax8 数量的明显减少[7]，这说明了当甲状腺发育在正常生理刺激缺失下进行时，这种代偿机制可以保证该因子的足量生成。除了对 Pax8 蛋白产量的调节外，没有证据表明 TSH 和 cAMP 在目前已知的主要的甲状腺转录因子水平上有任何调控作用[183]。在甲状腺 TSH/cAMP 反应刺激下（如 c-cmy、c-fos、fosB、junB、junD、CREM、NGFI-B、

CHOP），许多其他转录因子被证实常常发生一过性上调[79]。TSH/cAMP 对甲状腺特异性基因表达的调控作用在某些因素中已被提出，但尚未建立最终的联系[186]。相反，多巴胺和 cAMP 调控的神经磷酸蛋白 DARPP-32 在该调控中起重要作用[187]。

值得注意的是，除了调控甲状腺特异性基因的转录（我们将在稍后讨论），TSH 也通过作用于转录后的途径（参考甲状腺球蛋白）调控基因的表达[188]。最后，TSH 和 cAMP 对基因表达的很多效应可能是间接的，同时部分取决于 PKA 激活后带来的细胞形态学和细胞骨架的巨大改变[62]。最近的一项研究[187]表明，在人类原代培养的甲状腺细胞中，TSH 对基因表达的影响实质上涉及 PKA，而不是由 cAMP 直接激活的交换蛋白。最近也有研究报道了在大鼠甲状腺 PCC13 细胞中 ghrelin 可增强 TSH 对甲状腺特异性基因表达的效应[189]。

TGF-β 被证实可下调甲状腺特异性基因的表达[190]。这似乎涉及 samd 蛋白介导的 Pax8 活性水平的降低[191]。在人类甲状腺原代细胞中，TGF-β 抑制 cAMP 对基因表达的大部分影响[35]。如上所述，这可能与抑制 TSH/cAMP 的形态学效应部分相关。有趣的是，PCC13 细胞中 TTF-1 转录因子活性被抑制，而 TGFβ mRNA 却大量存在，这可能可以解释目前在细胞形态和增殖上发现的部分结果[182]。

迄今为止，在所有被测试的物种中，FGF 强烈抑制甲状腺球蛋白和甲状腺过氧化物酶表达及碘转运蛋白。这些效应与部分、可逆的上皮 - 间质转化（EMT）有关[192, 193]。EGF 在一些物种，包括牛科动物中具有相似作用[194]。生长因子在甲状腺中的去分化作用明显依赖于 Ras/Raf/MAPK 通路的激活，以及大部分甲状腺肿瘤中该通路组成性激活相关的去分化表型[79]。尽管机制还未完全明了，但认为其依赖于 Pax8 的失活[195, 196]。另外，有报道称，在一部分甲状腺癌中，*TITF-1* 基因的表观遗传沉默导致 TTF-1 产生受损[196]。

最近对甲状腺细胞系 PCL3 进行 SAGE 定量分析[197]，高浓度的碘暴露也可以降低甲状腺细胞大部分甲状腺特异性基因的表达。

（一）甲状腺球蛋白

甲状腺球蛋白基因的调节 DNA 元件在几个

物种中已被鉴定出来[173]。通过转染鉴定的近端启动子，延伸超过 200 个碱基对，并包含转录因子 TTF-1、TTF-2 和 Pax8（图 75-7）的结合位点。在牛科动物和人类中已经鉴定出含有 TIF-1 结合位点的上游增强子元件[198]。在人类，增强子区更长，并包含了 TTF-1 和 cAMP 反应元件结合蛋白的额外结合位点[199]。TTF-1 和 Pax8 蛋白分别对甲状腺球蛋白基因的转录起主要调控作用[200]。相反，由于甲状腺球蛋白基因也能在缺乏 TTF-2 蛋白的细胞中表达，因此 TTF-2 活性在翻译中的作用似乎是可有可无的[201]。TTF-1 和 Pax-8 在基因转录激活中的协同作用似乎依赖于这 2 个因子之间的直接相互作用[202]，以及涉及增强子和近端启动子序列的协同作用[203]。在体外，TTF-1 和 Pax-8 对甲状腺球蛋白启动子的反式激活作用能被共激活因子 TAZ 增强[197, 204]。然而，甲状腺乳头状癌中发现过表达的 TAZ 与甲状腺球蛋白基因表达增加并不相关[205]。共激活因子 p300 也被认为能独立参与这一反式激活机制[206, 207]。另外，有报道 poly 聚合酶 -1 能抑制 Pax8 介导的甲状腺球蛋白增强子的反式激活，该过程通过 Pax8 与该因子直接作用以损害其 DNA 结合位点活性[208]。最近证实成骨特异性转录因子 Runx2（又称为 Cbfa1 或 AML3）在甲状腺中表达，同时通过直接结合甲状腺球蛋白近端增强子区域调控甲状腺球蛋白基因的表达（图 75-7）。在小鼠中，Runx2 缺乏能使得甲状腺球蛋白基因表达显著降低，并导致甲状腺功能减退[209]。然而，甲状腺癌中 Runx2 的过度表达与甲状腺球蛋白基因表达的上调无关[177]。

目前证实在活体小鼠中，已知甲状腺球蛋白基因调控元件足以驱动相关基因的甲状腺限制性表达[210]。这种甲状腺限制表达可能是由于只在甲状腺中发生的 TTF-1 和 Pax8 的同时激活的结果。这与甲状腺球蛋白基因序列的组织特异性去甲基化相关。DNA 的去甲基化被认为可以解除基因的结构性沉默[211]。

甲状腺球蛋白基因的转录在成年大鼠中需要血液 TSH 的存在。在犬甲状腺组织切片和原代培养细胞中，甲状腺球蛋白基因的转录高度依赖于升高的 cAMP 水平[13]。在 FRTL-5 这样的永生化甲状腺细胞系中，依赖 cAMP 的水平则低得多[212]。尽管它们缺乏经典的 cAMP 反应元件（CRE），但近端

启动子序列基本上参与了这一调控，这一点可以通过观察 TSH/cAMP 诱导的染色质结构变化和转染实验中 TSH/cAMP 依赖活性来阐明[213]。然而，最近的研究表明，在鼠类甲状腺发育过程中，甲状腺球蛋白基因表达的启动通常发生在缺乏循环 TSH 或功能性 TSH 受体的小鼠身上[7]。这可能与甲状腺球蛋白基因在原代培养的甲状腺细胞中表现出低水平的非 cAMP 依赖性转录一致，正如在其他细胞模型中观察到的那样，可能依赖于胰岛素[214]。在原代培养的犬甲状腺细胞中，短暂的 TSH 撤退后，cAMP 介导的甲状腺球蛋白基因的转录活化比甲状腺过氧化物酶的转录活化更为延迟[13]。与甲状腺氧化酶转录不同，它需要一种活跃的蛋白合成来维持转录[13]。TSH/cAMP 刺激甲状腺细胞后 Pax8 浓度的升高不足以解释观察到的对甲状腺球蛋白基因转录的调控，因为即使在 Pax8 蛋白高表达的细胞中 TSH 仍然是转录激活所必需的[185]。因此，除了 TTF-1 和 Pax8，至少还有 1 个尚不确定的因素可能在调控甲状腺球蛋白基因的表达中起关键作用，这也表明，在甲状腺发育过程中，TTF-1 和 Pax8 在甲状腺球蛋白基因表达之前就已经存在。

除了全长的甲状腺球蛋白 mRNA，TSH 刺激一种更短的转录物积聚在大鼠的甲状腺[215]。该转录物是初级转录物差异剪接和多聚腺苷酸化的产物，其编码一种局限于甲状腺球蛋白 N 端的蛋白。由于这个被截短的蛋白质仍然包含 1 个主要的激素生成位点[216]，这可能表明，在甲状腺代谢平衡偏向激素合成而非碘储存的情况下（如碘缺乏），大鼠甲状腺细胞能产生一种更短的甲状腺球蛋白，具有维持激素生成能力，但缺乏很多非激素生成的丝氨酸。

最近在甲状腺球蛋白基因 3′ 端发现了一种基因内增强子，该增强子能在未发现全长甲状腺球蛋白转录物的红细胞中引起 meRNA 生成[217]。该 meRNA 在红细胞中的功能目前尚不清楚。

（二）甲状腺过氧化物酶

在迄今为止所研究的物种中，甲状腺过氧化物酶近端启动子区的结构与甲状腺球蛋白基因的相应区域极为相似[218]（图 75-7）。上游增强子元件还包含 1 对 TTF-1 结合位点，并且与甲状腺球蛋白中的相应位点相比，还包含一个额外的 Pax8 结合位

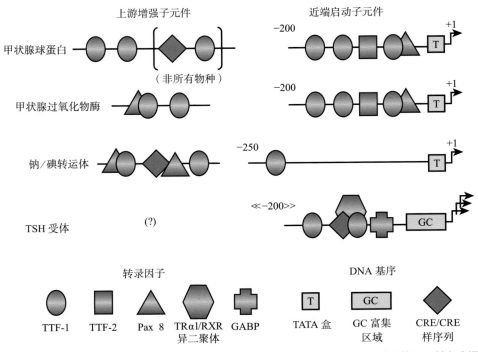

▲ 图 75-7 已知的甲状腺球蛋白、甲状腺过氧化物酶、钠 / 碘转运体、TSH 受体基因调控机制图解

不同基因近端启动子和上游增强子元件的组成正如目前为止所研究的物种确定的那样。近端启动子的坐标为碱基对，转录起始点为 +1。上游增强子元件相对于转录起始位点的位置没有标示出来，因为它们在不同的物种中有很大的差异

点[219]。同样，上游增强子和近端启动子的组合支持 TTF-1 和 Pax8 对基因转录的协同作用[203]。也有研究报道转录共激活因子 p300 与该启动子的激活有关。

尽管存在这种高度相似性，但在原代培养的甲状腺细胞中，甲状腺过氧化物酶基因的转录比甲状腺球蛋白基因更紧密、更快速地受到 TSH 和 cAMP 的控制，并且不需要伴随蛋白质合成[13, 220]。与甲状腺球蛋白基因不一致，在完整的动物中，在缺乏循环中的 TSH 或功能性 TSH 受体的情况下，甲状腺过氧化物酶基因不表达[7]。另外，与正常情况相比，cAMP 级联的组成型过度激活导致基因表达增加[221]。尽管缺乏经典的 CRE，在转染实验中已证明近端启动子序列可介导 TSH/cAMP 转录控制[218]。暴露于高剂量的碘化物会降低 PCCl3 甲状腺细胞中甲状腺过氧化物酶基因的表达，以及甲状腺球蛋白、钠 / 碘转运体和促甲状腺激素受体基因的表达[197]。低剂量的碘也会降低体内甲状腺过氧化物酶基因的表达，而甲状腺球蛋白的表达不受影响[86]。因此，除了它们对转录因子 TTF-1 和 Pax8 存在的基本依赖性之外（这确保它们共有的甲状腺

限制性表达），甲状腺过氧化物酶和甲状腺球蛋白基因在转录控制方面有显著差异。值得一提的是，Pax8 和视网膜母细胞瘤蛋白 pRb 的协同作用，似乎是甲状腺过氧化物酶启动子激活所必需的，而甲状腺球蛋白启动子激活并非如此[222]。

最近有研究推测，激素诱导的甲状腺过氧化物酶基因的激活涉及 TTF-2 和 NF-1 的协同作用，两者都结合了基因启动子中的相邻序列（图 75-7），导致启动子的染色质结构初步开放[223]。

在人类中已检测到主要的甲状腺过氧化物酶 mRNA 亚型的存在[224]，它似乎编码缺乏正常酶促活性的蛋白质。

（三）钠 / 碘转运体

尽管钠 / 碘转运体在甲状腺激素生成中起关键作用，但相应基因的表达并不限于甲状腺。因此，迄今为止鉴定出的近端启动子序列在体外并未表现出甲状腺特异性活性[225]，尽管在 TTF-1 存在的情况下这种活性可能会略有增加[176]。该基因在甲状腺中的强大和适度控制的表达似乎主要是由上游增强子介导的，该上游增强子包含 TTF-1 和 Pax8 的

结合位点，以及与 TSH/cAMP 调控有关的 cAMP 反应元件（CRE）样 DNA 基序[226]（图 75-7）。最近研究认为 cAMP 反应元件调制器（CREM）也参与了该调控[227]。对于甲状腺过氧化物酶基因，刺激 TSH 受体对于体内钠/碘转运体基因转录的激活必不可少[7]，碘化物则下调了该基因的表达[86, 197]。此外，甲状腺过氧化物酶和钠/碘转运体启动子的激活都需要 Pax8 和 pRb 的协同作用[222]。尽管这 2 个基因在已知调节区域相似性有限，但它们在甲状腺中的表达调控很相似。

最近的研究显示，固醇类调节元件结合蛋白（SREBP）通过结合 mRNA 的 5′-非翻译区来上调钠/碘转运体的表达[228]。研究还显示 SREBP 本身的表达受甲状腺 TSH 正调控，表明 SREBP 与 cAMP-PKA 通路在 TSH 受体的刺激下，共同激活钠/碘转运体基因的表达。

（四）促甲状腺素受体

与之前描述的基因一样，TSH 受体基因也在甲状腺以外的组织中表达。目前鉴定出的启动子元件包括甲状腺激素受体（TR）α1/维 A 酸 X 受体（RXR）异二聚体的结合位点[229]、GA 结合蛋白（GABP）[230]、cAMP 响应元件结合蛋白（CREB）[231] 和 TTF-1[232]（图 75-7），在转染实验中未显示出明确的甲状腺特异性活性，这与预期是一致的。与上面所述的启动子相反，TSH 受体基因的启动子不包含 TATA 盒模体，但包含在多个相邻转录起始位点之前的 GC 富集区域。与启动子区域中存在 TTF-1 结合位点一致，在 TTF-1 低表达的动物中，TSH 受体基因活性降低[233]。目前，尚未发现其他特定参与该基因甲状腺特异性表达的调节性 DNA 元件。另外，与不表达 TSH 受体基因的细胞相比，表达 TSH 受体基因的甲状腺细胞中观察到了启动子区域的 DNA 去甲基化[230]。

目前已在 FRTL5 细胞系[234]、原代培养的犬甲状腺细胞[103]、培养的人甲状腺细胞[235] 和人类甲状腺癌[236] 中研究了 TSH 受体基因表达的控制。这些研究得出的总体结论是，与甲状腺细胞分化的其他标志物（甲状腺球蛋白和甲状腺过氧化物酶）相比，TSH 受体基因表达具有极强的稳定性。对犬给予甲硫咪唑导致 TSH 过度刺激，或给予甲状腺素使 TSH 降低，处理 28d 后 TSH 受体 mRNA 的水平并

没有变化[103]。该研究也观察了 TSH 或毛喉素对原代培养的犬甲状腺细胞的作用。该实验系统具有的优点是细胞的分化状态可以随意操控，cAMP 激动剂维持分化表型的表达，而如 EGF、十四烷酰佛波醇乙酸酯（TPA）及血清导致"去分化"[79, 162]。研究结果显示去分化剂减少了受体 mRNA 的表达。但是，结果显示与甲状腺球蛋白和甲状腺过氧化物酶 mRNA 不同，这种抑制作用并不完全。TSH 或毛喉素可促进受体 mRNA 的重新积累，在 20h 后达到最大值。与甲状腺球蛋白基因一样，但与甲状腺过氧化物酶基因不同，这种刺激需要持续的蛋白质合成[103]。TSH 连续数天慢性刺激培养的犬甲状腺细胞不会导致 mRNA 的明显下调。在原代培养的人类甲状腺细胞中也观察到了类似的结果[103]。相反，使用 TSH 或 TSAb 处理后，在永生性 FRTL5 细胞中观察到受体 mRNA 积累的负调节[234]。FRTL5 细胞与人和犬细胞的这种差异，可能需要与原代培养的甲状腺细胞相比，通过该细胞系的其他已知表型和调控行为差异的总体框架中加以解释（见下文）[237]。CRE 样 DNA 基序在启动子区域的存在，似乎能够结合 CREB 蛋白[231]（由 cAMP 直接激活的转录激活因子）及 CREM 亚型 ICER[238]（由 cAMP 诱导的转录抑制因子），可以解释 TSH 刺激后基因表达的增加和减少，这取决于在研究细胞中预先存在的这些因子（及其他 CRE 结合蛋白）的相对量及独特的动力学。此外，在该启动子中鉴定的 TRα/RXR 异源二聚体的结合位点包含 CRE 样基序（图 75-7），根据实验系统中是否存在甲状腺激素，可能会进一步增加复杂性。最近研究显示，PCCl3 细胞暴露在高浓度碘化物中，促甲状腺激素受体的 mRNA 表达降低[197]。

恶性转化对 TSH 受体 mRNA 量的影响，已经在人类自发性肿瘤[236]、猿猴病毒 40 大 T 癌基因促进的小鼠甲状腺肿瘤转基因模型[207] 和用 v-ras 转化的 FRTL5 细胞中有所研究[239]。在后面 2 个模型中，TSH 受体基因的表达被抑制，肿瘤或细胞生长变得不依赖于 TSH。在转基因动物模型中，TSH 受体 mRNA 的丢失似乎是逐渐发生的，早期肿瘤的生长仍表现出一定程度的 TSH 依赖性。在人类肿瘤中，观察到一系列的表型。如预期的那样，间变性肿瘤完全丧失了受体 mRNA 及甲状腺细胞分化的其他标

志物（甲状腺球蛋白和甲状腺过氧化物酶）。在乳头状癌中，发现不同数量的 TSH 受体 mRNA [236]，即使在丧失表达甲状腺球蛋白或甲状腺过氧化物酶基因能力的肿瘤中也发现 TSH 受体 mRNA [236]。这些数据与原代培养甲状腺细胞的观察结果非常吻合，即 TSH 受体基因的表达稳定，并且给予促进甲状腺细胞分化的其他标志物消失的药物（或在肿瘤进展的多个步骤之后）后仍然存在。从这些证据可得出结论，甲状腺表型的基本标志物可能是 TSH 受体本身，这是有道理的，编码 TSH 感受器（甲状腺功能、生长和分化表型的主要调节剂）的基因在甲状腺细胞中是基本的。从务实的观点来看，这些数据为抑制分化型甲状腺肿瘤患者 TSH 分泌的常用治疗方法提供了理论依据。

（五）甲状腺氧化酶及相关蛋白

甲状腺表达 2 个不同的基因 ThOX1 和 ThOX2（也称为 Duox-1 和 Duox-2），它们均与编码吞噬细胞 NADPH 氧化酶 gp91^{Phox} 的基因密切相关 [156, 240]。在犬中，TSH/cAMP 刺激 ThOX mRNA 表达增加 [156]。这种作用在人中不那么明显 [156]，在大鼠中，体内研究和已建立的 FRTL5 细胞系中分别获得了相反的结果 [240]。后来，在 2 个 ThOX 基因的附近都发现了编码甲状腺氧化酶功能成熟所需蛋白质的基因，分别命名为 DuoxA1 和 DuoxA2 [206]。ThOX 和 DuoXA 基因都是头对头结构，ThOX1 面向 DuoxA1，ThOX2 面向 DuoxA2。2 对基因的基因间区域成分不同，ThOX1-DuoxA1 中高度富含 GC，而在 ThOX2-DuoxA2 中则没有。使用 RLM-RACE 技术对所有 4 个基因的转录起点进行了定位 [241]。在 2 对基因中，均鉴定出独特的双向启动子区域（图 75-8）。在 ThOX1-DuoxA1 启动子内至少发现一个功能性 Sp1 结合位点。通过 DNA 序列的突变去除 Sp1 结合，使 ThOX1 和 DuoxA1 方向的启动子活性都明显降低。TATA 盒和 Inr 元件分别位于 DuoxA2 和 ThOX2 基因的前面。尚无特异性转录因子结合 ThOX2-DuoxA2 启动子区域的报道。据报道，在人类，这 2 个 ThOX 基因的近端启动子序列对 TTF-1 或 Pax8 都没有反应 [241]。但是，该观察结果并不能排除通过 1 个或多个较远的调控元件进行控制的可能性。值得注意的是，ThOX-2 启动子已被认为是

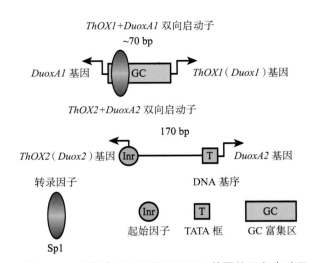

▲ 图 75-8　大鼠中 ThOX 和 DUOXA 基因的双向启动子的结构
转录起点用箭表示，在两种情况下均以碱基对的距离表示

Pax 8 或 TTF-1 的靶点 [242]。

当分化的大鼠甲状腺 PCCl3 细胞系中 TTF-1 的转录活性降低时，DuoxA2 基因明显下调，而 ThOX1 和 DuoxA1 基因均显著上调 [182]。DuoxA2 的产量减少被认为会降低 ThOX2 活性，虽然不会降低 ThOX2 基因的表达，但适当的酶促活性需要 DuoxA2 成熟因子的存在 [206]。由于双向 ThOX2-DuoxA2 启动子显示出不对称的结构，事实证明，只有 DuoxA2 转录单元之前带有 TATA 盒元件，可以想象，两个转录方向中，仅后者依赖于 TTF-1 活性。如前所述，ThOX2 基因受 Pax8 或 TTF-1 的调控 [242]。根据之前描述的数据，Pax8 本身最有可能参与该调控，因为 TTF-1 活性降低不会显著影响 ThOX2 基因的表达。

另外，当 TTF-1 活性降低时，ThOX1 和 DuoxA1 基因上调幅度相似，这 2 个基因从富含 GC、缺乏经典的 TATA 盒或起始子（Inr）的启动子区域转录而来 [182]。与 ThOX2-DuoxA2 基因对相比，它们的启动子序列具有完全不同的性质，并且在其双向启动子中没有明显的不对称性也可以解释这些现象。这表明 ThOX2 和 DuoxA2 的表达与已分化的甲状腺功能有关，而 ThOX1 和 DuoxA1 的表达似乎与分化呈负相关。这与以下事实一致，迄今为止，甲状腺功能减退患者中仅报道了 ThOX2 和 DuoxA2 基因突变是遗传因素 [243]。ThOX2 和 DuoxA2 基因的表达似乎也受到 IL-4 和 IL-13 细胞因子的正调控，

这在自身免疫性甲状腺疾病的病理生理学机制中可能有重要作用[244]。

截短的 ThOX2 mRNA 在大鼠甲状腺 FRTL5 和 PCCl3 细胞系中大量产生，但在正常大鼠中不产生[245]。尽管这种亚型显示出了编码 ThOX2 羧基末端部分的潜力，但它在体外不能产生任何蛋白质。

（六）其他甲状腺特异性基因

已经发现一些其他基因在甲状腺中高表达和（或）在该组织中起重要作用，因此应将其添加到常见的甲状腺特异性基因中。值得注意的是，编码 Pendrin（一种至少部分参与碘离子顶端输出的蛋白质）的基因被 TTF-1 调控[246]。据报道，与其他组织相比，Tensin3 基因在甲状腺组织中表达水平特别高，并且在甲状腺肿瘤中表达降低，但目前尚无相关分子机制的研究[247]。通过基因表达系列分析（SAGE）鉴定优先在甲状腺中表达的基因，分离出了编码目前功能未知蛋白质的 C16orf89。C16orf89 的表达受到 TSH 刺激，并与甲状腺发育过程中钠 / 碘转运体的表达平行[248]。对仅含有 1 个编码 TTF-1 和 Pax8 的完整等位基因小鼠进行甲状腺功能减退症的遗传易感性分析，确定了 Dnajc17 基因在甲状腺中高度表达，并且在甲状腺发育中起着重要的作用。该基因编码属于Ⅲ型热休克蛋白 40 家族的蛋白[249]。

七、增殖及细胞周期进程的调控

（一）甲状腺细胞更新

甲状腺由甲状腺细胞（70%）、内皮细胞（20%）和成纤维细胞（10%）（在犬甲状腺中测得的比例）组成。在正常成人中，甲状腺组织的重量和组成保持相对恒定。由于所有类型的细胞均显示出低而显著的增殖，因此必须假定新细胞的产生与相应细胞的死亡速率保持平衡[5, 250, 251]。人类的甲状腺细胞大概每 5～10 年更新 1 次，与其他物种一样，成年后有 6～8 次更新[251]。因此，正常细胞数量主要在增殖水平调控，其次在细胞死亡方面调控。在生长情况下，不论在正常发育中或在刺激后，不同的细胞类型或多或少并行生长，这意味着它们之间具有协调性[12, 31]。由于 TSH 受体、碘的代谢和信号转导仅仅共存于甲状腺细胞中，因此，该细胞是生理信息的唯一接收者，可能必须通过旁分泌因子（如 VEGF、FGF、IGF-1、NO 等等）控制其他类型细胞[12]。人甲状腺内皮细胞的成功分离，让我们可对这些相互作用进行更详细的研究[252]。已证明 TSH 可通过人甲状腺细胞上调血管内皮细胞生长因子（VEGF）的水平[253]。有趣的是，滤泡的血管滋养反映了它们的活性，因此提出了血管滤泡单位的概念[40]。

（二）正常人体及犬科甲状腺细胞的 2 种有丝分裂模式[79]

使用原代培养犬和人甲状腺细胞进行的研究表明，甲状腺中共存着 2 种不同的促有丝分裂模式：① TSH 通过与 G$_s$ 和腺苷酸环化酶激活偶联的受体发挥作用（图 75-9）；②犬甲状腺细胞中生长因子（如 EGF[254]、FGF[28] 和 HGF[255]）和人甲状腺细胞中的 EGF[256] 通过其受体 - 酪氨酸蛋白激酶通路发挥作用（图 75-9）。TSH 和 cAMP 诱导分化表达，而生长因子和更有效的 EGF 可逆地抑制所有分化标志物的表达，同时诱导类似于上皮 - 间质转化（EMT）的形态转化[28, 193, 257, 259]。IGF-1（通过高胰岛素浓度在体外复制）的促有丝分裂活性允许或促进 TSH 和 EGF 的有丝分裂刺激，该过程通过 IGF-1 酪氨酸激酶受体起作用[22, 260]。有趣的是，在 FRTL5 细胞中，与人类甲状腺腺瘤细胞一样，这种需求可能消失，可能因为这些细胞分泌了自己的 IGF，因此相对于这些生长因子而言变得自主[261, 262]。IGF-1 和胰岛素本身仅能微弱地刺激增殖[263]。在原代培养的犬和人甲状腺细胞中，TSH 延迟诱导胰岛素受体后，生理浓度的胰岛素也允许 TSH 的增殖作用[22, 72]。在犬甲状腺细胞中，当不存在胰岛素 /IGF-1 时，乙酰胆碱[264] 和佛波醇肉豆蔻酸酯也允许 TSH-cAMP 促有丝分裂刺激作用，可能是通过刺激蛋白激酶 C 并因此激活 Ras[72] MAP 激酶和增加细胞周期蛋白 D 表达[264]。因此，IGF-1-PI3K 通路至少可以通过部分不同的机制补充 TSH-cAMP 和 EGF-MAPK 级联反应。

TSH 的所有增殖作用均由 cAMP 级联的常规调节因子模拟，即霍乱毒素和毛喉素（刺激腺苷酸环化酶）、cAMP 类似物［激活 cAMP 依赖性蛋白激酶（PKA）］，甚至协同作用于这些激酶不同位点的 cAMP 类似物对[56, 265]。它们通过表达腺苷 A_2 受体在体外和体内复制，该受体由内源性腺苷[103, 221]，以及表达组成性活性 Gs_α 和霍乱毒素组成性激活[266]。它们被微注射抗体阻断 G_s 所抑制[267]。抑制 PKA 可抑制 cAMP 的增殖和分化作用[268]。此外，选择性 cAMP 类似物（不激活 EPAC 蛋白）对 PKA 的刺激，完全足以模拟 TSH 和毛喉素对犬甲状腺细胞的促有丝分裂作用[61]。因此，毫无疑问，TSH 的促有丝分裂和分化作用主要且可能完全由 PKA 介导。在细胞系和小鼠中的观察到 Rap1 鸟嘌呤核苷酸交换因子 EPAC 和 Rap1 的互补作用[269]，但是在原代培养的犬[61] 和人[270] 甲状腺细胞中却没有。

不幸的是，到目前为止，在正常人或犬甲状腺细胞中，其他信号通路（如 JAK/STAT、Wnt-FZZL、NOTCH 和 Sonic Hedgehog）的作用机制研究很少。有迹象表明，STAT[271] 和 β catenin（Wnt 通路）[38] 在人类甲状腺癌中起作用。此外，氯化锂可能通过激活 Wnt/β catenin 信号通路来刺激人甲状腺细胞增殖。女性与男性相比，甲状腺肿瘤的发病率仅在青春期至更年期之间较高，这表明雌激素对人类甲状腺细胞具有增殖作用。一项研究彻底探索了性激素对原代培养的大鼠甲状腺细胞增殖的影响，结果表明睾酮和雌二醇以性别特异性方式差异调节 TSH 诱导的幼鼠和成年大鼠细胞的增殖[272]。即便研究显示雌激素可增加甲状腺癌细胞系的增殖，在正常人甲状腺细胞中仍需研究类似的作用。

（三）细胞增殖反应中的生化表现

在通过 TSH 和生长因子调节细胞周期的机制示意图中，我们已经考虑了在复制前期相继发生的增殖反应的 3 个生化表现（图 75-9）。

1. 蛋白激酶级联反应　TSH 在数分钟内诱导的蛋白质磷酸化模式可由毛喉素和 cAMP 类似物复制。它与 EGF 和佛波酯（TPA）诱导的磷酸化完全不同[273]。EGF、HGF 和佛波酯[274] 的作用迅速激活 Ras[72]，由此导致 ERK1/2 和 p90[RSK] 的进一步激活[70, 275, 276]。PI3K 及其效应酶 PKB 只被胰岛素和 IGF-1 激活数小时，而 EGF 的作用较弱且持续时间短[275]。这种活性是胰岛素 /IGF-1 作用的一个特征，可能是其促进有丝分裂作用的机制。在犬甲状腺细胞中，只有 HGF 才能在没有胰岛素 /IGF-1 的情况下触发细胞增殖，因为只有这个因子能强烈激活 PI3K 和 Ras-ERK 级联反应[275]。相比之下，TSH 和 cAMP 作为有丝分裂原非常独特，因为它们不会激活 Ras、PI3K-PKB 通路或犬甲状腺细胞中任何不同类别的 MAP 激酶[70, 72, 275, 276]。TSH 和 cAMP 也不激活人甲状腺细胞中的 MAP 激酶[70]。mTOR 级联反应的激活（最初表现为 p70S6K 磷酸化和激活）[275, 277] 显然构成了生长因子和 cAMP 依赖性有丝分裂级联反应的唯一早期汇聚点[78]（图 75-9）。最近一项研究表明，该级联反应对于小鼠体内 TSH 诱发的甲状腺滤泡增生至关重要[278]。确实，正如在原代培养的犬甲状腺细胞[275] 和 PCCl3 细胞[78] 中发现的那样，TSH 在小鼠中刺激 mTOR-p70[S6K]/4EBP-1 轴而不是激活 PKB，同时雷帕霉素衍生物可消除对 TSH 的增生（但有趣的是，不是肥大）反应[278]。生长因子和 IGF-1 最有可能通过肿瘤抑制因子 TSC2（管蛋白）的各种失活磷酸化激活 mTOR-raptor 复合物（mTORC1），而 PKB 和 PKA（分别被 IGF-1/ 胰岛素和 TSH 激活）通过在 Thr246 处磷酸化 PRAS40 来稳定激活 mTORC1[78]。依赖 cAMP 的有丝分裂和基因表达也需要 PKA 磷酸化和 CREB/CREM 转录因子的活性[279]。ras 下游可能重要的 Ral 通路的作用很少被研究。有必要对体外培养的人甲状腺细胞进行转化[280]。

2. 早期有丝分裂反应转录因子的诱导　与其他类型细胞一样，EGF 和 TPA 首先会上调犬和人甲状腺细胞 c-fos 和 c-myc mRNA 和蛋白质水平[281-284]。另外，TSH 和毛喉素仅仅非常短暂地上调 c-myc mRNA 的表达[283]。实际上，cAMP 甚至会降低胰岛素和生长因子刺激的 c-myc 表达[281]。第 2 种现象类似于在成纤维细胞中观察到的现象，cAMP 负调控生长。与成纤维细胞一样，EGF 和 TPA 上调了 c-jun 和 egr1 mRNA 表达。然而，与在成纤维细胞中一样，cAMP 级联的激活剂对 c-fos 的影响极小，并降低了 c-jun 和 egr1 mRNA 的表达[259, 284-286]。

3. 细胞周期调节蛋白　应答各类增殖刺激的蛋白质合成模式的研究很早就表明，犬甲状腺细胞的增殖在 G_1 期受到至少 2 种截然不同的 cAMP 依赖性或非 cAMP 依赖性通路的调控[287]。微阵列分析已经在人甲状腺细胞中证实并扩展了这一观念[63, 259]。然而，据推测，不同的促分裂级联最终调

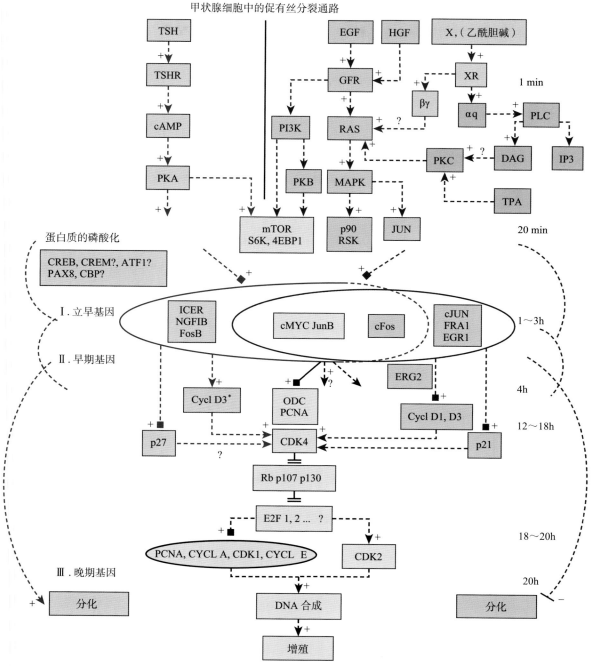

▲ 图 75-9 甲状腺中的有丝分裂通路

来自甲状腺细胞的数据被整合到细胞增殖级联的示意图中。在第一行中，显示了犬和人甲状腺细胞中各种级联活化剂。从细胞外信号与其受体的初始相互作用到终点，即增殖和分化表达，各种水平的时间序列和假定的因果关系。在犬而非人的甲状腺细胞中，乙酰胆碱通过毒蕈碱受体激活磷脂酶 C 级联反应。PKA. cAMP 依赖性蛋白激酶；CDK. 细胞周期蛋白依赖性激酶；DAG. 二酰甘油；GFR. 生长因子受体；ODC. 鸟氨酸脱羧酶；PI3K. 磷脂酰肌醇 3- 激酶；PKB. 蛋白激酶 B；PLC. 磷脂酶 C；RSK. 核糖体 S6 激酶；⸻ →+. 刺激；⸻ ||. 抑制；⸻ ◆+. 归纳

控蛋白的水平和活性，这些蛋白是细胞周期系统的共同初级调节因子。一般认为，促分裂信号通过刺激细胞周期蛋白 D 的聚集，以及与其伴侣周期依赖性激酶（CDK）4 和 CDK6 以一种不明确的机制组装来调节哺乳动物的细胞周期。这些复合物在 G₁ 中晚期运行以推进通过限制点的进展，从而确保细胞复制其基因组 [288-290]。在当前的模型中，这一关键决定依赖于细胞周期蛋白 D-CDK4/6 复合物启

动生长 / 肿瘤阻抑蛋白 pRb 的磷酸化（图 75-10），该复合物触发包括 E2F 家族的转录因子的激活、细胞周期蛋白 E 合成，随后细胞周期蛋白 A 合成，以及 CDK2 被这些周期蛋白激活。活化的 CDK2 反过来进一步磷酸化 pRb 及其他底物，并通过 DNA 合成期启动和推动进展[289]。p27kip1 是一种 CIP/KIP 家族的 CDK 抑制剂，促分裂因子使其下调和（或）被细胞周期蛋白 D-CDK 复合物封闭，参与 CDK2 的活化，然而提议的 p27kip1 和 p21cip1 作为细胞周期蛋白 D-CDK 复合物的衔接体和（或）核锚的作用又表明对细胞周期进程具有积极的影响[289, 290]。

这些机制已经在犬甲状腺细胞中得到了很好的研究[290]。不同的促分裂刺激因子（TSH、cAMP、生长因子）需要 CDK4 的活性[291]、并会聚 pRb 及相关蛋白 p107 和 p130 的去磷酸化[292]、CDK2 的磷酸化和核移位，以及细胞周期蛋白 A 和 CDK1 的诱导[282]。这些效应依赖于胰岛素[292, 293]。级联之间显著不同的是细胞周期蛋白 D-CDK4 激活的机制。TSH 与其他所有已知的促分裂因子不同，TSH 并不诱导细胞周期蛋白 D 的聚集，相反，它刺激 p27kip1 的表达[294]。然而，TSH 刺激增殖必需有细胞周期蛋白 D3 起主导作用，而 EGF 或 HGF 刺激犬甲状腺细胞增殖主要通过诱导细胞周期蛋白 D1 和 D2[295]。在犬甲状腺细胞中，关键的细胞周期蛋白 D3-CDK4 复合物的合成和核移位依赖于 TSH 和胰岛素的协同作用。所需的细胞周期蛋白 D3 的出现依赖于胰岛素 /IGF-1，而 TSH 刺激细胞周期蛋白 D3-CDK4 复合物的组装并转移至细胞核[296]，这些复合物通过与 p27kip1 相互作用而被锚定[297]。与细胞周期蛋白 D-CDK4 的结合也使 p27 与其 CDK2 复合物解离[298]，从而促进 CDK2 活化。此外，cAMP 在 G1 晚期发挥一种额外的关键作用以刺激细胞周期蛋白 D3-CDK4-p27 复合物酶的活性，这种复合物参与刺激 CDK4 激活的 Thr172 磷酸化[290, 297, 299]。调控的 CDK4 激活激酶复合物的性质，以及它是否包含作为催化亚单位的 CDK7 仍有待明确[300]（图 75-10）。重要的是，雷帕霉素可部分抑制 TSH 刺激的 CDK4 磷酸化和活性，提示 TSH 激活的 mTOR-raptor 复合物参与其中[78]。TGF-β 阻断细胞周期蛋白 D3-CDK4 复合物与细胞核 p27kip1 的结合及随后激活的 CDK4 磷酸化，从而选择性地抑制 cAMP 依赖的犬

甲状腺细胞增殖[297]。

细胞周期调节蛋白的研究已经明确，CDK4 的活化和 pRb 的磷酸化是 TSH 和胰岛素截然不同而又互补的作用结果，而不是在信号级联早期阶段两者相互作用的结果[237, 264, 297]。加之分裂前细胞数量的必要性增加依赖于胰岛素 /IGF-1 而非 TSH 的事实[286]，这些发现为已确立的生理学概念提供了一个分子基础，即在正常甲状腺细胞增殖的调控中，TSH 是"决定性"的有丝分裂触发因子，而局部产生的 IGF-1 和（或）循环中的胰岛素是支持性的"允许"因子。值得注意的是，在所有这些试验中，胰岛素对 TSH 的促进作用（而不是对 EGF 的促进作用）可被氨甲酰胆碱诱导的 Gq/PLC 级联的激活替代[264]。

在 EGF 和血清诱导的犬甲状腺细胞"去分化"增殖模式中，细胞周期蛋白 D1 和 p21cip1 被短暂诱导，p21（而非被生长因子下调的 p27）促进细胞周期蛋白 D1-CDK4 复合物的核移位，其活性也依赖于调节的 CDK4 磷酸化[295]（图 75-10）。TSH 和 cAMP 诱导的分化相关有丝分裂刺激与 EGF 的去分化有丝分裂模式之间主要的差异已经在人细胞中得到证实。事实上，在原代培养的正常人甲状腺细胞中，EGF+ 血清增加细胞周期蛋白 D1 和 p21 聚集，并刺激细胞周期蛋白 D1-CDK4-p21 的组装和活性[295]。相反，TSH（cAMP）抑制细胞周期蛋白 D1 和 p21，但它刺激 CDK4 的活化磷酸化和已存在的细胞周期蛋白 D3-CDK4 复合物的 pRb 激酶活性[295]。因此，细胞周期蛋白 D1 或细胞周期蛋白 D3 在生长因子和 TSH 诱导的不同的促分裂刺激中发挥不同的作用，并在因各自信号通路过度激活的增殖性疾病中发挥潜在的作用。

4. 负反馈环路 组织内稳态意味着在所有水平存在一个负反馈的动态调控。在甲状腺中，主要的生理反馈涉及甲状腺激素抑制腺垂体促甲状腺激素细胞 TSH 的合成和释放，以及甲状腺对 TSH 反应的有效底物（即碘化物）的抑制作用。这些反馈都是功能性的，因此在去分化肿瘤中不发挥作用。垂体 - 甲状腺激素反馈在甲状腺细胞中也不起作用，这归因于一种 TSH-cAMP 级联蛋白（TSH 或 Gsα）的一种组成性激活，而不再依赖于 TSH。

甲状腺细胞本身也存在负反馈环路。其中一些负反馈被很好地证实是 TSH-cAMP 通路，并且涉及

甲状腺细胞不同有丝分裂模式中的细胞周期靶点

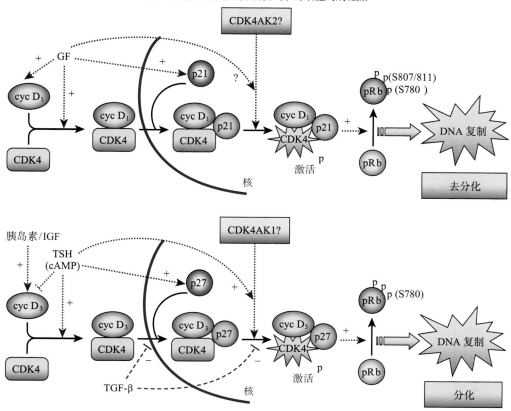

▲ 图 75–10　犬甲状腺原代培养细胞系中 TSH、胰岛素 /IGF–1 和 TGF–β 的细胞周期调控靶点

菱形 / 矩形箭头分别表示诱导 / 抑制；其他虚线箭表示激活（ + ）和抑制（ − ）。TSH（cAMP）不诱导细胞周期蛋白 D，但通过诱导 CDK4 的 Thr172 磷酸化激活细胞周期蛋白 D_3–CDK4–p27 全酶。IGF–1 和胰岛素使得所需的细胞周期蛋白 D_3 聚集。TGF–β 抑制细胞周期蛋白 D_3–CDK4 复合物核移位、与 p27 的结合及 TSH（cAMP）对其的激活。完整解释见正文。Cyc D_1. 细胞周期蛋白 D_1；CDK4. 细胞周期蛋白依赖激酶 4；TGFβ. 转化生长因子 β；Nucleus. 细胞核；Active. 活化；cyc D_3. 细胞周期蛋白 D_3

对酶活性有直接影响，如通过磷酸化使 cAMP 磷酸二酯酶激活和级联的负性效应物的诱导，如 GRK（抑制受体）、RGS（抑制 G_s）、磷酸二酯酶和 ICER（抑制 CREB 的作用）。这些反馈环路的结合使得一个受刺激的细胞不太可能发生一次迅速的第二次分裂。因此，在自主性腺瘤中观察到部分反馈环路受到抑制并不奇怪，这让我们提示这是肿瘤发生的一个必要条件[63]。后来也观察到其他级联导致肿瘤细胞内负反馈环路受到抑制，但尚未在甲状腺肿瘤中进行研究。

（四）增殖和分化

不同的机制可能有助于解释 TSH 和生长因子诱导的不同的促分裂模式中截然不同的增殖 / 分化关系（图 75–11）。一般的有丝分裂途径的不同的常见步骤包括 Ras 和 ERK1/2 的激活、c-jun 的诱导、c-myc

的持续表达、细胞周期蛋白 D_1 的诱导和 p27 ^{kip1} 的下调，都被证实不仅与增殖存在因果关系，且与许多系统的分化丧失存在因果关系，有时独立于增殖效应。因此，在甲状腺细胞中，一般的促分裂剂和通路（佛波酯和蛋白激酶 C 通路、EGF，以及小牛和猪细胞中 FGF 和蛋白质酪氨酸激酶通路）诱导增殖和分化表达丧失并不奇怪。cAMP 级联与这一般的概念完全相反。事实上，TSH 和 cAMP 诱导犬甲状腺细胞增殖并维持分化表达；TSH 可在相同的细胞同时诱导增殖和分化进程[301]。很容易将这明显的矛盾现象与 cAMP 依赖的促分裂通路的独特特征联系起来，如 Ras-c-jun- 细胞周期蛋白 D_1 级联激活的缺乏（甚至抑制），正如在犬和人甲状腺细胞中证实的那样。c-myc 甚至被 cAMP 抑制（在第一次非常短暂的诱导后）也可能阻止其

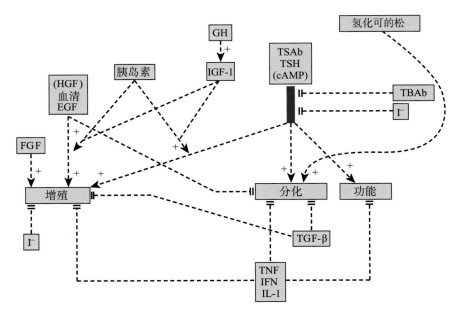

▲图 75-11　人甲状腺细胞主要生物学变量的主要调控

EGF. 表皮生长因子；FGF. 成纤维细胞生长因子；GH. 生长激素；HGF. 肝细胞生长因子；I⁻. 碘化物；IGF-1. 胰岛素样生长因子 -1；IFN. 干扰素；IL-1. 白细胞介素 -1；TGF-β. 肿瘤生长因子 -β；TNF. 肿瘤坏死因子；TSAb. 刺激甲状腺免疫球蛋白；TBAb. TSH 受体阻断性抗体；GH. 生长激素；cAMP. 环磷酸腺苷；→ +. 阳性对照（刺激）；—‖. 阴性对照（抑制）

在一系列细胞类型中观察到的去分化效应。也很有趣的是细胞周期蛋白 D₃ 特异地参与到了犬和人甲状腺细胞 cAMP 依赖的促分裂刺激[295]。我们的研究表明，在犬和人甲状腺细胞中，细胞周期蛋白 D₁ 或细胞周期蛋白 D₃ 的差别使用在数量和质量上影响 pRb 激酶 CDK4 的磷酸化位点的特异性[295]（图 75-10）。pRb 除抑制与细胞周期进程相关的 E2F 依赖的基因转录外，还通过直接与一系列转录因子（包括甲状腺细胞中 Pax8）相互作用，从而在诱导组织特异性基因表达中发挥积极作用[222]。在 TSH 级联中细胞周期蛋白 D₃ 的选择性使用，与一种更有限的 pRb 激酶活性相关，因而是否能允许保留某些 pRb 分化的相关功能仍有待研究。的确，与细胞周期蛋白 D₁ 和 D₂ 不同，细胞周期蛋白 D₃ 在体内的几种不活跃的组织中高表达，其表达不仅受促分裂因子刺激，也在与细胞周期蛋白 D₁ 抑制相关的几种分化过程中被诱导[302]。

现在，我们将考虑独特的 cAMP 依赖的促分裂通路，该通路似乎与生长因子使用的更普遍的机制重叠，涉及甲状腺细胞和一些其他器官（如垂体）的专门的分化程序[303]。在犬甲状腺细胞中，响应血清或生长因子的增殖特异性地消除了它们对 TSH/cAMP 作为一种促分裂刺激的应答能力[304]。同样地，在因生长因子机制的破坏而产生的低分化甲状腺癌中，生长的 TSH 依赖性通常被发现是丧失的，而且在来源于甲状腺癌的各种细胞系中，cAMP 和 PKA

的激活甚至抑制 CDK4 活性和细胞周期进展[305]。

1. 这些观点在体内的验证　上述这些观点在体内的有效性已经通过使用转基因小鼠模型被确立。HPV-16 的致癌基因 *E17* 在甲状腺的表达可封闭 pRb 蛋白，导致甲状腺生长和（部分去分化的）甲状腺功能正常的甲状腺肿[306]。腺苷 A₂ 受体在甲状腺的表达作为一种腺苷酸环化酶的组成性激动剂，诱导甲状腺生长、甲状腺炎和甲状腺功能亢进[221]。类似的，在表达组成性 Gₛ（激活腺苷酸环化酶的 G 蛋白）[307] 或霍乱毒素[266] 的小鼠中也获得了较弱的表型。甲状腺特异性敲除 R1α PKA 调节亚基（*PRKAR1A*，Carney 复合基因）诱发的 PKA 组成性的激活导致甲状腺功能亢进和滤泡性甲状腺癌[308]。相反，甲状腺中明显缺乏 CREB 的表达会引起显著的甲状腺功能减退，提示 CREB 及其通过 PKA 激活的磷酸化的关键作用[309]。在甲状腺中过度表达人 IGF-1 和 IGF-1 受体（TgIGF-1-TgIGF-1R）的转基因小鼠仅出现轻度的甲状腺增生，并对抗甲状腺药物的促甲状腺效应产生反应，同时维持一个相对较低的血清 TSH 水平。这提示这些甲状腺具有一定的自主性，如肢端肥大症的患者对内源性 TSH 有更高的敏感性[17]。然而，小鼠甲状腺 PTEN 缺失导致的 PI3K/PKB/mTOR 级联组成性激活足以导致甲状腺肿和最终发生的滤泡性腺瘤[20]。同样地，在人群中相对高的血清 IGF-1 水平与更高的甲状腺肿发病率相关[19]。小鼠甲状腺细胞特异性缺乏 Gq/G₁₁

（G 蛋白激活 PLCβ）不仅阻碍 TSH 刺激的碘化物有机化和甲状腺激素合成，也抑制 TSH 依赖的甲状腺肿的发展[310]。这种受损的滤泡细胞增生是否部分归因于一种直接的需求，即缺乏正常的伴随甲状腺炎的 VEGF 和血管生成的诱导，或另一种间接效应仍尚待明确。然而，这些小鼠的表型提示在 TSH 依赖的甲状腺炎中 PLC 发挥的作用至少是允许的。TSH 在人甲状腺细胞中激活 PLC[66]，激活作用甚至更强，但通常是由神经递质短暂地激活的[311]。此外，卡巴胆碱激活 G_q/PLC 可促进不含胰岛素或 IGF-1 培养的犬甲状腺细胞中 cAMP 依赖的有丝分裂[264]。值得注意的是，大鼠喉下神经切片也被报道损害甲状腺功能和 TSH 刺激的生长[312]。最后，正如 EGF 的体外效应所预测的，在小鼠甲状腺中通过一种组成性生长因子受体 RET/PTC 的表达或通过 *Ras* 和 *B-Raf* 的激活突变，诱导 Ras/RAF/MAPK 通路的组成性激活，导致甲状腺生长和甲状腺功能减退，以及后来的甲状腺乳头状癌[313]。

2. 大鼠甲状腺细胞系部分差异调控　"永生的"大鼠甲状腺细胞系（FRTL5、WRT 和 PC Cl3 细胞）对胰岛素 /IGF-1 反应良好，但是在单独使用时，它们对 DNA 的合成和增殖的影响差异很大，甚至在同一细胞系的不同亚克隆或重复细胞传代过程中差异也很大[237]。成纤维细胞生长因子在 FRTL5 和 PC Cl3 细胞刺激增殖而抑制分化表达[313-315]。相反，FRTL5 和 WRT 细胞对 EGF 的反应呈现 "衰老" 细胞形成的特征[237]。在我们的研究中，PC Cl3 细胞的增殖不受 EGF 和 HGF 的影响[237]。然而，这些细胞系已经被广泛用于说明 / 证实甲状腺致癌基因对信号级联、增殖、分化和转录的影响[316, 317]。条件性表达[318]或行动[319]避免几种选择假象。就 Ras-Raf-MAPK 和 PI3K-PKB 信号转导而言，结果往往与其他体内和体外模型相一致，这样能更好地理解甲状腺癌的生物学。目前已经存在新的潜在的 RET/PTC 效应因子的证据，如 Erk8[320]、Rap1[321]、EGF 受体[321, 322]和 β- 联蛋白[323]。

TSH/cAMP 促有丝分裂机制也已在 FRTL5 和 WRT 细胞进行了研究[237, 324]。TSH 和 cAMP 单独或与胰岛素 /IGF-1 联合诱导 DNA 合成和增殖的能力在 FRTL5 细胞的不同亚克隆中存在很大差异，这取决于培养基的差异或甚至取决于在同一实验室中该细胞系的 "衰老"[237]。使用 WRT 细胞的同一课题组的不同出版物中，由于 TSH/cAMP 可激活多种通路[325]或仅增强血清的效应而被认为是一种完全的促有丝分裂原[326]。然而，在不同的甲状腺系统中，参与生长因子和 IGF-1 发挥作用的信号级联很可能是保守的，正如在其他类型的细胞中普遍观察到的一样，cAMP 调控的细胞周期机制的逻辑在各种甲状腺体外模型中令人失望地表现出巨大的差异[237]。这些差异不仅仅反映出物种的差异[5]。TSH 和 cAMP 在大鼠甲状腺细胞系而非犬和人甲状腺原代培养中激活 p42/44 MAP 激酶[70, 237]。此外，在明显相似的大鼠甲状腺细胞系之间，或甚至在 FRLT5 细胞的不同亚克隆之间也观察到明显差异[237]。例如，PI3K-PKB 级联在 WRT 细胞中是由 cAMP 激活，而在 PC Cl3 细胞中却被 cAMP 抑制[328]。如在犬[285]和人甲状腺细胞[284]中，c-jun 在 FRTL5 细胞中被 TSH/cAMP 诱导，而在 WRT 细胞中被 cAMP 抑制[329]，可能反映出上游信号级联的主要差异，并且应该导致下游靶基因的差异表达，如细胞周期蛋白 D_1。细胞周期蛋白 D_1 的合成是一个公认的有丝分裂级联的终点，在 FRTL5 细胞和 PC Cl3 细胞中确实是由 cAMP 诱导，而在犬和人甲状腺原代培养中却被 cAMP 抑制[295]。相反，单独使用 TSH 下调 FRTL5 细胞中 p27 的表达，但不能下调 WRT 细胞中 p27 的表达[326]，而在犬和人甲状腺细胞中 TSH 上调 p27[295]。这些差异的原因仍不清楚。当某些信号特征导致选择性增殖优势时，可能已经在细胞系建立和连续培养期间获得并通过亚克隆稳定。另外，在犬甲状腺细胞和 PC Cl3 细胞中均观察到特异性细胞周期蛋白 D_3 需求[295]和 cAMP 依赖的、雷帕霉素敏感的 CDK4 磷酸化调节[78]。迄今为止，犬甲状腺原代培养系统中已经发现的许多机制都适用于正常人甲状腺细胞，但仍有很多机制有待明确[79]。大鼠甲状腺细胞中报道的新机制仍有待在正常人甲状腺细胞中证实。例如，据称参与 TSH/cAMP 依赖的有丝分裂的 microRNA 图谱在 PC Cl3 细胞和 FRTL5 细胞中完全不同[197]。

由于甲状腺中的细胞更新率非常低（成人每 8 年 1 次），因此凋亡的作用微弱。然而，在不同的情况下凋亡的作用可明显增加，如在体外和体内抑制一种重要的刺激后[330]。

第76章　甲状腺激素代谢和转运
Thyroid Hormone Metabolism and Transport

Donald L. St. Germain　Arturo Hernandez　著

刘爱华　译

要　点

- 甲状腺激素转运蛋白和脱碘酶在不同组织中，以及生命周期的不同阶段差异表达，因此可以对 T_3 作用进行严格的细胞特异性调控。
- 3 种脱碘酶由不同基因编码，在催化位点含有稀有氨基酸硒代半胱氨酸。
- 单一或多种脱碘酶基因缺陷小鼠模型的特性表明脱碘酶起到关键作用。包括在发育过程中调节 T_3，决定下丘脑 – 垂体 – 甲状腺轴的调节点，调节产热，对疾病、营养缺乏和压力进行反馈。
- 编码 3 型脱碘酶的基因是被标记的极少数基因之一，父系 3 型脱碘酶等位基因在发育过程中优先表达。
- 甲状腺激素转运蛋白 MCT8 缺乏会影响 T_3 进入脑，与存在严重智力障碍和其他神经系统缺陷的 Allan–Herndon–Dudley 综合征有关。
- 婴幼儿肝血管瘤和某些肿瘤高表达失活 3 型脱碘酶，可导致消耗性甲状腺功能减退症，这是由于 T_4 和 T_3 降解速率超出了甲状腺合成激素的能力。

甲状腺分泌甲状腺素（T_4）和三碘甲腺原氨酸（T_3），为这一激素轴的活动提供了一个整体"设定点"。但是其他激素，特别是肾上腺皮质和性腺来源的激素，对调节细胞摄取和代谢甲状腺激素及甲状腺激素血浆浓度有重要影响。这些"受体前"过程在细胞水平上也是 T_3 与甲状腺激素核受体结合的关键决定因素。因此，甲状腺激素在周围组织中的代谢途径是甲状腺激素发挥作用的重要调控机制。

甲状腺的主要分泌产物 T_4 在周围组织中经历一系列复杂的细胞内代谢，如图 76-1 所示。其中一些反应，如 T_4 通过 5' 脱碘形成 T_3，以及 T_3 脱羧及脱氨形成乙酸类似物 Triac，可导致甲状腺激素受体亲和力增加，促成具有更高生物能的化合物[1, 2]。其他反应可形成无明显活性的化合物，如 T_4 的 5- 碘化形成反 T_3（rT_3），或由酚环羟基共轭形成的硫酸化和葡糖醛酸化的 T_4 和 T_3[3, 4]。T_4、T_3 和 rT_3 的逐步脱碘，形成各种二碘和单碘甲腺素，最终形成脱碘甲状腺素（T_0）[5]。通常认为这些化合物大多没有生物活性或仅有少量生物活性。但是有一例外，即 3，5- 二碘甲状腺素（3，5-T_2）。在体外和体内动物模型中，已证明 3，5-T_2 可以增强线粒体呼吸作用[6]，对循环血脂水平、肝脏代谢和由于高脂饮食导致的胰岛素抵抗[7] 或 LDL 受体缺乏[8] 产生有利影响，对糖尿病性肾病具有保护作用[9]。这些有利影响在临床上是否安全有效至今尚不明确。

此外，给予实验动物不同剂量的单碘化合物 3- 碘甲状腺素（T1AM），可引起心动过缓、体温和代谢率急剧下降、记忆增强[10, 11]。这些效应与传统预期甲状腺激素的作用相反，一般认为是通过 G

蛋白偶联的微量胺相关受体或其他高亲和力分子靶点的非基因组机制产生[12, 13]。T1AM 是否由甲状腺分泌还是通过在周围组织中连续的碘化和脱羧形成仍然不确定[14, 15]。

图 76-1 中所示的酶促过程不是互相排斥的。实际上，单位点修饰碘甲状腺素分子可能会显著改变其对其他代谢反应的敏感性。例如，Tetrac 和 Triac 是比 T_4 和 T_3 更好的葡萄糖醛酸化底物[16]。乙酸类似物和硫酸化共轭物比天然化合物在肝脏和肾脏中的脱碘化更好[17, 18]。相反的，硫化的碘甲状腺素在某些器官中可有效地阻止进一步代谢，因为这些结合物对其他组织中表达的脱碘酶同工酶反应不佳[19, 20]。

一、激素动力学和产生

在 5′ 位上或 5 位上的脱碘化作用约占 T_4 日处理量的 80%，图 76-1 中所示的其他过程负责该化合物的剩余代谢[5]。然而这样的近似值可能低估了脱碘化和非脱碘化途径。这些反应的许多产物，包括 T_3 和 rT_3，主要存在于细胞内，可能在进入血浆之前就发生降解。因此，在人体动力学研究中很难仅通过血浆采样技术评估这些过程对甲状腺激素代谢的总贡献。例如，尿液中的大多数脱碘甲状腺素（T_0）是以乙酸类似物的形式存在[21]，表明脱氨在甲状腺激素代谢中起着比低水平的循环 Tetrac 和 Triac 更重要的作用。这种想法导致一种说法，即甲状腺激素代谢产物有可能贮存在组织中的"隐藏池"中[22]。

表 76-1[23-25] 提供了人体甲状腺激素产生和代谢的各种动力学参数的估算值[5, 26, 27]。T_4 结合蛋白的高亲和力，以及较高的生产率，说明其在血清中的浓度相对较高，同时拥有更长的血清半衰期。相比之下，T_3 和 rT_3 的血清浓度低得多，这是因为它们的生产率较低，代谢清除率更高，对 TBG 的亲和力也较低。此外，这 2 种三碘甲腺原氨酸主要分布在细胞内，因此它们的分布较 T_4 更广泛。

在健康的成人中，T_4 生产速度保持恒定，只有孕妇和老年人才会发生变化。尽管没有充分的文献记载，妊娠期间多种因素可导致 T_4 分泌增加，包括人绒毛膜促性腺激素对甲状腺的刺激、TBG 水平升高导致甲状腺外 T_4 增加、孕妇子宫和胎盘中 5- 脱碘酶活性增高导致 T_4 向 T_3 转化率增加[28, 29]。甲状腺功能减退妇女在妊娠期间需要将 T_4 替代治疗剂量增加 25%～50%[30]。尽管健康个体在 60 岁以后 T_4 的产生和清除率略有降低，但在 80 岁之前，仍可维持正常甲状腺功能，百岁老人游离 T_3 水平减低[31, 32]。因此，老年甲状腺功能减退患者的 T_4 治疗剂量降低，更多是由于慢性疾病和用药引起而不是衰老本身造成的[33, 34]。

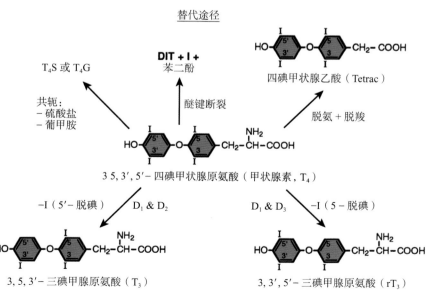

◀ 图 76-1　碘甲状腺素代谢途径
1 型和 2 型脱碘酶（D_1、D_2）催化 T_4 及其他碘甲状腺素底物脱 5′ 碘（或化学等效的 3′ 碘）。1 型和 3 型脱碘酶催化 5（或化学等效的 3）脱碘。一些不常见的反应通过其他酶促途径发生。如图所示，代谢物需要进一步脱碘，形成二碘甲状腺素、单碘甲状腺素和酪氨酸

表 76-1　人类正常甲状腺激素动力学

属　性	T_4^*	T_3	rT_3
总血清浓度（μg/dl）	8.1	0.11	0.012
游离血清浓度（ng/dl）	1.2	0.29	0.04
分配量（L）	10	35	90
代谢清除率［L/（d·70kg）］	1.2	24	111
血清半衰期（d）	7	1	0.2
生成或清除率［mg/（d·70kg）］	100	31	39

*. T_4 为甲状腺素；T_3 为 3, 5, 3′－三碘甲腺氨酸；rT_3 为反向三碘甲腺氨酸。换算系数：T_4. 1mg = 1.3nmol；T_3 和 rT_3. 1mg = 1.5nmol
引自 Chopra IJ. Nature, sources, and relative biologic signi-ficance of circulating thyroid hormones. In：Braverman LE, Utiger RD（eds）. The thyroid. 6th ed. New York：J.B. Lippincott, 1991, pp. 136-143；Chopra IJ：Simultaneous measurement of free thyroxine and free 3, 5, 3′-triiodothyronine in undiluted serum by direct equilibrium dialysis/radioimmunoassay：evidence that free triiodothyronine and free thyroxine are normal in many patients with the low triiodothyronine syndrome. Thyroid. 1998；8：249-257；and Faber J, Rogowski P, Kirkegaard C, et al：Serum free T_4, T_3, rT_3, 3, 3′-diiodothyronine and 3′, 5′-diiodothyronine measured by ultrafiltration. Acta Endocrinol. 1984；107：357-365.

二、脱碘和碘甲状腺素脱碘酶

60 多年前，人们首次认识到脱碘对甲状腺激素作用的潜在重要性。Gross 和 Pitt-Rivers 证明，尽管 T_3 比 T_4 更有效 [35]，但 T_3 在甲状腺中的含量却比 T_4 低很多 [36]，T_3 主要通过 T_4 在甲状腺外组织中转化而来 [37]。这一理论后来由 Braverman 及其同事证实，无甲状腺患者注射 T_4 后血清中可检测到 T_3 [38]。过去 50 年的研究证实了 5′ 脱碘过程和 5 脱碘过程的重要性，确定了这些酶促反应的生化参数，确定了影响脱碘酶活性的重要调控因子，以及确定了催化这些反应的蛋白质的关键结构 [39, 40]。

脊椎动物中存在 3 种脱碘酶同工酶，分别为 D_1、D_2 和 D_3。它们具有不同的催化特性、组织表达模式和调控机制 [41]。由这些酶催化的 5′ 脱碘反应和 5 脱碘反应，广义上可认为是激活和失活过程。

（一）生化特性

脱碘酶的生化特性见表 76-2。脱碘酶本质上

是氧化还原酶，能催化氢取代碘甲状腺素底物上的碘 [42-49]。目前还没有发现这些酶的其他催化特性，也没有发现其他已知酶具有脱碘酶活性。这些酶具有出色的底物特异性和精确的脱碘性 [20]。D_1 的独特之处在于它可以根据反应底物催化 5′ 脱碘或 5 脱碘 [20]。因此，D_1 仅有效作用于 rT_3 的 5′ 位置脱碘。相比之下，T_4 和 T_3 是该酶的弱底物，只有在被硫酸化的时候才能被脱碘。这一反应显著提高了它们的 5 脱碘率，并进一步降低它们对 5′ 脱碘的敏感性 [50]。这是一个相当矛盾的现象，通常认为 T_3 是在肝脏和其他表达 D_1 的器官中生成（将在本章中进行介绍），然而 D_1 将 T_4 转化为 T_3 的效率相对较低。

D_2 仅催化 5′ 脱碘，并且能非常有效地将 T_4 转化为 T_3 [20]。形成的 T_3 是 5′ 脱碘的弱底物，并且不会被该酶进一步代谢。相比之下，rT_3 是 D_1 和 D_2 的良好底物，常在研究中用以定量 5′-脱碘酶的活性 [20]。D_3 只催化 5 脱碘化，因此可将 T_4 和 T_3 分别转化为 rT_3 和 3, 3′-T_2，这些代谢产物对甲状腺激素核受体没有亲和力。

所有脱碘酶都需要一个还原硫醇辅助因子以高效催化循环 [43]。推测辅助因子可能在反应过程中形成的酶中间体来置换碘，从而再生成活性脱碘酶 [51]。在体外分析系统中二硫苏糖醇通常作为辅助因子加入组织匀浆或细胞亚组分。这种小的、非天然的四碳二硫醇能有效地支持所有 3 种酶的脱碘作用。破碎细胞制剂动力学数据表明，使用二硫苏糖醇作为辅助因子的 D_1 其 Michaelis-Menten 常数（K_m）约为 2.3μmol/L（对于 T_4 的 5′ 脱碘），而 D_2 和 D_3 在纳摩尔范围内显示出更低的 K_m 值（表 76-2）[43]。基于此分析，5′ 脱碘过程中，D_1 被称为高 K_m 酶，而 D_2 则被称为低 K_m 酶。然而，因为脱碘酶的动力学性质明显依赖于分析系统中使用的硫醇辅助因子，因此这种区别并不真实 [52, 53]。因此，当使用天然硫醇辅助因子谷胱甘肽或硫氧还蛋白时，可以获得纳摩尔浓度范围内 D_1 的 K_m 值，并且可能更准确地反映体内环境下的酶性质 [53]。不幸的是，完整细胞脱碘的辅因子仍是未知的 [54]，有证据表明谷胱甘肽和硫氧还蛋白可能不能发挥作用 [55]。因此，体外获得的动力学参数的生理意义仍不确定。

表 76-2　碘甲状腺素脱碘酶的特性

特　性	D_1	D_2	D_3
反应催化	5 或 5′	5′	5
基质偏好	5：$T_4S > T_3S >> T_3$、T_4 5′：rT_3、$rT_3S > T_2S >> T_4$	$T_4 > rT_3$	$T_3 > T_4$
K_m（DTT 作为辅助因子）	T_4S（5）：0.3 μmol/L rT_3（5′）：0.06 μmol/L T_4（5′）：2.3 μmol/L	T_4（5′）：1 μmol/L	T_3（5）：6 nmol/L T_4（5）：37 nmol/L
分子量（kDa）	29	30	32
硒代半胱氨酸	存在	存在	存在
同源二聚体	是	是	是
染色体定位（人类）	1p32～p33	14q24.3	14q32
位置	肝、肾、甲状腺、垂体、白色脂肪、脑	垂体、脑、棕色脂肪、骨骼肌、成骨细胞、甲状腺*、心脏*	胎儿、脑、皮肤、子宫、蜕膜组织、胎盘、胰腺 B 细胞
甲状腺功能减退症活动期	↓（肝、肾） ↑（甲状腺）	↑（所有组织）	↓（脑）
甲状腺功能亢进活动期	↑（肝、肾） ↑（甲状腺）	↓（多数组织） ↑（甲状腺）*	↑（脑）
抑制药类			
PTU	++++	+	+/-
硫代葡萄糖	++++	++	++
戊酸	+++	++++	+++

*.仅人类；DTT.二硫苏糖醇；PTU.丙硫氧嘧啶；T_4.甲状腺素；T_4S.硫酸甲状腺素；T_3.3,5,3′-三碘甲腺氨酸；rT_3.反向三碘甲状腺素；T_2S.3,3,3′-二碘甲状腺素硫酸盐

引自 Leonard JL, Visser TJ. Biochemistry of deiodination. In: Hennemann G (ed.), Thyroid hormone metabolism. New York: Marcel Dekker,1986:189–229; Jakobs TC, Koehler MR, Schmutzler C, et al: Structure of the human type I iodothyronine 5′–deiodinase gene and location to chromosome 1p32–p33. Genomics. 1997;42:361–363; Celi FS, Canettieri G, Yarnell DP, et al: Genomic characterization of the coding region of the human type II 5′–deiodinase. Mol Cell Endocrinol. 1998;141:49–52; Hernández A, Park J, Lyon GJ, et al: Localization of the type 3iodothyronine deiodinase (DIO3) gene to human chromosome 14q32 and mouse chromosome 12F1. Genomics. 1998;53:119–121; Leonard JL,Visser TJ, Leonard DM: Characterization of the subunit structure of the catalytically active type I iodothyronine deiodinase. J Biol Chem. 2001;276:2600–2607; Curcio–Morelli C, Gereben B, Zavacki AM, et al: In vivo dimerization of types 1, 2, and 3 iodothyronine selenodeiodinases. Endocrinology. 2003;144:937–946; and Leonard JL, Simpson G, Leonard DM: Characterization of the protein dimerization domain responsible for assembly of functional selenodeiodinases. J Biol Chem. 2005;280:11093–11100.

（二）抑制剂

除外催化性能不同，脱碘酶还对某些抑制剂表现出不同的敏感性[43]（表 76-2）。最值得注意的是 D_1 对抗甲状腺药丙硫氧嘧啶（PTU）的显著敏感性。PTU 通过与 D_1 的活性位点共价结合，形成不活跃复合体。值得注意的是，D_2 和 D_3 对 PTU 的抑制作用不敏感。相关的硫代尿嘧啶碳－联苯咪唑和甲巯咪唑对脱碘无抑制作用[51]。

金化合物如金硫磺葡萄糖，可以抑制这 3 种脱碘酶同工酶，D_1 再次显示对抑制的高敏感性[56-58]。其他影响甲状腺激素代谢的药物包括碘化对比剂碘帕酸（Telepaque）和碘酸钠（Oragrafin）。这些小的酚类化合物作为底物类似物，竞争性抑制 3 种脱碘酶[59]。迄今为止，尚未发现 D_2 或 D_3 的选择性抑制剂，这种情况大大限制了对其生理作用的实验研究。

（三）组织内表达方式

脱碘酶一个有趣特征是其在组织中的表达方式（表 76-2）。D_1 可在肝、肾、甲状腺和垂体中高表达，而在脑和白色脂肪组织中含量较低[20, 60-62]，相反，D_2 在垂体和褐色脂肪组织中（啮齿动物中）含量最高，在中枢神经系统中也大量表达[20]。原位杂交和免疫组化研究表明，D_2 在脑中仅在星形胶质细胞的某些亚群表达，如下丘脑第三脑室的单核细胞，这表明它们是产生 T_3 的主要部位[63-65]。在活性测量或 mRNA 转录的基础上，D_2 可在心脏、骨骼肌、甲状腺[58, 66, 67]，以及冠状动脉平滑肌细胞、成骨细胞和骨髓脂肪中表达[68-70]。

在成年哺乳动物中，D_3 主要在大脑中表达，此外皮肤和胰腺 B 细胞中也大量表达[71-73]。因此，大脑是唯一表达 3 种脱碘酶的组织，尽管它们通常分布在不同区域、不同细胞类型。因此，与神经胶质细胞仅表达 D_2 相反，D_3 主要表达在神经元中[74, 75]。某些病理条件下也会诱导 D_3 表达（请参阅本章后面的"禁食和疾病"部分）。

最后，如下文所述，脱碘酶在妊娠和发育过程中的表达至关重要，D_3 可在子宫、胎盘和一些胎儿组织包括眼和耳蜗中高表达[76-79]。

（四）结构特征

我们已从分子克隆实验中推断出脱碘酶的重要结构特征[80]。所有脱碘酶的分子量为 29～32kDa，含有具同型二聚体功能的硒蛋白[47-49]，并且含有未经修饰的氨基酸硒代半胱氨酸作为催化裂隙中的反应性残基（图 76-2）[81]。该氨基酸对酶活性的重要性已通过半胱氨酸取代硒代半胱氨酸的实验证明。这种替代可将突变蛋白的催化效率降低到天然酶的 1% 以下[82]。在 D_3 中，半胱氨酸突变体还表现出不同的底物偏好[83]。值得注意的是，硒代半胱氨酸取代抗 T_4 单克隆抗体中丝氨酸残基，使蛋白质脱碘酶活性具有类似于 D_1 的催化性质，包括对 PTU 抑制的敏感性[84]。

硒代半胱氨酸对脱碘的重要性很可能因为它在生理 pH 下被电离，因此它比半胱氨酸具有更强的亲核力[85]。硒代半胱氨酸与脱碘酶和其他硒蛋白的结合发生在翻译过程，并由 mRNA 的 3′-非翻

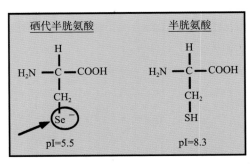

▲ 图 76-2　硒代半胱氨酸和半胱氨酸的结构比较
硒代半胱氨酸在生理 PH 下电离，这可能有助于提高脱碘酶的催化效率

译区中特定的茎环结构（称为硒代半胱氨酸插入序列）引导[86]。独特的 tRNA［Sec-tRNA（Sec）］、特定的 RNA 结合蛋白，以及专门的延伸因子是高效合成硒蛋白所必需的[87, 88]。

在早期的研究中，人们认为 29kDa（p29）非丝氨酸蛋白与 Dickkopf 蛋白家族成员（Dkk3）序列几乎相同，是 D_2 的底物结合亚单位[89]。但是，随后的研究表明，p29 蛋白与 D_2 活性或甲状腺激素稳态无关[90, 91]。

3 种脱碘酶同工酶的氨基酸同一性小于 30%。但是，硒代半胱氨酸和保守的组氨酸残基区域存在高度同源性（图 76-3A）。这些区域分别与硫氧还蛋白折叠家族和 α-L-艾杜糖醛酸酶具有明显的结构相似性[92]。基于这些结构的同源性，Callebaut 及其同事[92] 进行了诱变研究，进一步定义了脱碘酶同工酶的结构-功能相关性，包括识别 D_1 活性催化位点中关键的丝氨酸残基，该残基表现出对 PTU 的敏感性[93]。

此外，所有的脱碘酶都具有 N 端疏水区域[94]，亚细胞分级研究证实这些酶是完整的膜蛋白[95, 96]。这些研究及表位标记酶的荧光显微镜检查已证明 D_2 位于内质网[95, 97]。转染细胞中的表位标记研究显示，D_3 位于质膜中[98]。最近，免疫电子显微镜观察到，天然酶表达于下丘脑轴突曲张体的致密囊泡中，在低氧应激条件下被转运至细胞核[99, 100]。D_1 在不同组织中的位置可能有所不同，在肾上皮细胞中位于基底外侧质膜上[101]，而在肝脏中似乎位于内质网（Pallud，Croteau 和 St. Germain，未发表结果）。Friesema 及其同事[102] 的研究表明，当特定的甲状腺激素转运蛋白与脱碘酶在培养细胞中共表达

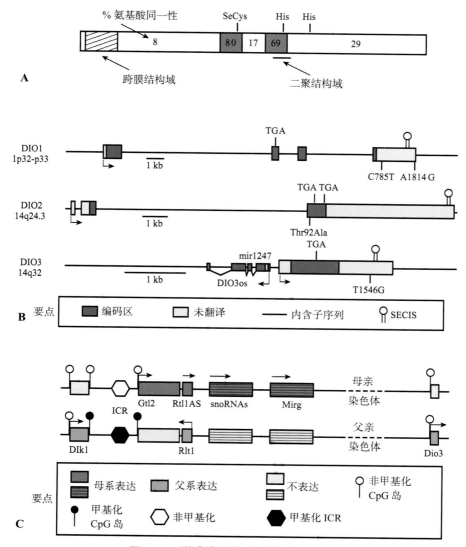

▲ 图 76-3　脱碘酶蛋白质和基因的结构特征

A. 这些蛋白质由 257～278 个氨基酸组成，预测分子量为 29～32kDa。在这 3 种亚型中，氨基端附近的疏水跨膜结构域、硒代半胱氨酸残基（SeC）和催化活性必不可少的两个组氨酸（His）都是保守的。3 种同工酶不同部位氨基酸同一性的百分比如图所示。硒代半胱氨酸和一个组氨酸周围区域发现高度同源性。图中显示了 D_1 的二聚结构域。B. 显示了基因结构包括编码硒代半胱氨酸的 TGA 密码子的位置及位于 3′ 非翻译区的硒代半胱氨酸插入序列（SECIS）的编码区，以及每个基因的多态性。如图所示，*DIO3os* 是指从 *DIO3* 基因座中相反 DNA 链表达非编码转录本的基因，包括一个称为 mir1247 的预测 microRNA 序列。C. 在小鼠第 12 号染色体 Dlk1-Dio3 印迹结构域的结构特征（人类位于染色体 14q32）。双亲染色体如图。母系和父系染色体上的印迹控制区（ICR）和 CpG 岛部分甲基化的改变，在一定程度上决定了基因表达的模式。snoRNA 和 Mirg 分别指小核仁 RNA 和 miRNA 基因（C 改编自 Charalambous，M, Hernandez，A: Genomic imprinting of the type 3 thyroid hormone deiodinase gene: regulation and developmental implications. Biochimica et Biophysica Acta. 2013；1830：3946-3955.）

时，这 3 种脱碘酶的催化效率可显著增加。该发现表明这些酶的活性催化位点位于细胞内。

（五）调节

脱碘酶受多种激素、生长因子、环境及营养因素的调节[11]。其中最主要的是甲状腺激素本身。甲状腺状态的改变可引起酶活性的剧烈变化（图 76-4）。甲状腺功能减退症与 D_1、D_3 水平显著降低有关，而 D_2 活性则增加数倍。甲状腺功能亢进症发生相反变化。这些变化源自翻译前和翻译后机制。最显著的是，甲状腺功能亢进状态下 D_1 和 D_3 mRNA 表达升高[57, 103]，D_2 mRNA 表达降低[58]。甲状腺功能亢进还通过 D_2 蛋白泛素化致使 D_2 活性快速下调[104, 105]。还可引起酶的二聚结构发生可逆

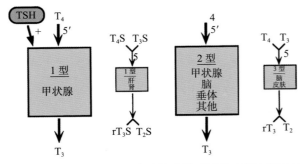

▲ 图 76-4　显示了甲状腺功能减退时甲状腺激素代谢的自动调节，可能发生在碘缺乏时

甲状腺 D_1 的活性受 TSH 刺激。尽管该酶在将 T_4 转化为 T_3 方面效率相对较低，但在甲状腺的高 T_4 环境中，有助于增加 T_3 的合成和分泌。同时，甲状腺外组织中 D_1 活性降低，从而降低 T_4 和 T_3 通过硫酸化类似物的 5- 脱碘降解。在表达该酶的所有组织中 D_2 活性均增加，从而增加了甲状腺和周围组织中 T_4 转化 T_3 的比例。最后，D_3 活性降低，再次减少 T_4 和 T_3 通过 5- 脱碘酶的降解。这些变化的最终结果是增加 T_3 相对产生率，降低 T_3 降解，从而在 T_4 供应减少时保持循环和组织的活性激素水平

构象变化，导致可逆的酶活性丧失，同时也导致蛋白酶体降解[106]。人类 D_1 mRNA 的 3' 非翻译区域是 micro-RNA MiR-224 的靶点，可催化诱导 D_1 失活[107, 108]。此外，内质网在应激环境下，D_2 蛋白的合成受损[109]。脱碘酶转录控制所涉及的分子机制方面已取得相当大的进展，Gereben 及其同事已作出综述[80]。Simonides 及其同事[110] 发现了有趣的结论，即缺氧可诱导 D_3 在几种细胞培养系统及缺血性心肌中表达。

在甲状腺中发现了调控脱碘酶活性的其他重要因素，其中促甲状腺激素和甲状腺刺激免疫球蛋白可同时刺激 D_1 和 D_2 活性[67]。在棕色脂肪组织中，寒冷[111]、胆汁酸[112] 或侧脑室注射瘦素[113] 可明显刺激 D_2 活性；在肝脏中，营养缺乏、糖尿病、肿瘤坏死因子和其他细胞因子会降低 D_1 活性（另见本章后面部分）[103, 114, 115]。此外，大脑中 D_2 活性表现出明显的昼夜变化[116]。尽管其生理意义尚待确定，但在某些季节性繁殖物种中，中枢神经系统中 D_2 和 D_3 活性的节律变化（可能是由褪黑激素介导的）[117]，似乎是对光周期及青春期下丘脑 - 垂体 - 性腺轴成熟的变化作出反应[118, 119]。

（六）遗传因素

如表 76-2 所示，3 种脱碘酶亚型在哺乳动物中由 3 个不同基因编码，在人类位于染色体 1（D_1）和 14（D_2 和 D_3）上[44-46]。尽管它们的遗传结构看起来相对简单，分别仅包含 4 个、3 个和 1 个外显子（如图 76-3B）[44, 120, 121]，但可以产生令人惊讶的复杂影响[122, 123]。

最值得注意的是，人类和啮齿动物中编码 D_3 的基因是 14q32 染色体（人类）1-Mb 区的一部分，称为 DKL1-DIO3 结构域，其中包含多个母系和父系印迹基因，以及最大的 microRNA（miRNA）基因组（如图 76-3C）[124]。作为该结构域的一部分，Dio3 基因在啮齿动物的发育过程中具有父系印记，并且该基因也表达反义 DNA 链上编码的反义非编码转录本[123]。这种基因组模式和 D_3 表达模式经常见于发育中重要的基因[125]。值得注意的是，Dlk1-Dio3 结构域在小鼠多能干细胞和诱导多能干细胞中被激活[124, 126]。此外，该区域 miRNA 与许多病理相关，包括恶性肿瘤，可作为生物标志物和（或）预后的预测因子[127, 128]。这些关于甲状腺激素代谢和作用的有趣现象的意义尚待确定[129]。

（七）基因敲除小鼠模型

为了加深对脱碘酶生理作用的理解，我们已建立每种亚型的基因敲除模型并了解其部分特征（表 76-3）[130-137]。D_1 基因缺陷小鼠无一般表型异常，但血清 T_4 和 rT_3 水平轻度升高，同时粪便碘甲状腺素和尿碘的排泄发生显著变化[130]。D_2 缺陷型小鼠在受保护的实验室环境中存活和繁殖。但是，突变体可观察到听力[133]、产热[138]、神经认知受损[134]，可能会导致野外环境死亡。这些动物还表现出 T_4 和 TSH 水平升高，并对 T_4 的反馈作用表现出显著的选择性抵抗，表明 D_2 在垂体甲状腺调节中的重要性[131, 139]。这与 TSH 水平正常的 D_1 缺陷小鼠形成对比[130]。说明垂体中表达的 D_1 不参与 TSH 调节。D_2 缺陷的小鼠还具有胰岛素抵抗，并且易发生饮食诱导的肥胖，当小鼠保持热中性（即 30℃）时，这种特征会加剧，反映出它们的产热能力降低[140, 141]。

D_1 和 D_2 基因缺陷小鼠模型中，一个引人注目的发现是其血清 T_3 水平是正常的[130, 131, 142]。实际上，在杂交产生 D_1 和 D_2 联合缺乏的小鼠中，血清 T_3 水平仅轻度降低[143]。这一发现既出乎意料，又

表 76-3　脱碘酶基因敲除小鼠的表型特征

D_1 缺陷小鼠[93]
- 能存活
- 正常增长
- 正常生育
- 成年血清 T_4 和 rT_3 升高，血清 T_3 和 TSH 正常。促进粪便排泄内源性碘甲状腺素

D_2 缺陷小鼠
- 能存活[94]
- 雄性生长缓慢[94]
- 正常生育[94]
- 血清 T_4 和 TSH 升高，血清 T_3 正常[94]
- 垂体 T_4 抵抗[94]
- 产热受损[95, 96]
- 听力受损[96]
- 轻度神经认知障碍[231]
- 胰岛素抵抗[140]
- 饮食诱发的肥胖易感性增强[140]

D_3 缺陷小鼠[99, 100]
- 围产期死亡率增加
- 明显的生长迟缓
- 雄性和雌性的生育能力受损
- 围产期甲状腺功能亢进
- 成年中度甲状腺功能减退
- 甲状腺、垂体和下丘脑反应性受损
- 视网膜发育受损[78]
- 听力受损[147]

难以解释，因为周围组织中的 5′ 脱碘被认为提供了人体 80% 的 T_3、大鼠 45% 的 T_3、其余则直接从甲状腺分泌[41, 144]。鉴于 D_1/D_2 联合基因敲除小鼠已证实缺乏所有 5′ 脱碘能力，很明显，至少在啮齿类动物中，甲状腺产生和分泌的 T_3，可能与 D_1 缺乏引起的 T_3 清除率降低相结合，当所有组织无法将 T_4 转换为 T_3 时，可以补偿并维持血清 T_3 水平基本正常。既往人们认为 D_1 在甲状腺中高表达，并且是产生 T_3 的关键，而该结果的一个令人惊讶的推论是，D_1 缺乏似乎并未显著损害啮齿动物甲状腺的 T_3 分泌[144, 145]。这表明在生理条件下，D_1 主要充当"清道夫"酶，阻止甲状腺、血液和组织中的次要碘甲状腺素（rT_3、T_2s、T_1）和硫酸盐衍生物的积聚[143]。

最近有报道称，人类能够代偿 5′ 脱碘能力部分受损。虽然到目前为止没有发现人类脱碘酶基因突变，但 Dumitrescu 及其同事[146] 已研究了硒代半胱氨酸插入序列结合蛋白 2（SBP2）部分失活突变的 2 个家族，这对于硒蛋白（包括脱碘酶）的合成是必不可少的[87]。受累的个体表现出身材矮小和骨龄延迟，同时血清甲状腺激素水平轻度异常，包括总 T_4 和 rT_3 水平升高[146]。值得注意的是，血清总 T_3 水平仅轻微降低，而 TSH 水平处于参考范围的上限，并且证实存在 T_4 抵抗，而不是 T_3 抵抗。如上所述，这些发现与在 D_1 和 D_2 联合缺乏的基因敲除小鼠中观察到的非常相似。实际上，在患病患者的皮肤成纤维细胞培养发现 D_2 活性缺乏。

缺乏 D_3 的小鼠表现出最严重表型，可能是由于该酶在发育期十分关键。观察到的异常包括围产期死亡率升高、发育迟缓、生育受损、听力和视网膜视锥细胞发育受损，以及围产期（短暂性甲状腺功能亢进）和成年期（中度甲状腺功能减退）全身甲状腺激素水平改变[78, 136, 137, 147]。D_3 缺陷的成年小鼠中，甲状腺轴各层面均出现多种异常，包括甲状腺对 TSH 的反应受损和垂体对 TRH 的反应受损。甲状腺功能减退时，下丘脑 TRH mRNA 的产生和垂体 TSH 的产生也明显受损。其中许多异常与人类妊娠期间母体甲状腺功能能亢进控制不佳生出的婴儿[148, 149] 或啮齿动物在围产期应用大剂量甲状腺激素治疗相似[150, 151]。这些发现表明，在发育过程中，通过 D_3 严格控制甲状腺激素水平对于甲状腺轴的正常发育至关重要。

三、碘甲状腺素代谢的替代途径

除碘化外，碘甲状腺素还通过其他多种机制代谢[152]。在这方面，酚环羟基与硫酸盐或葡糖苷酸的结合可能是甲状腺激素代谢的第二大机制[20]。硫酸化和葡糖醛酸化反应是失活反应，因为形成的化合物没有活性，不与甲状腺激素核受体结合，可被 D_1 迅速代谢或排泄[4, 20]。然而，硫酸化是一个可逆的过程，这一过程通过组织硫酸酯酶或肠道中细菌硫脂肪酶的代谢作用实现[153]。因此甲状腺功能减退大鼠注入 T_3 硫酸盐（T_3S）后，可表现出约 20% 天然 T_3 的类甲状腺活性，这是由于该活性激素被释放[154]。

许多组织细胞胞质中的磺基转移酶对硫酸碘甲状腺素结合物的形成起催化作用。在大鼠组织匀浆中，3,3′-T_2 和 3,3′-T_3 是硫酸化的最佳底物[50]。尽管介导碘甲状腺素硫酸化的酶尚不确定，但已在体外实验证明，人体肝脏和肾脏中发现的苯酚磺基转

移酶具有这种活性[155]。目前已经建立了各种硫酸碘甲腺原氨酸盐的灵敏和特异的放射免疫分析法，证实正常成人血清中可检测到非常低水平的 T_3S、rT_3S 和 T_4S[50]。这些低的循环水平可能反映了 D_1 对这些化合物的快速代谢。这篇论文的证据来自动物和人类实验，使用 D_1 活性抑制药如 PTU 或碘酸，都会导致血清和胆汁中碘甲状腺素磺基琥珀酸结合物水平显著增加[156, 157]。在 D_1 活性低或受损的其他情况下，如胎儿期、甲状腺功能减退症或非甲状腺疾病中，无论是从绝对值还是相对于天然、未结合的碘甲状腺素，这些化合物的血清水平均升高[20]。迄今为止，尽管硫酸化似乎是降解过程的重要组成部分，但其在甲状腺激素中的生理作用尚未明确定义。

碘甲状腺素的葡萄糖醛酸化后分泌到胆汁中是碘甲状腺素清除的另一代谢途径。然而人类研究表明，该途径在肝脏 T_4 总清除率的占比不到 1%，血浆中仅存在微量的葡萄糖醛酸化结合物[5, 158]。但是肾脏储存着大量的 T_4- 葡萄糖醛酸盐，可以被迅速解离，从而作为循环 T_4 的潜在来源[159]。

L- 氨基酸氧化酶和甲状腺激素转氨酶 2 种酶分别催化 T_4 和 T_3 脱氨基为其乙酸类似物四氯化碳和三乙酸[160]。然而，目前的证据表明，这些反应在正常人中只发生在有限的范围内。在体外实验系统中，Triac 具有与 T_3 相当的内在生物活性[160]，并且比 T_3 更具亲和力地结合到甲状腺激素受体的 B 亚型上[1]。将 Triac 注射到人或动物体内会产生显著的生理效应，然而，由于 Triac 通过脱碘和葡萄糖醛酸化快速清除和降解，因此需要相对大的剂量[161]。尽管 Triac 的半衰期很短，但它已经成功地用于治疗甲状腺激素抵抗状态[1]。与硫酸化结合物的情况一样，在 D_1 活性较低或受损的情况下，如禁食或用 PTU 或碘烷酸治疗[160]，Triac 及其结合物的水平增加。这些观察结果的生理相关性尚不确定，但考虑到 Triac 具有显著的内在活性，这一点可能很重要。如前所述，由甲状腺激素依次脱碘和脱羧形成的新化合物 3- 碘甲状腺原氨酸在某些物种中可能具有重要的生理作用，尽管其在人类中的作用尚不明确[162, 163]。

甲状腺激素代谢的最后一个机制是通过吞噬白细胞氧化分解 T_4 和 T_3 的醚键[164]。目前的证据表明，除严重细菌感染的特殊情况外，该途径是碘甲状腺原氨酸降解的次要途径。

四、甲状腺激素吸收进入细胞

甲状腺激素的非基因效应可能是细胞外隙中的激素通过与细胞表面受体结合而直接触发的[165]，这些化合物对基因转录及其他细胞事件的作用需要通过特异性转运蛋白将它们摄入细胞区室。因此，甲状腺激素在细胞中的代谢和作用部分取决于充足的转运蛋白的存在及其对不同甲状腺激素及其衍生物的亲和力[166-168]。下面所列出的蛋白质是转运蛋白家族的成员，这些转运蛋白包括有机阴离子转运多肽 OATP1C1、单羧酸盐转运蛋白 MCT8 和 MCT10、L 型氨基酸转运蛋白 LAT1（Slc7a5）和 LAT2（Slc7a8），以及胆汁酸转运蛋白 SLC10A1[166, 168]。

啮齿类动物脑组织中的脉络丛和毛细血管中 OATP1C1 的高表达，表明它可能在 T_4 跨血 - 脑屏障的转运中起作用。而在 OATP1C1 缺陷小鼠中，脑组织甲状腺激素稳态的变化已被发现[169]。MCT8 对 T_3 的亲和力高于 T_4，在大脑脉络丛和神经元细胞、肝脏、肾脏、心脏、胎盘及甲状腺中均有表达[168, 170, 171]。已知在胎盘和软骨细胞中，MCT10 对甲状腺激素转运发挥作用[171, 172]。LAT1 在胰腺、脂肪组织、肥大细胞、胎盘和睾丸中表达，而 LAT2 存在于发育期和成年人类的大脑、肾脏、肝脏和肠道中[166]。胆汁酸转运蛋白 SLC10A1 可能在肝脏摄取甲状腺激素的硫酸化衍生物以促进肝脏进一步新陈代谢中起重要作用[173]。

Allan–Herndon–Dudley（AHD）综合征患者的表型反映了甲状腺激素转运的重要性，该综合征与 X- 连锁 MCT8 转运蛋白的突变有关。男性患者表现出明显的神经系统表型，包括肌肉张力差、语言障碍和严重智力低下[174]。这些患者的髓鞘化功能缺陷与大脑中甲状腺激素作用降低有关[175]，甲状腺激素稳态的改变表现为血清 T_4、rT_3 降低及 T_3、TSH 升高[168, 176]。AHD 患者 *MCT8* 基因的遗传异常可以导致蛋白质截断，以及转运和细胞分布过程中蛋白质折叠、底物识别和开关机制发生异常[168, 176-178]。目前尚无针对 AHD 综合征患者的有效治疗方法，但正在探索不完全依赖 MCT8 转运至脑细胞的拟甲状腺素药物治疗方法[168, 179]。

鉴于其与 AHD 综合征的相关性，MCT8 已成为迄今为止研究最多的甲状腺激素转运蛋白。在其蛋白质结构中，某些组氨酸和半胱氨酸残基似乎对转运蛋白的功能很重要[180., 181]，在 *MCT8* 基因敲除小鼠中证实了该蛋白质在甲状腺激素稳态中的重要性。因此，*MCT8* 缺陷型小鼠概括了在 AHD 患者中观察到的血清甲状腺异常（参见上文）。研究发现，这些改变归因于肾脏和肝脏 D_1 活性的一系列复杂变化，下丘脑 - 垂体 - 甲状腺轴功能失常包括下丘脑和垂体对甲状腺激素的中枢性抵抗及甲状腺分泌功能异常[168, 170, 182, 183]。MCT8 在甲状腺细胞的基底外侧膜中表达，并对甲状腺激素从腺体转运至循环系统起到重要作用[184, 185]。尽管 *MCT8* 缺陷小鼠大脑中甲状腺激素含量降低并且 T_3 依赖基因的表达受损，这些小鼠出乎意料地没有表现出类似 AHD 患者的严重神经系统表型，据此推测，可能存在另一种甲状腺激素转运蛋白可以部分弥补 MCT8 的功能[168, 170]。

最近，在胎鼠和人下丘脑及缺乏 MCT8 和 3 种脱碘酶各种组合的遗传小鼠模型中，利用免疫组化方法研究了甲状腺激素的细胞转运与脱碘酶代谢之间的相互作用[99, 186-188]。结果表明，大脑中受基因调控表达的蛋白质存在时间和空间上的复杂性，这些变化至少部分归因于 T_3 的水平，不论 T_3 是 T_4 经 D_2 进行局部转化而来还是通过 MCT8 转运而来。这种高度协调的稳态过程可能对大脑发育和功能具有重要意义。

五、甲状腺激素代谢综合图

前面的讨论突出了甲状腺激素代谢的异常复杂性，以及其与调控细胞摄取激素影响因素的相互作用。这个复杂系统的两个关键特征是显而易见的。首先，碘化铬胺酸的吸收和代谢在不同器官甚至相同器官不同类型细胞中都有显著差异，甲状腺激素含量和作用可以调节生理过程中不同的代谢过程，并且以多种机制参与其中。其次，这些代谢过程，尤其是脱碘的速率受许多因素调节，这表明甲状腺激素代谢的改变对于适应机体内、体外平衡挑战可能很重要。

（一）甲状腺功能变化

可以列举这些原理的几个例子，首先从对甲状腺激素状态变化的反应开始。基础研究和临床研究表明，碘缺乏和（或）中度甲状腺功能减退的患者，即使伴有低甲状腺素血症，血清 T_3 水平仍然倾向于维持在正常范围内[189-191]。可能的因素包括甲状腺分泌相对高比例的 T_3，以及甲状腺外组织[192]中 T_4 向 T_3 转换比例增加（图 76-4）。这两种效果都是由于 5′ 脱碘率增加所致。因此，在甲状腺中，缺碘和甲状腺功能减退会刺激 TSH 升高，从而进一步刺激 D_1 和 D_2 mRNA 表达及活性[67, 191]。近期已经证实，甲状腺功能正常人群血浆中的 T_3 主要来源于外周组织中由 T_4 转化而来的 T_3，此过程由 D_2 介导[193]。同时 T_3 水平也会因 D_2 活性的增强而相对增多[58]。因此，T_4 将更有效地用于生产 T_3。另外，甲状腺外组织中 T_3 清除率降低。这种降低可能部分归因于甲状腺功能减退状态的甲状腺外组织中 D_1 和 D_3 活性下降引起的 5 脱碘作用减弱。这些甲状腺外机制的重要性，本质上是作为外周自体调节以帮助维持 T_3 水平的一种形式，因为可以向甲状腺缺如患者施以不同剂量的 T_4。因此，当给予低剂量的 T_4 时，循环中的 T_3/T_4 比率最高，并且随着完全替代至超生理剂量，该比率逐渐下降[189, 190]。非脱碘途径的变化也可能导致这种反应。这些代谢适应的主要作用是为了确保在甲状腺分泌功能受损时，最大限度地减轻循环中 T_3 水平的降低。

在 Graves 甲状腺功能亢进患者中，因为存在刺激甲状腺分泌的免疫球蛋白可以模拟 TSH 对器官的刺激作用，进而出现 D_1 和 D_2 mRNA 的表达和活性均显著增加[41, 194]。D_1 表达在外周组织中也升高（由于甲状腺毒性）。尽管 D_1 在将 T_4 转化为 T_3 方面效率相对较低，但最近已经证实，在 Graves 甲状腺功能亢进和结节性毒性甲状腺肿患者中，D_1 活性的显著增加是循环中 T_3 增多的主要原因[145]。甲状腺功能亢进状态下甲状腺 T_4 和 T_3 的产量显著增加，甲状腺外组织中 D_1 表达的增加似乎与血清 T_3 水平的增加是矛盾的。但是事实并非如此，与野生型甲状腺毒症小鼠相比，缺乏 D_1 的小鼠在应用大剂量 T_3 后会出现血清 T_3 水平升高和组织中明显的甲状腺毒症[130]。因此，甲状腺功能亢进动物体内肝脏和肾脏中 D_1 的表达增强，实际上可以减轻血清 T_3 的升高进而减轻甲状腺毒症的程度，可能由于该酶的 5 脱碘能力失活所致。

甲状腺功能减退和甲状腺功能亢进中，D_2 和

D_3 的活性变化具有其他作用。在表达这些酶的器官中，活性的改变确保了在细胞水平上 T_3 浓度的维持。因此，甲状腺功能减退大鼠中逐渐增加 T_4 干预剂量，在表达 D_2 的组织（如大脑皮层、小脑和棕色脂肪组织）中，使 T_3 达到正常水平所需的 T_4 剂量明显低于其他组织[195]。这可能由于 D_2 活性升高导致这些组织中 T_4 转化为 T_3 的速率增加。与此相反，甲状腺功能亢进状态时所伴随的大脑中 D_3 表达水平的增加，可能解释了为什么在这种异常情况下在该器官的大部分区域中观察到核 T_3 水平是正常的[196]。实际上，在没有 D_3 的情况下，大脑皮层中甲状腺毒症对分子间相互作用具有明显的影响[197]。因此，在甲状腺激素作用尤为关键的组织中，脱碘酶似乎起到了另一层面上的自我调节作用。

（二）发育

甲状腺激素对胚胎和围新生儿期婴儿的发育起着至关重要的作用，此时出现甲状腺功能减退会导致以严重神经系统受损为特征的克汀病[198]。然而，在发育过程中暴露于过量的甲状腺激素会促进胚胎组织的过早分化，因此也是有害的[199, 200]。在整个妊娠的大部分时间里，尽管哺乳动物胎儿羊水和血清中已被检测出游离甲状腺激素，但循环中总 T_4 和总 T_3 的水平极低[201, 202]。因此，子宫 / 胎盘单位的关键作用是限制母体大量的甲状腺激素进入胚胎，同时允许少量且适量的甲状腺激素到达发育中的胚胎[203]。上述改变是因为孕妇子宫[29, 204]和胎盘[77]上存在高表达的 D_3。虽然 D_2 也可在这些组织中表达，但是作用尚未明确[76, 205]。雌激素、孕激素和其他因子以复杂的方式调节子宫内 D_3 和 D_2 的活性[206, 207]。妊娠期间子宫 D_3 水平在胚胎着床后迅速并且显著升高，这是子宫蜕膜化反应不可或缺的一部分[206]。如上所述，孕妇子宫中，以及随后在胎盘中高水平的 D_3 并不会完全阻碍母体甲状腺激素的转移，因为足月甲状腺缺如患儿血清中 T_4 和 T_3 水平是显著升高的[208]。在胚胎 / 胎盘单位中，转运蛋白（如 MCT8）也可能在甲状腺激素稳态中发挥重要作用[209]。

大多数哺乳动物胎儿组织也表达脱碘酶，包括人类胚胎大脑[210, 211]，D_3 活性在发育的早期和中期占主导地位[76, 186]。其作用在于"保护"发育中的组织免于过早暴露于成人甲状腺激素水平中，因为 D_3 缺陷小鼠会出现视网膜和耳蜗发育受损[78, 147]。而且，D_3 缺乏对个体整个生命周期中大脑多个区域的 T_3 信号转导可能具有深远的影响，因为可能导致潜在的神经功能异常[212-214]。

在妊娠晚期和新生儿期，当胎儿自身甲状腺功能已经建立，5′- 脱碘酶的表达更加普遍。因此，D_2 在胎儿和新生儿大脑中的表达，对于维持组织的正常发育所需的 T_3 似乎至关重要[215]。对于耳蜗的发育，这一概念得到了直接验证。出生后不久的啮齿类动物，如果耳蜗中 D_2 无法被诱导表达，则会导致明显的听力障碍[133, 216]。因此，在该组织中先有 D_3 然后是 D_2 的顺序表达可用来协调耳蜗发育所需的适当 T_3 信号转导程度[147]。正如观察到的那样，D_2 敲除小鼠较发育期甲状腺功能减退啮齿类动物的神经表型症状相对较轻，因此，发育过程中大脑 D_2 的表达可能不是必需的，甚至可能不重要[134]。该研究表明，血清来源的 T_3 在神经系统发育中起到重要作用，因为血清 T_3 是发育中 D_2 敲除小鼠大脑 T_3 的唯一来源。

在发育过程中脱碘酶的有序、及时表达在低等物种中也至关重要，如在斑马鱼、变态中的蝌蚪及比目鱼中[217-220]。

发育过程中甲状腺激素代谢的一个重要方面与胎儿中循环的硫酸化碘甲状腺素水平很高有关，这很可能是由于发育过程中 D_1 水平低，以及这些代谢物不能被 D_3 有效降解这一事实所致[221]。这一观察结果使人们推测，胎儿 T_3S 可能充当了 T_3 的储库，并且会在妊娠后期通过组织硫酸酯酶的作用产生 T_3[222]。

（三）禁食和疾病

如第 89 章所述，无论是人类还是各种动物模型，在禁食和严重的全身性疾病期间，甲状腺激素代谢均发生了巨大变化。这些特殊状态引起的特征性改变是血清总 T_3 和游离 T_3 的水平明显降低，同时伴有 TSH 不适当分泌，水平正常或下降[14]。禁食的啮齿类动物和重症人群的血清 T_4 水平也会降低。循环甲状腺激素水平的变化伴随患者组织中 T_3 水平的降低[223]，急性疾病中这些变化的严重程度与死亡率密切相关[224]。甲状腺轴的这种普遍抑制现象被认为是身体的适应性改变，这种改变使人类和啮齿动物的基础代谢率（BMR）显著下降[225, 226]，从而减少了蛋白质和脂肪的分解代谢[227, 228]。

构成甲状腺轴这种反应基础的触发机制和体内平衡机制很复杂，尽管历经多年研究，目前仍然知之甚少，但是，疾病引起的细胞因子水平的升高（如白介素 6）似乎起到了一定作用[229]。已知脱碘酶在维持外周和组织甲状腺激素水平中起到重要作用，这些酶的表达和活性的改变对这些疾病的发展具有重要意义[229]。营养不良和疾病所致的血清和组织中 T_3 水平降低，至少部分归因于在人类和实验动物的肝脏、肌肉、心脏和其他组织中实验观察到的 D_1 和 D_2 活性降低和（或）D_3 活性增加[103, 224, 230–232]。与人类外周组织相反，在禁食或患病的啮齿动物中，下丘脑脱碘酶活性的变化相反，D_2 活性增加而 D_3 活性降低。据推测，这会导致大脑局部的 T_3 水平升高，从而抑制 TRH 升高，以及随后的 TSH 升高，否则血清 T_3 和 T_4 水平降低会导致 TSH 升高[233–235]。

但是，这些概念完全基于间接证据。例如，目前的禁食和疾病中外周血 T_3 产生率降低的概念主要来自在体动力学研究，该研究仅仅试图从血清学测定的角度来确定 T_4 和 T_3 的产生率和清除率[236]。不幸的是，此类研究倾向于曲解。因此，在仅有的两项研究中，通过给禁食的动物注射 $^{125}I-T_4$，并量化 $^{125}I-T_3$ 的量，T_4 转化为 T_3 的比例大约翻了 1 倍，而 T_3 的总产量未变[237, 238]。实际上，禁食状态下的甲状腺激素水平的下降是由于 T_4 和 T_3 在组织中的封存引起的，在组织中 T_4 和 T_3 可能通过其他途径代谢，并且不会与血浆激素库交换[238, 239]。

确定离体实验组织匀浆中脱碘率与全身甲状腺激素参数变化之间的因果关系尚需谨慎[224]。例如，在禁食的 D_1/D_2 敲除小鼠中观察到的血清 T_4、T_3 和 TSH 的变化基本上与禁食的野生型小鼠相同[239]，D_3 敲除鼠与野生型鼠在受到细菌感染后，均发生了程度一致的甲状腺功能正常的病态综合征[240]。

然而，值得注意的是，脱碘酶活性的变化可能会影响特定细胞或组织中 T_3 的利用度，这个因素在机体应对营养缺乏、缺氧、损伤或炎症的反应中很重要。例如，在小鼠急性心肌梗死的情况下，左心室重构与局部 D_3 激活和心肌细胞特异性甲状腺功能减退有关[241]。在肺部感染、坐骨神经病变和慢

性缺血中也观察到局部 D_3 激活[123]。相反，急性肺损伤（如气压伤引起的肺损伤）引起肺中 D_2 的活化，导致局部 T_3 产生增加，这似乎对限制肺损伤的程度很重要[242, 243]。

（四）产热与代谢

T_3 及其他甲状腺激素衍生物（如 3, 5-T_2 和 3-碘胸腺嘧啶）已通过基因组和非基因组机制诠释了其参与代谢率和产热的调控[163, 244]（见本章节后部分）。事实证明，D_2 是 T_3 发挥作用的重要调节剂，因此也是棕色脂肪组织和其他器官中产热的关键因素[132]。最近报道指出，D_2 在能量代谢途径中起到重要作用，在小鼠中，胆汁酸诱导棕色脂肪中 D_2 表达，通过结合特异性 G 蛋白偶联受体（TGR5），阻止饮食引起的肥胖和胰岛素抵抗[112 140]。这表明在热源组织中选择性诱导 D_2 在肥胖症和糖尿病治疗中可能具有治疗价值。在这方面，da–Silva 等[245]已证明，小多酚分子山柰酚可刺激人骨骼肌成肌细胞的 D_2 活性和能量消耗。

（五）硒的影响

营养性硒缺乏的实验动物存在脱碘酶活性和血清甲状腺激素水平的特征性变化[81]。最明显的变化发生在肝脏和肾脏，主要由于硒蛋白翻译受损导致 D_1 活性显著下降[246]。在硒水平比较保守的组织中，如甲状腺和大脑，脱碘酶的活性变化较小或根本没有变化[144, 247, 248]。因此，硒缺乏症患者血清甲状腺激素水平的变化与其他模型系统中观察到的 D_1 活性受损类似，即 T_4 水平增加，T_3、TSH 变化不明显[249]。在易患硒缺乏的人群中，循环甲状腺激素水平与前面所述一致[250, 251]。在这种情况下，饮食中硒的补充可以轻度降低 T_4 水平，适当升高 T_3/T_4，也表明 D_1 活性得以恢复。这种临床处理建议尚未达成一致。值得注意的是，最近在监护病房的重症脓毒症患者中进行的一项随机对照研究发现，补硒治疗对游离和总血清甲状腺激素水平没有直接影响，尽管患者的病死率似乎有所降低[252]。

值得注意的是，有报道显示，仅给予补硒治疗的硒、碘共同缺乏的个体，甲状腺功能减退会进行性恶化[253]。据推测，在这种情况下，D_1 活性的恢复会增强 T_4 代谢，从而使碘引起的甲状腺功能减退

状态恶化。因此，在这种情况下，需要同时补充碘和硒以恢复甲状腺功能。

（六）药物作用

已知许多药物会影响甲状腺激素的代谢，有的通过直接干扰酶促机制或改变其相应的调节机制影响代谢[254]。甲状腺功能亢进治疗方案选择时，PTU 抑制 D_1 活性的效应理论上优于甲巯咪唑。甲状腺功能亢进时，D_1 的表达增加，合并 T_4 的水平升高，可能会导致甲状腺中 T_3 的过量生产[145]。但是，只有在使用相对较高剂量的 PTU（> 1000mg/d）时才能产生上述效应。在治疗甲状腺功能亢进的常规剂量下，甲巯咪唑（每天 3 次，每次 10mg）实际上比 PTU（每天 3 次，每次 100mg）能更快使甲状腺功能恢复正常[255]。

如前所述，口服对比剂（如碘酸、碘酸钠）是所有 3 种脱碘酶的竞争性抑制剂。尽管它们现在很少在临床医学中用作诊断试剂，但是它们能够迅速降低循环中 T_3 水平的特点使其在治疗严重甲状腺功能亢进症中极为有用。例如，使用碘酸钠（每天口服 1g）治疗 Graves 病患者，开始用药 24h 可将血清 T_3 水平降低 58%，这一下降幅度远大于使用 PTU（200mg，每天 3 次）[256]或碘化钾饱和溶液（SSKI 每天 12 滴）的血清 T_3 水平下降幅度[257]。重要的是，开始治疗后 3~6h 内，血清 T_3 水平的迅速降低与心血管并发症的快速改善相关，对全身抵抗和心输出量产生了明显改善[258]。但是，由于这些药物中的碘含量很高，在治疗几天后降低 T_3 的作用可能逐渐减弱，同时增加加重甲状腺功能亢进的风险[257]。另外，严重的甲状腺毒症已得到充分控制时，停用这些碘剂，并务必同时加用 PTU 或甲巯咪唑破坏甲状腺的分泌。碘酸（每天 1g，共 13 天）已成功用于快速控制由胺碘酮诱发的严重甲状腺毒症的患者[259]（碘酸目前仅可从复合药房获得）。

相对中等剂量的普萘洛尔（80mg/d），通过竞争性抑制 5′- 脱碘酶活性而阻止 T_4 向 T_3 的转化[260]。在甲状腺功能亢进的患者中，这种药物可使血清 T_3 水平降低 20%~30%，而血清 T_4 会有轻微升高。其他常用的 β 受体拮抗药没有这种作用。无论是在 Graves 病患者[261]还是甲状腺功能正常的个体中，均已证实大剂量的糖皮质激素（如地塞米松 2mg，每天 4 次）可在 24h 内降低 T_3 水平[27]。这种现象为严重甲状腺毒症使用这些药物提供了一定依据。动物研究表明，这种作用部分由于 T_3 整体产生减少所致，实际上确实观察到地塞米松治疗的大鼠肝脏中 D_1 活性降低了[262]。此外，一些神经系统药物可使鼠大脑中的 D_2 活性降低[263]。

抗心律失常药胺碘酮是一种富含碘的化合物，它竞争性地抑制 T_4 向 T_3 的转化，从而出现血清 T_4 水平升高和血清 T_3 [264]适度降低。尽管通过监测血清 TSH 水平可能提示甲状腺功能正常，但是用药治疗后，随着药物代谢，大量碘的释放会导致甲状腺功能减退或甲状腺功能亢进，这时往往很难治疗[265]。

最后，一些卤化酚类化合物和其他有机污染物被归类为内分泌干扰物（如 PCB153）已被证明可以在各种体外和体内模型中改变脱碘酶的表达或活性[266-269]。

（七）脱碘酶在人类疾病中的新兴作用

尚未在人群中发现影响脱碘酶基因功能或表达水平的种系突变。但是，除此之外，一些疾病状态仍然与脱碘酶的活性变化有关。因此，有的人会因为存在 SBP2 RNA 结合蛋白失活突变所致 D_2 活性显著下降，进而致病[146]（请参阅上文）。另外，目前已经证实，存在刺激型 G 蛋白 α- 亚基激活突变的 McCune Albright 综合征患者，其甲状腺中 D_1 和 D_2 活性增加[270]。这些都为临床中这些患者经常出现的血清 T_3/T_4 比值升高、儿童期单纯 T_3 升高的甲状腺毒症提供了一种解释。5′- 脱碘酶的增加源于甲状腺内 cAMP 刺激 D_2 表达水平的升高[271]。

甲状腺滤泡细胞癌的转移灶中也观察到高水平的 D_1 和（或）D_2 表达，这些可以再次导致患者血清 T_3/T_4 比率增加[272, 273]。在广泛转移的患者中，高 T_3 血症会随着甲状腺素水平的升高逐渐进展[273, 274]。因此，为了避免甲状腺毒症，除了血清 T_4 和 TSH 外，还应监测血清 T_3 水平。在甲状腺高功能腺瘤的患者中也观察到 D_2 [275]和 D_1 [276]活性增加，这些也可能是出现甲状腺毒症的原因。

脱碘酶过表达在某些患有肝血管瘤的婴儿中最受关注，该病例存在异常高水平的 D_3 活性[277]。巨大的瘤体总存在"异位"D_3 高表达，造成 T_4 和 T_3

的清除率显著提高，以至于甲状腺合成能力不足，最终导致"消耗性甲状腺功能减退症"。因此，通常需要使用大剂量的甲状腺激素进行补充替代治疗，以维持这些患者的甲状腺功能正常。最近，1例患有这种疾病的3月龄婴儿成功地进行了肝移植治疗[278]。2例成人消耗性甲状腺功能减退症中，其中1例患有肝血管瘤[279]，另1例患有较大的腹部纤维瘤[280]。文献报道，垂体TSH腺瘤患者D_3高表达，这可能导致肿瘤对甲状腺激素的负反馈调节作用存在抵抗[281]。在乳头状甲状腺癌和其他肿瘤中也观察到D_3活性低下，其意义尚不确定，有人认为可能的原因是肿瘤中低T_3的环境有利于增殖[282, 283]。

目前，编码人类3种脱碘酶基因的多态性已经被报道（图76-3B），这些遗传变异与临床表现的相关性已经备受关注[284]。例如，Mentuccia等[285]发现了人类$DIO2$基因编码区的基因多态性，这可以导致92位非保守氨基酸由丙氨酸替换为苏氨酸（Thr92Ala，T92A）。研究表明，纯合型丙氨酸突变的患者骨骼肌中D_2活性降低[286]。一项研究发现，丙氨酸突变在印第安人和墨西哥裔美国人中很常见（等位基因频率分别为0.75、0.42），且与胰岛素抵抗密切相关，同时这些患者合并存在β_3肾上腺素受体Trp64Arg基因多态性，其与肥胖有关[285]。对胰岛素抵抗的协同作用也与过氧化物酶体增殖物激活受体2的多态性有关[287]。T92A多态性与糖尿病或肥胖风险之间的关联并不一致[288-291]，与高血压之间的相关性同样缺乏一致性[292-293]。在其他研究中，$DIO2$基因多态性与骨转换增加和股骨颈骨密度降低相关，与甲状腺自身免疫以及甲状腺功能减退患者L-T_4的替代量无关[294-296]。最后，人类$DIO1$基因3′非翻译区的基因多态性与老年受试者血清游离T_4、总T_3和游离T_3水平具有（3%～7%）相关性，统计学差异明显，与身体组分的变化之间的关系也是相似的[297, 298]。

六、总结

甲状腺外系统与下丘脑-垂体-甲状腺轴共同调控甲状腺激素的摄取、代谢和利用，从而影响外周组织中甲状腺激素的作用。这些代谢通路在不同组织之间的存在和活性及不同的发育时期都存在显著差异，因此T_3的含量存在器官及细胞类型特异性。这些受体前过程代表了重要的适应机制，有助于维持T_3稳态以应对环境应激和内部应激。了解这些过程有助于理解伴随各种甲状腺疾病和非甲状腺疾病的患者组织和血浆中甲状腺激素水平的变化，以及优化甲状腺功能减退症和甲状腺功能亢进症的治疗方案。进一步的研究可能会在酶学、调节重要代谢的转运体的生物化学、生理作用这些方面提出新的观点。

第 77 章　甲状腺激素的作用
Thyroid Hormone Action

Fredric E. Wondisford　**著**

邢　倩　王志云　**译**

要　点

◆ 虽然最近已经提出了许多甲状腺激素作用的新机制，但是甲状腺激素主要作用依然是通过改变靶基因的转录速率来起作用。

◆ 体外研究中对甲状腺激素作用的认识取得了诸多进展，但甲状腺激素调节在许多关键代谢途径中的重要性仍不清楚。

◆ 尽管甲状腺激素受体（thyroid hormone receptor，THR）亚型相似，但是对甲状腺激素抵抗综合征（thyroid hormone resistance syndrome，RTH）患者，以及最近发现的 THRα 突变患者的研究显示 THR 各种亚型具有不同的生理作用。

一、甲状腺激素的合成及分泌调控

第 75 章中讨论了甲状腺激素的合成和调节。甲状腺激素在下丘脑 - 垂体 - 甲状腺（hypotha-lamic-pituitary-thyroid，HPT）轴的调节中发挥重要作用，此处将对该轴的主要特征进行综述。甲状腺激素的水平一般通过以下几种调节机制维持在界定的浓度范围（生物学调定点）内。

① 通过下丘脑分泌促甲状腺激素释放激素（thyrotropin-releasing hormone，TRH）和垂体分泌促甲状腺激素（thyroid stimulating hormone，TSH）进行调节。

② 一般情况下，甲状腺主要进行甲状腺素（thyroxine，T_4）的合成。

③ 甲状腺激素对 TRH 和 TSH 产生负反馈抑制作用。

④ 在外周 T_4 转化为三碘甲腺原氨酸（triiodot-hyronine，T_3）。

⑤ 甲状腺激素进一步代谢及失活。

甲状腺激素属于酪氨酸衍生物，可由甲状腺合成并分泌到全身血液循环中。甲状腺激素的合成是在甲状腺球蛋白分子基础上完成，这种大分子蛋白质含有多个酪氨酸残基，酪氨酸碘化、偶联形成甲状腺素，甲状腺球蛋白被进一步酶解释放出游离 T_4。甲状腺激素的产生主要通过甲状腺激素受体（thyroid hormone receptor，THR）信号转导对 HPT 轴的负反馈调节来控制。人类遗传连锁研究表明，甲状腺激素产生过程的调控机制非常复杂，最多有 8 个基因位点参与了生物学调定点的建立[1]。HPT 轴调定点的一个明确调节因子是 2 型脱碘酶（type 2 deiodinase，D_2），人类 D_2 的多态性与调定点的改变相关[2]。然而，体内的情况更为复杂，机体内甲状腺激素水平不稳定，且随时间和季节不同而发生变化[3]。

体内分泌甲状腺激素的主要形式是 T_4，而 T_3 是由 T_4 在外周组织中脱碘后形成。由于 T_3 比 T_4 对 THR 亲和力更高，并且在某些组织中 T_3 的细胞

内水平高于 T_4，因此 T_3 被认为是细胞内甲状腺激素的主要活性形式。但是，尚需考虑到以下的实际情况，血循环中游离 T_4 的浓度明显高于 T_3，这将在一定程度上补偿其较低的 THR 亲和力。甲状腺也可分泌产生少量其他形式的甲状腺激素，这些产物是甲状腺素的代谢产物，包括 T_3、反三碘甲腺原氨酸（reverse T_3，rT_3）等。T_4 的总分泌量比其他任何形式的甲状腺激素都要高很多（超过 20 倍）。甲状腺也可能产生甲状腺素类似物，这种化合物可能构成完全独立于甲状腺激素 – 信号转导系统的一部分。目前已知最有效的甲状腺素类似物（3–iodothyronamine）在血液循环中水平似乎高于 T_3[4]。

控制甲状腺激素水平的负反馈调控主要通过 HPT 轴发挥作用（图 77-1）[5]。下丘脑室旁核合成 TRH，TRH 被释放到垂体门脉血管中，并刺激垂体前叶的促甲状腺激素细胞合成和释放 TSH。TRH 还可以调控 TSH 生物活性的性质，从而使 HPT 负反馈系统的机制更为复杂。释放到血液循环中的 TSH 可刺激大量 T_4 及少量 T_3 的合成和释放。循环中的甲状腺激素水平通过抑制下丘脑 TRH 前体基因、垂体前叶的 TSH α 亚基和 β 亚基基因及 TRH 受体基因的转录来阻断 TRH 和 TSH 的合成[6]。通过这些作用，血液循环中高水平的 T_4 和 T_3 抑制了激素的合成和释放，从而将游离甲状腺激素水平维持在一个狭窄和固定的范围内。

甲状腺激素的产生还受到其他因素的影响。例如，在炎症或疾病情况下，甲状腺激素合成和释放的速率通常会降低[7]。

二、甲状腺激素的外周作用

第 76 章讨论了甲状腺激素在外周的转运。血液中绝大部分甲状腺激素与蛋白质结合，血浆中甲状腺激素是其向靶组织分布的重要储存库。2 种主要形式的甲状腺激素（T_4 和 T_3）都是以与血浆蛋白结合的形式在循环系统中运输（图 77-2）。血浆中总 T_4 与总 T_3 之比约为 60∶1，高于最初甲状腺分泌时 T_4 与 T_3 之比的 20 倍。这是因为 T_4 比 T_3 更易与血浆结合，而 T_3 的清除率更高。循环中约 99.98% 的总 T_4 和 99.7% 的总 T_3 均与血清蛋白形成非共价结合，其中最主要的结合蛋白是甲状腺激素结合球蛋白，而另外 2 种结合蛋白，甲状腺激素结合前白蛋白和白蛋白的含量较低。仅少量的 T_3 与血浆蛋白结合，这意味着游离 T_4 高于游离 T_3，前者是后者的 4 倍。典型的血液循环中游离 T_4、T_3 水平分别约为 20pmol 和 6pmol。游离的甲状腺激素具有生物活性，并且可以进入靶组织。因此，激素与血浆结合蛋白的相互作用有助于确保激素在体内的持续转运。较高的激素水平通常与甲状腺激素的反应性增加有关。但是，周围组织对激素的利用率存在差异，这源于激素细胞运输和代谢转化的不同，包括 T_3 的合成、T_4 的降解及 T_3 向非活性形式的转化。这些途径的激活导致血浆激素水平与激素反应之间的相关性不是绝对的。

（一）甲状腺激素的细胞转运

甲状腺激素由特定的转运蛋白介导而转运进入细胞（图 77-2）。尽管早期实验模型研究发现甲状腺激素是亲脂性分子，可通过质膜扩散进入细胞，但目前已明确 T_4 和 T_3 转运进入细胞的主要方式为易化扩散，这种转运方式需要膜运输蛋白的被动扩散形式。虽然现已明确有几种涉及甲状腺激素

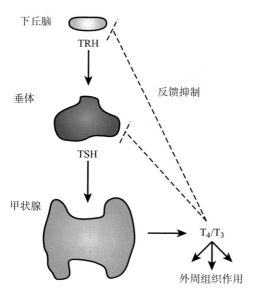

▲ 图 77-1　下丘脑 – 垂体 – 甲状腺轴对甲状腺激素产生的调节

甲状腺中甲状腺激素的产生受 TSH 的调控。循环中的甲状腺激素对周围不同的组织产生多种作用，同时对下丘脑和垂体前叶产生负反馈作用，从而抑制 TSH 的释放。TRH. 促甲状腺激素释放激素；TSH. 促甲状腺激素

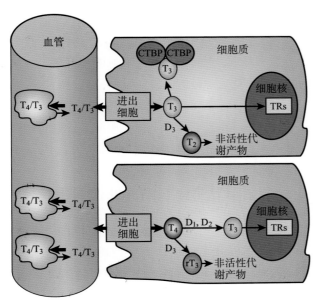

▲ 图 77-2　甲状腺激素的外周作用

显示了外周甲状腺激素可能的去路，甲状腺激素大多与血清结合球蛋白结合为复合物转运，游离 T_4 和 T_3 的浓度较低，甲状腺激素通过协同转运机制以主动吸收方式进入细胞，细胞内甲状腺激素有几种不同的去路，上层细胞代表 T_3 可能的细胞内去路，可能与 CTBP 二聚体螯合（尽管该复合物总体的重要性尚不清楚）转化为非活性代谢物，或进入细胞核与 THR 相互作用。下层细胞代表 T_4 的去路，它可能通过代谢性修饰激活形成 T_3 或转化为无活性的代谢产物。应当指出，D_1 和 D_2 的表达受转录调控，使该步骤成为甲状腺激素反应中的重要控制点。CTBP. 细胞质甲状腺结合蛋白；D_1. 脱碘酶 1；D_2. 脱碘酶 2；D_3. 脱碘酶 3

跨靶细胞质膜转运的蛋白质，但尚未确定这些转运蛋白和其他可能的转运蛋白与全部甲状腺激素进出细胞的定量关系，并且不同组织中各种转运蛋白的浓度差异很大。有潜在转运作用的蛋白包括几个不同的多基因家族成员，即单羧酸盐转运蛋白（monocarboxylate transporter，MCT）、有机阴离子转运多肽（organic anion transporting polypeptide，OATP）、L- 氨基酸转运蛋白、多耐药性相关蛋白、脂肪酸转位酶和 Na^+/ 牛磺胆酸盐共转运多肽。

最有代表性的甲状腺激素转运蛋白是 X- 连锁的 MCT8 亚型，其对于将甲状腺激素转运进入大脑很重要[8]。MCT8 基因失活突变的男性出现严重的神经系统缺陷（Allan-Herndon-Dudley 综合征），这表明神经元内 MCT8 依赖性甲状腺激素转运在大脑正常发育方面至关重要[9, 10]。但是，这些患者的神经系统变化与先天性甲状腺功能减退完全不

同，这表明 MCT8 可能在脑运输中的作用不仅仅局限于协助甲状腺激素的转运。MCT8 缺乏症的人类和模型出现的一个较为复杂、难以解释的变化是循环甲状腺激素水平的改变，包括低 T_4 和高 T_3。对体外培养细胞中 MCT8 突变体的分析表明，该突变消除了 T_3 的转运，这可能解释了循环中 T_3 水平的升高。尽管小鼠没有神经系统缺陷，但是其 MCT8 基因的靶向缺失导致甲状腺激素水平的改变，这与受影响的人类是相似的[11]。肝内的甲状腺激素水平正常，这表明其他转运蛋白在该组织中更为重要。

其他与转运密切相关的蛋白质，如 MCT10 也可以介导 T_4 和 T_3 进入细胞。MCT10 比 MCT8 转运效率更高，对 T_3 具有更高的亲和性，它在体内多种组织器官内表达，尤其是肝脏、肠道、肾脏和胎盘。另外，表达 OATP1C1 的细胞优先转运 T_4 和 rT_3[12]。该蛋白在大脑内广泛表达，尤其在甲状腺激素通过血 - 脑屏障的转运中发挥作用。目前，是否还有其他高亲和力或低亲和力的甲状腺激素转运蛋白可能在某些组织中起着重要的生理作用尚待确定。关于甲状腺激素转运出细胞的机制也知之甚少。显然，MCT8 和 MCT10 会增强甲状腺激素的摄取和转出，但是尚不清楚这些蛋白质是否是生理相关激素的输出载体，或是否存在其他的转运载体？

（二）脱碘酶

甲状腺以分泌 T_4 为主。T_3 和 rT_3 的分泌量有限，在特异性脱碘酶 D_1、D_2 和 D_3 的作用下，80% 以上的 T_3 和 rT_3 在外周组织产生，甲状腺素在 D_1 和 D_2 作用下其外环的 5′ 位置脱碘。由于 T_3 对 THR 亲和力高于 T_4，在 D_1 和 D_2 的作用下，T_4 可通过转化为 T_3 来增加甲状腺激素的活性。相反，D_3 作用下使甲状腺素内环的 5′ 位置脱碘从而降低激素活性，D_3 使 T_4 和 T_3 分别转换为 rT_3 和 3，3′-T_2，后 2 种激素在生理浓度下不会与核 THR 发生实质性相互作用。脱碘酶的表达和活性变化是甲状腺激素信号转导的重要控制点，它们会影响活性 T_3 的产生和生物效能[14]。通过比较 T_3 产生的速率表明，T_4 在生理浓度下，D_2 对 T_4 向 T_3 的转化可能比 D_1 更重要。此外，外界环境刺激也可以调节 D_2 的活性，从而催化某些组织 T_4 生成局部 T_3。例如，暴露于寒冷

的信号可增加棕色脂肪中 D_2 的表达，而导致细胞内 T_3 的增加，促进解偶联蛋白的诱导，从而导致产热增加。这些证据表明，D_2 对 T_3 激活 TR 十分重要。D_2 位于核周区域，以便 T_3 高效地转运到 THR。

D_1 的作用与 D_2 相似，但对其功能的了解不如 D_2 明确，D_2 催化 T_4 向 T_3 的转化显示出相对较高的 K_m 值（即酶以低亲和力与 T_4 底物结合）。甲状腺激素诱导 D_1 在肝和肾中高表达。尽管以前的模型表明 D_1 对调节外周循环的 T_3 很重要，但最近的模型表明 D_1 可能仅在甲状腺毒症的情况下对血浆 T_3 发挥作用，D_1 还参与其他形式的甲状腺激素（包括 rT_3）的 5′ 脱碘。

D_3 对于清除血浆中的 T_3 十分关键。因其在人胎盘中高表达，认为其对保护发育中的胎儿免受母体甲状腺激素的影响有重要作用。同时，D_3 在脑和皮肤中也有高表达。经常在重症患者及炎症状态下发现 D_3 水平升高，从而导致循环甲状腺激素水平下降。反之，T_3 水平的调节在细胞修复过程中也很重要[15]。另外，D_3 常在血管瘤肿瘤组织中过度表达，从而导致循环甲状腺激素水平明显降低。

（三）甲状腺激素的其他代谢途径

T_4 除 5′ 脱碘作用外，还可经其他修饰使激素失活。血循环中约 45% T_4 转换为 rT_3，35% T_4 转换为 T_3。T_3 和 rT_3 经过进一步的脱碘反应生成 T_4 衍生物，包括内环、外环所有可能的碘化及脱碘组合（3，3′-T_2、3，5-T_2、3′，5-T_2、3′-T_1、3-T_1 和 T_0），上述衍生物都无法与核 TR 特异结合。T_4 和 T_3 可在肝脏通过葡萄糖醛酸化而失活，随后分泌到胆汁中，或在肝脏和肾脏经硫酸化后从尿液中排出。大部分 T_4 分泌后迅速失活的事实已引起学者质疑，这些 T_4 衍生物是否具有某种功能可激活其他受体，或者可以作为不同活性形式的激素的代谢前体而发挥作用。在以下两种情况下，T_4 的其他代谢修饰确实会产生具有生物活性形式的激素。首先，甲状腺激素丙氨酸侧基团脱氨基产生 T_4 的乙酸衍生物四碘乙酸（tetraiodoacetic acid，Tetrac）和 T_3 的乙酸衍生物三碘乙酸（triiodoacetic acid，Triac），两者都是甲状腺腺体外代谢的独特产物。尽管它们约占循环甲状腺激素总量的 2%，但它们在肝脏中的含量很高，三碘乙酸约占总甲状腺激素的 14%。它与 THR 高

亲和力结合并充当有效的激活剂，同时也表现出对 THR 同工型偏好（它优先结合 β 型 THR），并且与细胞质甲状腺结合蛋白（cytoplasmic thyroid binding protein，CTBP）/μ- 晶体蛋白（μ-crystallin，CRYM）的相互作用较弱，表明它可能逃避了与这种蛋白的胞质结合。其次，甲状腺激素丙氨酸侧基经脱羧可产生胺类衍生物（甲状腺素类似物），类似于不同碘化形式的甲状腺激素。在甲状腺、中枢神经系统、脂肪和其他组织中均已检测到甲状腺素类似物，其与循环中的转运蛋白结合可产生的生理作用也已有报道[4]。

三、甲状腺激素的作用

甲状腺激素受体（TR）在全身各组织中普遍表达（图 77-3），研究明确发现，肝脏、心脏和大脑等靶器官表达的 THR 水平明显高于其他器官[16]。甲状腺激素是胎儿和儿童正常生长发育所必需的物质，且对成人的新陈代谢具有广泛影响。通过对小鼠基因敲除模型中基因表达模式的分析，证实 THR 介导了几乎所有的甲状腺激素反应，其中许多效应涉及基因表达的变化。甲状腺激素对基因表达的实

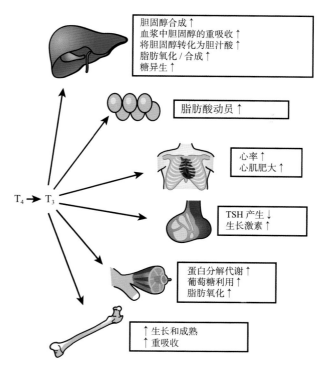

▲ 图 77-3　甲状腺激素的组织作用：甲状腺激素对不同组织的作用

际影响十分复杂，与此同时也存在着重要的基本原理[17]。克汀病和甲状腺功能低下的母亲分娩的婴儿出现的发育缺陷不能通过后天的激素替代治疗来实现逆转，但成人因甲状腺激素失衡引起的代谢紊乱可以通过调节甲状腺激素至正常水平来实现逆转。这意味着甲状腺激素必须在限定的时间窗内才能触发人体发育，但是参与代谢调节的基因仍然对甲状腺激素水平的改变敏感，并将基因表达与甲状腺状态持续偶合。对基因表达模式的考虑表明，某些基因在多种组织中被诱导（D_1 是一个例子），而其他的靶基因则以高度组织特异性和基因特异性的方式被调控。因此，甲状腺激素是某些基因的主要调控因子，但必须与其他因子协同作用才能诱导其他基因的表达。以下讨论甲状腺激素的特定作用。

（一）基础代谢率

甲状腺激素最重要的作用之一是改变多组织的基础代谢率（basal metabolic rate，BMR）。甲状腺激素刺激骨骼肌、肝脏、肾脏和肠道等部位，使其耗氧量增加（提示新陈代谢增强）[18-20]。BMR 的增加可能部分与线粒体活性和数目增加有关，但甲状腺激素如何介导这些效应的细节尚未明确。重要的是，甲状腺激素还可以诱导解偶联蛋白（uncoupling proteins，UCP）的表达，UCP 是线粒体膜蛋白，可通过利用质子梯度产热，而不是利用该梯度生成 ATP[21]。然而甲状腺激素与 BMR 增加并不是完全正相关。例如，甲状腺激素作用下，大脑大多数区域 BMR 无明显增强作用，甚至该激素还会抑制垂体的代谢活性。这些组织中的甲状腺激素受体是功能性的，表明甲状腺激素调节 BMR 的关键介质被阻断或缺失。

（二）肝脏

甲状腺激素对肝脏作用多种多样，在肝脏组织中是强有力的有丝分裂原，尤其是在成长中的动物中。甲状腺激素还影响多种代谢过程，如禁食反应的 2 个关键因素脂肪酸 β- 氧化和糖异生[22]。不仅如此，甲状腺激素还可以刺激脂肪合成、保护活性氧自由基所需的脂肪生成和 NADPH 生成相关酶的合成。由于脂肪氧化和合成往往不会同时发生，因此这些过程可能在空间或时间上是分开的，甲状腺

激素必须与其他信号转导机制协同调节这些作用。

甲状腺激素在啮齿类动物肝脏的胆固醇代谢中起着重要的调节作用。研究表明，患者在甲状腺激素过多和缺乏的状态下，很多物质的代谢途径也是通过甲状腺激素来调节的。甲状腺激素可诱导参与胆固醇合成酶的表达，但也会增加低密度脂蛋白（low-density lipoprotein，LDL）胆固醇受体的水平，从而促进胆固醇的吸收[23, 24]。同样，甲状腺激素会增加载脂蛋白 A_1，即高密度脂蛋白（high-density lipoprotein，HDL）的关键蛋白成分的合成，并增加 HDL 受体（SR-B1）的表达。因此，甲状腺激素过量可以通过 LDL 和 HDL 途径促进从血浆到肝脏的胆固醇通量增加。甲状腺激素还可以刺激胆固醇排出和胆固醇到胆汁酸的转化。这些机制共同阐释了甲状腺激素引起的血清胆固醇水平降低的原因，以及胆汁酸进入肠道所反应的反向胆固醇转运。

（三）脂肪组织

甲状腺激素可促进脂肪前体细胞分化为白色脂肪，并在实验动物幼鼠和细胞系的前脂肪细胞中诱导脂肪生成酶，同时发现甲状腺激素也可促进动物和人体的脂肪分解[25]。但是脂解作用占据主导地位时，才会在甲状腺毒症状态下出现脂肪净损失，反之甲状腺功能减退症时出现脂肪量的增加。甲状腺激素亦可刺激棕色脂肪组织中的适应性产热作用。在寒冷或暴饮暴食时，通过 D_2 的转录诱导增加了局部 T_3 的产生。因此，T_3 与交感神经系统分泌的去甲肾上腺素共同诱导解偶联蛋白，促进线粒体蛋白梯度产热。先前有报道表明，适应性产热仅对人类新生儿和小型哺乳动物的温度调节很重要，而最近的研究表明，棕色脂肪在成人中也可能发挥重要作用[26]。

（四）心脏和血管

甲状腺激素对心血管系统有多种影响[27]。其一是通过心脏收缩力和心率的增加来增加心输出量。甲状腺激素可以影响与心脏收缩有关基因的表达，例如，在舒张期调节钙再摄取的肌质网钙三磷酸腺苷酶 2（SERCA2）及 α- 肌球蛋白重链（α-myosin heavy chain，α-MHC），一种成人心脏收缩所必需

的快速 ATP 酶。与此同时甲状腺激素还可以抑制 β 肌球蛋白重链的表达，β- 肌球蛋白重链（β-myosin heavy chain，β-MHC）在胚胎心脏中表达，且在压力超负荷时可减少心肌耗能的慢速 ATP 酶。因此，过量的甲状腺激素可以导致房性心律失常和高输出量性心力衰竭。

（五）垂体

甲状腺激素抑制下丘脑 TRH 和垂体 TSH 的产生[5]，这种反馈回路对于维持正常的甲状腺稳态至关重要，但在疾病状态下可能会发生紊乱，正如前文其他章节所述。甲状腺激素还可刺激生长激素等因子的表达，并影响许多其他组织的生长及代谢。

（六）肌肉

甲状腺激素不仅可以加快肌肉分解代谢速度、增加骨骼肌能量消耗[15]，还可以促进肌肉中胰岛素敏感性葡萄糖转运蛋白的表达，并促进脂肪燃烧。这些作用可能有助于改善肌肉对胰岛素的敏感性。因此，人类 D_2 基因多态性与胰岛素抵抗相关，尽管这一发现仍存在争议[28, 29]。

（七）骨骼系统

甲状腺激素是骨骼正常生长和成熟所必需的激素[30]。青少年患甲状腺功能减退症会导致骨骼发育迟缓和身材矮小，患甲状腺毒症可导致骨骼生长及发育加快。成人甲状腺激素使骨的吸收加快，甲状腺激素过多时则会导致骨质疏松症，尤其是在绝经后的女性中更为明显。

（八）脑

甲状腺激素对于大脑发育至关重要，甲状腺功能减退症会导致智力低下和多种神经系统发育缺陷[16]。甲状腺功能减退症患者的特征表现有反应迟钝及其他中枢神经系统疾病。而当患有甲状腺功能亢进症时，可能会出现焦虑症甚至精神性疾病。

（九）肠道

小肠的正常生长需要甲状腺激素。$THR\alpha_1$ 是通过 β-catenin 原癌基因诱导肠上皮祖细胞增殖所必需的[31]。

（十）皮肤

甲状腺激素对皮肤的作用很重要，甲状腺激素失衡通常首先表现为皮肤外观改变。甲状腺功能减退症会导致皮肤变冷、干燥、增厚，脱发加重。相反，甲状腺功能亢进症会导致皮肤温暖、湿润、光滑，头发细而柔软。因此甲状腺激素对皮肤的作用主要表现在抑制角蛋白表达及皮肤固醇合成、减少皮脂腺分泌和增加胶原分解等方面[32]。

四、甲状腺激素作用机制的研究历程

随着人们对甲状腺激素生理作用的了解，研究者开始关注甲状腺激素对基础代谢率和肝脏的相关影响。起初人们认为甲状腺激素主要作用于线粒体氧化磷酸化，直接使其解偶联。其后的研究阐释了甲状腺激素的其他作用，包含降低胆固醇水平，这很难和线粒体作用相关联。因此，关于甲状腺激素直接使线粒体氧化磷酸化解偶联的假说并不能用于解释甲状腺激素所有的作用。

在 20 世纪 60 年代，Tata 及其同事反复研究了甲状腺激素对肝脏的影响[33]。他们发现了一种 RNA 抑制剂——放线菌素 D，可抑制甲状腺激素依赖性代谢率的增长，并使蛋白质合成减少。实验动物在被注射甲状腺激素后，RNA 聚合酶活性增强、蛋白质摄取放射性标记的尿苷酸增加，这表明甲状腺激素能够促进 RNA 合成，但是该实验并没有揭示甲状腺激素作用机制的特异性，因此仍存在争议。然而，该项研究首次阐释了甲状腺激素的作用机制。

在发现了雌激素和糖皮质激素受体等几种核受体之后，甲状腺激素领域的研究人员开始应用类似方法来寻找甲状腺激素受体。Samuels 和 Oppenheimer 首先利用完整的细胞发现了放射性标记的 T_3 可与肝细胞特异性结合[34, 35]。继之，Samuels 及其同事对该现象开展了深入研究，发现甲状腺激素受体与类固醇受体作用机制的不同之处在于，T_3 可直接与细胞核结合，且受体的位置并不随着 T_3 的作用而改变。

到了 20 世纪 70 年代末、80 年代初，多项研究从不同角度揭示了 THR 的作用机制。对 THR 的性质进行分析发现了有一类具有高亲和力的结合位点，其与 T$_3$ 结合的 kDa 值在 0.1nmol/L 范围内。肝脏、垂体前叶、大脑和心脏等组织的提取物中观察到了特定的激素结合位点。每个细胞的结合位点数目的估计表明该受体是罕见类型。例如，高敏感组织中每个细胞仅包含约 10 000 个特定的激素结合位点。部分 THR 纯化及光亲和标记显示了 THRA 和 THRB 这两种主要的核激素结合蛋白，其分子量分别为 46kDa、57kDa，基因产物分别为 THRA、THRB。人们发现 TR 与染色质相关，并且主要影响染色质的活性，这说明它们通过与 DNA 的相互作用影响基因的表达[36, 37]。

随着分子生物学技术的进展，研究者能从富含 mRNA 的组织中将之分离并使之翻译成蛋白质。大鼠垂体细胞中富含生长激素（GH）mRNA，几个实验小组证实甲状腺激素可以特异性地调节 GH mRNA 和转录，而非诱导 mRNA 的转录后修饰过程。

1970—1980 年进行了一系列研究，也为了解 THR 结合位点的性质和结合位点与染色质活性的关系奠定了基础。利用生长激素基因组 DNA 与部分纯化的 THR 关联研究证明，甲状腺激素受体能够与特定 DNA 序列结合[36]。这些实验使人们最早知晓受体可以通过结合特定甲状腺激素反应元件（TRE）来发挥作用。亚细胞分级显示 THR 与染色质相关，主要与染色质活性相关，提示受体与转录染色质的活性之间存在联系[38]。这些研究为阐述 TRE 奠定了基础。

1986 年，THR 作为一种逆转录病毒致癌基因（致癌基因）v-erbA 的细胞同源物被克隆出来，该病毒可以导致鸡的成红细胞瘤。虽然对于 THR 特性的初步研究有助于了解其功能，但这并非克隆受体的最主要目的，因为克隆是在与其他核激素受体同源性的基础上进行的[39, 40]。这两种 v-erbA 同源物都与甲状腺激素具有亲和性和特异性。Vennstrom 克隆组[39] 与 v-erbA 最为密切，最初被命名为 c-erbA，但现在在小鼠和人中分别被称为 Thra 和 THRA。与 Thra 相比，v-erbA 包含 17 个不同的氨基酸取代和羧基端缩短，目前已知它们可以阻止病毒致癌基因与激素结合。Evans 小组克隆[40] 编码了一种高度同源但截然不同的 57kDa 蛋白，现在在小鼠中称为 Thrb，在人类中称为 THRB。这些 cDNA 受体的研究为许多受体结构和功能的研究铺平了道路，如证明游离的 THR 具有转录活性、DNA 上 TRE 的作用、THR 的维 A 酸 X 受体（RXR）异二聚体伴侣的鉴别，以及 THR-DBD（DNA 结合结构域）和配体结合结构域（LBD）的 X 射线结构分析。

五、甲状腺激素受体作用机制

甲状腺激素（主要是 T$_3$）浓度增减引起 THR 发生反应性变化，进而改变基因表达发挥作用，甲状腺激素的大部分生理效应都是通过该机制起作用。与类固醇受体不同，即使在缺乏激素的情况下 TR 依然具有活性。研究对甲状腺激素与其受体的亲和力进行检测，结果表明 T$_3$ 以高亲和力与纯化的重组 THR 结合。T$_3$ 与受体的亲和力比 T$_4$ 高 10～15 倍（T$_4$ 的 kDa 值约为 2nmol/L，T$_3$ 的 kDa 值约为 0.2nmol/L）。这些值高于检测出的血循环中游离激素浓度（T$_4$ 为 20pmol，T$_3$ 为 6pmol），这意味着在甲状腺功能正常的情况下与激素结合的受体比率可能较低。然而，甲状腺功能低减退症大鼠在给予放射性标记的 T$_3$ 和 T$_4$ 注射后，直接检测不同组织细胞核中与激素结合的 THR 比率，约 30% 的肝、肾 THR 和 60% 的垂体 THR 被功能正常的甲状腺激素占据。这表明血浆游离激素浓度不能准确反映细胞内核中结合的 THR 比率，这可能是由于甲状腺激素细胞内的转运或代谢所致。

经典的激素作用模式表现为，未与配体结合的受体无活性，而与激素结合后可触发受体活性。与此不同的是，THR 无论在有无激素存在情况下，均具有转录活性（图 77-4）[41]。与激素结合并非使 THR 改变，而是改变其作用范围。在正调控靶基因的近端启动子中，TR 与称为甲状腺激素反应元件（TRE）的特定的 DNA 序列结合。如前所述，THR 主要通过与另一个 NR（即 RXR）的异二聚体作用而发挥功能，RXR 是 NR 家族许多成员的合作伙伴。RXR 可与维生素 A 衍生物及不饱和脂肪酸结合，但在许多情况下，当与 THR 形成复合物时，RXR 被认为是沉默的且未被配体占据。

未结合配体的 TR 通过募集 NR 共阻遏因子（N-CoR）、类视色素和甲状腺激素反应性转录沉默介质（SMRT）等来抑制正调控基因的转录[42]。

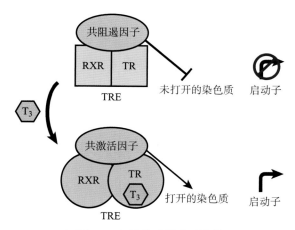

▲ 图 77-4　甲状腺激素受体作用

未结合配体和结合配体的 TR 对正调控基因的作用。在不存在和存在激素的情况下，该受体将与 RXR 作为异二聚体结合 DNA。未结合配体的 TR 募集共阻遏因子，它们通过浓缩局部染色质结构和阻断共激活因子结合来抑制基因转录。激素结合促进构象变化，这导致共激活因子交换了共阻遏因子，从而逆转了共激活因子的作用。RXR. X 类视色素受体；TR. 甲状腺激素受体；TRE. 甲状腺激素受体反应元件

共阻遏因子通过结合组蛋白脱乙酰基酶（主要是 HDAC3）来主动沉默基因转录，后者会浓缩局部染色质以防止 RNA 聚合酶 II 进入靶启动子。激素通过促进共阻遏因子的释放和随后募集几种不同的能以不同方式增强转录的共激活因子复合物来逆转这些抑制作用，并进一步刺激基因表达，这几种方式分别为局部染色质的 ATP 依赖性重塑，催化标记转录活性基因的特定组蛋白修饰，以及增强基础转录机制的募集和加工能力。

相反，未结合配体的 TR 刺激基因转录，而 T_3 的结合克服了这一过程，从而抑制了基因转录[43, 44]。通常，激素也将转录抑制在未结合配体的 TR 刺激的水平以下。一种解释这种现象的模型是，共激活因子和共阻遏因子在这类基因上发挥相反的作用，并且有几个例子，其中所谓的 NR 共激活因子抑制基因转录，而共阻遏因子充当与共阻遏结合位点结合的共激活因子。但是，已经描述了几种抑制 NR 的机制，因此还有其他可能性。

（一）受体结构与功能

甲状腺激素的作用绝大多数经由 THR 介导，THR 是核受体（NR）超家族成员，该家族还包括类固醇激素受体、过氧化物酶体增殖物激活受体

（PPAR）、视黄酸受体及相关受体（RAR 和 RXR）、其他孤儿受体，所有成员均具有以下模块化功能域：A/B 氨基末端域、DBD 及羧基末端 LBD 域（图 77-5A）。

在整个 NR 系列中，其中心部位的 DBD 都具有高度保守性。DBD 介导受体与 DNA 的结合，其表面介导 RXR 和 DNA 依赖的异二聚体的形成，并且可能与其他具有调节功能蛋白质的结合位点。C- 端 LBD 的氨基酸序列在 NR 家族中相对保守，并且该结构域具有高度保守的共有折叠。LBD 是多功能的，包含 1 个配体结合域，与共激活因子结合，发挥激素依赖性的转录功能（AF-2），1 个在没有配体的情况下暴露的重叠的共阻遏因子结合表面及 1 个介导同二聚体型成和异二聚体型成的区域（与 RXR）。氨基末端结构域（NTD）在 NR 之间保守性很差，这表明它主要负责特定受体亚型的许多独特活性。转染分析表明，NTD 包含一个复杂的反式激活功能（AF-1），可结合共激活因子和共阻遏因子，在某些情况下补充 AF-2，而在其他情况下则可独立发挥作用。

DBD 包含 2 个长度约为 30 个氨基酸的锌指结

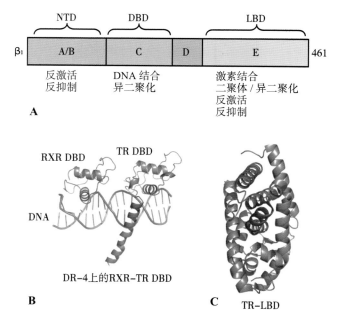

▲ 图 77-5　THR 的二级和三级结构

THR 结构的示意图；A. 表示带有标记的结构域位置的 THRβ 二级结构；B 和 C. 与 RXR（B）和 THR LBD（C）复合的 DNA 上的 THR DBD 的 X 线结构。2 个 THR 结构域在"铰链" D 域区域中重叠

构，该结构需要锌离子才能使蛋白质折叠并保持其稳定性。锌离子通过四面体与 4 个高保守性半胱氨酸残基侧链配位。2 个锌指基序一起形成单个功能性 DNA 结合域。THR DBD X 线结构通过其异二聚体伴侣 RXR 与甲状腺激素受体反应元件（TRE）复合物得到解析，这是共有序列 AGGTCA 的直接重复，间隔为 4 个碱基（DR-4 元件；图 77-5B）[45]。在第 1 锌指中的大 α 螺旋介导下与 DNA 相连，该螺旋延伸到 DNA 的主沟中。受体的这个保守区域包含 P 盒子，它决定了 NR DNA 元件的识别特异性。第 2 锌指和称为 C 末端延伸（CTE）的长羧基末端 α 螺旋也都可与 DNA 相连。第 2 锌指与主沟相互作用，而 CTE 与 DNA 副沟和磷酸盐骨架相互作用。CTE 的结构是 THR 特有的，这些额外的 CTE 依赖的 DNA 接触可以解释为什么 TR 与许多其他 NR 不同，表现出以单体型式结合 DNA 的能力。

RXR 和 THR DBD 以头尾方式与 DR-4 元件相接，而 RXR 位于上游区域。这种极性由特定的异二聚体结合区域决定，该结合区域涉及 2 个受体的锌指区域之间及 THR CTE 和 RXR 外表面之间的多重相互作用[46]。RXR/THR 结构与其他 RXR/NR 对的比较表明，CTE 设定了此间距的偏向。对于 RXR-THR，由于 CTE 和 RXR DBD 之间的空间冲突，不允许小于 4bp 的间隔存在。相反，在半位点之间引入额外的碱基将施加几何约束，阻止 RXR-THR DBD 异二聚体表面的正确结合。

THR DBD 的结构首先在与 RXR 的复合物中解析，并证明了间隔在结合 RXR 异二聚体中的重要性[45]，并在同期报道了 RXRα 的 LBD[47]。这份报道在几个月后就解决了 THR 的 LBD 问题[48]。令人惊讶的是，配体被埋在了 LBD 的核心中。这与现在研究的模型相反，目前普遍认为配体直接与受体表面的变构位点相互作用。配体结合口袋很小，适用于类似 T$_3$ 和 Triac 的同源激动剂。该组织意味着激素进入域的核心会促进其折叠成活性构象。THR LBD 结构非常类似于其他 NR。这部分结构几乎完全是螺旋形的，共由 12 个 α 螺旋组成。N 末端 LBD 螺旋（H1）构成连接螺旋层的骨架。存在和不存在激素的情况下，C 末端螺旋（H12）位置不同，并决定影响受体活性的辅因子相互作用。尽管一级序列同源性较弱，但是所有 NR 都具有相似的结构。

铰链域（或 D 域）首先被识别为连接 DBD 和 LBD 的保守性较差的区域。原始模型表明，它可以作为非结构化肽，在不同情况下促进 LBD 和 DBD 之间的旋转[49]。然而，THR-β LBD 和 DBD X 线结构包含重叠的氨基酸序列，实际上铰链区的这些氨基酸残基包括 LBD 的 H1 和 DBD CTE 的 C 末端延伸。真正的非结构化铰链只有 3～6 个氨基酸残基，目前尚不清楚由数个氨基酸组成的短区域是否可以实现域之间的转动。有趣的是，DBD CTE 区的 C 末端螺旋在某些 LBD 晶体结构中呈现完全非结构化肽，而在其他晶体中却没有这种情况。

目前尚未深入了解 THR 或 RXR-THR 片段的多个区域的高分辨率结构。已有文章阐明配体 THR DBD-LBD 二聚体的低分辨率溶液 X 线结构，以及少见未结合配体的 THR DBD-LBD 的四聚体型式[50]。这些数据提供的分辨率能够确定分子的可能形状，但尚不足以详尽明确蛋白质骨架。全长配体 PPAR-γ 与 DNA 元件上的配体 RXRα 形成复合物，为全长 RXR-THR 复合物的预期组织原理提供了指导[51]。已发表的配体 THR LBD X 线结构是单体[52]。然而，许多 NR LBD 已经被结晶为同二聚体和异二聚体。有一个大表面结合同二聚体和异二聚体伴侣。THR 和 RXR 的定向诱变证实二聚体和异二聚体的形成类似于该共同界面，H10 和 H11 交界处的特别是疏水性残基在结合中起着非常重要的作用[53]。大多数 TRE 由 DR-4 元件组成，但是 TRE 的序列和排列存在显著变化（图 77-6），这导致 THR 同工型和寡聚体特异的 DNA 识别差异。THR 和 RXR-THR 结合到具有不同间隔直接重复、反向回文（IP）和回文（Pal）的序列上[46, 54]。具有 RXR 的 THRα 和 THRβ 异二聚体优先与 DR-4 结合，但也与 IP-6 元件（其中 DNA 结合位点相对于彼此呈倒位，带有 6 个核苷酸的间隔）和回文元件（DNA 结合位点头尾位置排列，没有间隔 DNA）结合。相反，THRβ 同二聚体与 IP 牢固结合，与共有 DR-4 元件弱结合，而与 Pal 元件根本不结合。而 THRα 同型二聚体与这些 TRE 的结合非常弱（如果有的话），这意味着 THR 同工型内的其他序列差异有助于同型二聚体的相互作用。

人们认为但尚未正式证明 RXR-TR 是活细胞中主要的 THR 种类[55]，但是 THRβ 同型二聚体可以

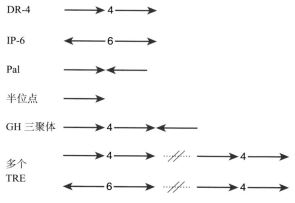

▲ 图 77-6　TRE 的不同组织形式

在天然 TRE 中观察到的 AGGTCA 半位的方向（箭）和间距（箭之间的数字）的示意图。有个 TRE 的元件之间的方向可能会有所不同

明显调节细胞培养过程中某些 TRE 的转录。此外，RXR 表达的阻断仅抑制靶基因亚类的 T_3 反应。两项发现均表明，THR 的其他形式可介导甲状腺激素反应。THR 和 RXR-THR 必须经历显著的构象适应才能与不同的 TRE 结合。RXR-THR 异二聚体和 THR-THR 同二聚体的形成涉及 H10～H11 连接处相同的表面，而与 TRE 的组织无关。考虑到与每个 TRE 结合所需的 LBD 和 DBD 的相对方向，表明在 DR-4 元件上，上游 LBD 必须相对于 DBD 旋转以形成头 - 头方式的异二聚体表面（图 77-7）。对于反向回文，THR 同二聚体的形成最强，因此不需要旋转 THR DBD 和 LBD。因此，RXR 可能负责对反应元件识别的灵敏性，这可能有助于其作为近乎通用的 NR 异二聚体组分。

在某些情况下，THR 可能以其他方式与 DNA 相互作用[46]。有的反应元件由结合 THR 单体的 TRE 半位点组成。THRα 和 THRβ 在核受体家族中并不常见，这是因为它们作为单体与 AGGTCA 半位点结合能力强，以及主要与 DNA 元件（如二聚体和异二聚体）相互作用。但是，在体外且缺乏完整染色质的情况下定义的 DNA 结合可能是非常人为的情况。

天然 TRE 通常包含多个半位点拷贝[56]。Spot14 启动子包含 2 个 DR-4 元件，而 SERCa2 启动子包含 DR-4 元件和 2 个 IP 元件。在大多数情况下，尚不清楚 THR 是否将这些元素识别为单独的 RXR-THR 异二聚体或 THR 同二聚体，还是识别为较大的组装体，如四聚体或异四聚体。后一种可能性有

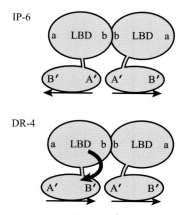

▲ 图 77-7　THR DBD 和 LBD 在 IP-6 和 DR-4 元件上的预测方向

在反向回文中，LBD 和 DBD 可以相同方向背对背结合，如 DBD 和 LBD 上表面的位置所示。在直接重复时，DBD 处于从头到尾的方向，但是 LBD 通过 IP-6 元件所使用的同一表面进行交互结合。因此 5' 伴侣的 LBD 必须相对于 3' 伴侣旋转。这种旋转柔韧性的原因尚不清楚，RXR 铰链区可能是导致 RXR 在 RXR-THR 异二聚体中占据该位点的原因之一

1 个明显的例子。大鼠生长激素启动子包含 1 个不寻常的三聚体 TRE，该三聚体 TRE 由经典 DR-4 元件和形成回文的下游半位点（3'DR-4 半位点）组成。THR 优先识别 DR-4 和 IP-6 元素，但也与不同间距的相似元件结合，包括 DR-3、DR-7 和 IP-4。实际的半位点序列与经典的 AGGTCA 半位点也有很大差异。实际上，负调控的基因有时含有弱的 THR 结合位点，而它们与共有的 TGGTTTGGGGTCCA 相符[5]。总之，正性和负性天然 TRE 在序列和结构上均与理想 TRE 显著不同，这表明它们的定义可能需要体内染色质结构进行详细分析。

（二）甲状腺激素对受体结构的影响

激素与受体结合后，其主要作用是将 H12 稳定在一个活跃位置，在这个位置上，它将 LBD 主体包裹形成一个功能性表面，称为激活功能 2（AF-2，图 77-8）[57]。对与配体结合后的 THR 与其他 NR 结构进行比较，发现在所有结合配体的结构中 H12 均以相似的位置与 LBD 连接。相反，对与拮抗剂或部分激动剂形成的复合物中的 NR 的检测表明，H12 可以采用各种非活性或部分活性构象，所有这些构象都与 H12 的活性位置有很大的不同。这表明在没有活化配体的情况下 H12 可能是不稳定的。

THR AF-2 表面的突变能够抑制 LBD 激素依赖

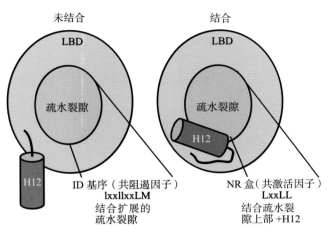

▲ 图 77-8　螺旋 12 位置和调节因子结合

THR C 末端螺旋 12（H12）在没有结合激素的情况下从疏水裂隙中移位，暴露出一个巨大的疏水裂隙，它是共阻遏因子 α- 螺旋基序的相互作用位点（ID）。在激素作用下，H12 包埋在共阻遏因子结合面的下部，阻断共阻遏因子结合，为共激活因子 NR 盒（LxxLL）创造一个新的结合位点

性转录活性及其与共激活因子蛋白的相互作用[58]。AF-2 不需要异二聚体型成或与激素结合来发挥作用，进一步说明 AF-2 表面这些突变通常不会破坏 NR 结构。研究发现，靶向诱导 LBD 表面残基的突变，对未结合配体状态下受体活性进行检测，发现共阻遏因子结合表面与 AF-2 的上部重叠，也可延伸到 AF-2 的外部，甚至达到 LBD 的 H12 处于激活状态的区域[59]。因此，H12 可能在没有激素的情况下被置换，从而暴露了能够与共阻遏因子结合的扩展疏水表面，激素促进了 H12 在该表面下部的堆积，同时抑制了共阻遏因子的结合并完成了 AF-2 表面。在较早的功能研究中，使用 RTH THRβ 突变体发现

了共激活因子和共阻遏因子之间的特异性结合[60]。

THR 和 NR 共激活因子包含 1 个共同的识别基序，即共有序列 Leu-X-X-Leu-Leu（NR 盒）的短 α 螺旋序列。THR 和其他 NR 与代表性的 NR 盒肽段（12～15 个氨基酸）共结晶，证实它们与突变研究确定的 AF-2 裂隙结合[61]。共表达体包含 1 个由共有序列 Ile-X-X-Ile-Ile-X-X-Leu-Met 组成的常见 NR 识别基序（这些被分别称为相互作用域或共表达体 NR 盒）[62]。

（三）甲状腺激素受体交互作用蛋白

现已鉴定出多个与 THR 相互作用的共激活因子或共阻遏因子（图 77-9），本文对这些蛋白质的组成作了简要的综述。如前所述，结合配体的 LBD 可识别共激活因子 NR 盒的肽段，而未结合配体的 LBD 则与 ID（CoRNR 盒）相结合，这些基序往往在共调节分子中多次重复[63]。THR 对某些共激活因子和共阻遏因子基序（包括共激活因子 SRC2 的第 2 个 NR 盒和 N-CoR 的第 1 个 ID 基序）表现出明显的偏好，这种偏好的结构基础尚不明确，但一定包括盒外的序列。在小鼠基因敲除模型中证实了 THR 与盒外序列相互作用的重要性，该模型敲除了肝脏中 N-CoR 外显子与 ID3 重叠的基因，发现在无配体情况下，其靶基因 THR 依赖性抑制作用受到强烈影响[64]。

正是通过外表面而非已确立的 NR 和 CoRNR 盒，THR 与共激活因子和共阻遏因子发生相互作用。THR AF-1（NTD）与共激活因子和共阻遏因子的相互作用有关[65]，这些相互作用的结构基础尚不清楚。

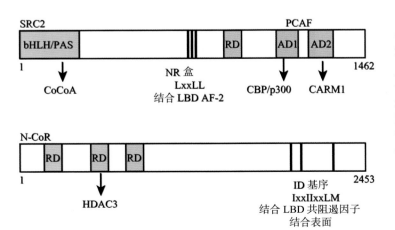

◀ 图 77-9　共激活因子及共阻遏因子结构示意图

显示了代表性的共激活因子（SRC2）和共阻遏因子（N-CoR）的示意图结构。NR 相互作用域的位置（分别与 THR AF-2 结合的 NR 盒和与 THR 共阻遏因子表面结合的 ID 位置）用细黑线标记。灰色框标记了调节基因表达的独立结构域的位置。这些通常包含其他因子的结合位点，在图下方命名

除 NR 接触表面外，共激活因子和共阻遏因子还包含介导转录激活或沉默的效应域。这两类共调节因子均以大型复合物形式存在，并且效应域通常包含复合物其他成分的停靠位点[66]。

THR 及其他 NR 可募集多种具有不同功能的共激活因子[67]，雌激素受体募集 60 多种不同的共激活因子作为启动子靶点，而且 THR 可能结合类似的蛋白质补体。最著名的 THR 辅助因子是类固醇受体共激活因子（SRC），它们与染色质修饰有关，因为它们能够募集 HAT（如 p300 和 pCAF）和精氨酸甲基转移酶（如 CARM1）。其他 THR 辅助因子包括介导复合物的 TRAP220/med1 亚基，其与基础转录机制、代谢共调节因子 PGC-1α 及其他许多物质连接。一些共激活因子将 THR 靶向蛋白质降解复合物，这意味着 THR 转换是转录激活的重要组成部分。其他共激活因子复合物参与了与 RNA 聚合酶结合的基础转录机制的修饰，从而导致 RNA 聚合酶的加工能力改变。

未结合配体的 TR 与 2 个主要的共阻遏因子 N-CoR 和 SMRT 相互作用[68]。与共激活因子一样，这些蛋白质与辅助蛋白质形成大的复合物，但是，它们可以使转录沉默。这些辅助因子包括 HDAC（它会浓缩局部染色质）、使 DNA 甲基化的酶、抑制启动子修饰及靶向共阻遏因子和与蛋白质降解复合物相关的因子。N-CoR 和 SMRT 基因的靶向缺失会导致胚胎死亡表型，这意味着一个共阻遏因子不能补偿另一个的作用。

（四）细胞核内甲状腺激素受体各种亚型

THR 有 α 及 β 两种亚型，分别由 2 种不同的基因转录而成，在人类为 THRB 和 THRA 两种亚型，小鼠为 Thrb 和 Thra 两种亚型。*THRA* 基因（也称为 c-erbA-α）位于 17 号染色体，其中一种编码产物 THRα1 可与 T3 结合；而另一种编码产物 THRα2 则无法与 T3 结合[69]。*THRB* 基因位于 3 号染色体，2 种表达产物为与 T3 结合的同工型受体，TRβ1 和 THRβ2（仅在大鼠中发现 THRβ3）[70]，两者主要在组织分布且 A/B 结构域长度方面不同[71]。THR 的各种亚型均包含高度同源的 DBD、LBD 及反式激活域（图 77-10）。

目前仍然难以明确在生命周期不同阶段、不同组织之间 THR 的相对含量有何差别，尤其是在蛋白

质水平上难以评估。由于缺乏可靠的商用特异性抗体，大多数研究只能报道 *Thra* 和 *Thrb* mRNA 水平。研究发现 *Thra1* 和 *Thrb1* 的 mRNA 几乎在所有组织中均有表达，其中 *Thra1* 主要在心脏和大脑中表达，而肾脏、肝脏及骨骼肌中主要表达 *Thrb1*[72]，*Thrb2* 于大脑、垂体、视网膜和耳组织中分布明显增多[73]。

这 2 种 THR 基因通过不同的外显子剪接和启动子组合，产生不同蛋白质产物（图 77-10）[74]。THRA 主要的差异剪接产物称为 α2，在这种亚型中，另一个 C 末端会改变编码 H11 和 H12 的 LBD 序列，从而导致 THR 不能与激素结合。α2 可以与野生型 TR 结合并阻断其对配体的反应（称为显性抑制剂活性），但是，这种显性抑制剂活性的机制尚不清楚，因为大多数抑制活性的模型都需要功能性同二聚体或异二聚体的形成。而 α2 通过改变 LBD 区域减少了二聚体型成，相对于 THRα1 而言，α2 结合的 DNA 明显减少。有趣的是，*THRA* 基因编码的另一个反义链产物称为 rev-erbA 的 NR，它在昼夜节律和代谢控制中起着重要作用[75, 76]。

通过 *THRB* 基因 N 末端外显子的差异剪接产生 THRβ 剪接变体。主要与激素结合的形式为 THRβ2，是通过在特异性亚型启动子处转录起始和替代外显子剪接而产生的，从而形成了完全独特的亚型特异性 N 端[65]。THRβ2 主要在垂体和下丘脑中表达，该亚型是通过 HPT 轴产生甲状腺激素的主要调节剂[77, 78]。THRβ2 在耳蜗和视网膜感光细胞中也有表达，为听力和彩色视觉正常发育所必需[79]。特异性的 THRβ2 N 末端具有独特的反式激活功能[80]。在无

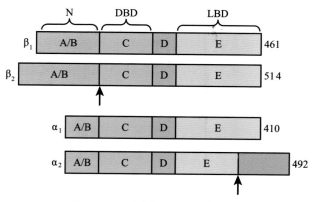

▲ 图 77-10　主要 THR 亚型的示意图

THRβ 和 THRα 亚型的二级结构图显示了改变剪接的位置，并改变了受体的二级结构。不同剪接点由箭指示

外源性配体的情况下，THRβ₂ 可激活正调控基因和报告基因中的基因转录，这与 THRα₁ 或 THRβ₁ 观察到的不依赖配体的抑制作用相反。THRβ₂ 的 N 末端被认为可以独立于 LBD 募集共激活因子，并且还可以通过阻断共阻遏因子的基因沉默功能而发挥拮抗抑制的作用[81]。

（五）甲状腺激素受体不同亚型的基因调控作用

尽管 THR α₁ 和 THR β₁/₂ 结构相似，其功能可能相近，但是对甲状腺激素抵抗综合征（RTH）患者的研究及最近发现的具有 THRα 突变的人类都说明 THR 亚型具有独特 – 互补的生理学作用。HPT 轴控制甲状腺激素的合成清楚地说明了 THR 亚型的差异。例如，患有 RTH 的患者甲状腺激素水平升高和 TSH 分泌异常，这都是该综合征的特征[82]。相比之下，具有 THRα 突变的患者甲状腺激素水平正常或降低，TSH 水平正常，这在一段时间内阻碍了他们的识别。这证实了小鼠模型的发现，该模型表明 THRβ 亚型主要负责 HPT 轴的负反馈调控[77]。此外，我们实验室最近利用小鼠垂体促甲状腺激素细胞株实验，应用体外染色质免疫沉淀法测定发现 T₃ 通过 Thrb 选择性调节 Tshb [83]。体外过表达研究，提示在不存在 Thrb 的情况下 Thra 能够抑制 Tshb 的转录[84]。但是，由于缺乏人及小鼠 THR α₁ 突变对 HPT 轴功能的影响，这些实验是在非生理性条件下进行的研究。

六、甲状腺激素受体 β 基因突变的 RTH

对 RTH 患者的最初描述强调了他们的 TSH 和 T₃ 水平升高。有趣的是，从严重的甲状腺毒症到甲状腺功能减退，RTH 患者的 T₃ 组织反应性有不同程度的改变[82]。RTH 是由于 THRB 位点突变所致，呈常染色体显性遗传[85]。在大多数情况下，患者表现为 THRB 杂合突变，其临床症状和体征提示突变受体通过"显性负性效应"抑制内源功能性 THR。这证明了由于缺乏 HPT 轴负反馈，而导致血循环中 TSH 及 TH 水平升高[6]。

在 THRB 基因位点纯合缺失或突变的患者中，清楚地显示了未与配体结合的受体在甲状腺激素作用中发挥重要作用[23, 86]。这些患者表现出不同程度的聋哑、色盲、点状骨骺及生长延迟。然而，携带纯合 THRB 缺失的患者与携带纯合子或点突变的患者相比，病情的严重程度相对减轻[23]。在后者，THRβ₁/₂ 基因变异患者的表型更为严重，该基因可影响 THRα₁ 的功能。首次发现 THRB 位点纯合子显性负性突变的患者，其苏氨酸 –337 缺失导致其完全无法与 T₃ 结合[85]。该患者同时具有甲状腺激素及 TSH 升高、呼吸窘迫、甲状腺肿、生长及骨龄延迟、心动过速、智力低下和听力视力缺陷。2012 年，在 RTH 患者中还发现了其他纯合突变[86]。一个家庭出现了 I280V 突变，I280 残基在空间上接近 12 螺旋结构，是 Co-R 相互作用的重要结合面[59]。在 3 月龄时，患者出现甲状腺肿、甲状腺激素及 TSH 水平升高、出汗、心动过速，以及明显的视力、听力缺陷和发育迟缓。此外，在 3 岁时还发现患者中枢神经系统损伤及无法行走。

第一批动物模型是构建 THR 基因完全破坏的小鼠模型。通常，Thrb 缺失动物会出现耳蜗发育受损而导致听觉系统缺陷，缺乏 m- 视蛋白表达而导致视力受损，并且使 TSH 亚基和 TRH 基因的 T₃ 调节受到破坏[77, 87–89]。但是，如前所述，大多数 RTH 患者表达突变的 THR。因此，表达突变的 THR 的动物模型的建立对于确定每种异构体在某些器官和细胞类型中的作用和重要性是决定性的。RTH 患者中发现了 THRβ 自然突变，将其与人工合成突变插入到了小鼠基因组中。在每个动物模型都一重现了 RTH 的主要生化表型，即 HPT 轴的调节受损。这些"类 RTH 样"的小鼠模型在不同程度上表现出血 T₄ 和 T₃ 水平升高，TSH 水平升高且不受抑[23, 43, 44, 90–92]。小鼠中高 TSH 水平可诱发甲状腺肿[91, 93]，这也是 RTH 患者常见的临床体征。

RTH 患者的另一常见且重要的临床表现为心动过速。众所周知，甲状腺激素对心脏和血管系统的影响，既有基因组作用，亦有非基因组作用，因此很难在体内将这些作用分割开。Gloss 及其同事[94]研究发现，心脏 THRα₁ 与 THRβ₁/₂ 的 mRNA 表达水平为 3∶1，并且通过比较 Thra KO 和 Thrb KO 小鼠，他们提供了强有力的证据表明 THRα₁ 是心脏中 T₃ 效应的主要介质，且 RTH 的动物模型也很大程度上支持了这一观点[58, 95]。此外，因为心脏中

THRα₁ 的表达占优势，故其是研究 THR 的显性负性突变效应的理想器官[96]。

使用 *Thrb* 基因座的 Δ337T 基因敲入模型研究心脏功能，此模型能在 HPT 轴上产生经典的甲状腺激素抵抗[23]。当仅在心脏中过表达时[96]，此突变能引起心脏甲状腺功能减退，表现为正常血清甲状腺激素水平下，β- 肌球蛋白重链表达升高和 α- 肌球蛋白重链表达降低。同时，基于人类 PV 突变建立了小鼠 *Thrb* PV 突变模型[97]，该模型在配体结合结构域引入了移码突变。当 PV 显性突变纯合表达时，可观察到心率轻度下降，但 TH 水平仍然升高，当小鼠甲状腺功能正常时，则心率进一步下降[95]。尽管突变非常不同，但通过 PV 和 Δ337T 小鼠模型均患心脏甲状腺功能减退这一事实表明，THRβ₁ 在心脏中也起着重要作用，如介导心肌肥厚。

小鼠模型中感官系统，如听觉[79] 和视觉[43, 44, 98-100] 也受到 *Thrb* 突变的不利影响，其中 Thrb2 是造成这些改变的主要亚型。但是，很少有研究详细说明人类的这些变化。因此，目前尚不清楚是否可以将 RTH 模型中的听力和视觉功能障碍的小鼠研究应用于 RTH 患者。

（一）利用甲状腺激素受体 β 基因突变来探究甲状腺激素作用

10 多年来，THR 与 DNA 结合对于 T₃ 的基因调控是否必需一直存在争议。支持甲状腺激素作用的所谓 "无需 DNA" 模型的证据主要来自体外研究[101]。为更明确地解决这个问题，将 *Thrb* 的 DBD 改为糖皮质激素受体序列进行体内及体外研究[43, 44]。与 NR 超家族中所有受体一样，THR DBD 含有与双链 DNA 结合的富锌结构。THR 可作为单体、同型二聚体或与 RXR 结合的异型二聚体与特定的核苷酸序列 [（A/G）GGTCA] 结合。将 THR DBD 变更为糖皮质激素受体序列，完全消除了 TRβ DNA 的结合，同时保留了 T₃ 的结合及配体诱导的与辅因子（如 NCoR 和 SRC-1）的相互作用[43, 44]。体内研究发现，*Thrb* 中的 DBD 突变会损害负性和正性调节，该小鼠模型的表型与 *Thrb* 基因敲除小鼠相似，但与其他突变型 *Thrb* 小鼠模型相比，其听觉受损并非那么严重，但视网膜受损的严重程度相似。与 *Thrb* 基因敲除小鼠相似，该突变的纯合子

小鼠在 T₃ 对 TSH 的调节作用方面存在缺陷，这证实了体内 THRβ 和 TRE 之间的相互作用对于 T₃ 抑制 TSH 亚基基因至关重要。

对与 THR 相结合的辅因子的生理重要性和特定作用仍然未知。多位学者发现，在体外 T₃ 的反应程度取决于 TR 与辅因子的相互作用[102-104]。转基因小鼠模型已被用于证实 RTH 患者共激活因子相互作用的重要性[105]。已有研究表明，尽管 SRC-1 不是唯一与 AF-2 结构域结合的分子，但缺乏 SRC-1 的小鼠可表现出轻度 RTH[106]。使用 *THRβ* E457A 突变的研究表明，共激活因子和共阻遏因子都可能与 AF-2 结构域同一区域结合。体外研究发现，该突变完全消除了 Co-A 的募集，同时保留了与 T₃ 结合的能力[91]。在纯合的小鼠突变体基因插入模型中，T₃ 的负调控和正调控均受到损害，表现为血清 T₃、T₄ 及 TSH 水平明显升高，且血清 TSH 水平不能被 T₃ 抑制。目前尚不清楚 THR AF-2 结构域与辅因子配对结合导致基因抑制的机制，但相比与负调节基因结合的 THR，与正调节基因结合的 THR AF-2 结构域可能会募集不同的辅因子补体。有趣的是，该学者发现，体外实验中基因 E457A 的突变破坏了与特定共阻遏因子（如 RIP140）的结合[91]。应用单突变体及双突变体研究 E457A 突变与 *SRC-1* 基因敲除小鼠模型关系时，结果得到了进一步证实[107]。比较了具有单突变和双突变动物 HPT 轴的表型后，研究人员证实 TSH 的负调控需要 AF-2 结构域和 *SRC-1* 基因。综上所述，目前研究表明 Co-R 可能会增加负调控基因的转录率，但是亦有矛盾之处，Co-A 可能在负调控基因的配体依赖性抑制中发挥作用。

最后，THR 同二聚体和异二聚体在体内基因调控中的相对重要性受到质疑。在体外，THR 亚型或 NR 超家族其他成员的二聚化会影响 THR 功能。RTH 中的人类基因突变可能为研究体内 THR DNA 的结合性质提供线索。即使甲状腺激素水平升高，多数 RTH 突变也会在大部分组织中引起对甲状腺激素的抵抗，这是全身型 RTH（GRTH）的特征表现。然而，研究发现极少数患者的 RTH 突变与 T₃ 的中枢型抵抗（CRTH）相关，这些患者似乎保留了对 T₃ 的外周敏感性[108]。截止目前，正如我们所见，*THRB* 中的多种人类基因突变能影响其与 T₃ 结合。然而，有少数 *THRB* 突变并不影响受体与

T_3 结合，而仅在某些组织中引起 RTH。其中一个是位于 LBD 螺旋 11 中的 R429Q 突变，它含有适合蛋白质间相互作用的疏水表面[80, 109]。$THR\beta$ R429Q 基因突变动物模型表现与大多数其他 RTH 小鼠模型不同，在接近正常的 T_3 结合情况下，其同型二聚体的形成和 Co-R 的募集均存在缺陷[92]。因此，R429Q 突变选择性地损害了包括肝脏、心脏及垂体在内的所研究器官的负调控。相反，大多数 THRB 的突变会引起 GRTH，并影响甲状腺激素的正负调控。因此，R429Q 突变有助于阐明负调控的机制，并提示同型二聚体型成、Co-R 募集或两者共同介导了这一过程[92]。

（二）甲状腺激素受体 α 基因突变的非经典型 RTH 患者

最近，首次报道的 THRA 基因突变的患者均为 THRA 突变的杂合子[110-112]。与携带 Thra 人工突变，的小鼠模型类似，THRA 突变患者的血循环中甲状腺激素水平无明显变化，这表明与经典型 RTH 患者相比，中枢对 T_3 的反馈并未受到损害[89]。

Bochukova 及其同事报道了首例 THRA 基因突变，患者出现了身高增长缓慢、牙齿萌发延迟、血清 IGF-1 水平降低、肌张力降低、精细运动协调受损及严重便秘，伴有心率及血压降低，且对 T_4 治疗无反应，然而性激素结合球蛋白（TH 作用的肝脏标志物）水平升高。体外分析显示，该突变体与 T_3 结合的亲和力很低，典型 TRE 的活化存在缺陷，基础启动子活性受到抑制，且存在明显的显性负性效应。该突变去除了 AF-2 结构域的一部分，推测其作用类似于 PV 突变，去除了共激活因子的相互作用[93]。与 Bochukova 描述的患者相似，其他 THRA 突变的患者也表现出相似的临床体征，即身材矮小、骨龄延迟、低水平 IGF-1 及甲状腺功能减退症

的临床体征（如皮肤干燥及反应迟钝）[111, 112]。

伴随着 Thra 基因突变小鼠模型研究进展，包括在 RTH 患者中发现的 THRB 位点相同的基因突变，为研究人类 THRA 突变可能的表型奠定了工作基础[93]。然而通过已经建立的动物模型发现，数种 THRA 基因突变小鼠的表型相差甚远。例如，虽然大多数模型小鼠体型消瘦，但 P398H 这种基因突变可引起肥胖[113]。然而，所有其他模型产生的表型与其后在人类中发现的症状相似，包括 Thra PV、Thra L400R 及 Thra R384C，其在任何情况下都能减少或消除 T_3 结合和共激活因子结合[114-116]。

尽管甲状腺激素水平正常或接近正常，Thra PV 小鼠仍有甲状腺功能减退的表现。比较 Thra 和 Thrb 中的 PV 突变发现，完整的 THRα LBD 对于骨骼正常发育显得尤为重要，其中 Thra-PV 小鼠而非 Thrb-PV 小鼠表现出发育迟缓[115]。

Thra L400R 基因插入小鼠也是基于自然 RTH 突变（THRB L454R）产生的，这种突变阻止了 THRA 与共激活因子的结合，同时又保持了与共阻遏因子的相互作用[117]。与 PV 模型相反，Thra L400R 正常结合 T_3，但仍具有很强的显性负活性。除侏儒症外，这些小鼠还表现为小脑发育迟缓，其特征在于浦肯野细胞的树突状分支减少，使其在应激状态下难以维持体温。

Thra R438C 基因插入小鼠表现出 T_3 与突变受体的结合减少，这种突变最初是在 THRB 基因中发现的[118]，这些小鼠的血清 T_3 和 T_4 值略低[119]。有趣的是，虽然在新生期观察到非常显著的发育迟缓，但成年小鼠受到的影响却要小得多。相比之下，具有 THRA 基因突变的人类，其发育异常则会持续到成年期。

第78章　甲状腺功能检查
Thyroid Function Testing *

Roy E. Weiss　Samuel Refetoff　著

张进安　译

要　点

- 甲状腺疾病的诊断是基于对甲状腺功能试验和组织对甲状腺激素反应的正确理解。
- 测量甲状腺激素的释放、甲状腺激素向组织的转运、甲状腺激素向细胞的转运，以及由此对细胞生理的影响，对确定患者甲状腺状况非常重要。
- 单独测定甲状腺激素和促甲状腺激素的血清浓度并不一定能全面反映患者的甲状腺激素状况，分子诊断是重要的新检测手段。
- 了解测量甲状腺激素的各种方法的局限性是很重要的。
- 许多用于治疗非甲状腺疾病的药物会影响甲状腺功能的测试。

当病史和体检中出现某些体征和症状时，医生会考虑可能存在甲状腺疾病，只有准确诊断才能实现有效治疗。偶尔，这可能包括对生理和病理界限的辨识。准确诊断甲状腺疾病需要了解甲状腺生理和甲状腺疾病的病理生理。由于许多非特异性的发现可能与甲状腺功能不全有关，仅凭病史和体格检查是不可能准确诊断的。因此，在大多数情况下，诊断最终取决于甲状腺功能测试的准确解释。通常，由于先前的治疗、药物的作用和并发的非甲状腺疾病，这些测试的解释可能很困难。本章的目的是向读者提供有关甲状腺功能测试的执行、使用和解释的必要信息，以及甲状腺功能测试在甲状腺疾病患者诊断和治疗中的应用。随着我们对甲状腺的正常生理和甲状腺激素作用的进一步了解，越来越清楚的是，人群内部和人群之间甲状腺生理的变化已经模糊了生理和病理之间的界限。

在过去的50年里，临床甲状腺病学见证了许多诊断试验和程序的引入。临床上一些隐匿性甲状腺疾病的临床表现较少，或被碰巧发生的非甲状腺疾病所掩盖。这些实验室检查提供了更高的敏感性和特异性，提高了早期发现隐匿性甲状腺疾病的可能性。当患者症状和体征与甲状腺病理状态极为相似时，这些检查也有助于排除甲状腺功能障碍。另外，互补性和重叠试验的广泛选择意味着每一种试验都有其局限性，没有一种试验在所有情况下都是可靠的。此外，基因分析可以帮助诊断一些遗传性甲状腺疾病。

甲状腺检查可根据其在功能、病因或解剖层面提供的信息分为以下几大类。

(1) 直接评估甲状腺活动水平和激素生物合成完整性的在体试验，如甲状腺放射性碘摄取（radioactive iodide uptake，RAIU）和高氯酸盐排放

---

*. 本章中带有背景色突出显示的部分为儿童内分泌相关内容。

试验，以及唾液与血液中放射性碘比例。

(2) 测量甲状腺激素浓度及其在血液中的运输的测试是在体外进行的，并提供对甲状腺激素依赖的代谢活动水平的间接评估。

(3) 试图直接测量甲状腺激素对外周组织影响的试验是非特异性的，因为它们常常被各种非甲状腺过程改变。

(4) 检测健康个体通常不存在的物质（如甲状腺自身抗体）的测试有助于确定某些甲状腺疾病的病因。

(5) 明确的诊断有时需要组织学检查或酶促反应等侵入性试验，如活检。触诊发现的甲状腺大体异常可通过闪烁扫描、超声和计算机断层扫描进行评估。

(6) 在不同水平评价下丘脑 - 垂体 - 甲状腺轴的完整性：①垂体对甲状腺激素过多或缺乏的反应；②甲状腺对促甲状腺激素 [甲状腺刺激激素（TSH）] 的反应能力；③垂体对促甲状腺激素释放激素（TRH）的反应性是为了识别表现为甲状腺功能障碍的疾病过程中主要的受累器官，即疾病是原发性（甲状腺）、继发性（垂体）还是三发性（下丘脑）功能障碍。

(7) 对一些基因的分析可作为诊断遗传性甲状腺疾病的有用的分子工具，包括参与甲状腺激素转运到细胞内的基因 [单羧化酶转运体 8（monocarboxylase transporter 8，MCT8）]；参与甲状腺激素合成的基因 [钠 / 碘转运体（NIS）和甲状腺过氧化物酶（TPO）、双氧化酶（DUOX/DUOXA）、潘蛋白（pendrin，PDS）和甲状腺球蛋白（TG）]；参与血液中甲状腺激素转运的基因（白蛋白、甲状腺素、甲状腺素结合球蛋白）；参与甲状腺形成和反应的基因 [TSH、TSH 受体、PAX8、甲状腺转录因子（TTF-1）和（TTF-2）]；参与碘贮存的基因 [碘酪氨酸脱碘酶（IYD 或 DEHAL-1）]；碘甲状腺素代谢的基因 [硒代半胱氨酸合并序列结合蛋白 2（selenocysteine incorporation sequence-binding protein 2，SBP2）]；参与甲状腺激素作用的基因 [甲状腺激素受体 α 和 β（THRA 和 THRB）]。

(8) 最后，简要介绍几个特殊测试。有些在阐明罕见的先天性激素生物合成的缺陷比较有价值，另一些则主要用作研究工具。

每项检查都有固有的局限性，没有一个单一的检查方法可以诊断出所有可能的甲状腺异常。每个测试的选择、执行、应用和解释都需要了解前面章节中解释的甲状腺生理和生物化学。甲状腺检查不仅有助于甲状腺疾病的诊断和治疗，还可以使人们更好地了解特定疾病的病理生理学基础。

一、甲状腺活性及激素合成和分泌完整性的体内试验

与其他检查相比，这些检查提供了一种直接评估甲状腺功能的方法。这些检查的共同之处在于给患者使用的放射性同位素，人体无法将其与自然产生的稳定碘同位素（^{127}I）区分开来。以前，这些试验被用来诊断甲状腺功能减退症和甲状腺毒症，但这一应用已经被血中 TSH 和甲状腺激素浓度的测量所取代。此外，甲状腺活动的改变及碘的摄取和代谢不一定与产生和分泌的激素数量有关。这些检查费时且相对昂贵，而且会让患者暴露在辐射之下。尽管如此，它们仍有一些特殊的应用，包括对先天性甲状腺功能减退的评价和对甲状腺激素生成先天性障碍的诊断。放射性同位素也可用于显示异位甲状腺组织和确定某些类型的甲状腺毒症的原因。另外，对于组织中摄取的放射性碘的测量可作为治疗甲状腺毒症和甲状腺癌时估算进入甲状腺和转移组织中放射性碘剂量的手段。

甲状腺放射性同位素扫描的原理是基于碘是甲状腺激素分子不可分割的一部分，尽管其他组织（唾液腺、乳腺、泪腺、脉络丛和胃的壁细胞）可以从血液中摄取碘，但只有甲状腺能够储存碘相当一段时间。由于肾脏不断地过滤血液中的碘化物，大多数碘原子的最终命运是被甲状腺捕获或随尿液排出。当给予患者碘示踪剂时，它迅速与稳定的甲状腺外碘池混合，然后以与稳定同位素相同的方式被处理。因此，放射性碘在甲状腺中的含量逐渐增加，而在甲状腺外体池中的含量逐渐下降，直到几乎没有游离标记的碘残留。这一终点通常在给药后 24～72h 内达到。

许多重要的生理参数可以从测量甲状腺的 RAIU、测量尿排泄和（或）测定血浆和尿液中稳

定碘化物浓度得出，包括：①甲状腺碘摄取率（甲状腺碘化物清除率）；②甲状腺分级 RAIU；③甲状腺对碘的绝对摄取；④尿中放射性碘的排泄或碘的清除。从循环中完全清除所给放射性碘后，可通过直接在甲状腺上计数来监测甲状腺中放射性同位素的消耗。可以测量在循环中以蛋白结合形式重新出现的放射性碘，这个值可以用来估计碘在甲状腺内的周转和甲状腺的分泌活动。在缺乏全身 γ 计数器的情况下，碘转运的测定可以在摄入 ^{123}I 后测定唾液与血液的放射性比来估计。

通过将放射性同位素的给药与已知的刺激或抑制甲状腺活动的药物相结合，可以产生更多有用的信息，从而提供关于控制甲状腺活性的更多资料。给予放射性碘后，通过扫描可以检查功能性甲状腺组织的解剖。使用放射性碘化物进行体内试验的后 2 种应用将在各自的标题下加以讨论。

现在有许多放射性同位素可供研究时使用，且由于更精密和敏感的探测装置的使用，大大减少了这些研究所需的剂量和辐射暴露。但是，应当始终谨记使用放射性同位素所产生的辐射的潜在危险。儿童尤其容易受到伤害，小到 20rad 的 X 线的剂量与甲状腺恶性肿瘤的风险增加有关[1]。然而，用于诊断甲状腺疾病的同位素没有任何危险，这一点已得到证实。妊娠期和哺乳期服用放射性同位素是绝对禁忌的，因为同位素可以通过胎盘转运，而且能分泌到母乳中。

表 78-1 列出了在体内进行甲状腺功能研究时最常用的同位素[2-4]。物理衰变较慢的同位素，如 ^{125}I 和 ^{131}I，特别适合长期研究。相反，衰变速度较快的同位素，如 ^{123}I 和 ^{132}I，通常能提供较低的辐射剂量，在短期和重复的研究中是有优势的。由于不同同位素的 γ 射线的光子能量的峰值不同，因此可以用 2 种不同的同位素同时进行研究。

（一）甲状腺放射性碘摄取

碘放射性同位素通常以胶囊或液体型式口服，并用 γ 闪烁计数器测量甲状腺在不同时间间隔的碘放射性同位素的累积量。重要的是要校正同位素在颈部区域血液循环的背景活性（特别是在给药后的早期）。背景校正是通过减去在大腿区域获得的计数来实现的。同样的放射性同位素剂量，通常是 10%，放置在颈部"幻像"中也被视为"标准"。RAIU 的百分比是根据每个恒定时间单位累积的计数来计算的。

注射放射性碘 24h 后的 RAIU 百分比是最有用的，因为在大多数情况下，甲状腺已经达到同位素积累的平台期，此时高摄取、正常摄取和低摄取之间达到最佳分离。北美大部分地区 24h RAIU 的正常值为 5%～30%。在世界其他许多地区，正常值为 15%～50%。较低的正常值是由于日常饮食中增加了富含碘食物的摄入量所致，尤其是大量生产

表 78-1　体内研究常用同位素和辐射剂量

核　素	物理衰变			估计辐射剂量 (Mrad/μCi)		
	主光子能量 (KeV)	模　式	半衰期 (d)	甲状腺*	全　身	用于扫描目的的平均剂量 (μCi)
^{131}I	364	β(0.606MeV)	8.1	1340	0.08	50
^{125}I⁻	28	电子俘获	60	825	0.06	50
^{123}I⁻	159	电子俘获	0.55	13	0.03	200
^{132}I⁻	670	β(2.12MeV)	0.10	15	0.1	50†
^{99m}TcO$_4^-$	141	等距过渡	0.25	0.2	0.01	2500

*. 计算中考虑了同位素的最大摄取率和停留时间，以及腺体的大小。对于碘同位素，使用的成年正常甲状腺个体的平均数据是 $t_{1/2}$ 摄取 5h，$t_{1/2}$ 生物摄取 50 天，最大摄取率为 20%，腺体大小为 15g
†. 用于早期甲状腺摄取研究的剂量
引自 Summary of currentradiation dose estimates to humans from 123I, 124I, 125I, 126I, 130I, 131I, and 132I as sodium iodide, J Nucl Med 16：857–860, 1975; MIRD/Dose Estimate Report No. 8. Summary of currentradiation dose estimates to normal humans from 99ᵐTc as sodium pertechnetate, J Nucl Med 1976; 17：74–77; and Quimby EH, Feitelberg S, Gross W：radioactive nuclides in medicine and biology, ed 3, Philadelphia, 1970, Lea & Febiger.

的含有这种元素的面包（每片含碘 150μg）。在过去 30 年中，美国的膳食碘的平均摄入量虽然仍高于成人建议的 125μg/d 的最低限度，但男性的平均摄入量已急剧下降到 240~300μg/d，女性为 190~210μg/d [5]。图 78-1 清楚地说明了每日膳食碘摄入量与 RAIU 试验之间的反向关系。因此，RAIU 摄入量的正常值将取决于一个地理区域的碘含量，也与年龄有关（儿童的碘摄入量高于成人）。在日本，平均膳食碘摄入量是美国的 6 倍。

摄取大量的碘化物（> 5mg/d），主要是使用含碘的放射对比剂、防腐剂、维生素和药物，如胺碘酮，会将 RAIU 值抑制到用通常的设备和剂量的同位素很难检测到的水平。根据碘制剂的类型和暴露时间的不同，RAIU 的抑制可能会持续数周、数月甚至数年。即使外用碘化物也能抑制 RAIU。因此，

了解个人的饮食习惯和过量碘摄入量的来源是很重要的。由于添加到各种食物中的碘含量各不相同，对碘摄入量的膳食评估可能有些不准确，因此测量碘的排泄量是对碘平衡的更准确的评估。在国家健康和营养检查第一次和第三次调查中，1971—1974 年和 1988—1994 年收集了尿碘的准确测量值，发现尿碘测量值正在下降，这与声明的情况一致 [6]。临床上，如果有人怀疑患者在进行甲状腺摄碘率试验（RAIU）之前有很大的碘负荷，可以进行尿碘测量。如果尿碘浓度 > 100μg/d，则 RAIU 常常在 20% 以下。因此，尿碘可用于确定使用 RAIU 的可行性。

RAIU 是一种测量甲状腺对碘化物的摄入程度及其相对于肾脏的清除率，但这项测试的结果并不等同于激素的产生或释放。甲状腺 RAIU 增加通常与导致甲状腺激素过度产生的疾病状态有关，而甲状腺 RAIU 减少通常与导致激素生产不足的疾病状态有关（图 78-2）。也有一些重要的例外情况，包括在某些甲状腺功能减退患者中可以看到高摄取值，以及在某些甲状腺功能亢进患者中可以看到低摄取值。严重的碘缺乏症和大多数先天性激素生成障碍可导致甲状腺 RAIU 增加和激素不足（见第 94 章和第 95 章）。前者缺乏底物，后者缺乏特定的激素合成酶，导致甲状腺功能减退，而 TSH 诱导的

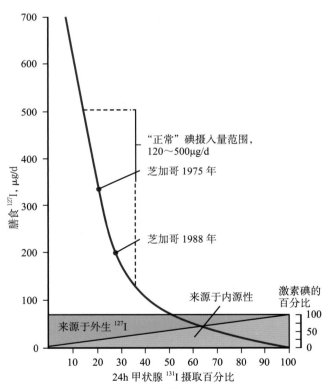

▲ 图 78-1　24h 甲状腺碘（134I）摄取量（RAIU）与膳食稳定碘（127I）含量的关系

摄取量随着膳食碘的减少而增加。如果碘摄入量低于甲状腺激素降解所提供的量，则后者在甲状腺吸收的总碘中所占比例较大。由于美国的饮食习惯，平均 24h 甲状腺 RAIU 低于 20%（数据引自 DeGroot LJ，Reed Larsen FF，Hennemann G, et al：The thyroid and its diseases. New York，John Wiley & Sons，1984.）

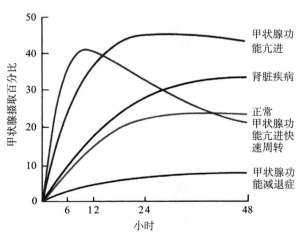

▲ 图 78-2　不同病理条件下甲状腺放射性碘摄取曲线的例子

注意，在一些甲状腺毒症患者中，肾脏疾病的摄取延长是由于尿同位素排泄减少和甲状腺放射性碘含量的早期下降所致，与小但快速转化的甲状腺内碘池有关（数据引自 DeGroot LJ，Reed Larsen FF，Hennemann G, et al：The thyroid and its diseases. New York，John Wiley & Sons，1984.）

甲状腺过度活动无法弥补这一缺陷。响应低循环水平的甲状腺激素，血清 TSH 的升高，TSH 通过钠／碘同向转运体（NIS）刺激甲状腺的碘摄入，从而增加 RAIU。这对于临床医生来说是一个困惑的问题，因为在血液测试中怀疑患有甲状腺炎的患者的 RAIU 增加了。另外，甲状腺 RAIU 减少伴有激素过多通常发生在摄入外源性激素后（人为甲状腺毒症）、短暂甲状腺毒症（亚急性甲状腺炎和无痛性甲状腺炎）、碘诱导的甲状腺毒症（Jod-Basedow病），很少发生在转移性功能性甲状腺癌或卵巢甲状腺肿的患者中，也很少发生在摄入碘量较高的甲状腺毒症患者中。由于饮食中碘摄入量低或高而分别引起的甲状腺 RAIU 升高或降低，可能与甲状腺激素分泌的显著变化无关。

表 78-2 列出了影响 24h 甲状腺 RAIU 值的各种因素，包括疾病。已经设计了 RAIU 测试的几种变体，它们在特殊情况下具有特殊的价值。对其中一些变体进行了简要描述。

表 78-2 影响 24h 甲状腺摄碘率试验的疾病和其他因素

增加 RAIU
- 甲状腺功能亢进症（Graves 病、Plummer 病、毒性腺瘤、滋养细胞疾病、甲状腺激素抵抗、产生 TSH 的垂体腺瘤）
- 非毒性甲状腺肿（地方性、遗传性生物合成缺陷、甲状腺激素全身性抵抗、桥本甲状腺炎）
- 激素过度丢失（肾病、慢性腹泻、降脂-树脂、饮食中大豆含量高）
- 碘的肾清除率降低（肾功能不全，严重心力衰竭）
- 抑制甲状腺的恢复（甲状腺激素的停用与抗甲状腺药物的应用、亚急性甲状腺炎、碘相关性黏液水肿）
- 碘缺乏（地方性或饮食缺乏、在妊娠期或脱卤酶缺乏时过量的碘丢失）
- TSH 摄入

减少 RAIU
- 甲状腺功能减退症（原发性或继发性）
- 促甲状腺激素抵抗综合征
- 甲状腺发育不全（发育不全、异位或发育不全）
- Na/I 转运体缺陷
- 碘浓缩缺陷（遗传性诱捕缺陷、亚急性甲状腺炎早期、短暂性甲状腺功能亢进症）
- 甲状腺激素引起的甲状腺抑制（激素替代、甲状腺功能亢进、卵巢甲状腺肿）
- 碘过量（饮食、药物和其他碘污染物）
- 其他药物和化学品（表 78-11 和表 78-14）

RAIU. 放射性碘摄取试验；TSH. 促甲状腺激素

（二）早期甲状腺放射性碘摄取和 ^{99m}Tc 摄取测量

在一些患者中，严重的甲状腺毒症和低浓度的甲状腺内碘可能导致碘周转速度加快。这就产生了放射性碘的迅速初始吸收，在 6h 前达到平稳期，随后由于同位素以激素或其他形式的释放而下降（图 78-2）。虽然这种现象很罕见，但一些实验室选择在 2h、4h 或 6h 就例行测量早期 RAIU。如前所述，早期测量需要准确测定循环同位素所产生的本底活性。半衰期较短的放射性同位素，如 ^{123}I 和 ^{132}I，更适合于这种情况。

由于在给药后早期碘的摄取主要反映甲状腺的捕获活性，^{99m}Tc 作为高锝酸离子（^{99m}TcO$_4^-$）可以用于检测。在甲状腺功能正常的患者中，甲状腺对碘的捕获在大约 20min 时达到最大，约占给药剂量的 1%。该试验，当与三碘甲腺原氨酸（T$_3$）联合使用时，被用于评估接受抗甲状腺药物治疗的甲状腺毒性患者的甲状腺抑制能力。

（三）高氯酸盐排出试验

高氯酸盐排出试验用于检测甲状腺内碘化物有机化的缺陷。它基于以下生理原理。碘在甲状腺中被一种由 NIS 介导的主动转运机制"捕获"[7]。一旦进入腺体，碘迅速与甲状腺球蛋白（TG）结合，滞留不再需要主动转运。几种离子，如硫氰酸盐（SCN$^-$）和高氯酸盐（ClO$_4^-$），抑制 NIS 介导的碘转运，并引起不与甲状腺蛋白结合的甲状腺内碘的释放。因此，在使用碘化物诱捕抑制药后，甲状腺内放射性碘的损失可以衡量甲状腺内碘的非蛋白结合，并表明碘结合缺陷的存在。

在标准试验中，在给予放射性碘化物后每10min 或 15min 进行一次甲状腺放射性计数。2h后，口服 1g KClO$_4$，持续 2h 重复的甲状腺放射性计数。我们通常给 6 岁或 6 岁以上的患者服用这种剂量，给 2—6 岁的儿童服用 500mg。在正常个体中，在使用碘化物转运抑制药后，甲状腺内的放射性积累停止，在诱导"诱捕"阻滞后，累积的甲状腺放射性很少或没有损失。如果有 5% 或更多的损失，则表示有机化作用缺陷。缺陷的严重程度与从腺体排出的放射性碘的程度成正比，当腺体所积累的放射性几乎全部消失时，代表完全缺陷。该检测阳性可见于甲状腺过氧化物酶（TPO）缺陷引起的碘化有机化先天缺陷，或者见于氯 / 碘转运蛋白（pendrin）突变，这一突变与感音神经性耳聋有关，称为 pendred 综合征。也可见于缺乏 H_2O_2 生成酶、双氧化酶 2（DUOX2），或其成熟因子 DUOXA2 的缺陷。在服用碘化物有机化阻滞药期间或在接受放射性碘化物治疗后，该试验也可能呈阳性。

（四）唾液与血浆的碘比率试验

唾液 - 血浆（S/P）碘（I^-）比值异常是碘捕获缺陷的病理特征。试验可以在不中断甲状腺激素治疗的情况下进行。此外，I^- S/P 可以区分诱捕缺陷和甲状腺发育不全，这是 RAIU 无法确定的。I^- S/P 比值可以在医疗中心测量，而无需使用伽马照相机。该测试是基于观察所有正常浓缩碘化物的组织都受到诱捕缺陷的影响[8]。在这些患者的胃壁细胞和脉络膜丛中存在 I^- 转运缺陷，可通过测量放射性碘的胃液 - 血浆和脑脊液 - 血浆比值来诊断。

口服 5μCi $Na^{129}I$ 后 1h，唾液在没有刺激的情况下收集 5～10min。同时，采集静脉血样本。唾液除泡，离心去除细胞碎片（500 转离心约 10min），血清分离，放射性碘化物的 S/P 比率是通过在伽马闪烁计数器中计数等体积的这些液体确定的。正常的 I^- S/P 是 25，受影响的人不能浓缩碘化物，因此不能将其分泌到唾液中，其 S/P 值很低。I^- S/P 约为 1 是完全捕获缺陷的诊断值，1～20 的值表明部分缺陷。

二、测定激素浓度和其他碘化化合物及其在血液中的转运

最常用于评估甲状腺激素依赖性代谢状态的测试为游离甲状腺激素浓度的测量。之所以采用这种方法，是因为有了简单、灵敏和特异的方法来测量这些碘甲状腺激素，但是缺乏直接测量这些激素对靶组织的代谢影响的特异方法。其他优点是只需要少量的血液样本，并且大量的测定可由实验室在 1 个正常工作日完成。事实上，虽然临床医生可能会接受甲状腺功能障碍的诊断，但只有在测量甲状腺激素浓度和促甲状腺激素后才能证实诊断的确定性。

所有含碘激素化合物或其前体的主要来源是甲状腺，而外周组织是其降解产物的来源。它们的化学结构和在血清中正常浓度如图所示（图 78-3），重要的是要注意，每种物质的浓度不仅取决于甲状腺合成和分泌的量，也取决于其对载体血清蛋白的亲和力、在组织中的分布、降解率及最终的清除率。

在数量上，甲状腺的主要分泌产物是甲状腺素（T_4），其次是 T_3。它们被合成并储存在甲状腺中，作为较大分子甲状腺球蛋白（TG）的一部分，TG 被降解，以 10～20 倍的比例释放 2 种碘甲状腺原氨酸。在正常情况下，只有微量的 TG 释放到循环中。按摩尔计算，它是血液中最不丰富的含碘化合物。除了 T_4、TG 和少量二碘甲状腺原氨酸（DIT）和单碘甲状腺原氨酸（MIT）外，正常人血清中发现的其他含碘化合物主要是通过 T_4 的逐步脱碘过程在甲状腺外组织中产生的。另一种 T_4 代谢途径包括脱氨基和脱羧，但碘残基的保留会产生四碘甲状腺乙酸（TETRAC）和三碘甲状腺乙酸（TRIAC）[9, 10]。偶联也可形成硫酸碘蛋白。T_4、T_3 和反 T_3（rT_3）的硫缀合物已经在人类体液中被发现。此外，孕妇血清中 3，3′ - 硫酸二碘氨酸（T_2S）的水平可能反映胎儿甲状腺功能的状态。循环碘白蛋白是由血清白蛋白的甲状腺内碘化产生的。通过 T_4 和 T_3 与可溶性蛋白共价连接，外周组织或血清中可形成少量碘蛋白。除 rT_3 外，循环化合物除 T_4 和 T_3 外的生理功能尚不清楚。rT_3 水平在禁食和严重的甲状腺疾病期间升高。在这种情况下，测量 rT_3 可以帮助临床医生区分这些情况和中枢甲状腺功能减退。

（一）血清总甲状腺激素浓度的测定

1. 碘量滴定法　由于碘是甲状腺激素分子的组成部分，因此测定血清中的碘含量是 60 多年前用于甲状腺激素鉴定和定量的第一种方法[11]。测定蛋白结合碘是最早常规用于估计血清中甲状腺激素浓度的方法。本试验测定了血清蛋白可沉淀碘的总量，其中 90% 为 T_4。正常的范围是血清碘含量为 4～8mg/dl。

通过提高特异性和减少非激素碘化合物的干扰来测量血清甲状腺激素水平的努力，导致了丁醇萃取碘和 T_4 碘柱技术的发展。所有这些测定血清甲状

名　称	缩略词	分子量	化学式	正常浓度	
				ng/dl	pmol/L
3, 5, 3′, 5′- 四碘甲腺原氨酸（甲状腺素）	T_4	777	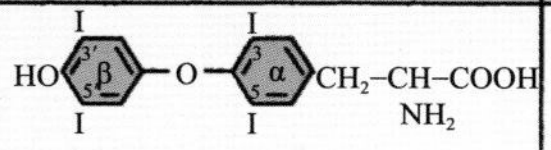	5000～12 000	64 000～154 000
3, 5, 3′三碘甲腺原氨酸	T_3	651	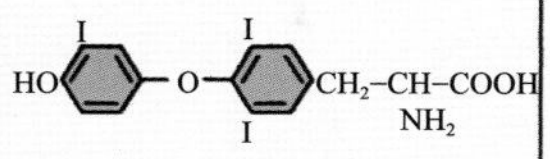	80～190[b]	1200～2900
3, 3′, 5′- 三碘甲腺原氨酸 (rT₃)	rT_3	651	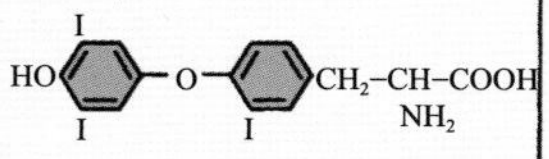	14～30	220～480
3, 5- 二碘甲腺原氨酸	$3,5-T_2$	525	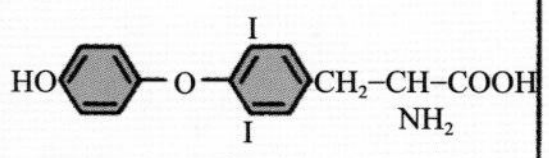	0.20～0.75[b]	3.8～14
3, 3′- 二碘甲腺原氨酸	$3,3′-T^2$	525	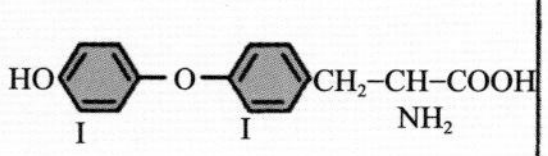	1～8[b]	19～150
3, 5′- 二碘甲腺原氨酸	$3′5′-T_2$	525	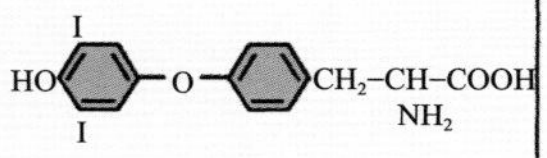	1.5～9.0[b]	30～170
3′- 单碘甲腺原氨酸	$3′-T_1$	399	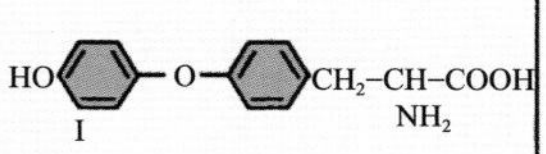	0.6～4	15～100
3- 单碘甲腺原氨酸	$3-T_1$	399	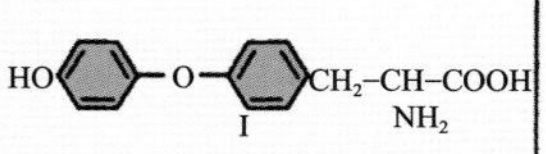	< 0.5～7.5	< 13～190
3, 5, 3′, 5′- 四碘甲状腺乙酸（TETRAC）	T_4A	748	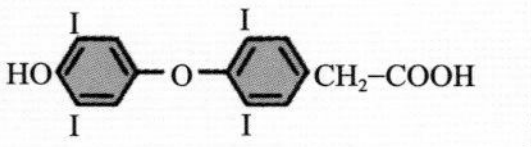	< 8～60	< 105～800
3, 5, 3′三碘甲状腺乙酸（TRIAC）	T_3A	622	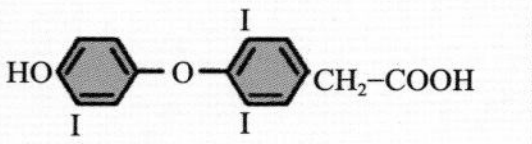	1.6～3	26～48
3, 5- 二碘酪氨酸	DIT	433	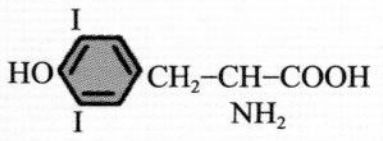	1～23	23～530
3- 一碘酪氨酸	MIT	307	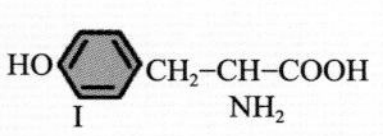	90～390[c]	2900～12 700
甲状腺球蛋白	Tg	660 000	由 2 个相同的亚单位组成的糖蛋白	< 100～2500	1.5～38

▲ 图 78-3　健康成人血清中含有碘的化合物

腺激素的化学方法都已被配体分析所取代，而配体分析甚至不受大量非激素含碘物质的干扰。

2. 放射免疫分析法　放射免疫测定法（RIA）可测定血清中甲状腺激素的浓度。这些检测的原理依赖于激素与同种同位素标记化合物之间的竞争，以结合到抗血清中存在的一类特定的免疫球蛋白 G（IgG）分子。对甲状腺激素进行检验时，这种激素需要从血清激素结合蛋白中释放出来，主要是甲状腺结合球蛋白（TBG）[12-14]。用于实现这种释放的方法包括提取、测定激素的竞争性置换和 TBG 的失活。少数情况下，一些患者出现循环的抗甲状腺激素抗体，并干扰在未提取的血清样本上进行的 RIA。根据用于从自由配体分离结合物的方法，在这种抗体存在时所获得的值可能是虚假的低或虚假的高。RIA 已被广泛应用于所有医疗中心的非同位素免疫测定法所取代。它们已被用于滤纸上干血斑小样本中 T_4 的测量，用于新生儿甲状腺功能减退症的筛查。

尽管这些试剂盒的可用性很好，但美国病理学家学会能力测试项目评估时，不同抗体的特异性会导致激素测量的双重差异[15]。

3. 非放射性方法　自 20 世纪 70 年代早期开始用放射免疫分析法测定 T_4 和 T_3 的血清浓度，最近用非同位素法测定。对未提取血清中总 T_4 和 T_3 的测定包括试剂 8- 苯胺萘磺酸等阻止 T_4 和 T_3 与血清蛋白结合，使总激素可与测定抗体竞争。随后发展了基于放射性配体测定原理但不使用放射性物质的测定方法。这些使用配体与酶结合的检测方法已经在很大程度上取代了 RIA。酶结合的配体与被测量的配体在抗体上竞争相同的结合位点。定量是通过分光光度法对添加酶底物后发生的显色反应进行的。T_4 的均质（酶联免疫测定技术）和非均质（酶联免疫吸附技术）均已建立。在均质分析中，不需要分离步骤，因此易于自动化。在其中一种方法中，T_4 与苹果酸脱氢酶联系在一起，以抑制酶活性。当 T_4 酶结合物与 T_4 特异性抗体结合时，酶被激活。活性 T_4 偶联其他酶如过氧化物酶和碱性磷酸酶也已开发出来。该方法也被用于新生儿甲状腺功能减退症的大规模筛查项目中的干燥血样中 T_4 的测量。其他非放射性同位素免疫检测使用荧光激发来检测标记配体，这一技术正在得到越来越多的应用。这种检测方法使用多种化学发光分子，如 1, 2- 二氧乙烷、鲁米诺及其衍生物、吖啶酯、草酸酯和萤火虫荧光素，以及许多增敏剂和荧光增强剂。其中一种方法是使用 T_4 结合到 β- 半乳糖苷酶和荧光测量水解产物 4- 甲基半黄烷基 -β-D- 半乳糖苷，该方法适用于只需要 10μl 血清的微分析系统。

罗氏公司推出的一种商用电化学发光免疫分析采用了一种竞争性测试原理，即针对 T_4 或 T_3 特异性产生的抗体。8- 苯胺基 -1- 萘磺酸作用释放的内源性 T_4 或 T_3，与添加的生物素化 T_4 衍生物竞争钌络合物标记的抗体的结合位点。这只需要 15μl 样品。在反应混合物上施加电压会引起化学发光发射，用光电倍增管测量。由于健康原因而服用补充剂的人血液中高水平的生物素可能会干扰 T_4 或 T_3 的测量，以及此类试验中的 TSH，导致错误的结果（参见促甲状腺素部分）。

此外，可采用高效液相色谱[16]、气相色谱、质谱等方法对 T_4、T_3 进行定量测定[17-20]。

4. 血清总 T_4　成人总 T_4（TT_4）的一般浓度范围为 5～12μg/dl（64～154nmol/L）。在没有甲状腺功能障碍的情况下，当浓度低于或高于此范围时，通常是血清 TBG 异常水平的结果。这种异常通常出现在妊娠的高雌激素状态和服用含雌激素化合物期间，这导致个体甲状腺血清 TT_4 水平显著升高。在不同类型的肝炎患者中也可以看到类似的升高，如果不加以重视，患者可能会被误诊为甲状腺功能

亢进。更罕见的情况是，TBG 过剩是遗传的[21]。

血清 TT_4 在胎儿中几乎检测不到，直至妊娠中期。此后，它迅速增加，并在最后 3 个月达到正常成人水平高限。在分娩后数小时内出现进一步的急性但短暂的上升。TT_4 值在 6 岁之前仍高于成人范围，但随后的年龄相关变化极小，因此在临床实践中，TT_4 的正常范围适用于所有性别和年龄。

相关研究已经描述了与高海拔、寒冷和炎热有关的血清 TT_4 小的季节性变化。血清 TT_4 浓度的节律性变化有两种类型，即与血清蛋白浓度的体位变化相关的变化[22]，以及由真正的昼夜节律变化引起的变化。然而，蛋白质浓度的体位变化不改变游离 T_4（FT_4）浓度。

虽然血清 TT_4 水平低于正常范围通常与甲状腺功能减退有关，高于此范围则与甲状腺毒症有关，但必须强调的是，TT_4 水平并不总是与代表代谢活性部分的 FT_4 浓度相对应（见下文）。血清中的 TT_4 浓度可能通过独立的机制改变，如：①甲状腺功能亢进和甲状腺功能减退患者 T_4 供应增加或减少；②完全由 T_4 与血清蛋白结合的改变引起的变化；③由高或低血清 T_3 水平引起的血清 TT_4 浓度的代偿性变化。其中一个例子就是 T_4 到 T_3 转换过程中的缺陷[23]。与血清 TT_4 变化相关的情况及其与患者代谢状态的关系列于表 78-3。

较低的血清 TT_4 水平见于 TBG 浓度降低，或存在异常的 TBG 致结合亲和力降低，以及 TBG 上可用的 T_4 结合位点被血液中高浓度的竞争性药物部分饱（表 78-4）。相反，当血清 TBG 浓度较高时，TT_4 水平较高。在这种情况下，如果甲状腺的反馈调节是完整的，个体仍然是正常的。

虽然甲状腺运载蛋白（transthyretin，TTR）浓度的变化很少引起 TT_4 浓度的显著变化，但当一种对 T_4 有高亲和力的血清白蛋白或针对 T_4 的抗体出现变异时，TT_4 的测量浓度明显升高，而代谢状态保持正常。这种变异白蛋白作为一种常染色体显性遗传，称为家族性甲状腺功能亢进性营养不良（FDH）。

血清 TT_4 浓度与患者代谢状态差异的另一个可能原因是血清总 T_3（TT_3）和 TT_4 浓度的差异，以及血清 T_3/T_4 比值的改变。最常见的情况是 TT_3 浓度升高。T_3 的来源可能是内源性的（如甲状腺毒症），也

表 78-3　与血清 TT_4 浓度变化有关的条件及与临床状况的关系

临床状况	血清 TT_4 浓度		
	很　高	低	正　常
甲状腺毒症	<ul><li>甲状腺功能亢进（所有原因，包括 Graves 病、Plummer 病、毒性甲状腺腺瘤、亚急性甲状腺炎早期）</li><li>甲状腺激素泄漏（亚急性甲状腺炎早期、短暂性甲状腺毒性）</li><li>外源性或异位 T_4（甲状腺功能亢进、卵巢甲状腺肿）</li><li>垂体对甲状腺激素的抵抗</li><li>分泌 TSH 的垂体肿瘤</li></ul>	<ul><li>摄入过量的 T_3（人为的甲状腺毒症）</li></ul>	<ul><li>低 TBG（先天性或后天性）T_3 甲状腺功能亢进症（未经治疗或治疗后复发），更常见于缺碘地区</li><li>与血清蛋白竞争结合 T_4 的药物（另请参阅低 TT_4 的甲状腺功能正常项下的条目）</li><li>非甲状腺源性高代谢（Luft 综合征）</li></ul>
甲状腺功能正常	<ul><li>高 TBG（先天或后天）</li><li>家族性高甲状腺素血症</li><li>甲状腺素转运蛋白异常</li><li>内源性 T_4 抗体</li><li>T_4 替代疗法</li><li>D-T_4 治疗</li><li>甲状腺激素的全身性抵抗</li></ul>	<ul><li>低 TBG（先天或后天）</li><li>内源性 T_4 抗体</li><li>T_3 轻度升高或正常</li><li>T_3 替代疗法</li><li>碘缺乏症</li><li>治疗甲状腺功能亢进</li><li>慢性甲状腺炎</li><li>先天性甲状腺肿</li><li>与血清蛋白竞争结合 T_4 的药物（表 78-4）</li></ul>	<ul><li>正常状态</li></ul>
甲状腺功能低下	<ul><li>甲状腺激素严重的全身性抵抗</li><li>细胞内代谢缺陷（SBP2 缺陷）</li></ul>	<ul><li>甲状腺功能衰竭</li><li>原发性（所有原因，包括腺体破坏、严重缺碘、先天性激素生成不足）</li><li>继发性（垂体功能衰竭）</li><li>三发性（下丘脑功能衰竭）</li><li>消耗性甲状腺功能减退症（血管瘤）</li><li>$THRA$ 基因缺陷引起的甲状腺激素抵抗</li></ul>	<ul><li>高 TBG（先天性或后天性）</li><li>脱碘酶缺陷</li><li>甲状腺转运蛋白缺陷</li></ul>

T_3. 三碘甲腺原氨酸；T_4. 甲状腺素；TBG. 甲状腺素结合球蛋白；TSH. 促甲状腺激素；TT_4. 总 T_4

可能是外源性的（如摄取 T_3 时）。在前一种情况下，与甲状腺毒症的常见变异相反，血清 TT_3 浓度升高并不伴有 TT_4 水平升高。事实上，血清 TT_4 水平正常，偶尔较低。这一发现提示 T_3 甲状腺毒症的发病机制是甲状腺直接分泌 T_3，而不是周围 T_4 转化为 T_3。摄入药物剂量的 T_3 会导致甲状腺毒症，并伴有血清 TT_4 浓度的严重降低。T_3 中度分泌过多可能与甲状腺功能亢进和血清 TT_4 低浓度有关。这种情况有时被称为 T_3 甲状腺功能亢进，可能比 T_3 甲状腺中毒更普遍。它被认为构成了一种代偿 T_3 分泌的状态，作为衰竭的甲状腺的一种生理适应，如治疗甲状腺毒症后，一些慢性甲状腺炎的病例，或在碘缺乏期间。接受 T_3 替代剂量的正常人血清 TT_4 浓度也较低。相反，15%～50% 外源性 T_4 治疗患者的血清 TT_4 水平高于正常值上限并且具有正常血清 TSH。由于代谢速度相对较慢，甲状腺外 T_4 储量较大，血清中激

素的浓度与每日摄入剂量相比，随采样时间的变化不大。

5. 血清总 T_3　甲状腺激素对靶器官的作用，主要通过三碘甲腺原氨酸（T_3）实现的。T_4 在甲状腺外组织经 5- 单脱碘酶的作用转化成 T_3。因此，血清 T_3 浓度反映的是外周组织的功能状态，而不是甲状腺的分泌功能。像 T_4 一样体内 99% 的 T_3 以与蛋白结合的方式存在，但 T_4 与 TBG 的亲和力是 T_3 的 10 倍以上。

成人血清 TT_3 正常值的范围是 80～190ng/dl（1.2～2.9nmol/L）。不同性别间 TT_3 的差异较小，而在不同年龄人群中的差异却较大。与 TT_4 相比，出生时的 TT_3 水平通常较低，仅为正常成人值的 50%。然而在出生后的 24h 内，TT_3 迅速上升到大约正常成人值的 2 倍，继而在随后的 24h 内下降到正常成人范围的上限，并且在生命的第 1 年持续该

表 78-4　影响甲状腺激素血清转运蛋白的化合物

药　物	常规作用
增加 TBG 浓度	
雌激素 [22, 407, 408]	排卵抑制药和抗癌
海洛因和美沙酮 [409]	镇静（成瘾者）
安妥明 [410]	降血脂
氟尿嘧啶 [411]	抗癌
羟哌氯丙嗪 [412]	镇静药
他莫昔芬 [413, 414]	化疗
雷洛昔芬 [414-416]	骨质疏松症
降低 TBG 浓度	
雄激素和合成代谢类固醇 [417, 418]	男性化、抗癌、促进合成代谢
糖皮质激素 [419]	消炎、抗免疫抑制、降低颅内压
左旋天冬酰胺酶 [420]	抗白血病
烟酸 [421, 422]	低脂血症
干扰甲状腺激素与 TBG 和（或）TTR 的结合	
水杨酸盐和双水杨酸酯 [398, 423]	抗炎、镇痛和解热
卡马西平 [398, 423]	抗惊厥和抗心律失常
苯妥英及其类似物 [424, 425]	抗惊厥和抗心律失常
地西泮 [426]	抗焦虑
呋塞米（速尿）[427]	利尿
磺酰脲类 [428]	降血糖
二硝基酚 [422]	解偶联氧化磷酸化
游离脂肪酸 [428]	解偶联氧化磷酸化
o，p′-DDD [429]	抗抑郁
保泰松 [430]	抗炎
降脂酰胺 [431]	降血脂
芬氯酸 [403, 432]	非甾体抗炎药
甲芬那	非甾体抗炎药
双氯芬酸	非甾体抗炎药
肝素（IV）[433]	抗凝血药
依诺肝素 [433]	抗凝血药
邻甲苯海明 [434]	解痉药
单价阴离子（SCN⁻，ClO₄⁻）[435]	抗甲腺药
甲状腺激素类似物，包括右旋异构体 [436]	降低胆固醇

o，p′-DDD. 氯苯二氯乙烷（米托坦）；TBG. 甲状腺素结合球蛋白；TTR. 甲状腺素运载蛋白

水平。目前已观察到，老年群体中的平均 TT_3 水平下降，但是其中的健康受试者却无此现象 [24, 25]，这表明平均 TT_3 水平的下降可能反映了普遍存在的非甲状腺性病态综合征，而不仅仅是年龄因素的影响。尽管已观察到血清 TT_3 水平与体重呈正相关，但这可能与过量进食相关 [26]。在热量或仅碳水化合物摄入量缺乏的 24~48h 内可观察到 TT_3 水平迅速而大幅度的下降。

大多数引起 TT_4 水平升高的情况伴随升高的 TT_3。因此，甲状腺功能亢进症患者的 TT_3 水平通常升高，而甲状腺功能减退症患者的 TT_3 水平常常降低。然而以上两种情况下，TT_3/TT_4 的比值相对于甲状腺功能正常的个体是升高的。这种升高是由于在甲状腺功能亢进症患者中 TT_3 水平不呈比例地升高，而甲状腺功能减退症患者中 TT_3 水平的下降相较于 TT_4 下降的幅度小。因此，测定 TT_3 水平对甲状腺功能亢进症的诊断更为敏感，而测定 TT_4 水平则对甲状腺功能减退症的诊断更有价值。

在某些情况下，TT_3 与 TT_4 浓度的变化不呈比例，或者向相反方向变化（表 78-5）。这种情况包括 TT_4 和 FT_4 水平正常的甲状腺毒症，即 T_3 甲状腺毒症。在一些患者使用抗甲状腺药物治疗甲状腺功能亢进的过程中，可以观察到 TT_4 水平正常，但 TT_3 水平仍偏高，继而产生高的 TT_3/TT_4 比值。在碘缺乏地区的人群和甲状腺处理碘的能力受限的患者中，可以发现机体通过增加甲状腺直接分泌 T_3，继而在较低的 TT_4 和 FT_4 水平维持甲状腺功能正常。虽然这些变化有合理的生理机制解释，但在其他情况下 TT_4 和 TT_3 水平不一致的原因仍不明确。

导致 TT_3 和 TT_4 水平不一致的最常见原因是外周组织中 T_4 向 T_3 的转化减少，从而导致 TT_3 选择性降低。这种 TT_3 降低是一些非甲状腺急慢性疾病和热量缺乏的病理生理的组成部分（见第 89 章）。在这些情况下，TT_3 水平通常低于明显的原发性甲状腺功能减退症的常见水平。然而在这些患者中，代谢低下的临床表现却不显著，这可能是因为他们的甲状腺功能减退是部分的且短暂的 [27]。在一些个体中，T_4 向 T_3 的转换减少是一种遗传异常。在碘甲状腺原氨酸细胞膜转运蛋白（MCT8）功能丧失突变的患者中，常可以见到高 TT_3 和低 TT_4 的典型组合 [28]。

表 78-5 可能与血清 TT₃ 和 TT₄ 浓度间差异有关的情况

血 清			代谢状态		
TT₃/TT₄ 比值	TT₃	TT₄	甲状腺功能亢进	甲状腺功能正常	甲状腺功能减退
↑	↑	正常	T₃ 型甲状腺功能亢进（内源性）	• 地方性碘缺乏（T₃ 自身抗体）*	—
↑	正常	↓	—	• 甲状腺功能亢进治疗后（T₄ 自身抗体）*	• 地方性呆小症（严重碘缺乏）
↑	↑	↓	通过药物摄入 T₃（外源性 T₃ 型甲状腺功能亢进）部分甲状腺功能亢进治疗后	• T₃ 替代治疗（尤其是服药后 1~3h） • 地方性碘缺乏	• T₃ 自身抗体* • THRA 基因缺陷
↓	↓	正常	—	• 大多数情况与 T₄ 向 T₃ 的转换减少有关 • 慢性或严重急性疾病† • 创伤（手术、烧伤） • 饥饿和营养不良 • 药物‡（T₃ 自身抗体）	—
↓	正常	↑	与甲状腺功能亢进相关的严重非甲状腺疾病	• 新生儿（出生后 3 周内） • T₄ 替代治疗 • T₄ 结合白蛋白样变异体引起的家族性甲状腺素血症（T₄ 自身抗体）*	—
↓	↓	↑	—	• 出生时 • 伴有一过性甲状腺素血症的严重非甲状腺疾病	• T₄ 自身抗体* • SBP2 基因缺陷[27]
↑	↑	↓	—	• 巨大血管瘤	• 3 型脱碘酶过量[437] • MCT8 基因缺陷[28]

TT₃. 总三碘甲腺原氨酸；TT₄. 总甲状腺素
*. 基于血清激素测定方法的伪值
†. 肝衰竭和肾衰竭、糖尿病酮症酸中毒、心肌梗死、感染性和发热性疾病、癌症
‡. 糖皮质激素、碘对比剂、胺碘酮、普萘洛尔、丙硫氧嘧啶

多种药物均可引起血清 TT₃ 水平的变化，但却无明显的代谢异常。一些药物与激素竞争性结合相应的血清蛋白，从而引起血清 TT₃ 下降，但一般不引起游离 T₃（FT₃）浓度的改变（表 78-4）。一些药物，如糖皮质激素[29]，通过抑制外周 T₄ 向 T₃ 的转化来降低血清 TT₃ 浓度。另一些药物，如苯巴比妥[30]，则是通过刺激细胞内激素降解和清除的速率来降低血清 TT₃ 浓度。大多数药物都有多种效应，最终的效应是前述各种影响的结合，还包括对下丘脑 - 垂体轴或甲状腺激素生成的抑制作用。

血清 TBG 浓度的变化，对血清 TT₃ 水平的影响与 TT₄ 相仿。内源性 T₃ 抗体的存在也可引起显著的 TT₃ 升高，但是正如在高 TBG 浓度的情况下，这种改变不会引起高代谢症候群。

T₃ 的常规口服替代剂量是 75μg/d 或 1μg/（kg·d）[31]，这种治疗方法引起血清 TT₃ 峰浓度常处于甲状腺毒症的范围。此外，由于胃肠道吸收及降解速率均较快，血清 TT₃ 水平随采样时间的不同而有很大差异。

（二）血清总甲状腺激素结合量和未饱和甲状腺激素结合量的测定

血清甲状腺激素的浓度取决于其分泌量，也取决于血清蛋白上激素结合位点的丰度。因此，对后者的估算有助于正确解释总激素浓度的测量值。这些结果被用来估算游离激素浓度，有助于分辨激素结合蛋白水平异常所致的血清总甲状腺激素升高的甲状腺功能正常的患者。由此可将他们与那些甲状腺功能异常导致代谢改变的患者区分。

1. 体外激素吸附试验　吸收试验主要是测量 TBG 上未被占用的甲状腺激素结合位点。使用放射性标记的 T₃、T₄ 和特定的合成吸收剂来测量未与血清蛋白紧密结合的放射性标记激素的比例。因为离

子交换树脂经常被用作吸收剂，所以这项测试被称为树脂 T_3 或 T_4 吸附试验。

检测通常是将患者血清样本与微量放射性标记的 T_3 或 T_4 共同孵育来进行的。这些未与血清样本中 TBG 有效结合的标记激素，被阴离子交换树脂吸附，作为树脂结合的放射性而被测量。所测量的数值与未饱和 TBG 的浓度呈负相关。不同的试验方法采用不同的吸附材料去除未与 TBG 结合的激素。虽然 T_3 与 TBG 的结合不那么牢固，但结合优先度更高，因此是比较常用的标记性激素。根据方法的不同，常见的吸附试验正常值一般是 25%～35%，或 45%～55% 的 T_3 被吸附。因此，用同一实验体系进行的以正常血清为对照组的测试值与试验组测试值的比值，是更有价值的结果。正常值的范围将在 1.0 的任意一侧，通常为 0.85～1.15。

吸附剂对示踪剂的吸附与血清不饱和 TBG（未与内源性甲状腺激素结合）的结合位点的数量成反比。因此，当内源性甲状腺激素过多，或 TBG 浓度降低引起不饱和 TBG 减少时，吸附剂的吸附率增加。相反，当血清甲状腺激素浓度低，或 TBG

浓度增加引起不饱和 TBG 增多时，吸附率减少。血清总甲状腺激素或 TBG 浓度的改变，均会影响检测结果，因此在不确定激素浓度的情况下，不能对检测结果做出合理的解读。通常，血清 TT_4 水平和 T_3 吸附试验的平行升高或降低，分别提示甲状腺功能亢进或甲状腺功能减退。两者变化不一致，则提示 TBG 结合能力异常。但是需要注意的是，甲状腺激素和 TBG 浓度异常可以在同一患者中共存。例如，低 TBG 水平的甲状腺功能减退患者通常会表现出低 TT_4 水平和正常的 T_3 吸附结果（图 78-4）。由于结构的相似性，有一些非激素化合物与甲状腺激素竞争性结合 TBG 位点。而其中的一些化合物是临床治疗药物。因此如果患者正在使用这些药物（表 78-4 列出），那么 T_3 吸附试验结果及血清总甲状腺激素水平均可能受到影响。

2. TBG 和 TTR 测量　血清中 TBG 和 TTR 的浓度可以通过测量它们在饱和结合状态下结合总 T_4 的量来估计，也可以通过免疫技术直接测定[32, 33]。

血清 TBG 的浓度可以通过放射免疫法测定[33]。TBG 和 TTR 均可用 Laurell 火箭免疫电泳法、放射

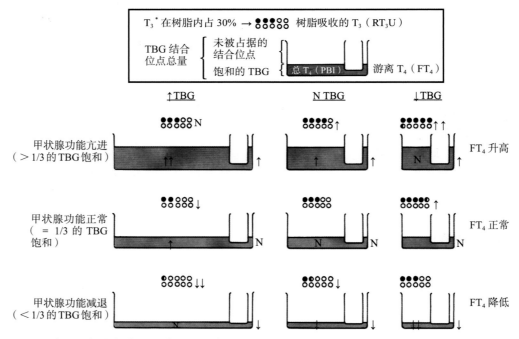

▲ 图 78-4　图示了在不同代谢状态下血清总甲状腺素（T_4）浓度、树脂吸收的三碘甲腺原氨酸（rT_3U）测定值与游离 T_4（FT_4）浓度之间的关系，以及与甲状腺结合球蛋白（TBG）变化的关联

插图利用了连通器原理，在小管内的液体高度代表了 FT_4 的水平，在大管内的液体总量代表了总 T_4 浓度，而大管内的总容量代表了 TBG 的总结合力。圆点代表树脂粒子，黑圆点代表携带放射性 T_3 示踪剂（T_3^*）的树脂粒子。rT_3 的测定结果（黑圆点）与大管内未被填充的容量代表的未被占据的 TBG 结合位点成反比

免疫扩散法或酶免疫法测定，商业方法是可用的。血清 TBG 的平均值为 1.6mg/dl（260nmol/L），正常值范围是 1.1～2.2mg/dl（180～350nmol/L）。成人 TTR 的正常值范围是 16～30mg/dl（2.7～5.0mmol/L）。血清 TBG 和 TTR 的水平随年龄、性别、妊娠和体位的不同而改变。测定这些血清蛋白的浓度有助于评估某些极端偏差，如先天性 TBG 异常。然而，在大多数情况下，体外吸附试验结果结合血清 TT_4 水平，可以大致估算出 TBG 的浓度。

（三）游离甲状腺激素浓度的测定

循环中的大多数甲状腺激素都以与血清蛋白结合的状态存在，因此在循环中只剩下极小一部分具有生物活性功能的游离激素。结合激素和游离激素之间存在可逆的平衡，后者代表能够穿过细胞膜对机体组织发挥生物学活性作用的部分。对甲状腺功能正常的个体来说，尽管血清激素结合蛋白的变化同时影响总甲状腺激素及相应的游离甲状腺激素，但游离激素的绝对水平保持不变，并与其组织激素水平及生物学效应相关。该数值是评价甲状腺功能的最重要指标，因为其与患者的新陈代谢状态相关，尽管细胞可以通过自动受体的自动调节[34] 和脱碘酶活性改变来调节甲状腺激素的生物学活性[35, 36]。极其罕见的是，甲状腺激素进入细胞的缺陷可以消除游离激素与代谢效应的相关性[28]。

大多数情况下，甲状腺功能亢进症患者的游离激素水平升高，甲状腺功能减退症患者的游离激素水平降低，甲状腺功能正常者的游离激素浓度正常。患者处于稳定状态时，即使在 TBG 浓度发生显著变化的情况下游离激素的变化亦同前述。值得关注的是，在 T_3 型甲状腺功能亢进症患者和那些服用药理剂量 T_3 的患者中，FT_4 浓度可能是正常的，甚至是降低的。在甲状腺激素依赖的代谢状态没有明显异常的情况下，FT_4 浓度可能超出正常范围。这种情况常见于急慢性重症疾病并发非甲状腺病态综合征的患者，FT_4 过高或过低均有报道。正如预计的那样，当正常的甲状腺功能状态是通过口服 T_3 或甲状腺增加分泌 T_3 来维持时，FT_4 的水平会被抑制。更为一致的是，患有非甲状腺性病态综合征的患者 FT_3 水平较低。这种降低是血清 TT_3 水平受抑制的显著特征，这些患者血清 TT_3 浓度的下降是因为外周组织

中脱碘酶使 T_4 向 T_3 的转化减少所致（见 76 章）。在一些接受药物治疗的患者中，可以见到 FT_4 及 FT_3 水平均超出正常值的情况（见后）。在没有高代谢症状的情况下，FT_4 和 FT_3 浓度显著升高是遗传性甲状腺激素抵抗患者的典型临床表现（见 95 章）。生活在严重碘缺乏地区的甲状腺功能减退症患者的 FT_3 水平往往是正常的，甚至偏高。但是他们的 FT_4 水平是正常或偏低水平。游离激素水平也不能很好地反映遗传性激素转运缺陷患者的代谢状态[37]。

1. 直接测量游离 T_4 和游离 T_3　直接测量 FT_4 和 FT_3 的绝对浓度在技术上难度较高，直到最近，还仅限于科学研究分析中使用。为了尽量减少对游离激素和结合激素之间关系的干扰，这些激素必须用超滤或透析来分离，并且分离时 pH 或电解质成分的波动需要控制在很小范围。随后用 RIA 或色谱法直接测定分离出的游离激素[38]。这些测定可能是目前最准确的。但微小、弱结合的、可透析的物质或药物可能会被从结合蛋白中去除，因此测量的游离激素浓度不能完全反映体内真实情况。自动化的直接免疫测定法，虽然在特定条件下可靠度欠佳，但仍取代了更多的劳动密集型方法（见后文）。

2. 同位素平衡透析法　50 年来，该方法一直是估算 FT_4 或 FT_3 的金标准。T_4 或 T_3 的游离部分可通过透析膜扩散（即可透析部分），该检测方法就是基于此种特性来测定游离成分的比例。进行检测时，将血清样本和少量标记的 T_4 或 T_3 示踪剂共同孵育。标记的示踪剂与各自结合的和游离的内源激素迅速达到平衡。然后在恒温下对样品用缓冲液进行透析，直到透析膜两边的游离激素浓度达到平衡。根据透析液中标记激素的比例计算可透析分数。已标记的示踪激素中作为污染物的放射性碘的影响，应通过纯化[39]，以及对透析激素的各种沉淀技术来消除[40]。通过在样品中加入 2 种不同的放射性碘同位素标记 T_4 和 T_3，可同时测定 FT_4 和 FT_3 水平。超滤是透析技术的改进。检测结果用可透析激素分数（T_4 或 T_3 的可透析分数）或百分比（$\%FT_4$ 或 $\%FT_3$）表示。FT_4 和 FT_3 的绝对浓度是根据血清中激素的总浓度与其各自的可透析部分的乘积计算出来的。成人 FT_4 的正常值范围为 0.7～2.0ng/dl（9～26pmol/L），FT_3 的浓度范围为 0.23～0.50ng/dl（3.5～7.7nmol/L）。灵敏的 T_4 免疫测定使 FT_4 可直

接测量。

通常情况下，这些技术所获得的结果一般与直接一步法（见后）测定的结果相当。但当 TBG 浓度极低、极高或循环中有结合蛋白抑制剂存在时，结果差异较大，特别是在非甲状腺病态综合征的情况下。所测得的可透析分数可能会因测定的温度、稀释程度、达到平衡所需的时间和稀释液的组成而改变。计算值依赖于 TT$_4$ 或 TT$_3$ 的准确测量，但在有 T$_4$ 或 T$_3$ 自身抗体存在的患者中可能是不正确的。这些问题特别是那些由稀释引起的问题，可以通过使用商业上可用的透析方法或不需要血清稀释的自由形式结合激素的超滤方法来克服。此外，用于超滤液的抗体必须具有高亲和力才能达到可接受的精密度。

3. 指数法 由于平衡透析法测定游离激素烦琐且技术要求高，许多临床实验室使用了一种方法，即根据 TT$_4$ 或 TT$_3$（通过免疫分析测定）和体外摄取试验的值（见上文）的乘积得出 FT$_4$ 指数（FT$_4$I）或 FT$_3$ 指数（FT$_3$I）。虽然结果并不总是与平衡透析法一致，但这些技术快速而简便。在 TBG 浓度极低、极高或存在异常结合蛋白的情况下，在非甲状腺病态综合征患者中，或循环中存在蛋白结合抑制剂的情况下，这些技术有可能失败。

FT$_4$I 是 FT$_4$ 绝对浓度的准确估计值，这一论点可以通过两者之间的线性相关得到证实。如果体外摄取试验（T$_3$ 或 T$_4$ 摄取）的结果用甲状腺激素结合率表示，则此说法是正确的而甲状腺激素结合率是通过结合到固体基质上的示踪剂计数除以与血清蛋白结合的计数来确定的。通过使用适当的血清标准对测定值的变化进行校正，并用正常参考池的比率的形式展示。在 TBG 正常的甲状腺功能正常的个体，FT$_4$I 的正常范围比相应的 TT$_4$ 略窄。以 TT$_4$ 值计算，它是 6.0～10.5U（相当于 77～135nmol/L）。FT$_4$I 在甲状腺功能亢进症中较高，在甲状腺功能减退症中较低，而与 TBG 浓度无关。TBG 异常可导致甲状腺功能正常患者的 TT$_4$ 值超出正常范围，但这些患者的 FT$_4$I 通常正常。FT$_4$I 和患者的代谢状态之间缺乏相关性，这与透析测量 FT$_4$ 浓度时所描述的相似差异情况相同。

FT$_3$I 的评估方法也是可用的，但很少用于甲状腺功能的常规临床评估。与 FT$_4$I 一样，它与 FT$_3$ 的

绝对浓度有很好的相关性。该测试修正了 TBG 浓度变化引起的 TT$_3$ 浓度变化。

4. 基于 TBG 测量的游离 T$_4$ 和游离 T$_3$ 的估算 因为血清中的大多数 T$_4$ 和 T$_3$ 都与 TBG 结合，所以可以根据它们与 TBG 的结合亲和常数及激素和 TBG 的摩尔浓度来计算游离激素的浓度。计算 T$_4$/TBG 和 T$_3$/TBG 比率更加简单，并且与 FT$_4$I 和 FT$_3$I 结果相似，但是不如 FT$_4$I 和 FT$_3$I 精确。

(1) 两步免疫测定法：在该检测中，第一步是用特定的结合抗体来免疫提取游离激素，并将其固定在包被管上[41]。洗涤后，加入标记示踪剂，使其在抗体上的空位和血清甲状腺激素结合蛋白的空位之间达到平衡。游离激素浓度与结合抗体的示踪剂成反比，其值通过与标准曲线的比较来确定。用这种技术得到的值通常与直接法测定的值相当。但是当循环中存在蛋白结合抑制剂的情况下，或血清来自非甲状腺病态综合征患者时通过 2 种技术得到的值很可能有所不同。

(2) 类似物（一步）免疫测定法：该方法中，标记的 T$_4$ 或 T$_3$ 类似物直接与内源性游离激素竞争与抗体结合[42]。理论上，这些类似物不会与血清中的甲状腺激素结合蛋白结合。然而，多项研究已经发现有大量的蛋白质与白蛋白样蛋白的变种、TTR 和碘甲状腺原氨酸自身抗体的结合。这种结合会导致多种情况下的检验结果不一致，包括非甲状腺病态综合征、妊娠和家族性白蛋白异常性高甲状腺素血症（FDH）[43]。目前有越来越多的商用试剂盒可选择，其中一些已经被调整，可以最大化减少类似的问题[44, 45]。尽管这样的商业方法正越来越多地被常规的临床化学实验室采用，然而它们的准确性仍然存在争议。表 78-6 比较了可购买的用于测量游离 T$_4$ 值的试剂盒。

(3) 游离 T$_4$ 和游离 T$_3$ 的自动测定：20 世纪 90 年代，采用化学发光或荧光标记的随机接入免疫分析仪问世，使自动化测量游离甲状激素成为现实，并可以快速处理多个样本。尽管最初这种设备价格昂贵，但它们降低了劳动力成本，对操作员需要掌握的技术要求较少，并且可以随机根据实际需求测定样本。精确度研究表明，用这种方法获得的数据具有很高的重复性[46, 47]。通过比较不同种类的自动分析仪与手工游离甲状腺激素测定，包括作为金标

表 78-6　商业上可用的游离 T_4 测定方法

名　称	方 法 学	厂　商
离子交换树脂：基于单克隆抗体	血清游离 T_4 抑制过氧化物酶抗 T_4 单克隆抗体外覆 T_3 的固态相的结合	Amersham，英国
Chiron ACS：180	血清游离 T_4 与吖啶酯标记的 T_4 竞争。抗 T_4 抗体与磁粉连接	Chiron 诊断学，美国马萨诸塞州
化学发光免疫法	外覆抗 T_4 的微粒。T_3 碱性磷酸酶结合到未被占据的位点	Abbott 实验室，美国伊利诺伊州
电化学发光法	钌标记的抗 T_4 抗体。未被占据的抗体结合到生物素化的 T_4，其中 T_4 与外覆链霉亲和素的微粒相连。磁性分离	Boehronger Manheim，美国印第安纳州
诊断性产物化学发光分析	T_4 类似物示踪剂（不结合 TBG 和 TTR）与血清游离 T_4 竞争 T_4 抗体有限的结合位点。碱性磷酸酶标记的抗类似物结合到固相，产生的信号与游离 T_4 成反比	Diag Prod，美国加利福尼亚州
Corning Nichols 透析	通过 12 倍缓冲液体积的透析，接着对透析液中的 T_4 进行放射免疫分析	Nichols 机构，美国加利福尼亚州

准的同位素平衡透析法，结果发现在一个宽的游离甲状腺激素浓度的范围内，自动分析与手工分析结果的相关性良好[48, 49]。

5. 游离甲状腺激素浓度测定方法选择中的几个问题　在评价甲状腺激素依赖的代谢状态时，没有一种估测血清游离激素浓度方法是绝对可靠的。每种方法都有其固有的优缺点，取决于特定的生理和病理情况。例如，对于遗传性 TBG 缺乏症患者，不能使用基于总甲状腺激素和 TBG 测定的方法来评估甲状腺激素水平。在这种情况下，游离甲状腺激素的浓度取决于激素与血清蛋白（TTR 和白蛋白）的相互作用。然而在正常人群中，这 2 种血清蛋白对甲状腺激素水平的影响微乎其微。当甲状腺激素结合的改变对 T_4 和 T_3 的影响不同时，在体外吸附试验中标记 T_4 还是 T_3，会得到不同的 FT_4I 结果。例如，甲状腺功能正常的 FDH 患者及体内有高亲和力内源性 T_4 抗体者有高水平的 TT_4，但是 T_3 摄取实验正常，这会导致对 FT_4I 的过高估算。在这种情况下，根据 T_4 吸附试验计算的 FT_4I 可能更加准确。当亲和力异常对 T_4 的影响大于 T_3 时，使用 T_3 吸附试验计算 FT_4I 将不准确。类似的例子有 TTR 异常和 FDH。但是，如果是 TBG 的浓度发生异常，则是对 T_4 和 T_3 的结合均产生影响，那么 T_4 或 T_3 吸附试验的结果仍然可以反映游离甲状腺激素的水平（如妊娠）。但是如果 T_4 或 T_3 对 TBG 的亲和力发生改变，就不会出现这种情况，如某些 TBG 基因突变。

在准确测定血清总激素真实浓度的前提下，基于平衡透析的方法更加适合于血清蛋白结合异常患者的游离甲状腺激素水平的估计。在严重的非甲状腺病态综合征的患者中，目前所有的估算 FT_4 的方法都可能给出过低，或少见情况下过高的估计值。尽管目前没有证据，但这一现象主要是由于甲状腺激素与血清蛋白结合抑制剂的存在，也是因为检测程序中各种吸附剂的使用。目前推测，其中一些抑制剂是从患者的病变组织中渗漏而来的。这种差异也可见于 TBG 浓度急剧变化的患者（见 92 章）。

在选择检测方法和解读检测结果时，还应考虑一些特定药物的影响。这些药物或影响甲状腺激素与血清蛋白的结合，或对体外吸附试验有影响（表 78-4）。虽然血清中游离甲状腺激素的水平似乎决定了人体组织可利用的激素量，但控制人体细胞膜摄取、细胞核转运，以及与核受体、辅因子等相互作用的各种因素最终决定了游离甲状腺激素的生物学效应。

（四）含碘激素前体和降解产物的测定

过去的 40 年，见证了放射免疫测定法的发展，使得许多自然产生的含碘物质可以被检测到，而这些物质几乎没有拟甲状腺活性。其中一些物质是 T_4 和 T_3 在外周组织的降解产物。其他的则主要来源于甲状腺。由于它们缺乏明显的代谢活性，除 rT_3 外，这些物质浓度的测定仅在检测外周组织甲状腺激素代谢异常、激素合成和分泌缺陷的研究中有价值。

串联质谱技术可以用来测定类似物质，这无疑将有助于更好地了解它们的变化及其病理生理意义。

1.3，3'，5'-三碘甲腺原氨酸或反 T_3 反 T_3（rT_3）的主要来源是 T_4 在外周组织，即肝脏、肾脏和肌肉中的降解（见 76 章）。它也可以由甲状腺分泌，但在正常生理条件下，分泌量是微不足道的[50]。rT_3 是 T_4 被降解的非活性产物。因此，测量血清中 rT_3 浓度，既可以反映 T_4 的组织供应和代谢，也可以识别那些有利于 T_4 这一独特降解途径的疾病和情形。

当在未被萃取的血清中测定血清总 rT_3（TrT_3）时，必须加入与血清蛋白结合的 rT_3 的竞争剂。一些化学上相关的化合物可能与抗体产生交叉反应。其中 3，3'-二碘甲腺原氨酸（3，3'-T_2）的交叉反应最强，但由于其在人血清中浓度较低，因此这种交叉反应不存在严重的方法学问题。尽管与 T_3 和 T_4 交叉反应的可能性较小，但由于这些化合物相对丰富，尤其是在发生甲状腺毒症时，它们经常是 rT_3 被高估的原因。游离脂肪酸可以干扰放射免疫法测定 rT_3[51]。一般情况下成人血清中 TrT_3 的正常值范围为 14～30ng/dl（0.22～0.46nmol/L），但有一些报道称其范围有所不同。高 TBG 患者和常见型 FDH 患者的 rT_3 水平均升高[52]。服用 T_4 治疗的甲状腺功能减退症患者的血清 TrT_3 水平略高，与其较高的血清 T_4 浓度一致，这也提示 T_4 外周代谢产物是循环中 rT_3 的重要来源。甲状腺功能亢进患者的 rT_3 值偏高，而未经治疗的甲状腺功能减退患者的 rT_3 偏低。脐带血和新生儿中通常有高水平的 rT_3。

尿毒症、严重的人类免疫缺陷病毒（HIV）感染和获得性免疫缺陷综合征（acquired immunodeficiency syndrome，AIDS）常常伴随升高的血清 TrT_3 浓度，只有极少数的例外，这也导致了这些患者血清 T_3 水平低下，但却无明显的甲状腺功能减退临床症状。除新生儿期外，还有一些疾病也可以出现类似的表现，如各种急慢性非甲状腺疾病、热量缺乏，以及越来越多的临床制剂和药物的影响（表 78-7）。

目前测定血清 TrT_3 的临床应用主要是鉴别诊断与血清 T_3 和 T_4 浓度变化有关的疾病，特别是当甲状腺和代谢异常不明显的情况下。

rT_3 在正常成人血清中的可透析分数为 0.2%～0.32%，与 T_3 基本相同。相应的血清游离 rT_3

表 78-7 改变甲状腺激素在甲状腺外代谢的药物

药 物	常规作用
抑制 T_4 向 T_3 转换	
PTU[438-440]	抗甲状腺药物
糖皮质激素（氢化可的松、泼尼松、地塞米松）[224]	抗炎和免疫抑制、降低颅内压
普萘洛尔[441, 442]	肾上腺素拮抗药（抗心律失常、抗高血压）
白介素 -6[443]	癌症治疗
含碘对比剂：碘泊酸盐（Oragrafin）、碘番酸（Telepaque）[444, 445]	放射对比剂
胺碘酮[446-448]	抗心绞痛和抗心律失常
氯丙咪嗪[449]	三环类抗抑郁药
促进激素降解	
苯妥英钠[253, 446, 450]	抗惊厥和抗心律失常
卡马西平[451]	抗惊厥
苯巴比妥[451]	催眠、镇定和抗惊厥
利福平[452]	抗结核药物
利托那韦	抗病毒
舍曲林[453]	抗抑郁
对甲状腺激素减少吸收 / 增加粪排泄	
消胆胺[454]、降胆宁[445]	降血脂树脂
大豆[455]	饮食
碳酸钙[456]	
硫酸亚铁[366]	贫血
硫糖铝[457]	抗溃疡
氢氧化铝[364, 458]	抑酸

PTU. 丙硫氧嘧啶；T_3. 三碘甲腺原氨酸；T_4. 甲状腺素

（FrT_3）的浓度是 50～100pg/dl（0.77～1.5pmol/L）。在总 TBG 无异常的情况下，血清 FrT_3 浓度的变化与 TrT_3 浓度的变化密切相关。血清、血浆或羊水样本中 rT_3 的测定采用放射免疫法。患者样本中的抗原与放射性示踪剂（$^{125}I-rT_3$）相互竞争抗体的结合位点。孵育后，与抗体结合的示踪剂量将与样本中的抗原量成反比。测量与抗体结合的示踪剂的放射性，并由此评定患者血清中的抗原或 rT₃ 的量。这个检测通常需要 0.05ml 未稀释的样本。

2. 3, 5- 二碘甲腺原氨酸　在正常成人，直接放射免疫法测定的血清 3, 5- 二碘甲状腺原氨酸（3, 5-T₂）的范围是 0.2～0.75ng/dl（3.8～14pmol/L）。目前已经观察到，血清 T₃ 水平的变化与 3, 5-T₂ 水平的变化一致。由此可以证明，3, 5-T₂ 来源于 T₃。所以，甲状腺功能亢进症患者的血清 3, 5-T₂ 水平较高，而甲状腺功能减退症患者、新生儿、空腹和肝硬化患者的血清 3, 5-T₂ 水平较低。

3. 3, 3′- 二碘甲腺原氨酸　正常成人血清浓度可能为 1～8ng/dl（19～150pmol/L）。在甲状腺功能亢进和新生儿中水平明显上升。然而在非甲状腺病态综合征中，3, 3′-T₂ 的水平正常或偏低，这正好说明在这一综合征时 rT₃ 经单脱碘过程转变为 3, 3′-T₂ 减少。在给予机体 T₃ 和 rT₃ 后，血清 3, 3′-T₂ 的体内浓度测定和代谢动力学研究清楚地表明，3, 3′-T₂ 是这 2 种三碘甲腺原氨酸的主要代谢产物。

4. 3′, 5′- 二碘甲腺原氨酸　成人血清 3′, 5′- 二碘甲腺原氨酸（3′, 5′-T₂）的正常范围是 1.5～9.0ng/dl（30～170pmol/L）[53, 54]。甲状腺功能亢进症患者和新生儿中水平较高。作为 rT₃ 单脱碘的衍生物，3′, 5′-T₂ 在空腹和慢性病时升高，此时 rT₃ 前体水平也较高。使用地塞米松会使血清 3′, 5′-T₂ 水平升高。

5. 3′- 单碘甲腺原氨酸　据报道，放射免疫法测定的正常成人血清 3′- 单碘甲腺原氨酸（3′-T₁）的范围是 0.6～2.3ng/dl（15～58pmol/L），以及< 0.9～6.8ng/dl（< 20～170pmol/L）。3, 3′-T₂ 和 3′, 5′-T₂ 作为其直接前体，是放免法测定的主要交叉反应物。3′-T₁ 血清浓度水平在甲状腺功能亢进时升高，甲状腺功能减退时降低。血清中 3′-T₁ 的浓度改变与 rT₃ 水平成正相关，在新生儿期、非甲状腺病态综合征和禁食等情况下升高。这一现象并不奇怪，因为 3′, 5′-T₂ 是 3′-T₁ 的直接前体，是 rT₃ 脱碘的产物。因此，当 rT₃ 水平升高时，3′, 5′-T₂ 的血清浓度也升高。然而，肾功能衰竭时血清 3′-T₁ 水平升高是由于清除率降低所致，因为其前体浓度并没有增加。

6. 3- 单碘甲腺原氨酸　血清 3- 单碘甲状腺原氨酸（3-T₁）检测的经验并不多。用 ³H 标记的 3-T₁，

进行特定放射免疫法测定，正常成人的血清范围是 < 0.5～7.5ng/dl（< 13～190pmol/L）。甲状腺功能亢进患者和脐血中 3-T₁ 的平均浓度明显高于正常对照组，3-T₁ 是 3, 3′-T₂ 脱碘的产物。

7. 四碘甲状腺乙酸（TETRAC）和三碘甲状腺乙酸（TRIAC）　碘氨基酸 TETRAC（T₄A）和 TRIAC（T₃A），分别是 T₄ 和 T₃ 脱氨和氧化脱羧的产物，可以通过直接 RIA 法在血清中检测到。据报道，健康成人血清中 T₃A 的平均浓度为 8.7ng/dl[55] 和 2.6ng/dl（范围为 1.6～3.0ng/dl 或 26～48pmol/L）[26]，T₄A 的平均浓度为 28ng/dl（范围 < 8～60mg/dl 2 或 < 105～800pmol/L）。血清 T₄A 水平在禁食期间和重症患者中降低，尽管此时 T₄ 转换为 T₄A 的百分比增加[56, 57]。在服用替代剂量的 T₄ 和 T₃ 期间，血清 T₃A 浓度保持不变[26]。虽然还没有被证实，但有这样一种学说被提出，即禁食期间，细胞内 T₃ 向 T₃A 的转换是低 T₃ 浓度下维持正常血清 TSH 水平的原因。

8. 3, 5, 3′- 三碘甲腺原氨酸硫酸盐和 3, 3′- 二碘甲腺原氨酸硫酸盐　碘甲腺原氨酸的硫酸化会导致甲状腺激素失活，并增加它们在尿液和胆汁中的排泄。已经建立了一种测定经乙醇萃取血清样品中 3, 5, 3′- 硫酸三碘甲腺原氨酸（T₃S）的放射免疫分析（RIA）方法。正常成人血清 T₃S 的浓度为 4～10ng/dl（50～125pmol/L）。虽然 T₃S 的主要来源是 T₃，且 T₃S 与 TBG 结合，但其值在新生儿期较高，在妊娠期较低。这一观察表明，在母亲和胎儿中，T₃S 的生成或代谢率不同。甲状腺功能亢进症患者（包括那些服用抑制剂量甲状腺素的患者）、接受胺碘酮治疗的患者[58]，以及非甲状腺病态综合征患者的 T₃S 值较高。

正常人血清 T₂S 的平均浓度为（0.86 ± 0.59）nmol/L，不同试剂盒检测的阈值为 0.17～0.5nmol/L。甲状腺功能亢进患者（2.2 ± 0.06）和非甲状腺病态综合征患者（6.0 ± 1.5）的 T₂S 较高。在正常的尿液和羊水中也能检测到 T₂S[9]。

9. 二碘酪氨酸和单碘酪氨酸　虽然已经开发了用于测定 DIT 和 MIT 的放射免疫法（RIA），但是由于经验有限，其临床应用价值尚不清楚。早期报道正常成人血清 DIT 的平均值为 156ng/dl（3.6nmol/L）[59]。随着技术的改进，这一测量阈值逐渐下降，现可以测出 7ng/dl 的最低值。目前正常成人 DIT 的范围为

1～23ng/dl（0.02～0.5nmol/L）。因此，MIT 的正常值范围 90～390ng/dl（2.9～12.7nmol/L）无疑是被高估了。在甲状腺中，逃离了酶脱碘作用的碘化酪氨酸似乎是血清中 DIT 的主要来源。外周组织中碘甲腺原氨酸的降解可能是碘化酪氨酸的一个次要来源，因为给正常受试者服用大剂量的 T_4 会导致血清 DIT 水平下降而不是增加。DIT 在外周组织中代谢为 MIT。妊娠期血清 DIT 水平较低，脐带血 DIT 水平较高。近年来，采用高效液相色谱－串联质谱法（LC/MS/MS）测定了碘化酪氨酸脱碘酶缺陷患者尿液中的碘化酪氨酸[60]。

10. 甲腺原氨酸和 3-碘甲腺原氨酸　甲腺原氨酸是一类不同于 T_4 和其他 T_4 衍生物的新型内源性信号分子，因为它没有 β 丙氨酸侧链上的羧。这些化合物的测定可采用 LC/MS//MS 进行[61]。在这类化合物中，只有 2 种化合物，即甲腺原氨酸（T_0AM）和 3-硫代甲腺原氨酸（3-T_1AM）在组织中被检测到，并被认为具有拮抗甲状腺激素的生理功能[62, 63]。甲腺原氨酸是脱碘酶同工酶的专一性底物[61]。

11. 甲状腺球蛋白　放射免疫法（RIA）是最早采用的测定血清 TG 的常规方法，其他如免疫放射分析法、免疫化学发光法和酶联免疫吸附法已有报道，并日益普及。根据检测灵敏度的不同，这些方法能够特异地检测出 90% 以上甲状腺功能正常成人血清中的 TG。在高稀释度下使用时，TG 抗血清几乎不会与碘甲腺原氨酸或碘化酪氨酸发生交叉反应。由于使用的抗血清不同，对含有 TG 自身抗体的血清进行分析时得到的结果可能不准确[64]。由于 TG 测量在甲状腺癌治疗中的重要性，已经设计了在抗体存在的情况下估计其水平的方法。最简单也是最准确的方法是估算加入被测样品后的 TG 回收率[65, 66]。TPO 抗体的存在不干扰 TG 的放射免疫法（RIA）检测。尽管 TG 的测量是可靠的，但很明显，即使有参考制剂可用，不同的测定方法也可能导致高达 30% 的差异。通常，免疫化学发光分析法（ICMA）会低估实际血清 TG 值，而放射免疫法（RIA）则会高估实际血清 TG 值，因此临床决策必须建立在使用相同检测方法连续测量的基础上。

正常成人血清 TG 浓度为 < 1～25ng/ml（< 1.5～38pmol/L），平均为 5～10ng/ml[67]。在摩尔基础上，这些 TG 浓度与循环中的碘甲腺原氨酸相比微不足道，TG 比血清中相应的 T_4 浓度低 5000 倍。女性的 TG 水平往往略高于男性。在新生儿期和妊娠晚期，TG 平均值大约高出正常成人的 4 倍和 2 倍[68, 69]。TG 值在整个婴儿期、儿童期和青春期逐渐下降[70]。血清 TG 与 TSH 水平呈正相关，提示垂体 TSH 对 TG 的分泌有调节作用。

血清 TG 水平升高反映了刺激甲状腺或损伤甲状腺组织导致的分泌活动增加，而低于或仅仅达到可检测水平的 TG 则表明甲状腺组织匮乏或甲状腺组织的活性受到抑制。肢端肥大症患者血清 TG 水平升高，但尚不清楚这是否是生长激素的直接作用。我们回顾了影响甲状腺的各种情况下的 TG 水平[71, 72]，并将它们列在表 78-8 中。

表 78-8　根据推测的机制列出的与血清甲状腺球蛋白浓度变化相关的情况

TSH 升高引起的
- 急性和一过性的（TSH 和 TRH 给药，新生儿阶段）
- 慢性刺激
  - 碘缺乏、地方性甲状腺肿、致甲状腺肿因子
  - 甲状腺储备降低（舌异位甲状腺）
  - 分泌 TSH 的垂体腺瘤
  - 甲状腺激素抵抗
  - TBG 缺乏

非 TSH 相关的
- 甲状腺刺激因子
  - IgG（Graves 病）
  - hCG（滋养细胞疾病）
- 对甲状腺的创伤（针吸穿刺和甲状腺手术、^{131}I 治疗）
- 破坏甲状腺的疾病
  - 亚急性甲状腺炎
  - 无痛性甲状腺炎
  - 产后甲状腺炎
- 释放异常
  - 甲状腺结节（毒性、非毒性、多结节性甲状腺肿）
  - 分化型甲状腺非髓样癌
- 清除异常（肾衰竭）
- 胺碘酮引起的甲状腺功能亢进
- 肢端肥大症
- 脐带血

TSH 降低的抑制作用
- 甲状腺激素的给药

合成减少
- 甲状腺功能缺失（术后、先天性的）
- TG 合成缺陷

hCG. 人绒毛膜促性腺激素；IgG. 免疫球蛋白 G；TBG. 甲状腺素结合球蛋白；TG. 甲状腺球蛋白；TRH. 促甲状腺激素释放激素；TSH. 促甲状腺激素

对血清 TG 值的解释应该考虑到这样一个事实，即在正常生理条件下，TG 浓度可能很高，或可能会被药物改变。服用碘和抗甲状腺药物会提高血清 TG 水平，TSH 或其他具有促甲状腺活性的物质过度刺激甲状腺的状态也是如此。血清 TG 浓度的增加是由于甲状腺释放的增加，而不是由于其清除率的变化[73]。TRH 和 TSH 的应用也会一过性提高 TG 水平[74]。甲状腺损伤、诊断和治疗过程中发生的甲状腺损伤，如经皮穿刺活检、手术或 ^{131}I 治疗，也可以引起血清中 TG 水平的显著升高，但是是短暂的[74, 75]。对甲状腺有破坏性影响的病理过程可导致短期的、更多见的是长期的 TG 释放增加[76]。在甲状腺完全切除患者的血清中检测不到 TG，在接受抑制剂量的甲状腺激素治疗的正常人中也检测不到 TG。因此，它在人为甲状腺毒症的鉴别诊断中是一项有用的指标[77]，特别当暂时性甲状腺毒症伴随甲状腺摄碘率降低时，或当碘抑制了甲状腺 RAI 时。

逆转录聚合酶链反应（RT-PCR）是检测外周血中不同基因 mRNA 表达的灵敏技术。初期的结果显示，这种高度敏感的方法在甲状腺癌处理中将是有意义的[78]。然而，随后的研究却表明，这种测量方法的临床价值是有限的[79, 80]。

在转移性分化型非髓样甲状腺癌患者中，血清 TG 浓度升高最为显著，即使在所有正常甲状腺组织被手术全部切除和放射性碘消融后也是如此。尽管进行了全面的甲状腺激素抑制治疗，它通常会持续存在，这表明肿瘤细胞过度自主释放 TG。因此，血清 TG 水平测定在甲状腺癌转移的随访和治疗中有特殊的价值，特别是当甲状腺癌细胞不能浓缩放射性碘的时候。对此类患者进行连续血清 TG 测定的随访有助于早期发现肿瘤复发或生长，并评估治疗效果。血清 TG 的测定对转移癌的诊断也很有用，特别是骨转移而没有原发部位的病变证据，在鉴别诊断中考虑了甲状腺恶性肿瘤时。另外，血清 TG 水平在原发性甲状腺癌的鉴别诊断中没有价值，因为在分化型甲状腺癌中，血清 TG 水平可能在正常范围内，而在各种良性甲状腺疾病中，血清 TG 水平可能较高。事实上，TG > 100mg/dl 常见于多结节性甲状腺肿患者，并可增加转移性疾病的可能性。在初次甲状腺消融治疗后，是应用重组人促甲状腺激素（rhTSH）还是停止激素替代治疗以便使血清 TSH 升高，或是在没有 TSH 刺激的情况下通过测定血清 TG 以早期发现甲状腺癌的术后复发，尚有争议。这是因为肿瘤分泌的 TG 受 TSH 的调节，并可被甲状腺激素抑制。虽然 TSH 被抑制情况下的 TG 升高是可能复发的指标，但 TSH 被抑制下 TG 测不出并不是无复发的可靠指标。重组人 TSH 的应用，使不中止替代治疗且刺激甲状腺组织进行 TG 检测成为现实（见第 92 章）。

然而，10%～30% 的甲状腺癌患者中存在抗 TG 抗体，这使得采用标准免疫学分析方法测定的血清 TG 很难解释。为此，一些研究报道，在 TG 抗体存在的情况下，可以使用 LC/MS/MS 方法进行血清 TG 检测，但这尚需要充分验证[81-83]。

亚急性甲状腺炎早期 TG 水平较高。Graves 病患者在抗甲状腺药物治疗过程中血清 TG 水平下降可能预示着病情的缓解[84]。由 TG 合成缺陷引起的甲状腺功能减退性甲状腺肿的新生儿血清中可能检测不到 TG[85]，但在某些甲状腺功能减退的甲状腺肿大或异位甲状腺的婴儿中，血清 TG 的水平很高[86]。测定甲状腺功能减退新生儿血清 TG 有助于鉴别甲状腺完全性发育不全和其他原因引起的甲状腺功能减退，因此，在大多数情况下，避免了鉴别诊断时放射性碘的使用。

三、其他体液和组织中甲状腺激素及其代谢物的测定

目前测定血清以外体液或组织中甲状腺激素及其代谢物的临床经验有限。在尿液和唾液中进行的分析似乎并没有提供血清测定以外的信息。而羊水、脑脊液和组织不太容易取样。这些测定在未来的可能应用将取决于它们能提供的额外信息。此外，随着 LC/MS/MS 的推广，此类测量的特异性（如果不是灵敏性）将大大提高。

（一）尿液

由于滤过于尿液中的甲状腺激素主要以游离形式存在，因此测量 24h 的排泄总量可间接估计血清中的游离激素的浓度。正常成人 24h 的 T_4 排泄量为 4～13μg 和 1.8～3.7μg，这取决于测量的是总 T_4 还是仅测量结合 T_4。T_3 相应的正常范围为 2.0～4.0μg 和

$0.4 \sim 1.9 \mu g$ [87–90]。这 2 种激素的尿液排泄量都有显著的季节性变化。炎热的夏季时，在血清 TT_4 和 TT_3 没有明显变化的情况下，2 种激素的尿液排泄量处于最低点。正如预期的那样，妊娠妇女的数值是正常的，甲状腺毒症患者的数值升高，甲状腺功能减退症患者的数值低下。然而，当出现明显蛋白尿或者肾功能损害时，该检测值可能无效。

（二）羊水

从妊娠第 12 周开始，胎儿血清 T_4 和 TSH 浓度稳步上升，与羊水 T_4 及 TSH 浓度相关 [91]，而与母体的 T_4 和 TSH 水平无关 [91, 92]。确定胎儿甲状腺状况是一项临床挑战，虽然经皮脐血取样在技术上是可行的，但这是一项要求很高的操作，会造成胎儿心动过缓和出血的风险。相比之下，羊膜穿刺术更容易、更安全、更容易获得。在血液中测量到的所有碘甲腺原氨酸也可以在羊水中检测到。除 T_3、$3, 3'-T_2$ 和 $3'-T_2$ 以外，羊水中各时期的甲腺激素浓度均低于脐血浓度 [93]。这一现象不能完全用羊水中 TBG 浓度低来解释。

羊水中 TT_4 的平均浓度为 $0.5 \mu g/dl$（$6.5 nmol/L$），范围为 $0.15 \sim 1.0 \mu g/dl$，低于母血和脐血中的 TT_4 浓度。然而，羊水中的 FT_4 浓度是血清的 2 倍。羊水和脐带血清的 TT_3 浓度平均为 $30 ng/dl$（$0.46 nmol/L$），低于母体血清 TT_3 浓度。另外，羊水中 rT_3 含量很高，在妊娠前半期平均为 $330 ng/dl$（$5.1 nmol/L$），在妊娠 30 周左右急剧下降至平均 $85 ng/dl$（$1.3 nmol/L$），直至妊娠期结束。

最近的一项研究试图用自动免疫分析检测法建立羊水中 TSH、总 T_4 和 FT_4 的正常参考值范围 [94]。结果为：TSH $< 0.1 \sim 0.5 mU/L$，中位数 $0.1 mU/L$；TT_4 $2.3 \sim 3.9 \mu g/dl$（$30 \sim 50 nmol/L$），中位数 $3.3 \mu g/dl$（$4 nmol/L$）；$FT_4 < 0.4 \sim 0.7 ng/dl$（$5 \sim 9 pmol/L$），中位数 $0.4 ng/dl$（$5 pmol/L$）。

（三）脑脊液

人类脑脊液中 T_4、T_3 及 rT_3 的浓度已被测量 [95–97]。TT_4 和 TT_3 的浓度都比血清中的浓度低大约 50 倍。然而，FT_4 和 FT_3 的浓度与其在血清中的浓度相似。相比之下，脑脊液中 TrT_3 的水平只比其血清浓度低 2.5 倍，而 FrT_3 则高出其血清浓度

的 25 倍。这种差异可能是由于脑脊液中存在较多的 TTR，它与 rT_3 有很高的亲和力。血清中存在的所有甲状腺激素结合蛋白也在脑脊液中被发现，尽管它们的浓度较低。甲状腺功能亢进时 TT_4、FT_4 浓度升高，甲状腺功能减退时 TT_4、FT_4 浓度降低。严重的非甲状腺病态综合征会导致 TrT_3 和 FrT_3 水平升高。

（四）乳汁

母乳中 TT_4 的浓度为 $0.03 \sim 0.5 \mu g/dl$ [98]。而先前报道的高值是因为测定误差所致 [99]。TT_3 浓度范围为 $10 \sim 200 ng/dl$（$0.15 \sim 3.1 nmol/L$）[100]。TrT_3 的浓度范围为 $1 \sim 30 ng/dl$（$15 \sim 460 pmol/L$）。因此，乳汁不太可能提供足够数量的甲状腺激素来缓解婴儿的甲状腺功能减退，这在患有先天性甲状腺功能减退的母乳喂养的婴儿中得到了验证。母乳喂养和人工喂养的婴儿血清 TSH、T_4、FT_4 和 T_3 水平没有显著差异 [101]。

（五）唾液

已有研究表明，只有那些在循环中主要与血清蛋白结合的小分子非肽激素的游离部分才会转移到唾液中。在这种容易获得的体液中测量这些激素，将提供一种简单而直接的方法来确定它们在血液中的游离浓度。这一假设在与血清蛋白非紧密结合的类固醇激素中得到了证实 [102]。唾液中 T_4 水平为 $4.2 \sim 35 ng/dl$（$54 \sim 450 pmol/L$），与血清 FT_4 浓度无相关性 [103]。这一情况的部分原因是由于血液中与少量且不同量的血清蛋白结合的 T_4 转移到了唾液中所导致。

（六）渗出液

从浆膜腔液中测得的 TT_4 及其蛋白含量与血清 T_4 浓度有直接关系。根据有限的甲状腺癌肺转移患者胸腔积液中 TG 测定的经验，提示它可能具有诊断价值。甲状腺结节或囊液中的 TG 水平非常高。

（七）组织

由于对甲状腺激素的反应是通过其核受体在细胞水平上表现出来的，所以假设组织中的激素浓度与它们的作用强度最相关是合理的。尽管目前已

经建立了从组织中提取、回收和测定碘腺激素的方法，但是很明显，来自人体组织中甲状腺激素测量的数据有限。初步研究表明，在某些情况下，肝、肾和肌肉等组织中的激素水平与血清中的激素水平相关[104]。

测定 T_3 在人体中最容易取样的细胞，即红细胞中的值为 20～45ng/dl（0.31～0.69nmol/L），或是相应血清浓度的 1/4[105]。这一数值在甲状腺功能亢进时较高，在甲状腺功能减退时较低。

甲状腺水解物中所有碘甲状腺原氨酸的浓度已经被测定。在正常甲状腺腺体中，相对于 T_4 浓度的摩尔比平均值为 $T_4/T_3=10$、$T_4/rT_3=80$、$T_4/3,5'-T_2=1400$、$T_4/3,3'-T_2=350$、$T_4/3',5'-T_2=1100$ 及 $T_4/3'-T_1=4400$。关于异常甲状腺组织水解物中碘甲腺原氨酸含量的信息有限，这种测量的诊断价值尚未明确。

针吸活检获得的转移组织中 TG 的测定可能对鉴别诊断有价值，特别是在原发部位未知和组织学诊断不明确的情况下。

四、评估甲状腺激素对机体组织影响的试验

由于甲状腺激素受体在体内广泛表达，甲状腺激素调节几乎所有组织的各种生化反应。因此，在理想的情况下，激素供应的充足性应该通过组织反应来评估，而不是通过甲状腺活性参数或血清激素浓度来评估，这些参数离甲状腺激素作用的部位有几步之遥。但是，组织反应（代谢指数）是非特异性的，因为它们可以被各种生理和病理机制所改变，并不仅仅与甲状腺激素缺乏或过量相关。这表明甲状腺功能测试可能不是在细胞水平上测定甲状腺激素作用的可靠方法。这些情况包括但不限于非甲状腺疾病综合征或甲状腺功能正常的病态综合征，运输蛋白变化导致的 T_4 结合的改变，对甲状腺激素或 TSH 抵抗，亚临床甲状腺功能减退和甲状腺功能亢进，中枢性甲状腺功能减退，锂、胺碘酮和其他含碘药物的使用，以及中枢作用药物的使用。以下对甲状腺激素介导的生化和生理变化的综述有双重目的：①概述一些可用作评估代谢状态的临床试验的变化；②指出通常在各种非甲状腺疾病的诊断中

测定方法的变化，这些疾病可能会因为存在甲状腺激素缺乏或过量而受到影响。一般说来，当循环中的甲状腺激素水平与激素作用没有很好的相关性时，常常是由于细胞运输、新陈代谢或作用的缺陷，此时这些检测具有更大的价值[23]。还应该注意的是，对于通过干预甲状腺激素供应的方式来调控激素状态的个体而言，即使是同一个体，在干预措施前后进行评估时，激素的数值也会有很大区别。

（一）临床症状量表

临床症状量表已经被用于帮助诊断甲状腺毒症和甲状腺功能减退症。加权分数包括 19 种不同的体征和症状，在区分甲状腺毒症和甲状腺功能正常时具有较高的敏感性[106]。但是，该量表的限制是其基于症状和体征的有无，而不是根据其严重程度评估。研究者开发了一种甲状腺功能亢进量表，该量表着眼于以下特征，即神经质、出汗、耐热性、多动、震颤、虚弱、心前区亢进、腹泻、食欲和日常功能受损[107]。每种症状或体征分值为 0～4 分，其中 4 分是最严重的。新诊断的未经治疗的 Graves病患者的得分明显高于治疗后的相同患者和甲状腺功能正常的患者。虽然甲状腺肿分级与血清 T_4、总 T_3、游离 T_4 指数无相关性，但甲状腺肿大与分级呈正相关，与年龄呈负相关。

相比之下，甲状腺功能减退症的临床评估则更加困难。1969 年，Billewicz 及其同事描述了一种诊断指数，该指数依据患者是不是存在甲状腺功能减退的各种症状和体征进行评分，以达到确定诊断的目的[108]。之后的研究重新评估发现，只有 3 个信号，即踝关节反射、肿胀和动作迟缓，具有阳性预测值 > 90%，其余的阳性预测值和阴性预测值在 70% 或更低[109]。因此，专家对原始指数进行了修订，以排除畏寒和脉搏率，因为这些结果具有阳性预测值和阴性预测值 < 70%，与年龄校正因子结合在一起，从而形成了更敏感的量表。新量表显示62% 的明显甲状腺功能减退和 24% 的亚临床甲状腺功能减退者符合甲状腺功能减退，而根据 Billewicz指数，这一比例分别为 42% 和 6%。

（二）代谢

1. 基础代谢率　基础代谢率（basal metabolic

rate，BMR）在评价甲状腺功能方面有着悠久的历史，它是指在通宵禁食和安静条件下测量的耗氧量。由于测量 BMR 的标准设备可能无法轻易获得，因此可以通过分析呼出的空气样本，根据一定时间间隔内消耗的氧气来估算 BMR。该测试方法间接测量了代谢能量的消耗或热量产生。

BMR 的结果以对年龄、性别和体表面积进行适当校正后的正常偏差百分比表示。BMR 低于正常值提示甲状腺功能减退，高于正常值提示甲状腺功能亢进。正常 BMR 范围为 –15%～5%，大多数甲状腺功能亢进患者的 BMR 为 20% 或更高，而甲状腺功能减退患者的 BMR 通常为 –20% 或更低。已知不同的临床状态 BMR 不同。已知发热、妊娠、嗜铬细胞瘤、肾上腺素受体激动药、癌症、充血性心力衰竭、肢端肥大症、红细胞增多症和佩吉特骨病会增加 BMR。众所周知，肥胖、饥饿或厌食、性腺功能减退、肾上腺功能不全、库欣综合征、制动和镇静药物会降低 BMR。

2. 代谢标志物　血浆同型半胱氨酸浓度在甲状腺功能减退时升高，在甲状腺功能亢进时降低，表明游离 T_4（FT_4）是总同型半胱氨酸浓度的独立决定因素[110-112]。一项对甲状腺功能亢进和甲状腺功能减退患者治疗 12 个月的纵向研究显示，治疗前，血清同型半胱氨酸在甲状腺功能减退患者较高，在甲状腺功能亢进患者较低，治疗后，两组患者的值接近相同。甲状腺功能减退时低水平的叶酸和低肌酐清除率及甲状腺功能亢进时的高肌酐清除率只能部分解释同型半胱氨酸的这些变化。亚临床甲状腺功能减退与高水平同型半胱氨酸的相关性尚不清楚[113]。甲状腺功能亢进患者血清中游离脂肪酸含量高于对照组或甲状腺功能减退患者，可能是脂肪分解的标志[114, 115]。与对照组相比较，甲状腺功能亢进患者的血清甘油水平显著升高，甲状腺功能减退患者的血清甘油水平显著降低。甲状腺功能亢进时酮体增多[116]。

（三）深腱反射放松时间（光电图）

有经验的医生可以看到甲状腺功能减退患者深部肌腱反射的松弛时间延迟。目前已经设计出了一些仪器来量化跟腱反射的不同阶段。虽然正常值会根据测量的肌腱反射的阶段、使用的仪器和各个实验室标准而变化，但成人半松弛时间的正常范围为 230～390ms。已有报道称测量值会随昼夜、性别、年龄、寒冷暴露、发热、运动、肥胖和妊娠的变化而变化。但是，不能将该测试作为甲状腺功能不全诊断指标的主要原因是该测试值与正常人和非甲状腺疾病患者的值有很大重叠[117]。

（四）与心血管功能相关的测试

甲状腺激素通过调节心脏基因表达和非基因表达的方式影响心脏。甲状腺激素调节心脏基因表达的证据来自于对心肌细胞 α- 肌球蛋白重链（α-myosin heavy chain，α-MHC）基因转录的体内研究。被甲状腺激素正性调控的心肌细胞基因包括 α-MHC，肌浆网 Ca^{2+}- 腺苷磷酸酶（ATPase-SERCA）和电压门控钾通道 Kv1.4、Kv4.2 和 Kv4.3[118, 119]。以上都是收缩活性的关键决定因素，在甲状腺功能减退时都被下调。被甲状腺激素负性调控的基因包括 β- 肌球蛋白重链（β-MHC）和受磷蛋白，受磷蛋白通过调节钙循环而调节收缩功能。这些基因在甲状腺功能减退患者体内上调。

甲状腺激素也可以通过非基因途径影响心肌。变化主要涉及膜离子通道和离子泵，但其他可能的核外改变，涉及细胞表面蛋白、信号转导和细胞内蛋白运输、心肌收缩力和代谢、血管平滑肌和心肌线粒体[120]。甲状腺激素（主要是 T_3）对心肌细胞质膜的非基因作用包括：①通过影响蛋白激酶 C 的活性来刺激 Na^+/H^+ 的反向转运[121]；②通过激活磷脂酶 C（PLC，phospholipase）[122]和钙调蛋白以刺激 Ca^{2+}- 腺苷三磷酸酶（ATPase）的活性；③通过影响蛋白激酶 C 活性来延长 Na^+ 电流的活化；④内向整流 K^+ 电流的增加，可能是通过 G 蛋白偶联受体介导的[123]。甲状腺激素对心脏离子通道功能特性的核外非转录效应导致细胞内钙和钾水平的改变，从而增加肌力和心率变律性。使用心电图、超声心动图和多普勒参数的无创心血管血流动力学检查是 T_3 作用于心脏和血管平滑肌细胞的敏感指标[124]。心脏收缩功能的标准化测量包括：①预射血期（PEP），即从 QRS 波群开始到主动脉瓣打开的时间；②左心室射血时间，或从主动脉瓣打开到心室收缩末期的时间。通过二维超声心动图获得的另外两个高重复性测量值是等容收缩时间（ICT）

和等容舒张时间（IVRT），它们分别是早期收缩和舒张功能的测量值。已经证实，在继发于 Graves 病和多结节性甲状腺肿的甲状腺功能亢进患者中，伴随 PEP、左心室射血时间（LVET）和 ICT 的缩短，收缩功能增强，全身血管阻力降低、左心室相对厚度（LVRT）和二尖瓣血流速度缩短的超常舒张功能障碍。甲状腺功能减退时，所有心脏收缩功能的测量指标都会受损。在一项对甲状腺功能减退患者进行为期 1 周的静脉注射 T_3 的研究中，治疗后 24h，心功能立即改善，并在 1 周内恢复到正常水平[125]。通过正电子发射断层扫描（PET）和磁共振成像（MRI）对甲状腺功能减退患者的心脏结构、心脏功能和氧化代谢进行了评估。射血分数和心肌储备由影像学测量，甲状腺功能减退患者射血分数和心肌效率降低，甲状腺激素治疗后明显改善[126]。甲状腺功能亢进患者的心率和心输出量升高，外周血管阻力降低。没有观察到血压、每搏量和心室质量的差异。

（五）甲状腺激素作用的神经行为标志物

各种神经心理量表也被用来评估甲状腺功能亢进和甲状腺功能减退患者及其对治疗的反应[127]，包括甲状腺功能减退患者的特定甲状腺症状量表[128]。一项对甲状腺功能亢进患者的研究发现，他们的神经心理测试［智商（IQ）、记忆力和注意力］得分异常，普萘洛尔和抗甲状腺药物治疗使其有所改善。甲状腺功能减退患者的认知障碍包括反应迟钝、注意力不集中、思维过程和言语速度减慢、无法计算和理解复杂问题，以及感知能力的改变。此外，还发现甲状腺功能减退患者存在记忆障碍，特别是近事遗忘障碍[129]。此外，非痴呆老年人的甲状腺功能减退与学习、语言流畅性、视觉空间能力、注意力、视觉扫描和精神运动功能障碍有关。一些研究评估了 T_4 和 T_3 治疗对神经认知功能和精神症状的影响，但是结果各不相同，表明大脑中甲状腺激素的潜在病理生理机制仍需进一步阐明[130, 131]。利用 ^{31}P 磁共振成像技术研究了甲状腺功能减退的代谢后果，发现急性甲状腺功能减退治疗后，磷酸肌酐与无机磷比值升高[132]。最近的一项研究使用 PET 将患者的局部脑血流和脑葡萄糖代谢与精神状态联系了起来。研究者证明局部脑血流普遍减少 23.4%，脑葡萄糖代谢普遍减少 12.1%，无特殊的局部缺陷[133]。

（六）甲状腺激素对外周组织作用有关的各种生化和生理变化

甲状腺激素影响多种周围组织的功能。因此，激素缺乏或过量可以改变许多用于诊断与甲状腺激素功能障碍无关的疾病的判断。在解释实验室数据时，了解可能受甲状腺激素影响的测定结果是很重要的（表 78-9）。

五、正常血清中缺乏物质的测定

仅在病理情况下测量循环中物质的检测不能提供关于甲状腺功能水平的信息。它们对确定激素功能障碍或甲状腺病理的原因具有重要价值。

（一）甲状腺自身抗体

在临床实践中，最常用的是针对甲状腺球蛋白（TG）和甲状腺素过氧化酶（TPO）的抗体，以前是甲状腺细胞微粒体蛋白，目前使用纯化和重组的 TPO[134]。针对胶质抗原、T_4 和 T_3 的其他循环免疫球蛋白较少用于诊断标记。下文将讨论具有刺激甲状腺特性的免疫球蛋白。

多种测定 TG 和 TPO 抗体的技术已经发展起来。这些技术包括竞争性结合放射测定、补体固定反应、鞣制红细胞凝集测定、Coon 免疫荧光技术和酶联免疫吸附测定。

在用凝集法测定 TG 和 TPO 抗体时，颗粒材料被人 TG 或 TPO 包裹并暴露于连续稀释的患者血清中。当附着于表面的抗原在特异性抗体存在的情况下，被包被的颗粒材料就会发生凝集。为了检测假阳性反应，重要的是为每个样品设立一个空白对照，这一对照由未包被抗原的颗粒组成。由于前带或阻塞现象的普遍存在，需要对所有血清样本进行至少 6 次连续的 2 倍稀释的筛选。结果以最高的血清稀释倍数或滴度表示，显示持续凝集。免疫复合物的存在，特别是在高血清 TG 水平的患者，可能掩盖 TG 抗体的存在。已经开发了检测这种 TG-抗 -TG 免疫复合物的方法[135]。正常情况下，检测反应为阴性，但在多达 20% 的成人群中结果可能为

表 78-9　与甲状腺激素缺乏或过量相关的生化和生理改变

测定的样本	甲状腺功能减退时	甲状腺毒症时	测定的样本	甲状腺功能减退时	甲状腺毒症时
各种物质和药物的代谢			• 精氨酸加压素	↓	↑
分次转换率			**酶**		
（安替比林、安乃近、PTU 和甲硫咪唑、白蛋白、低密度脂蛋白、皮质醇和铁）	↓	↑	• 磷酸肌酸激酶、乳糖脱氢酶、天冬氨酸转氨酶	↑	↓
			• 腺苷酸激酶	N	↑
血清			• 多巴胺磷酸酶	↑	↓
• 氨基酸			• 碱性磷酸酶	↓*	↑
– 酪氨酸（空腹水平和负荷后）	↓	↑	• 苹果酸脱氢酶	↑	↑, ↑
– 谷氨酸	N	↑	• 血管紧张素转换酶、丙氨酸转氨酶和谷胱甘肽转硫酶	N	↑
– 同型半胱氨酸	↑	↓	• 辅酶 Q10		↓
• 蛋白质			• 羟甲基戊二酰辅酶 A（HMG CoA 还原酶）		↑
– 白蛋白	↓	↓	**其他**		
– 性激素结合球蛋白	↓	↑, ↑	• 1, 25-OH- 维生素 D₃	↑	N 或↓
– 铁蛋白	↓	↑	• 胡萝卜素、维生素 A	↑	↓
– 低密度脂蛋白	↓	↑	• cAMP、cGMP 和铁	N 或↓	N 或↑
– 纤连蛋白		↑	• 钾		↓
– Ⅷ因子相关抗原		↑	• 钠	↓	
– 组织纤溶酶原激活物		↑	• 镁	↑	↓
– TBG	↑	↓	• 钙	↓	↑
– TBPA	N	↓	• 磷		↑
– 白介素－6	↓	↑	• 葡萄糖		
– 肌红蛋白	↑	↑	– 浓度	↓	↑
– 胸腺肽	↓	↑	– 经静脉耐量试验时的分次转换率	↓	
激素			• 胰岛素低血糖	延长	
• 胰岛素			• 胆红素	↑*	↑
– 对葡萄糖的反应	↓	↓	• 肌酐	N 或↑	↓
– 对胰高血糖素的反应	↑	↓	• 肌酸	N 或↑	
• 雌二醇－17β、睾酮和胃泌素	↓或 N	↑	• 胆固醇、胡萝卜素、磷脂和卵磷脂及甘油三酯	↑	↓
• 甲状旁腺素浓度	↑	↑	• 甘油	↓	↑
– 对 PTH 给药的反应	↓	↑	• 脂蛋白	↑	↓
• 降钙素	↓	↑	• 载脂蛋白 B	↑	↓
– 降钙素对输注钙离子的反应	↓	↑	• Ⅲ型前胶原	↓	↑
• 肾素活性和醛固酮	↓	↑	• 游离脂肪酸	↓	↑
• 儿茶酚胺和去甲肾上腺素	↑	N	• 癌胚抗原	↑	
• 心房利钠肽	↓	↑	• 骨钙素	↓	↑
• 促红细胞生成素	N 或↓	↑	**尿液**		
• 黄体生成素		N 或↑	• cAMP	↓	↑
– 对 GnRH 的反应	↑	N	– 输注肾上腺素后	无变化	
• 催乳素和对 TRH、精氨酸和氯丙嗪刺激的反应	↑或 N	↓	• cGMP	N 或↓	↑
• 生长激素			• 镁	↓	↑
– 对胰岛素的反应	↓	N 或↓	• 肌酐	N	
– 对 TRH 的反应		无变化	• 肌酸	N	
• 表皮生长因子	N	↑			

（续表）

测定的样本	甲状腺功能减退时	甲状腺毒症时	测定的样本	甲状腺功能减退时	甲状腺毒症时
• 酪氨酸	N 或↓	↑	• 铁	↓	↑
• MIT（在 ^{131}I–MIT 给药后）		↑	• 钠	N	↑
• 谷氨酸	N	↑，↑	• 锌	N	↓
• 牛磺酸	↓		• 血红蛋白	↓	↓
• 肉毒碱	↓	↑	• 葡萄糖 –6– 磷酸脱氢酶活性	N 或↓	↓
• 酪胺、色胺和组胺		↑	• 还原型谷胱甘肽和碳酸酐酶	↑	↓
• 17– 羟基肾上腺皮质激素和生酮类固醇	↓	↑	• 钙 –ATP 酶活性	↓	↓
• 吡啶啉、脱氧吡啶啉		↑	• 钠 / 钾 ATP 酶	↑	↓
• 羟基脯氨酸和羟赖氨酰糖苷		↑	• 细胞内钠	↑	↓
白细胞			• 转酮醇酶		↓
• 碱性磷酸酶	？↑	↓	**肺功能和气体交换**		
• 线粒体内 ATP 生成	N	↓	• 死腔、缺氧性通气驱力和动脉氧分压	↓	
• 钠 / 钾 ATP 酶	↓	↑	**神经系统和脑脊液**		
• 哇巴因结合能力	↓		• 深肌腱反射的放松时间（声动照相）	↑	↓
• 可溶性白介素 –2 受体	↓	↑	• 脑脊液蛋白	↑	
血小板			**心血管和循环系统**		
• 黏附	↓		• 动脉搏动声的时间（QKd）	↑	↓
• 聚集	↑	↓	• 射血前期，左心室射血时间比	↑	↓
• 体积	↑		• ECG		↑
• 表皮生长因子	？	↑	• 心率，QRS 电压	↓	↑
内皮			• Q–Tc 间期	↓	↑
• Ⅳ型胶原	↓	↑	• PR 间期	↑	↓
• 血管内皮生长因子（VEGF）	↓	↑	• T 波	低平或倒置	一过性异常
• VEGF 受体 –1	↓	↑	• 常见心律失常	动脉 – 心室传导阻滞	房颤
• 血管性血友病因子（vWF）Ⅷ相关抗原	↓	↑	• α 肌球蛋白重链	↓	↑
• 瑞斯托霉素辅因子活性	↓	↑	• ATP 酶 SERCA	↓	↑
• 纤连蛋白	↓	↑	• Kv1.4、KV4.21、Kv4.3	↓	↑
• 血栓调节蛋白	↓	↑	• β 肾上腺素受体	↓	↑
脂肪组织			• 钠离子 / 氢离子反向转运体		↑
• cAMP		↑	• 钙离子 ATP 酶	↓	↓
• 脂蛋白脂酶	↓		• 等容收缩时间（ICT）	低	短
• 去甲肾上腺素	↓	↑	• 等容舒张时间（IVRT）	长	短
骨骼肌			• 外周循环阻力（SVC）、射血分数、心率、心输出量	↑	↓
• cAMP		↑			
• 质量	↓	↓	**骨骼**		
• 强度	↓	↓	• 骨成熟（根据 X 线片判断骨龄）	延迟（骨骺发育不全）	提前
• 耐力	↓	↓			
红细胞					
• 3– 甲基组氨酸		↑			
• 肌红蛋白	↑				

（续表）

测定的样本	甲状腺功能减退时	甲状腺毒症时	测定的样本	甲状腺功能减退时	甲状腺毒症时
汗腺和皮肤			**肠道系统和吸收**		
• 汗液电解质	↑	N	• 十二指肠的基本电节律	↓	↑
• 皮脂排泄率	↓	N	• 核黄素吸收	↑ *	↓ *
• 毛细血管血流速度	↓	↑	• 钙吸收	↓ *	
			• 肠道运动和粪脂		↑

N. 正常；↑. 增高；↓. 降低

cAMP. 环磷酸腺苷；cGMP. 环磷酸鸟苷；CSF. 脑脊液；ECG. 心电图；GnRH. 促性激素释放激素；MIT. 一碘酪氨酸；PTH. 甲状旁腺素；PTU. 丙硫氧嘧啶；TBG. 促甲状腺素结合球蛋白；TBPA. 甲状腺素结合前白蛋白；TRH. 促甲状腺素释放激素

*. 在儿童中

†. 在新生儿中

请参考本书第 5 版

阳性。女性和老年人检测结果阳性的频率较高。甲状腺自身抗体在健康人群中存在被认为是亚临床自身免疫性甲状腺疾病，而不是假阳性反应。但是，很难比较这些研究的结果，因为一些使用凝集法的实验室报告低滴度（1/10～1/40）为阳性。重要的是，在报告值时应使用特定方法的正常范围，并根据国际上可用的参考制剂进行测定。有了这种制剂，就可以国际单位报告结果。初步证据表明，在某些种族中 TPO 和 TG 抗体的检测可能不太可靠，这证实了使用国际上可用的参考范围的重要性。TPO 抗体在 95% 的桥本甲状腺炎患者和 85% 的 Graves 病患者中检测到，而与甲状腺的功能状态无关。同样，在成年 HT 和 GD 患者中，TG 抗体阳性率分别为 60% 和 30%。TG 抗体在自身免疫性甲状腺疾病患儿中的检出率较低。虽然高滴度在桥本甲状腺炎中更为常见，但定量测定抗体滴度几乎没有诊断意义。这些检查在评估自身免疫性甲状腺疾病（眼病和皮肤病）的不典型或选择性表现时特别有价值。抗体阳性是产后甲状腺炎的预测指标[136]。低抗体滴度在一些亚急性甲状腺炎发作后短暂出现，可能是抗原暴露引起的[137]。在多结节性甲状腺肿、甲状腺腺瘤或继发性甲状腺功能减退的患者中，未见甲状腺自身抗体的检出率的增加。已经证明在一些患 HT 且血清中未检测到甲状腺自身抗体的患者中，甲状腺内淋巴细胞可产生 TPO 抗体。

灵敏的放射测定法和定量的酶联免疫吸附法的发展使测定 TPO 和 TG 抗体的绝对浓度成为可能。这些方法提供了敏感、精确和抗原特异性的方法来

揭示自身抗体浓度的定量波动。

在一些自身免疫性甲状腺疾病患者的血清中检测到针对甲状腺其他成分（如 NIS）的抗体[138]。它们对 NIS 无阻断作用，其诊断价值尚未得到充分评估。在自身免疫性甲状腺疾病患者中也发现了能够结合 T_4 和 T_3 的循环抗体，并且可能干扰免疫测量技术对 T_4 和 T_3 的测量。在自身免疫性甲状腺疾病患者中，与核成分（非组织特异性）及与胃壁细胞、肾上腺、卵巢和睾丸组织的细胞成分反应的抗体更为常见[139]。它们的存在反映了同一患者中几种自身免疫性疾病共存的频率（参见第 148 章）。

（二）促甲状腺免疫球蛋白

关于自身免疫性甲状腺疾病（尤其是 Graves 病）患者的血清中存在的异常 γ 免疫球蛋白已经有许多命名[140]。这些未分离的免疫球蛋白与甲状腺滤泡细胞的相互作用通常导致甲状腺被刺激，很少引起抑制。建议将所有这些检测称为 TSH 受体抗体，并加上"由……测定法测定"，以确定用于其测定的方法类型。这些检测分为三大类：①基于体内或体外生物测定甲状腺刺激活性的试验；②基于异常免疫球蛋白与其受体结合的竞争性试验；③测定免疫球蛋白促甲状腺生长活性的试验。测试使用人类和动物组织材料或细胞系。

1. 甲状腺刺激化验　最早的测定法（现已具有历史意义）使用了 McKenzie 小鼠生物测定法的各种改进方法[141, 142]。具有 TSH 样生物学特性的异常丙种免疫球蛋白具有相对较长的体内活性，因此

被称为长效甲状腺刺激剂（LATS）。本实验测定了 LATS 诱导的小鼠甲状腺中经放射性碘预先标记的甲状腺激素的释放。血清中 LATS 的存在是 Graves 病的病理学特征。然而，根据检测灵敏度的不同，未接受治疗的患者中有不同比例的 LATS 反应为阳性。即使在没有甲状腺毒症的 Graves 病患者的血清中也可以发现 LATS 的活性。但它更常见于伴有眼病的患者，尤其是伴有胫前黏液水肿的患者[143]，LATS 活性似乎与 GD 的存在、其严重程度或并发症的病程无关。LATS 穿过胎盘，可在具有异常丙种球蛋白的母亲的新生儿中短暂发现[144]。

为了提高检测自身免疫性甲状腺疾病中甲状腺素刺激抗体（thyroid-stimulating antibodies, TSAb）的能力，人们开发了一些使用动物和人类甲状腺组织的体外检测方法。患者血清刺激新鲜人甲状腺组织内吞作用的能力是通过直接计数细胞内形成的胶质滴来测量的。当使用这种技术时，在 GD 患者的血清样本中已经证明了人类甲状腺刺激物的活性，而通过标准小鼠生物测定法未发现该血清的 LATS 活性[145]。TSAb 可通过检测人甲状腺细胞培养物和甲状腺质膜中环磷酸腺苷（cAMP）的积累或对腺苷酸环化酶活性的刺激来检测，也可以通过测定培养大鼠甲状腺细胞系 FRTL5 中 cAMP 的积累来测定[146]。从人和猪甲状腺切片中刺激 T_3 释放是 TSAb 体外测定的另一种形式。利用细胞化学技术进行体外生物测定，取决于甲状腺刺激物增加溶酶体膜对显色底物亮氨酰 -β- 萘胺的通透性，后者再与萘胺酶起反应。通过扫描和集成显微密度计进行定量[147]。

TSH 受体的克隆使在表达重组 TSH 受体的细胞系中对 TSAb 进行体外测定成为现实[148-150]。这种基于 cAMP 产生的分析方法，对于测量具有促甲状腺活性的人 TSH 受体抗体具有特异性，因此与基于结合 TSH 受体的分析方法（见下文）形成对比，后者无法区分具有刺激甲状腺活性的抗体和阻断 TSH 活性的抗体。因此，重组人 TSH 受体检测法检测与自身免疫性甲状腺毒症发病相关的抗体，比以前使用的 TSAb 检测法更敏感[151]。例如，94% 的血清样本为 TSAb 阳性，而使用 FRTL5 细胞检测的相同一组血清样本是阳性率为 74%[152]。

前面提到的生物测定法的一个主要缺点是它们不适合用作常规实验室工具。然而，随着荧光相关的 TSAb 生物测定方法的出现，这个问题已被大大规避[153]。本实验使用稳定转染人 TSH 受体和 c-AMP 依赖性荧光素酶报告基因的中国仓鼠卵巢细胞。使用国际 TSAb 标准，测定反应呈剂量依赖性，10mU/ml 标准产生相对光单位评分 > 10。作者还报道了该分析方法的改进，允许在 96 孔板中使用，从而允许在大量样品中自动测量相对发光度。

2. 促甲状腺激素结合抑制试验　结合抑制试验的原理可以追溯到 GD 患者中发现的另一类异常免疫球蛋白，即那些在小鼠中测试中具有中和 LATS 生物活性的免疫球蛋白[154]。这种被称为 LATS 保护剂的物质有物种属特异性，它对小鼠甲状腺没有生物效应，但能够刺激人类甲状腺[155]。原检测方法繁琐，限制了其临床应用。

目前使用的技术，可以统称为放射受体分析，是基于异常免疫球蛋白和促甲状腺激素竞争甲状腺细胞上一个共同的受体结合位点。这种测试在原理上类似于放射配体分析法，即天然的膜受体取代结合蛋白或抗体。使用各种来源的 TSH 受体，包括人甲状腺细胞、人甲状腺细胞颗粒膜或溶解膜，以及来自猪甲状腺或豚鼠脂肪细胞的细胞膜或在哺乳动物细胞中表达的重组人 TSH 受体。由于这些检测方法不能直接测量甲状腺刺激活性，所以检测到的异常免疫球蛋白有不同的名称，如甲状腺结合抑制免疫球蛋白或抗体和促甲状腺素置换免疫球蛋白。这类检测表明，并非所有检测到的抗体都能刺激甲状腺，有些是抑制性的。即使采用现代技术，抑制性抗体对 GD 的敏感性和特异性也不如刺激性抗体[156]。刺激和抑制作用只能通过功能测定来区分，通常是测量 cAMP 的产生。

3. 甲状腺促生长实验　研究人员还开发了检测异常免疫球蛋白促生长活性的方法。其中一种方法是利用福尔根反应对处于 S 期的豚鼠甲状腺细胞的细胞核进行染色[157]。另一种方法是测定 FRTL 细胞中 ^3H – 胸腺嘧啶掺入到 DNA 中的量[158]。甲状腺生长 – 刺激性免疫球蛋白是否代表一个不同于那些具有刺激功能活性的免疫球蛋白的群体，仍然是一个争论性话题。

4. 临床应用　通过上述任何一种方法来检测与甲状腺组织相互作用的异常免疫球蛋白，都是 Graves 病的常规诊断或后续随访的必需项目，尽管这种方法越来越多地被用作诊断的一部分。它们在某些特定的临床条件下尤其有用，例如：①眼球突出，特别是单侧眼球突出的鉴别诊断，当病因不明显时，甲状腺刺激性免疫球蛋白的存在将避免进行其他更复杂的诊断程序[159]；②胫前黏液水肿与其他皮肤病病因不明时的鉴别诊断，此时明确病因是非常必要的；③ Graves 病与中毒性结节性甲状腺肿的鉴别，两者都被认为是甲状腺毒症的可能病因，当其他检查，如甲状腺扫描和甲状腺自身抗体不能区别两者时，尤其是当这种区分对确定治疗方案有影响时；④当怀疑甲状腺功能亢进和弥漫性或结节性甲状腺肿患者被怀疑存在非自身免疫性甲状腺毒症时；⑤在妊娠期 GD 中，母亲高水平 TSAb 预示新生儿甲状腺毒症的发生；⑥在新生儿甲状腺毒症中，连续的 TSAb 测定显示逐渐下降，这可能有助于区分婴儿内在的 Graves 病和由母亲 TSAb 被动转移引起的短暂性甲状腺毒症。一些研究者发现，TSAb 的持续存在是 Graves 甲状腺毒症在一个疗程的抗甲状腺药物治疗后复发的先兆[160]。

（三）其他促甲状腺活性的物质

一些患有滋养细胞疾病的患者由于产生和释放一种甲状腺刺激因子而发生甲状腺功能亢进，这种刺激因子过去被称为胎盘或滋养细胞促甲状腺激素或大胎盘促甲状腺激素[161]。现在清楚的是，滋养层疾病患者的促甲状腺激素活性完全是由于存在高水平的人绒毛膜促性腺激素（hCG）[162]。因此，hCG 的 RIA 可用于甲状腺功能紊乱的鉴别诊断，尽管患者的临床状况可能提示这一原因。

hCG 的促甲状腺活性可以通过 TSH 受体的突变而增强，TSH 受体的突变增加了对胎盘激素的亲和力。其结果是甲状腺功能亢进仅限于妊娠期，并与妇女妊娠剧吐有关[163]。

（四）致突眼物质

已经建立了多种测定血清中具有致突眼活性物质的方法。虽然甲状腺相关眼病的发病机制仍不确定，但免疫系统似乎起中心作用。在 Graves 眼病患者的 IgG 组分中也检测到致突眼活性。最有可能的抗体是之前讨论过的 TRAb。虽然这些抗体在眼病的诊断和治疗中的作用目前尚不清楚，但是 73% 的甲状腺相关性活动性眼病患者中发现了针对 64kD 眼肌蛋白的自身抗体[164-166]。检测特异性抗体的作用将在第 82 章进一步讨论。

（五）细胞介导的免疫检测

对甲状腺抗原的迟发性超敏反应存在于自身免疫性甲状腺疾病中（见第 82 章）。细胞介导的免疫可通过以下几种方式进行测定：①迁移抑制试验，该试验测定暴露于致敏抗原后致敏白细胞的迁移抑制情况；②淋巴细胞毒性试验，测量致敏淋巴细胞在暴露于抗原后杀死靶细胞的能力；③母细胞形成试验，该试验对淋巴细胞暴露于甲状腺抗原后的母细胞形成进行评分；④用单克隆抗体直接测定胸腺依赖（T）淋巴细胞亚群。

六、解剖和组织诊断

本部分所述操作的目的是评估甲状腺的解剖特征、定位和确定异常区域的性质，并最终提供病理或组织诊断。

（一）甲状腺闪烁扫描

正常和异常甲状腺组织可通过 2 种闪烁扫描方法进行外部成像：①使用正常甲状腺组织集中的放射性核素，如碘同位素和 ^{99m}Tc，以高锝酸盐形式给予；②使用优先由异常甲状腺组织浓缩的放射性药物。

表 78-1 列出了最常用放射性同位素的物理性质、剂量和辐射。扫描剂的选择取决于扫描的目的、患者的年龄和可用的设备。最近摄入含碘化合物的患者不能进行放射性碘扫描。^{127}I 和 ^{99m}TcO$_4^-$ 是可选择的放射性核素，因为其辐射暴露量较低。放射性同位素 ^{131}I 仍用于全身扫描检测功能性甲状腺转移癌。

1. 放射性碘和 ^{99m}Tc 扫描 　 ^{99m}TcO$_4^-$ 被浓缩和所有碘同位素被浓缩并被甲状腺组织结合。根据使用的同位素，在给药后的不同时间进行扫描：^{99m}TcO$_4^-$ 为 20min；^{127}I 为 4h 或 24h；^{125}I 和 ^{131}I 为 24h；^{134}I 用于寻找转移性甲状腺癌为 48h、72h 和 96h。正常甲状腺在扫描后，外观被描述为一只窄翅蝴蝶。每个"翅膀"代表一个甲状腺叶,成人的甲状腺叶长度为(5±1)cm,宽度为(2.3±0.5)cm。常见的变异包括没有峡部、一个大的峡部、两个叶之间不对称,以及延伸到环状软骨的锥体叶。后者更常见于弥漫性甲状腺增生的情况。偶尔,在 $^{99m}TcO_4^-$ 扫描过程中,食管唾液中收集的同位素会模拟锥体叶,但这种伪影可以通过饮水消除。

甲状腺扫描的适应证列于表78-10。在临床实践中,扫描最常被用来评估孤立结节的功能活动。然而,由于细针穿刺在初步评估甲状腺结节时的广泛应用,这一适应证的使用较少,甲状腺癌和先天性甲状腺功能减退患者一般通过扫描来寻找甲状腺床外的碘摄取异常。正常情况下,同位素均匀地分布在甲状腺的两个叶中。这种弥漫性分布发生在Graves病肿大的腺体,也见于桥本甲状腺炎。桥本甲状腺炎可出现斑驳,Graves病偶尔可见,特别是在用放射性碘治疗后。大的多结节性甲状腺肿大的特征是同位素摄取相对减少的不规则区域,偶尔为摄取增加。根据结节相对于周围正常实质的同位素浓缩能力,传统的核医学术语将结节分为"热""温"和"冷"结节。热结节或功能亢进的结节是典型的良性肿瘤,但也有恶性肿瘤的报道[167, 168]。一个系列研究对大量患者进行了甲状腺扫描,其中84%为冷结节,11%为温结节,6%为热结节,并未考虑扫描结果,全部患者接受了后续手术治疗。结果16%的冷结节、9%的温结节和4%的热结节经术后组织病理学诊断为甲状腺癌[169, 170]。这些数据表明,冷结节最有可能是恶性的,但大多数冷结节是良性的,而且,甲状腺同位素扫描发现热结节并不排除恶性肿瘤的存在。有时,在 $^{99m}TcO_4^-$ 上扫描为有功能的结节在碘扫描上会被发现是冷结节;这种现象在良性结节和恶性结节中都有发现。

甲状腺同位素扫描在识别自主性甲状腺结节方面具有特殊价值,因为剩余腺体的活性被抑制了。这可能具有重要的治疗意义,因为对于热结节所致的甲状腺功能亢进患者,使用 ^{131}I 治疗比长期使用抗甲状腺药物更合适。

在消融掉正常甲状腺组织后,最好使用 $2\sim4mCi$ 的 ^{134}I 来寻找功能性甲状腺转移癌。应该在TSH刺激期间进行。这可以通过停止或减少激素的量来实现,以使TSH增加到正常值上限以上。6周

内减少50%的激素替代量可使患者出现甲状腺功能减退,正常情况下,有轻微的甲状腺功能减退的临床表现[171]。如果第5周的TSH至少为 $20\mu U/ml$,则第6周TSH将可靠地 $>30\mu U/ml$,这适合于测量刺激的TG和同位素扫描。重组人TSH(rhTSH,thyrogen)是目前常用的刺激甲状腺肿瘤组织的药物。扫描用的thyrogen刺激方案需要在第1天和第2天肌肉注射 $0.9mg$ rhTSH。第3天给予 $4mCi$ 的 ^{134}I,第5天即同位素摄入 $48h$ 后进行全身扫描。在第1天和第5天采血用于TSH和TG的测量[172, 173]。对于TSH刺激前检测不到TG的患者,在rhTSH刺激之后测量TG是检测残留甲状腺癌的一项敏感的筛选测试。阳性筛选测试需要通过扫描来定位肿瘤组织。

甲状腺外对同位素的摄取见于甲状腺发育不良患者的异位甲状腺组织,罕见情况下,见于含有功能性甲状腺组织的卵巢皮样瘤。扫描可作为促甲状腺激素刺激和 T_3 抑制试验的辅助手段。在没有甲状腺癌的情况下,前者用于定位被抑制的正常甲状腺组织,后者用于显示甲状腺内的自主功能区(见下文)。除了表78-10中所列的应用之外,其他应用的益处值得怀疑,而且考虑到辐射暴露、费用和不便,这些应用很少是合理的。 ^{127}I 单光子发射计算机断层扫描(CT)也可用于评估甲状腺异常。

2. $^{18}F-$ 脱氧葡萄糖正电子发射断层扫描　在某些患者中,即使给予以治疗剂量的 ^{131}I,甲状腺癌转移灶也不聚集 ^{131}I[174]。尽管超声、CT扫描和磁共振成像等其他成像方式可用于检测转移灶的位置,但没有一种是100%特异或敏感的(见下文)。一些研究表明,在分化型甲状腺癌中,氟脱氧葡萄糖

表78-10　核素扫描的提示意义

- 发现解剖变异和寻找异位甲状腺组织(甲状腺单侧缺失、舌异位甲状腺、卵巢甲状腺肿)
- 诊断先天性甲状腺功能缺失
- 明确颈部或胸部(纵隔)异常肿物的性质
- 评估甲状腺实性结节(有功能或无功能)
- 评估术后甲状腺残余
- 发现有功能的甲状腺转移
- 评估病灶引起的甲状腺功能异常(被抑制或未被抑制的组织)

（FDG）PET 可用于复发或转移检测，灵敏度高达 80%～90%[175-177]。此外，FDG-PET 和 CT 两者的联合扫描可提高各自检查方式的效率[177]。

3. 其他同位素扫描　由于大多数检测程序缺乏对甲状腺组织的直接显微镜检查，无法明确地检测出甲状腺恶性肿瘤，因此人们努力寻找可能用于诊断的其他放射性物质。研究人员已经尝试了几种由代谢活性组织浓缩的制剂，不管它们是否具有碘浓缩能力。然而，尽管有相反的说法，要么它们的价值有限，要么它们的诊断用途没有得到充分评估。这些试剂包括 75 蛋氨酸、125Ce、67Ga 柠檬酸盐、32P 焦磷酸盐、99mTc 和 201Th[178]。

用 131I 标记的抗 TG 抗体扫描以检测未能浓缩 131I 的隐匿性转移性甲状腺恶性肿瘤，早期试验结果良好[179]。但是，该方法尚未被证明在临床上有用。

（二）超声检查

超声检查在第 79 章有详细的描述[177-179]。

（三）甲状腺活检

为了诊断目的，甲状腺组织学检查需要某种形式的有创性操作。活检操作取决于预期的显微镜检查类型。组织核心活检可以保存组织结构，通过闭合针或开放的外科操作获得，穿刺针吸活检是获取细胞学检查材料。

1. 核心活检　闭式核心活检是一种在患者局部麻醉下进行的操作。最常用的是 Vim-Silverman 大切割针（约 15 号）。在局部麻醉下，通过一个小的皮肤切口引入针头，并在停针后对穿刺部位施加 5～10min 的压力。在经验丰富的操作者中，并发症很少见，但可能很严重，包括短暂性损伤喉神经、气管穿刺、喉痉挛、颈静脉炎和出血。随着以细针抽吸为基础的细胞学的改进（见下文），核心活检和开放活检的使用实际上已被放弃。

2. 经皮细针抽吸　第 80 章评估经皮穿刺针吸术[180-186]。

七、下丘脑 - 垂体 - 甲状腺轴的评估

血清 TSH 放射免疫分析法（RIA）测定的发展和人工合成的 TRH 的有效可及使评价下丘脑 - 垂体对甲状腺功能的控制成为可能。这些测试可以诊断轻度和亚临床甲状腺功能不全，并提供了一种区分原发性、垂体（继发性）和下丘脑（三发性）甲状腺功能不全的方法。

（一）促甲状腺激素

近年来，TSH 的检测已取得了巨大的进步。在临床实践中，TSH 的常规测量最初使用 RIA 技术。这些第一代测定方法的灵敏度为 1mU/L，无法将正常值与降低值分开。早期 TSH RIA 的主要问题是与促性腺激素（促黄体激素、卵泡刺激素和 hCG）的交叉反应，促性腺激素与 TSH 有共同的 α 亚单位[187]。尽管如此，甚至更古老的 RIA 方法测量的垂体 TSH 值与生物测定技术获得的值也有很好的相关性[32]。另一个不常见的错误来源是在血清样品中存在通过接种被动物血清污染的物质而诱导的嗜异性抗体，或存在内源性 TSH 抗体[188]。用 RIA 技术测量滤纸上干血斑中 TSH 的含量用于筛查新生儿甲状腺功能减退。

已经开发出了使用 2 种抗体进行"三明治"型检测的新技术，其中一种抗体（通常针对 α 亚基）用于锚定 TSH 分子，另一种抗体（通常是针对 β 亚基的单克隆抗体）经过放射性碘标记（免疫放射测定法）或者与酶（免疫比色测定法）或化学发光化合物偶联（化学发光测定法）。在这些分析中，信号应该与配体的数量直接相关，而不是像 RIA 那样与结合示踪剂的数量成反比。该技术减少了背景"噪声"，提高了灵敏度，减少了相关化合物的干扰，并扩大了应用范围。TSH 分析的初步改进导致分析的灵敏度极限为 0.1mU/L，正常范围为 0.5～4.5mU/L，并且能够区分低和正常 TSH 值[189, 190]。最近，商业试验已经开发出了更高的灵敏度极限，即 0.005～0.01mU/L 和一个类似的正常范围，但扩大了正常下限与灵敏度下限之间的范围[191, 192]。

用于区分这些不同测定法的命名法还没有标准化，制造商使用"高""超"和"敏感"的各种组合。建议使用灵敏度极限来定义测定，将检测 1mU/L 或更高值的早期 RIA 称为第一代测定，将灵敏度极限较低（0.1mU/L）的那些方法指定为第二代检测方法，灵敏度极限 0.01mU/L 或更低的检测方法被指定为

第三代检测方法。确定适当的灵敏度水平也一直存在争议。一些人将定义建立在变异系数 < 20% 的水平上，其他人将其定义为可以可靠地与零 TSH 标准区分的最低水平。至少，如果一个 TSH 检测被认为是"敏感"的，那么以这个方法检测的临床甲状腺功能亢进和甲状腺功能正常的个体血清中 TSH 值的重叠应该小于 5%，最好小于 1%。

在一些第三代检测中，TSH 在临床甲状腺毒症患者中被检测到，在甲状腺功能正常的受试者中检测到的升高值在其他检测中没有得到证实。在某些情况下，这些差异的结果是由于测试体系中存在直接针对动物免疫球蛋白的抗体。这些免疫球蛋白与锚定和检测抗体相结合，导致 TSH 被过高估计。在某些情况下，这种作用可以通过添加过量的同种非特异性免疫球蛋白来阻断[193]。

随机接入免疫测定分析仪的研发已经彻底改变了 TSH 的测量。这些测定法具有高度的可重复性，并提供了方便和快速的大量血清样本的吞吐量。

最新一代 TSH 检测的灵敏度很少导致人为测量错误。然而，根据所使用的方法，这些分析也会受到干扰。评估临床观察和（或）甲状腺功能测试之间差异的第一步是在不同平台上测量甲状腺激素，以确定异常是否重现。考虑 TSH（或 T_4、T_3）的测量中存在干扰物质时，用适当的稀释剂对患者血清进行连续稀释，检查恢复的线性度是有帮助的。Cobas e601 TSH 分析使用生物素化的 TSH 单克隆抗体和另一种标记的单克隆 TSH 形成"三明治"，然后被包被了生物素的链霉亲和素（stepavidin）捕获。如果血清中生物素水平高，它们会与复合 TSH 和抗体的结合相竞争，从而降低患者血清中 TSH 的含量。在其他使用生物素作为试剂的测试中，结果可能会被错误地提高。生物素是一种常见的维生素，每日摄入量（$35\sim70\mu g/d$）通常不会干扰这些测试。然而，有报道称，在使用生物素 – 链霉素技术的平台上，药理剂量生物素的摄入干扰了 TSH、T_4 和 T_3 的测量[194, 195]。

TSH 在妊娠中期突然出现在胎儿的垂体和血清中，也可在羊水中检测到[196, 197]。脐血 TSH 水平高于母血。在出生后的半小时，观察到婴儿的 TSH 水平比成人的上限高出几倍。到出生的第 3 天，TSH 水平下降到接近正常成人范围，尽管婴儿期和幼儿

期的正常范围略高于成人。据报道，在成年期和青少年早期发生的微小变化对正常人的总体范围没有显著影响。在非妊娠的情况下，没有观察到显著的性别差异。虽然早期的研究没有显示出 TSH 的日变化，但在傍晚和深夜记录到了明显的高值，并且部分受到睡眠的抑制[198]。这种 TSH 的昼夜节律叠加在连续的高频、低振幅变化上。轻度原发性甲状腺功能减退患者的夜间 TSH 激增持续存在[199, 200]，而在下丘脑性甲状腺功能减退时消失[200, 201]，一些患者在禁食时，以及非甲状腺疾病的患者也出现 TSH 激增。口服避孕药可增强这种作用[202]，而高水平的糖皮质激素可消除这种作用[198]。季节性变化的存在并不是一个一致的发现，但不太可能影响血清值的临床解释。不同类型的应激刺激对基础血清 TSH 水平无显著影响，但婴儿在外科低温期间升高，而在成人则没有[203]。

在正常人中引起某些垂体激素分泌反应的各种刺激，如胰岛素、血管加压素、胰高血糖素、细菌热原、精氨酸、前列腺素和氯丙嗪的给药，对血清 TSH 没有影响。然而，越来越多的药物被发现会改变血清 TSH 的基础浓度和（或）其对外源性 TRH 的反应（表 78-11）。在正常功能的下丘脑 – 垂体系统中，血清 FT_4 和 TSH 浓度呈负相关。由于 TBG 异常或与 T_4 结合的药物竞争引起的血清 TT_4 浓度变化对血清 TSH 水平无影响。垂体对甲状腺激素浓度的最小降低和升高都非常敏感，TSH 水平随 T_4 的变化呈对数变化（图 78-5）。因此，原发性甲状腺功能减退患者的血清 TSH 水平应升高，而甲状腺毒症患者的血清 TSH 水平应低或检测不到。事实上，在没有下丘脑 – 垂体疾病、其他疾病或药物的情况下，TSH 是甲状腺激素状态和甲状腺激素替代充分性的准确指标。

对于原发性甲状腺功能减退患者，无论何种原因，TSH 水平都可能达到 1000mU/L 或更高。血清 TSH 升高的程度与甲状腺激素缺乏症的严重程度有关，部分与甲状腺激素缺乏症的持续时间有关。在没有甲状腺功能减退临床症状和体征，以及血清 T_4 和 T_3 水平在正常范围内的情况下，可以观察到 TSH 浓度高于正常值上限。这种情况称为亚临床甲状腺功能减退，最常见于桥本甲状腺炎初期的甲状腺功能减退，或由于先前的甲状腺手术、放射性碘

表 78-11　可能影响 TSH 分泌的药物

药　　物	常规作用	
增加血清 TSH 浓度和（或）对 TRH 的反应		
碘（碘化物和含碘化合物）[445, 459, 460]	放射对比剂、防腐剂、祛痰药、抗心律失常和抗心绞痛	
锂[461]	治疗双向型精神病	
多巴胺拮抗药		
多巴胺受体阻滞药（甲氧氯普胺[462, 463]、多潘立酮[464]）	止吐药	
多巴胺阻滞药（舒必利[465]）	镇静药	
脱羧酶抑制药（苄丝肼[466]）	—	
多巴胺清除药（一碘酪氨酸[462]）	—	
左旋多巴抑制药[467]（氯丙嗪、比哌立登、氟哌啶醇）	安定药	
甲氰米胍（组胺受体阻滞药）[468]	治疗消化性溃疡	
克罗米酚（抗雌激素药）[257]	诱导排卵	
螺内酯[469]	抗高血压	
安非他命[470]	抗充血和抑制食欲	
IL-2[338, 339]	免疫系统调节	
降低血清 TSH 浓度和（或）对 TRH 的反应		
甲状腺激素（T₄ 和 T₃）	替代治疗、抗致甲状腺肿因子和抗癌	
甲状腺激素类似物（DT₄[471]、3, 3, 5-TRIAC[472]、依塞罗酯 -HCI[473]、二甲基 -3 异丙基左旋甲状腺原氨酸[474]）	降胆固醇和减轻体重	
多巴胺能药物（激动药）多巴胺[464, 475]	抗低血压	
左旋多巴[476]（多巴胺前体）	诊断性药物和抗帕金森病	
卡麦角林[477]	抗泌乳和抑制垂体肿瘤	
溴隐亭[477]	—	
富马酸（多巴胺羟化酶抑制药）[476]		
维生素 B₆（多巴胺合成的辅酶）	维生素和抗神经病	
其他多巴胺能药物[464, 478]（吡贝地尔、阿扑吗啡、麦角乙脲）	治疗脑血管疾病和偏头痛	
多巴胺拮抗药（哌咪清）[254]	安定药	
α 去甲肾上腺素能阻滞药[479, 480]（酚妥拉明、甲硫达嗪）	安定药	
5- 羟色胺受体拮抗药（甲麦角林[481]、赛庚啶[482]、二甲麦角新碱[483]）	抗偏头痛和促进食欲	
5- 羟色胺受体激动药（5- 羟色胺）[463]	—	
糖皮质激素[484, 485]	抗炎、免疫抑制和抗癌、降低颅内压	
阿司匹林[164]	抗炎、解热和镇痛	
生长激素[165]*	促进生长	
生长抑素[166]	抗肿瘤	
奥曲肽[486]		
阿片类（吗啡[487]、亮啡肽[488]、海洛因[409]）	镇痛药	
氯贝丁酯[489]	降血脂	
芬氯酸[403, 432]	非甾体抗炎药	
蓓萨罗丁[490]	T 细胞淋巴瘤	
IL-6[443]	免疫调节	
生物素[194, 195]	干扰生物素 – 链霉亲和素复合物	

DT₄. 右旋甲状腺素；IL. 白介素；T₃. 三碘甲腺原氨酸；T₄. 甲状腺素；TRH. 促甲状腺素释放激素；TRIAC. 三碘甲腺苷酸；TSH. 促甲状腺素
*. 见于低生长激素性矮小

治疗或严重碘缺乏而合成甲状腺激素的能力有限的患者。关于这些患者是真的患有亚临床甲状腺功能减退，还是处于"代偿状态"，即通过 TSH 的高分泌，长期刺激数量减少的功能性甲状腺组织来维持正常甲状腺功能，目前还没有达成一致意见。一些婴儿在新生儿早期会发生一过性甲状腺功能减退。两种情况下，已确诊的原发性甲状腺功能减退症患者的血清 TSH 和 T₄ 之间反比关系不能维持。给予替代剂量的 T₄ 治疗，可能会在高 TSH 水平达到正常范围之前，使血清甲状腺素水平恢复正常甚至高于正常。这一发现在患有严重新生儿甲状腺功能减退症或长期原发性甲状腺功能减退症的患者中尤为明显，他们可能需要 3～6 个月的激素替代治疗才能完全抑制 TSH 水平。相反，当停用甲状腺激素

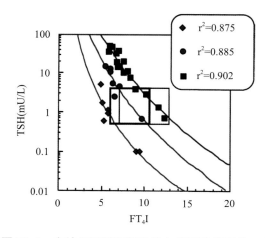

▲ 图 78-5　在给予了增加剂量的左旋甲状腺素的 3 个受试者中血清促甲状腺素（TSH）浓度与游离甲状腺素指数（FT_4I）的相关性

注意，TSH 和 FT_4I 之间的线性相关性，以及不同受试者维持 TSH 水平正常所需要的 T_4 量。粗线方框中包括了正常值范围，而细线方框中包括了接受左旋甲状腺素替代治疗的受试者的正常值范围

替代治疗后，血清 T_4 和 T_3 水平已经下降到远低于正常下限时，血清 TSH 浓度可能仍会保持低水平或正常长达 5 周。TSH 与 FT_4 和 FT_3 水平差异的原因如表 78-12 所示。

目前尚不确定抑制性甲状腺激素治疗的 TSH 达到什么水平是适当的。患者 TSH 值低于正常但可检测到的概率取决于所研究的人群和检测的灵敏度（图 78-6）。当检测灵敏度为 0.1mU/L 时，3%～4%的住院患者的 TSH 低于正常水平。当以 0.005mU/L 的灵敏度重新评估在这种检验中检测不到促甲状腺激素的患者时，77 例甲状腺功能亢进症患者中有 3例（4%）和 37 例非甲状腺疾病或服用药物的患者中有 32 例（86%）的促甲状腺激素水平低于正常，但可以检测到[192]。因此，检测越灵敏，临床甲状腺毒症患者就越可能有无法检测到的血清 TSH，而那些患有其他疾病的患者会有一个低于正常但可以检测到的水平。然而，随着检测灵敏度的逐渐提高，临床甲状腺毒症患者出现可检测到 TSH 的可能性将会增加，如果正在接受抑制治疗的患者的治疗目标是检测不出 TSH，则他们更有可能出现甲状腺毒症的症状。

血清甲状腺激素和 TSH 浓度之间的反向相关性的持续缺失有一个非常不同的内涵。血清甲状腺激素水平低而血清 TSH 浓度无明显升高提示营养性甲

表 78-12　TSH 水平与游离甲状腺激素水平间的矛盾

血清 TSH 升高而 FT_4 或 FT_3 数值未降低
- 亚临床甲状腺功能减退（不足量的替代治疗、轻度甲状腺功能不全）
- 最近增加了甲状腺激素剂量
- 药物
- 不适当 TSH 分泌综合征
- 实验室伪值

血清 TSH 低于正常而 FT_4 或 FT_3 数值未升高
- 亚临床甲状腺功能亢进（过量的替代治疗、轻度甲状腺功能亢进、自主功能性结节）
- 最近减少了抑制甲状腺药物剂量
- 最近治疗的甲状腺毒症（Graves 病、毒性多结节性甲状腺肿、毒性结节）
- 甲状腺炎甲状腺功能亢进期消除后
- 非甲状腺疾病
- 药物（如生物素）
- 中枢性甲状腺功能减退

FT_3. 游离三碘甲腺原氨酸；FT_4. 游离甲状腺素；TSH. 促甲状腺素

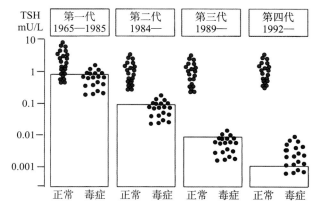

▲ 图 78-6　血清促甲状腺素（TSH）测定敏感性对甲状腺功能正常受试者（正常）与甲状腺毒症受试者（毒症）之间的差异影响

引自 Spencer C：Clinical diagnostics. Rochester, NY, Eastman Kodak, 1992.

状腺功能减退症（中枢性或继发性甲状腺功能减退症），特别是当伴有明显的甲状腺功能减退症的临床特征时。

TSH 抵抗是一种遗传综合征，甲状腺对生物活性的促甲状腺激素分子具有不同的敏感性。该病的临床特点是：①体外试验时血清 TSH 值升高，但生物活性正常；②无甲状腺肿，但存在正常或发育不良的腺体；③甲状腺激素水平正常（"代偿"）或低（"未代偿"），取决于 TSH 低敏感的程度。因此，TSH 抵抗的受试者可能表现为甲状腺功能正常的高 TSH 血症或严重的原发性甲状腺功能减退。

报道的首例促甲状腺激素受体（TSHR）突变导致的 TSH 抵抗家系新生儿筛查血 TSH 为 103mU/L（正常＜ 20mU/L）。生后第 16 天复测为 47mU/L，T_4 正常，放射性碘扫描显示甲状腺位置正常，大小正常。发现母亲为 TSHR 异常杂合子（P162A），父亲为另一异常 TSHR 杂合子（I167N）。所有患儿均为 P162A 和 I167N 复合杂合子，血清 TSH 水平明显升高[204]。在其他 TSH 抵抗的案例中，TSH 受体基因有一个正常的序列。TSH 抵抗的一种相对常见的形式是显性遗传，并与 15 号染色体上的一个位点连锁[205, 206]。在 T_4 和 T_3 正常情况下的高促甲状腺激素血症的鉴别诊断中包括大分子促甲状腺激素。在升高的 TSH 患者中这一占比为 0.6%，并被认为存在于 T_4、T_3 正常而 TSH 升高的个案中[207]。这是由于自身免疫性抗 TSH Ig 和 TSH 相结合形成了大分子。凝胶色谱证实了这种复合物的存在。与其他有外源性干扰的情况一样，当连续稀释未能导致预期的可测量的变化时，可以进行诊断[208]。

在某些病例中，RIA 检测到的血清 TSH 水平轻度升高可能是由于存在生物活性降低的免疫反应性 TSH。垂体和下丘脑甲状腺功能减退症的区别可以基于 TSH 对 TRH 的反应，尽管这些反应可能是非常不同的（表 78-13，也在后面讨论）。

在另一组病理情况下，尽管血清游离甲状腺激素水平明显升高，但血清 TSH 水平可能没有被抑制。因为这一现象与脑垂体正常的甲状腺调节控制机制不相符，而这在更常见的甲状腺毒症中存在，所以它被称为 TSH 不适当的分泌。这暗示了 TSH 反馈调节的缺陷。当与甲状腺功能亢进症的临床和代谢改变相关时，它通常是由于分泌 TSH 的垂体腺瘤引起的，很少是由于对甲状腺激素的部分抵抗引起的。下丘脑性甲状腺功能亢进的存在是值得怀疑的，准确的诊断需要额外的检查，包括脑垂体成像和 TRH 测试。此外，垂体糖蛋白激素的共同 α 亚单位（α-SU）的高循环水平，以及随后血清中不呈比例的高 α-SU/TSH 摩尔比的存在，即使不能确定诊断，也是分泌性垂体瘤的特征。正常或偶尔升高的血清 TSH 水平与血清 FT4 和 FT3 明显升高偶联，而没有甲状腺功能减退的明确临床证据，也没有提示甲状腺激素缺乏和过剩的症状和体征，这些都是甲状腺激素抵抗的典型表现（见第 95 章）。

虽然 TSH 与单纯性、非毒性甲状腺肿的发病机制有关，但除非甲状腺功能减退或碘缺乏症非常严重，否则 TSH 水平通常是正常的。TSH 水平升高可能发生在甲状腺激素水平正常的情况下，或发生在甲状腺功能明显正常的非甲状腺疾病中（见第 92 章）及原发性肾上腺衰竭时。在严重的急慢性疾病中，更常见的情况是血清 TSH 浓度正常或较低，而 T_3 甚至 T_4 水平较低。在恢复期，TSH 值可能会短暂升高。一种针对人 TSH β 亚单位的特异性 RIA 也已经被开发，但尚未被临床应用。促甲状腺激素（TSH）的测定通常包括免疫反应部分的定量。然而，在某些生理和病理状态下，免疫活性和生物活性 TSH 的比值可能会发生变化。例如，夜间 TSH

表 78-13　甲状腺功能正常的高促甲状腺激素血症的鉴别诊断

情　况	临床状态	病　史	甲状腺激素	诊断性检查
小鼠异嗜性抗体	甲状腺功能正常	无帮助	正常	直接测定抗体
亚临床甲状腺功能减退	甲状腺功能正常	胆固醇升高?	正常	重复测定 TSH；TRH 兴奋试验
AITD（桥本甲状腺炎早期）	甲状腺功能减退 / 正常	有帮助	低 / 正常	测定抗体
甲状腺炎恢复期	甲状腺功能正常	有帮助	低 / 正常	^{123}I 摄取测定；重复检验
中枢性甲状腺功能减退	甲状腺功能减退	有帮助	低 / 正常	TRH 兴奋试验
非甲状腺疾病	甲状腺功能减退 / 正常?	有帮助	低	高 rT_3
脱碘酶异常	甲状腺功能正常	无帮助	低 T_3, 高 T_4	未知
TSHR-RTSH 突变	甲状腺功能减退 / 正常	无帮助	正常或低	TSHR 测序，家族史

AITD. 自身免疫性甲状腺疾病；RTSH.TSH 抵抗；TRH. 促甲状腺激素释放激素；TSH. 促甲状腺激素；TSHR. 促甲状腺激素受体

的升高是由于不同的糖基化程度导致生物活性降低所致。此外，在下丘脑功能障碍的状态下，由于TSH分子糖基化程度的改变，TSH的生物反应与免疫反应的比率也会降低。TSH生物活性的测定采用JP2626细胞。这是一个稳定转染人TSH受体cDNA的中国仓鼠卵巢细胞JP26的亚克隆。在标准牛TSH或测定TSH的样品中加入洛利普兰(rolipram)，一种环磷酸腺苷(cAMP)磷酸二酯酶抑制药。用放射免疫法测定干细胞提取物中的cAMP[209]。

（二）促甲状腺素释放激素

下丘脑三肽TRH(protirelin)在调节垂体TSH分泌中起着重要作用。已有几种方法用于TRH的定量，但由于种种原因，人TRH的测量未能提供有诊断价值的信息。这些原因包括TRH到达体循环时的高度稀释、快速的酶降解，以及无处不在的组织分布。据报道血清TRH平均水平为5pg/ml和6pg/ml。目前还不确定在尿液中进行的测量是否能真正代表TRH[210]。

TRH兴奋试验测量到给予合成TRH后血清中垂体的TSH增加。TSH对TRH的反应是由活性甲状腺激素的促甲状腺反应调节的，因此几乎总是与血清中游离甲状腺激素的浓度成反比。这种反应对循环甲状腺激素水平的微小变化非常敏感，这可能无法通过直接测量来检测到。即使在没有甲状腺激素异常的情况下，也可以观察到基础血清TSH值与TRH的最大反应之间的直接相关性，这表明甲状腺正常状态可能与垂体对TRH的敏感性的精细调节有关[210]。

正常情况下，TRH刺激垂体催乳素的分泌，某些病理条件下，刺激生长激素和促肾上腺皮质激素的释放。因此，该测试已被用于评估各种内分泌功能，有些与甲状腺无关。在临床实践中，TRH兴奋试验主要用于：①评估垂体促甲状腺激素细胞的功能完整性，从而帮助鉴别是由垂体内源性疾病引起的甲状腺功能减退还是下丘脑功能障碍引起的甲状腺功能减退；②当其他试验结果不明确时，诊断轻度甲状腺功能亢进症；③TSH不适当分泌的鉴别诊断，特别是当怀疑TSH分泌腺瘤时。

TRH可以通过单次静脉推注或持续静脉输注[211]，也可以肌肉注射[212]或口服有效给药。低至6μg剂量的TRH即可引起明显的TSH反应，血清TSH浓度的递增变化与TRH剂量的对数呈线性相关。标准试验采用单次TRH剂量为200μg/1.73m²或400μg/1.73m²，快速静脉注射给予。在注射前和注射后15min时收集血清，然后在120～180min的时间内，每隔30min采集一次血清。但许多临床医生选择注射前及在注射后15min、20min或30min时间点抽血一次。正常人血清TSH水平迅速升高，峰值出现在15～40min，平均为16mU/L，是基础水平的5倍。下降更为缓慢，在3～4h后恢复到注射前水平。结果可以用TSH达到的峰值水平、TSH在基础水平上的最大增量、TSH峰值在基础水平上的百分比表示，或者用TSH反应曲线的整体面积来表示。注射TRH前和30min后TSH的测定提供了关于TSH反应是否存在的信息，但不能检测延迟或延长的反应。

在撰写本文时，TRH在美国是不可用的。然而，它可以在向联邦药物管理局提交一份研究性新药申请后获得，它由Ferring Arzneimittel公司（威特兰11号；德国基尔24109号；电话号码：0049431 58520；传真号码：0049431 585235）制造，分销商Unipharma SA（Via Pian Scairolo，6；6917Barbengo，瑞士）销售。

TRH对垂体促甲状腺激素、TSH游离α亚基和β亚基及催乳素的刺激作用是特异的。在正常情况下，其他垂体激素[213]或潜在的甲状腺刺激物的血清水平没有明显变化[214]。出生时，女性的反应性高于男性[215]，特别是在月经周期的卵泡期。老年男性的反应性可能会减弱，但这一发现并不一致。平均而言，根据TSH基础水平的昼夜变化规律，对TRH反应的强度在晚上11点大于上午11点。每天对同一受试者重复给予TRH会导致TSH反应逐渐迟钝，可能是由于甲状腺激素浓度增加，部分也是由于TSH"衰竭"。然而，在甲状腺激素浓度升高和TRH给药之间必须超过1h才能抑制TSH反应。一些药物和非内分泌疾病可能会不同程度地影响反应的大小。

TRH诱导TSH分泌后释放甲状腺激素，直接测定血清TT₄和TT₃浓度即可检测甲状腺激素的释放。峰值水平通常在给予TRH约4h后达到，并伴随着血清TG浓度的增加。血清TT₃增量升高相对较大，峰值平均比基础水平高出 50%。测定 TRH 给药后血清甲状腺激素浓度的变化被认为是一项辅助试验，可用于评估甲状腺的完整性或内源性 TSH 的生物活性[216]。RAIU 的增加很小，只有在口服大剂量 TRH 时才会发生。

静脉注射 TRH 不良反应的发生率由高到低依次为恶心、潮红或热感、尿意、异味、头晕或头痛、口干、便意和胸闷。它们通常并不严重，在注射 TRH 后 1min 内开始，持续几秒钟到几分钟。偶尔会观察到血压短暂升高，但在生命体征、尿液分析、血细胞计数或血液化学常规检查中未见其他变化[217]。循环衰竭的发生极其罕见。不论是否同时接受促性腺激素释放激素，有报道接受了 TRH 兴奋试验的患者中，发生了几例垂体卒中。其中多数患者有一个大的垂体瘤，这可能增加了这种并发症的易感性。

TRH 兴奋试验提供了一种区分继发性（垂体）和三发性（下丘脑）甲状腺功能减退的方法（图 78-7）。尽管原发性甲状腺功能减退的诊断很容易通过基础血清 TSH 水平的升高来确认，但继发性和三发性甲状腺功能减退患者的 TSH 水平通常较低或正常。有时，血清 TSH 浓度可能会因为分泌生物活性较低的分子而略有升高，但相对于甲状腺激素缺乏的程度来说，它仍然保持在不适当的低水平。如果没有 TRH 试验，就不能明确区分继发性和三发性甲状腺功能减退症。在一个继发于 TSH 受体基因半合子突变的先天性甲状腺功能减退家系中，TSH 对 TRH 的反应是正常的[218]。有 TSH 反应提示下丘脑功能障碍，没有反应则反映垂体功能障碍。此外，下丘脑性甲状腺功能减退症的 TSH 反应曲线的典型表现为峰值延迟，且血清 TSH 升高较长时间后才恢复到基础值（图 78-7）。研究显示，如果 TRH 对于催乳素的刺激反应正常，而对于 TSH 的反应缺乏，这提示可能存在孤立的垂体 TSH 缺乏。在停用甲状腺激素替代治疗后或停止甲状腺毒症治疗后，解释检测结果时应谨慎，因为尽管血清甲状腺激素浓度较低，TSH 仍可能保持低水平，可能在数周内对 TRH 无反应。在最常见的甲状腺功能亢进症中，促甲状腺激素分泌的反馈调节机制是完整的，但被过量的甲状腺激素适当抑制。因此，基础的 TSH 水平和它对 TRH 的反应都被抑制，除非甲状腺毒症是由 TSH 引起的。随着更灵敏的 TSH 检测方法的发展，一般不再需要采用 TRH 兴奋试验对检测不出 TSH 的甲状腺毒症患者进行评估。TRH 试验结果可能有助于鉴别导致 TSH 不适当分泌的情况。基础 TSH 值升高，对 TRH 无进一步反应，这是分泌

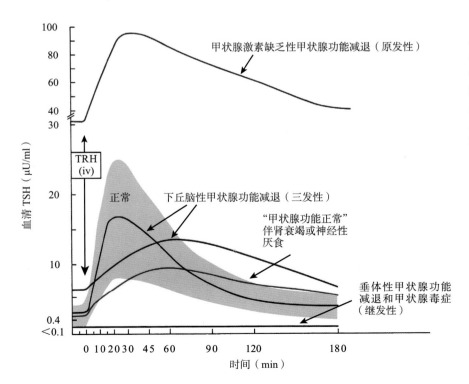

◀ 图 78-7 在不同情况下血清促甲状腺激素（TSH）对在第 0 分钟单次经静脉给药的促甲状腺激素释放激素的典型反应

阴影区域代表了正常反应插图中所用数据是几项研究的平均值。iv. 经静脉

TSH 的垂体腺瘤的典型表现。相反，甲状腺激素水平高，且 TSH 可以检出的甲状腺激素抵抗症患者的血清 TSH 对 TRH 的反应正常或增强，在大多数情况下，超生理剂量的甲状腺激素可以抑制 TSH 对 TRH 的反应。由于垂体对甲状腺激素反馈调节的敏感度极高，后者的微小变化会深刻影响 TSH 对 TRH 的反应。因此，轻度非 TSH 诱导的甲状腺功能亢进症患者显示 TSH 对 TRH 的反应降低，而原发性甲状腺功能减退患者则表现为加重且延长的反应（图 78-7）。这些变化可以发生在没有临床或其他实验室证据的甲状腺功能障碍患者中。

甲状腺功能明显正常的自身免疫性甲状腺疾病患者中，有 1/3 的患者其 TSH 对 TRH 的反应低于正常或缺失，甚至他们的家庭成员也可能对 TRH 没有反应。大多数，但不是全部，TSH 对 TRH 反应降低的患者也会表现出不被甲状腺激素抑制的甲状腺活性。这两个测试之间的常见分离是非抑制性患者典型的 TSH 对 TRH 的正常反应。这一发现并不令人惊讶，因为甲状腺不被抑制的患者通常由于先前的治疗或疾病过程对其腺体的部分破坏而合成和分泌甲状腺激素的能力有限。临床上，甲状腺功能正常的对 TRH 没有反应的患者，通常被认为是甲状腺激素稍有过量。罕见情况下，TRH 无反应发生在外源性甲状腺激素可以抑制 TSH 的患者中，这是不容易解释的。然而，应该注意的是，被抑制的垂体可能需要不同的时间才能恢复，这一现象可能是这种差异的基础。尽管 TRH 和 T_3 抑制试验的结果有差异，但前者更常被应用，特别是在老年患者中，他们服用 T_3 可能会产生不良反应。

（三）促甲状腺激素储备的其他检测

因为作用机制不同，所以用 TRH 以外的方法检测 TSH 反应是合理的，这些方法可以提供从 TRH 刺激和甲状腺激素抑制试验中无法获得的有诊断价值的信息。虽然已经开展了甲氧氯普胺和左旋多巴等药物的试验，但迄今为止提供的额外信息有限，因此尚未在临床实践中找到一席之地。这些试验在 TSH 分泌异常患者的研究中应用有限，对 TSH 自主分泌与选择性甲状腺激素抑制无反应的鉴别具有诊断价值。

其他试验间接测量垂体 TSH 储备是在甲状腺激

素的合成或垂体 TSH 分泌被抑制后的反弹期进行。如在停用抗甲状腺药物或 T_3 治疗以后评估甲状腺的活性[219, 220]。

（四）促甲状腺激素兴奋试验

促甲状腺激素兴奋试验通过增加碘化物积累和激素释放来测量甲状腺组织对外源性 TSH 的反应能力，并用于识别残留的甲状腺癌组织。这项测试以前用于区分甲状腺功能衰竭引起的甲状腺功能减退和促甲状腺激素缺乏引起的甲状腺功能减退，最近与闪烁扫描一起用于定位受抑制的甲状腺组织区域。以前，它需要肌肉注射 1 次或 3 次 5～10U 剂量的牛促甲状腺激素。该试验可能会引起不适，甚至对异种 TSH 产生严重反应，因此不再使用。

重组人 TSH［rhTSH, Thygen（Genzyme 转基因公司，剑桥市，马萨诸塞州）］获得美国食品药品管理局（FDA）批准，用于治疗甲状腺癌。许多研究随后证实了 rhTSH 刺激残留甲状腺的有效性，但很少有人评估其对完整甲状腺的影响。在正常志愿者中，单剂 0.1mg 的 rhTSH（甲状腺癌患者为 0.9mg）对 T_4、T_3 和 TG 的释放有很强的刺激作用[221]。已经发现非常低剂量的 rhTSH（0.01mg）可以刺激多结节性甲状腺肿摄取 ^{131}I，但没有数据表明这个非常低的剂量是否能够刺激 TSH 或甲状腺释放 TG。也有人建议，rhTSH 的剂量应基于体表面积（body surface area, BSA），因为有报道称，rhTSH 给药后，BSA 与血清 TSH 峰呈反比关系[222]。

（五）甲状腺抑制试验

甲状腺抑制试验可以证明甲状腺活性的维持不依赖于 TSH。在正常情况下，给予足量甲状腺激素以满足身体需求会抑制内源性 TSH，导致甲状腺激素的合成和分泌减少。由于甲状腺过度分泌激素导致的甲状腺毒症意味着反馈控制机制不起作用或已经受到干扰，因此很容易理解为什么在这种情况下，外源激素的供应也不能有效地抑制甲状腺的活动。今天，这项测试的应用非常有限，尽管它可能对甲状腺功能正常或仅有轻度甲状腺功能亢进但被怀疑有异常甲状腺刺激或自主性分泌的患者有价值，特别是在确认甲状腺激素抵抗的诊断方面。

通常在 7～10d 的时间里，每天分 2 次给予

100μg 的碘塞罗宁（L-T₃）。在服用 T₃ 之前和最后 2d 内测定 24h 的 RAIU[223]。与 L-T₃ 治疗前相比，正常人显示出至少 50% 的 RAIU 抑制。不变或轻度被抑制不仅是 Graves 病，也是其他形式的内源性甲状腺功能亢进症的典型特征，包括高功能腺瘤、功能性癌和由滋养细胞疾病引起的甲状腺功能亢进症。不被抑制的存在表明甲状腺活性独立于 TSH，但不一定是甲状腺毒症。具有自主甲状腺功能的甲状腺功能正常的患者在服用碘塞罗宁前，TSH 对 TRH 的反应正常。然而，外源性 T₃ 抑制 TSH 分泌并不抑制甲状腺的自主活动。这一差异是两个相关测试结果之间最常见的差异。当 T₃ 抑制试验与闪烁扫描结合使用时，可以识别甲状腺自主功能的局部区域。这项测试可以在不注射放射性同位素的情况下进行，方法是在摄入碘塞罗宁之前和 2 周后测定血清 T₄。虽然 T₄ 的分泌从未被完全抑制，即使延长碘塞罗宁治疗后，至少 50% T₄ 的分泌减少符合正常[224]。

该试验的几种变异模式已被提出，以降低老年患者及心绞痛或充血性心力衰竭患者服用碘塞罗宁的潜在风险。然而，随着敏感 TSH 测定的出现，甲状腺抑制试验已不再有适应证了。与 L-T₃ 相比，左旋甲状腺素（L-T₄）抑制 TSH 的相对有效性在识别碘甲状腺素脱碘缺陷方面是有用的[27]。

八、甲状腺专科检查

有许多专门的测试可用于评估甲状腺激素的生物合成、分泌、周转、分布和吸收的特定方面。它们的主要用途是研究。为了内容完整起见，这里仅简要介绍。

（一）碘酪氨酸脱碘酶活性

碘酪氨酸脱碘酶测试包括静脉注射标记有放射性碘的示踪剂 MIT 或 DIT。收集 4h 以上的尿液，用色谱或树脂柱分离进行分析。正常情况下，只有 4%～8% 的放射性物质以这种方式排出体外，其余部分以碘化物的形式出现在尿液中[225]。所给化合物的大量排出表明碘酪氨酸的碘化障碍。这个测试在脱卤酶缺陷的诊断中是有用的（见第 94 章）。这种测试无疑将被 LC/MS/MS 测量 MIT 和 DIT 所取代。

（二）激素合成缺陷试验

给予放射性碘后，甲状腺便合成了同位素标记的化合物，这些分泌到循环中的同位素标记化合物可以用免疫学、色谱、电泳和密度梯度离心技术进行分析[226]。这类试验用于评估甲状腺激素的合成和释放，以及异常碘蛋白的形成。

（三）碘的动力学研究

碘动力学过程被用来评估整体的碘代谢和阐明甲状腺疾病的病理生理学。包括通过测量甲状腺内的蓄积、分泌入血及尿液和粪便的排泄量来跟踪所给予的放射性碘示踪剂的去向[227]。已经有双示踪技术和计算机辅助数据分析程序可供使用。

（四）甲状腺激素的吸收

服用替代剂量的甲状腺激素后，如果未能达到正常的血清甲状腺激素浓度，通常是由于依从性差，偶尔是由于使用了非活性制剂，很少（如果有的话）由于吸收不良。后者可以通过同时口服和静脉注射 2 种不同碘同位素示踪剂标记的激素来评估。血液中这 2 种同位素的比例与口服激素的净吸收分数成正比[228, 229]。在正常情况下，大约 80% 的 T₄ 和 95% 的 T₃ 被吸收。甲状腺激素的吸收也可以通过单次口服 100μg 的 L-T₃ 或 1000μg 的 L-T₄ 来评估，然后在不同的时间间隔进行血样测量[230]。图 78-8 给出了 L-T₄ 正常吸收的标准值。

甲状腺功能减退和其他各种无关的疾病对甲状腺激素的肠道吸收影响不大。脂肪泻患者、某些肝衰竭患者、在使用消胆胺治疗期间，以及饮食中富含大豆及其制品时，激素吸收可能会减少。

（五）T₄ 和 T₃ 转换的动力学

转换动力学研究需要静脉注射同位素标记的示踪剂 L-T₄ 或 L-T₃。激素消失的半衰期是根据血清中三氯乙酸可沉淀的、乙醇可提取的或抗体可沉淀的同位素计数的下降率来计算的。代谢区分析法可用于计算周转参数[231, 232]。计算的日降解率或产出率（PR）是部分周转率（K）、甲状腺外分布空间（DS）和血清中激素平均浓度的乘积。非分区分析可用于动力学参数的计算。代谢清除率（metabolic

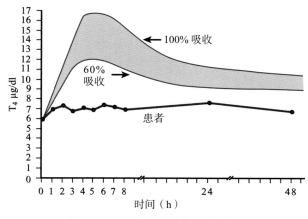

图 78-8　口服 $L-T_4$ 的吸收情况

服用 5 片 0.2mg 的左旋甲状腺素药片后血清 T_4 水平的测定结果。药片被研磨成粉并与水混合成悬浮液。受试者服用甲状腺素悬浮液后 8h 内每间隔 1h 抽血化验，然后在第 24 小时和第 48 小时再次抽血化验。一位对甲状腺素吸收不良的受试者的例子被展示在图中（实线）。正常受试者的吸收情况被展示在阴影区域

clearance rate，MCR）定义为注射标记示踪剂的剂量除以其消失曲线下的面积。然后，根据 MCR 的结果和在研究期间测定的血清中相应非放射性碘甲腺原氨酸的平均浓度来计算PR。注射不同碘同位素标记的 2 种激素可同时研究 T_4 和 T_3 的周转动力学。

成人 T_4 和 T_3 的平均正常值分别为：$T_{1/2}=7.0d$ 和 $T_{1/2}=0.8d$，$K=10\%/d$ 和 $K=90\%/d$，DS=11L 血清当量和 DS=30L 血清当量，MCR=1.1L/d 和 MCR=25L/d，PR=90mg/d 和 PR=25mg/d。

甲状腺功能亢进症时激素 PR 增加，甲状腺功能减退症时激素 PR 降低。在 TBG 异常的甲状腺功能正常的患者中，由于血清激素浓度的变化伴随着部分周转率和甲状腺外激素池的代偿性变化，因此 PR 保持正常。

（六）甲状腺激素及其代谢产物的代谢动力学

可以研究 T_4 和 T_3 的各种代谢产物在外周组织中的产生及其进一步代谢的动力学。大多数方法使用静脉注射放射性标记的碘甲腺原氨酸示踪剂，用色谱和免疫分离技术检测示踪剂注入后不同时间间隔所获得的血清样品中示踪剂的消失[231, 233, 234]。动力学参数可以通过非室模型分析、两室或多室模型分析来计算。通过对尿液中来自前体及其代谢物的同位素的不同测量，做出评估[235]。它们与在血清

中进行的测量结果一致。碘甲腺原氨酸的转化率主要是在周围组织中产生的，可以通过它们的 PR 和它们各自前体的 PR 的比率来计算。有些碘甲状腺素（如 T_3）由甲状腺分泌，也可由周围组织产生。计算转化率的研究需要使用甲状腺激素来阻断甲状腺分泌[236]。

平均而言，周围组织中 T_4 转化为 T_3 和 rT_3 的比例分别为 35% 和 45%。在非甲状腺起源的各种疾病中（见第 89 章）及对许多药物的反应中（表 78-7），T_4 向 T_3 的转换会大大减少。碘甲腺原氨酸的降解和单脱碘可以在不使用同位素的情况下进行估计。然而，它们的准确性就不那么高了。通过测定 $L-T_4$ 替代剂量治疗后血清 TT_3 的变化，可以半定量地估计 T_4 向 T_3 的转化。

（七）其他化合物的生产率和代谢动力学的测定

利用放射性标记的同系物和应用周转动力学的一般原理，可以研究与甲状腺生理相关的各种化合物的代谢和 PR。对 TSH 的研究表明，TSH 的变化不仅与甲状腺功能障碍有关，而且与年龄、肾脏和肝脏疾病有关[237, 238]。对 TBG 周转动力学的研究表明，分别与甲状腺功能减退和甲状腺功能亢进相关的血清 TBG 的轻微升高和下降，是由于 TBG 降解率的变化，而不是由于合成的改变而造成的。

（八）甲状腺激素从血液到组织的转移

激素从血液到组织的转移可以通过两种技术在体内进行估计。一种是直接方法，通过在感兴趣器官的表面计数来监测所给的标记激素示踪剂的累积；一种是间接方法，对同时所给的激素和白蛋白从血浆中早期消失的情况进行检测，这些激素和白蛋白是由不同放射性同位素示踪剂标记的[239]。激素和白蛋白消失率的差异代表了离开血管（白蛋白）并可能进入组织的激素的比例。

九、甲状腺疾病的分子诊断

当怀疑有特定的基因异常时，甲状腺疾病的分子诊断是有用的。通常，相似的甲状腺表型可能是不同原因造成的。例如，TSH 正常或升高的高甲

状腺激素血症可能是结合蛋白紊乱、甲状腺激素抵抗（RTH）或分泌 TSH 的垂体瘤所致。确定是否存在遗传缺陷的第一步是确认疑似表型是遗传的，也就是说，其他家庭成员也有同样的异常。在异常结合蛋白的情况下，TBG 异常，或在 RTH 的情况下，甲状腺激素受体 β（THRB）基因突变，可辅助最终诊断，而垂体肿瘤很少遗传。分子诊断的一般方法是首先从外周血白细胞中提取基因组 DNA。特定突变的鉴定可以通过对感兴趣的基因直接测序或通过使用特定的限制性内切酶来消化该基因的扩增片段来完成。后一种方法有助于确认常见的突变，但不会检测到新的突变。甲状腺常见遗传性疾病的遗传诊断有可能成为临床实验室中一种经济有效的方法。

（一）异常白蛋白血症

遗传性甲状腺正常的高甲状腺素血症最常见的形式是 FDH。FDH 是由白蛋白基因突变引起的，导致一种蛋白与循环三甲腺原氨酸的亲和力增加。最常见的形式是由于错义突变导致第 218 位密码子（R218H）上的精氨酸变为组氨酸，从而产生高水平的血清 T_4 和 rT_3。通过非变性电泳显示的 $^{129}I-$ 甲状腺素的协同泳动，或与抗白蛋白血清的沉淀来确定诊断，或者通过分子诊断来确定诊断。已经发现了一种变异型白蛋白 L66P，它与 T_3 的亲和力增加了 40 倍，而对 T_4 的亲和力只增加了 50%。患有这种形式的 FDH 的受试者被称为 FDH-T_3，表现为总 T_3 水平高，T_4 水平正常或轻度升高，TSH 正常。

常见形式的 FDH 的分子诊断是通过使用不匹配的寡核苷酸引物，对人血清白蛋白（human serum albumin, HSA）基因的外显子 7 进行聚合酶链反应（PCR）扩增来进行的。只有在产生 HSA R218H 的突变等位基因存在的情况下，PCR 产物才会被 Dra Ⅲ 切割[240]。另一种不太常见的白蛋白突变是通过对 L66P 的外显子 1 测序来诊断的[241]。

（二）前白蛋白相关性高甲状腺素血症

在已经报道的甲状腺运载蛋白（transthyretin, TTR）基因的 4 个突变中，其中第 6、109 和 119 号密码子突变导致 T_4 亲和力增加（2.1%～7.3%）[242]。以下 4 种内切酶对鉴定 TTR 突变体很有用，MspI-用于外显子 2 的 Gly6Ser；BsoFI- 和 Fnu4H 用于 Ala109Thr，BsoFI 用于 Ala109Val，和 NcoI+ 用于 Thr119Met，这几种都针对外显子 4[243]。

（三）甲状腺素结合球蛋白

血液中 75%～80% 的 T_4 与 TBG 结合，因此，当 TBG 异常时，血清总 T_4 和 T_3 水平会有可测量的变化。目前已经描述了 30 多种不同的突变型 TBG 分子。TBG 基因位于 X 染色体上，导致男性的异常比女性更严重。虽然直接测量 TBG，以及等电聚焦时的阳极或阴极位移是有帮助的，但 TBG 基因的测序常作为分子诊断的依据[244]。

（四）NA$^+$/I$^-$ 同向转运体

在碘充足的地区，甲状腺不能主动积聚碘（"碘捕获缺陷"），导致先天性甲状腺功能减退。临床诊断包括甲状腺功能减退伴 TSH 升高和大小不等的甲状腺肿。受试者的 RAIU < 2，唾液 / 血浆放射性碘比率 < 20%（见前面）。明确的诊断是基于 NIS 基因突变的鉴定[245]。

（五）甲状腺过氧化物酶

TPO 是一种位于甲状腺滤泡细胞顶端质膜上的蛋白，其催化结构域面向胶体间隙。它负责碘的氧化和捕获。当 TPO 有缺陷时，在给予高氯酸盐后，放射性碘化物可部分或全部排出。当家族内有多个成员有类似临床表现时提示与 TPO 基因缺陷有关，对该基因进行测序可以确定诊断[246]。

（六）其他突变导致甲状腺激素合成缺陷（激素合成障碍）

激素合成途径中涉及蛋白质催化剂的所有步骤都可能有缺陷，并导致不同程度的甲状腺功能减退。除了前面描述的 NIS 和 TPO，这些基因还包括 TG、产生 H_2O_2 的双氧化酶 2（DUOX2）及其成熟因子（DUOXA2）、脱卤酶（Dehal 或 IYD），以及参与甲状腺细胞顶膜碘离子运输的膜蛋白 Pendrin（PDS 或 SLC26A4）。后者与前庭系统畸形引起的耳聋有关[247]。

（七）TSH 受体

TSH 受体功能的丧失很可能导致前面描述的 TSH 抵抗综合征。这种综合征的分子特征需要对 TSH 受体进行测序[248, 249]。此外，TSH 受体的体细胞功能获得性突变是自主毒性腺瘤和非自身免疫性甲状腺功能亢进症的常见原因（见第 93 章）。

（八）甲状腺激素受体 β

游离甲状腺激素水平持续升高且 TSH 未被抑制、甲状腺肿大、对外源性 L-T_3 不能正常反应的患者有可能为 RTH。大多数 RTH 病例是由 *THRB* 基因突变引起的。已有 200 多种不同的突变被报道与这种综合征有关。10%～15% 的 RTH 患者未发现 TRβ 突变[250]。

遗传缺陷导致甲状腺发育不全 先天性甲状腺功能减退是出生时最常见的内分泌异常，80% 的病例是由于甲状腺发育缺陷（发育不良）。然而，只有在少数情况下能追踪到特定的基因缺陷。除了可能导致甲状腺发育不良的 TSH 受体突变外，甲状腺转录因子 1（TTF1）、TTF2 和 PAX8 的缺陷也可能导致发育不良[251]。

十、药物对甲状腺功能的影响

许多药物可以通过干扰甲状腺激素的合成、运输和代谢，或通过改变促甲状腺激素（TSH）的合成和分泌来影响甲状腺功能的生化试验。然而，这些影响很少会导致临床上明显的甲状腺疾病。本部分不打算提供所有可能影响甲状腺功能测试的药物的详尽信息。取而代之的是，我们描述那些更常见、具有广泛的临床应用、有助于理解药物相互作用机制的药物。

（一）作用机制

一些药物和激素，如雌激素和雄激素，通过改变血清中结合蛋白的浓度来影响甲状腺激素在血液中的转运（见第 76 章）。甲状腺激素的转运也可能受到甲状腺激素与其载体蛋白的结合竞争物质的影响（参表 78-4）。

表 78-7 列出了一些可以改变甲状腺激素的甲

状腺外代谢的药物。临床上广泛使用的几种药物（如糖皮质激素、胺碘酮、普萘洛尔）可抑制外周组织中 T_4 向 T_3 的转化。正如预期的那样，它们对甲状腺功能最深远的影响是血清 T_3 浓度的降低，通常伴随着 rT_3 水平的升高。有时还观察到血清 T_4 浓度升高。当垂体内 T_4 向 T_3 的转化被抑制时，血清 TSH 浓度可能升高。在甲状腺激素合成或分泌没有固有异常的情况下，TSH 水平应恢复正常，长期服用仅部分干扰 T_4 单脱碘的化合物不应导致甲状腺功能减退。一些化合物通过其他机制影响甲状腺激素的甲状腺外代谢，包括加速激素处理的脱碘和非脱碘途径的总体速率。主要通过前一种机制起作用的药物是苯巴比妥[252]，而通过后一种机制起作用的药物是苯妥英[253]。在这种情况下，甲状腺激素浓度应该保持不变。此外，已经预测和观察到，接受此类药物治疗的甲状腺功能减退患者需要更高剂量的外源性激素来维持正常代谢状态。有些药物有多重作用。

大量药物作用于下丘脑 - 垂体轴（表 78-11），尽管只有少数药物通过这一中枢机制对甲状腺功能有显著影响。此外，没有甲状腺疾病的个体接受药物治疗很少表现出基础血清 TSH 浓度的明显变化。

对垂体 TSH 分泌抑制作用最强的是甲状腺激素及其类似物，它们作用于垂体，阻断 TSH 分泌。表 78-11 中列出的一些促甲状腺激素的抑制药（- 氟氯芬酸和水杨酸）可能通过干扰游离甲状腺激素与血清蛋白的结合而增加其水平。其他药物似乎对脑垂体和下丘脑有直接的抑制作用。最引人注目的是多巴胺及其激动药，它们已被证明在正常甲状腺状态和原发性甲状腺功能减退症患者中抑制基础 TSH 水平，也抑制 TSH 对 TRH 的反应。正如预期的那样，多巴胺拮抗药增强了 TSH 的分泌。这一规律的一个显著例外是匹莫齐特（哌咪清），它使人们对假定的多巴胺拮抗药的作用机制产生了一些怀疑。这种抗精神病药的多巴胺拮抗药已被证明可以降低原发性甲状腺功能减退症患者的血清 TSH 水平[254]。

碘化物和一些含碘有机化合物会导致基础水平和 TRH 刺激下血清 TSH 水平迅速升高。这种效应无疑是由于甲状腺激素合成和分泌受到抑制或选择性地降低垂体内 T_3 浓度，从而导致血清甲状腺激素浓度下降，如碘番酸和胺碘酮。事实上，垂体内 T_4

向 T_3 转化的明显阻滞已经被证明。值得注意的是，碘化物和含碘化合物在引起甲状腺激素过度分泌的患者中不会刺激 TSH 的分泌[255, 256]。血清中游离甲状腺激素浓度的下降，虽然幅度很小，但也可能是在接受克罗米芬治疗期间观察到的 TSH 水平上升的原因[257]。在锂治疗期间血清 TSH 浓度上升也是由于甲状腺激素水平降低，而不是这种离子对脑垂体的直接作用。

据推测，某些药物可能通过改变 TSH 对其靶组织的作用而起作用。例如，茶碱可能通过抑制磷酸二酯酶来增强 TSH 的作用，这可能导致细胞内 cAMP 浓度的增加[258]。少数药物似乎是通过阻断甲状腺激素的一些外周组织效应而起作用的。其他的药物似乎模拟甲状腺激素对组织的一种或几种效应。胍乙啶抑制组织中儿茶酚胺的释放，通过降低基础代谢率、脉搏频率和颤抖，对甲状腺毒症有益处[259, 260]。这种药物可能对甲状腺没有直接影响，但可能会抑制由交感通路介导的甲状腺毒症的表现。在肾上腺素阻滞药普萘洛尔对甲状腺激素作用的多重影响中，它减少了周围组织对甲状腺激素的反应。

（二）特殊药物

1. 激素及其衍生物

(1) 雄激素：雄激素可降低血清 TBG 水平，从而降低 T_4、T_3 水平[261, 262]。另外，服用 T_4 的甲状腺功能减退患者在服用雄激素后，游离 T_4 水平升高，TSH 水平降低，TBG 和总 T_4 水平出现典型变化。这种由雄激素治疗引起的临床甲状腺功能亢进需要减少甲状腺替代剂量[263]。游离激素的浓度不受影响，T_4 的降解率是正常的，但会加速周转率。促甲状腺激素水平是正常的[264]。雄激素样作用较弱的合成代谢类固醇有同样的作用，尽管在达那唑治疗期间观察到的类似变化被归因于它的雄激素样特性[265]。

(2) 雌激素和选择性雌激素受体调节剂：妊娠、葡萄胎、肿瘤或雌激素治疗引起的高雌激素血症，是血清中甲状腺激素主要载体 TBG 升高的最常见原因。雌激素剂量依赖性地增加低聚糖侧链的复杂性，这会成比例地增加 TBG 分子中唾液酸的数量，从而延长其在血清中的存活时间[266]。其他血清蛋白如铜蓝蛋白、转铁蛋白，以及几种与激素结合的蛋白（皮质醇结合球蛋白和睾酮结合球蛋白）的浓度也会增加[267]。血清中 TBG 浓度增加的后果是血清总 T_4 和 T_3 的水平升高，T_4 脱碘产生的其他代谢物也有小幅度升高。在常规剂量的乙炔雌二醇（20～35μg/d）和结合雌激素（0.625mg/d）治疗下，血清 TBG 浓度增加 30%～50%，血清 T_4 浓度增加 20%～35%，治疗 2 周开始增加，4～8 周达到稳定状态[268]。值得注意的是，在一项对卵巢早衰女性经皮与口服雌二醇的研究中，尽管两组的血清雌二醇水平相当，但只有口服雌二醇的女性血清 TBG 和 T_4 水平有所升高[268]。

正在接受甲状腺素治疗的甲状腺功能减退症妇女在妊娠期间平均需要增加 45% 以上的甲状腺素来维持甲状腺功能正常。在 Mandel 的研究中，12 例接受甲状腺素替代治疗的原发性甲状腺功能减退症孕妇在妊娠期血清 TSH 平均由 2.0mU/L 升至 13.5mU/L，正常范围为 0.5～5mU/L[269]。甲状腺素需要量增加的原因有血清 TBG 升高、T_4 从母体向胎儿的转移率增加、母体甲状腺素清除率增加。在接受雌激素替代治疗的绝经后甲状腺功能减退妇女中，进一步研究了甲状腺功能减退孕妇对甲状腺素需求的增加。这个研究发现，由于雌激素使血清 TBG 浓度的增加（这会减慢甲状腺素进入细胞，包括进入脑垂体细胞），导致一个很小但是有潜在重要意义的血清游离甲状腺素降低和血清促甲状腺素增加，继而导致甲状腺激素在组织中作用的下降。从这些研究中可以得出结论，在正常甲状腺功能正常的女性中，雌激素诱导的 TBG 升高可能至少会导致一过性 T_4 分泌升高，以弥补和预防轻度甲状腺功能减退和 TSH 升高。

他莫昔芬可以阻断雌激素诱导的 TBG 升高，而在绝经后妇女中单独使用他莫昔芬可以提高血清 TBG、T_4 和 T_3 水平[270]。研究表明，主要用于预防和治疗乳腺癌的选择性雌激素受体调节剂（selective estrogen receptor modulator，SERM）他莫昔芬可以提高 TBG 水平，从而增加总 T_4 和 T_3 水平。除了引起 TBG 的显著升高外，他莫昔芬还被证明在治疗 6 个月后显著降低 FT_3 和 FT_4 水平，在治疗 1 年后 TSH 显著升高。

一些较新的 SERM 包括雷洛昔芬和屈洛昔芬。

这些药物也会导致 TBG 升高，但甲状腺激素水平轻微升高或没有升高，这些药物所引起的变化比使用雌激素所看到的要少。雷洛昔芬是为治疗骨质疏松症而开发的，口服剂量为 60mg/d，仅轻度升高 TBG 水平，而对照组和亚临床甲状腺功能亢进症患者的 TSH 和游离甲状腺激素水平没有明显变化。绝经后妇女服用屈洛昔芬 6 周后，TBG 明显升高，但远低于同期服用雌激素 0.625mg/d 所致的 TBG 升高，这种升高对甲状腺激素水平无明显影响。

血清 TBG 浓度的升高导致血清 T_4 和 T_3 水平升高，以及 T_4 脱碘产生的其他代谢物的轻度升高。T_4 部分周转率降低的主要原因是血管内 T_4 池的增加。另外，FT_4 和 FT_3 浓度及每天被降解的激素的绝对量保持正常。

(3) 糖皮质激素：糖皮质激素的生理量和药理剂量都会影响甲状腺功能。影响是可变的和多重的，取决于剂量和人的内分泌状态。糖皮质激素的类型和给药途径也影响效应的大小[271]。已知的作用包括降低血清 TBG 浓度和增加 TTR 浓度[43]，抑制 T_4，可能还有 rT_3 的外环脱碘，抑制 TSH 分泌，可能降低肝脏 T_4 结合，增加肾脏碘化物清除率[272]。

给予药理剂量的糖皮质激素引起血清 TBG 浓度下降，导致血清 TT_4 浓度下降，游离部分增加。FT_4 的绝对浓度和 FT_4I 保持正常。

与 T_4 相比，血清 T_3 的浓度显著降低，这与糖皮质激素的药效学剂量有关，而这种差异不能归因于血清 TBG 水平的降低。这是由于外周组织中 T_4 向 T_3 转化减少所致。接受替代剂量 T_4 治疗的甲状腺功能减退患者也会出现 T_3/T_4 比值降低，伴随着血清 rT_3 水平的升高。类固醇的这种作用很快，24h 内就能看到。

早期观察到可的松抑制甲状腺对碘的摄取和清除，现在可以把这归因于类固醇对 TSH 分泌的影响。药理剂量的糖皮质激素抑制甲状腺正常受试者和原发性甲状腺功能减退患者的基础 TSH 水平，并降低了 TSH 对 TRH 的反应。正常的肾上腺皮质分泌似乎对垂体 TSH 的分泌有抑制作用，因为原发性肾上腺功能不全患者血清 TSH 浓度显著升高。给予适量的氢化可的松便可降低 TSH 的基础释放，以及 T_3 和 TSH 对 TRH 的反应[273]。

甲状腺功能的单一改变不能归因于糖皮质激素的特定作用模式。例如，甲状腺 RAIU 降低可能是 TSH 抑制和肾碘清除率增加的综合作用所致。同样，血清 TT_4 水平低是由于 TSH 刺激减弱引起的甲状腺分泌抑制，以及血清 TBG 水平的下降。将糖皮质激素对垂体功能的影响与其他药物及急慢性疾病的作用区别开来，是临床上常见的问题之一。这种情况经常发生，因为类固醇通常用于各种自身免疫性和过敏性疾病，以及感染性休克的治疗。与真正的甲状腺功能减退并存的诊断很困难。由于糖皮质激素对下丘脑 - 垂体轴的抑制作用，血清 T_4 和 T_3 水平降低可能不伴有血清 TSH 水平升高，否则可诊断为原发性甲状腺功能减退。在这种情况下，血清 rT_3 水平降低而不是升高可能有助于检测共存的原发性甲状腺功能衰竭。

药理剂量的糖皮质激素能迅速降低甲状腺功能亢进患者的血清 T_4 和 T_3 浓度。这类患者的症状和体征的改善也可能伴随着升高的甲状腺 RAIU 的降低和 TSH 受体抗体滴度的下降[274]。糖皮质激素的这种作用可能部分是由它们的免疫抑制作用引起的，因为已经证明，给患有桥本甲状腺炎的甲状腺功能减退患者使用地塞米松会导致血清 T_4 和 T_3 浓度的升高[275]。

(4) 生长激素：生长激素（GH）替代对下丘脑 - 垂体 - 甲状腺轴、甲状腺功能的影响有争议。早期研究和新进研究间的许多差异可能与甲状腺激素测量方法的不同、研究方案的不同及研究对象的不同相关。在多年前进行的研究中，来自垂体提取物的 GH 制剂的纯度不够，可能被 TSH 污染。多数研究报道了甲状腺功能的变化，包括血清总 T_4 和 rT_3 下降，由 T_4 和 rT_3 引起的 T_3 水平升高，T_4 到 T_3 的外周转化率增加而 T_4 降低。TSH 对生长激素的反应变化更大。一些研究人员建议 GH 抑制 TSH 释放，可能通过生长抑素能上调或通过 T_3 水平升高产生的负反馈[276-278]。其他一些研究未发现在生长激素治疗过程中 TSH 水平的变化。至于这些甲状腺功能检查的改变是否真的代表生长激素治疗后中枢性甲状腺功能减退的发生，或者仅仅是暂时性改变而不需要补充 T_4 治疗，存在争议。Wyatt 及其同事研究了生长激素对正常甲状腺生长激素缺乏症儿童的急性影响，发现其 T_4、FT_4I 和 rT_3 降低，T_3 和 T_3/T_4 比率增加，并且基线 TSH 或 TRH 刺激的 TSH 不变。

此外，由于治疗 1 年内患者临床甲状腺功能正常、胆固醇变化不大，所以他们得出结论，甲状腺功能的变化是短暂的，除非 T_3 和 T_4 都出现持续下降，否则不建议补充甲状腺素[279]。Porretti 及其同事对 GH 缺乏的成人进行的一项研究发现，在 6 个月的时间内，低剂量的重组人类生长激素（rhGH）可使 rT_3 和游离 T_4 水平显著且持续下降，25.7% 的游离 T_4 水平在甲状腺功能减退范围内。此外，尽管血清 TSH 不变，但几乎 50% 的最初甲状腺功能正常的成人因 rhGH 出现临床甲状腺功能减退。该研究的结论是，GH 缺乏症掩盖了 GH 替代治疗所表现出的中枢性甲状腺功能减退状态，并且，表现出与中枢性甲状腺功能减退相一致的甲状腺功能异常的受试者应接受 T_4 补充治疗[280]。

2. 神经精神科药物

（1）卡马西平和奥卡西平：卡马西平（CBZ）和奥卡西平（OCBZ）可降低甲状腺激素水平[281]。这些药物会降低总 T_4 和游离 T_4，而 T_3 和游离 T_3 可能会稍微降低至正常水平，而 TSH 仍保持在正常范围内[282, 283]。使用 CBZ 引起的甲状腺功能改变，是由于肝 P_{450} 酶系统的诱导作用，因此增加了甲状腺激素的代谢。然而，在一项近期针对 90 名癫痫患者的研究中，未观察到甲状腺功能检查变化与特定肝酶、GGT 的水平或药物 CBZ 或 OCBZ 的血清水平相关，这表明除了肝药酶的诱导外，可能还涉及其他机制。研究还评估了甲状腺激素变化的免疫学机制。TPO-ab 或 TG-ab 的浓度与甲状腺激素浓度的变化之间没有关系。

OCBZ 似乎具有不诱导肝 P_{450} 酶系统的作用机制。在一项用 OCBZ 替代 CBZ 的男性癫痫患者的研究中，发现 OCBZ 组较 CBZ 组肝酶水平降低，甲状腺功能可短期恢复[284]。

尽管总 T_4 水平和游离 T_4 水平降低，但大多数研究中的 TSH 水平仍处于正常范围，没有甲状腺功能减退的临床证据。低游离甲状腺激素水平，但 TSH 正常、临床甲状腺功能正常的矛盾现象，可通过超滤的方法测量未稀释的人血清中游离 T_4 水平的方法来解释。与以前的血清稀释试验相反，采用苯妥英钠和 CBZ 治疗的临床甲状腺功能正常的患者，通过超滤法测量的游离 T_4 浓度则是正常范围。游离 T_4 的测量方法的差异，则表明 TSH 是这些患者甲

状腺功能的最佳指标。TSH 保持正常的另一个原因是，CBZ 诱导的 1 型 5′- 脱碘酶活性增加，这导致游离 T_3 增加和 TSH 正常范围[285]。

（2）地昔帕明：一项对 28 例使用三环抗抑郁药地昔帕明治疗的重度抑郁症患者的研究表明，只有对药物治疗有效、其他甲状腺功能指标正常的抑郁症患者，T_4 水平才会降低[286]。相比之下，另一项针对 39 名抑郁症门诊患者的研究表明，在使用地昔帕明治疗 3 周后，TT_4 含量没有显著降低，并在 6 周时反弹[287]。鉴于这种变化无统计学显著性，是短暂性的，并且 TSH 水平没有变化，作者得出这样的结论，即尽管可能发生了 1 型 5′- 脱碘酶活性的短暂增加，但地昔帕明并没有降低甲状腺轴活性。体外研究表明，三环抗抑郁药，即丙咪嗪、地昔帕明和氯米帕明，通过与碘络合并使 TPO 失活而发挥抗甲状腺作用[288]。

（3）苯妥英钠：苯妥英钠（DPH）与甲状腺激素和 TBG 的结合竞争。DPH 和地西泮（同类药物）的这种现象，已被用于研究甲状腺激素与其血清载体蛋白相互作用的构象条件。尽管 DPH 对 TBG 的亲和力远低于 T_4 的亲和力，但当以治疗剂量使用时，所达到的血清浓度足够引起 TBG 上激素结合位点的大量占用。苯妥英钠的这种作用仅能部分解释血清中 TT_4 和 TT_3 浓度的降低。

除干扰甲状腺激素与血清蛋白的结合外，DPH 还诱导并加速肝脏对 T_4 和 T_3 的结合和清除，并可能通过增加 5′- 脱碘酶活性来增强 T_4 向 T_3 的转化[289]。DPH 对甲状腺功能影响的最终结果是 T_4 和 rT_3 的下降，但其血清浓度和 T_3 的一致性较差，因为 T_4 到 T_3 转化率的提高，补偿了 T_3 的降解[285, 289, 290]。游离甲状腺素指数通常会降低，但通过透析法测得的 FT_4 是正常的。基线和 TRH 刺激的 TSH 通常在正常范围内。通过甲状腺激素作用的外周参数评估甲状腺状态的研究表明，长期服用苯妥英钠和卡马西平的患者代谢指标是正常的[291]。

DPH 减少了 T_4 的肠道吸收并增加了其非脱碘代谢。在常规治疗浓度下，该药物作用可能比与 T_4 竞争和 TBG 的结合更重要，总而言之，是造成血清中 T_4 浓度降低的原因。尽管有这些观察结果，但基础和 TRH 刺激的 TSH 水平在正常范围内[292] 或仅略有升高。这一发现部分是由于 T_4 产生的 T_3 增多的结果。

DPH 和地西泮是临床常用的药物，前者主要用于抗惊厥、抗心律失常，而后者是抗焦虑药。除非 TSH 水平升高，否则不应将 DPH 治疗中患者的血清甲状腺激素水平降低视为甲状腺功能异常。在此类患者中使用 T_4 进行治疗不会改变甲状腺功能减退可能引起的心功能异常。DPH 可能会略微增加非甲状腺疾病患者的甲状腺激素替代所需的剂量[293]。

(4) 氟西汀：具有强效 5- 羟色胺能活性的抗抑郁药，如氯丙咪嗪或氟西汀，可引起 T_3 水平降低。在 Shelton 及其同事的一项研究中，发现氟西汀在治疗 6 周后导致 T_3 水平降低，这与汉密尔顿抑郁评分降低有关[287]。

(5) 碳酸锂：碳酸锂是双相情感障碍的常用药物。众所周知，碳酸锂的长期使用会导致甲状腺功能的异常[294-299]。因此，在碳酸锂治疗期间，应每 6 个月进行一次甲状腺功能检查。多达 15% 的患者会出现明显的甲状腺功能减退，并且多达 1/3 的患者有亚临床甲状腺功能减退的证据（血清 TSH 升高且游离 T_4 浓度正常）。

碳酸锂诱发的临床甲状腺功能减退症通常与自身免疫性甲状腺炎的存在和高滴度的甲状腺自身抗体有关（24% 的病例报道）。这些发现通常在碳酸锂治疗开始之前发生[300]，并且在女性中更常见[301]。

碳酸锂诱发的甲状腺功能异常的可能机制为该药对甲状腺功能有直接抑制作用，包括降低碘浓缩能力及抑制碘酪氨酸和碘甲状腺素的生物合成[302-304]。碳酸锂还可以通过稳定滤泡细胞微管系统来抑制甲状腺激素的分泌[305]。体外研究表明碳酸锂可抑制 T_4 向 T_3 的外周转化，然而尚未在体内证实这一作用[306]。尽管碳酸锂诱导的甲状腺功能减退症在女性中普遍存在，并且甲状腺自身抗体阳性的比例很高，但很少有数据支持碳酸锂的主要免疫原性作用。学者推测，碳酸锂改变了甲状腺膜受体或其他膜蛋白中大分子的三级结构，因此使这些蛋白具有更高的免疫原性[307]，尽管这纯粹是一种推测。基于碳酸锂在中枢神经系统中的多巴胺能活性，已经提出了碳酸锂的中枢神经系统（垂体或下丘脑）作用机制。尽管多巴胺能抑制 TSH 分泌，但接受碳酸锂治疗的患者的血清催乳素水平是正常的，这与中枢性作用方式相矛盾。

与碳酸锂有关的甲状腺功能亢进也有文献记载。两项回顾性研究表明，接受碳酸锂治疗的患者中，甲状腺功能亢进的发生率比一般人群中甲状腺功能亢进的发生率高 2～3 倍以上，接受碳酸锂治疗的人群，甲状腺功能亢进患病率为 1.7%～2.5%[308]。一项研究报道了 14 例与碳酸锂有关的甲状腺毒症，其中 8 例是毒性弥漫性甲状腺肿，2 例是多结节性甲状腺肿，1 例为单结节性甲状腺肿，2 例是由无痛性甲状腺炎引起的。大多数患者最初都接受了卡比马唑治疗，其他需要 ^{134}I 治疗。另一项针对 300 位 Graves 病甲状腺功能亢进患者和 100 位无痛性甲状腺炎患者的研究发现，与 Graves 病相比，无症状性甲状腺炎患者碳酸锂暴露率增加了 4.7 倍。学者推测，其作用机制包括碳酸锂诱导或加重自身免疫性甲状腺炎，以及碳酸锂对甲状腺的直接毒性。Carmaciu 及其同事[309] 报道了 2 例双相情感障碍患者，在完全或部分戒断碳酸锂后发生甲状腺毒症，这表明存在腺体反弹现象，或先前通过碳酸锂的治疗掩盖了潜在的甲状腺功能亢进症。他们推测，可能由碳酸锂引发自身免疫性甲状腺疾病，甲状腺内的碘池扩大后，碘动力学紊乱，碘溢出导致甲状腺激素产生，或者是碳酸锂对甲状腺滤泡细胞的直接毒性，以及偶然所致的 Graves 病或其他原因引发甲状腺功能亢进。

(6) 抗精神病药：精神分裂症患者使用抗精神病药治疗会导致 FT_4I 值降低及基础 TSH、TSH 对 TRH 的反应性升高，提示这些患者出现甲状腺功能减退症[310]。已发现吩噻嗪（氯丙嗪、噻唑嗪或三氟拉嗪）可导致 T_4 水平较低，T_3 水平正常或升高，甲状腺指数没有其他变化。这些变化的原因可能是甲状腺激素合成的减少或脱碘酶的调节所致[311, 312]。体外研究和体内动物研究表明，氯丙嗪可导致 RAIU 降低[313, 314]。然而，在人体试验中，用氯丙嗪和丙环啶治疗 6 周后，RAIU 升高，碘化物的肾脏清除率降低[315]。

吩噻嗪类可能的第 3 个机制是免疫原性作用。研究者发现，另一种吩噻嗪类药物阿利马嗪可诱导甲状腺细胞上的 II 类 MHC 抗原，尤其是 TG 抗原表达。氯丙嗪也已显示出可增加体液免疫反应、并阻断迟发型超敏反应。

(7) 帕罗西汀：Konig 及其同事[316] 在 25 名使用 20mg 帕罗西汀的严重抑郁症患者治疗期间发现，

甲状腺素水平显著降低了 11.2%。

(8) 苯巴比妥：长期予动物服用苯巴比妥会促进甲状腺激素与肝微粒体的结合，并增强去碘化活性[317]。苯巴比妥给药后，会通过将其转移至微粒体降解途径而降低其生物学功效。在人体中，苯巴比妥可将粪便 T_4 清除率提高近 100%，但由于 T_4 分泌的补偿性增加，血清 T_4 水平和 FT_4I 仍接近正常。因此，在不依赖外源激素供应的正常人体中，巴比妥类药物似乎对甲状腺介导的代谢作用没有重要作用。苯巴比妥引起的肝脏对 T_4 的清除增强可增加 Graves 病患者的 T_4 清除率并降低 T_4 水平和 FT_4I，但对临床症状影响不大。

(9) 舍曲林：舍曲林主要通过抑制 5- 羟色胺再摄取而起作用，并且对去甲肾上腺素和多巴胺再摄取的影响最小。它下调大脑中的 5- 羟色胺受体和去甲肾上腺素受体。有研究报道，在接受舍曲林治疗后，有 9 名接受 $L-T_4$ 治疗的甲状腺功能减退的患者血清 TSH 浓度升高，血清 FT_4I 降低。这些变化的机制尚不确定。有病例报道发现，1 例口服舍曲林的青少年患者，舍曲林导致血清总 T_4 浓度下降，但 TSH 和 FT_4 浓度正常，舍曲林仅置换总 T_4 的结合部分，与真正的甲状腺功能减退无关[318]。

(10) 圣约翰草：圣约翰草是一种草药产品，学名贯叶连翘，用于治疗抑郁症。其作用机制尚不清楚，推测是通过血清素发挥作用的。一项小型回顾性病例对照研究发现，圣约翰草和 TSH 水平升高之间可能存在关联[319]。

(11) 绞股蓝：是欧洲番茄红素提取物，是用于轻度甲状腺功能亢进的患者的一种传统草药。在一项前瞻性研究中，治疗组的 62 例血清 TSH < 1.0mU/L 的患者出现尿 T_4 升高、心率增快和甲状腺功能亢进症状[320]。

(12) 丙戊酸：与上述抗癫痫药相比，丙戊酸对甲状腺激素水平的变化更具有争议。早期的研究发现，丙戊酸水平与正常和升高的血清甲状腺激素和 TSH 水平有关[48, 321, 322]。然而，最近的研究尚未显示丙戊酸可以改变 T_4 和 FT_4I 或 TSH 水平。

3. 多巴胺能药物

(1) 多巴胺：已有被研究证实，内源性脑多巴胺通过其对下丘脑 - 垂体轴的作用，在调节 TSH 分泌中起着生理作用[323]。多巴胺对 TSH 的分泌具有抑制作用，可视为在垂体水平上拮抗 TRH 的刺激作用。有关多巴胺在控制人体内 TSH 分泌中的作用，来自于服用具有多巴胺激动、拮抗活性的药物期间的观察（表 78-11）。

多巴胺输注通常用于急性病理性低血压患者。它降低了正常甲状腺功能和甲状腺功能减退患者的基础血清 TSH 水平，并减弱了其对 TRH 给药的反应。左旋多巴是多巴胺的前体，可用于治疗帕金森病，以及是垂体性疾病的诊断试剂，也可以抑制甲状腺功能正常的患者及原发性甲状腺功能减退症患者的血清基础 TSH 水平、TRH 刺激后的 TSH 水平。在服用溴隐亭（一种用于治疗某些垂体肿瘤和抑制产褥期泌乳的多巴胺受体激动药）的过程中，观察到了类似的效果。尽管已证明该药物可降低原发性甲状腺功能减退症患者的高 TSH 血症，但长期给药不会对 TRH 诱导的 TSH 分泌产生明显的抑制作用[324]。甲氧氯普胺也是一种多巴胺拮抗药，被用于运动障碍的诊断及治疗，可增加 TSH 分泌[325]。

尽管一些研究者提出了警告，多巴胺的长期输注可能会导致继发性甲状腺功能减退，从而使得重症患者的预后变差，但没有证据表明多巴胺能药物的长期治疗会导致重症患者的甲状腺功能减退。这些药物已用于治疗垂体诱发的甲状腺毒症。在对原发性和继发性甲状腺功能减退症进行鉴别诊断时，关于基础或刺激性血清 TSH 水平的测量在解释结果时应考虑同时使用具有多巴胺激动或拮抗活性的药物。

(2) 卡麦角林：一项回顾性研究纳入了 9 例使用长效多巴胺 2 型受体激动药卡麦角林治疗的催乳素分泌型垂体瘤患者，结果表明，患者血清 T_4 和 T_3 水平确有明显降低，但 TSH 水平却轻微，或无明显下降。9 例患者中有 2 例根据症状和低 T_4 水平需要 $L-T_4$ 治疗[322]。这与先前卡麦角林在高催乳素血症患者的研究相反，该研究显示卡麦角林对甲状腺激素水平或 TRH 刺激的 TSH 水平没有影响。

(3) 多巴酚丁胺：多巴酚丁胺是另一种血管加压药，它通过心脏上的 β_1 肾上腺素受体起作用，并对外周 β_2 受体和 α 受体起微弱的作用，它被用于重症监护病房及充血性心力衰竭的门诊患者的治疗方案中，以增加心输出量。只有两项研究研究了多巴酚丁胺对甲状腺功能的影响。在 48h 内服用多巴酚丁胺的剂量少于临床实践中通常使用的剂量 [（4 ± 0.3）μg/（kg·min）] 时，未发现对 TSH 有显著影响[326]。随后的一项关于多巴酚丁胺对 TSH 水平影响的研究中选取了在门诊进行多巴酚丁胺负荷超声心动图的患者作为受试者。研究以 5μg/（kg·min）的多巴酚丁胺作为起始剂量，每 3 分钟增加 1 次，于 15min 时达到 50μg/（kg·min）的水平[327]。研究发现，大剂量多巴酚丁胺治疗与 TSH 水平的微弱但有实际意义的降低有关，这种关联可以在用药 15min 内检测到，并且在停药 15min 后仍然存在。这两项研究有不同结果的原因可以归因于 Heinen 及其同事的研究中使用的多巴酚丁胺剂量很低，该剂量远低于充血性心力衰竭治疗或重症监护病房中通常所使用的剂量。此外，较前的研究可能使用了敏感性较低的 TSH 分析。后一研究中 TSH 降低的机制尚不明确，但推测是由于 TSH 清除率增加和（或）对 TRH 和（或）TSH 产生中枢抑制作用所致。

4. β 肾上腺素受体阻滞药

(1) 阿普洛尔：阿普洛尔是一种口服非选择性 β 受体阻滞药，具有内在拟交感神经活性。在一项有心肌梗死病史的甲状腺功能正常患者中开展的双盲安慰剂对照试验中，研究了阿普洛尔对甲状腺功能的影响[328]。结果表明，长期使用阿普洛尔对甲状腺功能患者的血清 T_4、T_3 和 rT_3 水平有直接的影响，这导致 rT_3 的直接升高。治疗结束后，观察到了 TT_4、FT_4I、TT_3 和 FT_3I 的增加。这些甲状腺激素的变化表明了阿普洛尔可以诱导甲状腺功能正常者的 5′脱碘酶功能抑制的发生[329]。

(2) 阿替洛尔：阿替洛尔与普萘洛尔不同，不会引起 T_3 的显著降低。甲状腺功能亢进患者体内的 T_4 水平不受阿替洛尔的影响[328, 330]。

(3) 普萘洛尔：普萘洛尔是一种常用于甲状腺毒症辅助治疗的 β 受体阻滞药，它本身也可以用于心律不齐和高血压的治疗。普萘洛尔并不影响 T_4 的分泌或总周转率或 TSH 释放或其调节机制。有报道称，在甲状腺功能正常的受试者、甲状腺功能亢进症患者或用 L-T_3 替代治疗的黏液水肿患者中，普萘洛尔对血清 T_4 有轻微至中度降低的效果。此类数据结合 rT_3 的相应增加和血清 T_4 水平的轻微增加的表现，表明该药物对周围组织中的碘甲状腺素 5′脱

碘有轻微的阻断作用，这种阻断作用似乎与普萘洛尔的 β 肾上腺素受体阻滞作用无关，因为其他 β 受体阻滞药不具备脱碘酶阻滞特性[331, 332]。

显然，甲状腺毒症的临床症状的改善与普萘洛尔的 β 肾上腺素受体阻滞作用有关，而不是与它对 T_4 代谢的影响有关。实际上，它是否改变了甲状腺毒症的代谢亢进尚有争议。

5. 免疫调节药物　干扰素和白介素与甲状腺功能减退症和甲状腺毒症的发展有关[333-337]，干扰素和白介素可以用于治疗传染性疾病，如肝炎，也同样可用于恶性肿瘤的治疗，包括黑素瘤和肾细胞癌。急性给药已被用作疾病治疗的一种模式，因为他们有类似的作用，即干扰素 α 导致 T_3 降低、rT_3 升高和 TSH 降低[334]。

细胞因子诱导的甲状腺疾病似乎是由免疫介导的。在开始治疗之前，女性和 TPO 抗体阳性的患者的甲状腺疾病发生率要高得多[33, 335, 336]。在治疗过程中，抗体阳性的患者的滴度可能会升高，而以前抗体阴性的患者会出现抗体阳性，在接受干扰素治疗的患者中，丙型肝炎患者的甲状腺疾病发生率比乙型肝炎患者高得多。甲状腺毒症通常是破坏性甲状腺炎的一种表现。在大多数患者中，在停止细胞因子治疗后的几个月内，甲状腺疾病会消失。

(1) 依那西普：依那西普是一种肿瘤坏死因子（TNF）拮抗药，可以与 TNF-α 和 TNF-β（与炎症反应有关的细胞因子）结合，从而阻断其与 TNF 受体的相互作用。这种药物可以用于类风湿关节炎、银屑病关节炎和强直性脊柱炎。据报道，应用依那西普治疗 6 个月后，类风湿关节炎患者出现暂时性甲状腺功能亢进症[338]。在这些患者中没有发现自身免疫性甲状腺疾病的证据，继续接受依那西普治疗，并在使用普萘洛尔进行控制后，甲状腺功能恢复正常。

(2) 干扰素 α_2：3 种与干扰素 α_2（IFN-α_2）相关的甲状腺功能障碍，即自身免疫性亚临床甲状腺功能减退症、破坏性甲状腺炎和 Graves 甲状腺功能亢进症[339-341]，所有这些均可在治疗过程中的任何时间发生，发病时间的中位数为开始治疗后的 17 周[342]。关于 IFN-α_2 对甲状腺功能的影响，已经提出了几种不同的机制。首先 IFN-α_{2b} 被证明可体外抑制甲状腺滤泡细胞增殖和甲状腺球蛋白释放。其

次，已发现主要的组织相容性 I 类分子和细胞间黏附分子的细胞表面表达被 IFN-α_{2b} 增强，但 II 类 MHC 分子则没有，这提示了自身免疫机制的作用[343]。

IFN-α_2 引起甲状腺功能障碍的危险因素可能在停药后继续存在，危险因素包括：女性；潜在的恶性肿瘤；长期大剂量的使用；联合免疫治疗，尤其是与白介素 2（IL-2）的结合；以及在开始治疗之前就存在 TPO 抗体。甲状腺功能障碍的发展似乎与 IFN-α 剂量或对治疗的病毒学应答无关[344]。

(3) 干扰素 -β（IFN-β）：它是一种经批准的治疗多发性硬化症的药物，据报道，使用 IFN-β 治疗的患者有抗甲状腺自身抗体和甲状腺功能障碍。然而，一项对 156 例接受 IFN-β 治疗的多发性硬化症患者随访时间超过 1 年的纵向研究中[345, 346]，并未显示出随着时间的推移甲状腺功能障碍的发生率显著增加的结果。此外，该研究未发现甲状腺功能异常与抗甲状腺自身抗体阳性之间存在相关性[347]。

另外，干扰素（α、β 和 γ）、白细胞介素 -1 和肿瘤坏死因子 -α 被认为可以抑制碘的有机化和激素的释放，并调节甲状腺球蛋白的产生和甲状腺细胞的生长。

(4) 白介素 2（阿地白介素）：IL-2 可导致 20%～35% 的患者甲状腺功能受损。他们通常表现为无痛性甲状腺炎和高甲状腺素血症，随后是原发性甲状腺功能减退，此病可能持续数月，且可能不可逆。尽管有人尝试用破坏自身耐受性来解释这一现象，但 IL-2 诱导的自身免疫性甲状腺疾病的机制尚不清楚[348]。

IL-2 也同样被发现对下丘脑 - 垂体轴具有刺激作用，在没有甲状腺疾病的 HIV 阳性患者体内导致 TSH 水平增加并伴随着 T_4 和 T_3 显著增加[349]。一项垂体前叶 IL-2 的体外研究支持了这一发现，该研究表明 IL-2 刺激了 TSH 的释放[350]。

(5) 白介素 6：IL-6 产生于炎症和非炎症应激反应，并调节急性期反应。IL-6 被认为与非甲状腺疾病的甲状腺功能异常有关。Torpy 及其同事[351]研究了单剂量 IL-6 对健康受试者的影响，发现受试者 TSH 水平降低了 27%，并且 FT_4 和 rT_3 水平升高了。血清 T_3/rT_3 比值与非甲状腺疾病相似，并且被认为这是由于抑制了脱碘酶所造成的现象。IL-6 也同样

抑制 TSH 的释放。

6. 化学疗法 几种联合化疗方案可能导致原发性甲状腺功能减退症的发生率增加。其中包括：①顺铂、博来霉素、长春碱、依托泊苷和放线菌素，与对照组相比，用这种组合治疗的睾丸癌患者中有 15% 可能导致原发性甲状腺功能减退[352]。②接受了氮芥、长春碱、普鲁卡因和泼尼松龙治疗的霍奇金病患者中，44% 的患者出现了 TSH 升高[353]。尽管这在同时接受放疗的情况下很难解释。③对不涉及下丘脑 - 垂体轴的脑肿瘤患儿进行脑部放射治疗，长春新碱、卡莫司汀或洛莫司汀和卡巴嗪等治疗时，甲状腺功能减退症的发生率为 35%，而接受单独进行脑部放射治疗的患儿甲状腺功能减退发生率为 10%[354]。

氟尿嘧啶：氟尿嘧啶可提高总 T_4 和 T_3 水平，但患者的 FT_4I 和 TSH 水平正常，甲状腺功能正常，这提示氟尿嘧啶对甲状腺激素结合蛋白有影响。

7. 烷化剂（环磷酰胺和异环磷酰胺） 已经证实，静脉注射环磷酰胺和异环磷酰胺可诱导 TT_4 和 FT_4 短暂升高，伴随 TSH 下降，但是 TG、T_3 和 TBG 浓度正常。这种变化被认为是由于甲状腺之外的组织，如肝脏，释放了 tT_4[355]。

(1) 氨鲁米特：氨鲁米特阻断了几种细胞色素 P_{450} 介导的类固醇羟基化步骤，包括将胆固醇转化为孕烯醇酮和将雄激素芳香化为雌激素所需的步骤。通过这些作用，氨鲁米特可阻断肾上腺类固醇的生成和雌激素在腺外组织中的产生，并已被用于库欣综合症和乳腺癌及肾上腺和前列腺癌[356]。

在一项对接受低剂量氨鲁米特（125mg/d）治疗的乳腺癌患者的研究中发现，氨鲁米特对甲状腺功能的影响很小[357]。

然而，在一项对前列腺癌患者使用 1000mg/d 氨鲁米特的研究显示，有 31% 的患者出现了甲状腺功能减退的临床和生化证据，TSH 水平高于 10mU/L[358]。

(2) 左旋天冬酰胺酶：左旋天冬酰胺酶通过抑制 TBG 和白蛋白的合成而影响血清甲状腺激素水平，导致总 T_4 值较低但游离 T_4 水平正常。它还可能引起下丘脑或垂体甲状腺功能减退。一项针对 14 例接受左旋天冬酰胺酶和泼尼松治疗的急性白血病儿童的研究验证了这一点。其中 9 例受试者的游离 T_4

水平较低，基础 TSH 正常，6 例受试者对 TRH 的 TSH 应答减弱。这种作用可能来自泼尼松，但也可能来自左旋天冬酰胺酶[359, 360]。

(3) 舒尼替尼：酪氨酸激酶抑制药针对各种生长因子受体，并且具有抗肿瘤作用和抗血管生成作用。舒尼替尼于 2006 年获得美国食品药品管理局（FDA）的批准，可用于治疗肾细胞癌和胃肠道间质瘤，最近已证明对晚期转移性甲状腺癌有效。有研究人员报道称服用舒尼替尼的患者甲状腺功能减退[361-363]。对此，一种针对甲状腺功能障碍发生可能的机制是舒尼替尼阻断了碘的吸收。

8. 矿物和树脂

(1) 氢氧化铝：在同时使用 $L-T_4$ 和氢氧化铝的患者中发现了 TSH 升高的报道，这大概是由于 $L-T_4$ 通过非特异性吸附或络合氢氧化铝的机制降低了生物利用度的结果[364]。

(2) 碳酸钙：据报道，碳酸钙和 $L-T_4$ 的共同给药可降低其吸收，并导致 TSH 水平升高和血清 T_4 水平降低[365]。Singh 及其同事在稳定使用 $L-T_4$[365] 的方案下研究了碳酸钙对 20 例甲状腺功能减退患者的血清甲状腺激素水平和 TSH 的影响。通过使用碳酸钙，游离 T_4 和总 T_4 的水平显著降低 TSH 浓度显著升高，部分患者 TSH 水平高于正常范围。体外研究发现，在酸性环境下，$L-T_4$ 吸附于碳酸钙上，这可能会降低其吸收和生物利用度。

(3) 硫酸亚铁：据报道，硫酸亚铁与 $L-T_4$ 共同给药时，可使两者相结合，从而减少甲状腺素的吸收。已经发现这在某些具有甲状腺功能减退的体征和症状及 TSH 水平升高的患者中具有临床意义[566]。

(4) 高纤维：据报道，膳食纤维通过非特异性吸附 T_4，从而降低了 T_4 的生物利用度。作者得出结论，某些甲状腺功能减退患者中膳食纤维摄入量的增加可能导致需要应用比预期剂量更大的 $L-T_4$[364]。

(5) 大豆：据报道，大豆配方奶粉干扰了先天性甲状腺功能减退的婴儿对 $L-T_4$ 的吸收，他们在服用大豆配方奶粉时对 $L-T_4$ 的需求增加，而停用大豆制品后对 $L-T_4$ 的需求减少[367]。

(6) 硫糖铝：硫糖铝还导致左旋甲状腺素吸收减少，推测是由于激素腔内结合。将硫糖铝和左旋甲状腺素分开 8h 以上给药可防止这种作用[368]。

9. 碘化物和含碘化合物 碘对甲状腺有复杂的影响，并被认为是导致甲状腺功能减退和甲状腺功能亢进或诱导甲状腺肿形成的原因。碘对甲状腺功能的影响取决于若干变量，即总剂量、给药率、碘前状态，以及是否有潜在的甲状腺功能障碍。

碘过量时，碘的摄取和组织作用（Wolff-Chaikoff 效应）受到抑制。在这种情况下，TSH 通过腺苷酸环化酶对甲状腺的刺激作用也会减弱。过量的碘可能抑制蛋白水解酶，从而抑制 T_3 和 T_4 释放入血前的裂解过程[369]。人们已经认识到，碘也可能通过抑制 5'- 脱单碘酶来减少外周 T_4 向 T_3 的转化[370]。在一些甲状腺功能正常个体中，碘过量的净效应是甲状腺功能减退。

碘的某些作用可能与免疫有关。在碘缺乏地区纠正碘缺乏症会增加自身免疫性甲状腺疾病的发病率[371]。对此现象的一种解释是 TG 的碘化增加，导致免疫原性增强，进而导致自身抗体的形成。通过体外研究也获得了间接证据证明其主要的免疫原性作用。这些实验使用了在碘存在下培养的淋巴细胞，发现 IgG 的产生量增加了[372]。甲状腺自身抗体滴度高的患者在碘治疗后也更容易发生甲状腺功能减退[373]。

碘化物诱导的甲状腺功能亢进几乎只适用于有甲状腺疾病的患者[374]，甲状腺疾病通常继发于碘缺乏。对患有结节性甲状腺肿的碘缺乏患者给予碘剂治疗可诱导分泌过量的甲状腺激素。通过这些途经诱发的甲状腺功能亢进症被称为 Jod-Basedow 病，在没有结节性甲状腺肿的情况下，也可能会出现碘引起的甲状腺功能亢进，特别是在对甲状腺抗原具有自身抗体的患者中。

碘可对甲状腺功能产生深远而不同的影响，尽管在碘丰富的地区，这些影响很少具有临床相关性。只有一些含有大量碘的药物才会导致正常健康个体甲状腺功能异常。这些药物将在下面的章节中讨论。

(1) 胺碘酮：胺碘酮是一种非常有效的抗心律失常药物，由苯并呋喃衍生而来并含有大量的碘（占重量的 37%）。它与甲状腺激素有一些结构上的同源性，在其一系列潜在的不良反应中[375]，甲状腺功能测试异常在使用期间是十分常见的，这些异常与含碘对比剂类似，包括血清 TT_3 显著降低，rT_3 升高，T_4 较温和的升高，由最低激素水平和 TRH 刺激的 TSH 水平增加。所有这些变化可在胺碘酮治疗后 1 周发生。其主要作用机制被认为是外周组织和垂体中 T_4 向 T_3 的转换受到抑制[376, 377]。

胺碘酮还可以直接刺激培养的促甲状腺激素细胞分泌 TSH。对人体的代谢研究表明，使用胺碘酮后 T_4 和 rT_3 的清除率降低，同时 T_3 的产生率也会降低。

尽管甲状腺功能发生了变化，但只有少数服用胺碘酮的患者会出现临床相关的甲状腺功能障碍。据报道，甲状腺功能减退症在富碘地区更为常见，而甲状腺功能亢进则在富碘地区更为普遍。通过使用高氯酸盐从甲状腺排出碘来改善这 2 种疾病，证实了这 2 种疾病对碘的依赖。另一种甲状腺毒症是一种破坏性甲状腺炎，对抗甲状腺药物或高氯酸盐无反应，但对类固醇治疗有反应[378]。甲状腺疾病在有甲状腺病史和甲状腺肿或有自身免疫相关甲状腺疾病证据的受试者中越来越常见了。由于大多数使用胺碘酮治疗的患者的甲状腺功能检查均异常，因此对患者的临床评估对甲状腺疾病的诊断极为重要。但是，由于药物的 α 肾上腺素受体和 β 肾上腺素受体阻断特性，临床评估是复杂的，掩盖了某些甲状腺功能亢进的症状和体征。因此，临床表现可能并不典型，并且疲劳和体重减轻的症状通常占主导地位。尽管症状很少，但已经报道了许多严重的、偶发致命的胺碘酮引起的甲状腺功能亢进的病例[379, 380]。药源性甲状腺炎也可引起甲状腺毒症，之后往往是短暂性的甲状腺功能减退。

胺碘酮代谢物与甲状腺激素竞争其受体，但在组织水平上所获得的浓度下，这种作用在多大程度上具有生理相关性尚无定论。大剂量使用该药物时几乎总是发生心动过缓，这可能表明存在甲状腺功能减退症。血清 TSH 的测定是这种情况的鉴别诊断中最有用的辅助检查，然而也可能会产生误导性的结果，如果怀疑甲状腺功能减退，测定血清 rT_3 浓度可能有帮助。在接受胺碘酮治疗的患者中，未显示高水平的碘甲腺原氨酸可被认为是甲状腺功能减退的提示，并且在血清 T_3 浓度正常的情况下，若血清 TSH 受到抑制，则可能提示轻度甲状腺功能亢进。不能仅根据 T_4 水平升高来诊断明显的甲状腺功能亢进。同样，低 T_3 浓度下的 TSH 适度升高不一定是甲状腺功能减退的征兆。

(2) Cellasene：Cellasene（来自佛罗里达州博卡拉顿的 Rexall Sundown 公司）是一种含有银杏叶、甜三叶草、海藻、葡萄籽油、卵磷脂和月见草油的产品，已在世界范围内销售，是消脂的特效疗法。该产品中的海藻类似于海带，每 3 粒推荐剂量的胶囊所含碘含量为 930μg，这可能会干扰甲状腺功能[381, 382]。

10. 碘化对比剂　有些对比剂含有大量的碘，如 3g 剂量的碘化钠（用于口服胆囊造影）含有 1.8g 碘。其主要作用是抑制外周组织和垂体组织中 T_4 转变为 T_3 过程中的脱碘[383]，使血清 T_3 浓度显著降低，rT_3、T_4 水平升高，并与血清 TSH 升高有关[384, 385]。这种效应发生在每个人身上，并不是释放碘的结果。血清中 T_4 的浓度可以达到甲状腺功能亢进的范围。给药后的 3~4d 这种作用达到最大化，并且在 14d 内消失。

碘对比剂也能降低肝脏对 T_4 的摄取[386]，并抑制 T_3 与其核受体的结合。这些药物释放的碘的抗甲状腺作用被认为是 Graves 甲状腺毒症患者服用这些药物时，T_4 水平的降低和改善甲状腺功能亢进症状和体征的原因。

11. 其他

(1) 抗甲状腺药物：主要通过抑制甲状腺激素合成而起作用的药物统称为甲状腺激素拮抗药或抗甲状腺药物。这些化合物中有许多天然存在于食物中，可用于治疗甲状腺毒症。表 78-14 列出了抑制甲状腺激素合成和分泌的物质。

(2) 高效抗逆转录病毒疗法：已发现 D4T（司他夫定）与亚临床甲状腺功能减退症有关。甲状腺功能障碍的发生与药物累积剂量和用药持续时间有关，其中涉及的机制尚不明确，但有理论认为 D4T 可能直接干扰甲状腺激素的合成或分解代谢[387, 388]。在对 697 例 HIV 感染患者的研究中，司他夫定治疗和 CD4 细胞计数低与甲状腺功能减退有关[389]。

一种包括 D4T 和拉米夫定（3TC）及蛋白酶抑制药（indinavir 或 ritonavir）的方案被发现与免疫修复和甲状腺特异性免疫相关，此方案导致 5 例患者出现了 Graves 病。

(3) 肝素：静脉给予肝素后，血清 FT_4 的浓度短暂升高[390]。这是由于肝素诱导的脂蛋白脂肪酶活化产生的游离脂肪酸抑制了 T_4 与血清蛋白的结合。这种效应不仅见于静脉注射肝素，也见于皮下注射

表78-14 抑制甲状腺激素合成和分泌的药物

药 物	常见应用
阻断碘离子进入甲状腺	
• 一价阴离子（SCN^-、$ClO4^-$、$NO3^-$）	不常用的；ClO_4检测药物
• 复合阴离子（单氟代磺酸根、二氟磷酸根、氟硼酸根）	—
• 矿物质	饮食中
• 锂	双相情感障碍的治疗
• 乙硫异烟胺	抗结核药
TG螯合和碘酪氨酸偶联受损	
• 硫代酰胺和硫代脲基（PTU、甲硫咪唑、咔咪唑）	抗甲状腺药
• 磺酰胺类（乙酰唑胺、磺胺嘧啶、硫胺异噁唑）	利尿、抑菌
• 磺酰脲类（氨磺丁脲、甲苯磺丁脲、甲环己脲、氯磺丙脲）	降糖药
• 水杨酰胺（氨基水杨酸）	抗结核药
• 乙酰胺（对氨基苯甲酸）	
• 间苯二酚	皮肤消毒剂
• 苯甲酮和氨基戊二酰亚胺	抗肾上腺和抗惊厥药
• 硫氰酸盐	目前没有使用；在饮食中
• 安替比林（非那酮）	抗哮喘
• 氨基三唑	蔓越莓毒
• 苯甲酮	镇静药
• 2,3-二巯基丙醇（BAL）	螯合剂
• 酮康唑	抗真菌药
诱导自身免疫	
• 白介素	
• 干扰素 α、β、γ	
脱碘酶抑制药	
• 阿普洛尔	
• 甲状腺激素分泌抑制药	
• 碘化物（大剂量）	防腐剂、祛痰药和其他
• 锂	
机制不明	
• p-马来酸对溴胺	抗组胺药
• 苯丁酮	抗炎药
• 矿物质（钙、铷、钴）	
• 加巴喷丁	抗精神疾病药

BAL.支气管肺泡灌洗液；PTU.丙硫尿嘧啶；TG.甲状腺球蛋白

依诺肝素时。

(4) 硝基酚：2,4-二硝基酚可提高BMR，降低血清T_4浓度，加速T_4的外周代谢，并抑制甲状腺的摄碘率和分泌功能[391, 392]，其作用可能很复杂。像T_4一样，该药物通过解偶线粒体中的氧化磷酸化来刺激新陈代谢。二硝基酚的部分作用可能是模仿甲状腺激素对下丘脑或垂体受体控制中心的作用，这种效应可以解释甲状腺活动减弱的现象。二硝基酚增加了T_4的胆道排泄和粪便排泄，这在很大程度上解释了循环中激素的快速排出。T_4的碘化也增加。2,4-二硝基酚并不具有T_4的一些最重要的特性。它不能启动蝌蚪变态或提供黏液水肿的替代治疗。

(5) 利福平：利福平与苯巴比妥、苯妥英钠一样，通过刺激肝脏微粒体药物代谢酶的活性来增加甲状腺激素的代谢。在一项针对健康男性志愿者服用利福平的研究中，通过安替比林清除率评估肝微粒体酶活性，结果显示活性增加，甲状腺体积中位数明显增加，而FT_4降低[393]。在停止治疗后，利福平诱导的变化消失，这种现象支持以下假设，正常志愿者的甲状腺激素在肝脏的降解诱导了这样一种代偿机制，即甲状腺体积增加、T_4分泌增加和甲状腺状态维持正常。然而，在接受甲状腺替代的患者中，增加$L-T_4$剂量是十分必要的。Nolan及其同事报道了1例稳定服用$L-T_4$的男性病例，他在利福平治疗期间表现出TSH水平显著升高，而在停用利福平9d后恢复到基线状态[394]。

(6) 水杨酸盐和非甾体抗炎药：水杨酸盐及其非致热同源物竞争血清中TTR和TBG上的甲状腺激素结合位点，从而导致T_4和T_3浓度的下降而游离激素水平上升。T_4的周转速度加快，但降解率保持正常[395, 396]，另外，它们抑制甲状腺摄碘率，但不抑制碘从甲状腺中释放[397]。因此，该药物的高代谢作用归因于FT_4和FT_3的增加。如果这种解释是正确的，那么血清激素结合蛋白的激素释放只会暂时地抑制甲状腺摄碘和短暂的高代谢。实际上，在长期应用水杨酸期间已经观察到这两种作用。但是，这种作用机制不能解释某些水杨酸盐同类物的致热作用缺乏，尽管它们也能够从其血清激素结合蛋白中替代甲状腺激素。有体外研究表明，水杨酸盐对T_4和rT_3的外环单碘化均有抑制作用，但缺乏血清碘甲腺原氨酸相对水平的典型变化，提示这种作用在体内不那么重要。在使用双水杨酸盐治疗的患者中也发现了类似的甲状腺功能异常[398]。

乙酰水杨酸可以多种方式模拟甲状腺激素的作用。例如，它可降低血清胆固醇水平[399]，但不能治疗黏液水肿或使TSH水平降低[400]。每天服用8g阿司匹林可提高BMR并加速血液循环，这表明甲状腺毒症和黏液水肿患者的血流量变化是由发热引起的，而不是激素对循环的主要影响。

对氨基水杨酸和对氨基苯甲酸在化学结构上与水杨酸盐非常相近。它们能抑制碘结合到甲状腺上，并可致甲状腺肿[401, 402]。

根据对非甾体类抗炎药（NSAID）和水杨酸盐对甲状腺功能影响的研究，提出的事件顺序是甲状腺激素从血清蛋白结合位点的初始置换，导致循环中游离甲状腺激素水平短暂升高，暂时性地抑制 TSH，然后导致甲状腺激素浓度短暂的下降。剂量为 > 2.0g/d 的水杨酸盐和剂量为 1.5～3.0g/d 的双水杨酸盐抑制 T_4 和 T_3 与 TBG 的结合。

除阿司匹林和柳氮磺酸盐外，还评估了其他非甾体抗炎药，最常见的是芬氯芬酸和甲芬那酸，并且已发现它们可从血清蛋白结合位点置换出甲状腺激素[403]。一些研究评估了更常用的非甾体抗炎药，如布洛芬、萘普生、双氯芬酸、舒林酸和吲哚美辛，与阿司匹林和双水杨酸盐相比[404]。

在一项针对 25 名健康受试者的研究中，受试者服用阿司匹林、水杨酸盐、甲氯芬酸酯、布洛芬、萘普生或吲哚美辛，剂量为患者在急性、局限性疼痛情况下的常用剂量。研究显示，服用阿司匹林和水杨酸盐 1 周后，可引起总甲状腺激素和游离甲状腺激素水平的下降，并与促甲状腺激素（TSH）的变化一致，这证实了以前的研究结果。有趣的是，单次给药后 2h，甲氯芬那酸酯诱导平均总 T_4、T_3 和游离 T_3 水平的急性增加，但在 1 周内并未影响甲状腺激素的平均水平。单次给药或给药 1 周后，常用的 NSAID（如布洛芬、萘普生和吲哚美辛）并未显著影响血清甲状腺激素水平[405]。另一项研究显示，使用双氯芬酸钠和萘普生未改变血清 T_3 的情况下，使用双氯芬酸钠、布洛芬、吲哚美辛、吡罗昔康或舒林酸治疗的患者的 T_3 降低。

醋氯芬酸作为另一种非甾体抗炎药可导致 T_3 蛋白结合的重新分布，T_3 从 TBG 的置换及与白蛋白的结合增加[406]。

致谢

作者在此感谢本章过去版本作者的贡献：Drs. Sharon Wu, David Sarne, Neil J. L. Gittoes, Jayne A. Franklyn, 和 Michael C. Sheppard.（NIH Grants RR00430, DK15070 和 DK07011, Seymour J.Abrams 甲状腺研究中心和 Rabbi Morris Esformes 基金会提供了部分支持）。

第79章 甲状腺影像
Thyroid Imaging *

Manfred Blum **著**

倪文婧 王晓玮 徐书杭 **译**

要　点

◆ 甲状腺影像技术可更安全、廉价、有效地辅助患者的诊断和管理。

◆ 甲状腺闪烁成像术使用如碘之类的放射性生物标记物，提供腺体、结节或转移灶的功能性解剖结构。其产生的图像显示了甲状腺组织的位置、形状和相对大小，以及采用的示踪剂积累情况。

◆ 超声检查可有效地阐明体格检查的发现，评估甲状腺组织的形态和大小，识别触诊不可及的结节或混合性结节的实性成分，确定接受观察的患者结节相对体积，检测出头颈部曾暴露于治疗性放射的患者的小结节，确定与癌症风险有关的结节超声特征，引导细针穿刺（FNA）细胞学检查，提高经皮穿刺活检针位置的准确性，并评估术后甲状腺癌复发，特别是颈部淋巴结。

◆ 计算机断层扫描、磁共振成像、正电子发射断层扫描和血管造影术可阐明具体的临床情况。

半个多世纪以前，当同位素碘 131（¹³¹I）和直线扫描开始应用时，甲状腺成像得以实现。甲状腺闪烁成像利用的是甲状腺可浓集放射性碘并有机化，产生甲状腺激素的独特能力。因此，闪烁成像是一种生物标记显像技术。另一类生物标记物是放射性标记的葡萄糖，用于识别如甲状腺癌这样代谢增强的组织，这也是正电子发射断层扫描（PET）的基础。遗憾的是，上述技术都不能像超声、计算机断层扫描（CT）和磁共振成像（MRI）等解剖影像技术一样提供精准的解剖定位，尽管后者不能提供组织特异性或生物学功能的相关信息。特定的计算机软件和先进的工程技术使双模态扫描成为可能，它融合了来自放射性碘单光子发射计算机断层扫描（SPECT）或 PET 显像的生物标记物影像及 CT 或 MRI 提供的解剖影像，可将代谢活性和解剖位置进行极佳和精准的关联。虽然每一种显像技术都可以解决特定的诊断问题，但并非每一类都必需，不加区别或不合理地使用甚至会引起误导。

本章主要讨论如何将各种甲状腺影像技术整合到患者管理中，并简要提及流行病学研究中的影像学及其在甲状腺学教学中的辅助作用。作为患者照护的一个基本原则，甲状腺影像应仅用于需明确诊断和协助规划治疗时。它不应当用于筛查，也不应在采集患者临床病史、进行体格检查和形成鉴别诊断之前进行。影像方法应同其他实验室数据一起用于回答特定的诊断问题。其合理的选择应建立在对疾病理解的考量和对技术已知能力和局限性的认识之上。在评估甲状腺结节是否为癌时，影像检查效率不高。另外，将触诊结果与影像准确地联系起来十分重要。当一种显像检查获得信息不够充分，需要其他类型影像检查时，应将多种影像组合起来，以优化其诊断性能。

---

*. 本章中带有背景色突出显示的部分为儿童内分泌相关内容。

一、甲状腺的放射性摄碘

放射性碘摄取试验（RAIU）在临床方面的讨论参见第 78 章。

二、放射性同位素闪烁扫描（闪烁成像术）

闪烁成像术利用生物标记物可提供一个器官的功能性解剖信息。当应用于甲状腺时，其产生的图像揭示了功能性甲状腺组织的位置和体积，以及甲状腺积聚示踪剂的程度。甲状腺闪烁扫描不可与甲状腺放射性碘摄取试验相混淆。后者是关于整个腺体对碘捕获、保存和有机化等功能的定量检测。

甲状腺闪烁成像术的常见临床适应证见表 79-1。在评估甲状腺功能亢进（甲亢）患者合并单发或多结节性甲状腺肿时，闪烁成像术提供了其他影像方法无法提供的信息，即甲状腺功能亢进是否来源于结节（单发或多发）。

（一）甲状腺疾病诊断中使用的放射性核素

数种放射性核素可用于甲状腺显像（表 79-2）。其选择部分取决于需要解决的临床问题。在碘同位素中，^{123}I 是一种接近理想的试剂，既可用于甲状腺显像，也可判断甲状腺摄碘能力。腺体暴露于 ^{123}I 的辐射剂量相对较低[1, 2]。一般用于甲状腺显像的

^{123}I 口服剂量为 100~600μCi（7.4~22MBq）。可以在给药后 4~4h 内任何时间获得甲状腺显影。由于它半衰期较短，所以无法获得延迟图像。

^{99m}Tc 以高锝酸盐的形式被甲状腺和其他聚碘部位（唾液腺、胃黏膜）捕获，但它不会在甲状

表 79-1 甲状腺闪烁成像术的临床适应证

临床情境	闪烁成像术的目的
1. 甲状腺功能亢进患者伴或不伴甲状腺肿（弥漫性或结节性）	• 确定可触及结节的功能 • 在弥漫性高功能腺体内检测未知的冷结节 • 鉴别 Graves 病还是毒性结节性甲状腺肿还是其他原因来源的甲状腺毒症（如破坏性甲状腺炎） • 在 ^{131}I 治疗前评估功能性腺体的体积
2. 甲状腺功能正常合并多结节性甲状腺肿的患者存在孤立性结节（FNA 提示"滤泡性肿瘤"）	• 确定结节是否为高功能 • 在 FNA 之前识别功能减退的结节 • 在计划手术或 ^{131}I 治疗时评估功能性组织的体积和位置
3. 怀疑有异位甲状腺的患者	• 识别肿块是否是有功能的甲状腺组织（如胸骨后甲状腺肿、舌甲状腺）
4. 已接受甲状腺癌手术的患者	• 定义甲状腺残余量（通常联合全身闪烁成像术）

FNA. 细针抽吸

引自 Cavalieri RR, McDougall IR: In vivo isotopic tests and imaging. In Braverman LE, Utiger RD, eds. The thyroid: a fundamental and clinical text, ed 7. Philadelphia: JB Lippincott; 1996: 352–376, and Becker DV, Charkes ND, Dworkin H, et al. Procedure guideline for thyroid scintigraphy: 1.0. J Nucl Med. 1996; 37: 1264–1266.

表 79-2 应用于甲状腺闪烁成像术的放射性核素

放射性核素 / 化学形式	生理半衰期	放射线类型	临床应用
^{123}I	13h	γ	甲状腺闪烁成像（平面或 SPECT）
^{131}I	8d	γ 和 β	全身闪烁成像（甲状腺癌术后治疗） 放射性碘疗法
^{99m}Tc- 高锝酸盐	6h	γ	甲状腺闪烁成像术
^{99m}Tc- 甲氧异腈 *	6h	γ	甲状腺癌转移灶的定位
^{201}Tl-Cl$^-$	77h	γ	甲状腺癌转移灶的定位
^{18}F- 氟脱氧葡萄糖（FDG）	110min	正电子	甲状腺癌转移灶的定位

SPECT. 单光子发射计算机断层扫描

*. 其他用于甲状腺癌转移灶定位的放射剂包括 ^{99m}Tc-tetrofosmin 和 ^{99m}Tc 标记的二巯基丁二酸（DMSA）（V）。甲状腺髓样癌可通过 ^{99m}Tc-DMSA（V）和 ^{111}In- 奥曲肽显像（引自 Sisson JC: Selection of the optimal scanning agent for thyroid cancer, Thyroid 7: 295–302, 1997.）

腺中被有机化，因此不是碘代谢的真正示踪剂[1]。
^{99m}Tc 对甲状腺的放射暴露甚至低于 ^{123}I。^{99m}Tc 在核医学实验室很容易获取，而且相对便宜。静脉注射 ^{99m}Tc– 高锝酸盐的剂量为 2～10mCi（74～370MBq），通常在注射 15～30min 后甲状腺开始显像[2]。

^{123}I 和 ^{99m}Tc 在很大程度上已取代 ^{131}I 用于甲状腺闪烁成像术。每服入 1 微居 ^{131}I，对甲状腺的辐射量就比 ^{123}I 高出 100 倍，且由于 ^{131}I 的伽马能量较高，其标记的甲状腺图像质量通常较差。

全身扫描中 ^{131}I 的诊断性使用主要是为甲状腺癌患者术后寻找可被 ^{131}I 治疗的功能性转移灶。^{131}I 的半衰期是 8d，这让患者可以在此后数天内均可进行扫描，有助于识别那些可正常积聚无机碘但不会形成有机碘或排泄碘的解剖位置。与无激素活性的一过性浓聚灶不同，有功能的转移瘤保留了活性并缓慢释放其有机化后的产物。^{131}I 较长的半衰期也有助于准备对癌细胞做 ^{131}I 治疗时进行剂量计算。

（二）闪烁扫描仪

闪烁照相机在很大程度上已取代了用于甲状腺显像的直线扫描仪。该相机通常装有针孔准直器，可以提供高分辨率的图像[3]（图 79-1）。针孔技术允许从斜角检查背侧结节，但目前仍无法准确评估结节的大小。将影像与可触及的病灶关联十分重要。在放置放射性标记物时必须格外小心，特别是有小结节的情况下，皮肤标记物有可能产生误导。并且，当患者处于伽马相机前时，触诊病理性的甲状腺非常困难且不可靠。平行孔准直器可避免视差误差，所以能更好地测量甲状腺大小，但结节的分辨率很差。

全身闪烁显像可通过使用闪烁照相机和特殊的扫描台获得。相比于孤立区域的多次显像，先进的显像系统可产生全身的合成影像，并提供更可靠的解剖定向。然而，对一些像颈部这样的特定区域，点扫描或许可提供更好的局部细节。

SPECT 比标准闪烁显像需要更多的同位素，为感兴趣区域提供三维影像。当与 ^{99m}Tc、^{123}I 或 ^{131}I 一起使用时，SPECT 可以确定那些可能被覆盖的正常甲状腺组织、其他器官或被伪影所模糊掉的小结节功能[4]。SPECT 还可用于评估功能性甲状腺的体积，以及鉴别位于胸骨后的异位甲状腺组织。^{131}I SPECT

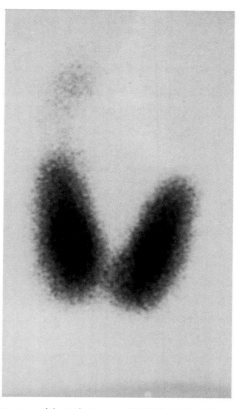

▲ 图 79-1　1 例 72 岁 Graves 甲状腺功能亢进患者的甲状腺闪烁扫描

该图像是患者在口服 200 μCi ^{123}I 6h 后由针孔准直器拍摄而得。6h 后甲状腺摄取率为 24%。注意 ^{123}I 在整个腺体内的弥散性分布。从右叶向上延伸的微弱活性是锥状叶

全身显像大大促进了对甲状腺癌患者转移灶的解剖定位。SPECT 与 CT 或 MRI 影像的结合提供了令人最印象深刻和最精准的解剖定位。

PET 需要特殊的设备，以形成由正电子发射的放射性核素（如 ^{18}F 和 ^{124}I）产生的高能伽马射线影像，且可与 CT 或 MRI 融合。

必须谨记的警告是，采用一般的显像，尤其是全身显像时，因为积聚了大量的同位素，转移灶扫描影像可能看起来比实际肿块大很多。特别是在颈部，超声才是评估转移灶体积的最佳手段。

三、患者准备

（一）妊娠与哺乳

妊娠和哺乳期间禁止使用放射性物质。因此，在考虑任何闪烁显像检查之前，必须对有风险的患

者进行仔细地询问和会诊。我们通常在月经开始后安排显像检查。同位素检查之前进行血清妊娠试验会有帮助，但并非万无一失，因为在妊娠初始几天可能出现假阴性。

（二）新生儿、婴儿和儿童

除非有绝对的必要性，否则不应对新生儿、婴儿或儿童进行闪烁显像检查。我们已发现，在显像检查之前将婴儿包裹在襁褓中喂食有帮助，这样就无需镇静。通过少量的婴儿食品给予尽可能最少需要量的放射性示踪剂，对于摄碘检测，通过分析满瓶和空瓶之差计算出婴儿实际消耗量。保留示踪剂的剂量，作为标准使用。可采用大腿上的闪烁计数，以代替颈部的甲状腺外碘背景。必须使用干净的尿布，清除会阴皮肤上残留的尿液。应在前位和侧位进行甲状腺显像，尤其是为了检查异位甲状腺时。为了方便解读图像，或可使用放射性物质棒用以指示标志点。

（三）总则

在完成知情同意之前，有必要采集患者病史，进行相关体格检查并展开讨论。

甲状腺显像检查时患者早晨不需空腹，但对放射性碘摄取试验空腹较为合理，因为饱腹会延缓碘的吸收。当因各种原因导致放射性碘摄取量较低时，图像质量会受损。因此，应询问患者是否服用那些影响甲状腺摄取放射性碘的药物和食物。最常见的干扰物质是放射性对比剂、含碘药物（如胺碘酮）和海带等含碘食品补充剂。任何形式的甲状腺激素都会降低甲状腺对碘的吸收，除非存在自主功能性甲状腺组织或异常的甲状腺刺激因素。

四、甲状腺闪烁成像术的诊断性应用

（一）甲状腺结节

在闪烁成像术中，常用"冷"和"热"来描述甲状腺结节的功能性活动。这些描述是指相对于周围正常甲状腺组织而言，病变中放射性核素积聚量显著。在过去，该差别对于甲状腺癌的风险分层具有十分重要的诊断意义。总体上恶性甲状腺肿瘤比正常腺体积聚更少的放射性碘或 ^{99m}Tc，因此表现为"冷"结节（低功能性）。相反，"热"结节极少是癌症（图 79-2）。然而，由于大多数良性肿瘤和非肿瘤性结节也是"冷"结节，该特征对于甲状腺癌的诊断率仅约 10%，故已很少用于临床，而细针抽吸活检（FNAB）的诊断率接近 90%。总体而言，"冷"结节的直径必须将近 1cm 或更大，才能被针孔 / 照相机检测到。"温"结节这一术语对评估癌症风险无益，不应当被使用。

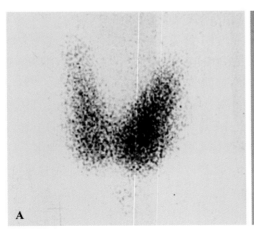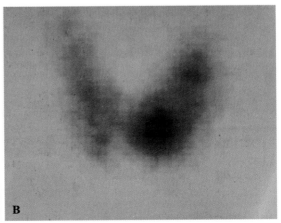

▲ 图 79-2　1 例轻度甲状腺功能亢进患者伴甲状腺左叶下极可触及、1.5cm 孤立性结节的闪烁扫描术（血清促甲状腺激素水平低但未完全抑制，游离甲状腺激素和三碘甲腺原氨酸水平临界高值）
A. 针孔显像显示大部分 ^{123}I 被甲状腺左叶下极摄取，与可触及的结节相对应；B. 单光子发射计算机断层扫描（SPECT）影像显示甲状腺左叶下极有 1 个边缘更清晰的高功能结节和上极 2 个较小摄取灶（不可触及）。针孔和 SPECT 影像均为患者服用 ^{123}I（200μCi）6h 后获取。诊断是多发的自主功能性结节

当甲状腺结节患者 TSH 正常或偏低时，闪烁显像术并非是具有较高性价比的初始诊断性方法。反而通常先进行 FNA。当 TSH 很低时，癌症风险大大降低，闪烁显像术可能比 FNA 在癌症分型方面性价比更高。对"热"结节而言，将 FNA 作为初始诊断性检查，可能会高估甲状腺癌风险，因为 FNA 不能可靠地鉴别某些良性滤泡性甲状腺结节和癌。

"热"结节有两种类型，癌症风险都很低。它们多是在甲状腺功能减退、TSH 升高时出现的代偿性反应。这些被称为增生性结节。相反，与 TSH 降低有关的那些"热"结节属于自主性结节。由于 TSH 受体发生了突变，无需 TSH 刺激细胞活动，如产生甲状腺素、细胞复制和结节生长，所以该类结节具有自主功能性。突变细胞的克隆是良性肿瘤，随时间推移，它可能逐渐生长到产生超正常量的 T_4 ["毒性"结节（"toxic" nodule，TAN）]。当 TAN 产生的甲状腺激素水平增高，TSH 下降时，导致甲状腺两叶结节旁的正常组织受到抑制[5]。在某些情况下，高功能结节会发生退变或出血，继而结节的部分或少见情况下全部组织发生功能减退或变成"冷"结节。一些报道的病例中，"热"结节内"冷"区域可能较小，可能是合并存在的癌临近较大的良性"热"结节。极少情况下，整个"热"结节均是恶性。

偶尔，滤泡性肿瘤（包括滤泡性腺瘤甚至一些癌）在 ^{99m}Tc- 高锝酸盐显像上表现为"热"结节，但在放射性碘显像上为"冷"结节，或许因为此类肿瘤虽能捕获碘，但不能够有机化碘[5-7]。

既往人们会提及孤立性甲状腺结节。我们错误地认为，如果甲状腺其余部位触诊正常，即可排除结节的存在。而超声检查和相关的病理学已表明，即便已触诊到仅有 1 个明显的结节时，也时常存在未能触及的结节。

（二）多结节性甲状腺肿

闪烁显像术本身并不能揭示多结节性甲状腺肿（multinodular goiter，MNG）的病因，对甲状腺肿患者的诊断评估作用也很小。它可以描述 MNG 有功能部分的范围，包括胸骨后延伸，以及某个特定结节相比甲状腺肿其余部分的功能性活动（图 79-3）。联合其他影像学技术和 FNA 可能有所帮助。毒性

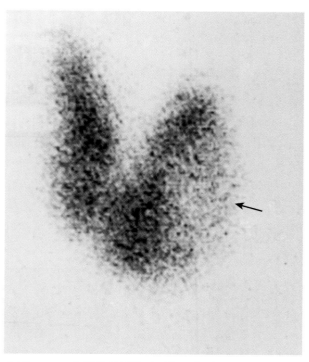

▲ 图 79-3　多结节性甲状腺肿但甲状腺功能正常患者的甲状腺前侧针孔闪烁成像

体格检查提示左叶有多个硬结节，最大为（2×3）cm。患者服用 250μCi ^{123}I 24h 后获取图像（甲状腺摄碘率 23%）显示左叶结节为冷结节（箭）。峡部可见一功能性结节。腺体手术切除显示，所有结节均为囊实混合性的良性结节

结节性甲状腺肿（toxic nodular goiter，TNG）与非毒性结节性甲状腺肿看起来相似。TNG 的 TSH 水平较低可以区分这 2 种类型。

（三）包括 Graves 病在内的弥漫性甲状腺肿

甲状腺放射性碘摄取的评估，对于鉴别示踪剂低积聚的亚急性和无症状性甲状腺炎与高摄取的甲状腺功能亢进的 Graves 病很重要，并可用于 ^{131}I 治疗剂量的精确计算。但是，甲状腺闪烁显像术在临床上通常不应用于弥漫性甲状腺肿。如欲评估大小，超声可提供更好的结果。

Graves 病中的同位素积聚通常较为均匀，但也可能分布不规则，特别是在有地方性甲状腺肿的地理区域。当临床背景和血清学检查更符合 Graves 病时，不应将上述同位素积聚的不均误解为 TNG。有时，Graves 病患者甲状腺内的局部病灶的诊断需引起注意。例如，一位 Graves 病患者可能有可触及的结节或异常坚硬的局部病灶，或非同位素颈部影像学检查发现的偶发瘤（稍后讨论），这需要闪烁扫

描术评估是否为"冷"结节，在这种情况下，超声和 FNA 可能较为恰当。

（四）胸骨后甲状腺肿

当胸部 X 线片、MR、CT 或体格检查提示前纵隔肿块时，需怀疑胸骨后甲状腺肿。放射性碘闪烁显像阳性可确定胸骨后肿块为甲状腺组织。这种情况下，首选 ^{123}I 或 ^{131}I，而非 ^{99m}Tc，因为在纵隔血管中循环的 ^{99m}Tc 会产生干扰。SPECT（使用 ^{123}I）对显示胸骨后甲状腺组织具有特殊价值，当仍有疑问时，SPECT/CT 或 MR 融合显像可准确定位解剖结构。

（五）甲状腺癌患者的闪烁成像术

一般而言，甲状腺癌组织摄取并保留放射性碘的效率远远低于正常甲状腺组织。因此，大部分甲状腺癌都是"冷"结节。但手术切除甲状腺后，受 TSH 水平升高及碘缺乏的刺激，分化型甲状腺癌的摄碘量通常高到足够让闪烁成像术检测到并可行 ^{131}I 治疗。

放射性碘全身扫描显像（whole-body scintiscanning, WBS）可用于近期已行分化型甲状腺癌手术的患者。对这类患者显像的理由是明确并量化甲状腺残余组织的摄碘量，并探查颈部或远处是否存在功能性转移灶。这些信息有助于确定用于清除残留的正常甲状腺或治疗功能性转移灶的 ^{131}I 剂量。

为了刺激恶性甲状腺组织摄碘，须将血清 TSH 水平升至 30mU/L 以上 [7]，并且理想情况下是耗尽甲状腺内的碘化物。在服用诊断性剂量的放射性碘行显像前，应停服左旋甲状腺素 1 个月或更久。为了缩短甲状腺功能减退症病程，通常在停止左旋甲状腺素治疗后，给予碘赛罗宁（三碘甲腺原氨酸钠 [T3]，25～50μg/d，分次给药），持续 3 周。在服用放射性碘前 2 周，停止 T$_3$ 治疗。或者也可以每隔 1 天予患者常规剂量的甲状腺素，持续 1 个月，诱发轻度甲状腺功能减退，使 TSH 水平升至约 50mU/L。亦或者，对持续行甲状腺激素治疗且甲状腺功能保持正常的患者使用人重组 TSH（rhTSH，适诮进），用于刺激术后残余组织和转移灶摄 ^{131}I，并提高甲状腺癌患者的血清甲状腺球蛋白（Tg）水平 [8, 9]。美国食品药品管理局已批准 rhTSH 用于放射性碘显像和血清 Tg 检测，并用于破坏（消融）甲状腺癌全切术后残留的甲状腺组织。截至本书撰写之时，rhTSH 用于甲状腺癌患者接受 ^{131}I 治疗前的准备仍属超适应证使用。为了清除碘化物，建议患者在放射性碘治疗前至少维持 7～10d 的低碘饮食。现已有一份简单的低碘食谱 [10]。避免含碘的膳食补充剂、药物和射线对比剂也很重要。

诊断性使用 ^{131}I 可能会减少甲状腺正常残余组织和功能性转移灶对随后治疗性 ^{131}I 的摄取。这种现象被称为"顿抑"，似乎包含亚致死量、可能暂时性抑制碘摄取 [11, 12]。为了避免"顿抑"，许多作者推荐，诊断性 ^{131}I 剂量限制到 2mCi（74 MBq）[11, 13] 甚至更低 [14]。另一种选择是使用 ^{123}I 进行 WBS [15]。相比于 ^{131}I，^{123}I 能提供更佳的颈部甲状腺肿瘤积聚显像，但其对人体他处深部的积聚效率缺乏令人信服的证据。

解读 WBS 的医生必须熟悉无机碘在血池和细胞外液的分布、其随时间的动力学、除甲状腺外可积聚放射性碘示踪剂的其他正常部位，以及在甲状腺和转移灶中产生的放射性碘标记甲状腺素的代谢。唾液腺、胃黏膜、肾脏和泌乳的乳腺虽可聚碘，但不能将其转化为甲状腺素。鼻腔分泌物、唾液、汗液、尿液、粪便和乳汁可能含有高浓度的无机放射性碘，并在 WBS 上形成伪影，后者取决于同位素给药后的时间。皮肤和头发很容易被唾液、尿液或呕吐物污染。放射性碘标记的甲状腺素比无机碘更晚出现，并具有不同的分布模式，包括作为甲状腺素肠肝循环一部分的肝脏。非甲状腺肿瘤、炎症病变和囊肿可能偶尔含有放射性无机碘，并导致 WBS 假阳性 [11, 16]。

在解读 ^{131}I 二维 WBS 结果时，可能会有一些不典型或意义不明的发现。^{131}I SPECT/CT 有助于更准确地描述这些具有挑战性的吸收灶，可用于鉴别甲状腺癌与生理活动、炎症或非甲状腺的病变，并减少假阳性。通过 SPECT/CT 识别这些非甲状腺癌的吸收灶，可减少 ^{131}I 的不适当治疗。

WBS 对转移性甲状腺癌的敏感性并非 100%。在一些情况下，放射性碘扫描的假阴性率接近 35% [17]。当诊断性 ^{131}I 显像阴性而血清 Tg 水平升高提示可疑转移灶时，一些医生会主张 ^{131}I 的经验性治疗。在 ^{131}I 治疗 1 周后，这类病例的扫描结果常常是阳性 [18]（图 79-4）。事实上，甲状腺癌切除术后常规的消融前扫描可能并不具有成本效益。因此，许多中心采用不预先扫描而直接给予标准治疗剂量 [131]I 的方案，并在治疗 1 周后进行 WBS。该方案受限于相关知识的缺乏，如治疗的必要性，治疗前无法进行一些权威学者认为非常重要的剂量测定，且未能评估无法在头部或脊柱检测到的潜在转移灶，它们在 [131]I 治疗后可能会发生肿胀并导致神经并发症。

对于 [131]I 显像阴性、Tg 阳性的患者，颈部超声是寻找转移灶的有效手段，如超声检查阴性，可行颈部和胸部 MRI 检查。特别是如果计划行 [131]I 治疗，需避免使用增强 CT，CT 平扫或已足够。采用其他放射性标记物的闪烁成像术或氟 -2- 脱氧葡萄糖（FDG）-PET 显像，或许可成功定位 [131]I 阴性的转移灶 [19]（表 79-2）。

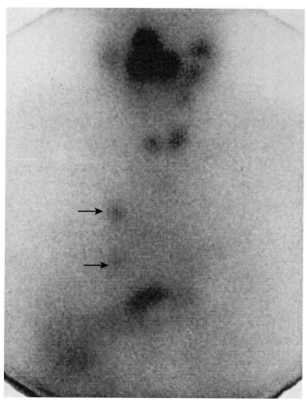

▲ 图 79-4　1 例甲状腺滤泡状癌出现肺转移的男性患者在接受 212mCi 的 [131]I 治疗 72h 后，头部、颈部、胸部和上腹部的前位闪烁显像

图像显示了鼻、口和唾液腺的活性较强，以及甲状腺左右叶有少许残留；右胸 2 个分散的摄取灶（箭），对应了 CT 上 2 个肺部小结节；以及肠胃部位的生理性放射性碘。肝脏显影模糊，这是治疗后闪烁显像中常见的现象，无病理意义

（六）其他显影剂的甲状腺显影

铊（[201]Tl）可有助于部分特定患者定位转移灶 [12, 19]。但除甲状腺癌以外，其他多种良恶性病灶亦可富集 [201]Tl。

[99m]Tc- 甲氧基异丁基异腈（MIBI）是一种阳离子亲脂性显影剂，可浓聚于正常甲状腺组织、甲状腺肿瘤及其他各种癌症中。经验提示，如 [201]Tl 一样，[99m]Tc-MIBI 可用于 [131]I 阴性但有理由怀疑存在持续或复发肿瘤的患者 [19, 20]。[99m]Tc-MIBI 或可用于 Hürthle 细胞癌的显像，这类癌通常对放射性碘的摄取极低 [21]。

其他可被一些转移性分化型甲状腺肿瘤浓聚的显影剂有 [99m]Tc- 替曲膦，其同 MIBI 一样属于心肌灌注显影剂，还有 [99m]Tc 标记的五价形式的二巯基丁二酸［DMSA（V）］[19]。这些显影剂应用于临床的经验仍然有限。[111]In 标记的奥曲肽现被用于定位转移性甲状腺髓样癌 [22]。

[18]F-2- 脱氧葡萄糖（[18]FDG）正电子发射扫描（PET）将在本章最后讨论。

五、非同位素甲状腺显像检查

非同位素的甲状腺影像检查，包括超声、CT 和 MRI，可显示局部解剖结构。超声显示组织如何传递和（或）反射声波，CT 通过计算机分析组织相比于 X 线的密度，MRI 描述了氢原子对磁场的反应。CT 和 MRI 都可提供垂直面上的电子断层图像。上述的这些技术都无法区分良恶性病变。

（一）超声波检查法（回波描记术，超声）

超声可有效应用于：①阐释体格检查的发现；②识别不可触及的结节或混合性结节的实性成分，以指导 FNA；③确定观察期间患者结节的相对大小；④检测头颈部曾暴露于放射治疗患者的甲状腺小结节；⑤确定与癌症风险相关结节的超声特征；⑥提高经皮穿刺中活检针位置的准确性；⑦评估甲状腺癌术后复发，特别是颈部淋巴结。超声不是生物标记物 [23]。

1. 技术层面　超声波利用兆赫范围内的高频声波（超声波），呈现甲状腺内部结构及其周围区域的图像[24, 25]。它没有电离辐射，也无需采用含碘对比剂。超声检查安全，目前尚无组织损伤的报道，且比其他影像学检查更便宜。患者无需特殊准备，也无需中断 TSH 抑制治疗。超声检查利用一种称为"传感器"的探头，它既可产生声能又能接收反射信号，通过矢状面、横面和斜面探查患者的颈部，以呈现甲状腺及其周围区域的影像。声波进入人体，通过组织内的界面传递或反射。空气不传递超声波，而钙化区域可阻断其传递。超声快速生成图像，并以电子化形式"实时"合成。超声波的每一帧显示一个静态影像，连续图片构成动态画面。吞咽可抬高甲状腺，以检查增大的甲状腺腺叶下极，该方法还可辅助识别食管。利用频率为 7.5～12MHz 的信号，可在灰阶图像中识别出小至 2～3mm 的甲状腺结节和病变淋巴结。通过多普勒效应这一物理原理，可增加血流等动态信息[26]。信号被转换成不同的颜色，以区分静态且充满囊液的囊性区域和通过血管系统的血流。因此，超声可以展现出血流的方向和速度及血管化的程度。假定静脉和动脉平行（伴行），而血流方向相反，不同方向的回声信号分配给不同的颜色。"动脉"信号是红色，伴行的"静脉"是蓝色。颜色的深浅与流速成正比。

技术人员采用的常规超声检查方案并不令人满意，但不幸的是，因为使用过于频繁，反而降低了超声检测的价值。相反，操作者必须经验丰富，并了解已提出的临床问题，以提供恰当的答案。需要同时擅长体格检查和超声检查的超声医生或内分泌专家进行密切监督。检查不完整、机器或读数不够精确时，常出现严重误导的检查结果。因此，需要对专业和技术人员进行医疗或放射科超声检查的适当培训，并提供相关的经验。

2. 正常甲状腺组织及其周围的超声　在标准灰阶超声下，正常甲状腺具有类似毛玻璃样的均匀外观（图 79-5）。周围的肌肉表现为等回声或低回声。组织平面可被确定。充满空气的气管无法传递超声信号，因此显像较差，而密集的回声代表钙化的气管环。颈动脉和其他血管表现为无回声，除非发生了钙化。颈动脉的外侧和前侧是经常塌陷的颈静脉，通过 Valsalva 动作可扩张静脉，从而被超声识别。有时也可看到甲状腺表面的小血管和甲状腺下动脉和

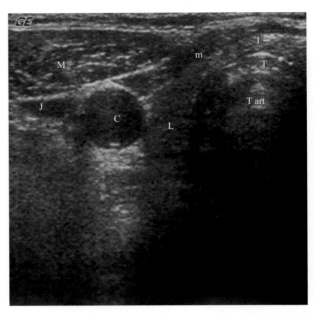

▲ 图 79-5　颈部横断面超声图，显示正常的甲状腺右叶和峡部

C. 颈动脉（注意充满血液的血管深部回声增强）；I. 峡部；J. 颈静脉；L. 甲状腺叶；M. 胸锁乳突肌；m. 带状肌；T. 气管环的前部（致密的白色弧形是钙化）；T art. 气管的伪影

静脉。彩色多普勒增强了对血管和血流的识别。有时也可识别位于甲状腺背后、中央左侧和颈长肌前内侧的食管。在患者吞咽一口水后，可以看到食管的扩张。可以看到正常淋巴结，小于（1×3）mm、椭圆形、结构匀称，伴回声密集的中央淋巴门。除非甲状旁腺增大，否则一般无法看清。由于不含碘，甲状旁腺内的回声强度低于甲状腺。

超声很敏感，可以检测到许多小的、无法触及的甲状腺结节。对这些被称为偶发瘤的结节进行治疗，需要成熟的临床判断。并不需要对所有的偶发瘤立即进行诊断评估，因为具有临床显著意义的微小癌非常罕见，且缺乏可行性。明智的做法是选择性关注那些具有癌症高风险、有癌症常见特征或结节生长的患者。忽视所有结节的做法并不恰当，有时候甚至是危险的。

一般而言，超声对甲状腺触诊正常的患者没有诊断用途，除非该患者有幼年放射治疗病史，或已发现转移性甲状腺癌并正在寻找腺体内的原发病灶。然而，在某些特定的情况下，如肥胖、肌肉发达、邻近结构异常扭曲、血管弯曲、甲状腺软骨突出、转移性肿瘤、淋巴结病、既往有手术病史或因

检查者经验不足导致临床判断不确定时，超声可用于辅助或确认体格检查的结果。

3. 甲状腺增大（甲状腺肿）区域的超声　甲状腺肿大十分常见。它可以呈弥漫对称性，或是不对称的、光滑均匀的，或呈结节状。通常不需要通过超声确认甲状腺肿大，除非有引起临床关注的特别问题，如突出的结节、触痛点、病灶坚硬或胸骨后肿胀。超声可以在均匀的甲状腺肿中识别出实性组织区域，其独特的回声模式提示存在局灶性病变。无回声区很常见，用于描述囊性和（或）出血性退变（图 79-6），但对任何特定类型的病变都不具备特异性。有时候，医生可能通过超声来解释一个模糊不清的发现，如鉴别是甲状腺肿还是脂肪或肌肉，确诊一个争议性的观察，评估甲状腺的大小以确定 ^{131}I 的剂量，或评估甲状腺体积变化以反映甲状腺激素抑制治疗的效果。超声已被用于人群研究，客观评估因缺碘而导致的甲状腺肿大。

4. 甲状腺炎或 Graves 病患者的超声　对于 Graves 病或桥本病患者，当甲状腺出现局部硬化、病灶增大或有疼痛，超声可能提示该区域存在独特的外观时，患者应接受 FNA（图 79-7）。

超声可以证实一些与亚急性甲状腺炎、桥本甲状腺炎或 Graves 病相关的甲状腺图像模式，但这在诊断中重要性较小，因为多个类型的甲状腺炎均显示出回声降低。在亚急性甲状腺炎的活动期，超声特点是甲状腺回声强度严重降低，随痊愈图像逐渐恢复正常[27]。超声可为出现低回声的桥本甲状腺炎患者提供有用的信息（图 79-7）。一项研究显示，在 238 例自身免疫性甲状腺炎患者中，44 例患者（18.5%）超声表现为弥漫性低回声，特别是当他们发生甲状腺功能减退时[28]。超声的表现和抗甲状腺过氧化物酶抗体具有良好的相关性。对异常甲状腺超声特征，观察者自身和观察者间均具有很好的一致性，判断高度提示自身免疫性甲状腺炎，甲状腺功能异常检出的可能性有 96%[29]。并且，另一项调查显示，如果产后甲状腺炎患者的抗甲状腺过氧化物酶抗体水平很高，同时甲状腺超声呈低回声，其发生长期甲状腺功能异常的风险也会很高[30]。

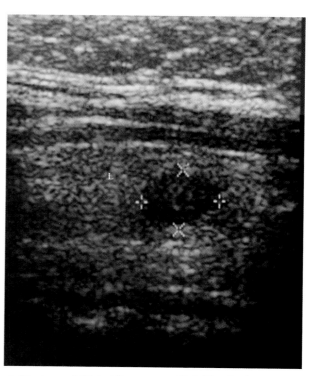

▲ 图 79-7　1 例 33 岁、106.7kg 的女性甲状腺右叶纵切面的超声图

其血清中含有高滴度抗甲状腺抗体。甲状腺难以触及，检查者无法认同该体检结果。因此，进行了超声检查。图像显示一个大小为（7.7×10.0）mm 的结节（× 和 + 符号），回声强度比甲状腺叶其余部分低。细针抽吸活检显示和手术确诊为甲状腺乳头状癌。L. 甲状腺叶

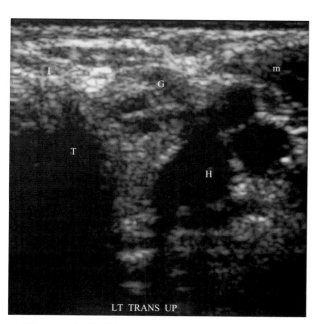

▲ 图 79-6　甲状腺左叶的横面超声图，显示退变的多结节性甲状腺肿

G. 不均质的甲状腺肿大；H. 出血性 / 囊性退变区；I. 邻近肿大峡部的腺叶区域；m. 胸锁乳突肌；T. 气管

Graves 病甲状腺肿和部分无甲状腺自身抗体的甲状腺肿的图像相似。彩色多普勒可探查出 Graves 病甲状腺内弥漫性充血[31]，该情况被称为"甲状腺火海征"[32]。双能多普勒技术已证实，甲状腺功能亢进患者的血流速度增加[33]。但这些观察结果的敏感性和特异性仍不清楚。

5. 甲状腺结节超声　超声可识别甲状腺结节，是因为结节改变了腺体均匀的回声图形或其形状。大部分结节的回声比正常甲状腺组织低。其余大部分回声较强，等回声较少见。有些结节有无回声边缘，被称为"声晕"。结节可能含有回声极强的钙化区（图 79-8）。小结节内的回声趋于均匀，但＞2.5cm 的结节通常含有无回声的不规则区。这些区域代表囊性和（或）出血性退变，在良性或恶性结节均可出现（图 79-6）。此类结节被称为"复杂性"结节。应对无回声区进行仔细的检查，以识别内部回声代表的是膈膜或是小的实性区域，而这可区别普通、复杂的囊性结节和真正的甲状腺囊肿。近500～1000 个结节里可出现 1 个真正的囊肿，内衬

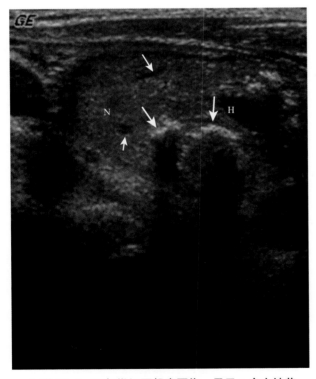

▲ 图 79-8　颈部纵切面超声图像，显示 1 个大结节
小箭所示的无回声区经多普勒检查为小血管。粗直箭指向钙化。注意，离钙化较远的超声信号转导被线性阻断，产生伪影。H. 出血 / 囊性退变区；N. 结节

有上皮，呈球状，囊壁光滑，内部无回声。

通过触诊筛查普通人群，触诊可及甲状腺结节的患病率为 1.5%～6.4%[34]。而他们通过超声筛查时，甲状腺结节的患病率要高 10 倍[35]。超声检出的结节患病率随年龄而增加，老年人中可高约50%。触诊可及结节的恶性风险为 5%～15%，触诊不可及而被超声检出的结节，其恶性风险较小[36]。超声的主要用途是在多发结节中识别相对少见的恶性结节。超声检查有助于结节分类，但不能可靠地区分良性病变和恶性病变[37]。表 79-3 罗列了患甲状腺癌风险或高或低的结节超声特征。恶性肿瘤可大可小，完全实性或呈混合性。结节的某些特征有助于区分可能恶性的结节。恶性最可靠的超声预测指标是血管侵犯，但这一特征较为少见。与结节相关的淋巴结病也是很好的佐证，前提是没有如感染等其他原因导致淋巴结增大，这将在后文进行讨论。很重要的一点是应意识到，儿童患有淋巴结病是相对非特异性的发现，必须审慎解读。已有研究表明，有助于识别甲状腺癌的结节特征包括回声强度，结节边界不清晰、不规则，"光晕"不完整或有钙化，以及包括血管化的内部结构[38, 39]。然而，这些特征的癌症预测值有相当大的差异。最乐观的数据是，在 900 例患者的 1244 个结节中，根据超声特征分 1～5 类以评估癌症风险，对经细胞学诊断为癌症的阳性预测值为 97.2%，而良性结节的预测值为 96.1%[40]。该研究者相当不自信。作为亚组，恶性肿瘤整体更倾向低回声[44, 45]。一项 202 例结节患者的研究中，甲状腺癌为低回声的占 62%，少数为高回声[41]。另一项系列研究中，连续进行了132 次超声引导下 FNA 活检，其中 14 例甲状腺癌

表 79-3　甲状腺结节超声特征与甲状腺癌风险

甲状腺癌风险增加	甲状腺癌风险降低
• 低回声 • 微钙化 • 中央型血流 • 边缘不规则 • 不完整声晕 • 结节纵径大于横径 • 已确诊的间歇性结节增大 • 相关圆形淋巴结病变（尤其伴囊性区）	• 高回声 • 大、粗糙的钙化（除髓样癌外） • 边缘型血流 • 拿破仑或千层酥样 • 彗尾影

无一例为高回声[42]。然而，大多数良性结节也是低回声。尽管如此，可以说高回声结节可能为非癌性的，且不需要活检，除非有其他提示癌症高风险的因素[43]。甲状腺结节内部囊性区域为退变，无癌症预测价值。与之不同的是，淋巴结病的囊性病变十分重要，因为相比炎症性结节，其在甲状腺癌中更为常见。钙质沉积可见于良性或恶性结节。结节中经常可见大而不规则的斑块或蛋壳样钙化，其和癌症无相关性，因为良性结节比恶性结节更常见。区别在于，点状钙化或微钙化在结节中并不常见，但对甲状腺癌具有高特异性（95.2%），低敏感性（59.3%），诊断准确率为 83.8%[36]。它们可能代表乳头状癌中的砂砾体。结节周围的声晕，被认为是在良性或恶性结节中可能见到的边界、包膜或血管[44,45]。多个影像和数个平面上显示的声晕与癌症不完全相关，其特异性和敏感性较低。结节边界不清晰的诊断价值很低，但有报道发现边界不清与病灶浸润、预后不良有关[46]。一般而言，结节的形状诊断价值有限，除了恶性肿瘤表现为高瘦形。多普勒检查描绘的血流模式提供了对潜在恶性肿瘤的认识。低功能（"冷"）结节或淋巴结的内部或中央型血流，应怀疑恶性。一项针对 125 个结节的研究发现，92 个冷结节中有 55 个（60%）存在边缘型血流，34 个无内部血流，仅 3 个为内部血流增强。所有内部血流增强的 3 个冷结节均为甲状腺癌。但是，在有病理学相关的 27 例患者中，共有 7 例甲状腺癌，其中仅 3 例内部血流增加，另 4 例呈弥漫性或无内部血流[47]。另一项 203 例患者的研究中，在常规超声检查的基础上增加彩色血流多普勒成像，在识别 36 个恶性甲状腺结节时，仅将筛查的敏感性和准确性从 71.9% 提高到了 83.3%[48]。

特别倾向于良性病变的结节超声特征包括高回声和提示结节内有大量胶质聚积的表现。已有报道，结节的"拿破仑"或千层酥样分层结构，或亮点伴拖尾、渐暗的彗尾影与胶质结节有关。

甲状腺触诊可能无法准确预估哪些甲状腺结节患者需要超声检测。越来越多证据支持对可触及、单结节伴或不伴可触及甲状腺肿的患者常规进行超声检查。报道显示，在 114 例因孤立甲状腺结节而转诊的患者中，超声发现了 27 例患者存在直径至少 1cm、不可触及的甲状腺结节，而另有 23 例患者并无结节[23]。在这项研究中，超声为临床医生提供了信息，63% 的患者（109/173）因其调整了管理方案，转诊到三级内分泌组。超声可表明患者是否存在 FNA 的适应证，或证实无需进行 FNA。在 59 例因甲状腺肿而转诊的患者中，超声发现有 39 例患者有不可触及、直径至少 1cm 的结节，需行此前未曾预计的 FNA[49]。

有人猜测，未来会常规使用超声，特别是当触诊不确定或临床技术难下定论时。尚不清楚的是，"常规"超声是否会为良恶性甲状腺结节患者的结局带来获益。

6. 偶发瘤和甲状腺肿中明显可触及的结节　技术的进步使得小至 2mm 的甲状腺结节也可被检出，而这可能是问题的来源[36]。近 20% 的成人有不可触及的微小结节，通常为良性，对大部分患者而言无临床后果（图 79-9、图 79-10 和图 79-11）。微小结节通常通过颈部超声，有时或因颈部血管或神经性病变行 CT 或 MRI 而发现，或是对可触及的甲状腺结节做超声检查时发现，这可能会引起不必要的花费、担忧和治疗。但是，此类病变偶尔是隐匿性的甲状腺癌，或变成有临床意义的恶性肿瘤[50]。因此，正如一些权威学者所建议，微小结节或偶发瘤不应仅因成本效益的原因而被忽视。过度反应和

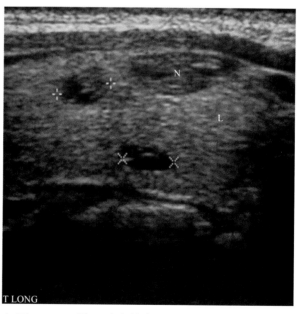

▲ 图 79-9　1 例 44 岁女性患者的甲状腺右叶纵切面超声图，其甲状腺右叶有一可触及的结节（N）

该超声图亦显示了 2 个不可触及的微小结节（++，6.8cm；××，6.5mm）。L. 甲状腺腺叶；N. 可触及结节

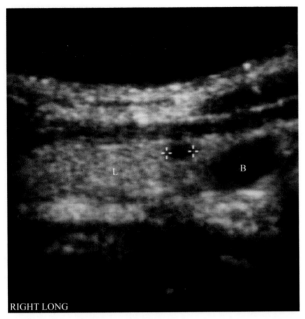

▲ 图 79-10　1 例 51 岁男性患者的甲状腺右叶纵切面超声图，年轻时有放射治疗史

靠近胸部入口上方，甲状腺下极有一大小为 5.2mm 的低回声结节（++）。B. 多普勒检查证实的血管；L. 甲状腺腺叶

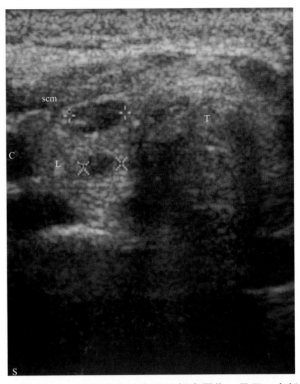

▲ 图 79-11　甲状腺左叶纵切面超声图像，显示 2 个低回声微小结节（++. 7.1mm；××. 4.8mm），代表甲状腺乳头状癌患者行部分甲状腺切除术后对侧腺叶中的肿瘤

C. 颈动脉；L. 甲状腺腺叶；scm. 胸锁乳突肌；T. 气管内伪影

手术也同样不合适。相反，每年重新评估似乎是合理的。然而，要确定定期超声在检查结节大小和特征变化的价值、甲状腺激素抑制治疗的获益（如果有），仍有待未来的研究。

当孤立性结节被触诊发现时，采用超声检查去证实甲状腺其余部分的微小结节也很常见（图 79-9）。这种结节发现的意义和在多结节性甲状腺肿患者中检查到主要结节的意义类似。对主要结节进行 FNA 和细胞学检查似乎是性价比最高的方法。

7. 淋巴结病变的超声检查　超声检查有助于诊断和监测患者的淋巴结病变，尤其当他们有甲状腺癌病史或幼年放射治疗史时。然而，需要注意的是，即使在癌症患者中，增大的良性淋巴结也比恶性淋巴结更常见。

良性淋巴结往往为薄椭圆形，而恶性淋巴结呈饱满的圆形（图 79-12），但大小或回声的差异并非病态的可靠指标。Solbiati 及其同事在手术前评估了 143 例甲状腺癌患者的 291 个淋巴结，报道了淋巴结的超声特征与组织学结果的相关性[51]。据报道，62% 的转移性淋巴结纵横比 < 1.5，79% 的反应性淋巴结纵横比 > 2[51]。恶性病变中 44% 可观察到淋巴结门消失，但良性病变中只有 8%[52]。因此，超声可检出头颈部癌所致的转移性颈部淋巴结，灵敏度可达 92.6%[53]。据报道，病理性淋巴结的囊性变时常出现于甲状腺乳头状癌，但在其他头颈部癌中并不常见[54]。仍不清楚彩色和频谱多普勒检查是否能提供关于淋巴结病变的额外信息[55]。远离淋巴门的淋巴结边缘型血流，可能代表恶性肿瘤的新生血管[56]。淋巴结周围软组织扭曲，可见于与癌症相关组织变硬。

即使在淋巴结的 FNA 抽吸物中未观察到甲状腺细胞，甲状腺球蛋白的生化检测（即使血清中存在抗甲状腺抗体）也表明有甲状腺转移[57]。这种与甲状腺恶性肿瘤的相关性，却并不适用于甲状腺结节的抽吸物，因为甲状腺球蛋白原本就应在甲状腺中，而不在淋巴结中。

8. 有幼年放射治疗史患者的超声检查　幼年时有放射治疗史者的患者患甲状腺癌的风险可能高达 30%。因此，一些临床医生在肿块还未可触及时就使用超声检查对此类人群筛查微小甲状腺结节。但在此过程中，发现的良性结节远多于恶性肿瘤。

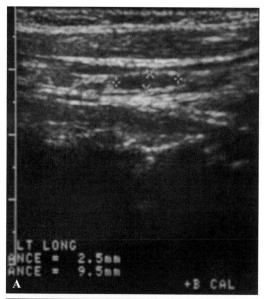

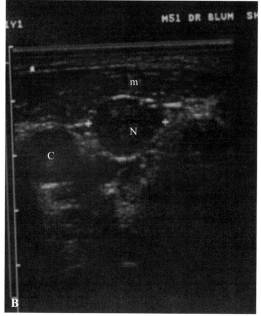

▲ 图 79-12 超声提示淋巴结病变

A. 甲状腺切除患者的纵向超声图像。显示 1 个良性、薄椭圆形、(2.5×9.5) mm 的淋巴结（＋＋ 和 ××）。B. 1 例 51 岁的健壮男性因甲状腺乳头状癌接受甲状腺切除术后左侧颈部超声图像。图中显示 1 个不可触及、饱满、13mm 的淋巴结，与转移癌有关。甲状腺腺叶缺如。C. 颈动脉；m. 肌肉；N，病理性淋巴结

　　筛查的低效率和甲状腺癌的惰性特征，引起关于甲状腺结节超声鉴别和随后管理临床意义的持续争论。作者所采用的方法是获得可能有用的基线超声解剖信息，但不进行干预，除非超声高度提示恶性（如前所述），随访间期的检查发现有变化或其他情况，应怀疑是否为恶性肿瘤。

　　9. 超声监测甲状腺体积的变化　在甲状腺疾病患者中，超声可准确、客观地评估治疗过程中甲状腺或结节的大小，观察新结节的出现[58]。由于临床上难以察觉结节的生长，此时超声可发挥作用。此外，由于大多数患者多年来更换医生就诊，对甲状腺大小的客观评估可极大地促进照护的连续性。即使使用不同的设备，连续报告的比较也可显示甲状腺或结节的变化，比单独触诊可更早地及时改变治疗方案。

　　10. 甲状腺癌患者的超声检查　超声有助于甲状腺癌患者的管理，是部分或全甲状腺切除术患者最常用的影像检查方法[59, 60]。该检查可在不中断甲状腺激素治疗的情况下，检测出残留组织中不可触及的结节或淋巴结病变（图 79-11 和图 79-12）[59-61]。在定期评估提示 Tg 水平升高时，或甲状腺癌转移灶为首发灶而原发癌隐匿时，超声检查特别有用。

　　术中超声可帮助定位和手术切除不摄取放射性碘的复发性甲状腺癌。来自 7 例甲状腺癌患者的经验表明，超声似乎有助于指导切除经体外照射治疗后侵袭或黏附于气道的 20mm 或更小的结节[62]。

　　11. 超声联合细针穿刺活检　超声引导下 FNA 可将取样误差降至最低[63]（图 79-13），最适用于以下情况：①特别深的结节，尤其是在肥胖、肌肉丰富或体格大的患者中；②非常小的结节；③不可触及的结节；④超声检出的与癌症危险因素相关的意外瘤；⑤先前 FNA 未能诊断的混合性结节；⑥结节性甲状腺肿中的可疑结节；⑦不可触及的淋巴结肿大[64, 65]。可用一个特殊的传感器引导针头，但其较为笨重，也并非必需。对＜ 8mm 的结节，穿刺成功率较低。

　　来自意大利甲状腺肿地区的报道显示，甲状腺肿中高达 52% 的组织学恶性结节只能在超声引导的 FNAB 帮助下被诊断。因此，作者得出结论，应在地方性多结节性甲状腺肿的地区使用超声引导下 FNA，以评估因低回声、声晕模糊、微钙化或结节内彩色多普勒信号而被认为可疑的结节[66]。

　　超声引导下 FNA 可促进降钙素和淀粉样蛋白的生化分析[67]、肿瘤的基因表达分类[68]、结核病等细菌学诊断[69]。

　　12. 超声联合经皮介入治疗　若经 FNA 和细胞学检查证实结节为良性，对结节的超声引导下穿刺

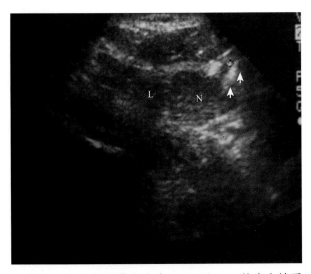

▲ 图 79-13　1 例结节大小为（8×11）mm 的患者接受细针抽吸活检的甲状腺右叶横面超声图

箭示结节内细针的针尖；L. 甲状腺腺叶；N. 结节

可发挥治疗作用，精准地将药物输送至病变区，同时不损伤周围组织。

经皮乙醇注射已被用来治疗自主功能性甲状腺结节[70]。该技术可能是不能接受手术或 [131]I 治疗但自主功能性结节体积不大的患者的选择之一。一项研究对 34 例患者进行了长达 3 年的观察，这些患者都因体积 > 40ml 的自主功能性甲状腺结节接受了经皮无水乙醇注射。注射乙醇 1～11 次，每次 3～14ml（平均每人乙醇的总量为 20～125ml）。结果显示，34 例患者中有 30 例在治疗结束 3 个月内核素扫描结节外摄取恢复，TSH 水平恢复正常，结节体积平均缩小 62.9%。另有 4 例患者治疗无效，其中 3 例结节体积 > 60ml。经过 6～36 个月观察后无复发[71]。另一项研究对 20 例自主功能性甲状腺结节患者注射乙醇后观察了（763 ± 452）d。每例患者平均注射（2.85 ± 1.1）次，乙醇平均体积为 4.63ml（取决于结节体积）。在平均时间为（50 ± 23）d 后，16 例患者（80%）TSH 恢复且得以维持正常，结节体积缩小 60.8%。4 例患者（20%）对治疗未完全反应[72]。在另一项研究中也观察到效果略差但临床可接受的结果，42 例患者中仅 22 例（52%）"完全治愈"，主要为小结节，而有 4 例患者的激素反应很少或无反应（9%）。然而，所有病例的结节体积均缩小，无复发或严重的不良反应[73]。在报道的系列研究中，乙醇注射后常会出现"轻至中度"的局部疼痛，持续 1～2d，并可见局部血肿。永久性发声困难或血管血栓等严重并发症似乎非常少见，但可能会出现一过性喉神经麻痹。

经皮乙醇注射也已被用于治疗毒性结节性甲状腺肿[73, 74]和非毒性结节性甲状腺肿术后复发的甲状腺肿块[74]，其结果与前述的自主功能性结节相似。退行性变的实性病变内复发的囊肿和囊腔也可用这种方式清除[75]。

对因甲状腺乳头状癌出现颈部淋巴结转移却不能接受手术或放射性碘治疗的患者，超声引导下经皮乙醇注射可能成为是一种治疗选择。在一项对 14 例患者 21 个转移淋巴结的研究中，所有经治疗的淋巴结体积均缩小，未报道严重并发症发生[76]。作者认为，当有较大的淋巴结压迫到周围结构时，这可能是一种姑息性选择。然而，由于乙醇治疗后的结节可能会因炎症而增大，因此需特别注意，特别是当胸腔入口处有大淋巴结或淋巴结毗邻重要结构时。

13. 胎儿甲状腺的超声检查　妊娠期超声检查是评估胎儿甲状腺状况的重要手段。通过对 200 名 16～37 周的胎儿进行超声检查，建立了与胎龄相关和无关的胎儿甲状腺体积诺谟图[77]。已有胎儿甲状腺肿和甲状腺功能减退的研究，并报道了治疗的成功。现在认为，先天性甲状腺肿伴甲状腺功能减退的宫内识别和治疗可减少产科并发症，改善受累胎儿正常生长和智力发育的预后。有报道引用了 1 例妊娠 29 周时通过常规超声检查发现的胎儿甲状腺肿。胎儿血液采样证实胎儿患有甲状腺功能减退，采用多次羊膜内注射三碘甲腺原氨酸，随后注射甲状腺素治疗。出生后，新生儿血清 TSH 水平在正常范围内[78]。1 例甲状腺肿伴甲状腺功能减退的胎儿，在妊娠 32 周时经超声检查诊断合并高输出量性心力衰竭。可通过羊膜穿刺术和脐带穿刺术，检查胎儿的甲状腺功能。在妊娠 33 周时，通过羊水内注射左旋甲状腺素钠进行治疗。随后，甲状腺肿体积缩小，高输出性心力衰竭得到改善[79]。

14. 新生儿甲状腺的超声检查　所有测量结果均呈高斯分布，甲状腺左右腺叶无明显差异。值（SD 范围）为：长度（cm）1.94（0.24）0.9～2.5；宽度（cm）0.88（0.16）0.5～1.4；深度（cm），0.96（0.17）0.6～2.0；体积（ml）0.81（0.24）0.3～1.7；总体积（ml）

1.62（0.41）0.7～3.3。虽然甲状腺左右腺叶的平均体积无差异，但单个新生儿的两侧腺叶之间差异较大（－0.8～+0.7ml）[80]。

15.超声检查在流行病学中的应用　即便在欠发达地区，超声也已被用于评估碘缺乏个体的甲状腺解剖结构和大小，或对辐射暴露人群进行癌症筛查。在流行病学研究中，超声对甲状腺体积评估的观察者一致性良好，但回声的一致性较差[81]。有研究组将地方性甲状腺肿流行地区受试者的年龄、体型和甲状腺体积相关联[82]。另一项类似研究发现，在白罗斯，系统的超声检查有助于早期检出因切尔诺贝利事故而暴露于放射性尘埃的 4—14 岁儿童甲状腺癌患者[83]。

对患癌风险一般的人群进行超声大规模筛查甲状腺癌的价值存在争议，因为筛查的预期效益 / 成本较低。一个研究组对 1401 名计划接受乳房检查的女性进行了甲状腺超声检查。所有受检者中，甲状腺结节检出率为 25.2%，甲状腺癌为 2.6%。超声检查组的肿瘤体积显著小于临床检出甲状腺癌组（$P < 0.05$）[84]。

（二）断层成像：计算机断层成像和磁共振成像

CT 和 MRI 是计算机辅助断层成像技术，可用来准确地描述颈部和上纵隔的区域解剖结构，但成本较高[85, 86]。通常甲状腺结节或甲状腺肿患者不需要行此类检查，但对一些特定病例，它们有助于回答超声无法解决的有关解剖学的特定临床问题。

1.计算机断层扫描　CT 图像是通过对一个区域的多个 X 线进行计算机辅助分析的重建。标准 CT 代表穿过解剖区域的不连续薄层，而螺旋 CT 则提供连续的图像集合。

在颈部 CT 中，甲状腺的独特之处在于，因为其碘含量很高，比颈部其他软组织相对不易透过射线。甲状腺质地均匀，除了与结节、囊肿、出血和钙化相应的密度增加或减少的区域。很明显，在检测毫米大小的结节时，超声远比 CT 更敏感。为了符合临床目的精确定义腺体，必须通过静脉注射碘化对比剂使局部血管显影，这是 CT 用于甲状腺诊断时后续处理的一个主要不足之处[87, 88]。如果患者尚未接受甲状腺切除术，过量的碘可能会导致包括

心律失常在内的甲状腺功能亢进，或甲状腺功能减退，这取决于甲状腺状况。对可能需要 WBS 或治疗的甲状腺癌患者，过量的碘会延迟诊断或治疗。因此，放射性碘检查应先于 CT 造影。对于正在接受抑制治疗和需行 CT 增强扫描的患者，建议在增强 CT 检查后的数天内继续使用甲状腺激素，以在染料排出时保持 TSH 抑制。

2.磁共振成像　MRI 图像是通过对特定频率的电磁波与患者体内氢原子的相互作用进行计算机分析而生成。要进行 MRI 检查，必须将人置于磁场中。改变磁场可以选择性地强调氢原子的特殊性质。MRI 传统使用的 2 个属性称为 T_1 和 T_2。由于不同组织的氢原子具有特定的 T_1 和 T_2 属性，T_1 加权像和 T_2 加权像之间的差异可用于识别甲状腺、骨骼肌、血管或淋巴结[89]。正常甲状腺在 T_1 加权像上比肌肉信号略高，甲状腺肿瘤通常信号更高（更亮）[90]。已报道的恶性和良性甲状腺组织之间 MRI 差异很少有临床价值[90]。静脉注射如钆标记的二乙烯三胺五乙酸等非碘化对比剂或通过电子抑制来自脂肪的相对独特的信号（短 τ 反转恢复序列），可提高 MRI 的质量和诊断价值。与 CT 一样，MRI 在检测小结节方面不如超声敏感。

3.计算机断层扫描与磁共振成像的区别　CT 和 MRI 在甲状腺疾病中的相对临床效用尚未经过严格的检验，仍存在争议。MRI 的主要优点是无电离辐射和无需碘化对比剂。MRI 空间分辨率似乎更高，有报道表明 MRI 可更好地鉴别术后瘢痕和复发肿瘤[91, 92]。MRI 的使用受到以下条件的限制，即幽闭恐惧症患者出现不适，噪音大，测试时间长，对其他类型检查的设备要求高，成本相对较高，与起搏器或含铁假体不兼容。CT 对检测淋巴结[93] 和肺部的小转移性更敏感[94, 95]。CT 的总检查时间比 MRI 短，而且在主要检查中心之外更方便获得 CT 扫描仪。

（三）临床管理中的断层成像

仅在需对超声补充信息的特殊情况下，术前断层成像检查对甲状腺结节或甲状腺肿有效。这些情况包括：①临床检查证实甲状腺或甲状腺外肿块固定于周围组织；②异常大的肿块阻塞胸腔入口，并侵犯其他结构或延伸至胸骨后；③气管受压或侵犯；④评估是否往胸骨后或气管后延伸，需要可能的经胸手术入

路；⑤当超声提示肿块不能完全切除时，需要手术指导[96]。

虽然超声是评估甲状腺癌术后患者的主要影像学方法，但如有复发，应选择断层成像。在这些患者中的最主要用途是检查超声技术上不能令人满意的区域淋巴结病变，如纵隔或骨附近，调查可疑侵犯，以及评估隐匿性病变。例如，根治性手术后，可能需要断层成像来区分可触及的深部肿块是肿瘤还是椎骨的一部分。据称，在术后水肿、感染或出血消失后，可通过 MRI 将复发性甲状腺癌与瘢痕相鉴别[97]。

有时，对颈椎、血管或神经系统疾病行 CT 或 MRI 检查时，会偶然会发现甲状腺病变。

（四）正电子发射断层扫描（PET）及与 CT 或 MRI 结合的双模态融合扫描

1. PET 扫描 ^{18}FDG 是放射性标记的葡萄糖类似物，可在多种"高代谢状态"下浓聚，其中有感染和恶性肿瘤，包括甲状腺癌[98]。示踪同位素是正电子发射体 ^{18}F，半衰期相对较短，为 110min。为进行 PET 扫描，可静脉注射 FDG。示踪剂在大约 1h 内"归巢"至甲状腺肿瘤，在组织中停留短暂。PET 扫描需要一台带有 2 个检测器的专用扫描仪。检测器记录以近 180° 发射的伽马光子，这是巧合事件。一对检测器几乎同时探测到湮没光子，代表了正电子发射沿着的空间中一条直线被捕获并记录下来。目前的扫描仪由多个探测器组成，这些探测器基本组成了围绕患者的探测器圆柱体。构建计算机辅助的数据对统计分析，以识别空间中的点。将此评估组合在一起，以生成图像。图像解读的难度大，因为许多器官都在积极地浓聚和利用葡萄糖，所以其阐释需要通过大量的教育和技术经验，来识别甲状腺癌的可能沉积物。

PET 扫描的解读主观性较强，需要掌握详细的解剖学知识，了解特定的解剖结构和器官如何处置葡萄糖。在大多数情况下，所讨论结构的形状和位置可在图像与解剖学或病理学之间提供"明显的"相关性。但是，偶尔以这种得出的结论可能并不正确。

2. 双模态（混合）融合扫描 当医生组合使用如 WBS 生物标志物或如超声、CT 或 MRI 解剖信息的其他影像方法时，PET 解读的准确性、特异性和临床实用性得到增强[99]。CT 或 MRI 与 PET 结合的双模态（混合）成像的出现是一个巨大的进步，可能会改变临床诊疗，特别是当甲状腺球蛋白升高而 ^{131}I-WBS 为阴性时[100-113]。例如，PET 扫描可能提示甲状软骨区域的 FDG 代谢增高或甲状腺外区域的低水平弥散性代谢增高，可能被报告为异常、可疑或非特异性表现。相比之下，双模态融合扫描更客观，可以区分甲状软骨区域的 FDG 代谢增高是否代表声带肌肉，并可与肿瘤区域相鉴别[108]。在该例中，在精确配准的 CT 上，声带肌肉较薄，呈线性，且根据声带分布可定向。另一个例子是，已发现颈部其他部位的弥漫性葡萄糖浓聚系棕色脂肪的代谢所致，近来这在成人中已被证实为正常。有趣的是，似乎可通过使个体升温来降低棕色脂肪中的葡萄糖活性。

3. 如在 FDG PET 扫描中 TSH 受抑制或升高重要吗？ 评估 PET 扫描过程中是否应升高 TSH 的研究，一直受效力低、研究设计有争议的影响。作者从数据中得到的结论是，升高 TSH 可能会在一定程度上提高敏感性。

一些报道表明，当 TSH 升高而非抑制时，PET 或 PET/CT/MRI 可能对甲状腺癌更敏感。在一项研究中，10 例患者在 TSH 受抑制时接受 FDG PET 检查，随后在甲状腺激素停用后 TSH 升高。虽然在两项检查中都发现了 17 个病灶，但与抑制 TSH 时相比，15 例患者在 TSH 升高时肿瘤与背景的活性比值增加。这一变化可归因于病变摄取的增加及背景活性的减少[114]。一项设计类似的研究纳入 8 例患者，4 例患者的病灶对葡萄糖的摄取增加，当停止抑制后 TSH 升高时，这其中有 2 例患者出现了新的病灶[115]。同样，给予重组人促甲状腺激素（rhTSH）后，"瘤样病变"的数量从低 TSH 时的 22 个增加到 rhTSH 使用后的 78 个。此外，肿瘤 / 病变比值和标准化摄取值（SUV）也有所增加。在 7 例患者中，rhTSH 刺激发现了 4 个在 TSH 抑制期间未见的病变，1 例患者在 rhTSH 刺激后发现了抑制期间未见的病变[107]。

其他研究已经调查了通过停用左旋甲状腺素或使用 rhTSH 来提高 TSH 的相对疗效。其中一项试验纳入 15 例甲状腺球蛋白水平升高但 WBS 阴性的患者。对 7 例、停用甲状腺素的患者与 8 例给予 rhTSH 而升高 TSH 的患者进行比较。结果发现，在第一、二组中分别有 4 例、5 例患者存在异常的 FDG 摄取[99]。

4. PET 显像中的甲状腺意外瘤　如前所述，在 FDG PET 中，1.2%～4.3% 的患者因非甲状腺恶性肿瘤接受 PET 检查时发现了甲状腺意外瘤。它们与甲状腺超声检查中已报道的意外瘤完全相似。大多数意外瘤是良性的，但会导致患者焦虑，增加医疗检查及费用。良性和恶性意外瘤在 SUV 上有相当大的重叠。一项调查显示，1763 例患者中有 70 例（4.0%）在甲状腺区域有过多的 FDG 积聚，70 个意外瘤中 36.7% 为恶性。恶性意外瘤的最大 SUV 明显较高（10.7 vs. 6.7）。但是，良性、恶性意外瘤最大 SUV 的重叠如此之大，以至于无法区分意外瘤的良恶性（恶性为 2.0～32.9，良性为 2.3～33.1）。因此，足够大的意外瘤应根据超声和第 92 章中描述的标准进行检查。通常下一步行 FNA。

5. PET 扫描在甲状腺结节患者初始评估中的应用　甲状腺结节通常通过超声和 FNA 进行评估，除非 TSH 被抑制，此时 123I 扫描是合适的进一步检查。PET 扫描不起作用。

6. PET 显像在甲状腺癌切除术后患者初始分期中的应用　在甲状腺癌患者术后初始评估中，颈部超声、TSH 刺激下 131I–WBS 和 TSH 刺激下 Tg 测定发挥了互补和重要的作用。甲状腺癌患者的非对照临床试验和一些实际调查已探索了初步筛查使用 PET 的可行性、效能和经济效益。PET 可显示一些转移病灶，但这项昂贵、耗时、需同位素的技术在临床上并不足够有用以至常规开展。然而，PET 可能对甲状腺低分化或未分化癌患者的局部癌或转移的初始评估和分期提供帮助[116-118]。该技术的敏感性仍不清楚。由于甲状腺未分化癌通常不能充分浓聚 131I，并可能伴有广泛的远处转移，所以 CT 或 MRI 联合 PET 似乎比 WBS 更适用。同样，对甲状腺 Hürthle 细胞癌和甲状腺髓样癌，PET 扫描尤其适用。数项研究已证实 PET 扫描对 Hürthle 细胞癌[119-122] 和髓样癌[123-131] 的价值。

7. PET 显像在甲状腺癌复发检测中的应用　在手术后的初始分期中，颈部超声、131I–WBS 和穿刺物的 Tg 测定是评估典型甲状腺癌患者复发的主要手段。在某些病例中，可疑结节的 FNA 联合细胞学检查及 Tg 测定是上述检查的补充。当 131I–WBS 呈阴性时，PET 扫描似乎性价比较高，但可在血液或抽吸的组织或液体标本中检测甲状腺球蛋白。

当甲状腺癌患者 131I–WBS 呈阴性，但因为甲状腺球蛋白升高和（或）超声提示可疑病变，故而有理由相信甲状腺癌沉积的存在，此时 FDG PET 扫描（PET/CT 或 PET/MRI）可发挥作用[132-138]。这一结论基于对不摄取 131I 的甲状腺癌通常会浓聚 FDG 的观察。在一项对根据传统临床标准高度怀疑持续性或复发性甲状腺癌患者的调查中，FDG PET 分别确定了 18 个在 WBS 上浓聚 131I 部位中的 17 个，以及另外 11 个浓聚 FDG 而非浓聚 131I 的部位。不幸的是，27 例不浓聚 131I 的患者中有 19 例 FDG 分布正常，因此有许多 WBS 阴性的患者 PET 也为阴性[135]。

评价 PET 效用的研究一致认为，其总体性能可改变临床管理，但其特异性和敏感性参差不齐。假阳性并不常见。

现在认为，PET 阳性且 131I–WBS 阴性的甲状腺癌比 131I 阳性者更具侵袭性，在组织病理学上的分化程度更低。一项回顾性分析证实，年龄 > 45 岁伴异常局灶性 FDG 摄取、FDG 病灶体积大的患者生存率相对降低。病变的 FDG 体积大最能预测生存率的变量[141]。与此相反，与 PET 阳性的患者相比，已知癌转移的患者 PET 阴性时似乎具有良好的生存率优势[142]。

在甲状腺癌患者中，葡萄糖转运体的表达与异常的 PET FDG 积聚和不良预后有关。这一观察可能有助于进一步认识某些甲状腺癌标记葡萄糖积聚增强的机制。对 45 例甲状腺癌患者福尔马林固定、石蜡包埋的癌组织标本中 1～5 型葡萄糖转运体表达的研究发现，预后不良的患者癌组织中葡萄糖转运体 1（GLUT1）水平升高。其中，也有甲状腺未分化癌和侵袭性滤泡癌。在正常甲状腺组织和预后良好的高分化肿瘤中，均观察到 GLUT1 低表达或不表达[143]。

8. 甲状腺功能亢进症和淋巴细胞性甲状腺炎患者的 PET 显像　PET 扫描可用于多种疾病的葡萄糖代谢研究，但临床效能尚未得到证实。例如，已经发现，甲状腺功能亢进患者葡萄糖摄取增加与抗甲状腺抗体水平升高相关，但尚不清楚其活性是否反映了甲状腺细胞或淋巴细胞的功能[140]。

六、复发性或持续性甲状腺癌影像的现状

对全甲状腺切除术或术后放射性碘治疗的复发性或持续性甲状腺癌，敏感和特异的监测对合理的患者管理至关重要。现代的监测可以通过生物标志物成像（WBS 或 PET）、解剖成像（超声、CT 或 MRI）和生化指标测定（甲状腺球蛋白）来完成。基因表达的分子检测目前尚无地位。超声已经取代 WBS 成为最有用、最经济、最常用的方法。

（一）甲状腺癌的生物标志物成像

只有当甲状腺癌摄碘、患者的碘储备已经耗尽，同时 TSH 升高时，采取 ^{131}I–WBS 进行监测才是最具有特异性的影像方法。^{131}I–SPECT 通过生成计算机重建的三维横断面薄层来增强平面 WBS 图像，但却增加了辐射暴露。

PET 描述了放射性标记的葡萄糖被快速生长或分裂的组织或器官积聚，包括肿瘤组织（如某些甲状腺癌）、淋巴瘤、炎症和感染。它不像 ^{131}I–WBS 那样对甲状腺癌具有特异性。事实上，良性甲状腺腺瘤、结节增生、局灶性甲状腺炎、桥本甲状腺炎、Graves 病和甲状舌管囊肿已被报道可积聚过量的 FDG[100]。在此类研究中，PET 上被认为是甲状腺来源的 FDG 局灶性积聚，其中 1.2%～4.3% 代表了非甲状腺的恶性肿瘤[101-104]。

一般而言，分化良好的甲状腺癌浓聚 ^{131}I，但与不摄取 ^{131}I 的低分化型甲状腺癌相比，消耗的葡萄糖相对较少。PET 可以发现 WBS 阴性患者中相对低分化的甲状腺癌，因此，在 Tg 升高但缺乏癌的其他证据时，PET 可发挥临床作用。

（二）甲状腺癌的解剖成像

现有几种解剖成像方法用于监测甲状腺癌患者。颈部（甲状腺癌复发的最常见部位）超声检查是最常用的方法。超声可以显示小至毫米范围的结节，尽管对组织类型或其良恶性鉴别缺乏特异性，但可提示癌症的可能性。颈部或全身 CT 和 MRI 也可在特定情况下提供解剖学信息，如纵隔、肺或骨转移，但对甲状腺癌也缺乏特异性。为了从 CT 中获得更多信息，经常需要碘化对比剂，这可能使甲状腺癌患者的进一步诊断和治疗变得复杂。

（三）甲状腺癌的双模态成像

当扫描与解剖图像融合时，生物标志物成像的准确性和特异性得到提高。

对于 WBS，很少需要双模态成像，除非有难以确定的发现，这其中许多结果被证明是炎症而非甲状腺癌所致[144]。与同时进行的 CT 或 MRI 精确融合，可大大提高 PET 的性能。PET 图像与超声、CT 和 MRI 的简单视觉关联耗时长，不太完美，有时还具有误导性。技术的进步使得多模态扫描成为可能，因此相同的设备可以在患者处于完全相同的位置行 PET 扫描联合 CT 或 MRI。然后，软件可以将这两幅图像进行数字融合，根据病变和解剖使葡萄糖代谢准确叠加。尽管可以实现 FDG 富集病灶出色的解剖定位，但两种模态的不匹配可能是混淆的根源。WBS 和解剖图像的融合还尚未实现，但已报道可在单个计算机屏幕上组合甲状腺闪烁成像和超声[99]。

第80章　甲状腺细针穿刺与细胞学诊断
Thyroid Fine-Needle Aspiration and Cytological Diagnosis

Matthew T. Olson　Martha A. Zeiger　著

杨晶晶　徐书杭　译

要　点

◆ 当甲状腺细针穿刺术（FNA）的细胞形态学分析结果确定时，其诊断效果非常出色，良性细胞学阴性预测值超过 95%，恶性细胞学阳性预测值超过 99%。

◆ 甲状腺 FNA 标本细胞学诊断的主要缺点是细胞学结果不确定比例较高。

◆ 甲状腺细胞病理学 Bethesda 报告系统（TBSRTC）包括甲状腺细胞学诊断不确定的标准化命名，但未明显影响细胞学结果不确定的比率，也未能消除细胞形态学诊断的主观性。

◆ 分子检测包括体细胞突变检测组套（SMP）和基因表达分类器（GEC），可能对 FNA 结果不确定患者的风险分层方面提供额外帮助。

1000 年前在中世纪的西班牙，人们首次描述了甲状腺穿刺，用来描述甲状腺肿内的液体，并根据液体和包膜的特性决定哪些结节应该烧灼，而哪些不应该[1]。然而，在随后的 900 年中，甲状腺穿刺并未被很好记录，直到为了甲状腺未分化癌诊断进行细胞学评估才得以被提及[2]。这一操作的持久价值在于它们高度确定的鉴别良恶性结节的能力。甲状腺细针穿刺（fine-needle aspiration，FNA）的良性细胞学阴性预测值超过 95%，恶性细胞学阳性预测值超过 99%[3-5]。超声（US）引导[6]和现场充分性评估（onsite evalntion of adequacy，OSEA）[7]等围绕 FNA 的现代进展，已扩大了包括对未触及结节的 FNA 的使用，并提高了每个步骤的诊断率。尽管取得这些进展，甲状腺 FNA 和细胞学解读的主要不足是细胞形态学解读的固有主观性，这导致病理学专家在解读近似可疑的因素时有较高不确定率和不一致率[8, 9]。甲状腺细胞病理学 Bethesda 报告系统（Bethesda system for reporting thyroid cytomorphology，TBSRTC）[3, 10]术语标准化的进展，促进了病理学家、内科医生和外科医生之间对细胞学结果更好的交流，但未消除不确定诊断分类的需要，也未提供降低观察者间可重复性的标准。然而，在指导部分细胞形态学不确定结节患者的管理方面，分子检测的新进展似乎有些前景[11, 12]。本章将讨论甲状腺 FNA 的当前实践和优缺点，以及可能增加其预测价值的临床分子诊断的现状。

一、甲状腺 FNA 的适应证

美国甲状腺学会（ATA）已制订了甲状腺穿刺的标准适应证[13]。事实上，每位甲状腺结节患者都是 FNA 的候选者，除非该结节表现为功能亢进。ATA 指南反对对 1cm 以下的结节进行穿刺，除非患者有高危病史。高风险的情况包括对侧叶甲状腺癌的个人史、一级亲属患甲状腺癌的家族史、放射史，或 RET 基因胚系突变或降钙素水平升高的可疑甲状腺髓样癌。对于低风险患者，依据超声征象指导穿刺与否的决定。可疑超声特征，如微钙化、低回声、血流丰富或浸润性生长模式，都是对至少 1cm 结节进行穿刺可接受的理由。根据 ATA 指南，除治疗目的外，FNA 不适用于单纯囊性结节。然而，考虑存在甲状腺乳头状癌囊性变确实有一定的恶性可能，此时的穿刺需要临床进行判断[14, 15]。

二、技术操作

（一）FNA 与超声引导

穿刺术是将 25 号或 27 号针插入甲状腺结节，使针头通过结节快速前后提插[16]。穿刺次数不等，一般为 2~5 次[16, 17]。穿刺次数的多少取决于 FNA 操作者的技术和现场充分性评估（OSEA）的应用。与触诊引导的 FNA 相比，超声引导显著提高了甲状腺 FNA 的诊断率[6, 18, 19]。它还提高了对不可触及结节进行活检的安全性，并在活检时提供一些关于结节的生物学和大小的可用诊断线索。微钙化、低回声、边缘不规则、结节内血流、纵横比＞1 等表现均与恶性肿瘤有关。尽管这些发现并非独立预测恶性肿瘤，但可以指导穿刺决策，或在多结节时引导对最令人担忧的结节的活检[20, 21]。因此，许多医生常规使用超声引导。

（二）细胞学标本的制备

虽然处理甲状腺 FNA 获得的标本很简单，但必须及时、正确地处理。从甲状腺内撤回穿刺针的数秒内发生样本处理中的延迟和错误，可导致制备伪影，从而扰乱整个诊断过程，并可增加细胞学标本不充分和结果不确定的发生率。从甲状腺抽吸出的标本应在穿刺完成后 30s 内从细针中排出，以防止血液凝固。凝固的血液将细胞包裹起来，使其在形态学评估和其他辅助检查中变得模糊。如果准备直接涂片，则应在此 30s 内完成，以防止酒精固定时标本的风干伪影。血液凝块和风干伪影是公认的诊断混杂因素，代表了 TBSRTC 意义不明确的非典型病变这一分类，通过适当的标本处理可避免这种情况[3, 22]。

（三）现场细胞量评估

OSEA 也被称为快速现场评估或 ROSE，如果处理得当，可提高样本的充分性，并减少细胞学专家在评估无法诊断样本时固有的怀疑[23, 24]。许多实验室，尤其是与主要医疗中心相关的实验室，为甲状腺 FNA 门诊提供 OSEA 服务。避免重复穿刺可节省费用，已得到充分证明[25]。在细胞量评估方面，OSEA 比其他不使用显微镜的方法更好，如对先前已确定次数的穿刺标本统一采集[17, 26]，或对涂片的穿刺标本进行胶体或大细胞碎片的肉眼检查[27-29]。在过去，OSEA 要求在操作过程中有一位细胞病理学专家在场[24, 30]，尽管细胞学技师已被证明有能力提供同样精准的服务[7, 31, 32]。远程病理学也越来越受欢迎[33]，可能使 OSEA 得到更广泛的应用。

最近的关注点已聚焦于进行 OSEA 的非细胞学专业的内科医生[34]。尽管在甲状腺穿刺这方面无良好数据，但已在其他器官系统中尝试过，结果并不理想[35]。考虑到 OSEA 被临床实验室改进修正案（CLIA 88）认为是一项高度复杂的检测[36]，该话题已在多个管理论坛中被讨论。最近，医疗保险和医疗补助中心（Centers for Medicare and Medicaid）规定，为 OSEA 付费的提供商也必须有用于高度复杂检测的 CLIA 证书[37]。由于 CLIA 认证需要大量的管理成本和工作，这很可能会抵消除工作量最大的非细胞学专业的内科医生进行 FNA 的成本效益。

三、细胞学诊断流程

（一）细胞化学染色

尽管细胞学制备的详细技术知识只对从事实验医学的人是必要的，但理解基本的方法和染色对于任何收集或处理 FNA 标本的人来说也很重要。熟悉染色是必要的，因为没有一种染色在每种情况下都是优越的，不同的试剂会导致不同的制备伪影，而且 FNA 后数秒内对标本的处理影响可操作染色类型及其诊断质量。传统的做法是，将穿刺物进行重复涂片，以创建成对的直接涂片。一种是风干，用罗曼诺夫斯基（Romanowsky）染色[38]，另一种是立即浸泡在 95% 的乙醇中，保存以备巴氏（Papanicolaou）染色[39]。即使是裸眼观察，2 种制备和染色也产生了明显不同的外观，如图 80-1A 所示。

表 80-1 总结了巴氏染色和罗曼诺夫斯基染

的主要区别。2 种染色有三个重要的差别。首先，罗曼诺夫斯基染色快速可靠，而巴氏染色缓慢而复杂。因此，罗曼诺夫斯基染色非常适合 OSEA 过程中必需的快速手动制备，而巴氏染色最好在受控的实验室环境中由熟练的技术人员完成。其次，因为巴氏染色的复染剂比罗曼诺夫斯基复染剂更容易

脱色，巴氏染色倾向于去除背景中的血液和胶质等非细胞物质，而罗曼诺夫斯基染色可对几乎所有结节吸出的标本进行染色。因为滤泡上皮在巴氏染色中比罗曼诺夫斯基染色更容易突出，使得巴氏染色特别适用于标本不充分时使用。另外，胶质染色在罗曼诺夫斯基染色中比在巴氏染色中更可靠，所以

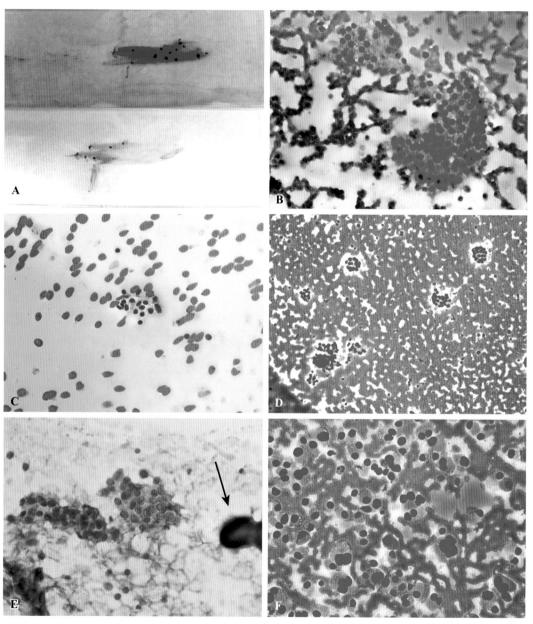

▲ 图 80-1　罗曼诺夫斯基染色和巴氏染色的差异

A. 常规细胞学实践中使用的 2 种染色（罗曼诺夫斯基染色和巴氏染色）大体检查显示颜色不同——罗曼诺斯基染色（上）是较深的染色，具有蓝色和浓厚的背景颜色，而巴氏染色（下）较浅，几乎没有背景颜色；B. 良性滤泡上皮，背景为水状胶体，罗曼诺夫斯基染色为紫色至深蓝色（20×）；C. 良性滤泡上皮，富含水杨胶体，巴氏染色呈绿松石色（20×）；D. 滤泡性肿瘤，滤泡细胞小且紧密排列，而非良性滤泡细胞所见大而疏松、无胶体（10×），切除后，该结节被诊断为滤泡状癌；E. 甲状腺乳头状癌，核内可见空白、凹槽、重叠、偏心的核仁（40×）；箭示甲状腺乳头状癌中可见的致密的"泡泡"胶体；F. 甲状腺髓样癌——细胞不紧密，细胞核偏心（40×），在这种情况下，细胞质通常含有小液泡

表 80-1　甲状腺细针穿刺（FNA）罗曼诺夫斯基染色和巴氏染色的区别

	罗曼诺夫斯基染色	巴氏染色
脱水	空气	95% 乙醇
防腐剂	甲醇	乙醇
步骤	4	23*
时间	1min	40min*
难度	不难	很难
血液外观	深色的	几乎看不见
胶质的出现	明显	可能模糊
核的大小	更大	更小
核的细节	差	优
胞质的细节	优	差
胞外物质	通常粗糙	多变的

*. 反映了 Johns Hopkins 大学目前的做法，存在机构差异

在罗曼诺夫斯基染色中更容易发现胶质。最后，风干导致细胞和细胞核在罗曼诺夫斯基染色标本中比在巴氏染色标本中显得更大。这些差别的意义非常重要。在罗曼诺夫斯基制备中看到的潜在可疑核增大在巴氏染色中通常不存在，所以现场的非典型印象在巴氏制备检查后可能会被降级。此外，如果用于巴氏染色的标本没有立即固定在乙醇中并进行风干，细胞核就会不可逆地增大，妨碍细胞学的解读，并抵消成对巴氏染色涂片的潜在益处[40]。

（二）液基细胞学

自 20 世纪 90 年代中期以来，液基细胞学已基本上取代了传统的妇科细胞学涂片，一些机构主张将液基细胞学扩展到甲状腺 FNA[41-43]。这一变化背后的主要驱动因素是成本，液基细胞学将多次穿刺的所有材料集中到一张载玻片上，这减少了细胞技术学专家筛选和细胞病理学专家解读所需的时间[17]。由于液基细胞学针对妇科脱落细胞学进行了优化，传统细胞学向液基细胞学的过渡可能还尚不理想。而且，基液细胞学引入了伪影，包括滤泡上皮碎片和模糊胶质[44]。一些人认为，这些伪影不会影响形态学解读的诊断准确性[45]。但不确

定，因为开展这些研究的机构使用甲状腺 FNA 基液细胞学，并且习惯了相关的伪影和局限性[42]。在 Johns Hopkins 大学，直接涂片的质量已经超过了使用液基细胞学的成本效益。无论如何，应该根据各个机构的经验，决定使用直接涂片或液基细胞学。

（三）细胞形态学诊断的局限性

从广义上讲，细胞学诊断有 3 个主要的局限。第 1 个局限是细胞形态学诊断本身固有的主观性。并非所有的甲状腺 FNA 标本都有下文将描述的经久考验的经典形态学表现。变异和例外经常发生。在两项机构之间的比较研究中，所有机构之间的会诊中 32%～36% 存在分类差异[8, 9]。细胞形态学诊断的第 2 个局限是 FNA 活检代表了对形态不均质结节的不完全取样。由于 FNA 穿过了多个组织平面，而粗针活检仅对结节内的单个部位取样，所以 FNA 这种局限性与粗针活检相比是一个优势。然而，在存在局灶性非典型形态学发现的情况下，异质性可带来一个问题——对样本中必会存在的非典型表现，无基于循证的指南对其数量和性质来将其分类为良性或恶性[8, 9]。细胞形态学诊断的第 3 个局限与滤泡性肿瘤和 Hürthle 细胞瘤有关。这些肿瘤的穿刺标本通常表现出恶性肿瘤的所有典型特征，但在技术上是不确定的，因为这些病变中恶性的必要条件是包膜浸润的组织学证据，这需要切除组织形态学检查。即便如此，恶性肿瘤的诊断也并非总是简单明了，组织病理学专家对滤泡性肿瘤和 Hürthle 细胞肿瘤的恶性分类意见经常不一致[46]。

（四）Bethesda 甲状腺细胞病理学报告系统

考虑到细胞形态学的局限，对于不确定的诊断显然需要分类。在 TBSRTC 应用之前没有术语标准化，这给临床医生造成了很大的困惑，他们负责治疗约 20% 接受过 FNA 的患者。TBSRTC 产生于 2007 年美国国立卫生研究院（NIH）科学会议的声明，该会议总结了关于细胞形态学解读的现有文献，并总结介绍了一个六级风险分层系统，每一分层引入了清晰定义的治疗指南[47]。随后不久在一系列实践指南中 TBSRTC 及其图集得以发布[3, 48]，并得到医学界的广泛接受。表 80-2 展现了 TBSRTC

的总结，它显示了从无法诊断性到恶性的各种分类，包括 3 个不确定的分类。尽管 TBSRTC 清楚地提供了关于细胞形态学发现的标准化术语和一般指南的优势，但它没有详细说明将标本归入特定分类的任何具体标准。这将是一项艰巨的任务，而且证据稀少且不完整。

表 80-2　TBSRTC 分类及恶性率和推荐的临床管理

诊断分类	风险*（%）	临床管理
诊断不充分	1～4	重复细针穿刺（FNA）
良性	0～3	临床随访
意义不明确的非典型病变（AUS）	20～25	重复 FNA
可疑滤泡性或 Hürthle 细胞肿瘤	15～30	腺叶切除
可疑恶性	60～75	腺叶切除或甲状腺近全切除
恶性	＞99	甲状腺近全切除术 ± 中央区淋巴结清扫术

*. 风险指恶性风险

（五）甲状腺 FNA 的细胞形态学

甲状腺 FNA 标本的形态学解释中细胞形态学发现的完整描述显然超出了本章的范围。感兴趣的读者可以参考 TBSRTC[48] 的标准卷和其他关于细胞形态学的综合教科书[49, 50]。然而，一些关于细胞形态学的常识对理解细胞学诊断是有用的。初步看来，TBSRTC 中最直接的分类应该是非诊断性分类。尽管如此，关于哪些标本是充分的，哪些不是，仍然存在相当大的争议，因为观察者间的充分性重复检查已证实并不理想[9, 51]。当然，识别出非典型或恶性的发现表明该标本事实上是足够的。在没有非典型或恶性发现的情况下，应该考虑包含 10 个或更多细胞的 6 个细胞团的任意充分性阈值。在应用这个阈值时，考虑胶体是否存在同样重要。良性甲状腺结节在穿刺时会产生胶体，即使有足够数量的滤泡细胞，胶体的缺失也是一个令人担忧的特征。据此原因，通常有必要将细胞结构不清和无胶体的标本归类为不充分或不满意，并建议进行重复 FNA。此外，不充分的类别并不是一个统一的类别，由于

缺乏滤泡上皮而具有不充分性，但含有大量囊性巨噬细胞的标本构成了不充分类别的一个独特亚型。这些标本的恶性率较高，应予以确认[49, 52]。

如图 80-1B 和 C 所示，甲状腺良性滤泡由疏松的小细胞紧密结合组成，其细胞质直径约为核直径的 2 倍。在许多情况下，良性甲状腺中的胶体弥漫分布于整个标本，呈水样外观。它在罗曼诺夫斯基染色呈深紫色，在巴氏染色呈绿色。相反，来自滤泡性肿瘤，如图 80-1D 中所示的滤泡性癌的穿刺物缺乏水样背景，且包含 5～10 个小滤泡或"微滤泡"。这些细胞中的细胞核比良性大滤泡的细胞核更紧密。如果存在胶体，通常是包裹在紧密结合的微囊内的小而密集的斑点。甲状腺乳头状癌穿刺物的细胞形态学特征如图 80-1E 所示，包含浑浊的、有弹性的（"泡泡糖"）胶体，通常罗曼诺夫斯基染色呈淡蓝色，而用巴氏染色呈品红色。细胞常形成乳头状突起，并且细胞碎片内的细胞核重叠，苍白且增大。核膜异常现象丰富，包括延伸、凹槽和假性包涵体。核仁在巴氏染色的物质中经常可见，并且是偏心的。甲状腺髓样癌的穿刺物如图 80-1F 所示，显示单细胞群体，胞质内有空泡和细小颗粒状细胞质。细胞通常是细长的，核的形状从圆形到纺锤形不等，多核非常常见。背景中偶尔可见降钙素淀粉样蛋白。甲状腺髓样癌的形态通常被描述为"浆细胞样"，其标本可能需要用免疫细胞化学染色与浆细胞瘤区别。

一些相关的临床特征也可以引起甲状腺滤泡细胞的形态改变，使其表现出非典型性或恶性。最典型的例子是淋巴细胞性甲状腺炎或桥本甲状腺炎，可引起一系列形态学改变[53-55]。尽管存在细胞学非典型性，发现淋巴缠结、聚集和生发中心通常提示良性诊断。然而，淋巴细胞的发现并不排除恶性诊断，因为淋巴细胞性甲状腺炎和癌可能并存。淋巴细胞性甲状腺炎也是甲状腺淋巴瘤诊断的一个混淆因素，特别是当淋巴细胞丰富或形态呈非典型时。大多数甲状腺淋巴瘤是弥漫性大 B 细胞淋巴瘤，但也有低度恶性类型。当怀疑为淋巴瘤时，需要流式细胞术和细胞团的免疫细胞化学染色。然而，假阳性克隆群体在淋巴细胞性甲状腺炎中很常见。在一项涉及 1009 例桥本甲状腺炎患者的研究中，对 33 例患者进行了流式细胞术分析，发现了 3 个克隆

体，其中只有 1 个来自低度恶性淋巴瘤[56]。虽然这些观察结果不足以制订一般治疗指南，但这些观察结果表明，很少需要对丰富的淋巴系群体进行辅助检测。

四、分子检测

（一）背景

良性病变和 FNA 结果不确定的患者可能会接受不必要的手术，恶性结节患者和 FNA 结果不确定结节的患者可能会接受缺乏限定的手术。这 2 种情况在甲状腺 FNA 不确定的患者中都是欠佳的、常见的和不可避免的。因此，需要辅助诊断策略来指导这些患者的临床管理。在美国通常有 2 种测试以不同的方式处理不确定的甲状腺 FNA。体细胞突变面板（somatic mutation panel，SMP）[12, 57]旨在检测具有高阳性预测值的基因或染色体突变，即便 FNA 结果不确定，阳性检测结果应当引发最终的手术。相反，基因表达分类器（GEC）设计用于检测甲状腺良性组织，对恶性肿瘤具有较高的阴性预测价值。因此，尽管 FNA 结果在形态学上不确定，良性或阴性结果使患者能够安全地避免手术或减少手术范围。

（二）体细胞突变面板

目前最常用的 SMP 检测包括丝氨酸 / 苏氨酸蛋白激酶 B-Raf（BRAF）检测[58]，大鼠肉瘤（RAS）H、N 和 K 亚型的点突变检测[59]，以及 RET/PTC[60, 61]和 PAX8/PPAR-γ[62, 63]易位的检测。在一项单机构试验中[64]，SMP 的阳性预测值为 87%～95%，阴性预测值为 72%～94%。TBSRTC 分类是判断 SMP 何时具有最佳预测价值的重要预测因子，恶性肿瘤的最佳阳性预测值（95%）和最差阴性预测值（72%）出现在可疑恶性肿瘤类别中，而 SMP 的最差阳性预测值（87%）出现在可疑滤泡性肿瘤类别中。

综上所述，SMP 的表现反映了甲状腺癌中不同类型肿瘤的潜在生物学特性。可疑恶性肿瘤几乎等同于可疑甲状腺乳头状癌，而甲状腺乳头状癌往往存在 BRAF 突变[65, 66]。BRAF 突变与甲状腺乳头状癌的典型形态学表现如核槽、包涵体和伸长有很

好的相关性。因此，尚不清楚在可疑 PTC 类别中 SMP 检测的真正附加价值，因为仅形态学本身可能具有类似的预测价值[5, 67, 68]。滤泡肿瘤的独特基因驱动因素难以捉摸，因此 SMP 在滤泡性肿瘤中的作用最弱[69, 70]。意义不确定的非典型类别在 SMP 中特征不明显。

（三）基因表达分类器

甲状腺组织的基因表达分类器（gene expression classifier，GEC）于 2000 年代中期开发[71, 72]，并在随后的多中心临床试验中得到验证和测试[11, 73]。它将 142 个基因转录本的表达纳入一个专有模型中，该模型理想的结果是阴性（"良性"）或阳性（"可疑"），尽管该试验确实定量分析了总 RNA，但也可能产生不充分的结果。GEC 与 SMP 存在几个方面不同。首先，GEC 是基于 mRNA 的表达水平，而不是肿瘤 DNA 的突变。其次，与提供特定基因改变信息的 SMP 不同，GEC 没有单个转录本的数据。再次，SMP 是任何实验室都可以开发或发送的众所周知的检测方法，但 GEC 是专有的。除了专有之外，只有一个实验室执行 GEC，拥有该实验室的公司需要进行集中的形态学审查，然后才能进行测试。最后，SMP 仅在阳性预测时有用，而 GEC 仅在阴性预测时有用。在一项多中心临床试验中[11]，GEC 对 AUS 的总体阴性预测值为 95%，对 SFN 的总体阴性预测值为 94%。GEC 的高阴性预测值可归因于高灵敏度和低特异性。总体上，它对恶性肿瘤的特异性为 52%。这种非特异性的结果是，已证实 GEC 将大约 1/3 的细胞形态学良性结节分类为可疑结节，形成了明显的假阳性率[11]。从这一统计数据明显看出，GEC 测试应限制于形态学不确定的类别。此外，GEC 的阳性预测值低，在可疑恶性肿瘤类别中没有作用，因为该类别可独立地高度预测恶性肿瘤。

（四）分子检测的局限性

目前尚无将 GEC 与 SMP 进行比较的随机临床试验。考虑到 2 种测试在设计时都考虑了不同的临床困境，因此该试验的结果可能毫无意义。例如，TBSRTC 中的"可疑恶性肿瘤"类别具有很高的阳性预测价值，以至于 GEC 对该诊断的患者没有

任何价值[74]。相反，SMP 可能很不敏感，无法在 *BRAF* 基因突变疾病的诊断中添加有意义的信息[68]。除此之外，GEC 和 SMP 都需要大量成本。尽管这些成本已在成本效益模型中证明是合理的[75, 76]，它们在实际临床实践中的经济价值尚待证明。这一点非常重要，因为这 2 种成本效益模型均基于以下假设，即手术仅针对癌症或其风险进行，在实践中患者经常因非癌症原因接受手术，因此，从理论上讲，对这些患者进行任何辅助检查都可能增加无益的成本。

五、结论

如果细胞学能够明确的话，甲状腺 FNA 的细胞形态学分析结果很优异，因为良性细胞学的阴性预测值超过 95%，恶性细胞学的阳性预测值超过 99%。甲状腺 FNA 和细胞学解释的主要局限性是细胞形态学描述的固有主观性。分子检测的发展似乎在指导某些细胞形态学不确定结节患者的管理方面显示出一些希望。

第81章 自身免疫性甲状腺疾病
Autoimmune Thyroid Disease

Anthony P. Weetman **著**

张进安 **译**

要 点

- 甲状腺自身免疫是自身免疫病的典型，可能引起多种重叠的疾病，从亚临床局灶性甲状腺炎到自身免疫性甲状腺功能减退和 Graves 病。
- 临床和动物研究表明，这些疾病的病因取决于多种易感基因多态性与环境和内源性因素之间的复杂相互作用。
- 共有这些因素，尤其是遗传因素，被认为是患者及其家族相关自身免疫病聚集的基础。
- 自身免疫性甲状腺功能减退的发病机制主要是细胞介导的自身免疫反应的结果，而 Graves 病是体液自身免疫的结果，在 2 种情况下，甲状腺细胞本身都参与甲状腺内免疫过程。
- 将来应该有可能恢复对甲状腺自身抗原（尤其是 TSH 受体）的免疫耐受，从而提供治疗 Graves 病的新方法。

一、甲状腺免疫系统综合征

作为器官特异性自身免疫病的最初典范，甲状腺自身免疫的概念最初产生于 Rose 和 Witebsky 的开创性观察研究。两位的研究表明，在接受甲状腺提取物免疫的兔子中出现了甲状腺自身抗体并发展成为甲状腺炎[1]。Roitt 及其同事首先发现了桥本甲状腺炎患者血清中的甲状腺球蛋白（TG）抗体[2]。Graves 病（Graves' disease, GD）被定义为一种自身免疫病，在这类患者的血清中发现一种长效甲状腺刺激物[3]，随后它被证明是一种针对促甲状腺激素受体（thyroid-stimulating hormone receptor, TSHR）的特异性免疫球蛋白 G（IgG）。在过去的40 年中，基于以上发现的大量工作继续增进了我们对这些疾病的起源和发病机制的认识。现已认识到，自身免疫性甲状腺功能减退症和 Graves 病具有许多共性特征，有些患者可从一种疾病发展到另

一种疾病，并且低程度的甲状腺自身免疫（亚临床甲状腺功能减退症、局灶性甲状腺炎、产后甲状腺炎）在普通人群中非常普遍。

表 81-1 总结了甲状腺自身免疫的主要类型。亚临床甲状腺自身免疫的患病率很难定义，因为这种患病率部分取决于甲状腺自身抗体检测的敏感性。敏感检测可检测到高达 20% 的女性存在 TG 和甲状腺过氧化物酶（TPO）抗体。然而，在尸检时，多达 40% 的白人女性和 20% 的男性中存在与循环性甲状腺自身抗体密切相关的局灶性甲状腺炎[4]。因此这些数字反映了亚临床甲状腺自身免疫的真实患病率。细致的社区研究表明，这种亚临床疾病进展缓慢，很少发展为明显的甲状腺功能障碍。在美国，自身免疫性甲状腺功能减退症的加权患病率是0.8%，其中 95% 是女性[5]。

亚临床自身免疫性甲状腺炎在产后可能由于自身免疫过程的恶化出现明显的临床表现，具体机制

表 81-1　甲状腺自身免疫的主要类型

病　情	甲状腺肿大	甲状腺功能	特　征
局灶性甲状腺炎	无	正常或亚临床性甲状腺功能减退	可能进展为明显的甲状腺功能减退
桥本甲状腺炎	通常大	正常或甲状腺功能减退	通常甲状腺球蛋白抗体和甲状腺过氧化物酶抗体呈强阳性
萎缩性甲状腺炎	无	甲状腺功能减退	常为疾病末期
沉默性甲状腺炎、产后甲状腺炎	小	短暂性甲状腺毒症和（或）甲状腺功能低下	可能发展为永久性甲状腺功能减退
Graves 病	大小不一	甲状腺功能亢进	伴有眼病和促甲状腺抗体

尚不清楚。通常这类女性在产前有 TPO 自身抗体，并经历短暂的甲状腺功能障碍（甲状腺毒症，继而发生甲状腺功能减退，或单独发生任一阶段），伴有轻度的无痛性甲状腺肿，分娩后 1 年内可完全康复[6]。目前已知，产后甲状腺炎是一种永久性甲状腺功能低下的危险因素，在随后的 5 年中有 20%～30% 的病例发展为永久甲状腺功能减退。大约 5% 的白种人孕妇患有 1 次或多次发作的产后甲状腺炎。

自身免疫引起的明显甲状腺功能减退有 2 种主要形式，即桥本甲状腺炎（甲状腺肿大性）和原发性黏液水肿，也称为萎缩性甲状腺炎。前者的特点是大小不一、坚硬的甲状腺肿，通常表面不规则。甲状腺肿通常是无痛的，偶有罕见病例存在显著疼痛，但是不同于亚急性甲状腺炎，此类患者对类固醇治疗的反应可能较差[7]。根据自身免疫的破坏程度，甲状腺肿患者的甲状腺功能可以呈现正常、亚临床或明显的甲状腺功能减退等多种状态。但是在原发性黏液水肿中，典型表现是临床上有明显的甲状腺功能减退，但没有显著的甲状腺肿。已经进行了很多尝试，试图把不同的基因或致病因素归因于这 2 种疾病，但是在大多数情况下，不存在明显的独特性发病机制。它们很可能只是处于一系列临床特征的两端。随着疾病的进展，甲状腺肿的尺寸逐渐减小。

同样，Graves 病与自身免疫性甲状腺功能减退症的免疫学特征具有许多共同点。即使在某些自身免疫性甲状腺功能减退症患者中也可以发现 Graves 病的标志性 TSHR 自身抗体，尽管其作用被更强烈的破坏性自身免疫过程所掩盖（请参阅本章后文）。

Graves 病是美国最常见的自身免疫病，估计加权患病率为每 100 人中 1.2 例，其中 88% 为女性。患者中许多人在使用抗甲状腺药物治疗后自发性地发展为甲状腺功能减退症，还有一部分在放射碘治疗或手术后医源性地发展为甲状腺功能减退症。

本章概述了自身免疫性甲状腺疾病的基本病因和病理因素。后文将提供有关这些疾病的其他详细临床信息。

二、病理

桥本甲状腺炎的典型表现为淋巴瘤性甲状腺肿，显示淋巴细胞、浆细胞和巨噬细胞对甲状腺的广泛浸润[7]。除弥漫性浸润外，生发中心的形成特别突出，还可出现巨大的朗格汉斯细胞。根据疾病的慢性程度，甲状腺滤泡细胞在不同程度上受到破坏。在此过程中，剩余的细胞会增生并经历嗜酸性变，从而产生所谓的 Askanazy 细胞或 Hürthle 细胞，并且出现不同程度的纤维化。在极少数情况下，也会并发 Graves 病的典型变化，即所谓的桥本甲状腺功能亢进（hashitoxicosis）。

原发性黏液水肿的特征是广泛的纤维化，正常的小叶结构丧失和腺体萎缩，淋巴细胞浸润程度从轻度到中度不等。桥本甲状腺炎进展为原发性黏液水肿的频率尚不清楚。桥本甲状腺炎患者的病理学表现在 10～20 年几乎没有变化[8]。一种独特的亚型具有较高血清 IgG4 水平和甲状腺中 IgG4 阳性浆细胞浸润，这种亚型常常有明显的基质纤维化，淋巴浆浸润更为严重，并伴随显著的甲状腺功能减退症[9]。产后甲状腺炎和无症状性甲状腺炎的组织学表现类似于桥本甲状腺炎，但嗜酸性变和生发中心较少见。而在局灶性甲状腺炎中，甲状腺局部区域可见轻度的桥本样变化，但保留了大多数甲状腺滤泡。

Graves 病的病理特征通常被先前的抗甲状腺药物治疗所掩盖，而抗甲状腺药物对自身免疫过程的影响则被稍后考虑。Graves 病患者的甲状腺中可发现甲状腺滤泡肥大和增生，上皮细胞为柱状且胶体萎缩[7]。此外，还可存在不同程度的淋巴细胞浸润，有时伴生发中心形成。淋巴样增生也见于胸腺、淋巴结和脾脏。抗甲状腺药物治疗可导致滤泡的退化及淋巴细胞浸润和增生的逆转。

因此，所有甲状腺自身免疫都与甲状腺中的淋巴细胞浸润有关。尽管其他部位，如引流甲状腺的淋巴结和骨髓中也含有甲状腺自身反应性淋巴细胞，但甲状腺局部淋巴细胞在很大程度上负责诱导产生 T 细胞和 B 细胞介导的自身反应性[10]。由于这本质上是一种局部疾病，因此只有很少一部分自身反应性淋巴细胞进入血液循环。许多研究都使用了患者的外周血淋巴细胞，尽管这些细胞易于获取，

但它们只能反映很少的信息。

三、自身免疫病的基础

本节仅概述自身免疫的基本机制，读者可从其他渠道获得更全面的信息[11]。本章内容首先对正常免疫反应做简要概述，然后介绍如何产生自身反应性。

（一）正常免疫反应

免疫应答的过程如图 81-1 所示。第一步为通过抗原呈递细胞（APC）（如树突状细胞或巨噬细胞）将抗原呈递给辅助 T 细胞，该辅助 T 细胞通过特异性 T 细胞受体（T cell recep tor，TCR）识别抗原[12]。可以通过 CD4 分子的表达在表型上识别此类 T 细胞（CD 代表分化簇，并用于定义淋巴细胞和其他细胞上的一系列表面分子）。抗原首先通过简单的吞噬作用或特定表面受体的被摄取，然后由 APC 对其进行处理，从而产生 12~18 个氨基酸的片段。这些片段是抗原的"表位"，它们与 APC

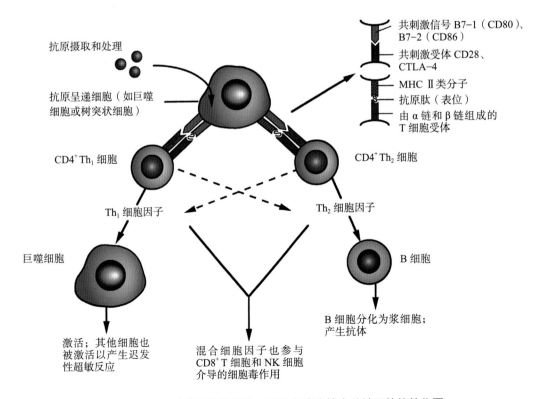

▲ 图 81-1　从抗原呈递开始，正常免疫应答中关键元件的简化图

诱导的免疫应答的类型取决于所刺激的 T 辅助细胞的细胞因子谱［引自 Weetman AP: Recent progress in thyroid autoimmunity: an overview for the clinician. Thyroid Today. 1996；19（2）：1-9.］

组成型表达的主要组织相容性复合物（MHC）Ⅱ类分子结合。MHC（在人类中称为HLA，在小鼠中称为H-2）是巨大的基因复合物，具有重要的免疫学意义，因为Ⅰ类（稍后描述）和Ⅱ类基因编码的多态性分子能够结合多种抗原肽[13]。个体对特异性抗原产生免疫反应的能力部分取决于Ⅰ类和Ⅱ类基因的遗传，这些基因决定了胸腺中能否发育出对应的T细胞，因为MHC分子可以阳性或阴性选择具有特定抗原的T细胞。抗原特异性由多种因素共同决定，包括TCR、发育阶段和抗原表位是否可以与适当的MHC分子结合并在成年后呈递给成熟的T细胞。

由MHCⅡ类分子、抗原表位和TCR之间形成三分子复合物，然后激活CD4+T细胞。该过程涉及白介素2（IL-2）受体的表达和IL-2的自分泌刺激释放并导致T细胞增殖和其他细胞因子的分泌，从而获得了效应功能。但是，许多其他分子也参与这种相互作用，并充当稳定剂、信号转换器、共刺激信号或第二信号的提供者（图81-2）。简而言之，许多黏附分子配体和受体之间的相互作用介导了T细胞与APC初始结合，如细胞间黏附分子-1（ICAM-1，CD54）/淋巴细胞功能相关抗原-1（LFA-1，CD11a/CD18）和LFA-3（CD58）/CD2。CD4与MHC分子上的非多态性区域相互作用，以稳定三分子复合物。这一活性解释了为什么辅助T细胞识别由Ⅱ类分子而非Ⅰ类分子呈递的抗原。CD3由5个肽组成，这些肽仅表达于所有T细胞上，并

在结合TCR后启动胞内反应。最后，一系列共刺激信号可以决定抗原识别是继续进行还是终止，终止的条件包括缺乏必要的共刺激因子或存在抑制信号。

最明确的共刺激通路包括APC上的B7-1（CD80）和B7-2（CD86）与CD28的相互作用，介导了一种刺激性第二信号，或细胞毒性T淋巴细胞抗原型4（CTLA-4，现在命名为CD152），介导了T细胞表面的一种抑制性第二信号[14]。在没有CD28连接的情况下，初始T细胞上的TCR与Ⅱ类MHC分子加表位的相互作用在T细胞中诱导了失能（而不是刺激），即T细胞瘫痪并且无法应答（图81-3）。同样，CTLA-4的参与会导致T细胞无反应。如后文所述，失能的诱导是预防自身免疫反应的重要机制。另外，还存在其他重要的膜结合共刺激信号，如ICOS（诱导型共刺激）配体，这对于引起先前激活的（或记忆）T细胞的应答特别重

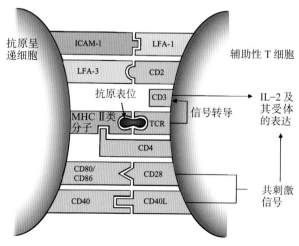

▲ 图81-2　抗原呈递细胞（APC）激活CD4+T细胞的关键分子相互作用图

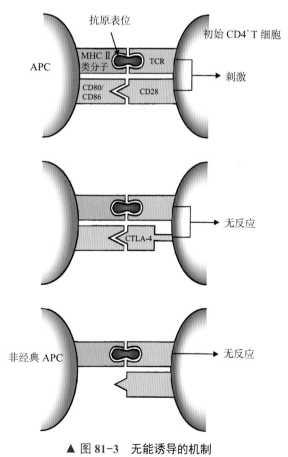

▲ 图81-3　无能诱导的机制

抗原呈递的正常途径如上图所示。无法提供适当的共刺激信号（低通道）会导致无反应。经典抗原呈递细胞（APC）表达共刺激分子，但Ⅱ类阳性非经典APC（如甲状腺细胞）不表达

要[15]。因此，抗原呈递后可能会出现截然不同的结果，这取决于传递的是何种共刺激信号，而传递的信号又取决于 T 细胞的成熟度和所涉及的 APC 的类型。根据细胞因子分泌的模式，活化的 CD4+ T 细胞可以遵循 2 种广泛的功能途径（表 81-2）。1 型辅助性 T（Th₁）细胞介导迟发型超敏反应，本质上是器官特异性内分泌病变中常见的破坏性过程，而 Th₂ 细胞则促进抗体的产生[13]。许多因素，包括 TCR 亲和力和配体密度、APC 的性质，以及非 T 细胞来源的 IL-4 和 IL-12 的存在，决定了后续的途径[16,17]。尽管这一范式无疑是有用的，但许多辅助性 T 细胞，尤其是人类的辅助性 T 细胞，不能按照 Th₁/Th₂ 二分法清晰地分类。另一个最近发现的细胞亚群 Th₁₇，产生细胞因子 IL-17，在引起自身免疫方面有强大的作用，IL-23 对 Th₁₇ 细胞的激活至关重要，同时对先天免疫系统具有额外的促炎作用[17,18]。结合 T 细胞受体后，从幼稚 T 细胞产生的扩展 T 细胞克隆会产生记忆性 T 细胞，从而帮助抗体产生，促进炎症或调节免疫反应[19]。

表 81-2　小鼠 CD4+ T 辅助细胞的特征，在人类中发现了相似但不完全相同的特征

特　征	Th₁	Th₂
细胞因子谱		
IL-2	++	-
IL-3	++	++
IL-4	-	++
IL-5	-	++
IL-6	-	++
IL-10	-	++
干扰素 γ	++	-
肿瘤坏死因子	++	+
淋巴毒素	++	+
功能		
迟发型超敏反应	++	-
辅助 B 细胞	+	++
嗜酸性粒细胞 / 肥大细胞产生	-	++

IL. 白介素

定义最明确的调节性 T 细胞亚群是产生于胸腺的 CD25+CD4+Foxp3+ T 细胞。当胸腺发育受到干扰时，动物便易患自身免疫病，这为这些细胞的重要性提供了令人信服的证据[20,21]。

CD8+ T 细胞是典型的细胞毒性细胞，但在过去被赋予抑制功能。Th₁ 和 Th₂ 反应相互抑制，因此，许多抑制现象可能是由于一些细胞能够分泌适当的细胞因子，从而关闭正在进行的免疫反应（称为免疫偏差）。活化的 CD8+ T 细胞的细胞毒性功能针对抗原表位，这些抗原表位在靶细胞内合成，并由 MHC Ⅰ 类分子呈递。被这些细胞识别的 2 组典型抗原是病毒感染或恶性转化的产物[13]。靶细胞的破坏是通过 2 种机制介导的：①颗粒胞吐途径，其利用穿孔素及颗粒酶 A 和 B；②细胞凋亡或程序性细胞死亡。在后者中，靶细胞表面上的 Fas 与 T 细胞上的 Fas 配体（FasL）结合导致一系列细胞内事件的激活，从而导致靶细胞凋亡（图 81-4）。Fas 表达是广义的，而 FasL 仅限于免疫系统的细胞和免疫赦免的位点，如下文所述。

T 细胞的进一步细分也应被阐述。大多数 T 细胞的 TCR 是由 α 链和 β 链组成的异二聚体，这些链的基因被重新排列以确保抗原识别的足够多样性。但是，少部分的 T 细胞具有由 γ 链和 δ 链组成的 TCR[22]，并且这些 T 细胞的作用尚不清楚，但它们可能在黏膜免疫和针对特定微生物的保护中起重要作用。

其他 2 种细胞类型也是免疫反应的重要组成部分。B 细胞分化为浆细胞后会产生抗体，这一过程受 Th₂ 细胞因子和 CD40/CD40 配体与辅助性 T 细胞的相互作用调节。通过免疫球蛋白基因的重组和

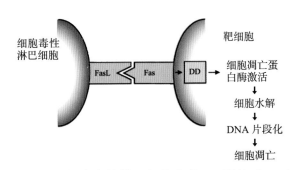

▲ 图 81-4　细胞毒性淋巴细胞上的 Fas 配体（FasL）和靶细胞上的 Fas 之间的相互作用导致通过死亡结构域（DD）蛋白的信号传递和凋亡

体细胞突变，可以在人体内产生多达 10^7 种不同的特异性抗体 [23]。在免疫反应过程中，这些过程可确保选择最合适的抗体，从而产生对抗原具有最高亲和力的 IgG 分子。抗体通常识别完整而不是加工或断裂的抗原上的特定决定簇，这些决定簇被称为表位。但是，与 T 细胞表位不同，大多数 B 细胞表位是构象的，由分子的不连续区域形成 [24]。除了产生抗体外，B 细胞也是重要的 APC，因为它们能够通过这种表面结合的免疫球蛋白吸收抗原并进入对应 T 细胞的同源识别。这种类型的抗原呈递在多样化 T 细胞反应中很重要，因为 B 细胞可向 T 细胞呈递抗原多个表位。

杀伤细胞和自然杀伤细胞为 CD3 阴性，并自发破坏具有改变的表面抗原（特别是 I 类 MHC 降低）的靶细胞，如肿瘤细胞 [13]。因为杀伤细胞和自然杀伤细胞表达免疫球蛋白恒定（Fc）区域的受体（CD16），所以它们还可以结合并杀死抗体包被的靶标，这一过程称为抗体依赖性细胞介导的细胞毒性（ADCC）。该功能也可以由巨噬细胞介导。因此，尽管天然杀伤细胞具有很少的抗原特异性，但是它们可以通过特异性抗体集中在靶标上（图 81-5）。

（二）免疫耐受和自身免疫

免疫系统可消除外来抗原，但必须保持对自身抗原的耐受性（即不得对自身抗原产生反应）。然而研究发现，特别是通过转基因小鼠的实验，完全免疫耐受的个体机制实际上从未完全成功（表 81-3）。尽管处于各种非反应状态，但在所有健康个体中都存在一些自身反应性 T 细胞。免疫调控的失衡会导致这些细胞的克隆扩增，足够强烈的自身免疫反应则会诱发自身免疫病。

在发育过程中，胸腺主要负责消除自身反应性 T 细胞（克隆缺失），并积极选择合适的 T 细胞以构成免疫库 [25]。这些过程取决于胸腺 APC 呈现的内源性肽与幼稚 TCR 库的相互作用。阻止自身肽在胸腺中出现的 *AIRE* 基因突变会导致自身免疫性多腺综合征 1 型，其中更常见的表现可能包括自身免疫性甲状腺炎 [26]。不可避免地，一些 T 细胞会逃避胸腺耐受性，如由于发育器官外部的丰度低而无法在胸腺中呈递特定的内源性抗原。对于这些抗原，包括缺失和无反应性在内的外周耐受（图 81-3）对

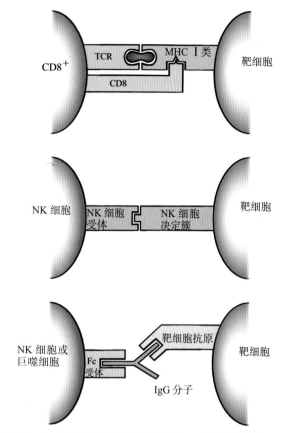

▲ 图 81-5 在细胞介导的细胞毒性中，细胞毒性效应细胞与靶细胞之间相互作用的识别机制
各种黏附分子也参与稳定这些相互作用

表 81-3 维持自身反应性 T 细胞对靶组织无反应性的机制

机 制	可逆性
自身抗原的胸腺呈递	
缺失	否
失能	是
外周耐受	
缺失	否
失能	是
克隆忽视	是
对靶点免疫赦免	是
主动抑制	
细胞因子网络	是
独特型 – 反独特型网络	是
调节性（Treg）T 细胞	是

于调节自身反应性可能非常重要。

除缺失和失能外，克隆忽视还提供了针对自身反应性的有效保护。简而言之，自身抗原特异性淋巴细胞是无害的，除非它们被自身抗原激活。因此，如果这些细胞不与自身抗原接触，或者没有提供必要的共刺激信号，则不会导致自身免疫病。自身反应性 $CD8^+$ T 细胞和 B 细胞对自身抗原无害或"忽视"，除非被辅助 T 细胞激活。因此，只要控制后者，就不会导致自身免疫病。但是，应注意，$CD8^+$ T 细胞和 B 细胞分别在胎儿胸腺或骨髓和肝脏中受到中枢耐受机制的影响[27]。解剖部位免疫赦免的另一种机制是 FasL 的局部表达，使其在解剖部位不受保护，从而诱导进入该部位的潜在自激性淋巴细胞凋亡。FasL 表达的例子可见于支持细胞、角膜细胞和胎盘滋养细胞。

许多抑制机制可对自身反应性 T 细胞进行辅助调节，这些抑制机制现在通常被称为调节途径，并且有待充分表征。抑制性细胞因子，如产生相互抑制 Th_1 和 Th_2 亚型反应的细胞因子，提供了一种抑制有害自身免疫反应的手段[18]，但在许多情况下，尤其是在动物细胞转移实验中，已经定义了抗原特异性抑制因子[20, 28, 29]。

自身抗原的耐受性可以在其功能的一个或多个水平上被破坏（请参阅表 81-3），并且可能涉及遗传和环境因素，如下所述。

1. 自身反应性 T 细胞可能不会在胸腺中缺失或失能（例如，通过继承特定的 *MHC* 基因，或在动物中，在新生儿胸腺切除术后）。

2. 逃避胸腺耐受性的 T 细胞可能无法被消除，或在外周免疫中提供有效应答（如由于异常提供的共刺激信号，见图 81-3）。

3. 可能发生免疫耐受性失败（如由于改变的 FasL 表达）。

4. 交叉反应性外源抗原可能诱导对正常的"沉默"自身抗原的反应（如链球菌感染后的心肌炎）。

5. 抑制/调节机制可能无法发生（如提供高浓度的内源性或外源性细胞因子）。

四、实验性自身免疫性甲状腺炎

实验性自身免疫性甲状腺炎（experimental autoimune thyroidtis，EAT）动物模型的开发（表 81-4）允许以人类研究无法实现的方式深入了解甲状腺自身免疫性的发展。下文描述了几种不同类型的 EAT[30]，这些类型或多或少类似于桥本甲状腺炎，甲状腺有淋巴细胞浸润，体内存在 TG 抗体和不同程度的甲状腺功能减退[30]。最近，尝试建立 Graves 病的动物模型取得了一些成功[31, 32]，尽管它们还不够成熟。这些动物模型的主要经验可以总结如下。

所有模型都具有很强的遗传倾向，因此容易在一个动物品系中诱发 EAT 的操作可能无法在另一个品系中诱发任何疾病或诱发其他自身免疫性疾病（如卵巢炎或胃炎）。在自发模型和免疫诱导模型中，MHC 极大地介导了遗传易感性，但是很明显，其他非 MHC 基因座也参与其中。例如，在 OS 鸡中，这些基因座控制着 T 细胞的反应能力、糖皮质激素效应和甲状腺的固有特性，这使得 OS 鸡对自身免疫更加敏感[33]。遗传易感性最好的应用也许是创建了 HLA-DRB1 * 0301（DR3）转基因小鼠。HLA-DR3 具有 MHC 特异性，已知可介导人类自身免疫病易感性（请参阅下文）。TG 免疫后，甲状腺炎发生于 HLA-DR3 而非 HLA-DR2 转基因小鼠中，从而证实这种 HLA-DRB1 多态性至少部分决定了自身免疫性甲状腺炎的易感性[34]。

此外，许多环境因素和内源性因素也参与了甲状腺炎易感性，但研究还不够透彻。过量的碘会加剧甲状腺自发性甲状腺炎的发生，这可能是由于在甲状腺中碘与氧气形成有毒代谢产物所致，因为 Th_{17} 细胞在此过程中起关键作用[35]。但是众所周知，TG 上的主要 T 细胞表位需要加碘才能被自身反应性 T 细胞识别[36]。

在无细菌条件下饲养的经适当胸腺切除的大鼠中不能诱发 EAT，可以说明感染的潜在不利影响，而正常肠道菌群的转移将诱发疾病[37]。此结果可能是由于肠道菌群的非特异性作用，如多克隆淋巴细胞激活或细胞因子释放，或某些甲状腺交叉反应性抗原。环境毒素（如 3- 甲基胆蒽）可以在大鼠的遗传易感品系中诱发 EAT[30]。与人类相似，雌性动物的 EAT 通常比雄性动物严重。这种差异取决于性激素，服用雌激素会使甲状腺炎恶化，而睾丸激素则相反[38]。

在所有模型中，T细胞的作用都是至关重要的，因为T细胞操纵着疾病的诱导（表81-4）。转移甲状腺抗体对疾病的转移效果不佳[39]。通常，需要从具有EAT的供体中转移CD4和CD8自反应性T细胞，以在受体中诱导EAT。几十年来，基于细胞转移实验，调节性T细胞在预防EAT中的关键作用已经很明显[30]。现在已经确定，天然存在的$CD4^+$ T细胞、$CD25^+$ T细胞在这方面具有部分作用，抗原激活的调节性T细胞还可能存在其他作用[40]。另外，可能还涉及其他调控层，包括细胞因子谱，而且从Graves病的多种模型中可以明显看出，Th_1/Th_2平衡的模式过于简单，无法解释所涉及的全部自身免疫反应的类型[41]。

尽管在免疫诱导的模型中未发现TG抗体的水平与EAT的严重程度之间存在相关性[30]，但是在发生自发性甲状腺炎的NOD小鼠中进行的长期观察显示，TG抗体较早出现，而TPO抗体仅在晚期才出现。这表明，首先是对TG的B细胞和T细胞水平的耐受破坏，然后再扩展到TPO[42]。然而在转基因小鼠中，甲状腺细胞中表达的膜结合抗原并未在B细胞中诱导耐受性[43]，这大概是因为基膜和内皮将免疫前B细胞从抗原中隔离了出来。由于在该模型中诱导了T细胞的耐受性，因此甲状腺表面抗原似乎可以通过转运到胸腺或某种类型的外周耐受性来影响这些细胞的发育。这项发现很重要，暗示存在甲状腺自身反应性B细胞，但我们仍然对它知之甚少。如果T细胞耐受性下降或被逃逸，则可以通过这些B细胞的活化来解释在其他健康人群中甲状腺自身抗体的频繁出现。

五、甲状腺自身抗原

（一）甲状腺球蛋白

TG是一种660kDa糖蛋白，由2个相同的亚基组成，并由甲状腺滤泡细胞分泌到滤泡腔中，并以胶体型式存储。每个TG分子由约100个酪氨酸残基组成，其中1/4是碘化的。这些残基在4~8个所谓的激素生成位点结合，形成甲状腺激素三碘甲腺原氨酸（T_3）和甲状腺素（T_3）。目前已经确定了人TG的序列[44]。尽管进行了大量工作，但即使在EAT中（可以用确定的肽免疫动物），也无法确定TG中T细胞和B细胞表位的确切位置。OS鸡自发性甲状腺炎中的关键T细胞表位包含碘，碘化差的TG仅具有弱免疫原性[35]。

目前已经明确，每个330kDa TG亚基具有2

表81-4 实验性自身免疫性甲状腺炎主要动物模型综述

模 型	抗 原	注 解
通常使用佐剂进行免疫（小鼠、大鼠、兔子、豚鼠）	TG、TPO、TSHR	应变依赖性、暂时性和可通过T细胞转移；TSHR不能诱导类似Graves病的模型，因为TSHR抗体没有刺激作用
诱导胸腺切除（小鼠、大鼠）	TG	取决于胸腺切除的时间和品柔，可能需要亚致死剂量的照射；可与T细胞一起转移
T细胞操作（小鼠）	TG	环孢素A和将特异性T细胞转移到T细胞耗竭动物诱导甲状腺炎
自发（鸡、犬、鼠、鼠）	TG+其他自身抗原	甲状腺炎发生在OS鸡、小猎犬、NOD小鼠、BB和水牛品系大鼠（NOD和BB动物也有自身免疫性糖尿病）
病毒诱导（小鼠）	TG+多内分泌自身抗原	某些品系小鼠的呼吸道、肠道病毒感染
SCID小鼠	TG、TPO、TSHR	SCID小鼠允许对Graves病和桥本病患者移植的甲状腺组织进行长期研究；疾病不会在小鼠自身发展
CDNA免疫（小鼠）	TPO、TSHR	允许产生单克隆TSHR抗体
转染TSHR和MHC II类分子的细胞免疫（小鼠、仓鼠）	TSHR	甲状腺功能亢进症和Graves病的组织学特征发展，但无淋巴细胞浸润

MHC. 主要组织相容性复合物；SCID. 严重联合免疫缺陷；TG.甲状腺球蛋白；TPO.甲状腺过氧化物酶；TSHR. 促甲状腺激素受体

个主要的 B 细胞表位和 1 个次要的表位[45]。TG 上的 2 个主要 B 细胞表位是构象的，尽管已经鉴定出线性表位可与小部分桥本血清反应[46, 47]。TG 的 T 细胞表位 Tg.2098 是 MHC Ⅱ 类疾病易感性分子 HLADRβ1-Arg74 的强而特异性结合物，可刺激小鼠和人类自身免疫性甲状腺疾病的 T 细胞。这可能是主要的 T 细胞表位，通过启动免疫反应扩散到其他自身抗原中，从而参与发病机制[48]。

（二）甲状腺过氧化物酶

TPO 是一种 100～105kDa 的顶端蛋白，负责酪氨酸的碘化和偶联，是甲状腺激素合成中的关键酶。许多研究已证实先前定义的甲状腺微粒体抗原为 TPO[49]。分子中存在多个 T 细胞表位，每个患者对不同组表位的反应没有明显的临床相关性[50, 51]。

TPO 还显然存在多个 B 细胞表位，一些是构象的和一些是线性的、因为 TPO 抗体可以识别天然的、变性的，以及变性后再还原的抗原[52]。正如在其他地方广泛讨论的那样[53]，使用人和鼠单克隆 TPO 抗体的研究定义了 2 个相邻的主要结构域 A 和 B，它们构成了桥本血清中 80% 以上的抗体反应性（图 81-6）。一些血清结合重叠 2 个结构域的表位。令人惊讶的是，对 TPO 的抗体反应仅限于种系重链和轻链可变区（V）的水平[53, 54]。TPO 与单克隆 TPO 抗体片段的共结晶是进一步阐明这种自身抗原主要结构域内的表位所必需的。

（三）促甲状腺激素受体

TSHR 是 G 蛋白偶联受体家族的成员。TSH 或具有刺激活性的 TSHR 抗体亚群激活 TSHR，通过单磷酸环腺苷（cAMP）通路导致细胞内信号转导，尽管其他信号转导通路在高配体浓度下起作用。TSHR 具有一个细胞外结构域 A 亚基，该亚基通过 C 肽区与 B 亚基连接，后者包含跨膜结构域（组织成 7 个环）和 1 个细胞内结构域[55]。研究已经发现了 TSHR 的变体，特别是不包括跨膜区的形式，其中脱落的 A 亚基可诱导或增强对 Graves 病中受体的免疫应答[56]。TSHR 的甲状腺外表达，特别是在眼眶中，可以作为交叉反应性自身抗原，可能对 Graves 病的并发症至关重要[57]。

与 TPO 一样，多个 T 细胞表位已经被识别和

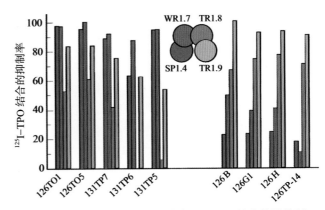

▲ 图 81-6　甲状腺过氧化物酶（TPO）的表位结构域

结构域 A1、A2、B1 和 B2 已分别定义为重组单克隆 TPO 抗体 SPI.4、WRI.7、TRI.8 和 TRI.9（图的中心）。柱表示通过单独一组的 TPO 单克隆抗体对这 4 种单克隆试剂的结合的抑制（柱的阴影对应于结构域的阴影）。那些主要与结构域 A 结合的化合物显示在左侧，而那些主要与结构域 B 结合的化合物显示在右侧（引自 Guo J, Mcintosh RS, Czarnocka B, et al: Relationship between autoantibody epitopic recognition and immunoglobulin gene usage. Clin Exp Immunol. 1998; 111: 408-414.）

定义，包括被 10%～20% 的健康个体识别的 TSHR 序列[58, 59]。B 细胞表位通常是构象的。很明显，患者内部和患者之间的反应是异质的，因为某些抗体可以通过几种方式刺激受体，而另一些 TSHR 抗体可与受体结合却不刺激受体，因此这些抗体中的一部分具有其他作用，可能会加剧自身免疫反应（表 81-5）[60]。B 细胞表位特征的进一步确定需要研发人 TSHR 单克隆抗体来实现，而由于分泌 TSHR 抗体的 B 细胞丰度低且难以以天然形式体外表达受体，因此这是一项艰巨的任务[61]。这样的试剂在阻断性和刺激性抗体的结合位点的相似性比先前怀疑的要大得多，并且很可能这些抗体与 TSH 一起结合到 TSHR 胞外域富含亮氨酸的马蹄形部分的相似区域[41, 60]。

（四）其他自身抗原

多达 1/3 的 Graves 病患者血清和 15% 的桥本甲状腺炎患者血清含有抗体，这些抗体在体外可抑制 Na^+/I^- 转运体介导的碘化物吸收[62]。少数患者表达 Pendrin（一种负责将碘化物外流到滤泡腔中的蛋白质）的抗体[63]。10%～25% 的自身免疫性甲状腺疾病患者中可发现甲状腺激素抗体[64]，并且在一小部分患者中可检测到针对 DNA、微管蛋白和其他细胞骨架蛋白的非特异性自身抗体。

表 81-5　主要促甲状腺激素受体抗体分类

抗　体	试　验
TSAb	生物测定，通常通过甲状腺细胞、甲状腺细胞系（如 FRTL-5）或转染 TSHR 的细胞的原代培养来测量 cAMP 的产生
甲状腺阻断抗体	生物测定，TSH 介导的 TSHR 刺激后 cAMP 生成抑制的测量，可在 TSH 结合或受体信号水平上工作
中性 TSHR 抗体	结合试验，对 cAMP 产生无影响
促甲状腺激素结合抑制免疫球蛋白	用抗体测定放射性标记 TSH 与 TSHR 结合的抑制，无法定义功能活性
长效甲状腺刺激剂	TSAb 的原始描述，在整个小鼠中使用生物测定来评估刺激物抗体对放射性碘释放的影响

cAMP. 环磷酸腺苷；FRTL-5. 费舍尔大鼠甲状腺系；TSAb. 甲状腺刺激抗体；TSH. 促甲状腺激素；TSHR. 促甲状腺激素受体

六、遗传因素

众多研究表明，遗传在自身免疫性甲状腺疾病中具有十分重要的作用。自身免疫性甲状腺功能低下和 Graves 病患者家属的自身免疫性甲状腺疾病或甲状腺抗体阳性发生率更高[30]。2 种类型的甲状腺疾病可共存聚集在家族中，这为这些疾病具有共同的病因和致病特征这一观点提供了额外的支持。目前已经提出了许多遗传模式和候选基因，但是遗传关联研究的缺点和假阳性在结果中产生了许多不一致之处。双胞胎研究表明，Graves 病的同时患病率仅为 22%，远低于先前的预期[65]。

迄今为止公认的最重要的易感性因素是与特定 HLA-DR 等位基因的关联。这些 II 类 MHC 基因在免疫应答中的作用使其成为极好的候选基因[66]。HLA-DR3 与白人的 Graves 病和桥本甲状腺炎有关，相对危险度为 2～6，而 HLA-DR4 和 HLA-DR5 在某些白人人群中与甲状腺肿相关，但与萎缩性甲状腺炎无关[67]。产后甲状腺炎与 HLA-DR5 的关联较弱。值得注意的是，非白人人群具有非常不同的 HLA 关联[68]。

详尽的家族研究仅发现了 HLA 区域与自身免疫性甲状腺疾病之间存在联系的微弱证据[69, 70]。这些结果提示存在其他易感基因座。在经过测试的候选基因中，包括编码免疫球蛋白、TCR 和各种细胞因子的基因，与 CTLA-4 基因的 2 个连锁多态性之间存在最牢固的关联，该遗传多态性同时存在于 Graves 病和自身免疫性甲状腺功能低下，带来大约 2 的相对风险[67, 68]。相同的多态性也介导 1 型

糖尿病的易感性，因此推测 CTLA-4 基因的常见功能性变异对自身反应性 T 细胞调节具有某些普遍影响。许多研究已经采用全基因组扫描来鉴定新的易感基因，但是他们的结果表明，没有基因发挥主要作用，相反，存在大量发挥小作用的基因[69]。检测候选基因的方法已经确定，与 PN 受体样 3 基因座一样，PTPN22 和 IL-2 受体（CD25）的多态性均与 T 细胞的调节密切相关，有助于疾病易感性。同时还发现 2 个新的促进疾病易感性的基因座，分别是 6q27 的 RNASET2-FGFR1OP-CCR6 区和 4p14 的一个基因间区[70, 71]。科学家们对 186 种免疫介导的疾病的易感基因座进行了更详细分析，已确定了自身免疫性甲状腺疾病的另外 7 个基因座。随着越来越多数据库的纳入，这个数字可能会进一步扩大[72]。TSHR 已被证实是 Graves 病而不是桥本甲状腺炎的易感位点[73]。

七、环境因素

来自 EAT 的研究已经确定了几种环境因素对甲状腺炎的影响（见上文），流行病学证据支持了其中某些环境因素在人类中的作用。只有这些因素才能解释意大利和其他地区描述的桥本甲状腺炎患病率的快速变化[74]。其中一个因素可能是饮食中的碘，因为碘化后会产生过多的甲状腺自身抗体和甲状腺炎[75]。如在 EAT 中一样，碘可能会增加甲状腺自身抗原的免疫原性或可能在毒性代谢产物的产生中起作用。也有证据表明环境毒素可能与甲状腺自身免疫有关[76]。放射性碘治疗或乙醇注射甲状腺

结节很少会引起患者的甲状腺自身免疫反应[77]。这种机制虽然不清楚，但可能与甲状腺自身抗原的释放有关（可能由于放射损伤而改变，因此具有更多的免疫原性），或与 [131]I 对辐射敏感性调节性 T 细胞亚群的影响有关。职业电离辐射暴露也可能是危险因素[78]。

除了先天性风疹综合征患者中这种病的高发病率外，没有任何令人信服的证据表明感染在自身免疫性甲状腺功能减退中起作用。流行病学研究表明，较差的经济和卫生状况实际上可以预防甲状腺自身免疫的发展，这可能是通过在发育过程中偏离自身免疫 Th2 反应而介导的[79]。

许多回顾性研究已经将初次评估之前的 1 年中的压力确定为 Graves 病的重要危险因素，但是这些调查在依赖回忆和其他有偏差的来源方面存在潜在的缺陷[80]。据推测，任何这种作用都可能是由于神经内分泌对压力的反应而改变，从而改变了自身反应性淋巴细胞的调节。过敏性鼻炎的发作与 Graves 病患者的复发风险增加有关，最可能的原因是发作期间产生的细胞因子具有 Th2 主导作用[81]。通过治疗获得的外源性细胞因子，特别是干扰素 -α（IFN-α），加剧了原有的甲状腺疾病和其他类型的自身免疫，并导致易感个体发展为自身免疫性甲状

腺功能减退[82]。其他具有免疫活性的物质也可引起 Graves 病，尤其是在服用消耗淋巴细胞的单克隆抗体阿仑单抗后的淋巴细胞重建阶段[83]。吸烟与 Graves 病，尤其是眼病的易感性增加有关，但是矛盾的是，戒烟会导致自身免疫性甲状腺疾病发病的一过性升高[84]。饮酒是保护因素[85]。

遗传和环境因素，以及年龄、胎次和女性等生存因素，都必须以一种有利的方式相互作用，以克服正常的免疫调节机制，才能发生自身免疫性甲状腺疾病，如瑞士奶酪事故模型（图 81-7）。

八、T 细胞介导的反应

已经进行了许多研究来描述自身免疫性甲状腺疾病的循环 T 细胞群的特征，但由于 T 细胞表型改变后的功能变化仍然不清楚，特别是在这个淋巴细胞区室中，任何改变的意义都是值得商榷的。虽然还没有完全达成共识，但似乎在桥本甲状腺炎活动期和 Graves 病中，CD8[+] T 细胞数量减少，同时表达 HLA-DR 等标志物的活化 T 细胞数量增加[86]。甲状腺淋巴细胞浸润中存在 CD4[+] T 细胞和 CD8[+] T 细胞，以活化的 CD4[+] 细胞为主[87, 88]。

人们的注意力集中在甲状腺内 T 细胞可能的克

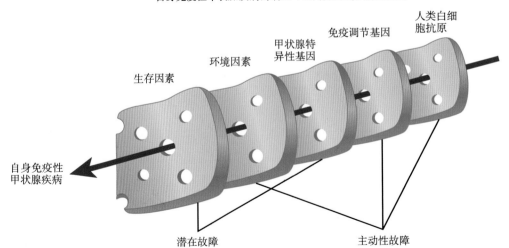

自身免疫性甲状腺疾病的瑞士（或阿齐亚戈）奶酪模型

▲ 图 81-7 这是一个出现自身免疫性甲状腺疾病的模型，展示了多种易感因素的影响如何协调一致使疾病在个体中发生，就像瑞士奶酪切片上的洞（所描绘的每个切片包含许多单独的组件，这些组件也必须对齐）
基于众所周知的瑞士奶酪人为事故模型，该模型包括主动性故障（如飞行员失误）和潜在故障（如飞机维护不善）（引自 Weetman AP: The immunopathogenesis of chronic autoimmune thyroiditis one century after Hashimoto. Eur Thyroid. 2012; 1: 243-250. 版权归作者所有。）

隆性限制上，但当分析 Graves 病中 IL-2 受体阳性（因此最近被激活）的甲状腺内 T 细胞时，TCR 限制的证据很少[89]。当该疾病在临床上被诊断时，多种抗原和表位与 T 细胞自身反应（所谓的免疫反应的扩散）有关。然而，桥本甲状腺炎中 CD8+T 细胞对 V 基因的限制使用可能反映了细胞毒性群体的克隆扩增，并已从该人群中克隆出细胞毒性 T 细胞[90, 91]。TG 和 TPO 结合的细胞毒性表位已经被识别，并且在长期患有桥本甲状腺炎的患者中发现了大量对此反应的 CD8+ T 细胞[92]。

自身免疫性甲状腺疾病的淋巴细胞浸润产生多种细胞因子，包括 IL-2、IFN-γ、TNF-α、IL-4、IL-6、IL-10、IL-12、IL-13 和 IL-15，患者之间存在一些差异，但不以 Th₁ 或 Th₂ 应答为主[93]。同样，这种情况可能反映了疾病的晚期阶段和在这些研究中分析的混合细胞群。最近发现的 Th₁₇ T 细胞亚群及其伴随的促炎症细胞因子在自身免疫性甲状腺疾病患者中也很突出[94]。另一个新发现的调节抗体产生的滤泡辅助 T 细胞亚群也在循环中增加，并

与甲状腺自身抗体水平相关[95]。在体外，以增殖、分泌迁移抑制因子或 B 细胞辅助活性为读数，已经在循环和甲状腺内的 T 细胞群中检测到作为全抗原或推测的肽表位的 TG、TPO 和 TSHR 的微弱反应[30, 50, 51, 58, 59]。也有人试图用这种系统来定义甲状腺抗原特异性抑制性 T 细胞，但由于使用的检测系统的非特异性和非生理学性质，采用这种方法在分析自身免疫性甲状腺疾病时遇到了挑战[30]。然而，有证据表明，自身免疫性甲状腺疾病患者的 CD4+、CD25+ 调节 T 细胞群存在缺陷，这与 EAT 中已知的情况相一致[96]。

九、B 细胞反应

在桥本甲状腺炎和原发性黏液水肿患者中，TG 和 TPO 抗体通常浓度很高（图 81-8），在没有循环抗体的患者中，可以通过培养甲状腺内淋巴细胞来检测[97]。这些抗体较少见，但仍常见于 Graves 病，而 TPO 抗体在产后甲状腺炎中较常见，而非 TG 抗

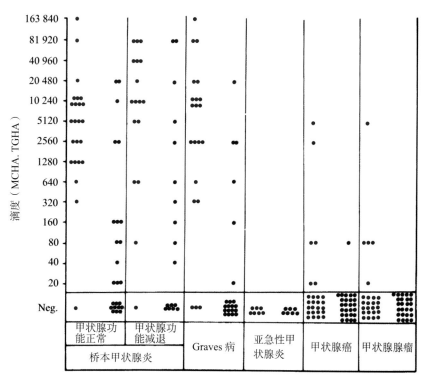

▲ 图 81-8　各种甲状腺疾病中微粒体 / 甲状腺过氧化物酶（TPO）血凝抗体（MCHA），显示为实心圆圈，以及甲状腺球蛋白血凝抗体（TGHA）的滴度

引自 Amino N，Hagan SR，Yamada N，Refetoff S：Measurement of circulating thyroid microsomal antibodies by the tanned red cell haemagglutination technique：its usefulness in the diagnosis of autoimmune thyroid disease. Clin Endocrinol 5：115-126.

体[6]。2 种抗体均表现出对 IgG1 和 IgG4 亚型的部分限制性和 TPO 抗体的 κ 轻链限制性[53, 98]，TG 抗体的致病作用尚不清楚，因为抗原上的表位间距太大，不能使结合的自身抗原交联从而固定补体，但这些抗体至少在体外可以介导 ADCC[98]。相比之下，TPO 抗体确实能固定补体，免疫组织化学证据已证实在自身免疫性甲状腺疾病的甲状腺内可形成终末补体复合物[99]。因为 TPO 位于甲状腺细胞的顶端表面和细胞质内，所以在正常情况下，TPO 抗体似乎不能获得自身抗原，这也是存在 TPO 抗体的健康个体和 TPO 抗体水平高的母亲所生新生儿甲状腺功能正常的原因。细胞介导的损伤可能是 TPO 抗体获得其抗原并致病所必需的。例如，IL-1α 等细胞因子可导致滤泡内甲状腺细胞间连接复合体的解离[100]。

针对 TSHR 的甲状腺刺激抗体（TSAb）是 Graves 病的标志，目前最好的抗体检测灵敏度高达 99%。在这些抗体明显阴性的 Graves 病患者中，几乎可以肯定的是，当前检测方法要么不敏感，要么只在甲状腺内产生这些抗体[101]。这些抗体通常是 κ 链限制性的，属于 IgG1 亚类[102]，这表明它们来自少量的 B 细胞克隆。现已证实，TSAb 也出现在一小部分自身免疫性甲状腺功能减退症患者中，但它们的作用被 TSHR 阻断抗体和破坏性过程所掩盖[103]。在一些患者中，2 种类型 TSHR 抗体相对比例的波动可能产生甲状腺功能亢进和甲状腺功能减退交替出现的令人困惑的情况，并且这种波动也可能发生在妊娠后[104]。在 10%～20% 的自身免疫性甲状腺功能减退患者中发现了阻断抗体，而在亚洲人群中，它们似乎与萎缩性甲状腺炎密切相关，而非甲状腺肿[105]。而在白种人中，它们也出现在桥本甲状腺炎中，而在这样的患者中甲状腺肿很可能是淋巴细胞浸润的结果[106]。是否存在独立于 TSHR 的生长刺激和生长抑制的免疫球蛋白群仍然存在争议。至少在 Graves 病[107, 108]中，介导甲状腺肿形成的是 TSAb。

十、致病机制

Graves 病显然是由 TSAb 的作用引起的，主要是通过 cAMP 通路，尽管在一些患者中 TSHR 抗体

可能使用其他信号通路，这提示基于这些抗体的效应功能进行细分[109]。TSAb 还通过增强局部血管内皮生长因子及其受体的表达来增加 Graves 病的甲状腺的血管分布[110]。在大约 15% 的接受了抗甲状腺药物治疗的 Graves 病患者中，数年后又出现甲状腺功能减退，这表明 Graves 病和自身免疫性甲状腺功能减退具有类似的破坏机制。在考虑到甲状腺滤泡细胞作为 APC 的作用后，这些共同的致病机制被详细阐述。

甲状腺细胞在自身免疫性甲状腺疾病中表达 MHC Ⅱ 类分子，但在正常情况下不表达，这一发现提示这种表达可能导致甲状腺自身抗原的出现，进而引发或加重疾病[111]。现已清楚，甲状腺细胞通常只有在受到干扰素 -γ 刺激后才能表达 Ⅱ 类分子，这意味着 T 细胞浸润必须先于这种表达，因此 Ⅱ 类分子的表达是次要事件，仅在小鼠甲状腺细胞上进行 Ⅱ 类分子的转基因表达并不能诱导 EAT[112]。此外，甲状腺细胞不表达 B7-1 或 B7-2 共刺激分子，因此只能对不再需要这种共刺激的 T 细胞起 APC 的作用，通常是那些先前已被激活的 T 细胞。体外实验证实，在这种情况下，甲状腺细胞可以作为 APC，但它们也能在需要共刺激的幼稚 T 细胞中诱导失能[113]（图 81-3）。从目的上讲，MHC Ⅱ 类分子表达可能是确保正常情况下外周 T 细胞耐受性的重要手段，但在甲状腺自身免疫的情况下，这种表达是破坏性的（图 81-9）。与多结节性甲状腺肿相比，TNF-γ 更容易诱导 Graves 病甲状腺细胞中 Ⅱ 类基因的表达，因此提示这一反应是受基因调控的[114]。

细胞因子对甲状腺细胞还有许多其他可能与致病相关的作用。除了对甲状腺生长和功能产生不利影响外，甲状腺细胞还表达了许多重要的免疫分子，以响应 Graves 病和自身免疫性甲状腺功能减退患者浸润白细胞局部产生的细胞因子[94]（图 81-10）。IL-1、TNF 和 IFN-γ 增强了 ICAM-1、LFA-3、CD40、MHC Ⅰ 类分子的表达，这种反应增强了细胞毒性 T 细胞介导裂解的能力[94]。一系列复杂的相互作用，包括趋化因子的分泌，在允许淋巴细胞进入甲状腺和某些情况下在甲状腺内发展成三级淋巴结构方面是重要的[115]。甲状腺细胞的破坏是由在甲状腺内积聚的含穿孔素的 T 细胞[116]和 fas 依赖的机

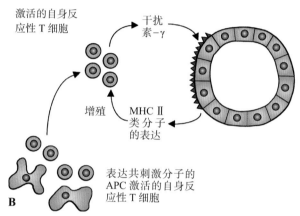

▲ 图 81-9　甲状腺细胞表达主要组织相容性复合体（MHC）Ⅱ类分子后的替代结果

幼稚 T 细胞需要共刺激才能激活，与 MHC Ⅱ类分子 / 抗原表位相互作用可以诱导无反应（A. 外周耐受）。如果 T 细胞接受经典抗原呈递细胞（APC）的共刺激，甲状腺细胞的Ⅱ分子类表达可以增强 T 细胞的反应（B）

制介导的[117]。据报道，桥本甲状腺炎中 IL-1β 刺激的甲状腺细胞表达 FasL，这可能导致与 Fas 的自我连接，从而导致细胞死亡[117]，这是一种独特的自杀类型，但这些发现没有得到一致的再现，Fas 连接的最终结果取决于一种复杂的调节途径，这种途径也可能涉及死亡配体 TRAIL[118]。细胞因子和其他毒性分子，如一氧化氮和活性氧代谢物，也可能直接导致细胞介导的组织损伤。

体液免疫很可能通过直接补体固定（TPO 抗体）和 ADCC 以一种次级方式加剧细胞介导的损伤[98, 119]。这些效应发生在 TSHR 阻断抗体对甲状腺细胞功能的抑制效应之外。甲状腺细胞在细胞因子的作用下增加了许多调节蛋白（CD46、CD55、CD59）的表达，这些蛋白可以防止自身免疫性甲状腺疾病中广泛的补体损伤引起的细胞死亡[87, 120]。然而，通过经典或替代途径启动的非致死性补体攻击，会损害甲状腺细胞的代谢功能，诱导其分泌 IL-1、IL-6、活性氧代谢物和前列腺素，这些

都能增强自身免疫反应[121]。与 T 细胞和 B 细胞一样，树突细胞和单核细胞 / 巨噬细胞在甲状腺中聚集，在甲状腺中它们可能作为能够提供共刺激信号的 APC 发挥主要作用。在甲状腺自身免疫的患者中检测到浆细胞样树突状细胞群的表型异常，这表明这些细胞可能也参与了潜在的致病性免疫调节缺陷[122]。在甲状腺浸润中发现了另一组炎症细胞，即 NK 样 T 细胞，这进而表明含脂分子在甲状腺自身免疫中发挥的作用[123]。

十一、自然病程和治疗反应

在许多局灶性甲状腺炎病例中出现的亚临床甲状腺功能减退症的自然病程，现已从流行病学调查中得到很好的证实，即除了这种生化图像之外，甲状腺自身抗体的存在也给永久性甲状腺功能减退症带来了相当大的未来风险，比单独存在自身抗体要大得多[124]。约 1/4 的产后甲状腺炎患者进展为永久性甲状腺功能减退症[6]，但与亚临床甲状腺功能减退症的情况一样，尚不清楚哪些因素会导致这种结果。一种推测是，由携带父亲抗原的胎儿细胞在分娩时转移引起的母亲微嵌合，导致持续的自身免疫反应增强，因此最严重的疾病将伴随着最大的细胞转移[125]。产后甲状腺炎也可能反映了妊娠期调节性 T 细胞功能增强后的一种免疫重建现象[83, 126]。

Graves 病和自身免疫性甲状腺功能减退症的自发缓解确实会发生，但似乎不常见，迄今为止，还没有前瞻性研究完全确定任何缓解是永久的还是暂时的。然而，有自身免疫性甲状腺功能减退症和 TSHR 阻断抗体的患者在 T4 治疗后似乎特别有可能进入缓解期，尽管对于这种缓解是否与抗体水平的降低有关没有达成共识[105, 127]。间歇性暴露于一种关键的环境因子可以解释一些缓解，值得注意的是，许多 EAT 动物模型自发缓解[128]。最近在治疗方面尝试的一个潜在因素是硒，但到目前为止证据还不明确。

抗甲状腺药物（卡比马唑、甲巯咪唑、丙硫氧嘧啶）治疗 Graves 病可使 TSAb 等甲状腺抗体下降，甲状腺炎严重程度降低，以及发生其他免疫改变（表 81-6）。这可能是因为抗甲状腺药物抑制甲状腺细胞释放促炎分子，这可以解释治疗期间免疫反应

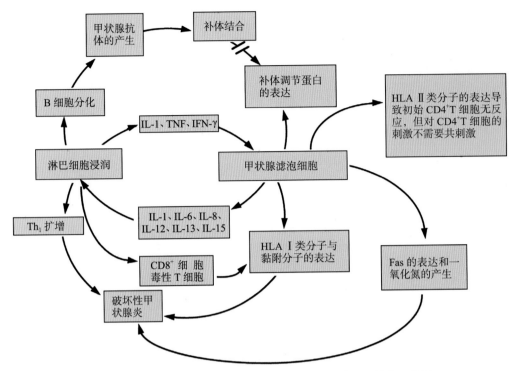

▲ 图 81-10 甲状腺细胞与免疫系统之间通过细胞因子的相互作用

白细胞介素 -1（IL-1）、肿瘤坏死因子（TNF）和干扰素 - γ（IFN-γ）诱导的补体调节蛋白的表达对补体介导的损伤具有保护作用，在适当的条件下，Ⅱ类分子的表达可诱导 T 细胞无反应，其他细胞因子诱导的事件将放大自身免疫过程（引自 Weetman AP，Ajjan RA，Watson PF：Cytokines and Graves' disease. Baillieres Clin Endocrinol Metab. 1997；11：481-497.）

表 81-6　抗甲状腺药物的免疫作用

体内
- 降低 TSHR、TG 和 TPO 抗体水平，但不降低非甲状腺自身抗体水平
- Graves 病和实验性 / 自发性自身免疫性甲状腺炎动物甲状腺淋巴细胞浸润减少
- 逆转胸腺增生
- 升高的活化 T 细胞和 CD69⁺ T 细胞循环水平的恢复及 CD4/CD8 比值的升高
- 循环中可溶性免疫反应标志物（末端补体复合物、CD8、ICAM-1）水平的降低

体外
- 抑制免疫球蛋白合成
- 氧代谢产物清除剂
- 促进 IL-2 的产生和 T 细胞增殖
- 甲状腺细胞对 IL-1、IL-6 和前列腺素合成的抑制作用
- MHC 分子对甲状腺细胞表面表达的不同影响

ICAM-1. 细胞间黏附分子 -1；IL. 白细胞介素；MHC. 主要组织相容性复合体；TG. 甲状腺球蛋白；TPO. 甲状腺过氧化物酶；TSHR. 促甲状腺激素受体

的改变及其甲状腺特异性[121]。

在放射性碘治疗 3～6 个月后甲状腺自身抗体显著上升，TSAb 和 TSHR 阻断抗体的不同效应可

能可以解释一过性的甲状腺功能障碍。一些患者在放射性碘治疗后，甲状腺相关眼病可能会短暂恶化[129]。这 2 种情况都可能与甲状腺自身抗原的释放或辐射对 T 细胞亚群的影响有关，因为 ¹³¹I 治疗后几周循环中活化的 T 细胞增加[130]。

毫无疑问，对 Graves 病免疫学基础的进一步认识将导致旨在重新诱导对 TSHR 的耐受性的以免疫学为基础的治疗。在给予高剂量 TSHR A 亚单位的新生小鼠的动物模型中，已经可以诱导出这种情况，从而防止了 Graves 病的进展[131]，而且任何这种治疗可能对眼病也有益。另外，T₄ 是一种治疗自身免疫性甲状腺功能减退症的简单方法，目前还不太可能有新的治疗方法。

十二、与其他疾病的关系

在 1/4～1/3 的甲状腺癌患者中发现甲状腺炎和甲状腺抗体，甲状腺自身免疫可能是甲状腺乳头状癌的危险因素，通过甲状腺损伤导致促甲状腺激素的增加[132]。先前存在的桥本甲状腺炎是原发

性甲状腺淋巴瘤发生的主要危险因素[133]。研究表明，患有自身免疫性甲状腺炎的女性患乳腺癌[134]、不孕不育、复发性流产[135] 和抑郁症[136] 的频率增加，在所有这些例子中，与甲状腺自身免疫相关的原因尚不清楚。最后，自身免疫性甲状腺疾病通过共同的遗传易感性与许多其他自身免疫性疾病相关，是 2 型自身免疫性多腺体综合征的公认组成部分，也是 1 型自身免疫性多腺体综合征的次要组成部分[137-139]。

十三、总结

自身免疫性甲状腺疾病是遗传因素和环境因素之间复杂相互作用的结果，其中许多因素尚待确定，它导致一种或多种控制甲状腺反应性 T 细胞和 B 细胞的机制失效。这些细胞可能或多或少地存在于所有个体中，只有当自身反应性淋巴细胞能够逃避耐受或忽视时，疾病才会发生。在自身免疫性甲状腺功能减退症中，细胞免疫反应和体液免疫反应都会导致组织损伤；在 Graves 病中，TSAb 的产生会导致甲状腺功能亢进。甲状腺细胞在自身免疫发展的多个阶段与免疫系统相互作用，其中许多相互作用似乎会加剧疾病进程。疾病的多步发展表明，针对 T 细胞和 APC 之间的相互作用或针对免疫调节 T 细胞亚群的新型药物，将有可能恢复正常的耐受性，并从免疫学角度治疗 Graves 病。

第82章 Graves 病

Graves' Disease*

Michele Marino　Paolo Vitti　Luca Chiovato　**著**

王　悦　郭　辉　施秉银　**译**

> **要　点**
> ◆ Graves 病是碘充足地区甲状腺毒症最常见的病因。
> ◆ Graves 病是一种由遗传因素和环境因素复杂相互作用导致的多因素疾病。
> ◆ 循环中刺激促甲状腺激素（TSH）受体的自身抗体（TRAb）是导致 Graves 病甲状腺表现的主要病因，包括甲状腺功能亢进和甲状腺肿。
> ◆ Graves 病也可伴随甲状腺外表现，包括眼病、更少见的皮肤病变（胫前黏液水肿）或杵状指。
> ◆ Graves 病导致的甲状腺毒症与其他病因导致的甲状腺毒症无区别。部分老年患者可能缺乏典型高代谢症状（淡漠型甲状腺功能亢进），但其心血管症状可能更加严重。
> ◆ 具备甲状腺功能亢进、甲状腺弥漫性肿大和眼病，Graves 病诊断即可成立。只在特殊情况下需要进行 TRAb 测定和甲状腺放射性碘摄取试验。甲状腺超声可用于测量甲状腺大小，有助于制订治疗计划。
> ◆ 通过抗甲状腺药物、放射性碘或手术可以纠正甲状腺毒症。治疗方案的选择应慎重考虑多方面因素，包括患者的意愿。

毒性弥漫性甲状腺肿，通常被称为 Graves 病，是一种独特的人类疾病。该病的首次报道使临床医生和科学家感到兴奋与困惑。甲状腺激素分泌过多（甲状腺功能亢进）和甲状腺弥漫性肿大是 Graves 病典型的临床特征。此外，它还常（但不总是）伴随一种眼部炎症性疾病，称作 Graves 眼病。一旦眼病出现，Graves 病的诊断基本确定。其他伴随症状还包括皮肤局部浸润性病变（胫前黏液水肿）和杵状指，它们较为少见。

Graves 病被归类为器官特异性自身免疫病，尽管鉴于甲状腺外表现，这种分类可能存在问题。其主要发病机制是抗 TSH 受体的循环自身抗体，模仿 TSH 刺激甲状腺生长和产生功能。因此，TSH 受体（TSHR）是 Graves 病的主要自身抗原。尽管 Graves 病的基础与临床研究已取得重要进展，但 Graves 病的潜在病因仍未完全阐明。但我们现在有一些线索有助于说明遗传背景和环境因素是如何打破免疫耐受，进而导致机体对 TSHR 的免疫反应扩大。

一些临床表现、实验室指标及影像学技术有助于诊断 Graves 病。在治疗方面，临床医生的治疗计划存在多种选择，其决策过程目前主要依赖由大量临床数据获得的经验。

---

*. 本章中带有背景色突出显示的部分为儿童内分泌相关内容。

一、历史背景

Graves 病是以弥漫性甲状腺肿和甲状腺功能亢进为特征的综合征。Robert James Graves（图 82-1）是一位才华横溢、卓有成就的爱尔兰医生，他为那个时代的医学发展做出了诸多方面的贡献[1]。他的突出地位归功于 1835 年首次描述报道了毒性弥漫性甲状腺肿，"……3 例长期剧烈心悸的女性，在每 1 个病例中存在同样的特征……甲状腺肿大，……"[2]。英国巴斯另一位不太出名的内科医生 Caleb Hillier Parry 于 1825 年也描述了一幅类似的情景，并注意到眼球突出是综合征的一个特征[3]。甚至在更早的 1805 年，意大利 Giuseppe Flajani 报道了 2 例颈部弥漫性肿胀伴心悸的病例，命名为"支气管囊肿"，但未能认识到肿胀起源于甲状腺[4]。1840 年，德国 Carl A.von Basedow 报道了由眼眶细胞组织肥大引起的眼球突出，这是对该综合征的第一个完整描述[5]。Von Basedow 被眼部显著病变所吸引，并将眼球突出作为该病的特征。他的描述被广泛传播，因此在大多数非英语的欧洲国家，这种疾病仍然被称为"Basedow 病"。1880 年，Ludwig Rehn 首次针对毒性弥漫性甲状腺肿进行了甲状腺切除术。1909 年，Kocher 因其在甲状腺手术方面的创新而被授予诺贝尔奖[6]。1886 年，Moebius 提出突眼性甲状腺肿是由于甲状腺功能亢进导致的[6]。1911 年，Marine 提出用 Lugol 碘溶液治疗 Graves 病[6]。20 世纪 40 年代初期，研究人员开发出硫脲类抗甲状腺药物[7]，Astwood 将其应用于甲状腺毒症的临床控制[8]。与此同时，波士顿和伯克利的物理学家和内科医生开始使用放射性碘（^{131}I）治疗甲状腺功能亢进症患者[9]。因此，在短短几年的时间里，医生和科学家开创了 Graves 病现代治疗的两大支柱。在接下来的 10 年里，Adams 和 Purves 于 1956 年发现了长效甲状腺刺激物（LATS）[10]，随后鉴定该刺激物为抗体，从而奠定了我们目前对 Graves 病发病机制理解的基础。Graves 病与现代医学的发展相伴随 2 个世纪，克隆 TSHR[11, 12] 只是最新的，但非最后一个值得纪念的 Graves 病研究报道。

二、流行病学

Graves 病是一种相对常见的疾病，是碘充足地区甲状腺毒症最常见的病因[13]。研究人员也陆续开展了一些关于 Graves 病在普通人群中患病率的调查。然而，由于在人口抽样中因人种差异采取的不同标准，以及诊断工具多年来的不断更新，不同调查之间相互比较较为困难。20 世纪 70 年代，美国进行的一项大型调查研究显示 Graves 病的患病率为 0.4%[14]。在意大利的一个村庄 Pescopagano 也发现了类似的患病率（0.6%），然而这是一个碘缺乏地区[15]。英国的 Whickham 调查显示，甲状腺毒症的患病率为 1.1%～1.6%（大约高出 3～4 倍），其中 Graves 病可能是最常见的病因[16]。最近在瑞典进行的一项研究表明，Graves 病的发病率为每年（21～25）/10 万[17, 18]。各种研究的 Meta 分析估计疾病的总患病率约为 1%，这使得它成为最常见的自身免疫病之一[19]。

膳食中碘的供给似乎是决定 Graves 病发病率的一个主要因素[20-27]。例如，突然补碘导致先前缺碘的 Tasmania 岛 3 年内甲状腺功能亢进发病率增

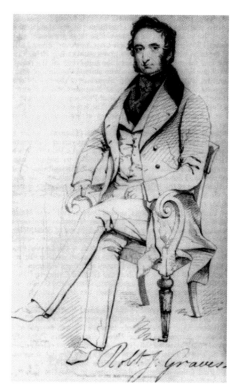

▲ 图 82-1　**Robert James Graves 博士肖像**

引自 Taylor S：Robert James Graves. The Golden Years of Irish Medicine. New York，Royal Society of Medicine Sevices，1989.

加了 3 倍[20]。虽然这种增加主要是由于碘诱发的自主高功能腺瘤或甲状腺肿引起的甲状腺毒症导致的，但也有证据显示在早期补充阶段，一些甲状腺毒症患者中存在 LATS 或 LATS 保护剂，这表明一些碘诱导的甲状腺功能亢进可能是由 Graves 病导致的。从 Tasmanian 研究之后，许多国家在实施补碘计划后都报道了碘致甲状腺毒症的增加[21-27]。甲状腺毒症主要发生在既往患有结节性甲状腺肿的老年人。然而在瑞士进行的一项研究发现，在逐步补充足量碘后，Graves 病的发病率有轻微、短暂的增加（图 82-2）[22]。甲状腺毒症的发病率在瑞典（16.6/10万）[23]、新西兰（15/10万）[24]、英国（23/10万）[25]和丹麦[26]有类似的增长，后者在年轻人群中尤为显著[27]。人群研究显示，在碘充足地区 Graves 病的发病率较高，但在碘缺乏地区，非自身免疫性甲状腺毒症的发病率更高。因此，通过比较两组基因相似，但在碘摄入量方面存在差异的人群（冰岛 碘充足 vs 丹麦 East Jutland 碘缺乏）可以发现，与碘缺乏人群（15/10万）相比，碘充足人群（20/10万）中 Graves 病的发病率略高。但碘缺乏人群（39/10万）中所有原因导致的甲状腺毒症的发病率高于碘充足人群（23/10万）[13]。显然，这些研究表明对 Graves 病发病率增加的恐惧不应阻止碘补充计划的实施。

尽管 Graves 病易感性可能存在种族差异，但

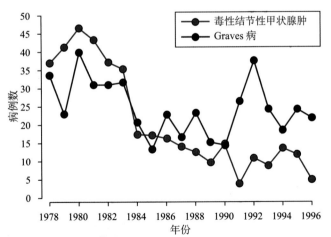

▲ 图 82-2　在瑞士，补碘后 Graves 病和毒性结节性甲状腺肿引起的甲状腺功能亢进发病率增加

改编自 Burgi H, Kohler M, Morselli B: Thyrotoxicosis incidence in Switzerland and benefit of improved iodine supply. Lancet 352；1034, 1998.

现有的比较研究中还未对其进行评估。与许多其他自身免疫病一样，Graves 病在女性中的发病率大约是男性的 5 倍。目前，对这一现象的原因只有部分解释，相关假说将在后面讨论。尽管 Graves 病在全年龄段（包括儿童）均可观察到，但其年发病率在一定程度上与年龄有关，高峰出现在人生的 40—60 岁。

三、病因学

自从 LATS 报道以来，大部分 Graves 病致病机制已经阐明。目前公认，Graves 病发病是由 T 细胞和 B 细胞介导的，主要针对甲状腺自身抗原 TSHR 的免疫过程。针对 TSHR 的自身抗体（TRAb）刺激相应受体，引起甲状腺功能亢进和甲状腺肿大。尽管对于 Graves 病发病机制的研究已有长足进展，仍有较多问题有待进一步阐明。多数研究人员认为 Graves 病是一种多因素疾病，由遗传因素、激素因素和环境因素的复杂相互作用导致机体打破对甲状腺自身抗原的免疫耐受，从而引发持续的自身免疫反应。

（一）Graves 病与遗传因素

内分泌学家通常可以简单地通过了解患者家族史来观察 Graves 病的家族性聚集情况。此外，还有大量证据表明 Graves 病存在遗传易感性。

双胞胎研究是支持 Graves 病遗传易感性的最强有力证据[28]。一些大型双胞胎研究证实，同卵双胞胎中 Graves 病发病的一致性（17%～35%）明显较异卵双胞胎高，该结果清楚地表明遗传对 Graves 病存在影响，但涉及基因的外显率较低[28-30]。

比较疾病在先证者亲属和一般人群中患病率的家系研究，是确定遗传易感性是否存在的一种工具。早期家系研究表明，Graves 病和自身免疫性甲状腺炎患者的一级亲属中，Graves 病和其他甲状腺疾病的患病率较高[31]。研究还显示，患者同胞中甲状腺自身抗体的阳性率高达 56%[32]，表明存在显性遗传模式。这些观察结果在高度选择性的人群中也得到了证实[33]，但由于选择性偏倚的存在，并不一定适用于一般人群。在对随机确定的先证者进行的一项开创性分离研究中，Hall 等发现，25% 甲状

腺抗体阳性父母的子代和14%甲状腺抗体阴性父母的子代血清中存在抗体，表明抗体阳性是外显率低于100%的多基因遗传模型[34]。随后研究发现，Graves病患者的同胞中显性Graves病患病率相对较低，更倾向于患亚临床甲状腺功能异常[33, 35-37]。Villanueva等发现36%的Graves眼病患者有Graves病或自身免疫性甲状腺炎家族史，其中23%的患者存在一级亲属患病[38]。Graves病先证者的同胞常发生自身免疫性甲状腺炎，相反的情况也成立[33, 36, 38]。以上结果表明，这2种疾病有一些共同的易感基因，但临床表现还取决于其他基因和（或）环境因素。其他非甲状腺相关的器官特异性自身免疫病在Graves病患者的亲属中也较为常见[33]。

这些数据及双胞胎研究结果表明，Graves病是一种复杂的多基因遗传性疾病。疾病某些临床表现，如血清中存在甲状腺球蛋白（thyroglobulin，TG）抗体和甲状腺过氧化物酶（thyroperoxidase，TPO）抗体，可能以高外显率遗传[33]。但由于遗传模式的复杂性，这些基因并不足以诱导该疾病的发生，还需要其他基因的参与。而且从流行病学研究和实验数据来看，环境因素通过对遗传易感性的调节发挥着重要作用。基于以上证据，目前已经发现许多候选的易感基因（表82-1）[33, 39-41]。

1. Graves病易感基因 在过去的20年中，生物医学研究取得令人瞩目的进步，使遗传学显著发展。尽管已经发现与自身免疫病，包括Graves病相关的易感基因，但它们的外显率似乎都相对较低，这表明遗传模型的复杂性及非遗传因素的显著作用[33, 39-41]。此外，可能是由于种族和环境的差异，近年的一些研究结果常相互矛盾，使得数据的解释较为困难[39-41]。早期数据主要来自关联研究，存在一定局限性[39-41]。过去10~15年中进行的部分研究利用了人类基因组计划，采用连锁分析或全基因组扫描，包括微卫星或单核苷酸多态性（SNP）的研究[39-41]。表82-1报道了迄今确定的Graves病的易感基因，并在随后的内容中进行讨论。

2. HLA复合物 HLA复合物位于人类6号染色体短臂，包含编码约100个基因的序列，多数参与免疫应答的调节[42]。HLA基因通常分为三大类。HLA-I类基因在绝大多数细胞表面表达（HLA-A、HLA-B和HLA-C）。HLA-II类基因在白细胞和免疫

表 82-1 Graves病相关的遗传决定因子

基 因	染色体定位	可能机制
HLA	6p21	改变抗原呈递
CD40	20q11	改变抗原呈递
CTLA-4	2q33	改变抗原呈递
PTPN22	1p13	改变T细胞活化
FCRL3	1q23	改变B细胞活化
Thyroglobulin	8q24	免疫耐受丧失/改变抗原呈递
TSH-R	14q31	免疫耐受丧失

细胞表面表达（HLA-DR）。HLA-III类基因包括一组编码免疫应答相关分子的异质基因，以及其他一些与免疫无显著关联的基因。由于HLA基因具有高度多态性，使得其成为研究疾病遗传机制的候选基因。最早发现的与HLA相关的自身免疫病是小鼠实验性甲状腺炎[43]。早期白种人群研究发现，Graves病与HLA-B8相关，相对危险度为3.9[43]。随后的研究也证实该单倍型影响Graves病的临床进程[39-41]。然而，随后的研究显示HLA-DR3（HLA-DRB1*03）与B8等位基因存在连锁不平衡，与Graves病存在更加密切的联系，被认为是最主要的易感等位基因[39-41]。在白种人群中，HLA-DQA1*0501也引起较高的发病风险[39-41]。该等位基因与B8和DR3处于连锁不平衡状态，引起Graves病的相对风险为3~4。对HLA-DR3的DRβ-1链测序结果显示，Arg74的精氨酸突变导致了GD易感性增高[39-41]。已经发现除高加索人外，不同的单倍型可能和不同的种族发病风险相关，如DQ3（非裔）和Bw46（亚裔），但是这些研究结果不能总是重复[39-41]。

总的来说，即使在普通人群中流行率较高的HLA等位基因，其相对危险度也较低。因此，对HLA基因位点多态性的连锁分析并不能经常发现与Graves病的相关性[39-41]。因此，尽管可能引起发病风险增加，但HLA基因在Graves病发病中只起到部分作用，既不是最主要的也不是唯一的易感基因。

3. CD40 CD40属于肿瘤坏死因子受体家族，在B细胞和其他抗原呈递细胞中表达，并参与B细胞的分化、增殖、抗体分泌、免疫球蛋白类别转

换、亲和力成熟及记忆细胞的生成[39-41]。连锁研究表明 CD40 基因与 Graves 病发病相关，随后对该基因进行测序，发现 5′ 端非编码区的一个 C/T 单核苷酸多态性位点与 Graves 病密切相关[39-41]。该位点的多态性影响基因的翻译效率，进而可能对 CD40 蛋白功能产生影响。

4. 细胞毒性 T 淋巴细胞相关因子 4　细胞毒性 T 淋巴细胞相关因子 4（CTLA-4）是一种 T 淋巴细胞表面蛋白，在免疫抑制中发挥重要作用[42]。已有证据表明 CTLA-4 与 Graves 病、自身免疫性甲状腺炎及甲状腺自身抗体的产生有关[39-41]。研究显示 CTLA-4 基因的变异与 Graves 病具有相关性。其中，一项大型研究表明 CTLA-4 基因位点 60 的多态性与 GD 易感性有关，可能是由于编码该分子可溶形式的 mRNA 表达减少所致[44]。但该结果并未在随后的研究中得到证实[45]。尽管 CTLA-4 属于 Graves 病的易感基因，但致病性变异仍有待确认，而且很可能与 GD 易感性有关的是由一种以上变异组成的单倍型[39-41]。

5. 蛋白酪氨酸磷酸酶基因 22　蛋白酪氨酸磷酸酶基因 22（PTPN22）是一种强大的 T 细胞活化抑制蛋白[46]。其基因位点 620 的单核苷酸多态性被认为与 Graves 病和自身免疫性甲状腺炎，以及其他一些自身免疫病相关[47]。但在不同种族中的研究结果存在较大差异[48]。

6. FCRL3　FCRL（Fc receptor like）基因家族编码许多参与 B 细胞信号转导控制的蛋白质[49]。最近的研究表明，亚洲人和高加索人中 FCRL3 基因的单核苷酸多态性与 Graves 病相关[50, 51]，FCRL5 也可能在 Graves 病发病中具有一定作用[52]。

7. 甲状腺球蛋白　甲状腺球蛋白（TG）不仅作为甲状腺激素的前体，也是主要的甲状腺自身抗原。全基因组筛选显示染色体 8q24 上的一个基因座与自身免疫性甲状腺疾病之间有很强的关联，此基因座位于 Tg 基因内[53]。Tg 基因的序列分析显示存在多个单核苷酸错义多态性，表明该蛋白质中的氨基酸变异可能是自身免疫性甲状腺疾病（包括 Graves 病）的病因[54]。最近有研究提出，Tg 启动子的单核苷酸多态性可改变与干扰素调节因子 -1 的相互作用，通过遗传 / 表观遗传机制诱导身免疫性甲状腺疾病的发生[55]。

8. TSHR　尽管 TSHR 在 Graves 病的发病机制中起着核心作用，但 TSHR 基因与 Graves 病的关联仍存在争议[39-41]。虽然已经发现 3 个 TSHR 相关的错义单核苷酸多态性可能与 Graves 病相关，但研究结果并不一致。因此，TSHR 基因的作用尚不确定[39-41]。

9. 其他基因　在寻找易感基因的过程中，其他一些涉及免疫反应的基因也被广泛研究。其中研究较多的是免疫球蛋白基因，但在关联研究中观察到矛盾的结果[39-41]。其他候选基因包括编码白介素 -1（IL-1）、IL-1 受体拮抗剂、白介素 2（IL-2）受体 α、肿瘤坏死因子受体 -2 和干扰素 -γ（INF-γ）的基因。这些基因大多数没有表现出与 Graves 病的明显关联[39-41]。Graves 病家系研究发现了其他一些与 GD 易感性有关的区域，分布在染色体 14q31、染色体 20、染色体 Xq21～22[39-41] 还有最近发现的染色体 10q[56]。

（二）Graves 病与环境因素

Graves 病患者的双胞胎和一级亲属外显率较低，提示环境因素在遗传易感个体发病中发挥主要作用。多项研究表明，各种非遗传因素可能促进疾病的发展。

1. 感染　多年来，无论是实验证据还是流行病学证据都表明，感染可能在 Graves 病的发病机制中发挥作用[57]。有报道称 Graves 病发病率存在季节和地理变化[58, 59]，但季节变化尚未得到证实[60]。与对照组相比，Graves 病患者中血型非分泌型比分泌型更容易感染。该研究是感染性病原体与 Graves 病病因相关的间接证据，尽管分泌状态的直接遗传效应也可以解释这些结果[61]。在 Graves 病患者中，有证据表明相当比例的患者近期存在病毒感染[57]。

分子模拟现象可以解释感染和 Graves 病之间的联系[57, 62]。分子模拟现象基于如下假设，即某些微生物抗原与自身抗原的交叉反应可能诱发针对自身抗原的自身免疫反应。小肠耶尔森菌与 Graves 病相关的报道已经被深入研究。早期研究发现 Graves 病患者血液中抗小肠耶尔森菌抗体的阳性率较高，且耶尔森菌抗体与甲状腺组织存在相互作用[63]。丹麦一项对照研究表明，无论与普通人群还是非患病双胞胎对照，Graves 病患者中的抗耶尔森菌 IgA 和 IgG 抗体的阳性率均更高[64]。在耶尔森菌和 Graves

病患者的 TRAb 中均发现了 TSH 的饱和结合位点[63]。用耶尔森蛋白免疫动物后，可产生与人甲状腺上皮细胞和 TSHR 反应的抗体[65]。总的来说，这些交叉反应抗体对甲状腺的亲和力很低，免疫反应是短暂的。在其他病原体中也发现了 TSH 的低亲和力结合位点，包括利什曼原虫和支原体[57]。尽管有以上研究报道，但在大多数耶尔森菌感染患者中并没有发生自身免疫性甲状腺病[66]。因此，支持耶尔森菌感染是 Graves 病诱因的证据有待证实。在 Graves 病患儿中抗幽门螺杆菌抗体的检出率更高[67]，最近有报道称 Graves 患者与 Cag-A 阳性幽门螺杆菌菌株之间存在关联[68]。两项发现均表明幽门螺杆菌可能在 Graves 病的发病中发挥作用，但尚需证实。

从理论上讲，病毒可以通过与自身抗原的相互作用、病毒蛋白在上皮细胞表面的永久性表达、HLA 抗原在上皮细胞上的异常诱导和分子模拟现象等多种机制触发自身免疫[57]。1989 年报道了 Graves 病患者甲状腺和外周血单个核细胞中存在 HIV-1 糖胺聚糖蛋白（HIV-1 glycosaminoglycan protein）逆转录病毒序列[69]，但对照组甲状腺中未发现病毒序列。然而，这一发现是个例，并没有在随后的研究中得到证实[70, 71]。免疫荧光显示 Graves 病患者甲状腺中存在人泡沫病毒抗原[72]。但在后续研究中，应用敏感性和特异性更高的技术未能在 Graves 病患者血液中检测出泡沫病毒 DNA 和抗病毒抗体[73, 74]。另一种 HIV-1 蛋白（Nef）与人类 TSHR 之间的同源性也有报道，尽管 Graves 病患者的血清与具有最高同源性的多肽没有交叉反应[75]。一种逆转录病毒蛋白 p15E 可以从 Graves 病患者甲状腺中分离，而无法从对照组腺体中分离[76]。值得强调的是，包括 p15E 在内的逆转录病毒样蛋白是由正常人类基因组编码的。虽然它们的功能尚不清楚，但在某些条件下（如炎症），它们可能在许多上皮组织中表达，可调节但不引起免疫反应[77]。因此，在 Graves 病患者的腺体中发现逆转录病毒序列或蛋白质可能是一种继发现象，而不是致病的原因。另一种逆转录病毒颗粒 HIAP-1 的抗体在 Graves 病患者中的检出率为 87.5%，而对照组为 10%～15%[78]。但与 Graves 病甲状腺细胞共培养的人 T 细胞中未检出 HIAP-1 颗粒[79]。

有一种高度推测性假说涉及超抗原[57]。超抗原是内源性或外源性的蛋白质，如微生物蛋白，能够通过与 T 细胞受体和 HLA Ⅱ类蛋白的非变异部分的分子相互作用诱发强烈的免疫反应。通过这一机制，超抗原在理论上能够刺激自身反应性 T 细胞的增殖，从而驱动自身免疫反应[57]。在 Graves 病和类风湿关节炎中均有类似的机制。体外超抗原在 IFN-γ 的介导下刺激甲状腺，诱导甲状腺细胞表达 HLA Ⅱ类分子[80]。这一观察结果的解释是，在自身免疫病中浸润甲状腺的淋巴细胞存在超抗原反应性 T 细胞，这些淋巴细胞可能在暴露于外源性超抗原后被激活。然而，超抗原假说没有得到进一步的研究，超抗原参与 Graves 病发病仍然是理论上的一种假说。

另一个假说，即所谓的"自身免疫的卫生假说"，意味着感染可能保护自身免疫病，而不是促进[57]。将免疫系统暴露于感染源中，可以更好地控制自身免疫反应。在这方面，提高生活水平与减少感染和增加自身免疫病的风险有关。Kondrashova 等报道在经济水平较低的人群中，甲状腺自身抗体的患病率显著降低[81]，这可能表明卫生假说可能适用于自身免疫性甲状腺疾病。该假说还需要进一步研究证实。

总之，尽管流行病学证据表明感染可能在 Graves 病发病过程中起重要作用，但我们仍然缺乏对病原微生物的明确鉴定及对微生物预防或促进疾病的合理解释。

2. 应激　早在对 Graves 病的首次描述中，就有人认为心理应激可能是 Graves 病的诱因[3]。临床医生常会关注到患者在 Graves 病发病前存在应激事件。到 19 世纪末，Graves 病仍然被认为是长期情绪紊乱的结果。基于横断面问卷调查，一些研究者发现应激性生活事件可以促进 Graves 病的发生[82-85]。然而，一些记录在案的事件（如与配偶或同事争吵）可能受到尚未被发现的甲状腺功能亢进患者行为的影响，因此是疾病的后果而不是原因。其他事件在很大程度上与患者的行为无关，如失业和经济困难。在一些研究中，要求患者对生活事件的应激性进行评分，Graves 病患者对这些事件的应激性排序高于对照组[82-85]。因此，甲状腺功能亢进患者对生活事件的感知可能不同。在横断面研究中，Graves 病发病率在德国二战期间有所上升，但在爱尔兰内乱期间或在德国占领比利时期间没有变化，这表明个人生活中的压力事件可能比社会压力更为重要[82-85]。另外，由于恐慌引起的慢性压力与 Graves 病的发生无关[86]。应激与促肾上腺皮质激素（ACTH）和皮质醇分泌增加有关，会导致免疫抑制，但也会引发其他与 ACTH 无关的免疫抑制现象[87]。然而，这种免疫抑制的恢复可能反弹性造成免疫亢进，促进自身免疫[88]。这种情况可发生在库欣综合征治疗后，还有众所周知的因妊娠免疫抑制，产后可能出现新的或复发的自身免疫病，包括 Graves 病[89]。

总之，目前有限但重要的证据表明，应激可能是 Graves 病病因的一个促成因素，可能也与其他易感因素有关。目前针对这个问题的研究都是回顾性研究，还没有前瞻性研究，因此可能存在一些偏倚。

3. 性别　Graves 病通常（但不仅限于）女性高发。在大多数研究中，任何年龄段女性与男性的发病率之比均为 5～10[15, 16]，尽管在儿童时期差异可能较小[90, 91]。虽然女性患病率偏高的原因尚不清楚，但一定有遗传因素和非遗传因素发挥作用。多项研究表明，女性的免疫系统更强[90, 91]，自身免疫现象和自身免疫病通常在女性中更为常见。大量证据表明，在自发和实验诱导动物模型（包括自身免疫性甲状腺炎模型）中，正常和异常免疫反应均存在性别差异[90, 91]。在这些模型中，雄激素似乎下调免疫反应，从而保护动物免受自身免疫的影响，而雌激素的作用总是不明确。尽管从动物研究中获得了数据，但很少有文献证据支持性激素在自身免疫反应中的作用[90, 91]。对于雌激素基线水平正常而对激素敏感性增加的妇女（如黄褐斑），自身免疫性甲状腺疾病的患病率较高[90, 91]。然而，还没有 Graves 病与外源性雌激素明确联系的报道。此外，甲状腺自身免疫常见于 Turner 综合征患者，他们通常雌激素水平较低[92]。相反，男性原发性性腺功能减退症如 Klinefelter 综合征患者，其 Graves 病或自身免疫性甲状腺炎的发病率并不高[93]。因而，人类染色体异常可能在很大程度上独立于性激素水平发挥重要作用。

妊娠是一个重要的危险因素，众所周知，产后

1 年妇女患 Graves 病的风险增加 4～8 倍[89]。其机制可能是在分娩后妊娠相关免疫抑制因子水平立即下降（反弹免疫）。然而，一项回顾性研究发现产后 Graves 病发病率与产次增加相关，这不支持产后是 Graves 病首次患病的主要危险因素[94]，同时发现产后确实是停用抗甲状腺药物后 Graves 病复发的危险因素[95]。产后免疫改变涉及的因素可能包括但不限于雌激素和孕激素[89, 96]。

除性激素外，X 染色体相关因素可以解释女性高发的原因。Graves 病家系的连锁分析在 X 染色体长臂上找到了一个可能的易感位点[39, 41]。尽管大多数 X 连锁疾病仅在男性表型上表达，但具有剂量依赖效应的基因可能决定女性优势。这一发现可能有助于解释女性和 Turner 综合征患者 Graves 病的发病率较高。X 染色体失活是一种表观遗传现象，也被认为与女性易感有关，因为它在 Graves 病或自身免疫性甲状腺炎患者中比在健康对照组更常见[97]。也有研究指出胎儿微嵌合体可能解释甲状腺自身免疫病的普遍性，尤其是女性 Graves 病高发，但该观点仍存在争议[98]。

4. 吸烟　许多研究认为吸烟与甲状腺疾病包括 Graves 病之间存在联系[99]。回顾性分析表明，吸烟者停用抗甲状腺药物后，患 Graves 病和眼病及甲状腺功能亢进复发的风险增加，这在女性中更为明显。这可能是由于烟草代谢物对免疫系统的直接作用和（或）对甲状腺细胞的破坏，使得甲状腺抗原暴露于免疫系统[99]。

5. 甲状腺损伤　有报道称，在局部注射乙醇治疗甲状腺结节后出现 Graves 病，推测可能是由于甲状腺抗原大量释放，从而诱发易感个体的自身免疫反应[100]。此外，有报道毒性甲状腺腺瘤或毒性结节性甲状腺肿在放射性碘治疗后出现 Graves 病或 TRAb 阳性，其发病机制可能也是甲状腺抗原的大量释放[101, 102]。

6. 碘、维生素 D 和硒　碘在 Graves 病发病机制中可能的作用已在前面进行了讨论。除碘外，其他环境因素也影响 Graves 病病程。据报道，Graves 患者的血清维生素 D 水平降低[103]，且与抗甲状腺药停药后甲状腺功能亢进复发率较高有关[104]，但是这些关联的机制尚不清楚[105]。同样，据报道，Graves 病患者与对照组相比出现硒缺乏[106]，硒的

抗氧化作用可解释这种现象。组织氧化应激是包括 Graves 病在内的甲状腺自身免疫病的发病机制之一，并且研究发现硒补充疗法对轻度 Graves 眼病的患者有益[107]。

四、病理学

目前，已很难观察到未经治疗的 Graves 病患者完整甲状腺组织病理。肉眼观，Graves 病患者甲状腺明显增大，表面光滑充血[108]。通常可见明显的锥体叶，腺体轮廓不规则，有多个小叶。光镜下可见肥大和增生，由于持续分泌激素导致滤泡小且缺乏胶质。滤泡上皮呈柱状，甚至出现假乳头状，血管扩张且充血。滤泡间可见不同程度的淋巴细胞浸润。T 细胞在间质中占优势，有时 B 细胞和浆细胞在淋巴滤泡中占优势。电镜下可见滤泡细胞内高尔基体增生或线粒体增多，以及大量微绒毛的出现，这些改变说明细胞活性增强。持续存在的 Graves 病，可能会导致明显的结节性腺瘤样病变，另外淋巴细胞浸润可能变得更为突出，类似于慢性甲状腺炎。术前使用抗甲状腺药物和碘治疗可显著改善活动性 Graves 病的病理变化。在接受治疗的患者中，血管增生和充血的程度显著降低，滤泡可以增大[108]。

五、Graves 病发病机制

尽管 Graves 病病因尚未完全阐明，但多年来，大量证据表明自身免疫机制在该病临床表现中发挥重要作用。自 1956 年第一次报道后[10]，多年来人们一直致力于 TRAb 的研究。目前认为虽然 TRAb 是甲状腺肿和甲状腺功能亢进症的重要致病因素，但免疫功能的紊乱涉及免疫系统的多个方面，包括 B 细胞和 T 细胞功能的变化。滤泡细胞本身也可能发挥独立的作用。

（一）TSHR 自身抗体

1. 命名法　TRAb 的命名法很复杂，并且很大程度依赖其在血清中的检测方法[109]。常用的方法是通过测定被血清免疫球蛋白竞争性结合而与其受体分离的放射性标记的 TSH 来反映 TRAb，但该检测方法不能测定抗体功能活性。过去，这些抗体被称为 TSH 结合抑制免疫球蛋白（TBII）。使用患者血清或纯化的免疫球蛋白刺激携带功能性 TSHR 的细胞系，通过测定培养基中环磷酸腺苷（cAMP）释放量可以反映 TSH 刺激性抗体（TSAb）[109]。在相同的生物测定系统中，也可以检测 TSH 阻断性抗体（TBAb）[109, 110]。TBAb 是部分萎缩性甲状腺疾病和甲状腺功能减退症的特征，但偶尔在 Grave 病患者中可以观察到这些抗体与 TSAb 共存。

2. Graves 病主要自身抗原：TSHR 的结构和功能　TSHR 是 TSAb 靶点的确凿证据来自于该蛋白的克隆[11, 12]。TSHR 是 G 蛋白偶联受体超家族的成员，其结构包括 7 个疏水跨膜结构域、1 个胞外 N- 末端结构域和 1 个胞内 C- 末端结构域。胞外结构域的多重糖基化约占其分子量（84kDa）的 20%。该蛋白的一级结构由 744 个氨基酸残基组成。其基因位于第 14 号染色体长臂（14q31），由 10 个外显子组成，合成一个多肽。其 N 端胞外 310 个氨基酸残基（即 A 亚单位）的脱落可能启动或增强免疫反应，部分原因是胞膜上的全受体在空间结构上阻断了具有免疫原性表位的暴露[111-114]。TSH 和 TRAb 的结合位点位于胞外区，且是空间结构的结合[111, 112]。TSAb 的主要结合表位位于细胞外区域的 N 末端，而 TBAb 的结合表位主要但不完全位于细胞外区域靠近细胞膜的 C 端[109, 111, 112, 115-117]。然而，TBAb 不能作为一个经典的抗体，这是因为其多样性及其结合位点遍布整个受体的胞外区[109, 112]。TRAb 在一定程度上对表位识别有异质性，可能是由于其在免疫应答过程中的表位扩展[112]。TSHR 的糖基化和二聚作用是否影响及在多大程度上影响抗体对 TSHR 的识别尚未完全阐明。

3. TSHR 抗体检测　目前，TRAb 体内生物测定的开创性时代已经被取代，许多实验室更倾向于选择不同的容易进行的体外测定方法，并且提供可重复性更好和更可靠的血清 TRAb 水平。放射受体分析最初使用从猪或人甲状腺溶解的 TSHR[118]，尽管这些方法的设计各不相同，但它们都依赖于从患者血清可溶性 TSHR 中置换出标记的 TSH，75%～95% 未经治疗的 Graves 甲状腺功能亢进患者检测结果为阳性。随后，所有这些方法都被第二代放射受体检测所取代，该检测采用了重组人 TSHR，在保持高特异度（99%）的同时具有较高的灵敏

度 [119, 120]。随着针对 TSHR 人单克隆自身抗体 M22 的分离 [121]，紧接着出现了一种敏感性优于放射受体分析法的酶联分析方法 [122]。放射受体和酶联分析均不需要持久的细胞培养，且容易获得（也包括商业购买的），因此在临床实践中是最常用的。

我们也可以通过体外生物测定 TSHR 细胞产生 cAMP 的能力来研究 TRAb 的功能和刺激特性。人甲状腺滤泡细胞 [123]、大鼠甲状腺细胞株（FRTL-5）[124, 125] 和稳定转染人 TSHR 的中国仓鼠卵巢细胞（CHO-R）[126-129] 均已用于此目的。通过这些检测，超过 90% 的未经治疗的 Graves 病患者可以检测到 TSAb（图 82-3）。而使用 CHO-R 细胞的系统与其他系统相比有一些优点，即它比较敏感且培养条件更容易，这也使得它在不同的实验室中更具可重复性。生物分析法的优点是可以提供 TRAb 功能特性的信息，并且可以通过改变检测方法，检测 TBAb [110, 128]。但是，它们需要永久细胞培养设备，还需要对血清中的免疫球蛋白成分进行预纯化，这些条件在常规实验室很难实现。后者已经被非常敏感的检测所克服，在检测中，cAMP 激活转染的萤火虫荧光素酶基因，在血清的 TSHR 刺激下产生化学发光 [130, 131]。此外，还建立了一种鉴别 TSAb 和 TBAb 的包被管法 [132]。该方法利用嵌合的 TSHR，其 TSAb 表位 8～165 被相应的 LH 受体残基所取代，这使得放射性标记 TSH 与嵌合受体结合的抑制作用有高达 95% 都是由 TBAb 决定 [132-134]。

4. 甲状腺刺激抗体在 Graves 病发病及自然史中的作用　随着在甲状腺功能亢进症患者血清中发现了一种半衰期比 TSH 长得多的刺激因子（LATS）TSAb [11]，TSAb 走进了历史，被认为是导致 Graves 病甲状腺功能亢进和甲状腺肿的原因。随后，该因子被证明是一种自身抗体 [135-137]。TSAb 在与 TSHR 的相互作用中表现为一种有效的激动剂，从而导致甲状腺功能亢进 [109]。研究报道 TSAb 阳性的孕妇，其 TSAb 抗体经胎盘转移到胎儿可能导致短暂的新生儿甲状腺素中毒，并随着 TSAb 从新生儿血清中清除而消失，为 TSAb 在甲状腺功能亢进发病机制中的作用提供了明确的证据 [138]。

TSAb 是寡克隆或单克隆的，这表明在 B 细胞水平上存在原发性缺陷 [109]。TSAb 主要由甲状腺浸润淋巴细胞和引流淋巴结淋巴细胞产生 [139]，也

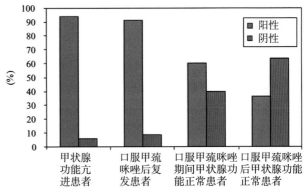

▲ 图 82-3　检测血清促甲状腺激素抗体在转染重组人 TSHR 的中国仓鼠卵巢细胞（CHO-R）中的阳性率

血清 IgG 是从未治疗和治疗的 Graves 病患者中纯化获取（改编自 Modified from Vitti P, Elisei R, Tonacchera M, et al: Detection of thyroid-stimulating antibody using Chinese hamster ovary cells transfected with cloned human thyrotropin receptor. J Clin Endocrinol Metab 76: 499-503, 1993.）

有外周血淋巴细胞合成的文献记载 [140-142]。如上所述，在 90% 以上未经治疗的 Graves 甲状腺功能亢进患者中可以检测到 TSAb。小部分 Graves 病患者不能检测到 TBII 或 TSAb，这可能是由于这些自身抗体的血清水平太低导致目前方法无法检测。也有假说猜测是因为他们的 TRAb 只在甲状腺内局限性产生 [143]。此外，有研究发现 TSAb 与血清三碘甲腺原氨酸（T_3）、血清 TG 水平及甲状腺肿大小呈正相关 [109]。

在长期使用抗甲状腺药物治疗期间，TRAb 水平通常会下降 [144-146]。这种现象被认为是由于药物的免疫抑制作用 [147]，但也可能是由于甲状腺毒症的纠正，甚至可能是疾病自然转归 [109, 148]。

5. 其他抗原　除了 TRAb，抗 TG 和 TPO 的自身抗体通常也存在于 Graves 病患者中，尽管对这 2 种抗原的自身免疫通常被认为是一种没有致病意义的继发性现象 [149]。最近，胰岛素样生长因子 -1 受体（IGF1-R）被认为在 Graves 病，特别是其甲状腺外表现（Graves 眼病）中可能发挥作用。该受体在甲状腺上皮细胞和眼眶成纤维细胞中均有表达，Graves 病患者体内已检测到抗该受体的自身抗体 [150]。

（二）细胞免疫

特异性自身免疫反应（体液或细胞介导）的必要条件是抗原特异性 T 细胞 [151]，T 细胞的活化需

要在 HLA 分子帮助下呈递抗原肽，这项工作是由一种称为专职抗原呈递细胞的特殊免疫细胞亚群完成的。辅助性（CD4+）T 细胞激活后，根据其细胞因子产生模式可分为 2 个功能亚型：Th₁ 亚型主要参与迟发型超敏反应，Th₂ 亚型主要参与体液免疫反应[151, 152]。Th₁ 细胞产生肿瘤坏死因子 –β、IFN-γ 和 IL-2；Th₂ 细胞主要分泌 IL-4、IL-5、IL-6 和 IL-13。Th₁ 细胞与器官特异性自身免疫性疾病有关，这一作用似乎是由 Th₁ 细胞中产生独特 IL-17 的 Th₁₇ 亚型发挥[153]。由特异性抗原激活的 T 淋巴细胞亚群和抗原呈递细胞产生的细胞因子环境决定了免疫反应的方向，是倾向 Th₁ 细胞介导的组织损伤反应、还是倾向 Th₂ 介导的更显著的体液反应，或在两者之间达到平衡[153]。

对 Graves 病患者的研究显示，外周循环和甲状腺中的 T 细胞都是被激活的[154, 155]，有研究通过表面单克隆抗体表型来探索甲状腺中浸润的 T 细胞。Graves 病中 CD8+（抑制／细胞毒性）T 细胞的百分比明显低于自身免疫性甲状腺炎[154, 156]。CD4+（辅助／诱导）T 细胞群的表型主要由记忆细胞组成，进一步的研究涉及浸润性 T 细胞的克隆，大多数 T 细胞系属于记忆性（CD4+、CD29+）细胞亚型，并可以在自身甲状腺滤泡细胞或甲状腺抗原的刺激下显著生长和（或）产生细胞因子[154, 156]。

CD4+T 细胞是在自身免疫病中最常见的浸润甲状腺的细胞，由功能不均一的 T 效应细胞（Teff）和少量的（10%）T 调节细胞（Treg）组成[157]，后者表达 CD25（IL-2 受体 α），对维持外周耐受至关重要。Treg 通常通过 Foxp3 的表达来识别，Foxp3 是 Treg 发育所必需的一种转录因子，这些细胞通常分泌 IL-10 和转化生长因子 β（TGF-β）诱导耐受。新生儿胸腺切除和放射治疗可导致多器官自身免疫病，从而为自然 Treg 提供证据。因此，这些细胞的作用主要是预防器官特异性自身免疫反应的发展。低水平自身抗原的循环使 Treg 处于激活的基础状态，其稳态水平足以预防自身免疫的发展。然而，正如在实验性自身免疫性甲状腺炎中观察到的那样，免疫原性刺激可以克服 Treg 和自身反应性 T 细胞之间的克隆平衡，理论上，Graves 病也可能出现类似的现象。最近的研究表明，未经治疗的 Graves 甲状腺功能亢进患者的循环 Treg 细胞减少，并且与 TRAb 浓度呈负相关[158]。

细胞因子谱显示甲状腺内 T 细胞主要是 Th₁ 亚型[154, 156, 159]，TSHR 反应性克隆也是如此[160]，这一发现在主要以 TSAb 作用为特征的 Graves 病等疾病中有些出乎意料[160]。然而，值得注意的是，Th₁ 细胞也可能通过分泌 IL-10 激活 B 细胞进而诱导抗体产生[139]。与其一致的是，TRAb 更多的是由 Th₁ 细胞选择性诱导的 IgG1 亚类[109]。在 TSHR 自身反应性 T 细胞中也检测到相当比例的 Th₀（未呈递）细胞[154, 156]。

器官特异性自身免疫过程的基础是自身靶组织抗原特异性 T 细胞之间的相互作用，从而导致自身反应细胞的选择和克隆性扩增。这种相互作用的特异性是由成熟 T 细胞抗原受体的可变（V）链与恒定（C）和结合（J）区域的体细胞重排引起的[161, 162]。当一种免疫反应启动时，携带抗原特异性 T 细胞受体的 T 淋巴细胞受到刺激并克隆性扩增。根据这一概念，在 Graves 病甲状腺细针穿刺获得的 T 淋巴细胞中观察到 T 细胞受体 $V<pi>ja$ 和 $V<pi>jb$ 基因的限制性使用[163]。在对 Graves 病甲状腺手术标本进行检测时，一些研究[164-166]，但不是所有研究[167, 168]，证实了对 T 细胞受体 $V<pi>ja$ 或 $V<pi>jb$ 基因的选择性应用。这些观察结果表明，Graves 病患者的甲状腺在发病初期对甲状腺自身抗原有高度选择性反应，随后，自身免疫反应发生扩散，导致 T 细胞受体基因限制性降低。

自身反应性 T 细胞的抗原特异性也被检测，对培养的甲状腺滤泡细胞或其亚细胞的初步研究显示，它们受到了 TSHR 以外的自身抗原的刺激，因此 T 细胞的抗原特异性是值得怀疑的。事实上，在 Graves 病患者的甲状腺中也存在 TPO 和 TG 特异性 T 细胞[160]。然而，自从 TSHR cDNA 克隆以来，许多实验室已经寻找到 TSHR 特异性 T 细胞克隆并研究它们的作用。有研究利用 TSHR 肽，鉴定出 Graves 病患者和健康对照者外周血单核细胞的特异性反应和阳性刺激指标[165]。此外，在鉴定 TSHR 的免疫显性 T 细胞表位方面，研究们也付出了相当大的努力。一项研究显示大多数 Graves 病患者的淋巴细胞可识别出 4 种不同的肽[169]。最近，另一类免疫显性表位肽也被提及[170]，单倍型 HLA 和其他尚不清楚的因素有可能决定个体患者中哪个表位是免疫显性的。总之，这些观察结果表明 TSHR 中存在免疫显性 T 细胞依赖性表位，这些表位至少部分可能在不同患者中出现。鉴定 T 细胞依赖的表位对于设计治疗 Graves 病的免疫方法非常重要，如耐受性疫苗或抗原特异性淋巴细胞缺失。

与自身免疫性甲状腺炎等破坏性自身免疫过程不同的是，在 Graves 病等疾病发病机制中，淋巴细胞或巨噬细胞释放的因子和物质构成的网络不起主要作用，而是自身抗体发挥更为重要的作用。尽管如此，最近的研究强调了趋化因子在 Graves 病中可能也具有一定的重要性[171]。趋化因子是一类能诱导不同白细胞亚型趋化的多肽，它们的主要功能是将白细胞聚集到炎症部位。近年来，大量实验证据支持 IFN-γ 诱导的趋化因子（CXCL9、CXCL10 和 CXCL11）及其受体 CXCR3 在内分泌腺自身免疫病的早期发挥重要作用。当 IFN-γ 刺激后，内分泌细胞分泌 CXCL10，并招募 Th₁ 辅助淋巴细胞表达 CXCR3 和分泌 IFN-γ，从而使自身免疫性炎症持续存在。在 Graves 病中，初诊甲状腺功能亢进患者血清 CXCL10 水平升高，甲状腺功能恢复正常时 CXCL10 水平降低，说明其与该病的炎症活跃期有关[171]。

（三）甲状腺滤泡细胞和浸润甲状腺的免疫细胞

自 20 世纪 80 年代中期以来，人们一直在思考甲状腺原发性缺陷是否与甲状腺自身免疫病的发病有关[172-174]。有研究发现自身免疫性甲状腺疾病患者的甲状腺细胞表达 HLA- Ⅱ 类抗原（DR），而这些抗原通常存在于专职抗原呈递细胞上，据此提出了一种假设，即这些分子的异常表达可通过直接自身抗原呈递引发甲状腺的自身免疫[175, 176]。后续研究认为，HLA- Ⅱ 类抗原在甲状腺细胞上的表达是一种继发现象，而不是一种原发现象，这是由淋巴细胞浸润释放的细胞因子决定的[177, 178]。IFN-γ 等细胞因子可诱导甲状腺 HLA-DR 的表达，进而诱导易感小鼠和易感人群发生甲状腺炎[179]。此外，IFN-γ 在转基因小鼠中的过度表达引起甲状腺结构的破坏而导致甲状腺功能减退[180, 181]。然而，IFN-γ 可能不是唯一的决定因素，因为它的遗传缺陷可以降低实验性甲状腺炎的严重程度，但并不能消除病

变[182]。在甲状腺炎的实验模型中，HLA- Ⅱ 类抗原表达是一种迟发现象，只有在浸润出现后才会发生，尽管这种观察可能取决于所用检测系统的灵敏度[183, 184]。因此，HLA- Ⅱ 类抗原的表达可能不是 Graves 病的主要发病机制，而是与自身免疫反应的持续和增强有关的次要因素。在这方面，甲状腺细胞已经被证明能够在有和没有专职抗原呈递细胞的情况下均能够刺激 T 淋巴细胞[185, 186]。而 Graves 病患者外周血单核细胞与同源甲状腺细胞共培养诱导 T 细胞活化、IFN-γ 产生及甲状腺细胞 HLA- Ⅱ 类抗原表达[173, 187]。有证据表明，HLA- Ⅱ 类分子的基因遗传可能影响小鼠实验性自身免疫性甲状腺炎的易感性[188]，但这种现象在 Graves 病中尚未得到证实。

来自于实验性动物模型的证据也支持甲状腺细胞及其表面 HLA-DR 表达的致病作用。大多数试图通过用 TSHR 或 TSHR 衍生肽免疫小鼠来建立 Graves 病模型的尝试都失败了，相关内容将在后文详细阐述。与之相对的是，用共表达 HLA-DR 和 TSHR 的非经典抗原呈递细胞（成纤维细胞）进行免疫，用表达 TSHR 的质粒进行基因免疫，或用表达 TSHR 亚单位的腺病毒进行感染，都证明是成功的。因此，Graves 病的实验模型意味着需要将 TSHR 作为内源性抗原进行处理，并将其装载到 MHC Ⅱ 类分子上，以呈现给 CD4⁺T 细胞。

在 Graves 病的甲状腺组织中，一些 HLA-DR 天然配体被鉴定为 TG 肽，提示 HLA-DR 与 TG 或 TG 片段之间的结合可能参与维持自身免疫性炎症过程[189]。

甲状腺细胞局部产生趋化因子可能是免疫细胞聚集的原因[190]。专职的抗原呈递细胞，如树突状细胞、巨噬细胞，甚至 B 细胞，也存在于甲状腺淋巴细胞浸润中，与甲状腺细胞密切相关，参与甲状腺自身抗原呈递[191, 192]。

专职的抗原呈递细胞在其表面表达一个称为 B7 的共刺激蛋白家族，该家族在抗原呈递过程中与辅助性 T 细胞表面的分子（CD28 和 CTLA-4）相互作用[193]。这种共刺激过程对于确定免疫反应的方向至关重要，因为它的缺失可能导致抗原特异性 T 细胞的无能和（或）缺失。B7-1 和 B7-2 分子在 Graves 病患者的甲状腺细胞上不表达[194]，这

表明这些细胞必须依赖来自专职的抗原呈递细胞的其他共同刺激分子[193]。共刺激分子也可能影响 Th₁ 或 Th₂ T 细胞表型[151]。针对这一点，对抗原呈递的研究表明，在缺乏 B7 分子等共刺激信号的情况下，如果专职抗原呈递细胞已经建立了免疫应答，甲状腺细胞的 HLA-Ⅱ类分子表达将导致 T 细胞持续活化，而它会诱导天然的，以前未刺激过的 T 细胞产生外周耐受[194]。

（四）Graves 病动物模型

目前还没有类似人类 Graves 病的自发性动物疾病的报道，用可溶性 TSHR 免疫只会导致缺乏刺激活性的抗体而不会导致甲状腺功能亢进。近年来，用不同的方法成功地诱导了甲状腺功能亢进和甲状腺肿，如小鼠通过注射表达 TSH-R 的活细胞（专职或非专职抗原呈递细胞）或包含 TSH-R cDNA 的质粒或腺病毒进行免疫，这使得人们对 Graves 病的发病机制，如抗原呈递、T 细胞作用和体液免疫，以及 TSH-R 单克隆抗体的产生有了一定的认识[195-197]。

在第一种使用表达 TSH-R 的活细胞的模型中，注射 MHC Ⅱ类分子和人 TSH-R 共转染的成纤维细胞后，90% 的雌性 AKR/N 小鼠产生了抗 TSH-R 抗体，25% 的小鼠出现了具有 TSAb 活性的甲状腺毒性[198]。甲状腺功能亢进小鼠甲状腺肿大，甲状腺细胞肥大，但未见淋巴细胞浸润。在另一个采用类似方法的模型中，注射了表达 TSH-R 的 CHO 细胞的仓鼠产生了抗 TSH-R 抗体，30% 的动物发生了甲状腺功能亢进[199]。在第三种模型中，将稳定表达人或小鼠 TSH 受体全长的小鼠 B 细胞或表达 TSH-R 胞外区（后者单独或与可溶性 TSH-R 胞外区一起）的人胚肾细胞注射到 BALB/c 小鼠体内，也可出现甲状腺毒症。尽管小鼠在免疫后 5~6 个月可检测到 TSAb、出现甲状腺肿和甲状腺功能亢进（50%~100% 的发生率），但甲状腺组织学与 Graves 病并不相似[200, 201]。

如前所述，第二种方法是使用质粒或腺病毒 TSH-R cDNA 载体进行免疫。而在使用质粒方法建模中，将编码人类 TSH-R 的 DNA 注射到 BALB/c 小鼠中，导致几乎所有动物都产生了抗 TSH-R 抗体，但其中只有少数动物具有 TSAb 活性，没有发生甲状腺功能亢进的证据[202]，此方案在优化后获得了 TSAb 活性和甲状腺功能亢进的结果[203, 204]。值得注意的是，这一模型在其他研究中无法复制[195]。在另一个采用类似方法但使用远交系小鼠的模型中，25% 的雌性动物出现了 TSAb、甲状腺功能亢进和甲状腺肿[205]。

使用编码人 TSH-R 基因的腺病毒载体已被证明能有效诱导小鼠 Graves 样甲状腺功能亢进。使用该方法进行的第一项研究中，50% 的 BALB/c 小鼠和 25% 的 C57BL/6 小鼠成为了伴有 TSAb 活性的甲状腺功能亢进，而其它品系则保持甲状腺功能正常，从而证实了遗传背景的重要性[206, 207]。甲状腺功能亢进动物甲状腺是增生的，但无淋巴细胞浸润。此外，用仓鼠也建立了类似的模型，通过注射转染 TSH-R 腺病毒的树突状细胞获得了类似 Graves 病的特征[195, 197]。

尽管在这一领域取得了很大的进展，如第 83 章所述，但目前还没有明确的 Graves 眼病动物模型。

Graves 病动物模型与人类疾病的病理、血清学、临床和实验室结果这几类特异性综合特征相似，但似乎不能完全复制。特别是典型的甲状腺组织学，这似乎是最难复制的特征，甲状腺细胞肿大和淋巴细胞浸润从未在实验动物中同时出现。尽管如此，该领域仍在发展壮大，一个"完美"Graves 病模型将有望出现，这会积极影响我们对该病发病机制的认识及其治疗方法的探索。

六、Graves 病临床特征

Graves 病（GD）典型表现包括甲状腺毒症的症状和体征、弥漫性甲状腺肿及典型眼病。少见临床表现包括胫前黏液水肿和杵状指。多数病例起病较缓，往往历经数周或数月，但部分患者可急性起病。多数病例症状轻微，数年后才明确诊断。GD 部分症状（如浸润性突眼和胫前黏液水肿）几乎为此病特有，有助于病因鉴别，但许多症状完全由甲状腺毒症导致，只是在 GD 程度更重，无法用于疾病鉴别诊断。

（一）Graves 甲状腺功能亢进临床表现

GD 的甲状腺毒症症状与其他病因无异[208]。人体器官多对甲状腺激素敏感，在激素超量时发生相应变化。甲状腺毒症累及多个系统，共同组成 GD 典型临床表现。患者出现多系统异常时很少被误诊。然而受到起病年龄、甲状腺毒症严重程度、病程，以及未知的个体因素的影响，甲状腺毒症的临床表现变异度很大，部分患者症状轻微，部分患者表现典型。

1. **甲状腺**　尽管少数患者甲状腺肿大呈结节状（特别在碘缺乏地区），但多数 GD 患者甲状腺肿大通常呈对称性（图 82-4）。真性结节与增生的腺体小叶有时较难鉴别。患者甲状腺肿大程度各异，部分甚至无肿大。如今重度甲状腺肿已不常见，此情况可能与碘营养改善有关。重度甲状腺肿大可伴颈静脉充盈及 Pemberton 征阳性（抬高上臂时颈静脉充盈）。甲状腺触诊通常较韧，但较自身免疫性甲状腺炎者软。短病程、重度甲状腺肿大者可出现震颤及血管杂音。对于眼病患者，眼病严重程度似与甲状腺的大小相关[209]。

2. **皮肤及附属器**　甲状腺毒症患者皮肤较薄，潮湿、温暖，肝掌常见。尽管意义不明，皮肤划痕征和瘙痒屡有报道，也可出现荨麻疹[210, 211]。白癜风较为常见，但并非继发于甲状腺毒症，而是作为自身免疫性皮肤疾病共存[210, 212]。患者发质脆弱，常见轻度均匀性脱发而斑秃少见。指甲软而易损，其上可见纵向条纹，长病程者可有甲床剥离征（指甲从甲床分离）。胫前黏液水肿和杵状指亦可出现（见后文）。

3. **心血管系统**　作为甲状腺激素的主要靶器官，心血管系统异常在 GD 患者常见。事实上，GD 患者常因心脏相关症状就诊，而心脏并发症可能是 GD 患者，尤其老年患者的主要问题[213, 214]。甲状腺毒症导致心脏收缩力和变时性增加。总体而言，周围血管舒张造成血管阻力降低，进而引起心输出量增加是 GD 患者心血管系统主要的病理生理变化。而心脏负荷增加导致氧耗增加，在既存冠心病的患者可能诱发心绞痛[213, 214]。甲状腺毒症患者最常见心动过速和心悸。心衰或既往有冠心病的患者可有劳累或静息状态下呼吸困难、胸痛，以老年患者多见[213, 214]。甲状腺毒症患者因心脏储备功能减少常感活动耐量下降[215]。

在体格检查中，甲状腺毒症患者常见静息性心

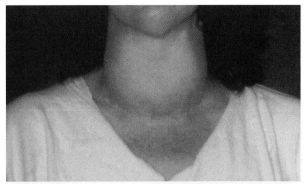
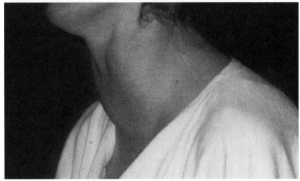

▲ 图 82-4　**Graves** 病患者对称、弥漫性肿大的甲状腺

动过速。患者可有心律失常，从偶发期前收缩到心房颤动均可出现。心脏听诊可闻及心音亢进及心前区收缩期杂音，可能与二尖瓣脱垂有关。极少数患者（尤其老年患者）可因心衰出现下肢水肿。少数患者无明显心衰表现，仅表现为周围型水肿。心脏和周围血管改变导致脉压增大[213, 214]。

GD 心电图表现无特异性，包括窦性心动过速、ST 抬高、QT 缩短和 PR 延长[213, 214]。10%～25% 的患者出现心房颤动或房扑，老年患者尤为常见，高达 60% 的患者（尤其是新发甲状腺功能亢进和心房颤动）可在甲状腺功能亢进纠正后恢复[216]。新近研究发现，β_1 肾上腺素受体和 m_2 毒蕈碱受体的刺激性自身抗体可能参与心律失常发生[217]。有潜在冠脉疾病的患者可呈现缺血性改变。GD 患者可出现 Wolff–Parkinson–White 综合征。胸部 X 线片或心动超声可见心脏增大，多由心肌肥厚导致[213, 214]。此外，甲状腺毒症患者 QTc 间期测定常见心室复极延迟[218]。

观察发现年轻甲状腺毒症患者心衰可被逆转，这也提出一个问题，即甲状腺毒性心肌病是否独立于未被检出的既有心脏病而独立存在[213, 214]。从机制上，高输出量心衰可能是由周围血管扩张和钠水

潴留引起的外周循环变化造成而并非心脏泵功能衰竭。然而持续性快速心律失常已被证实可损害心肌细胞收缩力，并被用于解释年轻患者中甲状腺毒症所致的心力衰竭[219]。GD 心脏并发症好发于老年患者，而后者可能存在潜在心脏病。心衰多见于心房颤动患者或缺血性心脏病患者[213, 214]。

据报道，GD 与心血管疾病死亡率的轻微升高有关[220]。然而，在针对所有病因导致的甲状腺毒症的大样本人群研究中并未观察到新治甲状腺功能亢进患者病死率显著增加[221]。先前研究中也获得了类似的阴性结果[222]。

4. **消化系统**　GD 患者由于分解代谢增加常有易饥、消瘦。胃肠蠕动增加导致排便增多，腹泻则较为少见[223]。上述症状可造成吸收不良和脂肪泻并进一步加重消瘦[212]。自身免疫性萎缩性胃炎和（或）胃炎也可能与 GD 有关[212]。目前虽无甲状腺激素肝毒性的报道，但甲状腺毒症患者常伴肝酶轻度升高[224]。甲状腺毒症所致肝功能异常可持续数月，在抗甲状腺药物治疗期间需与药物不良反应鉴别。

5. **神经系统**　精神神经症状是 GD 临床表现的重要构成部分[225]，以失眠和易怒最为常见。患者常躁动不安、情绪激动，询问病史时明显话语增多而语速增快。GD 患者注意力下降。上述情况有时会使临床医生将 GD 与躁狂症混淆。GD 患者常伴有疲乏和困倦，有助于将其与躁狂症或躁郁症鉴别。部分患者表现为"淡漠型甲状腺毒症"，即严重的淡漠、嗜睡和假性痴呆，多见于老年患者[226]。极少数情况下甲状腺毒症可引起精神病，随甲状腺功能恢复缓解[225]。

周围神经系统也严重受累[227]。几乎所有患者都有肢端细颤，也可出现伸舌或眼睑细颤。GD 患者腱反射亢进，有时出现阵挛。上睑提肌自主神经过度激活引起特征性凝视，可独立于眼病出现。偶见真性甲状腺毒症性神经病变的报道，表现为腱反射消失和四肢软瘫[227]。

6. **肌肉**　甲状腺毒症患者常有肌无力和易疲惫感。重症患者重度消瘦并可出现不同程度的肌萎缩。某些肌肉疾病与 GD 关系密切。少于 1% 的 GD 患者伴有全身型重症肌无力，眼肌型则更为多见[228-230]。反之，约 3% 的重症肌无力患者伴发

GD[231]。由于甲状腺毒症性肌病可加重肌无力表现，在临床工作中意识到 2 种疾病的关联至关重要。此外，由于治疗不同，2 种疾病的眼部表现（均引起复视）的鉴别诊断亦很重要。因此，当 GD 患者眼肌功能障碍与浸润性突眼的程度不呈比例时须排查重症肌无力。

甲状腺毒症在某些 GD 患者引发低钾性周期性瘫痪[232]。其表现与家族性周期性瘫痪完全相同，但同时合并各种原因导致的甲状腺毒症。此情况更多见于 GD，可能仅由于 GD 作为能造成严重而持久的甲状腺毒症的病因在易感人群中最为常见。亚裔 GD 患者中低钾性周期性瘫痪更为常见，有报道此现象与某些 HLA 单倍型相关[233]，但白人和美洲原住民中也发生[232]。现已证实离子（钾）通道基因突变是部分病例的原因[234]。最近在中国患者中发现了 17q24.3 的易感基因位点[235]。治疗包括补钾、β 受体阻滞药应用和甲状腺毒症纠正。偶有甲状腺毒症治愈后低钾危象复发的报道[232]。

7. **骨骼系统**　众所周知，甲状腺毒症与骨骼重塑率增加相关[236]。骨吸收和骨形成的不呈比例增加导致净骨质流失，因此甲状腺功能亢进患者骨量减少。甲状腺功能正常后骨密度会提高，但通常仍低于正常范围。骨质疏松的程度取决于甲状腺功能亢进的持续时间和共存的其他骨质疏松危险因素。因此，甲状腺功能亢进的绝经后妇女骨折风险增加，而骨折妇女中甲状腺功能亢进的发生率更高[236]。一项大规模的流行病学调查揭示了甲状腺毒症对公共卫生的影响，即女性甲状腺功能亢进患者骨折相关的死亡率显著增加[222]。在甲状腺毒症患者中可观察到轻度高钙血症和骨转换标志物水平升高。它们的水平与血清甲状腺激素水平密切相关，并在甲状腺毒症缓解后恢复正常[236, 237]。据推测，甲状腺毒症对骨骼的影响可能是由于 TSH 通过 TNF-α 信号通路发挥的保护作用丧失，而不是甲状腺激素对骨骼的直接作用或两者兼有[238-241]。

8. **血液系统**　轻度白细胞减少伴淋巴细胞相对增多在 GD 患者相对常见，需与抗甲状腺药物引起的白细胞减少症或粒细胞缺乏症鉴别[242]。正细胞性贫血虽较少见但亦可发生[243]。恶性贫血发生仅发生于少数患者，但循环中胃壁细胞抗体阳性的患者比例较高，提示胃自身免疫异常的存在。再生障

碍性贫血也有报道[244]。GD 有时与自身免疫性血小板减少性紫癜相关，但也有非免疫性凝血功能改变的报道。Ⅷ因子和纤维蛋白原均被报道增加，但上述发现的临床相关性尚不清楚[245]。

9. 生殖系统

(1) 女性：严重的甲状腺毒症常伴发月经周期紊乱、少经或闭经[246]。排卵障碍造成患者生育能力下降，但仍可受孕。我们对其机制不甚了解，但几乎仅发生于体重显著减轻的女性。甲状腺毒症的女性（和男性）性激素结合球蛋白（SHBG）增加，但其影响尚不清楚[246]。孕妇甲状腺毒症与流产、低体重儿和先兆子痫的发生率增加相关（请参阅下文）。

(2) 男性：男性可出现乳房发育，也可出现勃起功能障碍、精子数量减少和性欲降低[246]。SHBG 升高导致总睾酮增加，但游离和具有生物活性的睾酮水平仍正常。循环中雌二醇增加可能由外周睾酮芳香化增加导致。上述异常均会随甲状腺功能亢进治疗逆转，无需其他治疗。用睾酮治疗性欲减退可能会加重男性乳房发育。

10. 代谢异常

如前所述，显著消瘦是甲状腺毒症的特征之一[247]。这可以通过代谢率提高及热量产生的净结果来解释。甲状腺激素几乎在所有组织中都会增加线粒体氧耗。甲状腺毒症引起的线粒体数量和活性的增加已在数种组织被实验证实。人为甲状腺毒症状态下由于利用单个氧分子产生的高能底物减少，线粒体用氧效率低下。尽管尚存争议，有学者提出能耗增加可能由组织中阳离子转运蛋白消耗 ATP 增加所致[247, 248]。无论机制如何，由甲状腺激素依赖性解偶联蛋白增加、分散引起的产热增加导致中等程度体温升高，而后者通过血管舒张和排汗增加得到代偿。过多的能耗导致患者怕热、消瘦[247]。

甲状腺毒症时外周组织对碳水化合物的利用增加，与能耗增加一致，其主要机制可能是细胞对葡萄糖的转运增加[249]。甲状腺毒症也可引起一定程度的胰岛素抵抗，故可导致糖尿病加重。而 1 型糖尿病可作为多腺体自身免疫综合征的另一组分与 GD 共存。

尽管肝脏脂质合成增加，低密度脂蛋白（LDL）的减少导致甲状腺毒症患者的血清胆固醇和三酰甘油减低[250, 251]。上述变化可能由消瘦后体内脂肪总量减少导致，但甲状腺激素对脂代谢的特异作用亦被描述。甲状腺毒症还可能引起寒冷诱导的棕色脂肪组织的氧化损伤[252]。肝脏胆固醇向胆汁酸的转化增强，脂肪细胞 LDL 受体数量上调[250]，上述改变可能解释了胆固醇和三酰甘油的改变。甲状腺功能可能影响脂肪因子（一组由脂肪细胞产生的具有不同生理功能的生物活性物质，包括瘦素，脂联素和抵抗素）[253-255]。甲状腺毒症被报道与血清脂联素升高有关，但上述发现尚有待验证[253-255]。血清瘦素和抵抗素似乎未受影响[254, 255]。

甲状腺毒症状态下蛋白质合成和降解同时增加。多数情况下降解占主导地位并导致负氮平衡，患者通过保证足够的热量和蛋白质摄取可部分改善负氮平衡[247]。

11. 肿瘤

尽管仍存争议且原因未明，GD 患者患癌风险及癌症死亡率似有增加[256, 257]。在乳腺癌和甲状腺癌尤需考虑这种风险。

（二）Graves 病特有临床表现

1. Graves 眼病

Graves 眼病是一种几乎仅发生于 Graves 病的眼眶炎症性疾病[258, 259]。第 83 章中将对 Graves 眼病进行详尽的论述。Graves 眼病是某些患者最为突出的临床表现（图 82-5）。近 50% 的 Graves 病患者有眼病的症状或体征，但不同个体间严重程度差异很大[258, 259]。40% 的患者眼病与甲状腺毒症同时发生，40% 的患者眼病出现在甲状腺毒症后，20% 的患者眼病出现在甲状腺毒症前。即使甲状腺毒症与眼病的发病时间不一致，但在大多数病例中，两者发病间隔不超过 18 个月。在后面的章节中也将介绍到，眼病会影响甲状腺功能亢进治疗方式的选择[260]。

2. 胫前（或局部）黏液水肿和甲状腺杵状指

当 von Basedow 第一次报道 Graves 病的病例时[5]，他还报道了一种令人费解的皮肤现象，主要表现为胫骨前处的非凹陷性肿胀，局部皮肤呈褐色和红色，与周围皮肤界限分明，几乎不含游离液体。这种皮肤病变的发生机制尚不明确，在 Graves 病患者中相对少见且绝大多数伴发 Graves 眼病[261]。黏液水肿好发于胫骨前区，但也可发生在前臂和身体其他部位。不同严重程度的黏液水肿已有报道（图

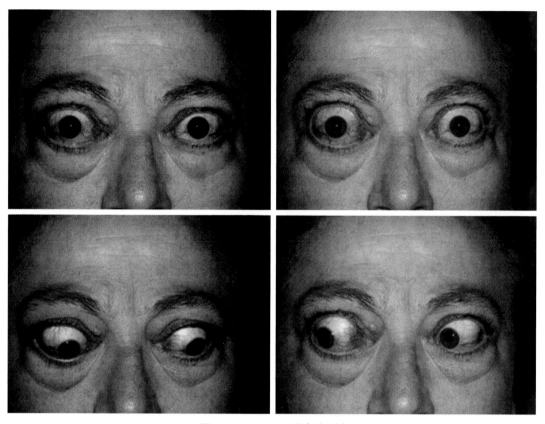

▲ 图 82-5　**Graves 眼病典型表现**
眼球突出、炎症表现（结膜充血，眼睑水肿、发红，泪阜水肿）和眼睑挛缩明显

82-6）。弥漫性黏液水肿是指皮肤表浅的弥漫性的肿胀，是黏液水肿中最轻微的表现形式。局部浸润较明显的地方可形成丘疹样的结节。最严重黏液水肿表现为严重的肿胀形成象皮肿，并可伴有溃疡。

　　组织病理学研究表明，透明质酸在皮下组织的过度积聚是水肿的主要原因，这与甲状腺功能减退症引起弥漫性黏液水肿的机制非常相似，与 Graves 眼病眼眶组织病理改变也有一定程度的相似。在部分黏液水肿患者病变组织中可以观察到淋巴细胞浸润。黏液物质（透明质酸）可能来源于皮肤成纤维细胞[261]。

　　胫前黏液水肿的成因及其与 Graves 病发病机制之间的关系尚不明确[261, 262]。胫前黏液水肿与 Graves 病密切相关且几乎所有胫前黏液水肿患者血清 TRAb 检测均为阳性，基于此大多数专家认为胫前黏液水肿是 Graves 病的一种自身免疫性表现。在胫前黏液水肿患者发病早期可观察到淋巴细胞浸润中存在 T 细胞受体 V 链的限制性，这也提示存在抗原特异性免疫反应[263]。对于 Graves 眼病，TSHR

是最可能的候选抗原[261]。以患者血清为工具，在胫前成纤维细胞上检测到了 TSH 结合位点[264]。此外，在胫骨前区的人成纤维细胞中发现了 TSHR mRNA 表达及 TSHR 的免疫活性，来源于黏液水肿患者胫骨前区的结缔组织存在对 TSHR 的免疫反应而正常人来源的胫骨前区结缔组织不存在对 TSHR 的免疫反应[265-267]。与之对应的是 Graves 眼病的另一个候选抗原 TG，TG 可能从甲状腺到达眶周组织，参与 Graves 眼病发生[268]，但在胫前黏液水肿未检出 TG 的表达（Marinò 及其同事，未发表的文章）。综上，因为甲状腺抗原的异位表达及人类皮肤局限区域的交叉反应抗原的存在，大多数研究支持胫前黏液水肿是一种自身免疫性疾病的假设，但是与眼病类似，胫前黏液水肿的发病机制仍不明了。

　　甲状腺杵状指是 Graves 病的另一罕见表现，常见于病程长且合并较严重的眼病和胫前黏液水肿的患者，且总是与血清 TRAb 相关[261]。甲状腺杵状指的改变类似于慢性呼吸功能不全患者末端指节的变化，特征是手指和足趾最后一个指骨的棒状膨大

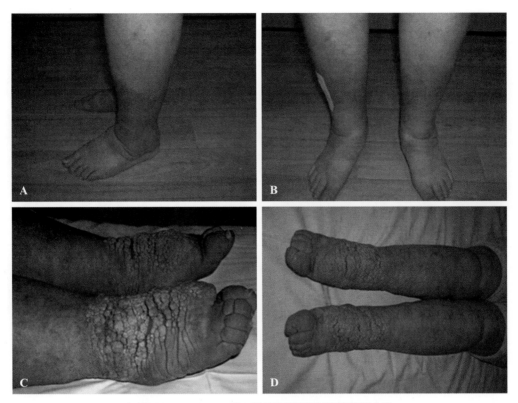

▲ 图 82-6　Graves 病 2 种不同类型的胫前黏液水肿

A 和 B. 一种典型的胫前黏液水肿：胫骨前区皮肤肿胀、发红、褶皱，呈现橘皮样改变；C 和 D. 象皮样胫前黏液水肿：皮肤重度增厚伴纤维瘤样病变；炎症蔓延至膝盖

和软组织肿胀，上覆的皮肤经常变色和变厚。显微镜下观察到皮肤中糖胺聚糖沉积及骨膜下新骨的形成。甲状腺杵状指的发病机制及其与 Graves 病免疫学改变之间的联系尚不清楚，普遍认可的是其发病机制与眼病和胫前黏液水肿发病机制类似[261]。甲状腺杵状指在起病的一段时间内通常无任何症状并且常常被忽视。甲状腺杵状指对人体无害，一般不需要治疗。

（三）临床诊断

Graves 病的典型表现包括心悸、紧张、体重减轻和食欲增加。Graves 病患者通常表现为会焦躁不安、焦虑、晕厥。在体格检查中，眼病的眼部症状最容易识别并可使患者呈现"惊恐"面容。视诊可见甲状腺弥漫性肿大，触诊可触及肿大的甲状腺。甲状腺功能亢进患者皮肤多温暖潮湿，光滑细腻。肢体远端可见特征性的精细震颤并且很容易与其他形式的震颤区分开来。心血管系统查体可见心动过速伴心音增大。期前收缩频繁，心房颤动也较

常见。典型的病例在实验室检测之前就可基于患者的特征性的临床表现作出诊断。虽不常见，但当甲状腺功能亢进合并甲状腺结节时需要除外毒性结节性甲状腺肿及非甲状腺疾病，这也使得 Graves 的诊断变得复杂和困难。Graves 病起病初期可能仅有一些轻微症状，使得将其从健康人群中识别出来。在一些病例中，甲状腺可能并不增大，眼部表现也并不明显。老年患者甲状腺功能亢进的症状可不明显，通常表现为淡漠性甲状腺功能亢进。基于上述原因，也为了建立对患者的全面基线评估，临床诊断必须得到实验室检查的支持。

（四）实验室诊断

1. 激素测定　尽管甲状腺功能的实验室检查在第 78 章中有详细的论述，但是在此也很有必要回顾一下 Graves 病甲状腺功能亢进症的实验室诊断要点。甲状腺激素的测定有助于明确甲状腺疾病的诊断。TSH 是确认甲状腺毒症最有价值的指标[269]。所有甲状腺来源的甲状腺毒症患者的 TSH 应测不

出或低水平。在一些情况下，如非甲状腺疾病或者内源性或外源性皮质类固醇过量时也可以观察到低 TSH 水平。因此，建议在检测 TSH 时同时检测甲状腺激素，以正确解释 TSH 的下降。总甲状腺素（TT_4）和三碘甲状腺原氨酸（TT_3）的检测相对便宜和可靠，但易受甲状腺结合球蛋白的影响，当存在妊娠、口服避孕药、慢性肝病等可导致甲状腺结合球蛋白升高的情况时，甲状功能正常的个体测得的 TT_4 及 TT_3 将会偏高[269]。家族性 TBG 过量和家族性低蛋白甲状腺功能亢进等罕见疾病也会导致 TT_4 升高[270]。游离甲状腺激素的测量虽不完美但结果相对更可靠，缺点是价格较贵[269]。在大多数碘充足的国家一次游离甲状腺素（FT_4）的测定足以证实或排除甲状腺素毒症。除了 TSH，FT_4 是北美最常用的也是被大多数临床医生所熟悉的指标。然而，在碘缺乏国家，相当一部分甲状腺功能亢进患者（高达 12%）FT_4 水平正常、游离 T_3（FT_3）升高，这种情况称为 T_3 型甲状腺毒症[269]。相反，在应用胺碘酮或高剂量普萘洛尔治疗的情况下，外周 T_4 向 T_3 的转化减少，这种情况将导致 FT_4 的假性升高。在我们的实践中，患者发病初期会测定 FT_4 和 FT_3 及 TSH，增加少量的费用来获得完整的基线评估。外周血中 TG 在甲状腺功能亢进时升高，而在外源性甲状腺毒症时降低。因此，在无甲状腺肿或眼病的患者中检测 TG 有助于甲状腺毒症的鉴别诊断[271]。

2. 循环自身抗体　循环 TG（TGAb）和 TPO（TPOAb）抗体的检测对于甲状腺功能亢进症的诊断并不是必须的，但抗体的检测有助于确认甲状腺自身免疫性。90% 未经治疗的 Graves 病患者中可以检测到 TPOAb[149]，TGAb 的阳性率较低（50%～60%）[149, 272]。这 2 种抗体在正常人，特别是老年妇女或其他非自身免疫性甲状腺患者中有较高的检出率（高达 25%）[149]。因此 TPOAb 和 TGAb 的检测的诊断价值有限，仅可作为对诊断的补充。

TRAb 对甲状腺功能亢进 Graves 病诊断具有很高的特异性和敏感性。高达 98% 的未经治疗的患者通过第二代放射受体分析法检测 TRAb 呈阳性且很少出现假阳性结果[119]。放射受体分析法测定 TRAb 应用广泛但价格昂贵。在需要明确甲状腺毒症的病因或者临床表现及甲状腺功能检测不典型时需进行 TRAb 的测定。妊娠期甲状腺毒症的鉴别诊断、结节变异性 Graves 病与毒性结节性甲状腺肿鉴别、无甲状腺毒症的突眼患者（甲状腺正常 Graves 病）需进行 TRAb 的测定[149]。

3. 甲状腺放射性碘摄取和扫描　在引入精确的甲状腺激素和 TSH 测量方法之前，大多数甲状腺毒症患者需要进行放射性碘摄取（RAIU）试验的评估。RAIU 的正常参考值与碘供应情况有关[273, 274]。在碘充足的地区，服用放射性碘后 24h 的 RAIU 正常上限为 25%，在轻至中度缺碘地区，RAIU 正常上限可达到 40%。一般情况下 Graves 病患者 RAIU 在 24h 达峰，但在一些碘转化明显加速的 Graves 病患者中，RAIU 在 3h 或 6h 的值比 24h 的值更高。虽然现在大多数病例并不需要进行 RAIU 测试，但是 RAIU 检测在排除无症状或亚急性甲状腺炎、外源性甲状腺素毒症和 II 型胺碘酮诱发甲状腺素毒症等方面具有重要作用（表 82-2）[275]。RAIU 也可用于甲状腺功能亢进放射性碘治疗前计算给药量（见下文）。与其他放射性同位素检查一样，妊娠是 RAIU 的绝对禁忌。

放射性同位素甲状腺显像可以在 RAIU 时应用放射性碘进行，也可以用高锝酸盐（^{99m}Tc）进行（图 82-7A）。甲状腺显像可以协助评估 Graves 病患者触诊发现的甲状腺结节是否具有功能。

表 82-2　甲状腺毒症病因及与 Graves 病的一般鉴别点

病　因	鉴别点
毒性结节性甲状腺肿	甲状腺扫描可见热结节，甲状腺超声可见结节，TRAb 阴性
亚急性甲状腺炎	低吸碘率，颈部疼痛，炎症指标升高，TRAb 阴性
无痛性甲状腺炎	低吸碘率，TRAb 阴性
外源性甲状腺毒症	低吸碘率，血中甲状腺球蛋白减低，TRAb 阴性
卵巢甲状腺瘤	甲状腺低吸碘率，腹部放射性碘摄取阳性，TRAb 阴性
II 型胺碘酮诱发甲状腺素毒症	低吸碘率，尿碘排出增加，TRAb 阴性
中枢性甲状腺功能亢进	TSH 正常或偏高，TRAb 阴性
TSH 受体 – 激活突变	TRAb 阴性
葡萄胎	TRAb 阴性

4. 甲状腺超声　甲状腺位置表浅，并且存在大量的液 - 固界面（几乎每个滤泡 / 胶体表面都有一个界面），在正常情况下，这些界面会产生高反射率，因此甲状腺是最适合进行超声研究的。尽管超声设备相对昂贵，但现在大多数科室是可以负担得起的，而且超声设备几乎不需要特殊维护。甲状腺超声是诊断甲状腺结节性疾病的重要手段，已成为许多内分泌科医生查体的延伸。甲状腺超声也可应用于非结节性甲状腺疾病，主要用于观察自身免疫性甲状腺疾病早期甲状腺的典型的超声改变[276]。甲状腺功能亢进性 Graves 病的甲状腺声图像呈弥漫性改变。患者的甲状腺超声表现为典型的低回声，这可能是与 Graves 病甲状腺胶体含量减少，甲状腺血管增多，淋巴细胞浸润有关（图 82-7B）。这种

弥漫性的低回声改变与慢性甲状腺炎的甲状腺超声模式相似，进一步讲这种模式几乎是所有自身免疫性甲状腺疾病甲状腺的特征性超声改变[277]。因此，甲状腺超声可以用来协助评估甲状腺毒症的过程是否存在甲状腺的自身免疫。甲状腺超声还可以精确测量甲状腺大小[278]，并有助于选择不同的诊疗方案。

此外，超声还可用于甲状腺功能亢进合并结节时结节性质的判定。彩色血流多普勒（color flow Doppler, CFD）技术已应用于 Graves 病甲状腺的研究。CFD 可以半定量测量甲状腺的血流[279]。未经治疗的 Graves 病 CFD 检查可见甲状腺血流信号明显增加且呈斑块状分布（图 82-7C）。这种特征性的 CFD 表现结合低回声改变，可将 Graves 病与自

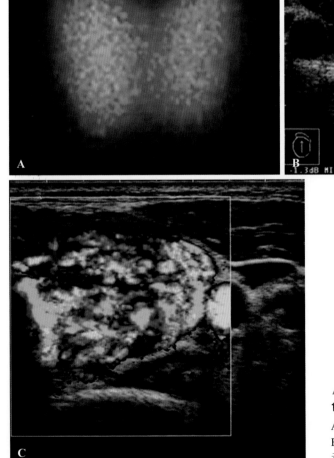

▲ 图 82-7　Graves 病甲状腺扫描（A）、超声（B）和彩色多普勒超声（C）

A. 99mTc 扫描可见甲状腺弥漫性均匀性肿大，核素摄取活跃；B. 甲状腺增大伴弥漫性回声减低；C. 明显增加的血流信号提示甲状腺血供增加

身免疫性甲状腺炎区分开来。因此，CFD 可用于鉴别 Graves 病甲状腺功能亢进与 II 型胺碘酮引起的甲状腺功能亢进、亚急性甲状腺炎、无痛性甲状腺炎和人为甲状腺功能亢进等其他原因引起的甲状腺功能亢进。CFD 可替代 RAIU 用于 Graves 甲状腺功能亢进与上述疾病的鉴别诊断。

七、Graves 病治疗

至今尚无针对 Graves 病病因的治疗。目前治疗的主要目的是纠正甲状腺毒症，治疗严重 Graves 眼病，以及减轻巨大甲状腺肿造成的压迫。

目前针对甲状腺激素过度分泌的治疗方法主要有 3 种，即药物、放射性碘及手术治疗。其中药物可以抑制甲状腺激素的合成或释放，手术、放射性碘或两者联合治疗可以通过去除多余的甲状腺组织纠正甲状腺毒症[280]。而甲状腺激素作用于机体导致的各种临床表现可以通过适当的药物对症处理。针对不同患者的治疗方案应在充分考虑每个患者自身条件后制订。大多数情况下，应该使患者对治疗方案进行充分了解，并在尽量尊重患者选择的基础上，共同商议制订合理的治疗方案。

（一）Graves 病治疗方案概述

1. 抗甲状腺药物

(1) 药理机制：抗甲状腺药物（包括甲巯咪唑、卡比马唑和丙硫氧嘧啶）是 20 世纪 40 年代初发现并进入临床使用的[9]。其主要作用机制是抑制甲状腺内碘的有机化及与酪氨酸偶联，从而阻断甲状腺激素合成[242]。相对于甲巯咪唑，卡比咪唑活性不高，但在体内几乎可以完全转化为甲巯咪唑，两者作用相当。丙硫氧嘧啶有部分抑制周围组织中 T_4 向 T_3 转化的额外作用，但这种作用的临床价值有限。

甲巯咪唑治疗甲状腺功能亢进症（后简称甲状腺功能亢进）的药效至少是丙硫氧嘧啶的 10 倍。表 82-3 比较了两者的药理特性[242]。甲巯咪唑和丙硫氧嘧啶均能有效控制甲状腺毒症，但是不能抑制原本已经生成的甲状腺激素的释放。因此，在甲状腺内激素与碘储备耗尽之前甲状腺毒症往往不能得到有效控制。所以一般需要 1~6 周才能使甲状腺毒症得以控制（具体时长取决于疾病的活动度、循

表 82-3　硫脲类抗甲状腺药物药理特性：
甲基咪唑和丙硫氧嘧啶之间的比较

药理特性	甲巯咪唑	丙硫氧嘧啶
相对潜能	> 10（上至 50）	1
服用方法	口服	口服
吸收	几乎全部	几乎全部
血清蛋白结合比例	微不足道	75%
血清半衰期（h）	4~6	1~2
作用时间（h）	> 24	12~24
经胎盘途径	低	低
乳汁中水平	低	低
对 I 型碘化酶的抑制作用	无	有

环中激素水平、甲状腺内激素及碘的储备等）。巨大甲状腺肿患者，因甲状腺内已有大量甲状腺激素储备，往往表现为对抗甲状腺药物反应迟钝，尤其是当患者同时合并碘摄入过多时。

20 世纪 90 年代初的调查研究显示，北美内分泌学家更喜欢用丙硫氧嘧啶而不是甲巯咪唑进行抗甲状腺治疗，而大多数欧洲学者更倾向于选择甲巯咪唑[281]。然而，近年来由于甲巯咪唑不良反应相对较少已经成为北美内分泌学家治疗甲状腺功能亢进的首选药物[282]，而丙硫氧嘧啶仅被推荐用于特殊临床情况，如对甲巯咪唑过敏或妊娠状态。近年来多篇文献报道了丙硫氧嘧啶导致的严重肝损伤的病例，在一些病例中由于丙硫氧嘧啶所致严重肝损害最终导致肝移植，少数患者甚至因暴发性肝衰竭而死亡，故指南强调应限制丙硫氧嘧啶的使用[282-284]。

抗甲状腺药物治疗的主要问题是即使患者在停药前已进行长期药物治疗，停药后这些患者甲状腺功能亢进症的复发率仍很高。虽然有少数报道抗甲状腺药物停药 1 年内甲状腺功能亢进的缓解率为 50%~70%，但在大多数研究中仍有 50%~80% 的甲状腺功能亢进患者停药后复发，具体复发率和随访时间长短有关[285-288]。近年来，甲状腺功能亢进缓解率有所下降，可能与饮食中碘含量增加有关[289, 290]。

关于甲状腺功能亢进药物治疗复发的问题，目

前临床上存在的主要问题是缺乏可预测复发的单项检查或检查组合。尽管已有研究表明抗甲状腺药物治疗前或治疗期间甲状腺肿的大小、HLA-DR3分型、TRAb或TPOAb水平、血清TG浓度、甲状腺超声、循环中激活的T细胞、T细胞亚群比例及是否合并Graves眼病等因素都被认为与甲状腺功能亢进停药后复发有关。但目前尚无能预测疾病复发的灵敏度或特异性较高的指标，可能巨大甲状腺肿是疾病复发最重要的预测因素（图82-8）[287]。

此外，治疗期间的其他参数也可能和复发有关，如 T_3 抑制实验后 ^{99m}Tc 标记的吸碘率下降程度、促甲状腺激素释放激素水平、抗甲状腺药物停药时 T_3/T_4 的比值。在儿童中，使用抗甲状腺药物治疗后，患者能否在较长时间内维持正常甲状腺激素水平似乎是与复发风险相关的唯一变量[288]。除了年龄，在停止抗甲状腺药物治疗前是否进行TSAb检测仍是预测甲状腺功能亢进复发的良好指标。然而，即使TSAb消失了，复发的概率仍然很高，为20%～50%[291]。

大多数甲状腺功能亢进在停止治疗后3～6个月内复发，超过2/3的患者在2年内复发，但也可能在更久以后复发。临床上也观察到有些患者停用抗甲状腺药物治疗后甲状腺功能正常，但后期发展为甲状腺功能减退症[292, 293]。如果患者已经进行了规律的长疗程治疗后甲状腺功能亢进仍然复发，可以考虑其他治疗方案，如放射碘或甲状腺切除术，也可以继续口服药物治疗（如在青少年中），但是需要牢记一点，这些复发的患者再次药物治疗停药后仍有可能再次复发。

据报道，1%～15%的甲状腺功能亢进患者服用抗甲状腺药物治疗后出现轻微不良反应，发生不良反应概率约为6%。最突出的表现包括皮肤瘙痒、皮疹及更为少见的荨麻疹，极少数患者可发生关节炎[242]。虽然继续抗甲状腺药物治疗有一些不良反应经常会自行消失，但是当其中任何一种情况发生时，还是建议用另一种抗甲状腺药物进行替换，不过需要注意替换治疗也可能发生药物不良反应之间的交叉重叠。对于轻微的不良反应可以选择抗组胺药物来缓解症状。关于甲状腺功能亢进患者合并肝细胞酶轻微升高的情况，有时很难区分是甲状腺毒症所致还是药物所致。当检测到严重的肝功能损害

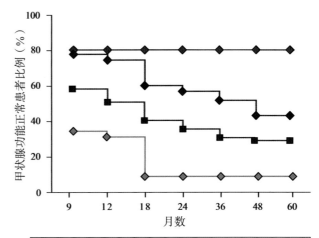

▲ 图 82-8　Graves 病患者停用抗甲状腺药物时甲状腺肿大程度和甲状腺刺激激素受体抗体（TRAb）水平对甲状腺功能亢进复发率的影响

时，必须密切监测，以防止突发的中毒性肝炎。

抗甲状腺药物所致严重不良反应并不常见，大约每1000例患者中就有3例发生[242]。粒细胞缺乏症是抗甲状腺药物治疗中少见但严重的不良反应之一，定义为经抗甲状腺药物治疗后患者中性粒细胞数 < 500/mm³。粒细胞缺乏症在服用甲巯咪唑或丙硫氧嘧啶的患者中均可发生，老年患者中发生率较高，但也可发生在任何年龄，最常见于抗甲状腺药物治疗后3～4个月内。粒细胞缺乏症往往起病突然，即便按照每周1次的频率进行白细胞计数检测，仍无法发现所有患者。典型的粒细胞缺乏症最初表现为发热和上呼吸道感染（如咽痛），所以推荐所有服用抗甲状腺药物的患者一旦出现这些症状立即就诊，这可能是及时发现该并发症最安全的措施。所有患者在开始治疗前都应常规进行白细胞计数监测，因为轻度白细胞减少在Graves病中很常见，需要与药物不良反应区分。除立即停用抗甲状腺药物外，其他治疗还包括使用广谱抗生素和集落刺激因子刺激骨髓粒细胞的释放。患者通常在2～3周内恢复白细胞计数，但也有死亡病例报道。

胆汁淤积型肝炎（以甲巯咪唑为主）或坏死性肝炎（以丙硫氧嘧啶为主）是抗甲状腺药物治疗甲状腺功能亢进过程中另一种相对少见但极其严重

的并发症，与死亡率显著相关，严重时需要肝移植[242]。如前所述，最近有几篇关于丙硫氧嘧啶引起严重肝毒性的报道[282-284]。

其他罕见的不良反应包括狼疮相关性血管炎症状，再生障碍性贫血也比较罕见[242]。当患者出现上述严重不良反应，如粒细胞缺乏症、肝炎或血管炎时，必须立即停药。由于不同抗甲状腺药物的存在不良反应交叉反应的风险较高，当出现严重不良反应时，不建议从一种抗甲状腺药物切换到另一种，而是建议选择其他方法治疗甲状腺功能亢进。

(2) 治疗策略的选择：抗甲状腺药物治疗甲状腺功能亢进的目的是尽快控制甲状腺毒症。药物可以作为手术或放射性碘治疗前的准备，或作为长期甲状腺毒症控制的首选方法。临床中观察到少数患者在停用抗甲状腺药物治疗后仍然能获得长期缓解可能，故有学者提出抗甲状腺药物对免疫系统具有直接抑制作用[147]。在一些随访研究中发现，相对于单独使用 β 受体阻滞药的患者，服用抗甲状腺药物治疗甲状腺功能亢进能获得较高的临床缓解率，但关于此尚缺乏随机对照研究。使用抗甲状腺药物治疗后，部分患者血清 TRAb、TgAb 和 TPOAb 有所下降，这种效果不依赖于药物剂量[149]。体外实验表明，甲巯咪唑对抗原呈递有下调作用[294]。体内实验表明，甲巯咪唑能减轻甲状腺炎的严重程度[295, 296]。尽管有这些观察结果，甲巯咪唑的免疫抑制作用仍然存在争议。如在高氯酸盐治疗的甲状腺功能亢进患者中也观察到循环甲状腺抗体的减少[297]。有学者认为甲状腺功能亢进症状的缓解可能是通过甲状腺激素对免疫系统的直接作用导致甲状腺自身抗体减少导致的。与许多其他自身免疫性疾病一样，这种疾病的自然史也可以解释甲状腺自身抗体的减少。换言之，服用 12～24 个月的抗甲状腺药物仅是为了取得甲状腺激素水平的正常，同时等待自身免疫过程消退甚至消失。

抗甲状腺药物治疗通常以高剂量开始（20～40mg/d 的甲基咪唑或 200～400mg/d 的丙硫氧嘧啶），很少需要更大的剂量。尽管 1mg 的甲巯咪唑的治疗效果大约相当于 10mg 丙硫氧嘧啶，日本学者 Nakamura 等发现与 10 倍剂量的丙硫氧嘧啶相比，甲巯咪唑更能有效控制甲状腺功能亢进，这也是甲巯咪唑作为甲状腺功能亢进一线治疗的原因之

一[298]。在同一研究中也发现，相对于低剂量（即 15mg/d）的甲巯咪唑，大剂量的甲巯咪唑（30mg/d）更有利于甲状腺功能的快速恢复。

当患者计划选用抗甲状腺药物作为甲状腺功能亢进长期治疗方案时，目前主要治疗方案主要包括 2 种：①在整个治疗过程中以最低有效剂量维持甲状腺功能正常，同时每 1～3 个月进行一次甲状腺功能检测。每 4～6 周进行一次"反滴定"检测来探索维持甲状腺功能正常的最低剂量；②为预防医源性甲状腺功能减退的发生，建议使用相对固定的较高剂量的抗甲状腺药物与左旋甲状腺素联合使用，即所谓的"阻断－替代疗法"。2 种方案都应该控制患者甲状腺功能及血清 TSH 水平在正常范围内。第 2 种方案的提出是因为高剂量的抗甲状腺药物可能具有免疫抑制作用，也因为有研究表明较高剂量的抗甲状腺药物（60mg/d 相对于 15mg/d 的甲巯咪唑）治疗甲状腺功能亢进患者的缓解率更高[299]。增加左旋甲状腺素可能会获得额外优势。据报道，使用甲巯咪唑治疗 6 个月后，再联合使用甲巯咪唑和左旋甲状腺素治疗 1 年，然后单独使用左旋甲状腺素治疗 3 年，缓解率非常高[299, 300]。然而，这些结果并没有被随后的研究重复[301-304]。在一项低剂量（10mg/d）与高剂量（40mg/d）甲巯咪唑治疗对比的前瞻性随机试验中，并未观察到高剂量甲巯咪唑治疗组在 TRAb 滴度降低或甲状腺功能亢进复发率方面具有优势[285]。而甲巯咪唑 40mg/d 组不良反应发生率较高。因此，目前尽管"阻断－替代疗法"可能会减少检测的频率，但是并没有被证明存在更多优势。在少数抗甲状腺药物剂量仅微小变化就可能导致患者从甲状腺功能亢进转化成甲状腺功能减退的患者（"脆性甲状腺功能亢进"）中，阻断－替代策略也很有用。在这些特殊的患者中，仅使用抗甲状腺药物很难维持甲状腺功能正常。无论选择何种方案，建议治疗持续 12～24 个月之后停止抗甲状腺药物治疗。不推荐无限期地服用抗甲状腺药物，即便是很低剂量。

综上所述，抗甲状腺药物治疗 Graves 病具有不引起永久性甲状腺功能减退和免于暴露于辐射的优点。然而，它存在复发率较高的问题，可以作为延缓放射性碘或手术治疗的一种方法。

2. 碘和含碘化合物　以药理学剂量给予无机碘

[参考 Lugol 溶液或饱和碘化钾溶液（SSKI）] 可以减少其自身向甲状腺内转运，抑制碘有机化作用（Wolff-Chaikoff 效应），并阻止 T_4 和 T_3 的释放[305]。碘的另一个优点是能显著减少 Graves 病的甲状腺血流供应[306, 307]。然而，这些作用是短暂的，持续数天或数周后，药物碘的抗甲状腺作用消失，甲状腺毒症会复发或恶化。因此，碘现在只在术前准备时短期使用，在甲状腺功能正常后用硫脲类药物维持。碘也用于治疗严重的甲状腺毒症（甲状腺功能亢进危象），因为它能迅速抑制甲状腺激素释放。常用剂量为 Lugol 溶液 3～5 滴，每日 3 次，或饱和碘化钾溶液 SSKI 1～3 滴，每日 3 次。

口服胆囊对比剂（碘酚酸和碘酸钠）可以通过抑制外周血中 T_4 向 T_3 的转化，从而使血清中甲状腺激素水平迅速下降，并且药物释放的无机碘可以阻断激素的分泌[308]。与它们的快速作用相反，它们在甲状腺功能亢进症长期治疗中的价值有限，因为碘阻断激素的分泌作用存在逃逸现象[308]。尽管在需要快速控制甲状腺毒症的紧急情况下我们需要使用这些药物，但在大多数国家，它们已经停止生产。

3. 高氯酸盐　高氯酸盐可抑制碘向甲状腺内的主动转运[309]。他的不良反应（胃部刺激和再生障碍性贫血）并不少见，已不再用于甲状腺功能亢进症的长期治疗[310]。

4. 锂　有报道在接受放射性碘治疗的 Graves 病患中使用锂剂可能获益[311, 312]。如果在停抗甲状腺药物当天开始（放射性碘治疗前 5d）连续使用锂剂 19d，可以降低甲状腺毒症的程度，这可能是由于放射性碘治疗前停用的抗甲状腺药物或治疗后放射性碘本身引起的。锂剂使用剂量为 900mg/d，但即使是 450mg/d 似乎也是有效的。锂的作用机制可能是直接抑制甲状腺激素释放或甲状腺内碘转换。尽管在理论上使用锂剂有可能是心理作用，但没有不良反应的报道。

5. β 肾上腺素拮抗药　许多甲状腺毒症的临床表现，特别是心血管系统，是由交感神经系统的活性或敏感性增高导致。因此，β 肾上腺素受体阻滞药可改善与交感作用有关的甲状腺毒症表现，如心动过速、心悸、震颤和焦虑[313]。这种作用比用硫酰胺类药物的作用快得多，因此 β 受体阻滞药对甲状腺毒症的早期治疗很重要。β 肾上腺素拮抗药不影响甲状腺激素的合成和释放，因此除了放射性碘治疗之前和（或）之后的短时间内，β 肾上腺素拮抗药不应单独用于 Graves 甲状腺毒症。自从普萘洛尔进入临床使用之后，许多新的作用时间更长（阿替洛尔、美托洛尔和纳多洛尔）或心脏选择性更高（阿替洛尔、美托洛尔、比索洛尔）的制剂也开始出现。这些药物之间似乎都没有什么优势，选择取决于医生的个人经验。普萘洛尔还具有轻微抑制外周组织 T_4 向 T_3 转化的额外优势，但这种药理特性所提供的真正临床优势尚不清楚[314]。β 肾上腺素拮抗药的常见禁忌证，如哮喘，应予以重视。一旦采用硫脲类药物、放射性碘或手术治疗使甲状腺功能稳定后，β 受体阻滞药可以迅速减量并停用。

6. 糖皮质激素　大剂量的糖皮质激素抑制外周组织 T_4 向 T_3 的转化。在 Graves 甲状腺毒症中，糖皮质激素可能通过免疫抑制来减少 T_4 的分泌，但这种作用的效率和持续时间尚不清楚。由于长期使用糖皮质激素的显著不良反应和其他治疗的有效性，在 Graves 病甲状腺功能亢进中使用这些药物是不合理的。相反，大剂量糖皮质激素的免疫抑制作用在眼病和皮肤病的治疗中被广泛应用。在严重甲状腺毒症或甲状腺危象，短期糖皮质激素治疗作为一般的支持治疗。

7. 未来药物　目前，一种能够与 TSAb 竞争性结合 TSHR 的低分子量拮抗药已被开发[315]，但尚无临床研究。抗 CD20 单克隆抗体利妥昔单抗在 Graves 病动物模型中被证明可以预防但不能治愈甲状腺功能亢进，并且在 II 期临床试验中对停药后降低甲状腺功能亢进复发率有一定的作用[316, 317]。然而，利妥昔单抗潜在毒性引起了人们对它是否应该用于良性疾病（如 Graves 病）的担忧。

8. 放射性碘治疗　在 20 世纪 40 年代，放射性同位素碘（^{131}I）开始应用于 Graves' 甲状腺功能亢进的治疗[9]。在众多的同位素中，选用 ^{131}I 治疗甲状腺功能亢进是因为它的半衰期和合适的放射特征[318, 319]。与 ^{127}I（稳定同位素）完全相同，口服后，放射性碘被甲状腺滤泡细胞完全吸收，迅速浓集、氧化和有机化。β 粒子的电离作用平均射程长度为 1～2mm，可破坏甲状腺细胞。每克甲状腺组织中保留的 ^{131}I 微居里剂量为 70～90rad。放射性碘的早期生物学作用包括滤泡细胞坏死和血管闭塞，这些作用在单剂量放射性碘治疗后数周至数月内就会出现。因而，最终控制甲状腺功能亢进至少需要数周或数月。其长期影响包括生存期缩短，存活细胞再生能力受损伴随萎缩和坏死，以及类似于自身免疫性甲状腺炎的慢性炎症反应。这些后续作用解释了部分患者即使在治疗数年后也会出现甲状腺功能减退症的原因[318, 319]。

（1）治疗策略：同位素治疗 Graves 病的目标是尽量争取一次剂量的 ^{131}I 即可破坏足够多的甲状腺组织从而达到治疗甲状腺毒症的目的。治疗后可能有 3 种结果：①患者甲状腺功能正常。甲状腺功能正常曾经被认为是治疗"成功"，但对于并存眼病的患者可能不是理想的结果，因为这些患者可能更加需要甲状腺抗原的清除。②患者仍有甲状腺毒症。当然，这种结果是失败的，需要再次治疗。③患者永久性甲状腺功能减退。现在认为这种结果是可以接受的治疗结果，因为使用左旋甲状腺素治疗甲状腺功能减退比较容易，安全且便宜。在接受放射性碘治疗的 Graves 病患者中，这些结果的发生取决于甲状腺组织转运和保留放射性碘的量，以及其他不明确的个体因素。个体因素导致不可能预测每个患者的治疗剂量。放射碘的剂量通常是根据甲状腺大小和甲状腺碘 ^{131}I 摄取率进行计算，并通过以下算式确定[320]：剂量（mCi）＝测量的甲状腺重量（g）× 计划剂量（μCi/g）/24h 小剂量碘摄取量 × 1000。剂量因治疗目的的不同而异，在不同中心其范围为 80～200μCi/g。在某些中心，也提供标准的固定剂量。较低的剂量在早期（1 年以内）甲状腺功能减退症发生率较低，但要以较高的复发率或持续性甲状腺毒症发生率为代价，因此需要第 2 次 ^{131}I 治疗，或更少发生的第 3 次 ^{131}I 治疗。有一些患者即使给予较低剂量并且在第 1 年保持甲状腺功能正常，迟发性甲状腺功能减退的发生率也很高。放射碘治疗后，甲状腺功能减退症的累积发病率以每年 2%～3% 稳定增长。放射性碘治疗后甲状腺功能减退症的总发病率在 5 年时接近 40%，在 10 年时接近 60% 或更高[321]。因此，包括我们自己在内的许多中心，放射碘治疗的策略是给予一定剂量的放射碘后确保最大数量的患者治愈，同时关注到这些"治愈"的患者大多数最终将发展为甲状腺功能减退。甲状腺功能减退症应被视为放射性碘治疗的常见结局，而不是真正的并发症，如上所述，可以使用左旋甲状腺素轻松控制甲状腺功能减退症。甲状腺毒症的复发很少发生，即使在首次服用放射性碘后甲状腺功能正常的患者也是如此。这些复发在心理上令人不安，并且对于老年人可能带来额外的心血管风险。在一些中心，中重度眼病的治疗在某些需要的情况下会被推迟，直到甲状腺毒症得到永久性矫正，因此在这种情况下通过放射性碘治疗快速到达甲状腺功能正常也是可取的。治疗时适中的高剂量 ^{131}I，常用的方法是 ^{131}I 按每克甲状腺 100uCi。而使用相对较高的治疗剂量，则按每克甲状腺 150～200μCi 估计，大约 70% 的患者在一次 ^{131}I 治疗后治愈，25% 的患者需要第 2 次碘治疗，罕见有患者需要第 3 次或第 4 次碘治疗。甲状腺体积较大，碘的迅速转化，以及在碘放射治疗后过早使用抗甲状腺药物，与甲状腺功能亢进持续率较高相关，但其他个体因素也可能有影响。通常在第 1 次治疗后的 6～12 个月决定是否进行第 2 次碘放射治疗，因为这样可以明确证明持续存在甲状腺毒症。^{131}I 治疗后的前 6 个月可观察到短暂性甲状腺功能减退。为了更准确观察这些情况，左旋甲状腺素替代量应以次大剂量开始使用，以便在 2～4 个月后再次检查 TSH，如果仍高，那么甲状腺功能减退很可能是永久的。

（2）放射性碘的短期不良影响：放射性碘治疗后的前几个月可能会出现先前存在的眼病暂时恶化[322]，并非所有研究者都会观察到这种情况，而且这种情况也可能是由于未经治疗的甲状腺功能减退所致[323]。因为眼病的恶化是短暂的，并且可以在短时间内通过口服糖皮质激素有效控制，所以存在眼病并不是放射性碘的禁忌证[322]。当存在严重的眼病时，应在放射性碘后立即开始大剂量口服或静脉注射糖皮质激素和（或）眼眶放疗的特异性治疗。

放射性碘会引起急性放射性甲状腺炎，表现为治疗后 3d 或 4d 出现颈部疼痛和肿胀，一般在临床上很少出现。这种情况是良性的并且是自限性的，可以用短疗程的抗炎药来治疗。放射碘治疗后甲状腺组织的破坏还诱导了腺体内原本形成的甲状腺激素的释放，这可能导致在治疗后数周内甲状腺毒症的恶化。通常给予几个月的硫脲类药物降低甲状腺激素水平来避免这种现象，并在放射性碘治疗前 3～8d 停用。停用硫脲类药物以准备 [131]I 治疗，也可能导致甲状腺功能亢进症的复发，这也可以解释放射性碘给药后甲状腺激素水平升高[324]。由于放射性碘的作用相对延迟，因此完全控制甲状腺毒症可能需要几个月的时间。在等待放射碘治疗发挥作用的同时，可以在治疗后 2 周开始服用短疗程的抗甲状腺药物，随后的几个月内逐渐降低剂量。较早的硫脲类治疗与较高的放射性碘治疗失败率有关。

（3）放射性碘的潜在长期风险：放射性同位素治疗良性疾病（如 Graves 病）会引起人们对可能致癌作用和遗传损害风险（即在生育年限内导致患者后代发生种系突变的风险）的担忧。尽管头颈外照射确实与甲状腺癌的发病率增加有关[325, 326]，但在大规模的流行病学研究中未发现放射性碘治疗甲状腺功能亢进症与甲状腺癌之间存在关联[327, 328]。同样，没有证据表明放射性碘治疗甲状腺功能亢进会增加患者患白血病或实体瘤的风险[319, 320]。在瑞典的一项调查中发现在放射性碘治疗 10 年或更长时间后胃癌的风险有轻度的增加[327]，但在英国[321] 和美国[328] 的大型流行病学调查中没有得出相似结论。没有观察到放射性碘治疗甲状腺功能亢进症与后代先天性异常之间的关联[329]。此外，在接受放射性碘治疗的甲状腺癌儿童和青少年中，未发现染色体受损的证据[330]。一种粗略估计卵巢的辐射量大约是 0.2rad/mCi [131]I。因此，接受 10mCi 放射性碘的患者卵巢的辐射量类似于钡剂灌肠或静脉肾盂造影的剂量。如果存在 [131]I 遗传风险，经计算该风险仅为亲代性腺辐射暴露的 0.003%/rad，因此 [131]I 仅占遗传疾病发生率的很小一部分[331]。据报道，放射性碘治疗的全因和循环系统死亡的风险相对于特定年龄和特定时期增加，但主要与甲状腺素治疗之前轻度甲状腺功能减退有关，而并非与放射性碘治疗有关[332]。累积 70 多年的放射性碘治疗甲状腺功能亢进症经验表明，该治疗在成人中不存在长期潜在风险或可以忽略不计。然而，目前尚无有关儿童人群中此类风险的大型研究。切尔诺贝利事故后，关于暴露于放射性同位素的人群调查表明，婴儿甲状腺对放射性碘诱发的致癌作用具有更高的敏感性[333, 334]。但是这些观察结果的背景数据存在偏差，

因为放射性尘埃的暴露数量及持续时间差异很大，因此不能依靠这些观察结果推测放射性碘的治疗后果。一项多中心甲状腺功能亢进症临床随访研究表明，低剂量而不是高剂量的 [131]I 治疗可促进儿童发展为甲状腺癌[335]。因此，建议 [131]I 治疗儿童 Graves 病甲状腺功能亢进采用的剂量较成人的剂量高[336]。然而，正如后续讨论所述，由于担心在接受放射性治疗的儿童中其他器官长期癌症风险可能高达 3%，因此推荐仅对年龄超过 18—20 岁的个体进行放射碘治疗。

9. 手术　Graves 病甲状腺功能亢进症外科治疗的目的是通过去除甲状腺组织来减少甲状腺激素的过度分泌并防止甲状腺毒症复发。长期以来，甲状腺次全切除术一直是外科手术治疗的选择。经典的手术包括切除大部分腺体，两叶仅剩少许组织。甲状腺次全切除术后许多患者保持甲状腺功能正常，但也存在甲状腺毒症复发的风险[337, 338]。部分患者在甲状腺次全切除术后也会变为甲状腺功能减退（图 82-9）。因此，甲状腺次全切除术后需要终身监测甲状腺功能。甲状腺近全切除术包括切除大部分甲状腺组织，仅在敏感区域（如喉返神经或甲状旁腺周围）留下少于 1cm 的组织。近期有研究报道，在 Graves 病患者中实施甲状腺近全切除术，甲状腺功能减退的发生率更高，但甲状腺功能亢进的复发率显著降低[337, 338]。由于甲状腺毒症复发的风险低，因此近全甲状腺切除术在专科中心已成为首选

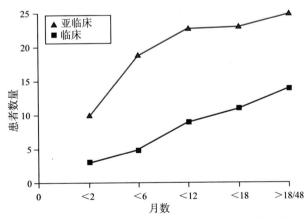

▲ 图 82-9　甲状腺次全切除术治疗的 Graves 病患者队列中亚临床和临床甲状腺功能减退的患病率
引自 Miccoli P，Vitti P，Rago T,et al：Surgical treatment of Graves' disease：Subtotal or total thyroidectomy？Surgery 120：1020-1025，1996.

手术[337, 338]。全甲状腺切除术（如去除所有肉眼可见的甲状腺组织）具有去除几乎所有甲状腺自身抗原的额外优势，因此，实施这种手术方式可能对眼病的进程有积极的、影响[148, 339]。

对患者进行甲状腺手术的术前准备至关重要。推荐进行 1 个疗程的硫脲类药物治疗，它可以恢复和维持甲状腺功能正常，并且可以避免甲状腺内储存的激素在手术中释放。在手术前（10d）服用无机碘可引起腺体退化并减少血管。此外，仅使用普萘洛尔和碘进行准备，可以更早进行手术，因此也被推荐于术前准备。但是，在没有真正需要紧急手术的情况下，不建议使用这种方法，因为它会使患者面临不必要的风险。

除了外科手术和麻醉的常见并发症，甲状腺手术会增加患者面临特定并发症的风险，包括现在极为罕见的甲状腺危象、出血、喉返神经损伤和甲状旁腺功能低下。尤其不能忽视喉返神经损伤和甲状旁腺功能低下的风险。这些并发症的发生率取决于外科医生的技能和经验，发生率可能在甲状腺手术经验丰富专业中心为 2%，而某些中心为 10%～15%[340-342]。因此，在开始讨论治疗方案时需要向患者仔细解释 2 种治疗方式潜在的并发症。

术后甲状腺功能在很大程度上取决于甲状腺切除的程度。组织切除不足会导致持续的甲状腺功能亢进或复发，可能 5%～10% 的患者在术后 5 年内发生这种情况，而高达 40% 的患者会在 30 年内发

生。甲状腺功能亢进症复发后再次手术不可行，从技术上讲，第二次手术比第一次更困难，并且有更高并发症的风险。因此，几乎没有例外，此类患者应接受放射性碘治疗。甲状腺切除术会导致术后甲状腺功能减退，全甲状腺切除术和近全甲状腺切除术后基本都会发生这种情况，甲状腺次全切除术后也经常出现上述情况[337, 338]。甲状腺功能减退症可以通过左旋甲状腺素替代治疗，因此不应将甲状腺功能减退症视为真正的并发症。

（二）治疗方案的选择

在上文中，已经详细阐述了 Graves 病甲状腺功能亢进的治疗方法（即抗甲状腺药物、放射性碘和手术）。3 种治疗方法之间可以相互转换。因此，有必要重点讨论 3 种治疗方法之间的差异，这些差异将指导患者和医生选择最合适的治疗。表 82-4 列出了 Graves 甲状腺功能亢进 3 种主要治疗方法总体的优缺点。过去约 60 年临床实践中所积累的证据对指导患者和医生做出正确决策是非常有价值的。在许多情况下，选择何种治疗方式实际上是由患者或医生的偏好、经验或者医疗条件（例如，缺乏经验丰富的外科医生或缺乏设备完善的核医学设施）决定的。在欧洲，调查结果显示大多数内分泌科医生更倾向于药物治疗，即使用硫脲类药物治疗大部分 Graves 病甲状腺功能亢进，其中最典型的一类患者是甲状腺呈中度肿大、年龄为 40 多岁的女

表 82-4　**Graves 病甲状腺毒症治疗方法的优缺点**

治疗方法	优　点	缺　点
放射性碘治疗	• 彻底治疗甲状腺毒症 • 不良反应发生率极少，轻度且为一过性 • 无手术风险 • 易操作 • 快速 • 费用低	• 控制甲状腺毒症滞后 • 甲状腺肿大明显的效果较差 • 年轻患者的放射性暴露风险 • 可能会出现眼病 • 使已存在的眼病加重 • 可能需要糖皮质激素预防眼病恶化
甲状腺手术治疗	• 彻底治疗甲状腺毒症 • 无辐射危害 • 切除体积大的甲状腺肿 • 快速	• 甲状腺功能减退症（0.9%～2%） • 喉返神经损伤（0.1%～2%） • 出血 / 感染 / 麻醉并发症 • 手术瘢痕 • 花费高
硫脲类药物	• 无辐射危害 • 无手术风险 • 不会出现永久性甲状腺功能减退	• 复发率高 • 需要频繁监测甲状腺功能 • 药物的副作用及不良反应

性 [280, 343-345]。对于年轻患者（如 19 岁女性），95% 的欧洲内分泌专家会选择药物治疗 [344]。相比之下，北美内分泌医生总体上更倾向于放射性碘治疗 [280, 343-345]，尽管在过去的 20 年里，他们也似乎趋向于使用硫脲类药物治疗 Graves 病甲状腺功能亢进 [280, 344]。无论是欧洲还是北美的内分泌医生，对于甲状腺无明显肿大或中度肿大的患者都不会考虑手术治疗。对于如何看待 Graves 病的最佳治疗方法是存在差异的，这些差异不仅反映了世界各地不同医生的习惯和经验，而且也反映了一个事实，即没有任何一种治疗方法具有明显的优势。

1. 年龄　对于青少年和年轻甲状腺功能亢进患者，尽管放射性碘治疗有效且无不良反应 [336]，但由于缺乏对放射性碘长期作用的研究（后续会讨论），因此我们对于此类患者应当谨慎，至少在 20 岁之前，我们一般首选抗甲状腺药物。对药物过敏和依从性较差的儿童和青少年，也可以建议手术治疗。然而，儿童接受甲状腺次全切手术治疗时风险较高，有研究报道急性并发症发生率为 16%～35%，永久性并发症发生率高达 8% [346]。

对于育龄期女性，应该在接受放射性碘治疗至少 4 个月以上妊娠，如果可能应该推迟 1 年 [347]。因此，医生应该和患者共同探讨治疗方案，对于有生育要求者可选择抗甲状腺药物（见下文）。恰好相反，对于老年人应该确保在最短的时间内彻底治疗甲状腺功能亢进。抗甲状腺药物治疗后甲状腺功能亢进复发会增加老年病人心血管疾病风险，手术治疗风险又太高，因此，放射性碘治疗对老年人最适合。

2. 伴有甲状腺肿及甲状腺结节　甲状腺肿大明显对 [131]I 相对不敏感，通常需要多种方法控制甲状腺功能亢进。此外，放射性碘治疗仅会使部分甲状腺肿体积缩小，并且过程比较缓慢。因此，对于甲状腺肿大明显，尤其是有压迫症状者，在确保有经验丰富的外科医生完成手术的前提下，手术治疗是最佳选择。当 Graves 病合并地方性甲状腺肿，且存在多个冷结节时也建议手术，因为这些冷结节因不能摄碘而不会缩小。最后，当 Graves 病合并单个结节，且结节又不能排除恶性可能时，手术治疗是必要的。

3. Graves 眼病　放射性碘对先前已有眼病的患者可能会产生不良影响，这在前面的章节中讨论过。重度眼病可能需要调整治疗方案给予积极治疗。1989 年进行的一项调查显示，欧洲大多数甲状腺疾病专家会选择药物治疗合并严重眼病的甲状腺功能亢进患者 [348]，这意味着放射性碘治疗后眼病可能会恶化的事实引起了他们大多数医生的关注。放射性碘可作为一种备选方案，即通过放射性碘或手术可以确保短时间内彻底治疗甲状腺毒症，考虑到甲状腺内自身免疫过程驱动眶部自身免疫反应，因此期望通过清除可能产生交叉反应的甲状腺抗原以改善眶内自身免疫反应。有研究表明分化型甲状腺癌合并自身免疫性甲状腺疾病时，通过全甲状腺切除术及放射碘消融治疗成功切除甲状腺组织后，体内的甲状腺自身抗体也随之消失，此研究结果恰好证明这一点 [349]。实际上，最近也有报道称，与单纯接受近全甲状腺切除术的眼病患者相比，术后联合放射性碘治疗的患者使用糖皮质激素治疗的短期疗效更佳 [148, 339]。彻底治疗甲状腺功能亢进的另一个原因就是抗甲状腺药物停药后甲状腺功能亢进复发会使眼病恶化。

4. 合并其他非甲状腺疾病　当 Graves 病甲状腺功能亢进合并其他非甲状腺疾病，尤其心脏病时，在制订治疗方案时应特别注意。对于此类患者，手术可能是禁忌证或者手术风险太大，另外，甲状腺功能亢进复发会加重心脏疾病。因此，放射性碘治疗是首选，治疗前给予短期抗甲状腺药物治疗，治疗后给予硫脲类药物或锂盐预防放射性甲状腺炎引起的一过性甲状腺毒症。放射性碘治疗同样适用于合并其他非甲状腺疾病的治疗，这些疾病可能会受到甲状腺功能的影响，如糖尿病和严重的精神疾病。当然，合并此类疾病也可选择手术治疗。

5. 患者的意愿和医疗条件　从前面可以看出，只有极少情况下迫使患者只能选择一种治疗方式。因此，患者通过全面比较各种治疗方式的优缺点直接参与制订治疗方案。例如，部分患者因对"放射性碘治疗"没有正确的认识而产生不必要的恐惧。另一些患者认为甲状腺肿是一种影响美观的生理缺陷，可能需要通过手术恢复颈部外观。然而，还有些患者不愿意接受长期药物治疗，希望能短时间内解决问题。此外，在制订治疗方案时，还必须考虑其他因素，如是否有经验丰富的外科医生和（或）经验丰富的核医学科。在一些国家，由于立法的严格限制，使临床使用足够剂量放射碘治疗非常困难。

（三）特殊情况

1. 新生儿甲状腺功能亢进和胎儿甲状腺功能亢进　妊娠合并甲状腺功能亢进的孕妇发生流产、早产、低出生体重儿及新生儿死亡的概率较高[350]。妊娠期 Graves 病相关问题将在第 84 章节详细讨论。

妊娠期 Graves 病的特殊点在于新生儿和胎儿发生甲状腺毒症的风险。由于妊娠期处于免疫抑制状态，尤其在妊娠早期和妊娠中期，不仅 TSAb 的滴度会减低，而且 TgAb 和 TPOAb 的水平也会降低[95]。但是，当妊娠晚期免疫球蛋白能够穿过胎盘时，某些孕妇体内 TSAb 活性持续存在甚至升高（图 82-10）。因此，新生儿甲状腺功能亢进可能与母体 Graves 病有关[351]。既往应用甲状腺手术治疗或放射性碘治疗后甲状腺功能正常的 Graves 病妊娠妇女，如果血清 TRAb 持续阳性，则有可能引起新生儿甲状腺毒症。因此，活动性 Graves 病或既

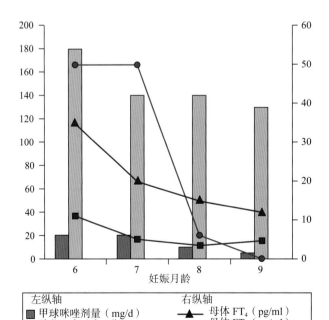

▲ 图 82-10　1 例在妊娠 6 个月诊断为 Graves 病的女性在接受美咪唑（MMI）治疗期间的胎儿心率、母体甲状腺激素和母体血清促甲状腺激素受体抗体（TRAb）

FT₃. 游离三碘甲腺氨酸；FT₄. 游离甲状腺素

往有 Graves 病甲状腺功能亢进病史的妊娠妇女都应该考虑 TRAb 引起新生儿甲状腺毒症的可能。新生儿甲状腺功能亢进往往是一过性的，因为其发病机制是由于母体血中存在 TSAb，该抗体一旦消失，甲状腺功能亢进会自行缓解。但是，甲状腺功能亢进会使新生儿生长加速进而导致颅缝早闭。新生儿甲状腺功能亢进症状主要表现为心动过速、黄疸、心力衰竭和发育不良。在分娩后，直到来自母体的硫脲类药物代谢清除后才出现症状，症状出现可能会延迟几天，或在极少的情况下，当血清中同时存在 TBAb 和 TSAb 时，症状出现可能会延迟几周。母亲血清存在高滴度 TRAb 抗体，出生时，通过检测脐带血中的抗体预测新生儿甲状腺毒症的发生[352]。

新生儿甲状腺功能亢进需要在与新生儿专科医生密切合作下尽快治疗。硫脲类药物，甲巯咪唑 [0.5～1mg/（kg·d）] 或丙硫氧嘧啶 [5～10mg/（kg·d）] 必须每 8 小时给药 1 次。可以加用普萘洛尔减缓心率并减少过度兴奋。也可加用碘剂（1 滴 Lugol 碘溶液，相当于 8mg 碘，每 8 小时给药 1 次）与硫脲类药物共同抑制甲状腺激素的释放。对于重症患儿，糖皮质激素可作为一种常规支持治疗手段，阻断外周血中 T₄ 向 T₃ 转化。

当甲状腺功能亢进发生在胎儿期，妊娠 22 周以后，如果胎儿心率超过 160 次 / 分建议诊断为胎儿甲状腺功能亢进。胎儿甲状腺功能亢进可以通过检测胎儿脐带血确诊，但是这个操作是有风险的，有 1% 的概率导致胎儿死亡[353]。因此，只有在超声发现胎儿甲状腺肿，需要进一步区分是由 TSAb 抗体通过胎盘引起甲状腺功能亢进还是因为过量抗甲状腺药物引起胎儿甲状腺功能减退时才考虑。通过彩色血流多普勒评估胎儿甲状腺肿的血流信号已被认为是一种无创的检查手段，用以鉴别以上 2 种情况[354]。通过给母亲口服抗甲状腺药物治疗胎儿甲状腺功能亢进，硫脲类药物剂量需要根据胎儿心率来调整，维持胎儿心率在 140 次 / 分左右。

2. 一过性或永久性新生儿中枢性甲状腺功能减退　新生儿中枢性甲状腺功能减退是由于母亲妊娠期患有严重的甲状腺功能亢进，使胎儿垂体甲状腺轴长期受抑[355]。1%～5% 妊娠期甲状腺功能亢进控制不良的母亲分娩时新生儿会出现中枢性甲状腺功

能减退，需要左旋甲状腺素替代治疗。其中有些患儿表现为甲状腺形态和功能异常，从而导致永久性甲状腺功能减退[356]。

3. 儿童和青少年 Graves 病　Graves 病可见于儿童，但很少在 10 岁之前发病。大多数在青春期前后发病，年龄为 11—15 岁。临床表现一般比较典型，典型症状为神经心理异常和生长加速，导致骨骺提早闭合影响终身高。抗甲状腺药物、放射性碘及手术都可成功用于治疗儿童甲状腺功能亢进。虽然放射性碘的疗效已经证实[336]，但其长期潜在的辐射致癌性及性腺损伤仍有待确定。关于癌症，Rivkees 等的研究数据预测任何癌症（不包括甲状腺癌）的死亡风险为 0.16%/rem[357]。因为 10 岁时放射碘的辐射照射为 1.45rem/mCi，考虑到每克甲状腺组织的推荐剂量为大于 160uCi，才能达到至少为 150Gy（约 15000rad）有效辐射剂量，假设一个甲状腺重量为 40g，吸碘率至少为 50%，放射碘的剂量就是 12.8mCi，因此导致癌症死亡风险为 3%，这个比例是相当高的。因此，在决定是否对儿童使用放射性碘治疗时应考虑到这一点，同时也要考虑到长期随访研究依然有限[336]。鉴于上述考虑，大多数儿童通过长期硫脲类药物治疗（3~4 年），试图诱导持续缓解，或等待放射性碘或手术更适合的年龄（通常为 18—20 岁）。长期治疗意味着需要密切的临床随访，并且因患儿的依从性差而需要家长的参与。

儿童和青少年很少接受甲状腺手术治疗，因其永久性并发症发生率较高，对生长发育影响较大。但是，对于甲状腺体积非常大或抗甲状腺药物依从性差的患儿来说可能适合手术治疗。

4. 老年甲状腺功能亢进患者合并心脏病　在老年患者中，甲状腺功能亢进常累及心脏。老年患者症状差异非常大，与肾上腺素活性增高有关症状如易激动、多汗、怕热、手抖、焦虑、食欲增加则比较少见[358]。与食欲减低相比，体重减轻与厌食、抑郁及嗜睡关系更大[359]。总之，这些临床表现证实了"淡漠型甲状腺功能亢进"的说法。据报道，老年患者出现 Graves 眼病的症状一般较重[360]。

甲状腺功能亢进会引起心衰或使已有心脏病加重。30%~60% 的患者诊断时已经出现房颤。因此，应该特别注意这一点，尽快控制甲状腺功能亢进，防止复发，预防其他心脏并发症[359]。当诊断时已经出现心脏病，制订治疗方案时应该特别谨慎，需要考虑以下几点：①应用抗甲状腺药物尽快控制甲状腺功能亢进的同时治疗心脏病；②加用 β 受体阻滞药；③最终选择放射性碘治疗甲状腺功能亢进；④使用 β 受体阻滞药和（或）锂制剂预防放射碘可能引起的一过性甲状腺毒症，从而保护心脏；⑤放射碘治疗 2 周后继续口服硫脲类药物治疗甲状腺功能亢进，同时等待放射性碘完全起效；⑥在后续 12 个月内严格控制甲状腺功能亢进；⑦抗甲状腺药物缓慢减量直至停药；⑧必要时加用少量左旋甲状腺素纠正甲状腺功能减退，维持血清 TSH 在正常范围。

（四）胫前黏液水肿的治疗

大多数胫前黏液水肿虽然很少引起不适感，但会影响美观。应用强效糖皮质激素治疗似乎有效。其他治疗包括局部注射糖皮质激素或玻璃酸酶[361]。因其有缓解与复发交替的特点，所以时常需要反复治疗[362]。大多数患者最终会获得持续缓解。对于较严重的患者，可以通过手术成功切除假瘤或息肉样组织[363, 364]。全身治疗包括血浆置换和大剂量糖皮质激素。血浆置换虽然有效，但在缺乏长期免疫抑制治疗时，单独使用效果比较短暂。对于病情难以控制的患者也可静脉输注大剂量丙种球蛋白，但其费用昂贵，且效果并不优于糖皮质激素。

（五）甲状腺危象

甲状腺危象是甲状腺毒症急性且严重危及生命的一种并发症，以严重高代谢症状为特征，表现为高热、快速心律失常、大汗、腹泻和呕吐、精神错乱、谵妄和昏迷[365]。甲状腺危象时也常出现充血性心力衰竭。甲状腺危象见于营养不良和甲状腺功能亢进病程长的患者，最常见病因为 Graves 病，因患者重视不够或治疗不充分发生甲状腺危象。虽然目前认为其发生与甲状腺内储存的大量甲状腺激素突然进入循环有关，但在许多情况下，这一机制并没有得到证实。在抗甲状腺药物控制甲状腺功能亢进之前，接受甲状腺手术和放射性碘治疗是甲状腺危象比较常见的原因。另外，其他一些诱因包括感染、创伤、手术应激、代谢紊乱、肺部及心血管疾病等。在过去，甲状腺危象比较常见，死亡率高达75%[365]。但是，现如今真正的甲状腺危象极为罕见。然而，病情较轻的甲状腺危象并不罕见，作为一种临床急症可能需要迅速识别并给予充分治疗。同时，也应迅速识别潜在的非甲状腺疾病并给予相应的治疗。降温可能需要使用冰毯或退热药。静脉使用糖皮质激素有利于维持循环稳定，预防休克。在脱水或缺氧的情况下，应给予吸氧和补液等支持治疗。应该使用一切措施降低循环中激素水平。硫脲类药物和碘剂可以抑制甲状腺激素合成和释放，尽管它们在治疗中是必需的，但由于这种作用滞后，因此仅给予这种治疗是不够的。为了迅速降低循环中 T_3 水平，利用碘化对比剂抑制外周组织 T_4 向 T_3 转化可能是一种最快的方法。β 受体阻滞药也可阻断外周甲状腺激素的作用。在极其危重的情况下，通过血浆置换、腹膜透析、体外树脂灌流或木炭血浆灌流的措施清除循环中过多的甲状腺激素。所有治疗药物都应该最大限度地使用剂量。患者需要持续心电监护，建立静脉通路给药和补液，或经鼻胃管给药。

第 83 章　Graves 眼病
Graves' Ophthalmopathy

Henry B. Burch　Rebecca S. Bahn　**著**

李　拓　石勇铨　**译**

> **要 点**
> ◆ 准确评估 Graves 眼病患者的严重程度及活动度是其治疗的关键。
> ◆ 中、重度活动性 Graves 眼病患者首选免疫抑制治疗。
> ◆ Graves 眼病发生发展的主要机制是全身循环的自身抗体激活眶后成纤维细胞上的促甲状腺激素受体。

Graves 眼病（Graves' ophthalmopathy，GO）也称为 Graves 眼眶病或甲状腺相关性眼病。其发生范围很广，多数患者仅表现为无症状的眼外肌增粗，亦有少数患者最终进展为眼眶畸形甚至失明[1]。GO 进展的速度和程度可受机械性、细胞性和免疫原性的协同作用[2]。Graves 病患者的 GO 诊断可早于、伴随或晚于甲状腺功能亢进症的诊断，但多数 GO 是与甲状腺功能亢进症同时诊断，甚至是甲状腺功能亢进诊断后才发现（图 83-1）[3]。

既往临床报道发现了伴随甲状腺功能正常的 GO 或仅单侧受累的 GO 患者，并认为甲状腺刺激性抗体滴度与 GO 发病的相关性较低，这些结果使得人们一度对 Graves 病的甲状腺毒症与眼病之间存在病理生理学联系这一概念产生质疑。然而上述争论均已被推翻，所谓"甲状腺功能正常"的大多数 GO 患者存在细微的甲状腺异常表现[4,5]，绝大多数单侧显著受累的 GO 患者亦存在对侧眼外肌群的异常改变[1]，而甲状腺刺激性抗体滴度与 GO 眼病的严重程度及病情转归存在明确的定性关联[6,7]。

相较于早期对 GO 的简单机械性描述，通过对 GO 发病机制的研究有助于人们对眼病的进一步认识。这些工作的重点是明确眼眶成纤维细胞积极参与球后的免疫反应，并激活该类细胞的免疫机制。此外，最新研究发现促甲状腺激素受体（thyroid-stimulating hormone receptor，TSHR）是一种重要的眼眶自身抗原。

GO 的治疗需要内分泌医生和眼科医生的精心配合，从而更好地帮助患者维持视力、恢复良好的自我感官和生活质量[8]。本章中，我们将提供有关 Graves 眼病发病机制的最新知识，并对该疾病诊治方法的最新进展进行综述。

一、流行病学

若将眼部专科阳性体征纳入诊断标准，10%～25% 的 Graves 病患者合并典型 GO 改变；若以有阳性体征作为诊断标准，GO 发生率为 30%～45%[3]；若以计算机断层扫描（computed tomography，CT）或向上凝视眼压升高作为诊断标准，约 70% 无明显眼病患者可确诊为 GO[9,10]。借助磁共振成像（magnetic resonance imaging，MRI）技术发现，71% 的 GO 患者无阳性体征，仅表现为眼外肌增粗[11]。幸运的是，不足 5% 的 Graves 病患者合并严重的眼病[12]。经年龄校正，明尼苏达州奥姆斯特德县的男女 GO 年发病率分别为 16/10 万、

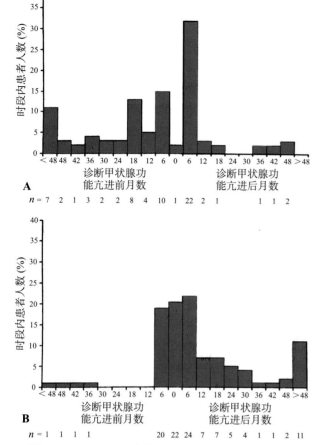

▲ 图 83-1　Graves 眼病患者出现眼部症状时间、Graves 眼病的诊断时间分别与甲状腺功能亢进确诊时间的关联（横轴 0 为甲状腺功能亢进确诊时间）
A. 6 个月内首次出现眼部症状的患者人数（占整体人群比例）；B. 6 个月内首次诊断出 Graves 眼病的患者人数（引自 Bartley GB. Fatourechi V Kadrmas EF, et al: The chronology of Graves' ophthalmopathy in an incidence cohort. Am J Ophtha/mo/. 121:426-434.1996.）

2.9/10 万[13]。而不同年龄段的 GO 发病率呈现双峰分布，女性的发病高峰在 40—44 岁和 60—64 岁，男性的发病高峰在 45—49 岁和 65—69 岁。此外，Graves 病患者发生皮肤病变、指端肥大症等其他外周表现的发生率较低。在 GO 患者中，4%～15% 伴发甲状腺皮肤病，7% 的皮病患者同时伴发甲状腺肢端病（thyroid acropachy, TA）[14]。

二、发病机制

（一）机械因素

Graves 眼病的眶部影像学表现为眶内软组织体积增大（包括眼外肌、脂肪和结缔组织）。眶内组织体积增加受限于眼眶骨性结构，致使眼球前移或眼球突出以缓解眼压增高。同时，眼球突出的程度也取决于眶隔限制和眼外肌牵拉的强弱。虽然 CT 显示眶内组织体积增大的主要原因是眶内脂肪和眼外肌的体积增大，但也有部分患者可表现为仅脂肪或眼外肌单一受累[15]。眼眶组织体积增大，除使眼球向前移位外，还可引起眼眶静脉和淋巴液回流障碍，导致眶周和结膜水肿。

（二）诱发因素

1.遗传因素　自身免疫性甲状腺疾病包括 Graves 病和桥本甲状腺炎，其遗传因素较为复杂，是易感基因和非遗传因素相互作用的结果。目前已确认的致病基因可直接导致这类疾病的发生，或与其他的重要易感基因相关[16-18]。然而，在严重 GO 患者中并未找到与 Graves 病相关的特异基因[19]。一项关于 114 例 GO 患者的家族史研究发现，家族史并非是严重 GO 发病的重要因素[20]。上述研究表明，相较于遗传易感性，环境因素可能是某些 GO 患者的暴露风险。

2.吸烟　多项研究均证实吸烟和 GO 存在显著关联。研究发现，64% 的 GO 患者有吸烟或戒烟史，显著高于单纯 Graves 患者（47.9%）、毒性结节性甲状腺肿患者（23.6%）、无毒性甲状腺肿患者（30.4%）、桥本甲状腺炎患者（33.5%）及正常对照人群（27.8%，图 83-2）[21]。这些变化似乎与甲状腺功能亢进症无关，也与患者的年龄、性别或教育背景不相关[22]。虽然相关机制尚不清楚，但可能系眼眶缺氧或烟草中自由基促进眼眶成纤维细胞增殖所导致[23, 24]。与非吸烟者相比，吸烟者体内的白细胞介素 -1 受体的拮抗物水平降低，这可能增强白细胞介素 -1 在眼眶炎症过程的促进作用[25, 26]。此外，吸烟更易加重 GO 患者放射性碘治疗或抗甲状腺药物治疗后眼病的发生及发展[27]，在使用皮质醇激素和球后照射治疗期间亦会对眼病产生不良影响[28]。因此，吸烟可能是部分 GO 患者的重要致病因素。

3.年龄及性别　GO 患者的年龄与性别也可能是 GO 发生及严重程度的影响因素。GO 患者中男女比例为 1∶（1.8～2.8），明显低于 Graves 病的男

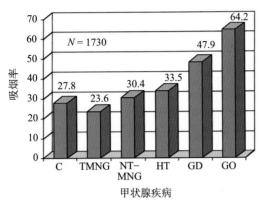

▲ 图 83-2　不同甲状腺疾病患者的既往吸烟率和现吸烟率

纵轴代表了该组中吸烟人群的患病率。正常对照组（C）、毒性结节性甲状腺肿（TMNG）、无毒性甲状腺肿（NT-MNG）、桥本甲状腺炎（HT）、无眼部受累的 Graves 病（GD）和伴有眼病的 Graves 病。在诊断为 Graves 病和 Graves 眼病的患者中，吸烟患者显著增加（引自 Bahn RS, Wartofsky L。Graves 眼病：发病机制。Endocr Rev. 14: 747-793, 1993.）

女发生比例（1∶8）[29]。在严重眼病的患者中，男性患者的比例似乎也有升高表现。研究发现，轻度 GO 患者的男女比例为 1∶9.3，中度为 1∶3.2，重度 GO 的男女比例为 1∶1.4[30]。

4. 甲状腺功能亢进治疗　多项研究探讨了抗甲状腺功能亢进治疗方式的选择对 GO 后续转归的影响。其中两项研究直接对比了放射性碘治疗、甲状腺切除术及抗甲状腺药物治疗对 GO 改变的影响[27, 31, 32]。第一项研究对 114 例 35—55 岁的 Graves 病患者随机安排放射性碘治疗、甲状腺切除术或甲巯咪唑药物治疗，并随后接受了眼病指数评估。其中，10% 接受药物治疗的患者、16% 接受手术治疗的患者及 33% 接受放射性碘治疗的患者出现了眼部损害或进一步恶化[31]。该小样本研究存在一定不足，如接受放射性碘治疗的患者中吸烟人群比例较高，部分接受放射性碘治疗的患者未及时补充甲状腺激素而一直处于甲状腺功能减退状态，近 50% 接受放射性碘治疗的患者需要多次放射性碘治疗，均提示了 GO 进程中反复释放的甲状腺抗原可能参与了自身免疫反应，最终致使其成为一种难治性疾病。然而，作者随后说明，经过 [131]I 治疗后患者的视力恶化与 TSH 水平升高无关，而且吸烟患者的视力改变未明显高于不吸烟者[33-34]，绝大多数接受多次 [131]I 治疗的患者在第 2 次碘治疗之前即已经出现

眼部恶化的状况[35]。

另一项随机试验比较了 150 例接受放射性碘治疗的患者、148 例仅接受甲巯咪唑治疗的患者及 145 例同时接受放射性碘和预防性泼尼松治疗的患者之间的眼部变化，对 3 组患者进行为期 1 年的随访，通过客观标准、活动性评分和患者自我评估对 GO 的变化进行分析[32]。吸烟和既往 GO 三组间的发生率相似。甲状腺功能减退症或持续甲状腺功能亢进症患者每 1～2 个月检查一次，通常 2～3 周内可得到纠正。15% 的患者在接受放射性碘治疗后 6 个月内出现眼病恶化。而仅接受抗甲状腺药物治疗的患者中只有 2.7%。在接受放射碘治疗后出现眼部症状恶化的患者中约 74% 有 GO 病史。多数 GO 进展的患者属于轻度病变，65% 的轻度 GO 患者在 2～3 个月内可恢复到基线水平。然而，与单纯药物治疗组相比，放射性碘治疗组有 8 例（5%）患者需要球后照射或高剂量糖皮质激素抑制治疗，且联合治疗组中无患者需要进一步治疗或更改治疗方案。此外，有 GO 既往史和吸烟史患者接受放射性碘治疗后更容易促进 GO 的发生和发展。

最近一项前瞻性研究比较了 150 例抗甲状腺药物治疗患者和 163 例未使用预防性皮质激素干预的放射性碘治疗患者间的 GO 变化，放射性碘治疗组比药物治疗组更易出现 GO 的恶化或发展（38.7% vs 21.3%）[27]。然而，41 例既往有 GO 病史的患者，经放射性碘治疗或单纯使用抗甲状腺药物治疗后眼病进展无明显差异。此外，接受治疗的患者中，吸烟者的眼病恶化或发展的总体风险最高，而这与抗甲状腺功能亢进症的治疗方式无关。

该前瞻性对照研究认为，使用放射性碘治疗 Graves 病的患者与单独使用抗甲状腺药物治疗的患者相比，眼病的发生发展风险更大。即接受抗甲状腺药物治疗获益更多，而放射性碘治疗则风险更高。这类 GO 多数属于轻中度，呈可逆的、一过性的。既往有 GO 病史、吸烟史或呈现严重甲状腺功能亢进的 Graves 病患者更易合并 GO 且进展快速[27]，而预防性使用糖皮质激素可降低 GO 发生发展的风险[36, 37]。

新近对内分泌专科医生的调查显示[38]，对 Graves 病治疗管理中加入了放射性碘疗法促进 GO

的潜在风险。针对单纯 Graves 病患者，约 53.9% 受访者首选抗甲状腺药物，45.0% 首选放射性碘治疗，仅 0.7% 认为甲状腺切除术是首选治疗方式。相较而言，若患者合并 GO，更易首选抗甲状腺药物（62.9%）或外科治疗（18.5%），较少使用放射性碘联合糖皮质激素治疗（16.9%）或单独使用放射性碘治疗方案（1.9%）。

该研究中研究者与 Graves 病患者沟通，制订个体化抗甲状腺功能亢进治疗方案。综合考虑可行性、疗效、治疗用期、实施困难、潜在不良反应、医疗费用等因素，从 3 种备选治疗方案中确定最终个体化治疗选择[39]。无吸烟的单纯甲状腺毒症或无吸烟合并非活动性 GO 患者，可选择甲巯咪唑药物治疗、甲状腺全切除术或次全切除术（由经验丰富的甲状腺外科医生完成）、无皮质醇激素预防使用的放射性碘治疗。轻度活动性 GO 患者也可以选择类似处理，但若使用放射性碘治疗，应考虑给予糖皮质类预防干预［口服泼尼松 0.3～0.5mg/（kg·d）×（1～3）d，逐渐减量，3 个月后停用][1, 39]。回顾性研究表明，替代性低剂量口服干预［0.2mg/（kg·d），逐渐减量，持续 6 周］同样有效。相反，有吸烟史的轻度活动性 GO 者若选择用放射性碘治疗，一般应同时接受糖皮质激素预防[40]。若合并活动性中重度甚至危及视力的 GO 患者，首选甲巯咪唑药物或甲状腺切除术。GO 的预防是否有效及治疗是否成功，取决于尽早精准控制甲状腺功能（包括避免反复甲状腺功能减退症），合理选择放射性碘治疗、抗甲状腺药物治疗或手术治疗，并积极建议患者戒烟[1, 12, 39]。治疗初期，每 4～6 周规律监测甲状腺状功能对纠正及稳定甲状腺功能是至关重要的[1, 39]。

（三）眼眶自身免疫性反应

眼眶内自身免疫性反应包括眶内不同炎症细胞组分，如眼外肌细胞、脂肪和结缔组织（成纤维细胞、脂肪细胞和细胞间基质），以及"特异的"免疫效应细胞及其产物[2, 3, 41]。活动性疾病的组织学表现为肌纤维基本完整、细胞外室扩大、巨噬细胞浸润、T 细胞活化和少量 B 淋巴细胞及自然杀伤性 T 细胞存在（图 83-3）[41]。对球后活化的 T 淋巴细胞进行进一步鉴定发现，CD4⁺ 淋巴细胞表

达 CD40 配体（也称为 CD154）增加及 T 细胞受体库限制。T 细胞的表型显示存在 Th₁/Th₂ 细胞因子基因表达谱或 2 种表型均无明显优势[42, 43]。其中，Th₁、Th₂ 表达谱随病情进展而改变，Th₁ 主要分泌干扰素 -γ、白介素 -2 和肿瘤坏死因子，主要在疾病早期表达；Th₂ 分泌白介素 -4 和白介素 -5，多出现眼外肌纤维化改变的 GO 中晚期[44]。球后成纤维细胞的增殖及其分泌的大量亲水性糖胺聚糖（尤其是透明质酸）导致结缔组织增生、体积增大[41]。此外研究发现，GO 患者眼眶内脂肪生成加速，进一步导致眶内脂肪组织增生[2, 45]。组织水肿及脂肪浸润导致眶内组织增多、体积增大，加剧眼球突出和静脉压迫，进一步引起眶内充血和水肿，形成恶性循环。

（四）眼眶免疫靶标

虽然眼外肌增生及伴随的纤维化在 GO 的发病机制中起着重要作用，但球后成纤维细胞和胚胎期前脂肪细胞可能在分子水平促进眼眶自身免疫，起到更大作用。球后成纤维细胞可通过细胞增殖、透明质酸产生、免疫调节蛋白表达等方式对多种细胞因子产生应答，包括 HLA-Ⅱ类分子、淋巴细胞黏附分子（细胞间黏附分子 -1、热休克蛋白）[2, 41]。与其他来源的成纤维细胞不同，球后成纤维细胞或可具有独特的表型特征和细胞因子反馈，促进其参与自身免疫反应[46-48]。

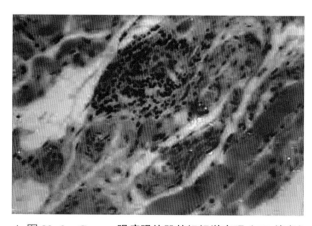

▲ 图 83-3　**Graves 眼病眼外肌的组织学表现（HE 染色）**
局灶性和血管周围炎症性单核细胞浸润与完整的横纹肌纤维密切相关，这些纤维被无定形颗粒物质广泛分离（引自 Bahn RS, Mechanisms of disease：Graves' ophthalmopathg. New Engl J Med. 2010；362：726-738.）

由于自身免疫系统促甲状腺激素受体（TSHR）的反应是导致 Graves 病甲状腺功能亢进症的罪魁祸首，许多研究检测了球后组织 TSHR 或抗原相关蛋白的表达。大多数研究表明，在球后成纤维细胞、前脂肪细胞或眶后脂肪中有低水平的 *TSHR* 基因表达，这些细胞中可有 TSHR 或抗原相关蛋白的表达[41]。此外，研究发现 GO 患者的眼眶脂肪组织中 *TSHR* 基因表达水平高于正常人群或非活动性 GO 患者[49-51]。

新近研究对 TSHR 抗体在眶内成纤维细胞促进 GO 发病中的作用进行了检测。Graves 病患者血清中含有促甲状腺免疫球蛋白，可刺激透明质酸的产生，高效的 TSHR 单克隆抗体在这些细胞中可促进脂肪形成[52, 53]。通过一种小分子特异性 THSR 激活抑制剂可阻断上述反应，起到治疗效果[54]。上述发现表明 TSHR 和该特异性抗体在 GO 眼部组织病变进展中起到直接的作用。此外，在 GO 患者的眼眶组织细胞中发现胰岛素样生长因子 -1 受体（insulin-like growth factor-1 receptor，IGF-1R）和 IGF-1 的表达升高[55]。体外研究证实，IGF-1R 特异性单克隆抗体可抑制 Graves 病患者 TSHR 抗体或血清刺激产生的透明质酸[56, 57]。事实上，TSH 抗体和 IGF-1 抗体在眼眶成纤维细胞中的直接相互作用是通过对任一受体的特异性免疫沉淀来实现的[58]。此外，这些受体在细胞核周和细胞质中共定位，说明物理性和（或）功能性复合体是关键[59]。虽然目前尚无有力证据证明 Graves 病中存在 IGF-1R 抗体，但有可能是眼眶组织中局部产生的 IGF-1 促进增强 TSHR 抗体发挥作用[60]。GO 的发病机制模型如图 83-4 所示。

三、病史采集及检查

临床医生在 GO 诊断中，需掌握以问题为中心的眼科病史采集和针对性眼专科检查。

（一）现病史

在初诊评估时，应对每位新诊断的 Graves 病患者进行完整的相关眼科病史采集，并定期随访更新。病史采集包括：患者是否频繁出现充血、流泪、异物感或因暴露性角膜炎引起的畏光？是否存在间歇性或持续性复视？是否存在视物模糊或视野缺损 / 盲点？若出现视物模糊时如何缓解症状，如眼干时通过眨眼缓解症状，或发生单侧神经病变或眼外肌功能障碍时通过遮住一只眼睛改善不适？是否存在球后疼痛或球后压迫感，并随眼球运动加重？有无吸烟史？早期眼部症状及外观评估对患者的生活质量和生存预期至关重要[61]。此外，医患双方应对眼病管理的注意事项和预期治疗目标进行有效沟通并达成一致。

（二）眼科相关既往史

应详细询问患者既往眼科手术或治疗病史，这有助于鉴别新发眼部不适主诉是否与既往疾病相关。具体包括是否接受过白内障摘除术、斜视矫正术、视网膜剥脱修复或激光手术。部分患者因斜视病史较长，可能遗忘幼年期对眼或眼外肌手术史，上述病史均提示患者存在弱视可能，而多数患者直到成年后偶然发现才确诊。既往眼外伤或青光眼的治疗史是非常重要的信息采集点，为避免或减少交叉药物不良反应须对既往或正在使用药物的情况详细记录在案。

（三）眼部检查：非眼专科医生的眼科评估

GO 患者接受诊治时需要内分泌医生和眼科医生的通力合作，必要时还需要生活辅助医学科医生的参与[1]。如果患者初诊时无危及视力的并发症，需准确判断 GO 的活动度和严重程度，从患者的获益最大化出发，简化治疗方案和选择。对上述信息采集完成后，医患双方细致讨论后确定初步诊治方案，包括就诊周期及病情变化的常规检查和指标。

1. *活动度评分* 活动性 GO 患者可能更需要免疫抑制治疗，所以对 GO 是否处于活动期的评判非常重要[62]。临床活动度评分表（Clinical Activity Score，CAS）分为 7 项，即自发性球后疼痛、眼球运动时疼痛、眼睑红斑、结膜充血、结膜水肿、泪阜肿胀及眼睑水肿，CAS ≥ 3 分（满分 7 分）视为 GO 活动[1]。

2. *严重度评估* 除活动度评分外，对 GO 严重程度、眼功能障碍或受累程度的评估也可指导临床医生正确对患者进行治疗。尽管严重度和活动

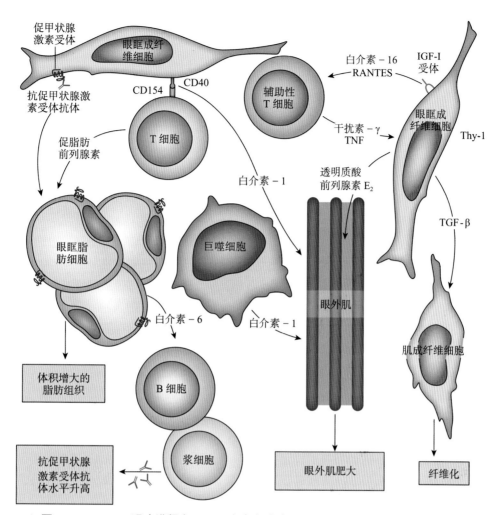

▲ 图 83-4　**Graves 眼病进程中 TSHR 自身免疫启动及其下游信号转导通路模型及后果**

因未知原因，T 细胞不能耐受 TSHR，促使该受体自身免疫性进展，TSHR 被抗原呈递细胞内化和降解。抗原呈递细胞将促甲状腺激素受体肽与主要组织相容性复合物（MHC）1 类抗原联合呈递给辅助性 T 细胞。上述激活的细胞通过 CD154- -CD40 桥与自身反应性 B 细胞相互作用，分泌 IL-2 和 INF-γ。这些细胞因子诱导 B 细胞分化为分泌 TSHR-Ab 的浆细胞。这些抗体刺激甲状腺滤泡上皮细胞表面 TSHR。促使甲状腺增生和甲状腺激素三碘甲腺原氨酸（T_3）和甲状腺素（T_4）的生成。TSH-Ab 还可识别眼眶成纤维细胞上的 TSHR，并与分泌的 1 型辅助性 T 细胞因子干扰素 - γ 和肿瘤坏死因子（TNF）共同引发 Graves 眼病的组织变化（引自 Bahn RS，Mechanisms of disease：Graves' ophthalmopathy. New Eng/J Med. 2010；362：726-738，Massachusetts Medical Society.）

度可同时达到极值，但活动度峰值多早于 GO 的主要临床症状[62]。除眼部症状非常轻微者，所有患者均需完善眼专科检查，以准确评估 GO 的严重程度。

严重程度分级可分为轻度、中重度及威胁视力，评估指标包括眼睑挛缩及眼球突出度[1]。轻度 GO 定义为轻度眼睑挛缩（＜2mm），眼球突出度＜3mm，无或间歇性复视，润滑剂治疗可明显改善角膜暴露。检查有无复视并评分，即间歇性发作计 1 分（即疲倦或觉醒时），持续进展计 2 分（即仅在持续凝视时发生），持续存在计 3 分，并描述因

复视导致工作生活能力的保有水平。明确有无暴露性角膜炎或溃疡可能，并评估有无视神经受累造成视力缺损（如果怀疑视神经压迫时，须记录最佳矫正视力、色觉、视盘、相对传入瞳孔缺损及视野指标）。其他定量指标包括睑裂宽度，眼睑或结膜肿胀，眼睑、结膜红斑及眼外肌受累[1]。

尤为重要的是，当 Graves 眼病患者眼睑闭合不全时可出现无法解释的视力下降、色觉强度或质量改变、眼球半脱位、角膜混浊、视盘肿胀或角膜暴露的情况，必须尽快就诊。可在内分泌科医生办公室进行相关检查，具体如下。

3. **视力** 视敏度通常以 Snellen 分数（如 20/30）来衡量远视力。当受检者在床边或办公室检查时，可使用现成市售的近视敏锐度视力卡。检查时需佩戴眼镜。此外，色觉丧失可能是视神经病变的早期表现，所以色觉评估是一项重要的诊断测试[63]。一种简易检测方法是对比患者双眼间对同一红色物体的颜色强度有无差异。眼科医生应进行更高级的色觉测试。

4. **瞳孔** 应检查直接和间接对光反应。Marcus Gunn 瞳孔（传入缺损）表明可能存在视神经病变。

5. **眼睑** 上睑挛缩是 GO 患者的常见表现[64]。在 Graves 病早期，双眼睑位置异常可能是由交感神经活动增加引起的。随着病程延长，眼睑括约肌（提上睑肌和 Müllers 肌肉）增厚，最终纤维化，并附着于眼眶组织[65]。眼睑挛缩可单侧或双侧，眼部症状多不典型。上睑通常位于角膜和巩膜交界处下方 1～2mm 处，因此，如果在角膜缘上方看到巩膜，则表示眼睑退缩超过 1.5mm。下睑多平于角膜巩膜交界处下缘。下睑挛缩的持续性和特异性较差，多与上睑挛缩伴发。上睑迟落（图 83-5 和图 83-6）和兔眼（图 83-7）是 Graves 眼病的特征性表现，前者嘱患者下视，可见其上睑和眼球运动延迟、受限或偏移，后者是无法完全闭合眼睑。眼睑挛缩、上睑迟落和睑炎可破坏泪膜的稳定性。严重时可引起眼部刺激和干燥、反射性流泪、畏光、角膜瘢痕形成甚至溃疡。

6. **结膜及角膜** 结膜是覆盖巩膜的透明薄组织。除小血管外，多为透明。在 Graves 眼病中，结膜可能因暴露或眼眶积液引起静脉回流减少而导致充血或水肿（眼结膜水肿）。在 GO 患者中，典型的结膜表现为在外侧或内侧直肌的附着处局部充血（图 83-8）。

角膜通常看起来透明而有光泽。如果不借助裂隙灯，则很难检测到暴露引起的角膜干燥。眼科急症如角膜溃疡通常通过手电筒看到角膜的这一改变，并且伴有严重疼痛。

7. **眼球突出度测量** 眼球突出可以用眼底计进行定量，眼底计是一种测量眼球相对于侧眼眶边缘位置的仪器。该设备易于使用，有助于记录治疗结果。在大多数成人中，测量值不超过 22mm，双眼差异通常不超过 2mm[66]。白种人通

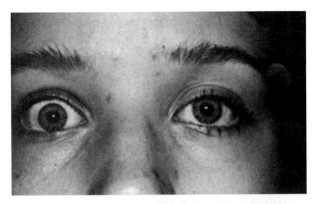

▲ 图 83-5　该 Graves 眼病患者可见右上睑挛缩

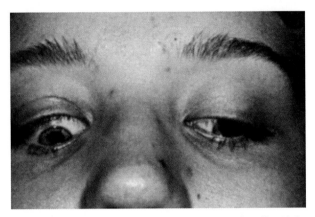

▲ 图 83-6　该 Graves 眼病患者可见右上睑迟落（该征是 Graves 眼病的常见征兆）

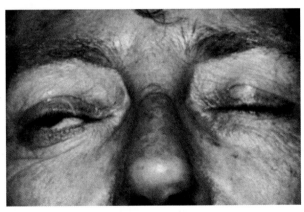

▲ 图 83-7　兔眼（睑裂闭合不全）多可导致暴露性角膜病变（角膜和结膜干燥）

常 < 18～20mm，高于黄种人（16～18mm），但低于黑种人（20～22mm）。

8. **眼球运动** 应该分别评估单眼的运动范围，然后再评估双眼的运动范围，要求患者有无复视。由于下视或内视限制，复视多发生在注视或极端注视中。但是，任何眼外肌都可参与 Graves 眼病的发

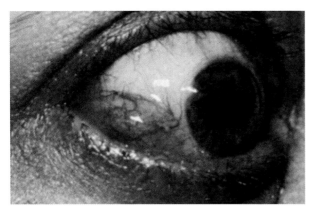

▲ 图 83-8　**Graves 眼病患者在眼外直肌肌腱处呈现结膜水肿和局部充血 (结膜血管扩张)**

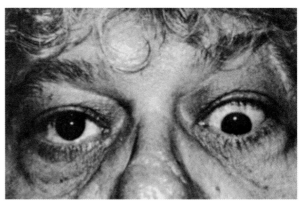

▲ 图 83-9　**Graves 眼病患者左下直肌收缩导致左眼下视**
斜视是 Graves 眼病和重症肌无力患者的临床特征表现。可与原发病同时发生

生，并且可能会出现斜视（图 83-9）。

9. 视野　如前所述，视神经病变时或可在视野中出现盲点。经仔细对比可发现明显的视野缺陷。故正规视野检查测试应由眼科医生进行。

10. 眼底镜检查　视网膜后极的检查可发现压迫性视神经病变或脉络膜褶皱（板条状、波纹状）引起的视盘肿胀。通过眼底镜检查也可以很容易地注意到视觉障碍，如眼中部混浊（角膜不规则或白内障）或黄斑变性。

四、鉴别诊断

Graves 眼病的每种主要临床表现都有相关的鉴别诊断要点。一种及以上眼征（如眼睑挛缩和眼球突出）或甲状腺功能异常均提示 GO 风险。

GO 因视神经病变引起的视力丧失应与暴露性角膜炎、白内障、黄斑变性、颅内或眼眶肿瘤、糖尿病性视网膜病变或精神病因引起的视力丧失相鉴别。眼睑挛缩的鉴别诊断包括神经源性、肌源性和机械性原因[67]。在正常出现的对侧眼中，由于腱膜源性上睑下垂，可导致眼睑假性收缩[67]。全身性非甲状腺疾病亦可影响眼球突出度的变化，消瘦会导致眼眶凹陷，肥胖会导致眼外凸。表 83-1 概述了突眼的鉴别诊断。

眼外肌肿大可见于眼眶恶性肿瘤，眼眶 "假瘤" 和其他炎症性疾病，如结节病和 Wegener 芽肿病[3]。能模拟 Graves 眼病临床特征的眼眶血管异常包括硬脑膜海绵窦瘘（低流量分流）、颈动脉海绵窦瘘（高流量分流）和眼眶静脉曲张。病史特点和适当的影像学检查通常有助于正确诊断。重症肌无力可能引起眼睑位置异常和眼外肌功能障碍，并可能与 GO 混淆或加重 GO。与广泛性肌无力患者相比，眼肌型患者更可能伴有自身免疫性甲状腺疾病，抗胆碱酯酶抗体阳性的可能性也较小[68]。

五、自然病程

Graves 眼病经 3～6 个月达到平稳期，后逐渐好转。各表型眼病的自然病程亦不相同。长期随访较少出现持续性眼睑挛缩，多数患者的软组织改变（如结膜水肿和眼睑水肿）可在短期内改善或缓解。在没有特定干预的情况下，仅 30%～40% 的患者斜视可自行消退，90% 长期存在持续[3]。最近一项对 GO 患者的平均随访调查发现，有 10% 的患者可在确诊 4 周内出现复视，32.6% 的患者存在眼部不适。61% 的患者自述眼部改变没有恢复到基线水平，而 37.9% 的患者对他们的眼外观不满意[69]。另一项研究发现，59 例未接受对症治疗的轻度 Graves 眼病患者的平均 12 个月随访中发现，有 64% 的患者自行改善，22% 的患者无变化，约 13.5% 的患者恶化[70]。近期对 346 例新诊断的甲状腺功能亢进患者的 GO 的患病率和自然病程进行了研究，发现 73.7% 的甲亢患者无眼部受累[71]。轻度和非活动性 GO 的发生率为 20%，中度至重度和活动性 GO 的发生率为 5.8%，0.3%（1 例患者）患有视力障碍的 GO 患者在基线时即存在甲状腺功能减退性视神经病变。经过 18 个月的抗甲状腺药物治疗，基

表 83-1 眼球突出症的鉴别诊断

内分泌性	• Graves 眼病 • Cushing 综合征
眶内肿瘤	• 原发性肿瘤 　– 血管瘤 　– 淋巴瘤 　– 视神经胶质瘤 　– 脉络膜恶性黑色素瘤 　– 泪腺肿瘤 　– 脑膜瘤 　– 横纹肌肉瘤 • 副鼻窦肿瘤等 • 转移性疾病 　– 黑素瘤 　– 乳腺癌 　– 肺癌 　– 肾脏 　– 前列腺
炎症性	• 眶内炎性假瘤 • 眶内肌炎 • IgG4 相关性眼眶炎
肉芽肿性	• 结节病 • Wegener 肉芽肿病
感染性	• 眶蜂窝织炎 • 梅毒 • 毛霉菌病 • 寄生虫
血管性	• 颈动脉海绵窦瘘
其他	• 锂盐治疗 • 肝硬化 • 肥胖 • 淀粉样变性 • 皮样囊肿和表皮样囊肿 • 异物

线时无眼部疾病的患者中有 2.6% 为中重度。在基线时患有轻度和非活动性眼病的患者中，有 2.4%（1 例患者）进展为中重度，约 58.1% 患者可完全缓解。

六、治疗

多数 GO 患者仅患有轻度疾病，病程自限，对日常生活影响不大，仅需局部改善症状即可。影响日常生活的中重度 GO 患者可通过免疫抑制疗法（如果有效）或手术（通常在非活动性疾病中进行）干预。甲状腺功能异常的视神经病变或角膜破溃患者

应立即治疗。对于所有患者，在进行任何类型的眼眶手术之前，必须使甲状腺激素水平恢复正常。威胁视力需紧急眼眶减压术者除外。关于 GO 对"甲状腺毒症的治疗选择"可见"甲状腺毒症的治疗"部分及 Meta 分析[72]。

（一）轻度眼病的处理

睡前使用含甲基纤维素的眼药水可有效预防夜间角膜干燥。依赖性水肿可导致复视加重和软组织变化，多与头部抬高有关。佩戴太阳镜或浅色镜片可有效缓解畏光。棱镜可用于矫正轻度复视。最近研究表明，硒（亚硒酸钠 100μg，2/d，6 个月）可改善生活质量并减缓疾病进展。这种非处方药很少出现不良反应。尽管尚无更多数据支持，但对于多数轻度 GO 患者，以考虑这种方法[73]。

（二）免疫抑制治疗

1. 皮质类固醇　免疫抑制疗法通常仅适用于中重度疾病患者的治疗。轻度 GO 患者仅在生活质量受到严重影响时才需要这种疗法。皮质类固醇用于治疗 GO 已有近 50 年的历史。这些药物具有抗炎和免疫调节作用，并可能抑制成纤维细胞合成和释放透明质酸[74]。一般而言，皮质类固醇疗法可迅速缓解活动性 GO 的患者的疼痛、充血和结膜水肿，这些改变与软组织炎症有关。皮质类固醇疗法，特别是静脉内给药，对治疗压迫性视神经病变也非常有效，大多数患者得到改善[1]。已有报道治疗后眼球突出和眼肌麻痹得到改善，但是这种消退的程度较小，停药后复发可能性更大。

口服皮质类固醇治疗通常以相对高的剂量起始，如泼尼松 40～80mg/d[1] 维持 2～4 周后逐步减量，每 2～4 周日剂量减少 2.5～10.0mg。多数情况下，停药会加剧病情，需要增加剂量稳定后再进一步减慢后续减量速度[75]。软组织炎症通常在治疗后 1～2 天内看到改善，多数需要 3～12 月。大剂量皮质类固醇激素疗法的不良反应可能包括胃肠道刺激、体重增加、精神病、骨质疏松症和葡萄糖耐量异常等[1]。

静脉注射甲泼尼松龙的冲击疗法已成为大多数活动性中重度 GO 患者的一线疗法。一项随机试验比较了甲泼尼松龙和口服泼尼松龙的冲击疗法，

发现静脉冲击疗法比口服方案更有效，耐受性更好[76]。作者先每周滴注甲泼尼松龙 500mg 连续 6 周，然后再每周滴注 250mg 连续 6 周。作者指出，相对于口服方案，其疾病活动性和严重性有所改善。静脉注射皮质类固醇激素也是大多数视神经病变患者的初始治疗方法。类似随机对照试验结果表明，立即进行眼眶减压手术未明显优于单疗程皮质类固醇激素（甲泼尼松龙 1g×3d，1 周后重复，2 周后口服泼尼松 4 个月并逐步减量）[77]。静脉内甲泼尼松龙的累积剂量不得超过 6~8g，因为累积剂量过高可增加毒性或自身免疫性肝病的活动，一旦停药可暴发严重肝损伤[78]。最近的一项随机研究比较了不同累积剂量（2.25g、4.98g、7.47g）甲泼尼松龙连续 12 周输注的治疗方案[79]。发现中剂量组可以最佳地平衡毒性风险和获益。虽然高剂量组具有一些短期优势，但毒性增加，仅将其用于极严重的 GO 病例。

对皮质类固醇临床反应的预测指标包括疾病活动量表高分值[80]、MRI T_1 加权信号强度［眼外肌信号强度（SI）：脑黑质 SI ≥ 2.15 : 1］[81]、放射性生长抑素类似物的眼部摄取和疾病持续时间（< 18 个月）[82]。

在随后的相关章节中，将详细介绍皮质类固醇与其他形式的免疫调节疗法（如球后照射或环孢素）联合使用。

2. 环孢素 A　环孢素抑制辅助性 T 细胞的增殖和细胞因子的产生，防止细胞毒性 T 细胞的活化，并抑制 B 淋巴细胞产生的免疫球蛋白。两项前瞻性随机试验探讨了环孢素在 GO 中的疗效[83, 84]。一项研究[83]将仅接受泼尼松治疗的患者与同时接受泼尼松和环孢素治疗的患者进行比较，并通过活动评分的变化来监测疗效。联合治疗组活动评分下降更快，CT 眼肌厚度下降。单独使用泼尼松组中，近 50% 的患者停用皮质类固醇激素治疗后复发，而联合治疗组仅为 5%。在第二项研究中直接比较环孢素和泼尼松作为单药治疗，对单独使用这 2 种药物均无效的患者进行联合治疗[84]。泼尼松作为单药治疗优于环孢素，但是近 60% 的患者对 2 种药物均无反应，随后通过联合治疗得到了改善。尽管具有这种明显的功效，但是环孢素成本较高、需要频繁监测药物浓度及不良反应多等特征限制了该药物在临床实践中

的实用性。

3. 生长抑素类似物疗法　活化的淋巴细胞表面上存在生长抑素受体，可以解释为何放射性标记的生长抑素类似物在眼眶显影[82]，并为奥曲肽和兰曲肽治疗 GO 提供了理论依据。然而，尽管在早期的非随机试验中得到了临床改善的结果，但 3 项最近关于使用奥曲肽长效释放制剂治疗 GO 的随机对照试验缺乏临床意义[85-87]。

4. 球后照射治疗　眼眶放射疗法的基本原理涉及淋巴细胞的显著放射敏感性，其被认为是该疾病的主要靶。通常以中线计算的 20Gy（2000rad）进行球后照射，并通过向后倾斜 5° 的侧向端口进行辐射，以规避前房和视网膜波及。在 2 周的时间内分 10 次进行治疗。在开始治疗后的 1~4 周内已报道了有益的作用并可以在完成后持续长达 12 个月[88]。

在一项针对 Graves 眼病的 14 例无对照的眼眶放射治疗研究的综述中，眼眶放射似乎被很好地耐受，并且似乎为约 2/3 的接受治疗的患者带来了益处[1]。最大规模的单中心经验涉及 300 例接受兆伏电压照射的患者，其中 1/3 接受了同时进行的糖皮质激素治疗[89, 90]。眼眶照射后，有 80% 的患者软组织改变、51% 的眼球后凸凹陷、56% 的眼肌功能、67% 的视力得到了改善。尽管有这种改善，但仍有 29% 的患者在眼眶照射后需要进行一次或多次眼科手术，其中大部分手术是为了矫正斜视。有人提出，放疗可能会缩短直到疾病稳定的间隔时间，而不是消除进行矫正手术的需要，从而可以进行更早的手术干预。

一项随机的双盲试验比较了 Graves 眼病患者的泼尼松治疗和眼眶照射治疗，结果表明，尽管这两种疗法产生相似的结果，但眼眶照射的不良反应较小[91]。在另一项研究中，眼眶照射和皮质类固醇激素疗法的结合被认为优于单独的药物疗法[92]。研究者发现，在同时接受皮质类固醇激素和眼眶照射治疗的 36 例患者中，有 26 例（72%）发生了良好或出色的反应，而仅接受类固醇治疗的 12 例患者中只有 3 例（25%）反应良好。

一项以患者作为自己的对照的研究发现，单独进行眼眶放疗对治疗 Graves 眼病的有效性很小[93]。在这项前瞻性、随机、双盲、安慰剂对照研究中，

作者无法证明该治疗对中重度疾病患者具有任何临床显著的有益作用。Prummel 及其同事检查了 88 例轻度眼病患者的眼眶照射的使用情况，这些患者随机接受真照射或假照射[94]。在接受治疗的患者中，有 57% 的患者表现出 1 种或 2 种主要标准（如单眼运动和复视）有所改善，而接受假照射的患者只有 27%。在治疗的患者中，未发现对总体生活质量、管理成本、进展为严重疾病或需要矫正手术有明显影响。尽管检查眼眶照射的试验均未显示出持续的益处，但眼眶放射疗法可能对选定的患者有益，特别是复视或特别活跃或严重疾病的患者，但仍有待证明[95]。眼眶照射的不良反应包括太阳穴暂时脱发和软组织变化的暂时恶化。已经描述了眼眶照射后罕见的视网膜病变和白内障病例，这凸显了依靠中心的重要性在中心的工作人员拥有该方面专业知识[96]。糖尿病性视网膜病被认为是眼眶照射的禁忌证，因为这种情况会增加血管对放射损伤的敏感性[93]。Graves 眼病眼眶放疗的有效性和安全性的最新综述是可获得的[97]。

5. 其他免疫抑制治疗 现已发现，使用利妥昔单抗等药物进行的 B 细胞耗竭疗法对风湿病患者有好处，一些小型的非对照研究已将该疗法应用于患有和不患有活动性眼病的 Graves 病患者。Salvi 等以 2 周的间隔用利妥昔单抗治疗 9 例 Graves 病患者，持续 16 周[98]。7 例患者患有活动性眼病，其余 2 例仅眼睑有轻度改变。7 例活动性眼病患者的临床活动评分均有所改善，随访 30 周后平均 CAS 从 4.7 变为 1.8[98]。有趣的是，在利妥昔单抗治疗期间，促甲状腺激素（TSH）受体抗体滴度没有明显变化。El Fassi 及其同事指出，2 例每周接受雷妥昔单抗治疗且间隔 4 周的患者在活动性眼病方面有主观和客观的改善[99]。作者们均指出，在非随机研究中，接受利妥昔单抗治疗的 Graves 病患者的甲状腺毒症缓解率高于未治疗的患者，这与 TSH 受体抗体滴度变化无关[100]。利妥昔单抗治疗常见不良反应包括发热、恶心和需要皮质类固醇的血清病样反应。利妥昔单抗是否最终被证明对 Graves 眼病患者或其中一部分患者具有治疗益处，尚待目前正在进行的两项随机前瞻性试验的结果[41]。

（三）Graves 眼病的手术治疗

1. 甲状腺切除术 通过甲状腺次全切除术加放射性碘治疗来实现全甲状腺消融术是否可以改善 Graves 眼病一直是争论不休的问题，有两项回顾性研究均支持这一观点[101, 102]。基本原理源于这样的想法，即去除甲状腺自身抗原，特别是促甲状腺激素受体，可能会降低自身免疫反应，并最终减少致病性自身抗体的产生和眼眶 T 细胞的迁移。支持这一概念的是在甲状腺切除术治疗 Graves 甲状腺功能亢进症后的 18 个月内观察到的 TSH 受体自身抗体逐渐降低，癌症患者甲状腺消融后甲状腺自身抗体逐渐消失[103]。一项前瞻性随机试验比较了轻度至中度活动性 Graves 眼病患者的近全甲状腺切除术与近全甲状腺切除术加放射性碘消融术[104]。所有患者在接受抗甲状腺药物治疗后均出现新发甲状腺功能亢进症，并在甲状腺切除术后接受了静脉注射糖皮质激素治疗。结果显示，接受全甲状腺切除的组在 9 个月时眼部疾病总体改善效果更好。在平均随访 7 年后，对同一患者的后续研究表明，两组的眼部疾病结局相似[105]。但是，单独进行甲状腺切除术组达到最佳结果所需的时间较长（24 个月 vs. 3 个月），疾病改善所需的时间也较长（60 个月 vs. 3 个月）。这些发现有些难以解释，因为除研究治疗外，所有患者均接受糖皮质激素治疗。然而，数据确实表明，在先前接受过抗甲状腺药物治疗的患者中，甲状腺切除术对活动性 Graves 眼病可能具有改善作用。有关在甲状腺切除术后添加放射性碘的效用的数据太有限，以至于无法推荐常规使用这种方法。但是，考虑到严重眼疾的其他可能益处及不良反应有限，对于将同时接受静脉内糖皮质激素治疗的患者，此方法值得考虑。

2. 眼眶减压术 3 种方法最常用于 Graves 眼病的外科手术治疗，即眼眶减压以减轻视神经病变或眼球突出症，眼外肌手术以减少复视，以及眼睑手术以治疗回缩和美容缺陷[106]。通常，在非活动性疾病中进行外科手术以减轻严重的眼球突出或复视[1]。但是，当患者对免疫抑制疗法不耐受或无反应，该病活跃时，有时会进行眼眶减压。尽管只有一小部分 Graves 病患者需要手术干预，但是一些重症眼病患者需要多种手术才能获得令人满意的功能和美学效果。

通过去除其一个或多个骨壁来对眼眶进行减压，这会扩大眼窝并增加眼眶物质的潜在空间。该手术的适应证包括视神经病变，严重的眼球突出症（在某些患者中可能导致眼睑前半球半脱位），威胁视力的眼部暴露，使球后眼眶和眶周疼痛衰弱及难以忍受的皮质类固醇不良反应[107]。此外，由于在 Graves 眼病患者中使用的某些眼外肌手术可能会使眼球突出加重，因此对于严重眼球突出的患者，预先进行眼眶减压可能是有用的。最后，在一些没有功能性眼病但希望美容的患者中，可以考虑进行眼眶扩张[1]。

视神经病变是眼眶减压的最常见指征，对于这种情况，可能在大剂量静脉注射糖皮质激素试验失败后进行[77]。在大多数情况下，视神经在拥挤的眶尖处被扩大或不顺应的眼外肌压迫（图 83-10）。但是，在某些患者中，肌肉的大小基本正常。重要的是要认识到，视神经病患者比没有视神经受损的患者眼球突出少，因为眼球突出可能是人体眼眶"自动减压"的方式。通过去除一个或多个骨眶壁，可以减轻神经的压力，绝大多数患者的视觉功能得到改善[108]。已经描述了许多用于眼眶减压的方法，包括移除的壁数（1个、2个、3个或4个），以及用于外科手术的途径，如外侧、内侧、经睑肌、经窦、经颅、通过双冠状切口、内镜或通过多种手术组合[107]。眼眶减压的潜在并发症包括复视恶化，眼球下垂，眶下神经麻木，眼睑位置不正，鼻泪管阻塞，脑脊液漏出，脑膜炎，甚至在极少数情况下甚至死亡。

3. 眼外肌手术　由于 Graves 眼病累及眼外肌而引起的复视通常很难治疗。当疾病活跃时，眼睛的对准可能会每小时发生变化，并可能妨碍矫正棱镜或进行手术修复。如果疾病不活跃并且无法通过眼镜矫正双眼，则需要进行斜视手术[1]。由于潜在的问题通常是由紧绷、肥大和最终出现纤维化的肌肉引起的限制性肌病（而不是如较老的报道所言是麻痹），因此治疗 Graves 眼病斜视的方法最常见的是通过将插入物嵌入眼球来削弱肌肉。手术的目的是在直视/注视及阅读位置允许单视。在侧视或极端视线的极端情况下，术后复视很普遍，并不表示手术不成功。

4. 眼睑手术　Graves 眼病的眼睑手术通常在眼眶减压和斜视手术后进行，如果都需要的话（图 83-11 和图 83-12）[109]。上眼睑牵开器，即上睑提肌和 Müller 肌肉的病理变化与眼外肌相似。通过削弱（凹陷）肌肉可以减轻上睑挛缩，下睑挛缩可以通过类似的方法进行治疗，硬腭黏膜供者的黏膜或软骨的间隔物通常被移植到上睑以抵消术后重力向下拉上睑的趋势。眼睑整形术（去除眼眶和眼眶组织的多余部分，这些眼眶和眼眶组织因眼眶容积的增大而向前方脱垂）在某些患者中可能具有额外的美容价值。

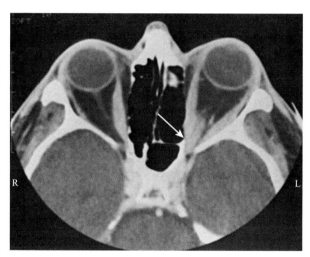

▲ 图 83-10　Graves 眼病患者的 CT 扫描提示眼外肌呈梭状扩大。左眼眶尖处增粗的眼外肌压迫视神经（箭）

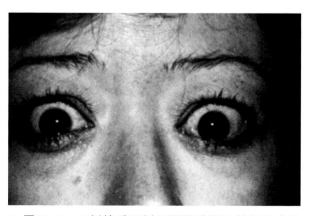

▲ 图 83-11　1 例接受双侧经眶眶减压和斜视手术的 Graves 眼病患者。上睑回缩的治疗可有效减减少眼球暴露及具有美容效果

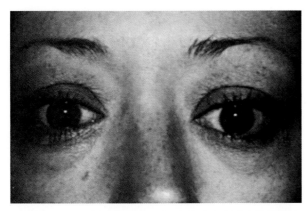

▲ 图 83-12　1 例双侧 Müller 肌和上睑肌眼睑痉缩的患者

七、总结

通过本章概述的诊断和多学科治疗措施的明智应用，大多数患有严重 Graves 眼病的患者将获得舒适的功能性眼睛，并获得令人满意的美容效果。对患者的优先事项和期望进行早期评估，是使患者和医生成功达成一致目标的关键要素。

致谢
全体作者为 Colum Gorman 博士和 George Bartley 博士对本章内容做出的宝贵贡献表示诚挚谢意。

第 84 章　妊娠期甲状腺疾病的诊断和治疗
Diagnosis and Treatment of Thyroid Disease During Pregnancy*

Erik K. Alexander　Susan J. Mandel　著

何兰杰　译

要　点

◆ 甲状腺疾病在妊娠期和产后很常见，且对母亲及发育中的胎儿健康产生不利影响。

◆ 通常状况下，与母体甲状腺功能亢进相比，母体甲状腺功能减退对妊娠和胎儿的风险更大

◆ 妊娠期间甲状腺激素需求量增加约 40%。对于甲状腺功能障碍的患者，如果妊娠早期不增加左旋甲状腺素剂量，母体极有可能出现甲状腺功能减退症。

◆ 产后妇女易罹患甲状腺炎，如果出现相应症状应予以评估。

一、背景和历史（沿革）

甲状腺疾病通常发生于育龄期女性，是生殖功能障碍、妊娠期和产后常见的并发症[1]。早在古埃及和古罗马时期，年轻女性甲状腺肿大被视为妊娠的标志[2]。但是，对妊娠期明显的甲状腺肿是否为常态仍有争议。无论如何，越来越多的妊娠期女性需要医生对其甲状腺疾病进行评估。尽管妊娠期人类绒毛膜促性腺激素（human chorionic gonadotropin，hCG）或相关分子的生理性刺激作用可导致妊娠期甲状腺毒症发生，从而使得妊娠期女性甲状腺疾病的患病率可能更高[3]，但妊娠期妇女甲状腺疾病谱与正常女性相似（表 84-1）。同样，妊娠期甲状腺激素的需求增加，这也增加了甲状腺激素合成障碍的女性罹患甲状腺功能减退症的风险。此外，大约每 20 名女性中就有 1 名患有产后甲状腺炎（postpartum thyroiditis，PPT）[4]。甲状腺疾病与正常妊娠的临床表现有部分重叠，因此传统的甲状腺功能检查指标和代谢指标结果异常可能

由妊娠本身引起[5, 6]。对育龄女性或妊娠期女性甲状腺疾病诊断和治疗方案的选择需考虑对胎儿的影响[7, 61]。幸运的是，改良的促甲状腺激素（thyroid stimulating hormone，TSH）检测方法[7, 8, 133]可以更好地评估孕妇的甲状腺状况。目前，对甲状腺疾病的有效治疗方式，以及密切临床随访和监测可以确保母体妊娠期安全，降低因自发流产、宫内生长受限、死胎而导致的胎儿发病率和死亡率，以及减少新生儿死亡[7]。

妊娠期女性内分泌和心血管（系统）生理变化极为复杂，妊娠本身存在甲状腺生理改变[9, 10]。因为妊娠抑制了体液免疫和细胞免疫，所以妊娠对母体自身免疫性甲状腺疾病暂时有利，这也是妊娠时母体同种异体移植成功的例证之一[12, 13]。分娩后免疫抑制消失，出现产后免疫反弹，产后母体自身免疫性甲状腺疾病趋于加重[11, 84]。

本章我们将重点关注与人类生殖相关的甲状腺生理学。通过回顾分析妊娠 40 周期间的母婴变化，讨论妊娠及产后母体甲状腺功能亢进及减退疾病的

---

*. 本章中带有背景色突出显示的部分为儿童内分泌相关内容。

表 84-1　妊娠期甲状腺疾病

甲状腺功能亢进症（甲状腺毒症）
- 常见疾病
  - Graves 病
  - 淋巴细胞性（无痛性）甲状腺炎
  - 毒性腺瘤或"热"结节
  - 亚急性（痛性）甲状腺炎
  - 毒性多结节性甲状腺肿
  - 妊娠一过性甲状腺毒症（hCG 诱导）
- 罕见疾病
  - 碘诱发的甲状腺毒症
  - 人为甲状腺毒症
  - 滋养细胞疾病（hCG 诱导）
  - TSH 分泌不当
  - 功能性甲状腺癌转移
  - 基因激活的 TSH 受体突变 [198]

甲状腺功能减退症
- 常见疾病
  - 桥本甲状腺炎
  - 消融术后甲状腺功能减退
  - 外科手术后甲状腺功能减退
- 罕见疾病
  - 垂体功能障碍（中枢性甲状腺功能减退）

产后甲状腺炎
- 常见疾病
  - 甲状腺毒症
  - 甲状腺功能减退

甲状腺肿和甲状腺结节
- 常见疾病
  - 单纯性（非毒性）甲状腺肿
  - 孤立性甲状腺结节
  - 多结节性甲状腺肿
  - 乳头状癌

诊断、治疗及结局。最后，我们将讨论在这种复杂情况下甲状腺肿瘤的评估和治疗。

二、甲状腺疾病与生殖健康

甲状腺疾病与多种生殖障碍有关，包括月经异常、不育、高 PRL 血症和流产 [1]。但生殖状态是否改变女性甲状腺疾病患病率尚不清楚。

（一）甲状腺功能减退

1. 对月经、生育和母体健康的影响　明显的甲状腺功能减退可伴有月经稀发和无排卵，也可出现催乳素（prolactin，PRL）水平升高、溢乳或蝶鞍增大 [14]。TSH 和 PRL 升高通常由 TSH 释放激素（thyrotropin releasing hormone，TRH）的增加引起。另一个可能的机制是下丘脑多巴胺转换异常，这也是黄体生成素水平升高的原因 [15-17]。在大多数情况下，甲状腺素替代疗法可改善排卵缺陷、PRL 升高和溢乳。轻度甲状腺功能减退可能与月经过多有关 [18]。无排卵周期和黄体期功能障碍会导致不孕症，这类女性可能伴有轻度或亚临床状态的甲状腺功能减退 [19, 20]。亚临床甲状腺功能减退也可能与血清 PRL 轻度升高相关 [21]。对伴有轻度甲状腺功能减退的不孕女性的研究发现，甲氧氯普胺兴奋试验中 PRL 的反应增强 [19, 22]。与早期报道相反 [19]，使用多巴胺激动药治疗甲状腺功能减退患者的轻度高催乳素血症并不能有效提高妊娠率 [22]。目前，治疗上仍推荐甲状腺功能减退伴轻度高催乳素血症患者维持甲状腺功能正常。据报道，1 例原发性甲状腺功能减退合并自发性卵巢过度刺激综合征（多个巨大卵泡囊肿）的患者，其 PRL 和促性腺激素水平是正常的 [23]，应用甲状腺素治疗后囊肿出现退化。另一项针对甲状腺功能减退（包括亚临床甲状腺功能减退）对孕产妇健康影响的研究表明，与甲状腺功能正常对照组相比，甲状腺功能减退女性发生妊娠期高血压（子痫、先兆子痫和妊娠诱发的高血压）的风险增加了 2~3 倍 [24]。

2. 对流产与妊娠的影响　对于一些患者，即使是轻度或亚临床甲状腺功能减退也可引发反复流产 [25]。据报道，显著甲状腺功能减退女性胎儿死亡率与对照组相比增加了 4 倍 [26]。对于无法受孕的女性，血清总甲状腺素（thyroxine，T4）水平较低可能不是因为患有甲状腺功能减退，而是因为雌激素水平下降后甲状腺素结合球蛋白（thyroxine binding globulin，TBG）产生减少 [7]。超过 90% 的亚临床轻度或显著甲状腺功能减退的女性在妊娠早期补充足量的左旋甲状腺素后可以足月分娩。然而，若甲状腺素补充不充足，仅有 20% 显著甲状腺功能减退的患者可到达终末分娩 [27]。最近两项前瞻性研究发现，应用左旋甲状腺素可以使接受体外受精的亚临床甲状腺功能减退女性获益 [28, 29]。这些研究表明，即使存在轻度甲状腺功能异常，甲状腺素替代疗法也会增加妊娠成功的机会。还有一些研究表明，即使成功分娩活胎，母亲甲状腺功能减退也可增加妊娠并发症的风险。Casey 及其同事调查了 17 298 名孕妇，发现亚临床甲状腺功能减退或甲状腺功能减退的总体患病率为 2.3%。亚临床甲状腺功能减退的女性胎盘早剥的可能性是对照组的 3 倍，早产（在妊娠 34 周之前分娩）的可能性约为对照组的 2 倍。尽管两组之间并非所有参数都有区别，但这些发现表明，即使是轻度的甲状腺功能异常，也会对母婴健康产生重要的不良影响[30]。

研究表明，血清抗甲状腺抗体［抗甲状腺过氧化物酶（thyroid peroxidase，TPO）抗体或抗甲状腺球蛋白抗体］阳性的女性，妊娠早期的自然流产率增加了 1 倍[31-34]。与成人非妊娠状态甲状腺功能诊断标准比较，这些抗体阳性的流产女性大多数甲状腺功能正常。目前已知抗心磷脂抗体与流产有关，但妊娠早期 TPO 或抗甲状腺球蛋白抗体阳性与抗心磷脂抗体的存在无关。

甲状腺自身免疫状态和流产的相关机制尚不清楚。它可能是免疫系统广泛激活或母体 / 胎儿甲状腺代谢发生细微变化的标志，或可导致患病的女性在妊娠早期即出现轻度但有害的甲状腺功能减退。Poppe 及其同事的一项研究报道称，在接受体外受精的女性中，尽管抗甲状腺抗体的存在不会改变受孕率，但流产率却明显升高[35]。另外，一份针对 1500 多名巴基斯坦女性的调查显示，抗甲状腺抗体阳性女性的早产率比抗体阴性女性高 3 倍[36]。该作者推测，抗体阳性的女性早产率较高可能导致全国低体重新生儿出生率升高。最近一项针对该主题的 Meta 分析得出与之前的研究一致的结果，认为血清抗甲状腺抗体阳性的女性早产率较高[37]。

一项随机前瞻性研究表明，血清抗甲状腺抗体水平升高的女性应用左旋甲状腺素替代治疗，可降低流产和早产的风险[38]。在妊娠早期，对 57 例 TPO 抗体阳性的女性应用低剂量的左旋甲状腺素治疗，将相关不良事件与 58 例抗体阳性但未治疗的女性及 869 例抗体阴性的女性进行比较，结果证实，在 TPO 抗体阳性的女性中，左旋甲状腺素治疗后流产和早产的可能性下降了 4 倍，总体风险与抗体阴性的人群相近。虽然这些数据有待进一步确认，但该项前瞻性、随机性试验表明，这种干预是合理的，可以建议大多数甲状腺抗体阳性的孕妇（不论甲状腺功能正常或亚临床甲状腺功能减退）每天服用 25～50μg 左甲状腺素。对于反复流产的甲状腺抗体阳性的女性也可以应用这种治疗方法。最近，

一项前瞻性非随机的横断面研究表明，对自发流产女性筛查自身免疫性甲状腺疾病（TPO 抗体），既节省成本，又可以提高患病个体的后续妊娠率[39]。

3. 经前综合征 有学者指出，大部分经前综合征（premenstrual syndrome，PMS）与轻度甲状腺功能减退即单独血清 TSH 升高或 TRH 诱导的 TSH 反应性增加有关[40, 41]。但这一结果在一项针对 PMS 患者和年龄匹配对照组人群的前瞻性研究中并未得到证实[42]。因此，目前认为 PMS 与甲状腺功能异常关联性不强，也不推荐该类患者使用甲状腺素替代疗法。

（二）甲状腺毒症

轻中度的甲状腺毒症不一定会影响生育能力[7]。这类女性仍然可以排卵，并且有正常妊娠的机会。然而，严重的甲状腺毒症可能伴随少经或闭经[1]，确切的机制尚不清楚。甲状腺功能亢进症（甲状腺功能亢进）是一种高雌激素状态，一部分是由于雄激素向雌激素的转化增加所致[43]。同时，促性腺激素水平可能随着月经中期黄体生成素水平的减少而升高[44]，高甲状腺素浓度增加促性腺激素对外源性促性腺激素释放激素（gonadotropin releasing hormone，GnRH）的刺激做出反应，这使得 LH 分泌增加，保护甲状腺功能亢进患者周期性垂体 - 性腺轴的功能正常[45]。甲状腺毒症期的营养、体重、心理变化也可能导致月经失调[46]。只有严重的甲状腺毒症才可能增加自然流产的风险[47]。在妊娠早期患有甲状腺毒症的妇女通常已经接受了治疗，缺少在妊娠期间未接受治疗的甲状腺毒症的对照数据，而且这些研究往往是回顾性的，使得这一课题的研究极为困难。hCG 对甲状腺的生理作用与甲状腺功能亢进非常相似，因此，区别 hCG 的生理作用与病理性甲状腺功能亢进比较困难。对甲状腺毒症的适当治疗可以改善生育能力和月经异常，减少早期流产。

（三）生殖状态和甲状腺疾病风险

甲状腺疾病的流行病学研究（包括自身免疫性甲状腺疾病、甲状腺结节和甲状腺癌）表明，女性特别是处于生育后期或生育后的女性患病率较高[48, 49]，提示性激素可能影响甲状腺疾病的发展。

一些实验中，应用雌激素和雄激素可以调节大鼠和鸡的自身免疫性甲状腺炎，其中雄激素具有保护作用[50]。雌激素可导致细胞毒性 T 细胞减少，从而增加自身抗体的合成[51]。一项针对 89 例自身免疫性甲状腺炎（桥本病）患者的病例对照研究发现，甲状腺炎与产次无关[52]。但是，生殖期较长［初潮早和（或）绝经晚］的女性桥本病的风险可增加 2~3 倍。一项来自碘摄入量偏低地区的前瞻性研究表明，与对照组相比，患有甲状腺自身免疫性疾病或既往有甲状腺疾病史的女性，妊娠次数和分娩次数的增加与结节性甲状腺疾病和甲状腺肿患病率增加有关[53]。这些变化与孕妇年龄、甲状腺功能或是否存在自身免疫性甲状腺疾病无关，可能与人群的碘水平有关。

三、妊娠期母体与胎儿甲状腺生理学

（一）母体甲状腺生理学

1. 基础代谢率　妊娠 4~8 个月时，母体基础代谢率从 15% 增加到 20%[5]，主要由胎儿和胎盘的氧耗量增加所致。为了保持整体生理平衡，妊娠期母体的心血管系统生理功能也发生相应改变。基础代谢率可以有效反映甲状腺功能状态，但在妊娠状态下，很难区分真正的基础代谢率与总代谢率，因此，基础代谢率不用于妊娠期甲状腺疾病的诊断或评估治疗效果。

2. 母体碘营养　妊娠期母体肾小球滤过率增加 50%[5]，导致碘化物清除会持续增加[54]，同时肾小管对碘化物重吸收减少，也会导致清除率增加。最终血浆无机碘水平下降。在产后使用己烯雌酚治疗的女性中，也观察到碘化物清除的增加[54]。此外，碘很容易通过胎盘，据报道胎儿与母体碘浓度梯度为 5:1，表明碘在胎盘和母体之间的转运是一个活跃的过程[55]。妊娠 90d 后碘开始在胎儿甲状腺聚集。哺乳是母亲碘化物流失的另一个原因[56]。碘缺乏是一个全球范围的问题，妊娠期碘化物流失对母亲和胎儿的甲状腺激素均有影响[57]。除北美以外，许多地区平均每天碘化物的摄入量少于 100μg[53, 54, 58]。英国最近一项研究发现，妇女妊娠早期尿碘浓度的

中位数为 91.1μg/L[59]，这对发育中的胎儿可能产生极为不利的影响。碘 / 肌酐比值小于 150μg/g 的女性生育的孩子，其言语智商（intelligence quotient, IQ）、阅读准确性和阅读理解得分均处于后四分位。然而，北美孕妇的碘水平相对较高，孕妇与非妊娠妇女之间碘水平无显著差异[61]。妊娠妇女甲状腺放射性碘摄取是升高的，这是由妊娠期血浆无机碘化物水平和促甲状腺作用的变化引起的，但这类研究目前已被禁止[5, 62, 63]。在这些研究中使用了 [123]I，有一些病例无意中给予了患有甲状腺毒症的孕妇 [131]I 治疗。

为了弥补碘的流失，妊娠期间每天需要增加碘的摄入量。最初推荐每天碘摄入量至少为 150μg[64]。最近，专家共识建议孕妇每天碘摄入量为 250μg 或更多[65]，世界卫生组织（World Health Organization, WHO）也采纳了该建议，并推荐整个妊娠及哺乳期间继续碘的补充[66]。美国最近一次国家健康与营养调查显示，过去 20 年中，尿碘排泄量低（尿碘 / 尿肌酐 < 50μmol/g）的女性人数大幅增加（从 < 1% 增至 5%）[67]。在本次调查中，将近 7% 的孕妇和将近 15% 的育龄期女性的尿碘浓度偏低。尽管近期药物生产商被要求在孕妇服用的维生素中添加碘，但是调查发现，大约 50% 给孕妇所用的处方维生素不含碘。最近，多项针对波士顿、亚特兰大和洛杉矶孕妇的研究表明，其尿碘浓度中位数低于 150mg/L，部分孕妇碘极度缺乏[68-70]。因此，对每一个育龄期女性（或孕妇）都应积极评估碘的营养状况。临床医生应按需推荐碘补充剂，以保证碘的摄入量达到每天 250μg。

（二）血清甲状腺激素和结合蛋白

在雌激素刺激下，肝脏生产 TBG 增加[71]，唾液酸化后 TBG 清除率下降[72]，使得妊娠期间循环中的 TBG 浓度成倍增加。但甲状腺素转运蛋白（前白蛋白）和白蛋白水平却是降低的。由于激素与 TBG 结合增加，与甲状腺素转运蛋白和白蛋白的结合减少，孕妇血清的总甲状腺素（T_4）、三碘甲腺原氨酸（triiodothyronine, T_3）和反三碘甲腺原氨酸（reverse triiodothyronine, rT_3）水平明显升高[73-75]。妊娠期间总 T_4 增加，一般是非妊娠女性的 1.5 倍[76]。由于 TBG 升高，用 T_3 树脂摄取试验得出的

游离甲状腺激素会减少，因此，用 T_3 树脂摄取试验和血清总 T_4 计算的游离甲状腺素（free thyroxine，FT_4）指数可消除 TBG 的影响。但是当 TBG 浓度明显增加时，用该方法评估游离甲状腺激素水平也不准确[77]。先天性 TBG 缺乏的女性在妊娠期间 TBG 或血清 T_4 几乎没有改变[78]。接受低剂量甲状腺素替代治疗的甲状腺功能减退患者在雌激素治疗后，T_4 结合能力或 TBG 增加，但蛋白结合碘（T_4）并未增加。这表明在正常妊娠期间，T_4 的产生和结合能力均有增加。

人们充分认识到，大多数甲状腺功能减退女性在妊娠期间甲状腺素的剂量需要增加 25%～40%[79,98]。一项对 19 例女性的前瞻性研究表明，甲状腺激素的需求在妊娠前半段开始增加，在妊娠 20 周内不断攀升，此后达到平台期。如果母亲没有充足的内源性甲状腺储备功能，除非增加左旋甲状腺素的剂量，否则妊娠期增加的激素需求会导致大多数孕妇甲状腺功能减退[80,81]。不同来源的回顾性分析也支持这一观点。长期以来，人们一直认为血清促甲状腺激素是刺激甲状腺激素分泌的主要激素。但是，最近的数据表明，hCG 在这一生理过程中也起了很重要的作用[82]。妊娠期间血清甲状腺球蛋白水平也会升高，至产后 6 周恢复正常[53,83]。在无已知甲状腺疾病且甲状腺功能正常的女性中，妊娠期间游离甲状腺激素浓度处于正常范围[74,84]。纵向研究结果显示，在整个妊娠期间，游离甲状腺激素水平有明显的波动，但是这一波动通常都在正常参考范围内[8,83-85]。妊娠早期，FT_4 和 FT_3 在 6～12 周有轻度增加，然后逐渐下降，通常会降至非妊娠期的参考水平以下，同时 TBG 饱和度也降低（图 84-1和图 84-2）。无论采用哪种 FT_4 测定方法（透析法、超滤法、凝胶过滤与吸附法、免疫测定法），这种变化均呈现一致性[8,86,89]。因此，妊娠晚期游离甲状腺激素水平的降低是一种真实存在的现象，不能用血清白蛋白、非酯化脂肪酸或 TBG 的变化来解释。这些现象的生理相关性尚不清楚，尤其是对于没有甲状腺病理学证据的患者。

妊娠晚期，T_3/T_4 比值升高。有报道发现妊娠期 T_4 和 T_3 与单核细胞核受体结合增加[87]。目前，并非所有的检验报告都具有妊娠期特异性或检测方法特异性的 FT_4 参考范围。使用两步法或抗体标记法

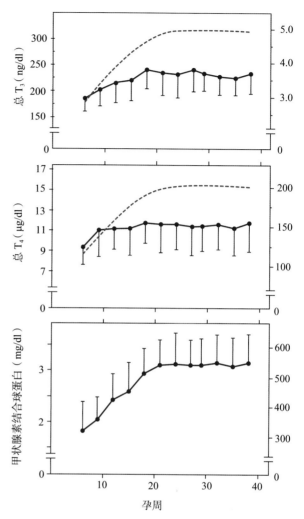

▲ 图 84-1　血清甲状腺素（T_4）、三碘甲腺原氨酸（T_3）和甲状腺素结合球蛋白（TBG）与孕周的关系

图中点为初始测定值的平均值［±1 标准差（SD）］，汇集 3周、5～28 周（n=510）、28～39 周（n=355）获得的样本。后者的样本包括初始测定值和在 30～33 周的第二系列测定值。每个点为 72 个独立测定值的平均值。虚线为对应于未妊娠人群的 T_4/TBG 和 T_3/TBG 的平均摩尔比所需的 T_3 和 T_4浓度的理论曲线（TBG 的分子量为 57kDa，T_4/TBG 为 0.37，T_4/TBG 为 0.0089）（引自 Glinoer D，De Nayer P，Bourdeaux P，et al. Regulation of maternal thyroid during pregnancy. J Clin Endocrinol Metab. 1990；71：276.）

自动测定 FT_4 受妊娠期血清白蛋白或 TBG 变化的影响[88,89]。因此，没有通用的 FT_4 测量值用来确定血清 FT_4 的水平。有人建议以非妊娠参考范围的 1.5倍作为妊娠期间血清总 T_4 水平的正常范围[76]。在确定血清 FT_4 妊娠参考范围之前，妊娠期间测量血清总 T_4 水平（通过蛋白结合调整后）更为可靠。

由于妊娠期间血清游离甲状腺激素水平难以评估，因此血清 TSH 仍然是评估孕妇甲状腺功能状况

的最佳指标。目前已经确定了"妊娠期特异性"的 TSH 参考范围[90, 92, 93, 133]。这些数据来自对健康的甲状腺功能正常的女性在妊娠期间的血清 TSH 的分析（图 84-3）。妊娠早期血清 TSH 范围比非妊娠人群低，通常在 0.03～2.5mU/L。在妊娠中晚期，尽管 TSH 仍低于非妊娠个体的水平，但差异较大[90-96]。这些

数据表明，与非妊娠妇女 TSH 范围相比，妊娠妇女的 TSH 轻度降低是安全的，也可能是正常的生理现象。有趣的是，最近的一项研究表明，种族也影响妊娠期血清 TSH 和 FT₄ 的参考范围[91]，提示我们应该用人群及种族特异性的参考指标评估甲状腺状态。

1. 甲状腺刺激与调节　妊娠期甲状腺组织学呈

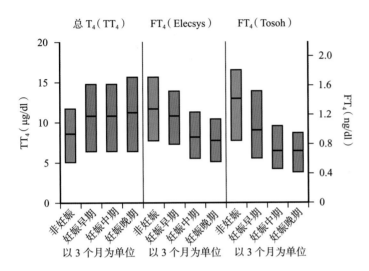

◀ 图 84-2　妊娠不同阶段血清总甲状腺素（TT₄）和游离甲状腺素（FT₄）的水平

四分位间距由彩色框表示，中位数由线表示。血清 TT₄ 是非妊娠正常参考范围的 1.5 倍。血清 FT₄ 水平与测量方法有关，Elecsys 系统（Roche 公司，印第安纳波利斯，印第安纳州）和 Tosoh 系统（Tosoh 公司，东京，日本）的测量差异如图所示，两种方法均显示随着妊娠的进程 FT₄ 持续下降［非妊娠（n=62）；妊娠早期（n=105）；妊娠中期（n=39）；妊娠晚期（n=64）］（引自 Carole Spencer, PhD. Therapy insight：management of Graves' disease during pregnancy. Nat Clin Pract Endocrinol Metab. 2007；3：470-478.）

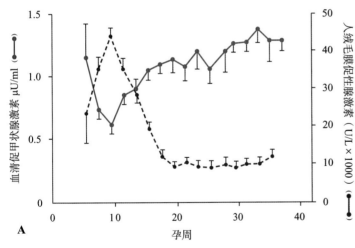

◀ 图 84-3　血清促甲状腺激素（TSH）和人绒毛膜促性腺激素（hCG）与孕周的关系

A. 在初次评估时测定的血清 hCG，在初次评估时和妊娠后期测定的 TSH。这些符号表示妊娠女性每 2 周样本的平均值［± 标准误（SE）］。每个点对应 33 个 hCG 的测定值的平均值和 49 个 TSH 的测定值的平均值。B. 在没有甲状腺自身免疫病的女性中，胎龄特异性的血清 TSH 浓度。阴影区域表示第 2.5～97.5 百分位值，中位数由线表示（A 引自 Glinoer D, De Nayer P, Bourdeaux P, et al. Regulation of maternal thyroid during pregnancy. J Clin Endocrinol Metab. 1990；71：276. B 引自 Stricker R, Echenard M, Eberhart R, et al. Evaluation of maternal thyroid function during pregnancy：the importance of using gestational age-specific reference intervals. Eur J Endocrinol. 2007；157：509.）

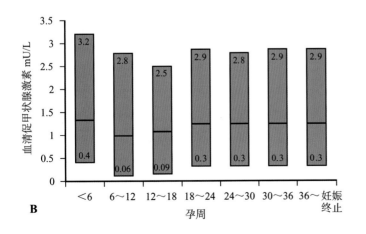

现活跃（状态），增生滤泡内可见柱状上皮细胞[97]。正常妊娠期间母体甲状腺激素需求量增加，甲状腺素替代治疗的甲状腺功能减退女性妊娠后甲状腺素的剂量需要增加 25%～40% 才得以维持血清 TSH 水平正常，这一观察结果足以证明正常妊娠期间母体甲状腺激素生产量增加[79, 98]。此外，有研究发现碘缺乏（< 100μg/d）地区的妊娠女性存在甲状腺素偏低和血清 TSH 水平轻度升高，证明妊娠可以刺激甲状腺激素生成[99]。

已知有几种因素可以加重妊娠期甲状腺的负担，并且每种因素在妊娠的不同时期都具有相对重要的作用。妊娠早期，血清 TBG 的浓度迅速增加，需要更多的甲状腺激素与之结合，而与此同时肾小球滤过率增加导致碘化物清除率增加。随着胎盘的生长，胎盘Ⅲ型脱碘酶增加，促使更多的 T_4 代谢为无活性代谢产物 rT_3[100]。此外，母体 T_4 还可以通过胎盘供胎儿使用[101]。最终，由于妊娠期的生理改变和胎儿 / 胎盘的影响，母体甲状腺激素的分布发生改变[102]。

2. 人绒毛膜促性腺激素　血清 hCG 具有促甲状腺的作用，可以引起滋养细胞疾病相关甲状腺功能亢进[103-110]。在正常妊娠早期，hCG 可以调节甲状腺功能[83, 84, 111-116]。临床上，hCG 水平在妊娠 9～14 周达到高峰，是正常水平的 50～100 倍（100 000～200 000U/L），hCG 的升高与妊娠早期的 TSH 水平降低一致[83, 114]（图 84-3）。此后 hCG 水平下降，产后数周即无法检测到。采用 hCG 单克隆抗体免疫吸附研究发现，在妊娠早期，hCG 可能促进了孕妇甲状腺素活性增加[115, 116]。

Ekins 及其同事指出，妊娠早期，当 TBG 和 T_4 的分泌发生变化时，为了供给胎盘和胚胎充足的甲状腺激素，hCG 可调节母亲的甲状腺活动（图 84-4）[114, 117, 118]。体外试验研究表明，hCG 与 TSH 受体（TSH receptor，TSHR）结合，腺苷酸环化酶活性增强，环磷酸腺苷（cyclic adenosine monophosphate，cAMP）生成增加，进而使人和猪的甲状腺切片（thyroid slices.）T_3 分泌增加[107, 119]。hCG 可以刺激大鼠甲状腺细胞系 FRTL5 的生长、碘化物摄取和 cAMP 生成[115, 116, 121, 124-126]。种属差异[127, 128] 及妊娠和妊娠滋养细胞疾病中 hCG 分子的微观不均一性（microheterogeneity），可能使其促

甲状腺活性作用不一致[114-116, 122-124, 129-131]。据报道，TSH 的生物活性为 0.7μU/U hCG[122, 124]，妊娠早期 hCG 水平可产生明显的促甲状腺作用。在妊娠前 3 个月，随着 hCG 的升高，10%～40% 的孕妇血清 TSH 水平低于正常水平[132]。另一项研究报道，妊娠早期血清 TSH 水平低于第 25 个百分位的孕妇，hCG 更易抑制 TSH[82]。总体而言，在妊娠前期的孕妇血清 TSH 浓度逐渐下降，直到妊娠结束前始终保持低于非妊娠状态的水平（图 84-3B）[133]。因此，在妊娠 6～18 周的健康孕妇中，血清 TSH 95% 可信区间的下限在 0.03～0.09mU/L，然后随着妊娠时间增加逐渐上升至 0.3mU/L[90, 133]。

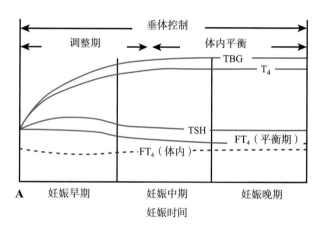

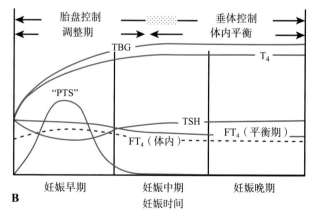

▲ 图 84-4　A. 基于传统的下丘脑 - 垂体反馈机制的孕妇甲状腺控制的常规模型；B. "胎盘甲状腺刺激物"（PTS）（可能是人绒毛膜促性腺激素）控制孕妇甲状腺分泌的假想模型

TBG. 甲状腺结合球蛋白；T_4. 甲状腺素；TSH. 促甲状腺激素；FT_4. 游离甲状腺素；"PTS". "胎盘甲状腺刺激物"（引自 Ballabio M，Poshyachinda M，Ekins RP. Pregnancy- induced changes in thyroid function：role of human chorionic gonadotropin as a putative regulator of maternal thyroid. J Clin Endocrinol Metab. 1991；73：824-831.）

（三）胎儿甲状腺功能

胎儿下丘脑 - 垂体 - 甲状腺轴自主发育（过程）已经在人、羊和大鼠中得到广泛研究[55, 102-104]。许多药物和母体因素都会影响胎儿甲状腺功能，具体取决于它们能否通过胎盘（表 84-2）。

1. 胎盘转运　尽管母体内源性 TRH 水平非常低，可能不会影响胎儿甲状腺功能，但是它可以通过胎盘，而 TSH 不能[137]。妊娠 20 周后胎儿的下丘脑发育成熟并分泌 TRH，在此之前，胎儿的垂体和血清 TSH 受胰腺 TRH 的控制[138-142]。给母体注射 TRH，发现脐带血清中 TSH、T_4 和 T_3 水平的升高，从而表明内源性 TSH 可以刺激胎儿的甲状腺[143]。

人类胎儿的甲状腺在妊娠 10～12 周开始起作用[144-148]，在此之前，胎儿生长发育所需要的所有甲状腺素由母体提供。在 12～18 周之前，人类胎儿组织中出现甲状腺激素和受体，胎儿血清 T_4 产生增加，这与胎儿早期从母体获得的甲状腺激素需求一致[149]。胎盘是阻碍甲状腺激素转运的重要障碍，部分原因是胎盘 5- 脱碘酶活性较高，T_4 更易转化为 rT_3[135-137]。对大鼠的研究已证实，母体甲状腺激素在妊娠早期和妊娠晚期转运至胎儿，这对早期的胎儿脑发育、晚期的脑生长和神经元分化至关重要[150-155]。母体 T_4 是大鼠脑发育早期细胞内 T_3 的主要来源[155]。在胎儿甲状腺功能衰竭的情况下，母体来源的 T_4 在细胞内转化为 T_3，这可以保护胎儿大脑免受 T_3 缺乏的影响，因为大脑的 2 型 5- 脱碘酶活性在 T_4 轻微减少时就会有显著的增加[156]。在人类和绵羊中，母体甲状腺激素进入胎儿循环的机

会更加有限[135]。人体研究证实，妊娠早期的体腔和羊水中存在 T_4 和 T_3。由于这些胎儿体腔液体中缺乏 T_4 结合蛋白，虽然总 T_4 和 T_3 的浓度比母体血清中的浓度低 100 倍，但 FT_4 可能与胎儿发育有生物学相关性[157]。

散发的先天性甲状腺功能低下的婴儿出生时无异常（每 3500 例活产中约有 1 例），表明母体甲状腺激素发挥了重要作用。在人类地方性克汀病中，母体和胎儿 / 新生儿甲状腺激素缺乏产生极为不利的影响，这突显了甲状腺激素对胎儿和发育中婴儿的重要性[57, 158, 159]。幸运的是，在碘摄入量低的地区，似乎没有发生这一问题[58]，但仍需关注母体甲状腺功能低下对胎儿脑的早期发育及对子代的影响[117, 118, 149, 160-162]。早期研究表明，在妊娠后期，T_4 和 T_3 通过胎盘转运受限[163-169]，足月之时，T_3 比 T_4 更容易通过胎盘。Vulsma 及其同事们证明，在甲状腺组织完全缺陷的新生儿中，母亲的 T_4 转移至胎儿。与正常新生儿相比，这些婴儿的 T_4 浓度低于正常水平，约为母体浓度的 40%[101]。由于他们无法产生甲状腺激素，因此他们的 T_4 必然来源于母体。有趣的是，母亲的甲状腺功能似乎也会影响后代的甲状腺功能，机制不明。Pakkila 及其同事的最近一项研究调查了妊娠早期母亲的甲状腺状况，并比较了她们的后代的甲状腺功能，这些后代的平均年龄为 16 岁。结果显示，与甲状腺功能正常的母亲生育的后代相比，甲状腺功能减退的母亲生育的男孩的 TSH 浓度较高，甲状腺功能亢进的母亲生育的孩子的 TSH 浓度较低[102]。

碘化物会主动转运到胎儿[137]。胎儿和新生儿甲状腺容易出现碘诱发的甲状腺功能减退和碘暴露量过多引起的甲状腺肿大[135, 170, 171]。母亲在静脉、口腔、黏膜或局部暴露吸收后[172]、羊膜造影后[173]、或者产后局部吸收增加[174]、母乳含碘过高[175]都会引起上述并发症。胺碘酮是一种抗心律失常药物，每 200mg 剂量含有 75mg 碘，一些孕妇接受了胺碘酮的治疗，部分碘通过胎盘引起母体及胎儿的碘水平升高[176]。尽管甲状腺功能可能保持正常，但也有病例报道描述了胎儿或新生儿甲状腺肿、甲状腺功能减退或高甲状腺素血症与母体胺碘酮治疗有关[177-179]。

2. 胎儿甲状腺疾病的宫内诊断　通常认为，如

表 84-2　胎盘转运和胎儿甲状腺功能

容易转运	部分转运	几乎无转运
碘化物	T_4	TSH
硫脲类药物	T_3	
甲状腺自身抗体		
TRH		

TRH. 促甲状腺激素释放激素；T_4. 甲状腺素；T_3. 三碘甲腺原氨酸；TSH. 促甲状腺激素

改编自 Burrow GN: Thyroid diseases in pregnancy. In: Burrow GN, Oppenheimer JH, Volp JR, eds. Thyroid function and disease. Philadelphia: Saunders; 1989: 292.

果母体患有甲状腺疾病，那么胎儿有可能发生甲状腺疾病。若母亲存在活动性或消融治疗后的 Graves 病，母体促甲状腺激素受体（TSH receptor，TSHR）刺激性抗体会经胎盘传递给胎儿，引起胎儿甲状腺功能亢进。胎儿甲状腺功能减退与胎儿甲状腺发育不良、碘缺乏症、甲状腺自身免疫和母体抗甲状腺药物治疗过度有关[180-182]。在甲状腺功能亢进的胎儿中，超声通常显示胎儿甲状腺肿大，甲状腺血管增多，胎儿骨骼成熟加速[183]。在甲状腺功能减退症中，超声检查可见胎儿甲状腺肿大，增多的血管主要在外周，而不是弥漫性的血管增多[183, 184]，或股骨远端或胫骨近端骨骺出现影像学表现延迟[185, 186]。经皮脐带穿刺术[136]测量的血清 T_4 和 TSH 的含量是目前诊断宫内甲状腺功能减退[183, 187]或甲状腺功能亢进[183, 188]的最可靠方法，这项技术比测量羊水中的甲状腺激素或 TSH 更有优势，但并不能可靠地预测胎儿甲状腺状态[189, 190]。但由于胎儿风险增加，此项技术使用受限。幸运的是，胎儿甲状腺功能障碍的诊断可以根据母亲的甲状腺状态来推断（参见"胎儿和新生儿甲状腺毒症"部分）。胎儿可以吸收注射到羊水中的甲状腺激素，这种疗法已成功用于在宫内胎儿甲状腺功能减退和甲状腺肿的治疗[187, 191]。

（四）甲状腺肿和妊娠

一直以来，甲状腺肿被认为与妊娠有关，但其发病率和患病率随人群的地理区域和碘（营养）状况的差异而有所不同。在苏格兰和爱尔兰，高达 70% 的孕妇有临床可见和可触及的甲状腺肿，而非妊娠对照组则为 38%[192]。39% 的未产妇和 35% 的未妊娠的经产妇出现甲状腺肿大，并没有观察到连续妊娠对甲状腺肿的影响。这些研究是在碘摄入量相对较低的地区进行的。在冰岛的一个碘充足的地区进行的对比研究显示，甲状腺肿的基础患病率较低（20%），妊娠期甲状腺肿的发病率没有增加[193]，北美的研究也报道了类似的结果[194]。因此，一些作者认为妊娠期甲状腺肿仍是一个未能解释的临床问题[195]。北美大多数妊娠期间的甲状腺肿与自身免疫性甲状腺疾病、胶质结节或甲状腺炎有关。

超声检查是妊娠甲状腺肿的定量评估的一种手段。在碘摄入量较小的丹麦，妊娠 18～36 周甲状腺体积增加了 30%[196]。产后甲状腺体积恢复到基

线水平，这些女性并没有甲状腺功能障碍或甲状腺自身免疫疾病。实际上，只有 25% 的女性有临床甲状腺肿的表现，妊娠期间血清甲状腺球蛋白水平也有增加[197]。另一项北美的研究称甲状腺体积仅增加了 13%[198]。比利时也是低碘摄入地区，北美最大的一项纵向和横断面研究调查了 600 多名比利时女性，对其妊娠期间甲状腺体积进行了研究[83]。70% 的妇女在妊娠期间甲状腺体积增加 20% 或更多，只有 9% 的女性存在明显甲状腺肿大，即甲状腺体积超过 23ml。甲状腺体积与血清甲状腺球蛋白水平升高和血清 T_3/T_4 比值升高呈正相关，与尿碘化物排泄没有相关性，并且与血清 TSH 水平呈负相关。后者可能是由于妊娠期间 hCG 的影响所致。来自比利时的同一位作者对妊娠期间已经存在的轻度甲状腺异常进行了前瞻性研究，发现妊娠有明显的促甲状腺肿的作用，甲状腺结节的发生率和患病率也有增加[53]。这些结节中有许多是亚临床的，仅在甲状腺超声检查时才发现。与对照组或患有自身免疫性甲状腺疾病或既往有甲状腺异常病史的孕妇相比，患有甲状腺肿和甲状腺结节的女性血清甲状腺球蛋白水平明显增加。作者进一步建议，既往妊娠史是甲状腺肿和甲状腺结节的重要危险因素。荷兰的一项研究也指出了同样的风险[199]。经超声检查发现，孕妇吸烟也是新生儿甲状腺肿大的危险因素[202]。应该注意的是，妊娠期间甲状腺体积的增加并不一定表示有丝分裂活性增加，因为胶体体积增加、细胞肥大、炎症或甲状腺血流量增加都可以导致甲状腺体积增大。

四、妊娠期甲状腺毒症病理学

（一）发病率和病因

女性比男性更易罹患甲状腺疾病，妊娠期甲状腺毒症十分常见。大约每 1000 名孕妇就有 2 名孕妇会出现妊娠期甲状腺毒症。自身免疫性甲状腺功能亢进或称 Graves 病（Graves' disease，GD）是妊娠期甲状腺毒症最常见的病因，约占所有病例的 90%。自主性高功能甲状腺结节的甲状腺功能亢进在年轻女性中少见，主要发生于低碘地区 40 岁以上的女性[203]。滋养细胞肿瘤是妊娠期甲状腺毒症

的另一原因 [109]，可表现为血清 hCG 水平显著升高、产科超声检查异常和妊娠剧吐（表 84-1）。

妊娠一过性甲状腺毒症　在妊娠期间发生了一系列由 hCG 诱导的甲状腺功能亢进，称为妊娠一过性甲状腺毒症（gestational transient thyrotoxicosis，GTT）[204-206]。GTT 与 GD 有以下几点不同：①非自身免疫性起源，抗甲状腺抗体和抗 TSH 受体抗体（anti-TSH receptor antibody，TRAb）阴性，无眼病；②无甲状腺肿；③几乎所有患者妊娠 20 周后病情都会缓解 [204]。

临床上出现妊娠剧吐的孕妇，可仅出现血清 TSH 下降（约占所有孕妇的 9% [132]），也可出现游离甲状腺激素水平升高。对比利时 1900 名孕妇进行系统筛查后发现，2.4% 的孕妇有 TSH 降低和 FT_4 升高，50% 的孕妇出现体重减轻、体重不增加或不明原因的心动过速 [206]。

GTT 通常与妊娠剧吐有关，但须排除妊娠期间其他原因引起的严重的恶心呕吐。60% 妊娠剧吐的女性可能出现 TSH 下降，近 50% 的女性会出现甲状腺激素的升高 [205-209]。血清 hCG 浓度与 FT_4 水平成正比，与 TSH 水平成反比。恶心呕吐的程度越剧烈，hCG 升高的程度越明显 [132, 210]。GTT 女性中只有 12% 会出现 FT_3 指数升高，这可能有助于将该疾病与 GD 区分开来 [132]。甲状腺刺激活性通过每国际单位 hCG 激活的腺苷酸环化酶活性来衡量，据报道，妊娠剧吐女性的甲状腺刺激活性比轻度呕吐或无呕吐的女性要高 [204]。多胎妊娠的女性可能会出现类似的甲状腺激素变化和呕吐症状，这与多胎妊娠时 hCG 的峰值更高、持续时间更长有关 [211]。对 13 例双胎孕妇和 17 例单胎孕妇的研究显示，双胎孕妇妊娠早期结束时平均血清 hCG 浓度明显高于单胎孕妇 [平均值 ± SE（171 000 ± 12 500）U/L vs.（65 500 ± 7600）U/L；$P < 0.001$] [211]。此外，一篇病例报道进一步强化了 hCG 诱导的甲状腺毒症这一概念。该报道称，一名女性反复出现妊娠期甲状腺毒症，其母亲具有相同的产科病史，两人 TSH 受体的胞外域存在错义突变。用 hCG 干预后，转染后的 COS-7 细胞中 cAMP 生成比野生型增加了 2～3 倍 [209]。这种基因突变导致 TSH 受体对 hCG 的反应增加，进而诱发甲状腺毒症。

妊娠期甲状腺毒症是一过性的，通常在诊断后

10 周内即可痊愈 [212]。目前研究的患者较少，但已发表的研究显示，用抗甲状腺药物治疗 GGT 是没有益处的，因此不建议使用抗甲状腺药物治疗 [65]。但在下列几项情况中，临床医生可考虑使用抗甲状腺药物：①妊娠剧吐伴有明显的甲状腺毒症症状；②妊娠 20 周后仍有症状，并且有甲状腺激素浓度的升高和 TSH 水平的下降；③合并 GD。

（二）诊断

患有甲状腺毒症的孕妇可能会出现正常孕妇常见的症状，包括焦虑、不耐热、心动过速和皮肤温暖潮湿。然而，甲状腺肿，尤其合并有高度兴奋、Valsalva 动作不能改善的静息性心动过速、甲状腺眼病和胫前黏液水肿（尽管很少见）、消瘦及心衰的症状时，应高度怀疑 Graves 病甲状腺功能亢进。

尽管妊娠期间 TBG 浓度升高会影响甲状腺功能的检测结果，但妊娠期甲状腺功能亢进的诊断仍取决于实验室检查。血清 TSH 水平低于 0.01mU/L [213, 214] 和血清 FT_4 升高（或总 T_4 浓度高于妊娠参考值）即可诊断妊娠期甲状腺功能亢进。因此，TSH 和 T_4 的试剂盒制造商需要提供妊娠特异性和方法特异性的参考范围。如前所述，在妊娠早期，由于血清 hCG 浓度升高，10% 的女性血清 TSH 可能低于未妊娠参考范围 [83]。当对这部分女性诊断不确定时，可以检测血清 TRAb 的水平。如果诊断仍不明确，可以等待 3～4 周，然后重复进行甲状腺功能检查，因为大多数孕妇可以耐受轻度至中度的甲状腺毒症 [245]。

（三）治疗

妊娠期甲状腺毒症的诊断一旦成立，就应开始治疗。甲状腺功能亢进孕妇的治疗仅限于抗甲状腺药物治疗或手术，放射性碘治疗是绝对禁忌的 [215-217]。妊娠 10～12 周后，胎儿甲状腺开始有浓缩碘的能力，^{131}I 治疗可引起胎儿先天性甲状腺功能减退。在一项研究中，182 例胎儿在妊娠早期无意中接受 ^{131}I 治疗，结果出现 2 例（1.1%）自发流产，2 例（1.1%）宫内死亡，6 例（3.3%）甲状腺功能减退，4 例（2.2%）智力障碍 [218]。妊娠 12 周后给予 ^{131}I 治疗，胎儿易发生甲状腺功能减退，而

在妊娠早期接受 [131]I 治疗，胎儿更易出现先天性缺陷。剂量学研究可以量化胎儿的实际暴露量，但专家建议"胎儿全身辐射量较低时不一定要终止妊娠"[219]。如果在妊娠初期不慎对一名孕妇进行了 [131]I 治疗，可以给予适量的碘化物以阻断放射性碘对甲状腺的影响，但对于碘化物应用的最佳剂量目前尚未有研究报道。

1. 硫脲类药物　硫脲类药物丙硫氧嘧啶（propylthiouracil, PTU）、甲巯咪唑（methimazole, MMI）和卡比马唑（carbimazole, CMZ）均可用于治疗妊娠期甲状腺毒症。目前建议在妊娠早期应用 PTU，在妊娠中期应用 MMI（请参阅本章后面的内容）。CMZ 可代谢成 MMI（10mg CMZ 可代谢成 6mg MMI），主要在欧洲使用。所有这些药物都可以通过胎盘，也可以通过乳汁分泌[220]。PTU 和 MMI 的半衰期分别为 1h 和 5h[221-223]，这 2 种药物可以互换使用。硫脲类药物会阻止甲状腺激素的合成，但不会阻止其释放。PTU 的额外优势是可以部分阻止 T_4 转化为 T_3。MMI 和 PTU 在控制妊娠期甲状腺功能亢进方面同样有效。妊娠期间，PTU 的起始剂量为 50～300mg，每 8～12 小时应用 1 次。MMI 的起始剂量为 5～30mg，每天 1 次，此种服药方法可改善依从性[65, 66]。典型患者在应用 PTU 或 MMI 1 周或 2 周后症状会有所改善，在 6～8 周后甲状腺功能恢复正常，2 种药物将 FT_4 指数降至适合妊娠水平的中位时间无明显差异[224]。

如果发生轻微的药物反应，可以换另一种硫脲类药物，但 50% 的患者会出现交叉敏感[225]。常见的药物不良反应包括发热、恶心、皮疹、瘙痒和口中金属味[226]。一过性粒细胞减少较少见，约有 12% 的成人会出现[226, 227]。GD 本身可引起轻度的粒细胞减少，因此甲状腺功能亢进合并粒细胞减少的病因需要鉴别分析[221]。大约 0.5% 的患者会出现粒细胞缺乏，轻度的粒细胞减少并不一定会演变成粒细胞缺乏，粒细胞缺乏通常在治疗 12 周内，可能由自身免疫性因素引起[228-231]。磺脲类药物的罕见不良反应是肝炎和血管炎，尤其是 PTU[232-234]。尽管这些不良反应可能会发生在孕妇身上，但尚未报道对胎儿有影响[235]。

MMI 和 CMZ 与妊娠早期器官形成缺陷有关。除头皮缺损性皮肤发育不全外，还包括后鼻孔闭锁（鼻骨缺失）、气管 – 食管瘘、无乳头（乳头缺失）和脐膨出[142, 236-239]。日本的一项回顾性研究分析了患有 GD 的孕妇的分娩结局，根据妊娠早期是否服用抗甲状腺药物，分为 MMI 组（1426 名女性）、PTU 组（1578 名女性）和未应用抗甲状腺药物治疗组（2065 名女性）。MMI 的严重不良反应发生率最高，为 4.1%，而 PTU 治疗组为 2.1%，未治疗组为 1.9%，在 MMI 组，1/3 的患者出现了胚胎病变[240]。相反，另外两项最新研究（一项为美国的保险索赔回顾分析，另一项为台湾的病例对照研究）表明，不同的抗甲状腺药物引起的先天性异常发生率没有差异，但是服用 MMI 的孕妇人数更多[241, 242]。必须强调的是，没有病例报道皮肤发育不全或其他先天性异常与 PTU 的应用有关。因此，PTU 仍然是妊娠期甲状腺功能亢进的首选药物。

妊娠早期应用 MMI 会引起胚胎病，虽然罕见，但确有报道，而 PTU 相关的肝毒性风险虽低，但后果严重，因此，两个专业协会和美国食品药品管理局推荐妊娠早期的甲状腺功能亢进应用 PTU（如果有的话）治疗，后改用 MMI，以最大限度地降低肝毒性的风险。从 PTU 转换为 MMI 的比例应为（10～15）：1（如 300mg PTU 等于 20～30mg MMI[65, 66]）。抗甲状腺药物治疗的目标是控制母体的甲状腺毒症，以确保妊娠结局良好，减少对胎儿的影响[65, 243]。研究表明，母体的 FT_4 水平和新生儿的 FT_4 水平有很强的相关性，因此，母体甲状腺功能是反映胎儿甲状腺状况最实用的临床指标[216, 244]。为优化新生儿甲状腺功能，减少新生儿甲状腺功能减退发生率，孕妇血清 FT_4 应维持于或略高于非妊娠参考范围（< 10%）[65, 244]，或将总 T_4 浓度保持在较高水平（非妊娠参考范围的 1.5 倍）[65, 76]。但母体血清 T_3 浓度控制在什么范围对新生儿甲状腺功能最好，目前尚无相关研究。而血清 TSH 浓度应等于或低于妊娠特异性参考范围的 95% 置信区间。但是，将血清 TSH 控制在妊娠中期特异性的参考范围并不是治疗的目标，还有可能使胎儿过度暴露于母体的抗甲状腺药物（见下文）。因此，与"正常"的妊娠生理水平相比，妊娠期母体甲状腺功能亢进的治疗目标实际上是轻度的甲状腺功能亢进。幸运的是，妊娠期间亚临床甲状腺功能亢进和轻度甲状腺功能亢进与孕妇的不良妊娠结局无关[245]。妊娠期

间应每月检测 FT$_4$ 或 TT$_4$ 及高敏 TSH，并且应将硫脲类药物的剂量减到最小，以达到治疗目标。如果临床需要长期应用大剂量的 PTU（> 450mg/d）或 MMI（> 30mg/d），或者担心抗甲状腺药物对胎儿产生影响，临床医生可以考虑进行甲状腺手术。

2. β 受体阻滞药　虽然丹麦的一项回顾性队列研究显示，长期使用 β 受体阻滞药可能增加早产和小于胎龄儿的风险[248]，但妊娠期间应用 β 受体阻滞药通常是安全的[246, 247]。β 受体阻滞药可在抗甲状腺药物达到治疗目标前快速控制甲状腺毒症的 β 肾上腺素能表现，如震颤和心动过速。普萘洛尔每天 3 次，每次 20～40mg，或美托洛尔每天 1～2 次，每次 100mg，可有效地将母体心率控制在 80～90 次 / 分。艾司洛尔是一种静脉注射的超短效心脏选择性 β 受体阻滞药，对于需要紧急手术又对大剂量普萘洛尔无效的甲状腺功能亢进孕妇，可用艾司洛尔控制心率[249]。目前推荐首选抗甲状腺药物控制甲状腺功能亢进，仅在特殊情况下添加 β 受体阻滞药。

3. 手术　由于妊娠期间手术可增加流产的风险，尤其在妊娠早期及妊娠晚期，因此手术并不是甲状腺功能亢进治疗的一线方案。麻醉和手术风险可能大于磺脲类药物治疗的风险[252, 253]。

最近一项研究显示，尽管未根据妊娠分期进行特异性的分析，接受甲状腺手术的孕妇，手术并发症和胎儿并发症的发生率均较高[250]。孕妇合并甲状腺毒症在以下几种情况可行甲状腺次全切除术：①孕妇对药物治疗依从性差；②抗甲状腺药物可能对母体或胎儿产生影响；③长期大剂量应用抗甲状腺药物仍不能控制的甲状腺功能亢进。通常在妊娠中期结束时进行手术[65, 66]。在进行甲状腺次全切除术之前，需要用药物控制甲状腺毒症。这种治疗包括抗甲状腺药物、β 受体阻滞药，少数患者可能需要短期口服碘化物[251]。临床控制目标为静息心率达到 80～90 次 / 分。

4. 碘化物　碘化物与硫脲类药物联合使用可导致新生儿甲状腺肿和甲状腺功能减退，因此不建议碘化物作为甲状腺功能亢进孕妇的常规治疗。一项对轻度 GD 的孕妇进行低剂量碘治疗（每天 6～40mg）的研究表明，6% 的新生儿血清 TSH 水平升高，但没有出现新生儿甲状腺肿[251]。目前证据表明，碘化物不应作为首选治疗方法，但可在甲

状腺切除术之前或甲状腺功能亢进危象的治疗中短期应用以控制甲状腺功能亢进症状。

（四）妊娠结局

严重的甲状腺毒症明显增加胎儿和母亲的发病率，增加低出生体重儿的患病率及新生儿的死亡率[26, 254]。是否增加胎儿死亡尚不清楚。在一项对 57 例甲状腺毒症孕妇的研究中，胎儿死亡率为 8.4%，低于正常女性（包括自发流产的女性）的总体胎儿死亡率（17%）[47]。甲状腺功能亢进孕妇中很早出现自然流产的这部分人群，她们可能未行甲状腺相关检查而漏掉甲状腺功能亢进的诊断。与无甲状腺激素受体突变的女性相比，甲状腺激素抵抗的女性流产率更高。由此推论，这些流产主要影响无甲状腺激素受体突变的胎儿，这些胎儿暴露于高水平的母体甲状腺激素，导致胎儿甲状腺毒症，同时证明胎儿甲状腺毒症可对胎儿产生不良的影响。这项研究为不伴母体甲状腺功能亢进的宫内甲状腺毒症对胎儿的影响提供了依据[255]。

甲状腺毒症孕妇若在妊娠早期未接受治疗，其生育的孩子轻微先天性畸形的发生率较高[256]，但这一结论尚未得到其他研究的证实[224, 240, 241]。一项对 60 例甲状腺功能亢进孕妇进行的为期 12 年的回顾性研究表明，未经治疗和治疗不充分的甲状腺毒症患者早产、围产期死亡和母亲出现充血性心力衰竭明显增加[257]。妊娠期新诊断的甲状腺毒症患者的发病率和死亡率均高于在妊娠前诊断和治疗的患者。患者的经济状况可能影响甲状腺功能亢进的严重程度或预后，但不论怎样甲状腺毒症都是建议治疗的。这些患者有充血性心力衰竭的风险，因为甲状腺功能亢进的高动力状态会加重正常妊娠增加的心脏负荷[258]。对于甲状腺功能亢进孕妇的其他疾病的管理也很复杂，如糖尿病，甲状腺毒症可导致血糖不稳定，可能需要增加降糖药的剂量[259]。幸运的是，只有在未治疗或控制不佳的甲状腺功能亢进患者中才观察到这些不良结局，在亚临床甲状腺功能亢进中则没有[245]。在妊娠晚期用抗甲状腺药控制甲状腺功能亢进可以减少低出生体重儿的风险，降低后的风险与甲状腺功能正常组相当[260]。

胎儿和新生儿甲状腺毒症　1% 患有活动性或治疗后 GD（包括放射性碘治疗后甲状腺功能减退）

的孕妇可出现胎儿甲状腺毒症。甲状腺刺激免疫球蛋白与IgG等其他免疫球蛋白类似，可以穿过胎盘[261]。在足够高的浓度下，它们可能引起胎儿或新生儿的甲状腺毒症。妊娠20周后，IgG与滋养层细胞上的Fc受体结合，通过微胞饮作用透过胎盘，母体IgG抗体（特别是IgG1和IgG3）和甲状腺自身抗体即是通过这种方式透过胎盘的[261, 262]。母体甲状腺刺激免疫球蛋白的水平表明胎儿的暴露程度及对胎儿甲状腺可能产生的刺激[244, 263]。实际上，妊娠结束时，母体和胎儿的TRAb水平相当[275]。

测量母体TRAb水平可预测胎儿GD的发展[264-266]。TRAb可通过两种方法进行测量，一种为免疫测定法，较为常用，测量患者血清中竞争结合的标记的TSH［TSH结合抑制性免疫球蛋白（TBII），通常称为TRAb］，另一种为检测刺激功能的生物分析法［甲状腺刺激性免疫球蛋白（TSI）］[135, 267]。这些抗体可能对TSH受体表现出刺激或阻断，导致胎儿/新生儿甲状腺功能亢进或甲状腺功能减退[182, 264, 268, 269]。有报道称同一母亲分娩的婴儿分别出现了新生儿甲状腺功能亢进和新生儿甲状腺功能减退[270]。

普遍共识是，TRAb测量的时间应在妊娠中期（20~24周），测量人群有以下几种情况：①合并GD；②有[131]I治疗GD的病史；③甲状腺切除术后；④既往有分娩GD新生儿的病史[65, 66, 271]。TRAb阴性且不需要抗甲状腺药物治疗的女性发生胎儿或新生儿甲状腺功能异常的风险非常低。TRAb水平升高至参考范围3倍以上提示可能出现胎儿甲状腺毒症[243]，应进行胎儿超声检查。

对于患有活动性GD或因GD行[131]I治疗的女性，如果持续存在胎儿心动过速（＞180次/分）、骨成熟提前或胎儿生长受限，应考虑胎儿甲状腺功能亢进的诊断[183]。超声检查示甲状腺肿大且血管弥漫性增多[183]可协助明确诊断。必要时可通过脐带穿刺来确诊，但临床通常不采用此种方法[272]。胎儿甲状腺毒症的病理包括甲状腺肿、内脏肥大、淋巴结肿大和肺动脉高压[273]。与母亲一样，抗甲状腺药物可以抑制胎儿甲状腺，母体TRAb可以刺激胎儿甲状腺，胎儿甲状腺激素的合成是这两种因素共同作用的结果。胎儿出现甲状腺毒症证明母体的甲状腺功能亢进十分严重，适当的抗甲状腺治疗对母体

和胎儿都有好处。

妊娠前有GD病史的女性，即使行[131]I治疗或甲状腺切除术，仍可产生TRAb，从而引起胎儿甲状腺毒症。这种胎儿而非母体的甲状腺功能亢进可以应用最小剂量的抗甲状腺药物以使胎儿心率达到正常（160次/分）。在这种情况下，母体可以应用PTU 150mg/d，2周内胎儿心率可能降至正常范围（140~160次/分）[243, 263, 274]。定期监测母体甲状腺激素水平，如果发生甲状腺功能减退，及时补充甲状腺素。

TRAb水平通常会在妊娠终末期逐渐下降[13, 270, 275]，根据胎儿的心率和生长情况，母体的抗甲状腺药物剂量可以减少或停用。终末期TRAb持续升高（高于参考值3倍以上）的女性[183, 243, 276, 277]可能发生新生儿甲状腺功能亢进，分娩后需要继续抗甲状腺药物的治疗。此外，脐带血TRAb水平持续升高可高度预测新生儿甲状腺功能亢进的发生[276-279]。新生儿甲状腺功能亢进的原因多是以下两种情况：①母体患有活动性GD，妊娠末期TRAb仍较高；②行甲状腺[131]I治疗后母体仍产生TRAb。在妊娠末期未应用抗甲状腺药的女性，婴儿出生时就会出现甲状腺功能亢进。如果母亲在分娩时接受抗甲状腺治疗，新生儿甲状腺毒症可能会推迟5~10d出现，因为这时通过胎盘的抗甲状腺药物已清除殆尽[278]。患有甲状腺功能亢进的新生儿可出现易激惹、喂养困难，其他表现包括突眼、甲状腺肿和生长缓慢。甚至可能出现充血性心力衰竭、黄疸和血小板减少，严重者可死亡[280]。该疾病在几个月内会自限[135]，可短期应用碘化物、β受体阻滞药和抗甲状腺药。分娩3个月后，随着母亲的抗体逐渐消失，药物治疗可以停止[279]。

据报道，GD控制不良的母亲的婴儿可发生中枢性甲状腺功能减退，可能是由于这些婴儿在子宫里暴露于高水平的甲状腺激素，导致胎儿下丘脑－垂体－甲状腺轴的发育受损，最终导致中枢性甲状腺功能减退[278, 281]。这种先天性中枢性甲状腺功能减退的发生率约为1/35 000[282]。

（五）哺乳

20年前不建议应用硫脲类药物的妇女哺乳，因为1948年的一份报道指出，母亲摄入抗甲状腺药

物 2h 后，母乳中硫脲嘧啶的浓度是血清的 3 倍[283]。在过去的 30 年中，多项研究观察 PTU 和 MMI 在母乳中的分泌，并且评估了这些母亲母乳喂养的婴儿的甲状腺功能。PTU 与蛋白的结合比 MMI 与蛋白的结合更紧密。因此，PTU 的平均乳汁与血清的浓度比（约为 0.67）[284] 低于 MMI（1.0）[285, 286]。母乳中 MMI（0.14%）的平均总量大于 PTU（0.025%）[284, 285]。

多项前瞻性研究评估了母亲应用抗甲状腺药物对婴儿甲状腺功能的影响。171 名婴儿的母亲每天接受 50~300mg 的 PTU、5~20mg 的 MMI、或 5~15mg 的 CMZ，服用 3 周至 8 个月，这些婴儿的甲状腺功能未受影响[284, 287-289]。其中 6 名母亲在接受 PTU 治疗时血清 TSH 水平出现明显升高（19~120μU/ml）（译者注：原始文献为 19~102μU/ml），但这些婴儿的 TSH 和 T_4 水平仍在正常范围内[289]。尽管观察的婴儿数量很少，目前建议哺乳期母亲可以继续服用抗甲状腺药物，但由于肝毒性的风险，不建议将 PTU 作为一线药物。MMI 的剂量应为每天 20mg 或更少。这些抗甲状腺药还具有其他不良反应，如粒细胞缺乏和皮疹，对服药母亲哺育的婴儿出现上述不良反应的风险，目前尚无研究。

五、妊娠期甲状腺功能减退病理学

（一）孕妇甲状腺功能减退

1. 发病率和病因　妊娠期甲状腺功能减退比妊娠期甲状腺功能亢进更常见。对妊娠 16 周的健康孕妇进行流行病学调查显示，既往无甲状腺疾病史的女性，妊娠中期血清 TSH 升高的发生率为 2%~3%[26, 30]。在工业化社会，孕妇甲状腺功能减退的主要原因是甲状腺自身免疫，包括桥本甲状腺炎和 Graves 病 [131]I 治疗后甲状腺功能减退（表 84-1 和图 84-5）。第三个主要原因是甲状腺切除术。大多数女性的甲状腺功能减退在妊娠前就已诊断和治疗。在世界范围内，碘缺乏是孕妇甲状腺功能减退的主要原因，影响 10 亿多人。人口筛查计划发现，很多育龄期女性会出现 TSH 轻度升高。即使甲状腺功能减退患者已达到目标 TSH，在此时期也出现激素水平的异常[290, 291]。在过去 30 年中，美国女性的

平均妊娠年龄一直在增加，使得这一情况更加明显。总而言之，在美国，4%~7% 的育龄期女性患有甲状腺功能减退却未被诊断，或因未调整左旋甲状腺素的剂量而妊娠期间出现甲状腺功能减退的风险，这让人们开始关注妊娠期甲状腺功能减退的重要性。

其他自身免疫性内分泌疾病也可以见到甲状腺自身免疫的证据，如肥胖和胰岛素依赖性（1 型）糖尿病[292] 及妊娠期糖尿病[293]。糖尿病女性中，40% 合并甲状腺抗体阳性，10% 出现轻度甲状腺功能减退合并 TSH 水平升高。糖尿病患者妊娠期甲状腺功能减退似乎不会进一步加重，但当糖尿病孕妇出现蛋白尿，甲状腺激素随尿液流失增加，若原有的甲状腺激素储备异常，则会出现甲状腺功能减退[294]。这种情况应该使用甲状腺素治疗，但可能导致胰岛素的需求量增加。

2. 诊断与筛查　妊娠期间评估甲状腺状态很重要，但单靠临床诊断可能不准确。正常的妊娠症状也可能是由甲状腺功能减退引起的，如嗜睡和体重增加。甲状腺功能减退和妊娠均可见正中神经压迫（腕管综合征）引起的感觉异常。腱反射放松延迟（假性肌强直）可出现在严重甲状腺功能减退中，在轻度甲状腺功能减退中较少见。妊娠和先兆子痫都可以出现黏液水肿的症状，如体温降低、眶周水肿、肿胀、舌头粗大和声音嘶哑[295]。甲状腺功能减退并不一定伴有甲状腺肿。妊娠期原发性甲状腺功能减退最敏感的指标是血清 TSH 升高[296]。妊娠期间血清 TSH "正常值" 低于健康非妊娠女性的参考范围[90, 92]。通常，血清 TSH > 5mU/L[65, 66] 是异常的，可能需要进一步评估和干预。但越来越多的学者认为，TSH 值 > 3mU/L 即可认为异常，建议诊断为甲状腺功能障碍。最近一些调查也支持上述意见。一项研究表明，TPO 抗体阳性的孕妇，当 TSH 浓度 > 3.0mU/L 时就开始左旋甲状腺素治疗，其妊娠相关的并发症发生率较低[94]。孕妇亚临床甲状腺功能减退及 TPO 抗体阳性可以增加妊娠并发症的风险，回顾性研究显示甲状腺素治疗可以改善这类患者的产科预后，因此，使用左旋甲状腺素治疗亚临床甲状腺功能减退的孕妇益处超过风险。通常，左旋甲状腺素的治疗目标为 TSH 低于 2.5mU/L。TPO 抗体阳性表明病因可能是自身免疫。下丘脑性或垂体性（即继发性）甲状腺功能减退少见，对于

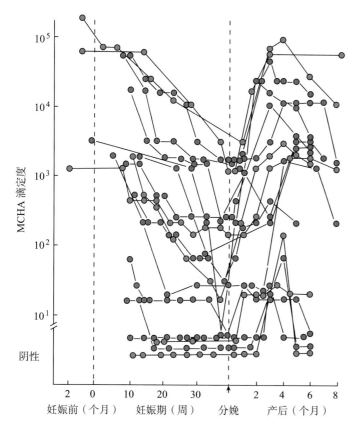

◀ 图 84-5　**Graves 病（红点）和自身免疫性甲状腺炎（蓝点）患者在妊娠期和分娩后血清抗甲状腺抗体［抗甲状腺微粒体抗体（MCHA）］的变化**

（引自 Amino N, Kuro R, Tanizawa O, et al. Changes in serum antithyroid antibodies during and after pregnancy in autoimmune thyroid diseases. Clin Exp Immunol. 1978；31：30-37.）

FT_4 或总 T_4 较低但 TSH 正常或略升高的人，需要考虑继发性甲状腺功能减退的可能。

　　目前，不建议对所有女性在妊娠前进行甲状腺功能筛查 [61, 61b]。对于妊娠早期是否进行甲状腺功能的筛查仍有争议 [66, 65]。为此，Haddow 及其同事进行了一项病例对照研究，研究表明，若母亲妊娠期的甲状腺功能减退未得到治疗，其子代的 IQ 值是下降的 [297]。在这项前瞻性研究中，与甲状腺功能正常的母亲生育的儿童（124 例）相比，未经治疗的妊娠期甲状腺功能减退的母亲生育的儿童（62 例，平均年龄 8 岁左右）IQ 得分平均降低了 7 分，且两组中智商得分低于 85 分的儿童数量，后者是前者的 3 倍。尽管此项研究缺乏随机性，但这些数据表明，妊娠期甲状腺功能减退对子代的神经认知发育有害，应予以预防。但是，许多人认为，只有在前瞻性随机研究也证实左旋甲状腺素治疗等干预措施有益处时，才应对人群进行普查。目前仅有一项前瞻性随机试验符合要求，在这项研究中，TPO 抗体阳性的女性在妊娠 9 周时发现 TSH 值 > 2.5mU/L，并使用左旋甲状腺素治疗。然而，这项研究的预期主要终点事件为对所有孕妇进行甲状腺功能的筛查

是有益的（而不仅仅对 TPO 抗体阳性的女性），但这一结果没有达到统计学意义。此外，一些人认为以母体并发症为复合终点不够精确，以单一指标如流产率作为复合终点更准确。矛盾的是，另一项研究分析 10 990 例患者的血清后发现，2.2% 的孕妇患有亚临床甲状腺功能减退，但未发现其与妊娠并发症相关 [96]。

　　最近，英国和意大利进行了一项大型的前瞻性随机试验，研究孕妇在妊娠早期进行甲状腺功能筛查的实用性。产前甲状腺功能筛查的对照研究（Controlled Antenatal Thyroid Screening Study, CATS）关注子代在 3 岁时的神经认知功能。研究结果表明，早期发现和治疗孕妇的 TSH 升高对后代的智商没有益处 [95]。但是，值得注意的是，这项研究中血清 TSH 的评估是在妊娠 12 周左右进行的。许多人认为，这时发现和治疗妊娠期甲状腺功能减退对胎儿的神经认知发育的干预过晚。但是，如前所述，尽管一些国家已经广泛对孕妇进行甲状腺功能的筛查，但这一举措仍有争议。目前普遍认为，只有在妊娠早期（特别是妊娠 9 周之前）发现甲状腺功能障碍并治疗，这种检测才有益处。

目前推荐，存在妊娠期甲状腺功能减退高风险的女性，应在妊娠前或妊娠早期进行血清 TSH 的测定（病例发现法）。这包括具有自身免疫性甲状腺疾病病史或 TPO 抗体阳性的女性、有甲状腺功能减退症状、有其他自身免疫性疾病（如 1 型糖尿病）或有自身免疫性甲状腺疾病家族史、合并甲状腺肿、曾行甲状腺手术或有头颈部照射史（包括 [131]I 治疗）的女性[65]。此外，30—35 岁以上的女性甲状腺功能减退风险较高，应进行评估。"病例发现法"可以识别出近 70% 的甲状腺功能减退女性[298]，还有 30% 的 TSH 升高的孕妇可能会被漏掉。

临床医生应在妊娠期间识别和治疗所有补充甲状腺素的甲状腺功能减退女性，并且在妊娠早期调整左旋甲状腺素的剂量（图 84-6）[65]。一项前瞻性研究评估了 19 名妇女共 20 次妊娠记录，在整个妊娠期间，每 2~4 周检测甲状腺功能，并调整左旋甲状腺素的剂量以使 TSH 维持在正常范围（图 84-7）[79]。结果表明，妊娠期间左旋甲状腺素的需求量逐渐增加，16~20 周最为明显。在妊娠 20 周时，左旋甲状腺素的需求达到平台期，此后延续。为防止血清 TSH 异常升高，该研究强烈建议接受左旋甲状腺素治疗的孕妇在妊娠 6 周时检测甲状腺功能。对左旋甲状腺素的需求量增加取决于甲状腺功能减退的病因[80]。这些发现对人群有重要意义，因为 2%~4% 的育龄女性需要应用左旋甲状腺素以维持甲状腺功能正常，因此，临床医生应告知这些女性在疑似妊娠后立即就诊，评估甲状腺状态，检测甲状腺功能。如果甲状腺功能检测推迟到第一次产检，血清 TSH 值可能已经升高，那么这段时间发育中的胎儿就会暴露于母亲的甲状腺功能减退。近期一项前瞻性研究随机选取 48 例甲状腺功能不全的女性，在她们确认停经或自行早孕检测确定妊娠后，给予双倍剂量（即每周 9 片）的左旋甲状腺素[81]。这样做可以预防所有妊娠早期的甲状腺功能减退，并且无安全性问题，可以推荐给计划妊娠的甲状腺功能减退女性。

3. 治疗　妊娠期如果确诊甲状腺功能减退或 TSH > 2.5~3.0mU/L，应开始甲状腺素治疗。当没有内源性甲状腺功能残留时，甲状腺素完全替代的剂量约为每天 2mg/kg，这个剂量略高于非妊娠女性的替代剂量[61]，对其他健康个体也是可以耐受的。

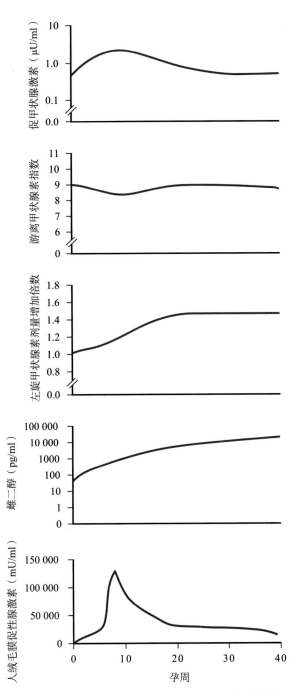

▲ 图 84-6　妊娠期间母体激素浓度和左旋甲状腺素剂量的变化

该图描述了 14 名需要在整个妊娠期间增加左旋甲状腺素剂量的女性血清促甲状腺激素（范围：0.5~5.0mU/L）、游离甲状腺素指数（范围：5~11）、左甲状腺素剂量的增加倍数、母体雌二醇浓度（范围：10~80pg/ml）、hCG 浓度（范围：小于 5U/L）。要将雌二醇的单位转换为 pmol/L，请乘以 3.67（引自 Alexander EK, Marqusee E, Lawrence J, et al. Timing and magnitude of increases in levothyroxine requirements during pregnancy in women with hypothyroidism. N Engl J Med. 2004; 351: 241-249.）

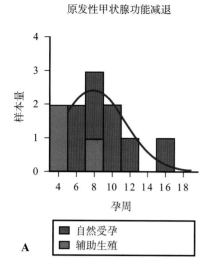

原发性甲状腺功能减退

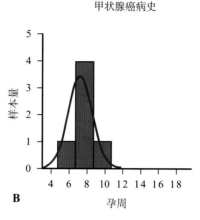

甲状腺癌病史

自然受孕
辅助生殖

◀图 84-7　开始增加左旋甲状腺素剂量的孕周数

A. 11 名原发性甲状腺功能减退的女性首次增加左旋甲状腺素剂量的孕周。在这些女性中，当促甲状腺激素浓度＞5.0μU/ml 时，剂量增加。B. 甲状腺癌病史的女性首次增加左旋甲状腺素剂量的孕周。在这些女性中，当促甲状腺激素浓度＞0.5μU/ml 时，剂量增加（引自 Alexander EK, Marqusee E, Lawrence J, et al. Timing and magnitude of increase in levothyroxine requirements during pregnancy in women with hyperthyroidism. N Engl J Med. 2004；351：241-249.）

对于保留部分内源性甲状腺功能的轻度甲状腺功能减退的女性，甲状腺素的起始剂量为 1mg/kg，即可成功达到治疗效果。不论初始剂量如何，均应在 1 个月时复查血清 TSH，根据检测结果相应调整左甲状腺素的剂量，目标是将 TSH 维持在妊娠正常范围内，也就是血清 TSH ≤ 2.5～3.0mU/L。亚临床甲状腺功能减退的女性使用甲状腺素的剂量更少。尽管有人主张一般人群无需治疗亚临床甲状腺功能减退，但共识表明，妊娠期间即使轻度的甲状腺功能减退也是有害的，应开始左旋甲状腺素的治疗[65, 66, 299]。

对于妊娠期间启动甲状腺素治疗或调整左旋甲状腺素剂量的妇女，在妊娠前半期应每 4 周检测 1 次血清 TSH 浓度，相应调整左旋甲状腺素剂量以使 TSH < 2.5～3.0mU/L。如前所述，妊娠 20 周内甲状腺素需求量不断增加，30% 的患者可能需要调整左旋甲状腺素剂量，因此即使最初检测的血清 TSH 正常，4 周后也应复查。分娩后，甲状腺素剂量应降低至妊娠前水平，并在产后 6 周进行血清 TSH 检测。服用甲状腺素前后 4h 避免摄入含铁维生素和铁剂、钙剂和豆浆等，以免影响甲状腺素吸收[300, 301]。

4. 妊娠结局　尽管甲状腺功能减退对妊娠有负面影响，但在过去 100 年中，很多文献报道了甲状腺功能减退孕妇足月分娩[302-304]。早期研究报道，20% 围产期死亡率和先天性畸形与母亲甲状腺激素不足[25]（即未治疗或未充分治疗的甲状腺功能减退）有关，幸存的儿童中 60% 出现智力或身体发育异常。早期研究称，即使孕妇甲状腺素替代治疗

充分，婴儿先天性畸形的发生也有所增加，但因为早期的甲状腺激素的检测不精确，已无法评估这些研究细节。在相对较近的研究中，患者都是甲状腺功能减退程度明确且甲状腺素替代充分的[304]。未治疗或治疗不充分的甲状腺功能减退孕妇中有 40% 发生贫血、先兆子痫、胎盘剥离和产后出血，30% 的新生儿为小于胎龄儿，围产期死亡率和先天性异常的发生率为 10%。亚临床甲状腺功能减退的女性（仅血清 TSH 升高）发生这些问题的比例约为甲状腺功能减退女性的 1/3。两组女性得到充足的甲状腺素治疗后，母亲和胎儿的预后均得到改善。其他研究结果也证实，亚临床甲状腺功能减退的女性妊娠并发症和产妇发病率都是增加的[30]。

另一项研究报道称，亚临床甲状腺功能减退、甲状腺功能减退和普通人群妊娠期高血压的发病率分别为 15%、22%、7.6%。未治疗甲状腺功能减退孕妇中 66% 会发生先兆子痫，导致早产[24]。两项研究表明，甲状腺功能减退女性的胎儿窘迫和胎儿死亡的发生率更高[26, 305]。胎儿窘迫可能指分娩时出现心率异常，Wasserstrum 及其同事发现，甲状腺功能减退的女性，特别是妊娠末期血清 TSH 水平仍然较高的女性，发生胎儿窘迫可能的概率（56%）明显高于 TSH 轻度升高的女性（3%）[305]。美国缅因州一项筛查研究中，妊娠第 15～18 周时若孕妇血清 TSH 高于 6mU/L，其胎儿死亡率（3.8%）高于甲状腺功能正常孕妇的胎儿死亡率（0.9%）[26]。出现甲状腺功能减退并发症的女性有一部分为首次产检在

16～20 周的女性，这个时间点晚于最佳产检时间。这些女性通常合并一些其他可能与胎儿不良结局有关的疾病。然而，多项研究结果一致表明甲状腺功能减退与胎儿不良结局存在因果关系。

甲状腺功能减退不仅引起母亲并发症，甲状腺功能减退女性的后代可能出现神经认知功能下降这一问题也逐渐引起人们的关注。如前所述，一项病例对照研究报道提示，未治疗甲状腺功能减退母亲所生育孩子的 IQ 值比甲状腺功能正常母亲所生育后代低 7 分[297]。除认知缺陷外，这些孩子的注意力、行为和运动技能明显减低。对甲状腺功能减退母亲所生育后代进行详细脑解剖成像发现，在视觉、海马和其他重要区域存在解剖学异常[24]。最近一项随机对照试验显示，在妊娠 12 周时对 TSH 升高孕妇进行左旋甲状腺素干预，然后评估这些孕妇的孩子在 3 岁时的智商，发现甲状腺素干预并没有明显获益[95]。但是如前所述，甲状腺功能减退控制欠佳会使孕妇并发症增加。尽管左旋甲状腺素治疗与后代神经认知发育的关系仍有争议，以及目前此类研究缺乏对照，鉴于母体显著甲状腺功能减退可导致胎儿长期不良反应，大多数临床医生仍支持予以治疗。

这些研究的共同发现是，母亲和胎儿的并发症发生率可能与孕妇甲状腺功能减退的严重程度及持续时间有关。严重的碘缺乏（严重影响母体和胎儿的甲状腺功能）可能是最重要的原因之一，尤其是整个妊娠期都处在这种状态中。轻度甲状腺功能不全可导致不良妊娠结局。Casey 及其同事研究了 25 765 名既往无甲状腺疾病的单胎妊娠女性，对她们的产前检查进行随访，在这些女性妊娠 16～20 周时检测血清 TSH 浓度，发现 2.3% 的女性患有亚临床甲状腺功能减退，这些女性出现胎盘早剥和早产等并发症的概率增加了 2～3 倍[245]。

Abalovich 及其同事证实了发现母体甲状腺功能减退后立即适当补充甲状腺素的重要性，这项研究分析了 51 例甲状腺功能减退孕妇（在妊娠早期确诊）的妊娠结局与甲状腺素治疗的关系[27]。无论最初的诊断是甲状腺功能减退还是亚临床甲状腺功能减退，血清 TSH 水平正常的女性 93% 足月分娩，7% 早产（2 例）。然而，甲状腺素治疗不足的女性中只有 21% 足月分娩，67% 自然流产，12% 早产。本研究与其他研究[24, 304]得出的结论相同，即妊娠

早期发现甲状腺激素缺乏，适当的甲状腺素治疗可减轻不良结局。这些数据支持当前的观点，妊娠妇女任何程度的甲状腺功能减退都应积极给予左旋甲状腺素补充治疗，使血清 TSH 维持在正常范围。

（二）新生儿甲状腺功能减退

每 3000～4000 例活产中即有 1 例先天性甲状腺功能减退，大部分为原发性甲状腺功能减退[119]。4～6 周后才开始甲状腺素治疗可能会影响后代的生长发育和智力发育[306, 307]。新生儿甲状腺功能减退的临床诊断不准确，可以通过新生儿筛查程序，采集产后 3～5d 新生儿足跟血，检测 TSH 或甲状腺素。根据需要，对 T_4 值处于最低四分位数的新生儿进行后续 TSH 测定[98, 295]。大多数先天性甲状腺功能减退病例为散发性，并且可能为永久性。部分病例的病因可能与母亲自身免疫、母体存在抑制甲状腺生长或功能的 TRAb[308-309]、细胞毒性抗体相关[310]。甲状腺球蛋白抗体或 TPO 抗体可能不是甲状腺功能减退的原因。母体甲状腺自身免疫可能在一过性新生儿甲状腺功能减退中起作用，这种甲状腺功能减退是由于 TRAb 通过胎盘而阻断了胎儿 / 新生儿甲状腺功能或甲状腺生长所致[311]。一过性甲状腺功能减退占先天性甲状腺功能减退病例的10%。母婴同时出现甲状腺功能减退这种家族性发病形式也证实 TBII 导致新生儿一过性甲状腺功能减退[264]。新生儿一过性甲状腺功能减退的主要风险为母亲原发性黏液水肿病史，而不是桥本甲状腺肿病史[181]。地方性克汀病与母体甲状腺生长阻断性抗体有关[312]，但尚未得到证实。

无论如何，新生儿甲状腺功能减退（包括新生儿一过性甲状腺功能减退）必须使用甲状腺素治疗。母亲妊娠期出现低甲状腺素血症已经增加了胎儿发育问题的风险。怀疑为一过性甲状腺功能减退的病例可在 1～3 年后停止治疗，评估甲状腺恢复情况。

六、产后甲状腺疾病

甲状腺功能障碍是常见的产褥期并发症，对于有甲状腺相关疾病的女性分娩后应继续密切随访。虽然 Graves 甲状腺毒症和桥本甲状腺炎在妊娠后期会有所改善，但产后通常会复发[11, 313]，可能为一过

性，也可能长期存在。复发的原因可能与产后免疫监视反弹有关[12]。产后桥本病和 Graves 病的 TPO 抗体增加，但 TSHR 抗体与甲状腺毒症的发病或复发关系较弱[314]。产后甲状腺功能障碍还可能与下丘脑－垂体疾病有关，如 Sheehan 综合征或淋巴细胞性垂体炎，但这种情况比较罕见[315-317]。有文献报道，产妇产后可仅出现一过性 TSH 降低[317]。一般情况下，PPT 患者产褥期甲状腺功能障碍与上述疾病的发病机制、治疗和预后明显不同。另外，产后甲状腺疾病的诊断和治疗应遵循如前所述的推荐，同时应遵循妊娠或母乳喂养相关的诊疗原则。

产后甲状腺炎

PPT 是静息型（无痛型）甲状腺炎的特殊类型[318, 319]，与甲状腺自身免疫和一过性甲状腺功能异常［甲状腺功能减退和（或）甲状腺功能亢进］有关。PPT 的概念在 25 年前首次被提出，目前这种疾病的病理生理学、临床演变、治疗方法和预后已被人们广泛熟知。PPT 的发生率平均为 5%[4]，范围低至 1%～2%，高至 20%[321]。患有自身免疫病人群 PPT 的患病率更高。例如，1 型糖尿病患者的 PPT 患病率为 25%～30%[323-324]。目前研究数据尚不推荐对所有女性进行产后甲状腺炎筛查。但是由于 TPO 抗体升高女性 PPT 的风险明显增加，因此，TPO 抗体阳性女性应在产后 6～12 周、产后 6 个月或出现临床症状时检测 TSH[65]。

1. **甲状腺毒症期**　70% 的女性在产后会经历短暂的甲状腺毒症期，发病时间在产后 6 周至 3 个月，持续 1～2 个月，然后自行缓解。50% 的病例会出现甲状腺肿。产后甲状腺炎所致甲状腺功能亢进症状通常比 Graves 病轻，可能会被忽视或归因于母亲分娩后的恢复过程。主要症状为疲劳和心悸。偶尔会有高血压[303, 325]。甲状腺功能的检测方法与妊娠期相同（表 84-3）。需要注意的是，极少数 PPT 患者会出现 T_4 和 T_3 的抗体，根据免疫检测的方法不同，可能出现总甲状腺激素或游离甲状腺激素假性升高或降低[326]。PPT 的女性通常存在 TPO 抗体，TPO 抗体滴度越高，疾病越严重，甲状腺功能减退的风险越大。在一项研究中，约 40% TPO 抗体阳性的患者会发生产后甲状腺功能异常，而 TPO 抗体阴性的患者发生率不到 1%。在该系列研究中，产后甲状腺功

表 84-3　产后甲状腺炎的诊断方法

检查方法	结果
甲状腺功能测试	甲状腺毒症时 TSH 下降，FT_4 或 FT_3 升高；甲状腺功能减退时 TSH 升高，FT_4 正常或降低
甲状腺自身抗体	阳性表明自身免疫性甲状腺疾病；滴度越高，永久性甲状腺功能减退的风险越大
同位素摄取和扫描 *（仅用于甲状腺毒症）	PPT 时同位素摄取减少或不摄取；Graves 病时同位素摄取增加

FT_3. 游离三碘甲状腺原氨酸；FT_4. 游离甲状腺素；PPT. 产后甲状腺炎；TSH. 促甲状腺激素
*. 哺乳期间请勿进行放射性核素扫描，除非扫描后将母乳丢弃（参见正文内容）

能异常的患者中 90% 存在 TPO 抗体阳性[327]。另一项意大利利古里亚的研究报道了类似的结果[322]。总体而言，TPO 抗体阴性的女性发生产后甲状腺功能异常的风险比 TPO 抗体阳性的女性低 100 倍[328, 322]。

在评估产后患者的甲状腺毒症时，区分甲状腺毒症是由 PPT 所致还是由 Graves 病所致非常重要。甲状腺放射性碘摄取可以将两者区分开来，在 Graves 病中放射性碘摄取升高，而在 PPT 中放射性碘摄取减少或消失。但是，这项检查不能用于哺乳期母亲。如果哺乳期母亲需要进行此项检查，在接受示踪剂量的 ^{99m}Tc 或 ^{123}I 的 1～3d 中断母乳喂养，并将产生的乳汁挤出并丢弃[329]。1～3d 后恢复哺乳。导致放射性碘吸收减少的其他原因较少，包括碘诱发的甲状腺毒症和继发于甲状腺激素治疗的医源性甲状腺毒症。

当 PPT 症状更为严重时，需要和产后精神性抑郁症（产后精神病）鉴别。通常，产后精神性抑郁症发生在 PPT 之前，即分娩后 1～2 周。产后精神性抑郁症较少见，通常每 1000 名产妇中会出现 1 名[330]。在急性精神病患者中可能出现甲状腺激素偏高及 TSH 对 TRH 不敏感，但尚未发现产后精神病女性合并甲状腺毒症。产后精神病患者的甲状腺抗体通常为阴性。

2. **甲状腺功能减退期**　通常情况下，无论是否出现甲状腺毒症的症状或既往有甲状腺毒症的病史，产后 3～6 个月常常会发生原发性甲状腺功能减退，部分患者在产后 3～12 个月才出现。这些患者嗜睡、畏寒、记忆力减退和注意力下降等症状通

常较轻，这些症状与母亲产后乏力和睡眠不良引起的疲劳难以区分。据报道，与产后甲状腺功能正常的女性相比，PPT 甲状腺功能减退期的患者抑郁症状更明显，抑郁评分升高[331]。根据症状评分，20% 的患者符合轻度抑郁，但这项结果并无统计学意义。此外，在产后抑郁症的女性中，情绪低落常与甲状腺功能减退和甲状腺抗体阳性有关[331]。然而，产后甲状腺功能减退是否是产后抑郁症的主要原因尚无定论。一项大规模研究招募了接近 750 名产后 6 个月的女性[332]，通过自填调查问卷的形式调查了这些女性的甲状腺功能和 TPO 抗体的情况，患者和打分的临床医生对测试数据采用双盲。研究结果表明 12% 的患者患有产后甲状腺功能障碍，但该研究并未发现甲状腺功能障碍与抑郁症之间的关系。产后 6 个月抑郁症的患病率为 9.4%。然而，对产后抑郁症的患者应考虑是否存在甲状腺功能减退，因为甲状腺功能减退确诊后，对症补充甲状腺激素治疗临床症状即可得到改善。

甲状腺功能减退通常在产后 10~12 个月自然恢复，但 15%~20% 的女性会出现永久性甲状腺功能减退。永久性甲状腺功能减退的发生与 TPO 抗体的滴度和 PPT 甲状腺功能减退的严重程度有关[321, 333, 334]。PPT 后碘有机化缺陷和碘致甲状腺功能减退的易感性均升高[313]。这些女性再次妊娠时，PPT 复发的风险高达 70%[336]。产后出现甲状腺功能异常的女性即使甲状腺激素水平完全恢复正常，后期出现永久性甲状腺功能减退的风险也明显增加。因此，建议这些女性即使没有症状也要每年检测血清 TSH[65]。

3. 诱发因素　生育是 PPT 发生的主要危险因素，流产后也可能出现 PPT[320, 337]，多在流产后 5~6 周出现[338]。有自身免疫性甲状腺疾病个人史或家族史的女性，特别是患有桥本甲状腺炎的女性，PPT 发生的风险增加。30%~35% 的 PPT 发生在妊娠早期 TPO 抗体阳性的女性中[339]，而在产后 2d 仍保持 TPO 抗体阳性的女性中，有 2/3 会发展为 PPT。与黑人相比，白人和亚裔女性罹患 PPT 的风险更高，吸烟者出现 PPT 的风险也相对较高[340]。孕妇年龄、胎次、是否合并甲状腺肿、是否母乳喂养和婴儿的出生体重与 PPT 风险增加无关[318]。婴儿的性别是否与 PPT 的发生有关尚有争议[337, 340]。最近研究发现，细胞毒性 T 淋巴细胞抗原 4（cytotoxic T lymphocyte antigen-4，CTLA-4）CT60 的基因多态性与 PPT 风险增加相关[341]。尽管高碘[337]和低碘地区 PPT 的发病率相似，碘暴露也可能是 PPT 发生的危险因素[319, 320]。

4. 基因、体液免疫和细胞免疫机制　PPT 对甲状腺的免疫损伤通过体液免疫和细胞免疫机制介导。免疫应答的反弹会加剧产后自身免疫性甲状腺疾病[12, 344]。产后血清皮质醇水平的下降在这一过程中也扮演重要角色[345]。PPT 发生的风险与 HLA-B8、HLA-DR3、HLA-DR4、HLA-DR5、HLA-DRW3、HLA-DRW8、HLA-DRW9 单倍型有关[333, 346-349]，相对风险增加了 2~5 倍。HLA-DR2 单倍型与 PPT 的风险下降有关[333]。HLA 单倍型的多态性可能是由于地理和人口差异所致。同时 De Groot 和 Quintans 提出，自身免疫性甲状腺疾病是基因、免疫功能异常和环境因素相互作用的结果[350]。TPO 抗体是 PPT 活动的标志。患有 PPT 的女性总 IgG 浓度升高[328]，甲状腺抗体主要与 IgG1 和 IgG4 有关[351, 352]。产后甲状腺自身免疫病复发的患者可见抗 DNA 抗体非特异性升高，包括 PPT 的甲状腺功能亢进期也有上述抗体升高[353]。

区别于甲状腺抗体，PPT 中 T 细胞或杀伤性 T 细胞导致甲状腺细胞溶解[343, 350]引起的甲状腺激素释放，可作为疾病进程的标志[352]。与甲状腺功能正常对照组或 Graves 病患者相比，PPT 患者外周血中包含杀伤细胞及细胞毒性活性的大颗粒淋巴细胞明显升高[354]。但其他研究发现没有明显差异，尽管与产后立即出现的杀伤细胞活性下降相比，产后甲状腺功能正常组与 PPT 组患者自然杀伤细胞的活性相对增加，但这两组之间没有显著差异[355]。研究表明 PPT 中未显示抗体依赖性细胞介导的细胞毒作用[354, 355]。分析血液中的淋巴细胞亚群后发现，具有辅助诱导活性的活化 T 细胞在 PPT 中增加[356]，而在 Graves 病中下降。Stagnaro-Green 及其同事对妊娠和产后女性的 T 细胞表型进行了前瞻性研究，发现与未患病的女性相比，患有 PPT 的女性在整个妊娠过程中 CD4+ 与 CD8+ T 细胞的比值更高，因此免疫抑制程度较低[339]。另一项研究报道 PPT 患者外周血淋巴细胞无变化，但观察到甲状腺内活化的 B 淋巴细胞和具有辅助诱导活性的 T 细胞增加[357]。总体而言，参与 PPT 发病的细胞机制很重要，但未完全研究清楚。

5. 治疗与预防　PPT 甲状腺功能亢进期通常不需要治疗，因为 PPT 会自发缓解。PPT 的甲状腺毒症期通常是温和的并且是可以自愈的。在严重的情况下，β 受体阻滞药可以缓解震颤、多动、心悸和焦虑症状。PPT 甲状腺功能亢进期不应用抗甲状腺药物和放射性碘治疗，因为甲状腺毒症的原因是激素释放增多，而不是合成增加。有症状或严重（TSH > 20μU/ml）甲状腺功能减退的患者应考虑甲状腺激素替代治疗，但该治疗可在产后 6 个月停止。在这种情况下，必须在停药 6 周后监测血清 TSH，重新评估患者的甲状腺功能。Negro 及其同事发现，妊娠期补充硒可以降低 TPO 抗体阳性女性的 PPT 风险[358]。在一项随机前瞻性研究中，对 2143 例甲状腺功能正常的孕妇进行了 TPO 抗体的筛查，发现 8% 存在 TPO 抗体阳性。该队列中的女性被随机给予硒代蛋氨酸（200mg/d）或安慰剂。另一组未经干预的 TPO 抗体阴性女性为双重对照。与接受安慰剂的 TPO 抗体阳性的女性（29%）相比，补充硒的女性 PPT 患病率显著降低(49%)。但值得注意的是，由于目前缺乏确切数据，且关于整个妊娠期服用这种维生素补充剂的安全性数据有限，大多数临床医生并未将硒补充剂纳入临床实践。

七、妊娠期甲状腺结节和甲状腺癌

超声数据表明，多胎妊娠女性甲状腺结节的发生率更高[53, 199, 359]，但是这些研究都是在碘摄入量低于美国的地区进行。妊娠期间甲状腺结节患者不宜进行甲状腺放射性同位素扫描，尽管超声对甲状腺结节结构显示比较清楚，但在甲状腺组织学或病理学方面仍不准确。如果结节可触及，可以通过细针穿刺活检（fine needle aspiration, FNA）明确诊断。

妊娠期，对于任何最大直径 > 1.0～1.5cm 的甲状腺结节都应建议 FNA（在超声引导下）进行诊断[360, 361, 65, 66]。通常，FNA 是一种安全的手术，容易耐受，几乎没有禁忌证。主要风险是血肿形成，所以主要的相对禁忌证是服用抗凝药物，如肝素。通常在皮下注射利多卡因的局部麻醉下进行。

甲状腺癌在妊娠中较罕见。一般认为，妊娠对甲状腺癌的发展或进展影响很小，甲状腺癌对妊娠结局的影响也很小[360, 362]。一些报道称，妊娠期间发现的甲状腺结节中肿瘤的发生率较高，但这些报道未能证明妊娠与癌症风险增加之间存在因果关系。39 例在妊娠期间进行 FNA 活检的患者中，良性结节的患者超过 60%，病理确认的肿瘤仅为 20%，其中 50% 为良性腺瘤，其他为甲状腺乳头状癌[362]。这与非妊娠女性的比例相似。妊娠期间雌激素、甲状腺刺激物和其他生长因子及免疫抑制在甲状腺癌的发展或进展中的作用尚不确定。此外，部分研究认为，与未妊娠的女性相比，在妊娠期间诊断出乳头状癌和滤泡癌的患者在疾病阶段、复发或死亡率方面没有差异[363, 364]。

对于可疑或诊断为高危甲状腺癌的结节可考虑在妊娠中期行手术治疗，但手术通常建议推迟至产后[365, 367]。尽管需根据患者病情进行评估，但通常认为产后手术较合理。例如，如果在妊娠早期诊断出甲状腺癌，并且在妊娠中期前结节增大，则可以考虑在妊娠期间行手术切除癌性结节。相反，在妊娠晚期发现的小肿瘤可以分娩后治疗。通常，一旦细胞学诊断为癌症可能，患者可能因为焦虑而在临近足月时要求手术。确诊为甲状腺癌的孕妇，不论妊娠期间手术还是产后手术，长期结局没有差异[363, 366]。手术仍然是甲状腺癌的首选治疗方法。如前所述，妊娠期或哺乳期甲状腺癌患者禁止使用放射性同位素（如 ^{131}I）治疗。对于大剂量放射性碘消融治疗后的女性何时妊娠比较合适，目前尚无系统的研究，但大多数内分泌学家建议 6 个月或以后再尝试妊娠[344]。对于已知甲状腺癌病史（及左旋甲状腺素抑制治疗）的患者妊娠时，应谨慎进行临床随访，并在整个妊娠期间确保足量的（并能抑制 TSH）甲状腺激素替代（图 87-7）。当患者合并甲状腺癌时，在整个妊娠期间，都可以持续给予左旋甲状腺素来抑制 TSH。对于低危患者，许多临床医生的目标是将 TSH 值控制在 0.5μU/ml。高危患者继续服用左旋甲状腺素达到妊娠前 TSH 抑制水平。目前尚无数据支持这两种方法的利弊，大多数建议均基于专家意见。重要的是，在妊娠期间轻度抑制 TSH 更加安全[245]。

第 85 章 自主性高功能甲状腺结节及甲状腺毒症的其他原因

Autonomously Functioning Thyroid Nodules and Other Causes of Thyrotoxicosis[*]

Autonomously Functioning Thyroid Nodules and Other Causes of Thyrotoxicosis*

Peter Kopp **著**

陈紫晗 李乃适 连小兰 **译**

> **要　点**
> - 甲状腺功能亢进症是指甲状腺合成过多甲状腺激素所致的一组疾病。
> - 甲状腺毒症是指任何原因引起的甲状腺激素过多，原因包括甲状腺功能亢进症、甲状腺滤泡被甲状腺炎破坏引起的甲状腺激素释放过多、外源性甲状腺激素的过量摄入。
> - 引起的甲状腺激素亢进症和甲状腺毒症的原因很多，不同原因对应不同发病机制。
> - 根据不同病因进行合理的治疗是关键。
> - 自主性高功能甲状腺结节多表现为促甲状腺激素受体的功能获得性体细胞突变。
> - 促甲状腺激素受体的种系突变会引起家族性非自身免疫性常染色体显性遗传性甲状腺功能亢进或散发性非自身免疫性甲状腺功能亢进症。
> - 人绒毛膜促性腺激素与促甲状腺激素受体相互作用，引起妊娠期甲状腺功能亢进症。极少数的人绒毛膜促性腺激素相关性妊娠期甲状腺功能亢进症是由妊娠滋养细胞肿瘤（葡萄胎、绒毛膜癌）引起的。
> - 高碘暴露不仅会导致甲状腺激素合成增加，还会出现见于自主性高功能甲状腺组织的甲状腺功能亢进。
> - 各类甲状腺炎都会形成甲状腺毒症期，很多会紧接着进入甲状腺功能减退期。

甲状腺毒症（thyrotoxixosis）是指血液循环中游离甲状腺素（thyroxine，T₄）和（或）游离三碘甲腺原氨酸（triiodothyronine，T₃）过多引起的一组临床综合征，引起甲状腺毒症的原因很多（图 85-1 和表 85-1）[1,2]。甲状腺功能亢进症（hyperthyroidism，简称"甲状腺功能亢进"）是由于甲状腺自身合成释放过多的甲状腺激素导致的，而甲状腺毒症还包括其他原因引起的甲状腺激素过量，如甲状腺炎或其他炎症造成甲状腺滤泡被破坏引起甲状腺激素释放过多、外源性甲状腺激素的过量摄入。Graves 病（Graves' disease，GD）是甲状腺毒症最主要的类型（详见第 82 章）。本章介绍了甲状腺毒症的其他病因（表 85-1）。根据甲状腺毒症的不同病因进行合理的治疗和随访尤为关键。

一、甲状腺毒性腺瘤

1. 定义　甲状腺毒性腺瘤（toxic adenoma）是

---

*. 本章中带有背景色突出显示的部分为儿童内分泌相关内容。

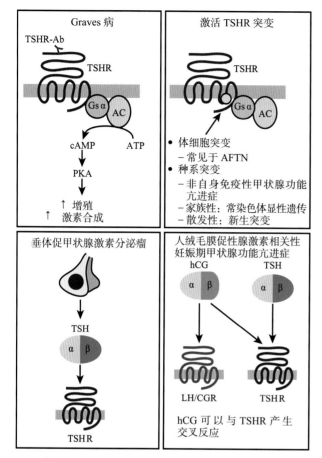

▲ 图 85-1　不同类型甲状腺功能亢进症的发病机制

在 Graves 病中，刺激性抗体激活 TSH 受体（TSHR），TSH 受体是 G 蛋白偶联受体家族成员，含有 7 个跨膜区，主要与 Gsα 偶联，Gsα 能够激活甲状腺苷酸环化酶（AC），使 cAMP 增加，导致蛋白激酶 A（PKA）磷酸化，活化细胞溶胶中的细胞器和细胞核，导致甲状腺滤泡细胞增殖及甲状腺激素合成增加。激活 TSHR 突变会导致受体的构成性激活，大多数毒性腺瘤是由激活的 TSHR 突变引起的，少数与激活的 Gsα 突变有关，TSHR 的种系突变导致家族性常染色体显性遗传性甲状腺功能亢进或散发性非自身免疫性甲状腺功能亢进症。垂体促甲状腺激素分泌瘤是甲状腺功能亢进症的罕见病因。人绒毛膜促性腺激素（hCG）水平很高时，不仅可以与同源受体 LH/CG 受体（LH/CGR）相互作用，还可以与 TSHR 产生交叉反应，导致甲状腺激素合成的生理性增加和 TSH 的降低，对于妊娠期的女性来说，还可能引起妊娠期临床甲状腺功能亢进症

一种能够引起甲状腺功能亢进的单个自主性高功能甲状腺结节（autonomously functioning thyroid nodule，AFTN）。周围正常甲状腺组织的功能大多被抑制。甲状腺毒性腺瘤多为单克隆性，多是由促甲状腺激素（thyroid-stimulating hormone，TSH）受体的功能获得性体细胞突变引起的。

　　2. 临床表现　甲状腺毒性腺瘤患者多有甲状腺毒症和（或）甲状腺结节的症状和体征，少有内分泌性眼病、（胫前）黏液水肿、甲状腺性肢端肥厚等 Graves 病的典型表现。甲状腺毒症多起病隐匿。甲状腺毒性腺瘤多见于中老年患者，在新生儿[3] 和婴幼儿中引起甲状腺功能亢进症也有报道[4]，中老年患者往往有较大的腺瘤，但是吞咽困难、声音嘶哑等症状并不常见。

　　自主性高功能结节可以随着时间进展逐渐变大成为毒性结节。一项对甲状腺毒性腺瘤患者进行的 6 年随访研究显示，10% 患者出现了甲状腺毒症表现[5]。甲状腺毒症多与年龄无关，但在直径 3cm 以上的结节中更为常见（20% 以上的患者）。超声检查显示，甲状腺功能亢进患者的甲状腺容积约为 16ml[6]。

　　3. 诊断　血清 TSH 是甲状腺功能异常的首选筛查指标，敏感度和特异度都是最高的[7]。甲状腺毒性腺瘤与临床甲状腺功能亢进症（overt hyperthyroidism，简称"临床甲状腺功能亢进"）或亚临床甲状腺功能亢进症（subclinical hyperthyroidism，简称"亚临床甲状腺功能亢进"）有关。甲状腺毒性腺瘤患者可出现临床甲状腺功能亢进，多表现为血清（游离）T_4 和 T_3 升高，也可表现为血清中仅有 T_3 升高，被称为 T_3 型甲状腺毒症。^{123}I（iodine-123）、^{131}I（iodine-131）、^{99m}Tc- 高锝酸盐（^{99}technetium-labeled pertechnetate）可以用于甲状腺扫描[8]。碘的同位素不仅能被甲状腺摄取、富集，还能用于合成甲状腺激素，3%～8% 的在 ^{99m}Tc- 高锝酸盐扫描中貌似有活性显像的结节，在放射性碘扫描中呈无活性，因此放射性碘扫描应用更受重视。同位素扫描检查是判断甲状腺结节的功能大小的重要手段，腺瘤对同位素的摄取率比周围正常甲状腺组织高（图 85-2B）。根据甲状腺结节摄取放射性核素的情况，可将甲状腺结节分为温结节（与周围正常甲状腺组织摄取相似）、热结节（摄取增高，周围组织不被抑制）、毒性结节（摄取增高，周围组织被抑制）。温结节可以进展为热结节，最终进展为甲状腺毒性腺瘤。超声检查可以明确单个结节，并且可能显示另一侧的甲状腺侧叶偏小。甲状腺毒性腺瘤的患者患甲状腺癌的风险极低，均不具备细针穿刺抽吸（fine-needle aspiration，FNA）指征[9]。

　　4. 治疗　甲状腺毒症的临床表现是由 β 肾上腺素能活性增加导致的，甲状腺毒症患者可以采用 β 受体

表 85-1　甲状腺毒症的病因

疾病名称	发病机制
甲状腺功能亢进类型	
Graves 病	刺激性 TSH 受体抗体
甲状腺毒性腺瘤	TSH 受体或 Gsα 体细胞功能获得性突变
毒性多结节性甲状腺肿	TSH 受体或 Gsα 体细胞功能获得性突变
甲状腺功能亢进性甲状腺癌	TSH 受体体细胞功能获得性突变
家族性非自身免疫性甲状腺功能亢进症	TSH 受体种系功能获得性突变
散发性非自身免疫性甲状腺功能亢进症	TSH 受体新生生殖系功能获得性突变
垂体促甲状腺激素分泌瘤	TSH 不适当分泌
甲状腺激素抵抗综合征	*THRB*（TRβ）基因常染色体显性遗传性突变 大量表达 TRα 的组织有甲状腺激素过量的表现
hCG 相关性妊娠期甲状腺功能亢进症	TSH 受体受到 hCG 刺激
家族性 hCG 超敏综合征	突变的 TSH 受体对 hCG 产生过高免疫应答
妊娠滋养细胞肿瘤（葡萄胎、绒毛膜癌）	TSH 受体受到 hCG 刺激
卵巢甲状腺肿	卵巢畸胎瘤中甲状腺成分的自主性功能
碘致甲状腺功能亢进症	过量碘暴露导致甲状腺组织中甲状腺激素合成增加
非甲状腺功能亢进类型	
多种类型的甲状腺炎	甲状腺滤泡内储存的甲状腺激素释放
外源性甲状腺激素（医源性、人为甲状腺毒症）	甲状腺激素过量

TSH. 促甲状腺激素；Gsd. 刺激性 Gs 蛋白 α 亚基；hCG. 人绒毛膜促性腺激素；TRα. 甲状腺激素受体 α；TRβ. 甲状腺激素受体 β

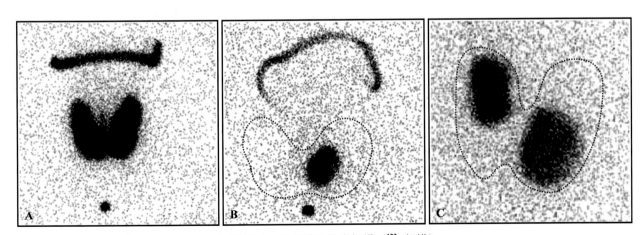

▲ 图 85-2　甲状腺同位素扫描（¹²³I 扫描）

A. Graves 病；B. 甲状腺毒性腺瘤；C. 毒性多结节性甲状腺肿

阻滞药减轻症状和体征[10]。抗甲状腺药物（antithyroid drug，ATD）是硫脲类化合物（thionamides），需要长疗程持续服用，在临床上不常用，长期服药突然停药还可使病情反跳。美国甲状腺学会（American Thyroid Association，ATA）和美国临床内分泌医师协会（American Association of Clinical Endocrinologists，AACE）发布的甲状腺功能亢进诊疗指南中指出，甲状腺毒性腺瘤患者应避免长疗程使用 ATD[10]。常用的治疗方法包括手术切除结节或放射性碘治疗[8, 11]，还可以使用经皮无水乙醇注射（percutaneous ethanol injection，PEI）或射频消融（radiofrequency ablation，RFA）等替代疗法[12]。

手术切除治疗是一种快速根治甲状腺功能亢进的方法，其缺点包括麻醉的风险和甲状腺手术的潜在并发症。术前通常会予患者 β 受体阻滞药和 ATD，术后甲状腺功能减退的发生率较小，有 5%～10%[13]。

放射性 ^{131}I 广泛应用于治疗甲状腺毒性腺瘤的患者，其主要缺点是可能出现永久性甲状腺功能减退，据报道，临床甲状腺功能减退症在其中的比例为 0%～35%[14, 15]。近期一项包含 105 例单个自主性结节患者的研究中，甲状腺功能减退的累计发病率（cumulative incidence）为 1 年 11%，5 年 33%，10 年 49%[15]。甲状腺功能减退的进展与年龄、性别、放射性碘剂量、放射性碘摄取、结外组织的抑制程度均无关。ATD 预处理和甲状腺自身抗体阳性状态是甲状腺功能减退出现的前兆。甲状腺自身抗体阳性的患者，相较于抗体阴性的[15]，出现甲状腺功能减退的时间更早，这表明，甲状腺疾病受自身免疫因素影响。这些结果也显示出，随访时间越长，甲状腺功能减退的发生率越高。患者如果在放射性碘治疗前应用 ATD，可以抑制甲状腺激素的合成，使 TSH 升高，刺激受抑制的甲状腺组织，恢复其摄取碘的功能，再利用 ^{131}I 对甲状腺的损害作用，降低甲状腺的分泌功能，得以治愈。所以，很多临床医生建议在放射性碘治疗前应用左旋甲状腺素（levothyroxine）2 周，以确保甲状腺毒性腺瘤的周围组织被抑制。在一些情况下，结节中富集的高剂量 ^{131}I 会对周围组织产生放射作用，使其功能遭到严重破坏。

值得注意的是，^{131}I 治疗可以使 TSH 受体抗体升高[16]。例如，约有 5% 的毒性多结节甲状腺肿或单纯性多结节性甲状腺肿的患者，在经过 ^{131}I 治疗后出现刺激性 TSH 受体抗体升高及 Graves 病[17]。接受 ^{131}I 治疗的甲状腺毒性腺瘤患者体液中的自身抗体可能升高，进而出现甲状腺功能减退。

除手术和 ^{131}I 治疗以外，超声引导下经皮无水乙醇注射也可用于治疗甲状腺毒性腺瘤[8, 18]。无水乙醇的注射可以使小血管坏死或血栓形成，其不良反应包括局部疼痛及极少数会出现的反复性神经损害。在对于 12 个月或 30 个月的结果评估中，约有 85% 的患者是甲状腺功能正常的[19, 20]。对于相对大的 AFTN（直径 3～4cm），无水乙醇注射的治疗效果也很好，尤其对于那些亚临床甲状腺功能亢进患者[21]。经皮甲状腺结节激光热消融（laser thermal ablation，LTA）是近年来应用于临床的一项治疗技术[22]，高功能结节的消融灶吸收率约有 50%，部分患者 TSH 水平也可恢复正常[23, 24]。超声引导下激光消融或射频消融（radiofrequency ablation）也可应用于甲状腺功能正常或异常的症状性实性结节，治疗效果安全有效。还有一些新技术，包括微波消融（microwave ablation）、高强度聚焦超声（high-intensity focused ultrasound），仍需要进一步临床试验[25]。

不论应用哪种治疗方法，这些最终可能会出现甲状腺功能减退的患者，每年还要定期进行 TSH 水平的检查。

5. 发病机制　在分子水平上，甲状腺毒性腺瘤涉及 TSH 受体或刺激性 Gs 蛋白 α 亚基（Gsα）的功能获得性体细胞突变（图 85-1），可以导致 cAMP 通路的构成性激活（constitutive activation），进而增强甲状腺滤泡细胞增殖和功能[26]。

由 GNAS1 基因编码的刺激性 Gsα 的体细胞突变，首次在甲状腺毒性腺瘤中发现[27]。Gsα 的功能获得性突变阻碍三磷酸鸟苷（guanine triphosphate，GTP）水解为二磷酸鸟苷（guanine diphosphate，GDP），导致腺苷酸环化酶（adenylyl cyclase）的持续活化。McCune-Albright 综合征（McCune-Albright syndrome）是由发生在囊胚期的 Gsα 突变的镶嵌性引起的，也和甲状腺毒性腺瘤有关[28]。

甲状腺毒性腺瘤的 TSH 受体体细胞突变是最早发现的 G 蛋白偶联受体（G protein-coupled receptor，GPCR）天然突变之一[29]。在过去的 20 年里，很多功能获得性突变在甲状腺毒性腺瘤和非自身免疫性甲状腺功能亢进症（详见后文）的 TSH 受体中被发现 [30-33]。构成性激活突变出现在整个跨膜域及细胞外结构域的羧基末端区域。这些突变都能提高基础 cAMP 水平，一些氨基酸替换还能激活磷脂酶 C（phospholipase C，PLC）的级联反应。据报道，甲状腺毒性腺瘤的 TSH 受体突变发生率可以高达 80%，但是不同研究结果之间有很大的差异 [31, 34]。例如，比利时的一项研究显示，31 例患者共涉及 33 个甲状腺毒性腺瘤，其中 27 个腺瘤的 TSH 受体功能获得性体细胞突变呈阳性 [35]。然而，日本的一项研究分析了一部分编码第 3 胞内环和第 6 跨膜段的基因，发现在 38 个甲状腺毒性腺瘤中只有 1 个发生了功能沉默突变 [34]。这些差异源于抽样技术和方法的不同及碘摄取量的不同 [36]。目前认为，AFTN 的主要发病机制是 TSH 受体体细胞构成性激活突变，少数与 Gsα 突变有关。另外一些 TSH 受体和 Gsα 突变均阴性的单克隆甲状腺毒性腺瘤，可能涉及其他一些基因体细胞突变 [37]。

一些研究者认为，缺碘是 AFTN 进展的首要原因 [38]，但是，由于（多）结节性甲状腺肿在碘充足地区也会发生并且存在一定的遗传易感性 [39, 40]，另一些研究者指出，甲状腺细胞遗传性和获得性的异质性才是甲状腺结节的主要发病机制，缺碘仅是一个相关的因素 [41]。

6. 病理　肉眼观察，甲状腺毒性腺瘤呈单个结节，周围的正常组织的功能受到抑制，镜下可见，一部分是有包膜的滤泡性肿瘤，另一部分是无包膜的腺瘤型结节 [42]。甲状腺毒性腺瘤常伴有出血、钙化、囊性变。在对于 51 例单个腺瘤的分析中发现，由于其钠 / 碘同向转运体（sodium/iodide symporter，NIS）基因表达较高，甲状腺过氧化物酶（thyroperoxidase，TPO）mRNA 和蛋白质水平较高，H_2O_2 生成较少，这些腺瘤周围有大量连续分裂的细胞，且有很高的碘摄取率 [43]。与稳定细胞相比，这些腺瘤能够分泌更多的甲状腺激素。通过检测增殖细胞核抗体（proliferating cell nuclear antigen，PCNA）和 Ki-67 可以发现，随着病变的进展，腺瘤细胞的增殖略高于周围组织 [44]。

恶性 AFTN 较为少见。例如，在一项包含 306 例 AFTN 患者的研究中，没有发现 1 例恶变 [45]。然而，也有一些热结节发生癌变的病例报道 [46]。应

用现代组织学评定标准和分子标记是否能够诊断癌症，目前尚不明确 [47]。

7. 流行病学　不同地区甲状腺毒性腺瘤发病率有明显的差异，在缺碘的国家更高。据报道，全球各地区发病率为 1.5%～44.5% [48]。欧洲一项大样本、前瞻性、多中心研究（一共 6 个国家总计 17 个中心）对 924 例未经治疗的甲状腺功能亢进患者进行了甲状腺毒症病因调查 [49]，其中 59.6% 患有 Graves 病，9.2% 患有自主性腺瘤，另外的 31.2% 也可能有 Graves 病。自主性腺瘤发病率在缺碘地区（10.1%）比在碘充足地区（3.2%）更高 [49]。一项包含 349 例 AFTN 患者的系列显示，287 例为非毒性，62 例为毒性 [5]，在 60 岁以上的患者中，有 56.5% 为毒性，但在青年患者中，毒性比例仅占 12.5%，非毒性 AFTN 男女比例 1∶14.9，毒性 AFTN 男女比例 1∶5.9，T_3 型甲状腺毒症占甲状腺功能亢进病例的 46%。这其中仅有 4 例毒性 AFTN 直径在 3cm 以上，40 岁以上患者出现直径 3cm 以上 AFTN 的概率是青年患者的 2 倍，在 159 例未经治疗的非毒性 AFTN 患者中，有 14 例在 1～6 年进展为毒性 [5]。

二、毒性多结节性甲状腺肿

1. 定义　毒性多结节性甲状腺肿（toxic multinodular goiter）是指甲状腺结节性肿大，伴有由多个 AFTN 引起的甲状腺功能亢进（图 85-2C）（详见第 90 章）。

2. 临床表现　除了甲状腺功能亢进相关的症状和体征，较大的毒性多结节性甲状腺肿还会造成局部压迫，出现呼吸困难、气短、喘鸣、发声困难、胸腔入口阻塞（Pemberton 征）。

3. 诊断　诊断方法与单个 AFTN 相似。此外，有压迫症状的患者应行 CT 横断面扫描和肺功能检查。

4. 治疗　ATD 可用于治疗缓解甲状腺功能亢进症状，但不能有效改善甲状腺肿大的外观，因此，手术治疗和放射性碘治疗对于毒性多结节性甲状腺肿患者的治疗效果更好。

近期有研究报道了毒性和非毒性多结节性甲状腺肿患者接受放射性碘治疗的效果，为了增加碘摄取，在接受放射性碘治疗之前，这些患者先使用了重组人促甲状腺激素（recombinant human TSH， rhTSH)[50-52]。在一项包含 16 例患者的小型研究中，采用剂量为 30mCi（1110MBq）的 ^{131}I 放射性治疗，且治疗前先使用 rhTSH，治疗前后对比发现，在 3~7 个月里，腺体体积减小了 30%~40%，患者的压迫症状也得到了缓解，甲状腺功能恢复正常或出现减低[50]。这项研究还显示，rhTSH 辅助治疗使碘摄取量在 72h 内增加到了原来的 4 倍，且 0.3mg 的 rhTSH 与 0.9mg 的治疗效果是相同的[50]。在一项包含 30 例有症状的非毒性或毒性多结节性甲状腺肿患者的随访研究中，采用剂量为 30mCi 的放射性碘治疗，分别配合使用 0.1mg 和 0.3mg 的 rhTSH，发现两者的碘摄取量同样在 72h 内增加到了原来的 4 倍，放射性碘治疗成功缓解了这 30 例患者的压迫症状和甲状腺毒症表现[51]。在一项关于多结节性甲状腺肿患者的研究中，有 13 例患者的 TSH 被抑制，18 例的 TSH 正常，在分别经过平均 57 个月和 55 个月的治疗后，两组患者的长期效果相似，大部分受试者的压迫症状得到了缓解，两组患者在短期内也都有甲状腺毒症的出现[52]。在一项前瞻性队列研究中，42 例患者（18 例甲状腺功能正常，18 例亚临床甲状腺功能亢进，6 例临床甲状腺功能亢进）接受剂量为 30mCi 的放射性碘治疗，配合使用 0.1mg 的 rhTSH，发现临床或亚临床甲状腺功能亢进的患者更容易出现甲状腺肿大、心动过速、心房颤动、永久性甲状腺功能减退等不良反应，这项研究还指出，患者在进行 rhTSH 联合放射性碘治疗之前，应该先使用 ATD 缓解患者的甲状腺功能亢进[53]。目前，rhTSH 在毒性或非毒性多结节性甲状腺肿治疗中的使用还未经批准。

5. **发病机制**　甲状腺结节的发病机制复杂，目前尚不明确（详见第 90 章）[54, 55]。有研究表明，多结节性甲状腺肿的高功能腺瘤及非毒性甲状腺肿的自主性区域都存在 TSH 受体功能获得性体细胞突变[56-58]。同一例多结节性甲状腺肿也可能存在不同的腺瘤突变[56]，这在一些针对同一多结节性甲状腺肿的不同源性甲状腺腺瘤研究中得到了证实[59]。例如，在同一例甲状腺肿的 2 个腺瘤，一个存在 M453T 突变，另一个存在 T632I 替换[56]。在另一项研究中，1 例甲状腺肿患者的 2 个不同腺瘤中发现了 L632I 和 F631L 突变，而另一例患者的 2 个不同的毒性结节中存在相同的突变，均为 I630L 突变[57]。

一项研究分析了毒性多结节性甲状腺肿的功能亢进区和无功能区，发现在 20 个功能亢进区里有 14 个存在 TSH 受体功能获得性突变，而无功能区里没有检测到突变[60]。组织学分析显示，仅有 2 个功能亢进区里的肿瘤是有包膜的传统腺瘤，其余的均有增生性病变的特点。甲状腺功能正常的患者也可以采用放射自显影技术在功能亢进区检测到构成性激活的 TSH 受体突变[61]。

大部分甲状腺热结节都是由 TSH 受体体细胞突变引起的，少数由 Gsα 突变引起，还有一些 AFTN 可能与其他基因的体细胞突变相关。例如，一项研究分析了多结节性甲状腺肿的 TSH 受体体细胞突变和 Gsα 突变，共涉及 35 个结节，其中 12 个为单个结节，研究发现，35 个结节中有 14 个（40%）存在 TSH 受体激活突变，1 个存在 Gsα 突变[62]，这些突变阳性的结节，分别在 12 个单个结节中有 9 个，另外 23 个结节中有 6 个，X 染色体失活分析发现，2 个基因突变均呈阴性的 15 个结节中，有 13 个是单克隆起源，这说明其他的体细胞分子生物学改变都发生在 AFTN 的起始阶段[62]。无功能腺瘤即使是在起始阶段也很少出现 TSH 受体突变[58, 63]，其相关机制还有待进一步研究[55]。

三、甲状腺功能亢进性甲状腺癌

1. **定义**　一些高分化型甲状腺癌能够分泌过量的甲状腺激素，引起甲状腺毒症，其中滤泡状甲状腺癌占大多数，也有一部分为乳头状甲状腺癌。Ehrenheim 在 1986 年整理了 20 例由甲状腺癌引起的甲状腺功能亢进[64]，Salvatori 等在文献中总结出了 54 例相似的病例[65]。这些患者的年龄和性别分布与不伴有甲状腺毒症的滤泡状甲状腺癌患者没有明显差异。

2. **临床表现**　通过甲状腺毒症的表现及甲状腺结节细针穿刺活检结果，一般可以同时诊断甲状腺毒症和甲状腺恶性病变。

3. **诊断**　恶性病变多采用细针穿刺抽吸细胞学诊断或手术病理诊断。细胞学检查多用于滤泡状甲状腺癌的诊断[66]，也可用于高功能性甲状腺乳头状癌的诊断[67, 68]。一些伴有甲状腺毒症表现的甲状腺癌患者可出现 T_3 型甲状腺毒症[69]。甲状腺全切后应用左旋甲状腺素替代治疗的患者，其高功能性转移灶不易被发现，必要时可采取左旋甲状腺素逐渐减量，以明确甲状腺毒症是否源于高功能性转移灶。放射性碘全身扫描可以用于明确高功能性转移灶的位置。

4. 治疗　不论是否伴有甲状腺毒症，甲状腺癌的治疗都很相似，但是，在进行手术治疗或 [131]I 治疗之前，需要先使用 β 受体阻滞药和 ATD 以控制甲状腺功能亢进。有研究表明，转移性甲状腺癌患者在进行放射性碘治疗之前，如果没有先使用 ATD，就很容易造成甲状腺毒症进展出现甲状腺功能亢进危象或其他严重并发症[70]。

5. 发病机制　高分化型甲状腺癌通常与 Gsα 和 TSH 受体基因突变不相关[71-73]。虽然 cAMP 通路的构成性激活能够加速甲状腺滤泡细胞生长，但不会使正常甲状腺细胞发生恶变。然而，在一些有甲状腺功能亢进表现的自主性高功能甲状腺癌患者中，也发现了 TSH 受体突变。例如，Russo 等报道过 1 例患者，有甲状腺功能亢进表现，甲状腺上有 2 个摄取能力很强的结节，但是其余结节的摄取能力均受到抑制[67]，术中取甲状腺右叶部分组织活检发现低分化乳头状癌伴有淋巴结和肺转移，从肿瘤原发灶和转移灶中分离出 DNA 进行 TSH 受体基因突变分析，发现了 1 个体细胞突变（D633H）。还有 1 例患者，有甲状腺功能亢进表现且甲状腺肿块表现出很强的摄取能力，在功能亢进的高分化型滤泡状癌细胞中发现的突变是 I486F，这种突变既能够激活 cAMP 通路，也能够激活 IP3 通路，同时激活这 2 条信号通路会加速其转化[73]。Russo 等在 1 例 Hürthle 细胞癌患者身上检测到了 TSH 受体突变 L677V[74]。转染中国仓鼠卵巢（Chinese hamster ovary，CHO）细胞的基础 cAMP 水平升高，但 IP3 尚不明确。在 1 例患有高功能结节合并乳头状癌的 11 岁女童身上检测到了体细胞 M453T 替换[75]。先天性甲状腺功能亢进患者的生殖系存在这种突变，是否有致癌性尚不明确[76,77]。然而，根据 FRTL-5 大鼠甲状腺细胞系在半固体培养基和无胸腺小鼠体内的生长情况，其产生的 TSH 受体突变 M453T 过表达，足以诱导肿瘤转化[78]。

Graves 病患者中还有滤泡状癌的病例报道[79,80]，指出刺激性 TSH 受体抗体与这些肿瘤形成的发病机制有关[81]。在 1 例 Graves 病合并转移性甲状腺癌患者中发现，当抗体通过 TSH 受体刺激功能性转移灶时，可能会引起甲状腺毒症[68]。至于甲状腺癌是否会使 Graves 病患者发生病情进展，目前尚不明确[82]。

四、家族性非自身免疫性甲状腺功能亢进症

1. 定义　Thomas 等在 1982 年发现了非自身免疫性常染色体显性遗传性甲状腺功能亢进[83]，甲状腺功能亢进是由 TSH 受体构成性激活的突变引起的（详见第 93 章）（图 85-1）[84]。与涉及体细胞突变的毒性腺瘤相反，越来越多的家族性甲状腺功能亢进患者的种系 TSH 受体中被发现有单等位基因功能获得性突变[33,85]。鉴于突变的等位基因有 50% 的概率会遗传给下一代，需要明确的治疗方案和相关的家庭卫生咨询，因此，将其与 Graves 病区分开非常重要[86]。

2. 临床表现　本病临床表现为甲状腺弥漫性肿大，但不伴有自身免疫性甲状腺功能亢进相关表现，即不存在内分泌性眼病、黏液水肿、甲状腺淋巴细胞浸润等临床表现。甲状腺功能亢进的起病年龄各异，一定程度上取决于突变的 TSH 受体的情况。在 28 例家族性非自身免疫性甲状腺功能亢进症的家族病例中，甲状腺功能亢进的起病年龄为 18 月龄至 74 岁[87]。

3. 诊断　患者的 TSH 水平被抑制，伴有外周激素的升高，刺激性 TSH 受体抗体和 TPO 抗体缺失。对于显性遗传性疾病，家族史是进行家族聚集性研究的关键。其诊断需要 TSH 受体基因序列分析，可以用于评估单等位基因突变。如果突变是未知的，体外功能分析可以显示突变基因对受体的构成性激活。

4. 治疗　家族性非自身免疫性甲状腺功能亢进症还没有被广泛认识，且常与 Graves 病相混淆。如果患者使用 ATD 或少量放射性碘治疗，其甲状腺功能亢进表现通常可以缓解[85]。为避免甲状腺功能亢进复发，大部分患者可以采用一些消融疗法，放射性碘治疗后甲状腺切除术或单独应用放射性碘治疗[86]。青年患者可以考虑短期使用 ATD，有甲状腺功能亢进表现的患者也可以仅用 ATD[87]。

5. 发病机制　Thomas 等发现，非自身免疫性甲状腺功能亢进症的遗传学分子基础是 TSH 受体种系突变[84]。功能获得性突变是显性的，且单个等位

基因突变可以产生异常的表型。在一个涉及相同突变的家族中，家族成员甲状腺功能亢进和甲状腺肿的起始阶段各异，这表明还有其他遗传因素和碘摄取影响表型[33, 83, 85]。

五、先天性自身免疫性甲状腺功能亢进症

新生儿自身免疫性甲状腺功能亢进很少见，仅占母亲有 Graves 病史的新生儿的 2% 以下，据估计，1000 名孕妇中约有 2 名 Graves 病患者[83, 88]。先天性甲状腺功能亢进是由能通过胎盘的刺激性 TSH 受体抗体引起的[89, 90]。抗体诱发的新生儿甲状腺功能亢进可随着母体抗体在循环中的清除而在数周或数月内恢复。由于刺激性和阻断性抗体同时存在，甲状腺激素可能升高也可能降低[91]。

六、散发性非自身免疫性甲状腺功能亢进症

先天性非自身免疫性甲状腺功能亢进症可见于散发患者，其 TSH 受体会出现新生种系功能获得性突变（详见第 93 章）（图 85-1）[33, 85, 92]。在 1 例先天性甲状腺功能亢进病例中发现，其表现源于一个存在 TSH 受体体细胞突变的毒性腺瘤。由于不是只有 TSH 受体突变的患者才会出现先天性甲状腺功能亢进，对其进行病因学诊断就十分重要。当出现甲状腺功能亢进危象或其他严重并发症时，需要尽早手术治疗和放射性碘消融治疗[86]。有研究表明，患有严重新生儿甲状腺功能亢进的儿童可能会出现智力障碍[92-94]，这也说明甲状腺激素过高可能会造成颅缝过早闭合，引起大脑和神经系统发育不良，一部分儿童还伴有突眼[76, 77]，然而，在眼部 CT 检查中并未见到眼肌或球后脂肪浸润[76, 77]。

七、垂体促甲状腺激素分泌瘤

1. 定义　促甲状腺激素（TSH）分泌瘤仅占所有垂体腺瘤的 2% 以下，是甲状腺毒症的一个罕见病因（图 85-1）[95, 96]。TSH 分泌瘤和甲状腺激素抵抗综合征（resistance to thyroid hormone，RTH）是

由甲状腺激素 β 受体（TRβ）突变引起的，可以形成 "TSH 不适当分泌综合征"，出现 TSH 正常或偏高且（游离）T_4 和 T_4 偏高（详见后文及第 95 章 RTH 讨论部分）[97]。

2. 临床表现　TSH 分泌瘤患者多有轻度甲状腺功能亢进的症状和体征，有时会因为其他垂体激素分泌过高而不易被发现[96]。患者可出现甲状腺肿大，由于负反馈调节不起作用造成 TSH 能够自主性分泌，出现外周激素升高，TSH 正常或升高。患者以老年人为主，儿童病例有时可见报道[98]。

3. 诊断　TSH 分泌瘤患者的垂体 MRI 检查可见垂体腺瘤，极少数是异位性肿瘤[99]，临床上多采用糖蛋白 α 亚基作为标记物以区分 TSH 分泌瘤和 RTH，TSH 分泌瘤的 α 亚基量及 α 亚基与 TSH 的比值明显偏高[100]。然而，在一个 TSH 分泌瘤的系列中，60% 以上患者，尤其是微腺瘤患者，α 亚基水平都是正常的[101]，分泌的 TSH 从氨基酸序列上看是正常的，但其生物活性有明显差异，且分泌量会出现变化[102]，出现 TSH 分泌的脉冲频率和基础分泌量升高，分泌模式紊乱，但依然维持昼夜节律[103]。T_3 抑制试验（每天 80～100μg 的 T_3，共 8～10d）的灵敏度和特异度比 α 亚基测定更高，不会导致 TSH 分泌瘤患者的 T_3 分泌被完全抑制[95, 96]。还有一种方法是 TRH 兴奋试验，但 TRH 目前在美国不可用，TSH 分泌瘤患者在静脉注射 200μg 的 TRH 后，未出现 TSH 和 α 亚基的升高[95, 96]。

4. 治疗　现在已经有了这些罕见肿瘤的治疗指南[96]，一线治疗是经蝶窦腺瘤切除手术，由于肿瘤常侵犯海绵窦或周围结构，完全切除的可能性不大，手术之前还应该使用 ATD 和 β 受体阻滞药控制甲状腺功能亢进，如果还有残存的肿瘤组织或有 TSH 持续分泌，可以使用生长抑素类似物（奥曲肽、兰瑞肽）或 γ-刀治疗（剂量为 10～25Gy）。只要能够耐受生长抑素类似物，90% 以上患者都能有效降低 TSH 分泌，大约 30% 患者的甲状腺肿大能得到抑制，大约 40% 患者的肿瘤能够萎缩[96]。

在手术治愈的病例中可以发现，术后 TSH 是检测不到的，数周或数月内可能都会维持较低水平，进而出现中枢性甲状腺功能减退。肿瘤产生的压迫及放射性治疗带来的不良反应都可能引起永久的中枢性甲状腺功能减退。因此，短期或永久的左旋甲

状腺素替代治疗是必要的，为了能够及时发现和治疗腺垂体功能减退，应该长期监测垂体轴，这对于接受放射性治疗的患者尤为重要。

5. 发病机制　TSH 分泌瘤形成的分子机制尚不明确，X 染色体失活分析发现，TSH 分泌瘤是单克隆的，这说明，TSH 分泌瘤起源于单个突变细胞，涉及一种或多种控制增殖或 TSH 合成和分泌的基因突变[95]。

八、甲状腺激素抵抗综合征

第 95 章介绍了多种甲状腺激素抵抗综合征（RTH）[97]，这里仅讨论由 TRβ 突变造成的 RTHbeta。RTHbeta 指的是由于靶组织反应性降低且 TSH 水平正常或升高引起的血液循环中游离甲状腺激素水平升高[104, 105]。RTHbeta 患者多有包含甲状腺功能亢进和甲状腺功能减退的一系列临床表现，大量表达 TRβ 的组织能够抵抗外周激素的作用出现甲状腺功能减退，而大量表达 TRα 的组织则有甲状腺激素过量的表现。由于表达 TRβ2 和 TRβ1 的促甲状腺激素细胞（thyrotrope）能够抵抗甲状腺激素的升高，因此 TSH 水平不会因 T4 和 T3 升高而受到抑制。RTH 的分子机制多为 THRB（TRβ）单等位基因突变，这种突变可能是常染色体显性遗传，也可能是新生突变。突变的受体存在显性负性作用，即一对等位基因中其中一个突变会导致另一个正常等位基因功能活性丧失。极少数存在常染色体隐性遗传的情况，还有大约 15% 的 RTH 分子机制不明，与甲状腺激素生理作用相关的因素均有可能导致 RTH 的发生。

九、人绒毛膜促性腺激素相关性妊娠期甲状腺功能亢进症

第 84 章详细讨论了妊娠期和产后甲状腺功能异常，美国甲状腺学会和内分泌学会制订的相关指南于近期发布[106, 107]。

1. 定义　妊娠期非自身免疫性甲状腺毒症是由于 TSH 受体受到人绒毛膜促性腺激素（hCG）刺激引起的（图 85-1）[108, 109]，当 hCG 水平达到 70 000～80 000U/L 时更容易出现，多见于多胎妊娠，约有 1.4% 的概率。hCG 相关性妊娠期甲状腺功能亢

进通常是一过性的，多发生在妊娠 3～4 个月[110]。

2. 临床表现　妊娠期甲状腺功能亢进的很多症状和体征并不具有特异性，有些也可能是妊娠期间的正常表现，因此其临床诊断的准确性有限。一组研究发现，hCG 相关性甲状腺功能亢进症状相对严重，可能出现剧吐，剧吐患者的血清 hCG、游离 T4、总 T3、雌二醇水平与对照组相比都更高，血清 TSH 浓度更低[112]。甲状腺功能亢进的程度和 hCG 的浓度都与呕吐的严重程度相关，剧吐是由 hCG 诱导雌二醇水平升高造成的[109]，然而，妊娠期甲状腺功能亢进患者是否发生剧吐因人而异，目前其他相关机制尚不明确。

3. 诊断　TSH 及游离 T4、T3 或总 T4、T3 的测定均可用于诊断。在对孕妇进行甲状腺功能检查时，要考虑到可能出现的 TSH 水平生理性降低，以及甲状腺素结合球蛋白（thyroxine-binding globulin，TBG）升高引起的总甲状腺激素水平的升高。美国甲状腺学会发布的指南中给出了妊娠三期特异的 TSH 参考值，即妊娠早期 0.1～2.5mU/L，妊娠中期 0.2～3.0mU/L，妊娠晚期 0.3～3.0mU/L[106]。尽管 2.5mU/L 是一个被广泛认可的上限值，测定结果也因人而异，已有研究表示，非妊娠期的甲状腺功能检查参考值可以用于妊娠 4～6 周的孕妇[113]。妊娠期间由于雌二醇水平升高，TBG 水平也会升高，并在妊娠 20 周前后达到平台期[111]。因此，总 T4 和总 T3 水平大约会是原来的 1.5 倍。如果以游离 T4 作为类似物分析，其血清浓度会明显低于非妊娠期女性，还是需要参照妊娠三期特异的 TSH 参考值[114]。

4. 治疗　ATD 并非必要的治疗药物[106, 107]。伴有剧吐的女性需要止吐和补液治疗。当患者的总 T4 水平高于上限值的 1.5 倍时，需要使用 ATD。在美国，丙硫氧嘧啶（propylthiouracil，PTU）是妊娠早期的推荐使用药物[106, 107, 115, 116]。ATD 使用过量会造成胎儿甲状腺功能减退，因此，在用药时，应在保证游离 T4 处于接近或略高于正常值水平的基础上，采取最小剂量[106, 107]。

5. 发病机制　hCG 与 TSH 受体的 α 亚基相同，当两者结合时可出现交叉反应，在 hCG 分泌增多时，会刺激 TSH 受体，最终引起 T4 和 T3 升高伴有 TSH 分泌受到抑制，出现 hCG 相关性妊娠期甲状腺毒症[110]。hCG 和 TSH，以及黄体生成素

（luteinizing hormone，LH）、卵泡刺激素（follicle-stimulating hormone，FSH），都有相同的糖蛋白α亚基，其β亚基可以互相区别但也有高度同源性[117]。由于妊娠期 hCG 分泌增多，引起甲状腺激素分泌增多伴有 TSH 分泌被抑制，妊娠早期 hCG 和 TSH 呈负相关[111]。需要强调的是，妊娠期甲状腺功能亢进仅出现在一部分孕妇之中。

十、家族性人绒毛膜促性腺激素超敏综合征

家族性人绒毛膜促性腺激素超敏综合征（familial hypersensitivity to hCG）是一种罕见的家族性妊娠期甲状腺功能亢进，是由于突变的 TSH 受体对正常水平 hCG 产生过高免疫应答造成的（详见第 93 章）[118]。据报道，有 1 例患者有 2 次流产史，其间伴有呕吐，在这之后她又妊娠 2 次，伴有甲状腺功能亢进、严重恶心和呕吐的并发症。患者没有自身免疫性甲状腺疾病的体征，也并未检测到 TSH 受体抗体和甲状腺过氧化物酶抗体，妊娠早期 hCG 处于正常水平。患者母亲也有类似的病史，1 次流产史和 2 次妊产史且合并妊娠剧吐。在先证者及其母亲的 TSH 受体基因序列分析中，发现了单等位基因点突变，这种突变能够导致 K183R 替换。转染细胞的功能研究显示，尽管 K183R 突变体对 hCG 的反应性相比于 LH/CG 受体要低 1000 倍，这种突变体也会对 hCG 产生超敏反应，对 TSH 的敏感性与野生型受体相似[118]。

十一、妊娠滋养细胞肿瘤：葡萄胎、绒毛膜癌

1. 定义　妊娠滋养细胞疾病包括葡萄胎（hydatidiform mole）、侵袭性葡萄胎（invasive hydatidiform mole）、绒毛膜癌（choriocarcinoma）、胎盘部位滋养细胞肿瘤（placental site trophoblastic tumor）[119]。葡萄胎和绒毛膜癌可分泌大量 hCG，能够导致甲状腺功能亢进[120]。患有妊娠滋养细胞肿瘤并伴有临床甲状腺毒症的患者，都有血清 hCG 水平异常升高（$> 3 \sim 6 \times 10^6$U/L）[121]，血清 hCG 水平轻度升高（$1.1 \sim 3.1 \times 10^5$U/L）的妊娠滋养细胞

肿瘤患者的甲状腺功能通常是正常的。

男性绒毛膜癌患者也可检测到 hCG 分泌，但很少出现甲状腺功能亢进[109]。绒毛膜癌可发生于睾丸，也有极少数发生于结肠[122]。

2. 临床表现　大多数患有葡萄胎的女性在妊娠早期或妊娠中期会出现子宫出血和子宫异常增大[119]。许多女性出现葡萄胎妊娠时候都会有恶心和呕吐，一些进展为妊娠期高血压或（先兆）子痫，有时子痫的表现使甲状腺毒症的典型症状和体征并不明显，甲状腺毒症期通常不严重且持续时间相对较短，女性绒毛膜癌患者可在妊娠期之后 1 年内出现。这种肿瘤可以仅局限于子宫，但转移至肝和肺等多个器官的可能性更大。男性睾丸绒毛膜癌通常在出现临床表现时就已经广泛转移，常伴有男性乳房发育。

3. 诊断　hCG 浓度测定和甲状腺功能检查可以用于葡萄胎和绒毛膜癌患者的诊断[119]。女性妊娠滋养细胞疾病患者的 hCG 浓度明显高于正常妊娠期间的水平。超声检查显示子宫腔内为病理性"落雪状"图像（图 85-3）。hCG 也作为一种敏感度和特异度较高的肿瘤标志物应用于妊娠滋养细胞肿瘤的治疗和监测之中。

4. 治疗　葡萄胎要通过抽吸治疗而非刮除[123]，去除葡萄胎后，血清 T_4、T_3、TSH、hCG 水平迅速恢复正常。绒毛膜癌可分为两组：①单药治疗的低风险组，最常见的药物是甲氨蝶呤（methotrexate）或放线菌素 D（actinomycin D），成功率接近 100%；②多药联合化疗的低风险组，涉及的药物包括依托泊苷（etoposide）、甲氨蝶呤（methotrexate）、放线菌素 D（actinomycin D）、环磷酰胺（cyclophosphamide），长春新碱（vincristine），应答率约为 86%。对化疗无反应的患者，5 年生存率约为 43%。hCG 作为一种特异度和敏感度较高的肿瘤标志物能够有效应用于长期监测之中[123]。

十二、卵巢甲状腺肿

1. 定义　卵巢甲状腺肿（struma ovarii）较为罕见，在卵巢畸胎瘤或皮样囊肿中可以发现甲状腺成分[124]。卵巢甲状腺肿占所有卵巢肿瘤的不到 1%，占所有卵巢畸胎瘤的 2%～4%。卵巢甲状腺肿

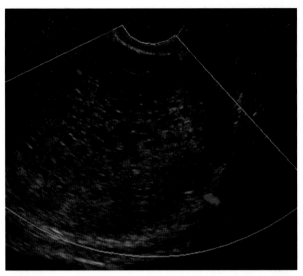

▲ 图 85-3　葡萄胎超声检查显示子宫腔内为"落雪状"图像

5%～10% 为双侧，5%～10% 为恶性 [125, 126]。由卵巢甲状腺肿引起的甲状腺癌很少见，其中乳头状癌相对较多，滤泡状癌很少 [127, 128]。约有 8% 的卵巢甲状腺肿患者会出现甲状腺毒症 [129]。

2. 临床表现　卵巢甲状腺肿患者的临床表现可包括腹部肿块、腹水、盆腔疼痛，极少数可能出现伴有胸腔积液的假性 Meigs 综合征 [130]。其中部分女性会出现亚临床或临床甲状腺毒症。只有合并甲状腺疾病的患者才可能出现甲状腺肿大 [131]。

3. 诊断　有些卵巢甲状腺肿患者伴有甲状腺毒症表现，其检查结果显示，TSH 受到抑制，外周甲状腺激素升高 [132]。放射性碘的摄取检查提示，骨盆的摄取增多，而甲状腺的摄取通常减少，CT 横断面扫描或 MRI 检查可以见到单侧或双侧卵巢肿块 [132]，CA125 可能升高 [130]。在恶性甲状腺组织中可以看到乳头状癌或滤泡状癌的特征，这些恶性甲状腺组织可呈 BRAF 基因突变阳性 [133]。卵巢恶性甲状腺肿和原发性甲状腺乳头状癌可以同时存在 [134]。卵巢恶性甲状腺肿很少出现转移 [135]。

4. 治疗　单侧或双侧腹腔镜或开放性卵巢切除术是主要治疗方法 [136]。当出现甲状腺毒症时，应使用 ATD 治疗，必要时可术前使用 β 受体阻滞药。卵巢恶性甲状腺肿患者应先接受 [131]I 治疗 [133]，再进行甲状腺切除术，对残余性或复发性甲状腺癌患者的监测与原发性甲状腺癌患者相同。

十三、碘致甲状腺功能亢进症

（一）碘致甲状腺毒症

1. 定义　饮食摄入、药物或其他含碘化合物都可以造成碘过量，增加甲状腺激素合成，导致甲状腺毒症，尤其是对于含有自主性区域的多结节性甲状腺肿患者 [137-139]。碘致甲状腺毒症（iodine-induced thyrotoxicosis，IIT）在 1821 年由 Coindet 发现，指出接受碘治疗的甲状腺肿患者会进展至甲状腺功能亢进 [140]。现在，IIT 常被称为 Jod-Basedow 现象（Jod 是指德语中的碘；Karl von Basedow，德国医生，1840 年描述了与突眼和甲状腺肿有关的甲状腺毒症，即 Graves 病）[141]。

IIT 可见于多结节性甲状腺肿患者，这些患者多处于地方性甲状腺肿流行地区，也可能处于非流行区，除此以外，Graves 病患者及既往无甲状腺疾病病史者也会出现 [142]。许多类型的含碘物质都会导致 IIT（表 85-2）。据报道，有人在补碘后会出现 IIT，在使用碘化药物、对比剂或食用含碘食物后也可能出现 IIT [143, 144]。使用非离子对比剂并不能阻止 IIT 的进展 [145]。

成人的碘膳食参考摄入量（dietary reference jntake）为 150μg（详见第 91 章）[146]。成人的可耐受最高摄入量（tolerable upper intake level）设为每天 1100μg，可以通过分析补碘对 TSH 的影响进行评估 [147]。甲状腺每天摄碘不超过 70μg 就能合成每天所需的 T_4 和 T_3 [148]。有些器官组织需要更高的推荐每天供给量（recommended daily allowance，RDA）使其功能达到最佳状态，如哺乳期乳腺、胃黏膜、唾液腺、口腔黏膜、胸腺、表皮、脉络丛等。

正常甲状腺通过 Wolff-Chaikoff 效应免受急性碘过量的侵害，该效应包括直接减少碘摄取、碘有机化、甲状腺激素生物合成和分泌 [149]。值得注意的是，大多数甲状腺正常的人也能耐受每天 30mg～2g 的慢性碘过量而无临床症状 [139]，尽管 T_4、T_3 降低，TSH 升高，甲状腺功能检查结果也仍在参考范围内 [139]，但对于一些人来说，即使碘过量不多也会诱发 IIT 或甲状腺功能减退。

2. 临床表现　IIT 的诊断与其他原因引起的甲状腺功能亢进相似。查体发现，许多 IIT 患者会有甲状腺结节或多结节性甲状腺肿，其他可能有潜在

表85-2　引起碘致甲状腺毒症的含碘物质

碘化物
- 碘化钾
- 饱和碘化钾
- Lugol 溶液

药物
- 胺碘酮
- 祛痰药
- 含碘维生素
- 碘氯代羟基喹啉
- 二碘羟基喹啉
- 苯碘达隆
- 异丙碘铵

对比剂
- 泛影酸盐
- 碘番酸
- 碘泊酸盐
- 碘肽酸盐
- 甲泛葡胺
- 二酰胺

含碘制剂
- 碘酊
- 聚维酮碘
- 二碘羟基喹啉
- 碘氯代羟基喹啉
- 碘仿纱布

含碘食物
- 海带和其他海藻
- 食品色素：赤藓红
- 含有甲状腺组织的肉类：汉堡包甲状腺炎

的自身免疫性甲状腺疾病。对于有甲状腺毒症的甲状腺功能亢进患者，应询问碘摄入或应用史。单次大剂量碘可诱发 IIT。对比剂是引起 IIT 的一个重要原因，对比剂含有 30%～50% 的碘，放射学研究中通常会使用几克[138]。IIT 通常在使用对比剂几周后出现，一些患者应在使用对比剂之前用甲巯咪唑（methimazole）进行预防性治疗。

3. 诊断　诊断检查与毒性结节性甲状腺肿相似。

4. 治疗　只要切断碘的来源，IIT 通常就会在几周至几个月自愈。除此之外，β 受体阻滞药也能缓解甲状腺功能亢进的表现，并且应定期监测甲状腺功能，甲状腺功能恢复正常时可停用 β 受体阻滞药。对于持续 IIT 的患者，应考虑使用甲巯咪唑[137]。控制甲状腺功能正常后应治疗潜在的甲状腺疾病。碘暴露数周至数月后，由于外源性碘会限制甲状腺对碘的摄取，放射性碘治疗对于潜在的腺瘤或多结节性甲状腺肿几乎是无效的。

5. 发病机制　一般来说，IIT 的发病与碘的摄入量成反比，并可由过量的碘化物暴露引起[139, 150]，这在补碘后经常看到，特别是在结节性甲状腺肿患者中[150]。生活在碘充足地区的多结节性甲状腺肿患者，在过量碘暴露后，也会发展为甲状腺功能亢进[151]。在缺碘地区，补碘使得结节性甲状腺肿的患病率降低，多年后甲状腺功能亢进的发病率也会降低[150, 152]。在一项经典研究中，比利时的 4 例患有单个 AFTN 的甲状腺功能亢进患者接受了每天补充碘化物 500μg[153]，这会导致甲状腺激素水平升高，并在 4 周后出现甲状腺功能亢进。这些 AFTN 都存在 TSH 受体功能获得性突变，一旦暴露于高剂量碘，就会进展到甲状腺毒症[154, 155]。

长期过量碘摄入会导致结节性甲状腺肿中自主性组织所合成的甲状腺激素增加，还可以调节甲状腺自身免疫，进而导致遗传易感者出现甲状腺毒症[156-159]。在中国、土耳其、丹麦、巴西进行的流行病学研究显示，碘盐会增加自身免疫性甲状腺疾病、临床或亚临床甲状腺功能减退、自身免疫性甲状腺功能亢进的患病率[157-159]。研究表明，对于易患自身免疫性疾病的小鼠来说，碘过量可引起甲状腺细胞的剂量依赖性超微结构改变[160]。不论是在动物体内，还是在体外培养的人类甲状腺滤泡中，过量的碘化物都可以诱发滤泡坏死[161]。

（二）胺碘酮致甲状腺疾病

1. 定义　胺碘酮（amiodarone）是一种广泛应用的 III 类抗心律失常药物，用于治疗室性和室上性心律失常，其中包括心房颤动。它的碘含量很高，按重量计为 37.3%，每服用 100mg 的胺碘酮会有 3mg 的碘（即 150μg 的 RDA 的 200 倍）进入循环中。胺碘酮的分子结构与碘化甲状腺素有一定的相似性，干扰甲状腺激素向细胞内的转运，影响细胞内甲状腺激素的代谢和作用[162, 163]。胺碘酮干扰甲状腺激素 5′-单脱碘，导致细胞内和细胞外 T_3 浓度降低。

胺碘酮致甲状腺功能亢进（amiodarone-induced hyperthyroidism）和胺碘酮致甲状腺功能减退（amiodarone-induced hypothyroidism）在临床上有重要的作用[163, 164]。胺碘酮致甲状腺毒症（amiodarone-induced thyrotoxicosis，AIT）在缺碘地区较为常见，但也可发生在碘摄入量正常的患者中。胺碘酮致甲状腺功能减退在碘充足地区更为常见。

据报道，AIT 发病率为 0.003%～11.5%。在一项包含 1448 例接受胺碘酮治疗的患者的研究中，30 例患者出现了 AIT [142]。AIT 分为 2 种类型，1 型 AIT 是由于暴露于高碘而导致的自主功能性甲状腺组织中激素合成增加所致，2 型 AIT 是由于甲状腺细胞的细胞毒性破坏所致 [163]。甲状腺功能减退主要发生在甲状腺自身免疫性疾病患者和碘摄入充足的地区 [162, 165]。AIT 的发病率男性高于女性 [166]。

2. 临床表现　AIT 的临床表现往往不明显，这与接受胺碘酮治疗的患者的潜在心脏状况及低肾上腺素能状态有关 [167]。在一部分患者中，可以观察到体重减轻、心律失常加重、心脏功能减退 [164]。有些结节性甲状腺肿患者属于 1 型 AIT。

3. 诊断　由于胺碘酮抑制外环 5′- 单脱碘作用，使用胺碘酮治疗的甲状腺功能正常、减退、亢进的患者都可以出现总 T_4 或游离 T_4 水平升高。出现甲状腺毒症的患者，TSH 被抑制，T_3 出现升高。彩色多普勒超声血流显像能够有效鉴别 1 型 AIT 和 2 型 AIT。在多普勒超声上，1 型 AIT 显示有斑块状分布的血管，其密度正常或增高，而 2 型 AIT 则显示非常低的血管密度或甚至无血流 [168, 169]。在放射性碘摄取中，1 型 AIT 显示摄碘率低或正常偏低，2 型 AIT 显示摄碘率低或被抑制。然而，不论是 1 型 AIT 还是 2 型 AIT，大多数患者在高碘摄入后的摄碘率均＜ 1%，因此，24h 放射性碘摄取通常无法区分两者。1 型 AIT 的血清白细胞介素 -6 水平正常偏高，而 2 型 AIT 明显升高，但两者间有明显重叠，且敏感度不高。1 型 AIT 和 2 型 AIT 确实需要区分，但也存在混合型 AIT，这会使确诊有一定的困难，也需要相关的有效的治疗方法。

4. 治疗　胺碘酮应在条件允许的情况下停止使用 [163]，然而，有些严重室性心律失常患者需要胺碘酮治疗，这些患者是不能停药的。1 型 AIT 患者推荐使用甲巯咪唑治疗，通常需要比 ATD 平均剂量更高（最初为每天 40～60mg），随后会逐渐调整剂量。在选定的患者中，可以考虑使用高氯酸钾（每天 1g，持续 4～6 周）进行治疗，但在美国，高氯酸钾不可用作处方药。高氯酸钾可引起再生障碍性贫血，因此只有病情不能被甲巯咪唑控制或对 ATD 过敏的患者才

能使用高氯酸钾。ATD 治疗无效的患者需要考虑甲状腺切除术。对于 2 型 AIT 患者，泼尼松（每天按体重 0.5～0.7mg/kg）可在逐渐减量前使用 1～2 个月。由于 1 型 AIT 和 2 型 AIT 之间有时不易区分，并且一些患者本身就患有混合型 AIT，这些治疗方法经常联合使用。

5. 发病机制　1 型 AIT 是由于碘引起的甲状腺激素合成增加所致，患者在发病前常有结节性甲状腺肿。2 型 AIT 是由胺碘酮的细胞毒性作用引起，从而导致甲状腺激素的释放。使用电子显微镜观察，2 型 AIT 可见多板层溶酶体包涵体和线粒体内包涵体，以及无炎症改变的甲状腺细胞功能亢进的形态学图像 [170]。

十四、甲状腺炎

一些与甲状腺的炎症有关的情况（如甲状腺炎）可能与甲状腺毒症相关（详见第 86、87 章）（表 85-3）[171]。炎症过程可导致甲状腺滤泡结构破坏，其内储存的 T_4 和 T_3 释放增加。甲状腺毒症期后通常会出现短暂或永久性的甲状腺功能减退期，这是由于甲状腺的结构和功能单位滤泡受损所致。

（一）亚急性甲状腺炎

定义　亚急性甲状腺炎（subacute thyroiditis），又称为肉芽肿性甲状腺炎（granulomatous thyroiditis）。在瑞士外科医生 Fritz de Quervain（1868—1940）之后也被称为 de Quervain 甲状腺炎，Fritz de Quervain 是诺贝尔奖获得者 Theodor Kocher 的学生。也有人称其为巨细胞性甲状腺炎（giant cell throiditis），这是一种一过性的甲状腺炎症，多表现为突然出现的单侧或双侧痛性甲状腺肿大，可有发热、全身不适等 [172-175]，查体有甲状腺触痛、质硬。与其他甲状腺炎一样，亚急性甲状腺炎可以分为 3 期，即甲状腺毒症期、甲状腺功能减退期、恢复期（图 85-4）。血沉常明显升高，甲状腺抗体通常检测不到，放射性碘摄取极低甚至无摄取，超声可见 1 个或多个低回声区，是炎症过程中的低血流表现（图 85-5）[175]。甲状腺球蛋白水平因甲状腺滤泡破坏而升高。甲状腺毒症期通常持续几周，直到储存的 T_4 和 T_3 耗尽。炎症可以从一侧甲状腺侧叶开始，进而至另一侧。甲状腺功能

表 85-3　与甲状腺毒症相关的甲状腺炎

伴有疼痛的甲状腺炎

亚急性甲状腺炎	常有病毒前驱感染
感染性甲状腺炎	细菌和真菌感染
放射性甲状腺炎	

不伴有疼痛的甲状腺炎

慢性淋巴细胞性甲状腺炎	
静息型甲状腺炎	
产后甲状腺炎	
药物性甲状腺炎	胺碘酮、干扰素 α、白细胞介素 –2、锂、酪氨酸激酶抑制药

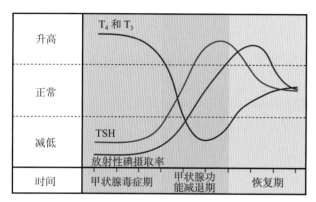

▲ 图 85-4　甲状腺炎分期

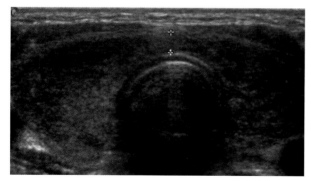

▲ 图 85-5　亚急性甲状腺炎超声检查显示数个低回声区

减退期通常是一过性的，但有时也可能是永久性的。亚急性甲状腺炎的病因与病毒感染或病毒感染后的炎症过程有关。患者多在发病前有上呼吸道感染史[173]。

通常情况下，用非甾体抗炎药（non-steroidal anti-inflammatory drugs，NSAID）或阿司匹林（aspirin）对症治疗即可，一部分患者可能需要用泼尼松治疗且用药时间各异[176]。使用糖皮质激素可能会导致随后出现甲状腺功能减退的可能性更

大[174]。针对甲状腺毒症表现可给予 β 受体阻滞药。甲状腺功能减退期可适当给予左旋甲状腺素治疗。大多数患者可完全康复，1%～10% 的患者会出现永久性甲状腺功能减退。

（二）感染性甲状腺炎

感染性甲状腺炎（infectious thyroiditis）包括急性脓肿形成或慢性感染，可由革兰阴性细菌、革兰阳性细菌、真菌感染引起[177]。左侧化脓性甲状腺炎常伴有梨状窝瘘，在儿童中更为常见[177]。

慢性感染更易发生在免疫功能低下的患者中[178]，急性感染通常表现为突发性疼痛并伴有其他躯体症状，甲状腺功能通常是正常的，但有一部分患者表现为甲状腺毒症[177, 179]，超声可见脓肿形成，病灶引流可减轻疼痛，并有利于对病灶分泌物进行微生物学检验，用于指导抗菌治疗。梨状窝瘘患者应进行内镜下烧灼术，特别是在反复感染的情况下，应彻底切除[180]。

（三）放射性甲状腺炎

放射性甲状腺炎（radiation-induced thyroiditis）是放射性碘治疗 Graves 病或毒性结节导致的，极少数情况下，甲状腺癌患者进行放射性核素消融治疗及甲状腺外照射时可以引起放射性甲状腺炎[181, 182]。[131]I 放射出的 β 射线可以引起坏死，随后会出现甲状腺激素释放，引发一过性甲状腺功能亢进及颈部疼痛。

（四）慢性淋巴细胞性甲状腺炎

慢性淋巴细胞性甲状腺炎（chronic lymphocytic thyroiditis），又称为桥本甲状腺炎（Hashimoto's thyroiditis），早期可能出现轻度的甲状腺毒症表现[183]。第 88 章详细讨论了这个疾病。

（五）静息型甲状腺炎

静息型甲状腺炎（silent thyroiditis）又称为无痛性甲状腺炎（painless thyroiditis），以淋巴细胞浸润为特征，可导致甲状腺毒症表现，也可出现甲状腺功能减退表现[184]。也有人称其为伴甲状腺功能亢进自发性缓解的淋巴细胞性甲状腺炎（lymphocytic thyroiditis with spontaneously resolving hyperthyroidism），原因是患者的甲状腺功能变化通

常表现为甲状腺毒症期、甲状腺功能减退期、恢复期，目前这种疾病被认为是慢性自身免疫性甲状腺炎的变异型。

（六）产后甲状腺炎

产后甲状腺炎（postpartum thyroiditis）在第 84 章中也有讨论，其临床表现类似于无痛性甲状腺炎，且在产后 1 年内发病，患病率为 8%～10%，多数患者无明显甲状腺疾病临床表现[106, 107]。许多患者的检查结果显示，抗甲状腺过氧化物酶和（或）抗甲状腺球蛋白抗体升高。伴有甲状腺毒症的产后甲状腺炎应与产后 Graves 病加重相鉴别。

（七）药物性甲状腺炎

药物性甲状腺炎（drug-induced thyroiditis）是指与服用药物有关的甲状腺炎，相关药物包括胺碘酮（见上文）、干扰素 α、白细胞介素 -2、锂，还有几种具有重要临床意义的酪氨酸激酶抑制药[185-188]。5%～15% 的患者在应用干扰素 α 治疗后出现无痛性甲状腺炎、桥本甲状腺炎、Graves 病[185]。既往有自身免疫性甲状腺疾病病史的患者，常在治疗 3 个月后出现甲状腺功能不全。大约 2% 的患者在应用白细胞介素 -2 治疗后出现无痛性甲状腺炎[186]。锂在甲状腺表现的最常见的不良反应是甲状腺肿大和甲状腺功能减退，也可诱发甲状腺功能亢进，这可能与甲状腺炎有关，极少数可能与 Graves 病有关[189]。

酪氨酸激酶抑制药是一种广谱抗癌药。甲状腺功能正常的患者用药后可能出现甲状腺功能减退，也可能出现甲状腺毒症[188, 190]。

应用舒尼替尼治疗的患者出现甲状腺功能不全的可能性较大，舒尼替尼以多种受体酪氨酸激酶为靶点，包括血管内皮生长因子受体（vascular endothelial growth factor receptor，VEGFR）[188]。

十五、人为甲状腺毒症

1. 定义　人为甲状腺毒症（thyrotoxicosis factitia）是由于自觉或不自觉摄入过量外源性甲状腺激素引起的[191]。医源性人为甲状腺毒症最为常见，主要发生在抑制甲状腺癌患者 TSH 的过程中，或是在原发性甲状腺功能减退患者的治疗中。非医源性人为

甲状腺毒症多由于服用过量的甲状腺激素或含有甲状腺激素的补品，主要是为了减轻体重、治疗抑郁或不孕[173, 191, 192]。有时，这些患者否认甲状腺激素摄入史，也可能确实不知道看似无害的补品中含有甲状腺激素[193]。最近的一项研究表明，甲状腺相关的膳食补品多含有接近临床用量的 T_4 和 T_3，甚至其中一些超过了甲状腺功能减退患者的常规治疗剂量[193]。据报道，曾经有患者因为食用了含有牛甲状腺组织的肉类，导致甲状腺激素摄入过量，引起甲状腺毒症，因此这种疾病也被称为汉堡包甲状腺毒症（hamburger thyrotoxicosis）[194, 195]。目前，美国农业部（U.S. Department of Agriculture，USDA）公布的法规指出，禁止售卖带有甲状腺的颈部肉类产品。

2. 临床表现　患者多有临床甲状腺功能亢进表现，但一般没有内分泌性眼病等体征。询问病史时，要关注是否有甲状腺功能减退或甲状腺癌病史，还应仔细询问是否有甲状腺相关的膳食补品摄入史，这是外源性甲状腺激素的重要来源。由于 TSH 受到抑制，患者即使甲状腺完整也可能体积偏小。

3. 诊断　血清 TSH 被抑制，（游离）T_4 和 T_3 水平不同程度升高。T_4 和 T_3 水平取决于摄入的甲状腺激素的类型。左旋甲状腺素的过量摄入会导致 T_4 和 T_3 水平都升高，而 T_3 的摄入只会使 T_3 升高[196]。联合治疗时，T_4 和 T_3 会有不同程度的升高，取决于膳食补品中的含量。

当疑似人为甲状腺毒症时，应测量血清甲状腺球蛋白水平，其水平很低或甚至检测不到，由于其他类型的甲状腺毒症多出现血清甲状腺球蛋白水平升高，因此可以鉴别[197]。人为甲状腺毒症还会出现放射性核素摄取减少，多普勒超声显示甲状腺血管缺失及收缩期流速峰值正常偏低[198]。

4. 治疗　大多数患者在调整或停用甲状腺激素后甲状腺功能就能恢复正常。短期使用 β 受体阻滞药可以有效控制肾上腺素能表现。使用甲状腺激素对抗进食障碍或精神疾病的患者在治疗上会困难一些，可能需要精神科相关的治疗。对于食用补品以改善甲状腺健康或减轻体重者而言，停用补品及详细咨询相关的不良反应是必不可少的[193, 199]。当出现大量甲状腺激素导致的严重急性中毒时，可以采取诱发呕吐、使用活性炭、洗胃等措施，必要时可进行血浆置换和交换输血[191]。

第86章 慢性（桥本）甲状腺炎
Chronic (Hashimoto's) Thyroiditis*

Nobuyuki Amino　John H. Lazarus　Leslie J. De Groot 著

高　莹 译

> **要　点**
> ◆ 慢性（桥本）甲状腺炎是一种常见的、终生的、器官特异性自身免疫病。
> ◆ 慢性（桥本）甲状腺炎通常与甲状腺功能减退症相关。

慢性甲状腺炎，又称为桥本甲状腺炎或自身免疫性甲状腺炎，是一种常见的终身性甲状腺自身免疫病。在典型患者中，肿大的甲状腺往往在发生甲状腺功能减退时萎缩。1912 年 Hakaru Hashimoto 报道了慢性甲状腺炎的第一个亚型淋巴瘤性甲状腺肿 [1]。Hashimoto 报道了 4 例弥漫性甲状腺肿的患者，并阐明了 4 种组织学特征，即弥漫性淋巴细胞浸润、淋巴滤泡形成、上皮细胞破坏和纤维状组织增生。桥本病或桥本甲状腺炎有时仅用于指代甲状腺肿性甲状腺炎，但在广义上它通常被认为是慢性甲状腺炎或自身免疫性甲状腺炎的一个同义词，包括了萎缩和非甲状腺肿性甲状腺炎。该病的发病机制在初期并不明确，一直到 1956 年，Rose 和 Witebsky [2] 才在甲状腺提取物免疫的兔子中描述了甲状腺球蛋白抗体和甲状腺炎。同年，Roitt 及其同事在桥本甲状腺炎患者的血清中发现了甲状腺球蛋白抗体 [3]。这些发现开启了免疫病理学的新纪元，并确立了抗体检测在人类自身免疫病中的价值。桥本甲状腺炎是众多以甲状腺炎为特征的疾病中的一种 [4]。表 86-1 列出了其中某些疾病的典型特征。化脓性甲状腺炎（见于儿童和年轻人的细菌或真菌感染）、Riedel 甲状腺炎（表现为致密纤维化的一种罕见疾病）的细节未在此阐述。本章重点介绍桥本甲状腺炎，也称慢性淋巴细胞性甲状腺炎、慢性自身免疫性甲状腺炎及淋巴瘤性甲状腺肿。在早期阶段，患者甲状腺功能正常，无甲状腺肿或轻度甲状腺肿。慢性甲状腺炎是亚临床的，自身免疫性甲状腺炎的唯一证据是血清中的抗甲状腺抗体。尸检组织学结果显示，在无明显甲状腺疾病表现的个体中，血清抗甲状腺抗体，尤其是抗甲状腺微粒体抗体 [现认为是甲状腺过氧化物酶抗体（TPOAb）] 的检测阳性提示甲状腺内淋巴细胞浸润 [5]。随着疾病的发展，患者表现出坚硬、轻至中度的弥漫性甲状腺肿大，通常被认为患有慢性自身免疫性甲状腺炎。他们的甲状腺功能变化不一，从甲状腺功能正常到甲状腺毒症均有可能。当疾病进一步进展时，会表现为大而坚硬的甲状腺肿。这种类型就是经典型或肿大型桥本病。免疫过程的进一步发展将最终导致萎缩性甲状腺炎和相应的甲状腺功能减退。这种组合代表了桥本病的最后阶段。在一般人群中，血清 TPOAb 和抗甲状腺球蛋白抗体（antithyroglobulin antibodies，TgAb）在女性和男性中的比例随年龄增长而增加，从育龄妇女的

---

*. 本章主要为儿童内分泌相关内容。

表 86-1　甲状腺炎综合征

特　征	桥本甲状腺炎	产后甲状腺炎	散发性甲状腺炎	亚急性甲状腺炎
颈部疼痛	无	无	无	有 ++
发病年龄	所有年龄段，高峰年龄为 30—50 岁	育龄期	所有年龄段，高峰年龄为 30—40 岁	20—60 岁
性别比例（女：男）	（8～9）：1	—	2：1	5：1
病因	自身免疫	自身免疫	自身免疫	未知
病理	淋巴细胞浸润、生发中心、纤维化	淋巴细胞浸润	淋巴细胞浸润	巨细胞、肉芽肿
甲状腺功能	甲状腺功能正常 / 甲状腺功能减退	甲状腺功能亢进 / 甲状腺功能减退或均有	甲状腺功能亢进 / 甲状腺功能减退或均有	甲状腺功能亢进 / 甲状腺功能减退或均有
TPOAb	+++	+++	+++	+/–

TPOAb. 甲状腺过氧化物酶抗体（改编自 Pearce EN, Farwell AP, Braverman LE, et al: Thyroiditis. *N Engl J Med* 2003；348：2646.）

10% 到老年妇女的 19%，甚至更高[6]。男性的患病率要低得多，大约 5%。亚临床自身免疫性甲状腺炎的进一步证据是在妊娠早期 TPOAb 阳性的女性中，多达 50% 的妇女分娩后会出现甲状腺功能异常[7]。因此，当把亚临床自身免疫性甲状腺炎包括在内时，慢性甲状腺炎就是一种非常常见的疾病。一般人群中，每 10～30 名妇女中就有 1 名患有自身免疫性甲状腺炎。

一、病理

经典的桥本甲状腺炎的表现形式（淋巴瘤性甲状腺肿）是坚硬、肿大的甲状腺，其正常的滤泡结构被浸润的淋巴细胞和浆细胞以淋巴生发中心的形式广泛取代（图 86-1）。甲状腺滤泡孤立存在或成簇存在，变小或萎缩，无或含有少量胶体。一些持续存在的滤泡上皮细胞转化为胞质具有嗜酸性颗粒的 Askanazy 细胞。这些细胞存在于许多其他甲状腺疾病中，可能代表了上皮细胞的受损状态。在间质组织中出现不同程度的纤维化和淋巴细胞浸润（图86-1 和表 86-1）。

二、自身免疫异常

（一）甲状腺自身免疫的开始

启动对甲状腺抗原自身免疫的具体因素尚不清

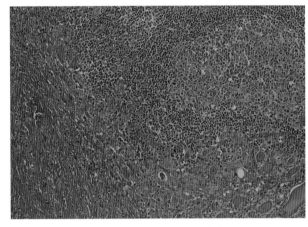

▲ 图 86-1　桥本甲状腺炎

注意有生发中心的淋巴滤泡（右上）。含嗜酸细胞（右下）和纤维化（左下）的小滤泡（HE×100）（由日本神户市 Kuma 医院 Dr. Mitsuyoshi Hirokawa 提供）

楚，但已认识到很多潜在的先导因素。自身免疫的发展很可能是一个涉及遗传和环境影响的过程。与其他自身免疫病相似，推测自身免疫性甲状腺炎可能是打破了对甲状腺抗原的自身免疫耐受而引起的。在围产期，当胸腺中的未成熟淋巴细胞暴露于自身抗原时就会诱导自身免疫耐受[8]。在此关键时刻，自身反应性 T 细胞的克隆消除或诱导无能对自身抗原形成了自身免疫耐受。这个过程从来都不是完美的，某些自身反应性细胞通常存在于循环中，但由于外周产生的耐受性或未暴露于同源抗原而可能保持静止。过度暴露于甲状腺抗原、改变的自身抗原，暴露于模仿自身抗原的环境抗原，多克隆免疫激活或自身抗原的独特型交叉反应，均可能打破自身免疫耐受。以下因素可能会加剧低水平的自身免疫性甲状腺炎，例如感染、药物或其他因素都可能会激活自身反应性辅助性淋巴细胞。近来"抑制细胞"[9] 或调节性 T 细胞[10] 对自身免疫控制的失败引起了研究的再度关注。局部产生的干扰素 -γ（interferon-γ，IFN-γ）可能诱导甲状腺细胞表面主要的组织相容性复合物（major histocompatibility complex，MHC）Ⅱ类抗原表达，这可能会促进自身免疫[11]。表 86-2 总结了该病的遗传和环境易感因素。后续章节中也将进一步详细介绍。

表 86-2　自身免疫性甲状腺炎的易感因素

遗传因素	环境因素
HLA	• 吸烟
CTLA-4	• 碘和硒
PTPN22	• 药物（胺碘酮、锂、IL-2、干扰素 -α、HAART、GM-CSF） • 辐射、感染 • 妊娠和产后

GM-CSF. 粒细胞巨噬细胞集落刺激因子；HAART. 高效抗逆转录病毒疗法

（二）环境与甲状腺自身免疫

有三项研究表明吸烟实际上可以预防 TPO 抗体[12] 的产生，因此可以预防慢性淋巴细胞性甲状腺炎。尽管已知吸烟是 Graves 眼病，在较小程度上也是 Graves 病发生的明确危险因素，但这些发现的机制尚不清楚。尽管压力被认为能够促进 Graves 甲状腺功能亢进的发病，但没有好的数据将压力生活事件与桥本病的发生联系起来。众所周知，摄入碘可能会通过影响甲状腺球蛋白的抗原性而导致易感动物发生甲状腺炎[13, 14]。与碘不同的是，硒缺乏会导致甲状腺体积增加、回声减低，同时降低免疫能力[15]。

胺碘酮含有 37% 的碘，其对甲状腺的许多影响均是碘介导的，此外，应用胺碘酮还会导致此前存在甲状腺自身免疫的患者出现甲状腺抗体[16]。接受锂治疗的患者也有类似情况[17]。这 2 种药物都可能具有特异性免疫调节作用，能够加重桥本甲状腺炎的甲状腺自身免疫。白介素（IL-2）和 IFN-γ 均会

引起免疫系统的变化，其特征是淋巴细胞亚群的改变，这可能导致自身免疫性甲状腺疾病[18]。在一些研究中发现，高效抗逆转录病毒疗法（HAART）和粒细胞巨噬细胞集落刺激因子（GM-CSF）与甲状腺自身免疫的小幅增加相关[19, 20]。外部照射（如切尔诺贝利事故）可能会导致出现自身免疫性甲状腺疾病和甲状腺抗体[21]。虽然感染（病毒或细菌）被认为是自身免疫性甲状腺疾病的病因，是值得关注的因素，但其与桥本甲状腺炎有关的数据充其量只能算是试验性的[22, 23]。Graves 病患者中发现的小肠结肠炎耶尔森菌发生率增加的分子模拟假说尚未得到证实是致病因素，在桥本甲状腺炎患者中也发现了这种血清学改变[24]。在妊娠期间的系统免疫中，Th_1 和 Th_2 都被抑制，但在分娩后，2 种免疫反应都会增强（所谓的免疫反弹），其特点是已知在妊娠早期有这些抗体的女性甲状腺抗体滴度会迅速上升[25]。在这些女性中，有 25%～30% 的女性发生永久性自身免疫性甲状腺功能减退。在其余抗体阳性的女性中可观察到一过性产后甲状腺炎。因此，在易感女性中妊娠应被视为自身免疫性甲状腺疾病的促进因素。从上述内容可以看出，尽管环境因素很重要，但这些因素必须在适当的遗传背景下才能启动免疫过程。在下面的章节中将对此及在桥本病中发现的免疫异常进行讨论（图 86-2 和表 86-3）。

三、遗传因素

众所周知，自身免疫性甲状腺疾病（桥本甲状腺炎和 Graves 病）均在家系中发生[26]。图 86-2 显示了 400 例桥本病患者的诊断年龄。对遗传易感性的研究表明，自身免疫性甲状腺疾病往往与特定的遗传标记有关。这些标记物包括组织相容性淋巴细胞抗原、免疫球蛋白重链的同种异型，以及 T 细胞受体（TCR）和甲状腺过氧化物酶（TPO）的变异。最近，有文献证明桥本病与 CTLA-4，PTNP22 及甲状腺球蛋白的变异有关[27]。通过连锁分析、关联分析和全基因组筛选对这些关联进行了检验。各报道中描述的发现并不总是相互一致，这可能是因为选择的对象和一些研究的规模较小。主要易感基因见表 86-3。

最近的研究强调了维生素 D 受体基因多态性与

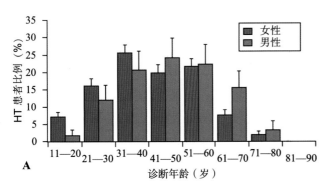

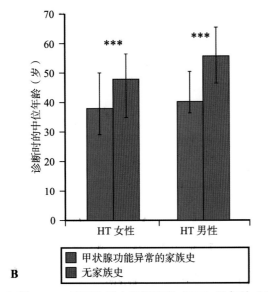

▲ 图 86-2　诊断为桥本甲状腺炎（HT）的年龄（A）和有无甲状腺功能异常家族史的患者诊断时的中位年龄（B）

表 86-3　桥本甲状腺炎的易感基因

基　因	关联突变	种　群
HLA-DR	DR3、DR5（甲状腺肿型） DR3 和 HLA B8（萎缩型） DR9 和 HLA-Bw46，87	高加索人 高加索人 中国人
HLA-DQ	DQw2（Link dis HLA DR3） DQ A0301（Link dis HLA DR4） DQ B0201（Link dis HLA DR3）	高加索人 高加索人 高加索人
CTLA-4	A/G49SNP CT60 SNP、 3′ UTR AT 微卫星	高加索人 日本人 韩国人 中国人
PTPN22	R620W SNP S734A SNP	高加索人 高加索人
Thyroglobulin	T2334C SNP M1028V、R1999W SNP	日本人

Link dis. 连锁不平衡；SNP. 单核苷酸多态性（数据引自 Jacobson EM, Tomer Y: The genetic basis of thyroid auto-immunity. Thyroid. 2007; 17: 949–961.）

四、甲状腺抗原的抗体

（一）甲状腺球蛋白

组织学表现与桥本甲状腺炎相似的实验性自身免疫性甲状腺炎可通过在佐剂中用人甲状腺球蛋白免疫动物诱导。它也可以通过耗竭大鼠的 T 细胞后应用甲状腺球蛋白（Tg）免疫大鼠来产生。在这 2 种动物模型中，品系的特异性至关重要，表明 MHC Ⅱ类编码易感性的作用[39]。

人 Tg 至少有 40 个抗原表位，但是其中只有 1 个或 2 个结合人 TgAb[40]。尽管自身免疫性甲状腺疾病（AITD）中的 TgAb 在等电聚焦下通常是多克隆的[41]，但来自 AITD 患者的 TgAb 对人 Tg 是特异性的，并且是针对 Tg 上限定数量的表位，而兔 TgAb 则不同，它也能识别来自其他动物的 Tg[42]。然而，甲状腺球蛋白不是从甲状腺滤泡中的免疫系统中分离出来的，而是通常存在于人体的循环中[14]。在胎儿中也可以检测到结合甲状腺球蛋白的淋巴细胞[15]。

有证据表明，AITD 患者的 TgAb 对来自正常人和 AITD 甲状腺中的 Tg 的识别模式不同，表明来自健康人和 AITD 甲状腺的 Tg 之间存在抗原变异[43]。AITD 中的 TgAb 主要是 IgG（由 4 个亚型

中国人[28]桥本病的发生风险增加可能有关，亦可能与克罗地亚人群有关[29]。桥本病可能的其他候选易感基因包括 IL-6 基因启动子多态性[30]和 IFN-γ 基因多态性，后者与疾病的严重程度有关[31]。特定 TCR 基因与桥本甲状腺炎遗传的关系也有报道。在桥本甲状腺炎和 Graves 病中，特定的 TCR 限制性片段长度多态性（RFLP）有所增加[32]，并且 TCR 的 Va 基因的 TaqI RFLP 也增加了[33]。TCR Vbeta 基因利用降低，但与 Graves 病相比，在桥本病中并未观察到选择性表达[34]。在自身免疫性甲状腺炎中也可以看到免疫球蛋白 G（IgG）重链特定同种异型的遗传[35]。CTLA-4 的 CT60 多态性是桥本病在不同人群中发病风险的一个重要的遗传决定因素[36]，并可以识别出有桥本病和 1 型糖尿病患病风险的乳糜泻患者[37]。最近，据报道，X 染色体失活是女性患桥本甲状腺炎风险增加的一个重要促成因素[38]。

组成）型，而不是 IgM，后者更可能存在于健康个体中 [44]。AITD 患者的 TgAb 主要是 IgG4 亚型，TgAb 的弱补体固定的特性可能正是由于该种亚型占优，而它不易引起补体级联反应的激活 [45]。这意味着抗甲状腺球蛋白抗体与桥本甲状腺炎的组织损伤没有直接关系。应用 4 种重组的 TgAb-Fab 抑制 Tg 结合来评估桥本病患者与 Graves 病患者的 Tg 识别模式，结果表明两者模式是相似的 [46]。AITD 患者中可以检测到 TgAb，但并非一直如此，只有约 60% 的患者存在 TgAb [44]。与甲状腺过氧化物酶抗体（TPOAb）不同，如前所述，TgAb 不能结合补体，这可能是因为大分子上的表位间隔很宽，无法实现补体激活所必需的交联。此外，在没有甲状腺疾病证据的健康个体中也发现了 TgAb [47]。TgAb 在 AITD 发病机制中的作用尚未得到证实。

（二）甲状腺过氧化物酶

甲状腺过氧化物酶（TPO）引起高亲和力的 IgG 型自身抗体（TPOAb）和 TPO 特异性 T 细胞，它们分别是甲状腺浸润的标志或参与破坏甲状腺 [48]。甲状腺过氧化物酶（TPO）是人类桥本病的主要抗原，与 20 世纪 80 年代被称为微粒体的抗原（microsomal antigen）是相同的。桥本甲状腺炎患者血清中的 TPOAb 主要是多克隆的。抗 TPO 抗体可诱导补体依赖的细胞毒作用 [49]。事实上，在桥本病患者中发现了抗补体（抗 C1q）抗体，它们与促甲状腺激素（TSH）水平有关。抗 C1q 抗体可能独立于甲状腺抗体参与疾病的致病性破坏 [50]。偶尔会在自身免疫性甲状腺疾病患者的血清中检测到 TPOAb 的抗独特型抗体，其可能参与自身免疫的调节 [51]。一项关于健康个体和桥本甲状腺炎患者 TPOAb 的表位识别模式的研究表明，特定的免疫优势区与桥本患者有关，但与正常对照者无关。针对某些特定 TPO 表位产生抗体的倾向性是否与致病相关，尚不清楚 [52]。但是，TPOAb 通过激活补体级联反应损伤甲状腺细胞。TPO 本身似乎会与 TPO 特异性 T 细胞相互作用，参与甲状腺的破坏。从母亲体内被动转移到胎儿或新生儿体内的 TPOAb 似乎不会损害其甲状腺或影响甲状腺功能 [53]。

不管甲状腺功能是减退还是正常，超过 90% 的桥本甲状腺炎患者的 TPOAb 是阳性的。在确诊桥

本甲状腺炎方面，TPOAb（而不是 TgAb）具有更优的诊断价值，导致许多医院和实验室仅依赖于对 TPOAb 的检测。这对 95% 以上的患者来说是令人满意的，但在某些情况下，患者只有 TgAb 作为甲状腺自身免疫的标志。最近，有报道称 TgAb 在检测自身免疫性甲状腺炎方面优于 TPOAb [54]。目前，TPOAb 的临床重要性在于对甲状腺自身免疫的诊断，而 T 细胞介导的 TPO 免疫是一个正在进行的研究领域，这将有助于我们进一步了解桥本甲状腺炎的发病机制。

（三）促甲状腺激素受体抗体

促甲状腺激素（TSH）刺激阻断型抗体[thyroid-stimulating hormone（TSH）stimulation–blocking Antibody, TSBAb] 可以抑制 TSH 对甲状腺的作用，并可在自身免疫性甲状腺炎患者中引起萎缩性甲状腺功能减退 [55]。尽管甲状腺刺激性抗体（TSAb）或 TSBAb 识别的特异性表位仍不清楚，但 TSBAb 识别的主要表位似乎在细胞外结构域的 C 末端部分（约 300～400 个氨基酸）[56]，可能与 TSAb 识别的表位非常接近 [56]。然而，在 TSBAb 向 TSAb 的体外转化实验中，在加入抗人 IgG 抗体后，表明 TSAb 和 TSBAb 并不是完全由其表位决定的，同一 TSHR 抗体作为刺激物还是阻断剂，这取决于其他因素的影响 [57]。TSBAb 作为免疫介导的甲状腺功能减退症的病因并不常见，尽管在少数肿大型自身免疫性甲状腺炎及萎缩性慢性甲状腺炎患者中均有发现 [55]。其患病率有明显的区域差异，该抗体在日本报道更多。

（四）其他抗体

Na+/I 同向转运蛋白（Na+/I symporter, NIS）是一种膜糖蛋白，能够介导甲状腺滤泡细胞对碘的吸收。尽管已有报道在桥本甲状腺炎中发现了该抗体，但目前尚无证据表明 NIS 是主要的自身抗原。例如，在桥本甲状腺炎患者中，只有 15% 的患者发现抗 NIS 抗体阳性 [58]。

自身免疫性或其他甲状腺疾病的患者中有时存在甲状腺素（T_4）和三碘甲腺原氨酸（T_3）的抗体。它们分别出现在 14% 和 35% 的原发性甲状腺功能减退的患者中，其中大多数人的 TgAb 滴度较高 [59]。

这些抗体的致病意义尚不清楚。也许，只要甲状腺能产生足够的甲状腺激素来维持足够的血清游离激素水平，它们就无关紧要。这些抗体会干扰血清 T_4 和 T_3 的测定，特别是游离 T_4 和游离 T_3[60]。偶尔在 Graves 病中能发现抗牛 TSH 自身抗体，在桥本甲状腺炎中也有报道[61]。它们的致病意义尚不清楚。它们被推测为 Graves 病中的抗 TSH 受体抗体（TRAb）的抗独特型抗体。它们可能干扰 TRAb 的测定，导致出现异常高的滴度或阴性。针对其他几种甲状腺成分的自身抗体也有报道。有报道称可检测到与甲状腺球蛋白不同的胶体抗原 -2 的抗体。细胞表面抗原抗体（与 TPO 不同）是通过细胞表面的斑点免疫荧光染色或混合红细胞吸附来检测的。

在过去的几年中，人们对分别在肿大型桥本甲状腺炎和原发性黏液水肿中发现的直接刺激生长的抗体或生长阻断抗体的概念产生了极大兴趣[39]。然而，有关检测的争议阻碍了进展[62]。在肿大型桥本病中可以检测到这种刺激生长的抗体，在发现了这种抗体敏感的生物测定之后，没有任何研究更详细地探讨这种方法的应用。也有报道针对其他细胞成分的自身抗体，即所谓的天然抗体（并不总是甲状腺细胞特异的），例如在人甲状腺质膜中存在微管蛋白和钙调素[63]的抗体和去唾液酸的神经节苷脂 -GM1[64]。测定天然抗体（DNA、肌动蛋白、肌红蛋白、肌球蛋白、三硝基半抗原和微管蛋白）表明大约 50% 的桥本病患者有其中 1 种或多种抗体阳性，这种阳性似乎与甲状腺抗体的活性相关[65]。与自身免疫病有关的其他器官（如胰岛细胞、肾上腺皮质、胃粘膜、甲状旁腺）的抗体在自身免疫性甲状腺炎中的阳性率也高于一般人群[63]（见"与其他自身免疫病的关系"部分）。

五、细胞异常

每当识别一个致病性抗原时，我们的免疫系统就会启动 T 细胞和 B 细胞应答，同时也会产生一个抗应答以防止单个细胞克隆的过度扩增。过去对免疫系统的理解导致了两种类型的 T 细胞的概念，即 Th_1 细胞释放 INF-γ 和 TGF，参与 T 细胞肉芽肿反应，Th_2 细胞释放 IL-4、IL-5 和 IL-10，支持 B 细胞产生抗体。因为认识到具有攻击性 / 效应性

的 T 细胞，这种模式已经发生了根本性的改变，上述 T 细胞通常被归类为分泌 IL-17 的 Th_{17} 细胞，以及其他能够抑制这些炎症反应的调节性 T 细胞或称为 Treg。这些细胞类型的起源、发育和功能的研究是目前所有免疫学研究的主要内容，包括甲状腺疾病。图 86-3 以简化的方式表示了由 $CD4^+$ 前体产生的这些细胞的谱系。它们的发育是由它们接触到的抗原呈递细胞的类型、它们暴露的细胞因子环境及抗原的类型所调控的。$CD4^+$ Treg 可以直接来自胸腺（天然的或 nTreg），也可在 TGF-β 和 IL-2（及许多其他因子）的作用下由外周的其他 T 细胞（诱导的或 iTreg）诱导而来。在 IL-6 存在下，TGF-β 直接活化细胞向 Th_{17} 表型转化[66]。除了 FoxP3 这一 Treg 细胞的标志性标记外[67]，还可以通过表面标记 $CD4^+$、CD25（IL2R-α）高及 CD127（IL7R）低来识别 nTreg，其也表达 CD45A、GITR 和 CTLA-4。Treg 通过暴露于抗原决定簇而被激活，该抗原决定簇由 Treg 上的 TCR 识别并由 APC 呈递。这个抗原决定簇可能与激活 T 效应细胞的抗原决定簇相同，或是全抗原的不同部分，亦或是一种特殊的抗原决定簇。最有可能的是相同的抗原决定簇诱导 T 效应细胞应答，但是由于 T 细胞的分化，呈递抗原决定簇的 APC 的成熟或发生这种情况的微环境不同，Treg 的应答是不同的。

天然和诱导 FoxP3 表达的 Treg 本质上都是不稳定的[68]，并且可以通过暴露于 IL-1β 及 IL-6 和 IL-23 转化为 Th_{17} 细胞或 Th_1 细胞。据报道，Th_{17} 细胞在某些情况下会改变其"特征"，发挥分泌 IL-10 的抑制细胞的作用（图 86-4）。

AITD 中的 Treg 和 Th_{17} 细胞

Nakano 及其同事[69]和 Mao 及其同事[70]报道了，在 AITD（Graves 病和甲状腺炎）患者甲状腺组织中或健康受试者的外周血中的 Treg 细胞的数量降低。Pan 及其同事[71]发现 AITD 患者和正常受试者的 Treg 细胞在数量上是相似的，Marazuela[72]报道了 AITD 患者甲状腺组织和血液中 Treg 的增加。一些作者报道了 Treg 调节功能减弱。Horie 及其同事发现，在非肥胖糖尿病 H2（h4）小鼠碘诱导的自身免疫性甲状腺炎中，Th_{17} 细胞和 Th_1 细胞构成了甲状腺病变，但在 IL-17[(-/-)] 小鼠中，Th_{17} 细胞和

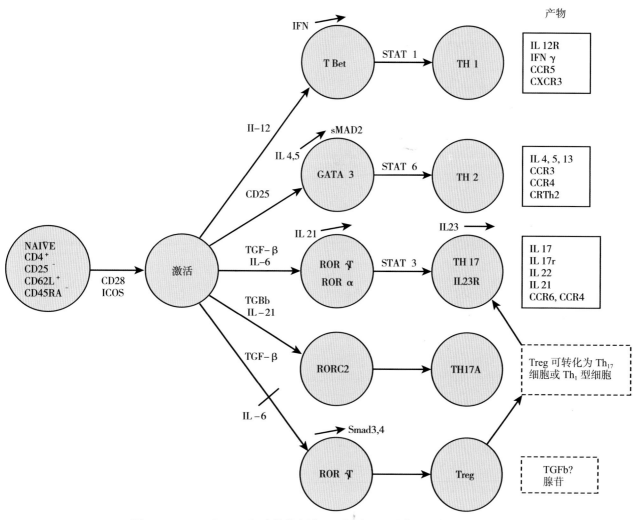

▲ 图 86-3　Treg 和 Th$_{17}$ 细胞的发育谱显示细胞因子的作用和特征基因的表达

Th$_1$ 细胞均减少[73]。Th$_1$ 和 Th$_{17}$ 细胞都是非肥胖型 H2（h4）小鼠自发性自身免疫性甲状腺炎发病机制中关键的 T（效应）细胞亚群。先天性 IL-17 或 IFN-γ 缺乏的小鼠对碘化物诱导的 AITD 有抵抗性。在 IL-17 敲除小鼠应用抗 CD25 抗体去除 Treg 细胞可引起甲状腺炎，但是去除 Treg 细胞的 IFN-γR 敲除小鼠仍然能抵抗甲状腺炎。强大的 Th$_1$ 免疫应答本身就可以在其他对甲状腺炎抵抗的 IL-17 敲除小鼠中诱发甲状腺炎，但是 Th$_{17}$ 细胞在 IFN-γR 敲除小鼠中无法做到这一点[74]。

显然，在 AITD 中，调节性 T 细胞必然不能有效地控制 Th$_{17}$ 细胞的炎症作用。同样符合逻辑的是，在 AITD 中，在 PBMC 和甲状腺组织中的 Treg 实际上是增加的，因为调节细胞的增殖是对正在进行的炎症性免疫过程的正常反应。迄今为止的数据并未清楚地显示 AITD 中 Treg 细胞数量的缺乏，但是 Treg 在功能上可能有缺陷。也有证据表明 Th$_{17}$ 细胞活性增加。在我们充分了解整个过程之前，我们还需要了解有关 AITD 中细胞相互作用的更多信息。

六、细胞因子

细胞因子信使激素可介导细胞免疫应答的许多方面。与 Th$_1$ 和 Th$_2$ 相关的细胞因子分泌模式如表 86-4 所示。通常，自身免疫性甲状腺功能减退症中 T 细胞应答的模式是 Th$_1$ 型。在自身抗原识别激活后，甲状腺特异性淋巴细胞产生 IL-2，诱导 T 细胞增殖和分化，同时还能产生 IFN-γ，激活自然杀伤细胞。Gu 及其同事发现 HT 和 GD 血清中 IL-16 和 Rantes（在 Th 细胞募集中起作用的细胞因子）升

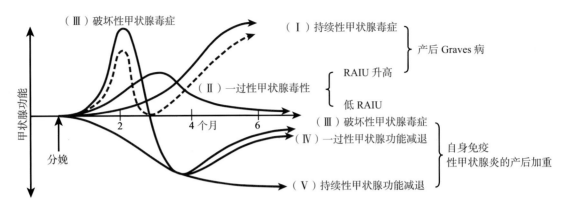

▲ 图 86-4 妊娠后发生的甲状腺功能异常

引自 Amino N, Tada H, and Hidaka Y. Thyroid disease after pregnancy: postpartum thyroiditis. In Wass JAH, Shalet SM, eds. Oxford textbook of endocrinology and diabetes. Oxford, UK: Oxford University Press；2002：527–532.

高 [75]。该水平似乎反映了自身免疫活性。Yamamoto 及其同事发现在活动性 GD 组中，与对照组相比，血清中 sCD40L、IL-18、TNF-α、TNFR1 和 TNFR2 的水平均升高 [76]。Figueroa-Vega 对 AITD 中的 Th17 细胞进行了评估。作者发现 PBMC 增加了分泌 IL17、IL22 的细胞的数量，IL6、IL15 和 IL23 的水平也升高 [77]。在甲状腺中，更多的细胞 IL23R 染色阳性。在体外，IL23 和 IL6 引起 T 细胞向 Th17 细胞转化增加及 RORc2 的表达（表 86-4）。甲状腺自身免疫发生在接受 IL-2 或 IFN-α 治疗癌症或病毒性肝炎的个体中 [78, 79]。这些活化的淋巴细胞产生了更广泛的细胞因子，导致免疫应答的扩增和持久化。另外，某些细胞因子能够刺激甲状腺上皮细胞上的人类淋巴细胞抗原（HLA）Ⅱ类的表达，这可能对疾病的放大和进展非常重要。细胞因子对培养的甲状腺细胞的体外作用的数据还表明，某些细胞因子（如主要由单核细胞产生的 TNF-α）可能在体内对甲状腺细胞具有直接的细胞毒性作用。细胞因子相互作用的机制并不简单。例如，自身抗体和补体可能通过增强抗原呈递细胞对自身抗原的摄取促进混合性的 Th1/Th2 细胞因子的应答 [80]。另一种分子，由活化的 T 淋巴细胞和 B 淋巴细胞表达的 CTLA-4，其基因是已知的自身免疫性甲状腺疾病的危险因素。在自身免疫性甲状腺疾病中，血清 CTLA-4 的水平升高，在这种情况下可能起到致病作用 [81]。应该指出的是一些细胞因子（如 IL-1、IL-6）是由甲状腺细胞及淋巴细胞产生的。因此，甲状腺细胞产生的白介素会刺激甲状腺内的淋巴细胞。IL-1 刺激 T 细胞释放

表 86-4 Th₁ 和 Th₂ CD4⁺ 细胞的细胞因子模式

细胞因子	Th₁	Th₂
IL-1	++	++
IL-2	+++	–
IL-4	–	+++
IL-5	–	+++
IL-10	+	+++
IL-13		+++
IFN-γ		+++

IFN. 干扰素；IL. 白介素

淋巴因子，并具有许多其他炎症作用。IL-1 可通过 Fas-Fas 配体相互作用诱导甲状腺细胞凋亡（稍后讨论）。

七、趋化因子

趋化因子是一组低分子量蛋白，它将白细胞亚型和其他类型细胞招募到炎症部位。它们通过与 G 蛋白偶联受体相互作用来做到这一点，其在启动和维持桥本甲状腺炎及其他自身免疫性内分泌疾病的免疫应答方面发挥着重要作用。表 86-5 列出了自身免疫性甲状腺疾病的甲状腺中发现的主要趋化因子。在桥本病中，CXCL9 和 CXCL10 的表达增加，后者的血清水平更高。利用动物模型，特别是表达 CCL21 的转基因小鼠模型，正在进一步研究趋化因

子的作用。尽管有明显的淋巴细胞浸润，但这种小鼠并未发现甲状腺功能减退[82]。期待这一领域的更多工作（表86-5）。

表86-5　已发现的自身免疫甲状腺疾病中甲状腺内的趋化因子

类　型	名　称	受　体
CXC	CXCL1	CXCR1、CXCR2
	CXCL8	CXCR1、CXCR2
	CXCL9	CXCR3
	CXCL10	CXCR3
	CXCL11	CXCR3、CXCR3B、CXCR7
	CXCL12	CXCR4
	CXCL13	CXCR5
	CXCL14	不清楚
CC	CCL2	CCR2
	CCL3	CCR1、CCR5
	CCL4	CCR5
	CCL5	CCR1、CCR3、CCR5
	CCL18	不清楚
	CCL21	CCR7
	CCL22	CCR4
	CCL19	CCR7

C. 半胱氨酸；L. 配体；R. 受体；X. 氨基酸残基。CXC在2个半胱氨酸分子间有X（数据引自Weetman AR: Cellular immune responses in autoimmune thyroid disease, Clin Endocrinol. 2004; 61: 405–413; Kimura H, Caturegli P: Chemokine orchestration of autoimmune thyroiditis. Thyroid. 2007; 17: 1005–1011.）

八、甲状腺功能减退进展的机制

越来越多的证据表明，甲状腺滤泡的破坏是由细胞凋亡的机制引起的[83]。细胞凋亡或程序性细胞死亡的特征是细胞及其遗传物质被蛋白水解酶半胱氨酸天冬氨酸蛋白酶（caspases）逐步消化。甲状腺细胞表达凋亡配体和受体，如TNF Fas和TRAIL（tumor necrosis–related, apoptosis inducing ligand, 肿瘤坏死相关的凋亡诱导配体）。在正常情况下，不会发生细胞死亡，但是当甲状腺滤泡细胞与表达

FasL和Bcl-2的浸润性细胞毒性淋巴细胞相互接触时，就会发生凋亡。Fas是一种凋亡信号受体分子，存在于许多类细胞的表面[84]。Fas与其配体的相互作用能够调节许多与细胞死亡有关的生理和病理过程。

尽管Fas配体在正常对照和桥本甲状腺炎患者的甲状腺细胞中均有表达，但Fas仅在桥本甲状腺炎患者的甲状腺细胞中表达[85]。IL-1α在桥本甲状腺炎患者的腺体中大量产生，诱导正常甲状腺细胞中Fas的表达，Fas的交联导致大量甲状腺细胞凋亡。在正常甲状腺细胞中Fas/FasL的相互作用是受到抑制的，可以被Th₁细胞因子刺激分泌的促炎症性细胞因子（如IL-1α、IFN-α、TNF-α）激活。可溶性Fas分子由于选择性剪接而缺乏跨膜结构，其可阻断Fas介导的细胞凋亡。桥本病的血清中可溶性Fas水平下降，可能促进甲状腺细胞凋亡而导致甲状腺细胞的破坏[86]。血清TSH升高可能会抑制Fas介导的甲状腺细胞凋亡[87]，TSBAb可阻断TSH对Fas介导的细胞凋亡的抑制作用，从而引起甲状腺萎缩。事实上，FasL在甲状腺细胞中的表达与Graves甲状腺细胞中的TRAb正相关，但在桥本病的甲状腺细胞中与抗体滴度没有相关性[88]。然而，桥本病患者的血清Fas水平与TPOAb和TSH相关[89]，而可溶性CD40又与TPOAb相关[90]。在甲状腺滤泡细胞上转基因表达的FasL实际上可以通过抑制淋巴细胞浸润来预防自身免疫性甲状腺炎[91]。在38%的桥本甲状腺炎患者[92]和65.4%的恶性淋巴瘤患者（其通常由桥本甲状腺炎发展而来）[93]的甲状腺淋巴细胞中发现Fas突变，而该突变可以导致Fas的功能缺失。

TRAIL分子是以膜结合和可溶性形式存在的TNF家族的成员。它通过半胱氨酸天冬氨酸蛋白酶依赖性通路与其受体相互作用而诱导凋亡。甲状腺细胞凋亡的分子调控尚不清楚，但是有理由认为，细胞章节中提到的Treg细胞的缺陷与细胞凋亡有关。实际上，在严重的甲状腺炎中，CD4⁺Treg细胞中Fas的表达更高[94]。总之，Fas/FasL介导的凋亡在桥本甲状腺炎自身免疫过程的活跃阶段发挥着重要作用，并且可能导致不可逆的甲状腺细胞损伤。而且，可溶性CD40可以作为这些事件的标志。

自身免疫性甲状腺炎的其他细胞死亡机制包括

含有穿孔素和颗粒酶 B 的胞外颗粒及补体激活。补体激活可能不会杀死细胞，但可能通过加剧免疫过程，从而有助于炎症性疾病的维持[95]。下面是甲状腺自身免疫发生的免疫病理过程的概述。

（一）自身免疫性甲状腺疾病的发展过程

1. 1 阶段——基础状态　正常暴露于抗原（如 TG）和正常低水平的抗体应答。

通过 HLA-DR、DQ、CTLA-4、P-ten 或其他基因的可变的遗传易感性。

2. 2a 阶段——最初的甲状腺损伤和低水平的免疫应答　病毒或其他损伤引起正常或改变的 TG、TPO 或 TSH-R 的释放。

高效的 HLA-DR、DQ、TCR 分子可提高遗传易感宿主的抗体水平。

感染诱导的 IFN-γ 或 IL-2 升高，刺激抗原特异性或非特异性 Th IFN-γ 增多，刺激 DR 表达和 NK 活化。

3. 2b 阶段——免疫应答的自发控制或缓解　抗原暴露减少。

免疫应答驱动调节性 T 细胞的活化。

可能出现抗独特型抗体的反馈机制。

4. 3 阶段——抗原驱动的甲状腺细胞损伤（或刺激）　直接的 CD4+ 或 CD8+ 的 T 细胞毒性。

抗体介导的甲状腺细胞的刺激。

NK 细胞攻击。

补体依赖的、抗体介导的细胞毒性作用。

T、NK 或巨噬细胞介导的 Fc 受体 + 细胞的 ADCC 效应。

5. 4 阶段——继发于疾病的增强因素　甲状腺细胞 DR、DQ 表达——（？）APC 功能

甲状腺细胞表达的其他分子（细胞因子、CD40、黏附分子）。

通过 FAS 或免疫复合物的结合和去除导致 Treg 功能减弱。

6. 5 阶段——抗原非依赖性疾病进展　招募非特异性 Th 或自身反应性 Th。

自身反应性 Th 结合 DR+ 的 TEC 或 B 细胞。

IL-2 激活附近的 Th。

7. 6 阶段——相关疾病发展的克隆扩张　抗原释放和新的 Th 细胞和 B 细胞的募集。

Ab 和 T 细胞与眼周抗原的反应性。

对内因子、乙酰胆碱受体、DNA、黑色素细胞、毛囊等的正常免疫反应的细胞因子增多。

（二）临床表现

大多数桥本甲状腺炎患者甲状腺功能正常或为亚临床甲状腺功能减退，伴有甲状腺肿大和循环中的甲状腺抗体。随着时间的推移，其每年以 5% 的比例进展至临床甲状腺功能减退[6]。肿大的甲状腺变小，偶有萎缩（萎缩性甲状腺炎）。从组织学上讲，纤维化扩展，在甲状腺炎的这一阶段甲状腺滤泡很少。患者通常是无症状的女性。甲状腺肿可能是在体检中偶然发现的，但一些患者也可出现与甲状腺肿相关的不适症状。甲状腺炎的甲状腺肿大通常是小叶型的和不规则的，可以是光滑的或有凸起的，质地通常较韧，在某些情况下很硬，这提示甲状腺癌的诊断。在罕见的情况下，甲状腺肿大可包围气管，引起压迫症状，如吞咽困难、声音嘶哑和发音困难。在极少数情况下，甲状腺肿大伴有疼痛，提示可能是亚急性甲状腺炎。一些患者出现明显的单一甲状腺结节，甚至循环中的甲状腺抗体的存在。在这种情况下，也必须对结节进行检查，以排除恶性肿瘤，因为这 2 种情况可能同时发生。虽然大多数患者表现为甲状腺功能正常，但有些患者可能是甲状腺功能亢进。老年患者更有可能发生甲状腺功能减退，尽管存在甲状腺抗体，但并不提示甲状腺功能减退的进展速度与年轻患者相同[96]。如前所述，循环中甲状腺抗体的出现，特别 TPOAb，是桥本甲状腺炎的标志，然而少数患者也有甲状腺受体阻断和刺激的免疫球蛋白。甲状腺功能减退与阻断性抗体和自身免疫过程有关。在某些情况下，长期使用左甲状腺素替代治疗自身免疫性甲状腺功能减退后，由于刺激性抗体的存在，患者可能会变为甲状腺功能亢进。甲状腺自身免疫急性加重的患者易患破坏性甲状腺毒症。这个阶段过后通常是一过性甲状腺功能减退。高碘摄入会加重自身免疫性甲状腺炎，从而诱发甲状腺功能减退。

在儿童中，桥本病较少见，并且甲状腺抗体的滴度通常低于成年患者。自身免疫性甲状腺疾病在儿童和青少年中并不常见，但自限性自身免疫性甲状腺炎的患病率很高[97]。他们通常表现为轻度而无

症状的甲状腺肿大，甲状腺功能减退不常见，而且在随访期间有高达 50% 的患儿甲状腺功能异常可恢复正常[98-100]。

对于亚临床自身免疫性甲状腺炎患者，应定期检查（1 年 1 次或 2 次）。检查时，除了测定血清 T$_4$、TSH 和甲状腺抗体外，还应评估甲状腺功能减退的临床体征。

（三）与寂静性和产后甲状腺炎的关系

另一种形式的甲状腺炎有很多称谓，如无痛性、寂静性、隐匿性、亚急性、亚急性非化脓性和非典型（寂静性）亚急性甲状腺炎，自身免疫也是其病因。它也可表现为甲状腺功能亢进、一过性的甲状腺毒症和甲状腺放射性碘摄取（RAIU）减低及淋巴细胞性甲状腺炎伴甲状腺功能亢进的自发性缓解。目前尚未就统一名称达成一致。这种疾病的特征与 De Quervain 甲状腺炎和桥本甲状腺炎的特征重叠。其临床过程类似于 De Qervain（亚急性）甲状腺炎，但没有颈部或甲状腺疼痛，血沉也不升高，至少没有达到很高的水平。在组织学上，这种情况与桥本病较温和的形式不能区分。该病的临床特征首先是甲状腺功能亢进的初期阶段，这是由于炎症引起的甲状腺上皮细胞受损后甲状腺内激素释放进入循环系统所致[101]。因此，甲状腺放射性碘摄取减低。一过性甲状腺功能亢进期后为甲状腺功能减退，这可能是一过性的，在少数人中也可能是永久的。很大比例的寂静性甲状腺炎患者具有自身免疫性甲状腺疾病的个人史或家族史。大多数患者可以完全缓解，但在一些患者中也可以进展为持续性甲状腺功能减退[102]。在寂静性甲状腺炎中疾病复发很常见，但在亚急性甲状腺炎中很少见。寂静性甲状腺炎看来是由于自身免疫性甲状腺炎加重引起的。甲状腺炎经常复发，据报道季节性变应性鼻炎[103]，以及剧烈的颈部按摩[104] 是始动因素（图 86-3）。

1948 年首次注意到疲乏及其他甲状腺功能减退症状的发生与产后相关[105]。应用甲状腺提取物成功治疗了这些不适。该综合征后来定义为产后甲状腺炎（postpartum thyroiditis，PPT），并且讨论了该病的免疫特征[106]。产后甲状腺炎实质上是产后阶段的寂静性甲状腺炎。产后甲状腺炎一词与产后

12 个月内发生的破坏性甲状腺炎有关，与 Graves 病无关，尽管这 2 种情况可能同时出现。PPT 的起源与免疫状态的变化有关，导致分娩后甲状腺功能发生异常或恶化（图 86-3）。甲状腺功能异常的 PPT［即产后甲状腺功能异常（postpartum thyroid dysfunction，PPTD）］的特征是一过性甲状腺功能亢进后一过性甲状腺功能减退。前者在产后约 14 周出现，随后在中位数 19 周时出现一过性甲状腺功能减退。极少数情况下，甲状腺功能减退状态可在甲状腺功能亢进被注意到之前出现。甲状腺功能异常可发生在多达 50% 的 TPOAb 阳性的妇女中，在妊娠约 14 周时确诊，其中单纯甲状腺功能亢进 19%，单纯甲状腺功能减退 49%，32% 为甲状腺功能亢进后再发生甲状腺功能减退（即双相性）。并不是所有的女性都会表现出 2 种甲状腺功能状态，甲状腺功能亢进阶段有可能检测不到，因为它可能非常短暂。PPTD 几乎总是与抗甲状腺抗体有关，通常是 TPOAb，其在产后约 6 周时滴度升高。TgAb 约占 15%，在少于 5% 的患者中其是唯一的抗体。然而，在少数循环中无甲状腺抗体的女性中也发生了产后甲状腺功能异常[92]。尽管甲状腺功能亢进状态的临床表现通常并不严重，但即使在仅有甲状腺抗体阳性而没有出现甲状腺功能异常的女性中，易怒和精力不足也非常突出。相反，甲状腺功能减退期的症状可能很重。许多典型的甲状腺功能减退症状在出现甲状腺激素减少之前就已经出现，并在激素水平恢复后持续存在。产后甲状腺炎还可以发生在妊娠前和流产后接受了 T$_4$ 治疗的女性中。大量证据表明，产后甲状腺炎是一种免疫相关疾病[107]。该综合征患者的甲状腺组织活检显示出类似于桥本甲状腺炎的淋巴细胞浸润[108]。

（四）IgG4 型甲状腺炎

在报道了硬化性胰腺炎中的胰腺肿大[110] 之后，近期提出了免疫球蛋白 G4（IgG4）相关疾病[109]，并且报道了一类被称为 IgG4 型甲状腺炎的独特的桥本甲状腺炎亚型[111, 112]。它的特点是纤维化、淋巴浆细胞浸润，甲状腺组织中 IgG4 阳性浆细胞增加，血清 IgG4 水平升高。IgG4 型甲状腺炎与疾病快速进展、亚临床甲状腺功能减退、更高水平的循环抗体和更弥漫的低回声密切相关。根据 IgG4 免

疫染色、纤维化程度和超过甲状腺包膜的侵袭性纤维化对甲状腺炎进行鉴别诊断可能很重要。虽然纤维化亚型和 Riedel 甲状腺炎被认为属于 IgG4 相关疾病谱[111]，但还需要进一步的研究来阐明其真正的病因。

（五）与 Graves 病的关系

Graves 病患者治疗后通常会进展至甲状腺功能减退[113]，可能是由于先前所述的自身免疫的组织破坏。甲状腺功能减退症出现的另一种机制是 TSBAb 升高，在 11.1% 的 Graves 病的甲状腺毒性患者中，该抗体对 TSH 诱导的腺苷酸环化酶刺激具有阻断活性，但无 TSAb 活性[114]，也就是说，一些 Graves 病患者同时具有刺激性抗体和阻断性抗体。当刺激性抗体为主时，就会出现甲状腺功能亢进，而当阻断性抗体为主时，患者会发展为甲状腺功能减退。患者的临床特征取决于刺激、阻断，以及体液免疫和细胞免疫破坏性之间的平衡。当刺激因素占主导地位时，就会发展为 Graves 病甲状腺毒症。破坏性因素如抗体依赖性细胞毒作用（antibody-dependent cytotoxicity，ADCC）、T 淋巴细胞细胞毒作用、淋巴毒素（TNF）和细胞毒性抗体等占主导地位

时，就可能会导致桥本病或黏液水肿。阻断因子如 TSBAb 也会导致甲状腺功能下降。一旦甲状腺细胞被完全破坏，刺激因子就失效了。在临床上，桥本甲状腺炎致甲状腺功能减退接受甲状腺素治疗的患者，因为 TSAb 的存在可能发生由 Graves 病导致的甲状腺毒症，识别这样的患者非常重要[115]。这提示存在着前文提及的尚未被破坏性因素完全破坏的甲状腺组织（表 86-6 和图 86-5）。

（六）与其他自身免疫病的关系

在其他自身免疫病的患者中经常发现甲状腺球蛋白抗体阳性，因此，这些疾病都与自身免疫性甲状腺疾病有关[4]。其他自身免疫病发病率高于一般人群。自身免疫性甲状腺疾病与器官特异性自身免疫病（如白癜风、重症肌无力、血小板减少性紫癜、斑秃、干燥综合征）[116] 及系统性自身免疫病（如类风湿关节炎、系统性红斑狼疮、进行性全身性硬化症）有关。在自身免疫性甲状腺炎中也可以观察到与其他内分泌自身免疫性疾病（如胰岛素依赖性糖尿病、自身免疫性肾上腺炎、自身免疫性甲状旁腺功能减退和自身免疫性垂体炎）有关（表 86-6）。这种自身免疫可能同时发生在多个器官（多

表 86-6　桥本甲状腺炎中其他自身免疫性疾病的风险

在病例索引中桥本甲状腺炎的诊断	在病例索引中桥本甲状腺炎的诊断		
	相对风险	95% CI	P 值
1 型糖尿病	2.97	1.24～7.11	0.028
类风湿关节炎	7.71	5.08～11.72	< 0.001
恶性贫血	31.08	20.23～47.75	< 0.001
系统性红斑狼疮	22.45	7.26～69.36	< 0.001
Addison 病	157.13	75.30～327.87	< 0.001
乳糜泻	20.20	8.45～48.32	< 0.001
白癜风	26.26	15.36～44.91	< 0.001
多发性硬化	6.22	2.34～16.50	0.004
重症肌无力	13.47	1.90～95.42	0.072
溃疡性结肠炎	3.11	1.17～8.25	0.042

在索引病例中诊断其他自身免疫性疾病的相对风险

数据引自 Boelaert BK, Newby PR, Simmonds MJ, et al: The quantification of other autoimmune diseases in subjects with autoimmune thyroid disease: a large cross-sectional study. Amer J Med. 2010; 123: 183.

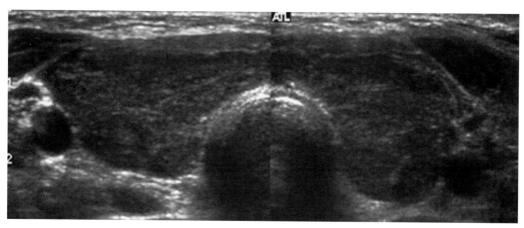

▲ 图 86-5 桥本甲状腺炎患者的超声检查
注意两侧低回声（由 Peter Smyth 博士提供）

内分泌自身免疫性疾病）。在过去 10 年中，人们意识到乳糜泻在桥本病患者中的常见程度超过了之前的想象。在最近的一项研究中，15% 的桥本病患者血清中有乳糜泻相关的阳性结果，而相反 21% 的乳糜泻患者甲状腺抗体阳性。应该对桥本病患者进行乳糜泻筛查，反之亦然 [117]。必须指出，自身免疫性甲状腺疾病患者慢性贫血的发生率增加是由于伴随的自身免疫性胃肠疾病所致 [118]。另外，自身免疫性甲状腺疾病患者患另一种自身免疫病的频率很低，除了自身免疫性胃炎和低 B_{12} 水平以外 [119]。在约 1/3 的自身免疫性甲状腺疾病患者中可以检测到抗壁细胞抗体和（或）抗内因子抗体。

（七）桥本脑病

桥本脑病或脑炎是桥本甲状腺炎的罕见并发症。它是一种糖皮质激素反应性、与甲状腺抗体有关的复发性脑病。在女性中更为常见，但在儿童、成人和老年人中也有报道 [120]。神经系统并发症有时与甲状腺功能异常有关，但患有这种脑病的患者通常甲状腺功能正常。它是一种可治疗的、糖皮质激素反应性、进行性或复发性脑病，与甲状腺特异性自身抗体升高有关 [121]。该病于 1966 年首次报道 [122]，可能表现为亚急性或急性脑病，伴有癫痫和中风样发作，通常有肌阵挛和震颤 [123]。儿童可以表现为癫痫发作、认知能力下降和行为问题 [124]。它与异常的脑电图（EEG）和脑脊髓液蛋白增多但无细胞增多有关。部分患者有严重的残疾 [125]。在某些患者中已鉴定出 α- 烯醇化酶抗体 [126, 127]，但该抗体在其他自身免疫病中也很常见。尽管这种情况可能代表了一种罕见的自身免疫性脑病与自身免疫性甲状腺疾病的关联 [128]，但 TPOAb 与特定星形胶质细胞结合的研究仍非常有趣 [129]。通过患者脑脊髓液（CSF）中 IgG 的自身免疫反应确定的对酶产生的自身免疫反应，可能提示了这种自身免疫炎症状态下血管和（或）神经元受损的机制 [130]。

（八）与甲状腺癌的关系

自身免疫性甲状腺炎与 B 细胞淋巴瘤的关系是公认的。桥本甲状腺炎和甲状腺淋巴瘤克隆带的序列相似性［由聚合酶链反应（PCR）和免疫球蛋白重链基因重排序列测定］强烈提示原发性甲状腺淋巴瘤可能是由桥本甲状腺炎演变而来的 [131]。人们普遍认为分化型甲状腺癌在桥本病患者中并不常见，但有几个报道，包括最近的两项大型研究 [132, 133]，表明桥本病患者患甲状腺乳头状癌的可能性可能要高达 3 倍。分子研究表明，在甲状腺炎的非肿瘤滤泡细胞中更常表达 RET/PTC-RAS-BRAF 级联，表明桥本甲状腺炎中调控早期肿瘤发展和炎症的分子机制是重叠的 [134, 135]。

（九）诊断

自身免疫性甲状腺炎的诊断通常很容易通过临床观察和血清学检查来确定，尤其是在有临床甲状腺功能减退症的患者中。对于抗甲状腺抗体［抗 TPO 抗体和（或）抗甲状腺球蛋白抗体］阳性的弥漫性或结节性甲状腺肿，无其他甲状腺疾病的证据，就可诊断为肿大型桥本甲状腺炎。甲状腺功能的测试（游离 T_4、游离 T_3 和 TSH）可能没有帮助，因为甲状腺炎在大约 90% 的患者中是亚临床的。约 90% 的桥本病患者 TPOAb 阳性，但在甲状腺功能正常和甲状腺功能减退的患者之间，抗体滴度及阳性率上都没有显著差异。在发现有甲状腺抗体但无可触及的甲状腺肿的患者中，甲状腺超声会表现出与桥本甲状腺炎一致的低回声模式（图 86-5）。在原发性甲状腺功能减退伴甲状腺萎缩的患者中，可以评估阻断型促甲状腺激素受体（TSHR）抗体（TSBAb）的存在，尽管即使在日本，它的阳性率也很低[136]。组织学检查能帮助确诊，但不是甲状腺炎诊断和治疗所必需的，因为在所有血清阳性的患者甲状腺中都能观察到淋巴细胞浸润[5]。相反，在 95% 以上经组织学证实的桥本病病例中，可检测到 TPOAb 或 TgAb。事实上，仅检测抗体就足以诊断自身免疫性甲状腺疾病。在一般人群中，大约 10% 的个体也有抗体存在，但无临床表现，这些患者应该被认为是亚临床自身免疫性甲状腺炎。对于少数有明显或潜在甲状腺功能减退的血清阴性的患者，桥本甲状腺炎的诊断也是有可能的，这可以通过超声检查来证实。

细针穿刺活检能显示甲状腺炎的细胞学证据（图 86-6），但是组织学检查是能完全证明其存在的唯一方法。如果甲状腺迅速增大并且非常坚硬或固定，怀疑是甲状腺肿瘤，则需要进行甲状腺活检（图 86-5 和图 86-6）。在桥本甲状腺炎急性加重的甲状腺毒性阶段，有必要排除 Graves 病、寂静性和亚急性甲状腺炎及毒性结节性甲状腺肿。Graves 病甲状腺毒症持续时间可超过 3 个月，但寂静性甲状腺炎患者升高的甲状腺激素水平通常在 3 个月内消失。Graves 病患者有抗 TSHR 抗体（TRAb），用放射受体分析法测定 TSH 结合抑制免疫球蛋白，约 90% 的患者为阳性。近期用敏感的第三代检测法检测 TRAb，97% 的 Graves 病患者呈阳性[137]。尽管可以发现一些例外，但这些抗体在寂静性甲状腺炎中通常是阴性的。血清 T_3/T_4 比值（ng/mg）是一个简单区分 2 种甲状腺毒症类型的方法。80% 的 Graves 甲状腺毒性患者的比率超过 20，但在包括寂静性甲状腺炎在内的破坏性甲状腺毒症的患者中这一比值不超过 20。最近发展的甲状腺血流定量测量

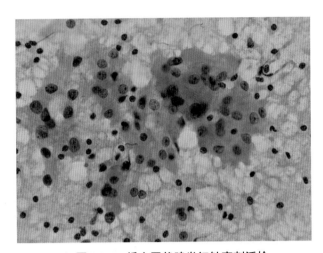

▲ 图 86-6　桥本甲状腺炎细针穿刺活检
大细胞是具有丰富且呈颗粒状细胞质的嗜酸性细胞。小细胞是淋巴细胞和浆细胞（巴氏染色 400×）（由日本神户市 Kuma 医院的 Mitsuyoshi Hirokawa 博士提供）

方法可以更清楚地将寂静性甲状腺炎与 Graves 病区分开[138]。Graves 病完全缓解后，同一患者有时会再患寂静性甲状腺炎。因此，既往病史对于鉴别没有作用。

（十）自然史

大多数桥本甲状腺炎患者在年轻时甲状腺功能正常或为潜在甲状腺功能减退伴甲状腺肿。随着时间的流逝，部分患者进展至甲状腺功能减退。肿大的甲状腺变小，偶有萎缩。从组织学上讲，纤维化扩展，并且在甲状腺炎的这一阶段几乎没有甲状腺滤泡。因此，老年桥本甲状腺炎患者更容易发现甲状腺功能减退。

在某些情况下，患者可能会经历一过性的甲状腺功能减退。在某些桥本甲状腺炎病例中，甲状腺功能减退似乎是可逆的[139]。当甲状腺被缓慢破坏时，这种一过性甲状腺功能减退就可能会在桥本甲状腺炎病程中发生。甲状腺肿大且血清甲状腺球蛋白浓度升高时，甲状腺功能减退通常是一过性的[140]。给予促甲状腺激素释放激素后，甲状腺对 TSH 的反应可用于评估接受 T_4 治疗的患者甲状腺功能减退恢复的可能性[141]。在日本等含碘食物（如海藻）很常见的地区，饮食中摄入过量的碘（1000mg/d 或更多）会导致亚临床自身免疫性甲状腺炎患者出现一过性甲状腺功能减退。随着碘摄入量的减少，这种情况很容易逆转[142]。

桥本甲状腺炎的一个罕见但重要的并发症是恶性淋巴瘤，40%～80% 的病例源自桥本甲状腺炎患者[143]。因此，它具有女性优势。患者通常在 60 岁或 60 岁以上，在先前诊断为自身免疫性甲状腺炎的背景下，颈部肿物迅速增大，并且常是在接受左旋甲状腺素治疗时。细针穿刺活检可以快速诊断，在大多数情况下，外部放射治疗和化疗可使肿瘤迅速缩小，从而减轻压迫症状并缓解。

（十一）治疗

目前还没有找到一种可行的方法来控制自身免疫异常本身。在一项研究中，甲状腺功能正常的桥本甲状腺炎患者随机分配到左旋甲状腺素治疗或简单随访组中，T_4 治疗组在 15 个月后观察到游离 T_4 显著升高，TSH 和抗甲状腺球蛋白抗体及抗甲状腺过氧化物酶抗体水平显著下降。尽管未见细胞学改变，但超声检查提示接受左旋甲状腺素治疗的患者甲状腺体积减小，而未接受治疗的随访患者甲状腺体积增大。因此，桥本甲状腺炎患者即使甲状腺功能正常，甲状腺激素治疗也可能是有益的[144]。近期观察到桥本甲状腺炎患者服用硒后，与对照组相比，患者甲状腺抗体的滴度显著下降[145]。然而，没有发现病理逆转的证据。甲状腺肿大且高碘摄入后发生的甲状腺功能减退往往是一过性的[118]，尤其是在 30 岁以下的患者中。限制高碘摄入对这些

患者可能是有效的，但有时也可能需要手术切除。此类患者可以通过接受放射性碘治疗，成功缩小约 50% 的甲状腺体积[146]。目前，主要的方法是治疗甲状腺功能减退，或尝试缩小甲状腺肿以缓解压迫症状，或仅仅是因为美容原因。对于甲状腺仅轻度或中度肿大、甲状腺功能正常的患者，并非一定需要 T_4 替代治疗。这些患者应每年检查 1 次，以评估甲状腺功能减退今后的发展。当出现甲状腺功能减退时，患者应使用 T_4 治疗。每日替代剂量为 100～200μg/d［约 2μg/（kg·d）］。对于长期存在甲状腺功能减退的患者，应从小剂量的 T_4 开始替代治疗，并逐步加量至满意的维持剂量。产后甲状腺炎患者的甲状腺功能减退通常是一过性的。这些患者并不一定需要终生的 T_4 治疗。在某些情况下，T_3 而非 T_4 也可能会在短期内有效，用以快速缓解甲状腺功能减退症状。

肿大型桥本病的痛性亚急性加重是罕见的，糖皮质激素治疗对这些病例有效。10%～20% 的患者存在破坏性甲状腺炎复发的情况，但甲状腺抑制治疗不具有预防作用。对一些疼痛复发的患者，手术切除腺体或 ^{131}I 治疗有效。如前所述，糖皮质激素可用于治疗桥本脑炎。无论是否服用甲状腺素，据报道硒都能降低甲状腺炎患者的抗体水平，但目前还没有关于其他有益的临床效果的数据报道。

第 87 章　亚急性和 Riedel 甲状腺炎
Subacute and Riedel's Thyroiditis

Valeria C. Guimarães　**著**

李曼曼　杨双竹　李可欣　张海姣　兰丽珍　**译**

要　点

亚急性甲状腺炎

- 亚急性甲状腺炎（SAT）是一种自限性甲状腺炎症性疾病，以颈部疼痛或不适为特征，呈柔软的弥漫性甲状腺肿，甲状腺功能演变过程可预测。
- 亚急性甲状腺炎病因尚不清楚，推测是由病毒感染或病毒后炎症反应引起的。
- SAT 的诊断基本是临床上的，在疾病的早期阶段表现为颈部疼痛、明显的甲状腺压痛和与甲状腺毒症相关的各种症状。红细胞沉降率和（或）C 反应蛋白的增高及放射性碘摄取率的降低有助于确诊。
- 甲状腺功能亢进期是短暂的，随后是一段甲状腺功能正常和无症状的甲状腺功能减退期。甲状腺功能是会恢复的，但有些患者可能会发展成永久性甲状腺功能减退。
- 甲状腺功能应每 2~8 周监测 1 次，以确认甲状腺功能亢进症的缓解、甲状腺功能减退症的检测及随后的甲状腺功能恢复正常。
- 甲状腺功能亢进或甲状腺功能减退通常是不需要治疗的，因为如果出现症状，症状也是轻微的和短暂的。如果怀疑是永久性甲状腺功能减退，应开始给予左旋甲状腺素替代治疗，并在治疗 6 周后对患者进行重新评估。

Riedel 甲状腺炎

- Riedel 甲状腺炎是一种全身性纤维炎性疾病，可能与其他器官受累有关。这种疾病的具体病因尚不清楚。
- 坚如磐石的甲状腺肿、原发性甲状腺功能减退、抗甲状腺抗体阳性、甲状旁腺功能减退症和压迫性的局部症状的结合应能引导临床医生识别 Riedel 甲状腺炎的独特表现。
- 手术干预应仅限于排除恶性肿瘤的存在，减轻压迫症状，并获得 Riedel 甲状腺炎的病理证实。
- 一旦确定了 Riedel 甲状腺炎的诊断，应考虑寻找相关的纤维化情况和药物治疗。
- 长期随访显示，近 50% 的患者经手术减压和药物治疗后病情好转或消失，其余患者病情稳定。

一、亚急性甲状腺炎

（一）背景及定义

亚急性甲状腺炎（subacute thyroiditis，SAT）这一术语描述了一种自限性炎症性疾病，是甲状腺疼痛的最常见原因，可能是由病毒引起的[1-6]。它在 1895 年由 Mygind[7] 首次报道，他描述了 18 例"单纯性甲状腺炎"。传统上，de Quervain 这个名字与这种疾病有关，可能是因为他在 1904 年[8] 和 1936 年[9] 描述了这种疾病的病理。SAT[10] 在 5% 的临床甲状腺疾病中出现，经常伴有上呼吸道感染。其发病率与肠道病毒最高发病率有关[11]。其他病毒如 EB 病毒（Epstein-Barrvirus）和巨细胞病毒（cytomegalovirus）也有报道，但迄今仍缺乏明确的病毒原因的证据[12]。患有这种疾病的女性明显多于男性[1]。

（二）发病率

关于 SAT 的流行病学研究报道较少[11, 13-23]。与其他甲状腺疾病相比，SAT 并不常见，其发病率约为每 5 例 Graves 病中约有 1 例，每 15 例或 20 例桥本甲状腺炎中约有 1 例。尽管这种病因很可能是病毒性的，但 SAT 与其他所有甲状腺疾病类似，好发于 40—50 岁的女性。报道的男女比例为（3～6）：1[18]，也可能发生在妊娠期间[19]。儿童罕见，似乎可发生在一年中的任何季节[11, 21]，在秋季及春季有上升趋势[21]。很少注意到病例有家庭或地区聚集性。据报道，SAT 最常见于温带地区，在北美、欧洲和日本已被发现。沙特阿拉伯西部报道的病例很少[20]，世界其他许多地方的报道也很少。相关的自身免疫病似乎并不比普通人群中观察到的自身免疫病更常见[21]。最近，它被描述为妊娠甲状腺功能亢进症的一种罕见原因[24]。

本病虽然是可以完全恢复的，但几年后复发也有报道[25-28]。在一项研究中，222 例患者中有 3 例（1.4%）出现了 4 次 SAT 复发。复发的 SAT 与首次发作相似[28]。在 1970—1993 年对 3344 例 SAT 患者进行的一项大型研究中，有 48 例（1.4%）复发 SAT［平均在首次发作后（14.5±4.5）年］。5 例患者经历了第 3 次复发［第二次复发后平均（7.6±2.4）

年］[28]。另一项队列研究显示，多年后复发率为 4%[21]。理论上讲，晚期复发可能发生在对先前病毒感染的免疫力消失之后。在丹麦对甲状腺功能减退症亚型进行为期 4 年的评估期间，在 685 例甲状腺功能减退症患者队列中发现 SAT 的发病率为 1.8%[29]。

（三）病因学

1952 年，Fraser 和 Harrison[30] 首次提出 SAT 是由于甲状腺被病毒感染所致。此后，大量间接证据表明，SAT 最有可能是病毒感染的结果[31-33]。SAT 在完全恢复后很少复发，可能是由于对致病病毒具有了免疫力。

在临床上，这种疾病有几个病毒感染的典型特征，包括典型的前驱症状有肌痛、不适和疲劳，无白细胞增多，通常是自限性的一个过程[1-6]。此外，在病毒感染爆发期间报道了疾病的聚集性[1-6, 11]。它被描述为与腮腺炎（mumps）、麻疹（easles）[1]、H1N1 流感（H1N1 influenza）[34]、普通感冒（common cold）[1]、腺病毒（adenovirus）[1]、传染性单核细胞增多症（infectious mononucleosis）[1, 35]、柯萨奇病毒（coxsackievirus）[1, 36]、登革热（dengue）[37]、猫抓热（cat-scratch fever）[1]、圣路易脑炎（St. Louis encephalitis）[1]、甲型肝炎（hepatitis A）[17]、细小病毒 B19 感染（parvovirus B19 infection）[18] 和巨细胞病毒（cytomegalovirus）感染[12, 38, 39] 有关。患者接种流感疫苗后可出现 SAT[40]。其他关于胃旁路手术后 SAT 的发生也有所报道[41]。心脏导管感染[42] 或摄入生姜后[43] 等报道尚不能提高对其病因的进一步认识。

在 Volpé 及其同事一项广泛研究中，71 例 SAT 患者中[44] 的 32 例没有发现特定病毒感染的证据，在此期间，他们发现病毒抗体至少增加了 4 倍。这些病毒抗体包括柯萨奇病毒（coxsackievirus）、腺病毒（adenovirus）、流感病毒（influenza virus）和腮腺炎病毒（mumps）的抗体。而柯萨奇病毒抗体最为常见，其滴度的变化最接近疾病的病程。然而，在随后新加坡对 10 例患者的研究中，并没有发现这种抗体[45]。这些抗体的存在可能并不能反映其致，而可能是由于炎症引起甲状腺病变的反应应答引起的。甲状腺被各种病毒感染后表现为甲状腺炎相关的临床表现，多种因素可能为 SAT 综合征的病因。

某些非病毒感染，如疟疾和 Q 热，产生的临床综合征类似于 SAT[1]。这些观察的意义仍有待确定。此外，还报道了 1 例 SAT 与巨细胞动脉炎同时发生的病例[46]。在干扰素治疗丙型肝炎期间出现 SAT 的病例[47-49] 及最近的 1 例行异基因骨髓移植之后经长期免疫抑制和锂治疗后出现的 SAT 病例均已被报道[50]。据报道，亚急性甲状腺炎与急性发热性中性粒细胞皮肤病（Sweet 综合征）[51] 之间的关系可能暗示了细胞因子在这 2 种情况下的共同作用。

在 SAT 中描述了几种自身免疫现象。甲状腺自身抗体（抗甲状腺球蛋白和抗甲状腺过氧化物酶抗体）在 42%～64% 的 SAT 患者中被发现[44]。在大多数患者中，抗体滴度逐渐降低，随着疾病的消退，抗体滴度保持在较低水平或消失。促甲状腺激素（TSH）受体抗体在 SAT 患者中也有所报道[52-54]，尽管抗体滴度的变化与疾病活动无关[52]。在接受 SAT 测试的 9 例患者中，有 8 例患者发现了几种针对新的、非特异性的甲状腺抗原决定簇的自身抗体。这些自身抗体持续存在，其水平在 SAT 发病后 39 个月内没有下降。这些抗体可能是继发于甲状腺病毒感染造成的损害，因为它们在本质上属于多克隆性的抗体[55]。

有证据表明，T 细胞介导的甲状腺抗原免疫反应可能在 SAT 的发病机制中起作用。在疾病的初始阶段，腺体被 T 细胞浸润，在这些患者中表现出 T 细胞对甲状腺致敏作用[56-58]。然而，这种致敏作用是暂时的，很可能是腺体病毒感染引起的抗原炎症性释放的第二次免疫反应[1]。

有人认为，在 SAT 过程中的甲状腺被破坏可能在遗传背景下触发各种甲状腺自身免疫病[59, 60]。在有 SAT 病史的患者中，大约 1% 的病例[3] 可能由于既往的甲状腺损伤而发生甲状腺功能减退。但也报道过 SAT 后 Graves 病的发生，尽管这样的证据似乎非常罕见，文献中报道的病例不到 20 例[61-65]。

感染病原体可通过多种机制诱导甲状腺自身免疫，如诱导修饰自身抗原、模拟自身分子、诱导多克隆 T 细胞活化等（如通过超抗原），改变特有的网络，形成免疫复合物，诱导甲状腺上皮细胞主要组织相容性复合物（MHC）分子的表达。尽管有充足的间接数据表明病原体感染参与人类自身免疫性甲状腺疾病的发病过程，但只有少数研究采用了直接的方法。这些直接方法包括从甲状腺中分离或识别潜在的感染病原体，并随后在实验模型中诱发自身免疫性甲状腺疾病。

虽然 SAT 被证明与甲状腺自身免疫现象有关，但在恢复后，所有免疫现象都会消失。这与自身免疫性甲状腺疾病中这些异常的持续存在形成了对比[66]。在 SAT 进程中观察到的短暂免疫标记似乎是继发于甲状腺抗原物质的释放，是炎症破坏甲状腺后正常的生理反应[67]。

鉴于以前的观察、直接证据的缺乏，以及由于 SAT 很少进展为 Graves 病或桥本病，因此推论仍然与以下的观点一致，即抗原诱导可以产生短暂的免疫紊乱，但最终不会或不可能导致慢性自身免疫性甲状腺疾病。SAT 的疾病可能作为一种非特异性的应激作用于免疫系统，从而在有利的遗传背景下诱发 Graves 病[66]。

在所有被测试的种族群体中，都注意到 SAT 与 HLA-Bw35 之间的联系[68-71]。这种单倍型似乎给予 SAT 特殊的易感性，也许是因为它允许 1 种或多种病毒触发针对甲状腺组织的免疫反应[72]。组织相容性研究表明，72% 的 SAT 患者表现为 HLA-Bw35[69-72]。家族性发生 HLA-B35 相关的 SAT 已有报道[73, 74]。在 87% 的日本人中发现另一种 HLA，Bw67 与季节性和轻微病程有关。因此，SAT 的易感性受遗传因素的影响，也有人认为 SAT 可能是通过病毒感染在遗传易感个体中传播而发生的[38]。

（四）临床特征

50% 的患者有上呼吸道感染病史，数天或数周后出现 SAT 的临床表现[1-6, 21, 75]。SAT 开始时伴有全身性肌痛、咽炎、低热和疲劳的前驱症状。患者甲状腺区域会有不同程度的疼痛。这种疼痛可能涉及一侧、部分或整个甲状腺，它通常从甲状腺放射到下颌角和患侧的耳部。如果起初不是双侧，疼痛和压痛往往在数天或数周内扩散到未受累的一侧甲状腺。它也可放射到前胸，或仅位于甲状腺。转动头部，吞咽或咳嗽可能会加重病情。也可能会发生暂时性声带麻痹[27]。

少数患者完全没有疼痛感。虽然无疼痛的患

者通常可被归类为"无症状性甲状腺炎"，但外科甲状腺切除术或活检的一些标本中仍可见典型的肉芽肿。同样，压痛可能是中度或重度，或相反，也可能是缺乏的。部分患者会注意到颈部肿胀。虽然症状可能局限于头颈部，但大多数患者也有全身症状，包括不适、肌痛（伴或不伴关节痛）、轻度发热和厌食症。这些症状可能是轻微的或严重的，发热可能达到 40℃（104 ℉）。

大多数患者在早期会出现轻度至中度甲状腺功能亢进症的症状[21]。50% 的患者有甲状腺毒症的症状，并且通常表现为紧张、颤抖、体重减轻、畏热和心动过速等症状[1-6, 75-78]。此外，甚至在没有心脏病史或病变的个体中也有不良心脏预后的报道[79]。体格检查时，大多数患者出现不适和潮红、不同程度的发热。甲状腺可能有轻度至中度增大，一侧叶比另一侧叶大。受累区域的质地通常是坚固或坚硬的。随着时间进展或治疗，甲状腺压痛消退且甲状腺肿大在几周或几个月时间内消失。仅 50% 的病例中存在轻度至中度甲状腺功能亢进的现象。有 8%～16% 的患者之前有甲状腺肿。颈部淋巴结肿大的病例较为少见。

在大多数患者中，SAT 持续 2～4 个月，但也有可能持续 1 年。当病程延长时，主要表现为持续的、疼痛的、压痛的甲状腺肿大，甲状腺毒症几乎都会较早地消退。有报道恢复后的复发，但不常见，大约为每年 2.3%[27] 或在首次发作后的 21 年内复发率为 4%[21]。

有时甲状腺功能亢进症的临床表现可能并不明显，但可以通过生化手段检测出来[76]。这种情况是由于甲状腺内的破坏性过程，胶质不断渗漏到组织间隙中，在间隙中分解成其组成部分，将甲状腺激素、甲状腺球蛋白和其他碘氨基酸释放到血液循环中[27, 76-87]。由于该阶段的甲状腺细胞实际上无法产生新的甲状腺激素，因此储存在滤泡中的胶质会在 2～3 个月内耗尽，导致患者出现一段时间的甲状腺功能减退症[88]。因为甲状腺实质的破坏可能持续数月，甲状腺功能减退症可能会持续数周。随着恢复的继续，滤泡再生，胶体得到补充，甲状腺功能恢复正常。恢复后，甲状腺重新形成，充满胶体，甲状腺功能恢复，并且间质纤维化持续存在[1-6, 76-88]。这种短暂性甲状腺功能减退症可能是亚临床的或临床的，发生在大约 2/3 的患者中。

SAT 很少进展为永久性甲状腺功能减退症[1-6, 88, 89]。在这种情况下，进展可能是由于甲状腺完全破坏而导致纤维化。如前所述，SAT 恢复后，该疾病最终似乎很少发展自身免疫性甲状腺炎[60, 63, 65]。

（五）诊断

典型的疼痛性 SAT 通常在初诊时就很明显，并且对于内分泌科医生来说应该没有诊断上的困难[80, 81]。在只有咽喉痛或耳痛的患者中，诊断不太明显，许多患者最初被误诊为咽炎[76]。重要的是，对于出现上呼吸道感染或颈痛、咽喉痛或耳痛的患者，应仔细触诊甲状腺。

少数桥本甲状腺炎患者和无症状甲状腺炎患者表现为疼痛、轻微的甲状腺肿大，与 SAT 难以区分[66]。桥本甲状腺炎中放射性碘的吸收不像 SAT 被完全抑制，甲状腺自身抗体的滴度通常很高，足以提示为淋巴细胞性甲状腺炎。急性化脓性甲状腺炎起初可能与 SAT 相似，但随着时间的推移，发热、局部压痛和肿胀明显，以及甲状腺受累区域红斑明显。甲状腺未分化癌的快速增生[90]或甲状腺结节出血也可引起甲状腺疼痛和压痛。在未分化癌中，由于其体积大，与相邻淋巴结粘连及典型的进展病程，病变通常是显而易见的。甲状腺结节出血表现为局部性，明显的结节通常有助于正确诊断。

SAT 的特点是红细胞沉降率显著升高。血清甲状腺球蛋白和 C 反应蛋白浓度也有同样的升高[91]。最近，唾液样品中的 C 反应蛋白的鉴定为证明 SAT 患者中异常水平的存在提供了方便的来源[92]。白细胞计数正常或稍微升高。外周血甲状腺激素浓度升高，甲状腺素（T_4）与三碘甲腺原氨酸（T_3）之比＜20，反映甲状腺内所存储激素[93]的水平，促甲状腺素的血清浓度较低或无法检测到。血清甲状腺过氧化物酶抗体浓度通常是正常的。在 SAT 的毒性阶段，24h 放射性碘的摄入量较低（＜5%），这是该病与 Graves 病的区别。彩色多普勒超声检查也可有助于区分，在 Graves 病患者中，甲状腺是多血管的，而在疼痛性 SAT 患者中，表现为低回声且血管含量低于正常水平[94]。超声弹性成像等新技术的应用能够证实 SAT 病变弹性明显降低（硬度增

强)[95]。通过使用 T_1 和 T_2 弥散加权磁共振成像[96] 及 FDG PET/CT 浓聚灶也可将 SAT 合并甲状腺毒症与 Graves 甲状腺功能亢进区分开来[97]。^{99m}Tc- 高锝酸钠注射液扫描虽然价格便宜且方便，但通常摄取较少甚至没有被摄取，因此没有观察到 SAT 的过程，这一发现在文献中报道一致[97]。

细针穿刺活检可能是有效的，但其显示大量的组织细胞也可能产生误导。有时，可能需要进行大针活检或小的开放性甲状腺手术活检以明确诊断。由于可能伴发乳头状癌，因此对于超声检查显示持续性低回声区＞ 1cm 的患者应进行进一步的细胞学检查[98]。

在甲状腺功能减退阶段的恢复过程中，甲状腺检查结果可能会引起混淆，除非获得该病早期的病史，否则可能会误诊为永久性甲状腺功能减退。SAT 有时会以不明原因的发热形式出现，无或仅有轻微的甲状腺特有的症状，且可通过铊同位素扫描检测到。

（六）实验室及影像学表现

1. 炎症期　甲状腺功能的动态变化随甲状腺炎症的发作而发生（图 87-1）。甲状腺滤泡的破坏导致胶质释放和分解并进入间质组织及碘化物质循环（蛋白质、蛋白酶、肽和氨基酸）。血清 T_4、T_3 和甲状腺球蛋白及尿碘升高[1-6, 76, 87]。

甲状腺功能亢进表现为血清 T_4 和 T_3 升高。与 Graves 病相反，在 Graves 病中，血清 T_3 通常与血清 T_4 不成比例地升高，而在 SAT 中，血清 T_3 的升高与释放到循环中的 T_4 量成比例。由于 Graves 病的临床表现的严重程度与循环 T_3 的水平密切相关，这一差异可能是 SAT 甲状腺功能亢进症临床表现较轻的原因。

此外，碘蛋白，如甲状腺球蛋白和碘化白蛋白，从腺体释放到血液循环中[82]。血浆甲状腺球蛋白可能在所有炎症反应消失后很长时间仍保持升高[84]。血浆 T_4 在第 1 周呈指数下降，甲状腺功能亢进期持续到腺体内合成的激素耗尽为止[86]。TSH 通常在甲状腺功能亢进阶段无法检测到[85, 86]，如预期的那样，TSH 对促甲状腺激素释放激素反应减弱[99, 100]。

同时，甲状腺滤泡细胞受损导致碘转运受损，

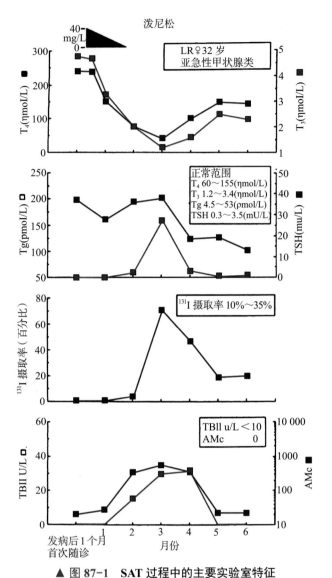

▲ 图 87-1　SAT 过程中的主要实验室特征

TBII. 促甲状腺激素结合抑制性免疫球蛋白；AMc. 抗微粒体蛋白抗体；Tg. 甲状腺球蛋白；T_4. 甲状腺素；T_3. 三碘甲腺原氨酸

24h 放射性碘的摄取特征性地被抑制为 0%～1%，显示出示踪剂呈斑片状和不规则分布[1-6, 76, 82, 101, 102]。即使仅累及部分腺体，也可能由于甲状腺激素水平升高抑制垂体 TSH 而导致同样的摄取下降[85, 86]。在 SAT 急性期，使用 ^{99m}Tc 研究显示灌注增加。甲状腺区域摄取的增加提示该疾病处于炎症期[103]。SAT 是与高水平甲状腺激素及低放射性碘摄取有关的甲状腺功能亢进疾病之一，这种表现是该病早期的特征。在这种情况下，只有极少的甲状腺激素持续合成并且分泌[82]。

甲状腺细胞损伤会降低腺体对 TSH 的反应能力，因此大剂量的 TSH 通常不会引起放射性碘摄取

的增加，除非腺体的某些部位不受累及[100]。这种对外源性 TSH 的反应缺乏持续至疾病的最初几周，这反映出甲状腺细胞的持续损害和碘化物浓缩机制的失效。此外，高氯酸盐或硫氰酸盐的使用通常不会引起腺体释放过量的碘[87]。

在 SAT 中，红细胞沉降速率通常会升高（通常 > 100mm/h）[1-6, 104]。如果检测结果正常或仅微升高，则应怀疑 SAT 的诊断。约 50% 的患者中白细胞计数正常，而在其余患者[1-6, 9, 104]中白细胞计数升高，据报道白细胞计数高达 18×10^9/L。白细胞计数与粒细胞集落刺激因子的血清浓度相关[105]。也有可能存在轻度的正常色素性贫血，并且 α_2- 球蛋白的升高常被视为非特异性炎症反应[106]。碱性磷酸酶和其他肝酶早期可能升高[107]。提示 SAT 实际上代表着一种可累及甲状腺的多系统疾病[108]。血清铁蛋白[109]、可溶性细胞间黏附分子 -1[110]、选择素[111] 和白介素 -6[112] 的含量在炎症阶段水平也有所增加。

超声检查可发现低回声区域，可用于引导细针细胞学检查[102-121]。在甲状腺功能亢进期，甲状腺的磁共振成像也可将 SAT 与 Graves 病区分开。从 Graves 病患者的弥散加权图像中获得的 ADC 值显著高于 SAT 患者[96]。

2. 恢复期　随着炎症期的消退，血清 T_4、T_3 和甲状腺球蛋白水平下降，但血清 TSH 水平仍然受到抑制。甲状腺功能亢进期性激素结合球蛋白的正常浓度可能反映了甲状腺激素升高的持续时间较短[122]。

随后，在恢复阶段，随着甲状腺浓缩碘化物的能力恢复，放射性碘的摄入量增加。血清 T_4 浓度可能低于正常值，TSH 水平可能升高。通常数周或数月后，甲状腺功能各项指标均恢复正常。而碘存储的恢复似乎要慢得多，在完全临床缓解后可能需要 1 年以上的时间[123, 124]。原则上最终一般都会恢复。偶有患者发展为永久性甲状腺功能减退。

少数情况下甲状腺抗体检测呈阳性，这些症状在发病数周后出现，然后趋于下降和消失[44, 125]。然而，在临床特征消失后，针对未纯化甲状腺抗原的抗体可持续数年[55]。如前所述，TSH 受体抗体，无论是刺激性抗体还是阻断性抗体，都可能短暂出现，与甲状腺功能状态无关[52-54]。大约 2% 的患者中，SAT 可能触发自身反应性 B 细胞产生 TSH 受体抗体，从而导致 TSH 抗体相关功能障碍[126]。

（七）病理学

尽管有报道称 SAT 可能与病毒感染有关，但甲状腺滤泡破坏和再生的机制尚未完全阐明。

肉眼可见甲状腺肿大及水肿。它可以轻微黏附到相邻结构上，可以很容易地将其从相邻结构中剥离出来。从组织学检查来看，该过程可能是散在的或不规则的，有时在同一标本中可发现疾病的各个阶段[127]。最初可见广泛的滤泡细胞破坏、胶质渗出及淋巴细胞和组织细胞浸润。淋巴细胞和组织细胞倾向于聚集在胶质周围，且合并成巨细胞。随着时间的进展，出现不同程度的纤维化，并且可见滤泡再生区域。恢复后，甲状腺组织恢复正常，仅有少量残余的纤维化。

有时滤泡细胞几乎消失，仅留下细小的滤泡壁。初始阶段以中性粒细胞的出现为特征，随后出现大的单核细胞和淋巴细胞（图 87-2）。这些滤泡看起来比正常的大得多，上皮细胞壁层破裂，存活的滤泡细胞增生。组织细胞聚集在滤泡和间质组织中的胶质周围，产生"巨细胞"。因为这些巨细胞实际上通常是由大量单个组织细胞包围大量的胶质组成，所以在这种情况下，它们应被称为假巨细胞。但是，这种疾病中也出现了真正的巨细胞和肉芽肿[128]。有明显的间质性水肿，并伴有淋巴细胞浸润。

该过程通常不规则地分布在 1 个或 2 个腺叶中[129]。随着恢复，炎症反应消退，出现了不同程度的纤维化。可见滤泡再生区域，但无干酪样坏死、出血或钙化。除了已经提到的残留纤维化外，基本上是可以完全恢复的。仅在极少数情况下，甲状腺实质被完全破坏，而导致永久性甲状腺功能减退。

通过细针穿刺活检获得的甲状腺组织（图 87-3）通常显示中性粒细胞、淋巴细胞和大量组织细胞的混合性及多形性炎症性浸润，这可能会被误导。SAT 的特征，即上皮样肉芽肿、多核巨细胞和带有泡内颗粒的滤泡细胞可以被识别[105, 128, 130, 131]。

在细胞水平上关于炎症机制和 SAT 发病机制的资料很少。然而，对 11 例 SAT 患者的细胞凋亡与 Bcl-1 和 Bcl-2 家族蛋白表达的研究认为凋亡机制可能参与了 SAT 的发展[132]。富含生长因子的单核细胞 / 巨噬细胞（含有 VEGF、βFGF、PDGF 和

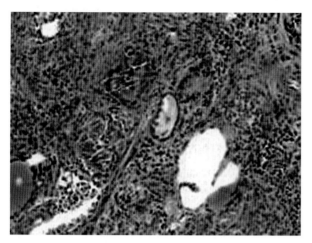

▲ 图 87-2　SAT 的病理结果

可见甲状腺滤泡的严重破坏，剩余的胶质被大量的组织细胞包围，形成了巨大的细胞（假巨细胞）。观察到明显的间质性水肿，伴有细胞浸润和甲状腺实质的大量破坏

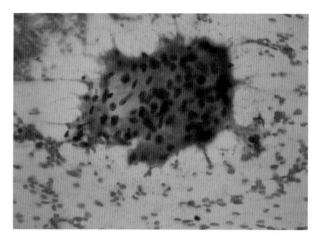

▲ 图 87-3　在 SAT 中的细针抽吸结果显示多核异型细胞（巴氏染色）

TGF-β$_1$）参与肉芽肿期[133]。EGF 在再生期很重要，因为它对甲状腺细胞有丝分裂起作用。VEGF 和βFGF 在疾病的这 2 个阶段都参与了血管生成。影响 SAT 过程中急性时相反应的严重程度的因素包括血清白细胞介素 1 受体拮抗剂，它可能具有显著的抗炎作用[134]。此外，TNF-α 的降低导致实验诱导的肉芽肿性甲状腺炎更早缓解[135]。TNF 相关的凋亡诱导配体（TRAIL）在促进这种情况的缓解中的作用也在研究中[136]。

　　6 例免疫组化研究显示可见 SAT 的细胞组成[137]。巨细胞为 CD68 阳性，甲状腺球蛋白阴性，细胞角蛋白阴性。肉芽肿中的小淋巴细胞是 CD3 阳性、CD8 阳性和 CD45RO 阳性的细胞毒性 T 细胞。在非肉芽肿性病变中，滤泡常被 CD8 阳性 T 淋巴细胞、浆细胞样单核细胞和组织细胞浸润，导致基底膜破裂和滤泡破裂。这些发现表明在 SAT 中存在强烈的细胞免疫反应。此外，在肉芽肿区域的再生滤泡细胞中发现凋亡细胞，而在纤维化部位则很少发现，这可能表明一个愈合过程[137]。

（八）治疗

　　表现出颈部疼痛症状的患者经常使用抗生素进行经验性治疗，一般情况下很少评估，后来才发现患有甲状腺相关疾病[2]。

　　有些 SAT 患者不需要治疗。在轻度病例中，可以使用非甾体抗炎药或阿司匹林（2～3g/d）缓解症状[1-5]。如果这种疗法效果欠佳，在症状严重时常使用泼尼松或其他皮质醇类似物[6, 138, 139]。症状通常在 24h 内得到缓解。基本的疾病进程可能不会改变，但炎症反应被抑制，从而使病理过程得以进行至目前的亚临床阶段。

　　泼尼松的治疗通常从每天 40mg 的单次剂量开始。在 8～10d 内，症状会明显减轻，4 周后剂量可以逐渐减少并完全停止。颈部压痛症状的缓解是非常明显的，所以实际上可以诊断颈部压痛症状是由 SAT 引起的。在大多数情况下，病情不会恶化，患者可以完全康复。有时症状会再次发作，并且泼尼松逐渐减量的情况需要逆转[1-6]。停止泼尼松治疗后 SAT 的复发率约为 20%，但复发组和非复发组的常规试验数据均未发现差异[140]。最近的治疗方案是在日本患者中每天使用 15mg 泼尼松，每 2 周逐渐减少 5mg，对 80% 的患者有效且安全。其余 20% 的 SAT 患者需要超过 8 周的时间才能从炎症中恢复[141]。

　　接受皮质类固醇治疗的患者和接受非甾体抗炎药的患者在轻度甲状腺功能减退的发病率上似乎没有显著差异。相比之下，最近的一份报道显示，需要 T$_4$ 治疗的长期甲状腺功能减退症在接受糖皮质激素治疗的人群中明显更常见[21]。所以给予糖皮质激素治疗以改善症状和生活质量，而不是期望减少长期的甲状腺功能异常。

　　在初始阶段，患者可能具有甲状腺毒性，需要使用 β 肾上腺素阻滞药（如普萘洛尔）进行治疗。碘泊酸钠已被用于治疗 SAT 甲状腺功能亢进[142]。尽管炎症状态持续了 6 周，但治疗对甲状腺功能恢复正常是有效的。有报道称，反复加重后加用 T_4 或 T_3 可改善病情并防止进一步复发[1-6]。在由于甲状腺激素释放到循环中而尚未导致患者甲状腺功能亢进的情况下，给予甲状腺激素可能是有用的。人们认为，TSH 抑制会减少对甲状腺的刺激，否则延长炎症过程。抗生素在治疗中没有价值。据报道，硫氧嘧啶和 TSH 是有益的，但并未获得普遍的认可[5]。因为恢复几乎是肯定的，除非患者存在持续较长的局部疼痛困扰的情况[4, 5, 143]，几乎不需要再行甲状腺切除术。

如果患者在急性炎症后进入甲状腺功能减退阶段，则必须给予甲状腺激素。此外，由于短暂性甲状腺功能减退的发病率较高，在开始给予 T_4 治疗时，不应该考虑终身治疗。在恢复过程中，24h 放射性碘的摄取可能会出现短暂的显著增加，可以达到 Graves 病的典型水平。这种增加发生在甲状腺功能恢复正常之前，不应将其与 Graves 病引起的甲状腺功能亢进相混淆。在对 252 例 SAT 患者的回顾性研究中，5.9% 的患者发生永久性甲状腺功能减退，这些患者在最初超声检查时都表现为双侧低回声区域，提示这可能是 SAT 后甲状腺功能异常潜在发展的一个有用的预后指标[143]。

二、Riedel 甲状腺炎

（一）背景和定义

1896 年，Riedel[144-146] 描述了一种罕见的慢性硬化性甲状腺炎疾病，尤其好发于女性，这种疾病会导致颈部压迫症状，且会不可避免地发展到甲状腺组织完全破坏。其病理学特征为密集的纤维组织取代了正常的甲状腺实质并延伸到相邻组织，如肌肉、血管和神经[1, 4, 147, 148]。甲状旁腺功能减退症也可能由于侵袭性纤维硬化压迫或破坏甲状旁腺所致[149]。

术语"慢性浸润性纤维性甲状腺炎"的同义词包括 Riedel 甲状腺炎、纤维性甲状腺肿、木样甲状腺肿、慢性纤维性甲状腺炎和慢性进展性甲状腺炎。组织学上表现出有嗜酸性粒细胞的存在，提示对纤维组织的一种独特的自身免疫反应。它可能包括硬化性纵隔炎、腹膜后纤维化、眼眶假瘤和胆道

硬化[150]。一旦诊断出 Riedel 甲状腺炎，抗炎治疗的应用可能会大大改善临床疗效。

（二）发病率

Riedel 甲状腺炎极为罕见。此外，由于世界上的文献主要由病例报道和小病例系列组成，因此缺乏可靠的流行病学数据。女性患病的可能性是男性的 4 倍，而且最常发生在 30—50 岁。在 Mayo 诊所系列文章中，它的发生率约为桥本甲状腺炎的 1/50[4, 147, 148, 151, 152]。64 年的手术发生率为 0.06%，门诊总发病率为 1.06/10 万[151-155]。回顾了 57 000 例甲状腺切除术的组织学检查仅发现 37 例[151]。在对所有疾病的甲状腺切除术中，一小组报道的发病率为 0.03%～0.98%[150]。

（三）病因学

这种疾病的病因尚不清楚。尽管关于 Riedel 甲状腺炎是一种甲状腺原发性炎症性疾病，还是桥本甲状腺炎的一种变体，甚至是终末期 SAT 一直存在很多争论，但当前证据表明 Riedel 甲状腺炎可能是一种系统性纤维化疾病的局部表现[4, 156-158]。多灶性特发性纤维硬化是用来描述这种全身性过程的几个术语之一。多年来，组织病理学研究发现嗜酸性粒细胞浸润提示特异性自身免疫反应可刺激受影响组织的纤维化[148]。

一些同行通过以下方法描述了 Riedel 甲状腺炎与自身免疫之间的关联：①纤维组织内单核细胞浸润和血管炎存在及许多患者中存在血清抗甲状腺抗体[159]；②偶见 Riedel 甲状腺炎与自身免疫病并存，如 Addison 病、1 型糖尿病、恶性贫血、Graves 病和桥本甲状腺炎[160-163]；③对糖皮质激素治疗反应良好[164]。尽管有这种常见的联系，但自身抗体仍被认为是对从破坏的甲状腺组织释放的抗原作出的反应[159]。与其他自身免疫病的联系是罕见的，也可能是偶然的[159-161]，糖皮质激素治疗的反应可能是由于具有强纤维化特性的细胞因子的产生减少所致[164]。此外，其他器官特异性抗体缺乏，以及正常血清补体水平和正常淋巴细胞亚群的存在也与自身免疫机制不一致[165]。桥本甲状腺炎是一种常见疾病，经过多年的随访，几乎从未发展成 Riedel 甲状腺炎这种疾病。最近，有报道称桥本甲状腺炎

与 IgG4 相关的全身性疾病（IgG4-related systemic disease，IgG4-RSD）有关[166, 167]。由于 Riedel 甲状腺炎现已与 IgG4 相关性的全身性疾病相关（见下文），桥本病和 Riedel 甲状腺炎之间的潜在联系可能在进一步研究中得以阐明[168]。

有研究表明，这种疾病的关键点可能是成纤维细胞增殖，由 B 淋巴细胞或 T 淋巴细胞产生的细胞因子引起或两者共同诱导[169]。Heufelder 及其同事[170]对组织嗜酸性粒细胞和嗜酸性粒细胞脱颗粒的观察提示了另一种可能性，即这些因素可能代表重要的纤维化刺激，通过释放嗜酸性粒细胞衍生的产物引起。此类产物的性质尚不清楚，并被认为可诱发 Riedel 甲状腺炎症患者的侵袭性纤维化。

现在普遍认为，Riedel 甲状腺炎更可能是一种称为特发性多灶性纤维硬化的全身性疾病的孤立或局部表现。1958 年，Barrett[171] 首先描述了 Riedel 甲状腺炎与其他纤维化病变（包括纵隔纤维化）之间的关联。此后，许多 Riedel 甲状腺炎与腹膜后纤维化[172-176]、纵隔纤维化[172, 177-180]、硬化性胆管炎[181, 182] 和眼眶假瘤[183, 184] 相关的病例也被报道，表明它们可能是系统性多灶性纤维化疾病的不同表现。

Riedel 甲状腺炎与 IgG4 相关的全身性疾病之间存在一定的联系[166, 167]。IgG4 相关的全身性硬化症的组织学特征是不同程度的纤维化取代了受累的组织。它涉及组织中的中小静脉，导致闭塞性静脉炎[185]。研究人员通过免疫组化方法证实在临床诊断的甲状腺组织样本中含有过量的 IgG4 阳性浆细胞，从而将 Riedel 甲状腺炎与 IgG4-RSD 直接联系起来[186]。需要进一步的研究 Riedel 甲状腺炎和 IgG4-RSD 的这种明显的联系，因为并非所有报道的病例都记录了炎症性组织中存在 IgG4 阳性浆细胞[187]，以及 IgG4 血清水平没有升高[149]。

对 Riedel 甲状腺炎患者的长期随访（随访时间为 10 年）表明，1/3 的患者在腹膜后间隙（通常导致输尿管阻塞）、胸部或眼眶出现纤维性病变[162]。DeLange 及其同事[156] 在这一点上引用了所有现有的文献。2/3 的 Riedel 甲状腺炎患者在随后的 10 年内未出现其他部位的纤维化，而且很少有患者出现多个部位的纤维化。相反，只有不到 1% 的腹膜后纤维化患者出现 Riedel 甲状腺炎。这些看起来完全

不同的纤维化病变可能是同一种广泛性纤维化疾病的不同表现。然而，甲状腺纤维化似乎是这种疾病复合体的常见的、重要的和不可或缺的部分，这暗示着其在发病机制中的重要作用。

某些药物与腹膜后纤维化的确定关联尚未在 Riedel 甲状腺炎中观察到[156]。除了 2 个兄弟的 1 个例子外，近亲父母的孩子在多个部位出现纤维化（包括其中 1 个兄弟的 Riedel 甲状腺炎）[169, 177]。这种情况似乎不存在遗传易感性。最近的 Mayo 诊所系列文章将吸烟史与 Riedel 甲状腺炎的存在联系起来，尽管尚未描述戒烟对 Riedel 甲状腺炎发病或临床病程的影响。

（四）临床特征

甲状腺大小正常或增大，通常对称累及，非常坚硬。有时可能仅累及单侧。通常，甲状腺叶和邻近的骨骼肌、神经、血管、气管和其他组织广泛地被致密的、慢性炎症的纤维组织取代。形成的肿块坚韧到坚硬，浅灰色，在临床检查或手术时很容易被误认为是癌症。甲状腺区域肉瘤的诊断混淆曾被报道过[188]。从某种意义上说，甲状腺受累似乎伴随着颈部软组织受累（表 87-1）。它可能发生在类似于甲状腺癌的多结节性甲状腺肿中[189]。尽管病因尚不清楚，但该疾病可能会发展为 SAT[190]。

该病可稳定多年，或发展缓慢，并以 25%～29%

表 87-1 临床特征：Riedel 甲状腺炎与桥本甲状腺炎

	Riedel 甲状腺炎	桥本甲状腺炎
年龄	23—70 岁（大部分 > 50 岁）	任何年龄（主要是 > 20 岁，随着年龄的增长逐渐增加）
性别（女 / 男）	（2～4）∶1	（4～10）∶1
症状	压迫性甲状腺肿	经常性甲状腺肿
甲状腺累及	单侧或弥漫性	一般为弥漫性偶有甲状腺肿
甲状腺功能状态	偶有甲状腺功能减退，很少有甲状旁腺功能减退	通常是甲状腺功能减退，但可能是甲状腺功能正常或甲状腺功能亢进
甲状腺抗体	≤ 45%	几乎不变
随访	通常退化	通常进展为甲状腺功能减退

的患病率发展为甲状腺功能减退症[147, 152, 155, 156, 191, 192]。局部压迫可引起呼吸困难、吞咽困难、声音嘶哑和失声，如果喉返神经受到明显压迫，可能会出现喘鸣。常见的症状有窒息、咳嗽和颈部沉重感。疼痛感不常见，尽管压迫感可能与甲状腺肿的大小不呈比例[193-195]。肿块的存在或程度取决于周围结构被侵入的程度。有时会观察到由于甲状旁腺功能减退而引起的手足抽搐[191, 192]。

有时候该疾病没有症状，只是被偶然发现。有些患者只有轻度和少见的症状，并伴有轻微的吞咽困难和呼吸困难。在严重的情况下，整个腺体都参与了纤维化过程，并且症状很严重，患者表现为喘鸣、严重呼吸困难或发作性窒息。

在体格检查中，甲状腺呈硬石状，紧密黏附于相邻的颈部结构（如肌肉、血管和神经），几乎不随吞咽移动。它的大小不一，由小到大[1, 147, 148]。病变可能局限于一个叶，可能同时存在于 2 个叶中，或（如前所述）可能涉及整个腺体。它的硬度比癌高，并且很少有触痛。虽然邻近的淋巴结偶有肿大，但是当其出现肿大且伴有甲状腺硬块时，通常会被怀疑是癌[1, 147, 148]。

Riedel 甲状腺炎的临床重要性在于其导致的局部阻塞性现象，可与癌症，特别是淋巴瘤[196]和肉瘤相混淆，并与身体其他部位纤维化过程有不同程度的联系[1, 147, 148, 156, 191]。Riedel 甲状腺炎的局部并发症是多种多样的，包括甲状腺功能异常、气管和食管压迫合并纤维性纵隔炎[180]、双侧纤维性腮腺炎[197]、闭塞性脉管炎[175, 198]引起广泛的无菌性颈部脓肿[198]、上腔静脉综合征[199, 200]、脑静脉窦血栓形成[201]、脑室－腹膜分流阻塞[202]和垂体衰竭[203]。据报道仅有 9 例继发于 Riedel 甲状腺炎的原发性甲状旁腺功能减退症[157, 204-209]，其中只有 2 例显示甲状旁腺功能恢复[192, 209]。在一些病例中检测甲状旁腺自身抗体，结果呈阴性。除了术后可能出现明显的甲状旁腺功能异常外，文献中记载的大多数甲状旁腺功能低下病例都是自发性的，与过程的持续时间有关，并且通常出现在原发性甲状腺功能减退诊断成立之后[210]。最近，在就诊时观察到的非手术性甲状旁腺功能减退症占 14%[149]。血管损害和进行性缺血也可能导致甲状旁腺功能障碍。脑窦血栓形成的发生表明 Riedel 甲状腺炎可能引起静脉淤滞、血管损伤，甚至可能引起血液高凝[211]。由于其他部位的纤维化病变，检查时必须仔细寻找压迫征象。

（五）实验室及影像学表现

Riedel 甲状腺炎没有特征性的生化表现。大多数患者甲状腺功能正常，而少数为甲状腺功能减退[148]。这种差异可能是与诊断时腺体有无功能纤维浸润的程度有关。在 cleveland 诊所系列研究中，64% 的患者甲状腺功能正常，32% 的患者甲状腺功能减退，4% 的患者甲状腺功能亢进[148]。另外两项大系列研究显示甲状腺功能减退的患病率分别为 25% 和 29%[152, 156]。

67% 的报道病例中存在抗甲状腺抗体[154]，且甲状腺中存在 B 细胞和 T 细胞混合群。明显的组织嗜酸性粒细胞增多和嗜酸性粒细胞颗粒主要碱性蛋白的细胞外沉积提示嗜酸性粒细胞及其产物在 Riedel 甲状腺炎纤维化发展中的起一定的作用[170]。就像在小鼠甲状腺炎中所见一样，纤维化也可能与转化生长因子 –1 的作用有关[212]。

抗核因子曾被报道过[191]。白细胞计数可能正常或升高，红细胞沉降率通常中度升高[1, 147, 148]。另外，整个腺体的纤维化偶尔会导致甲状旁腺功能减退，从而导致低血钙和高血磷[191, 192, 213]。故所有病例均应测定甲状腺和甲状旁腺功能。

超声检查也有所帮助。Riedel 甲状腺炎由于纤维化而在超声上呈均匀低回声[191, 214]，甲状腺超声弹性成像显示 Riedel 甲状腺炎的炎症性组织的硬度[215]。计算机断层扫描上显示甲状腺密度低，在 T_1 和 T_2 加权磁共振图像上呈低强度时均可提示 Riedel 甲状腺炎，无论是否侵犯邻近的软组织。使用对比剂有助于鉴别正常甲状腺实质和纤维硬化性肿块。根据目前的知识，在磁共振成像中使用钆或在计算机断层成像中使用碘对比剂后，没有其他组织会引起弥散的增强减弱。这些影像学表现可能是 Riedel 甲状腺炎的一个重要诊断依据[216-218]。大多数 CT 和 MRI 图像都显示甲状腺向外侵犯，可能显示血管包裹[214, 216]，并显示超过 50% 的颈动脉和 1/3 的颈内静脉受到影响[149]。

在 ^{99}Tc 或 ^{123}I/^{131}I 甲状腺放射性核素显像中，常出现同位素摄取不均匀或摄取极低的现象，类似于其他类型的甲状腺炎[1, 147, 148]。与 CT 和 MRI 图像的明显低强度相比，[18]F - 脱氧葡萄糖正电子发射断层扫描图像显示腹部肿块有代谢活性，甲状腺中葡萄糖代谢增加，这可能是由涉及淋巴细胞、浆细胞、成纤维细胞增殖的活动性炎症引起的[219]。正电子发射断层扫描也可能有助于识别纤维化区域，特别是在个体的随访中。在有效的医疗干预后，[18]F - 氟脱氧葡萄糖摄取量显著降低，且与部分但并非所有报道中的症状反应相关[220]。

细针穿刺活检通常对 Riedel 甲状腺炎没有诊断价值，因为大多数情况下只获得滤泡细胞，而不是这种甲状腺炎特有的纤维物质。许多患者只能通过切开活检或术后病理确定诊断。

（六）病理学

腺体被描述为木质或非常坚硬。经病理检查，甲状腺被致密的纤维化物质所取代，其间有散在的单个滤泡细胞和偶有少量胶质的腺泡（图87-4）[1, 147, 148, 152, 155]。纤维化从甲状腺包膜延伸到邻近结构，如神经、血管和肌肉，是甲状腺纤维化的特征性表现，也解释了甲状旁腺偶尔被这种纤维化破坏的原因。其没有组织平面，几乎不可能手术摘除（木样甲状腺肿）[1, 147, 148]。腺瘤可能发生在纤维肿块中间。孤立性甲状腺淀粉样变性已在 1 例 Riedel 甲状腺肿中被描述[147]。

在组织学检查中，早期病变表现为淋巴细胞、浆细胞、中性粒细胞和嗜酸性粒细胞的大量浸润。随后，致密的纤维带将甲状腺分成更小的小叶。最终，带有少量淋巴细胞、浆细胞和嗜酸性粒细胞的致密透明纤维组织取代了甲状腺实质[152, 155]。在腹膜后或纵隔区域、眼眶或泪腺、胆管炎的颈外纤维硬化病变中也观察到类似的特征。有内膜增生、内侧破坏、外膜炎症和频繁血栓形成的相关动脉炎和静脉炎也可能发生[1, 147, 148, 152, 155]。

过去的几年中，已经建立和完善了诊断 Riedel 甲状腺炎的特定组织病理学标准[220, 221]。它应该包括甲状腺的炎症过程及周围组织侵犯，但没有肉芽肿、巨细胞或淋巴滤泡。应该有闭塞性静脉炎的证据，而不具有甲状腺恶性肿瘤的证据。鉴于最近将 Riedel 甲状腺炎定义为 IgG4 相关全身性硬化病的潜在表现[186]，将免疫组织化学浆细胞评估和循环

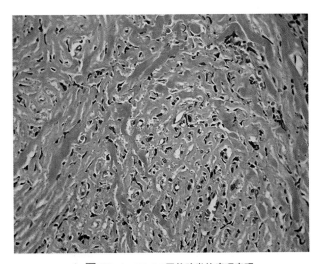

▲ 图 87-4　Riedel 甲状腺炎的病理表现

广泛的滤泡细胞破坏及甲状腺组织被致密的纤维组织和淋巴细胞浸润所取代

IgG4 水平纳入诊断标准的潜在作用仍有待商榷[153]。

（七）诊断与治疗

硬石性甲状腺肿、原发性甲状腺功能减退、抗甲状腺抗体阳性、甲状旁腺功能减退和局部压迫性症状同时存在时，临床医生应当认识到这是 Riedel 甲状腺炎的独特表现。

根据 Woolner 及其同事[152] 的报道并经 Schwaegerle 及其同事[148] 的进一步修改，最常用于诊断 Riedel 甲状腺炎的标准为：①对累及部分或全部甲状腺的可见纤维炎性过程的大体描述；②延伸到邻近结构的组织学证据；③没有肉芽肿反应；④没有肿瘤。

未经治疗的 Riedel 甲状腺炎通常进展缓慢，尽管它可能会自行稳定或消退。在某些情况下，这种疾病可能难以诊断，需要快速干预措施并由内科和外科团队的合作。一般来说，由于大部分病例进展缓慢，诊断会在出现临床症状后有不同时间的延迟。据估计，这种延迟在出现可观察到甲状腺肿后 10 个多月至 2 年。最近的 Mayo 诊所系列研究报道称，在平均 9.5 年的随访中未发现死亡，其中 86% 的受试者（经常接受药物治疗）症状稳定或好转[149]。

尽管没有针对 Riedel 甲状腺炎的特异性疗法，但根据患者的临床特征，可以采用几种治疗策略。甲状腺功能减退症应该用左旋甲状腺素治疗，尽管它很少影响甲状腺肿大或纤维硬化的进行性扩散。此外，伴有甲状旁腺功能减退的患者应给予钙和

维生素 D 治疗 [191]。2 种原因下需要进行手术干预：①排除恶性肿瘤；②减轻气管或食管压迫。在这种情况下，手术应限于解除梗阻，如甲状腺峡部楔形切除术。甲状腺切除术或颈淋巴清扫术并不适用，因为缺乏切除平面，且有损伤邻近结构的风险，因此手术非常危险 [154]。也有术后复发的报道 [159, 222]。

由于 Riedel 甲状腺炎的罕见性，目前还没有广泛的临床试验来验证药物治疗的有效性。尽管如此，小规模研究和病例报道一致显示对糖皮质激素治疗反应良好 [159, 192, 213, 223]。这些药物通常被用作一线治疗药物，因为进行性甲状腺周围浸润和纤维化可能会破坏局部结构。

一些病例中，已经描述了对糖皮质激素的显著反应，且即使停药后也有持续获益 [165, 224]。而另一些病例则发现这些药物停药后出现了复发 [165, 213]。这种变化的原因尚不清楚，可能与炎症活动和疾病持续时间相关。糖皮质激素被认为在疾病早期给予更有效 [213]。糖皮质激素治疗的剂量是经验性的。已应用的泼尼松的初始剂量为 100mg/d，但据报道，剂量为 15～60mg/d 可以持续改善本病 [224]。

对于类固醇治疗无效或停药后复发的患者，应尝试他莫昔芬治疗。他莫昔芬是一种抗雌激素药物，具有抑制结缔组织增生的特性，已成功应用于 Riedel 甲状腺炎的治疗。一组由 4 例糖皮质激素和手术治疗后仍有进展性症状的 Riedel 甲状腺炎患者组成的研究中，他莫昔芬实现了主观和客观的改善 [225]。4 例患者中的甲状腺肿大均有 50% 及以上的减小，其中 1 例疾病完全治愈。尽管尚未完全了解，但他莫昔芬在治疗 Riedel 甲状腺炎等疾病的有效性可能与刺激转化生长因子 -α 的产生有关。转化生长因子 -α 是已知的一种未成熟成纤维细胞和上皮细胞的有效生长抑制剂 [226]。他莫昔芬治疗抑

制纤维化过程的持久性尚不清楚。在发现更有效的药物之前，他莫昔芬可能是治疗顽固性 Riedel 甲状腺炎的首选药物。他莫昔芬的不良反应包括潮热和月经不调。男性报道为性欲下降。

在最近的一项 28 例腹膜后纤维化患者的调查中发现，联合应用泼尼松（40mg/d，6 个月内逐渐减量）和霉酚酸酯（1000mg，每天 2 次，平均 24.3 个月）可缓解所有患者的症状，25 例患者（89%）的病变肿块至少减少 25% [227]。另 1 例使用他莫昔芬和泼尼松联合治疗失败的病例使用霉酚酸酯（1g，每天 2 次）和泼尼松（100mg，每天 1 次）联合治疗后，甲状腺肿大明显缩小 [228]。加入霉酚酸酯治疗 90d 后，可减轻症状并成功进行甲状腺全切除术 [228]。霉酚酸酯是最近发现的一种治疗系统性纤维化相关疾病的药物，对霉酚酸有激活作用，并直接抑制 T 淋巴细胞和 B 淋巴细胞增殖及抗体生成。在慢性肾脏病和肺纤维化的非免疫实验模型中，它也被认为具有抗纤维化的特性 [228-231]。这种干预措施的潜在效用有待证实。

免疫抑制治疗和化疗已在个别病例中有所尝试。对 Riedel 甲状腺炎患者曾尝试过低剂量放射治疗。目前的研究结果有待于对当前治疗干预后进行进一步队列研究。关于 Riedel 甲状腺炎的病理生理和治疗还有很多有待学习。了解它与其他形式的系统性纤维化的病理生理关系，将有助于未来提高诊断和治疗手段。

致谢

作者对 Regina Barros 博士、Inês V. Castro 博士和 Paulo Carneiro 博士对图 87-2 和图 87-3 的编写表示感谢和赞赏。

第 88 章　甲状腺功能减退症与黏液性水肿昏迷
Hypothyroidism and Myxedema Coma *

Wilmar M. Wiersinga　**著**

吴木潮　**译**

要　点

- 成人甲状腺功能减退症是一种常见病，特别是在女性和老年人中。
- 最常见的病因是慢性自身免疫性甲状腺炎（桥本病），甲状腺低回声和抗甲状腺过氧化物酶抗体（TPO-Ab）阳性是桥本病的特点。
- 甲状腺功能减退的症状通常特异性低，患者非特异性的症状如疲乏需高度警惕甲状腺功能减退的可能。
- 甲状腺功能减退的诊断是基于血清促甲状腺激素（TSH）水平增高的同时游离甲状腺素（FT₄）水平降低。
- 甲状腺功能减退很少是暂时性的，通常需要终生每天服用左旋甲状腺素钠片治疗。
- 对亚临床甲状腺功能减退（TSH 水平增高而 FT₄ 水平正常）的治疗仍有争议。如果 TSH > 10mU/L，或 TSH 在 4～10mU/L 但患者年龄 < 65 岁并且有症状、TPO-Ab 阳性或有心血管疾病危险因素者，推荐以左旋甲状腺素治疗。
- 黏液性水肿昏迷是甲状腺功能减退的一种罕见表现，其主要是精神状态异常和体温调节缺陷，通常因寒冷、药物或其他疾病而诱发，死亡率高。

甲状腺功能减退症是一种以甲状腺激素靶向组织中甲状腺激素不足的临床和生化表现为特点的综合征。严格地讲，甲状腺功能减退表示甲状腺产生的甲状腺激素不足。甲状腺激素产生不足可以是甲状腺疾病本身所致（原发性甲状腺功能减退），也可以是垂体、下丘脑疾病引起的促甲状腺激素（TSH）产生不足所致（继发性、三发性或中枢性甲状腺功能减退）。大多数甲状腺功能减退患者为原发性甲状腺功能减退。少数患者的甲状腺功能减退是由靶向组织的甲状腺激素信号通路的基因突变所致。广义上讲，甲状腺功能减退是指甲状腺靶向组织的甲

状腺激素作用缺陷，不管其为任何原因所致。

原发性甲状腺功能减退自发发生的第一步是甲状腺分泌的甲状腺素（T₄）轻度减少，这引起 TSH 释放增多。T₄ 分泌轻度减少引起血清游离甲状腺素（FT₄）水平中度降低，但仍在参考范围内，而血清 TSH 水平高于正常，这源于垂体促甲状腺激素细胞对循环甲状腺激素的精细、敏感的调节作用（血清 TSH 和 FT₄ 水平呈对数线性相关关系）。这种状态称为亚临床甲状腺功能减退。TSH 水平增高优先刺激甲状腺三碘甲腺原氨酸（T₃）的合成（多于 T₄）、促进 T₃ 分泌，同时促进甲状腺 T₄ 的 5′-单脱碘作

---

*. 本章中带有背景色突出显示的部分为儿童内分泌相关内容。

用而产生更多的 T_3 [1, 2]。在甲状腺外组织（主要是脑），T_4 向 T_3 转化率增高。这些机制导致 T_3 的产生多于 T_4（由于 T_3 比 T_4 具有更强的生物活性），这有助于限制外周组织对甲状腺激素不足的影响。这一优先促进 T_3 产生的现象可解释为什么亚临床甲状腺功能减退患者有时血清 T_3 水平高于参考范围的上限。甲状腺疾病的进展可导致 T_4 分泌进一步减少、血清 TT_4 水平低于参考范围的下限和 TSH 水平进一步升高，但因 T_3 持续产生、血清 T_3 水平仍在参考范围之内。最后，当血清 T_4 进一步降低时，血清 T_3 水平下降至低于参考范围。甲状腺功能减退存在不同级别状态（图 88-1），包括亚临床甲状腺功能减退到最严重的表现黏液性水肿昏迷。

一、历史沿革

1874 年，Gull 首次描述了"甲状腺功能减退"这一临床综合征，由于见到患者皮肤肿胀（水肿）和黏蛋白过多，他以"黏液性水肿"命名之。1883 年，Semon 注意到黏液性水肿患者与甲状腺全切除术后患者的表现很相似。伦敦临床协会指派一个委员会对这一情况进行研究。1888 年，这个委员会的报告（这成为一篇经典的文章）指出克丁病、黏液性水肿和甲状腺术后的改变都是由甲状腺功能丧失所致[3]。1891 年，Murray 报道皮下注射羊的甲状腺提取物可治愈黏液性水肿，进食磨碎的或干的动物甲状腺组织也同样有效。1914 年圣诞节，Kendall 分离出甲状腺提取物的主要活性成分，将其命名为"甲状腺素（thyroxine）"。1926 年，Harrington 阐明了甲状腺素的结构并可合成甲状腺素。然而，由于甲状腺素更昂贵并且因对游离酸的吸收差而效果欠佳，干甲状腺片仍是甲状腺功能减退的常规治疗方法。直到 20 世纪 60 年代，左旋甲状腺素钠片逐渐取代干甲状腺片成为甲状腺功能减退的优先治疗方法。

二、流行病学

原发性甲状腺功能减退是一种世界性的常见病，特别是在碘缺乏性地区（参见第 91 章），在碘充足的地区，原发性甲状腺功能减退也常见。最强有力的流行病学资料是来自英格兰东北部

Whickham 县 ≥ 18 岁个体的人群研究（表 88-1）[4, 5]。这个人群调查始于 1972—1974 年，后随访 20 年。这些流行病学资料似乎可代表其他国家，因其与来自瑞典、日本和美国的调查结果相似[6]。最引人注目的调查结果是甲状腺功能减退患病率高（特别是亚临床甲状腺功能减退）、女性更为常见，以及随

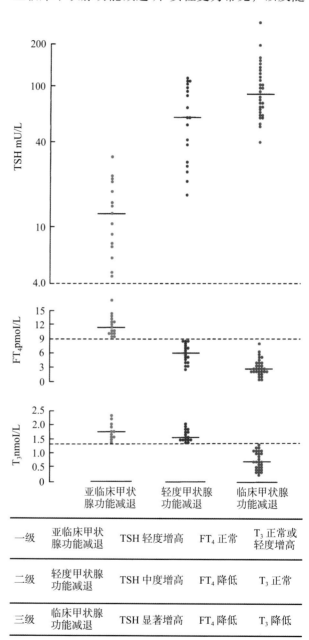

一级	亚临床甲状腺功能减退	TSH 轻度增高	FT$_4$ 正常	T$_3$ 正常或轻度增高
二级	轻度甲状腺功能减退	TSH 中度增高	FT$_4$ 降低	T$_3$ 正常
三级	临床甲状腺功能减退	TSH 显著增高	FT$_4$ 降低	T$_3$ 降低

▲ 图 88-1 各个级别原发性甲状腺功能减退人数和甲状腺功能试验的中位数

水平虚线表示促甲状腺激素（TSH）参考范围的上限或游离甲状腺素（FT$_4$）和三碘甲腺原氨酸（T$_3$）参考范围的下限。从甲状腺功能正常转化为严重甲状腺功能减退过程中，患者病情可从一级进展为三级；而治疗后则可从甲状腺功能减退转化为甲状腺功能正常

年龄增长患病率增高。在女性，甲状腺功能减退诊断的平均年龄是 60 岁。大多数甲状腺功能减退由慢性自身免疫性甲状腺炎引起（女性发病率为每年 3.5/1000），其次是甲状腺功能亢进的破坏性治疗（发病率为每年 0.6/1000）。在女性，自发性甲状腺功能减退发生的可能性在特定年龄段随年龄而增高，即发病率从 20—25 岁的每年 1.4/1000 到 75—80 岁的每年 14/1000。进展为临床甲状腺功能减退的风险因素包括甲状腺自身抗体阳性和 TSH 水平增高（表 88-2），进展的风险直接与血清抗甲状腺过氧化物酶抗体（TPO-Ab）水平和 TSH 增高的程度

相关。即使 TSH 水平在正常高值（2～5mU/L），出现甲状腺功能减退的可能性也将增高，这不依赖于年龄和甲状腺自身抗体状态[5, 7]。

三、发病机制

甲状腺功能减退可根据病变部位（下丘脑 - 垂体、甲状腺或外周靶向组织）和性质（由器质性病变引起的功能性组织丧失或功能异常所致的激素合成和释放缺陷）进行分类（表 88-3）。大多数甲状腺功能减退是获得性和永久性的，先天性和暂时性甲状腺功能减退少见。

表 88-1 在 Whickham 调查中发现的成人甲状腺功能减退的患病率和发病率

		女 性	男 性
患病率	甲状腺功能减退	18/1000	1/1000
	意外发现甲状腺功能减退	3/1000	0/1000
	已知甲状腺功能减退	15/1000	1/1000
	亚临床甲状腺功能减退	75/1000	28/1000
发病率（年）	甲状腺功能减退	4.1/1000	0.6/1000

引自 Tunbridge WMG, Evered DC, Hall R, et al: The spectrum of thyroid disease in the community: the Whickham survey. Clin Endocrinol.7: 481–493, 1977. 和 Vanderpump MPJ, Tunbridge WMG, French JM, et al. The incidence of thyroid disorders in the community: A twenty-year followup of the Whickham survey. Clin Endocrinol. 43: 55–68, 1995.

表 88-2 在 Whickham 调查 20 年随访中女性获得性甲状腺功能减退、自发性甲状腺功能减退、原发性甲状腺功能减退的百分比

初始 TSH 水平	初始甲状腺抗体	
	阴 性	阳 性
正常	4%	27%
增高	33%	55%

TSH. 促甲状腺素
引自 Vanderpump MPJ, Tunbridge WMG, French JM, et al. The incidence of thyroid disorders in the community: A twenty-year followup of the Whickham survey. Clin Endocrinol. 43: 55–68, 1995. 和 Wang C, Crapo LM. The epidemiology of thyroid disease and implication for screening. Endocrinol Metab Clin North Am.26: 189–218, 1997.

表 88-3 甲状腺功能减退的病因

中枢性（垂体 / 下丘脑）甲状腺功能减退
- 功能组织的丧失
  - 肿瘤（垂体瘤、颅咽管瘤、脑膜瘤、无性细胞瘤、脑胶质瘤、转移性肿瘤）
  - 创伤（手术、放疗、外伤）
  - 血管性（缺血性坏死、出血、垂体柄中断综合征、颈内动脉血管瘤）
  - 感染（脓肿、结核、梅毒、弓形体病）
  - 浸润性（结节病、组织细胞病、血色病）
  - 慢性淋巴细胞性垂体炎
  - 先天性（垂体发育不良、视 - 隔发育不良、颅底脑膨出）
- TSH 合成和释放的功能性缺陷
  - 基因突变：编码 *TRH* 受体、*TSHβ*、垂体转录因子（*POUIFI*、*PROPI*、*LHX3*、*LHX4*、*HESX1*）或 *LEPR*、*IGSF1* 的基因突变
  - 药物：多巴胺、糖皮质激素、左旋甲状腺素撤除、贝沙罗汀

原发性（甲状腺性）甲状腺功能减退
- 功能性甲状腺组织丧失
  - 慢性淋巴细胞性甲状腺炎
  - 可逆性自身免疫性甲状腺功能减退（静止和产后甲状腺炎、细胞因子诱导甲状腺炎）
  - 手术和放疗（^{131}I 和外照射）
  - 浸润性和感染性疾病、亚急性甲状腺炎
  - 甲状腺发育不良
- 甲状腺激素合成和释放的功能性缺陷
  - 甲状腺激素合成先天性缺陷
  - 碘不足与碘过量
  - 药物：抗甲状腺药物、锂剂、天然或合成的促甲状腺肿化学品、酪氨酸激酶抑制药

外周性（甲状腺外）甲状腺功能减退
- 基因突变：编码 *MCT8*、*SECIBP2* 或 *TRα*、*TRβ* 的基因
- 突变消耗性甲状腺功能减退

MCT8. 单羧酸转运蛋白 8；SECIBP2. 硒代半胱氨酸插入序列结合蛋白 2；TRα. 甲状腺受体 α；TRβ. 甲状腺受体 β；TRH. 促甲状腺素释放激素；TSH. 促甲状腺素

（一）中枢性甲状腺功能减退

中枢性甲状腺功能减退 T_4 分泌减少是由于 TSH 分泌不足所致，TSH 分泌不足可来源于垂体病变（继发性甲状腺功能减退）或下丘脑病变［三发性甲状腺功能减退，因促甲状腺素释放激素（TRH）释放不足］。"中枢性甲状腺功能减退"这一术语更多被应用是因为病变有时同时涉及垂体和下丘脑两个部位，这一术语不用区分病变的具体部位。尽管对外源性 TRH 刺激 TSH 无反应提示病变部位在垂体，TSH 反应延迟提示病变部位在下丘脑[8]，但 TRH 刺激后 TSH 的反应情况与病变的解剖部位的相关性较差。在中枢性甲状腺功能减退中，血清基础 TSH 水平可以是降低、正常甚或轻度升高（高达 10mU/l）[9, 10]。中枢性甲状腺功能减退患者 TSH 水平正常或升高的这一矛盾现象可用 TSH 异常唾液酸糖苷化（sialylation）导致其生物学活性降低来解释。中枢性甲状腺功能减退患者夜间 TSH 峰值降低（因 TSH 脉冲幅度在夜间增高的现象丧失而非 TSH 脉冲频率丧失），这可进一步损害甲状腺功能[11, 12]。

在一般人群中中枢性甲状腺功能减退的患病率仍不清楚，但估计大约在 0.005%。男女患病率大致一致，患病高峰年龄在儿童期和成人 30—60 岁[13]。先天性甲状腺功能减退由垂体发育不良、中线缺损（如视 – 隔发育不良）（20% 出现 TSH 不足）、Rathke 囊肿或罕见的功能丧失基因突变（如 TSH 受体、TSH-β 亚单位、垂体转录因子等基因突变）所致。膜糖蛋白 IGSF1 基因功能丧失性突变可引起一种 X 连锁综合征，导致中枢性甲状腺功能减退、低催乳素血症、青春期发育延迟、大睾丸和体重增加等表现[14]。儿童甲状腺功能减退常见于颅咽管瘤（53% 出现 TSH 不足）或脑肿瘤的头颅放疗（6% 出现 TSH 不足）[15]。成人甲状腺功能减退常见于垂体大腺瘤（10%～25% 出现 TSH 不足）及垂体手术和放疗。因功能性组织丧失所致 TSH 不足的临床表现通常在生长激素和促性腺激素不足临床表现出现之后才出现[13]。TSH 不足有时可在选择性腺瘤切除之后消失[16]。脑肿瘤的头颅放疗引起的甲状腺功能减退可达 65%，其依赖于放疗剂量，于放疗后 1～26 年出现[17]。

垂体瘤放疗后至少 15% 出现甲状腺功能减退（如果同时进行手术则高达 55%）[18]。少见的病因包括脑外伤、蛛网膜下腔出血[19]、产后大出血的缺血性坏死（Sheehan 综合征）、垂体卒中（垂体瘤出血）、浸润性病变和淋巴细胞性垂体炎[20]。淋巴细胞性垂体炎很可能是一种自身免疫病，主要见于妊娠和产后妇女，表现为垂体占位和垂体功能减退症[20]。尽管大多数中枢性甲状腺功能减退的病因明确，特发性中枢性甲状腺功能减退仍有时可见到。

在接受多巴胺治疗的危重患者中，由于垂体 TSH 分泌受抑制，血清 TSH 降低 60%、T_4 产生减少 56%[21]。在长期接受左旋甲状腺素抑制治疗患者，停药后出现 TSH 释放暂时性受抑制的现象，可持续 6 周[22]。糖皮质激素过多可损害 TSH 的脉冲性释放，但血清 FT4 水平降低罕见[23]。奥曲肽治疗尽管可抑制 TSH 分泌，但不引起甲状腺功能减退。贝沙罗汀（bexarotene）是一种视黄醇 X 受体特异激动药，其用于治疗皮肤 T 淋巴细胞淋巴瘤，高剂量的贝沙罗汀可显著抑制 TSH 分泌而引起中枢性甲状腺功能减退[24]。

（二）慢性自身免疫性甲状腺炎

继发于慢性自身免疫性甲状腺炎的甲状腺功能减退主要是甲状腺细胞受破坏所致。甲状腺肿大者（甲状腺功能减退性桥本甲状腺肿）表现为甲状腺大量淋巴细胞浸润，形成生发中心，同时甲状腺细胞嗜酸性改变（称为 Hürthle 细胞或 Askanazy 细胞），以及一些纤维化改变。甲状腺萎缩者（萎缩性黏液性水肿）表现为甲状腺纤维化明显，同时有淋巴细胞浸润。少数甲状腺肿大者表现为质地坚硬的弥漫性甲状腺肿，在 43% 的患者，尽管以 T_4 治疗，20 年后甲状腺组织学仍没改变，甲状腺肿仍不萎缩[25]。很多慢性自身免疫性甲状腺炎患者甲状腺功能正常，少数初始时出现暂时性甲状腺功能亢进（称为桥本甲状腺功能亢进）。很多作者将"桥本病"作为一个伞式术语（umbrella term）来提示自身免疫介导的甲状腺细胞破坏，通常（但不是总是）引起甲状腺功能减退，这与 Graves 病不同，后者因出现 TSH 受体刺激性抗体而通常引起甲状腺功能亢进。这 2 个疾病整体上出现重叠，可被视为位于甲状腺自身免疫病连续谱的两端。在桥本病，甲状腺细胞的破坏和甲状腺功能减退的发生是由浸润的 T

淋巴细胞和巨噬细胞释放的细胞毒性 T 淋巴细胞和细胞因子（特别是干扰素 -γ 和肿瘤坏死因子）所致。体液免疫在甲状腺细胞破坏和甲状腺功能减退发生中并不起重要作用，但 TPO-Ab 可通过抗体依赖和细胞介导的细胞毒性、补体依赖细胞毒性和抑制 TPO 酶的活性而发挥作用（参见第 81 章）。TSH 受体阻断性抗体可能通过诱导细胞的凋亡而促进甲状腺萎缩和甲状腺功能减退的发生，除了在日本患者外，TSH 受体阻断性抗体阳性率较低[26]。

遗传和环境因素增强了个体发生自身免疫性甲状腺炎的易感性，也可决定自身免疫反应进化的方向。自身免疫性甲状腺疾病具有家族聚集性（80% 的患者有家族史），女性患病率为男性的 4～10 倍。在白种人群，自身免疫性甲状腺功能减退与 HLA-DR3、CTLA-4、PTPN22 和甲状腺球蛋白基因多态性呈弱相关，其他一些仍不知道的基因可能涉及这一疾病的发生。碘的摄入已被证实是一个环境因素，因为在碘充足的地区，自身免疫性甲状腺功能减退的患病率高于碘缺乏的地区[27]，而碘补充后甲状腺功能减退的发病率增高。吸烟可降低 TPO-Ab 出现和临床自身免疫性甲状腺功能减退发生的风险[28-30]。

（三）可逆性自身免疫性甲状腺功能减退

1. 慢性自身免疫性甲状腺炎　自身免疫性甲状腺功能减退可因 TSH 受体阻断性抗体消失而使甲状腺功能自行恢复正常[31]。甲状腺肿大和甲状腺放射性碘摄取率增高者甲状腺功能减退自行恢复正常的可能性增高[32]。甲状腺功能减退自行恢复正常的发生率约 5%[33]，但在日本（较高的碘摄入环境），单独限碘可使 1/3 患者甲状腺功能恢复正常[32]。但对大多数患者，自身免疫性甲状腺功能减退是永久性的。在一些特殊的病例，甲状腺功能减退与甲状腺功能亢进可交替出现，这可用 TSH 受体阻断性抗体与刺激性抗体共存来解释[34]。

2. 静止性甲状腺炎和产后甲状腺炎　静止性或无痛性甲状腺炎和产后甲状腺炎是一类慢性自身免疫性甲状腺炎。甲状腺组织学显示淋巴细胞浸润但无生发中心形成和纤维化。自身免疫所致破坏作用较强（主要是 T 淋巴细胞介导的破坏性的甲状腺炎）但时间短暂，这可解释这一疾病的特征性表现，即先出现暂时性的甲状腺毒症，后在恢复期出现暂时

性甲状腺功能减退，每个阶段持续 2～8 周。大多数患者没有症状，甲状腺功能可自行恢复正常。产后甲状腺炎通常发生于产后 1 年内，其发病率为 4%～6%，而 1 型糖尿病患者可达 25%[35-37]。其有下列几种表现，即 38% 的患者单独出现甲状腺毒症，26% 的患者先出现甲状腺毒症后出现甲状腺功能减退，36% 的患者单独出现甲状腺功能减退。妊娠 12 周血清 TPO-Ab 水平≥100U/ml 可一定程度上预测产后甲状腺炎的发生（阳性预测值为 0.50，阴性预测值为 0.98）[36]。甲状腺抗体水平在妊娠中后期降低，而产后增高。有产后甲状腺炎的女性再次出现产后甲状腺炎的风险（40%）和永久性甲状腺功能减退的风险（5 年后 20%～30%）增高，这与甲状腺抗体水平增高和没有出现甲状腺毒症时相关。

3. 细胞因子诱导性甲状腺炎　以白介素 -2 或干扰素 -α 治疗恶性肿瘤或丙型病毒性肝炎或乙型病毒性肝炎诱导出现 TPO-Ab 和甲状腺功能异常[38, 39]。其典型的临床表现与静止性甲状腺炎和产后甲状腺炎临床表现相类似，包括急性起病、双时相表现即先出现甲状腺毒症后出现甲状腺功能减退（尽管单独出现甲状腺功能减退更常见），以及停药后临床表现自行缓解。其发生率为 6%，危险因素为女性和以前 TPO-Ab 阳性[39]。

（四）术后和放疗后甲状腺功能减退

1. 外科手术　甲状腺全切可在 1 个月之内出现临床甲状腺功能减退。Graves 病甲状腺功能亢进行甲状腺次全切除 10 年后 40% 出现甲状腺功能减退[40]，出现甲状腺功能减退的危险因素包括残留甲状腺组织少、淋巴细胞浸润及随后碘的摄入情况。大多数甲状腺功能减退发生在术后第 1 年，随后，甲状腺功能减退的累积发生率每年只增加 1%～2%。术后中等程度的甲状腺功能减退并不就是永久性甲状腺功能减退，其可至术后 6 个月自行恢复正常。毒性结节性甲状腺肿甲状腺次全切手术治疗术后甲状腺功能减退的发生率更低（15%）。

2. 放射性碘治疗　Graves 病甲状腺功能亢进放射性碘（^{131}I）治疗 10 年后甲状腺功能减退累积发生率为 70%[40]；其依赖于 ^{131}I 的剂量。大多数甲状腺功能减退发生于 ^{131}I 治疗后第 1 年（一些患者甲状腺功能可自行恢复正常），随后每年甲状腺功

能减退的发生率为 0.5%～2%，这与持续性慢性自身免疫性甲状腺炎有关。毒性结节性甲状腺肿 [131]I 治疗后甲状腺功能减退发生率较低（6%～13%）[41]。以 [131]I 治疗非毒性甲状腺肿以缩小甲状腺者，治疗后 8 年时甲状腺功能减退累积发生率为 58%，发生风险与 [131]I 的剂量和 TPO-Ab 阳性相关 [42]。在暴露于氢弹或原子弹爆炸的个体中，电离辐射也可引起甲状腺功能减退的发生。

3. 外照射治疗　以外照射治疗颈部霍奇金淋巴瘤和非霍奇金淋巴瘤可使 25%～50% 的患者出现甲状腺功能减退，其风险与放射剂量、放疗前含碘对比剂的使用和随访时间有关 [43]。如果在放疗期间甲状腺予覆盖防护，甲状腺功能减退发生率减少。在以外照射治疗头部和颈部的恶性肿瘤的患者中，外照射后 3 年亚临床甲状腺功能减退发生率为 40%，临床甲状腺功能减退为 15%[44]。一项中位随访时间为 4.4 年的研究报道甲状腺功能减退 5 年发生率为 48%，TSH 开始升高的中位时间为 1.4 年（范围：0.3～7 年）[45]。在全身放疗后骨髓移植治疗的白血病和再生障碍性贫血患者中，甲状腺功能减退（主要是亚临床甲状腺功能减退）发生率约 25%，通常发生于治疗 1 年后，其中 50% 的患者的甲状腺功能减退是暂时性的 [46]。

（五）浸润性和感染性疾病

系统性疾病引起的甲状腺浸润性病变是甲状腺功能减退的一个罕见病因 [47]。Riedel 病、胱氨酸病、进展性系统性硬化症和淀粉样变等疾病引起的甲状腺侵袭性纤维化甲状腺炎可引起甲状腺功能减退的发生。甲状腺感染罕见，其发生与以往有甲状腺疾病史和免疫功能受损有关。偶尔情况下，甲状腺受伤可引起甲状腺功能减退。相反，甲状腺功能减退在亚急性甲状腺炎（与病前病毒性感染有关）恢复期较为常见（参见第 87 章）。

（六）先天性甲状腺功能减退

先天性甲状腺功能减退可以是永久性（发病率 1/3000 新生儿）或暂时性的。病因包括功能性甲状腺组织丧失（甲状腺发育不良）、甲状腺激素合成的功能缺陷（TSH 受体、钠 / 碘转运体、甲状腺球蛋白、TPO、双氧化酶 2 或脱卤酶 1 等基因的功能

丧失性突变所致）和甲状腺激素抵抗（TRβ 基因突变）（参见第 94 章和第 95 章）。

（七）碘不足与碘过量

碘不足（参见第 88 章）或碘过量可引起甲状腺功能减退。每天 500～1000μg 过量无机碘可抑制碘的有机化，称为 "Wolff-Chaikoff" 效应。通常几周以后甲状腺可出现 "Wolff-Chaikoff" 效应逃逸现象，此由自身调节机制所致，即抑制甲状腺碘的转运，使甲状腺内碘浓度下降到低于抑制碘有机化的水平。不出现 "Wolff-Chaikoff" 效应逃逸现象可引起甲状腺功能减退的发生，其是一些甲状腺疾病如慢性自身免疫性甲状腺炎、以往有亚急性或产后甲状腺炎及 [131]I 和手术治疗史等出现甲状腺功能减退的原因 [48]。碘诱导的甲状腺功能减退可由无机碘或有机碘引起，后者再在体内进行脱碘成无机碘。碘过多的来源包括含碘丰富的饮食（如日本人进食过多的海藻 [32]）和含碘高的药物如碘化钾、维生素、海带、局部抗生素、放射性对比剂和乙胺碘呋酮 [48]。在高碘摄入的地区，乙胺碘呋酮诱导的甲状腺功能减退（22%）高于低碘摄入地区（5%）[49]，其主要发生于乙胺碘呋酮治疗后头 18 个月内，特别是在已有甲状腺抗体的女性中 [50]。

（八）药物诱导的甲状腺功能减退

药物可通过干扰甲状腺激素的产生和释放而引起甲状腺功能减退 [51]，包括硫脲和咪唑（用于甲状腺功能亢进的治疗）、锂剂、细胞因子（参见可 "逆性自身免疫性甲状腺功能减退"）、碘剂（参见 "碘不足与碘过量"）及各种环境和工业性致甲状腺肿的化合物，后者包括自然存在的致甲状腺肿的物质如黄酮类化合物和间苯二酚（出现于哥伦比亚和肯塔基州煤和页岩丰富区域的交汇点处）及含多氯联苯的工业污染物。锂剂可抑制甲状腺碘的转运和 T_4、T_3 的释放。长期锂剂治疗可引起 50% 的患者出现甲状腺肿，约 20% 出现亚临床甲状腺功能减退和约 20% 出现甲状腺功能减退。甲状腺肿和甲状腺功能减退通常发生于锂剂治疗后的头 2 年。酪氨酸激酶抑制药如舒尼替尼可使 50% 的患者出现甲状腺功能减退，其机制尚不完全明确，但可能与靶向甲状腺血管生成通路关键蛋白激酶的受体有关（参加第 92 章）[52, 53]。

（九）消耗性甲状腺功能减退

肝脏与皮下血管瘤常表达高水平的 3 型脱碘酶（D_3），其可催化 T_4 和 T_3 向没有生物活性的 γT_3 和 3,3′T_2 转变。在有大血管瘤的婴儿，因 D_3 诱导的甲状腺激素降解率高于甲状腺激素合成率，故可出现甲状腺功能减退[54, 55]。切除肿瘤可使甲状腺功能恢复正常。

四、临床表现

甲状腺功能减退的全身临床表现变异较大，其依赖于病因、病程和病情的严重程度。甲状腺功能减退的特征性表现是体力、精神和很多器官功能的缓慢下降。甲状腺功能减退的特征性病理表现是透明质酸和其他黏多糖累积于组织间隙，这与甲状腺激素对成纤维细胞合成透明质酸、纤维黏连蛋白和胶原蛋白能力的抑制作用丧失有关[56]。黏多糖的亲水性引起特征性的黏液性非凹陷性水肿（黏液性水肿），此在真皮表现最为显著，但也可出现于很多器官。

（一）能量和营养代谢

甲状腺激素不足可引起多种代谢过程的减缓，这导致静息时能量消耗、氧消耗和物质的利用能力下降。产热减少使甲状腺功能减退患者出现特征性表现，即对寒冷的耐受能力减低。代谢率和物质利用能力下降可引起食欲下降、进食减少。由于体脂增加和水钠潴留，患者体重平均增加 10%。

脂肪分泌的蛋白调节能量的代谢。在甲状腺功能减退患者中，血脂肪细胞因子水平可降低（如瘦素，尽管也有报道血瘦素水平增高）、大多数无改变（如抵抗素和脂联素）或升高（如内脂素，其与胰岛素抵抗和身体质量指数直接相关）[57-60]。血清生长激素释放肽水平升高，而甲状腺功能减退治疗后可恢复正常。甲状腺功能减退可延缓肠道葡萄糖的吸收。口服葡萄糖耐量曲线略变平，口服葡萄糖刺激后的胰岛素分泌也与此相适应。肝糖异生和葡萄糖利用通常保持正常，血葡萄糖水平也正常。甲状腺功能减退患者出现低血糖需警惕伴发疾病（如垂体功能减退症）可能。在胰岛素依赖型糖尿病患者中，甲状腺功能减退的发生可能需要减少胰岛素

使用的剂量，以此抵消胰岛素降解速率的减缓。

甲状腺功能减退患者蛋白质合成和降解减少，一个典型的结果是儿童时期患儿生长受损。脂肪酸的合成和脂肪分解也减少。血清总胆固醇水平增高，很大程度上是由于低密度脂蛋白（LDL）胆固醇水平增高（因 T_3 反应性 LDL 受体和非 LDL 受体通路基因表达下调所致）及载脂蛋白 B、脂蛋白 a，可能也包括三酰甘油水平增高引起[61]。LDL 颗粒氧化能力增高[62]，同时脂蛋白残粒［反映乳糜微粒和极低密度脂蛋白（VLDL）残粒］代谢降低[63]。随着载脂蛋白 AI 而不是载脂蛋白 AII 的增高，高密度脂蛋白 2（HDL2）而非 HDL3 中度增高。血脂的变化呈现致动脉粥样硬化的血脂谱，但甲状腺功能减退治疗后这种异常血脂谱可恢复正常。

（二）皮肤及其附属器

甲状腺功能减退患者皮肤病变常见。皮肤干燥、苍白、粗厚、凹凸不平，有冷的感觉。皮肤干燥是由皮脂腺和汗腺功能减退所致，苍白是由皮肤血流量减少和贫血引起。皮肤可出现淡黄色，特别是在掌心和足底部，其由胡萝卜素沉积所致，后者转化为维生素 A 减少。皮肤粗厚和凹凸不平是由真皮的黏液性肿胀和表皮的角质层过度角化引起。非凹陷性肿胀尤其多见于四肢和面部，引起所谓的"黏液性面容"（图 88-2）。原发性甲状腺功能减退的典型外貌目前较为少见，可能由于 TSH 检测的广泛使用而使患者得以早期诊断。毛发变得黯淡、粗糙而脆，毛发脱落见于 50% 的患者，通常涉及范围较广，头发、胡须和阴毛都可脱落，但眉毛脱落少见。指甲畸形也常见，变得薄而脆，可见凹槽，同时生长缓慢。

（三）神经系统

甲状腺激素对正常脑发育必不可少，先天性甲状腺功能减退如果未治疗，患者出现智力低下和神经功能异常（参见第 91 章和第 94 章）。在成人甲状腺功能减退患者，脑电图可出现低电压，中枢性运动神经传导时间延长，视觉和本体感觉激发电位幅度下降而潜伏期延长，所有这些改变可因 T_4 治疗而逆转。功能性 MRI 研究显示记忆力减退与大脑特定区域和海马体积减少相关[64, 65]，而 PET-CT 扫

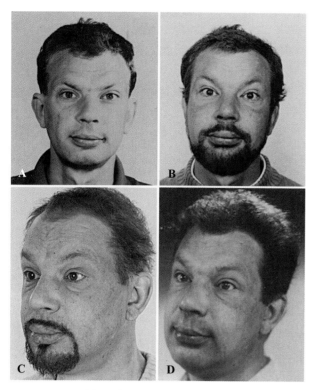

▲ 图 88-2　1 例 47 岁的原发性甲状腺功能减退男性诊断前后的外貌变化

A. 诊断前 12 年；B. 诊断前 5 年；C. 诊断前 3 年；D. 诊断时。注意典型黏液性水肿面容的特征是皮肤非凹陷性肿胀和面部粗糙

描显示调节情感和认知的大脑区域的葡萄糖代谢减低，T₄ 治疗后脑代谢能力可恢复[66]。这些发现提示成人大脑是甲状腺激素反应性器官，也为成人甲状腺功能减退患者常见的神经行为症状和认知受损表现提供了生化基础[67, 68]。

典型的甲状腺功能减退患者行动和思维缓慢、警觉性低、注意力难于集中和记忆力下降，言语缓慢、声音粗沉，听力可受损。患者睡眠时间长，白天也可入睡。甲状腺功能减退是痴呆的一个罕见但可治愈的病因[69]。患者可将体力和脑力活动下降认为是衰老过程的一种不可避免的现象，但很多患者变得焦虑或抑郁。罕见情况下，患者可出现严重的焦虑和躁动，称为"黏液水肿躁狂症（myxedematous madness）"。甲状腺功能减退患者可出现抑郁症，很可能与脑 5- 羟色胺的合成和代谢减少有关[70]。

甲状腺激素不足可引起数种可逆性神经病学综合征。如可出现小脑共济失调，特别是在老年患者

中，表现为步态不稳和运动性震颤。更常见的是腕管综合征（30%），因腱鞘结缔组织增厚引起正中神经卡压所致[71, 72]，64% 的患者出现感觉异常，42%的患者出现感觉运动轴索性神经病变的体征[71]。桥本脑病是一种定义不甚明确的病症，在这一病症中，患者有其他中枢神经系统功能紊乱疾病不能解释的临床表现，TPO-Ab 阳性，血清 TSH 正常或轻度升高[73]。其对糖皮质激素治疗效果良好，但目前与甲状腺自身免疫之间的关系仍不确定。

（四）肌肉骨骼系统

1. 肌肉　甲状腺功能减退患者肌肉症状常见，包括肌肉疼痛、软弱无力、僵硬、抽搐和易疲劳[71, 72, 74]。这些症状部分是由于在静息状态时肌肉无机磷 /ATP 比率增高和活动时随着细胞内 pH 的明显降低，磷酸肌酸水平显著降低所致[75]。亚临床甲状腺功能减退患者出现线粒体氧化代谢能力下降[76]。肌肉生物能学改变涉及从白色快缩 II 型肌纤维向红色慢缩 I 型肌纤维的转变，这可能是多种因素引起的。肌肉的组织学出现改变，最常见的是 II 型肌纤维萎缩，但肌纤维肥大伴组织间隙水肿和肌质变性也可见[74]。罕见情况下，明显甲状腺功能减退肌病可出现肌肉体积增大（尤其以舌头和四肢显著），这可引起卡压综合征（entrapment syndrome）[77]。血清肌酸激酶水平（MM 部分来源于骨骼肌）通常升高，其与甲状腺功能减退的严重程度相关。甲状腺功能减退患者肌肉收缩能力明显下降，表现为深腱反射迟缓。在很多甲状腺功能减退患者，跟腱反射半松弛时间延长，但此与甲状腺功能正常个体有重叠。

2. 关节　关节痛和关节僵硬常见，滑膜积液（通常在膝关节）罕见。

3. 骨骼　甲状腺功能减退患者骨转换减少（骨形成与骨吸收率都降低），骨矿化率增高，骨折易感性增高[78]。尿羟脯氨酸排出及血清碱性磷酸酶和骨钙素水平可能降低，血清钙水平通常正常。

（五）心血管系统

甲状腺功能减退患者心血管的动态变化包括周围血管抵抗性增高（50%～60%）和心输出量降低（30%～50%）[79, 80]。主动脉硬度增高[81]。因此，尽管

收缩压降低而舒张压增高，但平均血压多无改变。全身血管抵抗性增高是由血管内皮细胞功能失调和血管平滑肌松弛受损所致。心输出量降低是由每博量和心率降低引起。射血前期和心室等容收缩时间延长，而在心脏舒张期心室舒张速度减缓[80]。心肌收缩能力（收缩和舒张功能异常）减弱的机制是多种因素引起的，其涉及 T_3 依赖的心肌基因的改变，特别是编码钙调蛋白的基因[82]。患者血容量降低。因毛细血管通透性增高、白蛋白外渗，患者可出现水肿，这可引起心包、胸腔和腹腔积液。

甲状腺功能减退患者的心脏症状包括气促、活动耐受能力减低，通常仍存有对活动的血流动力学反应的能力。体格检查可发现脉搏缓慢、舒张压增高（20%）、心音弱，偶尔出现心脏增大（由心包积液，偶尔由 T_4 引起的可逆性心脏病所致[82]），非凹陷性和凹陷性水肿（很少由心脏衰竭引起、除非以前有心脏病史）。心电图显示心动过缓、低电压和非特异 ST-T 改变。缺血性心脏病的表现（如心绞痛）见于 3% 的患者，代谢率减低、氧需要量减少可能对缺血性心脏病的发生起一定的保护作用[83]。甲状腺功能减退患者血脂的致动脉粥样硬化谱改变和高同型半胱氨酸血症[84] 提示这些患者冠状动脉粥样硬化患病率增高[85]。在甲状腺功能减退诊断后或诊断前，患者被诊断心血管疾病的风险增高[86]。

（六）呼吸系统

甲状腺功能减退的呼吸系统症状包括气促和睡眠呼吸暂停。气促可能由甲状腺激素不足所引起的心脏病变、呼吸肌无力、胸腔积液或肺功能受损所致。在大多数非肥胖的甲状腺功能减退患者，肺功能大致正常。34% 的患者出现呼吸驱动力下降。高碳酸血症或低氧所致抑制作用通常在 T_4 治疗之后很快得以恢复[87]。严重的睡眠呼吸暂停低通气综合征占 7.7%[88]，部分由舌头和咽部肌肉肿胀、肌肉收缩减缓所致。呼吸驱动力下降在睡眠呼吸暂停发生中的作用有限，但在肥胖患者则可能发挥重要的作用。

（七）泌尿系统

肾脏与体液代谢 甲状腺功能减退患者肾血流量和肾小球滤过率减少，此与心血管血流动力学变

化一致。血清肌酐增高 10%～20%[84, 89]。在甲状腺功能减退患者中，血清胱抑素 C 的检测不能正确反映肾功能[90]。患者有时出现低钠血症，与体内水和钠总量增加有关，此由毛细血管通透性增高和血管外黏多糖堆积所致。甲状腺功能减退患者水排出减少，不管是否有低钠血症。甲状腺功能减退患者血浆精氨酸血管加压素水平通常增高，正常情况下，高渗盐水的作用可引起精氨酸血管加压素水平增高，但水的摄入并不抑制精氨酸加压素分泌。甲状腺功能减退出现抗利尿激素分泌不适当综合征的机制仍不完全清楚[91]，但可能完全独立于肾脏血管加压素的机制发挥作用[92]，推测可能与肾脏水通道蛋白表达增高有关[93]。甲状腺功能减退患者血清心房钠尿肽水平降低的意义仍不清楚[76]。

（八）生殖系统

青少年甲状腺功能减退可引起性发育延迟，性早熟少见［其可由促甲状腺激素释放激素（TRH）对促性腺激素的外溢作用和 TSH 对卵泡刺激素（FSH）受体的作用来解释］[94, 95]。在成人男性甲状腺功能减退患者，精子通常正常，勃起功能障碍常见但其完全可逆[96]。血清性激素结合球蛋白、游离睾酮、FSH 和黄体生成素（LH）多正常。在成人女性甲状腺功能减退患者中，卵泡期促性腺激素脉冲性释放正常[97]，但排卵潮（ovulatory surge）可能不出现。23% 的患者出现月经周期（通常无排卵）不规则（为一般人群的 3 倍），月经稀发和月经过多最为常见[98]。一些患者一开始便出现闭经溢乳综合征，此由甲状腺激素不足引起的高催乳素血症所致。尽管生殖能力下降，但仍可出现受孕并最终成功妊娠。然而，临床甲状腺功能减退患者自发流产、早产 / 低出生体重及胎儿呼吸窘迫的发生率增高（参见第 84 章）[99, 100]。

（九）胃肠系统

甲状腺功能减退可引起食管、胃、小肠和结肠电生理活动和运动能力下降。胃排空和小肠转运时间延长[101]。运动能力下降可解释患者便秘这一常见的临床症状，便秘症状可轻可重（麻痹性肠梗阻或假性肠梗阻罕见）。小肠细菌过度生长常见[102]，但小肠吸收功能多正常。吸收不良可由恶性贫血或

乳糜泻所致，后 2 种疾病常与自身免疫性甲状腺功能减退相关。大约 25% 的慢性自身免疫性甲状腺炎患者壁细胞抗体阳性，一些患者出现胃酸缺乏和维生素 B_{12} 吸收不良。黏液水肿性腹水罕见。

轻度肝功能异常常见[103]，但通常可完全恢复正常（除外自身免疫性肝病所致）。患者可出现胆囊张力减退。

（十）造血系统

1. 红细胞 约 30% 的患者出现贫血，通常是轻度且为正细胞正色素性贫血。贫血的出现是对氧需要量降低的正常反应，其可引起促红细胞生成素水平降低和轻度的骨髓增生不良所致红细胞生成减少。由于同时伴有血浆容量下降，贫血通常并不明显。T_4 治疗后，贫血缓慢消失。小细胞低色素贫血占 2%～5%，通常是由月经量过多或铁吸收减少（在胃酸过少者）所致的铁缺乏引起，这 2 种情况在甲状腺功能减退女性常见。大细胞高色素性贫血提示维生素 B_{12} 或叶酸缺乏，可由甲状腺功能减退本身引起，也可由恶性贫血引起，后者与慢性自身免疫性甲状腺炎相关。

2. 白细胞与血小板 甲状腺功能减退患者粒细胞、淋巴细胞和血小板计数通常正常。白细胞减少可能提示与维生素 B_{12} 或叶酸缺乏有关。平均血小板容积可轻度增高。

3. 凝血功能 甲状腺功能减退患者可有出血症状，如易出现瘀斑、月经过多或拔牙后出血时间较长。甲状腺功能减退与低凝和高纤溶状态相关。凝血酶激活的纤溶抑制物（TAFIa）依赖的凝血块溶解时长缩短[104]。体内出血时间和体外凝血时间延长。凝血试验显示Ⅷ因子活性减低或正常，而血管性血友病因子抗原和活性降低[105, 106]。临床甲状腺功能减退患者获得性血管假性血友病综合征患病率为 33%，但大多数病情较轻[106]。去氨加压素可快速减轻这些异常[107]，可能对出血或手术出血的急性治疗有价值。通常这些异常的临床意义不大，正如一个大样本的研究中所观察到的，甲状腺功能减退患者手术过程中或术后出血量不多，出血并发症少[108]。

（十一）内分泌系统

1. 垂体 甲状腺功能减退患者生长激素分泌减

少与下丘脑生长抑素能递质增多有关[109]，其引起血清胰岛素样生长因子 -1（IGF-1）水平下降。这可引起甲状腺功能减退儿童的生长显著迟缓。血清 IGF-2、IGF 结合蛋白 -1（IGFBP-1）和 IGFBP-3 水平也下降，而 IGFBP-2 水平增高。这些改变在 T_4 治疗后可逆转[110]。

8% 的甲状腺功能减退患者出现中度的高催乳素血症，尤其是年轻女性，但与甲状腺激素不足的严重程度不相关[111]。这可引起溢乳和闭经，特别是在病程长的甲状腺功能减退患者。由于 T_3 负反馈作用减弱，下丘脑 TRH 表达增高，这可解释甲状腺功能减退患者为何出现高催乳素血症及 T_4 治疗后高催乳素血症为何可逆。

甲状腺功能减退患者出现垂体占位并不总是提示中枢性甲状腺功能减退。原发性甲状腺功能减退 TSH 增高可伴有垂体促甲状腺激素细胞的增生肥大。因此，在罕见情况下，垂体大腺瘤可出现于 TSH 增高的严重甲状腺功能减退患者，甚至引起视力受损，而甲状腺激素治疗后垂体瘤可缩小[112]。

2. 甲状旁腺 由于骨吸收减少，血清钙水平轻度降低，甲状旁腺素和 1, 25 二羟基维生素 D_3 水平增高，肠道钙的吸收增多。钙经尿和粪便排出也减少。

3. 肾上腺皮质 在甲状腺功能减退患者，皮质醇代谢性清除减少，皮质醇产生也轻度减少[113]，血清和尿皮质醇水平仍在参考范围内。肾上腺对外源性促肾上腺皮质激素（ACTH）及垂体对低血糖或甲吡酮刺激反应正常或轻度降低。一些患有慢性自身免疫性甲状腺炎的患者可同时有自身免疫性肾上腺炎。皮质醇水平降低本身可引起轻度 TSH 水平增高，而糖皮质激素治疗后 TSH 水平可恢复正常，说明皮质醇对 TSH 分泌有负反馈调节作用[114]。

甲状腺功能减退患者肝脏血管紧张素原产生减少，血清血管紧张素转化酶和血浆肾素活性水平也降低。因醛固酮清除减少同时分泌也减少，血清醛固酮水平正常。肾素 - 血管紧张素 - 醛固酮系统的变化对机体的影响很小，并非是甲状腺功能减退患者高血压的原因。

（十二）交感 - 肾上腺髓质系统

甲状腺功能减退患者因去甲肾上腺素产生增多，血清去甲肾上腺素水平增高，而肾上腺素产生不受影响。中枢交感活性输出增高似乎是靶向组织（如心脏）对儿茶酚胺反应性降低的一种代偿反应[115]。儿茶酚胺反应性降低的机制包括 β 肾上腺素受体数目减少和受体后缺陷，这可引起脂解、糖原分解和糖异生功能受损。

五、诊断

甲状腺功能减退的诊断分为两步。第一步是首先询问病史、进行体格检查，后检测血清 TSH 和 FT_4 来确定是否有甲状腺激素不足（甲状腺功能减退的诊断）；第二步是寻找甲状腺激素不足的病因（病因的诊断）。临床检查的意义是提高生化检查前甲状腺功能减退诊断的可能性，提高血清 TSH 和 FT_4 诊断甲状腺功能减退的准确性。甲状腺功能减退病因诊断的意义是找出潜在可逆甲状腺功能减退的患者，以及发现由某一特异病因所致甲状腺功能减退的可能存在的其他相关病症（如桥本甲状腺炎合并的其他自身免疫性疾病）。

（一）甲状腺功能减退的诊断

1. 临床评估　基于甲状腺功能减退患者和对照者的症状、体征发生的频率的统计学方法已应用于甲状腺功能减退的临床诊断。Billewicz 评分方法是以是否出现 17 个症状和体征，以权重方式来进行评分[116]。一个更为简单的评分方法是，在 12 个症状和体征中，每出现 1 个给予 1 分（表 88-4）[117]。由于对冷不耐受和脉率在甲状腺功能正常者发生率较高，其对甲状腺功能减退的预测值低于 70%，故被排除于评分标准之外。在老年女性，这个诊断分数高于年轻女性对照者，年龄校正方法是女性小于 55 岁加 1 分。6 分或以上对甲状腺功能减退诊断的阳性预测值为 96.9%，2 分或以下对排除甲状腺功能减退的阴性预测值为 94.2%。根据这个新的评分标准，所有临床甲状腺功能减退的 64% 和亚临床甲状腺功能减退的 24% 的患者被诊断为临床甲状腺功能减退（图 88-3），而以 Billewicz 评分标准来诊断，这两者的对应值分别是 42% 和 6%。由于诊断价值较差，最近的指南建议临床评分系统不应该应用于甲状腺功能减退的诊断[118]。

甲状腺功能减退的临床诊断可能比较容易，但由于症状和体征的非特异性，临床表现多种多样，故也可能较难诊断[119]。目前仍不清楚甲状腺激素不足的临床表现为何在不同的患者差异如此之大。与

表 88-4　12 个症状和体征对原发性甲状腺功能减退诊断的准确性

症状和体征	敏感性（%）	特异性（%）	阳性预测值（%）	阴性预测值（%）	如果出现时的得分
症状					
• 听力受损	22	98	90	53	1
• 出汗减少	54	86	80	65	1
• 便秘	48	85	76	62	1
• 感觉异常	52	83	75	63	1
• 声音嘶哑	34	88	73	57	1
• 体重增加	54	78	71	63	1
• 皮肤干燥	76	64	68	73	1
体征					
• 行动缓慢	36	99	97	61	1
• 眶周肿胀	60	96	94	71	1
• 踝反射延迟	77	94	92	80	1
• 皮肤粗糙	60	81	76	67	1
• 皮肤冰冷	50	80	71	62	1
• 如果所有的症状和体征都出现时的总分 *					12[†]

*. 如果女性年龄 < 55 岁加 1 分

†. 甲状腺功能减退：≥ 6 分；甲状腺功能减退与甲状腺功能正常之间：3~5 分；甲状腺功能正常：≤ 2 分

引自 Zulewski H, Müller B, Exer P, et al. Estimation of tissue hypothyroidism by a new clinical score: evaluation of patients with various grades of hypothyroidism and controls. J Clin Endocrinol Metab.82: 771–776, 1997.

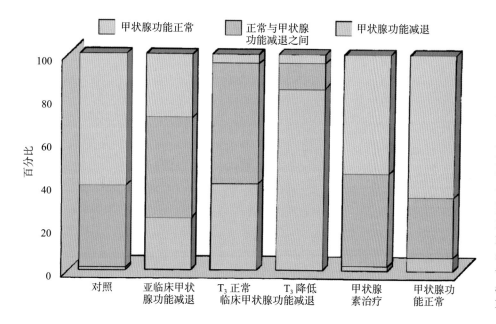

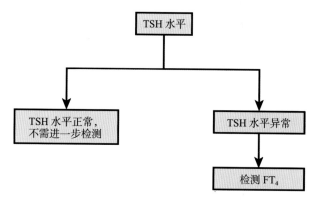

◀ 图 88-3　临床评分在甲状腺功能减退诊断中作用的评估

研究对象包括 50 名临床甲状腺功能减退患者、80 名年龄匹配对照者、93 名亚临床甲状腺功能减退患者、67 名以左旋甲状腺素治疗的甲状腺功能减退患者和 109 名甲状腺功能正常者。T_3. 三碘甲腺原氨酸（引自 Zulewski H, Müller B, Exer P, et al. Estimation of tissue hypothyroidism by a new clinical score: evaluation of patients with various grades of hypothyroidism and controls. J Clin Endocrinol Metab.82: 771–776, 1997.）

年轻患者相比，老年患者畏寒、感觉异常、体重增加、肌肉痉挛少见，临床体征也较少[120]。吸烟者甲状腺功能减退临床表现更为严重[121]。

2. 生化评估　甲状腺激素不足对靶向组织的影响的检测（如血清胆固醇和肌酸激酶）对甲状腺功能减退诊断的敏感性和特异性较差。血清 TSH 检测是诊断甲状腺功能减退最好的方法[118]。按照图 88-4 的流程图，可获得以下结果。

① TSH 正常。甲状腺功能正常几乎是肯定的，没必要做其他检查。可能被漏诊的是中枢性甲状腺功能减退（由于孤立性 TSH 缺乏罕见，而临床检查可提供足够的线索去怀疑下丘脑 / 垂体疾病）和 $TR\alpha$ 基因突变所致的甲状腺激素抵抗（FT_4 略低或正常低值而 T_3 轻度升高或正常高值）（参见第 95 章）。

② TSH 增高、FT_4 降低。原发性甲状腺功能减退几乎可以诊断。在少数病例如中枢性甲状腺功能减退，TSH 在 5～15mU/L。

③ TSH 增高、FT_4 正常。这些结果提示亚临床甲状腺功能减退，有时也见于非甲状腺疾病。

④ TSH 增高、FT_4 增高。这些结果提示可能是一种罕见的疾病，由 $TR\beta$ 基因突变所致的甲状腺激素抵抗，或 TSH 分泌性腺瘤引起的甲状腺毒症。

⑤ TSH 降低、FT_4 降低。这些结果提示中枢性甲状腺功能减退、甲状腺毒症新近治疗后的甲状腺功能减退或非甲状腺疾病。

▲ 图 88-4　甲状腺功能减退生化诊断的流程图
FT_4: 游离甲状腺素；TSH: 促甲状腺激素

⑥ TSH 增高、FT_4 增高或正常。甲状腺功能减退可排除，这些结果提示临床甲状腺毒症、亚临床甲状腺功能亢进或（罕见情况下）非甲状腺疾病。

血清 TSH 水平参考范围是 0.4～4.0mU/L；然而，妊娠妇女 TSH 的参考范围的下限更低（参见第 84 章），高龄者 TSH 的参考范围的上限更高，在 ≥ 80 岁者达 6.3mU/L[122]。不应该检测血 T_3 水平去诊断甲状腺功能减退。

（二）病因诊断

病史和体检通常为甲状腺功能减退的病因诊断提供重要的线索。垂体功能减退症和垂体占位效应的症状和体征提示中枢性甲状腺功能减退。大多数自发性甲状腺功能减退患者甲状腺不大。甲状腺肿大性甲状腺功能减退见于甲状腺肿大型桥本病（以甲状腺质地硬为特点）、产后甲状腺炎、亚急性甲状腺炎、碘不足、碘过量（小而硬甲状腺肿）和药物诱导的甲状腺炎。最有用的实验室检查是 TPO-Ab，其阳性提示慢性自身免疫性甲状腺炎。甲状腺超声检查可能有助诊断，低回声和回声不均是桥本病的典型表现，甚至见于 TPO-Ab 阴性者[123]。甲状腺同位素扫描提示非均质的摄取率降低，但不应常规进行该项检查。

从病史询问可获得潜在的可逆性甲状腺功能减退的线索（如近期生育、甲状腺切除、^{131}I 暴露史或药物使用史）。在慢性自身免疫性甲状腺炎患者中，甲状腺肿大、甲状腺仍有放射性碘摄取功能和示踪剂呈均质性分布提示甲状腺功能减退恢复正常的可能性高[32]。

在抗甲状腺药物或碘过量引起的甲状腺功能减退患者中，去除病因而使甲状腺功能恢复正常是可能的。在亚急性甲状腺炎的自然病程中，甲状腺功能减退自行恢复正常是这个疾病的演变规律，甲状腺功能减退自行恢复正常见于产后甲状腺炎，有时也见于甲状腺术后头 6 个月出现的甲状腺功能减退、甲状腺功能亢进 ^{131}I 治疗后甲状腺功能减退，而罕见于慢性自身免疫性甲状腺炎（5%）。

六、治疗

大多数患者需要以 T_4 进行终生替代治疗。治疗目标是使甲状腺功能恢复正常，也即是使 TSH 保持正常。在开始治疗之后数周到数月，甲状腺功能减退的全身各个系统的临床表现逐渐消失。皮肤及其附属器和神经系统症状及体征恢复相对缓慢。甲状腺功能减退治疗效果良好，其症状和体征通常可完全恢复正常。

（一）甲状腺素的替代治疗

目前所有的指南都声明甲状腺功能减退的标准治疗方法是左旋甲状腺素钠[118]。左旋甲状腺素钠已被广泛使用，每种片剂剂量不同。左旋甲状腺素钠盐形式可增强胃肠对左旋甲状腺素的吸收效果，空腹时吸收效果（80%）高于餐后状态（60%）。左旋甲状腺素钠片通常在早餐前 30～60min 服用，在

22:00 服用时吸收效果稍高于早餐前 6:30 服用[124]。仿制与品牌左旋甲状腺素制剂的吸收程度和速度（生物等效性）并非总是一样，故推荐各个患者应使用相同制剂以尽量减少不同制剂转化引起吸收的差异[118, 125]。血清 T_4 的半衰期约 7d，故左旋甲状腺素片可每天 1 次服用。偶尔漏服一次对患者病情没有影响或影响很小。

左旋甲状腺素钠起始剂量依赖于甲状腺功能减退的严重程度、病程、患者的年龄，以及是否伴发心脏病。在轻症、年轻、病程短和没有心脏病的甲状腺功能减退患者，可以完全替代剂量起始 [平均为 1.6μg/（kg·d），但个体差异大][126]。对病情严重、病程长、老年人，特别是有缺血性心脏病患者，必须慎重地以低剂量起始（25～50μg/d）。在这些情形下，太高的起始剂量可引起患者耐受性差，因患者已习惯于机体的低代谢率。由于氧的需求量增大，患者可出现躁动、心悸及心绞痛或心绞痛加重。推荐个体化的起始剂量，从起始剂量增加到完全替代剂量的速度也同样应遵循个体化原则。在高危患者，每天左旋甲状腺素钠剂量每 4 周增加 25～50μg，这需 3～6 个月使甲状腺功能恢复正常。每天左旋甲状腺素钠平均替代剂量是 125μg，此与正常个体每天产生 100μg 甲状腺素一致（但存在个体差异，每天在 50～200μg）。最终需要的替代剂量与体重（特别是瘦体重）和初始 TSH 水平呈函数关系[127]，但这并非总是可以预测。左旋甲状腺素钠剂量应根据血清 TSH 和 FT_4 水平逐级调整。血清 TSH 和 FT_4 水平（血样应在摄入左旋甲状腺素钠之前留取）检测应在剂量调整 4～6 周之后进行，因在这个时间血清 TSH 和 FT_4 才处于稳定状态。如果将 TSH 目标值定在正常范围（正常范围低值），这可导致血清 FT_4 水平高于正常对照者，7.2% 的患者 FT_4 高于正常范围上限（图 88-5）[128]。高 T_4 水平有助于维持 T_3 于正常水平（主要由 T_4 经 5′- 脱碘而来），但 15.2% 的患者血清 FT_3 低于正常范围下限，从而使 29.6% 的患者 FT_3/FT_4 比率低于正常。

一些患者以稍高剂量的左旋甲状腺素钠治疗（使 TSH 处于抑制状态）会自我感觉更好[129]。一项大规模人群研究（所有患者以左旋甲状腺素钠替代治疗）显示，6.1% 的患者 TSH 水平处于抑制状态（≤ 0.03mU/L），61.7% 的患者 TSH 水平处于正常

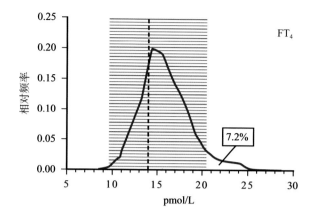

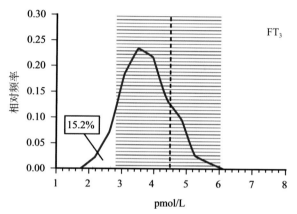

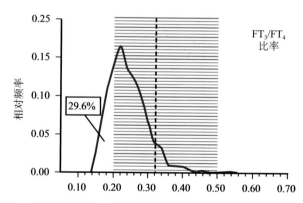

▲ 图 88-5　1811 例以左旋甲状腺素治疗的甲状腺功能减退患者血清 FT_4、FT_3 和 FT_3/FT_4 比率的频率分布

阴影面积代表从 3875 例个体获得的正常范围（2.5%～95%），垂体虚线代表中位数（引自 Gullo D, Latina A, Frasca F, Le Moli R, Pelegritti G, Vigneri R：Levothyroxine monotherapy cannot guarantee euthyroidism in all athyreotic patients. PLoS ONE.6：e22552，2011.）

状态（0.4～4mU/L），11.2% 的患者 TSH 水平处于升高状态（> 4.0mU/L）[130]。与 TSH 处于正常状态的患者相比，TSH 处于抑制状态的患者有更高的心血管疾病、心律失常和骨折风险［校正的风险比分别为 1.37（1.17～1.60）、1.6（1.10～2.33）和 2.02

（1.55～2.62）］。这些高危因素也见于 TSH 水平处于升高状态患者，但不是在 TSH 水平处于正常低值的患者。因此，将 TSH 目标水平定于正常低值具有重要临床意义。

在中枢性甲状腺功能减退患者，血清 FT_4 目标水平应在正常范围的中值[131]；对儿童及妊娠前或妊娠妇女的治疗参见第 84 章和第 94 章。

若每年给予适当的监测和评估，左旋甲状腺素钠终生治疗耐受性良好。长期发病率和死亡率与正常人群无异。甲状腺素钠片附加剂引起的皮肤过敏罕见。

（二）需要调整甲状腺素钠剂量的因素

通过完全左旋甲状腺素替代剂量治疗使甲状腺功能恢复正常后，通常每年只需要复查 1 次甲状腺功能。每年随访的主要目的是提高患者终生左旋甲状腺素钠治疗的依从性。一些患者需要调整甲状腺素钠剂量的原因见表 88-5。

1. 需要增加剂量　T_4 主要从小肠吸收，故在吸收不良性疾病（如乳糜泻[132]）和短肠综合征患者需要更高剂量。空肠回肠旁路术后通常需要更高的左旋甲状腺素钠剂量，但胃旁路 / 胃成形术或胆胰分流术则很少需要调整剂量[133]，在这些情形下，以口服液体剂型的左旋甲状腺素治疗可能更好[134]。食物纤维可降低 T_4 的生物利用度，因此高纤维饮食（全麦面包、格兰诺拉麦片和麦麸）的患者需要更高剂量的左旋甲状腺素钠[135]。T_4 和 T_3 结合型是由胆道排出，其中部分结合型 T_4 和 T_3 在小肠去结合化，由此释放出来的少量 T_4 和 T_3 可被重吸收。在服用左旋甲状腺素钠者而不是正常个体，胆酸螯合剂可干扰甲状腺激素的肠 - 肝循环而使 TSH 轻度增高[136]。胃酸缺乏，以及制酸药、硫糖铝、氢氧化铝、硫酸亚铁和碳酸钙等也可降低 T_4 的吸收[137-140]。这些药物与甲状腺素钠的相互作用是中等程度，如果这些药物与左旋甲状腺素钠隔开数小时服用很大程度上可避免对左旋甲状腺素钠吸收影响。

明显的增重可增加 T_4 的需要量。在大多数甲状腺功能减退患者中，雌激素治疗[141]和妊娠[142]也需要额外增加左旋甲状腺激素钠的剂量，可能由于血清 T_4 结合球蛋白增高。大多数妊娠女性于妊娠的前半期左旋甲状腺素钠的剂量需增加大约 50%，到妊

表 88-5　甲状腺功能减退甲状腺素替代治疗需要调整剂量的因素

需要增加剂量

- 肠道 T_4 吸收减少
  - 吸收不良（乳糜泻[132]、减重手术[133, 134]、胆汁性肝硬化、胃酸缺乏）
  - 饮食（高纤维饮食[135]、大豆蛋白衍生物）
  - 药物胆酸螯合剂（考来维仑、考来替泊、考来烯胺[136]）；制酸药（质子泵抑制剂、H_2 受体拮抗药、α-硫糖铝[137]、氢氧化铝、氢氧化镁[138]）；硫酸亚铁或葡萄糖酸盐[139]；钙盐（柠檬酸钙、醋酸钙、碳酸钙[140]）；磷酸盐结合剂（司维拉姆、氢氧化铝）
- T_4 需求增加
  - 增重
  - 雌激素治疗[141]
  - 妊娠[142]
- T_4 代谢性清除增多
  - 抗癫痫药物（苯巴比妥、苯妥英钠、卡马西平）、利福平[144]
  - 酪氨酸激酶抑制药（伊马替尼、莫特塞尼、索拉非尼）
- 机制与原因不明
  - 乙胺碘呋酮[146]、舍曲林[147]、氯喹[149]
- 不按医嘱服药[150]

需要减少剂量

- T_4 需求降低
  - 减重
  - 雄激素治疗[151]
- T_4 代谢性清除减少
  - 老年人[152]

娠 16 周时到达平台期，TSH 开始增高的中位时间是妊娠 8 周[142]。预测妊娠甲状腺功能变化需慎重，建议对妊娠各个时期的甲状腺功能进行评估[143]。产后患者左旋甲状腺素钠的剂量可能要调整到妊娠前的水平。

几个抗癫痫药和抗结核药物可通过刺激负责肝脏药物氧化的双功能加氧酶活性而促进 T_4 的清除[144]。一些酪氨酸激酶抑制药的使用也需要更高剂量的左旋甲状腺素钠，可能由于增加 3 型脱碘作用[145]。甲状腺素与乙胺碘呋酮、舍曲林和氯喹的相互作用已有报道但仍没被证实[146-149]。若左旋甲状腺素钠替代剂量已足够，但 TSH 水平仍然持续较高，最常见的原因是患者依从性差。患者不遵从医嘱对医生来说是一个挑战。重要的是不要让患者失去信心。可对患者进行一个甲状腺素的吸收试验，如果正常，方法之一是在监督下让患者每周 1 次服用左旋甲状腺素钠[150]。这个剂量可能需要稍高于每天药物剂量的 7 倍，以每周 1 次、剂量为 1000μg

的左旋甲状腺素钠治疗似乎效果良好且可耐受。

2. 需要减少剂量　显著的体重下降需要减少左旋甲状腺素钠的剂量。在长期接受左旋甲状腺素钠治疗的女性，以雄激素治疗乳腺癌可在 4 周内引起甲状腺毒症，可能通过降低血清 T_4 结合球蛋白，对此，左旋甲状腺素钠剂量应减少 25%～50%[151]。老年患者 T_4 的产生与清除都轻度降低，血清 T_4 水平并没变化。在更高龄患者，左旋甲状腺素钠剂量应减少约 25%，因随着年龄增高，其瘦体重下降[152]。

（三）其他甲状腺激素制剂

1. 动物甲状腺提取物　干甲状腺片（desiccated thyroid extract，DTE）尽管有效，但因合成的左旋甲状腺素钠已被广泛应用，故不再被指南推荐使用[118]。摄入干甲状腺片后，血清 T_3 轻度升高，患者可出现一过性甲状腺毒症症状如心悸，而服用左旋甲状腺素钠则不出现这一现象。一项最近的临床试验对干甲状腺片（每片 65mg 包含 38μg L-T_4 和 9μg L-T_3）和左旋甲状腺素钠进行比较，结果显示与左旋甲状腺素钠相比，干甲状腺片体重中度减轻，而且更多的患者愿意服用干甲状腺片，服用干甲状腺片者，血清 T_3 较左旋甲状腺素高，而 FT_4 则低[153]。一些患者更愿意服用干甲状腺片，只要 TSH 水平正常，也可接受。

2. 碘塞罗宁钠　总的来说，碘塞罗宁片剂并不被推荐于甲状腺功能减退的治疗，因其治疗血清 T_3 较高而血清 FT_4 低，半衰期约 1d，故需每天多次服用。对甲状腺癌或黏液性水肿昏迷患者，可短期应用碘塞罗宁。药物动力学等效的左旋甲状腺素钠与碘塞罗宁的剂量比例约 3：1[154]。

3. 左旋甲状腺素钠与碘塞罗宁联合治疗　动物实验提示左旋甲状腺素钠与碘塞罗宁联合治疗是一个新的、有趣的、令人鼓舞的方法。在甲状腺切除的大鼠，只有以左旋甲状腺素钠与碘塞罗宁联合治疗而不是单独以左旋甲状腺素钠治疗可同时使所有组织的甲状腺功能状态恢复正常[155]。而在人类的研究显示，一部分以足够剂量甲状腺素治疗的患者，其心理健康和神经认知功能仍然受损[156, 157]。但是，一项包含 11 个随机临床试验的 Meta 分析发现，L-T_4 和 L-T_3 联合治疗与 L-T_4 单药治疗在机体疼痛、抑郁、焦虑、疲乏和生活质量方面并没有不同[158]。然而，一些患者更愿意接受联合治疗，这可能与甲状腺激素的转运子和脱碘酶的基因多态性有关。这种结合治疗可作为试验性治疗方法小心应用于那些在左旋甲状腺素钠治疗后尽管 TSH 正常，但仍有持续不适感者，这种联合治疗的应用可参见最近发表的文献[159]。

（四）甲状腺功能减退合并其他情况的治疗

1. 肾上腺皮质功能不全　对肾上腺皮质功能不全患者，甲状腺功能减退的治疗可加重肾上腺皮质功能不全，因甲状腺功能减退治疗可引起机体代谢率增高，而肾上腺不能分泌皮质醇来迎合代谢率增高对皮质醇的需求。糖皮质激素应在左旋甲状腺素钠治疗之前即开始使用。

2. 缺血性心脏病　左旋甲状腺素钠治疗增加心肌对氧的需求。对心绞痛加重或新出现心绞痛者应减少左旋甲状腺素钠的剂量或加用抗心绞痛药物。可选择的另一个方法是行冠状动脉搭桥手术或血管成形术，即使在甲状腺功能仍未正常的情况下，这仍然是一种安全的方法[108, 160]。

3. 外科手术　甲状腺功能减退患者外科手术增高一些小的围术期并发症发生的风险[108]。已有报道心衰和胃肠及神经精神并发症的发生率增高。感染者很少出现发热。

4. 药物　在甲状腺功能减退状态下，很多药物代谢缓慢，这可增高机体对负荷剂量或低的维持剂量的药物敏感性。单次小剂量吗啡的应用可使甲状腺功能减退患者出现明显的呼吸抑制。在某些情况下如增加地高辛或胰岛素剂量，需要调整左旋甲状腺素钠剂量以使甲状腺功能正常。成人生长激素不足患者以重组人生长激素治疗可降低血清 T_4 水平，有时可导致甲状腺功能减退的发生[161]。

七、黏液性水肿昏迷

黏液性水肿昏迷是一种罕见的、威胁生命的临床病症，通常出现于病程长、病情严重、未经治疗的甲状腺功能减退患者。"黏液性水肿昏迷"这个术语并不太恰当，因为大多数患者并没有出现昏迷。更确切地说，其代表甲状腺功能减退失代偿的一种状态，由诱发因素引起心血管和神经系统的功能

紊乱，如果不及时诊断和治疗，通常可致命[162]。

（一）发病机制

代偿性甲状腺功能减退患者体温得以保持正常源于神经血管的适应性反应，包括慢性血管收缩、轻度舒张压增高和血容量降低。甲状腺功能减退患者心脏功能也得以代偿，其通过增强 ATP 与收缩能力的偶联，在特定的氧供给下使心脏更好地发挥作用。这些对甲状腺激素不足的适应性反应维持了内环境的稳态，尽管是一个不稳定的平衡状态。进一步的血容量减少（如消化道出血或利尿药的使用）可加重这个不稳定的平衡状态，使内环境稳态的机制不再能恢复。同样，伴发肺部感染可使代偿性的通气能力失代偿而进展至呼吸衰竭。受损的中枢神经系统功能可因脑卒中、镇静药的使用和低钠血症（严重甲状腺功能减退的一种常见现象）而进一步加重。

（二）诊断

黏液性水肿昏迷的三个诊断要点如下所示。

1. 精神状态的改变：从定向障碍和嗜睡到精神异常和昏迷。

2. 体温调节缺陷：低体温或尽管有感染但无发热。

3. 诱发因素：寒冷刺激、感染、药物（利尿药和镇静药）、创伤、中风、心衰和胃肠道出血。

大多数的黏液性水肿昏迷见于老年患者，多于冬季发生。早期诊断是关键，但很多患者的诊断被延误，通常是在诱发因素治疗效果欠佳之后被诊断。皮肤冷而苍白和无轻度舒张压增高是可能出现黏液性水肿昏迷的警示体征。血清 FT_4 水平降低，TSH 水平通常升高，但因受伴发的非甲状腺疾病的影响，有时只是轻度升高。血清肌酸磷酸激酶水平通常很高。

（三）治疗

快速使用甲状腺激素替代治疗和支持治疗（表 88-6）是抢救成功的关键措施。然而，预后较差，死亡率达 20% 以上。应密切监测患者生命体征。

对于甲状腺激素的替代治疗，有关最适剂量、使用途径和激素的类型（碘塞罗宁还是左旋甲状腺素钠）仍没有共识。太高的剂量可促发心肌缺血和

表 88-6　黏液性水肿昏迷的特点与治疗

低甲状腺素血症	大剂量左旋甲状腺素静脉注射
低体温	以毛毯保暖，但不要过度加温保暖
低通气	机械辅助通气
低血压	慎重地以晶体溶液或全血扩容
低钠血症	控制补液量（少量补液）
低糖血症	给予葡萄糖
低皮质醇血症	给予糖皮质激素
诱发因素	明确诱因并给予针对性治疗，去除诱因

心律失常。因吸收减少，口服给药可能效果欠佳。T_3 的使用可使代谢突发增高，增加心脏并发症的风险，但伴发的非甲状腺疾病可减弱 T_4 向 T_3 转化。临床医生需要考虑患者病情的严重程度，但临床经验提示方法太保守可降低抢救的成功率。目前推荐以 300～500μg 左旋甲状腺素为初始剂量静脉注射，随后每天以 50～100μg 左旋甲状腺素静脉注射，直至可以口服用药。如果在 24～48h 病情无改善，可以碘塞罗宁治疗（如每 4h10μg 静脉注射或每 8 小时 25μg 静脉注射）。

低温只需盖毛毯保暖。过度加温保暖是危险的，因其可引起外周血管扩张而致血管塌陷（vascular collapse）。患者一旦有呼吸衰竭表现，就应给予机械辅助通气治疗，气管内插管不应被耽误。低氧因贫血而加重，而贫血在甲状腺功能减退很常见。低血压患者输注全血可提高血容量和改善氧携带能力。在充血性心脏衰竭患者中，地高辛和利尿药的使用应慎重。低血糖提示垂体功能减退症或原发性肾上腺皮质功能减退症，然而，即使没有出现低血糖或肾上腺皮质功能减退，所有患者都应予静脉氢化可的松治疗（每天 100～200mg，分次给药），因为严重甲状腺功能减退患者在应激状态下对皮质醇反应迟钝。此外，临床医生应努力寻找诱发因素，如果可能去除诱因。感染（肺炎或尿源性脓毒血症）见于 35% 的患者，但患者通常不出现发热、心动过速和白细胞增高，故不易诊断。应进行白细胞分类计数和血细菌培养，即使感染只是中度可疑，也应该使用广谱抗生素治疗。

八、亚临床甲状腺功能减退

亚临床甲状腺功能减退的定义是血清 TSH 水平增高而 FT_4 水平正常。亚临床甲状腺功能减退是一种常见病（表 88-1），尤其在女性和老年人中。在一般的成年人群，TSH 参考范围是 0.4～4.0mU/L；在 ≥ 80 岁高龄个体，TSH 参考范围放宽至 4.0～7.0mU/L。这一年龄特异的 TSH 参考范围的应用可减少亚临床甲状腺功能减退诊断的发生率。在很多患者（高达 35%）中，增高的 TSH 可自行恢复正常[163]。故推荐 3～6 个月后重复检测 TSH 以确认亚临床甲状腺功能减退是否为持续性[118, 164]。亚临床甲状腺功能减退病因较多，可以是内源性的（慢性自身免疫性甲状腺炎、亚临床甲状腺炎、产后甲状腺炎）或外源性的（^{131}I 治疗、甲状腺切除术、抗甲状腺药物）[164]。其他病因少见，如 TSH 受体功能丧失的种系基因突变为 0.6%[165]。最常见的病因（60%～80%）是慢性自身免疫性甲状腺炎，如果 TPO-Ab 抗体阳性，由亚临床甲状腺功能减退进展为临床甲状腺功能减退的风险增高（表 88-2）。

（一）临床表现

"亚临床甲状腺功能减退"这一术语提示患者没有甲状腺激素不足的临床症状和体征，但临床实践却并非如此。与甲状腺功能正常的对照者相比，亚临床甲状腺功能减退患者皮肤更为干燥、记忆力更差、思维较为缓慢、肌肉更为软弱、更容易疲劳、肌痉挛更常见、冷感更明显、声音更深沉粗糙、眼睛肿胀和便秘更常见，但这种差异很小[166]。在甲状腺功能减退的临床评分中，亚临床甲状腺功能减退的评分稍高于甲状腺功能正常的对照者（图 88-3）[117]。通常情况下，通过外周组织功能检查来反映甲状腺激素不足程度的作用有限，如跟腱反射松弛时间延长、左心室舒张功能失调、静息和活动后心室收缩功能降低、血管抵抗性增高、动脉僵硬、内皮功能失调、肌肉能量代谢受损和 LDL-C 水平增高[164, 167]。血清 TSH 水平每升高 1.0mU/L，总胆固醇水平平均升高 0.09mmol/L；这一影响在女性和老年人中更为显著[168]。很多研究提示存在剂量应答关系，即 TSH 水平越高，症状和体征的发生率和严重程度越高。

（二）治疗

对亚临床甲状腺功能减退的治疗仍有争议。尽管短期左旋甲状腺素治疗可改善血脂谱和左心室收缩功能[169]，但长期治疗对健康状况（如心血管疾病的发病率和死亡率）改善作用的证据仍缺乏。在目前正在进行的以安慰剂为对照的随机临床试验结果公布之前，仍然不清楚对亚临床甲状腺功能减退要不要治疗。在这一背景下，有关亚临床甲状腺功能减退的治疗流程图见图 88-6。总的来说，目前的指南推荐如果 TSH > 10mU/L，就给予治疗[118, 167]。一项大型的 Meta 分析支持这个 TSH 切点。这项 Meta 分析显示，一旦血清 TSH > 10mU/L，心血管事件风险增高（有统计学差异）。在仔细校正了年龄、性别和传统的心血管危险因素之后，这个结果并没有改变[170]。几个研究也观察到在老年个体（> 65—70 岁），只有在血清 TSH > 10mU/L 时才出现冠心病和心衰[171]。然而，另一项大型 Meta 分析显示，只有在年轻个体（< 65 岁）冠心病和心血管死亡风险才增高，同时 TSH < 10mU/L 者冠心病的发病率也增高[172]。一项在最高龄（85—89 岁）个体的研究也提出年龄在治疗的临床意义，即在为

期 5 年的随访中观察到，基线 TSH 水平升高者，死亡率降低，因此反对在这个年龄组进行治疗[173]。而且，来自英国全科医生研究数据库的分析显示，在中年和年龄 < 70 岁老年而不是最高龄（约 80 岁）的亚临床甲状腺功能减退患者中，左旋甲状腺素钠的替代治疗可减少冠心病的发生[174]。总的来说，这些人群研究的矛盾结果提示，在 TSH 轻度增高（4～10mU/L）的老年人群中，治疗对降低心血管风险的作用有限，但在相对年轻者（< 65 岁）则可能获益。因此，TSH 在 4～10mU/L、有心血管疾病风险的年轻个体，应考虑以左旋甲状腺素钠治疗。这也适用于 TPO-Ab 阳性者，TPO-Ab 和（或）TSH 水平越高，进展到临床甲状腺功能减退的概率越高（表 88-2）。一项安慰剂对照的随机临床试验显示，如果有症状，以左旋甲状腺素钠治疗可改善疲劳症状[175]。很多临床医生对有症状的亚临床甲状腺功能减退者给予治疗，故应注意患者是否有症状。事实上，对有症状者，"亚临床甲状腺功能减退"这个诊断本身就自相矛盾。如果进行治疗，每天 50～100µg 左旋甲状腺素钠通常已足够，然后密切随访、保持 TSH 于正常水平。如果不予治疗，规律随访和检测 TSH 也是合理的。

九、筛查

随着而来的问题即在人群中进行成人甲状腺功能减退的筛查是否合理[6]？甲状腺功能减退患病率高、诊断方法简单、准确、便宜，其通常到晚期才被诊断出来，而且治疗是有效而花费少。这个疾病的负担有限，目前也仍未证实早期诊断、在无症状时期给予治疗可改善临床疗效。然而，一个计算机来源的决策模型的结论是，在社区对 35 岁以上人群每 5 年以血清 TSH 结合血清胆固醇来筛查出轻度甲状腺功能减退是经济有效的方法[176]。对老年女性进行筛查更有效益。筛查工作应由学术团体而不是美国预防服务工作队来推荐。目前已提倡在高危人群进行筛查，如妊娠妇女或计划妊娠的妇女（见第 84 章），以及在自身免疫疾病、自身免疫性甲状腺疾病的第一亲属、有颈部放疗史和甲状腺手术史的个体[118, 164]。患者有非特异的症状应高度警惕甲状腺功能减退可能。

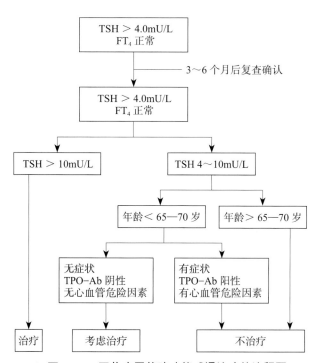

▲ 图 88-6　亚临床甲状腺功能减退治疗的流程图

TSH. 促甲状腺素；FT₄. 游离甲状腺素；TPO-Ab. 抗过氧化物酶抗体

第 89 章　非甲状腺疾病综合征：甲状腺功能减退的一种形式

Nonthyroidal Illness Syndrome: A Form of Hypothyroidism

Leslie J. De Groot　**著**

卫红艳　丁　莉　孙　蓉　**译**

> **要　点**
> - 非甲状腺疾病综合征（NTIS）患者下丘脑 TRH 的 mRNA 表达降低，可能与细胞因子有关。
> - NTIS 患者 TSH 水平相对血清激素水平的不适当降低，可能是由于 TRH 分泌减少所致。
> - NTIS 患者 TRH 注射导致 TSH、T_4 和 T_3 升高，改善了 NTIS 的多方面临床表现，这提示 TRH 分泌不足可能是 NTIS 主要问题。
> - 不同测定方法测定的血清游离 T_4 和 T_3 结果不同（可能降低或正常），目前尚无检测方法证明无检测误差。
> - NTIS 患者 T_4 和 T_3 生成率降低，导致组织中的甲状腺激素水平显著降低。
> - 给予 NTIS 患者生理剂量的甲状腺激素替代治疗或 TRH，可使血清激素水平恢复正常。
> - 目前没有证据表明激素替代治疗有害，相反，有研究证明激素替代治疗可能使患者获益。
> - 遗憾的是，NTIS 被认知 40 年后，仍无应用 TH 治疗 NTIS 的对照研究。

一、定义

在饥饿和疾病状态下，血清甲状腺激素水平下降。在疾病程度较轻时，仅血清三碘甲腺原氨酸（triiodothyronine，T_3）水平降低。然而，随着疾病的恶化和病程的延长，血清 T_3 和甲状腺素（thyroxine，T_4）水平均可下降。血清甲状腺激素水平的降低见于饥饿、败血症、外科手术、心肌梗死、体外循环、骨髓移植及任何其他严重疾病[1-9]。这种情况被称为正常甲状腺病态综合征（euthyroid sick syndrome，ESS）。另一种不考虑机体代谢状态的替代名称是非甲状腺疾病综合征（nonthyroidal illness syndrome，NTIS）。

（一）低 T_3 状态

饥饿，更准确地说碳水化合物的缺乏，可以迅速抑制 T_4 通过肝脏 1 型碘化甲腺原氨酸脱碘酶脱碘转化为 T_3，从而抑制 T_3 的生成并阻止反 T_3（reverse T_3，rT_3）的代谢[10]，从而血清 T_3 水平降低而反 T_3 水平升高。饥饿可导致机体基础代谢率降低[11]，有学者从目的论的角度考虑，认为甲状腺激素的降低体现了机体的适应性反应，也就是一定程度的甲状腺功能减退可节约热量和减少蛋白质的消耗。仅有血清 T_3 水平下降是 NTIS 的最轻程度的表现，此时患者没有甲状腺功能减退的临床表现。也没有证据表明这种血清 T_3 水平降低（不伴 T_4 水平下降）对机体有不利的生理影响或增加死亡率。

（二）血清 T_4 降低的非甲状腺疾病综合征

随着疾病的恶化，此时常常伴随热量不足，低 T_3 状态可逐步进展为一种低 T_3 水平并常合并低 T_4 水平的复杂综合征。此时促甲状腺激素（TSH）水平通常是降低或正常，尽管血清甲状腺激素水平降低，而 rT_3 水平正常或升高。重症监护病房的很大一部分患者表现为不同严重程度的 NTIS，存在 T_3 和 T_4 水平降低。在一项为期 2 年研究中，Plikat 及其同事发现，23% 的 ICU 患者存在游离 T_3、游离 T_4 水平降低，TSH 降低或正常，这类患者的死亡风险显著增加[12]。Girvent 及其同事注意到，NTIS 在急性外科手术的老年患者中非常普遍，并且与营养不良、交感神经反应性增高和术后预后不良相关[13]。令人惊讶的是，在过去的 40 年，一些内分泌学家认为 NTIS 是一种有益的生理反应[14-17]，但这一观点并无事实证据。

NTIS 患者血清 T_3 和 T_4 的显著降低与死亡风险增加相关。一项研究中，20 例严重创伤患者中出现 NTIS，其中 5 例死亡，T_3 下降程度与 Apache Ⅱ 评分相关[18]。接受骨髓移植的患者中发现 NTIS 与死亡风险增加相关[19]。NTIS 常见于接受急诊手术的老年患者，且预后不良多见[20]。45 例未经多巴胺治疗的脑膜炎球菌败血症患儿 T_3、T_4 和 T_4 结合球蛋白（T_4–binding globulin，TBG）均降低，而 TSH 无升高。当血清 T_4 水平低于 $4\mu g/dl$ 时，患者死亡的概率约为 50%，当血清 T_4 水平低于 $2\mu g/dl$ 时，死亡概率可高达 80%[21-23]。显然，这些关联并不能证明甲状腺功能减退是这些并发症或死亡的原因，但是甲状腺功能减退的存在至少必须考虑治疗的可能。

（三）NTIS 的生理机制

文献关于 NTIS 机制的阐释如下所示。

1. 激素水平异常源于检验误差，如果检测方法得当，检测结果提示甲状腺功能正常。

2. 血清甲状腺激素异常是由于 T_4 与蛋白质结合的抑制剂所致，而检验方法不能准确反映游离激素水平。部分这一观点的支持者认为结合抑制剂可能存在于全身组织中，而不仅仅存在于血清中，结合抑制剂不仅抑制细胞对激素的吸收，还阻止激素与 T_3 核受体结合从而抑制激素的作用，但观点不一。

3. 在 NTIS 时，由于局部脱碘作用增强，垂体的 T_3 水平正常。在这个观点中，实际上垂体甲状腺激素水平正常，而身体其他部分甲状腺功能减退。此观点假定垂体内 T_4 到 T_3 脱碘作用增强是病因。

4. 事实上，患者血清激素水平降低，而且生化上表现为甲状腺功能减退，但这是（目的论观点）一种有利的生理反应，不应通过治疗而改变。

5. 最后，NTIS 某种程度上是继发性甲状腺功能减退的一种形式，患者血清和组织的激素水平确实降低，组织存在甲状腺激素不足，这可能会对机体不利，如果血清 T_4 水平低于 $4\mu g/dl$ 的危险水平，应开始治疗。

二、NTIS 时机体血清激素水平和组织激素供给

（一）血清 T_3 和游离 T_3

除了少数例外，NTIS 相关研究中血清 T_3 和游离 T_3 水平降低[24-30]。Chopra 等报道 NTIS 游离 T_3 水平降低（图 89-1）[31]，而另一份报道中，游离 T_3 水平多是正常的[32]。但值得注意的是，在第 2 篇报道中，"NTIS" 患者的平均血清 T_4 水平实际上高于正常平均水平，但无明显 NTIS。Sapin 等比较直接透析、微量色谱法、类似物、两步免疫提取和标记抗体 RIA 等方法测定的 NTIS 患者体内的游离 T_3 水平[30]。其中 5 种方法测定结果显示游离 T_3 水平明显低于正常值，有 1 种方法中最严重病例的游离 T_3 水平低于正常值。Faber 等评估了 34 例危重症患者的甲状腺激素水平，大多数患者的 T_4 和游离 T_4 指数降低，而使用超滤技术测定的游离 T_3 和游离 T_4 水平基本正常[33]。需要考虑的一点是，有些超滤技术不能从滤液中去除甲状腺激素结合蛋白，可导致游离激素测定值假性增高[34]。

血清 rT_3 可能降低、正常或升高，不是甲状腺激素供给异常的可靠指标。虽然推测 rT_3 应该始终升高，但事实并非如此，rT_3 通常在正常范围内。Peeters 等[35] 发现 NTIS 患者中血清 TSH、T_4、T_3 及 T_3/rT_3 比值均低于正常人，而血清 rT_3 高于正常人（$P < 0.0001$）。肝脏 1 型脱碘酶（D_1）下调，而 3

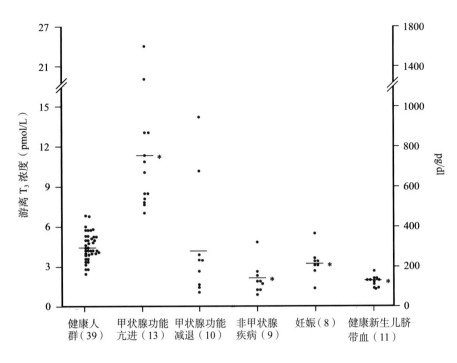

◀ 图 89-1 Chopra 等报道的各组患者游离 T_3 浓度[31]

本报道中，NTIS 患者游离 T_3 水平明显低于正常受试者。NTIS. 非甲状腺疾病综合征；T_3. 三碘甲腺原氨酸

*. 与正常对照比较，$P < 0.05$

型脱碘酶（D_3，健康人的肝脏和骨骼肌中不表达）被诱导活化，尤其是合并组织灌注不良的疾病状态时上述现象尤为显著。rT_3 的水平反映几种酶的作用，也可能反映出组织代谢功能。D_3 的诱导活化有增加 rT_3 的趋势。产生 T_3 的 D_1 功能下降同时导致 rT_3 的降解减少。然而，rT_3 的生成受到血清和组织中低水平底物（T_4）的限制，可能还受 T_4 进入细胞的抑制影响。笔者治疗 NTIS 患者的个人经验表明（未发表），当机体给予 T_4 使得血清激素水平补充后，rT_3 的生成迅速增加，且水平常可显著升高。

（二）血清 T_4

NTIS 时患者的血清 T_4 水平随疾病加重和病程延长而降低[24-35]。如心脏旁路手术[36]或短期饥饿[37]等急性、短期创伤情况下，血清 T_4 无降低。然而，随着创伤、疾病或感染的严重程度增加，T_4 出现降低，下降程度可极其明显。如前所述，血清 T_4 水平低于 4μg/dl 时，死亡风险显著增加（高达 50%），血清 T_4 水平一旦低于 2μg/dl，预后极为堪忧。在新生儿中，总 T_4 和 TSH 水平降低，死亡和严重脑室内出血风险增加。有研究提示甲状腺激素替代治疗可能使 T_4 水平极低的婴儿获益[27]。

血清总 T_4 降低的部分原因是 TBG 降低。TBG 减少的一个原因似乎由于裂解增加。Schussler 研究团队发现，在搭桥术后 12h 内，TBG 迅速下降到基线水平的 60%，他们的数据表明，这是由于蛋白酶裂解 TBG，导致 TBG 失去其 T_4 结合的活性所致[38]。该团队进一步的研究表明，脓毒血症患者血清中存在 TBG 裂解产物[39]。

一项研究调查了 69 例脑膜炎球菌败血症患儿外周血甲状腺激素代谢和结合蛋白的变化。所有患儿总 T_3 和总 T_3/rT_3 比值均降低，而 TSH 无升高。总 T_4 水平的降低与弹性蛋白酶增加 TBG 转换有关。TBG 降低是 NTIS 患者总 T_4 和 T_3 降低的部分原因[40]。

（三）血清游离 T_4

认识 NTIS 的一个重要问题是血清游离 T_4 水平的结果分析。尽管实际上是细胞内 T_3 与受体结合，但大多数学者认为游离 T_4 代表了组织的可利用激素水平。NTIS 时血清游离 T_4 测定的结果与测定方法相关。结果可能受到多种因素的影响，包括（既往被一些研究者认定的）存在于血清的抑制剂或某些物质的影响，如血清中的药物、代谢物或游离脂肪酸等物质。NTIS 时通过估算 TBG 结合力评估游离激素分析方法测定的游离 T_4 通常较低。使用 T_3 类似物的测定方法得到的结果也偏低。透析法和超滤法测定的游离 T_4 水平有很大的变异性[25-29]，大多数报道血清游离 T_4 为正常水平或低于正常水平，但有些报道中游离 T_4 水平增高[25, 26, 41-43]。

理论上，利用平衡透析的方法可以稀释可被透析的抑制剂。肾功能严重衰竭时，3-羧基-4-甲基-5-丙基-2-呋喃丙酸、吲哚硫酸盐和马尿酸等化合物可在体内累积[44]，但这些化合物可能不会干扰血清激素测定。游离脂肪酸如升高至 2～5mmol/L 的水平可替换 T_4 与 TBG 的结合，使游离 T_4 水平增加。游离脂肪酸在体内几乎不会达到这样的水平[45, 46]。然而，即使是常用于 ICU 患者的小剂量肝素（静脉注射 0.08U/kg，或皮下注射 5000U）也会在为测定"游离 T_4"而进行的长时间血清透析过程中使体外游离脂肪酸生成过多，并导致游离激素水平测定值增高[47]。这可能是一个普遍而严重的问题，可能是许多急性疾病患者血清游离 T_4 水平升高的原因。

超滤方法也得到不同的结果。Wang 等[48]发现，在 NTIS 患者中，通过超滤法测定的血清游离 T_4 均较低（平均为 11.7ng/L），而平衡透析法测定的游离 T_4 接近正常值，为 18ng/L。超滤法测定的血清游离 T_3（不出意料）水平亦低，与放射免疫法测定的游离 T_3 结果相似。Chopra[32] 通过透析法测定血清游离 T_4 结果均低于正常平均值（±2SD）；而用超滤法测定时 9 例患者中有 6 例测定结果为低水平，用标准树脂摄取校正法测定时 9 例患者中有 7 例测定结果为低水平。本研究中 NTIS 患者平均水平明显低于正常均值。

因此，尽管大多数涉及 TBG 水平校正的分析方法测定的游离 T_4 均降低，但 NTIS 患者真正游离 T_4 水平仍存在疑问。有趣的是，血清游离 T_3 的测定未发现这一问题，在大多数研究中，游离 T_3 水平是降低的。这种差异可能有两个原因。首先，总 T_3 的抑制程度比总 T_4 大。其次，因为 T_4 通常比 T_3 与 TBG 结合更紧密，相比 T_3，T_4 测定更容易受到影响甲状腺激素结合因素的影响。

三、是否有证据表明血清中存在影响 T_4 与蛋白质结合的物质

Mendel 等[49]仔细回顾了报道可透析的结合抑制剂的研究后指出，必须谨慎看待其中的许多研究结论[44, 45, 50-53]。透析和超滤分析方法都可受到多种因素干扰。他们还指出，虽然在 NTIS 患者中树脂

摄取法测定的低游离 T_4 水平通常不符合患者的临床状况，但平衡透析法测定的高游离 T_4 水平亦同样不符合患者临床评估。

Brent 和 Hershman 的一项临床研究提供了完全驳斥血清中存在有临床意义的抑制甲状腺激素结合物质的证据（图 89-2）[54]。这些研究人员每天给予 24 例严重 NTIS 患者中的 12 例患者静脉应用 1.5μg/kg 的 T_4，并观察 14d 的血清激素水平。治疗后 3d 内，T_4 水平恢复到正常范围。因此，T_4 池很容易补充，T_4 水平达到正常值。意料之中的是，由于 T_4 到 T_3 脱碘作用减少，少数存活患者的 T_3 水平直到研究结束也没有恢复到正常范围。然而，静脉注射替代剂量 T_4 能迅速使血浆 T_4 池恢复正常，这清楚地表明，血清 TBG 的缺失或结合抑制剂都不可能是本组危重症患者血清 T_4 水平降低的主要原因。

四、促甲状腺激素水平

NTIS 患者血清 TSH 通常正常或降低，甚至有可能显著降低，但通常不低于 0.05μU/ml[16, 24, 25, 28, 29, 31, 55]。然而，按照常规的内分泌学逻辑，相对于观察到的血清 T_4 和 T_3 水平，TSH 水平几乎总是不适当的降低。灵敏度低至 0.001U/ml 的第三代检测技术可区分患者是甲状腺功能亢进还是 NTIS，但是 TSH 值在这 2 种完全不同的疾病中可能存在重叠[56]。NTIS 患者血清 TSH 生物活性可能由于促甲状腺素释放激素（thyrotropin-releasing hormone，TRH）分泌减少和糖基化减少而降低。有些 NTIS 患者的 TSH 水平可高于正常值，当患者从 NTIS 状态恢复时，TSH 通常会一过性升高而高于正常水平（图 89-3）[16, 29, 54]。TSH 的升高强烈提示患者正在从垂体反应能力暂时受抑制的甲状腺功能减退状态中恢复。

在 NTIS 期间，垂体对 TRH 的反应不一，许多患者的反应低于正常[57]，而另一些患者反应正常[58]。低 TSH 水平时的"正常"反应可能提示下丘脑异常是导致低 TSH 和低 T_4 的原因。TSH 的昼夜节律会减弱或丧失[59]，在一些研究中，有证据表明 TSH 糖基化减少，TSH 生物活性降低[60]。一个合乎逻辑的替代解释是低 TSH 水平实际上是低甲状腺激素水平的直接原因。NTIS 患者下丘脑功能受损，TRH mRNA 表达降低，导致低 TSH，从而导致甲

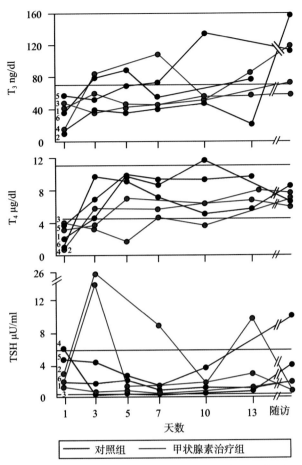

状腺分泌甲状腺激素减少。

有其他证据表明危重症患者下丘脑功能减弱。血清睾酮、卵泡刺激素（follicle-stimulating hormone，FSH）和黄体生成素（luteinizing hormone，LH）水平均迅速下降[61, 62]。通常情况下作为应激反应的一部分，血清皮质醇升高，但并非总是如此。有些患者出现低血压，伴有明显的一过性中枢性肾上腺皮质功能减退，血清 ACTH 水平降低或正常，血皮质醇水平低于 20μg/dl。皮质醇替代治疗效果显著，如果患者恢复的话，可能后续表现为正常的肾上腺功能。

在一项对处于分解代谢状态的危重症患者进行的研究中，观察到中枢介导的低生长激素、甲状腺功能减退和明显的雄激素水平低下。在这些患者中，即使在循环中总睾酮和雌二醇水平极低的情况下，脉冲性 LH 分泌和平均 LH 分泌也非常低。脉冲性生长激素（growth hormone，GH）和 TSH 分泌也受到抑制。白细胞介素 1β（interleukin 1β，IL-1β）水平正常，而 IL-6 和肿瘤坏死因子 α（tumor necrosis factor α，TNF-α）水平升高。外源性静脉促性腺激素释放激素（gonadotropin-releasing hormone，GnRH）使血清睾酮水平部分恢复，但不能完全克服雄激素的不足，这提示 GH、GnRH 和促 TSH 分泌因子的联合缺乏可能在低雄激素综合征中起重要作用[63]。

▲ 图 89-2　重度 NTIS 患者随机分为非治疗组（对照组，蓝线）或静脉 T₄ 组（甲状腺素治疗组，红线），进行为期 2 周的研究[54]

图中为研究期间和随访期间存活患者的血清 T_3、T_4 和 TSH 浓度（对照组为蓝色圆圈，T_4 治疗组为红色圆圈）。NTIS. 非甲状腺疾病综合征；IV. 静脉注射；T_3. 三碘甲腺原氨酸；T_4. 甲状腺素；TSH. 促甲状腺激素

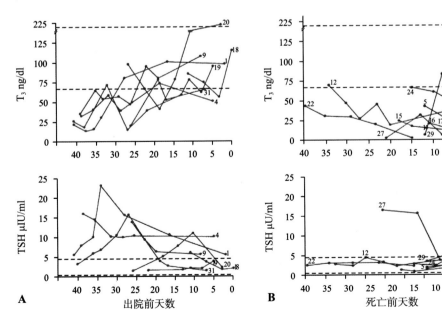

◀ 图 89-3　A. 最终出院的非甲状腺疾病综合征患者血清 T_3 和 TSH 浓度[29]。虚线表示 T_3 和 TSH 的正常浓度范围，为健康受试者浓度平均值 ±2 SD。B. 显示死亡的 NTIS 患者 T_3 和 TSH 浓度。数字代表受试者编号。值得注意的是，部分康复患者 TSH 升高，而死亡患者的 T_3 和 TSH 水平普遍下降[29]

NTIS. 非甲状腺疾病综合征；SD. 标准差；T_3. 三碘甲腺原氨酸；TSH. 促甲状腺激素

五、甲状腺激素转换

Kaptein 等[64, 65]研究了一组危重患者，所有患者总 T_4 低于 $4\mu g/dl$，T_4 指数低，透析法测定的游离 T_4 处于正常低值，TSH 正常或稍高。在这些患者中，透析法测定的 T_4 平均值显著低于正常值。平均每天的 T_4 处置量减少了 35%（表 89-1）。NTIS 患者的 T_4 生成率明显低于 17 名正常人的平均水平（$P < 0.005$）。在一项类似的 T_3 动力学研究中[65]发现，NTIS 患者游离 T_3 是正常血清水平的 50%。T_3 的生产率降低了 83%（表 89-2）。这两项研究证明，NTIS 患者外周组织 T_4 和 T_3 供给量显著减少，逻辑上表明激素缺乏（甲状腺功能减退）的影响应该存在。第 3 项研究报道中，在尿毒症导致的 NTIS 患者中，甲状腺 T_3 分泌正常，总 T_4 和 T_3 转换率显著降低[66]。然而，这是一个计算值，而不是直接测量值，存在高度变异性，并不能否定由于外周器官 T_4 向 T_3 转换减少而导致的 T_3 供应的绝对减少。

六、T_4 进入细胞和 T_3 的生成

Lim 等[67]和 Vos 等[68]利用 T_4 脱碘反应作为大鼠肝细胞 T_4 转运进入细胞的指标，发现 NTIS 患者的血清抑制了 T_4 的摄取。在一项研究中，与对照血清相比，NTIS 危重症患者血清可导致 T_4 摄取减少，研究者认为这种现象与非酯化脂肪酸（nonesterified fatty acids，NEFA）和胆红素升高及白蛋白降低有关。轻度 NTIS 患者的血清不会导致 T_4 和 T_3 脱碘作用受损[69]。Sarne 和 Refetoff 也观察到 NTIS 患者血清对肝细胞摄取 T_4 的抑制作用[70]。可用于肝脏 T_4 脱碘为 T_3 的"还原当量"有所减少，从而降低了 1 型碘化甲腺原氨酸脱碘酶的转运和功能，这种现象被假定在其他组织也存在[71]。在动物中，1 型碘化甲腺原氨酸脱碘酶的水平也有下降，这种现象可被 T_3 替代逆转，因而似乎与甲状腺功能减退有关，这种现象在人类也可能存在。最近一项研究中，重症监护病房的患者死亡后立即进行了血液、肝脏和骨骼肌活检，发现肝脏 T_4 1 型脱碘酶活性下调，而 3 型脱碘酶在肝脏和肌肉中被诱导，这种现象在组织灌注不良的情况下尤为明显。这些变化导致 NTIS 患者 T_3 生成降低和代谢增加，从而降低了

表 89-1　非甲状腺疾病综合征（NTIS）低 T_4 状态 T_4 动力学研究

病例编号	TT_4（μg/dl）	FT_4（ng/dl）	PR[μg/(d·m²)]
正常受试者（n=19）			
均值	7.1	2.21	50.3
± 标准误	0.4	0.13	3.4
患者			
1	2.7	2.05	32.4
2	3.0	1.23	51.1
3	1.2	0.48	39.0
4	1.4	1.04	23.7
5	1.3	0.75	22.2
6	3.0	1.35	34.6
7	1.9	1.33	36.6
8	2.0	1.88	25.3
9*	0.4	0.28	10.0
10*	1.5	1.50	13.7
11*	1.6	1.70	18.4
均值	1.8	1.24	27.9
± 标准误	0.2	0.17	3.7
P	< 0.001	< 0.001	< 0.001

FT_4. 游离甲状腺素；PR. 生成速率；TT_4. 总甲状腺素
所有 P 值均由非配对 t 检验而得
*. 患者接受多巴胺治疗
引自 Kaptein EM, Grieb DA, Spencer CA, et al: Thyroxine metabolism in the low thyroxine state of critical non-thyroidal illnesses, J Clin Endocrinol Metab 53: 764–771, 1981.

细胞内 T_3 的水平[35]。

理论上，细胞摄取减少（单独作用）会导致组织水平甲状腺激素缺乏，T_3 生成减少，血清 T_3 水平降低，血清 T_4 升高，但实际上未观察到血清 T_4 升高。NTIS 患者激素供给减少可能是多种因素造成的，而细胞摄取减少（如果存在）只是其中一个因素。尽管转换率有所降低，T_4 仍可转换为 T_3。此外，T_4 通过细胞内代谢迅速转化为 rT_3，这表明 T_4 进入细胞并没有受到严重损害，但胞内脱碘途径异常。

表 89-2　非甲状腺疾病综合征（NTIS）
低 T_3 状态 T_3 动力学研究

病例编号	TT_3（ng/dl）	FT_3（pg/dl）	PR [μg/(d·m²)]
正常受试者（$n=12$）			
均值	162	503	23.47
± 标准误	5	46	2.12
患者			
3	30	272	6.18
5	42	247	5.67
6	25	151	5.41
7	34	266	8.39
12*	45	282	6.07
均值	35	244	6.34
± 标准误	4	24	0.53
P	< 0.001	< 0.001	< 0.005

FT_3. 游离三碘甲腺原氨酸；PR. 生成速率；TT_3. 总三碘甲腺原氨酸

*. 患者接受多巴胺治疗

引自 Kaptein EM, Robinson WJ, Grieb DA, et al: Peripheral serum thyroxine, triiodothyronine and reverse triiodothyronine kinetics in the low thyroxine state of acute nonthyroidal illnesses. A noncompartmental analysis, J Clin Invest 69: 526–535, 1982.

七、组织中的甲状腺激素

有一些关于 NTIS 患者组织中甲状腺激素的研究数据[72]。在一项研究中，组织中 T_3 水平显著降低（表 89-3）。虽然与正常组织相比，大多数样本的 T_3 水平非常低，但一些 NTIS 患者在某些组织中，特别是骨骼肌和心脏组织中，T_3 偶尔表现为难以解释的高水平。

Peeters 等[73]调查了 79 例重症监护后死亡的患者，其中一些人接受了甲状腺激素治疗。这些患者组织碘甲腺原氨酸水平与血清水平呈正相关，提示疾病期间血清 T_3 的降低与组织 T_3 水平降低有关。接受甲状腺激素治疗的患者血清 T_3 水平升高，同时伴有肝脏和肌肉组织 T_3 水平升高，这是组织特异性调控的证据。组织 rT_3 和 T_3/rT_3 比值与组织脱碘酶

表 89-3　非甲状腺疾病综合征（NTIS）患者中
组织 T_3 浓度（nmol/kg 湿重）

组织	对照组			NTIS 组	
	均值	标准差	P	均值	标准差
大脑皮层	2.2	0.9	< 0.05	1.2	1.1
下丘脑	3.9	2.2	< 0.01	1.4	1.2
垂体前叶	6.8	2.5	< 0.005	3.7	1.1
肝脏	3.7	2.3	< 0.01	0.9	0.9
肾脏	12.9	4.3	< 0.001	3.7	2.8
肺	1.8	0.8	< 0.01	0.8	0.5
骨骼肌	2.3	1.2	NS	> 10.9	
心脏	4.5	1.5	NS	> 16.3	

NS. 无显著性差异；NTIS. 非甲状腺疾病综合征；T_3. 三碘甲腺原氨酸

引自 Arem R, Wiener GJ, Kaplan SG, et al: Reduced tissue thyroid hormone levels in fatal illness, Metabolism 42: 1102–1108, 1993.

活性相关。单羧酸转运体 8 的表达与不同碘甲状腺激素的血清 / 组织浓度的比值无关[73]。

疾病状态下人体组织中甲状腺激素受体表达情况的信息有限。扩张型心肌病患者心肌组织中 $TR\alpha_1$、$TR\alpha_2$ 和 $TR\beta_1$ 的 mRNA 的表达增加，$TR\alpha_1$ 和 $TR\alpha_2$ 亚型在缺血性心脏病中的表达也增加[74]。Rodriguez-Perez 等研究了感染性休克患者的皮下脂肪和骨骼肌的甲状腺激素受体的表达[75]。与正常人相比，肌肉中 $TR\beta_1$ 和 $RXR\gamma$ 的 mRNA 表达减少，而 $RXR\alpha$ 的 mRNA 增加。脂肪组织中 MCT8、$TR\beta_1$、$TR\alpha_1$ 和 $RXR\gamma$ 的 mRNA 表达降低。作者的结论是，在这些患者中，组织反应倾向于降低激素水平和激素作用。在动物中，饥饿和疾病与 TR 水平的降低有关。在小鼠的实验研究中，脂多糖诱导 NTIS，限制了 RXR 的数量，导致 RXR/TR 二聚体与 DNA 早期结合的减少，随后 RXR 和 TR 蛋白水平降低可高达 50%[76, 77]。Lado-Abeal 等发现，与正常人相比，长期 NTIS 患者横纹肌中 $TR\beta_1$、$TR\alpha_1$ 和 $RXR\gamma$ 的表达减少，这些变化与 $NF-\kappa B_1$ 的表达无关[78]。

八、NTIS 时机体的器官特异性反应

与全身反应的一致性相比，不同组织对甲状腺激素供给和作用的反应，以及对急性疾病和慢性疾病的反应有很大的差异。这些多因素系统涉及血清 TH 水平、TH 转运体、脱碘酶、TH 受体和酶反应等，这些因素在个体组织中受到不同的调控[79, 80]。回顾这些研究数据需要注意的是，数据的含义通常需要"解释"，这就取决于评价者的观点。

在 NTIS 动物模型的下丘脑中，TH 转运蛋白 MCT10 和 OATP1C1 表达增加（MCT8 未增加），而作为局部 T_3 主要来源的下丘脑 2 型脱碘酶的表达上调，但组织 T_3 没有相应增加。$TR\alpha$ 和 $TR\beta$ 的 mRNA 的表达水平未发生变化[81]。在慢性 NTIS 的实验模型和人体中，组织 T_3 和 T_4 水平都降低。因此，下丘脑中已知的低 TRH mRNA 水平反映了神经信号的作用，而不是假设的局部组织甲状腺功能亢进。

关于垂体的相关资料很少。2 型脱碘酶水平在动物模型中变化不一。有报道急性 NTIS 中 $TR\beta_2$ 水平降低。患有致命疾病的患者，垂体 T_3 水平降低。总的情况是尽管转运体和 2 型脱碘酶活性增加，但下丘脑和垂体的中枢性表达下调，组织 T_3 水平降低。这些发现与观察到的 TRH 可纠正 NTIS 患者中 TSH 和 TH 水平这一现象相符。

急性 NTIS 患者肝脏 D_1 和 D_3 活性降低，但一些证据表明这对血清激素水平没有重要影响。在人类中，MCT8 和 MCT10 可能在急性 NTIS 而非慢性 NTIS 中降低。在动物急性 NTIS 中，几个对 TH 有反应的酶活性降低。这些数据与该器官代谢活性降低相吻合。人类慢性 NTIS 特征性表现是血清 T_3 和 T_4 降低及 rT_3 正常或升高。慢性 NTIS 患者肝脏 T_3 水平较低，与血清 T_3 水平直接相关。迁延的 NTIS 患者中，肝脏和肌肉 MCT8 表达增加，而 MCT10 未见增加[82]。有报道，$TR\alpha$ 和 $TR\beta$ 的 mRNA 表达水平降低或升高。代谢活性可能降低，但与氧合、营养和 TH 活性有关。兔子的慢性 NTIS 模型发现，血清和肝脏的 T_3 和肝脏 D_1 活性均降低。有趣的是，基础水平的 T_4 或 T_3 替代不能逆转这些异常，但 T_4 或 T_3 3～5 倍的增量，或 TRH 给药，可以逆转这些异常[83]。

肌肉的反应尚不明确。急性 NTIS 动物模型发现，2 型脱碘酶（D_2）活性增加而 D_3 活性减少，且有证据表明 TR 表达减少。在动物模型中，酶反应的变化不一致，有动物模型显示，$TR\beta$ 表达减少[84]。在慢性 NTIS 中，人体肌肉 D_3 活性增加，而 D_2 活性有降低也有升高。肌肉 MCT8 表达增加[82]，这被认为是机体对甲状腺功能减退的一种"代偿"反应，因为在兔 NTIS 模型中 TH 治疗可使转运蛋白恢复正常。酶活性被假定降低，但缺乏可靠的数据支持。在猪体内长时间输注脂多糖可导致严重的 NTIS 状态，组织 TH 水平普遍降低、TH 转运体减少、$THR\beta$ 水平降低，提示 TH 敏感性降低和甲状腺功能减退[85]。

九、NTIS 时患者是临床甲状腺功能减退吗

很显然，NTIS 患者无严重甲状腺功能减退的典型临床表现。然而，这些患者通常罹患严重疾病，由于其复杂的临床状态，诊断上具有挑战性。许多患者发热，有严重的水肿，合并败血症或肺炎，可能合并与烧伤有关的高代谢状态，有严重的心脏病或肺病，一般来说，他们通常合并容易掩盖甲状腺功能减退迹象的临床表现。此外，常见甲状腺功能减退症的临床表现不会在甲状腺激素完全缺乏后的 2～3 周内发生，是需要更长的时间才能表现出来。一般的实验室检查也值得怀疑。由于饥饿或疾病可引起的胆固醇、肝酶、TBG、肌酸激酶甚至基础代谢率的改变，这些相关标志物无助于判断是否存在甲状腺功能减退。NTIS 中，血管紧张素转换酶水平降低，与甲状腺功能减退时一致[86]，而高亲和力睾酮结合球蛋白（testosterone-binding globulin, TeBG）和骨钙素水平无改变[87]。败血症大鼠 NTIS 模型中抗凝血酶Ⅲ水平降低。补充 T_3 可使败血症引起的抗凝血酶Ⅲ水平下降好转[88]。

十、NTIS 时甲状腺激素抑制的机制

NTIS 的病因可能是多因素的，在不同患者群体中可能有所不同。具体来说，肝脏疾病和肾脏疾病中的变化可能与其他疾病中的变化有所不同。当然，

血清 T_3 下降的一个重要原因是 1 型碘化甲腺原氨酸脱碘酶生成的 T_3 减少[89]。如果 T_4 进入细胞的减少是首要事件和主要问题，那么血清 T_4 水平应该升高而不是降低。一些研究表明,NTIS 患者可能存在硒缺乏，这可能导致硒依赖的碘化甲腺原氨酸脱碘酶功能障碍[90]。然而，外科 ICU 严重创伤后的患者伤后 5 天给予 500μg 硒只引起甲状腺激素的轻微变化。这些数据表明硒缺乏在这种情况中不起主要作用[91]。

存在血清低激素水平的 NTIS 综合征的患者，甲状腺激素（T_4 和 T_3）的每日代谢总消耗量显著减少。降解减少不会导致血清激素水平的降低，原发性降解减少会增加血清激素的水平。降解的变化一定是继发于激素供给减少。Schussler 等观察到在心脏搭桥手术中 TBG 水平急剧下降，他们的研究表明这是由于选择性地消耗 TBG 所致。这可能是由于炎症部位的丝氨酸蛋白酶抑制剂（serpins）被激活，而将 TBG 裂解成非活性形式[38]。

大量证据表明，下丘脑和垂体功能的改变导致 T_4 生成减少，而 T_4 生成减少进而导致 T_3 生成降低。饥饿导致大鼠下丘脑 TRH 的 mRNA 表达降低，门静脉血清 TRH 降低，垂体 TSH 含量降低[92]。最近的一项研究证实 NTIS 患者下丘脑室旁核 TRH 的 mRNA 表达降低（图 89-4）[93]。对 TRH 的反应在不同的报道中有所不同，从被抑制乃至增强都有报道[57, 58]。有研究提示 TRH 是使 NTIS 患者血清激素水平恢复正常的有效手段。Van den Berghe 等最近发表的一项具有重要意义的研究证明，TRH 用于严重 NTIS 患者可直接导致 TSH、T_4 和 T_3 水平升高[94]。这一数据有力地支持（尽管不能证明）下丘脑功能减退是导致 NTIS 的一个重要因素。

细胞因子（后文讨论）或糖皮质激素很可能降低了 TRH 的产生和对 TRH 的反应[95]。糖皮质激素水平的昼夜节律可能通过影响垂体对 TRH 的反应，至少在一定程度上调控了 TSH 水平的正常昼夜节律[96]。库欣病患者高水平的糖皮质激素可抑制 TSH，并导致血清激素水平轻度降低[97]。已知高水平糖皮质激素可以抑制人体垂体对 TRH 的反应[95]。动物应激引起的糖皮质激素升高可抑制 TSH、血清 T_4 和 T_3 的激素水平[98]。因此，应激诱导的糖皮质激素升高可能是影响 TRH 和 TSH 生成的一个因素。

为什么在血清甲状腺激素水平降低的情况下垂

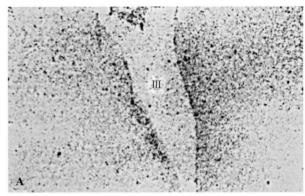
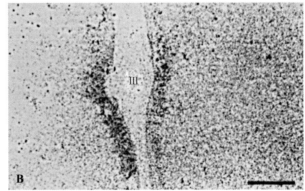

▲ 图 89-4　原位杂交实验研究受试者室旁核 TRH 的 mRNA 表达水平

A. 一位死于 NTIS 的受试者；B. 一位意外死亡的受试者。发现死于 NTIS 患者 TRH 的 mRNA 表达显著低于意外死亡者[93] mRNA. 信使核糖核酸；NTIS. 非甲状腺疾病综合征；TRH. 促甲状腺激素释放激素

体 TSH 产生会减少？一种观点是，垂体内 T_4 向 T_3 转化增强可以使垂体保持"正常甲状腺激素水平"，而此时身体其他部分实际上是甲状腺功能减退状态。虽然尿毒症大鼠 NTIS 模型中的一些研究数据支持这一观点[99]，但如前文所述，在实验动物和人体中进行的详实的研究结论反驳了这一观点。

另一种论点是 T_4 的其他代谢产物可能参与了垂体反应性的调控。例如，T_4 代谢产生的三碘甲状腺乙酸（triiodothyroacetic acid, triac）或四碘甲状腺乙酸（tetraiodothyroacetic acid, tetra）可能控制垂体的反应性[100]，但没有实验结论证明这一观点，即使是真的，这将意味着垂体正常，而身体其他部位的甲状腺功能处于减退状态。如前所述，血清皮质醇水平升高可能发挥一定作用。如前所述，最明显的可能就是 TSH 降低源于 TRH 生成的减少。此外，必须记住的是，危重症患者垂体功能的缺陷并不仅限于 TSH，LH 和 FSH 也被抑制，与普遍增强的糖皮质激素反应相比，睾酮水平降低。这些变化很可能是神经系统整合应激、饥饿、糖皮质激素和细胞因子等多种因素后对下丘脑作用的结果。

Van den Berghe 提出危重症期间内分泌功能变化为双相过程。初始阶段 T_3 水平降低可能代表了机体遗传选择的适应性反应，动物或人类在饥饿状态时，通过降低代谢率，维持能量和蛋白质储备更长时间。然而，对于严重疾病及重症监护病房中超过 1 周或更长时间的复苏措施，机体可能并未出现遗传介导的适应性反应，因为在器官极度衰竭状态下存活是最近才出现的现象。伴随甲状腺激素和其他垂体激素的抑制及各种其他变化是这种综合征的第二阶段，代表着机体的适应不良反应。在这种情况下，患者往往会出现胰岛素水平升高、氮消耗、（如果有热量支持的话）脂肪贮存，以及其他多种包括神经病变和心肌病在内的代谢异常。有学者认为，为机体提供包括甲状腺激素、生长激素和雄激素等多种激素的支持，可能是有益的[101-104]。

十一、细胞因子在 NTIS 中的作用

一组脓毒症患者入住 ICU 初期的研究发现，总 T_4、游离 T_4、总 T_3 和 TSH 均降低，而 IL-1β、可溶性白细胞介素 -2 受体（soluble interleukin-2 receptor, sIL-2R）、IL-6 和 TNF-α 升高[105]。下丘脑-垂体-肾上腺轴如预期被激活。这些研究结果表明中枢性 TSH 抑制是导致这一情况的原因，但如以下报道所示，与细胞因子的关系尚不清楚。Hermus 等[106]研究表明，持续输注 IL-1 可抑制大鼠 TSH、T_3 和游离 T_4 的水平。高剂量 IL-1 导致发热反应并抑制摄食，这可能在甲状腺激素代谢改变中起到了一定的作用。IL-1 研究中没有出现肝脏 5′-脱碘酶活性降低，而这是 NTIS 的特征性表现。有研究提示 IL-1 会影响人甲状腺细胞合成甲状腺激素，且 IL-1 在许多与 NTIS 相关的疾病中增多[107]。Van der Poll 等[108]在志愿者中研究了 IL-1 受体阻滞是否影响人体内毒素诱导的 NTIS。研究发现通过注射重组人 IL-1 受体拮抗药可阻断 IL-1 的活性，但不能阻止由内毒素引起的 T_4、游离 T_4、T_3 和 TSH 的下降或 rT_3 的升高。这项证据不支持 IL-1 对 NTIS 有重要作用。

（一）干扰素 -γ

正常志愿者皮下注射 $100\mu g/m^2$ 干扰素 -γ（interferon-γ, IFN-γ）不改变 TNF-α 水平，导致 IL-6 水平轻度升高，因此不支持 IFN-γ 在人 ESS 发病中起作用[109]。

（二）肿瘤坏死因子

TNF 是另一种促炎症细胞因子，被认为和许多与 NTIS 相关的疾病有关[110, 111]。Van der Poll 等[112]研究提示人体注射重组 TNF 可降低血清 T_3 和 TSH，升高 rT_3。游离 T_4 短暂升高，与 FFA 水平一过性显著升高有关。这些研究表明，TNF 可能参与重组 IL-6 激活人体下丘脑-垂体-肾上腺轴，如前所述，这可能间接抑制了 TSH 的生成。然而，Chopra 等[110]没有发现 TNF 与 NTIS 患者的激素变化密切相关。Van der Poll 等[111, 112]给受试者注射内毒素可导致 T_4、游离 T_4、T_3 和 TSH 的降低。但重组 TNF 受体 IgG 融合蛋白阻断 TNF 并不改变上述反应，表明 TNF 不是内毒素引起的激素代谢改变的原因。Nagaya 等[113]提出了一种 TNF 降低血清 T_3 的机制。体外研究发现，TNF-α 可激活核因子 κB（nuclear factor κB, NF-κB），进而抑制 T_3 诱导的 5′-D_1 表达，从而降低肝脏 T_3 的生成。

（三）白细胞介素 6

NTIS 患者血清 IL-6 水平常升高[114]，与 T_3 水平呈负相关[115]。Stouthard 等[116]对志愿者长时间注射重组人 IL-6。短期注射 IL-6 可抑制 TSH，但每天注射 IL-6，42d 后仅使 T_3 轻度有下降，而 rT_3 和游离 T_4 浓度一过性升高。IL-6 可能在 NTIS 综合征中起作用，但其机制尚不明确。Wiersinga 等研究的 NTIS 动物模型中[117]，IL-6 抗体阻断未能阻止 IL-6 诱导的 NTIS 典型甲状腺激素代谢的变化。Boelen 等研究了 NTIS 患者体内 IFN、IL-8 和 IL-10 水平，没有证据表明他们有致病作用[118]。对正常受试者短期给予重组 IFN-γ 可导致 IL-6 水平轻度升高，TNF 无变化，而甲状腺激素水平无明显改变[119]。Michalaki 等观察到，腹部手术后患者早期血清 T_3 水平下降，是 NTIS 综合征的早期表现，先于血清 IL-6 或 TNF-α 的升高，表明细胞因子的变化不是

导致 T₃ 下降的原因[120]。

细胞因子和下丘脑 - 垂体 - 甲状腺轴之间的潜在相互作用肯定是复杂的，细胞因子本身以网络形式发挥作用。例如，IL-1 和 TNF 可以刺激 IL-6 的分泌。TNF 和 IL-1 生成与血清中细胞因子抑制剂的出现有关，这些抑制剂实际上是细胞因子受体的片段或真正的受体拮抗剂。可溶性 TNF 受体和 IL-1RA 是受体拮抗剂，可抑制游离细胞因子的功能。这些分子在许多感染性、炎症性和肿瘤性疾病中增加。Boelen 等[121] 发现 NTIS 是由细胞因子网络激活产生的"急性期反应"的证据。可溶性 TNF、可溶性 TNF 受体、可溶性 IL-2 受体拮抗剂和 IL-6 的水平均与血清 T₃ 水平呈负相关。

虽然上述研究未能明确指出某一种细胞因子是关键的介质，但我们可以确信，与 NTIS 同时发生的细胞因子显著变化可能通过尚不明确的机制发挥致病作用。

十二、其他影响血清 T₄ 供给的因素

（一）中枢神经系统代谢的改变

健康男性诱导低血糖 4.5h 后，TSH、FT₃ 和 FT₄ 显著降低[122]。通过低 Apgar 评分识别的围产期窒息与 TSH、T₄ 和 T₃ 降低有关，并且在缺氧 / 缺血性脑病婴儿中降低幅度最大。在这项研究中，11 名 FT₄ < 2ng/dl 的婴儿中有 6 名死亡。这些数据表明，如预期一致，中枢神经系统代谢底物减少或 O₂ 供应减少可导致下丘脑 / 垂体功能障碍[122, 123]。

（二）胰高血糖素

犬注射胰高血糖素可导致血清 T₃ 显著下降，提示应激诱导的高胰高血糖素血症可能改变 T₄ 的细胞内代谢，是导致 NTIS 综合征的原因之一[124]。

（三）多巴胺

主要用于肾功能和心功能的支持治疗的多巴胺与重症监护患者出现低激素水平有关。多巴胺可直接抑制 TSH 的分泌，进一步抑制已经异常的甲状腺激素的生成，并明显加重激素水平降低。停输多巴

胺后，TSH 迅速显著升高，T₄ 和 T₃ 升高，T₃/rT₃ 比值升高。Van den Berghe 等认为上述结果提示[125]，多巴胺使一些 NTIS 患者出现甲状腺功能减退，从而导致医源性甲状腺功能减退，"应该进行评估"是否治疗（应用甲状腺激素）。

（四）瘦素

在动物饥饿时，瘦素对甲状腺激素水平的控制起着关键作用。饥饿时瘦素水平下降。随之，TRH 刺激减弱，TSH 分泌减少，甲状腺激素水平降低。瘦素似乎是通过下丘脑弓状核诱导阿黑皮素原（pro-opiomelanocortin, POMC）的生成，进而诱导 α 促黑素细胞激素（α-melanocyte-stimulating hormone, αMSH）的产生，并减少刺鼠相关蛋白（Agouti-related protein, AgRP）的生成。正常情况下，αMSH 刺激黑素皮质素 4 受体（melanocortin 4 receptor, MC4R）而 AgRP 抑制它。据推测通过这些作用，饥饿时瘦素的缺乏导致位于室核中心的 TRH 神经元上 MC4R 受体的刺激减弱，从而导致 TRH 分泌减少。应用瘦素可以部分逆转这个过程[126]。这些作用似乎是饥饿期间甲状腺变化相关的能量保存方案的一部分，与瘦素诱导的食欲增加、能量消耗减少和神经内分泌功能改变有关。这与人体生理的相关性尚不清楚，但研究数据强烈表明，瘦素参与了急性饥饿期间甲状腺功能的下调[127, 128]。在临床试验发现，通过促生长激素分泌剂刺激生长激素分泌可使 ICU 危重症患者胰岛素和瘦素水平升高。迄今为止，对 NTIS 患者的瘦素的研究表明，其水平是正常或升高，而不是降低[94, 129]。

（五）心房钠尿肽

健康受试者给予心房钠尿肽（ANH），包括来自 ANH 激素原 1～30 位氨基酸、31～67 位氨基酸（称为血管扩张剂）、79～98 位氨基酸（利尿钾激素）和 99～126 位氨基酸（心房钠尿激素）60min 后可显著降低总 T₄、游离 T₄ 和游离 T₃ 的循环浓度。停止应用这些激素后，促甲状腺激素相应升高持续 2h 或 3h，提示心房钠尿肽的作用是直接抑制甲状腺释放甲状腺激素，而不是对下丘脑或垂体起作用。目前 NTIS 患者暂无这些激素水平的数据[130]（表 89-4）。

表 89-4　非甲状腺疾病综合征（NTIS）的研究总结

- NTIS 患者下丘脑 TRH 的 mRNA 表达减少，可能与细胞因子有关
- NTIS 患者 TSH 水平相对血清激素水平不适当降低，可能由于垂体分泌减少
- NTIS 患者注射 TRH 可使血清 TSH、T_4、T_3 水平升高，改善 NTIS 的许多临床表现，提示下丘脑 TRH 分泌减少可能是主要问题
- 不同测定方法得到的血清游离 T_3 和游离 T_4 水平可降低或正常，但目前没有方法能够确保无干扰误差
- 目前推测 NTIS 患者血清中可能存在与血清蛋白和相应受体结合的 T_3 和 T_4 抑制物，但这种假说没有被证实有重要的临床意义
- 已经证实 NTIS 患者 T_4 和 T_3 生成率显著降低
- 现有的少量研究结果表明，当血液中的激素水平减少时，NTIS 患者多数组织中的激素水平也成比例地显著降低
- 目前的一项研究结果显示，给予生理剂量的激素替代治疗可使血清激素水平恢复正常
- 目前没有证据表明激素替代治疗有害，相反，有研究证明激素替代治疗似乎可使患者获益
- NTIS 患者也可出现生长激素、黄体生成素、睾酮和胰岛素分泌的明显异常

十三、NTIS 的诊断

通常情况下，内分泌科医生面对的情况是，患者病情严重，既往无垂体疾病病史，无甲状腺功能减退症的临床表现或被其他疾病所掩盖，检验提示 T_4 和 FTI（通过指数法测定）降低，TSH 降低或正常，T_3 降低（如果测定）。如果这种情况下 T_4 低于 $4\mu g/dl$，可以假定可能与死亡预后相关的 NTIS 诊断，而 rT_3 正常或升高，不具有诊断价值。TSH 升高提示存在既往甲状腺功能减退，应予以治疗。甲状腺抗体滴度升高支持原发性甲状腺功能减退症的诊断，但不能确诊。

应测定血清皮质醇。危重症患者可出现一过性中枢性肾上腺功能减退[131-133]。血清皮质醇应在 $20\mu g/dl$ 以上，一般在 $30\mu g/dl$ 以上。如果血清皮质醇低于 $20\mu g/dl$，应检测 ACTH，患者可给予支持性糖皮质激素治疗。如果患者要应用甲状腺激素，一定要测定血清皮质醇。由于 CBG 可能降低，有条件的话，建议尽可能测定血清游离皮质醇。绝经后妇女 FSH 水平是评估垂体功能的有用指标，但在男性中的价值不甚明确。如果怀疑患者垂体功能减退，可行垂体 CAT 扫描，或至少行颅骨平片。

应注意有无阿司匹林、苯妥英钠和卡马西平的使用情况，因为它们可以降低通过几种"指数"方法测定的 T_4 和 FTI。危重症时使用的多巴胺可以引

起明显的甲状腺功能减退。甲状腺功能亢进是 TSH 低于 $0.1\mu U/ml$ 的典型原因，但在 T_4 和 T_3 严重降低时，不难排除甲状腺功能亢进的诊断。

十四、甲状腺激素治疗 NTIS 是利还是弊

NTIS 患者应用甲状腺激素替代治疗有两项有价值的研究。Brent 和 Hershman 每天静脉给予 12 例 NTIS 患者 $1.5\mu g/kg$ 的 T_4[54]，血清 T_4 水平迅速恢复正常（从而证明结合缺陷不是导致低 T_4 的原因），但在 2~3 周疗程内 T_3 水平没有恢复正常。治疗组和对照组的死亡率均为 80%[54]。显然，这项优秀的小样研究中应用了目前被认为错误的激素作为初级疗法没有显示出有利或不利的效果。未能显示出积极的效果的原因可能是 T_3 水平未能恢复正常。一项严重烧伤患者接受 $200\mu g/d$ T_3 的研究，同样没有显示有利或不利的影响[134]。死亡率并不像 Brent 和 Hershman 研究中那样高，但完全有可能是高水平的 T_3 加重了烧伤患者的高代谢状态，这种水平可能是不利的。

Acker 等的一项重要研究结果提示对急性肾衰竭患者应慎用 T_4 疗法。大量的动物研究提示 T_4 治疗对实验性急性肾衰竭有益[135]。一项针对急性肾衰竭（acute renal failure，ARF）患者的随机、对照前瞻性研究中，治疗组患者 2d 内静脉注射 $150\mu g$ T_4 共 4 次[136]。随后实验室数据中发现的唯一差异是 TSH 被抑制。T_4 治疗对 ARF 的严重程度没有任何影响。血清 T_3 水平是否发生过改变尚不清楚。然而，T_4 组的死亡率（43% vs 13%）明显高于对照组。值得注意的是，正如作者所说，"本研究中对照组观察到的死亡率低于本单位在 ARF 和 ICU 患者中通常的死亡率，而甲状腺组 43% 的死亡率更接近我们的经验和文献中 ICU 患者的报道。"复制这项研究会很困难（尽管笔者认为它应该被复制）。然而，考虑到治疗组的死亡率是肾衰竭患者通常观察到的死亡率，并且对照组的死亡率比通常在这种情况下观察到的死亡率低得多，因此不确定在 2d 内给予的小剂量 T_4 是否真的与死亡率有关[136]。同一团队还研究了甲状腺激素治疗对移植后急性肾小管坏死的影响。发现移植后 T_3 治疗对结局无有利亦无有害的影响[137]。

文献中经常引用动物的研究结果作为反对治疗

或支持 NTIS 的论据。一项动物败血症研究显示，接受治疗后动物死亡率没有差异，但是一些接受甲状腺激素治疗的动物比未接受治疗的动物更早死亡[138]。Chopra 等注射松节油诱发大鼠 NTIS。大鼠表现为 T_4、T_3、游离 T_4 指数和 TSH 的降低，但无明确组织性甲状腺功能减退证据，尿氮排泄正常。以 T_4 或 T_3 形式替代甲状腺激素对酶活性和尿氮排泄无明显影响[139]。Hsu 等[140]对健康猪进行 20min 局部心肌缺血研究，出现 T_3、游离 T_3 下降，rT_3 升高。动物 2h 内接受 5 次 0.2μg/kg T_3 的治疗。虽然心肌梗死面积无变化，但 T_3 治疗的猪的心脏指数改善更快。耗氧量没有改变。值得注意的是，在最后一次应用 T_3 的 4h 内，T_3 水平下降至正常水平，这表明更长期的治疗可能有益。Katzeff 等[141]研究了一个幼年大鼠限食诱导的大鼠 NTIS 模型。这些动物出现 T_3 降低，左心室舒张时间减少，SERCA2 的 mRNA 和 αMHC 的 mRNA 表达减少。补充 T_3 后，所有变化均逆转为正常水平，提示低 T_3 综合征与心脏病理性改变有关。败血症和多系统器官衰竭通常合并弥散性血管内凝血和抗凝血酶Ⅲ等凝血抑制剂消耗。Chapital 研究了大鼠脓毒症模型，结果发现补充 T_3 可减少抗凝血酶Ⅲ水平下降，推测激素替代治疗可能有益[142]。与未经治疗的动物相比，失血性休克的犬在静脉注射 T_3 后心血管功能恢复更好[143]。T_3 治疗可改善犬缺氧后的神经系统结局[144]。

对休克患者、呼吸系统疾病患者、脑死亡的潜在器官捐献者，以及接受冠状动脉搭桥手术的患者进行 T_3 替代的短期研究都提示应用 T_3 有轻度心血管获益。一项研究报道称，T_3 替代可升高早产儿受抑制的 T_3 水平[145]。但其他研究没有发现明显的效果。心脏手术后接受 T_3 治疗的儿童需要较低强度的心脏支持[146]。应用 T_3（约 6μg，单次静脉应用）并没有改善脑死亡移植供者的心脏功能[147, 148]。Klemperer 等[36]研究发现，冠状动脉搭桥术与血清 T_3 下降有关，静脉注射 T_3 可使血清 T_3 高于正常水平，心输出量增加，减少了升压药物的需要量，但没有其他作用。然而在这项研究中，患者的预后非常好，NTIS 极少发生，因此本研究主要表明，在这些情况下，应用 T_3 没有不良作用。一项针对心脏移植术后患者的研究发现，合并低 T_3 综合征（NTIS）的患者的死亡率、急性排斥反应发生率、再手术次

数和感染发生率均高于无 NTIS 患者[149]。几年前报道的一项研究中，对患有严重呼吸窘迫的危重新生儿给予 T_3 治疗似乎可以提高存活率。孕龄 < 37 周或体重 < 2200g 的新生儿每天给予预防剂量的 T_4 和 T_3，死亡率低于未经治疗的新生儿[145]。Haas 等回顾了对儿童心脏手术后使用甲状腺激素的替代治疗，认为甲状腺激素替代治疗，尤其是对高危患者，是一种合理的治疗选择[150]。Goarin 等研究了脑死亡器官捐献者应用 T_3 的效果，发现尽管 T_3 水平恢复正常，但并没有改善血流动力学状态或心肌功能[151]。Pingitore 等给予慢性心衰患者静脉 T_3 治疗 3d。发现患者心率、血浆去甲肾上腺素（下降 52%）、钠尿肽和醛固酮（下降 23%）均显著降低，心室功能改善，无不良反应[152]。在对冠状动脉搭桥术后患者进行的随机研究中，术后 24h 内静脉纠正通常出现的血清 T_3 下降，对心脏参数无有利或有害的影响[153]。有趣的是，治疗对亮氨酸通量或尿氮排泄也没有影响，这与通常认为血清 T_3 下降有助于节约机体蛋白质的假设相反。这些研究的总体结果是，弱强度证据支持应用 T_3 治疗 NTIS，且没有一项研究发现治疗导致损害发生的证据[154-160]。

综上所述，没有明确的证据表明动物或人类中使用 T_4 或 T_3 治疗 NTIS 有不利作用，也没有确凿的证据证明有利。在与手术相关的急性 NTIS 综合征中，短期治疗 T_3 可增强心功能，但没有证据表明能改变已经很低的死亡率[161]。然而，有证据表明 TH 可能是有益的。有人提出，NTIS 患者使用甲状腺激素可以防止恢复期患者常见的 TSH 升高。这似乎有点似是而非。更客观地说，TSH 的升高是一种暗示，提示得以幸存的少数患者存在甲状腺功能减退且未被治疗。最后，即使所有的证据提示甲状腺功能减退是错误的，而且患者实际上是甲状腺功能正常的状态，在 NTIS 期间使用替代激素也不太可能是有害的。

十五、若给予替代治疗 NTIS，甲状腺激素如何应用

血清 T_4 低于 4μg/dl 的处于慢性期 NTIS 的患者的死亡率高，这显然提示此类患者应考虑给予甲状腺激素治疗。这些患者中，除了心功能失代偿或心律失常的患者外，似乎没有明显的替代治疗禁忌证。

即使是心脏失代偿或心律失常的患者，证据也不确定。没有明确的证据表明，低心输出量患者给予替代剂量的 T_3 治疗是不利的，事实上，目前在这些患者中使用静脉注射 T_3 的研究结果表明，激素替代治疗耐受性良好，对机体可能是有益的[162]。心律失常显然也提出了一个问题，但同样，没有证据表明将甲状腺激素替代到正常水平会影响心律失常的治疗。据报道，老年患者心脏手术后，低游离 T_3 水平与心房颤动发病率增加有关[163]。因此，即使是这类患者给予激素替代治疗也是合理的。还应注意的是，NTIS 患者中必然存在由于已知疾病、多巴胺治疗或 TSH 升高而确诊临床甲状腺功能减退的患者，这类患者以任何标准衡量都应该进行激素替代治疗。

如果要给予激素替代治疗，不能仅使用 T_4，因为这样不能及时提高 T_3 水平[54]。治疗应包括口服或静脉注射 T_3（如口服不可行），剂量大约在 $50\mu g/d$ 的替代水平，分次给药。也可以给予稍高的剂量，如 $75\mu g/d$，持续 $3\sim 4d$，以迅速地提高机体 T_3 池，然后如前述给予替代剂量。同时应开始 T_4 替代治疗。应经常监测血清 T_4 和 T_3 水平（每 48 小时）并调整剂量，以保证给药前血清 T_3 至少达到正常低值水平（$70\sim 100ng/dl$）的水平。如果治疗成功，随着脱碘量的增加，T_3 给药量可以逐渐减少，T_4 给药量可以增加到替代水平。NTIS 患者由于 T_4 向 T_3 脱碘明显减少，T_4 可向 rT_3 分流，T_4 替代治疗最初可能只能升高 rT_3，对 T_3 水平或其生理作用影响很小。在这种情况下，最好继续使用 T_3 替代治疗。

另一种替代疗法是给予 TRH 刺激 TSH 的生成和 TH 的释放，已被证明在短期治疗中能有效地提高 TH 水平。下面将对此进行叙述。到目前为止，还没有关于长期治疗的效果或替代治疗对生存率影响的报道。

十六、其他可考虑的支持性激素治疗

尽管这一讨论集中在甲状腺激素替代治疗用于 NTIS 患者的潜在价值，最近的一些重要研究将这种治疗理念扩展到了其他领域，如相关的高血糖治疗、相对肾上腺功能不全的治疗、烧伤患者中使用 β 受体阻滞药，以及使用 GHRH 和雄激素的可能性。

Van den Berghe 等认为急性和迁延疾病中，患者的神经内分泌反应是完全不同的状况。在长期严重的疾病中，患者能在先前会导致死亡的情况下存活。然而，这一过程中多种非特异性消耗综合征会显现，包括蛋白质丢失、脂肪堆积、高血糖和胰岛素抵抗、低蛋白血症、高钙血症、钾消耗和高三酰甘油血症。在长期的疾病中，血皮质醇水平升高，而 ACTH 水平降低，表明其他机制驱动了类固醇反应。长期危重症患者生长激素分泌脉冲减少，平均 GH 浓度降低，FSH 和 LH 降低，睾酮水平降低。有学者认为，在重症监护背景下，疾病慢性阶段出现的神经内分泌驱动力降低，未必是一个有益进化保存的过程。他们认为给予下丘脑生理性释放肽可能比外周活性激素替代治疗更安全[101]。

除非采取营养支持治疗，NTIS 通常合并营养不良，而营养不良是 NTIS 的已知诱因之一。然而营养支持并不简单。兔慢性 NTIS 模型肠外喂养（与禁食相比）可使降低的 T_3 水平恢复正常，但不能纠正低 T_4 水平[164]。Perez-Guisado 等对重症监护病房的 NTIS 患者早期使用肠外营养[165]，发现可缩短住院时间。然而，Langouche 等[166]的一项研究得出了相反的结果，患者入住 ICU 1 周内加用肠外营养可增加并发症和延迟康复。

十七、结论

本文就 NTIS 患者应用 T_3 和 T_4 激素替代治疗进行综述。然而，目前还不能确定激素替代治疗的利弊。只有前瞻性研究的数据能证明这一点，而且还可能需要纳入数百名患者。不幸的是，许多合并 NTIS 的 IUC 患者仍在死去（我们不知道是否死于 NTIS），而现在我们已经等了 40 多年并没有进行合适的对照研究。人们不应预期甲状腺素或 T_3 的替代治疗可以"治愈"合并 NTIS 的患者。即使有效，可能的效果将会是轻度改善整体生理功能和降低死亡率。程度也许是 5%、10% 或 20%。如果有效的话，甲状腺激素替代治疗将是给予患者的众多有益治疗的方法之一，而不是逆转这些危重症患者所有代谢问题的灵丹妙药。正在进行的研究显示了激素替代治疗对急性和危重症患者的有益作用。治疗可能最终会涉及到外周激素的替代，或通过生长激素释放肽（growth hormone-releasing peptide，GHRP）、TRH、GnRH、胰岛素、肾上腺类固醇激素和瘦素等进行替代治疗。

第 90 章　多结节性甲状腺肿
Multinodular Goiter

Laszlo Hegedüs　Ralf Paschke　Knut Krohn　Steen J. Bonnema　**著**
李艳波　**译**

要　点

- 碘缺乏导致氧化应激增加。
- 氧化应激诱导细胞突变导致甲状腺结节。
- 碘缺乏诱导生长因子促进甲状腺肿大和甲状腺结节的发生。
- 多结节性甲状腺肿的病因是遗传易感性和环境因素相互作用的结果。
- 多结节性甲状腺肿的患病率与碘摄入量的减少和吸烟史的增加呈正相关。
- 甲状腺恶性肿瘤很少见，通常需要细针穿刺细胞学排除。
- 手术仍然是有症状的良性非毒性甲状腺肿患者的主要治疗方法，手术切除应尽可能完整，以免复发。
- 放射性碘治疗被越来越多地用作良性非毒性结节性甲状腺肿的非手术治疗方法。rhTSH 预刺激碘摄取可提高疗效。
- 毒性多结节性甲状腺肿可选择长期的抗甲状腺药物治疗、外科手术治疗，放射性碘治疗近年来应用也越来越多。

一、基础

（一）定义和临床表现

良性甲状腺结节是一种异质性疾病，在碘缺乏地区非常普遍。一般可分为单结节性和多结节性。根据世界卫生组织（World Health Organization，WHO）在组织学上的形态学分类标准，甲状腺良性结节可分为有包膜病变（真正的腺瘤）或无被膜的腺瘤样结节[1]。基于功能分类，根据结节核素摄取减少、正常还是增加，分为"冷结节""温结节"和"热结节"。50%～85% 的结节是"冷结节"，40% 的结节核素摄取功能无变化，约 10% 为"热结节"[2, 3]，因为环境中碘的供应和临床背景的不同，患病率会有地域性差异。

基于克隆性研究结果对甲状腺结节进行分类表明，与多克隆增生性结节相比，大多数甲状腺结节是"真性"甲状腺肿瘤。根据组织学上唯一的定义，即在正常的甲状腺中，有包膜及生长模式与周围正常实质不同，通常只有甲状腺腺瘤才被认为是真正的肿瘤。然而，在频繁发生甲状腺肿大或甲状腺炎的情况下，从严格的组织学标准定义腺瘤并把腺瘤与增生的甲状腺结节或腺瘤样结节（无包膜）区分开来是非常困难的。因此，区分增生性甲状腺结节和真性肿瘤的生物学基础也应取决于它们的克隆性[1]。由于许多无包膜的甲状腺结节（腺瘤样结节）是单克隆的，因此，如图 90-1 所示，结合功能和分子角度定义真性甲状腺肿瘤似乎更加客

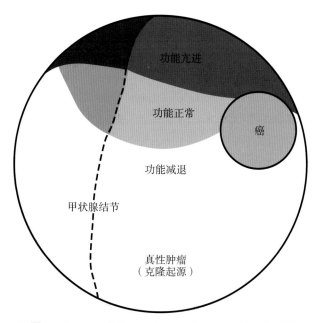

▲ 图 90-1　根据克隆性研究结果对甲状腺结节进行分类
研究表明，与多克隆增生性结节相比，大多数甲状腺结节是"真性"甲状腺肿瘤。传统上，只有甲状腺腺瘤才被认为是真正的肿瘤。这完全是基于组织学的定义，即包膜的存在和生长模式与正常甲状腺周围正常的实质不同

观。与临床、病理和分子学特征更为一致的单发结节性甲状腺疾病不同，非毒性多结节性甲状腺肿（multinodular nontoxic goiter，MNG）和毒性多结节甲状腺肿（multinodular toxic goiter，MNTG）是一组混合性实性结节。因此，在同一个体甲状腺内通常可以发现功能亢进、功能减退或功能正常的甲状腺病变同时存在。多结节性甲状腺肿中单个甲状腺结节功能特性的总体水平最终决定了患者个体的功能状态，可能是甲状腺功能正常（TSH 和游离甲状腺激素水平正常）、亚临床甲状腺功能亢进（TSH 降低或抑制，游离甲状腺激素水平正常），或甲状腺功能亢进（TSH 被抑制和游离甲状腺激素水平升高）。MNG 适用于第一种情况，而 MNTG 适用于后一种情况。必须强调的是，这种功能特征不是稳定的，但 MNTG 患者通常有长期 MNG 的病史[4]。一般来说，MNG 的发展分为两个阶段，即甲状腺上皮细胞增殖的全面激活（如由于碘缺乏或其他致甲状腺肿因素）导致甲状腺肿和甲状腺上皮细胞局部增生引起的甲状腺结节。截至目前，局部增生最常见的刺激是体细胞突变，如以下部分所述。

（二）环境与遗传

直到最近，非毒性甲状腺肿才被认为主要是碘缺乏的结果。然而，在非毒性甲状腺肿的病因中，大量的致甲状腺肿物质[5-7]和吸烟是重要的环境危险因素。尤其是吸烟的影响，已得到充分的研究，其机制很有可能是硫氰酸盐介导的，竞争性地抑制碘化物向甲状腺的转运[5, 8]。此外，在病因上其他重要影响因素还包括性别[9, 10]、年龄[11]和身体质量指数（body mass index，BMI）的增加[12]。某些致甲状腺肿因子的作用受碘的供给程度影响，因此在不同地区和个体之间存在差异。然而，遗传因素和环境因素共同作用决定个体甲状腺肿患病的可能性最大[9, 11, 13]。青少年起病的非毒性甲状腺肿，通常在家族中聚集发生，提示遗传易感性强，而环境决定因素更可能是诱因。但是，在个体中可能无法评估遗传易感性和众多潜在环境因素的相对贡献。

与自发性隐性基因组变异引起的散发性甲状腺肿不同，大多数家族性甲状腺肿病例呈现常染色体显性遗传模式，提示存在显性遗传缺陷[14-16]。基因 - 基因相互作用或各种多基因机制（即多种基因变异或多态性的协同效应）增加了非毒性甲状腺肿发病机制的复杂性，并成功地解释了其遗传的异质性。家族和双胞胎研究表明甲状腺肿有明显的遗传倾向。因此，双亲罹患甲状腺肿的子女远比双亲无甲状腺肿的子女患甲状腺肿的风险要高得多[17]。女性发病率高及单卵双生患病一致性高于双卵双生也支持该病的遗传易感性[9]。此外，初步研究表明有甲状腺疾病家族史的患者可能在甲状腺肿术后几个月至几年内复发[18, 19]。

非毒性甲状腺肿的发生发展很可能是始于甲状腺增生的连续过程。因此，在甲状腺生理功能和甲状腺激素合成中起重要作用的基因缺陷可能会促进甲状腺肿的发展，特别是在碘缺乏或明显缺乏的情况下。这样的缺陷可能会首先导致甲状腺激素合成障碍，继而机体不适当地代偿从而形成甲状腺结节的转化[11]。编码甲状腺激素合成相关蛋白的基因，如甲状腺球蛋白基因（thyroglobulin，TG）、甲状腺过氧化物酶基因（thyroid peroxidase，TPO）、钠碘转运蛋白基因（sodium iodide symporter，SLC5A5）、Pendred 综合征基因（Pendred syndrome，

SLC26A4）、TSH 受体基因（TSH receptor gene，*TSHR*）、碘酪氨酸脱碘酶基因（iodotyrosine deiodinase，*DEHAL1 1*）和甲状腺氧化酶 2 基因（thyroid oxidase 2，*THOX2*），是家族性非毒性甲状腺肿的候选基因。最初，在先天性甲状腺功能减退症患者中发现了这些基因的一些突变。然而，在功能损伤较轻的、仍可以代偿的病例中，这些基因的变异可能还是非毒性甲状腺肿的病因。此外，在 *TG* [20, 21]、*SLC26A4* [22, 23] 和 *SLC5A5* [24, 25] 基因突变个体中，也发现了非毒性甲状腺肿的病例。

（三）易感基因位点

连锁分析可以鉴定新的易感基因位点，并能解释不同基因组区域的遗传共性，有助于更好地理解家族性非毒性甲状腺肿遗传机制的病因。在一个有 18 例受累个体的加拿大家族中，通过全基因组连锁分析确定了一个候选基因位点，即 14q31 号染色体上的 MNG1 [15]。在一个患有复发性非毒性甲状腺肿的德国家庭中证实了该基因位点 [26]。两项研究均设定了具有高外显率的显性遗传模式。此外，在 *MNG1* 和 *TSHR* 基因之间的 14q31 区域被认为是非毒性甲状腺肿的潜在候选区域 [26]。但是，在 Bignell 及其同事 [15] 的早期研究中，明确排除了 *TSHR* 基因。此外，在一个非毒性家族性甲状腺肿的意大利家族中发现了 X 连锁常染色体显性遗传和第 2 个位点 *MNG2*（*Xp22*）的连锁 [27]。为确定更多候选区域，首次进行扩展的全基因组连锁分析，以检测来自于丹麦、德国和斯洛伐克的 18 个甲状腺肿家族的易感基因位点 [14]。在设定遗传异质性和显性遗传模式条件下，在染色体 2q、3p、7q 和 8p 上确定了 4 个新的候选基因位点。其中，4 个家系发现了 3p 候选基因位点，另外 3 个家系分别发现 2q、7q 和 8p 候选基因位点。因此，根据之前确定的候选区域和已建立的环境因素，非毒性甲状腺肿可以定义为一种复杂的疾病（图 90-2）。然而，首次确定了在调查的家系中有 20% 存在普遍公认的基因位点 [14]。

3p 上的候选区域 [14] 提示甲状腺肿的显性遗传模式。然而，虽然连锁分析适合于检测具有强效应的候选基因，但是有可能遗漏一线候选基因变异或新基因的弱遗传缺陷，而这些缺陷更可能被关联分析检测到。因此，最近一项全基因组关联分析证

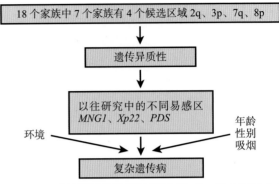

▲ 图 90-2　通过鉴别不同易感基因位点，结合已建立的环境危险因素，提示非毒性甲状腺肿是一种复杂的疾病
HLOD 是关于遗传异质性的 LOD 分数（概率分数的对数）的计算

实，*FGF7* 基因和 *CAPZB* 基因作为甲状腺肿的易感基因位点 [28]，在甲状腺球蛋白动员过程中分别参与调节甲状腺上皮细胞增殖和胶质吞噬。可想而知，在不同基因组区域的几个弱遗传变异的总和也可能增加甲状腺肿的易感性。因此，众所周知的危险因素如碘缺乏、吸烟、老年、女性等可能与遗传易感性相互作用或触发遗传易感性。进一步缩窄候选区域，并在更多的家族中使用 SNP 标记进行关联分析，特别是病例对照相关分析，以及在更多人群中的关联研究结果的确认，对于确定遗传性非毒性甲状腺肿的特异性候选基因是必要的。

（四）基因突变致多发性结节性甲状腺肿

大多数甲状腺肿逐渐转变为甲状腺结节。从碘缺乏引起的细胞增生动物模型中，我们了解到 [29]，除了功能活性明显增加外，甲状腺细胞数量也会大量增加。这两个情况很可能导致一系列突变发生。众所周知，甲状腺激素的合成伴随着 H_2O_2 的产生和自由基的形成 [30]，这可能会破坏基因组 DNA 并导致突变。再加上较高的自发突变率，较高的复制率往往会阻止突变修复，增加甲状腺的突变负荷，从而也可能影响对甲状腺细胞生理功能至关重要的基因。具有生长优势的突变（如 *TSHR* 或 Gsα 蛋白突变）很可能导致局灶性生长。因此，如良性甲状腺肿的"热"微观区域有 *TSHR* 显示一样，自主功能性甲状腺结节（autonomously functioning thyroid nodules，AFTN）很可能来自包含有利突变的小细胞克隆 [31]。

流行病学研究、动物模型和分子 / 遗传数据勾画了结节转化的大体基本理论框架。根据对 AFTN 和甲状腺冷结节（cold thyroid nodules，CTN）的体细胞突变和优势克隆起源的鉴定，如图 90-3 所示[11]，甲状腺结节转化需要 3 个步骤。首先，碘缺乏、致甲状腺肿因子增多或自身免疫引起弥漫性甲状腺增生。其次，在甲状腺增生的这个阶段，由于 H_2O_2 的作用，受损的 DNA 增多及可能的 DNA 损伤会导致更高的突变负荷（即携带突变的细胞数量更多）。其中一些自发突变中引发 cAMP 级联的激活（如 TSHR 和 Gsα 突变），刺激生长和功能变化。最后，在增生的甲状腺中，生长因子表达（如 IGF-I、TGF-β₁ 或 EGF）增加，由于生长因子的共同刺激，大多数细胞分裂形成小克隆细胞。生长因子的表达不再增加后，如果能够实现自我刺激，具有激活突变的小克隆将会进一步增殖。因此，它们可以形成小病灶，进而发展成甲状腺结节。这种机制既可以解释通过有利的突变发展而成的 AFTN（这些突变能够启动受影响甲状腺细胞的生长和功能），也可以解释通过仅刺激增殖的突变（如 ras 突变或 RAS/RAF/MEK/ERK/MAP 级联中的其他突变）形成的 CTN。此外，由 TSH 分泌型垂体腺瘤[32]引起的甲状腺组织的结节转化、Graves 病[33] 患者甲状腺组织的结节转化和肢端肥大症[34] 患者的甲状腺肿大也可能遵循类似的机制，因为这些患者的甲状腺病理以早期甲状腺增生为特征。

如那些暴露于缺碘状态下而无甲状腺肿的个体，甲状腺也可以适应缺碘状态而不过度增生[35]。尽管我们对这种适应的机制知之甚少，但来自小鼠模型的数据表明，在碘缺乏的情况下，TSHR、NIS 和 TPO 的 mRNA 表达增加，这可能是碘缺乏[36]时甲状腺细胞中碘转换增加的标志。此外，血管内皮生长因子和其他血管形成因子上调引起的甲状腺微血管扩张也可能是甲状腺适应碘缺乏的另一机制[37]。

（五）氧化应激是甲状腺激素合成的障碍

由于甲状腺上皮细胞的增殖速度较慢，从肿瘤的发生到 MNG 的出现可能需要很长一段时间（数十年）。因此，甲状腺肿瘤的流行是一个悖论，只能用肿瘤高发和（或）甲状腺上皮细胞增殖来解释。甲状腺肿瘤的起源可能是自然的，或由高突变率和甲状腺异常生长刺激所诱发，后者很可能涉及内源性生长因子和（或）外源性致甲状腺肿物质。

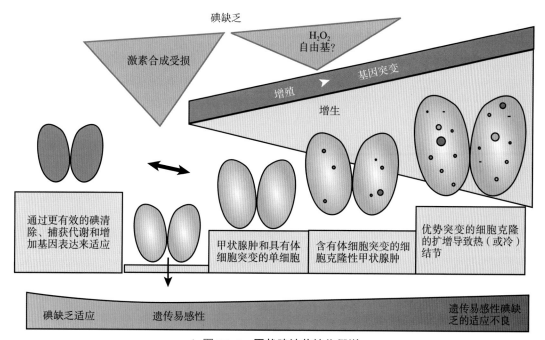

▲ 图 90-3　甲状腺结节转化假说

MNG 发展的起点是甲状腺刺激（如碘缺乏症）引起的细胞增生。碘缺乏会直接增加突变作用（H_2O_2/ 自由基的产生）或间接增加突变作用（细胞增殖和细胞分裂数目的增加）。随后，细胞呈克隆性增生。其中一些包含 TSHR 的体细胞突变导致自主功能的甲状腺结节（实心圆）或含有导致去分化的突变，从而导致甲状腺冷结节或冷性腺瘤（空心圆）

增殖是突变的重要表现形式，细胞分裂过程中的 DNA 复制导致受损核苷酸的错配，进而自发突变固定在基因组中，并对分裂细胞产生一定的突变负荷。因此，与高度增殖并因此易患肿瘤的组织（如结肠、子宫内膜、皮肤、前列腺或乳腺）相比，甲状腺的增殖率是相当低的。如果甲状腺和其他组织发生突变率相似，那么肿瘤的发病率应该比实际低得多。

甲状腺的主要功能是合成甲状腺激素 $L-3, 5, 3', 5'-$甲状腺素（tetraiodothyronine，T_4）和 $L-3, 5, 3'-$三碘甲腺原氨酸（triiodothyronine，T_3）。为此，甲状腺摄取食物中的碘，碘与甲状腺球蛋白结合形成甲状腺激素的前体。酪氨酸残基在甲状腺球蛋白上的碘化作用需要高浓度的 H_2O_2 和氧化碘，它们由双氧化酶 1（DUOX1）、双氧化酶 2（DUOX2）和 TPO 产生。

除了作为激素合成的底物，H_2O_2 还可能是自由基和活性氧（reactive oxygen species，ROS）的主要来源。由于这些分子能对细胞造成重大损害（器质性损伤）并影响正常功能，甲状腺上皮细胞很可能具有抵抗自由基氧化损伤的防御机制。研究表明，抗氧化酶，如谷胱甘肽过氧化物酶（glutathione peroxidases，GPX）或甲状腺过氧化物酶，在甲状腺激素合成过程中被上调[38]。也有研究认为 GPX3 通过影响 H_2O_2 的浓度直接干扰甲状腺激素的合成[39]。如果抗氧化防御体系不够强大，就会导致甲状腺上皮细胞的脂质、DNA 和蛋白质的氧化损伤。

在甲状腺细胞中，H_2O_2 介导的细胞毒性似乎是剂量依赖性的，仅需低浓度即可导致甲状腺细胞凋亡而非坏死，这成为肿瘤发生的屏障[40]。此外，雄性 Wistar 大鼠甲状腺的研究结果表明，对氧化应激的主要细胞毒性反应可能因腺体功能状态的不同而不同[40]。而且，有充分的证据表明甲状腺中存在过度的 DNA 氧化损伤[41]。这是否会影响整个甲状腺的自发突变率（spontaneous mutation rate，SMR）？最有趣的是，在小鼠的甲状腺中发现了极高的自发突变率[42]，即与肝脏相比，甲状腺的自发突变率高 8~10 倍，与其他组织相比也很突出。事实上，在没有任何实验诱变的情况下，小鼠甲状腺的 SMR 显示出通常只在用乙基亚硝基脲或苯并芘等诱变剂处理过的动物的其他器官（如肝脏）中发

现的值[43]。上述数据表明正常甲状腺中甲状腺激素代谢、DNA 氧化损伤和 SMR 之间存在联系，这可能是肿瘤频发的基础。

除了正常甲状腺突变率普遍较高外，环境和生活方式因素也会增加 DNA 损伤，增加突变和肿瘤发生。前面提到的烟草烟雾是硫氰酸盐的首要来源之一[8]，后者阻断碘转运至甲状腺细胞，可导致细胞内碘缺乏。如本章前文所述，H_2O_2 介导的 ROS 生成很可能是甲状腺肿瘤发生的重要起点（图 90-4）。由于碘和 H_2O_2 是甲状腺激素合成的共同底物，因此碘浓度的变化很可能影响 H_2O_2 的浓度。事实上，碘化物在体内和体外都能抑制 H_2O_2 的生成[44]。此外，碘的有机化所必需的 H_2O_2 生成受 TSH 刺激（与甲状腺激素合成的许多其他方面相反，尚不清楚 cAMP 是否为 H_2O_2 生成的第二信使），其增加了甲状腺激素合成的重要基因（如 NIS 或 TPO）[30] 的表达。低碘水平和甲状腺功能增强的标志物提示 H_2O_2 生成被激活，这可能导致 DNA 损伤和体细胞突变[45]。因此，低碘和高 H_2O_2 水平激活抗氧化防御作用，在参与抗氧化应激酶的细胞调节中可检测到。

在小鼠实验性碘缺乏期间的确检测到超氧化物歧化酶 3（superoxide dismutase 3，SOD3）mRNA 的高表达，SOD3 是先在产生 H_2O_2 的管腔发挥作用是一种细胞外 SOD 亚型[36]。此外，在增生和退化的腺体中氧化应激和抗氧化防御是增强的[46]。

其他抗氧化酶[41] 表达的差异提示在碘缺乏的甲状腺中抗氧化防御的重要性。此外，谷胱甘肽过氧化物酶是一种硒蛋白。因此，硒缺乏很可能削弱抗氧化防御，加剧氧化应激（图 90-4）。

使用修复酶方法检测氧化性 DNA 损伤的彗星分析法也表明，碘缺乏会增加甲状腺的氧化应激负担[36]。

因此，甲状腺结节和肿瘤转化的早期分子条件由一系列分子事件组成，包括作为体细胞突变触发因素的氧化应激和 DNA 损伤。已经在正常的甲状腺中检测到氧化应激反应，而且很可能与激素合成和 H_2O_2 的产生有关。此外，环境条件（如碘缺乏）有可能使这种情况恶化。一般来说，任何增加氧化应激、导致 DNA 损伤或增加 SMR 的外部因素（如吸烟）都可能加重肿瘤发生的风险。此外，任何促

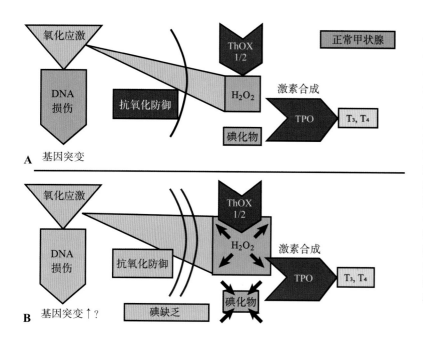

◀ 图 90-4　导致甲状腺发生突变的可能机制

该图显示了参与甲状腺激素合成的关键分子在碘缺乏也很可能是硒缺乏的情况下导致氧化应激、DNA 损伤，并可能导致突变。A. 在正常甲状腺中，ThOX1 和 ThOX2 酶产生 H_2O_2，TPO 将氧化碘转移到甲状腺球蛋白的酪氨酸残基，即 T_3 和 T_4 合成的前体。然而，H_2O_2 是 ROS 的来源，联合其他氧化应激会导致 DNA 损伤。正常情况下，抗氧化防御可以防止氧化应激和 DNA 损伤。像谷胱甘肽过氧化物酶 3 这样的硒蛋白是防御的一部分。B. 碘缺乏条件下 H_2O_2 水平升高，可能增加氧化应激和 DNA 损伤的量。此外硒缺乏会减少硒蛋白，从而削弱抗氧化防御，从而加剧氧化应激和 DNA 损伤。ROS. 活性氧簇；ThOX. 甲状腺氧化酶；TPO. 甲状腺过氧化物酶

进增殖的因素（如致甲状腺肿因子）都有可能缩短发展成甲状腺肿瘤的时间。

（六）甲状腺热结节

Parma 及其同事首先在高功能甲状腺腺瘤中，发现了组成性激活 *TSHR* 的体细胞点突变[47]。然而，在不同的研究中，甲状腺自主功能结节中 *TSHR* 和 *Gsα* 突变的发生率分别为 8%～82% 和 8%～75%[47-50]。现有的研究在突变检测的范围和筛选方法上存在差异，对与以往研究之间的明显差异也进行了比较[51, 52]。用更灵敏的变性梯度凝胶电泳技术[53, 54]进行的综合研究显示，连续 75 个自主功能甲状腺结节中 *TSHR* 和 *Gsα* 突变的频率分别为 57% 和 3%[55]。这些结果提出了 *TSHR* 和 *Gsα* 突变阴性结节的分子病因学问题。对这些 AFTN 的克隆分析表明甲状腺结节可能起源于主要克隆，并揭示了一个由基因突变驱动的肿瘤形成过程。

除了与 *TSHR* 有关的胞内信号网络外，不同生长因子的胞外作用增加了甲状腺细胞信号转导的复杂性。胰岛素样生长因子 1（insulin-like growth factor 1，IGF-1）、表皮生长因子（epidermal growth Factor，EGF）、转化生长因子 β（transforming growth factor β，TGF-β）和成纤维细胞生长因子刺激甲状腺上皮细胞的生长和去分化[56]。针对胰岛素和 IGF 的研究表明，胰岛素和 IGF-1 对 TSH 信号转导具有允许作用[57, 58]，TSH 和胰岛素 /IGF-1 也有协同

作用[59]。另有研究表明，TGF-β 信号在 AFTN 中的失活是由于结构性激活的 *TSHR*（如由于 *TSHR* 突变所致)[60]。TSH 刺激甲状腺细胞后 TGF-$β_1$ mRNA 表达降低支持这一假设[61]。因为 TGF-$β_1$ 在不同的细胞培养体系[63, 64]中具有抑制碘摄取、碘有机化和甲状腺球蛋白表达[62]，以及细胞增殖的作用，提示 TGF-β 信号失活是 AFTN 增殖增加的主要先决条件[65]。因此，阐明 AFTN 病因和临床表型的 *TSHR* 信号调节可能参与多个阶段，很可能涉及遗传 / 表观遗传、性别和环境因素。

（七）甲状腺冷结节

"冷"表示甲状腺核素扫描摄取减少。由于组织学诊断通常用于排除甲状腺恶性肿瘤，因此许多甲状腺结节的研究仅指的是甲状腺腺瘤的组织学诊断。这种组织学实体不应与核素扫描的实性冷结节相混淆，根据 WHO 分类[66]，冷结节与 AFTN 或温结节一样，在组织学上可表现为甲状腺腺瘤或腺瘤样结节。相反，局灶性增生在分子水平上并没有得到很好的解释，而是作为甲状腺肿瘤[67, 68]的病因在其他章节进行了详细的讨论。大多数甲状腺冷结节都是单克隆起源，这意味着甲状腺结节是由单个突变的甲状腺细胞发展而来[69]。

关于其功能状态（即碘摄取减少），早在了解碘代谢的分子组成之前，就已经明确甲状腺冷结节的功能异常原因为碘转运系统或碘的有机结合

失效。随后，在甲状腺癌和甲状腺良性冷结节中，Na^+/I^- 转运体（NIS）的表达降低这一分子机制被认为是碘转运失败的根本原因[70, 71]。然而，靶向 NIS 蛋白的细胞膜缺陷更可能被视为 CTN 碘摄取失败的分子机制[70, 72]。但是原因目前尚不清楚。

与碘的转运相比，碘的有机结合是一个多步骤的过程，其中有许多蛋白组分尚待最终鉴定[73]。在 CTN 中测定的酶组分（如 TPO 或黄素蛋白）和碘化底物（如甲状腺球蛋白）的 mRNA 定量表达，与正常滤泡组织相比无明显差异[74, 75]。TPO、TG 和甲状腺特异性氧化酶（thyroid-specific oxidases，THOX）分子缺陷已经被发现，尤其是在先天性甲状腺功能减退症中[76]。

尽管甲状腺冷结节被认为是局灶性甲状腺功能减退症的一种类型，但催化碘有机结合的酶体细胞突变需要在受影响的细胞上才能发挥生长优势，从而引起甲状腺结节的发展。至少在 TPO 或 THOX 基因突变失活的情况下，生长优势可能是由于缺乏酶活性，这不仅会减少甲状腺激素的合成，而且还会减少有机碘化合物中滤泡碘的摄取。由于这些化合物已被证明可抑制甲状腺上皮细胞增殖[77]，合成减少可能具有增殖作用。因此，TPO 或 THOX 体细胞突变可能是 CTN 的分子成因。然而，TPO 基因的突变尚未被检测到[78]。一项针对 40 例核素扫描结果为冷结节的甲状腺腺瘤和腺瘤样结节的研究仅在 1 个病例中检测到 ras 突变[69]。而且，同一组 CTN 中，在 BRAF 基因突变热点未检测到点突变[79]。这与其他研究中良性滤泡性腺瘤缺乏 BRAF 突变是一致的[80, 81]。到目前为止，只有一项 51 个滤泡性腺瘤的研究检测到单个 BRAF 突变[82]。此外，通过比较 CTN 与周围正常组织间约 10 000 个全长基因的基因表达[83]发现，组蛋白 mRNA 和细胞周期相关基因［如 cyclin D1、cyclin H/cyclin dependent kinase（CDK）7 和 cyclin B］的表达增加很可能反映了 CTN 增殖增加的分子机制[84]，与 CTN 中 ras 突变率低相一致[69]，ras-MAPK 级联相关基因的表达降低，这可能表明这种信号级联的作用是次要的。此外，甲状腺腺瘤特有的基因重组是最近的研究重点[85]。这些研究明确了甲状腺腺瘤相关基因（THADA）的识别，该基因编码一种死亡受体相互作用蛋白[86]。虽然也有关于甲状腺滤泡癌[87]

的报道，但在 TPO 位点发现杂合性缺失（LOH）是部分 CTN（约 15%）的特征，而不是 2 号染色体短臂 TPO 附近的基因缺陷。尽管这些 DNA 畸变的频率相当低，但在进一步阐明 CTN 的分子病因学时，需要考虑这些染色体的变化。

二、临床

（一）发病率

多结节性甲状腺肿的流行病学研究受到以下问题的阻碍，如入选标准（年龄和性别）、环境因素的影响（如碘摄入量和吸烟习惯）、甲状腺大小和形态的评估（触诊、超声或核素扫描）、甲状腺功能的测定，以及亚临床甲状腺功能亢进归类为甲状腺功能正常还是甲状腺功能亢进。只有至少 10mm 的甲状腺结节才能通过触诊确诊[88]。超声扫描检查，可以很容易检测到小至 2mm 的结节。因此，如果采用超声检查，结节患病率增加几倍并不奇怪，因为超声检查发现的甲状腺结节中 70% 直径小于 10mm[88, 89]。大多数研究集中在中年女性和老年人，而只有少数研究在社区成人横断面调查中记录了多结节甲状腺疾病的患病率。为明确发病率、发病危险因素和自然病史的确凿数据，有必要进行多年的纵向研究，可惜涉及以上因素的研究并不多见。因此，在考虑现有数据时应考虑到这些局限性[89]。碘缺乏仍是全世界多结节性地方性甲状腺肿最常见的病因（见第 92 章）。即使在非地方性甲状腺肿地区也存在相当大的区域差异。在 Whickham 社区研究中，16% 的人患有 "单纯性" 甲状腺肿[90]。在男性中，患病率随着年龄的增长而下降，从 25 岁以下的 7% 下降至 65 岁以上的 4%。在女性中，发生率从 45 岁以下的 31% 降至 75 岁以上的 12%。这一发现与之前的观察结果相吻合，即瘦体重是决定甲状腺大小的主要因素[89]，而瘦体重会随着年龄的增长而减少，但也可能涉及其他未知的因素。

有一项研究能够说明碘摄入量对散发性甲状腺肿流行病学的影响，丹麦日德兰半岛（低碘摄入地区）423 例 68 岁的人群中，有 31 例（7.3%）患有甲状腺肿，而冰岛雷克雅未克（高碘摄入地区）100 例中有 2 例（2%）患有甲状腺肿[91]。在丹麦人口中，食盐加碘 4 年后甲状腺肿患病率下降，而甲状腺结节患病率保持不变[92]的研究更能支持这一观点。

对 Whickham 社区的一项横断面研究发现，在成人中，甲状腺功能亢进的患病率为每 1000 名女性中有 25 例，每 1000 名男性中有 2 例[90]。在其他人群也发现了类似的数据[90]。甲状腺功能亢进（所有类型）的年发病率在每 1000 名男性中为 0.1～0.2 例，在每 1000 名女性中为 0.3～1.3 例。与非毒性甲状腺肿一样，碘摄入至关重要。在丹麦，一个碘摄入量接近充足的国家，毒性多结节性甲状腺肿占甲状腺功能亢进患者的 44%[93]，而在碘摄入量高的冰岛，多结节性甲状腺肿的比例较低（6%），而 Graves 病的病例较多[91]。

（二）自然病程

多结节性甲状腺肿的自然病程涉及甲状腺肿的生长和功能变化，针对某一特定个体很难预测。在特定的人群中，自然增长率估计每年可达 20%[94]，但实际上通常要低得多。尚无具体参数预测多结节性甲状腺肿的生长潜力，但可以通过超声每年连续测量甲状腺肿和单个结节的体积来准确评估[95]。

痛性结节通常是由甲状腺结节或囊肿出血造成的。通过超声检查和细针穿刺活检易做出诊断。不断增长的痛性结节可能提示甲状腺恶性肿瘤，应进行相关检查。多结节性甲状腺肿通常不会显著增加甲状腺恶性肿瘤的发生风险。多结节性甲状腺肿内甲状腺结节恶变的风险尚未完全阐明，但大多数学者发现单结节性甲状腺肿和多结节性甲状腺肿的恶性肿瘤的发病率相似，约为 5%[96]。

非毒性多结节性甲状腺肿患者可能出现甲状腺功能亢进，也可能是少见的甲状腺功能减退。与 Graves 病相比，此类患者的甲状腺功能亢进通常为隐匿起病。早期阶段可以表现为一段长时间的亚临床甲状腺功能亢进，特征是血清 TSH 降低，而血清游离 T_4 和三碘甲腺原氨酸（T_3）浓度正常[89]。这种甲状腺功能亢进状态是甲状腺肿生长的结果，并且伴随着自主分泌激素的甲状腺细胞团的大量增生。甲状腺功能亢进也可能是碘摄入量增加的结果，后者来自于含碘药物，如消毒剂和胺碘酮或放射对比剂。在自主性碘代谢增强的甲状腺肿中，这会导致甲状腺激素分泌过多。目前，从非毒性结节性甲状腺

肿进展到毒性结节性甲状腺肿的发病率和时间框架知之甚少。在一项碘缺乏地区的大规模人群的横断面研究中，自主性结节随年龄增长而增加，在老年人中达到 15%[97]。一些纵向研究表明[89]，5 年内约 10% 的结节性甲状腺肿患者将出现甲状腺功能亢进。在少数情况下，一些甲状腺结节的自主性可能会消失。

非毒性多结节性甲状腺肿患者发生甲状腺功能减退较少见。这种现象很难解释，但很可能是由伴发的自身免疫性甲状腺炎引起的。

（三）诊断

1. 临床检查　尽管已经有关于结节性甲状腺肿的诊断和治疗的国际指南[98]，但由于各地的传统习惯和医疗条件的不同，临床医生的诊断程序仍存在很大差异。相关临床症状和体征见表 90-1，诊断方面总结见表 90-2。对大多数人来说，甲状腺在体积增大 1 倍后才可触及。肉眼可见的弥漫性肿大的甲状腺体积常达 30～40ml。结节的发现取决于结节大小、形态、在甲状腺实质内的位置、患者颈部的解剖结构和临床医生的技能。在可触及结节的患者中，通过超声检查，大约 50% 的患者有 1 个以上的病变[88]。超声检查发现的结节大约是甲状腺触诊的 5 倍，而仅考虑大于 2cm 的结节时则是 2 倍[88, 89]。然而，定位、生长速度，以及与结节出血相关的疼痛或不适（表 90-2）等因素也影响诊断。

颈部视诊和触诊时，患者最好配合做吞咽水的动作，头部略微向后倾斜，这样可以发现原本正常的不可触及的甲状腺中的单个结节和锁骨后或向纵隔延伸的巨大压迫性多结节腺体。然而，临床检查与观察者之间和观察者内部关于甲状腺大小和形态

表 90-1　多结节性甲状腺肿的临床症状及体征

- 颈前缓慢生长的结节性肿块
- 气管偏移或压迫，上呼吸道阻塞，呼吸困难
- 偶尔咳嗽、吞咽困难、咽异物感
- 出血引起的突然疼痛或肿大
- 上腔静脉阻塞综合征
- Pemberton 征：手臂上举过头，导致胸廓入口阻塞
- 妊娠期增大
- 逐渐发展为甲状腺功能亢进
- 碘所致甲状腺毒症
- 复发性神经麻痹（罕见）
- 膈神经麻痹（罕见）
- Horner 综合征（罕见）

表 90-2　多结节性甲状腺肿的诊断

- 检查发现多个结节
- 不对称，气管偏离
- 无淋巴结肿大
- 促甲状腺激素正常或降低，游离甲状腺素和游离三碘甲腺原氨酸正常或升高，甲状腺球蛋白升高
- 降钙素正常
- 约 90% 的甲状腺抗体呈阴性
- 核素扫描热或冷区域
- 超声发现结节（非均质性），囊肿和钙化常见
- 计算机断层扫描和磁共振成像显示不均匀肿块
- 肺功能测试提示吸气功能受损
- 细针穿刺结果显示结节呈良性

的相当大的差异有关[99]。

虽然结节性甲状腺肿的临床诊断通常不复杂，但鉴别诊断考虑要周到，包括表现为甲状腺肿的自身免疫性甲状腺炎、甲状腺癌，以及少见的、病程长的 Graves 病，在这些疾病中，腺体可能变得坚硬而不规则。需要注意的是，甲状腺的体格检查包括颈部、局部淋巴结和气管的检查，但在许多情况下，难以区分哪些腺体存在恶性肿瘤。

2. 实验室检查　因为从非毒性甲状腺肿到毒性甲状腺肿的转变是这种疾病自然病程的一部分[89]，而且由于发现临界性甲状腺功能亢进需要实验室检测，因此建议每年用敏感的 TSH 检测进行筛查。任何病因不明的甲状腺肿大患者都应考虑甲状腺功能亢进的可能性。这一点尤其适用于心力衰竭或心律失常患者。血清 TSH 值低于正常值应测定游离 T_4 和游离 T_3。即使血清甲状腺激素水平正常，血清 TSH 受抑制也应治疗，尤其是在老年人中[100]。即使甲状腺功能异常已经接受治疗，这类患者的发病率[101] 和死亡率[102] 也显著增加，这一事实更支持这种观点。

血清甲状腺球蛋白水平与甲状腺大小呈正相关，但该指标在个体层面不够准确，对甲状腺肿的诊断没有独立价值。

降钙素是甲状腺髓样癌（medullary thyroid cancer, MTC）的一个标志物，当血清中降钙素升高时（见第 92 章），有助于早期发现这种疾病的散发病例。建议在结节性甲状腺疾病中常规检测降钙素。大规模研究表明，MTC 的患病率在 0.4%～1.37%[89, 103]。这些研究在诊断程序和组织学证实的患者比例方面有所不同。在诊断 MTC 时，基础或刺激性降钙素水平通常比细针穿刺活检（fine-needle aspiration biopsy,

FNAB）更敏感，这些研究的大多数作者建议常规检测血清降钙素[89, 103]。然而，从现有的数据中很难得出明确的结论。必须考虑到成本效益，假阳性率高将导致许多不必要的甲状腺切除。国际调查也表明[104-107]，在这个问题上没有达成共识。超过 30% 的欧洲临床医生会常规测定基础血清降钙素[104, 106]，而在北美只有少数人使用这种方法，除非有甲状腺癌家族史[105, 107]。这些争议也体现在当前的指南中[108]。

由于桥本甲状腺炎可能被误认为单纯性多结节性甲状腺肿，我们认为，在对这些患者进行检查时，应常规检测血清中的抗甲状腺抗体（TPO 和甲状腺球蛋白抗体）。而且在毒性[109] 和非毒性多结节性甲状腺肿[110] 患者中，这些抗体是 [131]I 诱导的甲状腺功能减退和 Graves 病风险增加的标志。

[131]I 摄取测定不作为患者常规检查[106, 107]。在 [131]I 治疗之前需要用它来诊断碘摄取状况，确保足够摄取，并可以计算 [131]I 剂量。

3. 影像学诊断　尽管没有足够的研究，还是要重申，针对临床个案的管理中影像学很少提供决定性的信息。尽管颈部触诊简单且便宜，但是就甲状腺形态和大小确定而言，颈部触诊仍然非常不精确[99]。为此，可以使用以下几种成像方法，即超声、核素扫描、计算机断层扫描（computed tomography, CT）、磁共振成像（magnetic resonance, MR）和正电子发射断层扫描（positron emission tomography, PET）。其中，超声检查显然是临床首选的检查[104-107]。

核素扫描对评估结节性甲状腺肿的解剖结构作用不大，但它有助于确定临床诊断，并可以确定甲状腺中功能亢进（热）和无功能（冷）的相对区域。如果临床显性结节在核素扫描上显示为冷结节，则应将其作为孤立的冷结节处理，恶性肿瘤的风险是相同的[89, 96]。虽然有例外的报道，但核素扫描高摄取率的结节几乎从未发现有临床意义的恶性肿瘤。使用 ^{99m}Tc 作为示踪剂可能导致 3%～8% 的甲状腺结节假阳性摄取，而碘同位素则没有这个问题。然而，对比研究无法证明这 2 种示踪剂在临床上有显著差异[89]。示踪剂（如 ^{201}Tl 和 ^{99m}Tc-MIBI）在分化型甲状腺恶性结节中的摄取增加，但敏感性和特异性不支持其普遍应用[111, 112]。除非怀疑甲状腺功能亢进，否则在非毒性结节性甲状腺肿患者的初始评估中很多都会忽略甲状腺核素扫描[89, 106, 107]。然而，

超过 2/3 的 ETA 成员常规使用核素扫描[104 106]，而不到 25% 的 ATA 成员倾向于此项检查[105, 107]。核素扫描的绝对适应证为甲状腺结节合并甲状腺功能亢进（可视为适合 ^{131}I 治疗的热结节），或当 FNAB 显示滤泡性肿瘤时，因为温结节很大可能是良性的[89]。

超声在欧洲经常使用[104, 106]，在美国较少使用[105, 107]，它可以测定甲状腺总体积和单个结节的大小，并评估局部淋巴结、局部血流量、结节血管分布和结节弹性[89, 113, 114]。尽管它在巨大甲状腺肿中用处不大[89]，但是无论对于治疗前的 ^{131}I 剂量的计算，还是治疗后的随访，都是用于甲状腺大小的客观检查的一种选择[95]。超声有助于进行精确的活检[95]，并在囊肿穿刺及囊实性结节的乙醇和激光硬化治疗过程中有很大的帮助[95, 115-117]。对于绝大多数患者，超声既不能确诊也不能排除恶性肿瘤[95]。然而，根据甲状腺影像报告与数据系统（TI-RADS）（包括弹性成像）对甲状腺结节进行分类，对甲状腺癌的诊断具有高的敏感性和阴性预测值[118]。

计算机断层扫描和磁共振成像除了评估锁骨后或胸内甲状腺肿及评估和随访甲状腺恶性疾病外，通常没有什么价值。在胸骨后甲状腺肿的解剖学评估中，通常认为 MR 比 CT 更精确[89]。然而，CT 和 MR 的选择取决于检查成本和可用性。

在鉴别甲状腺良恶性病变时，^{18}F-2- 脱氧 -2- 氟 -D - 葡萄糖正电子发射断层扫描（FDG-PET）可能是一种潜在的选择，可用于评估细胞学检查不确定的甲状腺结节。由于该方法检测恶性病变的假阴性率极低，可避免许多不必要的甲状腺切除术[119]。值得注意的是，约 1.6% 的患者因非甲状腺原因行 FDG-PET 检查，偶然发现甲状腺局灶性病变，这些病例中 35% 患有甲状腺癌[120]。重要的是，这些数字可能差异很大，取决于受检患者的选择。

许多甲状腺肿患者由于气管压迫而出现上气道阻塞。大多数情况下，呼吸的吸气功能会受到损害，但在常规检查中，这一点经常被忽视，因为患者通常不伴呼吸系统症状[89]。压迫性甲状腺肿患者行常规气管造影没有意义，因为这种方法对具有临床意义的气管阻塞很不灵敏[89]。在这种情况下，用 MRI 或 CT 确定最小的气管横截面积似乎更有用[89]。流速容量环，而不是气管成像，可用于评估甲状腺肿患者的呼吸容量，尤其是对巨大甲状腺肿

患者，但临床医生很少使用这种方法[106, 107]。

4. 细针穿刺活检　所有多结节性甲状腺肿患者应考虑甲状腺恶性肿瘤的可能，已证明超声引导的应用可提高 FNAB 的诊断率[96]。如果最初的 FNAB 由于细胞数量有限而不能诊断，则建议进行重复试验[121]。FNAB 不能排除恶性肿瘤，但可能将恶性肿瘤的漏诊风险降低至 1% 以下，至多可能延误诊断。基于甲状腺细胞学分子筛选[122] 排除或诊断恶性肿瘤的领域正在迅速发展。对于细胞学上不确定的结节，应用基因表达分类可能有助于区分良恶性结节，从而减少无症状或少症状患者的不必要手术[123]。如果临床怀疑为恶性肿瘤（见第 92 章），则应忽略良性细胞学检查，并为患者进行手术。在评估有症状的非毒性多结节性甲状腺肿并实施手术的患者中，癌症的发生率为 1%～4%[89]。这个数字包括临床意义不明的微小乳头状癌。在未被纳入的多结节性甲状腺肿患者中，对临床有重大影响的恶性肿瘤患病率可能低于 1%。重要的是，甲状腺功能亢进并不排除存在恶性肿瘤的可能[89]，尽管其风险可能与血清 TSH 水平下降呈负相关[124]。

显性结节（"指数结节"）或多个结节，或与腺体内其他结节有不同密度的结节应该被重点检查[89]。偶然发现的 < 10mm 的结节不建议行 FNAB[125]。然而，Papini 及其同事[126] 发现，在多结节性甲状腺肿中，尺寸为 8～15mm 的无法触及的病变中有 6% 为甲状腺恶性肿瘤（孤立性甲状腺结节中有 9%），< 10mm 或 > 10mm 的结节恶性肿瘤的风险相似。除了指数结节外，结节中发现的癌是否构成临床意义上的癌症或只是偶发的微小癌仍是一个尚未解决的问题，而临床医生也没有明确的管理指南（见第 92 章）。超声特征可指导临床医生在除指数结节以外的结节行 FNAB。如果行核素扫描检查，我们建议最多在 2 个结节中行 FNAB 检查，前提是这些结节在核素扫描呈冷结节[89]。

我们认为，如果首选的治疗方法是手术，则对于大多数结节性甲状腺疾病患者而言，既不需要影像学诊断也不需行 FNAB。然而，如果考虑非手术治疗，我们建议使用影像学诊断和 FNAB[89]。

（四）治疗

结节性甲状腺疾病很常见，但大多数甲状腺肿

不会引起明显的症状并且最好不要治疗。在下列情况下，可能需要进行治疗。

①巨大甲状腺肿或整个腺体或单个结节进行性生长。

②颈部压迫征。

③临床或亚临床甲状腺功能亢进。

④明显的颈部缺陷。

⑤影响美观。

⑥可疑甲状腺癌。

在许多临床情况下，患者的临床表现和主诉之间存在差异。在这种情况下，决定是否治疗会更加困难。

目前甲状腺肿尚无理想的治疗方法，也未达成共识[89,106,107,127]。目前现状表明 1/3 的临床医生会避免治疗已排除恶性、大小在 50～80g、多结节非毒性甲状腺肿引起中度不适的患者[106,107]。可供选择的比较研究很少，重要的是，尚无研究使用针对疾病的问卷来评估健康相关生活质量[128]。因此，治疗不仅是减少甲状腺肿的问题，患者满意度、甲状腺功能减退和甲状腺肿复发的风险，以及对甲状腺癌漏诊的恐惧，都是应该考虑的重要问题。毒性和非毒性多结节性甲状腺肿的最佳治疗是有争议的，必须根据个体因素进行选择。

非毒性和毒性多结节性甲状腺肿应被视为同一疾病不同的发展阶段。由于大部分关于手术和 ^{131}I 治疗的数据都适用于这两种情况，因此治疗方案将一并讨论。表 90-3 和表 90-4 列出了各种治疗方案的效果和不良反应。

1. 抗甲状腺药物　如果结节性甲状腺肿合并甲状腺功能亢进，应服用抗甲状腺药物。这些药物可使甲状腺功能恢复正常，但缓解非常罕见，而且预期应终身治疗，因此最好将药物治疗视为整体治疗计划的一部分。此外，这些药物可能会导致甲状腺肿进一步发展。甲状腺手术前应用抗甲状腺药物可以降低手术风险，并且术后可立即停用[129]。为了减少甲状腺功能亢进恶化的风险，建议患者在 ^{131}I 治疗前服用抗甲状腺药物以达到甲状腺功能正常。通常，抗甲状腺药物至少在 ^{131}I 治疗的 4d 前停药，3d 后恢复[129]。一项主要基于 Graves 病研究的 Meta 分析发现，甲巯咪唑和丙硫氧嘧啶联合 ^{131}I 治疗可降低缓解率[130]。这是否也适用于毒性多结节甲状腺肿患者尚不清楚。一项研究表明，在 ^{131}I 治疗后

恢复使用甲巯咪唑，尽管对甲状腺功能是中性影响，但可以观察到甲状腺肿消退[131]。

2. 补充碘剂　一些临床医生，尤其是在欧洲，使用碘剂补充治疗甲状腺肿[106]。在安慰剂对照试验中，弥漫性甲状腺肿的中位体积从 29ml 减少到 18ml，但 10% 的患者出现甲状腺功能异常和抗体[132]。一旦形成结节性甲状腺肿，补碘的效果很少被评估。在对结节性甲状腺肿的比较试验中，碘剂对甲状腺肿的缓解作用并不优于 L-T_4 抑制治疗。但是，使用碘剂的主要顾虑是碘摄入量的突然增加可能在易感个体中诱发甲状腺毒症[89]。

3. 甲状腺激素治疗　用来抑制垂体 TSH 分泌的甲状腺激素治疗已广泛应用于非毒性多结节性甲状腺肿[106,107]。虽然 L-T_4 抑制治疗有效缩小弥漫性非毒性甲状腺肿的体积达 30%[133]，但很少有针对非毒性多结节性甲状腺肿[94,134] 的应用超声客观监测甲状腺体积的对照研究。在一项研究中[94]，58% 的患者甲状腺体积显著减少（> 13%），但在停止治疗后可见甲状腺肿大继续发展。在一项随机试验中，Wesche 及其同事[134] 发现在 1 年和 2 年后 ^{131}I 治疗组甲状腺肿体积的中位数分别减少了 38% 和 44%，而 L-T_4 治疗组的相应值分别为 7% 和 1%，且无统计学意义。在德国的一项研究中，与安慰剂相比，1 年内，L-T_4 联合基础碘补充治疗仅使甲状腺体积减少 7.9%，结节体积减少 17.3%[135]。

L-T_4 剂量通常针对部分抑制的血清 TSH 水平[106,107,135]，其结果是导致亚临床甲状腺功能亢进，这可能对骨骼和心血管系统产生不良反应[100]。因为可能需要终生治疗以避免甲状腺肿复发，且该病的自然病程是由自主功能的甲状腺结节进展为甲状腺功能亢进[89]，所以 L-T_4 治疗可能在许多患者中不适合[136]。基于上述，L-T_4 治疗已被部分内分泌学家放弃[89,137,138]。然而，部分医生仍采用 T_4 治疗，将 TSH 控制在正常范围内低限，这样既安全又有助于防止甲状腺的进行性生长。

4. 手术　有关甲状腺手术的全面概述，请参阅第 96 章。手术的目的是切除所有结节状的甲状腺组织，通常是单侧甲状腺切除术和对侧叶次全切除术。不推荐双侧次全切除术。仅极少数情况需要采取胸腔入路。如果最后的病理评估为偶发的 < 1cm 的单侧癌变，通常不建议进一步切除。这种情况并

表 90-3　非毒性多结节性甲状腺肿的治疗方案

治　疗	优　点	缺　点	备　注
手术	• 甲状腺肿明显减轻 • 快速解除压迫 • 可行病理检查	• 并非适合所有患者 • 术后出血（1%） • 喉返神经损伤（1%～2%） • 甲状旁腺功能减退（0.5%～5%） • 甲状腺功能减退 * 和甲状腺肿复发 * • 术后气管软化（罕见） • 巨大甲状腺肿、甲状腺向胸腔扩张或再次手术的风险率略有增加	• 标准疗法适用于巨大甲状腺肿或需要快速减压的情况 • 应考虑甲状腺全切除术以避免甲状腺肿复发
甲状腺素	• 门诊完成 • 成本低 • 可能有助于防止新的结节形成或甲状腺肿进展	• 疗效低 • 主要影响结节间体积 • 终身治疗并旨在抑制 TSH，可能会引起不良反应，如亚临床甲状腺功能亢进，以及对骨骼和心脏的意外影响	• 由于可能的不良反应和缩小体积的效果差，它的地位在衰退 • 作者不推荐 • 低剂量治疗可能有助于防止生长
放射性碘治疗	• 1 年内甲状腺体积减半 • 可长期改善吸气功能 • 大多数情况下可门诊完成 • 可以重复 • 主观不良反应少	• 甲状腺肿逐渐缩小 • 疗效随甲状腺体积增大而减弱 • 急性甲状腺肿大的风险小 • 甲状腺炎风险为 3% • 转化为 Graves 病的风险为 5% • 1 年内甲状腺功能减退风险为 15%～20% • 放射性眼病风险小 • 部分患者需要重复治疗 • 放射诱发恶性肿瘤的风险	• 在一些欧洲国家已经取代手术成为标准疗法 • 对于拒绝手术或不适合手术的患者，以及巨大甲状腺肿（高剂量放射性碘）的患者，应考虑，而非进行再次手术 • 有关 rhTSH 刺激疗法的数据，请参阅正文

*.受影响的患者比例取决于手术范围；TSH. 促甲状腺激素

表 90-4　毒性多结节性甲状腺肿的治疗方案

治　疗	优　点	缺　点	备　注
手术	• 显著减轻甲状腺肿 • 快速达到甲状腺功能正常 • 可行病理检查	• 并非适合所有患者 • 手术死亡率和发病率略高于非毒性甲状腺肿（表 90-3） • 甲状腺功能亢进持续或复发 • 甲状腺功能减退 *	• 标准治疗适用于巨大甲状腺肿或需要快速减压的情况 • 放射性碘治疗不可行时的治疗选择
抗甲状腺药	• 最简便的治疗方案 • 主要用于放射性碘治疗或手术前准备	• 需要终身治疗 • 缓解的机会很小 • 不良反应约占 5% • 甲状腺肿持续增长	• 主要适应证是在甲状腺手术之前和放射性碘治疗前后，尤其是在老年患者和同时存在健康问题的患者中 • 仅在不能手术或放射性碘治疗的情况下才建议长期治疗
放射性碘治疗	• 有效地使患者甲状腺功能正常并减少甲状腺体积 • 大多数情况下门诊完成 • 主观不良反应少	• 只能逐渐逆转甲状腺功能亢进 • 甲状腺肿逐渐缩小 • 急性甲状腺肿大的风险小 • 甲状腺炎风险为 3% • 转化为 Graves 病的风险为 5% • 5 年内甲状腺功能减退风险为 15% • 放射性眼病风险小 • 部分患者需要重复治疗	• 标准疗法，除非巨大甲状腺肿（> 100ml） • 不适合或拒绝手术的巨大甲状腺肿大患者，可以选择大剂量放射性碘（住院治疗）

*.受影响的患者比例取决于手术范围

不罕见，它说明外科手术中发现的癌症中的大多数临床意义微乎其微[139]。肉眼正常的结节周围组织经常隐藏微小生长病灶，这也是这些患者复发风险高的原因[140]。对于毒性结节性甲状腺肿，在术后不使用抗甲状腺药物的情况下，手术后甲状腺功能比 [131]I 治疗后更快恢复正常[89]。如果术前受到影响，手术会快速减压，从而改善呼吸功能[141]。

并非所有的患者都适合手术治疗，但是在接受手术治疗的患者中，有经验的医疗中心的手术死亡率 < 1%。手术的缺点包括外科手术的一般风险和不良反应，如短暂性（6%）或永久性（2%）声带麻痹、短暂性（6%）或永久性（5%）甲状旁腺功能减退，以及术后出血（1%）[142]。其他人研究发现风险更低[143]。并发症与甲状腺肿大小和切除范围有关[143, 144]。新技术可以缩短手术时间、减轻术后疼痛和缩短住院时间[145, 146]。巨大甲状腺肿术后约有 5% 的患者会发生术后气管软化，需行气管插管[89]。一个值得关注的问题是胸骨后甲状腺肿中甲状腺癌的患病率较高（7%~17%）[89, 147]，但这种看似很高的发生率可能受到选择偏倚的影响[148]。

多结节性甲状腺肿次全切除术后发生甲状腺功能减退的长期风险资料较少，如毒性多结节性甲状腺肿[89] 报道的那样，为 10%~20%，并与切除范围有关。长期随访非毒性多结节性甲状腺肿，复发率为 15%~40%[89]。许多临床医生倾向于术后使用 $L-T_4$ 以避免复发[106, 107]，但根据随机试验的结果[89]，一般不推荐使用 $L-T_4$[89]，也不推荐使用碘剂[149]。复发性甲状腺肿的再次手术导致永久性声带麻痹或甲状旁腺功能减退的风险增加 3~10 倍[143, 144]。[131]I 治疗似乎是这些病例的一种有利选择。如果最初进行甲状腺全切除术，那么完全可以避免甲状腺肿的复发，在某些医疗中心手术并发症发生率与甲状腺次全切除术一样低[150]。

5. 放射性碘治疗　[131]I 治疗在几乎所有类型的甲状腺功能亢进症中都是安全和适合的，尤其是在老年患者中[129, 151]。通常，[131]I 比手术的并发症发生率更低，费用也更低[129, 151]。因此许多医疗中心将 [131]I 作为大多数患者的首选治疗方案。与几乎治愈所有患者并使甲状腺功能亢进数天恢复正常的手术[152]相比，如果不使用抗甲状腺药物[109]，只有 50% 的患者在 [131]I 治疗后 3 个月内甲状腺功能恢复正常。20%~40% 的患者需要额外的 [131]I 治疗，即使治疗多达 5 次也不能治愈所有患者[109]。相反，术后甲状腺功能亢进症的持续存在是罕见的[152]。

除了能治愈甲状腺功能亢进外，人们早就认识到 [131]I 也会导致甲状腺萎缩。在过去的 25 年，[131]I 治疗作为替代 $L-T_4$ 疗法的非手术方法[89, 106]，已被欧洲许多医疗中心引入治疗症状性非毒性多结节性甲状腺肿。在毒性和非毒性多结节性甲状腺肿中，甲状腺体积缩小的幅度相同，即 1 年后约 40%[109, 134, 153-155]，2 年后约 50%~60%，之后不再进一步缩小[109, 153]。60% 的体积缩小是在治疗后 3 个月内出现的[109, 153]。除了减轻压迫症状外，[131]I 疗法还可减少气管压迫，从而改善肺功能，尤其是吸气功能[154, 155]。由于甲状腺肿大程度重，弥漫性毒性和非毒性甲状腺肿的甲状腺体积很少能恢复正常[89]，但大多数情况下症状明显改善，患者满意度也高[155, 156]。如果甲状腺体积再次增加，则应怀疑恶性肿瘤。通常，校正 24 小时 [131]I 摄取率为 100%，每克甲状腺组织给予 [131]I 剂量为 100μCi（3.7MBq）[109, 134, 151, 153-155]。然而，这种剂量调整是否有价值一直受到质疑[129, 157]，许多医疗中心给予固定剂量。如果需要进一步缩小甲状腺功能正常患者的甲状腺肿，可以重复这种治疗[89, 153]。

在 [131]I 治疗的前几个月里，3% 的患者发生放射性甲状腺炎[110]，可用水杨酸盐或皮质类固醇治疗。另一并发症是 Graves 样自身免疫性甲状腺功能亢进，发生率为 5%。[131]I 诱发 Graves 眼病的罕见病例也有报道[89]。治疗前抗 TPO 抗体阳性使这种并发症的风险显著增加[89]，很有可能由 [131]I 相关的甲状腺抗原释放触发，也与 TSH 受体抗体（通常 [131]I 治疗后 3~6 个月出现）有关，也可以在甲状腺术后或亚急性甲状腺炎后出现[89]。这种情况通常自限，但可能需要治疗。

虽然早期甲状腺肿大可由放射治疗引起，但一般而言，[131]I 治疗后没有任何明显的急性甲状腺肿大[151, 154, 158]。在 5~8 年内，多结节性甲状腺肿 [131]I 治疗后发生永久性甲状腺功能减退的风险为 14%~58%[89, 109, 151, 153]。在甲状腺肿大程度轻和抗 TPO 抗体阳性的患者中更常见[89]。[131]I 治疗 Graves 病已有数十年之久，在临床上不会导致癌症死亡风险的显著增加[151, 159, 160]，尽管有一项研究质疑这一观点[161]。大多数接受治疗的患者年龄都在 50 岁以上，和年轻人相比，更不易患放射诱发的恶性肿瘤。关于多结节性甲状腺肿 [131]I 治疗的数据较少，并且无非毒性甲状腺肿的病例。在 Ron 及其同事的研究中[159]，1089 例毒性结节性甲状腺肿患者接受 [131]I 治疗，这些患者的总体癌症死亡率增加了 31%，几乎完全归因于甲状腺恶性肿瘤。然而，相同疾病但未经 [131]I 治疗的患者也出现了类似的情况。因此，结节性甲状腺肿 [131]I 治疗后发现甲状腺癌可能是在治疗时是否忽略了结节中的恶性肿瘤[89, 106]。

在许多欧洲国家，[131]I 治疗已取代手术成为大多数患者的首选治疗方法[89, 106]。然而，最佳治疗方案仍有待确定，最理想的方法是通过比较随机试验，包括关于疗效、不良反应、成本和患者满意度的数据。

[131]I 治疗多结节性甲状腺肿的疗效受腺体不规律摄取 [131]I 的影响，甲状腺肿相对缩小程度与初始甲状腺肿大小呈负相关[151, 154]。高碘饮食会降低疗效。然而，重组人 TSH（recombinant human TSH，rhTSH）具有将 24 小时 [131]I 摄取增加 4 倍以上的潜力，这种效应与甲状腺 [131]I 的初始摄取量呈负相关[151, 162-165]。此外，rhTSH 预处理使 [131]I 在甲状腺结节内分布更加均匀[166]。rhTSH 的这些特性在多结节性甲状腺肿 [131]I 治疗中是理想的。事实上，包括两项随机双盲试验在内的多项研究已经证实[167, 168]，与普通 [131]I 治疗相比，在 [131]I 治疗前 24h 给予 0.1～0.9mg 剂量的 rhTSH，可在 1 年内使甲状腺肿缩小 35%～55%（图 90-5）。在基线甲状腺 [131]I 摄取率低的患者中 rhTSH 预刺激的影响最为明显[162, 167, 168]。正如一项随机试验所示，rhTSH 增强的 [131]I 治疗还可以减少气管压迫并增加吸气储备[169]。长期的随访研究表明，rhTSH 预处理的 [131]I 治疗增加甲状腺肿体积的缩小，改善甲状腺肿相关症状并且减少了额外治疗的需要[170]。与以甲状腺肿缩小为目标的方案不同，另一种治疗方案是通过 rhTSH 增加甲状腺 [131]I 的摄取，来减少相应的放射剂量[171, 172]。事实上，一项随机双盲研究[172]表明，如果使用 rhTSH 预刺激，则更低的甲状腺剂量即可使 [131]I 治疗后的甲状腺肿有同样程度的减轻[172]。这可能使 [131]I 治疗对年轻患者更有吸引力。

0.3mg～0.9mg 剂量的 rhTSH，会导致 25%～35% 的甲状腺一过性肿大[168, 173]，而在 0.1mg 的剂量下[174]，这种风险似乎并不存在。rhTSH 预处理的 [131]I 治疗通常耐受性良好，尤其是使用 0.1mg 或更低剂量时。如果使用较高的 rhTSH 剂量，患者可能在 [131]I 治疗后的第 1 周内出现颈部疼痛和甲状腺激素一过性升高[162, 168, 175, 176]。事实上，rhTSH 预处理的 [131]I 治疗的 1 个缺点是，在甲状腺肿减轻的同时，甲状腺功能减退症的发生率更高[167, 168, 175, 176]。如果使用 rhTSH 刺激是为降低甲状腺吸收的放射性剂量，则发生永久性甲状腺功能减退症的风险与单使用 [131]I 治疗的风险相当[172]。需要强调的是，rhTSH 增强的 [131]I 治疗是对多结节性甲状腺肿的一种"超适应证"治疗，但这种治疗可能是计划手术治疗患者的一种选择。

6. 经皮介入治疗　经皮无水乙醇注射疗法（percutaneous ethanol injection therapy，PEIT）用于治疗孤立的热、毒甚至冷甲状腺结节已有 20 年[89, 117]（见第 92 章）。最有说服力的是孤立性甲状腺囊肿[117]。理论上，PEIT 可用于多结节性甲状腺肿。PEIT 的缺点有疼痛、喉返神经损伤的风险，以及后续手术伴发甲状腺外纤维化的可能性。具有 10 多年应用经验的激光消融似乎有相同或更好的效果，比PEIT 的不良反应少得多[116, 177, 178]。2 种方法均无多结节性甲状腺肿的对照研究，但可以从最近的一篇综述[179]权衡非手术甲状腺结节消融术（PEIT、激光消融术和射频消融术）的适应证、疗效、不良反应和成本。

致谢

L.H. 和 S.B. 一直由 Agnes 和 Knut Mørks 基金、A.P. Møller 救助基金会 Novo Nordisk 基金、欧登塞大学医院研究委员会慷慨支持。R.P 和 K.K 的研究由 DFG、Thyssen Stiftung、Krebshilfe 和 Wilhelm Sander Stiftung 资助

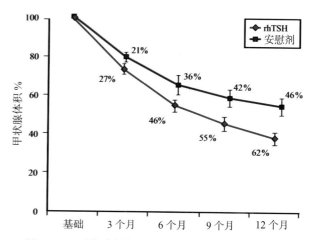

▲ 图 90-5　对非毒性多结节性甲状腺肿 [131]I 治疗的效果比较：患者治疗前 24h 随机给予 0.3mg 重组人促甲状腺激素或安慰剂。y 轴代表甲状腺体积的平均变化（%）。12 个月组间差异有显著统计学意义（P=0.005）

（引自 Nielsen VE, Bonnema SJ, Boel-Jørgensen H, et al. Stimulation with 0.3-mg recombinant human thyrotropin prior to iodine 131 therapy to improve the size reduction of benign nontoxic nodular goiter: a prospective randomized double-blind trial. *Arch Intern Med* 2006；166，1476-1482.）

第91章　碘缺乏症
Iodine-Deficiency Disorders*

Geraldo Medeiros-Neto　Ileana G.S. Rubio **著**

魏　琼 **译**

> **要　点**
> - 碘缺乏症会影响各年龄段的人，诱发甲状腺肿、多结节性甲状腺肿、甲状腺功能减退和一系列神经发育缺陷。
> - 评估给定人群中碘摄入量的最佳方法是测量学龄儿童尿中碘浓度中位数（UIC，μg/L）。
> - 尽管碘缺乏在过去的几十年中取得了重大进展，现在仍然是世界范围内的健康问题。
> - 碘摄入量低的孕妇可能会生下在学龄期出现认知困难的孩子。孕妇应在妊娠初期进行碘摄入量检测。
> - 天然致甲状腺肿物可能是碘缺乏人群额外的健康负担。
> - 病理生理包括血清 T_3 浓度增高，血清 T_4 降低和 TSH 增高。另一个特点是血清 Tg 水平升高。
> - 近几十年来，即使在轻度碘缺乏的国家中也很少报道地方性克汀病。碘缺乏地区新生儿甲状腺功能减退症可能更常见。
> - 甲状腺肿的治疗可以是药物治疗（LT_4、放射性碘）或外科手术。
> - 普遍加碘盐可能是预防碘缺乏症（iodine deficiency disorder，IDD）的最佳方法。口服碘油已在一些国家被广泛使用。
> - 应使用全国尿碘浓度（urinary iodine concentration，UIC）中位数持续监测盐碘化计划，以确保摄入足够的碘。
> - 一些碘营养过多或过量的人群可能会发生碘诱发的甲状腺功能亢进。

　　碘缺乏是世界上最常见的内分泌问题，也是最易纠正的常见营养缺乏症之一，在许多不发达国家中，碘缺乏是智力低下的最常见的可预防因素[1, 2]。因此，碘缺乏仍然是一个值得注意的公共卫生问题。众所周知，它可以引起地方性甲状腺肿，但其表现形式和后果将在人类病理学中更为深入地阐述（表91-1）。虽然甲状腺肿经常是碘缺乏症最明显的特征，但其重要性远不如碘缺乏对正常发育，特别是大脑正常发育的不良影响[3, 4]。为了强调其带来的更为严重的后果，这一健康问题现在被描述为碘缺乏症（IDD），而不是甲状腺肿。

　　多年来，人们已经认识到，土壤和水中的碘含量与地方性甲状腺肿及其相关疾病的出现之间通常存在着紧密的负相关。然而直至本文撰写时，仍不能明确两者之间的关联，因为营养、体质、遗传或免疫等因素均可能导致此类疾病出现。因此，碘

---

*. 本章主要为儿童内分泌相关内容。

表 91-1　碘缺乏疾病谱

胎儿
- 流产
- 胎儿甲状腺肿
- 死产
- 先天性畸形
- 围产期死亡率增加
- 神经性克汀病：精神发育迟缓、聋哑、痉挛双瘫、耳聋
- 精神运动缺陷

新生儿
- 新生儿甲状腺肿
- 先天性甲状腺功能减退

儿童和青少年
- 青少年甲状腺肿合并甲状腺功能减退
- 精神功能受损
- 身体发育迟缓

成年人
- 甲状腺肿及其并发症
- 甲状腺功能减退
- 碘导致甲状腺功能亢进
- 老年性自发性甲状腺功能亢进

缺乏症是必要条件，而不总是充分条件。多个国家碘预防计划的成功实施已广泛证实，碘缺乏症是导致地方性甲状腺肿和克汀病的主要病因。尽管已有碘补充手段，如加碘盐和加碘油，但碘缺乏症仍然存在。

一、碘供应

海洋动植物、脊椎动物的甲状腺、有机起源的沉积物、某些天然矿泉水、沉积磷酸盐沉积岩，以及某些矿藏中，碘的含量相对较高。人类摄入的大部分碘来自动植物性食物，而这些食物中的碘大多来源于土壤，只有较小的一部分来源于饮用水。减少碘消耗的最重要因素是冰川作用，它可以清除旧土壤，露出原始岩石，而这些岩石的碘含量远低于覆盖土壤的碘含量。这种情况出现在第四纪冰川下停留时间最长的地带，冰川融化导致碘的流失[5]。

二、最佳碘摄入量

碘是甲状腺激素甲状腺素（T_4）和三碘甲腺原氨酸（T_3）的重要组成部分，占其各自分子量的 65% 和 59%。为了满足对充足激素的需求，甲状腺开发出一种复杂的机制，它可从外周循环中浓缩碘并将其转化为激素，然后根据需要将其存储并释放到循环中。建议饮食碘摄入量为 0—5 岁儿童至少 90μg/d，6—10 岁儿童至少 120μg/d，11 岁以上青少年和成人至少 150μg/d，孕妇或哺乳期妇女 250μg/d[6, 7]。

约有 90% 的碘最终从尿中排出。随机样本中的尿碘（UIC）中位数，以微克 / 升表示，是目前社区碘营养最实用的生化实验室标记。UIC 代表所有饮食来源的总碘摄入量[1]。国际控制碘缺乏病理事会（ICCIDD）、世界卫生组织（WHO）和联合国国际儿童紧急救援基金会（UNICEF）建议将 100μg/L 设定为满足碘摄入充足的最低尿碘浓度[7]。人群每天的碘摄入量可以从尿碘浓度推断，用平均 24h 尿量的估计值，在假设平均碘生物利用度为 92% 时使用公式：尿碘（μg/L）× 0.0235× 体重（kg）= 每天的碘摄入量。该数字大致相当于 UIC 为 120μg/L，平均体重为 64kg 的女性人群的每天碘摄入 180μg[8, 9]。最近，有人提出了一种新方法，将 UIC 数据外推至碘摄入量，根据个体差异进行调整，然后使用估计的平均需求（EAR）切入点模型进行操作[1]。

三、患病率

列出碘充足的国家比不同程度碘缺乏的国家要容易得多。在 20 世纪 90 年代初，据估计，全球 29% 的人口生活在缺碘地区。历史上，欧洲甲状腺疾病的发生一直以碘缺乏为主，并存在一定的地域差异。严重的碘缺乏症伴地方性克汀病和甲状腺肿，主要发现于阿尔卑斯山和其他山区，但几乎每个欧洲国家或地区都存在轻度的碘缺乏症。经过人们的不懈努力，近年来情况有所改善。受碘缺乏症影响的国家数量在稳步减少，在过去的 15 年中，预防和控制碘缺乏症取得了显著进展。

建议使用 2 个指标来评估人群的碘状态，即使用足够碘盐的家庭比例和碘营养状态（尿碘浓度）。这些数据是由 WHO 和 UNICEF 收集的。当 UIC 中位数 < 20μg/L 时，该人群被认为患有严重的碘缺乏，20～49μg/L 被视为中度缺乏，50～99μg/L 被视为轻度缺乏，100～199μg/L 为最佳浓度，认为

200～299μg/L 轻度过量，而＞299μg/L 则被认为浓度过高[7]。

据估计，2011 年有 18.8 亿人碘摄入不足，自 2007 年以来下降了 6.4%，其中包括 1/3 的学龄儿童[10]。在学龄儿童中，碘缺乏症的患病率最低的是美洲（13.7%），其次是西太平洋地区（18.6%），这些地区食用碘盐的家庭比例是世界上最高的（约 90%）。碘缺乏症患病率最高的是欧洲（43.9%），其次是非洲（39.3%），这些地区的家庭碘盐覆盖率最低（约 25%），其中许多国家对碘缺乏症的控制计划薄弱或根本没有[10]。

图 91-1 显示了 2003 年、2007 年和 2011 年按碘摄入不足地区划分的学龄儿童比例，其中大多数人表现为轻度碘缺乏症[10]。

目前，2013 年共有 111 个国家有足够的碘营养，有 30 个国家仍存在碘缺乏，其中有 9 个存在中度缺乏，有 21 个存在轻度缺乏，但目前没有国家被认为是严重缺乏。有趣的是，有 10 个国家的碘摄入过多。此外，有 42 个国家无可获得的 UIC 数据（包括以色列和叙利亚）（表 91-2）[11]。

总体而言，欧洲、东地中海、东南亚和西太平洋地区取得了稳步进展，这主要归功于碘盐计划和监测工作的改善[12]。然而，非洲近期进展甚微[11]。有趣的是，在碘充足的国家中，某些亚组人群，如素食主义者、断奶婴儿、孕妇和未使用碘盐者可能存在碘缺乏[13, 14]。控制人群碘状态的计划需要持续进行监控。这是因为近年来某些国家的覆盖率下降了（例如，碘水平从充足到不足的芬兰，或者是碘摄入过多或过剩的贝宁），而其他国家仍在维持足够的碘状态[11]。

在美国，最新的国家健康与营养检查（NHANES）结果表明，人群的碘水平仍然足够（UIC 中位数为 144μg/L）[15]。但是，该值明显低于 2007—2008 年（164μg/L）[16]，并且孕早期的孕妇碘营养不足（129μg/L）[15]。

碘营养在英国某些地方一直存在地区性，直

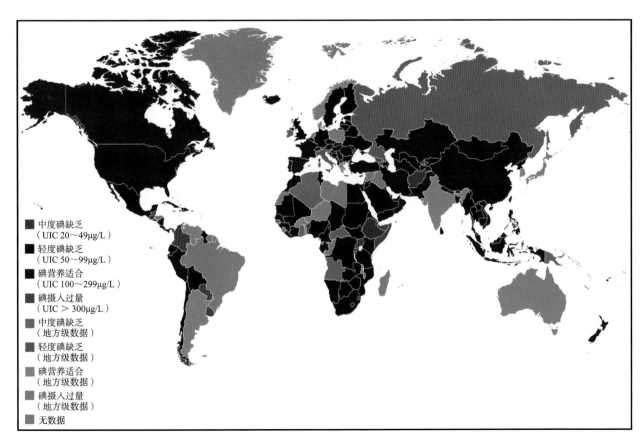

▲ 图 91-1 **2003 年、2007 年和 2011 年按世卫组织划分的碘摄入不足区域（UIC＜100μg/L）的学龄儿童比例（%）**

经许可重制自 Andersson M, Karumbunathan V, Zimmermann MB. Global iodine status in 2011 and trends over the past decade. *J Nutr* *2012*；142；744-750.

表 91-2　碘营养状况，按碘状况分列的国家数量和估计的国家总数

碘摄入	2003	占比 (%)	2007	占比 (%)	2011	占比 (%)	2013	占比 (%)
严重碘摄入不足	1	1	0	0	0	0	0	0
中度碘摄入不足	13	10	10	8	9	6	9	6
轻度碘摄入不足	40	32	37	28	23	16	21	14
适量	43	34	49	38	69	47	111	74
过量	29	23	34	26	47	24	10	6
有数据国家	126		130		148		151	
国家总数	192		192		193		193	
无数据的国家	66		62		45		42	

改编自 Morreale de Escobar G, Obregon MJ, Escobar del Rey F. Role of thyroid hormone during early brain development. *Eur J Endocrinol* 2004；151（Suppl 3）：U25-U37; and Bernal J. Thyroid hormones and brain development. *Vitam Horm* 2005；71：95-122.

到 20 世纪 30 年代将碘添加到牛饲料中以增加牛奶的产量，尽管事实上只有 5% 的盐被碘化，但碘营养还是充足的[11, 17]。然而，最近的一项涉及女学生的研究表明，英国目前存在缺碘（UIC 中位数为 80.1μg/L）。在 51% 的参与者中发现了轻度碘缺乏症（UIC 50～99μg/L），中度碘缺乏（UIC 20～49μg/L）占 16%，重度碘缺乏症（UIC < 20μg/L）占 1%[17]。这种情况似乎是牛奶消耗量减少所致。在澳大利亚、新西兰和塔斯马尼亚州，根据国家碘干预计划，通过强制性的碘强化来纠正碘缺乏症，其中包括对商业烘焙面包中盐的碘化[18]。

欧洲有关碘缺乏的最新数据表明，2012 年有 8 个国家缺碘，而 2010 年为 13 个[19]。

关于加碘盐的消费，2013 年，来自 UNICEF 的 128 个成员国的数据表明，有 37 个国家的 90% 以上的家庭有足够的加碘盐消费；52 个国家达到 50%～89% 的家庭；39 个国家达到了 50%。在全球范围内，约有 70% 的家庭可以获得足够的加碘盐，每年每个孩子的加碘盐费用只有 0.02～0.05 美元[12, 20]。

甲状腺肿是碘缺乏的症状之一。在 1990—1999 年，受甲状腺肿影响的人口百分比为 12%～13%[21, 22]，在碘缺乏症持续存在的国家中，这一比例没有变化。一些国家中，在碘充足之前很长一段时间内存在碘缺乏，甲状腺肿持续存在，正如在非洲西部地区所观察到的一样，在纠正碘缺乏后数月或数年甲状腺大小仍未恢复正常[23]。

在大多数拉丁美洲国家，已经取得了很大的进步，特别是通过积极推动加碘盐的使用。ThyroMobil 模型是用于标准化和快速评估 13 个国家的学龄儿童的尿碘和甲状腺肿患病率的方便、有效的模型[24, 25]。一项在巴西进行的研究观察到碘摄入量过多（中位 UIC 246μg/L）[24-26]。2012 年，人类使用的食盐中的碘含量从 20～60mg/kg 减少到 15～45mg/kg。

在巴基斯坦的喜马拉雅地区，甲状腺肿的总患病率为 39.7%，地方性克汀病很普遍[27]。不到 1/5 的家庭使用加碘盐，并且有 2/3 的儿童碘摄入不足[28]。在印度，尽管为推广加碘盐做出了巨大努力，但仅覆盖了约一半的人口，在社会经济地位低下的人口中，覆盖率特别低。许多农村市场都没有加碘盐，或者出售的加碘盐存在加碘不佳、不完全或两者兼有的问题[29]。

据估计，有 3000 万中国人患有甲状腺肿，其中可能有 20 万人患有地方性克汀病[30]。然而，加强盐碘化和碘化油（口服和肌内注射）的使用降低了中国甲状腺肿和碘缺乏症的患病率。根据监测结果，2002 年，碘盐的覆盖率达到 95.2%，合格碘盐的覆盖率达到 88.8%，8—10 岁儿童的尿碘中位数为 241.2μg/L。此外，儿童甲状腺肿率近年来持续下降，从 1995 年的 20.4% 下降到 2002 年的 5.8%，因此，目前可以认为 IDD 在中国已被广泛消除[31]。

四、妊娠期的轻度碘缺乏症对新生儿的影响

工业化国家（如英国、美国和澳大利亚）的新生儿可能易患轻度碘缺乏症。最近的 4 项报道指出，妊娠期间甚至轻度碘缺乏都能带来风险。在一项来自英国的针对父母和孩子的纵向研究中 [32]，作者评估了妊娠初期的碘缺乏是否可以预测儿童的认知发育。通过前瞻性研究分析长期在莫格兰西部生活的母子，对 1040 位孕早期孕妇的储存样品中的尿碘浓度（UIC）进行了测量。总体而言，这些妇女存在轻度至中度碘缺乏症，UIC 中位数为 91μg/L（IQR 54～143）。研究将受试妇女分为两组：碘缺乏（每克肌酐 UIC < 150μg）或碘充足（UIC ≥每克肌酐 150μg），评估了孕妇碘状态和 8 岁儿童智商与 9 岁儿童阅读能力之间的关联。调整混杂因素后，缺碘妇女的孩子比碘充足妇女的孩子更可能在言语智商（风险高 60%）、阅读准确性（风险高 69%）和阅读理解（风险高 54%）方面获得最低的四分位数。结果强调了母体碘缺乏对发育中婴儿的危害，即使该国家仅被归为轻度缺碘的国家，如英国。与上述英国研究相似，澳大利亚塔斯马尼亚州的另一项研究 [33] 观察比较了孕期 UIC < 150μg/L 的母亲所生小孩（n = 228）在 9 岁时的小学阶段教育结果是否比那些在孕期没有碘缺乏的母亲的同龄小孩的教育成果差。在对潜在的混杂因素进行调整之后，与母亲在妊娠期间有足够碘的孩子相比，碘缺乏母亲分娩的孩子的拼写能力降低了 10%，语法水平降低 8%，英语素养降低 6%。在进一步调整了社会经济因素后，拼写能力差异仍然很大。作者认为，在澳大利亚，妊娠期即使出现轻度碘缺乏，也会对儿童发育产生长期不利影响。

一项来自美国的自 2009—2010 年的美国国家健康和营养调查（NHANES）的报道提供了美国人群的新的碘数据 [15]，并将其与以前的 NHANES 研究进行了比较 [16]。2009—2010 年美国人群 UIC 中位数（144μg/L）明显低于 2007—2008 年（164μg/L）（P=0.001）。在 2009—2010 年，育龄妇女（15～44 岁）的 UIC 中位数为 124μg/L。NHANES 报道 2005—2010 年孕妇的 UIC 中位数未达到充足水平（< 150μg/L），仅为 129μg/L [16]。摄入乳制品而不是盐、海鲜或谷物是被认为是预测育龄妇女 UIC 中位数的积极指标。在美国，碘的摄入量持续下降，孕妇缺碘。尽管专家建议补充，但在美国只有 22% 的孕妇使用碘补充剂。

关于母乳喂养期间的碘营养，尽管甲状腺激素的产生和尿碘的排泄恢复正常，但乳腺可有效地浓缩碘。由于母乳可以为婴儿提供约 100μg/d 的碘，因此建议母乳喂养的母亲应继续摄取 250μg/d 的碘 [7]。

五、病因学

碘的绝对和慢性缺乏是地方性甲状腺肿和相关疾病的主要原因。在某些有限的情况下，其他病因（如遗传易感性和营养性甲状腺肿）可能会诱发甲状腺增生（表 91-3）。支持碘缺乏作为地方性甲状腺肿病因的论点是：①食物和水中的低碘含量与该疾病在人群中的出现相关；②当饮食中添加碘时，甲状腺肿的发生率降低；③有证据表明地方性甲状腺肿患者碘代谢和甲状腺的变化与低碘饮食动物体内产生的变化相似。

天然的甲状腺激素（表 91-3）可能被认为是导致地方性甲状腺肿的重要决定因素，无论是在碘缺乏地区还是碘摄入量丰富的地方（如肯塔基州东部煤炭丰富的阿巴拉契亚地区）[34]。致甲状腺肿作用可能与某些食品（木薯、小米、巴巴苏椰子、松饼、芸苔属蔬菜和大豆）的食用有关。木薯中的促甲状腺肿因子与从氰化葡糖苷（亚麻酸）中释放出来的氢氰酸有关，氢氰酸内源性地变为硫氰酸盐，从而竞争性地抑制捕获并促进了甲状腺内碘的流出 [35]。珍珠粟是半干旱热带地区（非洲和亚洲大部分地区）最重要的粮食作物之一。小米粥富含 C- 葡萄糖黄酮，还含有硫氰酸盐。两者都具有抗甲状腺作用。在苏丹西部的达尔富尔省，学龄儿童甲状腺肿的患病率与小米的消费水平相关 [36]。巴巴苏椰子是巴西北部的主要食品，研究表明，坚果的可食用部分中可能存在黄酮类化合物 [37]。因此，在小米和巴巴苏椰子为饮食主要成分的地区，它们的摄入可能导致甲状腺肿的发生。此外，黄酮类化合物不仅是有效的甲状腺过氧化物酶抑制剂，而且还在外周水平上与甲状腺激素相互作用 [38]。芜菁（如卷心菜、菜花、

表 91-3　天然甲状腺素与地方性甲状腺肿的关系

致甲状腺肿大物质	活性物质	反　应
小米、大豆	黄酮类	损害甲状腺过氧化物酶活性
木薯、红薯、高粱	氰化葡糖苷代谢至硫氰酸	抑制甲状腺碘摄取
巴巴苏椰子、木薯	黄酮类化合物	抑制甲状腺过氧化物酶
十字花科蔬菜：卷心菜、花椰菜、西蓝花、芜菁	硫代葡萄糖苷	抑制甲状腺碘摄取
海草（海藻）	碘过量	抑制甲状腺激素的释放
营养不良	维生素 A 缺乏	增加促甲状腺激素刺激
	铁缺乏	降低血红素依赖性甲状腺过氧化物酶活性
	硒缺乏	积累过氧化物，导致脱碘酶缺乏；损害甲状腺激素合成

改编自 Zimmermann MB, Jooste PL, Pandav CS. Iodine-deficiency disorders. *Lancet* 2008；372：1251-1262.

西蓝花）含有葡萄糖酸盐，其代谢产物与碘竞争甲状腺摄取[36]。含大豆食品和膳食补充剂被广泛食用，具有公认的健康益处（例如，化学性预防癌症，对与心血管健康有关的血脂的有益作用，减少骨质疏松症，缓解更年期症状）。但是，有关实验动物的研究也表明大豆异黄酮可能产生不利影响，例如增强生殖器官癌症，调节内分泌功能和抗甲状腺作用（由于黄酮类化合物会损害甲状腺过氧化物酶的活性）[39]。抗甲状腺作用可以通过增加血液经胆汁进入肠道的 T_4 的损失来扩大，当碘摄入受限时可能引起甲状腺肿大[40]。

过量食用富含碘的海带（干燥的海藻，每天 80~200mg 碘）可导致人类出现散发性甚至地方性甲状腺肿。在这种情况下，甲状腺肿在某些家庭中很常见，尤其在青春期的女孩中更常见，这表明可能存在其他遗传和激素因素的影响。在日本北海道甲状腺肿流行地区的患者中观察到，甲状腺切除术后，可发生碘有机化作用，导致 T_4 和 T_3 的合成水平低于正常，出现富含碘的胶样甲状腺肿[41]。

广义的营养不良（蛋白质热量缺乏）被认为是患病人群中地方性甲状腺肿流行的促进因素。在全球范围内，约有 20 亿人受到必需维生素和矿物质缺乏的影响，这些维生素和矿物质统称为"隐性饥饿"，对健康和经济发展产生负面影响[42, 43]。

根据记录的 5—14 岁南非儿童中的流行病学数据，维生素 A 补充剂可有效治疗轻度缺碘地区的维生素 A 缺乏症。它还可以通过抑制垂体 *TSHβ* 基因，减少 TSH 对甲状腺的过度刺激，从而降低甲状腺肿的风险[44]。据报道，维生素 A 缺乏也会减少甲状腺球蛋白的合成和甲状腺对碘的摄取[45]。

抗 GAL 抗体是另一个与内源性 TSH 起协同作用的滤泡细胞生长刺激因子[46]。该人多克隆抗体被发现可模仿体外 TSH 的作用，刺激环磷酸腺苷合成、^{125}I 摄取和猪甲状腺细胞的细胞增殖。抗 GAL 抗体在甲状腺肿个体中的表达较高，并且与甲状腺肿的大小呈正相关。这些抗体是否与疾病的发病机制相关，还需要进一步研究阐明。

除了碘之外，几种矿物质和微量元素（如铁、硒和锌）对于正常的甲状腺激素代谢也是必不可少的。缺铁会通过降低血红素依赖性甲状腺过氧化物酶的活性来损害甲状腺激素的合成。缺铁性贫血患者提高铁摄入量后，碘补充的效果得到改善[47]。在世界上一些地区，表层土壤中的硒含量由于侵蚀和冰川冲蚀而消耗，类似于碘，人们面临硒供应不足的问题。尽管硒供应不足，但仍表明硒在碘含量达到临界值的情况下，并未显著影响甲状腺容量，因为碘状态可能是更重要的决定因素[48]。

锌的状况也会影响甲状腺功能。研究已经建立了锌缺乏与甲状腺激素水平之间的关系。1, 5′-脱碘酶的正常功能需要锌，该酶影响甲状腺素向三碘甲腺原氨酸的转化[49]。在动物研究中，严重的缺锌可导致大鼠甲状腺滤泡上皮细胞变平、胶质积累、

T_3 浓度降低，并且滤泡细胞结构发生明显改变，包括凋亡迹象[50]。在一项对人体进行的锌缺失补充研究中，TSH、总 T_4 和游离 T_4 在消耗阶段趋于减少，在补充锌后可恢复到对照水平[51]。

六、病理生理学

甲状腺肿被认为是对长期和严重碘缺乏症的一种必然反应，甲状腺碘清除率的升高被认为是碘保存的基本机制（有关碘缺乏症的综述，请参见 Delange，1994[52]）。另一种机制则是甲状腺激素合成向 T_3 转变。这些概念使我们对人类如何应对低碘摄入，以及缺碘和适应机制对甲状腺生理的影响有了更深入的了解。因此，对碘缺乏的适应涉及许多生化和生理学调节，最终使细胞内 T_3 浓度维持在正常范围内。这些机制在表 91-4 中列出。

表 91-4　碘缺乏症的适应机制

- 血浆无机碘的甲状腺清除率增加
- 甲状腺增生及形态异常
- 碘储存和甲状腺球蛋白合成的变化
- 腺体碘氨基酸含量的改变
- T_3 甲状腺分泌丰富
- 在部分组织中 T_4 向 T_3 的外周转化增强
- 促甲状腺激素增加

（一）血浆无机碘的甲状腺清除率增加

血浆无机碘的甲状腺清除率增加是基本的适应性机制，通过该机制，在慢性碘缺乏的情况下，甲状腺可保持恒定浓度的碘累积。研究发现无机碘浓度和甲状腺清除率之间呈明显的反比关系。这种关系使得甲状腺清除率和碘浓度的乘积在观察到的血清碘浓度范围内保持恒定。该数值代表绝对碘摄入量，即每单位时间可从腺体吸收的碘的质量。尽管清除率提高，但在缺碘地区，碘的绝对摄取量降低，因此表明代偿机制既不完善也不完整。甲状腺清除率的适当提高不能完全代偿血浆中无机碘含量低的问题，可能是地方性甲状腺肿中碘浓度下降的原因。碘捕获的增加反映了 TSH 刺激作用，以及依赖于甲状腺内碘浓度的内在自调节机制。

（二）甲状腺增生

尽管在无明显甲状腺肿大的情况下，甲状腺清

除率亦可增加，但是功能活动的改变往往伴随甲状腺腺体质量的增加。另一个有趣的地方在于，即使在正常的腺体中，碘浓缩能力也不会均匀地分布在滤泡细胞之间。一定水平的 TSH 依赖性，自主性碘捕获是正常甲状腺滤泡的特征，而从固有的高捕获能力的母细胞产生的新滤泡可以很好地解释受地方性甲状腺肿影响的腺体滤泡中碘代谢的异质性[53]。碘捕获的部分自主性也可以解释了碘补充剂使用后持续的高摄取。据称，地方性甲状腺肿组织中胞质超氧化物歧化酶的缺乏会使其更长时间地暴露于氧自由基，并导致这些组织中的退行性改变[54]。

只要对碘浓度的调节有效，甲状腺体积增加可以被认为是在碘供应增加期间储存碘，以支持碘供给不足时期的一种机制。但是，这种调节机制有其局限性[55]。甲状腺激素的合成能力与体积的增加不成比例，特别是在巨大甲状腺肿中，甲状腺功能会变得不全。

（三）碘储存和甲状腺蛋白合成的变化

一项关于地方性甲状腺肿的报道显示，甲状腺肿患者以每克组织中碘含量表示的碘浓度急剧下降。受地方性甲状腺肿影响的甲状腺中有机碘的含量范围为 1.0～2.5mg，而正常对照甲状腺中的有机碘含量为 10mg。随之而来的是，甲状腺碘的转换要快得多，这可以从腺体中 ^{131}I 释放速率的增加中看出。假定缺碘的腺体中存在两个大小不同的有机碘室：一个慢速释放室和一个快速释放室。快速释放模式见于散发性且甲状腺肿较小的儿童和青少年，并且与血浆结合的 ^{131}I 迅速升高有关。大多数成年甲状腺肿患者为缓慢释放模式，具有正常或低蛋白结合的 ^{131}I，以及生物学半衰期延长的甲状腺 ^{131}I。上述观察结果表明，长期存在的多结节腺体中的甲状腺内碘以低于正常水平的速度转运。示踪剂的缓慢分泌显然是由于要在大量稳定的内源性碘池中稀释，主要是一碘酪氨酸（MIT）和二碘酪氨酸（DIT），它们在碘化程度差的甲状腺球蛋白（TG）中过量存在。

（四）腺体碘氨基酸含量的调节

大鼠的动物研究表明，碘缺乏引起的甲状腺增生与腺体内碘分布模式的改变有关[56]。标记 MIT

增加，DIT 浓度降低，以及 T_3 与 T_4 比值的逐渐增加，是长期缺碘期间甲状腺的主要变化，与甲状腺缺碘程度直接相关。由碘缺乏引起的这些改变似乎与 TG 的结构改变有关。实验研究表明，TG 分子具有更高的异质性。其沉降峰的改变（明显低于 19s）表明 TG 未成熟。在巨大甲状腺肿中，随着碘浓度的降低，MIT/DIT 比值增加，以 T_4 和 T_3 形式存在的示踪剂比例显著降低。许多碘酪胺酰基团可能不具有利于正常偶联过程的空间结构，因此，实际上只有一小部分的累积碘被纳入激素合成和分泌的正常途径。碘化合物与 TG 明显不同，不耐水解，半衰期很长，而且分子量很低，将碘掺入这些化合物，可能浪费大量的碘。这些碘化合物至少部分是 TG 的片段。

（五）三碘甲腺原氨酸优先分泌

以 T_4 为原料代价的 T_3 的合成和分泌增多构成了与先前描述完全不同的一种额外的适应机制。T_3 比 T_4 少一个碘原子，生物活性更高。因此，尽管它含有较少的碘，但提高甲状腺实际分泌的激素的 T_3/T_4 比值，会使该分泌物的生物活性更强。从实验模型和甲状腺肿患者中获得的甲状腺和甲状腺外碘动力学数据表明，T_3 会优先释放。MIT 和 DIT 的偶联似乎比两个 DIT 分子的偶联更为有利，并且与 TG 碘化水平的降低直接相关。低 TG 碘化水平和强烈的 TSH 刺激是促进 T_3 生物合成和释放的必要条件。

（六）甲状腺素向三碘甲腺原氨酸外周转化增强

慢性碘缺乏者外周组织中 T_4 向 T_3 的转化代偿性增加。对缺碘动物的研究发现，大脑皮层中 T_4 向 T_3 的转化显著增加，而肝脏则相反[57]。因此，细胞内 T_3 含量高度依赖于 T_4 的组织，如大脑，在慢性缺碘的情况下，T_4 向 T_3 的转化显著增加，这种适应可能可以预防生命早期对大脑发育产生的有害影响。脑生长有两个生长速度最快的时期。第一次发生在妊娠第 3~5 个月，这个阶段对应于神经元的增殖、迁移和组织。第二阶段是从妊娠晚期开始直到产后第 2 年或第 3 年，它对应于胶质细胞的增殖、迁移和髓鞘形成。第一阶段发生在胎儿甲状腺达到其功能能力之前。在此阶段，向生长中的胎儿

供应的甲状腺激素几乎完全来自母体，而在第二阶段，供应给胎儿的甲状腺激素基本上来自胎儿本身（图 91-2）[58]。近期提出的关于胎儿甲状腺功能和调节的一个重要问题是，甲状腺激素在胎儿甲状腺功能开始之前或之后，都会从母体转移到胎儿[59]。在妊娠中期（大约 22 周）胎儿甲状腺功能起作用之前，胚胎和胎儿组织就已经可以利用甲状腺激素，特别是 T_4。因此，在妊娠中期之前的早期人类胎儿中发现的 T_4 和 T_3 很可能全部或大部分来自母体。这种转移在以后的妊娠时期逐渐减少，但持续存在。胎儿缺碘是由母亲缺碘导致的，而向发育中的大脑甲状腺激素供应不足可能导致智力低下。

（七）促甲状腺素生成增加

在碘缺乏症中，与其他腺体储备不足的甲状腺疾病一样，临床上甲状腺功能正常，但血清 T_3 水平正常、T_4 水平低的受试者，血清 TSH 水平可能升高。低碘地区人群血清 TSH 平均水平明显升高，甲状腺肿大者与非甲状腺肿大者之间无明显差异[60]。此外，已经证明血清 TSH 水平与血清 T_4 的相关性比与血清 T_3 的相关性强得多。当 T_4 降低时，垂体似乎表现为甲状腺功能低下，但只要血清 T_3 水平正常或升高，大多数其他组织并不会受到代谢影响。在地方性甲状腺肿严重地区的新生儿和年轻人中，观察到的 TSH 值最高，而在长期存在的多结节性甲状腺肿中，甲状腺肿块的增加和"自主能动区"的存在可能使血清 TSH 水平趋于正常。地方性甲状腺肿组织对 TSH 的敏感性增加被认为是甲状腺肿持续生长的另外一个因素。血清 TSH 正常时，甲状腺过氧化物酶活性和 5′-脱碘的活性升高被认为与组织对 TSH 敏感性增加有关。为了进一步阐明 TSH 在甲状腺肿发病机制中的作用，许多研究者给甲状腺肿患者服用促甲状腺素释放激素（TRH）。在大多数研究中观察到的 TSH 对 TRH 的过度和持续反应表明，垂体 TSH 储备增加，而在垂体水平上 T_4 诱导的 TSH 抑制低于最佳水平。

（八）相关病理学

在地球上大多数缺乏硒的地方都，碘缺乏症也是地方性的，但事实并非如此。中国西藏[61]的硒缺乏症比中非[62]严重得多，并且可能影响包括甲状

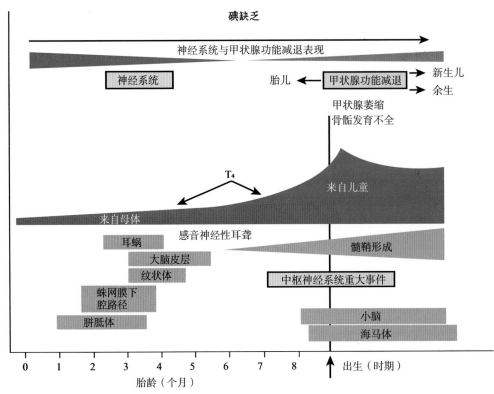

▲ 图 91-2　胎儿期和新生儿期与碘缺乏症相关的神经发育事件和神经系统改变的时间进程

重度碘缺乏激发的产前母亲低甲状腺素血症会导致胎儿神经发育损害。此外，出生后甲状腺激素持续缺乏状态决定出生后甲状腺功能减退的严重程度，并导致了产后甲状腺功能减退的各种临床表现（改编自 Berbel P, Obregón MJ, Bernal J, et al. Iodine supplementation during pregnancy: a public health challenge. *Trends Endocrinol Metab* 2007;18:338-343.）

腺在内的许多器官。必需硒元素参与甲状腺激素的合成、代谢和作用[63]。硒是谷胱甘肽过氧化物酶和碘化甲腺原氨酸脱碘酶两种重要酶的组成部分。前者催化过氧化氢的分解，从而防止氧化损伤。后者催化 T_4 脱碘转化成 T_3。由于硒和碘都参与生成甲状腺激素，两者在生化方面相联系。硒缺乏会损害 5′ DI 的功能。5′ DI 是一种含硒半胱氨酸的蛋白质，在外周组织 T_4 脱碘中起主要作用。

七、临床和实验室诊断

地方性甲状腺肿的临床表现与散发性或单纯性甲状腺肿相同，只是在流行病学上存在差异。通常，婴儿和学龄前儿童的甲状腺只表现弥漫性肿大。甲状腺直到青春期才开始进一步生长，主要发生在女童中，通常被称为弥漫性胶样甲状腺肿。青春期后，腺体逐渐结节化，并且随着年龄的增长而增大。少数患者（＜ 15% 的成人甲状腺肿患者）可表现出巨大的多结节腺体，估计总质量超过 150g。

年龄和性别影响甲状腺肿的发病率，女性比男性更加易感。

地方性甲状腺肿不会对机体造成其他任何改变，除非患者甲状腺功能减退，该情况较少见。地方性甲状腺肿地区的甲状腺肿患者似乎感觉较好，能够进行艰苦的工作，并且没有出现智力或身体损伤的现象。少数巨大甲状腺肿的患者可能会出现气管压迫症状，伴呼吸困难或其他因颈静脉受压而引起的症状。甲状腺肿导致周围结构受压引起的症状和体征的强度不一定取决于甲状腺肿的大小。在没有任何其他不适的患者身上可以看到巨大的、下垂的甲状腺肿。然而，包裹在上胸部的相对较小的甲状腺肿反而可能会导致气管阻塞。

大结节性甲状腺肿的常见并发症是甲状腺结节出血或梗塞，常伴有炎症反应和血清 TG 浓度突然升高。甲状腺功能亢进症通常是由自主功能性腺瘤引起的，即使患者摄入的碘量很少，也经常观察到甲状腺功能亢进[64]。甲状腺炎是一种罕见的并发症，通常是亚急性的，有时是局灶性的。地方性甲状腺肿的病理特征与单纯结节性甲状腺肿无实质性差异。滤泡性癌和间变性癌，尤其是肉瘤，在地方性甲状腺肿区更为常见。这些肿瘤的患病率提示，在地方性甲状腺肿的国家高侵袭性甲状腺癌占比较高，而相对良性肿瘤，如乳头状癌，则不那么常见[65]。甲状腺癌在地方性甲状腺肿地区的预后要比没有甲状腺肿的地区差，因为大多数患者在首次诊断肿瘤时就已无法通过手术治愈。地方性甲状腺肿患者的甲状腺癌恶性程度高，预后差。补碘会使这些类型的肿瘤相对减少，因此获得相对较好的预后。

总体而言，建议使用以下指标来评估人群的碘营养状况：尿碘浓度中位数、甲状腺肿大率、血清 TSH、甲状腺激素和血清 TG。这些指标可以相互补充，尿碘浓度是近期碘摄入量（天）的敏感指标，TG 显示中期碘营养（数周至数月），而甲状腺肿大率则表明长期碘营养（数月至数年）。

血清甲状腺激素水平是进一步反应缺碘影响的指标。甲状腺激素浓度通常是碘摄入状况的不良指标。在碘缺乏人群中，血清 T_3 和 TSH 升高或保持不变，血清 T_4 通常降低。然而，这些变化往往在正常范围内，而且与碘摄入充足人群的重叠程度较大，使甲状腺激素浓度成为反映碘摄入的不敏感指标。然而，TSH 是反映新生儿期碘摄入状况的敏感指标。血清 TSH 升高，除非有特殊的病理情况，否则无论血清甲状腺激素水平如何，都表明大脑 T_3 受体饱和不足。因此血清 TSH 升高是碘缺乏对大脑发育潜在的风险指标。血清 T_4 和血清 T_3 是碘缺乏症的特异性较低的指标，因为它们通常只在至少中度缺碘的情况下才会改变[22]。在中度和重度缺碘中，由于甲状腺优先分泌 T_3，因此血清 T_4 较低，但 T_3 水平可变且偶尔升高。尽管血清 T_4 较低，但血清 T_3 升高被认为是对身体大多数部位的保护机制，除了大脑，在大脑中，T_3 是局部产生的，而不是来自外周循环中的 T_3。

在地方性甲状腺肿流行地区的居民中，当血清 T_4 和游离 T_4 处于正常或低水平时，其血清 T_3 水平通常正常或适度升高。尽管 T_4 低于正常水平，但血清 T_3 水平升高，为临床甲状腺功能正常提供了解释。低 T_4 甲状腺肿患者血清 TSH 升高，且与血清 T_4 的相关性强于与血清 T_3 的相关性。血清 T_3/T_4 比值通常用于表达前面描述的适应性过程。生活在碘含量丰富地区的甲状腺功能正常者的平均比值为 15：1，而在地方性甲状腺肿地区，平均 T_3/T_4 比值更高。用碘化油治疗会使这个比值逐渐下降。血清反 T_3（rT_3）趋向于血清 T_4 的方向，但在地方性甲状腺肿地区孕妇血清中，rT_3 明显高于同一地区非妊娠者的 rT_3 水平。甲状腺素结合球蛋白的结合能力增强，并且可能与血清 T_3 浓度升高有关。

血清 TG 水平是流行病学研究中反映甲状腺异常和碘缺乏症的敏感标志物，在地方性甲状腺肿患者中通常升高[66, 67]。地方性甲状腺肿中血清 TG 浓度升高可能与甲状腺肿组织中碘浓度降低，以及持续和慢性碘缺乏所致的甲状腺代谢改变有关。在地方性甲状腺肿地区，由于甲状腺肿大和 TSH 刺激，血清 TG 升高。血清 TG 与尿碘测得的缺碘严重程度密切相关[66]。滤纸卡上指尖全血至少可用来测定血清 TSH 和血清 TG，分别表示甲状腺过度刺激和过度刺激后的结果[68]。来自 12 个国家的 2512 名儿童的最新数据表明，TG 是低碘和高碘摄入的敏感指标[69]。

碘缺乏症碘营养状况评价

除了测定血清 TSH、甲状腺激素和 TG 的水平外，尿碘浓度和甲状腺大小两项指标也被用来评价缺碘人群的碘状态[22]。

根据 WHO 的建议，尿碘浓度的定量（µg/L、pg I/dl 或 µg/dl）被认为是反映膳食碘摄入量的良好指标。因此，它是评估碘缺乏程度和预防性碘治疗后碘状态改善的选择指标。代谢研究中的碘摄入量最好是从 24h 的尿样中确定，但后期工作使得在流行病学研究中使用这种测量方法不切实际。收集 24h 尿是很难的，也不是必要的。把尿碘和尿肌酐联系起来也是不现实的，因为尿肌酐在不冷藏的情况下 3d 后就会分解。此外，肌酐水平随年龄、性别、肌肉质量、疾病、酸碱度条件和人口营养状况的变化而变化。基于这些原因，以及为了避免不同肌酐测定法带来误差，WHO 建议进行流行病学研究时，在收集足够数量样本的前提下，对随机抽样样品中的碘浓度进行评估。因为尿碘的频率分布通常偏向于较高的数值，所以考虑使用中位数而不是平均值。值得一提的是，现场或随机尿样中的碘浓度不能用于诊断个人碘缺乏症[70]。一天中一个人的尿碘浓度可能变化多达 3 倍。这意味着有必要在一段时间内从一个人身上收集重复的尿液样本并估算中位数或平均值，以评估碘的状态。此外，UIC（mg/L）不能与 24h UI 排泄（μg/d）互换。只有当 24h 内排出的尿液量为 1L 时，这两个值才可以互换。成人平均尿量约为 1.5L/d，因此，以 μg/d 给出的 UI 排泄中位数将比以 μg/L 给出的尿碘排泄中位数高 50%[71]。

已经报道了几种测定尿碘的方法，几乎所有都依赖于 Sandell–Kolthoff 反应。该反应指在亚砷酸存在下，碘化物催化黄色铈酸硫酸铵将其还原为无色铈质形式，颜色消失的速度与碘化物的含量成正比[72]。最佳尿碘浓度为 100～200μg/L，大约相当于成年人的每日摄入碘 150～300μg。

甲状腺肿的患病率是长期缺碘的一个指标，因此在评估近期碘摄入状况的变化方面不如尿碘敏感。传统上，颈部触诊可发现中、重度碘缺乏症患者的甲状腺肿，但在轻度缺碘时可靠性较差。甲状腺超声引入了更精确的甲状腺体积评估方法。与年龄、性别和体重相关的碘充足儿童甲状腺体积的标准已经建立。甲状腺肿总发生率与碘缺乏病严重程度的关系为：无碘缺乏者 0%～4.9%，轻度缺乏者 5.0%～19.9%，中度缺乏者 20.0%～29.9%，重度缺乏者 30% 以上[22]。此外，当甲状腺体积超过在碘充足人群中基于性别、年龄和体表面积确定的第 97 个百分位数时，就可以被认为是甲状腺肿[73]。在地方性甲状腺肿地区，尽管甲状腺肿可预见地随着碘摄入量的增加而减小，但在纠正碘缺乏之后数月或数年，甲状腺大小可能无法恢复正常。在这个过渡时期，甲状腺肿发生很难解释，因为它既反映了人口的碘营养史，也反映了其现状。此外，轻度缺碘地区甲状腺肿的触诊敏感性和特异性较差；在这些地区，最好使用超声测量甲状腺体积并对甲状腺肿进行分类[74]。

八、治疗原则

在缺碘地区，甲状腺肿的患病率可能很高，尤其是在长期存在的甲状腺肿中，多结节性甲状腺肿较为常见。

地方性甲状腺肿可通过长期口服左旋甲状腺素（100～200μg/d）进行治疗。这种假定的抑制疗法通过降低 TSH 和 TSH 对 TRH 的反应而诱发甲状腺功能性萎缩。在相对较小的胶样甲状腺肿中，结果通常令人满意，而在大的、多结节腺体中效果较差。甲状腺素类似物 TRIAC 可以抑制垂体 TSH 的产生和释放，因此可用于非毒性甲状腺肿伴甲状腺体肥大患者的治疗。TRIAC 作为甲状腺肿收缩剂被证实是有效的[75]。有作者报道说，与左旋甲状腺素相比，TRIAC 似乎会导致甲状腺肿的大幅度减少，尽管统计学上无显著意义。此外，它还具有相对优势，可以显著降低不良事件的发生率。因此，TRIAC 可作为治疗非毒性弥漫性甲状腺肿和结节性甲状腺肿的一种选择。

口服碘作为左旋甲状腺素的辅助治疗或肌内注射碘化油，两种碘给药方式同样有效。甲状腺的甲状腺激素的分泌增加会抑制垂体 TSH，超过一半的接受治疗人群大幅度减少甲状腺肿。当甲状腺体积巨大，压迫气管正常宽度的 1/3 以上，以及怀疑有恶性肿瘤时，应考虑行手术治疗。对于以前做过甲状腺手术的患者，应该考虑用放射性碘缩小腺体的可能性。

[131]I 在甲状腺功能亢进或甲状腺功能亢进性结节性甲状腺肿的治疗中，既能缩小甲状腺肿，又能治疗甲状腺毒症，由于其有效性和安全性，近年来变得越来越流行[76]。即使在巨大的甲状腺肿导致气管压迫并伴有气流阻塞的情况下，用 [131]I 治疗也是非常有效的。此外，[131]I 可用于治疗因风险增加而不能进行手术的患者。其目的是缩小甲状腺的体积，这只能通过相对大剂量的同位素来实现。对于长期存在大结节性甲状腺肿的患者，补碘后甲状腺放射性碘摄取（RAIU）可能较低或正常，但可以增强。重组人促甲状腺素用于刺激结节性甲状腺肿患者的 RAIU[77]，使治疗剂量减少 50%～60%，并使放射性碘分布更加均匀，而不影响甲状腺体积缩小的效果。相当高的比例（32%）的患者在治疗后会变成甲状腺功能减退，这在接受放射性碘治疗的 Graves 病患者中也是如此。虽然有争议，但可对这些患者中采用左旋甲状腺素治疗可以防止甲状腺肿的复发和治疗甲状腺功能减退[78]。

在受地方性非毒性甲状腺肿影响的患者中，碘单独治疗或与 L-T₄ 联合治疗已被认为是单独使用 L-T₄ 治疗的一种有效的替代治疗方法[79]。这种联合治疗的优点之一是，与 L-T₄ 单药治疗相比，可以使用低剂量的 L-T₄ 以减少对 TSH 的抑制作用。

九、地方性克汀病

即使在世界上偏远、不发达地区，地方性克汀病现在依然是一种非常罕见的疾病（图 91-3）。当碘摄入量低于 25μg/d 的临界水平时发生，并且可能影响生活在严重缺碘条件下大量的新生儿[52]。过去，这种疾病可出现在印度、尼泊尔境内喜马拉雅山、印度尼西亚、中国、大洋洲（巴布亚新几内亚）、非洲（扎伊尔）和南美（厄瓜多尔、秘鲁、玻利维亚、巴西）。在所有这些地方，神经学特征占主导地位。地方性克汀病可以定义为地方性甲状腺肿地区出生的个体智力发育的不可逆转的变化。这些个体表现出以下一些组合特征，这些特征无法被其他原因解释：①一种主要的神经综合征，包括听力和言语缺陷，无论是否与不同程度的特征性站姿和步态障碍有关；②发育迟缓；③智力缺陷；④甲状腺功能减退。在发育完全的状态下精神病、聋哑症和运动性痉挛性双瘫与甲状腺肿大或不伴甲状腺肿有关。与黏液性水肿型不同，这种情况称为地方性克汀病的神经型。（图 91-3）。典型的黏液水肿性克汀病有不同程度的智力低下、严重的甲状腺功能减退和无法触及的甲状腺肿。然而，应该明确的是，这两种类型的地方性克汀病代表了一系列临床异常的截然相反的情况。注意在尼泊尔境内的喜马拉雅山研究的三个兄弟的显著临床表现[80]（图 91-3）。虽然这三个孩子经历了同样的缺碘（大概是由于在同一个家庭，及相同的营养和环境条件下），但临床表现有明显的差异，从无疾病到非常严重的神经系统疾病、巨大甲状腺肿，以及极度的甲状腺功能减退。

作者提出了一个有趣的假设来解释地方性克汀病的临床表现[81]。作者认为地方性克汀病的临床表现取决于两个病理生理事件的总和。第一个事件是严重缺碘引起的胎儿甲状腺功能减退，它发生在所有的克汀病中，代表着甲状腺激素缺乏对大脑发育的产前作用，从母亲传给胎儿，导致该疾病出现神经系统异常。第二个事件是持续缺碘和其他引起甲状腺功能衰竭的机制导致的出生后甲状腺功能减退对躯体和大脑发育的持续影响，从而导致黏液瘤型克汀病的发展。

（一）聋哑与地方性克汀病

地方性克汀病经常是部分或完全失聪（图 91-3）。通过在卵黄囊中注射抗甲状腺药物，可以对雏鸡的 Corti 器官（Corti 器是位于耳蜗膜蜗管基底膜上的螺旋器）产生损伤。此外，给妊娠小鼠或出生后的幼鼠服用抗甲状腺药物（丙基硫氧嘧啶）会导致 Corti 器官的盖膜异常，导致耳聋。这些实验有力地表明，宫内甲状腺功能减退会以某种方式损害发育中的听觉系统，导致耳聋和其他神经系统缺陷。听觉脑干诱发电位研究证实了这一点，该研究显示即使在最高的声音频率下也没有耳蜗或脑干反应，表明耳蜗受损。相应地，Halpern[81] 在大多数伴神经性损伤和甲状腺功能减退的成人克汀病患者中发现了严重的先天性颞骨岩部改变和耳蜗发育不全（不完全的转体、前庭水管碎裂和扩大），这些发现提示听觉系统发育过早停止。无散发性先天性甲状腺功能减退症可能是由于甲状腺激素从母体传递给胎儿的保护作用。

（二）地方性克汀病的诊断

散发性先天性甲状腺功能减退与地方性克汀病的鉴别诊断在临床和病因学上都具有重要意义。前者是由发育异常或遗传缺陷引起的甲状腺功能减退所致，后者则与母胎个体严重缺碘有关。神经性地方性克汀病的三个特征包括极度严重的智力缺陷，斜视、聋哑和运动性痉挛，以及伴特征性肢体疾病。正如其他元素缺乏性疾病一样，受影响人群临床特征的严重程度有很大的差异（图 91-3）。精神缺陷的特征是抽象思维能力明显受损，但视力不受影响。除最严重的情况外，自主神经、植物神经、个人和社会功能，以及记忆似乎保持得相对完好。

耳聋是其显著特征，这可能在多达 50% 的克汀病患者中出现。这些发现提示有耳蜗损伤。在听力下降的受试者中，明显存在高音缺陷。在有其他克汀病症状的受试者中，耳聋有时是不存在的。所有完全失聪的克汀病患者都无语言能力，许多有听力

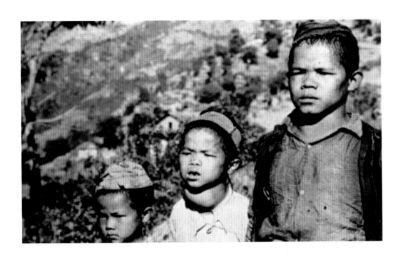

◀ 图 91-3　1978 年对尼泊尔境内喜马拉雅缺碘地区的三兄弟进行了地方性克汀病临床谱分析

右侧患者 19 岁，耳聋，轻度言语缺陷，智力正常，临床甲状腺功能正常，甲状腺肿较小，血清 TSH 20μU/ml；中间患者 18 岁，聋哑，智力缺陷，下肢痉挛，大结节性甲状腺肿，血清 TSH 800μU/ml；左侧患儿 7 岁，言语听力正常，甲状腺功能正常，可触及甲状腺，血清 TSH 正常（经许可转载，引自 Ibbertson HK, Endemic goitre and cretinism. *Clin Endocrinol Metab.* 1979;8:97-128.）

的人却无语言理解能力。

运动障碍表现为上下肢和躯干的特征性近端僵硬，会伴有相应痉挛处的膝部、内收肌和肱二头肌明显的深腱反射。脚和手的痉挛性受累不常见，如果存在，则比近端的四肢要轻得多。手脚的功能得以保留，因此大多数的克汀病患者都可以行走。这一观察结果有助于区分克汀病与流行地区其他常见的脑瘫，如出生损伤或脑膜炎引起的脑瘫。

除了克汀病，更大比例的人口（估计是 3～5 倍）患有某种程度的智力低下和协调缺陷。典型的黏液水肿性克汀病比神经性克汀病智力低下的程度轻。它具有从幼年起就存在的极度严重的甲状腺功能减退的所有特征，如未被识别的散发性先天性甲状腺功能减退；严重的生长迟缓；不完全成熟的容貌特征，包括鼻眶结构，下颌骨萎缩，浮肿特征，黏液性水肿，皮肤增厚和干燥，头发、睫毛及眉毛干燥和稀疏；性成熟大大延迟。与普通人群和神经性克汀病患者相反，甚至甲状腺肿通常不可触及，提示甲状腺萎缩。可通过甲状腺扫描进行诊断，扫描显示甲状腺位置正常，但体积小，示踪剂分布不均匀且呈斑片状。甲状腺对放射性碘的摄取比一般人群低得多。血清 T_4 和 T_3 水平极低，通常无法检测到，TSH 则显著升高。蝶鞍明显增大，提示垂体增生或腺瘤。黏液水肿性克汀病过去在扎伊尔地区特别常见。

（三）缺碘地区新生儿甲状腺功能减退

慢性缺碘的一个严重后果是新生儿甲状腺功能减退的发病率较高。据报道，在印度和扎伊尔，该病的发生率是碘摄入量充足国家的 200～500 倍[5]。

在印度缺碘地区，多达 4% 的新生儿脐血清 T_4 水平低于 2μg/dl，在扎伊尔，低 T_4 水平的新生儿高达 10%[82]。2—4 岁扎伊尔儿童甲状腺功能进一步恶化，5—7 岁儿童间甲状腺功能减退普遍流行。这种模式与持续性缺碘，以及大量食用木薯而导致的硫代氰酸盐负荷增加有关[83]。

已有实验证实，严重缺碘会通过降低母婴甲状腺功能影响大脑发育[84]。当绵羊或绒猴在妊娠前和妊娠期间进行持续 6～12 个月的严重缺碘饮食时，在妊娠 70d 时就会出现胎儿大脑重量减轻及大脑皮质 DNA 含量降低的现象[85]。

同样，缺碘大鼠视皮层锥体神经元轴上的棘突数量低于补充碘的动物[86]。这一发现支持了甲状腺激素通过对细胞分化率和基因表达的特定作用来影响大脑成熟的概念[87, 88]。甲状腺激素对基因表达的主要作用是通过 T_3 受体与位于基因调控区的反应元件相互作用而介导的。已知对大脑中的甲状腺激素有反应的基因包含 T_3 反应元件（TRE）。在某些情况下，T_3 的作用显示在体外转录水平上。在其启动子或内含子区域中含有 TRE 的基因包括那些编码髓系碱性蛋白的基因（MBP）、浦肯野细胞特异性基因（PCP2）、编码 G 蛋白核苷酸交换因子、钙调蛋白结合和蛋白激酶 C（PKC）的基因。底物神经颗粒（RC3）、前列腺素 D2 合成酶、无毛转录因子、神经元细胞黏附分子（NCAM）和早期反应基因 NGFI-A[88]。在地方性克汀病中发现的严重神经损伤可能是由于妊娠早期（前三个月）甲状腺激素缺乏所致，并且可能在出生时变得不可逆转，此时甲状腺激素可以逆转甲状腺功能减退（如果存在），但不能逆转神经功能缺陷。然而，这两种类型的综合征都可以通过在妊娠前注射碘化油以纠正严重的碘缺乏症来预防。但在妊娠早期服用碘化油并不能预防地方性克汀病的症状，这表明孕产妇缺碘的影响很早就出现了。因此，元素碘除了其激素作用外，对正常神经管的发育也是必不可少的，但其作用机制尚不清楚。

十、碘缺乏病的预防和治疗

自 20 世纪初开始，通过在日常饮食中添加碘补充剂来预防地方性甲状腺肿和克汀病已被广泛接受和使用。碘缺乏病被大规模纠正的主要资源是碘盐和碘油。

（一）碘盐

加碘盐被认为是补充碘的最适当的措施[89]。有两种形式的碘可用于加碘盐：碘化物和碘酸盐，通常为钾盐。碘酸盐比碘化物更不易溶解、更稳定，因此在热带潮湿条件下更可取。两者通常都被称为碘盐。

最常见的盐来源是海水和盐矿的曝晒蒸发。因为海盐的平均碘含量约为 2/100 万（ppm），通常生产的海盐所含的碘并不足以满足人类的最低需求。人类的盐消耗量（5～15g/d）在不同的文化和气候条件下差异很大，因此，食盐的碘化程度可能会有所不同，以符合地区条件（1∶100 000～1∶25 000）。公认的最低水平是 30ppm（每千克盐 30mg 碘酸钾）以确保每天提供 100μg 碘。许多地方问题使数百万处于危险之中人群的食盐碘化计划陷入混乱。食盐碘化不足、碘酸钾进口困难、运输和分配协调问题，以及农村人口食用碘化程度低的"饲料"盐是阻碍有效碘化预防的主要问题。许多国家已经实施了成功的食盐碘化方案，并对生产和消费的碘盐进行持续高度监管[90]。

（二）碘油

肌内注射或口服罂粟籽（碘油）、油菜籽（芸苔酚）、核桃和大豆油（475～540mg/ml 碘）的脂肪酸碘化乙酯可预防地方性甲状腺肿和克汀病[91-94]。肌内注射剂量范围，婴幼儿为 0.5～1.0ml，成人为0.5～2.0ml（表 91-5）。碘化油在甲状腺肿预防中的

生理学和药理学已得到广泛的研究[94]。肌内注射碘化油最先在新几内亚岛巴布亚开展，并扩展到南美洲、扎伊尔、尼泊尔、苏丹、印度尼西亚、印度和中国。口服碘化大豆油已在多个国家进行了广泛研究，据报道在控制甲状腺肿的大规模人群计划中也是有效的[95]。

事实证明，在儿童中使用碘化油不仅可以减少地方性甲状腺肿的发生率，而且还可以缩小已形成的甲状腺肿的大小，并预防与地方性甲状腺肿和地方性克汀病相关的主要神经运动、身体和智力缺陷[96, 97]。在因经济或政治原因导致无法进行盐碘化的地区，加碘油可以有效、安全和经济地预防地方性甲状腺肿和相关残疾。

十一、碘过量

全民食盐加碘（USI）是防治碘缺乏症的一项非常有益的措施。在 USI 计划期间，偶尔会有群体或个人出现碘摄入不当或摄入过量碘。碘摄入不当发生在散发或地方性环境中。偶尔的碘摄入过量，通常是自限的，是由含碘药物、射线对比剂或偶尔摄入海藻引起的。地方性碘过量需要开展检查，以确定和纠正原因，如故意提高合法的食盐碘标准以弥补可能的储存损失、无意的食盐碘过量、食盐摄入量过高或经常食用天然富含碘的食物（如日本沿海地区食用的海藻）。

（一）过量摄入毒性效应

多数碘充足的人群对高碘饮食的耐受性极强。大多数成年人每人每天最多可耐受 1000μg，因为甲状腺能够适应各种摄入量，并调节甲状腺激素的合成和释放。在儿童中，500μg/d 或更高的慢性摄入与甲状腺体积增加有关，这是甲状腺功能障碍的早期迹象[98]。欧洲和美国专家委员会已建议可耐受的碘摄入量上限（表 91-6），但要注意，慢性碘缺乏患者碘摄入量低于以上临界值可能会产生不利反应[99]。

人群中碘长期缺乏和急剧摄入增多都增加了甲状腺疾病的风险，尽管碘缺乏的后果比碘过量的后果更为严重。食盐加碘最严重且最常见的并发症是碘诱发的甲状腺功能亢进症（IIH）的发展，这种疾

表 91-5　世界卫生组织建议使用碘化油制剂口服和肌内注射
补充碘以预防碘缺乏引起的疾病的剂量、频率和有效期[96]

年龄组	效果持续时间			
	口服剂量 a（mg 碘）		肌注剂量 b（mg 碘）	
	3 个月	6 个月	12 个月	＞1 年
孕妇	50～100	100～300	300～480	480
育龄期妇女	100～200	200～480	400～960	480
年龄（15—49 岁）哺乳期妇女 c	—	—	—	480
婴儿和儿童	20～40	50～100	100～300	240
0—1 岁	40～100	100～300	300～480	480
1—5 岁	100～200	200～480	400～960	480
6—15 岁	100～200	200～480	400～960	480

改编自 Knobel M, Bisi H, Peres CA, Medeiros-Neto G: Correlated functional and morphological aspects in human multinodular simple goiter tissues. *Endocr Pathol* 1993;4:205–214; Zimmermann MB, Connolly K, Bozo M, et al. Iodine supplementation improves cognition in iodine-deficient schoolchildren in Albania: a randomized, controlled, double-blind study. *Am J Clin Nutr* 2006;83:108–114; and WHO/ICCIDD/UNICEF. *Assessment of the iodine deficiency disorders and monitoring their elimination.* 3rd ed. Geneva: WHO; 2007.
a. 碘油（胶囊）：1 粒胶囊（0.4ml）含碘约 200mg，碘油（胶囊）：1 粒胶囊（0.57ml）含碘约 300mg
b. 碘油（超流体）/ 碘油：1ml 含约 480mg 碘
c. 没有哺乳期妇女的数据。

病主要影响结节性甲状腺肿的老年人。其他的可能并发症包括加重甚至诱发自身免疫性甲状腺炎、甲状腺肿及甲状腺癌的模式改变[100]。

（二）碘诱发的甲状腺功能亢进

据报道，在欧洲和南美实施加碘盐方案，以及在丹麦和塔斯马尼亚引入加碘面包之后，碘诱发的甲状腺功能亢进症（iodine-induced hyperthyroidism, IIH）的发病率有所增加[101, 102]。IIH 在 40 岁以上的患者中更常见，并且与甲状腺肿大和结节增加，以及甲状腺扫描密度不均匀密切相关[103]。这些大的、多结节性甲状腺肿，多见于长期碘缺乏，其中有些部位特别容易受到少量碘负荷的影响，从而产生过量的 T_3 或 T_4。

地方性甲状腺肿患者在迁往普遍使用碘盐的城镇过程中，经常出现轻度和短暂性甲状腺功能亢进，其特征为 TSH 对 TRH 的反应迟钝[104, 105]。

据报道，在非洲，尤其是在两个碘盐含量使用水平较高的国家发生了 IIH 爆发[106]。在扎伊尔的一个严重缺碘的地区[107]，在 200 例随机的肉眼可见甲状腺肿的成年受试者中，有 25% 的受试者血清 TSH

水平未检出。在一半 TSH 被抑制的患者中，血清甲状腺激素达到明显的甲状腺功能亢进水平。高血清甲状腺激素水平在 1 年内保持不变，这表明甲状腺功能亢进不是暂时的。这些患者的尿碘浓度与正常甲状腺患者水平没有差异，为 240μg/L。这些患者的临床表现大多没有甲状腺功能亢进特征。

在津巴布韦，于 1991—1995 年在 Harare 医院通过实验室检查发现的所有甲状腺功能亢进病例[108]，自 1993 年以来，碘盐的消费量达到 30～90ppm 后，甲状腺功能亢进患病率增加了 3 倍，致命后果主要为心脏并发症。人群中尿碘的中位数浓度为 280μg/L。

最近的一项来自中国的报道显示，在 3 个分别为碘摄入量低，碘摄入量充足和碘摄入量过量的社区中，甲状腺功能亢进、由 Graves 病引起甲状腺功能亢进及亚临床甲状腺功能亢进的累积 5 年发病率相似。5 年后，72% 的患者为甲状腺功能正常（无药物治疗）。这项研究表明，IIH 持续时间短，可能可以自我恢复正常甲状腺功能，并且至少在碘摄入范围较广的人群中，碘摄入与甲状腺功能亢进之间无显著相关[109]。

表 91-6　按年龄组别划分所容许得碘摄取量水平

年龄组别	欧盟委员会 / 粮食问题科学委员会 2002 年（μg/d）	美国医学研究所，2001 年（μg/d）
1—3 岁	200	200
4—6 岁	250	300
7—10 岁	300	300
11—14 岁	450	300
15—17 岁	500	900
成人	600	1100
孕妇	600	1100

引自 Hollowell JG, Staehling NW, Hannon WH, et al. Iodine nutrition in the United States: Trends and public health implications. Iodine excretion data from National Health and Nutrition Examina- tion Surveys I and Ⅲ（1971–1974 and 1988–1994）. *J Clin Endocri- nol Metab*1998；83：3401-3408.

碘补充后 IIH 发生的原因可能是碘缺乏增加甲状腺细胞的增殖和突变率[110]。当具有这种突变的细胞量变得足够多并且碘供应增加时，受试者可能出现甲状腺功能亢进，这些变化可能发生在腺体内的局部病灶或结节的形成过程中。在因碘缺乏而未表现出甲状腺功能亢进（Graves 病）的人群中，IIH 也可能伴随碘摄入的增加而发生。IIH 的风险主要针对可能患有心脏病的老年人，以及居住在医疗服务有限地区的人们。当采用碘油注射时，在地方性甲状腺肿地区也会出现同样的情况[111]。这种甲状腺功能亢进通常是暂时性的，除非出现心血管疾病和相关并发症，激素的生产最终将在 6～12 个月内减少而无须治疗。

1. IIH 的诊断　IIH 是纠正碘缺乏症的偶然结果，在多结节性甲状腺肿的老年人中最为常见。这种并发症通常是轻度的，自限性的，但也可能会很严重，偶有致命性。最重要的临床表现是心血管疾病的相关症状。

IIH 的临床诊断通常很微妙。这些临床表现可能会随着时间的推移而缓慢发展，并被错误地归因于衰老或慢性疾病。出现与甲状腺功能亢进类似的临床特征后，特别是在甲状腺肿和最近碘摄入增加的情况下，应提醒临床医生进行进一步诊断。其对应的实验室检查与其他原因引起的甲状腺功能亢进的检查相同。最有价值的是通过敏感的检测方法测定血清 TSH（即精度达到 0.1μU/ml 或以下），数值降低有助于甲状腺功能亢进的诊断。另一个支持的实验室检查结果是游离甲状腺素升高。因为尿碘只定义了碘营养，而不反映甲状腺功能水平，因此尿碘测定对诊断 IHH 个体患者帮助较小。

2. 碘诱发的甲状腺功能亢进（IIH）的治疗　IIH 的治疗因潜在的病理学特点和碘含量的不同而不同。结节性甲状腺肿患者随着膳食碘的增加而出现甲状腺功能亢进，可采用甲状腺功能亢进症的常规治疗方法之一进行治疗，即抗甲状腺药物、放射性碘或手术治疗。

甲状腺功能亢进与药理学上的碘含量有关，治疗起来较为复杂。碘负荷过大会抑制甲状腺对碘的吸收，使 ^{131}I 治疗不太可行。胺碘酮可引起甲状腺毒症，既可能是由于过量的碘导致，也可由药物本身引起的甲状腺炎症导致。通常 IIH 的治疗方法是使用针对 IIH 的抗甲状腺药物，含或不含高氯酸盐，同时使用皮质类固醇治疗甲状腺炎症。对于耐药的患者，可能需要行甲状腺切除术，但在围术期必须应用抗甲状腺药物使甲状腺功能恢复正常，否则可能会诱发甲状腺危象。

纠正甲状腺功能亢进是治疗 IIH 心脏并发症的最佳方法。研究表明，甲状腺功能亢进纠正后，大约 50% 的患者心绞痛消失，在甲状腺功能恢复正常的 6 个月内，大约 60% 患者的心房颤动（简称房颤）可自行转复为窦性心律。β 受体拮抗药，如普萘洛尔，可有效控制房颤或窦性心律的心室率，是治疗这一问题的首选药物。在甲状腺功能亢进伴房颤患者中，心房血栓栓塞的发生率为 8%～40%。由于这些栓塞的大部分是脑血管，在甲状腺功能恢复正常之前，应充分考虑使用抗凝治疗的风险[112]。

（三）碘过量与慢性自身免疫性甲状腺疾病

人们已经认识到，摄入过量的碘可能增加甲状腺炎、甲状腺功能亢进、甲状腺功能减退和甲状腺肿的风险[113]。在健康成年人中，每天 500～1500μg 的短期碘摄入对甲状腺功能有轻微的抑制作用。实验表明，过量摄入碘会促进遗传易感的小猎犬、大鼠或鸡发生自发性甲状腺炎[114]。在动物模型中，碘致甲状腺炎的机制可能是高碘饮食通过增加高碘化形式 TG 的抗原性或通过自由基引起甲状腺损伤和细胞损伤来触发甲状腺自身免疫反应[98]。然而，有研究表明，碘充足人群中甲状腺自身抗体和甲状腺功能减退的发生率高于缺碘人群。Pearce 及其同事[115]发现，长期的过量碘负荷期间，血清总碘浓度、甲状腺肿患病率、血清 TSH 值和血清甲状腺过氧化物酶抗体值显著增加。去除饮用水中的过量碘后，所有异常指标的发生率均降低。

一项在中国进行的研究中，研究人员在 5 年的随访中观察了 3018 名受试者碘摄入量的地区差异对甲状腺疾病发病率的影响。受试者来自 3 个碘摄入量不同的地区（尿碘中位数分别为 84、243 和 651μg/L）。结果发现，尿碘中位数超过 243μg/L 的受试者，亚临床甲状腺功能减退和自身免疫性甲状腺炎的累积发病率较高[116]。基线时 TPOAb 和 TGAb 阳性的受试者比血清阴性的受试者更易发生甲状腺自身免疫疾病。高碘摄入是抗体阳性者发生甲状腺功能减退的危险因素。他们据此认为，持续摄入过量碘会增加甲状腺功能减退和 TgAb 阳性的发生率[117]。在希腊对缺碘山区引入碘盐之前和之后的研究证实，桥本甲状腺炎的患病率（通过细针穿刺涂片）从基线时的 5.9% 上升到碘充足 8 年后的 13.9%[114]。在巴西圣保罗，经过 5 年的过量碘摄入（盐中碘浓度：40～100ppm）后，45.6% 的人群尿碘排泄量＞ 300μg/L。纳入的受试者中，慢性自身免疫性甲状腺炎的患病率增加到 16.9%，女性更高（21.5%）[26]。

与上述观察到的结果相反，对 43 名缺碘地区的甲状腺肿患者观察，发现他们并未出现甲状腺抗体，在注射碘化油后 60 个月的随访中亦未发现[118]。同样，38 名生活在缺碘地区的妇女在妊娠期间每日补碘，在分娩后 2～21d 内也出现甲状腺自身抗体[119]。Laurberg 和同事[120] 研究了人群碘摄入量水平对老年人各种甲状腺异常患病率的重要性。他们对来自丹麦日德兰的低碘摄入量（尿碘中位数为 38μg/L）和冰岛长期相对较高的碘摄入量（尿碘中位数为 150μg/L）的受试者进行了随机抽样比较，作者报道甲状腺自身抗体的发生率在日德兰更常见。自身抗体患病率最高的人群发生甲状腺肿的可能性较高，总体上甲状腺功能亢进的发病率也较高。同样，Aghini Lombardi 及其同事[121] 报道称，在意大利南部一个轻度缺碘（尿碘中位数为 55μg/L）

的社区中，低滴度自身抗体的检出率相对较高（12.6%），但只有 3.5% 的患者甲状腺超声表现为弥漫性低回声，与弥漫性自身免疫性甲状腺炎相一致，其患病率与在碘充足地区观察到的情况没有区别。总体而言，尽管碘充足和中度缺碘的患者 TPO 抗体的患病率是相同的，但儿童甲状腺抗体的患病率与碘摄入量之间的关系尚未完全确定[122]。Weetman[123] 指出，饮食碘对甲状腺自身免疫最多只产生轻度影响。

（四）碘与甲状腺癌

TSH 分泌增加与甲状腺癌风险增加有关，特别是在缺碘地区。对地方性甲状腺肿地区尸检材料研究发现甲状腺癌的发病率有上升的趋势，尽管对甲状腺癌与地方性甲状腺肿的关系进行了许多讨论，但包括因果关系在内的等多方面一直未达成共识[66]。

生长因子相关的低碘摄入量与甲状腺癌发生的可能机制总结如下。

• TSH 刺激增加：与 TSH 分泌增加相关的低 T_4 合成将促进滤泡细胞增殖。

• 缺碘甲状腺细胞对 TSH 的反应性增强（Ca^{2+} 和 cAMP 途径增加）。

• 甲状腺细胞 EGF 诱导的增殖增加：细胞内有机碘中间体（碘内酯或 2- 碘十六醛）的减少导致 EGF 诱导的细胞增殖。

• TGF-β 产生减少：TGF-β 抑制甲状腺细胞增殖，缺碘会导致负性生长调节功能减弱。

• 血管生成增加：可能促进肿瘤生长。

补碘会伴随甲状腺癌的流行病学模式的改变，尸检发现隐匿性乳头状癌的发病率增加[66]。例如，由于持续缺碘，几十年来，滤泡癌是非洲地区甲状腺癌主要的组织学类型。另一方面，研究显示在碘摄入量相对较高的人群中，乳头状瘤相对较多[124]。相应地，由于向易于早期诊断的分化型甲状腺癌转化的增加，甲状腺癌的预后显著改善[125]。此外，一项在瑞士进行的对补充碘后甲状腺癌发病率的监测表明，补碘后甲状腺癌发病率持续下降[126]。Slowinska-Klencka 及其同事[127] 比较了 1985—1990 年（波兰碘缺乏症逐渐得到纠正时期）3572 名患者的细胞学诊断与术后组织病理学检查结果。他们发现在整个检查期间，癌变的发生率显著降低，并且随着细胞学诊断慢性甲状腺炎的增加，乳头状 / 滤泡状癌的比例增加。总体而言，碘供应的校正似乎降低了甲状腺癌的风险和发病率[128]。

总体而言，文献数据总结如下。

- 食用碘摄入量和癌症发病率仍然是一个有争议的问题。

- 少量证据表明，低碘摄入会增加特定人群甲状腺恶性肿瘤的发病率。

- 然而，高摄入量碘也与甲状腺癌发病率增加有关（可能存在其他环境因素）。

关于碘预防甲状腺癌发病率的变化，对相关数据[65]表明的内容总结如下。

- 碘预防后，在增加食用碘和 PTC/FTC 比升高之间已显示出明显的关系。

- 即使尿碘排泄量适度增加，也会出现这种情况。

- 在大多数地区，间变性甲状腺癌的发病率也有所下降。

总之，来自动物实验，流行病学研究，以及采用碘预防措施的可用证据表明，碘摄入量与甲状腺癌类型之间存在关联，而总体癌症发病率与碘摄入量之间的关系尚未明确。一般来说，所有的研究都因难以比较人群而受到阻碍，除了碘的摄入之外，还必须考虑许多其他因素，如种族、其他饮食因素（如硒）、组织学检查和放射线。对所有这些因素的了解也会对每个人群中患者的诊断检查和管理产生影响。

第92章　甲状腺肿瘤
Thyroid Neoplasia

Furio Pacini Sr.　Francesco Chiofalo　Leslie J. De Groot　**著**

成志锋　许金梅　**译**

> **要　点**
>
> ◆ 大部分甲状腺结节和所有单发性甲状腺结节，最初都是通过促甲状腺激素、血清游离甲状腺激素水平的检测、超声检查及细针抽吸细胞学检查（fine-needle aspiration cytology, FNAC）来处理的。
> ◆ 对于大于 1cm 的乳头状癌及滤泡状细胞癌，首选甲状腺全切除术或甲状腺次全切术。
> ◆ 行预防性中央区淋巴结清除术仍存在争议。
> ◆ 术后行 RAI 肿瘤射频消融术被认为是"低风险"的，该操作并不是必须的，但是因为其方便对患者进行跟踪随访，该操作经查被应用。
> ◆ ^{131}I 治疗对于肺部转移患者是有效的，这在血液检测中很明显，但是在胸部 X 线片或计算机化 X 射线轴向分层造影扫描中不可见，但是除对于大量肿瘤沉积无效外，这种治疗手段通常是有效的。
> ◆ 侵袭性转移性分化癌对于化疗不敏感，并且应用酪氨酸激酶抑制剂进行"靶向"治疗逐渐增多。

自 20 世纪中期开始，甲状腺癌的发病率有所增长，并在世界范围内持续增长。2012 年，美国甲状腺癌的发病率为每 100 000 人群中有 14.8 位患病，据估计到 2019 年其发病率将增长为每 100 000 人群中有 23.8 位患病，并且占美国女性人群中常见恶性肿瘤的第 3 位。这种增长归因于乳头状甲状腺癌。尽管有这样的数据统计，甲状腺癌仅处于美国大部分报销恶性肿瘤的第 30 位。如果目前趋势可以被证实，那么甲状腺癌的总体费用将由 2013 年的 18 亿美金增长为 2019 年的 31 亿美金，因此甲状腺癌将成为一个社会问题[1]。

一、甲状腺结节

（一）甲状腺结节的发病率及流行病学

甲状腺结节是最常见的内分泌疾病，特别是在碘摄入不足的国家。随着颈部超声的应用，微小结节（结节直径 < 1cm）的发病率逐渐增长，并且在 60 岁以上的女性患者中 50% 以上有这种结节。发现甲状腺结节后的主要问题是如何区别其良恶性，以及最终其合理的治疗方式。

自 20 世纪 90 年代中期以来，这一问题已经通过 FNAC 的引进而解决，并且该方法对于诊断甲状腺结节的良恶性具有很高的敏感性和特异性。FNAC 已经显著减少甲状腺结节手术治疗，并且必要时可以帮助更好地设计手术方案。

在已通过碘预防纠正了碘缺乏症的国家，可触诊的甲状腺结节占总体人群的 4%～5%[2-7]。更早的流行病学数据来源于 Framingham Survey（Massachusetts）[2]，发现调查人群中有 4% 患有一个或多个可触诊的甲状腺结节。其中一半人群为多发性结节，一半人群为单发性甲状腺结节。在同一人群中，每年新增甲状腺结节的概率为 1/1000[3]。美国康涅狄格州的一项研究指出在成年人群中具有临床意义的甲状腺结节的发病率仅有 2%[7]。在外科甲状腺切除术中发现，单发性甲状腺结节中 70%～80% 为良性，大约 10%～30% 为恶性[4,5]。

通过尸体解剖发现，在明显正常的甲状腺组织中甲状腺结节的发病率也是非常高的。Mayo Clinic[8] 的一项报道显示，对于临床意义上正常甲状腺腺体进行连续 1000 例尸体解剖，发现甲状腺重量和结节与年龄呈正相关。其中 55% 的甲状腺中有一个或多个结节，并且 12% 的甲状腺中有单发性结节。甲状腺癌的发病率为 2.1%。为检查非甲状腺疾病（如颈动脉检测、高钙血症、颈部淋巴结检测等）而进行超声检查中发现触诊阴性的甲状腺结节越来越普遍，如果将触诊阴性的甲状腺结节包括在内，那么在全体人群中，甲状腺结节的发病率可高达 20%～30%，甚至在老年人群中其发病率更高（表 92-1）[6,7-17]。

表 92-1 超声探测到触诊阴性的甲状腺结节的发病率

系列研究	检查目的	发病率（%）
Horlocker 等[11]	甲状旁腺功能亢进症	46
Stark 等[12]	甲状旁腺功能亢进症	40
Carroll[13]	颈动脉检查	13
Ezzat 等[14]	前瞻性	67
Brander 等[15]	前瞻性	27
Woestyn 等[16]	前瞻性	19
Tomimori 等[17]	前瞻性	17

在中等或严重碘缺乏的国家中，散发性甲状腺肿非常普遍，并且随着时间的推移可进展为结节性甲状腺肿，甲状腺结节的发病率更高。甲状腺癌在这样的环境中是否发病率更高仍存在争议。Belfore 和 colleagues[18] 提出的一项展望性研究中表明，在西西里岛和意大利的碘缺乏地区，甲状腺结节的发病率与充分碘摄入的地区相比更高。甲状腺癌的数量占甲状腺结节的百分比并没有升高，但是甲状腺癌的数量是升高的，因为甲状腺结节的发病率也升高了。

尽管在临床诊断和手术中观察到很大的差异，但是大部分甲状腺结节是良性的，特别在多发性甲状腺结节中。多发性甲状腺结节中甲状腺癌的发病风险与单发性甲状腺结节是相当的。

直径＜ 1cm 的微小结节通常都是通过颈部超声发现的。一般来说都是触诊阴性的甲状腺结节。总

体来说，微小结节并没有临床意义，在缺乏其他可疑临床发现时，不需要进一步检查或治疗。在正常人群中，微小结节的发病率为 10%[19]～36%[20]，在老年人群中期发病率可高达 60%，与尸检和外科手术（50%～65%）中发现的概率相似[21]。一般建议患者定期复查甲状腺超声，如果结节增长可以考虑治疗。然而，鉴于微小结节和巨大结节恶性的概率是相同的[18]，另一个观点则认为微小结节应进行超声引导下 FNAC 检查。

上述全部发现证实，选择保守治疗方式是可行的，因为如果别无选择对全部有临床意义或偶然发现的甲状腺结节只能通过外科手术治疗的话，那么就会导致面临手术治疗的人群数目惊人。此外，因为他们中仅有少部分是甲状腺癌，并且如果由经验不丰富的外科医生进行手术，大部分人将会发生手术并发症，并且经济支出是很高的，我们一定要认识到手术治疗甲状腺结节必须严格按照合理的诊断流程来进行。

（二）结节的性质和病理学

甲状腺结节不是单一疾病，而是一些不同甲状腺疾病的临床表现。甲状腺结节可为单发性或多发性，可被发现在正常甲状腺腺体或弥漫性甲状腺肿中。在多发性甲状腺结节中，任一结节可因增长速度、直径和功能而变得有临床意义。甲状腺结节临床病理学分类可表 92-2。

二、良性肿瘤

大部分腺瘤为滤泡性，并且具有甲状腺组织的组织学特点。腺瘤通常存在一个统一的有序的结构，很少进行有丝分裂，并且没有淋巴和血管侵犯。一个独立的纤维囊或一个小的压缩的区域环绕着甲状腺组织，典型地包裹在甲状腺组织中。乳头状腺瘤是否是真正的肿瘤仍存在争议；大部分的研究者认为全部的乳头状肿瘤应该被认为是癌。发生基因突变时，甲状腺腺瘤细胞通常为单细胞繁殖，最终可能导致甲状腺癌[22]。遗传并不是一个主要的因素。女性的发病率是男性的 4 倍，尽管没有明确的理论证明女性雌激素与之相关。在分子学水平观察到激活促甲状腺激素受体的突变是大部分高功能

表 92-2　甲状腺结节临床病理学分类

- 非肿瘤性结节
- 增生性结节
- 自发性结节
- 单叶甲状腺发育不全
- 甲状腺部分切除术后代偿
- 炎症
- 急性细菌性甲状腺炎
- 亚急性甲状腺炎
- 桥本甲状腺炎
- 良性腺瘤
- 无功能性腺瘤
- 腺瘤
- 囊肿
- 甲状腺舌管囊肿
- 功能性腺瘤
- 毒性（或前毒性）腺瘤
- 恶性肿瘤
- 原位癌
- 乳头状癌
- 滤泡状癌
- 未分化癌
- 髓样癌
- 淋巴瘤
- 甲状腺转移瘤
- 非甲状腺组织病变
- 水囊瘤
- 动脉瘤
- 甲状旁腺腺瘤或囊肿

腺瘤[23] 形成的原因，并且 ras 基因突变通常出现在滤泡状腺瘤中[24]。由于滤泡状甲状腺癌和乳头状甲状腺癌存在 ras 基因突变，问题是滤泡状腺瘤中出现 ras 突变是否可以被认为是癌前病变。

同样的问题也存在于 Hürthle 细胞质腺瘤。许多病理学家认为这些肿瘤是低分化癌，并且出于这个原因，并未定义的 Hürthle 细胞质肿瘤也被广泛地应用。嗜酸性染色时可见大量线粒体。

总体来说，几乎一半以上的单发性结节含有胶质，由大量胶质毛囊组成，并且并不是由完整的纤维囊包裹。在笔者的分类中，这些结节被列为滤泡状腺瘤的胶质变异。许多病理学家将其称为胶样结节，并未建议从真正的腺瘤中区分出来。这些肿瘤通常由没有受压的正常组织组成的囊包围，并且通常表现为实质退化，含铁血黄素沉着和胶质吞噬。多种良性甲状腺肿瘤的组织学表现见图 92-1。

良性结节的第一个区别是功能性（甲状腺核素扫描显示"热"结节）和非功能性（"冷"结节）。但是"热"结节通常等同于良性结节，而"冷"结节并不等同于恶性结节，因为仅有很少一部分被证实为甲状腺癌。冷结节可以为实性或囊性（占总体的 10%～20%）。然而，混合性和囊实性结节也很常见，并且实性部分通常为恶性。通常来说，甲状腺癌在实性结节、单发性结节和冷结节中更为常见。

三、非肿瘤性结节

这些病变不是真正的结节，而表现为腺体的增生，可以是自发性产生或更常见于甲状腺部分切除术后产生。并且，单叶甲状腺发育不全可能极少数表现为现存甲状腺叶增生，以及类似甲状腺结节。结节与桥本甲状腺炎均表现为淋巴细胞渗出和纤维化。亚急性甲状腺炎初期可见的结节是炎症导致的，初期表现为典型的肉芽肿。

（一）病程与症状

甲状腺结节增长缓慢，可长年处于静止状态，必须达到一定的大小才可以通过触诊检查到，并且均无症状。因此，甲状腺结节通常都是偶然被患者及医生发现，而不是通过症状（如吞咽困难、发音障碍或喘鸣）发现。

大约 70% 的甲状腺结节由于放射性碘聚集导致功能减退，并且甲状腺核素扫描显示为"冷"结节。大约 20% 的甲状腺结节可能有功能并且甲状腺核素扫描显示其摄取功能和其他甲状腺组织类似。1/10（或更少）的甲状腺结节是功能亢进的，这些结节摄碘多，可能抑制正常腺体功能，甚至产生甲状腺功能亢进症。当有功能的结节直径增长到一定大小时会发生这样的反应，通常见于老年人。激活促甲状腺激素受体突变是导致高功能腺瘤[23] 产生的原因，并且也是合并多结节性甲状腺肿[25, 26] 患者产生"热"结节的常见原因。这些突变包括跨膜细胞外环域和跨膜段，并且在转染研究中，这些突变已经被证实会诱发促甲状腺激素受体激活。高功能腺瘤[27] 患者也存在刺激鸟苷三磷酸结合蛋白亚基的突变。热结节几乎总是与低浓度或被抑制血清促甲状腺激素水平相关联。首先对患者进行检测时发现低血清促甲状腺激素，这是功能亢进结节的特点，并且是检测是否需要进行甲状腺扫描的依据。当血清促甲状腺激素水平正常时就没有必要进行甲状腺扫描。

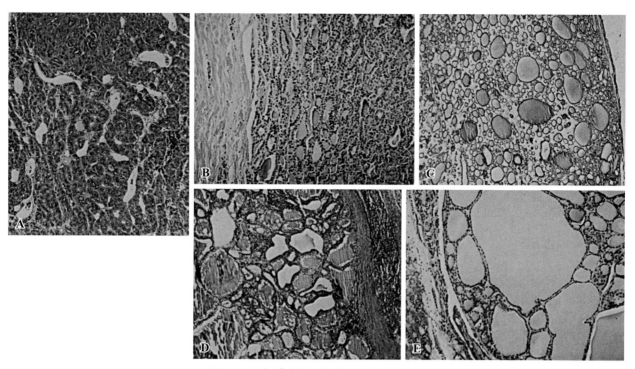

▲ 图 92-1　多种良性甲状腺肿瘤的组织学表现

A. 胚胎腺瘤；B. 胎儿腺瘤，可见边缘、囊和小滤泡；C. 滤泡状腺瘤；D. 滤泡状腺瘤突变增生；E. 胶质突变（由 Dr. Francis Straus，Department of Pathology，University of Chicago 提供）

并没有可信证据表明除滤泡性腺瘤（或 Hürthle 细胞质腺瘤）外的良性结节可发展为可演变为浸润性癌的癌变。从增生到腺瘤再到浸润性癌的一系列改变可见于先天性甲状腺肿性甲状腺功能减退症患者，并且在动物试验中也可以完成。

由于缺乏转运机制中的一些要素，"冷"结节不能将碘转运到甲状腺组织[28]。尽管组织中过氧化物酶的功能是完整的[29, 30]，并且促甲状腺激素可结合细胞膜并可激活腺苷酸环化酶，但冷结节不能维持甲状腺细胞和血浆之间碘的浓度梯度。而且"冷"结节缺乏过氧化物酶[30, 31]，并且降低 NIS 信使 RNA（mRNA）及蛋白表达，这些可能导致其不能摄碘和器质化。

（二）结节的临床评价与处理

在甲状腺良性疾病中，良性病变中区别腺瘤（有功能或无功能）、囊肿和结节是主要的目的。同样重要的是检测临床症状或体征（如气管或食管的压迫、周期性神经麻痹），而这些本身也是手术指征。癌症高风险的临床和实验室检查特点可见表 92-3。

四、个人史

患者年龄是一个重要的考虑因素，因为恶性结节与良性结节的比例在年轻人中较高，在老年人中较低。一项对于患有冷结节而无辐射史的儿童研究显示，当与同样情况的成年人[3]对比时，忽略性别，甲状腺癌的发病率是成年人的 2 倍[32]。在成人男性中，甲状腺结节少见，但在有结节的患者中很大比例为恶性。

在极少情况下，家族史可能在决定是否手术时有帮助。患有遗传性多发性内分泌腺瘤病 1 型的患者可出现甲状腺腺瘤、甲状旁腺腺瘤、胰岛细胞癌和肾上腺肿瘤，而患者有 2 型多发性内分泌腺瘤病的患者可出现嗜铬细胞瘤和黏膜神经瘤[33-35]。家族性甲状腺髓样癌（不合并多发性内分泌腺瘤病）也是有可能的。而且，我们发现 11.3% 的分化型甲状腺癌患者有一个或（不频繁）多个家族成员患有甲状腺恶性肿瘤（非髓样癌），最常见的是乳头状癌[36]。家族性乳头状癌发生于 Cowden 病、Gardner 综合征和家族性多发性结肠息肉[37]，但是大多数情况下没有其他临床症状（非综合征型）。近期，有

表 92-3　恶性甲状腺结节的临床特征

- 病史
  - 幼年时代受到外部辐射
  - 甲状腺髓样癌家族史
  - 年龄 < 20 岁或 > 60 岁
  - 男性为主
  - 甲状腺结节
  - 迅速生长（特别是在接受左旋甲状腺激素治疗期间）
  - 实性或坚硬或痛性
  - 固定在软组织
  - 局部症状
  - 甲状腺超声发现可疑（微钙化、低回声、边缘不规整或无光环、血运丰富、纵横比大于 1）
- 其他症状
  - 淋巴结肿大
  - 吞咽困难、声音嘶哑

报道称独立发生的家族性甲状腺乳头状癌具有"遗传预测"的特征，即家族性癌症早期出现的倾向，并且与一代相比后代表现更具有侵袭性[36]。

正如下面讨论的，胚胎时期或幼年时期有头部或颈部辐射史与之后的甲状腺癌有密切的关系[38]。放射线暴露史及单发性可触诊结节或多发性结节会增加甲状腺癌的发生风险，这需要细胞学诊断。

切尔诺贝利核事故导致核泄漏污染，其中主要为碘核素大量释放到大气中，自此后，在白俄罗斯和乌克兰对于幼年时期甲状腺乳头状癌的发病率进行了观察[39]。一些研究结果显示发生诊断性或治疗性 ^{131}I 暴露后，甲状腺癌的发病风险并没有升高。然而，许多自然发生甲状腺癌可能是核试验后辐射引起的，其他辐射源或自然界辐射必须引起重视。

颈部自身肿块史是非常重要的。近期发生并增长的、声音嘶哑、疼痛、局部淋巴结肿大、臂丛神经刺激的症状，以及局限性压痛，均提示恶性肿瘤，但是并不能证实就是恶性肿瘤。良性病变中引起结节突发性肿大和压痛通常的原因是出血。尽管多年存在单发性结节提示良性，但是有些恶性结节增长缓慢。

在评估甲状腺结节癌变风险中，同时存在的甲状腺良性疾病是十分重要的。10 岁前有地方性甲状腺肿区居住史具有相关性，并且在实际诊断中一定会增加多发结节性甲状腺肿的发病风险。桥本甲状腺炎通常与散发性甲状腺结节相关，是自身免疫过程的表达。甲状腺淋巴瘤患者通常合并桥本甲状腺炎（HT）[40]。

自第一个对于桥本甲状腺炎[41]与甲状腺癌之间的关联的观察后，许多不同的研究已经证实两者之间的联系，但是结论存在争议。Matesa-Anić 等[42]分析 10 508 例门诊患者细针抽吸细胞学检查结果，发现甲状腺乳头状癌（PTC）与 HT 无显著关联（1.9% 的 PTC 患者合并 HT vs. 2.7% 不合并 HT）。Holm 及其同事[43]发现同样的结论，通过 FNAB 检查发现 829 例患者合并慢性淋巴细胞性甲状腺炎。相反，2005 年，Boi 等[44]发现甲状腺自身免疫性疾病患者细胞学结果更可疑（抗体阳性患者中为 13.7%，而抗体阴性患者中为 8.4%）。2011 年，Fiore 和同事[45]，对 13 738 例患者进行细针抽吸细胞学检查并且发现合并 HT（8.6%）的结节患者与结节性甲状腺肿（3.7%）患者相比，PTC 发病率明显升高，并且与升高的促甲状腺激素水平相关。

组织学检查中同样发现相反的结论。Bradly 等[46]检查 678 例因良性病变行甲状腺手术的患者，发现 HT 患者中 PTC 发病率为 28%，而结节性甲状腺肿患者中仅 10%。在一项对于 5357 项连续性组织病理学记录的回归性研究中，作者发现桥本甲状腺炎样本中有 10% 合并 PTC[47]。在一项希腊的对于 140 例甲状腺手术患者的研究中，没有发现两者之间的联系。尽管在 12/42 例患者中（28.6%）发现 PTC 与桥本甲状腺炎相关，与非 HT 样本（20.4%）相似[48]。

一项研究中，作者从细胞学和外科手术角度比较了自身免疫性甲状腺疾病（AIT）患者中 PTC 的患病率及发病风险，发现细胞学中 AIT 患者中 PTC 的平均患病率为 1.2%，发病风险为 0.69，在外科手术中平均患病率和发病风险分别为 27.5% 和 1.59。这些数据证实了细胞学和外科手术角度之间结果的差异与选择性偏差有关的假设[49]。

最后，我们认为现存的数据与 HT 患者中甲状腺癌的发病风险升高的结论不一致。然而，仍需要进一步的回归性研究来说明 PTC 与 HT 之间的联系。已提出 Graves 病患者和甲状腺冷结节[50-52]患者发生分化型甲状腺癌的风险更高，并且 Graves 病相关性甲状腺癌浸润性是增强的[53]。然而，以作者们及其他研究组的经验来说[54, 55]，对于传统治疗和甲状腺癌合并 Graves 病的患者最后结果的反应与不合并 Graves 病的甲状腺癌患者是一致的。

五、体格检查

在甲状腺超声时代，对于甲状腺的检查已经得到了巨大的便利；然而，甲状腺和颈部淋巴结的精准触诊仍是诊断甲状腺结节最重要的手段。它可以提供结节的数量和大小、硬度和移动度，以及剩余甲状腺腺体和相关淋巴结的情况。

典型的甲状腺结节触诊是一个在正常腺体内的独立的肿块，并且随甲状腺一起移动。应该仔细寻找肿大的淋巴结，特别是在峡部上方、颈部淋巴结，以及锁骨上这些位置。肿大的淋巴结提示恶性疾病，除非有一个明显且适当的替代诊断（例如，近期口咽部脓毒症、病毒感染）。牵涉肌肉或气管的固定淋巴结令人担忧。典型地，一个理想甲状腺腺瘤是甲状腺的一部分，并且随吞咽移动。疼痛、压痛或突然肿大的结节通常提示结节内出血，但是也可以提示浸润性恶性肿瘤。声音嘶哑可能源于肿瘤压迫或喉返神经损伤。显然，质地坚硬固定的病变合并有疼痛、声音嘶哑或其中任一特征应该引起一定程度的警示。值得注意的是这些信号并不是诊断恶性肿瘤的特异性信号。在一项组织学诊断可以的临床特征的研究中，作者报道良性病变所占比例在颈部淋巴结肿大患者中为 29%，在硬结节患者为 50%，在明显结节固定的患者中为 29%，在真性声带麻痹的患者中为 17%[56]。在相反的情况下，缺乏这样的特征仅提示但是并不能证明是良性病变。病变内有波动性提示为囊肿，通常为良性。

通过触诊、超声或扫描发现的散发性多发性结节通常被认为是安全的。选择手术治疗的多发性结节性甲状腺肿有明显的恶性肿瘤患病率（4%～17%），但是这一发现被认为是由于有选择性地给患者进行手术而引起的，并且不能代表整个人群[57]。如果通过触诊或功能检查发现多发性结节性甲状腺肿的一个部分与其余腺体不同或增长迅速，或者在一个其他都正常的腺体中发现两个独立的结节，那么就应该考虑是恶变而不是良性多发性结节性甲状腺肿。

偶然地，除结节外，腺体存在弥漫性增大和质地坚硬，与慢性甲状腺炎、可触及的椎状叶，以及抗体检测结果可能为阳性相一致。这些发现强烈提示甲状腺炎，但是不能确定结节的性质，必须进行独立评估。14%～20%[58, 59]的甲状腺癌样本中存在弥漫性或聚集性甲状腺炎。

六、甲状腺功能检测

除非出现毒性甲状腺腺瘤，患者通常的甲状腺功能是正常的，检测血清游离甲状腺素（FT₄）、游离三碘甲腺原氨酸（FT₃）和促甲状腺激素（TSH）水平在正常范围可支持这一说法。甲状腺激素水平降低或 TSH 升高时应考虑甲状腺炎。一些中心主张对于每一个新患者都应检测血清抗甲状腺自身免疫性抗体［甲状腺球蛋白抗体（anti-Tg）和甲状腺过氧化物酶抗体（anti-TPO）］来发现潜在的甲状腺自身免疫性疾病。在全部甲状腺肿患者中，血清甲状腺球蛋白（Tg）浓度均可能升高。甲状腺球蛋白升高的程度主要与结节大小相关，而不是结节性质及甲状腺腺体的大小[60]。因此，血清 Tg 检测在鉴别诊断中不是一个有价值的工具。相反，甲状腺结节患者循环降钙素水平升高通常可诊断为甲状腺髓样癌。一些回顾性研究已经证实对甲状腺结节患者常规检测循环降钙素可以对甲状腺髓样癌做术前诊断，其准确性高于细针抽吸细胞学检查结果（表 92-4）[61-66]。一个包含超过 10 000 例来自同一机构患者的大型回归性研究结果表明，通过降钙素检测，非选择性甲状腺结节中甲状腺髓样癌（MTC）的患病率为 1/250，高于之前的结论。此外，该研究表明降钙素检测为在其转移前发现 MTC 提供可能性，因此提高治愈率[65]。根据这些作者的研究，检测血清降钙素应在甲状腺结节患者初诊时进行；这一指示已被欧洲甲状腺协会指南采用[67]，但美国甲状腺协会指南并未采用[68]。当然，检测降钙素仅在有家族史或符合综合征共同特征时执行。

1. TSH 与癌症　在过去几年，有研究表明结节性甲状腺疾病的患者患甲状腺恶性肿瘤的风险随着血清 TSH 水平升高而升高，即使仍在正常值范围内，更高的 TSH 水平与甲状腺癌更高的进展阶段有关[69]。这一观点首次由 Boelaert 和同事[70]通过细针抽吸细胞学检查 1500 例患者共同提出，作者发现恶性肿瘤发生风险随着血清 TSH 水平共同升高。更高血清 TSH 水平的患者其发生甲状腺癌的可能性越大，甚至当血清 TSH 水平在正常范围内时也是同样的。

表 92-4　甲状腺结节性疾病常规降钙素测定和细针抽吸细胞学检查诊断甲状腺髓样癌

作　者	患　者	血清 CT 检测 MTC（%）	FNAC 检测 MTC（%）
Pacini 等, 1994[61]	1385	8（0.57）	2（0.14）
Rieu 等, 1995[62]	469	4（0.85）	1（0.21）
Vierhapper 等, 1997[64]	1062	13（1.22）	—
Niccoli 等, 1977[63]	1167	12（1.02）	3（0.25）
Elisei 等, 2004[65]	10 864	44（0.4）	20（0.18）
Costante 等, 2007[66]	5817	15（0.25）	6（0.1）

CT. 降钙素；FNAC. 细针抽吸细胞学；MTC. 甲状腺髓样癌

两者之间的关系在另一项研究中得到证实，通过对 10 178 例患者进行细针抽吸细胞学检查来真的结节性甲状腺肿对于血清 TSH 水平和 PTC 的发病风险进行分析。血清 TSH 水平在 PTC 患者中明显高于良性结节性甲状腺疾病的患者，PTC 的发病风险与血清 TSH 直接相关，TSH 低于正常值的患者发病风险最低[71]。

另外，Kim 等[72] 和 Castro 等[73] 并没有发现血清 TSH 水平与甲状腺恶性肿瘤之间的明显联系。

更高的 TSH 水平与甲状腺癌更高的进展阶段有关。Haymart 等[74, 75] 证实癌症晚期患者（Ⅲ期和Ⅳ期）与Ⅰ期和Ⅱ期患者相比平均 TSH 水平显著升高。

而且，有一个假设，在桥本甲状腺炎中，TSH 水平的升高与自身免疫过程在合并桥本甲状腺炎的甲状腺结节患者发展为 PTC 的过程中可能起到一定的作用[76]。

2. 甲状腺超声　甲状腺超声在甲状腺结节一线诊断中非常重要。好的技术可以发现即使仅有几毫米的结节，指明囊肿区域，并且可能显示结节周围的包膜。当仅有一个结节有临床意义时，通常会发现多个结节，并且可以发现可疑的颈部淋巴结。这项技术比甲状腺核素扫描更灵敏，无创伤，耗时短，可以同时进行一系列检查，并且通常费用更低。3%～20% 的病变为全部或部分囊肿。单纯囊肿性病变相对于实性病变来说，恶性的可能性更低（3% vs. 10%）[77]。在评估甲状腺结节的过程中，操作者可以看到一些提示恶性肿瘤的明确特征，尽管没有诊断意义。

第一个特征就是结节与甲状腺包膜之间的关系。包膜浸润（定义为肿瘤边缘包膜正常超声形态被破坏）提示恶性肿瘤[78]。另一方面是结节的形态。纵横比大于 1 或形态不规则提示可以恶性肿瘤，然而卵圆形或圆形不提示[79-84]。第三方面是甲状腺病变内部质地，可以是实性、囊性或混合性（实性为主或囊性为主）。一般来说，单纯囊性病变是良性的，而多分隔的囊肿（有内部隔膜）和混合性结节极少为恶性肿瘤[85]。

甲状腺结节的另一个重要方面是其与甲状腺实质相对比的回声反射性，可以帮助区别良性结节（通常等同于或高回声）与可疑病变（低回声或显著低回声）[79, 84]。

甲状腺结节通常发生钙化，无论是良恶性。它们区别在于微钙化（< 1mm）或大钙化（> 1mm）。前者被认为是甲状腺癌的砂砾土，因此高度提示甲状腺癌[78]。后者通常在陈旧性良性结节中发现。外周边缘钙化（"蛋壳样"）通常提示良性结节。

边缘形态用于区别恶性结节非常有效。事实上，恶性结节可有不清晰边缘（与正常甲状腺组织边界不清）或不规则边缘。

最后一方面是结节血供。通常来说，超声下良性结节无血供或结节周围有血供。有血供并不一定是肿瘤，因为一般的良性病变均有血供[78]。

通常认为仅有一个特征并不足以定义一个结节为恶性肿瘤，但是结合 2 个或 3 个特征对于恶性结节的诊断更有用处。Rago 和同事[86] 检查了 104 例单发性甲状腺结节的患者，均因为压迫症状或可疑恶性结节进行了甲状腺切除术。他们观察到当所有的方式被单独使用时，没有一项预测恶性肿瘤。这些方式联合使用更加频繁地与恶性肿瘤相关，包括无晕征和微钙化，其中在甲状腺恶性肿瘤患者中 30 例有 8 例，甲状腺良性结节患者中 74 例仅有 5 例（特异性为 93.2%）。结节内部血流仅轻度提高了常规超声检测到的特征的预测性。Papini 和同事 [87, 88] 进行了另一项研究，高回声模式与另一个其他可疑特征相结合可成功定义需要检查的甲状腺病变。2009 年 [68]，美国甲状腺协会由于颈部超声常规使用和频繁检查甲状腺结节，已经给予需要进一步检查的结节提供一些指导（表 92–5）。

一项新的技术成为"实时超声弹性成像"已经用于甲状腺结节的诊断，根据压力下结节的硬度评估，是恶性肿瘤的一个指示 [88, 89]。这项技术也推荐用于更好地检查不确定病变，并且已证实是诊断甲状腺癌的可靠手段。在 Rago 等 [90] 的研究中，不确定病变呈高弹性强烈推测为良性病变，在组织学检查中发现 111 例良性病变中 102 例为高弹性，而在超声弹性成像检查中 25 例恶性肿瘤中有 24 例质地坚硬。这是一个在选择结节是否进一步检查的可靠工具。

3. 甲状腺核素扫描和其他影像学技术　甲状腺核素扫描仅能根据结节的活动性提供功能信息；随着颈部超声的出现，这项检查应用得越来越少 [91, 92]，因为同样的功能信息可以通过检测血浆 TSH 水平获得。对于多发性甲状腺结节，甲状腺核素扫描仍然在鉴别是否需要进一步行 FNAC 检测（冷结节）中使用。高功能结节和导致甲状腺功能亢进的结节几乎不是恶性病变，并且聚碘浓度和周围甲状腺组织相同的结节通常不是恶性病变但也不全都是良性病变（图 92–2）[93, 94]。冷结节是典型的良性病变，但是当从其他方面观察时，大部分的甲状腺癌在甲状腺核素扫描中都位于在非活动区。在实际应用中，除特殊的毒性结节外，甲状腺核素扫描对于鉴别诊断基本上没有帮助，并且将甲状腺核素扫描从诊断中删除的倾向正在增长。

其他的扫描技术在常规术前评估中并没有被应用（图 92–3）。计算机断层扫描（CT）价格高但偶尔也会应用，特别是罕见的胸骨下甲状腺腺体。磁共振成像（MRI）极少需要使用，但是对于鉴别异常结节有效。^{18}F- 氟脱氧葡萄糖（FDG）正电子发射断层扫描（PET）在肿瘤界应用广泛但在

表 92–5　甲状腺结节的超声和临床表现及 FNAC 推荐 [68]

临床表现	推荐行 FNA 结节大小
甲状腺癌家族史 *	> 5mm†
童年时期或青春期外部辐射史 *	> 5mm†
PET 检查阳性结节 *	> 5mm†
甲状腺癌行甲状腺腺体切除术 *	> 5mm†
MEN2 或 FMTC 的 RET 原癌基因突变阳性 *	> 5mm†
血清降钙素水平升高（> 100pg/ml）*	> 5mm†
异常颈部淋巴结	全部
结节合并钙化	≥ 1cm
低回声结节	> 1cm
等回声或高回声结节	≥ 1～1.5cm
囊实混合性结节合并可疑超声特征	≥ 1～2.0cm
囊实混合性结节不合并可疑超声特征	≥ 2.0cm
海绵状结节	≥ 2.0cm
单纯囊性结节	FNA 仅用于治疗

FMTC. 家族遗传性甲状腺髓样癌；FNA. 细针穿刺抽吸
*. 甲状腺癌高风险史
†. 有或没有超声可疑特征

甲状腺结节的诊断中很少应用，尽管一些研究表明 PET 阳性的结节根据分级为恶性肿瘤的比例为 8%～64% [95–97]。

胸部 X 线片和颈部软组织 X 线片对于不确定的压迫症状（如气管的凹陷或者偏移）有所帮助，当肿瘤直径 > 3 或 4cm 时常见。通过肿瘤（砂粒体）的点状钙化可以确诊为乳头状癌。散在的或"印戒"状钙化出现于陈旧性囊肿和萎缩性腺瘤，并且没有意义。这些迹象通过甲状腺超声可以很好地得到检测。

4. 细针抽吸细胞学检查　尽管全部上述提到的检查可提供一些指示，但是只有 FNAC 的结果能够明确甲状腺结节的性质。在 Walfish 和同事 [98]，以及 Gershengorn 和同事 [99] 提出最初喜人的研究结果后，FNAC 已经被广泛应用。FNAC 代替了之前广泛应用于组织学检查的粗针穿刺活检 [100]。在专家手中，超过 90% 的患者可以得到适当的样本，使得诊断的灵敏度和特异性接近或超过 95%。Willems 和 Lowhagen [101]，通过回顾收集的将近 4000 例通过细针抽吸细胞学检查（FNA）来证实良恶性的手术的研究，发现 11.8% 考虑为恶性病变。Gharib 和同事 [102] 分析了 10 000 例 FNA 操作的数据，发现这是诊断中首选的第一步。诊断的准确性几乎为 98%，小于 2% 为假阳性和假阴性。Miller 和同事 [103] 对比

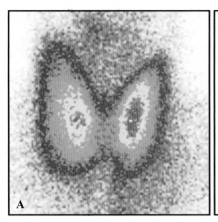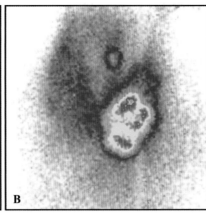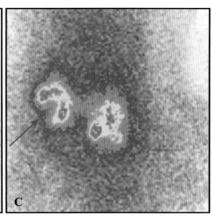

▲ 图 92-2 甲状腺核素扫描结节成像

A. 正常甲状腺核素扫描；B. 甲状腺左侧叶热结节伴随甲状腺右侧叶功能减退；C. 甲状腺右侧叶冷结节（箭）

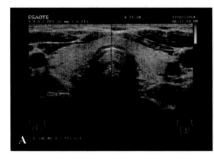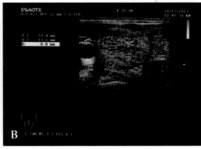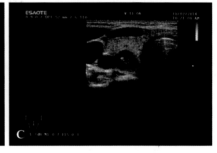

▲ 图 92-3 甲状腺超声

A. 正常甲状腺超声成像；B. 等回声结节；C. 甲状腺右侧叶高回声结节

了 FNA，大针抽吸细胞学检查和空心针穿刺活检。他们发现 FNAC 检查可以检测几乎全部恶性肿瘤，但是他们认为空心针穿刺活检是一个有用的附加检查，特别是针对更大的（直径＞ 2～3cm）结节。

FNAC 通常应在超声引导下进行，特别是在更小的（或更少离散的）或部分囊性结节。有研究证实，在早期实行 FNAC 的年代，不同的中心应用 FNAC 的结果来决定治疗方案，观察到已经减少了 35%～75% 的患者进行手术治疗，书中发现恶性肿瘤的比例增加了 2～3 倍，并且一个变量但却是常数的是甲状腺结节治疗的费用减少。

FNAC 是应用 22～25 号针进行的。足够的样本需要最少两次取样（从分离的抽出物中）可示至少 6～8 个细胞团[104]。方法简单、低廉，可接受，并且如有必要可反复进行操作。并发症极少并且主要是血肿。目前 Bethesda 系统用于明确 FNAC 的结果，将甲状腺细胞学分为 6 个阶段[105, 106]：无诊断的或取材不满意的，其恶性肿瘤的风险为 1%～4%；良性病变，其恶性肿瘤的风险为 3%；不确定有意

义的非典型病变或滤泡状病变（AUS/FLUS），其甲状腺癌的风险为 5%～15%；滤泡状肿瘤或疑似滤泡状肿瘤（甲状腺癌的风险为 15%～30%）；疑似恶性肿瘤（甲状腺癌的风险为 60%～75%）和恶性肿瘤。根据分级，未确诊结节的恶性风险为 8%～17%[106, 107]，但是，因为反复进行细针抽吸细胞学检查，其恶性风险降低至 1%～4%[105]。在近期的系统回顾性分析中使用 Bethesda 分类，5% 的 FNAC 结果诊断恶性肿瘤，至少 3% 为疑似恶性肿瘤，20% 为不确定病变，大约 13% 缺乏诊断，其他为良性病变[107]。极少数有假阴性和假阳性的结果。在典型病例中，甲状腺髓样癌可以通过细胞学检查诊断，但有时细胞图形不典型，可被解释滤泡状甚至乳头状增生。甲状腺淋巴瘤可能出现这样的问题：因为涂片可由滤泡状细胞混合淋巴细胞组成，其可能类似于慢性淋巴细胞性甲状腺炎或与未分化癌混淆。囊性结节的细胞学检查结果显示胶质、坏死组织、巨噬细胞和少数上皮细胞。在大部分病例中，这些病变都是良性的，但是也要考虑

到囊腺癌的可能性。滤泡状肿瘤和 Hürthle 细胞质腺瘤的细胞学诊断非常具有挑战性。在这样的背景下，各种方法均已被应用于改善 FNAC 的结论，包括探测 *MUC*1 基因的表达[108]和端粒酶活性[109]。另一种用于改善 FNA 准确性的方法是半乳凝素 –3 的表达[110-114]。一些研究[110, 111]表明半乳凝素 –3 的免疫学检测在检查甲状腺恶性肿瘤中具有高的特异性（98%）。同样的特异性并没有在其他研究中被证实[112]。然而，由于矛盾的结果或低敏感性，这些潜在的标记物并没有应用到临床中。

FNAC 主要的局限性是样本的不准确性，即使在经过反复尝试和不确定病变后。不准确率在不同中心是不同的，根据评估为 15%～25%[115, 116]。不准确性增加了治疗的困难。一些作者建议对于全部这样的结节应予手术治疗，而其他人则建议仅在通过有疑似其他临床或实验室特征后选择手术治疗。即便如此，只有在 FNAC 不准确时对于最可疑的结节进行手术治疗，恶性肿瘤组织学的收益率相对低，为 8%～19%[104, 117, 118]。在任何情况下，都应仔细通过反复 FNAC 对患者进行指导并且在结节增长到一定大小后建议患者到外科医生处诊疗。

Bethesda 系统识别 3 个不确定病变的细胞学亚群：意义不明的滤泡状病变 / 意义不明的非典型病变（FLUS/AUS），癌症的可能性为 5%～10%；滤泡状嗜酸［嗜酸细胞性肿瘤 / 可疑滤泡状或嗜酸细胞性肿瘤（FN/ASN）］，可预测癌症风险为 20%～30%；可疑恶性肿瘤细胞（SMC），可预测癌症风险为 50%～75%。即使这些细胞学特征与更多定义的癌症风险相关，也没有一个可以可靠预测良性或恶性结果[106, 119]。

FNAC 的一个额外的指示是颈部淋巴结的诊断，在最初进行检查时和确诊甲状腺癌后。在怀疑甲状腺癌发生颈部淋巴结转移时，FNAC 可与用于抽吸组织的针清洗后回收液段中 Tg 水平相结合。如图 92-4 所示[120]，分化型甲状腺癌发生转移病变时，这个方法提示 Tg 水平高[120]。

总结如下，应根据具体临床和超声特点决定是否行 FNAC。并且对于多结节性甲状腺肿也应根据相同的原则来处理。美国甲状腺协会（American Thyroid Association）[68]已经指出了进行 FNAC 需要确定其临床表现（表 92–5）。在可疑病例中，如果

最终的决定是患者不进行手术治疗，可立即进行或在接下来的几年中反复进行 FNAC。

5. 分子标志物　自 21 世纪初，一种新的可以提高甲状腺癌诊断率的方法被提出。这种新的方法是根据搜索与甲状腺结节相关的遗传资料。目前为止，已有两个可行的办法：搜索已知致癌基因突变或搜索良性遗传资料。

第一种方法是根据几乎在 90% 的甲状腺乳头状癌中发现的甲状腺癌基因突变（*BRAF* 和 *RAS* 基因点突变、*RET/PTC*、*TRK ant PAX8/PPAR-γ* 基因重置）原理[121-124]。因此在通过 FNAC 获得的组织中寻找这些癌基因突变可区别良性病变和恶性病变。

目前为止，甲状腺 FNA 样本中最常用的基因突变包括 *BRAF* 和 *RAS* 基因点突变，*RET/PTC* 和 *PAX8/PPAR* 基因重置[125-127]。在甲状腺癌中 100% 出现 *BRAF*、*RET/PTC* 或 *PAX8/PPAR* 基因突变[124-126]。

RAS 基因突变（N-K-H Ras）对于恶性结节来说不是特异性的，因为在滤泡状腺瘤中也可以出现，其可能是癌前病变的一种表现[128-131]。*RAS* 基

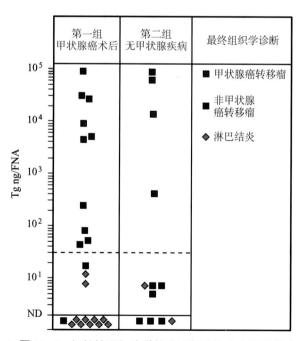

▲ 图 92-4　细针抽吸细胞学检查颈部肿块患者的甲状腺球蛋白（Tg）浓度，根据最终组织学诊断结果显示，患者合并（第一组）或未合并（第二组）甲状腺癌

FNA. 细针抽吸（引自 Pacini F, Fugazzola L, Lippi F, et al. Detection of thyroglobulin in fine needle aspirates of nonthyroidal neck masses：a clue to the diagnosis of metastatic thyroid cancer. *J Clin Endocrinol Metab.* 1992；74：1401.©1992, The Endocrine Society 版权所有。）

因突变对于癌症预测的阳性率为 74%～87%[125-127]。

当在 FNA 获得的组织中未发现基因突变，那么癌症的风险降低到 3%～5%，但是并没有完全排除。

结节的基因突变对于不确定病变是特别有帮助的。

合并细胞学特征 FLUS/AUS 的结节发现一个基因突变意味着更高的癌症风险[125, 126, 132]。相反，合并细胞学特征 FLUS/AUS 的结节没有基因突变，其癌症风险降低到 6%[125]。根据目前的经验，当 FNAC 与基因突变共同分析时，我们可以提出以下的治疗计算方式（表 92-6）[127, 133]。

第二种方法是根据一个包括 142 个基因的基因表达分类，在良性与恶性结节中表达不同[134]。这种检测可以通过公司（Afirma）获得，并且它已经通过大量 FNAC 未确定的甲状腺结节来验证。根据作者最新的一项研究，合并细胞学特征 FLUS/AUS、FN/SFN，和 SMC 的甲状腺结节阴性预测值（NPV）分别为 95%、94% 和 85%，并且阳性预测值（PPV）分别为 38%、37% 和 76%[135]。

七、诊断流程

甲状腺结节患者的一个实用诊断方法如图 92-5。

血浆甲状腺激素和 TSH 检测及甲状腺超声是第一步。检测抗甲状腺抗体和降钙素也同样有帮助。

如果 TSH 水平被抑制或低，可行甲状腺核素扫描来确定一个有自主功能的结节；之后的方法将根据临床或亚临床甲状腺功能亢进症和结节大小。

如果结节为冷结节和囊性结节，那么 FNAC 既可以被用作治疗手段（抽吸）也可以被用作诊断工具来检测比例很小的囊腺癌。如果结节为冷结节和完全或部分实性结节，那么其治疗方案则根据 FNAC 的结果而定。

治疗

如前所述，一个完整的诊断过程是进行选择甲状腺结节治疗方式的首要条件。问题包括结节是否需要治疗，以及如果进行治疗，选择药物治疗还是手术治疗。

八、手术治疗

我们倾向选择恶性结节进行手术治疗，并且建议对于其他患者进行药物治疗或定期复查。然而，同样建议一些良性病变进行手术治疗，即无论单发性结节或合并多结节性甲状腺肿，当其体积增大到一定程度出现不适症状和体征，或者处于美观角度考虑时可行性手术治疗。另一个手术指征是有疑问的结节，包括那些 FNAC 结果为滤泡增生的甲状腺结节。

如果选择手术治疗，为了结局良好，我们相信选择一个甲状腺手术经验丰富的外科医生非常重要。并不是说因为结节摘除一个甲状腺叶是困难的事；然而，如果需要延展手术，特别是当需要甲状腺全切除术或次全切除术，以及切除淋巴结时，具有适当的知识和经验的外科医生可减少喉返神经损伤和甲状旁腺的损伤的可能。

1. 手术治疗 FNAC 结果提示的恶性结节　当 FNAC 结果显示结节为恶性时，无论结节的大小都

表 92-6　癌症可能性和提出的治疗策略

细胞学合并基因突变	Cantara 等[127]		Nkiforov 等[133]	
	癌症风险（%）	治　疗	癌症风险（%）	治　疗
细胞学结果阳性与基因突变阳性	100	甲状腺全切除术	100	甲状腺全切除术
不确定的细胞学结果与基因突变阳性（BRAF-RET/PTC）	100	甲状腺全切除术	100	甲状腺全切除术
不确定的细胞学结果与基因突变阳性（RAS）	85	甲状腺全切除术	85	甲状腺全切除术
不确定的细胞学结果与基因突变阴性	3	定期复查甲状腺叶切除术	6	定期复查甲状腺叶切除术
细胞学结果阴性与基因突变阴性	2	定期复查	0.9	定期复查

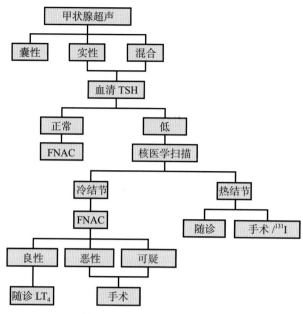

▲ 图 92-5　甲状腺结节诊断流程

FNAC. 细针抽吸细胞学检查；LT₄. 左旋甲状腺素；TSH. 促甲状腺激素

应建议手术选择甲状腺全切除术（或次全切除术），不需要冰冻切片检查，其假阴性的结果多于 FNAC（几乎为 0）假阳性的结果。这一程序降低了复发风险并且在有经验的医生操作下几乎无并发症。而且，必要时，可以帮助术后放射碘消融和适当的随访[136, 137]。手术前应仔细对颈部疾病进行分期。这是由甲状腺与颈部超声完成的。任何可疑淋巴结都应进行 FNAC 检查来提示外科医生转移病灶。如果发现阳性结节，外科医生应最大可能对淋巴结群（中央群，同侧改良颈部切除术，或双侧）进行切除。对于在缺乏超声发现可疑的情况下，常规切除中央淋巴结群有争议。欧洲和美国指南[67, 68]建议应检查外科医生在甲状腺乳头状癌和 Hürthle 细胞癌患者术中切除的颈部中央群和全部淋巴结，但不应切除滤泡状甲状腺癌。然而，在没有术前或术中淋巴结疾病的证据的情况下，预防性的"整体"中央淋巴结清扫的好处是有争议的。没有证据表明它可以改善复发率或患病率，但是它可以提供准确的疾病分期，这对于后续治疗和随访有指导意义。

这种强调更广泛的淋巴结手术治疗和更少使用 ¹³¹I 治疗的方法代表了 19 世纪 60 年代的流行的和废弃的概念。Bonnet 等[138]报道了 115 例甲状腺乳头状癌患者，肿瘤直径 1～2cm 并且未进行术前检查颈部淋巴结，患者手术包括切除颈中部（Ⅵ水平）的全部淋巴结和外科淋巴结（Ⅲ和Ⅳ水平），有时包括Ⅱ和Ⅴ水平淋巴结。这些患者的晚期肿瘤可能比一般患者更多，其中 29% 为浸润性，37% 为多病灶性。这种广泛的淋巴结切除手术改变了 11% 的治疗方案，术后未发现淋巴结并且因此无须 ¹³¹I 治疗。并发症包括甲状旁腺功能减退症和声带麻痹（均有 0.9% 的概率）。当然这种"预防性"淋巴结切除术可能会在未来妨碍发现淋巴结，因此阻止了一小部分患者暴露于 30mCi 的 ¹³¹I。遵从应用该实践方法会产生一定的不良反应，这种方法是否合理仍不确定，并且目前这种方法不被推荐。

2. FNAC 结果未确定或可疑结节手术治疗　在活检未确定（FLUS/ASN、FN/ASN 或 SMC）的单发性甲状腺结节中，恶性风险为 20%～30%[139]。对于反复活检未确诊的单发性结节来说，恶性风险未知但是可能接近 5%～10%[127]。在这些病例中，应与患者谈论手术治疗方式。对于倾向于更保守的手术治疗方式的患者来说，甲状腺叶切除术联合冰冻病理检查是推荐的最初手术方式。

由于增加的恶性肿瘤风险，在以下几种情况下建议肿瘤体积大的患者（＞4cm）行甲状腺全切除术，即活检可见明显异型性，活检结果为"可疑乳头状癌"合并患者有甲状腺癌家族史或辐射暴露史[140-142]，双侧叶结节病，以及选择甲状腺全切除术以避免未来手术可能的患者。

3. 最终组织学检测的分化型甲状腺癌未行甲状腺全切除术的手术治疗　如果患者在行甲状腺次全切除术后出现以下几种情况，应建议行甲状腺全切除术：肿瘤较大、多灶性、甲状腺外扩散和（或）血管浸润或甲状腺内或远处转移、放射线暴露史或组织学结果不佳[143, 144]。

对于术后组织病理学诊断的直径在 10～20mm 的原发肿瘤，应根据再次手术的风险与获益，包括潜在手术并发症的风险，与患者讨论甲状腺全切除术的指征。根据剩余甲状腺体积，当疾病持续的风险低时，放射新碘消融术是替代甲状腺全切除术的一个有效的选择[145]。

无论何时，对于无恶性肿瘤怀疑的结节进行手术，通常选择甲状腺叶切除术，其相对无害并且并发症的概率几乎为 0。通常，患者 2～3d 即可出院。

当更多扩大切除时，并发症更常见，随后即将对此进行讨论。甲状腺样本本身、腺体内任何异常区域，以及任何异常出现的淋巴结都应立即通过冰冻切片进行检查。鉴别甲状腺病变良性与恶性是很难的，尤其是冰冻切片，但是经验丰富的病理学家可以检查出可靠性很高的区分。有时，病理学家认为手术中获得的滤泡状病变是良性的，但是永久性切片显示为恶性。那些患者希望对于次全切除甲状腺进行再次手术，因为至少 1/3 的患者在对侧甲状腺叶存在残余瘤[146]。为了避免二次手术，我们建议对于多的细胞滤泡状病变可如第一种方式一样，行甲状腺叶切除术及对侧叶次全切除术。有时，在术后病理中会发现一个小的乳头状癌或滤泡状癌。如果这个癌变直径＜ 1cm 并且界限分明，且患者小于45 岁，那么术后不需要进行其他治疗，但是建议行周期甲状腺超声随访检查。术后，所有患者接受左旋甲状腺素治疗防止结节复发。血清 TSH 水平应控制在正常值下限。

九、药物治疗

1. 良性实性冷结节　对于这些结节合适的处理办法具有很强的争议。一项 Meta 分析[147, 148] 显示至少接受 7 个月的甲状腺激素治疗的患者中，约 25%的患者结节缩小，而其他患者结节没有变化。一些内科医生认为在恶性肿瘤被排除后，对于合并甲状腺功能正常或低于正常的实性冷结节患者应采取药物治疗，特别是合并甲状腺肿大的患者。药物选择为左旋甲状腺素。一些内科医生支持足量药物抑制垂体 TSH 分泌，血清 TSH 水平低于 0.1μU/ml。这种治疗方法的合理性在于明确观察到在一定程度上，TSH 对于正常甲状腺组织和甲状腺结节来说都是增长因子。实验与临床证据显示即使轻度碘缺乏也会导致 TSH 水平升高，引起初期腺体增生，后期结节性甲状腺肿。当结节和（或）甲状腺肿大是近期发生，通过左旋甲状腺素抑制 TSH 分泌可能足够消除结节，或者至少减小结节和甲状腺腺体体积。在长期观察病例中，结节和甲状腺肿极少被治愈，但是体积明显缩小和停止进展是可能发生的。

开始应用左旋甲状腺素后必须坚持几年才有效果[148]。年龄是选择患者治疗非常重要的因素。该

治疗建议年轻患者和 45—50 岁的成年患者。对于老年患者而言，在排除其他潜在疾病例如心脏疾病后，必须根据个人情况考虑是否启动抑制疗法。然而，如果患者已经接受左旋甲状腺素治疗并且依从性良好，无不良反应，可在 50 岁甚至 60 岁后持续进行抑制法，其日常剂量轻度减少。另一个方法的目的是将 TSH 控制在 0.3～1μU/ml，因为这一水平将有一次抑制效果，可能抑制未来几年结节的增长，并且没有轻度甲状腺功能亢进症的风险。

一个极端的观点就是内科医生认为甲状腺素治疗没有作用并且他们仅仅提供持续观察并没有进行任何治疗。

另一个需要考虑的方面就是甲状腺功能状态。在进行左旋甲状腺素治疗前，为了避免医源性甲状腺功能亢进症，必须确认患者甲状腺功能正常并且应用超敏检测血清 TSH 没有被抑制，这种情况多见于自主功能区的多结节性甲状腺肿。

最后一个重要的考虑方面是药物剂量。通常抑制剂量在每天 1.5～2μg/kg，清晨口服。3～4 个月通过检测 FT_3、TSH 及 FT_4 水平调整药物剂量，FT_3应在正常范围内，TSH 应在选定的范围内，FT_4 通常在正常范围上限。如果结果显示 TSH 没有被抑制，或者患者被过度治疗，应制订一个适当的剂量调整方案，再过 3～4 个月进行激素水平检测，然后每年进行检测。

在观察了前面描述的几种预防措施之后，左旋甲状腺素治疗通常是有效并安全的。笔者团队通过文献得到的经验和数据显示明显缩小的甲状腺结节占 15%～50%，并且其他许多其他结节没有进展。一些作者描述当持续避免亚临床甲状腺功能亢进症时，没有观察到心脏和骨骼的不良反应[149]。

当左旋甲状腺素治疗期间突发甲状腺功能亢进症的临床表现时，必须怀疑是否存在甲状腺自主功能结节，并且必须马上停止左旋甲状腺素治疗。建议患者外科治疗的一个指征是在左旋甲状腺素治疗期间结节大小的增长。这种情况很常见并且即使认为可疑，也没构成明确的恶性肿瘤的证据。

2. 自主功能性甲状腺结节　自主功能性甲状腺结节（AFTN）（热结节）是癌症的概率很低，治疗方法主要取决于是否存在甲状腺功能亢进症和（或）结节的大小。有时在可检测到 TSH 存在时发

现热结节，伴随结节外摄取功能降低但是没有被抑制。许多 AFTN 与亚临床甲状腺功能亢进症相关，唯一的异常是血清 TSH 值低或检测不到。其余的病例存在明显的甲状腺功能亢进症。AFTN 多发生于青年人中，并且通常直径< 3cm。

小直径的（< 3cm）AFTN，不合并甲状腺功能亢进症，可不治疗并观察。20%～30% 的结节，当直径> 3cm 时会出现更高的比例，会发展为甲状腺功能毒症，有时在发现结节的几十年后。甲状腺功能毒症的患者有两种治疗方案可选择：手术治疗和放射碘治疗。放射碘治疗是一种非常有效的治疗方式并且是许多合并 AFTN 患者选择的治疗方式。在 ^{131}I 治疗后，通常可达到甲状腺功能正常，并且肿瘤不同等级的缩小，但是实性结节通常持续性存在。目前还没有就 ^{131}I 的最佳管理活动达成协议。就笔者的经验而言，标准计量 15mCi 通常足以使结节丧失功能，尽管会引起约 20% 的患者发生甲状腺功能减退症[150]。手术治疗是一种可以接受的替代治疗方式，适合大结节（直径> 3cm）及拒绝放射碘治疗的患者。手术包括全甲状腺叶切除术，对于甲状腺功能亢进的患者需在应用抗甲状腺药物（甲巯咪唑或丙硫氧嘧啶）充分治疗，待甲状腺功能恢复正常后进行手术。治疗后出现甲状腺功能减退症的情况在手术治疗后不常见，在放射性碘治疗后的发生率约 10%。可能建议包括甲状腺功能正常的患者在内进行替代治疗，以避免剩余叶的晚期代偿性增生。

3. 甲状腺囊肿 甲状腺囊肿能够容易地通过抽吸处理，但是囊肿复发很常见。左旋甲状腺素抑制疗法可能降低复发风险，特别是如果在接受左旋甲状腺素抑制疗法几个月后进行抽吸，但是其复发的风险仍旧很高。一种新兴的替代疗法是囊肿硬化治疗，即囊性液体完全抽吸后，在结节内注入乙醇[151]。这种技术有效且安全：可能成为一种可选择的甲状腺囊肿的治疗方式。当上述治疗方式不能避免甲状腺囊肿复发或结节非常大时，手术治疗是必要的。

一小部分（约 3%）诊断为甲状腺囊肿的囊性结节不起源于滤泡上皮细胞而是起源于甲状旁腺。通过囊性液体的颜色判断这些囊肿，通常为透明液体。最终的诊断结果可通过检测抽吸液体中发现高

甲状旁腺激素水平和低的或检测不到的 Tg 水平轻松获得[152]。大多数情况下，血钙是正常的。鉴别甲状腺囊肿和甲状旁腺囊肿有重要的治疗意义，甲状旁腺囊肿在 FNA 后不易复发，并且对于左旋甲状腺素抑制疗法无效。

十、甲状腺癌

（一）流行病学

甲状腺癌是一种罕见的恶性肿瘤。仅占全部甲状腺结节[153]的 5%～10%，并且占全部人类恶性肿瘤[154]的 1%～2%。确诊的平均年龄大约 45—50 岁[154]。16 岁以下的患者非常罕见（每年 100 000 儿童中有 0.02～0.7 例）[155]。

在美国，2012 年甲状腺癌的发病率为每 100 000 人中有 15 例，但是在接下来的一年中在世界范围内这一比例不可避免地升高了[1]。相反，甲状腺癌的死亡率没有变化，证明其增长是发现的亚临床惰性肿瘤[156]。

由于甲状腺结节的增长，每年甲状腺癌发病率的绝对值在碘摄入缺乏地区更高，但是发病率百分比与碘摄入充足的地区相似[18]。在碘摄入充足或碘摄入缺乏的地区常见的组织学类型为甲状腺乳头状癌。然而在碘摄入缺乏的地区，FTC 与 PTC 的比值几乎相同，相反地，在碘摄入充足地区 PTC 明显多于 FTC。这已在碘摄入充足并已实施碘预防的国家得到证明[157]。

甲状腺癌在女性人群中的发病率是男性人群中的 2～4 倍[158]。同样的趋势在青年人中也得到证实，即女孩儿 PTC 的发病率高于男孩儿[155]。

增加的发病率与小乳头状癌（直径< 2cm）尤其相关[159]。主要以小乳头状癌（微小癌）的形式出现，提示发病率的增加主要是颈部超声引进临床后得出的结果[156]。

由于这些肿瘤中的一大部分是惰性肿瘤，所以如果没有筛查将不会被发现。事实上，尸检中甲状腺肿瘤的发病率很高，这取决于选择的人群（2.7%～30%）[160-164]。

准确的病理检查切除的多结节甲状腺可以检测到许多隐匿肿瘤，这一情况在碘摄入缺乏的地方

很常见，从临床角度来说可能没有关联性。

至少对于分化型甲状腺癌来说，当与其他恶性肿瘤对比时，甲状腺癌是最可能治愈的癌症，有很高的生存率。然而，一些患者有很高的复发或甚至死亡的风险。这些患者中的大多数可以在诊断时使用明确的预后指标进行鉴别。

（二）病理学

恶性肿瘤病理学诊断通常非常简单，但是对于一些肿瘤来说也存在很大的挑战。甲状腺肿瘤的分类和定义见表 92-7。

表 92-7　甲状腺肿瘤的分类和定义

甲状腺上皮细胞肿瘤	定　义
良性	
滤泡状腺瘤	良性囊性肿瘤，伴有分化的滤泡细胞
恶性	
乳头状癌	恶性上皮细胞肿瘤，伴有滤泡分化，乳头和滤泡状结构改变及特征性细胞核改变
滤泡状癌	恶性上皮细胞肿瘤，伴有滤泡细胞分化，没有乳头状癌诊断特征
未分化癌	高度恶性肿瘤，由部分或全部未分化细胞组成
髓样癌	恶性肿瘤，伴有 C 细胞分化
恶性非上皮细胞肿瘤	
肉瘤	恶性肿瘤，无上皮细胞分化，伴有明显特异性肉瘤分化
血管内皮细胞瘤	高度恶性肿瘤，具有广泛的坏死或出血和血管状裂缝，周围排列着内皮细胞
恶性淋巴瘤	恶性肿瘤，伴有白细胞共同抗原或类似抗原染色阳性
继发性肿瘤	病理特征取决于原发性肿瘤

修改自 Hedinger C, Williams ED, Sobin LH. Histological typing of thyroid tumors, vol II. In: *International histological classification of tumors*, 2nd ed. Berlin: Springer-Verlag; 1988.

乳头状癌和滤泡状癌是最常见的两种癌症，通常定义为分化型甲状腺癌。乳头状癌的诊断是根据典型的特征。滤泡状癌的诊断是根据存在滤泡分化并不存在乳头状癌的典型特征[165]。

1. 乳头状甲状腺癌：典型　根据大小和转移情况，乳头状癌可分为微小癌、局限于甲状腺内部癌和甲状腺外转移癌。

微小癌是直径 < 1cm 的肿瘤。具有典型乳头状癌的特征，可表现为几毫米的无包膜结节，浸润周围甲状腺组织。

临床可检测到的肿瘤更大，表现为实性无包膜或部分包膜的肿瘤[165, 166]。乳头状癌通常为一侧叶或双侧叶多中心，在不同患者中变异率为 20%～80%[167-169]。

显微镜下，乳头状癌包含乳头状区，呈局灶性分布或弥漫性分布。乳突由一个由特征性细胞排列的间质血管轴组成。真乳头状细胞的存在是甲状腺乳头状癌的一个特殊特征，这些乳头必须区别于假乳头和大乳头，其常见于 Graves 病、良性结节或合并甲状腺功能减退症的甲状腺肿。

其他方面可能与乳头有关。充满胶质、小梁状或小叶状的滤泡，鳞状上皮化生和砂粒体是另外 40%～50% 的肿瘤的特征。典型的乳头状病变是在肿瘤中心或周围发现的硬化区域。

质核是主要特征。与正常滤泡细胞的质核相比更大，并且重叠，在中心呈苍白色和透明状，并且包含低密度核染色体和明显的核细胞膜。形状不规则并且可能像"咖啡豆"一样有"裂缝"。核内包涵体大而圆，边界清楚，存在胞质内陷[170]。在肿瘤缺乏其他特征时，乳头状癌的诊断根据质核的典型特征[165]。

淋巴结扩散通常出现在肿瘤周围。更罕见的是，在肿瘤中出现类似慢性淋巴细胞性甲状腺炎的真性的淋巴细胞浸润[171]。

乳头状癌通常在疾病早期是浸润淋巴管。浸润过程是从甲状腺周围链到更远链[172]。甲状腺内部淋巴扩散可能是频发肿瘤多灶性原因[167, 173]。浸润静脉和远处转移（大部分转移到肺部和骨）非常罕见，比例为 2%～5%[174]。

2. 乳头状癌变异　最常见的甲状腺乳头状癌的变异是滤泡变异。它包膜完整[175, 176]并且伴有小的含胶体的滤泡，呈弥漫性的滤泡生长模式。通过发现甲状腺乳头状癌典型细胞核特征来辨别乳头状。明显重叠的质核，低密度染色体，明显核细胞膜，形状不规则，核内包含物。转移瘤很罕见[177]并且常规治疗效果好。预后与经典变异相似。

罕见的弥漫性硬化变异多见于儿童和年轻人[178, 179]。特征为与甲状腺肿一样的弥漫性甲状腺肿大，但甲状腺双侧叶都由实性和钙化肿瘤所替代。显微镜下，这一形式通常为多中心的。肿瘤乳头伴无角化的鳞状上皮化生，以及大量的砂粒体。广泛的淋巴细胞浸润腺体经常发现，并且存在 100% 的淋巴结转移。而且，远处转移很常见。尽管治疗反应好，但与典型乳头状癌相比，预后差。

高细胞变异[180, 181]和柱状细胞变异[182]，肿瘤通常很大并且向甲状腺外扩散。这些肿瘤呈乳头状，并且细胞高，有颗粒状的嗜酸性细胞质。血管浸润很常见，并且肿瘤在老年患者中很典型。这种变异预后差。

包膜变异的特点为被膜类似于腺瘤，但被局部侵犯。镜下可见典型的乳头状瘤和砂粒样体的细胞学和细胞核特征。这种变异占全部变异的 8%～13%[183, 184]。

合并结肠多发息肉病的患者，甲状腺乳头状癌具有典型的特征，包括常见的典型乳头状多灶性及实性区和拉长的细胞。

3. 甲状腺滤泡状癌　与乳头状组织学不同，滤泡癌通常被认为是一个孤立的，或多或少有包膜的甲状腺结节。根据浸润等级，肿瘤被分为微小浸润性（有包膜的）或广泛浸润性[165]。这种区别对预后有很大的影响，因为当存在更广泛的血管侵犯时，预后更严重[185]。

微小浸润癌占全部病例的 50%。恶性肿瘤的诊断完全基于明确的血管浸润和（或）全包膜的浸润，以及缺乏典型的乳头状 PTC 的核特征。检查多个区域，包括结节的周围，通常是必要的，以排除或确认浸润的存在。从细胞学角度来说，其不能与良性甲状腺肿区分。因此，FNAC 对于区别良性与恶性病变没有帮助。冰冻切片检查不能提供明确诊断，并且一些该领域的专家不推荐此项检查。

广泛浸润肿瘤很少存在诊断问题。其表现为广泛的血管和甲状腺周围组织浸润。包膜在一些区域被浸润并且严重破坏。

微小浸润癌和广泛浸润滤泡状癌，形态多样，从分化良好的充满胶质的滤泡到分化不良的实性细胞生长模式。

滤泡状癌浸润血管但极少浸润淋巴。转移瘤血行播散至肺、骨，少见的情况下至脑和肝[186]。广泛浸润滤泡状癌常见转移瘤，微小浸润滤泡状癌少见。

4. 滤泡状癌变异　透明细胞瘤是一种罕见的变异，结构和临床表现与普通滤泡状癌相似。由于胞浆内囊泡的形成、糖原或脂肪的积累或细胞内 Tg 的沉积，细胞是透明的。这些肿瘤必须与透明细胞腺瘤、甲状旁腺腺瘤或癌，特别是转移性透明细胞肾癌区别开来。

岛状癌也是一种罕见的变异[187]。这是一种低分化的浸润性滤泡状癌，实性，并且滤泡分化表现为小囊泡，很少有胶质。与典型的滤泡状癌相比，这些细胞的形状非常均匀，体积更小，密度更大。与类癌相似。转移瘤常见，可见于淋巴结和远处器官[188]。预后差。

Hürthle 细胞癌。Hürthle 细胞型（或嗜酸性细胞型）由来自滤泡上皮的细胞组成，体积大，有丰富的颗粒状嗜酸性细胞质、大的细胞核和明显的核质。细胞内大量的线粒体型成了细胞质的颗粒状外观。Hürthle 细胞癌也可以为乳头状，如 RET/PTC 变异。

由于 Hürthle 细胞可在乳头状癌和许多良性病变（如甲状腺肿、甲状腺功能亢进症、桥本甲状腺炎、良性结节）中出现，滤泡状肿瘤（如浸润性）的恶性程度的标准适用于嗜酸细胞肿瘤。与滤泡状癌一样，从大体上看，嗜酸性变异是一个孤立的甲状腺结节伴有完全或部分包膜。在一些报道中，这一变异的预后比滤泡细胞型差[189]。

5. 其他癌症　未分化癌起源于滤泡上皮，但其高度的未分化使甲状腺的任何特征都无法被识别。它占所有甲状腺癌的 5%～15%，是最具侵袭性的人类癌症之一。诊断时的局部扩展和远处转移是特征。

髓样癌来源于分泌降钙素的甲状腺滤泡旁 C 细胞。其表现为实性的梭形或圆形细胞团，细胞核大，大量纤维化，淀粉样蛋白沉积。在家族性多发性内分泌腺瘤病 2A 和多发性内分泌腺瘤病 2B，C 细胞增生早于癌症，通常存在于腺体。降钙素的免疫化学染色有助于区分甲状腺髓样癌与其他组织学类型，特别是考虑到转移性腺癌的起源时。

其他罕见的肿瘤包括原发性甲状腺淋巴瘤或由

其他细胞类型引起的肿瘤。

（三）病因

1. 致癌基因　肿瘤病因中最有趣的新概念是致癌基因和抑癌基因所起的作用。几个原癌基因已被发现。它们通过重新排列、删除或点突变被转化为活性致癌基因，从而使细胞获得生长优势，最终导致恶性转化。另一个可能的原因是肿瘤抑制基因的丢失。大多数致癌基因与正常生长因子、激素受体或控制细胞分裂有关。

分化型甲状腺癌中最常见的突变事件是 *BRAF* 基因的点突变。这种突变合并 *PTC* 的概率接近 40%[190]。*BRAF* 点突变仅出现在 10% 的滤泡状甲状腺癌中，而在间变性和低分化的甲状腺肿瘤中也可见[191]。这种突变与更多的肿瘤的不良行为有关。在许多研究中，*BRAF* 与浸润性肿瘤特征相关，如高细胞变异、甲状腺外延伸、晚期肿瘤表现、淋巴结或远处转移的证据[190,192-194]。

包括 *RET* 和 *TRK* 原癌基因的重排已被证明是甲状腺乳头状癌亚群的引起事件。这些基因的致癌激活是通过其酪氨酸激酶与同一或其他染色体上其他基因的 N 端启动子序列融合来完成的。*TRK* 致癌基因由 *NTK1* 基因重排产生，*NTK1* 基因编码神经生长因子受体，并且可与至少 3 种不同的激活基因连接[195]。

在 *RET* 基因重排的情况下，产生的嵌合致癌基因被称为 *PTC*，这是乳头状甲状腺癌的缩写[196,197]。一些已经确定的嵌合形式，最常见的是 *RET/PTC* 1、*RET/PTC* 2 和 *RET/PTC* 3。虽然与甲状腺乳头状癌密切相关，但 *RET/PTC* 仅占 PTC 病例的 20%～30%[197-201]。在核辐射后发生的甲状腺乳头状癌中，*RET/PTC* 活化的频率在 60%～70%，在切尔诺贝利核灾难[202-205]之后受到了严重辐射的白俄罗斯的儿童，以及在儿童时期接受过外部辐射治疗的患者中也是一样的。值得注意的是，这些辐射诱导的肿瘤通常是乳头状癌的实性变异，所涉及的致癌基因主要是 *RET/PTC* 3，尤其是在最年轻的患者中。在自发性肿瘤或典型的辐射诱发的乳头状变异肿瘤中，*RET/PTC* 1 是主要的重新排列形式[206]。基于这一发现，我们可以推测 *RET/PTC3* 与辐射及发生在年轻患者的实性乳头状肿瘤（大多数白俄罗斯癌症

是在儿童身上诊断的）存在特别的关联，后者伴有或不伴有辐射的协同作用。第二种假设得到数据支持，数据显示未暴露于辐射的意大利患者的 *RET/PTC* 高活化率与较低的诊断年龄之间存在显著相关性[207]。

在分化型甲状腺癌中发现 *H-ras*、*K-ras* 和 *N-ras* 原癌基因的突变形式；然而，这些突变并不局限于恶性病变，因为在约 30% 的甲状腺滤泡状腺瘤中也发现了同样的突变[208,209]。可以想象，*ras* 基因家族的突变可能是甲状腺肿瘤发生的早期事件。

TSH 可刺激正常甲状腺组织中 *C-myc* 和 *C-fos* 的表达，并在腺瘤和癌中发生[210]，可能是肿瘤表型的结果。在某些滤泡腺瘤和癌中，11q13 位点的抑癌基因丢失[211]。

Farid 和同事[212]发现 *RB* 抑癌基因在大部分甲状腺肿瘤中也发生了突变或缺失。

激活突变的编码促甲状腺素受体和 G_s 蛋白的 α 亚基的基因，与甲状腺毒症性腺瘤相类似，并可能与致病性不相关，已在一些功能亢进滤泡状癌中出现相关报道[213]。

关于滤泡状肿瘤，一个特定的源于具有抑制肿瘤功能的基因突变的致癌基因，*PAX8/PPAR-γ*，一直与高频率的恶性表型相关[214]。

表皮生长因子受体（EGFR）基因的激活突变已经在一组甲状腺乳头状癌患者中被发现[215]。

在分化型甲状腺癌患者中，*p53* 抑癌基因的失活突变很少见，但在未分化型甲状腺癌患者中却很常见[216]。

基于在不同类型甲状腺癌中发现的基因缺陷，

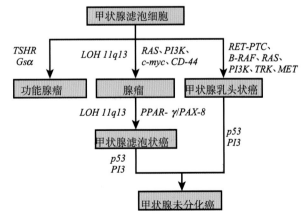

▲ 图 92-6　甲状腺肿瘤发生的分子事件模型

图 92-6 给出了滤泡状甲状腺细胞肿瘤形成过程中所涉及的序列变化的假设模型。

分化型甲状腺癌组织往往失去聚集和有机化碘的能力；这就是为什么肿瘤组织在核素扫描中上通常是冷的。在分子水平上，这一发现的一种解释是 NIS 基因（编码一种基底外侧膜蛋白，该蛋白能主动将碘离子运输到甲状腺滤泡细胞）在肿瘤中的表达低于正常甲状腺组织[217]。然而，NIS 蛋白要发挥作用，必须在质膜上维持其生理极化。在一项研究中，在缺乏放射性碘吸收的肿瘤组织中，报道了 NIS 细胞质定位导致极化缺失。转录后事件可能导致 NIS 蛋白的膜靶向缺陷。这种改变可能解释在 NIS mRNA 表达水平正常的甲状腺癌患者中碘的摄取减少[218]。

2. 电离辐射　儿童时期颈部的外辐射增加了患甲状腺乳头状癌的风险[38, 58, 219-222]。从暴露到辐射再到诊断之间的潜伏期通常是 5 年，最高为 20 年左右，在 20 年左右保持高位，然后逐渐下降。外部辐射与甲状腺癌之间存在线性剂量关系，开始辐射剂量从低至 10cGy 到高至 1500cGy。超过这一点，甲状腺癌的发病风险就降低，这可能是由于甲状腺细胞的死亡。主要的危险因素是受到辐射时的年龄小；在 15 岁或 20 岁以后，患病风险大大降低。儿童时期甲状腺暴露剂量 1Gy（100rad），甲状腺癌的发病风险增加 7.7 倍[219]。对成人应用 [131]I 进行诊断或治疗似乎与增加甲状腺癌的发病风险无关[220-222]。然而，在马绍尔群岛原子弹试验后儿童甲状腺乳头状癌发病率增加，近期，切尔诺贝利核反应堆事故[223-227]后，白俄罗斯和乌克兰放射性同位素对于甲状腺的直接致癌效应，包括 [131]I 和（或）短暂的同位素。在白俄罗斯和乌克兰切尔诺贝利事故后儿童和青年人（表 92-8）被诊断出的癌症在从暴露到诊断存在很短的平均潜伏期（平均 6.5 年）[224]。这些差异是否由于甲状腺受到不同的辐射

表 92-8　切尔诺贝利事故前后白俄罗斯甲状腺癌数量

年龄（岁）	1974—1985 年	1986—1998 年	增加倍数
3—14	8	600	75.0
15—8	13	132	10.1
19—29	117	438	3.7
>29	1254	4279	3.4
总计	1392	5449	3.9

剂量，是否由于患者很年轻，什么时候甲状腺的生长对辐射特别敏感，或这些因素结合在一起以及其他环境因素（碘缺乏）仍然是一个讨论的问题。

3. 遗传因素　甲状腺癌存在于一些家族综合征中，包括牛登病（错构瘤、多结节性甲状腺肿、甲状腺癌、乳腺癌、结肠癌及肺癌）[228]，家族性腺瘤性息肉病（发病率估计比基线增加 100 倍）[229, 230]，Gardner 综合征[231]，家族性化疗性错构瘤[232]。然而，家族性分化型甲状腺癌存在于这些综合征中是非常罕见的。绝大多数家族性癌症（几乎总是乳头状）以孤立的、非综合征的、乳头状甲状腺癌的形式发生，其中没有检测到候选致癌基因。据报道这种类型的家族性癌症在不同家族中的患者发病率为 3%～10%[233, 234]。在一项流行病学研究中我们证实，这些系谱表现出"遗传预期"的现象，包括在较早的年龄出现甲状腺癌，并在第二代和其后几代增加了其浸润性[36]。在这些家族中，已经证实了一种生殖细胞系的改变，包括端粒变短和端粒酶活性增加，导致基因组不稳定，并可能导致甲状腺癌的风险[235]。

（四）诊断、临床表现和病因

甲状腺癌最常见的表现是在颈部超声检查中发现一个结节，超声检查是因非甲状腺疾病或良性甲状腺疾病而做[156, 236, 237]。有时，尤其是在儿童时期，一个或多个转移性淋巴结可能是首发症状。更罕见的是，滤泡状癌的肺或骨的远处转移可能是首发症状。声音嘶哑、吞咽困难和呼吸困难很少是肿瘤的特征；这些发现提示已发展到疾病晚期。

在体格检查中，结节通常是单发实性的，随吞咽移动，并且通常与良性病变难以区分。当结节在正常甲状腺内为单发时应怀疑是癌症；当发现于儿童或青少年、男性或与同侧淋巴结肿大有关，特别是有外部辐射暴露史时应怀疑是癌症。

无论何种表现，恶性肿瘤的最终诊断必须依赖于 FNAC 的结果，应对任何可触及的结节进行该项操作。只要获得足够的标本，有 3 种可能的细胞学结果：良性、恶性、不确定性（或可疑）。假阴性和假阳性结果很少见。为了减少这种情况，可以使用一种基于搜索与甲状腺癌相关的基因图谱的新方法（参见甲状腺结节章节）。其他诊断方法在甲状腺

结节的诊断评估中很少有用，除了血清降钙素的测定，其增加可能是甲状腺髓样癌的病理改变[61-65]。测定甲状腺激素和 TSH 可能有助于提示小部分"热"的几乎良性的结节。甲状腺自身抗体阳性提示存在一种潜在的自身免疫性疾病，这种疾病可减少但不消除与甲状腺恶性肿瘤相关的可能性。甲状腺超声虽然不能鉴别良、恶性病变，但对判断结节的数量、大小及结节外甲状腺结构有一定的价值，并且可引导对不可触及的结节进行抽吸。

乳头状癌发生于任何年龄。在儿童中很少见，并且在 40 岁和 50 岁年龄段多发[154]。12%～64% 的患者可出现淋巴结转移，约 10% 的患者有甲状腺外浸润，3%～6% 的患者有远处转移[238-243]。这些肿瘤可能存在数十年而不会产生严重的症状或导致死亡[244]。它们易于转移到颈部淋巴结，并最终转移到肺。在年轻人中通常为良性并且在小于 40 岁的患者中很少造成死亡。在老年患者中，这种疾病更具侵袭性，在某些情况下表现为未分化癌[245]。在

年轻患者中，颈部淋巴结阳性似乎没有不良风险，但在 40 岁以上的患者中，确实意味着预后更差（图 92-7）。肺转移在胸片上可表现为大"雪球"或见弥漫性斑片状阴影。在首次诊断时几乎所有的乳头状癌转移瘤都可摄取 [131]I。肺转移瘤的患者会逐渐发展为阻塞性肺疾病、动静脉分流、低氧血症和发绀。乳头状癌的死亡率为 8%～20%，主要发生在年龄较大的患者中，这些患者在诊断时已出现了固定或浸润性颈部病变或远处转移瘤（图 92-8）[246, 247]。大约有一半的死于这种疾病的患者是由于局部侵袭。

儿童比成人更容易发生淋巴结或肺转移[248]，但死亡率极低。治疗基本与成人一致，但强调长期随访，因为仍存在复发风险。

滤泡状癌症发生在年龄较大的人群中，在 50 年达到发病率高峰。通常表现为缓慢生长的甲状腺肿块，甲状腺外浸润占 25%，局部淋巴结受累占 5%～10%，远处转移瘤占 10%～20%。组织学模式

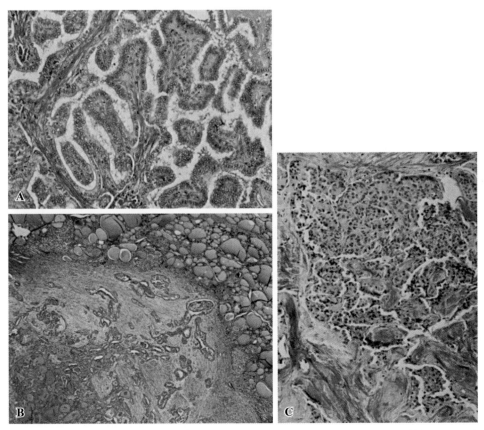

▲ 图 92-7　A. 甲状腺乳头状癌恶性肿瘤的组织学形态，标注乳头状突起的高细胞和纤维血管核心；B. 滤泡状腺癌表现为结构保存良好，活跃的胶质吸收和泡状核；C. 刚果红染色可见髓样癌伴大细胞片、纤维化和淀粉样变
由 Courtesy of Dr. Francis Straus, Department of Pathology, University of Chicago 提供

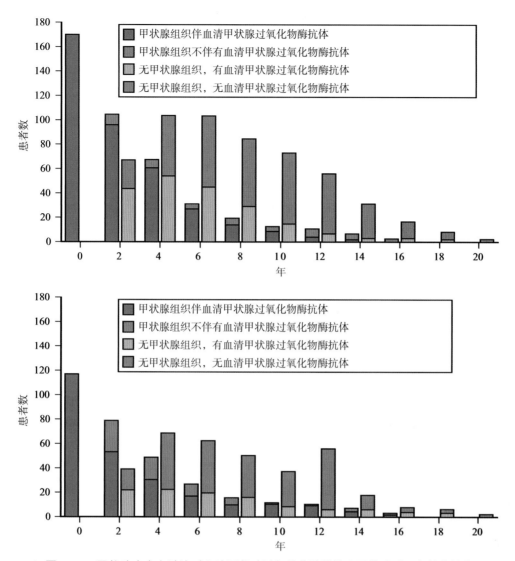

▲ 图 92-8　甲状腺癌患者随访时血清甲状腺过氧化物酶抗体和甲状腺球蛋白抗体的变化

引自 Chiovato L, Latrofa F, Braverman LE, et al. Disappearance of umoral thyroid autoimmunity after complete removal of thyroid antigens. *Ann Intern Med*. 2003；139：346-351.

范围从几乎正常的甲状腺组织到退化的细胞片。带状肌和气管的直接浸润是其特点，而可切除性取决于此特点。这些病变倾向于转移到肺部和骨骼。骨转移通常是骨溶解的。通常，病变保留了聚碘的能力，因此理论上易受 [131]I 治疗的影响。滤泡状癌症比乳头状癌的致死率稍高，诊断 10～15 年后的死亡率为 10%～20%，同样主要发生在初次诊断时就出现广泛浸润或远处转移的患者中[249]。

Hürthle 细胞癌的表现与其他滤泡状肿瘤相似[185]。他们有一个明显的倾向，即术后多年颈部复发，并且因局部浸润造成死亡。Hürthle 细胞癌通常不容易聚 [131]I，并且可能不适合这种治疗。

甲状腺髓样癌最初被描述为一种独特的甲状腺肿瘤，其特征是成片的细胞具有大的细胞核、纤维化、多中心性和广泛的淀粉样蛋白沉积，并有出乎意料的良性病程[167]。这些肿瘤占甲状腺癌的 4%～10%，现在已知是来源于 C 细胞或滤泡旁细胞，均起源于鳃后[250]。约 70% 为单发，30% 作为 MEN2A 的一部分，与嗜铬细胞瘤、甲状旁腺腺瘤和皮肤苔藓淀粉样变有关，或者作为 MEN2B 的一部分，与单侧或双侧嗜铬细胞瘤、黏膜神经瘤、神经纤维瘤、咖啡牛奶斑有关，可能与 Hirschprung 病有关[33]。C 细胞的增生预示着癌症的发展[251]。髓质肿瘤可分泌降钙素和癌胚抗原，从而可诊断，此外还可产生血清素、前列腺素、促肾上腺皮质激素、组胺酶和其他肽[252-254]。降钙素的产生是过量的，但病人通常是高钙血症。在散发性病例中，可以通过测量基础状态下的降钙素水平[61-65]，或者用钙离子输注或五肽促胃液素刺激刺激后的降钙素水平来诊断[255, 256]。

在家族性病例中，*ret* 原癌基因的种系点突变几乎是 100% 受影响的家系的特异性的致病事件[257]，允许为家族性甲状腺髓样癌的早期诊断和预防治疗开发基因检测试验[258]。肿瘤的病程与滤泡状癌相似，通常可以通过手术控制。

未分化的肿瘤以不同的形态出现，并由此产生了如巨细胞癌、癌肉瘤和表皮样癌等术语。其表现和其他部位的侵入性肿瘤一样。易导致颈部结构的局部侵犯和压迫，并转移到淋巴结和肺。第一次被发现时，可切除的可能不超过 10%；其余发展迅速并在 6 个月到 1 年内死亡。各种证据表明，某些间变性癌起源于长期存在的分化型甲状腺癌[259]。先前被定义为间变性的一组肿瘤，其特征是细胞岛，已被认为是滤泡癌的岛样变异体。这些肿瘤与通常的间变性癌相比浸润性差，而且因为其 ^{131}I 治疗通常有效，所以它们的识别是重要的[260]。

淋巴瘤可能起源于甲状腺。在 30%～80% 的病例中，甲状腺广泛地与桥本甲状腺炎有关，也可能存在甲状腺功能减退症。似乎淋巴瘤可能起源于甲状腺炎相关的淋巴细胞。淋巴瘤的典型特征是弥漫性、大细胞型。在成人中临床表现通常是颈部肿块迅速增大，因压迫邻近结构而产生症状。病变扩散到邻近的淋巴结群，迅速扩大，常常是疼痛的。活检中甲状腺炎常与小细胞癌混淆，除非找到合适的肿瘤细胞标记物。虽然发病率低，桥本病绝对是淋巴瘤的危险因素。

转移性癌在死于其他恶性肿瘤的患者中占相当比例。它们来自于黑色素瘤、乳腺肿瘤、肺癌、胃癌、胰腺癌、肠癌、淋巴瘤、宫颈癌和肾癌。通过 FNAC 很容易与原发性甲状腺癌鉴别。

（五）预后因素

大多数患者，特别是分化组织型的患者，在最初治疗后治愈率高，但也有部分患者有复发或死亡的风险。复发或死亡风险的单因素分析考虑了几个潜在的预后因素，这些因素基于肿瘤的流行病学、生物学、临床、病理和近期出现的分子特征，如表 92-9 所示。更常见的与不良预后相关的因素见表 92-10。

1. 年龄和性别　年龄和性别是评价甲状腺癌患者的两个预后因素。这种情况在儿童和青少年中很少见[155]，尽管有很高的转移和复发的风险（高达 40%），但预后良好，10 年生存率大于 98%[261]。

癌症复发和死亡的风险已被广泛评估。Elisei 及其同事[174]评估了超过 4000 例甲状腺癌患者，得出结论，单因素分析中，男性和高龄对生存率有显著的负性影响，但在多因素分析中，只有 60 岁以上的患者有独立的预后因素，且预后更差。Jonklaas 及其同事[262]研究了性别差异，发现只有在单变量分析中，女性预后更好。当分析还包括年龄和疾病阶段，男性和女性有同样的预后。同样的趋势在诊

表 92-9　分化型甲状腺癌预后因素

- 患者相关因素
- 年龄
- 性别
- 自身免疫性甲状腺疾病
- 组织病理学因素
- 肿瘤组织型和变异
- 肿瘤等级和 DNA 倍数性
- 肿瘤负荷
- 原发性肿瘤
- 多中心肿瘤
- 甲状腺外浸润
- 淋巴结转移
- 远处转移瘤
- 分子特征因素
- 原癌基因、抑癌基因和原癌基因编码蛋白
- 治疗相关因素
- 最初手术治疗程度
- ^{131}I 治疗残留甲状腺
- 肿瘤标记物
- 血清甲状腺球蛋白
- 预后评分系统
- EORTC 分
- Institute Gustave-Roussy 系统
- TNM 分级
- AMES
- 临床分级
- AGES-MACIS
- 俄亥俄州立大学分级

AGES. 年龄、等级（Broder 分级）、肿瘤浸润范围、原发肿瘤大小；AMES. 年龄、远处转移瘤、肿瘤浸润范围和原发肿瘤大小；EORTC. 欧洲癌症治疗研究组织；MACIS. 远处转移瘤、年龄、手术完整度、甲状腺外组织浸润、大小；TNM. 原发肿瘤、淋巴结情况、远处转移瘤

表 92-10　分化型甲状腺癌不良预后影响因素

- 高龄
- 远处转移瘤
- 低分化组织学变异
- 滤泡状、广泛浸润、高细胞、柱状细胞、嗜氧细胞、Hürthle 细胞、岛细胞
- 肿瘤体积大
- 甲状腺外浸润
- 多中心性
- 淋巴结转移
- 高肿瘤分级和 DNA 单倍体
- 男性
- *BRAF（V600E）* 变异

断时进行年龄区分分析时也得到了证实。55 岁之前确诊的女性预后比男性好。55 岁以后，男女之间没有差异。更年期风险的明显增加表明，雌激素可以提供更好的预后。

在另一项研究中[263]，男性的疾病表现更严重，有更具侵袭性的组织病理学特征，这与女性不同，但是，如果肿瘤局限于甲状腺，男女之间的结果没有区别。

在老年患者中，初次治疗后临床复发更快，发现复发与死亡的间隔更短[264]。老年患者倾向更多是局限侵袭性肿瘤并且在诊断时有更高的远处转移瘤的发病率和更具侵袭性的组织学变异。

2. **相关的自身免疫现象**　Graves 与浸润性甲状腺癌[52, 54, 265-269] 和肿瘤相关死亡无关[270, 271]。

自身免疫性甲状腺炎与甲状腺乳头状癌的相关性可能预后更好[272-274]。在意大利的一系列研究中[275]，在 23% 的分化型甲状腺癌患者中发现了循环的甲状腺自身抗体。抗体阳性和抗体阴性患者的最终结果无差异。在另一项研究中，包括 1441 名因甲状腺癌而接受甲状腺全切除术的患者[276]，大约 15% 的患者同时发生组织学慢性淋巴细胞性甲状腺炎（CLT）。与未合并 CLT 的患者相比，这些患者原发肿瘤的体积更小并且复发风险更低，尽管在与其他预后因素调整后，这种关系无意义。

循环抗体的消失与疾病的有效治疗相关，而抗体的持续存在与稳定的或侵袭性疾病相关，提示有效治疗后甲状腺自身抗原完全去除后，相应的自身抗体也随之消失[277]。

3. **组织病理学因素**　据报道，甲状腺乳头状癌的高细胞变异[188, 278-280]、柱状细胞变异[281] 和亲氧变异[282, 283] 预后较差。包膜[284] 和滤泡状变异预后良好[177]。据报道，弥漫性硬化变异的预后中度[285, 286]。

广泛浸润性滤泡状癌的预后不如无浸润性肿瘤。其他滤泡变异（如 Hürthle 细胞、岛细胞和小梁变异）通常与预后不良有关[188, 189, 287]。

4. **原发性肿瘤的大小和多中心性**　微小癌（微小或隐匿性癌）在生存率和无复发方面表现出良好的预后，无论最初外科治疗的程度如何。一些研究报道表明，随着原发性肿瘤的增大，复发和肿瘤特异性死亡的风险逐渐增加[288-291]。与滤泡状癌相对，肿瘤大小似乎在乳头状癌中更具有预测性。

多中心性，无论是甲状腺内转移瘤还是多个原发肿瘤病灶的表达[292]，与淋巴结转移瘤[293, 294]、局部持续性疾病和远处转移瘤，以及 30 年死亡率显著相关[295]。

5. **甲状腺外浸润**　5%～10% 的乳头状癌和 3%～5% 的滤泡状癌存在甲状腺外浸润；它使患者面临更高的局部复发率和远处转移，以及更高的肿瘤相关死亡率。局限于甲状腺包膜的浸润，没有软组织浸润，与明显的甲状腺外浸润相同预后不良[296, 297]。

6. **淋巴结转移瘤**　在不同系列的乳头状癌[289, 290, 298-302] 中，淋巴结转移瘤的发生率为 12%～81%，而在滤泡组织型中发生率更低（接近 17%）[303]。局部淋巴结受累见于微小癌和大肿瘤，双侧肿瘤可能发生双侧淋巴结转移瘤。一些作者发现，区域淋巴结转移瘤与较高的肿瘤复发率和癌症特异性死亡率相关[174, 177, 264, 295, 304-309]，而另一些作者发现，累积生存率没有受到显著影响[55, 186, 310]。在俄亥俄州立大学的系列研究中[295]，淋巴结转移瘤是预测癌症死亡的一个重要的独立预后因素。双侧颈部和纵隔淋巴结与癌症死亡可能特别相关。

7. **远处转移瘤**　甲状腺乳头状癌、滤泡状癌或髓样癌的远处转移预示预后最差。远处转移瘤的患者肿瘤特异性死亡率 5 年为 36%～47%，15 年大约是 70%[55, 243, 311-315]。单因素分析显示，在远处转移的情况下，以下因素与更好的预后有关：年轻、分化良好的组织类型、肺内而不是骨内的转移、体积小和存在 ^{131}I 摄取功能。然而，多变量分析显示转移累及的程度而不是转移部位（肺或骨），具有预后价值[311, 316, 317]。放射性碘全身扫描（WBS）可见微结

节转移，但；普通X线片不可见[186, 311, 312, 316–320]。

8. 癌基因、抑癌基因和癌基因编码蛋白 基因改变或癌基因编码蛋白与预后有关。甲状腺特异性分化基因（如 TSH 受体、Tg 和 TPO 基因）的表达缺失与低分化或未分化肿瘤的预后不良有关[321]。p53 癌基因的体细胞突变或编码蛋白的高表达只存在于低分化和间变性肿瘤中[216, 322]。ras 基因的点突变和 p21 蛋白的过表达已在甲状腺乳头状癌中被发现，并与较低的生存率相关[323]。同样，c-myc 的表达与更具侵袭性的甲状腺癌相关[324]。

在一项回顾性研究中，对伴有或不伴有 RET/PTC 重排的甲状腺乳头状癌患者进行了比较，预后没有发现任何差异[325]。相反，BRAF 的点突变与不良预后和更强侵袭性有关，包括频繁的碘吸收损失[194, 326, 327]。体细胞 RET 原癌基因突变在散发的甲状腺髓样癌中占 50%，与转移进展相关，并且比未携带突变的肿瘤预后更差[328, 329]。

先前引用的研究结果仅仅代表了研究肿瘤生物学的新方法的开始，它们表明对癌基因和癌基因产物的探索可能产生关于甲状腺肿瘤预后的新见解。

9. 初次手术范围 甲状腺全切（或近全切）术与较低的癌症复发和肿瘤相关死亡相关[330–333]。在 Mayo Clinic 的系列研究中[249]，手术的范围显著影响了局部复发的风险。来自芝加哥大学[304] 的数据显示，与单侧叶切除术或双侧次全切除术相比，近全甲状腺切除术降低了 1cm 以上乳头状癌的死亡风险，降低了所有患者的复发风险。据报道，在甲状腺次全切除术中，以肺转移瘤形式出现的癌症复发率要高得多[334]。在另一组研究中，直径 1.5cm 或体积更大的多中心肿瘤伴随局部侵袭或颈部淋巴结转移的患者，行甲状腺全切除术（11.3%）后的复发率明显低于甲状腺次全切除（22.0%）后[335]。

10. 甲状腺残余组织 [131]I 消融术 手术后放射性碘消融术对甲状腺残余组织的治疗可破坏微小的肿瘤病灶，并降低复发的风险。然而一些作者发现 [131]I 消融对肿瘤的复发率或肿瘤相关的死亡率并没有显著影响[336–338]，但是其他研究人员得出结论，至少在肿瘤 > 1.5cm 的患者中，[131]I 消融治疗在肿瘤复发和长期生存[304, 339] 方面都显示出有益的影响。然而，没有随机的研究可证实，并且回顾性研究中两组患者（消融和未消融），由于其他重要的临床病理因

素并不能准确匹配。消融增加了后续 ^{131}I WBS 的敏感性和血清 Tg 测定的特异性，为后续检查阴性的患者提供了保障。

11. 血清甲状腺球蛋白测定 初始治疗后测定的血清 Tg 为后续疾病的演变提供了有价值的预测信息。在接受手术治疗后，当 [131]I 显像为阴性时，在不给予甲状腺激素的情况下无法检测到血清 Tg 是明确治愈指标[340–342]。相反，血清 Tg 浓度持续升高需要广泛的临床评估，包括在给予 [131]I 治疗剂量和影像学研究后 WBS，检测 Tg 产生的部位并制定最适当的计划[311, 343]。

12. 预后评分系统 预后评分系统基于预后因素的多元回归分析，旨在区分低风险患者采用低浸润性治疗方案和高风险患者采用最具侵袭性的治疗方案。

一些评分系统可见表 92-11。EORTC 系统考虑诊断年龄、性别、主要组织类型、甲状腺外侵犯和远处转移[344, 345]。Institut Gustave-Roussy 系统基于诊断年龄和组织学类型[264]。TNM 系统基于原发性肿瘤范围（T）、淋巴结状态（N）、远处转移瘤（T）、从上一版起，纳入年龄（45 岁以下或以上）和包膜（有包膜或无包膜）[346]。AMES 是年龄、远处转移瘤和原发性肿瘤的范围和大小的缩写[347]，之后被修改为 DAMES，增加了 DNA 倍数[348]。AGES 包括年龄，等级（Broders 分级），肿瘤范围（局部浸润和远处转移瘤），原发性肿瘤大小[55]。在1993年，AGES 被更改为 MACIS，包括远处转移瘤、年龄、手术的完整性、甲状腺外组织浸润和大小[270]。俄亥俄州立大学系统考虑肿瘤大小、是否存在淋巴结转移、多发性肿瘤、局部肿瘤浸润和远处转移[295]。临床分级是由芝加哥大学[304] 开发的一种非常简单有效的分级系统，根据肿瘤组织的大小分为 4 类：Ⅰ 类包括单发或多发甲状腺内病灶的患者；Ⅱ 类患者有淋巴结转移；Ⅲ 类患者有甲状腺组织外肿瘤浸润（或未触及淋巴结）；Ⅳ 类患者有远处转移瘤。这种分类为解剖学分类，但与预后密切相关。

（六）治疗

1. 甲状腺乳头状癌 近几十年来，DTC 的临床表现已经从需要强化治疗（甲状腺全切除术、放射性碘消融术和 TSH 抑制疗法）的晚期病例转变

为颈部超声检查偶然发现并且需要较少的积极治疗和随访。由于 DTC 的表现形式在不断变化，近年来 DTC 治疗和随访的目的是确保对一种仅靠手术治愈且很少致命的疾病进行最有效和最低有创性的治疗。

在前一段中提出并讨论的所有不同的分期分层都是为了预测死亡的风险，而不是复发的风险，并且基于诊断和初步手术治疗后可获得的临床病理因素，不会随时间而改变。自 20 世纪中期以来，越来越多的人强调使用个体风险评估来指导分化型甲状腺癌患者的初始治疗和随访。

2009 年美国甲状腺协会指南[68] 根据肿瘤相关参数将复发风险分为 3 类（低、中、高）（pTNM 和组织学变异）结合其他临床特征（首次治疗后放射性碘全身扫描[WBS] 和血清甲状腺球蛋白[Tg] 测定）。

3 个类别的特征如表 92-12 所示。

报告记录了"持续风险分层"或"延迟风险分层"（DRS）的新概念，它根据最初治疗的结果更好地定义了患者的风险[349, 350]。这些概念将初始风险分层（在诊断时）与临床、放射学和实验室数据整合在一起，并在随访期间可用。当患者根据 8～12 个月初始治疗后的控制结果被重新分层，大量的最初被视为高风险的患者被重新归类为低风险，并且几乎所有这些患者到随访结束持续明显缓解。350 这种 DRS 允许更好地调整后续随访，将大量中 / 高危患者排除在不必要的强化检查或治疗之外。

（1）手术：手术前，必须仔细通过超声检查颈部，以评估淋巴结的状态。手术是基于甲状腺全切除术或近全切除术前的诊断进行的。切除更少组织的手术（叶切除术）可能应用于单病灶的 DTC，其

表 92-11 分化型甲状腺癌在不同预后评分系统中考虑的变量

变 量	EORTC	TNM	AMES	AGES	MACIS	Clinical Class	Ohio University	IGR
年龄	是	是	是	是	是			是
性别	是							
组织学	是							是
甲状腺外浸润	是	是	是	是	是	是	是	
原发肿瘤范围	是	是	是	是	是			
淋巴结转移	是				是	是		
远处转移瘤	是	是	是	是	是	是	是	
肿瘤包膜	是							
组织学分类			是					
手术完整性					是			

EORTC. 欧洲癌症治疗研究组织；TNM. 原发肿瘤、淋巴结情况、远处转移；AMES. 年龄、远处转移、肿瘤浸润范围和原发肿瘤大小；AGES. 年龄、等级（Broder 分级）、肿瘤浸润范围、原发肿瘤大小；MACIS. 远处转移瘤、年龄、手术完整度、甲状腺外组织浸润、大小；Clinical Class. 临床分级；Ohio University. 俄亥俄州立大学分级；IGR. Institute Gustave-Roussy 系统

表 92-12 ATA[68] 风险分层

低风险	中风险	高风险
• 没有局部或远处转移瘤 • 切除全部可见肿瘤 • 无肿瘤浸润局部组织或结构 • 无浸润性组织学或血管浸润 • 治疗后无甲状腺外 ^{131}I 摄取	• 初次手术镜下可见甲状腺周围软组织肿瘤浸润 • 颈部淋巴结转移或治疗后甲状腺外可见 ^{131}I 摄取 • 有浸润性组织学或血管浸润	• 肉眼可见肿瘤浸润 • 肿瘤未全部切除 • 远处转移瘤 • 血清甲状腺球蛋白与消融后扫描所见不成比例

ATA. 美国甲状腺协会

诊断是根据在良性甲状腺疾病进行部分手术后的最后的组织学，如果肿瘤小，在甲状腺内，并且组织学分型好（典型的乳头状或乳头的滤泡状变异或微小滤泡状）。最终组织学结果为广泛浸润性滤泡状癌，是甲状腺全切除术的手术指征。

主要问题是乳头状微小癌（PMC）的治疗，因为到目前为止对于其自然病程还没有统一的认识，因此在诊断和治疗上存在争议。尽管研究表明肿瘤直径（＜0.5cm vs. ＞0.5cm）对预后很重要[288, 294, 351]，但是肿瘤直径对预后的影响尚不清楚。对于 PMC 患者行甲状腺全切除术与肺叶切除术的利弊仍存在争议。甲状腺全切除术是一种根治性手术，可以消除常见的多灶 / 双侧病变[294, 352-355]。甲状腺全切除术也可以使接受治疗的患者通过 RAI 扫描（如果执行）得到有效的监测并且通过检测 Tg 水平检测疾病的持续性或复发性。然而，甲状腺叶切除术是一种侵袭性小的手术方法，用于管理 PMC。这种治疗方法的特点是死亡率低，这似乎足以对于一个良性病变进行治疗。此外，多项研究表明，在 PMC 患者进行更广泛的甲状腺切除术后，没有明显的生存益处[356-360]。

没有淋巴结疾病证据的预防性的中央淋巴结清扫是有争议的。事实上，没有证据表明这种治疗可以改善复发率或死亡率，但它可以对疾病进行准确的分期，从而指导后续的治疗和随访。然而，甲状腺滤泡状癌不是适应证；术前疑似和（或）术中有淋巴结转移的甲状腺滤泡状癌应行间隔性淋巴结微清扫术。

(2) 进行风险评估：乳头状和滤泡分化型甲状腺癌通常预后良好，总死亡率小于 10%[361-363]。这种良好的预后是由于结合了大多数甲状腺癌的生物学特性和有效的初级治疗。在过去的几年中，越来越多的研究强调使用个体风险评估来指导 DTC 患者的消融后残余消融和随访。

报道解释了"持续风险分层"或"延迟风险（DRS）"新概念的发展，它根据最初治疗的结果更好地定义了患者的风险[349, 350]。这一概念基于初始风险分层（在诊断时）与临床和仪器数据在随访期间的持续整合。

虽然 ATA（表 92-12）和 ETA 风险分层是早期决策的良好起点，但它们的预测价值较低，因为大量（约 60%）处于中度 / 高风险的患者在随访结束时完全缓解[350]。这个缺点可能是由于没有考虑到最初治疗的效果。这种 DRS 允许对后续随访进行调整，将大量中间 / 高危患者排除在不必要的强化检查之外。

(3) 放射碘消融治疗：手术后通常进行 ^{131}I 治疗，旨在消融任何残余的甲状腺组织和潜在的显微镜下残余肿瘤。

该方式有助于基于血清 Tg 测量和诊断放射性碘 WBS 的长期监测。此外，^{131}I 的高活性使获得高敏感性的治疗后 WBS 成为可能。根据美国和欧洲的指南[67, 68]，建议根据危险因素调整残余甲状腺消融术。高危患者提示行放射性碘消融术。在低风险患者中，尚不清楚放射性碘消融术在完全切除后是否有好处，因此不建议在这类患者中使用[138, 364, 365]。然而，值得注意的是，甲状腺消融术有助于在没有 TG 或阳性颈部扫描的情况下进行随访。对于有中度风险的患者，可能需要进行放射性碘残留消融治疗，但必须根据个人情况做出决定。

有效的甲状腺消融术需要 TSH 的充分刺激。这可能是通过甲状腺激素撤退（THW）或重组人 TSH（rhTSH）后实现。最后一种方法通常是根据几份与 THW 疗效相当且患者接受度较高的报道来选择的方法[366-370]，但该方法成本相当高。也可以让患者停用部分甲状腺素用来诱导 TSH 升高，但不会导致严重的甲状腺功能减退。根据这些数据，对于甲状腺癌术后的患者来说，rhTSH 用于甲状腺切除术后 ^{131}I 治疗是一种安全有效管理的选择。

对于大多数 DTC 患者，RAI 在降低局部复发和改善疾病特异性，以及总体生存率方面的准确影响尚不清楚。目前还没有前瞻性的随机试验来评估 RAI 在不同风险类别下的结果。

甲状腺切除术后 RAI 的最佳剂量尚无定论。术后给药方案从低"消融"剂量（1.1GBq 或 30mCi）到高"治疗"剂量（5.5GBq 或 150mCi）[371]。然而，两大型低风险患者的随机对照试验的结果显示，^{131}I 治疗 1.1GBq 或 3.7GBq 剂量对于成功的残余率的消融是一样的，并且使用甲状腺激素撤退或重组人促甲状腺激素，建议使用 rhTSH 制剂或激素停药后的低剂量应作为治疗剂量的选择[372-373]，也考虑到与低剂量相关的药物毒性的降低[374]。

(4) 左旋甲状腺激素（LT_4）治疗：甲状腺激素抑制治疗是甲状腺癌治疗的重要组成部分。手术后立即开始甲状腺激素治疗，目的有两个：替代甲状腺激素和抑制 TSH 对肿瘤细胞的潜在生长刺激（TSH 抑制疗法）。药物选择为 LT_4，抑制剂量随年龄和体重指数的变化而变化[375]。用 LT_4 抑制 TSH 对高危甲状腺癌患者有益，因为它可以降低转移进展，从而降低癌症相关死亡率[376]。在低危患者中，没有明显的抑制治疗的益处[354, 377]。这些研究的结果表明，在高风险疾病或肿瘤复发患者中，更积极的 LT_4 治疗对于 TSH 抑制是重要的，而在低风险患者中，更少的 TSH 抑制或根本不抑制是合理的。这为将 TSH 水平定位在低风险 DTC 患者正常范围的较低水平提供了理论依据，只要患者被认为处于完全缓解状态。如果是持续性或复发性疾病，在随访期间应尽可能保持无法检测血清 TSH（< 0.1mU/L）。在治愈的患者中，无论他们的初始风险等级如何，LT_4 治疗可能从抑制转移到替代。

(5) 随访：随访的目的是发现和治疗持续性或复发性局部或远处病变。绝大多数复发是在诊断后的前 5 年内发生和被发现的。然而，在少数病例中，局部或远处复发可能发生在随访后期，甚至在最初治疗后 20 年。

初始治疗后约 2 个月，应评估甲状腺替代治疗，以检查 LT_4 抑制治疗是否充分。

在 6～12 个月的体检中，颈部超声、基础 rhTSH 刺激血清 Tg 测量、有或没有诊断性 WBS，是确定患者是否痊愈的最有效工具。事实上，目前近 80% 的患者属于低危类，在没有血清 Tg 抗体的情况下，会出现正常颈部超声，检测不到（< 1.0ng/ml）基础及刺激血清 Tg 的情况。诊断性 WBS 不添加任何临床信息在此设置中，可以省略[378, 379]。

目前已有新的血清 Tg 测定方法，其灵敏度低于 0.1ng/ml。使用这些测试，一些作者报道无法检测的基础血清 Tg（< 0.1ng/ml）可能产生与刺激血清 Tg 值相同的信息，从而避免了对 Tg 的刺激[380-387]。然而，这些测试较高的阴性预测值（NPV）是以非常低的特异性和阳性预测值（PPV）为代价的。因此，风险是让大量的可能没有疾病的患者接受广泛的检测和（或）不必要的治疗。在临床实践中，如果基础血清 Tg ≤ 0.1ng/ml，颈部超声结果不明显，

可认为患者无病，并且可避免 rhTSH 刺激。相反，如果基础血清 Tg 在 0.1～1.0ng/ml，则无法区分是否存在疾病。在这些情况下，rhTSH 刺激试验可能仍然是有用的，因为它可以检测那些血清 Tg 升高到 1ng/ml 以上的患者。在这些患者中，更深入的随访可能是有用的，包括 ^{131}I 扫描[386]。

对首次随访时认为无病的患者进行后续随访，包括体检、LT_4 治疗时基础血清 Tg 测定，每年一次颈部超声检查。不需要其他生化或形态测试，除非在评估过程中产生怀疑。关于是否应该对无病患者进行第二次 rhTSH 刺激 Tg 测试仍有争议。研究报道对于在首次治疗后得到控制的并且没有生化（无法检测血清 Tg）或临床（成像）证据证实存在疾病的患者来说，这些治疗没有临床使用意义。在这类患者中，第二次试验证实几乎所有患者完全缓解[388-391]。

初始治疗后，有 20% 的患者可以检测到基础或刺激的血清 Tg 水平。如果在基础状态下可以检测到血清 Tg，那么患者发生可见疾病的概率就非常高，因此必须应用影像学技术。如果在 rhTSH 刺激后检测到血清 Tg 在低范围，在随访期间血清 Tg 从可检测变为不可检测的概率约为 50%[392]，因此有必要观察全部患者。相反，随着时间的推移，血清 Tg 有升高的趋势，这提示可能存在病变，可以通过影像学技术来定位。^{18}FDG-PET 扫描作为一种诊断和预后工具[393]，在转移性患者的评估中越来越受到关注。^{18}FDG-PET 的灵敏度并不优于 CT 和 MRI 等传统技术，因此，主要的指征是对于已丧失放射性碘吸收能力的转移患者的评估。^{131}I-WBS 阴性和 ^{18}FDG-PET 阳性的患者具有更强的浸润性和未分化表型预后更差[393]。

2. 转移性病变的治疗　发生复发性病变的概率为 10%～15%，主要发生在广泛性疾病（大的甲状腺肿瘤、甲状腺包膜外的扩展和淋巴结转移）和组织学类型具有浸润性的患者[394-396]。在 1/3 的病例中，复发性疾病仅位于颈部、淋巴结或甲状腺。

约 10% 的 DTC 患者有远处转移，其中一半患者有临床症状。它们通常位于肺部（50%）、骨骼（25%）、肺部和骨骼（20%）或其他部位（5%）。远端转移的治疗包括抑制 TSH 剂量的 LT_4 治疗，局部治疗方式（如手术、放疗和射频消融术），以及

2/3 的转移病变表现出明显放射性碘吸收的患者行放射性碘治疗。这些方法仅能使 1/3 的远处转移患者完全缓解[396]。

(1) 手术：最初手术后，颈部的复发可能发生在甲状腺和周围软组织或局部淋巴结。复发的预后不良，大多数死于分化型甲状腺癌的患者也包括在内[310, 397, 398]。复发性肿瘤经 [131]I 显像诊断而不是临床诊断，且肿瘤能浓缩碘时预后较好[186, 397, 399]。如果可能，任何临床可发现的局部复发应通过手术治疗，尽管包括中心解剖的再次根治性手术是困难的，并有可能对甲状旁腺和喉返神经造成并发症。

位于侧颈淋巴结的复发性疾变更容易手术治疗，因为手术领域之前没有被分割。首选的外科手术是改良的根治性颈部清扫术。当淋巴结聚集碘时，用 [131]I 进行治疗是部分再次手术有效的辅助手段。2~3 个疗程的 [131]I 治疗有效率达 60% 以上[186]。

不能完全被切除且不能摄取 [131]I 的局部复发可行放射治疗[400]。

是否通过手术治疗远处转移瘤取决于它们的位置、扩散、聚集放射性碘的能力和放射学模式。

肺转移瘤通常可通过放射性碘治疗，少数选定的病例选择手术治疗。符合手术条件的患者是指单发大结节或在同一肺叶中有多个大结节病变，伴或不伴纵隔淋巴结受累，特别是当它们不吸收放射性碘时。

骨外科手术的目的可以是缓解症状或治疗。病理性骨折需要缓解症状或改善椎体转移压迫脊髓引起的神经症状。对于单一局部转移瘤可以进行手术治疗。对于不能从根本上切除的大转移瘤，手术可能有助于减少肿瘤体积，从而使放射性碘治疗发挥更有效的作用。

(2) 放射性碘治疗：[131]I 治疗适用于有明显残余病变而不能手术的患者和有肺转移的患者。事实上，这是唯一被证明能够显著提高疾病存活率的方法[401]，最重要的是，提高总体存活率[396]，这代表了临床肿瘤学的主要结果目标。

肺弥漫性小结节转移瘤（X 线下不可见）及较小程度的、WBS 显示的小的骨转移病灶在无影像学改变的情况下治愈的机会最大。这一观察在儿童中尤其正确，他们通常具有肺转移扩散的弥漫性模式，在放射性碘治疗中效果好。在成人患者中，治疗剂量通常为 100~200mCi，每 6~8 个月重复一次。低剂量（约 1mCi/kg 体重）应用于肺转移的儿童，特别是弥漫性转移类型，避免放射性肺纤维化的风险[402, 403]。

放射性碘治疗可使肺大结节受益，但最终治愈率很低[396]。骨转移瘤通常对放射性碘治疗没有反应。这些患者的预后与病灶的大小和不聚集 [131]I 的肿瘤细胞的存在有关[399, 404]。脑转移瘤相对少见，通常预后较差。手术切除和放射治疗是最主要的治疗方法。

(3) 放射治疗：如果不可能完全手术切除，各种研究已经证实放射治疗是可行的[405-411]。放疗也适用于肿瘤内无明显放射性碘吸收的患者，疼痛的骨转移、淋巴瘤和未分化肿瘤[412]。预防性放疗可能对甲状腺髓样癌术后无明显病灶残留高钙血症的患者有效（表 92-13），但这种治疗的价值还存在争议[413]。

(4) 化疗：尝试了各种传统的化疗方法，但收效甚微。据估计，甲状腺癌对包括烷基化剂氟尿嘧啶和甲氨蝶呤在内的各种化疗药物的总体反应率为 10%~15%，与其他实体肿瘤的反应率相当[414]。博莱霉素，特别是阿霉素（Adriamycin）有较高的缓解率的报道（20%~33%）[414-420]。然而，对这些化疗药物的反应是局部的和短期的，受药物毒性的限制。联合应用化疗药物似乎比单独应用阿霉素略有效（表 92-14）[414-420]。意大利的一项研究报道，当患者在内源性或外源性 TSH 刺激下使用阿霉素和顺铂进行化疗时，化疗方案的成功率有所提高[421]。这个协议的基本原理是基于这样一个前提，即肿瘤细胞可能容易被消灭，如果他们的复制活跃，可以通过刺激 TSH，而不是静止状态，可以在抑制循环的 TSH 时观察到。如前所述，化疗可与外照射联合应用，以治疗手术后的间变性甲状腺癌。随着酪氨酸激酶抑制药（THI）的出现，化疗可能很少作为单一药物用于治疗。从理论上讲，它可能在放疗中发挥作用，甚至可能在激酶抑制药中发挥作用。

(5) 常规治疗无效的难治性患者的治疗方案：放射性碘治疗远处转移瘤仅有 1/3 的患者完全缓解。其余患者均为放射碘难治性疾病，其定义为无放射碘吸收病变或放射碘吸收病变不能从重复放射碘治疗中获益。这些患者适用于系统治疗，特别是在进

表 92–13　放射治疗的指征

肿　瘤	阶　段	治　疗
乳头状或滤泡状	浸润性，小于45 岁	可能 4000rad RAI 治疗后距甲状腺床深度 2～3cm；这种情况下，效果不确定
	浸润性或可能残余，小于 45 岁	5000rad* RAI 治疗后到达甲状腺床
	复发，任何年龄	5000rad* RAI 治疗后到达甲状腺床
	骨独立病变	5000～6000rad，根据 RAI 治疗后症状的需要
髓样癌	阶段Ⅲ	4000～5000rad†，到达甲状腺床
	甲状腺降钙素异常或升高	5000rad†，到达套层
	复发肿瘤，独立转移瘤	5000～6000rad* 到达区域5000～6000rad 治疗并发症
淋巴瘤	全部	5000rad†，到达甲状腺床和斗篷治疗
未分化癌	全部	4500～5500rad†，到达甲状腺和斗篷治疗

RAI. 放射性碘治疗
注 . 脊髓剂量不超过 3000* 或 3500†rad
治疗（15～20MV 电子或 60Co）

表 94–14　有报道但大多不成功的甲状腺癌的化疗方案*

- 原发肿瘤
- 浸润性分化甲状腺癌，症状性髓样癌，未分化癌；建议两种方案：阿霉素 + 顺式二氨基氯铂 + VP –16 阿霉素 + 顺式二氨基氯铂
- 一级治疗失败的二次治疗
- 分化癌：博来霉素 + 环磷酰胺
- 髓样癌：氟尿嘧啶 + 链脲菌素
- 未分化癌：博来霉素 + 羟基脲

*.见正文

展性疾病的情况下。

由于对甲状腺癌发展和进展的分子生物学理解的进展，一些与 DTC 发生有关的基因事件已经被确认。

在 80% 的 PTC 中，已经发现了丝裂原活化蛋白激酶（MAPK）途径的激活突变，并认为这是起始事件。这包括 RET/PTC 重排及 RAS 和 BRAF 的点突变，这些突变在原发肿瘤中没有重叠。PI3K 通路也可能在一些乳头状和滤泡状癌中被激活，并且激活该通路的更多的突变和基因扩增可能常见于

DTCs[422–425]。

血管新生是另一组潜在的治疗分子靶点。多种血管内皮生长因子（VEGF）和 VEGF 受体 [VEGFR–1（FLT1）和 VEGFR–2（KDR）]，以及成纤维细胞生长因子（FGF）和血小板衍生生长因子（PDGF）的受体，常在甲状腺癌组织的血管内皮中过表达，并触发 MAP 激酶信号通路[426, 427]。

在 MAP 激酶通路的远端步骤中阻断激酶活性的分子最近被确定为治疗难治性甲状腺癌的合理候选药物。这些 TKI 药物是具有抑制 RET 和 VEGFR 能力的多激酶抑制药。

在临床试验中对分化型甲状腺癌进行测试的 TKI 包括模特塞尼、阿西替尼、索拉菲尼、舒尼替尼、帕唑帕尼、乐伐替尼、卡博替尼和凡德他尼（表 92–15）[428–439]。

迄今为止进行的Ⅱ期和Ⅲ期临床试验的结果是有希望的，部分反应存为 14%～49%，病情稳定在 34%～68%[440]。TKI 一般耐受良好；最常见的不良事件是疲劳、体重减轻、腹泻和恶心、高血压、黏膜炎和手足皮肤反应。一些 TKI 的另一个常见不良反应是由于甲状腺激素代谢干扰或 LT₄ 吸收不良导致血清 TSH 增加，这通常需要调整 LT₄ 治疗。

3. 淋巴瘤　诊断甲状腺淋巴瘤后，下一步是在治疗前进行分期[441]。全身成像对诊断疾病的分期及确定预后和对治疗的潜在反应很重要。对头部、颈部、胸部、腹部和骨盆进行计算机断层扫描应作为主要技术分期。

传统上，手术和放射治疗被认为是甲状腺淋巴瘤的标准治疗方法。目前，外科手术的使用是有限的，因为甲状腺淋巴瘤对化疗敏感[442, 443]。

如果是局部的、无症状的疾病，放射治疗是首选的治疗[444, 445]。

浸润性疾病患者应该同时接受化疗和 RT 治疗[446, 447]。化疗通常由环磷酰胺、多柔比星、长春新碱和泼尼松（CHOP）组成，最近的治疗包括一种抗 CD20 单克隆抗体（R–CHOP）利妥昔单抗。

4. 未分化型甲状腺癌　未分化型甲状腺癌（ATC）是最具侵袭性的甲状腺肿瘤，是人类最具侵袭性的癌症之一。女性比男性更容易患病，但男女比例约为（2∶1）～（3∶1），比乳头状或卵泡状组织类型的比例低。ATC 的治疗还没有标准化，不

表 92-15　激酶抑制药用于放射性碘难治性甲状腺癌患者

药　物	目　标	患　者	PR（%）	PFS（月）
索拉菲尼				
Gupta-Abramson 等 [428]	VEGFR, PDGFR, RET, RET/PTC, BRAF	30	23	20
Kloos 等 [429]	VEGFR, PDGFR, RET, RET/PTC, BRAF	41	15	15
Hoftijzer 等 [430]	VEGFR, PDGFR, RET, RET/PTC, BRAF	32	25	13.3
Chen 等 [431]	VEGFR, PDGFR, RET, RET/PTC, BRAF	9	33	9.6
凡德他尼				
Leboulleux 等 [432]	VEGFR, EGFR, RET, RET/PTC	145	8.3	11.1
模特塞尼				
Sherman 等 [433]	VEGFR, PDGFR, RET, cKIT	93	14	9
阿西替尼				
Cohen 等 [434]	VEGFR	45	31	18.1
阿西替尼				
Bible 等 [435]	VEGFR, PDGFR, cKIT	37	49	11.7
舒尼替尼				
Carr 等 [436]	VEGFR, PDGFR, RET, RET/PTC, cKIT	28	29	12.8
Cohen 等 [437]	VEGFR, PDGFR, RET, RET/PTC, cKIT	31	13	NE
乐伐替尼				
Sherman 等 [438]	VEGFR, PDGFR, FGFR	58	50	13.3
卡博替尼				
Cabanillas 等 [439]	VEGFR, RET, cKIT, cMET	15	53	NE

PR. 部分反应；PFS. 无进展生存期；NE. 无评估

幸的是，目前还没有有效的治疗方法，因为手术、化疗和放疗单独或联合使用都不能提高生存率。对于可切除的病灶，需要手术进行局部控制。最常见的用于治疗未分化癌的单一细胞毒性药物是阿霉素单独或联合顺。结果令人失望。添加博莱霉素或其他药物并不能提高这种联合用药的疗效。最近，紫杉醇已被用于临床试验，它导致了一些反应率的改善，但对生存率没有改善。新的治疗策略是必要的，因此正在研究的新策略包括靶向治疗（如阿西替尼和索拉菲尼）、血管干扰药（如康普瑞汀 A4 磷酸盐，人 VEGF 单克隆抗体，如贝伐单抗、西妥昔单抗）、肿瘤抑制基因治疗，细胞周期阻滞诱导药物[448]。这些药物在治疗 ATC 方面都没有良好的效果，因此需要新的研究来对比该肿瘤的侵袭性[440]。

第 93 章　促甲状腺激素受体突变
Thyroid-Stimulating Hormone Receptor Mutations*

Gilbert Vassart　Gunnar Kleinau　**著**

陆桑雨　宋怀东　**译**

要　点

◆ 与 LH 和 FSH 受体相反，促甲状腺激素受体（TSHR）具有明显的基础性（组成性）激活活性。

◆ 可能正是因为这一特点，TSHR 可以被广泛的一系列特定的氨基酸替代性突变进一步激活。

◆ 大多数自主性毒性腺瘤（热结节）是由 TSHR 获得功能性的体细胞突变引起的。而获得功能性 TSHR 的种系突变会导致罕见的遗传性非自身免疫性或先天性毒性甲状腺增生。

◆ TSHR 的丧失功能性突变，根据它们基因的残留活性会引起一系列的表型，从严重的先天性甲状腺功能减退到甲状腺功能正常的高促甲状腺激素血症。

一、获得功能性突变

对于激素受体而言，"功能的获得"可能具有三种含义：在没有（组成性）配体的情况下激活，对正常受体激动剂的敏感性提高，或者是增加受体的特异性。受体，如促甲状腺激素（TSH）受体，是机体化学稳态的一个组成部分，第一种情况是预计能简单地能完成组织功能的"自我调节"，反之，第二种情况是预计将受体激动剂的浓度调整到一个更低的水平。然而还存在第三种情况，即因为受体激动剂无法被正常的负反馈所调节，将可能引起腺体的不恰当刺激。如果在一个正常表达该受体的单个细胞中发生了第一类获得功能性的突变（体细胞突变），只有当受体调控的级联反应在这种特定的细胞种类中是有丝分裂时才会产生临床症状。受体的自主性激活会导致突变细胞的克隆扩增。如果受体调节的信号级联反应也可以激活受体的功能，随着肿瘤的不断进展，组织的正常生理功能将会被肿瘤组织替代，并最终导致自主性功能亢进。如果突变存在于某个器官的所有细胞中（种系突变），表达受体的整个组织都会表现出功能自主性。当受体信号的调节级联反应既能激活有丝分裂又能增强功能时，预期将引起甲状腺增生伴功能亢进。

根据我们已有的甲状腺细胞生理学知识，很容易预测 TSHR 环磷酸腺苷（cAMP）依赖性信号途径获得功能性突变相关的表型（见第 75 章）。两项观察为这种情况提供了合适的模型。在甲状腺细胞中异位高表达腺苷 A2a 受体的转基因小鼠出现了甲状腺增生相关的严重的甲状腺功能亢进（甲状腺功能亢进）[1]。因为 A2a 腺苷受体和 Gs 结合且在环腺苷的持续刺激下表现出组成性受体激活，这个模型很好地模拟了 TSH 受体发生获得功能性种系突变的预期结果。McCune-Albright 综合征患者是 Gs（*gsp* 突变）突变的嵌合体，这一突变可以引起腺苷酸环化酶的组成性激活[2]。在这些患者中，携带这个基因突变的甲状腺细胞，逐渐发展为功能亢进的甲状

腺腺瘤，这使他们成为 TSH 受体获得功能性体细胞突变的疾病模型。突变的 *gsp* 基因靶向性表达在小鼠甲状腺细胞中的转基因模型已经建立。虽然表型并不十分显著，但这也代表了 cAMP 调节的信号途径获得功能的相关疾病模型[3]。

（一）家族性非自身免疫性甲状腺功能亢进或遗传性毒性甲状腺增生

成人发生甲状腺功能亢进的主要原因是 Graves 病，在这种疾病中，发生了针对甲状腺组织的自身免疫反应，并产生了识别、刺激 TSH 受体的自身抗体（见第 82 章）。甲状腺功能亢进发生的这一病因学基础，使人们对最初描述的一组在 Leclère 的家系中出现的甲状腺功能亢进受到质疑，在这个家系中，所有甲状腺功能亢进患者均没有自身免疫紊乱的证据，甲状腺毒症在家族中符合常染色体显性遗传的分离模式[4]。对该家系和另一个家系 Reims（法国）的重新研究发现，TSH 受体基因上两个突变在家系成员中与疾病的发生是完全连锁共分离的[5]。此后，人们又研究了一系列的家系，比较系统地发现了 TSH 受体基因的不同突变[6-19]（表 93-1 和图 93-1；*TSHR* 激活性突变的完整列表见 http://gris.ulb.ac.be/ 和 http://www.ssfa-gphr.de）。这些突变受体的功能特征证实了它们是组成性刺激的因素（见本章后续内容）。遗传性毒性甲状腺增生（HTTH），有时也称为 Leclère 病，具有以下临床特征：常染色体显性遗传；发病年龄不同的甲状腺功能亢进（从婴儿期到成人期均可发病，即使在某个特定的家系内）；大小不一但稳步生长的增生性甲状腺肿；无自身免疫紊乱的临床或生物学证据。对目前的这些患者的观察发现，一旦这些患者发生甲状腺功能亢进需要用彻底破坏甲状腺的治疗方式（如手术或碘放射治疗）来控制病情。通过将这些患者的甲状腺组织移植到裸鼠体内的方式完美地证明了这些甲状腺组织的功能自主性[20]。与 Graves 病患者的组织相反的是，HTTH 细胞在没有 TSH 或甲状腺刺激性自身抗体刺激的情况下仍能继续生长。

遗传性毒性甲状腺增生的患病率目前很难估计。很多病例有可能已经（或仍正在）被误诊为 Graves 病。这可能是由于在普通人群中，甲状腺自身抗体（抗甲状腺球蛋白抗体、抗甲状腺过氧化物酶抗体）出现频率很高。增加对该病知识的了解将有助于更好地诊断。这并不仅仅是个单纯的学术问题，因为对于相关家庭的儿童进行出现症状前的诊断或许可以预防婴儿或青少年甲状腺功能亢进相关的发育或心理障碍的并发症。在丹麦，针对这一疾病全国范围的筛查已经展开。结果显示每 121 名青少年甲状腺功能亢进患者中就有 1 名此病的患者（0.8%；95% CI 0.02%~4.6%），这与每 17 名青少年非自身免疫性甲状腺毒症患者中有 1 名此病的患者（6%；95% CI 0.15%~28.69%）相符[21]。

（二）散发性毒性甲状腺增生

在一些父母健康的家系中，发现有一些毒性甲状腺增生的儿童患者[7, 22-29]。值得注意的是，大多数患者存在先天性甲状腺功能亢进且需要积极治疗。在患儿体内发生了 TSH 受体基因单等位基因的突变，但在他们的父母中没有突变。因为核实了患儿和他们父母间的亲子关系，所以这些病例被认为确实是患儿体内新发的突变。在大多数病例中，遗传性和散发性病例中所涉及的氨基酸变异并不重叠（表 93-1）。尽管大多数散发性病例的突变位点在毒性腺瘤中也存在，但大多数遗传性病例都有"自己的"突变位点。通过分析 COS 细胞中单个突变受体的功能特征和个体患者的临床病程，可以做出如下解释："散发性"突变似乎比"遗传性"突变具有更强的激活作用。从其严重的表型来看，如果没有得到有效的治疗，这些带有新突变位点的新生儿可能无法存活。相反，对现有的家系观察来看，似乎带有"遗传性"突变的患者具有较轻的表型，且对生殖健康的影响有限。事实上，在毒性腺瘤中很少观察到 TSHR 基因的"遗传性"突变，这与这种观点是一致的，即这些遗传性突变引起的甲状腺组织生长极其缓慢，相对应地，也很少会导致甲状腺毒症。然而，患者新发的 TSHR 突变比遗传性突变引起更严重的甲状腺功能亢进的现象，并不是一个肯定的推论。相应地，在一个携带有 TSH 受体基因激活性突变的 6 个月大的患儿中，其仅表现为以体重减轻为首发症状的亚临床甲状腺功能亢进[30]。

表 93-1 功能获得性突变 *

密码子		变 异	体细胞突变	种系新发突变	种系家族性突变	肿 瘤	对 cAMP 基础水平的刺激	对 IP/Ca 的刺激
丝氨酸	281	天冬氨酸	+				+	−
		苏氨酸	+				+	−
		异亮氨酸		+			+	−
天冬氨酸	403	缺失	+				+	nd
天冬酰胺	406	丝氨酸			+		+	nd
丝氨酸	425	异亮氨酸	+				+	−
谷氨酸	431	丝氨酸			+		+	+
蛋氨酸	453	苏氨酸	+	+		+	+	−
蛋氨酸	463	缬氨酸			+		+	
丙氨酸	485	缬氨酸			+		+	
异亮氨酸	486	苯丙氨酸	+				+	+
		蛋氨酸	+				+	+/−
		天冬酰胺		+			+	
丝氨酸	505	精氨酸			+		+	−
		天冬酰胺		+			+	−
缬氨酸	509	丙氨酸			+		+	−
亮氨酸	512	精氨酸	+				+	nd
		谷氨酰胺	+				+	nd
异亮氨酸	568	苏氨酸	+	+			+	+/−
		苯丙氨酸	+				+	+/−
谷氨酸	575	赖氨酸			+		+	nd
丙氨酸	593	天冬酰胺	+				+	nd
缬氨酸	597	亮氨酸		+			+	nd
		苯丙氨酸					+	nd
613～631 缺失								−
酪氨酸	601	天冬酰胺	+				+	
天冬氨酸	619	甘氨酸	+				+	
丙氨酸	623	异亮氨酸	+				+	+/−
		缬氨酸	+		+		+	−
		丝氨酸	+			+	+	−
		苯丙氨酸	+				+	nd

（续表）

密码子		变 异	体细胞突变	种系新发突变	种系家族性突变	肿 瘤	对 cAMP 基础水平的刺激	对 IP/Ca 的刺激
亮氨酸	629	苯丙氨酸	+		+		+	−
异亮氨酸	630	亮氨酸	+				+	−
苯丙氨酸	631	亮氨酸	+				+	−
		半胱氨酸	+	+			+	−
		异亮氨酸				+	+	−
苏氨酸	632	异亮氨酸	+	+			+	−
苏氨酸	632	丙氨酸	+			+	+	nd
天冬氨酸	633	酪氨酸	+			+	+	−
		谷氨酸	+				+	−
		组氨酸	+			+	+	−
		丙氨酸	+				+	−
异亮氨酸	635	缬氨酸	+				+	nd
半胱氨酸	636	色氨酸			+		+	−
		精氨酸		+			+	+/−
脯氨酸	639	丝氨酸	+		+		+	+
天冬酰胺	650	酪氨酸			+		+	−
缬氨酸	656	苯丙氨酸	+				+	−
658～661 缺失			+				+	−
天冬酰胺	670	丝氨酸			+		+	−
半胱氨酸	672	苏氨酸			+		+	−
亮氨酸	677	缬氨酸				+	+	nd

*. 突变的性质与它们的来源（体细胞性、种系散在性、种系家族性、肿瘤）和对细胞内信号途径调节的影响来表示；nd. 未确定的；"−"，功能属性减低；+. 增强；+/−. 和野生型相似（获取激活性突变和功能特点的完整列表，见 http://gris.ulb.ac.be/ 和 http://www.ssfa-gphr.de.）

（三）*TSHR* 体细胞突变：自主性毒性甲状腺腺瘤

在垂体生长素腺瘤组织中发现 *Gsα* 基因突变后不久[31]，人们就在一些毒性甲状腺腺瘤和滤泡性甲状腺癌患者中发现了相似的 *Gsα* 基因突变（又称为 *gsp* 突变）[32-35]。这些突变位点（Arg201、Glu227）和 ras 原癌基因上发现的类似，它们都可以使 G 蛋白内源性 GTP 酶活性降低，从而导致 G 蛋白的持续性激活。

毒性甲状腺腺瘤是 TSH 受体激活性体细胞突变的常见来源，可能是因为其表型非常明显且易于诊断。突变分布在 TSH 受体的所有的七跨膜区域[36-42]，甚至在胞外氨基端[43]，但在细胞胞质侧的第六跨膜段有明确的突变热点（图 93-1）（获取 TSH 受体基因突变和功能特点的完整列表，见 http://gris.ulb.ac.be 和 http://www.ssfa-gphr.de.）。热点突变的聚集表明该部位在受体的激活机制中发挥关键性作用[44-49]（见本章后续内容和第 75 章）。

尽管由于患者的出身[50]或检测方法的敏感性不

同，在毒性甲状腺腺瘤中 TSH 受体突变的发生频率还存在一些争议，但是目前一致的观点认为 TSH 受体激活性突变是单发性毒性甲状腺腺瘤最主要的致病原因，在 60%～80% 的患者中携带这种基因突变 [36, 42, 51-53]。与最初的观点相反的是，在日本这样一个碘充足、毒性甲状腺腺瘤发病率较低的国家也观察到同样比例的 TSH 受体突变 [54]。在一些多结节性甲状腺肿，同位素扫描发现有两个自主性高功能结节的患者中，其每个结节中携带不同的 TSH 受体基因突变 [55-58]。这一发现表明，单发性毒性甲状腺腺瘤发生的病理生理机制可能在多结节性甲状腺肿的基础上也发挥作用。与这一观点一致的是，人们已经在多结节性甲状腺肿的高功能结节中发现了 TSH 受体基因的激活性突变 [51, 57, 59, 60]。在一个患者体内独立地发生两次 *TSHR* 基因的激活性突变似乎是极不可能的。然而，TSH 受体上许多氨基酸位点均可以是激活性突变的潜在靶点（表 93-1 和图 93-1），使一例患者发生两次突变成为可能。也有可能在暴露于 TSH 慢性刺激下产生的 H_2O_2 在甲状腺腺体内产生了诱导突变的微环境 [61, 62]。最后，在少量的滤泡性甲状腺癌患者中发现携带有 TSH 受体突变，表明 TSH 受体突变可能与甲状腺癌的发生有关 [60, 63-71]。

（四）功能效应：来源于激活性突变的证据揭示 *TSHR* 的分子机制和结构

一个重要的发现是，野生型 TSHR 受体本身表现出明显的组成性激活活性 [38, 72]。这种特性在 G 蛋白偶联受体（GPCR）中并不例外，但有趣的是，至少在相同的水平上，与它的近亲：促黄体生成素 / 绒毛膜促性腺激素（LH/CG）受体和卵泡刺激素（FSH）受体相比，它们之间并无共同之处。与 TSH 受体相比，LH/CG 受体仅表现出很低的基础活性，而人 FSH 受体则完全没有基础活性 [73]。同时观察到分布在 TSH 受体七跨膜区域的氨基酸残基突变对它的激活有相同的效应（这似乎不是所有 GPCR 的普遍特征），这表明与其他 GPCR 相比，未与配体结合的 TSH 受体可能受到较轻的抑制。因此，由于已经相当"活跃"，它的功能更容易受到影响多种结构元件的受体基因上广泛区域内不同位点突变的进一步干扰。

因此，激活性突变的效果必须用"组成性活性的增加"来解释。在毒性腺瘤和（或）毒性甲状腺增生中发现的大多数 *TSHR* 的持续性激活受体突变体（constitutively active mutant receptor，CAM）具有以下共同特征：①它们提高了受体对腺苷酸环化酶刺激的持续性激活活性；②除了少数值得注意的例外（图 93-1 和本章后续内容）[74]，它们对磷酸肌醇 / 二酰甘油通路显示不出持续性激活活性；③它们在细胞膜上的表达减少（程度由轻到重不等）；④大多数（但不是所有）突变的 TSHR 受体保留有对 TSH 刺激后 cAMP 和磷酸肌醇生成的反应，但倾向于发生在对 TSH 反应的中位有效浓度更低的突变受体中；⑤这些突变型 TSHR 受体与 ^{125}I 标记的牛 TSH 结合的亲和力明显高于野生型受体。值得注意的是，位于细胞外 N 端的 Ser281（突变为 Ile）、分别位于第一和第二胞外祥的 Ile486（突变为 Phe 或 Met）和 Ile568（突变为 Thr）、位于第 6 跨膜螺旋段的 Asp633（突变为 His）和 Pro639（突变为 Ser）突变的持续性激活受体突变体（CAM），除了持续激活腺苷酸环化酶外，还会引起磷酸肌醇途径的持续性激活。这些突变体的持续性激活活性的发现很有趣，因为它表明野生型受体的这个位点和结构元件可能与受体和 Gs 或 Gq 的生理耦合高度相关（图 93-1 和图 93-2）。

在转染的 COS 细胞中，没有发现不同的 TSHR 受体突变体在细胞膜上的表达水平和它们达到的细胞内 cAMP 水平之间存在直接的关联性 [75]，这就说明了不同的 THSR 受体突变体具有完全不同的"特异性持续激活活性"（通过刺激的 cAMP 积累 / 细胞表面的受体数量来衡量）。虽然这种特异性激活可能会告诉我们一些关于受体激活的机制，但它并不能用来评估突变在体内产生的真正的临床表现。事实上，迄今为止仅仅在 HTTH 家族中，观察到一种 *TSHR* 相对温和的突变（Cys672Tyr），这种突变是所有突变中最严格地遵循体外功能和体内表型这一原则的突变位点（即突变位点的体外功能较弱，导致的临床表型较轻）。如果不考虑受体的表达水平，发现突变体在细胞内能够达到的 cAMP 水平与临床表型有很好相关性的期望是合乎逻辑的。

同一突变体在转染的 COS 或 HEK293 细胞与体内的甲状腺细胞中的作用差异，使这种相关性的

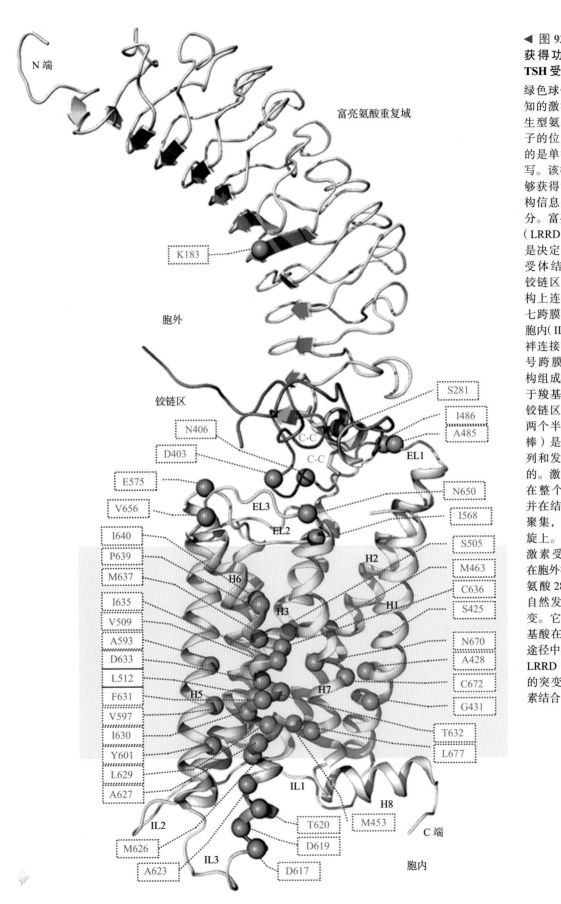

N 端

富亮氨酸重复域

胞外

铰链区

K183

S281
I486
A485
N406
D403
C-C
C-C
EL1
E575
N650
V656
I568
EL3
I640
S505
P639
EL2
H2
M463
M637
C636
H6
S425
I635
H3
H1
V509
A593
N670
D633
A428
L512
C672
F631
H5
H7
G431
V597
I630
T632
Y601
L677
L629
A627
IL1
H8
M453
IL2
C 端
M626
T620
A623
IL3
D619
胞内
D617

◀ 图 93-1　标注了获得功能性突变的 TSH 受体的结构模型

绿色球体标注的是已知的激活性突变的野生型氨基酸的 α 碳原子的位置。图中使用的是单字母氨基酸缩写。该模型展示了能够获得它们的同源结构信息受体的不同部分。富亮氨酸重复域（LRRD）和铰链区都是决定激素、抗体与受体结合的关键域。铰链区（棕色）在结构上连接了 LRRD 和七跨膜域，后者是由胞内（IL）和胞外（EL）裇连接在一起的 1～7 号跨膜螺旋（H）结构组成的功能域。位于羧基端的 LRRD 和铰链区羧基端之间的两个半胱氨酸键（黄棒）是受体正确的排列和发挥功能所必须的。激活性突变分布在整个受体结构中，并在结构的中央核心聚集，尤其在第 6 螺旋上。与其他糖蛋白激素受体不同的是，在胞外裇和铰链区（丝氨酸 281）也发现了自然发生的激活性突变。它们表明这些氨基酸在调节受体信号途径中具有重要意义。LRRD 中 183 赖氨酸的突变导致交叉性激素结合

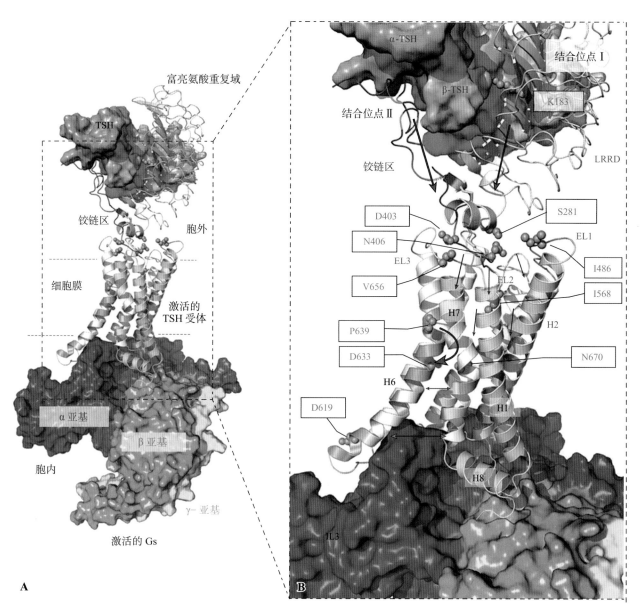

▲ 图 93-2　预测激活机制的 TSH 受体结构模型

A.受体显示为一个骨架立体图，其空间里填充着二聚体激素和三聚体 G 蛋白形成的复杂的模型。至于受体的七跨膜区域，该模型是基于已解析的 β₂ 肾上腺素受体 /Gs 的晶体结构预测的。(与 TSH 结合的)胞外区域和铰链区以已经公布的 FSHR-FSH 的结构为模型建模。B.为模型的铰链区和七跨膜区域的放大图。选择的已知激活性突变影响的特定氨基酸残基标注为绿色球体，并确认了它们在蛋白质初级结构中的位置。它们的位置初步说明了激活信号所遵循的"路径"，即从膜外(胞外区)通过跨膜螺旋到达受体的胞质表面。简单地说，激素结合到富亮氨酸重复域(LRRD)和铰链区(棕色带)。这个"初始信号"被转换成一个模块的构象变化(粗黑箭)，该模块由胞外区的"铰链"区和受体的七跨膜区域的外祥(EL)组成。在这个模型中，属于这个模块的几个氨基酸残基突变(胞外区的 Ser281；位于胞外和跨膜部分边界的 D403 和 D406；外祥的 Ile486、Ile568、Val656)导致受体的组成性激活。再加上观察到缺乏胞外区域的截短受体的组成性激活活性明显增加，这些发现一起表明 TSHR 的激活涉及到特定的细胞外部分从受束缚的反向激活状态(维持基础状态。译者注：反向激活状态是指 TSHR 在基础状态下，其与配体结合的胞外域，可以抑制 TSHR 基础状态下的激活活性)到分子内受体激动状态的转换[80]。由此产生的结构变化会影响到外祥，预计会直接传递到跨膜螺旋，从而导致沉默锁的断裂(水平箭)。通过比较不活跃和活跃的 β₂ 肾上腺素受体结构，最大的空间运动影响了第 6 号螺旋(H6)，这涉及 Pro639 位的一个关键的螺旋 - 蜷缩结构周围的水平和旋转(弧形箭)运动的结合。这些整体性的变化导致受体胞质侧螺旋间的缝隙部分"开放"(双向箭)，从而激活了受体与 Galphas 的相互作用。

研究非常困难。事实上，大多数 TSH 受体的激活性突变已经在 COS 或 HEK293T 细胞中通过瞬时表达进行了研究，但不能保证这些突变体在这些人工系统中的功能与在甲状腺细胞中完全相同[76]。在甲状腺细胞中，腺苷酸环化酶的刺激与分化的关系比其与生长的关系更吻合[76]。然而，在 COS 或 HEK 293T 细胞中，与质粒转染相关的植入性外源基因扩增，可以使人们在检测某些特定的持续性激活活性轻微增加的 TSH 受体突变体的功能中，具有更好的优势。

根据目前的 G 蛋白偶联受体（GPCR）激活模型，该受体至少存在两种相互转化的构象：R（沉默构象）和 R*（激活形式）[44]。未结合配体的受体在这两种形式之间穿梭，达到平衡时，更倾向于 R 形式，激动剂的配体与受体的结合，被认为能稳定 R* 构象。

由此产生的 R 到 R* 转变被认为涉及构象的变化，这种变化改变了跨膜螺旋的相对位置，进而回过来翻译成与异三聚体 G 蛋白相互作用的 TSHR 胞质结构域的构象变化。最近解析的激活型 GPCR 构象的晶体结构强有力地支持这个工作模型[77]。他们发现，激活涉及第 5、第 6 和第 7 跨膜螺旋的运动，导致它们彼此的距离变化。第 6 螺旋是这一过程中的主要参与者[78]，它的细胞质端通过旋转一个关键的螺旋扭结而远离第 3 螺旋。其结果是受体胞质裂隙的"开放"，允许其与 G 蛋白相互作用。在图 93-2 的图例中，对 TSH 受体模型的激活机制进行了更详细的描述。第 6 螺旋的这一决定活性状态的基本功能可能解释了大部分激活性 TSHR 突变均发生在这个螺旋中的原因（图 93-1）。这一结论与早期的概念相一致，即将受到野生型第 6 螺旋的一级结构和胞浆内第 3 内祥的接触，在沉默型 GPCR 的结构约束中是必需的，这些发现解释了为什么受体的这种结构限制可以被这一区段内发生的广泛的氨基酸突变来释放[44, 79]。

除了释放可以稳定 GPCR 非活性构象的结构锁之外，糖蛋白激素受体的激活还可以被一个所谓的"激活模块"来触发，这个激活模块是由受体穿膜祥以外的片段和受体胞外域的 C 末端部分组成（另见第 75 章）。根据这个模型，正是这个模块，可以

被受体与 TSH 或甲状腺刺激性自身抗体的结合所激活，而且也可以被成为受体直接激动剂的位于受体七跨膜区域的突变（见本章后续内容）所激活[49, 80]。然而，在所有情况下，突变都可能影响受体的局部三维结构，从而对其激活状态产生全局影响。在这个过程中，局部微区域内结构的紧密压缩和破裂对受体的"凸起和凹陷"的相互作用进行修饰（如通过排斥），或者通过改变侧链的生物物理特性来产生分子内相互作用。例如，Asp633 或 Asp619 的突变预计将分别打破第 6 和第 7，或者第 6 和第 3 跨膜螺旋之间的螺旋锁。有趣的是，即使是位于能够触发受体激活的细胞外区域（Ser281）内一个重要氨基酸残基的突变，似乎也会导致"局部结构的消失"。事实上，几乎用任何氨基酸替换这个位点的野生型残基（丝氨酸）都会导致受体的持续性激活[81]。这意味着，如果表型 – 基因型关系的预测没有详细的结构和功能知识的支持，则必须始终慎重考虑。

（五）家族性妊娠甲状腺功能亢进

人绒毛膜促性腺激素（hCG）对甲状腺产生一定程度的刺激作用，这一现象经常在妊娠早期可以见到。这往往会引起孕妇血清促甲状腺素降低伴随游离甲状腺素（T4）浓度在正常参考值范围内的升高[82]。当 hCG 浓度异常高时，如在葡萄胎妊娠时，可能发生真正的甲状腺功能亢进。其病理生理机制被认为是过量的 hCG 对 TSH 受体产生了交叉性刺激效应，孕妇体内血清 hCG 浓度与游离 T_4 浓度正相关，但与 TSH 浓度反向相关的现象，提示这种可能性的存在。糖蛋白激素及其受体的进化起源及它们结构之间的相近性为受体的交叉激活现象提供了一个令人信服的理论基础[83]。

1998 年，人们描述了一种新的甲状腺功能亢进综合征，该综合征在一个家系成员中，仅在妊娠期才发生甲状腺功能亢进，且以显性遗传方式发病[84]。先证者和她的母亲在每次妊娠期间都有严重的甲状腺功能亢进和妊娠剧吐。未妊娠时，她们在临床上和激素水平检查中（指标）都表现为甲状腺功能正常。两例患者均携带有 TSH 受体细胞外氨基末端第 183 位氨基酸残基（Lys183Arg）的杂合突变。通过瞬时转染 COS 细胞，发现该突变体对 TSH 表

现出正常的反应，但它对 hCG 刺激的敏感性明显高于野生型 TSH 受体，这为这一临床表型的解释提供了强有力的证据。

在这些 hCG 对 TSH 受体产生交叉性刺激作用的患者中，TSHR 的氨基酸变异是非常保守的。同样令人惊讶的发现是，TSH 和 LH/CG 受体中的第 183 残基都是赖氨酸。当放置在 TSH 受体的激素结合位点的三维结构上来看时[85]，第 183 位氨基酸残基属于和激素相互作用的 β 片层表面的一条 β 折叠链上（图 93-2）。通过定点诱变对 *Lys183Arg* 突变效果的详细分析表明，在这个位置上任何氨基酸的替换都会轻度增加 hCG/TSH 受体复合体的稳定性[86]。这种稳定性的增加足以使妊娠期体内的 hCG 浓度引起受体信号途径的激活，但观察到的绝经后升高的 LH 浓度不能引起这种受体信号途径的激活。事实上，先证者的母亲在绝经后甲状腺功能仍然正常。这一发现与 hCG 刺激下 TSHR 突变体（*Lys183Arg*）发生相对适度的获得功能性突变的结果是一致的。

与其他哺乳动物不同的是，人类和灵长类动物在妊娠早期依靠 CG 来维持黄体。在正常妊娠 hCG 浓度的高峰期，可以看到高频的 TSH 浓度被部分性抑制的患者，这表明进化选择了这一非常接近于甲状腺毒症边缘的生理机制。这一发现可能为这一现象提供一个解释，即和其他物种相比，由于进化的选择压力的影响，在进化过程中 α 亚基的特定氨基酸的变异，使灵长类动物的糖蛋白激素表现出较低的生物活性[83]。到目前为止，还没有发现能增加 hCG 生物活性的自发性突变。家族性妊娠期甲状腺功能亢进与自发性卵巢过度刺激综合征（SOHSS）之间可能存在有趣的相似之处[73, 87]。在 SOHSS 中，FSH 受体基因的突变使该受体对 hCG 异常敏感。其结果是在每次妊娠时卵巢反复受到过度的刺激。

二、功能丧失性突变

TSH 受体基因丧失功能性突变预期将可能导致"TSH 抵抗"综合征。预期的表型可能类似于 TSH 本身突变的患者。由于人们获得的关于 TSHα 和 β 亚基基因的信息较早，这些突变在早期就已经发现了[88]。在自然（*hyt/hyt mouse*）[89]或实验性 TSH 受体突变的小鼠中，已经获得了 TSH 抵抗的小鼠模型品系[90, 91]。有趣的是，与人类的情况相反（见本章后续内容），TSH 受体敲除的新生小鼠的甲状腺大小正常。正如预期的那样，纯合子小鼠出现了严重的甲状腺功能减退。它们的甲状腺不表达钠-碘同向转运体基因，但产生了大量的（非碘化）甲状腺球蛋白。根据这一结果，我们可以推测携带有 TSH 受体双等位基因突变的患者，根据其突变受体功能丧失的程度，可能表现为不同程度的甲状腺功能减退，从轻微的代偿性甲状腺功能减退，到严重的不能发生碘化的新生儿甲状腺功能减退。杂合子携带者应该表现为甲状腺功能正常，或者血浆 TSH 的轻度升高（见本章后续内容）。

携带突变的临床病例

在分子遗传学可以鉴定突变位点之前，已经报道了一些明确患有 TSH 抵抗的患者[92, 93]。第一个用分子概念描述的病例是 TSH 升高但甲状腺功能正常的同胞兄弟（姐妹）[94]。TSH 受体基因测序发现，受影响个体的每个等位基因都有不同的突变，这使他们成为 TSHR 的复合杂合子。基因突变发生在受体的细胞外氨基末端（母本等位基因，*Pro162Ala*；父本等位基因，*Ile167Asn*）。受体突变体的功能特征表明，父本等位基因实际上几乎完全无功能，而母本等位基因表现为刺激 cAMP 产生的 TSH 中位有效浓度增高。目前对受体胞外区域部分三维结构的认识[85, 95]，使我们能够为受体这部分区域上的基因突变建立起结构和功能之间的关系[96]（图 93-3）。

在先天性甲状腺功能减退症筛查过程中发现了大量 TSH 受体丧失功能性突变的家族性病例[97-110]（图 93-3）（获取 TSH 受体基因突变和功能特点的完整列表，见 http://gris.ulb.ac.be 和 http://www.ssfa-gphr.de）。某些患者符合先天性甲状腺功能减退症的常见诊断标准，包括 TSH 升高、游离 T_4 降低和无法检测到甲状腺锝（^{99}Tc）摄取。在某些病例中，血浆甲状腺球蛋白水平正常或偏高。患者可能是完全丧失功能性突变的复合杂合子，也可能是纯合子，其父母可能是近亲或无明显的血缘关系。与 TSH 受体敲除小鼠的纯合子表型一致，受体功能完全丧失的患者表现为甲状腺在正常部位，但完全无碘或 ^{99}Tc 的摄取。然而，与小鼠的情况相反，该类

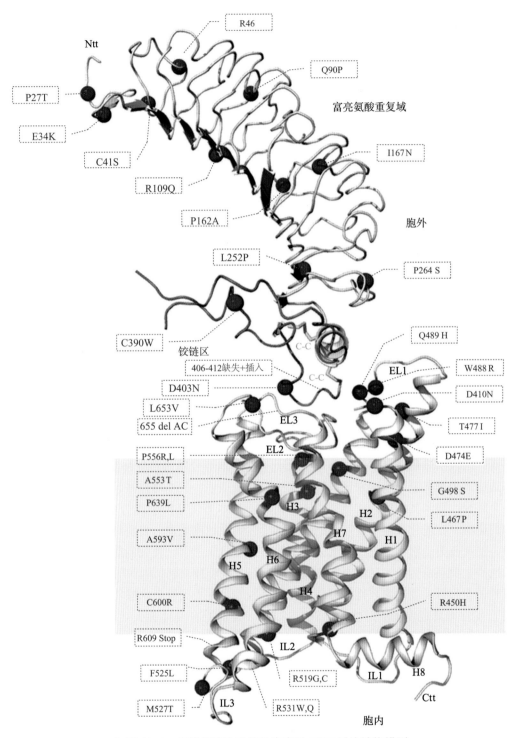

▲ 图 93-3　标注了丧失功能性突变的 TSH 受体结构模型

在受体三维结构模型上标注了已知的丧失功能性突变（红色球体为野生型 C-α 原子）的氨基酸位置及其突变后的氨基酸。图中使用的是单字母氨基酸缩写。在图 93-1 和图 93-2 的图例中已经简要描述了这个模型。和激活性突变相反的是，大多数非激活性突变都位于祥和 LRRD 部位。大多数情况下，它们减少了受体与激素、G 蛋白的结合，或者导致细胞表面受体表达的减少（获取非激活性突变和功能特点的完整列表，见 http://gris.ulb.ac.be 和 http://www.ssfa-gphr.de.）

患者甲状腺腺体发育不全。cAMP 途径的激活虽然对于腺体的解剖结构发育和甲状腺球蛋白的产生并非是必要的，但对于 *NIS* 基因的表达和人类胎儿时期甲状腺组织的正常生长是绝对必要的。这就解释了为什么在没有甲状腺球蛋白测定或专业超声检查的情况下，TSH 受体丧失功能性突变很容易被误诊为甲状腺发育不全。

在杂合状态下，TSH 受体的完全丧失功能性突变，是导致中度高促甲状腺激素血症（亚临床甲状腺功能减退症）的原因之一，这种疾病符合常染色体显性遗传特征，在家系中共分离[111]。最后，必须强调的是，在 TSH 部分抵抗的常染色体显性遗传的家系中，已经证实了其与 TSH 受体基因不连锁[112]。这个家系的致病位点已经被定位在 15 号染色体（15q25.3-26.1）上，但是引起表型的致病基因还没有被发现[113]。

三、多态性

在 TSH 受体基因中发现了一系列影响编码序列的单核苷酸多态性。在最初的认识中，其中一些突变（Asp36His、Pro52Thr、Asp727Glu）可能与自身免疫性甲状腺疾病的易感性有关[114-116]，但目前的共识是，它们代表的是中性等位基因变异，没有病理生理意义[117-120]。然而，最近一项囊括大量患者的全基因组研究表明，TSH 受体基因位点的非编码区的 SNP 与 Graves 病的发生相关[121, 122]。这种相关性的遗传基础仍在研究中[121]。然而，一项大型全基因组关联性研究的 Meta 分析没有明确 TSH 受体是一个影响血浆 TSH 浓度的位点[123]。

一个多态变化值得特别提及：在两份关于 TSH 受体克隆的最早的报道中发现，第 601 位是酪氨酸或组氨酸[124, 125]。通过转染 COS 细胞获得的这两个等位基因的功能表明了二者间有趣的功能差异：*Tyr601* 等位基因表现出容易检测到的持续性激活活性，而 *His601* 基因则是完全沉默无活性形式；在 TSH 刺激下，*Tyr601* 等位基因型的 TSHR 受体的腺苷酸环化酶和磷脂酶 C 依赖的信号途径均能被激活，但 *His601* 等位基因型受体，仅 cAMP 信号途径能被 TSH 激活[126]。到目前为止，在所有人群中，TSH 受体 *Tyr601* 等位基因型的频率远高于 *His601* 等位基因型。在一个毒性甲状腺腺瘤中发现了一个 TSH 受体的 *Tyr601Asn* 突变。该突变体的功能表明突变后，增强了受体的 cAMP 信号途径的组成性激活[127]，这些发现使得 *TSHR* 第 601 氨基酸残基成为结构功能研究的有趣目标。

第 94 章　甲状腺激素合成及激素作用的遗传缺陷
Genetic Defects in Thyroid Hormone Synthesis and Action*

Paolo E. Macchia　Gianfranco Fenzi　**著**

方　娅　宋怀东　**译**

要　点

◆ 甲状腺激素的供给缺陷可由以下几种原因所致：甲状腺自身缺陷（原发性先天性甲状腺功能减退症）；由 TSH/TRH 分泌减少或结构异常引起的中枢性先天性甲状腺功能减退症；甲状腺激素作用缺陷。

◆ 原发性先天性甲状腺功能减退症是由于甲状腺在发育过程中发生异常（甲状腺发育障碍：缺如、异位、发育不全、半缺如）或甲状腺激素生物合成发生障碍（激素合成障碍、伴正常甲状腺或有甲状腺肿大）所致。

◆ 遗传原因是甲状腺激素合成障碍导致的先天性甲状腺功能减退症的常见原因，然而在伴有甲状腺发育障碍的先天性甲状腺功能减退症病人中仅有少量的报道。

◆ 甲状腺缺失和异位与 *FOEX1* 和 *NKX2-5* 的突变有关，而甲状腺发育不全与 *TSHR*、*NKX2-1* 和 *PAX8* 的突变有关。

◆ 甲状腺激素合成过程中任何一个酶发生突变均可导致甲状腺激素的生物合成障碍，通常这种类型的甲状腺功能减退症与甲状腺的肿大（甲状腺肿）有关。

◆ 若得不到治疗，先天性甲状腺功能减退症可导致严重的生长发育和智力发育异常。该病必须要早期诊断和治疗。

◆ 经过新生儿筛查，该病可以在婴儿出生时就被发现。替代治疗必须在出生后 4 周内开始并用大剂量的 LT$_4$ [10μg/（kg·d）]。

◆ 在一些国家近来已有液体甲状腺激素制剂上市。液体制剂对于儿童来说更容易使用，但是仅有一些初步研究对液体制剂与片剂的剂量进行了比较。

甲状腺激素（TH）在细胞的分化、生长和代谢方面有重要作用。因此，几乎所有组织的正常功能维持都需要甲状腺激素，但它对机体耗氧量和代谢率的影响很大[1]。

体内只有甲状腺才能合成甲状腺激素。它的合成、储存和分泌需要对参与合成的几种蛋白和因子进行一系列精细的调控才能完成。这些反应的紊乱可能导致甲状腺功能异常，最终导致甲状腺功能减退。

一、甲状腺激素合成缺陷

先天性甲状腺功能减退症（简称先天性甲减）

---

*. 本章主要为儿童内分泌相关内容。

是最常见的新生儿内分泌代谢病，新生儿发病率约为 1/4000～1/3000 [2, 3]。除了少数由于下丘脑或垂体缺陷所致的先天性甲状腺功能减退外，它的特点是由于甲状腺激素浓度低而导致 TSH 浓度升高。

大多数（80%～85%）原发性永久性先天性甲状腺功能减退是由于甲状腺在器官发育过程中出现异常引起的，如甲状腺缺失（甲状腺不发育或无甲状腺）或甲状腺发育不全（甲状腺发育不良）或不在正常的位置（甲状腺异位）。以上这些异常统称为甲状腺发育障碍（thyroid dysgenesis，TD）[4]。甲状腺发育障碍通常为散发性疾病，然而遗传缺陷已在 5% 的病例报道中得到证实 [5]。与甲状腺发育障碍相关的基因（表 94-1）包括表达在甲状腺器官形成早期阶段的一些甲状腺转录因子（NKX2.1/TITF1、FOXE1/TITF2、PAX8、NKX2.5）及一些在腺体型成后期表达的基因如促甲状腺激素受体基因（TSHR）（见第 73 章）。

其余的 15% 原发性永久性先天性甲状腺功能减退是由甲状腺激素生物合成过程中所需的关键分子先天性变异引起的，通常这些患者会有甲状腺腺体增大（甲状腺肿），这可能是由于 TSH 水平升高引起的 [6]。甲状腺激素合成障碍引起的先天性甲状腺功能减退通常表现为经典的孟德尔隐性遗传性疾病（表 94-2）。

少数情况下，先天性甲状腺功能减退是中枢性起源的，主要是由下丘脑和（或）垂体促甲状腺激素释放激素（TRH）或促甲状腺激素（TSH）的合成减少和（或）作用降低所引起 [7]。

（一）促甲状腺激素低反应性先天性甲状腺功能减退

对 TSH 的低反应性可能是由于 TSH 刺激信号通路的异常引起，可以由 TSH 受体无应答，或者其下游信号通路的调节蛋白如 G 蛋白、腺苷酸环化酶或各种激酶突变所致。迄今为止，只报道过 TSHR 和 Gsα 基因突变引起的。

表 94-1　甲状腺发育不良的遗传基础

甲状腺改变	基　因	临床表现
甲状腺缺如	FOXE1	Bamforth–Lazarus 综合征
	NKX2-5	甲状腺缺如、无心脏异常
	PAX8	甲状腺功能减退
甲状腺异位	NKX2-5	异位、无心脏异常
	FOXE1	Bamforth–Lazarus 综合征
甲状腺发育不良	NKX2-1	舞蹈徐动症、甲状腺功能减退及肺异常
	TSHR	TSH 抵抗
	PAX8	甲状腺功能减退

表 94-2　甲状腺激素合成障碍致病基因

基　因	蛋白功能	遗传模式	病人表型
钠碘转运蛋白（NIS）	转运碘穿过基底膜	常染色体隐性遗传	先甲（中重度）；甲状腺肿
过氧化物酶（TPO）	催化氧化、有机化和偶联反应	常染色体隐性遗传	甲状腺肿及完全性的碘有机化障碍所致的先天性甲状腺功能减退
双氧化物酶（DUOX1 和 DUOX2）	参与滤泡中过氧化氢的生成	常染色体隐性遗传及常染色体显性遗传	永久性甲状腺功能减退（轻中度）；暂时性中度甲状腺功能减退
双氧化物酶成熟因子 2（DUOXA2）	双氧化物酶 2 活性发挥的辅助酶	常染色体隐性遗传	甲状腺肿及部分性碘有机化障碍所致的先天性甲状腺功能减退
溶质载体家族成员 Pendrin（PDS）	转运碘穿过顶端膜	常染色体隐性遗传	甲状腺肿、中度甲状腺功能减退、耳聋
甲状腺球蛋白（TG）	供应甲状腺激素合成	常染色体隐性遗传及常染色体显性遗传	甲状腺肿和先天性甲状腺功能减退（中重度）
碘酪氨酸脱碘酶（DHEAL1）	硝基还原酶相关酶使碘化酪氨酸脱碘	常染色体隐性遗传	不同确诊年龄的甲状腺功能减退

1. 促甲状腺激素受体（TSHR）突变引起的促甲状腺激素低反应性先天性甲状腺功能减退 *TSHR* 定位于人类 14 号染色体长臂 3 区 1 带，小鼠的 12 号染色体，由 10 个外显子编码，mRNA 大小为 1.8kb。TSHR 蛋白属于 G 蛋白偶联受体超家族成员。它包含 1 个富含亮氨酸重复序列的胞外氨基端（N 端）结构域、7 个跨膜螺旋、3 个胞内环和 3 个胞外环，以及一个胞内羧基端（C 端）部分。TSHR 介导 TSH 对甲状腺滤泡细胞的生长、代谢和功能的调节作用，最终促进甲状腺激素的合成和分泌。

大约 40 年前，有人提出 TSHR 在 TSH 低反应性和无甲状腺肿的先天性甲状腺功能减退中发挥作用的设想。以下两种小鼠模型为这种常染色体隐性遗传模式的先天性甲状腺功能减退提供了有力的证据：① hyt/hyt 小鼠，由于 *Tshr* 基因的功能缺失性突变而出现伴有 TSH 升高和甲状腺发育不良的先天性甲状腺功能减退[8, 9]；② *Tshr*[−/−] 小鼠模型的构建[10]。

在一个 3 兄弟姐妹的先天性甲状腺功能减退家系中，首次发现了人类 *TSHR* 基因的突变，这个家系的患者出现血清 TSH 浓度升高但甲状腺激素浓度正常[11]。患者携带 *TSHR* 的复合杂突变，即携带有 *TSHR* 的两个等位基因上不同位点的突变。在这篇报道之后，*TSHR* 的其他突变也在一些甲状腺发育不良且 TSH 浓度升高的甲状腺功能减退患者中被发现[5]。所有患者都是携带 *TSHR* 功能丧失性的纯合突变或复合杂合突变，并且在家系中，该疾病的遗传模式符合常染色体隐性遗传。这种形式的先天性甲状腺功能减退的特点是甲状腺的位置正常，但体积变小，出现"小"甲状腺。在 TSHR 功能完全丧失的情况下，患者因为缺乏 TSH 刺激，甲状腺代谢活动几乎完全被抑制，从而表现为严重的甲状腺功能低下[12]。当 TSHR 对其配体的亲和力降低时，这种效应很大程度上可以通过血浆中高浓度的 TSH 代偿。在这些病例中，高 TSH 水平不会对甲状腺代谢造成过度的刺激，也看不到甲状腺的肿大。

2. Gs 蛋白亚基的异常引起的促甲状腺激素低反应性先天性甲状腺功能减退 在 1a 型假性甲状旁腺功能减退症（Albright 遗传性骨萎缩）的患者中会伴有 TSH 的低反应性引起的先天性甲状腺功能减退[13]，它是一种常染色体显性遗传临床表现多变的疾病。由于 Gsα 亚基（基因定位于 20 号染色体的

长臂 1 区 3 带）缺陷所致。Gsα 参与 TSH 和 TRH 信号通路的激活及其他与 Gsα 偶联受体结合的激素（如 PTH、GnRH、FSH 和 LH）的信号通路激活。在这些病例中发现了一些 *Gsα* 基因的突变[14, 15]。患者往往只有轻微的甲状腺功能减退表现，血浆甲状腺素（FT₄）水平正常或轻度下降，TSH 水平轻度升高。有报道通过新生儿先天性甲状腺功能减退筛查检测 1a 型假性甲状旁腺功能减退症的病例，但大多数患者，在新生儿筛查时可能会被遗漏，因为他们的血 TSH 和 T₄ 浓度不会达到新生儿筛查时使用的筛查临界值。另外，轻度甲状腺功能减退只是该综合征的一个小的组成部分，而且早期补充 T₄ 治疗无法防止患儿的智力缺陷和生长迟缓。

3. 其他原因引起的促甲状腺激素低反应性先天性甲状腺功能减退 对 TSH 的低反应性也可能是由 TSHR 或 G 蛋白突变以外的因素引起。许多 TSH 抵抗的家系患者中没有 *TSHR* 基因的突变。在很多患者中，该疾病的遗传模式是显性的，但致病基因尚不明确[16]。可能是位于 TSHR/G 蛋白 /cAMP 级联反应下游或其他甲状腺发育相关基因的突变引起。

（二）甲状腺发育障碍引起的先天性甲状腺功能减退

1. 甲状腺缺如引起的先天性甲状腺功能减退 甲状腺滤泡细胞的缺失可以称之为无甲状腺或甲状腺不发育；甲状腺不发育是指由于甲状腺形态发生的起始阶段出现缺陷所导致的甲状腺缺失；而无甲状腺是指甲状腺原基定向化后的任何一个环节出现问题导致的甲状腺的消失。甲状腺缺如的病人占原发性永久性先天性甲状腺功能减退的 22%～44%（图 94-1）。到目前为止，在一些携带有 *FOXE1*（Bamforth-Lazarus 综合征）[OMIM#241850]、*PAX8* 基因突变[17-19]，以及 1 个携带 *NKX2-1* 突变[20]、3 个携带 *NKX2-5* 突变[21, 22] 的先天性甲状腺功能减退患者中，发现有甲状腺的缺如。

Bamforth-Lazarus 综合征[23] 的临床特征是腭裂、双侧后鼻孔闭锁、短硬的毛发和甲状腺缺如。至今，已经在 5 例该综合征患者[24-27] 和 1 例有先天性甲状腺功能减退但不伴有甲状腺缺如的综合征患者[28] 中，发现有 *FOXE1* 基因的纯合突变。所有患者都携带位于 FOXE1 叉头功能域内保守氨基酸的

纯合性错义突变。对这些突变蛋白在体外进行了功能研究，发现这些突变蛋白与 DNA 的结合和转录活性均降低[5]。

2. 异位甲状腺引起的先天性甲状腺功能减退　异位甲状腺是由于发育过程中的甲状腺不能从甲状腺原基的位置下降到气管前的正常位置引起的疾病（见第 73 章），因此可以在从盲孔到胸腔纵隔的甲状腺迁移路径上的任何位置发现异位的甲状腺。

在先天性甲状腺功能减退患者中，超过 50% 的甲状腺发育障碍的患者与甲状腺异位有关（图 94-1）；然而仅在少数几个异位甲状腺的先天性甲状腺功能减退患者中发现了基因的变异。迄今，只发现 1 个 PAX8 的突变[17] 和 3 个 NKX2-5 的突变与异位甲状腺的患者相关[21]。NKX2-5 突变体的功能研究表明，其功能明显受损，表现为突变体的反式激活能力的降低和显性负效应[5]。所报道的患者都是杂合子，突变是从父母之一遗传的，这表明 NKX2-5 突变的外显率和临床意义是有明显的差异的。

3. 甲状腺发育不良引起的先天性甲状腺功能减退　甲状腺发育不良占先天性甲状腺功能减退患者的 24%～36%（图 94-1）。甲状腺发育不良引起的先天性甲状腺功能减退是一种遗传异质性的疾病，因为 NKX2-1、PAX8 或 TSHR 基因的突变在甲状腺发育不良患者中均有报道。NKX2-1 丧失功能性突变的患者可出现舞蹈徐动症、甲状腺功能减退症和肺部异常，但患者的表型变异大且伴有不完全外显[29]。至今，已经在这种表型的患者中，发现一些 NKX2-1 的丧失功能性的突变[5, 30-35]。在 NKX2-1 表达受损的患者中，无论是否早期补充 T₄，不利的结果可能是由中枢神经系统的发育缺陷引起的，而不是胎儿甲状腺功能减退引起的。

PAX8 突变在散发性和家族性的甲状腺发育不良引起的先天性甲状腺功能减退中均有报道[17-19, 22, 36-46]。体外转染实验表明，突变的 PAX8 蛋白不能结合 DNA，不能驱动 TPO 启动子的转录。所有患者均为 PAX8 突变的杂合子，家系遗传模式显示为常染色体显性遗传，但有不同程度的外显性[5]。

4. 甲状腺半缺如　甲状腺半缺如是指甲状腺的一叶发育障碍。在健康儿童中，这种形态学异常的发生率为 0.05%～0.2%，几乎所有病例都是左叶缺

如。这些患者的甲状腺功能在正常范围内[47]。

甲状腺左右两叶对称形成的分子机制尚不清楚，在人群中，甲状腺半缺如的候选基因尚未找到。事实上，Shh⁻/⁻ 敲除的小鼠表现为无左右叶的甲状腺[48] 或甲状腺半缺如[49]，Titf1⁺/⁻Pax8⁺/⁻ 双杂合敲除的小鼠也经常出现甲状腺半缺如的表型[50]。在人群中，报道过 2 例携带 NKX2-1 突变的患者甲状腺半缺如[20, 51]。

（三）甲状腺激素合成障碍引起的先天性甲状腺功能减退

如前所述，约 15% 的先天性甲状腺功能减退是由参与甲状腺激素合成、分泌或再循环过程中的基因突变引起的（图 94-1）。这些病例的临床特征是出现甲状腺肿，并且大多数激素合成障碍引起的先天性甲状腺功能减退的分子机制已经较为明确。

在甲状腺滤泡细胞中，位于基底外侧膜的钠碘转运体主动转运和浓缩碘。随后，碘被过氧化氢生成系统（甲状腺过氧化物酶，pendrin）氧化，并与甲状腺球蛋白中的酪氨酸残基结合形成碘化酪氨酸（碘的有机化）。其中一些碘酪氨酸残基（一碘化酪氨酸和二碘化酪氨酸）偶联形成有激素活性的甲状腺激素 T₄ 和三碘甲腺原氨酸（T₃），当需要时，甲状腺球蛋白被水解，这些激素被释放到血液中。一小部分的碘化酪氨酸在在甲状腺特异性脱卤酶的作用下，在甲状腺内被水解，是碘重新被利用（见第 75 章）。

上述步骤中的任何一步缺陷都会导致循环中的甲状腺激素减少，从而导致先天性甲状腺功能减退症和甲状腺肿。除少数情况外，这些基因的所有突

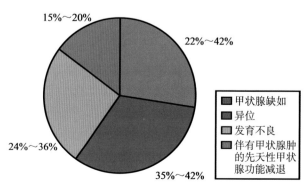

▲ 图 94-1　原发性先天性甲状腺功能减退症各种病因的占比

变都符合常染色体隐性遗传模式（表 94-2）。

1. 钠碘转运体基因突变引起的先天性甲状腺功能减退　钠碘转运体（NIS）是钠 / 溶质转运体家族的成员，通过甲状腺滤泡细胞膜主动转运碘。1996 年，从大鼠[52] 和人类[53] 中分离出 NIS 的 mRNA。人的 NIS 编码基因（SLC5A5）位于 19 号染色体短臂 1 区 3 带 2 亚带到短臂 1 区 2 带。SLC5A5 含有 15 个外显子，其蛋白由 643 个氨基酸编码，主要表达于甲状腺，但在唾液腺、胃黏膜、小肠黏膜、泪腺、鼻咽、胸腺、皮肤、肺组织、脉络丛、睫状体、子宫、哺乳期乳腺组织和乳腺癌细胞，以及胎盘中也有表达。只有甲状腺细胞中碘的转运是受 TSH 调控的[54]。

甲状腺不能浓集碘是早期已知的先天性甲状腺功能减退的原因之一，在成功克隆 NIS 之前，Stanbury 和 Dumont 已经制订了遗传性碘转运缺陷的临床诊断标准[55]：①甲状腺肿伴甲状腺功能减退症或代偿性甲状腺功能减退；②甲状腺中放射性碘的摄取即使有量也很少；③唾液腺和胃没有碘的浓集，伴有甲状腺肿大的甲状腺功能减退，但甲状腺不摄取放射性碘。目前为止，已经报道了一些以常染色体隐性方式遗传的基因突变，其临床特征是甲状腺功能减退（程度从严重到完全代偿）和甲状腺肿[56, 57]。携带相同 NIS 突变患者的甲状腺形态也不一样[58]。

在新生儿期，有碘转运缺陷的婴儿通过超声检查可见甲状腺正常或轻微增大伴有血清甲状腺球蛋白水平升高[59]。患儿甲状腺不能摄取放射性碘，唾液 / 血浆中 ^{123}I 的比值约为 1。甲状腺功能减退的程度从轻度到重度，可能取决于饮食中的碘含量。如果维持食物中正常的碘摄入，这些儿童就会出现严重的甲状腺功能减退，而在饮食中添加大量的碘则可代偿碘转运障碍。

2. 甲状腺过氧化物酶基因突变引起的先天性甲状腺功能减退　激素合成障碍最常见的原因是甲状腺过氧化物酶（TPO）的缺乏。TPO 可以催化甲状腺激素合成过程中的氧化，有机化和偶联反应（见第 75 章）。

甲状腺中碘的聚集在碘的主动内流、碘与蛋白的结合和碘的外排之间达到稳态平衡，导致正常条件下，甲状腺细胞内游离碘浓度维持在相对较低的水平，而在 TPO 缺陷的情况下游离碘浓度增加。碘吸收和释放的动力学可以通过摄入放射性碘来追踪，碘再摄取可以被分子大小和电荷相似的阴离子，如高氯酸盐或硫氰酸盐所抑制。放射性碘摄取和高氯酸盐抑制可以明确甲状腺内碘浓度与循环碘的关系。碘有机化障碍可分为完全性和部分性：完全性碘有机化障碍的特点是在摄取放射性碘 2h 后，给予高氯酸钠，1h 后排出 90% 以上的放射性碘。并且放射性碘显影可观察到甲状腺影像的完全消失。部分碘有机化障碍的特征是在高氯酸钠排泄试验后，20%～90% 的甲状腺聚集的放射性碘被排出[60]。

人 TPO 基因位于 2 号染色体短臂 2 区 5 带，全长约 150kb，编码序列长度 3048bp，涵盖 17 个外显子[61]，编码 933 个氨基酸，是一种含血红素的膜结合蛋白，可以被糖基化修饰，位于甲状腺滤泡细胞的顶端膜上。

TPO 基因的突变可导致伴有完全性碘有机化障碍的先天性甲状腺功能减退，并且突变位点分布于 TPO 的所有外显子上。大多数突变位于 8、9 或 10 号外显子上，这 3 个外显子编码酶的活性中心，也是酶与血红素结合的部位。无意突变（获得终止密码子的突变）、剪接位点突变和移码突变也被报道过[62]。

如果不治疗，有机化障碍的患者会出现不同程度的智力障碍、甲状腺巨大和甲状腺功能减退。某些部分性有机化障碍的患者的甲状腺功能减退可被代偿。

3. 双氧化酶基因 1 和 2（DUOX1 和 DUOX2）突变引起的先天性甲状腺功能减退　过氧化氢的产生是甲状腺激素合成过程中的关键步骤。最近，新发现了两种参与甲状腺滤泡细胞顶端膜的过氧化氢生成的蛋白[61]。这两种蛋白最初被命名为 THOX1 和 THOX2（意为甲状腺氧化酶），位于 15 号染色体长臂 1 区 5 带 3 亚带，彼此相距仅 16kb，转录方向相反。2001 年，由于这两种蛋白含有两个特殊的功能结构域，有人建议称它们为双氧化酶。

双氧化酶 1（DUOX1）和双氧化酶 2（DUOX2）是含有 7 个跨膜结构域的糖蛋白。它们的功能一直不清楚，直到 DUOXA2 因子被发现，DUOXA2 辅助 DUOX2 从内质网转运到高尔基体[63]。在 HeLa 细胞中共表达 DUOXA2 和 DUOX2 能够在体外重建过氧化氢的产生。类似地，蛋白质（DUOXA1）是 DUOX1 的成熟因子。有趣的是，两个 DUOXA 基因位于 15 号染色体上的 DUOX1 和 DUOX2 之间的 16kb 区段内。

自从 DUOX2 的突变首次报道后[64]，几种不同的突变陆续在先天性甲状腺功能减退患者中被发现，这些患者的表型多样[65-69]。DUOX2 的两个等位基因都发生严重的变异才会导致永久性先天性甲状腺功能减退。其中一个等位基因的一些残留酶活性可使甲状腺功能减退的表型较轻，而 DUOX2 的单等位基因严重失活与暂时性的先天性甲状腺功能减退有关。此外，单等位基因失活的表型似乎受到其他因素的调节，包括环境条件（如碘缺乏）或生理过程（如妊娠、围产期等）[70]。

目前为止，尚未发现 DUOX1 的突变，但有少数的成熟因子突变引起先天性甲状腺功能减退的报道[71]。

4. Pendrin 基因突变引起的先天性甲状腺功能减退　1896 年，Vaughan Pendred 描述了一种以先天性神经性耳聋和甲状腺肿为特征的综合征（简称 PDS 综合征）[72]。这种综合征以常染色体隐性方式遗传（OMIM 274600）。患者甲状腺中度增大，甲状腺功能通常是正常的，并且在给予硫氰酸盐或高氯酸盐后只出现部分性碘排出障碍。听力受损不是持续的，是由于内耳发育不全的 Mondini 类型引起的耳蜗畸形所致。

1997 年，人们克隆了 PDS 基因，并将预测的编码 780 个氨基酸（86kDa）的蛋白称之为 pendrin[73]。PDS 位于人 7 号染色体长臂 3 区 1 带，包含 21 个外显子，在耳蜗和甲状腺均有表达。pendrin 表达于甲状腺滤泡细胞的顶端膜[74, 75]。在甲状腺滤泡细胞和转染的卵母细胞中，pendrin 能够转运碘离子。Pendred 综合征患者表现为亚临床甲状腺功能减退伴甲状腺肿大，并且有中至重度的听力障碍。高氯酸钠给药后放射性碘的排泄量中度增加（＞20%）。发病率在 1∶100 000～1∶15 000。

已在 Pendred 综合征患者中发现一些 PDS 的突变[76]。尽管有甲状腺肿大，但患者的甲状腺功能很可能是正常的，只有少数出现先天性甲状腺功能减退。然而，TSH 水平往往处于正常范围的上限，最终发展为不同严重程度的甲状腺功能减退[77]。

5. 甲状腺球蛋白基因突变引起的先天性甲状腺功能减退　甲状腺球蛋白是一种只在甲状腺合成的同源二聚体蛋白。该基因位于人 8 号染色体长臂 2 区 4 带，编码序列长度为 8307bp[78]，含有 42 个外显子[79]。在 19 个氨基酸的信号肽之后，多肽链由含有 66 个酪氨酸残基的 2750 个氨基酸组成。甲状腺球蛋白是一种二聚体，具有相同的 330kDa 亚基，该亚基包含 10% 的糖基化位点。

甲状腺球蛋白合成障碍患者有中度至重度的甲状腺功能减退。通常，血浆甲状腺球蛋白浓度较低，尤其是相对于 TSH 的浓度水平，在 T4 治疗或注射 TSH 后甲状腺球蛋白的浓度不会发生改变。甲状腺球蛋白合成缺陷的患者往往有异常的碘化蛋白，主要是碘化血浆白蛋白，他们的尿液中会排出碘化的低分子量多肽[80]。

在先天性甲状腺功能减退患者中已发现了一些甲状腺球蛋白基因的突变[81, 82]，并且在一些动物体内也发现有甲状腺球蛋白基因的突变，包括 Afrikander 牛（p.R697X）[83]、荷兰山羊（p.Y296X）[84]、cog/cog 小鼠（p.L2263P）[85]，以及 rdw 大鼠（p.G2300R）等[86]。

人甲状腺球蛋白基因的突变的患者常出现先天性甲状腺肿，并伴有中重度甲状腺功能减退[57]。

6. 碘化酪氨酸脱碘酶（DEHAL1）基因突变引起的先天性甲状腺功能减退　甲状腺细胞内的碘除了通过 NIS 从血液中主动转运外，一碘酪氨酸和二碘酪氨酸在甲状腺细胞内脱碘，也是甲状腺细胞内碘的来源之一[87]。编码这种脱碘酶的基因最近被发现并命名为 IYD（DEHAL1）[88, 89]。人的 IYD 基因位于 6 号染色体长臂 2 区 4 带到 5 带，由 6 个外显子组成，编码的蛋白有 293 个氨基酸，该蛋白是一种硝基还原酶相关的酶，能够使碘化酪氨酸脱碘。过去，有人认为 IYD 突变可能是先天性甲状腺功能减退的病因，但仅在最近报道了 4 个患者携带有 IYD 基因的 3 个不同位点的突变[90, 91]。该基因突变引起的疾病既可呈常染色体隐性遗传，也可为不完全外显的显性遗传模式[91]。患者有甲状腺功能减退和甲状腺肿大，但表型差异性大，这取决于疾病表型的表现时间。在引入先天性甲状腺功能减退筛查之后，患者出生时未通过新生儿筛查来发现。患者的临床表型的严重程度也不同，这可能是由于突变的分子效应不同（蛋白活性完全性丧失或部分性丧失），也可能是环境因素所致，如饮食中碘含量[92]。

（四）中枢性先天性甲状腺功能减退

中枢性甲状腺功能减退的发病率在先天性甲状腺功能减退中较低，每 5 万个新生儿中有 1 个患儿，通常与下丘脑或垂体发育异常有关。

大多数中枢性先天性甲状腺功能减退患者表现为轻度至中度的甲状腺功能减退。伴有垂体激素缺乏，特别是皮质醇缺乏，可能是导致高发病率和高死亡率的原因。

1. 垂体发育缺陷导致的中枢性先天性甲状腺功能减退　垂体是由第三脑室底部的内陷和 Rathke 囊形成的，发育成促甲状腺细胞系和其他 4 种神经内分泌细胞，每一种细胞都是根据其产生的激素定义的：促甲状腺素（TSH）细胞、生长激素（GH）细胞、催乳素细胞、促性腺激素细胞［黄体生成素（LH）和卵泡刺激素（FSH）］和促肾上腺皮质激素细胞（ACTH）。

垂体的发育依赖于许多调节细胞分化和增殖的发育基因。这些基因在物种间高度保守，表明这些蛋白在进化中起着至关重要的作用（PIT1、PROP1、HESX1、LHX3、LHX4 和 SOX3）[93]。

Lhx3 和 *Lhx4* 属于早期在 Rathke 囊表达的同源框基因的 Lim 家族。*Lhx3* 敲除的小鼠，TSH 细胞、促性腺激素细胞、生长激素细胞、催乳素细胞减少，但促肾上腺皮质激素的细胞系不能增殖。这种小鼠模型表明垂体器官的命运取决于 Lhx3。*Lhx4* 基因敲除的小鼠，Rathke 囊可以形成，但细胞数减少，这些细胞仍有 α- 糖化蛋白亚基、TSH-β，GH 和 Pit1 的转录表达。

最近的研究在联合垂体激素缺乏症患者中，发现了的 *LHX3* 和 *LHX4* 基因的多种突变。这些患者表现为复杂和多变的综合征，包括身材矮小，代谢紊乱，生殖系统缺陷和神经系统发育异常[94]。

Hesx1（也称之 *Rpx*）是配对类同源盒基因家族的成员，是脑垂体原基最早的一个分子标志[95]。*Hesx1* 的消失对下游基因如 *Prop1* 等的激活很重要，表明这两种蛋白是相互竞争的转录因子[96]。有针对性地破坏小鼠的 *Hesx1*，显示间脑组织减少，无视神经小泡，头部明显缩小，严重的小眼症，这些使

人联想到人中隔 - 视神经发育不良（SOD）综合征。

SOD 是一种罕见异质性的视神经发育不良，有各种类型的前脑缺陷和各种垂体激素的缺乏。内分泌功能障碍可以从单独的 GH 缺乏到所有的垂体激素缺乏。人 *HESX1* 基因位于 3 号染色体 2 区 1 带 1 亚带到 2 亚带，其编码区跨越 1.7kb，具有高度的基因组保守性，有 4 个外显子。在两个 SOD 同胞患者中首次发现了 *HESX1* 同源盒中的纯合错义突变（Arg160Cys）[95]。随后，也在不同临床表现的垂体激素缺乏和 SOD 患者中发现了一些其他的 *HESX1* 纯合和杂合突变[96]。

2. 促甲状腺激素释放激素（TRH）和促甲状腺激素释放激素受体（TRHR）缺陷　在小鼠中，*TRH* 基因的纯合缺失导致了以甲状腺功能减退和高血糖为特征的表型[97]。仅少数文献报道过 TRH 产生减少的患者[98, 99]，但到目前为止还没有发现人的 *TRH* 突变引起的疾病。

同样，缺乏 *TRHR* 的小鼠表现得几乎正常，有一定程度的生长迟缓，血清 T_3、T_4 和催乳素（PRL）水平显著下降，但血清 TSH 没有下降[100]。迄今，仅发现功能丧失性 TRHR 复合杂合突变[101]和纯合突变的家系患者各 1 例[102]。

3. 促甲状腺激素（TSH）合成缺陷　在局部甲状腺激素和 TRH 的调控下，垂体合成的 TSH 是一种异二聚体。TSH 由两个不同的亚基（α 和 β）非共价连接形成。TSH、LH、FSH 和绒毛膜促性腺激素的 α 亚单位相同；但 β 亚单位是 TSH 特有的。β 亚基（位于 1 号染色体短臂 1 区 3 带）的合成受几个转录因子的调控，包括 *POU1F1* 和 *PROP1*。这些转录因子是 TSH、GH 和催乳素合成的主要刺激因子。

4. Pit1/POU1F1　*Pit1*（即人类中的 *POU1F1*）是垂体特异的转录因子，属于 POU 同源域家族。人的 *POU1F1* 位于 3 号染色体短臂 1 区 1 带（3p11），由 6 个外显子组成，横跨 17kb 的染色体区域，编码 291 个氨基酸的蛋白。在最初报道之后[103]，又报道了几种由 *POU1F1* 杂合、复合杂合、纯合的缺失、错义和无义突变导致的这种遗传性先天性甲状腺功能减退的患者[104]。在携带 *POU1F1* 突变的患者中，GH、催乳素和 TSH 的缺乏通常很严重。

5. PROP1　*Prop1* 是 *Pit1* 表达所需的垂体特异

性配对同源结构域转录因子，在调节 *Hesx1* 表达方面也很重要。携带 *Prop1* 纯合错义突变的侏儒小鼠，表现出 GH、TSH 和催乳素的缺乏，且垂体前叶约减小 50%。此外，这些小鼠的促性腺激素的表达也是减少的[105]。

人的 *PROP1* 位于 5 号染色体长臂，该基因由 3 个外显子组成，编码 226 个氨基酸的蛋白质。在 4 个 GH、TSH、催乳素、LH 和 FSH 缺乏[106] 的独立的家系中，首次发现了 *PROP1* 的突变。随后，在超过 170 例患者中发现了一些不同位点的突变[96]，表明 *PROP1* 突变在家族性多垂体激素缺乏症的患者中占有很大的比例。患者遗传模式为隐性遗传。携带 *PROP1* 突变的患者中，激素缺乏的起始时间和严重程度差异明显：80% 患者中，GH 缺乏的诊断在 TSH 缺乏之前。随着 GH 和 TSH 缺乏，患者将出现延迟发病的促性腺激素不足。虽然大多数患者不能自发进入青春期，但有些患者在 LH 和 FSH 不足发生之前就已进入青春期。ACTH 缺乏在 *PROP1* 突变后出现得相对较晚，通常在出生后几十年逐渐出现。催乳素缺乏的程度和垂体的形态异常不同患者间差异很大[96]。

6. ISGF1 免疫球蛋白超家族成员 –1（immunoglobulin superfamily member–1, *ISGF1*） 于 1998 年被分离和克隆。该基因定位于人 X 染色体长臂 2 区 5 带（Xq25），编码 1327 个氨基酸的蛋白，包含数个功能域[107]。该基因含有 19 个外显子，横跨约 20kb 的染色体区域，主要在肌肉、心脏、大脑、睾丸、胰腺[108]，以及发育中的垂体组织中表达[109]。

IGSF1 缺乏的雄性小鼠出现垂体和血清中的 TSH 浓度降低、TRH 受体表达减少、三碘甲腺原氨酸浓度降低及体重增加[109]。在伴或不伴有睾丸增大的中枢性甲状腺功能减退患者中，发现有 *ISGF1* 的突变[109-111]。

7. TSH 结构异常 TSH α 亚基氨基酸序列与 LH、FSH 和绒毛膜促性腺激素的 α 亚基氨基酸序列相同。但每种激素的 β 亚基都是不同的，这种不同的 β 亚基确定其具有不同的受体结合和激素作用的信息。这种异二聚体的构象是激素发挥其生物活性所必须的[112]。

TSH-β 基因突变是先天性甲状腺功能减退的罕见病因，在所有报道的病例中，突变都是纯合或复合杂合性突变。Miyai 最近对现有数据进行了综述[113]。患者的临床表型多种多样，可以从非常轻微的甲状腺功能减退，到若延误治疗将造成严重的智力障碍的重度甲状腺功能减退。*TSH-β* 基因突变患者的特点是存在低水平的循环 TSH，但不受 TRH 刺激的影响。最后，也曾报道过由于体内出现具有免疫反应但无生物活性的 TSH 引起的先天性甲状腺功能减退患者[113]。

二、周围性先天性甲状腺功能减退症

甲状腺激素跨膜转运障碍引起的先天性甲状腺功能减退 虽然 T_3 是甲状腺激素的主要受体激活形式，但在正常情况下，T_4 是甲状腺分泌的主要的甲状腺激素。因此，靶组织需要通过所谓的外环脱碘（ORD）将 T_4 转化为 T_3。或者，T_4 会被内环脱碘（IRD）代谢为无受体激活活性的 rT_3，而且通过相同的反应，将 T_3 被灭活为 T_2[114]。rT_3 也可以通过 ORD 生成 T_2。3 种碘化甲腺原氨酸脱碘酶（D_1～D_3）参与了这些反应。这些硒蛋白，每一种都有不同的催化偏好和组织分布模式，不仅调节各种组织中的基础代谢活动，而且还参与使身体适应特殊情况的过程，如禁食和疾病等（见第 75 章和第 89 章）。

在大样本人群中，地方性硒缺乏可能潜在影响人群的甲状腺激素的活性（见第 75 章），但目前为止，尚未报道过可以肯定地归因于任何甲状腺激素脱碘酶的遗传缺陷引起的临床病理性患者。此外，令人意外的是 D_1 和 D_2 基因敲除的小鼠，仅出现极轻度的表型，其血清 T_3 水平正常（可能是由于甲状腺分泌和合成 T_3 增强所致），这些小鼠通常是健康的，且生育能力也不受影响[115]。

除了激素原 T_4 的分泌及 T_4 脱碘形成 T_3 外，将甲状腺激素（T_4、T_3 或两者）跨膜转运到外周组织的细胞内，是 T_3 与它的核受体结合，进而促进蛋白合成的先决条件。长期以来，人们一直认为亲脂性甲状腺激素能够通过简单的扩散穿过细胞膜，但越来越清楚的是，这个跨膜过程是需要转运体参与的[116]。一种由特定甲状腺激素转运蛋白，单羧酸转运体 8（MCT8）突变引起的严重的神经性疾病的发现，证实了甲状腺激素的转运与临床的相关性[117, 118]。

编码 MCT8 的基因（命名为 SLC16A2）位于人 X 染色体长臂 1 区 3 带 2 亚带（Xq13.2），由 6 个外显子和 5 内含子组成，编码由于翻译起始位点（TLSs）不同引起的两个蛋白质，分别由 613 和 539 个氨基酸组成。人 MCT8 蛋白含有 12 个预测的跨膜结构域，氨基端和羧基端均位于细胞内。2003 年，Friesema 和同事[119]证实了大鼠 Mct8 是甲状腺激素的特异性转运蛋白。对人 MCT8 的研究表明，它可以通过细胞膜双向转运甲状腺激素[120]。

MCT8 的失活性突变与严重的 X 性连锁遗传的智力迟缓和甲状腺激素浓度异常有关。神经方面的表型包括中枢性肌张力降低引起头部控制不良（如无法抬头）；周围肌张力减退，演变为痉挛性四肢瘫痪；不能坐、站或独立行走；严重的智力迟缓和语言障碍[121, 122]。T_3 水平明显高于正常男性，而 T_4 和 rT_3 水平降低。血清 TSH 水平正常或轻度升高。这种疾病被称为 Allan–Herndon–Dudley 综合征（AHDS，OMIM#300523），是在 1944 年首次发现的，2005 年发现其与 MCT8 突变有关[123]。作为一种 X 性连锁疾病，神经病学的临床表现只存在于男性，而杂合子女性只表现为循环中 T_3 的升高和 rT_3 水平的降低。

AHDS 的发病率尚不清楚，但在短短几年内，在 90 个家系中发现了超过 170 个患者，表明这种疾病并不罕见。

值得注意的是，Mct8 突变的小鼠表现出明显的血清 T_3 的增加、血清 T_4 和 rT_3 的减少，但与人类表型相比，Mct8 突变的动物没有任何明显的神经异常[124, 125]。

三、临床表现

在缺乏适当治疗的情况下，重度先天性甲状腺功能减退会导致严重的智力障碍、运动残疾及代谢受损的体征和症状。广泛进行新生儿筛查之前，先天性甲状腺功能减退是导致智力低下最常见的原因之一，患者迟早需要进入残疾人收容机构。

在妊娠期的前半程，胎儿体内的甲状腺激素浓度较低。在此期间，胎儿完全依赖于母体的甲状腺激素。胎儿下丘脑垂体 – 甲状腺轴在孕中期开始有功能，并在足月分娩时成熟。尽管甲状腺激素对多个器官系统功能至关重要，特别是大脑，但大多数患有先天性甲状腺功能减退的婴儿在出生时表现正常，这是因为母体内大量的 T_4 转运给胎儿，起到保护作用[126]，而且脑内 T_4 向 T_3 的转化增加，因此，出生时，尽管血清中 T_3 浓度较低，但 T_3 的局部可用浓度增加[127, 128]。脑损伤主要是由于出生后缺乏甲状腺激素所致[129]。通过筛查可以及早发现患者，从而可以及时使用甲状腺素进行治疗，来防止精神和神经运动损伤的发生[130, 131]。

先天性甲状腺功能减退患者临床可观察到的症状，在很大程度上取决于甲状腺激素缺乏的严重程度和持续时间，但不同个体对治疗的反应性也有很大的差异（见第 88 章）。在出生后 4~6 个月，只有未经治疗的严重先天性甲状腺功能减退患者有临床表现。轻型患者可能在多年内仍未被发现，唯一的特征性体征是甲状腺肿，但这只存在于少数有激素合成缺陷的患者中。因此，患有先天性甲状腺功能减退的患儿，在幼儿早期最常见临床特点是没有特异性的体征。

最后，应该记住，患有先天性甲状腺功能减退的婴儿出现其他先天性异常的风险可能会增加，主要是心脏方面的异常（约 10% 的先天性甲状腺功能减退婴儿患者出现心脏异常，而在普通人群仅为 3%）[132]。

四、新生儿筛查和诊断

如前所述，大多数患有先天性甲状腺功能减退的新生儿外观正常，没有可检测到的体征。延迟诊断会导致先天性甲状腺功能减退最严重的后果，如智力障碍，这表明新生儿先天性甲状腺功能减退筛查和及时开始 T_4 治疗以预防脑损伤的重要性。加拿大魁北克和宾夕法尼亚州匹兹堡在 1974 年率先开展了先天性甲状腺功能减退的筛选计划，目前已在西欧、北美、日本、澳大利亚和部分东欧、亚洲、南美洲及中美洲等地区广泛地开展起来[133-135]。从那以后，先天性甲状腺功能减退的总体发病率显著增加，这是因为以前未被发现或未被认为是先天性甲状腺功能减退的轻度功能异常的患者现在可以被发现。

国际研究表明，永久性（甲状腺性）先天性甲状腺功能减退的发病率约为 1/3500（在碘充足地区）。在发病率上有很大的种族差异，从美国的非洲裔美国人群的发病率为 1/30 000[136]，到英国的亚洲裔人群的发病率为 1/900[137]。除了少数例外，国际筛查计划未检测到永久性中枢性先天性甲状腺功能减退患者。

先天性甲状腺功能减退通常是散发的，男女比例为 1 : 2。家族人群中先天性甲状腺功能减退的发生频率比普通人群中高 15 倍[138]；这些家族性患者的遗传基础已经在一些但并非所有的家谱中建立起来[139]。另外，90% 以上的同卵双生子患者的甲状腺发育不良是不一致的，这表明合子形成后的因素在甲状腺发育异常中起主要作用[140]。

当然，筛查的主要目标即根除先天性甲状腺功能减退所致的严重智力障碍已实现[130]。除了巨大的临床效益外，据估计，筛查先天性甲状腺功能减退的成本远低于在年龄较大患者才被诊断的成本。最后，新生儿筛查也明确了各种原因所致的先天性甲状腺功能减退的占比（图 94-1），包括主要在早产儿中发现的短暂性甲状腺功能减退[141]。

出生后 3 天，用滤纸法检测 TSH 或检测 TSH 联合总 T_4，来进行基于人群的大规模新生儿先天性甲状腺功能减退筛查是可用的手段。筛查结果怀疑甲状腺功能减退的新生儿，若其血清 TSH 水平高于且游离 T_4 水平低于患儿所处年龄阶段的参考范围时，可诊断为原发性先天性甲状腺功能减退。下丘脑 – 垂体引起的甲状腺功能减退症更难诊断。大多数有这种疾病的患儿在筛查中是漏诊的，除非游离 T_4 和 TSH，或者 TSH、T_4 和甲状腺素结合球蛋白（TBG）同时检测，才有可能发现这类患者。

实验室检测确诊甲状腺功能减退后，应该做影像学检查，但如果影像学检查不易获得，则不能推迟激素替代治疗[131]。

表 94-3 列举了常用来鉴别先天性甲状腺功能减退症致病原因的检查方法。

若有甲状腺发育不良，用 ^{99m}Tc 或 ^{123}I 进行甲状腺显像，是最有力的诊断依据[142]。

尽管甲状腺超声有助于诊断腺体增大或缺如，在异位腺体的显示上超声的精确度远低于核素扫描[143]。甲状腺增大可能是由于先天的甲状腺激素合成缺陷或由于母体 TSHR 自身抗体导致的。

表 94-3　先天性甲状腺功能减退症诊断的完整检查

- 影像学研究（确定甲状腺的位置和大小）
  - 显像（^{99m}Tc 或 ^{123}I）
  - 超声检查

- 功能研究
  - ^{123}I 摄取
  - 血清甲状腺球蛋白

- 怀疑先天性甲状腺激素合成障碍
  - ^{123}I 摄取和过氯酸盐释放试验
  - 血清 / 唾液 / 尿液碘浓度测定

- 怀疑自身免疫性甲状腺疾病
  - 产妇和新生儿血清甲状腺抗体测定

- 怀疑碘过量暴露（或缺碘）
  - 尿碘浓度测定

一些更特异性的检查，如过氯酸盐释放试验，血清、唾液和尿液中放射性碘的检测，以及血清 T_4 前体如二碘甲状腺原氨酸测定，对明确甲状腺激素生物合成过程中关键环节缺陷导致的先天性甲状腺功能减退的病因是需要的（表 94-4）[144]。

五、暂时性先天性甲状腺功能减退症

少数筛查值异常的婴儿，可能是短暂的甲状腺功能减退，因为确诊实验检查显示血清 T_4 和 TSH 浓度是正常的。暂时性甲状腺功能减退在缺碘地区和早产儿中更为常见。

暂时性甲状腺功能减退可能是宫内暴露于母体的抗甲状腺药物、母体 TSHR 阻断抗体（TSHRBAb），或者患儿携带 DUOX2 杂合突变[65]或 TSHR 遗传性突变等所致[145]。

地方性碘缺乏症，或者产前或产后接触过量的碘，也是暂时性甲状腺功能减退的常见原因[146, 147]。

有生物活性的母体 TSHR 阻断性抗体（TSHRBAb）经胎盘传递给胎儿，是一种非常罕见的暂时性甲状腺功能减退的致病原因，但在母体有自身免疫性甲状腺疾病病史的患儿中，应该怀疑这种疾病的可能。新生儿体内的母体 TSHRBAb 的半衰期约为 3～4 周[148]，并在 3—6 月龄时才会从血清中消失。由于暂时性先天性甲状腺功能减退不能通过临床表现或实验室检查来明确诊断，因此最初的治疗和永

表 94-4　先天性甲状腺功能减退症的诊断特征

名　称	病　因	特　征
甲状腺发育障碍	甲状腺缺如	甲状腺功能减退（重度）
		无循环 Tg
		颈部无放射性碘摄取
	甲状腺异位	甲状腺功能减退（中重度）
		异位甲状腺碘摄取
	甲状腺发育不良	甲状腺功能减退（严重程度多样）
		放射性碘摄取正常或减少
		血清 Tg 正常或减少
激素合成障碍	钠碘转运体突变	甲状腺功能减退（重度到完全代偿）
		甲状腺肿
		核素显像无甲状腺且碘吸收低
		血清 Tg 正常或增高
	甲状腺过氧化物酶突变	甲状腺功能减退（重度到完全代偿）
		甲状腺肿
		过氯酸盐释放试验阳性
	DUOX1 和 DUOX2 突变	甲状腺功能减退（一过性到重度）
		甲状腺肿
		过氯酸盐释放试验阳性
	pendrin 突变	甲状腺功能多为正常
		甲状腺中度增大
		听力受损（非持续性）
		部分过氯酸盐释放试验阳性
	甲状腺球蛋白突变	甲状腺功能减退（中重度）
		甲状腺肿
		血清甲状腺球蛋白低
		循环碘蛋白异常（碘化血浆白蛋白）
		尿液中存在低分子量碘肽
	DEHAL1 突变	甲状腺功能减退（轻中度）
		无甲状腺肿
		循环 TSH 低
中枢性甲状腺功能减退		对 TRH 反应性降低（垂体缺陷时）
		可能与垂体的其他激素减少有关
		甲状腺功能减退（轻中度）
		无甲状腺肿
		循环 TSH 低

Tg. 甲状腺球蛋白；TRH. 促甲状腺激素释放激素；TSH. 促甲状腺激素

久性先天性甲状腺功能减退的婴儿相同。然而，在患儿达到一定年龄时，可以通过中断治疗从永久性甲状腺功能减退中见暂时性先天性甲状腺功能减退鉴别出来[141]。

六、治疗

先天性甲状腺功能减退患者的治疗和其他甲状腺功能减退患者的治疗相似。患者年龄较小时，治疗的主要目标是预防脑损伤。所有患有甲状腺功能减退的婴儿，无论是否有甲状腺肿，都应该通过甲状腺激素的替代治疗尽快使甲状腺功能恢复正常[149-152]。最理想的治疗结果取决于患儿出生后的治疗是否充分和及时，尤其是对于重度的先天性甲状腺功能减退患者而言。

治疗的目标是在 2 周内使 T_4 恢复正常，在 1 个月内使 TSH 浓度恢复正常。推荐左旋甲状腺素（LT_4）的初始剂量为 $10\sim15\mu g/kg$[141, 153]。

治疗选择给予 LT_4[153]。虽然 T_3 具有更强的甲状腺激素生物活性，但脑内大多数的 T_3 由局部的 T_4 通过脱碘酶在局部转化而来，因此不使用 T_3 作为治疗的药物。

LT_4 的片剂碾碎后，悬浮在几毫升的母乳、婴儿食品或水中。最近，一种新的 LT_4 的液体制剂在一些国家上市。液体制剂更容易给药，剂量也更容易根据个人调整。因此，家长和医生更乐于接受这种制剂[154]。然而，不同制剂之间的吸收和生物利用度的差异，以及其可能的不良反应还没有得到充分的研究，一项初步研究似乎表明，该液体制剂与片剂之间的生物效应不完全对等，特别是在患有严重先天性甲状腺功能减退的婴儿中[155]。与片剂相比，液体制剂可能需要的剂量更低，显然是更有效的。目前的数据仍然是不全面的。然而，国际指南中推荐的初始高剂量可能会使一些婴儿暴露在药物过量的风险中，并可能对患儿的长期行为产生影响[156]。

可继续进行母乳喂养。

临床检查，包括生长发育评估，在 3 岁前应每隔几个月进行一次[153]。

治疗的目标是在 1 岁以内通过维持血清总 T_4 或 FT_4 浓度在参考范围上限，血清 TSH 在参考范围内，来确保患儿正常的生长发育。针对父母的教育是非常重要的：依从性差或不遵医嘱可能导致严重的后遗症。

接受充分治疗的儿童，生长速度和成人后的身高是正常的[157-159]。在出生后 2 周内开始治疗，且甲状腺素的起始剂量在每天 9.5μg/kg 或以上的患儿，可以获得最好的治疗效果[141, 152]。

中枢性先天性甲状腺功能减退患者的治疗还没有指南。需要有完好的下丘脑 - 垂体轴，才能使用血浆 TSH 浓度来评估甲状腺激素的状态。中枢性先天性甲状腺功能减退患者的最佳 T_4 的剂量，需要通过检测血浆游离 T_4 来调整，该剂量应保持游离 T_4 在正常范围的上限。

3 岁以后，如果仔细排查后未发现先天性甲状腺功能减退的发病原因或新生儿期后 TSH 浓度没有升高，则应停用 LT_4 30～45 天[160]。停药后，应检测患儿血浆游离 T_4 和 TSH 浓度。若游离 T_4 浓度低且 TSH 水平高，则提示患儿为永久性甲状腺功能减退，应继续进行甲状腺素替代治疗。若游离 T_4 和 TSH 浓度在正常范围，则确诊为暂时性先天性甲状腺功能减退。尽管如此，这些患儿仍然需要继续随访，以发现晚期 TSH 升高的患儿。

早期接受甲状腺素治疗的先天性甲状腺功能减退患者在智力、学校成绩和神经心理测试方面与同学和兄弟姐妹相比，只有很小的差异[161-165]。如果 2 个月才开始治疗，尽管身体恢复良好，身高正常[159]，但患者的智商可能处于低至正常水平[166]。同样地，虽然在出生 3 个月之前接受甲状腺激素替代治疗的婴儿中，超过 80% 的患儿智商大于 85，但 77% 的患儿出现轻微的脑损伤体征，包括计算能力、语言或协调的精细运动能力受损。即使是早期治疗的先天性甲状腺功能减退患者，25% 的患儿出现脑干听觉诱发电位异常。导致这种情况的原因尚不清楚，但这表明胎儿期母体 T_4 的产量，不足以完全保护胎儿中枢神经系统发育的异常[167]。

妊娠的前 3 个月，经胎盘转运的母体 T_4，可能对早期发育过程中的胎儿大脑期保护作用。出于同样的原因，在胎儿发育过程中母体甲状腺功能减退将会对儿童的神经发育产生持续的影响[168-170]。

最后，在出生前诊断为遗传缺陷所致的重度先天性甲状腺功能减退的患者，应考虑用 LT_4 开始宫腔内治疗。这可能对患儿产生肯定的短期有益作用，而且也会产生可能的长期有利影响[171-176]。

第 95 章　甲状腺激素抵抗
Resistance to Thyroid Hormone*

Mark Gurnell　Theo J. Visser　Paolo Beck-Peccoz　V. Krishna Chatterjee　著

柴晓峰　连小兰　译

要　点

◆ 甲状腺激素抵抗（RTH）广义的定义包括影响到甲状腺激素（TH）细胞摄取、细胞内代谢及作用的任何异常。

◆ 在排除检测干扰后，此异常可以确定是基于甲状腺激素及其代谢的异常模式。

◆ 由于甲状腺受体 β 亚基异常所致的 RTH（RTHβ），其特征是升高的 TH，正常范围的促甲状腺素（TSH），以及对激素作用不同的敏感性，可以表现为代偿性的甲状腺功能正常状态，或者是外周器官甲状腺功能亢进（甲状腺功能亢进）的特征。由于甲状腺受体 α 亚基异常所致的 RTH（RTHα），其特征是生长发育迟缓，骨骼发育不良，肠蠕动减慢，但 TH 的水平接近正常。这两种病变，杂合突变的受体可以抑制野生型受体的功能，表现为显性负效应。

◆ 细胞膜转运蛋白（MCT8）突变导致 X 连锁综合征（Allan-Herndon-Dudley 综合征），表现为中枢神经系统缺乏 TH 作用所致的严重的精神神经运动障碍，同时伴有某些外周组织的甲状腺功能亢进状态。

◆ 硒蛋白合成的主要调控因素，硒代半胱氨酸插入序列结合蛋白 2（SECISBP2）缺陷介导的甲状腺素向三碘甲腺原氨酸转化受损而导致多系统病变，特征性表现与组织特异的硒缺乏相关（如精子缺乏、肌肉萎缩症），以及硒蛋白抗氧化剂缺乏所致的细胞活性氧增多。

一、甲状腺激素的作用

目前已经认识到，甲状腺激素（TH），包括甲状腺素（T_4）、三碘甲腺原氨酸（T_3）进入到细胞内不是被动过程。单羧酸转运蛋白 8（MCT8）是一种膜蛋白质，已经被证实可以介导 TH 的细胞内转运，尤其是在中枢神经系统。脱碘酶在细胞内介导激素代谢：高亲和力的 2 型脱碘酶在中枢神经系统中，包括垂体和下丘脑内，促使 T_4 向 T_3 的转化；1 型脱碘酶在外周组织中促进 T_3 生成，3 型脱碘酶分解 TH 为无功能的代谢产物。TH 发挥生理作用主要是通过甲状腺激素受体（TR），TR 属于配基诱导转录因子的类固醇 / 核受体超家族，在不同组织中调节靶基因表达（图 95-1；参见 77 章）。靶基因的特定 DNA 序列，即甲状腺素反应元件（TRE），优先与 TR 和类视黄醇 X 受体型成的异二聚体绑定，部分 TRE 也可以与同二聚体或单倍体结合。在激素缺乏时，未与配体结合的二聚体 / 异二聚体，可募集辅阻遏蛋白（如核受体辅阻遏物 NCoR；维甲酸和甲状腺受体沉默介导因子 SMRT），抑制

---

*. 本章主要为儿童内分泌相关内容。

或 "缄默" 基因转录（图 95-1 和图 95-5）。激素结合导致辅阻遏蛋白分离，抑制作用解除，同时与共激活因子（如类固醇受体共激活因子 1、CREB 结合蛋白，以及 CBP 相关因子 pCAF）结合成复合物，介导配体依赖的转录活动[1]。人体有两种高同源的甲状腺激素受体，TRα 和 TRβ，分别由位于 17 号染色体和 3 号染色体上的基因（THRA、THRB）所编码。TRα 会选择性地剪切形成 2 种不同的蛋白：TRα1 是广泛表达的受体同种型，尤其是在中枢神经系统、心肌、骨骼肌、胃肠道及骨骼中有丰富的表达。TRα2 存在羟基端修饰，使其不能与甲状腺激素结合，在多个组织中表达（如大脑和睾丸），功能尚不明确。TRβ 基因有两种主要的受体亚型，即 TRβ1 和 TRβ2，两者的区别在氨基末端。TRβ1 表达广泛，是肝脏和肾脏表达的主要亚型，TBβ2 表达有限，主要是在下丘脑、垂体、内耳及视网膜[2]。

二、甲状腺激素作用异常的分类

甲状腺激素抵抗（RTH），1967 年首次被命名，其特征是循环中升高的 TH（T_3、T_4），而 TSH 不被抑制，伴随不同组织对激素的作用存在抵抗，是由于甲状腺激素 β 受体缺陷所致[3]。但是，目前认识到，发生其他方面的异常：TH 进入细胞的转运缺陷，细胞内 T_4 转化为 T_3 的代谢异常，或者通过甲状腺受体 a 介导的作用，也是以改变组织对 TH 的

敏感性为特点。因此，目前共识声明定义 RTH 更加广义，包含所有在 TH 分泌正常或过量的状态下，其生理功能受到干扰的疾病[4]。

T_3 和（或）T_4 升高，同时 TSH 不被抑制的鉴别诊断

一些遗传和获得性疾病，可表现为 TH［T_3 和（或）T_4］升高同时 TSH 不被抑制的特殊分泌模式（表 95-1）。诊断的第一步是确定激素测定的有效性：通过两步法或平衡透析化验以除外循环中异常的结合蛋白或抗甲状腺抗体的干扰，对升高的游离甲状腺素水平进行确认。稀释后测定 TSH 保持线性相关，提示测定结果未受到人为干扰。很多原因（如非甲状腺疾病综合征、精神障碍、新生儿、药物）可以通过临床证据排除。

与 TH 水平升高同时激素作用的敏感性下降相关的家族遗传性疾病，可以基于不同的甲状腺功能检测和代谢模式进行区别（表 95-2）。每种疾病独特的生化特征在之后进行描述。

表 95-1　甲状腺激素［T_4 和（或）T_3］升高并可检测到 TSH 的原因

血清结合蛋白升高
家族性蛋白异常性甲状腺功能亢进
抗甲状腺抗体
抗 TSH 抗体
非甲状腺疾病
急性精神病
新生儿期
药物（如胺碘酮、肝素）
甲状腺素替代治疗（包括不依从性）
垂体促甲状腺激素腺瘤
甲状腺激素 β 抵抗
甲状腺激素 α 抵抗
甲状腺激素转运异常
甲状腺激素代谢异常

TSH. 促甲状腺激素

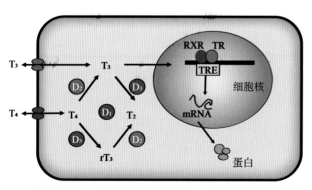

▲ 图 95-1　甲状腺激素的转运、脱碘和核作用

转运蛋白协助 T_3 和 T_4 通过质膜，促进激素摄取或释放，或两者兼而有之。脱碘酶催化 T_4 转化为 T_3（D_1、D_2），或者 T_4 转化为 rT_3、T_3 转化为 T_2（D_3）而失活。T_3 与其核受体（TR），通常是异二聚体的一部分的相互作用，调节靶基因转录和蛋白质合成。RXR. 类视黄醇 X 受体；TRE. 甲状腺素反应元件

表 95-2　与甲状腺激素升高相关的遗传性疾病

疾　病	家族性蛋白异常性甲状腺功能亢进（FDH）	甲状腺激素 β 抵抗（RTHβ）	甲状腺激素 α 抵抗（RTHα）	Allan-Herndon-Dudley 综合征	SBP2 缺陷 **
基因	ALB	THRB	THRA	MCT8	SBP2
FT$_4$	升高	升高	正常低限或降低	正常或降低	升高
FT$_3$	正常 *	升高	正常高限或升高	升高	正常或降低
TSH	正常	正常（或升高）	正常（或升高）	正常（或升高）	正常（或升高）
rT$_3$	升高	升高	降低	降低	升高
SHBG	正常	正常	正常或升高	升高	升高

SBP2. 硒代半胱氨酸插入序列结合蛋白 2；SHBG. 性激素结合球蛋白
*. 少数 FDH 中 FT$_3$ 升高
**. 循环中硒浓度低也是这种疾病的特征

三、对甲状腺激素 β 受体的抵抗

（一）临床特征

TRβ 缺陷导致的 RTH 第一次报道于两个同胞间，他们循环中的 TH 水平增高但临床表现为甲状腺功能正常，同时表现出一些其他的畸形，包括聋哑症、点彩状股骨骨骺伴骨成熟延迟、身材矮小、面容畸形、肩胛骨翼状凸起、鸡胸等[3]。目前已经明确，一些特征是该家族独有的，是隐性遗传疾病。之后报道的大多数 RTHβ 都是显性遗传，临床表型高度变异。受累者可以无症状或有非特异性症状，甲状腺肿大比较明显，进行甲状腺功能检测有助于明确诊断。

这些患者，按照表型被归类为全身型甲状腺激素抵抗（GRTH），高的甲状腺激素水平被认为可以代偿全身组织的抵抗，表现为甲状腺功能正常的状态。与此相反，少部分同样生化表型的患者（约为 15%），临床表现为甲状腺功能亢进的特征。成人可以表现为体重下降、震颤、心悸、失眠、怕热。在儿童中，发育停滞、生长加速、多动症都可以见到[4]。当这些临床症状第一次被描述时，患者会被认为是“选择性的”垂体对甲状腺激素作用的抵抗（pituitary resistance to thyroid hormone，PRTH），而保留了外周组织对激素的正常反应[5]。但是，目前认识到，即使在这些患者中，外周组织（通常是肝脏）对甲状腺激素的作用也存在着抵抗。少数情况下，RTHβ 患者中可以观察到甲状腺功能减退的特征，例如生长迟缓、出牙延迟、儿童骨龄异常、成人高胆固醇血症或乏力等，甚至可以与甲状腺功能亢进的症状共存于同一个患者[6]。综合来说，这些观察表明，该疾病的临床表现，受到外周组织对循环中高水平的游离甲状腺激素抵抗程度的影响。

RTHβ 患病率为 1/50 000～1/40 000 的活产儿，在出生后通过联合检测 TSH 和游离 TH 可以诊断该病[7, 8]。世界范围内已经报道了超过 900 例 RTHβ 患者（来自于 40 多个家系），使得该病的临床特征可以被更准确地定义。

1. 甲状腺肿　已证实 65% 的患者有可触及的甲状腺肿，尤其是成年女性。肿大通常是弥漫性的，在甲状腺部分切除术后，复发性甲状腺肿的特征为多结节性的。曾报道过 1 例患者在 RTHβ 的基础上发展为毒性多结节性甲状腺肿[9]。有趣的是，已经注意到，突变母亲分娩的 RTHβ 新生儿，表现为甲状腺肿的比例（35%），低于未受累母亲分娩的 RTHβ 新生儿（87%），表明在妊娠期间，母体的高甲状腺素血症使得甲状腺激素经胎盘途径，可以保护胎儿免于甲状腺肿[10]。在 RTHβ 患者中，循环中 TSH 的生物活性显著增加，也许可以解释在多数患者中，TSH 的免疫活性基本正常的情况下，出现甲状腺肿及显著增高的血清 TH 水平[11]。RTHβ 合并甲状腺癌（通常为微小乳头状癌）的病例偶有报道。在甲状腺切除术后不能完全抑制 TSH 水平，结局并不乐观[12]。

2. 心血管系统　心悸和静息状态心动过速可见

于将近 75% 的 GRTH 病例和几乎所有的 PRTH 病例，老年患者易发生心房纤颤[10]。RTHβ 患者以上症状的发生率虽然低于经典甲状腺功能亢进患者，但是显著高于未受累亲属或普通人群[13]。一项研究显示，虽然 RTHβ 患者与未受累的家庭成员相比较，静息心率相差无几，但是 30% 的 RTHβ 患者在超声心动图中表现为心肌收缩力增强而舒张受损，出现二尖瓣脱垂概率较大[10]。在大样本的儿童和成人 RTHβ 患者中进行的心血管受累的前瞻性研究中，静息心率显著增快，某些心脏收缩和舒张的指数（如每搏输出量、心输出量、最大主动脉血流速度）介于正常人和甲状腺功能亢进患者之间，而其他一些指数（如左心室的射血分数、收缩期内径、左心室壁厚度）没有不同，表明这些患者的心脏存在部分性甲状腺功能亢进反应[13]。RTHβ 患者的体循环血管阻力和动脉僵硬度增加[14, 15]。

3. 肌肉骨骼系统　点彩状骨骺和翼状肩胛在第一个 RTHβ 的家系中被报道，但在其他的病例中未观察到，因此这些表现有可能代表了已知基因缺陷（THRB）的特殊状况，或者是在这个血缘家族中与基因异常不相关[3]。与此相反，生长迟缓和骨成熟延迟在儿童期 RTHβ 患者中比较普遍，18% 的患者身高低于第 50 百分位数，29% 的患者骨龄延迟（> 2SD）[10]，GRTH 和 PRTH 两组患者间没有明显差别。但是，尽管存在这些异常，成年终身高往往不受影响[16]。

未控制的甲状腺功能亢进对骨矿化已知不良影响值得注意，我们对于将近 80 例成年 RTHβ 患者进行了横断面调查，观察到股骨颈（平均 Z 值 –0.71）和腰椎（平均 Z 值 –0.73）的骨密度降低，但是骨转化指标正常（Chatterjee and Beck-Peccoz，未发表的观察研究）。

4. 能量摄入和消耗　RTHβ 患者的骨骼肌中氧化磷酸化与线粒体 ATP 合成解偶联，导致静息能量消耗（raised resting energy expenditure，REE）（代谢率）增加。能量摄入也增加，尤其是在儿童期[17]。在这样摄入增加和整体能量消耗增加（表现在升高的 REE 和由于多动症导致的体力活动增加，见下文）之间的不平衡，可以解释在将近 1/3 的儿童患者中，出现不正常的低体重指数。

5. 中枢神经系统　两项研究已经证实，RTH 患者存在神经心理学异常。一项研究表明，儿童期注意缺陷障碍（attention deficit hyperactivity disorder，ADHD），在 RTHβ 患者（75%）中较他们未受累的亲属（15%）更频繁[18]。另一个研究证实，RTHβ 患者，无论儿童还是成人，都存在语言发育的问题，表现为阅读技能差，包括语言延迟和口吃等发音问题[19]。由于中枢神经系统对于 TH 作用的抵抗，虽然 30% 的患者表现为轻度的学习障碍（IQ < 85%），但是，明显的智力迟钝（IQ < 60）是相当少见的（3%）[20]。ADHD 合并 RTHβ 患者与单纯 ADHD 患者的直接比较显示，前者的非语言智力和学业成绩更差[21]。对一个家族的详细分析显示，相比 ADHD，RTH 和低智商共分离更相关，因此很有可能，低 IQ 促进了 ADHD 的表达。但是，另外两项针对未经选择的 ADHD 儿童的调查[22]，未能通过生化检查筛查出 RTHβ 病例，表明这种甲状腺疾病不是多动症的常见病因[23, 24]。虽然磁共振成像发现 RTHβ 患者常见大脑外侧裂和颞横回异常，但此特征与 ADHD 无相关性[25]。

6. 听觉和视觉　已证实约 21% 的 RTHβ 患者具有显著的听力受损，与先天性甲状腺功能减退中的患病率类似[10]。多数情况下，RTH 患者听力测定表明感音传导受损，可能与儿童时期反复耳部感染的发生增加相关（RTH 67% vs. 正常对照者 28%）。在那些听力受损的患者中报道了异常的耳声发射及耳蜗功能障碍[10, 26]，已经证实 TRβ 在耳蜗的表达[27]。在一个聋哑症合并 RTHβ 隐性遗传的家族中，发现了 TRβ 基因的完全缺失[3]，这与 TRβ 基因敲除小鼠中发现耳聋是一致的[28, 29]。这些发现同时强调了 TRβ 在听觉发育与功能中的重要性。TRβ 同种型敲除小鼠表现为中等波长视椎细胞选择性缺失和色觉细胞异常[30]。但是，色觉细胞的异常仅报道于罕见的隐性遗传 RTHβ 和 TRβ 基因全部缺失[3] 的人类家族，或是复合杂合 TRβ 突变的病例[31]。10 例 TRβ 点突变和 RTHβ 显性遗传患者的详细分析显示色觉细胞异常并不常见（Gurnell 和 Chatterjee，未发表的结论）。

7. 其他相关异常　已有报道，RTHβ 患者同时合并自身免疫性甲状腺疾病[32, 33]。RTHβ 患者较未受累亲属更常出现甲状腺自身抗体，提示这两种疾病之间可能存在致病链接[34]。1 例患者 Pendred 综合征（甲状腺肿 – 耳聋综合征）和 RTHβ 共同存在 [35]。TSH 分泌的负反馈调节受损导致垂体增生，是 RTHβ 另一种潜在的表现。有报道 1 例患者在不恰当的甲状腺替代疗法后，未予以足量的甲状腺激素替代治疗，TSH 显著升高的情况下，出现垂体增生，一旦 TSH 水平正常之后，增生的垂体可以恢复正常 [36]。仅报道了少数几例 RTHβ 患者出现垂体增生，可见垂体增生或腺瘤样表现不是 RTHβ 患者常见的临床后果 [37, 38]，下丘脑 – 垂体 – 甲状腺轴（HPT）变异的调定点未受到干扰。

反复发生上呼吸道和肺部感染的 RTHβ 患者，其血清免疫球蛋白水平降低 [10]。针对一个大型亚速尔群岛家族进行的回顾性研究发现，RTHβ 受累的孕妇有更高的流产率，未受累的子代表现出低出生体重和出生时 TSH 水平短暂的抑制，表明宫内暴露于高的 TSH 水平确实对胎儿有不良影响 [39]。

8. 鉴别诊断　RTHβ 与垂体 TSH 分泌瘤很难鉴别，尤其是以甲状腺功能亢进为特征表现时（图 95-2）。直系亲属中甲状腺功能检测存在同样的异常，以及正常的垂体影像和 TSHα 亚单位水平，强烈支持 RTHβ。其他一些有助于鉴别诊断的因素，例如动态检测、临床 / 生化特征，在 82 章进行详细阐述。

RTHβ 患者可发展为 Graves 病，建议通过一些非典型特征来区别。例如眼征，严重的甲状腺功能亢进症状，以及进一步升高的甲状腺激素导致的低于正常的或被抑制的 TSH。随着抗甲状腺药物的治疗，尽管甲状腺激素恢复正常，TSH 水平也明显升高。同样的，原发甲状腺功能减退患者中，超生理剂量的甲状腺素替代治疗，升高的甲状腺激素才可以维持 TSH 水平正常，提示共存 RTHβ。

除了临床特征，甲状腺激素作用的不同组织标志物的测定，可以用来评估循环中升高的甲状腺激素，对各种靶器官和组织的不同的效用（表 95-3）。这种测定，主要用来评估显著升高的甲状腺激素（临床甲状腺功能亢进的典型表现）的组织效用，不能用于评价临界甲状腺功能亢进或是甲状腺功能减退。为了改善这些指标的敏感性和特异性，建议 RTHβ 患者，服用阶梯式超生理剂量的 T_3（50mg/d、100mg/d、200mg/d，每种剂量服用 3 天），动态测定组织反应，比较基线之后指数发生的变化，并与正常受试者相对比 [40]。

（二）分子遗传学

1. TRβ 和 RTHβ　随着 TRα 和 TRβ 的克隆，RTHβ 被证明在一个家族中与 TRβ 基因位点密切相关 [41]。这推进了其他病例中 TRβ 基因的分析，发现此病变与大量的受体缺陷相关。80% 的 RTH 是家族性的，显性遗传，TRβ 基因杂合突变 [20, 42-44]，其余 20% 的散发病例可见新生受体突变。迄今为止已经报道超过 160 种不同的突变，包括点突变、框内缺失、移码突变，集中位于受体配体结合域中的 3 个突变丛集区（表 95-3）。在每个丛集区，每个密码子的改变（例如 R243W、R338W、R438H），代表了 CpG 二核苷酸的突变转换，发生的更频繁，而且出现的更多 [45]。

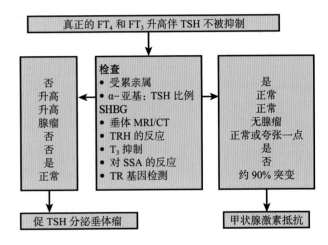

▲ 图 95-2　RTHβ 与 TSH 垂体腺瘤的鉴别方法

FT_4. 游离 T_4；FT_3. 游离 T_3；TSA. 促甲状腺激素；SHBG. 性激素结合球蛋白

表 95-3　甲状腺激素作用的组织指标

垂体: 促甲状腺激素（TSH）
整体: 基础代谢率（BMR）
肝脏: 性激素结合球蛋白（SHBG）、铁蛋白、胆固醇
肌肉: 肌酸激酶、足踝反射松弛时间
骨: 身高、骨龄、骨密度、骨钙蛋白、吡啶交联、I 型胶原末端肽
心脏: 睡眠脉搏率、收缩间隔、等容舒张时间
血液: 可溶白细胞介素 –2 受体（sIL-2R）
肺: 血管紧张素转化酶（ACE）

基于 PRTH 与选择性垂体抵抗相关的假设，可以推断此种疾病与 DIO2 或者 TRβ2 受体亚型的缺陷相关联。但是，一些报道证实 PRTH 中存在 TRβ 突变[43, 46, 47]。在 PRTH 患者中发现受体突变，与无关家族中的 GRTH 的突变一致。此外，即使在同一个家系中，同样的受体突变，在一些个体中表现为符合 PRTH 的甲状腺功能异常和甲状腺毒症的特点，而在另一些个体中表现为同样的生化异常而缺乏明确症状的 GRTH。总之，这些发现表明，GRTH 和 PRTH 是单一遗传本质的表型谱。

2. 非 -TRβ RTH　在数量稀少但意义明确的病例中（10%～15%），具有 RTHβ 明确的实验室证据，但在 TRβ 的基因编码区没有发生突变，被称作非 -TRβ RTH。但是，针对此现象的一个解释是体细胞嵌合，随着 TRβ 蛋白突变的发生，其表达具有选择性，可以在某些组织中检测到，但不能在外周血白细胞的 DNA 中检测到[48]。或者是假定涉及 TR 信号传递的其他蛋白的出现异常。后一个假设被一些家族的描述所证实：甲状腺功能检测及抵抗外源性 T3 的特点都类似 TRβ RTH 患者，但是连锁和序列分析已经排除了 TRβ 和 TRα 基因突变[49, 50]。理论上，甲状腺激素发挥作用的途径中任意一点的缺陷，都可以表现为 RTHβ 的表型，有证据表明某些"候选基因"更受青睐，例如 RXR 或辅酶因子（如辅阻遏物、共激活剂、TR 相关蛋白）可以调节甲状腺激素依赖的基因转录。

缺失 SRC-1 基因的小鼠表现出符合 RTH 的甲状腺功能检测异常，同时在另外的类固醇受体轴中有轻微的抵抗证据[51]。在敲除 SRC-1 和转录中介因子 2 共激活剂基因的双杂合小鼠中，记录了类似发现[52]。但是，迄今，在非 - TRβ RTH 的家系中或者没有发现任何异常的个体中，进行 RTH 几个辅助因子（SRC-1、SRC-3、SMRT）基因的连锁分析和直接序列分析，没有发现同源的人类疾病[53]。在一个病例中，发现野生型的 TRβ 异常结合到来自患者的一个独特的 84kDa 蛋白，但不控制成纤维细胞核提取物，表明了受体和不能阐明特性的辅因子之间异常的相互作用[41]。已知 Rubinstein-Taybi 综合征患者，是由于核受体共激活剂 CBP 的杂合突变所致，表现出一些躯体异常（宽拇指、智力缺陷、身材矮小），循环中 FT4 和 TSH 水平正常[54]，表明这

种辅酶因子的突变不是非 - TRβ RTH 的病因。几条证据有利于 RXR 是非 - TRβ RTH 的候选基因。首先，缺少 RXRγ 同种型的基因敲除小鼠，其组织表达有限，但是包括垂体促甲状腺素，显示了甲状腺激素抵抗同时代谢率增高[55]。其次，在人体内给予 RXR 选择性激动剂，可以抑制垂体 TSH 分泌，导致中枢性甲状腺功能减退[56]。最后，在两个非 - TRβ RTH 家系中，观察到可能与 RXRγ 的基因位点存在连锁[50, 57]，虽然在另一项研究中，在 4 例非 - TRβ RTH 受试者中，确定不存在 RXRγ 基因突变[58]。总之，这些结果表明，垂体表达 RXRγ 缺陷，也可以损害垂体 - 甲状腺轴的负反馈，表现为 RTHβ。最终，这诱导人们推测，涉及甲状腺激素作用的几个基因，"功能受损轻微"的突变或者多态性变化，导致出现 RTHβ 表型，表示这种疾病是寡基因型。

（三）突变受体的特性

在 RTHβ 中鉴别出的绝大多数的受体突变，定位在激素结合区域，表现为中度或重度的 T3 结合减少。因此，它们激活或抑制靶组织表达的能力受损。有报道，RTHβ 一个亚型的突变，造成体内显著的甲状腺功能，体外转录功能改变，但是配体结合的受损不明显[59, 60]。这种自然突变涉及了可以介导受体与转录辅助因子之间的相互作用的残基[44, 61]。在第一个隐性遗传形式 RTHβ 家系的报道中[3]，发现两个受累的同胞，TRβ 受体基因的两个等位基因完全缺失的纯合突变[62]。重要的是，这个家族的专性杂合突变中，隐匿着一个 TRβ 的等位基因缺失，甲状腺功能完全正常，没有功能异常的证据。这表明，β 受体功能的简单缺陷，例如 TRβ 的等位基因的单个缺失，不足以形成抵抗的表型。这使得我们假设：在显性遗传 RTHβ 中，杂合突变受体不但有功能损伤，还可以抑制野生型受体的作用[63, 64]。研究证实，当共表达时，突变蛋白以显性失活的方式抑制其野生型的功能。RTHβ 的罕见病例提供了进一步临床和基因证据以支持这种观念。第一例儿童病例，严重的抵抗导致甲状腺功能亢进性心脏病，伴有显著的发育延迟和生长迟缓，由于败血症引起的心力衰竭而致命。这个患者是 TRβ 基因的两个等位基因纯合突变（Δ337T）[65]。有报道

几个其他病例，具有严重的临床表型和纯合或半合子 TRβ 突变[66]。在这样的病例中观察到极端的表型，提示不但缺乏 TRβ 的正常功能，而且还增加了突变 β 受体的显性负效应。

功能研究表明，虽然突变受体的转录受损和显性负效应，突变受体结合 DNA 和与 RXR 形成异二聚体的能力是被保留的[59, 60]。与此相反，已经证明引入额外的人工突变，可以抑制 DNA 结合和形成异二聚体，在体外去除突变受体的显性负效应[60, 67, 68]。缺乏 DNA 结合的 TRβ 杂合突变的小鼠不能表现为 RTH[69]。有建议认为 RTHβ 突变受体的功能，抑制或"静默"了基底基因转录，有可能是显性负效应的重要因素。非 T_3 结合突变，表现为基本的静默功能，特别是与 DNA 结合形成二聚体时，不能被配基取代。相反，RTHβ 突变致同二聚体功能受损会削弱显性负效应[70]。通过识别辅阻遏物，这些发现可以扩展用来显示，一些 RTHβ 突变，要么在未被配基结合时更密切的结合辅阻遏物，要么在 T_3 结合时未能完全与辅阻遏物分离[71]。此外，人为突变抑制了辅阻遏物结合，抑制了 RTHβ 受体突变的显性负效应[71]。有建议认为，辅阻遏物通过未配基的 TR，介导的负调控基因启动子（如 TRH、TSHa、TSHβ）的基础活性[72]。一种不常见的 RTHβ 受体突变（R383H），既表现为 T_3 依赖的辅阻遏物释放延迟，又表现为激素依赖的负转录调节受损[73]。RTH 的发病机制中，负性调节靶基因发挥了关键作用，异常的辅阻遏物招募或释放，被证明是这种疾病中最重要的受体异常。

根据这些观察结果，可以建议一个模型（图 95-5），由突变的受体 - 辅阻遏物复合物占据了靶基因结合位点，介导了 RTH 的显性负效应。迄今确定了 RTHβ 受体突变的 3 个丛集区的分布，在 TRβ 配体结合域的晶体结构上[74]，提供了 TRβ 中的结构 - 函数关系（图 95-3）的见解。如预期的配体结合区域受损，多数的 TRβ 突变定位于激素结合区域周围。与此相反，受体区域介导的 NDA 结合、二聚化以及辅阻遏物相互作用等缺乏自然发生的突变，可能是由于他们缺乏显性负效应，因此生化与临床都不具特征性而难以诊断。

（四）可变抵抗的发病机制

遗传和功能证据表明，在 HPT 轴内针对靶基因应用显性负效应的能力，是 RTHβ 受体突变的疾病特性，形成了疾病特有的甲状腺功能异常。的确，一些研究表明，对于 RTHβ 突变的亚组，用体内 FT₄ 升高的程度来判断[75, 76]，在体外的功能障碍和中枢垂体抵抗的程度之间是相关的。在这种生化背景下，临床表型的异质性可能是由于在不同个体中外周抵抗的程度不同，甚至在同一个体中不同组织的抵抗程度也是多变所致的。多种因素共同作用导致了组织抵抗的多变性。

不同组织表达的不同种类的受体亚型是一个重要的因素。下丘脑、垂体、肝脏主要表达 TRβ1 和 TRβ2 受体，而 TRα 主要表达在心肌细胞。*TRβ* 基因突变可能导致垂体和肝脏抵抗，这样的患者可表现为未被抑制的 TSH 和正常的性激素结合球蛋白，而这样的患者中，通过正常的 α 受体，保留了心肌对外周循环中过高的甲状腺激素的敏感性，从而表现出心动过速和甲状腺功能亢进性心脏病。影响组织抵抗程度的另一个因素，是 TRβ 突变型和野生型等位基因的表达比值。一个研究表明，两个等位基因是同样表达[77]，另一个研究表明，两个 RTHβ 患者的皮肤成纤维细胞的信使 RNA，其野生型和突变受体表达相对水平显著区别[78]。在其中一个病例中，成纤维细胞突变等位基因表达的时态变化，与肌肉组织的抵抗程度相关。已经证明，突变受体显性负效应的效力，取决于靶基因启动子的上下游，更多的变量可以影响抵抗的程度[60, 79]。最后，非 - *TRβ* 基因相关因素可以影响到表型。例如，有害的 R316H 突变，在一个家族的某些患者中，可以表现为正常的甲状腺激素水平[80]，但在另一边不相关的家庭中表现为明显甲状腺功能异常[43]。这种现象表明，另一个遗传变量可以调节突变受体的效果。

根据是否存在临床甲状腺毒症的特征，把患者区分为 GRTH 和 PRTH，这种临床分类可能依然有效。作为指导治疗的最恰当的形式，研究表明这两种类型的疾病临床特征是有所重叠的。例如，GRTH 和 PRTH 患者之间的年龄、性比、甲状腺肿的频率、甲状腺功能和临床特征没有显著差异[81]。重要的是，已经证实，诸如心动过速、多动行为和

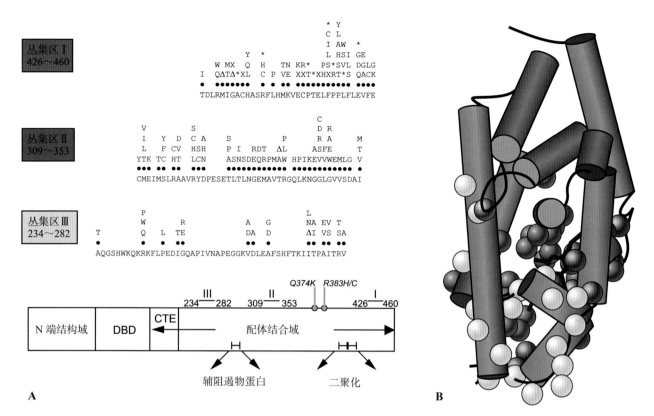

▲ 图 95-3 **A. TRβ** 结构域的示意图，除了 **2** 个例外（**Q374K、R383H/C**），RTHβ 受体突变集中与配体结合域（LED）的 **3** 个丛集区。迄今所描述的受体缺陷包括每个密码子的不同错义替换、框内密码子缺失（Δ）、提前终止密码子（**X**）和移码突变（*）。显示的突变包括在公共数据库中列出的突变（人类基因数据库 HGMD）及未公布的数据。在锌指 **DNA** 结合域（**DBD**）或其羧基末端延伸中（**CTE**）未发现 **RTH** 受体突变。它们共同介导与 **DNA** 的相互作用，或是 **LBD** 中对辅阻遏物结合或 **RXR** 二聚化非常重要的区域。**B.** 显示了由 **12** 个 α- 螺旋（灰色）组成的 TRβ 配体结合域（LBD）（蛋白质数据库检索号 **1BSX**）的晶体结构，与 TRβ（丛集 1 紫色、丛集 2 绿色、丛集 3 黄色、**R383，Q374** 蓝色）重叠相关的错义突变的位置。根据其功能特性预测，大多数突变涉及 T_3（红色）配体结合腔周围的残基

情绪障碍可见于 GRTH 患者[81]。相反，性激素结合球蛋白，是甲状腺激素发挥作用的肝脏指数，在 PRTH 患者中几乎都是正常。此现象表明，在这组患者中，组织抵抗不仅仅是受 HTT 轴限制[82]。

以下 3 个因素，使得 RTH 的表型与潜在的 TRβ 突变的性质之间无法联系起来：①用于确定 GRTH 和 PRTH 的临床特征相对不精确；②在一些 RTH 病例中，甲状腺功能亢进的特征明显随时间而变化，例如随访几年之后，患者的甲状腺毒症的症状和体征可以自发出现和缓解[81]；③迄今只确定了少量已知突变的患者。然而，已经发表的文献中报道了一些有趣的关联。第一例报道为 PRTH 患者发现 R338W 受体突变[46]，大多数这个密码子出现这种或类似突变的患者都有同样的表型[43, 47]。有趣的是，体外研究中发现，这个突变对于垂体 TSHα 亚单位基因启动子的负性调节表现出显性负效应，但

是在其他启动子环境中对野生型受体的抑制作用很弱[60]。此外，在其他 RTH 受体突变的背景中，这种突变削弱了对正调控报告基因的显性负效能[83]。一例 R383H 受体缺陷的患者，损伤主要在于调节 TRH 和 TSH 基因，主要表现为针对外源 T_3 的中枢抵抗[84]。R429Q 突变是类似的功能性质，可能在 PRTH 中发生的更频繁。与 PRTH 相关的一些受体突变（R338W 或 L、V349M、R429Q、I431T），若发生在 TRβ2 突变时，比发生在 TRβ1 突变背景下，或者是更有危害[85]，或者是发挥了更大的显性负抑制效应[86]。突变的受体选择性的降低与 NCoR 而不是 SMRT 的结合，与 PRTH 相关联[87]。

（五）动物模型

各种受体敲除小鼠的产生，极大提高了我们对于个体 TR 亚型的生理作用的认识，尤其是对于

HPT 轴的调节。例如，纯合的 TRβ 基因敲除，导致了 TRβ1 和 TRβ2 两种亚型同时缺乏，使循环中甲状腺激素水平增加了将近 3 倍[28]，然而敲除 TRα1 没有这样的效果[88]。只敲除 TRβ2 亚型时，其生化表型与纯合敲除 TRβ 类似，提示 TRβ2 是介导负反馈调节下丘脑 TRH 和垂体 TSH 释放的关键亚型[89]。重要的是，隐性遗传 RTH 病例中，许多与敲除人类 TRβ 基因相关的特征，在纯合的 TRβ 基因敲除的小鼠中[28] 可以得到复制，纯合动物表现为升高的血清甲状腺激素和不恰当升高的 TSH，而杂合同窝小鼠其生化检查正常。为了在体内探索 RTH 患者 TRβ 突变的效能，设置了几组转基因小鼠，其中显性失活 TRβ 突变在全部组织或选择性组织中被过表达[90-92]。这些模型对于突变受体的功能和 RTHβ 的病理生理机制提供了宝贵的观点。例如，应用组织特异性的启动子，靶向选择针对垂体的 RTHβ 受体突变，产生的转基因小鼠 TSH 水平升高，但 T₄ 仅轻微升高，提示针对下丘脑 TRH 基因的受体突变的额外的显性负效应，可能需要产生全生化表型[92]。相反，TRβ 的转基因突变的广泛表达，导致动物模型产生更广泛的组织抵抗，小鼠表现为体重下降、过度活跃、学习能力下降，这些表现也是人类综合征的特点[90]。但是，这些动物模型一个重要的局限性，是突变受体转基因的表达，不受 TRβ 基因启动子的控制，以至于突变受体表达的模式或产生的表型，与人类 RTH 不一致。已经可以产生这样的转基因小鼠：包括 TRβ 基因位点涉及 14 羧基端氨基酸的移码突变（TRβ PV）[93]，或者是苏氨酸残基的框内缺失（Δ337T）[94]。这两种 TRβ 的基因突变已经在人类 RTH 中得到证实，突变受体在体外研究中表现为显著的转录活性下降和明显的显性负效应。TRβ PV[93, 95] 和 Δ337T 小鼠表型的普遍特性，表明这些动物模型，可以重现人类 RTHβ 的表型，杂合小鼠表现出对 HPT 轴轻到中度的抵抗，纯合的同窝小鼠表现出严重的抵抗[95]。有趣的是，与 TRβ KO 的小鼠相比较，甲状腺激素和 TSH 水平在 Δ337T 敲除小鼠中显著升高，表明突变受体的显性负抑制拮抗了残余 TRβ1 对 HPT 轴活性[96]。纯合突变和杂合突变的 Δ337T 小鼠，都表现出前庭运动功能的异常，这是由于小脑的尺寸和浦肯野细胞层面积都减少所致。

对 TRβ PV 小鼠的研究，可以对于体内显性负效应的分子基础提供一些见解，证实了突变受体同二聚体和异二聚体与野生型 TRβ 竞争结合靶基因的 TRE。优势受体亚型的相互影响（如肝脏的 TRβ1、心脏的 TRα1），连同靶基因 TRE 的启动子环境，可以影响到不同组织中显性负效应的程度。有趣的是，交叉 TRβ PV 小鼠和 SRC-1 KO 小鼠，增强了杂合 TRβ PV 小鼠对 HPT 轴抵抗的程度，证明了共激活剂的有效性也可以调节体内突变 TRβ 的作用。转移性甲状腺癌是老年人中意外的发现，纯合子的 TRβ PV 突变小鼠，没有在他们杂合对应物中观察到[97]。隐匿型 TRβ 突变小鼠（R429Q）与 PRTH 相关，表现出对靶基因强大的负性和正性调整异常，提供了一些 TRβ 基因型和表型相关的机制[98]。

（六）治疗

RTHβ 的治疗是困难的，抵抗的多变性使得维持所有组织的甲状腺功能正常很困难。但是，通常来说，是否具有甲状腺功能亢进的特征，对于治疗的需求有指导价值。对于大多数患者，受体缺陷可被循环中高甲状腺激素水平所代偿，表现为甲状腺功能正常的状态，除了轻微甲状腺肿没有其他异常症状。试图采用手术或放射碘来治疗生化异常通常是无效的，甲状腺可以再次肿大（通常是结节性的），并且会扰乱甲状腺轴[20]。某些情况下，例如成人高胆固醇血症，或者年幼儿童发育延迟、生长迟缓，需要给予超生理剂量的 L-T₄ 去对抗某些组织中严重的抵抗[20]。虽然在一些病例中治疗成功，这样的治疗需要密切监测甲状腺激素作用的指标（如性激素结合球蛋白、心率、基础代谢率、骨代谢指标）以避免引起心脏的不良反应，或者过量的甲状腺激素导致过度的分解代谢。不恰当的甲状腺切除，会使 RTHβ 患者甲状腺功能减退，出现 TSH 升高和垂体增生的风险[36]，是另一种需要超生理剂量甲状腺素替代治疗的情况。在一例患者中，隔日给予超生理剂量的 L-T₃，可以显著抑制甲状腺肿，而不诱发甲状腺毒症症状[99]。

与此相反，甲状腺激素水平普遍降低，有助于治疗甲状腺毒症患者。但是，给予传统的抗甲状腺药物，通常会导致血清 TSH 水平进一步增高，从而刺激甲状腺增大，也可能诱导甲状腺细胞增生，理论上有在任意位点发展为功能自主结节的风险。因此，可以抑制垂体 TSH 分泌而不在外周产生甲状腺效果，可以用来减少甲状腺激素水平。应用最广泛的例子是甲状腺激素类似物，3，5，3′-三碘甲腺原氨酸（TRIAC），对儿童和成人患者都有利[100-102]。这种药物有许多有趣的特征，使得它在 RTHβ 的治疗中非常引人注目：①它主要在体内发挥垂体和肝脏的拟甲状腺作用，靶组织对甲状腺激素相对不敏感[103]。②对于 TRβ 来说，TRIAC 比 T_3 有更强的亲和力、效力和活力[104]；③体外研究中，相较于 TRα，TRIAC 对 TRβ 表现出更高的亲和力[105]。通常推荐每日剂量为 1.4～2.8mg。一项研究推荐，每日 2 次服药对于抑制 TSH 效果最佳[106]。TRIAC 成功地用于孕妇控制胎儿甲状腺毒症，但是可以诱导胎儿甲状腺肿[107]。TRIAC 治疗并非总是有效[108]，在一些病例中证实，右旋甲状腺素是另一种证实有效的药物[109, 110]。如果这些药物无效，可以应用多巴胺能药物溴隐亭[111]或是生长抑素类似物奥曲肽[112]。但是既往经验表明，TSH 的分泌对于溴隐亭的抑制有脱逸效应[100, 111]，对于奥曲肽的抑制也有类似反应[113]。鉴于 RTH 的甲状腺毒症存在自发变异，明智的做法是周期性地停止抑制甲状腺激素的治疗，重新评估患者的临床状态。在罕见的情况下，例如由于 RTH 造成的严重的甲状腺功能亢进性心功能不全，推荐进行甲状腺清除后予以低于生理剂量的甲状腺素替代治疗。

儿童期 RTHβ 患者甲状腺毒症（如生长停滞）的治疗，需要密切监测以确保甲状腺激素水平的降低不会导致生长迟缓和不良的神经系统后遗症。确实，应用 β 受体拮抗药控制心脏和交感兴奋症状，在这种情况下可能是更安全的方式。与常识相反，我们的研究报道了在 9 例合并 ADND 和 RTH 的儿童患者中，给予 L-T_3 的治疗，可以改善多动症状，其中包括 3 例对哌醋甲酯无反应的患者[114]。

因此，筛选一些药物，相对正常 TRβ 和 TRα 而言，对于突变 TRβ 具有较高的亲和力和选择性激动剂活性，存在明确的治疗优势：已经研发出 TRβ 选择性的甲状腺激素类似物（如 GC1、MG-3196），可用于治疗 RTH 的部分异常（如血脂异常）[115, 116]。HY1 是 GC1 的类似物，与野生型的 TRβ 相比较，对于 R320C TRβ 突变有 5 倍的效力。提示可以研制

激素类似物选择性的抑制突变受体异常的功能，而不会进一步激活正常 β 和 α 受体[117]。合理的分子设计，导致了 TR 亚型选择性拮抗药的发展，这有助于治疗，例如，在 TRβ 患者中可用于抑制 TRα 介导的毒性症状[118]。

四、甲状腺激素 α 的抵抗

（一）背景

人类的 TRβ 和 TRα 存在显著的氨基酸序列相似性，包括（80%）在激素结合域。已知 RTHβ 有 160 余种不同的受体突变，同源人类的 TRα 缺陷是可以预期的。

携带着不同的，杂合 TRα 突变的鼠类转基因模型是可行的，并且表现出可识别的异常，但是仅有甲状腺功能轻微异常[119, 120-123]。缺乏明显的甲状腺生化检查异常可以解释，为什么人群中 RTHα 这种疾病难以发现。但是，目前已经在 4 个家系的 7 例患者中识别出 THRA 的突变，有甲状腺功能减退的表现和甲状腺激素对靶组织的抵抗的表现，但与此矛盾的是，甲状腺激素的检测接近正常的[123-127]。

（二）临床特征

已经注意到，在出生时，一些特征（如巨舌、喂养困难、哭声嘶哑）被公认为是甲状腺功能减退造成的。据调查[126, 127]，2 例患者在婴儿期生长迟缓，下肢受累更明显[123, 124]。大多数患者异常的体格特征包括：畸形巨头、宽脸、鼻子扁平、舌头突出和厚嘴唇。皮赘和痣过多非常显著，尤其是成年患者[123, 126, 127]。

1. 生化检查　最经典的甲状腺功能检测的模式，包括低或者正常低限的 FT_4，高或者正常高限的 FT_3，导致 T_4/T_3 比值不正常地降低。此外，反 T_3 水平显著降低。轻微的正常细胞贫血、血红蛋白和溶血指数正常，肌酸激酶水平持续异常升高[123, 125-127]。

2. 骨骼　儿童患者的影像学异常包括：囟门闭合延迟和颅缝过度弯曲（表现为缝骨），以及出牙延迟[123, 124]。股骨骺发育不良见于儿童[123]，但成年后消失[126]。骨龄延迟[123, 124]。大多数病例中可见颅骨和长骨的皮质骨增生，以及骨密度增加，尤其是

成年患者。

3. 神经认知　在儿童期，患者表现为严重的反应延迟（动作、语言）。运动启动缓慢，以及精细运动和大动作不协调，表现为运动障碍、广泛的步态失调，语速慢，构音障碍这些特征。患者的 IQ 值下降是不确定的，在一例合并癫痫的患者中 IQ 显著降低[126]。

4. 胃肠道　一般表现为肠蠕动减慢，在 2 例患者中，严重便秘是突出的问题[123, 126]。

5. 心血管　典型表现为心动过缓[123, 126, 127]，交感平衡异常和符合甲状腺功能减退范围的心脏收缩指数[126]。

6. 内分泌代谢　大多数患者静息时能量消耗（代谢率）降低[123, 126, 127]。有报道表明，无论是男性还是女性患者，都可以向后代遗传 TRa 缺陷[124, 127]，表明生育能力受损不严重。

（三）分子遗传学

4 例携带高度有害的移码/过早停止突变的患者，选择性的干扰 TRα1 的羧基末端区域（图 95-4）。与此一致，突变的受体不能结合配体，不具备转录活性[123, 124, 126]。与 RTHβ 中的 TRβ 突变类似，两者

共同表达时，TRα1 突变体以显性负效应的方式，抑制了其对应的野生型受体的功能。与 RTHβ 所描述的一样，突变 TR 和辅阻遏物的结构性结合，在结合 T₃ 后不能释放辅阻遏物，招募共激活剂，导致这样的显性负效应（图 95-5）。TH 反应靶基因在突变患者外周血单个核细胞中的表达迟钝，说明这种显性负效应在体内发生[123, 126]。

在一个家族中，3 个受累患者 THRA 发生错义突变（A263V），这同时影响了 TRα1 和 TRα2 蛋白。此外，TRα1 的氨基酸的改变，与已知可以导致 RTHβ 的 TRβ 突变同源（A317V），TRβ 突变定位于配体结合域的一个突变丛集簇（图 95-3）。TRα1 的 A263V 突变在低 T₃ 浓度是转录受损，但是高的甲状腺激素水平可以恢复突变受体的功能，逆转其显性负效应。在 TRα2 蛋白背景下，A263V 突变没有额外获得功能的损益。在 TRα1 和 TRα2 联合突变的患者中，没有发现由 TRα2 的 A263V 突变所带来的额外表型，支持其没有附加效应[127]。

（四）发病机制

RTHα 患者许多临床特征（如骨骼发育不良、肠动力减弱、心动过缓）是典型的甲状腺功能减退

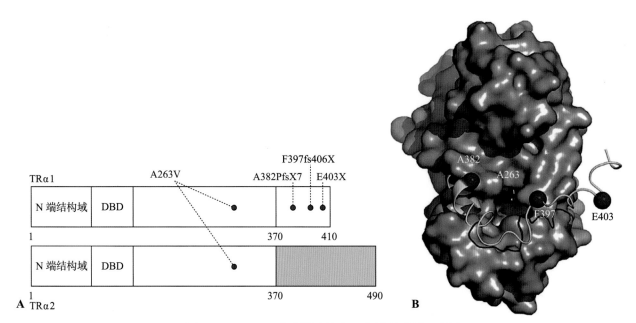

▲ 图 95-4　A TRα1 和非激素结合 α2 蛋白结构域示意图

移码和提早终止突变只涉及 TRα1，而错义突变可同时影响 TRα1 和变异体 α2 蛋白。TRα1 配体结合域的晶体结构，显示了密码子 A382、F397 和 E403 处移码突变和提前终止突变的位置，破坏了其羧基末端 α- 螺旋，以及密码子 A263 的错义突变，影响了激素结合

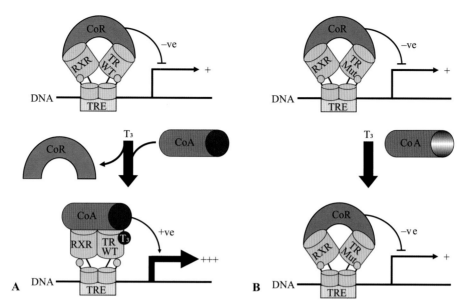

▲ 图 95-5　**RTHβ 和 RTHα 突变体受体的显性负效应模型**

A. 描述了目前对野生型 TR 作用于靶基因的认识。未结合的 TR–RXR 异二聚体或同型二聚体（图中未显示）招募了一个辅阻遏物复合物（CoR）来抑制或沉默基础基因转录。T₃ 结合受体促进了辅阻遏物的解离和去阻遏，随之结合辅激活因子（CoA），从而导致靶基因的激活。B. 显示 RTH 受体突变作用。与野生型 TR 相比，突变体受体的主要缺陷可能是激素依赖性辅阻遏物解离和辅激活因子募集受损。对于大多数受体突变体来说，这种功能改变是由于它们结合配体的能力降低所致。然而，一部分突变体表现出辅阻遏物结合增强或释放延迟，或辅激活子招募本身受损，并相对保留激素结合。突变受体 -CoR 复合物与其野生型对应物竞争启动甲状腺反应元件（TRE），导致靶基因表达受到抑制。在这个模型中，DNA 结合、二聚体和辅阻遏物相互作用，是突变受体中保留的功能特性，是其显性负效应所必需的

CoR. 辅阻遏因子；CoA. 辅激活因子；TRWT. 野生型甲状腺激素受体；TRmut. 突变甲状腺激素受体；RXR. 类视黄醇 X 受体；TRE. 甲状腺素反应元件

表现。此外随着生理剂量的甲状腺素治疗，组织的应答是不确定的：TSH 水平易于被抑制，意味着 HRT 轴保留着一定的敏感性[126, 127]。相反，心脏参数、静息时能量消耗、肌酸激酶水平都很少有响应。总体来说，这些结果与主要表达 TRα1 的器官（如心肌、骨骼肌、消化道）的激素抵抗是一致的，在表达 TRβ 的组织中（下丘脑、垂体、肝脏）可以保留激素的敏感性。

（五）动物模型

RTHα 患者骨骼异常（生长迟缓、牙齿萌出延迟、骨骺发育不良）和肠道功能紊乱，可以用 TRα1 突变的老鼠模型来概括[119–121]。RTHα 异常的甲状腺功能（T₄/T₃ 比值低，反 T₃ 减少）反应 TH 代谢发生改变。TRα1 突变小鼠中肝脏 DIO1 的高表达[120]，可以增加 T₄ 向 T₃ 的转化，增加反 T₃ 的清除；或者，在包括皮肤的组织中降低 DIO3 的水平（已知是受 TRα 调节）[128]，改变了 TH 的代谢，而且由

于细胞周期延迟形成皮赘和痣。红细胞生成异常和血细胞比容降低，被认为是 TRα 缺乏或 TRα 突变的小鼠的特征[129, 130]。在一例人类病例中发现特发性癫痫[126]，与小鼠动物模型中，GABA 能抑制中间神经元的异常发展有关[131]。

（六）治疗

RTHα 患者继续甲状腺素治疗可获益，在儿童病例可改善整体身高和坐骨下的下肢长度（Moran 和 Chatterjee，未公开发表的结果），也可改善症状（如便秘）。从儿童早期开始治疗，TRα1 突变的患者的功能紊乱，可以被高 TH 水平所逆转，可改善他们的表型[126]。TH 治疗后骨转化生化标志物升高，但仅见于一个病例[126]。

与 RTHα 显性负抑制模型和推测的抵抗机制一致，在 NCoR 中引入一种突变，消除其与 TR132 的相互作用[132]，或给予辛二酰苯胺异羟肟酸（一种脱乙酰化酶抑制药），它是共阻遏物复合物的一部

分[133]，可以在老鼠 RTHα 的模型中，改善异常的表型（生长、骨骼发育）。未来的治疗包括选择性 TRα 选择性甲状腺激素类似物[134]。可以优先刺激受体活性，克服 TRα 表达组织的抵抗。

五、甲状腺激素转运异常

（一）临床特征

世界范围内，只有 100 例家族被报道，受累男性成员由于特有的血清甲状腺激素水平异常导致的严重的精神运动发育迟缓。1944 年，早在怀疑甲状腺受累之前，Allan、Herndon 和 Dudley 第一次报道了一个大家系中 X 连锁智力缺陷（XLMR）综合征[135]。之后这种疾病被命名为 Allan-Herndon-Dudley 综合征（AHDS）。在 60 年之后，才认识到 AHDS 患者甲状腺功能检测也是异常的[136-138]。

通常，AHDS 患者妊娠期间平顺，足月出生，出生时身长、体重、头围都是正常的。在出生后 6 个月内，出现全身张力减退。随着年龄增加，躯干持续张力低下，伴头部控制差，但是肢体末端张力减退导致强直。生长相对正常，但终身高减少，且由于明显的肌肉萎缩导致显著的低体重。逐渐出现小头畸形。在 2 岁前，脑 MRI 显示髓鞘形成延迟，但在随后的几年中逐渐恢复正常。基于髓鞘发育延迟，这种特征也见于 Pelizaeus-Merzbacher-like 病（PMLD）[139]。

虽然有些家系临床表型相对轻微，AHDS 患者通常不能自行采取坐位、站位或行走，并且无言语能力。患者严重智障，IQ 值低于 40。AHDS 患者由于吞咽功能障碍导致喂养困难，误吸为肺炎的常见原因。AHDS 患者通常性情友好。近期的综述对 AHDS 患者的临床特征进行了详细描述[139-142]。

除了严重的精神运动发育迟缓，AHDS 患者有特征性的甲状腺激素水平异常的表现[141]。这些表现也见于 PMLD 的一个亚组患者中[139]。T_4 和 FT_4 水平正常低限或限制低于正常，同时 T_3 和 FT_3 水平显著升高，rT_3 低浓度。因此，循环中 T_3/T_4 或 T_3/rT_3 显著升高。AHDS 患者的平均 TSH 水平虽然在正常范围内，但是健康对照者的 2 倍。血清性激素结合球蛋白（SHBG）水平显著升高，一些研究中报道年轻患者中血清乳酸水平升高[143, 144]。

（二）分子遗传学

在所有精神运动发育迟滞同时伴随甲状腺功能异常的男性患者中，已经确定了单羧酸转运蛋白 8（MCT8）基因不同的突变（表 95-4）。MCT8 和与其高度同源的蛋白 MCT10 都被认为是独特且活跃的甲状腺激素转运蛋白，虽然 MCT10 也能转移芳香族氨基酸[145-147]。

这些蛋白属于一个 MCT 转移蛋白大家族，如此命名是由于证实了 MCT1-4 可以促进乳酸和丙酮酸这样的单羧酸转运[148]。近期确定 MCT7 是 β- 羟丁酸转运蛋白，MCT9 肉毒碱转运蛋白[149]，MCT12 是肌酸转运蛋白[150]。其他 MCT 的生理机制尚未明确，其作用也是未知的[151]。

MCT8 和 MCT10 的基因结构是相同的。都包含了 6 个外显子和 5 个内含子，第一内含子特别长（约 100kb）。MCT10 基因位于 16 号染色体 q21-q22，编码了 515 个氨基酸的蛋白质。MCT8 基因位于 X 染色体 q13.2，有 2 个可能的转录起始位点，合成 613 个氨基酸（长）或 519 个氨基酸（短）的蛋白产物（图 95-6）。MCT8 蛋白长的产物（图 95-6 中黄色）延长的 N 端的意义有待明确。所有体外针对野生型和突变型 MCT8 的功能进行的研究都是在短的产物的基础上进行的。像 MCT10 一样，MCT8 有 12 个跨膜区（TMD），无论是 N 端还是 C 端的蛋白质末端都在细胞内。突出显示 MCT8 和 MCT10 中相同位置的氨基酸（图 95-6），表明这两个蛋白的 TMD 之间的同源性特别高。

超过 100 个 AHDS 家系中确定了 MCT8 突变，其中很多都列在表 95-4 中。这些突变包括：①影响到 1 个或 1 个以上外显子的大片段缺失（未列在表上）；②小的缺失或插入，导致阅读框架的移码，改变了肽的序列和（或）形成蛋白质截断；③无义突变导致蛋白质截断；④ 3 个核苷酸的改变导致单个密码子缺失或插入；⑤单核苷酸改变导致氨基酸替换；⑥剪切位点突变，导致 94 个氨基酸和 3 个 TMD 缺失。

大片段缺失，移码突变及无义突变，都对 MCT8 的功能有明显不良影响。用野生型或者突变型 MCT8 转染细胞研究单个氨基酸替换、缺失、

表 95-4　*MCT8* 基因突变

外显子 1 NT: 1~649 AA: 1~216	外显子 2 NT: 650~797 AA: 217~266	外显子 3 NT: 798~1248 AA: 267~416	外显子 4 NT: 1249~1392 AA: 417~464	外显子 5 NT: 1393~1621 AA: 465~540	外显子 6 NT: 1622~1842 AA: 541~613
c.282insA p.Q94fs102X	c.656G > A p.W219X	c.798-1G > C p.267-370del	c.1252insG p.K418fs453X	c.1393-1G > C p.465-540delfs490X	c.1649delA p.Y550fs566X
c.289C > T p.Q97X	c.661G > A p.G221R	c.798-1G > A p.267-370del	c.1301T > G p.L434W	c.1412T > C p.L471P	c.1658C > A p.A553D
c.289delC p.Q97fs157X	c.670G > A p.A224T	c.812G > A p.R271H	c.1306delT p.C436fs473X	c.1475C > T p.L492P	c.1673G > A p.G558D
c.295insGGAG p.P99fs103X	c.671C > T p.A224V	c.825C > A p.Y275X	c.1322C > A p.S441X	c.1484G > C p.G495A	c.1690G > A p.G564R
c.486~487delCG p.T162fs192X	c.689~691del p.230delF	c.826G > A p.G276R	c.1333C > T p.R445C	c.1492G > A p.D498N	c.1691G > A p.G564E
c.565insATC p.189insI	c.703G > A p.V235M	c.844G > T p.G282C	c.1333C > A p.R445S	c.1500~1502del p.501delF	c.1693delG p.A565fs566X
c.567delC p.F189fs203X	c.706insGTG p.236insV	c.845G > A p.G282D	c.1343C > A p.S448X	c.1535T > C p.L512P	c.1703T > C p.L568P
c.575A > G p.H192R	c.733C > T p.R245X	c.869C > T p.S290F	c.1344insGCCC p.G448fs454X	c.1558C > T p.Q520X	c.1826delC p.P609fs679X
c.581C > T p.S194F		c.894T > G p.F298L	c.1358A > T p.D453V	c.1560insCACA p.Q520fs591X	c.1835delC p.P612fs679X
c.587G > T p.G196V		c.911T > C p.L304P		c.1610C > T p.P537L	
c.587G > A p.G196E		c.962C > T p.P321L		c.1614delC p.P538fs566X	
c.608T > C p.L203P		c.963delC p.F322fs340X		c.1615insC p.I539fs590X	
c.630insA p.N210fs240X		c.1003C > T p.Q335X		c.1621G > T p.G541C	
c.630insG p.N210fs240X		c.1018delC p.L340fs340X			
c.631~644del p.R211fs235X		c.1046T > G p.L349R			
		c.1102A > T p.R368X			
		c.1138C > T p.Q380X			
		c.1163G > A p.R388Q			
		c.1201G > A p.G401R			
		c.1212delT p.A405fs416X			
		c.1218insGCTGC p.L407fs418X			
		c.1239~1247dup p.414~416VHLdup			

c. 核苷酸；p. 蛋白

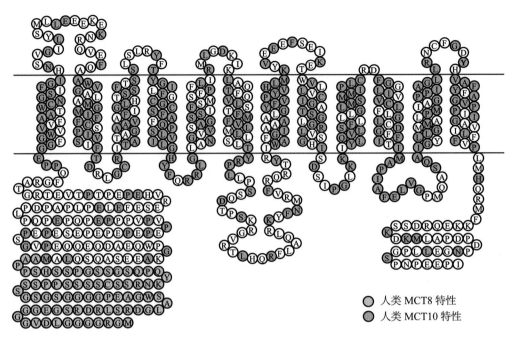

▲ 图 95-6　预测了人类 MCT8 的拓扑结构，显示了长型蛋白中 12 个假定的跨膜结构域和延长的 N 端结构域（黄色阴影）。此外，还强调了与人类 MCT10 在特性和位点上保持一致的残基（绿色阴影）

插入对功能的影响。已发现大多数突变可以造成 MCT8 对甲状腺激素转运作用完全消失。但是，这些突变对 MCT8 功能的影响程度，取决于功能研究所使用的细胞类型，至于原因需要充分探讨[152-155]。近期研究显示，致病突变通过 2 种不同机制，干扰 MCT8 的功能。一些突变可以干扰 MCT8 蛋白对细胞膜恰当的折叠和运输，而另一些突变不影响 MCT8 的处理，而是直接妨碍底物结合和运输[156]。

（三）动物模型

人体和动物的研究都表明，MCT8 在多种组织中表达，包括大脑、肝、肾、心脏、骨骼肌和甲状腺。MCT8 在老鼠大脑表达的分布规律，已经被 Heuer 及其同事进行了详细地研究[157]，表明 MCT8 主要表达在大脑不同区域的神经元，包括海马、大脑皮层、纹状体、下丘脑和小脑。值得注意的是，MCT8 也表现在毛细血管内皮细胞、脉络丛、第三脑室排列的伸展细胞[157, 158]。DIO3 与 MCT8 一起表达在神经元上，可以促进 T_3 的降解。DIO2 促进 T_4 向 T_3 的转化，主要表达在邻近的星形胶质细胞。另一个甲状腺激素转运蛋白，叫做 OATP1C1，选择性地在大脑表达，对 T_4 而不是 T_3 表现出很高的特异性。在鼠类大脑中，OATP1C1 主要位于毛细血管、

脉络丛及星形胶质细胞[157, 158]。但是，在人类大脑中，OATP1C1 在内皮细胞的表达不太丰富[159]。

基于对老鼠和人类大脑的研究[157, 159]，如图 95-7 所示，向神经元靶细胞补充 T_3 存在两条旁路。第一个旁路涉及的步骤包括：① MCT8 和 OATP1C1 通过血脑屏障转运 T_4；② T_4 被 OATP1C1 摄取进入星形胶质细胞；③在星形胶质细胞内 T_4 通过 DIO2 转化为 T_3；④ T_3 通过尚未明确的转运方式从星形胶质细胞内释放；⑤神经元经 MCT8 介导摄取 T_3。神经元也可表达 DIO3，异化和终止 T_3 的作用。在第二个旁路，MCT8 在通过血脑屏障转运 T_3 发挥重要作用，有助于神经元和其他靶细胞如少突胶质细胞的摄取。但是，这个模式过分简单，忽略了由 MCT8 和 OATP1C1 介导的，甲状腺激素通过血 - 脑脊液屏障转移的重要性，以及随后被心室内层细胞摄取，就像下丘脑区域的伸展细胞一样。

Trajkovic 及其同事[160]，Dumitrescu 及其同事[161]，Wirth 及其同事[162]，都研究了 MCT8 敲除（MCT8 KO）小鼠。与 MCT8 突变的男性患者严重的神经系统病变形成形成鲜明对比，不论是杂合的 MCT8 KO 雄性小鼠还是纯合的 MCT8 KO 雌性小鼠，都没有明显的神经系统表现。但是，它们与 MCT8 突变的患者，表现出同样的甲状腺激素的生

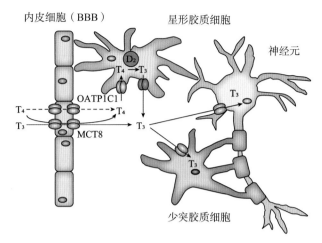

▲ 图 95-7　调节 T_3 向人脑靶细胞作用的两种途径

一种途径是局部生成 T_3，包括 MCT8 参与 T_4 通过血脑屏障（BBB）的转运，T_4 通过 OATP1C1 进入星形胶质细胞，通过 DIO2 转化为 T_3，并通过一种未确认的转运体释放 T_3。另一种途径是 T_3 借助 MCT8 通过 BBB 的转运，使循环中的 T_3 可用于靶细胞，如神经元和少突胶质细胞。T_3 在神经元和少突胶质细胞中的摄取至少部分由 MCT8 介导。神经元也可能表达 DIO3，分解代谢从而终止激素的作用（由 Steffen Mayerl 和 Heike Heuer 提供）

化异常（如 T_4 显著低浓度、血清 T_3 显著高浓度、TSH 水平轻微升高）。此外，MCT8 KO 小鼠表现出以下特征：①大脑几乎正常的 T_4 摄取和受损的 T_3 摄取；②脑内 T_4 和 T_3 的含量减少；③大脑内 DIO2 活性增强，DIO3 活性降低；④肝脏 T_3 和 T_4 摄取正常；⑤肾脏 T_3 和 T_4 摄取增加；⑥肾脏 T_3 和 T_4 含量增加；⑦肝脏和肾脏 DIO 活性都增强。

MCT8 KO 小鼠肾脏 T_4 和 T_3 摄取反常增加的原因尚未明确，但是肾脏 T_4 含量和 DIO1 表达同时增高，导致肾脏 T_4 向 T_3 转化增加，从而表现为血清 T_4 低水平，T_3 高水平[163]。此外，MCT8 在甲状腺分泌甲状腺激素的过程中也发挥重要作用[164, 165]。MCT8 突变显著减少 T_4 的分泌，增加甲状腺内由 DIO1 介导的 T_4 向 T_3 的转化。因此，MCT8 缺陷的人和小鼠血清 T_3/T_4 比值增高，很可能主要是因为甲状腺和肾脏 DIO1 介导的 T_4 向 T_3 的转化增加所致。DIO1 KO 小鼠和 DIO1/MCT8 双敲除小鼠（DKO）的血清甲状腺激素水平没有什么不同[166]，此结果支持上述论点。既然 MCT8 在下丘脑表达，MCT8 的失活，会使甲状腺激素的负反馈作用受损，可能会使血清 TSH 水平轻度增高[160]。

MCT8 KO 小鼠缺乏明显的神经系统表现，与 AHDS 患者严重的神经系统发育不良形成鲜明对比。这提示对于甲状腺激素转运，鼠类的大脑比人类的大脑，对 MCT8 依赖性更小。近期的研究证实了这一点，不论是 MCT8 KO 小鼠，还是 OATP1C1 KO 小鼠，都缺乏有意义的表型。但是，MCT8/OATP1C1 DKO 小鼠，在大脑不同区域的发育过程中表现出明显的缺陷，也会有中枢神经系统表型，包括动作缺陷[167]。MCT8/OATP1C1 DKO 小鼠脑内的 T_4 和 T_3 水平显著降低。这与甲状腺激素反应基因表达受损，甲状腺激素依赖性过程例如神经分化和髓鞘形成受损有关。OATP1C1 在人类大脑中，甲状腺激素转运过程的重要性有待明确。迄今没有报道 OATP1C1 突变的患者。

（四）发病机制

已知甲状腺激素在脑发育过程中起重要作用。为中枢神经靶细胞提供 T_3，进行时间和空间上最佳的调整。MCT8 对于 T_3 转运进入中枢神经元，是最重要的因素。MCT8 失活，神经元 T_3 剥离，中枢神经系统发育受损，导致严重的中枢神经系统异常。可以想象，MCT8 对神经元亚组的 T_3 摄取更重要。导致对于不同的神经元种群对 T_3 摄取不均衡，大脑内神经网络的协调发展受损。

鉴于 MCT8 对于甲状腺激素转运穿过血脑屏障和脉络丛的重要性，MCT8 失活可能导致人类大脑摄入 T_3 和 T_4 全面减少。此外，MCT8 缺陷患者循环中也有可能 T_3 和 T_4 水平异常，直接影响脑发育。阐明神经发育迟滞的发病机制，对于治疗 MCT8 突变的患者有重要的意义。

除了甲状腺激素作用在大脑内的异常调节，应当考虑 MCT8 突变对于外周组织甲状腺功能的影响。尽管暴露在增高的循环 T_3 水平中，MCT8 患者心脏功能通常正常，提示心脏 T_3 摄取部分受损，意味着心脏参与了额外的甲状腺激素转运。MCT8 患者表现出显著的肌肉萎缩和血清 SHBG 水平增高，这反应了骨骼肌和肝脏各自都是的甲状腺功能亢进状态。这表明 MCT8 失活不会影响肌肉和肝脏的 T_3 摄取，在这些组织中，其他的转运蛋白可能更重要。最后，在 MCT8 小鼠中的发现，提示 MCT8 患者存在肾脏甲状腺功能亢进，但是缺乏直接的临床证据支持这种观点。

（五）治疗

迄今已经评估了 MCT8 治疗的 2 种方法。第一种治疗是联合使用 PTU 和 T₄，采用"阻断和替代"的方案，使血清 T₃ 和 T₄ 水平恢复正常。年长 AHDS（16—38 岁）患者的治疗，重点不在神经系统的改善，而在于体重、心率、血清 SHBG、骨碱性磷酸酶水平能有显著获益。减少外周组织暴露在过量的血清 T₃ 水平，可以解释这种改善[168, 169]。可能只有在出生后不久就开始进行治疗，才能有神经系统改善。

另一种治疗涉及给予甲状腺激素类似物，可以不依赖 MCT8 而被大脑摄取。在 MCT8 KO 小鼠给予二碘甲腺丙酸（DITPA）获得满意效果之后[170]，一个临床研究已经在进行，4 例年轻的 AHDS 患者，给予这种类似物治疗[171]。这种治疗使血清 T₃ 和 T₄ 水平恢复正常，同时也改善外周组织的甲状腺状态，表现为体重增加，心率下降，血清 SHBG、碱性磷酸酶、肌酸激酶水平改变，但是神经系统没有明显的改善。

DITPA 对 T₃ 受体的亲和力相当低。甲状腺激素代谢物 TRIAC 是 MCT8 患者另外一个有吸引力的治疗选择[172]。这种类似物的优势是：①对 T₃ 受体有高亲和力；②细胞摄取不依赖 MCT8；③像 T₃ 一样，被 DIO3 所代谢；④对脑细胞的生物活性在体内和体外均已被证实；⑤有药品供应；⑥这种药物在治疗 RTHβ 患者和甲状腺癌的患者中已经积累了临床经验。目前，MCT8 患者在应用 TRIAC 治疗的潜在获益，正在进行一项多中心的调查研究。最近在小鼠中进行的研究，应用 TRIAC 的前体物质 TETRAC 治疗 MCT8 患者可以获益[173]。这种治疗有额外获益，通过 DIO2 介导 TETRAC 形成的产物，调节大脑局部 TRIAC 水平。这被 TETRAC 临床应用经验不足及缺乏药物供应抵消。

六、甲状腺激素代谢缺陷

（一）背景

9 例儿童和 1 例成年男性患者，甲状腺功能检测存在独特的异常，FT₄ 升高，低或正常低限的

FT₃，rT₃ 升高，TSH 水平正常或轻度升高，表明碘化甲状原氨酸的代谢缺陷[174-180]。与这个假设相一致，需要高于正常剂量的 T₄ 抑制一个家族受累的同胞中的 TSH 水平，而给予 T₃ 后药物的反应是正常的。表明对甲状腺激素的作用保持敏感性[174]。

（二）分子遗传学

受累患者的生化表型提示 T₄ 向 T₃ 转化的缺陷。但是连锁分析排除了以下缺陷：DIO 基因位点，或者是涉及 DIO2 转译后修正的基因（泛素化作用和脱泛素化）。但是，血缘关系家族中的受累个体，在 SECISBP2 基因座周围的多态性是纯合的[174]。在这些患者中，SECISBP2 序列被明确为纯合错义突变（R540Q）。在另一些患者中，报道过纯合或复合杂合子提前终止，移码/提前终止，错义 SECISBP2 突变[175, 180]。这种疾病是隐性遗传的，杂合子携带者没有明显的表型。

已知人类有 25 种硒蛋白，包括一种或更多的硒代半胱氨酸（Sec）残基。在生物合成中加入硒，需要多蛋白复合体之间的相互作用。包括 SBP2 和特殊元素（Sec 插入序列，SECIS），定位在硒蛋白 mRNA 的 3′ 非翻译区。这种相互作用确保硒蛋白 mRNA 的 UAG 密码子，可以重新编码硒代半胱氨酸，而不是按照惯例读作终止密码子（图 95-8）。SECISBP2 的架构很复杂，基因的可变剪切产生了多重转录，内部蛋氨酸残留直接合成短蛋白亚型[181]。SBP2 是一个很大的蛋白包含了 854 个氨基

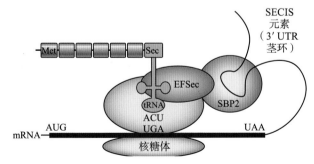

▲ 图 95-8 硒蛋白生物合成机制

硒蛋白 mRNA 的 3′–未翻译区域包含一个茎环 RNA 结构（SECIS 元素）与蛋白质复合物相互作用，其中包括 SBP2 和 Sec 比伸长系数（EFSec），使核糖体募集硒代半胱氨酸转移 RNA 到 UGA 密码子和硒代半胱氨酸（Sec）并入新生多肽。这种机制的失败导致 UGA 作为终止密码子被错误编码，终止蛋白质合成

酸，氨基末端 400 残留，对于硒的整合功能来说是不必要的。相反的，SBP2 的羧基末端区域，主要包含着介导硒的加入（氨基酸 399～517），与 RNA 和核糖体结合（氨基酸 517～774），这些一起组成了最小功能的蛋白质（图 95-9）。在那样的背景下，很显然事实上所有人类的 SBP2 突变，预计可以完整保留最小的功能域。因此，从提前终止突变下游的蛋氨酸残基翻译起始，能够合成短的 SBP2 亚型，具有功能性活动[175, 177]。最低功能域的错义突变，可能不会完全废除其功能。鼠科动物的 Secisbp2 基因位点的纯合缺失，已知在胚胎时期就致命[182]。很可能，人类 SBP2 完全失活，也无法生存。

（三）临床特征和发病机制

许多硒蛋白有酶活性，可以介导涉及不同基质的氧化还原反应，其中硒代半胱氨酸是催化活性的组成部分。谷胱甘肽过氧化物酶（GPx1、GPx2、GPx3、GPx4 和 GPx6）通过谷胱甘肽减少了活性氧自由基（ROS）。硫氧还蛋白还原酶（TrxR1，2，3）通过 NADPH 使硫氧还蛋白再生。含硒的脱碘酶（DIO1、DIO2 和 DIO3）介导甲状腺激素代谢，对甲状腺激素碳 - 碘键进行亲核攻击。但是，硒蛋白组的许多其他成员的作用未知[183]。

由于 Sec 是所有 3 种脱碘酶的组成部分，在一个家系中培养的成纤维细胞中 DIO2 的活性下降[174]。但是，基于 DIO 缺失小鼠的生化表型，这种疾病中，异常的甲状腺激素测定模式很可能是由于 3 种 DIO 的部分缺乏综合造成的，而不是单一种脱碘酶缺乏所致。

血硒浓度低是此病的另一个生化特点。这是由于循环中最主要的硒蛋白，肝硒蛋白 P（SEPP）和血清中 3 型 GPx 合成缺乏所致[174, 177]。

疾病的主要临床表现包括儿童期的生长迟缓和发育延迟，但是其机制是复杂的：组织中 TH 水平降低可能是一个因素，尤其是 T₃ 治疗的病例可以获益；但是，在动物模型中可以介导 CNS 发育和骨骼成熟的几个硒蛋白缺陷，可能也是发病因素[184]；在 3 个病例中观察到，青春期前出现全身脂肪含量增多[177, 178]；与此矛盾的是，组织胰岛素敏感性正常或增强，有自发低血糖的倾向[177]。

在成人和一些儿童病例中，观察到肌酸激酶水平轻度升高伴有疲劳、近端肌无力和轴性僵直[176-178]。肌肉 MRI 显示儿童期肌肉群（内收肌、股二头肌）选择性脂肪浸润，成年患者的椎旁肌受累[176-178]。这些特点与硒蛋白 N（SEPN1）基因缺陷引起的肌病（硬性脊柱肌营养不良，RSMD）是类似的[185]。SBP2 缺陷的患者成纤维细胞硒蛋白 N 的水平是降低的，肌活检提示肌节瓦解，与 RSMD

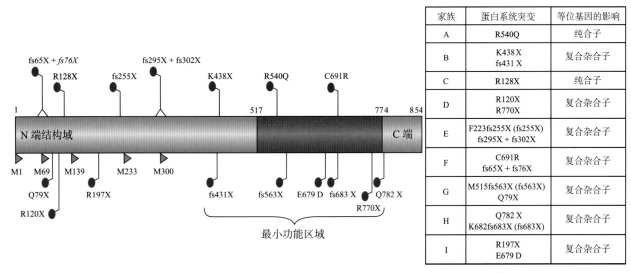

家族	蛋白系统突变	等位基因的影响
A	R540Q	纯合子
B	K438X fs431X	复合杂合子
C	R128X	纯合子
D	R120X R770X	复合杂合子
E	F223fs255X (fs255X) fs295X + fs302X	复合杂合子
F	C691R fs65X + fs76X	复合杂合子
G	M515fs563X (fs563X) Q79X	复合杂合子
H	Q782X K682fs683X (fs683X)	复合杂合子
I	R197X E679D	复合杂合子

▲ 图 95-9　SBP2 蛋白示意图，显示 9 例无关病例 / 家族（A～I）的突变位点

较短的 SBP2 蛋白亚型转录中的内部蛋氨酸残基的位置如图所示；最小功能区域，包括 RNA 结合域（氨基酸 517～774，深色区）和 SBP2 的核糖体相互作用域，括号内。纯合突变（粗体）和复合杂合子突变的位置是重叠的。没有一种人类突变的组合被预测会完全破坏 SBP2 蛋白双向最小功能区的合成

病例的组织学是相似的[177]。成年男性患者表现为不育和无精症。睾丸组织学显示由于睾丸富硒蛋白（线粒体 GPx4、硫氧还蛋白 – 谷胱甘肽还原酶、硒蛋白 V）缺陷，影响精子形成的后期阶段[177]。

由于许多硒蛋白（GPx、TrxR）介导抗氧化防御，SBP2 缺乏的患者中，细胞的 ROS 水平增高，证明了 DNA 氧化损伤和膜脂过氧化增加[177]。慢性氧化应激的临床后果不能完全明确，但是，成年男性患者中显著的皮肤光敏，是由于皮肤缺乏几个抗氧化的含硒酶，倾向于紫外线介导的损伤。3 例患者神经性耳聋，成年男性患者表现更明显，是由于累积的 ROS 介导的耳蜗损伤[176, 177]。是否存在额外的组织氧化损伤后遗症（如早衰、肿瘤），长期而言，仍有待确定。

很难确定在少数患者中散在出现的一些其他表现（如结肠炎、雷诺现象）是否与疾病相关。同样，在这些生物学特性尚不清楚的病例中（如 SELH、SELW、SELT、SELI），其他硒蛋白缺乏的后果仍有待阐明。总之，很显然，许多硒蛋白生物合成缺陷介导了与甲状腺生化系统相关的多系统疾病。

（四）治疗

受累患者已经尝试口服补充硒治疗，或者以富硒蛋氨酸酵母的形式，它可以被广泛地整合到循环蛋白质中；或者是亚硒酸钠，它是硒代半胱氨酸掺入的底物。虽然硒代蛋氨酸治疗可以增加循环中硒的浓度，但是并不能改变甲状腺功能、GPx3 活性、SEPP 水平或身高增长[175, 176, 186]。与此相反，T_3 治疗使降低的 FT_3 水平恢复正常，在一些儿童病例中明显可以改善身高增长[175, 177]。抗氧化剂的使用是否对这种疾病有益还有待确定。

第 96 章　甲状腺手术
Surgery of the Thyroid *

Edwin L. Kaplan　　Peter Angelos　　Benjamin C. James　　Sapna Nagar　　Raymon H. Grogan　**著**

周　洁　王　琼　李文娟　成　琨　李晓苗　**译**

要　点

- 甲状腺外科医生如想获得好的手术结果，必须熟悉颈部解剖。
- 甲状腺胚胎学有助于了解甲状腺发育异常。
- 强调良性和恶性结节的正确诊断方式，特别是超声检查、细针抽吸（FNA）细胞学和 Bethesda 标准。对甲状腺穿刺组织进行基因组及蛋白组学分析的前景良好。
- 甲状腺癌，特别是乳头状癌的发病率每年都在增长，尤其是在女性中。虽然一些研究人员认为这种现象是源于诊断方法的进步，并且认为甲状腺恶性肿瘤是"好肿瘤"，但患者仍被这些肿瘤的发病率、死亡率困扰并感到焦虑。
- 在甲状腺手术中，外科医生会采用不同的手术方式（如微创手术、内镜手术、机器人手术）等。笔者讨论了这些手术方式，并就一种已被长期证明安全有效的甲状腺切除术展开论述。
- 甲状腺手术的一些并发症会导致严重的后果。笔者讨论了如何预防并发症的发生（如使用喉返神经监测），以及如果发生并发症应该如何有效迅速治疗。

现代甲状腺手术，始于 19 世纪 60 年代维也纳的 Billroth 学院[1]。当时甲状腺切除术的死亡率很高，喉返神经损伤很常见，而手足搐搦被认为是由"癔症"引起的。1880 年 Sandstrom 就发现了人有甲状旁腺[2]，而低钙血症引起手足搐搦直到 20 世纪才被认可。19 世纪末 20 世纪初在伯尔尼进行手术的甲状腺外科专家 Kocher[3]，他精湛的手术技术大大降低了甲状腺肿手术的死亡率和术后并发症的发生率。在 Kocher 之前，甲状腺手术的死亡率超过 40%，他成功地将死亡率降低到 1% 以下。他还指出患者甲状腺切除术后数年会出现"黏液性水肿"[3]（图 96-1）。Kocher 认为这种可怕的症状只出现在甲状腺全切除术患者身上。因此他停止了甲状腺全

切除手术。当然，我们现在知道甲状腺切除术后出现黏液性水肿是由于术后发生了甲状腺功能减退所致。Kocher 不仅改进了甲状腺术式，还证实了甲状腺重要的生理意义。基于 Kocher 在甲状腺领域卓越的贡献，他于 1909 年获得了诺贝尔奖。

到 1920 年，甲状腺手术已取得了长足的进步，Halsted 称其为"任何有能力的术者都可以完成且无风险的手术"[1]。不幸的是，几十年过去了，并发症仍会发生。好在如今的甲状腺手术死亡率与全身麻醉的风险相差无几，发生率极低。但获得如此满意结果的前提是外科医生必须透彻了解甲状腺疾病的病理生理；熟悉患者术前、术后的护理；对颈部解剖有清晰的认识；最后能够从容不迫、谨慎、细致地进行手术操作。

---

*. 本章中带有背景色突出显示的部分为儿童内分泌相关内容。

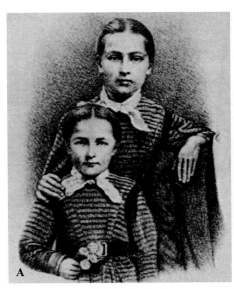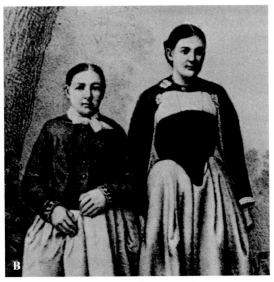

▲ 图 96-1　典型病例 Maria Richsel，她在甲状腺切除术后出现黏液水肿，首先引起 Kocher 的关注

A. 手术前的患者和她的妹妹；B. 术后 9 年发生的变化。妹妹现在已经完全长大，和矮小、发育不良的患者形成了鲜明的对比。需要指出的是 Maria 的面部和手指皮肤变厚，是典型的黏液水肿（引自 Kocher T: Uber Kropfextirpation und ihre Folgen. *Arch Klin Chir* 29：254，1883.）

一、重要的外科解剖

甲状腺（意为"盾状"）由两叶组成，两叶之间由峡部连接，峡部位于气管上，大约在第 2 气管软骨环水平（图 96-2 和图 96-3）。腺体被颈深筋膜包裹，并通过 Berry 韧带与气管紧密相连。腺叶位于气管和喉的中间，颈动脉鞘和胸锁乳突肌的外侧。带状肌位于甲状腺前方，甲状旁腺和喉返神经位与两腺叶背侧。部分人存在甲状腺锥状叶。它是一种由峡部向上延伸，位于甲状软骨表面的细长甲状腺组织。它的存在和胚胎甲状舌管未闭有关。在甲状腺炎或 Graves 病患者常可触及。正常甲状腺的大小存在地域差异，这取决于饮食中的碘含量。在美国，正常甲状腺重约 15g。

二、血供

甲状腺血供丰富（图 96-2）。每个腺叶都有双重动脉血供。甲状腺上动脉来自两侧的颈外动脉，然后自颈部向下延伸几厘米后到达甲状腺叶上极处并分支。甲状腺下动脉起自由锁骨下动脉前壁发出的甲状颈干，从下方穿过颈动脉鞘进入甲状腺叶的下部或中部。有时可以看到起自主动脉弓的甲状腺最下动脉，它在中线位置进入甲状腺。甲状腺被膜

下有丰富的静脉丛。甲状腺叶上极有甲状腺上静脉，汇入颈内静脉；甲状腺叶中间部分有甲状腺中静脉，汇入颈内静脉或头臂静脉。从腺叶下极发出的是甲状腺下静脉，直接汇入头臂静脉。

三、神经

甲状腺与喉返神经和喉上神经外支的关系具有重要的外科意义，因为损伤这些神经会导致发音障碍和（或）呼吸困难[4]。这两条神经都是迷走神经的分支。

喉上神经外支损伤将导致歌唱困难，尤其是在发高音、大声说话或大声歌唱时力不从心。单侧喉返神经损伤可导致声音嘶哑、误吸和呼吸困难。双侧喉返神经损伤更为严重，常需行气管切开。这些损伤将在本章的"术后并发症"中详细讨论。

（一）喉返神经

右侧喉返神经起源于迷走神经，绕至锁骨下动脉后方，向上至甲状腺右叶后方（图 96-3）。它从环甲肌和甲状软骨下角的后方进入喉并支配除环甲肌外的所有喉内肌。左侧喉返神经来自左迷走神经，从主动脉弓后方绕过，在气管食管沟内上升至甲状腺左叶后方并由此进入喉，并以与右侧喉返神

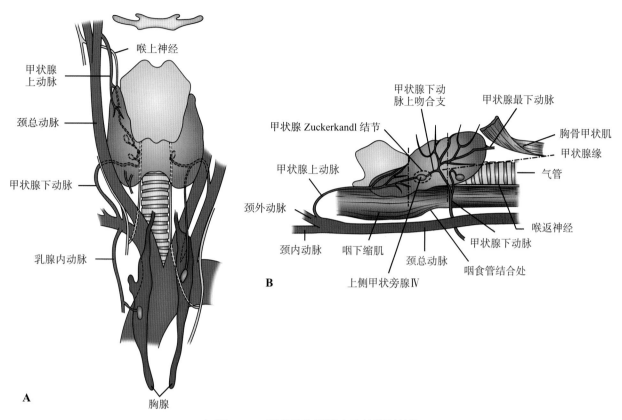

▲ 图 96-2　甲状腺和甲状旁腺的解剖结构

A. 前面观；B. 右侧面观。甲状腺向前、向中提起以显示手术标志（患者头部向左）（引自 Kaplan EL：*Thyroid and parathyroid*. In Schwartz SI [ed.]：Principles of surgery，5th ed. New York，McGraw-Hill，1989，pp. 1613-1685. McGraw-Hill，Inc 版权所有。）

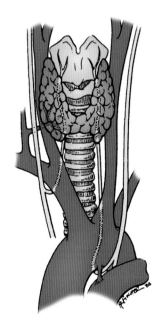

▲ 图 96-3　喉返神经解剖

引自 Thompson NW，Demers M：Exposure is not necessary to avoid the recurrent laryngeal nerve during thyroid operations. In Simmons RL，Udekwu AO（eds.），*Debates in clinical surgery*，Chicago，Year Book Publishers，1990.

经以相同的方式支配肌肉组织。经验不足的外科医生容易损伤喉返神经[4, 5]。

1. 非返性喉返神经的存在（图 96-4）　相对于左侧（0.04%）而言，非返性喉返神经多出现于右侧（0.6%）[6]。它们多与血管变异有关。右侧非返性喉返神经与右锁骨下动脉异常起始于降主动脉有关。而左侧非返性喉返神经与右侧主动脉弓相关。在这些异常状态下，每根神经都面临着分裂风险。

2. 喉返神经靠近甲状腺　喉返神经并不总是在气管食管沟中。它通常位于这个位置的前方或后方，甚至可能被甲状腺实质包绕。因此，在甲状腺切除术中，如果未能发现并仔细探查至喉部，就很容易损伤神经。

3. 喉返神经与甲状腺下动脉的关系　喉返神经通常会由甲状腺下动脉分支的前方或后方绕过或穿过。向内牵拉甲状腺叶使喉返神经前移更容易被损伤。如果没有首先辨认出喉返神经而直接结扎甲状

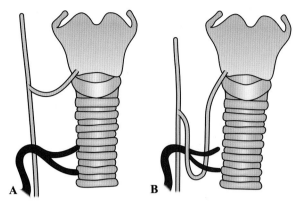

▲ 图 96-4 "非返性"右侧喉返神经（A）在上极血管附近或（B）包绕甲状腺下动脉。由于"非返性"喉返神经的位置异常，它们在手术中更容易受到损伤

引自 Skandalakis JE, Droulis C, Harlaftis N, et al: *The recurrent laryngeal nerve.* Am Surg 42：629-634, 1976.

腺下动脉干，也容易损伤喉返神经。

4. 巨大甲状腺结节导致的畸形 [5]　巨大甲状腺结节和胸骨后甲状腺肿的患者，其喉神经可能不在其"正确"的解剖位置，而可能位于甲状腺前方（图96-5）。因此轻柔且谨慎地正确辨认神经是至关重要的。

（二）喉上神经外支

环甲肌由双侧喉上神经外支支配。在大多数情况下，该神经靠近甲状腺叶上极的血管蒂 [7]，因此结扎血管时应小心，避免损伤（图 96-6）。大约有 21% 的人群，其喉上神经与甲状腺上极血管解剖位置关系密切。有些患者的喉上神经外支位于甲状腺叶前方，在甲状腺叶切除时更容易损伤 [8]。只有 15% 的患者的喉上神经距离甲状腺上极血管足够远，而不会被外科医生触及。糟糕的是，许多外科医生在结扎甲状腺上极血管之前并未尝试辨认这条神经 [9, 10]。

四、甲状旁腺

甲状旁腺分泌甲状旁腺素。甲状旁腺素是调控人类血钙稳态的主要激素。通常有 4 个腺体，每侧2 个，但也有少数为 3～6 个腺体。每个腺体通常重30～40mg，若脂肪较多可能会更重。由于其体积小、血管细，以及解剖位置与甲状腺相邻，因此在甲状

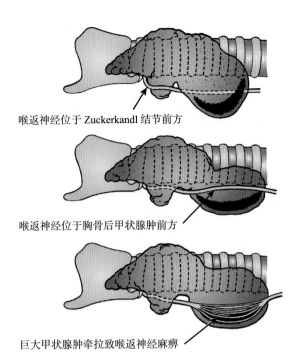

喉返神经位于 Zuckerkandl 结节前方

喉返神经位于胸骨后甲状腺肿前方

巨大甲状腺肿牵拉致喉返神经麻痹

▲ 图 96-5　颈、胸骨后甲状腺肿导致喉返神经移位

外科医生需要非常仔细并预想到喉返神经可能异位，否则在腺叶切除术中极易损伤。极少数情况下，甲状腺肿会使喉返神经过度绷紧而导致自发性麻痹。若在术中仔细解剖并加以保护，术后可恢复功能［引自 Thompson NW, Demers M: *Exposure is not necessary to avoid the recurrent laryngeal nerve during thyroid operations.* In Simmons RL, Udekwu AO（eds.）, *Debates in clinical surgery*, Chicago Year Book Publishers, 1990.］

腺切除术中容易被意外切除、损伤或阻断血供 [11]。

在胚胎学上，上甲状旁腺起源于第 4 咽囊（图96-7 和图 96-8），在胚胎发育期间轻微下移，成年后位置保持不变。这个腺体通常位于甲状腺叶中部的背侧面，靠近入喉的喉返神经。

下甲状旁腺和胸腺一同起源于第 3 咽囊，因此，下甲状旁腺常与胸腺一起下降。由于它们在胚胎期可以移行，因此它们在成人体内可以分布于下颌骨下方到前纵隔区域 [12]（图 96-8）。然而，甲状旁腺通常位于甲状腺下部的侧面或后方，或者胸腺舌侧内的甲状腺下极的几厘米范围内。通常下甲状旁腺位于在喉返神经前方。

甲状旁腺呈棕褐色，血管蒂纤细。解剖时甲状旁腺比脂肪组织更易出血，受创时会形成暗色血肿。有经验的外科医生会更加熟练地辨认出甲状旁腺并将它们与淋巴结或脂肪区分开。术中冰冻切片有助于辨认。

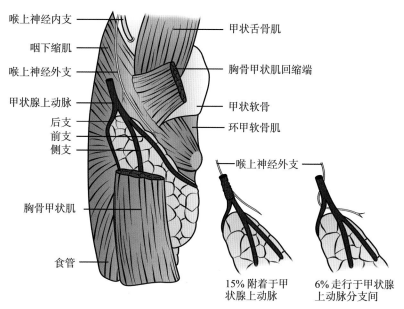

喉上神经内支
咽下缩肌
喉上神经外支
甲状腺上动脉
后支
前支
侧支
胸骨甲状肌
食管

甲状舌骨肌
胸骨甲状肌回缩端
甲状软骨
环甲软骨肌

喉上神经外支

15% 附着于甲状腺上动脉

6% 走行于甲状腺上动脉分支间

◀ 图 96-6　喉上神经外支接近甲状腺上血管

引自 Moosman DA，DeWeese MS：The external laryngeal nerve as related to thyroidectomy. *Surg Gynecol Obstet* 127：1101，1968.

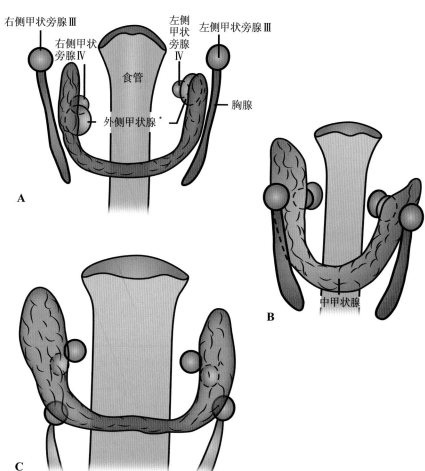

右侧甲状旁腺 Ⅲ
右侧甲状旁腺 Ⅳ
左侧甲状旁腺 Ⅳ
左侧甲状旁腺 Ⅲ
食管
外侧甲状腺 *
胸腺

A

中甲状腺

B

C

▲ 图 96-7　图 A 和 B，甲状腺、滤泡旁细胞和甲状旁腺组织的位置变化；图 C 接近成人位置。需要指出的是，所谓的外侧甲状腺现在通常被称为后鳃体，它包含了 C 细胞和滤泡成分（* 外侧甲状腺：又称后鳃体）

引自 Sedgwick CE，Cady B：*Surgery of the thyroid and parathyroid gland*，2nd ed. Philadelphia，WB Saunders，1980；改编自 Norris EH：Parathyroid glands and lateral thyroid in man：Their morphogenesis，histogenesis，topographic anatomy and prenatal growth. *Contrib Embryol Carnegie Inst Wash* 26：247-294，1937.

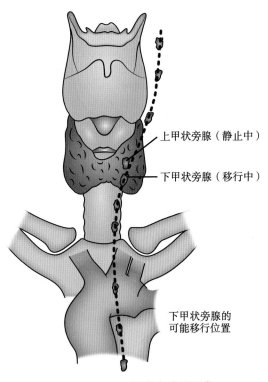

▲ 图 96-8　下甲状旁腺的下降

上甲状旁腺的位置相对固定，在甲状腺侧叶的中部或上 1/3 处，而下甲状旁腺在胚胎发育中通常发生移行，并可能沿着虚线走向，终止于其上任意位置。当该腺体位于胸部时，几乎总是位于前纵隔中（引自 Kaplan EL: Thyroid and parathyroid. In Schwartz SI [ed.]: *Principles of surgery*, 5th ed. New York，McGraw-Hill, 1989, pp. 1613-1685.）

五、淋巴结

Taylor 具体描述了甲状腺淋巴引流[13]。甲状腺淋巴引流和甲状腺癌的淋巴结转移密切相关。现将其研究发现总结如下。

（一）颈部中央区淋巴结

1. 当染料注入甲状腺时，最常进入的部位是气管，气管壁上有丰富的淋巴管网。因此甲状腺癌常累及气管，特别是未分化癌。累及气管有时会限制手术切除方式。

2. 在气管和食道之间的凹槽中有一连串的淋巴结（Ⅵ区，图 96-9）。这些淋巴结通常是甲状腺癌首先转移扩散的部位。

3. 淋巴总是流向纵隔及与胸腺紧密相关的淋巴结。肿瘤累及Ⅵ区淋巴结后常向下扩散至上纵隔（Ⅶ区）。

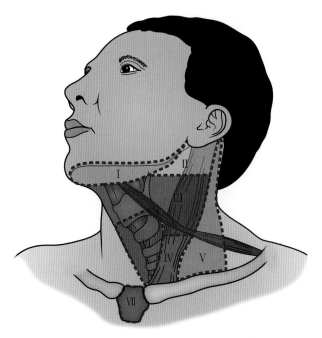

▲ 图 96-9　颈部淋巴结分为 Ⅰ～Ⅶ 区

Ⅰ区是颏下和颌下淋巴结；Ⅱ区是颈内静脉上组淋巴结；Ⅲ区是颈内静脉中组淋巴结；Ⅳ区是颈内静脉下组淋巴结；Ⅴ区是颈后三角区淋巴结和锁骨上淋巴结；Ⅵ区或中央区淋巴结包括喉前、气管前和气管旁淋巴结；Ⅶ区淋巴结是上纵隔淋巴结

4. 一个或多个淋巴结位于甲状腺峡部上方，喉前方，有时也会被甲状腺癌累及。这些淋巴结被称为 Delphian 淋巴结（以 Delphi 命名）。有学者认为 Delphian 淋巴结肿大是甲状腺癌的诊断标志。但实际上这种临床体征常会产生误导。

5. 双侧中央淋巴结清扫，即Ⅵ区和Ⅶ区淋巴结清扫（图 96-9），从一侧颈动脉到另一侧颈动脉，直至上纵隔，尽可能清除所有淋巴结[14]。

（二）颈外侧区淋巴结

颈部两侧的淋巴结沿颈静脉分布（Ⅱ区、Ⅲ区和Ⅳ区）。锁骨上窝淋巴结或颈外侧淋巴结（Ⅴ区）也是甲状腺癌易于转移之处[14]。同时不要忘记颈部左侧的胸导管，它是一个相当大的淋巴管，从纵隔拱起，向前并横向穿过，汇入左侧锁骨下静脉或其交界处附近的颈内静脉。如果胸导管受损，受伤部位充满淋巴，此时应寻找并结扎胸导管。术后伤口排出淋巴液应怀疑胸导管或其主要支流受损。外侧淋巴结清扫包括切除这些外侧淋巴结（图 96-10）。甲状腺癌较少累及颏下淋巴结（Ⅰ区）。

六、甲状腺切除手术适应证

通常由于以下原因进行甲状腺切除。

1. 用于治疗甲状腺毒症（Graves 病和其他毒性结节性甲状腺肿或单个热结节）。

2. 明确甲状腺肿块的性质，尤其是当细针抽吸（FNA）结合细胞学分析无法明确诊断时。

3. 甲状腺良恶性肿瘤的治疗。

4. 减轻良恶性肿瘤带来的压迫症状或呼吸困难。

5. 切除不美观的甲状腺肿。

6. 切除胸骨下巨大甲状腺肿，特别是引起呼吸困难者。

七、甲状腺单发结节

甲状腺结节的患病率取决于所用的筛查方法和接受评估的人群。触诊是敏感度最低的检测方法，以此得出的患病率为 4%～9%。但是，尸检数据显示甲状腺结节的患病率高达 50%。如果使用高分辨率超声，甲状腺结节的患病率可达 67%[15]。有研究表明超过 20% 的人群在超声检查中发现甲状腺结节。大多数结节是良性的。因此并非所有甲状腺结

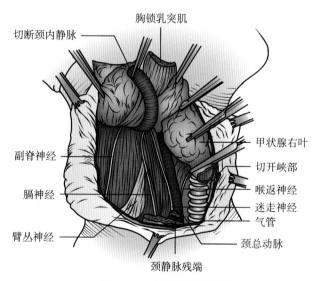

▲ 图 96-10　颈侧淋巴结清扫

在此过程中切除 Ⅱ～Ⅴ 区淋巴结。保留迷走神经、交感神经节、膈神经、臂丛神经和脊髓副神经。在改良的颈淋巴结清扫术中，通常不离断胸锁乳突肌，除非有肿瘤转移淋巴结附着在颈静脉上，否则也不切除颈静脉（引自 Sedgwick CE, Cady B: In: *Surgery of the thyroid and parathyroid glands.* Philadelphia, WB Saunders, 1980, p. 180.）

节患者都需要手术。内外科医生应选择细针抽吸加细胞学检查高度提示甲状腺癌或经活检证实是甲状腺癌的患者进行手术。此外，每位外科医生都必须了解甲状腺切除术的并发症，并能够采取正确的术式安全有效地切除甲状腺癌，或者将患者转诊至可以进行手术的医疗中心。

八、头颈部低剂量外放射

头颈部低剂量外放射史（< 1500rad）可能是甲状腺结节患者最重要的病史。这意味着甲状腺结节，即便是甲状腺多发结节很可能也是甲状腺癌，并且以乳头状癌多见（超过 35% 的病例）[16, 17]。低剂量外放射及其后果将在其他章节讨论[18]。万幸的是，曾用于治疗良性疾病如胸腺肿大、扁桃体和痤疮的低剂量外放射早已停止。然而仍可看到曾在婴儿期或儿童期接受低剂量外放射疗法的患者，他们罹患甲状腺癌的风险大大增加[19]。

九、大剂量外放射治疗

大剂量外放射治疗（超过 2000rads）并不像既往认为的那样不引起甲状腺癌[20]。实际上大剂量外放射治疗会增加甲状腺癌（通常是乳头状癌）的患病率，特别是对于霍奇金病或其他接受包括甲状腺在内的上斗篷野放疗的淋巴瘤患者[19]，其接受的照射剂量通常约为 5000rad。大剂量外放射治疗可引发良性或恶性甲状腺结节，这些患者的相对生存期较长[21]。如果出现甲状腺肿大，应积极处理，同时注意这些患者可能发生甲状腺功能减退症。

十、电离辐射的风险

在切尔诺贝利核事故地区，暴露于电离辐射中的儿童甲状腺乳头状癌至少增加了 30 倍[22]。这种甲状腺乳头状癌可能比通常的乳头状癌更具有侵袭性，更容易发生局部浸润和淋巴结转移。这可能与吸入或食入大量的碘同位素有关。辐射诱发甲状腺癌的发病机制被认为主要是由诸如 RET/PTC 的染色体重排引起[23]，较少发生 BRAF 突变[24, 25]。研究表明，经历了原子弹核爆炸在成人后罹患甲状腺乳

头状癌的患者，其发生 BRAF 点突变的概率与辐射剂量有关[26]。

十一、甲状腺结节的诊断

核素扫描等诊断方法在过去曾被广泛应用，但目前已被细针抽吸细胞学方法所取代（图 96-11 和表 96-1）。一名优秀的甲状腺细胞学专家可以通过组织学分析对 90% 以上的结节进行分类。60%～70% 的结节是含有胶质的良性结节。15%～30% 的结节含有大量滤泡细胞，但胶质很少或没有（一种意义不明的病变）。意义不明的病变可进一步分为意义不明的甲状腺滤泡损伤（FLUS）或可能的滤泡性肿瘤（表 96-1）。细针抽吸结果有 5%～10% 是恶性的，无法明确诊断的不到 10%。为了提高 FNA 的诊断准确度，研究人员将联合细胞学检查和检测分子标志物[27, 28]。目前广泛使用的甲状腺细胞病理学报告系统为 Bethesda 系统，用于判定恶性肿瘤可能[29]（表 96-1）。近期的一项 Meta 分析表明，Bethesda 系统的准确度很高，假阳性率和假阴性率分别为 3% 和 0.5%[30]。

表 96-1　恶性肿瘤风险及推荐的临床管理

诊断类别	恶性风险(%)	常规处理
未诊断或不满意	1～4	超声引导下重复细针抽吸
良性	0～3	临床随访
意义不明的非典型病变或意义不明的滤泡性病变（FLUS）	5～15	重复细针抽吸（或手术）
滤泡性肿瘤或疑似滤泡性肿瘤	15～30	甲状腺叶切除手术
疑似恶性肿瘤	60～75	近全或腺叶切除手术
恶性肿瘤	97～99	近全或甲状腺全切手术

改编自 Cibas ES, Ali SZ: *The Bethesda System for Reporting Thyroid Cytology*. Thyroid 19: 1159-1165, 2009.

如表 96-1 所示，所有细胞学检查结果为恶性的患者均应接受手术治疗。假阳性结果少见。细胞学诊断为滤泡性肿瘤或可疑滤泡性肿瘤的患者也应进行手术，因为在这些肿瘤中高达 30% 被证明是甲状腺滤泡癌。当报告为非典型的或意义不明的甲状腺滤泡损伤（FLUS）时，一些临床医生建议几个月后复查 FNA（表 96-1）。但也有临床医生建议手术，因为多达 15% 的 FLUS 在术中被证明是恶性的。

近来开展的一些针对滤泡性损伤的研究试图证明分子标志物（如 BRAF、RAS、RET/PTC、PAX8-PPAR 或 Galectin 3 等）有助于区分良恶性病变[31]。在一项纳入 265 例不明性质甲状腺结节的研究中，甲状腺结节经 FNA 分类后进行手术，其中 85 例（32%）被证实为癌。研究人员通过检测 167 个基因的表达水平在这 85 例癌中筛选出 78 个可疑，并识别出其他大多数病变都是良性的[32]。有研究表明，这些分子标志物不仅有助于诊断，还可用于预测疾病的侵袭性。但也有证据表明，某些变异的甲状腺乳头状癌，BRAF 突变与临床侵袭性不相关[33]。也许在将来分子标志物检查或类似检查将成为常规检查手段，从而大大减少甲状腺手术量，特别是对那些目前进行手术治疗但最终发现是良性的不明性质病变。分子标志物的筛查还可以帮助我们确定已确诊甲状腺癌的手术范围。

细胞学诊断为胶样结节的患者应继续观察，除非出现气管压迫、胸骨后甲状腺肿，或者出于病人意愿才给予手术切除。如果取得的标本不足，应在间隔数月后重复进行细针抽吸细胞学检查。FNA 应在超声引导下进行。总之，细针抽吸细胞学检查是诊断甲状腺结节最有力的工具。

综上所述，鉴于尽早进行甲状腺细胞学检查的重要性，细针抽吸细胞学检查已经取代同位素闪烁显像和超声检查成为甲状腺结节的首诊方法（图 96-11）。由于在冷结节中甲状腺癌仅占 5%～10%，因此进行同位素扫描的患者已经明显减少。目前同位素扫描仅用于诊断"热"结节。大多数外科医生遵循 Bethesda 系统评分确定患者是否需要手术。

十二、术前准备

大多数接受甲状腺手术患者的甲状腺功能是正常的，不需要进行特殊的术前准备。然而对于甲状腺功能严重减退或亢进的患者，术前应尽量纠正甲状腺功能。术前有必要检测血清钙和甲状旁腺素（PTH）水平。对于有声音嘶哑或之前有甲状腺、甲

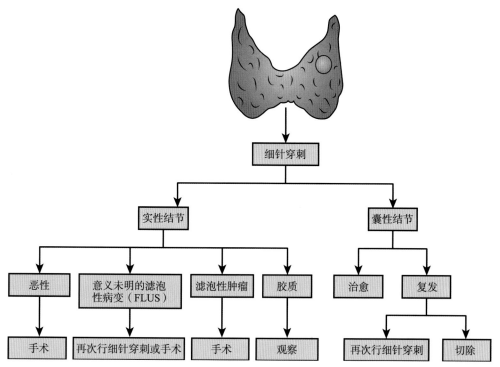

▲ 图 96-11　用细针穿刺（FNA）联合细胞学检查诊断、治疗甲状腺结节的流程图

状旁腺、颈椎间盘突出或纵隔手术的患者，必须行内窥镜或间接喉镜检查以便预测发生喉返神经损伤的可能性。有学者建议术前常规检查声带功能。

十三、甲状腺功能减退症

对于需要手术治疗的患者来说，轻微的甲状腺功能减退并不需要担心。然而严重的甲状腺功能减退可能是一个高危因素。严重的甲状腺功能减退症患者可出现黏液性水肿、反应迟钝、语言缓慢和反射减弱[34]。这部分患者循环中的甲状腺素和三碘甲腺原氨酸水平很低。非垂体功能不全引起的甲状腺功能减退症患者血清促甲状腺激素（TSH）水平升高，这是检测甲状腺功能最好的方法。在严重甲状腺功能减退的情况下，由于麻醉和手术的双重作用，手术的发病率和死亡率都会增加。这类患者围术期低血压、心血管问题、胃肠动力减退、麻醉恢复延长和神经精神障碍的发生率较高。他们代谢药物缓慢，对药物非常敏感。因此，当出现严重的黏液性水肿时，最好推迟择期手术，直到甲状腺功能恢复正常。

如果需要紧急手术，则不应该仅仅因为要补充甲状腺激素而简单推迟手术。请内分泌医师会诊。有经验的麻醉师也是手术成功的必要条件。大多数情况下，术前即可开始静脉补充甲状腺激素。一般来说，重度甲状腺功能减退患症者应从小剂量甲状腺激素开始补充，逐渐增加药物剂量。

十四、甲状腺功能亢进症

在美国，大多数甲状腺毒症患者都是 Graves病。毒性结节性甲状腺肿或单发的毒性甲状腺瘤较为少见。此外，美国大约 90% 的 Graves 病患者接受放射性碘治疗。有巨大甲状腺肿的青少年、部分孕妇、甲状腺结节或严重甲状腺相关眼病的患者一般采取手术治疗。

Graves 病或其他甲状腺毒症的患者应在术前开始治疗，确保甲状腺功能恢复正常，避免出现甲状腺功能亢进危象，即在手术期间或术后出现甲状腺功能亢进症状和体征明显加重。甲状腺危象会导致严重的心动过速或心律失常、发热、定向障碍、昏迷，甚至死亡。在甲状腺手术开展的早期阶段，由于常出现严重出血及甲状腺危象的症状和体征，甲状腺毒性结节的手术是最危险的外科手术之一。现在通过正确的术前准备[35]，Graves 病患者甲状腺手术的安全性几乎等同于其他甲状腺疾病手术的安全性。

对于甲状腺激素水平轻度升高的 Graves 病患者，单独碘治疗已用于术前准备，虽然我们不常规推荐这种方法[35]。术前给予鲁氏溶液或碘化钾饱和溶液 8～10d。每天只需几滴即可阻止甲状腺素释放，笔者的经验是每天服用 2～3 次，每次 2 滴。可以加在牛奶或橙汁中服用改善口感。碘治疗只能用于抑制 Graves 病患者甲状腺激素的释放，对毒性结节性甲状腺肿患者不应给予。

大多数 Graves 病患者最初使用抗甲状腺药物丙硫氧嘧啶（PTU）或甲巯咪唑（他巴唑）进行治疗，直至甲状腺功能接近正常。在目前的临床实践中，除孕妇外，甲巯咪唑通常是首选药物。术前 8～10d 开始服用碘剂。碘会减少出血并增加甲状腺的硬度。有时会联合甲状腺素防止甲状腺功能减退并缩小腺体。β 肾上腺素能受体拮抗药，如普萘洛尔（心得安）提高了甲状腺手术治疗 Graves 病的安全性[35]。笔者通常将它们与抗甲状腺药一起使用，阻断 α 肾上腺素受体，降低患者的心率、减少震颤，改善 Graves 病的主要临床症状。一些外科医师建议术前单独使用普萘洛尔或与碘剂一起使用[36]。他们认为这样可缩短 Graves 病患者的术前准备时间，并使手术变得更加容易，因为甲状腺腺体缩小且不易破碎[36]。由于安全性的问题，笔者并不推荐术前常规使用普萘洛尔和（或）碘剂。曾有只服用普萘洛尔的 Graves 病患者中出现发热和心动过速的报道。但对抗甲状腺药物过敏的患者，可单独使用普萘洛尔或联合碘剂治疗。这部分患者术后仍需继续服用普萘洛尔数周，因为此时他们仍然处于甲状腺毒症状态，尽管甲状腺功能亢进的外周表现已被阻断。

表 96-2 列出了放射性碘与甲状腺手术治疗 Graves 病的主要优缺点。40 多年来，笔者团队没有因为甲状腺手术导致 Graves 病死亡的病例。手术切除包括甲状腺次全切除术、近全切除术、对侧叶次全切除或一侧腺叶近全切除（Dunhill 术式）（图 96-12）。以前我们至少在颈部留下 2～2.5g 甲状腺。然而一项大约 10 年的随访研究表明甲状腺功能亢进的复发率因此大约增加了 12%[37]。因此目前我们只保留很少的残余甲状腺，并给予患者甲状腺素替代治疗。特别是对于儿童和青少年应考虑进行甲状腺全切除术或仅留下极少量的甲状腺组织，因为这部分患者更容易复发。对于同时患有重度甲状腺眼病的患者，我们选择近全或甲状腺全切除术，以改善眼部症状。当然，在甲状腺手术时，尤其是对年轻的甲状腺良性病变的患者，外科医生应非常小心以免造成永久性甲状旁腺功能减退和喉返神经损伤。这些并发症将在本章后面进行讨论。

甲状腺切除术的主要优点是切除结节，迅速使甲状腺功能正常，改善眼部症状，而且甲状腺功能减退症的发生率可能比放射性碘治疗低。

十五、甲状腺结节的外科手术入路

（一）甲状腺胶样结节

如果 FNA 诊断为胶样结节，大多数情况下不需要行急诊手术。为了避免误诊，通常要求患者择期复查 FNA，随访 6～12 个月并复查甲状腺超声。呼吸困难、胸骨下甲状腺肿、甲状腺结节生长过快、

表 96-2　有甲状腺毒症表现的 Graves 病的治疗

方　法	剂量或手术范围	治疗效果显现	并发症	备　注
外科手术	腺体次全切除（腺体残余 1～2g 或更少）	即刻	死亡率：< 1% 永久性甲状腺功能减退：20%～30% 或以上 甲状腺功能亢进复发：< 15% 永久性甲状旁腺功能减退：1%～2% 声带麻痹：约 1%	适用于年轻患者和孕妇
放射性碘	5～10mCi	数周至数月	永久性甲状腺功能减退症：50%～70%，通常发病较晚；必要时给予多次治疗；有甲状腺功能亢进复发可能	儿童或孕妇避免使用

疼痛是手术的常见原因。有些患者希望通过甲状腺切除手术来解决上述问题或不美观的问题。甲状腺叶切除、甲状腺次全切除、近全切除或甲状腺全切除都可以进行，主要取决于病变是在单侧叶还是双侧叶，每种方法都有优点（图 96-12）。

临床上也会遇到热结节或"毒性结节"的患者。它们通常由增生的胶样结节引起。由于它们是癌的可能性很小，通常可以局部切除结节，术后甲状腺功能有可能恢复正常。否则就应考虑甲状腺手术，而不仅是局部切除结节。

（二）滤泡状（意义不明）结节

对于经 FNA 诊断为意义不明的滤泡性病变（FLUS）或滤泡性肿瘤，是否进行手术治疗颇具争议。Bethesda 系统建议对意义不明的滤泡性病变（FLUS）重复进行甲状腺细针抽吸，许多患者和他们的医生在被告知多达 15% 的 FLUS 可能是癌时，都希望进行手术。问题是病理学家很难从冰冻切片上分辨出哪个是良性，哪个是恶性。在手术中很难分清哪个是滤泡状腺瘤，哪个是滤泡状癌。这就需要在石蜡切片上仔细评估肿瘤的多个部位是否有包膜或血管浸润。当然，在手术中也可以进行淋巴结活检来帮助诊断，但大多数小肿瘤的淋巴结都是阴性的。

这些问题均应在术前告知患者，通常患者的想法对外科医生有参考价值。有两种可能的手术方式：甲状腺叶切除、甲状腺近全或全切除（图 96-12）。美国甲状腺协会指南建议在这种情况下进行甲状腺叶切除，并等待最终病理诊断结果[31]。这

也是大多数患者的选择。

然而，如果经石蜡切片分析证实病变是癌，通常需要进行二次麻醉、二次手术，而且由于周围组织粘连可能会使手术变得更加困难。此外有研究表明，至少有 7%～16% 的患者在首次甲状腺叶切除术后就需要甲状腺激素替代治疗[38]。因此有些患者在第一次手术时选择甲状腺近全切除术或全切除术，特别是甲状腺双侧结节的患者。因此外科医生最好在术前和患者充分沟通并做好术前讨论，遵循患者的意愿选择术式。

（三）受辐射的患者

接受低剂量或高剂量外照射或暴露于过度电离辐射是出现单发或多发甲状腺结节的危险因素，良恶性结节都有可能[19]。与未接受辐射的患者相比，接受辐射患者罹患甲状腺癌的概率更大。对于单个结节可以进行甲状腺细针抽吸，并根据细胞学检查结果决定是否进行手术。而多发结节往往难以明确诊断，笔者更倾向手术。

为有放射史和可疑结节的患者手术时，笔者更倾向于进行近全或甲状腺全切除术，而不是甲状腺叶切除术。这种方式不仅切除了所有的甲状腺结节，也切除了所有可能损伤的甲状腺组织。

十六、甲状腺癌的外科手术入路

（一）乳头状癌

预计将有 62 980 例新诊断的甲状腺癌患者（女

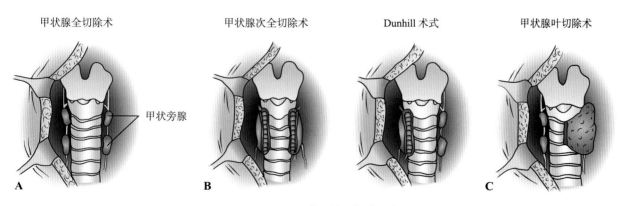

▲ 图 96-12　常见的甲状腺手术

A. 甲状腺全切除术（或甲状腺近全切除术主要用于甲状腺癌及部分 Graves 病）；B. 甲状腺次全切除术或 Dunhill 术式主要用于 Graves 病；C. 甲状腺叶切除术用于一些良性和意义不明结节

性 47 790 例，男性 15 190 例）。甲状腺癌是男性和女性中增长速度最快的癌症[39]。自 2004 年以来，女性的发病率每年增长 6.6%，男性每年增长 5.5%。预计到 2014 年将会有 1890 人死于甲状腺癌。2004—2008 年，女性和男性的死亡率也略有上升。

80%～85% 的甲状腺癌是乳头状癌。乳头状癌的手术治疗根据肿瘤大小、临床特征和浸润性分为两组。

（二）乳头状微小癌的治疗

乳头状微小癌是指直径＜1cm 的乳头状癌，不侵犯甲状腺包膜，不发生淋巴结转移，通常在年轻人中作为一种隐匿的病灶，在切除甲状腺其他良性病变时被发现。在这种情况下，特别是当肿瘤为单中心的且直径＜5mm 时，甲状腺叶切除就足够了，不需要再次手术。可以给予甲状腺激素抑制血清 TSH 水平，并定期复查[40]。一些研究人员对这种小的乳头状癌以随访为主，除非肿瘤生长或表现出浸润性才考虑手术。

（三）大多数乳头状癌的标准治疗

大多数乳头状癌既不是微小癌，也不是隐匿癌。多达 80% 患者的乳头状癌在显微镜下呈现多中心生长特性；它们有时也会局部侵犯气管或食管，通常会转移到淋巴结，晚期发生肺和其他组织转移。如果只切除单侧甲状腺叶，有 7%～18% 的患者会在另一侧复发[40, 41]。

我们认为乳头状癌最好的治疗办法是甲状腺近全切除术或全切除术（图 96-12），并在累及淋巴结时进行适当的中央区和外侧颈部淋巴结清扫[41]。不应当仅摘除肿大淋巴结，即所谓的"摘樱桃"方式。确切地说，如果在颈外侧三角区发现肿大淋巴结，应进行单侧中央区淋巴结清扫和改良的根治性颈部淋巴结清扫[42]（图 96-10）。改良的根治性颈部淋巴结清扫切除外侧颈部的淋巴结，而颈动脉、颈静脉、膈神经、交感神经节、臂丛神经和脊柱副神经则保留在原位。感觉神经、枕后神经和耳大神经也应保留。在左侧注意不要损伤胸导管。乳头状癌不应在颈外侧三角区进行预防性的淋巴结清扫；只有在发现肿大淋巴结时才考虑清扫。

颈部和上纵隔淋巴结的位置如图 96-9 所示。

同侧的中央区淋巴结（Ⅵ区）和纵隔淋巴结（Ⅶ区）是甲状腺癌最常转移的部位，Ⅲ～Ⅴ区淋巴结也会发生转移。大多数颈外侧区淋巴结清扫术均会切除上述淋巴结。Ⅱ区淋巴结也可能发生转移，通常也需要切除。

（四）是否应该进行预防性中央区（Ⅵ区）淋巴结清扫

甲状腺全切除术时，如果在术前或术中发现可疑淋巴结，或者经超声检查或 FNA 证实存在癌变，应在术中同时进行中央区和颈外侧区淋巴结清扫。过去常进行预防性颈外侧区淋巴结清扫，现在已经不推荐[14]。

Delbridge 团队及其他人建议，所有甲状腺乳头状癌行甲状腺全切除术时，应对所有患者进行单侧或双侧预防性的中央区淋巴结（Ⅵ区和Ⅶ区）清扫，同时进行甲状旁腺自体移植[14, 43]。不仅可以降低甲状腺癌的死亡率，大大减少癌症的复发率，还有助于明确术后是否需要放射性碘治疗。有些经验丰富的外科医生认为这种术式并不增加术后甲状旁腺功能减退或喉返神经损伤，但也有人认为会增加永久性甲状旁腺功能减退[44, 45]。

考虑到可能增加甲状旁腺功能减退的风险，我们并不常规进行这一手术，除非有明确的肿瘤同侧中央区或颈外侧区淋巴结转移[46]。

经验有限的外科医生尽量不进行甲状腺全切除术或近全切除术，除非有把握不损伤喉返神经和甲状旁腺的功能，因为这些并发症的后果非常严重。建议将此类患者转诊到更有经验的上级医疗中心。

（五）放射性碘治疗

既往在手术后常使用放射性 [131]I 治疗消融甲状腺近全切除术或全切除术后残留的甲状腺组织，或者治疗有局部或远处转移的甲状腺癌[47, 48]。为放射性 [131]I 治疗前，要求患者进行 2～3 周的低碘饮食。此外，为了进一步升高 TSH 水平，可以停用左旋甲状腺素 3 周（或减半服用 4 周），或者无须停用左旋甲状腺素，在放射性 [131]I 治疗前 2 天肌内注射基因重组 TSH（促甲状腺素），再给予放射性 [131]I 治疗。

最近倾向于在肿瘤较小的低危患者中谨慎使用放射性碘，因为尚无证据显示放射性 [131]I 可降低此类患者的死亡率，也无证据表明放射性碘本身足够安全。因此建议针对高危乳头状癌患者、有肿瘤转移灶的患者、甲状腺腺外侵袭或肿瘤直径＞4cm的患者术后使用放射性碘。对于直径为1cm～4cm的肿瘤和有淋巴结转移的患者可酌情使用，但对于直径＜1cm的低危患者不建议术后用放射性碘治疗[31]。当然这个领域仍然存在争议。有研究表明，直径≥1cm且无淋巴结转移的肿瘤患者接受放射性碘治疗后肿瘤复发减少。

使用低剂量（30mCi）放射性碘治疗风险最小，术后CT扫描和甲状腺球蛋白（TG）的测定更加有效可靠，易于随访。按照这个观点，大多数患者可采用放射性碘治疗。

如果在第一次手术后保留了大部分正常甲状腺叶，再用放射性碘治疗转移灶的话效果不好。因此，需要首先切除甲状腺，再给予放射性碘治疗。

（六）争议：甲状腺全切除术还是甲状腺叶切除术

由于尚未进行随机前瞻性研究，对某些甲状腺乳头状癌患者的治疗是否合理仍存在争议。目前大多数临床医生认为这类患者可以根据一系列预后因素分成不同的风险级别。应用AGES[49]、AMES[50]或MACIS[51]评分标准，根据患者年龄、远处转移、局部累及程度和大小（MACIS还包括肿瘤是否完全切除）来评估风险，约80%的患者属于低风险组。由于治愈率高达90%，所以对这种低风险人群的治疗是最有争议的：究竟是甲状腺单侧腺叶切除，还是双侧切除获益更大？

（七）低风险乳头状癌

Hay及同事研究了1940—1991年间在Mayo Clinic接受治疗的1685例患者；平均随访时间为18年[52]。其中，98%的患者切除了完整的肿瘤，38%的患者发病时已有淋巴结转移。12%的患者行甲状腺单侧叶切除，88%的患者行甲状腺双侧叶切除；18%的患者接受了甲状腺全切除术，甲状腺近全切除的占60%。30年的病因特异性死亡率为2%，有3%患者发生远处转移。这些指标在不同手术组之间没有差异，但是，甲状腺叶切除组患者的局部复发率和淋巴结转移率（分别为14%和19%）明显高于甲状腺近全切除术或甲状腺全切除术患者（分别为2%和6%）。

这项研究结果非常重要。虽然在死亡率上没有差异，但甲状腺叶切除组患者甲状腺底部复发及淋巴结转移风险增加了3倍。此外，该研究还注意到患者担心肿瘤复发，他们非常希望仅通过一次手术就能治愈自己的疾病。如果手术安全性高且并发症风险低，该研究建议对低风险乳头状癌患者行甲状腺近全切除术或甲状腺全切除术。

（八）高风险乳头状癌

对于高危患者，相比较单侧甲状腺切除术，更推荐双侧甲状腺切除以提高患者生存率[49]，降低肿瘤复发率[53]。

（九）作者的研究结果

芝加哥大学的一项回顾性研究显示，在已行甲状腺全切除术或近全切除术的患者中，大多数患者接受了放射性碘消融术或放射性碘治疗[54]。总地来说，笔者团队的研究[54, 55]及Mazzaferri和Jhiang[56]的研究都表明，直径≥1cm的乳头状癌患者在接受甲状腺全切除术或近全切除术后继续行放射性碘消融术或治疗，其死亡率和复发率较术式范围较小者有所下降。笔者团队研究中的患者已经平均随访了27年[57]。年龄和疾病的进展是死亡的预测因素。诊断后平均8年复发，平均10年死亡。甲状腺乳头状癌的复发率和死亡率分别为11%和17%，因此长期随访对乳头状癌患者尤为重要。

十七、甲状腺滤泡状癌

滤泡状癌比乳头状癌少见。切记甲状腺乳头状癌的"滤泡型"应归类为乳头状癌，并按乳头状癌治疗。相比乳头状癌，滤泡状癌患者发病年龄偏大，女性多见。当存在淋巴结转移和远处转移，在显微镜下看到血管和（或）包膜浸润时可诊断滤泡癌。滤泡癌的多中心生长和淋巴结转移远不如乳头状癌常见。肿瘤常通过血道转移到肺、骨和其他周围组织。

仅微浸润包膜的滤泡状癌预后良好[58]。在这种情况下可以只切除患侧甲状腺叶。然而，对于大多数有明显包膜或血管浸润的滤泡状癌患者来说，尽管其发病机制与乳头状癌不同，但手术方式非常相似。采取甲状腺近全切除或甲状腺全切除术不是因为滤泡状癌呈多中心生长，而是因为有利于术后用放射性碘治疗转移灶[56]。应用放射性碘处理颈部残余的正常甲状腺，如果发现周围转移（图 96-13），应采用高剂量放射性碘治疗。虽然颈侧区淋巴结转移不常见，但如果发现转移淋巴结，应进行单侧中央区淋巴结清扫术和改良的根治性颈淋巴结清扫术。

最后，无论手术如何，所有乳头状癌或滤泡状癌的患者都应终身接受足够剂量的左旋甲状腺素治疗，将 TSH 抑制到适当的水平[56]。但是应注意避免因甲状腺激素水平过高引起心脏或骨质疏松症等其他问题。

十八、Hürthle 细胞瘤和 Hürthle 细胞癌

Hürthle 细胞瘤被认为是滤泡性肿瘤的变异，但也有人认为它们是完全独立的病种[59]。然而，由于一些原因[60]，它们比常见的滤泡性肿瘤更难治疗：①在不同的临床研究中发病率为 5.3%～62%；②早期以良性表现为主的患者后期发生肿瘤转移的比例高达 2.5%；③与常见的滤泡癌相比，Hürthle 细胞

癌不易发生碘浓聚，增加了治疗转移灶的难度。

从以下研究可以看出诊断 Hürthle 细胞癌并将其与良性病变区分开是比较困难的。笔者团队治疗的 54 例 Hürthle 细胞肿瘤中[60]，有 4 例为恶性病变。但在平均 8.4 年的随访期内，通过发现转移灶又诊断了 3 例 Hürthle 细胞癌。因此，54 例患 Hürthle 细胞肿瘤的患者中有 7 例（13%）为 Hürthle 细胞癌。7 例 Hürthle 细胞癌患者中有 1 例在 35 年后死于广泛转移，另外 6 例仍健在。

有研究表明肿瘤大小是决定 Hürthle 细胞肿瘤是否为恶性的主要因素[61]。总的来说，20% 的 Hürthle 细胞肿瘤是恶性的，但 < 2cm 的肿瘤通常是良性的。≥ 4cm 的肿瘤恶性的概率超过 50%，所有 > 6cm 的肿瘤几乎都是癌。对疑似部位细针抽吸活检，若 Cyclin D1 和 Cyclin D3 表达升高提示肿瘤恶性[62]。

Hürthle 细胞肿瘤的治疗应该个体化[60, 63]。甲状腺全切除术适用于以下情况：明确的 Hürthle 细胞癌，儿童时期有低剂量辐照史的所有 Hürthle 细胞肿瘤患者，乳头状癌或滤泡状癌患者，肿瘤比较大，特别是直径 > 2cm，以及有部分包膜浸润的肿瘤患者。对于单发、包膜完整、有良性表现的较小的 Hürthle 细胞肿瘤，后期恶变的可能性低（在笔

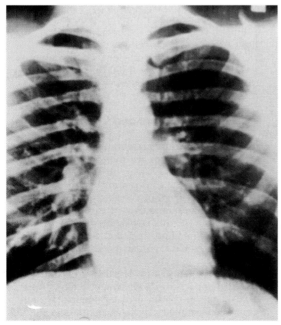
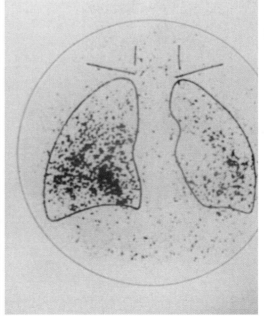

▲ 图 96-13　尽管胸部 X 线片未发现异常，但放射性碘全身扫描显示双肺均有碘摄取，提示双肺存在甲状腺癌转移灶
颈部未发现碘摄取，说明该患者甲状腺已被手术切除

者的研究中为 2.5%，在其他文献中为 1.5%），可以行甲状腺叶切除并密切随访[60]。浸润性肿瘤通常表现为异倍体，核 DNA 分析有助于外科医生判断[64]。此外，与 Hürthle 细胞腺瘤相比，Hürthle 细胞癌有更多的基因异常[65]。

在芝加哥大学的一项研究说明滤泡状腺癌的[63]总死亡率为 16%，是乳头状癌的 2 倍。然而，非 Hürthle 细胞滤泡状腺癌的死亡率为 12%，Hürthle 细胞癌的死亡率为 24%。这表明 Hürthle 细胞癌的治疗难度较大，因为放射性碘治疗对 Hürthle 细胞癌几乎无效，在不能切除的情况下无法有效清除转移病灶。该结果与最近一项大型数据分析相似。在该研究中，Hürthle 细胞癌患者的总死亡率约为 18%，而其他高分化甲状腺癌患者的总死亡率约为 11%[66]。

十九、甲状腺未分化癌

甲状腺未分化癌是人类最具侵袭性的癌症之一，在甲状腺癌中占 1.3%～9.8%[67-69]。肿瘤生长非常迅速，全身症状多见。大多数患者的生存期为数月。中位生存期为 5～6 个月，1 年生存期约为 20%。以前所谓的小细胞型甲状腺未分化癌现在被认为是一种淋巴瘤，常采用外照射联合化疗进行治疗。大细胞型在病程早期表现为单发甲状腺结节，此时多采用甲状腺近全切除术或甲状腺全切除术，并进行适当的中央区和外侧颈部淋巴结清扫。然而，当未分化癌患者被首次评估时，病程基本已经到了晚期。患者常出现声带麻痹，所以术前一定要检查声带功能。

处于晚期肿瘤患者，无论其达到何种侵袭程度，手术效果不佳。对于进展期的患者，细针抽吸活检或小范围切开活检都有助于疾病诊断。有时为了缓解患者的气管压迫，我们必须切开峡部或行气管切开术。大多数患者的治疗手段主要还是外部放疗、化疗或两者联合治疗。有人倾向使用超分割放疗，每日进行多次照射，但其导致的并发症较多[70]。由于肿瘤不摄碘，所以放射性碘治疗基本无效。虽然多柔比星有一定的疗效，但很少达到长期缓解，人们正在尝试多药联合治疗（特别是联合紫杉醇或顺铂），以及化放疗联合治疗手段[71]。对

于晚期肿瘤虽然有一定程度的缓解，但治愈希望渺茫。由于传统治疗效果不尽如人意，所以人们正在尝试单克隆抗体、激酶抑制药、抗血管生成药物等新试验药物[69, 72]。多种形式的治疗方法也被尝试过，但收效甚微。最近的一项研究显示，患者只能存活数月[73]。近期美国甲状腺协会针对未分化甲状腺癌患者的病情管理及伦理考量给出了相关建议[74]。

二十、甲状腺髓样癌

甲状腺髓样癌占所有甲状腺癌的 5%～8%。它来源于能够分泌降钙素的 C 细胞，肿瘤内含有淀粉样蛋白或淀粉样物质。除降钙素外，它还能产生或分泌其他肽类和胺类物质，如癌胚抗原、5- 羟色胺、神经加压素和高分子促肾上腺皮质激素样肽。这些物质可能导致伴有腹泻的类癌综合征或库欣综合征，特别是当肿瘤广泛转移时。70%～80% 的甲状腺髓样癌发病呈散发性，但也有 20%～30% 的病例呈家族式发病。甲状腺髓样癌或 C 细胞增生是多发性内分泌腺瘤病 2A 型（MEN2A）和 2B 型（MEN2B）的组成之一[75]（表 96-3 和图 96-14）少见于家族性甲状腺髓样癌综合征。MEN2 综合征是一种常染色体显性遗传病，后代大约有 50% 患病可能。已发现 10 号染色体 RET 基因突变与 MEN2 有关[76]。这种突变是生殖细胞突变，可抽血做基因检测。所有的甲状腺髓样癌患者都应筛查甲状旁腺功能亢进和嗜铬细胞瘤[77]。存在 630 或 634 RET 突变的 MEN2A 的甲状腺髓样癌患者伴发这两种疾病的风险最大[78]。如果伴发嗜铬细胞瘤（或其前体：肾上腺髓质增生），因患者面临的风险最大，故应首先手术切除。如果家族中有甲状腺髓样癌、RET 突变的 MEN2，或者双侧髓样癌、C 细胞增生的患者，该家族成员特别是儿童都应筛查甲状腺髓样癌[79]。在家庭成员中检测 RET 基因突变在很大程度上取代了降钙素筛查。当甲状腺 FNA 提示疑似甲状腺髓样癌时，降钙素和 CEA 测定仍是有意义的检查。

髓样癌扩散到颈部和纵隔淋巴结，然后扩散到肺、骨、肝和其他部位。该肿瘤不吸收放射性碘，放疗效果差，同时对甲状腺激素抑制无反应。因此，这类患者必须手术治疗。髓样癌手术选择甲状腺全切联合中央区淋巴结、颈外侧淋巴结及纵隔淋

巴结清扫术[76]。而且非常有必要进行细致广泛的中央区淋巴结清扫术及改良的根治性颈淋巴清扫术。在 Tisell 和 Jansson 之前，多数人认为针对转移性肿瘤的二次手术往往无获益[80]。Tisell 和 Jansson 等[81]认为，在放大视野下广泛细致的再次清扫所有颈部微小淋巴结能够使 25%～35% 的高降钙素血症患者恢复正常降钙素水平。计算机断层扫描（CT）和磁共振成像（MRI）可以定位肿瘤复发的部位，而奥曲肽和间碘苄胍扫描也有助于发现复发病变。近年来，正电子发射断层扫描与计算机断层扫描（PET–CT）已成功应用于部分患者[82]。在二次手术前，最好通过腹腔镜检查肝脏表面是否有转移灶，如果有肝转

表 96-3　MEN2 综合征疾病构成

MEN2A	MEN2B	家族性甲状腺髓样癌综合征
• 甲状腺髓样癌 • 嗜铬细胞瘤 • 甲状旁腺功能亢进症	• 甲状腺髓样癌 • 嗜铬细胞瘤 • 甲状旁腺功能亢进症（少见） • 神经节瘤表型 • 黏膜神经瘤	• 甲状腺髓样癌

MEN. 多发性内分泌腺瘤病

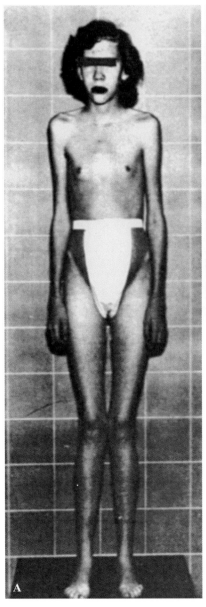

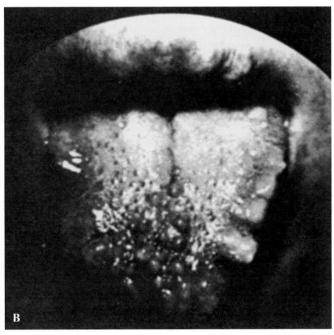

▲ 图 96-14　A. 一名 18 岁女性 MEN2B 患者，手术时发现双侧甲状腺髓样癌。该患者具有典型的马方综合征体征和面容。B. 一名 18 岁女性 MEN2B 患者，手术时发现双侧甲状腺髓样癌。该患者舌、唇多发黏膜神经瘤

移，则二次手术清扫颈部淋巴结的效果将大打折扣。

基因筛查发现有 *RET* 基因突变的幼儿治愈效果最好。有人希望在 C 细胞增生阶段，发展为髓样癌之前就进行手术[79]。MEN2A 患者的预后好于散发性髓样癌患者[75, 83]。MEN2B 的肿瘤侵袭性最强，患儿很少能活到中年。因此，近年来，对 5 岁以下通过基因筛查发现有 634 RET 突变的 MEN2A 儿童进行预防性甲状腺全切除术，可以防止发展为髓样癌[84]。对于 MEN2B 患儿，应在出生后尽快筛查 *RET* 基因突变，*RET* 基因突变阳性者应在 1 岁内尽早在经验丰富的三级医疗中心进行甲状腺全切除。MEN2B 患者、婴儿或 1 岁以上儿童，都应考虑预防性的颈 VI 区淋巴结清扫[78]。相比 MEN2A，MEN2B 患者甲状腺髓样癌的发病年龄更小，所以对这些婴儿和儿童患者，手术时要尽可能保留甲状旁腺功能和喉返神经完整[81]。通过这些预防性的手术，有望达到治愈。因而强烈建议进行细致的遗传咨询。

Mayo Clinic 对髓样癌的长期随访研究表明，治疗之初无远处转移并已完全切除髓样癌病灶的患者，20 年生存率为 81%，且无远处转移病灶[83]。总地来说，髓样癌 10 年和 20 年的生存率分别为 63% 和 44%。因此，早期诊断和早期完全切除肿瘤是非常重要的。一些酪氨酸激酶抑制药已经开始用于治疗有转移灶的患者[85]。

Pacini 和他的同事发表了一篇关于髓样癌的重要综述[86]。同时强烈推荐大家查阅一部近期发表的针对 MEN2A、MEN2B、嗜铬细胞瘤、甲状旁腺功能亢进症和散发性髓样癌的指南。该指南就上述疾病的诊断、筛查、手术和内科治疗提出了全面的综合性的建议[78]。

二十一、甲状腺切除术的手术技巧

尽管有人采用颈浅丛神经阻滞麻醉，但笔者的患者几乎都采用全麻。以下是 ELK（笔者之一）对甲状腺切除术的描述。病人取仰卧位，颈部伸直。做一低领切口，逐层向下切开皮下组织和颈阔肌（图 96-15A）。通常切口要小，除非存在甲状腺肿。形成上、下皮瓣后，在中线部位垂直分离带状肌群，并向外侧牵拉（图 96-15B）。

在手术早期切断甲状腺峡部，向中线翻转甲状腺叶。结扎甲状腺中静脉（图 96-15C）。游离甲状腺上极，仔细找到并保留喉上神经外侧支（图 96-6）。甲状腺上极血管要贴近腺叶结扎，而不是近头端结扎，以免损伤喉上神经外侧支（图 96-15D）。只要仔细寻找，可以找到 90% 患者的喉上神经[87]。甲状腺下动脉和喉返神经也可以被辨认（图 96-15E）。为了保留甲状旁腺的血供，不要在甲状腺侧方结扎甲状腺下动脉主干，最好是在近包膜处分别结扎甲状腺下动脉各分支（图 96-15F）。在术中要仔细辨认甲状旁腺并尽可能保留充分的血供。任何一个阻断血供的甲状旁腺都可以放在盐水中，待冰冻切片证实确实为甲状旁腺后立即切成薄片植入胸锁乳突肌内。仔细辨认喉返神经，并探索它的走行（图 96-15G）。要非常轻柔地处理神经前方的组织以免损伤。喉返神经在气管和喉连接处贴近甲状腺，因而在处理腺叶时十分危险。一旦明确了喉返神经和甲状旁腺的位置，就可以切断 Berry 韧带，从近气管处移除甲状腺叶（图 96-15G）。如果进行甲状腺全切除术，则用相同的方式切除对侧的甲状腺叶。甲状腺近全切除是指仅保留肿瘤对侧非常少量的甲状腺叶，保护喉返神经和甲状旁腺的功能。认真仔细止血，确保肉眼看到所有重要解剖结构。一些外科医生喜欢使用超声刀和电热双极血管闭合系统快速止血，缩短手术时间。有研究表明，超声刀和 LigaSure（电热双极血管闭合系统）在缩短手术时间上并无明显差异[88]。但是必须注意无论使用上述哪种仪器都不能烫伤血管。

缝合时，笔者（ELK）在中线处缝合带状肌并不紧密，可以使得血向浅处引流，从而防止在封闭深处空间形成血肿。此外，ELK 采用不缝合颈阔肌的方法获得了更好的美容效果。而是用 4-0 手术缝线间断缝合真皮。皮缘用 5-0 可吸收线皮内连续缝合。外覆外科免缝胶带，保留 1～2 周。必要时，切口放置小引流管，最多保留 12h。

二十二、甲状腺次全切除术

甲状腺双叶近全切除或次全切除是治疗 Graves 病的常见术式。另一种同样有效的手术是 Dunhill 手术，即单侧腺叶全切，另一侧腺叶近全或次全切

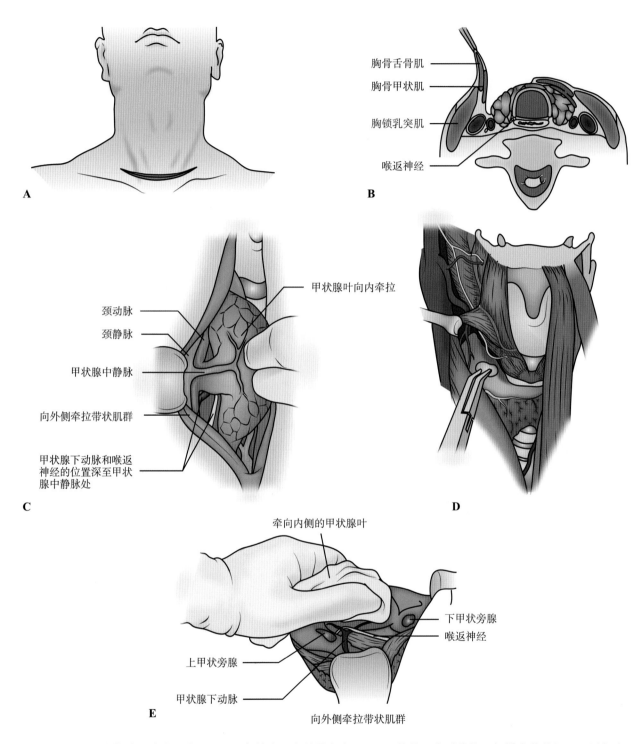

▲ 图 96-15　**A.** 甲状腺切除术手术切口。颈部伸直，在锁骨上方 **1～2cm** 处做一个对称的、轻微弯曲的切口。近年来，除非存在明显甲状腺肿，笔者（ELK）的手术切口会更小一些；**B.** 牵拉胸骨舌骨肌和胸骨甲状肌以充分暴露甲状腺叶；**C.** 术者用手向前内侧牵拉腺体，暴露甲状腺体后面。识别甲状腺中静脉后进行结扎、离断；**D.** 甲状腺上极血管要贴近甲状腺上极包膜结扎，以免意外损伤喉上神经外侧支。不少病例都可见到喉上神经外侧支；**E.** 小心向内侧牵拉甲状腺叶，使甲状腺下动脉处于紧张状态。这样有助于暴露喉返神经和甲状旁腺

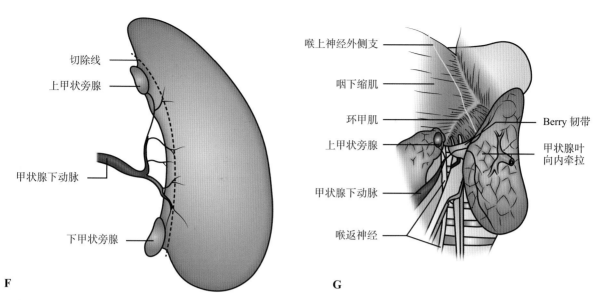

F　　　　　　　　　　　　　　　　　　　　**G**

▲ 图 96-15　（续）F.甲状腺下动脉未被结扎，但是它在甲状腺包膜表面的次级分支被结扎了。这样保留甲状旁腺的血供，使之可与甲状腺安全分离；G. 分离并结扎 Berry 韧带，甲状腺叶被分离

图片由 Drs. Alan P. B. Dackiw 和 Orlo H. Clark 提供

除（图 96-10）。再次强调必须认真识别并保留甲状旁腺和喉返神经。在切开及缝合甲状腺时切勿损伤喉返神经。手术最终留 1～2g 甚至更少的甲状腺组织。目的是维持甲状腺功能正常，但又不会引起甲状腺功能亢进症复发。若患者重度突眼，或者为年幼的儿童及青少年，建议行甲状腺近全或全切除术。

甲状腺切除当日，有些外科医生就允许患者出院，特别是对于仅有单侧腺叶切除的患者[89]。也有些外科医生认为在手术当天出院是不安全的，因为有出血或低钙血症的风险。

二十三、甲状腺切除术的另一种手术方法

一些优秀的外科医生[5, 90] 及笔者曾在一些手术中使用另一种方式切除甲状腺。首先切开甲状腺叶，然后按之前的描述从侧方移出甲状旁腺。不要沿着走行分离喉返神经，而是沿着甲状腺包膜仔细地小块分离组织，直到在 Berry 韧带附近遇到喉返神经。这项技术的支持者认为，通过提前分离显露喉返神经可能会导致更大的神经损伤；然而，大多数外科医生认为，在许多情况下，观察神经并了解其走行更安全，更易于解剖。

二十四、甲状腺微创手术

近年来，由于超声刀、电热双极血管闭合系统及小型内镜的发展，使得外科医生能够通过比传统技术小得多的切口进行甲状腺切除手术。甲状腺微创手术有两种不同的方法。一种主要流行于日本、中国和韩国等远东地区，即在颈部以外的隐蔽部位如腋窝、胸部或乳晕处切口。这种方法的优点是没有颈部瘢痕，而亚洲人群多为瘢痕增生体质，在颈部切口易于形成瘢痕疙瘩而不美观。外科医生随后会构建一条到达颈部的皮下隧道，使用内镜观察并进行甲状腺切除术。这类手术通常采用低压充气技术，可以完全避免切开颈部。因此，这种术式的主要优点就是颈部没有瘢痕[91, 92]。但这种术式会明显延长手术时间，特别是对于尚处于学习阶段的医生。对许多美国外科医生来说，最令人担心的就是术中遇到出血问题，这时可能需要做一个单独的颈部切口来解决这个问题。还有报道表明，内镜甲状腺切除术增加了甲状腺癌种植转移至皮下隧道的可能[93]。在恶性肿瘤病例中广泛推广这种技术之前，必须认真评估肿瘤种植转移的可能性。

另一种手术方法由 Paolo Miccoli 博士发明并在欧洲广泛使用，但在美国的应用较少。它是在颈部常规位置上做一个小切口[94-97]。通常在颈部常规位

置做 1.5～2.0cm 的切口，从甲状腺上拉开带状肌，伸入一个 5mm、30° 的内镜。通过内镜观察甲状腺侧面组织，特别是上极血管。游离甲状腺上方和外侧后，通常就可看到甲状旁腺和喉返神经。先经颈部切口取出甲状腺叶，再按常规方式经颈部小切口进行后续操作。

美国的几位作者报道了这种内镜辅助甲状腺手术的成功病例[98-100]。这种方法的一个显著优点是切口在常规位置，如果术中有出血导致视野不清，可以扩大切口并完成传统的甲状腺切除术。虽然颈部小切口确实限制了可切除甲状腺的大小，但大多数作者发现这种方法在手术时间上与传统甲状腺切除术十分接近[101, 102]。

最近，Miccoli 团队发现，微创内镜辅助甲状腺切除术和常规甲状腺切除术在治疗甲状腺乳头状癌时，术后甲状旁腺功能减退症和喉返神经损伤的发生率相同[103]。此外，两种术式在 5 年预后和是否需要联合放射性碘治疗方面没有差异，表明这两种方法对甲状腺的切除程度基本相同。他们认为，微创内镜辅助甲状腺切除术是治疗低中危甲状腺乳头状癌的有效方法。

目前在美国，只有包括笔者所在中心的少数几个专科中心可以进行微创内镜辅助甲状腺切除术，应用于经过筛选的甲状腺小结节（通常＜ 3cm）和没有甲状腺炎的患者。除非是非常有经验的外科医生，否则不建议用这种方式治疗大多数甲状腺癌。Grogan 和 Duh 撰写了一篇关于这些微创技术的非常棒的综述[104]。

（一）经腋下入路机器人辅助甲状腺手术

几个主要来自韩国的小组使用达·芬奇机器人开发了一种腋下入路的甲状腺切除术[105-108]。单侧或双侧腋下做 10cm 以下切口，从腋下到颈部逐层分离，可进行甲状腺单侧叶切除或全切除。在恶性病例中也可以清扫Ⅵ区淋巴结[106]。他们认为机器人手术并发症发生率低，但手术时间长。而且这是一个漫长的学习过程。此外，使用机器人是昂贵的。最明显的优点是美观，因为颈部没有瘢痕。在美国，这项技术还处于早期发展阶段；然而越来越多的外科医生正在使用这项技术[109]。它究竟是一种可被众多外科医生实施的安全高效的手术方式，

还是一种"市场营销工具"，仍有待观察。

（二）口咽入路甲状腺切除术

有医生尝试探讨经口腔底部入路进行甲状腺切除术是否可行且安全[110]。当然也是为了消除颈部瘢痕。

二十五、术后并发症

许多作者报道了大量无死亡病例的甲状腺切除手术。在其他报道中，手术的死亡率与单纯麻醉相比没有太大区别。然而每位患者术前都应评估其他系统疾病。因为有研究表明，与年轻患者相比，老年患者在甲状腺切除术后更容易出现术后并发症，住院时间更长[111]。甲状腺手术主要有 5 种并发症：甲状腺危象、伤口出血、伤口感染、喉返神经损伤和甲状旁腺功能减症。

（一）甲状腺危象

甲状腺危象反映了甲状腺毒性状态的严重恶化，过去死亡率很高。多见于未做好术前准备的 Graves 病患者，少见于毒性腺瘤或毒性多结节性甲状腺肿。甲状腺危象的临床表现和处理在本章节的其他地方讨论。

（二）伤口出血

伤口出血合并血肿是一种少见的并发症，占 0.3%～1.0%。然而，它是一个公认有潜在致死风险的并发症[89]。一个带状肌下的深部小血肿就可压迫气管导致呼吸困难。伤口处的负压吸引通常不足以有效减压，特别是当动脉出血时。颈部肿胀和伤口隆起很快就会引起呼吸障碍。

伤口出血合并血肿是一种紧急情况，特别是出现呼吸受损。处理措施包括立刻打开伤口并清除血块，即使是在床边。无菌海绵加压后立即送患者返回手术室。在手术室良好照明和最佳的无菌条件下，小心、从容地结扎出血血管。一旦发现这种情况必须紧急处理，尤其在出现呼吸受损的情况下。

（三）喉返神经损伤

经验丰富的颈部外科医生进行甲状腺手术时有

1%～2% 的患者会出现喉返神经损伤，而经验不足的外科医生进行甲状腺切除术时的喉返神经损伤发生率更高。喉返神经损伤常见于甲状腺癌手术，特别是甲状腺全切除术时更为常见。有时，如果喉返神经遇到侵袭性甲状腺癌，会故意损伤喉返神经。神经损伤可以是单侧或双侧的，可以是暂时或永久性的，也可以是有意的或意外的。神经被切断、结扎、钳夹、牵拉或处理时均可导致功能丧失。肿瘤也可侵犯神经。偶尔可见气管内导管的气囊压迫喉部走行的喉返神经损伤声带。在单侧喉返神经损伤中，由于一侧声带无法靠近另一侧，声音会变得沙哑。有时也会出现气短和液体误吸。大多数神经损伤是暂时的，声带功能在数月内恢复；若能恢复，多在 9～12 个月内恢复。如果到时仍未恢复声带功能，可以通过手术来改善发音。通过在声带旁插入硅胶片把麻痹的声带移位到正中线，即喉成形术。对于处于早期声音嘶哑或误吸的患者，也可以采取声带注射的方法使麻痹的声带移至正中线，减轻或改善这些症状。

双侧喉返神经损伤更为严重，因为声带可能处于中线或靠近正中的位置，引起气道阻塞和呼吸困难。通常需要气管切开。根据笔者的经验，最好通过辨别并仔细追踪喉返神经走行，避免喉返神经的永久性损伤。喉返神经意外横向切断常发生于气管上部两个气管软骨环的位置，因为在 Berry 韧带区喉返神经与甲状腺叶非常接近。许多人认为一旦发生损伤，应该用显微外科技术重新吻合切断的神经，但这一做法目前仍有争议。人们尚有方法改善单侧喉返神经损伤，但对双侧喉返神经损伤的改善效果非常有限 [112]。

当分离甲状腺的上极血管时如果没有发现喉上神经外侧支就可能造成损伤 [9]（图 96-6）。这种损伤会导致同侧的声带微调器，即环甲肌功能受损。由于环甲肌功能丧失，患者无法有力发声或唱出高音。通常这种损伤在术后的前几个月就会有所改善。

（四）喉返神经监测

近年来，许多外科医生在术中尝试使用神经监测仪进一步降低喉返神经损伤的发生率。虽然监测仪不同，但它们都能够监测喉返神经或同侧迷走神经受到刺激时声带的活动。有许多小样本研究评估

了神经监测是否能降低喉返神经损伤 [113, 114]。由于喉返神经损伤发生率本身就很低，因此没有研究显示使用神经监测能显著降低喉返神经损伤发生率。Dralle 报道了一项来自德国的多中心大样本研究，共纳入 29 998 例在甲状腺切除术中有神经损伤风险的患者 [115]。纵然是如此大样本量的研究，神经监测报告的喉返神经损伤率并未表现出具有显著统计学意义的下降。尽管如此，喉返神经监测已日趋普及。神经监测技术的问题是气管内导管错位导致设备出现故障，这使得外科医生不能始终依靠设备识别神经。神经监测的支持者认为，即便喉返神经损伤发生率没有统计学上的显著下降，这项技术也是有帮助的。

例如，Goretzki 团队发表的数据显示，在进行双侧甲状腺手术时，如果神经监测提示一侧神经损伤，他们就会改变术式或暂保留对侧甲状腺叶 [116]。通过这种方法，他们降低或消除了双侧喉返神经损伤的发生率。这非常重要。许多学者认为喉返神经监测仪对有明显瘢痕组织的二次手术患者可能最有帮助，而且他们主要在这种情况下使用。但是也有很多学者提倡常规使用喉返神经监测。甲状腺手术中的喉返神经监测绝不能取代细致的解剖。外科医生可以选择使用这种技术，但数据显示神经监测仪并不比优秀外科医生谨慎细致的手术技术更安全。近期出版了一份关于在甲状腺和甲状旁腺手术中使用电生理喉返神经监测的国际指南 [117]。Angelos 也撰写了一篇关于喉返神经监测的医学、法律和伦理方面的综述 [118]。

一项最近的研究进展是通过持续刺激同侧迷走神经实现术中喉返神经的连续监测。已有研究表明，在喉返神经受到永久性损伤之前，监测系统的信号振幅往往就会下降。最近的一项研究表明，术者修改手术方法可以恢复肌电图的变化，避免即将发生的喉返神经损伤 [119]。这项技术在手术中对外科医生有很大的帮助，因为它的信号异常意味着神经处于危险之中，外科医生应停止任何可引发神经损伤的行为。

二十六、甲状旁腺功能减退症

术后甲状旁腺功能减退可以是暂时性也可以是

永久性的。据报道，当进行甲状腺全切除术和根治性颈部淋巴结清扫术时，永久性甲状旁腺功能减退的发生率高达 20%，而甲状腺次全切除术后的永久性甲状旁腺功能减退症发生率低至 0.9%。有一些优秀的颈部外科医生报道说永久性甲状旁腺功能减退症的发生率较低，甚至在甲状腺全切除术后发生率仅约为 1%[120]。术后发生甲状旁腺功能减退症很少由于无意中切除所有甲状旁腺造成，更常见的是由于阻断了其脆弱的血供。在甲状腺叶切除术中，在近甲状腺包膜处小心解剖，在甲状腺包膜上远离甲状旁腺仔细结扎甲状腺下动脉分支（而不是结扎甲状腺下动脉主干），可以最大限度地减少血管断流（图 96-15），并且要非常小心地处理甲状旁腺。如果甲状旁腺在手术中出现缺血或被认为不能存活，通常可以在冰冻切片确定为甲状旁腺后进行自体移植。将腺体切成 1～2mm 的立方块，植入胸锁乳突肌囊袋中。

术后甲状旁腺功能减退症导致低钙血症和高磷血症；表现为术后不久出现口周麻木、手指和脚趾刺痛，以及强烈的焦虑感。Chvostek 征出现较早，并且可能会发生手足痉挛。当血清钙水平低于 7.5～8mg/dl 时，大多数患者就会出现症状。甲状腺功能减退症患者的甲状旁腺激素水平低下或无甲状旁腺激素。

术后 12h，笔者在恢复室内开始频繁测量患者的血清钙和甲状旁腺激素水平。大多数患者如果无症状且血清钙水平 ≥ 7.8mg/dl，就可以在术后次日早上出院。口服钙片被广泛使用。有严重症状的低钙血症患者在医院缓慢静脉注射（时间应超过几分钟）1g（10ml）10% 葡萄糖酸钙。必要时将 5g 上述 10% 的葡萄糖酸钙稀释至 500ml 以大约 30ml/h 的速度起始静脉滴注。口服钙通常为碳酸钙（1250～2500mg，每天 4 次口服）。每 1250mg 碳酸钙含有 500mg 元素钙。通过这种治疗方案，大多数患者都没有临床症状。静脉给药应逐渐减少并尽快停止，告知患者出院回家后继续口服补钙。这种情况称为一过性或暂时性低血钙症或一过性甲状旁腺功能减退。测定血清钙、血磷和甲状旁腺激素水平有助于诊断。

持续性严重低钙血症的治疗需要添加维生素 D 制剂以促进口服钙的吸收。我们更喜欢使用 1,25- 二羟维生素 D（钙三醇），因为它是维生素 D 的活性代谢物，比常规维生素 D 起效更快。在前几天每天服用 4 次碳酸钙和 0.5μg 钙三醇，然后开始减少钙三醇的剂量。尽管有些患者需要更大剂量，但对于大多数永久性甲状旁腺功能减退症的患者，钙三醇的维持量通常为 0.25～0.5μg，每天 1 次，联合元素钙 500mg（即 1250mg 碳酸钙）每天 1 次或 2 次。出院后必须仔细监测血钙水平，及时调整药物剂量预防高钙血症和低钙血症。最后应定期复查血清甲状旁腺激素水平，以明确是否确实存在永久性甲状旁腺功能减退症。因为笔者和其他人都观察到一些术后出现手足抽搐的病例可能是由于"骨饥饿"引起的，后来完全缓解了。在这种情况下，循环中的甲状旁腺激素水平是正常的，可以停止所有治疗。请记住，在骨饥饿的情况下，血钙和血磷都降低，而甲状旁腺功能减退症是低血钙高血磷。通常术后至少 6 个月甲状旁腺激素水平仍然较低或缺乏才能诊断永久性甲状旁腺功能减退症。

近期有研究使用注射用甲状旁腺激素（1-84）成功治疗永久性甲状旁腺功能减退症。在某些情况下，仅注射甲状旁腺激素就足以维持正常血钙，可以减少钙和维生素 D 的剂量[121]。McHenry 证实甲状腺切除术后并发症的发生率差异很大[122]。一般来说，那些训练有素、经验丰富的外科医生的患者，出现并发症的发生率少，特别是在甲状腺癌手术和二次手术后。

二十七、甲状腺发育异常

要了解不同的甲状腺异常，简要回顾甲状腺的正常发育是很重要的。甲状腺在胚胎学上是原始消化道的一个分支，后来从中分离出来[123-126]（图 96-16 和图 96-17）。在子宫内的第 3～4 周，舌盲孔区（即舌前 2/3 和舌后 1/3 的交界处）的咽底正中处，内胚层上皮增生形成甲状腺原基。

甲状腺主体，指的是甲状腺中叶或其中间部分，从原基起始处随心脏和大血管下降进入颈部。甲状腺主体分化成一个峡部和两个腺叶，在胚胎第 7 周时在气管和甲状软骨前方形成一个"盾牌"样结构，与源自第 4 和第 5 咽囊（鳃膜）的一对甲状腺侧叶相连形成甲状腺。C 细胞（滤泡旁细胞）从甲状腺的侧叶原基（通常被称为后鳃体）进入甲状腺叶。C 细胞含有并分泌降钙素，也是甲状腺髓样癌的来源细胞。Williams 及其同事描述了位于颈部、靠近上甲状旁腺的囊性结构，此时甲状腺组织

的位置还是完全在舌平面[127]。这些囊性结构既包含降钙素染色阳性的细胞，又包含甲状腺球蛋白染色阳性的细胞。因此，他们认为，这项研究证明后鳃体细胞可形成人类甲状腺的 C 细胞和滤泡细胞。

当甲状腺向下移动时，其下行路径将形成一条上皮细胞构成的导管，即甲状舌管。甲状舌管组织可形成甲状舌管囊肿和甲状腺椎状叶。甲状腺的胚胎发育及下降过程导致发育成熟的甲状腺呈现出许多不同的形态（图 96-18）。

二十八、甲状腺异常

在极少数情况下，中央甲状腺原基可能发育不全。由此引起的甲状腺功能低下或甲状腺缺乏与克汀病形成有关。甲状腺原基也可以在除峡部和侧叶以外的位置上分化。如果这样，最常见的发育异常是锥体叶（图 96-18），据报道 80% 接受甲状腺手术的患者中有这种锥体叶存在。通常情况下，锥体叶很小；然而，在 Graves 病或淋巴细胞性甲状腺炎中，锥体叶常增大，临床检查时可触及。锥体叶通常位于中线上，但也可以起源于任何一个侧叶。起源自左叶比起源自右叶更为普遍[128]。

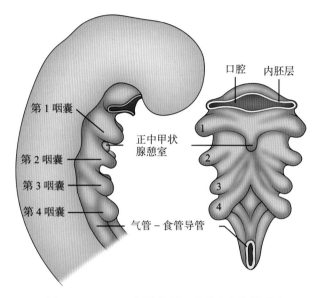

▲ 图 96-16　4mm 胚胎中咽原基的早期胚胎发育
显示甲状腺发育自中央甲状腺憩室开始（引自 Sedgwick CE, Cady B：*Surgery of the thyroid and parathyroid glands*, 2nd ed. Philadelphia, WB Saunders, 1980, p. 7；改编自 Weller GL: Development of the thyroid, parathyroid and thymus glands in man. *Contrib Embryol Carnegie Inst Wash* 24：93-142, 1933.）

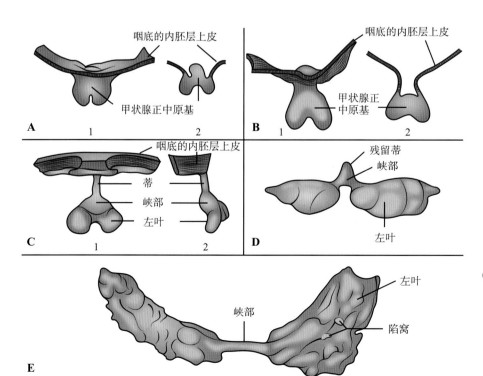

◀ 图 96-17　甲状腺发育阶段
A. 1. 4.5mm 人类胚胎的甲状腺原基和咽上皮；2. 通过上述结构的切面显示出现了一个中央凸起。B. 1. 6.5mm 人类胚胎的甲状腺原基；2. 通过上述结构的切面。C. 1. 8.2mm 人类胚胎的甲状腺原基开始下降；2. 同一结构的侧视图。D. 11mm 人类胚胎的甲状腺原基。与咽部的连接断开，腺叶开始侧向生长。E. 13.5mm 人类胚胎的甲状腺。腺叶呈薄片状弯曲环绕在在颈动脉周围。薄片中存在一些不会与滤泡相混淆的腔隙。（引自 Weller GL：*Development of the thyroid, parathyroid and thymus glands in man.* Contrib Embryol Carnegie Inst Wash 24：93-142, 1933.）

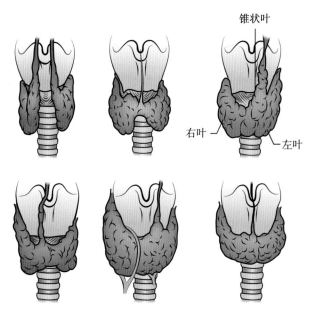

锥状叶

右叶

左叶

▲ 图 96-18 正常成人甲状腺解剖结构因胚胎发育下降和甲状腺分化而产生的变异

引自 Sedgwick CE, Cady B: *Surgery of the thyroid and parathyroid glands*, 2nd ed. Philadelphia, WB Saunders, 1980; 改编自 Gray SW, Skandalakis JE: *Embryology for surgeons.* Philadelphia, WB Saunders, 1972.

二十九、甲状腺发育不全

已有 100 多个病例报道患者仅存在一个甲状腺叶[129]。在这些患者中，80% 为左叶缺如。通常，仅存的甲状腺叶会增大，甲状腺功能亢进症和甲状腺功能减退症都有报道。女性发生的频率是男性的 3 倍。这种情况下良性和恶性结节都有报道[130]。

其他与原始中央甲状腺有关的变异表现为部分或全部甲状腺形成物质沿正常途径的正常下降中止。异位甲状腺发育可导致舌异位甲状腺或甲状腺组织位于舌骨上、舌骨下或气管内。甲状舌管以窦道或囊肿（称为甲状舌管囊肿）的形式持续存在，是甲状腺发育中最常见的重要临床异常（图 96-19）。最后，整个腺体或部分腺体可能会向尾部下降；这会导致甲状腺组织位于胸骨后方的上纵隔内，邻近主动脉弓或在主动脉与肺干之间，在心包上部，甚至在心脏室间隔内。然而，大多数胸腔内甲状腺肿不是真正的异常，而是正常位置腺体的病理成分向前纵隔或后纵隔的延伸。在以下各节中将更深入地讨论这些异常。

三十、异位甲状腺

（一）舌异位甲状腺

舌异位甲状腺相对罕见，估计每 3000 例甲状腺疾病中有 1 例。然而，它是有功能的异位甲状腺组织最常见的位置。70% 的舌异位甲状腺患者，在正常颈部位置没有甲状腺。女性比男性常见。

通常是在无症状患者的舌背侧偶然发现一个肿块（图 96-20）。肿块增大引起吞咽困难、发音困难、呼吸困难或窒息感[131]。患者常伴有甲状腺功能减退症，其可导致肿块增大并出现症状。但很少合并甲状腺功能亢进症。大多数情况下，女性舌异位甲状腺患者在青春期或成年早期即可出现症状。Buckman 对 140 例有症状的舌异位甲状腺女性患者进行回顾分析，结果表明 30% 的女性患者在青春期出现症状，55% 在 18—40 岁，10% 在绝经期，5% 在老年[132]。他将这种分布归因于荷尔蒙紊乱，荷尔蒙紊乱在青春期女性更为明显，并且可能因妊娠加重。舌异位甲状腺恶变率很低[133]。如果在舌盲孔部发现肿块应警惕舌异位甲状腺，并通过放射性同位素扫描最终确诊（图 96-20）。

通常的治疗方法是用甲状腺激素抑制舌异位甲状腺使其缩小。一般不需要手术切除。手术指征包括甲状腺激素不能有效抑制舌异位甲状腺大小、伴有溃疡、出血和怀疑恶变[134]。在没有其他甲状腺组织存在的情况下，个别患者尝试了自体甲状腺组织移植，并取得成功。有报道称两个同胞兄弟都患有舌异位甲状腺，这表明舌异位甲状腺的发生可能与遗传有关[135]。

（二）舌骨上和舌骨下甲状腺

在有些病例中，甲状腺组织位于舌骨上方或下方的中线位置。大多数情况下由于没有正常的甲状腺，患者出现甲状腺功能减退症，促甲状腺素（TSH）分泌升高。患者可在婴儿期、儿童期或以后出现增大的肿块。该肿块常被误认为是甲状舌管囊肿，因为它们常位于同一解剖位置[136]。如果切除肿块，则所有甲状腺组织都可能被切除，从而导致明确的生理学后果及医疗纠纷。为防止甲状腺被完全切除，建议所有病例在切除甲状舌管囊肿之前

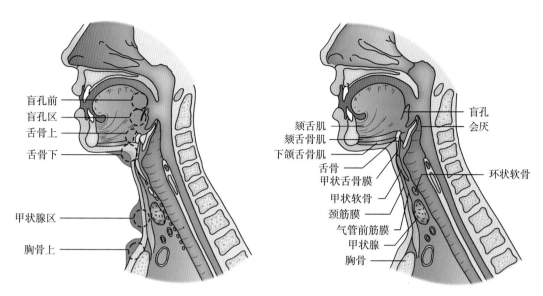

▲ 图 96-19　甲状舌管囊肿的位置

引自 Sedgwick CE，Cady B：*Surgery of the thyroid and parathyroid glands*，2nd ed. Philadelphia，WB Saunders，1980.

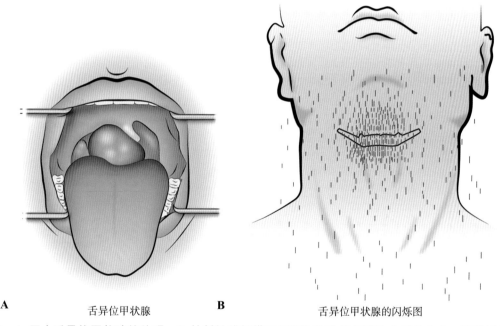

A　舌异位甲状腺　　　　　　　**B**　舌异位甲状腺的闪烁图

▲ 图 96-20　**A.** 巨大舌异位甲状腺的外观；**B.** 放射性碘扫描显示所有有功能细胞均在舌骨上方，表明甲状腺不在正常位置

引自 Netter RA：Endocrine system and selected metabolic diseases. In *Ciba collection of medical illustrations. Summit*，NJ，Ciba-Geigy，1974，p. 45.

都要进行超声检查，避免切除正常的甲状腺组织。此外，一个谨慎的外科医生在切除疑似甲状舌管囊肿之前，应该确定其中没有实心区域。如有任何疑问，应探查并触诊正常甲状腺。如果在给婴儿手术中发现肿块是异位甲状腺而不是甲状舌管囊肿时，应保留其血供；纵向劈开异位腺体；将每半腺体都向各自侧方移入带状肌深面，使其不再表现为局部肿块。如果其他地方有正常的甲状腺，或者成人发现异位甲状腺，则应该切除异位甲状腺而不是移植它，因为有报道称这些发育异常虽然罕见，但会引起癌症发生率上升。

三十一、甲状舌管囊肿

囊肿和瘘管都可以沿着甲状舌管发展[137]（图 96-20）。这些囊肿是临床上最常见的甲状腺发育异常[138]。正常情况下，甲状舌管消失于胚胎早期，但偶尔会以囊肿的形式持续存在。发病率无性别差异。大约 25% 的病例出生时就发现有甲状舌管囊肿，大多数出现在儿童早期，其余约 1/3 的病例在 30 岁后出现[139]。囊肿通常出现在甲状腺峡部和舌骨之间的颈中线或附近。它们通常会反复感染并可能自发性破裂。当出现这种情况时，窦道或瘘管仍然存在。彻底切除甲状舌管囊肿或瘘管需要切除舌骨中段，切除甲状舌管至舌根部（Sistrunk 术式），以减少复发。这个手术是必要的，因为甲状舌管与舌骨中段紧密相连（图 96-21）。如果不遵循这种手术方法，囊肿复发常见。

据报道，至少有 115 例甲状腺癌起源于甲状舌管[138]。婴儿期或儿童期头颈部的低剂量外照射可能是其癌变原因。几乎所有甲状舌管癌均为乳头状癌，预后良好。最近的报道显示，偶然发现甲状舌管癌的比例高达 13%～14%[140, 141]。如果在术中发现癌，应仔细检查甲状腺是否有其他肿瘤结节，同时取侧方淋巴结活检。如果确诊为甲状舌管癌，笔者和其他大多数医师的做法是甲状腺近全切除或甲状腺全切加适当范围的淋巴结清扫。在 35 例甲状舌管囊肿引起的乳头状癌患者中，有 4 例（11.4%）伴有甲状腺乳头状癌[138]。此手术允许后期行放射性碘治疗。除乳头状癌外，甲状舌管癌大约有 5% 是鳞癌；Hürthle 细胞癌和未分化癌少见。据报道在 3 个家庭中共计有 11 个成员有甲状舌管囊肿[142]。

三十二、旁侧迷走甲状腺

偶尔会发现少量组织学正常的甲状腺组织与甲状腺分离。如果这些组织成分在甲状腺附近，而不是在淋巴结中，而且在组织学上完全正常，则可能代表发育异常。真性旁侧迷走甲状腺组织或颈外侧淋巴结中的甲状腺组织的胚胎残余是非常罕见的。多数医师认为，过去被称为"旁侧迷走甲状腺"的绝大多数病例实际上是分化良好的甲状腺癌转移到

颈部淋巴结而不是胚胎残留。在这种情况下，笔者倾向于甲状腺近全切除术或甲状腺全切除术，以及改良的根治性颈淋巴结清扫术，随后可能进行放射性碘治疗。

有报道称一些甲状腺肿块实际上是侧方异位的良性腺瘤[143, 144]。这些研究的作者认为，它们之所以异位发育是因为旁侧甲状腺部分未与中央甲状腺融合。但是，在接受该解释之前，必须确定每个病灶都不是淋巴组织全部被肿瘤替代的高分化转移癌，而此时原发性甲状腺癌可能由于很小甚至在显微镜下都无法识别。

三十三、胸骨后甲状腺肿

发育异常可能导致甲状腺在纵隔内，甚至罕见地发生在气管或食管壁内。然而，大多数胸骨后甲状腺肿都起源于颈部，然后"坠落"或"被吞咽"到纵隔中，而并非胚胎起源决定的。

据报道，施行甲状腺切除术的患者中有 0.1%～21% 发生了胸骨后甲状腺肿。发病率的巨大差异部分是由于作者的分类造成的，但也可能和地方性甲状腺肿有关。最近的系列报道认为地方性甲状腺肿

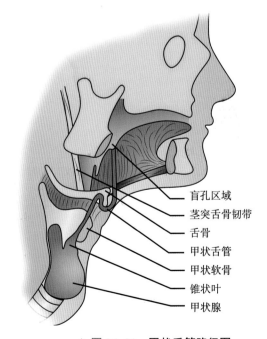

盲孔区域
茎突舌骨韧带
舌骨
甲状舌管
甲状软骨
锥状叶
甲状腺

▲ 图 96-21　甲状舌管路径图

注意它靠近舌骨（引自 Allard RHB: The thyroglossal cyst. *Head Neck Surg* 5：134-146，1982.）

的发病率不到 2%[145]。

很多无症状患者是在做常规胸部 X 线片检查时发现胸骨后甲状腺肿。其他患者因气管或食管压迫或移位而出现呼吸困难或吞咽困难。有时会发生上腔静脉阻塞，并伴有面部水肿和发绀[146]，手臂和面部静脉充血（图 96-22）。大多数胸骨后甲状腺肿患者甲状腺功能正常或减退；甲状腺功能亢进也会出现。尽管 Graves 病的甲状腺肿很少发生在胸腔内，但胸腔内甲状腺肿可能会出现单个或多个"热结节"，作为毒性结节性甲状腺肿的一部分导致甲状腺功能亢进。

胸内甲状腺肿通常在前纵隔中，后纵隔少见。在这两种情况下，临床上均建议进行诊断：如果在颈部可以触诊到甲状腺肿，或甲状腺肿延续至胸骨下。在少数情况下，颈部无甲状腺肿大，胸腔内部分是不连续的，仅通过甲状腺或纤维组织形成的条索附着在颈部甲状腺上。胸内甲状腺肿的诊断可以通过甲状腺同位素扫描完成，但是 CT 或 MRI 通常更有帮助。

关于治疗，笔者同意 75 年前 Lahey 和 Swinton 提出的建议，如果患者的手术风险较低，通常要清除胸内甲状腺肿[147]。由于上胸廓出口的锥形解剖结构，一旦部分甲状腺肿进入上纵隔，只有坠入胸腔才能使体积增大。因此，延迟手术可能导致甲状

腺肿继续增大，症状加重，并且可能导致手术过程更加困难或更加危险。

胸骨后甲状腺肿应该首先通过颈部切口进行手术，因为胸骨后甲状腺肿的血供几乎总是来源于颈部，而且颈部入路便于对血管进行操作。胸内甲状腺肿很少从纵隔血管获得血供；如果发现纵隔血管供血，一般提示发育异常所致。因此，在大多数情况下，可以通过颈部的甲状腺上动脉和甲状腺下动脉获得良好的止血效果。因此，大多数胸骨后甲状腺肿可以通过颈部入路切除。

笔者倾向于在甲状腺切除术的早期分离甲状腺峡部和上极血管。然后沿着病变甲状腺叶的包膜钝性分离至上纵隔。从上方轻微牵引，外科医生以手指或钝的弯钳抬高肿块（图 96-23）。通常，这些操作足以将肿块从纵隔取出至颈部。可以抽吸囊肿内的液体以减小肿块，使其通过胸腔出口。不要切碎甲状腺，因为这可能会导致严重的出血。此外，胸骨后甲状腺肿偶见癌变，切碎甲状腺违反了恶性肿瘤手术原则。

使用这种方法，绝大多数胸骨后甲状腺肿可以通过颈部入路切除。如果甲状腺不能轻易从纵隔中取出，则应进行部分或完全胸骨切开术。这种术式可直接操作所有纵隔血管，并可安全地切除甲状腺。最近，有报道采用 VATS 手术游离胸骨后甲状

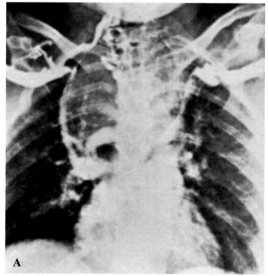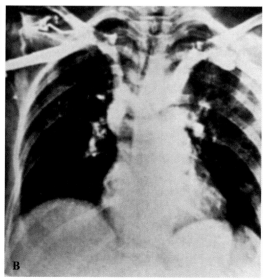

▲ 图 96-22　胸骨下巨大甲状腺肿导致上腔静脉综合征

A. 静脉造影显示上腔静脉完全阻塞，无名静脉移位，建立侧支循环；B. 甲状腺切除术后 3 周，腔静脉重新通畅。此时无名静脉还有些移位（引自 Lesavoy MA, Norberg HP, Kaplan EL: Substernal goiter with superior vena caval obstruction. *Surgery* 77：325-329，1975.）

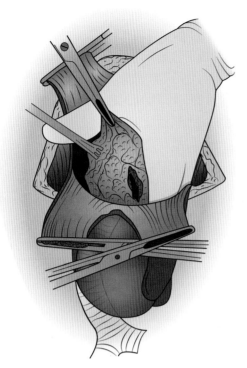

▲ 图 96-23　手指剥离胸骨后甲状腺肿

注意以示指插入纵隔内，沿甲状腺包膜外环状剥离，直到将甲状腺腺体从胸膜和纵隔内的其他组织中游离出来。有时尽管有牵拉，但胸骨后甲状腺肿因其体积过大无法通过胸廓出口。在这种情况下需要从甲状腺肿内抽出一些胶样物质。然后轻柔地向上牵拉包膜，甲状腺肿上升到颈部切口并切除。有时需要做部分胸骨切开术（引自 Sedgwick CE, Cady B: *Surgery of the thyroid and parathyroid glands*, 2nd ed. Philadelphia, WB Saunders, 1980.）

腺肿的纵隔部分以便切除。

　　与所有甲状腺手术一样，必须保留喉返神经和甲状旁腺。近甲状腺包膜处结扎甲状腺下动脉分支，以免阻断甲状旁腺血供而发生甲状旁腺功能减退症。

三十四、卵巢甲状腺肿

　　甲状腺组织远离颈部的异位发育非常少见。皮样囊肿、畸胎瘤是罕见的卵巢生殖细胞肿瘤，各个年龄段的女性均可出现。大约 3% 可归类为卵巢甲状腺肿，因为它们含有功能活跃的甲状腺组织或甲状腺组织占肿瘤体积 50% 以上。更多的此类肿瘤包含少量的甲状腺组织。有些卵巢甲状腺肿与类癌组织有关。这些甲状腺类癌分泌或内含甲状腺激素、生长抑素、嗜铬粒蛋白（嗜铬素）、5- 羟色胺、胰高血糖素、胰岛素、胃泌素或降钙素[148]。有些卵巢甲状腺肿表现出类癌综合征。

　　卵巢甲状腺肿有时表现为腹部包块，常伴有血性的腹腔或胸腔积液。这些病变大多数不能很好地合成和碘化甲状腺球蛋白，因此，尽管肿块生长但不发展为甲状腺毒症。然而有 1/4～1/3 的卵巢甲状腺肿与甲状腺毒症有关[149, 150]。这些病变在甲状腺免疫球蛋白的作用下发展为身免疫性甲状腺功能亢进症。甲状腺肿即可表现为甲状腺毒性。FT_4 升高、TSH 水平受到抑制、骨盆内包块对放射性碘的摄取都是明确诊断的前提[151]。尽管卵巢甲状腺肿患者的甲状腺摄碘率低，但患者仍表现为高甲状腺激素血症和相应的临床症状。因此，评估疑似程度十分重要。高度怀疑者应手术切除卵巢肿瘤。术后偶尔可见暂时性的甲状腺功能减退和"甲状腺危象"。

　　卵巢甲状腺肿中以甲状腺良性腺瘤多见，大约 5% 有恶性表现[152]。通常，这些病变是可切除的，但在切除恶性肿瘤后建议进行外部放射治疗和（或）[131]I 消融，避免后期的复发或转移，因为这些恶性病变有时是致命的。恶性病变中约有 5% 发生转移。最好术后辅以 [131]I 治疗。此外，应按照常规位置起源的甲状腺癌的处理方法，用甲状腺激素抑制 TSH 水平。

三十五、心内异位甲状腺

　　有功能的心内甲状腺组织已经被多次报道，可以通过放射性碘成像显示病变组织[153]。临床常见右心室内肿块，通常在手术切除后进行病理诊断。

声明

作者感谢 Patricia Schaddelee 女士为本书付出的辛勤工作。

第八篇
肾 上 腺
Adrenal

ENDOCRINOLOGY
Adult & Pediatric（7th Edition）
成人及儿童内分泌学（原书第 7 版）

第97章　人体类固醇激素合成的原理、酶和通路
The Principles, Enzymes, and Pathways of Human Steroidogenesis

Richard J. Auchus　Walter L. Miller　**著**

巩皓琳　赵悦彤　曹自强　果　佳　程泽正　王紫薇　吴　恺　张婷婷　**译**

要　点

- 胆固醇到孕烯醇酮的转化是类固醇激素生成的定量、限速步骤及急性调节位点。
- 类固醇激素合成按照特定的顺序，存在一些节点和交叉，每一步不可逆或有强烈的方向优先性。
- 类固醇激素合成的特点是多层次调节、一些通路交叉，以及一些关键酶具有多重活性。
- 类固醇激素合成酶主要有两大类，即细胞色素 P_{450} 酶和羟类固醇脱氢酶/还原酶。
- 在类固醇激素合成细胞色素 P_{450} 酶中，$P_{450}scc$、$P_{450}c11$ 和 $P_{450}c11AS$ 位于线粒体，需要铁氧化还原蛋白/铁氧化还原蛋白还原酶作为电子转移蛋白；$P_{450}c17$、$P_{450}c21$ 和 $P_{450}aro$ 位于内质网，需要 P_{450} 氧化还原酶作为电子转移蛋白。
- 羟类固醇脱氢酶的催化机制是在辅助因子 NAD[P][H] 的作用下进行可逆性氧化/还原反应；在完整细胞中，一些酶主要催化羟类固醇氧化，而另一些则主要催化酮基类固醇还原。
- 在细胞中，$P_{450}c17$ 的 17-羟化酶和 17,20-裂合酶活性决定合成类固醇激素的种类。

一、人体类固醇激素合成酶和类固醇激素合成概述

所有类固醇激素来源于胆固醇，其合成过程分为 6 个不同部分。

1. 胆固醇转化为孕烯醇酮　尽管从表面上看是简单的化学反应，但胆固醇进入类固醇激素合成通路是一个复杂事件，不仅是整个过程的关键调节点，通常也决定了组织是否具有类固醇激素合成能力。在人体中，只有肾上腺皮质细胞、睾丸 Ledydig 细胞、卵巢颗粒细胞和胎盘滋养层细胞具有较强的将胆固醇转化为孕烯醇酮（所有活性类固醇激素的 C_{21} 前体）和异己醛的能力，而皮肤、脑特定胶质细胞和神经元细胞仅具有较弱的局部合成能力。这一过程的调控方式，以及孕烯醇酮后续代谢方向的区别决定了不同类固醇激素合成

细胞和组织在人体生理中的作用。与分泌肽类激素的腺体不同，类固醇激素合成细胞并不储存类固醇激素和中间产物。正是这第一步反应的激活才保证了在激素和环境刺激下类固醇激素的快速合成和释放。

2. 孕烯醇酮向活性激素、中间产物和分泌性类固醇衍生物的转化　特定类固醇激素合成细胞中全部的酶和辅助因子蛋白决定了该细胞的类固醇激素合成特点，并且它们表达的协同调节促进了某一特定通路中所有步骤的完成。因此，这些酶从性质上而言决定了合成的类固醇激素种类，但这些步骤并非限速步骤，而是定量调节特定时间内类固醇激素合成量的第一步。

3. 类固醇激素及其前体在外周组织中的代谢　某些器官，如肝脏，按照将胆固醇转化为孕烯醇酮的定义并非是"类固醇激素合成"器官，但也

具有强大的转化多种类固醇激素的能力。例如，月经周期正常的女性体内 70%～80% 的循环睾酮来源于肾上腺脱氢表雄酮（DHEA）的转化。类固醇激素可以在靶组织中激活，例如睾酮在前列腺中转化为双氢睾酮（DHT）。相反，活性雄激素和雌激素在子宫和其他外周组织中被灭活。

4. 多层次调节　促激素，如促肾上腺皮质激素（ACTH）、血管紧张素 II 和黄体生成素（LH）对类固醇激素合成的调节已为人们所熟知，但这些调控作用于哪些层面尚不明确。这些层面包括编码类固醇激素合成酶和辅助因子的基因转录调控、线粒体蛋白转入调控、NADPH 的电子传递、类固醇激素合成酶的翻译后修饰和蛋白质体降解，以及亚细胞定位和（或）靶向。

5. 分解和灭活代谢　从人体血浆和组织中可以分离出多种类固醇激素，其中大多数生物活性很弱。大部分无活性的代谢副产物来源于肝脏的转化（如 C_{21}、C_{19} 类固醇的 6β- 羟基化和 5β- 还原，雌激素的 4- 羟基化），这些类固醇通过肾脏排泄。

6. 特定类固醇激素有多重合成通路　两种或更多的通路合成同一种终末产物，尤其是在长通路的终末步骤，比如双氢睾酮或雌二醇的合成。通常不同的通路利用不同的酶类，这些酶存在于不同组织中，调控机制也不同。这些通路对人体的重要性随着年龄、性别、生理状态的变化而变化。

类固醇激素分子来源于环戊烷多氢菲四环烃核（图 97-1）。大多数参与类固醇激素生物合成的酶属于细胞色素 P_{450} 或羟类固醇脱氢酶（图 97-2）。最近有文献对决定人体类固醇激素合成生成不同通路的基因、酶和其他因子，以及因其突变而导致的疾病进行了详细的综述 [1]。所有这些反应在功能上是单向的，因此产物的聚集并不会使反应向前体方向逆行。所有 P_{450} 介导的羟化和碳 - 碳键断裂在结构上和生理上都不可逆 [2]。羟类固醇脱氢酶反应在结构上可逆，在体外特定条件下可向任一方向进行，但是每种羟类固醇脱氢酶在体内主要催化类固醇激素向氧化或还原模式进行 [4]。然而，两种或更多的羟类固醇脱氢酶将一种类固醇激素向两个相反方向催化，有些促进酮类固醇还原，有些则促进羟类固醇氧化。

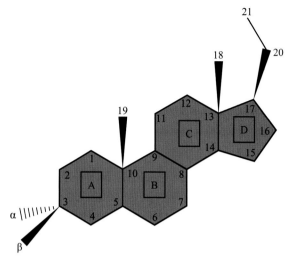

▲ 图 97-1　环戊烷多氢菲类固醇核
类固醇环用大写字母标注，碳原子用数字表示。取代基和氢原子按处于页面平面后或前分别标注为 α 或 β

（一）细胞色素 P_{450} 酶

哺乳动物细胞色素 P_{450} 酶分为 1 型和 2 型两大类 [5]。1 型酶及其电子传递蛋白位于真核细胞线粒体上（表 97-1），几乎所有细菌的 P_{450} 酶是 1 型酶。人类的 1 型 P_{450} 酶包括胆固醇侧链裂合酶（P_{450}scc）、11- 羟化酶的两种同工酶（P_{450}c11β 和 P_{450}c11AS）和 3 种维生素 D 代谢的关键酶（1α- 羟化酶、24- 羟化酶和 25- 羟化酶）。1 型酶通过一种小体积、可溶性的铁 - 硫蛋白 - 铁氧化还原蛋白（FDX1）接受来自还原型烟酰胺腺嘌呤二核苷酸磷酸（NADPH）的电子。FDX1 并不直接氧化 NADPH，但可以通过黄素蛋白铁氧还原蛋白还原酶（FDXR，图 97-3）从 NADPH 接受 2 个电子。相反，2 型酶通过黄素腺嘌呤二核苷酸（FAD）- 黄素单核苷酸（FMN）双黄素蛋白和 P_{450} 氧化还原酶（POR）从 NADPH 接受电子。2 型酶只存在于滑面内质网上，人体 57 种 P_{450} 酶中有 50 种是 2 型酶。

P_{450} 酶通过血红素中心和来自 NADPH 的电子活化分子氧。血红素中心结合 1 个电子发生还原反应之前需要首先与底物结合，这样才能结合氧、转移第二个单电子以形成铁氧络合物，从而氧化底物。因此，类固醇激素的 P_{450} 反应受氧插入反应（羟化）限制，在一些重要情况下也受氧化碳 - 碳键断裂反应限制（表 97-2）。

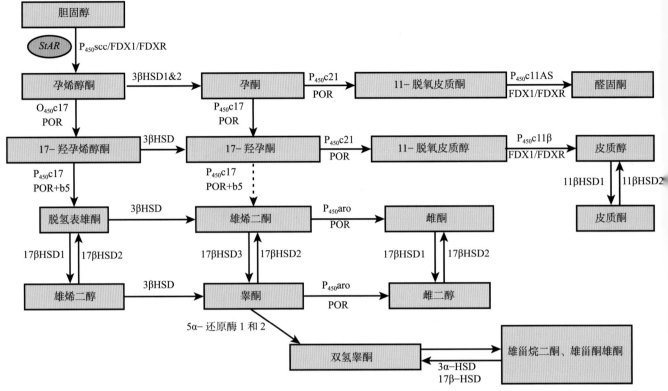

▲ 图 97-2　人体类固醇激素合成主要通路

关键酶和辅助因子蛋白标注在箭旁边，表示化学反应。类固醇激素合成急性调节蛋白（StAR）（椭圆）将胆固醇从线粒体外膜转运至线粒体内膜，然后 $P_{450}scc$ 将胆固醇裂解成孕烯醇酮，这是类固醇激素生物合成的第一个中间产物。第一列中的类固醇激素为 Δ^5- 类固醇激素，这是人体合成 C_{19} 类固醇激素的首选途径，虚线箭代表 17α- 羟孕酮向雄烯二酮的转化较弱。第二列及其右侧为 Δ^4- 类固醇激素，除 C_{18} 雌激素（雌酮和雌二醇）和 5α- 还原类固醇激素外，包括强效雄激素 DHT 和其他雄烷类（最底部一行）。本图并未列出所有中间产物类固醇激素、合成通路和酶

表 97-1　类固醇激素合成蛋白的细胞内定位

线粒体	细胞质	内质网
$P_{450}scc$		$P_{450}c17$
$P_{450}c11\beta$		$P_{450}c21$
$P_{450}c11AS$		$P_{450}aro$
铁氧化还原蛋白还原酶		P_{450} 氧化还原酶
铁氧化还原蛋白	17β–HSD1	17β–HSD1, 2, 3, 6*
StAR	StAR	细胞色素 b_5
3β–HSD1 和 3β–HSD2	3β–HSD1 和 3β–HSD2	3β–HSD1 和 3β–HSD2
	AKR1C1–4	11β–HSD1 和 11β–HSD2

HSD. 羟类固醇脱氢酶
*17β–HSD4 位于过氧化物酶体

（二）羟类固醇脱氢酶和还原酶

所有羟类固醇脱氢酶（HSD）及其相关酶利用烟酰胺作为辅助因子通过氢化物转移机制转移 2 个电子来还原或氧化类固醇激素[4]。大多数例子涉及二级醇和酮的互相转化，在 3β- 羟类固醇脱氢酶 /$\Delta^5 \rightarrow \Delta^4$- 异构酶存在的情况下，脱氢过程会伴随相邻碳 - 碳双键从 Δ^5（5 号和 6 号碳原子之间）到 Δ^4 位置的异构（图 97-1 和图 97-2）。人体类固醇 5α- 还原酶 1 型和 2 型，为方便起见而归于 HSD 中，将烯碳 - 碳双键还原到饱和状态，而非作用于与氧结合的碳中心上。

HSD 可以按结构或功能进行分类。在结构上，HSD 属于短链脱氢酶还原酶（SDR）或醛酮还原酶（AKR）家族成员[6]。SDR 酶是 β-α-β 蛋白，最多有 7 条平行 β 链扇穿过分子中心，形成以烟酰胺作为辅助因子的氧化 / 还原酶类特征性的"罗斯曼

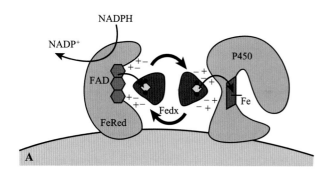

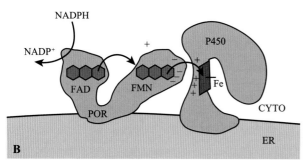

▲ 图 97-3　类固醇激素合成细胞色素 P_{450} 酶的电子传递通路

A. 在 1 型酶（线粒体）中，来自还原型烟酰胺腺嘌呤二核苷酸磷酸（NADPH）的两个电子从铁氧化还原蛋白还原酶（FeRed）中的黄素腺嘌呤二核苷酸（FAD）转移到铁氧化还原蛋白（Fedx）的铁 - 硫簇（Fe_2S_2，图中为菱形黑点），然后再传递到 P_{450} 的血红素中心（标有 Fe 的方形）。Fedx（ - ）中的负电荷残基引导对接并与 Fedx 和 P_{450} 上的正电荷残基（ + ）进行电子转移。B. 在 2 型酶（微粒体）中，黄素蛋白 P_{450} 氧化还原酶（POR）的 FAD 部分接受来自 NADPH 的电子，并转移到 FMN 部分，经过构象重排后直接将电子从 FMN 转移到 P_{450}。同 1 型 P_{450} 酶一样，POR 的负电荷（ - ）和 P_{450} 上的正电荷（ + ）引导相互作用。在一些 P_{450} 酶的作用下，磷酸化和细胞色素 b_5 也可以调节电子传递和催化。图中标有铁原子（Fe）的方形代表 P_{450} 酶的血红素中心

折叠模式"。AKR 酶是可溶性蛋白，包含一种 β 桶形结构或磷酸丙糖异构酶（TIM 桶形）模体，其中 8 条平行 β 链呈类似于木桶板的倾斜圆形分布。在这两种情况下，活性位点都含有一对关键的酪氨酸和赖氨酸残基，参与催化过程中质子转移出 / 入类固醇分子。在功能上，HSD 既可以作为真正的脱氢酶，利用 NAD^+ 作为辅助因子将羟类固醇转化为酮类固醇；也可以作为酮类固醇还原酶，主要利用 NADPH 来还原酮类固醇。在体外，许多 HSD 根据 pH 和辅助因子浓度催化氧化或还原反应，但当这些酶表达在完整的哺乳动物细胞中时，则主要向一个方向催化类固醇反应[6]。由于辅助因子浓度超过类固醇激素浓度多个数量级，这些定向偏好主要来自于氧化型和还原型辅助因子的相对丰度，以及每种酶对 NAD（H）与 NADP（H）的相对亲和力[4, 7]。因此，通过消耗细胞的 NADPH 或通过突变来损害 NADPH 结合可以减少或逆转一些"还原"酶的定向偏好[8]。

（三）类固醇激素合成的急性调节

每次 ACTH 脉冲到达肾上腺皮质或者 LH 脉冲到达性腺，在随后的几分钟内都能观察到类固醇激素产生的脉冲。人们早就知道缺乏垂体促激素会导致肾上腺和性腺萎缩，ACTH 和 LH 促进器官存活和保持类固醇激素合成能力的作用体现在 3 个不同的层次。第一，长期暴露于 ACTH（例如库欣病），ACTH 促进肾上腺生长。这种生长主要通过 ACTH 刺激环磷酸腺苷（cAMP）产生，进而促进胰岛素样生长因子 -2（IGF-2）[9, 10]、碱性成纤维细胞生长因子[11] 和表皮生长因子[12] 的合成。这些生长因子共同刺激肾上腺细胞肥大和增生。第二，ACTH 长期通过作用于 cAMP，血管紧张素 II 通过钙 / 钙调蛋白通路促进编码各种类固醇激素合成酶和提供电子的辅助因子蛋白的基因转录。第三，ACTH 促进胆固醇向线粒体内流增加，成为第一个同时也是限速酶的 P_{450}scc 的底物。这种急性反应发生在数分钟内，可以被蛋白合成抑制剂（如嘌呤霉素或放线菌酮）抑制，表明一类存活期很短的蛋白质介导了这一过程。尽管其他蛋白质参与了线粒体胆固醇的慢性补充，但大量生物化学、临床和遗传学证据表明，类固醇合成急性调节蛋白（StAR）就是这种不稳定的蛋白质介质[13]。

StAR 是一种分子量为 37kDa 的磷酸化蛋白，当它进入线粒体后被裂解成 30kDa 的形式。在小鼠 Leydig MA-10 细胞中过表达小鼠 StAR 增加了类固醇激素基础合成率[14]，而在非类固醇合成的 COS-1 细胞中，共转染 StAR 和 P_{450}scc 系统的表达载体增加孕烯醇酮合成，高于单用 P_{450}scc 系统所获得的合成量[15]。StAR 突变导致先天性类脂性肾上腺皮质增生症[15, 16]，这种情况下类固醇激素合成极少；而靶向敲除小鼠的 *star* 基因也导致类似的表型[17]。

StAR 的具体作用机制尚不清楚[18]。有观点认为 StAR 的作用是将胆固醇转运到线粒体，但其他蛋白质也有这样的作用[19]。然而，StAR 专门作用于

表 97-2 人类固醇激素合成关键酶和辅助因子蛋白

蛋 白	基 因	基因大小（kb）	染色体位点	所在部位	主要底物	主要活性	缺乏引起的症状
P$_{450}$scc	CYP11A1	> 20	15q23～q24	ZG/ZF/ZR、性腺（L、G）、胎盘、大脑	胆固醇 羟类固醇	22R- 羟化酶 20R- 羟化酶 20，22- 裂合酶	所有类固醇激素均缺乏
P$_{450}$c17	CYP17A1	6.6	10q24.3	ZF/ZR 性腺（L、T）、大脑	孕烯醇酮、17OH-Preg、孕酮、(17OH-Prog)* 5α 还原 C$_{21}$- 类固醇	17α- 羟化酶 17，20- 裂合酶（16α- 羟化酶）（Δ^{16}- 合成酶）	17- 羟化酶缺乏 单纯 17，20- 裂合酶缺乏
P$_{450}$c21	CYP21A2	3.4	6p21.1	ZG/ZF/ZR	孕酮、17OH-Prog	21- 羟化酶	21- 羟化酶缺乏
P$_{450}$c11β	CYP11B1	9.5	8q21～q22	ZF/ZR、大脑	11- 脱氧皮质醇 11-DOC（皮质醇）	11β- 羟化酶（18- 羟化酶）	11- 羟化酶缺乏
P$_{450}$c11AS	CYP11B2	9.5	8q21～q22	ZG、大脑、心脏	皮质酮 11-DOC 18OH- 皮质酮	11β- 羟化酶 18- 羟化酶 18- 氧化酶	CMO I 型缺乏 CMO II 型缺乏
P$_{450}$aro	CYP19A1	> 52	15q21.1	性腺（L、G）、胎盘、大脑、骨骼、脂肪	雄烯二酮、睾酮	19- 羟化酶 19- 氧化酶 芳构化	芳香化酶缺乏
3β-HSD1	HSD3B1	7.8	1p13.1	胎盘、肝、大脑	孕烯醇酮、17OH-Preg DHEA、Δ^5-A	3β- 脱氢酶 Δ$^{[5/4]}$- 异构酶	无记载
3β-HSD2	HSD3B2	7.8	1p13.1	ZG/ZF > ZR 性腺（L、T）	孕烯醇酮、17OH-Preg DHEA、Δ^5-A	3β- 脱氢酶 Δ$^{[5/4]}$- 异构酶	3β-HSD 缺乏
17β-HSD1	HSD17B1	3.3	17q11～q21	性腺（G）、胎盘、乳腺	雌酮、(DHEA)	17β- 酮类固醇 还原酶	无记载
17β-HSD2	HSD17B2	> 40	16q24.1～q24.2	子宫内膜，广泛分布	睾酮、雌二醇、DHT	17β- 羟类固醇 脱氢酶	无记载
17β-HSD3	HSD17B3	> 60	9q22	性腺（L）	雄烯二酮、5α-A、5α/3α-A（DHEA）	17β- 酮类固醇 还原酶	17- 酮类固醇还原酶缺乏
还原性 3α-HSD	AKR1C1-4	每个 13～25	10p14～p15	肝，广泛分布	DHT、5α-A、5α- 还原 C$_{21}$ 类固醇（17β-HSD；DHEA、雄烯二酮、5α/3α-A）	3α- 酮类固醇还原酶 17β- 酮类固醇还原酶	类似单纯 17，20- 裂合酶缺乏的 DSD
氧化性 3α-HSD	HSD17B6	> 23	12q13	肝，前列腺，广泛分布	Adiol、5α/3α-A、5α/3α- 还原 C$_{21}$ 类固醇（产物）	3α- 羟类固醇脱氢酶（3α- 酮类固醇还原酶、3β- 酮类固醇还原酶、17β- 酮类固醇还原酶）	无记载
5α- 还原酶 1	SRD5A1	> 35	5p15	肝、大脑、皮肤	睾酮、Δ^4/C$_{21}$- 类固醇	5α- 还原酶	无记载
5α- 还原酶 2	SRD5A2	> 35	2p23	前列腺、生殖器、皮肤	睾酮、Δ^4/C$_{21}$- 类固醇	5α- 还原酶	5α- 还原酶缺乏
11β-HSD1	HSD11B1	9	1q32～q41	肝、大脑、胎盘、脂肪，广泛分布	皮质酮、11- 脱氢皮质酮（产物）	11β- 酮类固醇还原酶	皮质酮还原酶缺乏症

（续表）

蛋　白	基　因	基因大小（kb）	染色体位点	所在部位	主要底物	主要活性	缺乏引起的症状
11β–HSD2	HSD11B2	6.2	16q22	肾、肠道、胎盘	皮质醇、皮质酮	11β- 羟类固醇脱氢酶	表观盐皮质激素过量
铁氧化还原蛋白	FDX1	> 30	11q22	普遍存在	线粒体 P450s	电子转移	无记载
铁氧化还原蛋白还原酶	FDXR	11	17q24～q25	普遍存在	铁氧化还原蛋白	电子转移	无记载
StAR	STAR	8	8p11.2	ZF/ZG/ZR、性腺（L、T）	线粒体内胆固醇内流	类固醇传递给 P450scc	类脂性肾上腺皮质增生症
P_{450} 氧化还原酶	POR	73	7q11.2	普遍存在	微粒体 P450s	电子转移	多种类固醇激素合成缺陷 ± ABS
细胞色素 b_5	CYB5A	32	18q23	ZR > ZG/ZF、性腺、肝、红细胞	P450c17 的变构效应因子	增强 17, 20- 裂合酶活性	单纯 17, 20- 裂合酶缺乏 ± 高铁血红蛋白血症
H6PDH	H6PD	36.5	1p36	脂肪、肝	6- 磷酸葡萄糖 + NADP[+]	$NADP^+$ 还原	皮质酮还原酶缺乏
SULT2A1	SULT2A1	17	19q13.3	ZR	DHEA，其他 Δ^5- 类固醇	磺化	无记载
PAPSS2	PAPSS2	85	10q24	ZR、软骨、肝	ATP+ 硫酸盐、APS+ATP	ATP 硫酸化酶 APS 激酶	肾上腺功能早现合并骨骼异常

ZG/ZF/ZR. 分别为肾上腺球状带 / 束状带 / 网状带；L. Leydig 细胞；T. 卵泡膜细胞；G. 卵巢颗粒细胞；17OH–Preg. 17α– 羟孕烯醇酮；17OH–Prog. 17α– 羟孕酮；DHEA. 脱氢表雄酮；DHT. 二氢睾酮；DOC. 脱氧皮质酮；Adiol. 5α– 雄固烷 –3α，17β– 二醇；Δ^5–A. 雄甾 –5– 烯 –3β，17β– 二醇；5a–A. 5α– 雄甾 –3, 20– 二酮；5α/3a–A. 雄酮；DSD. 性发育异常；CAH. 先天性肾上腺皮质增生症；CMO. 皮质酮甲基氧化酶；ABS. Antley–Bixler 综合征，APS. 腺苷酰硫酸
*. 括号内的类固醇为不良底物

线粒体外膜（OMM）[20, 21]，其促进类固醇激素合成的能力与其在 OMM 上的停留时间成正比[21]。当在体外表达到细胞质内或加入到线粒体上，37kDa 的 StAR "前体" 和 30kDa 的 StAR "成熟体" 活性相同，但 StAR 在线粒体膜内间隙或基质中无活性[21]。因此，决定 StAR 是否具有活性的是其细胞内定位，而不是其是否裂解[21]。StAR 有一个可以和类固醇结合的袋状结构，可以容纳单个胆固醇分子[22]。StAR 与 OMM 的相互作用涉及构象变化[23, 24]，这是 StAR 接受和释放胆固醇分子所必需的。尽管 StAR 在体外可以在合成膜之间转运胆固醇[25]，提示其作用不需要其他蛋白质分子，但这种活性也可以在导致类脂性先天性肾上腺皮质增生症的失活突变 R182L 中看到[26]。因此，StAR 促进类固醇激素合成的作用不同于其胆固醇转运活性。StAR 似乎与 OMM 蛋白复合体相互作用，包括外周苯二氮䓬受体（PBR，也称为蛋白质转位体，TSPO）、电压依赖性阴离子通道 1（VDAC1）[27]、酰基辅酶 A 结合结构域蛋白 ACBD–1 和 ACBD–3，以及可能的其他蛋白[19]。每个 StAR 分子似乎都可以循环再利用，在裂解 / 失活反应前转运数百个胆固醇分子[28]。尽管急性类固醇激素合成反应需要 StAR，但在缺乏 StAR 的情况下，类固醇合成仍可继续进行，效率约为 StAR 存在时的 14%[29]，这是由于缺乏 StAR 的组织（如胎盘和大脑）具有类固醇激素合成能力。TSPO 配体刺激大鼠睾酮产生[30]，而靶向敲除 Leydig 细胞 tspo 基因的小鼠刺激后睾酮产生正常且有生殖能力[31]。这些矛盾的发现提示在特定细胞中，不止一种蛋白质复合体或胆固醇转运机制参与类固醇激素生成。

（四）类固醇激素合成系统的慢性维持

类固醇激素合成的急性调节取决于胆固醇结合 $P_{450}scc$ 酶，而 $P_{450}scc$ 是类固醇激素合成的限速酶步骤。因此，类固醇激素合成的慢性调节由两方面决定：定量（合成多少）由 *CYP11A1* 基因表达决定[32]，而定性（合成哪种类固醇激素）由下游酶的表达决定。ACTH 和 LH 与各自受体结合所引起的 cAMP 阵发性脉冲，对类固醇激素合成酶的持续表达和类固醇激素的产生是必要的，但并不足够。ACTH 受体（黑素皮质素受体 2，MC2R）[33] 或 LH 受体[34] 失活突变的患者，其受累腺体分泌极少的类固醇。相反，受体与 cAMP 产生相结合的 $G_s\alpha$ 蛋白激活突变和 LH 受体激活突变会导致类固醇激素过度分泌[35]。事实上，在大多数人体类固醇激素合成 P_{450} 酶的基因中已经发现了 cAMP 应答元件，但仅该机制并不能解释在肾上腺皮质各区带、男女性腺、胎盘和大脑中所观察到的类固醇激素产生的多样性。

其他转录因子（如 AP-2、SP-1、SP-3、NF1C、NR4A1、NR4A2、GATA4 和 GATA6）辅助确定基础状态下和 cAMP 刺激情况下每个基因的转录，这也由每个基因特有的调节元件以组织特异性的方式进行调节。这些因子中，一种孤儿核受体类固醇生成因子 -1（SF-1，NR5A1）协调类固醇激素合成酶在肾上腺和性腺细胞中的表达[36]。相反，脑[37] 和胎盘[38, 39] 中的类固醇激素合成与 SF-1 无关。靶向敲除小鼠 SF-1 不仅破坏类固醇激素合成，而且阻断纯合子动物的肾上腺、性腺和下丘脑腹内侧核发育[40]。此外，SF-1 并非孤立作用，其作用受其他转录因子（如 WT-1 和 DAX-1）[41] 或磷酸化调节[42]。因此，类固醇激素合成器官的发育与其产生类固醇激素的能力密切相关，作用于类固醇激素合成酶基因的多种因子导致类固醇激素合成组织的共同特征及多样性。

大多数类固醇激素合成酶来自一个单一的 mRNA 种类。这种模式最突出的例外是芳香化酶，它的基因有 4 个不同的启动子，对同一芳香化酶蛋白在多种不同组织中的表达进行完全不同的调节[43]。尽管已有文献报道包括 17β-HSD1、2、3 型在内的几个基因的不同转录产物，但来自"外显子跳读"的编码蛋白质在翻译后失活[44]。

二、人体类固醇激素合成细胞色素 P_{450} 酶

（一）胆固醇侧链裂合酶

胆固醇侧链裂解酶（Pscc）由 *CYP11A1* 基因编码，在胆固醇转化为孕烯醇酮的过程中消耗 3 等份 NADPH 和分子氧。虽然这个酶因胆固醇侧链裂解而命名，但该过程实际上由 3 个独立的步骤组成：①胆固醇的 22- 羟基化；② 22（R）- 羟基胆固醇的 20- 羟基化；③ 20（R），22（R）- 双羟基胆固醇 C_{20}-C_{22} 键的氧化断裂，也就是侧链裂解过程。该酶会利用游离羟类固醇中间产物作为侧链裂解反应的底物，由于羟类固醇比胆固醇更易溶解，而且其结合 $P_{450}scc$ 不依赖于 StAR，因此可作为一种实验工具[15]。然而，在体内，这些游离中间产物的 k_{cat}/K_m 比值远高于胆固醇[45]，而且孕烯醇酮的高 K_D（约 3000nmol）会让产物解离，因此极少累积。这个复杂的过程是类固醇激素生成的限速步骤，每个 $P_{450}scc$ 分子每分钟仅能转化约 20 个胆固醇分子[45]。$P_{450}scc$- 铁氧化还原蛋白复合体的 X 线晶体结构显示胆固醇底物与类固醇核结合，与血红素环成 45°，侧链延伸穿过血红素[46]，与已知的反应顺序一致。$P_{450}scc$ 还裂解其他羟类固醇（如 7- 脱氢胆固醇），以及 20- 羟基维生素 D 和 22- 羟基维生素 D 的侧链[47]。

单个人 $P_{450}scc$ 基因[48] 编码一个 2kb 的 mRNA[49]。一种含 39 个氨基酸的线粒体先导肽，将 $P_{450}scc$ 靶向引导到线粒体，然后通过酶解作用去除得到一个含 482 个氨基酸的蛋白质。改造后缺乏线粒体先导的 $P_{450}scc$ 不具有活性[50]，这表明线粒体环境是 $P_{450}scc$ 活性所必需的。在肾上腺束状带 / 网状带[51]、睾丸[52] 和卵巢中，cAMP 诱导 $P_{450}scc$ 表达；在球状带中则由细胞内钙 / 蛋白激酶 C 诱导[53, 54]。相反，$P_{450}scc$ 表达是胎盘的重要组成部分[55]，至少部分由 LBP 转录因子家族导致[39, 56]。在大鼠和人类大脑中已经证实侧链裂解活性和孕烯醇酮生物合成[57]；$P_{450}scc$ 在啮齿类动物大脑中表达丰富，特别是在胎儿期。有文献报道在 $P_{450}scc$ 基因敲除的兔[58] 和小鼠[59] 中，所有类固醇激素不能合成，从而证明 $P_{450}scc$ 是唯一能将胆固醇转化为孕烯醇酮的酶。

虽然 P_{450}scc 的纯合子突变使胎盘不能合成孕酮而可能造成胚胎死亡，但文献报道 P_{450}scc 突变的患者通常可保留部分酶活性[60]。

（二）17α- 羟化酶/17, 20- 裂合酶（P_{450}c17）

P_{450}c17 催化 17α- 羟化酶和 17, 20- 裂合酶两种反应，但多年来这一事实由于 17, 20- 裂合酶活性的复杂调节而令人费解。临床观察显示，肾上腺 17α- 羟化酶活性（通过血清皮质醇浓度反映）在一生中相当稳定，而肾上腺 17, 20- 裂合酶活性（通过血清 DHEA 和 DHEAS 浓度反映）在儿童早期较低，但在 8—10 岁肾上腺功能初现时突然升高[61, 62]。肾上腺分泌 17α- 羟化酶产物（皮质醇）和 17, 20- 裂合酶产物（DHEA）之间的这种分离现象，提示由不同的酶完成这两种转化，而确诊的单纯 17, 20- 裂合酶缺乏症患者证实了这一假说。因此，一篇新生猪睾丸 17α- 羟化酶和 17, 20- 裂合酶活性共纯化的报道最初受到极大质疑[63]。这种"一种酶还是两种酶"的争论一直持续到牛 P_{450}c17 cDNA 被克隆，证明其在非合成类固醇激素的 COS-1 细胞中表达时具有 17α- 羟化酶和 17, 20- 裂合酶双重活性[64]。人类基因组中有一个编码 P450c17 的 *CYP17A1* 基因[65]，在肾上腺和性腺中表达[66]，并非是之前所认为的两种组织特异性同工酶。单一 2.1 kb mRNA 在这些组织中产生 57kDa 的蛋白质，该基因突变会产生一系列 17- 羟类固醇和 C_{19} 类固醇激素缺乏。

人 P_{450}c17 对孕烯醇酮和孕酮的 17- 羟基化效率相近[67, 68]，但所有其他反应显示 Δ^4 和 Δ^5 底物之间有显著差异。17, 20- 裂合酶催化 17α- 羟孕烯醇酮到 DHEA 反应的活性是其催化 17α- 羟孕酮到雄烯二酮反应的 50 倍左右[67, 68]。尽管添加摩尔数量级过量的细胞色素 b_5 可以使裂合酶反应的速率增加 10 倍以上[67-69]，但 Δ^5 的优先性仍然存在，裂合酶的速率从未完全达到羟化酶反应的速率。此外，人类 P_{450}c17 16α- 羟基化孕酮而不是孕烯醇酮[68]，而且在细胞色素 b_5 存在的情况下，约 10% 的孕烯醇酮代谢为一种 Δ^{16} 二烯产物[67]，在猪体内也可以通过这一通路产生该物质，作为猪信息素。虽然研究人 P_{450}c17 化学的实验通常需要非生理性的操作，但在大肠杆菌[67, 69]中表达的改良后增溶的 P_{450}c17，

以及在酵母微粒体[68]、完整 COS-1 细胞[70]或人体组织和细胞[68, 71]表达的天然 P_{450}c17，均观察到在底物优先性和动力学常数方面高度一致，因此可以证明这些结论。

鉴于经典通路中 P_{450}c17 能催化多种反应，因此合成类固醇激素，如地塞米松[72]和孕酮对映体[73]，以及平面药物如曲格列酮[74]，也能结合并抑制 P_{450}c17。另外，5α- 还原后的 C_{21} 类固醇双氢孕酮（5α- 孕烷 -3, 20- 二酮）和四氢孕酮（5α- 孕烷 -3α- 醇 -20- 酮）是 P_{450}c17 的 17α- 羟化酶活性的优良底物[75]（图 97-4A）。而且，17α- 羟四氢孕酮（5α- 孕烷 -3α, 17α- 二醇 -20- 酮）是目前为止人 P_{450}c17 的 17, 20- 裂合酶活性最有效的底物，与 17α- 羟孕烯醇酮代谢为 DHEA 不同[67-69]。17α- 羟四氢孕酮裂解为雄酮极少依赖细胞色素 b_5[75]。最初是在塔马袋鼠袋中幼崽的睾丸中发现[76]5α- 孕烷 -3α, 17α- 二醇 -20- 酮在 P_{450}c17 的 17, 20- 裂合酶作用下转化为雄酮，由此提出合成 DHT 的一种替代性或"后门"通路（稍后讨论）。通过这条通路，DHT 的产生不需要 DHEA、雄烯二酮和睾酮作为中间产物[77]（图 97-4B）。因此，类固醇激素合成细胞中存在 5α- 还原酶并不妨碍 C_{19} 类固醇激素产生，反而会通过引导反应向 DHT 的 5α- 还原前体方向进行而增加 DHT 产生。

虽然人 P_{450}c17 催化 17α- 羟孕酮发生 17, 20- 裂解反应的活性很差，但一个后门途径仍能够在 3β-HSD 具有充分活性的情况下，以 5α- 孕烷 -3α, 17α- 二醇 -20- 酮作为 17, 20- 裂解反应的底物，合成 C_{19} 类固醇。存在 5α- 还原酶活性是后门通路的关键条件。在人的类固醇生成组织中，研究最为充分的 5α- 还原反应是通过 1 型酶在人类黄体中合成 5α- 二氢孕酮[78]。人类的酶催化完成这一替代途径的所有其他反应以生成 DHT。至少在某些病理状态下，胎儿的肾上腺合成经 5α- 还原雄激素[79]。因此，在 17α- 羟孕酮积累的病理状态下，该后门途径是 DHT 产生的一个主要途径[80]，包括 21- 羟化酶缺陷和 P_{450} 氧化还原酶缺陷等情况。后门途径产生雄激素可能与 21- 羟化酶和 11- 羟化酶缺陷的女性新生儿严重男性化有关。而 3β-HSD2 缺陷的患儿，其肾上腺不能合成 17α- 羟孕酮，男性化程度最低[81]。同样，该后门途径特异酶的遗传缺陷，表

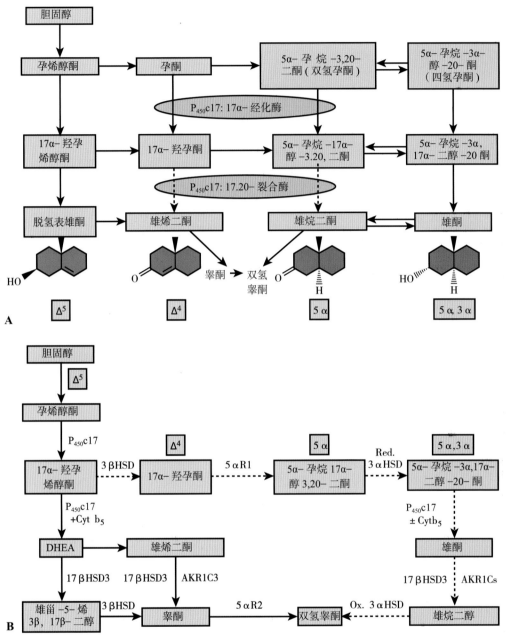

▲ 图 97-4　人 P450c17 催化的反应和合成 C₁₉ 类固醇的通路

A. 活性内源性类固醇激素及其前体的四个主要 A/B 环结构：Δ^5、Δ^4、5α 和 5α，3α（底部的方框和结构）。孕酮和 17α- 羟孕酮可被 5α- 还原，一旦 A 环饱和，这些 5α- 还原类固醇激素会成为 AKR1C 家族中还原性 3α-HSDs 的底物。人 $P_{450}c17$ 可以 17α- 羟基化所有四种 C₁₉ 类固醇，但 17, 20- 裂合酶仅作用于 17α- 羟孕烯醇酮和 5α- 孕烷 -3α，17α- 二醇 -20- 酮（分别为 Δ^5- 和 5α, 3α- 通路）。B. 合成 DHT 的两条通路利用了人 $P_{450}c17$ 不同的 17, 20- 裂合酶活性。在常规或 Δ^5- 通路（实线箭）中，$P_{450}c17$ 的 17, 20- 裂合酶活性需要细胞色素 b₅ 才能有效地将 17α- 羟孕酮转化为 DHEA，而睾酮在靶组织中则被 5α- 还原酶 2（5αR2）还原为双氢睾酮（DHT）。在 "后门" 通路或者 5α, 3α- 通路（虚线箭）中，类固醇激素合成组织发生 17, 20- 裂合酶反应之前，5αR1 进行 5α 还原和 C₂₁ 类固醇 3α 还原。在这条最具特征的通路中，5α- 孕烷 -3α，17α- 二醇 -20- 酮不需要细胞色素 b5 即可裂解为雄酮，然后还原为 5α- 雄烷 -3α，17β- 二醇。5α- 雄烷 -3α，17β- 二醇转运出睾丸，经氧化性 3α-HSDs（Ox. 3α-HSD，可能是 17β-HSD6）代谢为 DHT。值得注意的是，睾酮不是合成 DHT 后门通路中的中间产物，5α- 还原酶的不同异构体似乎参与了两条通路，后门通路需要还原性和氧化性 3α-HSD

现为胎儿睾丸同时利用这一途径和传统途径来产生正常男性生殖器官发育所需的 DHT[82]。

目前认为，$P_{450}c17$ 介导的羟基化反应是通过通常的铁氧复合物族和针对典型 P_{450} 羟基化反应提出的"氧反弹"机制进行的[83]。然而，尽管进行了大量的研究，目前仍不清楚涉及碳－碳键断裂的 17, 20- 裂合酶反应的机制。同一些其他的 P_{450} 介导的去酰化反应一样，仅以过氧化氢无法支持该催化反应，这一情况和计算机模拟研究表明，相同的血红素－氧复合物可能同时参与了羟化反应和 17, 20 裂解反应[84]，但没有确定性的证据排除目前这一机制。

人类酶对 17, 20- 裂解反应的 Δ^5 底物偏好的一个结果是，大多数人类的 C_{19} 和 C_{18} 皮质醇都以 DHEA 作为中间体衍生而来[71]。这种"Δ^5 偏好"使人类能够发生肾上腺功能初现现象，这种现象只发生在大型灵长类动物身上[85, 86]。但在一些猴类（如恒河猴）中，由于其终生合成大量的 DHEA，Δ^5- 裂合酶活性不足以发生肾上腺功能初现。而大多数哺乳动物（如牛、狗、猫）几乎不产生 DHEA[85]。$P_{450}c17$ 的生物化学特性及其对 17α- 羟化酶和 17, 20- 裂合酶活性的不同调节作用，为肾上腺功能初现这一神秘过程的发生提供了线索。$P_{450}c17$ 是一种磷酸化蛋白，磷酸化可选择性地增强 17, 20- 裂合酶的活性[87, 88]。$P_{450}c17$ 磷酸化和去磷酸化的动态平衡调节可能在肾上腺功能初现现象和多囊卵巢综合征等病理性高雄激素状态中起重要作用[89]。相关的激酶可能是丝裂原相关激酶 p38α（MAPK14），它可以磷酸化 $P_{450}c17$，且可以在体外和永生化细胞系统中赋予重组 $P_{450}c17$ 以 17, 20- 裂合酶活性，但尚未在患者中展开研究[90]。这种激酶的活性被蛋白磷酸酶 2A 拮抗平衡，后者又通过磷酸蛋白 SET 被 cAMP 调节[91, 92]。细胞色素 b_5 也可增加 17, 20- 裂合酶活性[68, 88]，猴[93] 和人[94] 的网状带 b_5 的高表达，提示发育调节的 b_5 表达可能是一个关键事件。肾上腺中细胞色素 b_5 的转录调节与 $P_{450}c17$ 相似[95]，其区域特异性表达的机制尚未阐明。最后，通过降低网状带中 3β-HSD 的活性（大部分 DHEA 来源于此），限制 Δ^5 途径的类固醇的流量，可加强增加的 17, 20- 裂合酶活性作用[94, 96]。

关于 17α- 羟化酶缺乏症的最初报道是一例 17α- 羟化酶和 17, 20- 裂合酶产物均缺失的病例[97]。

人类 $P_{450}c17$ 基因克隆后[65]，研究发现 17α- 羟化酶缺乏症患者存在 CYP17A1 基因突变，现已识别了约 100 个 CYP17A1 基因的突变[98]。在巴西，W406R 和 R362C 突变是 17α- 羟化酶缺乏症的高发原因[99]；而在中国和东南亚，D487、S488、F489[100-103] 的三重缺失和 Y329fs[104] 是 17α- 羟化酶缺乏症的主要原因。

表现为孤立的 17, 20- 裂合酶缺乏症难以鉴别其致病的 CYP17A1 突变[105]，但在过去 10 年中确定了 5 例由 Arg347 和 Arg358 突变引起的孤立的 17, 20- 裂合酶缺乏症[106, 107]。计算机模拟研究表明，R347H 和 R358Q 中和了氧化还原对结合位点的正电荷[84, 106]。生化证实 R347H 和 R358Q 突变影响 $P_{450}c17$ 与其电子供体 POR 及细胞色素 b_5 的相互作用[108]。因此，这些孤立的 17, 20- 裂合酶缺乏症不是由于突变酶不能结合中间产物 17α- 羟基孕烯醇酮，而是由于与氧化还原对相互作用中的细微干扰引起的[106, 108]。相比之下，E305G 突变通过选择性地干扰 17α- 羟孕酮的结合和 DHEA 的合成而导致 17, 20- 裂合酶缺乏症，17α- 羟孕酮向雄烯二酮的转化则增强了[109]。这一不常见的孤立的 17, 20- 裂合酶缺乏症变异，从基因层面提示，17α- 羟孕酮经次要的 Δ^4 途径转化为雄烯二酮所产生的雄激素不足以形成正常的男性外生殖器。最近发现，最早报道的孤立的 17, 20- 裂合酶缺乏症患者之一存在 P_{450} 氧化还原酶纯合突变（G539 R），再次强调了有效的电子转移在 17, 20- 裂解反应中的关键作用[110]。细胞色素 b_5[111, 112] 和 AKR1C2[113] 的特异性突变也可能导致表现为孤立的 17, 20- 裂合酶缺乏症。

$P_{450}c17$ 抑制药酮康唑和阿比特龙可通过抑制睾酮合成，治疗去势抵抗的前列腺癌（CRPC），效果优于其他药物或手术去势治疗[114]。将人类 $P_{450}c17$ 结合阿比特龙或加来特龙（galeterone, TOK-001）修饰，进行 X 线晶体结构研究显示，氮唑类化合物与血红素－铁结合，类固醇的 α 面面向血红素，A 环垂向 I- 螺旋[115]。这些结构解释了 $P_{450}C17$ 的 17α- 羟基化反应，并且能说明 17, 20- 裂合酶反应也涉及 α 面氧化。

（三）21- 羟化酶（$P_{450}c21$）

微粒体 $P_{450}c21$ 在肾上腺对 Δ^4 类固醇 17α- 羟

孕酮和孕酮进行 21- 羟基化修饰，是盐皮质激素和糖皮质激素生物合成的重要步骤（图 97-2）。人类 $P_{450}c21$ 蛋白只在肾上腺中发现；在其他器官如肝脏和主动脉[116]中的肾上腺外 21- 羟化酶活性不是由 $P_{450}c21$ 催化[118]，而似乎是由 CYP2C9、CYP3A4 催化，可能还有 CYP2C19 和其他酶参与[119, 120]。

含有 CYP21 基因的基因座是人类基因组中最复杂的基因座之一，它解释了为什么 21- 羟化酶缺乏症（活产患病率约为 1/14 000）是最常见的常染色体隐性遗传病之一。CYP21A2 基因和 CYP21A1P 假基因位于染色体位点 6p21.1，在人类白细胞抗原（HLA）基因座中间。由于 HLA 位点是高度重组基因，CYP21A1P 和 CYP21A2 位点之间常有交换。因此，约 95% 的 21- 羟化酶突变源自基因微转换或宏观转换事件，此时部分或全部 CYP21A1P 假基因替换 CYP21A2 基因的相应区域，从而降低其编码的 $P_{450}c21$ 的表达和（或）降低其活性[121]。其余导致 21- 羟化酶缺陷的突变大多是 CYP21A2 基因缺失，

也由重组事件引起；只有约 1% 的 CYP21A2 突变不是通过重组发生的。此外，至少有其他 8 个基因也位于该位点（图 97-5），包括肝脏特异的 C4A、C4B 基因和广泛表达的肌腱蛋白 X 或称 TNXB 基因[122]，该基因的破坏是埃勒斯 - 当洛斯综合征（Ehlers-Danlos Syndrome，EDS）的一个病因[123]。偶有同时患有 21- 羟化酶缺乏症和 EDS 的患者，存在邻接基因综合征，有肌腱蛋白 X 缺乏症[124]。TNXB 的杂合子导致轻度 EDS，其特征是关节过度活动[125]，高达 7% 的经典 CAH 患者也患有这种轻度 EDS[126]。

基因型能很好地预测 21- 羟化酶缺乏症中非常严重和非常轻微的表型。相比之下，$P_{450}c21$ 变异（如常见的 P30L 和 V281L 突变，以及较少见的 R339H 和 P453S 突变）的患者[121, 127]具有 20%～50% 野生型活性，可以有多种不同表型，提示尚有其他因素影响 21- 羟化酶缺乏症患者的临床表现。

目前对 $P_{450}c21$ 的酶学的认识远小于 $P_{450}c17$，但现有证据表明，与 $P_{450}c17$ 不同，$P_{450}c21$ 对 POR

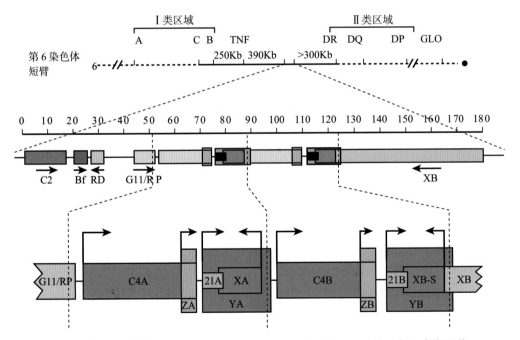

▲ 图 97-5 包含 P450c21 基因的人类白细胞抗原（HLA）基因座的遗传图谱

顶行显示 6 号染色体的 p21.1 区域，端粒在左侧，着丝粒在右侧。大多数 HLA 基因存在于Ⅰ类和Ⅱ类区域；含有 CYP21 基因的Ⅲ类区域位于两者之间。第二行显示其下图的比例（单位：kb），下图所示基因从左到右依次为补体因子 C2、备解素因子 Bf 以及功能未知的 RD 和 G11/RP 基因；箭头表示转录方向。最后一行显示了放大后的 21- 羟化酶位点，包括补体的第 4 个成分的 C4A 和 C4B 基因、CYP21A 假基因（CYP21A1P，21A）和编码 $P_{450}c21$ 的有活性的 CYP21B 基因（CYP21A2，21B）。XA、YA 和 YB 是缺少开放读码框的肾上腺特异转录片段。XB 基因编码细胞外基质蛋白肌腱蛋白 X；XB-S 编码一种肾上腺特异的截短的肌腱蛋白 X，其功能未知。ZA 和 ZB 是 C4 基因内产生的肾上腺特异的转录片段，具有开放读码框，但尚不明确它们是否被翻译成蛋白质；这些转录片段的启动子元件是 CYP21A 和 CYP21B 启动子的重要组成部分。箭头表示转录方向。垂直虚线标明了导致 A 和 B 区域出现的基因重复事件的边界

或细胞色素 b_5 的丰度不甚敏感。x 线晶体研究显示，牛 $P_{450}c21$ 的结构包含两个结合类固醇分子，其中一个的类固醇核垂直于血红素环，将 C-21 氢原子直接定位在血红素铁上进行羟基化[128]。第二个类固醇分子靠近酶的外围，可能不在进行羟基化，但可能与酶的结构或变构有关。人类 $P_{450}c21$ 活性位点的 V359 突变为较小的丙氨酸和甘氨酸残基，可以增加孕酮的活动性，使酶具有 16α- 羟化酶活性[129]。

（四）11β- 羟化酶（ $P_{450}c11β$ ）和醛固酮合成酶（ $P_{450}c11AS$ ）

11β- 羟化酶、18- 羟化酶（也称为皮质酮甲基氧化酶 Ⅰ 或 CMO Ⅰ ）和 18- 氧化酶（CMO Ⅱ ）缺乏症有不同的经典描述，提示 3 种不同的酶分别催化 3 种转化过程[130, 131]。与 $P_{450}c17$ 的情况类似，在牛肾上腺中发现了一种具有所有 3 种活性的酶[132]和相应的基因[133]。而人类有两个基因 CYP11B1 和 CYP11B2[134]，分别编码线粒体酶 11β- 羟化酶（ $P_{450}c11β$ ）和醛固酮合成酶（ $P_{450}c11AS$ ）；大鼠有 3 个功能性 cyp11b 基因，与小鼠不同[135]。虽然 $P_{450}c11β$ 和 $P_{450}c11AS$ 都具有 11β- 羟化酶活性，但 $P_{450}c11AS$ 也在 C_{18} 处催化醛固酮生物合成所需的两种氧合反应[136, 137]。CYP11B1 突变导致 11β- 羟化酶缺乏[138]，而 CYP11B2 缺陷则导致了 CMO Ⅰ 或 CMO Ⅱ 的缺乏[139]。因此，严重的缺陷可以导致所有的 $P_{450}c11AS$ 活性丧失，导致 CMO Ⅰ 缺陷的临床表型[136]，而 $P_{450}c11β$ 仍在束状带发挥 11β- 羟化酶活性。R181W 合并 V386A 突变偶可在患者中发现，这组突变主要影响 18- 氧化酶活性，导致 CMO Ⅱ 缺乏症[140]。

CYP11B1 和 CYP11B2 基因的编码区具有 93% 的氨基酸同一性，所有线粒体 P_{450} 基因也都有相同的外显子基因结构[141]。这些串联的基因序列相似，均位于染色体 8q24.3 的 40kb 范围内，但 $P_{450}c11AS$ 的表达仅限于肾上腺球状带，而 $P_{450}c11β$ 则存在于束状带和网状带。$P_{450}c11β$ 主要是由响应 ACTH 的 cAMP 调节的，而 $P_{450}c11AS$ 的表达则是通过钾和血管紧张素 Ⅱ 激活蛋白激酶 C 途径来实现的[142]。因此，在正常情况下，18- 羟化酶和 18- 氧化酶活性限制于球状带，而此处 17- 羟化酶活性较低，限制了可进行 18- 氧化的类固醇。

8 号染色体上的两个高度同源的毗邻基因 CYP11B1 和 CYP11B2，虽然结构与 CYP21A1P 和 CYP21A2 相似，但 CYP11B 位点的基因转换很少发生[143]。而当 CYP11B1 和 CYP11B2 基因发生不平等交换时，可导致糖皮质激素可治疗性醛固酮增多症（GRA）这一临床疾病。此时形成的融合基因中 ACTH 调节的 CYP11B1 启动子启动了有醛固酮合成酶活性的嵌合蛋白的表达[144, 145]，18- 羟化酶和 18- 氧化酶活性在束状带中异位表达，导致非肾素依赖性的醛固酮增多和皮质醇的 18- 氧化产物水平的升高。地塞米松等糖皮质激素可以通过抑制 ACTH 的产生，进而抑制该基因的表达，被用于该病的诊断和治疗[146]。高血压患者中 GRA 的患病率为 0%～2%[147]。

GRA 的遗传学研究确定了 $P_{450}c11AS$ 中形成 18- 氧化酶活性的残基：288、296、301、302、325 和 320 残基，其中 320 残基可能是最重要的[148, 149]。因此，密码子 320 与 3' 的交叉不能激活醛固酮合成酶活性。这些关键残基位于或靠近 I- 螺旋，这一区域包含具有催化氧化作用的重要苏氨酸残基，几乎所有 P_{450} 酶均是如此；因此，这些突变可能改变了活性位点的空间结构。X 线晶体结构研究显示，结合 11- 脱氧皮质酮的人类 $P_{450}c11AS$ 中类固醇核的 β 面面对血红素铁，与 $P_{450}c17$ 相反，使 C-11β 氧化形成皮质酮，随后在 C_{18} 氧化形成 18- 羟皮质酮和醛固酮[150]。对于这种酶来说，18- 羟皮质酮是一种不良的底物，生成的醛固酮少于皮质酮，这表明该酶有一种进行性机制，最适宜利用已经定位在活性位点的新生 18- 羟基皮质酮合成醛固酮[150]。

（五）芳香化酶（ $P_{450}aro$ ）

C_{19} 类固醇的氧化去甲基化，主要是雄烯二酮和睾酮消耗 3 个当量的氧分子和 NADPH，产生甲酸和具有芳香 A 环的 C_{18} 类固醇，因此，该酶常称为芳香化酶。如同 $P_{450}scc$，后续的每一次氧化都以更高的效率进行，以完成这一转化过程[151]。该过程对所有动物的雌激素生物合成都至关重要。芳香化反应的机制必须考虑到氧分子产生的最终氧原子整合进甲酸副产物的过程。现有证据倾向于支持 19- 氧 - 雄烯二酮在 C_2 发生羟基化，继而中间产物的双烯酮在酶辅助下的重排和互变异构形成酚类 A 环[152]。对结合雄烯二酮的人类芳香化酶的 X 线结构研究，显示类固醇的位置使 β 面、C_{19} 甲基团和 A 环靠近血红素铁，支持这一模型[153]。由于所有的雌激素合成都需要芳香化酶活性，芳香化酶的强抑制剂如法倔唑（fadrozole）、来曲唑、阿那曲唑和依西美坦是目前绝经后女性治疗转移性雌激素受体阳性乳腺癌的一线药物。

P_{450}aro 表达于类固醇生成组织（卵巢颗粒细胞、胎盘）、脑和非类固醇生成组织，特别是脂肪和骨[151]。编码 P_{450}aro 的 CYP19A1 基因超过 75kb[154]，包含 5 个拥有独立启动子的不同转录起始位点[155]，使不同组织中可以组织特异性地调节其表达。P_{450}aro 是一种糖蛋白，但糖基化本身似乎并不影响其活性。

对芳香化酶缺乏症患者的研究证实，有生物学重要性的雌激素合成完全来源于这种酶[156, 157]，尽管膳食中的植物雌激素可以在芳香化酶基因缺失的小鼠中提供某些雌激素作用[158]。尽管极少报道芳香化酶缺乏症的病例，但他们作为"自然敲除"病例，为胎盘的类固醇合成原理提供了大量信息。在芳香酶缺乏的纯合子胎儿中，主要表现是由胎盘中缺乏该酶造成的[156]，因为在胎儿时期卵巢的类固醇合成是静止的[159]。胎儿肾上腺产生大量的 C_{19} 类固醇，主要是 DHEAS，其中大部分通过 CYP3A7 在胎儿肝脏中被 16α- 羟基化，然后在胎盘通过类固醇硫酸酯酶、3β–HSD1、芳香化酶和 17β–HSD1 代谢，产生雌三醇，一种妊娠的特征性雌激素。虽然胎盘单位产生大量的雌三醇和雌二醇，但雌激素对于胎儿发育、维持妊娠或启动分娩并不是必需的。所有这些过程，在缺乏 StAR、P_{450}c17 或芳香化酶的胎儿中，甚至在由于 SF-1 或 DAX-1 突变而完全缺失肾上腺的胎儿中都可以正常进行[160]。然而，在缺乏胎盘芳香化酶活性的情况下，胎儿肾上腺产生的雄激素性 C_{19} 类固醇进入母体循环，导致母体显著男性化[156]。

此外，未得到充分治疗的 21- 羟化酶缺乏症孕妇，其睾酮可超过 300ng/dl，相当于男性的青春期中期水平，但胎儿并未被男性化[161]，因为孕妇的睾酮被胎盘芳香化酶有效地代谢为雌二醇。因此，胎盘芳香化酶是保护胎儿和母亲免受不需要的雄激素显露的关键酶。出生后，芳香酶缺乏症的个体正常生长，并在青春期完成后继续线性生长，其中男性可产生正常量的睾酮。但当用雌激素治疗后，芳香酶缺乏症患者的骨骺将融合，停止线性生长[162]。这些观察结果有力地证明儿童的骨成熟和骨骺融合受雌激素而非雄激素的调节，即使男性也是如此。这带来了芳香酶抑制药在多种骨成熟加速疾病中的实验性应用。

三、氧化还原伴侣蛋白

将还原当量从 NADPH 转移到 P_{450} 酶的血红素中心的蛋白质，统称为氧化还原伴侣[5]。然而，许多研究表明，这些蛋白质除电子传递外，还可以通过其他方式促进催化作用。因此，P_{450} 与其氧化还原伴侣的相互作用的确切性质非常重要。这 4 种蛋白质的 X 线晶体结构极大地促进了我们对这些相互作用的理解。

（一）铁氧化还原蛋白

铁氧还原蛋白（FDX1）由染色体 11q22 上一个超过 30kb 的基因编码。FDX1 是一种小的（14kDa）、可溶性 Fe_2S_2 电子穿梭蛋白，它游离存在于线粒体基质中或松散结合在线粒体内膜上[163]。FDX1 在许多组织中表达，其在类固醇合成组织中的表达是由 cAMP 诱导的，与 P_{450}scc 平行[164]。

牛的 FDX1 包含两个域[165]，一个核心区域和一个相互作用域。核心区域包含 1～55 和 91 至末端的氨基酸残基（牛蛋白编号），其中 4 个半胱氨酸的硫原子将 Fe_2S_2 簇束缚于蛋白质上。残基 56～90 形成相互作用域，它是一个发夹结构，其外围的一个螺旋中含有对 FDX1 与 P_{450}scc 相互作用至关重要的酸性残基[166]（特别是天冬氨酸 72、76 和 79，以及谷氨酸 73）。Fe_2S_2 簇位于两个结构域的交界处的一个突起。FDX1 的带电残基聚集在相互作用域中，使该分子在 Fe_2S_2 簇上方有一个高度带负电荷的表面（图 97–3A）。对 FDX1 分子的这些描述与早期的研究相一致。早期的研究表明 FDX1 上重叠的负电荷使其与 P_{450}scc 和 FDXR 上的正电荷相互作用，后者将氧化的 FDX1 还原[167]。因为更多证据支持 FDX1 的同一表面在 FDXR 和 P_{450} 之间穿梭以传输电子的模型[167, 168]，一个 FDX1（译者注：此处疑为原文错误，按上下文逻辑似应为"FDXR"）

与 FDX1 相互作用的模型应能提示线粒体 P450 与 FDX1 的相互作用。

（二）铁氧化还原蛋白还原酶

与 FDX1 一样，铁氧还原蛋白还原酶（FDXR）在人体组织中广泛表达，但在类固醇生成组织中的表达比其他组织高出两个数量级[169]。11kb 的 FDXR 基因[170] 位于染色体 17q24-q25 上[171]，其初级转录 RNA 产物通过不同的剪接，可产生两种仅相差 18 bp 的 mRNA[172]，但只有较短的 mRNA 编码的蛋白质在类固醇合成中具有活性[173]。与大多数类固醇合成基因不同，FDXR 的启动子包含 6 个拷贝的 GGGCGGG 序列[170]，是通常在"持家"基因中发现的转录因子 SP-1 的典型结合位点。因此，cAMP 不调节 FDXR 基因的转录，与 Adx 和 P450scc 的情况不同[169]。这暗示 FDXR 在人类生理中除了类固醇合成外还发挥着其他作用。由于 FDXR 和 FDX1 在胆固醇转化为孕烯醇酮过程中的关键性作用，在人类中没有报道过它们的无效突变。而在果蝇中，FDXR 的同系物 dare 缺陷可导致蜕皮激素缺乏，进而导致发育停滞和成体神经系统退化[174]。

牛的 FDXR 也由两个域组成，每个域都包含一个被 α 螺旋包围的 β 折叠核心[175]。NADP（H）结合域是一个由残基 106～331（牛蛋白编号）组成的紧凑区域。其余氨基和羧基末端残基形成的更开放的 FAD 结构域，则通过罗斯曼折叠将 FAD 的二核苷酸部分与紧靠 NADP（H）域的有氧化还原活性的黄素异咯嗪环结合。通过类比谷胱甘肽还原酶和硫氧还蛋白还原酶等相关结构进行建模，NADPH 的烟酰胺被认为与黄素环相邻，以将其两个电子转移至 FAD。这样一来，分子内电子转移发生在由这两个域成角度并置形成的裂缝中。此裂缝内存在大量的碱性残基，包括精氨酸 240 和 244，这对于与 FDX1 的相互作用非常重要[167, 176]。两个结构的假想对接表明，FDX1 的负电荷表面精准地匹配 FDXR 的正电荷表面，甚至带有 NADP（H）结合[175]。碱性残基对于 P450scc 与 FDX1 的表面负电荷的相互作用也至关重要[168] 因此 FDXR-FDX1 对接可能与线粒体 P450-FDX1 相互作用有一些共同的关键特征。

（三）P450 氧化还原酶

黄素蛋白 P450 氧化还原酶（POR）在人体组织中广泛表达，并作为所有微粒体 P450 的唯一电子转移蛋白，包括异生代谢肝 P450、类固醇合成 P450 和其他组织中发现的 P450，如肾脏和脑[177]。晶体学研究表明，POR 包含两个叶，分别结合 FAD 和 FMN，还有一个将其栓系于内质网的柔性氨基末端[178-180]。FAD 位于富 β- 片层的 FAD 域中，NADPH 在 FAD 上方与辅因子结合域结合，一个 α- 螺旋连接域将 FAD 域和 FMN 域相连。FMN 结构域和连接结构域之间存在约 25 个残基的无序"铰链"，提示 FMN 和 FAD 结构域可能能够相对移动。在大鼠肝 POR 的 X 线结构中，FMN 和 FAD 位于由 FAD 和 FMN 域的蝴蝶形并置形成的裂缝的底部，类似 FDXR 的电子传递表面[175]。NMR 和小角度 X 线散射研究[181] 及离子迁移谱[182] 证实，一旦电子到达 FMN 结构域，POR 将通过其铰链"打开"，从而使 FMN 结构域可以通过静电相互作用与 P450 上的氧化还原伴侣结合位点对接（图 97-3）。电子供体的 FMN 结构域的表面以酸性残基为主，而 P450 酶的氧化还原伴侣结合位点包含许多碱性残基。FMN 域的负电荷引导与 P450 上的正电荷的相互作用。FMN 距血红素的距离不小于 18Å，与 FDXR-FDX1 复合体模型中 FAD 与 Fe_2S_2 簇的 16Å 距离相似，并且可推测与 P450-FDX1 复合体中血红素与 Fe_2S_2 簇的距离相似[175]。这些距离对于电子来说过远，无法直接"跳"到血红素上；显然，电子传递利用了多肽链作为通道[183]。氧化还原伴侣结合表面上的碱性残基对于与 POR 的相互作用和电子传递至关重要[5, 184]，而人类 P450c17 中的这些正电荷对于最大化 17，20- 裂合酶活性极其重要[84, 108]。因此，这些结构显示了参与人类类固醇合成的电子传递蛋白的几个关键原理：NADPH 和辅基位于发生电子传递的蛋白质结构域的界面；电子传递表面带负电，与 P450 上的正电荷配对。终端电子传递部分（FMN 域或 FDX1）必须是可移动的或可溶的，以使电子传递到 P450 上；电子从 FMN 或 Fe_2S_2 簇沿着相邻的多肽链流向血红素。

细胞色素 P450 氧化还原酶缺乏症：一类影响多种 P450 酶的疾病　从 1985 年的一例临床报

道开始[185]，一些患者的临床表现和激素检查提示他们 17α- 羟化酶和 21- 羟化酶均存在部分缺陷[186]。其中有一些患者的母亲妊娠期间出现了男性化，表明他们胎儿期存在胎盘芳香化酶缺乏症。还有许多患者有 Antley-Bixler 骨骼畸形综合征，其特征为颅缝早闭和桡尺骨骨性连接。大约一半的 Antley-Bixler 综合征患者的类固醇合成正常，生殖器正常，这些患者存在成纤维细胞生长因子 2 型受体基因（FGFR2）的显性功能获得性突变；而 Antley-Bixler 综合征合并存在生殖器异常和类固醇合成异常的患者，则没有 FGFR2 突变[187]。最初的报道描述了 3 例患有 Antley-Bixler 综合征、性别难辨和激素水平异常的患者，提示这些患者17α- 羟化酶和 21- 羟化酶存在部分缺陷；第 4 例患者表型正常但有类似的激素特征。所有患者均有 POR 基因的隐性功能丧失的氨基酸替代突变[188]。其中一位患者的母亲在妊娠期间出现男性化，提示胎盘芳香化酶部分缺陷。

重组突变体 POR 蛋白的体外生化分析表明，Antley-Bixler 综合征受试者的突变导致活性严重受损，但并非完全缺失，而在表型正常、仅表现为闭经的患者突变则较轻[188]。对 32 位患者进行的 POR 和 FGFR2 基因检测发现，隐性 POR 突变与显性 FGFR2 突变是完全分离的[189]。目前已经报道了约 100 例 POR 缺陷患者[190, 191]。发现无效 POR 等位基因的纯合子几乎是不可能的，因为小鼠 POR 的基因敲除会导致胚胎死亡[192, 193]。肝脏中代谢药物的所有 P_{450} 酶的活性都需要 POR，而肝脏特异性敲除 Por 基因的小鼠，其表型和生殖正常，但药物代谢严重受损[194, 195]。此外，患者中发现的 POR 突变，在体外实验中不同程度上干扰了绝大多数肝 P_{450} 酶的药物代谢[196-198]，并且至少有一份报道描述了 POR 缺陷患者的试验药物代谢受损[199]。因此，一些 POR 缺乏症的患者可能也有药物代谢功能受损。

人类 POR 基因位于 7 号染色体，由 16 个外显子组成[190, 200]。来自 4 个民族的 842 名正常人的该基因序列显示出高度的多态性[201]。所有等位基因中约 28% 存在编码序列 A503V 变异，可使 P450c17的 17α- 羟化酶和 17，20 裂合酶活性降低至正常的约 60%[189, 201]，同时减弱了部分而非全部通过

CYP3A4[196] 和 CYP2D6[198] 代谢的药物代谢能力，但对 P450c21[202]，或者肝 CYP1A2 或 CYP2C19[197]的活性没有可测出的影响。在 13% 的高加索人种等位基因中发现 POR 启动子多态性 –152C → A，这种多态性可使培养的肾上腺和肝细胞中 POR 基因的转录降低约一半[203]，但是其潜在的临床意义尚不清楚。

（四）细胞色素 b_5

细胞色素 b_5（CYB5A, b_5）是一种小型（12～17kDa）血红素蛋白，已发现有两种形式：全长蛋白在肝脏中与膜结合，而缺少 C 端锚点的可溶形式在红细胞中发现。全长 b_5 在肾上腺和性腺中都有表达，可以与 P450c17 相互作用。在肾上腺的表达很大程度上局限于网状带，可能与肾上腺功能初现过程相关[93, 94]。许多证据表明，b_5 可以增强某些 P450 酶的一些活性。这种作用的机制可能与 P450 循环中，第 2 个电子从 b_5 到 P450 的传递相关[204]。b_5 当然可以从黄素蛋白如 POR 中接收电子，但 b_5 和经过一个电子还原的 P450 的氧化还原电势不利于 b_5 到 P450 的电子传递。实际上，b_5 的某些作用，可以在使用 apo-b[205] 或 Mn^{2+}-b（不转移电子）的实验系统中观察到，包括刺激人类 P450c17 的 17, 20- 裂合酶活性[67, 68]。这些实验显示 b_5 并不仅仅是电子供体，而更像是与 POR 协同以某种方式辅助催化。在其他 P450 系统中，b_5 则可能会替代 POR 的作用。例如，肝特异性 POR 缺陷型小鼠保留了一些肝脏单加氧酶活性，而当它们与肝脏 b_5 缺失的小鼠杂交后，肝脏单加氧酶活性会丧失[206]。

牛的可溶形式 b_5 是被 X 线晶体学研究的首批蛋白质之一，而分子动力学和核磁共振（NMR）波谱等方法也取得了 holo- 和 apo-b_5 的大量结构数据[207, 208]。与 FDX1 类似，b_5 由两个域组成，一个血红素配体核心 1 域（残基 40～65，牛蛋白编号）和一个结构核心 2 域，C 末端膜锚定螺旋从该结构域延伸。与 FDX1 的 Fe_2S_2 簇相比，血红素延伸到 b_5 的更外围，并且整个表面由带负电荷的残基占据，而非仅有一簇靠近血红素的负电荷。此外，apo-b_5 的核心 1 结构域获得了相当大的构象灵活性，而核心 2 结构域仍和 holo-b_5 一样保持折叠[208]。最后，C 端跨膜螺旋（穿出核心 2 结构域外）

是刺激人类 P450c17 的 17，20- 裂合酶活性所必需的，但信号肽不是[209]。遗传学和生物化学研究已经表明，P450c17 的一些碱性残基，包括 R347、R358，也可能包括 R449 和 K89，对其与 b_5 的相互作用具有重要意义[84, 108, 209]，而 b_5 的 E48 和 E49，则是高 17，20- 裂合酶活性所必需的[210, 211]。然而，b_5 添加到 P450c17-POR 复合物后如何增加 17，20- 裂合酶活性的分子细节，目前尚不清楚。

四、类固醇生成所需的脱氢酶和还原酶

（一）3β- 羟类固醇脱氢酶 /$\Delta^5 \to \Delta^4$- 异构酶

Δ^5 类固醇转换为 Δ^4 同系物，是合成孕激素、盐皮质激素、糖皮质激素和性激素类固醇的必要步骤。这一过程包括两步化学转化，两者均由 3β- 羟类固醇脱氢酶 /$\Delta^5 \to \Delta^4$- 异构酶（3β-HSD）催化。第一步反应是 3β- 羟基氧化成为酮，该过程中 NAD^+ 被转化成 NADH。中间产物 Δ^5，3- 酮类固醇仍然与酶和新生成的 NADH 紧密结合，而存在于辅因子结合位点的 NADH 激活了该酶的第二种活性：$\Delta^5 \to \Delta^4$- 异构酶活性[212]。竞争性实验表明，脱氢酶和异构酶的活性位于同一个活性位点[213]但通常仅按照其脱氢酶活性来指称。

虽然啮齿动物含有多种 3β-HSD 亚型，但人类只有两个 3β-HSD 活性基因。1 型酶（3β-HSD1）在胎盘、肝、脑和其他一些组织中表达[214]。妊娠期间胎盘需要这种亚型合成孕激素，这可以解释为何从未有 3β-HSD1 缺乏症的报道。相反，2 型酶（3β-HSD2）是肾上腺皮质和性腺中的主要亚型[215]。3β-HSD2 的缺乏会导致一种被称为 *3β-HSD* 缺乏症的罕见类型的先天性肾上腺皮质增生症[81]。这些患者中存在的 1 型亚型酶，可以解释一个矛盾：为什么患有严重 3β-HSD2 缺乏症的 46，XX 核型的患者可以在子宫内轻度男性化，并且新生儿 17- 羟孕酮（17-OHP）水平升高。在肾上腺中阻断 3β-HSD，可以使 Δ^5- 类固醇不合成皮质醇而合成 DHEA；即使肾上腺中不存在 3β-HSD2，肾上腺外 3β-HSD1 仍能合成 17-OHP 和睾酮。3β-HSD1 的 N367T 等

位基因在所有种群中均有不同程度的存在，该变异具有与野生型 3β-HSD1 相同的催化活性。但是，N 到 T 的置换会破坏一个泛素化位点。在前列腺癌细胞中，367T 等位基因能够抵抗降解，并通过维持从 DHEA 合成活性雄激素所必需的 3β-HSD 活性而具有了选择优势[216]。

1 型和 2 型酶具有 93.5% 的氨基酸同一性，所有比较这两种酶的生化研究均得出非常相似的结果。该酶可以被 Δ^4 产物[217]和合成的 Δ^4 类固醇如醋酸甲羟孕酮强烈抑制[72]。这两种酶对 Δ^5 类固醇具有非常相似的亲和力[218]，如孕烯醇酮、17α- 羟基孕烯醇酮及 DHEA，约为 5μmol/L[72, 213]，也可将 17β- 羟类固醇雄烷 -5- 烯 -3β，17β- 二醇催化为睾酮。该酶主要与膜结合，应用亚细胞分离技术可以在微粒体和线粒体中均发现存在[213]。使用免疫金标记的超微结构研究证实，至少在牛肾上腺球状带细胞中，3β-HSD 的免疫反应不仅存在于线粒体和内质网，而且存在于细胞质中[219]。

相当多的证据表明，3β-HSD 活性是调节肾上腺合成 DHEAS 的一个重要因素。人类胎儿肾上腺合成大量的 DHEAS，仅有极少的 3β-HSD 免疫反应[220]。此外，3β-HSD 在肾上腺皮质的最内侧区域的表达，随着童年时期的网状带的发展而逐渐下降[94, 221]，而 3β-HSD 的免疫反应在成年恒河猴[93]和人类[94]的网状带中很低。因此，一种 3β-HSD 活性相对不足的肾上腺细胞（即网状带细胞）的发展，是肾上腺功能初现的必要条件，此时肾上腺合成的 Δ^5 类固醇 DHEA 和 DHEAS 将呈指数性上升[222]。

（二）17β- 羟类固醇脱氢酶

目前，至少发现 14 种人类 17β- 羟类固醇脱氢酶（17β-Hydroxysteroid dehydrogenase，17β-HSD）亚型，它们在大小、结构、底物特异性、辅因子利用率和生理功能方面存在差异[223]。接下来本节将重点介绍 17β-HSD 活性的重要人类亚型。

1. 17β-HSD 1 型　在 20 世纪 80 年代后期，有 3 个独立团队报道了对第一个人类 HSD——17β-HSD1 cDNA 的成功克隆[224]。*HSD17B1* 基因位于染色体 17q25 上[225, 226]，与假基因相邻，编码大小为 34kDa 的蛋白亚基，这一蛋白亚基主要在胎盘及卵巢中发育的卵泡细胞内表达[225]。该酶只有

在二聚体的形式下才有活性，主要催化雌酮等雌激素的反应，但也对雄烯二酮转化为睾丸激素以及脱氢表雄酮转化为雄甾 5- 烯 -3β, 17β- 二醇的反应有较低催化活性[227]。虽然在体外实验中，该酶能够在高 pH 环境及 NAD+ 辅助下氧化 17β- 羟类固醇，但 17β-HSD1 在体内的作用是将雌酮还原为雌二醇，以及将 16α- 羟雌酮还原为雌三醇[227]。

通过晶体测定方法[229]与 SDR 家族其他成员进行序列比对，可在 155～159 位残基识别出 1 个序列为 Y–X–X–X–K 的活性位点模体[228]。通过对其结构的分析发现，所有 SDR 酶的辅助因子都是以罗斯曼折叠模式跨越蛋白质的 β- 折叠核心。类固醇悬挂于酶的顶部，几乎垂直于辅助因子，其疏水口袋可以固定类固醇的体部，而 3- 羟基与 H221 和 E282 通过氢键相连接。在类固醇和辅因子接触的位置，S142、Y155 和 K159 辅助形成驱动催化的质子系统。

由于类固醇更倾向于通过雄烯二酮生成雌酮的芳香化反应中合成雌激素，卵巢和胎盘需要 17β-HSD1 将雌酮转化为具有生物活性的雌二醇[225]。17β-HSD1 的这一作用尚未得到明确证明，因为目前还没有报道过人类 17β-HSD1 缺陷的病例。理论上讲，此类疾病患者能够存活，因为芳香化酶缺陷和雌激素不敏感（ER-α 突变）的胎儿是能够存活的[157]。尽管如此，这种酶对排卵是至关重要的，它也可能在雌激素依赖的乳腺癌的发生和进展中起到重要作用[230]。

2. 17β-HSD 2 型　与 17β-HSD1 在胎盘和卵巢 "激活" 作用相比，人子宫内膜将雌二醇转化为雌酮而灭活。在人子宫中未检测到编码 17β-HSD1 的 mRNA[225]，但找到一个与之类似的编码微粒体 HSD17B2 的 cDNA[231]，并发现其在子宫内膜、胎盘等组织中均有表达[232]。17β-HSD2 不仅可以将雌二醇转氧化为雌酮，也能将睾酮和 DHT 分别氧化为其无活性 17- 酮类固醇同系物，即雄烯二酮和 5α- 雄烷二酮。17β-HSD2 在全身组织广泛分布，且底物特异性较广泛，这提示其在人类生理学中的作用是通过将类固醇氧化成无活性的 17- 酮类固醇，以避免组织暴露于活性类固醇环境下[223]。这一作用尚为推论，因人类中还未发现该酶缺陷的病例报道。但可以肯定的是，17β-HSD2 是迄今为止发现

的最活跃的起失活作用的（氧化）人类 17β-HSD。它还能将 20α- 二氢孕酮氧化为孕酮，但反应活性相对较低[231]。

3. 17β-HSD 3 型　46,XY 性发育障碍（disordered sex development，DSD）的一种形式就是缺乏雄激素的 "17- 酮类固醇还原酶"，这一 17β-HSD 酶能够将雄烯二酮还原为睾酮，在 20 世纪 70 年代已有报道[233]。当庞大且复杂的 17β-HSD3 基因得到成功克隆后，能够发现 "17- 酮类固醇还原酶缺乏症" 的患者存在 HSD17B3 基因的突变[234, 235]，证明了该酶在男性性别分化中的核心作用，标记着 17β-HSD3 是 17β-HSD 中唯一一个由基因缺陷综合征来确定其人类生理学作用的酶。尽管如此，17β-HSD3 缺陷的患者在青春期能够产生足够的睾酮以不完全地发育第二性征，提示不止 1 种其他的人 17β-HSD 酶也可以将雄烯二酮转化为睾酮（见后文）。类似地，尽管存在 17β-HSD3 表达缺失，人卵巢仍能向外分泌睾酮，并且 17β-HSD3 缺陷的女性患者也能产生正常量的雄激素和雌激素[236]。

针对 17β-HSD1 已有大量生物学研究，与之不同的是，人们对 17β-HSD3 的酶学特性了解仍较少。这一知识空白的部分原因，可归结于其编码的含 310 个氨基酸的蛋白有很强的疏水性，阻碍了蛋白在细菌中的表达。从瞬时转染的 HEK-293 细胞研究中，我们发现 17β-HSD3 能够还原包括 DHEA、5α- 雄烷二酮和雄酮在内的所有 C_{19} 17- 酮类固醇，它们在人体内是睾酮和 DHT 的前体[235]。17β-HSD3 可以催化 DHEA 转化为雄甾 5- 烯 -3β, 17β- 二醇，可能对睾酮在睾丸内的合成起重要作用。雌激素如雌酮和 17β-HSD3 结合能力较差[227]。

4. 17β-HSD 4 型　在啮齿类动物和人类中还发现了许多其他 HSD 亚型，这些亚型对类固醇的作用活性较弱。例如，4 型酶是一种位于过氧化物酶体的三功能蛋白，[237]但其对雌二醇的 HSD（氧化）活性比其 3- 羟酰基辅酶 A 脱氢酶活性慢 10^6 倍[238]。4 型酶缺陷会导致 Zellweger 综合征，表现为胆汁酸合成受到干扰，而类固醇合成未受到干扰[239]。因此，该酶的 17β-HSD 活性只是其众多变体的一种，合成类固醇不是其主要的生理功能。

5. 17β-HSD 5 型　与 17β-HSD 的 1～4 型不同的是，5 型酶（AKR1C3）不是 SDR 酶，而是一种

AKR 酶，在合成类固醇和非合成类固醇的组织中均有表达[240]。它能将 DHT 还原为 5α- 雄烷 3α，17β- 二醇，因此最初被认为是肝 3α-HSD2 型[241]，后来发现该蛋白也具有 17β-HSD 活性[240]，例如能将雄烯二酮还原为睾酮[242]。现在该酶被称为 AKR1C3（请参阅 3α-HSD 相关内容），可能参与了睾丸组织外大部分雄烯二酮到睾酮的转化，尽管其作为 17β-HSD[243] 的催化效率比其作为 20α-HSD 催化孕酮和 11- 脱氧皮质酮时[244]，或者作为前列腺素脱氢酶催化 PGH_2 还原为 $PGF_{2\alpha}$ 时的活性低很多[245]。尽管如此，AKR1C3 在人类胎儿性别分化过程中在肾上腺表达程度明显高于 17β-HSD3[79]，因此可能参与睾酮的产生，尤其可能参与先天性肾上腺增生。婴儿出生后肾上腺也表达低水平的 AKR1C3，这也为肾上腺能直接分泌的少量睾酮这一现象提供了解释[246]。

6. 17β-HSD 6 型　因 17β-HSD6 型与视黄醇脱氢酶存在同源性，也被认为是 RoDH，且因其可以通过 3- 酮类固醇中间体将 3α- 羟类固醇转化为其 3β- 羟类固醇差向异构体，也被认为是 3α→β- 羟类固醇中间体。该酶由位于染色体 12q13.3 上的 *HSD17B6* 基因编码，能够催化具有氧化活性 3α-HSD 的反应，也能在前列腺中将雄烷二醇转化为 DHT[247]。17β-HSD6 表达水平虽然低，但在胎儿睾丸中能够检测到，并在 DHT 合成的后门途径中有一定作用。虽然 17β-HSD6 有可能在睾丸 DHT 替代合成途径中作为具有氧化活性的 3α-HSD 起作用，但尚未得到证明[82]。

（三）类固醇 5α- 还原酶

靶组织中睾酮向 5α- 双氢睾酮（dihydrotestosterone，DHT）的转化在 20 世纪 60 年代发现[248]，通过对成纤维细胞的研究表明，人体内至少有两个酶参与这些转化，且酶的基因学及最适 pH 均有差异[249, 250]。当编码 1 型[251] 和 2 型[252] 酶的基因得以克隆后，以上初步结果得以证实，并且发现患有临床 5α- 还原酶缺乏的患者存在 *SRD5A2* 基因突变。这两个亚型的酶都是大小为 30kDa、具有很强疏水性的微粒体蛋白，具有 50% 的同源性。1 型酶在成人的非生殖器皮肤和肝脏表达，在胎儿外周组织中表达不明显，但是胎儿睾丸组织中有表达[82]。因此，胎儿中 2 型酶缺陷不能通过 1 型酶来补偿[253]。2 型酶在生殖器皮肤、男性附属性腺、前列腺中仍然占主导地位，而 1 型酶负责了肝脏大部分的 5α- 还原反应。

虽然通常对 5α- 还原酶活性的讨论在男性生殖器分化和雄激素作用的背景下进行，但这个酶的两种亚型能够在人体内还原不同类型的类固醇，这一过程被认为是通过降解途径进行的。孕酮、17α- 羟孕酮及相关的 C_{21} 类固醇是 5α- 还原酶，尤其是 1 型酶的最佳底物，同时皮质醇、可的松、皮质酮和相关化合物也是适合的底物[254]。5α-（和 5β-）还原的类固醇可能进一步发生代谢与结合反应，从而能够通过尿液排泄。鉴于 2 型 5α- 还原酶在前列腺发育中的重要作用，其抑制药得以发展并用于治疗前列腺增生及预防术后复发[255]。非那雄胺选择性抑制人 2 型 5α- 还原酶，而度他雄胺同时抑制 1 型和 2 型 5α- 还原酶。这两种药在美国都已经被批准用于治疗前列腺增生。

尽管通过对 2 型 5α- 还原酶缺陷状态（即 46，XY DSD 的一种形式）的研究，其功能得以确立，但 1 型酶在人类中作用尚不清楚，不过我们已经发现它在胎儿睾丸中表达，且目前对于人类男性性发育中"后门"通路作用的研究强烈提示 1 型酶在此过程中有重要作用。此外，1 型同工酶可能是大多数前列腺癌均会表达的主要 5α- 还原酶类型，因而能够控制前体向 DHT 的转化的各个通路[256]。由于 1 型同工酶在肝脏也大量表达，且其能够以高度活性作用于 C_{21} 类固醇，则该酶一直被认为在降解循环中 C_{21} 类固醇并经尿排泄的过程起到重要作用。然而，干扰小鼠的 *srd5a1* 基因会导致分娩延迟，这种缺陷可以通过补充 5α- 雄固烷 3α，17β- 二醇来弥补[257]。未发育小鼠卵巢和间质细胞中均表达 1 型 5α- 还原酶，该酶通过两种途径参与睾丸合成 5α- 雄固烷 -3α，17β- 二醇[258]。在正常生理或在病理状态下，5α- 还原酶是否在人出生后的肾上腺或性腺中表达，目前尚不清楚。

（四）3α- 羟类固醇脱氢酶

4 种主要的人类 3α- 羟类固醇脱氢酶（3α-hydroxysteroid dehydrogenases，3α-HSD）是具有还原性倾向的 AKR 酶，属于 AKR1C 家族（AKR1C1、

AKR1C2、AKR1C3 和 AKR1C4 ）。3α–HSD 的 1、2、3 和 4 型分别是 AKR1C4、1C3、1C2 和 1C1 的惯用名，它们位于染色体 10p14–p15 上。每种酶都有不同的组织分布特点[259, 260] 和催化活性[243]。AKR1C3 也可作为 17β–HSD 作用于雄烯二酮，因此也称为 17β–HSD5，并且所有这些 AKR1C 亚型能够催化其他反应，例如参与孕烷的 20α 位点的还原。在大脑中，3α–HSD 将 5α– 二氢孕酮还原为四氢孕酮（异戊烷醇），这是一种 GABA$_A$ 受体 – 氯离子通道复合体的变构激活剂，可以以纳摩尔级的亲和力与之结合[261, 262]。AKR1C4 在肝脏大量表达，但在肾上腺和性腺也有表达；AKR1C3 在肝脏、前列腺和大脑中能够得到复制；AKR1C2 表达于前列腺和大脑；AKR1C1 在子宫大量表达。胎儿睾丸 AKR1C2 和 AKR1C4 缺陷与性发育障碍有关[82]。2 型和 3 型同工酶的氨基酸序列仅在几个残基上有区别，并且具有共同等位基因变异。虽然这些序列的差别较小，但不能因此忽视，因这些差别能够改变对底物的利用情况。

最近的研究发现 3α–HSD 在神经系统中的有重要作用。在大鼠脑组织中，选择性 5– 羟色胺再摄取抑制剂类抗抑郁药（如氟西汀和帕罗西汀）可以直接将 2 型 3α–HSD 对 5α– 二氢孕酮的 K$_m$ 减少近 10 倍[263]，解释了这些药物能够在脑内增加别孕烯醇酮浓度的原因，这一现象也可能增加其抗抑郁活性。另外，X 线晶体成像显示，哺乳动物钾离子电压门控通道的 β 亚基为四聚体型式[264]，其内每个亚基都与大鼠肝脏 3α–HSD（AKR1C9）[265] 有非常相似的结构，甚至包含了高占据率的 NADP$^+$ 键。尽管其更广泛的意义还不明确，这一发现已提示 HSD 在偶联细胞内氧化还原状态和细胞膜兴奋中起到一定的作用。

3α–HSD 与 11β–HSD、3β–HSD 及 1～4 型 17β–HSD 在许多方面存在差异，因为所有还原性 3α–HSD 都是 AKR 酶而非 SDR 酶。作为 AKR 酶，还原性 3α–HSD 以 TIM– 桶状结构的单体起作用；它们将辅因子与烟酰胺环结合，其中烟酰胺环盖在"桶"的开口，而不是结合在罗斯曼折叠上；并且这些酶的动力学机制高度有序，由辅助因子解离最后的限速步骤[266]。NADP（H）的紧密结合源于 2′–磷酸与 R276 的相互作用，而 R276 的突变消除了与

这一紧密结合相关的构象变化[267]，使非活跃细胞中酮类固醇的还原优势被减弱或反转[8]。AKR1C9 的结构显示[265]，它们的活性位点也含有酪氨酸和赖氨酸残基，以促进催化反应中的质子转移，但是这些残基在线性排列中距离较远，而不是像 SDR 酶中形成的 Y–X–X–X–K 模体。

与还原性 3α–HSD 相比，氧化性 3α–HSD 属于 SDR 家族，与视黄醇脱氢酶或顺式视黄醇 / 雄激素脱氢酶（RoDH/CRAD）亚家族有极大的相似性[268]。虽然有些 RoDH/CRAD 酶显示出一些 3α–HSD 活性，但其中活性最强的酶被称为 RoDH，或微粒体 3α–HSD、3（α → β）– 羟类固醇差向异构体或 17β–HSD6，它的 cDNA 在前列腺中首次得到克隆[247]。这种酶能够将无活性的 C$_{19}$ 类固醇 5α– 雄烷 3α，17β– 二醇转化为 DHT，由此执行"后门"通路的最后一步，即通过雄酮将 17OHP 转化为 DHT。然而，将细胞转染 17β–HSD6 的 cDNA 或含有重组酶的微粒体，并将 3α– 羟类固醇与该细胞潜伏期时间延长，能够产生 3– 酮类固醇代谢产物，包括 3α– 和 3β– 羟类固醇和 17β– 羟类固醇[269]。因此，这种酶具有复杂的催化灵活性，可能具有多种生物学功能。

（五）11β– 羟类固醇脱氢酶

11β– 羟类固醇脱氢酶（11β–HSD）能调节内源性与合成型糖皮质激素的生物活性，本文对 1 型和 2 型 11β–HSD 的酶学要点进行了比较（表 97–3）。两种酶都是疏水性的膜结合蛋白，都能够结合皮质醇 / 可的松和皮质酮 /11– 脱氢皮质酮，但是除此之外它们的性质和生理作用有较大差异[270]（表 97–3）。2 型 11β–HSD 酶的序列与 11β–HSD1 仅有 21% 的同源性，而与 17β–HSD2 具有 37% 的同源性，且有利于类固醇体内氧化。因此，11β–HSD1 和 11β–HSD2 只是 SDR 家族中的远亲，它们在人体的特定组织中发挥相反的生理和药理学功能。

1 型 11β–HSD 酶（11β–HSD1）[271] 大小为 34kDa，在肝脏、睾丸、肺部、脂肪和近曲小管均有表达。它通过辅因子 NADP$^+$ 催化皮质醇的氧化反应（K$_m$ 为 1～2μmol/L），并通过辅因子 NADPH 催化可的松的还原反应（K$_m$ 0.1～0.3μmol/L），其中可的松的还原是转染细胞中的主要反应[272-274]。很多合成型

表 97-3　1 型和 2 型 11β- 羟类固醇脱氢酶比较

性　质	1 型	2 型
大小	34kDa	41kDa
在 ER 中的定位	腔内	胞质
表达位置	肝、蜕膜、肺、性腺、垂体、脑、脂肪和骨组织	肾脏、胎盘、结肠、唾液腺
主要反应	还原反应	氧化反应
辅助因子偏好	NADPH（通过 H6PDH）	胞质中的 NAD$^+$
与底物结合能力	低亲和力（K_m 0.2~2μmol/L）	高亲和力（K_m 0.01~0.1μmol/L）
被甘珀酸抑制程度	中	强
缺陷状态	CRD（H6PDH > HSD11B1）	AME

ER. 内质网；NADPH. 还原型烟酰胺腺嘌呤二核苷酸磷酸；NAD$^+$. 氧化型烟酰胺腺嘌呤二核苷酸磷酸；H6PDH. 6- 磷酸己糖脱氢酶；CRD. 可的松还原酶缺乏症；AME. 表观盐皮质激素增多

糖皮质激素（如泼尼松和可的松）是 11- 酮类固醇，需要还原为 11β- 羟基衍生物以获得生物学活性，这些转化过程主要在肝脏组织中通过 11β–HSD1 的作用而完成。相比之下，在体外实验中研究重组的 11β–HSD1，通过 NADP$^+$ 催化皮质醇氧化更有效，并且可的松的还原反应只能通过酶促 NADPH 再生系统来精准地清除 NADP$^+$ 从而得以实现 [275, 276]。因此，11β–HSD1 来源的类固醇净流量取决于可用的 NADPH 和 NADP$^+$ 的相对浓度，鉴于该酶与皮质醇的 K_m 值较高，这往往在细胞的还原反应中更有利 [276]。

然而，体外显著的氧化优势与体内还原优势两者之间差异的机制更为复杂，且这种机制来源于内质网腔中 11β–HSD1 的定位 [277]。在该区域，NADPH 与 NADP$^+$ 的比值不能由胞质内 NADP$^+$ 偶联的脱氢酶（主要是葡萄糖 –6- 磷酸脱氢酶）来维持，而是由 6- 磷酸己糖脱氢酶（hexose–6–phosphate dehydrogenase, H6PDH）来维持。实际上，大多数表观可的松还原酶缺乏症（apparent cortisone reductase deficiency, ACRD）的患者（表现为血液和尿液中可的松 / 皮质醇比值升高及其各自代谢产物的血尿浓度升高 [278]）有 H6PDH 而并非 11β-HSD1 的功能丧失型突变 [279]。这些突变使内质网中作为

11β–HSD1 辅助因子的 NADPH 的再生过程受损。仅少数的 CRD 病例是由 HSD11B1 编码区的突变所致 [280]。CRD 的遗传学和病理生理学机制为评价烟酰胺辅助因子在 HSD 功能中的关键作用，以及类固醇合成的生物学原理与分子复杂性提供了一个很好的例子。

相比之下，41kDa 的 2 型酶 [281] 借助 NAD$^+$ 催化皮质醇和皮质酮的氧化，尽管该酶对其类固醇底物具有高亲和力（K_m 为 0.01~0.1μmol/L）[282]，但 11β–HSD2 对还原反应的催化作用尚无明确定论。皮质醇是远端肾单位中盐皮质激素（2 型糖皮质激素）受体的较强激动剂，但其氧化型 11- 酮衍生物可的松并不是盐皮质激素。即使皮质醇浓度超过醛固酮浓度 3 个数量级，皮质醇在体内也并不充当盐皮质激素，原因是皮质、髓质集合管细胞中的皮质醇转化为可的松这一过程需要酶的催化。因此，在肾小管中 2 型酶使皮质醇的盐皮质激素活性丧失 [283]，且 2 型酶的失活突变导致表观盐皮质激素过多综合征 [284]（见第 108 章）。胎盘中 2 型酶的存在 [285] 也会使内源性与合成的皮质类固醇（如泼尼松龙）失活，从而确保了孕期使用此类药物不会影响胎儿。相比之下，9α- 氟化类固醇（如地塞米松）很少被 2 型酶灭活 [286, 287]，这主要是因为其氧化 / 还原优势发生了变化，而不是与该酶的亲和力降低 [288]。这种对胎盘 11β–HSD2 所致失活的抵抗，对于合成型糖皮质激素 "穿过胎盘" 并对胎儿产生药理作用至关重要。此外，NADP$^+$ 在胎盘相对较高的浓度也可能有利于 11β–HSD1 的氧化作用，由此两种胎盘酶均能保护胎儿免受孕期孕妇高浓度皮质醇的影响 [270]。

五、类固醇磺化

类固醇磺基转移酶（sulfotransferase, SULT）存在于细胞质中，它利用 3′- 磷酸腺苷 –5′- 磷酰硫酸（3′–phosphoadenine–5′–phosphosulfate, PAPS）作为硫酸盐供体。SULT1E1 亚型能够磺化雌激素的酚 3- 羟基团，而 SULT2A1 亚型能磺化 Δ^5 类固醇孕烯醇酮、17- 羟孕烯醇酮、雄甾烯 –5- 烯 –3β，17β- 二醇，以及最重要的 DHEA。SULT2A1 在肾上腺网状带中含量丰富 [289]，可高效地将大多数新生的 DHEA 转化为 DHEAS。硫酸盐供体 PAPS 由 ATP 和硫

酸盐转化而来，这一过程是通过 ATP 硫酸化酶和腺苷磷酰硫酸（adenosine phosphosulfate，APS）激酶 PAPS 合酶 1 型和 2 型（PAPSS1、PAPSS2）来催化的。PAPSS1 在各组织内广泛表达，而 PAPSS2 在软骨、肾上腺和肝脏中的表达较高。PAPSS2 的功能丧失型突变能够使肾上腺 PAPS 耗竭，并促进未结合型 DHEA 的产生。循环中的 DHEA 是外周 3β-HSD1 的底物，可产生肾上腺来源的雄激素。在一例 PAPSS2 不全缺陷的病例中，一名女童具有阴毛早现、骨龄超前、痤疮、多毛和继发性闭经等表现[290]。这名儿童有轻至中度骨骼畸形，而 PAPSS2 完全缺陷则导致常染色体隐性遗传性椎体发育不良和主要影响脊柱的重度骨病。

六、合成通路

（一）肾上腺类固醇生成通路

如图 97-2 所示，在类固醇生成途径的示意图中，通常将多种类型细胞中的途径结合起来，进行综合而全面地说明。但这样的示意图可能会产生误导，因为在每种类型的类固醇生成细胞中，合成特定类固醇的主要途径是不同的。人类肾上腺类固醇生成的 3 个主要途径如图 97-6 所示。肾上腺球状带具有 3 个特征：表达血管紧张素 II 受体，特异性表达 $P_{450}c11AS$，以及不表达 $P_{450}c17$。在这些因素的共同作用下，球状带能够在肾素/血管紧张素系统的调节下产生醛固酮。相比之下，肾上腺束状带不表达血管紧张素 II 受体或 $P_{450}c11AS$，而是表达黑皮质素 2 型受体（MC2R，ACTH 的受体）和 $P_{450}c11β$，它不能将 18-羟皮质酮转化为醛固酮，而且其将皮质酮转化为 18-羟皮质酮的能力也较弱[291]。球状带和束状带均表达 $P_{450}c21$，但束状带也表达 $P_{450}c17$，这使得这两个区域可以分别合成醛固酮和皮质醇。然而，束状带几乎不表达 b_5[94]；因此，束状带中的 $P_{450}c17$ 催化 17α-羟化，但几乎没有 17，20 裂合酶活性。所以束状带在 ACTH 的作用下产生两种糖皮质激素，主要是皮质醇和少量的皮质酮。$P_{450}c17$ 严重突变的患者无法合成皮质醇，但会增加皮质酮的产生[292]（通常缺乏 $P_{450}c17$ 的啮齿类动物的肾上腺也是如此），这就解释了它

们在缺乏皮质醇的情况下仍然没有出现糖皮质激素缺乏的原因（图 97-6）。肾上腺网状带也表达 MC2R，但几乎不表达 $P_{450}c21$ 或 $P_{450}c11β$，因此网状带产生的皮质醇量很少。相比之下，网状带表达大量的细胞色素 b_5[94]，使 $P_{450}c17$ 的 17，20 裂合酶活性最大化[68]，从而产生 DHEA，并被 SULT2A 磺化为 DHEAS[293]。网状带表达的 3β-HSD2 相对较少，且 3β-HSD2 对孕烯醇酮和 17-羟孕烯醇酮的 K_m 值约为 5μmol/L[72]，而 $P_{450}c17$ 对两者的 K_m 值约为 1μmol/L[68]，因此能够产生大量的 DHEA。随着 DHEA 的累积，少量会转化为雄烯二酮，而这些雄烯二酮中的极少量可能会经 AKR1C3/17β-HSD5 转化为睾酮。因此，肾上腺每个区域分泌类固醇产物的模式由该区域产生的酶决定，并且可能通过对它们特定酶学性质的理解而进行逻辑推导[293]。

（二）性腺类固醇生成通路

睾酮的合成途径与肾上腺网状带中 C_{19}-类固醇生成的途径类似，但值得注意的例外是睾丸间质细胞表达大量 3β-HSD2 和 17β-HSD3，但不表达 SULT2A1，且对类固醇生成的刺激是通过 LH 受体而不是 MC2R 转导的。因此，在 LH 刺激下产生的 DHEA 不会被硫化，而是容易转化为雄烯二酮，然后再转化为睾酮（图 97-7）。与在肾上腺中一样，C_{19} 类固醇的主要途径是通过 Δ^5 类固醇合成 DHEA；而从 17OHP 到雄烯二酮的 Δ^4 途径作用最小[71, 109]。相比之下，卵巢类固醇的生成更加复杂，因为这一过程的酶促反应步骤是在颗粒细胞和卵泡膜细胞中分开进行的，这些细胞围绕卵母细胞形成了一个卵泡。此外，类固醇生成的模式在周期中也有所不同，主要指的是卵泡期中的雌二醇和黄体期中的孕酮（图 97-7）。卵巢类固醇生成的关键点是颗粒细胞不表达 $P_{450}c17$。因此，通常类固醇的产生位于颗粒细胞内，在 LH 的作用下通过 cAMP 促进 $P_{450}scc$ 的表达[32]。颗粒细胞中的孕烯醇酮和孕酮弥散进入邻近的卵泡膜细胞中，在此受到 $P_{450}c17$ 和 3β-HSD2 的作用而产生雄烯二酮。少量的雄烯二酮被分泌或转化为睾酮（可能通过 AKR1C3/17β-HSD5），但是大多数雄烯二酮返回颗粒细胞，并在这里通过 $P_{450}aro$ 被转化为雌酮，然后通过 17β-HSD1 被转化为雌二醇。因此，与肾上腺

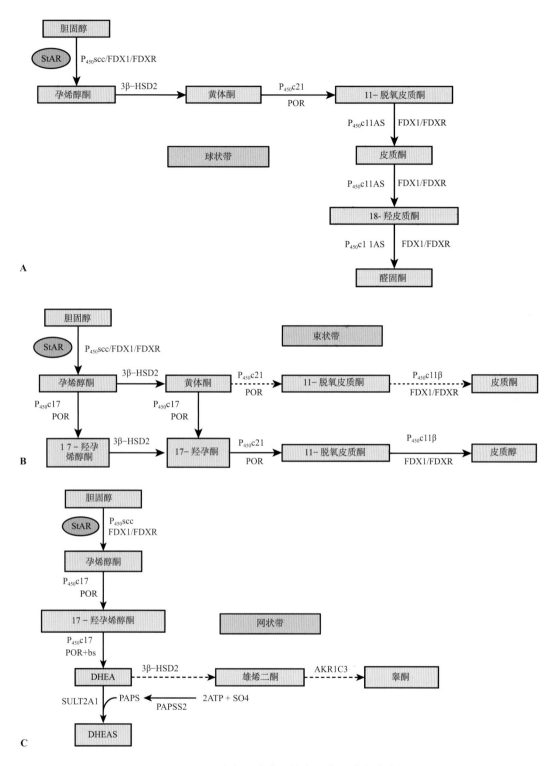

▲ 图 97-6　人肾上腺皮质的主要类固醇生成途径

胆固醇向孕烯醇酮的转化在所有 3 个区域中都较普遍。A. 在球状带中，3β-HSD2 将孕烯醇酮转化为孕酮。P₄₅₀c17 缺乏，但 P₄₅₀c21 产生 11- 脱氧皮质酮，它是 P₄₅₀c11AS（醛固酮合酶）的底物，此酶通过催化 11β- 羟基化和 2 个 18- 加氧以结束醛固酮合成；B. 束状带表达 P₄₅₀c17，但几乎没有细胞色素 b₅，因此孕烯醇酮被羟化为 17α- 孕烯醇酮，而不是裂解为 DHEA。相反，3β-HSD2 产生 17α- 羟孕酮，它是 P₄₅₀c21 的优势底物，可产生 11- 脱氧皮质醇。束状带特有的 P₄₅₀c11β 完成了皮质醇的合成。皮质酮通常是次要产物（虚线箭），它来自无 P₄₅₀c17 作用的平行途径；C. 网状带具有较高的 P₄₅₀c17 和细胞色素 b₅ 含量，但 3β-HSD2 含量较低，因此孕烯醇酮被依次氧化为 17α- 羟孕烯醇酮，然后被氧化为 DHEA。SULT2A1 磺化 DHEA，DHEAS 外排入循环中

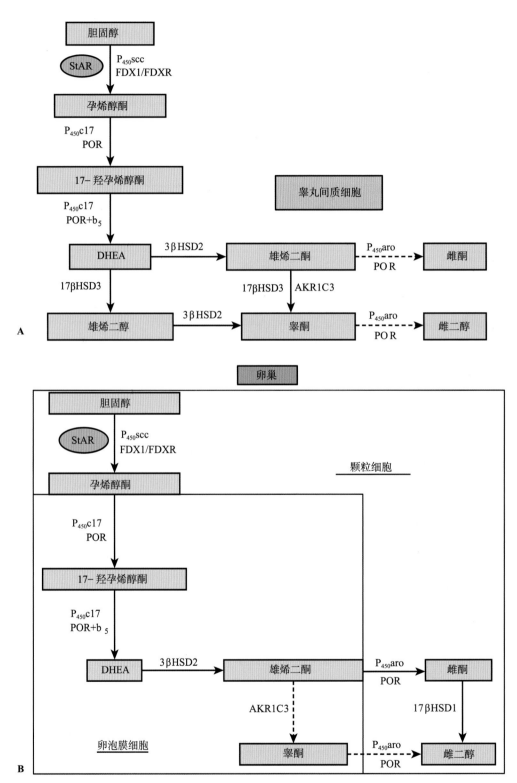

▲ 图 97-7　性腺的主要类固醇生成途径

睾丸间质细胞和卵巢颗粒细胞均可将胆固醇转化为孕烯醇酮，睾丸间质细胞和卵泡膜细胞具有合成雄烯二酮和睾酮的能力。它们的酶促作用机制的主要区别是睾丸间质细胞（A）中大量表达 17β-HSD3，从而有效实现了睾丸中睾酮的合成，而雄烯二酮是卵泡膜细胞的主要 C_{19} 产物（B）。卵巢颗粒细胞含有丰富的芳香化酶和 17β-HSD1，以完成雌二醇的生物合成。次要通路以虚线箭显示的 3 个区域一样，性腺类固醇生成的模式由特定类固醇生成酶的细胞特异性表达所决定。

（三）双氢睾酮合成的"后门"通路

最近的研究表明存在一种可供替代的创新性"后门"通路，涉及 17OHP 到双氢睾酮的通路，而不需经过雄烯二酮或睾酮作为中间体类固醇的途径[76, 77]。当 17OHP 在 5α- 和 3α- 位置依次被还原为 5α- 孕固烷 -3α，17α- 二醇 -20- 酮（这是已知最高效的人 $P_{450}c17$ 的 17, 20- 裂合酶的活性底物）时，这一通路得以启动。与 17α- 羟孕烯醇酮转化为 DHEA 的过程不同，5α- 孕固烷 -3α，17α- 二醇 -20- 酮在没有 b_5 的情况下也能有效转化为雄酮[75]。生成的雄酮可能被还原为 5α- 雄固烷 -3α，17β- 二醇，然后经 RoDH（17β-HSD6）在 3α 位点氧化为双氢睾酮。因此，该途径是生成 DHT 可供替代的"后门"通路，通过该通路可在不利用 DHEA、雄烯二酮和睾酮作为中间体的情况下产生 DHT[294]。后门途径能够从 17OHP 产生 C_{19} 类固醇，尽管人 P450c17 的 17, 20- 裂合酶对 17OHP 活性很差，但通过使用 5α- 孕固烷 -3α，17α- 二醇 -20- 酮作为 17, 20- 裂合酶反应的底物，后门途径仍可从 17OHP 产生 C_{19} 类固醇。

人体的后门途径与正常生理状态和病理状态有关。在这一通路中，3α-HSD 的氧化及还原活性在"常规"类固醇生成途径中尚未发现，这是该途径唯一特别的酶促活性。有胎儿睾丸 3α-HSD 酶 *AKR1C2* 基因病变的男性胎儿会出现性发育异常，这表明 DHT 合成的"后门"通路和常规通路在正常男性的性发育都是需要的[82]。对 POR 缺陷患者的尿类固醇进行的质谱分析证实，"后门"通路中所有的类固醇中间体均可以在 POR 缺陷患者中产生[295]。类似的研究表明，患有 21- 羟化酶缺乏症的婴儿、儿童和成人会过量产生作为"后门"通路的"门类固醇"17OHP，这些患者尿中含有"后门"通路类固醇的所有预期的尿代谢产物，包括相对雄酮（5β 还原的 C_{19} 类固醇）来讲含量更高的本胆烷醇酮（5α 还原的 C_{19} 类固醇）[80]。雄激素产生的这一"后门"通路有助于解释为什么具有 21- 羟化酶缺乏和 11β- 羟化酶缺乏的新生女婴会有严重男

性第二性征，而具有 3β-HSD2 缺陷的、肾上腺不能产生 17α- 羟孕酮的新生女婴出现男性第二性征较少[296, 297]。

（四）前列腺癌的雄激素合成

类固醇生成的经典范例反映了内分泌腺体中存在的酶和途径，它们产生足够的类固醇以维持足够高的循环浓度，从而激活其在不同组织中的同源受体。细胞在相同组织中以自分泌或内分泌方式激活受体所需要的、足以产生生物学意义的激素剂量要少很多，无论是源于胆固醇还是循环中间体。在这种情况下，较为次要的反应、不同的酶和修饰途径可能占主导地位。去势抵抗性前列腺癌（castration-resistant prostate cancer，CRPC）就是这种情况的一个例子，即微量的睾酮或 DHT 就足以加速这种疾病的进展。相对于原发肿瘤而言，在 CRPC 转移瘤中，大多数从胆固醇合成 DHT 所需的酶和蛋白质的同源 mRNA 均上调，并且在转移瘤中的雄激素浓度得以维持[299, 300]。但是鉴于早期大多数酶的丰度仍然很低，尚不清楚 CRPC 细胞中的大部分雄激素是全部从头合成还是来自循环中间体的代谢[114]。大量的循环中 DHEA 和 DHEAS 可以作为前体，仅需 2～4 步即可合成睾酮和 DHT。在 CRPC 样本及来源于此类肿瘤的前列腺癌细胞系中，DHEA 向 DHT 的转化已被充分证明[301, 302]。在这些细胞中，占据主导地位的途径是通过 3β-HSD1（不是 3β-HSD2）将 DHEA 氧化为雄烯二酮，然后通过 1 型 5α- 还原酶（不是 2 型）在 5α 位点将雄烯二酮从还原为 5α- 雄烷二酮，然后通过一个或多个 HSD 将 5α- 雄烷二酮还原为 DHT[256]。此外，DHT 似乎通过"后门"通路产生[303]，且 5α- 雄固烷 -3α，17β- 二醇被氧化为 DHT 也得到了证明[304, 305]。更为复杂的是，AKR1C 酶可能会催化 17- 酮类固醇的关键（活化）17β- 还原反应，使其转化为睾酮和 DHT，也能够催化 DHT 的（失活）3α- 还原反应[306]。因此，很难预测酶表达的变化如何转化为细胞内雄激素合成与降解之间微妙平衡的变化。在 CRPC 中，不断发展的雄激素合成生物学能够持续改变我们对类固醇生成途径的传统认识，并帮助识别其他潜在的治疗靶点。

第 98 章 糖皮质激素受体及其作用机制、糖皮质激素抵抗

Glucocorticoid Receptors, Their Mechanisms of Action, and Glucocorticoid Resistance

John A. Cidlowski　Carl D. Malchoff　Diana M. Malchoff　著

张 玲　刘力源　刘嘉懿　陆迪菲　余 洋　译

要 点

◆ 糖皮质激素受体是一种核转录因子，通过与基因组上的核反应元件结合，介导大多数糖皮质激素的广泛作用。

◆ 该受体存在若干亚型，除了其配体外还可以与多种蛋白质相互作用。

◆ 不同的复合物在生理过程中参与介导了糖皮质激素的代谢和免疫炎症作用。

◆ 全身性糖皮质激素抵抗表现为雄激素和盐皮质激素水平升高的临床及生化特点。其中最显著的特点是皮质醇增多症而不伴有库欣综合征样体征。

◆ 下丘脑 - 垂体 - 肾上腺轴在高于正常水平的激素浓度下会出现调定点重置，但对预期内的昼夜变化和应激反应时激素定量维持正常范围。

◆ 已在全身性糖皮质激素抵抗患者中鉴定出 14 种不同的人类糖皮质激素受体 α 突变。

◆ 全身性糖皮质激素抵抗的主要治疗包括地塞米松或盐皮质激素拮抗药联合雄激素拮抗药。

一、糖皮质激素受体

糖皮质激素是一类内源性合成的类固醇，能够影响人体生理的各个方面。目前，糖皮质激素是最常用的处方药之一[1]。糖皮质激素的生理作用包括强效的抗炎和免疫调节作用，可用于治疗哮喘、关节炎、过敏性鼻炎和白血病 / 淋巴瘤[2, 3]。此外，糖皮质激素在肺、神经系统、骨骼生长、行为习惯、生殖系统的发育，以及调节代谢中起到重要作用。最后，糖皮质激素在压力刺激时起到维持稳态的作用。糖皮质激素的广泛作用解释了长期糖皮质激素治疗的常见、严重不良反应。这些不良反应包括在患病组织中逐渐出现糖皮质激素抵抗、骨质疏松、儿童发育迟缓、肌肉萎缩和代谢综合征的体征[1, 4, 5]。糖皮质激素的生理及药理作用由糖皮质激素受体（glucocorticoid receptor，GR）介导，GR 是核受体超家族蛋白质中的一员，它们以配体依赖的方式调节基因转录[6]。在本节中，我们回顾了糖皮质激素作用的基本机制，重点关注糖皮质激素的抗炎和免疫调节作用的促进机制。

（一）糖皮质激素受体

与核受体超家族的其他成员类似，GR 是一种含有一个氨基末端反式激活域（amino-terminal transactivation domain，NTD）的模块蛋白，还包含两个锌指 DNA 结合域（DNA-binding domain，DBD）的中心和一个羧基末端配体结合域（ligand-binding protein，LBD）（图 98-1A）[7]。将 DBD 和 LBD 分开的是一段名为铰链区的可变区域。该受体包含两个与激活转录相关的区域，一个位于 NID（AF1）

中，可以不依赖配体结合而发挥作用；另一个位于LBD（AF2）中，其功能依赖于糖皮质激素的结合。LBD还具有一个可与其他转录因子、核心调节子和伴侣蛋白相互作用的核定位信号序列和位点。另外一段核定位信号序列跨越DBD和铰链区的交界处。GR蛋白还是各种翻译后修饰作用的底物，包括磷酸化、泛素化、磺酰化和乙酰化，它们通过调节受体的表达水平和（或）转录活性来调节GR信号转导[8]。

（二）通过直接结合DNA的GR转录调控

未结合配体的GR作为多蛋白复合物的一部分定位于细胞质，该复合物包含两个热休克蛋白90分子（hsp90）（图98-1B）[9]。这些分子伴侣蛋白能使受体维持在无转录活性状态，有利于与高亲和力配体结合。一旦与糖皮质激素结合后，GR发生构象改变，导致hsp90解离，进而显露出核定位信号，并通过核孔将受体转运到细胞核中。此后，受体直接结合一段名为糖皮质激素反应元件（glucocorticoid response elements，GRE）的特异性DNA序列，进一步调节基因转录。全球基因表达分析表明，糖皮质激素可诱导或抑制高达20%的基因组[5, 10]。

GRE的共有序列是一段不完全回文序列：GGTA-CAnnnTGTTCT，通常位于靶基因的启动子区域[11, 12]。与配体结合的GR和GRE之间的相互作用能够刺激许多基因的转录，包括代谢酶中的酪氨酸氨基转移酶，磷酸烯醇丙酮酸羧化激酶和葡萄糖-6-磷酸酶［图98-1B（a），上图］。高亲和力的GRE结合需要受体二聚化，且寿命较短，因为每隔几秒，受体即在与靶点的结合和分离中快速循环[13, 14]。一旦结合DNA，GR就会发生构象改变，并需要协同募集三大类共激活因子来刺激靶基因的转录：ATP依赖性复合物BRG1（SWI/SNF），能够介导染色质结构的大型非共价破坏；CBP、p300和SRC/p160家族蛋白成员，它们能通过其内源性组蛋白乙酰转移酶活性，在局部修饰染色质结构；以及DRIP/TRAP复合物组分，能够协助基础转录机制的募集[15]。染色质结构的改变导致DNA解螺旋，进而允许启动子与转录因子和辅因子结合，促进靶基因表达。由GR募集的特定共激活因子决定了基因诱导谱系，并且该谱系的组成取决于启动子的成分、与之结合的糖皮质激素，以及共激活因子本身

的能力和活性。

负性GRE（negative GRE，nGRE）是正性GRE的抑制转录的对应分子[16]。这类效应元件与正性GRE几乎没有相似性，且高度可变，其共有序列还未确定。与配体偶联的GR怎样通过nGRE发挥抑制转录的作用，其过程尚不清楚，根据启动子成分的不同，可能涉及多种机制。对于一些基因，如骨钙素基因，与DNA结合的GR可能在空间上干扰正向转录因子与nGRE重叠元件的结合［图98-1B（a），下图］[17]。由于与DNA结合及与临近转录因子相互作用，都需要受体的参与，其他抑制性基因的作用机制更为复杂［图98-1B（c），下图］。以复合GRE来说，这种类型的nGRE常发现于多育曲菌素和促肾上腺皮质释放激素（corticotropin-releasing hormone，CRH）基因的启动子中。DNA结合的GR与激活蛋白-1（activator protein-1，AP-1）转录因子在这里发生相互作用，而该转录因子占据一个临近位点以抑制转录[18, 19]。最终，由于nGRE与GRE共有序列不相符，在一些靶基因中，GR与DNA结合的正转录因子相互作用，而自身不与启动子结合，进而实现负向调节。GR分别与启动子结合的Oct1或Nur77两种转录因子进行相互作用，通过这种抑制的"束缚"机制（后文将详细讲述）分别介导了糖皮质激素依赖性的、对促性腺激素释放激素受体和阿黑皮素原表达的抑制作用[20, 21]。

（三）通过蛋白-蛋白相互作用的GR转录调控

除了通过直接结合DNA进行转录调控外，配体结合的GR也可以与其他转录因子相互作用，在自身不与DNA结合的情况下，调节其对糖皮质激素反应性启动子的活性。这种调控类型研究最多的两个例子是转录因子AP-1和核因子KB（NF-κB）。这两种蛋白是炎症和免疫反应的核心调节因子，GR对它们的抑制作用被认为是糖皮质激素主要的抗炎和免疫抑制效应的基础[22, 23]。当被促炎细胞因子、细菌和病毒或促凋亡刺激因子等应激信号激活时，AP-1和NF-κB结合其同源应答元件，进而诱导多种促炎基因的表达，包括细胞因子、细胞黏附分子和参与组织破坏的酶。糖皮质激素通过诱导其他

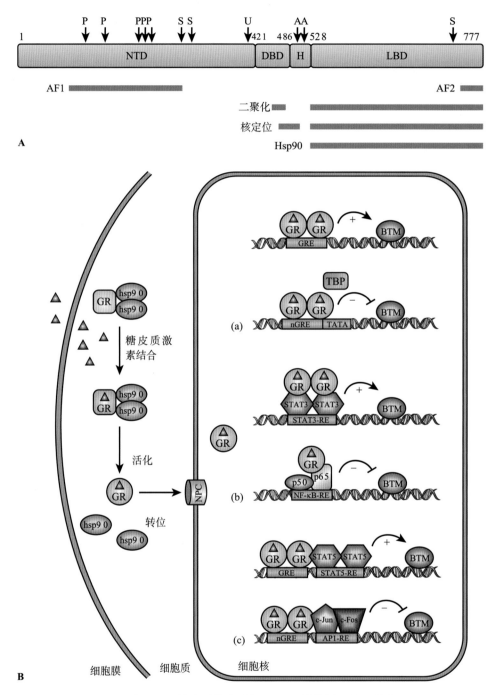

▲ 图 98-1 糖皮质激素受体（GR）结构域和信号通路

A. GR 由氨基末端反式激活域（NTD）、DNA 结合域（DBD）、铰链区（H）和配体结合域（LBD）组成。参与反式激活（AF1 和 AF2）、二聚化、核定位和 hsp90 结合的区域已被标识出。翻译后修饰的位点已被标出，包括磷酸化（P）（Ser-113、Ser-141、Ser-203、Ser-211 和 Ser-226）、泛素化（U）（Lys-419）、磺素化（S）（Lys-277、Lys-293 和 Lys-703）、乙酰化（A）（Lys-494 和 Lys-495）。数字代表人类糖皮质激素受体。B. 未与配体结合的 GR 与伴侣蛋白以复合物形式存在于细胞质中。结合糖皮质激素（A）后，受体会发生构象变化，与辅助蛋白解离，并通过核孔复合物（NPC）转运到细胞核中。核内 GR 主要通过 3 种方式调节基因表达：（a）GR 直接与 DNA 结合，以增强或抑制靶基因转录；（b）GR 与 DNA 结合的转录因子相互作用，而自身不与 DNA 结合，以增强或抑制靶基因转录；（c）GR 直接与 DNA 结合，并与结合到邻近位点的转录因子相互作用，以增强或抑制靶基因转录。BTM. 基础转录机制；TBP. TATA- 盒结合蛋白调节蛋白的表达，在多个水平上间接拮抗 AP-1 和 NF-κB 的作用。活化的 GR 刺激了 IκB 蛋白的表达，该蛋白将 NF-κB 隔离在细胞质中[24]；也能够刺激 MAPK 磷酸酶 1，它将 C-Jun N 末端激酶去磷酸化以防止 AP-1 活化[25]；此外还刺激三四脯氨酸，它使多种 AP-1 和 NF-κB 诱导基因的 mRNA 维持不稳定化[26]。

然而，激素结合的 GR 抑制 AP-1 和 NF-κB 活性的主要途径，是通过 AP-1 的 c-Jun 亚基与 NF-κB 的 p65 亚基之间的直接相互作用实现的[图 98-1B（b）下图][22, 23]。有趣的是这种拮抗作用是相互的；这些蛋白与 GR 的结合抑制了其靶基因的活性。拮抗作用可能与多种机制相关，这些机制的作用方式可能以启动子、细胞类型和（或）依赖信号的方式而变化。早期研究报道，GR 将 AP-1 和 NF-κB 隔离在细胞质和（或）细胞核中，阻止其与 DNA 结合。然而近期研究表明，该受体被束缚在与 DNA 结合的 AP-1 和 NF-κB 上，进而改变了后续募集的转录蛋白的组装和（或）活性。例如，在某些 toll 样受体基因上，GR 通过破坏 p65 与启动子 - 特异性共激活因子 IRF-3（干扰素调节因子 -3）的相互作用来抑制 NF-κB[27]。在白介素 8（IL-8）和细胞间黏附分子 -1（intercellular adhension molecule 1，ICAM-1）的启动子处，GR 与 NF-κB 的结合会影响 RNA 聚合酶 Ⅱ 的 C 末端结构域磷酸化[28]。已证明，GR 对 AP-1- 反应性胶原酶 3 启动子和 NF-κB 反应性 IL-8 启动子的抑制作用，均通过受体依赖性共刺激因子 GRIP1 的募集而增强，表明共刺激因子在 GR 处于某些适宜的构象时，实际上可以起到辅阻遏子的作用[29]。最后，GR 与组蛋白脱乙酰酶 2（histone deacetylase 2，HDAC2）相互作用，并抑制 NF-κB 的组蛋白乙酰转移酶活性，提示 GR 通过影响染色质结构而拮抗 NF-κB[30]。

与 AP-1 和 NF-κB 不同的是，GR 与蛋白质信号转导及转录激活因子（signal transducer and activator of transcription，STAT）家族的生理联系能够增强它们对靶基因的活性[31]。通过诱导 Janus 激酶通路（JAK）和酪氨酸磷酸化，STAT 转录因子可被多种细胞因子激活。结合其同源反应元件后，STAT 可以调节免疫反应、诱导分化、存活和凋亡的相关基因。GR 已显示出与多个 STAT 家族成员之间的相互作用，

包括 STAT3 和 STAT5 在内，并以启动子依赖的方式协同增强它们对靶基因的活性[31]。GR 与位于 γ- 纤维蛋白原和 α₂- 巨球蛋白启动子上的 STAT3 相联系，在缺乏可识别的 GRE 的同时，强烈诱导其表达［图 98-1B（b）上图］[32-34]。同样，GR 与启动子结合的 STAT5 相联系，诱导 β- 酪蛋白和 toll 样受体 -2 基因的协同激活[35-38]。然而，这些 STAT 效应性基因上观察到的协同作用，可能也需要 GR 结合 DNA，更准确地反映为一种 GRE 复合物［图 98-1B（c），上图］[37, 38]。GR 是怎样协同激活 STAT 调控的基因尚不清楚，但可能与 GR 促进 STAT 的核内定位相关[39]，并通过抑制 STAT 的酪氨酸去磷酸化作用[32, 40]，和（或）促进 STAT 对某些共刺激因子的共同利用[31]，来延长 STAT 对启动子的占有。有趣的是，这两个转录因子的协同作用并不总是相互的，因为特定的 STAT 同工型能够决定 GR 活性是否受到抑制或激活[34, 35, 41, 42]。

（四）单个基因衍生的多个 GR 同工型

人类 GR 基因位于 5q31-32 号染色体上，包含 9 个外显子[43-46]。9 号外显子的不同剪接可产生两个受体同工型，称为 GRα 和 GRβ，它们直到氨基酸 727 的序列均相同，但两者此后的羧基末端不同（图 98-2）[45-47]。经典的 GRα 全长包含 50 个额外的氨基酸，而 GRβ 包含 15 个额外的非同源氨基酸。由于 GRβ 具有独特的羧基末端，因此它不结合糖皮质激素，而是结构性地存在于细胞核中[45, 48]。GRβ 具有显著的负性抑制作用，能够抑制 GRα 的转录活性[45, 49-51]；因此，GRβ 表达的改变可能参与了糖皮质激素反应性的改变。当细胞显露在促炎细胞因子和微生物超抗原的情况下，GRβ 的选择性表达多于 GRα，导致对糖皮质激素的敏感性降低[52-56]。此外，一些对糖皮质激素抵抗的炎症性疾病（如哮喘、类风湿关节炎和溃疡性结肠炎）均与 GRβ 的表达升高有关[50]。相反，甲氨蝶呤是一种治疗自身免疫性和炎症性疾病的有效药物，它通过降低 GRβ 水平、促进 GRα 选择性增加，进而提高淋巴细胞对糖皮质激素的敏感性[57]。

GRβ 水平升高的另一可能原因是 GRβ 的 3′ 端非翻译区中自然发生的 ATTTA 到 GTTTA 基因多态性（A3669G）。这种核苷酸的替代破坏了 mRNA 的

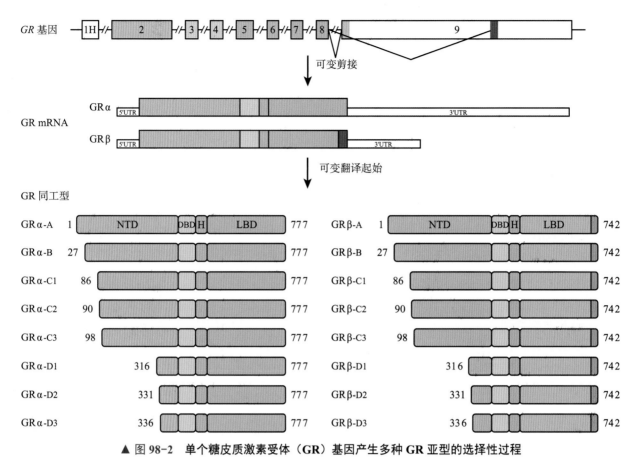

▲ 图 98-2　单个糖皮质激素受体（GR）基因产生多种 GR 亚型的选择性过程

人类的 GR 基因由 9 个外显子组成。在初级转录物的 3 末端进行可变剪接可产生编码 GR α 和 GR β 蛋白的 mRNA，这两种蛋白只在羧基末端有所不同。外显子 2 上有 8 个不同 AUG 起始密码子，从不同的起始密码子进行可变翻译起始可产生新的蛋白亚型，它们的 NTD 是逐渐缩短的。图中的数字表示人类 GR 亚型的第一个和最后一个残基。为简洁起见，只显示 9 个可变外显子 1（IH）的最近端

去稳定化基序，并导致 GRβ mRNA 的稳定性增加，促进蛋白质表达[58, 59]。A3669G 等位基因与女性向心性肥胖发生率减低和男性血脂谱改善相关[60]，这表明 GRβ 的增加可能拮抗 GRα 对脂肪分布和脂代谢的某些不良作用。A3669G 介导的 GRβ 水平升高也可能影响 GRα 的免疫抑制作用。携带 A3669G 等位基因的人群罹患自身免疫性疾病类风湿关节炎的风险较高，而鼻腔细菌感染的风险较低[58, 61]。此外，A3669G 携带人群心肌梗塞和冠心病的风险增加，而这两种疾病以慢性炎症为基础[62]。

GRβ 在细胞信号转导中发挥了更广泛的作用，证明了该亚型通过对 GRα 的调节作用以外的途径，调节基因表达。在选择性表达 GRβ 的细胞中进行全基因组微阵列分析，发现该亚型改变了超过 5000 个基因的表达[63]。其中只有不到 20% 的基因受配体激活的 GRα 调控，这表明 GRβ 拥有其独立的基

因调控通路。GRβ 也可以与糖皮质激素拮抗药米非司酮（RU486）相结合，与该配体结合后能抑制多数由 GRβ 介导的基因表达的变化[63]。作为一种真正的转录因子，GRβ 可能通过基因组效应，参与健康和患病组织中糖皮质激素反应性的改变，而不依赖于其对 GRα 显著的负性抑制活性。

GR mRNA 的可变翻译起始产生了另一组受体亚型（图 98-2）[10, 64, 65]。通过不同的 AUG 起始密码子，一个 GRαmRNA 转录序列可以产生 8 个 NTD 逐渐缩短的 GR 亚型：GRα-A、GRα-B、GRα-C1、GRα-C2、GRα-C3、GRα-D1、GRα-D2 和 GRα-D3。GRα-A 是经典的、全长 777 个氨基酸的蛋白质，是由第一个 AUG 起始密码子产生的。GRβmRNA 也包含相同的起始密码子，预计会产生类似的一组亚型。GRα 的翻译亚型组织分布广泛；然而，各亚型在组织之间和组织内部的相对水平都有所不

同[64, 66]。在功能上，各亚型以相似的亲和力结合糖皮质激素，并以相似的能力结合 GRE[66]。此外，糖皮质激素治疗后，所有这 8 种亚型都定位于细胞核内。然而，在缺乏糖皮质激素的情况下，各亚型在细胞内的分布是不同的，GRα-D 亚型主要存在于细胞核中，而其他亚型则主要存在于细胞质中[64]。

较多研究表明，GRα 翻译亚型的转录特性也有明显差异[64, 66]。在含有 GRE 的报道基因和内源性基因中，GRα-C3 亚型是基因表达最活跃的，而 GRα-D 亚型则最少。这些亚型具有选择性作用的原因是，不同亚型将各种转录因子和共调节因子（如 CBP 和 RNA 聚合酶Ⅱ）募集到启动子上的能力有所差异。与各亚型对基因诱导的不同作用相反，迄今为止，尚未观察到 GRα 各亚型对 NF-κB 的抑制能力有显著差异[66]。在选择性表达个体受体亚型的 U2OS 骨肉瘤细胞中进行全基因组微阵列分析，发现每种亚型都可调节一组通用的基因和一组独特的基因[66]。

由至少一种 GRα 亚型调节的约 6500 个基因中，有不到 500 个基因受所有受体亚型共同调节。因此，大多数糖皮质激素应答基因受不同 GRα 亚型选择性调节。这些亚型独特的基因调控谱更是进一步表现出在细胞对糖皮质激素的应答方面的功能差异。GRα 转化亚型还具有诱导凋亡的独特能力[66]。表达 GRα-C3 的细胞对糖皮质激素诱导凋亡的作用最敏感，而表达 GRα-D3 的细胞则最有抵抗力。不同亚型对促凋亡酶颗粒酶 A 和半胱天冬酶 -6 的选择性诱导差异可能是观察到的不同表型的原因。

（五）糖皮质激素受体（GR）对炎症和免疫反应的调控

配体激活的 GR 调控炎症和免疫反应的机制一般有两种。首先，GR 可以保护损伤或炎症部位的细胞免于炎症诱导的细胞凋亡。这是通过基因转录和蛋白质表达的正调控和负调控来实现的。GR 可刺激产生抗炎蛋白，例如分泌性白细胞蛋白酶抑制剂、IL-1 受体拮抗剂、IL-10 和中性内肽酶[2]。此外，通过调节 NF-κB、AP-1 和 STAT 的活性，GR 可以抑制多种对调控炎症和免疫反应至关重要的基因的表达，包括促炎细胞因子（如 IL-2、IL-3、

IL-6 和 TNF-α），将炎症细胞吸引到炎症部位的趋化因子，一氧化氮合酶（NOS）和环氧合酶 -2（COX-2）等[2]。GR 调控炎症和免疫反应的第二种机制是诱导引起炎症的免疫细胞程序性死亡。糖皮质激素减少了嗜酸性粒细胞、T 淋巴细胞、肥大细胞和树突状细胞的存活[2]。尽管 GR 诱导细胞凋亡的机制和靶蛋白尚不清楚，但有报道称依赖于 GR 的转录调控与淋巴细胞的程序性细胞死亡的启动有关[67]。

免疫系统活性和炎症的适当调节对于正常的人类功能至关重要。免疫反应迟钝会给潜在的致命感染敞开大门，而过度激活的免疫反应则会引起自身免疫从而损伤器官。糖皮质激素是免疫应答的有效调节剂，通过多种依赖于 GR 的机制来实现对靶基因的调控。传统观点认为糖皮质激素通过单一受体亚型发挥这些作用。近年来，由于单个 GR 基因的选择性加工中产生的受体亚型家族的发现，这一传统观点已发生了巨大变化。这些受体亚型具有独特的表达、功能和基因调控特性。此外，这些亚型可能会发生翻译后修饰，并在通用和独特的基因组上充当单体、同二聚体和（或）异二聚体。这为细胞精细调控免疫反应提供了丰富的可能性。未来研究的重点将是确定每种亚型对糖皮质激素反应的特异性和敏感性的贡献，以及评估这些亚型的细胞表达的变化是否为促成各种炎性和免疫性疾病的病因。

二、糖皮质激素受体抵抗

全身性糖皮质激素抵抗（GGR）是一种罕见的疾病，其特征为促肾上腺皮质激素（ACTH）依赖性皮质醇症，并且没有糖皮质激素过多的临床特征。在部分患者中，ACTH 介导的肾上腺雄激素和盐皮质激素的过量分泌会导致临床综合征的出现。该疾病通常由受体介导，目前已经记录了 14 种不同的人糖皮质激素受体（hGR）α 突变。对于那些表现出明显临床异常的患者应采用治疗。

（一）历史

Vingerhoeds 及其同事在 1976 年首次描述了 GGR，也称为原发性皮质醇拮抗症[68]。该疾病很少见；仅有不超过 30 例的独立原发病患被报道[68-83]。

有时由 hGR 功能异常引起。GGR 的临床表现多样，可以是无症状的皮质醇增多症，也可表现为盐皮质激素或肾上腺雄激素过多的临床综合征。自 1990 年首次描述致病性 hGR 突变以来 [84, 85]，目前仅有 13 个其他的致病性 hGR 突变被发现 [69, 77-83, 86-89]。

（二）发病机制

1. 内分泌病理生理学 GGR 可能是由 hGR 异常引起的。这在 hGR 功能的测定中首先得到证实 [70-76]。最近的研究通过发现 hGR 基因突变验证了这一猜测 [69, 77-82, 84-89]，而该突变可减少由 hGR 介导的基因转录。

临床表现是 hGR 功能受损的结果。HPA 轴及其对皮质醇的负反馈调节在别处有描述。在 GGR 中，所有组织对糖皮质激素的敏感性都是下降的。整个 HPA 轴因循环中高于正常值的激素浓度而被重置（图 98-3）。在垂体和下丘脑中，血清皮质醇浓度应不足以抑制促肾上腺皮质激素释放激素（CRH）和 ACTH 的分泌，否则会被认为是正常的。因此，ACTH 的分泌是增加的。ACTH 刺激肾上腺产生超

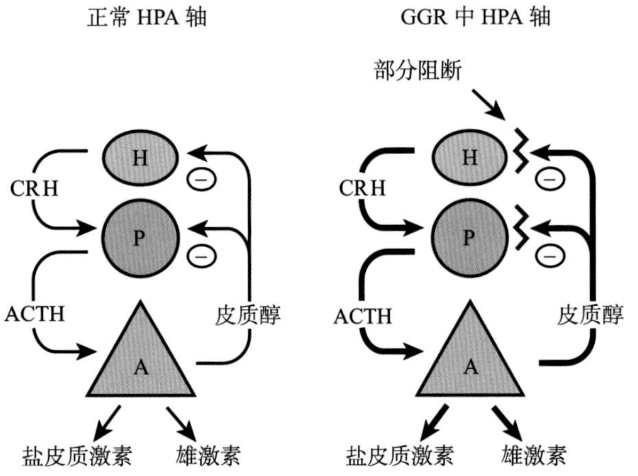

▲ 图 98-3 正常人和 GGR 患者的下丘脑 - 垂体 - 肾上腺

通常，下丘脑（H）的促肾上腺皮质激素释放激素（CRH）刺激垂体（P）产生促肾上腺皮质激素（ACTH）。ACTH 刺激肾上腺（A）产生盐皮质激素、皮质醇和肾上腺雄激素。皮质醇可以分别抑制（-）下丘脑和垂体分泌 CRH 和 ACTH。在 GGR 中，垂体和下丘脑的负反馈被部分阻断。这导致 CRH 和 ACTH 的分泌增加。ACTH 刺激肾上腺产生过量的糖皮质激素、盐皮质激素和雄激素。HPA 轴定性为正常，但在激素浓度高于正常水平时重置（改编自 Javier EC, Reardon GE, Malchoff CD.Glucocorticoid resistance and its clinical presentations.*Endocrinologist*. 1991；1：141-148.）

过正常水平的皮质醇、肾上腺雄激素和盐皮质激素。在外周组织中，糖皮质激素抵抗强度与垂体和下丘脑相等；但是对雄激素和盐皮质激素的敏感性是正常的。因此，临床表现并不表现为糖皮质激素增多，而是盐皮质激素或雄激素过量的表现。糖皮质激素产生的昼夜节律和糖皮质激素对应激的反应仍然存在。

由于对皮质醇是部分抵抗，所以血浆中的 ACTH 水平可以被大剂量的外源性糖皮质激素抑制。在小鼠模型中，糖皮质激素完全抵抗的小鼠难以存活 [90]。McMahon 及其同事报道了 1 例完全 GGR 的存活婴儿。该婴儿在出生第一天出现低血糖症后就需要持续鼻饲喂养 [80]。

已确诊一例患有全身性糖皮质激素超敏反应（GGH）的患者。该患者对糖皮质激素具有外周超敏性，伴有内脏型肥胖、高血压和 2 型糖尿病。然而，垂体和下丘脑的反应是通过尿皮质醇的排泄和对羊 CRH 的反应来确诊的 [91]。

2. 糖皮质激素受体功能和结构异常 有 hGRα 初级结构突变且功能异常的 hGR 会导致 GGR。然而，一些具有糖皮质激素抵抗的个体的 hGR 结构看似正常 [79, 92, 93]。变化包括受体数目减少 [70, 73]、对糖皮质激素的受体亲和力降低 [70-72, 88, 89]、DNA 结合力降低 [74]、热不稳定性 [75]、向细胞核内移位延迟 [94]，以及共激活剂相互作用减弱 [78]。

没有一种方法对所有 hGR 功能异常都是完全敏感的。[³H] 地塞米松与新鲜单核白细胞的结合是最常使用的，但这在某些患者中是正常的 [70]。地塞米松在培养的皮肤成纤维细胞中诱导芳香化酶 [95] 和地塞米松抑制有丝分裂原刺激的掺入单核细胞胸腺嘧啶核苷 [70] 已被用作鉴定糖皮质激素抵抗患者的方法。

在一些患者中已发现 hGR 基因的致病突变。剪接位点的微缺失会干扰 hGR 信使 RNA（mRNA）的加工，使 hGR 的数量降低 50%，从而在一个亲族中引起糖皮质激素抵抗 [69]。图 98-4 总结了已知可导致 GGR 的 12 个错义 hGR 点突变。Vingerhoeds 及其同事的最初研究对象，表现为高血压和低钾血症，是在第 641 位氨基酸 [86] 上由天冬氨酸变为缬氨酸的纯合子。杂合的 I559N 和 I747M 突变引起的糖皮质激素抵抗比单个等位基因缺陷可能引起的要严重，提示存在显性负效应 [78, 87, 94]。引起糖皮质激

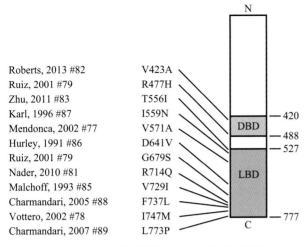

Roberts, 2013 #82	V423A
Ruiz, 2001 #79	R477H
Zhu, 2011 #83	T556I
Karl, 1996 #87	I559N
Mendonca, 2002 #77	V571A
Hurley, 1991 #86	D641V
Ruiz, 2001 #79	G679S
Nader, 2010 #81	R714Q
Malchoff, 1993 #85	V729I
Charmandari, 2005 #88	F737L
Vottero, 2002 #78	I747M
Charmandari, 2007 #89	L773P

▲ 图 98-4　人糖皮质激素受体（hGR）点突变在 GGR 中的图示

DNA 结合结构域和配体结合结构域（LBD）是 hGR 的两个主要功能单元。hGR 基因的错义点突变已被确定，可以预测所指示氨基酸（aa）的变化 [77-79, 81-83, 85-89]。未显示区域为两种不同的剪切位点微缺失，其可影响 hGR 信使 RNA 的加工 [69, 80]。D401H 突变（图中未显示）可增强糖皮质激素的作用 [91]

素抵抗的大多数 hGR 突变位于配体结合域（LBD），会干扰与配体的结合 [77, 79, 84-89]。只有一个突变位于 DNA 结合域 [79]。一些 hGR 突变具有沉默多态性 [92]。因此，鉴定 hGR 突变并不是 hGR 抵抗的决定性证据。在一些患者中，未发现有 hGR 突变，原因仍然未知 [79]。

在高浓度下，不与配体结合的糖皮质激素受体的 β 亚型（hGRβ）会干扰 hGRα 亚型的作用 [96]。一位患者体内，hGRβ 表达的增加与 hGR 表达的显著降低被认为是糖皮质激素抵抗的原因 [97]。

在大规模的人群研究中，相对常见的 R23K-hGR 多态性（rs6190）与糖皮质激素敏感性降低、代谢谱改善和寿命延长有关 [98, 99]。相比之下，N363S 多态性（rs6195）虽然只出现在约 1.5% 的人群中，但与外周组织糖皮质激素敏感性增加及男性向心性肥胖 [100] 相关 [101]。这表明这些多态性对垂体的影响和对外周组织的影响并不相同。通过微阵列分析发现野生型和 N363S-hGR 介导了不同的基因表达谱支持了这一假设，尽管它们在报道基因分析中表现出相似的糖皮质激素敏感性 [102]。

（三）临床特点

1. 表型特点　GGR 的临床特点是以文献报道

的罕见病例为基础的。因此，随着受影响个体的全面评估，不同临床表现的表观相对频率可能会发生改变。

GGR 最常见和最显著的特征是无糖皮质激素增多症状的皮质醇增多症，正是这一发现导致了对该综合征的首次描述 [68]，而且是在调查与糖皮质激素抵抗无关的其他问题时偶然发现的 [73]。然而，糖皮质激素抵抗的诊断可能并不简单。皮质醇增多症最常见的特征是尿皮质醇排泄增加。然而，这可能并不是普遍的表现，因为有些患者仅在地塞米松试验中表现出抵抗 [70]。根据临床特征很难区分糖皮质激素抵抗和库欣综合征，因为库欣综合征的许多临床特征是非特异性的。

尽管没有库欣样特征的皮质醇增多症能够提示该诊断，但这些特征通常不会引起临床重视。临床表现通常是继发于雄激素或盐皮质激素过多。最常见的临床表现是女性雄激素增加的症状。Lamberts 及其同事描述的 6 例患者中的 4 例 [70]，及 Ruiz 和他的同事描述的 2 例 hGR 突变原发患者 [79] 均有此类表现。特征包括多毛、痤疮和月经不调。这些表现是由肾上腺雄激素分泌过多引起。在儿童中，有 1 例 6 岁半男孩临床表现为同性性早熟假青春期 [71]，另一例 2 岁女孩表现为异性性早熟假青春期 [81]。一位女性新生儿外阴难辨 [77]。男性不育症也有报道，并被认为是继发于肾上腺雄激素生成增加和随后的下丘脑 - 垂体 - 睾丸轴的抑制 [87]。高血压和低钾血症是 Vingerhoeds 和同事 [68] 所描述的第一个患者的临床表现，目前在其他患者中也有报道 [70, 81, 89]。

最近也有报道在幼儿当中发生的低血糖，这可能是糖皮质激素抵抗本身所造成的 [80, 81]。

肾上腺和垂体的结构和功能异常已被报道。至少有 1 例糖皮质激素抵抗的患者出现肾上腺结节样增生 [70]。另一例患有严重 GGR 和错义 hGR 突变的患者因分泌 ACTH 的垂体腺瘤而患上库欣综合征 [87]。据推测，hGR 突变是一种原发性的基因组异常，它能与必需的体细胞垂体基因突变共同影响腺瘤的表型。

一般来说，皮质醇水平最高的个体会产生最多的雄激素和盐皮质激素，随后的临床表现也最明显。家族内临床特征的差异可能部分是基因剂量效应的结果。纯合子比杂合子受到的影响更大。此外，一些突变包括显性负效应，因此杂合子比预期的单一等位基因的失活更严重[94]。女性似乎比男性更容易受到影响。这可能是一个确定偏倚，因为女性最有可能出现肾上腺雄激素增加的临床特征。目前尚不清楚为什么在某些患者中雄激素效应占主导地位，而在其他患者中，盐皮质激素效应占主导地位。

组织特异性或局部糖皮质激素抵抗的可能性尚处于研究的早期阶段。一些肿瘤中确实存在这种现象。在 ACTH 依赖的库欣综合征中，垂体或异位 ACTH 的来源组织对糖皮质激素的抵抗力比正常组织强。这种抵抗的分子基础正在研究中，在某些情况下，会发生 hGR 突变、基因缺失或两者兼有[87, 100, 103, 104]。一些造血来源的肿瘤表现出对凋亡的糖皮质激素抵抗，而在一些来源于这些肿瘤的细胞系中，hGR 突变已被证明会导致糖皮质激素抵抗[105, 106]。因此推测组织对糖皮质激素敏感性的差异可能会导致临床疾病的发展，如糖皮质激素抵抗性哮喘[107]、类风湿关节炎[108]、肥胖[109]、高血压[110]、胰岛素抵抗和糖尿病[111]。HIV 病毒感染也可能增强[112, 113]或降低[114]糖皮质激素敏感性。糖皮质激素下调糖皮质激素受体是通过 NCoR1 抑制复合物介导的[115]。对这些可能的关系及其机制的研究正在不断进展中。

2. 遗传模式　初步研究表明 GGR 是常染色体显性遗传。遗传模式可能因 hGR 的确切突变而有所不同。在一个等位基因剪接位点微缺失的家系中，它明显是常染色体显性遗传[69]。在 Vingerhoeds 及其同事[68]描述与随后进一步和 Loriaux 及 Chrousos 合作研究的家族中发现[71, 116]，受影响最严重的原发病患是 hGR-LBD 突变的纯合子。儿子和侄子都是杂合子，受影响较轻[68, 72, 86, 112]。因此，在这个家族中，这种疾病是隐性的，或者存在基因剂量效应。一个家系中的 hGR 突变是作为一种新的突变出现的，因此双亲都不受影响[87]。尽管在大多数家族中似乎是常染色体显性遗传，但在一个家族里，可能为常染色体隐性遗传，而临床受累个体为纯合子[85]。总之，遗传模式各不相同，对家族成员的生化调查可能无法确定携带突变 hGR 等位基因的所有患者。

3. 生化特性　大多数受影响的患者中可发现皮质醇增多症，表现为尿皮质醇排泄增加[68, 70, 72-74, 76]。

偶有尿皮质醇排泄正常，唯一的异常是对地塞米松抑制的抵抗[70]。相反，在受影响最严重的患者中，尿皮质醇排泄量可能超过正常上限 200 倍[68, 70]。这种显著的差异提示抵抗程度和致病性受体的异质性。

GGR 的皮质醇增多症与库欣综合征的区别在于血清皮质醇的日变化。如前所述，HPA 轴定性上是正常的，但在高于正常水平的激素浓度下定量重置。正常人[117]和糖皮质激素抵抗者[70-72]的血清皮质醇浓度从上午 8 点至晚上 8 点通常下降至少50%，而库欣综合征患者的血清皮质醇浓度日变化消失[118]。图 98-5 显示了 GGR 患者在高于正常浓度时血清皮质醇的日变化。

血清皮质醇浓度可高达正常水平的 8 倍，但如果抵抗较弱，也可能是正常水平[68, 70, 72]。皮质醇浓度必须与每天同一时间的对照组进行比较。上午8 点的血清皮质醇通常不会被前一天晚上 11 点口服 1mg 地塞米松所抑制[70]。皮质醇的产生依赖于 ACTH，血浆 ACTH 浓度可以通过给予抑制生理剂量的糖皮质激素来抑制[71, 72]。比皮质醇相比，血浆 ACTH 浓度高出正常范围的频率较低，但在抵抗力最强的个体中，其浓度往往最高。

大多数儿童和妇女肾上腺雄激素（雄烯二酮、脱氢表雄酮和脱氢表雄酮硫酸盐）增加[68, 70-74, 76]。增加的幅度从轻微到高于正常上限的 5 倍，且可以

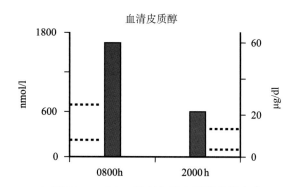

▲ 图 98-5　GGR 患者血清皮质醇的日变化

血清皮质醇浓度在左侧纵坐标以 nm/l 表示，右侧纵坐标以 μg/dl 表示。图为糖皮质激素抵抗患者上午 8 点和下午 8 点的血清皮质醇浓度。结果为 3 次独立测定的平均值。左侧纵坐标虚线表示上午 8 点血清皮质醇的正常范围，右侧纵坐标虚线表示晚上 8 点的正常范围（改编自 Malchoff C, avier E, Malchoff D, et al. *Primary cortisol resistance presenting as isosexual precocity.*J Clin Endocrinol Metab. 1990；70：503-507. ©The Endocrine Society 版权所有。）

通过服用大剂量的糖皮质激素来抑制。

盐皮质激素的研究较少。然而，测量结果通常是，脱氧皮质酮（DOC）和皮质酮比正常上限高出2～5倍，而醛固酮浓度较低，血浆肾素活性也受到抑制[71, 74]。DOC 和皮质酮的产生依赖于 ACTH[119]。高浓度的 DOC 和（或）皮质醇通过激活醛固酮受体导致低钾血症和容积依赖性高血压。容量负荷增加抑制血浆肾素活性。

（四）诊断

无库欣样特征的皮质醇增多症应该要怀疑是GGR。鉴别诊断包括库欣综合征、抑郁、皮质醇结合球蛋白增加和药物对皮质醇检测的干扰。很难区分 GGR 和库欣综合征，因为没有任何单项检测是具有完全的鉴别能力的。GGR 患者缺乏糖皮质激素过量的临床特征。然而，糖皮质激素过量的许多特征是非特异性的。用于区分库欣综合征患者和正常人的常规测试没有办法区分库欣综合征患者和 GGR 患者。在库欣综合征和 GGR 患者中，尿皮质醇排泄增加，地塞米松抑制试验异常，夜间唾液皮质醇浓度可能升高。研究证明 HPA 轴在定性上的完整有助于区分库欣综合征与 GGR。皮质醇的昼夜节律在 GGR 中存在，但在库欣综合征中没有这种节律。GGR 患者对低血糖应激的反应正常[71]，库欣综合征患者则不然[120]。这些检查在少数患者中是有用的，然而库欣综合征患者的皮质醇浓度在一天中可能会发生变化[118]，并可能与正常皮质醇节律相似。临床判断和反复评估是必不可少的。

在儿童中，生长曲线可能有助于区分 GGR 患者和库欣综合征患者。库欣综合征患儿生长缓慢。尽管大多数 GGR 患儿的生长曲线未经仔细检查，但似乎不太可能存在生长发育减慢。一例表现为同性性早熟假青春期的 GGR 儿童生长速度比预期的正常速度更快。这种加速生长与骨龄增加有关，两者都是由肾上腺雄激素增加引起的[71]。

其他需鉴别的诊断还包括 CBG 增加和药物干扰皮质醇检测。升高的 CBG 可能会模拟糖皮质激素抵抗，因为它会导致血清皮质醇浓度升高，并有昼夜变化。通过放射免疫分析检测 CBG 在商业上是可行的，且糖皮质激素抵抗患者的 CBG 水平是正常的[71, 72]。卡马西平以多种方式干扰 HPA 轴的

检测。该药物增加了地塞米松代谢率，使患者出现地塞米松抵抗。服用卡马西平的患者表现出循环皮质醇浓度增加和尿皮质醇排泄增加，尽管通常不会像糖皮质激素抵抗那样超出正常范围[121]。最后，卡马西平和非诺贝特或其代谢物都可能干扰某些商业高效液相色谱法（HPLC）对皮质醇的测定，可能会产生假性升高[122, 123]。

由于 GGR 最常见的临床表现是女性的雄激素分泌过多引起的症状，因此在多囊卵巢综合征和特发性多毛症的鉴别诊断中应考虑到这种疾病。表现为高血压和低钾血症，但醛固酮没有增加的患者，应进行 GGR 评估，才不会因其症状特征而被误认为是其他罕见原因所致的容积依赖性高血压。

如果临床和生化检查提示 GGR 的诊断，那么直接的 HGR 功能检查可能达到确诊的效果。如前所述，已经报道过了一些功能性受体异常[70, 76]。不幸的是，这些不同的研究需要新鲜的或培养的单核细胞或成纤维细胞，而这些细胞目前还未能商业化生产。此外，可能还有其他原因导致配体结合分析异常。库欣综合征患者的表观受体数量可能略有减少[124]，艾滋病患者的 hGR 对糖皮质激素的亲和力可能降低[125]。最后，有一些糖皮质激素抵抗的人hGR 配体结合正常。因此，即使是这个检测工具也不是完全灵敏或特异的。

（五）治疗

治疗这种罕见疾病的经验有限。那些有显著临床症状的人应接受治疗。最常见的治疗方法是使用外源性糖皮质激素（图 98-6A），已用于高血压和低钾血症患者[70, 126]、性早熟患者[119]和多毛症妇女[70, 76]。治疗目标是在不过多使用地塞米松导致库欣综合征的前提下，抑制肾上腺雄激素和盐皮质激素的浓度。地塞米松不干扰皮质醇的放射免疫测定，因此可以监测血清皮质醇浓度并滴定到正常范围[70, 76, 119]。通过这种治疗，雄激素和盐皮质激素下降，临床症状得到改善[70, 76, 119, 126]。

另一种方法（图 98-6B）是使用盐皮质激素或雄激素拮抗药。例如，高血压和低钾血症，可以用螺内酯治疗，它能阻断盐皮质激素受体，或者用阿米洛利来阻断远端小管中钠钾交换。

不推荐对仅表现为生化异常而无相关临床表现

的患者进行治疗。肾上腺功能不全不是本病的常见表现，因为糖皮质激素的阻断作用是部分的，而且肾上腺有相当大的储备能力来应对皮质醇生成的增加。然而，如果在严重的应激状态下怀疑患者肾上腺功能不全，糖皮质激素抵抗并非应用糖皮质激素治疗的禁忌证。

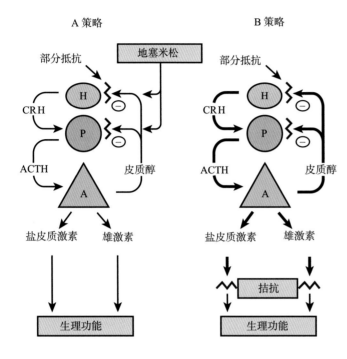

◀ 图 98-6　GGR 的治疗策略

有两个策略，A 策略为使用外源性糖皮质激素（通常为地塞米松）来降低促肾上腺皮质激素（ACTH）的分泌，进而降低肾上腺盐皮质激素和雄激素的分泌。调整地塞米松剂量以滴定皮质醇到正常范围。在 B 策略中，应用盐皮质激素和雄激素拮抗剂阻断激素的外周效应，从而产生临床效应。A. 肾上腺；CRH. 促肾上腺皮质激素释放激素；H. 下丘脑；P. 垂体（改编自 *Malchoff EC*, *et al*, *Gerrent therapy in endocrinology and metabolism*. 5th ed.St Louis：Mosby-Year Book；1994：167-171.）

第 99 章　糖皮质激素的生理作用
Glucocorticoid Action : Physiology*

George P. Chrousos　**著**

苗志荣　于　楠　王　雨　于　娜　毛元敏　郑　佳　**译**

> **要　点**
> ◆ 糖皮质激素是参与应激的激素，在维持安静和应激状态稳态中发挥作用。
> ◆ 糖皮质激素影响约 20% 的人类基因组的调控。
> ◆ 糖皮质激素通过糖皮质激素和盐皮质激素受体（MR）复杂的反馈回路调节自身分泌。
> ◆ 糖皮质激素具有免疫调节和抗炎作用，使得它们在治疗许多变态反应、自身免疫和血液系统疾病中发挥重要作用。

一、历史发展与背景

糖皮质激素是应激系统的重要介质，在应激反应中发挥关键作用[1]。然而，糖皮质激素的生理作用只是在部分情况下被作为内分泌学的重点，很多时候却被忽视了。我们首先描述一个历史上的重大变化，1949 年糖皮质激素被发现其具有强大的抗炎活性，此后数十年，糖皮质激素一直被称为"奇迹药物"应用于临床，但它的生理作用一直被忽视。

（一）肾上腺皮质与生存，糖皮质激素和盐皮质激素的作用

Thomas Addison 在 18 世纪中期发现肾上腺皮质对人类生存至关重要，一个世纪以后才证实这个腺体产生至少两种不同的激素：最终被称为糖皮质激素和盐皮质激素，均是正常生活必不可少的激素[2-4]。当时通过对 Addision 病的患者和肾上腺切除动物临床表现的观察，及对肾上腺皮质的脂质提取物作用的分析，推测出葡萄糖代谢中糖皮质激素

的作用，以及盐和水平衡调节中盐皮质激素的作用。到 1950 年，对纯化的糖皮质激素和盐皮质激素的研究表明，两者对于生存都是必不可少的，盐皮质激素已被证实其在维持电解质平衡中的重要作用，然而，糖皮质激素是如何在维持生命中发挥作用的，在接下来的数十年中仍是未解之谜。

（二）糖类代谢

糖皮质激素以其升高血糖作用而得名[3]。19 世纪初期，人们发现 Addision 病患者和肾上腺切除的动物会出现低血糖，且肾上腺切除后的动物肝糖原减少。19 世纪 30 年代，发现使用肾上腺提取物可以恢复正常的葡萄糖水平，同时还有一个惊人的发现：肾上腺切除术[5] 及垂体切除术[6] 改善了糖尿病的临床表现。Long 等[7] 在 1940 年发表的一篇具有里程碑意义的研究，证明糖皮质激素通过蛋白质分解代谢产生的氨基酸刺激糖异生作用，它们可减少葡萄糖氧化，并可诱发类固醇糖尿病。Ingle 的研究认为，糖皮质激素会减少葡萄糖的利用[8]，并引起

---

*. 本章主要为儿童内分泌相关内容。

胰岛素抵抗[9]。这些文章为该领域的大多数后续工作奠定了基础。

（三）糖皮质激素诱导的淋巴细胞凋亡

Addison 最早认识到淋巴组织是糖皮质激素的靶组织，他观察到一名患者的血液中有"大量白细胞"[2]。到 1900 年，已在 Addison 病患者和肾上腺切除的大鼠中描述了胸腺增大的现象。那时病理学家们没有意识到，他们正将长期患病患者的已萎缩的组织标本作为正常淋巴器官的标准。在突然死亡的病例中，他们判定为胸腺和其他淋巴样组织肿大，并提出了"胸腺淋巴体质"的诊断[10]。最终，Selye 表明，任何疾病或其他来源的压力都可能通过肾上腺引起胸腺萎缩[11]。这些对淋巴组织的作用后来被肾上腺提取物和纯化的糖皮质激素重复证实，现已认识到糖皮质激素可通过细胞凋亡诱导淋巴细胞裂解[12]。

（四）安静和应激状态下糖皮质激素的调节和允许作用

应激与肾上腺皮质激素之间的密切联系是在 19 世纪 30 年代被观察到的，人们发现应激可以刺激肾上腺皮质激素分泌，而肾上腺提取物可以保护机体预防应激反应[11, 13]。这种保护作用被认为是糖皮质激素的作用[13]，这在应激激素中是独特的。Selye 和 Walter Cannon 共同开创并推广了应激这一课题，证明多种刺激均可以激活肾上腺皮质[1–11]。Selye 的统一应激理论引入了诸如"警报反应"和"一般适应综合征"等概念，以及备受争议但最终被认为正确的说法，即通过提高肾上腺皮质激素的水平，应激会引起包括关节炎和过敏症在内的"适应性疾病"[1, 14]。关于糖皮质激素如何保护机体预防应激反应，White 和 Dougherty 提出它们通过释放预先形成的抗体增强淋巴细胞裂解，进而增强免疫反应，而 Selye 则提出它们可以满足机体对升高血糖的需求[14]。但这些推测均未获得实验支持。

不同于严重应激诱导激素水平的上调，Ingle[15, 16] 描述了糖皮质激素的另一种保护作用。他观察到肾上腺切除的动物在给予基础水平的糖皮质激素时对某些形式的应激反应正常，提出静息状态下基础水平（实际上是昼夜节律水平）的糖皮质激素会发挥

"允许"的作用，维持某些稳态功能对中度应激的反应能力。但是，他认识到，在严重应激下，需要应激诱导水平的糖皮质激素来维持体内稳态。

（五）反馈调节

Addison[2] 曾提出"一种与肾上膜疾病有关的皮肤颜色的特殊变化"，这是糖皮质激素与垂体前叶激素之间的负反馈调节的表现。这种联系在 20 世纪初被 Harvey Gushing 证实，并由 Smith 进行了进一步探索，Smith 在 1930 年报道称，对大鼠进行垂体切除术会导致肾上腺皮质萎缩，并可通过垂体植入逆转。人们最终发现垂体产生促肾上腺皮质激素（ACTH）。Ingle 和 Kendall 发表了一篇引人注目的文章，虽然只有半页，但描述了肾上腺皮质激素对 ACTH 的负反馈调节[17]，该研究表明，给大鼠应用肾上腺提取物会导致肾上腺皮质萎缩，而同时给予垂体提取物则可以抵消。此外，应激会导致正常动物的肾上腺皮质肥大，而垂体切除术动物没有这样的变化，这表明应激会刺激 ACTH 的分泌[18]。Harris 在 1937 年提出下丘脑控制 ACTH 的分泌[19]，随后有证据表明这种控制是由某种激素通过垂体门静脉血管介导的[20]，继而依次发现了精氨酸加压素和促肾上腺皮质激素释放激素（CRH）[1]。因此出现了下丘脑 – 垂体 – 肾上腺（HPA）轴的概念。

（六）抗炎作用及其对糖皮质激素生理学的影响

到 19 世纪 40 年代后期，糖皮质激素生理学的要点似乎已被明确地认识。然而，1949 年一个分水岭性的事件使该学科在很长时间内陷入了困惑。Hench、Kendall、Slocumb 和 Polley[21] 报道称，高剂量的可的松具有很强的抗炎活性，可极大地改善类风湿关节炎患者的病情[22]。这一完全出乎意料的发现受到临床医生及患者的欢迎，但引起了糖皮质激素生理学专家的不满，他们认为，应激诱导的糖皮质激素水平升高可以通过增强（而非抑制）防御机制来保护机体预防应激反应，但这新的临床现象无法用生理学解释[23]。这些现象也与 Selye 关于适应疾病的观点相矛盾[1, 13, 22]。尽管很少有人提出相反的意见，但是生理学家得出的结论是，糖皮质激素的抗炎作用和密切相关的免疫抑制作用是药理学

作用而不是生理学作用[13]。

这种观点持续了 30 多年。例如，1952 年 Ingle[15] 和 1971 年 Hoffman[23] 关于肾上腺皮质在稳态中作用的综述，甚至都没有提及糖皮质激素的抗炎作用。因此，被认为是 19 世纪 50 年代"奇迹药物"的这些激素，虽在治疗应用上取得了惊人的进展，且人们已研究合成多种糖皮质激素类似物（如泼尼松龙、地塞米松和无数其他药物），但这些药物很大程度上均与生理学无关，这可能是内分泌学上独一无二的情况。

合成糖皮质激素类似物的研发中有一个核心但未实现的目标，即将抗炎活性与升高血压、血糖和负反馈抑制等"不良反应"分开。我们现在已知道，抗炎作用本质上是生理作用[24-26]，糖皮质激素在发挥一种生理作用的同时也会带来其他的生理作用。下文中介绍了基于其分子机制分离生理效应来解决该问题的进展。

二、现代糖皮质激素生理学背景

现在抗炎和免疫抑制作用已被作为糖皮质激素生理学的基础，这是对其恰当的认识[1, 24]。这种抑制作用所带来的耐受作用，可以保护机体免受应激的打击。研究人员正在应用细胞和分子生物学技术来解释此种作用及其他多种作用的机制。

19 世纪 60 年代糖皮质激素受体（GR）的发现为生理学开辟了新的方向。多数细胞存在糖皮质激素受体，从而以某种方式对糖皮质激素做出应答。19 世纪 80 年代，对糖皮质激素受体和其他受体的克隆表明，类固醇受体、甲状腺激素受体和类维甲酸受体之间具有紧密的结构同源性。它们都是基因转录的配体依赖性调节剂，其诱导作用通常需要数小时或数天才能出现在整个机体内。

多年来，可的松一直被认为是糖皮质激素的原型，它几乎不与糖皮质激素受体结合，直到通过 11β- 羟化类固醇脱氢酶 1（11β-HSD1）转化为皮质醇后才有活性。出乎意料的是，包括皮质醇和皮质酮在内的天然的糖皮质激素，与盐皮质激素受体（MR）的亲和力比糖皮质激素受体的高得多。这些类固醇通常以饱和 MR 的浓度循环，这引发了一个问题，即醛固酮为什么不能阻止类固醇与盐皮质激

素靶细胞中的 MR 结合，而醛固酮的浓度相对低得多。答案是由于一种有趣的酶 11β-HSD2，该酶通过将皮质醇迅速转化为可的松，并将皮质酮转化为非活性的 11- 酮，来"保护"靶细胞中的 MR。

GR 是一种重要的细胞质蛋白，它在结合激素后易位至核位点，在这里调节特定基因的转录，约占基因组的 20%[27]。它负责迄今为止已知的大多数糖皮质激素的作用，有时也称为 GRα，以使其与另一种普遍表达的亚型 GRβ 区别开来，后者不能结合激素，可以视为拮抗剂[27]。人类 GR 的几种天然突变体可引起广泛的糖皮质激素耐药性[28]。一些证据表明，在细胞膜附近发现的受体样蛋白可能通过非基因组机制引发快速的糖皮质激素作用（见第 101 章）。

具有修饰的 GR、MR、11β-HSD 和其他蛋白质（有时靶向特定组织）转基因小鼠的发展[29]，为糖皮质激素的生理学带来了新的认识，其中一些将在下文中描述。

三、糖皮质激素生理学的分子机制

有些人认为 GR 可以追溯到亿万年之久，它与 MR 一起起源于大约 5 亿～10 亿年前的原始雌激素受体[30]。GR 最初在大鼠胸腺细胞中被发现，后来几乎在所有有核细胞中都发现了 GR，它们通过以配体依赖性和细胞特异性方式调节特定基因的转录来启动激素活性。未结合配体时，它们主要存在细胞质中[27]。结合配体（皮质醇、皮质酮或强效合成类似物，如地塞米松）后，它们被激活并以能量依赖的方式转移到细胞核中[27]。他们在那里以多种方式调节靶基因。

当存在适当的转录因子和共激活因子时，与配体结合的 GR 作为二聚体与糖皮质激素反应元件（GRE）结合（糖皮质激素反应元件是与目标基因启动子相关的核苷酸的短回文序列），正向或反向调节转录（正或负 GRE）。它们还可能通过结合由 GRE 和其他转录因子的连续位点组成的复合 GRE 来影响转录。

配体结合的 GR 还通过转录串扰机制调节转录，该机制不需要二聚化、DNA 结合或被调节基因中的

GRE。通过蛋白质间相互作用，它们作为单体与转录因子结合，例如核因子 -κB（NF-κB）、AP-1、环磷腺苷应答元件结合蛋白（CREB）等，主要抑制相关基因的转录[27, 33]。有研究中证实抗炎作用在携带无法二聚化突变 GR 的转基因小鼠中并未减弱，提示串扰可能介导了大多数糖皮质激素的抗炎作用[34]。在这些小鼠的永生化成纤维细胞中，糖皮质激素抑制已知由 AP-1 介导的佛波酯激活胶原酶 3 基因，但在小鼠乳腺瘤病毒（MMTV）启动子的控制下几乎不能激活转染的报告基因，而这需要 GR 绑定到 GRE[35]。但是，二聚化缺陷型 GR 的结果显示这两种机制之间没有明显的功能分离[36]，因此，使用"基因设计" GR 配体（使其基因抑制作用优于激活作用）可能无法将免疫抑制作用与糖皮质激素的其他作用完全区分开[37, 38]。可能的生理学相关的观察结果是，在同一细胞内，GR mRNA 可以翻译产生多种（约 8 个 GRα 和 8 个 GRβ）具有不同的转录特异性的氨基末端异构体[27, 32]。

发现皮质醇和皮质酮对 MR 的亲和力比 GR 高得多之后，人们进而认识到，在生理条件下，糖皮质激素的某些作用（特别是在海马中）是通过 MR 介导的。11β-HSD2 可将皮质醇氧化为可的松，将皮质酮氧化为 11- 脱氢皮质酮[39-41]，可使盐皮质激素靶组织中的 MR 免受高水平的糖皮质激素的影响，但是海马中并不存在 11β-HSD2 酶[42]。在男性和女性生殖道中，11β-HSD2 可能会保护 GR 免受糖皮质激素水平过高的影响。在妊娠期间，母亲应激水平的糖皮质激素可能会导致胎儿发育迟缓，低出生体重及永久性的（常为进行性的）产后疾病，如高血压、代谢综合征和 HPA 轴功能障碍，胎盘和胎儿肝脏 11β-HSD2 可以保护胎儿免受这种影响[43, 44]。

相反，在许多组织中发现的 11β-HSD1 主要作为（但不限于）还原酶起作用，其可将可的松激活为皮质醇，将 11- 脱氢皮质酮激活为皮质酮：从而放大了部分组织中的局部糖皮质激素活性[45]，并可能导致被称为组织特异性库欣综合征的疾病[46]。转基因小鼠的研究已经证明了 11β-HSD1 对糖皮质激素作用的重要性。缺乏 11β-HSD1 的基因敲除小鼠中，应激诱导的糖皮质激素反应减弱。在脂肪组织中局部过量表达 11β-HSD1 的小鼠发展为代谢综合征[47]。脂肪组织中的 11β-HSD1 受胰岛素和糖皮质激素的调节[48]。胎儿和成人组织中 11β-HSD1 和 11β-HSD2 的水平不同，其可能在发育中也发挥作用[49]。

由于糖皮质激素对 MR 的亲和力高于 GR，因此在较低的基础水平下，天然糖皮质激素主要占据"未受保护"的 MR。随着昼夜周期中激素水平的升高，MR 趋于饱和，GR 被占据。在应激状态下，糖皮质激素水平可能升高到足以使 GR 饱和[42]。

GRβ 是 GRα 的一种变位剪接的异构体，其缺少一段功能性激素结合域。尽管它不能结合激素，但它主要通过与 GRα 形成非活性异二聚体，而成为 GRα 的主要的拮抗剂。它的高组成水平，解释了人中性粒细胞可逃脱糖皮质激素诱导的细胞凋亡[50]。GRβ 水平升高可能与糖皮质激素抵抗性哮喘、类风湿关节炎和其他自身免疫性疾病有关。细胞因子影响 GRα 和 GRβ 的水平和功能。

糖皮质激素抵抗是一个重要的临床问题，其发生机制多种多样。其中包括：在糖皮质激素治疗或疾病过程中 GR 的下调和结合特征改变[51]，GR 的失活突变和多态性[28, 31, 52]，GRβ 的过表达[53]，从淋巴细胞或大脑中去除某些类固醇的外向转运蛋白[54]，以及与转录因子如 AP-1 和 NF-κB 与 STAT 蛋白的相互作用[55]。

已有许多研究报道了多种细胞和组织中糖皮质激素的膜相关受体和通过非基因组机制的快速作用[56, 57]，但其功能意义尚不清楚。

四、糖皮质激素生成的反馈调节

尽管糖皮质激素对于应激反应和生存至关重要，但正常情况下，它们对生理过程的调控不是主要影响因素，作用弱于其自身反馈机制。例如，它们影响血糖，但这种生存必需的单糖的主要调节激素是胰岛素和胰高血糖素。与胰岛素和醛固酮等激素不同的是，糖皮质激素直接通过 GR 和 MR 产生负反馈而不是通过生理作用来控制其血浆水平。具有广泛的稳态功能的激素大多有这样的调节特点。图 99-1 中概述了该调节系统，强调了本章的中心主题，即糖皮质激素保护机体免受应激损伤的生理功能[58]。

正常糖皮质激素的水平可在一定的范围和时间

过程中调节，这既反映了不同的生理需求，又反映了机体（尤其是大脑）[59] 对过度显露可能造成伤害的脆弱性。基础激素水平遵循昼夜节律，并在每日活动的活跃期之前达到峰值，如图 99-2 所示 [60, 61]。激素的作用使机体的稳态机制准备好并得以维持，并可防止中等程度应激的损伤。应激诱发的激素水平可远远超过基础峰值水平，是应对严重应激的必要条件。如果无限制地长期地维持较高的基础水平会导致库欣综合征，因此昼夜节律中低糖皮质激素的浓度是生理上必要的。

糖皮质激素的合成和分泌受到神经和体液信号的控制。神经和体液信号受到应激的影响并受负反馈调节，一直在发生变化[60]。该系统的主要组成部分（图 99-1）包括：肾上腺皮质，其在 ACTH 刺激下分泌糖皮质激素；垂体前叶，其 ACTH 的分泌受 CRH、加压素（VP）和其他促分泌素刺激，并被糖皮质激素抑制；以及中枢神经系统，其中下丘脑中的 CRH 和 VP 合成受到应激、昼夜节律信号和其他影响的刺激，并受到糖皮质激素的抑制。矛盾的是，糖皮质激素对部分大脑全天均发挥慢性兴奋作用。

糖皮质激素对垂体促肾上腺激素分泌细胞、下丘脑室旁核（PVN）具有反馈调节作用，对海马或其他大脑中枢可能也有同样的作用 [42]。地塞米松和泼尼松龙等合成类似物通过血脑屏障中的多药抑制性外排转运蛋白 P- 糖蛋白从大脑输出，这种作用主要发生在垂体 [42, 54]。糖皮质激素的调节似乎是由 GR 和 MR 介导的，GR 在整个脑中均有表达，在 PVN 中的浓度很高，而 MR 主要位于海马体和外侧隔。糖皮质激素通过 MR 对大脑的作用，可以认为

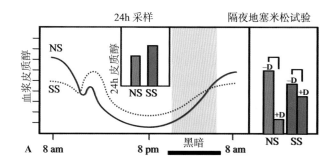

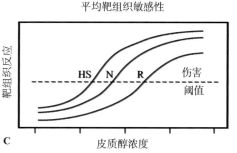

▲ 图 99-2　A.（左）正常情况下（实线）及慢性应激状态下（虚线）皮质醇分泌的昼夜节律；（右）在非压力（NS）和压力 (SS) 受试者中，测量晨皮质醇对地塞米松的反应。B. 有昼夜节律组织对糖皮质激素的敏感性。C. S 形曲线代表目标组织对皮质醇的平均（N）、高（HS）或低（R）敏感性的人群对糖皮质激素的反应

引自 Nader N, Chrousos GP.KinoL Interactions of the circadian CLOCK system andthe HPA axis. *Trends Endocrinol. Metab.* 2010; 21（5）：277-286

▲ 图 99-1　糖皮质激素的调节和作用概述

是通过 CRH-1 受体调节对快速 CRH 反应的敏感性，维持 HPA 轴对刺激做出反应的能力并保持体内平衡。通过 GR 发挥的作用为抑制了应激引起的反应，并促进了机体学习和稳态的恢复 [58]。

对具有 GR 改变的转基因小鼠的研究扩展了这些结论 [62, 63]。GR 水平低的小鼠的 CRH（不是 VP）、ACTH 和皮质酮水平升高，并出现肾上腺皮质肥大。过度表达的 GR 小鼠情况相反。GR 不能二聚化的小鼠表现出正常的 CRH 和 ACTH，表明 GR 的反馈作用可能是通过基因控制的蛋白质 - 蛋白质交互作用实现的。然而，ACTH 的前体，阿黑皮素原（POMC）基因被上调，提示其受到与 nGRE 结合的 GR 二聚体的调节。

中枢神经系统中 GR 的失活 [64] 导致皮质酮水平升高，其症状类似于库欣综合征。CRH 升高，垂体促肾上腺激素分泌细胞中的 ACTH 也升高，但循环 ACTH 水平略有降低，ACTH 和皮质酮之间的差异使人联想到临床抑郁症患者的情况。

图 99-1 还说明了免疫系统和神经内分泌系统之间的相互关系 [24, 65]。细胞因子，例如肿瘤坏死因子（TNF）-α、白介素 1（IL-1）和 IL-6，主要在免疫系统中产生，还可以在脑细胞中产生，可刺激 HPA 轴。TNF-α、IL-1 和 IL-6 是促炎性细胞因子，刺激糖皮质激素的分泌又会限制它们在整个生物体内的活性。例如，在 IL-1 受体基因敲除的小鼠和大脑中过度表达 IL-1 拮抗因子的小鼠中可表现出 IL-1 的重要性 [66]：它们表现出对应激的反应降低，肾上腺切除后也没有 ACTH 分泌增加的现象。HPA 轴的另一个调节因子可能是瘦素 [67]。一项重要的观察结果表明，蔗糖的摄入，相当于糖皮质激素的替代物，可以使肾上腺切除后大部分指标恢复正常，包括进食、代谢及 HPA 轴，包括 ACTH 水平。可能是由于模拟了糖皮质激素代谢信号 [68]。

接下来将详细阐述 HPA 反馈环的每一环节。

（一）肾上腺皮质：糖皮质激素

通常认为，糖皮质激素仅在肾上腺皮质合成，目前发现，它也可在胸腺中生成 [69]。同时，糖皮质激素也在肠黏膜中生成，影响局部免疫反应 [70]。在肾上腺皮质中，糖皮质激素的合成与血浆 ACTH 水平紧密相关，ACTH 呈现脉冲式释放并表现出与血浆皮质醇相似的昼夜节律 [60, 61]。ACTH 通过与肾上腺细胞膜受体结合刺激类固醇生成，激活腺苷酸环化酶，并与其他介质一起，可引起肾上腺肥大和肾上腺皮质增生。瘦素可抑制 ACTH 对肾上腺细胞分泌皮质醇的刺激作用 [67]。

（二）垂体：ACTH

垂体前叶促肾上腺激素分泌细胞中 ACTH 的合成和分泌受 CRH 和 VP 刺激，受儿茶酚胺调节，并被糖皮质激素抑制。CRH 与垂体细胞膜上的受体结合并激活腺苷酸环化酶。然后，cAMP 刺激 ACTH 的分泌和合成。VP 显著增强 CRH 活性。而 CRH 促进促肾上腺激素分泌细胞应答及 ACTH 分泌，而 VP 可能通过磷酸肌醇途径，增加 CRH 反应性促肾上腺激素分泌细胞的数量。但是，1 型 CRH 受体（CRH-R1）基因缺陷的小鼠对炎性应激可做出反应，表现为 ACTH 和皮质酮明显增加，说明其分泌并不完全依赖于 CRH 或 VP [71]。

糖皮质激素可通过抑制垂体促肾上腺激素分泌细胞中的 POMC 表达，直接抑制 ACTH 分泌，同时通过抑制大部分 CRH 和小部分 VP 的分泌，间接抑制 ACTH 分泌。肾上腺切除后，ACTH 分泌增加，仍保持其昼夜节律。PVN 中的 CRH 和 VP 含量也上升。这些变化和其他一些变化可被糖皮质激素逆转。膜联蛋白 I（脂皮质蛋白 I），一种糖皮质激素诱导的蛋白，通过非基因组机制介导了糖皮质激素对垂体 ACTH 分泌的抑制作用。

我们将反馈根据其抑制 ACTH 分泌的速度进行了分类：快速（激素给药 30min 以内）、延迟（数分钟至数小时）和缓慢（数小时至数天）。目前证实，前两种反馈在中度或间歇性刺激后起作用；第三种反馈在病理状态或持续数天以上的大剂量糖皮质激素治疗时出现。

ACTH 对糖皮质激素反馈的敏感性受许多因素影响，一天的不同时段敏感性就会产生差异。基础 ACTH 释放的变化不如刺激后释放敏感。此外，一次应激性的刺激之后，克服了由第一个刺激产生的糖皮质激素水平升高引起的反馈抑制，促进了 ACTH 对后续刺激的反应，一些反馈可以被视为促进或允许的 [72]。

靶组织对糖皮质激素敏感性似乎表现出与循环

糖皮质激素水平相反的昼夜节律。实际上，生物钟转录因子异二聚体 CLOCK/BMAL1 与 GR 相互作用，并使之乙酰化，从而降低了其转录活性[60, 61]（图 99-2）。

HPA 轴基础活性的调节需要与 MR 和 GR 结合的糖皮质激素共同作用。在大鼠的研究中观察皮质酮对 ACTH 基础分泌的抑制，每日 HPA 轴活性最低点（早晨）时通过 MR 发挥抑制作用，而峰值活性（夜间）时通过 GR 发挥抑制作用，并通过 MR 增强[73]。通过与垂体促肾上腺激素分泌细胞内和下丘脑 CRH 神经元中的 GR 结合，刺激后的 ACTH 分泌被抑制，从而防止了应激后 HPA 轴的过度激活。

ACTH 是较大的前体蛋白 POMC 的一部分，POMC 也是 α-MSH、β-MSH、β- 内啡肽和 β- 促脂素的祖细胞。正如 Addison 最初指出的那样，与 ACTH 升高相关的 MSH 活性升高似乎是造成 Addison 病患者皮肤颜色变化的原因[2]。垂体促肾上腺激素分泌细胞内 POMC 的合成，至少部分在 POMC 基因的转录水平受到调节，其受到 CRH 的刺激，并被糖皮质激素抑制。糖皮质激素的直接抑制作用通过 nGRE 实现，其可能是通过破坏维持基础转录的相互作用而实现的。糖皮质激素间接抑制作用是通过下丘脑实现的。

促肾上腺激素分泌细胞也直接受到其他激素的影响，包括血管紧张素 Ⅱ，垂体邻近细胞的旁分泌作用，以及诸如 TNF-α、IL-1 和 IL-6 等细胞因子。

（三）下丘脑：CRH 和 VP

室旁核中 CRH 和 VP 的分泌及其他促进 ACTH 分泌的激素都受到体液和神经调节。肾上腺切除后，外界刺激使上述激素分泌增加，这些刺激包括出血、损伤、低血糖、缺氧、疼痛、恐惧和其他各种刺激，并且通常受糖皮质激素抑制[74]（图 99-1）。糖皮质激素的某些抑制作用可能通过非基因组途径发生，与 PVN 中内源性大麻素的快速释放相关[75]。CRH 的分泌受儿茶酚胺、瘦素和几种细胞因子来调节[1, 24, 76]。急性出血会增加下丘脑神经元 CRH 的 mRNA 水平，但不会增加 VP 的 mRNA 水平。人们认为 CRH 通过 CRH-1 受体来调控应激行为、交感神经和 HPA 轴对刺激的反应，而与 CRH-2 受体结合的 CRH 相关神经肽应激反应蛋白和尿皮质素可能有助于减缓应激反应或具有其他功能[58]。

在正常大鼠中，刺激会激活 PVN 中 CRH 基因表达，而高水平的糖皮质激素会抑制这种表达。在肾上腺切除的大鼠中，除非先用低水平的糖皮质激素治疗，否则刺激不会激活 CRH 基因表达[77]。目前认为低水平的糖皮质激素、发挥促进或允许作用是通过 MR 起作用，而高水平的糖皮质激素、发挥抑制作用是通过 GR 起作用[77]。

对于 CRH 基因敲除的纯合子小鼠，如果在出生前 1 周到出生后 2 周的时间内接受糖皮质激素治疗，在应用激素期间是可存活的。没有糖皮质激素治疗的小鼠，会在妊娠后 12h 内由于严重的肺部异常（包括表面活性物质 mRNA 过低）死亡。已知糖皮质激素对于肺部发育，特别是肺泡表面活性物质的合成很重要[78]。CRH 基因敲除的小鼠在应对刺激时皮质酮水平的升高幅度显著低于正常小鼠[79]。

除了控制 ACTH 分泌外，CRH 还可控制大脑内外的许多活动。当由周围神经分泌时，它起促炎的作用。CRH-R1 和 CRH-R2 的 mRNA 在脂肪组织中表达，而 CRH 可下调脂肪组织 11β-HSD1 [47, 80]。神经肽应激反应蛋白和尿皮质素通过 CRH-2 受体，降低食欲并可能参与延迟的应激反应[58]。

（四）糖皮质激素 - 细胞因子反馈调节

正如 Besedovsky 和 Sorkin 首次提出的[81]，免疫系统和 HPA 轴之间通过细胞因子进行信号传递[24]。IL-1 通过内毒素刺激 HPA 轴，而 TNF-α、IL-1α、IL-1β 和 IL-6 通过增加糖皮质激素、ACTH、POMC mRNA、CRH 或 CRH mRNA 的水平来增加 HPA 活性[24]。IL-1 使神经分泌细胞释放 CRH 和 VP [76]。大脑具有 IL-1、IL-2、IL-6 和其他细胞因子受体，并可产生 IL-1 [82]（在图 99-1 中，哪些细胞因子是最重要的，以及细胞因子是如何传达信息的，仍不确定）。

转基因小鼠的研究显示出 IL-1 在 HPA 轴的反馈控制和应激激活中的核心作用。缺乏 IL-1β 的小鼠对炎症应激没有反应，血浆皮质酮水平不升高，而缺乏 IL-1α 的小鼠反应正常，表明 IL-1β 对神经 - 免疫 - 内分泌反应至关重要[83]。缺乏 1 型 IL-1 受体的小鼠对精神、代谢和特定刺激所引起的皮质酮反应降低。这些小鼠和脑部过表达 IL-1 受体拮抗因子的小鼠在肾上腺切除后不会过度分泌 ACTH[66]。

外周释放的细胞因子（如 IL-1）是否通过专门的转运通道，运送生理需求量进入大脑，如果不是，它们的信息是如何到达下丘脑的，这些问题仍没有答案[24]。有一些假说认为，细胞因子是通过迷走神经和（或）通过专门的大脑区域、脑室周器官，例如终板血管器（OVLT）传递的，或者通过脑血管中产生的细胞因子、花生四烯酸、儿茶酚胺、一氧化氮等介质传递，还可通过神经胶质细胞和大脑中的神经元传递。

五、糖皮质激素的生理作用

（一）代谢

1. 血糖控制 糖皮质激素与其他激素协同作用，维持或升高血糖，机制包括：①刺激肝糖异生；②动员外周组织糖异生底物；③增强和延长胰高血糖素和肾上腺素对糖异生和糖原分解的作用；④抑制外周葡萄糖利用；⑤促进肝糖原合成进行储备，从而对促糖原分解的激素（如胰高血糖素和肾上腺素）产生快速反应[45]。

从进化的角度来看，在遇到刺激，例如猎物与捕食者相遇时，糖皮质激素以这种方式可升高葡萄糖以满足快速、紧张的运动[26]。从生理和临床的角度来看，糖皮质激素是一种拮抗调节激素，可以保护人体避免出现胰岛素诱导的低血糖症。糖皮质激素的这两种作用，持续存在数小时，并与快速作用的胰高血糖素、肾上腺素及部分生长激素共同发挥作用[84]。

糖皮质激素的作用在进食和禁食期间以复杂的方式与胰岛素相互作用，不仅维持血糖，而且影响食欲、进食方式、食物的消化吸收和身体成分的构成[26, 85]。糖皮质激素拮抗胰岛素在葡萄糖合成和利用中的作用，这至少部分解释了过量糖皮质激素的致糖尿病作用[45, 86]。转基因小鼠的研究表明，肝过氧化物酶体增殖物激活受体 -α（PPAR-α）的表达

可能是糖皮质激素诱导高血压和胰岛素抵抗的几种可能机制之一[87]。

2. 糖异生 糖皮质激素通过增加磷酸烯醇丙酮酸羧化激酶（PEPCK）和葡萄糖 -6 磷酸酶的活性，刺激肝糖异生。这些酶催化草酰乙酸转化为磷酸烯醇丙酮酸，以及 6- 磷酸葡萄糖转化为葡萄糖，都是糖原异生的限速步骤[45, 88]。糖皮质激素还调节 6- 磷酸果糖 -2- 激酶 / 果糖 -2, 6- 双磷酸酶的表达，这是一种控制果糖 -2, 6- 双磷酸水平的双功能酶。2, 6- 双磷酸果糖是糖异生和糖酵解酶的变构调节剂。PEPCK 和 6- 磷酸果糖 -2- 激酶 / 果糖 -2, 6- 双磷酸酶的活性主要通过酶的合成来控制[88]。饥饿状态下，*11β-HSD1* 基因敲除小鼠的 PEPCK 和葡萄糖 -6- 磷酸酶的活性减弱[89]。

PEPCK 基因表达的调控反映了体内糖异生调节的复杂性，涉及糖皮质激素、胰岛素、胰高血糖素、儿茶酚胺、环腺苷酸（cAMP）和视黄酸[88, 90]。特别是糖皮质激素和胰岛素分别促进和间接破坏 CBP（CREB 结合蛋白）和 RNA 聚合酶 II 与 PEPCK 启动子的结合，反过来也调节 PEPCK 基因的表达。*PEPCK* 基因包括一个糖皮质激素反应单元（GRU），该单元跨越 110 个碱基对。有 2 个 GR 结合位点和 4 个辅助因子元件，这都是糖皮质激素调节所必需的，在 GRU 内是胰岛素反应性和视黄酸反应性的序列[88, 91]。6- 磷酸果糖 2- 激酶 / 果糖 -2, 6- 双磷酸酶基因具有复杂 GRE，类似于 *PEPCK* 基因中的 GRU。肝细胞核因子 -6（HNF-6）通过与 DNA 和 GR 结合，同时抑制这些基因，从而抑制糖皮质激素的活性。可以预期的是，对二聚体缺陷型 GR（即不能结合 GRE 的 GR）的转基因小鼠进行糖皮质激素治疗无法产生 PEPCK[35]。

糖皮质激素将肌肉和其他周围组织释放的氨基酸，以及脂解作用释放的甘油作为糖原异生的底物。糖皮质激素可增强胰高血糖素及肾上腺素对糖异生作用，可能是由于对 cAMP 或其他细胞内介质的反应性增强所致，肾上腺切除后引起的糖异生作用受损，糖皮质激素可使其正常化可证明上一观点。

3. 葡萄糖的利用 在完整的生物内和分离的细胞中，都有证据证明，糖皮质激素对外周葡萄糖的利用有抑制作用[92]。这可能是胰岛素抵抗和糖皮质

激素治疗后血糖早期升高的原因，它也可能在周围组织糖原异生释放中起作用。糖皮质激素直接抑制正常皮肤、成纤维细胞、脂肪组织、脂肪细胞、淋巴样细胞和多形核白细胞对糖的利用。这种抑制作用需要 RNA 和蛋白质的合成，推测是由糖皮质激素诱导蛋白质生成介导的。其主要原因是葡萄糖转运蛋白从质膜向细胞内的转运[93, 94]。在用糖皮质激素治疗的完整生物中，肌肉对葡萄糖的摄取受到抑制。这种作用可能是间接的。

4. 糖原的合成与分解　糖皮质激素刺激胎儿和成人中的糖原合成。是由于肝糖原合成酶的增加和其非活性形式的去磷酸化变为活性形式，以及磷酸化酶 a 的去磷酸化失活。部分变化可以通过糖原结合的磷酸酶活性的增加来解释。

应激诱导的糖皮质激素刺激肝糖原合成为随后刺激做准备，在机体应激时，糖原通过糖原分解作用快速转化为葡萄糖[26]。此外，机体需要基础水平的糖皮质激素维持肾上腺素诱导的糖原分解，该作用在肾上腺切除后受损。

5. 脂肪代谢　与胰岛素作用相反，糖皮质激素能够抑制脂肪细胞的葡萄糖转运并刺激游离脂肪酸的释放，在服用糖皮质激素后 1～2h 会导致人体血浆中的游离脂肪酸增加[95]。用糖皮质激素孵育脂肪组织，脂肪酸的释放也会增加，这种作用一部分归因于葡萄糖摄取减少所致的再酯化减少，另一部分归因于脂解作用增加。生长激素和其他脂解剂共同存在情况下，在很大程度上两者刺激脂解作用是一种允许作用[95]。糖皮质激素还可抑制瘦素的作用，并且这种作用对具有肥胖综合征的突变型啮齿类动物也是存在的，可通过切除肾上腺减轻肥胖。令人惊讶的是，有研究发现表达 GR 反义结构的小鼠 GR 水平降低，并且这种小鼠脂肪沉积增加得最显著，与正常小鼠相比，脂肪沉积量增加了 2 倍。因为这些小鼠的进食量少于正常水平，推测它们能提高能量利用率[96]。

慢性应激主要通过增加较低日间的糖皮质激素浓度水平，使正常的皮质醇节律趋于平坦，这与中枢性肥胖和代谢综合征有关，代谢综合征包括了糖耐量不足、2 型糖尿病、胰岛素抵抗、血脂异常和高血压[1, 24]。11β-HSD1 基因敲除小鼠糖皮质激素作用减弱，并且能够抵抗由肥胖或应激引起的高血

糖[89]。在过量表达 11β-HSD1 的脂肪细胞中，已经证明了局部糖皮质激素水平的重要性：这些小鼠均出现中枢性肥胖和代谢综合征[45, 47]。

6. 分解代谢作用　长期高水平的糖皮质激素对周围组织的蛋白质和其他成分具有分解代谢作用，从而导致肌肉减少[97]、脂肪分解及脂肪的重新分布。这些病理改变可能是糖异生底物生成的生理机制的放大效应，是与胰岛素和其他激素相互作用的结果[45]。

（二）骨骼

糖皮质激素在发育期和成年期可作用于骨骼和软骨。当过量存在时，会引起骨质疏松症，并破坏骨骼的生长，通过减少成骨细胞的数量及其功能，增加胶原酶的表达，抑制胶原蛋白的合成来抑制骨骼的形成[98]。对于成骨细胞，它们同时发挥了允许作用和抑制作用[99]。在基线水平时，能够将中性粒细胞从骨髓动员到血液和其他组织中[100]：这些糖皮质激素作用的可能分子机制包括降低胰岛素样生长因子 -1（IGF-1）、IGF 结合蛋白、IGF-1 受体和生长激素受体的表达，以及与甲状腺激素相互作用。骨细胞中的糖皮质激素和细胞因子以复杂的方式相互影响，一方面糖皮质激素可以抑制细胞因子，另一方面细胞因子可以上调或下调 GR。骨组织中糖皮质激素的水平似乎取决于局部 11β-HSD1 的水平。CRH 通过直接的外周炎症效应，而不是通过糖皮质激素，引起大鼠软骨和骨骼的退化[101, 102]。

（三）免疫和炎症反应

1. 抗炎症和免疫抑制作用　激素的主要临床用途之一是用于抑制炎症和免疫反应，治疗淋巴系统恶性肿瘤患者[24]。进化论预示了牛痘病毒有着这种作用：它可以编码 3β- 羟类固醇脱氢酶，它在被感染的生物体中增加了糖皮质激素的产生，抑制了机体的炎症反应，增强了毒力[103]。

正如上文所述，多年来人们认为糖皮质激素对炎症和免疫反应的抑制效应是药理作用，没有生理意义。然而，强有力的证据表明它们存在生理特性。这些特性是由与生理效应类似的受体介导的基因组机制引起的。肾上腺切除术后或应用糖皮质激素拮抗药米非司酮（RU486）治疗后机体对炎症的

反应变得更加剧烈，表明内源性糖皮质激素具有控制炎症和抑制免疫反应的作用。一个显著的例子就是，与组织相容性的 Fischer 大鼠相比，Lewis 大鼠在被链球菌细胞壁多糖（SCW）攻击后更容易发生关节炎[104]。这种差异是 CRH 生物合成缺陷的结果，该缺陷限制了 Lewis 大鼠应对应激时的糖皮质激素反应。应用地塞米松可保护 Lewis 大鼠免于 SCW 的攻击，而 Fischer 大鼠经 RU486 预处理后，对 SCW 变得易感。HPA 轴功能缺陷可能在类风湿性关节炎发病中起到了一定致病作用。GR 转基因小鼠，通过与回文结构的 GRE 结合，不能二聚化，从而不能反式激活基因，大部分糖皮质激素的抗炎和免疫抑制作用能够保持完整，这表明糖皮质激素是通过 GR 与 AP-1、NF-κB 和 STAT 蛋白等因子结合而介导的[34]。

糖皮质激素对免疫系统也起到一定的允许作用，下文将会提到。HPA 轴激活可以动员除糖皮质激素以外的免疫调节剂[105]。前文已经提到的一种就是 CRH，它在外周具有促炎作用[104]。然而，这些物质在生理情况下是否参与对应激的免疫反应目前还不清楚。

2. 对白细胞的作用　糖皮质激素对大多数在免疫和炎症反应中起作用的细胞都有影响，其中包括淋巴细胞、自然杀伤（NK）细胞、单核细胞和巨噬细胞、树突状细胞、嗜酸性粒细胞、中性粒细胞、肥大细胞和嗜碱性粒细胞。大多数这些细胞在炎症部位的聚集是减少的，这种效应可以通过局部应用激素来诱导，但它们仍然可以动员中性粒细胞从骨髓进入外周血中[24, 106]。糖皮质激素对伤口的愈合有利有弊[107]。血液中淋巴细胞、单核细胞、嗜酸性粒细胞和嗜碱性粒细胞的数量在使用糖皮质激素后 1~3h 下降，但一般可在 12~48h 内恢复。NK 细胞是不受影响的，但中性粒细胞计数明显增加。CD4 或辅助 T 细胞对淋巴细胞减少比 B 细胞更敏感，而 CD8 细胞或细胞毒性 T 细胞相对不敏感。中性粒细胞计数的增加可能是边缘池中细胞释放到外周血增加和半衰期延长。这些细胞的迁移可能通过抑制表面分子的表达，如内皮白细胞黏附分子 -1（ELAM-1）和细胞间黏附分子 -1（ICAM-1）[104, 108]，从而减少白细胞与内皮细胞和其他细胞之间的黏附。

糖皮质激素的使用一般会减少外周淋巴细胞测

得的抗原或凝集素诱导的有丝分裂，在培养的淋巴细胞中也观察到了这一现象。T 细胞比 B 细胞更敏感，而辅助 T 细胞比细胞毒性 T 细胞更敏感。糖皮质激素还直接抑制 T 细胞和 B 细胞增殖、早期 B 细胞分化、NK 细胞活性以及巨噬细胞的分化和功能。它们抑制单核细胞和树突状细胞（作用最强的抗原提呈细胞）的抗原提呈，并将反应从辅助性 T 细胞 1（Th1）转移到 Th2 细胞[109]。糖皮质激素在体外细胞培养中表现出促进免疫球蛋白合成的作用，而在完整的机体内，糖皮质激素通常会抑制初级抗体反应。

在接受介质感染性休克脂多糖（LPS）治疗的志愿者体内，观察到糖皮质激素对 T 细胞功能有一定允许作用：在应用脂多糖后 6h 内，琥珀酸酯皮质醇可抑制脂多糖诱导的肿瘤坏死因子 α（TNFα）的升高，但在应用脂多糖前 12~144h，可增强 TNFα 的反应[110]。在大鼠和体外培养的脾淋巴细胞中，糖皮质激素在低浓度时可能通过作用于 MR 来增强 T 细胞对伴刀豆蛋白 A 的反应，而在高浓度时通过 GR 起到抑制作用[111]。激素的使用浓度和时机对于最后产生何种作用非常重要，因为这些作用与通常主要表现出来的抑制效应是不同的[112]。机体对皮肤抗原显露的迟发型超敏反应（DTH）可因生理性糖皮质激素水平的急剧升高而增强（并且可通过肾上腺切除而消除），但如果是长期慢性应用激素，这种超敏效应就会被抑制[113]。在对接触性过敏的治疗中，糖皮质激素的治疗作用是通过巨噬细胞和中性粒细胞发挥作用的，其中需要 GR 的二聚化[114]。糖皮质激素在感染性休克中的治疗价值还存在争议[108]（详见第 115 章）。

糖皮质激素是通过固有免疫系统来发挥重要作用的。这一原始的防御系统利用单核细胞、巨噬细胞、树突状细胞和其他细胞上大概 10 个不变种系编码的 Toll 样受体（TLR），通过诱导抗菌基因及炎症因子和趋化因子来对微生物来源的传染性分子做出反应，从而诱发白细胞迁移并触发适应性免疫反应[115]。脂多糖是最常见的固有免疫系统刺激因子，它可导致糖皮质激素水平迅速升高，进而保护机体免受 LPS 的潜在致命影响[108, 116]。脂多糖对下丘脑轴和其他影响部分是由促炎细胞因子 TNF-α、IL-1 和 IL-6 介导的。在气道上皮细胞中，糖皮质激素可增强固有免疫功能[117, 118]。针对髓样祖细胞的糖皮质激素治疗增强巨噬细胞分化过程中 TLR 信号[119]。在其他情况下，糖皮质激素会抑制 TLR 信号[120]。

糖皮质激素通过多种机制避免机体的免疫反应过度，包括抑制促炎细胞因子、组胺、黏附分子、诱导型环氧合酶和诱导型一氧化氮合酶的产生或潜在毒性。糖皮质激素还抑制 LPS 受体 CD14 的表达和释放。GR 的过度表达增加了对 LPS 的抵抗反应，从而减少了 IL-6 的产生[121]。

抗炎细胞因子 IL-10 可能在调控 LPS 效应中起到重要作用。IL-10 的中和作用增强了 LPS 对小鼠的致死性，而 IL-10 的应用则降低了致死性[122]。心脏手术期间最佳的 IL-10 生成也需要糖皮质激素水平的激增[123]。研究证明，在人体内毒素血症中，大剂量的糖皮质激素也会促进 IL-10 的产生[124]。

在发育过程中，LPS 可能会影响 HPA 轴，并可能对免疫调节产生长期影响。新生大鼠在暴露 LPS 后可提高成年时的皮质酮水平，并保护成年大鼠发生佐剂诱导的关节炎[125]。

3. 细胞凋亡　糖皮质激素诱导胸腺细胞和其他淋巴细胞凋亡是激素中最显著的作用之一[12, 126, 127]，其潜在作用机制也逐渐显现[31]。正如转基因小鼠实验所证实，细胞凋亡与体内 T 细胞池的控制直接相关。GR 表达上调的小鼠对糖皮质激素诱导的细胞凋亡的敏感性增加[121]，而以淋巴细胞为靶点的 GR 水平较高或较低的小鼠分别有较小或较大的 T 细胞池[128]。糖皮质激素可诱导细胞凋亡已经在大多数血液细胞以及其他细胞，如上皮细胞、癌细胞和成骨细胞中得到证实[129.130]。在某些情况下，糖皮质激素可以避免胸腺细胞凋亡[69]；在神经细胞和其他细胞中也发现了这种抗凋亡作用[129-133]。

这些效应的生理意义尚不明确。糖皮质激素诱导的细胞凋亡可能与免疫抑制有关，至少对于短期效应（数小时或数天）来说，下文描述的对细胞因子的作用可以更好地解释。细胞凋亡可能有助于消除毒性或危险性的活化淋巴细胞[134]。对于糖皮质激素参与 T 细胞谱系的阳性或阴性胸腺选择，目前有几个看似合理的解释[69]。与糖皮质激素的许多抗炎和免疫抑制效应不同，胸腺细胞凋亡需要 GR 的二聚化（例如：它通过回文结构 GRE 介导的基因

反式激活）[34]。

4. 通过细胞因子和其他介质及其受体发挥作用　糖皮质激素对免疫和炎症的多种抑制作用似乎是因为抑制了 LPS 和其他形式的应激反应中释放的细胞因子、趋化因子、炎性因子、某些激素和神经递质，以及其他介质的产生或其活性[108, 135, 136]。虽然这些研究结果中很多是最初通过细胞培养获得的，但大多数也在完整的生物体中得到了证实[26]。

这些介质形成了防御机制的通信网络，这些机制对应激诱导的体内稳态紊乱产生效应：细胞因子和化学因子对感染，炎症因子促进组织修复，神经递质对"抵御还是逃跑"情况做出反应等等。糖皮质激素通过阻断信息传递来限制应激反应，防止应激反应过度和损害机体。其中的大多数介质一旦过量是有害甚至致命的。糖皮质激素不仅抑制介质的产生，有时还限制它们的作用，如淋巴细胞接触 IL-2 后产生的 TNF-α 的毒性及反应，嗜酸性粒细胞对 IL-3、IL-5、IFN-γ 和粒细胞 – 巨噬细胞集落刺激因子（GM-CSF）的反应等[137]。

趋化因子或趋化性细胞因子在组织局部产生，然后通过与 G 蛋白偶联的细胞表面受体结合后影响白细胞的迁移和归巢。它们的分泌可能受到 IL-1 和 TNF-α 等细胞因子的刺激，在炎症反应中显著增加，导致白细胞募集到发炎的部位。糖皮质激素对细胞迁移的显著影响是抑制趋化因子和细胞黏附分子分泌的结果。

并不是所有的介质都会受到糖皮质激素抑制，比如膜联蛋白 1（lipocortin 1）受糖皮质激素所诱导[138]。它在多个系统都具有抗炎作用，也可能介导了糖皮质激素对垂体释放促肾上腺皮质激素的抑制作用[139]。巨噬细胞移动抑制因子（MIF）是一个特例，因为它拮抗糖皮质激素的作用[140]。在体内，糖皮质激素提高了血浆、胸腺、脾和其他细胞中的 MIF 水平，而 MIF 反过来又抵消了糖皮质激素的作用[136, 141]。有些介质，如 IL-10，在某些条件下被刺激，而在另一些条件下又会被抑制。在涉及促炎因子 TNF-α、IL-1 和 IL-6 的急性期反应中，糖皮质激素既能增强细胞因子对某些急性期蛋白的诱导作用，又能抑制细胞因子的产生[24, 142]。

多种可被糖皮质激素抑制的介质有各自的受体，但矛盾的是，它们的受体可由糖皮质激素诱

导。正如下文所讨论的，糖皮质激素诱导介质的受体可能是某些允许作用的潜在机制。

糖皮质激素控制介质产生的分子机制各不相同[108, 143]。IL-1 的产生在转录、翻译和分泌水平上被阻断。TCF-α 和 GM-CSF 似乎通过增加其 mRNA 的降解而被阻断。IL-2、IL-3、可能还有 IFN-γ 是在转录水平被阻断的。还有些介质，如前列腺素和一氧化氮，可能因为合成它们的酶的诱导受到抑制而被调控。这些效应中许多潜在因素可能是 GR 与 NF-κB、AP-1 和其他转录因子的蛋白间相互作用[143]，这与 GR 不能二聚化的转基因小鼠的大多数抗炎作用不受影响是一致的[34]。丝裂原活化蛋白激酶（MAPK）磷酸酶 1（MKP-1）参与 MIF-糖皮质激素信号传导[141]。许多其他的作用机制还正在研究中。

不仅糖皮质激素可以影响细胞因子，如前所述，糖皮质激素的作用也受 MIF、TNFα、IL-1、IL-2、IL-10 和 IL-11 等细胞因子的调节。

（四）心血管系统

糖皮质激素对心血管系统和电解质平衡的影响很复杂，有时是相互矛盾的。其中最重要的是调节血管反应性和血压。糖皮质激素可以直接作用也可以间接作用于许多靶细胞（上皮细胞、血管平滑肌细胞血管内皮细胞和心肌细胞）。

在正常的生理条件下，糖皮质激素对心血管最重要的作用可能是对其他血管活性物质（血管紧张素 Ⅱ、去甲肾上腺素）的允许作用，增强血管对它们的反应性，有助于维持正常血压。糖皮质激素缺乏症患者或肾上腺切除后的动物最能体现这一作用，因为这些情况下机体通常血压较低，对血管收缩剂的反应性降低[108]。在正常大鼠中，GR 拮抗药 RU486 削弱了血管对去甲肾上腺素和血管紧张素 Ⅱ 的反应性。允许作用的丧失可能会导致艾迪生病患者心血管系统破坏。基础水平的糖皮质激素可能通过脑 MR 起作用，这对于大鼠对轻度应激的心血管反应是必要的[144]。

虽然这些允许作用的确切机制尚不清楚，但血管活性激素受体数量的增加可能起到重要作用。糖皮质激素诱导平滑肌细胞 $\alpha_1 B$ 和 β_2 受体转录和表达[145]。它们还对心脏产生直接影响，如诱导心肌

细胞钠钾 ATP 酶、促进心脏肾上腺素的合成[146]。这些效应可能与糖皮质激素的正性肌力作用有关，从而使心输出量增加。在体外的血管平滑肌细胞中，可以观察到电压依赖性钙通道诱导钙摄取增加，这也可能有助于增强血管的收缩性[147]。

高浓度的糖皮质激素对于失血性休克的幸免很重要。在接受皮质酮治疗和有出血应激的肾上腺切除的大鼠中，死亡的大鼠血浆 VP 和去甲肾上腺素水平比存活的大鼠要高得多。其中，未予治疗的肾上腺切除的大鼠肾上腺素水平最高，对照组（假手术组）最低，提示糖皮质激素通过抑制 VP 和去甲肾上腺素传递的升高血压的物质而起到保护作用[148]。糖皮质激素可抑制大鼠制动后的儿茶酚胺合成和释放[149]。如前所述，心脏手术期间最佳的 IL-10 产生需要糖皮质激素浓度的激增[123]。

体内慢性高浓度的糖皮质激素（如库欣综合征）通常会导致高血压。糖皮质激素过量引起血压升高可能是多个因素作用的结果。当内源性糖皮质激素没有被肾脏中盐皮质激素作用的靶细胞中的 11β-HSD2 灭活时，糖皮质激素的盐皮质激素样作用会导致严重的高血压[150, 151]。慢性升高的糖皮质激素也可能对心脏和血管平滑肌细胞产生直接影响，它们可能通过其允许作用增加对血管收缩剂的反应[152]。肾素 - 血管紧张素系统在糖皮质激素性高血压中可能没有太大意义，因为在库欣综合征时，血浆肾素活性通常是正常或降低的[153]。此外，虽然糖皮质激素诱导肝脏产生血管紧张素原（即肾素底物）[153]，但这种作用不太可能影响血压，因为肾素 - 血管紧张素系统活性的唯一限速步骤是肾素释放。心房钠尿肽（ANF）起作用的可能性也不大，因为糖皮质激素可以增加它的合成（见下文），这会降低而不是升高血压。另外，糖皮质激素协同抑制环氧合酶 -2[154] 和诱导型一氧化氮合酶[155] 的表达。因为前列腺素和一氧化氮是强效的血管扩张剂，抑制它们的合成可能是部分高血压效应的原因。最后，中枢神经系统（CNS）可能也起一定作用，因为脑室内给予糖皮质激素亦会引起高血压[156]。综上所述，糖皮质激素诱导的高血压可能是外周（肾脏、血管）和中枢（CNS）之间相互复杂作用后的结果。

在心肌细胞中过度表达 11β-HSD2 的转基因小

鼠血压是正常的，但会出现自发性心肌肥大、心肌纤维化和心力衰竭，并且它们在正常盐饮食情况下在成年前就会死亡[157]。选择性 MR 抑制药依普利酮改善了这一状况，由此证实醛固酮不适当激活心肌 MR 的负面影响，并表明在正常生理条件下，糖皮质激素的紧张性抑制可以阻止这种影响[158]。在高盐摄入情况下，血管平滑肌细胞局部糖皮质激素过多可能在冠脉血管中起直接抗炎作用[159]。如上文所述，糖皮质激素显然是通过 PPAR-α[87] 诱发糖尿病和高血压来促进代谢综合征的发生。这种作用在小鼠体内脂肪细胞过度表达 11β-HSD1 是增强的。

（五）电解质稳态

1. 直接上皮效应　无论是在培养集合管细胞中[160]还是在结肠中[161, 162]，糖皮质激素通过 GR，直接增加上皮 Na⁺ 的吸收和 K⁺ 的分泌。介导糖皮质激素早期作用的基因并不都清楚，但血清和糖皮质激素诱导激酶（SGK）已被确定为类固醇刺激的 Na⁺ 重吸收的潜在介质。在卵母细胞和哺乳动物肾细胞中，SGK 都能增加上皮钠通道[163-165]和其他几种离子转运体的活性[166-169]。此外，SGK1 基因敲除小鼠在低钠饮食时不能保存 Na[170]。

皮质醇和皮质酮也可以通过 MR 诱导盐潴留，但在生理条件下很少观察到这些效应，因为这些类固醇被在肾醛固酮靶细胞中的 11β-HSD2 迅速灭活。然而，如果该酶先天缺陷，如明显的盐皮质激素过量综合征[150, 171]或被甘草抑制[151]，皮质醇可同时占据肾 MR 和 GR，并可诱导钠潴留和高血压。如果 11β-HSD2 的容量被高浓度的糖皮质激素所压倒，皮质醇也可能与 MR 结合，如库欣综合征（特别是异位 ACTH 综合征中糖皮质激素水平很高）。在妊娠大鼠体内抑制 11β-HSD2 会导致成年子代的血压升高，表明胎儿过度显露于母体糖皮质激素会导致子代发生高血压[172]。

糖皮质激素可能通过增加近端小管 Na⁺/H⁺ 交换剂活性的增加，从而增加肾小管酸的分泌[173]。SGK介导了这一效应[174]。糖皮质激素还可通过抑制刷状缘膜囊性小泡中钠依赖性磷酸盐摄取而诱发磷酸盐尿[173]。

2. 间接影响　糖皮质激素缺乏与排泄水的能力下降有关，这似乎是肾小球滤过率（GFR）降低

和 VP 合成增加的结果。糖皮质激素的使用增加了GFR，从而增加了人体和实验动物的尿液流量[175]，产生了尿钾和尿钠排泄[176-178]。糖皮质激素利尿和利钠作用的机制尚不清楚，但可能与 ANF 相关。糖皮质激素可增加心肌细胞 ANF mRNA 的转录速率[179, 180]，刺激 ANF 分泌[181-183]，上调内皮细胞的 ANF 受体。在库欣综合征患者中[184]，血浆 ANF 浓度升高[185]，对于肾上腺皮质功能不全患者，外源性糖皮质激素似乎对 ANF 介导的尿钠排泄和利尿作用有允许作用[186]。

糖皮质激素抑制 VP[187] 的合成，这是负反馈机制的一部分，通过糖皮质激素调节自身浓度（图99-1），导致自由水清除增加。肾上腺功能不全患者的自由水清除率降低，血浆 VP 水平升高，可能是由于 VP mRNA 的转录速率增加[188]。

（六）糖皮质激素和中枢神经系统

糖皮质激素影响行为、情绪、兴奋性和神经元的电活动。糖皮质激素过量和不足都会普遍出现行为改变[58, 62]，睡眠障碍是糖皮质激素治疗的共同特征。在许多抑郁症患者中发现了高 HPA 活性和血浆皮质醇水平[42]转基因小鼠正在被广泛应用，以加强对大脑中糖皮质激素功能的理解[27, 63]。

GR 和 MR 都存在于大脑和中枢神经系统的其他部分，包括脊髓。MR 在海马的齿状回和锥体细胞及边缘系统的其他区域[42]是丰富的，而 GR 广泛分散在神经元和胶质细胞中。通过 11β-HSD2 受糖皮质激素保护的 MR 仅存在于下丘脑前部和脑室周围器。在海马体中无法检测到 11β-HSD2，但可以找到 11β-HSD1。边缘结构中的其他 MR 是不受保护的，因此对糖皮质激素有反应。

应激和糖皮质激素破坏长期记忆的恢复[62, 189]，它们分别通过 GR 和 MR 破坏或促进海马的长期增强[190]。糖皮质激素过量或缺乏都会损害海马神经元：肾上腺切除会导致齿状回神经元和锥体神经元的丢失；极高水平的糖皮质激素会导致 CA3 神经元的死亡，并增强由有毒物质引起的神经元死亡。有 GR 和 MR 基因敲除小鼠的研究表明，齿状回细胞依赖于 MR，而不依赖于 GR。糖皮质激素可防止海马成熟神经元凋亡[131]。

用从肾上腺切除大鼠分离的海马组织进行

的电生理研究表明，低浓度的皮质酮，主要激活 MR，在神经元膜超极化后减少，并增强神经元兴奋性。高浓度皮质酮可激活 GR，抑制海马兴奋性。因此，基础水平的糖皮质激素通过 MR 维持神经元的兴奋性，在应激诱导水平的糖皮质激素通过 GR 抑制刺激的神经元活性。研究表明：CRH 通过 CRH-1 受体和 MR 来介导快速应激反应，而尿皮素通过 CRH-2 受体和 GR 介导较慢的应激适应[58, 191]。GR 二聚化缺陷的转基因小鼠没有对糖皮质激素的各种海马反应，表明这些反应需要 GR 二聚化和与 GRE 结合[192]。

中枢神经系统中数种酶和转运过程受糖皮质激素的影响，其生理性影响尚不清楚。糖皮质激素诱导体外培养的星形胶质细胞中的甘油磷酸脱氢酶和谷氨酰胺合成酶，垂体细胞中的 K 通道，脊髓中的 Na^+，K^+-ATP 酶亚基 mRNA。它们抑制海马神经系统中的葡萄糖转运。糖皮质激素可以通过非基因组通路发挥快速作用[56, 57, 75]，这些作用的生理意义仍不确定。

六、与应激相关的糖皮质激素生理学

应激与 HPA 轴

应激和糖皮质激素之间的密切联系表现在许多方面。来自不同来源的应激，恐惧、疼痛、创伤、出血、寒冷、感染、低血糖、情绪困扰、炎症因子、运动和对稳态的其他挑战均可刺激 HPA 轴，增加糖皮质激素的分泌。未经治疗的艾迪生病患者和肾上腺切除的动物可以死于轻微的应激，但可以受到糖皮质激素的保护[193]。有基础水平糖皮质激素的生物体，不能增加应对应激时的水平，受到抑制或者缺乏抵抗力的 HPA 轴的患者和动物可以耐受轻度应激，但可能会死于严重的应激。关于保护所需的糖皮质激素水平的问题仍然悬而未决。正如 Ingle 所建议的[15]，其反应级别似乎是，基础水平足以满足轻度应激，但逐渐升高的水平才可应对更严重的应激[148]。

旨在了解糖皮质激素如何保护转基因小鼠免受应激和增加存活率的研究仍然是有限的。关于存

活，正如前面提到的，CRH 基因敲除小鼠糖皮质激素是必不可少的，因为后代无法发育正常的肺，并且在出生后不能存活太久。它们还减少了应激引起的皮质酮水平的增加及肾上腺素的释放受损[194]。同样，纯合子 GR 基因敲除小鼠的肺不能正常发育。它们肾上腺皮质是增大的，而且结构紊乱，萎缩的肾上腺髓质缺乏苯基乙醇胺 -N- 甲基转移酶（PNMT），PNMT 能够使去甲肾上腺素到肾上腺素甲基化，破坏糖异生酶，如 PEPCK 基因的激活。它们的 ACTH 和皮质酮水平很高[195]。

GR 二聚化缺陷的转基因小鼠的纯合子后代是可养活的，表明肺的发育可能取决于 GR 与关键转录因子之间的蛋白质 - 蛋白质交互作用。它们具有正常的肾上腺髓质和 PNMT 水平，可以抑制炎症和免疫反应，但不能激活 PEPCK[34, 35]。

11β-HSD1 基因敲除小鼠，尽管肾上腺增生和肾上腺皮质酮分泌增加的代偿作用，显示应激诱导的糖皮质激素反应减弱。在饥饿时，它们表现出葡萄糖 -6- 磷酸酶和 PEPCK 的激活减少，它们抵抗由压力或肥胖引起的高血糖[89]。

HPA 轴功能严重受损的转基因小鼠，肺发育失败是迄今报道的唯一一致命缺陷。尽管缺乏糖皮质激素功能，克服这一障碍的小鼠是可以生存的。这并不奇怪，因为在实验室条件下，肾上腺切除的大鼠和小鼠在没有糖皮质激素的情况下可以茁壮成长，只要他们接受盐来补偿醛固酮的缺乏，并且没有经历应激。

糖皮质激素预防应激的生理机制：允许和抑制作用 糖皮质激素防止应激的普遍机制可以追溯到两条共同的连接许多不同激素效应的线索。一是需要允许糖皮质激素的作用（即增强或增敏），以维持或"准备"许多稳态防御机制，以便它们在必要时可以起一定作用。在前面的章节中，我们描述了对糖异生、糖原分解、脂解、免疫反应、骨、血管活性药物的加压素活性、其他心血管反应、下丘脑应激反应、CRH 垂体反应和神经过程的允许作用。糖皮质激素还能帮助细胞适应低氧应激[196]。如果没有基础水平的糖皮质激素，这些防御机制就不能对挑战作出充分的反应。

第二条主线是需要糖皮质激素，通常在较高的应激诱导水平抑制激活的防御机制，从而防止它们

过度反应，损害或杀死机体。其中最显著的例子是抑制作为抵御稳态挑战的第一道防线介质的产生或活动。

因此，糖皮质激素可以被看作是通过两种行动来维持生命：一方面，它们被要求保持许多稳态防御机制的允许作用；另一方面，它们被要求防止这些机制过度反应。在正常的昼夜变化过程中，糖皮质激素可能在不同程度上发挥这两种作用。在应激下，第二种作用可能占主导地位。如果糖皮质激素调节有缺陷，机体可能会因其防御机制不能反应或反应过度而死亡。并不是所有的防御机制都在这种双重糖皮质激素控制之下。例如，炎症似乎不需要允许作用，因为它通常会因缺乏糖皮质激素而加剧[24]。

允许作用在应激时起到保护作用，就像 Ingle 最初设想的那样[15, 16]。在 1951 年 Tausk[23] 在发现抗炎作用后不久，表明生发形式抑制作用保护防御机制的过度反应。然而，当时的生理学家坚信抗炎作用不是生理性的，Tausk 的想法发表在一家制药公司的讲义上，从未发表到正规的内分泌文献中。如这里所提到的，这是 1984 年在生理背景下独立提出的[25]。

图 99-3 用一个简单的模型[152]说明了如何明显地反对允许作用和抑制糖皮质激素的作用，这可能发生在相同的组织或细胞中[197]，并且可以相互补充。对于几种介质（如干扰素 -γ、白介素 -6），糖皮质激素通过诱导靶细胞上的受体来增强它们的活性，并通过抑制它们的合成来抑制它们的活性。模型预测的结果在图 99-3 中显示了两种情况。一种是如实线所示，假定允许和抑制作用都是通过 GR 施加的，存在相同的剂量 - 反应关系；另一种是如虚线所示，允许作用被认为是通过 MR 发生的，而抑制作用则是通过 GR 发生的，正如前面描述的几种情况所指出的那样。由于皮质醇对 MR 的亲和力远高于 GR，所以虚线剂量 - 反应曲线向较低的皮质醇浓度移动。

图 99-3A，在皮质醇浓度范围内绘制了介质和介质受体浓度的剂量 - 反应曲线。图 99-3B 中的钟形曲线代表"介质活性"。例如，IL-2 在某种浓度下作用于具有一定水平 IL-2 受体的 T 细胞的活性与在每个皮质醇浓度下形成的介质 - 受体复合物的浓度成比例。介质活性可以被认为是任何防御

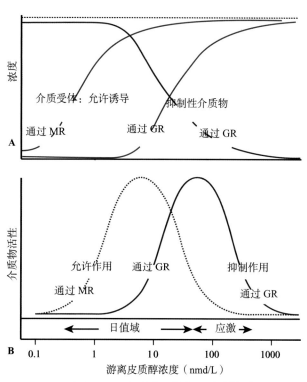

▲ 图 99-3　皮质醇调节介质系统模型

A. 任意线性垂直刻度。皮质醇被认为可以增加介质受体的浓度，并抑制介质的浓度。蓝色曲线描述了：①皮质醇与糖质激素受体（GR）的结合效应，解离常数 K=30nmd/L，与皮质醇 /GR 复合物的浓度成正比；②皮质醇与盐皮质激素受体（MR）的结合对介质受体的影响，K_d=0.5nmd/L，与皮质醇 /MR 复合物的浓度成正比。B. 任意线性垂直刻度。每个皮质醇浓度的介质活性被计算为与介质与介质受体结合形成的介质 / 受体复合物的浓度成正比，使用（A）中介质和介质受体的浓度。固体钟形曲线显示了当介质受体通过 GR 被允许诱导和介质通过 GR 被抑制时，介质活性如何随皮质醇浓度的变化而变化。当介质受体通过 MR 诱导，介质通过 GR 被抑制时，虚线曲线显示介质活性（引自 Munck A, Náray-Fejes-Tóth A. The ups and downs of glucocorticoid physiology：Permissive and suppres- sive effects revisited. *Mol Cell Endocrinol*. 1992；90：C1-C4. ）

机制的活性，通过允许和抑制作用来调节。当皮质醇浓度从低水平增加时，由于受体浓度增加，介质活性会随之增加。活性达到一个峰值，当不断增加的皮质醇水平抑制介质时，活性会下降。几乎任何这样允许和抑制作用的组合将会产生类似的钟形曲线。不论其具体机制如何，多个系统发现了类似的曲线[112, 198]。

在正常非应激条件下，游离糖皮质激素的基础水平在整个范围内呈日变化（图 99-3）。这相当于所谓的"允许"左边斜率的固体钟形曲线，直到大约的峰值形成。应激诱导水平可以增加远远超过

峰值，到右边的抑制斜坡。因此，基础糖皮质激素水平可以被看作是日变化的方式，以允许"最好的"稳态防御一天活动高峰状态。然而，即使在基础水平上，如图 99-3 所示，糖皮质激素发挥抑制作用，并能控制对中度应激的反应。另外，应激引起的水平在紧急情况时被召集，以防止激活的防御机制过度反应。在这种紧急模式下，它们还抑制生殖功能 [1, 26, 199–201]，以满足更紧迫的需求，并且，如前所述，它们有助于为快速和强烈的作用提供葡萄糖 [26]。这些解释与上文所述糖皮质激素的生理作用很吻合。

第 100 章　糖皮质激素治疗
Glucocorticoid Therapy *

Lloyd Axelrod　著

王宇鑫　苏泳娴　孙晓雅　赵　雪　虢晶翠　顾　楠　刘　林　译

要　点

- 在合并特定疾病的患者中糖皮质激素的剂量可能需要调整，如低蛋白血症、老年及同时接受其他药物治疗的患者。
- 可通过以下方式来降低因糖皮质激素治疗导致的大多数并发症发生的风险：应用最低剂量或最短疗程、局部或外用糖皮质激素而不是全身性糖皮质激素使用、使用隔日疗法。
- 考虑应用其他药物来减少全身性糖皮质激素的药物剂量，使用其他药物来预防一些特定的并发症，如骨病、肺孢子虫病。对全身性使用泼尼松剂量超过 10mg/d 并预计疗程 90d 以上的患者，在开始治疗时应考虑给予二膦酸盐治疗。对泼尼松剂量超过 20mg/d，疗程 1 个月以上的患者，需考虑预防性治疗肺孢子虫病。糖皮质激素治疗会导致或加剧血糖升高。
- 是否发生下丘脑－垂体－肾上腺（HPA）轴受抑可通过快速 ACTH 兴奋试验［测定血浆皮质醇对促可的松（合成的 α1–24 ACTH）的反应］明确。HPA 轴受抑是糖皮质激素治疗的常见并发症，不伴有低血压。而因糖皮质激素治疗导致的继发性肾上腺皮质功能不全虽不常见，但可危及生命，通常伴有低血压。HPA 轴受抑可能提示更易发生显性肾上腺皮质功能不全，特别是在全身麻醉和手术的应激状态下。任何接受糖皮质激素治疗的患者，如治疗日剂量相当于泼尼松 20～30mg 治疗 5 天以上，均存在发生 HPA 轴受抑的风险。HPA 抑制状态恢复时，垂体功能的恢复要早于肾上腺皮质功能。对于短疗程（如 5 天）应用糖皮质激素的患者，HPA 轴功能约 5 天即可恢复。接受糖皮质激素大剂量长疗程的患者 HPA 轴功能的恢复可能最长需要 1 年。一旦 HPA 轴受抑，目前并没有明确的方法可加速其功能恢复至正常。HPA 轴抑制状态的恢复是时间依赖和自发的。
- 推荐对已知或怀疑 HPA 轴受抑的患者围术期应用糖皮质激素。

本章阐述了糖皮质激素作为抗炎及免疫抑制药物使用时的风险，同时阐述了应如何处理这些常见情况。

一、常用糖皮质激素的结构

图 100-1 展示了几种常用糖皮质激素的结构 [1, 2]。皮质醇（氢化可的松）是人体血液循环中最

---

*. 本章中带有背景色突出显示的部分为儿童内分泌相关内容。

主要的糖皮质激素。类固醇分子中 C_{11} 的羟基对糖皮质激素的活性至关重要。可的松和泼尼松是 11-酮类化合物，只有在体内将 C_{11} 上的酮基转化为 11β- 羟基后，转化为皮质醇和泼尼松龙后才能具有糖皮质激素的活性[3, 4]。这一转化主要发生在肝脏。因此，治疗皮肤病时，局部使用可的松是无效的，应局部使用皮质醇。同样，与关节内注射皮质醇相比，将可的松注入关节内发挥的抗炎作用十分有限[3]。可的松和泼尼松只用于全身治疗。所有外用和局部应用的糖皮质激素制剂均是 11β- 羟基复合物，从而避免了所需的生物转化。

二、药物效应动力学

（一）半衰期、效价强度及作用持续时间

全身使用糖皮质激素的主要区别在于作用持续时间、相对的效价强度和盐皮质激素效价强度[1, 2]（表 100-1）。根据单次剂量所导致促肾上腺皮质激素（ACTH）抑制的持续时间，将常用的糖皮质激素分为短效、中效和长效[5]。单次剂量相当于泼尼松

50mg 发挥抗炎作用的剂量（表 100-1）。糖皮质激素的相对效价强度与对其受体的亲和力相关[6]。然而，测量的糖皮质激素效价强度不仅取决于其生物学效价，还取决于其作用持续时间[6, 7]。两种糖皮质激素的相对效价强度随两种药物的给药间隔及测定效价的时间间隔而变化。若未考虑药物作用持续时间，可能会导致对地塞米松效价强度的显著低估[7]。

糖皮质激素的循环半衰期（T½）和效价强度的相关性很低。血中皮质醇的半衰期是 80～115min[1]。其他常用糖皮质激素的 T½ 如下：可的松，0.5h；泼尼松，3.4～3.8h；泼尼松龙，2.1～3.5h；甲泼尼龙，1.3～3.1h；地塞米松，1.8～4.7h[1, 7, 8]。虽然泼尼松龙和地塞米松的半衰期相似，但地塞米松的效价强度更强。同样，糖皮质激素的 T½ 和作用持续时间的相关性也较低。糖皮质激素许多生理作用的持续时间也不相同。

糖皮质激素的作用持续时间与剂量成函数关系。例如，糖皮质激素导致的 ACTH 受抑，其持续时间呈剂量依赖性[5]。但 ACTH 受抑的持续时间不仅与抗炎活性成简单函数关系，因为 ACTH 受抑持

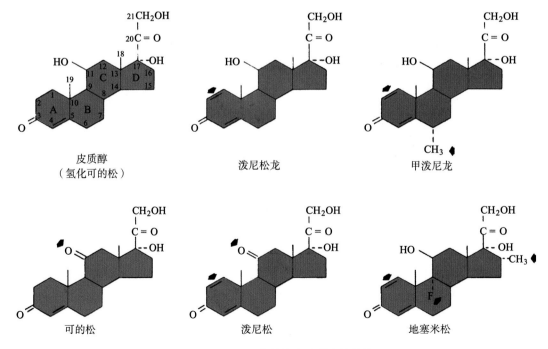

▲ 图 100-1　常用糖皮质激素的结构

在皮质醇的结构式中，构成糖皮质激素骨架的 21 个碳原子均用数字标记，碳原子所构成的 4 个环均用字母表示。箭头所指为皮质醇和其他分子结构不同之处［引自 Axelrod L: Glucocorticoid therapy. *Medicine*（*Baltimore*）55：39-65，1976.］

表 100-1　常用糖皮质激素

作用持续时间 *	糖皮质激素效价强度[†]	等效糖皮质激素剂量（mg）	盐皮质激素活性
短效			
皮质醇（氢化可的松）	1.0	20	是 ↕
可的松	0.8	25	是 ↕
泼尼松	4.0	5.0	否
泼尼松龙	4.0	5.0	否
甲泼尼龙	5.0	4.0	否
中效			
曲安奈德	5.0	4.0	否
长效			
倍他米松	25	0.60	否
地塞米松	30	0.75	否

*. 作用时间分类引自 Harter JG: Corticosteroids. *NY State J Med* 66: 827-840, 1966.

↑. 糖皮质激素的效价强度值是相对的，皮质醇的效价强度认定为 1

↕. 盐皮质激素活性为剂量相关。当剂量接近或在糖皮质激素活性的基础生理范围内时，可能无法检测到盐皮质激素效应

引自 Axelrod L: Glucocorticoid therapy. *Medicine*（*Baltimore*）55: 39-65, 1976.

续时间的不同，源于相同抗炎活性的糖皮质激素剂量的不同。

与不同糖皮质激素的效价强度和对 ACTH 抑制持续时间的显著差异相比，不同糖皮质激素半衰期的差异很微小。糖皮质激素的效价强度和作用时间不仅取决于其在血液循环中的存在时间；这和类固醇的作用机制一致。类固醇分子和细胞内特定的糖皮质激素受体蛋白结合。类固醇 - 受体复合物改变了其他分子效应机制中 RNA 从 DNA 模板转录的转录过程（见下文）。这一过程改变了特定蛋白的合成速率。类固醇影响了遗传信息表型的表达。因此，糖皮质激素在血液循环中被清除后仍持续在细胞内发挥作用。在血循环中的糖皮质激素被清除之后，由其所触发的反应或这些反应的产物（如特定蛋白）仍会持续存在。

（二）生物利用度、吸收和生物转化

通常，口服可的松后的血浆皮质醇的水平要远低于口服等量的皮质醇[9]。尽管口服可的松对慢性肾上腺皮质功能不全的替代治疗已经足够，但在寻求药物效应时，不应该使用这类药品的口服制剂。正常个体口服等量的泼尼松和泼尼松龙，血浆泼尼松龙水平是相似的[8, 10]。使用两者中的任一个，个体血浆泼尼松龙的浓度存在很大差异，这可能反应对药物的吸收存在差异[8]。

肌内注射氢化可的松后血浆皮质醇水平显著增加，但肌内注射醋酸可的松后血浆皮质醇水平仅轻度增加或不增加。肌内注射醋酸可的松无法达到足够的血浆皮质醇水平，与肌内注射氢化可的松相比不具优势，但原因尚未明确。可能反映了注射部位吸收能力欠佳。与口服醋酸可的松通过门静脉循环到达肝脏不同，肌内注射醋酸可的松通过体循环到达肝脏，可能在肝脏被转化为皮质醇之前已被代谢失活。

（三）血浆转运蛋白

正常个体中，皮质类固醇结合球蛋白（转运皮质激素蛋白）结合皮质醇和泼尼松龙的能力存在昼夜节律。但长期应用泼尼松的患者，皮质类固醇结合蛋白结合皮质醇和泼尼松龙的能力不存在昼夜节律，且比正常人结合能力低。因此，长疗程糖皮质激素治疗不仅改变了内源性类固醇的分泌，同时影响了血循环中糖皮质激素的转运。这可能解释了已接受糖皮质激素治疗的患者体内泼尼松龙清除更快的原因。

三、存在肝脏疾病时的糖皮质激素治疗

肝病患者血浆皮质醇水平在正常范围内。虽然肝硬化患者皮质醇清除能力下降，但下丘脑 - 垂体 - 肾上腺轴（HPA）的稳态机制完好，故皮质醇清除率下降的同时伴随皮质醇合成的减少。

活动性肝病患者体内泼尼松转化成泼尼松龙的过程受损[11]。但这种效应很大程度上被血浆泼尼松龙清除率降低所抵消[11]。肝病患者口服泼尼松或泼

尼松龙，血浆泼尼松龙利用率变化很大[11]。活动性肝病患者血浆中与蛋白质结合的泼尼松龙百分比降低；未结合部分与血清白蛋白浓度成反比。低血清白蛋白时，泼尼松不良反应的发生率增加[12]。这可能都反映了肝功能受损。在肝病患者中，泼尼松向泼尼松龙转化受损的程度并不严重，并可被泼尼松龙清除率的降低所抵消，同时服用任何一种糖皮质激素后血浆泼尼松龙水平会发生明显改变，因此对活动性肝病或肝硬化患者，并没有明确规定必须要使用泼尼松龙而不能使用泼尼松[8]。然而，如果血清白蛋白水平低，不论是使用泼尼松还是泼尼松龙，均应给予较正常血清白蛋白水平时稍低的剂量[8]。

四、糖皮质激素治疗与肾病综合征

当肾病综合征引起低白蛋白血症时，泼尼松龙与蛋白结合的比例降低，未结合部分与血清白蛋白浓度成反比，故未结合的泼尼松龙浓度保持正常[13-14]。由于药效是由未结合的泼尼松龙浓度决定的，故泼尼松龙药代动力学的改变并不能解释肾病综合征患者中泼尼松龙相关不良反应发生率的增加。

五、糖皮质激素治疗与甲状腺功能亢进症

甲状腺功能亢进症患者口服泼尼松后，泼尼松龙的生物利用度降低。这是因为泼尼松吸收的减少和肝脏对泼尼松龙清除的增加[15]。

六、妊娠期和产后早期糖皮质激素的应用

妊娠女性对糖皮质激素治疗耐受良好[16]。糖皮质激素可通过胎盘，尽管胎儿可能对外源性 ACTH 产生异常反应，但目前没有证据表明会导致新生儿出现临床肾上腺功能不全或库欣综合征[16]。母亲在孕期前 8 周内糖皮质激素暴露与唇腭裂的风险增加相关，但不单独增加腭裂风险[17]。但没有证据表明妊娠期糖皮质激素增加人类先天性缺陷的发生率[16]。动物试验表明，母亲使用糖皮质激素治

疗，会导致后代血压、血糖水平、HPA 活性和焦虑相关行为的增加[18]。人类产前糖皮质激素治疗可能与青春期高血压、高胰岛素血症及对后代神经功能的细微影响有关[18]。妊娠期糖皮质激素可降低足月儿的出生体重；但长期后果未知。出生 12h 内开始糖皮质激素治疗，可导致身高和头围降低，儿童学龄期时神经运动和认知功能受损[19-20]。由于母乳中泼尼松和泼尼松龙浓度较低，因此哺乳期女性使用糖皮质激素不太可能对婴儿产生有害影响。

七、糖皮质激素治疗与年龄

泼尼松龙和甲泼尼龙的清除率随年龄增加而减少[21-22]。虽然在相同剂量时，老年受试者的泼尼松龙水平高于年轻受试者，但老年人内源性血浆皮质醇水平受抑制程度较小[21]。这可能与糖皮质激素治疗在老年人中不良反应的发生率增加相关，提示老年患者需使用比年轻患者更低的剂量。

八、药物相互作用

与其他药物联合使用可影响糖皮质激素的疗效；反之亦然[23]。

（一）其他药物对糖皮质激素的影响

诱导肝微粒体酶活性的物质可加速糖皮质激素的代谢，例如苯妥英钠、巴比妥酸盐和利福平。这些药物的使用可以增加肾上腺皮质功能不全患者对皮质类固醇的需求，或者导致基础疾病由糖皮质激素治疗得到很好控制的患者病情出现恶化。如果可能，对使用皮质类固醇治疗的患者应避免使用以上这些药物。地西泮对糖皮质激素的代谢没有影响，优于巴比妥酸盐。如果使用皮质类固醇的患者必须使用诱导肝微体酶活性的药物，则应预计到需增加皮质类固醇的剂量。

相反，酮康唑由于抑制了肝微粒体酶活性而增加了大剂量泼尼松龙（0.8mg/kg）的生物利用度[24]。口服避孕药的使用因减少了泼尼松的清除，而增加了其生物利用度[25]。

临床常用剂量的抗酸药可降低泼尼松的生物利

用度[26]。泼尼松龙的生物利用度不受硫糖铝、H₂受体拮抗药或考来烯胺的影响。

（二）糖皮质激素对其他药物的影响

同时使用糖皮质激素和水杨酸盐可降低血清水杨酸盐水平。相反，在使用固定剂量的水杨酸盐期间，减少糖皮质激素剂量可能导致血清水杨酸盐水平升高甚至达到毒性水平。这种相互作用可能反映了糖皮质激素对水杨酸盐代谢的诱导作用[27]。

糖皮质激素可能会增加胰岛素或其他治疗高血糖、高血压或青光眼药物的所需剂量，也可能改变镇静催眠或抗抑郁治疗所需的药物剂量。糖皮质激素可引起低钾血症，与任何原因引起的低钾血症一样，可导致洋地黄中毒。糖皮质激素可逆转由泮库溴铵引起的神经肌肉阻滞。

九、起始糖皮质激素治疗前应考虑的因素

库欣综合征是一种危及生命的疾病。糖皮质激素和 ACTH 治疗开始时，库欣综合征 5 年死亡率超过 50%[28]。感染和心血管并发症是最常见的死因。大剂量外源性糖皮质激素治疗有着同样的危害。

起始糖皮质激素治疗前应考虑的重要因素见表 100-2[29]。这些问题帮助临床医生权衡治疗的潜在风险和可能的获益。基础疾病越严重，越倾向于全身性糖皮质激素治疗。因此，皮质类固醇通常用于严重的系统性红斑狼疮、结节病、活动性血管炎、哮喘、移植排斥反应、天疱疮等。轻度支气管哮喘患者不应使用全身性皮质类固醇治疗，而应首先接受更保守的治疗，包括吸入性糖皮质激素[30]。吸入性糖皮质激素对所有年龄的哮喘患者均是最有效的长期控制药物[30]。

（一）疗程

预期的糖皮质激素治疗疗程是一个极其重要的考虑因素。没有禁忌证的情况下，使用 1~3 周糖皮质激素治疗如毒藤皮疹或过敏性鼻炎，不太可能发生严重不良反应。但可能会在使用糖皮质激素治疗的几天后出现神经精神症状，甚至在既往没有精神病病史的患者中也可发生[31-32]。大多数并发症发生的风险与治疗剂量和疗程相关[33-36]。因此，医生应尽可能使用最低剂量和最短的疗程。如需长期治疗，应考虑隔日糖皮质激素治疗方案（见下文）。

（二）局部使用

局部用药比全身用药发生的不良反应少，因此如可能应尽量选择局部皮质类固醇制剂。例如皮肤病的局部治疗（如大疱性类天疱疮）、使用皮质类固醇气雾剂治疗支气管哮喘和过敏性鼻炎，以及使用灌肠剂治疗溃疡性直肠炎[30, 37, 38]。吸入性糖皮质激素较口服制剂更加安全[39]。尽管如此，局部使用或吸入糖皮质激素同样可能引发肾上腺抑制和其他并发症。皮肤病时局部使用类固醇发生以上不良反应的危险因素包括：大面积使用、长期使用、包扎，以及使用高效能的（I 级）糖皮质激素。吸入足量糖皮质激素会导致急性儿童生长速度显著的暂时性下降、骨质疏松症，并可增加患白内障、青光眼、皮肤萎缩和瘀斑的风险[39]。吸入类固醇而引起的肾上腺抑制与激素剂量、疗程和强效制剂（如氟替卡松）有关[40]。如果遵照严格的无菌操作，避免频繁注射，关节内注射皮质类固醇对一些患者可能有积极作用。布地奈德可有显著的肝脏首关代谢，其全身活性较低。可用于哮喘的口服/吸入治疗，过敏性鼻炎的鼻吸入治疗，并可用于治疗炎症性肠病的肠溶胶囊。

表 100-2　起始糖皮质激素治疗前应考虑的因素

- 疾病的严重程度？
- 治疗持续时间？
- 预期有效的皮质醇类固醇剂量？
- 患者是否有糖皮质激素治疗的潜在危险？
  - 糖尿病
  - 骨质疏松症
  - 消化性溃疡、胃炎或食管炎
  - 肺结核或其他慢性感染
  - 高血压和心血管疾病
  - 心理障碍
- 应使用哪种糖皮质激素制剂？
- 是否有其他药物用于减少糖皮质激素的剂量及不良反应？
- 是否使用隔日方案？

引自 Thorn GW: Clinical considerations in the use of corticosteroids. *N Engl J Med* 274: 775-781, 1966.

（三）全身制剂的选择

当糖皮质激素用于药理学目的时，应使用无盐皮质激素活性的药物。如预计要在几天内逐渐减量，应避免使用长效制剂。隔日疗法中，应使用通常不引起钠潴留的短效制剂（如泼尼松、泼尼松龙或甲泼尼龙）。

（四）使用其他药物减少糖皮质激素剂量及不良反应

应始终考虑使用其他药物以尽量减少全身皮质类固醇的剂量和不良反应。

哮喘：治疗可能包括吸入性糖皮质激素、长效β- 肾上腺素受体激动药、吸入抗胆碱药、口服白三烯受体拮抗药、口服茶碱，如可能可以使用奥马珠单抗（与游离 IgE 结合的人源化单克隆抗体）。

风湿免疫疾病：类风湿关节炎、肉芽肿性多血管炎（韦格纳肉芽肿）和其他一些情况，在糖皮质激素治疗同时，应使用低剂量氨甲蝶呤和（或）一种生物制剂。目前可用于治疗风湿免疫病的生物方法包括：肿瘤坏死因子 -α 的抑制药，抗细胞因子治疗（如托珠单抗，一种白细胞介素 -6 受体拮抗剂），阻断用于激活 T 淋巴细胞的第二信使通路（抗 CTLA-4 的单克隆抗体），以及使 B 细胞耗竭，如使用利妥昔单抗（一种人源化的单克隆抗体，特异性结合位于前 B 淋巴细胞和成熟 B 淋巴细胞上的 CD20 抗原）。

器官移植受者：类固醇剂量通常需最小化。治疗的基础是钙调磷酸酶抑制药（如环孢菌素或他克莫司）和（或）一种哺乳动物雷帕霉素靶蛋白（mTOR）的抑制药，如西罗莫司（一种抑制药，可抑制由细胞因子激活的淋巴细胞活化）和霉酚酸酯（其活性代谢物抑制鸟苷核苷酸的从头合成，从而抑制 T 淋巴细胞和 B 淋巴细胞的增殖）。肾移植中，通常可以将泼尼松的剂量减少至每天早上 5mg，或者在治疗的头几个月后完全停用全身性糖皮质激素。

当然，在为个别患者制订治疗计划时，必须考虑其他药物的潜在不良反应和药物间的相互作用。

十、外源性糖皮质激素的效应

（一）抗炎及免疫抑制效应

内源性糖皮质激素通过将炎症反应限制在损伤区域来保护机体免受自身防御反应和应激反应产物造成的损伤。因此，将糖皮质激素作为抗炎和免疫抑制药物则是利用了糖皮质激素在疾病治疗中的生理作用。

慢性炎症的特征是多个炎症基因表达增加，这些炎症因子由转录因子如核因子 κB（NF-κB）和激活蛋白 -1（AP-1）调控[41-45]。这些转录因子结合并激活辅激活分子，使核心组蛋白乙酰化，引起 DNA 解螺旋，从而启动基因转录，这一过程被称为染色质重塑[44, 45]。糖皮质激素可截断慢性炎症过程中激活的多种炎症基因（包括参与合成细胞因子、趋化因子、黏附分子、炎症酶、受体和其他蛋白质的基因）[41-45]。这种作用主要通过逆转已激活的炎症基因组蛋白乙酰化来实现。通过将配体结合的糖皮质激素受体结合到辅激活分子（已被转录因子如 NF-kB 和 AP-1 激活），以及使组蛋白脱乙酰酶 -2 募集到活化转录位点（反式阻遏）来逆转炎症基因的组蛋白乙酰化[44, 45]。此外，糖皮质激素受体的同源二聚体增加抗炎蛋白（反式激活）的合成，尤其是膜联蛋白 -1（也称为脂皮质蛋白 -1，是磷脂酶 A2 的抑制剂，见下文），同时抑制与糖皮质激素不良反应相关蛋白基因的转录，如阿黑皮素原、促肾上腺皮质激素释放因子 -1、骨钙蛋白和角蛋白（顺式抑制）[44, 45]。反式激活也可能参与糖皮质激素相关不良反应的发病机制，如高血糖、脂肪生成和肌肉萎缩[45, 46]。糖皮质激素也有后基因组效应[44, 45]。

（二）对血细胞及微血管的影响

糖皮质激素对炎症和免疫的作用包括对白细胞运动、功能和体液因子的影响。一般来说，糖皮质激素对白细胞运动的影响大于对功能的影响，对细胞的影响大于对体液的影响[47, 48]。糖皮质激素改变了血液循环中主要白细胞群的迁移。

糖皮质激素最重要的抗炎作用可能是它能够抑制中性粒细胞和单核巨噬细胞向炎症部位募集[48]。

糖皮质激素可降低炎症区域毛细血管和细胞膜的通透性。通过减少炎症反应时微血管的扩张，降低毛细血管通透性，减少体液的渗出和水肿，减少白细胞迁移[2, 48, 49]。炎症细胞聚集的减少也与炎症细胞对血管内皮细胞的黏附性降低有关。这可能反映了内皮细胞刺激后黏附分子 E 选择素和细胞间黏附分子 1（ICAM-1）表达的减少[50]。

糖皮质激素对白细胞功能有多种影响[48]。糖皮质激素抑制皮肤迟发性超敏反应。单核 - 巨噬细胞迁移和功能均对糖皮质激素敏感。每日分次使用糖皮质激素可抑制单核细胞的杀菌活性。单核细胞对糖皮质激素的敏感性可以解释激素对许多肉芽肿性疾病的疗效，因为单核细胞是参与肉芽肿形成的主要细胞[48]。虽然中性粒细胞的迁移对糖皮质激素敏感，但中性粒细胞的功能似乎对激素不敏感[48]。虽然大多数关于中性粒细胞吞噬能力的体内研究并没有发现其吞噬功能或杀菌功能受损[48]。但也有研究表明，糖皮质激素可引起粒细胞和单核细胞吞噬功能受损。

糖皮质激素治疗可延缓致敏红细胞、血小板和人工颗粒从血循环中的清除[48]。这可能是糖皮质激素可用于治疗特发性血小板减少性紫癜和自身免疫性溶血性贫血的原因。

（三）对花生四烯酸衍生物的影响

糖皮质激素通过抑制磷脂中花生四烯酸的释放来抑制前列腺素（PG）和白三烯的合成[51]。对花生四烯酸释放的抑制作用似乎是由诱导膜联蛋白 -1（脂皮质蛋白 -1）和其他脂皮质蛋白介导的。脂皮质蛋白是一类抑制磷脂酶 A2（磷脂酶 A2，一种催化磷脂释放花生四烯酸的酶）的相关蛋白[52, 53]。这种机制不同于非类固醇抗炎药（如水杨酸酯和吲哚美辛）的作用机制。非类固醇抗炎药的机制为抑制环氧化酶，而环氧化酶在 PG 合成路径中将花生四烯酸转化为环内过氧化物中间体；在某些组织中，糖皮质激素也可以抑制环氧化酶的活性。因此，糖皮质激素和非类固醇抗炎药是在花生四烯酸代谢路径中的两个不同但相邻位点发挥抗炎作用。但糖皮质激素和非类固醇抗炎药有着不同的治疗效应。糖皮质激素一些特有的治疗效应可能与糖皮质激素抑制白三烯的形成有关[51]。

表 100-3　糖皮质激素的不良反应

眼部
- 后囊下白内障、眼压升高和青光眼、眼球突出

心血管
- 高血压
- 易感患者发生充血性心力衰竭。
- 静脉血栓栓塞

胃肠道
- 消化性溃疡病、胰腺炎

内分泌 - 代谢系统
- 向心性肥胖、满月脸、锁骨上窝脂肪沉积、颈后脂肪沉积（水牛背）、纵隔增宽（脂肪过多症）、脂肪肝引起的肝大
- 痤疮、妇女多毛症或男性化、勃起功能障碍、月经紊乱
- 抑制儿童生长
- 高血糖、糖尿病酮症酸中毒、高血糖高渗状态、高脂蛋白血症
- 氮、钾、钙负平衡
- 钠潴留、低钾血症、代谢性碱中毒
- 继发性肾上腺皮质功能不全

骨骼肌肉系统
- 近端肌病
- 骨质疏松、椎体压缩性骨折、其他骨折
- 股骨头、肱骨头缺血性坏死及其他骨缺血性坏死

神经精神
- 惊厥
- 良性颅内高压（假性脑瘤）
- 情感、行为和认知异常

皮肤
- 面部红斑、皮肤菲薄、瘀点和瘀斑、紫纹、伤口愈合不良

免疫、感染
- 抑制迟发性超敏反应
- 中性粒细胞增多、单核细胞减少、淋巴细胞减少、炎症反应降低
- 容易发生感染

（四）不良反应

糖皮质激素的不良反应包括库欣综合征的多种临床表现及 HPA 抑制[36, 54]（表 100-3）。外源性库欣综合征与内源性库欣综合征存在差异。高血压、痤疮、月经紊乱、男性勃起功能障碍、妇女多毛症或男性化、紫纹、紫癜和多血质在内源性库欣综合征中更为常见。良性颅内高压、青光眼、后囊下白内障、胰腺炎和骨缺血性坏死是外源性库欣综合征所特有的。在内源性和外源性库欣综合征中，肥胖、精神症状和伤口愈合不良的发生率几乎相

同 [54, 55]。以上这些差异解释如下。当库欣综合征由外源性糖皮质激素引起时，ACTH 分泌受抑；而在自发性、ACTH 依赖性库欣综合征中，ACTH 分泌增加导致双侧肾上腺增生。在第一种情况下，肾上腺皮质分泌的雄激素和盐皮质激素并没有增加。但第二种情况，当 ACTH 分泌增加时，肾上腺分泌的雄激素和盐皮质激素可能增加 [1]。肾上腺雄激素分泌增加可能是内源性库欣综合征女性患者出现男性化、痤疮和月经不调高发的原因，而盐皮质激素分泌增加可能是导致高血压高发的原因 [1]。长期大剂量使用糖皮质激素后会出现一些外源性库欣综合征特有的并发症，如良性颅内高压、后囊下白内障和骨缺血性坏死 [1]。

糖皮质激素似乎增加了消化性溃疡病和消化道出血的风险 [56]。糖皮质激素与这些并发症的相关性很低，与治疗的总剂量和疗程相关 [56, 57]。同时使用糖皮质激素和非类固醇抗炎药会增加消化性溃疡病和相关胃肠道疾病的风险 [58, 59]。

糖皮质激素治疗，特别是每日治疗方案，可能会抑制结核病皮肤试验的免疫反应。如可能，结核菌素皮肤试验应在起始糖皮质激素治疗前进行。如皮肤试验结果符合美国胸科学会诊断标准，则考虑异烟肼治疗 [60]。

使用同等剂量糖皮质激素治疗时，一些患者对糖皮质激素更敏感（包括出现不良反应）。对糖皮质激素的反应性增加可能是低蛋白血症、肾病综合征、肾功能受损、高龄、药物相互作用和基础疾病严重程度变化的结果（见上文）。肾功能受损可导致对泼尼松龙清除的减少，并可增加库欣样表现的发生 [61]。出现不良反应的患者，泼尼松龙的代谢清除率和分布容积较低 [10, 62]，半衰期更长 [62]。服用泼尼松龙出现库欣体貌的患者比没有出现库欣体貌的患者，内源性血浆皮质醇水平更高，这可能是因为 HPA 轴对外源性糖皮质激素抑制的抵抗作用 [63]。

糖皮质激素治疗产生的不同临床反应可能是细胞反应不同的结果 [45]。对糖皮质激素敏感性的差异，部分是由编码糖皮质激素受体基因的功能多态性决定的 [45]。反应性的个体差异可能也导致代谢综合征和情绪障碍发病的易感性不同。许多其他因素也影响了糖皮质激素的敏感性，包括糖皮质激素生物利用度、糖皮质激素受体的表达（数量、亲和力和剪接变体表达），以及受体信号传导 [45]。

（五）不良反应的预防

对于糖皮质激素治疗，临床医生和患者关注的不仅是 HPA 抑制，也关注治疗所引起的骨质疏松症和肺孢子虫病等长期并发症。大多数并发症的风险可通过以下方式降低，即在尽可能短的时间内使用尽可能低剂量的糖皮质激素、局部使用或外用而非全身性使用、使用隔日治疗方案。目前正在对选择性糖皮质激素受体激动药进行研究，这种制剂有利于反式阻遏而非反式激活（见上文），可以在保证糖皮质激素疗效的同时减少不良反应 [44, 45, 46]。预防骨病和肺孢子虫病等特定并发症的药物干预措施现已广泛应用于临床。而对高血糖的处理仍是常见的临床难题。

（六）骨质疏松症

长期接受糖皮质激素治疗的患者会出现骨密度减低。有 30%～50% 长期应用全身糖皮质激素治疗的患者发生骨折 [64, 65]。应用糖皮质激素治疗 1 年以上的哮喘患者发生椎体骨折的概率为 11% [66]。类风湿关节炎患者应用糖皮质激素治疗使髋部、肋骨、脊柱、下肢骨、踝关节和足部骨折的发病率增加 [66]。在治疗的前 6～12 个月骨丢失最快，可能是因为过度的骨吸收。随后是骨形成缓慢受损 [64, 65]。小梁骨比皮质骨更易受到影响。糖皮质激素导致的骨质疏松发生骨折时，骨密度要高于绝经后骨质疏松 [64, 65]。糖皮质激素对骨骼的影响与治疗的累积剂量和持续时间相关 [66]。世界卫生组织的骨折风险评估工具（FRAX）低估了泼尼松剂量 > 7.5mg/d 时发生骨折的可能性，但高估了泼尼松剂量 < 2.5mg/d 时发生骨折的可能性 [67]。FRAX 不能用于预测频繁间歇使用高剂量的糖皮质激素人群的骨折风险 [67]。隔日糖皮质激素治疗不能降低骨量减少的风险。吸入类固醇与骨丢失相关 [39]。

糖皮质激素对骨骼有直接和间接作用 [64, 65]。糖皮质激素损害成骨细胞的复制、分化和功能，并诱导成熟成骨细胞和骨细胞凋亡，从而抑制了骨形成。糖皮质激素通过延长破骨细胞寿命，导致破骨细胞生成增多，从而导致骨吸收的程度加强时间延长。糖皮质激素也通过影响骨微环境中的生长因子来影响骨细胞[64]。糖皮质激素可抑制胰岛素样生长因子 1（*IGF-1*）基因的转录[64]。糖皮质激素对骨代谢的间接影响包括抑制肠道钙吸收（通过对抗十二指肠中维生素 D 的作用和降低特定钙通道的表达）和抑制肾小管对钙的吸收[64]。这些变化可能导致一些患者出现继发性甲状旁腺功能亢进症。糖皮质激素同时可能通过抑制促性腺激素释放减少性激素的生成。性类固醇分泌减少也可能是由于垂体分泌 ACTH 的减少，导致肾上腺雄激素合成减少。重要的是，一些需要使用糖皮质激素治疗的疾病本身也可能导致骨质疏松[64]。

对患者的评估应强调对骨质疏松症危险因素的评估，包括是否存在饮食中钙和维生素 D 摄入不足、饮酒、吸烟、更年期和男性性腺功能减退。还应注意甲状腺毒症、过度补充甲状腺激素、肾性骨营养不良、多发性骨髓瘤、骨软化或原发性甲状旁腺功能亢进的可能性。有上述风险的人群应进行实验室检查来评估是否存在上述疾病。双能 X 线骨密度仪可连续测定骨密度，特别是脊柱骨密度测定，是评价糖皮质激素对骨影响的最佳方法。

所有接受糖皮质激素全身治疗的患者都应补充钙和维生素 D。单独的补钙治疗与脊柱骨丢失的速度加快相关，补钙仅提供部分保护来免受这种丢失。没有证据表明钙和维生素 D 的联合应用能防止糖皮质激素引起的骨丢失[68]。二膦酸盐（如依替膦酸钠、阿仑膦酸钠和利塞膦酸钠）作为有效的骨吸收抑制药对于预防糖皮质激素治疗引起的骨丢失和骨折有明确的疗效[64, 69]，是防治糖皮质激素性骨质疏松症的首选治疗药物。对于准备开始全身性应用持续 90d 以上超过泼尼松 10mg/d 的患者，应考虑起始二膦酸盐治疗[65]。

每日皮下注射甲状旁腺激素（人甲状旁腺激素 1-34）可刺激骨形成，并显著增加糖皮质激素所致骨质疏松症妇女脊柱的骨量[70]。对于接受糖皮质激素治疗并同时伴有骨质疏松症的患者，其发生骨折的风险高。与阿仑膦酸钠治疗组相比，特立帕肽治疗组的骨密度改善显著[71]，且新发椎体骨折发生率较低[71]。特立帕肽价格昂贵且需每天进行皮下注射，但对于骨密度低且需要长期糖皮质激素治疗有骨折高风险的人群，可以考虑应用[69, 71]。对于有二膦酸盐禁忌证（如肾功能不全）的患者，如果血清钙稳定，也可以选择地诺单抗。地诺单抗是一种人源化抗 RANKL（NF-κB 配体的受体激活药）单克隆抗体[65]。

除非存在禁忌证，更年期提前的女性均应接受激素替代治疗。对绝经后女性，可选择上述提到的药物代替激素替代疗法。除非存在禁忌证，男性性腺功能减退的患者应接受睾酮治疗。应告知患者骨质疏松症的风险和后果，以及可能导致骨质疏松症的风险因素。因类固醇会影响肌肉质量和功能，所以建议患者通过运动以保持肌肉力量，同时保证足够的蛋白质摄入。

（七）肺孢子虫病

糖皮质激素增加患者感染的风险。以前，仅对器官移植后应用糖皮质激素的患者给予预防性抗感染治疗，因为这些患者同时还应用其他免疫抑制剂治疗。目前，预防性抗感染治疗也用于因为其他疾病应用糖皮质激素的患者，主要是预防性治疗肺孢子虫病[72, 73]。

1985—1991 年，116 例无获得性免疫缺陷综合征（AIDS）的患者中首次发现卡氏肺孢菌肺炎，其中 105 例（90.5%）在确诊卡氏肺孢菌肺炎前 1 个月内接受了糖皮质激素治疗[72]。平均剂量相当于泼尼松 30mg/d；25% 的患者只接受了 16mg/d 泼尼松的治疗。糖皮质激素治疗疗程的中位时间为肺炎发生前 12 周。25% 的患者卡氏肺孢菌肺炎是在糖皮质激素治疗 8 周或 8 周内发生的。然而，对于那些因原发性或转移性中枢神经系统肿瘤而接受糖皮质激素治疗的患者，其卡氏肺孢菌肺炎发病率约 1.3%。其他情况下卡氏肺孢菌肺炎的发生率可能更低[73]。而预防性治疗也可能产生不良反应。

许多临床医生推荐接受化疗、移植的患者或患有炎性疾病需接受 1 个月以上至少 20mg/d 泼尼松治疗的患者采用预防性治疗（如甲氧苄啶磺胺甲噁唑 2 倍剂量浓缩片剂，每日 1 片）。目前尚无应用糖皮质激素治疗患者预防性治疗肺孢子虫病方案的对照研究。1989—1995 年，Mayo Clinic 的医生发现在无禁忌证的情况下，给予接受骨髓或器官移植患者预防性药物治疗，没有患者发生肺孢子虫病[72]。

（八）高血糖

糖皮质激素通过多种机制促进糖异生及影响葡萄糖利用[74]，导致或加重高血糖。当泼尼松剂量≥ 20mg/d，血糖控制良好，使用胰岛素治疗的糖尿病患者胰岛素剂量通常会增加 50%～100%。极少数 2 型糖尿病患者的胰岛素剂量不用增加。

在诊治那些因使用糖皮质激素而需要胰岛素治疗的患者时，了解糖皮质激素治疗方案的预期疗程、糖皮质激素种类及其作用持续时间、激素总剂量、给药时间和频率等非常重要。如果只需使用糖皮质激素几天到几周，可使用速效胰岛素来控制高血糖。对于长期糖皮质激素治疗的患者，最好使用短效类固醇药物，如泼尼松，每天早晨服用 1 次[74]。控制因应用泼尼松引起的血糖升高，通常需要在早晨给予 NPH 胰岛素，因为它的作用时间接近于泼尼松作用的持续时间[74]。

对已开始胰岛素治疗需要每日晨顿服泼尼松的患者，通常需增加早餐和午餐前胰岛素剂量，但不应增加晚间胰岛素的用量，以避免类固醇的高血糖作用减弱或消失时发生低血糖。如使用速效胰岛素治疗方案，出于同样避免低血糖的考虑，也不应增加睡前胰岛素用量。如患者使用基础 / 餐时胰岛素治疗方案，并使用长效基础胰岛素，如甘精胰岛素，与使用 NPH 胰岛素治疗的患者相似，需增加超短效胰岛素剂量。

如患者正在应用胰岛素，应更加谨慎地调整治疗方案，因对胰岛素需要量存在个体差异，每日胰岛素总剂量应增加 20% 左右，并以连续的方式调整剂量。因为激素治疗后血糖会迅速升高，因此通常至少需要连续几天每日调整胰岛素治疗方案。

（九）糖皮质激素的停药

糖皮质激素停药相关的症状包括厌食、肌痛、恶心、呕吐、嗜睡、头痛、发热、脱屑、关节痛、体重减轻和直立性低血压。这些症状可发生在血浆糖皮质激素水平正常及对常规 HPA 功能评估正常的患者[75, 76]。这些患者可能对低剂量 ACTH 试验（1μg α1-24 ACTH）有异常反应，而不是传统的 250μg 剂量[77, 78]。由于糖皮质激素可以抑制 PG 的产生，停用糖皮质激素所引起的一系列临床表现可能因突然停用外源性糖皮质激素所引起的 PGE_2 和 PGI_2 等 PG 生成增多所致。此外，循环白细胞介素 6（IL-6）水平升高可能参与了糖皮质激素缺乏引起的症状和体征[79]。糖皮质激素停药综合征也可导致患者心理上对糖皮质激素治疗的依赖，从而增加停药难度。

十一、对下丘脑 - 垂体 - 肾上腺系统的抑制

（一）下丘脑 - 垂体 - 肾上腺抑制的发生

发生肾上腺抑制（即由于糖皮质激素治疗而导致的肾上腺皮质功能异常）无低血压表现。而糖皮质激素治疗引起的继发性肾上腺皮质功能不全常存在低血压[35]。肾上腺抑制相比肾上腺皮质功能不全在临床中更为常见，且肾上腺皮质功能受抑的人群在应激状态下如全身麻醉、等，更易出现临床显性肾上腺皮质功能不全。

长期糖皮质激素治疗罕有急性肾上腺皮质功能不全的病例报道，应用 ACTH 治疗更无相关病例报道[1]。20 世纪 40 年代末，ACTH 和糖皮质激素应用于临床实践后，有报道称患者因使用这些药物引起肾上腺皮质功能不全而发生休克，但尚无肾上腺皮质功能不全的生化证据来证实这种诊断[1]。低血压及静脉注射氢化可的松导致的低血压不是评估肾上腺皮质功能的可靠方法；必须同时证明血浆皮质醇水平低于同等水平低血压的正常人。20 世纪 60 年代初开始测量血浆皮质醇水平时，描述了 3 例符合这些标准的病例。无相关病例报道可能与糖皮质激素治疗后患者出现急性肾上腺皮质功能不全的发生率低，并与临床医生不愿报告此类事件有关。

能导致 HPA 受抑的糖皮质激素治疗的最短时间需要通过对肾上腺皮质的重量和肾上腺皮质功能激发试验来确认[1, 2]。任何接受了相当于 20～30mg/d 泼尼松剂量的糖皮质激素，应用时间超过 5d，应警惕 HPA 轴受抑[1, 2]。如剂量接近但仍高于生理糖皮质激素范围，最短间隔可能是 1 个月[1, 2]。

对仅接受替代治疗剂量（≤ 25mg 氢化可的松、5mg 泼尼松、4mg 曲安西龙或 0.75mg 地塞米松）的患者，清晨服用皮质类固醇，全麻和手术应激不会增加患者的风险。但同等剂量的糖皮质激素在一

天当中较晚的时间服用，则会抑制 ACTH 的日间节律分泌，从而导致 HPA 轴的抑制。

（二）下丘脑 - 垂体 - 肾上腺功能的评估

如怀疑 HPA 受抑，进行 HPA 轴功能评估可使患者获益。仅当 HPA 轴检测结果会改变治疗方法时才需要评估 HPA 轴储备功能。临床实践中，应对可能需要增加糖皮质激素剂量以应对应激事件（如全身麻醉和手术）的患者及考虑停止糖皮质激素治疗的患者进行 HPA 轴功能评估。后者中，仅当糖皮质激素剂量降低至替代水平（如泼尼松 5mg/d，或同等剂量的另一种糖皮质激素）时，才考虑对 HPA 轴进行评估。在接受长期糖皮质激素治疗的稳定患者中，无须对 HPA 功能进行频繁评估。例如，治疗方案中皮质醇减量期间不必在每次减少皮质醇剂量之前都进行 HPA 轴功能检测。随着糖皮质激素治疗的持续进行，HPA 系统的反应性可能会发生变化，并且重复评估的成本很高。

短期 ACTH 激发试验能够有效评价应用糖皮质激素治疗患者中是否存在 HPA 抑制（表 100-4）。尽管此测试仅直接评估肾上腺皮质对 ACTH 反应，但它通常是评价整个 HPA 轴完整性的有效方法。因为从 HPA 抑制恢复期间，下丘脑 - 垂体功能先于肾上腺皮质功能恢复，所以在这种情况下肾上腺皮质对 ACTH 的正常反应意味着下丘脑 - 垂体功能也正常。临床研究支持了这一基本原理。因此，在接受糖皮质激素治疗的患者中，ACTH 激发试验对应

表 100-4　接受糖皮质激素治疗的患者下丘脑 - 垂体 - 肾上腺功能评估

方法
- 停用外源糖皮质激素 24h
- 静脉推注或肌内注射 250μg 的促皮质激素（合成 α1～24 ACTH）
- 注射 ACTH 后 30min 或 60min 获取血浆皮质醇水平
- 多于早上进行测试，但不是必需的

解释
- 正常反应：ACTH 给药后 30min 或 60min 血浆皮质醇水平 > 18μg/dl

注意：传统建议还规定，在 30min 时，较基线的增量为 7μg/dl；在 60min 时，较基线的增量为 11μg/dl；在 60min 时，较基线值增加 1 倍。这些值在正常、无应激的受试者中有效，但在 HPA 轴正常的疾病状态患者中经常会产生误导，这些患者处于疾病应激状态基线皮质水平会因为内源性 ACTH 水平升高而升高

的最高血浆皮质醇水平与患者在全身麻醉诱导和手术期间观察到的最大血浆皮质醇水平是一致的[1, 2]。术前对 ACTH 激发试验正常反应的人群在麻醉和手术应激期间其皮质醇分泌也通常不会受损。对于接受激素治疗的患者，对 ACTH 的异常反应是发生肾上腺功能不全的必要条件，但不是充分条件，因为某些对 ACTH 反应异常的患者可以不加用糖皮质激素治疗而耐受手术[80]。先前接受糖皮质激素治疗的患者术中或术后出现低血压通常是由于其他原因，例如容量减少或对麻醉药物反应，或者其他治疗的相关因素引发。重症低蛋白血症和皮质类固醇结合球蛋白水平降低的重症患者 ACTH 刺激后血清总皮质醇水平可能异常，但其中血清游离（生物活性）皮质醇水平正常[81, 82]。因此，对 ACTH 刺激的循环总皮质醇反应异常可能是因为循环皮质醇结合球蛋白减少，而不是真正出现肾上腺皮质功能不全。

通常不推荐其他评价 HPA 轴功能的检查。对于接受糖皮质激素治疗的患者，低剂量（1μg）短促 ACTH 兴奋试验比常规 ACTH 检查更敏感[77, 83]。短促 ACTH 兴奋试验中使用的常规 ACTH 剂量（及其他 ACTH 测试）导致循环 ACTH 水平远高于生理范围。这些超生理水平 ACTH 可能导致部分肾上腺皮质功能不全的患者血浆皮质醇水平正常。然而，在临床实践中，低剂量短促 ACTH 兴奋试验并未取代常规剂量短促 ACTH 兴奋试验。尚未定义低剂量 ACTH 兴奋试验的正常范围下限[78]。目前尚无低剂量短促 ACTH 兴奋试验商业所需的 ACTH 制剂。低剂量短促 ACTH 兴奋试验的注射液必须通过稀释来制备，这会带来不便和潜在的误差。胰岛素引起的低血糖可能是危险的（特别是在患有心脏病或神经系统疾病的患者中），并且可能产生明显的不适症状，但是该实验是唯一完整评价 HPA 轴功能的试验，并且是有些患者的首选。胰岛素低血糖试验因需更高的皮质醇值，因此该试验比 ACTH 试验更耗时且更昂贵。促肾上腺皮质激素释放激素刺激试验也被提及，在用药前和用药后分别检测血浆皮质醇水平[84]。该试验也比 ACTH 试验更费时、更昂贵，而且还没有与诸如麻醉和手术等生理应激状态皮质醇水平进行比较的研究。与短促 ACTH 兴奋试验相比没有任何优势[35]。

（三）促肾上腺皮质激素和下丘脑 - 垂体 - 肾上腺系统

服用药理剂量的 ACTH 会导致皮质醇分泌率升高和血浆皮质醇水平升高。血浆皮质醇水平升高可能会抑制 ACTH 分泌，但没有证据表明 ACTH 治疗会导致患者出现明显的下丘脑 - 垂体抑制作用[1]。ACTH 的剂量、注射频率、给药时间或 ACTH 给药后的血浆皮质醇均无法解释 ACTH 治疗不会抑制下丘脑 - 垂体功能的现象。另外，ACTH 治疗引起的肾上腺皮质增生和功能亢进可能弥补了下丘脑 - 垂体抑制作用。尽管接受 ACTH 日常治疗的患者肾上腺皮质对 ACTH 的敏感性阈值没有改变，但在生理范围内肾上腺皮质对 ACTH 的反应可能是增强的。接受 ACTH 治疗的患者血浆皮质醇水平的正常反应是存在的，至少是部分保留的，因 ACTH 治疗可降低内源性 ACTH 分泌的速率，但不能降低 ACTH 分泌的总量，但是应用糖皮质激素既可以降低 ACTH 分泌率，也可以降低总分泌量[85]。

（四）下丘脑 - 垂体 - 肾上腺系统抑制的恢复

HPA 轴被抑制后功能恢复期间，下丘脑 - 垂体功能先于肾上腺皮质功能恢复[1, 2, 86]。停用大剂量糖皮质激素后必须经过 12 个月，HPA 功能（包括对应激的反应性）才能恢复正常[1, 2, 86]。相反，短疗程的糖皮质激素（强的松 25mg，每天 2 次，连续 5d）可使 HPA 抑制在 5d 之内恢复[87]。HPA 轴轻度抑制的患者（即基础血浆和尿皮质激素正常，但对 ACTH 和胰岛素诱发的低血糖反应受损的患者）恢复 HPA 正常功能的速度比那些严重抑制 HPA 轴（即低血浆和尿皮质激素水平及对 ACTH 和胰岛素反应不良）的患者快得多[88]。恢复的时间与既往糖皮质激素治疗的总持续时间和既往糖皮质激素的总剂量相关[88-90]。然而，在个别患者中，无法预测持续超过几周的超生理剂量的糖皮质激素治疗疗程的恢复时间。因此，医师应考虑治疗后 12 个月内 HPA 抑制的持续性。单侧肾上腺皮质肿瘤分泌的产物会抑制对侧肾上腺皮质功能，对侧肾上腺皮质功能的恢复时间可能超过 12 个月。儿童患者应用糖皮质激素引起的 HPA 抑制，其功能恢复可能比成人快。

十二、糖皮质激素治疗后的停药

（一）停药风险

对于内科医师来说，需谨慎做出中止糖皮质激素治疗的临床决策。停用糖皮质激素的潜在风险包括出现肾上腺皮质功能不全、发生糖皮质激素停药综合征及基础疾病的恶化。停用糖皮质激素后的肾上腺皮质功能不全是一个很实际的问题。基础疾病恶化的可能性取决于基础疾病本身的活动和自然病程。如果存在任何潜在基础疾病加重的可能性，应在数周至数月的间隔内逐步减停糖皮质激素，并应重新评估患者。每日总剂量超过 30mg 时，泼尼松的剂量变化应为约 10mg（泼尼松）；总剂量超过 20mg 时，剂量变化应为 5mg，低剂量时为 2.5mg，有时更小的变化也是必要的。激素剂量变化之间的间隔可以短至 1 天或长达数周。

（二）下丘脑 - 垂体 - 肾上腺受抑制患者的治疗

一旦糖皮质激素治疗产生 HPA 轴抑制作用，尚无可靠的方法可加速 HPA 轴功能恢复正常。应用 ACTH 不能预防或逆转糖皮质激素诱导的肾上腺功能不全。转换为隔日治疗方法不能加快恢复速度。对于儿童，隔日使用糖皮质激素治疗可能会延迟恢复。

糖皮质激素诱导的肾上腺抑制作用的恢复是时间依赖型的且是自发的过程。功能恢复的速度不仅取决于糖皮质激素逐渐递减时的剂量，还取决于治疗初期（开始逐渐减少剂量之前）的剂量。在恢复过程中，早晨服用小剂量氢化可的松（10～20mg）或泼尼松（2.5～5mg）可缓解戒断症状。当早晨服用小剂量的糖皮质激素时 HPA 功能能够继续恢复。但是，不能排除早上服用少量糖皮质激素也会抑制 HPA 抑制恢复的可能性。

十三、糖皮质激素的隔日疗法

隔日糖皮质激素治疗的定义是在早晨 8:00 左右每 48h 一次给予无明显盐皮质激素作用的短效糖皮质激素（即泼尼松、泼尼松龙或甲泼尼龙）。该方法的目的是在保留治疗益处的同时，尽量减少糖皮质激素的不良反应。该时间制订的最初依据是以下假设：糖皮质激素的抗炎作用持续时间长于不良代谢作用[91-93]。但糖皮质激素作用持续时间的观察结果不支持该假设。第二个假设强调，间歇性给药而非连续性给药，会在循环中和靶细胞内产生糖皮质激素水平周期性的模式。虽然这种周期性模式不是昼夜性模式，但可以模拟正常的昼夜周期[47]。这可能会预防库欣综合征和 HPA 轴抑制的发生。仅在机体炎症反应水平长时间升高时，疾病才会完全表现出来。糖皮质激素的间歇给药方式可能足以缩短疾病发展的时间，而且作用不中断，从而防止疾病显现临床活动[47]（图 100-2）。糖皮质激素的作用持续时间是重要的考虑因素。选择泼尼松、泼尼松龙和甲泼尼龙作为隔日治疗的可选药物，并选择 48h 作为两次剂量之间的适当间隔是具有经验基础的。当使用泼尼松时，间隔 36、24 和 12h 均出现对肾上腺的抑制，而间隔 72h 则治疗无效[93]，间隔 48h 是最佳的。

（一）糖皮质激素隔日疗法与库欣综合征的临床表现

隔日治疗可以预防或改善库欣综合征的临床表

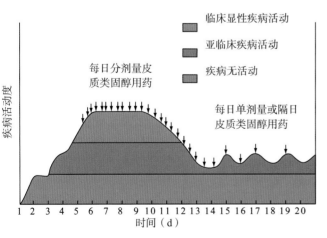

▲ 图 100-2　糖皮质激素给药方式对基础疾病活动度的影响

在某些疾病中，最初可能需要每日分剂量的给药方式。当疾病得到控制时或在某些疾病治疗的起始时期，隔日治疗可能有效（引自 Fauci AS，Dale DC，Balow JE：Glucocorticosteroid therapy：mechanisms of action and clinical considerations. *Ann Intern Med* 84：304-315，1976.）

现[1, 2]。库欣综合征的易感染风险可能会降低。从每日治疗改为隔日治疗后，可以减少患者的难治性感染风险。同时，接受隔日治疗的患者感染的频率较低。接受隔日皮质类固醇治疗的儿童恢复或保留了扁桃体和周围淋巴组织。现有资料强烈提示，与每日治疗相比，隔日治疗与较低的感染发生率相关，但目前该观点尚无确定证据支持。

已有接受隔日糖皮质激素治疗对患者免疫机制的影响的研究。在服用糖皮质激素的间隔期，维持隔日治疗的患者，血液中性粒细胞和单核细胞计数正常，皮肤炎症反应正常，中性粒细胞半衰期正常。然而，接受每日治疗的患者表现出中性粒细胞减少，单核细胞减少，皮肤中性粒细胞和单核细胞炎症反应减弱，以及中性粒细胞半衰期延长。隔日治疗的患者没有出现每日治疗患者所出现的淋巴细胞减少。接受隔日治疗的患者在服药后 4h 和 24h 单核细胞功能正常。间断正常的白细胞动力，迟发型超敏反应的减少和单核细胞功能的保留可能解释了接受隔日治疗的患者易感染性明显降低的原因[94-96]。

（二）糖皮质激素隔日疗法对下丘脑 – 垂体 – 肾上腺系统反应性的作用

接受隔日糖皮质激素治疗的患者可能会出现基础皮质醇水平受抑制，但对激发试验反应正常或几乎正常，例如 CRH 兴奋试验、ACTH 兴奋试验、胰岛素诱导的低血糖试验，以及甲吡酮试验[1, 2, 97]。与接受每日治疗的患者相比，他们的 HPA 轴功能受抑制较少。

（三）糖皮质激素隔日疗法对基础疾病的影响

隔日糖皮质激素治疗与每日分剂量治疗在控制多种疾病方面效果相同或几乎相同[1, 2]。这种方式已经为以下疾病的患者带来了明显的益处：儿童肾病综合征、成人肾病综合征、膜性肾病、肾移植、系膜毛细血管性肾小球肾炎、狼疮性肾炎、溃疡性结肠炎、类风湿关节炎、急性风湿热、重症肌无力、杜氏肌营养不良、皮肌炎、特发性多发性神经病、哮喘、干燥综合征、结节病、斑秃和其他慢性皮肤病，以及寻常型天疱疮。前瞻性对照研究证实了隔日糖皮质激素治疗方案在膜性肾病和肾移植中的有效性。隔日糖皮质激素治疗方案在巨细胞动脉炎中的作用还存在争议[98-100]。

（四）糖皮质激素隔日治疗的应用

隔日治疗可以预防或改善库欣综合征的临床表现，可以避免 HPA 轴受抑制或促进 HPA 轴恢复，并且与连续治疗等效（或几乎等效）。因此，建议长期服用糖皮质激素的患者应尽可能接受这种治疗方案。但由于缺乏对这种治疗的适应证和使用方法的深入了解，许多试验都失败了。

当长期使用糖皮质激素治疗时，隔日糖皮质激素治疗的益处才会显现。当预期的治疗时间为几周或更短时，无须使用隔日给药方式。

在疾病治疗的初始阶段或病情加重时，隔日糖皮质激素治疗可能不是不适用。但慢性疾病患者接受隔日治疗作为初始治疗会明显获益[1, 2]。在类风湿关节炎患者中，直接起始隔日皮质类固醇治疗，比从每日治疗转换更简单。肾移植受者可以起始每日治疗，随后再转换为隔日治疗方式。

在任何原因导致的肾上腺皮质功能不全的情况下，隔日治疗存在风险。在 48h 给药周期的最后 12h 内，糖皮质激素不足。对于长期服用糖皮质激素的患者，或者因其他基础疾病可能存在肾上腺功能不全的患者，在开始隔日治疗之前应评价 HPA 轴的功能是否适当。在第二天下午服用小剂量的短效糖皮质激素（即 10mg 氢化可的松）可以解决这个问题；但这种方法尚未进行大规模的研究。

不使用短效糖皮质激素或使用不当，隔日糖皮质激素治疗可能无法预防或改善库欣综合征的临床表现或对 HPA 轴的抑制。例如，每 48 小时使用 1 次泼尼松，比隔日每日 4 次更有效。

应避免从每日治疗突然转换为隔日治疗。因为，每日分剂量服用糖皮质激素可能已经导致 HPA 轴功能受抑制。此外，HPA 轴功能正常的患者可能会出现停药症状，并导致原有疾病加重。

目前尚无最佳的每日分剂量治疗到隔日治疗的转换方案。一种方法是减少用药频率，直至每日总剂量都于早晨给药，随后在每个 2d 的周期中逐渐增加第一天的剂量，并减少第二天的剂量。另一种转换方案是在每个 2d 周期的第一天将剂量加倍，

随后逐渐减少第二天的剂量[101]。目前尚不清楚在转换方案中应以何频率进行调整。这取决于许多因素，包括正在治疗的疾病、糖皮质激素治疗的持续时间、患者的个体特点，以及临床医生使用辅助治疗的能力。尽管如此，当患者可以耐受转换方案时，应尽快进行转换。如果出现肾上腺功能不全、糖皮质激素停药综合征或基础疾病恶化时，应重新使用之前有效的治疗方案，然后再更缓慢地减量。有时需要暂时恢复每日全剂量。

由于无法针对基础疾病使用补充疗法（不含糖皮质激素治疗方案），隔日糖皮质激素治疗可能无法获得最佳效果。当不使用毒性较小的治疗方案时，通常使用保守治疗（非糖皮质激素），直到开始糖皮质激素治疗。辅助治疗措施会有助于使用最低剂量的糖皮质激素。对于隔日治疗方案，特别在第二天结束时，可使用这些方法。在某些疾病中，患者可能会在治疗间隔日出现疾病症状，例如哮喘和类风湿关节炎，补充疗法在这些疾病治疗时效果较好。在治疗间隔日不出现致残性症状的疾病中，如儿童肾病综合征，疗效较好。

由于未能告知患者隔日治疗方案的目的，隔日治疗可能效果欠佳。因为糖皮质激素会诱发欣快感，所以患者可能不愿意接受频繁更改用药方式。应根据每个患者的认知和情感理解力，对糖皮质激素使用过量的风险进行仔细解释，可以提高治疗成功率。

十四、每日单次剂量糖皮质激素治疗

有时，隔日治疗失败是因为患者在第二天的最后几小时内出现基础疾病的症状。在这些情况下，每日单剂量糖皮质激素治疗可能有一定价值[1, 2]。每日单剂量治疗方案在控制类风湿关节炎、系统性红斑狼疮、多发性动脉炎和原发性结肠炎等疾病与每日分剂量治疗等效。在巨细胞动脉炎中，每日单剂量早晨顿服几乎与每日分剂量治疗效果相同[98]。每日单剂量治疗减少了对 HPA 轴的抑制。但每日单剂量给药方式可能无法预防或改善库欣综合征的临床表现。

十五、糖皮质激素或促肾上腺皮质激素

如果肾上腺皮质功能正常，糖皮质激素治疗有效的疾病对 ACTH 治疗也有效。但没有证据表明，ACTH 在治疗疾病方面优于糖皮质激素 [1, 2, 102]。氢化可的松和 ACTH 以药理学等效剂量（由血浆皮质醇水平和尿皮质类固醇排泄率决定）经静脉给药时，在治疗炎症性肠病中等效 [103]。同样，泼尼松和 ACTH 在治疗婴儿痉挛症中的疗效也没有差异 [104]。因未观察到 ACTH 有治疗优势，所以糖皮质激素仍是优选的。糖皮质激素可以口服给药，可以精确调整剂量，疗效不依赖于肾上腺皮质的反应性（已接受糖皮质激素治疗的患者需重点考虑），且产生某些不良反应的概率更低，例如痤疮、高血压、皮肤色素沉着 [1, 2]。如不使用隔日治疗，那么 ACTH 似乎是更可取的，因为 ACTH 不会抑制 HPA 轴。糖皮质激素的优势及每日注射 ACTH 的疗效并不优于每日单剂量短效糖皮质激素。这两种情况都不太可能导致 HPA 轴受抑制，但也不能预防库欣综合征。在危及生命的情况下应使用糖皮质激素，因为静脉内给药能立即获得最大血药浓度。而输注 ACTH，血浆皮质醇水平需数小时才能上升至平台。使用 ACTH 的主要指征仍然是评估肾上腺皮质的功能。

十六、剂量

（一）抗炎和免疫抑制治疗

抗炎或免疫抑制治疗所需的糖皮质激素剂量取决于所治疗的疾病。通常，剂量范围从刚好超过长期替代治疗所需的剂量到 60～80mg/d 的泼尼松或等效剂量。有时建议将更大剂量糖皮质激素用于哮喘、系统性红斑狼疮、脑水肿等疾病，但对照研究尚未明确。大剂量皮质类固醇在哮喘中的作用仍存在争议 [105, 106]。大多数研究表明大剂量治疗（如泼尼松剂量大于 60～80mg/d）没有优势。许多医生对系统性红斑狼疮、急进性肾小球肾炎或其他疾病的严重症状使用静脉冲击治疗（例如，连续 3d 静脉注射甲泼尼龙 1g/d）。没有比较冲击治疗与 60～80mg/

d 的泼尼松治疗的对照研究，因此冲击治疗的优越性尚未能证实 [107, 108]。

当使用隔日治疗时，针对所治疗的疾病的不同，剂量也是不同的。剂量范围从刚好超过长期替代治疗所需的剂量到每隔 1 天泼尼松 150mg。

如前所述，应始终考虑使用补充治疗药物，尽量减少全身性糖皮质激素的用量及全身性糖皮质激素用药的不良反应（请参阅本章题为"使用其他药物减少糖皮质激素剂量及不良反应"的部分）。

（二）围术期管理

没有证据推荐接受糖皮质激素治疗的患者在围术期使用传统剂量的糖皮质激素（例如，手术当天每 8 小时静脉注射 100mg 氢化可的松或每 8 小时静脉注射 20mg 甲泼尼龙，随后逐渐减量）[80]。一项在食蟹猕猴中的研究探索了预防术后低血压所需的糖皮质激素剂量 [109]。研究中切除猕猴的双侧肾上腺，并给予 4 个月替代剂量的糖皮质激素（氢化可的松）和盐皮质激素。然后将动物分成 3 组，在手术（胆囊切除术）前分别给予 4d 的常规替代剂量、1/10 替代剂量、10 倍正常替代剂量的糖皮质激素（氢化可的松），同时继续给予盐皮质激素替代。接受 1/10 替代剂量的动物死亡率增加、外周血管阻力降低和血压降低。与接受 10 倍正常替代剂量的一组相比，接受常规类固醇替代剂量的一组没有出现更多的低血压或术后并发症。一项对患者进行的双盲研究得出了类似结果 [110]。研究人员对连续几个月服用至少 7.5mg/d 泼尼松并且对 ACTH 试验反应异常的患者进行研究。所有患者在手术当天均服用每日常规剂量的泼尼松。一组 12 例患者在围术期接受了盐水注射。另一组 6 例患者接受了盐水稀释的氢化可的松治疗。在这项小规模研究中，两组之间的结局无显著差异。在进行关节置换和腹部手术时，由于糖皮质激素治疗而导致肾上腺受抑制的患者，接受每日常规剂量的类固醇治疗，不会出现低血压或心动过速。

根据 Meta 分析结果，跨学科小组建议根据手术应激的程度使用不同剂量的糖皮质激素 [80]。对于较小的手术应激（如腹股沟疝修补术），糖皮质激素的目标剂量为 25mg 氢化可的松或等效剂量。对于中等程度的手术应激（如下肢血运重建或全关节

置换），目标剂量是 50～75mg 氢化可的松或等效剂量。可以使用患者常规剂量泼尼松（如 10mg/d）和术中静脉注射 50mg 氢化可的松。对于较大的手术应激（如食管胃切除术或体外循环），在最初的 48～72h 内，患者可能需要继续服用其长期使用的类固醇剂量（如 40mg 泼尼松），并且在使用首剂后每 8 小时静脉注射 50mg 氢化可的松。

糖皮质激素治疗的剂量不应低于控制基础疾病的剂量。

（三）其他情况

在患有某些疾病、存在低白蛋白血症、老年及使用其他药物的患者中，糖皮质激素的剂量必须进行调整。这些情况将在其他部分讨论。

第 101 章 醛固酮的分泌和作用
Aldosterone Secretion and Action *

Peter J. Fuller　Morag J. Young　**著**

曹业迪　王　婧　袁晓勇　李　昂　**译**

要　点

◆ 醛固酮激活盐皮质激素受体（mineralocorticoid receptor，MR），MR 属于核受体超家族。

◆ 醛固酮的合成 / 分泌主要受血管紧张素Ⅱ和钾的调节，两者属于并行的反馈环的一部分。

◆ 盐皮质激素受体是唯一的既可与皮质醇也可与醛固酮结合的受体。

◆ 11β- 羟类固醇脱氢酶 2 型可使 MR 在上皮组织中对醛固酮具有选择性。

◆ 非上皮组织中 MR 的激活与心血管不良结局中的促炎、纤维化反应相关，见于醛固酮过多。

类固醇醛固酮最初是伴随着陆地生命的进化及随之而来对水钠保存的需求而出现的 [1]。醛固酮最主要、最典型的作用是刺激运输上皮组织中钠的潴留，特别是在远端肾单位、远端结肠和唾液腺 [2]。在这些上皮组织中，钠的留存与钾离子、氢离子的分泌增加有关。醛固酮还在心血管系统、炎症及中枢神经系统中有所谓的非典型作用。

在 Simpson 及其同事于 1953 年将其分离出来之前数年，人们就已经怀疑存在一种不同于其他肾上腺皮质类固醇的肾上腺皮质利钠因子的存在 [3]。Crabbè [4] 使用蟾蜍的膀胱作为模型，首先在体外环境证明了醛固酮增加钠的转运。随后的研究表明，蟾蜍膀胱及其他靶组织，尤其是肾脏皮质集合管的主细胞上，存在醛固酮结合位点 [5]。

一、醛固酮分泌的反馈调控

血清钠浓度和体内总钠量都通过一组复杂的内分泌反馈环被维持在一个狭窄的范围内（图 101-1）。其中最主要的是响应血容量状态改变的肾素 - 血管紧张素系统。涉及钾稳态的反馈环与钠的稳态调控并行、重叠。

分泌肾素的肾小球球旁细胞感知血容量状态。当体内钠总量降低（因此容量减少）时，肾素随即分泌。肾素是一种天冬氨酸蛋白酶，以无活性的肾素原的形式合成，并由蛋白酶活化。肾小球球旁细胞释放肾素受到多种因素影响（表 101-1），包括肾灌注压、交感神经系统、前列腺素（刺激作用），以及多巴胺、心钠素（atrial natriuretic peptide，ANP）、血管紧张素Ⅱ（抑制作用）。肾素作用于血管紧张素原，释放十肽血管紧张素Ⅰ，继而在主要肺血管床中受血管紧张素转换酶的蛋白水解作用，产生八肽血管紧张素Ⅱ。作为强效的血管收缩剂，血管紧张素Ⅱ通过特异性 G 蛋白耦联受体作用于血管（从而维持血容量及血压），以及作用于肾上腺皮质球状带细胞刺激醛固酮合成 [6]。后者促进钠的潴留，从而增加了血容量。肾上腺皮质球状带中醛固酮的生物合成受到醛固酮合成酶基因（*CYP11B2*）

---

*. 本章中带有背景色突出显示的部分为儿童内分泌相关内容。

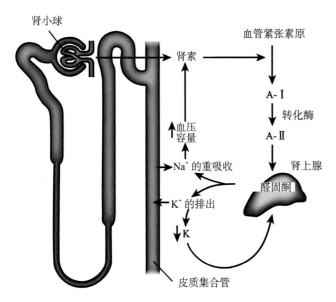

▲ 图 101-1　相互作用的反馈环控制醛固酮的分泌

容量通过肾素 - 血管紧张素系统调节，钾通过直接反馈调节。A-Ⅰ.血管紧张素Ⅰ；A-Ⅱ.血管紧张素Ⅱ

表 101-1　调节肾素释放的因素

刺激作用	抑制作用
灌注压的降低	致密斑氯离子的转运增加
PGI₂	血管紧张素Ⅱ
ACTH	心钠素
β- 肾上腺素能刺激	抗利尿激素
	α- 肾上腺素能刺激
	多巴胺

ACTH. 促肾上腺皮质激素；PGI₂. 前列环素

的转录调控[7]。除了这一极其特征性的醛固酮生物合成途径以外，Doi 及其同事[8] 还描述了一种仅表达在肾上腺球状带细胞上的新的 3β- 羟类固醇脱氢酶 6 型同工型，其表达受到生物钟的调节。与其他类固醇生成酶一样，醛固酮合成酶的表达也需要类固醇生成因子 1（steroidogenic factor 1，SF-1）。核受体中 NR4A 家族的成员已被证明是醛固酮合成酶基因表达的调节器[7]。尽管血管紧张素Ⅱ对醛固酮的调节也很重要，但在已敲除血管紧张素原基因的小鼠中也观察到了醛固酮对低盐或高钾饮食的反应[9]。在这些小鼠中，醛固酮的调节主要受血清钾水平的调控。血管紧张素受体和钾离子都与球状带

细胞膜上的钾通道相互作用。这些通道维持着细胞膜的超极化；而这些通道离子流的改变可使膜去极化，进而导致钙内流增加，从而刺激醛固酮分泌[7]。实验室和临床研究已经确定了与这种偶联相关的通道，包括 TWIK 相关酸敏感（TWIK-related acid sensitive，TASK）通道、KCNJ5（一种内向整流钾通道）、Na⁺-K⁺ATP 酶、Ca2 ATP 酶、CACNAID（一种钙通道）[7, 10]。60% 产生醛固酮的腺瘤可检测出 4 者基因的体细胞突变[10]。

钾离子也刺激醛固酮的分泌，所以钾离子与醛固酮也存在负反馈调控。值得注意的是，醛固酮也会通过增加氢离子与钠离子的交换来影响酸碱平衡。因此，产生醛固酮的腺瘤（Conn 综合征）或外源性盐皮质激素使用（如 9α- 氟氢可的松）等导致醛固酮水平增加的净效应是钠的重吸收，继而出现血容量增加、高血压、血浆肾素活性被抑制、低钾血症和代谢性碱中毒。

醛固酮的分泌也受到负反馈调节。ANP 是醛固酮分泌的抑制剂，这与其促进尿钠排泄的作用一致。多巴胺也是一种典型的醛固酮分泌抑制剂。也存在其他抑制剂，但是它们的生理意义尚不清楚（表 101-2）。

表 101-2　调节醛固酮分泌的因素

因　素	刺激作用	抑制作用
肽类	血管紧张素Ⅱ	心钠素
	血管紧张素Ⅲ	生长抑素
	ACTH	
	抗利尿激素	
	内皮素	
离子	血清钾离子	
其他	血清素	多巴胺
		哇巴因

ACTH. 促肾上腺皮质激素

肾素 - 血管紧张素 - 醛固酮系统（the renin angiotensin aldosterone system，RAAS）使波动的日常钠盐摄入量维持稳态[11]。钠的缺乏会慢慢增加肾上腺对血管紧张素Ⅱ的敏感性；反之，会增加对加压素的反应。醛固酮引起的钠潴留通过维持有效血容量和血管内容积之间的平衡来恢复容量状态[12]。

个体对醛固酮介导的钠潴留反应是自限性的，3～4d 后，随着细胞外容量平台水平的扩展，钠的分泌会回归控制水平。这个过程被称为脱逸[13]。需要注意的是，尽管钠潴留状态脱逸，但其促尿钾排泄的作用依旧持续。肾内调节因子，尤其是前列腺素可能对脱逸起到了关键作用，尽管其他因素（如 ANP）也可能有作用[14]。

在很多组织中局部的 RAAS 也被发现起作用，尽管这些局部系统相对生理重要性一直受到质疑[15]。

二、钾的稳态

醛固酮主要参与血钾水平的慢性调控[16]。急性调控包括如由胰岛素及 β- 肾上腺素能激动剂介导的非肾调控机制。醛固酮通过直接作用于运输上皮细胞调控钾的稳态，也包括其对钠稳态的调节作用。很小的血钾波动就会影响醛固酮的分泌。尽管这些作用的机制尚未阐明，但这种机制是独立于血管紧张素 Ⅱ 水平而存在；不过，血钾水平会改变肾上腺对血管紧张素 Ⅱ 的敏感性。局部肾上腺 RAAS 参与了肾上腺对钾的反应；循环 RAAS 系统被钾抑制，而肾上腺产物会增加。

醛固酮分泌也受促肾上腺皮质激素（ACTH）的调节；然而垂体功能减退症患者的醛固酮调控是正常的[17]。

三、盐皮质激素受体

醛固酮的经典作用涉及远端肾单位及远端结肠的上皮细胞，介导这些部位上皮细胞的钠离子流。正如其他类固醇一样，醛固酮作用的主要方式（至少在钠转运中）涉及了一种细胞内受体，当它们被配体介导激活时调节基因转录，这是一种所谓的基因组作用机制。

40 多年前，在经典的盐皮质激素靶组织（如肾[5, 18] 和腮腺[19]）中首先发现 ³H- 醛固酮的高亲和力胞质和核结合现象。研究表明，螺内酯可以同时阻断醛固酮结合并阻断其对于尿电解质的作用[20]，证明这些部位是生理性盐皮质激素受体（mineralocorticoid receptors，MR）。与广泛表达的糖皮质激素受体（glucocorticoid receptors，GR）相比，

MR 在表达模式上存在组织特异性，其在远端肾单位[21]、远端结肠[22] 及海马[23] 中被发现表达水平最高。在胃肠道、心血管组织及其他一系列上皮和非上皮组织中可见较低水平的表达[21-23]。在这些非上皮组织中，MR 不太可能对于 Na⁺ 稳态产生生理作用（如海马）。

在类固醇受体中 MR 是独特的，因为它是两种生理配体（醛固酮和皮质醇）的受体。事实上，MR 比 GR 对皮质醇具有更高的亲和力[23]。

人类的 MR 是一种 984 个氨基酸组成的蛋白质，与 GR、孕酮受体（progesterone receptor，PR）、雄激素受体（androgen receptor，AR）一起，在类固醇、甲状腺、维甲酸、孤儿受体超家族中组成了独特的亚家族。一种中央的富半胱氨酸 DNA 结合域（DNA-binding domain，DBD）定义了该受体超家族。在 C 末端是配体结合域（ligand-binding domain，LBD），它具有高度保守的三级结构。N 末端结构域在受体间很少有或几乎没有相同性。在 MR/GR/PR/AR 亚家族中，MR 和 GR 非常相似，其在中央富含半胱氨酸的 DBD 中 94% 氨基酸具有一致性，在 C 末端 LBD 具有 57% 一致性（图 101-2）。然而 MR 和 GR 位于不同的染色体上（MR 在 4q31.2，GR 在 5q31）[24, 25]。

DBD 复合物的半胱氨酸残基环绕在 2 个锌原子形成了 2 个 α- 螺旋结构，其中一个位于 α- 螺旋的大沟中，与 DNA 的共同共识序列结合，该序列是激素反应元件[26]。LBD 包含了一个由 11 个 α- 螺旋组成的三层结构，与配体结合口袋埋于其中[27-29]。N 末端结构域包括一个相对非结构化的转录激活功能[30]。N 末端结构域在类固醇受体之间不保守，尽管在几种受体（包括 MR）中，N 端结构域与 LBD 之间的功能交互作用已被描述[31]。

未结合配体的受体主要位于细胞质内[32]，这些受体与热休克蛋白 70 和 90 及其分子伴侣蛋白形成复合物[33]。这种混杂复合物使受体维持在转录失活的高亲和状态。LBD 与该复合物的相互作用是配体结合亲和性和特异性的重要决定因素。MR 的拮抗药螺内酯和依普利酮似乎可以被安放在配体结合口袋中而不发生形变，这表明它们的拮抗作用机制不同于他莫昔芬和雷洛昔芬等雌激素受体拮抗药[28]。在非上皮组织中，MR 对皮质醇 / 皮质酮和醛固酮

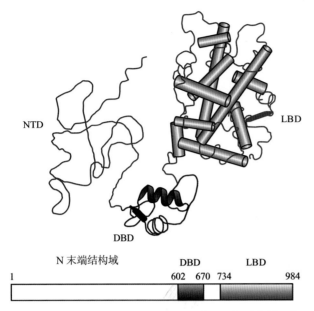

▲ 图 101-2　MR 的结构域显示出 3 种主要的功能域，包括 NTD、DBD、LBD。上方的线性示图预测了三级结构

NTD. N 末端结构域；DBD. DNA 结合域；LBD. 配体结合域

的反应性通常不尽相同[34]，这导致人们对上皮与非上皮组织 MR 关系的猜测。迄今，大多数证据表明，尽管 MR 基因需要多个组织特异性启动子[35-36]，但除去可能还有一些较小的异构体之外，组织之间 MR 的编码区没有改变[37]。配体之间这种差异的解释可能在于 MR 在配体结合后所形成的构象性质差异[38]。这种构象差异可能会改变某些而非全部的反式激活功能，从而组织特异性受体共激活因子或辅阻遏物可能在不同组织中介导不同的反应[38]。与其他类固醇受体相比，这种相互作用现在刚被描述为 MR 的特征。尽管配体特异性不是一个特征（除了一个特例外），但现在已经报道了几种 MR 共激活因子[38]。就像其他核受体一样，这些共调节因子与 LBD 的相互作用涉及一种表面口袋结构，该结构与共激活因子的分子中 LxxLL 模序相互作用（其中 L 是亮氨酸，x 是任何氨基酸）[29]。

除了对经典的盐皮质激素靶组织中的离子流有影响外，醛固酮还显示出通过占据其他很多组织的 MR 而产生作用。醛固酮注入大鼠脑室后会升高大鼠的血压[39]；显然，这种作用是通过无保护的 MR 引起的，因为同时注入低剂量的皮质酮会阻止这种作用。因此，皮质酮在 AV3V 区中作为一种醛固酮拮抗剂而起效，而与此相比，在肾脏和其他上皮细胞中，皮质酮的作用与醛固酮类似。在上皮组织和非上皮组织中的另一个区别是，上皮组织中 GR 的激活与 MR 相似[40]，而在非上皮组织中则相反。心脏是一种表达 MR 的非上皮组织，体内研究表明，醛固酮水平的不恰当增高所致的 Na+ 状态会产生大鼠血管周围弥漫的纤维化和间质纤维化，而这种作用可被皮质酮或螺内酯所拮抗[41]。在大型临床试验中发现了其临床关联性，在常规治疗方案中增加盐皮质激素拮抗药有助于降低对严重心力衰竭的发病率和死亡率[42-44]。

MR 基因失活纯合突变（MR 基因敲除或 MRKO）[45]的小鼠表现出醛固酮缺乏症的经典特征（失盐、高钾血症和脱水），但伴有显著的高醛固酮血症；这些特征在 1 型假性醛固酮增多症（PHA）综合征中也可见（见第 109 章）。MRKO 小鼠是按预期的频率由杂合交配而生的；未经治疗，它们状态从出生后第 5 天开始恶化，并在第 8~11 天之间死亡；通过盐的补充治疗可使它们存活和正常生长。在 PHA 中，MR 的突变也以常染色体显性遗传的形式被报道[46]，因此显示出的状态与 MR 基因敲除的杂合小鼠相当。

基因组和非基因组的醛固酮作用

类固醇的作用引起了人们相当大的兴趣，是否所有的反应都是通过直接调控基因表达的经典的核受体介导的，或者存在涉及新型细胞膜受体的其他途径。尽管对于 7 次跨膜的 G 蛋白耦联受体（G-protein coupled receptor, GRP）：GRP30 已经做了很多研究[48]，但新型受体的证据仍不充分[47]。明确证据表明，GRP30 在体外和体内都能够进行非基因组信号的快速传递。非基因组信号能够被 EGF 受体的 src 激酶激活，随后通过 MAP 激酶途径传导下游信号，这个信号似乎只需要 MR 的 LBD[49]。醛固酮的快速反应效果[50]体现在心肌体外培养细胞的蛋白激酶信号[51]、血管细胞的蛋白激酶信号[52]，以及海马锥体神经元的谷氨酸释放[53]。上述病例所涉及的受体都是经典的 MR。尽管推测这种快速反应可能引发转录反应或改变转录反应的动态范围，但信号对盐皮质激素反应的贡献度尚未评估[54]。

四、特异性酶

11β- 羟类固醇脱氢酶 2 型

尽管 MR 与醛固酮、皮质酮和皮质醇在体外的亲和力[23, 55]等效，但在体内，皮质醇与肾脏、腮腺或结肠（海马除外）的 MR 不具有亲和力[56]。体内 MR 亲和力的下降与 11β- 羟类固醇脱氢酶（11β–hydroxysteroid dehydrogenase，11β–HSD）的活性有关，11β–HSD 负责皮质醇和可的松（在大鼠体内为皮质酮和 11- 脱氢皮质酮）的相互转化。在肾脏中 11β–HSD 主要是将皮质醇转化为可的松，人体肾静脉中"皮质醇 / 可的松"比例降低可以证实肾脏皮质醇的转化方向[57]。最初，11β–HSD 只在肝脏、睾丸、肺和肾近端小管组织中被发现高表达并发挥作用，但这些都不是盐皮质激素生理上的靶组织。随后，11β–HSD 的第二种亚型（11β–HSD2，"肝脏"亚型则称为 11β–HSD1）在上皮组织中被发现，并且研究证实 11β–HSD2 是使上皮组织 MR 具有醛固酮选择性的原因[56]。与 11β–HSD1 不同，11β–HSD2 与 MR[32]协同分布在远端肾小管、结肠、汗液和唾液腺中；此外，11β–HSD2 在胎盘中和大鼠脑的特定核中也高表达[58]。11β–HSD1 对皮质酮和皮质醇的 K_m 值是 mmol/L 级别的，而 11β–HSD2 对皮质酮（约 5nmol/L）和皮质醇（约 50nmol/L）的 K_m 值更低（即亲和力更高）。11β–HSD2 在体内的功能是单向的，只作为脱氢酶发挥作用，而 11β–HSD1 似乎主要充当还原酶。*11β–HSD2* 基因敲除小鼠会出现表观盐皮质激素过多综合征（apparent mineralocorticoid excess，AME）的临床表型[59, 60, 61]。

长期以来，人们知道摄入甘草会导致钠潴留、低钾血症和高血压。健康志愿者研究已经阐明了甘草的作用机制[62]，健康志愿者每天摄入 250g 甘草，连续摄取 10d，出现的临床症状与轻度盐皮质激素过量的临床表现一致。给大鼠服用甘草次酸（甘草的活性成分）[63]或甘珀酸（甘草次酸半琥珀酸酯）[64]阻断 11β–HSD 后，上皮组织 MR 本应该存在的醛固酮选择性也消失了。

这些研究证明在盐皮质激素的靶组织中，11β–HSD2 对其盐皮质激素的特异性识别至关重要。但醛固酮并不是 11β–HSD 的底物，因为醛固酮的

11β–OH 基团与 C_{18} 独特的高活性醛基经过环化反应形成了稳定的 11，18- 半缩酮结构。

五、细胞上醛固酮的作用

就像"盐皮质激素"一词所暗示的那样，醛固酮的经典作用体现在对转运上皮细胞中电解质通量的调节作用。醛固酮对远侧肾单位钠转运调节的分子机制是相对明确的。但是，在血压的中枢调节[39]、氯化钠的摄取调节[58]和心肌纤维化的发病机制中[41]，醛固酮的分子机制尚不清楚。新的有力证据表明，心血管组织的 MR 激活会引起促炎、促纤维化作用，而且临床观察也与上述机制研究的结论一致：醛固酮增多症的继发性高血压较原发性高血压的心血管预后差[65]。

（一）钠的转运

在许多靶组织中，醛固酮可以增加钠离子跨膜转运的通量，其中在两栖动物的膀胱、哺乳动物的远侧肾单位和哺乳动物的远端结肠中表现最为明显[66]。醛固酮对钠的影响首先需要经历 30~60min 的延迟期，其次在早期阶段中激活预先存在的泵和通道，然后才是后期阶段[65]。靶组织暴露于类固醇 3~6h 后开始后期阶段，后期阶段的特征是泵和通道数量增加，暴露于类固醇时间越长，泵和通道形态和功能的变化越明显[67]。因为醛固酮的作用主要与基因组相关，所以存在潜伏期。醛固酮作用的基因组主要由 MR 调控，要么调控钠离子转运本身，要么调控钠离子转运途径的组成部分。在醛固酮介导的经典转运模型中，钠离子在顶侧膜是通过阿米洛利敏感的钠通道进入细胞，在基侧膜钠离子经由能量依赖的钠泵流出，需要消耗 ATP 驱动钠泵运转（图 101-3）[46, 68]。

（二）上皮钠通道

尽管在上皮细胞中已经发现了许多阿米洛利敏感的钠通道，但证据表明只有一种钠通道直接参与了醛固酮依赖的钠离子转运。大鼠远端结肠克隆的上皮细胞钠通道（epithelial sodium channel，ENaC）的基因编码 3 个同源亚基（α、β 和 γ）[69]。每个亚基由两个跨膜结构域组成，它们 N 端和 C 端均在胞

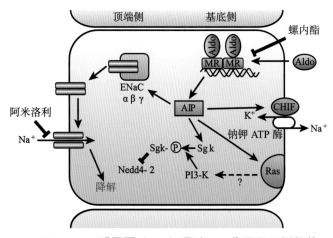

▲ 图 101-3　醛固酮（aldo）通过 MR 作用于远侧肾单位和远端结肠的上皮细胞，以诱导"醛固酮诱导蛋白"（AIP）

ENaC. 上皮细胞钠通道；sgk. 血清和糖皮质激素诱导激酶；CHIF. 通道诱导因子；PI 3-K. 磷酸肌醇 3- 激酶

内。在非洲爪蟾卵母细胞中，如果只表达 α 亚基则阿米洛利敏感的钠离子转运能力减弱，如果只表达 β 或 γ 亚基则钠通道没有活性，只有 α、β 和 γ3 个亚基共同表达时阿米洛利敏感的钠离子转运能力才能达到最大 [69]。α、β 和 γ3 个亚基组合成异三聚体复合物是与酸敏感离子通道密切相关的三级结构 [70]。

　　ENaC 亚基的基因是钠通道 DEG/ENaC 超家族的成员；退化蛋白（degenerins，DEG）介导了秀丽新小杆线虫的机械感觉的信号转导 [71]。自然突变和基因工程技术协同证实了 ENaC 亚基功能的结构因素 [71]。将转基因小鼠敲除 αENaC 基因会引起小鼠肺部液体清除不良导致小鼠在新生儿早期死亡 [72]；通过转基因技术将小鼠的 αENaC 基因的表达部分恢复，则表型与 PHA 相似 [73]。缺失 βENaC 基因或 γENaC 基因的小鼠肺部表现较轻，但小鼠会在 24～36h 内死于盐消耗和严重高钾血症，也与 PHA 类似 [74, 75]；将小鼠的 βENaC 基因破坏导致 βENaC 亚基低表达，会出现类似于 PHA 的轻症表型 [76]。实际上，常染色体隐性遗传病 PHA 与 ENaC 亚基 3 个基因的失活突变有关 [46, 77]。

　　Liddle 综合征的分子特征 [78] 也为 C 端胞内结构域的功能提供了重要证据，并再次证明了上皮细胞钠通道在阿米洛利敏感的钠转运中的核心作用。Liddle 综合征或假性醛固酮增多症与 PHA [78] 具有相似的病理生理特征（如高血压、低钾血症和血浆肾素活性受抑制），但与醛固酮明显增多的 PHA 不同的是，Liddle 综合征的醛固酮水平低，对螺内酯无反应，对阿米洛利有反应。已经有许多研究确定了 βENaC 基因或 γENaC 基因有多种突变 [78, 79]。βENaC 基因或 γENaC 基因的突变是位于 C 端的无义或错义突变；错义突变更具意义，因为 C 端基因确定了一个关键基序，即脯氨酸 - 脯氨酸 - 脯氨酸 -X- 酪氨酸（PY），所有亚基的关键基序都应该保证正确，但所有 Liddle 综合征的关键基序却都被破坏 [71, 79]。ENaC 是一种相对短寿的蛋白质，α 和 γN 末端的残基会泛素化，而 β 亚基不会泛素化；PY 基序与泛素蛋白连接酶 Nedd4-2 相互作用，Nedd4-2 以蛋白质降解通道为靶点 [80]。

　　这些研究证明了 ENaC 在醛固酮诱导的上皮细胞钠转运中具有核心作用。醛固酮调节 ENaC 亚基的基因表达 [2]。钠耗竭和地塞米松或醛固酮治疗都可以增加结肠 βENaC 和 γENaC 亚基的 mRNA 水平；然而在肾脏中，即使将肾脏的不同区域进行隔离，钠耗竭和地塞米松或醛固酮治疗后肾脏髓质 αENaC 的 mRNA 的水平有所增加，但 βENaC 亚基和 γENaC 亚基的 mRNA 水平却没有改变。将体外培养的肾脏内髓集合管细胞显露于醛固酮 3h 后，αENaC 的 mRNA 水平增加，而 βENaC 或 γENaC 的 mRNA 水平无变化；体外培养的皮质集合管细胞接受醛固酮治疗 24h 后，γENaC 亚基发生反应 [81]。尽管上述研究明确证实醛固酮可以增加 ENaC 合成（至少在后期阶段），但早期阶段的效果并未证实（即主要作用）。结果与许多电生理和生物合成研究一致 [82]。

　　对两栖动物 A6 细胞 [83] 的研究和兔皮质集合管细胞 [84] 的研究为醛固酮在肾脏直接介导作用的早期阶段提供了首个确凿证据。在体内，醛固酮治疗会迅速增加丝氨酸苏氨酸激酶水平，以及血清和糖皮质激素调节激酶（serum and glucocorticoid-regulated kinase, sgk）的水平，醛固酮刺激酶增加的时间进程与醛固酮对转录的作用一致 [85, 86]。sgk 直接与 Nedd4-2 相互作用，以阻断 Nedd4-2 与 ENaC 结合，减缓 ENaC 降解 [87, 88]。αENaC 亚基基因表达的调控涉及 sgk-1，sgk-1 通过减轻 Dotla-Af9 介导的转录抑制作用来实现对 αENaC 亚基基因表达的调控 [89]。Nedd4-2 也受 Usp2-45 调节，Usp2-45 是一种去泛素化酶，其本身受醛固酮调节[90]。sgk 需要通过磷脂酰肌醇 3- 激酶（phosphatidylinositol 3-kinase，PI3- 激酶）进行磷酸化才能发挥全部活性[91]。sgk 磷酸化可能是整合核受体和膜相关受体（如胰岛素受体）信号的关键点[91]。PI3 激酶可能会被包括 ras 在内的小单体 G 蛋白激活。目前已经确定 K-ras 2A 是啮齿类动物远端结肠中醛固酮诱导的基因[92]。糖皮质激素诱导的亮氨酸拉链蛋白（glucocorticoid-induced leucine zipper，GILZ）也被醛固酮诱导；GILZ 可以抑制 ERK 信号（ENaC 的负调节作用），同时可以直接与 Nedd 4-2 相互作用[68]。一种醛固酮诱导的 Ras3 激酶抑制因子的蛋白连接增强因子（CNK3），似乎在 ENaC 调节复合物的组装中充当支架蛋白[68]。

（三）钠钾 ATP 酶

细胞 Na^+ 的主动排出反映了基底外侧细胞膜的钠泵活性。醛固酮可以增加上皮细胞的钠钾 ATP 酶活性。有证据表明，对于蟾蜍膀胱和 A6 细胞，在对醛固酮反应的早期阶段钠钾 ATP 酶 α 和 β 亚基的基因表达显著增加[66]，而对于哺乳动物系统却似乎并非如此[93]。钠钾 ATP 酶的活性程度对细胞内的钠浓度敏感，在离体皮质小管中，钠钾 ATP 酶对醛固酮的早期反应可被阿米洛利阻断，表明钠钾 ATP 酶的活性增加继发于上皮细胞顶侧膜的钠内流[94]。在醛固酮反应的晚期，钠钾 ATP 酶 mRNA 和蛋白的表达水平及钠钾 ATP 酶的活性均增加[95]。通道诱导因子（channel-inducing factor，CHIF）在大鼠远端结肠中被首次发现，被认为是一种皮质类固醇诱导的新基因[96]。CHIF 是跨膜小蛋白 FXYD 家族的成员，FXYD 家族蛋白包括钠钾 ATP 酶的 γ 亚基[97]。实验显示，远端结肠组织的 CHIF 受到醛固酮刺激后上调[98, 99]，这个上调过程似乎是一种初级转录反应[100]。而 CHIF 能够增加钠钾 ATP 酶对钠的亲和力[97]。由此，早期醛固酮诱导的钠钾 ATP 酶活性增高似乎是由 CHIF 介导的。

（四）钾的转运

醛固酮作用下，钠钾 ATP 酶介导的离子交换导致了转运上皮细胞基侧膜的钾内流和钠外流[2]。醛固酮对钾稳态具有调节作用，醛固酮的调节作用与其对钠转运和钠钾 ATP 酶介导的基侧膜钠钾交换的调节作用无关；证据表明[101]，有一种钾转运介质（一种假定的钾 ATP 酶的 α 亚基）被饮食中的钾和皮质类固醇调节。同时使用醛固酮和地塞米松治疗 2d 后，髓外集合管和远端结肠的上皮细胞中钾 ATP 酶 mRNA 的水平均上调。据报道，sgk-1 可以增加 ROMK（一种钾离子通道）的通道密度。sgk-1 的调节作用可能是通过直接磷酸化实现，也可能是通过 Nedd4-2 实现[102]，或者可能通过无赖氨酸激酶（with-no-lysine-kinases，WNK）实现[103]。

（五）氢离子的转运

类似于钾，醛固酮也对氢离子的排泄产生影响。醛固酮通过诱导上皮细胞的钠离子跨膜转运产生了细胞内外电位差，为了保持电子中性，除了钾离子内流以外，也产生了氢离子跨膜交换[104]。醛固酮调节氢离子的靶细胞是富含碳酸酐酶的细胞，特别是髓外集合管的闰细胞。跨顶侧膜的转运需要 H^+-ATP 酶的活性上调[105]（受醛固酮的作用上调），同时需要基底侧 Cl^-/HCO_3^- 交换酶的活性增加[106]。跨顶侧膜调节作用在很大程度上与钠浓度无关，如阿米洛利效应引起钠缺乏所证明的结果。此外，醛固酮还可以对一系列组织的 Na^+-H^+ 逆向转运蛋白产生作用，在某些组织中 Na^+-H^+ 转运反应迅速，代表 Na^+-H^+ 转运是一种非基因介导的作用[107]。

（六）其他组织

21 世纪 00 年代中期以后，其他组织中醛固酮的反应特性也被深入认识。一些组织的反应确实是醛固酮作用的结果，例如 11β-HSD2 与 MR 协同表达的脉管系统[108]和中枢神经系统的特定区域。在另外表达 MR 的组织中，因为缺少 11β-HSD2，这些组织的生理反应并不由醛固酮激活，而是由皮质醇激活，除非是可能存在醛固酮与之结合的状态。多项研究已经证实在心脏[105, 109, 110]和中枢神经系统[54, 111]中醛固酮诱导基因表达，不过这些基因生理学意义尚未全部明确。现在有研究在转基因小鼠体内组织特异性地敲除 MR，尝试通过 MR 阐明这些组织中醛固酮的特异性作用和信号传导机制[41]。

第 102 章　肾上腺功能不全
Adrenal Insufficiency*

Andreas Barthel　Holger S. Willenberg　Matthias Gruber　Stefan R. Bornstein　著

李　晶　王　广　译

> **要　点**
> ◆ 肾上腺功能不全少见，但有潜在的生命危险。
> ◆ 最重要的是要考虑肾上腺功能不全作为潜在的诊断。
> ◆ 肾上腺功能不全的诊断基于临床和实验室参数。
> ◆ 肾上腺功能不全的治疗是类固醇替代。

1855 年，Thomas Addison 在伦敦 Guy 医院首次描述了肾上腺功能不全，并将其定义为肾上腺皮质不能产生足够的类固醇。由于糖皮质激素和盐皮质激素在机体的能量、盐和体液平衡中起着核心作用，该病是一种严重且可能危及生命的疾病[1]。虽然肾上腺功能不全目前仍然是一种罕见的疾病，但目前临床中可以观察到其疾病谱正悄然改变。例如，糖皮质激素广泛应用于各种慢性病的治疗，某些传染病（如艾滋病毒或结核病）的发病率不断上升，及其伴随的相关治疗（如使用某些抗真菌药物，如酮康唑或氟康唑）等都将影响肾上腺功能，而对某些遗传性疾病［如垂体发育缺陷或先天性肾上腺增生（CAH）］的逐步了解，都使肾上腺功能不全的发病率逐渐升高，至少某些地区是这样。

一般来说，认识导致肾上腺功能不全的因素非常重要，其中有许多因素和与日俱增的老年慢性病患者或危重患者需要重症监护治疗有关。还应注意的是，与药物治疗相关的医源性因素在引起肾上腺功能不全中起着重要作用[2]。原发性肾上腺功能不全由影响肾上腺皮质的疾病引起，相对少见，在 100 万人口中，每年有记录的发病仅为 4~6 例[3-5]。继发性肾上腺功能不全比原发性肾上腺功能不全常见，通常由垂体或下丘脑病变引起，也可继发于长期的糖皮质激素治疗的突然停药导致垂体前叶促肾上腺皮质激素（ACTH）的分泌减少或下丘脑促肾上腺皮质激素释放激素（CRH）减少。

一、历史

Addison 对本病的认识被公认为是临床内分泌学专业的开端。1563 年，Bartolomeo Eustachi 首次认识到肾上腺是独立于肾脏的器官[6]。

英国外科医生 Addison 首先认识到了肾上腺的临床重要性，并在其一篇经典医学论文中进行了描述[7]。他指出，人类肾上腺的破坏与致死性预后有关。他所描述的 11 例患者中，5 例为双侧肾上腺结核，1 例为单侧肾上腺结核，3 例为癌性肾上腺受累，1 例为肾上腺出血，1 例为萎缩和纤维

---

*. 本章中带有背景色突出显示的部分为儿童内分泌相关内容。

化。Addison 的研究假说很快被 Brown-Sequard 等在 1856 年通过多种实验动物研究证实（1856）[8]，在动物实验中，双侧肾上腺切除的动物模型无一例外发生了死亡。1856 年，Trousseau 以 Addison 的名字命名了这一临床综合征[9]。Osler[10] 曾试图使用新鲜猪肾上腺的甘油提取物来治疗一例患有 Addison 病的年轻患者，但没有成功，这一结果并不确定。Wintersteiner 和 Pfiffner[11]、Kendall[12]、Fremery 及其同事[13]、和 Grollman[14] 在 20 世纪 30 年代分离并鉴定了可的松和皮质醇，Sarett[15] 在 1945 年设计了一套由脱氧胆酸部分合成可的松的方法。Hench 等[16] 在治疗类风湿关节炎，以及 Thorn 和 Forsham[17] 治疗肾上腺功能不全的研究中，可的松的临床效果很快体现。库欣综合征[18] 在很大程度上阐明了垂体在调节肾上腺功能中的作用，Harris[19] 在 20 世纪 40 年代阐明了下丘脑在调节垂体功能中的作用。1958 年，Li 等[20] 分离并鉴定了 ACTH，1981 年，Vale 等[21] 鉴定出了 CRH。最终，Sampson 首次在 1961 年对一例肾上腺萎缩的外科患者的急性肾上腺功能不全综合征进行了研究，而该患者是第二例接受长期糖皮质激素治疗的病患[22]。

二、发病机制

由病变损伤部位不同，肾上腺功能不全可分为两类。原发性肾上腺功能不全（Addison 病）由肾上腺功能损伤引起，表现为低皮质醇生成率和高血浆促肾上腺皮质激素。继发性肾上腺功能不全的病变部位在下丘脑和垂体，其特征是皮质醇生成率低但血浆促肾上腺皮质激素水平正常或偏低。皮质醇和醛固酮是两种主要的肾上腺类固醇，在原发性肾上腺功能不全中，两者通常明显降低。继发性肾上腺功能不全中，通常只存在皮质醇缺乏，此时肾上腺并无明确的病理损伤，而醛固酮主要由肾素 - 血管紧张素调节，这一过程独立于下丘脑 - 垂体。这个差异是区分原发和继发肾上腺功能不全的重要临床特点。糖皮质激素和盐皮质激素的生理作用和作用机制将在专门章节讨论。肾上腺功能不全的临床综合征中各类激素的作用并不太多。糖皮质激素调节促肾上腺皮质激素的分泌[23, 24]，维持心脏收缩力[25-27]，调节血管对 β- 肾上腺素受体激动药的反应[28]，并参与肝脏葡萄糖代谢[24, 29]。盐皮质激素调节肾脏对钠、钾和氢离子的处理，促进钾和氢离子的排泄并促进钠潴留[30]。因此，糖皮质激素缺乏的主要临床表现为：高 ACTH 水平介导的色素沉着（下丘脑 - 垂体正常的情况下）、伴有心动过速的低血压、每搏输出量减少、外周血管张力降低，部分病例可出现低血糖。盐皮质激素缺乏的临床表现为：等渗性脱水、低钠血症、高钾血症和代谢性酸中毒。因此，在原发性肾上腺功能不全中，糖皮质激素缺乏和盐皮质激素缺乏的联合作用导致体位性低血压、低钠血症、高钾血症和轻度代谢性酸中毒。高水平的 ACTH 和 MSH 通过刺激皮肤黑素细胞上的促黑素 -1 受体导致皮肤色素沉着。色素沉着在易受损部位，如掌纹、瘢痕、指关节和口腔黏膜等更为明显。在继发性肾上腺功能不全时，单纯的糖皮质激素缺乏可导致低血压和低钠血症。低钠血症部分由继发的抗利尿激素（ADH）介导的水潴留造成，钾离子和氢离子浓度通常正常。继发性肾上腺功能不全通常不发生 ACTH 色素引起的色素沉着。

三、病因学

（一）原发性肾上腺功能不全

原发性肾上腺功能不全有许多潜在原因，如表 102-1[31-35] 所示

1. 自身免疫性肾上腺功能不全　在 Thomas Addison 首次对于肾上腺功能不全的描述中，肾上腺结核是造成该病的首要原因，时至今日，肾上腺结核仍是发展中国家和地区肾上腺功能不全的重要病因[36, 37]。在发达国家，80%～90% 的原发性肾上腺功能不全由自身免疫性肾上腺炎引起，可以独立发生或是自身免疫性多内分泌综合征的一部分[38]。

自身免疫性 Addison 病由肾上腺皮质的自身免疫损伤引起，是发达国家特发性肾上腺功能不全的首要原因。21- 羟化酶是抗肾上腺自身抗体的主要靶抗原，而 21- 羟化酶抗体可在多于 90% 的新发患者中检出[39]。有报道指出，出现 21- 羟化酶抗体的患者中发生自身免疫性 Addison 病的累积风险率为 48.5%[40]。相对于成人，这一累积发病风险在儿童中更突出（100% vs. 31.9%），男性相对易患。其他

表 102-1　原发性肾上腺功能减退症的病因

诊　断	发病机制
自身免疫性肾上腺功能减退症	
自身免疫性 Addison 病	抗 21- 羟化酶抗体最常见，其他类固醇生成酶如 17α- 羟化酶、侧链裂合酶和 *CTLA-4*
Ⅰ型 APS 或 APCED	*AIRE-1* 基因（自身免疫调节因子 -1）的常染色体隐性缺陷
Ⅱ型 APS	HLA DR3/4 位点，包括 *DRBI、DQAI、DQBI* 和 *CTLA-4*
X 染色体连锁的多发内分泌疾病	*FOXP3*
感染性疾病	
结核病	结核性肾上腺炎
系统性真菌感染	组织胞质菌病、隐球菌病、芽生菌病
AIDS	机会性感染 CMV、细菌、原生动物、卡波西肉瘤
肾上腺浸润	转移、淋巴瘤、结节病、淀粉样变性、血色素沉着症
双侧肾上腺切除	治疗未解决的库欣综合征，使用米托坦、酮康唑和依托咪酯治疗，双侧嗜铬细胞瘤，双侧肾切除
双侧肾上腺出血	脑膜炎双球菌性脑膜炎、抗磷脂综合征、抗凝治疗、凝血障碍、败血症休克
遗传性疾病	
先天性肾上腺增生	编码 21- 羟化酶（*CYP21A2*）、11β- 羟化酶（*CYB11B1*）或 2 型 3β- 羟化类固醇脱氢酶（*3β-HSD2*）的基因突变
肾上腺脑白质营养不良，肾上腺脊髓神经病	由于编码过氧化物酶体转运体蛋白 ALP 的 *ABCD-1* 基因的突变，长链脂肪酸在脑内和肾上腺皮质过量累积
家族性糖皮质激素缺乏	
1 型	黑素可的松 2 受体（*MC2R*）突变
2 型	黑素可的松 2 辅助蛋白（*MRAP*）基因突变
3 型	遗传来源未知
先天性类脂性肾上腺增生	编码类固醇合成急性调节蛋白（*StAR*）的基因突变
三联 A 综合征	编码 ALADIN 的 *AAAS* 基因突变，此蛋白是核膜孔一种功能未知的组成部分
先天性肾上腺发育不全	孤核受体 DAX-I、SF-I 或其他未确定基因的突变

AIDS. 获得性免疫缺陷综合征；APCED. 自身免疫性多发内分泌疾病，皮肤黏膜念珠菌病和外胚层营养不良；APS. 自身免疫性多内分泌腺病综合征；CMV. 巨细胞病毒

类固醇生成酶的自身抗体亦可检出，如抗胆固醇侧链裂合酶（$P_{450}cc$）抗体和抗 17α- 羟化酶等，但这些与肾上腺功能不全或疾病进展的风险无关。已有研究表明，细胞毒性 T 细胞抗原（CTLA-4）基因在自身免疫性 Addison 病的易感性中起重要作用[41]，该位点与 1 型糖尿病和自身免疫性甲状腺疾病有关。但并未发现这一位点与独立发生的肾上腺自身免疫炎或Ⅱ型自身免疫性多内分泌综合征（APSⅡ）与进展至 Addison 病的有关。

大约 50% 的 Addison 病患者表现为孤立性自身免疫性肾上腺功能衰竭；其余患者表现为自身免疫性多内分泌疾病，包括与其他腺体特异性功能衰竭相关的肾上腺功能衰竭。后者有两种类型，即Ⅰ型和Ⅱ型[42]。临床特征总结见表 102-2。

自身免疫性多内分泌综合征Ⅰ型（APS-Ⅰ）也称为自身免疫性多内分泌疾病、皮肤黏膜念珠菌病和外胚层营养不良（APCD）。这是一种罕见的单基因常染色体隐性疾病[43]，在包括芬兰人和伊朗犹太人等某些特定人群中发生。导致该综合征的基因位于人类染色体21q22上，编码一种称为自身免疫调节器（AIRE）的蛋白[44, 45]。AIRE 是一种核蛋白，在免疫系统细胞中表达，其结构特征表明其可作为转录因子起作用。到目前为止，已经在 APCED 患者中发现了 40 多个 AIRE 基因突变。其临床典型表现为皮肤和黏膜持续念珠菌感染，无严重全身感染的特征，平均发病年龄为 5 岁，其次是甲状旁腺功能减退（8 岁）和肾上腺功能衰竭（12 岁）[46, 47]。受累个体可能患有各种其他自身免疫性表现，如1 型糖尿病、原发性性腺功能减退、恶性贫血、吸收不良、肝炎、甲状腺功能减退、脱发和白癜风。

诊断后，应密切监测Ⅰ型自身免疫性多内分泌综合征患者延迟出现的多种自身免疫性疾病，如 Addison 病和甲状旁腺功能减退（可能在成年

期间出现），以及因念珠菌病治疗不当而导致的口腔癌[48]。

前人们曾试图预测这种疾病的发生。在一个大型的欧洲队列中，APS-Ⅰ受试者中筛选出了 10 种不同的自身抗体和一些有意义的发现。首先，多种类固醇生成酶抗体的检测可能并不需要，21- 羟化酶和侧链裂合酶抗体分别被认为足以预测肾上腺皮质和性腺功能衰竭[49]。色氨酸羟化酶抗体在 APS-Ⅰ 中被认为是一种与肠道功能障碍相关的抗原，其已被确定为自身免疫性肝炎的有力预测因子。这些发现有助于疾病的早期筛查并提高早期干预率。

甲状旁腺功能减退是 APS-Ⅰ 的特征，超过 80% 的患者出现甲状旁腺功能减退。甲状旁腺特异性抗原 NACHT- 富含亮氨酸重复蛋白 5（NALP5）对于甲状旁腺功能减退具有高度特异性。49% 的 APS-Ⅰ 伴甲状旁腺功能减退的患者中检测到 NALP5 特异性抗体，而没有发生甲状旁腺功能减退的患者中则未发现 NALP5 特异性抗体[50]。

表 102-2　Ⅰ型、Ⅱ型 APS 和 X 染色体连锁多发内分泌疾病的特征

特　征	Ⅰ型	Ⅱ型	X 染色体连锁多发内分泌疾病免疫功能紊乱和腹泻
患病率	罕见	常见	非常罕见
起病时间	婴幼儿期	成人期	新生儿期
基因和遗传	单基因，AIRE	多基因	FOXP2、X 连锁
免疫缺陷	无脾，对念珠菌易感	无	全面性自身免疫；调节性 T 细胞缺失
肾上腺功能减退	60%～70%	40%～50%	+
糖尿病	＜ 20%	50%～60%	80%
自身免疫性甲状腺疾病	10%	70%～75%	+
甲状旁腺功能减退	80%～85%	0%～5%	－
皮肤黏膜念珠菌病	70%～80%	无	－
性腺功能减退	12%	罕见	－
垂体功能减退	0%～2%	＜ 0.1%	－
慢性活动性肝炎	+	－	+
恶性贫血	+	0.5%	－
皮肤表现	白癜风、脱发	白癜风	湿疹、银屑病或过敏性皮炎
胃肠道表现	腹泻、便秘	腹部表现	肠道病、吸收不良

自身免疫性多内分泌综合征 II 型更常见于成年，主要发生于 30—40 岁，女性和男性比例为 1.8：1。它是最常见的免疫内分泌疾病，估计在美国每 10 万人中有 5 例患者[51]，在欧洲每 10 万人中有 11～14 例患者[52]。该病具有复杂的遗传模式。

这种疾病常发生在同一家系的多代中，具有常染色体显性遗传和不完全外显表现[53]，并且与 HLA-DR3 和 CTLA-4 有很强的相关性。HLA 位点在决定 T 细胞对抗原的反应中起着关键作用。HLA-DR3/4 位点内的各种等位基因，包括 DRB1*0301、DQA1*0501、DQB1*0201 和 DBP1*0101 或 DRB1*0404 单倍型，都与 APS- II 型相关[54, 55]。

自身免疫性肾上腺功能不全伴自身免疫性甲状腺疾病（Schmidt 综合征）和（或）1 型糖尿病组成了 APS- II。肾上腺功能衰竭可能先于其他内分泌疾病[56]。该综合征的其他特征（表 102-2）包括高促性腺激素功能减退、白癜风、脱发、重症肌无力、恶性贫血、腹腔疾病、中枢性尿崩症和淋巴细胞性垂体炎。

APS- I 型和 II 型的主要区别在于 APS- II 型无黏膜皮肤念珠菌病和甲状旁腺功能减退。

X 连锁多内分泌疾病、免疫功能障碍和腹泻（XPID）是一种罕见的先天性免疫调节异常，常表现为致命的新生儿糖尿病。这种疾病也被称为 X- 连锁自身免疫和过敏性调节障碍（XLAAD）和 X- 连锁的免疫功能失调、多内分泌腺病和肠病（IPEX）。XPID 是由 FOXP3 突变引起的，FOXP3 是 CD4$^+$ 和 CD25$^+$T 调节细胞发育和功能的关键决定因素[57]。它的特征性表现是暴发性、广泛性自身免疫、1 型糖尿病和肠病，表现为腹泻。免疫抑制剂和骨髓移植可以延长患者生命，但很少能将其治愈。

2. 感染性肾上腺炎 全球范围内，感染性疾病是导致原发性肾上腺功能衰竭的最常见原因，全身性结核是最常见的单一病因。腹部计算机断层扫描（CT）显示，在疾病早期，肾上腺增大并坏死，晚期可见肾上腺钙化。除念珠菌外，所有临床上重要的致病真菌也能引起肾上腺功能不全。最常见的是组织胞质菌病，在俄亥俄州和田纳西河流域、沿中大西洋州的山前高原[58, 59]以及南印度尤为突出；南美洲芽生菌病是肾上腺功能不全的第二次常见真菌病[60]，其次是北美芽生菌病[61]，球孢子菌病和隐球菌病是肾上腺破坏的罕见原因。肾上腺感染性疾病过程的病理生理学与肺结核类似，早期由干酪样肉芽肿形成引起肾上腺肿大，如果感染恢复，肾上腺可回缩，有时可恢复到相对正常大小。感染的恢复过程可伴有钙化。

获得性免疫缺陷综合征（AIDS）疾病晚期可出现肾上腺功能不全。在超过一半的尸检病例中，患者的肾上腺存在感染或肿瘤，但 97% 的病例中仅有不到 50% 的肾上腺破坏[62]。这解释了临床典型症状罕见的原因。在 AIDS 时，肾上腺常出现巨细胞病毒感染、蜂窝状分枝杆菌和各种能够定植和破坏肾上腺的真菌。然而，仅有 10%～15% 的患者血浆皮质醇对 ACTH 的反应异常[63]。肾上腺功能衰竭的另一个罕见病因是淀粉样变[64]，这种疾病常诊断不清，并常被其他临床症状掩盖。疾病治疗所使用的药物可能是造成肾上腺功能不全的少见原因（氟康唑、酮康唑、苯妥英钠、利福平、巴比妥等）。应该特别指出的是，麻醉药依托咪酯有可能导致肾上腺功能不全。艾滋病患者循环中高水平的细胞因子可能抑制下丘脑 - 垂体 - 肾上腺轴，而不会明显破坏肾上腺组织结构。

3. 肾上腺浸润性病变 肾上腺是多种原发性肿瘤的常见转移部位。播散性乳腺癌或肺癌患者肾上腺转移率高达 60%。然而，由于转移而导致的肾上腺功能不全并不常见[65]，只有 90% 以上的肾上腺被破坏后才会出现典型的临床症状。与肾上腺功能不全有关的肿瘤有乳腺癌、肺癌、胃癌、结肠癌、黑色素瘤和部分淋巴瘤，淋巴瘤是双侧的肾上腺浸润损坏的重要原因。

4. 双侧肾上腺切除术 双侧肾上腺切术除常用于治疗药物治疗无效的 ACTH 依赖性库欣病或双侧嗜铬细胞瘤。

5. 肾上腺出血 随着腹部 CT 的应用，越来越多的证据表明，肾上腺出血是肾上腺功能不全的一个病因。通常出现于术后常规的预防肺栓塞或其他血栓形成的抗凝治疗过程[66]。其他情况包括创伤、失血性休克、败血症或大面积烧伤。肾上腺出血和抗磷脂综合征具有密切联系[67]。儿童或婴儿的严重感染，尤其是脑膜炎球菌血症或假单胞菌败血症时肾上腺出血也很常见。通常情况下，患者主诉为背痛，数日后逐渐出现肾上腺功能不全的典型症状和体征。这部分患者的肾上腺功能很难恢复[68]。

6. 遗传性疾病　先天性肾上腺皮质增生症（CAH）是一组先天性类固醇合成异常疾病谱，每一组疾病都存在特定的酶缺乏，造成肾上腺皮质醇合成受损，并可能导致性别模糊，尤其是女性患者。这种常染色体隐性疾病包括在胆固醇合成皮质醇的各个步骤中酶功能受损。最常受影响的是 21-羟化酶、11β- 羟化酶和 3β- 羟化酶脱氢酶，相对少见的是 17α- 羟化酶 /17，20- 裂合酶和胆固醇脱氢酶[69]。

皮质醇合成阻滞损害了 ACTH 分泌的负反馈控制，而 ACTH 对肾上腺皮质的慢性刺激导致雄激素分泌过度，导致原发和继发性性征发育改变。不同形式的 CAH 的临床特征将在专门章节详细描述。

先天性类脂性肾上腺增生症是一种罕见的肾上腺类固醇性缺陷，呈常染色体隐性遗传。这种疾病由染色体 8p11 上编码类固醇急性调节蛋白（StAR）的基因突变引起，该蛋白调节胆固醇进入线粒体并转化为孕烯醇酮，而这是类固醇合成的第一步[70]。致病机制分为两步，最终双等位基因 StAR 缺陷导致肾上腺皮质和性腺类固醇生物合成受损。患者的类固醇生成减少到正常的 15%，残余留可能由胆固醇输入的替代过程合成。因此，ACTH 反馈性增加，导致肾上腺皮质低密度脂蛋白受体的表达增加，从而增加进入肾上腺的胆固醇摄取。在组织学检查中，肾上腺皮质和性腺的类固醇生成细胞由于大量的脂质沉积而呈现出典型的空泡状外观，最终导致腺体破坏。该病是最严重的肾上腺增生症。受影响的婴儿，常因盐皮质激素和糖皮质激素合成受损而出现盐消耗，面临死亡风险，但充分的激素替代可使患者长期存活。此外，*46XY* 基因型的男性胎儿常因在子宫内完全缺乏睾丸雄激素分泌而表现为女性性征。

肾上腺脑白质营养不良（ALD）和肾上腺脊髓神经病（AMN）是同一疾病的两个临床表现，可能表现出多种临床表型。ALD，也被称为 Brown-Schilder 病（棕色用于描述皮肤色素沉着）或嗜酸性白质营养不良，是一种典型的儿童疾病，其特征是迅速进行性中枢性脱髓鞘，最终导致癫痫发作、痴呆、皮质盲、昏迷和死亡。患者大多在青春期之前死亡[71, 72]。然而，由于其临床表现具有高度易变性，部分患者可能长期存活。AMN 常发生于青年时期，其特征是缓慢进行的运动和感觉混合性周围神经病变，伴有上运动神经病，导致上升性痉挛性瘫痪。这两种类型的疾病都与类固醇分泌细胞的进行性衰竭有关，最终导致肾上腺和性腺功能衰竭[73, 74]，肾上腺功能衰竭可能单独发生。ALD 通常是一种 X 连锁疾病，但其作为肾上腺功能衰竭的病因常被低估。一项大型研究发现，ALD 在诊断为自身免疫性 Addison 病的青年男性患者中占有重要比例[75]。该病的代谢标志物是循环中极长链脂肪酸（VLCFA）C_{26} 和更长链脂肪酸水平升高，原发性异常是 VLCFA 代谢的过氧化物酶体缺陷所致。过氧化物酶体是一种胞质内膜结构小体，其内含有许多代谢和解毒过程的酶途经。1993 年，通过在染色体 Xq28 上的定位克隆确定了 ALD 的潜在致病基因三磷酸腺苷（ATP）结合盒膜转运体类的半转运体[76]。

这一半转运体包括 6 个跨膜结构域和 1 个 ATP 结合位点，与另一个半转运体组成异源二聚体调节 VLCFA 进入过氧化物酶体的过程。多个错义、无义和剪接缺陷的 *ALD* 基因在这种疾病的患者中发现。虽然与神经元致病过程可能不同，VLCFA 在肾上腺的蓄积可能是其发病机制之一。目前只有自体骨髓移植似乎对治疗本病有一定效果[77]。

家族性糖皮质激素缺乏症（FGD）是一种常染色体隐性遗传综合征，其特点是血浆 ACTH 升高，肾素 - 醛固酮轴正常但皮质醇缺乏。在这种疾病中有相当多的表型变异。该综合征患者通常表现为糖皮质激素缺乏，无法检测出循环皮质醇水平，但有些患者直到儿童后期才被发现，通过 ACTH 刺激试验可做出诊断。值得注意的是，这些儿童往往身材高大，其发生原因不明，患者的皮肤色素沉着通过氢化可的松替代治疗无效。而这种临床表现表明患者存在垂体水平的 ACTH 介导的自反馈[78]。目前发现与本病相关的第一个分子异常是位于染色体 18p11[79] 上的 ACTH 受体突变，可发现这个突变的病例（称为 FGD 1 型）只占 FGD 的 25%[80]，FGD 2 型与 21 号染色体上另一基因有关，该基因编码一种称为促黑素 2 受体辅助蛋白（MRAP）的单次跨膜蛋白[81]。这部分病例大约占所有 FGD 病例的 20%[82]，这也提示我们，大约一半的 FGD 病例由其他基因引起。另外两个基因，微小染色体维持缺陷 4 同源物（MCM4）和烟酰胺核苷酸转氢酶（NNT）等突变最近在 FDG 队列中被检测出来[83, 84]，其他的突变还有待于进一步研究。

3A 综合征（Allgrove 综合征）以无泪、贲门失弛缓症和 Addison 病为临床表现。它与多种进行性运动、感觉和自主神经功能缺损及盐皮质激素功能不全有关，大约 15% 的病例发生上述临床特点。这种遗传病由染色体 12q13 上 AAAS 的异常引起，该基因编码一种公认的核孔复合蛋白 ALADIN[85, 86]。

此外，本病临床特征高度可变，即使在具有相同突变的家族中也是如此[87]。

先天性肾上腺发育不全［又称肾上腺先天畸形（AHC）］通常是由核受体 DAX1（NR0B1）[88]突变引起的 X 连锁疾病，该受体在肾上腺皮质、性腺和促性腺激素细胞中表达[89]，患有这种情况的男孩往往在婴儿早期（60%）或整个儿童期（40%）出现失盐型原发性肾上腺功能不全，其次表现为下丘脑和垂体发育异常引起的促性腺激素低下症。此外，这些男孩还表现出生精小管结构紊乱和间质细胞增生。最近的证据表明，本病存在成年发病的轻型，表现为轻度肾上腺功能不全和部分促性腺激素低下症[90]。先天性肾上腺发育不全的遗传基础目前尚不清楚，但有研究发现患者存在 SF-1 基因的纯合 / 杂合突变，可导致原发性肾上腺功能衰竭和子宫内即出现 XY 基因型男性胎儿出现女性表型[90]。

（二）继发性肾上腺功能不全

继发性肾上腺功能不全的原因见表 102-3。继发性肾上腺功能不全最常见的原因是外源性类固醇的使用抑制了 CRH 和 ACTH 的合成。任何原因造成的外源性类固醇停用将在一段时间内造成绝对或相对肾上腺功能不全。症状通常在停用类固醇药物后的 48h 内出现。肾上腺抑制的可能性、程度和持续时间取决于类固醇的剂量、给药计划和给药时间（见第 100 章）。对内源性激素轴抑制最小的糖皮质激素给药方案是 2 周以内的每日晨起一次，少

于生理替代量的给药模式，此种给药方式不易出现肾上腺抑制[23]。另一个极端是给予超生理剂量的糖皮质激素，长时间内分次给药，并以出现库欣综合征的早期症状。此这种情况下，肾上腺抑制几乎一定会发生，其抑制持续时间可能长达 1 年甚至更长[91]。尽管很少见，局部类固醇乳膏的使用和大剂量孕酮治疗，如用于乳腺癌的治疗时也可引起肾上腺抑制[92, 93]。吸入大剂量强效糖皮质激素治疗哮喘的患者也有发生继发性肾上腺功能不全的风险。

下丘脑和垂体功能的抑制也可由内源性糖皮质激素过度分泌引起，如分泌 ACTH 的垂体微腺瘤或分泌皮质醇的肾上腺皮质腺瘤或癌引起的库欣综合征。消除糖皮质激素过多的治疗干预措施可能造成继发性肾上腺功能不全。

鞍区的肿瘤和其他破坏性病变可导致继发性肾上腺功能不全。例如垂体瘤[94]、转移瘤、肉瘤[95]、淀粉样蛋白[96]、颅咽管瘤和 Rathke 囊性囊肿。感染（如放线菌病和诺卡菌病）、血管意外（如希恩综合征）也会导致肾上腺功能不全。ACTH 缺乏症也可能引起继发性肾上腺功能不全。这种情况发生于成年时，应考虑自身免疫性淋巴细胞性垂体炎[97, 98]。本病在女性中更常见，常表现为垂体增

表 102-3 继发性肾上腺功能减退症的病因

- 下丘脑 - 垂体 - 肾上腺轴的抑制
  - 外源性
    - 糖皮质激素
    - ACTH
  - 内源性：库欣综合征、ACTH 依赖性或 ACTH 非依赖性
- 下丘脑或垂体腺体的损伤
  - 肿瘤
    - 垂体肿瘤
    - 转移性肿瘤
  - 颅咽管瘤
  - 感染
    - 结核病
    - 放线菌病
    - 诺卡菌
- 结节病
- 头外伤
- 单一性 ACTH 缺乏

ACTH. 促肾上腺皮质激素

大、头痛和视野障碍，通常发生于孕期[99]。儿童期发病的患者存在遗传性孤立性促肾上腺皮质激素缺乏症。部分患者表现出 *T-Pit* 基因突变，而 *T-Pit* 基因编码的促肾上腺皮质激素前体基因在促肾上腺皮质细胞中表达的一种重要转录因子[100]。

四、临床表现

原发性和继发性疾病的肾上腺功能不全症状相同。今天看来，1855 年 Addison 对其临床表现的描述依旧非常精确："贫血、乏力、虚弱、明显的心脏无力、胃肠功能降低，以及皮肤颜色的特征性变化[101]。"特定的临床症状可区分原发性肾上腺疾病或垂体 / 下丘脑疾病所致，并辅助判断发病是渐进性还是急性。

（一）慢性肾上腺功能不全

慢性原发性肾上腺功能不全常表现为糖皮质激素和盐皮质激素缺乏。与继发性肾上腺功能不全不同，后者常保留盐皮质激素的功能。慢性肾上腺功能不全通常发病隐匿、非特异性症状。大约 50%的患者在诊断前已有超过 1 年的 Addison 病症状和体征[102]。

患者主诉主要为虚弱、疲劳、食欲不振和体重减轻。常见的胃肠道症状包括恶心、呕吐、腹泻、便秘和腹痛，可能与胃肠动力丧失有关，但其病理生理学尚未阐明。部分患者存在直立时头晕，也有患者出现皮肤、头发改变和指甲变黑同时伴有原发性肾上腺功能衰竭的表现：即出现 ACTH 相关的色素沉着。多数情况下，患者症状不明确并可能在慢性疾病状态下生活多年，直至出现相对轻微的感染即导致心血管系统功能衰竭。这类患者的鉴别诊断通常包括肿瘤恶病质，在年轻患者中，部分可误诊为抑郁或神经性厌食。原发性肾上腺功能不全的症状包括体重减轻和电解质异常（低钠血症、高钾血症、轻度代谢性酸中毒和低血糖）。

嗜盐症状和体位性眩晕是原发性肾上腺功能衰竭的特征性表现，由醛固酮缺乏和低血容量引起，但也可存在其他机制（见"肾上腺髓质功能"一节）。继发性肾上腺功能不全时，也会出现高钠血症；这是由于皮质醇缺乏、血管升压素分泌增加和水分潴

留所致[103]。原发性肾上腺功能不全的最具体症状是皮肤和黏膜色素沉着（图 102-1），由促肾上腺皮质激素（ACTH）和可能的其他前皮质醇相关肽对皮肤 MC1 受体增强刺激引起。

继发性肾上腺功能不全时色素沉着不明显。原发性肾上腺功能不全的其他特征包括自身免疫性肾上腺功能不全时出现的皮肤色素缺失和肾上腺钙化（图 102-2 和图 102-3）。女性，腋毛和阴毛减少，性欲丧失和闭经也是可能的临床表现[103, 104]。

肾上腺功能不全将导致脱氢表雄酮（DHEA）缺乏，而 DHEA 是外周性激素生物合成的底物。DHEA 缺乏会导致女性明显的雄激素缺，临床表现通常包括腋毛和阴毛脱落、皮肤干燥和性欲减退。也有人认为 DHEA 可对大脑中的神经递质受体产生直接影响，有潜在的抗抑郁特性[105]，针对 DHEA 的替代疗法的临床益处目前仍然存在争议（见第 105 章）。

（二）急性肾上腺皮质功能不全

急性肾上腺功能不全或肾上腺危象可能是未确诊的慢性肾上腺功能不全的首要表现，常由急性应激或严重感染引起。这在危重患者中至关重要，一旦出现低血压的表现即应考虑本诊断，因为此时扩容和正性肌力药物对于纠正低血压无效。

室上性心动过速、每搏输出量减少和外周血管张力降低是常见的临床表现[106]。此外，对于不明原因

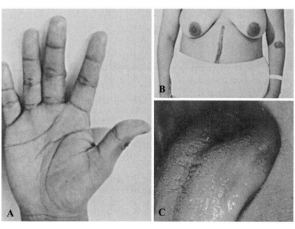

▲ 图 102-1　色素沉着的手（A）、瘢痕、乳晕（B）和颊黏膜（C）

引自 Loriaux L，Cutler G Jr. Disease of the adrenal gland. In：Kohler P，ed. *Clinical endocrinology*. New York：*Churchill-Living- stone*；1986：211.

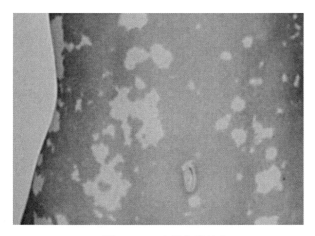

▲ 图 102-2　皮肤色素缺失

引自 Loriaux L，Cutler G Jr. Disease of the adrenal gland. In：Kohler P，ed. *Clinical endocrinology.* New York：*Churchill-Livingstone*；1986：211.

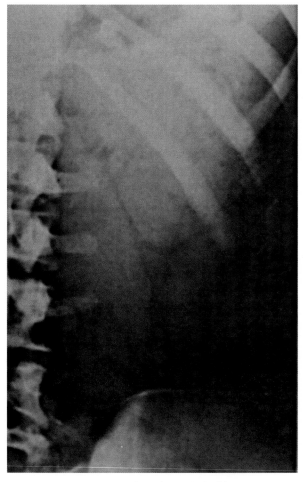

▲ 图 102-3　腹平片显示肾上腺钙化

引自 Loriaux L，Cutler G Jr. Disease of the adrenal gland. In：Kohler P，ed. *Clinical endocrinology.* New York：*Churchill-Livingstone*；1986：211.

的腹部或腰部疼痛、呕吐、发热和精神状态改变的患者，或者失血性休克后病情不稳定的患者需考虑双侧肾上腺出血或肾上腺静脉血栓形成的可能 [107]。

（三）相对肾上腺皮质功能不全

肾上腺皮质功能失衡常见于免疫系统暴发性激活的患者，如全身炎症反应综合征（SIRS）或败血症时。这种状态被定义为相对肾上腺功能不全，用以描述肾上腺功能与严重的疾病状态不匹配。该情况的确切机制尚未完全阐明，目前认为，局部免疫 - 肾上腺调节的缺陷可能是其发生原因之一 [108]。对进一步潜在机制的分析为上述观点提供了一定证据，提示肾上腺内皮功能受损是 SIRS 和脓毒症的一个中心特征，这为肾上腺局部炎症和器官损伤提供了有力的研究基础。可能是 SIRS 过程中保护性内皮源性抗炎因子（如 Del-1）表达变化的结果 [109]。

然而，败血症性休克患者中使用氢化可的松虽可稳定血流动力学但并不能改善患者生存率 [110]，糖皮质激素用于治疗败血症目前仍存在争议，目前认为，应将其使用限制在非常特殊的情况下 [111]。仍有必要进行更多的研究来明确氢化可的松治疗 SIRS 或脓毒症的具体患者群，并进一步探讨免疫 - 肾上腺相互作用的机制。

（四）肾上腺髓质功能

尽管给予充分的营养和水盐支持，肾上腺功能不全的患者经常表现出循环不稳定和低血糖发作。这一临床表现可能与肾上腺髓质功能受到影响相关 [112]。肾上腺髓质嗜铬细胞中肾上腺素的产生依赖于局部高浓度的糖皮质激素，这反映了肾上腺内相互作用的重要性，很可能是由于苯丙氨酸 -N- 甲基转移酶（PNMT）的诱导，PNMT 是糖皮质激素合成儿茶酚胺的一种核心酶。因此，21- 羟化酶缺乏导致糖皮质激素合成受损的患者血浆肾上腺素和甲氧基肾上腺素水平较低，尿肾上腺素排泄量较低 [113, 114]。肾上腺髓质功能障碍和肾上腺儿茶酚胺水平降低与 21- 羟化酶功能不全患者因低血糖和低血压住院的频率相关。单独缺乏糖皮质激素可能会导致对运动的升压反应受损，并导致肾上腺功能不全患者的身体健康受到限制 [115]。

五、生化病理

与肾上腺功能不全相关的实验室异常包括正红细胞性贫血、嗜酸性粒细胞增多的相对性淋巴细胞增多、轻度代谢性酸中毒和一定程度的肾前性氮质血症。电解质异常包括原发性肾上腺功能减退所致的低钠血症和高钾血症，以及继发性肾上腺功能减退单独发生的低钠血症[116, 117]。在前一种情况下，电解质异常主要由盐皮质激素缺乏及其伴随的失盐引起[118]，而后者的电解质异常主要要由血管升压素介导的自由水潴留、以抵抗由糖皮质激素缺乏引起的"相对"容量不足[119]。这并非出现了"不恰当 ADH 分泌"，而是由于患者此时的低血容量状态引起了血管升压素分泌所致。

六、肾上腺功能不全的诊断

由于全天 ACTH 和皮质醇呈现脉冲式释放，随机取血测定结果并不可靠；因此，应在上午 8 点—9 点进行皮质醇测量（和实验）。此外，当患者服用雌激素等药物时，由于肝脏皮质醇结合球蛋白的产生增加，可造成总皮质醇的测量值增加，从而产生假性血浆高水平皮质醇。早晨血浆皮质醇 ≤ 3μg/dl（83nmol/L）提示肾上腺功能不全，而 ≥ 19μg/dl（525nmol/L）则可排除该诊断[103]。

血浆 ACTH 水平测定可很好地区分原发性与继发性肾上腺功能不全[120]。原发性肾上腺功能不全时，血浆 ACTH 通常显著升高，其测量值通常 > 100 pg/ml（22.0pmol/L）[37]。

（一）皮质醇 / 促肾上腺皮质激素兴奋试验

本试验是诊断原发性肾上腺功能不全的标准筛选试验。该试验基于以下原理：正常肾上腺在短期大量 ACTH 的刺激下，至少可以测得 20μg/dl（550nmol/L）的血浆皮质醇浓度[121]。

ACTH 兴奋实验操作简单、结果明确。在一天中的任何时间静脉注射人工合成 ACTH250μg，后 0、30 和 60 分钟取血测定皮质醇即可。测定值 > 20μg/dl（550nmol/L）为正常值；< 20μg/dl［550nmol/L；或者部分实验室界值为 18μg/dl（500nmol/L）］则提示肾上腺"轴"功能不全。该测试便捷、结果稳定，

受到饮食或药物干扰少，结果解释简单、可靠，它可以应用于所有年龄段患者且无不良反应，仅有罕见个体出现过敏反应。肌内注射替代静脉注射仍可用相同的标准解释测试结果。若本测试提示完全正常的反应，那么患者存在肾上腺功能不全的可能性几乎为零。

但是仍需注意的是：首先，这是一个肾上腺功能测试，并不能直接评估垂体 - 肾上腺轴功能。下丘脑垂体功能衰竭会导致肾上腺功能减退，通常情况下，下丘脑垂体 - 肾上腺功能测试（如胰岛素耐量试验，见下文）和促肾上腺皮质激素刺激试验之间存在着非常密切的关系，但也有例外。特别是新出现垂体功能减退的患者，如垂体手术后，可以对 ACTH 的刺激表现出持续的反应，同时表现为 ACTH 和皮质醇水平极度缺乏[122]。此外，慢性疲劳综合征或纤维肌痛的患者 ACTH 刺激后皮质醇反应可能略低[123]，一般来说，糖皮质激素替代疗法对这些患者对几乎无效。应激或患有严重疾病的患者可以表现为皮质醇水平基础值或对 ACTH 刺激的反应是"正常的"，但仍然不足以满足机体的需求。但迄今标准的 ACTH 兴奋试验仍然是诊断肾上腺功能不全的基础。有提出使用 1μgACTH[124]进行"低剂量"试验，这对于诊断垂体 - 肾上腺轴细微异常具有一定的意义，但在临床实践中，该试验并不广泛适用。

总的来说，如果怀疑是原发性肾上腺功能衰竭，9Am 左右低水平的血清皮质醇伴有血浆 ACTH 显著升高具有明确的诊断价值。然而，如果不能及时进行 ACTH 测定，则有必要进行 ACTH 兴奋试验作为快速的诊断手段。

（二）胰岛素耐量实验

胰岛素诱导的低血糖可以强烈刺激皮质醇分泌，这种刺激依赖于下丘脑对垂体 ACTH 分泌的调控，以及肾上腺对 ACTH 的反应能和皮质醇的分泌功能。因此，正常的测试结果提示表明肾上腺轴功能正常。异常检验结果则意味着病变位于下丘脑和肾上腺之间的任何部位[120]。该测试通过单次静脉注射 0.15U/kg 体重的常规胰岛素，在随后的 2h 内每隔 15min 测量血糖和皮质醇水平。血糖水平须 < 45mg/ml（2.2mmol/L），以确保实验结果的可

靠。正常反应是试验期间的任何时候血浆皮质醇＞20μg/dl（550nmol/L）。在严密检测下进行该试验是安全的[125]，这个实验是唯一针对整个下丘脑 - 垂体 - 肾上腺轴的功能的评估实验。

（三）肾上腺自身抗体检测

抗 21- 羟化酶抗体存在于 80% 以上的新发自身免疫性肾上腺炎患者[126]。肾上腺侧链裂合酶抗体和 17- 羟化酶抗体在部分患者中可检测到。对于无自身免疫证据的孤立性肾上腺功能不全男性患者，应进行长链脂肪酸检测以排除肾上腺脑白质营养不良或肾上腺髓质尿路病。

肾上腺影像学检查 由于常表现为肾上腺腺体萎缩，影像学对于诊断自身免疫性肾上腺功能不全没有提示价值。但对于怀疑有出血、感染、浸润或肿瘤性疾病的患者，应进行腹部 CT 检查。

七、治疗

（一）慢性肾上腺功能不全

肾上腺功能不全的治疗主要在于类固醇补充：继发性肾上腺功能不全皮质醇替代，原发性肾上腺功能不全则进行皮质醇和醛固酮替代治疗。许多糖皮质激素制剂可用于此治疗，但只有氢化可的松是最适合的药物。大多数合成类固醇（如强的松和地塞米松）作用时间较长，缺少或几乎没有盐皮质激素活性。因此，这些类固醇适用于抗炎治疗或用于作为鉴别诊断，但不能用于生理替代。醋酸可的松因疗效较低，不推荐作为替代治疗药物[127, 128]。氢化可的松（皮质醇）的用药剂量一般为 12～15mg/m² 体表面积。氢化可的松每天口服给药 1 次，用药依从性强。大多数患者在每日总剂量为 20mg 分次给药时用药体验最好，通常可以晨起给药 10mg、午餐时 5mg、傍晚时 5mg。通常建议在起床时服用每日第一剂药物，空腹服用药物后 30～60min 血药浓度最高。部分专家建议早晨第一剂药应该在起床后 1h 内服用。应注意给予有效治疗的最小剂量。许多临床医生建议在每次给药前，或者测定全天血清皮质醇浓度曲线。最终的给药方案应根据临床反应、血清皮质醇水平和患者生活方式进行调整，尽可能体现皮质醇的正常节律。尤其重要的是不要给予儿童过量治疗，长期高水平皮质醇会影响他们的生长发育。外源性雌激素补充会显著增加皮质醇结合球蛋白水平，并影响对皮质醇水平的判断。目前已有临床试验针对每日给药 1 次的皮质醇缓释制剂进行评估，以期作为现有药物的替代方案。

唯一可以替代盐皮质激素活性的激素制剂是氟氢可的松，通常每天 50～200μg 口服。通过立位 2～4h 和卧位血浆肾素水平来监测其合适的用药剂量选择。目前尚无氟氢可的松肠外剂型，脱氧可的松在一些国家地区用于肠外盐皮质激素替代治疗。

脱氢表雄酮（DHEA）替代治疗 约 90% 的 DHEA 和 DHEA 硫酸盐由肾上腺产生；对于肾上腺功能不全的女性而言，这将导致严重的雄激素缺乏，但其临床意义仍存在争议。有报道提示，与正常人相比，接受合适糖皮质激素和盐皮质激素替代治疗的肾上腺功能不全患者仍存在生活质量降低[129, 130]。一些针对原发性和继发性肾上腺功能不全的短期试验表明，DHEA 替代治疗可改善患者情绪和幸福感[131, 132]，但对于具体获益目前尚缺少足够的证据[133, 134]。更详细的讨论见本书第 105 章。尽管糖皮质激素和盐皮质激素替代治疗已经有较好的效果，对于一般情况特别差的患者仍应考虑给予 DHEA 治疗。通常建议每天早晨服用 25～50mgDHEA，并监测血清 DHEA 水平，使其恢复到正常范围的中间值。

（二）慢性肾上腺抑制

慢性肾上腺抑制症的治疗目的在于以一种既能维持生活质量又可以促进正常下丘脑 - 垂体 - 肾上腺功能恢复的方式给予糖皮质激素替代。通常给予氢化可的松 12mg/m²，每天早晨单次用药。治疗反应可通过测定血浆皮质醇对静脉注射替可克肽（Cortrosyn）的反应来评估，当血浆皮质醇水平＞20μg/dl（550nmol/L）时即可认为肾上腺功能恢复。该试验可在开始治疗后的 6 个月内每 3 个月进行一次。当肾上腺皮质功能恢复后，可停止氢化可的松替代治疗。

（三）急性肾上腺功能不全

急性肾上腺功能不全可出现于任何长期使用糖皮质激素或患有系统性疾病并有可能发生肾上腺功能不全的患者中，如转移癌，AIDS 或结核患者。出现原因不明的发热、腹痛和直立性低血压，以及对血管升压素和扩容治疗无反应的休克患者也应考虑发生急性肾上腺功能不全的可能。在这种情况下，如果时间允许，应该立即行 ACTH 兴奋实验。根据患者危重程度和所处医疗机构皮质醇测定速度不同，医生可以在高度怀疑诊断急性肾上腺功能不全时进行实验性治疗，也可以选择等待测试结果后警惕性等待。但在已发生休克或"即将"休克的情况下，等待不是明智的选择。针对性治疗包括充分扩容、补充氯化钠和糖皮质激素治疗。在心功能允许的前提下充分进行氯化钠扩容，部分患者可能需要给予 2～3L/h 液体输注。低血压改善后，输注速率应恢复到 3～4L/h。激素治疗方面，应给予静脉糖皮质激素注射，每 6h 注射 50～100mg 氢化可的松。如果肾上腺功能不全是导致临床症状的唯一原因，数小时内症状将明显改善。在等待 ACTH 兴奋实验结果的过程中，可一直维持上述治疗。对于危重患者，尤其是需要在重症监护室延长治疗时间的情况下，可持续静脉注射氢化可的松 1mg/h 并使血药浓度维持在 20～40μg/dL（550～1100nmol/l）的范围内，通过间断测定血药浓度指导输注速率调节。如果确诊急性肾上腺功能不全，氢化可的松的剂量可以逐渐减少到常规治疗量。如果不能确诊，及则停止该方案治疗。

（四）应激

如何给予应激状态的肾上腺功能不全患者合适的糖皮质激素治疗仍是重要的临床问题。轻微应激时（如发热性疾病）、简单的外科手术（如牙科手术）和轻微的创伤（如小裂伤和挫伤）的情况时通常将原有氢化可的松剂量加倍，而针对重大应激如腹腔手术等情况时，可给予 200～400mg/d 氢化可的松。上述治疗原则基于应激早期可观察到皮质醇代谢产物增加。最近的实验室证据表明，并非所有的应激都需要额外补充皮质醇。尽管如此，在没有更多临床证据提示上述补充治疗无意义之前，仍建议遵循

上述原则进行临床实践[135]。同样重要的是，患者应了解如何处理自己的病情，包括在应激期间需要加倍口服氢化可的松；我们还建议患者随身携带"类固醇卡"，理想情况下，患者应佩戴带有诊断信息的手环、项链或紧急医疗联系卡片。并准备氢化可的松应急包，包内应存放 100mg 氢化可的松的安瓿、注射器和针头，可用于在肾上腺危象初期，特别是在出现呕吐和（或）腹泻时的紧急用药。如果患者经常前往对其疾病治疗欠规范的地区时，这些措施尤其必要。在可能的情况下，教会患者在紧急情况下自行注射既能非常重要。同样的，组织患者俱乐部有助于让这些患者与有相同情况的人相互交流，这有助于鼓励他们在自我管理中发挥更积极和独立的作用。

（五）危重病时的肾上腺功能不全

危重患者的糖皮质激素分泌增加，临床表现为血清总皮质醇浓度升高[136]。由于多种混杂因素存在，危重病患者肾上腺功能的评估非常困难[137]。依托咪酯和酮康唑等药物可以降低皮质醇和雌激素的合成、增加皮质醇结合球蛋白（CBG）水平高并增加总皮质醇。疾病的严重程度通常会导致严重的低蛋白血症，间接导致 CBG 降低，从而导致总皮质醇测量值降低，当具有生物活性的游离皮质醇通常是正常的[138]。因此，在解释血清总皮质醇水平变化时，应考虑到这些测量值受到 CBG 变化的影响。有研究提示[138-140]，血清游离皮质醇的测定是评估危重患者，尤其是低蛋白血症患者糖皮质激素生成的最理想的方法，但这种方法不易于在临床中常规使用。唾液皮质醇测定可能是有效的替代方法。但我们应该意识到，在危重患者中，应时刻警惕肾上腺功能不全的发生，必须强调的是，全面的内分泌学知识有助于进行正确的临床判断。

氢化可的松用于脓毒症的辅助治疗已有几十年的争议[141]。多项临床结果提示氢化可的松并无助于脓毒性休克治疗[142, 143]；但一项针对 299 例脓毒症患者的研究中，229 例患者均检测出"相对肾上腺功能不全"，这一结果使得氢化可的松治疗再次受到关注[144]。研究表明，当"无反应者"同时接受氢化可的松和氟氢可的松治疗时，死亡率显著改善。影响这项研究结果推广的最大问题是，纳入的

24% 的患者在试验后 8h 内接受了依托咪酯治疗。依托咪酯是一种短效静脉麻醉药，可以选择性地抑制肾上腺皮质激素的合成。针对上述情况，Sprung 等 [145] 进行了皮质醇治疗感染性休克（CORTICUS）研究，纳入 499 例患者，并采用随机双盲设计。总的来说，251 例患者接受 6h 静脉注射氢化可的松与安慰剂相比，在存活率或败血症性休克逆转等方面没有得到改善。短期的 ACTH 兴奋实验也未能明确给予针对性的治疗指导，对于脓毒症患者是否存在相对肾上腺功能不全目前仍无定论。

对于哪些重症监护患者应该接受短期 ACTH 兴奋实验，或者哪些患者能从激素治疗中获益，目前仍无明确共识。"2012 脓毒症存活项目"指南指出，氢化可的松治疗不能作为脓毒症的常规辅助治疗；但是，也建议对于液体复苏反应不良和具有血管张力低下的患者应使用氢化可的松治疗 [111]。

（六）新药物和未来治疗

尽管接受了糖皮质激素替代治疗，慢性肾上腺功能不全患者的生活质量仍有待提高，这些患者发病率和死亡率仍不容小觑 [146, 147]。因此，当前的研究旨在进一步优化现有的替代治疗手段并开发新的治疗策略。

为了模拟更具生理学意义的皮质醇分泌，目前尝试开发了一种新型半乳糖氢化可的松制剂，可以提供延迟或双相释放，从而在口服后缓释吸收 [148, 149]。但仍需要更多更大规模的临床研究来证明使用该药是否可以使肾上腺功能不全患者取得长期获益。

其他未来恢复肾上腺皮质功能的潜在选择包括通过基因转移或细胞治疗来补偿特定的酶学缺陷。例如，在 21- 羟化酶缺乏小鼠中，编码人类基因的腺病毒载体局部注射可以成功替代该动物模型的组织结构和功能异常 [150]。此外，氧合免疫隔离系统的发展允许在患者长期移植人、猪或干细胞而不用接受免疫抑制治疗，该技术在未来也可能是替代肾上腺皮质功能的可行方法 [151]。

声明

作为新生代作者，我们对前一版本章节作者 Teng-Teng Chung、Ashley Grossman 和 Adrian J. L. Clark 表达崇高的敬意，我们也感谢 Martina Talke 为我们提供的秘书协助。

第 103 章　肾上腺源库欣综合征

Adrenal Causes of Cushing's Syndrome *

Francesco Cavagnini　Francesca Pecori Giraldi　**著**

李　晶　王　广　译

要　点

◆ 肾上腺库欣综合征可表现为单侧或双侧疾病，可由后天或遗传决定。

◆ 分泌皮质醇的肾上腺病变绝大多数是良性的，在病理上与肾上腺癌并不能明确区分。

◆ 由于临床表现差异大、缺少临床特征，全面的库欣综合征和诊断检查应个体化。

◆ 双侧肾上腺增生表现为肾上腺增大，皮质醇通常轻微升高，异位受体参与皮质醇分泌。

◆ Carney 综合征是遗传性多器官疾病，大约一半的患者与 *PRKAR1A* 基因突变有关。

◆ 偶然发现肾上腺病变（即肾上腺偶发瘤）需要个体化的临床评估和随访

库欣综合征定义为持续性皮质醇增多症，不必考虑其具体病因。这种疾病主要费为：ACTH 依赖性（即垂体或异位 ACTH 分泌）和 ACTH 非依赖性（即肾上腺疾病）。与其他内分泌疾病不同的是，过量的皮质醇合成不区分原发性或继发性，仅定义为库欣病（见第 13 章），仅区分垂体 ACTH 分泌腺瘤和库欣综合征，后者包括皮质醇升高的所有原因，包括库欣综合征病。

库欣综合征的肾上腺病因多种多样，包括肿瘤和遗传性疾病。来自肾上腺皮质束状带的肿瘤可以是良性的也可以是恶性的，因此可以分为腺瘤和癌，但临床上并不易区分（见第 107 章）。ACTH 非依赖性增生，包括大结节和小结节性肾上腺增生，其特征是束状带结节性增生，可能是 ACTH 以外的因素不当或过度刺激的结果。肾上腺库欣综合征的罕见病因包括原发性色素沉着结节性肾上腺发育不良（Primary Pigmented nodulan adenal dysplasia，PPNAD），通常与 Carney 综合征有关，以及 McCune-Albright 综合征（MAS）。

一、疾病历史

对于库欣综合征的描述可以追溯到 1899 年，当时 William Osler 诊断一位患者患有"急性混合性水肿症"，他将其归因于甲状腺功能不全，但事后回顾，实际上是由于糖皮质激素分泌过多引起[1]。大约 10 年后，Harvey 库欣综合征总结了与他同名的综合征症状，并确定了与"垂体嗜碱性细胞增多症（即库欣综合征病）"的因果关系。在他具有里程碑意义的论著中，第 2 个病例被归因于肾上腺疾病，他自己也认识到，"胡须女性糖尿病"的综合征通常与肾上腺增生或肾上腺肿瘤相关[2]。在 1934 年，Walters 等证明切除肾上腺对这些患者具有疗效的[3]，因此证实了肾上腺是垂体下游器官，在糖皮

---

*. 本章中带有背景色突出显示的部分为儿童内分泌相关内容。

质激素过量生成中具有重要作用。垂体库欣综合征病也被称为 ACTH 依赖性肾上腺增生症，通常需要双侧肾上腺切除治疗，而结节性肾上腺增生被认为部分依赖于 ACTH。

随着时间的推移，我们逐渐了解了原发性肾上腺库欣综合征的病因学，这有赖于放射免疫测定方法的广泛应用。肾上腺的分泌自主性与 ACTH 水平的抑制有关，而非结节性肾上腺形态。异常或不适当的受体是双侧肾上腺增生的致病因素，原发性色素沉着结节性肾上腺发育不良相关基因的分离，以及鉴别肾上腺良恶性肿瘤的分子标志物，都是肾上腺源库欣综合征领域的重要最新进展。

二、流行病学

库欣综合征是一种罕见的疾病。据估计，其发病率为每年每百万人口 2～10 例，其中不到一半是由肾上腺原因引起的[4, 5]。值得注意的是，分泌皮质醇的肾上腺皮质腺瘤在日本人群中的发病率更高，据报道，每年每百万新患者超过 20 例[6]。在日本的研究中，良性和恶性肾上腺肿瘤的比例在某些系列中大致相等[5]到 10：1[6]。肿瘤学调查提示肾上腺肿瘤的年发病率约为 2/100 万，肾上腺皮质肿瘤的年发病率为 0.6/100 万～1/100 万[7]，大约 1/3 的患者会出现库欣综合征[8, 9]，每年 0.2/100万～0.3/100 万的人群患有具有皮质醇分泌的肾上腺癌，这与内分泌学研究得出的估计吻合。

库欣综合征的不同肾上腺病因的年龄和性别分布有所不同，肾上腺癌呈双峰分布（高峰出现在儿童或青少年时期，45 岁以后人群为第二个发病高峰），肾上腺皮质腺瘤主要发生在年轻人（25—45岁）。超过半数的病例在婴儿期和青少年期会引起皮质醇升高，而 ACTH 非依赖性肾上腺大结节增生（ACTH-independent macro nodular adre nocortical hyperplasia，AIMAH）的报道多发生在 40 岁以上的成年人。肾上腺库欣综合征在大多数成人患者是由于良性腺瘤（50%～80%，基于不同流行病研究报道）。肾上腺皮质癌占 20%，个别病例由于肾上腺皮质激素非依赖性增生和 PPNAD 所致。相反，在儿童时期，恶性肿瘤占主要比例，其余是由于腺瘤，甚至是遗传原因，如 PPNAD 或 MAS[10, 11]。

肾上腺皮质腺瘤主要发生在女性，分泌皮质醇的肾上腺癌也较少[5, 12]。与 AIMAH 相关的库欣综合征无明显的性别相关，但 PPNAD 女性多见[13]。

未经治疗的肾上腺库欣综合征死亡率很高，高达普通人群的 2 倍[4, 14]，主要死因是脑血管疾病和感染。良性腺瘤切除后，患者与一般人群的生存率与死亡率相当[4, 15]，尽管感染和心血管疾病的高风险持续存在[14]。恶性肾上腺皮质癌预后极差，3 期和 4 期疾病的病死率高，局限性疾病的患者生存率略高[16, 17]。在库欣综合征中，Carney 综合征是一种家族性多内分泌肿瘤综合征，心脏黏液瘤或恶性神经鞘瘤等内分泌外表现是导致死亡的原因[18]。

三、皮质醇增多症的临床特点

库欣综合征的特点是组织显露于过高浓度的皮质醇的后果，包括非特异性改变，如肥胖、高血压和情绪变化，以及更独特的症状，如近端肌肉萎缩、紫纹和瘀斑（见第 13 章）。临床表现的严重程度根据皮质醇分泌过多的程度和持续时间而不同，肾上腺癌的特点是皮质醇水平迅速升高，临床症状严重；腺瘤表现为较轻的糖皮质激素升高，病程更为缓慢。事实上，肾上腺皮质腺瘤的临床表现与垂体源性的库欣综合征病非常相似，而肾上腺癌由于神经内分泌肿瘤低分化差而常有异位 ACTH 分泌。一般来说，分泌皮质醇的肾上腺皮质腺瘤在第一次症状出现后需要 2 年以上才能确诊，但肾上腺癌的显著临床表现导致诊断时间缩短了一半[17, 19]。诊断时间与平均皮质醇水平成反比（图 103-1）。

皮质醇增多症患者通常表现为中心性肥胖，这与四肢肌肉萎缩、面部圆形红斑、锁骨上脂肪垫、颈部脂肪堆积（"水牛背"）、皮肤变薄、紫纹和近

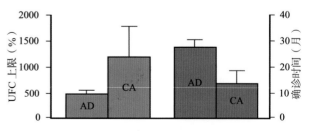

▲ 图 103-1　肾上腺皮质腺瘤（AD）或肾上腺癌（CA）所致库欣综合征患者的尿游离皮质醇（UFC）和诊断时间。UFC 表示为正常范围上限的百分比

端肌无力形成对比。多毛症是 ACTH 依赖性库欣综合征的一个常见特征，在只分泌皮质醇的良性肿瘤中不存在，相反，随着恶性转化[16]，高血压、骨质疏松和病理性骨折（肋骨、足部和椎骨经常受累）常见，年轻库欣综合征患者的骨量减少应考虑 PPNAD 的诊断（见下文）。血液检测异常包括白细胞计数增加伴粒细胞增多、淋巴细胞减少和嗜酸性粒细胞减少；红细胞计数略升高；极低密度脂蛋白、低密度脂蛋白、高密度脂蛋白胆固醇和三酰甘油增加；糖耐量受损或明显的 2 型糖尿病。电解质失衡（如低钾血症）在严重的皮质醇增多症中更为常见。随着病史延长，患者将出现月经不调甚至闭经、性欲下降或阳痿、疲劳、易挫伤、失眠、精神异常改变也并不少见。后者包括情绪变化、易怒、焦虑、记忆力和注意力受损，伴明显抑郁和躁狂发作的精神病。在儿童和青少年中，皮质醇增多症的患儿学校和课外活动中成绩较好。不太常见的症状是皮肤真菌感染、伤口裂开、眼球

突出、肾结石、青光眼、头痛。如前文所述，临床表现的严重程度通常反映了潜在的病因和特征，如极度肌肉萎缩、低钾血症和高钙血症，突然出现的糖尿病应高度怀疑肾上腺皮质癌（图 103-2）。但是，除了男性化之外（见下文），并没有其他症状可以提示癌或腺瘤[16, 17]。肾上腺癌的激素分泌模式可能会随着时间的推移而改变。事实上，库欣综合征可能在无症状的肾上腺皮质癌复发时进，而之前有症状的肾上腺皮质癌复发时也可以没有皮质醇升高的表现。

除了皮质醇分泌过多外，肾上腺雄激素也可能异常生成，尤其是肾上腺皮质癌者，而在腺瘤患者中则很少。雄激素分泌反映出类固醇生成的效率低下，参与皮质醇合成酶（如 11β- 羟化酶或 21β- 羟化酶）无法充分转化其底物。因此，前体积累并进入其他生物合成途径，导致 DHEA、DHEAS、雄烯二酮和雌激素的积累（见第 97 章）。这种改变与肾上腺肿瘤的生化表现有关，在良性和增生性病变

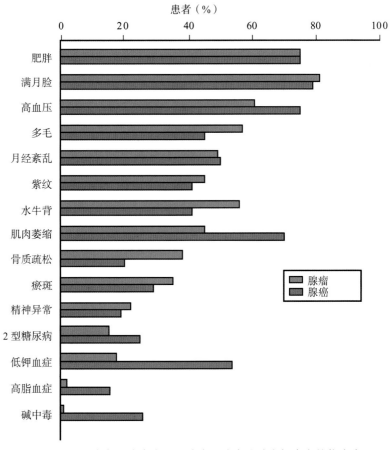

▲ 图 103-2 肾上腺皮质腺瘤或肾上腺癌所致库欣综合征患者的临床表现

中，类固醇生成会进行到其最终产物皮质醇，而低分化癌则不能有效地将类固醇生成进行到成熟产物。从临床角度来看，雄激素分泌过多会导致成年患者出现明显的多毛症、痤疮和暂时秃顶，并导致女性月经改变。在儿童中，高雄激素血症可能阻止长骨线性生长，导致女孩性早熟和男性化。罕见病例中，肾上腺皮质腺瘤也可能分泌各种类固醇（如皮质醇和醛固酮）、雄激素或雌激素。

肾上腺皮质癌可表现为肿块相关的症状、转移性疾病的症状或非特异性恶性肿瘤特征，如体重减轻、发热和厌食。腹部肿块疼痛、急腹症、肝静脉、肿瘤引起的血管阻塞（Budd-Chiari 综合征）或下腔静脉阻塞时应考虑到肾上腺癌的可能。转移最常见于肝、肺、腹膜后淋巴结和骨，将引起背痛和骨质疏松性骨折，或低血糖（见第 107 章）。

肾上腺库欣综合征的其他病因，AIMAH 和 PPNAD 的临床表现有一些独特的特征，如仅在生命的特定阶段才出现明显的皮质醇增多症，例如 AIMAH 患者妊娠和更年期的促黄体生成素（LH）依赖性皮质醇增多症，或者家族性 PPNAD 中的 Carney 综合征。这些问题将在具体章节中详细讨论（见下文）。

四、诊断

（一）库欣综合征的诊断

肾上腺肿瘤所致库欣综合征首先通过临床表现、血液生化和放射学检查明确诊断。垂体－肾上腺功能减退（见第 13 章）反映肾上腺皮质激素的自主性减退。在肾上腺源性库欣综合征中，高激素分泌会激活负反馈回路，导致下丘脑［即促肾上腺皮质激素释放激素（CRH）、垂体加压素］和垂体分泌（如 ACTH）受到抑制，从而扰乱 ACTH 和皮质醇分泌的脉冲性和昼夜节律。HPA 轴对外源性类固醇的抑制也无反应。评估每日皮质醇的综合分泌及其昼夜节律性和地塞米松的抑制性是库欣综合征的诊断依据（另见第 13 章），肾上腺源疾病的具体变化在以下部分讨论。

肾上腺皮质癌患者的尿游离皮质醇（Urinary free Cortisol，UFC）水平通常非常高（高达正常值

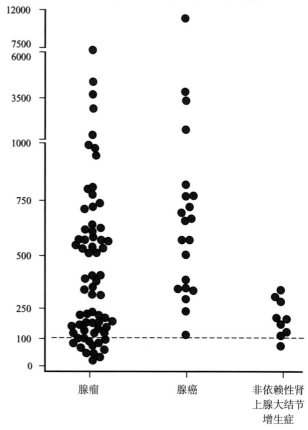

尿游离皮质醇（相较正常上限的百分数）

▲ 图 103-3　肾上腺性库欣综合征患者的尿游离皮质醇（UFC）水平的分布。数值被表达为相较正常范围上限的百分数（虚线为 100%）

改编自 Invitti C, Pecori Giraldi F, De Martin M, Cavagnini F. Diagnosis and management of Cushing's syndrome: results of an Italian multicentre study. Study Group of the Italian Society of Endocrinology on the Pathophysiology of the Hypothalamic-Pituitary-Adrenal Axis. J *Clin Endocrinol Metab* 84: 442, 1999.

的 100 倍），而分泌皮质醇腺瘤患者的 UFC 水平则较少出现（图 103-3）。事实上，UFC 浓度偶尔在晚期肾上腺皮质癌患者的正常范围内下降[19]，这提示应该对 UFC 进行多次测量。在 AIMAH 患者中，UFC 浓度很少很高，并可能与引起异常受体的刺激而发生变化（见标题为"ACTH 非依赖性肾上腺增生症"的章节）。例如，高皮质醇依赖于 LH 刺激肾上腺皮质的患者，其 UFC 浓度明显升高，库欣综合征临床特点仅在妊娠和更年期才出现[20, 21]。在年轻的 PPNAD 患者中，UFC 很少达到非常高的水平，通常表现为缓慢进展[10, 22]。其他[23]测试通常包括评估皮质醇的每日变化或地塞米松抑制实验。在完全性皮质醇增多症患者中，两个明显的异

常结果，甚至一个异常结果都足以确定库欣综合征的诊断。然而，对于皮质醇值轻度升高或波动的患者（AIMAH 甚至 PPNAD 经常发生），随着时间的推移重复评估非常必要。在进行皮质醇增多症病因诊断试验之前，必须对库欣综合征进行确认诊断，进一步的检查结果可能与正常生理学结果存在重叠。

（二）肾上腺库欣综合征的诊断

一旦确诊库欣综合征，就必须确定病因。在任何特定病因的肾上腺库欣综合征时，肾上腺自身分泌的皮质醇会抑制 CRH、升压素和 ACTH 的分泌。因此，肾上腺库欣综合征患者血浆 ACTH 水平将受到抑制，而 ACTH 依赖性库欣综合征（即垂体或异位分泌 ACTH 的肿瘤，见第 13 章）中高 ACTH 浓度是两者的重要区别。因此，血浆 ACTH 的测定对于区分 ACTH 依赖型和 ACTH 非依赖型库欣综合征至关重要。ACTH 呈现脉冲式分泌，与皮质醇具有相同的昼夜节律，对应激反应极为敏感，血浆半衰期短，容易被血浆肽酶降解。出于这些原因，应在无压力条件下将多个血液样本（最好是超过 30min 的 2 个或 3 个样本）收集到含有酶抑制剂的试管中（视情况而定），并在分装之前低温保存并避免反复冻融。

在绝大多数肾上腺库欣综合征患者中，血浆 ACTH 浓度被抑制，因此与依赖 ACTH 的库欣综合征有明显区别。指南指出，早晨 ACTH 浓度低于 10pg/ml（2pmol/L）或晚上 ACTH 水平低于 5pg/ml（1pmol/L）表明 ACTH 非依赖性库欣综合征。在灵敏度为 5~10pg/ml 的放射免疫分析中，这与低于检测限的值相对应。在较新的检测［如免疫放射法（IRMA）或化学发光法］中，检测灵敏度低至 1pg/ml（0.2pmol/L），现在人们认识到肾上腺库欣综合征患者也可以检测到 ACTH。肾上腺库欣综合征患者的血浆 ACTH 浓度较低，但高达 25% 的 ACTH 浓度值可能在正常范围内 [19, 24]（图 103-4A）。这是否受检测方法影响（似乎更有可能），还是存在垂体 ACTH 分泌的不完全抑制仍有待确定 [25]。偶尔，ACTH 浓度并不受抑制 [26, 27]；在 1 例患有肾上腺癌的患者中，由于肿瘤本身产生 ACTH，ACTH 浓度持续升高 [28]。除了肾上腺库欣综合征患

者的 ACTH 浓度可测量或正常外，约 10% 的库欣病患者的 ACTH 值低于 10pg/ml（2pmol/L）[19, 24]，这影响了鉴别诊断的界值确认。为了正确诊断、避免灰区，CRH 兴奋实验很有必要。垂体促 ACTH 依赖性皮质醇症患者会对刺激产生 ACTH 反应，而 ACTH 非依赖性高皮质醇症患者则不会产生反应 [19, 29]（图 103-4B）。

在过去，如用甲吡酮刺激或用大剂量塞米松抑制试验来区分肾上腺和垂体库欣综合征，但特异性欠佳限制了其临床使用，关于大剂量低塞米松抑制试验的临床应用价值也一直存在争议（见下文）。

（三）库欣综合征肾上腺性病因的鉴别诊断

鉴于腺瘤、腺癌和肾上腺增生在生化和临床特征上有很大范围的重叠，肾上腺性库欣综合征的病因通常经由肾上腺成像（另见于第 106 章）证实。激素测定提供了有用的附加信息，但是很少能证实确定的诊断。遗传性病因，如 PPNAD 或 MAS，也可能根据综合征的典型特征发现（例如，分别有雀斑或黏液瘤及纤维性骨发育不良，见后文）。

（四）类固醇标志物

1. 硫酸脱氢表雄酮　血清硫酸脱氢表雄酮（DHEAS）测定有助于肾上腺良恶性肿瘤的鉴别。但并没有一个特定的临界值可以保证绝对的诊断准确性，在肾上腺皮质腺瘤引起的库欣综合征，尤其是儿童患者中，年龄和性别调整后的 DHEAS 水平较低，而肾上腺癌（图 103-5）中 DHEAS 水平明显升高，[17, 30] 这一现象背后的机制是：一方面，DHEAS 是一种依赖 ACTH 的雄激素，分泌皮质醇的肾上腺皮质腺瘤患者正常肾上腺受到 ACTH 抑制会导致 DHEAS 分泌减少；另一方面，恶性肿瘤中类固醇生成效率低下，导致多种类固醇释放，其中包括 δ-5 类固醇如 DHEAS。值得注意的是，在切除分泌过多的肾上腺术后长达 8 年时间内，DHEAS 水平都有可能保持在抑制状态 [31]。这与 ACTH 和皮质醇分泌的恢复期不同，后者通常在手术后 12~18 个月可恢复，表明肾上腺 DHEAS 和皮质醇调节通过不同途径完成。网状区对 ACTH 缺乏的敏感性增强和萎缩性肾上腺中 17, 20- 裂合酶的优先抑制可能是其原因。

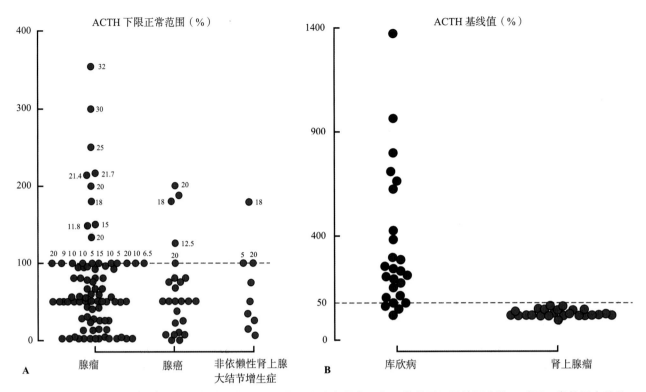

▲ 图 103-4　A. 肾上腺库欣综合征患者血浆 ACTH 水平的分布值表示为正常范围下限的百分比。对于正常范围内的值，靠近各个点的数字表示使用不同分析方法测量的 ACTH 绝对浓度（pg/ml）。B. 以肾上腺结节为表现的库欣综合征患者对 CRH 刺激的促肾上腺皮质激素反应（% 基线值）

引自 Invitti C，Pecori Giraldi F，de Martin M，Cavagnini F. Diagnosis and management of Cushing's syndrome：results of an Italian multicentre study. Study Group of the Italian Society of Endocrinology on the Pathophysiology of the Hypothalamic-Pituitary-Adrenal Axis. *J Clin Endocrinol Metab* 84：442，1999.

2. 睾酮和雄烯二酮　分泌皮质醇的肾上腺皮质腺瘤的男性患者血浆睾酮水平在正常范围的较低百分位数范围内，体现了睾酮抑制（图 103-5），这一抑制效应在切除肾上腺皮质腺瘤后增加[32]。有报道称，分泌皮质醇的肾上腺皮质腺瘤的女性患者睾酮水平正常（图 103-5）。在分泌皮质醇的肾上腺皮质腺瘤的男和女患者中，雄烯二酮水平通常较低或正常[30]。相反，在肾上腺癌中，当肿瘤中下游类固醇生成酶受损时，患者的雄烯二酮和睾酮水平都很高（图 103-5），尤其是 21- 羟化酶和 11β- 羟化酶受损，导致孕酮或孕烯醇的积累，这些前体转经 17，20- 裂合酶催化。累积的 DHEA 可转化为雄烯二酮，进而转化为睾酮。事实上，在肾上腺肿瘤患者中检测到睾丸激素或雄烯二酮的升高有助于肾上腺癌的诊断[30]。在患有肾上腺癌的儿童中，常表现为库欣综合征伴男性化，睾酮、雄烯二酮和 DHEAS 水平极高[17, 30]。

3. 17- 羟孕酮和 11- 脱氧皮质醇　这两种皮质

醇前体在良性皮质醇分泌的肾上腺病变患者中通常正常，在恶性肾上腺皮质肿瘤中升高[17, 30]。然而，上述激素水平正常不能排除肾上腺皮质癌。

4. 尿类固醇谱　皮质醇增多症的特点在于皮质醇及其主要代谢物（如四氢皮质醇、四氢 -11- 脱氧皮质醇、四氢可的松、衍生皮质醇和皮质醇）在尿液中的排泄过多（见第 97 章）。此外，皮质醇代谢旁路途径，如 6β- 羟基化，被激活以代谢过量的皮质醇。在产生皮质醇的腺瘤中，类固醇合成正常，只有少量的类固醇级联早期产物通过尿液排出[33, 34]。相反，在肾上腺皮质癌中，类固醇前体蓄积，3β- 羟类固醇、去氧化皮质酮、孕三醇（17- 羟孕酮代谢物）在尿液中含量增加[33]。尿中 3β- 羟基 -DHEA 代谢物，如 16α-DHEA、雄烯二醇和雄烯三醇，以及雄烯二酮衍生产物，如本胆烷醇酮、雄酮和二氢雄甾酮（图 103-6），在肾上腺皮质癌中含量较高[34]。除了这些早期类固醇合成产物的代谢物外，由于 11β- 羟化酶缺乏，皮质醇底物的

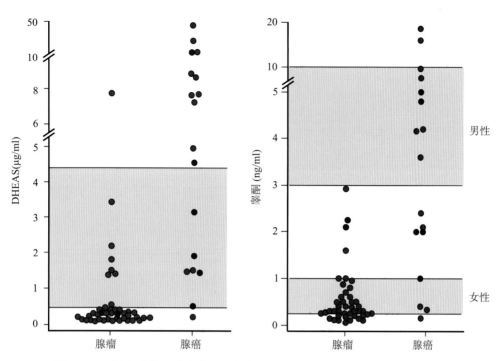

▲ 图 103-5　肾上腺皮质腺瘤或肾上腺癌所致库欣综合征患者的 DHEAS 和总睾酮水平
红色圆圈：女性；蓝色圆圈：男性。阴影区域表示正常范围

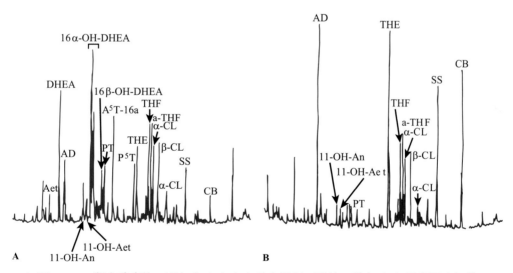

▲ 图 103-6　肾上腺癌的 6 岁女孩（A）与年龄和性别匹配的正常人（B）尿类固醇色谱图

An. 雄酮；Aet. 乙酰胆碱酯酶；A⁵T. 雄类固醇 -3β，16α，17β- 三醇；PT. 孕三醇；P⁵T. 孕甾醇 -5- 烯 -3β 羟基；THE. 四氢可的松；THF. 四氢皮质醇；a-THF. 异四氢皮质醇；CL. 皮质醇；AD、SS、CB. 内标（引自 Homoki J, Holl R, Teller, WM. Urinary steroid profiles in Cushing's syndrome and tumors of the adrenal cortex. *Klinische Wochenschrift* 65：721，Figure 1，1987. © Springer 版权所有。）

代谢物四氢 –11- 脱氧皮质醇在肾上腺皮质癌中也特征性增加[34]。通过气相色谱 – 质谱法对尿中类固醇成分的研究可以明确类固醇排泄模式，但排泄类固醇的变异性大、随时间变化影响了其在临床上的常规应用。

（五）大剂量地塞米松抑制试验

无论是良性还是恶性肾上腺肿瘤，每 6h 口服 2mg 地塞米松 2d 后，均不能抑制 UFC 的分泌；抑制的临界值是相对基线水平 UFC 下降 50%。PPNAD

患者在大剂量地塞米松试验中 UFC 通常表现出明显的反常升高[22]。这项试验在肾上腺库欣综合征的病因鉴别中缺乏诊断确定性，部分肾上腺皮质腺瘤患者在服用 8mg 地塞米松 2d 后，UFC 水平也会增加[19, 22]。测试当天应进行肌酐清除率评估，以排除肾小球滤过率不同的影响。恶性肿瘤患者行大剂量地塞米松实验时后，皮质醇水平也可能出现反常的升高[35]，因此，只有在影像学检查缩小了良性肾上腺病变的可能的诊断后，才行此项检查。

（六）刺激异常肾上腺受体

如果病史提示皮质醇升高且存在特定情况（如妊娠、进食状态）或有 AIMAH，这些检测有助于诊断。详细讨论请参阅"非 ACTH 依赖性肾上腺增生"一节。

（七）影像学

腹部 X 线、超声、计算机断层扫描（CT）和磁共振成像（MRI）均可用于肾上腺检测，放射碘标记的胆固醇闪烁显像和肾上腺特异性正电子发射断层显像（PET）则可进行肾上腺肿物的功能评估。肾上腺库欣综合征者很少使用动脉造影和 CT 引导下活检等其他方法检测（详细讨论见第 106 章）。

肾上腺库欣综合征的影像学检查目的在于确定病变形态及周围毗邻关系，并提供对组织性质和功能进行评估。此应注意鉴别其他肾上腺病变，如无症状嗜铬细胞瘤、转移瘤、碰撞瘤及副脾[36]。与肾上腺病理学相同，影像检查通常可以明确病变，多数情况下 CT、MRI 和闪烁显像是必要的检测手段。CT 平扫和 MRI 是一线筛查手段，可明确良性病变。如果高度怀疑恶性肿瘤，可以进行化学位移磁共振成像以确定诊断并进行病变分期。需要注意的是，CT 和 MRI 可提供形态学证据，但不能区分病变有无功能。

1. CT　CT 在肾上腺影像学检查中非常重要，它可以展示腺体病变的位置、形态和组成。腹膜后脂肪为识别肾上腺提供了一个理想的背景密度。肾上腺边缘通常是直线或略有弧度，任何凸出结构都提示潜在病变可能。肾上腺大小测量的临床价值有限，其很大程度上取决于腺体的位置。

肾上腺皮质腺瘤、癌和结节增生在平扫薄层（3～5mm）CT 扫描中很容易被发现。肾上腺皮质腺瘤通常表现为较小（＜3cm）的密度均匀的类圆形，边缘光滑，周围有薄的包膜（图 103-7A）。鉴于透明致密细胞类固醇含量高，肿物的密度通常接近水的密度，CT 值低于 10Hu 是腺瘤的特点[12, 36]。黑色细胞腺瘤的密度比透明细胞黄色腺瘤稍高[37]。在进行增强检查时，注射对比剂后整个病灶均匀强化，随后迅速洗脱；增强 CT 无法进行良恶性肾上腺瘤的鉴别，但可明确如转移瘤的鉴别。未受累的腺体通常大小正常或偏小。

肾上腺皮质癌通常表现为大的（＞6cm）、不规则形状的病变，软组织密度不均匀（＞20Hu）和斑片状强化。病变的边缘通常模糊、只有很少肿瘤有明确的边界。肿块的不均一性是由于肿瘤内坏死、囊性变或钙化所致。钙化虽然在肾上腺癌中极

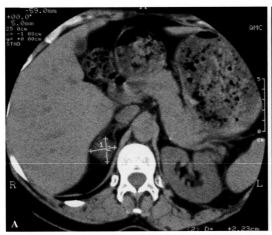 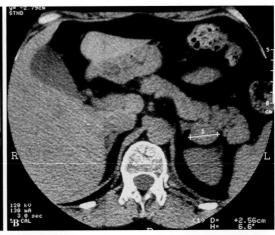

▲ 图 103-7　肾上腺皮质分泌腺瘤的 CT 扫描（A）肾上腺结节样增生（B）。后者表现为左侧结节和两侧腺体肿大

为常见，但也可能出现在变性的腺瘤中，不具备特异性。诊断肾上腺癌通常通过局部浸润（下腔静脉浸润、淋巴结肿大）或转移完成。病变的大小既往认为可以区分良恶性病变，但越来越受到质疑；大腺瘤（＞6cm）和小肿瘤（＜3cm）并不少见。CT和MRI可能低估病变的大小达20%[38]。

在AIMAH患者中，CT扫描通常显示突出的腺体，有或没有多个大结节。巨大结节性增生是其特点，由于腺体明显增大，双侧肾上腺可见多个大结节（＞1cm）（图103-7B）。亦有单侧腺体受累的病例。小结节样肾上腺增生症中，腺体轻微增大，甚至无法与正常腺体区分。肾上腺平扫对ACTH非依赖性库欣综合征可提供间接诊断依据。

PPNAD患者的肾上腺影像学表现从正常外观、单侧或双侧肾上腺轻微增大，到单侧或双侧微小结节均有可能发生[10, 39]。大结节较少见，多见于25岁以上的患者[39]。PPNAD的一个典型特征是腺体的"结节状"外观和不规则轮廓，很可能是由于结节间萎缩导致的"串珠状"外观所致[12, 39]。

2. 磁共振成像　由于脂质组织中氢离子含量丰富，MRI很容易显示正常肾上腺和肾上腺肿块。除了可以显示良性或恶性肾上腺皮质肿瘤典型特征的截面外（见上文），MRI还可以通过T_2信号强度和弛豫时间、动态灌注或化学位移反相位等技术评估脂质含量和软组织特征。肾上腺皮质腺瘤在T_1和T_2加权序列上分别与肝脏呈等信号/轻度高信号，而肿瘤在T_2加权图像上可能出现异常高信号[36]。钆增强后，与良性病变的快速洗脱不同，癌组织呈明显增强和延迟洗脱表现。化学位移成像可以显示富含脂质组织的异相图像信号丢失，用于区分腺瘤和转移瘤，但不能区分腺瘤和癌，两中病变均可表现为出信号强度衰减。总之，尽管有部分特征性改变，MRI仍不能准确区分腺瘤和癌[16]。在肾上腺癌患者中，MRI能够沿矢状面和冠状面显示肿块，并明确其解剖边界、对周围器官的浸润范围。出于安全性考虑，磁共振成像是诊断妊娠期和儿童库欣综合征的首选方法，即使没有腹膜后脂肪作为背景衬托，它仍然可以很好地显示腺体。但儿童患者一般很难配合MRI对受检者检查时间长且保持身体不动的要求。

3. 肾上腺闪烁显像　CT的应用使肾上腺闪烁显像由既往肾上腺疾病诊断的核心地位转变成为辅助性的手段。肾上腺摄取量的评估曾经是肾上腺疾病诊断的标准步骤，它为区分ACTH依赖型和ACTH非依赖型库欣综合征提供依据。目前，肾上腺闪烁显像主要用于鉴别腺瘤和增生，以及肾上腺切除术后异位肾上腺组织或肾上腺残留的罕见病例。肾上腺闪烁显像依赖于肾上腺皮质捕捉和积累放射性标记胆固醇的能力。示踪剂通常选择^{131}I-19胆甾醇或其衍生物^{131}I-6β-碘甲基-19-去甲胆固醇（NP59），后者在肾上腺较前者有5倍的蓄积能力，可以提供更清晰的肾上腺图像[75]，Se-6β-硒甲基-19去甲胆固醇主要在欧洲地区使用。^{131}I闪烁显像前可以使用Lugol碘滴定或含有碘化钾的导泻药术前准备以减少甲状腺摄取和肠道背景信号。扫描在示踪剂注射后48h内完成，但给药后7～10d仍可进行数据采集。

肾上腺闪烁显像可以提供定量和定性的肾上腺功能数据。良性肾上腺皮质激素增高症患者的放射性标记胆固醇摄取量高于正常人，通常为给药剂量的0.7%，而正常人一般为0.3%[41, 42]（图103-8A）。这提示虽然肾上腺功能亢进，但并不能绝对肯定皮质醇分泌过多，患者的肾上腺功能指数与皮质醇分泌量并没有直接的相关性[41]。

Gross等提出，闪烁显像可产生多种摄取模式并提供定性数据，这对于有局部类固醇分泌病变有很大帮助（如表103-1所示）。肿块部位对于同位素标志物的摄取和分泌可证实其类固醇产生的功能活性，这一表现是良性肾上腺皮质腺瘤的特点[43]（图103-8B）。肿瘤自主产生的皮质醇对ACTH分泌的负反馈调节可抑制对侧腺成像。肾上腺黑色瘤偶尔可出现假阴性结果，这可能与瘤体细胞脂质含量较低有关[44]。在肾上腺皮质癌病例中，由于癌细胞本身类固醇分泌功能不健全、不能蓄积示踪剂，通常患者的双侧肾上腺均不显影，但一些高分化肾上腺皮质癌和罕见的高级别恶性肿瘤可能会积聚示踪剂，表现出特征性或非特异性的影像。由于非肾上腺肿瘤内残留的皮质实质受瘤体压迫而无法显示，恶性肾上腺肿瘤也可能显示出均一的示踪剂摄取[35, 45]。因此，尽管双侧肾上腺未显影高度提示恶性肿瘤，但均一的示踪剂摄取并不一定代表良性病变。另外，在肿瘤患者中，示踪剂闪烁显像可以

表 103-1　肾上腺闪烁显像的摄取模式

专一性	病变一侧摄取，而对侧腺体不显影
普遍性	肿瘤不对称摄取，对侧腺体也显影
对称性	两侧腺体摄取相当
不协调性	肿物侧摄取减低或无摄取
双侧都不显影	双侧都无摄取

显示转移灶，提供宝贵的术前信息。

对于 ACTH 非依赖性库欣综合征且肾上腺影像明显正常的患者，闪烁显像对定位病变和确定病因诊断至关重要[43]。对于 CT 或 MRI 未确认的罕见肾上腺皮质腺瘤病例，闪烁显像可以为外科治疗勾勒正常肾上腺组织轮廓。此外，闪烁显像可识别出不典型腺瘤或未被识别的肾上腺病变[46]。双侧对称或稍不对称的同位素摄取是肾上腺增生的特征（图 103-8C）和 PPNAD[10]，肾上腺造影可能是准确诊断的唯一方法。AIMAH 和 PPNAD 都可能表现为腺体正常 / 轻度增大或单侧 / 双侧结节，这需要与肾上腺皮质腺瘤鉴别[47]。然而，闪烁显像本身并非绝对准确，肾上腺增生或发育不良的患者也可表现为双侧肾上腺不显影[47]，PPNAD 患者中也可存在单侧摄取显像[10]。

闪烁显像可用于诊断肾上腺切除术后肾上腺库欣综合征或库欣综合征病复发，定位功能亢进的肾上腺残余组织。

4. 肾上腺静脉取血　肾上腺静脉取血只在有经验的机构进行，用于明确高水平醛固酮的来源（见 108 章），在肾上腺库欣综合征诊断中已很少进行。对于那些高度怀疑单侧功能性病变的双侧肾上腺肿物患者中，此项技术可能是肾上腺闪烁显像的替代方案[48]；但仍需要大规模的研究来验证其在肾上腺库欣综合征中的价值。

5. 正电子发射断层摄影术　全身正电子发射断层显像术（PET）是肾上腺皮质癌的辅助检查之一，用于发现和监测转移灶。PET 联合或不联合 CT 和 [18]F– 氟脱氧葡萄糖（FDG）扫描是恶性肿瘤糖酵解增强的经典标志物，在术前和随访过程均有助于肿瘤转移的鉴别，肿瘤组织和转移瘤中 FDG 呈高摄取[49]。虽然肾上腺皮质腺瘤和增生有时会产生阳性扫描结果，但大样本研究已证实了其区分癌和腺瘤的价值。肾上腺皮质特异性示踪剂，如 [11]C– 或 [123]I–美托咪酯或 [18]F– 乙基酯，等与 11β– 羟化酶结合的试剂已用于检测肾上腺皮质肿瘤及其转移；但它们不能区分良性和恶性肾上腺皮质病变。与 ^{18}F-FDG PET 相比，该手段主要用于确定肾上腺病变组织来源；嗜铬细胞瘤、转移瘤和非肾上腺肿物的扫描结

[131]I–19– 碘胆固醇的总吸收（%）

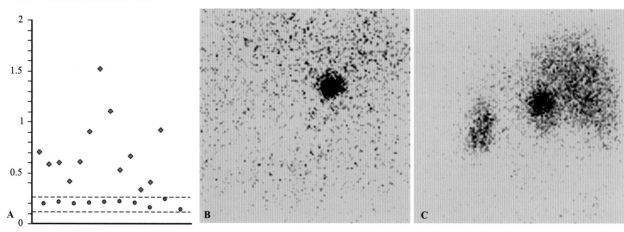

▲ 图 103-8　A. 正常受试者（○）和库欣综合征（◇）患者的 [131]I–19 碘胆固醇总肾上腺摄取量。虚线描述了平均值 ±2 SD；B 和 C. 2 名原发性肾上腺疾病引起的非 ACTH 依赖性库欣综合征患者的显像扫描。图像是注射 [131]I–19– 碘胆固醇后 1 周获得的后位图

B. 右侧肾上腺皮质腺瘤的专一摄取；C. 大结节性肾上腺皮质增生症患者的不对称摄取（由 Ospedale Maggiore, Milan, Italy. Dr. Eugenio Reschini 提供。图 A 改编自 Ortega D, Foz M, Doménech-Torné FM, Tresánchez, JM. The diagnosis of Cushing's syndrome using [131]I-19-iodocholesterol uptake and adrenal imaging. *Clin Endocrinol* 13：148, 1980.）

果呈阴性[49]。

6. 肾上腺影像学解释　肾上腺库欣综合征可表现为正常腺体、单侧或双侧肿物或均匀增大的肾上腺。CT 扫描阴性可排除腺瘤性或恶性病变，可发现小结节增生或结节性异型增生，后者在年轻患者中更可能出现。双侧腺体肿大、无明显结节通常出现与肾上腺增生和肾上腺发育不良的病例中。单侧肾上腺肿物需要鉴别其良恶性，但在缺少特征性改变的病例中，通过影像学鉴别其性质非常困难。良性单侧肿物最有可能是肾上腺皮质腺瘤，但不能完全排除 AIMAH 结节或结节性发育不良，需要进行肾上腺闪烁显像来明确单侧或双侧病变。双侧肾上腺良性肿物主要出现于肾上腺大结节样增生，部分是 PPNAD 的表现，双侧肾上腺皮质腺瘤的可能性较小，但不能排除[50]。双侧癌极为少见[51]。

五、肾上腺皮质醇分泌病变的病理

导致库欣综合征的肾上腺病变来自肾上腺皮质束状带。肾上腺位于腹膜后，肾脏的正上方和前方。肾上腺平均重量为 5～6g，长约 4cm，宽约 2.5cm，厚 4～6mm。左侧肾上腺通常比右侧肾上腺大，通常呈现尾状。男性的肾上腺比女性稍大。肉眼观察肾上腺为淡黄色，呈三角形或半月形。腺体被丰富的腹膜后脂肪包围，紧密包裹在一个由许多血管和纤维分支穿过的纤维囊中。除了左右肾上腺外，副肾上腺可能隐藏于腹膜后结缔组织内，或者隐匿于远处器官如性腺内。肾上腺皮质是位于被膜和肾上腺髓质之间的腺体的外部部分。肾上腺皮质有 3 个不同的区域，每个区域都有不同的立方上皮细胞排列。束状带是最占优势的结构，由大而富含脂质的细胞组成，即透明细胞，排列成放射状。透明细胞有丰富的无颗粒内质网和发育良好的线粒体，这两个细胞器为类固醇产生所必需。外层球状带由排列在小泡结构中的高颗粒细胞组成，而内层网状带则以致密细胞的不规则巢状结构为特征，脂质含量低，富含脂褐素颗粒。肾上腺皮质受自主神经系统支配，神经末梢直接与皮质细胞相连，并影响皮质细胞的功能。

肾上腺库欣综合征患者可发现 4 种主要病变：结节（孤立或位于增生的肾上腺中）、腺瘤、癌和结节性发育不良。区分增生结节和腺瘤、腺瘤和癌，不仅需要仔细的病理检查，还要仔细检查其周围的肾上腺组织（表 103-2）。

增生性结节通常与腺瘤的区别在于以下特征：直径＜ 1cm，呈椭圆形或圆形，均匀的透明细胞聚集在束状带或网状带样结构中，罕见的平滑细胞巢或线状结构，纤维血管小梁发育良好[52, 53]，结节通常每个腺体多于 1 个，边界清楚但没有包膜，邻近组织正常或增生。相反，腺瘤通常为直径＞ 1cm 的圆形或椭圆形病变，细胞群不均匀，包含透明和致密细胞，呈不规则条带带或小泡形。腺瘤通常为单一的包裹性病变，周围有萎缩和压缩的皮质结构。增生性结节和腺瘤性病变周围有丰富的窦状血管网和扩张的细胞间隙，内含发育良好、大小不一、形态各异的线粒体和早期滑面内质网。增生结节和腺瘤通常表现为黄色、富含脂质的病变，偶尔由致密细胞和富含脂褐素颗粒，形成黑色结节或所谓的黑色腺瘤[37, 53]。在 AIMAH 患者中，肾上腺病理改变取决于病变的病程和严重程度。患者可表现为巨大的肾上腺（500g），正常结构被大而多发的黄色或黑色结节破坏，部分病变可大至 7cm，周围有结节间增生。偶有病变表现为肾上腺轻度肿大，伴多个小结节（小结节性增生），或者仅有单侧腺体受累，呈一个或多个结节外观（单侧增生）。在库欣综合征患者的同一肾上腺中可同时出现增生性结节和腺瘤[53]，双侧腺瘤或同侧腺体的多发性腺瘤[54, 55]。在这些情况下，结节或腺瘤可能表现出不同的细胞组成（如透明或致密的细胞）和分泌状态（高分泌或非分泌），并在不同的时间点影响两个腺体。事实上，双侧腺瘤和增生性结节的出现可间隔数年[56]。

PPNAD 是双侧结节性病变特殊类型，这种情况下，肾上腺外观缩小或正常，被多个小而黑的结节（直径从 1～2mm 至 3cm）占据，其中含有大量色素沉着的颗粒状嗜酸性细胞（很少是透明细胞）。色素颗粒含有脂褐素和神经黑色素[18]。结节边界清晰，但没有包膜，周围皮质组织萎缩，这是与双侧肾上腺增生的主要区别。病变通常位于肾上腺皮质深处，几乎横跨皮质 - 髓质交界，而残存的腺体可能缺少正常的分带形态[10]（图 103-9）。部分结节可出现结节内或周围淋巴细胞浸润（主要是辅助 T

表 103-2　肾上腺病变的组织学特征

	增 生	结 节	腺 瘤	腺 癌
大小	<1cm	1cm~3cm	>1cm	>3cm
形状	圆形	圆形、卵圆形	圆形、卵圆形	不规则
每侧数量	多于1个	多于1个	单个病变	单个病变
排列结构	束状	束状或网状	索状或肺泡样	片状、弥漫
细胞群	同质	同质	异质	明显异质
色素沉着	有	罕见	罕见	异常
核异型性	无	无	偶见	常见
退行性变	无	无	罕见	常见
坏死	无	无	罕见	常见
边界	界清	局限	有包膜	大多无边界
结缔组织	淋巴样浸润性髓质增生	纤维血管小梁	不规则	粗大纤维带
病变外皮质	萎缩	正常或增生	被压缩、萎缩	正常或被压缩
浸润	无	无	罕见	血窦、血管、肾上腺包膜

细胞），以及髓样脂肪瘤[57]。与皮质肿瘤一样，病变神经内分泌标志物如突触素和神经元特异性烯醇化酶等染色阳性[58]。少数情况下，结节呈单侧肾上腺肿物，罕见情况下表现突出的结节、肾上腺肿大，其表现类似于肾上腺大结节增生。PPNAD 患者也可出现其他共存的肾上腺病变（如肾上腺皮质腺瘤、肾上腺癌）[59, 60]，它们与 PPNAD 的病理生理学联系仍有待明确。

如果肾上腺肿瘤表现出典型的恶性特征（"间变性癌"），如坏死、出血、大量核分裂相和细胞核异型性，并伴有局部或血行播散，则可诊断为肾上腺癌。但由于间变性癌组织类固醇生成效率低下，而激素前体物质缺乏典型的生物活性，大多数情况下库欣综合征是"高分化癌"的表现。高分化癌和肾上腺皮质腺瘤的区别取决于不同病理评分，最常用的是 Weiss[61]、Hough[62] 和 van Slooten[63] 评分系统（见第 107 章）。这些诊断评分基于肿瘤的组织学特征[63]，如坏死、结构改变、核异型性、染色程度、有丝分裂和不典型有丝分裂、核仁外观、细胞质空泡化、细胞多形性、纤维化、包膜和血管侵犯等。Hough 评分系统还包含肿瘤的重量和临

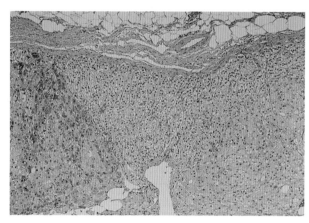

▲ 图 103-9　PPNAD 病理
2 个结节被结节间萎缩皮质隔开，结节周围无包膜、无髓性脂肪增多症表现（由 Dr. Aidan Carney, Mayo Clinic, Rochester, Minnesota 提供。）

床 / 内分泌特征（即 17- 酮类固醇的分泌能力和对 ACTH 的反应、库欣综合征伴或不伴男性化、体重减轻）[62]。虽然这些系统被广泛使用，但没有任何一个评分系统具有诊断确定性，恶性肿瘤的诊断仍然依靠局部浸润或转移评估。具有临界病理分级的良性病变应密切随访，由于已有先例报道切除腺瘤或腹膜病变后同一部位出现恶性肿瘤，目前对是否

存在"良性肾上腺皮质腺瘤"仍有争议 [64, 65]。超微结构检查通常可发现病变部位脂质耗竭，并有线粒体和滑面内质网结构改变。免疫组织化学可通过 p53 表达、MiB-1 或 Ki-67 标记、AgNOR 计数、MHC Ⅱ 类抗原的表达和 c-myc 的细胞内分布等区分良性和恶性病变，但由于肿瘤表型不均一性及良恶性病变的表型重叠，准确除外恶性病变非常困难 [66]。同样，DNA 倍体分析、比较基因组杂交、候选基因突变或差异表达（最显著的是 IGF-Ⅱ，见"肾上腺肿瘤的发病机制"）在腺瘤和癌之间存在明显差异，但是仍然没有任何一种方法能确保绝对的诊断准确性。因此，仍应对良性病变长期随访，以便及时发现恶变迹象。

肾上腺皮质肿瘤的几种变体与库欣综合征有关。黏液样肾上腺皮质腺瘤或癌可观察到 Alcian 蓝染色阳性的无细胞黏液物质中树枝状排列的多边形嗜酸性细胞 [67]，嗜酸性肾上腺肿瘤通常较大，由富含线粒体的嗜酸性细胞组成，呈良性无功能性病变 [68]。合并肾上腺皮质腺瘤的髓样脂肪瘤中可观察到皮质、髓质和脂质细胞混杂特征，也可表现为库欣综合征 [69]。更复杂的病变是混合性皮质髓质瘤，肿瘤中皮质细胞与嗜铬细胞混杂，患者可出现皮质醇和儿茶酚胺均分泌过多 [70]，部分皮质肿瘤还伴有神经内分泌分化的特点 [71]。在后一种情况下，恶性或良性肾上腺皮质细胞具有神经内分泌特征，出现致密颗粒、突触素和神经元特异性烯醇化酶染色阳性，肿瘤可大量分泌包含 ACTH 在内的各种肽类激素 [28]。尽管有恶性色素病变的报道，肾上腺色素性病变通常是良性的 [即 "黑色腺瘤"（PPNAD）] [72]。皮质醇分泌性腺瘤和皮质癌在分别出现于同一患者的两个肾上腺 [73] 及双侧肾上腺癌 [51] 亦有个案报道。病变可同时累及球状带和束状带，出现分泌醛固酮和皮质醇的腺瘤 [74]。肾上腺残余组织也可发生分泌类固醇的肿瘤 [75]。总的来说，肾上腺皮质肿瘤通常表现出明显的良性或恶性特征，但偶尔也可能出现各种病理类型的组合，这使得准确病理诊断具有很大的挑战性 [76]。

六、肾上腺肿瘤的发病机制

第 107 章将详细讨论导致肾上腺皮质肿瘤发生的机制；这里将简要回顾这一问题，重点讨论分泌

皮质醇的肾上腺肿瘤的特点。

最近的研究表明，从多克隆增殖到多克隆或单克隆腺瘤性病变，以及单克隆恶性增殖，是多步骤过程。这一过程符合 Knudson 提出的两次打击假说，在同一肾上腺病变的不同阶段表现明显 [77, 78]，此外，克隆性、染色体改变和增殖动力学的遗传异质性是 3 个肾上腺病变的特征性过程，三者之间不存在明确的分界。也有实施证明腺瘤和癌存在共同起源持，即在良性和恶性病变中存在相同的染色体区域受累。在染色体 17、4、5、9、1、2 和 11 号染色体上已经分别鉴定出了癌基因（染色体获得位点）和抑癌基因（染色体丢失位点）的基因座位。杂合子缺失或遗传缺陷常出现在 11p15.5（IGF2/H19/CDKN1C 位点）、17p13（TP53 位点）、11q13（MEN-1 位点）、13q（视网膜母细胞瘤基因 RB1 位点）、9p（CDKN2A 位点），在 1p（神经母细胞瘤候选基因 NBL1 位点）和 3p（von Hippel-Lindau 基因 VHL 位点）也发现了出现频率较低的突变。值得注意的是前两种突变常见于肾上腺恶性肿瘤，被认为是肾上腺皮质肿瘤发生的关键事件（见第 107 章）。此外，在 Beck-with-Wiedemann 和 Li-Fraumeni 综合征中，IGF-2 和 p53 突变均表现为肾上腺皮质肿瘤。在巴西南部，生发性 TP53 突变与肾上腺癌易感性有关，巴西南部是儿童肾上腺癌高发区，可能与生殖系突变有关 [79]。在肾上腺肿瘤中，常可观察到 Wnt/β-catenin 信号通路的组成性激活及类固醇生成因子 1（SF-1）的过度表达和抑制素 / 激活素复合物 [16]。其他内分泌组织并未发现与肿瘤发生有关的基因突变（如 G 蛋白质类，ras）[66]，或者皮肾上腺质特异性基因，如 21- 羟化酶基因 CYP21A2 和 ACTH 受体基因突变 [80]。肾上腺肿瘤和肾上腺增生病变中可以检测到参与 Carney 复合物的基因 PRKAR1A 的体细胞突变，及其基因座 17q22-24 的杂合性丢失 [81, 82]，蛋白激酶 A 亚基 [83] 和磷酸二酯酶活性的改变 [84]，提示 cAMP 通路广泛参与肾上腺皮质疾病的发生发展。

七、遗传性家族综合征

肾上腺皮质肿瘤可发生在许多遗传综合征中，如 1 型多发性内分泌瘤病、MAS、家族性瘤性息肉

病和 Carney 综合征。

（一）多发性内分泌腺瘤病 1 型

MEN-1（Wermer 综合征）与肾上腺肿瘤相关系，肾上腺癌常存在 menin 基因 11q13 位点的杂合性丢失。然而，在分泌皮质醇的散发性肾上腺皮质肿瘤中未观察到 *MEN-1* 基因本身的突变。相反，高达 60% 的 MEN-1 患者表现为肾上腺病变，多为结节性和弥漫性增生、腺瘤，极少为癌[85]。病变多为非分泌性病变和双侧病变。然而，MEN-1 患者的库欣综合征表现主要与垂体 ACTH 分泌腺瘤有关，其肾上腺病变很少出现皮质醇升高[86]。

（二）McCune-Albright 综合征（MAS）

1937 年 Albright 首次描述了伴有骨质病变、皮肤色素沉着和性早熟的临床综合征，与该综合征相关的内分泌异常谱逐渐被认识，这一综合征包括了甲状腺、甲状旁腺、垂体和肾上腺疾病。肾上腺库欣综合征在不到 10% 的 MAS 患者中发生，通常发生罕见出生后的第一年，甚至可能出现于性早熟和纤维性发育不良之前[87]。肾上腺组织学通常显示双侧结节性增生[88]，少有腺瘤；尸检结果也提示了这些病变在患者生前很少出现类库欣病特征。MAS 由刺激性鸟嘌呤核苷酸结合蛋白（Gsα；*GNAS1*）的早期突变引起，该突变在 MAS 患者和肾上腺库欣综合征患者包括肾上腺在内的多个组织中可被检测到[11]。相反，*GNAS1* 突变常出现于散发性皮质醇分泌性肾上腺皮质腺瘤的患者[89]。在没有其他 MAS 特征的双侧肾上腺增生库欣综合征成年患者中也有 *GNAS1* 突变的报道[90]，提示其突变激活与肾上腺增生有关（见"特殊临床情况 – 儿童"一节）。

（三）家族性瘤性息肉病

这种常染色体显性遗传性疾病患者表现为全结肠腺瘤性息肉和各种结肠外表现，包括纤维瘤、骨瘤、色素性视网膜病变和肾上腺皮质肿瘤。肾上腺皮质病变包括腺瘤、双侧结节性增生，个别患者表现为肾上腺癌，且大多为非分泌性病变[91]。库欣综合征在典型的家族性瘤性息肉病及其变种病变 Gardner's 综合征中罕见[92]，家族性瘤性息肉病与位于 5 号染色体上的大肠腺瘤性息肉病（*APC*）基因的突变有密切关系，通常发生失活突变伴有正常等位基因丢失。*APC* 基因的失活导致 β- 联蛋白的降解减少，而 β- 联蛋白是肾上腺肿瘤发生的一个新发现的致病因素[93]。APC 体细胞突变已在许多人类肿瘤中被检测出，但迄今为止尚未在散发性肾上腺皮质肿瘤中检测到该突变。

（四）Carney 综合征

Carney 综合征是目前唯一遗传缺陷明确的库欣综合征病因。两组研究人员的深入研究确定了 2 号染色体短臂和 17q24 两个可能的基因座位，并发现了蛋白激酶 A 调节亚单位 1α 存在失活突变[94]，后面将展开对此的详细讨论（见"原发性色素性结节性肾上腺发育不良"）。

八、肾上腺病变中的类固醇生成酶

多个研究评估了肾上腺库欣综合征的类固醇生成情况。肾上腺体标本中的皮质醇的浓度是正常腺体的 2~50 倍或更高[95]。类固醇生成通常不受其主要终产物皮质醇的抑制，但特定的类固醇酶在分泌亢进的肾上腺中可能作为限速酶存在，具体受累的酶的种类及其活性变异度非常高。类固醇生成酶的检测发现，分泌皮质醇的腺瘤中常可发现 CYP21（即 21- 羟化酶）和 CYP17（即 17α- 羟化酶）合成和活性增加[95, 96]。有报道称，除了皮质醇外，产生雄激素的腺瘤中可检测到 20 裂合酶活性增加，这可能是细胞色素 b₅ 表达增加的结果[97]。在分泌皮质醇的肾上腺皮质腺瘤中可以观察到，尽管程度低于 CYP17、CYP11B1，即 11β- 羟化酶表达增加[98, 99]，但是否伴有其酶学活性的增加仍有待进一步研究。在肾上腺癌中，肿瘤组织的皮质醇分泌大大减少[100]，特定的类固醇生成酶表达下降[101]。恶性细胞可能无法合成全部的类固醇生成酶解释了其类固醇生成无效的特点。在恶性肿瘤中，也有个案提示肿瘤组织的增生、类固醇生成酶表达增加、醛固酮或皮质醇生成过量[102]。皮质醇分泌效率降低也是肾上腺大结节性增生的一个特征[52]，类固醇生成酶的表达减少[103, 104]。相比之下，PPNAD 患者的肾上腺结节病变呈现出类固醇生成酶的免疫染色增强[103]。具有皮质醇分泌功能的肾上腺皮质腺瘤中，使皮质醇失活的 11β- 羟类固醇脱氢酶 -2 低水平表达、活性降低，可能起到部分调节机体总皮质醇水平的作用[105]。

九、肾上腺病变中类固醇合成的调控

在肾上腺库欣综合征时，皮质醇分泌独立于 ACTH 调控。然而，相当大比例的腺瘤及小部分肾上腺癌，在体内和体外都能维持一定的 ACTH 反应性，这种残存的 ACTH 敏感性在自主分泌皮质醇的肿瘤中的意义仍未明确。ACTH 受体（也称为促黑素 2 受体，MC2-R）表达于绝大多数分泌皮质醇的腺瘤，其表达量甚至高于正常肾上腺皮质组织[106, 107]，分泌皮质醇的肾上腺癌细胞的 MC2R mRNA 水平较低，可能是该位点去分化和杂合性丢失的结果[107]。ACTH 在皮质醇水平低时上调自身受体，在高皮质醇水平时存在相反的调控作用[108]，但在各种原因的库欣综合征中，未检测到 ACTH 受体 mRNA 和 ACTH 血浆水平之间的调控[107]。肾上腺皮质肿瘤细胞类固醇分泌通过激活蛋白激酶 C 和蛋白激酶 A-cAMP 途径实现。值得注意的是，ACTH 以外的因素，如儿茶酚胺和促甲状腺素，也可增加肾上腺肿瘤细胞的 cAMP 水平，这一现象在正常肾上腺细胞不存在[109]，提示肾上腺肿瘤组织中相关传导机制的特异性调控丧失。"非正常"受体激活类固醇合成是良性肾上腺增生的标志（见"ACTH 非依赖性肾上腺增生症"）。ACTH 是一种间接的肾上腺皮质有丝分裂原，可通过碱性成纤维细胞生长因子（bFGF）、胰岛素样生长因子 2（IGF-2）、表皮生长因子（EGF）和转化生长因子（TGF）α 或 β 等因子发挥作用[110, 111]。这些介质决定了 ACTH 的促生长作用，而在体外，ACTH 具有直接的抗有丝分裂活性[110]。N- 阿黑皮素原体（POMC）同样存在体内外的调控作用的差异，它可以诱导肾上腺增生[112]，但在 POMC 缺失的小鼠体内却没有促有丝分裂作用[113]。

需要指出的是，皮质醇可以调节自身合成。多项研究发现了这种超短负反馈调节，另一方面，皮质醇或地塞米松对 ACTH 刺激的皮质醇分泌存在允

许作用[114]。皮质醇对类固醇生成的直接调节作用可能由糖皮质激素受体本身介导，已有证据显示肾上腺内存在皮质激素受体和其下游基因的表达[115]。糖皮质激素受体在分泌皮质醇的肿瘤、增生性和色素性结节中表达水平类似[116]。

ACTH 非依赖性肾上腺增生

ACTH 非依赖性肾上腺增生是库欣综合征的原因之一[117, 118]。由于 ACTH 依赖性肾上腺增生（即库欣综合征病）的某些特征与 ACTH 非依赖性增生发生重叠，曾造成对肾上腺增生疾病分类的困扰；"大结节性 Cushin's 综合征"曾用于描述这类病变。随着病理学研究的深入[52]，以及明确了 ACTH 以外的因素也能够调节皮质醇高分泌这一事实[119-121]，肾上腺疾病有了更精确的定义和分类。考虑到其最常见临床的表现，目前使用症状的首字母缩写 AIMAH 描述这类疾病，即 ACTH 非依赖性肾上腺大结节增生症。

目前公认的 AIMAH 诊断标准是：双侧肾上腺增生，存在一个或多个无色素结节，ACTH 水平正常或降低[52, 119]。结节间组织萎缩[52]，正常甚至呈增生性改变[119, 121]。通常而言，腺体重量是正常腺体的 5 倍以上（20～120g），存在大而边界清楚的结节，肾上腺皮质结构严重紊乱（见"肾上腺皮质醇分泌病变的病理"）。结节的大小通常为 0.5～3cm，部分结节直径可达 10cm。结节由富含脂质的透明细胞组成，呈线状或巢状结构，其间散布岛状分布的脂质含量低的致密细胞[52, 122]，伴血管性髓样脂瘤和淋巴细胞浸润。病变通常不出现细胞和细胞核的多形性缺失。与传统观点不同，AIMAH 患者可表现为单侧大结节增生或弥漫性双侧肾上腺增生[119, 123]。

肾上腺体积增大程度常与其轻微的临床表现形成鲜明对比，这也提示该病的肾上腺皮质细胞激素生成效率低下[52, 103, 122]。因此，只有当肾上腺肿物的体积足够大时才能产生出现症状的皮质醇增多症。越来越多的证据提示，AIMAH 患者仅发生亚临床库欣综合征[124]，偶有 AIMAH 出现进展性肾上腺肿大和皮质醇增多症的情况[125]。

AIMAH 临床诊断年龄迟（通常在 50 岁左右），两性发病无差异，从出现症状到确诊平均需要 4 年，而分泌皮质醇的腺瘤则仅为 2 年[119, 121]。偶然发现

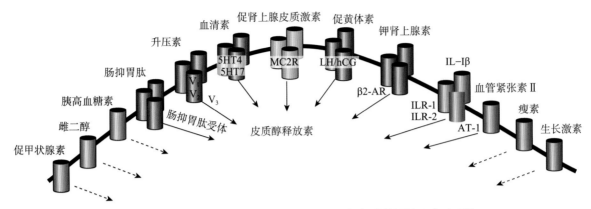

▲ 图 103-10 与 AIMAH 的库欣综合征相关的配体和非法受体

蓝色表示正常受体，橙色表示在位 / 异位受体，灰色表示推定的肾上腺刺激物。LH. 促黄体素；hCG. 人绒毛膜促性腺激素；IL. 白介素；ILR. 白介素受体；AT. 抗蛋白血凝酶

醇的爆发所抑制[142, 143]。偶尔，促肾上腺皮质激素（ACTH）浓度可能在正常范围内，甚至对促肾上腺皮质激素（CRH）刺激有反应，这可能是食物依赖性高皮质醇症间歇性发作的结果。奥曲肽或帕西罗肽的肽治疗可使患者获得临床和生化改善，但效果不持续[142, 154]。

2. 血管升压素　精氨酸升压素（AVP）是肾上腺库欣综合征第二大"非常规"兴奋药。AVP 对 HPA 轴的主要作用是刺激 ACTH 并伴随皮质醇释放（见第 18 章），尽管体外试验提示 AVP 可以直接刺激肾上腺皮质细胞分泌，但这种作用的重要性尚未阐明，没有 ACTH 的情况下，在体研究并没有观察到皮质醇对 AVP 的反应。AVP 直接刺激肾上腺皮质分泌和细胞生长很可能是局部产生的 AVP 的旁分泌作用所致。

有报道显示，部分 AIMAH 患者在 ACTH 水平受到抑制的情况下，AVP、LVP 特力加压素可以增加血清皮质醇水平[155, 156]。内源性 AVP 血浆水平在直立、高渗盐水或胰岛素诱导的低血糖与皮质醇水平同时升高[148, 157]。也有报道提示肾上腺皮质增生和亚临床库欣综合征患者对 AVP 和特利加压素存在异常反应[158, 159]。

对人肾上腺组织的体外研究表明，AVP 通过其磷脂酶 C 耦联 V_1 受体[155, 160]刺激皮质醇分泌，该受体在 AVP 反应性患者中大量表达[158, 160]。V_1 受体在正常皮质细胞、肾上腺增生和亚临床库欣病患者也有表达[158, 160, 161]，但导致这些患者肾上腺异常激活的机制仍有待阐明。口服 V_1 受体拮抗药不能抑制 AVP 刺激的皮质醇分泌，但可轻度降低 UFC 浓度[157]。目前认为，AVP 依赖性肾上腺库欣综合征可能是由于对 V_1、V_2 或 V_3 受体异位表达的异常反应所致。但通过 IHC 和 RT-PCR 实验并没有发现肾上腺结节中 AVP 受体 V_2 和 V_3 的表达[160]，相关结果还需进一步验证。

3. 血管紧张素 Ⅱ　血管紧张素在可以促进正常肾上腺增生并诱导皮质醇分泌，在卧立位实验期间皮质醇升高的患者中皮质醇分泌的表现更明显[150]。坎地沙坦可以阻断体位诱导的皮质醇升高，证明 AT-1 受体参与此调节过程，该药物可以用于控制皮质醇增多症[162]。但血管紧张素介导的皮质醇增多症的全面机制仍有待于进一步研究。

4. 促黄体激素 / 人绒毛膜促性腺激素　部分年轻女性在孕期出现皮质醇增多的临床和生化表现，并在分娩后自动消失，这个现象长期以来引起内分泌学家的兴趣（图 103-11）。妊娠期肾上腺库欣综合征患病率相当高[40]（见"妊娠"）。这提示胎儿胎盘单位产生的某些因子可能作用于肾上腺，异常的 LH/hCG 受体参与了本病理生理状态的发生[20]。对一位 63 岁妇女的临床观察中首次发现了 LH 的致病机制，她在孕期和更年期出现了库欣综合征表现。促性腺激素释放激素和绒毛膜促性腺激素可使皮质醇水平显著升高，而卵泡刺激素则没有刺激作用。用促性腺激素释放激素激动剂治疗 24 个月后，患者皮质醇水平正常化、皮质醇增多症状消失[20]。随后的研究表明，尽管并非所有患者对 LH 有反应，但 LH 确实可以刺激皮质醇分泌，腺瘤性病变中也检

表 103-3 肾上腺反应性试验

1° 试验	2° 试验	相关受体	体外刺激
直立姿势（仰卧2h，再步行2h）	5% 高渗盐水静脉滴注[0.05ml/（kg·min），2h]	任何 AVP 受体	
	0.5mg 特利加压素静脉注射或 10mg 特利加压素肌内注射或 5UAVP 皮下注射	V_1	10nmol/L 血管紧张素±V_1 受体拮抗药
	10μg 去氨加压素	V_2	10～100nmol/L 去氨加压素
	5UAVP 皮下注射	V_3	10nmol/L 血管紧张素±V_3 受体拮抗药
	血管紧张素Ⅱ：1ng/（kg·min），超过15min 然后 3ng/（kg·min），超过30min 或直立姿势试验前 8mg 坎地沙坦	AT-1	10nmol/L 血管紧张素
	1μg 异丙肾上腺素静脉注射	任何 β 肾上腺素受体	10μmol/L 异丙肾上腺素
		β_1 受体	10μmol/L 多巴酚丁胺
		β_2 受体	1μmol/L 沙丁胺醇
		β_3 受体	β_3 受体激动药
标准混合餐	75g 葡萄糖口服试验±试验前 1 小时皮下注射 100μg 奥曲肽	GIP	10～100nmol/L GIP
		GLP-1	1nmol/L～1μmol/L GLP-1
100μg GnRH 静脉注射	5000U hCG 肌内注射	LH/hCG	1nmol/L～1μmol/L hCG
	150U FSH 肌内注射	FSH	1nmol/L～1μmol/L FSH
		GnRH	1nmol/L～1μmol/L GnRH
200μg TRH 静脉注射		TRH	1nmol/L～1μmol/L TRH
		催乳素	1nmol/L～1μmol/L 催乳素
		TSH	1nmol/L～1μmol/L TSH
10mg 西沙必利口服或 10mg 甲氧氯普胺静脉注射		5HT4	100nmol/L～10μmol/L 5HT±5HT4 拮抗药
		5HT7	100nmol/L～10μmol/L 5HT±5HT7 拮抗药
250μg ACTH 静脉注射	—	MC2R	10nmol/L ACTH
可选择：1mg 胰高血糖素肌内注射			
胰岛素诱导低血糖	1μg 异丙肾上腺素静脉注射	β 肾上腺素	
	100μg CRH	MC2R 或 CRH	
	任何 GH 兴奋试验	GH 或 IGF-1	

ACTH、皮质醇和其他类固醇的样品每隔半小时采集一次，直到3h。可以在同一天顺序执行2个或3个试验。无反应：皮质醇增加＜25%基线；潜在的重要反应：皮质醇增加基线的 25%～50%；阳性反应：皮质醇增加＞50% 基线。AVP. 精氨酸升压素；AT. 抗蛋白血凝酶；GIP. 肠抑胃肽；GLP. 胰高血糖素样肽；GnRH. 促性腺激素释放激素；hCG. 人绒毛膜促性腺激素；FSH. 卵泡刺激素；TRH. 促甲状腺激素释放激素；TSH. 促甲状腺素；ATCH. 促肾上腺质激素；CRH. 促肾上腺皮质激素释放激素；GH. 生长激素；IGF. 胰岛素样生长因子

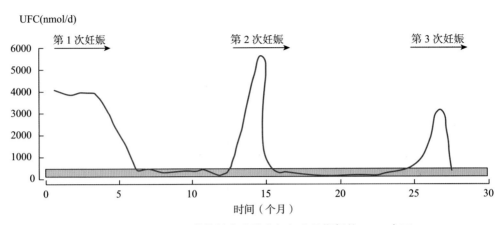

▲ 图 103-11 　LH 依赖性库欣综合征妇女孕期间的 UFC 水平

第 1 次妊娠持续到第 34 周，第 2 次和第 3 次在最初 2 个月内终止。灰色区域表示正常范围。UFC. 尿游离皮质醇(引自 Hána V, Dokoupilová M, Marek J, Plavka, R. Recurrent ACTH–independent Cushing's syndrome in multiple pregnancies and its treatment with metyrapone. *Clin Endocrinol.* 54: 277–281, 2001.)

测到 LH 受体[137, 150]。正常肾上腺皮质的束状带和网状带中可检测到 LH/hCGR 的低水平合成[163]，但目前尚未发现 LH/hCG 对正常肾上腺分泌皮质醇的刺激作用[137, 150]。LH 转基因小鼠、去性腺雪貂模型和肾上腺异种移植动物出现双侧肾上腺增生，这些动物模型验证了 LH 可以作为肾上腺刺激物[147, 164]。

值得注意的是，在 LH 依赖性库欣综合征患者中，其他刺激物（如 5HT、GIP、AVP）也可以诱发 LH 异常反应[20, 124, 137, 150]。与食物依赖性库欣综合征相比，LH/hCG 水平的持续升高仅在妊娠和（或）更年期诱发肾上腺皮质激素分泌造成皮质醇增多症相关临床表现。正常的促性腺激素分泌不足以激活肾上腺类固醇的生成。但并非所有肾上腺皮质异常表达 LH 受体的患者在 LH 分泌增加期间都会出现皮质醇增高，除 LH 外的其他因素可能也与妊娠诱发的库欣综合征有关。

5. 儿茶酚胺　β 肾上腺素受体是首先在分泌皮质醇的肿瘤中发现的异常受体[165]，最近的研究表明，β2 肾上腺素能 2 型受体（β2-AR）也在正常肾上腺皮质中表达。β 肾上腺素激动药可以刺激少数患者皮质醇的分泌[148, 166]，多项 β 肾上腺素受体激动药的体外实验证实了 β2-AR 参与此病生过程[140]。这些发现已转化为使患者长期获益的药物应用于临床[140, 166]，这也从侧面证明了 β 肾上腺素能依赖性皮质醇增多症确实存在。最近有体外实验指出 α 肾上腺素受体，特别是 α2A 受体亚型（*ADRA2A*）参与皮质醇分泌调节[139]。

6. 5- 羟色胺　5- 羟色胺由肾上腺内肥大细胞分泌，很可能通过其 4 型受体（5-HT4）以旁分泌的形式刺激皮质醇分泌。通过 5- 羟色胺孵育肾上腺皮质细胞的体外研究中可以观察到此现象，但在体内并未证实，5- 羟色胺激动剂并不能刺激正常肾上腺的皮质醇分泌。在肾上腺增生或肾上腺皮质腺瘤引起的库欣综合征患者中皮质醇水平显著升高[89, 167]，患者常伴有其他类型的"异常"受体，提示增生性肾上腺中的受体表达异常[120]。研究首先集中在 5-HT4 的同型受体展开，但正常和增生性肾上腺组织中 5-HTR4 表达并无显著差异[167] 或其编码序列突变[167]。使用西沙必利在体研究及体外孵育研究均未观察到皮质醇释放，体外实验中 5-HTR4 拮抗药也不能阻断 5- 羟色胺中引起的皮质醇升高[149]。进一步 5- 羟色胺受体亚型相关的研究发现，5-HT7a 可能是 AIMAH 患者 5-HT 反应的非常规受体，正常肾上腺中并无该受体表达[149]。目前已开展了皮质醇分泌过多的肾上腺增生患者中进行 5-HT 受体拮抗剂的临床研究。

7. 其他刺激物　个案报道提示，存在其他可能的配体的参与皮质醇异常分泌的调控。白细胞介素 -1 型受体（IL1-R1）在白细胞和巨噬细胞浸润的肾上腺皮质腺瘤中异常表达[168]。免疫组化和原位杂交也显示 IL 的存在，腺瘤细胞在体外与白细胞介素 -1β 共同孵育后可释放大量皮质醇。而正常肾上腺中，并检测不到 IL1-R1 表达，白细胞介素 -1β 也不能刺激正常和腺瘤性肾上腺皮质醇的分泌。在另一份病例中，一位年轻女性在两次妊娠期间表现出皮质醇升高的特征，但与依赖 LH 的库欣不同，患者在避孕治疗期间也反复出现皮质醇增多症。体外研究也证实雌二醇具有促进皮质醇释放的潜能 [169]。最近有研究提示胰高血糖素可能作为肾上腺受体配体参与肾上腺增生和库欣综合征发生 [170]。间接证据提示 FSH、TSH、生长激素和瘦素与 ACTH 非依赖性高皮质醇有关，具体机制仍需进一步探索。

然而部分 AIMAH 患者不存在可检测的刺激性配体，需要通过仔细的临床病史问询和特定检测来确定其他目前未知的异常受体。

（三）遗传因素

如前所述，除 MCR2 外，迄今尚未发现 AIMAH 患者的非法或合法受体基因序列突变。在 5 例肾上腺结节性增生患者中 3 例检测到 Gsα 的体细胞突变，即所谓的 gsp 突变 [90]，这与 MAS 患者皮质醇升高的同时伴有肾上腺增生表型一致（见上文）。随着家族性病例报道，无论是否有明显的皮质醇升高，都不能排除 ACTH 非依赖性增生的其他遗传原因 [159, 171]。

十一、治疗

切除双侧肾上腺是治疗皮质醇增多症的有效手段。现有报道中腹腔镜下切除术的腺体最大可达 13cm，这提示腺体大小并不影响这种良性病变的治疗。其他可选择的治疗方法还有肾上腺次全切除术或单侧肾上腺切除术，以避免患者出现肾上腺功能不全。切除巨大的肾上腺在非对称性腺体受累的患者中实现了长期疾病缓解 [126, 172]，但这种方法需要仔细、长期地随访。短暂性肾上腺皮质功能减退需要激素替代治疗。在双侧肾上腺增大的患者，如果肾上腺功能亢进持续存在，可切除一侧肾上腺 [172] 或使用非正常受体拮抗药来抑制皮质醇产生 [120]。考虑到诊断时的患者年龄偏大和监护难度，AIMAH 患者不建议手术治疗。类固醇合成抑制药可能是 AIMAH 的首选治疗，低剂量类固醇阻断药通常能够抑制这些患者的皮质醇升高。除酮康唑外，美替拉酮和米托坦也有部分疗效 [173, 174]。

十二、原发性色素性结节性肾上腺发育不良

1939 年，Mayo Clinic 首次发现了由 PPNAD 引起的库欣综合征，但肾上腺病变命名不同意（如多发性雄激素腺瘤、多发性微腺瘤、原发性肾上腺皮质微腺瘤），直至 1982 年才采用了目前 PPNAD 的命名。到目前为止，已有约 2000 个病例报道。

在大约一半 PPNAD 为散发性，没有相关的其他临床症状。其余 PPNAD 是 Carney 综合征的一部分，Carney 综合征是一组与遗传相关的临床症候群，表现为黏液瘤、斑点状色素沉着和内分泌过度活跃 [18]。家族性 PPNAD 具有相似的临床和病理生理特征，本质上其基因改变也相同 [94, 175]。

在大约 70% 的 PPNAD 有明显的库欣综合征表现，其余则表现为 HPA 轴轻度改变而无皮质醇增多症（即亚临床库欣综合征）或潜在库欣综合征（即无临床或实验室改变，但存在遗传特征）。由 PPNAD 引起的库欣综合征的显著特征包括：年轻时发病（20 岁前、青春期前和青春期后的儿童，最小的患者为 3 月龄的婴儿）、皮质醇增多症状进展缓慢和严重骨质疏松症。PPNAD 患者很少肥胖，但常见皮肤和肌肉萎缩。症状程度轻、进展缓慢或周期性出现，这导致诊断延迟（从最初症状出现到确诊大约需要 4 年）。就临床特征而言，骨量减少和发育不良是 [7] 幼儿患者的突出表现，而多毛症和月经不调可能是年轻女性患者的唯一症状 [10]。PPNAD 作为 Carney 综合征的一部分，该疾病的其他症状通常在皮质醇升高时出现（表 103-4），最显著的表现为色素斑和心脏黏液瘤，这一特点有助于诊断。鉴于该综合征的临床异质性，除非一级亲属可明确排除 Carney 综合征，所有 PPNAD 患者均应进行家系筛查。

由 PPNAD 引起的库欣综合征的诊断策略取决于疾病是散发性还是家族性。若是前者，患者无 Carney 综合征遗传，需要与其他形式的高皮质激素血症疾病进行鉴别。若已知患者或其亲属患有 Carney 综合征，则应明确是否存在皮质醇增多症。并应注意大多数 Carney 综合征患者存在亚临床或潜在皮质醇增高的可能，在发生典型的肾上腺病变及无症状患者尸检时可发现 Crooke 玻璃样变 [10]。在

表 103-4　Carney 综合征的特征

原发病灶	累及的患者（%）
皮肤黏膜斑点色素沉着（雀斑样痣、雀斑、蓝痣）	70
心脏黏液瘤	30～60
皮肤黏液瘤	20～40
乳腺黏液瘤	20
内分泌功能过度活跃 PPNAD（ACTH 非依赖性库欣综合征）	50～60
睾丸肿瘤（性早熟）	35～40
垂体乳腺促生长激素细胞肿瘤（肢端肥大症、巨人症）	10～15
甲状腺结节	25
砂粒体型黑色素性神经鞘瘤	8
其他病灶	
乳腺导管腺癌	
交界性、复合性和不典型蓝痣	
骨软骨黏液瘤	

Carney 综合征的老年患者或其一级亲属中也可出现皮质醇昼夜节律性检测和（或）地塞米松抑制实验的细微异常[10]。

由 PPNAD 引起的库欣综合征患者并不总是表现为血浆 ACTH 低水平；多个临床研究中提示患者 ACTH 可以表现为正常低限[22, 176]，这可能与患者皮质醇血症程度较轻有关。但患者 CRH 兴奋实验阴性[10, 176]。口服 8mg 地塞米松 2dd 之后，大约一半的 PPNAD 患者的 UFC 水平增加了 1 倍[22]，这可能有助于本病诊断（见"库欣综合征肾上腺病因的鉴别诊断"）。应完善这部分患者的 CT 或 MRI 检查（以及肾上腺闪烁显像术）。

（一）发病机制

PPNAD 患者血清中可以检测到肾上腺刺激性抗体[177]。这些研究表明，PPNAD 患者中检测到的循环抗体可以刺激皮质醇的释放并刺激 DNA 合成和肾上腺生长[177]。刺激性抗体的存在不依赖于组织增生，提示这些抗体有助于但不是肾上腺活性增加的唯一原因[177]。在患者的血清中未检测到其他自身抗体，提示了肾上腺刺激性抗体可能是本病发生的机制。然而，肾上腺刺激抗体在 PPNAD 患者中具有可变性[178]。

对切除的肾上腺标本的研究发现，结节中类固醇生成酶免疫染色强阳性，具皮质醇分泌能力[103, 179]。体外试验提示[179]酮康唑可以抑制结节皮质醇合成，地塞米松孵育后分泌增加[180]。肾上腺皮质腺瘤中也发现了类似的表现（见上文），这解释了患者大剂量地塞米松的反常反应，可能与糖皮质激素受体的异常高表达有关[180]。

分子生物学研究的焦点在于疾病染色体和基因改变，目前已经发现了染色体位点和发生突变的基因。连锁研究显示 2 号染色体短臂[178]上一个 6.4-cM 区域和 17 号染色体[181]长臂上的 17-cM 区域（LOD 高分区域，≥5.9），与 Carney 综合征的遗传异质性一致，两个位点的变异在患者亲属中并不完全出现，其他相关位点仍有待鉴定。2 号染色体上的相关区域含有与抑癌基因和细胞周期调控基因，不同研究报道了疾病时 2p16（Carney 综合征 2 基因座，CNC2）的缺失和增强都有可能发生[182]。而 17q22-24 杂合缺失也提示了存在抑癌基因，蛋白激酶 A 调节亚单位 1α（*PRKAR1A*）基因的突变可能是本病的致病因素之一，该基因产物可以抑制 cAMP 信号[94]。*PRKAR1A* 跨越 11 个外显子，产生 2890 bp 的 mRNA 产物，翻译产物为 381 个氨基酸残基的蛋白质（图 103-12B）。到目前为止，超过半数的 Carney 综合征家族及"散发性"或"孤立性"PPNAD 患者中可以检测出 *PRKAR1*（CNC1）的杂合子生殖系突变[13, 175]。基因改变大多是无义突变或带有提前终止密码子的移码突变，罕见整个基因的大片段缺失（图 103-12B；表 103-5）；这些突变可以导致 mRNA 截断或蛋白质的产物的降解[13, 94, 183]。与正常人相比，Carney 综合征患者的淋巴细胞中 PRKAR1A 蛋白的数量几乎减少了一半。更罕见情况下，*PRKAR1A* 突变基因可被转录并导致蛋白质的突变或产物减少[184]。PRKAR1A 蛋白是蛋白激酶 A 合酶的一部分，由 2 个调节亚单位和 2 个催化亚单位组成（图 103-12A）。四聚体是其静息形式，cAMP 与调节亚单位结合后催化亚单位解离、磷酸化靶蛋白进而激活下游信号。两个调节亚单位（R1 和 R2）分别呈现 α 和 β 两种亚型，具有不同的组织特异性表达。PKA 的活性取决于自由催化亚基的可用性及 R1 与 R2 调节亚基的比例，R1α 对防止过度催化活性至关重要。在 Carney 综合征患者中，由于无意义介导的 mRNA 衰变或突变体 PRKAR1A 蛋白的存在，PRKAR1A 单链不足导致肾上腺细胞的基础 / 刺激性 PKA 活性增加[94, 184]，影响下游信号传导。

体外敲除 PRKAR1A 可导致 PKA 活性增加、细胞周期进程紊乱和细胞凋亡减少[185, 186]。对 *PRKAR1A* 基因敲除小鼠的研究提示，无论是杂合子等位基因还是组织特异性敲除，都可发现垂体、甲状腺、骨组织中 PRKAR1A 失活，促进施万细胞瘤发生[187]（见"内分泌病变"和"非内分泌病变"）。此外，靶向肾上腺 *PRKAR1A* 基因敲除小鼠会出现肾上腺增生和库欣综合征[188]。

一个国际联盟的研究纳入了大量患者，使基因型 - 表型相关性研究成为可能。*PRKAR1A* 突变在患有 Carney 综合征的 PPNAD 患者中更为频繁[13]，孤立性 PPNAD 患者也存在其特定突变[189]。相同 *PRKAR1A* 序列变异携带者之间的表型变异性表研究提示，疾病的其他修饰位点变异与临床表现相关。在 *PRKAR1A* 突变的患者中也观察到染色体 2p16 处 CNC2 的缺失和扩增[182]。参与 cAMP 信号级联的其他酶，如磷酸二酯酶（水解 cAMP 的酶）的突变与肾上腺病变有关（图 103-12A）。现有证据表明，PDE11A 生殖系变体可能在 *PRKAR1A* 突变患者中起修饰作用[190]；PDE11A 变体还可引起肾上腺肿瘤[191] 和肾上腺增生的易感性[130]。在一例因小结节肾上腺增生而患有库欣综合征的年轻女孩中检测到 *PDE8B* 突变[192]。在 *PRKAR1A* 突变患者的肾上腺结节中发现了 CTNNB1 的体细胞突变[193]，提示 Wnt/β-catenin 信号的激活也与 PPNAD 相关。

（二）治疗

由于双侧受累，双侧肾上腺切除术是 PPNAD 的首选治疗方法。治疗并不增加 Nelson 综合征的风险；肾上腺切除后血浆 ACTH 水平不会上升超过正常水平。部分患者单侧肾上腺切除术也有一定疗效；但在其他患者中可能需要在数年后切除剩余的肾上腺来抑制高皮质醇表现[194]。一例患者接受了米托坦治疗约 3 年后，其皮质醇升高的症状缓解超过 12 年[10]。术前小剂量肾上腺阻断药如酮康唑进行短期治疗可能对预后有利。也有症状自发缓解的报道，Carney 自己描述的第一个病例就是如此。

十三、CARNEY 综合征

Carney 综合征是一种常染色体显性遗传、外显率接近完全的遗传性疾病（MIM160980）。1985 年，在首次描述家族性 PPNAD 约 40 年后，Carney 发现了一系列患者，这些患者表现为同时患有多种罕见肿瘤（表 103-4），而这些肿瘤理论上不可能同时发生，并将这组疾病命名为 Carney 综合征。既往曾有各种首字母缩略词用于出现心脏和皮肤病变的患者（如 LAMB 代表皮疹、心房黏液瘤、蓝痣，NAME 代表痣、心房黏液瘤、褐斑），但这些命名已被弃用。考虑到临床表现的明显异质性，如果有两个特征病变存在，应考虑 Carney 综合征的诊断，当 3 个或 3 个以上症状同时出现时几乎可以确诊。很少有超过 5 个症状的复杂病例。Carney 综合征的补充诊断标准是患者一级亲属或存在致突变，目前主要指 *PRKAR1A* 突变。

Carney 综合征是多内分泌肿瘤综合征，肿瘤常发生在两个或多个内分泌器官。内分泌和非内分泌病变通常表现为多中心、累及双侧成对器官（肾上腺、性腺、乳房）。应该指出的是，Carney 综合征的大多数病变通常罕见，因此当多中心性、双侧受累、复发性病变出现在同一个患者时应高度怀疑 Carney 综合征。其他与 Carney 综合征相似的多内分泌和非内分泌器官病变的综合征还有 Peutz-Jeghers 和 MAS 综合征。

（一）内分泌病变

PPNAD 是 Carney 综合征中最常见的内分泌紊乱，在 50% 以上的患者中出现[10, 13]。按频率顺序，睾丸肿瘤是第二常见部位，其次是垂体、甲状腺和卵巢病变（表 103-4）。

Carney 综合征患者的睾丸肿瘤来源于 sertoli 细胞、Leydig 细胞和肾上腺残余物。大细胞钙化的支持细胞瘤（LCCSCT）是最常见的睾丸病变，发生于 30%～40% 的 Carney 综合征男性患者中[13]。LCCSCT 通常在青春期发现，病变呈实性钙化肿块

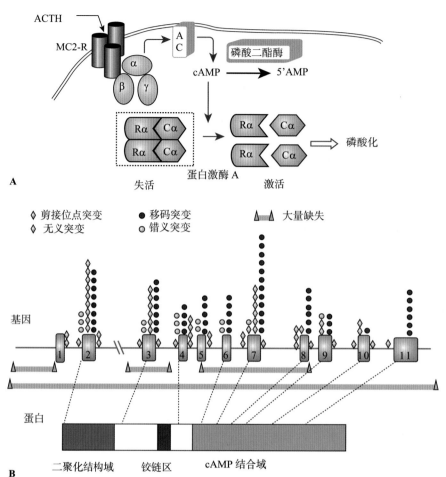

▲ 图 103-12　A. PKA 全酶的结构。目前已鉴定出 4 个调节亚基（R1α、R1β、R2α 和 R2β）和 3 个催化亚基（Cα、Cβ 和 Cγ）。在静止状态下，PKA 全酶四聚体由 4 个亚基组成：2 个调节亚基和催化亚基的同二聚体。当受体与其配体相互作用时，Gsα 亚单位分离并激活腺苷酸环化酶（AC）。反过来，cAMP 与 PKA 的调节亚单位结合，使能够磷酸化细胞质和核蛋白的催化亚单位分解。与其他脑内途径和基因转录相互作用。B. PRKAR1A 基因和蛋白的结构。目前已确认的突变显示。值得注意的是，基因结构已改变，外显子从第 4B 外显子开始变为肾素。突变列表见表 103-5

（直径 5～10mm），不一定能触及，但在超声造影中很容易看到。除了罕见的恶性转移，这些病变通常是良性的。由于肿瘤内芳香化酶的大量表达和雌激素分泌的增加，LCCSCT 还可能诱发激素相关的症状，如女性乳房发育。更罕见的是，睾丸内类固醇类肿瘤，如睾丸间质细胞瘤，其特征是无包膜的大量睾酮分泌细胞聚集（见第 137 章），或者出现于睾丸网附近的色素结节肾上腺残余瘤[10]。睾丸肿瘤分泌的睾酮可诱发性早熟。为避免激素相关症状和恶性转化，睾丸切除术是所有睾丸病变的首选治疗方法。

肢端肥大症和巨人症（另见第 12 章）是 Carney[18] 最初病例报告一部分，尽管肢端肥大症是 Carney 综合征在的主要表现，仅有不到 10% 的患者受累[195]。

生长激素功能的亚临床改变，如 IGF-1 水平升高和葡萄糖的抑制作用 GH 作用降低在许多 Carney 综合征患者中存在[196]，并可能出现与完全性肢端肥大症表现之前数年[197]。PPNAD 通常在肢端肥大症之前诊断，而高皮质血症醇有可能掩盖 GH 分泌肿瘤表现。患者不限微腺瘤和大腺瘤的比例相等，患者可表现为腺垂体增生、边界清楚的腺瘤或多中心肿瘤[195, 196]。免疫组化可显示 GH 和催乳素阳性，某些患者中可发现 PRL 分泌肿瘤细胞[196, 197]。在这种情况下，Carney 综合征患者的 PRL 水平也可能升高，但缺少垂体功能亢进的其他表现[199, 198]。

Carney 综合征患者的甲状腺病变范围包括甲状腺增生、甲状腺癌和 Hürthle 细胞瘤（见第 92 章）。最近对一系列 Carney 综合征患者的研究显示，1/4 的

表 103-5　Carney 综合征相关的 *PRKAR1A* 突变

编号	现行（以前）命名	基因组定位	突变效应
外显子 1	3876bp 缺失 12G ＞ A 102G ＞ A	g.3400-7877del3876 g.5512G ＞ A g.5580G ＞ A	降低 PKA 表达、增加 ATG，废除翻译段 激活隐蔽剪接位点
外显子 2	IVS-2A ＞ G c.1A ＞ G (88A ＞ G) c.26G ＞ A 139delTG 165insTAAC 169C ＞ T c.85del11 (172del11) c.101_105delCTATT (188delCTATT) c.109C ＞ T (196C ＞ T) c.124C ＞ T (211C ＞ T) c.140delT c.177+1G ＞ A	g.8424A ＞ G g.8432A ＞ G g.8457G ＞ A g.8483delTG g.8505insTAAC g.8513C ＞ T g.8516del11 g.8532delCTATT g.8540C ＞ T g.8555C ＞ T g.8571delT g.8609G ＞ A	剪接体受体突变 废除启动因子 ATG S9N 移码 移码 无义 移码 移码 终止密码子 无义 移码 移码
外显子 3	4165bp 缺失 c.178-2A ＞ G c.178-348del171 c.187A ＞ T (274A ＞ T) c.220_21delCG 307C ＞ T c.286C ＞ T 376C ＞ T IVS3+1G ＞ C	g.12282-16447 del 4165 g.15786A ＞ G g.15788del171 g.15797A ＞ T g.15830delCG g.15830C ＞ T g.15896C ＞ T g.15899C ＞ T g.15959G ＞ C	外显子 3 跳读 降低 Ria 表达 外显子 3 跳读 无义 移码 R74C R96X 无义 剪接供体突变
外显子 4	IVS3+1G ＞ T c.353_365del13 494delTG c.438A ＞ T IVS4+1G ＞ A	g.16756G ＞ T g.16761del13 g.16815delTG g.16846A ＞ T g.16849G ＞ A	剪接受体突变 降低 Ria 表达 无义 R146S 外显子跳读 / 移码
外显子 5	553delG c.491_492delTG (578delTG 或 576delTG) 584C ＞ T IVS5+1G ＞ A c.502+1G ＞ T IVS5+1GinsT IVS5+3A ＞ C	g.17073delG g.17096delTG g.17103C ＞ T g.17110G ＞ A g.17110G ＞ T g.17110insT g.17112A ＞ C	移码 移码 无义 移码 移码 移码 剪接 / 移码
外显子 6	IVS6-17T ＞ A IVS6del-9/-2 IVS6del-7/-2 615delGATT/insTATGATCAATC 618delTGAT 632insC c.547G ＞ T	g.17927T ＞ A g.17934del7 g.17936del5 g.17969delGATT/insTATGATCAATC g.17971delTGAT g.17986insC g.17988G ＞ T	移码 剪接受体突变 剪接受体突变 移码 移码 移码 D183Y

（续表）

编号	现行（以前）命名	基因组定位	突变效应
外显子 7	642−1delGGTCTA	g.18785delGGTCA	剪接框
	653AA > CAC	g.18802AA > CAC	移码
	675insGG	g.18824insGG	移码
	c.597delC	g.18833delC	移码
	617delTTAT	g.18854delTTAT	移码
	706delT	g.18855delT	移码
	710delG	g.18859delG	移码
	710insA	g.18859insA	移码
	c.638C > A	g.18874C > A	A213D
	745delAA	g.18894delAA	移码
	769C > T769C > T	g.18918C > T	无义
	del774C	g.18923delC	移码
	781insT	g.18930insT	移码
	c.708+1G > T(IVS6+1G > T)	g.18945G > T	外显子 7 跳读
外显子 8	c.709−(5−107)del 103	g.20764del 103	降低 Ria 表达
	c.709(−7/−2)del6 (IVS7del −7/−2)	g.20865delTTTTTA	外显子 8 跳读
	799insAA	g.20875insAA	移码
	810 ins A	g.20886 ins A	移码
	c.728del13 (815 del13)	g.20891del13	移码
	845delTC	g.20921delTC	移码
	c.763delAT (850 delAT)	g.20926 delAT	移码
	IVS8+5G > C	g.20937G > C	剪接 / 移码
外显子 9	873GG > CT or 889GG > CT	g.21918GG > CT	无义
	891insT	g.21936insT	移码
	c.846insA (933insA)	g.21978insA	移码
	c.865G > T	g.21997G > T	G289W
	c.891+3A > G (IVS8 +3A > G)	g.22026A > G	激活隐蔽剪接位点
外显子 10	997C > T	g.22970C > T	无义
	1007C > G	g.22980C > G	无义
	1038delA	g.23011delA	移码
外显子 11	未描述		

外显子编号和 ATG 位点在最初的报道中有所不同；因此，来自旧出版物的 IVS 和外显子可能与当前的命名不一致，根据当前（参考文献 NM_002734.v4 和初始命名法）列出突变。基因组定位是指基因组 *PRKAR1A* 序列（RefSeq NG_007093.v3）和已知的相应氨基酸序列变化（密码子 1 对应翻译起始密码子，RefSeq NP_002725）

患者患有甲状腺肿瘤，2.5% 的患者患有甲状腺癌[13]。

在 Carney 报道的最初病例系列中，有 2 例患者患有卵巢囊肿[18]，后来的超声和尸检研究中也经常发现卵巢囊肿[199]。2 例患者出现子宫内膜样或黏液腺癌。

（二）非内分泌病变

黏液瘤可能发生在心脏、皮肤和乳房。这些间充质瘤是 Carney 综合征的显著特征之一，普遍存在并反复出现。Carney 综合征的心脏黏液瘤有几个独特的特点，最明显的是位置特殊、多中心性和年轻患者出现。黏液瘤可能发生在四个心腔中的任何一个，而不仅仅是左心房，这是散发性心脏黏液瘤的常见位置，病变有复发的趋势。Carney 综合征黏液瘤发病年龄低，而散发性黏液瘤常见于中年妇女。心脏黏液瘤和转移性疾病共同造成了 Carney 综合征的高死亡率。黏液样纤维腺瘤是 Carney 综合征患者最典型的乳腺病变，甚至可能发生在男性患者中[18]。这些良性肿瘤表现为双侧肿，通常无症状。在有乳腺黏液样病变的患者中，也发现了以导管腺瘤为特征的导管内实体瘤。病理检查和乳腺影像学检查可能提示恶性，但目前所描述的导管腺瘤并无恶性行为[200]。皮肤 / 黏膜黏液瘤通常发生在口咽、眼睑和耳部、躯干（尤其是乳头周围）、腋窝和生殖道。皮肤黏液瘤的外观从小到大的丘疹有蒂病变均有可能。

Carney 综合征患者的"斑点状色素沉着"是由于皮疹（黑素细胞增多）、褐色素沉着（黑色素细胞正常数量增加的黑色素生成）和蓝痣（真皮中梭形黑色素细胞的增多）[201]（图 103-13）。少见情况的是咖啡色斑和交界性、非典型或复合痣。皮损可能在出生时出现或在出生后不久出现，在青春期后加剧，有特定发生部位，如面部中心区、唇缘和唇部、结膜和泪腺肉阜、外生殖器和肛门区域[18]。色素沉着会随着年龄的增长而褪色。

砂粒性黑色素神经鞘瘤（PMS）是一种周围神经鞘肿瘤，其特点是黑色素沉着，非 Carney 综合征患者很少出现。PMS 最常见于腰神经根和胃肠道（食管、胃），很少出现在皮肤，并可能引起压迫症状。

多发性肿瘤常见，呈局部复发趋势。虽然通常是良性的，但 PMS 可发生恶变，最常见于肺部或肝脏[197]，也 Carney 综合征患者的死亡原因[195]。肿瘤呈深色，边界清楚，呈实性或海绵状，呈多角形上皮样细胞和梭形细胞，S-100 阳性，波形蛋白染色阳性。基底层突出，黑素小体明显[18]。黑色素细胞死亡可呈现酒红色。

骨软骨黏液瘤是一种先天性混合性间充质骨肿瘤。病理学上，这些病变是局限性的，可侵蚀周围的骨和软组织，但几乎不转移。肿瘤由未成熟和成熟的组织组成，细胞以薄片形式排列，其间散布着丰富的细胞间基质和间充质、软骨、骨和透明纤维组织[202]。切除病变可以治愈。

已有报道其实 Carney 综合征患者出现病变，但其是否为该综合征的诊断疾病谱构成仍有待进一步研究：法洛四联症、胃腺癌、胰腺肿瘤（腺泡细胞癌、腺癌、导管内黏液性肿瘤）、骶尾部藏毛窦、腹膜后恶性纤维组织细胞瘤、嗜铬细胞瘤、听神经鞘瘤、上颌横纹肌肉瘤、直肠癌、乳腺癌、卵巢癌、胰腺癌、纤维板层性肝细胞癌、肝细胞黏液样子宫平滑肌瘤和浅表血管黏液瘤。

如前所述，临床表现各不相同，患者通常最多有 5 个复杂疾病表现。症状发展的速度影响预期寿命，及时检测有可能改善预后。患者及其亲属的筛查程序应包括以下内容。

• PRKAR1A 测序，如果未检测到突变，应排除大基因片段重排

• 心脏、睾丸和甲状腺超声

• 如果怀疑神经鞘瘤，完善胸部、腹部和盆腔 CT 扫描

• 皮质醇昼夜节律和隔夜地塞米松试验（大剂量地塞米松的反常皮质醇反应虽高度提示 PPNAD，但不能确定诊）

• 基线 GH、IGF-1 和催乳素水平；如有必要，评估 GH 对葡萄糖负荷的反应

十四、特殊临床情况

（一）儿童

儿童库欣综合征最常见于肾上腺皮质肿瘤，

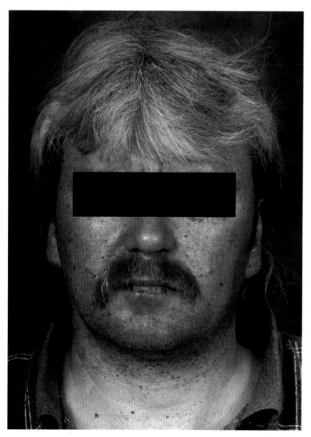

▲ 图 103-13　Carney 综合征患者

脸部和颈部有多个皮疹和黑斑，尤其是嘴红边缘（由 Dr. Aidan Carney，Mayo Clinic，Rochester，Minnesota. 提供。）

PPNAD 和 MAS 占少数比例 [203]。肾上腺癌是极为罕见的儿童恶性肿瘤（每年每百万儿童 0.3～0.4 例），但巴西南部的人群该肿瘤的发病率是世界其他地区的 10 倍（每百万儿童每年 3.4～4.2 例），与生殖系 TP53 突变有关 [79]（见"肾上腺肿瘤发病机制"）。患有肾上腺恶性肿瘤的儿童应除外肿瘤综合征（如 Li Fraumeni 综合征、Beckwith–Wiedeman 综合征）。肾上腺肿瘤主要发生在学龄前儿童（5 岁之前或在某些情况下甚至在出生时），女性患者略多 [30, 204]。PPNAD 和垂体依赖性库欣综合征常出现在青少年患者 [205] 和婴儿期 MAS。与成人相比，80% 以上肾上腺肿瘤是功能性的，在良性和恶性肾上腺肿瘤中，皮质醇升高几乎总伴随着雄激素增加 [206]。由于倾向于分泌 C_{19} 类固醇，发生的雄激素高分泌提示持续性肾上腺皮质的恶变。在雄激素和皮质醇混合分泌的肿瘤中儿童患者可出现皮质醇过多（即体重增加、月相增加和高血压）及男性化或异性性早熟（如暂时秃顶、面部和背部痤疮、阴蒂和腋毛的早期出现、阴蒂肥大）表现 [30, 204]，骨龄提前伴有身高发育迟缓或生长停滞，体重增加在儿童更为突出（图 103-14）。行为改变（如易怒、情绪波动）常见，但患者的智力平均得分超过 1 SD [207]，而且在学校表现得很出色。患儿通常没有肌肉质量增加等成人皮质醇增多症的表现（如近端肌病、皮肤菲薄、紫纹）。

库欣综合征的诊断遵循标准的流程，如果存在男性化，则完善肾上腺雄激素相关检查。即使在良性肾上腺病变中，雄激素水平通常也很高，17- 酮类固醇或 DHEAS 的增加是肾上腺皮质肿瘤的诊断依据。17- 羟孕酮水平升高使部分患者最初误诊为先天性肾上腺皮质增生症 [206]。如果有症状特征，PPNAD 和 MAS 容易确诊，否则由于症状复杂、生化结果缺少特异性，很难与肾上腺皮质腺瘤或肾上腺癌鉴别。

CT、MRI，甚至超声检查都能很容易地发现肾上腺肿瘤或肾上腺增生 [30, 204]；PPNAD 却很难发现，影像学检查可能无法检测到明显的肾上腺异常。

根据常用的病理学算法（如 Weiss、Hough、van Slooten）对儿童肾上腺癌的良恶性病变进行分类并不能明确区分儿童肾上腺癌的良性病变 [208]。Weiss Ⅲ级或Ⅳ级肿瘤在儿童中可能表现出良性过

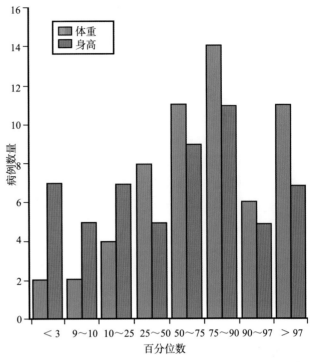

▲ 图 103-14　58 例肾上腺皮质肿瘤患儿的体重和身高分布

引自 Sandrini R，Ribeiro RC，de Lacerda，L. Childhood adrenocortical tumors. *J Clin Endocrinol Metab* 82：2028, 1997. © Endocrine Society 版权所有

程 [209]，与传统的组织学中侵犯邻近器官的特征相比，肿瘤大小、重量，更能预测恶性行为 [209]。转移性肿瘤的生存率很低，局部肾上腺癌的 5 年生存率在 56%～70% [204, 209]。尽管有显著的神经不良反应和加剧肾上腺功能不全的风险治疗，已经在米托坦部分儿童患者中使用，但是化疗方案和疗效的相关病例很少 [203]。

与成人相同，手术切除肾上腺病变是治疗的主要手段。不论良性和恶性，开放手术或腹腔镜手术都可进行单侧肾上腺切除；尽管有报道称单侧肾上腺切除术和部分肾上腺切除术同样可以给患者带来长期获益，但双侧肾上腺切除是治疗 PPNAD 和 MAS 最有效的方法。为了控制术前症状，对分泌性肾上腺肿瘤的儿童可以使用酮康唑、甲吡酮或米托坦的药物治疗。肾上腺病变切除后，短期内患儿可一出现追赶性生长、体重减轻和行为症状消失，但与成人库欣综合征一样，患而心理健康的完全恢复需要很长时间 [207]，部分心血管危险因素（如高血压、动脉僵硬）将可能持续存在。在垂体－肾上腺轴完

全恢复之前，必须进行皮质类固醇替代治疗，这可能需要数月，甚至数年。

（二）妊娠

库欣综合征常引起月经稀发、过多和无排卵，因此很少有皮质醇增多症妇女妊娠。妊娠期库欣综合征与流产有关，因此及时诊断和纠正皮质醇增多症非常必要。妊娠期皮质醇增多症妇女的尿游离皮质醇通常明显升高，与孕期生理性升高的 UFC 水平有明显不同[210]。正常妊娠期间，低剂量地塞米松后皮质醇抑制受损，孕期库欣综合征的诊断标准须要调整[40,210]。高皮质醇症病因的确定遵循常规程序，肾上腺库欣综合征的 ACTH 水平通常被抑制，而影像学（B 超或 MRI）通常能够显示肾上腺病变[211]。妊娠期间可以出现肾上腺恶性和良性病变，不能通过经验排除。妊娠期间诊断出的库欣综合征患者中，超过一半病例是良性肾上腺原因（即肾上腺增生和肾上腺皮质腺瘤），远远超过非妊娠状态[40]。在某些情况下，β-hCG 增高可以使皮质醇水平升高，并在分娩后迅速消失[20,21]，提示异常的 LH/hCG 受体参与发病（见 "ACTH 非依赖性肾上腺皮质增生"）。这些受体在很大程度上解释了妊娠期间肾上腺皮质腺瘤和增生的发生率上升尚待确定。妊娠期皮质醇增多症的治疗因妊娠期而异，妊娠前半期首选手术切除肾上腺病变，晚期则可以用酮康唑等药物治疗。

十五、肾上腺库欣综合征的治疗

肾上腺库欣综合征的治疗有两个目的：切除肾上腺病变和控制高皮质醇。肾上腺手术可以满足分泌皮质醇腺瘤、PPNAD 和肾上腺增生的治疗目的，但对肾上腺癌通常只有部分有效。另一方面，药物治疗的目的是控制皮质醇分泌过多或肿瘤进展。

（一）外科手术

手术可以直接治愈良性肾上腺库欣综合征（即腺瘤、PPNAD 和 AIMAH）。恶性病变广泛切除病变后不能保证治愈（见第 111 章）。与肾上腺切除术的其他情况相比，高皮质醇症的并发症可能需要严密的围术期 / 术后护理[212]。

通过部分或全部单侧肾上腺切除术切除肾上腺皮质腺瘤[170,213]后，皮质醇增多症得到缓解，长期生存率与一般人群相当[4]。然而仍建议对这些患者进行长期监测，双侧或异位肾上腺皮质腺瘤可能会导致库欣综合征复发或者甚至在切除同一部位发生肾上腺癌[64]。其他的手术方法，如经皮乙酸注射、射频消融术和肾上腺动脉栓塞术在分泌皮质醇的肾上腺皮质腺瘤中成功率各不相同[214-216]。这些手术的缺点是缺少病理标本，因此术前诊断必须确定。

在肾上腺癌中，外科手术是多模式治疗的一部分，其他治疗还包括化疗和肾上腺溶解药物。只有完全切除肿瘤才有治愈的可能，但数十年后疾病复发并不少见。总的来说，结果并不令人鼓舞，5 年后存活率不到 40%，功能性和非功能性肾上腺癌之间没有显著差异。在分泌过多的恶性肿瘤中，类固醇水平（如 DHEAS、UFC、雌激素和 11- 脱氧皮质醇）和血浆 ACTH 浓度可作为残留疾病和复发的标志。关于这个主题的详细讨论，读者可以参考第 107 章。

外科手术已从开放手术、经上腹部或肋下开腹入路、后腰椎腹膜外入路，发展为现代腹腔镜技术，降低了围术期的发病率和死亡率[213]。目前，这是切除单侧或双侧肾上腺良性病变的标准方式，除了凝血功能障碍、既往局部手术或巨大肾上腺增生等需要长时间手术的患者外[213,217]，只有在确保肾上腺癌肿瘤完整切除的情况下才进行腹腔镜手术；大多数外科医生仍然倾向于开腹手术，这样可以最大限度地显露肿瘤和受累器官或周围血管，尤其是下腔静脉的瘤栓，将肿瘤破裂的可能性降到最低。

切除功能亢进的肾上腺组织后，会有 1～2 年的时间患者处于肾上腺功能不全状态，这是由于垂体对正常肾上腺的抑制作用所致[218,219]。需要激素替代治疗（氢化可的松 15～25mg，每日 2 次或 3 次），并根据 HPA 轴的恢复逐渐减量。药物用量在很大程度上依赖于临床评估而非生化参数确定（见第 102 章）。评估包括早晨血清皮质醇浓度（＞10μg/dl）或对外源性 ACTH 的反应（峰值反应＞20μg/dl）。亦有 HPA 轴终生不恢复的病例，这种情况则需持续替代治疗[31]。

双侧肾上腺切除术是 AIMAH 和 PPNAD 的首

选治疗方法，仅有少数例外。在 PPNAD 中，腹腔镜很容易完成切除肾上腺，但如果 AIMAH 患者的肾上腺巨大，则可能需要开放手术[121, 194]。显然，患者必须在术后立即开始终生类固醇替代治疗，并同时给予肾上腺功能不全的常见预防措施肾上腺危象的处理不当会显著增加这些患者的死亡率。

（二）药物治疗

用于控制皮质醇增多症的药物可分为 3 类：抗肾上腺素、促肾上腺皮质激素和糖皮质激素受体拮抗剂。肾上腺溶解药物，即同时抑制类固醇合成并破坏肾上腺皮质细胞的化合物，主要用于肾上腺皮质癌，干扰类固醇生成而不损害肾上腺细胞的药物（即肾上腺皮质激素）可用任何病因的库欣综合征病，也可用于垂体性或异位促肾上腺皮质醇增多症（见第 13 章）。黄体酮和糖皮质激素受体拮抗药米非司酮（RU486）可用于缓解与严重皮质醇增多症状，但迄今并不是一线抗糖皮质激素治疗选择。这些药物的效果不可预测的；因此，专家仍建议密切监测疗效和不良反应[220]。总的来说，甲吡酮和酮康唑是治疗皮质醇增多症的首选药物，其他肾上腺激素类化合物除了静脉注射依托咪酯治疗严重库欣综合征外很少使用。米托坦（o，p'DDD）用于肾上腺癌治疗。

非法受体驱动的肾上腺皮质增生症的药物治疗以前已经讨论过（见 "ACTH 非依赖性肾上腺皮质增生"）。总的来说，特异性受体拮抗药的使用在理论上可行，但由于其疗效不全，而肾上腺切除术实施简、简便而可行性高而较少使用。它们仅用于轻度皮质醇增多症患者或单侧肾上腺切除术后。

化疗药物通常与米托坦一起使用，用于晚期肾上腺癌，相关内容在第 107 章与肾上腺癌的肿瘤学方面一起讨论。

（三）肾上腺溶解药物

米托坦　米托坦即 1，1-（二氯二苯基）-2，2-二氯乙烷 o，p'-DDD，是有机氯杀虫药 DDT 的衍生物（二氯二苯 - 三氯乙烷），1949 年首次被证实可导致肾上腺皮质萎缩，10 年后用于治疗肾上腺癌。从那时起，许多有功能和无功能的肾上腺皮质癌患者都使用这种化合物治疗。

米托坦是一种亲脂化合物，需要线粒体转化为其活性代谢产物 o，p'- 二氯乙烯（o，p'-DDE）和 o，p'- 乙酸（o，p'-DDA）。虽然确切的细胞内机制尚未完全阐明，米托坦作用的几个方面已经被确定。米托坦最显著的作用是抑制类固醇生成的第一步，即胆固醇转化为孕烯醇酮，对 11β- 羟化酶、18- 羟化酶和 3β- 羟类固醇脱氢酶的抑制程度较小。米托坦可以干扰皮质醇代谢，有利于 6β- 羟基化而不是 5β- 还原，并加速肝脏类固醇代谢。同时，米托坦增加了几种激素结合蛋白的合成，最显著的是皮质醇结合球蛋白、性激素结合球蛋白，轻度增加上甲状腺素结合球蛋白和维生素 D 结合球蛋白的合成。通过多种机制，特别是通过脂质积聚、促进线粒体肿胀和溶解、干扰 ATP 酶活性和线粒体电子传输的、形成超氧物及与可于蛋白质的共价结合来实现其杀灭肾上腺细胞的作用。肾上腺细胞死亡发生在束状带、网状带及转移瘤中，对球状带影响相对较少。米托坦还可以逆转化疗耐药基因 P- 糖蛋白（Pgp）的表达，在体外提高细胞毒性药物的疗效。然而，这种效应在体并不明显，目前正在开发具有更大抑制肾上腺细胞生长和分泌的新型米托坦类似物。

(1) 临床应用：米托坦治疗起始剂量为 0.5～2g/d，剂量每 4 周增加 1g，最高每日剂量为 4～12g。鉴于其亲脂性，药物在脂肪组织中蓄积，可在停用后 2 年内排出。米托坦曾用于儿童[204]，但由于其致畸作用，在孕期禁用。建议在完全切除肿瘤后 4～5 年内及携带残留瘤 / 转移瘤患者中使用米托坦，促进长期无复发生存[16, 221]。血清米托坦水平应达到 14mg/L，以达到理想治疗反应率[222]。一旦达到上述药物浓度，通常在治疗 3～4 个月后，随着累积剂量的增加，米托坦可以逐渐减少以避免不良反应。最近，有晚期肾上腺肿瘤中联合米托坦化疗方案的尝试，并初步显示了无进展生存率的情况[223]。个别病例有使用低剂量米托坦进行长期治疗（长达 16 年）控制转移性肿瘤的报道[224]。

米托坦可以控制大多数患者的高皮质醇分泌。由于 17- 羟类固醇的分泌被选择性地减少，血清皮质醇可能由于 CBG 水平升高而增加，UFC 水平和长期血浆 ACTH 水平是监测米托坦治疗效果的检测指标。

(2) 不良反应：不良反应限制了米托坦的使用。

胃肠道反应（如腹泻、恶心、呕吐）可通过 5- 羟色胺拮抗药和睡前或用餐时给药缓解。高剂量治疗时，患者常出现神经系统毒性症状（如头晕、嗜睡、眩晕、言语障碍、共济失调）。药物的视神经毒性可致完全失明。其他不良反应还包括疲劳、乳房发育、皮疹和肾上腺皮质功能减退。医源性肾上腺功能不全可通过氢化可的松和泼尼松而非地塞米松治疗，因为后者经肝微粒体高速代谢。与肾上腺素类化合物一样，同时服用利福平、华法林和苯妥英钠（可诱导肝酶，增强类固醇代谢）时需要增加类固醇替代剂量。长期服用米托坦可能会导致盐皮质激素缺乏。临床评估通常提示 γ- 谷氨酰转移酶、碱性磷酸酶、转氨酶升高（很少严重到需要停药），并有高脂血症、低尿酸血症和血细胞计数减少等。游离甲状腺激素和总甲状腺激素水平可能降低，但促甲状腺激素在正常范围内。男性患者可能出现需要替代治疗的症状性低睾酮血症。大多数不良反应可通过短暂减量或中断米托坦的同时增加类固醇替代纠正。

其他具有抗增殖或促肾上腺皮质激素作用的抗癌药物有棉酚、苏拉明、奥曲肽、紫杉醇、氯尼达明、依维莫斯、替加氟和吉西他滨等，但目前还没有任何一种药物被推荐用于临床。

（四）肾上腺素药物

这类化合物通过与类固醇合成的一个或多个步骤相互作用来减少皮质醇的分泌（图 103-15）。除酮康唑外，所有这类化合物都能诱导代偿性促肾上腺皮质激素（ACTH）增加，这可能部分影响药物的阻断作用。因此，随着时间的推移，可能需要增加药物剂量素。如果皮质醇合成被完全阻断，就需要类固醇替代来避免肾上腺功能不全的症状。

在肾上腺库欣综合征患者中，类固醇合成抑制药通常用于等待手术前或作为肾上腺癌的姑息治疗。在手术前，需要改善皮质醇增多症以稳定患者的一般情况。

1. 酮康唑　这种咪唑衍生物是最常用的抗真菌药物，可以抑制细胞色素 P_{450} 酶。酮康唑在库欣综合征的初级药物治疗。由于酮康唑具有更好的耐受性和易用性，是控制皮质醇增多症最广泛使用的药物[220, 225]。

酮康唑抑制类固醇生成的多个步骤：侧链裂解复合物、17, 20- 裂合酶、17α- 羟化酶和 11β- 羟化酶[226]。酮康唑还干扰 ACTH 诱导的 cAMP 生成，是糖皮质激素受体的弱竞争物。黄体酮通过阻断 17, 20- 裂合酶抑制雄激素转化，造成 DHEA 和雄烯二酮分泌明显减少。在一些国家，由于在抗真菌药物治疗不利风险效益比较大，酮康唑的可用性有限，影响其长期应用。

（1）临床应用：酮康唑通常从 200mg/d 开始服用，根据肾上腺分泌情况逐渐增加到 600～800mg/d。部分患者需要高达 1200mg/d。西咪替丁和其他抗酸药可能干扰酮康唑的胃吸收，不建议一起使用。酮康唑可降低肾上腺皮质腺瘤患者的 UFC 水平，但对肾上腺癌的疗效较差[226]。据报道，酮康唑对分泌性转移性肾上腺皮质癌患者有一定的肿瘤抑制作用[227]。需要注意的是，酮康唑对巨大肾上腺的仍有效，低剂量的酮康唑通常足以使 AIMAH 患者获得正常可的松水平。酮康唑可以安全地用于儿童和妊娠期。

（2）不良反应：酮康唑通常具有良好的耐受性，只有少数患者（不到 5%）出现不良反应。主要是胃肠道反应（如恶心呕吐）或皮肤症状（如皮疹、瘙痒），停药后可消失。部分男性出现乳房发育和阳痿，与由于雄激素合成减少相关。肝功能不全（胆汁淤积、肝细胞损伤）发生在约 10% 的酮康唑应用患者中，通常在停药后痊愈。如果仅仅是肝脏转氨酶轻度升高（即比正常值增加不到 3 倍），可继续用药，但应密切监测肝功能。致命性肝炎时必须停药。肝转移并非肾上腺癌是使用酮康唑的禁忌。适当剂量的酮康唑治疗不需要辅助类固醇替代治疗。

另一种硝基咪唑衍生物氟康唑已尝试应用于分泌皮质醇的肾上腺癌患者，用药 2 年间 UFC 正常化、症状得到改善[228]。

2. 美替拉酮　这是一种吡啶衍生物：2- 甲基 -1, 2- 双 -（3- 吡啶基）-1- 丙酮；SU-4885，抑制皮质醇生物合成最后一步的酶 11β- 羟化酶，轻度抑制 18- 羟化酶、19- 羟化酶和 17α- 羟化酶。此外，美替拉酮可以抑制肾上腺皮质 ACTH 受体 MC2R 的表达[229]。虽然精确度有限，美替拉酮可用于库欣综合征的诊断和治疗（见"肾上腺库欣综合征的诊断"）。美替拉酮通常与其他类固醇合成抑制药联合应用于肾上腺癌患者。与酮康唑一样，这种化合物处方受限，这限制了其使用。

临床应用：美替拉酮的给药剂量为 500mg～6g/d，分为 3 或 4 次给药。用药后皮质醇水平迅速下降；美替拉酮可以快速降低皮质醇的生物效应（2h 内）。大多数肾上腺病变患者的临床症状和 UFC 浓度方面反应良好。有可能出现用药后肾上腺皮质功能减退，此时应开始使用泼尼松替代治疗。其他不良反应主要由于雄激素和盐皮质激素的增加引起，如多毛症、痤疮、低钾血症和高血压，还有部分患者出现皮疹、恶心和头晕。妊娠期使用美替拉酮存在争议，部分研究提出其改善皮质醇增多症的同时不会对胎儿产生不良影响[21]，而另一些研究则报道了它使高血压和先兆子痫的恶化[230]。美替拉酮与氨基谷氨酰胺合用 18 个月可使 MAS 患儿的 HPA 轴指标持续的正常化，库欣综合征临床表现消失[231]。

3. 依托咪酯　依托咪酯是一种短效的静脉麻醉药。这种咪唑衍生物可潜在地抑制 11β- 羟化酶，并在轻度抑制 17α- 羟化酶、17, 20- 裂合酶和侧链裂合酶[226]。此外，依托咪酯可以显著抑制肾上腺皮质细胞增殖和 ACTH 受体的表达[229]。体外

研究中，与其他化合物相比，依托咪酯是最有效的抗肾上腺皮质化合物[226, 229]。用于缓解无反应或无法口服药物的严重患者，这是该化合物的唯一适应证[232]，即使以非麻醉剂量（1.2～2.5mg/h）输注时，也经常出现镇静作用。依托咪酯治疗常出现肾上腺功能不全，通常需要用地塞米松或氢化可的松替代治疗。

抗惊厥药氨鲁米特和雄甾烷腈衍生物曲洛司坦过去曾被用于抑制高皮质醇，但现在很少使用。

（五）糖皮质激素受体拮抗剂

米非司酮（RU-486）　RU-486 是一种类固醇类似物［17β- 羟基，11β-（4- 二甲基氨基苯基），17α-（1- 丙炔基）- 雌二醇 -4，9- 二烯 -3- 酮］，它竞争性地拮抗与糖皮质激素和孕酮受体的结合，阻断类固醇诱导的外周效应。RU- 可逆转皮质醇增多症（如高血糖和高血压）的临床表现，但其发生肾上腺功能不全和低钾血症的风险很高[233]。RU-486 的剂量通常为 5～25mg/kg 或 300～1200mg/d，

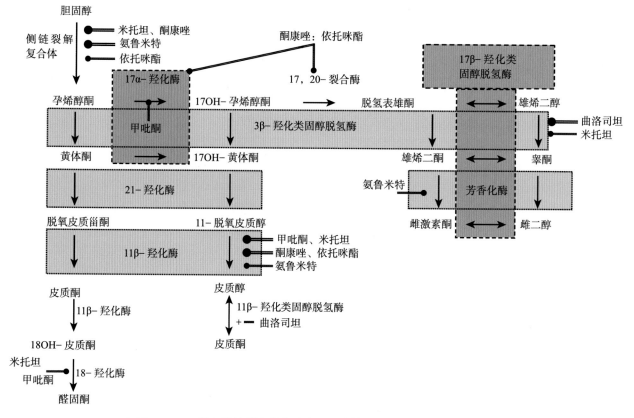

▲ 图 103-15　肾上腺溶解和肾上腺皮质化合物对类固醇生成酶的阻断作用
显示了主要（粗线）、次要（细线）抑制和具有刺激（══+）作用的部位

用药期间应密切监测肾上腺功能不全的临床参数和表现，如低血糖、高钾血症和恶心。

十六、肾上腺偶发瘤

肾上腺偶发瘤是指在对与肾上腺疾病无关的疾病进行成像时偶然发现的肾上腺病变[234]。对其共识是，这个定义适用于 < 1cm 的肾上腺结节。

（一）流行病学

在常规临床实践的上腹 CT 扫描中肾上腺偶发瘤的患病率在年轻人中约为 1%，在老年人中更高（50 岁时为 3%，70 岁后为 15%）[235]。偶发瘤更容易在超声检查中发现于右侧肾上腺，CT 或 MRI 通常不能发现，10%～15% 的病例是双侧的；女性肾上腺偶发瘤的高患病率可能是因为女性进行腹部检查的机会更高。肾上腺影像学的前瞻性研究表明，肾上腺病变的患病率可能被低估[235]。

（二）病因学

肾上腺偶发瘤不同的病因差异很大，这是由于对患者的选择偏倚造成，取决于诊断标准及医疗机构不同。此外，由于大多数偶然发现的肾上腺肿物是良性的，无须切除。不同病因的真实情况主要靠推测（图 103-16）。肾上腺皮质腺瘤似乎是肾上腺偶发瘤的主要病因，发病率为 35%～95%（外科和临床分别为 55%～80%），其次是嗜铬细胞瘤（1.5%～23%，平均 8.5%）、肾上腺皮质癌（1.2%～12%，平均 9.5%）、髓样脂肪瘤（7%～15%，平均 8%）、囊肿（4%～22%，平均 5%）、神经节细胞瘤（0%～8%，平均 4%）、间皮瘤（3%）和血肿和其他病变（7%）[236]。肾上腺是转移的首发部位，占继发性病变的 50% 以上，肺癌、乳腺癌、肾癌、黑色素瘤和淋巴瘤是最常见的原发肿瘤。大约 1/4 的偶发瘤具有激素分泌活性：分泌皮质醇的腺瘤或癌分别占 12%～10% 和 8%～11%，其次是嗜铬细胞瘤（7%～10%）、醛固酮生成肿瘤（2.5%～6%）和转移瘤（5%～7%）[236]。由于患者的选择偏倚（即手术或肿瘤序列）、恶性或激素活性病变的患病率可能比目前报道的低得多，其中肾上腺癌、嗜铬细胞瘤和转移瘤分别占 2%、3% 和不到 1%[237]。双侧肾上腺肿块可能是由双侧腺瘤、转移性或浸润性疾病引起的，如先天性肾上腺增生或大结节性肾上腺增生。

（三）肾上腺偶发瘤患者的评估

发现肾上腺偶发瘤时应注意三个问题（图 103-17）：①确定病变是良性还是恶性；②评估其激素活

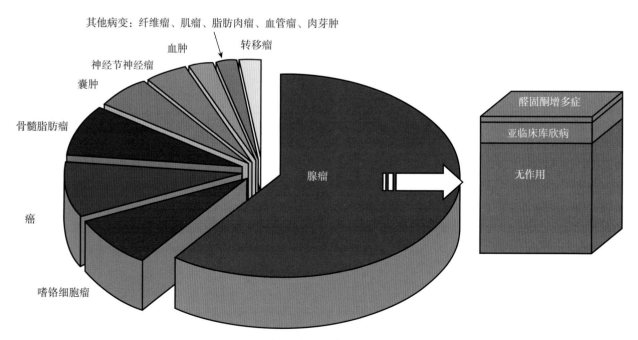

▲ 图 103-16　肾上腺偶发瘤不同病因的患病率

性；③决定治疗和随访。

1. 影像学　对于肾上腺病变可见患者，需要进一步确定病变是良性还是恶性，嗜铬细胞瘤是最常见病因。因此，超声检查发现的病变也应复查 CT 或 MRI（见第 106 章）。若发现皮质腺瘤的特征（即 CT 上少于 10 个 Hounsfield 单位和快速对比剂洗脱、化学位移 MRI 信号丢失）通常分界清楚且常为双侧（见标题为 "成像" 的部分）。相反，恶性病变（如癌或转移瘤）通常表现为浸润性、明显增强的病变，肿瘤通常较大且密度不均（见第 106 章）。嗜铬细胞瘤也表现为对比增强和非浸润性密度，在 MRI T_2 加权图像上可出现高信号（见第 110 章）。其他常见的良性病变，如脂肪瘤或髓样脂肪瘤，由于其高脂质含量，在 CT 中通常呈现非常低的密度，很容易被识别。使用皮质（^{131}I 或 ^{75}Se 胆固醇）或髓质特异性（^{131}I- 间碘苄胍）示踪剂的闪烁显像可证实激素分泌组织的存在，而 ^{18}F-FDG–PET 或 PET/CT 是为用于高风险患者筛查。一旦除外嗜铬细胞瘤被排除且病因不明，考虑肾上腺外肿瘤引起的转移，细针穿刺活检是安全的。这项检查可能显示肾上腺中存在外来的转移癌细胞；但不能区分肾上腺皮质腺瘤和癌，并可能导致肾上腺皮质癌恶性细胞的 "针道播散"（见 "肾上腺皮质醇的分泌病变的病理"）。

2. 激素评估　由于偶发瘤通常发现于既往无肾上腺疾病的患者，因此必须进行肿瘤的功能评估，确定可能未被发现的激素过量或无症状的肾上腺疾病。大多数肾上腺偶发瘤是非分泌性的，但也有一部分具有内分泌功能，分泌肾上腺类固醇或儿茶酚胺。因此，必须排除外库欣综合征、醛固酮增多症和嗜铬细胞瘤。

(1) 库欣综合征：应评估患者是否有库欣综合征的体征和症状（见第 13 章），这些体征和症状通常很轻微，并进行地塞米松抑制试验、尿游离皮质醇、深夜唾液皮质醇和血浆 ACTH 测量[238]。阳性结果可以诊断肾上腺库欣综合征并通过外科手术治疗，临界值或单个异常结果则提示亚临床库欣综合征（见下文）。

(2) 原发性醛固酮增多症：醛固酮增多症存在于

评估肾上腺偶发瘤的流程图

①排除恶性肿瘤：

同质性，＜ 3～4cm 的病变；在 CT 上＜ 10HU 和（或）在化学位移 MR 上信号丢失

- - - - → 很可能是腺瘤或髓质脂肪瘤　　　　━━━━▶ 对病变随访 1～2 年

其他任何发现

进一步影像学检查（MRI/CT、PET/CT、^{131}I- 胆固醇或 ^{131}I-MIBG 显像）

如果有转移风险需活检（首先排除嗜铬细胞瘤）
短期内重复影像学检查

- - - - → 可疑和（或）巨大病变　　　　━━━━▶　肾上腺切除

②明确分泌状态：

对所有患者：在 OST/ 尿游离皮质醇之后测定 3- 甲氧基肾上腺素 / 儿茶酚胺和皮质醇
对高血压患者：测定醛固酮 – 肾素比

- - - ▶ 正常水平　　　　━━━━▶ 不再评估
　　　　　　　　　　　　　如果病变＞ 3cm 或病史长至 5 年，重复评估

- - - ▶ 明显升高水平　　　━━━━▶ 继续进行疾病特异性诊断检查 ⟨ 醛固酮增多症　嗜铬细胞瘤　库欣综合征

- - - ▶ 临界水平　　　　　━━━━▶ 亚临床皮质醇增多症？　　　肾上腺切除
　　　　　　　　　　　　　测定血清 ACTH
　　　　　　　　　　　　　个体化探讨
　　　　　　　　　　　　　之后再次评估　　━━━━▶ 如果继续发展

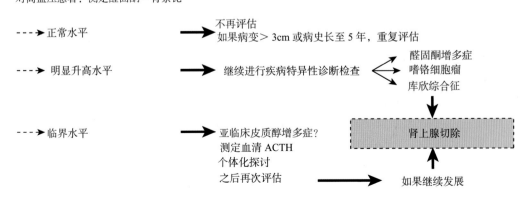

▲ 图 103-17　肾上腺偶发瘤检查流程图

1.5%～7% 的肾上腺偶发瘤患者中 [236, 239]，不同诊断标准下，轻微醛固酮增多症的患病率更高，高达 24% [240]。大多数醛固酮增多症患者都出现血压升高（几乎没有阴性患者），将近一半患者血钾正常 [241]。因此，应对所有伴有肾上腺偶发瘤的高血压患者进行原发性醛固酮增多症的筛查，即使他们血钾正常（见第 108 章）。

(3) 嗜铬细胞瘤：约 4%～7% 的肾上偶发瘤分泌儿茶酚胺，但大多数患者血压正常，仅出现轻微症状（如触觉敏感、出汗、易怒）[239]。肾上腺偶发瘤患者儿茶酚胺分泌过多的检测结果导致无症状嗜铬细胞瘤患病率明显增加。嗜铬细胞瘤的筛查（见第 110 章）应在所有肾上腺偶发瘤患者中进行，尤其是需要手术或活检时。

（四）亚临床皮质醇增多症或亚临床库欣综合征

亚临床库欣综合征的概念首次出现于 20 世纪 80 年代 [242, 243]，但 30 年来，对其仍有争议。更多学者愿意描述其为亚临床皮质醇增多症或轻度皮质醇增多症 [239, 244]。这种描述定义了没有明显库欣综合征特征的患者皮质醇分泌出现一种或多种异常 [245]。详细的查体和临床病史回顾，经常可以发现皮质醇增多的迹象或症状。

肾上腺偶发瘤患者根据所采用的诊断标准，亚临床皮质醇升高的患病率具有高度的易变性，为 1%～47%。最近的研究表明，7%～8% 可能比较符合实际情况 [246]，日本人群这一概率和双侧病变 [248, 249] 的发生率可能更高 [247]。皮质醇轻度但持续的升高可能导致各种并发症，早期识别亚临床皮质醇增多症非常重要（见"亚临床皮质醇增多症的临床相关性"）。目前的共识是，所有肾上腺偶发瘤，只要没有髓样脂肪瘤或囊肿的特点，就应进行皮质醇分泌功能的筛查。在用于诊断肾上腺库欣综合征的试验中（见"诊断"），尿游离皮质醇对亚临床皮质醇增多症的诊断准确性较差，而其他试验，即 1mg 隔夜地塞米松抑制试验或深夜唾液皮质醇试验准确性更高 [236, 244]。然而，如前所述，由于诊断标准不同，确诊的测量值截点仍然存争议。如果地塞米松抑制的皮质醇值低于 1.8μg/dl，则可除外亚临床皮质醇升高，界值定于高于 5μg/dl [250]

时，有假阳性风险；有建议提出采用折中的临界值（即 3μg/dl）[251]。若测量结果为中间皮质醇值（1.8～5μg/dl）则需要进一步测试，例如标准小剂量地塞米松试验 [252]；大剂量地塞米松试验不能提供更高的诊断准确性 [250]。深夜唾液皮质醇是用于显性库欣综合征诊断依据，但考虑到其方便和良好的诊断性能，在推荐用于亚临床高皮质醇症之前还需要更多的经验支持 [253]。自主分泌皮质醇应抑制 ACTH 的分泌，但低 ACTH 水平检测的可靠性有限，因此需要仔细鉴别。低 ACTH 也会导致 DHEA-S 的降低，但血清 DHEA-S 的测定几乎没有诊断价值 [236]。

考虑到这些困难，至少有两个异常结果被共识支持亚临床高皮质醇症的诊断 [254]。在一项关于肾上腺偶发瘤的大型研究中 [255]，1mgDST 对皮质醇缺乏抑制并伴有低血浆 ACTH 是亚临床高皮质醇症的最可靠指标，这一发现已被广泛接受 [254]。

亚临床皮质醇增多症的临床意义　持续显露于轻度皮质醇水平升高可能会导致有害的临床后果。事实上，在亚临床皮质醇增多症患者中，肥胖、高血压、糖和脂代谢受损、胰岛素抵抗和其他代谢综合征特征的患病率增加 [236, 256-261]。这些特征导致心血管风险增加 [262] 和心血管并发症 [263]。皮质醇紊乱的程度与这些患者逐渐增加的心血管风险相关 [259]。此外，高达 43%～72% 的亚临床皮质醇增多症患者存在骨矿物质丢失和脊椎骨折 [246, 264]。然需要注意的是，肾上腺偶发瘤但无亚临床皮质醇升高的患者也存在这些特征的患病率增加 [265]。

一些研究试图确定高皮质醇症的因果关系，使用糖皮质激素受体拮抗药米非司酮治疗可降低亚临床皮质醇增多症患者的胰岛素抵抗 [266]。同样，高血压、糖代谢受损，亚临床皮质醇增多症患者肾上腺切除术后代谢紊乱得到改善 [267]。然而，在无亚临床皮质醇血症的患者中，肾上腺切除术后的血压和血糖也有改善 [265]；此外，在亚临床皮质醇增多症患者中，肾上腺病变的切除并没有逆转骨代谢和骨质疏松的改变 [268]。临床特征或死亡率增加与亚临床皮质醇增多之间的直接联系尚未得到证实 [236, 244, 251]。糖皮质激素受体多态性某些临床特征（如体重过重）的发展中起着一定的作用 [269]。此外，这些特征是由偶发瘤引起还是肾上腺病变本身是代谢综合征的一部分，仍然是一个尚未解决的问题[258]。目前在代谢综合征患者中筛查隐匿性库欣综合征证据不充分[270]。总之，亚临床高皮质醇症仍然是临床医生面临的挑战。

（五）偶发瘤的自然病程

绝大多数肾上腺偶发瘤的大小多年保持稳定，5%～26% 可能增大，约 5% 缩小[234, 271]。肿物每年至少增加 1cm 时认为具有临床意义，但并不一定意味着恶变。事实上，只有 1∶1000 的良性病变转化肾上腺癌。至于功能性病变，不到 1% 的患者亚临床皮质醇升高发展为明显的库欣综合征，但应注意，皮质醇高分泌可能是间歇性的。无功能的肾上腺病变很少会出现高分泌腺瘤；皮质醇是最有可能出现异常的激素，转变为儿茶酚胺分泌的病变非常罕见[272]；在较大的腺瘤（即 > 3cm）中，更容易演变为分泌皮质醇的功能性病变[273]。

目前还没有关于肾上腺偶发瘤患者发病率的结论性数据。如前所述，大多数患者终生无症状，部分临床特征的发展与亚临床皮质醇升高无关。最近的一项研究报道了肾上腺偶发瘤患者的生活质量下降[274]。肾上腺偶发瘤患者的死亡率与癌症、转移和嗜铬细胞瘤有关[236]；无症状肾上腺皮质腺瘤的死亡率尚不清楚[234]，但可能与一般人群的死亡率相当。

（六）治疗

肾上腺肿物 > 4cm、肿物扩大至少 10mm 或出现可疑特征，或明显的激素分泌亢进，应考虑手术切除（见第 111 章）。由于术后肾上腺功能不全，即使术前未发现皮质醇增高，也建议术前用类固醇替代。嗜铬细胞瘤，即使是静息的，也应在适当的血压控制措施下将其切除（见第 110 章）。考虑到老年人肾上腺皮质良性病变的患病率增加，治疗选择也应考虑患者的年龄及基础情况。

肾上腺偶发瘤合并亚临床皮质醇增多症的最佳治疗方法仍存在很大争议。尽管有少量的证据，由于缺乏前瞻性对照试验，无法就外科手术与保守治疗的治疗优越性得出明确对比结论。[244] 建议对具有亚临床症状的年轻患者给予特别关注，并可能对其进行手术治疗，随着时间的推移患者有可能疾病进展而不能通过外科或药物治疗[254, 273]。

（七）随访

对不适合手术的患者应该进行随访。如前所述，明显的肿瘤增大和恶变罕见，因此，考虑到经济和精神负担以及辐射显露的风险，没有必要进行密集临床和放射学评估。随访取决于每个个体的影像学、临床和激素特点。在非可疑肾上腺病变中，可进行 6 个月～1 年内复查，之后每 1～2 年复查[274, 275]；也有人建议更长时间间隔的复查（即 3 年或 5 年）[234]，小的（< 2cm）良性病变无须进行每年随访[271]。

总之，对于稳定的腺瘤性病变，尤其是 < 3cm 的病变，可以合理选择复查周期。对于有边缘特征的病变，应进行更密切的监测。

亚临床皮质醇增多症患者需要进行长期随访，以便早期识别显性库欣综合征的征象（尽管不常见）[276, 277]。同样，应监测和治疗亚临床皮质醇增多症的心血管和代谢并发症。考虑到大体积病变（> 3cm）可能会随着时间的推移而变得具有激素分泌功能，为了排除皮质醇和儿茶酚胺的高分泌及高血压患者的醛固酮增多症，应每年进行一次激素评估，维持至少 5 年。

第 104 章　肾上腺类固醇生成缺陷
Defects of Adrenal Steroidogenesis *

Mabel Yau　Ahmed Khattab　Christian Pina　Tony Yuen　Heino F.L. Meyer–Bahlburg　Maria I. New　**著**

李　晶　王　广　**译**

要　点

◆ 肾上腺产生糖皮质激素、盐皮质激素和性类固醇（雄激素）。

◆ 先天性肾上腺增生是最常见的遗传性肾上腺缺陷，是一组类固醇生成酶的常染色体隐性遗传缺陷。

◆ 21- 羟化酶缺乏导致 90% 以上的 CAH 病例，其特征是糖皮质激素和盐皮质激素缺乏，与女性生殖器男性化和高雄激素血症有关。

◆ CAH 有两种形式：经典型，包括耗盐型（SW）和单纯男性化型（SV）；以及非经典型（NC）。

◆ CAH 药物治疗的主要目标是补充合适的糖皮质激素、使用用盐皮质激素替代缺乏的醛固酮和补充钠盐，并通过减少 ACTH 的过度分泌来防止雄激素分泌过多。

◆ 非经典型 CAH 是人类最常见的常染色体隐性缺陷，与经典型的区别在于女性新生儿性别不清和产后症状较轻。NC21OHD 与类固醇 21- 羟化酶轻度酶损伤相关。

◆ 产前地塞米松治疗可预防患有典型 CAH 的女性胎儿的性别不清。母体血浆中游离胎儿 DNA 的存在为 21- 羟化酶缺乏症和其他遗传性类固醇疾病的无创产前检测提供了新的可能性。

人类肾上腺由皮质和髓质组成。髓质产生胺类激素，肾上腺皮质分泌多种类固醇（皮质类固醇）。肾上腺皮质由 3 个不同的部分组成，每一部分都有一个独特的类固醇特征。最外层的腺体（球状带）产生盐皮质激素，主要是醛固酮（一种保盐激素），用来维持钠和液体的平衡。糖皮质激素，主要是皮质醇，产生于束状带，维持葡萄糖稳态和血管完整性。最内侧的网状带，分泌性类固醇（雄激素）。由于酶的缺陷不同，肾上腺类固醇生成障碍包括皮质类固醇分泌过量或不足（图 104-1）。在本章中，将讨论以下内容。

1. 导致先天性肾上腺皮质增生（CAH）的 21- 羟化酶缺乏症的 $P_{450}c21$ 疾病（耗盐、单纯男性化和非经典型）

2. $P_{450}c11$ 的疾病，包括 CAH 的 11β- 羟化酶缺乏型（经典型和非经典型）、皮质酮甲基氧化酶（CMO）缺乏型 I 型和 II 型，以及地塞米松抑制型醛固酮增多症

3. CAH 的类固醇 3β- 羟类固醇脱氢酶（3β-HSD）缺乏型（经典型和非经典型）

4. $P_{450}c17$ 紊乱，包括孤立性 17α- 羟化酶缺乏症和孤立性 17，20- 裂合酶缺乏症

5. P_{450} 氧化还原酶缺乏症

6. 类脂性 CAH：$P_{450}scc$ 缺乏和类固醇生成性急

---

*. 本章主要为儿童内分泌相关内容。

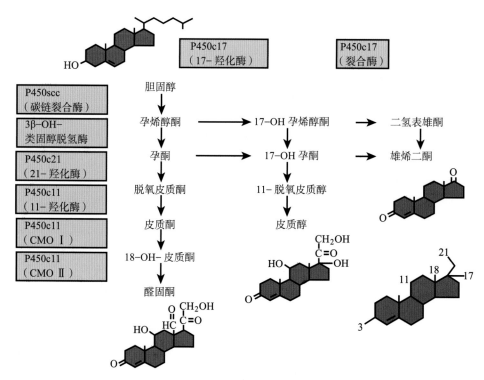

▲ 图 104-1 肾上腺类固醇生成

显示了从胆固醇到盐皮质激素（醛固酮）、糖皮质激素（皮质醇）和雄激素（雄烯二酮）的生物合成途径，并指出了酶活性的细胞位置。负责激素转换的酶在代表转换步骤的箭头上方。展示皮质醇、醛固酮和雄烯二酮的生化结构。CMO. 皮质酮甲基氧化酶；OH. 羟化酶（引自 New MI, Lekarev O, Mancenido D, et al. Congenital adrenal hyperplasia owing to 21-hydroxylase deficiency. In: New MI, Lekarev O, Parsa A, et al., eds. *Genetic steroid disorders*. London: Elsevier; 2013: 29-51.）

性反应（StAR）缺乏症

7. 46XY 性分化障碍伴肾上腺和睾丸功能衰竭

最常见的肾上腺类固醇生成缺陷是皮质醇分泌酶缺乏，统称为先天性肾上腺皮质增生症（CAH）。所有类固醇发生的相关酶缺陷都是以自身染色体隐性性状传递。皮质醇合成受损导致下丘脑 - 垂体 - 肾上腺轴负反馈抑制功能丧失，导致促肾上腺皮质激素（ACTH）持续升高。ACTH 对肾上腺皮质的过度刺激导致肾上腺增生。患者存在糖皮质激素、盐皮质激素和性激素分泌的异常。常伴随的临床表现包括生殖器模糊、钠稳态和血压调节障碍，可以确定 CAH 的经典形式。性类固醇失调影响体细胞生长和生育。分子遗传分析用于确认诊断。尽管 CAH 患者存在潜在的威胁生命的激素缺陷，但长期、仔细监测下适当糖皮质激素和盐皮质激素治疗可以使许多 CAH 患者获得相对正常的生活。表 104-1 总结了这些类固醇缺陷的临床、激素和遗传特征。

经典型和非经典型存在明显的差别。典型是出生时即出现酶活性显著降低，皮质醇分泌受损。非经典型是由轻度酶缺陷引起的，在受累的女性新生儿中，症状通常较轻，没有性别不清。CAH 亚型的分类对治疗和产前诊断有重要的临床意义。90%～95% 的 CAH 病例存在 21- 羟化酶缺乏[1]。11β- 羟化酶和 3β-HSD 酶缺陷占其余病例的大多数。17α- 羟化酶缺乏和类脂性 CAH 是 CAH 的罕见病因。在 21- 羟化酶和 11-β- 羟化酶缺乏症中，皮质醇生成受阻。

经典 21- 羟化酶缺乏症和 11- 羟化酶缺乏症常出现皮质醇分泌不足；遗传学和临床表现可区分 21- 羟化酶缺乏症和 11β- 羟化酶缺乏。在 21- 羟化酶缺乏症中，醛固酮合成不足导致耗盐和低血容量，而醛固酮前体脱氧皮质酮（DOC）的积聚导致 11β- 羟化酶缺乏症患者的体液容量增多和高血压。在 21- 羟化酶和 11-β- 羟化酶缺乏的非经典形式中，未观察到女性新生儿的严重高血压和性别不清。这些酶的阻断导致积累的前体类固醇分流到雄激素生物合成途径中，而雄激素生物合成不需要这些酶。由于胎儿外生殖器的发育对雄激素敏感，肾上腺分

表 104-1　类固醇缺陷的临床、激素和遗传特征

状况	起病	异常	生殖器发育	盐皮质激素作用	典型特征	基因
类脂性 CAH	先天性	StAR 蛋白	女性无性发育	耗盐	所有类固醇产物水平低	*StAR* 8p11.2
类脂性 CAH	先天性	$P_{450}scc$	女性无性发育	耗盐	所有类固醇产物水平低	*CYP11A* 15q23-24
先天性肾上腺发育不良	先天性	SF-1	仅限男性的性腺功能衰竭和 XY 性反转伴米勒式结构留存	耗盐	所有类固醇产物水平低	*NR5A1* 9q33
3β-HSD 缺陷，经典型	先天性	3β-HSD	女性男性化，男性未充分男性化	耗盐	DHEA 和 17- 孕烯醇酮升高，雄烯二酮和睾酮降低，高钾、低钠和低 CO_2	*3β-HSD2* 1p13.1
3β-HSD 缺陷，非经典型	后天性	3β-HSD	正常生殖器伴后天性轻到中度雄激素过多	无	DHEA 和 17- 孕烯醇酮升高，雄烯二酮和睾酮降低	—
17α-OH 缺陷	先天性	$P_{450}c17$	正常性发育	高血钾低肾素性高血压	雄激素和雌激素降低，DOC 和皮质甾酮升高	*CYP17* 10q24.3
17, 20- 裂合酶缺陷	先天性	$P_{450}c17$	女性婴儿无性发育，男性未充分男性化	无	雄激素和雌激素降低	*CYP17* 10q24.3
联合性 17αOH/17, 20- 裂合酶缺陷	先天性	$P_{450}c17$	女性婴儿无性发育，男性未充分男性化	高血钾低肾素性高血压	雄激素和雌激素降低	*CYP17* 10q24.3
经典型 21-OH 缺陷，失盐型	先天性	$P_{450}c21$	女性出生前男性化，男性无改变	耗盐	17-OHP、DHEA 和雄烯二酮升高，高钾、低钠和低 CO_2	*CYP21A2* 6p21.3
经典型 21-OH 缺陷，单纯男性化型	先天性	$P_{450}c21$	女性出生前男性化，男性性发育正常	无	17-OHP、DHEA 和雄烯二酮升高，电解质正常	*CYP21A2* 6p21.3
非经典型 21-OH 缺陷	后天性	$P_{450}c21$	所有出生时生殖器正常，出生后雄激素过多	无	只有在 ACTH 兴奋下 17-OHP、DHEA 和雄烯二酮可能明显升高	*CYP21A2* 6p21.3
11β- 缺陷，经典型	先天性	$P_{450}c11B1$	女性男性化，男性无改变	低肾素性高血压	DOC、11- 脱氧皮质醇（S）和雄激素升高，低钾，高钠和高 CO_2	*CYP11B1* 8q24.3
11β- 缺陷，非经典型	后天性	$P_{450}c11B1$	所有出生时生殖器正常，出生后雄激素过多	正常	11- 脱氧皮质醇 ±DOC 升高，雄激素升高	*CYP11B1* 8q24.3
CMO I 缺陷	先天性	$P_{450}c11B2$	都正常	严重耗盐	无醛固酮，18-OH 皮质酮降低或正常，高钾，低钠和低 CO_2	*CYP11B2* 8q24.3
CMO II 缺陷	先天性	$P_{450}c11B2$	都正常	轻度耗盐，尤其是在婴儿期可自行缓解	醛固酮降低或正常，18-OH 皮质酮明显升高，高钾、低钠和低 CO_2	*CYP11B2* 8q24.3
地塞米松可抑制性醛固酮增多症	先天性	嵌合的 $P_{450}c11B1$/ $P_{450}c11B2$	都正常	低肾素性高血压	醛固酮升高，高钠和高 CO_2	*CYP11B1*/ *CYP11B2*

CAH. 先天性肾上腺皮质增生；CMO. 皮质酮甲基氧化酶；DHEA. 脱氢表雄酮；DOC. 去氧皮质酮；3β-HSD. 3β- 羟化类固醇脱氢酶；OH. 羟化酶；17-OHP. 17- 羟孕酮

泌过多的雄激素使受累女性生殖器男性化，导致性别不清。由于雄激素的主要来源是睾丸，而 21- 羟化酶只存在于肾上腺，受累的男性没有性征发育模糊。然而，生后雄激素过高会影响两性患者。21- 羟化酶和 11-β 羟化酶缺乏症的非经典型不会导致新生儿女性生殖器的男性化，但高雄激素血症会影响青春期的发育和生长。非经典型的 21- 羟化酶和 11-β 羟化酶缺乏症是引起高雄激素血症的常见原因[2, 3]。

类固醇 3β-HSD 缺乏抑制 Δ^5 类固醇［孕烯醇酮、17- 羟孕烯醇酮和脱氢表雄酮（DHEA）］转化为 δ^4 类固醇［孕酮、17- 羟孕酮（17-OHP）和雄烯二酮］。Δ^5 类固醇前体是不活跃的，皮质醇和醛固酮的合成缺陷导致耗盐。缺乏有效的 Δ^4 雄激素会导致男性动力不足，而大量相对不活跃的 Δ^5 雄激素会在外周转化为活性的 δ^4 类固醇（雄烯二酮），导致女性外生殖器的男性化。

在 17α- 羟化酶 /17, 20- 裂合酶缺乏症中，17α- 羟基（糖皮质激素）和 C_{19}/C_{18}（性）类固醇的生成受阻会导致男性的动力不足和女性的性幼稚。17- 脱氧类固醇会导致盐皮质激素过多和高血压。在孤立的 17α- 羟化酶缺乏症和 17, 20- 裂合酶缺乏症中，雄激素合成均降低。

由于 P450scc 和类固醇生成急性调节蛋白（StAR）缺陷导致的类脂性 CAH 表现为无法从主要前体胆固醇中产生任何类固醇。因此，受影响的患者是醛固酮、皮质醇和性类固醇缺乏。即使他们的核型是 46XY，有严重缺陷的受累患者表现为女性表型。

一、历史

De Crecchio 于 1865 年发表了一个那不勒斯的假两性人的尸检报告[4]，描述了一个表型男性肾上腺增生与内部女性性腺相关的观察。肾上腺生殖综合征这个术语多年来一直被用来描述由于肾上腺肿瘤或 CAH 导致的肾上腺雄激素升高。

对 CAH 的第一个全面的看法基于 20 世纪 40 年代和 50 年代的生化发现[5]。在随后的 20 世纪 50 年代末到 70 年代初，对 CAH 变体进行特征分析的先驱中有 Bongiovanni[6, 7]、Eberlein 和 Bongiovanni[8]、Prader 和 Siebenmann[9]、Bigleri[10] 和 New[11]。现

在，使用更恰当地用其特有的酶缺陷的名称来命名 CAH。

1977 年，研究充分的人类白细胞抗原（HLA）与 21- 羟化酶特性之间的关联为通过分子遗传学定义 CAH 的新形式开辟了先河[12]。因为导致典型的 21- 羟化酶缺乏症（在 HLA 复合体中发现）的基因于 1984 年被分离出来，正如早期的生化发现导致类固醇生成方案的构建，引起不同形式 CAH 的特异性突变的知识迅速增长[13]。编码类固醇生成酶的基因突变已被证实是肾上腺类固醇生成过程中所有酶缺陷的基础。

越来越多的证据表明，内分泌疾病的临床表现与原发结构基因突变之间的相关性并不完美。基因型并不总是与表型相关。

二、21- 羟化酶异常

21- 羟化酶缺陷有 3 种临床表现形式：典型的单纯男性化，表现为早期雄激素分泌过多；典型的耗盐，包括醛固酮缺乏和雄激素分泌过多。在非经典型 21- 羟化酶缺乏症（NC21OHD）中，高雄激素血症较轻。此外，NC21OHD 是一组特殊的遗传病，在这种疾病中，男性和女性在出生时都有正常的生殖器。

在 21- 羟化酶缺乏症中，17-OHP 在皮质醇合成途径中没有转化为 11- 脱氧皮质醇，导致：①必需的糖皮质激素、皮质醇缺乏；②接近 21- 羟基化步骤的皮质醇前体（17-OHP、孕酮、17- 羟孕烯醇酮，和孕烯醇酮）导致下丘脑和垂体失去正常的反馈调节。17- 羟基化前体被分流到雄激素合成途径。编码 21- 羟化酶基因的严重突变导致醛固酮合成受损，导致 CAH 的耗盐形式（图 104-1）。

（一）流行病学与群体遗传学

世界各地的新生儿筛查结果显示，全世界典型的 21- 羟化酶缺乏症的发病率约为 14 500 例活产中 1 例，范围 1/23 000～1/8586[14-19]，据估计，75% 的人患有耗盐表型[17]。对处于平衡状态的人群应用 Hardy-Weinberg 公式计算出典型 21- 羟化酶缺乏症的杂合子频率为 1/61。在患者复验困难地区，可能有必要降低治疗阈值以挽救在确诊和开始治疗前死

亡的患者[20]。

非经典 21- 羟化酶缺乏症是最常见的常染色体隐性遗传疾病之一，其至比囊性纤维化更为常见。这一频率是由 Speiser 等首先确定的[21]。发病率在德系犹太人中为 1/27，西班牙裔中 1/40，南斯拉夫人中 1/50，意大利人中 1/300，在异质纽约群体中为 1/100[21-23]。为了确定在德系犹太人群体中出现创始人突变的最早日期，对来自罗马犹太人聚居区的有代表性的患者进行了 DNA 分析，该社区在第二次流亡（公元 70 年）时已经建立。在罗马犹太人中没有发现 B14 相关的非经典 21- 羟化酶缺乏突变的证据，因此，提示这种突变在德系犹太人出现于在公元 70 年以后[24]。关于该人群在欧洲普通人群和其他犹太人群体中的流行率的进一步基因特征分析仍在继续[25]。非经典的 21- 羟化酶缺乏突变可追溯到 70 年到公元 2 世纪。进一步的研究比较了非经典 CAH 在德系犹太人和西班牙犹太人中的频率。

（二）经典型 21- 羟化酶缺乏症

高雄激素血症的影响

(1) 外生殖器：肾上腺皮质细胞分化为 3 个区：球状带、束状带和网状带，发生于胚胎发育早期。胎儿的生殖器官发育始于妊娠第 8 周，出现于胎儿肾上腺激素分泌活跃的环境中。由于外生殖器的分化对雄激素（主要是二氢睾酮）敏感，过量的肾上腺雄激素会导致典型的 21- 羟化酶缺乏症女性生殖器发育模糊。子宫男性化包括轻微到明显的阴蒂增大，不同程度的阴蒂和泌尿生殖窦融合。男性化程度通常通过 Prader 分期来衡量（图 104-2）。由于 21- 羟化酶缺乏导致的 CAH 是女性生殖器官发育模糊的最常见原因，应对每一个生殖器发育模糊或持续隐睾的新生儿都应进行染色体性别核型分析，并评估是否存在典型的 21- 羟化酶缺乏症。

虽然 CAH 不影响男性生殖器在子宫内的分化，但男女婴儿的生殖器在出生后都会经历雄激素刺激的生长。肾上腺来源的高雄烯二酮水平导致促性腺激素抑制，这导致在新生儿男性大阴茎和小睾丸的特征表现。男性和女性生殖器的色素沉着由于高促肾上腺皮质激素分泌刺激黑素细胞活跃所致。

(2) 内生殖器：在经典的 21- 羟化酶缺乏症中，性腺分化和内生殖器形态发生不受影响。由于不分泌由胎儿睾丸支持细胞合成的抗米勒管激素（AMH），女性的米勒管发育正常，形成子宫和输卵管[26]。因此，尽管女性的外生殖器已男性化，但仍具有正常的生育能力。Wolffian 管的稳定和分化受男性体内局部睾酮水平影响，而这一过程不受产前肾上腺雄激素升高的影响。

(3) 生长：出生后，未经治疗的 21- 羟化酶缺乏症患者两性的体细胞生长均受到的慢性高雄激素血症的显著影响。高水平的雄激素会加速儿童的线性生长，患儿高大和肌肉发达（图 104-3）。然而，这

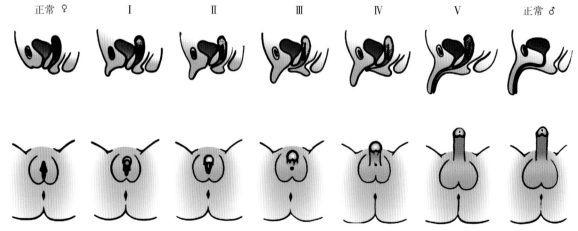

▲ 图 104-2　经典 21- 羟化酶缺乏症女性生殖器畸形范围的 Prader 分期

在 I 型中，唯一的异常是阴蒂增大；II 型中，阴蒂部分融合；III 型，在小外阴的后端发现一个漏斗状的泌尿生殖窦；IV 型，在增大的阴茎底部发现一个非常小的泌尿生殖窦；V 型中，形成明显的阴茎尿道（引自 Prader A. Die haufigkeit der kongenitalen adrenogenitalen syndromes. *Helv Paediatr Acta*. 1958；13：5.）

种早期生长突增之后，由于骨骺过早融合而导致生长停滞。外周雄激素向雌激素转化促进骨骺融合。这种早期骨骺融合导致终身高降低，低于父母身高确定的预测值。激素替代治疗中使用的超过生理需求的糖皮质激素的显露是这些患儿生长不良的另一个重要因素[27]。

即使糖皮质激素治疗使肾上腺皮质激素控制良好，患儿终身高常低于目标身高。对 47 例典型的 CAH 患者进行分析显示，研究中根据激素控制程度分为两组，标准治组疗身高均低于预测值[28]。重组生长激素单独或与促性腺激素释放激素（GnRH）类似物联合使用可改善这些患者的终身高。CAH 患者低于他们的中父母目标身高 2 个预测标准差以上。GnRH 类似物治疗可以抑制中枢性青春期启动，防止骨骺过早闭合。生长激素治疗可以对抗 GnRH 类似物治疗引起的生长速度减慢[29]。

(4) 毛发和皮肤腺体异常：患者常出现早期面部、腋毛和阴毛发育。阴毛发育在婴儿期即出现。儿童会出现成人的体味、暂时性脱发、严重痤疮和

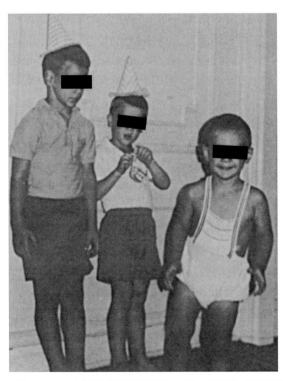

▲ 图 104-3　未经治疗的先天性肾上腺皮质增生症两兄弟
左一 4 岁，右一 2 岁。中间是他们正常的 6 岁哥哥（引自 New MI, Levine LS: Con- genital adrenal hyperplasia. In: Harris H, Hirschhorn K, eds. *Advances in human genetics*, vol 4. New York: Plenum; 1973: 251-326.）

其他典型的多动症特点，经治疗上述异常可逆转。

(5) 骨骼健康：骨密度（BMD）受雄激素过量（或治疗不足）和糖皮质激素过量（过度治疗）的竞争作用的影响。治疗对于患者骨密度的整体影响尚不清楚。两项研究发现，患有 CAH 的年轻成年人的骨密度低于对照组[30, 31]；一项研究显示，患有 CAH 的年轻女性的手腕和脊椎骨折率有增加的趋势[31]。其他研究表明，尽管长期使用糖皮质激素治疗，但骨矿物质密度正常[32-34]。

(6) 生育能力：过量的肾上腺雄激素通过下丘脑或垂体的负反馈作用，通过下丘脑 - 垂体 - 肾上腺轴抑制青春期促性腺激素分泌的增加，抑制肾上腺雄激素的产生，这种抑制是可逆的。在大多数未经治疗或治疗不当的青春期女孩和男孩中，青春期的发育在糖皮质激素治疗开始之前不会发生。未经治疗和控制不佳的妇女可发生月经不调和继发性甚至原发性闭经，伴有或不伴有多毛。女性男性化的 CAH 与多囊卵巢综合征也有报道。经典 CAH 的女性[35, 36] 生殖能力降低。Meyer-Bahlburg[37] 比较了具有不同形式经典型 21- 羟化酶缺乏症的妇女的生育能力。在有足够性欲和异性恋的妇女中，单纯男性化形 CAH 患者的生育率约为 60%（n=25），而在耗盐型（n=15）中，正常受精率仅为正常值的 7%[37]。

传统上观点认为，治疗良好的患儿可以在预期年龄开始青春期。然而，一项临床研究表明，患儿的青春期发生的时间早于预期，身高也受到影响，而耗盐型男性受影响最大[38]。促性腺激素对促性腺激素释放激素的反应（促性腺激素释放激素或促黄体生成激素释放激素）在病情控制良好的青春期前和青春期女性患者合适，除非患者存在卵巢高雄激素血症。典型 CAH 男性激素控制不佳与小睾丸和无精子症有关。然而，在正常睾丸成熟的情况下，未经治疗的男性的精子发生和生育能力已被报道[39]。控制良好的单纯的男性化 CAH 男性患者保持了生育能力，其青春期发育、精子发生和睾丸功能接近正常。成年后，男性睾丸异位肾上腺残余组织增生，大剂量地塞米松治疗可能有助于改善这一情况。研究发现，在许多青少年和成年男性 CAH 患者（16—40 岁）中，超声检查可发现肾上腺残余组织（TART）[40, 41]。激素控制的程度与肾上腺残余组织存在没有相关性；在充分甚至过度治疗的患者

中仍存在肾上腺残余组织。这些患者的睾丸间质细胞功能也普遍受损 [41]。21- 羟化酶基因突变的患者的肾上腺（纯合子和杂合子）比对照组大。这种增大的程度与肾上腺残余组织形成的风险增加有关，肾上腺 "偶发瘤" 在这些患者中更为常见 [42]。然而，对 "真实" 肾上腺肿瘤的回顾性分析未能证明 CAH 患者不论生殖细胞或者体细胞中存在肾上腺瘤相关突变发生率的增加 [43]。

（三）耗盐与单纯男性化

盐消耗由于醛固酮分泌不足造成。在 21- 羟化酶缺乏症中升高的激素前体可作为盐皮质激素拮抗剂（如 17- 羟孕酮）。耗盐的特点是低钠血症、高钾血症、代谢性酸中毒，以及由于醛固酮生成量低而导致的尿钠排泄不当。低醛固酮与血浆肾素活性（PRA）有关。必须仔细观察新生儿是否出现耗盐危象，这种情况最迟可能在新生儿出院后 6 周发生。

患有典型 CAH 的男女婴都有发生低血容量和低血糖肾上腺危象的风险，通常发生在出生后的 4～6 周内。女性新生儿性状表现相对典型，而未被诊断的男性缺乏生殖器性征发育模糊，他们面临休克和死亡的风险更高。在女性中，新生儿生殖器性征发育模糊的程度与盐耗程度不匹配。在新生儿期对两性婴儿进行早期肾上腺危象的监测非常必要，出院后也应继续密切监测。婴儿出生后应住院 7d 以上，或者直到开始激素替代治疗，并确定醛固酮 / 钠平衡后方可离院。在年龄较大的儿童和成人中，急性肾上腺功能不全可由极度的体力消耗、治疗不足或不遵守治疗诱发，诱因还包括感染、外伤或手术等。新生儿幽门梗阻也可因出现呕吐和脱水而与同龄 CAH 新生儿期的耗盐危象混淆，与 CAH 相关的耗盐危象（表现为低钠血症、高钾血症和代谢性酸中毒）应及时与幽门狭窄（低钾血症、低氯血症和代谢性碱中毒）鉴别。

在束状带和球状带中存在 21- 羟基化酶。耗盐和单纯的 21- 羟化酶缺乏症的表型不同可能仅仅由特定突变造成的构象变化引起的酶活性数量差异所致。体外表达研究表明，只要 21- 羟化酶具有正常活性，1% 正常量的酶就足够进行生理量醛固酮合成，以防止严重的耗盐 [44, 45]。21- 羟化酶基因突变相同的兄弟姐妹之间的盐耗表达也可以不一致，这

一偶然发现使问题变得更加复杂，随着时间的推移，部分患者的耗盐可以改善 [46-48]。一个病例中，出生时生殖器极度男性化和耗盐的女孩，患有严重的酶缺乏症，生长到 4 岁时耗盐症状缓解。而另一个患有 21- 羟化酶基因的同源性缺失的女婴，在婴儿时期有过多次盐耗危象病史，在青春期出现醛固酮分泌而停止激素替代治疗 [49]。

（四）非经典型 21- 羟化酶缺乏症

非经典型 21- 羟化酶缺乏症（NC21OHD）与经典 21OHD 有明显的区别，其特点是患病女性生殖发育正常，21- 羟化酶缺乏症较轻。可能表现为在青春期之前的耻骨过早发育，耻骨早熟可能出现在出生后的任何年龄。患者可能是轻度遗传缺陷的纯合子，也可能是具有一个严重突变和一个轻度突变的复合杂合子。NC21OHD 是在针对经典 CAH 患者家系研究中发现。这些患而是 21- 羟化酶缺乏症携带者的家庭成员，但在研究过程中发现有明显的激素紊乱，这些紊乱与 21- 羟化酶基因座的不同突变有关 [50]。

1. **临床特征**　NC21OHD 的临床特征广泛，开始于任何年龄段，通常随着时间的推移而消长 [2]。由于新生儿期的性别不清不是 NC21OHD 的特征，出生后出现其他高雄激素血症症状和体征可能会促使患者就医，或者可以通过研究患有 CAH 的家庭成员来确定患者。患者症状经常出现在预期阴毛初现前。无论症状是否明显，任何年龄段的促肾上腺皮质激素刺激试验都能证明潜在的生化异常 [51]。

NC21OHD 可导致阴毛过早发育（阴毛现），最早可能发生在出生后 6 个月 [52]。在一项研究中，30% 的阴毛初现过早儿童患有 NC21OHD [53]，也有患病率较低的报道 [54]。口服抗生素和维甲酸治疗无效的严重囊肿性痤疮也与 NC21OHD 相关 [55, 56]。在一例年轻女性患者中，男性型秃发是其唯一的临床症状。女性患者月经初潮可以正常或延期，常见继发性闭经或月经过少。即使缺少明显雄激素分泌过多，患儿的终身高，如经典型 21- 羟化酶缺乏症一样，低于目标身高和线性生长百分位数的预测值 [2, 28]。

一些被诊断为多囊卵巢综合征的妇女存在 NC21OHD，ACTH 水平明显升高 [36, 57]。据报道，NC21OHD 作为女性内分泌症状病因的患病率为

1.2%～30%。这一差异与所研究群体的种族构成差异有关。在男性患儿中，症状包括胡须过早生长、阴毛初现过早、痤疮和生长加速。对于男性来说，很难发现雄激素过量，肾上腺雄激素过量的表现可能仅限于身材矮小或精子减少症，部分患者出现肾上腺性激素诱导的性腺抑制导致的生育能力下降。

2. 非经典 21- 羟化酶缺乏症的生育能力　30 年来，糖皮质激素治疗逆转了女性患者的不孕症。在一项研究，5 例月经不调和高 17- 酮（oxo）类固醇（尿雄激素代谢物）的患者恢复了正常月经，单用糖皮质激素治疗后 2 个月后 17- 酮类固醇和孕三醇（17-OHP 的一种尿代谢物）降低，提示其肾上腺存在 21- 羟化酶缺陷[58]。另项研究中，18 例不孕妇女患有痤疮和（或）面部多毛症，激素标准符合 21- 羟化酶缺乏症，其中 7 例在注射泼尼松治疗后不久妊娠；另外 4 名妇女在服用泼尼松后 2 个月内妊娠[59]。在本研究中未报道开始治疗后的激素水平。如前所述，在 NC21OHD 患者中有少精子和低生育能力的报道[2]。建议在 NC21OHD 的激素和基因检测作为不孕症的常规筛查内容。

3. 分子遗传学　21- 羟化酶缺乏症的分子遗传学已经得到了广泛的研究。21- 羟化酶是一种微粒体细胞色素 P_{450} 酶，称为 $P_{450}c21$。编码 $P_{450}c21$ 的结构基因 CYP21A2 位于 6p21.3 号染色体上，与 C4B 和 C4A 基因相邻，C4B 和 C4A 编码 HLA 复合体 III 类区域的血清补体第四组分的两个亚基[60]。其非功能性假基因 CYP21P 位于其上游 30kb 处[61]。CYP21A2 和 CYP21P 各包含 10 个外显子。它们的核苷酸序列在外显子中有 98% 同源，内含子中大约 96% 同源[62]。

导致 21- 羟化酶缺乏的突变主要是由 CYP21A2 和 CYP21P 之间的重组引起的，在减数分裂过程中，同源染色体的错位会导致不均匀的交换。这种改变导致大量基因缺失。基因突变由于有丝分裂过程中姐妹染色单体错配引起，其中 CYP21P 基因序列可能被复制到 CYP21A2 基因上。当 CYP21P 假基因的突变转移到 CYP21A2 活性基因时，就会产生酶缺陷。CYP21A2 和 CYP21P 之间目前已经观察到 8 种可能的外显子差异，其中的 7 种已被证实是 21- 羟化酶缺乏症的原因。已经确定了至少 100 个导致 21- 羟化酶缺乏的突变；最常见的是内含子

剪接的单核苷酸突变，与单纯男性化和耗盐表型有关（图 104-4）。基因缺失和基因转换可能是 21- 羟化酶缺乏症的常见病变，原因是基因和假基因（即串联序列中的同源基因）[63, 64] 的染色体排列及多个 chi 样序列的存在。突变类型可以预测酶缺乏的程度[50, 65]。

4. 基因型与表型的相关性　一般来说，每一次 DNA 改变的结果都与遗传性疾病的临床严重程度相对应。功能基因的完全缺失、终止密码子（无意义）突变、移码和氨基酸替代（错义突变）已被证明会导致耗盐的经典等位基因；非保守氨基酸替代与该疾病的单纯男性化形式有关，单一的保守氨基酸替代（V281L）与 HLA-B14、DR1 单倍体相关的突变，这种突变在非经典形式中非常常见[66]。

CYP21A2 基因突变导致 21- 羟化酶活性不同程度的丧失，从而导致临床严重程度的差异。最近的一项研究基于该酶在计算机模拟场景中被破坏的程度使将疾病的严重程度与 113 个已知突变联系起来[65]。影响关键酶功能的突变，如膜锚定、血红素结合和底物结合，或者改变酶的稳定性会导致功能完全丧失和耗盐。功能基因的完全缺失、终止密码子（无意义）突变、移码和错义突变是导致 CAH 最严重变异的原因。影响跨膜区或保守的疏水性结

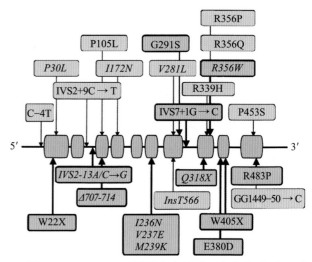

▲ 图 104-4　CYP21A2 基因突变导致 21- 羟化酶缺乏型先天性肾上腺皮质增生症

经典的等位基因为粗体，非经典为普通字体；由基因转换引起的突变为斜体［引自 New MI, Lekarev O, Mancenido D, et al. Congenital adrenal hyperplasia owing to 21-hydroxylase deficiency. In: New MI, Lekarev O, Parsa A, et al., eds. Genetic steroid disorders. London: Elsevier; 2013: 29-51.］

构的突变导致酶活性降低高达 98%，并导致单纯男性化。非经典型由氧化还原酶相互作用、盐桥和氢键网络，以及不相容疏水团簇的干扰引起。

由于 21- 羟化酶缺乏引起的 CAH 是一种自身染色体隐性遗传病，其表型通常与携带等位基因突变的程度相关。在一项对 1507 例 CAH 患者的研究中，不到 50% 的基因型与表型有直接的相关性[50]。耗盐和非经典型 CAH 中，表型与基因型密切相关。然而，在单纯男性化 CAH 中观察到广泛的表型变异，特别是外显子 4I172N 的突变。P30L、I2G 和 I172N 错义突变产生不同的 CAH 表型。此外，有人认为，CAH 妇女外阴男性化的程度受雄激素受体的基因型影响[67]。

5. 诊断　诊断 CAH 类固醇生成酶缺陷的依据是：①临床表现；②生化和激素值；③突变的分子遗传学分析。DNA 的分子遗传学分析可证明特定的突变。

当分子遗传学实验不可获得时，激素值可以通过显示前体产物比的增加来确定酶缺陷的诊断。酶的底物将显著增加，而产物将正常或略有下降。

6. 激素特点　在经典的 CAH 中，基线血清皮质醇水平处于检测下限或低至正常范围。血清 17-OHP 和肾上腺雄激素的基线浓度升高，血清 17-OHP 水平通常是正常水平的几百倍[1]。在非经典型患者中，由于 17-OHP 分泌的脉冲和昼夜变化，上午和下午的血清浓度可能是正常的[68]。单次测量中，清晨测量血清 17-OHP 浓度最有可能出现异常升高。不能依赖基线 17-OHP 水平来排除 NC21OHD；轻度酶缺陷可能只会引起 17-OHP 的轻微升高，特别是下午的测量值，这将导致假阴性诊断。

所有形式的 CAH 的标准诊断程序是 60min（人工合成）ACTH 兴奋试验。在 8:00，当皮质醇分泌达到正常的日间高峰时，静脉注射 0.25mgACTH，在注射前和注射后 60min 后取血。前人已经构建了一个列线图（图 104-5），描述与 ACTH 刺激的 17-OHP 血清浓度的关系，可用于经典型和非经典型 CAH 患者及 21- 羟化酶缺乏型 CAH 异质性携带者的筛查[69]。

自 1977 年以来，通过足跟毛细血管血液进行新生儿筛查已经开始使用[70]。通过 Kelly Leight 领导的关爱基金会的积极努力，自 2008 年 7 月以来，

在美国所有 50 个州都规定了进行 CAH 新生儿筛查。通过滤纸上取样的干血测量 17-OHP 含量，操作过程类似于新生儿的苯丙酮尿症试验，本实验可由有资质的实验室测定。新生儿筛查很有价值，发现了许多临床表现不典型的患儿[16, 71, 72]。

7. 出生诊断　新生儿 CAH 评估应收集以下资料。

• 在生殖器性别不清的情况下，应进行染色体组型以确定遗传性别。超声检查有助于鉴别子宫的存在与否。

• 商业实验室进行 CYP21A2 基因突变的分子遗传学分析。

• 如果没有分子遗传学检测方法，ACTH 兴奋试验可以通过测量 ACTH 刺激前后血清 17-OHP 和肾上腺雄激素浓度来提供激素证据。婴儿出生后

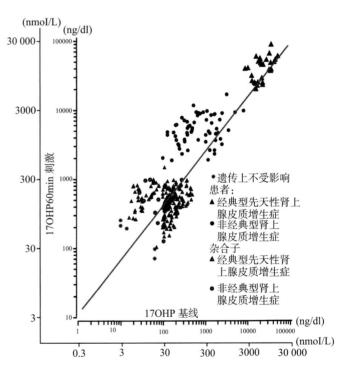

▲ 图 104-5　肾上腺皮质激素刺激的 17- 羟孕酮浓度的列线图

刻度以对数表示。回归线适用于所有数据点。数据点聚类显示 3 个不重叠的组：经典型（CAH）和非经典型 21- 羟化酶缺乏症很容易区分，并与杂合子 / 未受累者区分开来。区分未受影响和杂合子较困难（引自 New MI, Lorenzen F, Lerner AJ, et al. Genotyping steroid 21–hydroxylase deficiency：hormonal reference data. *J Clin Endocrinol Metab*. 1983；57：320–326.）

24h 内不进行此项检测，这一时间段的所有婴儿中通常都会升高的激素水平，产生假阳性结果。

- ACTH 兴奋试验时应测定醛固酮和血浆肾素。
- 测定尿钠和钾含量，以评估其耐盐能力。
- 糖皮质激素治疗抑制类固醇分泌的证据。

三、11β- 羟化酶异常

肾上腺皮质的类固醇 11β- 羟化酶活性为合成糖皮质激素和中性皮质激素所必需。研究表明，P450c11 的两种不同的同工酶 CYP11B1 和 CYP11B2 参与了人类皮质醇和醛固酮的合成[73]。在束状带中，CYP11B1 在 17- 羟基途径中将 11β- 羟基酸 11- 脱氧皮质醇转化为皮质醇，并在 17- 脱氧途径中将 DOC 转化为皮质酮。CYP11B2 同工酶只在球状带表达，其功能是将 DOC 转化为皮质酮。两个 CYP11B 同工酶的基因由 9 个外显子和 8 个内含子组成。它们的预测氨基酸序列中有 93% 的同源性，在内含子区有 90% 的同源性，由染色体 8q24.3.3 上的两个相邻基因编码[74-76]。这两个基因的上游区域完全不同，这表明它们在功能上具有不同的控制。

（一）先天性 11β- 羟化酶缺乏症肾上腺皮质增生

1955 年，Eberlein 和 Bongiovanni 首次描述了由 11β- 羟基化缺陷引起的类固醇分泌异常[8]。它是 CAH 的第二种常见的形式（在普通人群中占所有病例的 5%~8%)[75]，在皮质醇途径中，11- 脱氧皮质醇向皮质醇的转化减少。造成 11 种脱氧类固醇（11- 脱氧皮质醇和 11-DOC）积累[77]。皮质醇前体分流导致的高雄激素症与 21- 羟化酶缺乏症相似，包括典型受累女性的性别不清。11β- 羟化酶缺乏症的女性比 21- 羟化酶缺乏症的女性男性化程度更高。

大约 2/3 的 11β- 羟化酶缺乏症患者在幼年发生高血压，伴有或不伴有低钾性碱中毒。高血压与低钾血症的存在或程度或男性化程度无关[78]。

除了经典型 11β- 羟化酶缺乏症（即在出生时就存在）之外，也有轻症和非经典型 11β- 羟化酶缺乏症的报道[3]，可以检测到许多类似于 21- 羟化酶缺乏症的变体。无论是在基线状态还是在促肾上腺皮质激素（ACTH）刺激下，经典型患者的杂合子父母中均未发现生物化学缺陷[79]。如前所述，这种生化缺陷可在 21- 羟化酶杂合子中得到证实。与 21- 羟化酶缺乏症一样，具有相同 11β- 羟化酶突变的个体在雄激素和盐皮质激素过量的症状和体征的严重程度上可能不同，这表明表基因或非遗传因素在临床表型表达中起作用[80, 81]。

1. 11β- 羟化酶缺乏性高血压　11β- 羟化酶缺乏症的高血压通常归因于 DOC 诱导的钠潴留，从而导致液体潴留。然而，目前没有的证据证明 DOC 会导致高血压[73]。1970 年，New 和 Seaman[82] 指出，11β- 羟化酶缺乏时产生的大量 DOC 可被糖皮质激素（地塞米松）抑制，因此推测 DOC 来源于束状带，而不是球状带。地塞米松抑制 DOC 时，肾素水平升高，进而球状带醛固酮分泌，11β- 羟化酶（P450c11B2）正常。

经糖皮质激素治疗抑制 DOC 可能不会降低高血压 11β- 羟化酶缺陷患者的血压。DOC 水平显著升高的正常血压患者、DOC 正常或仅轻度升高的[83, 84]高血压患者、PRA73 正常的患者[85, 86]和非典型 11β- 羟化酶缺陷患者的存在对以 DOC 为中心的高血压解释提出了挑战。当然，对治疗缺乏反应是长期高压症的一个特点，原因很多。

2. 流行病学　典型的 11β- 羟化酶 CAH（由于 CYP11B1 基因的缺陷）在普通白人人口中约有 1/100 000 的新生儿发生[87]。在以色列已报道了大量病例。据估计，该国的发病率为 1/7000~1/5000，基因频率为 1/83~1/71[88]。这种意外的病例聚集可追溯到来自北非的犹太家庭，特别是来自摩洛哥和突尼斯。土耳其犹太人也被发现携带同样的 11β- 羟化酶基因突变，频率很高[78-87]。目前还不知道非经典型的发病率，但可以预测，非经典型的发病率比经典型高，如 21- 羟化酶缺乏症[3]。

3. 分子遗传学　在人类中，11β- 羟化酶有两种同工酶：CYP11B1 和 CYP11B2，由染色体 8q24.3 上的两个基因编码。CYP11B1 和 CYP11B2 基因所编码的酶已通过在培养细胞中表达相应的互补 DNA 和从分泌醛固酮的肿瘤中实际纯化后进行研究[89-91]。CYP11B1 和 CYP11B2 在基因和蛋白质结构上的相似性表明这两个 11β- 羟化酶基因是同一个基因家族的成员[75, 92]，在正常肾上腺中高水平表达[75]。该基因的转录受环磷酸腺苷（ACTH 的第二信使）调节。用 rtPCR 可在正常肾上腺中检测到 CYP11B2 的低水平转录。

CYP11B2 编码的同工酶将 11-DOC 转化为皮质酮，11- 脱氧皮质醇转化为皮质醇。18- 羟基化皮质酮，进一步氧化 18- 羟基皮质酮为醛固酮，后一步分别称为 CMO Ⅰ 和 CMO Ⅱ。

相比之下，CYP11B1 同工酶具有较强的 11β- 羟化酶活性，而 18- 羟化酶活性较差。其 18- 羟化酶活性仅为 CYP11B2 同工酶的 1/10 左右。CYP11B1 同工酶不能从 18- 羟皮质酮合成可检测量的醛固酮。CYP11B1 启动子对 ACTH/ 环磷酸腺苷反应灵敏。

这些数据表明，CYP11B1 同工酶在束状带中主要合成皮质醇，而 CYP11B2 同工酶主要在球状带合成醛固酮。这一假设已通在 11β- 羟化酶和 CMO Ⅱ 活性缺陷导致皮质醇或醛固酮合成障碍的患者中得到证实。

束状带酶（CYP11B1）的突变导致皮质醇合成缺陷，通过前体（如 DOC）的积累产生高压。球状带基因（CYP11B2）的突变导致醛固酮合成缺陷，并导致耗盐。11β- 羟化酶基因的一种特殊的分子缺陷可导致糖皮质激素反应性醛固酮增多症和高血压〔见本章后面题为"地塞米松（糖皮质激素）- 抑制性醛固酮增多症"的章节〕。

在摩洛哥 - 以色列人群中，几乎所有受影响的等位基因都携带相同的突变，即 CYP11B1 基因第 448 位密码子（R448H）组氨酸取代精氨酸[93]。这种突变与正常酶活性不相容，似乎代表了先证者效应。至少有 31 个导致 11β- 羟化酶缺乏 CAH 症的突变已经被确认，如图 104-6 所示。这些 CYP11B1 突变分布在整个基因中，但倾向于聚集在外显子 2、6、7 和 8 中[94, 95]。

4. 诊断　血清 11- 脱氧皮质醇（化合物 S）和 DOC 升高，尿中四氢代谢物显著升高可作为诊断依据。在血液或尿液中完全不存在任何 11 种含氧 C_{19} 或 C_{21} 类固醇的情况下，需进一步实验明确 21- 羟化酶缺乏症[96]。此时应加查基线和 ACTH 刺激后的血清 11- 脱氧皮质醇（化合物 S）和 DOC。分子遗传学分析鉴定对于计划生育更多孩子家庭有益，现在也可以通过产前诊断筛查。新生儿的诊断相当困难，特征性高血压一般不会在新生儿期出现，在这个年龄段，根据类固醇谱鉴别 21- 羟化酶缺乏症也有困难[97]。婴儿女性乳房发育症，可能为诊断提供线索[98]。治疗主要包括糖皮质激素替代。PRA 测定是检测盐皮质激素过量的标准方法。尽管 DOC 检测可行，但通常通过肾素（或 PRA）检测随访更容易完成。肾素抑制是 11β- 羟化酶缺乏症控制不足的典型标志。

（二）皮质酮甲基氧化酶缺乏症

皮质酮转化为 18- 羟皮质酮被称为 CMO Ⅰ 活性，而随后 18- 氧化为醛固酮的过程称为 CMO Ⅱ 活性。在球状带，这些步骤是由 P450c11B2（也称为 P450c18、醛固酮合成酶和 P450aldo）内的不同结构域催化的。缺乏 CMO Ⅰ 活性通常会导致醛固酮生成受损，并比 CMO Ⅱ 缺乏症表型更严重。CMO Ⅰ 活性缺陷已有报道，但比 CMO Ⅱ 活性缺陷罕见[99, 100]。CMO Ⅰ 和 CMO Ⅱ 活性缺陷均为常染色体隐性遗传，由于皮质醇合成在这两种情况下均不受影响，因此 P450aldo 缺陷不是 CAH 的亚型。

患有 CMO Ⅱ 缺乏症的婴儿可能会出现致命的电解质异常；儿童期，反复脱水、不同程度的低钠血症和高钾血症，以及发育不良是特征性的表现[101, 102]。成人可能无临床症状，只有在对有症状的儿童进行家庭研究的过程中，他们的受影响状况才得以发

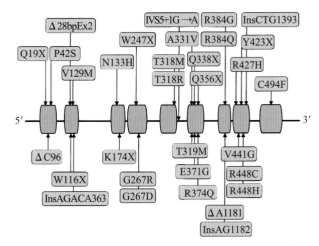

▲ 图 104-6　*CYP11B1* 基因突变导致先天性肾上腺增生的 11β- 羟化酶缺乏形式

引自 New MI, Lekarev O, Mancenido D, et al. Congenital adrenal hyperplasia owing to 21-hydroxylase deficiency. In: New MI, Lekarev O, Parsa A, et al., eds. *Genetic steroid disorders*. London：Elsevier；2013：29-51.

现。在伊朗裔犹太人中的研究发现 CMO Ⅱ 缺乏症的发病频率越来越高[103]。对这类家族的分子遗传学分析表明，患者的 *CYP11B2* 基因存在两种错义突变：181 位的精氨酸色氨酸取代（R181W），而缬氨酸在 386 位被丙氨酸取代（V386A）[104]。

CMO Ⅰ 缺乏症的生化特征是测不到醛固酮，18- 羟皮质酮低水平或正常。CMO Ⅱ 缺乏症患者通常具有正常（或低）醛固酮水平，18- 羟皮质酮水平升高（血清 18- 羟皮质酮与醛固酮比值升高），同时皮质酮与 18- 羟皮质酮比值降低。CMO Ⅱ 缺乏症可通过尿液上述类固醇（四氢 -18- 羟基 -11- 脱氢皮质酮和四氢醛固酮）的主要代谢物比率的升高来确定[102]。

（三）地塞米松（糖皮质激素）- 抑制性醛固酮增多症

地塞米松抑制性醛固酮增多症（DSH；又称糖皮质激素可治疗性醛固酮增多症）是一种罕见的高血压病[106]，患者的醛固酮合成被 ACTH 异常调节[107]。地塞米松抑制性醛固酮增多症的特征是：①地塞米松给药后醛固酮分泌迅速，完全抑制；②长期服用 ACTH 后醛固酮持续增加；③ PRA 受抑制；④显性遗传[108]。尿中 18- 羟皮质醇和 18- 氧代皮质醇的排泄量增加[109, 110]。

DSH 患者存在基因间重组，CYP11B1 的启动子与 CYP11B2 的编码序列并列排列[111, 112]。融合或嵌合基因改变了醛固酮合成的调节，使球状带对 ACTH 而不是肾素 - 血管紧张素敏感，导致糖皮质激素抑制性醛固酮增多症和高血压。

四、3β- 羟类固醇脱氢酶异常

3β- 羟基类固醇脱氢酶（3β–HSD）为相对不活跃的 Δ^5 前体合成生物活性 Δ^4 肾上腺和性腺类固醇所必需。除 3β- 羟类固醇脱氢外，该酶还进行 3- 氧代类固醇异构化，产生 $\Delta4/\Delta5$ 异构酶的变体。3β–HSD 不仅存在于肾上腺皮质、性腺和胎盘，也存在于肝脏和几乎所有的外周组织。胎盘型不同于肾上腺 / 性腺型。不同组织中 3β–HSD 活性水平的差异表明该蛋白的一个或多个共享异构体具有组织特异性或组织特异性调节作用[113-116]。

（一）经典 3β- 羟类固醇脱氢酶缺乏症

类固醇 3β–HSD 缺乏症是 CAH 的一种常染色体隐性遗传形式，由 Bongiovanni 于 1962 年首次报道[117]。这种罕见疾病的确切发病率尚不清楚。在类固醇生成途径早期存在严重损害皮质醇合成（即 3β–HSD 和 StAR）的患者生存率较低。

由于性腺中 3β–HSD 酶活性降低和睾酮分泌不足，患病男性在出生时不完全男性化，并表现出生殖器性征发育模糊。而受累女性，高循环水平的 DHEA 在外周转化为活跃的雄激素产生雄激素效应。阴蒂增大，部分发生阴唇融合。与 21- 羟化酶和 11β- 羟化酶一样，酶缺陷的严重程度可能无法根据出生时外生殖器的外观来确定。3β–HSD 缺乏时类固醇生成不足可能导致耗盐，但并不是每个病例都出现在[118, 119]。

（二）非经典 3β- 羟类固醇脱氢酶缺乏

与非经典型 21- 羟化酶缺乏症一样，非经典型 3β–HSD 缺乏症是一种没有严重发育异常的弱的酶缺陷疾病[120]。女性在肾上腺功能初现后或青春期时出现男性化表型。

非经典的 3β–HSD 缺乏症可能是雄激素过度症状（包括多毛症和不孕症）未被诊断的原因[121]，对 700 多例有雄激素过量症状的妇女的临床资料进行回顾，结果显示 16% 的患者 3β–HSD 活性降低[122]。有人认为，在高雄激素血症的妇女中，非经典型 3β–HSD 缺乏症可能比非经典型 21- 羟化酶缺乏症发生率更高[122]。

与经典变体的罕见性相比，3β–HSD 缺乏症的非经典变体发病率高，这一点存在争议。非经典变异可能不是遗传缺陷所致，Zerah 等在 6 例具有非经典 3β–HSD 缺乏症的激素证据的女性患者中并未发现 *HSD3B1* 和 *3β-HSD2* 基因突变[123]。

在一组 25 例患有 3β–HSD 缺乏症的已有月经初潮的女性研究中，3 个月的糖皮质激素治疗过程后，患者月经和痤疮改善[121]。多毛症经治疗后几乎不能逆转。其中 50% 的患者患有多囊卵巢综合征。

1. 生物化学与分子遗传学　编码 3β–HSD 的两个基因已定位于 1p13.1 号染色体并被克隆[116]。这

些 基 因，即 *HSD3B1* 和 *3β-HSD2*，编 码 3β–HSD 的皮肤–胎盘型（Ⅰ型异构体）和肾上腺–性腺型（Ⅱ型异构体）（图 104-7）。这些同工酶的长度分别为 372 和 371 个氨基酸，相似性为 93.5%。图 104-7[124-126] 显示了 *3β-HSD Ⅱ* 型基因突变的代表。

应谨慎诊断非经典形式的 3β–HSD 缺乏症，有研究提示激素特征谱改变可在确诊的病例中"缺失"[127]。由于缺乏已证实的突变分析 / 酶表达研究，非经典型 3β–HSD 缺乏症被断为一种遗传性疾病只能进行推断诊断。

2. 诊断　典型 3β–HSD 患儿的外生殖器男性化不完全，女性男性化程度不同。患者中具有较高的 Δ^5 类固醇与 Δ^4 类固醇的比例，其特征是血清中 Δ^5 类固醇孕烯醇酮、17–羟孕烯醇和脱氢表雄酮水平升高，Δ^5 代谢物孕烯醇和 16–孕烯醇在尿液中的排泄增加，是这种疾病的诊断依据。新生儿期通常 Δ^5 类固醇升高，即"生理性 3β–HSD 缺陷"，不能使用上述标准[118]。60min ACTH 兴奋实验可以诊断 3β–HSD 缺陷，该实验阳性判断是以下所有结果均高于平均值的 2 个或更多标准差：①血清 Δ^5 17–羟孕烯醇酮；② DHEA 浓度；③血清 Δ^5 17–羟孕烯醇酮 /17–羟孕酮的比值；④血清中 Δ^5 17–羟孕烯醇 / 皮质醇比值[119]。使用基因型证实的患者中，Lutfallah 等[128] 建议仅使用促肾上腺皮质激素刺激

的 17–羟孕烯醇水平作为诊断标准。在一般人群中，单纯 Δ^5 17–羟孕烯醇酮和（或）DHEA 阳性是非特异性的，不能确定部分或轻度 3β–HSD 缺乏症的诊断。如前所述，尽管非经典的 3β–HSD 缺乏症可能表现出内分泌生理学上的异常，但尚未证明其具有遗传基础[129]。

为了排除肾上腺或卵巢产生类固醇的肿瘤，应进行地塞米松抑制试验（每 6 小时 0.5mg，持续 2~3d），测量血清激素浓度。通过在地塞米松中加入孕激素醋酸炔诺酮（每 8 小时 5mg，持续 3d）可排除卵巢中雄激素的来源。在这个方案下，肾上腺和卵巢激素都应该被抑制。当出现疾病快速进展或地塞米松或炔诺酮不能抑制类固醇生成等高度怀疑肾上腺或卵巢肿瘤时，可进行卵巢超声检查和肾上腺 CT 扫描或磁共振成像。可以使用由 Temeck 和 associates[53] 建立的列线图辅助诊断（图 104-8A 和 B）。关于 ACTH 兴奋实验的参考数据用于诊断肾上腺早熟儿童的非经典 3β–HSD（图 104-8C 和 D）。

五、17α- 羟 化 酶 /17，20- 裂合酶的异常

1970 年 New 报道了一种单酶（P450c17）催化盐皮质激素转化为糖皮质激素（17α– 羟化酶活性）和糖皮质激素转化为性类固醇（17，20- 裂合酶活性）异常导致的病例，这是第一例报道的 17α– 羟化酶缺乏病例[130]。患者男性，生殖器发育模糊，缺乏男性第二性征。酶 P450c17 由位于染色体 10q24-25，由 *CYP17* 基因编码。异常的酶功能可表现为孤立的 17α– 羟化酶缺乏、孤立的 17，20- 裂合酶缺乏或 17α– 羟化酶 /17，20- 裂合酶联合缺乏。根据报道的病例总数（男女），17α– 羟化酶伴或不伴 17，20- 裂合酶缺陷是一种罕见的类固醇生成缺陷[131]。在日本、巴西和加拿大门诺族人群中已发现特异性突变[132]。

（一）孤立性 17α- 羟化酶缺乏症

17α– 羟化酶活性酶结构域与 17，20- 裂合酶功能结构域在功能上不同。有理由相信这两种酶的单独缺陷。但由于 17α– 羟基化的产物是 17，20- 裂合酶作用的前体，孤立的 17α– 羟化酶缺乏症很难

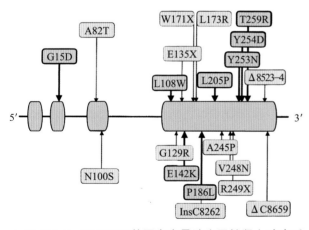

▲ 图 104-7　*3β-HSD2* 基因突变导致先天性肾上腺皮质增生症的 3β– 羟类固醇脱氢酶 /Δ^5/Δ^4 异构酶缺乏症

与盐耗相关的等位基因为粗体；非盐耗等位基因为常规字体（引自 New MI, Lekarev O, Mancenido D, et al. Congenital adrenal hyperplasia ow- ing to 21-hydroxylase deficiency. In: New MI, Lekarev O, Parsa A, et al., eds. *Genetic steroid disorders*. London: Elsevier; 2013: 29-51.）

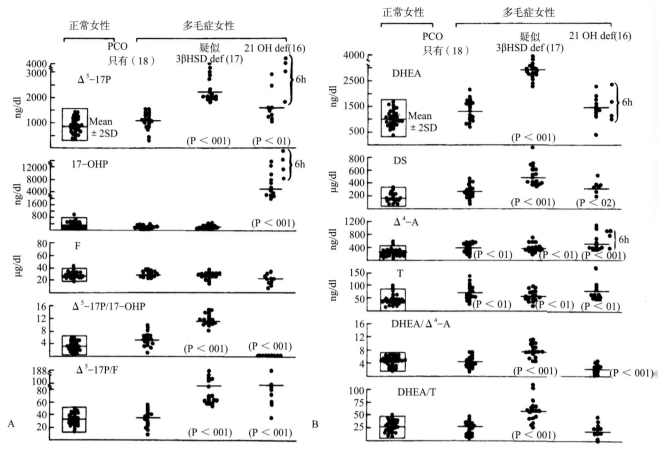

▲ 图 104-8　**A.** 正常女性和多毛症女性的血清 17- 羟类固醇对促肾上腺皮质激素（ACTH）刺激的反应（静脉注射 **0.25mg** 后 **1h**）；**B.** 正常女性和多毛症女性促肾上腺皮质激素刺激后血清雄激素水平

17-OHP. 17- 羟孕酮；DHEA. 脱氢表雄酮（A 和 B 引自 Pang SY, Lerner AJ, Stoner E, et al. Late-onset adrenal steroid 3 beta-hydroxysteroid dehydrogenase deficiency. I. A cause of hirsutism in pubertal and postpubertal women. *J Clin Endocrinol Metab*. 1985；60：428-439. © 1985, The Endocrine Society. 版权所有）

鉴别，它通常表现为更常见的联合 17α- 羟化酶 / 17, 20- 裂合酶缺陷。"单纯 17α- 羟化酶缺乏症"患者可能会出现低钾血症、高血压并伴有碱中毒，性别分化可以正常。这些患者可以通过体外试验突变酶的表达研究来鉴别，有人认为超过 20% 的残余 17, 20- 裂合酶功能不明显。至少有相关的个案报道[133]，但实际上，这些病例代表的是酶数量上的差异，而不是机构的差异。孤立性 17α- 羟化酶缺乏症患者与 DSH 患者表型相同。

（二）孤立的 17, 20- 裂合酶缺乏

17, 20- 裂合酶活性的缺乏阻碍了 C_{19} 性类固醇在肾上腺和性腺[134] 中的合成，不影响肾上腺皮质醇的合成，因此它不是 CAH 的一种形式，而是性分化异常的潜在原因。促肾上腺皮质激素和人绒毛膜促性腺激素刺激后，17-OHP 的代谢物尿孕酮增加并进一步增加。DHEA 和睾酮排泄量没有明显增加。无论染色体性别如何，出生时这些患者都有正常的女性生殖器，患者通常在青春期出现原发性闭经和（或）缺乏第二特征。其他分泌过多的类固醇（如皮质酮）也有助于糖皮质激素的功能。对一名 46XY 患者的随访研究表明，从 20—26 岁开始接受雌激素替代治疗，治疗过程中 17α- 羟化酶活性明显逐渐消失[135]。因此，这名患者，一开始表现为孤立的 17, 20- 裂合酶缺陷，之后转化为 17α- 羟化酶 /17, 20- 裂合酶联合缺陷，提示在孤立的 17, 20- 裂合酶缺乏的情况下仍需持续监测。

（三）联合 17α- 羟化酶 /17, 20- 裂合酶缺乏

17α- 羟化酶 /17, 20- 裂合酶的缺陷导致性类固

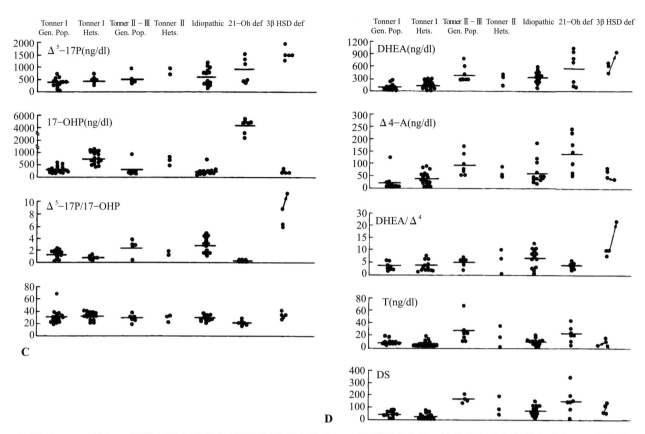

▲ 图 104-8 （续）**C.** 促肾上腺皮质激素刺激正常儿童血清中 **17-** 羟类固醇水平，这些儿童来自普通人群和 **21-** 羟化酶缺乏症的杂合子和患有耻骨早熟的儿童。耻骨早熟患儿分为特发性（无类固醇生成缺陷）或患有 **21-** 羟化酶缺乏或 **3β-** 羟类固醇脱氢酶（**3β-HSD**）缺乏症。**D.ACTH** 刺激正常儿童血清雄激素水平，这些儿童来自普通人群，及已证实的杂合子 **21-** 羟化酶缺乏症儿童。耻骨早熟的儿童被分为特发性（无类固醇缺陷）或 **21-** 羟化酶缺乏或 **3β-HSD** 缺乏症。男性的睾酮（**T**）水平用填充的正方形表示

C 和 D 引自 Temeck JW，Pang SY，Nelson C，New MI. Genetic defects of steroidogenesis in premature pubarche. *J Clin Endocrinol Metab*. 1987；64：609-617. © 1987，The Endocrine Society. 版权所有

醇生成减少。这种酶缺陷会影响肾上腺和性腺的类固醇合成，减少所有雄激素和雌激素的产生。由于皮质酮（B）水平较高，P450c17 异常的患者不会表现出肾上腺危象，在青春期发育异常之前很难诊断[136]。男性患者存在假两性畸形[137]。由于性类固醇生成不能提供足够的调节反馈，促性腺激素浓度激增。男性患者可出现乳房发育[11]。青春期女性无第二性征发育，出现原发性闭经。表型上，这类患者与雄激素受体不敏感综合征患者相似。17，20- 裂合酶缺乏症（单独或合并 17α- 羟化酶 /17，20- 裂合酶缺陷）的发生率约为雄激素不敏感综合征的 65%。

非经典的 17α- 羟化酶 /17，20- 裂合酶缺乏症通常诊断为接受不孕症筛查的妇女。这些女性的血钾水平、血压和女性外生殖器正常，但卵泡期表现为高孕酮水平，低雌激素水平[138]。

1. 高血压　17α- 羟化酶缺乏型有高血压表现。患者 DOC 的血清浓度明显升高（是正常值的 30～60 倍），但是，与 11β- 羟化酶缺乏症一样[87]，患者循环中 DOC 水平与血压值并不完全相关，这表明其他因素也会导致高血压[139, 140]。部分患者血清醛固酮水平升高，但大部分患者醛固酮水平很低，肾素受到抑制，继发于分泌过多的 DOC（一种含盐类固醇）引起的容量增加。患者可能在儿童时期出现高血压。

与 21- 羟化酶缺乏症一样，有共同遗传缺陷的兄弟姐妹并不总是表现出相同的生化表型[131]。

2. 部分缺陷　杂合子可通过 ACTH 兴奋试验[141]诊断；非经典形式诊断尚无标准。没有性征异常的患中低肾素高血压患者的激素谱检测可能有助于诊断[139]。孤立的 17α- 羟化酶缺乏可能是导致低肾素

高血压的一个更常见的原因[131]。

3. 分子遗传学　与 P450c17 相对应的人类互补 DNA 已被鉴定[142]，单拷贝 CYP17 基因座位于染色体 10q24-25 上[143]。在伴有 17α- 羟化酶 /17, 20- 裂合酶缺陷的患者中，已发现 CYP17 的许多结构和基因调控突变（图 104-9）。突变相同的患者临床表型也不一定一致[142]。Imai 等[144] 一项研究发现了 2 个无血缘关系的加拿大门诺派家系和生活在荷兰弗里斯兰地区的 6 个家庭（8 例名患者）所共有的一种特定的突变（一种四碱基的重复）。这种突变几乎可以肯定地代表了先证者效应，因为门诺派起源于弗里斯兰。

4. 诊断　17α- 羟化酶缺乏症筛查诊断应在低钾血症（低肾素、低醛固酮）高血压患者中进行[136]，而 17, 20- 裂合酶缺乏症（单发或合并）应在青春期出现性幼稚的（明显）女性外观中进行。46XY 患者在婴儿期或儿童期若发生疝气或腹股沟肿块，有正常男性内生殖器和女性外生殖器表型时，可能更早发现这种疾病。对不明原因不孕的妇女也应予以考虑本病。如前所述，激素的变化取决于 17α- 羟化酶和 17, 20- 裂合酶活性的相对不足的程度。血浆皮质酮和 18- 羟基 -DOC 水平及 18- 羟皮质酮与醛固酮比值的升高是 17α- 羟化酶缺乏症的诊断依据，雄激素和雌激素的低水平表明 17, 20- 裂合酶缺乏[145]。在长期未经治疗的病例中，可发生严重程度相当高的难治性高血压。

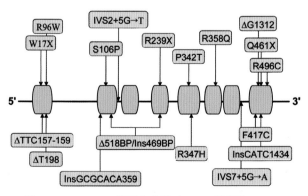

▲ 图 104-9　CYP17 基因突变导致 17α- 羟化酶 / 17, 20- 羟化酶缺乏

引 自 New MI, Lekarev O, Mancenido D, et al. Congenital adrenal hyperplasia owing to 21-hydroxylase deficiency. In: New MI, Lekarev O, Parsa A, et al., eds. *Genetic steroid disorders*. London: Elsevier; 2013: 29-51.

（四）P₄₅₀ 氧化还原酶缺乏

P₄₅₀ 氧化还原酶是从烟酰胺腺嘌呤二核苷酸磷酸（NADPH）向 21- 羟化酶和 17-α- 羟化酶 /17, 20- 裂合酶等细胞色素 P₄₅₀ 酶的电子转移的重要辅因子[146]，这个酶缺陷是胎儿生殖器官异常的主要原因[147]。患者产前雄激素过量和生后雄激素缺乏症并存。在其中一些患者（产后）中，类固醇激素谱与 21- 羟化酶和 17α- 羟化酶 /17, 20- 裂合酶联合缺乏一致。女性新生儿可能有严重的男性化（Prader Ⅲ 期或 Ⅳ 期），而男性可能是正常的或未充分发育表型。这些患者的类固醇分析（尤其是在新生儿期后）通常显示孕酮、17- 羟孕酮和皮质酮升高。轻度症状可由母体低雌三醇水平，超声检查完全正常。患者中的许多人还患有 Antley-Bixler 综合征（2 型），其特征是颅骨关节炎、桡肱关节或桡尺关节骨关节炎、蛛网膜下移和股骨弯曲[147, 148]。患者伴有 21- 羟化酶和 17α- 羟化酶 /17, 20- 裂合酶缺陷，伴有或不伴有 Antley-Bixler 综合征（2 型）。已证实患者的 P₄₅₀ 氧化还原酶基因 POR 发生突变[146, 149, 150]。怀有男性和女性胎儿的双胎妊娠通常表现为母体男性化和低雌激素水平。母亲妊娠期的男性化可能受到胎盘 P₄₅₀ 氧化还原酶对 P₄₅₀ 芳香化酶的影响[148, 149]。

六、46XY 性分化障碍伴肾上腺和睾丸功能衰竭

（一）类脂性先天性肾上腺增生

类脂性 CAH 是 CAH 的一种罕见形式，最初由 Prader 等[151] 于 1955 年描述，代表了 CAH 的最极端形式，所有类固醇均无法合成。肾上腺皮质组织（但不包括酶也活跃的睾丸间质细胞）中大量积累的胆固醇会导致肾上腺呈现特有的脂肪外观，并被称为这种疾病的描述性名称。

胆固醇侧链裂合酶（P450scc，又称胆固醇脱髓酶，由 CYP11A 编码）在皮质类固醇产生的第一步和限速步骤中催化胆固醇转化为孕烯醇酮，它是类脂性 CAH 中最具代表意义但不是唯一的候选突变基因。导致类脂 CAH 的突变发生在 CYP11A 和编

码 StAR 蛋白的基因中，由染色体 8p11 上的 StAR 基因编码 [152]。StAR 将胆固醇运送到线粒体内膜，P450scc 酶位于该膜上 [153]。StAR 突变比 CYP11A 中的突变更常见。

患者表现为性腺功能减退，严重的液体和电解质紊乱、色素沉着、易感染。他们往往死于婴儿期。类脂性 CAH 在人群中很少见，但在日本人、韩国人和巴勒斯坦阿拉伯人中发生频率较高，严重程度较轻 [154, 155]。患者存在表型变异，部分患者表现为小肾上腺而无明显细胞内脂质沉积。

CYP11A 中既有显性突变，也有隐性突变。Tajima 等 [156] 描述了一种明显的体细胞突变，这个突变存在于患者的多个组织中，但在其双亲中均未发现。这个孩子出生时体重和身长正常，性别为女性。她在临床上没任何异常（也没有接受治疗），直到 4 岁出现急性肾上腺功能衰竭时发现患儿没有子宫，核型显示 46XY。这种突变导致了一种几乎没有酶活性的蛋白质产物。

另一个肾上腺功能不全的儿童是 *CYP11A* 突变的复合杂合子。一个突变是新发的，而另一个突变来无症状母亲 [156]。

Baker 等报道了两个 *StAR* 基因突变的家族，呈轻症表型。患儿在 2—4 岁出现肾上腺功能衰竭，但生殖器官发育正常；突变 StAR 蛋白保留了 20% 的野生型活性。他们把这种表型称为"非经典类脂 CAH" [157]。

与 CAH 的病理结果不同。患者类固醇分泌不足引起相应临床表型。同时由于细胞内脂质沉积，导致细胞损伤 / 死亡增加。这被认为是导致耗盐肾上腺危象的原因，通常会导致婴儿期死亡 [158]。Tajima 等报道的病例也证实了这一假设 [156]。对 *StAR* 基因敲除小鼠的组织学学研究支持了这一理论，在小鼠肾上腺中出现明显的脂质沉积，在睾丸中积累轻度沉积，但在卵巢中无蓄积 [159]。

诊断　除了血浆或尿液中不含任何类固醇外，患者还表现为高基础浓度的 ACTH 和高 PRA。在 46XY 患者中，生殖器性征发育模糊或女性外观，而 46XX 女性有幼稚女性生殖器（即性腺功能衰竭两性均受累）。

已有报道提示存在肾上腺功能衰竭但 *StAR* 和 *CYP11A* 基因正常的患者。这重情况下，女性在其他方面表型正常，但是男性表现出性腺衰竭和 XY 性逆转，类似于突变体果蝇，具有 fushi-tarazu 因子（FTZF1 或 FTZ1）的缺陷。核受体（包括 DAX1 和 SF-1）的突变与这种表型有关。与男性假两性畸形的单纯类固醇成因不同，这些患者永久呈现米勒管结构。

（二）类固醇生成因子 -1 缺乏

fushi-tarazu 因子的人类同源物是类固醇生成因子 -1（SF-1），也称为肾上腺 4- 结合蛋白。该蛋白是一种核受体，调节多种基因的转录，包括 *AMH*、*DAX1*、*CYP11A*、*CYP11B2*、*CYP21* 和 *StAR*；促性腺激素；芳香化酶等 [159]，受上游刺激因子 -1 [160] 和丝裂原活化蛋白激酶依赖性磷酸化调节 [161, 162]。

SF-1 独立于其类固醇生成作用，是性分化的积极决定因素，主要通过上调 AMH（或 Müllerian 抑制子）[163] 与 Wilms 肿瘤基因（*WT-1*）的产物结合。*DAX1* 通过与 SF-1 结合并阻止与 AMH 的这种相互作用来阻止雄性分化 [164]。SF-1 还与 SRY 和 SOX9 结合，促进性腺的雄性分化。因此，在 XY 患者中，SF-1（和 *DAX1*）突变可能与永久米勒结构相关 [165]。

SF-1 基因（也称为核受体 NR5A1）在肾上腺皮质、睾丸间质细胞、卵巢卵泡膜和颗粒细胞，以及黄体中表达。在胎儿中，SF-1 在性腺发育早期的小鼠泌尿生殖嵴和支持细胞（AMH 产生的部位）中表达。

一经发现存在 *NR5A1* 突变的患者。其中一例为一个 2 周大的女婴儿，发生肾上腺功能衰竭。她用有正常的米勒结构，但核型为 46XY。正如 Achermann 等所指出的 [166]，米勒管的消退失败直接由 SF-1 介导的 AMH 产生丧失所致，或者继发于支持细胞发育不良。第二例患者患有肾上腺功能衰竭和 XY 性逆转，存在 *NR5A1* 的纯合突变。双亲（和一个姐妹）均为携带者，但未受影响 [167]。一名 46XX 女性，出现 *NR5A1* 杂合子突变，患有肾上腺功能衰竭，但卵巢功能正常，这与性腺功能衰竭的男性高选择性一致，表明肾上腺要求无性别特异性 [168]。从大多数 *SF-1/NR5A1* 突变可以看出，SF-1 对肾上腺发育至关重要，但对卵巢或睾丸发育不重要。然而，已有病例研究发现 SF-1 突变的患者生殖器异常但肾上腺功能正常[169]，显示这个结论也不是绝对正确的。

（三）X 染色体 1 上的 DSS–AHB 临界区异常

DAX1 基因（也称为 *NR0B1*）位于 X 染色体的短臂上，突变后会导致 X 连锁先天性肾上腺发育不全［也称为肾上腺发育不全，先天性 (AHC)］及促性腺激素低下症。然而，无论染色体性别如何，*DAX1* 重复可导致 XY 限制性的性别逆转，其表型发育不明确或完全为女性[170]。

DAX1 蛋白是一种重要的转录负调节剂，可降低 SF-1 和 StAR 的表达（从而降低类固醇激素的产生）[171]。DAX1 还下调 AMH，导致米勒管发育 /女性化。DAX1 表达于肾上腺、性腺、垂体和下丘脑；其在发育中的性腺中的表达随着睾丸分化程度的增加而减少，但在卵巢分化的情况下继续存在[172]。应在不明原因肾上腺功能衰竭，尤其是在伴有促性腺激素低的儿童中进行 *DAX1*（和 *SF-1*）突变筛查[173]。

七、类固醇缺陷的治疗

（一）激素替代疗法

CAH 内分泌治疗的根本目的是补充缺乏的激素。自 1949 年 Wilkins[174] 和 Bartter[175] 发现可的松治疗 21- 羟化酶缺乏所致 CAH 的疗效以来，糖皮质激素治疗已成为治疗各种类型皮质醇缺乏症的基石。给予糖皮质激素可替代缺乏的心钠素，并抑制 ACTH 的过度分泌；肾上腺皮质活性随之降低，从而减少其他肾上腺类固醇（即前体副产物）的产生、（大多数）症状的缓解。非经典 21- 羟化酶缺乏症患者在开始皮质类固醇治疗后 3 个月内症状可能得到缓解[175]。

肾上腺抑制 21- 羟化酶、11β- 羟化酶和 3β-HSD 缺乏可减少雄激素的过量生成，避免进一步的男性化，减缓加速生长和骨龄增长，使其达到更正常的速度，并允许正常的青春期启动。随着治疗开始的逐渐提前，症状得到改善（图 104-10）。耗盐型 21- 羟化酶或 3β-HSD 缺乏型患者需要服用保盐类固醇以维持足够的钠平衡。11β- 羟化酶和

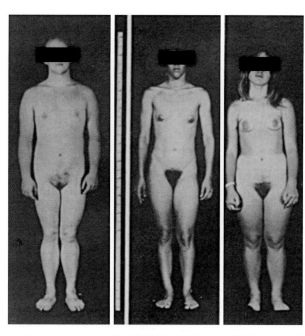

▲ 图 104-10　21- 羟化酶缺乏导致的先天性肾上腺皮质增生症的青春期女孩的体型

左侧的患者直到 16 岁才开始治疗；中间的患者从 9 岁开始接受治疗；右边的患者从 4 岁开始接受治疗。注意更早期治疗的患者女性体型更明显（改编自 New MI, Levine LS. Congenital adrenal hyperplasia. In Harris H, Hirschhorn K, eds. *Advances in human genetics*, vol 4. New York：Plenum；1973：251-326.）

17α- 羟化酶缺乏时肾上腺活动受抑制，使 DOC/ 盐皮质激素分泌正常化，并常可以缓解高血压。在类脂性 CAH 和肾上腺功能衰竭时，需要进行全激素替代。

氢化可的松是所有类型 CAH 儿童的首选皮质类固醇。它是一种生理性激素，由于易于调整剂量，在儿童治疗中最常使用。口服给药是首选和常用的治疗方式，通常分两次给药：$10 \sim 15 mg/m^2$ 的氢化可的松，上午口服 1/3，晚上 2/3。即使是在年幼的婴儿也可以使用氢化可的松片剂。应避免过量使用糖皮质激素，因为这会导致库欣综合征、生长迟缓和骨密度降低。尽管有些儿童可能（暂时）每天需要超过 $15 mg/m^2$ 激素，但每天服用氢化可的松 $16 mg/m^2$ 时就会出现库欣病特征。

如果在标准剂量氢化可的松的激素控制不良，可将剂量暂时增加至每天 20（甚至 30）mg/m^2，或者改为合成激素类似物，如泼尼松或地塞米松。尽管它们的相对糖皮质激素和盐皮质激素的作用不同，这些药物的药效更强，作用时间更长，使用量

越小，剂量调整就越重要。由于患者代谢 11- 氧代类固醇的肝酶活性存在差异，因此在血浆清除率和半衰期方面，在某些患者中，泼尼松龙（泼尼松的 11β- 羟基类似物，也称为 Δ^1 皮质醇）作为糖皮质激素替代物比泼尼松（Δ^1 皮质醇）更有效[176-182]。患者血清 ACTH 水平明显升高，与肾素水平明显升高有关。应在单纯男性化 21- 羟化酶缺乏症患者的治疗方案中添加盐皮质激素，在相同剂量的糖皮质激素治疗下可以改善激素控制。降低糖皮质激素需求的长期益处是促进身体生长[181, 182]。

在非威胁生命的疾病或应激情况下，糖皮质激素的剂量应增加到维持剂量的 2~3 倍。每个家庭必须备用注射氢化可的松用于紧急情况（婴儿 25mg，幼儿 50mg，老年儿童和成人 100mg）。在进行外科手术时（表 104-2），在最初的 24h 内，可能需要 5~10 倍的每日维持剂量（取决于手术的性质）。对于择期手术，笔者建议术前午夜静脉滴注氢化可的松 100mg/m²，然后在手术室内注射 100mg/m[2]，然后每 6h 再静脉滴注 100mg/m² 氢化可的松。在手术后的前 24h，患者应接受 100mg/（m²·d）的氢化可的松治疗，分为 4 个剂量注射。从术后第 2 天开始，如果没有并发症，剂量可以迅速减少，降至 50mg/（m²·d），次日，没有并发症的患者可以恢复正常的术前皮质类固醇治疗。若出现并发症，应给予适当的应激剂量。由于地塞米松具有延迟效应，应激剂量不应用地塞米松。盐皮质激素的剂量不必因应激而增加。

表 104-2　围术期氢化可的松的应激剂量

	氢化可的松剂量 婴幼儿 / 儿童	氢化可的松剂量 成人（最大值）
麻醉诱导	100mg/m² 肌内注射 / 经静脉	100mg 肌内注射 / 经静脉
术中	50mg/m² 持续静滴超过 5h 或 10mg/（m²·h）	100mg 持续静滴超过 5h 或 20mg/h
术后首个 24h	100mg/（m²·d）经静脉 / 口服，剂量分开至每 6 小时一次	100mg/d 经静脉 / 口服，剂量分开至每 6 小时一次
术后第 2 个 24h	50mg/（m²·d）经静脉 / 口服，剂量分开至每 6 小时一次	50mg/d 经静脉 / 口服，剂量分开至每 6 小时一次

肾上腺功能衰竭和耗盐型 CAH（21- 羟化酶、3β-HSD 缺乏和类脂型）患者需要盐皮质激素替代。皮质醇类似物 9α- 氟氢可的松（⁹ᵅFF）用于其强大的盐皮质激素活性而在临床中应用。患者不必限制盐摄入。在肾上腺危象时，应以 100mg/m² 单剂注射，其后于充分输注等渗盐水和补充静脉氢化可的松。在这个剂量下，氢化可的松可以完成所有必要的盐皮质激素功能。

有几种情况（包括完全肾上腺功能衰竭），例如胆固醇脱氨酶、StAR、3β-HSD 和 17α- 羟化酶 /17，20- 裂合酶缺乏，两种性别的患者均需要性激素替代。（SF-1 异常的患者需要性激素替代取决于染色体性别）性激素应该在发育特定时候添加，以使孩子们最接近于同龄人。CMO Ⅰ /CMO Ⅱ（醛固酮合成酶）缺乏的患者需要盐和盐皮质激素替代，而 11β- 羟化酶或 17α- 羟化酶缺乏症患者的高血压可能无法通过糖皮质激素替代来解决，尤其当高血压长期存在时。

对于所有肾上腺功能不全和接受类固醇替代 / 抑制治疗（如 CAH）的患者，应佩戴医疗警示手链或徽章，标明病情、长期用药和特定诊断的和标准应急程序（如静脉输液和使用氢化可的松）。此外，患者和家属必须接受肌注氢化可的松的培训。

（二）监测随访

应测定糖皮质激素的浓度，以优化生化与生理参数（例如，在 21- 羟化酶缺乏症的儿童中，17-OHP 为 500~1000ng/dl，可以抑制雄激素的同时保持良好的生长速度）。皮质醇替代的目的，是在最小剂量的药物提供最佳的病情控制。串联质谱法测定的血清 17-OHP 和 Δ^4 雄烯二酮浓度用于监测 21- 羟化酶缺乏症患者的生化[183-185]。在女性和青春期前男性（不是在新生儿和青春期男性）中，血清睾酮水平也是一个有用的指标[185]。在调整糖皮质激素和保盐类固醇的剂量以实现最佳治疗控制时，必须考虑所有以下因素：PRA、17-OHP 和血清雄激素，以及生长发育和青春期状态的临床评估。氢化可的松和 ⁹ᵅFF 联合应用是一种非常有效的治疗方式[183]。PRA 的测量用于监测大多数形式的 CAH 疗效。PRA 在耗盐状态下升高，在容量过载状态下被抑制。其正常化表明激素水平控制良好。

尽管自 1950 年以来，糖皮质激素治疗一直有效，但对于哪种治疗方案在身高干预方面的效果最好目前还没有达成一致意见。最近的研究表明，即使依从性特别好患者也可能达不到与父母身高推断的目标终身高。目前尚不清楚这是由于过度治疗、每日 2 次甚至 3 次口服糖皮质激素治疗未能抑制雄激素过度分泌，还是同时过度治疗和治疗不足所致。一个简单的以家庭为基础的检测系统，定期评估患者的激素状况，可以改善激素的控制和生长状况。在日常的生殖激素水平监测基础上，OHP 有一定的参考价值。

（三）性征不清的患儿的处理

考虑到糖皮质激素和盐皮质激素缺乏症的代谢影响，经典 CAH 患儿自出生起就身处危急状况，需要进行彻底的诊断并启动激素替代治疗。通过核型确定患者遗传性别和准确诊断特定的潜在缺陷是治疗和管理患者的必要条件。

父母对一个性别模糊的孩子的出生（越来越多地病例通过超声检查识别子宫内胎儿的情况）的反应通常是震惊和伴随着紧张的不确定感，即是否决定进行早期生殖器官手术，以及在性别、性功能和总体生活质量方面的长期干预。全面诊断工作有助于制订长期心理治疗和心理教育计划，并提供情感支持，帮助他们充分知情参与决策。有条件时，应当建议针对性别分化障碍（DSD）患儿父母的协作小组。

1. 性别评估　动物研究已经证实，性激素与大量基因相互作用会导致大脑的性别分化和相应的性别行为，在产前和（或）围产期发育过程中具有显著的去精 / 生殖允许作用 [186, 187]。灵长类动物中，雄激素在这一过程中起主要作用 [188] 这与现人类数据与其他灵长类动物的研究结果一致 [189]。各国对 46XX 经典型 CAH 患者（以产前雄激素分泌过多为特征）的大量研究表明，这类女孩和妇女的行为男性化程度各不相同。这种差异涵盖了健康男性和女性通常不同的所有心理领域：例如，儿童游戏行为、与男性和女性同龄人的关系、身体活动水平、体力、攻击性、青少年和成人休闲活动、体育参与、职业偏好、浪漫 / 情色吸引力对于妇女，以及对生育和婴儿护理的兴趣 [190]。行为男性化程度

与雄激素过量程度相关 [191-195]。除 CAH 外，关于 46XY DSD 综合征的更有限的数据也支持雄激素决定假说 [189]。产前内分泌环境与性别认同的关系不如性别行为 [189]。例如，大多数 46XX 的 CAH 患者，出生时 Prader 评分高，虽然按照女性养育方式喂养，患者仍表现出明显的行为男性化，而女性身份识别后，46XY 患者出现更高的性别焦虑和变性率，由于产前雄激素显露水平很高，患者出现阴茎发育不全、膀胱泄殖腔成形和 5α- 还原酶 2 缺乏症，46XY 患者常出现性别焦虑和变性要求。男性化程度中等的病例中，性别选择主要依赖于性别鉴定结果 [189]。

在考虑养育性别时，遗传性别和行为男性化的影响较少，性别选择应考虑生殖道结构和生理特征及其在性和生育方面的发展潜力和功能，以及婴儿所处的社会文化环境。西方发达国家在过去的 50～60 年，普遍认为新生儿期 46XX DSD21- 羟化酶或 11β- 羟化酶缺乏或 3β-HSD 缺乏症的性别分配应为女性。Dessens 等 [196] 发现，46XX CAH 患者的性别焦虑在按男性抚养时发生率为 12.1%，按女性抚养时为 5.2%。但 46XX CAH 患者和出生时高 Prader 评分（产前雄激素显露程度高、不孕和生殖器官手术对性功能的影响大）的儿童的长期性别选择的数据提示至少在耗盐表型的患者，行为男性化更明显，也更倾向于男性性别选择 [197, 198]。

对于 46XY DSD 的病例，在确定性别时应充分考虑男性和女性的后果。患者大脑和行为的假想性别是什么？是否有长期观察的数据支持症状和严重程度类似的患者进行男性或女性性别分配？重建阴茎的功能是否影响生活质量也因考虑，孩子小时候能站着小便吗？作为男人是否可以性交？

2. 性别重新分配　当最初基于生殖器外观与后来核型和内分泌诊断性别不符时，或者当孩子开始表现出明显的性别非典型行为时，就应面对性别再分配问题。46XX 经典型 21- 羟化酶、11β- 羟化酶和 3β-HSD 缺乏症的诊断延期的病例，应分配男性，而不应常规作为女性对待，此时应在个体基础上仔细评估患者最终的性别分配。在非西方社会中，不经意的和故意的将性别不清的新生儿作为男性分配的情况更为频繁 [199, 200]，任何关于重新分配性别的建议都可能遇到强烈的文化阻力。在婴儿期，可以对

患者进行性别重新分配，前提是：①根据患者具体罹患综合征的诊断和检查数据，患者拥有确定性别；②父母可以适应性别的改变。然而，在婴儿期之后，性别再分配必须建立在对孩子的性别行为和性别认同发展进行全面评估的基础上，这在孩子达到足够的认知成熟度之前不可能做到。性别非典型行为本身并不是性别再分配的标志；性别转变通常建立在患者本人处于强烈和持续的性别焦虑症情况下[201]。

3. 生殖器手术　46XX DSD 患者的性别不清的程度个体差异性极大。当在生命早期开始治疗时，最初巨大而突出的阴蒂可能会轻微萎缩。随着周围结构的正常生长，阴蒂变得不再突出，可能不需要手术重建。目前仅有老年人生殖器美容手术对外观和功能风险评估的数据[200]，考虑到患者年龄较小，缺少使用较新技术进行手术的缺乏儿童的长期的数据，国际间性协商一致会议指出，手术只应在严重男性化的病例（Prader3～5 期）进行，应在合适的情况下与共同泌尿生殖窦修复术联合进行[202]。

阴蒂手术的目的是保护勃起组织和背侧神经血管束，从而保持性欲。在月经初潮前必须确定阴道的形成是否允许足够的血液流出，在极少数情况下，必须进行早期手术以确保这一功能。性交前的阴道成形术可能需要多次阴道机械扩张术。患者可能面临生殖器手术有复发狭窄、形成粘连和瘢痕的风险，有可能需要进一步的手术，部分患者有阴道口永久性伤害的风险，在手术前应与患者充分沟通确保其有承担后果的能力。相反，太长时间的延迟手术会损害患者作为正常女性的自我意识。在选择手术的年龄时，所有以上因素都应考虑；手术通常在患者青春期早期到中期进行。部分患者仅需要进行简单的机械扩张。经验丰富的外科医生治疗，通过阴道成形术可以产生极好的效果。由于这些患者的内生殖器和性腺正常，早期和适当的治疗干预，患者有可能获得正常的青春期、和生育能力。

如果 46 岁 XY CAH 的孩子是作为女性抚养的，则需要对生殖器进行手术矫正并切除性腺。在适当的治疗措施下，如果父母和患者在医学和心理上得到良好的管理，尽管不育，患者通常可以在青春期和成年期发展成为良好女性的性别。性激素的使用十分必要，它可以帮助在青春期诱导适当的第二性征特征发育。

由于产前男性化不足而导致的外生殖器先天缺陷，几乎所有 46XY-DSD 的男性患者都需要手术矫正。伴有雄性激素合成障碍的男性患者在青春期需要雄激素替代治疗。

4. 多学科团队　性别不清的患儿分配和接受抚养性别的过程，以及决定是否进行生殖手术的过程都极具挑战性。结合 DSD 经验丰富的儿科医生、内分泌学家、心理学家 / 精神病医生、外科医生及孩子的父母或监护人的团队合作必不可少的。在这一领域具有专门知识的心理健康从业者，对于帮助父母应对患有 DSD 的孩子所产生的压力、需要替孩子做出复杂决定，以及对孩子进行心理评估时（这些通常是以后需要的）提供帮助。此外，持续咨询及与 DSD 患者和（或）其父母的支持小组建立联系对大多数家庭有帮助。

八、先天性肾上腺皮质增生症的产前诊断

（一）21- 羟化酶缺乏症

现代的 CAH 产前诊断利用分子遗传学进行。在此之前，诊断依赖于羊水的激素评估。在类固醇 21- 羟化酶缺乏症的家庭中发生的每一次妊娠都有 25% 的机会导致新生儿受累。1965 年，当 Jeffcoate 等[203] 将羊水孕酮明显升高的数值与受累儿童的诊断（足月时确认）相关联以来，已开展了高危妊娠的羊水类固醇检测[204-206]。

羊水中 17-OHP 浓度表明，在所有受耗盐影响的患者中，羊水 17-OHP 浓度明显升高[207-210]。然而，在单纯男性化 21- 羟化酶缺乏症中，17-OHP 水平可能不会高于正常值[211]。

目前，通过分子遗传学研究，在妊娠 16～20 周时进行羊膜穿刺术，或者在 10～12 周时进行绒毛取样，可以诊断先天性髋关节炎。针对 21- 羟化酶突变的特异探针可以通过聚合酶链反应（即等位基因特异性）直接和快速地识别已知突变。目前可用于产前诊断的寡核苷酸探针[212] 预计可识别当前 95% 以上 21- 羟化酶突变。在 New 等最近的一项研究中，通过使用无细胞胎儿 DNA 的无创产前诊断技术，在 14 个有受累儿童的家庭中推断出胎儿

CAH 状态 [213]。

根据所研究的人群，活性 21- 羟化酶基因（*CYP21*）的缺失发生在 20%～40% 的患者中 [214, 215]，其余 60%～80% 的病例存在错义和无义突变及小缺失，部分呈现复杂的非突变性缺失。这些突变通常是基因转换和假基因（*CYP21P*）较长或较短片段的核苷酸序列非互易转移到活性基因的结果，是有害的结果。当双亲的基因型已知时，可以准确对 CAH 进行基因诊断。然而，由于基因型 / 表型不一致，表型预测不可靠 [50]。

（二）11β- 羟化酶缺乏

与 21- 羟化酶缺乏症相似，11β- 羟化酶缺乏症以前是通过激素确诊的。目前发现 11β- 羟化酶缺乏患儿的羊水和母体尿液中 11 种脱氧核糖酯和代谢产物水平升高 [216-218]。

目前已成功克隆 11β- 羟化酶基因，并有多种突变的描述报道。

九、先天性肾上腺皮质增生症的产前治疗

生殖器官的发生始于妊娠等 9 周，由于 21- 羟化酶或 11β- 羟化酶缺乏，胎儿雄激素分泌过多，导致女性生殖器男性化。对于这些胎儿，必须在妊娠 9 周前开始使用地塞米松治疗来防止或减少妊娠期女性胎儿生殖器官性征发育模糊程度（图 104-11）[219-228]。地塞米松及代谢产物可以通过胎盘屏障，因此用于治疗各种胎儿畸形。目前推荐的地塞米松剂量为 20μg/kg，每日分 3 次给药。New 等所报道的 1978—2002 年所有产前诊断的一项研究，证实了这种治疗方案的安全性和有效性。在纳入的 595 例妊娠病例中有 126 例胎儿受累，其中 108 例为经典型，其中 64 例为女性。在这些病例中，有 13 个家庭拒绝接受地塞米松治疗。未接受治疗的队列中的女性新生儿出生时高度男性化，平均 Prader 评分 3.77。在接受治疗的 51 例中，27 例孕妇在妊娠 9 周之前就开始使用地塞米松并继续到足月，该组的女性新生儿仅发生轻度男性化，平均 Prader 评分为 1.04。其余 13 例患者开始治疗较晚或仅接受部分治疗的女性新生儿的男性化程度中等，平均 Prader 评分为 3.00 [228]。地塞米松治疗（与未治疗组相比）的不良反应包括体重额外增加约 7.1 磅（3.2kg）、水肿和紫纹。产前地塞米松治疗与胎儿死亡、出生体重、高血压之间无相关性，这些数据与欧洲儿科内分泌学会（ESPE）的回顾性分析结果一致 [229]。在法国的多中心研究和另一个队列研究中也观察到接受治疗的胎儿（受累和未受累）出生体重和身长 [224] 及生理和心理发育未见异常 [228]。这些研究提供了 21- 羟化酶缺乏风险孕妇的产前治疗经验；11β- 羟化酶缺乏风险孕妇的产前治疗也同样成功，并有相同的结局和安全程度。此外，Hirvikoski 等报道 [230]，心理神经测试表明，使用地塞米松进行产前治疗的儿童在心理、行为问题

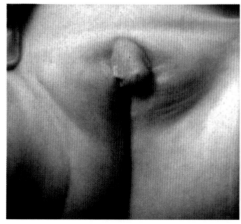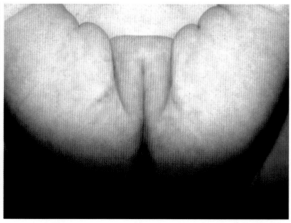

▲ 图 104-11　未经治疗（左）和产前治疗（右）的女性新生儿

引自 Speiser PW, Laforgia N, Kato K, et al. First trimester prenatal treatment and molecular genetic diagnosis of congenital adrenal hyperplasia (21-hydroxylase deficiency). *J Clin Endocrinol Metab*. 1990；70：838-848. © 1990, The Endocrine Society 版权所有

或适应性功能方面与未治疗者没有差异。父母甚至认为孩子比对照组更善于交际（P=0.042）。

CAH 在妊娠 16～20 周或更早时可通过羊膜穿刺术诊断，在妊娠 10～12 周可以通过绒毛取样确诊。目前推荐绒毛取样诊断，以便在妊娠早期即做出诊断，这可以减少在男性胎儿或未受影响的女性胎儿不必要的类固醇治疗（图 104-12）。这些有创检查方法最早可在 9 周做出诊断，为男性和未受影响的女性胎儿避免过度地塞米松治疗提供了可能。羊膜穿刺术和绒毛取样是有创的，受检母亲和胎儿都有相应的风险。但由于在妊娠第 9 周左右生殖器官形成之前需要对 CAH 进行诊断，以确保仅对受累女性胎儿的母亲进行类固醇治疗，避免对男性和未受影响女性胎儿进行不必要的治疗，这一检测仍必不可少。

在过去的 50 年中，肾上腺类固醇生成障碍患者的预后显著改善。改良的糖皮质激素和盐皮质激素替代物对患者及其家属的生活质量产生了巨大的影响。这些疾病的无创产前诊断和治疗，特别是针对 21- 羟化酶形式 CAH 的的部分研究结果有望出现为未来新的标准治疗方法提供一定的证据支持。

十、肾上腺偶发瘤

肾上腺偶发瘤是指意外的影像学发现，并不是特指的诊断。由于 CT 和 MRI 的推广，这类发现越来越常见，在老年人群中患病率高达 10%。这些肿瘤大多为非高分泌性肾上腺皮质腺瘤，但也可能是肾上腺髓质起源，如神经母细胞瘤、神经节细胞瘤、嗜铬细胞瘤，以及很少的神经鞘瘤[231]。

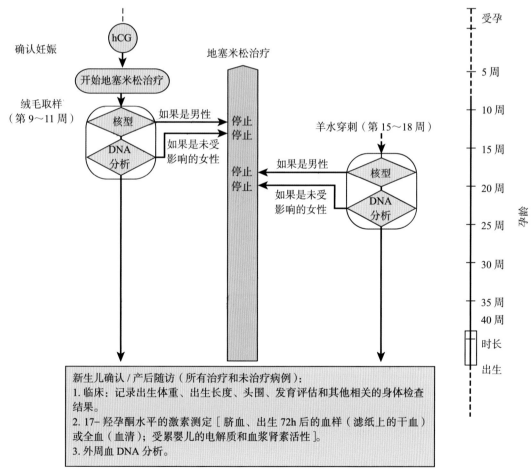

▲ 图 104-12　预防典型 CAH 影响的女性胎儿生殖器不明确的产前诊断和治疗方案

hCG. 人绒毛膜促性腺激素（引自 Mercado AB，Wilson RC，Cheng KC，et al. Prenatal treatment and diagnosis of congenital adrenal hyperplasia owing to steroid 21-hydroxylase deficiency. *J Clin Endocrinol Metab*. 1995；80：2014-2020. © 1995, The Endocrine Society 版权所有。）

在偶然发现的非分泌性肾上腺皮质腺瘤中，很少有人出现肿块进展（0%～26%）和肾上腺功能亢进（0%～11%）。应在基线检查时和每年进行激素评估，监测是否出现分泌亢进；成人最常见的是皮质醇增多症和醛固酮增多症。儿童肾上腺癌的特点是男性化发生率高，临床形式与 CAH 的非经典型类似[232]。因此，肾上腺偶发瘤患儿的皮质醇、醛固酮和肾上腺雄激素浓度，以及影像学应每年评估。肾上腺肿块的大小、嗜铬细胞瘤的证据及醛固酮、皮质醇和雄激素分泌过多的临床和生化表现可以指导手术干预与否。内分泌功能亢进的肿瘤和 > 4cm 的肿块通常需要手术治疗[233]。激素水平在肿瘤切除后迅速恢复到基线水平。

类固醇细胞肿瘤可发生在性腺，并具有男性化致病性。卵巢肿瘤最常见的激素异常是血清睾酮和 DHEA 水平升高。在一个案报道中，6 岁女孩和 64 岁女性两例卵巢肿瘤伴男性化表型的患者均出现 17-OHP 的血清浓度升高[234, 235]。必须与由于 21- 羟化酶缺乏所致的 CAH 鉴别。

第105章 肾上腺皮质功能初现和肾上腺功能停滞

Adrenarche and Adrenopause *

Ieuan A. Hughes   V. Krishna Chatterjee   著

李 晶 王 广 译

要 点

- 肾上腺皮质功能初现的定义是在儿童中期出现肾上腺雄性激素的增加，是导致阴毛出现的原因，但其控制机制尚不清楚。
- 注意区分相对良性的肾上腺功能早现和更严重的疾病（如先天性肾上腺皮质增生及男性化肿瘤）非常重要。
- 肾上腺功能停滞是指在老年人肾上腺的 DHEA 和 DHEAS 产生减少。
- 多种证据表明，对肾上腺功能衰竭的患者尤其是合并有性腺功能衰竭的女性患者可进行 DHEA 替代治疗改善生活质量。

一、肾上腺皮质功能初现

肾上腺是内分泌系统的独特组成部分，其形态和功能特征随产前和产后发育的不同阶段而发生显著变化。6—8 岁，肾上腺网状带开始分泌脱氢表雄酮（DHEA）和硫酸脱氢表雄酮（DHEAS），它们的增加是肾上腺皮质功能初现现象的定义。这似乎对妊娠末期胎儿肾上腺类固醇生成模式重演，其特征是肾上腺相对于其他胎儿器官的体积明显增加。目前只在人类和非人类灵长类动物身上观察到这种胎儿和儿童肾上腺生长模式。肾上腺皮质功能初现的触发因素在不同灵长类动物如人类、恒河猴（旧大陆的主要动物）和狨猴（新大陆的灵长类动物）不同。DHEA 的增加是其共同特征，针对其进行研究有助于理解网状带在健康和疾病中的作用。

（一）胎儿肾上腺

胎儿肾上腺在妊娠第 4 周发育为靠近尿生殖嵴的腹腔上皮增厚[1]。肾上腺和性腺中分泌类固醇的细胞来自原始中肾的同一迁移细胞。胎儿肾上腺在妊娠 6~8 周时具有产生类固醇的能力，这决定了必须尽早开始使用地塞米松进行先天性肾上腺皮质增生症的产前治疗（见第 104 章）。

在胎儿肾上腺中不存在成人肾上腺的结构，即产生 C_{21} 类固醇 3 个功能区（分别产生醛固酮和皮质醇的球状带和束状带）和 C_{19} 类固醇（主要是 DHEAS 的网状带）的结构。大部分腺体（约 80%）由胎儿区组成，其余的外（终末）区类似成人肾上腺皮质的特征。超微结构研究提示胎儿区和终末区之间的存在过渡区，该区可能具有合成皮质醇的能力。

---

*. 本章中带有背景色突出显示的部分为儿童内分泌相关内容。

胎儿肾上腺的营养控制 促肾上腺皮质激素（ACTH）是控制胎儿肾上腺生长和功能的主要因子[2]。图 105-1 显示了正常胎儿、无脑儿生殖器官和肾上腺皮质增生症的胎儿按胎龄合并肾上腺重量的对比。无脑儿和先天性肾上腺皮质增生症与正常胎儿存在明显的不同，表明胎儿肾上腺的生长依赖于 ACTH。先天性肾上腺皮质增生症孕妇的生化监测显示了胎儿肾上腺皮质激素生成对 ACTH 的依赖性[3]。该类患者肾上腺胎儿区增生肥大，使胎儿肾上腺在妊娠 20 周时与肾脏大小相同，是成人肾上腺大的 20～30 倍。终末区发生增生并受许多与 ACTH 协同作用的生长因子调控，如碱性成纤维细胞生长因子、表皮生长因子、胰岛素样生长因子、转化生长因子和激活蛋白等。

与胎儿肾上腺的形态学变化一致，大量的类固醇，如 DHEA、孕烯醇酮、17OH- 孕烯醇酮及其各自的硫酸化结合物分泌。类固醇产量约为 200mg/d，其中 60% 为 DHEAS[4]。这种 C19 胎儿类固醇是通过胎儿胎盘单位进行雌激素生物合成的主要底物（图 105-2）。其关键酶是 16α- 羟化酶，可以在肝脏中形成 16OH-DHEAS，胎盘硫酸酯酶可以合成游离 DHEA，胎盘 P_{450} 芳香化酶将 C19 雄激素底物合成雌激素（雌酮、雌二醇和雌三醇）。C19 类固醇多样并由胎盘芳香化，在 *CYP19* 基因失活突变的存在下，孕妇及其女性胎儿产生严重的男性化[5]。

（二）出生后肾上腺的形态和功能

出生后，由于胎儿区退化，肾上腺重量急剧下降约 50%。终末区仍然存在，是发育成成人肾上腺皮质特征区的基础。有人认为，前体细胞的增殖和迁移是这一特征性组织分带的基础[6]。出生后数周内肾上腺迅速缩小是一个凋亡过程，而非出血或坏死所致[7]。它的发生独立于 ACTH，由激活素和转化生长因子 α（TGF-α）所致。胎儿区退化在生化上反映为 DHEAS 水平降低，DHEAS 水平在 6～8 岁肾上腺皮质激素增加之前一直保持较低水平。在 3 岁时，网状带明显增厚[8]。24h 尿雄激素排泄和血清 DHEAS 浓度的纵向研究表明，出生后肾上腺的 C19 类固醇输出量已逐渐增加[9, 10]，胎儿肾上腺皮质激素生成模式的再现表明一种共同的机制，即肾上腺内的调节因子增加不依赖 ACTH 的 C19 类固醇生成。

（三）肾上腺素分泌雄激素的机制

DHEAS 是内分泌系统内产生的最丰富的内源性类固醇激素，以微摩尔浓度水平存在于循环中。图 105-3 显示了整个产前和产后的激素分泌模式，DHEA 和 DHEAS 合成的先决条件如图 105-4 所示。

将胆固醇转化为孕烯醇酮的最初步骤是所有产生类固醇腺体的共同而组织特异性过程[11]。关键的类固醇生成连接点位于 P_{450}c17 酶介导的步骤，是类固醇生成的定性调节位点[12]。这种酶对 17α- 羟化酶和 17, 20- 裂合酶活性都有独特的催化作用。后者酶活性优先保证了 C19 类固醇的产生，尤其是 DHEA 的合成和肾上腺素的合成。许多因素可以差异性增强 P_{450}c17 活性。这些因素包括通过丝氨酸 / 苏氨酸残基磷酸化对 P_{450}c17 的翻译后调控及电子转移蛋白等作用[13-15]。微粒体 P_{450} 酶（包括 P_{450}c17）的主要电子供体是烟酰胺腺嘌呤二核苷酸磷酸（NADPH）细胞色素 P_{450} 氧化还原酶。这种酶辅因子同时增强 17α- 羟化酶和 17, 20- 裂合酶活性，但不是 DHEA 合成增加的主要决定因素。P450 氧化还原酶基因突变导致生化特征，与部分 17α-

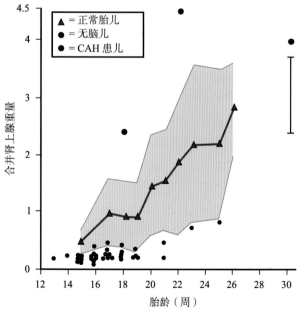

▲ 图 105-1　按胎龄合并胎儿肾上腺重量

CAH. 先天性肾上腺皮质增生症（引自 Young MC, Laurence KM, Hughes IA: Relationship between fetal adrenal morphology and anterior pituitary function, *Horm Res.* 1989；32：130-135.）

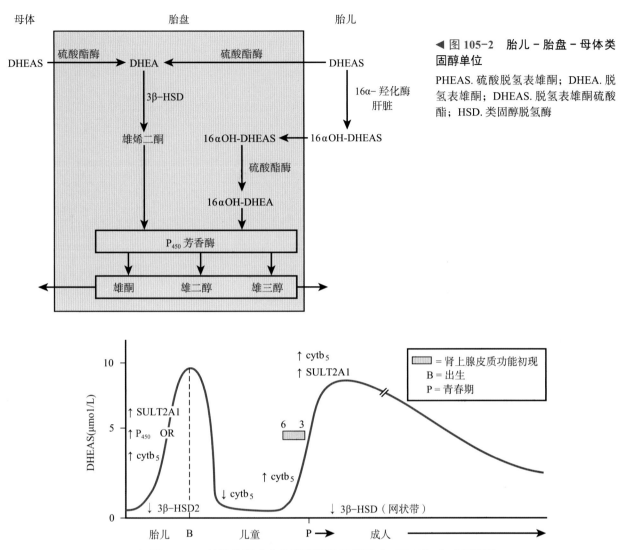

◀ 图 105-2　胎儿 - 胎盘 - 母体类固醇单位

PHEAS. 硫酸脱氢表雄酮；DHEA. 脱氢表雄酮；DHEAS. 脱氢表雄酮硫酸酯；HSD. 类固醇脱氢酶

▲ 图 105-3　从胎儿到成人的硫酸脱氢表雄酮（DHEAS）合成示意图

箭表示控制 DHEA 的因素的时间变化。DHEAS. 脱氢表雄酮硫酸酯；HSD. 类固醇脱氢酶；SUL T2A1. 脱氢表雄酮硫酸酯酶；OR. 氧化还原酶；cytb. 细胞色素

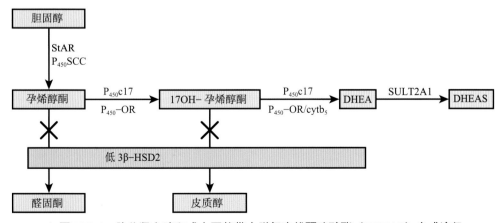

▲ 图 105-4　胎儿肾上腺和成人网状带中脱氢表雄酮硫酸酯（DHEAS）合成途径

3β- 类固醇脱氢酶 2（3β-HSD2）在这些组织中低表达的影响。DHEA. 脱氢表雄酮；DHEAS. 脱氢表雄酮硫酸酯 HSD. 类固醇脱氢酶；SUL T2A1. 脱氢表雄酮硫酸酯酶；OR. 氧化还原酶；cytb. 细胞色素

羟化酶和 21- 羟化酶缺乏症、女孩男性化、男孩男性化不足相关[16, 17]。Antley-Bixler 综合征，表现为一种以严重骨骼异常、生殖器异常伴有肾上腺功能不全，是这种酶缺乏的表现[18]，17, 20 裂合酶活性与细胞色素 b_5 在适当 P_{450} 氧化还原酶存在下的作用密切相关[12]。与 Δ^4 底物（如 17OH 孕烯醇酮）相比，Δ^4 底物（如 17OH 孕酮）的作用更显著，因此 DHEA 合成占主导地位。胎儿肾上腺和网状带 3β-羟类固醇脱氢酶（3β-HSD2）的相对缺乏与 DHEA 合成的进展有关。这种酶通常与 P450c17 竞争，将 Δ^5 转化为 Δ^4 类固醇化合物[19]。

在脱氢表雄酮硫酸酯酶（SULT2A1）的作用下，99% 以上的 DHEA 被硫酸化为 DHEAS[20]，硫酸化类固醇不能作为 3β-HSD2 活性的底物维持 DHEAS 的高水平。胎儿肾上腺和年龄相关的出生后肾上腺的免疫组织化学研究表明，酶和辅助因子表达的发育模式可以解释肾上腺皮质内对肾上腺的控制[21-23]。总之，DHEAS 分泌增加的模式与 P450c17 的表达增加有关，P450 氧化还原酶、细胞色素 b5、SULT2A1 和 3β-HSD2 在胎儿肾上腺和产后网状带中的表达降低。与此相反，出生后的肾上腺在婴儿期到 5 岁之间发生逆转。细胞色素 b5 和 SULT2A1 的表达在成年后 DHEAS 水平开始下降时保持不变。随着年龄的增长，网状带变小，提示 DHEAS 水平的下降与细胞数量的减少而非酶含量的变化有关。哪些因素刺激了控制 DHEAS 合成关键蛋白的表达变化仍有待进一步研究。3β-HSD2 具有确定 Δ^5 和 Δ^4 类固醇生成比例的重要功能。孤儿核受体家族[神经生长因子诱导的克隆 B（NGF1B）] 与 3β-HSD2 平行表达，并直接作用于启动子上调 3β-HSD2 基因[24]。在关键发育阶段，3β-HSD2 转录调节因子和其他转录调节因子的表达降低可能会增加胎儿期和肾上腺 3β-HSD2 合成 DHEAS。

（四）肾上腺皮质外调控因素

肾上腺皮质醇和 DHEAS 分泌的变化之间存在解离，提示 ACTH 不是导致脱氢表雄酮水平升高的主要营养因子。尽管如此，促肾上腺皮质激素释放因子（CRH）在家族性糖皮质激素缺乏症患者中无法检测或显著降低[25]，因此 CRH 可能是一种特殊的肾上腺雄激素分泌刺激激素，CRH 可以直接刺激

人胎肾上腺细胞分泌 DHEAS，正常男性输注 CRH 后也有类似表现[26, 27]。然而，这些在体研究数据常伴随 ACTH 分泌增加。

基于离体人胎儿肾上腺细胞的体外研究提示许多其他因素包括催乳素、雌激素、转化生长因子、细胞因子、胰岛素样生长因子（IGF）和 POMC 片段等影响肾上腺雄激素分泌。但没有任何一种是特殊的肾上腺雄激素促分泌因子。瘦素在表达瘦素受体的肾上腺皮质癌细胞系中可以不同程度地调节 17, 20- 裂合酶的活性[28]。在肥胖儿童中，DHEAS 和瘦素水平存在相关性[29]。总的来说，肾上腺皮质激素由 CYP17、3β-HSD2 和 CYB5（细胞色素 b5）、SULT2A1、蛋白激酶 A 和胰岛素信号通路的网络式调控。

（五）肾上腺皮质功能初现的临床表现

肾上腺皮质功能初现定义为肾上腺雄激素（DHEA、DHEAS 和雄烯二酮）6—8 岁之间的增加，通常不会进展为其他临床疾病。主要体现在耻骨上区域阴毛和腋毛性毛发的生长。肾上腺雄激素是女性阴毛和腋毛生长的刺激物，毛发生长通常从阴唇开始。在男童身上这种区别不那么明显，因为男性阴毛和腋毛的生长主要由睾丸激素分泌的增加刺激。女童在 8 岁之前开始阴毛生长或男童在 9 岁之前出现阴毛生长，认为发生了肾上腺皮质功能初现。所有儿童的肾上腺雄激素分泌在 6—8 岁之间都会增加，但为什么毛发生长只在一小部分人中表现，这一点现象仍有待解释。早产儿肾上腺皮质功能初现在出生体重较低女童中比在男童中更常见，肾上腺雄激素水平较高与低出生体重有关[30]，这种性别二型性在正常儿童中并不明显[31]。肾上腺皮质功能初现的早产儿通常比一般儿童高，伴体味和痤疮增多，骨龄提前 1—2 岁。在一项对患有肾上腺皮质功能初现的早产女童的研究中，线性增长在出生后的头 2 年已经很明显，与较高的 IGF-1 水平有关[32]。生后身长增加可能是雄激素水平增加的结果，但正常儿童在 6—8 岁也会出现的轻微的生长突增，可能不是肾上腺功能的表现[33]。肥胖与儿童时期较高的身材相关，体重指数（BMI）在肾上腺皮质功能初现的早产儿较高，但 BMI 与雄激素水平无关[29]。

表 105-1 列出了评估早期阴毛发育的儿童时应注意的情况及在此类情况下应进行的检查。使用超声或 CT 可以很容易地排除肾上腺肿瘤。如果病因是肾上腺肿瘤，患者男性化的迹象更为深刻。这些症状包括阴蒂肿大、多毛、声音变粗，以及男童的阴茎生长 [34]。要排除的主要情况是迟发性 CAH，约 5% 的 CAH 儿童有早发性阴毛出现 [170]。孕酮、雄烯二酮、睾酮和脱氢表雄酮的基线测量通常对区分两者有足够敏感和特异性 [35]。进一步的确诊需要进行 *CYP21* 基因突变分析。肾上腺皮质功能初现通常被认为是一种良性情况，女童初潮年龄正常，不产生对成年身高的负面影响 [36]，对肾上腺皮质功能初现更详细的纵向研究表明，患儿青春期女孩晚期卵巢高雄激素症和高胰岛素血症的风险增加 [37]。肾上腺皮质功能初现可能是成年后发生代谢综合征的危险因素。多囊卵巢综合征母亲的女儿患此病的风险更高，有相当数量的患儿肾上腺皮质激素水平过高 [38]。一例患有肾上腺皮质功能初现的儿童发展出多囊卵巢综合征的特征提示磺基转移酶在为雄激素生产提供肾上腺底物有一定的作用 [39]。研究表明，DHEA 磺基转移酶将 DHEA 硫酸化为 DHEAS 所需的硫酸盐供体的编码，该基因存在复合杂合突变，最终结果是未结合 DHEA 的增加，它为肾上腺雄激

素的产生提供了底物。目前，没有证据提示胰岛素增敏药可以应用于具有典型的临床和生化特征的患儿，但需要注意的是，受影响的女孩可能会在青春期出现月经失调。初潮后用胰岛素增敏药进行早期干预可防止进展为多囊卵巢综合征，并降低长期心血管疾病风险 [40]。

（六）成人肾上腺雄激素的作用

包括脱氢表雄激素在内的肾上腺雄激素的生理作用目前还不清楚。肾上腺皮质激素与阴毛和腋毛发育的关系表明 DHEAS 是雄激素合成的底物。有证据表明，DHEAS 在外周组织中通过数个酶步骤转化为性类激素（睾酮、雌二醇）。循环中，肾上腺来源的 DHEAS 首先通过硫酸酯酶转化为 DHEA，然后通过 3β- 羟类固醇脱氢酶（3β-HSD）进一步转化为雄烯二酮；雄烯二酮分别通过 17β-HSD 或 P450 芳香化酶的同工酶修饰为睾酮或雌二醇（图 105-5）。有人认为，这种转化是通过外周组织中广泛表达的酶在细胞内发生的，构成了 DHEA 局部产生性类激素的一种内分泌机制。这种机制也可以解释 DHEA 给药可以产生雄激素 / 雌激素效应，而不增加循环激素水平变化 [41]。也有证据表明，DHEA 可以作为一种神经类固醇在中枢神经系统发挥作用。调节 DHEA 合成的类固醇生成酶在大脑中表达，并对神经元的生长和分化产生影响 [42]。DHEA 还可

表 105-1　早期阴毛出现原因及相关检查

病因
• 肾上腺皮质功能初现
• 迟发的先天性肾上腺皮质增生症
• 肾上腺肿瘤

检查
• 肾上腺影像学检查［超声和（或）CT］
• 骨龄
• 类固醇基线值
- 硫酸脱氢表雄酮（DHEAS）
- 17OH- 孕酮
- 雄烯二酮
- 睾酮
• 促肾上腺皮质激素（ACTH）兴奋试验
-17OH- 孕酮
- 皮质醇
- 睾酮
- 雄烯二酮
• 24h 尿类固醇

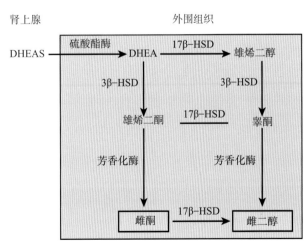

▲ 图 105-5　外周靶组织中脱氢表雄酮硫酸酯（DHEAS）在细胞内转化为性激素（睾酮、雌二醇）的途径

DHEA 治疗后雄激素代谢产物（如雄激素葡萄醛酸盐）水平的升高为这种外周性类固醇的合成提供了证据。DHEA. 脱氢表雄酮；HSD. 类固醇脱氢酶

以调节神经递质信号，作为 γ- 氨基丁酸（GABA）受体的变构拮抗剂，但作为 N- 甲基 -D- 天冬氨酸（NMDA）受体的激动剂[43]。DHEA 可能是潜在的抗糖皮质激素。研究提示它可以对抗糖皮质激素引起的胸腺退化或皮质酮介导的海马细胞神经毒性[44, 45]。

迄今，尚未明确介导 DHEA 作用的特异性受体，尚不清楚其作用于细胞表面还是细胞内。DHEA 已显示可通过特定的 G 蛋白耦联膜受体[46]刺激内皮细胞中的一氧化氮合成，并独立于雄激素和雌激素的受体而激活血管平滑肌细胞中的促分裂原活化蛋白激酶（MAPK）途径[47]。人类外周血单核细胞的微阵列研究表明，DHEA 诱导的基因表达谱不同于糖皮质激素和睾酮，支持了它可能通过独立途径起作用的观点[48]。

二、肾上腺功能停滞

在成年早期达到峰值后，DHEA 的产生逐渐下降，到 80 岁时，其循环水平仅为年轻人的 10%～20%[49]，肾上腺糖皮质激素和盐皮质激素的合成相对不变。肾上腺雄激素水平的降低与肾上腺皮质激素的减少无关。在两种性别中，DHEA 的合成量每年逐年递减约 2%[50]，在 50—89 岁的年龄段内，女性 DHEA 的绝对水平低于男性[51]。猴子的热量摄入限制会减弱 DHEA 增龄性减少的趋势[52]，吸烟已被证明能维持男性 DHEA 的水平[53]。

横断面流行病学研究表明，DHEAS 水平的下降与衰老的各种不良影响之间存在关联。在老年男性中，DHEAS 水平与心血管疾病和死亡率呈负相关[54]，但在女性中未观察到这种关系[55]。低 DHEAS 水平与绝经前妇女患乳腺癌的风险增高相关[56]。血清 DHEAS 水平降低与 45—69 岁女性[57]脊柱、髋部和桡骨的骨密度较低有关，但男性没有观察到这种影响[58]。在中枢神经系统中，较低的 DHEAS 水平与老年女性的抑郁情绪有关，但男性则没有相关性[59]，更高的皮质醇 / 脱氢表雄酮比值与两性的认知能力下降有关[60]。但有报道称阿尔茨海默病患者 DHEAS 水平较低[61, 62]。DHEAS 水平在 2 型糖尿病患者中较低[63]，胰岛素增敏药物治疗提高了 DHEAS 水平，提示其与胰岛素抵抗呈负相

关。然而，这些观察数据的主要提示 DHEAS 水平的下降可能只是衰老过程的一个标志，因此与衰老的病态性有关，而不是因果关系。

（一）DHEA 替代在衰老过程中的作用

研究试图明确在衰老过程中补充 DHEA 后生化、代谢和神经心理学参数的变化。需要注意的是，由于未观察到肾上腺皮质激素相关的 DHEAS 水平上升，也没有出现与年龄相关的肾上腺激素类似的水平下降，在非人物种（如啮齿动物）中 DHEA 给药的研究价值有限。

药代动力学研究确定了人类衰老过程中 DHEA 替代物的适当剂量范围：49—70 岁男性口服 50mg DHEA 可使循环 DHEA 恢复到年轻成人水平，而每天 100mg DHEA 是超生理量的[64]。老年男性和女性服用 25 或 50mg 8d 可使 DHEA 达到稳定的生理水平[65]。循环 DHEA 的半衰期超过 20h，类似于其较长半衰期硫酸化代谢物，提示可能存在反向转化体内 DHEAS 的过程。使用 DHEA 后，循环中的睾酮和雌激素水平也有所上升，但波动于正常年轻成人范围内。

一项随机、双盲、安慰剂对照试验对 40—70 岁的 13 名男性和 17 名女性进行了为期 6 个月的 50mg DHEA 治疗[66]。除了恢复年轻成人水平的 DHEAS 水平外，患者身体和心理健康都有显著提高（男性 67% vs. 女性 81%），性欲没有发生改变。这种效应只与胰岛素样生长因子 1（IGF-1）和 IGF 结合蛋白 1（IGFBP-1）水平的降低有关，循环性激素结合球蛋白（SHBG）、雌激素或脂类没有改变。扩展这些观察结果，同样一组人员对老年受试者（9 名男性和 10 名女性，50—65 岁）进行了为期 6 个月的 100mg DHEA 替代物研究[67]，研究显示循环 DHEA 和皮质醇 /DHEAS 比值恢复到年轻成人水平。男性的脂肪质量减少，肌肉力量增强，但女性没有此种表现。女性循环中的雄性激素（雄烯二酮、睾酮、双氢睾酮）高于年轻人的水平，但男性没有，表明对 DHEA 治疗的反应存在性别差异。然而，另一项对老年男性进行的为期 3 个月的 100mg DHEA 研究表明，替代治疗对身体成分、血清前列腺特异性抗原或生殖功能没有影响[68]。

在 280 名 60—79 岁的男性和女性中，进行了

为期 12 个月的 50mg DHEA 替代品的大型随机、安慰剂对照试验[69]。尽管 DHEA 水平在两性中都得到了恢复，但其他参数的性别差异普遍存在。21% 的女性在 6 个月时血清睾酮和二氢雄甾酮葡糖苷酸上升到轻微超生理水平，但男性没有。女性股骨颈（60—69 岁年龄组）和桡骨（70—79 岁年龄组）的骨密度有所改善，血清胶原端肽水平有选择地下降。同样的道理，只有女性报告性欲、性功能和满足感增加。男女的皮肤变化包括皮肤水分增加，面部色素沉着减少，表皮萎缩，皮脂分泌增加（尤其是 70 岁以上的女性）。经超声检查，受试者血管功能无变化。一项安慰剂对照试验评估了年龄在 60 岁以上的 29 名男性和 27 名女性 24 个月的 DHEA 替代治疗，结果显示治疗对身体成分、身体功能、胰岛素敏感性或生活质量没有影响，但桡骨远端（女性）或股骨颈（男性）的骨密度有所改善[70]。

绝经后，睾酮和雄烯二酮水平下降 50%，随着年龄的增长，DHEAS 的下降导致循环中雄激素的进一步下降。这一认识促使尝试对绝经后妇女用 DHEA 作为雄激素替代物进行治疗。对 14 名 60—70 岁女性进行为期 12 个月的治疗，局部应用 10% DHEA 乳膏，成功地将血清 DHEA 水平提高了 10 倍[71]。同时观察到，皮脂分泌增加，阴道上皮出现雌激素效应。髋部骨密度增加，成骨细胞（骨钙蛋白）增加，破骨细胞（骨碱性磷酸酶、尿羟脯氨酸）标记活性降低。其他变化包括皮肤皱襞厚度减少 10%，血糖和胰岛素水平降低，而对血脂状况没有不良影响[72]。受试者还报告说，他们的健康状况有所改善。相比之下，60 名围绝经期妇女（45—55 岁）口服 50mg 脱氢表雄酮的作用较小。尽管 DHEAS 水平增加了 2 倍，但情绪、认知、生活质量或性欲没有任何改变[73]。在绝经后妇女的运动训练中添加 DHEA 并没有进一步改善身体表现、胰岛素敏感性或血脂水平[74]。

在体外，显露于 DHEA 可增强自然杀伤细胞介导的细胞毒性，在绝经后妇女或老年男子中补充[75] DHEA 可增加自然杀伤细胞的数量和功能[76, 77]。但 DHEA 治疗不会影响流感疫苗的免疫反应[78]，对 DHEA 替代后的免疫功能的研究仍需完善，探讨其活性的体内免疫相关性，可能会有意想不到的结果。在某些情况下，DHEA 可能具有药理学作用。尽管短期 2 周持续时间），安慰剂对照研究显示 DHEA 治疗对老年人的认知功能没有影响[79]，最近的一项研究表明，DHEA 治疗 6 周对重度抑郁症有显著的有益效果[80]。

基于现有的研究，很明显，老年人补充 DHEA 可以有效地将这种类固醇的循环水平恢复到与年轻人类似的水平，并使皮质醇 / 脱氢表雄酮比率正常化。尽管这可能会使女性循环中的雄激素水平升高到略高于生理水平，但这与显著的不良雄激素效应（即多毛症、痤疮、血脂异常）无关。补充治疗的益处（如对骨密度和性功能的影响）要么是性别特异性的，要么在女性身上更明显，表明该制剂可能是雄激素或雌激素生物合成的前体。在未来的研究中，尤其是在绝经后妇女中，比较睾酮替代疗法与 DHEA 治疗的疗效很有意义。无论男女，替代治疗都有显著的心理益处并提升幸福感。虽然这些观察结果证明了短期治疗有效，但仍需更长时间的观察以确定心血管发病率和死亡率、认知能力下降或癌症风险是否会受到 DHEA 替代治疗的影响。

（二）DHEA 与肾上腺功能不全

与衰老相比，肾上腺功能衰竭患者的循环 DHEAS 水平极度降低或无法检测。在继发性和原发性肾上腺功能不全（Addison 病）都可以观察到上述现象，这意味着与糖皮质激素的合成一样，这种肾上腺类固醇的产生是垂体依赖的。肾上腺功能不全患者的糖皮质激素和盐皮质激素缺乏会危及生命，需要口服替代疗法，但与之相关的 DHEA 合成几乎完全缺失通常无法得到纠正。尽管使用传统激素替代进行了最佳治疗，Addison 病患者仍报告持续性疲劳和幸福感下降[81, 82]，健康状况量表中有特定体现[83, 84]。这些观察结果促使了替代治疗的尝试。

在 10 例垂体功能减退的患者中，50mgDHEA 替代物使 DHEAS、雄烯二酮和睾酮恢复到年轻成人的水平，200mg 的剂量是超生理剂量[85]。在内源性肾上腺皮质激素生成被地塞米松抑制的年轻正常受试者中，每日 50mg DHEA 也是一个合适的剂量[86]。

采用随机、双盲、安慰剂对照试验，对 24 例肾上腺功能不全患者（14 例原发性，10 例继发性）进行了 50mgDHEA 替代治疗，恢复了[87]患者 DHEAS 和雄烯二酮的生理水平，血清睾酮水平由低水平恢复到低正常范围。经过 4 个月的治疗，心理测试显示抑郁和焦虑的分数显著降低，总体幸福感和情绪也有所改善。患者还报告了明显增加的性冲动和性兴趣，增强了精神和身体的性适应能力。血清睾酮从低于正常范围升高到正常范围，SHBG 下降；19 例受试者出现了一些皮肤雄性激素不良反应。后来对 9 例患有 Addison 病的妇女进行了 DHEA 替代物的研究，结果显示，每天 50mg 和 200mg 的效果没有差异，大汗腺分泌增加，痤疮增多[88]。

在一项针对 15 名男性和 24 名女性的随机、安慰剂对照试验中，作者观察到在服用 50mg DHEA 的 3 个月后，男性和女性的 DHEAS 和雄烯二酮水平的恢复情况相似，女性血清睾酮水平升高，SHBG 下降，而男性则没有[89]。总体上，受试者幸福感有增强的趋势，尤其是自尊提高。情绪和疲劳也有明显改善，在夜晚表现明显。研究人员发现替代治疗对认知和性功能没有影响，患者无明显不良反应。男性的有益心理影响，独立于循环睾酮的变化，支持了 DHEA 直接影响中枢神经系统而不是仅仅作为外周雄激素生物合成的底物的观点。肾上腺功能不全的 DHEA 替代 12 周或 24 周对血管和内皮功能没有影响[90, 91]但具有显著的免疫调节作用[92]。

对 38 例垂体功能减退的妇女，低剂量（20～30mg）DHEA 给药 6 个月后，腋毛或阴毛增多，患者配偶报告其性敏感性、耐力和主动性都有所提高[93]。最近的一项研究表明，在患有中枢性肾上腺功能不全的青春期女孩中有类似的益处[94]。女性垂体功能减退症增加 DHEA 治疗可以减少维持 IGF-1 水平所需的生长激素替代剂量是补充治疗的另一个益处[95]。一项 9 个月的试验中，服用 25mg DHEA 对 39 例肾上腺功能不全妇女主观健康状况或性功能没有益处[96, 97]。在一项由 100 多名 Addison 病患者组成的较大队列的试验中，作者发现，50mg DHEA 治疗 12 个月，对改善健康和疲劳、增加瘦体重和改善股骨颈骨密度都有好处。在老年女性中观察到不良的雄性激素不良反应，这表明低剂量的 DHEA 可能更适合这个年龄组患者[83]。

肾上腺功能不全的 DHEA 替代治疗的短期和长期试验表明，无论男女，在情绪和健康、疲劳、性功能、身体成分，以及可能的骨密度方面都有明显的益处。对肾上腺功能不全妇女的 10 项随机对照试验进行了系统回顾和 Meta 分析，证实了与健康相关的生活质量和抑郁有轻微但显著获益[98]。尽管如此，内分泌学会临床实践指南尚未批准在肾上腺功能不全的妇女中常规使用 DHEA[99]。未来的研究可能会确定 DHEA 的其他作用（如对性功能的影响）是否在特定的亚组（如卵巢早衰或绝经后状态的妇女）中最为明显，DHEA 治疗的效果是否会受到其他同期常规激素替代物的影响及是否能进一步增强骨骼和肌肉质量尚有待证实。

三、结论

与其他类固醇分泌器官合成的激素相比，DHEAS 呈现循环高水平，其在正常体内平衡和病理生理状态中的确切作用仍然未知。它有一个独特的发育 - 分泌模式，其控制不同于其他经典激素（如皮质醇、性激素和甲状腺激素）的营养刺激。DHEAS 是一种多功能的激素，其主要作用可能存在于经典内分泌系统之外，有证据表明 DHEAS 对内皮细胞、免疫功能和神经元活动有影响。很明显，与激素分泌增加或减少相关的确切病理生理状态在 DHEAS 的病例中仍然有待于进一步研究。

第 106 章　肾上腺成像
Adrenal Gland Imaging

Ka Kit Wong　Isaac R. Francis　Hero K. Hussain　Kyung J. Cho　Milton D. Gross　**著**

任小燕　张智慧　王　嫚　王　丹　闫朝丽　**译**

要　点

- 因其他原因行 CT 或 MRI 检查发现肾上腺"偶发瘤"的概率为 4%～10%。
- 肾上腺肿块 HU < 10cm，平扫 CT 显示密度均匀，诊断良性肾上腺皮质腺瘤的敏感性为 71%，特异性为 98%。
- 磁共振化学位移成像和增强 CT 可以进一步对肾上腺结节定性，特别是乏脂腺瘤，增强 CT 总体上优于 MRI。
- 髓样脂肪瘤可以通过 CT 或 MRI 明确诊断且需保守治疗。
- 肾上腺显像在检查库欣综合征、醛固酮增多症、雄激素增多症、嗜铬细胞瘤和肾上腺皮质癌等有分泌功能的肾上腺肿瘤中起重要作用。
- 当影像学不确定时，肾上腺静脉激素取血可区分库欣综合征或原发性醛固酮增多症与肾上腺增生。
- 对于 > 4cm 的肾上腺肿块应考虑手术切除，因为该肿块肾上腺皮质癌风险增加。
- ^{18}F-FDG PET/CT 对 CT 或 MRI 不能确定的肾上腺结节的恶性潜能有一定的诊断价值。
- ^{123}I-MIBG 显像对嗜铬细胞瘤具有高度特异性，可用于恶性嗜铬细胞瘤或副神经节瘤的分期。

高分辨率成像可提供有关肾上腺解剖的详细信息。计算机断层扫描（CT）和磁共振成像（MRI）都能显示肾上腺的细微差别，并能有效地识别直径 > 2mm 的病变。结合肾上腺皮质激素和髓质激素的敏感生化试验，就可以在疾病的早期阶段发现肾上腺功能异常。尽管高分辨率的解剖成像（如CT 和 MRI）可常规检查，但利用肾上腺皮质和髓质独特的生化特征而设计的特异性放射性药物，在许多情况下进行补充的功能检查仍然显示出临床价值。

一、肾上腺成像

目前肾上腺成像的方法如表 106-1 所示。以前，超声和动脉造影在肾上腺功能的诊断评估中有重要作用，但现在它们都不作为现代肾上腺成像的标准。

CT 是目前肾上腺成像的主要方法，既可以用来评估肾上腺功能异常，也可用于描述"偶发"肾上腺肿块的解剖结构。MRI 也可以检测正常和异常的肾上腺，其准确度与 CT 相似，常被用来检查偶发性肾上腺良性腺瘤。由于 CT 经常被用于各种已知或可疑与肾上腺无关的腹部疾病的检查，从而可

表 106-1　肾上腺成像

检查方法	基本原理	优势	缺点	评论	相对成本
超声	超声反射，描绘解剖结构	常见，无辐射显露	使用受限，易受脂肪和肠气干扰	效用有限	++
血管造影术	具有碘造影的 X 线衰减，显示血管解剖	详细描述血管解剖学	有创性（动脉穿刺），对技术要求很高，可能导致肾上腺出血或梗死，以及对比剂过敏的风险	肾上腺定位已过时	+++
静脉激素取血	直接测定肾上腺静脉激素水平。碘对比剂使用后的 X 线衰减以确认解剖和取样导管放置	激素分泌状态 ± 激素受刺激后的特征（金标准）。可以用来描绘静脉解剖结构	有创性（静脉插管），对技术要求很高，能进行多项激素测定。但有辐射显露、肾上腺出血、梗死和对比剂过敏的风险	在无创性检查诊断不明确时很有价值。技术要求苛刻	++++
计算机断层扫描（CT）	基于解剖学的 X 线衰减（可使用碘对比剂）	最高的空间分辨率。X 线衰减，通过对比剂的廓清可以量化	放射线照射	应用广泛	++++
磁共振成像（MRI）	射频刺激后磁场中质子的射频信号	高空间分辨率。没有电离辐射。一定程度的组织特征	组织特征的特异性有限。在常规肾上腺成像应用中分辨率不及 CT	与 CT 相比无明显优势。组织特征化显像的不同模式可能有用。	+++++
闪烁成像（平面、SPECT 和融合 SPECT/CT）	多种无创检查检测放射性药物的选择性摄取	融合 SPECT/CT 成像为无创性检查，可显示解剖及描述功能	分辨率中等；示踪剂的摄取缓慢（几小时到几天）；辐射显露	SPECT/CT 在功能 / 解剖定位中对 CT 和 MRI 检查起补充作用	++++
正电子发射断层扫描 / 计算机断层扫描（PET/CT）	探测发射正电子的示踪剂。通过各种细胞内机制的选择性摄取	FDG 和其他 PET 试剂在原发性和转移性恶性肿瘤中有选择性的蓄积	PET 放射性药物价格昂贵，供应有限；辐射显露	PET/CT 融合成像在同步化功能 / 解剖定位中的应用	+++++

FDG. 氟脱氧葡萄糖；SPECT. 单光子发射计算机断层扫描

以发现大多数"偶发"肾上腺肿块[1]。

（一）计算机断层扫描（CT）

实际上所有情况下，正常肾上腺都可以进行 CT 成像。螺旋 CT 技术通常可以获得亚毫米级的轴向切片。常规腹部 CT 检查需要口服或静脉注射对比剂，但肾上腺肿块的检测可以不用。

（二）磁共振成像（MRI）

MRI 技术的发展提高了正常肾上腺和肾上腺小肿物的检测。最值得注意的是，屏气脉冲序列的发展大大减少了限制肾上腺 MRI 应用的伪影。MRI 具有传统优势：提高组织对比分辨率，能够在多个平面上成像，同时对肾功能不全和对比剂过敏的患者有实用价值，使 MRI 成为 CT 替代品。梯度回波屏气扫描的图像质量，使用同相和反相成像检测肾上腺皮质腺瘤的细胞内脂质，以及薄层三维动态成像空间分辨率的提高，从而在可疑肾上腺疾病的成像方面，MRI 相比 CT 更具有优势。

（三）正常肾上腺解剖

正常肾上腺的解剖位置在 CT 和 MRI 上是一致的。右肾上腺稍高于左肾上腺。它位于右肾上极上方，而左肾上腺位于左肾上极的前内侧。肾上腺在 CT 和 MRI 上的基本形态是倒 V 形或倒 Y 形。在倒 Y 形构型中，前枝比后内侧和后外侧枝短而粗，有时是看不到的，因此正常右肾上腺呈倒 V 形（图 106-1）。

二、CT 和 MRI 的临床应用

（一）库欣综合征

库欣综合征（见第 13 章）是指由于多种病因引起的皮质醇增多症所产生的一系列临床代谢紊乱症候群，最常见的病因是医源性糖皮质激素的治疗。内源性库欣综合征是由于肾上腺皮质分泌过多皮质醇引起的，原因如下：①垂体肿瘤分泌过量促肾上腺皮质激素（ACTH）；②产生糖皮质激素的良性或恶性肾上腺皮质肿瘤；③继发于异位 ACTH 综合征导致的双侧肾上腺增生。此外，还包括非常罕见的非 ACTH 依赖性双侧肾上腺增生。严格地说，库欣病仅指由于垂体腺瘤分泌 ACTH 过多而导致的双侧肾上腺增生。

库欣综合征中大多数病例（高达 85%）是由于垂体或异位来源的 ACTH 分泌过多。肾上腺形态可以是正常或仅 CT 表现为弥漫性双侧肾上腺增粗和结节，提示增生。小部分库欣病患者（12%～15%）表现为多个或较少见的单个大结节，结节直径从几毫米到 7cm。如果诊断混淆了单个结节为特征的肾上腺大结节样增生与单侧肾上腺皮质腺瘤，就会导致治疗上采取不适当的单侧肾上腺切除[2]。双侧肾上腺小结节或双侧腺体弥漫性增生也容易混淆，结合生化检查结果可做出正确诊断。

肾上腺大结节样增生是一种更为罕见的非 ACTH 依赖性库欣综合征。这种疾病的 CT 和 MRI 特征是大的皮质组织块和单个大结节[3]（图 106-2）。结节的大小可以提示双侧转移瘤或双侧腺瘤，然而，ACTH 非依赖性大结节样肾上腺增生表现为库欣综合征，根据临床特点和 CT 结果，最好的治疗方法是双侧肾上腺切除术。

大约 15% 的 ACTH 依赖性库欣综合征是由于非垂体来源的异位 ACTH 分泌过多所致。对于 ACTH 分泌来源不明的患者做出诊断是一项困难的挑战。异位产生 ACTH 的肿瘤最常见的是小细胞肺癌和支气管类癌。在最近的一项研究中，8 个支气管类癌中有 5 个直径在 4～10mm，这些小肿瘤都需要薄层 CT 来检测。异位产生 ACTH 的不常见原因包括胰岛细胞瘤、嗜铬细胞瘤、甲状腺髓样癌和胸腺类癌。

大约 30% 的库欣综合征病例是 ACTH 非依赖性肾上腺皮质肿瘤；其中大约 2/3 是肾上腺皮质腺瘤，另外 1/3 是肾上腺皮质癌。这些肿瘤在 CT 和 MRI 上都很容易被发现。肾上腺皮质腺瘤的直径几乎都 < 5cm，通常大小为 2～2.5cm，具有非特异性的形态外观（图 106-3）。肾上腺皮质癌通常直径 > 5cm，增强 CT 和 MRI 显像有提示坏死的证据，并且常伴有肾上腺或肾静脉的扩散和远处转移（图 106-4）。恶性肿瘤通常在 T_1 加权像上相对于肝脏呈低信号，在 T_2 加权像上相对于肝脏呈高信号。

（二）原发性醛固酮增多症

原发性醛固酮增多症是由醛固酮自主分泌

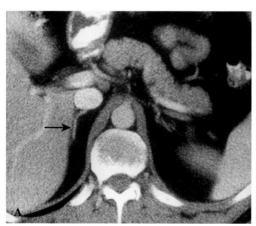 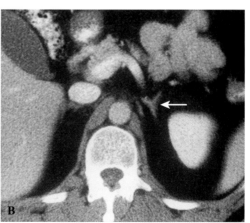

▲ 图 106-1　正常肾上腺的 CT 表现

A. 右肾上腺的头侧部分（箭）；B. 左肾上腺的三个分枝（箭）（引自 Korobkin M, Francis IR：*Adrenal imaging*, Semin Ultra sound CT MR 1995；16：317-330.）

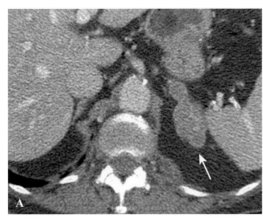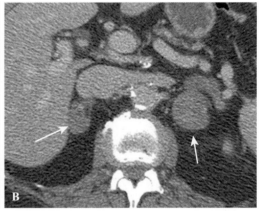

▲ 图 106-2　ACTH 非依赖性肾上腺大结节样增生

显示双侧大结节（箭）叠加在明显增粗的分支上。ACTH. 促肾上腺皮质激素

过多及肾素 - 血管紧张素系统受抑制所致，以血浆或尿高醛固酮水平和低肾素为主要特征，有高血压伴（或不伴）低血钾的综合征（见第 108 章）。其中，约 70% 的患者存在孤立性醛固酮腺瘤（aldosterone-producing adenoma，APA），手术或腹腔镜肾上腺切除术可纠正 75%～90% 的高血压和低钾血症[4]（图 106-5）。其余大多数患者因双侧肾上腺增生被诊断为特发性醛固酮增多症（idiopathic hypenaldosteronism，IHA），与单侧 APA 患者不同，其高血压和生化异常需要进行药物治疗，而肾上腺切除术却很少能治愈。因此，在原发性醛固酮增多症中区分 APA 和 IHA 是至关重要的[5]。

　　单纯依靠 CT 评估通常是有问题的，因为单侧

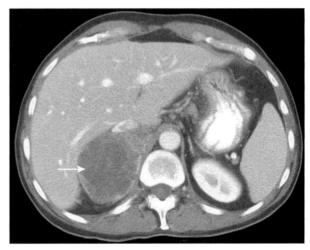

▲ 图 106-4　引起库欣综合征的肾上腺皮质癌

CT 扫描显示右侧肾上腺肿块大而不均匀（箭）

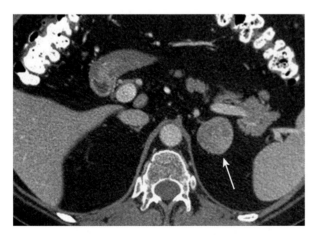

▲ 图 106-3　库欣综合征的肾上腺皮质腺瘤

均质的 3cm 左肾上腺肿块（箭）具有非特异性的 CT 表现（引自 Korobkin M, Francis IR, Kloos RT, Dunnick NR: The incidental adrenal mass, *Radiol Clin North Am* 1996；34：1037-1054.）

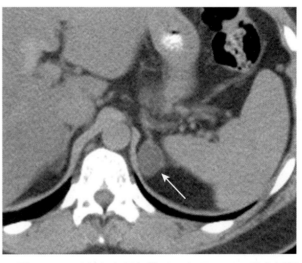

▲ 图 106-5　计算机断层扫描（CT）显示 1cm 的左侧肾上腺醛固酮腺瘤（箭）

醛固酮瘤可能与同侧或对侧无功能腺瘤相似，从而被误诊为"结节性"肾上腺增生[6]。此外，极少数情况下，双侧增生可能以单侧大结节和对侧腺体增粗为主，这可能被误诊为单侧醛固酮瘤。

Doppman 及其同事[7]认为只要发现双侧肾上腺结节，CT 就不能作为区分 APA 和 IHA 的可靠依据。在他们的研究中，21 例"APA"患者中有 6 例 IHA 患者根据 CT 表现被误诊，原因是除了醛固酮瘤外，还存在非醛固酮分泌结节（无功能腺瘤）。大多数原发性醛固酮增多症和单侧肾上腺肿块患者可以进行单侧肾上腺切除术，并成功治疗原发性醛固酮增多症。而患有双侧肾上腺结节的患者及那些 CT 和生化评估不一致的患者，应该进行双侧选择性肾上腺静脉取血，从而检测醛固酮水平，根据醛固酮分泌的水平来确定醛固酮分泌的来源[8]。

虽然大多数原发性醛固酮增多症患者的横断面研究都使用了 CT 检查，但较小的系列研究表明 MRI 也可以准确地区分 APA 和 IHA[9]。在利用 MRI 研究的 20 例患者中，10 例（50%）有 APA，10 例（50%）有 IHA。在 APA 的检测中，MRI 具有与 CT 相当的敏感性（70%）、特异性（100%）和准确性（85%）[10, 11]。传统上，CT 或 MRI 诊断 IHA 的方法是排除"腺瘤"。最近的一项研究表明，可以通过测量肾上腺分枝宽度来诊断增生[5]。这项基于 CT 的研究显示，双侧增生的肾上腺明显大于 APA 或正常受试者。当平均分枝宽度＞ 3mm 时，诊断 IHA 的敏感性为 100%，当平均分枝宽度＞ 5mm 时，特异性为 100%。作者认为如果肾上腺分枝宽度为 3～5mm 时，建议进行肾上腺静脉取血[5]。

（三）嗜铬细胞瘤

嗜铬细胞瘤（见第 110 章）传统上被称为 10% 的肿瘤，因为大约 10% 的肿瘤位于肾上腺外，呈多发性遗传（目前这个数字被认为接近 30%）或为恶性。大多数病例呈散发性，但越来越多的病例与多发性内分泌肿瘤（MEN）综合征、神经纤维瘤病、von Hippel–Lindau 病或家族性嗜铬细胞瘤有关。嗜铬细胞瘤分泌神经递质肾上腺素和去甲肾上腺素，导致高血压、心动过速、头痛、心悸、出汗和胸痛等典型症状和体征。这些症状可能部分或全部存在，通常是间歇性发生的，其中大约 10% 的患者无

症状。嗜铬细胞瘤的诊断可以通过血液或尿液中这些激素或代谢物水平的升高来确定。嗜铬细胞瘤的定位准确，可行手术切除治愈。CT、MRI、[131]I 和 [123]I– 间碘苄胍（[123]I–MIBG）显像均可以成功地对嗜铬细胞瘤进行定位。

大多数嗜铬细胞瘤直径为 2～5cm，在 CT 上很容易被发现。虽然有些病灶密度小且均匀，但许多病灶在平扫 CT 上有坏死或出血的区域，并可有"液体"密度。目前非离子型对比剂的使用消除了人们对对比剂引起高血压风险的担忧[12]。

在增强 CT 上，肾上腺嗜铬细胞瘤表现为与肾上腺转移瘤或肾上腺皮质癌相似的非特异性、均质性或更常见的不均匀强化（图 106-6）。大多数嗜铬细胞瘤的平扫密度＞ 10HU[13]。有时口服胃肠道对比剂对腹膜后主动脉旁肿瘤的发现有帮助（图 106-7），因为未显影的肠道很少会被误认成"肿块"。虽然罕见，但心包内嗜铬细胞瘤可以在纵隔增强 CT 上辨认出来（图 106-8）。这些肿瘤可能位于左房附近或累及左心房[14]。

在 MRI 上，大多数嗜铬细胞瘤在 T_1 加权像上呈低信号，在 T_2 加权像上呈明显高信号。在高达 33% 的病例中，T_2 加权像上的信号与其他肿瘤（包括肾上腺皮质癌）有相当大的重叠。T_2 加权像上的这种信号重叠可能与这些肿瘤中常见的坏死或囊性区域有关。增强 MRI 有助于显示肾上腺嗜铬细胞瘤有无腔内浸润，MRI 也有助于寻找从颈部到膀胱的

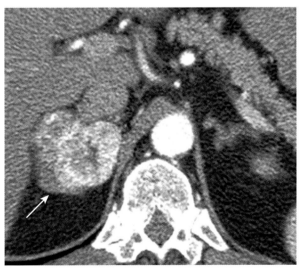

▲ 图 106-6 增强 CT 显示右侧肾上腺嗜铬细胞瘤（箭）伴坏死区

肾上腺外副神经节瘤。

（四）肾上腺皮质功能减退症

肾上腺皮质功能减退症最常见的病因是自身免疫性肾上腺炎，影像学表现为腺体小而萎缩，非特异性，因此不能作为诊断标准（图 106-9）。结核、组织胞质菌病或芽生菌病导致肾上腺皮质功能不全的病例，在疾病的急性期和亚急性期可表现为双侧肾上腺增大。在增强 CT 或 MRI 上，干酪样坏死的

肾上腺肿块表现为不均匀的低密度灶[15]，且增大的腺体通常保持正常形状，这个表现与肾上腺转移瘤不同。肉芽肿性肾上腺炎的诊断依赖经皮穿刺活检，并可识别侵入的微生物种类。

双侧肾上腺出血可伴有肾上腺皮质功能减退，平扫 CT 上双侧高密度影可作为诊断特征（图 106-10）。获得性免疫缺陷综合征（AIDS）和抗磷脂抗体综合征可能导致肾上腺皮质功能减退；然而，这些疾病中肾上腺的外观可能是多种多样的[16, 17]。

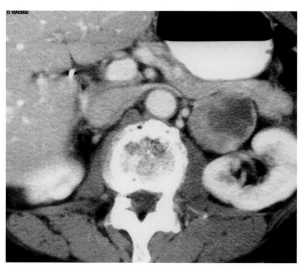

▲ 图 106-7　腹膜后肾上腺外嗜铬细胞瘤

增强计算机断层扫描（CT）显示左肾内侧有一个不均匀强化的肿块。肿块的头侧扫描显示左肾上腺正常

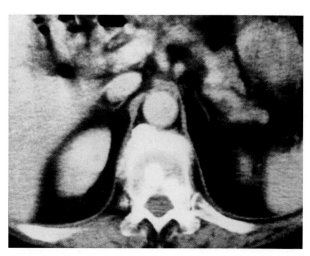

▲ 图 106-9　计算机断层扫描（CT）显示 1 例继发于特发性自身免疫性疾病的肾上腺皮质功能不全患者的肾上腺明显萎缩

引自 Korobkin M, Francis IR：Adrenal imaging, *Semin Ultrasound CT MR* 1995；16:317-330.

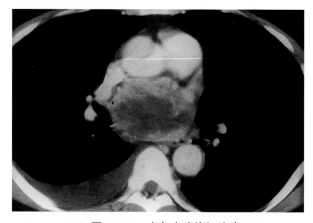

▲ 图 106-8　心包内嗜铬细胞瘤

增强计算机断层扫描（CT）显示左心房预期位置有 1 个不均匀的肿块。这个部位的 ^{123}I-MIBG 扫描呈阳性［引自 Hamilton BH, Francis IR, Gross BH, et al: Intrapericardial paragangliomas (pheochromocytomas): Imaging features,*Am J Roentgenol* 1997；168：109-113. ］

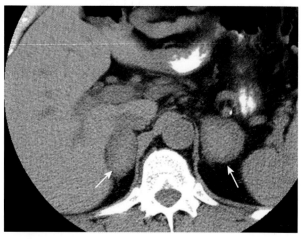

▲ 图 106-10　继发于双侧肾上腺出血的肾上腺皮质功能减退

平扫 CT 显示双侧肾上腺（箭）高密度影，是急性或亚急性血肿的特征

（五）肾上腺偶发瘤

高分辨率解剖成像在腹部疾病或其他疾病的筛查中应用广泛，越来越多的肾上腺肿块或"偶发瘤"被发现[18-21]。考虑到在 CT 或 MRI 检查中"偶发瘤"的患病率为 4%～10%，除了疑似肾上腺疾病外，新出现的合适的影像学检查应能区分肾上腺良性肿瘤（无功能性腺瘤也称为偶发瘤）、肾上腺转移瘤和原发性肾上腺皮质癌[19]。肾上腺肿块的发现给诊断及相应的治疗都带来了挑战。因为这些"偶发瘤"绝大多数是良性的和非高分泌性的，所以不需要采取有创治疗[18-20]。当然，单独的肾上腺转移瘤体或偶然发现的肾上腺皮质癌早期治疗结果良好。由于肾上腺肿块诊断存在不确定性，除了那些有病理结果提示的病变外，目前已有很多诊断方法，但这些方法在区分肾上腺良性和恶性病变的最佳方法上仍存在争议[18, 22]。在这个庞大的患者群体中，最全面的方法是需要进行各种评估，包括生化检查排除皮质和髓质功能亢进、解剖或功能显像评估排除恶性肿瘤的可能性，还需衡量成本、辐射剂量及许多推荐检查的细微差异[18, 22-25]。

（六）肾上腺偶发瘤的特殊影像学表现

1. 髓样脂肪瘤　髓样脂肪瘤是一种罕见的有骨髓成分的偶发良性肿瘤[26, 27]。极少数情况下，较大的髓样脂肪瘤发生坏死或自发出血可引起侧腹疼痛，由于这些肿瘤含有大量脂肪，大多数髓样脂肪瘤在 CT 上很容易识别（图 106-11）。软组织成分的密度是不同的，在高达 20% 的病例中可以看到钙化灶。

髓样脂肪瘤的 MRI 表现反映了肿瘤中的部分脂肪和骨髓成分。脂肪在 T_1 和 T_2 加权序列上均表现出高信号强度。骨髓成分在 T_1 加权像上呈低信号，在 T_2 加权像上呈中等信号[28-31]。髓样脂肪瘤通常可以通过 CT 或 MRI 做出明确的诊断，对于大多数患者都是采取保守治疗。

2. 囊肿　在 CT 的报告中，肾上腺囊肿并不常见。女性好发，男女比达 1∶3，根据病理可分为 4 种类型的囊肿：内皮囊肿、上皮性囊肿、寄生性囊肿和创伤后假性囊肿[32, 33]。最近报道了 13 例新的肾上腺囊肿，另外作者还总结已报道的 26 例良性

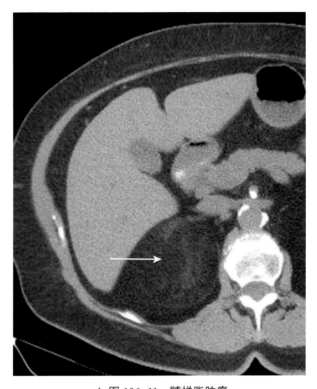

▲ 图 106-11　髓样脂肪瘤
增强 CT 检查显示右侧肾上腺肿块（箭）较大，脂肪含量较高

肾上腺囊肿，其中包括 1 例囊性肾上腺皮质癌[34]。在 37 例良性囊肿中，19 例壁状囊肿，7 例中央钙化，28 例单腔囊肿，7 例表现密度增高。31 例病灶壁厚 ≤ 3 mm。因此得出结论，CT 发现无强化肿块伴或不伴壁钙化可以鉴别肾上腺囊肿和腺瘤（图 106-12）。小的肾上腺囊肿，接近水的 CT 密度，壁薄（≤ 为 3mm），一般为良性。

3. 出血　肾上腺出血可以是双侧的，也可以是单侧的。如果是双侧，往往与抗凝治疗或恶病质有关，很少与手术应激、脓毒症、低血压或创伤相关[35]。单侧肾上腺出血多由钝性腹部创伤引起，偶尔也可见于肝移植后或单侧肾上腺肿物的瘤内出血，通常右侧比左侧更常受累[36]。肾上腺静脉血栓形成可能导致单侧肾上腺出血，也可能是肾上腺静脉插管的并发症[37, 38]。

急性或亚急性肾上腺出血平扫 CT 值通常为 55～90HU（图 106-10）。随访研究显示体积减小，CT 值逐渐降低[36]。对于近期发生的肾上腺出血，平扫 CT 上高密度会逐渐消现，但在增强 CT 上无法与实质性肾上腺肿瘤相鉴别。外伤后在增强 CT

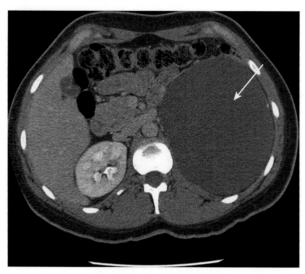

▲ 图 106-12　肾上腺囊肿

较大的、均匀的左肾上腺肿块（箭），接近水密度（8HU）。壁偏厚但光滑，厚度＜3mm

上发现肾上腺肿块通常认为是血肿，只有通过 CT 的追踪才能排除不相关的肾上腺肿瘤。同样，MRI 可能在 T_1 加权扫描上呈现高信号强度提示出血，反映高铁血红蛋白的存在[39, 40]。

（七）肾上腺偶发瘤的非特异性影像学特征

1. 肉芽肿性疾病　结核、组织胞浆菌病和其他肉芽肿性疾病通常是双侧，呈不对称性。CT 表现无特异性，包括软组织肿块、囊性改变和（或）钙化[41]（图 106-13）。虽然这些肾上腺病变很少见，但在无原发性肿瘤或凝血障碍的双侧偶发肾上腺肿块的鉴别诊断中仍应予以考虑。需要进行活组织检查来确认诊断及找到致病微生物。

2. 血管瘤　肾上腺血管瘤是一种罕见的良性肿瘤。血管肉瘤可发生，但更不常见[42]。血管瘤由紧密相邻的血管窦组成，管壁内衬单层内皮细胞[43]。在 CT 上，血管瘤是边界清楚的大肿块，呈现软组织密度，平扫图像上有静脉石或先前出血造成的钙化，对比剂增强后显示密度不均匀[44]。

MRI 表现在 T_1 加权成像序列上相对于肝脏呈现低信号，并夹杂着出血导致的高信号区域[45]。在 T_2 加权成像上，血管瘤呈高信号。延迟成像中周边结节强化持续存在是特征性表现。通常因为其出血的风险及不能排除恶性可能性，血管瘤要采取手术切除。

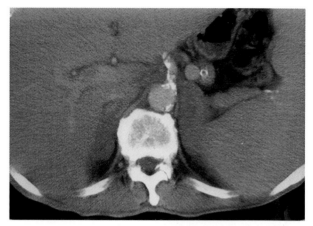

▲ 图 106-13　组织胞浆菌病

双侧肾上腺增大，但仍保持肾上腺形态（引自 Dunnick NR, Korobkin M：Imaging of adrenal incidentalomas：current status, *Am J Roentgenol* 2002；179：559-568.）

3. 神经节细胞瘤　神经节细胞瘤是一种由胶质细胞和神经节细胞组成的良性肿瘤。这些肿瘤可以发生在椎旁交感神经丛的任何地方，20%～30% 发生在肾上腺髓质[46]。由于它们不分泌激素，大多数神经节细胞瘤是被偶然发现的[47]。在 CT 上，神经节细胞瘤表现为直径达 11cm 的肾上腺实性肿块[46]。临床上无症状的肾上腺腹膜后肿瘤可能更大。

4. 成纤维细胞瘤　成纤维细胞瘤是儿童时期常见的第三大恶性肿瘤，尽管成人中发病率较低，但是也可以见到。它可能发生在副交感神经丛的任何地方。成人比儿童更容易出现播散[48]。成人成纤维细胞瘤的影像学表现与儿童相似。

5. 嗜铬细胞瘤　虽然大多数嗜铬细胞瘤患者表现为儿茶酚胺分泌过多，但 8%～10% 的肿瘤是沉默型，可以通过影像学检查被偶然发现[49, 50]。

6. 腺瘤　最常见的肾上腺肿瘤，据报道尸检中发生率为 1.4%～8.7%，且取决于所使用标准的不同[51-53]。在高血压或糖尿病患者中发病率更高[52-54]。腹部 CT 检查中发现的肾上腺皮质腺瘤占 1%～5%[55]。因为大多数腺瘤质内含有脂质，CT 密度低，常常接近平扫 CT 上的水密度[56]（图 106-14）。钙化很少见。腺瘤在静脉注射碘化对比剂后表现出早期的对比增强（图 106-15）。虽然增强程度与其他肾上腺肿瘤没有明显不同，但腺瘤比肾上腺恶性肿瘤显示更快的对比剂廓清时间[57-59]。磁共振化学位移成像用于识别胞质内脂质，并可以区分许多腺

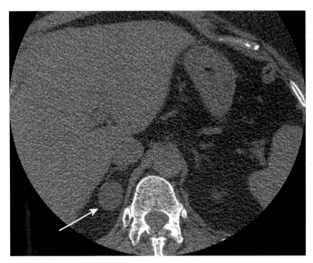

▲ 图 106-14　富含脂质的腺瘤

平扫 CT 显示右侧肾上腺肿块（3cm）（箭）。-4HU 的 CT 值可以确定是良性病变，囊肿或者是富含脂质的腺瘤

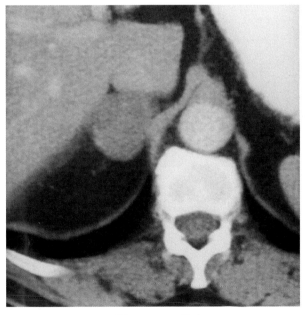

▲ 图 106-15　腺瘤

增强 CT 检查显示右侧肾上腺肿块（4cm）。增强扫描的 CT 值不足以区分良恶性病因（引自 Dunnick NR, Korobkin M: Imaging of adrenal incidentalomas: current status, *Am J Roentgenol* 2002；179：559-568.）

瘤与大多数转移瘤[60, 61]（图 106-16）。

7. 肾上腺癌　是一种罕见的肿瘤，据报道发病率为百万分之二[62]。患者可能表现为腹痛、腹部肿块或库欣综合征，因为这些肿瘤中约 50% 是有功能的，分泌皮质醇和其他类固醇代谢产物。肾上腺癌的其他内分泌表现还包括比较罕见的醛固酮增多、

男性化和女性化。发现时肿瘤已长的非常大（见第 107 章）。

肾上腺癌的 CT 和 MRI 表现为一个大的、不均匀强化的肿块，通常伴有中央坏死，其中 20%～30% 的病例可以出现钙化[63-67]（图 106-17A）。在增强图像上可以出现肿瘤侵及肾静脉或下腔静脉出现静脉扩张[63]（图 106-17B）。准确定义静脉内肿瘤的起始处很重要，因为这决定着外科医生在哪里可以准确地控制肿瘤血管[65]。

8. 淋巴瘤　肾上腺原发性淋巴瘤很少见[68]，但更常继发于非霍奇金淋巴瘤患者，比霍奇金病患者更常见[69]。受累通常是双侧的，并且通常存在其他腹膜后的侵犯。

9. 转移瘤　肾上腺转移是转移性恶性疾病的常见部位，在尸检中，约 27% 的上皮性恶性肿瘤患者可发现肾上腺转移[70]。最常见的转移至肾上腺的肿瘤是肺癌、乳腺癌和黑色素瘤[70, 71]。在增强 CT（图 106-18）或 MRI 上，小的转移瘤通常是均匀的，而大的转移瘤由于坏死或出血或两者兼而有之，通常有局部不均匀的表现（图 106-19）。钙化在肾上腺转移瘤中很少见。细胞内脂质可见于肾透明细胞癌和肝细胞癌的转移[72, 73]。

（八）良性腺瘤或恶性肿瘤

尽管本节讨论了鉴别良性（通常是无功能腺瘤，也称为偶发瘤）和恶性（通常是转移性）肾上腺瘤可采取不同的 CT 和 MRI 检查方法，但并不是所有的病变或者患者都需要评估。肾上腺皮质腺瘤的患病率很高，偶然发现的小而均匀的肾上腺肿块很可能是腺瘤。如果患者表现出其他地方转移的证据，并且肾上腺的转移也不会改变治疗方案，不建议将此肾上腺肿块进一步评估。

平扫 CT 密度测定可用于准确鉴别肾上腺皮质腺瘤和转移瘤[74-76]。大多数腺瘤的平扫 CT 值低于转移瘤，在有肾上腺肿块但没有其他远处部位转移证据的肿瘤科患者中，无创诊断成像的目的是将患者的肾上腺肿块定性为腺瘤（无创检查有高特异性）（图 106-20）。通过已发表数据的 Meta 分析表明，在平扫 CT 上使用小于 10Hu 的阈值时，诊断富脂肾上腺瘤的敏感性（71%）和特异性（98%）达到最佳[76]。然而，与平扫的 CT 值不同，腺瘤和

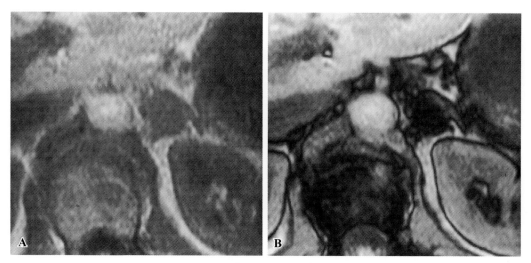

▲ 图 106-16　腺瘤

A. 左肾上腺肿块磁共振图像（MRI）同相位上可见；B. 在 MRI 反相位上可见左肾上腺肿块信号明显降低（引自 Dunnick NR,
Korobkin M：Imaging of adrenal incidentalomas：current status, *Am J Roentgenol* 2002；179：559-568.）

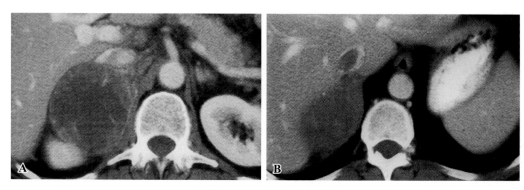

▲ 图 106-17　肾上腺皮质癌

A. 增强 CT 检查显示右侧肾上腺肿块 9cm。管壁不规则，中心低密度提示坏死区；B. 同一检查头侧端显示肿瘤延伸至下腔静脉
（引自 Dunnick NR, Korobkin M：Imaging of adrenal incidentalomas：current status, *Am J Roentgenol* 2002；179：559-568.）

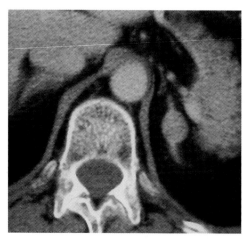

▲ 图 106-18　31 岁女性肾癌转移

在增强 CT 检查中可见小而均匀的左肾上腺肿块（引自
Dunnick NR, Korobkin M: Imaging of adrenal incidentalomas:
current status, *Am J Roentgenol* 2002;179:559-568.）

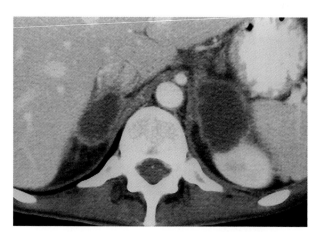

▲ 图 106-19　34 岁女性肺腺癌的坏死性转移病灶

增强 CT 检查可见双侧肾上腺肿块，中央坏死区（引自
Dunnick NR, Korobkin M：Imaging of adrenal incidentalomas:
current status，*Am J Roentgenol* 2002；179：559-568.）

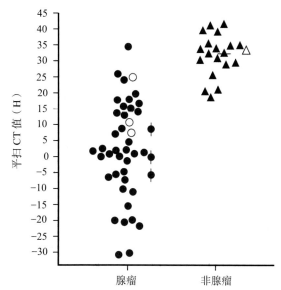

▲ 图 106-20 肾上腺皮质腺瘤和非腺瘤在平扫 CT 的衰减值的散点图

H 值 < 18 的所有肿块均为腺瘤。实心蓝色圆，无功能腺瘤；空心蓝色圆，库欣腺瘤；实心蓝色带线圆，原发性醛固酮增多症腺瘤；实心红色三角形，转移灶；空心红色三角形，嗜铬细胞瘤；实心红色带线三角形，皮质癌（引自 Korobkin M, Brodeur FJ, Yutzy GG, et al: Differentiation of adrenal adenomas from nonadenomas using CT attenuation values, *Am J Roentgenol* 1996；166：531-536.）

转移瘤在静脉增强后的 CT 值有相当大的重叠，从而无法准确的鉴别[75]。化学位移 MRI 也可以用来鉴别富含脂质的肾上腺皮质腺瘤和转移瘤。利用水和三酰甘油分子中氢原子的不同共振频率峰，化学位移 MRI 显示含有脂质和水的组织的信号强度低于缺乏脂质组织的信号强度[77]。当使用屏气梯度回波技术时，反相位较同相位的信号强度减低表明脂肪和非脂质组织的混合，这种表现通常出现在肾上腺皮质腺瘤中，而在大多数转移瘤中则不存在。化学位移变化的评估可以通过简单的目测分析或通过使用肿块标准的感兴趣区域测量（通常是相邻组织作为参照）的定量方法来进行。目前已经提出了几个不同的公式来测量化学位移变化量和确定最佳阈值[78]。信号强度指数（SII）和肾上腺 - 脾化学位移比（ASR）是最常用的两个公式。SII 为 16.5%（或 20%）、ASR 小于 0.71 对定性富含脂质肾上腺皮质腺瘤的准确度较高[79-81]。

对肾上腺肿块的同相和反相成像的可视化分析进行最严格的评估显示，同反相位成像对肾上腺皮质腺瘤内脂质的检测灵敏度为 78%，相应的特异

性为 87%[61]。

两项研究表明，平扫 CT 密度测定和化学位移 MRI 均可检测肾上腺皮质腺瘤内脂质的存在和数量。在一项对 47 个肾上腺肿块的研究中，用这两种技术成像，MRI 上化学位移变化量与 CT 值之间有很好的线性反比关系[82]。在一项组织学 / 放射学的研究中，对少数接受了术前平扫 CT 和（或）化学位移 MRI 检查的肾上腺皮质腺瘤进行了组织学 / 放射学研究，估算的富脂细胞数与平扫 CT 值呈良好的线性负相关，而与反相位 MRI 上信号强度的相对变化呈良好的线性相关[58]（图 106-21 和图 106-22）。不过，最近发表的两篇患者人数较少的研究表明，对于 CT 平扫在 10～30HU 的腺瘤，化学位移 MRI 对检测脂质更为敏感[80, 81, 83]。

与恶性病变相比，腺瘤往往具有快速廓清的能力，因此能够通过 CT 的廓清指标来区分良恶性病变，并对腺瘤做出诊断。15min 增强廓清率为 60%，最佳阈值诊断腺瘤敏感性为 88%，特异性为 96%。（图 106-23）[59]。有意思的是，腺瘤的快速增强廓清率与其脂质含量之间显然无关，因为乏脂腺瘤（平扫 CT 上非增强 CT 值 > 10HU 的腺瘤）的增强廓清特征几乎与富含脂质的腺瘤相同[84-88]。

评估肾上腺肿块的增强廓清曲线仅对增强后密度相对均匀的病变有效，而不能对含有明显坏死或出血区域的肾上腺皮质腺瘤作出诊断。

结合肾上腺皮质腺瘤的两个独立 CT 特征：增强扫描快速廓清和肿瘤内脂质的存在，这使得一些患者可以避免使用碘化静脉对比剂增强方案即可得出诊断。如果 CT 平扫图像上测量的肿块密度 < 10HU，有助于诊断为富含脂质的腺瘤，无须其他检查。如果病变密度测量 > 10HU，则行静脉增强扫描，并按廓清率计算[89-91]。在一项针对 166 例肾上腺肿块平扫 CT 的前瞻性研究中，对 CT 值 > 10HU 的那些患者进行了对比增强和 15min 延迟的增强 CT，该方案在 166 例肿块中正确定性 160 例（96%）。排除了 5 例非转移性非肾上腺皮质腺瘤，将肿瘤定性为腺瘤（富脂和乏脂）而不是转移灶，这个方案敏感性和特异性分别提高到 98%（124/127）和 97%（33/34）[90]。之后用类似的方案也证实了类似的结果[91, 92]。因此，许多中心正在使用平扫和增强 CT 来计算廓清

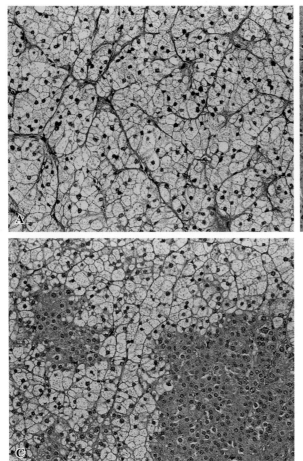

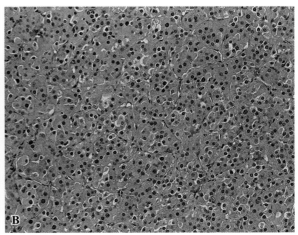

◀ 图 106-21　肾上腺皮质腺瘤切除的组织学标本

A. 主要是富含脂质的透明细胞；B. 主要是缺乏脂质的透明细胞；C. 由清晰致密的皮质细胞混合而成（苏木精-伊红染色，原始放大倍数，200×）（引自 Korobkin M, Giordano TJ, Brodeur FJ, et al.Adrenal adenomas：relationship between histologic lipid and CT and MR findings.*Radiology*, 1996；200：743-747.）

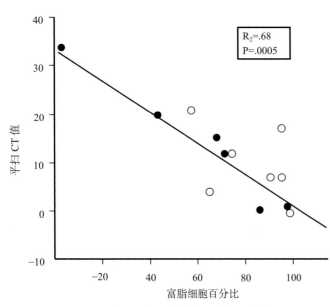

▲ 图 106-22　13 例手术切除的肾上腺皮质腺瘤平扫 CT 值与富脂细胞百分比的关系图

引自 Korobkin M, Giordano TJ, Brodeur FJ, et al.Adrenal adenomas：Rela-tionship between histologic lipid and CT and MR findings. *Radiology*, 1996；200：743-747.

率的方案来初始筛查以确认偶然发现的肾上腺肿块的性质。

在偶然发现的单侧实性肾上腺肿块中，直径大于 5cm 或 6cm 则可疑恶性肿瘤，尤其是肾上腺皮质癌，后多数都有转移的证据。需要注意的是，大的无功能嗜铬细胞瘤和大的肾上腺转移瘤的 CT 和 MRI 表现可能与皮质癌相同。在没有转移的情况下，通常需要鉴别到底是癌还是腺瘤。肿块越大，患癌的可能性就越大，尽管在极少数情况下，腺瘤可以＞ 5cm，也可能有大面积的出血、坏死和钙化[93]。多大的肾上腺偶发瘤需切除，标准差异很大，但几乎所有＞ 4cm 的肾上腺肿块如果没有良性病变的影像特征，考虑到可能存在肾上腺癌的风险，而进行切除。对少数肾上腺皮质癌（adrenocortical cartinoma，ACC）患者进行了化学位移 MRI 和 CT 密度的研究。在一项包括 11 例 ACC 的系列研究中，ACC 患者 10min 延迟成像的绝对和相对增强衰减明显低于腺瘤，但与转移瘤和嗜铬

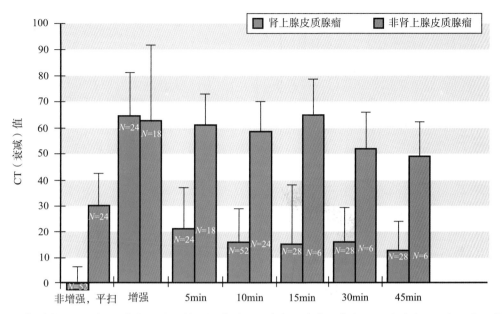

▲ 图 106-23　条形图显示平扫、增强和延迟增强扫描时肾上腺皮质腺瘤（蓝色）和非腺瘤（红色）的平均 CT 衰减值加 1 标准差

引自 Korobkin M, Brodeur FJ, Francis IR, et al. CT-time-attenuation washout curves of adrenal adenomas and nonadenomas. *Am J Roentgenol*, 1998; 170: 747-752.

细胞瘤表现相类似[94]。在另一项由 7 例 ACC 患者组成的系列研究中，大约 20min 的延迟增强图像显示，增强廓清的相对百分比＜ 40%，与恶性肿瘤相符[95]。

三、动脉造影和肾上腺静脉取血

（一）激素取样

极少数肾上腺病变或肾上腺外嗜铬细胞瘤的病例需要进行动脉造影，需要更多的信息来确定肿瘤是否可以手术切除及了解血管解剖结构。肾上腺静脉取血（AVS）可以用来鉴别是单侧分泌性腺瘤还是双侧增生[96, 97]。AVS 较少用于库欣综合征来确定其自主性激素分泌过量是单侧还是双侧。

（二）解剖

每个肾上腺的动脉供应有 3 个来源：一条来自膈下动脉的肾上腺上动脉，一条来自主动脉的肾上腺中动脉，一条来自肾动脉的肾上腺下动脉。每条动脉都分成多个分支，它们穿过皮质中央进入髓质。肾上腺包膜的静脉血液流入肾上腺包膜静脉，与腹膜后静脉、肾静脉、肋间静脉、肝静脉或门静脉相通。引流皮质和髓质血液的中央静脉从髓质出来形成肾上腺（肾上）静脉，它与肾上腺包膜静脉自由交通。右肾上腺静脉（长 4～15mm）比左肾上腺静脉短，在第 11～12 肋骨的水平进入下腔静脉右后外侧表面。左肾上腺中央静脉与左膈下静脉汇合，形成肾上腺膈干，进入性腺静脉对侧的左肾静脉。左肾上腺浅静脉与腹膜后静脉、肾囊静脉和奇静脉相通。

（三）方法

1. 肾上腺动脉造影术　行肾上腺动脉造影术必须非常细致，通常从腰部水平开始进行数字减影动脉造影。首先通过腹主动脉、右肾动脉和左肾动脉注射对比剂进行选择性动脉造影，然后通过膈下动脉、肾上腺中动脉和肾上腺下动脉注入对比剂进行超选择性血管造影。由于肾上腺动脉相对较小，必须使用手动注射技术轻轻注射对比剂。肾上腺动脉造影的特殊风险是肾上腺动脉破裂并对比剂外渗。

2. 肾上腺静脉插管术　肾上腺静脉插管术用于静脉造影和取样，采用的是 Seldinger 法，用 19 或 21 号针经右侧股静脉穿刺后留置 5-Fr 或 6-Fr 导管鞘。当同时进行肾上腺静脉取血时，进行双侧股静脉穿刺或两次单侧股静脉穿刺。6-Fr 鞘用于髂静脉取血，代表下腔静脉取血标本。在导管尖端附近打出两个侧孔，以方便抽血获取生物样本。

所有患者都需注射 3000U 的肝素，以降低肾上腺静脉血栓形成和导管堵塞的风险。肾上腺静脉插管使用多种形状的导管，左肾上腺静脉插管使用 sidewinder 导管，例如 5-Fr Simmons-2 导管，导管的尖端必须放在肾上腺膈下静脉干和肾静脉之间，有时会将 3-Fr 微导管同轴推进到肾上腺中央静脉，以减少膈下静脉和肾静脉血液对肾上腺静脉血液的稀释。右肾上腺静脉插管，使用 Cobra 导管或 sidewinder 导管插入右肾上腺静脉，进而进入第 11～12 肋的下腔静脉。正确识别右肾上腺静脉至关重要，因为副肝静脉与右肾上腺静脉易混淆。右肾上腺静脉注射对比剂通常充盈肾上腺静脉分支和引流至包膜静脉的交通静脉。将对比剂注入副肝静脉将显示伴随邻近肝静脉充盈的正弦波状充盈[98]。当对肾上腺静脉插管有疑问时，可以对左右肾上腺静脉和下腔静脉的血样进行快速皮质醇检测，以确认肾上腺静脉插管是否正确[99]。

肾上腺静脉插管的潜在并发症包括对比剂在肾上腺内渗出、出血和肾上腺静脉血栓形成。肾上腺出血会导致剧烈的疼痛和发热，如果两个肾上腺都受损，还会导致肾上腺破坏和肾上腺功能减退。肾上腺静脉造影是在采集血液进行激素采样后，用手缓慢注射少量对比剂（2～4cc）来确认导管在肾上腺静脉中的位置（图 106-24）。

（四）肾上腺静脉激素取血

肾上腺静脉激素取血可以使用单个导管或同时使用各自肾上腺静脉的导管顺序进行。从右肾上腺静脉采集血液样本的方法是重力引流或温和、缓慢地抽吸。从左肾上腺静脉取血时要轻轻抽吸，以减少其他来源的静脉对肾上腺血液的稀释。下腔静脉采血是从股鞘进行的。基线取样两次后，分别静脉注射 ACTH（0.25mg 二十四肽促皮质激素）后 10min 和 20min 采集血样。另一种方法，先给予 0.125mg 二十四肽促皮质激素，然后再输注 0.125mg 二十四肽促皮质激素 5min 以上进行采样。ACTH 可刺激正常、增生肾上腺及肾上腺皮质腺瘤释放皮质醇和醛固酮，以提高肾上腺静脉采样的灵敏度。

原发性醛固酮增多症　测定肾上腺静脉血流中醛固酮和皮质醇浓度可准确定位醛固酮过多部位，鉴别单侧或双侧肾上腺疾病。测定每个标本中的皮质醇，不仅可以从肾上腺静脉收集血液，还可以校正由于导管放置和肾上腺静脉血流稀释而导致的激素浓度差异。选择指数（肾上腺静脉皮质醇 / 下腔静脉皮质醇）在 ACTH 刺激前 > 2.0，ACTH 刺激后 > 5.0，证实肾上腺静脉插管和取样正确。

肾上腺静脉取样分析应包括醛固酮比值、醛固酮 / 皮质醇（A/C）比值、肾上腺与下腔静脉 A/C 比值的比较。计算 A/C 比可以校正肾上腺静脉样

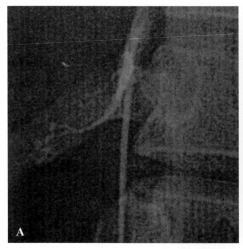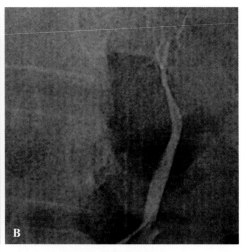

▲ 图 106-24　原发性醛固酮增多症患者的双侧肾上腺静脉造影

A. 左前斜位右肾上腺静脉造影。肾内分支充盈不良。右肾上腺静脉主干进入下腔静脉后外侧；B. 左肾上腺静脉正位投照，经位于左肾上腺静脉主干与左肾静脉交界处附近的 5-Fr 反向钩形导管指引，通过 3-Fr 微导管注入对比剂，行左肾上腺静脉造影

本的稀释。在单侧腺瘤中，醛固酮浓度的差异非常大，与腺瘤分泌的激素增加及对侧肾上腺受抑制有关（表 106-2）。因此，醛固酮比值通常 > 3.0，醛固酮 / 皮质醇比值 > 5.0。

单侧病变时，正常腺体的 A/C 比值与下腔静脉 A/C 比值相似，且往往低于下腔静脉 A/C 比值。双侧肾上腺增生患者 ACTH 刺激前后双侧肾上腺醛固酮水平和 A/C 比值均高于下腔静脉（表 106-3）。在以单一优势结节为主的双侧肾上腺增生中，CT 常显示单侧肿块，双侧肾上腺静脉样本显示醛固酮水平和 A/C 比值高于下腔静脉 A/C 比值（表 106-4）。

四、肾上腺核素显像和 PET 显像

（一）肾上腺皮质

用于肾上腺皮质成像的放射性药物已经有 30 多年的历史[100, 101]。最初使用的新型的 11β- 羟化酶抑制药，包括 [11]C- 依托咪酯和 [11]C- 美托咪酯、[18]F- 美托咪酯和 [124]I- 美托咪酯均基于胆固醇类似

物前体而设计的显像剂，已经被运用于正电子发射断层扫描（PET）对正常肾上腺皮质和各种肾上腺皮质肿瘤进行成像[102]。其他 PET 试剂，如有氧代谢的中间产物 [11]C- 乙酸酯、细胞膜的前体成分 [11]C 和 [18]F- 胆碱，以及葡萄糖类似物 [18]F- 脱氧葡萄糖（[18]F-FDG），被用于正常的肾上腺皮质以及良性的肾上腺肿物成像，[18]F-FDG 被用于恶性肾上腺肿块的诊断[103]。目前，单光子发射计算机断层扫描（SPECT）使用生产于欧洲和亚洲的放射性胆固醇类似物 ^{131}I-6- 碘甲基降胆固醇（NP-59）来进行肾上腺皮质疾病方面的检查经验已被广泛总结，但这种显影剂在北美尚不可使用[104]。

（二）肾上腺核素显像和 PET 的临床应用

1. 库欣综合征与原发性醛固酮增多症 当怀疑由于原发性肾上腺疾病导致糖皮质激素过多时，应进行肾上腺闪烁显像。[11]C 标记的甲咪唑（[11]C-MTO）PET 已用于区分肾上腺皮质肿瘤（包括非高分泌和高分泌皮质腺瘤、肾上腺皮质癌和大结节性增生）与非肾上腺皮质肿瘤（良

表 106-2 左肾上腺醛固酮瘤的肾上腺静脉取血结果

	醛固酮 ng/dl				皮质醇 mg/dl			
	右	左	下腔静脉	R/L	右	左	下腔静脉	R/L
基础值	23	580	11	25	23	18	10	1.2
注射 ACTH 后 10min	300	18 118	45	60	1010	496	18.5	2.0
注射 ACTH 后 20min	430	9403	66	21	967	519	21	1.8

注射促肾上腺皮质激素（ACTH）前后左侧肾上腺醛固酮水平均高于右侧。右肾上腺静脉的醛固酮水平与 ACTH 刺激前的下腔静脉（IVC）的醛固酮水平相似，表明右肾上腺受到抑制。ACTH 刺激后，双侧肾上腺静脉醛固酮水平升高。本例直径为 1.1cm 的左肾上腺醛固酮分泌腺瘤在腹腔镜下被切除后，血压和血清钾水平恢复正常

表 106-3 双侧肾上腺增生所致醛固酮增多症的肾上腺静脉取血结果

	醛固酮 ng/dl				皮质醇 mg/dl			
	右	左	下腔静脉	R/L	右	左	下腔静脉	R/L
基础值	1233	1222	24	1.0	460	233	13	2.0
注射 ACTH 后 10min	1763	2203	37	0.8	974	606	21	1.6
注射 ACTH 后 20min	2012	2014	48	1.0	1200	607	25	2.0

醛固酮水平在双侧肾上腺静脉均高于下腔静脉（IVC）。醛固酮（R/L）比值在应用促肾上腺皮质激素（ACTH）前后均 < 1.0，醛固酮 / 皮质醇比值为 2.0，提示双侧功能亢进，本例为双侧肾上腺增生

表 106-4   肾上腺不对称性增生的肾上腺静脉取血结果 *

	醛固酮 ng/dl				皮质醇 mg/dl			
	右	左	下腔静脉	R/L	右	左	下腔静脉	R/L
基础值	1019	514	138	2.0	18	25	12	0.7
注射 ACTH 后 10min	39 022	2630	114	15	1220	1220	13	1.0
注射 ACTH 后 20min	51 234	2575	111	20	1300	1210	16	1.1

双侧肾上腺静脉醛固酮水平均高于下腔静脉（IVC）。醛固酮（R/L）比值在促肾上腺皮质激素（ACTH）刺激前为 2.0，刺激后 20min 为 20。ACTH 刺激后左侧肾上腺 A/C 比值低于下腔静脉 A/C 比值。腹腔镜下右侧肾上腺切除术后显示皮质结节样增生伴显性结节
*. 计算机断层扫描显示右侧肾上腺肿块，NP-59 显示双侧肾上腺皮质摄取的模式，提示增生

性和恶性嗜铬细胞瘤及转移到肾上腺的肿瘤），对于 212 例患者的研究结果显示，其敏感性为 89%，特异性为 96%[105-107]。放射性碘标记的美托咪酯（123I-MTO）可以用于 SPECT/CT 成像，并鉴定过度分泌的可疑肾上腺肿块，其功效与 PET 相似[108]。对于肾上腺皮质癌的分期，18F-FDG PET 敏感性为 83%～100%，特异性为 95%，肾上腺皮质癌是库欣综合征的罕见原因[109-112]。

通过 NP-59 肾上腺核素显像评估库欣综合征和原发性醛固酮增多症（PA）的有效性已被证实。对于原发性醛固酮增多症，地塞米松抑制垂体 ACTH 的分泌和肾上腺皮质内放射性胆固醇的积聚是区分肾上腺皮质腺瘤和双侧肾上腺增生的准确手段[103]。应用 SPECT/CT 联合成像技术，改进了 NP-59 显像技术，定位了肾上腺来源的醛固酮增多症[113, 114]。最近，地塞米松抑制后的 11C-MTO PET 被用于 39 例肾上腺皮质腺瘤的 PA 的诊断。与 AVS 相比，11C-MTO PET 诊断醛固酮瘤的敏感性为 76%，特异性为 87%[115]。

2. 肾上腺偶发瘤 使用碘胆固醇（NP-59）、123I-MIBG 或 18F-FDG 进行功能性肾上腺显像，有助于通过靶向肾上腺肿瘤的特定分子过程，对偶然发现的非功能性肾上腺肿块进行定性很有用途[116, 117]。Maurea 及其团队研究证明，NP-59 显像对肾上腺皮质腺瘤患者的阳性预测率为 89%，阴性预测率为 100%，123I-MIBG 对神经内分泌起源的肾上腺肿瘤的阳性预测率为 83%，阴性预测率为 100%[116]。并且观察到 18F-FDG PET 鉴别肾上腺良恶性病变的敏感性和特异性均为 100%。

已证实 18F-FDG PET 能够鉴别恶性肾上腺肿块（肾上腺皮质癌或转移到肾上腺的肿瘤）和良性肾上腺肿块。无论患者有无癌症病史，都具有极好的敏感性和高度的特异性（图 106-25 和图 106-26）[111, 112, 118, 119]。最近对 21 项研究中的 1217 例患者进行的 Meta 分析显示，18F-FDG PET 鉴别恶性和良性肾上腺肿块的敏感性为 97%，特异性为 91%[120]。18F-FDG PET 与 PET/CT 或各种方法如目测分析、SUV 测量或 SUV 比值（肾上腺：肝脏或肾上腺：脾脏）相比，准确性没有差异。

但是，对于＜5mm 的小肿瘤、出现出血或坏死及与 FDG 亲和力低的化疗后的肿瘤中，18F-FDG PET 可能出现假阴性[111, 112, 119, 121]。在炎症 / 感染过程中、良性嗜铬细胞瘤、良性肾上腺皮质腺瘤和增生、髓样脂肪瘤、出血性结节及肾周棕色脂肪和化疗后，18F-FDG PET 出现假阳性[111, 112, 119, 121, 122]。在 PET/CT 图像上将 18F-FDG PET 代谢测量结果、CT 直方图、平扫 CT 参数（HU，大小）联合分析可以提高诊断准确性[123, 124]。目前的证据表明，18F-FDG PET 在评估平扫或增强 CT 或 MRI 归类为"不确定"的肾上腺肿块的恶性潜能方面发挥了作用。

（三）肾上腺髓质 / 肾上腺肿瘤成像

第一个成功应用于临床的肾上腺髓质显像剂，间碘苄胍，是在 20 世纪 80 年代早期开发出来的。从那时起，用 123I 或 131I 标记的 123I-MIBG 被用于定位多种神经内分泌来源的肿瘤[125]。123I-MIBG 在神经元组织中蓄积的机制涉及去甲肾上腺素转运体再摄取机制，并随后由囊泡单胺转运体转运到肾上腺素能神经和肾上腺髓质细胞的儿茶酚胺储存囊中。利血平、拉贝洛尔、伪麻黄碱、三环抗抑郁药和类似物会阻止神经内分泌组织对 123I-MIBG 的吸收，

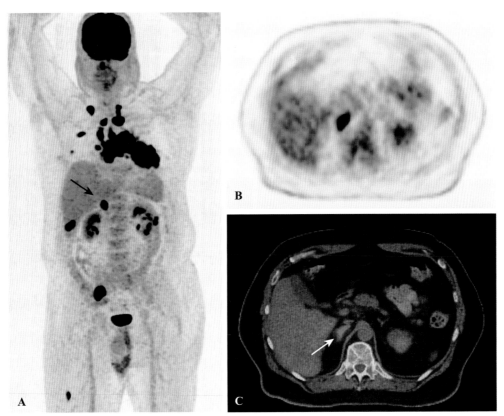

▲ 图 106-25　¹⁸F- 脱氧葡萄糖正电子发射断层扫描 / 计算机断层扫描（¹⁸F-FDG PET/CT）对肺癌分期的研究

最大密度投影（A）、PET 轴位图像（B）和融合 PET/CT（C）图像显示右侧肾上腺（箭）增厚，FDG 摄取增加，强度与原发性左下肺叶肿瘤相似。肾上腺最大标准摄取值（SUV）为 28，肝脏背景 SUV 平均值为 2.6，在存在广泛转移的情况下，符合肺癌肾上腺转移（引自 Wong KK, Arabi M, Zerizer I, et al.Role of positron emission tomography/computed tomography in adrenal and neuroendocrine tumors: fluorodeoxyglucose and nonfluorodeoxyglucose tracers. *Nucl Med Commun*, 2011; 32: 764-781.）

在进行 ¹²³I-MIBG 闪烁显像之前必须排出这些药物 [126]。改进的 SPECT/CT 成像技术可用于胸部或腹部显像。最近，其他发射正电子的放射性药物，包括 ¹¹C- 肾上腺素、¹⁸F-6- 氟多巴胺（¹⁸F-DA）、¹⁸F- 二羟苯丙氨酸（¹⁸F-DOPA）和 ¹¹C- 羟麻黄碱（HED）已经成功用于肾上腺髓质 / 肾上腺素能肿瘤显像 [99, 127-130]。

交感神经髓质肿瘤成像的替代药物包括 ¹⁸F-FDG 和生长抑素类似物，它们对多种神经内分泌肿瘤表达的生长抑素受体（特别是生长抑素 2）具有亲和力 [131]。临床上最常用的生长抑素类似物是人工合成的含有 8 个氨基酸的奥曲肽，可以是 ¹²³I 标记的奥曲肽，也可以是 ¹¹¹In-DTPA- 奥曲肽，它对生长抑素受体亚型 2 和 5 表现出特别的亲和力 [132]。最近，已经开发了 ⁶⁸Ga-1，4，7，10- 四氮杂环十二烷 -1，4，7，10- 四乙酸（DOTA）标记的生长抑素类似物用于 PET 成像 [132]。用 ¹¹C-HED、¹⁸F-FDG、¹⁸F-DA、

¹⁸F-DOPA 和 ⁶⁸Ga-DOTA 多肽进行 PET 成像，可以在注射后几分钟内更早地对嗜铬细胞瘤、副神经节瘤和其他神经内分泌肿瘤进行成像，并且具有比 SPECT 标记的显像剂更高的空间分辨率 [127-129]。

（四）肾上腺髓质核素显像和 PET 的临床应用

嗜铬细胞瘤和副神经节瘤

大多数嗜铬细胞瘤（PHEO）是散发的，顾名思义它起源于肾上腺，主要分泌儿茶酚胺，具有高血压和生物胺类物质分泌过多的症状 [133]。¹²³I-MIBG 显像可以准确地发现大多数病变，特异性很高。另外还能够筛查全身的病灶，以确定多灶性和（或）远处转移的病变（图 106-27）。¹²³I-MIBG 显像可用于诊断隐匿性且体积较小的副神经节瘤（PGL），因为副神经节瘤可发生于从颅底到骨盆的其他结构及远处组织（肾上腺以外的部位）[133]（图

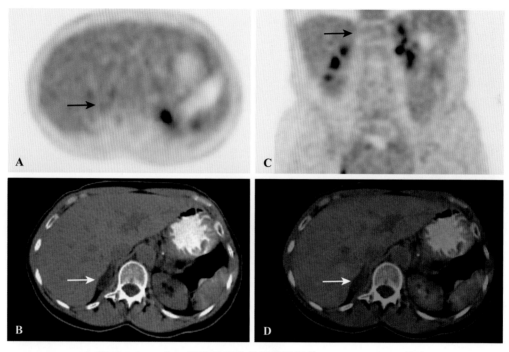

▲ 图 106-26　对 74 岁有肺癌史的男性进行 ¹⁸F–FDG PET/CT 检查

断层 PET/CT 图像显示 3cm 右肾上腺病变（箭），SUV 最大值为 4.4，而正常肝本底 SUV 平均值为 2.4，病变 / 肝脏 SUV 最大值比为 1.5，符合肾上腺非腺瘤的代谢标准。但是，该病变显示 CT 值低，HU < 10，并且在 2 年的影像学随访中稳定不变，符合肾上腺皮质腺瘤。良性和恶性肾上腺病变的 SUV 摄取重叠（引自 Wong KK, Arabi M, et al.Evaluation of incidentally discovered adrenal masses with PET and PET/CT. *Eur J Radiol*,2012；81：441-450.）

106-28）。通过 ¹²³I–MIBG 研究的恶性 PHEO 和 PGL 中，最常见的转移性病变部位是骨骼、淋巴结、肺和腹膜。Meta 分析表明 ¹²³I–MIBG 显像对 PHEO/PGL 的敏感性高达 94%，特异性为 95%[134]。¹¹¹In-奥曲肽对 PGL 有很高的敏感性，然而特异性有限，因为许多病变表达生长抑素受体并摄取奥曲肽[135]（图 106-29），如非内分泌肿瘤（乳腺癌、脑膜瘤、淋巴瘤）、肉芽肿性和炎症性疾病（如结节病、结核病）和自身免疫性疾病（类风湿关节炎）。当 ¹²³I–MIBG 在转移性 PHEO/PGL 中显像呈阴性或怀疑其他神经内分泌肿瘤时，¹¹¹In-奥曲肽显像最有用[135]。此外，¹²³I–MIBG 显像对起源于副交感神经节细胞的头颈部副神经节瘤不是特别有用，这种副神经节瘤缺乏嗜铬细胞且无分泌功能。这些肿瘤用 ¹¹¹In-奥曲肽[136] 或 ¹⁸F–DOPA[137] 成像效果更好。

PET 放射性同位素如 ¹⁸F–FDG、¹⁸F–DA 和 ¹⁸F–DOPA 与 ¹²³I–MIBG 相比，显示体积小的和远处转移的病灶更敏感（图 106-30）[138, 139]。大多数 PHEO 可以用 ¹⁸F–FDG PET 进行成像。Shulkin 团队[140] 用 ¹⁸F–FDG PET 在 29 例 PHEO 患者中确诊 22

例，并报道了使用 ¹⁸F–FDG 发现的 ¹²³I–MIBG 显像呈阴性的 PHEO，这一发现已被其他人证实。Timmer 等[141] 的研究结果显示，在 216 例疑似 PHEO/PGL 的患者中，¹⁸F–FDG PET 的敏感性为 77%，特异性为 90%，表现优于 ¹²³I–MIBG 和 CT/MRI。Fottner 团队[142] 报道 ¹⁸F–DOPA PET 的敏感性为 98%（62/64 个病灶），特异性为 100%，而 ¹²³I–MIBG 的敏感性仅为 53%（34/64 个病灶），特异性为 91%。大量研究[143-147] 表明，¹⁸F–DA PET 对 PHEO/PGL 成像的敏感性为 90%～100%，特异性为 75%～90%。¹²³I–MIBG、¹⁸F–FDG、¹⁸F–DA 和 ¹⁸F–DOPA 显像结果不一致不仅取决于肿瘤表型，更取决于潜在的突变类型的差异。Timmers 团队[148] 研究了 30 例携带琥珀酸脱氢酶 B 亚单位（SDHB）家系突变和转移性 PHEO/PGL 的患者，¹⁸F–FDG PET 的敏感性为 100%，高于 ¹⁸F–DOPA（88%）、¹²³I–MIBG（80%）和 SRS（81%）。在 ¹⁸F–DOPA 和 ¹²³I–MIBG 显像阴性的病灶中，至少 90% 的病灶通过 ¹⁸F–FDG 显现出来，使其成为 SDHB 种系突变患者的首选显像剂。¹¹C–HED 已经成功地对 PHEO 进行了成像[149]。在 134 例患

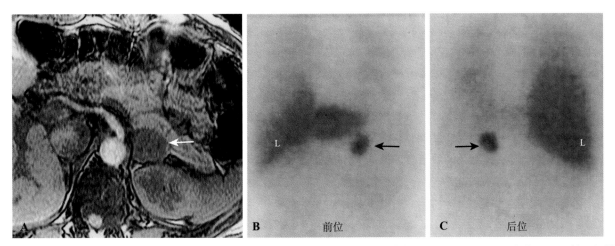

▲ 图 106-27 经 ^{123}I-MIBG 和磁共振成像（MRI）证实的左肾上腺嗜铬细胞瘤。一位 50 岁女性，有高血压、神经纤维瘤病病史，血浆儿茶酚胺升高，MRI 显示左侧肾上腺肿块 3cm

A. 腹部 MRI 横断面，左肾上腺嗜铬细胞瘤（白箭）；B. 前位 ^{123}I-MIBG 扫描，肝（L）摄取正常，黑箭指示左侧肾上腺区域局灶性示踪剂高摄取；C. 后位 ^{123}I-MIBG 扫描，黑箭表示左侧肾上腺嗜铬细胞瘤。^{123}I-MIBG. ^{123}I- 间碘苄胍（引自 Rubello D, Bui C, Casara D, et al.Functional scintigraphy of the adrenal gland. *Eur J Endocrinol* 2002；147：13-28.）

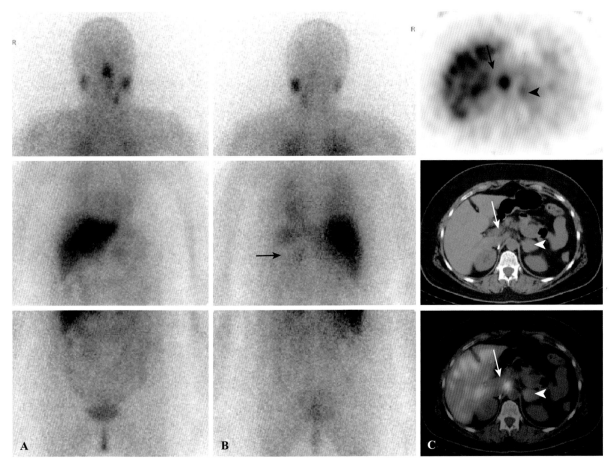

▲ 图 106-28 一位 53 岁男性，有难治性高血压、分泌大量儿茶酚胺的临床表现，怀疑为嗜铬细胞瘤

注射 ^{123}I-MIBG24h 后的复合成像，前位（A）和后位（B）显示左侧肾上腺区域局灶性强摄取（箭）；C. CT 轴位和 SPECT/CT 融合图像证实左侧肾上腺嗜铬细胞瘤，有 ^{123}I-MIBG 的强摄取（箭头）。在 SPECT/CT 上可见主动脉前软组织结节，高摄取 ^{123}I-MIBG（箭），提示恶性，可能是肾上腺外副神经节瘤，或者是腹膜后淋巴结转移（可能性很小）（引自 Youssef E, Wong KK.Hybrid SPECT-CT endocrine scintigraphy：a pictorial review. AUR, *Annual Meeting in San Antonio*, Texas, 2011.）

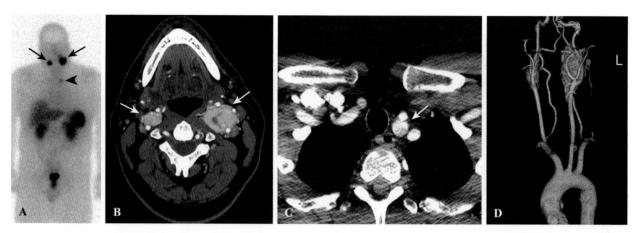

▲ 图 106-29　一位 32 岁男性，因双侧颈部无痛性肿块就诊，无恶性肿瘤病史，行 ^{111}In-DTPA- 奥曲肽显像。注射显像剂 4h 后的全身影像显示

A. 颈部双侧病灶摄取与临床发现的肿块部位（箭）一致，在左上纵隔（箭头）也有未发现的第三个活性病灶。1 周前注射 ^{123}I-MIBG 24h 后头部、颈部和胸部正面（复合）图像。颈部或纵隔未见病灶的活动性增加，提示 ^{131}I-MIBG 不是该患者的治疗选择；B. 头颈部 CT 血管造影，颈动脉分叉部位的横断面显像示双侧有可被强化且血管丰富的肿物，导致颈动脉和颈静脉血管（箭）扩张。虽然高度提示颈动脉体瘤，但仍需鉴别诊断，包括神经鞘瘤（通常与 SRS 无亲和性）；C. 上纵隔的横断面显像证实左侧颈总动脉（箭）附近有血管丰富的软组织肿块，最初在增强 CT 上被误诊为血管的曲折度增加；D. CT 三维重建图像显示了这些肿块与邻近血管结构的关系（引自 Komissarova M, Wong KK, Fig LM. Bilateral carotid body tumors with a third mediastinal paraganglioma. *ACR Case in Point*. 2009, July 1. http://caseinpoint.acr.org/cip_calendar/ 07_09/07_09.html.）

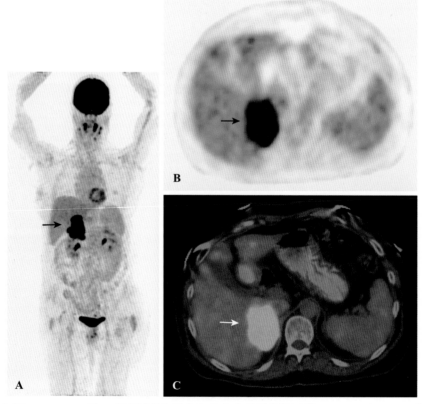

▲ 图 106-30　1 例 53 岁慢性粒细胞白血病患者骨髓移植后 ^{18}F-FDG PET/CT 显像

PET 轴位图像（A）、融合 PET/CT（B）和最大密度投影（MIP）图像（C）显示右侧肾上腺有 6.5cm×5.5cm 的肿块（箭），FDG 摄取明显增加（SUV 最大值 = 17.1），远高于肝脏（肝脏 SUV 平均值 = 2.8）。切除的肿物组织病理学标本符合血液淋巴系统恶性肿瘤，一种髓系肿瘤的髓外表现

者中，[11]C–HED PET 对 PHEO 的敏感性为 91%，特异性为 100% [150, 151]。对 PHEO 进行 ^{68}Ga–DOTANOC PET 显像已有报道，该方法可以成功地对 ^{123}I–MIBG 阴性的转移性 PHEO 患者进行成像 [152-155]。

（五）其他临床应用

^{123}I–MIBG 不仅可以用于描述伴有肾上腺髓质增生或 PHEO/PGL、甲状腺髓样癌的 2 型多发性内分泌肿瘤（MEN–2）的病变，还可以通过特征性地显示肾上腺髓质增生向双侧 PHEOS 的进展，有助于患者选择手术治疗的适当时机 [156]。在神经纤维瘤病中，[123]I–MIBG 已用于鉴别 PHEO 和腹膜后神经纤维瘤 [157]。在成纤维细胞瘤中，[123]I–MIBG 显像可用于检测、分期和监测对治疗的反应 [158]，并利用其对骨骼显像的高度敏感性来检测骨骼的受累情况 [159]。[11]C–HED、[11]C– 肾上腺素（[11]C–epinephrine）、[18]F–FDG 和 ^{18}F–FDA PET 也用于成纤维细胞瘤的定位诊断 [150]（图 106–31）。除了其诊断价值外，[123]I–MIBG、[111]In– 奥曲肽和 ^{68}Ga–DOTA– 肽 PET 在转移性 PHEO/PGL 和成纤维细胞瘤患者的检查中有着独特的作用，以便选择与核素具有亲和力的肿瘤，进行 ^{131}I–MIBG 和 [177]Lu 或 ^{90}Y–DOTA 的放射性同位素治疗 [160-165]。

五、总结

肾上腺成像的挑战在于基于不同的成像模式，充分理解解剖学和功能成像之间的既独特又互补的交互关系。在进行解剖或功能定位之前，必须首先

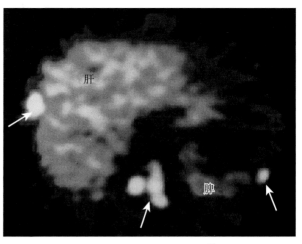

▲ 图 106-31　恶性嗜铬细胞瘤患者的 [11]C– 羟基麻黄素（[11]C–HED）正电子发射断层扫描（PET）
肝、腹部和脾可见多个摄取增加的区域（箭）[引自 Gross MD, Shapiro B. Adrenal scintigraphy. In Khalkhali I, Maublant J, Goldsmith S（eds）. *Nuclear oncology*. Philadelphia, Lippincott, Williams & Wilkins, 2000, p. 472.]

确诊肾上腺功能有无异常。肾上腺的解剖异常并不代表功能异常；肾上腺解剖正常也不能排除功能异常。必须考虑到肾上腺的生理学和病理生理学基础，才能正确地对其功能定位进行研究和理解。无论成像方式是基于解剖学异常还是基于功能学改变，针对特定患者的成像方法必须灵活运用，有时须针对特定的疾病进行量身定制。在适当的临床环境和诊疗过程中（基于临床特征和生化结果，合理怀疑某疾病），CT、MRI、导管定向激素采血和使用新型放射性药物的融合 PET/CT 和（或）SPECT/CT 成像有望获得最大的临床应用和诊断价值。

第 107 章　肾上腺皮质癌
Adrenocortical Carcinoma*

Bruno Allolio　Martin Fassnacht　**著**

云素芳　李晶晶　萨如拉　闫朝丽　**译**

要　点

临床表现

◆ ACC 是一种罕见的恶性肿瘤，可发生在任何年龄段，好发于 40—50 岁。

◆ ACC 可能是遗传性肿瘤综合征的一部分，特别是在儿童时期出现（如 Li-Fraumeni 综合征）。

◆ 大多数患者表现为类固醇过量的症状或体征。

◆ 无功能性 ACC 患者因肿瘤体积大而出现腹部不适或背部疼痛的症状（确诊时 ACC 的中位直径为 11cm）。

对患者进行诊断性评估

◆ 对于疑似 ACC，必须对激素水平进行全面评估，以优化围术期的处理，并在随访期间进行监测。

◆ CT（平扫和延迟增强成像）或 MRI（化学位移和廓清分析）横断面成像常常被用于 ACC 的术前诊断。

◆ 对于常规影像学结果不确定或有争议的患者，FDG-PET 或许可提供有价值的信息。

◆ 组织病理学报告应提供 Weiss 评分以确定 ACC 的诊断，并提供预后 Ki67 指数以指导进一步治疗。

◆ 确定肿瘤分期为进一步治疗提供依据，并可以提供重要的预后信息。

治疗

◆ ACC 的手术应由专业的外科医生进行，目的是对原发性和复发性 ACC 进行 R_0 切除。

◆ 米托坦药物治疗被用于辅助治疗和疾病晚期。需要监测血药浓度（目标浓度 14～20mg/L）和适当的氢化可的松替代。

◆ 对于一些患者，放射治疗可作为辅助治疗，并且是晚期 ACC 患者姑息治疗的选择方案之一。

◆ 成人晚期 ACC 患者的一线细胞毒性化疗药物包括依托泊苷、阿霉素和顺铂加米托坦（EDP-M）。在儿童中没有制订标准的治疗方案，除 EDP-M 外，其他多药治疗方案也显示出希望。

◆ 针对 ACC 的靶向治疗效果尚未显示出优于细胞毒性化疗。

---

*. 本章中带有背景色突出显示的部分为儿童内分泌相关内容。

一、流行病学

肾上腺良性肿瘤是最常见的人类肿瘤，在计算机断层扫描（CT）研究中的发病率超过 4%[1]。而肾上腺皮质癌（ACC）是一种罕见的恶性肿瘤，其年发病率为 0.7/1000 万～2/100 万[2, 3]。巴西南部儿童中发现了异常高的发病率（儿童 ACC 的发病率为 3.4/100 万～4.2/100 万，而全世界的儿童 ACC 发病率约为 0.3/100 万），这与种系 TP53 抑癌基因突变（R337H）的患病率（0.27%）有关[4]。ACC 在女性中的发病率高于男性（比值为 1.5）。ACC 好发于 40—50 岁，但也可发生于任何年龄[5]。

二、分子病理学

尽管最近取得了一些进展，但肾上腺皮质肿瘤的分子发病机制仍不完全清楚。重要的进展来自与 ACC 发展相关的遗传性肿瘤综合征的研究。在 Li-Fraumeni 综合征中[6]，ACC 的发生率高达 4%[7]，主要发生在 18 岁以下的儿童。70% 的 Li-Fraumeni 综合征患者的 TP53 抑癌基因发生了突变，该基因位于 7p13[8]。最近，有证据表明，约 4% 的成年 ACC 患者也携带该基因的种系突变[9, 10]，表明有必要对患者进行这种突变的筛选，因为它可能影响疾病的管理和对无症状亲属的治疗。此外，在散发性 ACC[11] 患者的肿瘤中常常可以发现 TP53 基因的体细胞突变，并且与预后差有关。另一个与 ACC 相关的遗传综合征是 Beckwith-Wiedemann 综合征（BWS）[12]。BWS 位于 11p15.5，也与肾母细胞瘤和肝母细胞瘤相关。这些位于 11p15 并与 BWS 发病相关的基因有胰岛素样生长因子 2（IGF-2）、H19 和细胞周期蛋白依赖性激酶抑制剂 1C（CDKN1C，p57^{kip2}）。在 BWS 中观察到与 IGF-2 过度表达相关的父系等位基因位点。在散发性 ACC 中，频繁出现 IGF-2 高表达的 11p15 位点的重排，这可能是由于父系 11p15 等位基因的重复或含有 H19 基因的母系等位基因的丢失引起的。事实上，IGF-2 的表达增加是肾上腺皮质癌的一个标志[13-15]。

在良性和恶性肾上腺皮质肿瘤中均观察到 Wnt/β-catenin 的激活。在这些肿瘤的亚组中可以发现 β-catenin 基因（CTNNB1）的体细胞突变，这可能

会促进肿瘤的进展[16]。在 ACC 中，β-catenin 核染色阳性表明这一途径的激活，并与生存率的降低有关[17-18]。

使用比较基因组杂交分析，与肾上腺皮质腺瘤相比，ACC 的基因组改变明显增多（平均 7.6～14 个改变 vs. 1.1～2 个改变）[18-20]。研究表明 ACC 的体细胞畸变数量也可预测预后[21]。最近有研究表明，作为 Lynch 综合征的一部分，3.2% 的 ACC 与错配修复基因的种系突变有关[22]。

基因表达谱揭示了 ACC 发病的关键机制。转录数据的无监督聚类分析显示两个亚组具有不同的预后，联合分析只有两个基因（BUB1 和 PINK1）可以预测临床结果。此外，PINK1 和 DLG7 的联合表达可以区分肾上腺皮质肿瘤的良恶性，显示了分子方法的诊断潜力。此外，在 ACC 中还观察到 CpG 岛甲基化导致肿瘤抑制基因活性受损，与预后不良有关[23, 24]。

类固醇生成因子 -1（SF-1）在肾上腺发育和功能中起重要作用，在儿童和成人肾上腺皮质肿瘤中常有高表达[25-26]。此外，SF-1 刺激肾上腺皮质肿瘤细胞增殖[27]，其高表达与预后不良有关[25, 28]。由于 SF-1 抑制体外细胞增殖，它在 ACC 中是一个很有前途的治疗靶点[29]。

Notch 信号通路[30] 和肾上腺皮质微 RNA 谱[31-33] 的改变可能在 ACC 的发病机制中起重要作用，也可能作为潜在靶点。

三、临床表现

大多数成人 ACC 患者（60%）有肾上腺类固醇过量的症状和体征，儿童中这一比例甚至更高（> 85%）[34-35]。伴有或不伴有男性化的快速进展的库欣综合征是最常见的表现。雄激素分泌型女性 ACC 患者表现为多毛症和男性化、男性型秃顶和新近发生的闭经。分泌雌激素的男性肿瘤患者会出现乳腺增生和睾丸萎缩。一些罕见的肾上腺皮质癌分泌醛固酮，会伴有严重的高血压和严重的低钾血症（平均血清钾 2.3 ± 0.08mmol/L）[36]。然而，低血钾通常是由于皮质醇产生过多，导致 11β- 脱氢酶 2 型在肾脏的不完全失活，并激发盐皮质激素过量。

无功能 ACC 患者通常因巨大肿块引起腹部不

适（恶心、呕吐及腹胀）或背痛。特别指出的是，局部疼痛可能提示肿瘤浸润性生长，并提示恶性肿瘤，因为在良性肾上腺皮质肿瘤中几乎从未观察到。肿瘤侵犯下腔静脉并不少见，可能导致深静脉血栓形成。病变累及右心房可能导致呼吸急促。由于腹部影像学检查频繁和技术的改进，ACC 被偶然发现的几率越来越大。罕见的非特异性症状，如发热、体重减轻、食欲不振等，可能是由 CXC 趋化因子的高表达引起的[37]。事实上，患者可能会因巨大肿瘤而引起不适，除了激素过多的症状和体征外，并没有其他系统性疾病的证据。

四、诊断

（一）激素评估

在对 ACC 进行手术之前，要进行激素的详细评估，以确定需要长期随访的肿瘤标志物，并指导围术期的治疗方案（例如，切除分泌皮质醇的 ACC 后使用糖皮质激素替代治疗）。欧洲肾上腺肿瘤研究网（ENSAT；www.ensat.org）的 ACC 工作组为疑似或确诊的 ACC 提供了激素评估指南（表 107-1）。激素水平在预测恶性肿瘤方面的价值有限。然而，女性有较高的睾酮水平或男性有较高的雌二醇水平，或者糖皮质激素和性激素协同分泌，都是肾上腺占位恶性病变的征兆。此外，良性的肾上腺皮质占位常表现为低浓度的 DHEAS，而高浓度的 DHEAS 则提示 ACC。同样，在激素分泌不活跃的 ACC 患者中经常能观察到高水平的类固醇前体，如 17α- 羟孕酮或雄烯二酮。根据我们的经验，在超过 80% 的成年患者及更高比例的儿童中，可以检测到 ACC 中激素的自主分泌[34-35]。但是，常规使用近期引进的尿类固醇代谢组学分析[38]检查可能会进一步增加成人"内分泌活性"的肿瘤数量，有助于早期发现肿瘤复发。反过来，如果没有激素的自主分泌，提示较大的肾上腺肿块很可能不是 ACC。因此在这些情况下，手术前必须进行尿液或血浆甲氧基肾上腺素的测定，以排除嗜铬细胞瘤的可能。

（二）影像学检查

影像学检查在疑似肾上腺恶性肿瘤的诊断中起

表 107-1 可疑或已确诊 ACC 患者的诊断检查 *

激素检查	
糖皮质激素过度分泌（4 选 3）	– 午夜 1mg 地塞米松抑制试验 – 24h 尿游离尿皮质醇 – 血清基础皮质醇 – 血浆基础 ACTH
性激素及其前体	– 硫酸脱氢表雄酮 – 17- 羟孕酮 – 雄烯二酮 – 睾酮 – 17β- 雌二醇（男性和绝经后女性）
盐皮质激素分泌过多	– 血清钾 – 醛固酮 / 肾素比值［仅限高血压和（或）低钾血症的患者］
排除嗜铬细胞瘤	– 24h 尿儿茶酚胺 – 甲氧基肾上腺素和甲氧基去甲肾上腺素（血浆）
影像学检查	
– 腹部 CT 或 MRI 及胸部 CT – 骨扫描（当怀疑骨骼转移时） – FDG–PET（可选）	

*. 欧洲肾上腺肿瘤研究网（ENSAT）ACC 工作组的建议，2005 年 5 月

着关键作用。在大多数情况下，通过结合详细的内分泌检查，平扫 CT 成像就能够在术前将肾上腺占位准确诊断为 ACC。肿瘤大小是区分肾上腺占位良恶性的有力指标，肾上腺肿块 > 6cm 考虑 ACC 的可能性极大[39]。在德国 ACC 注册中心（n=867），诊断 ACC 的平均大小为 11.2cm（范围 2.3～40cm）。因此，在许多患者中，通过肿瘤大小就可作为恶性肿瘤诊断的重要指标。但是，直径 < 5cm 的 I 期 ACC 预后最好，因而早期鉴别肾上腺占位的良恶性非常重要。而 3～8cm 的肿瘤是鉴别诊断的主要挑战。15 岁以下的儿童中肾上腺占位均怀疑为恶性肿瘤，尽管尚未对该人群进行严格的影像学研究。

目前，没有一种单一的成像方法能够准确地将局部肾上腺占位确定为 ACC。然而，近 15 年来的多项研究确定了平扫 CT 诊断肾上腺良性病变的阈值为 ≤ 10HU[40-41]。这些研究的问题在于，包含 ACC 患者的数量非常少。因此，我们分析了 51 例 ACC 患者的平扫 CT，显示密度均 ≥ 13HU，证实了 10HU 的临界值是非常有价值的。

然而，乏脂性腺瘤是常见的，其平扫密度 >

10HU [42]，因此无法与 ACC 区分开。在这种情况下，CT 延迟扫描具有很高的敏感性和特异性 [43-45]。在 10～15 分的延迟增强 CT 扫描中，计算廓清率，如果廓清率超过 40%～50%，则高度提示腺瘤，而延迟期 CT 值＞ 35HU 且廓清率＜ 50% 则提示为恶性肿瘤。

最先进的 MRI 包括化学位移和廓清分析，对于诊断可能同样准确，但目前发表的相关研究较少 [40-41]。多平面的 MRI 检查特别适合将肾上腺肿物与肝、脾、胰腺和肾脏等周围结构区分开。根据我们的经验，获得标准化的 CT 扫描比 MRI 更容易。此外，术前结合胸部 CT 影像检查可以判断是否有转移。因此，我们通常推荐 CT 扫描，儿童和孕妇除外。

超声技术（包括对比剂增强）还没有进行深入研究，但在特定的患者中，超声技术可能对肝转移的检测和随访很有价值 [46]。

已有研究表明，氟脱氧葡萄糖 –PET（FDG-PET）对常规影像学不能确定的疑似 ACC 患者有很高的应用价值。除极少数例外，高摄取的 ^{18}F-FDG 均可提示为恶性肿瘤（图 107-1）[47-48]。然而，一些良性腺瘤或嗜铬细胞瘤也可以摄取 FDG。FDG-PET 显像还具有可同时发现其他部位转移灶的优点，但＜ 1cm 的转移灶（尤其是肺部）不易被 FDG-PET 发现 [49-50]，表明 PET 不能替代 CT 成像。

肾上腺皮质表达 CYP11B 酶，可以使用与其特异结合的美托咪酯示踪剂来证明肾上腺皮质病变的起源 [51]。因此，这种实验方法的特异性很高，但最近的数据表明，其诊断 ACC 的敏感性低于腺瘤 [52]。

即使在诊断困难的情况下，肾上腺肿物的活检通常也没有帮助。因此，从笔者的角度来看，细针穿刺活检在肾上腺占位的诊断中几乎没有作用，因为诊断的准确率通常很低 [53]，而且破坏肿瘤包膜后可能在穿刺部位发生肿瘤转移。

手术前，结合胸部增强 CT 扫描以早期发现肺转移。只有在临床高度怀疑的情况下，才需要对颅脑和骨骼进行特定的影像学检查。有证据表明，FDG-PET/CT 有助于患者初诊或随访期间的肿瘤分期 [48-50]。

（三）组织病理学

由于缺乏明确的形态学诊断标准，ACC 的病理诊断可能很困难 [54]，在这种情况下，建议专业的病理学家参与诊断。德国 ACC 登记处对 13% 病例修改了初始病理学诊断。

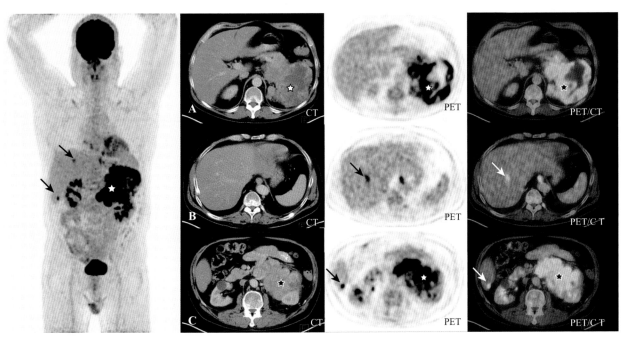

▲ 图 107-1　1 例 43 岁女性患者，图为其 ACC 有转移的 FDG-PET/CT，星形为原发病灶，箭为肝转移灶（图片由德国维茨堡大学医院核医学系友情提供。）

大多数腺瘤的重量＜ 50g，而大多数癌的重量＞ 100g。当直径超过 6cm 时，诊断 ACC 的可能性极高[55]。

对于恶性肿瘤的诊断，已经引入了不同的诊断评分标准。Weiss 评分系统[56]应用最广泛，它结合了 9 个与肿瘤结构、细胞学特征和肿瘤侵袭相关的形态学参数。更重要的形态学参数是广泛的纤维带和出血。网状结构改变是 ACC 的典型特征，与肿瘤坏死、高有丝分裂率和静脉侵犯等参数一起，可能成为比 Weiss 评分更可靠和更具重复性的诊断工具[57]。为了进一步制订治疗方案，详细评估肿瘤切除方案（R_0、R_1、R_2）也是非常重要的，同样，必须明确肿瘤包膜的浸润情况。

免疫组化可以提供重要信息。在这里，Ki-67 表达提示非常重要的预后信息，并且必须是病理组织学报告中的一部分。在 ACC 中，根据德国 ACC 登记处的数据，Ki-67 标记指数＞ 10% 时存活率较低。其他标志物，例如人黑色素瘤标志物 A，抑制素 α 和最重要的 SF-1，有助于确定肾上腺皮质肿瘤的起源，而 ACC 的嗜铬粒蛋白 A 和 S100 呈阴性[54, 55, 58, 59]。免疫组化提示 SF-1 高表达及 *β-catenin* 的核染色也可提供重要的预后信息。

五、分期

ENSAT 在 2009 年为 ACC 建立了新的 TNM 分期（表 107-2）。在这个分期系统中，Ⅲ期是指周围组织或邻近器官肿瘤浸润，或者在腔静脉 / 肾静脉中有癌栓、区域淋巴结转移，而Ⅳ期是有远处转移[60]。ENSAT 分期系统提供了强大的预后工具，可预测 ACC 患者的无复发存活率和疾病特异性生存率（图 107-2），并已被证实优于 2004 UICC 分类标准[61]。

六、治疗（图 107-3）

（一）手术

大多数 ACC 患者被诊断为Ⅰ～Ⅲ期（图 107-2）。在这些阶段，根治性手术是最重要的治疗措施，也是最好的治愈方法。所有数据表明，手术应该由专

表 107-2 肾上腺皮质癌分期：ENSAT2008

分期	ENSAT2008
Ⅰ	T_1、N_0、M_0
Ⅱ	T_2、N_0、M_0
Ⅲ	$T_{1\sim2}$、N_1、M_0 $T_{3\sim4}$、$N_{0\sim1}$、M_0
Ⅳ	$T_{1\sim4}$、$N_{0\sim1}$、M_1

ENSAT. 欧洲肾上腺肿瘤研究网。T_1. 肿瘤≤ 5cm；T_2. 肿瘤＞ 5cm；T_3. 肿瘤浸润周围组织；T_4. 肿瘤侵犯邻近器官，腔静脉 / 肾静脉癌栓；N_0. 无淋巴结转移；N_1. 淋巴结转移；M_0. 无远处转移；M_1. 有远处转移（引自 Fassnacht M, Johanssen S, Quinkler M, et al. Limited prognostic value of the 2004 International Union Against Cancer staging classification for adrenocortical carcinoma: proposal for a revised TNM Classification. *Cancer*. 2009; 115: 243–250.）

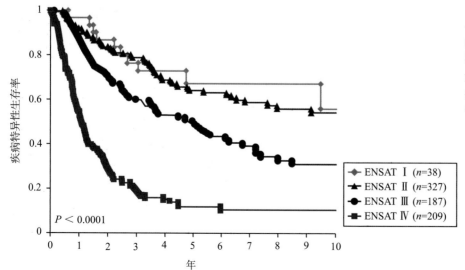

◀ 图 107-2 根据肿瘤分期的疾病特异性生存率（ENSAT 分期；参见表 107-2）

ENSAT. 欧洲肾上腺肿瘤研究网。数据引自德国 ACC 登记处，2013 年 9 月

业的外科医生进行，他们了解 ACC 的手术风险（肿瘤包膜破坏和肿瘤浸润程度）。R_0 切除（显微镜下可见手术切除的边缘无肿瘤浸润）对于长期预后至关重要。通常需要扩大切除受侵的器官。手术中肿瘤包膜破坏可进展到 IV 期 [60]，提示预后不良。完全切除肿瘤伴发瘤栓的形成，必要时需行心脏搭桥术 [62]。多项研究 [63-67] 分析了 ACC 的腹腔镜切除术的价值。然而，所有研究都是回顾性分析，在方法上存在争议，因而不能得出最终结论 [68, 69]。因此，开放式肾上腺切除术仍是 ACC 的标准治疗方法，腹腔镜手术仅在临床试验阶段或作为观察性研究的一部分。

比手术方式更重要的是局部肿物切除范围和外科医生的经验。对 283 例 I～III 期 ACC 患者的回顾性分析结果表明，局部淋巴结清扫术（LND）可以提高诊断的准确性和治疗效果 [70]。多因素分析显示，与非 LND 患者相比，LND 患者的肿瘤复发风险（HR: 0.65）和死亡风险（HR: 0.54）显著降低。相比之下，局部没有肿瘤浸润的情况下进行同侧肾切除术可能没有益处。

直至今日，在复发或转移性疾病中外科手术的作用还不明确。然而，与此同时一些研究解决了这一问题 [71-75]。基于这些研究，建议对 ACC 术后无病生存期超过 12 个月的复发患者进行二次手术治疗。但是，如果手术到复发时间少于 6 个月，我们不建议手术。这些患者可能会从其他治疗中获益更多。在这些患者中，需要个体化的方案，他们可能需要联合药物治疗和消融治疗（如射频消融、化疗栓塞）。

（二）放射疗法

现在，人们普遍认为 ACC 并非是对放射耐受的恶性肿瘤 [76]。因此，手术后局部肿瘤复发率高，出于治疗目的，或许辅助肿瘤床放射疗法具有防止局部复发的治疗潜力。在第一个小型研究后发现，肿瘤床的辅助放射治疗会降低局部复发率，随后另外两项回顾性研究 [77]（总共包括 26 例患者）报道了与之前研究相矛盾的结论，对能否选择肿瘤床放射治疗作为辅助治疗提出了质疑。更重要的是，所有这些研究均未能证实接受放射治疗患者的生存获益。尽管如此，如果肿瘤局部复发的风险很高（如

在 R_1 切除后），则放射治疗可能是合理的选择。对于存在肉眼可见残存肿瘤的患者，应首先考虑由专业外科医师进行第二次手术治疗。建议采用单次剂量 1.8～2.0Gy，每周 5 天，共 5～6 周的标准分次放射方案。总剂量不应低于最低剂量 40Gy，理想情况下应达到 50～60Gy。

对出现肿瘤转移症状的 ACC 患者，尤其是骨转移患者，姑息性放射治疗是公认的治疗方法。限制剂量的姑息性放射治疗对于不能切除的腹部肿瘤复发引起疼痛和血管阻塞或肠梗阻也可能有效。此外，对于某些病例，我们已经成功地采用了肺转移瘤的立体定向放射治疗。获得 ACC 放射治疗的最佳治疗效果的先决条件是，经验丰富的放射治疗医师采取现代治疗理念，联合 CT 扫描、高压辐射和多领域结合的方法。

七、药物治疗

（一）米托坦

米托坦 [1.1 二氯 -2-（邻氯苯基）-2-（对氯苯基）乙烷，o, p'-DDD] 是一种具有特定肾上腺皮质活性的抗肾上腺皮质激素化合物，于 50 多年前开始应用于治疗 ACC [78]。其确切的作用机制尚不完全清楚 [79]。其治疗活性依赖于它在肾上腺皮质细胞中的代谢活化。米托坦在线粒体中被羟基化，并转化为酰基氯。被活化的代谢物可以直接与大分子结合，从而抑制其活性，并通过产生自由基来诱导其氧化损伤。已有报道称米托坦可使肾上腺类固醇合成受损，且有证据表明它抑制了 11β- 羟化酶活性。

尽管未经随机试验证明，但有证据表明在多达 25% 的转移性 ACC 病例中，米托坦可显著诱导肿瘤退化，并能控制大多数患者的皮质醇增多症 [79]。有报道，经米托坦治疗，肿瘤可达到完全缓解，甚至偶有报道患者可获得长期生存。

在辅助治疗方面，一项大型回顾性分析表明，米托坦在延长 ACC 的无病生存期和总生存期方面具有巨大的潜力 [80]。尽管如此，使用米托坦是否能使所有患者都获得长期收益仍需进一步探讨 [81, 82]，尤其对于可能存在低或中度复发风险的患者（即定义为，根据 R_0 切除、无转移和 Ki-67 ≤

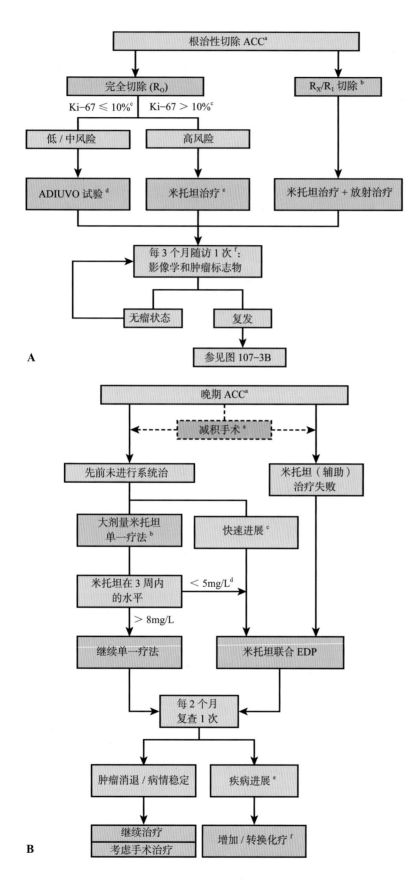

◀ 图 107-3　ACC 患者治疗流程图 [99]。包含一直登记参加临床试验的患者（有关更新的列表，请参阅 www.ClinicalTrials.gov）

EDP. 依托泊苷、阿霉素、顺铂

A. 可根治性手术切除的 ACC：a. 所有 Ⅰ + Ⅱ期患者和大部分Ⅲ期患者均进行根治性手术切除。如果无法完全切除，可以考虑新的辅助治疗（如米托坦 + 顺铂或 EDP）。在一些特定的单发转移的患者中，完全切除也是可能的；b. 对于 R_2 切除的患者，考虑由外科专家再次手术，或者见图 107-3B；c. 如果没有 Ki-67 染色，可以使用增殖指数（> 5 倍的有丝分裂 /50 倍高倍视野）进行风险分层。Ⅳ期患者是不依赖 Ki-67 指标的高危患者；d. www.adiuvo-trial.org. 如果不能纳入这一网址的标准，个体化处理，观察或米托坦辅助治疗；e. 对于某些患者（如 Ki-67 ≥ 30% 或腔静脉有大癌栓），我们考虑增加细胞毒药物治疗（如顺铂 80mg/m^2 使用 3 周期）；f. 2 年后，复查时间间隔可以逐渐延长

B. 晚期 ACC：a. 仅在特定的患者中进行（如激素分泌显著增多）；b. 或者，患者可以在预期的临床试验中接受试验性治疗；c. 根据临床症状判断（例如，症状在 3 个月之内迅速进展，根治性手术后 6 个月内复发，累及 2 个器官以上，或 Ki-67 > 30%）；d. 如果米托坦在 3~4 周的浓度 < 5mg/L，考虑立即联合 EDP，因为这类患者不太可能在治疗的 12 周内达到 > 14mg/L 的水平；e. 如果出现严重的局部症状，可以考虑局部治疗，如放射治疗；f. 有关目前可用的最佳的细胞毒药物方案，请参见表 107-3 并联系专业中心

为 10%）[83]。对于这一组患者，目前 ADIUVO 试验（www.adiuvo-trial.org）正在招募志愿者，对米托坦治疗与"观察等待"治疗的结果进行比较，该实验将提供重要数据。米托坦（Lysodren；HRA Pharma Paris，Bristol-Myers Squibb New York，）以片剂形式服用，监测米托坦的血药浓度对于获得最佳疗效和降低其毒性至关重要。米托坦发挥抗肿瘤效应的治疗浓度为 14～20mg/L。米托坦的血药浓度较高时可能产生无法耐受的毒性，而当血药浓度低于 14mg/L 时，可能无法发挥治疗效果。因此，米托坦的治疗窗狭窄。然而，对一些患者可能较低浓度的米托坦即可发挥作用。由于米托坦的半衰期很长，通常需要几周到几个月后才能达到有效治疗浓度[84]。在治疗的早期阶段应用大剂量米托坦可以缩短治疗时间[85]：起始剂量为 1.5g/d，然后迅速增加剂量至 5～6g/d，直至达到有效治疗浓度。虽然大多数不良反应与米托坦血药浓度有关，但是腹泻等胃肠道不良反应似乎更与常规剂量有关。在长期治疗中，通常可以减少米托坦的用药剂量，很多患者在长期治疗期间只需要 2～3g/d 的维持剂量。米托坦治疗存在多种且常见的不良反应[79]。最严重的不良反应为中枢神经系统反应，包括共济失调、意识模糊、乏力和头晕。此外，胃肠道不良反应可能与剂量相关，表现为恶心、呕吐、食欲减退和腹泻，使用 5- 羟色胺阻滞药和洛哌丁胺治疗可能有效。由于米托坦的半衰期很长，即使保持剂量不变，血药浓度也会缓慢上升，不良反应也会随着时间的推移而明显。如果出现明显的不良反应，可以中断药物治疗几天或一周，然后以低剂量重新开始药物治疗。米托坦与富含脂质的饮料或膳食一起摄入可能会增强其吸收。由于其抗肾上腺素能作用，米托坦治疗会导致肾上腺功能不全。此外，米托坦还增加糖皮质激素的代谢清除，增加皮质醇结合球蛋白（CBG）的浓度[86]。需要大剂量的糖皮质激素（氢化可的松 50～80mg/d）替代治疗。缺乏足量的糖皮质激素替代治疗时，会增加米托坦的耐受性。因为米托坦主要作用于肾上腺皮质束状带和网状带，故对醛固酮分泌的影响较小。然而长期使用米托坦，应该监测醛固酮的分泌，且可能需要氟氢可的松替代治疗。此外，米托坦还会使性激素结合球蛋白增加[86]，并导致男性体内游离睾酮浓度降低。长期米

托坦治疗后，在 TSH 处于低于正常值或正常低值的情况下，游离甲状腺激素浓度仍下降则提示继发性甲状腺功能减退。由于米托坦具有雌激素活性，可能会促进男性乳房发育。

由于肝脏 γ- 谷氨酰氨基转移酶的水平频繁波动，其波动减少使医生怀疑患者是否依从性很好，按时服药。然而，已经在一些患者中观察到米托坦导致严重的肝毒性甚至肝功能衰竭。米托坦可延长出血时间，建议在接受外科手术治疗前至少停用米托坦 1 周。在使用米托坦的患者中，经常观察到低密度脂蛋白胆固醇和（或）三酰甘油浓度升高。

尽管米托坦有许多不良反应，但是从长远来看，大多数患者可以接受其毒性反应[84, 87]。这在辅助治疗中尤其重要，因为必须进行至少 2 年的米托坦治疗。

米托坦是肝细胞色素 P$_{450}$ 3A4（CYP3A4）的最强诱导药之一[88, 89]。米托坦诱导 CYP3A4 对 ACC 患者的治疗有重大影响，因为米托坦与其他药物联合使用（包括但不限于类固醇、降压药和抗生素）时会降低其血药浓度[90]（表 107-3）。

（二）细胞毒性药物化疗

在一项随机对照试验中，对两种细胞毒性药物方案进行了研究[91]。这项 FIRM-ACT 试验共纳入了 304 例患者，将依托泊苷、阿霉素、顺铂和米托坦（EDP-M）与链脲佐菌素和米托坦（Sz-M）分别作为一线和二线细胞毒治疗方案进行比较。虽然总体生存期没有显著差异［14.8 个月 (EDP-M) 与 12.0 个月（Sz-M）；HR 0.79；P=0.07］，但接受 EDP-M 方案治疗的患者的客观应答率和无病生存期明显优于 Sz-M 方案（23.2% vs. 9.2%，$P < 0.001$；5.0 个月 vs. 2.1 个月；HR 0.55；$P < 0.001$）。此外，对于应用 Sz-M 作为一线治疗失败的患者，将 EDP-M 作为二线治疗也同样有效。因此，该研究的交叉设计很可能削弱了 EDP-M 方案使 ACC 患者显著生存获益的优势。由于在治疗期间，两组的严重不良反应发生率和生存质量之间具有可比性，现在大多数专家主张将 EDP-M 作为细胞毒治疗的一线治疗[92-94]。由于 FIRM-ACT 试验不包括儿童在内，没有证据表明 EDP-M 也可以作为儿童的首选治疗方案，因此可能会考虑其他治疗方案[95]。

表 107-3　晚期 ACC 推荐用药方案 *

米托坦单药治疗方案

- 对于米托坦单药治疗的一般状态良好且肿瘤侵袭性较小的患者：
  - 以 1.5g/d 的起始剂量开始，在 4~6d 内将剂量增加到 6g/d
  - 每 3~4 周检测 1 次米托坦血药浓度
  - 根据患者耐受性和血药浓度调整剂量（最大剂量为 12g/d；剂量＞ 8g/d 时大多数患者无法耐受）。服用 3 周后的血药浓度将指导调整未来治疗方案（单药治疗或 EDP-M）；详见正文
  - 如果出现相关不良反应，可能需要减少剂量，甚至中断治疗，以保证患者的依从性
- 对于一般状态较差或正在接受细胞毒性药物治疗的患者，建议使用较低剂量（如 3g/d）

依托泊苷（Etoposide，E）、阿霉素（Doxorubicin，D）和顺铂（Cisplatin，P）（EDP）+ 米托坦：EDP-M

- 每 28 天 1 个疗程：
  - 第 1 天，D，40mg/m²
  - 第 2 天，E，100mg/m²
  - 第 3~4 天，E，100mg/m²+P，40mg/m²
- 加上口服米托坦后，其血药浓度的控制目标范围是 14~20mg/L。然而，在大多数患者中，每天服用的米托坦剂量不超过 4~5g。
- 对于不适合 EDP-M 方案的患者，P-M 可能是一种合理的选择。

二线治疗 / 挽救性治疗

- 吉西他滨联合卡培他滨
  - 第 1 天和第 8 天，吉西他滨，800mg/m²（每 3 周重复一次）
  - 每日口服卡培他滨 1500mg，连续服用
  - 应考虑加用米托坦
- 链脲佐菌素联合米托坦（Sz-M）
  - 起始剂量：第 1 天至第 5 天：1g Sz/d
  - 开始治疗之后每 21 天给予 Sz，2g/d
  - 加上口服米托坦后，其血药浓度的控制目标范围是 14~20mg/L

*. 考虑招募患者参加临床试验（www.ClinicalTrial.gov）
引自 Fassnacht M, Kroiss M, Allolio B. Update in adrenocortical carcinoma. *J Clin Endocrinol Metab.* 2013；98：4551–4564；epub 2013 Sept 30；Berruti A, Baudin E, Gelderblom H, et al. Adrenal cancer: ESMO Clinical Practice Guidelines for diagnosis, treatment and follow-up. *Ann Oncol.* 2012；23（Suppl 7）：vii131–vii38; and Sperone P, Ferrero A, Daffara F, et al. Gemcitabine plus metronomic 5-fluorouracil or capecitabine as a second-/third-line chemotherapy in advanced adrenocortical carcinoma: a multicenter phase II study. *Endocr Relate Cancer.* 2010；17：445–453.

EDP-M 在一线和二线治疗中同样有效，由此可以得出以下两个结论：①对于可能患有侵袭性较弱的 ACC（如肿瘤生长缓慢、只有 2 个器官受累、初次手术后获得无病生存期）的米托坦单药治疗患者，米托坦单药治疗方案是一个合理的选择（图 107-3，B）。通常以 1.5g/d 的起始剂量开始，在几天内将剂量增加到 6g/d，然后治疗 3~4 周后测定米托坦的血药浓度[96]。对于米托坦浓度＞ 8mg/L 的患者，我们继续使用米托坦作为单药治疗；对于血药浓度＜ 5mg/L 的患者，我们通常加用 EDP，因为在合理的时间段内使米托坦血药浓度＞ 14mg/L 的可能性非常低[97]。对其他患者，根据患者对米托坦的耐受性和临床情况制订个性化治疗方案。② FIRM-ACT 研究结果证实，参与受试的患者将新药作为了一线治疗药物。

对于需要二线化疗的患者，相关数据仍然非常匮乏。一种选择是 Sz-M（作为 FIRM-ACT 研究的一部分），但是只有大约 15% 的患者在二线治疗中获得了至少 6 个月以上的稳定期（数据未公开）。因此，目前笔者团队对于稳定期小于 6 个月的患者给予吉西他滨和卡培他滨联合治疗。作为二线化疗，这种联合治疗使 28 例患者中的 8 例（29%）获得了至少 6 个月以上的稳定期[98]。

（三）靶向治疗

目前，只有不到 50% 的肿瘤对细胞毒性化学治疗有反应，并且大多数仅在有限的时间段内，所以目前 ACC 的细胞毒性化学治疗的效果欠佳。因此，启动了包含此类化合物靶向治疗的首次试验[99]。但是，到目前为止，尚无重大突破。厄洛替尼联合吉西他滨的挽救性治疗，对晚期 ACC 患者的治疗效果有限[100]，19 例晚期 ACC 患者对 EGF 受体拮抗药吉非替尼治疗无反应。但是，此研究结果仅作为摘要发布。此外，9 例晚期 ACC 患者，对贝伐珠单抗联合卡培他滨的挽救性治疗无反应[101]。由于 ACC 表达高水平的 IGF-2，它通过 IGF-1 受体起作用，所以在 ACC 患者中已进行 IGF-1 受体阻断的相关研究。使用 IGF-1 受体的小分子抑制药林西替尼的一项大型试验（纳入了 138 例患者）结果于 2014 年发表。一项较小的研究结果示，联合应用 IGF-1 受体阻断药与 mTOR 抑制药西罗莫司可以使 26 例患者中 11 例患者获得至少 6 个月的稳定期[102]，而单用 mTOR 抑制剂依维莫司则治疗无效。

作为重要的化合物多酪氨酸激酶抑制药（multi-tyrosine kinase inhibitors，TKI）（如舒尼替尼、索拉

非尼等）越来越多地用于治疗实体瘤。到目前为止，在 Ⅱ 期临床试验中，只有舒尼替尼在 ACC 中表现出一定的治疗效果 [103]，其中 14.3% 的患者在治疗 12 周后获得无进展生存期。最近有研究报道，接受 TKI 多维替尼治疗的 17 例患者中的 4 例获得超过 6 个月的稳定期 [104]。相反，索拉非尼和紫杉醇的联合治疗对 9 例晚期 ACC 患者无效 [105]。

很大程度上，这些结果令人失望。然而，要合理解释这些结果，需要从以下几个方面考虑。首先，在这些试验中研究的对象在靶向治疗之前几乎都接受了几种不同的细胞毒性治疗。因此，在预后极差的患者中靶向治疗被用作挽救性治疗。此外，这些患者中的大多数都曾接受过或同时接受过米托坦治疗，强烈诱导 CYP3A4 的产生，而在 TKI 和其他靶向治疗药物的降解中 CYP3A4 经常起主要作用，从而显著降低了这些药物的血药浓度。因此，迫切需要对米托坦单药治疗患者的早期靶向治疗进行相关研究，这可能会开拓完全不同的治疗前景。本课题组已研发出 [131]I- 美托咪酯，它能选择性地与肾上腺 CYP11B 酶结合，作为晚期 ACC 的靶向放射性核素治疗。对 11 例晚期 ACC 患者给予 [131]I- 碘甲烷。1 例患者获得了持续 26 个月的部分缓解期，另外有 5 例患者病情稳定。患者对治疗的耐受性良好。

八、随访

对于 Ⅰ～Ⅲ 期看似完全切除的 ACC 患者，手术后的密切随访尤为重要，因为肿瘤复发后是否再次进行手术是一个重要的选择。最初，肿瘤分期评估需每 3 个月重复一次，至少持续 2 年（腹部 + 胸部 CT）。即使在两年内没有肿瘤复发，复发风险仍然很高。因此，需要进一步随访，但影像学检查的间隔时间可能会延长。目前正在研究应用类固醇代谢组学早期发现肿瘤复发的潜力，有望降低影像学检查频率和辐射显露。对患者的定期复查应至少持续 5 年。

第 108 章　原发性盐皮质激素过多性疾病和高血压

Primary Mineralocorticoid Excess Disorders and Hypertension[*]

Robert M. Carey　Shetal H. Padia　**著**

郭嫒博　张丽娟　王铭婕　许益宁　常元顿　闫朝丽　**译**

要　点

- 原发性醛固酮增多症（PA）是继发性高血压最常见的形式，这类疾病醛固酮异常分泌增加呈自主性，不受肾素 – 血管紧张素系统抑制，钠负荷也不能抑制醛固酮的分泌。
- PA 的筛查试验是测定血浆醛固酮 / 肾素比值，如果筛查试验阳性，还需使用证明醛固酮自主分泌的 4 种确诊试验之一来确认。
- 几乎所有确诊为 PA 的患者都应进行肾上腺静脉取血，这是区分单侧或双侧病变的金标准。
- 如果确认醛固酮分泌是来源于单侧肾上腺的患者应接受单侧腹腔镜肾上腺切除术。如果拒绝肾上腺切除术或手术不可行，或者患者由于特发性醛固酮增多症（IHA）而双侧醛固酮分泌过多，则应使用盐皮质激素受体拮抗药治疗。
- 糖皮质激素可治疗性醛固酮增多症（GRA），应对早发性高血压、脑血管意外史和（或）GRA 家族史患者中通过基因筛查来确定，并使用糖皮质激素治疗。
- 两种类型的先天性肾上腺皮质增生症通常与高血压的发生有关：11β– 羟化酶缺乏症和 17α– 羟化酶缺乏症。

醛固酮是最重要的盐皮质激素，在肾上腺皮质球状带合成，在正常的体液和电解质平衡中起关键作用。醛固酮产生增加导致钠潴留和钾的丢失。顾名思义，由于肾素 – 血管紧张素系统激活而导致醛固酮分泌过多称为继发性醛固酮增多症。本章侧重于讲述原发性醛固酮分泌增多，除醛固酮以外的盐皮质激素产生过多，临床和生化特征与原发性醛固酮增多症相似，以及在远端肾单位的原发性离子转运异常导致的临床综合征，其临床上类似原发性醛固酮增多。

一、醛固酮增多症

（一）原发性醛固酮增多症

Jerome W. Conn 在 1955 年首先发表了关于 PA 的经典文章[1]。该患者表现出高血压、肾性失钾、代谢性碱中毒、神经肌肉症状，这些症状均与一种潴钠激素的水平增加有关，这种激素后来被确定为醛固酮。切除单侧的肾上腺皮质腺瘤后，患者临床和生化异常消失，这个病例在研究肾上腺盐皮质激素增多而致的高血压领域，提供了一个典型的研究

---

[*]. 本章中带有背景色突出显示的部分为儿童内分泌相关内容。

模式。在随后的 10 年中，发现了许多类似的病例。1964 年，Conn 以及其同事总结了 145 例原醛病例的特征[2]。随着血浆肾素活性（PRA）测定方法的发展，极大地促进了原发性醛固酮增多症的诊断，肾素活性在原发性醛固酮增多症中被抑制[3, 4]，在继发性醛固酮增多症中升高：各种水肿状态、恶性或肾血管性的高血压[5]。

在 PA 中，醛固酮分泌增加（图 108-1），导致肾皮质集合管中钠的重吸收增加，细胞外液增加，从而抑制肾素分泌。远端肾单位将钠离子交换成钾离子和氢离子通常会导致低钾性代谢性碱中毒。循环血钾和（或）细胞钾浓度的降低可能会阻止醛固酮分泌的过度增加，但通常不能使其正常化。

继最初的病例描述后，又在没有肾上腺肿瘤而是双侧增生的患者中发现了相同的临床和生化特征。目前公认的原发性醛固酮增多症不同亚型及其估算的患病率列于图 108-2。除这些疾病外，临床诊断原发性醛固酮增多症应该需要鉴别以下情况：外源性盐皮质激素的使用（如氟氢可的松）、药物、通过抑制 11β- 羟类固醇脱氢酶（11β-HSD）致盐皮质激素增多综合征（如甘草、甘草次酸）或除醛固酮之外的过量盐皮质激素的分泌［如脱氧皮质酮（DOC）］[6]。

1. 原发性醛固酮增多症的定义　如 2008 年《内分泌学会临床实践指南》[7] 所述，原发性醛固酮增多症被定义为一组醛固酮生成过量的疾病，其不受肾素 - 血管紧张素系统调控而自主分泌，亦不被高钠所抑制。既往原发性醛固酮增多症的定义中包含低钾血症。然而近来对一般非特定的高血压人群研究表明，大多数原发性醛固酮增多症患者血钾正常。原发性醛固酮增多症患者少有血压正常，血浆和尿醛固酮水平正常的报道[8, 9]。

2. 原发性醛固酮增多症的患病率　Conn[10] 最初认为，约 20% 的高血压患者可能患有原发性醛固酮增多症，那时，大家认为他高估了患病率，Conn 又将患病率调整为 10% 左右，40 年后这个患病率得到了验证。直到 20 世纪 80 年代初至中期，开始常规计算醛固酮 / 肾素比值，多数研究者还认为在不明原因的高血压人群中，原发性醛固酮增多症的患病率小于 1%[11-14]。例如，Lewin 及其同事[13] 发现 5485 例高血压中仅有 3 例原发性醛固酮增多症

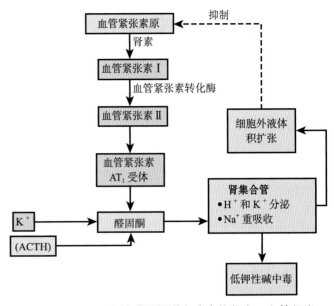

▲ 图 108-1　原发性醛固酮增多症中的肾素 - 血管紧张素 - 醛固酮系统

醛固酮分泌增加独立于肾素 - 血管紧张素系统。醛固酮增加肾皮质集合管中的钠（Na^+）重吸收，以交换钾（K^+）和氢（H^+）离子。重吸收的 Na^+ 使细胞外液体积增加，抑制肾素的产生和分泌。因此，血管紧张素的合成受到抑制。K^+，正常情况下是醛固酮产生的刺激剂，它的减少，导致醛固酮自主分泌的部分减少。降低的肾素 - 血管紧张素系统和 K^+ 的活性用灰色表示。ACTH. 促肾上腺皮质激素

疾病	患病率（%）
● 醛固酮腺瘤（APA）	30～35
● 特发性双侧肾上腺增生（IHA）	60～65
● 原发性单侧肾上腺增生	2～3
● 产生醛固酮的肾上腺皮质癌	<1
● 异位（非肾上腺）醛固酮腺瘤	<1
● 家族性醛固酮增多症（FH）	
－ Ⅰ型（FH Ⅰ）- 糖皮质激素可治疗的醛固酮增多症	<1
－ Ⅱ型（FH Ⅱ；与 7p12 染色体连锁；APA 或 IHA）	7
－ Ⅲ型（FH Ⅲ；KCNJ5；儿童时期的大量肾上腺增生）	<1

▲ 图 108-2　原发性醛固酮增多症的亚型及其患病率

患者。在 Glasgow Scotland，3783 例中重度、非恶性高血压患者中，原发性醛固酮增多症患病率略高（为 0.4%）[14]。然而，其他研究者在一些特定人群的研究中发现原醛患病率明显升高尤其是通过 ARR 比值筛查所有高血压患者，而不仅是低钾血症（2%～12%）的患者[15, 16]。

以血浆醛固酮浓度（PAC）/ 血浆肾素活性（PRA）比值作为筛查试验，之后进行醛固酮抑制试验的确证试验以明确诊断，使全球原发性醛固酮

增多症的确诊率提高[17]，通过这些诊断方法目前普便认同的原发性醛固酮增多症的患病率为所有高血压患者的5%～13%[17-26]。

3. 原发性醛固酮增多症的病因　除了Conn所述的产生醛固酮的肾上腺腺瘤（APA）之外，还有其他6种原发性醛固酮增多症的亚型（图108-2）。除了糖皮质激素可治性醛固酮增多症（GRA）[也称为家族性高醛固酮增多症1型（FH-1）或地塞米松可抑制性醛固酮增多症]之外，原发性醛固酮增多症的分子病因学尚未明确。但最新令人兴奋的证据表明：钾离子通道的异常在APA和伴有双侧肾上腺增生的特发性醛固酮增多症（IHA）的病生机制方面有独特作用，如本章稍后所述。

GRA是一种常染色体显性遗传性疾病，患病率不及原发性醛固酮增多症的1%[27]。GRA的特征是早期发作的中至重度高血压、早发的脑血管意外、低钾血症或正常血钾（大多数血钾正常）、醛固酮增多(抑制PRA)，以及类固醇18-羟皮质醇（18-OH-F）和18-氧皮质醇（18-oxo-F）增多[27]。GRA多由嵌合基因引起，由于CYP11β1基因编码11β-羟化酶的启动子序列与CYP11β2基因编码醛固酮合酶的编码序列之间非对等交换而引起[27, 28]，该基因复制使肾上腺束状带异位合成醛固酮合酶成为可能，肾上腺束状带通常不表达醛固酮合酶，这就解释了促肾上腺皮质激素（ACTH）依赖性醛固酮增多症患者醛固酮混合有皮质醇水平的增加[27, 28]。在图108-3中将GRA中的类固醇分泌模式与正常模式

进行比较，尽管醛固酮明显增多，但GRA患者血钾多正常，与原发性醛固酮增多症其他类型患者的研究结果相符[17, 26]。由于GRA（醛固酮主要通过ACTH调节）与血管紧张素无反应性APA之间的相似性，研究人员测试了GRA中的嵌合基因是否存在于APA中，但事实并非如此[29]，也未见APA或IHA中醛固酮合酶表达或活性异常的报道。

家族性原发性醛固酮增多症的另一种类型是2型家族性高醛固酮增多症（FH-II），它是具有常染色体显性遗传模式的单基因疾病[30]。糖皮质激素不能抑制醛固酮的分泌，它没有杂合基因的突变。FH-II可伴有APA或肾上腺皮质增生。在澳大利亚Brisbane小组的研究中，FH-II（患病率可达7%）比FH-I更为常见，并且诊断时的年龄比FH-I患者大。年龄、性别、生化指标、醛固酮或肾素水平在FH-II与散发性原发性醛固酮增多症之间没有明显差别。FH-II发病的分子基础尚不明确。但是，在大家系中的连锁分析研究显示与染色体区域7p22位点相关[30, 31]。该位点可能的候选基因包括PPKAR1β，即编码蛋白激酶A的1-β调节亚基，另一个相关基因PPKR1A1-α调节亚基在Carney综合征中发生突变，这个家族遗传病与产生皮质醇的肿瘤相关。

IHA是原发性醛固酮增多症的最常见形式，IHA的病因未知，以双侧肾上腺增生为特征。影像学提示肾上腺呈正常形态或呈弥漫性的改变、微结节或大结节样增生。现有证据表明，醛固酮的过量产生是血管紧张素II依赖性的，至少部分是由于

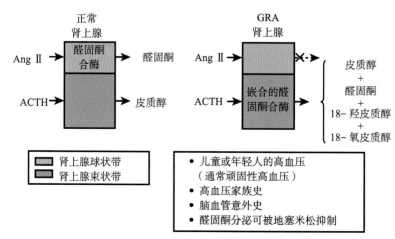

▲ 图108-3　糖皮质激素可治疗性的醛固酮增多症的病理生理和临床表现

虚线箭，无反应。GRA. 糖皮质激素可治疗性醛固酮增多症；Ang II. 血管紧张素II；ACTH. 促肾上腺皮质激素

肾上腺皮质球状带对血管紧张素 II 的超敏反应引起的 [32, 33]。血浆醛固酮与血管紧张素 II 的正相关关系表明 IHA 可能是继发性，而非原发性醛固酮增多症的一种形式。Padfield 及其同事 [33] 认为，IHA 是低肾素性高血压（LREH）的延续。在 IHA 患者中盐负荷实验醛固酮不被抑制（肾素被抑制）证明，醛固酮分泌至少部分独立于肾素 - 血管紧张素系统。Wizgerhof 及其同事 [34, 35] 首先记录了 IHA 和 LREH 中血管紧张素 II 引起醛固酮的过度反应。Witzgall 及其同事 [36] 随后证实，醛固酮对血管紧张素 II 的敏感性增加，并且在 IHA 和 LREH 中分别证实，多巴胺能效应增加但对醛固酮分泌无抑制作用。然而，另一研究并不支持这一观点 [37]。

在这种情况下，卡托普利或其他血管紧张素转换酶抑制药（ACEI）可降低血管紧张素 II 对醛固酮分泌的刺激。在低 PRA 水平下，循环中血管紧张素 II 的来源尚不清楚，其合成可被 ACEI 所抑制。该研究同时发现了肾上腺外的其他组织中肾素 - 血管紧张素系统可能存在异常。Fallo 及其同事 [38] 研究了对 IHA 和 APA 在钾盐输注过程中卡托普利对醛固酮分泌的影响，结果证实服用卡托普利前，两组钾均刺激醛固酮产生，服用卡托普利后，IHA 中醛固酮的产生明显减弱，而 APA 中则没有明显变化。这些研究结果表明，IHA 肾上腺内的肾素 - 血管紧张素系统对醛固酮的影响存在钾依赖性。但该假设缺乏体外研究的证据。

Klemm 及同事等 [39] 报道，与正常组织相比，血管紧张素有反应的 APA 中，肾素基因表达增加（生化特点与 IHA 相似，醛固酮的产生受血管紧张素的影响），而血管紧张素无反应的 APA 中则没有肾素基因表达增加。在一些血管紧张素有反应的 APA 中肾素基因在肾上腺皮质中表达也增加，这表明组织的肾素基因表达异常可能不局限于肿瘤。

尽管几位研究者试图将除 ACTH 以外的垂体肽类激素，尤其是阿黑皮素原衍生物与 IHA 的病生机制相关联，但目前尚未得到此假说的一致证据 [40]。

原发性肾上腺皮质增生症的病因尚不明确，在该病中，双侧肾上腺或者更少见的是一侧显示小结节或大结节样增生，其临床和实验室表现与血管紧张素无反应的 APA 相类似 [41, 42]。

在基因小鼠敲除的研究中，逐渐发现了 IHA 的病理生理学原因，报道了其中几项作为双侧肾上腺增生型原发性醛固酮增多症的模型。第一种方法是使用 TWIK 相关的酸敏感钾离子（TASK）通道的敲除。TASK 通道是 2 孔 / 4 孔跨膜钾离子通道 KCNK 家族的成员。此通道亚基 TASK-1 和 TASK-3 表达于肾上腺皮质，形成"泄漏"通道，这些通道提供超极化电导，对产生醛固酮的球状带细胞保持负电压很重要 [43]。球状带中醛固酮的产生呈钙依赖性，细胞内游离钙的升高对该过程至关重要。低电压激活的 T 型钙通道是球状带的主要钙通道，通常在静息状态下关闭，在膜去极化时打开。TASK 通道在超极化状态时"钳住"质膜，从而抑制醛固酮的产生。

2008 年，Davies 及其同事 [44] 首先证明了 TASK-1 和 TASK-3 双敲除小鼠，球状带质膜具有 20mv 的去极化电压，可以自动分泌过量的醛固酮，具有 IHA 亚型的特征。双 TASK 通道敲除小鼠表现出醛固酮的过量生成，肾素被抑制，钠不能抑制醛固酮的分泌及使用 AT1 受体阻滞剂不能使醛固酮水平降至正常。因此，这些小鼠表现出与 IHA 相似的表型（图 108-4A）[44]。有趣的是，单个亚基 TASK-1 通道基因敲除小鼠具有完全不同的表型，类似于 GRA，但与记录到的膜去极化现象无关，推定与伴随出现的 TASK-3 通道的上调有关 [45]。同样，另一个有趣的报道是，单个亚基 TASK-3 敲除涵盖了 LREH 的许多特征，包括对盐敏感、醛固酮生成轻度增加、肾素抑制，以及对外源性和内源性血管紧张素 II 敏感 [46]。这些研究结果与 LREH 和 IHA 可能是疾病连续体（LREH 可能发展为 IHA）的概念一致 [47]。在一项初步研究中，发现了人类 IHA 可能与 TASK 通道基因突变相关，表明血压和醛固酮的生成可能受编码 TASK-3 的 KCNK9 基因突变的影响 [48]。需要进一步研究以确定 TASK 通道基因的突变是否在人类原发性醛固酮增多症和（或）LREH 中起重要作用。

除了 TASK 通道敲除小鼠模型之外，缺失调节昼夜生物活性的生物钟基因隐花色素 1 和 2，也会导致原发性醛固酮增多症 [49]。小鼠由于 3β- 羟类固醇脱氢酶同工酶 6 的过量产生，表现为双侧肾上腺醛固酮生成增加及盐敏感的高血压，而 3-β- 羟类固醇脱氢酶同工酶 6 通常在昼夜节律的控制下处于

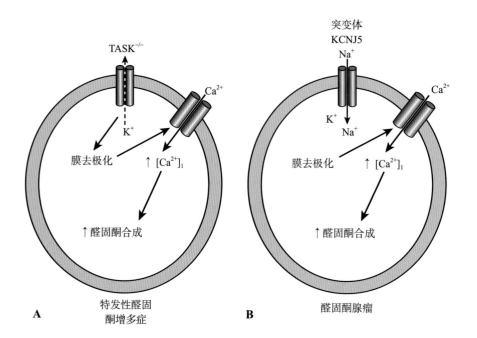

▲ 图 108-4 特发性醛固酮增多症（A. IHA）和产生醛固酮的腺瘤（B. APA）中醛固酮分泌过多的机制

非转录状态。目前尚不清楚这种敲除模型是否与人类原发性醛固酮增多症有关。

在 TASK-1 和 TASK-2 基因双敲除的小鼠（TASK−/−）中，肾上腺球状带细胞缺乏基础状态下的 K^+ 电导会导致持续的膜去极化，激活 T 型钙通道并增加细胞内 Ca^{2+} 浓度。在人类 APA 中，由 KCNJ5 编码的内向整流的 K^+ 通道失去了对 K^+ 的选择性，并允许 Na^+ 进入细胞，引起慢性膜去极化，从而激活了电压门控的钙通道并提高了 Ca^{2+} 浓度。Ca^{2+} 浓度的增加会导致醛固酮的产生及细胞增殖。

直到 2011 年 Choi 等[50] 报道了在人类 APA 中表达的编码的内向整流 K^+ 通道的 KCNJ5 基因存在体细胞突变，这会诱导自发性肾上腺球状带细胞增殖和醛固酮分泌增加，才知晓了 APA 的发病机制。与 TASK 通道不同，KCNJ5 通道是电压依赖性的，由 G 蛋白 -βγ 亚基激活。Choi 等[50] 开创性发现表明，在 KCNJ5 通道选择性过滤器附近有两个不同的突变，它们允许 Na^+ 通过通道（图 108-4B）。钠进入细胞会引起慢性膜去极化，从而引起电压门控 Ca^{2+} 通道的激活。因此，细胞内 Ca^{2+} 的增加会激活细胞增殖的信号和醛固酮生物合成中酶的表达。最初在 22 例人类 APA 中发现 8 例 APA 存在 KCNJ5 突变，均为 > 2cm 的腺瘤。KCNJ5 中的另一个突变类型是家族性原发性醛固酮增多症的另一种亚型，其特征是"非糖皮质激素可治疗性醛固酮增多症"，在

父亲和两个女儿中首先被证实[51]。这几例患者均表现为循环水平中的 18-oxo-F 和 18-OH-F 升高，它们是 17- 羟化酶和醛固酮合酶氧化的类固醇，但使用地塞米松不能抑制醛固酮的分泌。在手术中发现这些患者双侧肾上腺大量增生，并且与 IHA 对比，双侧肾上腺切除术可以纠正高血压[51]。这个新近认识到的原发性醛固酮增多症现在被称为家族性高醛固酮增多症 3 型（FH-Ⅲ）。

目前已有研究筛查了所有 APA 人群的体细胞 KCNJ5 突变的频率，以及这些突变与患者肿瘤大小和表型特征的关系[52]。在来自澳大利亚和英国的 APA 大样本研究数据中[53]，发现有 41% 的偶发性腺瘤在 KCNJ5 选择性过滤器中有体细胞突变。有趣的是，存在这些突变的患者表现出醛固酮对活化的肾素 - 血管紧张素系统缺乏反应，肿瘤大小与存在基因突变相关，尽管有不同基因型的肿瘤大小有重叠现象。

总而言之，分子遗传学的新发现大大提升了我们对原发性醛固酮增多症最常见类型 IHA 和 APA 发病机制的理解，但是，我们仍然不知道为什么膜去极化的途径导致人类 APA，而在小鼠中导致伴双侧肾上腺增生的 IHA。此外，尚不清楚 IHA 和某些 APA 患者中血管紧张素Ⅱ高反应性的基础。这类问题还有待继续研究。

4. 原发性醛固酮增多症的病理生理学　与原发

性醛固酮增多症有关的 3 种主要的病理类型：腺瘤、增生和癌。

(1) 肾上腺皮质腺瘤：以前认为腺瘤是最常见的类型，在大约 60% 的原发性醛固酮增多症患者中发现了腺瘤。由于目前使用 PAC/PRA 比值进行筛查，IHA 是目前最常见的亚型（63%）。这种亚型流行性的变化，主要是由于 IHA 与 APA 相比，有较少的不典型临床和生化表现，以及当前检测 IHA 患者的手段敏感有关。

左侧发生肾上腺皮质腺瘤的概率高于右侧[2, 54]。腺瘤的直径通常＜ 2cm，呈金黄色（图 108-5）。在光学显微镜下，可鉴别出 4 种细胞类型：同时具有球状带和束状带特征的大小杂交细胞，以及具有肾上腺球状带或束状带特征的其他细胞[55]。电子显微镜显示，大多数线粒体具有在球状带细胞中发现的类似于管状嵴的结构。如果患者接受了螺内酯治疗，可能会出现螺内酯小体[55, 56]。有趣的是，APA 患者的肾上腺皮质周围，常伴有球状带增生[55]。在少数情况下，可发现多发性腺瘤或伴有大结节增生或较小的卫星结节。这些发现与多发性内分泌肿瘤相似，表明调控肾上腺皮质细胞生长和分化的遗传突变可能至少是某些原发性醛固酮增多症的发病基础[57]。有趣的是，有报道双侧腺瘤的 1 例患者有原发性醛固酮增多症和库欣综合征两种腺瘤细胞并存[58]。

(2) 特发性醛固酮增多症：在 IHA 中，肾上腺球状带通常表现为弥散性或局灶性增生，超微结构基本正常，但也许只是在显微镜下结构基本正

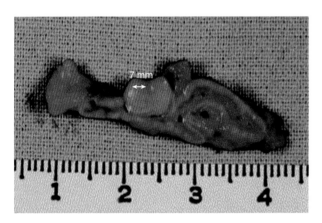

▲ 图 108-5　肾上腺皮质腺瘤

该样本是典型的产生醛固酮的肾上腺皮质腺瘤，来源于 1 例 24 年病史的难治性高血压患者

常[56, 59]。伴发的结节可以是微小结节，也可以是直径达 2cm 的结节，其超微结构是典型的束状带起源的透明细胞。与此观察一致的是，结节体外会产生皮质醇而不是醛固酮。免疫组化显示醛固酮合酶在 IHA 的球状带和束状带外周有较强的染色，APA 内的致密细胞染色也阳性[60]。

肾上腺病理改变可能对单侧肾上腺切除术后的结局或预后有重要意义。Ito 等[61]研究了 37 例原发性醛固酮增多症患者，其中单侧孤立性腺瘤 23 例（第 1 组），单侧多发性腺瘤 3 例（第 2 组），腺瘤合并多个大的或微小结节 11 例（第 3 组）。术后肾素 - 血管紧张素 - 醛固酮系统的变化相似，但血压控制方面有显著差异，因为第 3 组患者中有一半在术后 1 年仍处于高血压状态。作者认为可能是长期的高血压导致肾上腺结节的产生。有结节的腺体其包膜血管几乎都有小动脉病变，可能导致局灶性缺血和萎缩，而血流灌注较好的细胞则开始增生，形成结节[62]。

(3) 肾上腺皮质癌：肾上腺皮质癌是原发性醛固酮增多症的罕见病因。在组织学上，癌可能难以与腺瘤区分开，但大多癌的体积较大（直径＞ 3cm），并伴有坏死和多形性细胞核[55]。磁共振成像（MRI）、计算机断层扫描（CT）或超声检查可以检测出钙化，这在癌中更为常见。

(4) 异位醛固酮腺瘤：异位醛固酮腺瘤是导致原发性醛固酮增多症的极为罕见的病因[62-66]。有很少的关于原发性醛固酮增多症与卵巢恶性肿瘤的报道[62-65]。切除肿瘤后，生化异常和高血压可以治愈或改善。异位肿瘤的复发可导致该综合征的再次出现[63]。

5. 原发性醛固酮增多症的临床表现　关于原发性醛固酮增多症的临床特征已有详尽的描述（图 108-6）[67-72]。大多数患者无症状。在高血压的常规检查中发现一些患者合并低钾血症，而另一些可能有低钾血症的症状，如肌无力、偶发肌肉麻痹，更常见的是多尿、多饮、夜尿增多（继发肾性尿崩症）、感觉异常，少数有手足搐搦。中国患者低钾性周期性麻痹的患病率很高[73]。

Conn 等[53]发现，在原发性醛固酮增多症患者中，感觉异常和手足搐搦的患病率存在性别差异：女性比男性更容易出现感觉异常或手足搐搦。手足

抽搐是低钾性碱中毒所致离子钙减少。然而，血浆中总的钙和镁水平是正常的，治疗中包括补充钾离子，而不是补充钙或镁。

最初认为在原发性醛固酮增多症中不会出现恶性高血压 [2]。但是，这一观点显然是错误的，现在已有很多病例报道 [74, 75]。是因为 PRA 可能不被抑制，在恶性高血压患者中可能会漏诊原发性醛固酮增多症。另外，血压正常的醛固酮增多症虽然罕见，但已有文献报道 [76, 77]。血压正常的原发性醛固酮增多症最有可能出现在家族性醛固酮增多症（FH-I 或 FH-II）的家庭成员中，因为通过家族基因筛查，遗传的个体可能在疾病早期、临床前阶段被发现 [78]。

在原发性醛固酮增多症中，可表现为正常的血压昼夜节律，夜间血压降低 [79]，但夜间下降幅度减

- 由于细胞外液体容量增加和交感神经激活引起的高血压
- 低钾血症，代谢性碱中毒和心律不齐
- 肾功能不全
- 肾性尿崩症
- 肌无力
- 感觉异常和手足搐搦；镁缺乏症
- 软瘫

▲ 图 108-6 原发性醛固酮增多症的临床表现

少 [72]。然而，与原发性高血压相比，原发性醛固酮增多症患者的血压变异性较小 [80, 81]，可能与压力感受器调节功能的保护作用或细胞外液容量扩张的长期盐负荷状态的结果有关。

最初，原发性醛固酮增多症被认为是一种相对良性的病变，发病率和死亡率均较低。但是，2000年中期以来的研究为醛固酮在组织损伤（炎症、纤维化和重塑）中的作用提供了新的见解（图 108-7）[82]。现在，许多研究表明，原发性醛固酮增多症患者与其他高血压患者相比更易出现靶器官损害，尤其是心脏、肾脏和血管的损害（图 108-8）[83-91]。当与年龄、血压和高血压持续时间相匹配时，原发性醛固酮增多症患者的左心室容积高于其他高血压患者 [85]。在 APA 患者中，单侧肾上腺切除术后 1 年，左室壁厚度和容积均明显下降。与年龄、性别和血压相匹配的原发性高血压人群相比，患有 APA 或 IHA 的患者发生心血管事件的次数增加 [83]。在原发性醛固酮增多症中，脑卒中（4.2%）、心肌梗死（6.5%）和心房颤动（12.1%）的相对风险显著增加 [83]。原发性醛固酮增多症患者的舒张功能障碍较无醛固酮增多的高血压患者明显增加。与年龄和性别匹配的对照组相比，对于无高血压的 GRA 患者，

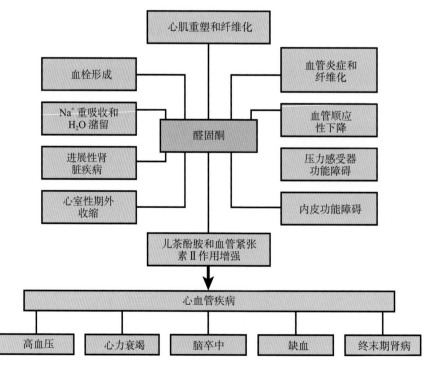

▲ 图 108-7　醛固酮对心血管疾病产生的有害作用

- 以下相对风险显著增加
  - 脑卒中（4.2）
  - 心肌梗死（6.5）
  - 心房颤动（12.1）
- 左心室肥大和舒张功能障碍增加
- 动脉硬化程度增加
- 广泛的组织纤维化
- 阻力血管的重塑增加

▲ 图 108-8　原发性醛固酮增多症的心血管疾病和事件

循环中的醛固酮水平对心脏结构和功能中的各种指标也产生负面影响[91]。在年龄、体重指数、胆固醇、三酰甘油和血糖水平相匹配的患者中，原发性醛固酮增多症患者的动脉壁硬化程度高于原发性高血压患者[87]。醛固酮增多症与组织纤维化和阻力血管重塑增加有关[82]。

与原发性高血压患者相比，原发性醛固酮增多症患者的肾功能损害也增加。在意大利一项大型高血压患者原发性醛固酮增多症的患病率（PAPY）研究中，与原发性高血压相比，APA 或 IHA 患者尿微量白蛋白排泄率较高[88, 89]。此外，原发性醛固酮增多症患者的代谢综合征（胰岛素抵抗）患病率高于原发性高血压患者[90]。

6. 原发性醛固酮增多症的流行病学　原发性醛固酮增多症可发生在各个年龄段，包括儿童。在儿童患者中，与其他导致低钾血症的疾病（如巴特综合征）相似，生长发育障碍是其特征性表现。醛固酮腺瘤患者通常比特发性醛固酮增多症患者的发病年龄更早[74, 92]。然而，在 16 岁以下的儿童中，原发性醛固酮增多症通常是肾上腺增生的结果。在肾上腺皮质腺瘤引起原发性醛固酮增多症的儿童病例报道中，大多数为女性。

在各个年龄段中，肾上腺皮质腺瘤的女性患者均比男性更常见[2, 54]。对于特发性醛固酮增多症，一些学者认为在男性和女性中同样常见[55]，而另一些人认为在男性中更为常见[9]。

7. 原发性醛固酮增多症的诊断　概述：2008年，美国内分泌学会发布了一份关于原发性醛固酮增多症的检测、诊断和治疗的临床指南，指南中对诊断、检查提出了具体的建议[7]。指南中推荐按顺序进行的检查包括：病例筛查、确立诊断、亚型分类[7]。

原发性醛固酮增多症的诊断方法因中心不同而

异。一些医学中心仅对那些有低钾血症伴高血压的患者进行筛查。但正如我们前面所讨论的那样，大多数患者血钾正常。因此，如果采用这种筛查方法，很大一部分原发性醛固酮增多症患者将被漏诊。另外一些医学中心会对所有高血压患者进行该病的相关筛查。得益于这样的广泛筛查，确诊后的患者及时给予手术治疗和特异药物控制，比终身药物治疗花费更少。

原发性醛固酮增多症筛查的临床标准和方法，概括如图 108-9 所示。所有合并高血压和（或）低血钾的患者（包括自身疾病及利尿药引起的低钾血症）都应进行筛查。其他建议筛查的人群包括年轻的高血压患者、脑血管意外早发患者（＜ 50 岁）、家族史中存在一级亲属早期卒中史、高血压合并肾上腺偶发瘤患者[93]、血压难以控制（顽固性高血压）的患者，以及因其他原因诊断为继发性高血压的患者[7]。

原发性醛固酮增多症在顽固性高血压患者中尤其常见。难治性高血压是指同时使用 3 种不同种类的降压药血压仍高于控制目标，或者至少需要 4 种药物才能达到控制目标[94] 的高血压。在不同研究机构的评估中，一致认为原发性醛固酮增多症的患病率大约占顽固性高血压的 20%[94]。现已明确对于多种药物方案联合应用仍不能较好控制血压的患者，加用醛固酮拮抗药可获得显著的额外降压作用[94]，这进一步证明了醛固酮增多症是难治性高血

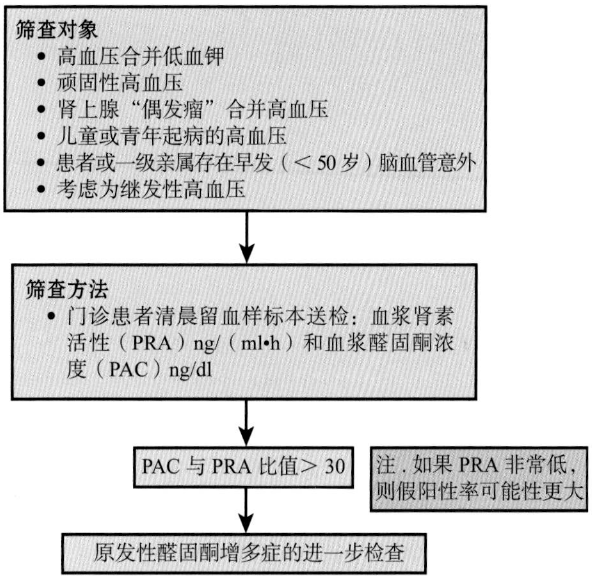

筛查对象
- 高血压合并低血钾
- 顽固性高血压
- 肾上腺"偶发瘤"合并高血压
- 儿童或青年起病的高血压
- 患者或一级亲属存在早发（＜ 50 岁）脑血管意外
- 考虑为继发性高血压

筛查方法
- 门诊患者清晨留血样标本送检：血浆肾素活性（PRA）ng/（ml•h）和血浆醛固酮浓度（PAC）ng/dl

PAC 与 PRA 比值＞ 30

注．如果 PRA 非常低，则假阳性率可能性更大

原发性醛固酮增多症的进一步检查

▲ 图 108-9　原发性醛固酮增多症筛查流程
PAC. 血浆醛固酮浓度；PRA. 血浆肾素活性

压的常见原因。

Mayo 诊所 1960—1991 年平均每年诊断 12 例原发性醛固酮增多症。然而随后的 8 年中，由于扩大了筛查人群，确诊患者的数量增加了 10 倍[67]。过去判断这种疾病是通过测量高血压患者的血清钾浓度。如果未经治疗的高血压患者出现低钾血症（血钾 < 3.6mEq/L），则需要进一步评估肾素 – 血管紧张素 – 醛固酮系统。正如前文所说，对利尿药引起的低钾血症患者进行筛查也是有价值的[95]。还需值得注意的是，红细胞溶血和（或）使用止血带避免肌肉抽动进行抽血可能会使血钾结果偏高[96]。在其他低血钾患者中，测出血钾正常可能是由钠摄入过低引起的，因为在盐皮质激素过量的情况下，尿钾排泄与远端肾单位钠负荷直接相关[97, 98]。如果 24h 尿钠 < 100mmol，那么增加钠摄入量可能加重低钾血症（例如，氯化钠 6g/d，持续 5d），需重复血清钾测定。在这种情况下，一些血钾正常的原发性醛固酮增多症患者会出现明显的低血钾。在 20 世纪 90 年代中期，认为血浆或血清中钾浓度对诊断原发性醛固酮增多症的敏感性为 75%～90%[15, 99]。来自多中心的数据显示，使用醛固酮 / 肾素比值作为诊断方法后，证明依靠血钾浓度确诊该病的敏感性在 50% 以下。在未经治疗的高血压人群中，尚不清楚血钾正常的原发性醛固酮增多症的确切患病率，但目前数据显示似乎要高于以前的评估结果。Bravo 及其同事[100] 报道了 80 例原发性醛固酮增多症患者，其中 27.5% 的患者血钾正常。在另一项研究中[74]，11% 的原发性醛固酮增多症患者血钾正常。许多其他的实验室也证明了这个结果[15, 93]。因此，在引入醛固酮 / 肾素比值作为筛选条件之前，有 7%～38% 的原发性醛固酮增多症患者的血钾 > 3.6mmol/L，而在引入该比值进行筛查后，据报道血钾正常的比例竟达到 60%～70%。

一般说来，继发于盐皮质激素过量的低钾血症与肾脏不适当的丢钾（尿钾增加）有关。尿钾的多少取决于每日的钾摄入量，但伴低钾血症的原发性醛固酮增多症患者的尿钾水平通常超过每 24h 30mmol（图 108-10）。此外，远端肾小管钠 – 氢交换增加导致氢离子排泄率增加，并以 NH₄⁺ 的形式排出，这是患者存在轻度的代谢性碱中毒的原因。但是部分 GRA 患者尽管存在碱中毒，血钾仍然正

常，其机制尚未明确。

由于下丘脑渗透压感受器的重新调节，原发性醛固酮增多症患者的血钠通常处于正常偏高或略高于正常值的范围。与其他生化指标一样，这种异常在腺瘤患者中可能比在增生患者中更明显[74]。肾上腺皮质腺瘤引起的原发性醛固酮增多症患者循环中钠浓度升高，但在肾上腺增生的患者中通常是正常的[32]。钾浓度也有类似的情况，腺瘤患者降低，而增生患者不降低[32]。肾上腺增生和血管紧张素反应性肾上腺皮质腺瘤[它与 IHA 在生化作用方面相似，如分泌醛固酮的细胞对血管紧张素 II 有反应及多种其他类固醇的水平正常（包括 18- 羟基 – 皮质醇和 18- 氧 – 皮质醇）[101]] 之间是否也存在这种差异还需进一步确定。

8. 肾素 – 血管紧张素 – 醛固酮系统的评估

(1) 血浆醛固酮和尿醛固酮的测定：原发性醛固酮增多症的主要问题在于产生过多的醛固酮，它独立于肾素 – 血管紧张素系统，不受肾素活性受到抑制的影响。降压药物对肾素 – 血管紧张素 – 醛固酮系统的影响及低血钾对醛固酮分泌的直接抑制作用等多种因素都可能对诊断造成困难。

如果患者血钾 < 3.0mmol/L，那么应补钾至正常后再进行醛固酮的测定[102, 103]。但是在纠正血钾之后，原发性醛固酮增多症患者的血浆醛固酮水平只是处于正常高限水平，APA 患者也是如此。另一种可替代血浆醛固酮测定的方法是 24h 尿醛固酮排泄率的测定，这种方法可以定量检测不耐酸化合物醛固酮 -18- 葡萄糖醛酸苷[104]。尽管尿醛固酮测定只能测出醛固酮总分泌量的大约 15% 左右，但在没

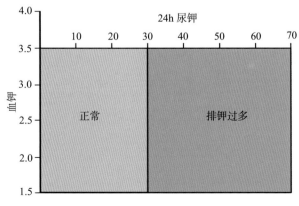

▲ 图 108-10　正常人和排钾过多的原发性盐皮质激素增多患者尿钾与血钾的关系对比图

有严重肾功能不全的情况下，它可以提供一个可靠的醛固酮分泌指标。目前测定尿四氢醛固酮（在醛固酮代谢物中占 15%～40%）的方法较少使用。原发性醛固酮增多症患者的尿醛固酮排泄率可能是正常的，特别是存在明显的低钾血症时[102, 103]。原发性醛固酮增多症患者出现尿醛固酮排泄率正常的其他原因包括肾功能衰竭、尿液收集不完整，以及醛固酮肝脏代谢率的变化。部分患者出现周期性醛固酮分泌升高，包括显著的单一脱氧皮质酮过多[105, 106]。与血浆醛固酮不同，尿醛固酮排泄率随年龄增长而降低[107]。因此，使用与年龄相关的正常参考范围很重要［PAC1ng/dl 按国际单位（SI）换算为 27.7pmol/L］。

（2）血浆肾素活性：通常通过测量 PRA 来评估肾素 - 血管紧张素 - 醛固酮系统，PRA 反映了体循环中具有活性的肾素数量。这项检测依赖于患者血浆中血管紧张素 I 的生成，而血管紧张素 I 的生成是通过放射免疫分析来定量的。这个肾素分泌指标的测定，其有效性取决于患者血浆中肾素底物（血管紧张素原）的充足与否，但很少出现这种情况。在原发性醛固酮增多症中，PRA 通常是低的甚至是检测不到的，这与继发性醛固酮增多症相反。然而，PRA 作为原发性醛固酮增多症的筛查指标本身缺乏特异性，因为它不能区别原发性醛固酮增多症和低肾素性原发性高血压（LREH），LREH 约占原发性高血压患者的 25%。肾素因直立姿势或钠缺失及血容量不足的刺激（如利尿药治疗）而分泌增多，因 β 肾上腺素对肾小球旁器（JG）细胞的作用下降（如 β 肾上腺素受体阻滞药治疗）而分泌减少。衰老和慢性肾功能衰竭患者的肾素也会减少，这是因为 JG 细胞功能下降和钠水潴留。此外，肾素水平有明显的昼夜变化，上午最高。因此，进行这项测试，有必要明确以下情况：监测的时间、患者的年龄、体位、用药情况、肾功能，如有可能，要考虑饮食中钠摄入量对 PRA 的影响。钠摄入量可以通过与 PRA 同时测量的 24h 尿钠排泄率来估计［传统单位 PRA1ng/（ml•h）换算为国际单位 SI 为 12.8pmol/（L•min）］。

（3）醛固酮 / 肾素比值：由 Hiramatsu 及其同事[108]于 1981 年提出的醛固酮 / 肾素比值是全世界公认的最可靠的用于原发性醛固酮增多症的筛查方法[48, 108-110]。如前所述，利用这种方法已经发现了数量惊人的患原发性醛固酮增多症的高血压患者。

McKenna 及其同事[110]利用醛固酮 / 肾素比值升高结合升高或正常的血浆醛固酮水平对 10 例原发性醛固酮增多症患者做出正确诊断，10 例患者中有 5 例患者确诊为肾上腺增生，5 例患者为 APA。这项研究中唯一出现假阳性结果的原因是患有慢性肾功能衰竭的 1 例患者[110]。继发性醛固酮增多症的特征是血浆醛固酮值升高，比值正常。

如果临床考虑原发性醛固酮增多症，可以通过测量早晨（上午 8:00—10:00）随机的 PAC 和 PRA 来进行筛查（图 108-9）。进行检测时仍然允许患者服用降压药（螺内酯和依普利酮除外），且对体位没有要求[22, 111-114]。如前所述，低钾血症会减少醛固酮的分泌，应该在检测前纠正。鼓励患者在接受筛查时保持日常的膳食钠摄入量，以防由膳食钠限制引起肾素刺激（结果出现假阴性）。盐皮质激素受体拮抗药螺内酯、依普列酮和大剂量阿米洛利是唯一明确会对醛固酮 / 肾素比值结果产生干扰的药物，应在试验前停用 5～6 周。β 受体阻滞药、肾损害及老年人可因肾素抑制而产生假阳性结果，而利尿药、血管紧张素转换酶抑制药、β 受体阻滞药和二氢吡啶钙通道阻断药可导致假阴性结果。如果考虑这些降压药中的任何一种可能干扰结果，则应选择性地停用药物，并重新检测醛固酮 / 肾素比值。

图 108-11 列出了在原发性醛固酮增多症筛查期间可用于控制血压的降压药。α1 受体阻滞药（哌唑嗪、多沙唑嗪和特拉唑嗪）、维拉帕米缓释片和 α- 甲基多巴片对原发性醛固酮增多症患者的醛固酮 / 肾素比值的影响都很小，因此可以使用。维拉帕米缓释片（每天 2 次，每次 120mg）通常疗效良好（不良反应：便秘）。肼苯哒嗪如果以小剂量（例如，每天 2 次，每次 12.5mg）起始，并根据需要逐渐加量（例如，每 2 周递增剂量），则不良反应少见，与维拉帕米缓释片联合使用可以防止由于单用肼苯哒嗪导致直接血管扩张而造成的反射性心动过速。在筛查过程中停用其他降压药物后，使用上述药物通常可以很好的控制重度高血压[7]。

非甾体抗炎药，通过钠水潴留（抑制肾素）和高钾血症（刺激醛固酮分泌），导致结果假阳性率增加。如果病情允许，应在检测前停药几周。

- 如果未能明确诊断，且高血压可以用其他药物控制，则停用以下可能影响 ARR 的药物至少 2 周
  - β 肾上腺受体阻滞药、中枢 α2 激动药、非甾体抗炎药
  - ACE 抑制药、ARB、肾素抑制药、二氢吡啶钙通道拮抗药
  - 排钾利尿药
- 如需药物控制血压可选用
  - 肼苯哒嗪 [为避免反射性心动过速，可联合维拉帕米缓释片]
  - 哌唑嗪、多沙唑嗪、特拉唑嗪
  - α- 甲基多巴片

▲ 图 108-11　使用血浆醛固酮 / 肾素比值筛查原发性醛固酮增多症的临床注意事项

ACE. 血管紧张素转换酶；ARB. 血管紧张素受体拮抗药；ARR. 醛固酮 / 肾素比值；HT. 高血压

为明确诊断，对这些病例（参见图 108-8）进行 PAC/PRA 比值的检测，标准相对简单、直接。

当比值 ≥ 30 ［PAC 单位为 ng/dl，PRA 单位为 ng/（ml·h）］，或者比值 ≥ 750 时［PAC 单位为 pmol/L，PRA 单位为 ng/（ml·h）］，或者比值 ≥ 60 ［PAC 单位为 pmol/L 国际单位，PRA 单位为 nmol/（1·h）］时，通常被认为是原发性醛固酮增多症筛查阳性，大多数中心的范围为 20～40 [7]。必须强调的是，不同的 PRA 方法的检测下限不同，这些变化可能会对 PAC/PRA 比值影响很大。当 PAC 值完全正常时，非常低的 PRA 值会导致 PAC/PRA 比值增大。为了避免这种潜在的错误，一些研究小组制订了适用于该比值所需的最小 PAC 值（ ≥ 15ng/dl）。因此，当 PAC 为 ≥ 15ng/dl 时，PAC/PRA ≥ 20 则认为为阳性 [67]。高 PAC/PRA 比值提示原发性醛固酮增多症筛查阳性，之后必须进行醛固酮抑制试验，以便确诊并进行亚型分类 [7, 67]。

9. 原发性醛固酮增多症诊断的建立　强烈建议患者接受 4 种醛固酮抑制试验中的一种（见后文），以明确或排除原发性醛固酮增多症诊断，而不能从阳性筛查试验直接到亚型分类 [7]（图 108-12）。表中的第 3 项是盐负荷试验，可以增加饮食中钠的摄入量、静脉输注生理盐水或使用外源性盐皮质激素，或者这些方法联合使用。这些试验的理论基础是，在正常受试者中，生理盐水的容量扩张抑制血浆醛固酮，而在原发性醛固酮增多症中，容量扩张不能抑制醛固酮分泌。图中第 4 个试验是使用抑制醛固酮分泌的血管紧张素转换酶抑制药。近期试验

- 口服钠负荷试验：增加膳食 Na^+ 摄入量至 300mmol/d，通过 24h 尿钠排泄率证实，氯化钾缓释片维持正常血钾。每 24 小时尿醛固酮排泄 > 12mg 为异常；每 24h 尿醛固酮分泌 ≤ 12mg 为正常
- 静脉盐水抑制试验：2L 生理盐水静脉注射 4h 以上；测定基线和 4h PAC 值。异常：PAC ≥ 15ng/dl（基线）且 PAC ≥ 10ng/dl（4h）；不确定：PAC 介于 5～10ng/dl（4h）；正常：PAC < 5ng/dl
- 氟氢可的松抑制试验：4d 高钠饮食 + 缓释氯化钠 30mEq 每日 3 次 + 醋酸氟可的松 100mg 每 6 小时一次。异常：第 4 天 PAC > 6ng/dl（直立，10AM）；正常：PAC ≤ 6ng/dl
- 卡托普利抑制试验：卡托普利 25～50mg 口服，患者保持坐位。异常：与基线相比，PAC 抑制少于 30%；正常：与基线相比，PAC 抑制达 30%。

▲ 图 108-12　4 种公认的诊断原发性醛固酮增多症试验的正常值和异常值的比较

Na^+. 钠离子；PAC. 血浆醛固酮浓度

的具体方法已经做了详细的系统回顾 [7]。目前，没有足够的证据证明这些试验中的某一种优于其他几种 [7]。很多药物对肾素 - 血管紧张素 - 醛固酮系统影响很小甚至没有影响（图 108-13），这些药物可以在试验期间用来控制血压。是否停用影响肾素 - 血管紧张素 - 醛固酮系统的药物有待商榷，然而螺内酯和依普利酮干扰试验证据明确，因此必须在试验前 5～6 周停用。

(1) 氟氢可的松抑制试验：1967 年，Biglieri 及其团队证明 [105]，醋酸酯 11-DOC 连续给药 3d 不能抑制 APA 患者的尿醛固酮分泌，但对正常人和 2 例手术中未发现腺瘤的原发性醛固酮增多症患者（可能是特发性肾上腺增生）的醛固酮分泌有抑制作用。提示外源性糖皮质激素对原发性醛固酮增多症的诊断和鉴别诊断有一定价值。然而，随后的研究表明，一些 IHA 患者醛固酮的分泌也不能被抑制 [15, 115]。4d 高钠饮食联合口服氟氢可的松使细胞外液容量扩张被认为是确诊或排除原发性醛固酮增多症诊断的可靠手段 [116, 117]。给予氯化钾使血钾恢复正常和充分抑制 PRA［< 1ng/（ml·h）］才能保证试验的可靠性（否则，低钾血症可能导致醛固酮浓度下降，产生假阴性结果）。已经发表了更多关于氟氢可的松抑制试验的细节 [7, 118, 119]。Brisbane 团队明确指出，在盐负荷后氟氢可的松使用第 4 天上午 10:00，PRA < 1ng/（ml·h）时，PAC > 6ng/dl 就可以明确诊断 [119]。一些中心在门诊进行这项试验，而另一些中心需要在几天的住院中进行。

(2) 口服钠负荷试验：高钠饮食（ > 200mEq/d）

时间(分)	左		右		IVC	
	A	C	A	C	A	C
−5	2352	297	125	404	61	18
0	2038	227	120	342	62	20
20	1820	271	170	231	110	27
40	8046	359	190	358	224	115

▭ ACTH	醛固酮 ng/dl；皮质醇 µg/dl

▲ 图 108-13 1 例原发性醛固酮增多症患者肾上腺静脉取血过程中肾上腺静脉和下腔静脉血浆醛固酮（A）和皮质醇（C）浓度

−5min 和 0min 的值是没有使用 ACTH 的情况下的基线值，阴影框中的值是注射合成 ACTH（静脉注射 250µg）后 20min 和 40min 后的值。导管在左右肾上腺静脉均定位正确，左右肾上腺静脉血皮质醇浓度比下腔静脉血皮质醇浓度增加 > 10 倍。在 40min 时左侧肾上腺静脉醛固酮浓度增加，但右侧肾上腺静脉醛固酮浓度未增加。患者似乎有左侧肾上腺醛固酮腺瘤

的患者尿醛固酮排泄率不能被抑制，可确诊为原发性醛固酮增多症[66, 100, 120]。高钠饮食 3d 后，正常人的醛固酮排泄率可降至每 24h 小于 12µg，而原发性醛固酮增多症患者，在血钾正常的前提下，尿醛固酮排泄率不会降至每 24h 小于 12µg[67, 120]。

(3) 静脉盐水输注抑制试验：这项有效的确诊试验是静脉滴注生理盐水（2L 生理盐水，4h 内点完）[121]，之后测定 PAC。此方法已成功地用于鉴别原发性高血压和原发性醛固酮增多症。原发性高血压患者血浆醛固酮浓度降至 < 5ng/dl，原发性醛固酮增多症患者血浆醛固酮浓度不低于 10ng/dl，醛固酮浓度降至 5~10ng/dl 者属于无法确定的范围，需要复查。这项测试的方案是在上午 8:00 测定患者卧位时的基础 PAC。随后，在 4h 内输注 2L 生理盐水后，再次测量 PAC。上述盐负荷试验（加或不加外源性盐皮质激素）禁用于严重的、控制不佳的高血压患者、严重的肾功能不全、心力衰竭、心律失常或严重的低钾血症患者。

(4) 卡托普利抑制试验：在合理的钠摄入量的正常人中，口服 ACEI（如卡托普利）可降低血浆醛固酮水平。而在原发性醛固酮增多症患者中不会降低。通常的试验过程是口服卡托普利 25mg，并在 2h 后测量血浆醛固酮水平。在原发性醛固酮增多症患者中，2 小时 PAC 在 15ng/dl 以上，而正常人则有所下降[122]。个别学者认为这种方法对确诊价值

不大[123, 124]。Muratani 团队[124] 对 19 例原发性醛固酮增多症患者和 72 例原发性高血压患者进行了研究。卡托普利在卧位过夜后给药。该测试有 93% 的特异性和 79% 的敏感性。而 PAC/PRA 比值有更高的特异性（97%）和敏感性（90%）。

Naomi 和他的同事[125] 研究了钠摄入量对卡托普利抑制试验的影响。作者使用了较大剂量的卡托普利（50mg），发现改变钠摄入量不会影响试验结果。受试者平卧 1h 后在上午 9:00 口服卡托普利，90min 后采集血样，分析 PAC/PRA 的比值。最终确定比值大于 20 可诊断为原发性醛固酮增多症，他们发现该试验敏感性为 95%，特异性为 92%。目前有许多卡托普利抑制试验的假阴性或不确定结果的报道。

(5) 地塞米松抑制试验：糖皮质激素可治疗性醛固酮增多症（GRA）患者行确诊试验时，肾素 – 血管紧张素 – 醛固酮系统的反应与肾上腺皮质腺瘤（APA）患者相似。但是两者对外源性糖皮质激素的反应不同。进行地塞米松过夜试验（0:00 1.0mg，6:00 0.5mg）的患者在清晨直立位抽血，PAC < 5ng/dl 是区分 GRA 与 IHA 及 APA 的临界值[126]。糖皮质激素长期治疗可以明确区分 GRA 和其他形式的原发性醛固酮增多症之间。GRA 患者中长期使用地塞米松（例如，每天 2mg，持续 3 周）会使受抑制的肾素 – 血管紧张素系统得以恢复，血钾和醛固酮水平趋于正常，血压下降（通常会恢复正常），肾上腺球状带对血管紧张素 II 的反应性恢复[127-129]。

现在地塞米松抑制试验在 GRA 中的应用已经被基因检测取代，基因检测有 100% 的敏感性和特异性[28, 129, 130]。

10. 妊娠期原发性醛固酮增多症的诊断 妊娠期原发性醛固酮增多症的诊断可能更复杂，因为循环中孕酮水平的升高抑制了醛固酮对肾脏集合管的钠转运作用。例如，在妊娠最后一个月给予外源性醛固酮 500µg 不会影响尿钠或尿钾的排出，而产后给予相同剂量的醛固酮可引起明显的钠重吸收和钾排出增加[96]。

11. 原发性醛固酮增多症的亚型 原发性醛固酮增多症通过 4 种确诊试验（见前文）中的一种得到确认后，单侧疾病（通常由 APA 引起）需要与双侧疾病（通常由增生引起）、罕见的醛固酮癌和极

罕见的醛固酮异位肿瘤相鉴别（图 108-1）。

(1) 肾上腺静脉取血：肾上腺静脉取血被认为是鉴别单侧和双侧病变的"金标准"[7, 67, 131]。肾上腺静脉插管比较困难，即使是有经验的放射科医生也可能无法进入右肾上腺静脉，因为右肾上腺静脉的出口是直角的，直接进入下腔静脉。术中测量肾上腺静脉皮质醇浓度可确保放置导管的成功率[132]。肾上腺静脉取血可能引起并发症（尤其是肾上腺出血或对比剂渗入肾上腺实质，可能导致功能丧失），但如果避免使用肾上腺静脉造影，这些并发症很少出现。因此，除非安全准确的注入少量对比剂来定位导管尖端，其余情况下禁用肾上腺静脉造影。

在肾上腺肿瘤侧，静脉采血测得的醛固酮 / 皮质醇比值明显高于在下腔静脉测得的比值，而在对侧，肾上腺球状带的醛固酮分泌则受到抑制。因此，APA 患者对侧的醛固酮 / 皮质醇比值不会高于外周[133, 134]（图 108-13 中所示病例）。由于肾上腺静脉插管的复杂性，必须同时测量醛固酮和皮质醇，以确定导管是否在肾上腺静脉内正确放置。一些学者通过注射 ACTH 提高了该项操作的准确性[93]。该方法解决了两个问题造成的误差，即醛固酮的间歇性分泌和在不同时间采集左右肾上腺静脉标本时内源性 ACTH 的差异。此外，与肾上腺增生相比，ACTH 被认为可以选择性地刺激 APA 产生醛固酮。但是，也有研究者报道，注射 ACTH 除了可以刺激 APA 分泌醛固酮外，还会使对侧腺体产生过量的醛固酮，导致 IHA 的假阳性诊断。尽管操作中进入右肾上腺静脉有困难，但左肾上腺静脉和下腔静脉醛固酮 / 皮质醇比值足以定位 APA 患者病变部位[133]。

图 108-14 显示了 108-13 所示病例的肾上腺静脉取血中血浆醛固酮（A）与皮质醇（C）比值的原始数据。诊断单侧醛固酮增多症的常用标准如下（图 108-15）：①当 A∶C 比值高达对侧的 4 倍以上时，确认为单侧高分泌；②当 A∶C 比值与对侧相比升高少于 3 倍，排除单侧高分泌；③当比值为 3～4 倍，则不能判定结果[7]。

Young 及合作者们[131, 134] 总结了他们在 Mayo Chnic 通过肾上腺静脉取血诊治的经验。在一项 34 例原发性醛固酮增多症患者的前瞻性研究中，行 CT 检查的 34 例患者有 33 例采用双侧肾上腺静脉置管取血。其中 CT 扫描正常或一侧肾上腺轻度增厚共 15 例，其中有 6 例（40%）为单侧肾上腺醛固酮生成增多；6 例 CT 证实为单侧微腺瘤的患者均为单侧分泌；9 例 CT 证实为双侧肾上腺皮质腺瘤的患者有 4 例为单侧醛固酮来源；4 例 CT 证实为不典型单侧大腺瘤的患者中有 3 例为单侧醛固酮来源。这些结果如果经证实与手术病理诊断和单侧肾上腺切除术后的获益相一致，则表明如果完全基于 CT 表现，将会有相当数量的患者被误诊[134]。Young 等[67] 还建议在考虑行肾上腺静脉取血时需要考虑患者的年龄。因此，如果确诊为原发性醛固酮增多症的患者在 CT 扫描中有单侧低密度结节，且患者年龄小于 40 岁，Mayo Chnic 将直接进行手术。然而，如果患者年龄超过 40 岁，就会进行肾上腺静脉取血检查。

(2) 肾上腺核素显像：^{131}I 标记或 ^{75}Se-6- 硒代甲基降胆固醇两者可用于肾上腺成像及区分 APA 和 IHA。但这些检查大部分已经被肾上腺静脉取血所取代。与最初使用的 ^{131}I-19- 降胆甾醇相比，地塞米松预处理和改良的扫描剂 ^{131}I- 碘甲基 -19- 降胆甾醇提高了诊断的准确性[135-138]。前期螺内酯的治疗会干扰该检查（此药应停药 6 周）。地塞米松的使用剂量通常大于抑制 ACTH 所需的剂量（即每天 4 次，每次 1mg）。在给药前应提供鲁戈碘液或碘化钾饱和溶液（SSKI）以阻断甲状腺对放射碘的摄取。

区分 APA 和 IHA 的标准很重要。在一项对 30 例 APA 患者和 20 例 IHA 患者的研究中，作者分析了 5d 内 ^{131}I- 碘甲基 -19- 降胆甾醇的摄取情况，结果发现近一半的 APA 患者有双侧摄取，近 1/4 的 IHA 患者有明显的不对称摄取[135]。这项检查无法有效区分 IHA 和 APA。因而作者认为有必要观察肾上腺显像的类型，在地塞米松使用期间，早期单侧或早期双侧（即 < 5d）摄取是诊断 APA 的主要指征[135]。

总结既往的文献，Young 和 Klee[139] 认为碘胆固醇显像的准确率（即正确诊断率）为 72%，相比而言 CT 扫描的准确率为 73%，肾上腺静脉取血的准确率为 95%，前提是双侧肾上腺静脉取血方法准确。不过在有些报道中，肾上腺核素扫描的结果不尽人意。Pagny 及其同事发现，160 例原发性醛固酮增多症患者中的 138 例，在 51 次核素检查中，只有 53% 的准确率，而 85 次 CT 扫描的准确率为

时间（min）	左侧	右侧	下腔静脉
	A∶C	A∶C	A∶C
− 5	7.9	0.3	3.4
0	8.9	0.3	3.1
20	6.7	0.7	4.1
40	22.4	0.5	5.1

☐ ACTH 促肾上腺皮质激素

▲ 图 108-14　醛固酮∶皮质醇比值根据图 108-13 所示的原始数据计算

通过醛固酮与皮质醇比值的比较，证实左侧 APA 的诊断。与右侧相比，左侧的比值升高，右侧受抑制低于下腔静脉的比值。由于左侧的比值大于右侧的 4 倍，故可诊断为左侧醛固酮高分泌

> • 计算下腔静脉和每一侧肾上腺静脉的醛固酮∶皮质醇比值 = "皮质醇校正的醛固酮比值"（CCAR）
> • 如果导管定位正确，AV（肾上腺静脉）皮质醇应该是 IVC（下腔静脉）皮质醇值的 10 倍
> • 单侧疾病∶CCAR ＞ 4（从高到低）
> • 双侧疾病∶CCAR ＜ 3（从高到低）
> • 不能确定∶CCAR 3～4

▲ 图 108-15　原发性醛固酮增多症亚型分型肾上腺静脉采血结果的解读标准

82%。尽管如此，与其他成像技术相比，核素扫描确实有潜在的优势，因为它将肾上腺功能与解剖的异常联系起来。

在引起库欣综合征的肾上腺癌中，肿瘤或受抑制的正常肾上腺通常不能摄取碘胆固醇。不过也有报道称肾上腺癌如果存在盐皮质激素过量，原发肿瘤及其转移癌可摄取碘胆固醇[140]。

(3) 肾上腺的 CT 和 MRI 成像：通常来说，肾上腺 CT 和 MRI 都不能准确区分 APA 和 IHA[67]。在许多医疗机构中，尝试通过早期使用 CT 或 MRI，来区分已确诊的原发性醛固酮增多症患者的亚型。与过去的 CT 技术相比，现代 CT 采用 3mm 的连续切片，可以准确地检测到直径为 7mm 的肿瘤[141-144]。Balkin 等在一项对原发性醛固酮增多症的回顾性研究中评估了 CT 检查的价值，他们将 34 例原发性醛固酮增多症患者分为两组：1977—1980 年接受 CT 检查的患者为第 1 组，1981—1983 年使用 GE-8800 型高分辨率扫描仪进行 CT 检查的患者为第 2 组[141]。将 CT 检查结果与 AVS、术中发现或单侧肾上腺切除术后反应等诊断结果进行对比。CT 敏感性不高（48%），但特异性高（91%），假阴性较高。与第 1

组相比，第 2 组特异性（92%）无明显变化，但敏感性（58%）有明显提高（第 1 组：敏感性 42%；特异性 90%）。但即使有了这一改进，现代 CT 仍不能检测到相当一部分的肿瘤。图 108-16 就是一个无法根据 CT 结果区分 APA 和 IHA 的例子。

在鉴别肾上腺病变方面，很少对 CT 和 MRI 的结果进行直接比较[138, 141, 143]。有研究认为，CT 诊断 APA 的正确率为 82%，MRI 正确率为 100%[138]。Ou 等[142] 比较了 22 例经手术证实的 APA 患者病变定位的 5 种方法。CT、MRI、地塞米松抑制性 [131]I-19- 胆固醇核素扫描、肾上腺静脉造影和肾上腺静脉取血，其定位的正确率分别为 95%、100%、80%、78% 和 100%。基于舒适性、安全性和成本考虑，肾上腺 CT 是定位腺瘤的最佳手段。他们建议，对已确诊原发性醛固酮增多症但 CT、MRI 和（或）放射性同位素扫描未确定病变为哪一侧的患者，应进行肾上腺静脉取血。

Rossi 等[143] 进行了一项前瞻性研究，对 27 例疑似原发性醛固酮增多症患者的 CT 及 MRI 结果进行比较，其中 13 例经手术和病理诊断证实患有单侧 APA。MRI 正确识别了所有 APA 病例，但有 5 例假阳性（1 例 IHA 双侧结节增生，4 例原发性高血压，2 例无功能腺瘤）。MRI 的敏感度为 100%，特异度为 64%，总的诊断准确率为 81%。相比之下，CT 的敏感度为 62%，特异度为 77%，诊断准确率为 69%。这些结果表明完全依赖影像学方法进行诊断存在较大的风险，对无功能肾上腺皮质腺瘤患者进行的影像学检查可能无法发现较小的肿瘤或出现假阳性结果。大约 20% 的原发性高血压患者中可能存在偶发肿瘤，因而存在很大的误诊风险。

Dunnick 等对 29 例患者的一项研究中[144]，认为 CT 的敏感性为 82%。他们建议，CT 有阳性结果，可以进行病变侧肾上腺切除。但若未发现肿块，则应行肾上腺静脉取血。然而，Stowasser 等[119] 发现，在 111 例经手术证实的 APA 患者中，CT 仅在 50% 的 APA 患者中发现了肾上腺肿瘤，肿瘤直径＜ 1cm 的上述患者中有 25% 通过 CT 发现了异常，这几乎占进行手术切除患者的一半。CT 结果具有误导性，有 12 例患者的 CT 结果显示一侧肾上腺有明确或可能的肿块，但肾上腺静脉采血却显示另一侧肾上腺醛固酮生成。由于大体和组织学检查可能无法区分

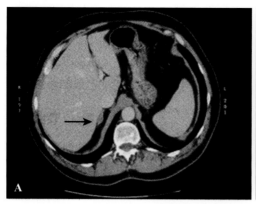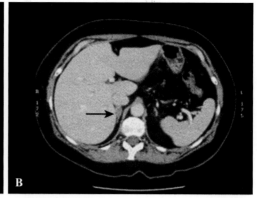

▲ 图 108-16　两例确诊的原发性醛固酮增多症患者的 CT 扫描结果

CT 扫描不能区分醛固酮增多症（APA）和伴有双侧醛固酮分泌的特发性醛固酮增多症（IHA）。这两例诊断均经肾上腺静脉取血（已获得许可）证实

APA 和许多无功能的"意外瘤"，故 CT 也无法区分这些病变。因此，无论 CT 结果如何，所有原发性醛固酮增多症患者（基因检测发现的 GRA 患者除外）都应该进行肾上腺静脉取血。

除了影像学诊断外，还可以使用 CT 衰减值将腺瘤与其他病变的进行鉴别，如转移、肾上腺癌和嗜铬细胞瘤。Korobkin 及其同事[145]经研究发现，腺瘤 CT 平扫的平均衰减值明显低于非腺瘤。

虽然最新一代的 CT 或 MRI 可能漏诊 APA，但通过对原发性醛固酮增多症行高灵敏度筛查试验，大多数 APA 在直径小于 10～20mm 时就能被发现。此外，原发性醛固酮增多症患者的肾上腺结节可以是 APA，也可以是 IHA 患者的大结节。这些观察有力地表明，阴性显像不能排除可手术治愈的原发性醛固酮增多症，肾上腺显像本身不足以区分 APA 和 IHA。由于所有这些原因，对于 APA 可能性高、寻求手术治疗的原发性醛固酮增多症患者来说，肾上腺静脉取血是决定合适治疗方式的重要手段[7, 67]。

12. 原发性醛固酮增多症的治疗　治疗取决于原发性醛固酮增多症的病因、患者的病情及其他因素，如药物的不良反应等。一般来说，单侧疾病（APA 和单侧肾上腺增生）的患者建议手术治疗，而双侧疾病的患者则提供内科治疗如醛固酮拮抗药和其他药物（图 108-17）。

(1) 手术治疗：对于可以接受手术的 APA 患者，推荐的治疗方法是单侧腹腔镜肾上腺切除术[7]。术前应用螺内酯治疗往往是有益的，可以使患者的围术期过渡更顺利，血压和血钾水平得到更好的控制，而且治疗可以显著改善临床症状（包括减少左心室体积和改善左心室功能）和手术适应度。相对较低剂量的螺内酯（每天 12.5～50mg）通常足以降低血压，前提是需要几周的时间来适应治疗反应。低剂量不太可能引起不良反应（男性乳房发育、性欲降低、月经不规律和高钾血症），这些不良反应常见于应用大剂量治疗的患者中。

腹腔镜肾上腺切除术现在是切除肾上腺肿瘤的标准方法。Terachi 等[146]报道了 100 例这样的手术病例（APA41 例，库欣综合征 15 例，无功能腺瘤 22 例，髓样脂肪瘤 3 例，嗜铬细胞瘤 7 例，并发肾上腺囊肿 3 例）。平均手术时间为（240±76）min，只有 3 例患者术中转为开腹手术[146]。作者总结，经腹膜前入路腹腔镜肾上腺切除术与开腹手术疗效相同，但恢复时间较短。Rutherford 等[147]也报道了 67 例类似结果，而且手术时间更短只有（124±47）min。

Nakada 等[148]对单侧肾上腺切除术和腺瘤摘除术进行了比较（22 例单侧肾上腺切除术与 26 例单侧腺瘤摘除术）。两种治疗方法对血压、血钾、PRA、血浆醛固酮、皮质醇和 ACTH 的影响相似。然而，术后 5 年，摘除术组与切除术组的患者相比，在失钠后及应用利尿药后会出现更高的 PRA、血浆醛固酮水平。基于此，作者更倾向于选择腺瘤摘除术。但如果摘除的腺瘤不是醛固酮过剩的正确和唯一来源，这种方法则有可能导致原发性醛固酮增多症的治疗不充分[149]。如前所述，切除的腺瘤周围仍有多个卫星结节和（或）增生组织可促进醛固酮的持续高分泌。

APA 手术后，血压通常在数周至数月内逐渐下降。在 Itoh 等 [150] 对 60 例原发性醛固酮增多症患者的病例报道中，60% 的患者术后 1 个月血压恢复正常，76% 的患者术后 2 年血压恢复正常。到第 5 年，70% 的患者血压可保持正常。这与 20 篇报道中总结的 694 例行单侧肾上腺切除术治疗的 APA 患者的长期治愈率（69%）相似。Itoh 等 [150] 发现，术前高血压的持续时间是判断术后 2 个月血压正常与否的最佳预测因素。而肾上腺组织学检查可作为术后 6 个月和 1 年血压预测指标。到术后第 5 年，最重要的预测因素是高血压家族史 [150]。比较手术与长期使用螺内酯药物的预后发现，APA 行手术治疗更有利于血压恢复正常 [151]。此外，接受 APA 手术的患者反馈其生活质量明显改善，改善程度比使用螺内酯的患者更为明显。

几乎没有权威证据表明肾上腺切除术会导致疾病发病率或死亡率增加。不过最近的一项大型病例对照研究表明，接受肾上腺切除术或 MR 拮抗药治疗的 PA 患者的死亡率与原发性高血压患者的死亡率相似 [152]。此外，肾上腺切除术导致左心室（LV）容积指数显著和持续下降，这是因为随着左心室直

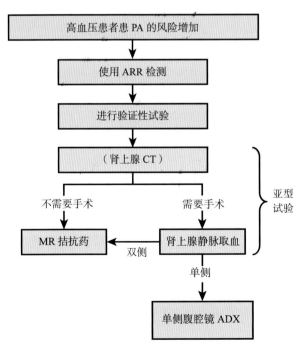

▲ 图 108-17　疑似原发性醛固酮增多症患者确诊和治疗流程图

PA. 原发性醛固酮增多症；ADX. 肾上腺切除术；ARR. 醛固酮：肾素比值；AVS. 肾上腺静脉取血；CT. 计算机断层扫描；MR. 盐皮质激素受体

径和容量减少，伴随左心室工作负荷减少（舒张功能障碍得到改善）[153]。肾上腺切除术还逆转了单侧 PA 患者颈动脉内 – 中膜厚度和动脉硬化的程度 [154]。两项前瞻性研究也显示肾上腺切除术后 1 年，患者的蛋白尿也有所逆转 [155, 156]。

与术后高血压缓解相关的因素包括患有高血压的一级亲属 ≤ 1 个，也包括术前使用不超过 2 种降压药 [157]。其他可能因素包括高血压病程＜ 5 年、术前 PAC/PRA 比值较高、尿醛固酮分泌较高及术前对螺内酯的反应 [7]。肾上腺切除术后持续高血压最常见的原因是合并原发性高血压和（或）高龄和（或）高血压病程较长 [7]。

(2) 药物治疗：低钠饮食（每天钠摄入量低于 80mEq）对药物治疗是有益的。开始螺内酯治疗后，低钾血症很快得到纠正，但血压得到控制可能需要几周时间。使用螺内酯治疗后肾素 – 血管紧张素 – 醛固酮系统的反应可能有助于解决 APA 和 IHA 难以区分的问题。在使用螺内酯治疗的 APA 患者中，即使血钾正常，PRA 升高，但血浆或尿醛固酮水平并未升高。相比之下，在 IHA 中，血浆和尿醛固酮都增加了 2～3 倍。存在螺内酯不良反应的患者，首选药物是依普利酮（50mg，每天 2 次）。依普利酮是一种盐皮质激素受体拮抗药，药效低于螺内酯，通常每天 50mg，每日 2 次服用。与螺内酯不同，依普利酮不会干扰雄激素受体 [159-161]。因此，依普利酮可能是需要长期使用盐皮质激素受体阻滞药治疗的男性的首选药物。阿米洛利（2.5～20mg/d）是一种醛固酮非依赖性肾小管（皮质集合管）钠转运拮抗药，降压作用不如螺内酯有效。

99 例接受单侧或双侧肾上腺切除术的 IHA 患者，其中仅 19 例（19%）痊愈，故 IHA 患者应该接受内科药物治疗 [93, 162-165]。IHA 的药物治疗通常应用螺内酯或依普利酮。尽管电解质紊乱有所改善，但血压控制往往不理想，需要联合其他药物，包括阿米洛利和钙通道阻滞药如硝苯地平。

有关钙通道阻滞药在 APA 和 IHA 患者中的疗效已有文章报道。10 例原发性醛固酮增多症患者（APA 组 5 例，IHA 组 5 例），经短期和长期（4 周）使用尼非地平治疗后，均能降低血压，恢复正常血钾，降低血浆醛固酮水平 [166]。这些结果与 3 例 APA 和 3 例 IHA 患者应用尼群地平治疗 4 周

（40～60mg/d）后治疗效果不明显形成鲜明对照[167]。Opocher 和 [168] 同事们对 11 例原发性醛固酮增多症患者（IHA5 例，APA6 例）输注维拉帕米并观察其对醛固酮水平的影响，研究发现，IHA 患者的醛固酮水平降低，而 APA 患者的醛固酮水平没有下降。其学者也发现钙通道阻滞药对 APA 患者的醛固酮水平无明显作用[169]。

钙通道阻滞药在原发性醛固酮增多症中的作用机制尚不清楚。在 IHA 中，肾上腺皮质球状带对血管紧张素 II 敏感，血管紧张素 II 诱导的细胞内钙增加，进而刺激醛固酮分泌，钙通道阻滞药可能通过影响上述过程来调节 IHA 中醛固酮的分泌。Kramer 等 [170] 提出了一种与 IHA 和 APA 两者相关的另一种机制。细胞外液容量增加导致 Na^+/K^--ATP 酶内源性抑制剂的分泌，并且在原发性醛固酮增多症中这种抑制剂呈高水平分泌。哇巴因是一种已知的 Na^+/K^+-ATP 酶抑制药，在正常人中它不仅能抑制该酶，还能增加外周血管阻力，而这种作用可以被硝苯地平阻断。

在 IHA 中使用血管紧张素转换酶抑制药已被证明是有效的。依那普利可降低血压和减少醛固酮分泌，改善血钾水平[171]。如前所述，这种效应可能是由于阻断了 IHA 中肾素 – 血管紧张素系统所致。

目前也有对阻止醛固酮合成的药物进行研究。已证明 3- 羟类固醇脱氢酶（3-β-HSD）抑制药曲洛斯坦可以降低 APA 和 IHA 患者的血压[172]，但长期使用这种药物的经验很少。抑肾上腺药物米托坦对醛固酮分泌癌很有效[173]。在未来，醛固酮合成酶抑制药可能会出现。

在 GRA 中，外源性糖皮质激素对控制高血压非常有效。只需提供维持正常血压的最低激素使用剂量，不一定要完全抑制 ACTH[7]。治疗后 2 周内，随着血压的降低，血钾、醛固酮和 PRA 水平恢复正常。也可选择螺内酯、阿米洛利和氨苯蝶啶进行治疗，或者联合用药来改善血压水平。

（二）醛固酮癌

醛固酮癌是原发性醛固酮增多症的一种相对罕见的病因，大约占产醛固酮肿瘤的 3%～5%[174]。不过，最近有证据表明原发性醛固酮增多症患病率增加，因而上述结果有被高估的可能[173, 175-178]。肾上腺癌预后较差，中位生存期为 14 个月，5 年生存率为 24%[179]。根据临床表现可以怀疑肾上腺癌，因为除了醛固酮外，肿瘤还可能分泌皮质醇或雄激素，或两者兼而有之。仰卧位血浆醛固酮、站立时的血浆醛固酮及上午 9:00 的血浆皮质醇可能与 APA 患者相似[174]。24h 尿游离皮质醇排泄率可能升高，有时尿 17- 酮类固醇也会升高，这表明存在肾上腺雄激素分泌的增加。良性 APA 的直径很少 > 2cm。当肾上腺肿瘤直径 > 3cm，并伴有原发性醛固酮增多症的相关生化表现时，临床医生需警觉肾上腺癌的存在。目前在 APA 中没有观察到钙化，当肾上腺肿瘤中出现钙化时则提示可能存在肾上腺癌。与分泌皮质醇的肾上腺癌不同，产生醛固酮的肾上腺癌能吸收肾上腺扫描剂 [131]I- 碘甲基 -19- 降胆甾醇，可以以此来定位肿瘤的转移[140]。

（三）糖皮质激素可治疗性醛固酮增多症

GRA 最初由 Sutherland 及其同事提出[180]，是一种罕见的常染色体显性遗传病。Fallo[181] 注意到，截至 1990 年该病只报道了 51 例病例。但是该数字可能远远被低估，因为许多病例仍然没有得到诊断。该综合征最常见的症状是高血压，常见于无症状的儿童或年轻人。患者通常患有顽固性高血压。低钾血症提示可能存在盐皮质激素过多。然而，尽管有明显的醛固酮过多和肾素 – 血管紧张素系统的抑制，许多患有这种综合征的患者血钾反而正常[28, 182, 183]。全身总的钠钾交换在轻度 GRA 患者中不会表现为高血压、低血钾[183]。

GRA 是由一个嵌合基因导致的疾病，该基因将 11β- 羟化酶基因的调控序列与醛固酮合成酶基因[28] 的编码区相结合（图 108-2）。这导致了醛固酮合成酶在束状带的表达，并产生了一个新的 ACTH 调节系统。因此，与慢性 ACTH 过多（如 17α- 羟化酶缺乏症）抑制正常肾上腺皮质球状带相反，ACTH 是 GRA 患者醛固酮分泌的主要调节机制。长期给予 GRA 患者外源性 ACTH 会导致醛固酮分泌持续升高[184]。

本章的原发性醛固酮增多症部分讨论了 GRA 的诊断、鉴别诊断和治疗。在哈佛医学院的 Brigham 妇女医院建立了糖皮质激素可治疗性醛固酮增多症的国际登记处，提供敏感性和特异性

100% 的基因筛查 [4]。现在已经引入了一种使用聚合酶链式反应的检测方法，这种方法提供了包括婴儿在内的快速诊断。

二、除醛固酮以外的盐皮质激素过多

（一）17α- 羟化酶缺乏症

17α- 羟化酶缺乏症是一种罕见的常染色体隐性遗传病，最初由 Biglieri 和他的同事在 1966 年提出 [185]。据估计，发病率约为 1/50 000 [186]，这种疾病同时影响肾上腺和性腺。编码细胞色素 P450c17 的基因发生遗传突变，导致 17α- 羟化酶 /17, 20- 裂解酶缺失 [187, 188]。皮质醇合成的缺陷和 ACTH 的代偿分泌刺激束状带合成 11-DOC 和皮质酮（B）。高浓度的 DOC 会导致高血压、低钾血症和肾素 - 血管紧张素 - 醛固酮系统的抑制。大多数患者的醛固酮水平较低，因为高浓度的 DOC 会刺激钠和水的重吸收，从而减少了醛固酮的生物合成。然而，在某些情况下，醛固酮值正常或增高也有报道 [189]。在性腺中，由于缺乏 17α- 羟化酶和 17, 20- 裂解酶活性，导致男性假两性畸型和女性原发性闭经 [190]。血浆类固醇谱特征性地显示 DOC、18-OH-DOC、B 及 18-OH-B 水平升高，17α- 羟孕酮、11- 脱氧皮质醇、皮质醇和醛固酮水平降低。需要与以高血压、低血钾、低 PRA、低醛固酮的为特征的 17α- 羟化酶缺乏症进行鉴别诊断的情况还包括 Liddle 综合征、11β- 羟类固醇脱氢酶缺乏症 2 型、外源性盐皮质激素治疗、11β- 羟化酶缺乏症，以及单纯性 DOC 或皮质酮过多。在成人中，出现性腺功能减退和盐皮质激素过多时可以考虑 17α- 羟化酶缺乏，但在儿童中，诊断可能不太容易明确。11β- 羟化酶缺乏症伴随肾上腺雄激素的过度产生，因此常可观察到年轻女性的男性化和年轻男性的假性性早熟。

17α- 羟化酶缺乏症的治疗包括糖皮质激素和性激素替代疗法。地塞米松通常在 0.25～1.5mg/d 用于抑制 ACTH 的分泌，从而抑制 DOC 和皮质酮的分泌。DOC 的抑制通常很快，但肾素 - 血管紧张素 - 醛固酮系统可能需要几个月的时间才能恢复，因此糖皮质激素治疗最初可能会产生需要处理的急性盐

皮质激素缺乏的症状。从长远来看，大多数患者不需要持续的盐皮质激素替代治疗。

在女性中，雌激素替代疗法可以用于诱导第二性征；然而对于老年女性，争论仍集中于关于雌激素的最佳使用时间。对于没有男性化特征的男性，可以选择双侧睾丸切除术、阴道成形术和雌激素替代疗法。

低血钾和高血压通常在糖皮质激素治疗后好转 [191]，但如果诊断延误可能会导致这种状态持续 [192]。盐皮质激素受体拮抗药 [192] 和（或）钙通道阻滞药 [192, 193] 可加入到顽固性高血压的治疗方案中。

（二）11β- 羟化酶缺乏症

11β- 羟化酶缺乏症是一种常染色体隐性遗传病，由 CYP11B1 基因的几个基因突变引起。高血压由盐皮质激素增多所致，伴有高雄激素，占先天性肾上腺皮质增生症的 8%～16%。11β- 羟化酶活性不足导致 DOC 不能向皮质酮（B）及脱氧皮质醇向皮质醇转化 [194]。皮质醇合成的缺乏减少了对 ACTH 负反馈的抑制，进而刺激 DOC 和肾上腺雄激素的产生。在临床上，这种疾病表现为不同程度的男性化和高血压。在一个系列研究中，大约一半的患者为新生儿 [194]，女性表现为阴蒂肿大、阴唇融合或形成泌尿生殖窦，而男性则表现为阴茎增大。另外 50% 的患者是在童年或青春期早期因表现为性早熟而被诊断的 [195, 196]。约有 2/3 的患者伴有高血压；通常发生在儿童早期，但也有文献报道在婴儿期发生 [197]。高血压被认为是由于 DOC 产生过多所致，但血压水平并不一定与血浆 DOC 水平或男性化程度相关 [194, 198]。由于这两种疾病均伴有男性化，故可通过测定 PRA 水平来区分 21- 羟化酶和 11β- 羟化酶缺乏症。由于 DOC 水平升高，在 11β- 羟化酶缺乏症中 PRA 通常被抑制，而在 21- 羟化酶缺乏症中 PRA 通常升高。在新生儿中，11β- 羟化酶缺乏症的诊断是建立在检测出基础水平或 ACTH 刺激后的 11- 脱氧皮质醇水平增高的基础上，而在青春期早期，往往需要检测 ACTH 刺激后的 11- 脱氧皮质醇水平。

治疗方案是直接补充足量的糖皮质激素以抑制 ACTH 分泌，从而减少过量 DOC 的刺激和肾上腺

雄激素的分泌。当 17α- 羟化酶缺乏时，起始糖皮质激素治疗会导致肾上腺皮质球状带萎缩，继而导致盐皮质激素分泌不足。但随着疗程延长，肾素 - 血管紧张素 - 醛固酮轴可自行恢复。糖皮质激素治疗通常对高血压相关的 11β- 羟化酶缺乏有效，对于难治性病例，可尝试应用盐皮质激素受体拮抗药或钙离子通道阻断药。

（三）脱氧皮质酮（DOC）过多状态

与醛固酮相比，ACTH 主要调节 DOC 的分泌。DOC 过量分泌从而导致盐皮质激素过量的原因既可能是原发性[199]（由肾上腺皮质腺瘤、恶性肿瘤或增生引起），也可能是继发于 ACTH 分泌过多所致。在由单纯性 DOC 腺瘤而导致原发性高脱氧皮质酮血症的患者中，出现高血压和低血钾症，同时还伴有尿和血浆醛固酮水平的降低。治疗上，同 APA 的治疗原则，要在单侧肾上腺切除术前进行盐皮质激素受体阻滞药治疗。手术后，ACTH 可以刺激对侧肾上腺产生正常水平的皮质醇，但是 DOC 的分泌会变得迟滞[200]。皮质醇和 DOC（17- 脱氧途径中的两种类固醇）水平的不一致表明，ACTH 以外的其他因子可能调节 DOC 的分泌[200]。

分泌 DOC 的肾上腺肿瘤并不常见。这些患者有高血压和低血钾的症状，但由于这些肿瘤体积很大[201]，还可能出现肾上腺肿瘤迅速增大或转移的相关症状。其中一些肿瘤除 DOC 外还可分泌雄激素和雌激素，如果分泌皮质醇，血浆促肾上腺皮质激素和皮质醇水平可能会较低。与其他形式的肾上腺肿瘤一样，尽管肾上腺切除术可能带来一些远期的获益，但预后通常很差[202, 203]。

由 APA 引起的原发性醛固酮增多症患者的 DOC 也可能升高[199]，相比之下，IHA 患者 DOC 水平通常表现为正常[199]。据报道，低肾素型原发性高血压（LREH）患者存在单纯性的 DOC 增多，但这种情况下，醛固酮分泌并没有受到抑制[199]。所有类型的库欣综合征患者，无论是 ACTH 依赖型的还是非依赖型的，都可以表现为 DOC 水平的升高。

（四）皮质酮过多状态

产生皮质酮的肾上腺肿瘤非常罕见，通常是恶性肿瘤[204, 205]。在血浆皮质酮水平升高的情况下，可观察到高血压和低血钾的表现，但醛固酮和肾素水平是受抑制的状态。正如其他部分所讨论的，17α- 羟化酶缺乏症和 APA 患者也可以表现出皮质酮水平的升高，而由于双侧肾上腺增生导致的醛固酮增多症的患者其皮质酮水平却很少升高。

（五）先天性表观盐皮质激素过多综合征

先天性表观盐皮质激素过多综合征最初是由 Ulick 及其同事于 1979 年首次描述的[189]。在 2 例患有高血压、低血钾、肾素和醛固酮水平低下的儿童中发现尿皮质醇 / 可的松比值升高，这表明皮质醇的失活过程存在缺陷[189]。11β- 羟类固醇脱氢酶 2 型（11β-HSD2）是一种通常将皮质醇转化为可的松的酶，此种类固醇不与盐皮质激素受体相结合（图 108-18）。它的作用在生理上非常重要，因为皮质醇与盐皮质激素受体的结合亲和力与醛固酮相似，而且血浆皮质醇浓度大约是 PAC 患者的 100 倍[206]。因此，如果 11β-HSD2 未在醛固酮敏感部位将皮质醇转化为可的松，那么皮质醇将是主要的盐皮质激素。先天性表观盐皮质激素过多综合征是由 11β-HSD2 缺乏引起的。由 11β-HSD2 缺乏引起的皮质醇残留会导致盐皮质激素活性显著升高。临床上，大多数患者因 11β-HSD2 缺乏而出现明显的盐皮质激素过量，往往在儿童时期就出现症状。症状包括高血压、肌无力、生长受限和多尿伴多饮（继发性肾源性尿崩症）[207-209]。实验室检验可协助诊断的指标包括低血钾、代谢性碱中毒、PRA 和醛固酮抑制、高钙尿和肾功能不全。通过测量 24h 尿游离皮质醇比值可以证实诊断[210, 211]。正常比值为 0.3～0.5[26]，但是当 11β-HSD2 不能正常发挥作用时，尿游离皮质醇水平会较高，其比值可达 5～18[209-211]。基因检测能够证实诊断。

先天性表观盐皮质激素过多综合征的鉴别诊断包括醛固酮分泌减低的其他盐皮质激素过多综合征。包括有高血压表现的先天性肾上腺皮质增生（17α- 羟化酶缺乏症和 11β- 羟化酶缺乏症）、Liddle 综合征、产生 DOC 的肿瘤、异位 ACTH 分泌及甘草或甘草酮的摄入。除外甘草及甘草酮的使用外，根据 24h 尿皮质醇 / 可的松比值的结果，所有的上述疾病情况都可以排除[210, 211]。仔细询问是否有甘草或甘珀酸摄入史有助于鉴别诊断。

治疗目的是减少内源性皮质醇的产生并阻断盐皮质激素的作用。一些作者主张使用地塞米松治疗来抑制内源性皮质醇生成，因为地塞米松对糖皮质激素受体的亲和力比对盐皮质激素受体的亲和力更高[211]。地塞米松治疗虽可以使血压下降，但通常需要联合其他药物来控制血压和降低血钾[192, 206]。通过减少上皮通道钠的吸收的阿米洛利或氨苯蝶啶，或者醛固酮受体拮抗药，通常也是控制血压和恢复正常血钾所必需的治疗方案[212]。使用较高剂量的醛固酮受体拮抗药（如螺内酯），可阻止皮质醇的盐皮质激素作用，但考虑到男性乳房发育等不良反应，可能会限制最佳滴定剂量的使用。如果存在高尿钙症或肾钙化，则有必要增加噻嗪类等利尿药[206, 213]。据报道，一例患者进行了 11β-HSD2 活性正常的肾脏移植后被治愈[214]。

（六）获得性表观盐皮质激素过多综合征

1. 甘草　摄入甘草或甘草类化合物，如甘珀酸，可导致高血压和低钾血症，并伴有血浆醛固酮和肾素水平降低[215-217]。甘草中含有类固醇如甘草次酸，它可抑制 11β-HSD2[218]，而在先天性的表观盐皮质激素过多综合征患者中这种酶是缺乏的（图108-18）。每日摄入最低 75mg 的甘草次酸，相当于摄入约 50g 的甘草，如果连续服用两周或更长时间，就足以引起血压显著升高[219]。因为这些症状开始可以被盐皮质激素受体拮抗药逆转，所以认为是甘草次酸直接激活了盐皮质激素受体。然而，实际上甘草的活性成分对盐皮质激素受体的亲和力仅为醛固酮[220]的 10^{-4}。此外，甘草只有在肾上腺存在或接受糖皮质激素替代治疗时才会显现出钠潴留[221, 222]。实际上服用较高剂量的糖皮质激素的受试者，如每天 2mg 的地塞米松，会在服用甘草活性成分后产生尿钠的排泄。总之，先天性表观盐皮质激素过量与摄入大量甘草的受试者之间存在相似性，研究者认为甘草可能是 11β-HSD2 活性的外源抑制剂。MacKenzie 及其同事让正常受试者每天服用 500mg 甘草次酸并测定血浆、尿皮质醇和可的松证实了这一点[218]。尽管血浆皮质醇水平保持不变，但经甘草次酸治疗后尿皮质醇的水平显著增加。血尿的可的松的比值降低，表明在甘草次酸治疗期间

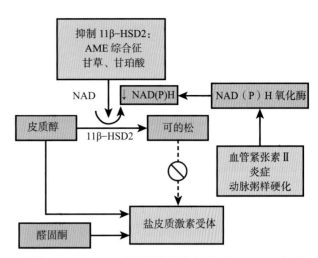

▲ 图 108-18　11β- 羟类固醇脱氢酶（11β-HSD2）在皮质醇（激活盐皮质激素受体）代谢为可的松作用的示意图

该反应的辅助因子是烟碱腺嘌呤二核苷酸（NAD）。肾脏等组织中的炎症过程会激活 NAD（P）H 氧化酶，从而耗竭 NAD 的可用性并抑制皮质醇向可的松的代谢。11β-HSD2.11β- 羟类固醇脱氢酶；AME. 先天性表观盐皮质激素过多；NAD. 烟碱腺嘌呤二核苷酸；NAD（P）H. 烟碱腺嘌呤二核苷酸磷酸；NAD（P）H 氧化酶 . 烟碱腺嘌呤二核苷酸磷酸氧化酶

皮质醇向可的松的转化过程受到了抑制。后来的体外研究也证实，甘草次酸对 11β-HSD2 活性的抑制是属于剂量依赖性的[223]。

2. 甘珀酸　甘珀酸是甘草次酸的半琥珀酸酯衍生物。起初它是作为抗溃疡药开发的，后来发现它会引起钠潴留、高血压、低血钾和抑制肾素 - 血管紧张素 - 醛固酮系统。甘珀酸还抑制 11β-HSD2 活性（图 108-18），但它与甘草次酸之间存在差异。当正常志愿者每天接受 300mg 甘珀酸治疗 2 周时，就会发生钠潴留和低钾血症，但与甘草摄入不同，它引发的低钾血症与尿钾排泄无关[224]。此外，虽然甘珀酸延长了血浆皮质醇的半衰期，但对尿皮质醇 / 可的松比值无影响，治疗后血浆皮质醇水平也未见降低。一种可能是甘珀酸抑制该酶的脱氢酶（11β-HSD2）和还原酶亚型（11β-HSD1）。肾脏同工酶是将皮质醇转化为可的松的主要脱氢酶，而肝脏和脂肪组织中的主要同工酶则是将可的松转化为皮质醇的还原酶形式。在接受醋酸皮质酮但未加用甘珀酸的正常受试者中，血浆皮质醇水平低于接受醋酸皮质酮加用甘珀酸的受试者，提示甘珀酸对该酶还原酶亚型（11β-HSD1）有影响[224]。

尽管甘草的摄入仅在糖皮质激素充足的状态下引起钠潴留和高血压[221, 222]，但甘珀酸还具有增强切除肾上腺的动物中 DOC 和醛固酮的钠潴留的特性[225]。因此，在考虑甘珀酸诱发的高血压时，肾脏 11β–HSD2 亚型以外的其他作用部位和机制可能是介导其效应的重要因素。

（七）异位 ACTH 综合征

异位 ACTH 综合征患者可表现为高血压、低血钾和代谢性碱中毒。而在垂体依赖或 ACTH 非依赖的库欣综合征患者中，这些症状并不常见[226-230]。异位 ACTH 综合征所引起的盐皮质激素过量的机制尚不完全清楚，但这可能是由多种因素共同作用的结果。一种假设是，异位 ACTH 综合征的皮质醇分泌可能很高，以至超过了 11β–HSD2 的代谢能力[227, 230]。的确，在几例异位 ACTH 分泌的患者中，血浆和尿液皮质醇与可的松代谢产物的比值高达正常水平的 2 倍[227, 229]，表明 ACTH 或 ACTH 相关的类固醇可能会抑制 11β–HSD2。此外，Ulick 及其同事[227]证实异位 ACTH 综合征患者的醛固酮尿代谢产物较低，而 DOC 则较高。在这些患者中，DOC 水平的增加比皮质醇 / 可的松比值能更好的预测低钾血症[229]。因此，在这种情况下，高血压和低钾血症可能是由于增加的皮质醇和 DOC 分泌、皮质醇增加了 11β–HSD2 的失活所致。

（八）糖皮质激素抵抗综合征

糖皮质激素抵抗患者通常会表现为高血压和（或）雄激素过多的体征。总血浆皮质醇和游离的血浆皮质醇水平都增加，尿皮质醇水平也增加。然而，与库欣综合征患者相比，他们没有因皮质醇过多而引起的典型临床特征。对于糖皮质激素抵抗患者，小剂量地塞米松抑制试验不能抑制皮质醇水平。ACTH 水平的升高会导致肾上腺源性雄激素、皮质醇和 DOC 分泌增加。

家族性糖皮质激素抵抗，是一种以糖皮质激素受体基因突变为特征的常染色体隐性遗传或显性遗传疾病[231, 232]。糖皮质激素受体缺陷包括由于类固醇结合域中的点突变（Val641 突变体）引起的糖皮质激素结合亲和力降低、DNA 结合域中的点突变引起核结合缺陷及受体数量减少。但是，在一些有糖皮质激素抵抗相关证据的患者中，没有发现糖皮质激素受体有任何突变，而是在糖皮质激素作用过程中发生了突变[233]。

糖皮质激素抵抗产生的高血压机制可能是多因素的[229]。一种可能性是过量 DOC 和皮质醇的分泌，类似于 17α- 羟化酶缺乏症，会导致高血压。另一种解释是，过多的皮质醇产生超过了 11β–HSD2 其转化为可的松的能力[227]（与异位 ACTH 综合征类似），从而使皮质醇与那些未被占用的盐皮质激素受体结合。糖皮质激素抵抗患者中，ACTH 过量现象也可能导致 11β–HSD2 的部分缺乏。由于 ACTH 和皮质醇分泌的代偿性增加，家族性糖皮质激素抵抗的患者通常不会出现肾上腺皮质功能不全的症状。与小剂量地塞米松试验相比，对大剂量地塞米松试验有反应可用来证实糖皮质激素抵抗的存在[234]。每天服用最多 3mg 的地塞米松可以改善雄激素和盐皮质激素过量所带来的影响。

（九）原发性高血压

大约 25% 的原发性高血压患者为低肾素高血压[235]，与其他降压药相比，抗盐皮质激素类降压药效果更好[236, 237]。此观察结果表明，这类患者可能有活跃的盐皮质激素分泌[238, 239]，但血浆醛固酮水平通常是正常的。然而，血浆醛固酮水平不太容易受到盐负荷的抑制，那些肾素水平正常的患者显示更高的醛固酮：PRA 水平和醛固酮 / 血管紧张素 Ⅱ 的比值。已知具有盐皮质激素活性的其他类固醇例如 18-OH-DOC、19-nor-DOC 和 17α、20- 二羟孕酮，在原发性高血压患者中其也是正常的。但是，这些类固醇有可能不通过盐皮质激素类受体介导的机制影响血压。

已在原发性高血压患者中的对 11β–HSD2 作用进行了研究。在大约 1/3 的患者中，被标记的皮质醇的半衰期延长，提示 11β–HSD2 存在部分缺乏[240, 241]。然而，根据血电解质、PRA 和醛固酮水平分析，11β–HSD2 活性受损的患者中也存在盐皮质激素过多现象。盐敏感者也存在 11β–HSD2 活性受损的证据，即尿皮质醇 / 可的松比值升高。研究者已经评估了 11β-HSD2 基因内含子 1 中的一个微卫星序列，其中短微卫星等位基因在盐敏感的受试者中比耐盐的受试者更为常见，证明其与盐敏感性有关[242, 243]。与白种人受试者相比，非裔美国人受试者也有着类似的结果[244]，这与非裔美国人易患低肾素性高血压相一致。

（十）外源性盐皮质激素过多

外源性盐皮质激素过多通常见于 Addison 病的患者或接受大剂量肾上腺类固醇替代治疗的双侧肾上腺切除的患者。大剂量醛固酮、DOC、9α- 氟皮质醇、9α- 氟泼尼松龙[245]（用于慢性鼻炎和湿疹治疗的鼻喷剂中的类固醇）或氢化可的松首先导致出现钠潴留、低钾血症、PRA 和醛固酮分泌减少。高血压的产生取决于高盐的摄入。盐皮质激素产生"逃逸"现象，最初的症状减轻，使钠潴留、低血钾恢复正常。因为醛固酮、DOC、9α- 氟皮质醇和 9α- 氟泼尼松龙都不是 11β–HSD2 的作用底物，所以最初的作用是由于它们通过盐皮质激素受体介导的。然而，大剂量的氢化可的松负荷超过了 11β–HSD2 的处理能力，从而增加了盐皮质激素受体的活化。

三、盐皮质激素受体的激活突变

已经报道了一种盐皮质激素受体（S810L）的获得功能的突变，该突变可导致早发性高血压在妊娠期间的急剧加重[246]。该突变会导致盐皮质激素受体的组成型激活，并改变受体的特异性，从而使得该受体可能被缺少 21- 羟孕酮及其他类固醇所激活。正常情况下，缺乏 21- 羟基的类固醇类激素可作为盐皮质激素的受体拮抗剂，这也解释了 Conn 综合征患者在妊娠期会得到缓解[247]。S810L 的突变获得了范德瓦耳斯与螺旋 3 之间的相互作用，取代了野生型受体中正常的 21- 羟基与螺旋 3 之间的相互作用[246]。

四、类原发性盐皮质激素过多的肾小管上皮疾病

Liddle 综合征

皮质集合管的主细胞参与钠的重吸收，同时也是肾脏分泌钾的主要部位。醛固酮与胞液中盐皮质激素受体结合后，既增加了主细胞顶膜中开放的钠通道的数量，又增加了基底外侧钠钾 ATP 酶泵的数量[248, 249]。阳离子钠的重吸收使管腔带负电，从而为钾向管腔的分泌创造一个有利的电势能梯度。通常，细胞内钠离子增加会使顶端钠离子通道的活性降低，而增加的细胞内钠离子向外输出（通过增加基底外侧钠钾 ATP 酶泵的活性）可以确保顶端钠通道保持开放状态[250]。阿米洛利关闭顶端钠通道，导致尿钠排泄和钾的潴留[251]。阿米洛利敏感的上皮钠通道（ENaC）由三个亚基组成，即 α、β 和 γ。在 Liddle 综合征中，由于 β 或 γ 亚基的细胞质尾部的一小段突变，导致 ENaC 的活性增强[252-257]。突变基因在非洲爪蟾卵母细胞中的表达，与顶端钠重吸收的显著增加以及细胞内钠水平升高对 ENaC 活性的抑制作用消失有关[250, 252, 255]。一些基因缺陷阻止了 ENaC 活性的下调，是由于失去了与细胞内蛋白连接酶的相互作用，从而导致顶端膜中开放通道的数量增加[258, 259]。

Liddle 综合征多见于年轻人，有过多的钠潴留、高血压和不同程度的低钾血症。循环中醛固酮或其他盐皮质激素水平的升高并不能介导这些效应。该综合征为常染色体显性遗传[260, 261]，在一个家系中，18 位受影响的家庭成员的平均血钾为 3.6mEq/L[260]。因此，低钾血症并不是诊断 Liddle 综合征的必要条件。鉴别诊断还包括其他醛固酮分泌下降的盐皮质激素过多综合征，如表现为高血压的先天性肾上腺皮质增生症（17α- 羟化酶和 11β- 羟化酶缺陷）、先天性表观盐皮质激素过多综合征、产生 DOC 的肾上腺肿瘤、异位 ACTH 分泌、摄入甘草或甘草酮以及家族性糖皮质激素抵抗。

Liddle 综合征缺乏高雄激素的表现有助于与 11-β 羟化酶缺乏症和家族性糖皮质激素抵抗相鉴别，尿皮质醇 / 可的松比值正常有助于排除先天性表观盐皮质激素过多综合征、甘草摄入和异位 ACTH 分泌。此外，Liddle 综合征的患者对螺内酯治疗没有反应[260]，这是因为钠重吸收的增多并不是醛固酮或其他盐皮质激素介导发生的。缺乏对螺内酯治疗的反应也将其与 11β–HSD2 缺乏区分开来。Liddle 综合征的治疗包括使用保钾利尿药，例如阿米洛利或氨苯蝶啶[253, 260]，它们可以直接关闭主细胞的顶端膜钠通道。

第 109 章　盐皮质激素缺乏
Mineralocorticoid Deficiency*

Paul M. Stewart　Marcus O. Quinkler　著

王　潇　杨海燕　秦映芬　译

> **要　点**
> ◆ 阐明了醛固酮合成和醛固酮介导的盐皮质激素受体（MR）重吸收钠的分子基础。
> ◆ 这一定义有助于阐明与醛固酮合成酶、盐皮质激素受体和上皮钠离子通道（ENaC）亚基相关的盐皮质激素抵抗的新的遗传机制。
> ◆ 新生儿和年轻患者伴有失盐和（或）高钾血症时应考虑该病的诊断。

一、盐皮质激素作用

（一）生物合成

醛固酮是肾上腺皮质球状带分泌的重要的盐皮质激素。人体内每天生成醛固酮 100～150μg，而体内主要的糖皮质激素皮质醇为 10～15mg/d。醛固酮生物合成是在肾上腺皮质的功能区进行的，该区特异性表达关键的类固醇合成酶，醛固酮合成主要与球状带上 CYP11B2 基因编码的醛固酮合成酶有关。而球状带上缺乏 CYP17 基因的表达，因此糖皮质激素不会在球状带上合成。醛固酮的合成由三种主要的促分泌素调控，即促肾上腺皮质激素（ACTH）、钾离子和血管紧张素Ⅱ（AⅡ）。其中 AⅡ 起主导作用，主要通过第二信使途径刺激醛固酮合成酶的表达和活性，包括增加细胞内钙浓度和激活钙/钙调蛋白依赖性蛋白激酶[1]。

肾素-血管紧张素-醛固酮轴是一个受严格调控的反馈机制，调节水盐平衡和调控血压。肾素由肾小球旁器致密斑分泌，当低血压、低灌注压或低血钠时可引起肾素分泌增加，并将血管紧张素原裂解为血管紧张素Ⅰ，后者进一步被血管紧张素转化酶剪切形成 AⅡ，AⅡ 可直接刺激醛固酮分泌。AⅡ和醛固酮的联合作用使血压升高，增加上皮细胞对钠的重吸收，从而减少肾素分泌，完成了反馈环路。高钾血症可刺激醛固酮分泌，而低钾血症抑制醛固酮分泌。

（二）盐皮质激素受体

盐皮质激素受体（mineralocorticoid receptor，MR）是细胞内受体类固醇/甲状腺/视黄酸超家族的一员，是一种配体激活的转录因子。MR 基因包含 10 个外显子，由 400 多个碱基构成，编码 984 个氨基酸的蛋白质，位于染色体 4q31.1～4q31.2 上[2]。第 2 外显子包含翻译起始点。两个 5′-非翻译外显子（外显子 1α 和 1β）的选择性转录产生两种 mRNA 亚型：MRα 和 MRβ，它们共同在醛固酮靶组织上表达。MR 主要表达于肾脏的远端小管和集合管、远端结肠、唾液腺和汗腺导管的上皮细

---

*. 本章中带有背景色突出显示的部分为儿童内分泌相关内容。

胞，以及心脏、血管等非上皮组织和中枢神经系统的某些区域，特别是海马。MR 由一个具有不依赖配体的反式激活功能的氨基末端结构域、一个位于中心的高度保守的 DNA 结合域和一个负责配体结合、具有配体依赖性反式激活的 C 端配体结合域组成。在缺乏配体情况下，MR 主要位于细胞质中与伴侣蛋白结合。当与激素结合时，MR 与伴侣蛋白（如热激蛋白 hsp90、hsp70、p23 和 p48 蛋白）分离，在定位信号（NLS0、NSL1 和 NSL2）的作用下进入细胞核，并与共激活因子（如类固醇受体共激活因子 -1、SRC-1）或辅阻遏物（如 SMRT 和 PIAS1）在盐皮质激素反应元件上相互作用。目前已确定了几种 MR 靶基因，如顶端膜的阿米洛利敏感的上皮钠离子通道（epithelial sodium channel，ENaC）、基底外侧的 Na^+、K^+-ATP 泵、血清和糖皮质激素调节激酶 1（sgk1）、K-ras2 基因、延长因子 ELL、ERK 级联抑制剂糖皮质激素诱导的亮氨酸拉链蛋白、纤溶酶原激活物抑制剂 -1、内皮素 -1、泛素特异性蛋白酶 2-45 和通道诱导因子[3, 4]。此外，还发现了一些其他被下调的基因。

克隆的 MR 对醛固酮和皮质醇有相似的亲和力。在受体前水平，11β- 羟类固醇脱氢酶 2 同工酶的自分泌表达使更高浓度皮质醇失活，从而保证醛固酮在体内与 MR 结合[5, 6]。

醛固酮的经典作用是刺激上皮细胞钠转运。这包括早期和晚期途径，这两种途径都是通过 MR 介导的。介导钠转运的主要效应途径是 ENaC，这是一种高度选择性的钠通道，位于盐重吸收组织的紧密上皮的顶端表面，包括远端肾单位、远端结肠、唾液腺和汗腺、肺和味蕾[7]。它在控制钠平衡、细胞外液量和血压中起着关键作用。因为在这些上皮组织中，ENaC 介导钠进入细胞，这是钠从黏膜侧向浆膜侧移动的限速步骤。这些通道允许钠通过扩散运动进入细胞，避免与其他溶质流动耦合，并且不需要直接消耗代谢能量。ENaC 由于对保钾利尿药阿米洛利及其类似物高度敏感，因此通常被称为对阿米洛利敏感钠通道[7]。

ENaC 由 α、β 和 γ 三个亚基组成。这三个亚基在氨基酸水平上有 35% 的同源性，并且在整个进化过程中都是保守的[8]。此外，这三个亚基在结构上相似，并具有以下特征：胞内短的富含脯氨酸的 C

末端、两个跨膜结构域和一个大的胞外环[9]。α 亚基定位于 12p13.1-pter 染色体，β 和 γ 亚基定位于 16p12.2-13.11[10]。为了获得最佳的钠传导，化学计算通道是由 2α：1β：1γ 亚基构成的复合体。目前尚不清楚如何解释 ENaC 的这种双 α 亚基结构如何与 ASIC 晶体结构所显示的通道三聚体型式的不同。[11] ENaC β 和 γ 亚基 C 端结构域的突变解释了低肾素性高血压的常染色体显性遗传（AD）形式即 Liddle 综合征[12-14]。ENaC 是组成性激活，Liddle 综合征的出现是由于缺失了 ENaC 亚基 C 端富含脯氨酸的位点，而这些位点是通过泛素连接酶 Nedd-4 降解的[15]。

醛固酮对钠传导的晚期效应（6～24h）直接诱导 α 亚基转录。早期效应（< 6h）虽然仍通过 MR 起作用，但并不是通过 ENaC 基因转录直接介导的，而是通过快速诱导 sgk-1 直接磷酸化 Nedd4 蛋白，后者阻断了其与 ENaC 亚基的 C- 末端结构域的相互作用，从而使 ENaC 通道泛素化并降解[16, 17]。以此增加细胞表面 ENaC 的表达和钠传导。

总之，近年来我们对醛固酮调节上皮钠转运的分子机制的理解有了长足进展。明确了正常的生理过程为研究引起盐皮质激素缺乏的临床疾病奠定了基础（图 109-1）。

二、醛固酮生物合成障碍：低醛固酮血症

（一）糖皮质激素和盐皮质激素同时缺乏：肾上腺皮质功能减退

肾上腺皮质功能减退的病因和临床特征在别处已有描述。21- 羟化酶和 3β- 羟类固醇脱氢酶缺乏导致的先天性肾上腺皮质增生症患者可出现醛固酮缺乏。11β- 羟化酶或 17α- 羟化酶缺陷的患者也可出现低醛固酮血症，但由于酶阻断前体脱氧皮质酮（DOC）分泌过多，导致盐皮质激素过多。大多数原发性自身免疫性肾上腺皮质功能减退的患者同时有糖皮质激素和盐皮质激素缺乏的临床表现。然而，随着肾上腺皮质功能减退的进展，在束状带仍保留有功能的情况下，可能出现单纯性低醛固酮血症。尽管糖皮质激素对 ACTH、美替拉酮或胰岛

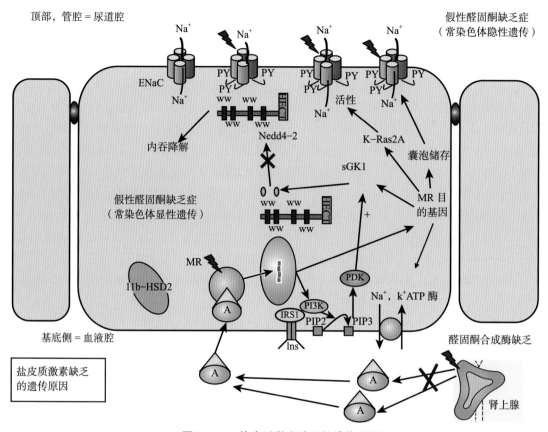

▲ 图 109-1　盐皮质激素缺乏的遗传原因

图示为表达 MR 的远端肾小管 / 集合管段的肾细胞，对醛固酮（A）敏感，表达 11β- 羟类固醇脱氢酶 2 型（11β-HSD2）、血清和糖皮质激素调节激酶 1（sgk1）和上皮钠通道（ENaC）

素引起的低血糖反应可能正常，但血浆肾素活性（PRA）升高，血浆醛固酮水平低或检测不到，可伴有轻度代谢性酸中毒和低钠血症。随着时间推移，可发展为"全肾上腺功能不全"。一年或更长时间可以区分盐皮质激素和糖皮质激素缺乏的发病[18-20]。

　　因为继发性肾上腺皮质功能减退时肾素 - 血管紧张素系统并不受影响，故盐皮质激素缺乏不是由下丘脑或垂体疾病引起的继发性肾上腺皮质功能减退的特征。

　　原发性肾上腺发育不良常影响球状带，引起盐皮质激素缺乏和盐丢失，以及糖皮质激素合成和释放受损。DAX1 基因［X 染色体基因 1 上与剂量敏感的性反转 - 先天性肾上腺发育不良症（AHC）的关键区域］突变导致 X 连锁 AHC[21]。AHC 患者以原发性肾上腺皮质功能减退、睾丸发育不良和低促性腺激素为特征。大多数 DAX1 突变是缺失、无义或移码突变，这些突变可显著损害转录活性。轻度 DAX1 突变与更多的临床表型相关，如 DAX1 基因氨

基末端区域的错义突变（W105C）可能是孤立的盐皮质激素缺乏的原因之一[22]。三 A 综合征（AAAS、ALADIN）中 ACTH 抵抗的患者 10%～15% 可出现低醛固酮血症并伴有单纯性肾上腺皮质功能不足、无泪或上消化道异常（如食管贲门失弛缓症）[23]。在原发性肾上腺皮质功能减退的儿童（如家族性糖皮质激素缺乏症 1 型），以及那些被诊断为有失盐型肾上腺发育不良的儿童中，MC2R（ACTH 受体）基因的功能缺失性突变可能占很大比例。这些发现可能表明 ACTH 在盐皮质激素合成和释放中起支持作用，特别是在应激（如感染）、限盐、高温或相对盐皮质激素不敏感的情况下[24]。从婴儿期后盐皮质激素分泌率下降可以看出，盐皮质激素的需要量往往随着年龄的增长而减少。

（二）孤立性低醛固酮血症

　　先天性醛固酮合成障碍、继发于药物或手术的肾上腺球状带功能减退、低肾素低醛固酮血

症（syndrome of hyporeninemic hypoaldosteronism，SHH），可导致选择性醛固酮分泌缺乏而不影响皮质醇水平。

1. 先天性孤立性低醛固酮血症　醛固酮合成酶缺乏症最初被称为皮质酮甲基氧化酶 I 型（corticosterone methyloxidase type I，CMO Ⅰ）缺乏和皮质酮甲基氧化酶 Ⅱ 型（CMO Ⅱ）缺乏。随着 CYP11B2 基因（定位于染色体 8q24）的发现[25, 26]，这两个类型被证明是继发于醛固酮合成酶突变，因此现在分别被称为 1 型和 2 型醛固酮合成酶缺乏症。醛固酮合成酶催化醛固酮生物合成的最后三个步骤：DOC 的 11β- 羟基化为皮质酮，18- 羟基化为 18- 羟皮质酮，以及 18- 氧化为醛固酮。1 型醛固酮合成酶缺乏症患者的 18- 羟皮质酮水平偏低或正常，但醛固酮（或尿四氢醛固酮）水平无法检出，而 2 型醛固酮合成酶缺乏症患者的 18- 羟皮质酮水平较高，醛固酮水平稍低于正常甚至在正常水平，这表明 2 型仅有 18- 氧化步骤被阻断，但还残留一些醛固酮合成酶活性。目前对产生不同生化表型的原因尚不清楚，尤其是在两种类型中均发现 CYP11B2 基因的相同突变（图 109-2 和表 109-1[27-51]）。这可能反映了 CYP11B1（11β - 羟化酶）

基因残留和正常产物中具有多态性变异。

与 MR 基因敲除小鼠模型不同，醛固酮合成酶基因敲除小鼠模型并不致死。在缺乏醛固酮的情况下，离子稳态会发生改变，但是高水平的皮质酮和 AⅡ 可部分地维持钠的平衡[52]，侧面说明了 MR 比其配体醛固酮更重要。

醛固酮合成酶缺乏症的两种变异都很罕见，属于常染色体隐性（AR）遗传疾病（表 109-1）。2 型缺陷最常见于伊朗裔犹太人。

这两种类型患者临床表现的严重程度与诊断时的年龄呈负相关。在大多数婴儿中，随着年龄的增长，疾病的严重程度降低。2 型醛固酮合成酶缺乏症患儿在 1 周到 3 个月大时即出现明显的临床症状，包括严重脱水、呕吐和生长发育障碍，可伴有低钠血症、高钾血症和代谢性酸中毒。同时可检测到 PRA 升高，血浆醛固酮水平降低，血浆 18- 羟皮质酮水平明显升高，血浆 18- 羟皮质酮 / 醛固酮、18- 羟皮质酮的尿代谢物 18-OH-THA/ 醛固酮的尿代谢物 TH-Aldo 的比值均大于 5。在年龄较大的儿童、青少年和成人中，可短暂或终生存在皮质醇节律异常，但一般无临床表现。最近有报道中年才开始发病的 1 型醛固酮合成酶缺乏症病例。在婴儿期

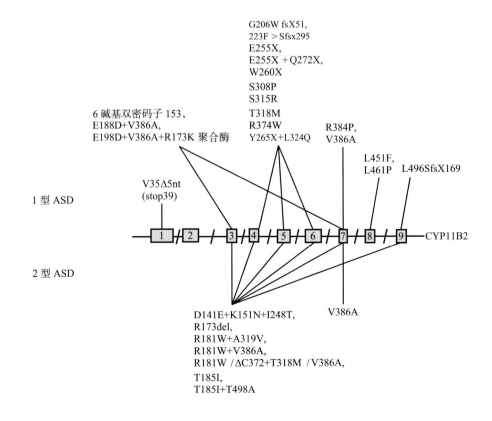

G206W fsX51,
223F > Sfsx295
E255X,
E255X +Q272X,
W260X
S308P
S315R
T318M
R374W
Y265X+L324Q

6 碱基双密码子 153,
E188D+V386A,
E198D+V386A+R173K 聚合酶

R384P,
V386A

L451F,
L461P　L496SfsX169

V35Δ5nt
(stop39)

1 型 ASD

2 型 ASD

CYP11B2

D141E+K151N+I248T,
R173del,
R181W+A319V,
R181W+V386A,
R181W / ΔC372+T318M / V386A,
T185I,
T185I+T498A

V386A

◀ 图 109-2　CYP11B2 基因的鉴别突变

CYP11B2 基因具有内含子 / 外显子结构。已发现的 1 型醛固酮合成酶缺乏症（ASD）的突变显示在基因结构的上方；导致 2 型 ASD 的突变显示在基因结构的下方

表 109-1　1 型和 2 型醛固酮合成酶缺乏症的基因突变

类型	突变	定位	参考文献
1	V35Δ5nt → stop39	外显子 1	[27]
1	W56X(c.168G>A) 和 R384X(c.1149C>T)^{CH}	外显子 1 和 7	[28]
1	6 碱基复制密码子 153	外显子 3	[29]
1	E188D 和 V386A	外显子 3 和 7	[30]
1	E198D、V386A 和多态性 R173K	外显子 3 和 7	[31]
1	G206WfsX51^{CH}	外显子 4	[32]
1	223F>Sfsx295		[33]
1	E255X	外显子 4	[34, 35]
1	E255X 和 Q272X stop	外显子 4	[36]
1	W260X stop	外显子 4	[32]
1	Y265X 和 L324Q^{CH}	外显子 4 和 6	[30]
1	S308P(c.925T>C)	外显子 5	[37]
1	S315R^{CH}	外显子 5	[32]
1	T$_3$18M		[33]
1	R374W	外显子 6	[32]
1	R384P	外显子 7	[38]
1	L451F	外显子 8	[39]
1	L461P	外显子 8	[40]
1	L496SfsX169	外显子 9	[32]
1 或 2	V386A(杂合子)	外显子 7	[35, 41]
2	R173del	外显子 3	[42]
2	R181W 和 V386A	外显子 3 和 7	[27, 43, 44]
2	R181W 和 A319V	外显子 3 和 6	[44]
2	T185I	外显子 3	[45-47]
2	R181W/ΔC372 和 T$_3$18M/V386A^{CH}	外显子 3、5 和 7	[48]
2	GC(435Gly)		[49]
2	T185I(C554T) 和 A1492G(T$_4$98A)^{CH}	外显子 3 和 9	[50]
2	D141E、K151N 和 I248T(CYP11B1 基因转换)	外显子 3 和 4	[51]

CH. 复合杂合子；

和幼儿期可使用盐皮质激素（9α- 氟氢可的松）治疗，成年后大部分可停用。在部分未经治疗的患者中，可出现自发的正常生长。现在尚未阐明为何低醛固酮血症在婴儿期比成人期更具威胁性。尤其令人费解的是，老年患者肾素分泌减少导致的低醛固酮血症具有明显临床表现，而无症状的遗传性醛固酮合成酶缺乏导致的低醛固酮血症患者，却没有低肾素低醛固酮血症的相应表现。

2. 继发性孤立性低醛固酮血症　高肾素低醛固酮血症可发生于败血症、心源性休克或肝硬化等重症患者中 [53, 54]。这些患者的皮质醇水平升高，与应激水平相当。在正常人中，连续 ACTH 刺激 48 ~ 96h 可抑制醛固酮、皮质酮和 18- 羟皮质酮水平 [55-57]。持续的 ACTH 刺激会损害醛固酮合成酶活性，这解释了该综合征的潜在机制。这些患者表现出血浆 18- 羟皮质酮与醛固酮比值升高，醛固酮对 AII 输注的反应下降。缺氧和促炎性细胞因子可能会提高循环中的心房利钠肽的浓度，这可能是抑制球状带合成醛固酮的机制之一 [58]。此外，许多危重患者可能会服用干扰醛固酮合成的药物（见后文）。高肾素低醛固酮血症也见于肾上腺转移瘤患者。

由于这种形式的低醛固酮血症无明显临床并发症，因此很少需要治疗。但是，应避免使用可能加重病情的药物或其他因素。

（三）低肾素低醛固酮血症

低肾素低醛固酮血症（syndrome of hyporeninemic hypoaldosteronism，SHH）也被称为 4 型远端肾小管酸中毒，临床上并不少见，通常发生在中老年(中位年龄 68 岁)，男性多于女性。其中 50% 的患者存在潜在的糖尿病，80% 伴有慢性肾功能不全。该病常见于肾小管间质性疾病患者，事实上在几乎所有类型的肾脏异常中都已有该病的报道 [59-62]。在 GFR 相对完好的肾脏病患者中，有 50%～70% 的 SHH 不明原因高钾 [59, 60, 62]。

SHH 患者的 PRA 和醛固酮水平较低，对激发试验无反应。高氯性代谢性酸中毒发生率约为 70%，而轻度至中度低钠血症见于约 50% 的患者。所有患者均观察到与肾功能不全程度不相称的高钾血症 [60, 62]。SHH 低肾素血症的发病机制尚不清楚，可能与球旁器损伤、交感神经功能不全、肾脏前列腺素分泌水平变化、肾素原向肾素转化受损有关[63, 64]。肾素分泌低下可能不是唯一的原因，因为某些患者的 PRA 是正常的，可能是由于钠潴留导致体液增多、肾素和醛固酮继发性抑制所致。

间质性肾炎的主要病因是泌尿生殖系统解剖异常、滥用阿司匹林或对乙酰氨基酚、高尿酸血症、肾钙质沉着症、肾结石病和镰状细胞病。其高钾血症发生较早，一般在慢性肾功能衰竭之前。糖尿病患者由于胰岛素缺乏和高血糖而易患高钾血症，而自主神经病变可能会加剧这种易感性。IgM 单克隆免疫球蛋白病与结节性肾小球硬化（浓缩功能缺陷）和低肾素低醛固酮血症有关[65]。获得性免疫缺陷综合征（AIDS）患者可继发于肾上腺功能不全或低肾素低醛固酮血症而出现持续性高钾血症。

SHH 目前尚无理想的治疗方法。大多数轻度单纯性低醛固酮血症患者不需要治疗，而严重高钾血症患者应给予治疗，降低细胞外钾负荷是控制高钾血症最有效的措施，同时减少饮食中钾的摄入。糖尿病患者的血糖长期控制平稳可降低 SHH 的风险，并且可能避免自主神经功能不全的发生。由于许多药物可以干扰肾素 - 醛固酮轴，因此避免使用这些药物是至关重要的。对于 SHH 患者和有潜在低醛固酮血症的糖尿病患者，应避免使用 β- 肾上腺素受体阻滞药、前列腺素合成酶抑制药和保钾利尿药，必须慎用钙通道阻断药、抗多巴胺药和可损害肾上腺功能的药物。服用血管紧张素转换酶（ACE）抑制剂的患者必须仔细监测血钾，避免高钾血症。长期使用肝素可使低醛固酮血症恶化[66]，并与致死性高钾血症有关。氟氢可的松 0.2mg/d，持续 2 周，通常可使 SHH 患者的血钾正常[67, 68]，但需注意钠潴留和高血压的风险。严重 SHH 时，可能需要氟氢可的松 0.1～1.0mg/d，相当于每天 200～2000μg 醛固酮。当发生钠潴留相关的并发症时，最适合使用利尿药。老年高血压、轻度肾功能不全和充血性心力衰竭患者对利尿药治疗的反应优于对盐皮质激素替代治疗的反应。由于排出尿钾是利尿药治疗目标，所选利尿药应具有强大的排钾活性。噻嗪类利尿药比袢利尿药更有效，可减少尿钠的排出。

（四）肾上腺切除术后醛固酮减少症

在单侧醛固酮瘤（Conn 综合征）患者中，对侧肾上腺球状带功能常被抑制。如果术前没有纠正慢性血容量扩张的情况，肾上腺切除术后患者可能出现持续数天至数周的严重高钾血症和低血压。由于螺内酯的半衰期很长，术前使用螺内酯可能会加重这种情况，因此术前应该停用 2～3d。约 5% 的原发性醛固酮增多症伴长期球状带功能不全患者，在肾上腺切除术后可持续发生低醛固酮血症和高钾血症[69]。肾上腺切除术后发生高钾血症的预测因素包括术前 GFR 降低、血清肌酐升高，以及肌酐和尿微量白蛋白水平升高[69]。

（五）药物致醛固酮分泌低下

环孢素、肝素钠和钙通道阻断药可特异性地抑制肾小球球状带产生醛固酮。环孢素能阻断血管紧张素 Ⅱ 介导的醛固酮生成，还可能通过影响肾上腺皮质细胞蛋白合成进而抑制类固醇的生成[70]。另外，环孢素和他克莫司（FK506）能在不影响醛固酮合成的情况下抑制 MR 转录活性[71]。硫酸化糖胺聚糖（如肝素钠）对球状带有直接的毒性作用，影响醛固酮的生物合成。长期使用肝素钠可引起严重的低醛固酮血症及高钾血症[72]，表现为高肾素低醛固酮血症和球状带萎缩。肝素钠最低毒性剂量尚不清楚，当剂量低至 20 000U/d 连续用 5d，即可减少醛固酮分泌。其致病因素似乎是防腐剂氯丁醇，而不是肝素分子本身。临床上肝素钠致低醛固酮血症虽不常见，但因其可逆性和致命性，都应该引起重视。

钙通道阻断药可抑制醛固酮生成，在某些临床条件下可通过抑制钙内流而减少醛固酮的分泌。β 受体阻滞药和前列腺素合成酶抑制药是引起低肾素低醛固酮血症的常见原因。β 受体阻滞药可抑制球旁器的肾素分泌，而前列腺素合成酶抑制药主要抑制环氧合酶阻断肾素释放。血管紧张素转换酶抑制药和保钾利尿药可引起低醛固酮血症而导致高钾血症，其中螺内酯具有双重作用：作为 MR 拮抗药，并且能抑制醛固酮的生物合成。氨苯蝶啶通过对非醛固酮介导的远端肾小管交换位点的直接作用引起钾潴留。阿米洛利作用于上皮细胞膜的管腔表面，可阻断钠通道，减少钠的吸收和钾的分泌。损害肾上腺功能的药物越来越多地用于乳腺癌的激素治疗和库欣综合征的药物治疗中，大多数可引起低醛固酮血症。氨鲁米特、甲吡酮、米托坦和曲洛司坦可阻断盐皮质激素、糖皮质激素和肾上腺源性性激素的各种酶的环节，低剂量使用这些药物可能不会引起高钾血症，因为醛固酮前体如去氧皮质酮可提供必要的盐皮质激素活性。影响多巴胺系统的药物也可以引起醛固酮分泌的显著改变。一般认为多巴胺对醛固酮具有抑制作用，而多巴胺激动药如溴隐亭在某些生理情况下可能减少醛固酮分泌。

三、醛固酮作用障碍：盐皮质激素抵抗

盐皮质激素抵抗指的是即使盐皮质激素浓度正常甚至升高，靶组织对醛固酮均无反应。该疾病的分类一直令人困惑，但是大量分子机制的阐明已经使该疾病变得清晰。假性醛固酮减少症（pseudohypoaldosteronism，PHA）的两种主要类型符合盐皮质激素抵抗的标准。

（一）假性醛固酮减少症 1 型

假性醛固酮减少症是一种罕见的遗传性的失盐综合征，最早由 Cheek 和 Perry 于 1958 年报道婴儿期由于肾小管对盐皮质激素的反应缺陷[73]导致患者在新生儿期出现脱水、低钠血症、低钾血症、代谢性酸中毒和发育不良，但肾小球滤过率、肾功能和肾上腺功能正常[74]，因此，当患者肾素和血浆醛固酮水平明显升高而对盐皮质激素治疗无效时，应考虑 PHA。

根据其独特的生理和遗传特征，1 型 PHA 可分为两种不同的类型：以 AD 方式遗传的肾脏病变（又称为肾型 PHA1）和以 AR 方式遗传的 PHA（又称为多脏器型 PHA1）。新发病例的报道罕见。AD 型的病情通常较轻，一般在发病后几年内可自行好转，因此可以终止治疗。AD 型的成年患者除了肾素、A Ⅱ 和醛固酮水平可能终生升高外，在临床上与无突变的野生型亲属难以区分。然而，有研究认为，这种看似良性的 AD 型在以前的年代可能是一种致命的新生儿疾病，因此阻止了疾病等位基因的传播[75]。据估计，AD 型的患病率大约是每 80 000 个新生儿中有 1 个[76]。而 AR 型是一种多脏器疾病，盐皮质激素抵抗常累及肾脏、汗腺、唾液腺和结肠

黏膜[77]。与 AD 型不同的是，AR 型不会随着年龄的增长而自行好转[78]，反而随着成年期持续病情加重。由于钠的重吸收与钾和氢离子的分泌有关，因此患者经常表现为钾和氢离子的排泄减少、钠的吸收减少，引起钾离子和氢离子在体内积累，最终导致高钾血症和代谢性酸中毒。此外，血容量减少导致肾素 - 血管紧张素 - 醛固酮轴的激活。

AD 型 PHA 的发病机制是基于 MR 中不同杂合子失活性突变所致（表 109-2）[79-96]。尽管最近报道了一例有两个杂合子失活性突变的病例，但通常 MR 基因的一个等位基因突变就足以导致男性的肾脏表型[83]。相反，MR 基因敲除的小鼠表现为低钠血症、高钾血症、肾素 - 血管紧张素 - 醛固酮轴的强烈激活，肾脏和结肠的 ENaC 活性显著下降，如果不使用等渗性 NaCl 溶液，小鼠会在出生后第 8～13 天死亡[97]。相比之下，杂合子 MR 基因敲除的小鼠生长繁殖正常，没有失盐表现。人和小鼠之间的这种差异可能是新生儿肾脏成熟度的差异造成的。然而，人类中只报道过杂合子失活性突变，这表明纯合子状态在胚胎学上可能是致命的。一个等位基因的丢失导致单倍体功能不全，足以使 AD 型 PHA 出现临床症状，从而强调了大量 MR 蛋白水平的重要性，尤其是在新生儿期。

迄今为止，AD 型 PHA 患者中已有超过 55 个突变的 MR 基因被报道（表 109-2 和图 109-3），包括错义、无义、移码和剪接位点突变及整个基因的缺失。当同时考虑两个等位基因时，MR 功能丢失50% 就足以引起 PHA。突变可能导致翻译的提前终止和 MR 截断，也可能导致 MR 活性的缺陷（配体结合域或 DNA 结合域的丢失）或引起核质穿梭的中断、某些募集转录共调节因子的改变、MR 与靶启动子的相互作用等[92]。目前尚不能在分子水平上解释婴儿期后的临床改善，这 3 个 ENaC 基因亚基的多态性可能与此有关，但候选基因可能是泛素蛋白连接酶 NEDD4 和丝氨酸 - 苏氨酸激酶 WNK1 和WNK4。

Cheek 和 Perry 于 1958 年[73]报道的患者最近才被鉴定为杂合子错义突变（c.2813T > G），导致了第 938 位亮氨酸被精氨酸取代，从而干扰和扩大了配体结合位点[94]。1998 年[88]，Geller 等描述了PHA 患者的 MR 基因的前 4 个突变：在 2 号外显子

表 109-2　常染色体显性假低醛固酮血症患者的盐皮质激素受体突变

（续表）

突　变	定　位	参考文献
c.215G>C（翻译起始部位的 -2in Kozak seq.）	内含子 1	[79]
c.754A>G(Ile180Val)	外显子 2	
c.938C>T(Ala241Val)	外显子 2	
c.304_305delGC(p.A102fsX103)	外显子 2	[80]
c.402T>A(Y134X stop) 无义	外显子 2	[81]
c.488C>G(S163 stop) 无义	外显子 2	[82]
杂合子 c.497_498delCT 和杂合子 c.2418G>A(p-Ser166X 和 p-Trp806X)	外显子 2 和 6	[83]
del8bp537; 移码	外显子 2	[84]
c.603delA(p.T201fsX34)	外显子 2	[80]
c.981delC(p.Ser328 移码)	外显子 2	[85]
c.1029C>A(Tyr343stop); 无义	外显子 2	[85, 86]
c.1131dupT(E378X stop)	外显子 2	[87]
ΔG1226; 移码导致提前终止密码子	外显子 2	[88]
c.1308T>A(C436stop); 无义	外显子 2	[89]
InsT1354; 移码	外显子 2	[84]
ΔT1597; 移码导致提前终止密码子	外显子 2	[88]
InsA1715(Y503Xstop); 杂合子	外显子 2	[75]
c1831C>T(R537stop); 无义	外显子 2	[88]
c.1679G>A(pTrp560Xstop)	外显子 2	[85]
c.1757+1G>A; 位点	内含子 B	[86]
c.1984C>T(Arg590Xstop), 杂合子	外显子 3	[75]
c.1768C>T(pArg590Xstop)	外显子 3	[85]
c.1811delT(pLeu604 移码)	外显子 3	[85]
c.2119G>A(G633R); 错义	外显子 3	[84]
c.2157C>A(Cys645stop); 无义	外显子 4	[84]
c.1934G>C (pCys645Ser)	外显子 4	[85]
c.1951C>T(R651X)	外显子 4	[80]
c.1954C>T(Arg652stop); 无义	外显子 4	[85, 86]

突　变	定　位	参考文献
c.1977A>C(pArg659Ser)	外显子 4	[85]
c.2017C>T(R673Xstop)	外显子 5	[87]
c.2020A>T(pLys674Xstop)	外显子 5	[85]
c.2020A>T(pLys674Xstop)	外显子 5	[87]
c.2125delA, 移码 T709 导致 L772Xstop	外显子 5	[81]
c.2125delA, 移码 T709 导致 L772Xstop	外显子 5	[90]
c.2275C>T(pPro759Ser)	外显子 5	[85]
c.2306_2307inv(pLeu769Pro)	外显子 5	[85]
c.2310C>A(p.Asn770Lys); 错义	外显子 5	[85, 86]
c.2549A>G(Q776R); 错义	外显子 5	[84]
c.2581G>A; 剪接改变 - 无义, 杂合子	外显子 5	[75]
ΔA; 异常剪接	外显子 5	[88]
c.2413T>C(pSer805Pro)	外显子 6	[85]
c.2445C>A(pSer815Arg)	外显子 6	[85]
c.2669C>T or c2453C>T(S818L); 错义, 杂合子	外显子 6	[75, 87]
InsA2681(fsH821); 移码, 杂合子	外显子 6	[75]
c.2511-2A>C	外显子 6	[91]
c.2527T>C(p.Ser843Pro)	外显子 7	[92]
c.2543T>C(p.Leu848Pro)	外显子 7	[92]
c.2630T>C(p.Leu877Pro)	外显子 7	[92]
c.2771T>C(L924P); 无义	外显子 8	[93]
c.2779+1G>A(异常剪接)	外显子 8	[85]
c.2813T>G(L938R)	外显子 9	[94]
c.2839C>T or c.3055C>T (R947Xstop)	外显子 9	[80, 92, 95]
InsC2871; 从密码子 958 移码	外显子 9	[87、96]
c.3115C>T(Q967stop), 杂合子	外显子 9	[75]
c.2915A>G(E972G)	外显子 9	[87]
c.3158T>C(L979P); 错义	外显子 9	[84]

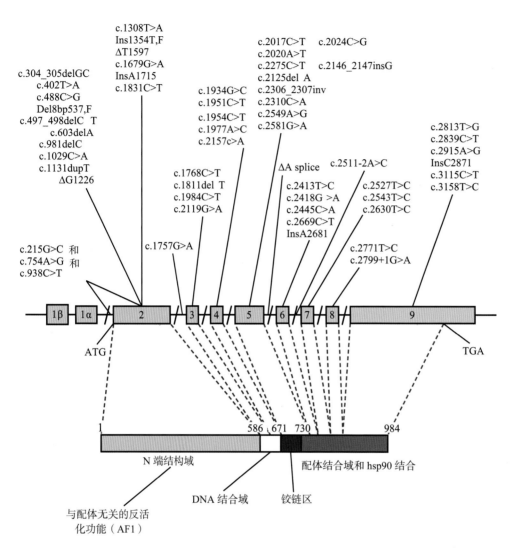

◀ 图 109-3　识别 *MR* 基因突变

MR 基因以其内含子 / 外显子结构表示。8 个外显子（2-9）作为功能域代码，如图中氨基酸序列所示。翻译起始位点（ATG）和翻译终止密码子（TGA）如图所示

有 2 个单碱基对（ΔG1226 和 ΔT1597）发生突变导致移码和过早终止密码子，在 2 号外显子的一个无义突变（C1831T，R537stop）导致过早终止密码子，5 号内含子单碱基对缺失导致剪切位点的删除。一例患者的 *MR* 基因被报道有 3 个突变；起始密码子之前 2 号外显子上的一个突变（G215C），可能会导致 MR 翻译效率的改变，2 号外显子上的两个突变（A754G 和 C938T）可能影响 MR 的反激活功能。虽然这 3 种突变都没有造成严重的破坏，但这 3 种多态性的结合似乎有效地降低了 MR 的翻译和功能，从而导致 PHA 的临床症状。迄今，在外显子 2 中只有移码、剪接位点和无义突变被报道，这表明影响 N- 末端结构域的错义突变不足以影响 MR 功能，使其出现明显临床表现[76]。在 3 个不相关的 AD 型 PHA1 家族中，发现 *MR* 基因的第 9 外显子 R947X 突变导致配体结合能力降低[95]，该作者证明了在这

3 个家族中的 R947X 突变缺乏奠基者效应，并提出该突变可能是 1 型 PHA 中功能缺失的研究热点[95]。1 型 PHA 患者大型队列中，68% 的突变是显性遗传的，而 18% 是新生突变[85]。

另外，与 α 亚基上的纯合子失活性突变相比，*ENaC* 基因上的 β 亚基与 γ 亚基在较小程度上解释了 AR 型 PHA。只在 Liddle 综合征 *ENaC* 基因的 β 亚基和 γ 亚基中发现了差异不大的突变，这就是 Liddle 综合征相反的表现型，而 AR 型 PHA 可表现为 3 种 ENaC 亚基中的任何一个的突变。此外，在 PHA 患者中 ENaC 的羧基端没有突变（表109-3）[98-118]。ENaC 活性的普遍丧失会导致肾性盐耗，除此之外，还会导致反复的呼吸道感染和新生儿呼吸窘迫、胆石症和羊水过多。令人惊讶的是，在这些患者中没有结肠表型的描述，尽管 ENaC 在这个位点有表达和活性。

Chang 等[78] 发现前两个涉及 ENaC 的 α 亚基的突变可导致 PHA。68 号密码子上 2 个碱基对的缺失产生了一个移码突变，从而破坏了第一个跨膜结构域之前的蛋白质。α 亚基的另一个突变是在密码子 R508 上的单碱基替换，通过在细胞外结构域中引入过早的终止密码子来截断第二个跨膜结构域之前的 α 亚基。在随后的几年中，陆续发现了数个错义突变、移码突变以及复合杂合突变（表 109-3）。一些突变位于细胞外环的第一个或第二个富含半胱氨酸盒里[99, 100]，这些半胱氨酸参与二硫键的形成和细胞表面通道运输。

Chang 等[78] 报道了 β 亚基的一个点突变（G37S），该突变位于 ENaC 基因家族所有同源成员的第一个跨膜区域之前的门控通道内。这种 β 亚基的突变可以降低 ENaC 活性但不会使其完全失活。最近报道突变可导致胞外环和蛋白 C 末端的缺失[110]，或可删除 β 亚基部分启动子区[113]。

Strautnieks 等[117] 鉴定了 ENaCγ 亚基的突变并进一步阐明了 PHA 的 AR 型原因。2 号内含子的突变涉及位于外显子 3 之前的 3′ 受体剪接位点，并产生两种不同的 mRNA 产物，其中一个 mRNA 产物显示在紧邻跨膜结构域的细胞外环中，一个高度保守的氨基酸三联体 LysTyr-Ser 被天冬酰胺取代。另一个 mRNA 产物在 134 氨基酸处被截短，导致细胞外环缺失。Adachi 等[118] 报道了 γ 亚基上复合杂合突变，包括 12 号外显子的移码突变导致 597 位过早出现终止密码子，以及 11 号内含子突变导致异常剪接并抑制了正常的 mRNA 转录。

α-ENaC 基因敲除小鼠出生后活动能力差、食欲不振，且在最初两天内由于肺水肿和电解质紊乱而死亡[119]。有趣的是 β-ENaC 和 γ-ENaC 基因敲除小鼠出生时肺液清除延迟，但无呼吸窘迫综合征，说明 α-ENaC 基因对于小鼠出生后的肺液清除和肺部发育成熟是至关重要的。本例死亡原因为高钾血症和代谢性酸中毒。迄今，AR 型 PHA 患者中新生儿呼吸窘迫综合征报告仅有 2 例，但是肺部的症状在出生后几个月就已经出现了。此外，在男性中不同的 ENaC 亚基突变没有表型差异。这种 ENaC 功能的物种特异性差异至今无法解释。

1 型 PHA 患者盐皮质激素治疗效果不佳，因此标准治疗包括补充氯化钠（2～8g/d）和阳离子交换树脂以纠正体内生化紊乱。如出现严重的高钾血症则需要腹膜透析。在一些 PHA 的病例中报道过高尿钙，通常推荐吲哚美辛或氢氯噻嗪治疗。吲哚美辛通过降低肾小球滤过率或抑制前列腺素 E2 对肾小管的作用而起作用[120]，可以减少多尿、钠流失和高尿钙。氢氯噻嗪作为一种排钾利尿药可用于降低高钾血症，还可在 PHA 患者中减少高钙尿[120]。

在 AD 型或肾型 PHA1 患者中，PHA 的症状和体征随着年龄的增长而减轻，因此当患者几岁时一般就可以停止治疗。然而，这些患者通常在生命的前 2～3 年需要补充盐。然而在 AR 型或多脏器 PHA1 患者中，通常对氯化钠补充治疗或降血钾药物产生耐药性，这甚至可能导致婴儿因高钾血症死亡。多脏器型 PHA 患者在饮食中通常需要非常高的食盐量（高达每天 45gNaCl）[121]。然而，最近在一例患有严重失盐综合征的早产儿患者身上发现 α 亚基编码基因上的纯合错义突变（c.727t > C/p.Ser243Pro），该患儿经过 6 个月治疗后病情迅速好转，然而该患者足月出生且具有相同纯合突变的兄弟姐妹并没有出现肾性失盐的症状，这表明 ENaC 活性对于维持早产儿未成熟肾脏的盐平衡至关重要[103]。

甘珀酸是甘草中甘草次酸的衍生物，已成功用于肾型 PHA1 患者减少高盐饮食。甘珀酸可抑制 11β- 羟类固醇脱氢酶 2（11β-HSD2）活性，允许未代谢的皮质醇以类似醛固酮的方式结合并激活 MR[6, 122]。然而，由于 PHA 未涉及受体及受体后缺陷，因此不清楚为什么在这种情况下抑制 11β-HSD2 有效。1997 年 Hanukoglu 等[122] 进行的一项研究（以及另一个病例观察）显示，甘珀酸治疗对多脏器 PHA1 型患者没有任何改善。

（二）假性醛固酮缺乏症 2 型

2 型 PHA，又称为 Gordon 综合征，但现在看来是用词不当。Gordon 综合征[123] 患者具有一些与 1 型 PHA 患者相同的特征，特别是高钾血症和代谢性酸中毒，但前者表现为盐潴留伴轻度高血压、PRA 被抑制，而非失盐表现。在一小部分患者中这种情况可以通过丝氨酸苏氨酸激酶家族（WNK1 和 WNK4）蛋白的功能获得性突变来解释，导致皮质和髓质集合管中噻嗪敏感型 Na^+–Cl^- 共转运体（NCCT）活性增强，导致远端肾单位盐重吸收增

表 109-3 常染色体隐性遗传的假性醛固酮缺乏症患者的 ENaC 突变

ENaC 亚基	突 变	定 位	参考文献
α	Cys63 stop	外显子 2	[98]
α	I68 移码	外显子 2	[78]
α	C133Y; 错义突变	外显子 2	[99, 100]
α	c.301C>A (Gln101Lys)	外显子 3	[101]
α	Pro197Ala *fs**9 stop	外显子 3	[98]
α	c.1052+2dupT	内含子 3	[102]
α	Ser243Pro (c.727T>C)	外显子 4	[103]
α	Val248 stop	外显子 4	[98]
α	c.814_815insG	外显子 4	[104]
α	c.684+2 T>A	内含子 4	[105]
α	Gly327Cys; 错义突变		[106]
α	T447; 移码	外显子 8	[107]
α	c.1311delG 和 c.1439+1G.C [CH]	外显子 8 和内含子 9	[104]
α	c.1361−2A>G	内含子 8/ 外显子 9	[98]
α	Arg448Ile *fs**13stop	外显子 10	[98]
α	S483; 移码	外显子 10	[108]
α	R492 stop; 无义突变	外显子 10	[98, 109]
α	R508 stop; 无义突变	外显子 11	[78, 110, 107]
α	R56 stop 和 R139 缺失 [CH]	外显子 2 和 3	[110]
α	T168 和 F435 移码 [CH]	外显子 3 和 8	[110]
α	S243 和 S483 移码 [CH]	外显子 4 和 10	[108]
α	S562L 错义突变和 S483 移码 [CH]	外显子 13 和 10	[108]
α	c.1678G>A		[111]
α	c.1684T>C (S562P)	外显子 13	[112]
α	c.1621C>T/p; 无义突变和 Arg508stop		[86]
β	启动子缺失	5′-UTR	[113]
β	G37S	外显子 2	[114]
β	T216 和 D305 移码 [CH]	外显子 3 和 5	[110]
β	p.Glu217 和 p.Tyr306 移码	外显子 4 和 6	[115]
β	c.637C>T/p; 无义突变和 Gln213stop		[86]
β	C1266−1G>C	内含子 8	[116]
β	5′ss g →位点缺失	内含子 12	[107]
γ	KYS106−108 → N 和 134 stop	内含子 2	[117]
γ	c.1318C>T/p; 无义突变和 Arg440stop		[86]
γ	V543 移码和 1570−1G →内含子 11 的受体剪接位点 [CH]	外显子 12 和内含子 11	[118]

CH. 复合杂合子

加，而与体液容量状态无关。WNK4 是 NCCT 的负性调节因子，WNK1 减弱了 WNK4 对 NCCT 的抑制作用 [124]。最近对无 WNK 突变的独立 2 型 PHA 病例的测序，在 41 个家族中发现 KLHL3（隐性或显性）或 CUL3（显性新生的）突变。CUL3 和 BTB-Kelch 蛋白（如 KLHL3 等）是 Cullin/RING E3 连接酶复合物的组成部分，即在 NCCT 位点表达的 Kelch 螺旋桨结构域结合的泛素化底物 [125]。这种情况与 Gitelman 综合征完全相反，但不是真正的 PHA 类型。

（三）假性醛固酮缺乏症 3 型

3 型 PHA 通常是一种获得性的、短暂的盐皮质激素抵抗，见于有潜在肾脏疾病（包括梗阻和感染）的患者，以及通过肠道或皮肤大量流失盐分的患者。GFR 降低是 3 型 PHA 的一个特征。尽管 TGF-β 介导的醛固酮抵抗被认为是一个潜在的因素，但原因尚不清楚。

第 110 章　嗜铬细胞瘤
Pheochromocytoma*

Karel Pacak　Henri J.L.M.Timmers　Graeme Eisenhofer　**著**

于静雯　全会标　**译**

要　点

◆ 嗜铬细胞瘤和副神经节瘤是高度凶险的神经内分泌肿瘤，手术通常可以治愈；但如果错过手术，可能会有致命的后果。

◆ 嗜铬细胞瘤和副神经节瘤的生化检测应包括一种或两种血浆游离或尿分馏甲氧基肾上腺素类物质，后续测试需首先区分真阳性和假阳性，以确保会导致假阳性的原因被排除，后续检测可包括可乐定抑制试验。

◆ 嗜铬细胞瘤或副神经节瘤的影像定位应首选计算机断层扫描或磁共振成像。

◆ 大于 30% 的嗜铬细胞瘤和副神经节瘤可归因于至少 11 种不同的肿瘤易感基因突变，因此，无论是否有家族史或综合征特点，均需考虑存在潜在的基因突变。

◆ 遗传性嗜铬细胞瘤和副神经节瘤的临床表现取决于潜在的基因突变，所有已确定易感突变或遗传性综合征的患者应定期监测其易患肿瘤（延伸至除嗜铬细胞瘤和副神经节瘤以外的肿瘤）。

◆ 只有在阻断儿茶酚胺的作用后，嗜铬细胞瘤或有激素分泌功能的副神经节细胞瘤患者才能进行手术，通常使用 α 肾上腺素受体拮抗药（如酚苄明）7～14 天，以使血压正常。

◆ 所有手术治疗的嗜铬细胞瘤和副神经节瘤患者都应随访生化指标，以确认手术干预是否成功，后续需针对肿瘤的复发及转移进行随访。

◆ 对于转移性嗜铬细胞瘤目前还没有有效的治疗（常与 SDHB 基因突变有关），尽管根据症状可选择一些可缓解病情的治疗（如减瘤手术、131I-MIBG 放疗、CVD 化疗）。

嗜铬细胞瘤是一种罕见且危险的可分泌儿茶酚胺的肿瘤，如果未及时诊断治疗，几乎是致命的 [1-3]。及时的诊断对于有效的治疗至关重要，大多数患者可通过手术切除治愈。因此，对临床医生来说，根据临床表现和位置，首先考虑到该肿瘤是非常重要的。该肿瘤临床表现多样，类似多种情况，常导致误诊 [1]。尸检研究表明，大量的嗜铬细胞瘤患者死亡时仍未确诊，高达 50% 未被发现的肿瘤可能导致了患者的死亡 [4]。近年来随着生化诊断、定位和手术技术的进步，以及对嗜铬细胞瘤病理生理学和基因遗传学的进一步了解，导致了其在早期诊断、管理策略和治疗方式上有所改变。

嗜铬细胞瘤 80%～85% 起源于肾上腺髓质嗜铬组织（也称为肾上腺副神经节瘤），15%～20% 起源

---

*. 本章中带有背景色突出显示的部分为儿童内分泌相关内容。

于肾上腺外嗜铬组织。起源于肾上腺外嗜铬组织的通常称为副神经节瘤。副神经节瘤分为两组：①由头颈部副交感副神经节引起的肿瘤，也称为血管球瘤（如颈动脉血管球、颈静脉血管球、鼓室血管球和迷走血管球）；②由交感源性嗜铬组织引起的肿瘤（通常特指肾上腺外嗜铬细胞瘤）。肾上腺外嗜铬细胞瘤主要起源于腹部交感神经节附近的嗜铬组织，较少发生于盆腔，极少发生于胸腔（2%）（图110-1）。腹部肾上腺外嗜铬细胞瘤常起源于肠系膜下动脉起点周围的嗜铬组织，称 Zuckerkandl 体[1]。肾上腺和肾上腺外副神经节瘤存在相似的组织病理学特征。

大多数嗜铬细胞瘤是散发的，但根据最新报道，高达 35% 的病例为家族性的。散发的嗜铬细胞瘤常为单发且单侧病变，家族性的嗜铬细胞则常为多发和双侧病变[1, 5]。

一、历史

嗜铬细胞瘤这个名称由 Pick 于 1912 年提出[6]，来自希腊语 phaios（昏暗）和 chroma（颜色）。因

用铬盐处理时肿瘤会发生染色。1886 年 Frankel 首次诊断嗜铬细胞瘤[7]，他在对一名 18 岁猝死女孩的尸检中发现双侧肾上腺肿瘤。肾上腺外嗜铬细胞瘤于 1908 年由 Alezais 和 Peyron 首次报道[8]。1926年法国的 Roux 和 1927 年美国的 C.H.Mayo 首次成功切除了嗜铬细胞瘤[9, 10]。1936 年，Kelly 和同事从嗜铬细胞瘤中分离出了肾上腺素[11]，直到 von Euler 及其同事于 1946 年，以及 Holtz 及其同事于1947 年，才分别报道了人体内去甲肾上腺素的发现[12-14]。1949 年，Holton[15] 首次证明嗜铬细胞瘤中存在去甲肾上腺素。Kvale 及其同事于 1956 年报道了首批使用药物阻断后的成功外科切除术[16]。

根据不同的回顾和统计分析，在不同程度的持续性高血压患者中，嗜铬细胞瘤占 0.05%～0.1%[1, 5, 9]；然而，这其中只包含约 50% 的嗜铬细胞瘤患者，约半数嗜铬细胞瘤患者表现为阵发性高血压或血压正常。此外，尽管嗜铬细胞瘤在持续性高血压患者中的发病率很低，但必须关注到目前西方国家持续性高血压的成人患病率高达 30%～40%[17]。在西方国家，嗜铬细胞瘤的患病率估计在 1∶4500～1∶1700，普通人群每年每 100 万人中有 3～8 例嗜铬细胞瘤[18]。嗜铬细胞瘤在任何年龄均可发病，但多数患病年龄为 40—60 岁，男女患病率相同。

二、儿茶酚胺的合成、释放和代谢

嗜铬细胞瘤可合成、储存和分泌儿茶酚胺。需认识到嗜铬细胞瘤也代谢儿茶酚胺，代谢过程比分泌过程更为持续[19]。没有认识到这一关键特征可能是由于对儿茶酚胺储存和代谢的错误观念，例如普遍认为儿茶酚胺的代谢是发生在释放之后的。实际上，大量儿茶酚胺的代谢是发生在其合成的细胞中，这独立于儿茶酚胺的释放。

（一）生物合成

儿茶酚胺的合成以酪氨酸为原料，酪氨酸来自膳食或肝脏苯丙氨酸的羟基化。L- 酪氨酸通过酪氨酸羟化酶（TH）转化为二羟基苯丙氨酸（多巴）（图110-2）。因此，儿茶酚胺的组织来源主要取决于这种酶，这种酶主要局限于中枢神经系统的多巴胺能

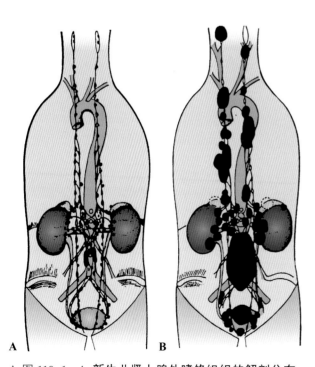

▲ 图 110-1　A. 新生儿肾上腺外嗜铬组织的解剖分布；B.1965 年以前，文献报道的肾上腺外嗜铬细胞瘤的位置

引自 Coupland R. The natural history of the chromaffin cell, Essex, UK：Longsman Green, 1965.

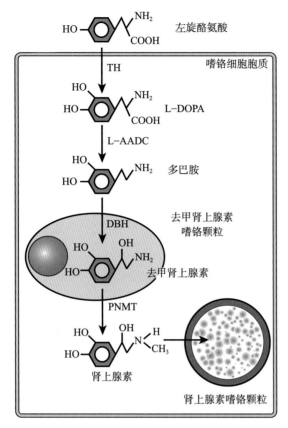

▲ 图 110-2　肾上腺嗜铬细胞儿茶酚胺生物合成途径

DBH. 多巴胺 -β- 羟化酶；L-AADC. L- 芳香族氨基酸脱羧酶；PNMT. 苯乙醇胺 N- 甲基转移酶；TH. 酪氨酸羟化酶

和去甲肾上腺素能神经元，以及肾上腺髓质和外周副神经节的交感神经和嗜铬细胞。

α- 甲基 -L- 酪氨酸或甲基酪氨酸（Demser）是酪氨酸的类似物，可抑制 TH，从而减少儿茶酚胺的储存。这种药有时用于嗜铬细胞瘤患者（尤其是有广泛转移的患者）或高儿茶酚胺水平患者的术前准备。

多巴被芳香族 L- 氨基酸脱羧酶脱羧，生成多巴胺。大量多巴胺以儿茶酚胺终产物的形式在外周胃肠道和肾脏的非神经细胞中合成 [20]。尿中的多巴胺主要源于肾脏循环中摄取的多巴的脱羧作用。因此，以尿液分泌的多巴胺作为嗜铬细胞瘤的临床标志物是不可靠的。

在去甲肾上腺素能神经元和嗜铬细胞中生成的多巴胺，通过多巴胺 -β- 羟化酶（DBH）转化为去甲肾上腺素。

在肾上腺髓质的嗜铬细胞，去甲肾上腺素被细胞质中的苯乙醇胺 N- 甲基转移酶（PNMT）代

谢形成肾上腺素。肾上腺素被转移到嗜铬颗粒内储存，等待释放。

由于 PNMT 的表达依赖于高浓度的糖皮质激素，能生成大量肾上腺素的嗜铬细胞瘤通常位于肾上腺，而肾上腺外的嗜铬细胞瘤通常只产生去甲肾上腺素。缺乏 PNMT 和 DBH，主要生成多巴胺的嗜铬细胞瘤是非常罕见的。多巴胺在肾上腺外副神经节瘤患者中更为常见。

（二）储存和释放

两种囊泡单胺转运蛋白促进儿茶酚胺转运到囊泡颗粒中储存。值得注意的是，储存儿茶酚胺的囊泡不是静态单纯地等待胞吐信号而释放。相反，儿茶酚胺的储存囊泡与周围的细胞质处于高度动态平衡状态，儿茶酚胺被动从囊泡中漏入细胞质，在囊泡单胺转运蛋白的作用下，主动向囊泡内转运达来到平衡 [19]。

在儿茶酚胺颗粒的酸性环境中，同时还存在腺苷三磷酸（ATP）、肽类和蛋白质，最为人知的是嗜铬粒蛋白，嗜铬粒蛋白是分泌囊泡中普遍存在的成分，它们在内分泌组织中广泛存在，使得它们在血浆中的测定成为神经内分泌肿瘤（包括嗜铬细胞瘤）有用的，但相对非特异性的标志物。

（三）摄取和代谢

儿茶酚胺代谢酶在细胞内，因此在细胞外的儿茶酚胺，限制其寿命的主要机制为通过主动转运被摄取，而不是酶降解 [21]。转运蛋白属于两个家族，主要位于神经元内和神经元外，以便摄取儿茶酚胺。在神经元内，去甲肾上腺素转运蛋白是使交感神经信号传导快速终止的主要机制，而在神经元外的转运蛋白发挥限制信号传播以及清除血中的儿茶酚胺的作用。交感神经释放的去甲肾上腺素，约 90% 被神经元再摄取，5% 被神经元外组织摄取，5% 进入血液。相反，从肾上腺直接释放到血液中的肾上腺素，神经元外单胺转运体清除可达 90%，其中肝脏起主要作用。这些高效的转运过程意味着儿茶酚胺能迅速从血液中清除，循环半衰期＜ 2min。

儿茶酚胺释放后可产生一系列不可逆的摄取、代谢失活过程。代谢通过多种酶催化，并产生多种

代谢物（图 110-3）[22]。在单胺氧化酶（MAO）的脱氨基作用下，儿茶酚胺生成活性醛类中间代谢产物，进一步代谢为脱氨酸（通过醛脱氢酶）或脱氨醇（通过醛类还原酶或醛糖还原酶）。去甲肾上腺素和肾上腺素主要通过脱氨基代谢为 3,4- 二羟丙甘醇（DHPG），而多巴胺主要通过脱氨基作用代谢为 3,4- 二羟苯乙酸（DOPAC）。

儿茶酚胺 -O- 甲基转移酶（COMT）是儿茶酚胺代谢的第二个主要途径：催化多巴胺 O- 甲基化生成甲氧酪胺，催化去甲肾上腺素生成甲氧基去甲肾上腺素，催化肾上腺素生成甲氧基肾上腺素。COMT 不存在于产生儿茶酚胺的神经元中，此类神经元含有大量的 MAO，但 COMT 与 MAO 一起存在于大多数神经元外组织中。COMT 的膜结合异构体对儿茶酚胺类有很高的亲和力，在肾上腺嗜铬细胞和嗜铬细胞瘤的肿瘤细胞中大量存在[23]。由于酶表达的差异，神经元、肾上腺髓质及嗜铬细胞瘤细胞产生的儿茶酚胺遵循不同的神经元和神经元外代谢途径（图 110-4）。

在交感神经产生的去甲肾上腺素的代谢过程中，神经元途径代谢比神经元外途径重要（图 110-4）。原因有两个方面，首先，交感神经释放的去甲肾上腺素更多地被神经元摄取，而不是被神经元外摄取；其次，在静息状态下，神经元内代谢的去甲肾上腺素更多来自储存囊泡的渗漏，而非胞外释放后再摄取。因此，体内产生的大多数去甲肾上腺素最初都在神经元内脱氨代谢为 DHPG，主要来自储存囊泡渗漏或释放后再摄取。

甲氧基去甲肾上腺素和甲氧基肾上腺素仅在神经元外少量生成，最大的来源是肾上腺嗜铬细胞，占循环中甲氧基肾上腺素的 90% 以上，以及甲氧基去甲肾上腺素的 24%～40%[24]。在肾上腺内，甲氧基去甲肾上腺素和甲氧基肾上腺素的生成与交感神经中的 DHPG 相似，由去甲肾上腺素和肾上腺素从储存颗粒中渗漏入嗜铬细胞胞质后生成的。

由 DHPG 与甲氧基肾上腺素产生的 MHPG，在乙醇脱氢酶和乙醛脱氢酶的先后作用下代谢为香草扁桃酸（VMA）。前一种酶主要位于肝脏。因此，体内 VMA 至少 90% 产生于肝脏，主要通过肝脏摄取和代谢血循环中的 DHPG 和 MHPG 来实现[25]。

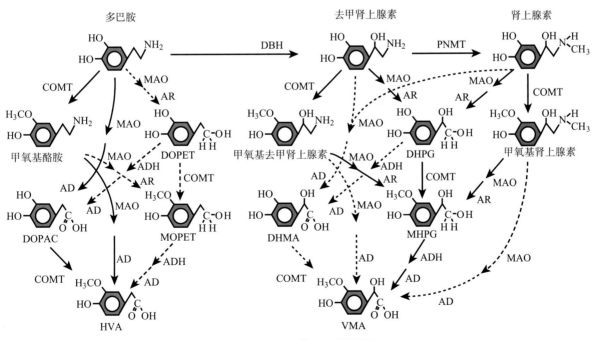

▲ 图 110-3　儿茶酚胺代谢途径

每一条途径的酶如箭所示，实线箭表示主要途径，然而虚线箭表示次要途径。硫酸盐结合途径未显示。AD. 醛脱氢酶；ADH. 醇脱氢酶；AR. 醛糖或醛还原酶；COMT. 儿茶酚胺 O- 甲基转移酶；DBH. 多巴胺 -β- 羟化酶；DHMA. 3,4- 二羟基扁桃酸；DHPG. 3,4- 二羟基苯基乙二醇；DOPAC. 3,4- 二羟苯乙酸；DOPTE. 3,4- 二羟苯乙醇；HVA. 高香草酸；MAO. 单胺氧化酶；MHPG. 3- 甲氧基 -4- 羟基苯乙二醇；MOPET. 3- 甲氧基 -4- 羟基苯乙醇；PNMT. 苯乙醇胺 N- 甲基转移酶；VMA. 香草基扁桃酸

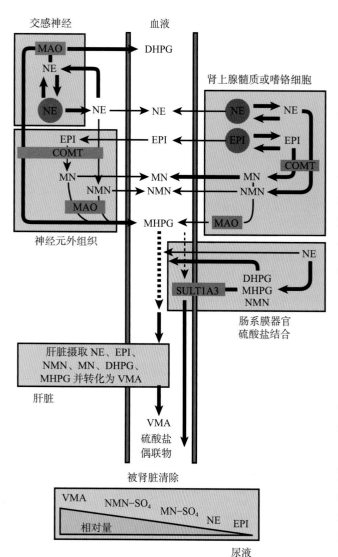

▲ 图 110-4　模型显示肾上腺髓质或嗜铬细胞瘤与交感神经和其他组织有关，对儿茶酚胺循环和儿茶酚胺代谢物的产生有作用

儿茶酚胺由储存颗粒胞溢入胞质，大多数儿茶酚胺在同一细胞中代谢与合成。大多数儿茶酚胺在交感神经代谢，去甲肾上腺素（NE）由单胺氧化酶（MAO）脱氨基生成 3,4- 二羟基苯乙二醇（DHPG）。肾上腺髓质细胞中额外存在的儿茶酚 -O- 甲基转移酶（COMT）将 NE 转化为甲氧基去甲肾上腺素（NMN），将肾上腺素（EPI）转化为甲氧基肾上腺素（MN）。通常情况下，O- 甲基化是儿茶酚胺代谢的一个次要途径，但当出现嗜铬细胞瘤时，O- 甲基化是代谢的主要途径。NMN 和 MN 通过 1A3 型硫转移酶（SULT1A3）转化为与硫酸盐偶联的代谢产物，SULT1A3 是一种在消化系统中高浓度的酶。香草基扁桃酸（VMA）是从尿排泄的儿茶酚胺的主要代谢产物，主要由甲氧基羟基苯乙二醇（MHPG）在肝脏中形成。MHPG 主要来源于交感神经产生的 DHPG 在神经元外 O- 甲基化

除 VMA 外，所有儿茶酚胺及其代谢物均由特定的硫酸转移酶同工酶 1A3 型（SULT1A3）代谢成硫酸盐偶联物。在人体内，一种氨基酸的替代使这种酶对多巴胺、甲氧基去甲肾上腺素、甲氧基肾上腺素和甲基酪胺的亲和力特别高。胃肠组织中发现存在高浓度 SULT1A3 同工酶，是硫酸盐偶联物的主要来源。

在人体内，VMA 和 MHPG 的硫酸盐和葡萄糖苷酸偶联物是去甲肾上腺素和肾上腺素代谢的主要终产物。HVA 及其偶联物是多巴胺代谢的主要代谢终产物。这些最终产物和其他偶联物主要通过尿液排出。因此，它们在血液循环中清除较慢，血浆浓度相对于前体物质较高。

三、临床表现

（一）症状和体征

嗜铬细胞瘤的表现主要是由儿茶酚胺，少数情况下由其他胺类或共分泌的神经肽类导致的血流动力学和代谢紊乱引起的临床症状和体征[9]（表110-1）。临床表现如高血压、头痛、出汗异常、频繁心律失常和在高血压发作时出现面色苍白（称为 spells），则高度提示嗜铬细胞瘤。虽然头痛、心悸和出汗是非特异性症状，但高血压患者出现这些症状应立即警惕嗜铬细胞瘤，此三联征为嗜铬细胞瘤最常见的症状。

持续性或阵发性高血压（发生率相当）是最常见的临床症状（85%～90%）。高达 13% 的患者表现为持续正常血压[5, 9]，但这一比例在肾上腺偶发瘤或定期筛查的家族性嗜铬细胞瘤患者中可能要高得多。目前后者的肿瘤可于早期发现，常较小，分泌儿茶酚胺较少[26]。其他与嗜铬细胞瘤相关的血压升高因素包括分泌儿茶酚胺的种类，持续高浓度儿茶酚胺引起的受体下调，肿瘤坏死或出血、低血容量及交感神经功能的相关改变。嗜铬细胞瘤可出现低血压，尤其是体位性低血压或高、低血压交替[5, 27]。这常见于分泌肾上腺素或扩血管物质的肿瘤患者使用高剂量抗高血压药物治疗后。低血压也可能继发于低血容量、异常自主反射、α 和 β 肾上腺素受体的差异刺激或共分泌的神经肽类导致[28]。

表 110-1　嗜铬细胞瘤的症状和体征 *

症　状		体　征	
头痛	++++	高血压	++++
心悸	+++	心动过速或反射性心动过缓	+++
出汗	+++	体位性低血压	+++
焦虑 / 紧张	++	高血压，阵发性	++
颤抖	++	体重下降	++
恶心 / 呕吐	++	面色苍白	++
胸 / 腹疼痛	++	代谢亢进	++
虚弱 / 疲劳	++	空腹高血糖	++
头晕	+	震颤	++
怕热	+	呼吸频率增加	++
感觉异常	+	胃肠蠕动减少	++
便秘	+	精神病（罕见）	+
呼吸困难	+	面色潮红，阵发性（罕见）	+
视觉障碍	+		
癫痫、癫痫大发作	+		

*. 发病率：+++. 76%～100%；+++. 51%～75%；+++. 26%～50%；+. 1%～25%

引自 Plouin PF, Degoulet P, Tugaye A, et al. Screening for phaeochromocytoma: in which hypertensive patients? A semiological study of 2585 patients, including 11 with phaeochromcytoma. *Nouv Presse Med*. 1981; 10（11）：869-872.

高达 90% 的嗜铬细胞瘤患者出现头痛 [1, 9]，头痛程度可轻可重，持续时间可短可长，长者可达数天。在一些患者，儿茶酚胺引起的头痛可类似于紧张性头痛。

嗜铬细胞瘤患者中有 60%～70% 出现大量出汗 [1, 9]。其他症状包括心悸和呼吸困难，食欲正常但体重减轻（由儿茶酚胺的糖原分解和脂解作用导致），以及全身乏力 [27]。

有些患者出现新发的较严重的焦虑或惊恐发作 [27]。心悸、焦虑和紧张常见于产生肾上腺素的嗜铬细胞瘤患者 [28]。少见的临床表现包括不明原因的发热（高代谢状态）、儿茶酚胺引起肠动力下降或分泌脑啡肽导致的便秘 [29]。一些患者表现为面色潮红 [9]。然而，据我们的经验，嗜铬细胞瘤患者阵发性高血压发作期导致的面色潮红是非常少见的，偶会观察到雷诺现象。患者还可出现震颤、癫痫发作、高血糖、高代谢、体重减轻（通常仅见于转移性嗜铬细胞瘤患者）、发热，甚至精神异常 [30]。

嗜铬细胞瘤引起的代谢或血流动力学紊乱急性发作可持续数秒至数小时，发作间隔变化很大，有些几个月才发作一次。典型发作的特征是血压急剧升高；严重的、剧烈的头痛；全身大量出汗，尤其是躯干部位；心悸伴或不伴心动过速；严重的焦虑或末日感；皮肤苍白；恶心，伴或不伴呕吐；腹痛和（或）胸痛 [9]。发作过后患者通常感到精疲力尽，部分患者有尿频。疾病初期，发作可轻微，发作持续时间短，间隔时间长。

在诊疗过程中如存在以下情况诱发的阵发性血压升高，需考虑嗜铬细胞瘤可能：内镜检查、麻醉（由血压突然下降或交感神经系统的激活引起，如在全身麻醉的诱导期。），或摄入含有酪胺的膳食（如奶酪、啤酒、葡萄酒、香蕉和巧克力）。某些药物也可导致高血压，如组胺、甲氧氯普胺（最危险药物）、氟哌利多、促肾上腺皮质激素（ACTH）、糖皮质激素、β 肾上腺素受体拮抗药、单胺氧化酶抑制药、三环类和其他抗抑郁药、阿片类药物（如吗啡、芬太尼）、纳洛酮、胰高血糖素、某些抗生素（利奈唑胺），治疗肥胖症的药物（芬特明、西布曲明），以及化疗药物 [31]。此外，嗜铬细胞瘤患者如出现尿频、膀胱扩张（超过 50% 的患者有无痛性血尿），应立即怀疑嗜铬细胞瘤是否在膀胱。导致儿茶酚胺阵发性分泌增加的原因未确定，通常情况下，可能由于有意或无意的肿瘤操作，以及肿瘤手术、触诊、排便、跌倒、意外或妊娠导致的腹内压升高引起的 [32]。心理压力通常不会诱发高血压危象 [32]。高血压发作的时间不可预测，可在休息时发生。然而，8%～10% 的患者可能完全无症状，因部分患者肿瘤很小（< 1cm），儿茶酚胺分泌少，或者肿瘤去分化缺乏儿茶酚胺合成酶导致不能合成儿茶酚胺 [5]。已观察到某些转移性嗜铬细胞瘤患者，虽然不能合成儿茶酚胺，但血浆及尿液中儿茶酚胺及甲氧基肾上腺素可正常，这通常是由于琥珀酸脱氢酶 B 基因亚基的潜在突变导致 [33, 34]。突变导致酪氨酸羟化酶的缺失，该酶为催化儿茶酚胺生物合成的起始和限速步骤。这些被称为"生化沉默"的嗜

铬细胞瘤患者，通常在疾病晚期出现肿瘤占位的症状和体征，而无儿茶酚胺分泌过多的表现。与红细胞增多症有关的症状和体征也可先于嗜铬细胞瘤发生（见后述）。

嗜铬细胞瘤导致的血糖升高程度较轻，常伴随着高血压发作，血浆胰岛素水平低于正常（由于 α 肾上腺素能抑制胰岛素释放），通常不需要治疗。然而高血糖也可持续及严重到需要胰岛素，甚至出现糖尿病酮症酸中毒。低血糖也有报道。

报道某些嗜铬细胞瘤患者可出现高血钙，有时作为多发性内分泌腺瘤病 2 型（multiple endocrine neoplasia type2，MEN-2）的一部分，但有时，高钙与甲状旁腺疾病无明显关系，因在肿瘤切除后，高钙血症随即消失。同样，已报道高水平的血清降钙素提示甲状腺髓样癌，肿瘤切除后恢复正常[35]。此外，嗜铬细胞瘤可分泌异位 ACTH，可表现为库欣综合征[36]。由于儿茶酚胺抑制肠道蠕动，便秘很常见，有时甚至出现麻痹性肠梗阻。罕见情况下，嗜铬细胞瘤产生血管活性肠肽导致水样腹泻、低钾血症和胃酸缺乏症（Verner-Morrison 综合征）。不合并休克或败血症的乳酸酸中毒也有报道。

有报道 1 例血清白细胞介素 -6（IL-6）升高的嗜铬细胞瘤患者，以及另 1 例合并 Castleman 病（IL-6 介导的 B 细胞增殖）的嗜铬细胞瘤患者，IL-6 可导致发热和多脏器功能衰竭，切除肿瘤后均可逆转[37]。许多嗜铬细胞瘤患者只有轻微症状或无症状，因此常漏诊，导致悲剧性后果。几项常规的尸检研究发现，半数嗜铬细胞瘤是死后才首次发现的[4]。这种情况一直延续到近期的研究中，这些研究表明老年患者中更容易漏诊。因老年患者常患其他常见疾病（如冠状动脉或脑动脉粥样硬化、糖尿病），这些疾病很容易解释患者的某些症状和体征。表 110-2 列出了嗜铬细胞瘤存在的紧急情况。

雌激素、生长激素、维生素 D 和维生素 A（异维甲酸）已被证实能诱发实验动物嗜铬细胞瘤。目前尚不清楚这些激素是否导致嗜铬细胞瘤发病率升高或增加转移潜能，或者雌激素是否在妊娠期间促进嗜铬细胞瘤的生长。然而，最近至少有 2 名长期接受异维甲酸治疗的患者被发现患有嗜铬细胞瘤（个案报道）。

表 110-2 嗜铬细胞瘤儿茶酚胺过量释放导致的紧急情况

临床情况	症状
嗜铬细胞瘤多系统危象（PMC）	高血压和（或）低血压，多脏器衰竭，体温 40℃，脑病
心脏	虚脱
	麻醉、药物诱导或其他机制导致的高血压危象
	休克或严重的低血压
	急性心力衰竭
	心肌梗死
	心律失常
	心肌病
	心肌炎
	主动脉夹层
	肢体缺血、手指坏死或坏疽
肺	急性肺水肿
	成人呼吸窘迫综合征
腹部	腹腔内出血
	麻痹性肠梗阻
	急性肠梗阻
	严重的小肠结肠炎和腹膜炎
	结肠穿孔
	肠缺血加全腹膜炎
	肠系膜血管闭塞
	急性胰腺炎
	胆囊炎
	巨结肠
神经系统	偏瘫
	肢体乏力
肾脏	急性肾衰竭
	急性肾盂肾炎
	严重血尿
代谢	糖尿病酮症酸中毒
	乳酸酸中毒

引自 Brouwers FM, Lenders JW, Eisenhofer G, Pacak K. Pheochromocytoma as an endocrine emergency. *Rev Endocr Metab Disord.* 2003；4：121-128.

总而言之，以下患者需检测是否存在嗜铬细胞瘤：①任何存在头痛、出汗和心悸三联征的患者，无论是否有高血压；②已知其中一个易感基因突变和（或）嗜铬细胞瘤家族史的患者；③肾上腺偶发瘤患者；④任何与儿茶酚胺合成增加相关的高血压，反映在血浆儿茶酚胺或甲氧基肾上腺素水平升高；⑤任何对常规降压治疗不满意的高血压患者；⑥任何因麻醉、手术、排尿或使用可诱发嗜铬细胞瘤症状的药物而出现高血压、心动过速或心律失常的患者。

（二）鉴别诊断

嗜铬细胞瘤的鉴别诊断包括一长串可能提示该肿瘤存在的疾病（表 110-3）。通过良好的病史采集和体格检查，许多疾病很容易被排除在外。最难鉴别的是肾上腺素能亢进性高血压，表现为心动过速、出汗、焦虑和心排血量增加。此类患者血液和尿液中的儿茶酚胺水平常升高，通过可乐定抑制试验可排除，过量的儿茶酚胺是由过度的中枢交感神经活动引起，而不是由肿瘤引起的。另外，嗜铬细胞瘤需与焦虑或惊恐发作相鉴别。这通常需要在发作时密切观察患者。

嗜铬细胞瘤很难与急性心肌梗死鉴别，因嗜铬细胞瘤患者在没有冠状动脉疾病的情况下可发生心绞痛和心肌损害。已报道嗜铬细胞瘤存在非特异性心电图（ECG）改变，以及各种室上性心动过速和室性心动过速。

罕见情况下，症状和实验室检查结果存在明显的不一致，必须考虑到人为服用儿茶酚胺的可能性。在这种罕见的情况下，正如其他人为疾病一样，该个体与某位医务工作者的关系应该作为一个常见因素引起适当的怀疑。

生化检测可提示为交感肾上腺髓质激活而非肿瘤（如去甲肾上腺素能亢进性高血压、肾血管性高血压、充血性心力衰竭、惊恐障碍和倾倒综合征），包括表现为血浆去甲肾上腺素，或者肾上腺素升高幅度比甲氧基肾上腺素、甲氧基去甲肾上腺素高，均高于正常参考值。

尽管严重的阵发性高血压要考虑嗜铬细胞瘤，需注意临床"假性嗜铬细胞瘤"的存在。假性嗜铬细胞瘤指大多数有严重阵发性高血压的人群（多为

表 110-3　嗜铬细胞瘤的鉴别诊断

- 神经母细胞瘤，节细胞神经母细胞瘤，节细胞神经瘤
- 肾上腺髓质增生
- 肾上腺素能亢进性高血压
- 压力反射衰竭
- 甲状腺毒症
- 焦虑，恐慌症
- 偏头痛或丛集性头痛
- 自主性癫痫
- 可乐定突然停药
- 安非他明
- 可卡因
- 酗酒
- 服用单胺氧化酶抑制药时摄入含酪胺的食物或专有的感冒药
- 低血糖，胰岛素反应
- 阵发性心动过速包括直立性心动过速综合征
- 心绞痛或心肌梗死
- 二尖瓣破裂
- 急腹症 / 主动脉夹层
- 心血管功能失调
- 肾实质或肾动脉疾病
- 颅内病变、脑血管炎和出血
- 更年期综合征
- 铅中毒
- 毒血症或妊娠
- 无法解释的震惊
- 急性间歇性卟啉症

女性），发作间期血压可正常或升高，且已排除嗜铬细胞瘤[38]。假性嗜铬细胞瘤为异质性临床疾病，可分为原发性和继发性。与原发性不同，继发性与各种病理状态（如低血糖、植物神经性癫痫、压力感受器衰竭）及药物、毒品的滥用有关。

该综合征的临床表现归因于交感神经系统的短期激活。阵发性高血压通常与心动过速、心悸、紧张、震颤、虚弱、大量出汗、剧烈头痛、潮热、面色苍白或潮红（很少）有关。与嗜铬细胞瘤相比，假性嗜铬细胞瘤患者更常出现惊恐发作、焦虑、面色潮红、恶心、多尿[38]。所有这些表现都类似于 Page 描述的综合征[39]。有趣的是，Page 观察到的"兴奋导致的发作"，且该综合征中女性占多数。与嗜铬细胞瘤区别的重要特征是发作的诱导因素。在假性嗜铬细胞瘤，症状很少由某些特定事件诱发。因此，在询问患者时，寻找可能的特定诱发因素很重要。与嗜铬细胞瘤相似，假性嗜铬细胞瘤的发作可能持续几分钟到几个小时，间隔数天或数月。发作间歇期血压可正常或轻微升高。假性嗜铬细胞瘤可通过抗高血压药物或精神疗法进行治疗。

（三）儿童的临床表现

虽然嗜铬细胞瘤是儿童最常见的内分泌肿瘤，但占所有嗜铬细胞瘤的比例不超过 10%，每年的发病率低于 2/100 万[40]。儿童的嗜铬细胞瘤通常为家族性（40%）、肾上腺外病变（8%～43%）、双侧肾上腺病变（7%～53%）和多灶病变[41, 42]。儿童期嗜铬细胞瘤的发病高峰在 10—13 岁，青春期前以男性发病为主（男女比例为 2∶1）[41]。

与成人一样，儿童嗜铬细胞瘤和副神经节细胞瘤通常表现为高血压和儿茶酚胺分泌过量症状。成人患者只有 50% 为持续性高血压，但儿童患者＞70%～90% 有持续性高血压[43]。1%～2% 的儿童高血压是嗜铬细胞瘤引起的，在排除了常见高血压病因，如肾脏疾病和肾动脉狭窄，应考虑嗜铬细胞瘤可能[41]。

然而，与成人不同，高血压及其症状往往不是儿童最初进行诊断检查的推动力。这在许多研究中得到证实，Sullivan 和他的同事收集了 7 例儿童嗜铬细胞瘤病例[44]，其中 6 例最初的症状与中枢神经系统紊乱有关，包括晕厥、发绀发作、慢性酒精中毒性脑病和视觉异常。剩下 1 例是因充血性心力衰竭和心肌病引起的诊断检查。虽然所有 7 例患者都存在高血压，但只有 2 例在初诊时发现高血压。常见的症状依次为出汗、头痛、体重减轻、怕热和多尿。

先前的症状表现与其他报告一致，出汗、视觉异常、体重减轻、多尿、多饮、恶心和呕吐（有时在运动后）在儿童中比成人更常见[30, 45, 46]。出汗增多常被父母认为是运动引起或夜间出汗。据报道，25% 的嗜铬细胞瘤患儿有多尿，常表现为夜间遗尿[47, 48]。有趣的是，有 3 例儿童服用丙咪嗪治疗夜尿症时发现嗜铬细胞瘤[47]。在所有病例中，儿童开始药物治疗后不久，高血压或儿茶酚胺过量的症状就变得明显。有两个研究表明，肿瘤切除后夜间遗尿消失，提示遗尿与嗜铬细胞瘤存在因果关系。

此外，儿童可能会出现心悸、焦虑、苍白和高血糖[9]。如 Manger 和 Gifford 总结[9]，有些孩子偶尔会出现皮肤红蓝色斑点和手上红肿发紫的现象。不常见的临床表现包括发热和便秘。与成人相似，儿童如出现头痛、心悸和出汗三联征，加上高血压，应立即怀疑嗜铬细胞瘤。

四、病理

散发的嗜铬细胞瘤通常是孤立的、边界清楚、有包膜的肿瘤（图 110-5A）。它们通常位于肾上腺或其附近。然而，肾上腺可能不在其预期的肾脏顶部位置，但实际上可能位于肾脏的上方、下方、内侧、外侧、背侧或腹侧。因此，如果发现肾上腺皮质与嗜铬细胞瘤关系密切，嗜铬细胞瘤仍可被认为起源于肾上腺内。恶性肾上腺嗜铬细胞瘤比良性的大，含有更多坏死组织，由更小的细胞组成[9, 49]。然而，根据组织病理学特征，很难甚至不可能区分恶性和良性嗜铬细胞瘤。良恶性嗜铬细胞瘤均存在包膜侵犯、血管浸润、粗结节、不典型核型的存在、有丝分裂计数高、胞质内缺乏透明颗粒。只有肿瘤侵犯组织和存在转移病灶（最常见于肝、肺、淋巴结和骨骼）才符合恶性嗜铬细胞瘤的诊断[9, 50]。如 Linnoila 和同事所描述，恶性嗜铬细胞瘤细胞中表达的神经肽类少于良性嗜铬细胞瘤[51]。组织蛋白酶、碱性成纤维细胞生长因子、肝细胞生长因子受体或胶原酶的免疫组化表达在良恶性嗜铬细胞瘤之间无差异[52]。Clarke 和同事报告说，MIB-1 是预示潜在的转移性嗜铬细胞瘤的一个很好的指标[52]。

大多数嗜铬细胞瘤的大小为 3～5cm。报道的最大肿瘤直径为 20cm。嗜铬反应指将组织置于重铬酸盐溶液中至少 12h 后，肾上腺髓质呈深棕色。该反应是由肾上腺素和去甲肾上腺素氧化成肾上腺素红引起的。当这种类型的肿瘤发展良好时，它模仿肿瘤细胞巢或 "zellballen"，也见于头颈部副交感神经节瘤。另一种模式包括细胞（小梁）的吻合素。第三种也是最常见的模式是吻合的细胞索和细胞巢的混合物（图 110-5B）。肿瘤细胞通常为多角形，细胞质中有中等数量的浅色嗜酸性颗粒。细胞可大可小。细胞核界限清晰，位置通常偏心。可见核呈多形性、增大和深染。不能根据这些特征诊断恶性。偶尔，肿瘤细胞类似神经节细胞，细胞核圆而偏心，核仁突出。嗜铬细胞能合成和分泌不同胺和特定肽激素（即促肾上腺皮质激素、嗜铬粒蛋白、神经肽 Y、降钙素、血管紧张素转换酶、肾素、血管活性肠肽、肾上腺髓质素、脑啡肽和心房利钠因子），这解释了嗜铬细胞瘤的某些不同的临床表现（如库欣综合征、水样腹泻）。

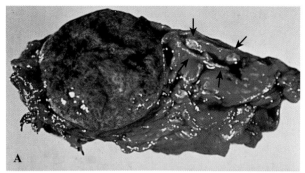

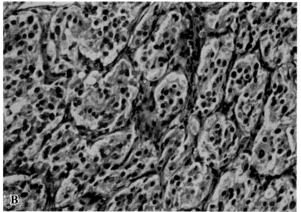

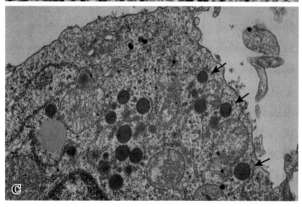

▲ 图 110-5　**A.** 界限清楚的肾上腺内嗜铬细胞瘤的横截面，有点状充血区。正常肾上腺皮质（箭）新鲜时呈典型的黄橙色。**B.** 肾上腺嗜铬细胞瘤的典型组织学表现为肿瘤细胞排列成巢状和小梁状，间质由薄壁血管分隔（**HE 染色，400×**）。**C.** 肾上腺嗜铬细胞瘤的电镜图，可见许多含有儿茶酚胺的大颗粒，有些用箭标记。这些颗粒在核心和质膜之间有一个薄而均匀的光晕，是含有肾上腺素的类型；核与界膜间有明显偏心透光间隙的颗粒为去甲肾上腺素型（**13 500×**）

五、嗜铬细胞瘤的遗传学

至少 35% 的嗜铬细胞瘤是遗传性的[9, 32, 53-55]。遗传相关的嗜铬细胞瘤常与下列疾病相关：多发性内分泌腺瘤病 2 型（MEN-2A 或 MEN-2B），von Recklinghausen's 神经纤维瘤病 1 型（NF-1），von Hippel-Lindau（VHL）综合征，由编码琥珀酸脱氢酶 B 和 D 亚基的基因种系突变引起的家族性副神经节瘤（表 110-4）。一般来说，这些性状是通过常染色体显性遗传的。

（一）多发性内分泌腺瘤综合征

MEN-2 是一种常染色体显性遗传综合征（Sipple 综合征），包括嗜铬细胞瘤、甲状腺髓样癌和甲状旁腺功能亢进症[56]。每 40 000 人中就有 1 人患病，其特征包括甲状腺髓样癌、嗜铬细胞瘤和甲状旁腺增生 / 腺瘤。

导致 MEN-2 的基因是一种称为 RET 的原癌基因[57]。与 MEN-1 不同，RET 在神经嵴衍生细胞中特异表达，如产生降钙素的甲状腺 C 细胞和肾上腺产生儿茶酚胺的嗜铬细胞。尽管 MEN-2A 和 MEN-2B 都是由 RET 基因突变引起的，MEN-2A 在甲状旁腺功能亢进发生率较低，MEN-2B 中无甲状旁腺功能亢进。RET 基因在甲状旁腺中是否有表达仍待确定。RET 在胃肠道神经元和肾脏的正常发育中起作用，以 RET 基因敲除的小鼠为例，有先天性巨结肠和肾囊肿或发育不全[58]。RET 位于染色体 10q11.2，编码一种受体酪氨酸激酶 RET 蛋白。作为原癌基因，RET 的激活导致体内靶细胞的增生。随后导致肿瘤生成[59]。RET 由 21 个外显子和 6 个所谓的 "热点外显子"（外显子 10、11、13、14、15 和 16）组成，在 MEN-2 中有 97% 明确存在这些突变。RET 种系突变筛查已商业化并可获得，已广泛取代了繁琐且不可靠的降钙素刺激试验［用钙和（或）五肽胃泌素］。

嗜铬细胞瘤是在肾上腺髓质增生的基础上发展而来，在约 50% 的患者中变得明显（生化或影像学）。MEN-2 相关的嗜铬细胞瘤几乎全是良性的(据报道＜ 5% 为恶性)，并局限于肾上腺。发病高峰约 40 岁，但 10 岁以下的儿童也有发病[60]。

MEN-2 相关嗜铬细胞瘤患者通常无持续性高血压或其他症状（仅发生在约 50% 的患者中）。由于 MEN 相关的嗜铬细胞瘤分泌肾上腺素，刺激 β 肾上腺素受体可引起心悸和心动过速。因此，他们的检测主要基于血浆或尿甲氧基肾上腺素水平的升高。在只产生甲氧基去甲肾上腺素的嗜铬细胞瘤，可以排除 MEN-2。与 MEN-2 相关的嗜铬细胞瘤几

表 110-4　各种基因突变相关的嗜铬细胞瘤 / 副神经节瘤的临床表现总结

基　因	初诊年龄（岁）	原发肿瘤的位置	生化表型	转移潜能	其他肿瘤和重要的发现
VHL	30	肾上腺（双侧）	NE 或 NE+DA	低	视网膜血管瘤，中枢神经系统血管母细胞瘤，肾透明细胞癌
RET	30	肾上腺（双侧）	EPI 或 EPI+NE	低	甲状腺髓样癌，甲状旁腺功能亢进，马方样综合征，黏膜神经节细胞瘤
NF-1	40	肾上腺	EPI 或 EPI+NE	低	咖啡－牛奶斑，神经纤维瘤，甲状腺髓样癌，类癌，周围神经鞘瘤
SDHA	27—77	头和颈部、肾上腺、肾上腺外	?	?	肾透明细胞癌，GIST，垂体腺瘤
SDHB	30	肾上腺外	NE 和（或）DA，或不分泌	高	肾透明细胞癌，GIST，垂体腺瘤，乳腺和甲状腺癌（?），神经母细胞瘤，肺软骨瘤
SDHC	40	头和颈部	NE 或不分泌	低	肾透明细胞癌
SDHD	30	头和颈部（双侧，多灶）或肾上腺外	NE 和（或）DA，或不分泌	低	肾透明细胞癌，GIST，垂体腺瘤，肺软骨瘤
SDHAF2	30	头和颈部（多发）	?	低	不明
TMEM127	40	肾上腺（双侧）	EPI?	低	不明
MAX	30	肾上腺（双侧）	NE 和 EPI	中等	不明
HRAS	31—76	肾上腺	NE 或 EPI	低	不明
HIF2α	17—35	肾上腺外	NE	低	红细胞增多症，生长抑素瘤

DA. 多巴胺；CNS. 中枢神经系统；EPI. 肾上腺素；GIST. 胃肠道间质瘤；NE. 去甲肾上腺素

乎都在肾上腺内，常为多灶性和双侧性的（约 30% 在诊断时，约 70% 为终身风险），很少发生转移（＜ 5%）[61]。此外，与大多数产生肾上腺素的嗜铬细胞瘤一样，高血压常为阵发性，而不是持续性的，往往容易漏诊。

MEN-2A 患者患甲状腺髓样癌的终身风险接近 100%，患甲状旁腺功能亢进的风险为 25%。MEN-2A 的嗜铬细胞瘤常在 30—40 岁诊断。

MEN-2B 患者有嗜铬细胞瘤、甲状腺髓样癌、神经节细胞瘤、眼睑、嘴唇和舌头的多发性黏膜神经瘤，结缔组织疾病包括马方综合征、脊柱侧凸、驼背、漏斗胸、股骨头滑脱和高弓足。这种疾病均由 RET 原癌基因种系突变引起，此突变影响蛋白质的酪氨酸激酶催化位点[62]。儿童 MEN-2B 相关的嗜铬细胞瘤，与 MEN-2A 或散发病例相比，恶性肿瘤的风险更高[41]。

MEN-1 型（Wermer 综合征）包括甲状旁腺功能亢进、垂体腺瘤和胰岛细胞瘤。嗜铬细胞瘤通常不是 MEN-1 组分，但有报道在一些家系中发生嗜铬细胞瘤和胰岛细胞瘤[63]。胰岛细胞瘤通常为无功能。嗜铬细胞瘤在 MEN-1、MEN-2A、MEN-2B、von Recklinghausen 神经纤维瘤病（NF）、VHL 和 Zollinger-Ellison 综合征等"交叉"综合征中均有报道。有人认为，神经纤维瘤病、十二指肠类癌和嗜铬细胞瘤三者构成一种新的神经内分泌综合征，独立于 VHL、胰岛细胞瘤和嗜铬细胞瘤的组合[64]。

（二）von Hippel-Lindau 综合征

另一种通常与嗜铬细胞瘤相关的神经外胚层综合征是 VHL 综合征，由编码 VHL 抑癌基因的 3 号染色体（3p25-26）突变导致[65]。VHL 中的嗜铬细胞瘤通常符合 Knudson 的双重打击理论，包括 VHL 的遗传性种系突变和野生型等位基因功能丧失。根据观察到的显著的基因型－表型相关性，VHL 综合征被分为两种类型。1 型为大的缺失或突变，可出现视网膜血管病变（如血管瘤）、脑或脊髓囊肿或实体瘤（如血管母细胞瘤）、胰腺囊肿、肾细胞癌、附睾囊腺瘤和内淋巴囊瘤，但无嗜铬细胞瘤。2 型有错义突变、嗜铬细胞瘤和完整的表型 [66]。当患者出现这种疾病的其他方面时，他们通常没有症状。该综合征在受累的器官系统、不同患者、不同家庭之间的表现差异较大。总体而言，< 30% 的 VHL 种系突变患者发展为嗜铬细胞瘤。作为 VHL 综合征的一部分，嗜铬细胞瘤具有独特的去甲肾上腺素能表型，提示只产生去甲肾上腺素 [67]。这些肿瘤主要位于肾上腺内，约 50% 的患者为双侧发病，肿瘤转移率 < 7%。这些肿瘤常在定期筛查时发现，或在寻找这种综合征的其他肿瘤过程中发现。因此，当被发现时，这些肿瘤通常很小。核医学成像常无法检测到。此外，VHL 筛查中发现的嗜铬细胞瘤，约 80% 是无症状且无高血压的。

（三）神经纤维瘤病 1 型

Von Recklinghausen's 神经纤维瘤病分为两种类型：NF-1 为周围神经纤维瘤，而 NF-2 为中枢神经纤维瘤。NF-1 为常染色体显性遗传。嗜铬细胞瘤介于常见病与罕见病之间。尽管只有 1%～2% 的 NF 患者有嗜铬细胞瘤，但约 5% 的嗜铬细胞瘤患者有 NF [68]。NF-1 相关的嗜铬细胞瘤是由 17 号染色体（17q11）的种系突变导致，NF1 基因编码神经纤维蛋白。此突变导致该抑癌基因及其蛋白失活。小鼠 NF1 基因引入类似的突变可导致嗜铬细胞瘤，嗜铬细胞瘤在小鼠中十分罕见。NF-1 的嗜铬细胞瘤很少在儿童中出现，因为它通常发生在较晚年龄（约 50 岁）。只有 12% 的 NF-1 患者为双侧和多灶性嗜铬细胞瘤，而少于 6% 的患者有转移性嗜铬细胞瘤 [69]。

嗜铬细胞瘤在 NF-1 中的发病率与其他遗传综合征相比相对较低（约 1%），一般不建议对此类患者进行常规筛查。然而，如果 NF-1 患者患有高血压，嗜铬细胞瘤应予以考虑并排除。

（四）琥珀酸脱氢酶基因家族

琥珀酸脱氢酶（SDH）基因家族的种系突变是近年来发现的引起遗传性嗜铬细胞瘤的重要原因 [70, 71]。

SDH 基因（SDHA、SDHB、SDHC、SDHD）编码线粒体电子传递链复合物 II 的 4 个亚基 [72]，这与 ATP 的产生至关重要（氧化磷酸化）。SDHB 和 SDHD 突变可导致 SDH 酶活性完全丧失，通过上调低氧 - 血管生成基因导致肿瘤的发生 [73]。SDHB、SDHC 和 SDHD 基因与家族性和非家族性嗜铬细胞瘤和副交感神经节副神经节瘤有关。移码突变、错义突变和无义突变及大的缺失在 SDH 基因家族病变中均存在。研究表明，4%～12% 的散发性嗜铬细胞瘤 [53, 74] 和高达 50% 的家族性嗜铬细胞瘤 [74] 有 SDHD 或 SDHB 突变。SDHB、SDHC 和 SDHD 为常染色体显性遗传，分别引起家族性副神经节瘤（PGL）综合征 4 型、3 型和 1 型（表 110-4）。然而这些性状的外显率是不完全的。此外，SDHD 相关疾病以母本基因组印记为特征。由于母本等位基因的沉默，从母亲遗传突变的个体没有副神经节瘤，但可将突变遗传给后代。SDHB 突变易发生肾上腺外嗜铬细胞瘤，具有高转移潜能，通常为良性头颈部副交感神经副神经节瘤 [33, 75-77]。

SDHD 突变通常与多发头颈部副交感副神经节瘤有关，较少与肾上腺外嗜铬细胞瘤相关，罕见与肾上腺嗜铬细胞瘤相关 [75, 77]。转移性嗜铬细胞瘤在 SDHD 中比 SDHB 少见 [76, 78]。尽管 SDHC 相关的肾上腺外嗜铬细胞瘤已有报道 [80, 81]，SDHC 突变罕见，几乎只与年轻人的头颈副交感副神经节瘤相关 [79]。大部分 SDHB 和 SDHD 相关的嗜铬细胞瘤产生去甲肾上腺素或同时产生去甲肾上腺素和多巴胺 [33, 82]，这与肾上腺外嗜铬细胞瘤一致。某些 SDHB 相关嗜铬细胞瘤只产生多巴胺，不产生其他儿茶酚胺 [33, 83]。因此在 SDHB 相关嗜铬细胞瘤中应检测血浆多巴胺或其 O- 甲基代谢物甲氧酪胺水平。如前所述，约 10% 的 SDHB 相关交感神经副神经节瘤为"生化沉默"的。这也可能发生在 SDHD 肿瘤中。

最近，SDHA 基因缺陷被认为是腹部、胸部和头颈部副神经节瘤的罕见病因 [84]。此外，合成线粒体复合物 II 所需的 SDH 集合因子 2（SDHAF2）突变与家族性头颈部副神经节瘤有关 [85]，而与嗜铬细胞瘤无关 [86]。对所有与 SDH 相关的嗜铬细胞瘤和副神经节瘤患者的直系家庭成员应提供仔细的遗传咨询和遗传检测，建议在突变携带者中定期进行临床、生化和影像学肿瘤筛查，尤其是有 *SDHB* 突变的。在已知 *SDHB* 突变或任何其他突变的儿童中，无基于循证医学证据的筛查方案。我们建议从 5—6 岁开始定期进行生化和全身磁共振成像（MRI）筛查。

（五）不常见的遗传病因

最近报道的嗜铬细胞瘤遗传形式与 TMEM127（跨膜蛋白 127）[87] 和 MAX（myc 相关因子 X）[88] 种系突变有关。*TMEM127* 基因编码一种跨膜蛋白，似乎与蛋白质运输和（或）蛋白质回收机制有关。对携带 *TMEM127* 突变的嗜铬细胞瘤患者的遗传研究表明，此突变的患病率很低（所有患者中，约 2% 其他易感基因突变为阴性）[89]。*TMEM127* 相关表型主要包括单侧肾上腺良性嗜铬细胞瘤。*MAX* 是典型的抑癌基因，是调节细胞生长、增殖和干细胞发育的基本螺旋 - 环 - 螺旋亮氨酸拉链转录因子 MYC-MAX-MXD1 网络的关键成员。在大量散发性嗜铬细胞瘤或副神经节瘤中，*MAX* 种系突变的患病率较低（1.12%）[90]。MAX 相关嗜铬细胞瘤常为多灶性，估计恶性肿瘤的患病率为 10%。

（六）散发性和其他类型嗜铬细胞瘤

有报道至少 17% 的散发肿瘤存在体细胞突变，尤其是 *NF1*，也有 *RET*、*VHL*、*MAX* 和罕见情况下 *SDHx* 突变[91-95]。近来，有报道低氧诱导因子 2α（HIF-2α）的体细胞功能获得性突变，可导致多发性嗜铬细胞瘤、十二指肠生长抑素瘤及红细胞增多症的综合征（Pacak–Zhuang 综合征）[93, 96]。无红细胞增多症的 HIF-2α 体细胞突变也有报道[97]。此外，*HRAS* 基因的体细胞突变在嗜铬细胞瘤中也有报道[98]。

嗜铬细胞瘤也可为 Carney 三联症（即胃平滑肌肉瘤、肺软骨瘤和肾上腺外嗜铬细胞瘤）的一部分[99]。这种综合征非常罕见，目前报道的病例少于 30～40 例，只有 25% 的患者同时出现 3 个组分。它是散发、非家族性的。最近，证实一种新的综合征，称为 Stratakis–Carney 综合征，或"胃肠道间质瘤和副神经节瘤二联症"（但只有一部分与 *SDHx* 种系突变相关，大部分 *SDHB* 突变阴性）[100]。这些

结果提示，基因甲基化可能是该综合征发病的重要因素[101]。

对于嗜铬细胞瘤的基因诊断，在马里兰州贝塞斯达举行的 2005 年嗜铬细胞瘤国际研讨会上，一个专家小组一致认为，虽然现在对更广泛的基因检测有了合理的解释，但是对每个嗜铬细胞瘤或副神经节瘤患者的每个致病基因进行检测既不合适，也不符合目前的成本效益。相反，他们强调，测试的决定，以及测试哪些基因，需要审慎地考虑许多因素，其中一些因素如图 110-6 所示。在可行情况下，优先考虑进行 SDHB 的生化表型和免疫组化染色（包括 SDHA）检测[102, 103]。

（七）儿童嗜铬细胞瘤的遗传学

1960 年，Hume[104] 报道 24% 的儿童嗜铬细胞瘤是双侧的，这远远高于成人。儿童肾上腺外嗜铬细胞瘤的发病率也较高，特别是在主动脉旁器和膀胱中，这均为 *SDHB* 相关嗜铬细胞瘤最好发部位[105]。肾上腺外肿瘤和多灶肿瘤，包括双侧嗜铬细胞瘤，目前已明确在儿童比成人更常见，这表明遗传性肿瘤的发病年龄较散发性低，因此与成人相比，儿童患者的遗传因素更突出[40, 106-108]。

报道的儿童嗜铬细胞瘤最常见的基因突变，按发病率依次为 *VHL*、*SDHB*、*SDHD* 和 *RET*[106, 108]。*NF1* 和 *TMEM127* 的突变在儿童嗜铬细胞瘤中较少报道。在儿童嗜铬细胞瘤和副神经节瘤中，*VHL* 和 *SDHx* 突变的优势可能与以下证据一致，即 *VHL* 和 *SDHx* 突变引起的没那么不成熟的、分泌去甲肾上腺素和多巴胺的肿瘤患者，比完全分化的产生肾上腺素的的肿瘤患者，发病年龄要早[109]。此外，在遗传性产生肾上腺素的肿瘤患者，前者多灶性肿瘤比双侧肾上腺肿瘤发生的年龄要早得多，通常发生在儿童时期。这被认为反映了去甲肾上腺素能和多巴胺能遗传性肿瘤的多灶性起源，从未成熟的祖细胞转移到不同的部位，从而解释了儿童嗜铬细胞肿瘤中肾上腺外肿瘤和多灶性疾病的高发病率。

由于遗传性嗜铬细胞瘤以及相关肿瘤（包括证实的综合征）发病年龄较早（如 VHL 综合征的视网膜血管母细胞瘤、MEN-2 的甲状腺髓样癌），推荐基因携带者的亲属在儿童期开始进行相关基因

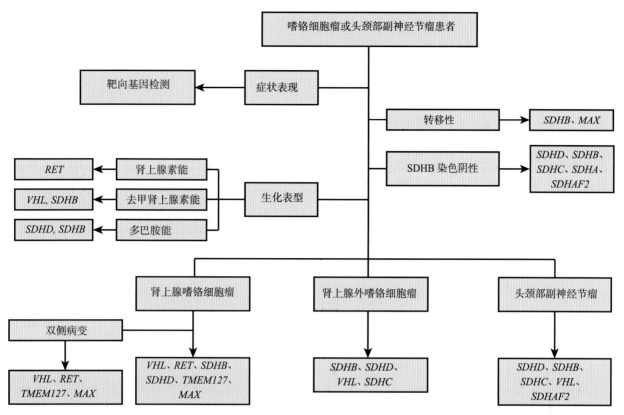

▲ 图 110-6　根据肿瘤的临床特征，推荐的嗜铬细胞瘤和头颈部副神经节瘤的遗传检测方法

基因按从上到下 / 从左到右的降序排列。SDHB 的生化表型和免疫组化染色（可联合 SDHA），在可行情况下应作为优先的基因检测。由于 *NF1* 基因较大，且 NF-1 综合征患者中通常具有非常典型和早发的皮损及其他特征性表现，因此通常根据表型推断 *NF1* 突变。该表可作为高效遗传筛选的指导。然而对于患者个体，在检测之前不能排除任何基因。*MAX. myc* 相关因子 X 基因；*SDHA/B/C/D/AF2.* 琥珀酸脱氢酶亚基 *A/B/C/D/* 组装因子 *2* 基因；*TMEM127.* 跨膜蛋白 *127* 基因；*VHL. von Hippel-Lindau* 基因

突变筛查。此外，对于那些被证实有基因突变的儿童，推荐在儿童时期就开始进行嗜铬细胞瘤筛查。如前所述，虽然没有关于何时开始筛查的循证指南，但一般认为，*VHL* 和 *SDHx* 基因突变的儿童应在 5—6 岁时开始筛查。虽然如此，有报道 *VHL* 基因突变引起的嗜铬细胞瘤发生在一个 2—3 岁的婴儿[110]，提示应该考虑从 4 岁以下就开始筛查。值得注意的是，已经报道了几种嗜铬细胞瘤易感基因的体细胞突变，包括儿童肿瘤合并嗜铬细胞瘤[92, 95]。因此，医生应该意识到，一些儿科患者可能没有任何阳性的家族史。

有报道 1 例数月大的女婴患嗜铬细胞瘤，为罕见的双侧嗜铬细胞瘤，由染色体 11p15 父系等二倍体染色体嵌合导致[111]。这个病例提示，这种基因突变可能是儿童散发嗜铬细胞瘤的潜在发病机制。

六、嗜铬细胞瘤的生化诊断

（一）初始生化检测

在选择初始生化检测时，最重要的考虑因素之一是高可靠性，即该检测将为患此罕见肿瘤者提供阳性结果，若为阴性结果可树立排除肿瘤的信心，从而避免了多次或重复的生化检测，甚至昂贵和不必要的影像检查来排除肿瘤。因此，对疑似嗜铬细胞瘤患者的初步检测应包括适当敏感的生化检测。

嗜铬细胞瘤的儿茶酚胺分泌可为阵发性，在无症状的患者中儿茶酚胺甚至可以忽略不计。因此，检测尿或血浆儿茶酚胺不能为肿瘤提供可靠生化检测。对有遗传基础的患者进行嗜铬细胞瘤筛查时，这一问题尤为突出，预计多达 30% 的此类患者尿或血浆儿茶酚胺正常[112]。

因为甲氧基肾上腺素类物质是在嗜铬细胞瘤细

胞内连续产生的，且独立于儿茶酚胺的释放，这比测量其儿茶酚胺前体更有优势。这些优势在一系列研究被证实，即血浆游离甲氧基肾上腺素类物质相对于血浆和尿儿茶酚胺具有诊断优势[112-117]。这些研究收集了超过 850 例患者，其中 214 例为嗜铬细胞瘤[113]。血浆游离甲氧基肾上腺素类物质不仅比血浆和尿儿茶酚胺有诊断优势，而且也比包括尿香草扁桃酸、尿总甲氧基肾上腺素及分馏甲氧基肾上腺素等其他检测具有优势。受试者工作特征曲线分析证实，在相同的敏感性下，血浆游离甲氧基肾上腺素类物质的特异性高于其他所有检测。在相同水平的特异性下，血浆游离甲氧基肾上腺素也高于所有其他测试，即使后者合并同时检测。

血浆游离甲氧基肾上腺素类物质诊断的高敏感性已被许多独立的研究证实[114, 116, 118-125]。这几项研究总共有 4000 名患者，其中近 600 名为此类肿瘤患者，结果表明血浆游离甲氧基肾上腺素类物质诊断的敏感性为 97%，特异性为 93%。

检测尿中甲氧基肾上腺素类物质，通常先通过解离步骤，从结合型甲氧基肾上腺素类物质中释放出游离甲氧基肾上腺素类物质。而血浆则直接检测游离的甲氧基肾上腺素类物质（图 110-7）。结合型甲氧基肾上腺素类物质在尿液和血浆中的浓度远高于游离甲氧基肾上腺素类物质。因此，与测定游离甲氧基肾上腺素类物质相比，测定解离后的甲氧基肾上腺素类物质对检测仪器的敏感性要求较低。然而，检测技术的进步，使得目前已可精确测量尿游离甲氧基肾上腺素类物质。有初步研究表明，这比传统的测定去结合型甲氧基肾上腺素类物质更具有优势[126, 127]。

（二）采样程序和干扰因素

血液或尿液标本采集的条件，对检测结果的可靠性和解释至关重要。应在患者仰卧至少 20～30min 后采集用于测量血浆游离甲氧基肾上腺素类物质的血样[128]。或者，如果仰卧休息后检测值为正常参考上限，血样可以取自坐着的患者[129]。这种情况的假阳性更为普遍。因此，如果坐位检测结果为阳性，应在仰卧位休息后重复采样，以排除初始测试是否为假阳性。

24h 的尿液采集通常比采血更受欢迎，因为这避免了与采血相关的严格的采样条件，更便于临床工作人员实施。然而，患者收集 24h 尿液并不总是容易、方便或可靠，尤其是对于儿童患者。此外，饮食、交感神经和肾上腺髓质系统激活（与体力活动或姿势改变相关）的影响不像采血那样容易控制。因此，一些研究者主张现场或夜间收集尿液，用尿肌酐排泄量校正儿茶酚胺或甲氧基肾上腺素类物质[130]。

药物可能会对儿茶酚胺和代谢物水平的检测造成直接干扰，或者药物可能影响决定这些水平的生理过程。检测干扰是高度可变的，取决于特定的检测方法，而生理干扰通常具有普遍性，并且与所使用的检测方法无关（表 110-5）。三环类抗抑郁药是生理干扰的主要来源[131]。服用三环类药物患者的血浆或尿去甲肾上腺素、甲氧基去甲肾上腺素假阳性结果发生率很高，甚至是参考上限的 3～4 倍，这可能是此类药物对儿茶酚胺再摄取的抑制作用所致。导致去甲肾上腺素从交感神经末梢进入血流的逃逸增加。

新药的开发、检测技术的变化及检测程序不断改进，使得很难在特定的检测中确定应避免的直接干扰药物。拉贝洛尔（labetalol）及其代谢物是用光谱检测和荧光检测儿茶酚胺和甲氧基肾上腺素常见干扰源，现在仅为高效液相色谱检测（HPLC）的可变干扰源，对更现代的质谱测量法则没有影响。抗焦虑药丁螺环酮（buspar）在部分（不是全部）用 HPLC 法检测尿分馏的甲氧基肾上腺素类物质时，会导致异常升高[132]。同样，对乙酰氨基酚、美沙拉明及其前体药物柳氮磺吡啶也会直接干扰某些 HPLC 法检测甲氧基去甲肾上腺素，但对其他的检测方法无影响。

（三）生化算法

嗜铬细胞瘤国际研讨会专家建议初步的生化检测，包括尿液和（或）血浆中的分馏甲氧基肾上腺素类物质[133, 134]。对于是将血浆还是尿液检测作为首选方法，没有达成一致意见。两者都具有同样高的诊断灵敏度（只要使用适当的参考范围），因此，两项中任何一项的阴性结果对于排除嗜铬细胞瘤似乎同样有效。然而，由于特异性的差异，游离血浆甲氧基肾上腺素类物质比尿分馏的甲氧基肾上

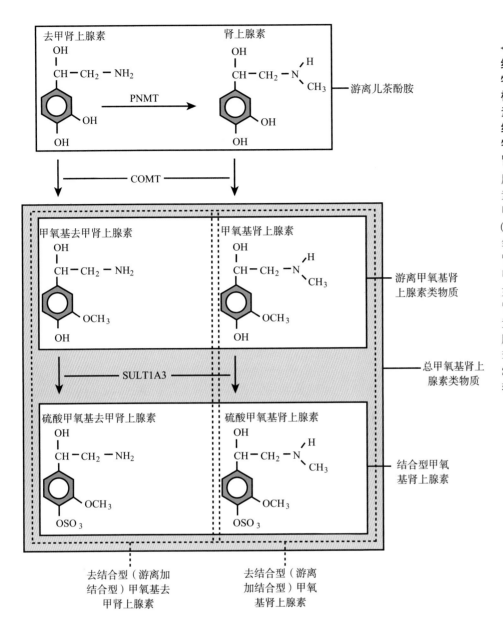

◀图 110-7 游离和硫酸盐结合的甲氧基肾上腺素类物质生成途径，表明血浆检测的游离甲氧基肾上腺素类物质和尿中检测的去结合型甲氧基肾上腺素类物质（游离加结合甲氧基肾上腺素类物质）的差异

尿中去结合型甲氧基肾上腺素类物质可通过测量分馏的甲氧基肾上腺素类物质获得（例如单独测量去结合型甲氧基去甲肾上腺素和甲氧基肾上腺素），或通过测量总甲氧基肾上腺素类物质（例如测量去结合型甲氧基去甲肾上腺素和甲氧基肾上腺素的总和）。COMT. 儿茶酚胺 O- 甲基转移酶；PNMT. 苯乙醇胺 N- 甲基转移酶；SULT1A3. 单胺苯酚磺酸基转移酶

腺素类物质，在无肿瘤患者中排除嗜铬细胞瘤要更多。例外情况包括只产生多巴胺的罕见肿瘤，但这些病例现在可以通过甲氧基酪胺的额外测量来确定[82, 135]。其他例外情况包括一些 *SDHB* 突变的患者，他们可以出现完全生化阴性的副神经节瘤，通常肿瘤会长得较大。头颈部副神经节瘤也常是生化沉默的。嗜铬细胞瘤的生化诊断方法如图 110-8 所示。

（四）生化检测的随访

通常只对初次血浆游离或尿分馏的甲氧基肾上腺素检测结果为阳性的患者进行后续的生化检测随访。例外情况包括由于存在遗传综合征或肿瘤病

史而具有高嗜铬细胞瘤风险的患者，所有这些患者都应定期筛查。在这些患者或肾上腺偶发瘤患者中，肿瘤可能太小（通常小于 1cm），无法产生体征和症状，也无法通过任何可用的生化检测得出阳性结果。在这些患者中，肿瘤增大后可能出现阳性结果。

由于检测嗜铬细胞瘤的患者数量众多，但肿瘤罕见，即使在特异性相当高的检测中，假阳性患者数量也可能超过真阳性患者。因此，血浆或尿甲氧基肾上腺素类物质轻至中度升高的患者，患嗜铬细胞瘤的可能性通常很低。需要后续的随访来确认或排除肿瘤，这需要做出良好的临床决策并告知患者。因此，临床医生从单一阳性检测结果判断嗜铬

表 110-5　可导致血浆和尿儿茶酚胺或肾上腺素类物质生理性假阳性升高的药物

	儿茶酚胺类		甲氧基肾上腺素类物质	
	NE	E	NMN	MN
三环类抗抑郁药 • 阿米替林（elavil） • 米帕明（topfranil） • 诺曲替林（aventyl）	+++	–	+++	–
α 受体拮抗药（非选择性） • 酚苄明（dibenzyline）	+++	–	+++	–
α 受体拮抗药（α₁ 受体选择性） • 多沙唑嗪（cardura） • 特拉唑嗪（hytrin） • 哌唑嗪（minipress）	+	–	–	–
β 受体拮抗药 • 阿替洛尔（tenormin） • 美托洛尔（lopressor） • 普萘洛尔（inderal） • 拉贝洛尔（normadyne）*	+	+	+	+
钙通道拮抗药 • 硝苯地平（procardia） • 氨氯地平（norvasc） • 地尔硫卓（cardizem） • 维拉帕米（calan）	+	+	–	–
血管扩张药 • 肼苯哒嗪（apresoline） • 异山梨酯（isordil, Dilatrate） • 米诺地尔（loniten）	+	–	不明	
单胺氧化酶抑制药 • 苯乙肼钠（nardil） • 苯环丙胺（parnate） • 司来吉兰（eldepryl）	–	–	+++	+++
拟交感神经药 • 麻黄碱 • 伪麻黄碱（sudafed） • 安非他明 • 沙丁胺醇（proventil）	++	++	++	++
兴奋剂 • 咖啡因（咖啡 *、茶） • 尼古丁（烟草） • 茶碱	++	++	不明	
其他 • 左旋多巴、卡比多巴（sinemet）* • 可卡因	++ ++	– ++	不明 不明	

E. 肾上腺素；MN. 甲氧基肾上腺素；NE. 去甲肾上腺素；NMN. 甲氧基去甲肾上腺素；+++. 显著增加；++. 中度增加；+. 轻度增加（如有）；–. 少量或无增加

*. 表示药物也可对某些检测方法造成直接分析干扰

细胞瘤的可能性时，首先应该考虑到肿瘤初步的临床怀疑程度或验前概率。

阳性检测结果的升高程度对判断嗜铬细胞瘤的可能性至关重要。大多数肿瘤患者的血浆或尿液中甲氧基肾上腺素类物质远远超过那些没有肿瘤患者的假阳性结果。血浆甲氧基去甲肾上腺素浓度升高至 > 400ng/L（2.2nmol/L）或甲氧基肾上腺素 > 236ng/L（1.2nmol/L），在无嗜铬细胞瘤患者中极为罕见，但在肿瘤患者中约 80% 出现这样的结果 [113]。同样，尿中甲氧基去甲肾上腺素 > 1500μg/d（8.2μmol/d）或甲氧基肾上腺素 > 600μg/d（3.0μmol/d），在无嗜铬细胞瘤患者中极为罕见，在肿瘤患者中约 70% 出现这样的结果。假设生化检测结果准确，此类患者发生嗜铬细胞瘤的可能性非常高，因此要立即进行肿瘤定位。

当对阳性血浆检测结果有怀疑时，后续的检测可使用不同的样本和方法来验证。对血浆游离或尿分馏的甲氧基肾上腺素类物质轻度升高的患者，后续检测可能需要特别谨慎，因为在这些患者中，嗜铬细胞瘤的验后概率仍然很低。尿和血浆中甲氧基去甲肾上腺或甲氧基肾上腺素相同程度的增加，不仅有助于证实结果的准确性，也增加诊断嗜铬细胞瘤的可能性。

在下一步检测之前，应考虑是否存在导致假阳性结果的因素，包括伴随的疾病、不适当的采样条件、饮食影响，以及可能直接干扰检测结果或增加甲氧基肾上腺素、甲氧基去甲肾上腺素或甲氧基酪胺的药物（表 110-5）。三环类抗抑郁药和酚苄明（dibenzyline）是假阳性结果的常见原因 [132]。酚苄明还可增加血浆和尿去甲肾上腺素和甲氧基去甲肾上腺素，推测是通过阻断突触前 α₂ 肾上腺素受体，通过此受体的抑制作用使交感神经释放去甲肾上腺素。

由于尿 VMA 或尿"总"的甲氧基肾上腺素类物质诊断敏感性相对较低，其测定对嗜铬细胞瘤的检出或排除价值有限。这些检测提供的有用诊断信息，比血浆或尿分馏甲氧基肾上腺素类物质少，而甲氧基去甲肾上腺素和甲氧基肾上腺素是分开测量的。一个罕见的情况是局限于肝脏或肠系膜的肿瘤转移，肿瘤的血液进入肝脏，肝脏是体内儿茶酚胺及其代谢物形成 VMA 的主要部位。

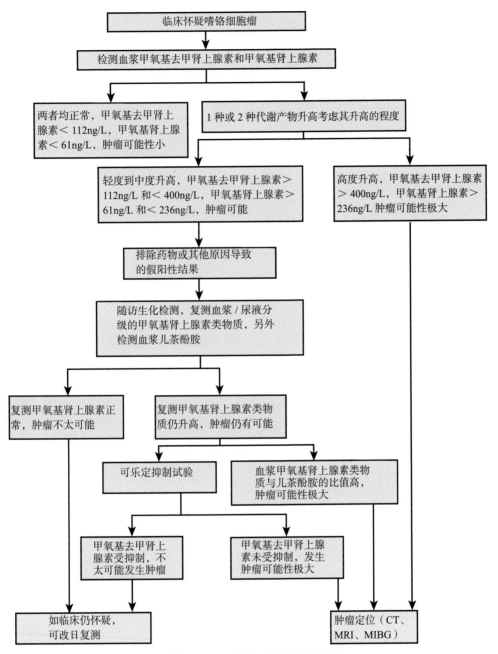

▲ 图 110-8　嗜铬细胞瘤的生化诊断

（五）药物试验

多年来，为了提高嗜铬细胞瘤的诊断准确性，人们进行了各种药物试验。数年前尤其如此，当时对于儿茶酚胺及其代谢物的检测是新的、粗糙的，而且常常不可靠。然而激发试验是危险的，例如在组胺激发试验中报道的几例死亡病例。鉴于目前检测质量有了很大的改善，这种药物试验可不再需要。另外，抑制试验可能有用并风险较低。

可乐定（catapres）是现在最常用于鉴定嗜铬细胞瘤的抑制试验药物。它是作用于中枢的 α_2 肾上腺素受体激动药，可抑制中枢交感神经的传出。这通常会导致无嗜铬细胞瘤的患者血浆儿茶酚胺水平下降，但肿瘤患者血浆儿茶酚胺水平无变化。口服可乐定剂量为每 70kg 体重 0.3mg，服用前及服用后3h 抽血检测血浆儿茶酚胺。据报道，三环类抗抑郁药和利尿药会降低试验的可靠性[136]。因此，试验前应停用此类药物。正在服用降压药的患者，可乐定可引起的严重低血压，因此试验当天应停用降压药。

对于血浆儿茶酚胺水平正常或轻度升高的患者，可乐定抑制试验是不可靠的。在这些患者中，尽管存在嗜铬细胞瘤，但可乐定可使血浆去甲肾上腺素被抑制。推测该现象是由于大部分去甲肾上腺素来自交感神经，对可乐定仍有反应。对于血浆甲氧基去甲肾上腺素升高，但去甲肾上腺素浓度正常或轻度升高的患者，在服用可乐定前后同时测甲氧基去甲肾上腺素，可克服上述的局限[132]。所有非嗜铬细胞瘤患者血浆甲氧基去甲肾上腺素水平均下降＞40% 或低于参考值上限（0.61nmol/L=112pg/ml），表明诊断特异性为 100%。这与去甲肾上腺素相似（特异度为 98%），在可乐定抑制试验后，去甲肾上腺素下降＞50%，或＜2.94nmol/L（498pg/ml），可以排除嗜铬性瘤。在 48 例嗜铬细胞瘤患者中，只有 2 例患者血浆甲氧基去甲肾上腺素水平在可乐定抑制试验后下降了 40%，或＜0.61nmol/L（112pg/ml）。这表明甲氧基去甲肾上腺素用于可乐定抑制试验，诊断的敏感性为 98%，这比仅为 67% 的去甲肾上腺素的敏感性有了很大的改善。因此，可乐定抑制试验结合血浆甲氧基去甲肾上腺素的测量，为区别血浆甲氧基去甲肾上腺素的假阳性或真阳性升高提供了一种有效而可靠的方法。

如前所述，激发试验是存在潜在危险的，并且几乎不需要进行。胰高血糖素曾是常用药物，但现在已证实它作为后续试验的价值不大[137]。

（六）额外的注意事项

嗜铬细胞瘤在儿茶酚胺的合成、转换、释放，以及儿茶酚胺和代谢物种类上有很大的差别。这些差别可解释患者症状和体征的不同。它们也可提供关于肿瘤的有用信息，如位于肾上腺或肾上腺外、潜在突变、肿瘤大小以及是否转移等[33, 82, 135, 138, 139]。

肾上腺嗜铬细胞瘤一般只产生去甲肾上腺素，或同时产生去甲肾上腺素和肾上腺素。相反，肾上腺外嗜铬细胞瘤几乎只产生去甲肾上腺素。血浆或尿中甲氧基去甲肾上腺素和甲氧基肾上腺素浓度的差异，比去甲肾上腺素和肾上腺素浓度差异更能反映肿瘤儿茶酚胺的潜在类型[137]。因此，仅有甲氧基去甲肾上腺素升高的患者，肿瘤可位于肾上腺或肾上腺外，而只有甲氧基肾上腺素明显升高的患者，肿瘤几乎总是位于肾上腺，或原发肾上腺肿瘤复发。

在遗传性嗜铬细胞瘤患者中，甲氧基去甲肾上腺素、甲氧基肾上腺素、甲氧基酪胺的差别因突变而异，可为临床表现提供补充的指导，以决定需检测哪个基因，从而明确潜在的种系突变[82, 140]。基因表达的突变依赖性差异可解释嗜铬细胞瘤从良性到恶性的进程，这种进程通常以不成熟的生化表现为特征。特别是，转移性嗜铬细胞瘤常以多巴胺分泌增加为特征，最好通过血浆甲氧基酪胺来检测[135, 141]。

嗜铬细胞瘤患者的儿茶酚胺释放量差异较大，血浆或尿儿茶酚胺浓度与肿瘤大小无关。相反，由于儿茶酚胺在肿瘤内代谢并独立于其释放，尿和血浆甲氧基肾上腺素与肿瘤大小密切相关，可作为判断疾病程度及进展的依据[112, 137]。

（七）儿童嗜铬细胞瘤的生化检测

由于需要建立儿童的正常参考区间，儿童嗜铬细胞瘤的生化诊断较困难，完整收集尿液存在难度，在采血过程中难以消除与应激相关的假阳性。

由于儿童很难收集完整尿液，常用现场尿液来检测。因此尿甲氧基肾上腺素需用尿肌酐校正。由于男性肌酐排泄大于女性，需要建立不同性别的参考值。同时，由于儿童期的生理变化，必须有不同年龄段特异的参考值（如 2—4 岁、5—9 岁、10—13 岁、14—18 岁）。由于检测存在方法特异性及实验室特异性，需要较大的样本量来建立与本实验室性别及年龄相匹配的尿甲氧基肾上腺素类物质参考值存在一定障碍。因此，很多实验室的儿童参考值往往是从教科书或试剂盒说明书建立的。然而已有个别实验室建立了测量尿甲氧基肾上腺素的方法特异性的参考区间[142, 143]。

血浆甲氧基肾上腺素的采血，要求在至少 30min 仰卧休息后进行，以尽量减少直立姿势可能造成的假阳性。静脉穿刺抽血的应激也可导致儿童的假阳性。因此，对儿童的采血应谨慎控制，以避免任何与静脉穿刺相关的应激，最好在采血时使用留置套管分散注意力。儿童血浆甲氧基肾上腺素浓度往往比成人高，而血浆甲氧基去甲肾上腺素比成人低[144]。

因此要建立与年龄相匹配的甲氧基肾上腺素类物质儿童参考值[144]。这对血浆甲氧基去甲肾上腺素更重要，从童年到成年，随着年龄的增长其浓度持续升高[144]。

七、嗜铬细胞瘤的定位

根据嗜铬细胞瘤国际研讨会的专家建议[133]，只有在足够的临床证据证明存在肿瘤的情况下，嗜铬细胞瘤的定位才进行。如果临床的疑诊来源于儿茶酚胺过量分泌的症状体征，生化检测结果应为强阳性。如果肿瘤的验前概率很高，如有遗传倾向或肿瘤既往史，则生化结果不太有说服力，也可进行影像学检查。发现肾上腺占位并不能证明占位性质是嗜铬细胞瘤，仅表明肾上腺有占位。同样，在肾上腺都没有发现占位也不能排除嗜铬细胞瘤。详细的病史采集和体格检查可为嗜铬细胞瘤定位提供重要线索，如因膀胱嗜铬细胞瘤引起的排尿后高血压。

总的来说，位于肾上腺的嗜铬细胞瘤比位于肾上腺外的更容易被识别，因为临床医生通常把肾上腺作为产生儿茶酚胺的主要来源。尽管有合适的影像技术来定位肾上腺内肿瘤，但临床医生往往不确定采用何种方法和技术来检测肾上腺外嗜铬细胞瘤[145]。此外，通常不认为有多达 24% 的散发性嗜铬细胞瘤患者是种系突变的携带者，某些突变使患者易患肾上腺外嗜铬细胞瘤[53]；根据肿瘤类型不同，转移性嗜铬细胞瘤占 35%；约 10% 的嗜铬细胞瘤患者在初次就诊时发现转移[146]。在首次手术失败后，转移性嗜铬细胞瘤患者通常会通过间碘苄胍（MIBG）成像来重新评估，这实际上应该是在术前进行的检查，以确认肿瘤确实是嗜铬细胞瘤以及排除转移性疾病[147]。因此，在首次手术前排除转移性嗜铬细胞瘤是有用的，例如存在转移灶会影响治疗计划和随访。

根据专家的建议[133]，嗜铬细胞瘤的定位和确诊至少需要两种成像方式。解剖影像检查（CT 和 MRI）应与功能（核医学）影像学检查相结合，达到定位原发性、复发性或转移性嗜铬细胞瘤的最佳结果。例外情况为肾上腺较小的嗜铬细胞瘤，MRI 的 T_2 成像明确阳性，主要是肾上腺素能（产生肾上腺素）表型，通常见于 MEN-2 或 NF-1 患者。

（一）解剖影像

由于 CT 影像技术简单、广泛开展、相对经济，在大多数医疗机构中腹部 CT 扫描（平扫或增强），为定位嗜铬细胞瘤的初始检查。CT 可定位 1cm 及以上的肿瘤。敏感性约为 95%，但特异性仅为约 70%[148]。最好使用静脉注射对比剂进行 CT 扫描。静脉注射对比剂不会引起血浆儿茶酚胺浓度、血压或心率的升高[149]。

在非增强 CT 上，CT 值 < 10 亨氏单位（HU）且均匀的肿块很可能是无功能的良性腺瘤；嗜铬细胞瘤 CT 值常大于 10HU，有些为不均匀的肿块。CT 的缺点是可能由于术后解剖改变及手术夹的存在而不能定位复发的嗜铬细胞瘤。因为肾上腺外嗜铬细胞瘤最常见于腹部，我们建议先做腹部和盆腔 CT。如果未发现肿瘤，进一步行胸部和颈部 CT。

MRI（平扫或钆增强）也是一种非常可靠的检查方法，可以识别 > 95% 的肿瘤。对于某些部位（如心脏）的肾上腺外肿瘤检测，MRI 优于 CT。在 MRI T_1 序列上，嗜铬细胞瘤与肝脏、肾脏和肌肉的信号相似，并能与脂肪组织轻易区别。在化学位移成像中，良性腺瘤中存在脂肪，而嗜铬细胞瘤、转移瘤、出血性假性囊肿、恶性肿瘤中缺乏脂肪，以此确定肾上腺肿块的特征。嗜铬细胞瘤的高血供使其表现为特征性的明亮，在 T_2 序列上高信号，反相位上无信号丢失。更特别的是，几乎所有嗜铬细胞瘤的信号都比肝脏或肌肉的信号更高，在 T_2 加权上通常比脂肪信号更高。然而，出血或血肿、腺瘤和癌可导致这种高信号，因此必须考虑是否合并存在嗜铬细胞瘤，需要特定的额外成像来确认肿瘤为嗜铬细胞瘤。不典型嗜铬细胞瘤在 T_2 加权像上表现为中等信号，外观不均匀，尤其为囊性时，甚至完全没有 T_2 加权像的特征性高信号[150]。

嗜铬细胞瘤 MRI 成像的优点是它对肾上腺疾病的高敏感性（93%～100%）以及不显露于电离辐射。MRI 是检测心脏内、心脏旁和血管旁嗜铬细胞瘤的一种良好的成像模式，因为它减少了心脏和呼吸运动诱导的伪影，同时 T_2 序列能使肿瘤更好地与周围组织相区别。与 CT 相比，MRI 提供了多平面成像，同时能更好评估肿瘤及其周围血管（特别是大血管）之间的关系，在评估这些区域的嗜铬细胞瘤，尤其为了排除血管浸润时至关重要。然而，其检测肾上腺外、转移性或复发性嗜铬细胞瘤的总体敏感性低于肾上腺嗜铬细胞瘤（90%）。当妊娠或对 CT 对比剂过敏时，首选 MRI。然而 MRI 比 CT 昂贵。目前对于首选 CT 还是 MRI 作为肿瘤的定位检查，还没达成一致意见。解剖影像需首先关注腹部和盆腔[133]。我们不推荐使用超声来定位嗜铬细胞瘤，除非在没有 MRI 情况下儿童和孕妇可使用。

（二）功能成像

嗜铬细胞瘤细胞中细胞膜和（或）囊泡儿茶酚胺转运系统的存在，使功能成像成为可能，包括 123I-MIBG 扫描、6-18F- 氟多巴胺、18F- 二羟苯丙氨酸（FDOPA）、11C- 羟基麻黄碱和 11C- 肾上腺素正电子发射断层显像（PET）[151-156]。这些方法可确认肿瘤是否为嗜铬细胞瘤，可检测出大多数转移病灶，但 11C- 肾上腺素已不再使用。应该注意的是，转移性嗜铬细胞瘤可去分化而失去特定的神经递质转运体，导致嗜铬细胞瘤特异性同位素无法积累，从而无法定位。18F- 氟脱氧葡萄糖（18F-FDG）-PET 扫描或生长抑素受体扫描可能是唯一的下一步功能成像选择。18F-FDG 是一种非特异性的显像剂，其通过肿瘤的代谢率高于周围正常组织成像。另一个去分化肿瘤的特征是特定受体的丢失或获得。特别是，转移性嗜铬细胞瘤通常表达生长抑素受体，故可用生长抑素类似物奥曲肽（octreoscan）或 DOTA 肽类似物进行生长抑素受体扫描[157, 158]。

（三）间碘卞胍扫描

在少数情况下, CT 或 MRI 不能定位嗜铬细胞瘤。这可能是由于肿瘤太小或位置特殊（如心脏或颈部）引起的。在这种情况下，应考虑使用放射性碘 123I 标记的 MIBG 进行全身扫描。它能同时显示多个病灶，包括特殊部位的病灶。其他神经内分泌细胞起源的肿瘤也可能摄取 123I-MIBG，这在血管瘤、非分泌性副神经节瘤、类癌、散发性和家族性甲状腺髓样癌中均有报道。然而，在嗜铬细胞瘤的疑似病例中，123I-MIBG 扫描的特异性接近 100%[159]。

123I-MIBG 扫描对非转移性 PPGL 定位的敏感性为 77%～98%[160-162]。正常肾上腺组织摄取 MIBG 可

掩盖小病灶。总体上，MIBG 显像对肾上腺外副神经节瘤（PGL）的敏感性较低。123I-MIBG SPECT 的特异性接近 100%[159]。123I-MIBG 可显示 50%～80% 患者的正常肾上腺髓质。但对于转移灶的检测，123I-MIBG 的敏感性很低，仅为 50%～79%[161-164]。尽管检测转移灶的灵敏度低，但在转移瘤中使用 123I-MIBG 扫描的一个非常重要的优点是，它能识别出可能受益于 131I-MIBG 治疗剂量的姑息治疗患者。某些药物可减少 MIBG 的聚集：①消耗儿茶酚胺储备的药物，如拟交感神经药物、利血平和拉贝洛尔；②抑制细胞儿茶酚胺转运体的药物，包括可卡因和三环类抗抑郁药；③其他药物，如钙通道阻断药和某些 α 和 β 肾上腺素受体拮抗药[165]。建议这些药物在接受 MIBG 显像前要停用 2 周。123I-MIBGI 扫描和 131I-MIBGI 扫描都需要碘化钾的饱和溶液（SSKI，100mg，每天 2 次，使用 4 天或 7 天）来阻止甲状腺摄取游离 123I 或 131I。应该注意的是，123I-MIBG 或 131I-MIBG 通常积聚在心肌、脾、肝、膀胱、肺、唾液腺，大肠和小脑。此外，高达 75% 的正常肾上腺可摄取 MIBG。一些 MIBG 还可被血小板摄取，导致血小板减少，有时甚至非常严重。

通常，患者必须在注射放射性同位素后 24h，以及在 48h 或 72h 分别进行扫描，早期出现的显像如为生理性，在后续扫描中显像会减退；如为肿瘤，在后续的扫描中会持续存在或增强。

综上所述，123I-MIBG 显像对嗜铬细胞瘤转移灶敏感性有限，但如果拟行 131I-MIBG 治疗，它将是有用的。如果有正电子发射断层扫描，则该方法是全面定位转移灶的首选方法。

（四）正电子发射断层扫描

PET 的优点是，在注入短寿命正电子发射剂后几分钟或几小时内即可完成，辐射显露低，空间分辨率高。18F- 氟多巴胺是美国国立卫生研究院（National Institutes of Health，NIH）开发的一种交感神经 PET 显像剂，是一种类似多巴胺的正电子发射物。与 MIBG 类似，它是儿茶酚胺合成细胞中质膜和胞内囊泡转运体的良好底物[196]。18F- 氟多巴胺 PET 对原发性嗜铬细胞瘤（77%～100%）和转移瘤（77%～90%）都有很高的敏感性[159, 161]。特异

性超过 90%。6-^{18}F- 氟多巴胺 -PET 的敏感性远高于 ^{123}I-MIBG 扫描，尤其是对于 *SDHB* 相关的嗜铬细胞瘤（图 110-9）[161, 166]。不幸的是，到目前为止，^{18}F- 氟多巴胺作为实验显像剂只在马里兰州贝塞斯达的 NIH 可获得。^{11}C- 羟基麻黄碱是另一种针对去甲肾上腺素转运体的 PET 抑制剂，已被证明有诊断价值[167, 168]。然而，这种 ^{11}C 放射性药物的半衰期很短（20min），这使得在许多美国机构进行全身扫描变得困难。

^{18}F-DOPA 的靶点是参与胺前体摄取的大型氨基酸转运体。^{18}F-DOPA-PET 对定位非转移性嗜铬细胞瘤和头颈部副神经节瘤具有较高的敏感性[154, 161, 169–171]。报道的敏感性在 81%~100%。^{18}F-DOPA-PET 在转移性嗜铬细胞瘤和 *SDHB* 相关嗜铬细胞瘤中的表现则令人失望，敏感性分别只有 45% 和 20%（基于病变的分析）。

糖代谢增高是各种恶性肿瘤的特征。因此，摄取 ^{18}F- 氟化物标记的葡萄糖可用于这些肿瘤的成像。^{18}F-FDG PET 对嗜铬细胞瘤诊断也很有用[155, 156]。据报道，对原发非转移性肿瘤的敏感性

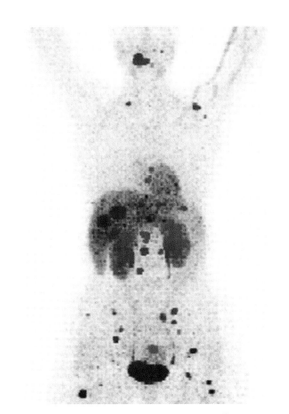

▲ 图 110-9　转移性嗜铬细胞瘤患者 6-（^{18}F）- 氟多巴胺正电子发射断层扫描冠状位投影

高达 88%，这与 MIBG 扫描相似。当使用的放射性示踪剂的目标是所有糖代谢增加的组织，需关注其特异性。当有生化诊断的前提时，^{18}F-FDG PET 对嗜铬细胞瘤成像的特异性高达 90%，与 ^{123}I-MIBG SPECT 和 ^{18}F-DOPA PET 的特异性相似。^{18}F-FDG PET 对嗜铬细胞瘤转移灶的检测高度敏感，特别是 *SDHB* 相关病例（与 CT/MRI 相比，区域敏感性为 97%）[156, 163]。SDHB 功能缺失导致线粒体功能受损，可能导致肿瘤细胞从氧化磷酸化向有氧糖酵解转变，这种现象被称为 "Warburg 效应"。因此，细胞低效率的能量产生途径导致更高的葡萄糖需求，这解释了 *SDHB* 相关的转移性嗜铬细胞瘤对 ^{18}F-FDG 摄取增加的原因。这种可能的成像原理有待于在分子水平上得到确认。

（五）生长抑素受体显像

使用奥曲肽的生长抑素受体显像已用于嗜铬细胞瘤患者中[172]，但这种显像方法的敏感性较低，特别是在孤立性肿瘤的检测中，不如 MIBG 显像[172]。然而，在转移性嗜铬细胞瘤，奥曲肽扫描是有用的，特别是在那些表达生长抑素受体，同时 ^{123}I-MIBG 扫描和 6-^{18}F- 氟多巴胺 -PET 呈阴性的患者[145]。奥曲肽也可用于头颈部副神经节瘤的影像学检查。利用 DOTA 多肽类似物如 ^{68}Ga-DOTATATE 进行 PET 成像的研究数据很少，但有望成为良好的检测手段之一[157, 158]。

综上所述，前面概述的策略见图 110-10 所示，为嗜铬细胞瘤的诊断定位提供了基础。虽然 CT 和 MRI 具有良好的敏感性，但这些解剖成像方法缺乏特异性，无法明确地将肿块识别为嗜铬细胞瘤。功能成像的高特异性（如 ^{123}I-MIBG 闪烁成像），提供了一种可以克服解剖成像局限性的方法[133]。

（六）儿童嗜铬细胞瘤的定位

在儿童中，90% 的嗜铬细胞瘤位于腹部，因此影像检查应该针对身体的这一部分。CT 可定位约 95% 的嗜铬细胞瘤，然而，MRI 是儿童随访首选的影像检查，以避免过度的辐射显露。尽管必须限制过度的辐射显露，在儿童 *SDHx* 相关嗜铬细胞瘤中，特别是已有肿瘤转移的儿童，推荐使用 ^{18}F-FDG PET，以监测疾病的变化或对各种治疗的反应[156]。

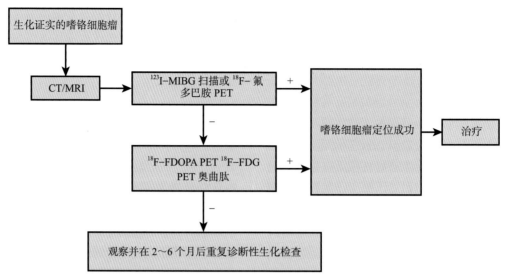

▲ 图 110-10　嗜铬细胞瘤定位方法

对于生化证实的嗜铬细胞瘤患者，我们建议使用解剖影像方法（CT 或 MRI）对肾上腺进行初始扫描。在儿童或孕妇中，MRI 更好，也可考虑超声。在未增强 CT 上，CT 值低于 10HU 的病变可排除嗜铬细胞瘤的存在，而大于 10HU 的病变可随后进行增强和延迟增强 CT 检查。如果进行 MRI，应行 T_2 序列（T_2 图像上嗜铬细胞瘤很亮）。如肾上腺影像呈阴性，应进行腹部、胸部或颈部 CT 或 MRI 扫描。除了少数如前所述的情况，始终应行功能成像来排除或证实嗜铬细胞瘤。目前推荐的功能成像检测方法是（^{123}I）- 间碘苯胍（MIBG）。如果 ^{123}I-MIBG 扫描为阴性，PET 检查应辅以特定的放射核素，最好是 6-^{18}F- 氟多巴胺。如果这也是阴性，嗜铬细胞瘤很可能是去分化的（常见于恶性肿瘤）。在这种情况下，应进行 ^{18}F- 二羟基苯丙氨酸（^{18}F-FDOPA）、^{18}F- 氟脱氧葡萄糖（^{18}F-FDG）-PET 或奥曲肽扫描

八、嗜铬细胞瘤的治疗

嗜铬细胞瘤的最佳治疗方法是立即手术切除肿瘤，因为未手术切除的肿瘤就像一颗定时炸弹，随时可能爆炸，可能造成致命的高血压危象。安全的手术切除需要一个由内科医生、麻醉科医生和外科医生组成的团队的努力，最好所有人都有治疗嗜铬细胞瘤的经验。

（一）药物治疗和手术准备

嗜铬细胞瘤患者术前管理的主要目标是使血压、心率和其他脏器功能正常，恢复血容量，防止患者出现手术导致的"儿茶酚胺风暴"及其对心血管系统和血糖调节的影响。因此，当术前开始肾上腺素能阻滞时，药物剂量通常较高，常需要联合用药，心血管指标的目标值也比非手术时严格。第一届嗜铬细胞瘤国际研讨会的专家组建议，所有生化阳性嗜铬细胞瘤患者应接受适当的术前药物治疗，以阻断儿茶酚胺释放效应[133]。广泛的实践，现有或批准的治疗方法的国际差异，缺乏循证研究来比较不同的治疗方法，这些导致对术前阻滞的推荐药

物缺乏共识。然而，α 肾上腺素受体拮抗药、钙通道阻断药或血管紧张素受体阻断药都是推荐的。对于快速心律失常，推荐使用 β 肾上腺素受体拮抗药或钙通道阻断药。

术前维持血压正常 2 周对肿瘤管理十分重要。酚苄明（dibenzyline，不可逆非竞争性 α 肾上腺素受体拮抗药）是术前最常用的拮抗药。酚苄明具有持久的效应，只有合成新的 α 受体后其作用才会减弱。酚苄明的初始剂量通常为 10mg，每天 2 次，这一剂量会增加，直到临床症状得到控制或出现不良反应。对于多数患者，每天 1mg/kg 的总剂量就足够。有些患者可能需要更大的剂量，剂量可能每 2～3 天增加 10～20mg。如果给药的初始剂量过高，患者会出现显著的体位性低血压。当接近合适剂量时，阵发性高血压的发作将得到控制，当达到合适剂量时，患者血压会恢复正常。

其他有效的 α 受体拮抗药包括哌唑嗪（minipress）、特拉唑嗪（hytrin）和多沙唑嗪（cardura）。三者均为特异性、竞争性、短效的 α_1 肾上腺素能拮抗药，三者均有可能在首次给药后立即出现严重的体位性低血压，因此应该在睡前给药。此后可根据需要增加

剂量。哌唑嗪的剂量为 2～5mg，每天 2～3 次；特拉唑嗪的剂量为 2～5mg，每天 1 次；多沙唑嗪的剂量为 4～24mg，每天 2 次。拉贝洛尔（normodyne 或 trandate）是一种同时具有 α 和 β 受体拮抗作用的药物，剂量为 200～600mg，每天 2 次[173]。拉贝洛尔的优点是同时拮抗 α 和 β 受体，并且已有该药物的口服和静脉剂型。然而，拉贝洛尔的 α、β 受体拮抗活性存在固定比例（即 1∶4 或 1∶6），这意味着心跳会减慢更多，而非降低血压，我们通常需要的 α 与 β 受体拮抗活性比例通常为 4∶1 或更大。尽量根据个体需求使用 α 与 β 受体拮抗药剂量。大剂量的此类药物可能是控制血压所必需的。如果血压得到控制，并为患者提供正常或高盐饮食，患者减少的血容量将恢复正常。随着血容量恢复正常，体位性低血压的程度降低。β 肾上腺素受体拮抗药仅在出现明显心动过速或儿茶酚胺诱发心律失常时才需要。β 受体拮抗药不能在未使用 α 受体拮抗药的情况下使用，因为 β 受体拮抗药会阻断肾上腺素的血管舒张作用而加剧血管收缩。导致单独使用 β 受体拮抗药的患者高血压发作更严重。

根据我们的经验，甲基酪氨酸（demser）是治疗嗜铬细胞瘤的有价值药物。该药物竞争性地抑制酪氨酸羟化酶，此酶为儿茶酚胺合成的限速酶。它显著但不完全耗尽儿茶酚胺的储备，治疗 3 天后效果最大。因此，它有助于术前和术中控制血压，特别是在麻醉诱导和肿瘤手术操作——这期间可产生大量的交感神经激活或儿茶酚胺释放。开始治疗时，每 6～8h 口服 250mg，此后，每 2～3 天或根据需要增加 250～500mg，直至总剂量为 1.5～4.0g/d。该药物是一种被取代的氨基酸（即 α- 甲基 -L- 酪氨酸），因此很容易穿过血脑屏障。因此，它抑制大脑和外周的儿茶酚胺合成，经常引起镇静、抑郁、焦虑和溢乳。在老年患者中很少引起锥体外系症状（如帕金森病），这些症状会在剂量降低或停药时迅速逆转。如果患者出现做梦异常，那么剂量应减少到之前的剂量，应用 1～2 天，或直到异常消失。然后剂量应更缓慢增加，直到达到预期效果。并非所有国家和机构都可获得甲基酪氨酸。

各种钙通道阻断药在手术前和手术中都被用来控制血压。根据我们的经验，如果同时使用甲基酪氨酸和 α 受体拮抗药，患者的血压在麻醉和手术期间很少出现不稳定，术中失血量减少，手术期间需要补充的血容量比仅使用 α 受体拮抗药要少。我们的习惯在术前的午夜给患者口服 1mg/kg 体重的酚苄明和 0.5～0.75g 甲基酪氨酸。

高血压危象可表现为严重头痛、视觉障碍、急性心肌梗死、充血性心力衰竭或脑血管意外，可通过静脉注射 5mg 酚妥拉明（regitine）治疗。酚妥拉明的半衰期很短。因此如有必要可每 2min 重复该剂量，直到高血压得到充分控制，或酚妥拉明可持续输注给药（100mg 酚妥拉明加入 5% 葡萄糖溶液 500ml）。持续静脉输注硝普钠（与酚妥拉明类似），或给予某些患者硝苯地平片（10mg 口服或舌下给药）可用于控制高血压。需注意某些药物（如三环抗抑郁药、甲氧氯普胺、纳洛酮）可能引起嗜铬细胞瘤患者高血压危象（表 110-6）。

患者如存在 β 肾上腺素受体刺激引起的临床表现（如心动过速或心律失常、心绞痛、紧张），可使用 β 肾上腺素受体拮抗药如心得安、阿替洛尔或美托洛尔。然而，决不能在 α 受体拮抗药之前使用 β 受体拮抗药，如缺乏对 α 受体的拮抗和丧失 β 受体介导的血管舒张，可能导致严重和危及生命的血压升高。拉贝洛尔是一种 α 和 β 受体联合拮抗药，不是首先用药，因为在某些患者中，它可能导致高血压（可能是由于它对 β 肾上腺素受体的作用大于 α 肾上腺素受体）。值得注意的是，α 和 β 肾上腺素受体拮抗药均能升高血浆游离甲氧基去甲肾上腺素水平[132]。相反，钙通道阻断药，也用于控制嗜铬细胞瘤患者的高血压和心动过速，不影响血浆甲氧基肾上腺素水平。术前推荐的治疗建议见图 110-11[174]。

对于大多数小于 6cm 的腹部嗜铬细胞瘤，由于显著的术后获益，腹腔镜手术已取代剖腹手术，成为首选术式（见第 132 章）。

（二）术后管理

术中（肿瘤切除后）或术后如发生低血压，最好的治疗是补充血容量。不推荐使用升压药，特别是在使用长效 α 受体拮抗药情况下，因为必须使用高剂量药物，患者很难马上脱离药物的作用。如果术前使用甲基酪胺酸和酚苄明，术后低血压的控制更为重要，因为前者抑制肿瘤和交感神经系统合成儿茶酚胺，而后者则阻止合成的儿茶酚胺作用。在

表 110-6　嗜铬细胞瘤患者的主要禁忌类药物

药物种类	相关的临床应用
β 肾上腺素受体拮抗药 *	可用于治疗儿茶酚胺过量释放（如高血压、心律失常）、心肌病、心力衰竭、惊恐发作、偏头痛、心动过速
多巴胺 D₂ 受体拮抗药	控制恶心、呕吐、精神病、潮热，起镇静作用
三环类抗抑郁药	治疗失眠、神经病理性疼痛、儿童夜间遗尿、头痛、抑郁（很少）
其他抗抑郁药（5- 羟色胺和 NE 再摄取抑制药）	治疗抑郁、焦虑、惊恐发作，减肥药
单胺氧化酶抑制药	非选择性药物，很少用作抗抑郁药（因为奶酪效应）
拟交感神经药 *	控制外科麻醉期间的低血压，减充血药，减肥药
化疗药物 *	抗肿瘤作用，治疗恶性嗜铬细胞瘤
鸦片类止痛药 *	诱导外科麻醉
神经肌肉阻断药 *	诱导外科麻醉
肽和类固醇 *	诊断试验

NE. 去甲肾上腺素

*. 这些药物在嗜铬细胞瘤中有治疗或诊断作用，但通常只有在预先使用适当的抗高血压药物治疗后才能使用（如 α 肾上腺素受体拮抗药）

引自 Pacak K.Preoperativemanagementofthepheochromocy-toma patient. *The Journal of Clinical Endocrinology and Metabolism.* 2007; 92: 4069–4079.

这种情况下，血管床处于完全舒张的状态。因此，控制血压的最佳方法是进行适当的血容量补充。

在肿瘤切除后的 24～48h 内，所需的液体量通常很大（是患者总血容量的 0.5～1.5 倍）。这是因为甲基酪胺和酚苄明的半衰期都约为 12h，因此交感神经系统恢复自我调节需要近 3 倍半衰期或 36h。当交感神经系统恢复时，肾输出量开始增加，血压和心率保持稳定。此时可输入正常的液体量（即 125ml/h）。如果最后一次给药是在手术前的午夜，交感神经自主调节的恢复通常发生在手术当天的中午左右。通过观察血压、心率、中心静脉压和尿量，确定所需补液的类型和剂量。当患者开始排尿时，体重增加 10%～12% 并不罕见。如果低血压持续存在，并且已补充足够的液体量，可使用去甲肾

上腺素或其他升压药。

术后高血压可能意味着部分肿瘤未切除。然而在术后 24h 内，高血压很可能是由于疼痛、容量过度负荷或自主神经不稳定引起的。这都容易对症治疗。如果患者已经恢复到干体重，而高血压持续存在，合并原发性高血压是最可能的诊断。然而，需在术后至少 5～7 天，才能收集任何残留肿瘤生化证据的标本，以确保手术产生的大量血和尿中儿茶酚胺已经消除。在患者出院前或手术后 4～6 周至外科医生随访时，我们通常会收集患者的尿液检测。如果症状再发，应重复检测。如果患者无症状，则应每年检测 1 次，共 5 年。良性嗜铬细胞瘤成功手术切除后患者，存活期与经年龄校正后的正常人基本相同。至少有 25% 的患者仍有高血压，但这通常很容易通过药物控制[175]。

（三）儿童嗜铬细胞瘤的治疗

儿童嗜铬细胞瘤的治疗方法与成人嗜铬细胞瘤相似。然而，对于可能存在潜在突变的患者，特别是易发生双侧病变的 *VHL*、*NF-1* 和 *RET* 突变，手术应多加考虑。在这种情况下，部分肾上腺切除术以保留皮质功能和避免类固醇替代尤为重要[176, 177]。

九、特殊的临床表现和治疗问题

（一）转移性嗜铬细胞瘤

在原本无嗜铬细胞的部位出现转移灶，可诊断转移性嗜铬细胞瘤[51]。嗜铬细胞瘤通过血液或淋巴转移，最常见的转移部位是淋巴结、骨、肺和肝[178]。在所有嗜铬细胞瘤中，转移性嗜铬细胞瘤的发生率在 1%～34%，男性稍多于女性。据估计，10%～20% 的转移瘤是在首次出现症状时发现的。转移性嗜铬细胞瘤患者中有 *SDHB* 潜在突变的患病率为 30%，如果肿瘤起源于肾上腺外则更高（高达 90%）[178-180]。根据转移病灶的位置将患者分为两组，第一组为有转移灶（尤其是肝和肺）的短期生存者，其生存期通常＜ 2 年；第二组为有骨转移的长期生存者，这组患者在最初诊断后能存活 20 年以上，总的 5 年生存率在 34%～60%[178]。有潜在的 *SDHB* 突变的转移瘤患者的生存期低于非 *SDHB* 患

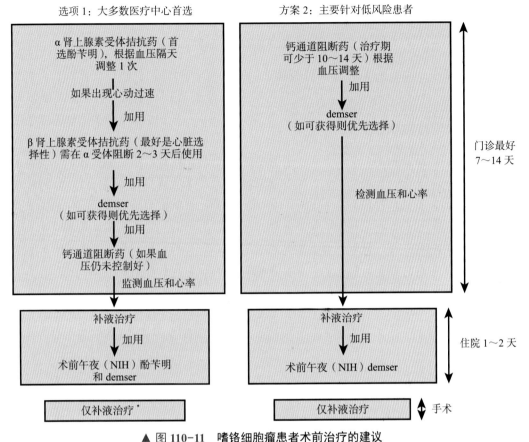

▲ 图 110-11 嗜铬细胞瘤患者术前治疗的建议

BP. 血压；HR. 心率；*. 如果使用 α₁ 肾上腺素受体拮抗药，则在手术前的早晨给药 1 次（引自 Pacak K. Preoperative management of the pheochromocytoma patient. *The Journal of Clinical Endocrinology and Metabolism*. 2007；92：4069–4079.）

者[181]。如前所述，生化检测和核显像技术的进步极大地提高了我们在早期诊断和定位转移性嗜铬细胞瘤的能力。

转移性嗜铬细胞瘤的临床表现与良性相似，无特异性症状或一组症状可提示初步诊断为恶性。最常见的症状是高血压、头痛、出汗、心悸和其他症状。值得注意的是，尽管一些患者的儿茶酚胺水平明显升高，但症状轻微，这很可能是由于长期显露在高浓度的儿茶酚胺中使肾上腺素受体敏感性下降。此外，患者可出现肿瘤局部侵犯不同脏器引起的症状，特别是 *SDHB* 相关疾病[33]。

与良性嗜铬细胞瘤相似，转移性嗜铬细胞瘤主要分泌去甲肾上腺素[22, 135, 182]。然而，转移瘤有较高的血浆和尿甲氧基肾上腺素水平者，提示肿瘤较大[183, 184]。此外，多巴胺及其代谢物 VMA 和 3- 甲氧基酪胺的分泌增加，常与转移性嗜铬细胞瘤有关，因为细胞去分化导致多巴胺 -β- 羟化酶在神经

元内丢失[22, 135, 141]。正常肾上腺素水平，且存在过量的去甲肾上腺素水平，也反映了肿瘤的不成熟，因肿瘤无法 N- 甲基化[182]。

为了在嗜铬细胞瘤发生转移之前将其与良性嗜铬细胞瘤区分开来，人们尝试制订有指导意义的标准。年轻起病、肾上腺外位置、肿瘤体积大、不能摄取 MIBG 的肾上腺嗜铬细胞瘤都增加恶性及转移的可能性[141, 182, 183, 185]。

常规的病理特征如肿瘤坏死、血管或包膜的侵犯、核异型性和有丝分裂指数不能一致地预测嗜铬细胞瘤的恶性行为[186]。为了从良性中区分出恶性嗜铬细胞瘤，研究者们对一些分子标志物进行了研究，但没有一种能可靠地在个体患者上预示恶性[187-190]。

如前所述，肾上腺髓质的嗜铬颗粒中可产生和储存多种肽类。在嗜铬细胞瘤中，这些物质与儿茶酚胺同时过度分泌。它们可能引起全身性反应，并可能改变嗜铬细胞瘤的临床特征。此外，它们对嗜铬细胞瘤

的诊断和随访也有帮助（如嗜铬粒蛋白 A）[187]。

转移性嗜铬细胞瘤的定位步骤和方法与良性嗜铬细胞瘤相同。例外的情况（如前所述）是转移性嗜铬细胞瘤常可能去分化，从而失去细胞膜和转运颗粒系统的表达。在这种情况下，^{18}F-FDG-PET 可能比使用特定的正电子发射剂或 ^{123}I-MIBG 扫描更有帮助，特别是在 SDHB 相关的嗜铬细胞瘤中[163]。

转移性嗜铬细胞瘤的成功管理需要多学科方法[146]。治疗的目的是为了达到可能治愈局限病变以及缓解晚期病变。治疗方案应个体化，以达到控制内分泌活性、减轻肿瘤负荷、缓解局部症状的目的。

转移性嗜铬细胞瘤的药物治疗与良性嗜铬细胞瘤没有区别。对于肿瘤局限的患者，手术可能是唯一的治愈途径。然而，对于多发转移性病变的患者，根治性手术切除往往是不可能的，手术可能会产生并发症，如肿瘤手术过程中儿茶酚胺过量释放有关的并发症。此外，目前尚不清楚这种方法能否延长患者的生存期。还需要进一步的详细、大规模和前瞻性研究。然而，减瘤手术可减轻肿瘤负荷，对放疗和化疗的效果可能更好，显著降低儿茶酚胺水平，使许多症状和体征改善。

转移性嗜铬细胞瘤的一线系统治疗是使用 ^{131}I-MIBG 进行靶向放射治疗。^{131}I-MIBG 用于 ^{123}I-MIBG 阳性肿瘤，尤其是不能切除的肿瘤。单次剂量范围为 50～900mCi（高剂量需要骨髓移植）。然而，更常用的方法是每隔 3～6 个月给予 200mCi。该方法耐受性良好，毒性较小（如果使用较低剂量），毒性包括恶心，轻度骨髓抑制，尤其是血小板减少，轻度肝酶升高，以及存在肾毒性。血小板减少通常在使用 ^{131}I-MIBG 后几周出现。患者服用 SSKI（100mg，一天 3 次）或高氯酸钾（如果患者对碘过敏，则 200mg，一天 2 次，），阻止 ^{131}I-MIBG 脱碘产生的放射性碘在甲状腺内积聚。阻断药物在患者接受 ^{131}I-MIBG 前 1 天开始应用，并持续 30 天。即使进行了阻断，也存在甲状腺功能减低的风险。总的来说，只有 1/3 的患者有部分缓解（肿瘤缩小＜ 50%）和症状体征的改善[191]。2 年后疾病进展很常见。使用约 700mCi 的高剂量可能会对肿瘤产生更好的作用，但还需要更多的研究[192]。使用放射性标记的生长抑素类似物如 ^{111}In-戊四肽进行转移性嗜铬细胞瘤的放射治疗似乎基本无效[193]。在这种情况下应用 ^{90}Y-DOTA-D-Phe1-Tyr3- 奥曲肽需要进一步研究[194]。

对于进展迅速的转移性嗜铬细胞瘤，建议化疗而不是 ^{131}I-MIBG 治疗。联合使用环磷酰胺 750mg/m^2 体表面积第 1 天、长春新碱 1.4mg/m^2 第 1 天、达卡巴嗪 600mg/m^2 第 1 天和第 2 天（CVD），每 21 天一个周期静脉输注[195]。57% 的患者有完全或部分的肿瘤缓解（即所有可测量的肿瘤大小至少减少 50%）。此外，79% 的患者有完全或部分生化反应（即儿茶酚胺及其代谢物的排尿量至少减少 50%）。所有患者的体能和血压均有客观改善，病情改善可持续 6 个月至 2 年以上。在最近一项对 18 例晚期转移性嗜铬细胞瘤患者的长期随访研究中，CVD 的完全缓解率为 11%，部分缓解率为 44%[196]。肿瘤客观缩小的患者与肿瘤稳定或进展的患者相比，总生存期没有差异。然而，患者症状改善，血压改善，肿瘤缩小使手术切除成为可能。化疗过程中，如患者出现新病灶或原先病灶增大 25% 时，化疗应停止。转移性嗜铬细胞瘤对 CVD 方案耐药的主要原因是 MDR-1 基因活性的诱导。到目前为止，阻止这种基因活性的尝试都没有成功。

替代的化疗方案数据仍然有限。29 例神经内分泌肿瘤患者口服替莫唑胺（中等剂量，150mg/d）和沙利度胺（中等剂量，100mg/d）治疗，其中有 3 例为转移性嗜铬细胞瘤，报道存在影像学好转[197]。在整个研究人群中，显著的毒不良反应包括淋巴细胞减少（69%），血小板减少（14%）和神经病变（38%）。此外，分子靶向治疗已被用作转移性嗜铬细胞瘤的实验性治疗，并且在个别病例中显示出有益的效果。回顾性分析 17 例用舒尼替尼治疗的转移性嗜铬细胞瘤患者，舒尼替尼是多种酪氨酸激酶受体的强效抑制药，其中 8 例临床受益，3 例部分缓解，5 例病情稳定。在这种情况下，mTOR 抑制药依维莫司的疗效似乎相当令人失望，尤其是因为它可能不是 SDH 相关转移性嗜铬细胞瘤的一个好的治疗选择[198-201]。

肿瘤负荷大的患者在第一个疗程化疗后的前几个小时内可能会出现大量儿茶酚胺释放[202]。已有报道在 1 例患者中，使用环磷酰胺、长春新碱，泼尼松化疗嗜铬细胞瘤和淋巴细胞淋巴瘤后也有类似的大量儿茶酚胺释放。这些"儿茶酚胺风暴"表现为突然发作的极端心动过速，严重高血压，或两者兼而有之。由于这类事件是不可预测，我们建议任何患者的首次化疗在要医院进行。如果出现极端的心动过速，立即使用 β 受体拮抗药干预非常重要，如果出现严重高血压，立即使用 α 受体拮抗药进行干预，如果两者同时发生，则同时使用 α 受体拮抗药和 β 受体拮抗药。治疗措施需迅速实施，我们观察到有患者可发生严重充血性心力衰竭，导致心脏射血分数降低至 6%～10%[202]。此时不能放弃这些患者，须提供适当的支持。儿茶酚胺休克的心脏可以产生应答，我们观察到在 7～10 天内可恢复。

总之，对于转移性嗜铬细胞瘤，没有非常有效的抗肿瘤潜能的系统治疗。大部分患者对 ^{131}I-MIBG 放疗或细胞毒性化疗有反应。然而，由于没有随机对照研究结果，这些治疗反应是否对总体的生存期或生活质量有影响尚不清楚。图 110-12 展示了转移性嗜铬细胞瘤的治疗建议。

因病变逐步进展需要治疗时，外照射用于肿瘤引起慢性疼痛和压迫症状，或不能手术切除的肿瘤或转移瘤[203, 204]。已有个别病例报道栓塞治疗使嗜铬细胞瘤成功梗死[205]。射频消融术、冷冻疗法和经皮微波凝固疗法也被用于转移性嗜铬细胞瘤的局部治疗[206-210]。

总体上，< 10% 的儿童嗜铬细胞瘤是转移性的[41, 211]，报道 3 年平均存活率为 73%，5 年平均存活率为 40%～50%[191, 212]。然而，SDHB 相关的儿童嗜铬细胞瘤，与成年人相比有更高的转移率[108]。最近有报道，儿童原发在腹部的肿瘤导致的转移性嗜铬细胞瘤，有 72% 存在 SDHB 突变[108]。儿童转移性嗜铬细胞瘤的诊断、影像学和治疗方法与成人相同。然而，医生应牢记，如果使用放射治疗，过量的辐射可能会有许多不良影响，特别是对青春期前的儿童。总的来说，任何治疗转移性嗜铬细胞瘤的方法对儿童的心理影响都比成人要大，常常需要心理指导。

（二）妊娠期的嗜铬细胞瘤

妊娠期嗜铬细胞瘤需要特别关注，因为如果未发现嗜铬细胞瘤，其发病率和死亡率很高（在已报道的病例中，孕妇死亡率为 38%，胎儿死亡率为 33%）。如果产前能诊断，可以大大降低产妇和胎儿的死亡率[213]。

妊娠期嗜铬细胞瘤引起的高血压危象是高度不可预测的。检查、体位变化、子宫压力、宫缩、胎动和肿瘤出血可导致直接刺激肿瘤导致儿茶酚胺大量释放。最常见于分娩前后。急性高血压危象可表现为血压严重升高、心律失常或肺水肿。

高血压危象的临床表现很容易被误认为是妊娠期急性毒血症。与急性毒血症相比，高血压或高血压危象可发生在妊娠较早期（孕晚期前），可呈阵发性，也可伴有体位性低血压，常无蛋白尿或水肿[213]。如果患者服用甲基多巴，生化检测可能会出现假阳性。因此，如果怀疑嗜铬细胞瘤，应暂停或延迟甲基多巴治疗，以检测甲氧基肾上腺素类物质。妊娠期血浆甲氧基肾上腺素类物质诊断嗜铬细胞瘤的敏感性与非妊娠期一致。

对可疑嗜铬细胞瘤的定位至关重要，最好通过 MRI 和（或）超声。一旦确诊，应立即使用 α 肾上腺素受体拮抗药。常用药物为酚苄明，除了轻度围产期抑郁症和新生儿短暂性低血压外，没有报道在治疗过程中对胎儿有不良影响。β 受体拮抗药已被用于控制心动过速，但它们可能与宫内生长迟缓有关。

大约 25% 报道的病例出现心血管急症（如心肌缺血、心脏休克、肺水肿、脑出血）。母体高血压危象对胎儿非常危险，它通常导致子宫胎盘功能不全、胎盘早剥或胎儿死亡[214]。在高血压危象时，大剂量静脉注射酚妥拉明 1～5mg，或以 1mg/min 持续输注，可用于控制高血压。最后还可使用硝普钠，但必须以 < 1μg/（kg·min）的速度注入，以避免胎儿氰化物中毒。

如果患者是在妊娠的早、中期，一旦使用了充足的 α 受体拮抗药，就应该切除肿瘤。可通过腹腔镜完成[213]。大多数情况下不会影响胎儿，但可能出现自然流产。在妊娠晚期，用 α 受体拮抗药治疗并密切监测，直到胎儿足够成熟到可以存活。此时应行剖宫产，因为阴道分娩是非常危险的。肿瘤切除可以和剖腹产在同一次手术完成。无论这两个手术是同时完成还是先后进行，术中的麻醉管理至关重要[213]。但是，如果出现不可控制的高血压、出

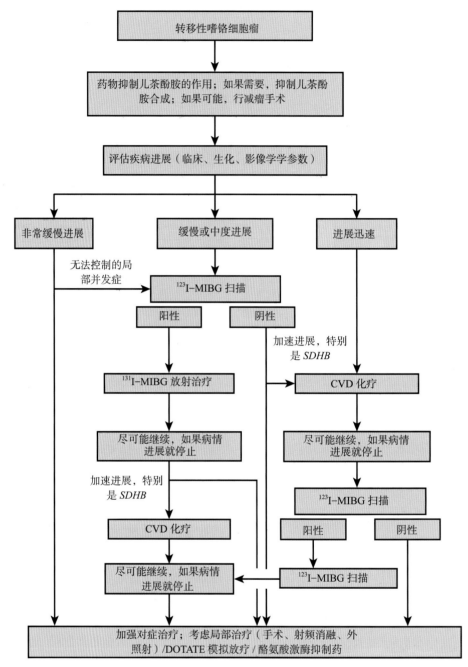

▲ 图 110-12　转移性嗜铬细胞瘤推荐的治疗方法

CDV. 心血管疾病；*SDHB*. 琥珀酸脱氢酶亚基 B 基因；MIBG. 间碘苄胍（引自 Scholz T, Eisenhofer G, Pacak K, Dralle H, Lehnert H. Clinical review：Current treatment of malignant pheochromocytoma. *J Clin Endocrinol Metab*. 2007；92：1217-1225.）

血或其他紧急情况，应立即切除肿瘤。硫酸镁已被用于控制嗜铬细胞瘤孕妇在分娩和肿瘤切除期间的高血压急症[215]。如果患者先前存在低镁血症，使用硫酸镁时不能达到足够的血镁浓度，该药物的疗效将十分有限。尽管使用肾上腺素受体拮抗药，仍应避免阴道分娩，因其可刺激肿瘤使儿茶酚胺分泌增加导致严重的高血压危象。

第 111 章　肾上腺外科手术
Adrenal Surgery *

Philip W. Smith　John B. Hanks　著

谷　卫　译

> **要 点**
> ◆ 成功的肾上腺手术需要掌握相关的内分泌激素生理学、解剖学、影像学知识及娴熟的操作技术。
> ◆ 引起激素过量的肾上腺疾病通过肾上腺切除术治疗是最有效的。
> ◆ 必须仔细评估肿瘤分泌激素的功能状况，以便提供患者安全的术前、术中和术后护理方案。大多数肾上腺疾病都可以通过安全的微创方法行肾上腺切除术。
> ◆ 肾上腺皮质癌需要用开放外科技术积极地整体切除肾上腺才能有机会获得治愈。
> ◆ 肾上腺手术的技术方案很多，选择正确的方案需要了解患者的既往病史，特定患者和病灶的解剖结构，以及外科医生的技能。

第一次肾上腺外科手术切除是发生在 1889 年进行根治性肾切除术时，而首次有计划的肾上腺切除术是在 1914 年。现在，外科手术已经是许多肾上腺疾病的标准治疗方法。随着功能性肾上腺疾病的检测技术发展和对功能性肾上腺疾病病理生理的深入了解，更多的患者受益于肾上腺外科手术治疗。

许多肾上腺疾病的功能状态以及影响肾上腺功能的围术期处理使肾上腺外科成为最具挑战性的外科手术。在 1992 年之前，只通过开放技术进行肾上腺切除术。这些手术主要通过中线或肋下切口的开放式前入路，或通过第 11 或第 12 肋骨的后入路进行。1992 年，腹腔镜肾上腺手术技术首次被加拿大 Gagner 医生和日本 Higashihara 医生提出 [1, 2]。肾上腺切除术非常适合于用腹腔镜技术实现。虽然典型的肾上腺不是大器官，但这个腺体的解剖位置如果用开放手术，则需要相对较大的切口才能获得足够的术野显露。而用腹腔镜技术则可以显著缩小所需切口、缓解手术疼痛、加速术后康复。最初，腹腔镜肾上腺切除术仅限于小的良性病变，但适应证在不断扩大。目前，腹腔镜技术是治疗大多数良性肾上腺疾病的金标准 [3-5]。微创技术在肾上腺良性疾病治疗中的意义重大，但对肾上腺恶性肿瘤仍然是一个有争论的话题。

与外科技术的进步同步的是，成像技术已经变得越来越精细和实用，使泌尿外科医生及其患者在多个方面受益。高质量的图像甚至可以检测到不足 1cm 的病灶和描述其影像特征（例如大小、Hounsfield 单位，以及与周围器官的关系），以便帮助确定病变的性质，有助于外科医生作出手术选

---

*. 本章中带有背景色突出显示的部分为儿童内分泌相关内容。

择。影像技术可以分辨与肾血管的关系，有助于进行手术程序规划。针对家族性嗜铬细胞瘤治疗，术前和随访影像研究也基本上取代了双侧腹膜后探查的传统方法[6]。

因此，装备精良的泌尿外科医生不仅要拥有切除腺体的专业技术，还必须了解肾上腺生理学，合适患者选择和术前准备，掌握患者适应证及娴熟病灶切除的手术流程，准确解释影像学发现。外科医生还必须与内分泌科医生和麻醉医生保持密切联系。只有做好上述各个方面才有望确保接受肾上腺切除术的患者手术安全、低死亡率和高治愈率，特别是对于小而良性病变的患者尤其重要。

一、适应证和禁忌证

肾上腺肿块很常见，在临床上常常没有症状，通常在其他原因的影像学检查中被发现：称之为"肾上腺偶发瘤"[7]。大多数肾上腺病变不需要手术治疗，但其中一部分需要手术治疗。肾上腺切除有两大类适应证：①激素分泌过多的疾病；②已知或可疑的恶性肿瘤。表 111-1 列出了属于这些类别的各种肾上腺疾病的手术切除适应证。虽然原发性肾上腺癌很罕见，而且 85% 的肾上腺偶发瘤是无功能的，但必须对肾上腺肿块进行有效的检查。在大多数情况下，手术相对简单，可以按照共识指南中的定义进行[7, 8]。尽管评估和处理肾上腺结节的所有内容都可以在教科书中找到，在此将重点论述决策手术的主要因素。

肾上腺病变的重要检查是影像学评估，通常由肾上腺 CT 或 MRI 组成。肾上腺 CT 包括肾上腺床的 3 组高分辨率图像：①预对比；②对比增强静脉相；③延迟图像。这种技术组合可以确定病变大小，非增强图像用亨氏菲尔德单位测量，比较对比剂摄取和洗脱图像，以确定肿块与周围组织的关系。MRI 同样可以确定病变的解剖位置与特征，根据 T_1 和 T_2 加权成像中的特征性表现，确定病灶与周围器官的侵袭关系。其他影像学检查方法，如PET，除了用于肾上腺恶性肿瘤转移评估外，很少在肾上腺肿块的初次检查中起作用。对于原发性醛固酮增多症，特别重要的是要注意，尽管影像学检查有价值，但不应作为确定是否双侧或单侧分泌

表 111-1　肾上腺切除术适应证

肿　块
功能性肿瘤
<ul><li>醛固酮腺瘤</li><li>皮质激素腺瘤</li><li>雄激素肿瘤</li><li>嗜铬细胞瘤</li></ul>
无功能腺瘤
<ul><li>可疑的肾上腺皮质癌</li><li>确诊的肾上腺皮质癌</li><li>肾上腺转移瘤</li><li>神经母细胞瘤</li></ul>
肾上腺双侧增生
<ul><li>先天性肾上腺皮质增生症（很少外科手术治疗）</li><li>大结节样增生（对药物治疗无反应）</li><li>异位 ACTH</li><li>垂体切除术治疗持续性 ACTH 库欣病失败</li></ul>

ACTH. 促肾上腺皮质激素

过多以及确定分泌偏侧性的唯一检查。本章后面的"术前评估和管理"部分将更深入地讨论此问题。

评估的另一个重要方面是激素水平的实验室检查。虽然应根据患者和临床医生的具体情况来进行评估，但对肾上腺偶发肿瘤的常规评估包括 1mg 过夜地塞米松抑制试验、血浆分离的肾上腺素和去甲肾上腺素、基础代谢指标、血浆醛固酮浓度和血浆肾素活性[7, 8]。醛固酮和肾素活性对没有高血压患者是不必检测的。但对所有肾上腺病变患者均需评估皮质醇和儿茶酚胺水平。尽管设定的基础检查非常合理，但仍有许多因素会影响基础检查项目及结果的解释，诸如患者生理状态、当前用药及其他因素。因此，笔者强烈推荐肾上腺外科医生要与知识渊博的内分泌学家密切合作，共同对每一位肾上腺疾病患者做出临床决策。

与评估甲状腺结节的确诊指标不同，细针穿刺很少适用于肾上腺病变[9]。有 4 个令人信服的理由：①肾上腺病变的针吸术不能区分功能性皮质腺瘤和无功能腺瘤；②细针穿刺不能可靠地鉴别肾上腺皮质癌和良性腺瘤；③在肿瘤学上细针穿刺不利于肾上腺皮质癌；④对未知和（或）未治疗的嗜铬细胞瘤进行活检可能会导致出血和高血压危象，并可能导致致命的后果。因此，肾上腺疾病的活检用于肾上腺外原发性恶性肿瘤的肾上腺转移瘤，活检结果

将为后续治疗提供帮助，而肾上腺转移灶将不会采用肾上腺切除术进行治疗。即便是这些患者也应首先排除嗜铬细胞瘤。

临床实验室和影像学评估可确定肾上腺疾病的手术适应证，肾上腺手术的禁忌证相对较少。肾上腺的髓脂瘤在影像学非常明确但没有手术指征。这个病的 Hounsfield 衰减极低（＜ –30HU）可以成为明确的放射学诊断特征（图 111–1）。髓脂瘤其无功能性和良性自然病史，即便影像学确诊，无论大小，都无须手术。另一个不需要手术治疗的疾病可能是来源于肾上腺外恶性肿瘤的肾上腺转移灶。肾上腺转移瘤切除术在某些患者中可能具有肿瘤学益处，而对姑息性治疗受益很少，但是这方面数据仍然有限，仅仅是经过高度选择的患者受益[10]。因此，尽管具备肾上腺切除术资质的医生也要在术前进行认真的评估。

二、儿童注意事项

儿童中的肾上腺切除术比成人少见，但有些疾病确实需要在儿童中行肾上腺切除术。成人中存在的所有适应证也适合于儿童，包括肾上腺癌，不能排除恶性的偶发瘤以及所有功能性病变。就嗜铬细胞瘤而言，在儿童中更常见于家族综合征的组成成分，如 MEN–2A，MEN–2B 和 von HippelLindau 综

合征等。这些患者有时需要进行双侧肾上腺切除术，本章稍后将讨论肾上腺部分切除术在这些患者中的作用。儿童的独特适应证包括神经母细胞瘤（肾上腺是最常见的原发部位）和 21– 羟化酶缺乏症 / 先天性肾上腺增生。后者通常通过糖皮质激素治疗来控制，但少数患者已接受手术治疗。这使得儿童完全依赖于外源性类固醇，因此更容易发生肾上腺危象，但是由于肾上腺全切术后的肥胖和高雄激素症状少于药物治疗，因此无须超生理剂量糖皮质激素治疗[11]。

三、术前评估和管理

与所有外科手术患者一样，应进行全面的病史和体格检查，这是作为外科手术计划的一部分。除了与特定的肾上腺病理有关的项目外，还应仔细考虑患者的总体健康状况，评估麻醉的耐受能力和手术效果以及可能影响手术的技术难点。系统地回顾既往病史有助于筛查重大心肺并发症的危险因素。主要危险因素包括心绞痛，新发的心肌梗死，新近的经皮冠状动脉介入治疗，代偿性心力衰竭，有意义瓣膜疾病或有意义的心律失常。在没有发现上述病史的情况下，一个有价值的筛查是能否不间断地爬上两层楼梯。具有上述危险因素或没能力完成爬楼运动的患者应考虑转诊至心血管科，以进行术前危险分层和优化[12]。

由于术中出血是主要的问题，也是最常见的术后并发症，必须将腹腔镜肾上腺切除术转为开放手术，应高度关注出血风险。应与患者一起检查药物清单，以了解是否有抗凝药物或抗血小板治疗。许多患者每天服用阿司匹林。尽管有不同的临床经验，但一种可接受的方法是仅将服用阿司匹林用于一级预防的患者停药 7～10 天，而对于那些将阿司匹林用于二级预防的患者在围术期继续使用阿司匹林[13]。其他抗血小板药物，如氯吡格雷对手术止血提出了更大的挑战，应尽可能终止治疗，或者推迟进行手术直至安全停药。对于那些接受过药物洗脱冠状动脉支架治疗不满一年的患者来说，是一个特别纠结的临床问题，因为抗血小板治疗的中断与支架内血栓形成的风险相关，并可能带来灾难性后果。这些患者需要与心脏病专家密切沟通以优化方

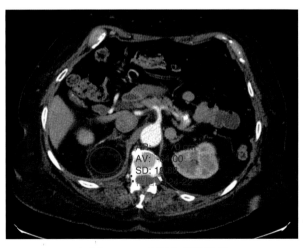

▲ 图 111-1　右肾上腺髓脂瘤
该病灶由脂肪组成，在很低的 Hounsfield 测量值（本例中为 –64HU）中证实了这一点。尽管其大小符合切除标准，但无须切除

案，并确保患者完全了解没有功能性血小板时外科手术或者肾上腺活检的风险，这种风险一直会持续到治疗结束。当需要手术且无法停止使用这些药物时，整个手术区域的渗血会导致更多的失血，并且术后出血的风险也更大。在有关冠状动脉血供重建的文献中，药物洗脱支架的这种并发症没有得到充分考虑。

同样应禁用华法林和其他抗凝药，根据抗凝指征而定，可以根据需要采用低分子量肝素或其他药物进行桥接治疗。在极少数患者中，可能需要预防性的下腔静脉滤器，这在肾上腺外科中从解剖学或技术角度均没有禁忌证。没有接受抗凝治疗的患者应询问不易止血史，个人或家庭既往手术时出血并发症以及容易淤血史。在没有这些问题的情况下，不需要进一步的血液学检查（包括不需要获得常规的 PTT 和 PT/INR）。

对先前手术史的回顾有助于评估手术解剖结构改变或粘连情况。简单地询问患者的手术史常常会导致病史不完整。体格检查手术瘢痕可能会促使患者对之前手术过程更完整的回忆。在可能的情况下，应回顾之前的手术记录以帮助了解之前已解剖过的手术平面。这些信息有助于决定采用什么样手术方式，例如在评估有明显腹部粘连的患者中首选腹膜后手术入路。

在功能性肾上腺肿瘤患者中，需要特别注意纠正各种代谢异常。在醛固酮分泌肿瘤患者中，高血压和严重的低钾血症需要进行药物治疗。通常通过口服补钾即可。高血压治疗可以使用多种药物进行治疗，包括钙通道阻断药和血管紧张素转换酶（ACE）抑制药。在这些患者中有多达 15% 发生高血糖，他们可能需要胰岛素治疗。患有库欣综合征和单侧肾上腺肿块的患者可能会抑制对侧肾上腺。因此，在麻醉诱导期间需要应激剂量的类固醇（如 100mg 氢化可的松），以防功能性病变切除后的肾上腺危象。此剂量也适用于因垂体库欣病或异位 ACTH 进行双侧肾上腺切除术的患者。单侧皮质腺瘤的患者术后需要缓慢逐渐减少类固醇剂量，而双侧肾上腺切除者需要终身使用外源性类固醇替代。

嗜铬细胞瘤患者值得特别注意，这些患者的术前和围术期药物管理将在本书其他地方进一步详细介绍。做出诊断后，药物管理必须干预高血压、扩容、处理心律失常及代偿性心功能不全。建议在术前 1～3 周使用长效的 α 肾上腺素受体拮抗药苯氧基苯甲胺（酚卞明）。一些研究小组还报告了术前使用选择性突触后 α₁ 肾上腺素受体拮抗药（如盐酸哌唑嗪或多沙唑嗪）。这种选择性拮抗药不会产生反射性心动过速，并且半衰期较短，可以避免与长效药物有关的术后低血压。另一些人主张不进行术前治疗，尤其是对于那些临床上隐匿性嗜铬细胞瘤患者，但这不是一种被普遍接受的做法，我们会常规对患者进行术前治疗。钙通道阻断药或 ACE 抑制药的使用也已获得认可。尽管上述药物都是有效的，但苯氧基苯甲胺仍然是标化的，且经历时间考验的术前用药。由于这些药物是在术前使用的，因此在手术前要关注口服盐摄入量和液体的补充，以有效扩容。术前必须加强监控药物治疗方案。在这段时间内，患者将保留体液容量并显示出药物的不良反应，可能包括鼻窦不适和直立性低血压。此外，一小部分患者可能患有心动过速或心律不齐，可能需要 β 肾上腺素受体拮抗药。有效的 β 受体拮抗药包括心得安和纳多洛尔。除了酚卞明外，我们团队有非常丰富的经验，在手术前 10～14 天使用甲硫氨酸 1～4g/d，但这并非在所有中心都使用。但我们使用的效果非常好。硫氨酸是硫氨酸羟化酶抑制药，对降低血压非常有效。它与疲劳和鼻窦不适相关。需要仔细向患者解释其不良反应。

术前影像检查必须由熟练的放射科医生进行评估，并且手术医生还应对其进行仔细研究。CT 和 MRI 是主要使用的方法。这些影像必须保证诊断质量，显示腹膜后和对侧肾上腺，以及诊断所需的其他相关解剖结构（如肺野的转移灶）。在醛固酮增多症的病例中，影像学很重要，但影像诊断不应成为决定进行手术的唯一决策，也不应该是决定进行单侧手术的标准。共识应将双侧肾上腺静脉取血用于亚型分类，并对几乎所有确诊为原发性醛固酮过多症的患者中指导手术决策。如果仅使用横断面成像而未采用双侧肾上腺静脉取血，则可能有超过 1/3 的病例被错误决策，这是不可接受的高发生率[14]。发生的错误包括三种情况：①影像上为双侧病变而实际是单侧分泌过多者不采取治愈性手术切除；②对影像上表现为单侧病变而实际是双侧分泌过多患者实施了非治愈性手术治疗；③将无功能性病变侧进行肾上腺切除术，而将功能亢进的对侧留在原位（图 111-2）。对于嗜铬细胞瘤，必须排除腹膜后和对侧肾上腺的多中心肿瘤。任何可疑的肿块都可能需要 MIBG 放射性核素检查或 T_1 和 T_2 加权 MRI 扫描（图 111-3）。

有经验的内分泌外科医师应亲自检查所有术前实验资料和影像学资料。如果对诊断或解剖学细节

有任何疑问，应进行反复研究，以最大限度地保证手术安全和尽可能治愈。

四、肾上腺外科解剖

肾上腺是后腹膜器官。它们略带结节，质地坚硬，周围被一层疏松的结缔组织包围。两侧的动脉供应均由多个小分支组成，这些小分支进入腺体的上、中和下表面。静脉引流是通过一条肾上腺静脉进行的，但左右肾的肾上腺静脉解剖结构不同。对于任何一侧肾上腺血供，在进入肾脏之前都有一个肾动脉上极的小分支，它在肾上腺实质附近分布。图 111-4 给出了一个示例。应尽力避免对这种肾脏血管结扎，因为结扎可造成肾脏缺血性区段，可能导致继发性醛固酮过多症和高血压。

在图 111-4 的尸体解剖中右肾上腺显示，除去了肾周和肾上腺周围的脂肪。它位于右肾上极的内上方、膈肌的后方、下腔静脉的右后界、并位于肝脏Ⅶ区段的后部。动脉供应来自膈下动脉、腰动脉、腹主动脉及肾动脉分支。右肾上腺静脉约 3mm；它向内前行，并直接排入下腔静脉。在某些病例，肾上腺静脉向上方走，直接回流右肝静

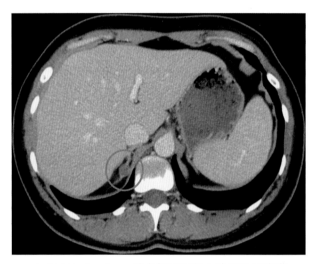

▲ 图 111-2　Conn 综合征的右肾上腺无功能腺瘤

这种 1cm 的病变在大小和其他影像学特征上是醛固酮生成腺瘤的典型特征。然而，在该患者中，已确认为原发性醛固酮过多症，且影像学上左肾上腺正常，双侧肾上腺静脉取血显示左侧醛固酮分泌，并且进行了治愈性左肾上腺切除术，使右肾上腺原位无功能腺瘤仍保瘤

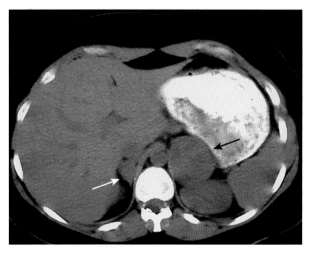

▲ 图 111-3　患有高血压和 MEN-2A 的 42 岁女性患者

CT 扫描显示双侧肾上腺肿块，两者均为嗜铬细胞瘤

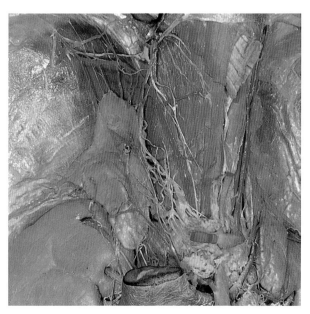

▲ 图 111-4　尸体解剖右肾上腺，肾上腺周围的脂肪被去除

显示了多条小分支肾上腺动脉，以及一条短的右肾上腺静脉，该静脉回流在该标本中已去除了后侧腔静脉。显示肾动脉上极分支沿肾上腺实质附近分布

脉[15]。肾上腺也可能向下延伸，向下侧位于肾门的前方，右肾上腺比左侧更清楚，可能完全位于右肾上极，如图 111-5 所示。因此，对于那些学习肾上腺成像的人来说，在纵轴图像上位于横膈下方的下腔静脉正后方寻找正确的肾上腺可能会有所帮助，而不是使用右肾作为主要参考点。

在图 111-6 的尸体解剖中证实了左肾上腺，除去了肾周和肾上腺周围的脂肪。它位于左肾的上极内上方。该位置位于腹膜后胃和胰腺的后方。左肾

上腺的内侧位于左膈肌脚和主动脉之间。该区域的解剖通常会显露食管。左肾上腺的下方经常向下延伸至左肾门，比右肾上腺更明显。

左肾上腺像右肾上腺一样，与主动脉非常靠近，动脉供应来自膈下动脉、腰动脉、主动脉和肾动脉。左肾上腺静脉向下回流入左肾静脉。左膈下静脉向内侧延伸至左肾上腺静脉，典型的是在进入左肾静脉之前先与左肾上腺静脉汇合（图 111-7）。在接近每一侧肾上腺时，外科医生必须意识到肾门附近的血管靠近夹层下方，注意不要误入供应肾实质的血管。

五、手术方案

（一）在成人和儿童中选择适当的方案

肾上腺的手术方案需要全面了解手术解剖结构以及实用的术前和术中处理。可选择几种方案之一。开放式经腹技术可同时进入双侧肾上腺和腹膜后。侧向入路技术（开放术、腹腔镜或机器人）可聚焦于单侧肾上腺肿块、腹膜后区域和肾脏的手术治疗。后入路（开放术或腹腔镜）进入两侧的肾上腺无须重新定位、但术野相当有限，避免对腹部器官的操作。

腹腔镜技术已成为外科手术治疗肾上腺大多数

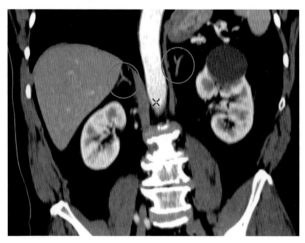

▲ 图 111-5　在圆内显示出正常出现的双侧肾上腺
可以看到腺体的 3 个分支，并且可以看到皮质的厚度薄于相邻横膈的厚度

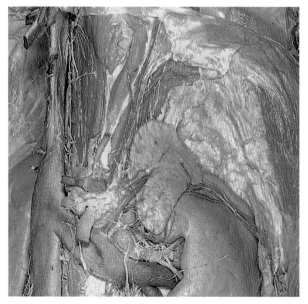

▲ 图 111-6　去除左肾上腺周围脂肪的尸体示左肾上腺
显示了多条小分支肾上腺动脉，其中一条相对较长的左肾上腺静脉引流至左肾静脉

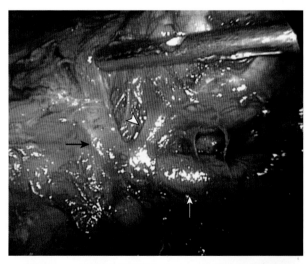

▲ 图 111-7　腹腔镜左腹膜肾上腺切除术中嗜铬细胞瘤的术中视图
显示肾上腺静脉（白箭头）、肾静脉（白箭）、膈下静脉（黑箭）和肾上腺病变（被抓钳夹住）

疾病的标准 [3-5, 16, 17]。尽管尚无前瞻性随机对照试验研究比较腹腔镜肾上腺切除术与开放性肾上腺切除术，但很多文献综述都表明腹腔镜技术是安全的，与开放手术一样安全有效，并且疼痛更少，住院时间更短，恢复期更短。微创技术已成功应用于儿科的功能性和恶性疾病，包括低 / 中、高风险分层的神经母细胞瘤 [18]，以及各种功能性病变。与成人一样，内镜肾上腺切除术被视为儿科大多数外科肾上腺手术的首选方法 [19]。

　　肾上腺皮质癌很少见，预后较差，5 年生存率为 12%～38% [20]。完整肿瘤切除提供了治愈的唯一希望。因此，患有肾上腺癌的患者通常需要更广泛的切除，这包括局部淋巴结、肾脏、脾脏，以及（或）部分切除胰腺、肝脏、膈肌或其他周围器官。肾上腺恶性肿瘤的标准治疗方案是开放性的腹腔肿瘤切除术或其他开放式手术。早期，经腹腔镜切除原发性肾上腺恶性肿瘤的报道有限，并与早期肿瘤复发率高度相关，包括腹腔镜口位置及腹膜的种植 [21]。随着更多经验的积累，目前腹腔镜对原发性肾上腺恶性肿瘤的疗效有所改善 [21]。腹腔镜方案的拥护者指出，腹腔镜术式文献报道中的肿瘤结果优于开放术式；在对腹腔镜手术的患者进行平均 3 年随访发现，35% 的患者有复发。这与开放式手术方案相比，其复发率相似或略高 [21, 22]。

　　腹腔镜手术治疗小的和非侵袭性肾上腺皮质癌的问题尚未解决，一些在治疗这类疾病方面有丰富经验的外科医生继续强烈主张，只要已知或怀疑肾上腺皮质癌，就应采用开放式手术方案 [23]。所有泌尿外科医生一致认为，肾上腺皮质癌手术必须遵循某些原则，无论什么手术方式，必须进行完整的切除，包括任何受累器官的完整整块切缘，并且必须采取所有措施来避免肿瘤包膜破溃和肿瘤外溢。在遵守这些原则前提下才去追求微创。关于腹腔镜手术是否能实现完美目标的争论仍在继续，但所有泌尿外科医生都有共识，即无论采用何种技术手段，均不得影响主要目标的达成。许多肾上腺癌在术前影像学检查中有明显的恶性证据，但是更细微的发现也可提供术前恶性肿瘤的证据，如图 111-8 所示。仔细复查影像可能有助于早发现术中才看到的浸润性肾上腺皮质癌。

　　使用微创方法切除肾上腺转移瘤已被广泛接

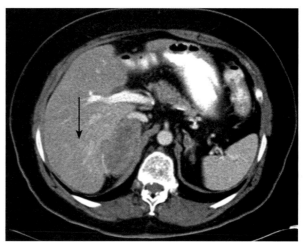

▲ 图 111-8　右肾上腺肿块

仅依据肿块大小，这适合于腹腔镜切除术。但是，箭表明有小部分浸入肝脏。事实证明，这是一种侵袭到肝脏和膈肌的肾上腺皮质癌，已通过计划的开放式手术方案成功将其切除，切缘阴性

受 [21]。正确的手术方案与选择合适的患者非常重要。如前所述，肾上腺转移瘤切除术对肿瘤抑制有益，但可能仅指特定的患者 [10]。

　　从肿瘤学和技术角度，多大的病灶可通过腹腔镜探查仍存在争议。大病灶使腹腔镜手术更具挑战性。大多数报道大肿瘤切除强调侧腹膜入路技术，该技术可提供最大的可视度与操作空间。然而，即便采用这种方案，大病灶切除中可视度也是一个挑战。大病灶可能有大的和变异的血管，导致术中出血的可能性增加。目前已经报道有关腹腔镜肾上腺 > 6cm 肿瘤切除术的资料中 [24-27]，住院时间和术中失血量并没有增加。正如恶性肿瘤微创手术一样，被广泛共识的是，不能为了实现微创而损失手术的安全性、完整性原则。

（二）常规原则

　　所有病例均使用普通气管内麻醉。硬膜外导管作为麻醉辅助剂对接受开放手术的患者有益，对于腹腔镜手术则不需要。通常使用无菌技术放置导尿管，并在手术完成后或在术后的 12h 内拔除。胃减压在几乎所有情况下，都可以在手术完成后停止。根据方法的不同，必须使用适当的衬垫和支撑物来保护负重区域，并防止对臂丛神经和腓神经等区域的压迫或牵拉性神经损伤。对于侧卧位的患者，应放置腋窝垫。多数腹腔镜肾上腺切除术是

择期性、无菌，感染风险低，因此不需要使用抗生素 [28]。对于计划开放式手术方案或使用机器手手术的病例，或对于生化特征上属于类库欣综合征的患者，我们的做法是以每千克体重剂量给予头孢唑啉，在切皮前 30～60min 使用。对于具有 β- 内酰胺过敏症的患者，克林霉素或万古霉素是合适的替代药物。麻醉诱导前应预防剂量的皮下肝素或低分子量肝素。在麻醉诱导之前，还应使用长筒靴或紧身长袜以预防血栓形成。对于腹腔镜手术，我们使用长效局麻药，如 0.25% 布比卡因或 0.2% 罗哌卡因与肾上腺素，应在切开前和闭合前再次浸润。

（三）开放经腹入路

被腹腔镜手术替代之前，开腹手术是经典的手术方法，特别是家族性嗜铬细胞瘤患者均用开腹手术。这种术式可以显示肾上腺并充分探查肿瘤的腹腔内和腹膜后肾上腺外受累情况。

采用经典的中线或肋下切口，使患者仰卧位进入腹膜腔。通过游离结肠肝曲、肝的右三角韧带，以及用科赫尔器械游离十二指肠内侧并接近右肾上腺（图 111-9）。病灶的大小以及是否存在浸润决定分离的程度。必要时可以进行更大程度分离肝脏。用这种方式，可以看到腔静脉在右肾静脉水平至横膈的的全术野。然后切开 Gerota 筋膜。可以从侧面分离肾上腺，将其从肾脏和后腹膜组织分离。然后将腺体游离到内侧，直到看到右肾上腺静脉并成功结扎。肾动脉会在上方、内侧和下方接触，并且可以使用扎带，夹钳或高频电刀设备（如结扎速或超声刀）进行处理。或者可以先确定下腔静脉的侧壁并进行分离，直到确认肾上腺静脉并成功结扎。然后分离会从内侧向外侧进行。外科医生的偏好和解剖习惯决定使用哪种方法。左肾上腺通过游离结肠脾曲来显露。通过分离脾韧带并使胰尾和脾脏向内侧推动，从而可以看到包括完整的肾脏上半部分和肾上腺在内的左腹膜后间隙。脾脏血管位于胰腺后侧，通常直接位于肾上腺上方。接近左肾上腺，然后通过确认左肾门及左肾上腺静脉，或者随着膈下静脉追踪到肾上腺的顶部。内侧剥离常常使肾上腺与主动脉周围血管分离。主动脉可在内侧触及搏动，但通常不具有骨骼化特征。在确认肾上腺静脉时向下分离要特别小心，以免损伤血管导致出血或

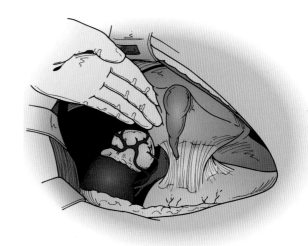

▲ 图 111-9　右肾上腺肿瘤经开腹手术

者静脉损伤扩散到肾门。另一方面在肾上腺和肾脏之间的空间操作也必须格外小心，以免损坏供应左肾上极的动脉分支。

（四）侧位经腹入路

在腹腔镜手术开展以前，20 世纪 80 年代以来，使用这种入路更为普遍。诱导麻醉后，将患者置于侧卧位，手术床弯曲到髂前上棘的正上方。这在肋缘和髂骨之间打开了有限的空间。

在病灶的一侧（图 111-10）。患者稍向前倾，这使腹膜游离出手术区域，使肋骨与后腹膜区域显露更好。对于库欣综合征的患者，此入路更显优势，即使患者肥胖，也可以很容易地在该位置触诊第 11 或第 12 肋骨的尖端。在第 11 肋骨上采用曲线切口。骨膜从肋骨剥离，然后在底部切除。必须注意保护肋间神经血管束。另一种入路是在第 10 和第 11 肋骨之间切开。两种入路都通过切口的内侧，分离腹部肌肉组织，并且可以将腹膜向前推而不进入。胸膜通常可以被显示出来并向上推动。如果进入胸腔，可以在不用胸导管的正压通气下进行修复。紧邻膈肌边缘下方的是肾上极脂肪区域；在这里看到 Gerota 筋膜并被切开。进入该区域，沿内侧探行，外科医生可以识别出肾上腺肿瘤或肾上腺的正常皮层，并与周围的脂肪形成鲜明对比（图 111-11）。这个操作过程可以在 8～10cm 的切口内进行，并采用自固定式牵开器以获得最佳显露。当这种方法用于较大的肿瘤时，需要将切口延长，向下延至脐部。在左侧肾上腺，外科医生必须注意脾

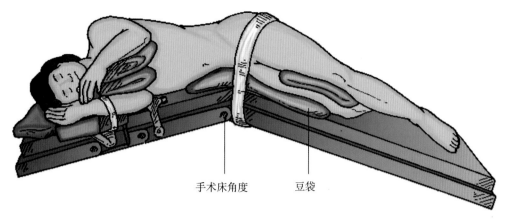

手术床角度　　豆袋

▲ 图 111-10　外侧入路至肾上腺的位置，包括腹腔镜侧经腹膜入路

脏的剧烈回缩。在右侧肾上腺，必须对肝脏进行类似的保护。其他基本上按照前路开放入路的描述进行双侧肾上腺的分离。

肾上腺切除术完成后，将患者从床上弯曲位置中移出，并逐层闭合切口。如果打开肋间床，则将其关闭。应在充分了解肋间神经血管束的情况下进行此操作，以免对其造成损伤以及引起术后疼痛。这种情况可以使用长效局麻药注射肋间神经。背阔肌和腹肌也可以使用缝合线闭合。一般不需要胸腔引流，除非发生肺实质损害。如果通过第 11 肋骨或更高位置入路，要尽可能闭合胸膜上的任何小孔。

（五）开腹后入路

患者俯卧，手术台处于弯曲位置。可以实现下背部的过度弯曲，并且可以使后肋条角与肋缘之间的区域突出。以此目的设计的床或有针对性放置的枕垫将可消除腰椎前凸，同时也可让腹膜显露。这个位置的优点是允许进入双侧肾上腺。缺点是显露区域非常有限。因此，切口和分离方向必须仔细设计好。切口最好在脊柱旁开 3in（≈ 7.62cm）处开始沿第 12 肋骨向下向外弯曲的曲线切口（图 111-12）。这样可以显露背阔肌和脊筋膜。分离背阔肌和侧向的椎筋膜，确定第 12 肋骨。沿肋骨的整个长度剥离骨膜，注意保护肋间神经血管束。切除肋骨，并切开肋骨床。这样可以进入腹膜后，显露肾周脂肪。向上牵开可确认胸膜顶部和横膈膜的弓形外侧韧带。胸膜应向上显露于肾周脂肪。分离脂肪显露肾上极，此时肾上极会向下回缩。如果此时不进行适当的分离，局部的可见性有限。肾周脂肪中应确

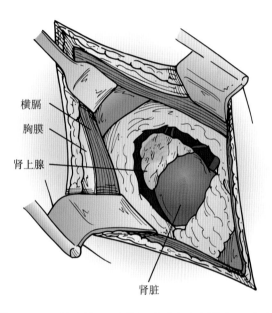

横膈

胸膜

肾上腺

肾脏

▲ 图 111-11　通过第 11 肋骨切除术向右侧的肾上腺肿块横向开放入路
膈肌和胸膜是向上缩回，并切开 Gerota 的筋膜，使肿块显露

定右侧或左侧的腺体。向上分离充分游离进入肾上腺静脉，进入下腔静脉（在右侧）或向下进入左肾上腺静脉（在左侧）。关闭方法与外侧入路相同，重新接近肋床和肌肉组织。胸膜上的任何孔都应搜寻并关闭。一般无须放置胸腔引流管，除非肺实质有损伤。

（六）内镜经腹侧向入路

腹膜内镜技术是腹腔镜肾上腺切除术最常用的方法。患者被置于侧卧位，要特别注意支撑和衬垫，以避免对神经或软组织的压力损伤。同样，不受压的一侧应尽量伸展，以最大限度地增加肋缘和

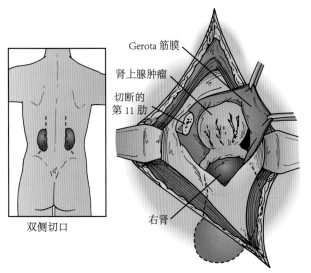

▲ 图 111-12　肾上腺肿块的后路开放入路
可以对双侧病变进行双侧切口

髂嵴之间的空间（图 111-10）。肾脏松弛被用来进一步扩大这个空间。操作的外科医生和摄像头操控者应站在患者的腹侧。

对于左肾上腺切除术，将大约 1cm 长的初始皮肤切口延长至 2cm，平行于左肋缘，并位于腋前线内侧。在这个切口上放置 Veress 针，也可以在直视下放置 10min 的 Hassan 套管针，并向腹部注入 CO_2。通过该初始切口，将 30° 或 45° 腹腔镜放置在腹膜腔中，并可视化腹膜腔。在直接腹腔镜检查下插入另外两根 5min 或 10min 套管针，其中一根放置在第 11 肋骨的下方，稍稍位于中间；另一根插在稍向前的位置，并位于初始套管针的内侧。最外侧的两个端口用于分离器械，可视化腹腔镜位于其中的最内侧。可以将第四根套管针插入更内侧（图 111-13A）。该套管针可用于缩回脾脏、肾脏或周围的脂肪，以更好地显露。首先游离结肠的脾曲（图 111-13B）。对于较小的肾上腺病变，只需足够宽即可使脾脏从结肠向内旋转，但是对于较大的肾上腺病变，应广泛游离脾曲。然后游离脾脏的外侧附着物，并在中间游离胰腺的尾部。腹膜后几乎可以完全可视化（图 111-13B）。良好的分离可直接看到横膈膜。在这个位置可以看到胃底，必须确认，否则胃底会受到损伤。如果很难找到腺体或腺体内的病灶，可以使用腹腔镜超声检查，但是我们认为无此必要。然后逐渐打开肾上腺和胰腺之间的空间，直到肾上腺静脉清晰可见（图 111-13C）。左膈静脉可

能是找到肾上腺静脉的有效指南。同样，脾血管通常"指向"左肾上腺静脉。我们的首选方法是使用夹钳或电外科设备在左肾上腺静脉汇入肾静脉的交界处进行分离（图 111-7）。根据解剖结构，膈下静脉可结扎和分离，也可保持完整。然后继续从肾上极中剥离肾上腺，将其从周围的肾周脂肪中分离出来，并注意保护肾动脉上极。结扎肾上腺静脉后，其他左肾上腺血管系统通常可以使用烧灼术或超声刀进行凝固。一旦将肾上腺从其附件中游离出来，就可以通过 10min 端口将其切除并放入不渗透的标本袋中。然后可以通过套管针原位将其取出。对于较大的肿瘤，这可能需要分离腹壁肌肉组织。然后用可吸收的缝合线封闭所有切口。

对于腹腔镜右肾上腺切除术，患者应置于右侧卧位，外科医生和助手再次位于患者腹部。以与前述相同的方式吹气入腹膜。放置腹腔镜，并检查腹部。在肋骨下方以与前面所述相同的位置放置 3 根其他的 5 或 10min 套管针（图 111-14A）。分离工具在最外侧的套管针部位使用。在腹腔镜下观察，结肠肝曲向下牵拉分离肝脏的右三角韧带，从而使肝脏的右叶向内缩回（图 111-14B）。这种分离通常要前行到膈肌水平，从而可以完全显露肝脏后面和腹膜后区域。可以通过内侧端口插入肝牵开器，从内侧看到右肝叶。在肝脏肿大和脂肪变性的患者中，肝脏的质地及其易破裂的趋势可能导致术者视线受到影响和令人讨厌的出血。虽然出血通常是自限性的，但肝脏有时会严重阻碍手术进行。肾周脂肪出现在横隔膜和肾脏上极之间的区域。可以使用电灼和钳式分离器来分离离肾上腺的下部。如果分离在内侧和上方进行可以识别下腔静脉的侧缘。超声可用于识别肾上腺组织或是肿瘤组织。沿腔静脉的后外侧方，右肾上腺静脉通常位于这侧的肾上腺体中部（图 111-14C）。在此侧位，可以看到右肾上腺静脉横穿手术区域。正确识别并分离了右肾上腺静脉，将其夹闭或安全分离。如果是夹闭，则在腔静脉一侧至少应保留两个夹子。如果在该位置没有找到静脉，则仔细探查向上进入肝静脉的最佳路径。一旦肾上腺静脉分离出来，肾上腺容易被游离并切除。

中间动脉的分支偶尔比从腔静脉下发出的肾上腺静脉更深层。特别是在较大的肾上腺肿块中，在

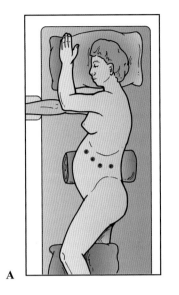

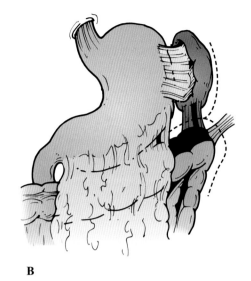

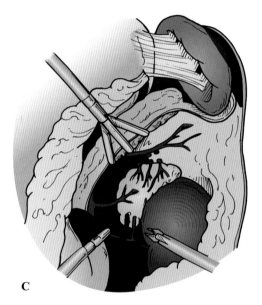

◀ 图 111-13　左侧腹腔镜肾上腺切除术

A. 套管针放置；B. 脾弯曲和外侧脾附件的游离线；C. 胰腺和脾脏向内移动，显露出肾上腺和肾脏

肝脏的后表面会遇到血管和分支增加的情况。必须仔细分离这些血管，特别是在皮质醇增多症的患者，要切除所有皮质组织。完整切下后，可以将肾上腺放在标本袋中，并通过其中一个 10min 腹腔镜端口取出。如前所述封闭各个套管针部位。

对于双侧腹腔镜肾上腺切除术，我们偶尔发现可以使用"手辅式腹腔镜手术"。通过切开 7～10cm 的切口，这些方法可以允许外科医生将一只手放在外科手术区域，可以极大地帮助收缩与加压止血，并大大改善触觉反射。这种方法各有利弊，可以为患者节省费用，大切口对于具有较大病灶的患者来说，即使腹腔镜手术完成了整个病灶分离，也需要使用这种尺寸的切口提取标本。

（七）内镜腹膜后腹侧入路

这种方法并未广泛使用，因为它在技术上具有挑战性，并且没有明显的益处，例如无须重新定位即可进入两侧肾上腺。对患者进行全身麻醉，然后将其置于侧卧位，患侧显露。如前所述，然后将手术台弯曲，直到肋缘和髂嵴之间的空间最大。在第 11 肋骨尖端下方的腋中线切出 2min 的切口。外科医生的手指穿过该切口并进入腹膜后腔，触诊肾脏的下极。一个透明的分离球囊被引入并在视觉控制下吹气，以创建腹膜后工作空间（图 111-15）。必须直接观察球囊并向后放置球囊，以防止腹膜囊渗透。然后将气球放气，并用 Hasson 套管针替换。

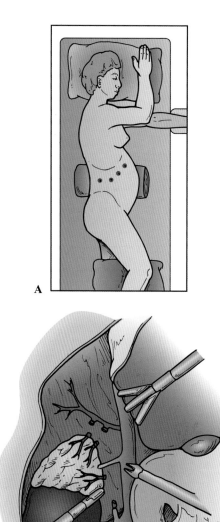

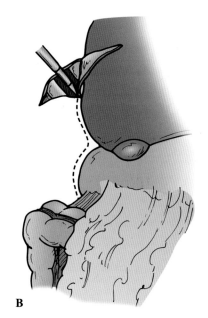

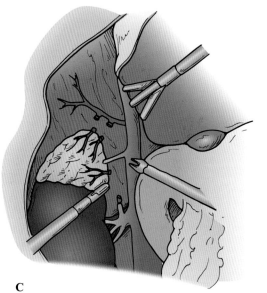

◀ 图 111-14　腹腔镜右侧腹腔镜肾上腺切除术

A. 套管针放置；B. 切口线打开腹膜后；C. 腹膜后开口打开，显露出下腔静脉、肾上腺和肾脏

注入 12~15mmHg 压力的 CO_2，并引入腹腔镜。在第 12 肋骨附近直接插入第二个 5mm 套管针，通过该套管针可以插入分离器械。腹膜后间隙的持续分离允许将第三和第四套管针引入第一套管针部位的内侧。同样，必须尽一切努力不要使腹膜囊穿孔。此时，外侧圆锥形筋膜表现为薄的无血管的白灰色膜，将腹膜连接到腰方肌；这层筋膜被打开，可以看到肾上极。左侧显示了肾上腺的下缘以及肾上腺的腹侧和外侧。如前所述，必须仔细进行分离，才不会损坏腺体的表面，并且在完整切除之前要先找到左肾上腺静脉。切下来的肾上腺可以放在标本袋中取出体外。然后关闭所有套管针孔。

对于内镜下腹膜后右肾上腺切除术，显露的方式完全相同。在吹气囊分离所形成的空间中，外侧圆锥形筋膜同样被切开。这样就可以进入右肾的上极。在此分离中有时可发现肾上腺下动脉，它起源是沿着肾上腺下缘的肾上动脉。应注意分离该动脉供应，并结扎肾上腺附近的动脉，以免破坏肾动脉分支。沿肾上腺内侧分离腔静脉后，应仔细显露这一侧短的右肾上腺静脉。游离、分解和切除肾上腺并放入标本袋，然后进行封闭。

（八）内镜后腹膜后入路

内镜后腹膜后入路是继侧腹膜后入路后第二种

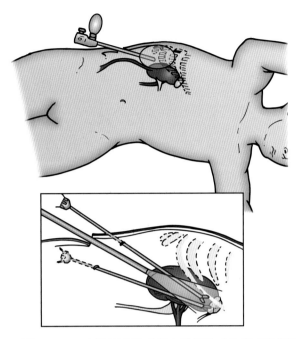

▲ 图 111-15 内镜下腹膜后肾上腺切除术的患者位置和解剖气囊套管针放置

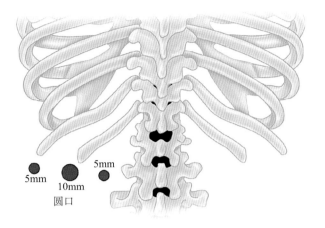

▲ 图 111-16 后腹腔镜腹膜后右肾上腺切除术的端口位置

最常采用的微创肾上腺切除术，并且在最近几年中已得到广泛普及。这种方法的优点是可以从后部直接进入肾上腺，而无须横穿腹膜。这对先前接受过上腹部手术或其他可能导致粘连形成的炎症过程的患者特别有利。这种入路还无须重新定位即可进入两个肾上腺。许多患者的疼痛感极小，而且根据经验，这也是一种非常省时的方法。对于右侧腹膜后内镜下肾上腺切除术，在麻醉诱导后，使用多种技术中的一种将患者俯卧，这些技术旨在消除腰椎前凸并打开肋缘和骨盆之间的空间，同时允许腹膜游离出来[29, 30]。如果不注意确保腹膜可以游离出来，将无法建立必要的工作空间。从第 12 肋骨的尖端做一个切口，然后从腹膜后直入。之后，手指分离出足够的空间，允许将内侧端口放置在棘突旁肌的外侧，而另一个端口则在手指分离的外侧放置。这些都是 5mm 端口（图 111-16）。然后在 20mmHg 或更高的压力下产生 CO_2 气腹。腹膜后可以耐受这些高压，而不会影响心肺功能。从中间端口进入可以识别 Gerota 筋膜。肾上腺后部松散的附着物被向前分离，从而形成了工作空间。确定了肾脏的上极，并游离肾上腺周围附着组织，从而使肾脏旋转离开肾上腺，并分离了肾上腺下动脉。然后，在肾上腺和棘突旁肌之间的平面处结扎肾上腺中动脉。然后识

别腔静脉的后表面。在该平面上方进行分离，直到识别出右侧肾上腺静脉。将其固定并用夹钳或电外科设备结扎。最后分别处理前方、外侧方和上方留下的附着物，最后将切除腺体放在标本袋中取出。在此过程中过早处理上方的附着物会影响手术区的显露，样本可能随后将"掉落"到手术区外。

对于左腹膜后内镜下肾上腺切除术，采取相同的初始步骤，包括从下向内侧方游离肾脏。左肾上腺经常有舌状腺体延伸至肾门的前部，显露该区域并实现完整切除肾上腺极具挑战性，但可以通过经验并充分游离肾脏来实现。肾上腺的这种舌状腺体通常会向前延伸至左肾上腺静脉。一旦肾上腺静脉被分离后，剩余的附着物被取出，腺体被切除。用这种方法可以完成双侧肾上腺切除术，而无须重新定位，这对于那些患有难治性库欣病的患者非常有利。但这种术式存在一些挑战。对于更习惯于腹膜解剖的外科医生而言，该方法在解剖学上不那么熟悉。工作空间有限，大多数外科医生不会对大的病灶尝试这种方法。与经腹膜入路相比，在发生挑战性（如出血）事件时增加手术区显露会受到限制。由于所有这些原因，人们普遍认为，只有在正式的研究和手术演示之后才执行该方案[30]。

（九）机器人辅助内镜肾上腺切除术

机器人辅助外科手术在肾上腺外科手术中仍是一个相当新的发展，随着经验不断增长，该技术在越来越多的治疗中心得到应用。开发了机器人计算机辅助的远程操纵系统，以克服标准腹腔镜技术的

某些局限性，并在有限的操作空间中促进外科医生的手部运动。外科医生从远程控制台进行操作，通过插入体壁的机器人控制的微腕器械按比例缩放手部动作。机器人辅助腹腔镜手术相对于常规腹腔镜手术的优势在于，即使对于非腹腔镜外科医生来说，手部动作也很直观[31]，7 级的动作自由度（标准腹腔镜手术为 4 级）、3D 图像、震颤抑制、动作缩放和具有"远程手术"的潜力。

机器人手术已被广泛应用于泌尿外科、心胸外科、妇科和普通外科手术中。机器人肾上腺切除术的首次报道是由 Piazza 及其同事于 1999 年发表的[32]。Hanly 及其同事报告了 30 例机器人肾上腺切除术，未进行任何开放手术的转换[33]。他们认为机器人系统可以改善对多处肾上腺动脉的识别和控制。几个报道比较了机器人手术与腹腔镜肾上腺切除术。腹腔镜和机器人肾上腺切除术患者在围术期生活质量无差异[34]。最近，回顾性调查了前瞻性收集到的 50 例行机器人单侧肾上腺切除术与 59 例行腹腔镜单侧经腹膜肾上腺切除术数据[35]。他们发现，在早期阶段，接受机器人手术的患者失血量较少，但手术时间较长。有趣的是，他们报道了 20 例机器人肾上腺切除术后的学习曲线的手术时间差异就消失了。此外，机器人组的手术时间不受肥胖或大肿瘤的影响，而这些因素会导致腹腔镜手术组的手术时间明显更长。两组之间的转换成开放手术发生率和住院时间相似。机器人辅助手术也已应用于腹膜后后内镜手术，Perrier 博士的研究小组报道了他们的前 30 例手术，都没有转换为开放式手术，而且转换的发生率极低，与传统内镜手术相一致[36]。

机器人技术和机器人肾上腺切除术的局限性包括永久性设备和半可重复使用器械的高昂成本，与标准腹腔镜手术相比没有更好受益的数据，存在学习曲线以及缺乏对外科医生的触觉反馈。尽管该技术的爱好者认为它比标准的内镜肾上腺切除术更具优势，但结果尚难以证明具有明显改善，这很可能表明腹腔镜肾上腺切除术已经是一种完善、安全且有效的手术方法。机器人技术在肾上腺切除术和一般内分泌手术中的作用仍在继续评估。

达芬奇机器人手术系统（Intuitive Surgical, Sun Valley，California）是当前使用的主要机器人手术系统，由机器人操纵器和远程控制台组成，第一

位操作者在手术过程中就座。用 Veress 针或 Hasson 技术产生气腹后，就可以放置套管针并连接机械臂。接下来，手术外科医生在控制台上控制机器人，而第一助手则处理通过一个或两个辅助套管针插入的腹腔镜器械。患者位于左侧卧位时进行右肾上腺切除术。第一个端口是一个 12mm 摄像头端口，位于脐和右肋缘之间的中间位置。然后将两个机器人仪器端口（均为 8mm）沿着距离肋缘 2 指宽的直线放置。在上腹中线放置一个 10mm 的肝脏缩回端口。可以在右腹部放置一个 10mm 的附件端口（第五个套管针），如果采用这种方式来控制肾上腺静脉，则助手可以使用施夹器。患者在右侧卧位时进行左肾上腺切除术。位置是前述的右肾上腺切除术镜像。助手在手术台上的作用是根据需要更换机器人器械，使用施夹器结扎肾上腺静脉并进行抽吸。另外，分离和切除腺体的顺序步骤与前述通过传统腹腔镜技术进行的经腹膜外侧肾上腺切除术的顺序步骤相同。

（十）肾上腺部分切除术

传统上，一侧发现肾上腺肿瘤施行该侧肾上腺全切，而双侧肾上腺病变则施行双侧肾上腺全切。然而，对于需要双侧肾上腺切除术的患者，保留部分肾上腺可以避免终身使用类固醇替代，也可避免发生皮质危象的风险。当病灶可能为恶性时，不宜进行部分肾上腺切除术。肾上腺部分切除术可以通过已经描述的任何手术方法进行。Walz 及其同事在 2006 年报道了一系列的内镜后肾上腺切除术，其中 149 例患者中有 139 例接受是部分肾上腺切除术[37]。该组的持续随访中报道了 100% 的生化治愈率。其他组也报道了治愈率极好、复发率极低、手术切缘阴性。

家族性嗜铬细胞瘤经常需要同时或相继进行双侧肾上腺切除术，导致外源性类固醇依赖。但是，现在有了在这些患者中施行部分肾上腺切除术的经验。Lee 描述了 14 例 MEN-2 和 von Hippel-Lindau 患者中的部分肾上腺切除术，皮质组织稀少[38]。这些患者中有 13 例（93%）术后皮质醇水平正常，并且没有外源类固醇替代。9 名患者在术后 90 个月未见复发肿瘤。1999 年，Neumann 等[39] 和 Walther 及其同事[40] 分别回顾性报道了 39 例和 13 例患者，

手术效果极佳，复发率几乎没有增加。Dine 和同事报告了美国国家癌症研究所对 33 例遗传性嗜铬细胞瘤患者进行部分肾上腺切除术的经验[41]。尽管这些患者中有 15% 在术后早期需要类固醇替代，但到 3 个月时，只有 3% 继续依赖外源性类固醇，所有患者都经历了儿茶酚胺水平正常化。对于嗜铬细胞瘤的部分肾上腺切除术，特别需要关注的一个问题是肾上腺腺体操作可能会增加发生高血压危象的风险，虽然这在以往研究中并不是特殊的问题。在这些患者中，另一个问题是潜在的恶性肿瘤，应考虑明确肿瘤基因突变位点。例如，在那些具有高恶性程度 MEN-2A 型 *VHL* 的患者中部分肾上腺切除术就不如其他 *VHL* 患者来得合理[42]。

复发是肾上腺部分切除术中明显的潜在风险。在美国国家癌症研究所的遗传性嗜铬细胞瘤经验中，有 6% 的患者复发，需要进行肾上腺全切术[41]。在 MD Anderson 系列研究中，包括 50 例因遗传性嗜铬细胞瘤而进行部分肾上腺切除术的患者有 7% 复发，而接受肾上腺全切术的患者中只有 3%[43]。其他系列研究的结果表明，在中位数 18～40 个月的随访中，von Hippel-Lindau 综合征患者中有 15%～20% 肿瘤复发。在 58～84 个月的随访中，有 33% 的 MEN-2 患者复发[44]。在因醛固酮瘤接受部分肾上腺切除术患者中，醛固酮可能是由腺内其他非优势结节产生的。尽管通常醛固酮腺瘤部分肾上腺切除有良好结果的报道，但仍有持续高醛固酮增多症的发生是明确的，醛固酮腺瘤部分肾上腺切除复发率为 7%[45]。

尽管支持采用这种方法的文献越来越多，但部分肾上腺切除术仍存在争议。尚待解决的问题包括患者选择，要切除的组织数量，用于分离腺体的技术方法，以及是否分离肾上腺静脉[44]。据一些进行肾上腺部分切除术的研究小组报道，没有必要进行全切，只要保留了至少 1/3 的腺体体积，就可以保留肾上腺静脉[37]。但其他人发现，保留肾上腺静脉是必不可少的[46]。尽管部分肾上腺切除术无疑会减少肾上腺皮质功能不全，但并非所有预期的肾上腺残余物都能充分预防肾上腺功能不全。与全肾上腺切除术相比风险更高。在最近的一系列研究中，接受全肾上腺切除术的患者中有 20% 发生了艾迪生病危象，而接受部分肾上腺切除术的患者为 3%[43]。

（十一）肾上腺恶性肿瘤多脏器切除术

手术的是唯一治疗肾上腺皮质癌的首选方法。手术原则是在不侵犯肿瘤包膜的情况下实现肿块及所有受累器官的完整切除。还应进行淋巴结清扫术。除了肾脏被肾上腺肿块侵袭外，无须常规进行肾切除术。手术方案是通过认真考虑术前影像确定的。在多数情况下，腹部中线或肋下切口是合适的。腹膜后侧向入路也可提供腹膜后极好的显露。对于有瘤栓的病灶，可能需要胸腹联合入路或心肺搭桥，甚至低温循环来协助。通常需要多学科合作。无论采取何种方案，肾上腺皮质癌都应由经验丰富的外科医生并在经验丰富的患者护理中心进行治疗[47]。

六、特殊情况

（一）肾上腺的操作

肾上腺的操作失误容易使肾上腺实质损伤。这可能导致出血，尽管很少危及生命，但仍可能影响手术顺利。手术视野变得模糊和不理想。另外，这种损伤会导致肿瘤溢出和该区域可能的肿瘤种植。这与肾上腺恶性肿瘤特别相关，也会在切除功能性肿瘤（如嗜铬细胞瘤和 ACTH 依赖性库欣综合征）后增加复发的风险。因此，轻柔地处理肾上腺周围平面中的所有组织非常重要。对于开放式手术，手指牵引和分离非常有效。对于腹腔镜手术，避免直接抓取肾上腺很重要。在肾上腺部分切除术中增加了对肾上腺的操作，这至少在理论上是值得关注的（见先前的讨论）。外科电设备的使用极大地帮助了这些技术中的止血和分离，但这些器械并未消除对精细技术的需求。

（二）术中高血压

以嗜铬细胞瘤为例，在通常情况下，患者在手术前已接受药物准备。重要的是要有足够的外周和中央静脉通路，并且术前放置一根动脉导管以进行连续的血流动力学监测。另外，可根据需要放置 Swan-Ganz 导管以备用于心脏情况或其他心肺适应证。术中触碰嗜铬细胞瘤可导致急性高血压（图 111-17）。为了使血流动力学稳定，硝普钠是麻醉

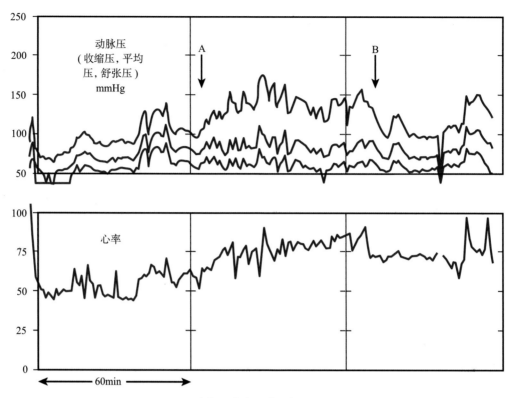

▲ 图 111-17　嗜铬细胞瘤切除期间的血流动力学参数

在 A 时间段，肿瘤的治疗始于收缩压和舒张压的峰值，这可以通过硝普钠和艾司洛尔有效控制。在 B 时间段，结扎肾上腺静脉并切除肿瘤。在此时间之后无须进一步输液

医师的绝佳选择，它具有直接的血管舒张作用和快速的半衰期。因此，在中止输注的几秒钟内，它的作用就消失，从而可以精确地处理高血压和低血压的快速血压波动。其他有效的血管扩张药，如硝酸甘油，可与硝普钠一起使用，或代替硝普钠使用。心律失常可以在切除肿瘤之前或之后发生，可以用普萘洛尔、艾司洛尔或利多卡因治疗。艾司洛尔的半衰期非常短，在许多手术中它是术中首选的 β 肾上腺素受体拮抗药。

切除嗜铬细胞瘤后，低血压可能立即发生，特别是在输注药物的情况下。除了根据需要升高血压之外，还需要扩容。因此，外科医生与麻醉师之间的及时沟通非常重要。这通常会在麻醉后出现，但某些患者可能需要几天的支持。

（三）术中出血

如果无法识别和正确处理肾上腺静脉，可能会遇到严重出血。在左侧，较长的肾上腺静脉向下进入左肾静脉。肾门或肾上腺静脉本身出血可能会导致严重失血。在右侧，肾上腺静脉进入下腔静脉，并且短得多。在腹腔镜肾上腺切除术中，图像清晰度不够、解剖结构不清晰或出血过多，可能需要快速转换为开腹肾上腺切除术。此外，在右腹腔镜肾上腺切除术时腔静脉裂伤可导致 CO_2 栓塞。我们的经验是，在结扎肾脏之前，应先确认左侧的肾门血管，并确定肾上腺静脉的走向。在右侧，侧向游离腺体和仔细分离下腔静脉外侧壁才能看到短的右肾上腺静脉。通常有足够的空间安全地放置至少 3 个夹子（在腔静脉一侧留 2 个）。如果使用场合得当，外科电手术设备也是有用的。

七、术后护理

经过腹腔开放途径进行肾上腺切除术的患者术后护理与所有剖腹手术的注意事项相同。中线或肋下切口的伤口护理相对标准。对于接受腹腔镜手术的患者，毫无疑问的是，止痛药的需求减少了，可以预期会更早地下床走动。这很可能会降低术后并

发症（如肺栓塞）的发生率。经腹膜或腹膜后腹腔镜手术的最新经验报道称，患者在 1～2 天内出院。精心挑选的患者当天出院的报道非常有限，但是目前不应该将其视为护理标准。术后的注意事项也由最初的诊断决定。根据术前诊断，调整药物和患者教育是院后护理的重要方面。

（一）疼痛管理

肾上腺微创手术的显著优势之一是预期的止痛要求降低。切开之前和闭合期间刀口部位应注射长效麻醉药（如布比维烷或罗哌卡因）。对于接受开放式腹膜后或腹侧入路的患者，已报道硬膜外麻醉和患者按需麻醉可导致非常好的术后止痛和增强呼吸功能效果。硬膜外导管在出院前被拔除，它们提供的止痛效果非常好。如果患者选择不进行硬膜外导管，则在闭合后侧切口时可通过肋间神经阻滞获得良好的术后止痛。局部麻醉药注入适当选择的肋间神经血管束，可提供非常好的术后疼痛缓解。

（二）Conn 综合征

Conn 综合征的患者（图 111-18）最有可能接受了多种降压药物以及钾的补充。肾上腺手术成功后，患者将能够停止补充钾，尽管有些患者在医院期间仍需要补充钾以弥补钾储备。但是，血压管理仍将是一个动态问题。Lo 的小组报告了 1983—1994 年[48] 连续 46 例接受醛固酮分泌肿瘤切除的患者，

没有手术死亡率。在接受长期随访的患者中，44 例患者中有 10 例（23%）仍在接受高血压药物治疗。有趣的是，较年轻的患者（44—52 岁）和术前对螺内酯降压治疗有反应的患者更有可能对手术产生更好的血压反应。所有患者均纠正低钾血症。

（三）库欣综合征

对于接受 ACTH 依赖的肾上腺肿瘤切除术患者，应该预见由于对 ACTH 和对侧肾上腺皮质功能的抑制。因此，患者需要围术期使用类固醇，并且需要接受有关出院后类固醇使用的教育，并在手术后的几个月内逐渐减少剂量。术后 2～4 天应每天服用 200～300mg 的氢化可的松。然后相当于泼尼松 7.5～10mg 的维持剂量替代，并逐渐减量。这种类固醇替代通常需要 3～6 个月，可能需要 1 年或更长时间。在终止外源类固醇替代前，应进行合成 ACTH 或更直接的生理刺激兴奋内源性皮质醇反应。库欣病患者垂体手术失败并考虑进行双侧肾上腺切除术（图 111-19）也有特殊的术后情况。这些患者中有些可能有多垂体功能低下。他们的药物可能包括垂体替代药物，如去氨加压素。这些患者必须在术前仔细评估，并且由于先前的手术而导致的垂体功能低下的程度也应得到完整评估。这些患者术后可能有明显的体液和电解质紊乱，可能需要用

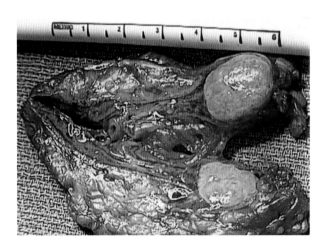

▲ 图 111-18　右肾上腺 1.5cm 的皮质肿瘤经腹腔镜切除，治愈了这名 Conn 综合征患者

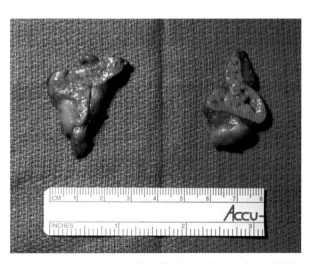

▲ 图 111-19　双边肾上腺切除术标本显示，由于难治性库欣病，皮质增厚与增生相符

去氨加压素替代。成功完成双侧肾上腺切除术后，必须终身密切监测糖皮质激素和盐皮质激素的替代。与接受肾上腺切除术治疗其他适应证的患者相比[49]，库欣病患者的肥胖、康复延迟、易感染和血栓栓塞风险也增加。我们的经验是，尽管有这些挑战，但预后还是可以很好的[50]。

（四）嗜铬细胞瘤

嗜铬细胞瘤患者（图 111-20）也一直在服用降压药和术前阻断药物。术前 α 和 β 肾上腺素受体拮抗药可立即停用。实际上，如果在手术后服用可能会很危险。如果使用甲硫氨酸必须停止使用。嗜铬细胞瘤切除后高血压很快消失。恢复期患者需要接受血压监测的教育。这些患者术后可能会有明显的体液转移，因此需要仔细监测，尤其是术前有心脏病史的患者。

（五）肾上腺皮质癌

肾上腺皮质癌患者的术后护理取决于特定癌症的具体情况。这些通常是功能性病变，最常见的是分泌皮质醇，少数分泌多种激素。因此，围术期管

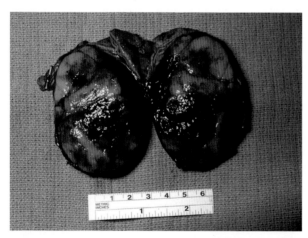

▲ 图 111-20　截面大体标本展示了典型的嗜铬细胞瘤外观
这种髓样病变与正常肾上腺不同，最常见于标本的顶部和中心

理必须包括考虑外源性类固醇替代和电解质纠正，如前所述。其他围术期的管理将取决于个体的具体情况。肠切除将决定饮食的指导；胰腺切除可能需要进行引流管理，并可能影响葡萄糖稳态；累及膈肌可能需要进行胸腔镜置管；血管重塑可能需要抗凝或抗血小板治疗。肾上腺皮质癌的辅助治疗在本章其他地方进行了综述。

八、未来的发展

不断发展的技术会持续影响外科手术及常规的医学行为。然而，思维过程、解剖结构和外科术式的适应证仍然一致。例如，随着胸部和腹部 CT 扫描的广泛使用，受到医疗关注的肾上腺疾病患者的数量继续增加。然而，尽管倾向于采用新颖的外科手术技术，但检查和手术的指征仍然相同。Sam Wells 博士告诫[51]，新技术对于容易切除的病灶来说并不是必须要施行的适应证[51]。

毫无疑问，该技术已经取得了巨大的进步，并取得了更好的结果。在腹腔镜肾上腺切除术兴起之前，嗜铬细胞瘤可通过前腹入路进行双侧探查，有较高的并发症和死亡率。目前，经过适当的术前影像检查后，同一名患者可能会接受腹腔镜手术，并且住院时间不到以前的一半。技术的不断进步可能只会改善这种体验，而机器人技术可能会在这种进步中发挥作用。当采用腹腔镜方法时，很明显，内分泌外科和微创技术都需要经验。对于肾上腺或腹膜后手术，应谨慎选择适当的技术。

肾上腺恶性肿瘤的未来可能并不那么光明。在过去的 20 年在治疗方面进展甚微。如果希望该疾病的不良预后有所改变尚需要继续努力。也许基因治疗将允许发现原癌基因，如甲状腺髓样癌的发现，从而可以进行早期手术干预。正如过去 30 年所看到的那样，技术的进步以及对正常和异常的肾上腺生理的更清楚了解，一定会有助于促进肾上腺疾病的外科治疗。

第九篇

心血管内分泌学
Cardiovascular endocrinology

ENDOCRINOLOGY
Adult & Pediatric（7th Edition）
成人及儿童内分泌学（原书第 7 版）

第 112 章　高钠血症和低钠血症
Hyponatremia and Hypernatremia*

Rosemary Dineen　Mark J. Hannon　Christopher J. Thompsone　著

孙　琳　赫广玉　王桂侠　译

要　点

◆ 低钠血症和高钠血症是临床实践中最常见的电解质紊乱，它们通常反映出水平衡的紊乱。

◆ 低钠血症可以按患者的体液状态分类，对容量状态和尿钠浓度的正确解释对于开始正确的患者治疗至关重要。

◆ 急性严重低钠血症需要用高渗盐水快速治疗。相对较轻的慢性低钠血症应根据病因进行治疗。

◆ 托伐普坦类药物提供一种新的方法来治疗正常容量性和高血容量性低钠血症。

◆ 高钠血症高度提示体内总水缺乏，这将通过补充游离水来解决。

血钠浓度异常是临床最常见的电解质紊乱，并且文献中有大量证据表明它们与明显增加的致残率和致死率有关[1-4]。血钠浓度异常的病因不同，其治疗也因病因各异，因此了解低血钠和高血钠的病理生理对于有效治疗至关重要。在本章中，我们将首先回顾水盐平衡的正常生理，包括通过各种传入的体液和神经信号对其进行的复杂调控。然后，我们将了解到低钠血症和高钠血症的各种病理生理机制，并讨论一些治疗方法。垂体性血管升压素（antidiuretic horomone，ADH）的生理及其相关的抗利尿激素分泌失调综合征（syndrome of inappropriate ADH secretion，SIADH）和尿崩症在第 18 章详细讨论。

一、钠水平衡的生理学

血清中钠离子的浓度反映了钠、水平衡的各种稳态机制调节情况。尽管调控机制联系紧密，但水平衡的调节对无论健康还是疾病状态下的血浆钠浓度都有很大影响。因此，血浆钠浓度的波动几乎总是反映水平衡异常，而不是钠摄入和排泄失调。健康人血浆钠浓度能维持在狭窄的生理范围内，这对于保持正常细胞功能的完整性是必需的。在正常饮水的生理条件下，血浆钠浓度的变化很少超过基线的 1%～2%。这种体内平衡的精细调节需要渗透调节的血管升压素释放，升压素的抗利尿作用，以及对口渴和摄水量的控制。

（一）水平衡的调节

大脑能够感知血钠浓度的微小波动。血液能够通过血脑屏障进入到穹窿部和下丘脑前端血管壁中的特定渗透压感受器细胞。当血浆渗透压升高时，这些下丘脑核去极化，通过正中核将神经信号发送至视上核和室旁核，这是血管升压素的合成部位。这些核的去极化作用通过神经轴突将血管升压素运输到垂体后叶（储存血管升压素的地方），之后释

---

*. 本章中带有背景色突出显示的部分为儿童内分泌相关内容。

放入血。渗透感受器细胞是溶质特异性的，因为它们对血钠浓度的变化反应强烈，而对血尿素变化的反应则较弱，且对血糖浓度的升高不敏感[5]。

血管升压素通过血液循环被带到远端肾单位，在这里它与集合管细胞的基底外侧膜上的 V_2 受体结合。受体结合产生了由 cAMP 介导的细胞内级联反应，导致细胞膜转运蛋白 aquaporin-2 的运动和插入到细胞膜中。Aquaporin-2 是一种依赖血管升压素的水通道蛋白，可控制集合管管腔膜[6]的水渗透性，并允许水从集合管穿过细胞流到基底外侧膜，然后再被吸收到血液中。从集合管中重新吸收水会浓缩尿液并减少排尿量。重新吸收的水使血浆渗透压恢复正常。关于渗透压调控血管升压素的分泌及其受体作用确切机制在第 18 章中有更详细的讨论。

（二）影响钠重吸收的激素因素

尽管控制钠排泄的激素作用对体内总钠水平有较大的影响，但在生理条件下，水平衡是血浆钠浓度最重要的决定因素。然而，在某些病理生理状态下，钠排泄的激素调节可能具有重要意义。

醛固酮可刺激肾小管、结肠、唾液和汗腺中的钠的重吸收[7]。糖皮质激素对远端肾单位具有最大的保钠作用；盐皮质激素受体以最高浓度存在于皮质集合管中[8-10]。在生理条件下，肾素 – 血管紧张素 – 醛固酮系统对血压和血容量的调节至关重要，但相较在调控血钠浓度中对血管升压素介导水平衡的作用它是次要的。但醛固酮分泌异常也可能会影响血钠浓度。醛固酮缺乏会导致肾脏钠流失，并可能引起明显的低钠血症，特别是血管升压素浓度也升高的情况下，例如由于血容量减少或艾迪森病中的低血压情况。相反，在盐皮质激素过多的综合征（如 Conn 综合征）中，过多的肾脏钠潴留可能导致轻度高钠血症。心房利尿钠肽抑制钠的重吸收，增加肾小球滤过率（GFR），并降低集合管中的水渗透性，从而促进利尿和尿钠排泄。尽管已通过实验证明心房利尿钠肽会引起血浆钠浓度的急剧下降，但临床上证明高浓度血浆心房利尿钠肽与明显的低钠血症无关[11-13]。然而，血浆脑钠肽的浓度升高可促进与脑盐耗综合征相关的尿钠排泄。据报道，这种罕见的临床综合征发生在诸如脑外伤、蛛网膜下腔出血和垂体手术等神经外科疾病中，其特征是利尿、促进尿钠排泄和导致低血容量性低钠血症[14, 15]。

（三）其他影响钠离子重吸收的因素

神经因素在钠离子重吸收中也有作用。肾脏富含交感神经元[16]，可以直接增加肾小管钠的重吸收。交感神经的活化还可以增加肾素的释放和肾血流量，从而间接促进钠的重吸收。肾小管和肾血管中多巴胺受体的激活[17]已被证明可引起利钠、利尿和肾血管舒张。然而，高浓度的多巴胺和非特异性合成多巴胺激动剂也可以激活其他多巴胺和肾上腺素能受体，对血钠平衡和血压产生一定的影响。因此，多巴胺对血钠平衡的作用并不直接。在肾小球中，血管紧张素 Ⅱ、去甲肾上腺素和内皮素都会引起小动脉收缩，而前列腺素 I 和前列腺素 E、缓激肽、心房利尿钠肽和多巴胺会促进血管舒张[18]。在肾小管中，血管紧张素 Ⅱ、去甲肾上腺素、生长激素和胰岛素会刺激钠离子重吸收，而多巴胺和甲状旁腺激素则抑制其重吸收[19, 20]。在髓襻中，儿茶酚胺刺激钠的吸收，而前列腺素 E 促进尿钠排泄[20]。内分泌系统对肾脏钠交换的竞争作用是复杂的，尽管大多数激素的影响相较于肾血管紧张素 – 醛固酮系统的强大作用是次要的。

二、低钠血症

低钠血症是住院患者中最常见的电解质异常。疾病发生率有许多影响因素，包括对低钠血症的界定、检测率、医疗机构和患者人群。当定义为血清钠浓度 < 135mmol/L 时，住院患者低钠血症发生率在 30%～40%[21, 22]，且有 5% 的患者血浆钠浓度 < 130mmol/L[23]。在神经外科疾病中，低钠血症特别常见，例如 50% 的蛛网膜下腔出血患者和 15% 的颅内肿瘤患者可发生低钠血症[24-27]。传统上无症状性低钠血症被认为是一种良性疾病，但这一观点受到了挑战[28]。越来越多的证据表明，在几乎所有临床中，低钠血症都与发病率和死亡率增加相关。大量研究表明，低钠血症会增加住院患者的死亡率[2, 22, 29-32]。尽管也有人认为低钠血症更是疾病严重程度的标志，而不是导致死亡率增加的直接因素[33, 34]。然而也有文献同样反驳了这一观点，认为低钠血症确实增加了患者死亡率[35]。也有充分的证

据表明，轻度低钠血症可能使急诊和门诊的患者更容易出现步态异常、跌倒[36]、骨折[37, 38]和骨质疏松症[39]。低钠血症也被证明与住院时间显著增加有关[22, 25]。最近一项针对住院患者的随机病例对照研究表明，严重低钠血症（血浆钠＜125mmol/L）患者死亡率是正常血钠对照组的 3 倍，并且血钠浓度在住院期间下降的患者死亡率更高[22]。一项研究报道，血浆钠浓度较低的患者死亡率更高，血钠水平＜120mmol/L 的患者死亡率增加了 60 倍。Asadollahi 及其同事认为，在急诊入院时检测的临床生化指标中，血浆钠浓度与住院期间死亡率密切相关，OR 值为 4.4[40]。

与低钠血症有关的症状多种多样，并且在一定程度上与严重程度有关，汇总在表 112-1 中。

表 112-1　低钠血症的症状

血钠浓度 （mmol/L）	症　状	致死率 （%）
＞125	通常无症状，偶尔头痛、恶心、认知损伤	未报道
120～125	头痛、恶心、幻觉、厌食、腹部绞痛	23
115～120	躁动、嗜睡、木僵	30
＜115	惊厥、昏迷	50

致死率引自 Gill G，Huda B，Boyd A，et al. Characteristics and mortality of severe hyponatraemia—a hospital-based study. *Clin Endocrinol*（*Oxf*）2006；65（2）：246-249

在任何血钠浓度下，当存在其他因素（如并发疾病，尤其是发热性疾病、缺氧和高碳酸血症）的情况下，更有可能出现一些症状。如果存在颅内疾病、占位性病变或神经外科手术，则症状的发作会在血钠浓度高于正常水平时发生。然而，低钠血症是否引起神经系统症状的主要决定因素不是血钠浓度的绝对水平，而是血钠浓度下降的速度。如果血钠迅速下降，则出现症状的可能性更大。此外，在急性低钠血症中，血钠浓度比慢性低钠血症患者高。在急性低钠血症（发病＜3 天）病程中，主要的病理表现是脑水肿的发展，可能导致颅内高压、脑疝、缺氧，甚至死亡[41]。然而，由于脑内有适应机制的存在，尽管有严重的低钠血症，许多慢性低钠血症患者并未表现出明显的不适症状。最初的

适应性机制是通过脑内液体的流失以及钠和钾的消耗，防止脑水肿和水的获取[42]。接着，大脑会丢失谷氨酸、肌醇、乙酰天门冬氨酸、天冬氨酸、肌酸、牛磺酸、γ-氨基丁酸和磷酸乙醇胺，从而进一步降低了脑渗透压[43]。这可以使血浆渗透压达到平衡，从而防止脑水肿的发展。然而，尽管这些适应性机制有助于预防脑水肿，但慢性低钠血症并不完全是良性的[44]，因为某些患者的适应性调节过程不能顺利完成。在动物模型中，适应性调节机制的缺陷与缺氧的发展有关[45]。

血钠下降速度是对急性和慢性低钠血症采取不同治疗方案的重要因素，在紧急情况下治疗的重要依据则是神经系统症状的出现[46]。

（一）低钠血症的分类

低钠血症有多种分类方法。一些建议根据低钠血症本质上是稀释性、耗竭性或再分配性进行分类[47]。我们这里采用一种较为实用的方法，即根据细胞外容量状态，将低钠血症分为低血容量性、正常容量性和高血容量性（表 112-2）。

对低钠血症的准确诊断和适当的治疗对改善临床结果至关重要[48]。

1. 假性低钠血症和高血糖　假性低钠血症是由于血浆脂质或蛋白质的明显升高而导致的血钠浓度的假性降低[13]。使用光电火焰光度计测量血钠浓度时会发生这种情况。但是，大多数现代实验室现在使用离子专用电极，该电极可测量每单位体积水[49, 50]中钠的浓度，并且不会产生这种假性误差。

高血糖症也可能导致低钠血症，与假性低钠血症不同，这是真正的低钠血症，因此无论采用何种测量方法均会出现。葡萄糖是主要的细胞外溶质。因此，血浆葡萄糖浓度的增加将暂时增加血清渗透压，导致水渗透进入细胞外间隙。该补偿机制将血渗透压浓度恢复到正常范围，但这是以引起稀释性低钠血症为代价。这种生理补偿机制再次显示了人体通过控制钠和水的相对浓度并以钠浓度为代价，以维持正常的血浆渗透压浓度[51, 52]。这种类型的低钠血症总是随着血糖水平趋于正常而缓解，因此不需要特殊的治疗。

2. 低血容量性低钠血症　当人体内的水分和钠都耗尽时，就会发生低血容量性低钠血症。钠的流

表 112-2　低钠血症的原因

	临床表现	尿钠＜ 20mmol/L	尿钠＞ 40mmol/L
低血容量性	黏膜干燥	胃肠道丢失	利尿药
	充盈度下降	黏膜丢失	艾迪生病
	心动过速	胰腺炎	脑性盐耗
	低血压（体位性）	排钠利尿药	盐耗性肾病
	尿素、肾素升高		
正常容量性	潜在性疾病	甲减；SIADH 伴随持续限液	SIADH；ACTH 缺乏
高血容量性	外周性水肿	肝硬化	利尿药治疗心力衰竭
	腹水	心力衰竭	
	颈静脉压力增加	肾病综合征	
	肺水肿	原发性烦渴	
	潜在性疾病		

ACTH. 促肾上腺皮质激素；SIADH. 血管升压素分泌失调综合征［改编自 Smith DM，McKenna K，Thompson CJ. *Hyponatraemia. Clin Endocrinol*（*Oxf*）2000；52（6）667-678.］

失相对过多，这会导致低钠血症。肾脏，胃肠道或皮肤会发生细胞外液流失，一旦发生细胞外液耗竭，人体就会通过增加血管升压素分泌来应对血容量不足。血管升压素会降低肾脏游离水的清除，这与钠的消耗结合在一起就会导致低钠血症。口服或胃肠外不适当的用低渗液体或水补液，可加剧血浆钠浓度的下降。临床上由于非肾性钠流失而导致低血容量性低钠血症的情况下，血容量不足会刺激继发性醛固酮增多症，血浆醛固酮水平升高会发挥抗尿钠排泄的作用，从而减少肾脏排钠。尿钠浓度很低（通常＜ 20mmol/L），提示钠的损失来自皮肤或胃肠道。而尿钠浓度＞ 40mmol/L 强烈提示由于利尿药治疗，艾迪生病或脑性盐耗而导致肾脏钠流失。

低血容量性低钠血症的最常见原因之一是噻嗪类利尿药治疗。噻嗪类引起的低钠血症是其主要的不良反应，在接受这些药物治疗的患者中，多达 1/7 受到影响[53]。短期或长期应用噻嗪类药物治疗后均可能会发生钠耗竭。据早期的研究报道，低钠血症可在应用噻嗪类药物治疗的第一个 14 天内发生[54]，而最近的一项 223 例血清钠含量＜ 130mmol/L 患者的研究证明，噻嗪类药物治疗的中位时间为 118 天[55]。利尿药引起的低钠血症最重要机制是尿钠排泄过多，而

钠补充不足。然而，细胞外液容量的减少刺激了血管升压素的释放，引起肾脏水潴留，从而加重了低钠血症。曾经也有假说认为噻嗪类引起的低钾血症促进了钠向细胞内运动，这也加剧了低钠血症[56]，尽管这种机制可能不是主要原因。另外，噻嗪类利尿药被认为可特异地增强血管升压素的分泌，这导致水被最大限度地重吸收[57, 58]。重复应用噻嗪类利尿药可反复诱导低钠血症，也表明其可能的遗传易感性。噻嗪类利尿药引起低钠血症分子机制的发现将有助于更有效和可耐受的降压药的研发[53]。据报道，噻嗪类药物会引起 SIADH，但这类患者明显是正常血容量而不是低血容量性[59, 60]，这种由噻嗪类药物引起的低钠血症相对比较罕见。

与艾迪生病有关的低钠血症是多因素的。肾上腺皮质功能减退导致皮质醇和醛固酮缺乏；醛固酮缺乏盐皮质激素的作用会导致利尿，尿钠浓度会不断升高。然而，盐皮质激素缺乏引起的肾脏盐耗不是唯一的机制。继发性糖皮质激素缺乏症的患者，其盐皮质激素的分泌功能正常，但与 Addison 病患者一样，其发生低钠血症的频率和严重程度相似[61]。低钠血症的发展与压力感受器调节的血管升压素释放反应有关[62]。但水自由排泄需要皮质醇，因此糖皮质激素缺乏也可能导致低钠血症。在肾上

腺功能不全的大鼠模型中，甚至在水负荷后，血浆中血管升压素的水平也很高[63]。Linas 及其同事通过一系列实验发现，在患有肾上腺功能不全和尿崩症的大鼠中，尿量没有随自由水负荷而增加，这表明肾上腺功能不全的患者无法排泄自由水负荷不仅是由于血管升压素的分泌[64]所致，还表明皮质醇是使水排泄的必要物质。并且有研究表明，血管升压素拮抗药不能完全逆转肾上腺皮质功能减退症引发的低钠血症，这使得这一假设得到了支持[65]。

低血容量性低钠血症的另一罕见原因是脑盐耗综合征。这种临床综合征最初是由 Peters 和同事在 1950 年描述的[66]，此后已与各种颅内疾病相结合进行了描述，包括蛛网膜下腔出血[67]、颅内动脉瘤的切除[68]和颅脑外伤[69]。最初的研究者[66]认为，脑疾病直接减弱了肾脏的交感神经作用，导致尿钠排泄和利尿作用，引起低钠血症和血容量减少。1981年，12 例未被选择的患者在蛛网膜下腔出血、颅内动脉瘤和创伤性脑损伤后出现低钠血症，这一可能与 SIADH 分离，导致神经外科患者出现低钠血症有关[67]。其中 10 例患者的低钠血症来源于尿钠排泄增加和尿液不适当浓缩，且明显伴随血浆量和总血量减少。作者得出的结论是，有明确的证据表明其血容量不足，不能按标准诊断为 SIADH，这就增加了脑盐耗综合征的可能性。然而，据推测利尿和促进尿钠排泄只是拮抗利尿作用的证据，并未被普遍接受其是支持脑盐耗综合征的证据[70]。这些作者指出，在脑盐耗综合征报道的病例中缺乏明确证据证明血容量不足及尿钠排泄增多。但是，两项研究报道确实是支持了与 SIADH 不同的一种疾病。在其中一项研究中，蛛网膜下腔出血后的恢复期中，21 例患者中有 8 例在低钠血症出现前表现为尿钠排泄增加和负钠平衡。所有 8 例患者的体重均下降，其中 6 例血浆容量下降了至少 10%[71]。在另一项研究中，21 例伴有利尿和低中心静脉压（CVP）的患者发生了低钠血症，并对静脉注射生理盐水补充血容量[72]有反应。

针对我们机构患者开展的大型回顾性研究表明，低钠血症的最常见原因是 SIADH，而不是脑性盐耗。脑注盐耗有别于 SIADH，有记载但不常见[24]。我们后续的前瞻性研究，对血管升压素和利尿钠肽进行了连续测量，最终表明，由于 SIADH 而

发生蛛网膜下腔出血后低钠血症占比 > 80%，10% 的患者表现为等血容量性低钠血症，即急性 ACTH 缺乏症[27]。我们在对脑外伤后低钠血症患者的前瞻性研究中发现了类似的情况，其中绝大多数由于 SIADH 而发生低钠血症，尽管在此临床病例中甚至更高比例的患者患有短暂性肾上腺皮质功能低下[26]。因此，我们的数据表明脑性盐耗是神经外科低钠血症的罕见原因。然而在少数患者中，我们已经证明，在血容量减少、明显利尿和低尿钠血症发展之前，利尿钠肽的含量有所增加（表 112-3），血浆血管升压素水平增加是继发于低血容量和低血压。从临床观察和细致的前瞻性科学评估相结合得出我们自己的观点是，脑性盐耗是一种罕见的、独立于 SIADH 的疾病。尽管一些学者质疑脑性盐耗综合征的单独存在，但似乎并不能仅仅代表逃脱了抗利尿作用[73]。脑性盐耗中利尿和尿钠排泄增加，这与非脑疾病中继发于 SIADH 的抗利尿逃逸所观察到的适度反应是非常不同的。

外科手术患者静脉注射的液体量以及低血压后正性肌力药的广泛使用，使得在某些情况下很难区分脑性盐耗和 SIADH。表 112-4 列出了这两种疾病的诊断要点。原则上，脑盐耗综合征是一种迅速发展的血容量缺乏症，伴有血尿素升高、低血压和口渴，而单纯 SIADH 患者绝对不应出现低血容量。尽管脑盐耗综合征中血浆血管升压素浓度升高被认为是重要的，但仍尚未详细阐明脑盐耗综合征的病理生理[14, 15]。使用静脉内氯化钠溶液扩大血容量是治疗脑盐耗综合征的特定方法[74]。经常有必要大剂量补液配合以补充尿液流失。由于该疾病总是自限性的，因此仅仅持续几天静脉输液就可以得到良好的治疗效果[75]。

3. 正常容量性低钠血症　正常容量性低钠血症是住院患者低钠血症的最常见原因。血管升压素分泌失调综合征（SIADH）是多数临床疾病和药物治疗的常见并发症，是现代临床实践中正常容量性低钠血症的最常见原因。表 112-5 概述了 SIADH 的诊断标准。补充标准的临床使用率最低。在导致低钠血症的许多情况下，血浆血管升压素的浓度会升高，以至于其测定在低钠血症的鉴别诊断中几乎没有价值。另外，检测血管升压素抗体的放射免疫分析方法尚不广泛，并且结果需要数周的时间才能获

表 112-3　蛛网膜下腔出血后脑盐耗综合征患者的激素和血流动力学参数的顺序变化 *

创伤性脑损伤后天数	1	6	7	8	9	12
血浆钠浓度（mmol/L）	142	122	119	123	126	131
尿素（mmol/L）	3.5	6.8	9.3	7.3	5.6	4.8
脑钠肽（pmol/L）	4.6	35.2	23.5	21.9	16.6	14.7
心房利尿钠肽（pg/ml）	19.3	246	144	132	110	90
血管升压素（pmol/l）	< 0.3	8.3	24.4	16.0	7.9	2.2
尿量（L/d）	2.9	6.2	8.8	6.6	5.1	4.4
尿钠（mmol/d）	—	602	840	773	412	289
中心静脉压（cmH2O）	—	+1	−2	+3	+6	+8

*. 引自作者研究单位未发表的数据

表 112-4　脑盐耗综合征与血管升压素分泌失调综合征（SIADH）的特征对比

	脑盐耗综合征	SIADH
血浆钠	降低	降低
血尿素	升高	降低或正常
血压	低血压或体位性低血压	正常
中心静脉压	降低	正常
尿钠	升高	升高
尿量	升高	降低
口渴感	升高	正常
血浆血管升压素	非常高	正常或升高
血浆肾素	高	正常或被抑制
血浆 ANP 及 BNP	高	正常或轻度升高

ANP. 心房利尿钠肽；BNP. 脑钠肽

表 112-5　血管升压素分泌失调综合征的诊断标准

主要诊断标准	补充诊断标准
低渗透压，血浆渗透压 < 280mOsm/kg	水负荷试验异常
尿浓缩异常（尿渗透压 > 100mOsm/kg）	血浆血管升压素浓度
患者临床存在稀释性情况	
尿钠增加（尿钠 > 40mmol/L），盐及水摄入正常	
伴神经系统疾病时，排除甲减和肾上腺皮质功能减退	

得。水负荷治疗方法可能显著加重低钠血症，只能在具有该方法经验的专业单位中使用。在低钠血症的鉴别诊断中，肽素测量（血管升压素前体肽的 C 端部分）作为血管升压素分泌替代指标的受到关注。初步数据显示，在 106 例低钠血症患者的前瞻性研究中，血浆肽素浓度可预测出原发性多饮症的患者，但是 copeptin/ 尿钠浓度比值在区分低血容量和正常容量性低钠血症方面更有用 [76]。鉴于血浆血管升压素测定较困难，并且轻度血容量不足和血容量正常之间的临床区分也存在问题，因此进一步的研究结果将引起人们的极大兴趣。最近的数据表明，血浆肽素的浓度可能在预测肿瘤性疾病中的 SIADH 方面具有价值 [77]。

一些作者建议尿酸排泄分数的测定可有助于低钠血症的鉴别诊断，并且有数据表明该测定可帮助区分服用利尿药患者是 SIADH 还是血容量不足 [78]。但是，很少有医院能够定期进行此检测，尤其是在鉴别诊断非常重要的急诊时。

SIADH 的最常见原因是恶性肿瘤、肺部疾病、中枢神经系统疾病和药物治疗。与发病机制有关的主要药物是各种抗抑郁药，在 0.5%～32% 的患者中引起 SIADH 的选择性 5- 羟色胺再摄取抑制药（selective serotonin reuptake inhibitor, SSRI）及同时服用利尿药的体重过轻的老年女性患者 [79, 80]。尽管包括 SSRI 在内的大多数药物可能会通过刺激过量的血管升压素分泌来引起 SIADH，但有些药物可能会在肾脏水平上增强血管升压素的作用。SIADH 的重要药物起因是非法的毒品类 MDMA（3, 4- 亚甲二氧基间苯丙胺）。MDMA 通过多种途径引起的低钠血症，但可以肯定会引起抗利尿分泌失调[81-83]。滥用 MDMA 的人经常还会因出汗、不适当的低渗液体替代（经常在酒吧或其他娱乐场所获得），以及由于血管内血容量减少而导致的血管升压素释放而严重损失钠盐，这些也会引起急性有症状的低钠血症[84]。

正常容量性低钠血症的重要原因，必须与 SIADH 的区别是肾上腺皮质激素（ACTH）缺乏症。与以糖皮质激素和盐皮质激素缺乏症为特征的艾迪生病不同，ACTH 缺乏症仅表现为皮质醇缺乏，其生化表现与 SIADH 相同，ACTH 缺乏和低钠血症的患者血管升压素水平升高[85]；糖皮质激素疗法已显示可抑制血管升压素[86]的分泌并使 ACTH 缺乏症患者的血浆钠浓度正常[87]。尽管为正常容量性低血钠，但 ACTH 缺乏症患者的微小的血容量降低可能导致血管升压素的分泌[88]。最新数据表明，神经外科患者的低钠血症可能是伴有 ACTH 缺乏的潜在垂体功能低下。约有 15% 的急性[88]和慢性[89]创伤性脑损伤患者发现其实际伴随 ACTH 缺乏症，尽管最近的前瞻性数据表明，急性创伤性脑损伤的真实数字可能高达 80%[26]。急性垂体功能减退引起的低钠血症还与蛛网膜下腔出血相关，有可能因 SIADH 引起 10% 的低钠血症病例[27]。潜在的垂体功能低下的临床线索包括低血压和低血糖症[90]。对于患有急性神经外科疾病的任何患者，垂体功能低下应被视为低钠血症的可能原因。

甲状腺功能减退症偶尔会通过尚不清楚的机制引起低钠血症。尽管甲状腺功能减退症与体内总钠增加有关，但甲减和低钠血症经常并存，尽管这种关系并不一致[91]。在对甲状腺功能低下的新生儿和刚诊断为甲状腺功能低下患者进行的一些研究中，甲状腺功能障碍与低钠血症之间没有相关性[92, 93]。在实验条件下，研究表明甲状腺功能低下的患者血浆血管升压素浓度升高，并且无法排泄自由水负荷[94, 95]，这两种异常均易导致低钠血症。至于这些病理生理异常为何只会在少数甲减患者中引起低血钠症尚不清楚。

严重且可能危及生命的低钠血症可能在运动过程中发生，特别是在参加长时间体育锻炼的运动员中。与运动有关的低钠血症最早于 1981 年和 1985 年在南非出现，当时有 4 名运动员参加了超过 7h 的耐力比赛[96]。在 2002 年波士顿马拉松比赛中的一项前瞻性研究表明 766 名运动员中，有 13% 的血清钠浓度＜ 135mmol/L，3 名运动员的严重低钠血症（血清钠浓度＜ 120mmol/L）[97]。低钠血症与马拉松期间体重增加独立相关，这对应于体液摄入量，在发生低钠血症的跑步者中，体液摄入量明显更高。过多的液体摄入量反映了在运动时饮用液体以避免脱水这一条件反射行为是不明智的，在此期间，ADH 分泌受到了最大限度的抑制，进而水排泄能力降低[85]。应了解马拉松期间适当摄入液体的指南[98]；通常，跑步者在感到口渴时应首先补充水分，补水量为 400～800ml/h。尽管跑步者经常感到疲劳、头晕或晕厥，但是当有癫痫发作、意识水平的显著改变或局灶性神经功能缺损时，应警惕急性严重低钠血症，此时需要紧急治疗[46]。

4. 高血容量性低钠血症　高血容量性低钠血症较易诊断。这种类型低钠血症与临床明显的液体过负荷有关，主要表现为周围水肿、颈静脉搏动增快、中心静脉压升高及腹水。这种类型低钠血症的常见原因有充血性心力衰竭、肾病综合征或肝硬化（表 112-2）。不同原因引起高血容量性低钠血症的机制是多因素的。在高血容量状态下，虽然总体钠量增多，但总体水量仍相对增多，引起稀释性低钠血症。在心力衰竭及肝硬化时，平均动脉压均下降。心力衰竭时，由于心排血量减少，平均动脉压下降明显，但是肝硬化时的情况更为复杂，内脏动脉血管舒张是平均动脉压下降的主要原因。这种血管舒张作用的主要促进因素是一氧化氮（NO），而抑制 NO 已被证实可以改善大鼠模型的低钠血症和增加自由水的清除[99-101]。这两种原因所致的平均动脉压下降均会刺激压力调节的血管升压素分泌、肾素 – 血管紧张素 – 醛固酮系统激活，以及交感神经系统兴奋性增加[102]。高血管升压素血症可以引起水潴留，同时肾素 – 醛固酮系统激活又进一步增加钠水潴留，导致总体钠量、水量随之增多。然而，这些生理机制并不能完全解释高血容量性低钠血症的形成原因，因为在发生高血容量性低钠血症时，肾素 – 血管紧张素 – 醛固酮系统的活性并不一定升高，而醛固酮水平不高时亦可出现钠潴留。因此，除肾素－血管紧张素－醛固酮系统和血管升压素外，其他调节血容量的因素，如交感神经系统激活、血管活性物质和利钠因子，可能均参与了总体体液过负荷及水肿的形成[103-105]。

肝硬化时，由于 NO 产生增多所致的内脏血管舒张能够降低平均动脉压、激活反馈调节机制（如激活肾素－血管紧张素－醛固酮系统和交感神经系统）、刺激血管升压素分泌。随着肝脏功能失代偿，加剧血管舒张，血浆中的反馈调节激素浓度增加[106]。低白蛋白亦可引起周围水肿及腹水。肝硬化晚期会出现明显的肾脏血管收缩，引发肾功能衰竭并加重肝功能衰竭（如肝肾综合征）。出现腹水及肝硬化的患者 5 年生存率 < 50%，伴有低钠血症患者的生存率更低[105]。一项针对 588 例等待肝脏移植的肝硬化患者的单中心研究显示，将血清钠纳入终末期肝病（end-stage liver disease，MELD）评分的标准模型，可以准确预测 3～6 个月的死亡率[107]。

低钠血症与肝硬化的其他并发症如自发性腹膜炎具有相关性，低钠血症患者在肝移植术后的预后较差。目前的治疗策略包括饮食限制钠摄入、卧床休息及利尿药治疗，效果均不理想[108]。

肾病综合征时，由于多种血浆蛋白经尿丢失引起低蛋白血症，而低蛋白血症可以引起血浆渗透压下降，导致血管内容积缩小，并激活保钠的反馈调节机制。然而，一些肾病综合征病例由于原发的肾脏疾病可伴有钠水潴留[109]。在这些肾病综合征病例中，血浆肾素活性及醛固酮分泌受抑制，而水肿、钠水潴留及低钠血症均由肾脏排泄溶质或溶剂的功能异常所致。这些病例与更常见的"典型"肾病综合征病例所致的钠水潴留的机制明显不同，"典型"肾病综合征时的钠水潴留主要是通过激活反馈调节机制以维持血压[103]。

（二）低钠血症的管理

对于低钠血症患者的正确治疗主要依据低钠血症病因的判定。除了针对病因进行治疗，例如应用类固醇治疗垂体－肾上腺功能衰竭，使用抗生素治疗肺炎。此外，低钠血症的治疗还需要准确评估患者细胞外液容量状态，以明确低钠血症是低血容量性、正常血容量性或高血容量性。对于患者容量状态不正确的诊断所导致的错误治疗可能是有害的，

甚至是致命的。例如，将低容量性低钠血症误诊为 SIADH，可能采用液体限制治疗，但这种治疗只会加重血容量不足。

低血容量性低钠血症的治疗目的是纠正血钠水平、恢复血容量。静脉输注生理盐水是对多数患者有效的治疗。同时应立即停止利尿药的治疗，积极寻找潜在的病因，并针对病因进行治疗。艾迪生病可表现为低血容量性低钠血症，而病史、体格检查及高钾血症可以用于此病的诊断。尽管大剂量糖皮质激素治疗对于其有效，但是患者仍需静脉输注盐水，以扩张血容量以及恢复血钠水平；若患者出现低血糖时，还需要静脉输注葡萄糖。

正常容量性低钠血症的常见病因为 SIADH（已在第 18 章详细讨论）。诊断时最重要的是鉴别糖皮质激素缺乏所继发的等血容量性低钠血症。在许多神经外科疾病的急性期，包括创伤性脑损伤[26]及蛛网膜下腔出血[24, 27]，可以出现由急性 ACTH 缺乏所致的低钠血症，这与 SIADH 所致的低钠血症的表现非常相似。当脑损伤患者低钠血症的病因明显为 SIADH 时，应注意鉴别其病因是否为糖皮质激素缺乏；尤其是患者出现低血糖或低血压，且补液或强心药治疗低血压效果不佳时，强烈提示病因为 ACTH 缺乏[90]。糖皮质激素缺乏所致的低钠血症应采用氢化可的松进行激素替代治疗。

SIADH 的传统治疗是限制液体入量。这种治疗通常对不严重的低钠血症以及存在一过性诱因的临床情况有效。液体限制程度主要依据尿量及非显性失水量来确定，建议液体摄入量为每天 500ml，低于 24h 尿量[46]。在慢性 SIADH 的治疗中，负水平衡最初可以升高血钠水平至正常，并结合辅助支持治疗，可预防血钠的进一步降低。液体限制可以导致血容量下降，由于已经明确机体存在钠缺乏，因此不建议限制钠盐摄入。若仍存在高尿渗透压（ > 500mOsm/kg H_2O）及每天 24h 尿量少于 1500ml 的情况，则提示液体限制治疗失败[46]。此外，限液治疗失败时应重新思考是否存在其他可能的潜在病因以及临床隐匿性的低血容量血症。然而，在长期低钠血症时很难持续进行液体限制治疗，因此可以考虑进行药物治疗。用于评价液体限制治疗效果的循证医学证据很少，只有 1 项针对具有神经症状人群的随机对照研究显示，在 14 例患者中实施限液

治疗，11 例患者死亡[44]。此外，门诊很难对患者进行精细化管理，同时门诊患者也很难维持可以纠正低钠血症的液体限制治疗。

地美环素及锂可以使肾脏集合管抵抗血管升压素的作用，从而增加水的排泄[110]。在双向情感障碍的患者中，应用长期的锂治疗可以导致 20%～40% 患者出现肾性尿崩症[111]。可以使用低渗利尿的方法纠正低钠血症，但其治疗效果尚不明确，同时还存在许多不良反应，如震颤、甲减及肾病。地美环素可作为一种有效的选择用药，同时治疗效果更明确[112]。地美环素需要持续几天给药才能造成明显的肾小管尿液浓缩能力下降，因此应逐渐滴定给药至合适的剂量（每天 600～1200mg）。然而，由于药物蓄积及毒性作用，地美环素禁用于心力衰竭及肝硬化的患者。应用锂及地美环素治疗低钠血症的循证医学证据缺乏，因此许多国家并未批准地美环素用于治疗低钠血症。

在 SIADH 患者中给予尿素可以使尿溶质及水的排泄增多。重症患者可以经由胃管给药[113]。一些回顾性研究的结果表明，尿素有利于提高尿钠浓度[114, 115]，但由于缺乏充足的对照组，数据难以准确分析。一项小样本患者（$N=12$）的前瞻性研究显示，与血管升压素拮抗药治疗相比（12 例患者中有 10 例使用未经批准上市的沙他伐坦），尿素治疗可以提高与其相近的血钠水平[116]。然而，尿素的适口性较差，没有其他合适的剂型；在比利时以外国家的临床经验有限。

特异性血管升压素受体拮抗药的研发为正常容量性低钠血症的治疗提供了新的选择。血管升压素受体有 3 种，其中 V_2 受体介导抗利尿作用。血管升压素拮抗药阻断 V_2 受体，抑制血管升压素与受体结合，产生利水作用（选择性水利尿），但不改变钠、钾排泄。

目前，托伐普坦与考尼伐坦两种药物被批准用于临床。许多临床试验均证实了考尼伐坦治疗低钠血症的有效性。一项针对 84 例等容量或高容量低钠血症住院患者的随机安慰剂对照临床试验表明，在研究结束时，与安慰剂相比，静脉输注考尼伐坦（初始给予 20mg 负荷剂量，随后 4 天每天持续输注 40mg 或 80mg）能显著提高血钠浓度。治疗开始 24h 后的有效游离水清除量，考尼伐坦两种给药剂量均能接近 2L，而安慰剂只有 300ml[117]。一项纳入 18 例 SIADH 患者的单中心研究显示，考尼伐坦可以提高患者血清钠浓度。67% 患者在使用该药24h 后血钠浓度升高 > 4mmol/L[118]。目前临床研究表明，考尼伐坦具有良好的耐受性，常见的不良反应为注射部位反应、头痛、多尿及口渴。因考尼伐坦需要静脉给药，目前仅用于治疗住院的 SIADH患者。该药已在美国批准上市，但是在欧洲并没有被批准上市。

托伐普坦是一种口服的、选择性非肽类 V_2 受体拮抗药。有两项随机、双盲、安慰剂对照的多中心临床试验（SALT-1、SALT-2）对托伐普坦安全性及有效性进行了研究，试验共纳入 448 例有 SIADH、心力衰竭或肝硬化所致的低钠血症的门诊患者[119]。与安慰剂相比，服用托伐普坦能够有效增加血钠浓度，且无须限制饮水。在研究结束时，55% 的服用托伐普坦患者中，血钠浓度恢复正常的比例为 55%；而在服用安慰剂的患者中，血钠浓度恢复正常的比例只有 25%。亚组分析中，托伐普坦对 SIADH 患者均有效[120]。SALT 项目的延伸研究 SALTWATER 试验结果显示，托伐普坦的安全性及有效性可平均维持 2 年以上[121]。一项多中心临床试验（TEMPO3:4）引发了对托伐普坦在多囊肾患者中使用的安全性以及对肾病进展的影响的关注[122]。使用托伐普坦的患者更易出现肝酶升高，其发生率为使用安慰剂患者的 2.5 倍以上。依据此数据结果，美国 FDA 已经发出安全警告，托伐普坦使用不得超过 30 天，肝脏疾病患者禁用。

血管升压素受体拮抗药的使用为治疗低钠血症提供了很好的选择，由此可以评估治疗对硬终点事件（如认知、发病率、死亡率）的影响。有越来越多的随机前瞻性数据库显示，与安慰剂相比，血管升压素受体拮抗药的治疗显示出可预测的、一致的益处，尽管最近的一篇综述强调，虽然好的验证方法少，但仍需要对低钠血症的治疗建立一对一的临床研究[123]。这些治疗有可能替代限水治疗成为 SIADH 的一线治疗；但是由于价格较高而使用受限。血管升压素受体拮抗药的不良反应并不常见，最常见的不良反应是多尿，但是若不出现多尿则提示药物治疗无效，所以多尿的不良反应无须过度担心。尽管文献记载了使用血管升压素受体拮抗药可能存在矫枉过正，但若依据临床指南合理用药，并没有文献报道患者出现渗透性脱髓鞘。

对于高容量性低钠血症的治疗主要是针对病因进行治疗。在充血性心力衰竭及肝硬化的患者中，治疗的主要方法是限制饮食钠摄入、利尿、液体限制，以恢复总体水量；联合血管紧张素转换酶抑制药、血管紧张素受体阻滞药和（或）螺内酯，以抑制肾素 - 醛固酮轴活性。

血管升压素水平升高可通过作用于血管平滑肌细胞上的 V_{1a} 受体，导致心力衰竭时全身血管阻力的增加。此外还可以通过作用于 V_2 受体引起水潴留而导致低钠血症。所以，各项研究应重点关注血管升压素受体拮抗药应用于高血容量性疾病治疗时，对于恢复正常体液量以及纠正血钠的能力。在ADVANCE 研究中，343 例中至重度心力衰竭的患者给予考伐普坦治疗，并没有改善心脏功能、运动耐量或生活质量[124]。还有研究针对高容量性低钠血症患者应用考伐普坦的利水作用进行了探讨。EVEREST 研究在 4133 例患有失代偿性收缩性心力衰竭的患者中，评估了应用单剂量托伐普坦（每日 30mg）与安慰剂相比的治疗效果[125]。研究表明，托伐普坦能够使因失代偿性心力衰竭住院的患者出现早期持续的体重减少，并能够改善低钠血症患者的呼吸困难、水肿，提高血钠水平。但是，在EVEREST 研究中，只有 330 例（7.7%）心力衰竭患者的基线血钠浓度 < 134mmol/L。研究并没有说明，在不同分组间，全因死亡率、心血管疾病死亡率或住院率有任何差别。

与襻利尿药治疗相比，高血容量性低钠血症患者使用血管升压素受体拮抗药可以增加无溶质性水排泄，而不激活神经体液系统。这为心力衰竭的治疗提供了理论依据。最近已有研究证实血管升压素受体拮抗药可以用于血钠正常的心力衰竭患者[126, 127]。心力衰竭所致的低钠血症的一线治疗主要是液体量限制及应用呋塞米，同时优化背景治疗。因此，若低钠血症及心力衰竭的患者临床表现不严重，且液体量限制及利尿药治疗无效时，可选用血管升压素受体拮抗药进行治疗[46]。

肝硬化患者可以从血管升压素受体拮抗药的治疗中获益。在低钠血症及腹水患者中，短期（多数研究建议 1～2 周）应用血管升压素受体拮抗药

能显著改善低钠血症，使 27%～54% 的患者血钠恢复正常，同时不影响肾脏功能、神经状态或血压[128, 129]。但由于存在潜在的肝脏毒性，FDA 不建议托伐普坦用于肝硬化患者。此外，考尼伐坦对于内脏循环 V_{1a} 受体的双向作用可能会增加内脏出血风险。

严重及症状性低钠血症的治疗 严重低钠血症及症状性低钠血症两者有重要的区别。许多慢性低钠血症的患者能够耐受严重低钠血症（血钠 < 120mmol/L），因为机体的适应机制以预防脑水肿。另一方面，如神经外科的患者常因血钠浓度的快速下降，当血钠浓度降至 120～125mmol/L 时可能会引起癫痫发作及意识减退，而慢性低钠血症患者的神经症状并不明显。因此，严重低钠血症是指与神经症状相关的低钠血症，常由于血钠浓度急剧（< 3天）下降所致。

急性低钠血症患者出现神经症状是由水肿所致，水从低渗的血浆通过血脑屏障转移至相对高渗的脑组织而出现脑水肿。急性低钠血症的临床表现呈多样性，从恶心、不适（常在血钠浓度低于 125～130mmol/L 时出现）到头痛、淡漠、反应迟钝，当血钠浓度进一步将至 115～120mmol/L 时，患者最终出现癫痫、昏迷及呼吸停止。此外，急性低钠血症患者还可以出现非心源性肺水肿[130, 131]。脑疝是急性严重低钠血症及颅内病变患者最严重的并发症[132]。

症状性低钠血症的治疗较困难。未治疗的严重低钠血症，尤其当患者出现癫痫等大脑刺激症状，常是致命性的[44, 133]，即使血钠水平恢复正常，也可能遗留永久性脑损伤。另一方面，症状性低钠血症的治疗本身也存在危险，如快速纠正低钠血症会增加患者渗透性脱髓鞘的风险，渗透性脱髓鞘常表现为痉挛性四肢瘫痪、颅神经麻痹及假性球麻痹，同时伴有行为和认知改变及闭锁综合征（locked-in syndrome）。渗透性脱髓鞘主要累及脑桥区，但有10% 的病例可累及小脑、丘脑、中脑和外侧膝状体[134]。当慢性低钠血症快速纠正时出现渗透性脱髓鞘风险最高，尤其当患者是年轻女性或存在慢性酗酒史时。通常建议血钠纠正的速度不应超过0.5mmol/(L·h)[135]，也就是每日血钠浓度升高不应超过 12mmol/L。如果血钠纠正快于上述建议，细

胞内 Na^+、K^+ 能够快速恢复，但有机溶质却要 5~7 天恢复正常。这会引起细胞外高渗状态，使水从细胞内转移至神经细胞外的髓鞘。由此引起髓鞘内水肿、渗透性内皮损伤和局部的髓鞘毒性因子释放，促使少突胶质细胞功能衰竭及死亡 [136]。这些变化需要 2~3 天形成。

最近的专家共识建议修改这种传统的治疗指南 [46]。第一个修改是血钠水平不需要在第一个 24h 内均匀升高。事实上，症状性低钠血症是与发病率及死亡率显著相关的医学急症，开始应快速纠正，以减少脑水肿。使用高渗盐水治疗症状性急性低钠血症的经验表明，1h 内血清钠增加 5mmol/L 可降低颅内压，并消除近 50% 的脑疝相关神经症状 [137]。因此建议，在伴有神经症状的低钠血症治疗中，应在最初的 2~4h 升高血钠 3~5mmol/L，这样可以逆转脑水肿，减轻颅内压，防止癫痫发作。对于神经症状严重者，应在 10min 内快速静脉注射 3% 的盐水 10ml，如果临床症状无改善应重复给药 3 次。对患有急性症状性、运动诱发的低钠血症的跑步者，这种治疗方案效果良好 [138]。剩余的目标钠量可在 24h 内补充。对于脑疝低风险的轻至中度神经症状患者的治疗，仍推荐应用 3% 盐水静脉输注，但输液速度应减慢为 0.5~2ml/(kg·h)。

第二个建议是修改血钠浓度升高的目标值。血钠浓度升高 8~12mmol/L 时仍有患者出现渗透性脱髓鞘。尽管这种病例很少，但是现在建议 24h 内血钠浓度升高应少于 8mmol/L。然而，由于意识到避免超标的困难，现仍保留血钠的最大升高浓度为 12mmol/L。建议渗透性脱髓鞘高危组患者，血钠浓度升高应少于 6mmol/L，最大不超过 8mmol/L [46]。

过度矫正的低钠血症可通过静脉注射葡萄糖和（或）去氨加压素来逆转，目前几乎没有证据支持这两种方案哪个更好。在获得循证医学数据之前，临床经验将决定临床医生的治疗选择。

渗透性脱髓鞘主要依据临床可疑表现及检查进行诊断，MRI 的 T_1 加权像可以表现出典型的脑桥矢状位低信号、冠状位高信号的特点。渗透性脱髓鞘预后临床表现多样，但通常较差，并伴有持续性神经功能损伤 [130]。

三、高钠血症

高钠血症在临床上似乎不如低钠血症常见，但是最近一项来自急诊的研究数据显示，高钠血症实际上比低钠血症更常见（13% vs. 4%）[139]。此后在针对住院患者的研究中也显示了相似的数据结果，13% 的患者患有高钠血症，并与住院患者死亡率密切相关 [140]。高钠血症通常是由成人体内总水含量相对于总钠含量不足而引起的。许多高钠血症表现为纯水或净水的丢失（如低渗体液的丢失）[141-143]。在成人中，高钠血症罕见是由钠摄入增多所致。高钠的病因见表 112-6。

持续高钠血症常发生于摄水能力受损、意识障碍、插管、婴儿及老年患者。婴儿发生高钠通常是由腹泻引起，常因粪便失水超过摄水量所致 [144]。而相反的，老年人发生高钠血症通常与本身患有慢性消耗性或发热性疾病有关 [145, 146]。居住于养老院的虚弱老人及住院患者容易发生高钠血症，是因为他们需要依赖他人摄入水。也有证据表明，在老年人中，渗透压升高刺激渴感中枢的反应减弱，导致老年患者在脱水时水摄入不足 [147-149]，高钠血症在养老院居住者中常见。高渗性昏迷的幸存者也表现出脱水后渴感的反应减弱 [150]，由此推测，渴感减弱和液体摄入减少会引起明显的高钠脱水，而高钠脱水则是高渗性昏迷的典型特征。

在临床中，当水摄入充足时，高钠血症只表现出一些异常的口渴感。而异常的口渴感也可能是脑血管意外后出现的广泛性认知功能障碍的表现，或提示原发性口渴感反应减弱。若下丘脑功能正常，正常的口渴感通常足以刺激充足的液体摄入，以纠正身体的大部分水分不足。尿崩症，即使多尿很明显时，渗透压升高刺激口渴感中枢的反应正常，也通常不表现出高钠血症 [151]。与明显高钠血症相关的口渴感减退性尿崩症（adipsic diabetes insipidus, ADI）在第 18 章中详细讨论。

原发性高钠血症非常罕见，其特点是上调了血管升压素释放的渗透压阈值；然而，当高于异常高的渗透压阈值时，血管升压素血浆渗透压曲线是正常的。1977 年报道了第一例这样的患者，患者表现为轻度饮水减少以及血管升压素 - 渗透压关系敏感性下降 [152]。在 1985 年，一个儿童患者因慢性高

表 112-6　高钠血症的病因

水摄入减少	老龄化
	认知功能受损
	水摄入不足
	口渴感缺乏
	原发性高钠血症
水丢失过多但摄水不足	胃肠道失水
	发热 / 过度换气
	插管引流
	术中失水
	利尿药
	糖尿病酮症酸中毒及高渗昏迷
	甘露醇
	尿崩症
	地美环素、血管升压素受体拮抗药
细胞内水转移至细胞外	运动
	癫痫
盐摄入过多	盐 / 海水摄入
	静脉注射碳酸氢钠
高醛固酮血症	Conn 综合征
	库欣综合征
	生胃酮 / 甘草摄入

钠血症而发生了渗透压感受器重置；这个患者还患有 GnRH 和 GHRH 缺陷以及肌肉骨骼发育异常[153]。这种病情可能的机制尚不明确，但这类患者垂体前叶的影像学以及腺垂体结构和功能是正常的[154]。原发性高钠血症无低渗性多尿表现，可与 ADI 鉴别；事实上，尽管血浆 AVP 浓度异常降低，但这类患者仍有尿液浓缩和尿量减少的表现。原发性高钠血症患者尽管存在血浆高渗透压及低血管升压素浓度，但因肾脏对血管升压素的敏感性增加，仍然能够维持尿液浓缩[155]。

（一）高钠血症的症状及体征

高钠血症的症状和体征主要取决于病情的严重程度及发生速度，并在很大程度上反映了中枢神经系统的功能障碍[142, 143]。大多数高钠血症患者处于年龄谱的两端，但可以发生于各个年龄段的住院患者，老年人常见。高钠血症的常见症状包括过度换气、肌无力、躁动不安、典型的高音啼哭、失眠、嗜睡，甚至昏迷。若非意外的钠负荷增加或过度水化，抽搐的表现并不常见。与婴儿不同，老年患者在血钠低 160mmol/L 时，通常症状表现不明显[156]。最初可表现为强烈的口渴感，但随着脑内症状的加重，口渴感反而消失。意识状态与高钠血症的严重程度相关[145]。与儿童患者相同，成人患者快速补钠亦会抽搐及昏迷。在所有年龄的患者中，直立性低血压及心动过速提示存在明显的血容量不足。

高钠血症对大脑的不良影响是由于水沿着渗透压梯度的运动引起的。在高渗透压状态（如高钠血症）时，水由脑内向脑外的转移会引起血管破裂，并出现脑出血、蛛网膜下腔出血、永久性神经损伤或死亡。水向脑外转移还会引起脑萎缩，与此同时，机体能快速启动的适应性反应，即 Na^+、K^+ 转移至大脑内从而恢复丢失的水，以缓解脑萎缩。这种反应可以恢复大脑的容量，代价却是仍存在大脑高渗透压。与低钠血症一样，最初的适应性反应持续约 48h 后，会出现延迟的适应性反应，这涉及到有机溶质转移入大脑，从而维持大脑容量[157-159]。

（二）高钠血症的管理

高钠血症管理的两个关键点：诊断病因及纠正高渗状态。绝大多数高钠血症患者是由于游离水或低渗体液的丢失所致，应停用相关的利尿药治疗，控制胃肠道液体的丢失，积极治疗高血糖及发热。尿崩症的治疗已在第 18 章中进行讨论。在校正钠浓度的速度方面与低钠血症的治疗相似；高钠血症持续时间越长，血钠浓度的纠正应越缓慢。高钠血症时，为维持脑容量，有机溶质已经作为延迟性应答反应物质在大脑内蓄积。而过度快速纠正高钠血症可以引起脑水肿，主要是因在纠正大脑高渗透压的过程中，有机溶质转移出大脑的速度不能与快速转移至大脑的水的速度相匹配[157]。为防止抽搐发生，纠正慢性高钠血症至目标血钠浓度时，血钠浓度的下降速度不应超过 0.5mmol/(L·h)[160, 161]。24h 血钠浓度下降不超过 10mmol/L[162]。

相反，急性高钠血症若不合理治疗，会引发癫痫甚至死亡，此时机体能够耐受快速纠正的血钠浓度，因为在早期适应性应答时出现的电解质蓄积可以快速消失，而在延迟适应性应答时起作用的有机溶质还没有形成蓄积，从而使脑水肿的风险最小化。机体能够耐受的血钠纠正速度最高为 1mmol/(L·h) [162]。

高钠血症应使用游离水或低渗输注液进行纠正。游离水是最理想的治疗方法，可以快速降低血钠浓度。但是，游离水只能通过肠内给予，同时需注意不应过快纠正高钠血症。输注液渗透液越低，输注时速度应越慢，输注量应限制在能够纠正高钠血症的范围内。一旦渗透压恢复正常，高钠血症纠正，就应停止补液治疗。高钠血症患者总体游离水的缺乏量可以通过下面的公式进行计算。

总水缺乏量（L）= 机体总水量 ×
[1-（目标钠浓度 / 血清实际钠浓度）]

四、结论

显然，钠代谢紊乱对患者的发病率及病死率有重要的影响。钠失衡的开始速度与严重程度，与症状、体征的严重程度密切相关。正确诊断钠失衡的病因，对实施有效的治疗显得尤为必要。在绝大多数患者中，潜在的问题主要是水平衡失调，而不是真正的钠缺乏或过量。纠正钠平衡的速度很关键，过快纠正钠水平可能会引起更严重的并发症，尤其是在慢性钠平衡失调时。

钠平衡失调的是一个整合了病理、生理及临床医学知识的很好例子。只有对这些复杂的相互关系的透彻理解，才能正确治疗这些具有挑战性的疾病。

第 113 章　直立性低血压和直立不耐受
Orthostatic Hypotension and Orthostatic Intolerance*

Christopher J. Mathias　Valeria Iodice　David A. Low　Gianluigi Galizia　著

张斯文　孙　琳　王桂侠　译

要　点

- 直立不耐受是由于心血管自主神经功能受损而导致的无法承受直立姿势的状态，它可以发生在各种临床疾病中，也可以发生在健康的个体中，并具有相当大的致残率和导致严重损伤的潜在风险。
- 直立不耐受可由直立性低血压引起，如原发性或继发性自主神经功能衰竭；或由间歇性自主神经功能障碍引起，如直立性心动过速综合征或自主神经性晕厥。
- 直立性低血压的病因较多，包括神经源性和非神经源性。神经源性低血压是大脑、脊髓、外周或多个部位的自主神经系统受到永久性损伤的结果。在间歇性自主神经功能障碍中，暂时性自主神经功能障碍会引起血压、心率变化，这种影响在直立位时更为显著，且通常与特定事件相关。
- 多种因素可影响直立不耐受，包括每日所处的时间、体位变化的速度、身体不失、脱水、热应激、摄入食物和酒精、体力消耗、药物的血管舒张作用。
- 该病需综合管理，联合非药物措施（如充分识别并避免诱因）和药物措施（如补充血容量或拟交感神经药物）。

某些进化特征可用于区分人类与其他动物，其中之一是我们从四足动物转变为两足动物，这带来了一定优势，但也使我们承受了更多重力（牛顿力）影响。重力对维持全身器官血流灌注的心血管系统功能有特殊影响。直立可使 500～700ml 血液从中央体腔转移至下肢，致使体内心脏水平上下产生明显压差，低于心脏水平时压力大幅上升，而高于心脏水平时压力下降（图 113-1）[1]。因此为避免功能障碍，特别是直立时，体内适应性机制对于维持动脉血压以及为器官（尤其是大脑）提供充足的灌注压至关重要。

比较生物学为研究我们的祖先如何进化出规避重力影响的方法提供了线索。即使对四足动物来说这种机制也是必要的，否则它们在悬吊的时候会很快出现低血压[2]。从蛇身上观察得知，适应机制可使同一物种具备处理不同体型、活动和环境差异的能力[3]。水（海）蛇虽然血压很低（15～59mmHg），但是它们可以应对垂直压力梯度而不受重力影响，这是因为它们的血液密度与海水相似。陆栖蛇血压较高，可通过蜷缩身体和摆动尾部维持脑灌注压，例如当其准备攻击时抬头的动作。树栖蛇血管张力增加，因而具有更高的血压（50～90mmHg）；为防止血管局部扩张，它们体型更瘦、尾巴更细，它们的心脏更接近头部以维持大脑灌注。某些哺乳动物的体型成为一种特殊的挑战，例如长颈鹿的头部离心脏约有 6.1m（20 英尺）高。长颈鹿存在显著的

---

*. 本章中带有背景色突出显示的部分为儿童内分泌相关内容。

全身性高血压（几乎是人类的 2 倍），由一个大且富含肌肉的心脏，有一系列单向阀门防止血液回流的颈静脉，以及走行于紧绷的皮肤下防止曲张的下肢厚壁动脉，共同实现全身性高血压。

在人体内，多种因素共同作用以克服重力影响，包括心排血量、阻力血管强度、容量血管状态、循环中（肾素血管紧张素醛固酮系统）及原位产生的（一氧化氮和内皮素）血管活性物质、血管容量和血流状态，以及压力感受性反射。这是高度发达的自主神经系统（autonomic nervous system，ANS）的一部分。颈动脉窦、心脏和心肺大血管中

的传入通路通过迷走神经和舌咽神经将信息传递给大脑，大脑内部有发达的神经网络连接。传出通路包括通往血管和心脏的交感神经，以及通往心脏的副交感神经（迷走神经）。压力感受性反射通过交感神经激活引起的血管收缩和（或）心率加快实现血压控制，这已通过交感神经微神经造影技术在人体内证实（图 113-2）[4]。上述因素可维持直立时的血压和心率。血管、内分泌、血容量或神经源性因素中一个或多个因素损伤可导致直立不耐受，即使坐着时也可发生。"直立性或体位性低血压"是描述直立时血压下降的术语，其定义为直立或头高位

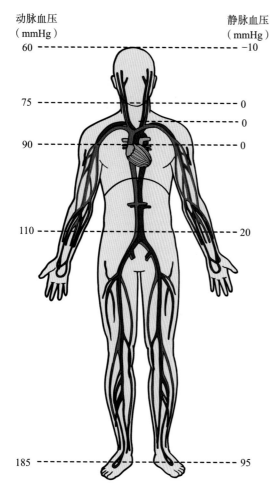

▲ 图 113-1 重力对人直立静止时动脉和静脉血压的影响

动脉和静脉血压在身体下部增加，在身体的上部减少。脑动脉压比主动脉根部压低 15mmHg。由于大脑被坚固的颅骨包裹，颅内静脉压力是可能低于大气压的。这保证了大脑不同部位相对恒定的动静脉压差 [引自 Hainsworth R：Arterial blood pressure. In Henderby GEH（ed）：Hypotensive anaesthesia, Edinburgh, 1985, Churchill Livingstone, pp. 3-29.]

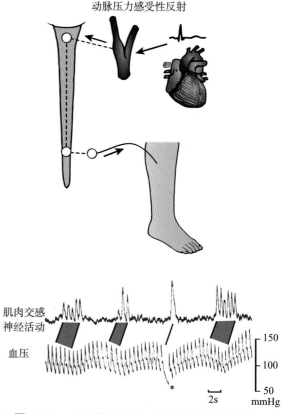

▲ 图 113-2 血压自发性波动与右腓神经记录的肌肉交感神经活动（左）之间的关系

压力感受性反射解释了神经活动与脉搏的同步性及与血压波动的反向关系。* 表示由于房室传导阻滞而引起的舒张压下降。···表示相应的脉冲和心搏序列 [引自 Wallin BG，Linblad L-E：Baroreflex mechanisms controlling sympathetic outflow to the muscles. In Sleight P（ed.）：Arterial baroreceptors and hypertension，Oxford，1988，Oxford University Press，p. 101.]

倾斜 3min 后收缩压下降至少 20mmHg 或舒张压下降至少 10mmHg [5]。直立不耐受也可能独立于直立性低血压发生，如直立性心动过速综合征（postural tachycardia syndrome，PoTS）。

一、分类

直立性低血压有多种病因，常见的非神经源性病因包括血容量减少、心脏功能受损或血管扩张（表 113-1）[6]。神经源性病因主要由影响 ANS 的疾病引起，可能发生在大脑、脊髓、外周或多个部位 [7]。原发性疾病没有明确病因或关联，如单纯性自主神经功能衰竭（pure autonomic failure，PAF）和多系统萎缩（multiple system atrophy，MSA）（表

113-2）。其他次要病因包括遗传疾病（家族性神经异常）、酶缺陷（多巴胺 β- 羟化酶缺乏症）及其他明确相关的疾病（糖尿病、脊髓损伤）。多种药物可通过对 ANS 产生直接的药理作用或引起自主神经病变而引起直立性低血压（表 113-3）。

直立性低血压通常导致直立不耐受，使站立甚

表 113-1　非神经源性直立性低血压

低血容量	血液和血浆丢失	出血、烧伤、血液透析
	体液 / 电解质不足	
	摄入减少	神经性厌食症
	消化液丢失	呕吐、回肠造口、腹泻
	肾性失液	失盐性肾病、利尿药
	内分泌紊乱	肾上腺功能减退（Addison 病）
心功能不全	心肌源性	心肌炎
	心室充盈受损	心房黏液瘤，缩窄性心包炎
	心脏射血减少	主动脉瓣狭窄
血管舒张	内源性	高热
		高缓激肽症
		系统性肥大细胞增多症
		静脉曲张
	外源性	三硝酸甘油酯（glyceryl trinitrate，GTN）等药物
		酒精
		环境过热

改编自 Mathias CJ：Autonomic diseases：clinical features and laboratory evaluation, J Neurol Neurosurg Psychiatry 2003, 74（Suppl 3）: iii31–iii41.

表 113-2　神经源性直立性低血压

原发性
- 急性 / 亚急性自主神经功能障碍
  - 单纯性全自主神经障碍
  - 具有神经系统功能的全自主神经障碍
    ○ 单纯性胆碱能神经异常
- 慢性自主神经功能衰竭综合征
  - 单纯性自主神经衰竭
  - 多系统萎缩症
  - 伴发 Parkinson 病的自主神经衰竭
  - 弥散性路易体病

继发性
- 先天性
  - 神经生长因子缺乏
- 遗传性
  - 常染色体显性遗传
    ○ 家族性淀粉样神经病
  - 常染色体隐性遗传
    ○ 家族性自主神经异常：Riley-Day 综合征
    ○ 多巴胺 β- 羟化酶缺乏症
- 代谢性
  - 糖尿病
  - 慢性肾衰竭
  - 慢性肝病
  - 酒精诱导
- 炎症
  - Guillain-Barré 综合征
  - 横贯性脊髓炎
- 感染
  - 细菌性
    ○ 破伤风
  - 病毒性
    ○ 人免疫缺陷病毒感染
- 肿瘤
  - 脑肿瘤（尤其是第三脑室或颅后窝）
  - 副肿瘤综合征（如肺癌或胰腺癌）
- 手术
  - 迷走神经切断术
    ○ 倾倒综合征
- 创伤
  - 颈、胸高位脊髓横断

药物、化学药品、毒药和毒素（表 113-3）
- 直接作用
- 致神经病变

改编自 Mathias CJ：Autonomic diseases：clinical features and laboratory evaluation, J Neurol Neurosurg Psychiatry 2003；74（Suppl 3）: iii31–iii41.

表 113-3 药物、化学药品、毒药和毒素导致神经源性直立性低血压

降低交感神经兴奋
- 作用于中枢
  - 可乐定、甲基多巴、莫索尼定
  - 利血平
  - 巴比妥类
  - 麻醉药
- 作用于外周
  - 交感神经末梢（胍乙啶、倍他尼定）
  - α 肾上腺能受体拮抗药（酚苄明）
  - β 肾上腺能受体拮抗药（普萘洛尔）

其他
- 酒精
- 长春新碱、马来酸哌克替林
- 鱼毒素
- 水母和海洋动物毒液
- 某些药物首次使用
  - 哌唑嗪、卡托普利

改编自 Mathias CJ: Autonomic diseases: clinical features and laboratory evaluation, J Neurol Neurosurg Psychiatry 2003; 74（Suppl 3）: iii31-iii41.

至坐位保持困难。这可能是植物神经损伤疾病中常见的一种共性特征。然而，一些自主神经障碍是间歇性的，如自主神经性晕厥，其短暂的自主神经功能障碍导致血压和（或）心率下降，这种影响在直立时更明显（表 113-4）。PoTS 的症状主要发生在直立或用力时，但血压通常不会下降。直立不耐受甚至可能发生在健康人中，例如在长期显露于负重力的宇航员[8]或老年人中。

二、临床表现

直立性低血压可有多种因器官灌注不足导致的临床症状，尤其是位于心脏水平以上的器官（如大脑）（表 113-5）[9]。尽管血压下降时，非神经性直立性低血压和神经性直立性低血压也有相似的特征，但血压下降时，两者在某些方面存在区别。神经源性直立性低血压的病因通常还涉及心脏副交感神经，在这种情况下，血压下降不会伴随心率上升，而在纠正低血压时则可能出现。非神经性直立性低血压的心动过速和心悸更可能伴随血压下降。此时机体通常会通过其他代偿机制以升高血压，从而导致外周血管收缩，出现湿冷和出汗的症状。这种情况在广泛的自主神经功能衰竭（如 PAF

表 113-4 间歇性自主神经失调引起的直立不耐受

- 自主神经介导的晕厥
  - 血管迷走性晕厥
  - 颈动脉窦过敏
  - 复杂（或环境）性晕厥

- 直立性低血压初期

- 直立性心动过速综合征（PoTS）

表 113-5 直立性低血压和各种器官的灌注受损表现

脑灌注不足
- 头晕
- 视觉障碍
  - 视物模糊
  - 暗点 / 视野狭窄
  - 灰色眩晕、昏厥
  - 色觉缺陷
- 意识丧失
- 认知障碍

肌肉灌注不足
- 颈旁和枕下（"衣架样"）疼痛
- 腰 / 臀疼痛

锁骨下盗血综合征

肾灌注不足
- 少尿

脊髓低灌注

非特异性
- 乏力、嗜睡、疲劳
- 跌倒

改编自 Mathias CJ: Autonomic diseases: clinical features and laboratory evaluation, J Neurol Neurosurg Psychiatry 2003; 74（Suppl 3）: iii31-iii41.

或 MSA）中少见。在 PoTS 导致的直立不耐受中，心率至少升高 30 次 / 分，或绝对心率＞ 120 次 / 分，但血压并未下降（图 113-3）[10]。

直立性低血压临床表现可以与器官的低灌注引起的症状相对应（表 113-5）。大脑低灌注是较危险的状态，可能会出现短暂的意识丧失（晕厥、昏睡、昏迷）。在晕厥之前可出现头晕、视觉障碍，以及短暂的认知障碍。某些其他疾病会有类似症状，但直立性低血压的特点是在保持直立姿势时出现症状，而在恢复到水平状态时症状会迅速消失。慢性疾病相关或由慢性疾病引起的直立性低血压与症状出现前或初期的头高位姿势改变相关，纠正方法可以是坐下、平躺，或采取其他的姿势（如蹲下或弯

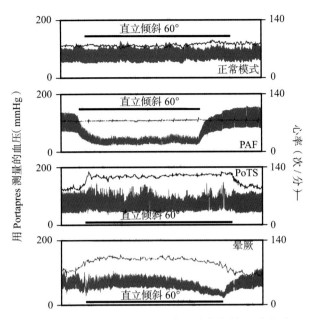

▲ 图 113-3　正常受试者和 3 种不同自主神经功能障碍的受试者

单纯自主神经功能衰竭（PAF）、直立性心动过速综合征（PoTS）和血管迷走性晕厥的受试者在直立倾斜 60°之前、期间、之后用 Portapres Ⅱ 连续测量血压和心率（引自 Mathias CJ, Mallipeddi R, Bleasdale-Barr K: Symptoms associated with orthostatic hypotension in pure autonomic failure and multiple system atrophy, J Neurol 1999; 246: 893-898.）

腰）。自适应机制部分取决于血压下降的速度。在某些情况下，可能没有时间适应，因为血压急剧下降，晕厥可能会迅速发生，类似于跌落发作，常伴有晕厥。失去知觉可能会导致受伤。在某些情况下，癫痫发作可能是由于脑缺氧引起的。即使对于同一位患者，血压下降的症状也可能有很大的不同，因为这取决于许多因素，包括对低脑灌注压的耐受性。随着时间的推移，可能会出现症状的耐受性，这可能是脑血管自动调节能力改善的结果，这可能解释了为什么某些人在疾病早期调节状态最差，但后期尽管血压下降幅度相似，仍能耐受姿势改变。血压下降时会出现一些换气过度，不建议此种做法，因为它有可能通过脑血管收缩进一步减少脑灌注。在某些疾病（如脊髓高位损伤）中，患者可以通过学习技巧以增加血压，例如通过启动自主反射障碍（由骨骼肌痉挛或膀胱收缩引起），触发脊髓反射，升高血压，从而预防或减少直立性低血压[11]。在尚未或无法诱发适应性机制的患者中，血压降低可能导致跌倒，并可能造成外伤，在某些情况下可能导致骨折甚至死亡。存在动脉粥样硬化和

狭窄的脑卒中患者存在更大风险，因为相对较小的血压下降就可诱发脑缺血。

许多症状的出现是由于器官灌注不足，其中慢性直立性低血压最为常见。枕下和颈旁肌肉的低灌注可能导致颈肩疼痛呈"衣架样"分布，这种疼痛与血压低时的直立姿势有关[12]。不像其他引起颈部疼痛的原因，例如由颈椎炎引起的颈部疼痛，当坐着或平躺血压恢复时，此类颈部疼痛会迅速消失。甚至在冠状动脉明显正常的年轻人也可能发生胸痛症状；机制包括胸壁缺血。还可能会出现下背部痛的症状，有时甚至会导致小腿跛行；很难确定这是由于肌肉灌注障碍还是站立时的脊髓缺血所致。在某些情况下，活动手臂肌肉出现症状恶化和意识丧失，例如洗衣服、向上伸手或使用割草机时。这些动作可能会使胸带肌肉组织和锁骨下的血供增加，进一步加重椎基底动脉血流不足。

直立性低血压可减少肾过度灌注，导致直立时少尿。相反，多尿症可能发生在患者仰卧时，特别是在晚上[13]。

有些人可能很少出现上述症状，相反，他们可能出现非特异性症状，如虚弱、嗜睡和疲劳。在老年人中，关键的症状可能是其他未知原因导致的跌倒。

影响直立性低血压的因素很多，尤其是自主神经功能衰竭患者（表 113-6）。有些患者在早上更严重，可能是由于夜尿症减少了血管内的液体量，长时间卧床也会观察到此现象。位置变化的速度非常重要，因为快速运动可能会进一步降低血压。在炎热的天气和洗热水澡后，皮肤血管舒张会增加直立性低血压的发生。自主神经功能广泛衰竭的患者通常会有排尿障碍和排便障碍，此时用力排泄会引发 Valsalva 样动作，血压会进一步下降。咳嗽甚至大笑也可能发生类似的变化。由于尚不清楚的原因，仅摄入水也可能会导致血压升高[14]。不同于食物和酒精的摄入可以显著降低血压，可能是由于食物和酒精的摄入会导致内脏血管舒张，而在自主神经衰竭患者中，不能像正常情况下由其他血管区域的血管收缩来代偿[15-17]（图 113-4）。即使是适度的体力劳动，由于处于锻炼状态的骨骼肌中血管舒张作用，也可以大大降低血压[18-20]（图 113-5）。至关重要的一个因素是血管舒张药，自主神经衰竭的患者

表 113-6　可能影响直立性低血压的因素

位置变化的速度
一天中的时间（早上更严重）
长时间卧床
炎热的环境（炎热的天气，热水澡）
升高胸腔内压力 – 排尿、排便或咳嗽
水摄入 *
食物和酒精摄入
体力消耗
身体动作和姿势（向前弯曲、腹部挤压、腿交叉、蹲下、激活小腿肌肉）†
具有血管活性的药物

*. 增加自主神经衰竭患者的血压

†. 与其他动作不同，这些动作通常可以减少直立性低血压的神经性原因引起的姿势性血压下降［引自 Mathias CJ: Autonomic diseases: clinical features and laboratory evaluation, J Neurol Neurosurg Psychiatry 2003; 74（Suppl 3）: iii31-ii41.］

由于无法充分代偿而对此类药物十分敏感 [21]。例如帕金森病患者，体内的左旋多巴部分通过多巴胺的形成加剧直立性低血压。给予患有自主神经病的糖尿病患者胰岛素，会增加跨毛细血管白蛋白逸出或舒张血管，从而减少血容量，有时可能会加剧直立性低血压。

在间歇性自主神经疾病（如自主神经介导性晕厥）中，血压和心率的下降是短暂的，并且通常与特定事件有关，尽管也可能在没有公认的诱发原因的情况下发生。这可能会导致头晕、心悸、嗜睡、最后晕厥。警告信号因人而异，甚至同一个体每次发病的信号也有所不同。在心脏抑制型中，心率下降是因为迷走神经活动增加；在血管抑制型中，血压下降主要是由于交感神经对血管作用的消失；混合形式涉及到这两者的不同组合。自主神经介导性晕厥有三大原因，即血管迷走性晕厥、颈动脉窦超敏反应和其他原因（表 113-4）。多数患有自主神经介导性晕厥的患者都是健康个体，在这些个体中，自主神经筛查通常不会显示异常 [22]。包括恐惧和疼痛在内的多种因素都可能引起血管迷走神经发作，因此称为情绪性晕厥。在颈动脉窦超敏反应中，晕厥通常由转动头部、收紧脖领或刮胡子等动作诱发。在老年人中，这种动作关联通常并不明显。多

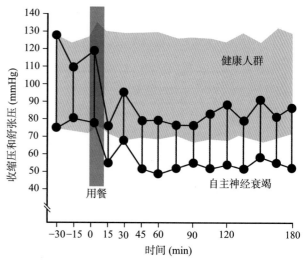

▲ 图 113-4　正常受试者（点画区域）和自主神经衰竭患者标准餐前后的仰卧位收缩压和舒张压

餐后正常受试者的仰卧位血压不会改变。自主神经衰竭患者餐后血压迅速下降至 80/50mmHg 左右。并在 3h 的观察期内仍然处于较低水平［引自 Mathias CJ, Jones, K: Postprandial hypotension in autonomic disorders. In Mathias CJ, Bannister R（eds.）: Autonomic failure: a textbook of clinical disorders of the autonomic nervous system, ed 5, Oxford, 2013, Oxford University Press, pp. 354-370.］

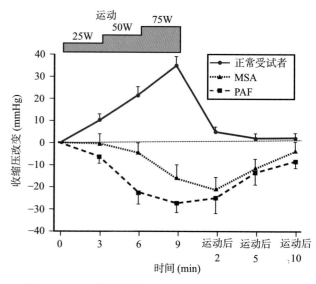

▲ 图 113-5　正常受试者和患有多系统萎缩（MSA）和单纯自主神经功能衰竭（PAF）的患者在仰卧位自行车运动期间收缩压在 3 个增量级别（25W、50W 和 75W）下的变化

条形表示平均值的标准误。与对照组的血压升高不同，MSA 和 PAF 组均会出现血压下降。血压在对照组中迅速恢复至基线，这与需要约 10 min 的两个患者组不同。运动期间及运动后 10 min，基线保持平稳［引自 Smith GDP Watson LP, Pavitt DV, Mathias CJ: Abnormal cardiovascular and catecholamine responses to supine exercise in human subjects with sympathetic dysfunction, J Physiol（London）1995; 485: 255-265.］

种其他原因包括排尿引起的晕厥，主要在男性中观察到，物体窒息也可能引起晕厥。自主神经介导性晕厥更可能发生在站立位。

在另一种间歇性自主神经疾病，直立性心动过速综合征（PoTS）中，直立不耐受常伴有心悸，心率上升 > 30 次 / 分或绝对心率 120 次 / 分，在直立倾斜或站立时，血压不会下降。许多人发现运动时心动过速更严重；由于缺乏体育活动而导致的失代偿可能会使这种疾病复杂化。在一些病例中，可能会出现换气过度和惊恐发作等症状，尽管这种症状是原发性还是继发性仍难以确定[10]。

三、直立性低血压和直立不耐受的相关检查

在非神经性直立性低血压中，检查将取决于可疑原因、潜在的缺陷和相关疾病。进一步检查的主要目的是确认诊断、辅助预后，以及进行治疗。

在直立性低血压的神经源性原因中，通常需要采用多管齐下的方法进行评估，理想情况下是在自主实验室中进行。表 113-7 概述了评估心血管自主功能的筛查试验，也可能需要其他测试。进行实验室检查至少有以下三个目的。

表 113-7　神经性直立性低血压检查

- 直立倾斜 60° *，站立 *，Valsalva 动作 *
- 压力刺激 *（等距锻炼、冷压测试、心算）
- 心率反应 - 深吸 *，换气过度 *，站立 *，直立倾斜 *
- 流质饮食
- 改良运动测试
- 颈动脉窦按摩

*. 表示我们 London Units 中使用的自主性筛查测试。重力应激（直立倾斜和站立）可以与血浆去甲肾上腺素和肾上腺素的测量结合起来，作为交感神经和体液激活的标志［改编自 Mathias CJ, Low, DA, Iodice, V, Bannister R: Investigation of autonomic disorders. In Mathias CJ, Bannister R（eds.）: Autonomic failure: a textbook of clinical disorders of the autonomic nervous system, ed 5, Oxford, 2013, Oxford University Press, pp. 259–289.］

1. 判断自主神经功能是否正常。

2. 如果观察到异常，评估自主神经功能障碍的程度，重点关注病变部位和功能缺陷。

3. 确定自主神经功能障碍的原因，因为这决定了进一步的检查和预后的程度，并可能据此调整治疗策略。

在自主神经介导性晕厥中，测试可能必须围绕每个患者和具体情况设计。在一般自主神经疾病中，可能需要对神经系统进行全面的检查。

在临床中，测量直立低血压时可以让患者躺下然后坐着或站立。在实验室中，通常将直立倾斜（60°）作为姿势刺激，尤其是当患者有神经系统缺陷或严重的低血压使患者难以站立时。血压和心率可以通过无创技术准确测量，其中许多自动化技术可以提供连续的心跳监测。在自主神经衰竭患者中，可能会出现基础仰卧位水平的显著变化和血压的体位性下降。最大的改变通常发生在早晨、饭后和锻炼之后。在这类患者中，还必须考虑非神经源性原因，尤其当这些原因会使神经源性直立性低血压恶化时。

除直立倾斜实验外，自主性筛查测试还有助于确定心血管自主神经异常的部位和程度。Valsalva 手法是将胸内压提高到最大 40mmHg，对 Valsalva 动作的反应取决于压力反射通路的完整性。单凭心率的变化就可以提供有用的指导。但是，有些患者可能会升高口腔压力而未必升高胸腔内压力，从而导致错误的异常心率响应。等长收缩运动（持续握住握力器 3min）、冷压测试（将手浸入冰泥中 90s）和心算（使用连续减 7 或 17 法）等可以引起血压升高的刺激，会激活不同的传入或中枢通路，然后刺激交感神经。心率对姿势变化，以及深呼吸（窦性心律不齐）和过度换气的反应可用来评估心脏副交感神经（迷走神经）。

可能需要进行其他检查以确定导致直立性低血压和晕厥的因素。这些包括对食物摄入、运动和颈动脉窦按摩的反应。为了评估餐后低血压，仰卧位时测量受试者对平衡流质饮食的心血管反应，平衡流质饮食包含碳水化合物、蛋白质和脂肪，并与餐前和餐后 45min 直立倾斜实验的血压反应进行对比。为了评估运动引起的低血压，我们使用能够测量运动前和运动后姿势反应的自行车测力仪来测量渐进式仰卧运动时的血压变化。怀疑颈动脉窦过敏反应者，应使用复苏设备，因为颈动脉按摩可能引起严重的心动过缓或心搏骤停。按摩应该在直立倾斜时进行，因为只有在这种姿势下才会出现低血压，这种姿势对交感神经张力的依赖性更大。使用小型计算机控制的轻型装置在 24h 内进行间断的动态血压

和心率检测，对确定日常生活中各种刺激的效果有一定价值，特别是在家里。然而，与高血压相比，在自主神经疾病患者中，必须遵循适当的方案，并保持准确的事件记录，以确定姿势变化、饮食和运动的影响（图 113-6）。从这些记录中获得的信息对

日后取得良好的治疗效果也有重要价值。

血浆儿茶酚胺的测量也可提供有价值的线索，测量可在专门实验室进行（图 113-7）。血浆去甲肾上腺素提供了一种测量交感神经活动的方法，而血浆肾上腺素反映肾上腺髓质活动。在单纯性自主神经功能衰竭（PAF）中，血浆去甲肾上腺素的仰卧位基础水平较低，提示远端病变，而多系统萎缩

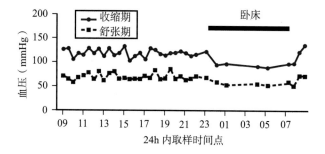

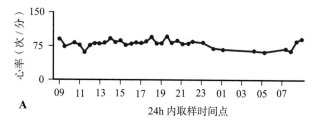

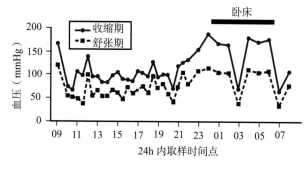

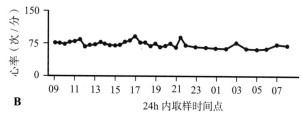

▲ 图 113-6　24h 无创动态血压曲线，显示了昼夜间隔收缩期和舒张期血压和心率

A. 正常受试者的变化，没有姿势性血压下降；晚上睡觉时血压会下降，醒来时血压会上升。B. 明显的血压下降通常是坐或站姿势引起的姿势变化的结果。仰卧血压升高，尤其是在晚上。起床排尿会导致血压显著下降（凌晨 3 点钟时）。血压昼夜变化的逆转是显而易见的。考虑到血压的明显变化，心率的变化相对较小［引自 Mathias CJ, Low DA, Iodice V, Bannister R：Investigation of autonomic disorders. In Mathias CJ, Bannister R（eds.）：Autonomic failure：a textbook of clinical disorders of the autonomic nervous system, *ed 5*, *Oxford*, *2013*, *Oxford University Press*, *pp. 259-289.*］

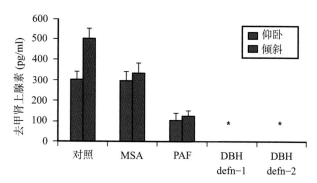

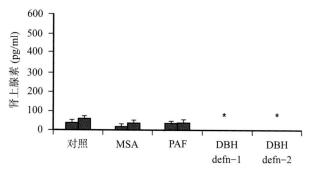

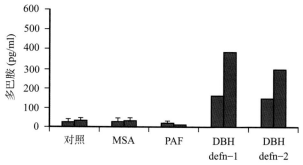

▲ 图 113-7　正常受试者（Controls）、多系统萎缩症（MSA）或单纯自主神经衰竭（PAF）的患者及两名多巴胺 β- 羟化酶（DBH）缺乏症患者仰卧时和直立倾斜 45° 10min 后的血浆去甲肾上腺素、肾上腺素和多巴胺水平（通过高压液相色谱法测量）

*. 表示含量低于检测限，对于去甲肾上腺素和肾上腺素是小于 5pg/ml，对于多巴胺是小于 20pg/ml。柱形表示检测值 ± 标准误［引自 Mathias CJ, Low DA, Iodice V, Bannister R：Investigation of autonomic disorders. In Mathias CJ, Bannister R（eds.）：Autonomic failure：a textbook of clinical disorders of the autonomic nervous system, *ed 5*, *Oxford*, *2013*, *Oxford University Press*, *pp. 259-289.*］

（MSA）则仰卧位水平通常在正常范围内。在两组中，在直立倾斜时均观察到血浆去甲肾上腺素水平降低或无升高，表明交感神经活动受到损害。在高位脊髓病变中，基础血浆去甲肾上腺素和肾上腺素水平较低，并且不会随着体位变化而升高。但是，在伴有自主神经反射异常的严重高血压期间，去甲肾上腺素和肾上腺素水平会升高（但仅略高于正常受试者的基础水平），这与嗜铬细胞瘤引起的阵发性高血压不同，后者的血浆去甲肾上腺素或肾上腺素水平通常显著升高（图 113-8）。极低或无法检测到的去甲肾上腺素和肾上腺素水平伴多巴胺水平升高发生在由于多巴胺 β- 羟化酶（DBH）缺乏引起的交感神经衰竭患者中，DBH 可以将多巴胺转化为去甲肾上腺素。

经皮将钨微电极插入腓神经或正中神经可直接记录肌肉和皮肤交感神经活动（图 113-1）。肌肉交感神经活动与压力感受性反射密切相关，与血压有明显关系。在高脊髓损伤中，由于缺乏传递强直性脑干交感神经活动，基线神经活动减少，与血浆去甲肾上腺素较低基础水平和血压一致。吉兰 - 巴雷综合征伴高血压和心动过速时，神经放电增强。这些显微神经成像方法提高了我们对病理生理过程的认识，但临床应用有限，特别是在自主神经功能衰竭的研究中。

药理学方法决定了不同受体的敏感性程度及交感神经和心脏迷走神经的功能完整性，有些在临床上有价值。例如当心率上升到 120 次 / 分时，静脉注射阿托品（最大 1800μg）后，重复抬头倾斜有助于确定维持心率的作用，类似心脏起搏在血管迷走性晕厥的心脏抑制作用。在维持心率同时，血管抑制反应表明起搏不太可能有效。

某些药理学上的挑战，往往与激素水平测量相结合，提供不同疾病的信息。由于压力和其他因素，基础血浆去甲肾上腺素水平可能升高。在这些情况下，可乐定的中枢交感作用抑制血浆去甲肾上腺素水平。嗜铬细胞瘤的自主分泌不会出现这种情况。可乐定通过下丘脑和垂体前叶的另一个主要作用是刺激生长激素的释放。正常受试者和伴有远端自主神经病变的 PAF 患者血清生长激素水平升高；在以中枢病变为主的 MSA 中未见反应。

现代技术的进步使自主心功能和各区域血流的无创测量成为可能。各种光谱分析技术被用来评估心血管功能。有创性技术可测量在心脏、内脏、肾循环和大脑全身和局部去甲肾上腺素的溢出。放射性核素 [123]I- 间碘苯甲胍显像可评价心脏交感神经支配。这些技术在临床研究中发挥着重要作用，并越来越多地应用于心血管自主功能的临床上的进一步检查。

神经源性直立性低血压的相关检查细节在主要教科书中有描述 [23, 24]。

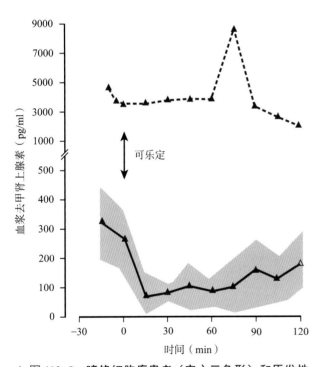

▲ 图 113-8　嗜铬细胞瘤患者（实心三角形）和原发性高血压患者（空心三角形）静脉注射可乐定前后血浆去甲肾上腺素水平，箭所示可乐定给药时间点（**2 μg/kg，超过 10min**）

应用可乐定后，原发性高血压患者血浆去甲肾上腺素水平迅速下降，并在观察期内保持较低水平。点画区域显示检测值 ± 标准误。嗜铬细胞瘤患者血浆去甲肾上腺素水平相对较高，且不受可乐定的影响［数引自 Mathias CJ, Low DA, Iodice V, Bannister R：Investigation of autonomic disorders. In Mathias CJ, Bannister R（eds.）：Autonomic failure：a textbook of clinical disorders of the autonomic nervous system, *ed 5*, Oxford, 2013, Oxford University Press, *pp. 259-289.*］

四、主要疾病简介

（一）直立低血压的非神经源性原因

表 113-1 中列出的直立性低血压的许多原因，不需要进一步的描述，只是简单地提到某些内分泌缺陷。

内分泌

肾上腺衰竭：皮质醇或醛固酮水平的降低，或者艾迪生病中皮质醇和醛固酮水平降低，可导致直立性低血压。

① 皮质醇不足：皮质醇水平低可能是由于原发性肾上腺皮质缺损、促肾上腺皮质激素（ACTH）缺乏或促肾上腺皮质激素释放激素（CRH）减少所致，如颅内疾病和垂体瘤。长期的糖皮质激素治疗可能会抑制 ACTH，当类固醇迅速撤药或与严重压力相关时会产生抑制作用。即使皮质醇水平显著降低，也可以看到正常的卧位血压水平。仰卧位低血压通常是严重肾上腺皮质功能衰竭的指征。心动过速经常出现，因为自主神经反应没有受损。皮质醇水平较低，血浆容量减少[25]，这可能在肾上腺功能不全的直立性低血压中起重要作用。

② 低醛固酮血症：血浆醛固酮水平低可能是血浆肾素水平低的结果，这可能发生在某些形式的自主神经功能衰竭[26]，或主要发生在肾上腺皮质球状带的分泌缺陷。当由低醛固酮血症引起时，血管紧张素 Ⅱ 形成减少可能会通过失去其在最后区的正常作用而降低交感神经功能以及增强交感神经节的传递[27]。低醛固酮血症可能导致直立性低血压，或是唯一的原因，可通过氟氢化可的松替代疗法纠正。这种低醛固酮血症的作用可能是由于远端肾单位钠的再吸收减少和血浆容量减少所致。此外，患者可能发生直立性低血压，原因是失去了盐皮质激素增强去甲肾上腺素对人体动静脉[28]的正常血管收缩作用[29]。醛固酮对细胞内钠浓度的影响是否有作用尚不清楚[30]。

③ 嗜铬细胞瘤：11 例嗜铬细胞瘤患者在腰背交感神经切断术中探查肾上腺时，首次报道了直立性低血压（占 46%）和心动过速（55%）[31]。在 18 例随后证实的嗜铬细胞瘤患者中，16 例（89%）有直立性收缩压低压，12 例（67%）有直立性低血压心动过速，10 例（56%）同时有两种异常[32]（图 113-9）。与此形成鲜明对比的是，在 350 例连续研究的血浆去甲肾上腺素浓度均 < 400pg/ml 的原发性高血压患者中，6% 有直立性低收缩压，7% 有直立性心动过速，只有 2 例患者（0.6%）有这两种异常。据估计，嗜铬细胞瘤在高血压患者中的患病率在 0.32%～0.64%，因此，当嗜铬细胞瘤患者被询

问是否有直立性低血压的症状时，他们中的一些人的回答是肯定的[32]。当对这些患者以递增的速度静脉注射去甲肾上腺素时，他们的血浆去甲肾上腺素浓度需要显著高于正常人，以使他们的收缩压升高 15mmHg，舒张压升高 7mmHg，因此证实了先前的发现[33]。测量还显示嗜铬细胞瘤患者中，增加去甲肾上腺素输注率时，静脉收缩作用的敏感性低于正常水平[32]。这些发现可能是由于小动脉和静脉 α 肾上腺素受体下调所致，正如嗜铬细胞瘤患者血小板中发现的那样，这通常是循环激动药（本例为去甲肾上腺素）浓度持续（但不是间歇性）升高的反应[33-35]。由于这一现象，大多数嗜铬细胞瘤患者的静脉和小动脉不能正常直立性收缩，导致直立性低血压，尽管这些患者体内在直立状态时，循环去甲肾上腺素明显增加。

（二）神经源性直立性低血压

表 113-2 和表 113-3 概述了神经源性直立性低血压的病因，说明如下。此外，还分别描述了年轻人和老年人的直立不耐受。

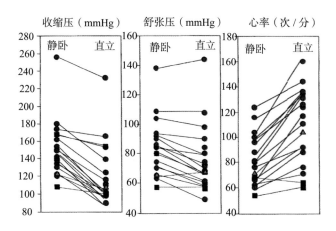

▲ 图 113-9　18 例嗜铬细胞瘤患者站立 5min 引起的直立性血压和心率变化

13 例患者的血浆去甲肾上腺素（NA）水平持续升高（圆点），但血浆肾上腺素（三角形）单纯升高的患者或 2 例血浆 NA 水平仅间歇性升高的患者（正方形）没有出现直立性低血压。持续升高血浆 NA 水平的 10 例患者和单纯升高血浆肾上腺素水平的患者出现直立性心动过速，但间断升高血浆儿茶酚胺浓度的 2 例患者没有出现（数据源自 Streeten DHP, Anderson GH Jr: Mechanisms of orthostatic hypotension and tachycardia in patients with pheochromocytoma, *Am J Hypertens* 1996；9：760-769.）

1. 原发性自主神经功能衰竭　原发性自主神经功能紊乱包括急性 / 亚急性自主神经功能障碍和慢性自主神经功能衰竭。

(1) 急性 / 亚急性自主神经功能障碍：急性 / 亚急性自主神经障碍是罕见的疾病。在单纯性全自主神经障碍中，交感神经和副交感神经均表现为功能衰竭，直立性低血压通常是主要问题。单纯性自主神经功能障碍时，周围神经可能受到影响。在以儿童和年轻人为主的单纯胆碱能性自主神经功能障碍中，广泛存在副交感神经功能衰竭、视力模糊、眼睛干涩、口干、吞咽困难、中下食管受累、严重便秘、尿路梗阻。临床表现包括瞳孔扩张、心率升高、皮肤干燥和温暖、腹部膨胀、膀胱可触及。全自主神经障碍的预后是可变的，有时能完全恢复。免疫球蛋白治疗后有利于恢复免疫基础以及吉兰 - 巴雷综合征变异的可能性。

(2) 慢性自主神经功能衰竭：这些主要包括单纯自主神经功能衰竭（PAF）、多系统萎缩（MSA）和某些疾病，例如引起帕金森病的疾病，具有叠加特征 [37]。

① 单纯自主神经功能衰竭：当发现直立性低血压时，通常会考虑诊断。起病可能是隐匿的，因为代偿机制常常在无意中产生，有助于减轻直立性低血压的症状 [7]。从癫痫到精神疾病的错误诊断在以前可能已经被考虑过。夜尿频繁，并伴随便秘。在温和的气候条件下，出汗受损可能容易被忽视。热带地区可能会出现高温不耐受和晕倒。在男性群体，阳痿很常见。临床和实验室特征包括广泛的交感神经功能衰竭，通常伴有副交感神经功能受损。可获得的神经病理学数据，以及生理和生化检测，表明存在周围自主神经病变 [38]。

在 PAF 中，直立性低血压的治疗是非常重要的，因为它会增加发病率并可能导致受伤。肠道和膀胱功能的控制，以及男性的性功能，可能需要治疗。这些患者在就诊时年龄通常超过 50 岁。PAF 的总体预后良好，其预期寿命与同等年龄的健康人并无差异。

② 多系统萎缩：多系统萎缩是夏伊 - 德拉格（Shy-Drager）综合征的同义词。它是一种散发性非家族性疾病，具有自主神经、帕金森病、小脑和锥体的特征，在不同的时间范围内以任何组合出现 [39-41]（表 113-1）。在人类中，它可能是影响神经退行性变的最常见的疾病之一。它是一种持续进行的疾病，但进展速度不可预测，这增加了诊断的困难。大多数人在疾病的某个阶段都有帕金森病的特征。在鉴别 MSA 与原发性帕金森病（IPD）时常常存在困难，这可能解释了为什么在活体诊断为 IPD 的患者中，多达 25% 在死后发现具有 MSA 的特征性神经病理学特征。在早期阶段，根据患者的表现特征，患者可能会咨询一系列专家，包括内科医师、神经科医师、心脏科医师，以及泌尿科医师和精神科医师。

根据其神经学特征，在 MSA 中确定了帕金森病（MSA-P）、小脑（MSA-C）和混合型（MSAM）三个主要亚型，兼有以上特征。神经病理学特征是在大脑和脊髓的特定区域内少突胶质细胞中存在胞浆内的嗜银颗粒 [42]。脑干里各核团（包括迷走神经）的细胞丢失、胸腰椎中外侧细胞团和骶髓的 Onuf 核是多种异常的原因。椎旁神经节和内脏（肠）丛不受影响。

与 IPD 不同，在帕金森病型 MSA 中，运动迟缓和强直的发作通常是双侧的，很少或无震颤。缺乏对多巴胺能药物的运动反应是没有帮助的，因为 2/3 的 MSA 患者最初对多巴胺能药物会有反应，尽管随着时间的推移，不良反应和对运动益处的难治性会降低到 1/3 或更少。帕金森病患者出现自主神经功能衰竭（尤其是心血管和泌尿生殖系统）时，应提醒患者注意 MSA 的可能性。呼吸系统异常和口咽吞咽困难有利于诊断 MSA，尽管随着疾病的进展，这些常常发生。

大脑的神经成像［尤其是正电子发射断层扫描（PET）和磁共振成像（MRI）］以及基底节的质子磁共振波谱可能有助于区分 MSA 和其他帕金森综合征 [7]。需要注意的是，这也排除了神经系统疾病，如多发性硬化、脑肿瘤和正常压力脑积水 [43]。仅存在直立性低血压并不一定意味着自主神经功能衰竭，因为已经确定很多病因也可能出现直立性低血压（表 113-8）。采用静脉注射可乐定 - 生长激素（GH）试验的神经药理学 - 神经内分泌联合方法，能区分中枢和外周自主神经功能衰竭 [44]。中枢作用的 α_2 肾上腺素受体激动药可乐定能刺激下丘脑 GH 释放激素（GHRH），其作用于垂体前叶释放生长激素（GH）[45, 46]（图 113-10）。在没有中枢自主神经异常的 PAF 中，使用可乐定后 GH 水平升高。在 MSA 中，对于可乐定没有 GH 反应。在 MSA 中，促生长激素分泌因子左旋多巴升高 GHRH 和 GH 水平[47]；在 IPD 中，阿扑吗啡也能升高 GH 水平，但对催吐药的反应更大[48]，这与 MSA 和健康对照组不同。这表明 MSA 对可乐定的异常 GH 反应不是广泛的神经元缺失的结果，可能是一种特殊的 α_2 肾上腺素受体 - 下丘脑缺陷。在非药物治疗的 IPD 中，保留了可乐定 GH 反应[46]，但这可能不适用于药物治疗的 IPD（图 113-10）。

与 IPD 和 PAF 相比，MSA 的预后较差，因为运动和自主神经功能损伤正在逐渐恶化；抗帕金森病药物治疗无效和直立性低血压进一步损害了运动能力[7, 39, 40]。沟通变得越来越困难。在小脑型中，躯干共济失调可能导致跌倒和不能直立；上肢不协调、言语障碍和眼球震颤加重了残疾。口咽吞咽困难增加了误吸的风险，尤其是许多有声带异常的患者；可能需要经皮胃造口术。呼吸异常包括阻塞性呼吸暂停（由于喉外展肌麻痹）和中枢性呼吸暂停可能需要气管切开术。

在 MSA 中，目前还没有办法逆转神经功能衰退。支持性治疗是管理的重要组成部分，应该包括家庭、治疗师和社区。许多自主神经功能，包括直立性低血压以及肠、膀胱和性功能障碍，都可以得到帮助。

③ 特发性帕金森病和其他帕金森病：在 IPD 中，自主神经的特征被越来越多的人所认识，并且

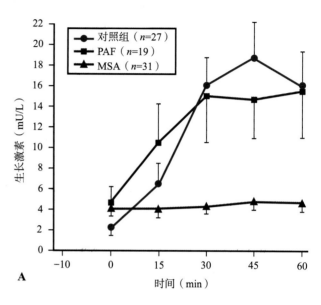

A

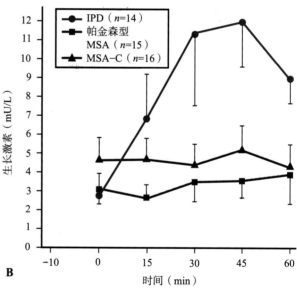

B

▲ 图 113-10　A. 正常受试者（对照组）和单纯自主神经功能衰竭（PAF）和多系统萎缩（MSA）患者在服用可乐定[2 μg/（kg•min）]前和服用可乐定[2 μg/（kg•min）]后 60 分钟每隔 15min 的血清生长激素（GH）浓度。对照组和伴有周围病变的 PAF 患者的 GH 浓度升高；伴有中枢病变的 MSA 患者的 GH 浓度没有升高。B. MSA[小脑型（MSA-C）和帕金森病型]患者对可乐定缺乏血清 GH 反应，而相反的是，特发性帕金森病患者没有自主神经功能缺陷（IPD），其 GH 水平显著升高

改编自 Kimber JR，Watson L，Mathias CJ：Distinction of idiopathic Parkinson's disease from multiple system atrophy by stimulation of growth hormone release with clonidine，Lancet 1997；349：1877-1881.

表 113-8　帕金森病患者直立性低血压的可能原因

抗帕金森药物的不良反应
- 左旋多巴、溴隐亭、培高利特
- 左旋多巴和 COMT 抑制药（托卡朋）
- MAO "b" 抑制药——司来吉兰

引起自主神经功能障碍的偶发疾病
- 糖尿病

合并疾病的用药
- 高血压：抗高血压药
- 前列腺增生：α 肾上腺素受体拮抗药
- 缺血性心脏病：血管扩张药
- 心力衰竭：利尿药
- 勃起功能障碍：西地那非自主神经功能衰竭
- 多系统萎缩
- 帕金森病伴自主神经功能衰竭
- 弥漫性路易体病

改编自 Mathias CJ：Autonomic diseases：clinical features and laboratory evaluation，*J Neurol Neurosurg Psychiatry* 2003；74（Suppl 3）：iii31-iii41.

可以发生在疾病的任何阶段，即使是在典型运动症状出现之前的早期阶段[37]。直立性低血压的患病从罕见到高发不等，但是最近的 Meta 分析报告显示患病率为 30%，由于各种因素，包括病程、年龄和多种药物治疗[50]，各研究之间存在很大的差异[49]。间碘苯胍 γ 闪烁扫描及氟多巴胺心脏 PET 扫描可用于检测心脏交感神经去神经化，这种情况可能在疾病早期发生，通常没有其他可检测的自主神经特征[51-53]，并与类似于 PAF 的周围神经病变相似[54]。MSA 患者主要为心脏交感神经节前纤维的病变，而其节后纤维相对完整，因此心脏具有摄取放射性核素的能力。心脏交感神经去神经化在帕金森病中的意义尚不明确，这是否与 IPD 中因药物治疗诱发的心律失常有关尚不清楚。伴有直立性低血压的 IPD 患者基础血浆去甲肾上腺素水平也较低，通常对育亨宾（其作用依赖于完整的交感神经系统）无反应。

帕金森病伴自主神经功能衰竭（PD+AF）的病因尚不清楚，它可能是一种常见疾病与一种罕见疾病（PAF）的巧合性关联——提 IPD 亚组易发生自主神经退行性变，并与年龄增长、长期药物治疗、遗传代谢易感性或这些因素的综合作用有关[37]。这些患者似乎没有 MSA 的许多并发症，临床表现可能不同于 MSA 患者。

弥漫性路易体病（diffuse Lewy body disease，DLBD）患者常出现头晕和直立性低血压[55, 56]，DLBD 患者的心血管自主神经功能障碍主要是由交感神经节后功能丧失所致[57]。有些患者可能被误诊为 PAF 或 MSA。在 PAF 中，路易体也存在于外周 ANS 中，可能是 DLBD 的不完全型或早期阶段。直立性低血压和心血管自主神经特征可以作为进行性核上性麻痹（progressive supranuclear palsy，PSP）诊断的排除条件[58]。

2.继发性自主神经功能衰竭　自主神经功能衰竭由多种疾病引起，并与许多疾病相关（表 113-3），其中一些疾病在下面章节中有更详细的描述。

（1）遗传性疾病：包括常染色体显性遗传和常染色体隐性遗传病。某些疾病如先天性神经生长因子缺乏[59]等疾病，但这类疾病的神经遗传学机制尚不明确。

① 赖利 - 戴（Riley-Day）综合征——家族性自主神经功能障碍：多见于 Ashkenazie 犹太人后裔的儿童，出生后不久即可被诊断[60]。其特征为舌蕈状乳头缺失、角膜反射消失、深部腱反射减退以及对痛觉不敏感。皮内组胺试验结果异常（无红晕反应）以及拟胆碱药引起瞳孔缩小即可确诊。该疾病基因缺陷位于 9 号染色体长臂（q31）。

自主神经不活跃和过度活跃可引起多种症状，包括血压不稳定（直立性低血压和高血压），以及胃肠道和膀胱功能障碍。如伴有神经系统异常、脊柱侧弯和肾功能衰竭，则提示预后不良。及时预测、预防及治疗并发症，使许多患儿现已生存至成年。

② 淀粉样多发性神经病：家族性淀粉样多发性神经病（familial amyloid polyneuropathy，FAP）和轻链型淀粉样变（amyloidosis，AL）常伴有自主神经功能障碍[61]。FAP 的症状常发生于成年期。以肝脏为主产生突变的淀粉样蛋白，在外周神经沉积，导致感觉、运动和自主神经的异常。运动及感觉神经病通常由下肢开始。根据组成蛋白质的化学和分子性质，已发现多种 FAP 类型，包括甲状腺素转运蛋白（transthyretin，TTR）相关 FAP、60 位的丙氨酸（爱尔兰 / 阿巴拉契亚人群）点突变 FAP、84 位的丝氨酸点突变 FAP 及 58 位的组氨酸点突变 FAP。在疾病的任何阶段都可能出现心血管系统、肠道和膀胱受累。此病以不稳定的速度不断进展。自主神经症状可能与功能缺陷无关，这一点很重要，因为心血管自主神经异常的评估对预防发病率和死亡率至关重要，尤其是在重大手术期间，如肝移植。肝移植是目前能够降低变异的转甲状腺素蛋白水平及其神经沉积的唯一有效治疗方式，它可以防止疾病进展，甚至可能逆转一些神经病变特征。如果肝移植能够在实质性神经损伤之前进行则更具有价值。在 AL 型中，淀粉样蛋白来源于单克隆轻链，其继发于多发性骨髓瘤、恶性淋巴瘤或 Waldenström 巨球蛋白血症。疾病预后较差。

③ 多巴胺 β- 羟化酶缺乏症：20 世纪 80 年代中期首次被认识，当时诊断了 7 名患者，其中 2 人是同胞[62]。虽然症状出现在儿童期，但直到青少年时期因首次出现的直立性低血压才被诊断。相关症状在青少年时期是否变得更加明显或更容易发现尚不清楚。临床表现为交感肾上腺素能衰竭，而胆碱能和副交感神经功能正常。泌汗功能正常，膀胱和

肠道功能正常。其中一位男性患者可以勃起，但射精困难。由于检测不到去甲肾上腺素和肾上腺素的水平，而多巴胺水平升高，因此可以通过血浆儿茶酚胺的基础水平进行诊断（图 113-11）[63]。电子显微镜观察到完好的交感神经通路和交感神经末梢，以及高度特异性的酶缺陷。同时，显微神经摄影术提示其保留了肌肉交感神经活动。治疗包括二羟基苯基丝氨酸前体药物。其结构与去甲肾上腺素类似，区别在于它含有一个羧基基团，可通过多巴脱羧酶（大量存在于肝脏和肾脏等神经外组织）的作用可转变为去甲肾上腺素，因此可以减少直立性低血压的发生，进而显著改善患者的生活质量，也改善了其他自主神经功能障碍中的直立不耐受 [64]。

(2) 代谢性疾病：在导致自主神经功能衰竭的各种代谢紊乱中，最常见的是糖尿病。

① 糖尿病：周围神经和自主神经病变的发生

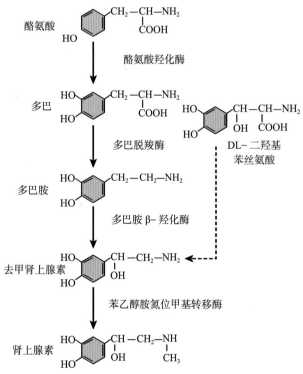

▲ 图 113-11　肾上腺素和去甲肾上腺素的生物合成途径

图右侧为 DL- 二羟基苯基丝氨酸（DOPS）的结构。DL-DOPS 不通过多巴胺 β- 羟化酶，直接在多巴脱羧酶的作用下转化为去甲肾上腺素（引自 Mathias CJ, Bannister R, Cortelli P et al: Clinical autonomic and therapeutic observations in two siblings with postural hypotension and sympathetic failure due to an inability to synthesize norepinephrine from dopamine because of a deficiency of dopamine beta-hydroxylase, *QJM* 1990; 278: 617-633.)

率高，在血糖控制不佳、年龄较大和长期接受胰岛素治疗的糖尿病患者中尤为明显 [65]。这些患者的发病率和死亡率显著高于没有神经病变的患者。这与多种因素有关，包括多元醇通路的激活，即葡萄糖被醛糖还原酶还原成山梨醇，并积聚在神经组织中 [66]。最初可能累及迷走神经，具有心脏迷走神经去神经化的特征 [67]。当与部分保留的心脏交感神经活动同时发生时，糖尿病患者（大多有缺血性心脏病）更易因心律失常而猝死。在一些情况下，交感神经衰竭可能导致直立性低血压，但其他非神经源性因素，包括脱水（如低血糖导致的渗透性利尿和水样腹泻）、贫血，有时甚至是胰岛素的疗效（图 113-12），都可以引起血压的进一步下降 [68]。尽管迷走神经去神经化（心脏自主神经病变的同义词）通常是一个最初特征，但有证据表明，对寒冷血管收缩反应不敏感的 2 型糖尿病患者可能在更早期就存在交感神经损伤 [69]。交感神经去神经化可引起因引力作用的血液汇集在下肢或内脏循环，导致肾上腺素能亢进性直立性低血压 [70]。其特征包括心动过速，甚至血浆去甲肾上腺素水平的升高。诸如贫血等因素可能也有参与 [71]。因此，通常被认为是糖尿病迷走神经功能受损而引起的代偿性心动过速可能存在另外一个原因，并可能与直立性症状的间歇性发作有关。

在糖尿病后期，压力感受器的损伤、心脏和血管交感神经去神经化以及其他多种因素可能导致严重的直立性低血压。在某些情况下，肾小球旁器神经支配的损伤进一步降低机体维持血压的能力，从而导致低肾素性低醛固酮血症的发生 [72]。即使通过正常血糖钳夹维持血糖，静脉给予胰岛素也可能会引起血管扩张和低血压，如胰岛素在原发性自主神经功能衰竭患者中的作用一样。患者对低血糖的感知可能会随着自主神经功能损伤而减弱。胃肠道（糖尿病性胃轻瘫、糖尿病性腹泻）和膀胱（糖尿病性膀胱病）可受累，男性可能会发生阳痿。可出现泌汗异常，包括味觉性出汗。其他器官的损伤可能由非神经病变所致，且能导致神经病变的病情复杂化。除了维持正常血糖（即严格的血糖控制）以及进行胰腺移植，目前还没有其他已知的预防和逆转神经病变的方法。

② 脊髓损伤：交感神经全部由脊髓发出。脊髓

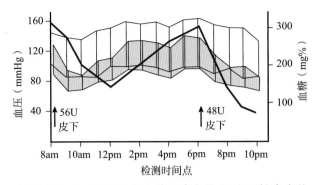

▲ 图 113-12　有严重自主神经病变的 **48 岁男性患者的卧位和站立位血压的昼夜变化**

按时间给予皮下注射胰岛素，如图中垂直箭所示。无阴影线区域为仰卧血压，阴影线区域为站立血压，连续线为血糖［数据引自 Edmonds ME: Autonomic failure in diabetes. In Mathias CJ, Bannister R（eds.）: Autonomic failure: a textbook of clinical disorders of the autonomic nervous system, ed 5, Oxford, 2013, Oxford University Press, pp. 646-667.］

损伤的程度决定自主神经功能障碍的程度[11]。心血管自主神经功能障碍较为常见，尤其在颈髓、高位胸髓损伤的患者中。虽然压力感受器传入神经与中枢的连接仍然存在，由于到血管和心脏的交感神经输出被中断，大脑无法激活交感神经传出通路，进而引起直立性低血压的发生[73]（图 113-13）。脊髓损伤的患者可伴有自主神经反射不良，作为总体反射的一部分，大肠和膀胱收缩后可能出现阵发性高血压[74]。这是由于孤立脊髓反射活动（不受大脑控制的限制），它可以由低于损伤平面以下的刺激引起，包括来源于皮肤、骨骼肌或内脏的各种刺激。在脊髓损伤后急性期，当无法激发孤立的脊髓交感神经活动时，患者可能处于"脊髓休克"状态[75]。

在其他神经系统疾病中可能会出现自主神经活动低下和过度活跃同时发生的情况。在吉兰 - 巴雷综合征中，低血压和心动过速可能与高血压和心动过缓交替出现。确切的机制尚不明确。类似特点的心血管功能异常也可能见于破伤风患者，特别是那些同时使用辅助呼吸机的患者。

(3) 药物、化学制品和毒素：如交感神经阻断药等药物可通过其对交感神经系统公认的药理作用而引起自主神经功能障碍（表 113-3）。当长时间高剂量应用，或这些药物的缺陷被激发或显露于易感人群时，其不良反应可能会导致临床问题。后者如左旋多巴，当应用在多系统萎缩症时可加重直立性低血压。马来酸己酯、长春新碱和酒精等药物可导致

自主神经病变，从而引起直立性低血压。这与其原本的药理特性无关。

（三）间歇性自主神经功能障碍

1. 自主神经介导性晕厥　特征为间歇性心血管自主神经功能异常导致的晕厥（意识丧失等同于昏厥、黑矇）（表 113-4）。交感神经活动停止导致低血压（血管抑制型），而心脏副交感神经活性的增加导致严重的心动过缓或心搏骤停（心脏抑制型）。两者可以单独出现，也可以混合出现（图 113-14）。在两次发作之间，自主神经检查通常无异常。

(1) 血管迷走性晕厥：在年轻人中，血管迷走性晕厥是自主神经介导性晕厥的常见原因。青少年时期发生晕厥的患者通常有家族史[76]。迷走性晕厥在女性中更为常见。各种刺激可以诱发迷走性晕厥，从恐血晕厥和见血晕厥，到静脉穿刺晕厥，有时甚至讨论静脉穿刺即可诱发晕厥。站立不动时，温暖的环境温度及其他促进血管舒张的因素，包括重力引起的血流汇集，都可以诱发晕厥。同时，必须排除心脏传导阻滞及其他引起晕厥的原因。倾斜台试验以及在某些情况下使用刺激激发试验（包括静脉穿刺或假性静脉穿刺）可能会诱发晕厥的发作（图 113-15）[77]。有学者主张，如果仅凭生理学手段不能诱发晕厥发作，则应进行超生理学试验（直立倾斜试验和下体负压测量）和药理学试验（直立倾斜试验和异丙肾上腺素输注试验）。然而，这些刺激

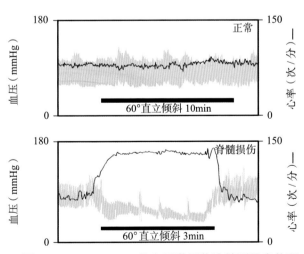

▲ 图 113-13　**Portapres Ⅱ血压监测仪连续测量高位颈脊髓病变患者的血压和心率**

颈椎处交感神经传出受损引起血压下降。随压力升高迷走神经活动减弱，导致心率增加

可能会引起从未昏厥过的受试者发生血管迷走性晕厥发作[78]。

(2) 颈动脉窦过敏：在老年人中，颈动脉窦过敏更为常见，是不明原因的跌倒主要原因[79]。虽然近期研究表明颈动脉窦过敏在 50 岁之前并不常见，但 40 岁以上人群出现不明原因晕厥原因也需考虑此病[81]。患者可能存在由头部运动、衣领过紧或剃须引起的典型晕厥史。老年患者发生无明确原因的跌倒，应考虑颈动脉窦过敏的诊断。检查应包括颈动脉窦按摩，应在具有适当复苏设施的实验室中进行，需要有预防措施及连续性血压和心率监测（图113-15）[82]。同时，颈动脉窦按摩应在直立倾斜的情况下进行，因为低血压更容易发生在需要交感神经活动时[83]。

(3) 复杂性晕厥：多种刺激可诱发自主神经介导性晕厥。例如，吞咽（在某些情况下伴有舌咽神经痛）以及盆腔和直肠检查或器械检查可引起晕厥。咽部和胸部的恶性肿瘤可能增加反射性晕厥的倾向。胸腔内压力变化是排尿及排便性晕厥的主要原因，与阵发性咳嗽、大笑、用力吹气和意念性晕厥等所致的晕厥类似。在非常健康的受试者中，尤其是那些进行等长运动和动态锻炼的受试者，如举重者、划桨者和骑自行车者，迷走神经张力的增加可能导致晕厥。一些药物的首剂降压作用可能是通过贝－雅（Bezold–Jarisch）反射神经介导的。

2. 初始直立性低血压　初始直立性低血压（initial orthostatic hypotension, IOH）定义为站立后 15s 内血压的短暂下降，幅度为收缩压≥ 40mmHg 或舒张压≥ 20mmHg，并伴有脑低灌注的症状。IOH 区别于直立性低血压的主要特点是其持续时间较短，介于 20～30s。检测 IOH 需要站立，而不是直立倾斜试验，并持续监测血压和心率[84]。IOH 在晕厥人群中的发生率为 3.6%。其病理生理基础是心排血量和血管阻力之间的不匹配。这可能是由腓肠肌泵的损伤、迅速介导的血管舒张或者在右心房压力活动增加时心肺机械感受器的激活造成的，进而导致交感神经活性减弱。

3. 直立性心动过速综合征　直立性心动过速综合征（PoTS）常见于 20—50 岁的女性，症状表现为直立不耐受（头昏及其他脑灌注不足的表现），常伴有心悸[30, 85]。这些症状在坐位或平卧后消失。检查应排除直立性低血压和自主神经功能衰竭。患者体位试验中，心率增加 30 次 / 分或心率达到＞ 120 次 / 分。PoTS 与最初由 Da Costa 和 Lewis 发现的综合征（也被称为士兵性心脏或神经性循环衰弱症）、二尖瓣脱垂综合征、慢性疲劳综合征、肥大细胞激活障碍、长时间卧床休息后的去适应作用及太空飞行期间的微重力都有相似之处[10]。在一些病例中，这种疾病是由病毒感染、创伤、手术或精神紧张引起的。PoTS 病理生理机制可能包括神经控制的改变、体液因素、血管特性和血容量，以及机体去适应作用[10]。在一个具有双胞胎患病的家庭中，该病的遗传学基础被纳入研究。去甲肾上腺素转运蛋白的基因突变可能引起基础去甲肾上腺素水平的升高和高肾上腺素能状态[86]。PoTS 患者临床特点存在异质性，ANS 受影响的临床表现相似但仍存在差异，而非自主神经病变的特点则因病因的不同而不同。

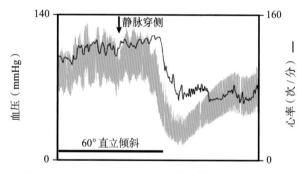

▲ 图 113-14　Portapres Ⅱ 血压监测仪连续记录混合型（心脏抑制型和血管抑制型）血管迷走性晕厥患者的血压和心率

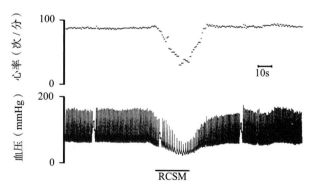

▲ 图 113-15　Portapres Ⅱ 血压监测仪连续记录混合型（心脏抑制型和血管抑制型）颈动脉窦过敏患者的血压和心率

引自 Mathias CJ: Autonomic dysfunction. In Grimley-Evans J（ed.）: Oxford textbook of geriatric medicine, *ed 2, Oxford, 2000, Oxford University Press*, pp. 833-852.

有研究者提出将 PoTS 分类为神经型、高肾上腺素能型和去适应型[87]。在神经型中，它具有长度依赖性神经病变的特点，即与较短的神经纤维相比，较长的神经纤维更容易发生神经病变。因此，下肢的去甲肾上腺素分泌受损，而上肢的分泌正常。高肾上腺素能型的特征是基础血浆去甲肾上腺素浓度增加[88, 89]，以及直立倾斜试验 10min 内收缩压升高 > 10mmHg 伴血浆去甲肾上腺素升高 > 600pg/ml[90]。去适应型的特征为不能耐受运动以及每搏输出量减少，伴有心率的代偿性增加[91]。

PoTS 可能与多种全身性疾病相关，如糖尿病、淀粉样变性、结节病、酒精中毒、狼疮、干燥综合征、化疗及重金属中毒等[92]。同时，PoTS 与关节过度活动综合征（Ehlers–Danlos Ⅲ）密切相关[93]。

直立不耐受定义为直立时出现症状，平躺后缓解。在一些方面，年轻人和老年人的直立不耐受的原因是不同的，如下文各部分简要描述。

（四）年轻人直立不耐受

在儿童和青少年中，直立不耐受通常与头晕、晕厥、慢性疲劳及头痛相关。直立性低血压通常会导致生活质量下降，这不一定与疾病的严重程度相一致。虽然直立不耐受主要被认为是儿童时期正常现象的一种变体，但最近的研究指直立不耐受还与心理社会问题、人格障碍、人际关系障碍和家庭问题相关[94, 95]。这可能会延误正确的诊断，尤其是在基层医疗机构中。近期指南提出了 4 个诊疗步骤：①初步评估；②确定不同的直立不耐受类型；③严重程度评估；④判断心理社会因素[94]。另外在疾病管理方面，尤其是心理社会方面，应使患者及其父母共同参与诊治，让他们了解此类疾病的临床特征和总体良好的预后。

（五）老年人直立不耐受

在 65 岁或以上的非特定人群中，直立不耐受的患病率在 5%～30%[96]。患病率的变异性是由多种因素引起的，包括直立性低血压的不同诊断标准、人群组成及导致低血压的药物。患病率因并发症而升高到 50%[97]。在老年人中，直立性低血压与跌倒、骨折和短暂性脑缺血发作相关，可能会加重病情并引起机体功能快速下降。同时，老年人发生直立性低血压也会增加冠心病及全因死亡的风险[98]。

随着年龄的增加，站立时维持血压和脑灌注的很多因素受损。压力感受器的敏感性降低，导致心率反应性的降低以及 $α_1$ 肾上腺素对交感神经激活反应迟钝。老年人站立时副交感神经张力也降低，导致迷走神经功能低下时心率增加也减少[99]。肾素 – 血管紧张素 – 醛固酮系统的损伤导致肾脏储存盐和水的能力降低，特别是在体液限制或容量丢失的情况下。对于老年人，心室顺应性的降低会损害舒张期充盈和每搏输出量[100]。此外，老年人直立不耐受还可能存在急性或慢性的诱发性疾病；前者包括心律失常、心肌梗死、脱水、败血症、药物治疗和肾上腺危象；后者继发于中枢神经系统或周围神经系统疾病引起的自主神经功能不全。老年人直立性低血压与多种药物不良反应有关[97]。这些因素通常会混淆诊断并延误正确的治疗，尤其是当部分直立不耐受能够引起思维混乱和认知障碍[101]。短暂性认知功能障碍已在 PAF 患者中得到确认，这可能是由于脑灌注减少所致[102]。老年人常见的仰卧位血压升高与体位性血压下降有关，这在一定程度上说明了直立性应激时血压适应能力受损[103]。

以上发现可能影响老年人直立性低血压的治疗。初步措施应包括消除血压降低的原因。因老年人常需服用多种药物，而药物是老年人直立性低血压的原因，因此，应密切关注老年人的用药情况[104]。伴有短暂或慢性认知障碍的并发症可能会损害老年患者的依从性，特别是对需要实施的、能减少与直立不耐受相关的非药物因素的措施的依从性。

五、治疗

（一）直立性低血压

直立性低血压具有引起机体严重损害的潜在风险，并可能会导致严重的残疾。治疗中需要及时解决与非神经源性低血压相关的问题。直立性低血压可能提示大量血液或体液流失或者存在严重的基础疾病（如肾上腺皮质功能不全）。其治疗可能包括减少体液流失、补液、纠正内分泌激素不足、改善心功能，以及预防血管扩张。神经源性低血压治愈的可能性小，需长期治疗。这在一定程度上取决于该病的病理生理过程和主要的原发疾病。需要强调的是，相关的非神经源性因素（如体液丢失和血液流失）的治疗至关重要，因为它们会加剧神经源性直立性低血压的病情。即使给予了药物治疗，非药物治疗措施也是至关重要的 [105]。因为没有一种药物可以有效地模拟交感神经系统的活动，所以需要采取多种治疗方法（表 113–9），其中包括避免危险因素实行良好的生活习惯、采取其他可选择的措施 [106]。

提高患者对除体位改变外的其他引起血压下降的因素的认识，非常重要。因夜间多尿可以减少细胞外液容量，造成晨起时仰卧位血压偏低，应避免快速的体位改变，尤其是在早晨起床时。避免长

时间的卧床，尤其是仰卧，特别是在手术后更应注意。夜间头高位倾斜是有益的，并且可能通过刺激肾素 – 血管紧张素 – 醛固酮系统或通过激活其他激素及神经或局部肾脏血流动力学机制，以减少盐分和水分流失，从而减少卧床引起的利尿。当头高位倾斜或足够的倾斜程度无法实施时，可以使用抗利尿药去氨加压素减少夜间多尿和夜尿 [107]。排尿和排便时应避免用力过猛。在炎热的天气，由于体温调节机制（如出汗）受损而引起的体温升高，可能会进一步增加血管扩张，并加剧直立性低血压。摄入酒精或大餐，尤其是那些碳水化合物含量高的食物，可能会导致餐后低血压，并加剧体位性低血压。各种身体动作 [108]，如交叉腿、蹲坐、胸膝位坐和腹部压迫，对于减少直立性低血压具有重要意义（图 113–16）[109]。

可考虑采用防止站立时静脉充盈的装备，包括下肢弹性长袜、腹部绑带，在极端情况下还可应用重力套装。每种装备都有其局限性，并可能不使用时增加机体对直立性低血压的易感性。对于患有淀粉样变性并伴有低白蛋白血症的患者，重力套装可能是一种有效方法，因为其可在组织水肿的同时维持血容量。用植入的心脏起搏器进行快速起搏对直立性低血压的治疗无益（由于交感神经衰竭，除了少数情况还会发生心动过缓）。这是因为在不增加静脉回流的情况下提高心率不会提高心排血量，因此不会提高血压。观察表明，在原发性自主神经功能衰竭时，摄入 500ml 水会显著提高血压（图 113–17）。尽管增加水摄入可能会引起伴有膀胱功能紊乱的 MSA 患者的利尿困难，但仍是有益的 [110, 111]。

上述的非药物治疗措施需要在患者直立位时联合维持血压药物的治疗。表 113–10 概述了它们的主要作用机制。在自主神经衰竭时机体常会出现对升压药和血管降压药的反应增强；前者可能会导致严重的高血压，尤其是在仰卧位时，而血管降压药可能会导致明显的低血压。但也有例外，尽管有周围自主神经病变，但由于淀粉样变性引起血管浸润性病变的患者可能不表现出这种增强反应。

在那些具有精确的生化缺陷（如多巴胺 β- 羟化酶缺乏症）的患者中，可以给予能够不参与缺陷酶代谢过程的药物，从而导致适当的神经递质替代（图 113–11）。L- 苏氨酸二羟基苯基丝氨酸（屈

表 113–9　治疗直立性低血压的治疗方案，尤其是患者慢性自主神经功能衰竭的患者

非药物治疗

避免诱因
- 突然的抬头姿势改变（尤其是醒着时）
- 长时间卧床
- 排尿和排便时用力过猛
- 环境温度高（包括热水浴）
- "重度"劳累
- 大量进食（尤其是精制碳水化合物）
- 酒精
- 具有血管降压功能的药物

实行良好的生活习惯
- 睡觉时头高位倾斜
- 少吃多餐
- 高盐饮食
- 合理锻炼（包括游泳）
- 正确的身体姿势和动作

可选择的其他措施
- 弹力袜
- 腹部绑带
- 增加水摄入

药物治疗
- 起始药物——氟氢可的松
- 拟交感神经药——麻黄碱、米多君
- 特定靶向药——奥曲肽、去氨加压素、促红细胞生成素

改编自 Mathias CJ: Autonomic diseases: management, J Neurol Neurosurg Psychiatry 2003; 74（Suppl 3）: iii42–iii47.

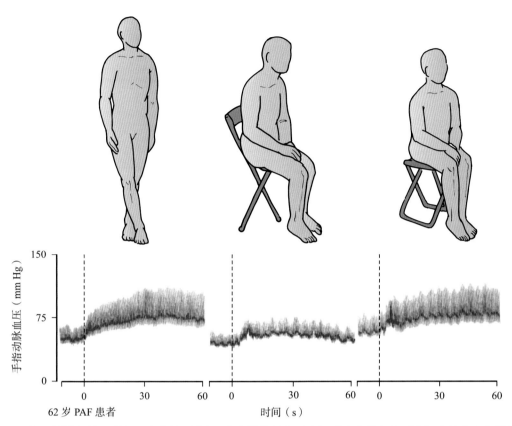

▲ 图 113-16　交叉腿站立并且腿部肌肉收缩（左）、坐在德比椅上（中）或坐在钓鱼椅（右）上的有自主神经功能衰竭的患者手指动脉血压（Finapres）

直立症状最初在站立时出现，在交叉腿和坐在钓鱼椅上时会消失。坐在德比椅上造成的血压升高最小，并且不能完全缓解患者的症状（引自 Smit AAJ, Hardjowijono MA, Wieling W：Are portable folding chairs useful to combat orthostatic hypotension? Ann Neurol 1997；42：975-978.）

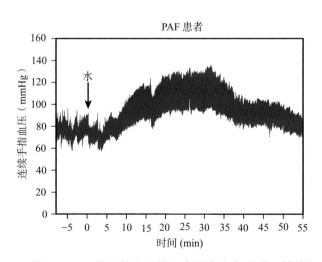

▲ 图 113-17　单纯性自主神经衰竭患者在"0"时刻摄入 500ml 蒸馏水前后的血压变化

使用 Portapres Ⅱ 连续监测血压（引自 Cariga P, Mathias CJ：The haemodynamics of the pressor effect of oral water in human sympathetic denervation due to autonomic failure，Clin Sci 2001；101：313-319.）

昔多巴）具有与去甲肾上腺素相似的结构，但带有一个羧基。与去甲肾上腺素不同，它可以口服。它由普遍存在的 L- 芳香族氨基酸脱羧酶（多巴脱羧酶）作用，并直接转化为去甲肾上腺素。它可能既具有神经元效应，又有神经元外效应，像天然的递质去甲肾上腺素那样直接作用于靶器官。在多巴胺 β- 羟化酶缺乏症患者中，屈昔多巴已经成功地替代了缺陷或缺乏的去甲肾上腺素[112]。它可以减少由 MSA 和 PAF 引起的神经源性直立性低血压，并显示出对伴有直立性低血压的 PD 患者有效[64]。

　　尽管没有证据表明在原发性自主神经功能衰竭中存在盐皮质激素缺乏，但一个有价值的起始药物是氟氢可的松，夜间服用 0.1mg 或 0.2mg 的低剂量即可。低剂量氟氢可的松通过改善无法保留盐和水的情况（尤其是仰卧位时），以及通过增强血管对加压药的敏感性来发挥作用。在所使用的剂量中，它不太可能引起踝部水肿和低血钾这样的不良反

表 113-10　药物减少直立性低血压的主要作用

减少盐损失 / 血浆扩容
- 盐皮质激素（氟氢可的松）

减少夜间多尿
- V_2 受体激动药（去氨加压素）

血管收缩——拟交感神经作用
- 作用于阻力血管（麻黄碱、米多君、去氧肾上腺素、去甲肾上腺素、可乐定、酪胺和单胺氧化酶抑制药、育亨宾、L-二羟苯丝氨酸）
- 作用于容量血管（二氢麦角胺）

血管收缩——非拟交感神经作用
- V_1 受体激动药——特利加压素
- 神经节烟碱样受体刺激药
- 抗胆碱酯酶抑制药 - 焦二硫胺

预防血管扩张
- 前列腺素合成酶抑制药（吲哚美辛、氟比洛芬）
- 多巴胺受体拮抗药（甲氧氯普胺、多潘立酮）
- β_2 肾上腺素受体拮抗药（普萘洛尔）

预防餐后低血压
- 腺苷受体拮抗药（咖啡因）
- 肽释放抑制药（生长抑素类似物：奥曲肽）
- 肠道 α- 葡萄糖抑制药（阿卡波糖、伏格列波糖）

增加心排血量
- 具有内源性拟交感神经活性的 β 受体拮抗药（吲哚洛尔、扎莫特罗）
- 多巴胺激动药（异波帕胺）

增加红细胞数量
- 促红细胞生成素

改编自 Mathias CJ: Autonomic diseases: management, *J Neurol Neurosurg Psychiatry* 2003; 74 (Suppl 3): iii42–iii47.

应。如果夜间头高位倾斜不能减少夜间多尿，氟氢可的松可以与去氨加压素有效结合应用，去氨加压素是一种血管升压素 –2 受体激动药，具有强效的抗利尿作用，但直接升压作用极小。去氨加压素经鼻给药 5～40mg 或夜间口服 100～400mg 的剂量可减少利尿，但如果不使用氟氢化可的松，则不能预防夜间尿钠排泄。这些试验主要是在慢性自主神经功能衰竭的患者中进行的 [113]。PAF 需使用较小剂量（通常仅 5～10mg），因为 PAF 患者似乎比 MSA 患者对药物更敏感。必须监测血钠，以排除低钠血症和水中毒。这些可以通过停止药物和停止饮水来逆转，但是随之而来的利尿可能会加重直立性低血压。

直接或间接模仿去甲肾上腺素活性的药物包括麻黄碱和米多君。麻黄碱可直接和间接作用，在中枢和不完全的自主神经病变（包括 MSA）中具有价值。在严重的周围交感神经性病变中（如 PAF），其影响可能很小或没有影响。尽管中枢性不良反应限制了其较高剂量的使用，起始剂量仍应给予每天 3 次，每次 15mg，此后可增加到每天 3 次，每次 30mg 或 45mg。在如周围血管性疾病中，常需要直接作用于 α 肾上腺素受体的药物。这些药物通常主要作用于阻力血管，有动脉收缩的潜在风险，尤其是对于老年人和有周围血管疾病的患者。这些药物中包括米多君，它可转变为活性代谢产物脱甘氨酸米多君 [114]。麦角生物碱二氢麦角胺主要作用于静脉容量血管，但其作用因吸收不良而受到限制；可能需要大剂量口服（每天 3 次，每次 5～10mg）。

其他升压的治疗尝试集中在突触前和突触后 α_2 肾上腺素受体机制上。但它们在实践中的应用受到限制。可乐定主要是 α_2 肾上腺素受体激动药，主要通过减少交感神经活动并通过其中枢作用降低血压。它也对突触后 α 肾上腺素受体具有周围性作用，在存在压力过敏时可能会导致血压升高。这些外周血管收缩反应可能是可乐定在严重的远端交感性病变中取得一定疗效的原因。如单剂量研究中所观察到的，育亨宾能阻断突触前 α_2 肾上腺素受体，后者通常会抑制去甲肾上腺素的释放，理论上应该可用于不完全的交感性病变的治疗。乙酰胆碱酯酶抑制药（如溴吡斯的明）也可降低直立性低血压的发生 [115]。

仰卧位高血压可能发生在慢性自主神经衰竭患者中，并可因治疗而恶化（图 113-6）。有时，它可能导致脑出血、主动脉夹层、心肌缺血或心力衰竭。这对于某些药物联合，例如酪胺（释放去甲肾上腺素）和单胺氧化酶抑制药（如反苯环丙胺和吗氯贝胺）应用，可能会因其作用的延长而引起更严重的问题。仰卧位高血压可能通过大脑自主调节机制的不适当重置，在随后的体位变化过程中增加脑缺血的症状。为防止这些问题，建议头高位倾斜，避免夜间血管升压药应用，睡前吃零食以诱发餐后低血压，甚至夜间使用短效血管扩张药。

为了克服血压不稳定的问题，可以像在糖尿病中使用胰岛素控制高血糖那样，使用皮下输液泵，输注短效血管收缩药去甲肾上腺素。已有研究显示，对于该装置的研究已经取得了成功，但在实践中仍存在一些问题，包括在没有动脉导管的情况下难以精确监测血压，其中一些问题已得到解决[116]。这为非药物治疗和常规药物治疗相结合的难治性低血压患者带来了曙光。

前列腺素合成酶抑制药如吲哚美辛和氟比洛芬，已成功应用于抑制血管扩张。它们可以通过抑制血管舒张性前列腺素起作用，还可通过肾脏作用引起水钠潴留，或同时引起上述 2 种作用，抑制血管扩张。然而，这些药物具有潜在的严重不良反应，如胃肠道溃疡和出血。多巴胺拮抗药甲氧氯普胺和多潘立酮有时也可用于抑制多巴胺所致的血管扩张。其抑制一氧化氮的血管舒张作用的治疗价值仍需进一步研究[117]。

β 肾上腺素受体拮抗药（如普萘洛尔）可用于治疗直立性低血压伴心动过速，主要作用机制为抑制 β_2 肾上腺素受体的血管舒张作用及 β_1 肾上腺素受体诱导的心动过速。某些 β 肾上腺素受体拮抗药（如吲哚洛尔）具有高度的内在拟交感神经活性，可通过增加心脏排血量或其他目前尚不明确的机制引起血压升高。心力衰竭可能会使治疗复杂化。另一种具有类似性质的药物，即沙莫特罗 (Xamoterol) 的疗效有限，并因其严重的不良反应而被停用。多巴胺激动药异波帕胺已用于一部分患者，并取得了不同程度的成功。

多种治疗方法可被用于减轻严重的餐后低血压。咖啡因可通过阻断血管扩张性腺苷受体发挥作用。应用咖啡因 250mg（相当于 2 杯咖啡），可以改善餐后低血压。L- 二羟基苯丝氨酸前体药物［屈昔多巴（L-dihydroxyphenylserine，L-DOPS）］可通过作用于肾上腺素受体而诱导血管收缩，从而减轻原发性自主神经功能衰竭患者的餐后低血压[118]。生长抑素类似物奥曲肽可通过抑制多种胃肠道肽（包括具有血管舒张特性的肽）的释放，有效预防餐后低血压，并可减少体位和运动引起的低血压发作[119]。它不会增加夜间（仰卧位）高血压的发生[120]。但其缺点是需要皮下给药。口服制剂的开发代表了治疗的重要进展。

碳水化合物和一定水平的葡萄糖可能会影响血压的下降，因此减少葡萄糖吸收的药物可能会减轻餐后低血压。阿卡波糖可通过抑制葡萄糖吸收的关键酶 α- 葡萄糖苷酶，从而减轻餐后低血压[121]。

（二）间歇性自主神经功能障碍

自主神经介导的晕厥　尽管自主神经介导的晕厥的诱发因素目前可能尚不清楚，但在治疗中仍需减少或预防诱发因素的接触。对于部分患者尤其是那些恐惧症患者，需要采用行为疗法。食用盐补充[122]、液体补充、下肢锻炼及各种药物的应用，如氟氢化可的松，包括米多君在内的血管升压药和抗抑郁药（包括选择性 5- 羟色胺再摄取抑制药），对于治疗此种类型晕厥具有不同程度的疗效。心脏起搏器可用于心脏抑制型患者[123]。交感神经激活技术[124]、防充盈措施，以及提高或防止血压下降（如腿交叉）[125]的动作，可用于晕厥前阶段。该类型晕厥长期预后良好，许多年轻人在 30 岁以后发作频率会下降。

心脏起搏器还可用于颈静脉窦过敏的心脏抑制型患者。血管升压药需用于混合型或血管抑制型颈动脉窦过敏的患者。颈动脉窦的去神经治疗已被使用，特别是在单侧颈动脉窦过敏患者中。

针对 PoTS 患者，需要制订综合性、个体化的治疗方案。其中包括药物、非药物治疗措施及干预措施。并需同时针对潜在的及合并的相关疾病进行治疗。治疗方案可参考自主神经介导的晕厥，如盐和体液补充及分级运动。对于仰卧位低血压的患者，可以使用升高血压的药物，包括氟氢化可的松，最好使用低剂量，以避免不良反应。血管收缩药（如米多君）通常效果良好。必须避免使用增加心率的血管收缩药物，如麻黄碱。还可以使用心脏选择性 β 肾上腺素能阻滞药，但这类药物对直立引起的血管充盈所致的心动过速无效。在仰卧位血压正常或升高的 PoTS 患者中，不应使用升压药（如氟氢可的松和米多君）。对于有明显的餐后症状的患者，尤其是那些其他治疗无效的患者，小剂量皮下注射奥曲肽可能有效。经过适当的治疗，PoTS 预后良好，但仍存在复发的可能。

第十篇

危重症患者的内分泌系统变化

Endocrine Changes in Critically Ill Patients

ENDOCRINOLOGY
Adult & Pediatric（7th Edition）
成人及儿童内分泌学（原书第 7 版）

第114章 重症医学相关的内分泌变化
Endocrine Aspects of Critical Care Medicine

Greet Van den Berghe 著

赵 雪 孙 琳 王桂侠 译

要 点

◆ 危重症急性期与慢性期可呈现不同的神经内分泌轴变化。

◆ 早期宏量营养素缺失引起的危重症患者血液中 T_3 水平下降是机体代偿性的有益改变。

◆ 危重症时机体皮质醇水平较正常高出数倍，进而抑制 ACTH 介导的皮质醇生成途径。体内高水平的皮质醇主要是由于其血液清除率低引起，而与疾病类型及严重程度无关，这些对临床治疗具有重要意义。

◆ 危重症时控制血糖的主要目的及意义即预防严重高血糖发生。因此，血糖控制的目标值应在合理范围内，而不是严格的正常血糖，这样既可以保证临床获益又避免了低血糖风险。

危重症主要是指需要抢救及延续性生命支持以保证器官功能、防止多器官功能障碍的情况。这种危及生命的情况主要是由于外伤、重大手术或者严重的原发病引起，进而引起机体的急性严重应激反应。如病情未在短期的重症监护下取得好转，将转为慢性，且重要器官的支持治疗往往需要持续数周，甚至数月时间。在此期间，普通的进食无法满足机体骨骼肌及实体器官蛋白质的消耗，进而引起多器官功能异常，患者出现乏力症状，导致病情迁延甚至生命终止 [1, 2]。近日，有研究表明，在危重症病情出现的第 1 周内给予患者宏量营养素作为肠外营养补充以满足肠内营养供给不足的这种做法，与不给予宏量营养素的患者相比，不仅没有改善甚至严重影响了患者预后 [3]。早期的营养支持增加了感染相关并发症和 ICU 相关肌无力 [4] 的发生率，延缓了恢复进程，同时延长了器官支持的时间 [5]，进而导致 ICU 及住院日的延长 [3]。随着对持续性重症监护的依赖，潜在致命性并发症的发生概率也会增加，这是一个无法回避且令人沮丧的问题。事实上，长期危重症患者的死亡率很高：10 例成人患者中有近 3 例在重症监护期间无法存活 3 周以上 [6]。而经典的疾病严重程度评分系统 [7] 无法用于预测个体慢性危重患者的死亡率。这种现象说明我们仍缺乏对长期危重症患者相关病理生理机制的深入了解。

至今，危重症期间发生的内分泌变化被认为是整个重症监护期间持续存在的应激反应中的一部分，是机体为了生存所反映出的一种有益的适应性变化。然而，最新数据表明，上述说法可能并不完全正确，因为危重症患者无论是急性期还是慢性期均表现出明显的内分泌改变 [8, 9]。进而推测危重症早期急性反应是机体的一种适应性改变，或者是物种进化过程中的选择性改变，而在长期重症监护过程中可能出现一些适应不良，进而影响或延缓病情恢复，但此说法仍然具有争议性。内分泌系统所体现的这种应激反应部分是中枢性的，部分是外周性的。此外，重症监护室的患者可能之前即存在已诊断的或未知的中枢或者外周内分泌相关疾病。因此，这使得危重症患者的病情更加复杂，对其进行内分泌功能检测也是一个巨大的挑战。此外，难以清晰地鉴别适应性的内分泌变化与原发病的病理改变，这是患者治疗过程中的另一难题。

本章回顾了在危重症过程中神经内分泌的动态变化。同时强调对已存在的内分泌疾病鉴别诊断的复杂性，以及一些内分泌干预的益处和（或）危害的证据。

一、发病机制、临床症状及临床治疗选择

（一）生长激素轴

在生理情况下，生长激素（GH）由垂体生长激素细胞以脉冲的形式释放，并受刺激性的下丘脑生长激素释放激素（GHRH）和抑制性的生长抑素（somatostatin）两者共同调控[10]。自 20 世纪 80 年代以来，一系列合成的生长激素释放肽（GHRP）和非肽类似物产品被开发，主要通过位于下丘脑和垂体的一种特殊的 G 蛋白偶联受体发挥强大的促生长激素释放能力[11, 12]。这种受体高度保守的内源性配体最近已被发现，并命名为 ghrelin[13]。Ghrelin 来源于胃等外周组织和下丘脑弓状核，并被认为是生理条件下调节 GH 脉冲性分泌的第三个关键因素。对啮齿动物[14]及人类的相关研究发现[15]，GH 的脉冲式分泌对其发挥代谢作用具有重要意义[6, 16]。

1.危重症急性期生长激素轴的变化　在急性损伤后（如手术、创伤或感染）后的最初几小时或几天内，血液中的 GH 水平明显升高，并且由波峰及几乎无法测到的波谷交替组成的正常 GH 曲线发

生改变，GH 峰值水平和脉冲间浓度均很高，脉冲频率也加快[8, 17, 18]（图 114-1）。目前具体哪种因素参与调控应激时 GH 的释放尚不清楚。在饥饿状态下[19]，普遍认为抑制性生长抑素的下降和（或）刺激性［下丘脑和（或）外周］生长激素释放因子的增加可能参与其中。其次，还伴随着其他变化，例如，血清胰岛素样生长因子 1（IGF-1）和生长激素依赖性 IGF 结合蛋白 3（IGFBP-3）及其不耐酸亚单位（ALS）的浓度降低，随后血清生长激素结合蛋白（GHBP）水平降低[20]，而后者反映了外周组织生长激素受体表达降低[20]。研究表明，外周 IGF 结合蛋白，如 IGFBP-1、IGFBP-2 和 IGFBP-6 等水平升高[21, 22]，以上结果均在急性应激的动物模型、患者及急性病相关患者体内得到验证，被称为获得性的外周生长激素抵抗[17, 21]。有专家认为，这些变化是由 TNFα、IL-1 和 IL-6 等细胞因子的作用引起的，细胞因子的变化可以引起 GH 受体表达降低，从而导致 IGF-1 水平降低，反过来通过负反馈抑制作用的减弱进而促进急性应激情况下 GH 的大量释放，最终引起脂解作用、胰岛素抵抗和免疫刺激作用，而此过程中 GH 引起的间接 IGF-1 效应有所减弱[23, 24]。这一解释是合理的，因为这种改变会优先消耗葡萄糖、游离脂肪酸和氨基酸（谷氨酰胺）等底物以对抗疾病，而不是进行相关底物的合成代谢。然而，也有报道称血浆中 IGFBP-3 蛋白酶活性增加，并促进 IGF-1 从其三元络合物中解离，使得循环中 IGF-1 半衰期明显缩短。后者理论上可以是一种适应性逃逸机制，以确保组织水平上游离 IGF-1 浓度[25]。

2.慢性危重症中生长激素轴的变化　在慢性危

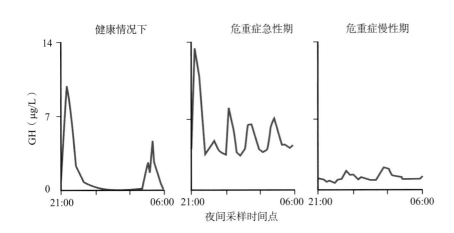

▲ 图 114-1　危重症急性期和慢性期夜间生长激素（GH）血清浓度曲线的差异

引自 Van den Berghe G：Novelinsights into the neuroendocrinology of critical illness. Eur J Endocrinol. 2000；143：1-13.

重症中，生长激素轴所表现出来的变化与急性期有所不同。首先，GH 的分泌形式十分混乱，与急性期[9, 26-28]相比，以脉冲形式释放的生长激素明显减少（图 114-1）。此外，尽管非脉冲部分仍有一定程度的升高，脉冲频率仍很高，但与健康的非应激情况相比，夜间 GH 血清平均浓度几乎没有升高[26]，并且大大低于应激急性期的 GH 浓度[8]。我们观察到在排除影响 GH 分泌相关药物条件后（如多巴胺[29, 30]、钙通道阻断药和糖皮质激素等），夜间生长激素水平约为 1μg/L[26]，并且很容易检测到（因此仍然升高），而生长激素峰值浓度几乎从未超过 2μg/L[9, 26-28]，这些结果独立于患者年龄、性别、身体组成和潜在疾病类型的影响[6, 8]。此外，GH 的脉冲式分泌显著减少，与循环中的 IGF-1、IGFBP-3 和 ALS 水平呈正相关，这些因子水平也都很低[9, 27, 28]。因此，GH 脉冲变少，GH 依赖的 IGF-1 和三元复合物结合蛋白的循环水平较低，这显然不再代表单纯的 GH 抵抗状态。血清中 GHBP 的水平[6]被认为反映了外周组织中 GH 受体的表达；与对照组相比，危重症患者数周内 GH 受体表达增加，并与病情危重时 GH 反应随时间的恢复相一致[6, 9]。此外，低水平的血清 GH 依赖的 IGF-1 及 IGFBP（IGFBP-3、ALS 和 IGFBP-5）与合成代谢受损的生化标志物密切相关，例如长期危重症期间低水平的血清骨钙素和瘦素[9]。这些发现表明，生长激素的相对缺乏（以脉冲式生长激素分泌减少为主要特征）参与了消耗综合征的发病机制，尤其在危重症的慢性期。而且存在明显的性别差异，因为男性在生长激素分泌模式方面表现出比女性更明显的脉冲性和规律性紊乱（尽管总生长激素输出量无明显差别），同时循环中的 IGF-1 和 ALS 水平也较低[6]。GH/IGF-1 轴所体现出的性别二态性，女性比男性更易患慢性危重症，目前尚不清楚这个现象[6]是偶然还是存在因果关系。

3. 长期危重症生长激素轴变化的病理生理机制 GH 分泌机制在长期危重症中相当复杂。一方面，与垂体因参与多器官衰竭综合征而无法合成且分泌 GH 有关。另一方面，可能是由于 GH 增加和（或）内源性释放因子［如 GHRH 和（或）ghrelin］刺激减少所引起的脉冲式 GH 分泌不足。通过饱和剂量下给予生长激素促分泌剂（GHRH 和 GHRP）后的 GH 反应，可区分长期危重症患者 GH 释放异常是垂体来源还是下丘脑来源。事实上，联合应用 GHRH 和 GHRP 似乎是刺激 GH 释放最有效的手段[31]。因此，危重症中的 GH 低反应可能与垂体功能障碍和（或）高生长抑素有关，而 GH 高反应与（下丘脑来源的）刺激减少有关。

长期危重患者对注射 GHRP 的 GH 反应较强，比注射 GHRH 的反应还要高几倍，而后者通常正常或低于正常水平[32]。因此，GHRH+GHRP 刺激在这种情况下引起明显的协同反应，即引起了临床研究中 GH 的最高效应[32]。对促性腺激素的高反应排除了 GH 分泌减少的可能性，GH 分泌减少可能是由于垂体合成 GH 能力不足或生长抑素抑制 GH 释放所致。由此推断，可能涉及的机制之一是 ghrelin 的有效性降低。最终，生长抑素的有效性差和内源性 GHRP 配体（如 ghrelin）的结合降低成为可能机制，这是对以下 4 个方面表现的解释：① GH 变化幅度明显降低；② GH 分泌的频率增加；③脉冲间 GH 水平升高；④单独使用或与 GHRH 联合使用时对 GHRP 的显著反应，但单独使用时对 GHRH 的反应性没有明显增加。与男性患者相比，患有长期危重症的女性患者对 GHRP 的反应明显增强，而当 GHRH 与 GHRP[6]一起注射时则无明显差异（图 114-2）。长期危重症男性患者内源性 GHRH 作用减弱，可能与体内严重的低雄激素血症有关[6]；同时，在处于长期应激的男性女性中，GHRP 样配体的作用丧失也可能也解释了这一现象的原因。

4. 生长激素释放因子在慢性危重症患者中的作用 通过观察持续输注 GHRP 或 GHRP+GHRH 的影响，可进一步探讨长期危重症患者内源性促 GH 分泌减少的可能机制。持续注入 GHRP ［1μg/（kg·h）］或者 GHRH+GHRP ［1μg/（kg·h）+ 1μg/（kg·h）］在不改变 GH 脉冲频率[27, 28]的情况下，极大地刺激了脉冲式 GH 分泌（分别为 6 倍和 10 倍以上）（图 114-3）。重新激活的脉冲式生长激素分泌可引起血清 IGF-1（66% 和 106%）、IGFBP-3（50% 和 56%）和 ALS（65% 和 97%）明显增加，表明外周 GH 的高反应性[27, 28]（图 114-3）。这些患者对重新激活的脉冲式 GH 分泌具有高反应性，血清中高水平的 GHBP 体现了危重症慢性期的特异性病理生理机制，与急性期的 GH 抵抗有所不同。用 GHRP 治疗 2 天后，IGF-1、IGFBP-3、

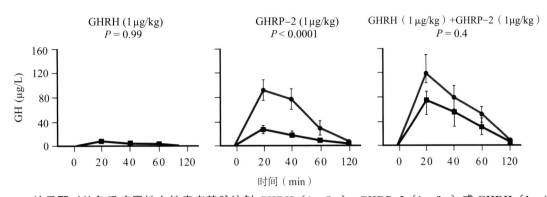

▲ 图 114-2　给予配对的危重症男性女性患者静脉注射 GHRH（1μg/kg）、GHRP-2（1μg/kg）或 GHRH（1μg/kg）+ GHRP-2（1μg/kg）20min、40min、60min 和 120min 后 GH 的反应（高于基线的增量）
每个组随机分为 5 例男性 5 例女性。结果表示为平均值 ± 标准误。实心圆表示女性患者结果，正方形表示男性患者结果。P 值采用重复测量法进行方差分析。GH. 生长激素；GHRH. 生长激素释放激素；GHRP-2. 生长激素释放肽 2（引自 Van den Berghe G. Novel insights into the neuroendocrinology of critical illness. Eur J Endocrinol. 2000；143：1-13.）

IGFBP-5 和 ALS 基本达到正常水平，并且有研究显示，这种正常化至少维持 5 天[9]（图 114-4）。

与此同时，使用 GH 促分泌素治疗 5 天后 GH 的分泌量低于治疗 2 天后的分泌量，表明存在主动反馈抑制环，也许可以阻止过度治疗[9, 28]。在这项研究中，GHRP 与促甲状腺激素释放激素（TRH）一起注射 5 天，自限性内分泌反应诱导了一些外周组织发生合成代谢，表现为血清骨钙素、胰岛素和瘦素水平升高，以及尿素生成减少[9]。通常在不使用 GHRH 的情况下，输注 GHRP 可以恢复 GH 的脉冲式分泌，并在长期重症的情况下诱发 IGF-1 和 IGFBP 反应。然而，对于重症患者，尤其是长期处于重症监护室的患者，可能需要添加低剂量的 GHRH［0.1μg/（kg·h）即可］（Van den Berghe，尚未发表），因为缺乏内源性 GHRH 活性的同时也伴随着 GHRP 样配体可用性的降低。

5. 重症期间使用生长激素治疗　鉴于 GH 和 IGF-1 的合成代谢特性，一项大型多中心研究调查了高剂量 GH 治疗对长期重症监护患者的影响[33]。这种干预非但没有改善结果，反而使死亡率增加了一倍，并使发病率恶化。虽然本研究的作者没有对这一意外结果做出解释，但区分急性和慢性应激反应之间的差异可能更重要。在试验中使用高剂量 GH 的原因可能是，当垂体功能正常或发生适应性改变时，所有应激相关的高分解代谢以及长期危重患者处于的分解代谢状态，主要是机体对 GH 产生抵抗所引起的，因此在这些条件下要诱导机体发生合成代谢需要更高的 GH 水平，但这一说法还

没有得到证实。目前对急性和长期危重症时生长激素轴处于不同状态的认识，至少部分阐明了为什么给予患者（但通常为对 GH 有反应的患者）以高剂量 GH 可能会出现不良反应的原因。事实上，在危重症的慢性阶段使用高剂量的 GH 会导致 IGF-1 水平上升到肢端肥大症的范围，出现过度的体液潴留（高达体重的 20%）、高钙血症，以及明显的伴随着高血糖的胰岛素抵抗[34]。考虑到 GH 的靶组织范围很广，并且考虑到危重患者重要器官功能的预先损害，过量的 GH 可能会进一步恶化多个器官的功能。

从这项试验结果中产生的一个问题是，当 GH 缺乏并接受 GH 治疗的患者病情危重并住进 ICU 时，ICU 医生应该做些什么。在这种情况下应该停止 GH 替代疗法吗？一份来自生长激素研究协会的共识声明[35]建议不要停止使用 GH，因为缺乏表明用低剂量的 GH 进行替代疗法是有害的证据。

（二）甲状腺轴

1. 危重症急性期的变化　在手术或外伤后 2h 内，血清中 T_3 水平下降，而 T_4 和 TSH 水平短暂升高（图 114-5）[36]。显然，该阶段 T_3 水平较低主要是由于外周 T_4 向 T_3 的转化降低[37]。随后，循环血中 TSH 和 T_4 水平通常恢复正常，而 T_3 维持在低水平。虽然此时血清 TSH 平均浓度与正常无明显差异，但正常夜间的 TSH 波动是不存在的[38, 39]。研究发现，24h 内 T_3 下降的幅度反映了疾病的严重程度[40, 41]。TNFα、IL-1 和 IL-6 被认为可能是介导急性低 T_3 综合征的细胞因子。虽然这些细胞因子

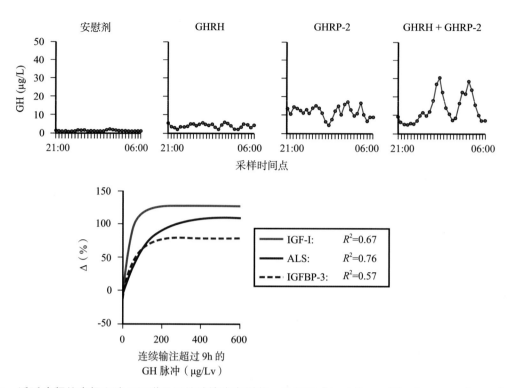

▲ 图 114-3　迁延病程的夜间血清 GH 谱显示持续输注安慰剂、GHRH［1μg/（kg·h）］、GHRP-2［1μg/（kg·h）］或 GHRH［1μg/（kg·h）］+GHRP-2［1μg/（kg·h）］的效果

据报道，脉冲式生长激素分泌与循环胰岛素样生长因子 1（IGF-1），酸不稳定亚基（ALS），通过 45h 的安慰剂输注获得的 IGF 结合蛋白 3（IGFBP-3），GHRP-2 或 GHRH+GHRP-2 之间存在着指数回归关系。结果表明，在一定程度上，GH 反应性参数与 GH 分泌成比例增加，超过一定程度后，进一步增加 GH 分泌量对 GH 反应性的影响很小或没有明显的附加作用。值得注意的是，后一点对应于 9h 或更短时间内大约 200μg/L 的脉冲式 GH 分泌，这个值通常可以通过单独输注 GHRP-2 来诱发。在慢性危重症中，GH 敏感性明显存在，这与疾病的急性期形成对比，急性期被认为主要是 GH 抵抗的一种状态。GH. 生长激素；GHRH. 生长激素释放激素；GHRP-2. 生长激素释放肽 2（引自 Van den Berghe G. Novel insights into the neuroendocrinology of critical illness. Eur J Endocrinol. 2000；143：1-13. ）

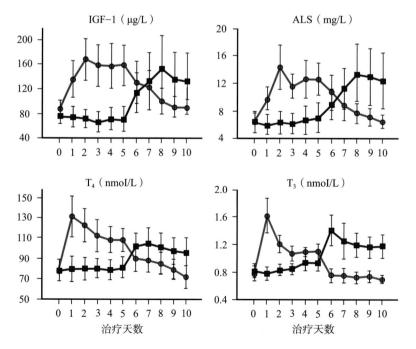

▲ ▲ ◀ 图 114-4　随机给予在重症监护病房接受通气治疗的 10 例男性和 4 例女性重症患者以如下治疗

5 天 GHRP-2 加促甲状腺激素释放激素（TRH）注射［1μg/（kg·h）+1μg/（kg·h）］后使用 5 天安慰剂（实心圆），或使用 5 天安慰剂后再注射 5 天 GHRP-1 加 TRH［1μg/（kg·h）+1μg/（kg·h）］（正方形）。治疗后血清胰岛素样生长因子 1（IGF-1）、酸不稳定亚单位（ALS）、甲状腺激素（T₄）、三碘甲状腺原酸（T₃）的浓度（平均值 ± 标准误）。方差分析显示所有 P 值均小于 0.0001。患者平均年龄为 68 岁。研究开始时，重症监护病房的平均住院时间为 40 天（引自 Van den Berghe G. Novel insights into the neuroendocrinology of critical illness. Eur J Endocrinol. 2000；143：1-13. ）

能够模拟急性应激引起的甲状腺状态的改变，但在人体模型中细胞因子的拮抗作用未能使甲状腺功能恢复正常[42]。在组织水平上，低浓度的结合蛋白以及由于游离脂肪酸和胆红素水平升高而引起的激素结合、转运和代谢的抑制，被认为是导致低 T_3 综合征的原因[43]。从目的论上讲，甲状腺轴的剧烈变化可能反映了机体在尝试着减少能量消耗，就像在饥饿时那样[44]，因此这是一种不需要干预的适当反应。然而，这仍然是一个有争议的问题，因为缺乏支持或反驳这一说法的直接证据[45]。的确，虽然在选择性冠状动脉旁路移植术中动脉交叉钳闭后，对患者进行短期静脉注射 T_3 可以改善术后心脏功能[46, 47]，但 T_3 的这种使用剂量也可导致异常的血清 T_3 水平，故并不能证明是急性低 T_3 综合征的一种适应性。然而，最近的一项大型随机对照试验的结果为危重症急性期低 T_3 水平的适应性提供了间接证据，该试验对比了在 ICU 进行为期一周的早期肠外营养与明显热量不足的影响[3, 48]。虽然部分危重症患者第一周内发生的外周甲状腺激素的改变可通过早期营养得以逆转，但这一干预措施也恶化了预后[48]。早期营养时升高的 T_3 及 T_3/rT_3 比值可以从统计学的角度证明预后发生了恶化[48]。

2. 长期危重症时甲状腺轴的变化 在 ICU 治疗数周的患者，其甲状腺轴发生了不同的变化（图114-5）。单次采样通常表现出低或正常范围内较低的 TSH 值，以及较低的血清 T_4 和 T_3 浓度[49]。然而，夜间重复采样显示，TSH 的脉冲式分泌明显减弱，而对于 GH 轴来说，这种 TSH 脉冲振幅的降低与血清低甲状腺激素水平有关[49]。此外，Fliers 等[50] 通过检测死亡后人类大脑标本的相关数据得出结论，慢性重症疾病引起的死亡，表现出下丘脑室旁核 TRH 基因表达降低，而这种表现并不发生在急性创伤所致的死亡，如机动车事故致死。研究人员还发现室旁核的 TRH mRNA 与血中 TSH 和 T_3 水平呈正相关。总之，这些发现表明，危重症慢性阶段出现的甲状腺激素生成和（或）释放减少是由下丘脑对促甲状腺细胞的刺激减弱，进而导致对甲状腺刺激减弱所引起的。与这一观念相一致的是，TSH 的增加标志着重症患者开始恢复[51]。长期危重症患者低甲状腺素水平的神经内分泌病理机制尚不清楚。但由于这一阶段循环中很多细胞因

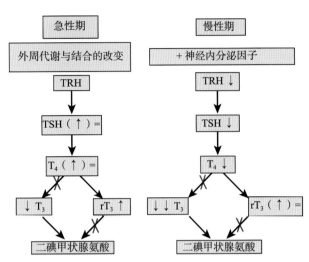

▲ 图 114-5 甲状腺轴在危重症的急性期和慢性期发生的主要变化简述图

rT_3. 反三碘甲状腺氨酸；T_3. 三碘甲状腺氨酸；T_4. 甲状腺素；TRH：促甲状腺激素释放激素；TSH：促甲状腺激素（引自 Van den Berghe G. Novel insights into the neuroendocrinology of critical illness. Eur J Endocrinol. 2000；143：1-13.）

子的水平都很低[52]，因此也可能涉及到中枢神经系统的其他机制。内源性多巴胺和长期皮质醇增多症也可能起作用，因为外源性多巴胺和糖皮质激素已被证实可在危重症的情况下引起或加重甲状腺功能减退[53, 54]。除了下丘脑调控的改变，长期危重症患者还表现出肝脏 1 型脱碘酶（D_1）活性受抑，3 型脱碘酶（D_3）活性增加。研究者发现，这两种酶活性的变化决定了活性与非活性甲状腺激素（T_3/rT_3）的比例，这表明甲状腺激素代谢的变化是导致危重症慢性阶段发生低 T_3 综合征的原因之一[55]。一项有趣的研究发现，在持续危重症的动物模型中，通过同时输注 TRH 和 GHRP-2 来重新激活脑垂体可以逆转 D_1 的下调和 D_3 的上调[56, 57]。血中 T_4 水平较低的长期危重症患者，其肝脏、骨骼肌等周围组织中的甲状腺激素转运蛋白 MCT8 表达升高，同时骨骼肌中 2 型脱碘酶的表达也升高[58, 59]。而在动物模型中，应用外源性甲状腺激素可逆转这些变化[59]。

已有研究表明，选择性剪接可产生两种甲状腺激素受体亚型：TR-1 和 TR-2。TR-1 亚型是真正的 T_3 受体，而 TR-2 是显性负性亚型。因此，这些剪接突变体的比例可能对 T_3 调控的基因表达有显著影响，特别是考虑到疾病期甲状腺激素的代谢变化。最近有研究对长期危重症患者的肝脏进行活检，发

现 T_3/rT_3 比值与 TR-1/TR-2 比值呈负相关[60]。此外，与患病较轻和较年轻的患者相比，患病较重和较年长的患者具有较高的 TR-1/TR-2 比值。

综合这些数据表明，长期危重症的患者可能是通过增加甲状腺激素转运蛋白的数量以及升高甲状腺激素活性受体基因的表达，使外周组织细胞对激素的敏感性增加，进而适应降低的甲状腺激素水平。但这组数据并不能证实长期危重症患者低 T_3 综合征的适应性。长期危重症的低甲状腺激素水平与尿素产生及骨降解呈负相关，这可能再次反映了机体对抗过度分解代谢的适应性保护机制，或一种因果关系[9]。然而，研究发现通过持续注射 TRH 和 GHRP-2 来使甲状腺激素恢复至生理水平（图 114-4），会减弱而非增加高分解代谢[9]，这种作用只与甲状腺激素的变化有关。在给长期危重症患者注射 TRH 的过程中，发现甲状腺激素对促甲状腺细胞的负反馈作用得以维持，进而防止对甲状腺轴的过度刺激[26,28]。这种自限性对危重症患者可能非常重要，因为它能避免可以加重分解代谢的甲亢的发生。共同注射 TRH 和 GH 释放因子是一种比单独注射 TRH 更好的方法，因为这种组合可以避免血中 rT_3 水平的升高[9,26]。而单独注射 TRH 与共同注射 TRH 和 GHRP-2 对 1 型和 3 型脱碘酶活性的影响一致[57,61]，它最终会与不同垂体轴之间相互作用，共同使外周组织产生最佳反应[62]。

3. 长期危重症期间应用甲状腺激素或释放因子进行治疗　是否需要通过 T_4 或 T_3 治疗来纠正疾病相关的低血清和组织 T_3 浓度，以改善与长期危重症相关的临床问题仍存在争议[63,64]。到目前为止，给予 T_4 治疗的开创性研究未能证明其在重症监护环境下的临床获益，但考虑到存在 T_4 到 T_3 的转换受损，这一结果并不意外[65,66]。对已经用多巴胺治疗的先天性心脏畸形矫治术后的儿童患者进行甲状腺激素治疗，且在治疗中使用替代剂量的 T_3，结果显示这些儿童术后心脏功能得到改善[67]。与直接使用甲状腺激素进行治疗相比，输注 TRH 可使外周组织在需要时进行甲状腺激素代谢，从而使机体能够在组织水平对循环中甲状腺激素的浓度进行精细调节，因此输注 TRH 比直接进行 T_3 治疗更安全[28]。此外，外周组织对正常化血清浓度的 IGF-1

和结合蛋白的反应不仅是由 GHRP 激发的，这似乎也需要 TRH 的共同输注以及甲状腺轴的正常化。事实上，单独输注 GHRP-2 可使 IGF-1、IGFBP-3 和 ALS 的血清浓度增加相同的幅度，但不发生在 GHRP 和 TRH 联合输注时出现的组织合成代谢反应[26]。因此，单纯输注 TRH 或联合 GH 促分泌素治疗长期危重症的疗效仍有待研究。

对于已存在甲状腺疾病的诊断及其在危重症期间的治疗都是极其困难的，同时针对临床实践的建议大多是没有依据的。鉴于在危重症的慢性期会发生下丘脑 - 垂体轴的抑制，因此无论患者是有否患过内分泌疾病，在重症监护期间都不能诊断预先存在中枢性甲状腺功能减退症。对于已有原发性甲状腺功能减退症的患者，以黏液水肿性昏迷为最严重的表现，其血清中 T_4 和 T_3 水平较低，同时 TSH 浓度非常高。然而，当原发性甲状腺功能减退症和严重非甲状腺危重症同时发生时，可能不会出现 TSH 水平的升高。事实上，非甲状腺危重症可以引起如前所述的那些下丘脑 - 垂体 - 甲状腺轴的变化。血清 T_3 水平降低和 rT_3 水平升高是急性非甲状腺危重症患者最常见的改变，但血清 T_3 可能无法检测到，同时血清 T_4 也可能在慢性非甲状腺危重症患者中显著降低。因此，在发生黏液水肿、昏迷和并发症（如肺炎、脓毒症）患者中，血清 T_3 和 T_4 水平很低，但与长期非甲状腺危重症患者的血清 T_3 和 T_4 水平差不多。虽然单纯原发性甲状腺功能减退症患者血清 TSH 明显升高，但重症患者血清 TSH 反而正常甚至降低。因此，那些伴有黏液水肿性昏迷和并发症的严重甲状腺功能减退的患者，血清 TSH 可能低于预期，甚至明显降低。因此，虽然血清 TSH 浓度较高是原发性甲状腺功能减退症的表现，但正常或低 TSH 并不能排除患者正处于危重症时期。事实上，因为可能伴随着非甲状腺危重症，血清 TSH 在这种情况下可能是反常性降低，尤其是当患者被给予高剂量皮质类固醇和（或）多巴胺时。其他引起甲状腺功能减退的医源性因素，特别是在外科 ICU 中的因素，包括碘敷料，用于放射成像的含碘对比剂，以及生长抑素和胺碘酮等药物均可引起上述现象。血清中 T_3/T_4 比例高、甲状腺激素结合率低、血清 rT_3 水平低可能会促使原发甲状腺功能减退症的发生，而非甲状腺危重症则有相反的表现。然而，利用这些数据进行诊断的准确性是有限的，而且对许多患者来说并不能建立明确的实验室诊断。这些患者的病史、体格检查和可能存在的甲状腺自身抗体，可能为判断甲状腺疾病的存在与否提供线索。同时在非甲状腺疾病改善后，还需要反复进行甲状腺功能检查才能明确诊断。

何时以及如何治疗伴随着非甲状腺危重症的原发性甲状腺功能减退症仍存在争议。但是，被诊断为黏液水肿性昏迷的患者是种特例，一般认为这种患者应接受肠外甲状腺激素治疗。然而，由于缺乏最佳治疗方案的对照研究，启动甲状腺激素替代治疗的合适时机仍有争议。第一个不确定性是甲状腺激素的类型：是单独使用 T_4 或 T_3，还是两者联合使用？第二个不确定性是所有甲状腺激素替代疗法的最佳初始剂量。许多临床医生更倾向于使用高达 $300 \sim 500\mu g$ 的 T_4 进行静脉注射，以快速将循环血中 T_4 的水平恢复到正常值的 50% 左右 [68, 69]，随后每天静脉注射 $50 \sim 100\mu g$ 的 T_4，直至可以口服药物。尽管 Kaptein 等 [70] 发现用大剂量 T_4 治疗的严重甲状腺功能减退患者并没有增加心血管风险，但是大剂量似乎也没有什么益处。

有些作者主张在使用 T_4 的同时也使用 T_3，因为 T_3 不需要 5- 脱碘酶即可转化为具有生物活性的形式。Escobar Morreale 等 [71] 在动物实验中发现，仅用 T_4 对甲状腺功能减退症进行替代治疗并不能保证甲状腺激素在所有组织发挥正常作用，且后续研究表明，只有 T_4 和 T_3 联合治疗才能使甲状腺激素在所有组织发挥正常作用。这一现象可能是因为组织特异性的脱碘酶活性可在局部发挥调节作用。更近的一项研究发现，T_3 部分替代 T_4 可改善甲状腺功能减退症患者的情绪和神经心理功能，这可能是通过增加 T_3 在中枢神经系统的生物利用度而实现的 [72]。尽管这些结果有待证实，但在代偿性甲状腺功能减退症中联合 T_4 和 T_3 进行替代治疗仍是一种试验模式 [73]。

作者对推测为甲状腺功能减退症的长期重症监护期间进行甲状腺激素替代治疗的试验方案为，无论该甲状腺功能减退症是预先已经存在的还是当医源性原因不可能逆转时由医源性原因诱导的，建议每 24h 一次性静脉注射 $100 \sim 200\mu g$ 的 T_4；若需要提高血浆 T_3 水平，也可以联合使用 $0.6\mu g/kg$ 体重的 T_3 进行持续静脉注射，目的是使血清甲状腺激素处于正常较低水平。当重症状态逆转，患者开始恢复时，可能需要立即减少剂量。

（三）催乳素轴

1. 催乳素对急性期和长期危重症的反应　有研究表明，在危重症的病程中，催乳素在应激反应下分泌的变化可能导致免疫功能的改变。因为人类 T 淋巴细胞和 B 淋巴细胞表面存在催乳素受体 [74]，同时催乳素依赖 T 淋巴细胞来维持免疫功能 [75]。在小鼠实验中，抑制催乳素的释放会导致淋巴细胞功能受损、淋巴因子依赖性巨噬细胞活性降低，以及使小鼠死于正常的非致死性细菌 [76]。免疫抑制药物环孢素已知可与催乳素竞争 T 细胞上共同的结合位点，这可能就是环孢素可发挥免疫抑制作用的部分原因 [77, 78]。催乳素抑制药物溴隐亭已被证明是心脏移植术后的一种辅助免疫抑制剂 [78]。催乳素是首批发现的可在急性生理或心理应激反应下血清浓度升高的激素之一 [79]，这种升高可能是由血管活性肠肽、催产素、多巴胺能通路和（或）其他尚未确定的因素介导的。细胞因子可能再次发挥传递信号的作用。然而，危重症初始阶段的高催乳素血症是否有助于激活免疫级联反应，目前尚不清楚。

在慢性危重症时期，血清催乳素水平低于急性期水平，而分泌模式表现为脉冲分数降低 [28, 44]。有人提出内源性多巴胺可能发挥一些作用 [80]。但慢性期催乳素分泌的减弱是否可使免疫功能发生紊乱，或使慢性期患者更易受感染，目前尚不清楚 [81]。然而，外源性多巴胺，通常作为一种正性肌力药物注射给依赖重症监护的患者，已被证明可进一步抑制催乳素的分泌，且同时加重 T 淋巴细胞功能紊乱并使中性粒细胞趋化性受损 [80, 82]。

2. 催乳素可作为治疗靶点吗？　催乳素目前还不能用于治疗。仍需要更多的研究去评估 TRH 诱导催乳素释放，以优化危重症期间免疫功能的治疗潜力 [54]。此外，正在接受催乳素瘤治疗的患者在并发危重症期间应中断还是继续治疗仍不清楚。

（四）黄体生成素 - 睾酮轴

1. 急性期和长期危重症时期促黄体激素 - 睾酮轴的变化　黄体生成素（LH）脉冲式的分泌模式

对其生物活性也很重要[83, 84]。因为睾酮是最重要的内源性类固醇，男性黄体生成素-睾酮轴的变化可能与危重症的分解代谢状态有关。男性的多种分解代谢状态均伴有低血清睾酮水平。这些状态包括饥饿[85, 86]、术后阶段[87]、心肌梗死[88]、烧伤[89, 90]、心理和生理应激[91, 92]及慢性危重症[93]。

手术或心肌梗死的急性应激期间会出现血清低睾酮和高 LH 水平[87, 88, 94]，这种变化表明睾丸间质细胞直接受到抑制，但确切原因尚不清楚。有实验研究表明，炎性细胞因子（IL-1 和 IL-2）可能起一定作用[95, 96]。所以在急性应激情况下，可以切断至少对于当时不重要的合成代谢雄激素的分泌功能，从而保存能量和代谢底物。

当危重症持续时间过长时，就会出现低促性腺激素症[89, 97]。与此同时，男性体内睾酮水平极低（通常检测不到），而游离雌激素浓度保持正常，这表明肾上腺雄激素的芳香化程度增加[6]。然而，血清促性腺激素水平的递减似乎滞后于血清睾酮的快速下降[88, 94, 98]。在长期危重症男性患者中常出现高 LH 脉冲频率和异常低的 LH 脉冲幅度[93]，该现象可以解释为当血清睾酮水平极低时，LH 的代偿性高分泌功能受损。因此，由于长期危重症的持续应激反应，发生了主要是 LH 脉冲分泌受损[93]。内源性多巴胺、阿片类物质和循环中维持的雌激素水平[6]可能参与了低促性腺激素症的发病机制，因为外源性多巴胺、阿片类物质和雌激素可能会进一步减少已被减弱的 LH 分泌[93, 99]。动物数据表明，大脑长期暴露于 IL-1 时也可能通过抑制促黄体素释放素的合成发挥作用[95]。对长期危重症雄激素治疗，先前研究未能显示出其确凿的临床效益[100]。鉴于其他垂体前叶激素的分泌特点，我们最近研究了促黄体素释放素脉冲对长期危重症患者的治疗潜力，包括单独使用和与 GHRP-2 和 TRH 联合使用。单独促黄体素释放素只是部分地和短暂有效[101]。然而，当 LHRH 脉冲与 GHRP-2 和 TRH 一起给予时，靶器官做出响应，随之发生合成代谢效应[26]。这些数据强调了要纠正所有下丘脑/垂体缺陷治疗的重要性，而不是应用单一激素治疗。

2. 危重症期间的类固醇替代疗法？　由于危重症本身会导致男性患者发生严重雄激素缺乏（目前尚不清楚是适应性还是病理性），因此尚不清楚先前已存在性腺功能减退症患者使用的雄激素替代治疗，在其并发危重症期间应该中断还是继续进行。而女性在危重症期间通常不会继续使用类固醇。

（五）垂体-肾上腺轴

1. 急性期和长期危重症的垂体-肾上腺反应　传统上认为，由手术、创伤或脓毒症引起的应激诱导的皮质醇增多症完全是由肾上腺皮质中皮质醇的产生增加引起的，在促肾上腺皮质激素（ACTH）水平升高的刺激下，促肾上腺皮质激素释放激素、细胞因子、血管升压素和去甲肾上腺素能系统地依次驱动。与此相伴的是，在这些应激性疾病中循环醛固酮显著增加，这种变化很可能是在激活的肾素-血管紧张素系统的控制下进行的[102]。皮质醇增多症会急剧地改变碳水化合物、脂肪和蛋白质的新陈代谢，使能量能立即有选择地提供给重要的器官，如大脑，而合成代谢被延迟。血管内液体潴留以及由儿茶酚胺增强的变力性和血管紧张素 II 引起的血管升压反应在防御或逃逸反射中提供了血流动力学优势。此外，由急性疾病或创伤引起的皮质醇增多症可被解释为机体试图抑制自身的炎症级联反应，从而保护自身免受过度反应的影响[103-105]。

这种典型的级联事件可能并不完全适用于在 ICU 接受治疗的危重症患者中。事实上据报道，在创伤或脓毒症引起的严重疾病发作几天以后，血浆 ACTH 被抑制而不是增加，而皮质醇浓度升高[106]。这种系列的现象被解释为皮质醇可以通过另一种替代途径来释放，这可能有内皮素的参与[106]。与血浆皮质醇相比，慢性危重症期间的循环中肾上腺雄激素水平较低[107-109]。

最近研究表明，在 ICU 因各种危重症入院的患者中，从入院起，当皮质醇水平升高的情况下，血浆 ACTH 浓度均变低[110]。研究表明，使用最先进的氘化皮质醇/可的松示踪技术，危重症期间皮质醇的产量甚至还不到健康配对受试者的 2 倍，但皮质醇的分解明显减少[110]（图 114-6）。危重症期间这种被抑制的皮质醇分解是由于肝脏中 A 还原酶的表达和活性以及肾脏中 11β-HSD2 的活性均受到抑制所致。升高的胆汁酸水平也可能在下调皮质醇的代谢酶中起一定作用[110, 111]（图 114-7）。通过减少皮质醇分解而导致皮质醇水平升高很可能解释了脑垂体层面的负反馈抑制导致与之伴随的 ACTH 水平降低。目前尚不清楚这种反馈抑制是否会减少 ACTH 分泌，也不清楚当反馈抑制持续较长一段时间时，是否会在危重症的迁延阶段导致肾上腺萎缩。然而，该机制可以解释为什么在 ICU 接受治疗超过 14 天的危重老年患者出现症状性肾上腺功能不全的发生率高 20 倍的原因[112]。

2. 危重症期间肾上腺功能减退的治疗　对于先前已确诊为原发性或中枢性肾上腺功能不全以及之前接受过全身糖皮质激素治疗的患者，应该继续治疗，并建议对危重症的应激进行额外的补充治疗。此外，不言而喻，真正的艾迪生病相关肾上腺危象必须治疗。传统上，这种情况是用氢化可的松 100mg 治疗，然后在第一天每 6h 用 50～100mg，第二天每 6h 用 50mg，第三天每 6h 用 25mg，到第四天和第五天逐渐减少到维持剂量。应特别关注伴发糖尿病的患者，因为清除游离水需要皮质醇，所以皮质醇的缺乏可能会阻止多尿。相反，在这些患者中，糖皮质激素治疗可能诱发或加重尿崩症。另一种特殊情况是库欣综合征的垂体切除术后阶段，其特征是极易发生类似于艾迪生病相关肾上腺危象。然而，目前尚不清楚治疗危重患者疑似伴有原发性或继发性肾上腺功能减退的氢化可的松的剂量是否过高，因为在这些患者中广泛存在皮质醇分解显著减少的情况[110]。

在过去约 10 年里，被认为在脓毒症或感染性休克患者中最常发生的所谓"相对肾上腺功能不全"受到了极大的关注[113-115]。这一概念主张，在脓毒症或感染性休克的严重应激反应下，被 ACTH 最大激活的肾上腺可能不能产生足够的循环皮质醇来维持此类患者的血流动力学稳定。无论血浆皮质醇浓度基线如何，当注射 250μg ACTH 后，皮质醇增量升高低于 9μg/dl，被认为是这种相对肾上腺衰竭的诊断指标。然而，最近的研究发现，无论是否有脓毒症，减少皮质醇分解可能会降低危重症期间 ACTH 的血浆浓度，这使得人们对这些诊断标准在危重症期间检测肾上腺功能衰竭的有效性产生了怀疑[110]。此外，所提倡的 200～300mg/d 的氢化可的松加或不加氟氢可的松[116-118] 这样的治疗剂量可能是不合理的。最近的一项多中心随机对照试验也不能证实先前试验最初观察到的益处[119]。关于急性应激状态下的相对肾上腺衰竭概念的进一步争论，一部分原因是诊断方法存在问题[115, 120, 121]。关于急性脓毒症的相对肾上腺衰竭概念的另一个有争议的问题是治疗疗程。的确，如果对于脓毒症患者的糖皮质激素治疗剂量过大、时间过长，可能会加剧瘦肉组织的丢失，增加肌病的风险，延长对 ICU 的依赖，并增加潜在致命并发症的易感性。

（六）胰岛素

1. 高血清胰岛素样生长因子结合蛋白 1（IGFBP-1）浓度预测不良结局：与胰岛素有关？　在危重症的急性期，高血清皮质醇和（或）低 T_3 水平[40] 提示预后不良。然而，在长期危重症患者中，这些标志物缺乏敏感性。最近，另一个内分泌参数，高血清 IGFBP-1 浓度被发现可以更好地预测慢性危重症的

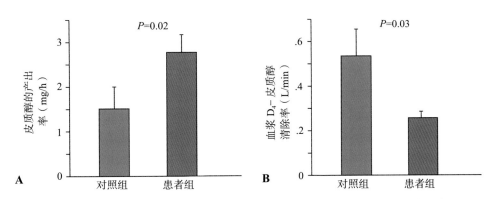

▲ 图 114-6　基于 D_4- 皮质醇的示踪研究，输入超过 3h 直到达到稳定状态

在 11 例危重症患者和 9 例匹配的健康对照者中，统计出危重症期间皮质醇的产出率甚至还不到健康期间正常产生的皮质醇的 2 倍（A），但皮质醇的血浆清除率显著降低（B）。图中条形和 T 形棒分别为平均值和标准误（改编自 Boonen E, Vervenne H, Meerseman P, et al. Reduced cortisol metabolism during critical illness. New Engl J Med. 2013; 368: 1477-1488.）

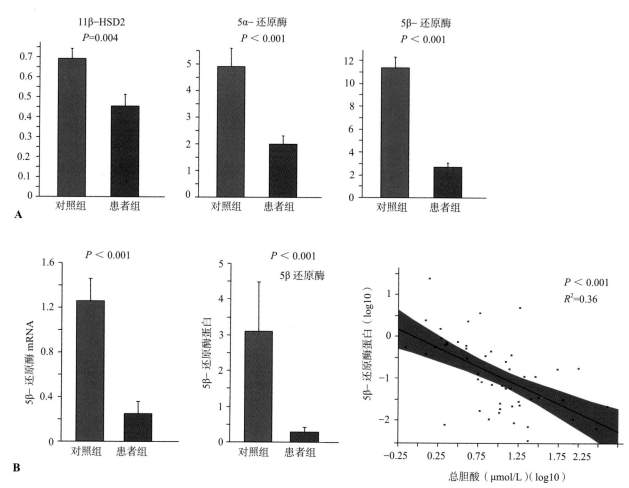

▲ 图 114-7　**A.** 皮质醇代谢酶活性的估算，使用 **GC-MS** 在 **24h** 尿液中定量测定尿液代谢物，评估了 **15** 例对照组和 **36** 例危重患者的酶活性。肾 **11β-HSD2** 活性用 **E/F** 比值评价；**5α-** 还原酶活性由 **allo-THF/F** 比值估算；**5β-** 还原酶活性由 **T/E** 比值估算。柱状图表示均值和标准误；**B.** 与胆汁酸升高相关的 **A** 环还原酶的组织表达，本文描述了 **20** 例对照组和 **44** 例危重症患者肝活检组织中 **5β-** 还原酶的基因和蛋白表达。柱状图表示均值和标准误。**mRNA** 数据被归一化表达为 **GAPDH**，与对照组的平均值相差 **1** 倍。蛋白质数据被归一化表达为 **CK-18** 蛋白，与对照组的平均值相差 **1** 倍。阴影区域表示 **95%** 置信区间

改编自 Boonen E，Vervenne H，Meersseman P，et al. Reduced cortisol metabolism during critical illness. New Engl J Med.2013；368：1477-1488.

预后 [6, 9, 122]。IGFBP-1 是一种几乎完全由肝脏产生的小 IGFBP（妊娠期除外）。它在 IGFBP 家族成员中的特征表现会受到代谢刺激的强烈调控 [123]。对体外培养的人肝脏的研究表明，对 IGFBP-1 的产生有主要调控影响作用的包括起抑制作用的胰岛素以及起刺激作用的肝脏底物剥夺，主要通过环磷酸腺苷依赖的机制起作用 [124, 125]。此外，如前所述，在危重症期间 IGFBP-1 和 IGF-1 以及 GH 依赖蛋白 ALS 和 IGFBP-3 的负相关与之前提出的 GH 的反向调节是一致的 [126-128]。在相同的血糖水平范围内，与生存者相比，未能存活的长期危重症患者中

观察到了较高的 IGFBP-1 水平和较低的胰岛素浓度，因此有一个令人惊讶的发现，这些患者被认为存在胰岛素抵抗。这是否表明在长期危重患者中的胰岛素分泌也受到损害，目前尚不清楚。然而，很明确的是，在不利的代谢条件下，肝细胞改变其 IGF 调节蛋白的产生，其触发因素可能是肝细胞底物利用有效性降低（理论上是由肝脏低灌注或缺氧、低血糖、相对胰岛素缺乏或肝脏胰岛素抵抗引起）导致环磷酸腺苷的产生增加，从而抑制 IGF-1 和 ALS [129]，并刺激 IGFBP-1 [125]。目前尚不清楚 GH 脉冲式分泌丧失到什么程度才会触发这种改

变，但最近的数据[9]表明，肝脏 IGF-1 和 ALS 表达的激活可能需要脉冲式分泌的 GH，动物实验研究同样表明，胰岛素抑制肝脏 IGFBP-1 的表达需要急性的作用，而不是长期的或非脉冲式分泌的 GH 作用[130]。

尽管实施了最佳的重症监护，但为什么长期的危重症患者不能康复并最终死亡的原因仍不完全清楚。一项关于高血清 IGFBP-1 水平、相对较低的循环胰岛素水平和长期危重症不良预后之间关系的研究表明，胰岛素的特殊作用（特别是在肝脏中）可能对康复和生存至关重要。这一新的概念产生了一种假设，即胰岛素治疗很可能是改善危重症结局的潜在方式。

2. 强化胰岛素治疗策略可以改善危重症预后吗？　众所周知，创伤、烧伤和危重症都会伴随高血糖症，这是由葡萄糖代谢途径上的拮抗激素、细胞因子和神经信号共同作用引起的。发生在危重症期间的胰岛素抵抗，表现为血清胰岛素水平升高，但由胰岛素介导的外周葡萄糖摄取受损，肝脏葡萄糖产量增加。以前三项大型随机对照研究表明（其中两项针对外科和内科重症监护成人患者，另一项针对重症儿童），持续地精确滴定胰岛素并严格维

持正常血糖水平［成人＜ 110mg/dl，年龄调整后婴儿正常空腹水平（＜ 80mg/dl）和儿童正常空腹水平（＜ 100mg/dl）］，可降低急性发病率和死亡率，并改善了儿童的长期神经认知发育[131-135]（图 114-8）。与明显耐受性高血糖至肾阈值 215mg/dl 相比，严格控制血糖具有上述这些好处。在这些开创性的研究结果公布后，全球几乎所有 ICU 的临床实践都发生了变化，高血糖引起了极大关注。因此，大型多中心研究对最初的随机对照试验进行了跟踪，目的是评估早期理论验证研究结果的普遍适用性[136]，并比较了更严格的血糖控制与适度或中度血糖控制的效果。最大规模的一项研究表明，在临床实践中，将血糖适度控制到中等水平更安全，主要是因为发生严重低血糖的风险要低得多[137]。

在危重症期间，避免过度高血糖症的策略为什么会取得的更好结局的原因可能与抑制额外的肾脏损伤、减少神经毒性（从而减少危重症多发性神经病）和减少免疫功能障碍（更好地保持单核细胞吞噬能力）等有关[138-140]。此外，危重症患者的高血糖症也与紊乱的血脂水平有关，通过强化的胰岛素治疗可以部分使其恢复正常，明显降低了三酰甘油水平，并使得低密度脂蛋白和高密度脂蛋白水平

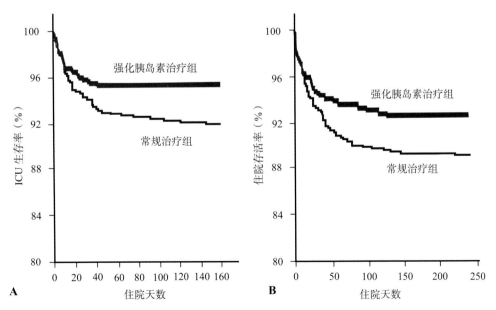

▲ 图 114-8　在一项对 1548 例危重症患者的研究中，重症监护和住院生存者的生存曲线显示了强化胰岛素治疗的效果
从重症监护病房（A）和住院（B）后出院的患者被认为是生存者。P 值采用 log-rank（Mantel-Cox）显著性检验。强化胰岛素治疗组与常规治疗组相比对重症监护（未调整 P=0.005；调整 P ＜ 0.04）和住院（未调整 P=0.01）的存活率有显著差异（引自 Van den Berghe G，Wouters P，Weekers F，et al. Intensive insulin therapy in critically ill patients. N Engl J Med.2001；345：1357-1367.）

升高[141]。此外，在危重症患者中，强化胰岛素治疗还发挥了抗炎作用[142, 143]，并保护了肝细胞的线粒体[144]。

（七）对临床实践有什么意义

急性期和慢性期内分泌应激反应之间的差异对于危重症结局的影响可能十分重要。举例来说，在危重症的整个病程中急性应激反应（如 GH 抵抗）会持续存在，而这为长期重症监护患者应用高剂量 GH 以促进合成代谢提供了正当理由[33]（但这种假定可能是不恰当的）。慢性危重症伴随的内分泌改变可能会使大剂量 GH 使用时更倾向于较为严重的不良反应。鉴于严格控制血糖的显著益处[131]，GH 诱导的胰岛素抵抗和高血糖在其中可能起了一定作用。虽然已有实验表明，当 GH 促分泌素、TRH 和促性腺激素释放激素在危重症患者中联合输注时可以重新启动合成代谢，但对存活率的影响尚不清楚。因此，由于缺乏适当合理设计的临床试验以及其他一些对危重症患者的内分泌干预措施，这些治疗方案目前仍被认为处于实验性阶段。通过胰岛素治疗来预防严重高血糖可能是一个例外，这一策略如果由训练有素、经验丰富的 ICU 工作人员实施，并在实施过程中联合多种最佳工具，同时避免低血糖的情况下，可能会改善重症监护患者的预后。然而，危重症患者血糖的最佳目标范围仍然是一个有争议的话题。

第十一篇

生殖系统内分泌和性功能

Reproductive Endocrinology and Sexual Function

ENDOCRINOLOGY
Adult & Pediatric（7th Edition）
成人及儿童内分泌学（原书第 7 版）

第 115 章　促性腺激素释放激素
Gonadotropin-Releasing Hormones*

Robert P. Millar　Javier A. Tello　**著**

李　晶　王　广　译

要　点

◆ 中枢神经系统内各种外部和内部信号的整合调节生殖。

◆ 这些作用最终通过 GnRH 的脉冲式分泌进入门静脉血系统，该系统将 GnRH 输送至垂体的促性腺激素细胞，在那里结合并激活 GnRH 受体，最终产生黄体生成素和卵泡刺激素的脉冲式分泌，进而调节睾丸和卵巢的活动。

◆ 正确的 GnRH 脉冲频率和幅度对正常生殖功能至关重要，并在生殖疾病中受到干扰。

◆ 睾丸和卵巢产生的类固醇和肽激素影响许多组织，但也反馈调节 GnRH 和促性腺激素。

◆ GnRH 类似物通过抑制促性腺激素和性类固醇的分泌，被广泛用于治疗多种激素依赖性疾病和辅助生殖。

◆ 最近，通过发现新的神经肽（如 kisspeptin）和调节 GnRH 神经元的递质，在确定其中枢信号调节 GnRH 脉冲分泌方面取得了令人兴奋的进展。

◆ 这些分子现在是治疗生殖激素相关疾病的新药开发目标。

　　继 Ernst 和 Berta Schaller 发现大细胞分泌神经元之后，牛津大学的 Geoffrey Harris 在 20 世纪 40 年代进行了一系列开创性的研究，证实了垂体毛细血管门静脉系统连接中枢神经系统的下丘脑区及垂体[1]。Harris 指出，这个门静脉系通过来自大脑的体液因子调控了垂体激素分泌，并证实了一旦垂体门静脉血管破坏即可导致生殖能力降低。McCann、Schally 和 Guillemin 等进一步确认了这些体液调控因子的分子结构。1971 年，通过对数百万例猪脑垂体分离提纯的卓绝工作，Schally 首次公布了促性腺激素释放激素（GnRH）的氨基酸结构为 pGlu-His-Trp-Ser-Tyr-Gly-Leu-Arg-Pro-Gly-NH$_2$[2]。这一发现与其他下丘脑激素的结构的发现一样，是神经内分泌学的一个重大突破，它改变了内分泌学并最终衍生出了下丘脑肽类似物的广泛临床应用，几乎影响了所有医学领域。而 GnRH 是生殖激素级联反应的核心启动因素。

　　一系列的外部和内部信号，包括光周期、代谢产物和营养、生长因子、应激、感染、炎症以及许多中枢和外周生长因子和激素等信号在大脑和下丘脑整合，并通过调节 GnRH 的生物合成和分泌调控生殖功能（图 115-1）。下丘脑神经元中 GnRH 由前体多肽经蛋白水解酶加工而成，并包装于储存颗粒中，沿轴突向下转运至正中隆起周围组织[3, 4]。GnRH 经垂体门静脉系统到达垂体前叶，并与促性腺激素细胞中的 GnRH 受体（GnRH-R）结合。

---

*. 本章中带有背景色突出显示的部分为儿童内分泌相关内容。

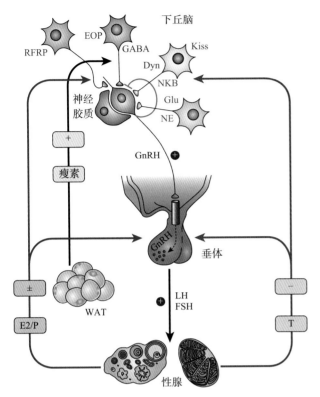

▲ 图 115-1　下丘脑 - 垂体 - 性腺轴（HPG 轴）

下丘脑 GnRH 神经元接收到跨突触的和神经胶质的刺激后，以脉冲式分泌 GnRH 到垂体门静脉系统。随后，GnRH 与垂体促性腺细胞上的 GnRH 受体结合，刺激促性腺激素、LH、FSH 系列激素分泌，继而促进生殖腺发育及功能成熟。HPG 轴功能受正反馈及负反馈环路调节。性腺类固醇等外周信号可负反馈调节 HPG 轴，睾酮抑制 GnRH/ 促性腺激素分泌（负反馈），而卵巢激素（主要是雌激素、孕酮），在卵巢周期的不同时段，即可发挥负反馈作用，也可进行正反馈调节。HPG 轴还受其他外周信号分子的调节，例如由白色脂肪分泌的瘦素分子。一些中枢神经递质也参与 HPG 轴的调节，主要发挥抑制作用的分子在图中用红色标记，主要发挥正性调节作用的分子以蓝色标记。GnRH 神经元的某些正性调节分子是来自于 KissI 神经元。图中没有区分对 GnRH 神经元发挥直接或间接作用的分子，多个调节分子也简易地标记在同一个神经元中，以上情况适用于 KissI/NK B/Dyn 神经元。Glu. 谷氨酸盐；GABA. γ- 氨基丁酸；EOP. 内源性阿片样肽；NE. 去甲肾上腺素；NKB. 神经激肽 B；Dyn. 强啡肽；RFRP. RF 相关肽

GnRH-R 的激活将进一步活化细胞内的信号转导，刺激促性腺激素、黄体生成素（LH）和卵泡刺激素（FSH）的生物合成和分泌。然后，LH 和 FSH 作用于卵巢和睾丸，刺激生殖细胞、肽类和甾体激素的合成，这些激素又作用于下丘脑和垂体，以正 / 负反馈的方式调节生殖激素级联反应。

不同内 / 外因素通过影响中枢神经系统（CNS）及下丘脑中的神经递质和神经肽网络调节 GnRH 分泌。在人类，两种神经肽 ——kisspeptin 和 neurokinin B 及它们的同源受体突变失活将导致青春期发育失败和成人不育。除了这些促性腺激素分泌的主要调节因子外，神经肽 Y、阿黑皮质素原蛋白的产物、促性腺激素抑制激素（GnIH）和神经递质（如 γ- 氨基丁酸和谷氨酸盐）也调节 GnRH 神经元的功能。

GnRH 以同步脉冲的形式由 1500～2000 个神经元末梢释放至垂体门静脉系统，以 30～120min 为周期，靶向作用于垂体前叶的促性腺激素受体，刺激促性腺激素、LH 和 FSH 的生物合成和分泌 [3]。每个 GnRH 脉冲可以刺激 LH 的释放脉冲，但是 FSH 的脉冲信号不太典型。LH 很大程度上依赖于 GnRH 分泌调控，而 FSH 则体现为组成性分泌，外周血 FSG 水平依赖于其生物合成功能。人类和哺乳动物的 LH 脉冲频率在排卵高峰时最高，在黄体期最低。LH 和 FSH 的非同步释放是 GnRH 脉冲频率改变、GnRH 对 FSH 和 LH 调控反应差异以及性腺激素和肽类激素半衰期差异的综合结果。

黄体生成素的主要功能包括诱导排卵，使完全发育的卵泡黄体化，刺激卵泡膜细胞产生类固醇激素，睾丸间质细胞合成睾酮，以及促进男性化和精子生成。FSH 是卵泡发育和精子发生的必要因素。

本章将介绍 GnRH 系统的发育、调节和功能，GnRH 的结构、生物合成、分泌和生理学，GnRH 类似物及其临床应用，GnRH 与其同源受体的相互作用，以及 GnRH 对性腺激素作用的细胞内机制。第 116 章将讨论促性腺激素合成和分泌的调节。

一、促性腺激素释放激素的生理学

（一）GnRH 神经元系统的研究进展

GnRH 神经元分布于大脑中线两侧，从嗅球经内侧隔到视前区（POA）及下丘脑内侧基底部。在发育早期，GnRH 神经元定位于嗅基板区的上皮内。在小鼠中，随着妊娠进展，GnRH 神经元数量增加，

并与嗅觉 / 犁鼻部轴突一起穿过鼻间质迁移到鼻中隔 – 下丘脑区并最终定植。

GnRH 神经元与迁移性嗅神经元的密切联系解释了 Kallmann 综合征患者为什么会出现低促性腺激素性功能减退症相关的嗅觉障碍。在这种情况下，GnRH 神经元和嗅神经元都不能正常迁移，这一假说已经在一项 19 孕周的胎儿中得到证实，该患儿存在 X- 连锁的 Kallmann 基因座缺失，免疫细胞化学研究提示 GnRH 神经元未能迁移到前脑基底部 [6]。GnRH 神经元迁移障碍由 KAL1 基因缺失或失活突变造成，该基因可编码一种介导神经细胞黏附的细胞外基质蛋白（anosmin）[7-10]。成纤维细胞生长因子受体 1 基因的功能缺失突变可导致常染色体显性遗传 Kallmann 综合征 [11]。目前研究提示，anosmin-1 通过影响成纤维细胞生长因子受体 1 与硫酸肝素蛋白多糖的结合发挥作用 [12]，而硫酸肝素蛋白多糖在成纤维细胞生长因子 / 成纤维细胞生长因子受体复合物的形成中非常重要 [13]。最近的研究提示，前动力蛋白（也称为内分泌腺血管内皮生长因子，EGVEGF）在小鼠和人类 GnRH 神经元正常发育和迁移过程中起着重要作用。在 2 型前动力蛋白受体缺失的小鼠中，GnRH 神经元不能迁移到下丘脑区域 [14]，而存在 prokineticin2 基因突变的人常患有 Kallmann 综合征 [15]。对无嗅脑畸形胚胎的研究显示，多种病变与 GnRH 神经元迁移失败有关 [16]。

（二）GnRH 的分泌

Knobil [17] 等在恒河猴身上进行的开创性实验证实，促性腺激素的分泌依赖于特定频率和幅度的 GnRH 脉冲信号。GnRH 和促性腺激素分泌的节律是促性腺激素 – 性腺轴正常调节的关键因素。这些激素脉冲周期在 1~2h，起源于下丘脑内侧基底部的弓状核（arcuate nucleus，ARC），可检测到与激素释放同步的电信号。

垂体门静脉血中的 GnRH 脉冲与外周血中相应的 LH 脉冲高度同步 [17-19]。因此，下丘脑内侧基底神经末梢 GnRH 脉冲放电的节律调控着垂体促性腺激素的分泌以及下游睾丸和卵巢的功能。目前尚未直接监测人体下丘脑的 GnRH 脉冲式分泌的手段，但这种节律可通过外周血样多次连续采样测定 LH 脉冲来推断。人类胎儿（20~23 孕周）和成人

下丘脑内侧基底神经元的体外研究显示，胚胎下丘脑内侧基底的 GnRH 脉冲周期约为 60min，成人下丘脑内侧基底的 GnRH 脉冲周期为 60~100min [20]。永生化 GnRH 神经元细胞系（GT-1）具有内源性 GnRH 脉冲式释放特性 [21]。通过瞬时表达技术构建的具有生物钟调控功能 clock 基因的功能缺失体可以降低 GnRH 神经元激素分泌的平均脉冲频率 [22]，表明内源性生物钟调节参与了 GnRH 的脉冲式分泌。对仓鼠实验研究发现，下丘脑中央起搏器、视交叉上核直接传入 GnRH 神经元介导的信号参与了 LH 释放的昼夜节律调节 [23]。

综上所述，尽管人们很早就认识到下丘脑的 GnRH 脉冲式分泌是促性腺激素正常释放所必需的，ARC 则参与了 GnRH 释放幅度和频率的调控，但 GnRH 与神经元冲动同步释放的精确调控细胞分子机制尚未完全阐明。在下文中，我们将进一步描述 ARC 中调节 GnRH 脉动式分泌的其他神经肽。

（三）GnRH 受体的生理调节

下丘脑脉冲式释放的 GnRH 与性腺激素细胞表面的 GnRH 受体高亲和力结合 [24]。GnRH 受体的数量随 GnRH 脉冲频率的变化而变化 [25]，形成性成熟和动情周期所需要的性类固醇环境 [26]。大鼠垂体的 GnRH 受体的数量在 GnRH 脉冲频率每 30min 一次时最高；而在 GnRH 脉冲频率为 120min 一次时较少。GnRH 受体数量的变化与 LH 和 FSH 的周期性合成和释放有关。GnRH 是 GnRH 受体基因表达与合成的主要上调因子 [27]。因此，去势可以增加内源性 GnRH 分泌，导致 GnRH 受体数量增加 [28]。垂体发育、月经周期、妊娠、哺乳和卵巢切除术期间，不论有无雌激素替代，GnRH 受体水平的变化结果表明这种受体变化有重要的生理功能 [27-29]。

（四）促性腺激素的调节

促性腺激素细胞合成并分泌 LH 和 FSH。它们占垂体前叶细胞的 5%~15% [30]。促性腺激素亚单位基因的表达受垂体 GnRH 信号频率调节 [31]。在月经周期中，LH 脉冲周期在卵泡早期大约为 90min，卵泡期晚期为 60~70min，黄体早期为 100min，而黄体晚期为 200min [32]。这种变化反映了 GnRH 脉冲频率的变化，该频率变化对于调节了 FSH 和

LH 的分泌，决定了卵泡募集、发育和排卵过程。高频 GnRH 脉冲促进了 LH 分泌，而低频时则促进 FSH 分泌 [33]。

目前已利用 *GnRH* 基因突变的性腺功能减退（hpg）小鼠 [4]、下丘脑断连绵羊 [34] 和离体模型等实验对象中开展了 GnRH 脉冲频率对促性腺激素合成和分泌影响的研究。另有研究探讨了 GnRH 脉冲频率对大鼠垂体促性腺激素亚单位刺激的影响。较高的外源性 GnRH 脉冲频率比 FSH-β 更能刺激 LH-βmRNA 水平，而在低脉冲频率时效应相反 [35, 36]。因此，各种信号通路的脉冲频率、相位差和持续时间的改变，是精确调控性腺激素分泌的必要条件。性腺激素和肽类激素 [37] 在性腺局部的反馈性调节也是 LH 和 FSH 生物合成和分泌的额外调节因子（见第 116 章）。

已有证据表明，GnRH 脉冲频率的变化决定了 LH 和 FSH 的分泌 [38]，但卵巢的类固醇和肽激素对其调控起主要作用。每隔 90min 给予恒定频率的外源 GnRH 时，垂体柄截断的女性可以恢复其月经周期 [39]。表明卵泡发育和黄体退化的内在速率，及类固醇和肽激素的阶段性生成是 LH 和 FSH 对 GnRH 反应的主要决定因素。

（五）GnRH 分泌的生理与病理生理

GnRH 和 LH 的脉冲式释放发生在发育的各个阶段、胎儿性别决定期、新生儿、青春期、性行为和卵巢周期都受到严格控制。GnRH 脉冲频率或幅度在任何一个阶段的不连续都会导致生殖发育异常。

在人类胎儿 10 孕周龄后，垂体中即出现 LH 表达，14~16 孕周时在下丘脑中可检测到 GnRH [40]。在 20~23 孕周，胎儿下丘脑即出现 GnRH 的脉冲式释放 [20]，与之对应，垂体脉冲式释放 LH [41]。生殖神经内分泌系统的性别分化发生后，女性垂体对 GnRH 的 LH 反应比男性剧烈 [41]。这种性别差异可能由胎儿睾丸激素的负反馈调控引起。任何环境化学物质的干扰都可能引起男性化不完全、隐睾、尿道下裂和不孕症的增加 [42]。GnRH 驱动力的增加和 LH 的升高自在孕期第三阶段一直持续到 2—3 岁，直至青春期前，LH 维持低水平。中枢性早熟是 GnRH 过早重新激活的结果，其机制尚未阐明。

一种称为 kisspeptin（见下文）的新型 GnRH 激活神经肽的突变可以持续性激活 kisspeptin 受体，并导致性早熟 [43]。此外，N- 甲基 -d- 天门冬氨酸（NMDA）的长期暴露可诱导青年大鼠和猴子发生性早熟 [44, 45]，表明谷氨酸盐可能参与部分性早熟的发生。最近，一种名为 *MKRN3* 的基因突变，编码的 makorin 环指蛋白 3 可导致性早熟。中枢性性早熟家系的基因筛查研究发现 *MKRN3* 功能缺失突变呈父系遗传 [46]。这种蛋白与泛素化和细胞信号传导有关，是青春期进展的负调节因子，有证据提示，在啮齿类动物的青春期过渡期，下丘脑中 *MKRN3* 的表达减少。

GnRH 激动剂类似物通过性腺激素脱敏为性早熟提供了一种最有效的治疗方法，其长期使用可以推迟青春期（见第 121 章）。另一方面，用 GnRH 脉冲疗法可以有效地治疗青春期延迟（见第 122 章）[9]。青春期早期夜间出现 FSH：LH 比值增加和高脉冲频率，提示此时 GnRH 脉冲频率较低。

如前所述，在成年女性中，GnRH 脉冲频率在卵泡期较高，在黄体期较低。脉冲频率失调会导致不排卵。在多囊卵巢综合征中，LH（GnRH）脉冲频率较高，导致 LH 升高、LH：FSH 比值增加、雄激素血症、卵泡发育受损和不排卵 [47]。肥胖的下丘脑性闭经和神经性厌食患者表现为 LH（GnRH）低脉冲频率，通过阿片类受体拮抗药的可以逆转此现象 [48, 49]。

营养、感染、身体和慢性疾病应激都会干扰 GnRH 的分泌。食物摄取减少可降低 LH 脉冲 [50]，感染相关因子如脂多糖和 TNFα 可以降低 LH 脉冲 [51, 52]，这可能是通过增加了阿片类物质和减少 GnRH 神经元的谷氨酸输入实现。慢性病时 LH 分泌减少 [53]。

二、促性腺激素释放激素及其类似物的生物合成与结构

（一）生物合成

GnRH 1 基因由 4 个外显子和 3 个内含子组成，位于染色体 8p11.2-p21 上，表达于下丘脑中 [54, 55]。该基因的第一个外显子不翻译，由 61 个碱基对（bp）

组成。第二个外显子编码 GnRH 十肽和 GnRH 相关肽（GAP）的最初 11 个氨基酸残基。第三个外显子编码之后的 32 个 GAP 残基，第四个外显子编码其余 13 个 GAP 残基、翻译终止密码子和整个 160bp 3′ 非翻译区（UTR）。

GnRH 1 mRNA 转录本编码 92 个氨基酸的前体蛋白 [4, 56]。最初的 23 个氨基酸形成了一个具有分泌蛋白特征的信号序列。信号肽的裂解产生一个 N 端谷氨酰胺残基，经过自发的环化反应生成焦谷氨酸。GnRH 十肽后接 GKR（Gly-Lys-Arg）序列和 56- 肽 GAP。GKR 序列被碱性氨基酸内切酶切割，剩余甘氨酸成为前一个甘氨酸酰胺化的供体。GAP 的确切功能尚不清楚，但有人认为它具有 FSH 释放活性 [57]，并可以抑制催乳素的释放 [56]。但也有研究提示其不具备催乳素释放的抑制能力，其发生移码突变的不孕患者催乳素血浆水平正常 [58]。

GnRH 基因的第二种形式（*GnRH 2*）已经被成功克隆，其并定位于 20p13[59]。它由 4 个外显子和 3 个内含子，通过预测得知其前体序列类似于 GnRH 1 前体。由于其正常表达无法补偿发生移码突变而破坏 GnRH 1 翻译的患者的不孕状态，推测 GnRH 2 并不参与促性腺激素调控 [59]。

（二）GnRH 的一级结构

随着哺乳动物 GnRH 1 结构的阐明及脊椎动物下丘脑提取物的研究表明，哺乳动物的 GnRH 结构相同。当然，这一结论基于针对下丘脑提取物肽类的低分辨凝胶过滤色谱和缺乏特异性的抗体实验。考虑到缩宫素和血管加压素肽家族存在结构多样性，目前认为 GnRH 在不同物种间可能也存在多态性 [60]。针对哺乳动物 GnRH 序列特异性抗血清和离子交换色谱的研究发现 GnRH 在于不同脊椎动物中存在多种形式 [60, 61]。这个理论为鸡下丘脑（chicken 1GnRH）中新型 GnRH 的分离奠定了基础，其第 8 位谷胱甘肽取代了精氨酸（图 115-2）[62, 63]，目前已在脊椎动物、原脊索动物和软体动物中鉴定出了 63 种 GnRH 结构变体（图 115-2）[64-70]。这些不同结构代表了 6 亿年来的"自然实验"，并为我们提供了对功能保留有重要作用残基。这些 GnRH 末端结构域和羧基结构域高度保守。此外，非手性氨基酸甘氨酸在所有颌类脊椎动物 GnRH 在第 6 位高度

保守（图 115-2），这有助于形成折叠的 βⅡ′ 型转向构象，使 GnRH 的氨基端和羧基端结构域与受体结合时紧密相邻（图 115-3）。有趣的是，在无颌鱼类（七鳃鳗）和原脊索动物（海鞘鱼类）中，GnRH 在第 6 位存在手性氨基酸，阻碍了其折叠构象，在这些物种中，GnRH 肽以更广泛的构象与受体结合（见下文）。在脊椎动物中，GnRH 序列是一个基因的单一拷贝，通过酶切形成活性 [4, 56, 71]。相反，多个 GnRH 序列在原脊索动物中呈串联编码 [66]。脊椎动物 *GnRH* 基因序列的系统发育分析将其分为 4 个不同的家族：GnRH 1 家族，其结构高度可变（主要是促垂体的形式）；GnRH 2，从硬骨鱼到人类，其结构上完全保守，扮演着神经调节剂的角色；GnRH 3，是硬骨鱼前脑中的保守结构；GnRH 4，即七鳃鳗 GnRH 形。七鳃鳗 GnRH 在人脑中存在的观点 [72] 被更广泛的研究所否定 [73]。

（三）GnRH 的三级结构

第 6 位的非手性甘氨酸促进了脊椎动物 GnRHβⅡ′ 型转向构象，而第 6 位带有手性氨基酸的原脊索动物 GnRH 在脊椎动物 GnRH 受体上的活性非常差 [74]，但当第 6 位发生甘氨酸取代后，其活性增加 10 倍以上 [70]。相反，大多数原脊索动物 GnRH 受体不能区分不同氨基酸残基的 GnRH [75]，表明肽类能够以普适构象与受体结合位点相互作用，在颌类脊椎动物进化之后，折叠构象需要与 GnRH 相互作用的受体进化。结合离子迁移质谱和分子模型对 GnRH 分析发现，βⅡ′ 型转向构象形成倾向（如哺乳动物的 GnRH 和 Gly^6 取代的 GnRH）在脊椎动物受体上亲和力更高 [70]。这些发现表明，在进化过程中甘氨酸取代手性氨基酸有助于 GnRH 对受体结合的更严格构象，这种单氨基酸替换远离配体的功能域但对其结构和活性有显著影响 [70]。

在缺乏 GnRH 晶体结构的情况下，利用荧光光谱 [77]、结构域特异性抗体 [78]、构象记忆学习 [79]、磁共振成像（NMRI）[80, 81] 等间接研究证实了哺乳动物 GnRH 1 的折叠结构。磁共振研究（PDB 代码：1YY1）描述了 GnRH 的三维结构。

（四）GnRH 类似物

D- 氨基酸取代 Gly^6 大大增强了 GnRH 的 βⅡ′ 型

		1	2	3	4	5	6	7	8	9	10
颌类脊椎动物	哺乳动物	pGlu	His	Trp	Ser	Tyr	Gly	Leu	Arg	Pro	Gly	NH₂
	豚鼠	pGlu	Tyr	Trp	Ser	Tyr	Gly	Val	Arg	Pro	Gly	NH₂
	鸡 I	pGlu	His	Trp	Ser	Tyr	Gly	Leu	Gln	Pro	Gly	NH₂
	蛙属 d.	pGlu	His	Trp	Ser	Tyr	Gly	Leu	Trp	Pro	Gly	NH₂
	海鲤	pGlu	His	Trp	Ser	Tyr	Gly	Leu	Ser	Pro	Gly	NH₂
	鲑鱼	pGlu	His	Trp	Ser	Tyr	Gly	Trp	Leu	Pro	Gly	NH₂
	青鳉	pGlu	His	Trp	Ser	Phe	Gly	Leu	Ser	Pro	Gly	NH₂
	鲶鱼	pGlu	His	Trp	Ser	His	Gly	Leu	Asn	Pro	Gly	NH₂
	鲱鱼	pGlu	His	Trp	Ser	His	Gly	Leu	Ser	Pro	Gly	NH₂
	角鲨	pGlu	His	Trp	Ser	His	Gly	Trp	Leu	Pro	Gly	NH₂
	鸡 II	pGlu	His	Trp	Ser	His	Gly	Trp	Tyr	Pro	Gly	NH₂
无颌鱼类	七鳃鳗 III	pGlu	His	Trp	Ser	His	Asp	Trp	Lys	Pro	Gly	NH₂
	七鳃鳗 I	pGlu	His	Tyr	Ser	Leu	Glu	Trp	Lys	Pro	Gly	NH₂
原索动物/被囊动物	龟甲海鞘 I	pGlu	His	Trp	Ser	Asp	Tyr	Phe	Lys	Pro	Gly	NH₂
	龟甲海鞘 II	pGlu	His	Trp	Ser	Leu	Cys	His	Ala	Pro	Gly	NH₂
	海鞘 I	pGlu	His	Trp	Ser	Tyr	Ala	Leu	Ser	Pro	Gly	NH₂
	海鞘 II	pGlu	His	Trp	Ser	Leu	Ala	Leu	Ser	Pro	Gly	NH₂
	海鞘 III	pGlu	His	Trp	Ser	Asn	Gln	Leu	Thr	Pro	Gly	NH₂
	海鞘 IV	pGlu	His	Trp	Ser	Tyr	Gln	Phe	Met	Pro	Gly	NH₂
	海鞘 V	pGlu	His	Trp	Ser	Tyr	Gln	Tyr	Met	Pro	Gly	NH₂
	海鞘 VI	pGlu	His	Trp	Ser	Lys	Gln	Tyr	Ser	Pro	Gly	NH₂
	海鞘 VII	pGlu	His	Trp	Ser	Asn	Lys	Leu	Ala	Pro	Gly	NH₂

▲ 图 115-2　**GnRH 结构变体的原始氨基酸序列经过了将近 6 亿年的进化**

框线区域表示的是保守的氨基末端和羧基末端残基，这些结构与受体结合、激活有关。GnRH 分子依据最初被发现的物种而命名，但一种 GnRH 可以代表多个物种。例如，哺乳动物的 GnRH 也存在于两栖动物和原始的鱼类。同样的，鸟类的 GnRH 存在于大多数脊椎动物中，包括人类。章鱼的 GnRH 和附加的 Ciona GnRH 分别由 12 个 16 个氨基酸组成，但都含有保守的氨基末端和羧基末端（资料引自 Barran PE，Roeske RW，Pawson AJ，et al：Evolution of constrained GnRH ligand conformation and receptor selectivity，*J Biol Chem* 280：38569-38575,2005.）

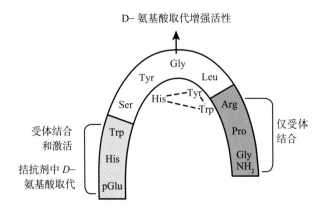

◀ 图 115-3　**促性腺激素释放激素（GnRH）与 GnRH 受体结合的折叠构象示意图**

分子在第 6 位的甘氨酸处弯曲，在这一位点用 *D*- 氨基酸取代（如 GnRH 激动剂和拮抗剂类似物）可以稳定折叠结构，增加亲和力，降低代谢清除率。N 末端和 C 末端参与受体结合。N 末端参与受体激活，这个区域的取代产生将拮抗剂。结构下方所示的残基是 GnRH2 取代物，它们可能形成三个稳定的相互作用，因此 *D*- 氨基酸取代不会像 GnRH 1 中那样增强活性折叠构象倾向，这种构象使它与同源受体结合 [76, 82, 83]。并大大提高了亲和力、增强了激动效力。此外，这种取代还可抵抗裂解 Gly^6-Leu^7 键的肽酶。用体积大的疏水侧链（如 D-Trp）取代 D- 氨基酸也有助于其与血浆蛋白结合，从而降低肾脏清除率、延长半衰期。用 N- 乙基酰胺或氮杂甘氨酸取代羧基 Gly-NH_2 可保护羧肽酶，并与一些激动剂结合。图 115-4 显示了具有这些类似物的 GnRH 治疗激动剂的结构。

GnRH 的 -NH_2 末端残基在受体激活中起着至关重要的作用，用 D- 氨基酸和大的亲水侧链取代这些残基，加上 Gly^6 的 D- 氨基酸取代和 Gly^6-NH_2 的 D-Ala-NH_2 取代将产生高亲和力（小于 1nm）和高效拮抗剂（图 115-3 和图 115-4）。

尽管有上述性能改善，GnRH 类似物的代谢清除率仍然较高，且不具有口服生物利用度。通过嵌入或生产类似物具有缓释微晶或凝胶性质，目前已克服了快速代谢清除，并制备了长效注射生物制剂。这些制剂在一次注射后有效期可长达 1～12 个月。

虽然肽类 GnRH 类似物是高效的治疗药物，但为了减少注射给药，人们一直致力于开发口服活性小分子拮抗药，这些口服药物停药简单，使间歇性治疗成为可能。口服小分子药物为个体化用药提供便利，在治疗疾病、改善症状（如子宫内膜异位症）的同时可以部分抑制类固醇激素作用，以避免骨质丢失和其他与类固醇水平相关的不良反应。已有小分子 GnRH 拮抗药进入人体试验阶段 [64, 84]，部分已用于临床 [85, 86]。

三、临床应用

（一）脉冲性 GnRH（刺激性）

以小时脉冲（模拟下丘脑分泌）给予天然 GnRH 可有效治疗促性腺激素功能低下型性腺功能减退症（如神经性厌食症、下丘脑闭经和 Kallmann 综合征）、隐睾（隐睾症）和青春期延迟（图 115-5）。

（二）GnRH 类似物（抑制性）

GnRH 类似物被广泛用于多种疾病治疗，年销售额超过 20 亿美元。GnRH 激动药的长期应用可诱导性腺激素脱敏、抑制促性腺激素分泌，从而抑制性腺性类固醇激素和配子发生（图 115-5）。这是一个需要 1～2 周的缓慢过程，同时在脱敏发生前诱导刺激。相比之下，GnRH 拮抗药能立即抑制促性腺激素，其下降速度等于其半衰期。因此，GnRH 拮抗药能迅速抑制类固醇激素的分泌。用于激素依赖性疾病的治疗—包括前列腺癌、乳腺癌和卵巢癌、子宫内膜异位症、子宫肌瘤、性早熟、多囊卵巢综合征 [25, 87-90] 和急性间歇性卟啉症（图 115-5）。

促性腺激素释放激素激动药和拮抗药广泛用于抑制内源性促性腺激素，在不孕症的体外受精（IVF）治疗中用于诱导排卵。这种方法可以募集更多的卵母细胞，并避免因成熟前 LH 激增而导致卵母细胞丢失。GnRH 拮抗药也有望成为新一代避孕药的补充性激素 [84, 91, 92]。

四、促性腺激素释放激素的其他作用

尽管 GnRH 的主要功能是调节促性腺激素，但该激素及其受体在许多其他组织中也有表达以来，这一点在过去的 30 年的研究中得到证实。这些组织包括床前胚胎、胎盘、子宫内膜、性腺、中枢神经系统和外周神经系统，许多非生殖组织（如胰腺、眼睛和嗅上皮），以及许多癌症和免疫细胞 [1, 64, 82, 83, 93-95]。GnRH/GnRH 受体在下丘脑外组织中的发生及其作用在这里将不再讨论。我们将集中探讨 GnRH 对性行为和抑制癌细胞增殖的作用。

（一）GnRH 对性行为和食欲的影响

GnRH 1 和 GnRH 1 类似物及 GnRH 1 的片段多年前就被证明可以刺激雌性大鼠的脊柱前突 [96]。GnRH 2 可刺激环鸽的求偶行为 [97]，能诱导麻雀的雌性引诱 [98]。GnRH 也可刺激金鱼产卵 [99]。另一项研究表明，GnRH 2 处理雌性绿鬣蜥可以刺激雄性性行为 [100]。在绿鬣蜥中 [101]，GnRH 也能刺激生殖行为。这些发现提示应对 GnRH 在哺乳动物繁殖行为中的作用进行更详细地探索。GnRH 2 刺激雌性臭鼩的性行为，而 GnRH 1 则不能 [102]。此外，哺

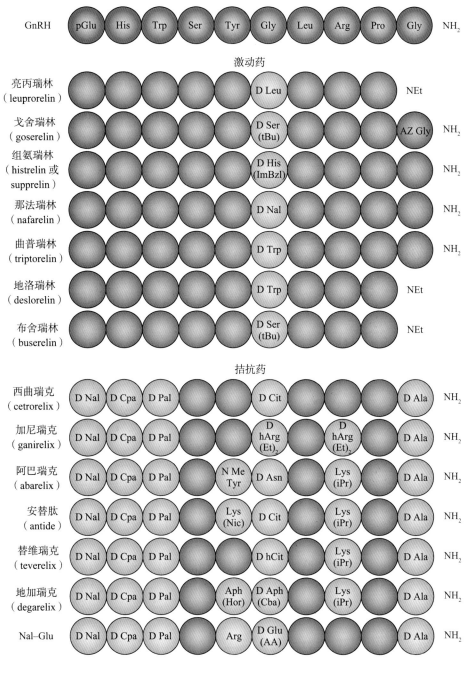

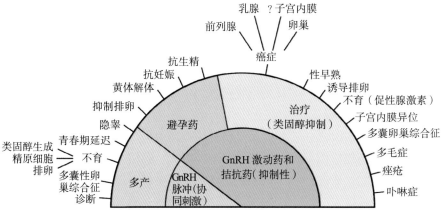

◀ 图 115-4　临床常用和研发中的促性腺激素释放激素（GnRH）激动药和拮抗药的肽类似物

哺乳动物 GnRH 的氨基酸序列用紫色圆形表示，替代序列用棕色圆圈表示。所有类似物都存在第 6 位上的 D- 氨基酸替代，以便于分子折叠、增强结合亲和力及减少分子降解。羧基末端的替代物可进一步减少分子降解。所有类似物氨基末端都存在与受体激活相关的替代结构域（引自 Millar RP, Newton CL: Current and future applications of GnRH, kisspeptin and neurokinin B analogues, *Nat Rev Endocrinol* 9:451-466, 2013.）

◀ 图 115-5　促性腺激素释放激素（GnRH）类似物的临床应用

引自 *Millar RP, King JA, Davidson JS, et al: Gonadotropin- releasing hormone-diversity of functions and clinical applications. S Afr Med J. 72: 748-755, 1987.*

乳动物 I 型 GnRH 受体的拮抗药（GnRH 受体 II 型 GnRH 受体的拮抗药可刺激雌性臭鼩的性行为，这表明这种效应由 II 型受体介导的 [103]。这一结论进一步得到了以下证据的支持：安替肽（antide）是 I 型受体的拮抗药，但对 II 型受体无效，对 GnRH 2 的行为刺激没有影响。这些影响只有在饥饿后体现。值得注意的是，GnRH 2 本身可以抑制臭鼩的摄食 [103, 104]。因此，在正常条件下，当动物饱餐时，内源性 GnRH 2 最大限度地刺激性行为，外源性 GnRH 2 无效。在限制摄食的动物中，中脑 GnRH 2 分泌减少，此外源性 GnRH 2 可以恢复性行为。因此，GnRH 2 在刺激生殖行为和抑制摄食方面存在双重作用。因此，GnRH 2 在整合营养状况和生殖功能方面起着关键作用，这对生存至关重要。GnRH 系统在营养和生殖之间的关系中的参与似乎有着古老的进化起源，我们发现，在秀丽隐杆线虫的神经分泌运动神经元中，GnRH 受体同源体表达，该神经元整合了摄食和生殖（Swanson 等，未发表的手稿）。

这些研究表明 GnRH 2 对灵长类动物可能也有效。关于 GnRH 2 对去势雌性狨猴感觉性行为影响的研究 [105] 表明，在没有雌激素替代的情况下，1μg 和 10μg 剂量的 GnRH 2 脑内灌注刺激了雌性狨猴的回顾性。在雌激素替代物存在的情况下，这种效应消失。因此，与臭鼩摄食的效果相似，雌激素可能激活了 GnRH 2 系统，而外源性 GnRH 2 的作用较弱。在臭鼩实验中，我们发现 GnRH 拮抗药抑制 I 型 GnRH 受体，但在 II 型 GnRH 狨猴受体上起激动剂的作用，它能刺激雌性狨猴的回顾性行为，而 GnRH 1 无效。因此，GnRH 类似物对性行为的药理作用与刺激促性腺激素的作用存在明显差异。对于绒猴来说，这种差异是由于两种不同的同源受体（I 型和 II 型）参与，这两种受体已经被克隆并显示出不同的药学活性。臭鼩体内存在两种受体参与的调控系统，（morga 等，未发表的手稿）。相反，多年前描述的 GnRH 类似物对大鼠行为影响 [96] 的异常药理学不能通过 II 型 GnRH 受体介导，因为它在大鼠基因组中不存在 [106]。因此，细胞内环境不同时，I 型受体可能表现出不同的药理学作用（见后文配体诱导选择性信号传导部分）。最近对 GnRH 2 和 II 型 GnRH 受体失活点突变和缺失的研究表明，这些突变和缺失在不同物种的驯化过程中呈现选择性 [107]。

（二）直接抑制癌细胞生长

GnRH 激动药广泛用于治疗性激素依赖性癌症。长期服用这些激动药可诱导垂体促性腺激素脱敏，减少性激素分泌减少和改善疾病 [87-90]。然而，许多研究也提示了 GnRH 类似物对癌细胞的直接抑制作用 [1, 90, 108]。

绝经后乳腺癌妇女对 GnRH 类似物的反应 [109] 表明，GnRH 类似物具有直接的抗增殖作用，其作用独立于其降低性激素的作用。在乳腺癌组织中存在的 GnRH 受体以及在乳腺癌细胞系中显示的 [110] GnRH 类似物 [111-113] 抗增殖作用支持这一观点。GnRH 类似物的抗增殖作用和 GnRH 受体的表达现已在许多生殖道肿瘤细胞系中得到证实，其中包括前列腺癌、子宫癌和卵巢癌及非生殖道肿瘤 [108, 113-117]。这可能与 GnRH 在性腺轴上的作用相反，通过 $G\alpha_{q/11}$ 蛋白介导，这些对肿瘤细胞的抗增殖和凋亡作用被认为是通过 Gαi 蛋白 [118-120]、c-Src 的局部黏附复合物、JNK 和 P38 激酶介导的 [116-120]。其他与抗增殖作用有关的机制也参与这一过程，包括通过降低生长因子及其受体的表达、激活磷酸酪氨酸磷酸酶 [118] 来降低生长因子的作用，以及抑制 Akt 和 60s 酸性核糖体磷酸蛋白来调节细胞生存和蛋白合成 [121-126] 等途径。一系列 GnRH 类似物在稳定表达 GnRH 受体的癌细胞株和模式 HEK293 细胞中的抗增殖、凋亡作用的选择性与它们对促性腺激素分泌的影响有很大不同 [120]。我们将这种现象描述为配体诱导的选择性信号转导（LiSS）[64, 120, 127]，现在也称为偏置信号。GnRH 2 在抑制细胞生长方面比 GnRH 1 更有效，而 GnRH 2 在刺激促性腺激素分泌的 $G\alpha_{q/11}$ 通路方面不如 GnRH 1 [128-130]，一个极端情况是，拮抗药 135-25 仅具有 $G\alpha_{q/11}$ 拮抗活性，但其可以通过 Gαi 抑制细胞生长 [120]。许多促性腺激素 GnRH 受体的拮抗药在以 GnRH 激动剂形式抑制肿瘤细胞系生长 [111, 120, 131-133]。

由于抗增殖作用由不同于促性腺激素的不同信号途径介导的，因此，利用表达大鼠或人 GnRH 受体的 HEK293 细胞模型系统进行 GnRH 类似物抑制细胞增殖的结构 - 活性关系（SAR）的研究。由于

GnRH 2 比 GnRH 1 具有更强的抗增殖活性，在这一研究中，将 GnRH 2 中的 3 种氨基酸（His[5]、Trp[7] 和 Tyr[8]）整合到合成的 GnRH 1 肽中，并比较了其抗增殖（Gαi）和肌醇磷酸酯（Gα$_{q/11}$）活性。研究表明，GnRH 1 中 Arg[8] 被 Tyr[8] 取代可以选择性抑制细胞生长最强的单体[134]。在大鼠 GnRH 受体表达体系中，[Tyr[8]]GnRH 1 生成 IP 的效能与 GnRH 1 低 30 倍以上，但在抑制细胞生长方面其效能是 GnRH 1 的 4 倍。

增强选择性抑制细胞生长的可能机制是，Tyr[8] 取代 Arg[8] 使配体和受体结合构象发生变化，可以更好地稳定在活性状态，介导抗增殖 / 凋亡效应。GnRH 1 和 GnRH 2 与 GnRH 受体模型[135] 作用位点研究表明，Arg[8] 与受体的 Asp[302] 结合（见下文），但当 GnRH 2 与受体结合后，Tyr[8] 远离 Asp[302]，与细胞外环 2 中残基接触，稳定了受体构象[1]。

五、GnRH 受体

（一）GnRH 受体一级结构

Tsutsumi 等完成了哺乳动物 GnRH 受体的首次克隆[136]，他们成功提取了 αT$_3$ 小鼠性腺细胞系中的 GnRH 受体 mRNA。其后，所有主要脊椎动物及脊椎动物的原脊索动物祖先的现代代表物种中也相继发现了 GnRH 受体[64]。人类只有一种功能型 GnRH 受体和两种内源性配体（GnRH 1 和 GnRH 2），但大多数脊索动物和脊椎动物物种拥有两种或三种类型的 GnRH 配体和受体共存[64]。包括人类、黑猩猩、大鼠、小鼠、牛和绵羊在内的部分哺乳动物中，Ⅱ 型 GnRH 受体被终止密码子和移码缺失所沉默[107]。

GnRH 受体是经典的 G 蛋白偶联受体（GPCR），由细胞外环（ECL）和细胞内环（ICL）构成 7 次跨膜结构域（TM）。它们是 GPCR 的 A 类视紫红质家族成员，具有视紫红质超家族保守氨基酸残基的特征（图 115-6）。

这些保守的氨基酸具有视紫红质家族 GPCR 中同源氨基酸编号的特征。TM 1 中保守的 N[53] 被命名为 N[1.50（53）]，之前的氨基酸为 1.49、1.48，其后的氨基酸为 1.51、1.52 等。类似地，TM2 中保守的 N[87] 被命名为 N[2.50（87）]。

人类和所有哺乳动物垂体 GnRH 受体（定义为 Ⅰ 型 GnRH 受体）[64] 的特征是缺乏 GPCR 中特有的羧基末端。而哺乳动物（Ⅱ 型）和非哺乳脊椎动物和原脊索动物的所有其他 GPCR 和 GnRH 受体存在羧基末端，并可与细胞内蛋白（如 β-arrestin）结合，从而调控细胞内信号的内化和转导。

几乎所有的 GPCR 都能激活 G 蛋白，符合 GPCR 共享共同的蛋白质折叠和激活机制的特点。视紫红质[137] 与 β$_1$[138] 和 β$_2$[139, 140] 肾上腺素受体的三维结构的整体拓扑结构非常相似。然而，β 肾上腺素受体的结构与视紫红质明显不同，提示这类 GPCR 中存在受体特异性结构特征[141]。许多 GPCR 的晶体结构现已被解析。人类和其他哺乳动物的 GnRH 受体除了没有羧基末端外，还具有一些不寻常的特征，例如 TM 2 和 TM 7 中 Asp[2.50]-Asn[7.49] 的相互交换，这些在其他 GPCR 中高度保守（图 115-6）。我们发现，Asn[2.50（87）] 突变为 Asp 会破坏受体功能，但在小鼠 GnRH 受体中，Asp[7.49（318）] 突变为 Asn，重现了在其他 GPCR 中发现的排列方式，恢复配体结合功能[142]。这种突变恢复配体结合能力的现象表明，TM 2 和 TM 7 中两个残基的侧链在维持受体结构方面具有互补作用，在受体螺旋束中占据相同的微环境。随后在牛视紫红质[143] 和 β$_2$ 肾上腺素受体[140] 的晶体结构研究发现，这些残基确实能够通过水分子相互作用，验证了 GnRH 受体模型。值得注意的是，这种 TM 2/TM 7 抗性交换阻止了人类 GnRH 受体通过小 G 蛋白 ARF 和 RhoA 偶联到磷脂酶 D，这意味着受体构象依赖性信号选择性[144]。

（二）GnRH 受体的三级结构

以牛视紫红质的高分辨率晶体结构为模板，通过同源性建模可以获得 GnRH 受体的三维结构信息[130, 135, 145, 146]。最近用的 β$_1$ 肾上腺素能[138] 和 β$_2$ 肾上腺素能的晶体结构[139, 140]，受体和无配体的视蛋白[147] 为 GnRH 受体的模型化提供了替代模板。我们建立了人类 GnRH 受体的同源模型，该模型通过实验确定的受体分子间和分子内相互作用以及能量最小化与分子动力学模拟相结合进行了改进[130]。该模型揭示了实验确定的 Asn[1.50（53）]-Asn[2.50（87）]-Asp[7.49（319）] 之间、Asp[2.61（98）]-Lys[3.32（121）] 之间、Asp[3.49（138）]-Arg[3.50（139）]

之间存在氢键（图 115-6 和 115-7）。这个模型提示人类 GnRH 受体 TM 7 结构域之间存在潜在的分子内结合位点，这些结构域涉及受体折叠、三级结构配置和受体激活。利用分子模型指导的定点突变，已经鉴定出了分子内受体调节受体构象状态的相互作用（图 115-7），说明配体结合选择性和信号有效性。TM 结构域细胞内片段的某些残基突变为 Ala [Met$^{3.43(132)}$、Met$^{5.54(227)}$、Phe$^{6.40(272)}$、Phe$^{6.44(276)}$ 和人类 GnRH 受体的 Ile$^{7.52(322)}$] 增加了 GnRH-2 的配体结合亲和力，但对 GnRH 1 的结合亲和力几乎没有影响[135]。在 Cys$^{6.47(279)}$ 和 Asn$^{7.45(315)}$ 的突变中观察到类似的表型[130]。我们提出了一个模型解释这些残基构成受体分子内变构网络。残基突变破坏分子内相互作用，改变受体构象状态，改变配体结合和信号选择性。下文将更深入地讨论这一内容。

（三）配体结合和受体激活

哺乳动物 GnRH 受体氨基酸残基的系统性和分子模型导向的定点突变在识别假定的配体接触位点方面取得了相当大的进展（图 115-6 和图 115-8A）[1, 64, 148, 149]。GnRH 1 的 β II′ 型转弯构象（源自 NMR 结构；PDB 代码：1YY1）引入受体模型中，并包含所有实验确定的受体结合位点（图 115-8B）。分子对接显示 GnRH 1 与受体之间的分子间相互作用，包括 pGlu^1 与 Asn^{212} 相互作用，His^2 与 Lys^{121}/Asp^{98} 相互作用，Tyr^5 与 Tyr^{290} 相互作用，Arg^8 与 Asp^{302} 相互作用，以及 Pro^9–Gly^{10}NH^2 与 Arg^{38}/Trp^{101}/Asn^{102} 相互作用（图 115-8B）。当 GnRH 2 通过相同的分子间相互作用（His^2 与 Lys^{121}、Pro^9–Gly^{10}NH$_2$ 与 Arg^{38}、Trp^{101} 和 Asn^{102}、His^5 与 Tyr^{290}）引入受体模型时，GnRH 2 的 Tyr^8（与 GnRH-1 的 Arg^8 不同）远离 Asp^{302}，朝向 ECL 2[1, 134, 149]。因此，我们提出 GnRH 1 的 Arg^8 和 ECL 3 的 Asp^{302} 之间以及 GnRH 2 的 Tyr^8 与 ECL 2 中的残基之间的不同分子间相互作用在不同信号能力的不同受体活性构象方面起着重要作用（见下文）。

对于 GPCR，配体介导的受体激活的分子机制尚未完全阐明。要充分理解 GPCR 激活的结构基础，

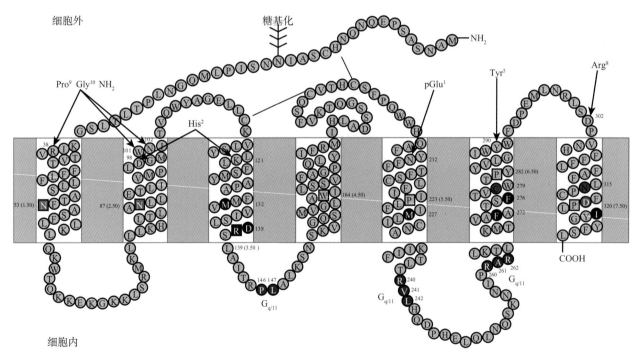

▲ 图 115-6 人类促性腺激素释放激素（GnRH）受体的二维结构示意图

TM 7 结构域由 3 个 ECL 和 3 个 ICL 相连。图中标注出了二硫键和糖基化位点。在 GPCR 的类视紫红质家族中，方框中的残基高度保守，使用 Ballesteros 和 Weinstein 的命名法将其命名为 N^{50}，其中 N 是 TM 结构域的数目。红色部分是配体结合残基。相同颜色部分是形成分子内相互作用的残基。紫色部分是 G$_{q/11}$ 偶联的残基。GnRH 1 受体结合部位以红线表示。ECL. 细胞外环；GPCR. G 蛋白偶联受体；ICL. 细胞内环；TM. 跨膜（引自 Ballesteros JA, Weinstein H. *Integrated methods for the construction of three-dimensional models and computational probing of structure-function relations in G protein-coupled receptors. Methods Neurosci 1995;25:366-428.*）

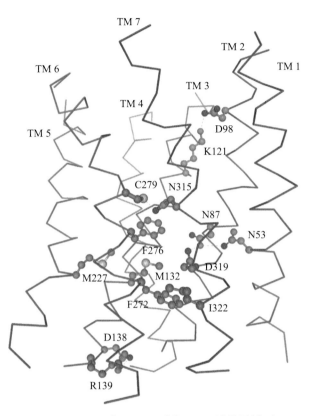

▲ 图 115-7　人 GnRH 受体 TM 7 结构域模型

该模型显示了实验确定的受体分子内氢键相互作用：Asn^{53}-Asn^{87}-As^{319}、Asp^{98}-Lys^{121}、Asp^{138}-Arg^{139}、Cys^{279}-Asn^{315}，以及疏水相互作用：$Metl^{32}$-Phe^{272}-Ile^{322}（以及周围残基 Met^{227} 和 Phe^{276}）。GnRH. 促性腺激素释放激素；TM. 跨膜

需要具有激动剂及其 G 蛋白结合的活性受体构象状态的高分辨率结构[140]。简言之，激动剂与受体的初始结合诱导 TM 7 螺旋的受体结构重排，如旋转和向外运动导致细胞质表面受体的相互作用位点暴露于细胞内包括 G 蛋白或非 G 蛋白信号转导伴侣效应蛋白。在 TM 6 中观察到一个大约旋转 30°，向外运动 8° 的可变结构[150]。β_2 肾上腺素受体中高度保守的 $Trp^{6.48}$（及其周围残基）被认为是调节 TM 6 前扭结的旋转式"拨动"开关[151]。无配体视蛋白的晶体结构显示了 TM 3 和 TM 7、TM 5、6 和 7 的保守 E/DRY 结构的显著变化。与先前的观察结果一致[152]，TM 6 的胞内端向外倾斜 6～7Å。因此，视蛋白结构变化是 GPCR 活性状态的一部分原因[147]。最近，激动剂占据单体 β_2 肾上腺素受体和无核苷酸 Gs 异三聚体的晶体结构已构建。受体与 Gs 之间的主要相互作用涉及 Gs 的氨基端和羧基端 α 螺旋，构象变化转导入核苷酸结合囊中。β_2 肾上腺素受体的最大构象变化包括 TM 6[153] 的胞质端发生 14-Å 向外运动。

　　通过对影响 GnRH 受体功能的突变分析可以深入了解受体激活的机制。$Met^{3.42（132）}$ 和 $Phe^{6.40（272）}$（及其周围残基）的突变降低了受体的表达，但显著提高了突变受体的信号传导效率，表明这些残基形成分子内接触，使受体稳定在失活状态，但在受体激活过程中被破坏[135]。$Cys^{6.47（279）}$ 和 $Asn^{7.45（315）}$

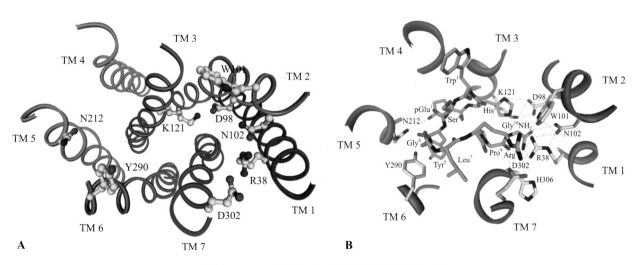

▲ 图 115-8　GnRH1 受体结合位点和分子对接

A. 人类 GnRH 受体分子模型及受体结合位点的定位。B. 由核磁共振成像技术证实的 GnRH 1 分子的 βⅡ构象简化而来的受体模型，标注了基础试验已证实的 GnRH 与其受体分子间的相互作用，包括 $pGlu^1$ 与 Asn^{212}，His^2 与 $Lys^{121'}/Asp^{98}$，Tyr^5 与 Try^{290}，Arg^8 与 Asp^{302}，$Pro^9Gly^{10}NH_2$ 与 $Arg^{38}/Trp^{101}/Asn^{10}$

存在类似的作用[130]。已证明 Cys6.47（279）的等效残基参与了 β₂ 肾上腺素受体旋转异构体"切换"开关（见上文）[151]。GnRH 受体 E/DRY 基序中 Asp3.49（138）的突变也增加了受体信号传导效率[154]，表明这个残基在受体激活中起着重要作用，这与视蛋白的晶体结构中该区域的结构变化相一致[147]。部分基因突变增加了突变体受体信号传递效率，某些残基的突变会显著削弱激动剂的对受体的激活（解偶联作用），其中包括 Asn2.50（87）、Arg3.50（139）、Asp7.49（319）和 Tyr7.53（323），表明它们形成分子内相互作用，从而使受体稳定在活性状态。显然，GnRH 与其受体结合触发受体分子内相互作用的重排，从而导致受体活化。

（四）受体偶联

GnRH 激动剂结合 GnRH 受体可激活多种信号转导途径（图 115-9）。在性腺激素中，GnRH 通过 Gαq/11 激活磷脂酶 Cβ（PLCβ），使膜结合的磷脂酰肌醇 4,5- 二磷酸（PIP₂）水解为肌醇 1,4,5- 三磷酸（IP₃）和二酰甘油（DAG），分别激活细胞内钙和激活蛋白激酶 C（PKC）信号。这些进而刺激促性腺激素 LH 和 FSH 的生物合成和分泌。

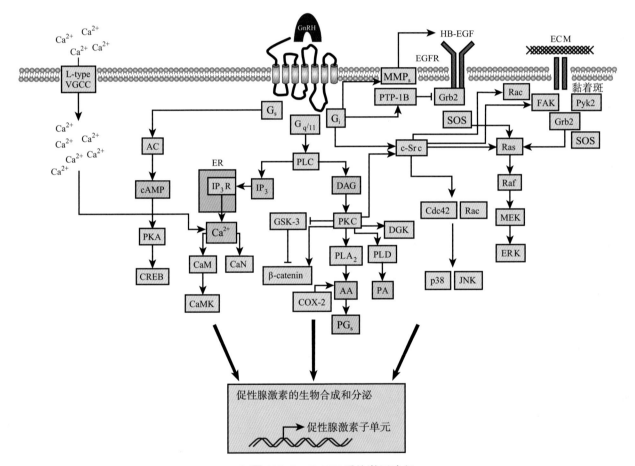

▲ 图 115-9　GnRH 受体激活途径

在垂体促性腺激素中，主要途径是通过 Gq/11 激活 PLC，导致膜 PIP₉ 水解为 DAG（激活 PKC）和 IP₃，它通过激活 IP₃R 触发内质网 Ca²⁺ 释放，GnRH 对 GnRH 受体的占用也导致质膜 L 型电压门控 Ca²⁺ 通道的激活。PKC 激活导致许多信号级联的激活，这些级联导致 ERK、p38 和 JNK 的激活，并导致促性腺激素亚基因转录。细胞内 Ca²⁺ 的升高导致其胞吐。GnRH 受体也能与 Gs 偶联，导致 AC 活化，cAMP 水平升高，PKA 和 CREB 的激活，这两种蛋白在促性腺激素亚基因转录中也起作用。在癌细胞中，与 Gi 偶联可增强 p38 和 JNK 的活性，导致细胞凋亡。在某些类型的细胞中，GnRH 受体的占有可导致 EGFR 的反式激活。已经证实，通过局部黏附复合物响应 GnRH 信号促进细胞骨架重构。AC. 腺苷酸环化酶；cAMP. 环磷酸腺苷；CREB. cAMP 反应元件结合蛋白；DAG. 二酰甘油；EGFR. 表皮生长因子受体；ER. 内质网；ERK. 细胞外信号调节激酶；GnRH. 促性腺激素释放激素；IP₃. 1, 4, 5- 三磷酸肌醇；IP₃R. IP₃ 受体；JNK. c-Jun N 末端激酶；p38. p38 丝裂原活化蛋白激酶；PKA. 蛋白激酶 A；PKC. 蛋白激酶 C；PLC. 磷脂酶 C；PIP₉. 磷脂酰肌醇 1, 4- 二磷酸

Gα$_{q/11}$ 是各种细胞环境中与 GnRH 受体偶联的主要 G 蛋白[155-157]。研究表明，其他 G 蛋白也可以介导 GnRH 受体的作用。用百日咳毒素预处理大鼠垂体细胞可降低 GnRH 刺激的磷酸肌醇产生，提示 Gα$_i$ 或 Gα$_o$ 偶联作用[158]。此外，在卵巢癌[118, 119, 159]、子宫平滑肌肉瘤[119]、子宫内膜癌[118, 160] 和人前列腺癌细胞[117] 中发现了 GnRH 受体与 Gα$_i$ 偶联[117]。用霍乱毒素处理大鼠垂体细胞后，可增强 GnRH 对 LH 的刺激，提示 GnRH 受体与 Gα$_s$ 偶联[161, 162]。在许多其他实验中，也证实了 Gα$_s$ 和 Gα$_i$ 偶联[163-168]。

促进不同异源三聚体 G 蛋白偶联的 GnRH 受体的结构特征是什么？细胞内环和羧基末端与 GPCR 与 G 蛋白的特异性偶联有关，但参与程度因受体而异。因为所有的哺乳动物 I 型 GnRH 受体都缺乏羧基末端，有效的受体 G 蛋白相互作用必须通过一个或多个细胞内环发生。脊椎动物 GnRH 受体中 IC3 羧基末端序列的保守性表明，该区域可能是与主要介质 Gα$_{q/11}$ 偶联的关键。一系列覆盖整个 IC3 序列的盒式替换证实了这一假设（Wakefield 未发表的手稿）。在这个区域内，Ala$^{6.29(261)}$ 被认为是一个重要的偶联残基。当生物胺受体的 IC3 中的等效 Ala 突变为大残基时，受体是组成性活性的[169]。Ala$^{6.29(261)}$ 突变在 GnRH 受体中产生相反的作用，即受体的解偶联，无法生成磷酸肌醇[170]。进化上保守的相邻碱性氨基酸（Arg$^{6.30(262)}$）突变为 Ala 也会导致解偶联（Wakefield，未发表手稿），Arg$^{6.30(262)}$ 的自然突变已被证明在促性腺激素功能低下型性腺功能减退症家族的受体中引起解偶联[171-173]。在表达 GGH3 的 GnRH 受体细胞中过表达大鼠 GnRH 受体 IC3 肽对肌醇磷酸酯的产生和 cAMP 积累的影响表明，该结构域参与了 Gα$_{q/11}$ 和 Gα$_s$ 信号转导途径偶联[174]。

GnRH 受体在 IC2 的 N 端有保守的 DRxxxI/VxxPL 基序，起偶联作用。DRxxxI 元素在受体激活中的重要性与 Pro$^{3.57(146)}$ Leu$^{3.58(147)}$ 有关。Arg$^{3.56(145)}$ 突变为 Pro 导致解偶联[175]，可能与这个突变引入一个已知的受损二级结构的 Pro-Pro 基序相关。最近，在 GPR54 和 α$_{1A}$ 肾上腺素受体中证实了该基序在 GPCR 功能中的重要性[176]。用 Asp 或 Ala 替换保守的 Leu$^{3.58(147)}$，导致 Gα$_{q/11}$ 偶联缺陷[177]，产生与小鼠 GnRH 受体 Arg$^{3.50(139)}$ 突变类似的效应[178]。在 IC1 中，该序列（KKLSR）是一个 Gα$_s$ 识别基序

（BBxxB，其中 B 是碱性氨基酸）；这些残基的某些突变导致环磷酸腺苷（cAMP）生成的解偶联，而不产生磷酸肌醇。

因此，GnRH 受体显然能够与几个 G 蛋白偶联，并通过 3 个胞内环的不同元件激活多个效应器。结果表明，通过 IC2 和 IC3 与 Gα$_{q/11}$ 发生耦合，通过 IC1 与 Gα$_s$ 发生耦合。与 Gα$_i$ 的偶联尚不清楚，但可能与细胞类型、细胞周期阶段或 Gα$_s$ 蛋白的可用性有关。有人认为 Gα$_i$ 活化是 GnRH 在许多癌症中抗增殖作用的基础[120, 159, 179]。

GPCR 的羧基末端通过受体偶联的 G 蛋白来调控下游信号。与哺乳动物 I 型 GnRH 受体不同，但与其他 GPCR 一样，克隆的非哺乳动物和原脊索动物 GnRH 受体都有一个羧基末端[83, 180-183]。哺乳动物 GnRH 受体中没有羧基末端，这与缺少快速脱敏有关[184]，与非哺乳动物和 II 型受体相反，后者表现出快速脱敏。截断、定点突变和"羧基末端交换"的研究[185-188] 已经确定了该区域在偶联、脱敏和受体内化方面的重要性（见下文）。尽管哺乳动物受体缺少羧基末端，TM 7 的羧基末端残基对 Gα$_{q/11}$ 效应器偶联非常重要[189]。所有哺乳动物 GnRH 受体的最后 4 个残基（YFSL）保守，这可能对哺乳动物 GnRH 受体的有效信号转导很重要。

（五）细胞内信号

通过偶联 Gα$_{q/11}$ 和 PKC 激活，GnRH 受体可激活丝裂原活化蛋白激酶（MAPK）的 4 个关键亚家族，即细胞外信号调节蛋白激酶（ERK）、c-Jun N 末端蛋白激酶（JNK）、p38 MAPK 和 big-MAPK（BMK）级联的激活，这已成为综述主题[190]。在促性腺激素 LβT2 细胞系的研究中发现，GnRH 刺激的 ERK 激活可通过激活 Gα$_{q/11}$ 和 Gα$_s$ 诱导 c-fos 和 LHβ 基因的表达[167, 191, 192]，进一步提示 GnRH 受体与多个 G 蛋白的偶联，并激活不同 MAPK 信号级联，通过上述途径调节选择性促性腺激素亚基的表达。LβT2 细胞中 ERK 激活可调控 GnRH 诱导的 LHα 亚基和 β 亚基表达，JNK 通过激活 c-Src 调节 GnRH 刺激的 LHβ 亚基的表达（见参考文献 [191]）。GnRH 引起的细胞内钙水平升高在 LHβ 亚基表达的调节中起重要作用。对 LβT2 细胞的研究表明，GnRH 诱导钙 / 钙调素依赖性激酶 2（Ca/CaMk 2）的激活[193]，Ca/CaMK 2 可

能作用于 LHβ 亚基启动子上的一个或多个 GnRH 敏感转录因子调节 LH 的表达。罗非鱼是一种硬骨鱼，其 LH 和 FSH 分泌的差异调节通过 GnRH 受体信号实现，LHα 亚基和 β 亚基 mRNA 的表达通过激活 ERK 级联增加，而 FSHβ 转录表达的诱导是 ERK 非依赖的，受 cAMP-PKA 信号调控 [194]。

尽管有研究证实位于 FSHβ 启动子近端的两个激活蛋白 -1（AP-1）元件不参与 GnRH 对 *FSHβ* 基因表达的调控，目前有证据提示 1βT2 细胞 ERK-GnRH 偶联可以调节 *FSHβ* 基因的表达 [195]。MAPK-GnRH 偶联激活不仅调节促性腺激素亚单位基因的表达，也调节了 GnRH 受体基因表达。JNK-GnRH 通路激活 AP-1，进而通过 GnRH 受体启动子中的 AP-1 元件驱动内源性 GnRH 受体基因在 αT3-1 细胞中的表达 [196]。

细胞内钙水平的升高，部分来自 IP₃ 激活的细胞内储存池动员，部分源于细胞外钙通过 L 型电压敏感钙通道流入，对于垂体前叶促性腺激素依赖促性腺激素释放的调控至关重要 [157, 197]。

异源三聚体和单体 G 蛋白在不同 GnRH 受体信号转导中的作用已有报道 [198]。GnRH 受体的占位导致细胞黏附性和上层结构形态的显著变化，表现为肌动蛋白细胞骨架重构，这些效应通过 FAK/c-Src/ERK 激活的局灶性黏附复合物介导的，并不依赖 PKC 和细胞内钙的动员 [198]。与此相关，在促性腺激素 LβT2 细胞中黏着斑激酶复合物（特别是黏着斑激酶 Pyk2）在通过 ERK 信号通路调节 LHβ 基因转录中的重要性已被证实 [199]。

c-Src 在许多 GnRH 信号通路中起着重要作用。在 HEK 293 和 LβT2 细胞中，GnRH 介导了 c-Src 和脂质激酶二酰甘油激酶（DGKO-ζ）之间的功能相互作用 [200]。此外，DGK-ζ 的激活在 LβT2 促性腺激素细胞系中具有重要作用，DGK-ζ 的高表达导致 ERK 激活时间缩短，提示内源性 DGK-ζ 在控制促性腺激素亚基基因表达诱导中的潜在作用，GnRH 通过激活 ERK1/2 刺激促性腺激素亚基的表达。这一机制可能是由 DAG 转运到质膜后被 DGK-ζ 水解为磷脂酸，进而导致 DAG 耗竭相关 [200]。

花生四烯酸（AA）通过活性环氧化酶（COX）-2 和特异性 PG 合成酶转化为前列腺素类激素（prostanoid，PG）[201]，GnRH 活化 COX-2 可导致 PG 合成。GnRH 刺激大鼠垂体细胞 AA 释放，随后 12- 脂氧合酶的表达升高，形成 5- 脂氧合酶产物，参与 GnRH 作用 [202, 203]。一种新的 GnRH 信号通路由 PGF₂α 和 FP 受体、PGI₂ 和 IP 受体介导，限制 GnRH 受体的同源调节；然而，PGF₂α 也对 LH 释放有选择性抑制作用 [204]。这一机制可能是垂体促性腺激素对 GnRH 的周期性反应以及哺乳动物卵巢周期中 LH 和 FSH 的非同步释放的基础。

GnRH 刺激 LβT2 促性腺激素细胞系导致 BMP 拮抗药的 mRNA 水平升高，以及成熟的细胞溶质和分泌的 DAN 糖蛋白 [205]。LβT2 细胞中 DAN 的过度表达抑制 GnRH 和激活素协同激活 GnRH 受体基因的表达，但对 GnRH 或激活素刺激的促性腺激素基因表达没有影响，从而揭示了促性腺激素生物合成和分泌协调调节的额外信号机制；这对于卵巢周期中 LH 和 FSH 的非同步分泌至关重要。

GnRH 类似物抑制雄激素依赖性肿瘤细胞增殖的能力表明 GnRH 能够调节雄激素受体（AR）活性。GnRH 诱导的黏着斑激酶 Pyk2 与 c-Src 和 AR 辅助因子 Hic-5 组成的复合物可以直接调节 AR 亚细胞定位和核活性，从而使 AR 在 GnRH 的作用下转录失活 [206]。GnRH 受体对 AR 的信号调控可能参与 GnRH 类似物对前列腺肿瘤和细胞系的直接抗增殖作用。

作为转录因子复合物的成员，β-catenin 在 GnRH 的应答中驱动 LHβ 启动子的最大转录活性 [207]。β-catenin 与 SF-1 和 EGR1 在 GnRH 应答的 LHβ 亚基启动子上共定位，提示内源性 SF-1 和 β-catenin 存在 LβT2 细胞中有物理结合。β-catenin 的稳定和核聚积是 Wnt/β-catenin 信号通路的重要标志。对 β-catenin/TCF 介导的转录活性的 GPCR 激活的开创性研究表明，这可能是其他 GPCR 的一个特性 [208, 209]。事实上，β-catenin 在细胞核中积累，激活 TCF 荧光素酶报告基因，以及在 GnRH 的作用下可以上调 Wnt 靶基因已被证实 [210]。因此，在 LβT2 促性腺激素细胞中，β-catenin 信号传导不仅作为 *Wnt* 靶基因中 TCF/LEF 依赖转录活性的辅助因子，而且在介导促性腺激素基因表达方面也很重要。此外，Gardner 等的研究结果表明，GnRH 刺激异种细胞系中的 β-catenin/TCF 信号传导，这对 GnRH 影响表达 I 型 GnRH 受体的各种外周组织和癌症中的 Wnt/β-catenin 信号传递过程产生影响[210]。GnRH 激活 Wnt 靶基因证明了 GnRH 影响 Wnt 信号传导输出的能力，并提出了一个问题，即"为什么 GnRH 可以激活与 Wnt 配体相同的靶基因？"

除了异源三聚体和单体 G 蛋白外，GnRH 受体介导的 G 蛋白信号转导（RGS）蛋白调节因子也参与其功能调节。RGS 蛋白直接与活性 Gα 亚单位相互作用，加速其固有的 GTPase 活性并限制其半衰期[211]。RGS3 和 RGS10 参与了 GnRH 受体偶联的调节[212, 213]，有证据表明，非哺乳动物 GnRH 受体的羧基末端可能含有与 RGS10 相互作用的元素，尽管这种相互作用的性质尚不清楚[213]。

（六）哺乳动物缺乏快速 GnRH 受体脱敏和配体诱导的内化

与大多数 GPCR 中出现的经典快速脱敏（min）和受体内化明显不同，长期服用 GnRH 激动药会导致促性腺激素分泌减少，性腺活动和性类激素分泌也随之下降，这是一个需要数天到数周的长期药理学过程。很明显，由于没有 β-arrestin 的补充，胞浆羧基末端的独特缺失传递了 GnRH 受体对快速脱敏和配体诱导的内化抵抗[64, 184, 185, 214]。在进化过程中，细胞质体羧基末端消除可能会导致促性腺激素分泌的持续时间延长，以刺激卵母细胞和排卵。尽管哺乳动物 GnRH 受体没有出现短期快速脱敏，在 GnRH 对慢性 GnRH 受体激活的反应中，αT3-1 细胞中 GnRH 介导的钙反应和 IP_3 产生的解偶联显著减少[215, 216]。这是由于 GnRH 诱导的 IP_3 受体多泛素化参与这一过程的调理过程，通过泛素/蛋白酶体途径使细胞内钙储存池中的 IP_3 受体下调[217]，从而使它们通过泛素/蛋白酶体途径降解所致[218]。长期 GnRH 治疗下调 PLA2 和 PLD 活性，这表明许多第二信使活性受到影响[156]。已经证明了持续 GnRH 治疗对更远端下游信号，包括 ERK 和 p38 MAPK 级联通路在内具有脱敏效应，而这些通路与 LβT2 细胞中的 GnRH 受体激活相偶联[219]。

缺乏快速脱敏的后果是长期接触 GnRH 使表达 GnRH 受体的肿瘤细胞增殖减弱并使诱导肿瘤细胞凋亡的能力受到抑制。既往曾错误地认为 GnRH 激动药治疗对 GnRH 的抑制通常归因于 GnRH 受体的"下调"和"脱敏"，但在前列腺癌患者中，观察到促性腺激素 α 亚基在使用 GnRH 激动药治疗数年后仍然显著升高，这推翻了上述假说。GnRH 受体和细胞内机制持续对 GnRH 激动剂产生反应，但不再产生具有生物活性的促性腺激素。

GnRH 受体的内化途径因受体亚型而异。哺乳动物 Ⅰ 型 GnRH 受体中缺乏羧基末端结构域可能是其 β-arrestin 独立内化的原因[185]。已有大量报道提示，羧端结构域可介导 GPCR 与 β-arrestin 的相互作用[220]。小鼠 GnRH 受体在 αT3-1 和 LβT2 中内化速度较慢，在 αT4 垂体细胞中表达人 Ⅰ 型 GnRH 受体后，受体的内化速度缓慢，且与 β-arrestin 无关[221]。非洲爪蟾 Ⅰ 型 GnRH 受体具有羧基末端末端，在 αT4 细胞中表达时，以 β-arrestin 依赖性的方式更迅速内化[221]。以上提示，无论哺乳类和非哺乳类 GnRH 受体对 β-arrestin 依赖性如何，都与网格蛋白靶向介导的受体内化有关。鲶鱼和鸡的 GnRH 受体都表现出快速的内化动力学，在这一过程依赖其羧基末端结构域[186, 222, 223]。鸡 GnRH 受体介导的 ^{125}I-（His^5，$D-Tyr^6$）GnRH 内化率为每分钟 11.3%，最大值约为 75%；而人 GnRH 受体介导的内化率仅为每分钟 0.71%，最大值为 25%。为了确定细胞质中羧基末端的存在是否是导致鸡 GnRH 受体更快内化的原因，构建了 Ser337 处截断的受体工具。$S337^{stop}$ 型鸡 GnRH 受体内化 ^{125}I-（His^5，$D-Tyr^6$）GnRH 比野生型鸡 GnRH 受体明显慢，并表现出与人类 GnRH 受体相似的内化动力学，速率为每分钟 0.55%，最大水平约为 25%[186]。位于鸡 GnRH 的受体胞质尾区远端内含苏氨酸双链结构在这一过程起着关键作用，膜近端半胱氨酸残基也同样具有关键的作用[188]。鸡 GnRH 受体以发动蛋白和小窝依赖的方式优先接受激动剂诱导的快速内化，膜近端半胱氨酸残基的棕榈酰化可将鸡 GnRH 受体靶向定位于小窝区，以进行信号传递和内化[188]。三种牛蛙的 GnRH 受体亚型的内化途径已部分阐明[224]。牛蛙 Ⅰ 型 GnRH 受体通过 β-arrestin 和发动蛋白依赖性途径内化，而牛蛙 Ⅱ 型和 Ⅲ 型 GnRH 受体通过类似于鸡 GnRH 受体的途径通过非 β-arrestin 依赖的途径内化[188, 224]。前面提到的研究表明，非哺乳动物 GnRH 受体的羧基末端在其功能和亚细胞向不同的内化途径的转运中起着关键作用。虽然 GnRH 尾型受体所利用的内化途径有明显的差异，胞质羧基末端结构域内的序列基序和结构元件决定了哪一种内化途径仍有待于正确阐明。

通过测量放射性 GnRH 激动剂的转运，研究人员在上述研究中得出结论：哺乳动物 I 型 GnRH 受体经历缓慢的配体依赖性内化。然而，通过直接测量哺乳动物 I 型 GnRH 受体在存在和不存在未标记的 GnRH 激动剂情况下转运，我们测量了组成型激动剂非依赖性内化的低基础水平[225]。与哺乳动物 I 型受体嵌合体（或 TRH 受体）相比，用 GnRH 激动剂刺激并没有显著提高基础水平以上的哺乳动物 I 型受体的内化[225]。这些数据强烈表明，在进化过程中胞质羧基末端的缺失造成哺乳动物的 I 型 GnRH 受体成为是天然内化缺陷的"突变体"[214, 215]。

（七）不同的 GnRH 受体构象决定配体和信号的特异性

GnRH 1 和 GnRH 2 配体的不同生理和药理特征被认为是由不同的受体活性构象介导的，通过共同的和不同的受体分子间和分子内相互作用来稳定稳定构象，并激活细胞内信号（LiSS）。TM 结构域中受体分子内相互作用在 $Met^{3.43(132)}$、$Met^{5.54(227)}$、$Phe^{6.40(272)}$、$Phe^{6.44(276)}$ 和 $Ile^{7.52(322)}$ 之间，以及 $Cys^{6.47(279)}$ 和 $Asn^{7.45(315)}$ 之间，它们调节受体构象状态和配体结合选择性以及细胞内信号的选择性和有效性。这些残基的突变尤其增加了 GnRH 2 的配体结合亲和力，但对 GnRH 1 结合亲和力[135]影响不大，部分激动剂和完全激动剂在 GnRH 1 的第 8 位存在一个氨基酸差异[130]。对其他 GPCR 的新近研究表明，部分激动剂与完全激动剂稳定的构象不同，存在信号强度差异[226, 227]。研究发现，在两种内源性配体中不同的三种氨基酸作用，GnRH 2 中的 Tyr^8 在增加对 GnRH 2 的受体突变体亲和力方面起主导作用。有人提出，GnRH 2 的高亲和力结合位点的建立伴随着受体共轭变化（即"诱导适应"或"构象选择"），主要由 Tyr^8 和受体接触残基之间的分子间相互作用决定，通过破坏特定的受体稳定分子内相互作用来可以促进这一作用。另一方面，GnRH 1 的 Arg^8 与受体的 Asp^{302} 相互作用可稳定不同的受体构象。这些研究表明，GnRH 1 和 GnRH 2

在位置第 1、2、3、5、9 和 10 位使用共同受体相互作用位点，但在第 8 位氨基酸（Arg 和 Tyr）上使用不同的位点。配体和受体共轭选择的结构元件分离对于开发新的选择性激活某些信号通路配体具有重要意义，可能提高了药物治疗的特异性[130]。

（八）GnRH 受体突变导致人类不育

在低促性腺激素功能低下型性腺功能减退症患者中，已经鉴定出超过 24 种人类 GnRH 受体的先天性失活突变。这些患者在没有下丘脑 - 垂体轴功能异常的情况下，性发育延迟或停滞，促性腺激素和性类固醇水平低下[9]。有些突变体在体外完全无功能（$Glu^{2.53(90)}$ Lys、$Ala^{3.40(129)}$ Asp、$Arg^{3.50(139)}$ His、$Arg^{3.50(139)}$ Cys、$Ser^{4.54(168)}$ Arg、$Ala^{4.57(171)}$ Thr、$Cys^{5.27(200)}$ Tyr、$Ser^{5.44(217)}$ Arg、$Leu^{6.34(266)}$ Arg、$Cys^{6.47(279)}$ Tyr、$Pro^{6.50(282)}$ Arg、截断 $Leu^{7.44(314)}$ 和 $Pro^{7.50(320)}$ Leu），其他有一些诱导肌醇磷酸对 GnRH 反应的功能（$Asn^{(10)}$ Lys、$Asn^{(10)}$ Lys+$Gln^{(11)}$、$Gln^{(11)}$ Lys、$Thr^{(32)}$ Ile、$Gln^{2.69(106)}$ Arg、$Arg^{6.30(262)}$ Gln、$Tyr^{6.52(284)}$ Cys 和 $Tyr^{7.53(323)}$ Cys），而其他一些功能尚未在体外体外实验研究（$Met^{(1)}$ Thr、$Thr^{2.67(104)}$ Ile、$Tyr^{2.7(108)}$ Cys 和 $Pro^{3.57(146)}$ Ser）。Gianetti 等[228]最近的一项研究筛选了 863 例不同形式的 GnRH 缺乏症患者，检测了包括成人发病的特发性促性腺激素功能低下型性腺功能减退症、Kallmann 综合征、下丘脑性闭经和体质性青春期延迟在内的患者 GnRH 受体基因突变。在这些患者中发现了许多先前确定的 GnRH 受体突变，但新发现了 4 个突变可能导致受体部分或完全功能丧失（$Gln^{(11)}$ fsX23、$Pro^{2.59(96)}$ Ser、$Leu^{3.28(117)}$ Pro 和 $Leu^{4.52(166)}$ Pro）。

8 种 GnRH 受体突变发生在我们先前在诱变研究中确定的受体功能很重要的位点。$Glu^{2.53(90)}$ Ala^{229} 和 $Arg^{3.50(139)}$ His^{154} 与相应的患者突变型（$Glu^{2.53(90)}$ Lys/$Arg^{3.50(139)}$ His 和 $Arg^{3.50(139)}$ Cys）一样，均为无活性状态。$Glu^{2.53(90)}$ 和 $Arg^{3.50(139)}$ 残基被认为与受体激活有关（见上文所述的受体激活）。另一方面，$Cys^{5.27(200)}$ Tyr 的不同之处是其亲和力和肌醇磷酸盐的产生减少[230]。Ser 是 Cys 与一个保守的氧原子取代硫的同源物。因此，大芳香族 Tyr 取代很可能产生更严重的缺陷型表型。相反，在体外 Ala 的 $Ser^{5.44(217)}$ 突变对体外受体功能的影响很小 [229]。相比之下，患者的 $Ser^{5.44(217)}$ Arg 突变完全没有活性。这表明，TM5 中的 $Ser^{5.44(217)}$ 并没有发挥重要作用，可以被小的残基（Ala）取代，但大的正电荷残基（Arg）可以在空间上或通过电荷效应破坏功能。$Arg^{6.30(262)}$ 突变到 Lys 产生了部分活跃的受体 [94]，$Arg^{6.30(262)}$ Gln 患者突变也是如此，这表明 H 键能力是受体功能必需的。患者的 $Tyr^{6.52(284)}$ 突变为 Cys 产生了部分活跃的受体。据报道，$Tyr^{6.52(284)}$ 突变导致 Ala 受体失活 [231]，但我们发现该突变导致了低表达和低亲和力。$Tyr^{7.53(323)}$ 残基位于高度保守的 N/DPxxY 基序中，这对受体的激活至关重要。$Tyr^{7.53(323)}$ 突变为 Cys 导致部分受体激活 [232]，但该位点突变为小鼠 GnRH 受体 Ala 导致偶联效率降低。保守的苯丙氨酸突变没有影响，说明侧链上的羟基不是必需的 [64]，但是，它的芳香特性对于 $Tyr^{7.53}$ 与 $Arg^{3.50}$ 在 TM3 中的相互作用是至关重要的。这些自然发生的突变因此进一步阐明了人类 GnRH 受体的分子功能，并为其他实验提供了见解。

细胞渗透性小分子拮抗剂已被证明可以"挽救"大多数自然发生的人类突变体的细胞表面表达，除了 $Ala^{3.40(129)}$ Asp、$Ser^{4.54(168)}$ Arg、$Ser^{5.44(217)}$ Arg、$Pro^{6.50(282)}$ Arg 和 $Leu^{7.44(314)}$ Stop [232-234]。这些发现表明，大多数突变导致 GnRH 受体的不稳定或错误折叠，小分子拮抗剂可以稳定这些突变体，使其能够转移到细胞表面，避免靶向降解发生 [235]。这些有趣的观察结果提供了使用细胞渗透性小分子拮抗剂治疗 GnRH 受体突变的可能，并可作为一种有价值的工具来表征的实验突变体特征。

在生殖周期中断的雌性小鼠中，小分子 GnRH 拮抗剂已被用来增加低表达的人类 GnRH 受体，取代小鼠受体（Tello 等，未发表的手稿）。Conn 等利用小分子 GnRH 拮抗剂恢复了带有小鼠 $Glu^{2.53(90)}$ Lys 突变的性腺功能低下雄性小鼠的睾丸功能 [236]。

六、促性腺激素释放激素分泌调节因子

GnRH 神经元代表着最终的共同通路，通过该通路，各种外部信号（如光周期、温度、压力）和内部信号（如营养素、类固醇、生长因子、蛋白质激素）的影响被整合后调节生殖。新技术的应用使清楚描绘神经递质和神经肽神经系统复杂网络调控的效应成为目前具有挑战性的目标。携带失活基因的小鼠系（如 GnRH 基因缺失的 HPG 小鼠）或特定细胞中基因的靶向敲除 / 敲除组织已成功构建。产生表达 Cre 重组酶（一种触发 DNA 重组或交换的酶）或报告基因［如驱动绿色荧光蛋白（GFP）的 GnRH 启动子］的转基因小鼠构建将有助于识别和直接研究 GnRH 神经元输入和调节信号 [237, 238]。LβT2 性腺轴和 GT-1 GnRH 神经元细胞系等利用病毒载体和用 RNAi 沉默基因技术也是有利的研究工具。这些技术实现了绵羊门静脉血 GnRH 连续监测技术 [239] 和猴子 GnRH 显微调控监测 [240]。这些手段扩大了我们对 GnRH 神经元综合调节的认识，有望对人类生殖病理学产生更深刻的认识。

（一）神经递质

去甲肾上腺素、多巴胺、γ- 氨基丁酸（GABA）、谷氨酸盐和一氧化氮都参与了 GnRH 神经元的调节 [241, 242]。在 GT-1 神经元中已经进行可很多研究，但并不是所有发现都适用于啮齿动物、绵羊、灵长类动物和人类的体内情况。

多巴胺和去甲肾上腺素通过 D_1 多巴胺能和 β_1 肾上腺素受体刺激 GnRH [241, 243]。在猴子中，α_1 肾上腺素能受体参与多巴胺抑制 LH [240]，但在人类，α 肾上腺素能阻断没有作用 [244]。谷氨酸是一种主要下丘脑的兴奋性神经递质，通过 NMDA 受体发挥作用，是青春期、月经周期和生殖行为的主要介质 [242]。谷氨酸的分泌受到 GABA 和阿片类药物的抑制。与产生一氧化氮的神经元一起，谷氨酸能神经元和阿片神经元在调节 GnRH 方面有着整合交互作用 [242]。

在未成年雌性大鼠中，间断给予 NMDA 受体激动剂，可以提前激活 GnRH 神经元系统 [44]。相反，给予青春期前雌性大鼠的 NMDA 受体拮抗剂可延迟青春期。

GABA 是一种抑制性神经递质，抑制 GnRH 的释放。在脑片 GFP 表达鉴定的成年小鼠 GnRH 神经元中，短期应用 GABA 激活 GABAA 受体可激活 GnRH 神经元，但长时间的激活降低了其兴奋性 [245]。

大约 80% 的 GnRH 神经元对选择性 GABAA 受体拮抗剂 Bicucullin 反应迅速，并且可逆性发生膜去极化和（或）增加放电速率 [238]。这些观察结果表明，内源性 GABA 信号通过 GABAA 受体产生了一个强大的网络抑制成熟 GnRH 神经元兴奋性作用。

（二）神经肽

阿片类药物在体外和体内均能抑制 GnRH 神经元的活性 [246, 247]。阿片类药物对 GT-1 神经元有直接作用，减弱 α 肾上腺素能和多巴胺能神经元输入的刺激。在猴子身上，阿片类药物还抑制下丘脑 GnRH 的释放 [248]。这种抑制作用可通过阿片类拮抗剂纳洛酮逆转 [249]。促肾上腺皮质激素释放因子（CRF）通过激活可能由内源性阿片类药物介导的作用抑制恒河猴的 GnRH 脉冲发生器的活动 [249]。然而，CRF 对人类的 LH 没有影响 [250]。胰岛素、胰岛素样生长因子（IGF-1 和 IGF-2）、表皮生长因子和成纤维细胞生长因子已证实可以调节 GT-1 神经元。胰岛素和 IGF 的生理紊乱与多囊卵巢综合征的发病机制有关，多囊卵巢综合征是一种胰岛素抵抗疾病，表现为 LH 脉冲的高频率和大幅度，患者卵巢和肾上腺雄激素水平增加 [251]。

神经肽 Y、甘丙肽和天冬氨酸也是啮齿动物释放 GnRH 的兴奋性神经调节剂。虽然天门冬氨酸似乎通过增加 GnRH 脉冲发生器的活性来发挥直接作用，神经肽 Y 和甘丙肽的作用需要性腺激素类固醇环境 [252, 253]。

瘦素是一种脂肪细胞衍生的肽类激素，可以增加青春期前和青春期周围大鼠下丘脑 GnRH 的分泌 [254]。在青春期大鼠中，瘦素通过诱导兴奋性氨基酸（天冬氨酸）释放和减少参与 GnRH 控制的抑制性氨基酸（GABA）的释放对 GnRH 产生刺激作用。相反，瘦素对青春期前大鼠 GnRH 的刺激作用可能由 GABA 的刺激介导 [254]。在人类，瘦素在一个 9 岁的瘦素缺乏女童中的应用诱发了与青春期早期时相一致的促性腺激素分泌模式 [255]。

（三）Kisspeptin 神经激肽 B 强啡肽 A

虽然 GnRH 是下丘脑传递信号的共同通路，但大多数这些输入信号通过 GnRH 神经元上游的中间神经元介导。人类 G 蛋白偶联受体（GPR54）的突变和小鼠 GPR54 的缺失导致青春期和成年动物生育能力丧失的研究描述了这一重要现象 [256, 257]。GPR54 是 kisspeptins 的同源受体，kisspeptins 是 Kiss1 基因前体编码的羧基末端 54、14、13 和 10 氨基酸肽。kisspeptin 配体失活突变患者的青春期发育障碍，确认了 kisspeptin 和 GPR54 的功能配对 [258]。kisspeptin 是 GnRH 的强刺激剂。Kisspeptin 神经元表达类固醇激素受体、雌激素受体 α 和雄激素受体，而 GnRH 神经元不表达上述受体（见下文）。雌性大鼠排卵前或补充类固醇（雌二醇或睾酮）后，Kiss1 基因表达在前腹侧脑室周核（AVPV）中增加，但在啮齿类动物 ARC 中表达降低 [259, 260]。在性激素低反馈的情况下，例如在人类更年期或性腺切除术后，Kiss1 基因在人类漏斗核中的表达升高（类似于啮齿类动物的 ARC）[261]。大多数 ARC Kiss 神经元共表达神经基蛋白 B（NKB）[262] 和阿片肽强啡肽 A [263]，因此被称为 KNDy 神经元（kisspeptin，神经激肽 B，强啡肽）。有趣的是，NKB（在人类中由 TAC3 编码）及其同源受体（神经激肽 3 受体，NK3R）基因失活也会导致人类性腺功能低下 [264, 265]，表明 ARC KNDy 神经元在生殖调控方面起着关键作用。然而，NK3R 基因敲除小鼠中，由于 NKB 信号缺失而导致的性幼稚和不育的生殖表型没有 NK3R 敲除小鼠严重 [266]。这些小鼠实现了正常的性成熟，但性腺发育小，雌性小鼠不育。尽管 NKB 的作用似乎存在物种特异性差异，对 TAC3 或 TACR3 功能缺失突变患者，持续输注 kisspeptin 可恢复脉冲性促性腺激素分泌 [265]。这表明 NKB 作用于 GnRH 神经元上游，调定人体 kisspeptin 分泌的幅度和频率。强啡肽激动剂可能调节 NKB 对啮齿类动物 LH 脉冲的影响 [267]。

KNDy 神经元排列在一个广泛的连接网络中，神经纤维与相邻的 KNDy 细胞体和树突形成突触。这种结构表明单个 KNDy 神经元上的信号可能在这个结构内的细胞间迅速传递，并可能传递到其他传出网络。最近的证据表明，这三种神经激素协同作用调节周期性 kisspeptin 分泌，进而驱动 GnRH 和 LH 的脉冲式分泌 [263]。

此外，kisspeptin 神经元似乎还介导营养和代谢输入对 GnRH 神经元活性的影响。瘦素缺乏的 ob/ob 小鼠 ARC 中的 Kiss1 mRNA 降低，瘦素注射可部分逆转这一情况[268]。ARC 核中约 40% 的神经元表达瘦素受体，表明 kisspeptin 神经元可能介导瘦素缺乏状态下的生殖功能障碍[268]。小鼠下丘脑 kisspeptin 神经元中瘦素受体缺失对青春期或生育发育没有影响，提示 Kiss-1 神经元中的瘦素直接信号传导并不参与生殖过程[269]。最近的研究发现，当瘦素受体从小鼠 GABA 能神经元中敲除后，ARC 和 AVPV 中的 kisspeptin 表达均降低，导致低促性腺激素功能低下型性腺功能减退症[270]。kisspeptin 给药可恢复禁食和瘦素抵抗动物模型及糖尿病大鼠中的促性腺激素水平[271]。关于 kisspeptin 在调节性激素和生殖代谢调节中的作用，读者可参考 Pinilla 等的工作[272]。研究结果表明，能量消耗和营养不良（如神经性厌食症）导致生殖功能的降低可能是由 kisspeptin 分泌减少介导的。下丘脑性闭经的女性给予 kisspeptin 可以恢复 LH 水平支持了这一观点。持续输注 [1 nmol/（kg•h），持续 8~10h] 和每周 2 次（6.4 nmol/kg）的 kisspeptin-54 均能刺激下丘脑闭经妇女的生殖激素释放[273, 274]。

kisspeptin[275, 276] 和 NKB 拮抗剂的发现[86]对研究这些神经肽的生理和病理生理作用及其治疗干预的潜力做出了重大贡献。

（四）甾体雌激素

睾酮和孕酮在 LH 分泌的性腺负反馈中起主导作用。雌二醇对促性腺激素既有正面影响，也有负面影响，这取决于浓度和暴露时间。尽管其中一些反馈发生在促性腺激素水平，性类固醇激素的主要影响包括改变 GnRH 神经元的分泌活动[277]。尽管类固醇激素受体在永生化的 GT-1 GnGH 神经元细胞系中已被描述[278, 279]，但这些细胞可能不能完全代表 GnRH 神经元在体内的状态。普遍的共识是，大多数类固醇对 GnRH 神经元的作用是间接的，通过对调节 GnRH 神经元的神经递质和神经肽神经元的作用而发生。因此，在接受卵巢切除术的女性中，孕酮和雌二醇的作用是由阿片类物质输入介导的[280]，下丘脑闭经中 GnRH 分泌减少（由促性腺激素测量监测）是由阿片类物质张力增加介导的[281]。天门冬氨酸对啮齿动物和灵长目动物模型中

GnRH 分泌的影响似乎也需要性腺类固醇来维持其作用[252, 253]。kisspeptin 神经元作为 GnRH 神经元分泌活动的主要调节因子的发现为探索性腺激素的作用提供了新的途径。啮齿动物 ARC 中的 Kisspeptin 神经元在性腺切除后 Kiss mRNA 转录增加，因此推测其为性腺激素的负反馈的靶点。相反，AVPV 中的 kisspeptin 神经元似乎具有中等水平的正反馈作用，Kiss 基因的表达在排卵高峰或在实验啮齿动物中给药后增加[282, 283]。在母羊中，负反馈的消除（卵巢切除术）和雌二醇对 Kiss 基因表达的正反馈都局限于 ARC[284]。

在 ER-α 和 ER-β 受体的靶向敲除小鼠中，对 GnRH 正反馈和负反馈特异性雌激素受体进行了深入的研究。研究结果证实 ER-α 在调节雌激素负反馈效应中起主导作用[285]。

七、结论

下丘脑 - 垂体 - 门静脉系统的发现以及随后对调节垂体激素分泌的体液因子的识别，促进了新的诊断工具和治疗干预的发展。特别是 GnRH 类似物在许多生殖道疾病和辅助生殖治疗中得到广泛的应用，并有可望新的不良反应小的避孕药物。GnRH 还可以调节性行为，对正常和肿瘤性生殖组织有直接影响，这一发现为新的治疗应用带来了希望。GnRH- 类似物可在不影响其他信号的同时转移作用于特定的信号通路，这一发现为提高传统药物效能、减少不良反应及开发新型靶向药物提供了可能性。最近发现 kisspeptin 神经元是 GnRH 神经元的主要调节因子，介导许多类固醇、代谢和环境对 GnRH 系统的影响，这一发现为进一步了解生殖系统的调控机制和开发新的疾病干预措施开辟了一条新的、富有成效的途径。

申明

我们大量借鉴了本章的第五版的内容，Kuonhong 博士和 Kaiser 博士编撰了这一章的新版本。

第 116 章　促性腺激素：合成和分泌的调节
Gonadotropins: Regulation of Synthesis and Secretion

Daniel J. Haisenleder　John C. Marshall　著
李　晶　王　广　译

> ### 要　点
> - 下丘脑分泌的促性腺激素释放激素（GnRH）刺激垂体黄体生成素（LH）和卵泡刺激素（FSH）的合成和分泌。
> - GnRH 神经元受神经肽［如 kisspeptin、β- 内啡肽、强啡肽（DYN）、神经激肽 B］和性腺类固醇（如雌二醇、孕酮、睾酮）调节。
> - GnRH 以脉冲方式释放。GnRH 脉冲模式（幅度和频率）的改变通过对一些促性腺激素特异性基因和细胞内信号通路的作用，差异性地调节 LH 和 FSH 的分泌和基因表达。
> - GnRH 受体激活可刺激多种细胞内信号转导途径，包括 cAMP、钙 / 钙调蛋白激酶 Ⅱ、蛋白激酶 C 和丝裂原活化蛋白激酶（MAPK），它们参与调节促性腺激素亚单位基因的表达。
> - 抑制素、激活素和卵泡抑素在性腺或垂体中产生，并以阳性（激活素）或阴性（抑制素、卵泡抑素）的方式选择性地调节 FSH 分泌和基因表达。

一、下丘脑 - 垂体 - 卵巢轴

图 116-1 显示了参与调节女性生殖功能的主要激素。

促性腺激素释放激素（GnRH）是下丘脑神经元分泌的一种十肽，可刺激垂体促性腺激素细胞合成和分泌促黄体生成激素（LH）和卵泡刺激素（FSH）。GnRH 的分泌受神经递质的调节，一般来说，kisspeptin 和谷氨酸盐增加 GnRH 的释放，而内源性阿片肽如 β- 内啡肽抑制 GnRH 的分泌。LH 和 FSH 是由两个亚基组成的糖蛋白激素，拥有共同的 α 亚基，和不同的 β 亚基发挥不同的激素作用。LH 和 FSH 由相同的促性腺激素细胞分泌，它们占垂体前叶细胞的 7%～10%。两种激素的代谢清除率不同，LH 的血浆半衰期（30～90min）比 FSH（120～240min）短。FSH 和 LH 有序的协同作用，保障了卵巢卵泡成熟、排卵、雌二醇和孕酮的分泌。催乳素调节啮齿类动物的卵巢功能，但在人类中并不存在这一调控过程。抑制素是一种与 aβA 亚基（抑制素 a）或 aβB 亚基（抑制素 B）相连的共同 α 亚基。激活素是 β 亚基的同二聚体或异二聚体，激活素 A（βA、βA）和激活素 B（βB、βB）。卵泡抑素是一种单链蛋白，与激活素结合并抑制其活性。抑制素、激活素和卵泡抑素最初从性腺提取液中获得，但其全身广泛分布，在不同组织中发挥多种作用（抑制素和激活素与转化生长因子 β 功能）。促性腺激素使抑制素和卵泡抑素减少，激活素增加，卵泡刺激素的合成和分泌（见第 117 章），在两性中都具有活性，对女性和未成熟男性的影响更为显著。血浆抑制素与 FSH 呈负相关，提示抑制素在卵巢来源的具有内分泌作用。由于这两种化合物也存在于垂体，循环激活素和卵泡抑素的确切作用

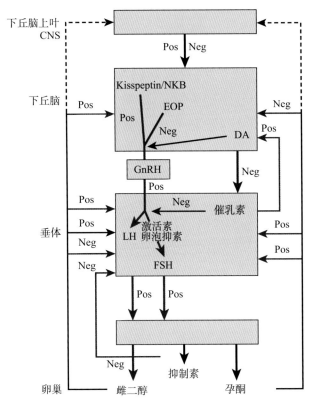

▲ 图 116-1 下丘脑－垂体－卵巢轴激素和反馈控制机制示意图。实线表示已建立，虚线表示假定的调控途径。**Pos** 表现为刺激性（绿色），**Neg** 表现为抑制性（红色）调节

CNS. 中枢神经系统；DA. 多巴胺；EOP. 内源性阿片肽；FSH. 卵泡刺激素；GnRH. 促性腺激素释放激素；LH. 黄体生成激素；NKB. 神经激肽 B

尚不清楚，推测使通过旁分泌或自分泌起到生物调控作用。

动物研究的证据表明，中枢神经系统（CNS）的下丘脑上部可以对生殖功能产生重要影响。在啮齿类动物中，雄性小鼠的气味可以协调共同饲养的雌性小鼠发情周期的时间（Whitten 效应）。这些效应由信息激素介导[1]，类似的机制可能在灵长类动物中也有一定作用。如果将雌性恒河猴在发情周期中期的阴道分泌物涂抹于去势的雌性猴会阴，雄性会被去势动物吸引[2]。光照，特别是光照的持续时间也是一些物种的重要调节因素，其影响因物种而异。光照调节（昼夜恒定）可以调节大鼠的发情周期，持续光照可以促进雌性大鼠青春期提前发育。光照时间是季节性繁殖物种生殖功能调节的主要因素。母羊的 LH 分泌在夏季（长日照）受抑制，而在秋季促性腺激素分泌增加，冬季繁殖季节（短日

照）的周期性发情功能持续[3]。从乏情期（夏季）过渡到繁殖期与脉冲性 LH 分泌频率增加有关，这表明光照时间的长短调节着 GnRH 的分泌。中枢神经系统介导这些效应的确切机制仍不清楚，而且几乎没有证据表明类似的因素在人类女性生殖功能中发挥任何作用。然而，中枢神经系统对生殖功能有更高的调节作用，如在应激、体重减轻或剧烈运动后出现的无排卵和闭经（见第 129 章）。

GnRH 是 LH 和 FSH 合成和分泌的主要调节因子。因此，在关于促性腺激素分泌调节的章节，我们回顾了 GnRH 的分泌和作用，并探讨了调节 GnRH 对垂体促性腺激素作用的因素。

二、促性腺激素

（一）促性腺激素生理学

LH 和 FSH 是糖蛋白激素家族的成员，由两个不同的亚基组成。α 亚基与 LH 和 FSH 以及促甲状腺素和绒毛膜促性腺激素（CG）相同，后者在灵长类动物和马的胎盘中选择性表达[4]。β 亚基是独特部分，具有生物活性和特异性[5]。LH 和 FSH 协同作用刺激雄性和雌性性腺，调节性成熟和生殖功能。更具体地说，LH 刺激卵巢膜细胞内的类固醇生成，从而诱导排卵和黄体生成[6]。在男性中，LH 刺激睾丸间质细胞产生雄激素，这在诱导和维持精子发生和第二特征方面起着关键作用[5, 7]。FSH 在卵泡发育、优势卵泡的募集和颗粒细胞 LH 受体的诱导中起着重要作用[8]。在男性中，FSH 作为精子生成的刺激因子发挥着类似作用[7]。

（二）促性腺激素结构

迄今为止所研究的所有物种中，LH 的 α 亚基由同一个基因编码，包含 4 个外显子和 3 个内含子[5]。在灵长类和马类物，α 亚基也在胎盘滋养层和垂体中表达[9]。由于第一个内含子不同，α 亚基基因的大小在 8～16.5k 碱基（kb），但编码区在物种间高度保守[5]。成熟 α 亚基 mRNA 的长度为 700～800 个核苷酸，编码的多肽在大多数物种中为 96 个氨基酸，但在人类中有 92 个氨基酸[10, 11]。LHβ 和 CGβ 载脂蛋白序列相似，可能来自同一个祖先基

因[12]。LHβ 基因包含 3 个外显子和 2 个内含子，比 α 亚基基因小得多（约 1.5kb），编码长度约 700 个核苷酸的 mRNA。在人类中，LHβ 亚基的长度为 122 个氨基酸[4, 5]，FSHβ 也是一个独立基因，有 3 个外显子和 2 个内含子，编码 117 个氨基酸的多肽[4, 13]。因为有一个大的 3′ 非翻译区，FSHβmRNA 比 α 和 LHβ 大得多（约 1.7kb），这一结构可能在 GnRH、类固醇和性腺肽的 mRNA 的稳定性调节中发挥作用[14-16]。与其他物种相比，人类 FSHβ 独特的表达 4 个 mRNA 大小的变体，是由不同的转录起始点和多聚腺苷酸化位点造成的[17]。

α 和 β 亚基是糖基化蛋白，N- 连接的羧基糖链连接到特定的天冬酰胺残基。现有的研究显示，LH 和 FSH 亚基中的羧基糖链部分具有相当大的异质性，数据表明，低聚果糖的数量和类型可以影响其生物活性、细胞内分选和循环清除[18, 19]。多个二硫键在 α 和 β 三级结构中起主要作用，关键半胱氨酸残基的位置在促性腺激素中高度保守[4, 19]。α 和 β 亚基通过非共价结合形成异二聚体，没有已知的单体生物学作用。

（三）促性腺激素合成与分泌

人类 α 亚基基因位于 6 号染色体上，FSHβ 基因位于 11 号染色体上。相比之下，人类 LHβ 和 hCGβ 基因位于 19 号染色体上的 7 个 β 亚基类基因簇中，但只有 2 个转录本编码活的激素亚基[12, 20]。已发表的研究显示，α 亚基 mRNA 浓度显著高于 LHβ 或 FSHβmRNA，与 β 亚基相比[21, 22]，游离 α 亚基过量合成并分泌到循环中，但一般认为 β 亚基的产生是 LH 和 FSH 合成的限速步骤。亚基糖基化水平，尤其是唾液酸残基修饰，在 LH 和 FSH 血清半衰期和生物活性中起着重要作用[18]。研究表明，FSH 中较高的唾液酸含量是其循环半衰期（2～4h）的原因，而 LH（30～90min）的半衰期较短[19]。

垂体促性腺激素分泌活性的动态调节在哺乳动物生殖过程中必不可少，生殖过程中，LH/FSH 的发生了重大变化。促性腺激素在胎儿 / 新生儿期增加，在性腺发育中起作用[6]。在大多数物种中，促性腺激素的分泌在出生后到青春期开始前持续受抑制，青春期启动后 LH 和 FSH 的夜间水平升高增加了性激素的产生[23]。在成人中，LH 和 FSH 的分泌

在雄性中是稳定的，但在雌性生殖周期中会发生明显的变化[6]。LH 和 FSH 分泌的变化通常反映出亚基基因表达的相似变化，但也有生理状态（如大鼠或绵羊发情周期）在分泌和合成 / 基因表达方面存在差异[22, 24]。LH 和 FSH 存在差异以适应不同的方式释放[25]。GnRH 是促性腺激素分泌的主要调节器，性激素起调节作用，作用于下丘脑或垂体（图 116–1）。一般来说，雄激素和雌激素通过影响 GnRH 脉冲释放抑制 LH 和 FSH，其对垂体的直接作用已有报道[10]。激活素和抑制素也通过对 FSH 的选择性作用对促性腺激素产生直接作用[14, 26-28]。因为下丘脑调节刺激的复杂性，研究性腺及垂体内的自分泌 / 旁分泌因子，剖析特定输入信号对促性腺激素的作用一直具有很强的挑战性。由于没有促性腺激素衍生细胞系完全模拟原代促性腺激素生理学，这方面的研究变得更加困难[29]。然而，近年来，体外灌注系统的使用一直是一个重要的研究模式，允许以选择性和可控的方式给予 GnRH 脉冲刺激并消除类固醇和性腺肽的影响[28, 30, 31]。

三、促性腺激素释放激素及其作用机制

（一）GnRH 分泌模式

对人类 LH 分泌的早期研究表明，LH 以一系列脉冲[32, 33]的形式释放到循环中，并且在所有情况下都存在类似的分泌模式。这些数据表明，每一次 LH 脉冲都由下丘脑释放 GnRH 引起。目前缺乏人类直接证据，但来自绵羊、啮齿动物和灵长类动物的数据支持这一观点。同时测量垂体门静脉血中的 GnRH 和颈静脉血中的 LH[34] 显示 GnRH 和 LH 脉冲之间具有良好的一致性，表明可以通过测量外周血浆中的 LH 脉冲来推断 GnRH 的分泌模式。FSH 也以脉冲的方式分泌，但 FSH 的长半衰期常常超过脉冲间隔，FSH 的峰值常常被遮蔽。GnRH 分泌的调节复杂，类固醇和神经递质存在刺激和抑制作用，这些激素和神经递质调节 GnRH 神经元内在的脉冲式分泌。促性腺激素释放的最终途径影响 kisspeptin[35, 36]，它作用于 GnRH 神经元上的 GPR-54 受体，从而影响 GnRH 的释放[37, 38]。神经激肽

B（NKB）也影响 GnRH 的释放，但 kisspeptin 和 NKB 的确切作用仍不确定[39]。雌二醇在 GnRH 释放最初的抑制和随后的刺激中发挥着复杂的作用。内源性阿片肽［β- 内啡肽、强啡肽（DYN）］、孕酮、睾酮和催乳素对 GnRH 的分泌有抑制作用。GnRH 的脉冲分泌对维持正常的促性腺激素合成和分泌至关重要。GnRH 缺陷去势猴模型中观察到 GnRH 脉冲刺激的关键重要性[40]。如果以脉冲方式给予 GnRH，LH 和 FSH 的分泌会保持较长时间，而持续的 GnRH 输注导致血清 LH 和 FSH 下降（图 116-2）。

这些观察结果已在人类身上得到证实，对单独 GnRH 缺乏的患者进行脉冲性给药可以刺激促性腺激素的分泌，并诱导青春期成熟[41, 42]，重现月经周期中的激素变化，并诱导排卵[43, 44]。GnRH 脉冲刺激的频率在决定促性腺激素分泌方面也很重要。将促性腺激素释放激素（GnRH）的频率从每小时 1 次增加到每小时 2 次或 3 次，会降低患有下丘脑病变的猴血浆促性腺激素水平，而较慢的 GnRH 刺激频率（每 3～4 小时 1 次）不能维持血清 LH 浓度[45]。这些数据表明，维持正常促性腺激素分泌的 GnRH 脉冲频率范围非常狭窄。促性腺激素释放激素的频率也调节促性腺激素释放的差异。在猴子、绵羊和人类中，每小时 1 次的 GnRH 脉冲频率诱导 LH 和 FSH 的释放。频率减慢，每 3～4 小时 1 次脉冲，血清 FSH 升高，LH 下降。LH 的下降可能反映了 LH

的半衰期较短，但 FSH 升高表明缓慢的 GnRH 刺激有利于垂体释放 FSH[45, 46]。在大鼠中，GnRH 脉冲频率为每 30 分钟 1 次，是维持 LH 反应的最佳频率，而 FSH 释放在每 60～120min 的脉冲时持续[47]。GnRH 脉冲频率也可确定响应 GnRH 脉冲释放的 LH 量。当 GnRH 脉冲频率较高时，LH 释放的幅度很小，而在较低频率的 GnRH 刺激后，LH 释放的幅度增加[46]。这一发现可能部分解释了月经周期中卵泡期（频率更快）和黄体期（频率较慢）期间 LH 释放的差异[48, 49]。

这些数据证明了 GnRH 脉冲刺激在维持正常促性腺激素分泌中的重要作用，并表明 GnRH 脉冲频率在 LH 和 FSH 的差异性分泌中的作用。不同物种产生最佳促性腺激素释放激素的确切频率和数量各不相同，但都需要间歇性刺激。

数据表明，各种哺乳动物在下丘脑和垂体中表达两种 GnRH 亚型（GnRH II 和 GnRH 受体 II）[50]。尽管已经描述了对性行为的影响和对 FSH 分泌的优先作用，两种亚型的生理作用仍有待确定。迄今为止，有证据表明，LH 和 FSH 的差异性分泌是 GnRH I 脉冲分泌变化和垂体 GnRH 受体 I（GnRHR I）激活的产物[50]。

（二）促性腺激素释放激素的作用机制

GnRH 作用于垂体促性腺激素，刺激 LH 和 FSH

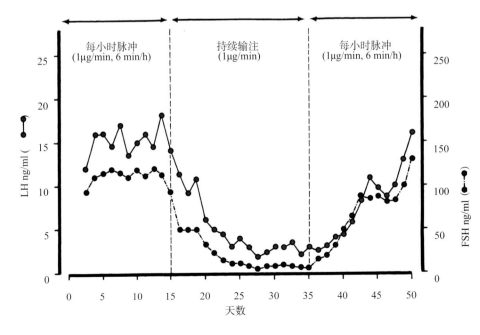

◀ 图 116-2　卵巢切除猴脉冲式或连续注射促性腺激素（GnRH）的影响

通过在下丘脑破坏使 GnRH 缺乏。促性腺激素分泌通过每小时 1 次的 GnRH 脉冲恢复，在持续的 GnRH 输注过程中减少，在恢复脉冲 GnRH 给药后再次增加。FSH. 卵泡刺激素；LH. 黄体生成素（引自 Belchetz PE, Plant TM, Nakai Y, et al. Hypophysial responses to continuous and intermittent delivery of hypothalamic gonadotropin-releasing hormone. *Science*. 1978;202:631-633.©1978 美国科学促进会版权所。）

图中文字：

每小时脉冲
(1μg/min, 6 min/h)

持续输注
(1μg/min)

每小时脉冲
(1μg/min, 6 min/h)

LH ng/ml（●）

FSH ng/ml（●）

天数

的快速释放和合成。已确认的促性腺激素释放激素作用所涉及的机制如图 116-3 所示[10, 51-53]。

促性腺激素释放激素的作用通过与性腺激素质膜上的受体结合启动。GnRH 受体的数量在不同的生理状况下，如性成熟期和发情周期中有所不同[54]。GnRH 在 GnRH 反应性最大时最高，表明受体的数量可以调节 GnRH 的作用。GnRH 本身是调节受体浓度的主要因素，当内源性 GnRH 分泌增加时，如在啮齿类动物发情前期或去势后，促性腺激素分泌增加时，受体数量增加[55]。因此，GnRH 的数量反映了内源性 GnRH 分泌，但 GnRH 刺激也决定了受体的反应。在大鼠中，每 30 分钟 1 次 GnRH 给药脉冲可使受体浓度增加最大值[47]，更快或更慢的 GnRH 频率会导致较小的反应。GnRHR 的数量可能在细胞内信号通路的差异激活和亚基基因表达中起作用。在 GnRHR 升高的情况下，LHβ 的表达更为有利，这表明激活 LHβ 转录的信号级联优先激活[29, 56]。

在 GnRH 与膜受体结合后，GnRH 刺激的 LH 和 FSH 分泌及亚基基因表达可能涉及多个步骤。GnRHR 结合激活 GTP 相关蛋白家族的几个成员，包括 Gq 和 G11 导致磷脂酰肌醇 4 的磷脂酶 Cβ 水解，5- 二磷酸转化为质膜中的肌醇三磷酸（IP3）和二酰甘油[57]。三磷酸肌醇激活 IP3 受体，刺激细胞内钙的快速释放（尖峰期），这种短暂的钙增加影响 LH 释放的初始爆发，持续 1～2min。第一阶段的细胞内钙升高后，第二阶段（持续期）通过打开质膜内的电压门控（L 型）钙通道介导[58]。研究结果表明，细胞内钙浓度通过 GnRH 介导的负反馈环恢复。更具体地说，GnRH 刺激 IP3 受体降解[59]并增加 Gem（一种抑制 L 型通道的小 G 蛋白）的表达[60]。脑内二酰甘油和（或）钙的升高诱导各种蛋白激酶 C（PKC）异构体从胞浆到细胞膜的激活和转位（传统机制和钙依赖性的机制）[61, 62]。GnRH 受体结合还可以通过偶联到 Gs 蛋白激活腺苷酸环化酶，刺激 cAMP 生成的增加[63]。激活的 PKC 磷酸化参与启动 LH 和 FSH 分泌的蛋白质，以及丝裂原活化蛋白激酶（MAPK）途径促性腺激素释放激素（GnRH）诱导的细胞内钙离子增加，协同 PKC 的作用维持促性腺激素分泌的持续（持续数分钟）。钙和 PKC 还激活磷脂酶 A2（PLA2），导致产生花生四烯酸、脂氧合酶和（或）脂肪酸环氧酶产物，这些脂肪酸在促性腺激素分泌中起作用[52, 53]。

GnRH 刺激 α，LHβ 和 FSHβ 的基因转录，并且一些细胞内通路似乎参与了 GnRH 信号的传递。受体激活后，促性腺激素细胞中出现显著的钙振荡[66]。实验诱导的不同频率的细胞内钙的间歇性增加以类似于 GnRH 脉冲的方式不同地增加 α、LHβ

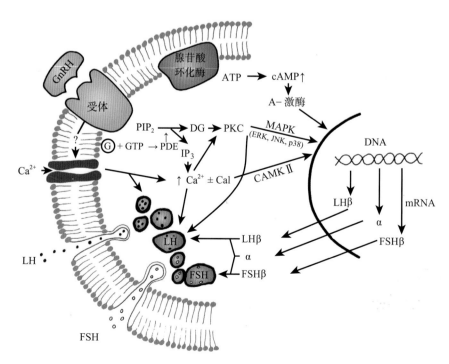

◀ 图 116-3　促性腺激素释放激素（GnRH）对促性腺激素作用的机制

ATP. 三磷酸腺苷；Cal. 钙调素；CAMK Ⅱ. 钙/钙调素依赖性激酶 Ⅱ；cAMP. 环磷酸腺苷；DG. 二酰甘油；FSH. 卵泡刺激素；G. G 蛋白；GTP. 三磷酸愈创木苷；IP3. 三磷酸肌醇；JNK. c–jun N– 末端激酶；LH. 黄体生成素；MAPK. 有丝分裂原激活蛋白激酶；PDE. 磷酸二酯酶（磷脂酶 C）；PIP2. 磷脂酰肌醇 4, 5- 磷酸；PKC. 蛋白激酶 C

和 FSHβ 的 mRNA 表达[64]（见下文），提示频率信号的受体后作用部位钙的转导和作用。钙/钙调素依赖性激酶Ⅱ（CAMK-Ⅱ）是垂体内钙信号传导的重要介质，研究表明，CAMK-Ⅱ被 GnRH 激活，在调节促性腺激素亚基转录中起重要作用[30, 67]，PKC 的激活也增加 α 和 LHβmRNA 的表达[65]，GnRH 在刺激 PKC 耗竭细胞的 LHβmRNA 方面相对无效[68]。PKC 在 MAPK 通路成员［细胞外信号调节激酶（ERK）、c-jun N- 末端激酶（JNK）和 p38］途径的 GnRH 激活中起着重要作用[61, 69-71]。脉冲 GnRH 需要维持 ERK 激活，而较慢频率的脉冲最适合磷酸化和核转位[72, 73]。GnRH 还刺激 MAPK 磷酸酶 2 的表达，MAPK 磷酸酶是垂体中 ERK 活性的主要抑制剂之一，这表明 GnRH 介导的负反馈回路非常重要[74]。尽管结果因物种和实验具体范式不同而存在一定的差异，可以观察到在大鼠中阻断 ERK 激活可消除对 GnRH 的 α、LHβ 和 FSHβ 的转录反应[72, 75, 76]。JNK 在 GnRH 刺激的促性腺激素亚基转换中起作用[70, 77]，已经证明 JNK 激活对脉冲性 GnRH 的 LHβ 反应至关重要[78]。最近的数据表明，腺苷一磷酸（AMP）活化蛋白激酶介导 LHβ 对 GnRH 的反应，部分通过磷酸化 JNK 来激活转录因子 Egr-1[79]，与 ERK 和 JNK 相比，p38 的仅发挥 GnRH 和激活素在 FSHβ 转录上的协同作用[80]。

对 α 亚基启动子的研究提示，ERK 部分通过与 GnRH 反应元件结合的 ETS（E226 特异性）结构域蛋白发挥作用[10]。最近的数据表明，ERK 和 JNK 都通过激活 ATF-[3, 63]介导的人类 α 启动子的 GnRH 刺激，α 启动子内包含一个或多个（取决于物种）cAMP 反应元件[29]。GnRH 刺激甾体生成因子 -1（SF-1）的表达，在基础 α、LHβ 和 FSHβ 转录活性中起重要作用[10, 81]。LHβ 基因对 GnRH 刺激和类固醇反馈都有反应。大鼠 LHβ 启动子包括两个 GnRH 反应区域，远端区域包含 Sp-1 和 CArG-box 元件的结合位点；近端区域包含 Egr-1、SF-1 和 PTX-1（垂体同源盒 -1）的结合位点[58, 82]。LHβ 启动子也可能是 GnRH 脉冲频率调节的重要位点。在促性腺激素来源的 LβT2 细胞中，30min 的脉冲刺激 Egr-1 的表达，而 120min 的脉冲则增加了其辅助刺激

物（Nab-1 和 Nab-2）的表达[83]。同样，30min 的脉冲刺激 SF-1 mRNA 转录[81]，但 SF-1 辅刺激物（Dax-1）的表达被 120min 的脉冲选择性刺激[83]。与慢频率 GnRH 脉冲相关的刺激物表达增加可能抑制 LHβ 转录。组蛋白亚基修饰（即乙酰化、磷酸化、泛素化或甲基化）导致的染色质解螺旋，允许转录因子复合物结合到 DNA 上，组蛋白乙酰转移酶（HAT EP300）与 LHβ 启动子结合并响应 GnRH 作用[84]。

FSHβ 启动子除 Smad 反应元件（激活素刺激）外，还含有 SF-1、NFY、AP-1 和 PTX-1 位点[10, 58]。雄激素通过启动子内的雄激素反应元件（ARE）刺激 FSHβ 转录[85]，抑制卵泡抑素表达[86]和雄激素对 ERK 的刺激效应[87]。

总之，GnRHR 结合可激活包括钙、PKC、PKA、CAMK-Ⅱ 和 MAPK 等多种细胞内信号转导，这些途径参与调节促性腺激素亚基基因的表达。最近的发现为促性腺激素亚基对脉冲性 GnRH 的不同反应机制提供了见解（见下文）。

（三）GnRH 的自启动作用

除了刺激 LH 和 FSH 的释放外，GnRH 还能增强垂体对 GnRH 随后刺激的反应性[88]。当在 1~2h 内 2 次注射 GnRH 时，LH 的分泌会因第二次刺激而增强。这种现象被称为自启动效应，依赖于蛋白质的合成。GnRH 的自启动效应发生于雌二醇存在的情况下，例如在月经周期的晚期和黄体中期[89]，是雌二醇增强垂体对 GnRH 反应的正反馈效应的组成部分（见下文）。最近的数据表明，激活垂体雌激素受体 α（ERα），部分通过上调垂体 GnRHR 表达和孕酮受体（PR）表达来启动自启动过程[90]。

cAMP 和孕酮也能增强对随后 GnRH 刺激的反应。PR 拮抗剂 RU486 可阻断这些作用，提示蛋白激酶 A 的 GnRH 激活可能与 PR 相互作用，介导 GnRH 自启动。在垂体细胞中，通过与报告基因相连的孕酮反应元件研究，提示 GnRH 增加报告基因的活性，PR 基因敲除小鼠的 GnRH 自启动作用减弱。这些数据表明，GnRH 刺激的细胞内途径（cAMP）通过 PR 作用来增强对随后 GnRH 刺激的反应性是自启动的关键介质[91, 92]。

四、调节促性腺激素对促性腺激素释放激素反应的因子

神经肽 Kisspeptin 是 GnRH 分泌活动的关键调节因子。GnRH 对 LH 和 FSH 释放的刺激也可被其他激素修饰，这些激素可能增强或抑制性腺激素反应。有证据表明，雌二醇、孕酮和抑制素是调节女性性腺激素反应最重要的激素。此外，下丘脑神经肽 Y（NPY）和甘丙肽，以及催乳素和肾上腺类固醇激素，可能在调节 GnRH 反应中起作用。

（一）Kisspeptin 和其他下丘脑肽

自 20 世纪中期以来进行的大量研究表明，kisspeptin 通过对 GnRH 神经元活动的作用，在调节生殖方面发挥着重要作用[93, 94]。具体来说，kisspeptin 调节大脑内的性别分化、青春期的开始、生育的代谢控制，kisspeptin 系统最初在人类中的特征是显示 kisspeptin 受体（GPR-54）内的突变导致性腺功能减退和青春期发育缺失[95]。对各种哺乳动物物种的后续研究表明，kisspeptin 和 GPR-54 在促性腺激素释放激素诱导。Kisspeptin 神经元位于下丘脑的两个区域。在弓状核[96]，kisspeptin 神经元表达 NKB 和 DYN，有证据表明 NKB（兴奋性）和 DYN（抑制性）以自我反馈的方式调节 kisspeptin 的表达和释放，并通过直接作用于 GnRH 神经元[39]。啮齿类动物研究表明，弓状核起源的 kisspeptin 神经元完成了雌二醇的 ERα 负反馈[93]。第二个 kisspeptin 神经元区域位于视前区（POA、灵长类和其他物种）或 AVPV（啮齿类动物）。这个神经元群不表达 NKB 或 DYN，推测为 E-2 正反馈的部位，起着排卵前 GnRH "脉冲发生器" 的作用[93, 97]。NPY 是胰多肽家族的 36 个氨基酸成员，在下丘脑中高浓度存在。NPY 增强了 GnRH 与性腺激素的结合，增强了 LH 对 GnRH 的反应[98, 99]。NPY 的免疫中和作用减弱了发情前期的 LH 激增，在发情间期在垂体门静脉血中 NPY 升高，表明 NPY 具有增强 GnRH 对发情前期的作用。

甘丙肽是一种 29 个氨基酸肽，由 GnRH 神经元与 GnRH 共同分泌。在雌二醇存在的情况下，甘丙肽增强 LH 对 GnRH 的反应，并与 NPY 一起参与调节排卵前 LH 激增期间显著增加的 LH 分泌[100, 101]。

（二）催乳素

催乳素对 LH 和 FSH 分泌的主要作用是通过抑制 GnRH 的分泌来实现的，但催乳素也抑制性腺激素的分泌反应。在体外，促性腺激素释放激素（GnRH）刺激的 LH 释放和 mRNA[102] 在催乳素升高的情况下受损，而溴隐亭可逆转这种作用[103]。在体内也可观察到类似结果[104]，对 GnRH 的催乳素抑制反应导致高催乳素状态下的低促性腺激素水平。

（三）雌二醇

女性或其他雌性哺乳动物服用雌二醇后，血浆 LH 和 FSH 最初受到抑制，但两种促性腺激素，尤其是 LH，随后都会增加[105]。这种双相作用的时间过程取决于所用雌二醇的种类和剂量。在女性中，这种抑制作用持续 2~3 天，随后会增加 LH 分泌－"正反馈"。使用外源性 GnRH，雌二醇的抑制和刺激作用都会对性腺细胞产生作用。在女性中，对 GnRH 的 LH 反应在前 36h 被抑制，但在 48h 后增强，增强的反应持续数天[106, 107]。相关雌二醇作用的绵羊研究[108] 如图 116-4 所示。雌二醇最初抑制 LH 释放到脉冲性 GnRH，但随后反应增强，平均血浆 LH 增加。雌二醇的这种积极作用部分解释

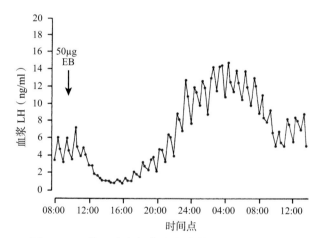

▲ 图 116-4　雌二醇在促黄体生成激素（LH）对促性腺激素释放激素（GnRH）反应性的抑制和刺激作用

切除卵巢的母羊，通过手术将下丘脑与垂体分离，给予 GnRH 脉冲注射（500ng/h）。注射 50μg 苯甲酸雌二醇（EB）后测定每个 GnRH 脉冲的 LH 反应。LH 反应在中午 12 点钟到下午 4 点钟减弱，在晚上 8 点钟到 9 点钟增强（引自 Clarke IJ, Cummins JT. Direct pituitary effects of estrogen and progesterone on gonadotropin secretion in the ovariectomized ewe. *Neuroendocrinology*. 1984;39:267-274.）

了月经周期中 LH 对 GnRH 反应的变化。在卵泡晚期和黄体中期，当血浆雌二醇升高时，LH 反应增强。人类是唯一垂体作为雌二醇正反馈的主要部位的物种[109]。其他哺乳动物物种中，包括非人灵长类动物，雌二醇对促性腺激素分泌的正反馈部位为下丘脑和垂体水平[90]。对大鼠垂体细胞的体外研究表明，LH 对 GnRH 有反应在暴露于雌二醇 12h 后增加。雌二醇的作用机制包括促性腺激素释放激素（GnRH）增强 GnRH 的上调，增加每个细胞释放 LH 的量以及释放 LH 的细胞数量[110]。然而，在大鼠体内研究数据显示，雌二醇也通过增加 POA 去甲肾上腺素在发情日午后的释放来刺激 GnRH 的分泌[111]。

与其对 LH 的作用相反，雌二醇抑制 FSH 的释放。雌二醇对垂体 LH 和 FSH 分泌的不同影响在 GnRH 缺乏（Kallmann 综合征）的女性中被认识到。用雌二醇预处理可消除对 GnRH 的 FSH 反应，但 LH 反应保持不变[112]。如图 116-5 所示，内源性血浆雌二醇 > 50～75pg/ml 时，雌二醇对 FSH 释放的抑制作用明显，而添加外源性雌二醇则可消除 FSH 的释放。使用垂体细胞的体外研究表明，雌二醇抑制 FSH 分泌在暴露于类固醇 6～8h 后体现[113]。

（四）孕酮

孕酮也能增强促性腺激素对 GnRH 的反应，但只在暴露于雌二醇诱导 PR 表达后发生[114]。在大鼠垂体细胞中单独添加孕酮时，促性腺激素对 GnRH 的反应被抑制。相比之下，在先前用雌二醇孵育后，孕酮产生了一种短暂的（12～16h）LH 释放增强以及 FSH 对 GnRH 反应性更持久的增强[115]。体内也可以观察到对 GnRH 反应性的短暂增强，其数据如图 116-5 所示。在啮齿类动物中，孕酮对表达排卵前 LH 激增至关重要，PR 基因敲除小鼠对雌二醇刺激不产生 LH 激增反应[91]。

因此，孕酮与雌激素协同作用，增强性腺激素对促性腺激素释放激素的反应。这些类固醇的联合作用对于生殖周期中期 LH 和 FSH 激增至关重要（见第 129 章），孕酮可增强和延长雌二醇的正反馈效应[116]。

（五）睾酮

睾酮对促性腺激素的分泌有复杂的作用，作用于下丘脑和垂体水平。一些物种的研究表明，血浆

睾酮水平升高与孕酮对促性腺激素分泌的作用受损有关。适度的睾丸激素升高与血浆 LH 升高有关，而较高的睾酮水平会降低 LH 和 FSH。在用雌二醇培养的雌性垂体细胞中，雄激素预处理（睾酮或二氢睾酮）抑制了对 GnRH 的 LH 反应，同时也抑制了对 GnRH 反应的程序性增强[117]。人类、灵长类和啮齿动物的研究数据表明，睾酮可以改变雌性正常的促性腺激素生理。在女性中，卵巢肿瘤中显著

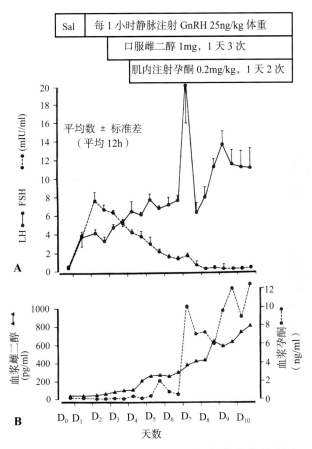

▲ 图 116-5　雌二醇和孕酮对促性腺激素释放激素（GnRH）反应的影响。每小时给予 1 例 GnRH 缺乏的妇女 GnRH 脉冲（每脉冲 25ng/kg），持续 10 天

研究了单独添加雌激素（第 4～6 天的雌二醇）和雌孕酮（第 6～10 天）对血浆黄体生成素（LH）和卵泡刺激素（FSH）的影响。血浆 LH 和 FSH（从 GnRH 脉冲前获得的样本中的平均值超过 4h）显示在 A 图，卵巢类固醇显示在 B 图。血清 FSH 随着内源性雌二醇的增加而下降（第 2～4 天）。在第 6 天加入孕酮后不久，黄体生成素的快速短暂增强和（在较小程度上）卵泡刺激素对促性腺激素释放激素的反应明显（引自 Nippoldt TB, Khoury S, Barkan A, et al. Gonadotropin responses to GnRH pulses in hypogonadotropic hypogonadism: LH responsiveness is maintained in the presence of luteal phase concentrations of estrogen and progesterone. *Clin Endocrinol.* 1987;26:293-301.）

升高的睾酮抑制血浆 LH 和 FSH[118]，而中度高雄激素血症（升高 2~3 倍）与周期中断、不孕和 LH 增加有关 [119, 120]。在中度高雄激素血症的妇女和青少年中，血浆 LH 升高，LH 脉冲频率增加 [121]，在一定程度上反映了上述情况 [122, 123]。

其他数据表明，早期的雄激素通过长期改变对雌激素和孕酮的反应来影响中枢神经系统的性分化。在猴子和绵羊身上，子宫内雄激素暴露与生后青春期 LH 分泌增强有关，也与孕酮和雌二醇的正反馈作用受损有关 [124-126]。雌性小鼠的雄激素化研究显示雌二醇负反馈受损 [127]、POA kisspeptin "脉冲发生器" 系统失活 [109]。相比之下，雄性啮齿动物的去势导致雌性 POA kisspeptin 表达模式 [93]。

（六）抑制素、激活素和卵泡抑素

卵巢滤泡液中含有选择性抑制 FSH 分泌的蛋白质，这一认识已经存在了半个多世纪，最近的研究已经阐明了这一点。抑制素、激活素和卵泡抑素是调节 FSH 合成和分泌的复合物 [128]。这三种化合物最初分离于性腺组织，但这三种化合物的蛋白质或 mRNA 分布广泛。重要的是，抑制素 -β、激活素 -βB 和卵泡抑素存在于垂体细胞中，特别是在性腺激素细胞中。

血浆抑制素 B 在卵泡期（在 FSH 的控制下）由卵巢颗粒细胞分泌，抑制素 A 在黄体期由黄体分泌 [129]。在 LH 的控制下，抑制素可减少促性腺激素释放。这些数据表明，抑制素与雌二醇协同作用，在卵泡晚期降低血浆 FSH，在月经周期黄体期抑制 FSH 分泌。在雌性大鼠中，注射重组抑制素会导致血浆 FSH 的剂量降低，而对 LH 几乎没有影响。同样，抑制素抑制了发情前期傍晚的 FSH 激增，并在随后的清晨消除了继发性 FSH 激增 [130]。这些作用直接作用于性腺索，反映了激活素对 FSH 合成和分泌的干扰。其确切的机制尚不清楚。然而，抑制素与激活素受体复合物结合但不激活，表明抑制素是激活素的拮抗剂 [26]。已经确定了两种潜在的抑制素受体 [131, 132]。β聚糖受体以高亲和力结合抑制素，形成抑制素 /β 聚糖 / Ⅱ 型激活素受体复合物 [133]，并定位于促性腺激素细胞 [134]。体外抑制素处理迅速降低 FSHβ 的 mRNA 水平 [135]，在体内，抗抑制素血清在大鼠排卵前激增期增加 FSHβmRNA[136]。

在大鼠发情前的晚上，抑制素的分泌减少，这使得激活素诱导的次级 FSH 激增，并启动下一周期的卵泡招募 [137]。

激活素在促性腺激素的产生、增加垂体细胞分泌 FSH、升高雌性大鼠血浆 FSH 和 FSHβmRNA 中起关键作用 [138, 139]。激活素亚基存在于性腺激素细胞中，激活素通过自分泌机制发挥作用，选择性地增加 FSH 的合成和分泌。这提示卵巢激活素似乎不以内分泌方式发挥作用。

卵泡抑素对垂体 FSH 分泌具有较强的特异性抑制作用，其作用类似于抑制素，但在体内持续时间较长 [140]。与激活素一样，卵泡抑素不以内分泌方式发挥作用，其在垂体中的存在表明其主要通过自分泌或旁分泌作用。

总之，激活素、抑制素和卵泡抑素在 FSH 的合成和分泌中起着重要作用。目前的证据表明，卵巢抑制素通过抑制促性腺激素源性激活素的作用，以内分泌方式减少 FSH 的分泌。循环激活素和卵泡抑素的作用不太明确，数据表明，垂体内激活素和卵泡抑素的自分泌 / 旁分泌作用调节 FSH 的合成和分泌（见下文）。

五、促性腺激素亚基基因的表达

从几种物种中分离并鉴定了常见 α、LHβ 和 FSHβ 亚基的 cDNA 和基因 [5]。α 亚基是一个独立的基因，由 4 个外显子、3 个内含子和垂体糖蛋白激素基础元件 SF-1 组成；GnRH 和 cAMP 反应元件存在于 5′ 侧翼区域 [141]。LHβ 基因较小，有 3 个外显子和 2 个内含子。启动子对类固醇反应灵敏，包含一个 SF-1 位点、一个雌激素反应元件 [142]、和参与 GnRH 作用的 Sp-1、CaRG、Egr-1 和 AP-1 位点。FSHβ 亚基由一个含有 3 个外显子的基因编码，但它的不同之处在于它有一个长 3′ 非翻译区，这些序列已被证明对确定 RNA 的稳定性重要 [143]。启动子包含 SF-1、NPY（基底）、PTX-1（垂体同源框 1）和 AP-1（GnRH 反应），Smad（激活素应答）和 ARE（雄激素应答）位点。

（一）性腺类固醇和肽

不同性别大鼠的性腺切除术研究显示了促性

腺激素亚基基因 [5, 21] 的差异表达，这些基因反映了 GnRH 分泌、性腺激素和肽以及垂体内激活素 β_B 和卵泡抑素的变化。在女性中，血清 LH 和 α 及 LHβ 亚基的 mRNA 在卵巢切除后几天才增加，而血清 FSH 和 FSHβmRNA 在数小时内增加 [144]。在男性中，所有 3 个亚基的 mRNA 都在 24h 内增加，FSHβ 的升高水平不如女性明显。

卵巢切除时补充雌二醇和孕酮可阻止 α 和 LHβ 转录和 mRNA 表达的增加，但 FSHβ 表达的升高仅被部分抑制。在 GnRH 拮抗剂的存在下也会发生类似的变化，这表明 α 和 LHβmRNA 的增加依赖于 GnRH，但除 GnRH 外，其他因素也调节 FSHβmRNA [14, 145]。雌性动物卵巢抑制素丧失后，FSHβ 表达的早期增加，在啮齿类动物的性腺激素中，雌二醇和孕酮通过改变对 GnRH 的反应，对 LHβ 和 FSHβ 的转录有不同的作用，雌二醇增强而孕酮抑制 GnRH 信号。

在雄性大鼠中，睾丸素替代或去势时使用 GnRH 拮抗药可以阻止所有 3 个亚基 mRNA 的增加。在去势的动物中，睾酮抑制 α 亚基和 LHβ 亚基，但 FSHβmRNA 保持升高 [10]。睾酮（通过雄激素受体激活）通过阻断 SF-1 与启动子结合来抑制 LHβ 转录 [147]。相反，睾酮通过增加转录 [86] 和延长 FSHβ mRNA 的半衰期，选择性地在 GnRH 缺失的情况下增加 FSHβ mRNA [15]。

促性腺肽激活素和卵泡抑素也能调节 FSHβ 的转录和 mRNA 的稳定性 [16]。这两种化合物在体外具有活性，它们在垂体中的存在表明，激活素可以通过一种可以被抑制素和卵泡抑素修饰的作用促进转录并稳定新合成的 FSHβmRNA 水平（见下文）。

（二）发情周期

在雌性大鼠的 4 天发情周期中，血清 LH 和 FSH 及垂体亚基 mRNA 的浓度在协调和差异模式下发生变化 [22]（图 116-6）。在性成熟期，FSHβmRNA 单独增加，而在间期，α 和 LHβmRNA 表达增加，FSH 保持不变。在发情前期促性腺激素激增过程中，αmRNA 无变化，LHβmRNA 升高，数小时后 FSHβmRNA 增加。促性腺激素分泌增加时 α 亚基 mRNA 的增加表明在激增过程中依赖 GnRH。发情后期 FSHβmRNA 的增加发生在 GnRH 分泌较低时，

反映了卵巢抑制素的作用减弱 [148]。

大鼠排卵周期的生理学数据表明，促性腺激素亚基基因的差异表达涉及复杂的机制。已有资料表明，这些机制包括 GnRH 分泌模式的改变以及体内激活素和卵泡抑素对 FSHβmRNA 表达的影响。

（三）GnRH 脉冲幅度和频率的作用

GnRH 是亚基基因表达的主要刺激因子，GnRH 拮抗剂降低去势动物体各个亚基的 mRNA 转录水平和表达水平。脉冲 GnRH 刺激对增加亚基基因表达以及维持激素释放同样重要。因此，当使用长效 GnRH 激动剂或持续输注促性腺激素时，尽管 α 亚基 mRNA 浓度升高，但 α 亚基 mRNA 表达不增加，表明 α 亚基 mRNA 表达并不依赖于间歇性 GnRH

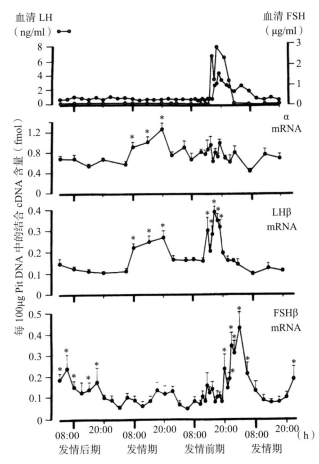

▲ 图 116-6　大鼠发情周期 4 天期间血清促黄体生成素（LH）和卵泡刺激素（FSH）及促性腺激素亚基 mRNA 变化

* 与基础值相比，$P < 0.05$（引自 Marshall JC, Dalkin AC, Haisenleder DJ, et al. Gonado-tropin releasing hormone pulses: Regulators of gonadotropin synthesis and ovulatory cycles. *Recent Prog Horm Res*. 1991; 47: 155-189.）

刺激。在 GnRH 缺乏的绵羊和啮齿动物模型中的研究表明，GnRH 脉冲可以提高亚基转录率和 mRNA 浓度，GnRH 刺激的幅度和频率都是差异基因表达的重要决定因素[10, 25]。

一般来说，男女对 GnRH 脉冲幅度的反应相似，高水平脉冲剂量增加 α 亚基 mRNA 的表达；低振幅的脉冲增加 LHβ mRNA 的表达。在男性中，FSHβ 在所用脉冲剂量范围内增加，但在女性中高振幅脉冲刺激无效。GnRH 脉冲频率的变化也影响亚基基因的差异表达和亚基 mRNA 对不同 GnRH 脉冲频率的反应模式（图 116-7）。快速频率（每 8min 一次）增加了女性的 α、LHβ 和 FSHβ 水平。快速生理脉冲（去势大鼠 GnRH 脉冲频率为每 30 分钟 1 次）增加了所有 3 个亚基基因，而慢频率脉冲（同未去势大鼠）不刺激 α 和 LHβ，但维持了 FSHβ mRNA

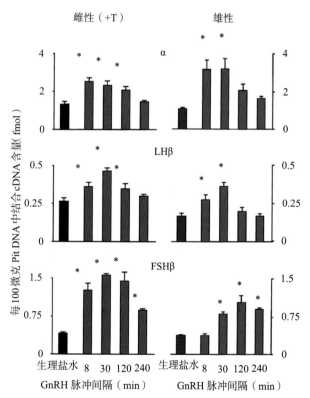

▲ 图 116-7　促性腺激素释放激素（GnRH）脉冲频率对 GnRH 缺陷的雄性和雌性大鼠促性腺激素亚基 mRNA 浓度的影响

给予这些大鼠替代睾酮（+T）以允许 LHβ 表达。动物接受生理盐水（暗色条）或 GnRH（浅色条）24h（雄性，每脉冲剂量 25ng；雌性，5ng）。*P < 0.05 与生理盐水比较。FSH. 卵泡刺激素；LH. 黄体生成激素（引自 Burger LL, Haisenleder DJ, Dalkin AC, et al. Regulation of gonadotropin subunit gene transcription. *J Mol Endocrinol*. 2004; 33: 559-584.）

表达的升高，其表达升高发生于慢脉冲（每 2 小时 1 次）时[149, 150]。不同 GnRH 频率后亚基转录、卵泡抑素和激活素 β_B 表达变化的时间过程如图 116-8 所示。每隔 30min 或 240min 注射一次 GnRH 脉冲可增加 α 亚基转录，但只有 30min 的脉冲刺激了 24h 内的 LHβ 转录。FSHβ 的转录率依赖于 GnRH 刺激的持续时间。最初每隔 30min（1～6h）GnRH 脉冲增加 FSHβ 的主要转录物，24h 后恢复到基础水平，这与卵泡抑素表达增加呈负相关。相反，每 240min 一次的 GnRH 脉冲维持 24h FSHβ 的转录，而卵泡抑素则没有变化。这些数据表明激活素介导 FSHβ 的转录，在 30min GnRH 刺激后，促卵泡素中和激活素的作用增强。然而，GnRH 也有直接作用，如在外源性卵泡抑素存在下，缓慢（240min）GnRH 脉冲增加 FSHβ，尽管程度较低[151]。

这些数据表明，GnRH 脉冲分泌频率和幅度的改变是单个 GnRH 分子差异性刺激 3 种促性腺激素亚基基因表达的机制的关键部分（见下文）。这种特性反过来解释了一些物种排卵周期中观察到的 GnRH 脉冲频率变化的生理意义（见第 129 章）。

（四）GnRH 脉冲的不同调节

如前所述，GnRH 脉冲模式以不同的方式调节多个性腺激素基因。在过去的几年里，人们对这些效应的机制进行了深入的研究，数据表明，GnRH 的脉冲信号复杂，细胞内的信使通路可以调节不同的作用。Thompson 和 Kaiser[152] 的研究表明，GnRH 脉冲频率调控的 GnRHR 表达在差异反应中起作用，GnRHR 的快速频率诱导增加有利于 LHβ 刺激性信号转导途径。相比之下，GnRHR 激活可诱导细胞内钙的短暂增加[52, 53]，体外研究已经证明，绕过 GnRHR 直接增加细胞内钙（通过钙通道激活剂处理大鼠垂体细胞）可以模拟 GnRH 脉冲频率对 LHβ 和 FSHβmRNA 的影响，提示 GnRH 存在受体后作用[64]。

GnRHR 结合激活了多个信号转导途径，研究结果表明，脉冲频率可以通过不同的方式调节这些系统的组成部分。GnRH 慢频率脉冲在维持 ERK 激活方面更为有效，部分原因是 MAPK 磷酸酶 -1 和 MAPK 磷酸酶 -2 的表达受到快频率脉冲的刺激[72, 153]。cAMP/PKA 途径介导性腺激素释放激素

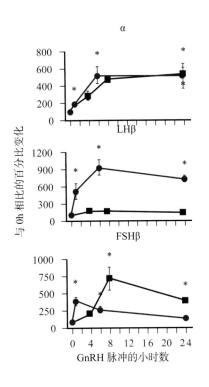

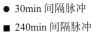

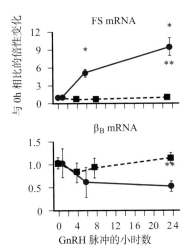

◀ 图 116-8　GnRH 缺陷雄性大鼠每 30min 或 240min 给予 GnRH 脉冲（每一个脉冲 25ng）的促性腺激素亚基初级转录物（左图）和卵泡抑素和促性腺激素 β$_B$ 表达的时间过程

数据与 0h 基线水平相比较。*P < 0.05 与 0h 相比；**30min 与 240min 相比。FSHβ. 卵泡刺激素 β；GnRH. 促性腺激素释放激素；LHβ. 黄体生成激素 β（经许可引自 Burger LL, Dalkin AC, Aylor KW, et al. GnRH pulse frequency modulation of gonadotropin subunit gene transcription in normal gonadotropes: Assessment by primary transcript assay provides evidence for roles of GnRH and follistatin. *Endocrinology.* 2002;143:3243-3249.）

信号，脉冲频率调节该途径的各个组成部分，包括 PACAP、PACAP-R 和 PKA/CREB 激活[154-156]。有趣的是，快速频率的 GnRH 脉冲可以刺激内源性 CREB 拮抗剂 -ICER 表达[157]，这可能是慢频率脉冲需要在较长时间内维持 FSHβ 转录的原因之一。数据显示，促性腺激素亚基启动子活性增强（如 SF-1、Egr-1、Srf-1）或抑制（Nab-1、Nab-2、Dax-1）的几种转录因子的表达也受到 GnRH 脉冲频率的调节[158, 159]。Walsh 和 Shupnik[160] 发现，每隔 30min 给予 GnRH 脉冲刺激大鼠 LHβ 启动子上的 Egr-1 和 SF-1 的占据，Egr-1 和 SF-1 的降解可能是性腺激素的关键转录调节机制。具体而言，转录因子复合物的快速转换可能对 GnRH 信号模式变化（如排卵前激增）的生理反应至关重要。

物种特异性调节机制可能是 GnRH 脉冲模式促性腺激素调节不同作用部位的一个因素。这些结果表明，GnRH 脉冲频率对 LHβ 和 FSHβ 基因表达的差异影响是复杂的，它们是性腺索内不同 GnRH 信号通路位点作用的结果。

（五）卵泡刺激素 βmRNA 表达的调控

在前面回顾的数据中，α 和 LHβmRNA 的表达在两性中是相似的，但是 FSHβ 对 GnRH 脉冲频率和幅度的反应不同。这些数据表明，除了 GnRH 外，

其他因子也对 FSHβ 的表达有积极的调节作用。垂体促性腺激素细胞中存在抑制素 -β、抑制素 -β$_B$ 和卵泡抑素的 mRNA 和蛋白质。垂体细胞分泌[161-163] 激活素 B 和卵泡抑素（但不分泌抑制素），促性腺激素细胞上存在激活素受体[164]。因此，激活素以自分泌方式发挥作用，其增加 FSHβmRNA 的作用可被活化素 B27 抗体和卵泡抑素拮抗，后者与 β$_B$ 亚基结合并降低激活素活性[165]。激活素刺激 FSHβ 转录[28]，并与 GnRH 协同作用。激活素还通过影响 FSHβmRNA 的长 3′ 非翻译区来稳定 FSHβmRNA。这些结果表明，性腺激素中存在一个垂体内调节系统，在调节 FSHβmRNA 表达方面起着重要作用。

一系列的体外研究表明，激活素、卵泡抑素和抑制素之间存在复杂的相互作用。激活素刺激卵泡抑素的表达并减少 β$_B$ 亚基的产生。抑制素和卵泡抑素在减少卵泡抑素和增加 β$_B$ 亚基 mRNA 和蛋白质方面都有相似的作用[166-168]。这些研究表明，促性腺激素激活素分泌增加 FSHβmRNA，同时也增加卵泡抑素的产生，这反过来降低了激活素的自限性机制，调节了 FSHβmRNA 浓度的有效性。这些机制在正常生理过程中是活跃的。尽管发情周期中 β$_B$ mRNA 表达只有轻微变化（2 倍），但在发情前期 LH 激增之前，卵泡抑素 mRNA 和蛋白质显著升高，并依赖于 GnRH 的分泌[169, 170]。发情前期卵泡抑素的增加调控

发情前期和发情期 FSHβmRNA 的表达[171]。

体内研究也阐明了调节促性腺激素卵泡抑素和 βB mRNA 的因子的性质，切除性腺后的数据如图 116-9 所示。在男性，去势导致 FSHβ 和卵泡抑素增加，而抑制素 -α 和抑制素 -βB 的 mRNA 水平没有变化。使用 GnRH 拮抗剂可以消除卵泡抑素的增加，提示卵泡抑素的升高依赖于 GnRH 分泌的增加[172]。GnRH 缺乏的大鼠中研究表明，GnRH 刺激模式调节卵泡抑素 mRNA 的表达，卵泡抑素和 FSHβmRNA 之间的关系与 GnRH 脉冲频率成反比[151, 173]。因此，在男性中，FSHβ 的 GnRH 调节受到卵泡抑素变化的影响，没有证据表明 βB mRNA 和激活素的产生发生相关。

睾酮选择性地刺激雄性大鼠 FSHβ 转录和 mRNA 表达。在 GnRH 拮抗剂治疗的动物中，睾酮增加 FSHβ 的转录而抑制 LHβ 的转录[15]。在体内，FSHβ 转录的增加部分反映了卵泡抑素表达的抑制（图 116-10）。在体外过量的卵泡抑素存在下，睾酮有时也直接刺激 FSHβ 转录增加。

女性的垂体内调节系统显得更为复杂。卵巢切除后，FSHβ、βB 和卵泡抑素的 mRNA 增加，GnRH 拮抗剂仅能发挥部分抑制作用，提示除 GnRH 外的其他因素对其具有调控作用。在卵巢切除动物中，雌二醇可以抑制 βB 亚基的增加，抗乳脂蛋白 mRNA 可以阻断抑制素的反馈调节[172]。GnRH 脉冲刺激模式也对垂体中卵泡抑素和 βB mRNA 有不同的调节作用。在 GnRH 缺乏的雌性动物模型中，低振幅 GnRH 脉冲增加 FSHβ 和 βB 的 mRNA，而卵泡抑素 mRNA 没有变化。相反，高振幅脉冲促进卵泡抑素增加，βB 和 FSHβmRNA 保持不变。卵泡抑素和 βB mRNA 的差异表达也与 GnRH 脉冲频率有关，但目前对于其与 FSHβ 表达相关的研究尚有待进一步探索[174]。在女性中，快速 GnRH 脉冲增加 FSHβ 和卵泡抑素，中间（每 30 分钟一次）脉冲增加 FSHβ 和 βB，低频脉冲只增加 FSHβ 的表达。

激活素通过 Smad 途径影响核信号转导。激活素与 ActR II 受体结合，后者与 ActRI 形成复合物并磷酸化。Smad 信号通过 ActRI 诱导的 smad-2 和 smad-3 的磷酸化启动。磷酸化后，smad-2/smad-3 与 smad-4 寡聚并转移到细胞核，与转录因子、辅激活子和辅助刺激因子以及基因启动子区域相互作

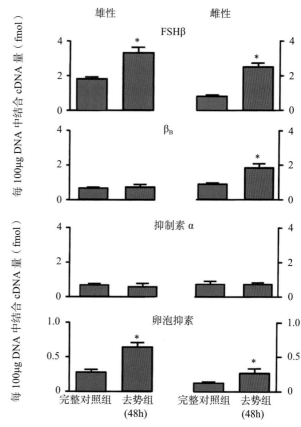

▲ 图 116-9　去势对雄性和雌性大鼠卵泡刺激素 -β（FSH-β）、卵泡抑制素和抑制素 / 激活素亚基 mRNA 浓度的影响

去势手术后 48h 检测垂体 RNA（红色），与性腺完整对照组（蓝色）比较；杂交检测 FSHβmRNA，定量反转录聚合酶链反应检测 βB、抑制素 α 和卵泡抑素 mRNA。*P < 0.05 与性腺完整动物比较（引自 Dalkin AC, Haisenleder DJ, Gilrain JT, et al. Regulation of pituitary follistatin and inhibin/activin subunit mRNAs in male and female rats: Evidence for inhibin regulation of follistatin mRNA in females. *Endocrinology*. 1998;139:2818-2823; The Williams & Wilkins Company, Baltimore.）

用。smad-7 通过与 smad-2/smad-3 竞争 ActRI 结合来抑制激活素信号。Smad 的 DNA 结合域识别启动子上的 Smad 结合元件（SBE），研究表明啮齿动物 FSHβ 启动子上存在 3 个 SBE[175-178]。

主要的 Smad 结合辅因子是 CREB 结合蛋白（CBP）和 p300，它们都包含乙酰转移酶活性。组蛋白乙酰化使染色质疏松，促进 Smad 复合物辅因子结合和转录激活。CBP 和 p300 是许多其他转录因子（即 CREB、JunB、cFOS、Egr1、甾体受体等）的共因子，目前的研究提示它们在细胞中的作用有限，因此其他转录因子和 CBP/p300 之间的竞争可能对信号通路之间的相互影响很重要[179, 180]。Smad

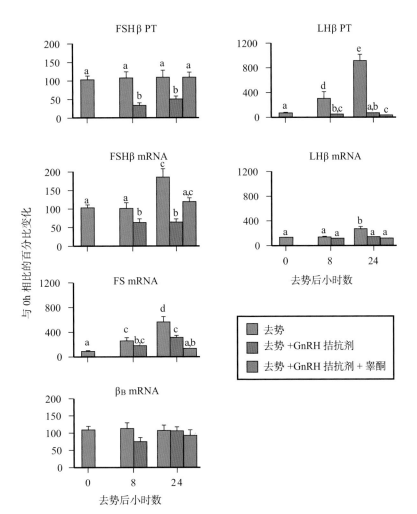

▲ 图 116-10　雄性大鼠中睾酮对卵泡刺激素 β（FSHβ）和黄体生成素 β（LHβ）转录过程的影响

绿色柱形表示去势大鼠，黑色柱子表示去势大鼠用 GnRH 拮抗剂处理，红色柱子表示去势大鼠用 GnRH 拮抗剂 + 睾酮处理。图中数据表示百分比变化，$P < 0.05$ 定义为有统计学差异

信号也受到 Smad 共刺激因子 *Ski* 和 *Sno*（Ski 相关的新基因 [181-183]）的负调控。研究表明，FoxL-2 通过与 FSHβ 启动子 SBE 结合并招募 Smad 转录复合物，在激活素对 FSHβ 转录的作用中起着重要作用 [184, 185]。FoxL-2 调节活化素和孕酮协同刺激 FSHβ 转录，在第二次动情前期，通过与 Smad/PR 复合物的相互作用 [186]。FoxL-2 也在 GnRHR 基因的激活素调节中发挥作用 [187, 188]。因此，激活素对 FSHβ 基因的作用可能涉及一系列正、负调控因子相互作用。

这些研究表明垂体内存在一个复杂的自分泌 / 旁分泌调节系统，该系统控制 FSHβmRNA 的表达

和 FSH 的分泌。图 116-11 显示了性腺内调节交互调控的系统模型。GnRH 脉冲刺激增加了 FSHβ、激活素（βB）和卵泡抑素 mRNA 的表达。激活素由促性腺激素细胞分泌，增加 FSHβmRNA 和卵泡抑素，对 βB 产生有抑制作用。由于激活素作用的净效应增加了 FSHβmRNA，其在增加 FSHβ 转录和稳定 FSHmRNA 方面的作用超过了其对卵泡抑素的作用。卵泡抑素也由促性腺激素细胞分泌，可在细胞外与激活素结合，从而减少激活素受体的作用。研究表明，女性抑制素降低激活素受体激活素的有效性，最终导致 FSHβmRNA 水平下降。

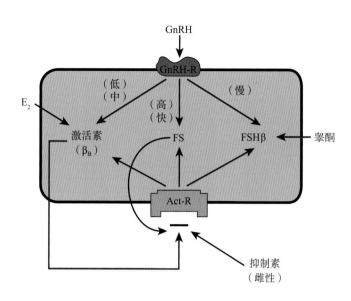

▲ 图 116-11　卵泡刺激素 -β（FSHβ）mRNA 表达的促性腺激素内调节模型

红箭表示刺激，黑箭表示抑制途径。高、低指促性腺激素释放激素（GnRH）脉冲幅度，快、中（中）、慢为 GnRH 脉冲频率。Act-R. 激活素受体复合物；E₂. 雌二醇；FS. 卵泡抑素；GnRH-R. 促性腺激素释放激素受体

第 117 章　性腺肽：抑制素、激活素、卵泡抑素和 Müllerian 抑制物（抗米勒管激素）

Gonadal Peptides: Inhibins, Activins, Follistatin, and Müllerian–Inhibiting Substance (Antimüllerian Hormone)*

David M. de Kretser　Mark P. Hedger　Henry G. Burger　著

李　晶　王　广　译

> **要　点**
>
> ◆ 激活素 A 和 B 都能刺激 FSH 的分泌，而这和它们的其他作用都受到卵泡抑素的调节，卵泡抑素可以以几乎不可逆地方式结合激活素并降低 FSH。
>
> ◆ 激活素 A 是炎症反应的关键调节因子，可刺激纤维化，因此卵泡抑素是一种抗炎和抗纤维化药物。
>
> ◆ 激活素 A 水平升高会刺激肝细胞和 B 淋巴细胞的凋亡，这些作用可被卵泡抑素降低。
>
> ◆ 卵泡抑素还能结合并减少 TGFβ、肌生成抑制素（GDF–8）、GDF–9 及 BMP–2、BMP–5、BMP–7 和 BMP–8 等的作用。
>
> ◆ Müllerian 抑制物是评估卵巢滤泡储备功能的标志物，并有助于预测卵巢对促性腺激素刺激的反应，但需要进一步证实。

除了类固醇激素外，性腺还产生调节肽类，这些肽以内分泌、旁分泌和自分泌模式发挥作用，控制性分化和生殖功能调控。其中，部分分子还可影响生殖系统以外的病理生理过程。抑制素是一种二聚糖基化的蛋白质，首先分离于睾丸水解提取物，它能阻止大鼠垂体中去势细胞的出现，也因此而被命名 [1]。卵巢卵泡液中分离出的抑制素可以选择性抑制垂体前叶细胞的 FSH 合成和释放 [2]。对卵泡液提取物的其他研究发现刺激 FSH 的激活素 [3, 4] 和另一种肽类，这种肽类最初被命名为 FSH 抑制蛋白，随后更名为抑制 FSH 的卵泡抑素 [5, 6]。此外，引起发育中的女性 Müllerian 结构退化的蛋白与抑制素的结构有一定相似之处 [7-9]。本章重点讨论抑制素、激活素和卵泡抑素。Müllerian 抑制物（MIS）/抗 Müllerian 激素（AMH）将在第 119 章着重阐述。

一、抑制素、激活素、卵泡抑素和 Müllerian 抑制物的结构特性和相互关系

（一）抑制素和激活素

1. 抑制素　抑制素是一个二聚体分子，由共同的 α 亚基及图 117-1 和图 117-2 所示的两种 β 亚基 -βa 和 βB 中的 1 个组成，分别命名为称为抑制素 A（αβA）和 B（αβB）[10]。这 3 个亚基定位于 2 号染

---

*. 本章中带有背景色突出显示的部分为儿童内分泌相关内容。

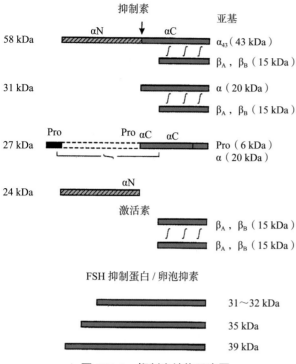

▲ 图 117-1　抑制素结构示意图

α 亚基包含 Pro-αC、αN、激活素和卵泡抑素。需要注意的是，31kDa 抑制素是 α₄₃ 的 αN 段蛋白水解得到的 58kd 多肽。FSH 卵泡刺激素

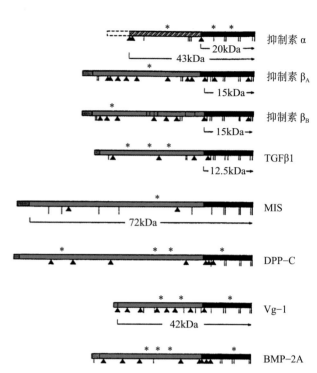

▲ 图 117-2　根据其 cDNA 结构推断的转化生长因子 -β/抑制素家族成员亚基前体序列示意图

暗区对应序列间同源性最高的区域和生物活性相关的区域。*Vg1*mRNA 及其蛋白定位于卵母细胞和胚胎的植区。半胱氨酸残基用竖线表示。*. 潜在糖基化位点；BMP. 骨形态发生蛋白；DPP-C. 十肽复合物；MIS. Müllerian 抑制物；s. 潜在蛋白水解位点；TGFβ1. 转化生长因子 β1

色体（α 和 β_B）和 7 号染色体（β_A）。α 亚基具有约 51k 道尔顿（kDa）的前体形式，其中包含 6kDa 的前区和 43kDa 的 α 亚基，可通过水解得到约 20kDa 的 N- 末端片段（αN）和约 20kDa 的 C- 末端片段（αC）。43kDα 亚基与 15kDβ 亚基结合产生 55kDa 的抑制素。蛋白质水解裂解产生 33～36kD 的具有生物活性的最低分子量二聚体。β 亚基具有 55kDa 的前体，通过蛋白质水解裂解成 15kDa 的亚基。高分子量的抑制素二聚体（66kDa 和 95kDa）存在于不同体液成分，生物效价不同。卵巢卵泡液中可分离出 [11, 12] 游离的 α_A 和 β_B 亚基 [13]。

2. 激活素　激活素是 β 亚基的二聚体，有 3 种主要形式，激活素 A（β_Aβ_A）、激活素 AB（β_Aβ_B）和激活素 B（β_Bβ_B）[10]，目前已鉴定出其他形式的激活素 -β_C、β_D 和 β_E（见下文）。

这些亚基的氨基酸序列之间存在高水平物种同源性 [10]。α 亚基在人、牛、猪、鼠和羊型之间具有 85% 的同源性；人、牛、猪和小鼠的 β_A 亚基之间具有 100% 的同源性，在绵羊中只有一个氨基酸差异。β_B 亚基在物种间的同源性为 95%；β_A 和 β_B 亚

基之间的同源性为 70%。α 和所有 β 亚基是转化生长因子 β（TGFβ）蛋白家族成员。

由于 α 和 β 亚基可以二聚化形成抑制素 A 和 B 以及激活素 A、B 和 AB，当所有亚基都存在于一个细胞内时，α 亚基的存在推动抑制素 A 和 B 的产生，而 α 亚基基因的缺失或缺失则导致高水平激活素 [14]。

去势雄性或雌性动物会导致抑制素循环水平的迅速下降 [15-17]，而循环激活素 a 水平下降不显著 [18]，事实上，如后文所述，它们在去势手术后循环水平升高 [19]。激活素特异性检测表明，激活素在多个部位产生，主要以内分泌、旁分泌或自分泌方式发挥作用。

3. α、β 和 β 基因缺失的后果　在小鼠中靶向性敲除抑制素 α 亚基基因导致激活素 A 浓度升高 [14, 20]。两性小鼠均发生性腺性索间质瘤，伴恶病质，激活素水平升高导致出生后 30 天内实验动物死亡。将抑制素 α 亚基基因敲除小鼠与激活素 Ⅱ 型

受体（ActRⅡ）基因靶向敲除的小鼠杂交后，则不出现恶病质但仍有肿瘤形成，这表明这种消耗状态是由激活素水平升高所致[21]。肿瘤的形成提示 α 亚基基因是肿瘤抑制基因。α 亚基缺失的雄性小鼠交配行为正常，睾丸生精充分，精囊正常，生育力正常。相反，抑制素缺乏的雌性小鼠表现为卵泡发育中断和黄体缺失。出现颗粒细胞瘤的小鼠雌二醇水平升高，在体实验验证了激活素具有刺激芳香化酶活性的能力[14]。

β_A 和 β_B 亚基基因缺失以及激活素受体基因缺失将导致一系列异常[14]。激活素 β_B 缺失小鼠眼睑克隆发育缺陷[22]，雄性小鼠具有正常的生殖能力。由于激活素 B 在控制下丘脑催产素分泌中的作用，以及催乳过程中乳汁下降反射的障碍，母鼠无法哺乳其幼崽，因此激活素 β_B 缺乏的雌性妊娠期延长，活产仔无法在产后存活[23]。

激活素 β_A 缺乏小鼠在出生后由于颅面畸形在 24h 内死亡，这些畸形包括腭裂和其他腭裂异常，没有胡须，缺少下牙，表明激活素 β_A 为正常颅面发育所必需[24]。β_B 亚基基因插入 β_A 位点可预防主要的骨缺损，但小鼠睾丸较小，精子发生延迟[25]。颗粒细胞 β_A 基因的条件性敲除导致雌性不育，伴多个黄体生成[26]。缺乏 ActRⅡ 的小鼠大多可正常发育至成年，但是抑制了与睾丸体积减小和生育延迟相关的 FSH 水平[27]。精子发生的定量研究显示，支持细胞数量减少和生殖细胞计数减少[28]。ActRⅡ 受体缺陷的雌性小鼠不育与血清 FSH 水平降低、卵巢缺乏激活素信号或两者兼有相关。

（二）卵泡抑素

卵泡抑素（follistatin）是一种糖基化蛋白，最初是由于其抑制垂体细胞分泌 FSH 而命名。卵泡抑素的这种作用源于其结合和阻止激活素作用的作用[29]。由于卵泡抑素基因的 5 个外显子的选择性剪接和糖基化程度不同，形成不同形式的抑制素剪切体[5, 6]。分子量在 31～44kDa[30, 31]。

卵泡抑素有两种主要形式：卵泡抑素 288 和卵泡抑素 315，前者为 288- 氨基酸多肽，可通过蛋白带正电荷的区域与硫酸乙酰肝素原酯聚糖结合；而在卵泡抑素 315 中，该位点被蛋白质的羧基末端"尾巴"隐藏，代表主要的循环形式[32, 33]（见 [34]）。在

与激活素 A 结合后，蛋白质的三级构象发生变化，该位点与溶酶体降解途径结合[35, 36]。卵泡抑素 315 可在卵巢中被蛋白质水解为卵泡抑素 300（300 个氨基酸）。通过复合物的结合和随后的降解，卵泡抑素抑制激活素 A 刺激 FSH 的能力以及激活素所执行的所有其他功能。卵泡抑素对激活素的结合亲和力非常强（50～900pmol/L），有效导致几乎不可逆的反应，结合能力与激活素对其受体的亲和力相当。卵泡抑素还与 TGFβ 蛋白家族的其他成员结合；包括骨形成蛋白（BMP）-2、BMP-4、BMP-7 和 BMP-8（推断）、生长分化因子（GDF）-9 和 GDF-8（肌生成抑制蛋白），虽然亲和力较低，但仍能中和其功能[36]。

大鼠、小鼠、人、牛、羊、猪的卵泡抑素的氨基酸序列同源性较高（97%）。卵泡抑素具有与硫酸肝素蛋白聚糖[32, 33]结合的能力，进而结合激活素 A 和 B[29]，在人类和绵羊体内，细胞表面和基底膜上都储存着大量的激活素 A 和卵泡抑素，可通过带负电的肝素分子从细胞释放到循环中[37]（图 117-3）。然而，目前尚不清楚释放后的激活素是否仍具有生物活性。

肝素结合位点对卵泡抑素中和内源性激活素作用的能力至关重要，相关分子卵泡抑素样蛋白 -3 缺乏这种结合位点，是内源性激活素的弱拮抗剂，但它在中和外源性激活素方面的效力稍差[38]。

在过去的 5 年里，我们对这些蛋白质所起的病理生理作用认识有了很大的进步[36, 39]。因此本章不可能涵盖其生物学作用的最近进展，仅为讨论这些蛋白质在许多器官中的作用提供了背景。它们的生理学功能将在随后几个章节讨论（见第 125、129、130 和 136 章）。

靶向敲除坏卵泡抑素基因的后果　敲除卵泡抑素基因可导致出生后数小时内死亡，主要由于呼吸衰竭所致，肺重量显著减少，由于没有卵泡抑素中和肌生成抑制蛋白的作用，激活素抑制支气管发生并造成膈肌和胸廓肌无力[40]。此外，在肺中，肺泡毛细血管膜增厚[41]。

敲除小鼠的皮肤紧绷，类似于表皮过度表达 TGFβ1 的小鼠表现[40]。转基因小鼠存在胡须发育异常、硬腭裂和下牙异常，转基因动物还存在肋骨和椎骨中轴骨缺陷。如前所述，这种表型与卵

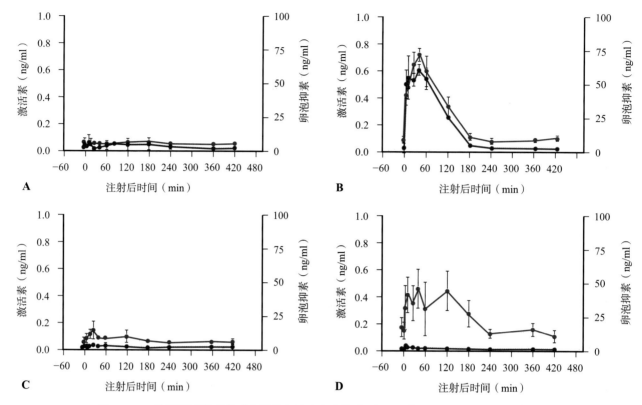

▲ 图 117-3　给予不同处理的成年母羊血清中卵泡抑素（1）和激活素 A（o）的血浆浓度变化

A. 仅生理盐水；B. 肝素（100U/kg）；C. 预先混合的肝素和鱼精蛋白；D. 鱼精蛋白（2mg/kg）。注意肝素对激活素和卵泡抑素释放的影响，肝素和鱼精蛋白预混合时释放减少，仅给予鱼精蛋白时卵泡抑素的释放（引自 Jones KL, de Kretser DM, Phillips DJ. Effect of heparin administration to sheep on the release profiles of circulating activin A and follistatin. *J Endocrinol*. 2004;181:307-314. © 2004 美国内分泌学会版权所有。）

泡抑素调节转化生长因子家族多个成员活动的能力有关 [42]。

这些小鼠的卵巢在产前即发育异常，卵巢滤泡池明显减少 [41, 43]。这些与颗粒细胞中卵泡抑素基因的组织特异性靶向敲除一致 [44]。将这些小鼠与启动子后表达的人类卵泡抑素基因卵泡抑素 288 或卵泡抑素 315 的转基因小鼠杂交可挽救卵泡抑素基因敲除表型，在此模型中发现了卵泡抑素的新的作用，包括影响尾部血管的生成，卵巢黄体形成失败，以及输卵管发育不全导致米勒管发育异常 [41]。

（三）Mullerian 抑制物

MIS 是两个 72kD 亚基的二聚体，其 C 端结构域与 α、β_A 及 β_B 抑制素亚基和 TGFβ 家族的其他成员具有同源性 [45]。晶体学研究表明，TGFβ 超家族的所有成员都具有类似的三维结构，其特征是蛋白 C- 末端 7 个保守的半胱氨酸残基中的 6 个之间通

过二硫键产生 1 个中心半胱氨酸结构 [46]。

（四）受体和结合蛋白

激活素和 TGFβ 蛋白家族的其他成员通过 II 型和 I 型受体的结合产生信号，后者是跨膜丝氨酸 / 苏氨酸激酶家族的成员 [36]。激活素通过与 ActR II A 或 ActR II B 结合作用，后者启动称为 ALK4 的 I 型受体的招募，进而导致其被 ActR II 磷酸化。激活的 I 型受体反过来磷酸化 Smad-2 和 Smad-3，形成与 Smad-4 的复合物，该复合物被运输到细胞核调节特定基因的表达 [47]。利用 Smad-2、Smad-3 和 Smad-4 的细胞内途径与 TGFβs、肌生成抑制蛋白、GDF11 和 nodal 诱导的信号具有共同通路 [47]。然而，TGFβ 家族使用一种特定的 II 型受体（TGFβR II）和不同的 I 型受体（ALK-5），而激活素 II 受体由激活素和 GDF-11（Act II A）、肌生成抑制蛋白（ActR II B）和 nodal（ActR II B）共用受

体。激活素和 GDF-11 之间也共享 ALK-4，Ⅰ型受体，而 nodal（ALK-7）和肌生成抑制蛋白（ALK-5）有特定的Ⅰ型受体。更复杂的是，一些 BMP 也通过 ActRⅡA 和 ActRⅡB 发出信号，但有不同的Ⅰ型受体，并通过特定的 Smad（Smad-1、Smad-5 和 Smad-8）进行信号转导。一种伪受体 BMP 和激活素膜结合抑制剂（BAMBI），可作为Ⅰ型受体，但缺乏细胞内丝氨酸 / 苏氨酸激酶结构域，可在不进行信号转导的情况下结合这些配体[47]。

这些蛋白质的作用也通过结合卵泡抑素实现，它以很高的亲和力结合激活素并阻止它们的所有作用[29]。激活素 – 卵泡抑素复合物晶体结构的分析表明，两个卵泡抑素结构域包围了激活素并掩埋了其 1/3 的残基，其中包含其受体结合位点[35]。肌生成抑制蛋白和 BMP-4、BMP-6、BMP-7 和 BMP-15 通过激活素受体产生下游信号，晶体研究数据提示，卵泡抑素阻止这些蛋白质作用，尽管这与卵泡抑素对激活素的亲和力至少高出上述分子 10 倍以上有关[42]。最后，由于共同受体 Cripto 既能结合上述分子也能结合激活素，因此它对协同调节激活素的作用具有一定的功能[47]。

抑制素 A 与 ActRⅡ结合的亲和力比激活素 A 低 10～20 倍，而抑制素 B 的结合亲和力更低。目前尚未分离出其特异性抑制素受体。然而，抑制素通过抑制素与 β 蛋白聚糖，Ⅲ型 TGFβ 受体结合，从而拮抗激活素与激活素受体的结合或信号传导，这反过来又促进了其与 ActRⅡ的结合[48]。抑制素的各种糖基化模式表明，不同的糖基化形式可能具有不同的能力结合 β 蛋白聚糖，并可能具有不同的生物活性[49, 50]。抑制素的作用机制可能因配体和受体类型而异[51]。MIS 受体系统的功能与激活素系统相似[47]。

二、抑制素

（一）检测

生物测定：使用大鼠垂体前叶细胞对抑制素的体外生物测定和 FSH 分泌的测量受到同时产生的激活素和卵泡抑素的影响[52-56]。这些生物测定在放射免疫分析和酶联免疫吸附试验（ELISA）系统的验证和抑制素的特性鉴定中占有一席之地，可通过重组技术合成的相关分子。

免疫分析：早期人抑制素的 RIA 使用 α 亚基 N 端区域的特异性抗体，由于与存在于卵泡液和血清中的 α 亚基前体 pro-αC 有非常显著的交叉反应，可能高估卵泡和血清抑制素水平[16, 55-59]。鉴于黄体中 α 亚基产物的大量表达，黄体期抑制素水平也被高估，从而导致抑制素生物活性较差的推断[60]。然而，研究证实，抑制素是调节 FSH 分泌的闭环反馈的主要成分[60]。每种抑制素二聚体存在抑制素 A 和 B 的特定测量方法[61]，抑制素 A 在男性中无法检测，抑制素 B 是男性的主要反馈调节器[61, 62]。两性都分泌大量的 α 亚基相关肽[11]。更多的"非特异性 RIA"及最近开发的具有类似特异性的检测方法似乎仍然是抑制素检测应用于卵巢恶性肿瘤领域的首选方法（见下文）。

（二）产生部位及生理学

抑制素亚基 mRNA 在卵巢和睾丸、胎盘[63]、蜕膜[64] 以及胎儿和成人肾上腺中表达[65]。睾丸和卵巢分别是两性抑制素的主要来源，去势导致抑制素循环水迅速降低[15, 16]。此外，抑制素 α 亚基 mRNA 存在于早孕胎盘提取物中，比抑制素 β_A mRNA 含量更丰富，β_B mRNA 仅在足月胎盘中可低水平检测[66]。抑制素 α 亚基定位于细胞滋养细胞，β_B 位于绒毛合胞层；β_A 分布广泛。相应参考文献对人胎盘抑制素、激活素和卵泡抑素的部分特性进行了描述[67]，并对胎盘抑制素分泌的调节进行了综述[68]。

大鼠促性腺激素含有免疫反应性抑制素 α 和抑制素 β_B 亚基及其 mRNA[69]。在雄性猴中，抑制素样免疫反应出现在嫌色细胞群中[70]，通常位于促性腺激素细胞附近[71]，在正常和腺瘤样人垂体组织中都发现了抑制素 / 激活素亚基基因和 ActRⅡ基因表达[72, 73]。然而，在培养的大鼠垂体前叶细胞培养基中未检测到抑制素生物活性和免疫反应，含有抗抑制素抗血清的培养基孵育不会改变基础 FSH 分泌。

1. 男性　通过对抑制素 A 和 B 的特异性分析，可以确定抑制素 B 是除绵羊外的人类和大多数哺乳动物的主要形式，去势可使循环抑制素水平降至无法检测的水平[15, 16]，这足以证明睾丸是其主要合成部位。除了抑制素 B 外，大量的 α 亚基相关肽也可在男性外周循环中被检测到[11]。

通过支持细胞培养物的体外分泌和免疫组织化学对 α 和 β 亚基进行定位分析，以及体内证据等可以确定，睾丸支持细胞是抑制素的主要来源[74-75]。此外，睾丸间质细胞分泌免疫反应性抑制素，在细胞和细胞培养物中 α 和 β 亚基均有表达[75, 76]，但 Leydig 细胞分泌的抑制素功能目前尚不清楚。

支持细胞从顶端表面分泌抑制素进入生精小管腔，从基底表面分泌到间质液，但是每种分泌途径的相对重要性仍存在争议[77]。对恒河猴的研究表明，抑制素 B 的分泌分别受促黄体生成素（LH）的抑制作用和 FSH 的刺激作用调控，LH 的作用通过睾酮抑制 β_B 基因的表达而体现。

胎儿：有证据表明胎儿睾丸在包括人类在内的许多物种中同时表达 α 和 β 亚基[78, 79]。具有生物活性和免疫活性抑制素主要来源是支持细胞。对胎羊进行去势的实验证实，在胎儿体内，睾丸是循环和胎儿体液（如羊水）中抑制素 B 的主要来源。

出生后早期和青春期前：男性在出生前几个月的 FSH 水平低于成人水平，抑制素 B 浓度在 3 个月龄时高于成年男性水平，15 个月大时开始升高[80, 81]。在 6—10 岁出现谷值，青春期前男孩再次上升，血清抑制素 B 与年龄有关，而与 FSH 无关[81-83]。

青春期：在青春期早期，抑制素 B 与睾酮相关，而从青春期中期开始，抑制素 B 与 FSH 水平负相关，这与负反馈的建立一致[83]。婴儿期和青春期早期抑制素 B 的两个峰值反映了支持细胞增殖和分泌阶段。

成年期：早期研究使用抑制素放射免疫分析法检测抑制素二聚体和游离 α 亚基，并未证明睾丸疾病患者的免疫反应抑制素和血清 FSH 之间存在假定的负相关，在严重的生精小管损伤患者（包括患 Klinefelter 综合征的男性）中，睾丸分泌的 α 亚基产物水平正常甚至升高[84]。一些作者已经证明精子发生和抑制素 B 浓度之间存在正相关[85, 86]。最显著的证据来自于对 12 名患有淋巴瘤和其他血液系统恶性肿瘤男性患者的研究，这些患者在化疗前和化疗期间生精上皮损害，提示抑制素 B 是 FSH 的特异性性腺肽调节器。使用化疗药物后，患者血清抑制素 B 水平迅速下降，血清 FSH 水平呈反比上升，睾酮水平无明显变化[87]。然而，含有 Pro-αC 的多

肽在睾丸损伤诱导后升高。

外源性 FSH 的应用会导致循环血清抑制素 B 的延迟增加，而使用睾酮和合成孕激素抑制垂体会导致抑制素 B 水平的降低[85, 86]。在男性中，FSH 水平随着年龄的增长而升高，抑制素 B 水平下降。在以促性腺激素缺乏或生精小管损伤为特征的病理状态下，血清抑制素 B 水平降低，支持细胞功能产生预期性变化[85-88]。抑制素 B 和睾酮在 FSH 调节中的相对作用将在第 136 章中讨论。

2. 女性　卵巢是女性血清抑制素的主要来源，去势会导致抑制素水平迅速下降[15, 16]。抑制素在大多数正常绝经后妇女和去势男子中检测不出，表明性腺是循环抑制素的主要来源[15-17]。体外培养提示颗粒细胞产生抑制素，是生殖周期滤泡期抑制素的主要来源[89-91]，这一发现得到免疫组织化学分析和原位杂交结果的支持[78, 92-94]。

黄体化的人颗粒细胞在体外可产生抑制素[95]，分离的黄体细胞在基础条件下可分泌抑制素，人绒毛膜促性腺激素（hCG）的反应中增加抑制素的产生。以上研究提示灵长类动物中，黄体也是抑制素产生的场所。此外，α 和 β_A 亚基在人和猴黄体中也有表达[96, 97]。

胎儿：绵羊胎儿性腺在脉冲 FSH 刺激下分泌免疫反应性抑制素[98]，活性炭处理过的猪卵泡液可以使绵羊胎儿的循环 FSH 水平下降但不影响 LH 水平[99]。目前缺少人类或灵长类动物分泌抑制素或激活素的胎儿数据。在妊娠中期（16～23 孕周）形成的卵泡中，β_A 亚基的免疫染色较弱，无 α 或 β_B 亚基组化染色结果[99]。在妊娠晚期的恒河猴胚胎卵巢中，卵母细胞周围的颗粒细胞对 3 种抑制素亚基均显示阳性免疫染色。孕中期卵巢培养液中也检测不到抑制素表达。胎牛卵巢中，可检测到抑制素生物活性和免疫活性，卵泡抑素结果类似[100]。

出生后早期：在两性中，特异性二聚抑制素在生命的最初几个月参与垂体 - 性腺轴的激活。在一项对 473 名未经选择的 3 月龄健康女孩进行的研究中，抑制素浓度存在明显的个体内差异，这与青春期观察到的结果一致，提示存在婴儿睾丸活动期类似的卵巢活动期[101]。

对 2 月龄至 2 岁女孩的进一步研究发现，最年轻的女孩免疫反应性抑制素水平处于低成人卵泡期

阶段，而最年幼女孩的卵泡中期雌二醇水平较低。成年后卵泡刺激素水平升高，有些甚至达到绝经后的水平，提示这种早期卵巢活动是受垂体刺激的。1 岁以后，所有 4 种激素的浓度都非常低，与卵巢的静止状态一致[102]。

青春期：一项对 345 名 0—18 岁女孩的研究发现，抑制素 B 的中位数水平在 6 岁之前很低，其后略上升，10 岁以后进一步升高。在一些个体样本中发现两种抑制素水平的增加并与 FSH 水平正相关，这为 FSH 影响婴儿和儿童时期出现偶然的卵巢卵泡发育提供了证据[101]。

女孩青春期前血清免疫反应抑制素浓度较低并与 FSH、LH 和雌二醇水平平行上升[82]。抑制素 A 和 B 的水平与免疫活性抑制素的水平相似[83, 101]。一些儿童白血病细胞毒性治疗的儿童青春期明显早于正常儿童，许多患儿的抑制素水平低至无法检测，这提示了化疗造成卵巢损害[87]。此外，在患有实体瘤或急性淋巴细胞白血病的青春期前女孩中，抑制素 B 降低，治疗期间检测不到 FSH 或 LH 的变化。治疗后抑制素 B 水平可恢复，表明化疗可能导致卵泡发育停滞，持续低水平的抑制素 B 意味着永久性卵巢损伤[103]。在男孩中，抑制素 B 水平恒定，化疗期间或治疗后没有明显变化，这表明青春期前男孩中，化疗对支持细胞产生抑制素 B 几乎没有直接影响[104]。

月经周期：第 129 章全面描述了月经周期的内分泌学。这里只对抑制素生理学作一简要概述。

免疫反应性血清抑制素水平和二聚抑制素 A 在卵泡期的大部分时间内保持相对稳定，在促性腺激素激增前立即升高，短暂下降，并在黄体中期再次升高达到最高水平[56]。

相比之下，抑制素 B[56] 水平在黄体卵泡转变期间升高，与 FSH 水平密切相关；血清 FSH 在卵泡期早期发生波动，在整个黄体期存在一个小的中期峰值，此后逐渐下降。抑制素 B 的分泌模式提示，它由 FSH 反应性窦性卵泡池产生，从中选择优势卵泡而不是黄体的产物。抑制素 B 的周期间升高取决于 FSH 水平的升高[105]。

卵泡期抑制素分泌的调控主要受 FSH 控制。给予促排卵的多囊卵巢疾病女性含有 FSH 和 LH 的尿促性腺激素制剂刺激卵巢[106]或生物纯化的 FSH[107]，可以使血清免疫反应性抑制素和雌二醇升

高。免疫反应抑制素水平与月经周期早期卵泡期单次注射 FSH 之间存在剂量 - 反应关系。抑制素 A 和抑制素 B 都参与了这一反应，抑制素 B 的剂量 - 反应曲线比抑制素 A 的剂量 - 反应曲线更陡[108]。在使用重组 FSH 进行的卵巢过度刺激研究中，血清抑制素 B 水平是形成成熟卵母细胞招募卵泡的早期指标。

黄体生成素在黄体期调节抑制素水平。长期培养的人颗粒黄体细胞对黄体生成素和睾酮的反应增加了抑制素的产生[95]，黄体中期给予正常妇女的促性腺激素释放激素拮抗药降低了血清抑制素水平，这种作用被 hCG 阻止或逆转，但 FSH 不能阻止或逆转这一过程[109]。GnRH 拮抗药给予猕猴产生类似的抑制素降低，hCG 可逆转，但 FSH 不能逆转这一过程[110]。然而，FSH 可在月经周期的黄体期刺激抑制素 A 的分泌[111]。应注意的是，免疫反应性抑制素 α 亚基和 β_A 亚基已在人类子宫内膜中存在[112]，但该部位的主要产物是激活素[113]。它们的生理作用将在本章后面讨论。

妊娠和哺乳期：正常妊娠期间血清抑制素水平升高[114]，这与体外受精后胚胎移植后孕妇 hCG 水平升高相平行的早期升高表现一致[115]。孕妇体内生物活性二聚抑制素循环的主要形式是抑制素 A，峰值出现在妊娠早期大约 8 周时，16 周左右抑制素 A 下降，整个妊娠中期抑制素 A 水平较低，在孕 36 周左右增加 5 倍左右。抑制素 B 的浓度在整个孕期保持在检测低限附近。抑制素 A 水平随后以指数方式下降。在卵巢功能缺失的妇女中，抑制素的增加发生在妊娠早期[116]，表明卵巢对妊娠早期抑制素的增加非必须。妊娠早期胎儿胎盘抑制素 A 的来自胎盘，这与 hCG 刺激培养的胎盘细胞具有分泌抑制素能力的现象一致。黄体中期给予正常妇女[72]生理剂量的 hCG 可刺激孕酮和抑制素的增加，提示黄体是妊娠早期抑制素的重要来源[117]。妊娠期蜕膜表达 α、β_A 和 β_B 抑制素亚基[63, 64]，激活素 A 占主要部分[112]。多胎妊娠的抑制素 A 水平高于单胎妊娠，流产时抑制素 A 水平较低。这些数据表明抑制素 A 对妊娠预后，特别是在体外受精患者的早期妊娠管理中有一定的作用[118]。

抑制素 A（和激活素 A）浓度在子痫前期升高，提示 16 周时抑制素 A 水平的妇女发生子痫风险更

高[119]。在妊娠中期同时测定抑制素 A 和二聚抑制素 A 测定时，若检测到高于正常水平的母体血清抑制素 A 提示高危妊娠，目前这项检测结合颈部皮肤增厚、游离 β-hCG、二聚抑制素 A 及妊娠相关血浆蛋白 A 的检测已纳入唐氏综合征的筛查试验[120]。在唐氏综合征胎儿母亲的妊娠早期和晚期分别可达到 83%～85% 的检出率[121]。

生殖衰老与更年期：40 岁以上月经周期正常的女性血清 FSH 水平升高。当与绝经时间做相关分析可以发现，FSH 的增加比 LH 的增加早 5～6 年[121]。这项研究进一步指出，年长女性（平均年龄 44.2 岁）的卵泡期抑制素浓度低于年轻女性（平均年龄 27.4 岁），与怀孕周期内取样的平均年龄为 29.7 岁的女性水平相似[56]。这与雌二醇和孕酮水平随年龄增长而变化形成对比[122]。

由于卵泡期早期血清 FSH 水平的主要调节因子是抑制素 B，与较年轻的对照组相比，血清水平（而不是抑制素 A 或雌二醇水平）在年龄较大、周期规律且卵泡期血清 FSH 水平升高的女性中明显降低[123]。抑制素 B 与 20—50 岁妇女，特别是 40—50 岁年龄组妇女卵泡期早期的血清 FSH 呈负相关[124]。血清抑制素 B 的降低是绝经过渡开始的最早内分泌标志物，此时月经周期不规则变得明显。早期围绝经期受试者的抑制素 B 水平显著降低，而 FSH 在统计学上无显著性增加，雌二醇和抑制素 A 无变化。接近更年期的妇女月经周期不稳定，测量 FSH 和雌二醇水平对个体分期没有价值，MIS 水平与卵泡数量相关，并呈现明显的年龄相关性下降[124]。此外，MIS 的下降发生在最后一次月经期之前，提示其可以更好地预测末次月经年龄[125]。可作为绝经过渡期的综合评估[124]。根据其内分泌特征对月经周期类型进行分类，可以反映出卵巢功能受损程度[126]。

人类抑制素 α 亚基基因的苏氨酸（INHAA257T）替代丙氨酸突变，在卵巢早衰女性中更为常见[127]，这种变体的抑制素 B 生物活性受损支持这一假设[128]。

（三）抑制素测定的临床应用

特异性二聚体检测及特异性较低的抑制素免疫检测提高了其用于诊断的可能性。除了血清 FSH 之外，抑制素 B 作为一种特殊的支持细胞产物，其分泌水平增高可能预测不孕症患者支持细胞功能。因此，抑制素 B 可能是精子发生的一个敏感标志物[129]，可以部分解释血清 FSH 水平正常的严重少精子症或无精子症时男性不育的原因[85]。

在女性中，抑制素 B 的测量可为体外受精妇女的卵巢过度刺激提供预后指标[130]。在卵巢过度刺激发生之前卵泡期早期血清抑制素 B 水平低可能提示体外受精不成功，其他数据表明，与年龄、FSH、LH、抑制素 B 或雌二醇相比，它可以更好的预测卵母细胞数量和卵巢对药物刺激的反应性[131]。如前所述，抑制素 A 检测在早期妊娠监测、子痫前期预测及唐氏综合征筛查等方面有一定价值[120, 121]。

使用血清免疫活性抑制素监测卵巢间质和上皮性肿瘤患者显示了早期发现的希望[132]。卵巢肿瘤患者的血清抑制素阳性率和水平明显升高提示 20 个月内肿瘤复发的可能性[133]（图 117-4）。在这种情况下，抑制素检测对于曾接受双侧卵巢切除术或绝经后的患者最有价值，这两种情况下，抑制素的水平都应不可检测。大多数绝经后卵巢黏液性囊腺癌女性和约 15% 的非黏液性上皮癌患者血清抑制素浓度升高。成功切除这些肿瘤会导致术后 1 周血清抑制素迅速下降至不显著的水平[134]。在绝经后卵巢癌患者中，血清抑制素与 FSH 呈负相关，与雌二醇和孕酮呈正相关，尤其是颗粒细胞肿瘤患者。在患有黏液性肿瘤的女性患者中，抑制素与 FSH 的负

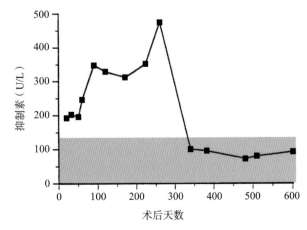

▲ 图 117-4　1 例 80 岁右侧卵巢 2 期卵巢颗粒细胞瘤患者血清抑制素浓度变化

尽管临床症状明显缓解，但术后 9 个月内，血清抑制素水平稳定上升。初次手术后 272 天再次剖腹探查证实残余颗粒细胞瘤并做再次切除，之后患者痊愈。蓝色区域显示绝经后妇女正常的血清抑制素范围

相关消失；对此的一个可能解释是黏液性肿瘤可能分泌 α 亚基相关肽。颗粒细胞肿瘤同时产生抑制因子 A 和 B[135]。黏液上皮肿瘤也可能分泌二聚抑制素，抑制素 B 比抑制素 A 升高更明显，颗粒细胞瘤抑制素有着明显的持续升高。部分肿瘤患者会产生血清二聚体抑制物。目前的研究旨在确定非特异性抑制素测量与经典肿瘤标志物（如 CA125）的联合检测除了对卵巢肿瘤的诊断价值外，是否具有筛查价值[132, 135]。

三、激活素和卵泡抑素

（一）检测

激活素：激活素配体结合试验检测十分困难，部分原因是卵泡抑素与激活素的结合非常强。灵敏的 ELISA 检测目前已用于二聚体激活素 A[136] 和激活素 B 的测定[137]，目前已经确定可其正常范围，并逐步探索其临床应用的可能性。这些检测中，由于洗涤剂破坏了激活素 A 对卵泡抑素的亲和力，因此这些方法仅能测量激活素总水平，而不是实际的游离激活素 A 水平。

卵泡抑素：通过培养的大鼠垂体前叶细胞抑制 FSH 分泌的能力可以衡量其生物学活性，提示卵泡抑素在调节垂体 FSH 分泌中具有旁分泌作用。这种作用调节 FSHβ 亚基转录的转录[138]。此外，卵泡抑素的生物活性可通过阻断激活素 A 对 MPC-11（小鼠浆细胞瘤）细胞的凋亡作用来测量[139]。目前已有多种卵泡抑素的免疫测定方法，对 FS288 或 FS315 具有不同的特异性。激活素结合卵泡抑素的能力使检测结果的解释变得复杂[140-142]。卵泡抑素水平在整个月经周期和绝经后妇女中没有显著变化，而且循环 FS288 不仅在卵巢产生，在许多组织中均可检测到表达，激活素可以刺激卵泡抑素的表达[143]。激活素 A 与卵泡抑素基本上不可逆地结合决定了其存在游离和结合两种形式，但现有的检测方法无法区分这两种状态。此外，现有的检测方法测量的是总卵泡抑素水平，而不是 FS288 和 FS315 各自的水平。目前为止，大多数的数据是基于总卵泡抑素的测定，但这些检测是否同时测量 FS288 和 FS315 异构体仍有争议。这与绵羊去势实验的结果一致，在去势实验中，卵泡抑素的水平没有降低[144]。仍需要更多的研究阐明这种分子的生理学功能。

（二）合成部位

激活素：除了抑制素 β 亚基 β_A 和 β_B 外，目前克隆出了其他三个 β 亚基，包括哺乳动物 β_C 和 β_E 亚基及非洲爪蟾 β_D 亚基[145-147]。β_C 亚基可以与 β_A 和 β_B 二聚，形成非活性的潜在拮抗蛋白[148]。激活素前体蛋白的生物活性可被其结合蛋白卵泡抑素中和[6]，最近的研究表明，其前肽区的修饰可产生特异性激活素拮抗剂，这为探索这些蛋白质的生物学特性提供了新的工具[149]。激活素还与广谱蛋白酶抑制剂 α2 巨球蛋白结合[150]。鉴于激活素的广泛作用，多种机制调节它们的生物活性可以限制其对特定组织的作用。多种类型的细胞表达激活素 β 亚基，这与它们具有多种器官生长和分化局部调节功能的证据一致。

这三种激活素均分离自猪的卵泡液[151]，牛卵泡液中 β_A 亚基单体含量为激活素 A 二聚体水平的 25%～60%[13]。激活素 A 也是人类白血病细胞系培养基中可分离的红细胞分化因子[152]。激活素的许多作用及其生理学作用将在本章后面讨论。

卵泡抑素：包括肾脏、肌肉、子宫、大脑、胰腺、睾丸、垂体和肾上腺在内的各种器官及组织均可表达卵泡抑素，其在卵巢中含量很高[153]。卵巢中，卵泡抑素 mRNA 和蛋白质存在于颗粒细胞和黄体细胞中，其他卵巢细胞不存在卵泡抑素的表达，颗粒细胞卵泡抑素的表达受 FSH 调节，其对 FSH 的反应受表皮生长因子的调节[153-155]。此外，卵泡抑素也可由内皮细胞产生[156]。原则上，卵泡抑素由激活素 A 在同一细胞内或同一组织内相邻细胞诱导产生。局部产生的卵泡抑素在该部位调节激活素的生物学作用，当局部产生的卵泡抑素进入循环时，卵泡抑素对激活素的结合能力增加，在外周形成循环池，并可通过肝素的作用释放激活素。卵泡抑素可以中和激活素及部分 BMP、肌生成抑制蛋白和 GDF11 的所有生物作用，从而影响激活素作用之外的生理过程[42]。靶向敲除卵泡抑素基因的小鼠并未重现这些现象，但激活素亚基基因敲除的小鼠中可见卵泡抑素对于激活素以外的生理调节过程[40]。

（三）生理学

近年来，我们对激活素的病理生理学理解有了很大的扩展[42, 50]。激活素 ELISA 的使用大大增加了我们对其功能的理解，在没有 α 亚基存在的证据的前提下，通过 RNA 分析或免疫细胞化学可以检测出抑制素 β 亚基，这为激活素而非抑制素产生的调控提供了潜在的证据。

发育过程中和对干细胞的作用：激活素在干细胞生物学和胚胎分化中起着基础性作用，在中胚层诱导过程中尤为重要[157]。将非洲爪蟾胚胎的动物极细胞暴露于激活素 A 或激活素 B 中，可形成一个带有头部和原始躯干的微型胚胎。在囊胚期，激活素 B 在胚胎发育的早期转录比激活素 A 早几个小时[157]。对鸡胚的研究表明，激活素能诱导外胚层形成有组织的轴结构，激活素 B 在亚胚层中表达，诱导外胚层轴向分化。激活素 /TGFβ 信号在原肠形成过程中调节外胚层中的 Nanog 的表达，维持多潜能性[158]。多项研究表明，激活素 A 刺激胚胎干细胞分化为内胚层[159]，并通过这一途径与其他因素协同作用，分化为肝细胞[160, 161]。

激活素 A 和视黄酸具有刺激人胚胎干细胞（hESC）分化为内胚层的能力，这些细胞随后成熟形成功能性胰岛，具有改善链脲佐菌素诱导高血糖[162]。抑制激活素和淋巴信号可增强 hESC 的胰腺特异性分化[163]。此外，在培养基中存在高浓度葡萄糖的情况下，用激活素 A 和延伸素 4 处理人胰腺导管细胞，可促进这些细胞转分化为胰岛素生成细胞，具有改善链脲佐菌素诱导的糖尿病裸鼠疾病能力[164]。血清激活素 A 和 B 水平与 2 型糖尿病患者胰岛素抵抗指数呈正相关[165]。

对垂体的作用：激活素在调节垂体 FSH 分泌中的作用非常复杂。绵羊下丘脑 - 垂体模型的研究结果不支持 GnRH 脉冲频率降低导致的 FSH 增加可能通过调节垂体抑制素、激活素或卵泡抑素的浓度起作用这一理论[166]。但激活素和孕激素之间的相互作用可以通过影响叉头框 L2 转录因子功能调节 FSHβ 亚基转录[167]。一项研究选择性地敲除了卵巢中的 Foxo1 和 Foxo3，观察到了机制未明的 FSHβ 亚基转录活性降低[168]。

激活素除了可以影响垂体促性腺激素外，还可以减少生长激素释放因子介导的生长激素释放和促甲状腺素释放激素介导的催乳素释放，同时抑制生长激素的生物合成和分泌[169]。它对于许多组织有广泛的作用，包括诱导肝脏和 B 淋巴细胞凋亡，以及在骨生物学、伤口愈合、炎症等方面的其他作用[170-175]，这些激活素的多功能作用表明，其可以作为生长因子或细胞因子而不是激素发挥作用，许多状态下，激活素与卵泡抑素有很高的亲和力，因此，它的作用是中性的[34]。尽管过去对于激活素主要具有旁分泌功能还是内分泌功能存在争议[176]，最近的数据清楚地表明，这些功能是通过旁分泌和内分泌途径介导的。

在猴子体内注射激活素 A 可适度增加循环中的 FSH，支持其可能的内分泌作用[177]，这一现象与育龄女性卵泡中期存在较高的激活素 A 水平一致，这表明激活素促进随着年龄增长而增加的 FSH 水平。然而，对这些研究的受试者选择相对缺少严谨性，近期的研究提示激活素在许多炎症状态下显著升高[178-182]。现有数据表明，女性 50 岁后激活素水平没有变化，但男性的激活素随年龄增加而增加，在 70—90 岁达到峰值。在整个月经周期中，循环浓度一般不会发生显著变化，也不会受到去势的影响。雄性大鼠去势并没有改变激活素 A 的循环水平，这表明许多其他组织也参与了循环池的形成[18]。这些数据都支持循环激活素 A 并不仅仅是生殖轴的一种激素分子，与前文所探讨的抑制素生理学不同。激活素亚基在胎盘、骨髓、脑、内皮和皮肤等多种组织中广泛表达。卵泡抑素在激活素产生组织中的共表达也与局部调节作用一致[16]。

卵泡抑素主要作为激活素结合分子发挥作用[29, 30]。卵泡抑素的其他作用可以反映其结合和调节其他 TGFβ 家族成员生物活性的能力。

FS288 与细胞表面硫酸化蛋白多糖结合的能力增加了其生物活性的复杂性[32]。这种结合由肝素结合位点决定，肝素结合位点由一个带正电的富含碱性氨基酸的区域组成[183]。相反，FS315 没有表现出这种结合能力，其羧基末端额外的氨基酸掩盖了肝素结合位点。然而，当 FS315 结合激活素时，三级构象发生变化，打开肝素结合位点，可将复合物靶向至溶酶体降解途径[184]。

卵巢功能：在第 125 章和第 126 章详细讨论了

卵泡抑素在调节卵巢和子宫功能中的作用。卵泡抑素的表达对卵巢发育和出生时卵泡池的建立至关重要[41-44]。建立卵泡池的操作是可以实验的，但其增加是很短暂的过程[185-187]。

激活素在早期卵泡发育中起着重要作用，可以通过促进颗粒细胞生长和早期卵泡发育中的分化，刺激 FSH 受体的表达，随着卵泡成熟，激活素刺激芳香化酶活性和卵泡膜细胞雄激素底物的产生[188-191]。

大鼠[192]和牛[142]的颗粒细胞分泌卵泡抑素，其培养的内膜组织不能分泌卵泡抑素。卵泡抑素和雌二醇水平之间存在直接的正相关[142]。之前的内容已对 TGFβ 超家族和卵泡抑素在卵巢中的作用进行了综述[42]。

最近，通过将卵泡抑素基因敲除小鼠与转基因小鼠杂交，可以产生仅合成 FS315 卵泡抑素，这可以部分解救卵泡抑素基因敲除小鼠，表明黄体形成障碍可能与卵巢血管生成的失败有关[41]。相反，组织特异性缺失颗粒细胞中激活素 βA 和 βB 基因，则由于形成多个黄体而导致不孕[26]。鉴于激活素 A 在人黄体中的表达模式，激活素 A 被认为是促进与人体黄体溶解相关的组织重构因子[193]。尚需要进一步的研究来探索每个卵泡抑素亚型的独特功能。

子宫功能：激活素和 TGFβ 蛋白家族参与子宫内膜功能的调节[194]。简言之，激活素在子宫内膜中高表达，在子宫液中可检测到激活素 A[194]。虽然 α 亚基在腺体中也有表达，但表达水平远远低于激活素。激活素 A 和 TGFβ1 都能刺激白血病抑制因子（一种着床前细胞因子）的产生[195]。激活素 A 和卵泡抑素调节子宫内膜周期性和着床准备过程[195-197]。

妊娠：激活素 A 水平在怀孕期间，特别是在妊娠 24 周后升高，从约 34 孕周到足月有大幅增加[198-200]。产后，激活素 A 水平迅速下降[201]。从人[73]胎盘和羊水中可以分离出激活素 A 并可以刺激 hCG 分泌。部分研究提示，激活素 A 水平的孕晚期增加与分娩启动有关[202]。胎儿低氧血症可以诱导胎儿激活素 A 水平升高，提示其可能通过刺激红细胞生成对抗缺氧[203]。绵羊诱发宫内生长迟缓和胎儿低氧血症的模型中发现羊膜激活素 A 水平增加[204]。胎儿宫内生长受限的妇女中的研究表明，母体血清激活素 A 水平升高，但单次血样无法有效区分健康和受损胎儿[205]。据报道，患有包括早产、

妊娠期糖尿病[206]和子痫前期等妊娠疾病的女性激活素 A 水平升高[207]。进一步研究表明，孕期早期激活素 A 水平升高可能预示子痫前期的发生[209]，但是需要更多的数据来确定这些预测的准确性。

与激活素 A 一样，孕妇血清卵泡抑素水平在整个妊娠期升高，增长模式与激活素相似[201, 202]。分娩后，血清卵泡抑素水平下降。孕妇体内游离卵泡抑素水平高于非妊娠妇女。这些数据提示妊娠期卵泡抑素来源于胎盘，胎盘中存在卵泡抑素表达也支持了这一观点[67]。这些蛋白在妊娠疾病中的作用是目前研究的热点问题。

睾丸功能：激活素和卵泡抑素的作用详见第 136 章。简言之，大鼠睾丸中 β 亚基的表达有时间依赖性的变化，这些变化可以刺激精原细胞增殖[210-215]。此外，在成熟睾丸中，激活素 A 以与生精小管周期相关的方式分泌，峰值水平发生在周期的第VIII阶段[216]。此分泌峰值可以被过量的人重组白细胞介素 -1（IL-1）受体拮抗剂在体外阻断，表明该峰值可能由支持细胞 IL-1α 的刺激所致。这些数据表明，TGFβ 蛋白家族的其他成员对睾丸的发育和功能有影响[217]。

此外，βA 亚基基因的表达参与调控附睾前体的发育。该基因的特异性缺失将导致附睾缺乏正常的附睾螺旋小管特征性结构[218]。

垂体中的作用：抑制素 β 亚基，尤其是 βB，在调控大鼠促性腺激素中具有一定的作用，在抗激活素 B 单克隆抗体存在下培养垂体细胞可抑制自发性 FSH 释放，这与激活素 B 在维持 FSH 分泌中的局部作用一致[219]。这一作用与 ActRIIA 受体基因敲除小鼠的低 FSH 水平表型一致[27]。提示激活素 B 具有局部作用和旁分泌作用，卵泡中晚期细胞局部产生卵泡抑素可能可以调节 FSH 水平[219, 220]。

神经作用：激活素 A 产生于神经，生理学研究表明，它可以保护神经组织免受数种药物的毒性作用[221, 222]。βA 亚基蛋白在孤束核中表达，投射到室旁核，并刺激催产素分泌参与调节泌乳反射[23]，靶向破坏 βB 基因的雌性小鼠无法哺乳[23]。

对骨的作用：激活素 A 强烈抑制培养的成骨细胞矿化，这种作用可被卵泡抑素阻断[223]。这些研究提示，激活素和卵泡抑素不仅在成骨细胞培养中以自分泌方式调节细胞外基质的形成和矿化，而且

参与了血管平滑肌细胞的病理性钙化。1α, 25- 二羟维生素 D_3 可以诱导激活素 A 表达，抑制人类成骨细胞的矿化并降低卵泡抑素的表达，增强激活素的生物活性 [224]。而在转过度表达卵泡抑素的基因小鼠骨健康和骨强度相关的指标降低 [225, 226]。此外，抑制素 A 是一种骨量和强度的刺激物，这与抑制素可通过与 β 蛋白聚糖的结合来对抗激活素的作用能力相关 [51]。

在炎症中的作用：激活素 A 与炎症之间的存在一定的关系，研究表明类风湿关节炎患者的滑膜液中激活素 A 的水平升高，但在骨关节炎患者中则没有 [179]。严重脓毒症患者的上述蛋白水平升高，表明其参与炎症反应过程。此外，慢性肝病患者的激活素水平升高 [226]。

也有数据表明，激活素 A 在慢性炎症性肠病患者中的表达升高 [180]。体外培养的巨噬细胞研究表明，激活素 A 是一种促炎因子，可以调节肿瘤坏死因子 -α（TNFα）、IL-6、IL-1 等，绵羊注射脂多糖（LPS）后，IL-1β[227] 和血清激活素 A 水平迅速升高，注射后 30min 达到峰值，并持续升高约 2h [228]。峰值比 TNFα 提前 5～10min（图 117-5）。IL-1β 和 IL-6 在 3～5h 后升高，并伴有卵泡抑素分泌反应。激活素 A 的反应不依赖于 TNFα，可溶性 TNF 抑制剂不会改变激活素的反应幅度，但会减弱其后期反应。此外，通过氟洛芬阻断前列腺素的作用可减弱发热反应，但不会改变活化素 A 的初始峰值 [178]。在小鼠中已证明其对 LPS 有类似的反应，在 LPS 注射后前 30min 给予卵泡抑素可改变细胞因子级联反应过程 [228]。卵泡抑素能够阻断或显著降低小鼠致死性 LPS 的结局 [178]。这些数据证明，激活素 A 在脂多糖刺激的固有免疫反应中起主要作用，并通过 Toll 样受体 4 起作用。中性粒细胞受到 TNFa 刺激后可以分泌激活素 [229]。

在人类，血清激活素和卵泡抑素水平在重症监护患者中显著升高 [181]。一项针对重症监护病房需要呼吸机支持的急性呼吸衰竭患者的大型研究发现，许多患者的激活素 A 和 B 水平显著升高。与激活素 A 和 B 的正常范围相比，在入院后激活素 A 和 B 水平升高的患者一年内死亡的风险增加，预测准确率约为 80%[230]。

目前有相当多的数据支持这一观点，即激活素 A 是关键的促炎细胞因子，在大多数炎症模型中升高，并各种炎症性疾病患者中其表达增加（见综述）[36, 39]。小鼠过敏性肺炎症模型中，肥大细胞局部产生的激活素 A 与支气管树的重塑有关 [231]。鉴于炎症和纤维化之间的联系，有大量证据表明激活素 A 是炎症纤维化后遗症的主要因素。

在临床和实验研究中，激活素 A 已被证明可以影响心肌缺血的炎症、纤维化和重构 [182]。在这些细胞中，激活素 A 诱导与组织修复和重构相关的介质，如心钠素、脑钠尿肽、基质金属蛋白酶 -9 和组织金属蛋白酶组织抑制剂 -1。在炎症性肠病和肝、肺纤维化模型中，卵泡抑素可以阻断激活素 A 的促炎和促纤维化作用的能力 [232-234]。

此外，一些研究表明，激活素 A 和卵泡抑素在小鼠伤口愈合部位表达。在角质形成细胞启动子下过度表达卵泡抑素基因可导致伤口愈合缓慢，并抑制局部纤维化 [173, 235]。这一结果提示伤口局部存在炎症反应，如果愈合迅速，纤维化和瘢痕形成的程度是可控的。

在糖尿病中的作用：激活素 A 和（或）B 与胰岛素抵抗和 2 型糖尿病相关指标（包括空腹胰岛素和血糖及糖化血红蛋白）呈正相关 [165]。血浆卵泡抑素在 2 型糖尿病中增加，并与高血糖和高胰岛素血症有关 [236]。增加激活素 A 生物作用可提高胰岛素敏感性，但在小鼠模型中诱发肝脏脂肪变性的发生，这表明激活素生物活性对维持脂质内稳态至关重要 [237]。

卵泡抑素和肌肉：卵泡抑素能抑制肌生成抑制蛋白和激活素 A 的生物学作用对肌肉生物学有重要意义。在比利时蓝牛中的研究提示，牛的肌生成抑制蛋白基因的突变时受到影响，肌生成抑制蛋白在骨骼肌肌肉量的调节中有重要作用。卵泡抑素基因敲除小鼠的膈肌和肋间肌肉减少，进一步证明了卵泡抑素在维持骨骼肌质量中的作用。激活素 A 水平的增加与恶病质和肌肉质量的减少相关，提示卵泡抑素具有增加肌肉量的能力。

卵泡抑素影响肌肉质量的途径通过 Smad/Akt/mTor/S6K/S6RP 通路完成，该通路独立于肌生长抑制蛋白 [238]。该通路需要 1 型胰岛素样生长因子受体，但与诱导 IGF-II 的表达无关 [239]。此外，卵泡抑素可以改善骨骼肌损伤后的肌肉再生、血管生成和纤维化减少，从而促进愈合 [240]。睾酮通过诱导

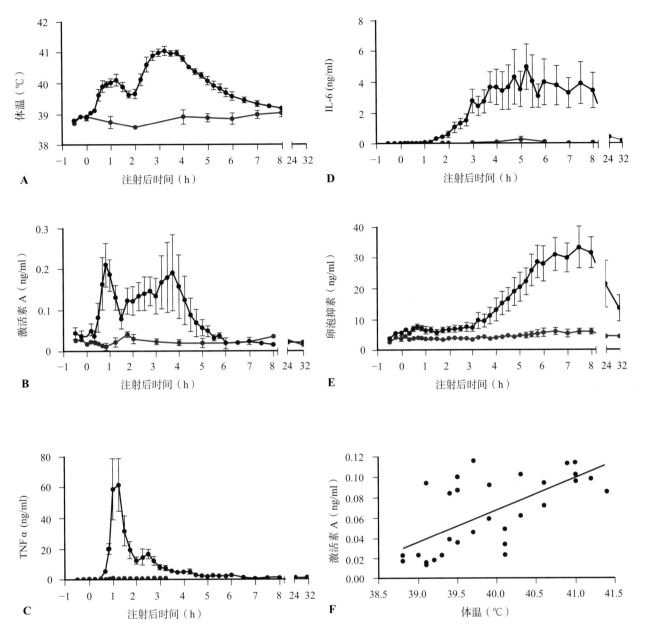

▲ 图 117-5　注射脂多糖（50μg）（o）或非热原生理盐水（l）后成年母羊炎症反应关键指标的变化
体温（A）、激活素 A（B）、肿瘤坏死因子 α（C）、白细胞介素（IL）-6（D）、卵泡抑素（E）的变化及其与体温（F）的关系。
数值表示为平均值 ± 标准差（引自 Jones KL, de Kretser DM, Phillips DJ. Effect of heparin administration to sheep on the release
profiles of circulating activin A and follistatin. *J Endocrinol*. 2004; 181: 307-314. © 2004 美国内分泌学会版权所有。）

卵泡抑素和 TGFβ 依赖转录组的下调诱导骨骼肌营养过剩的发生[241]。

在癌症中的作用：众所周知，抑制素 α 亚基敲除的小鼠体内激活素 A 水平升高会导致恶病质[20]。在结肠癌细胞模型的进一步研究中发现，激活素 A 水平升高与恶病质小鼠的死亡有关，用可溶性激活素受体拮抗药治疗可预防恶病质，但不会改变肿瘤生长[242]。活化素 $β_C$ 的过度表达降低了抑制

素缺乏小鼠的肿瘤进展，并消除了肿瘤相关的恶病质[243]。最近的研究显示，多发性骨髓瘤患者的激活素 A 水平升高常提示预后不佳[244]。$β_A$ 表达上调与生存率肺腺癌患者的差相关[245]，抑制激活素 A 可以抑制恶性胸膜间皮瘤细胞生长[246]。

在血管生成中的作用：一些报道明确指出激活素 A 和卵泡抑素参与内皮生物学并调节血管生成。目前存在两个相互矛盾的假设：一种观点认为激活

素 A 抑制血管生成，卵泡抑素促进血管生成[247, 248]；另一种观点认为激活素 A 促进血管生成，对血管内皮生长因子诱导的毛细血管分支至关重要。对后一种观点支持的证据来自激活素刺激增加的新生血管和增强的 VEGF 表达的现象。在体外，激活素和血管内皮生长因子一样能诱导牛主动脉内皮细胞的毛细血管生成，同时激活素还可以增加血管内皮生长因子及其受体的表达。这两种作用均被卵泡抑素抑制[249]。

此外，体外和体内激活素均抑制碱性成纤维细胞生长因子 2（bFGF-2）诱导的新生血管生成[250]。激活素还可以抑制内皮细胞增殖，在迁移和静止的内皮细胞中组成性表达[247]。最近的报道提示，激活素 A 在胃癌中可以抑制肿瘤血管生成[251]。卵泡抑素在移行性内皮细胞中表达，但在生长停滞时减少，并可被 bFGF 诱导，可诱导兔角膜的血管生成[247]。

（四）激活素和卵泡抑素测定的临床应用

如前所述，激活素 A 和 B 的测定正在成为炎症过程严重程度的重要标志[181, 230]，在不久的将来可能会开发出卵泡抑素和可溶性激活素受体拮抗药来治疗疾病，对其进行检测将可能指导使用这些药物调节激活素水平升高的病理状态。

此外，在肾衰竭、肝病和一些实体瘤患者中均发现激活素 A 浓度增加[233, 251, 252]。其浓度增加与恶病质相关的证据越来越多，对激活素进行检测可以预测肿瘤转移，针对激活素 A 进行药物开发有助于改善姑息治疗的结局。

Müllerian 抑制物：MIS 的主要特征在第 143 章中描述。在本章中仅作简述。MIS 与其他性腺肽的结构相关，并可作为卵巢功能标志物。在临床应用方面，从婴儿到成人其正常循环水平已经确定。男性的平均 MIS 水平在 1 岁内迅速上升，在婴儿期后期达到最高水平，在青春期前逐渐下降[253]。女性 MIS 水平在出生时最低，在整个青春期前几年呈小幅度升高，大多数受试者的 MIS 水平无法检测。高于女性上限的 MIS 提示存在睾丸组织或卵巢肿瘤，低于下限的男性则提示性腺发育不良。成年男性和女性的 MIS 水平有很大的重叠，其水平通常与青春期女性相似。血清 MIS 的测量可用于确定性腺无法触及的青春期前儿童睾丸状态，从而区分双侧隐睾和两性畸形的男性患儿[254]。

近年来，血清 MIS 作为卵巢卵泡数量和储备的标志物越来越受到人们的重视[255, 256]。在月经周期的第 3 天，血清 MIS 比抑制素 B、雌二醇或 FSH 更能反映卵巢卵泡状态[257]。在一项基于人群的大型研究中分析了 MIS 的生殖和生活方式决定因素[258]。与月经周期规律的女性相比，口服避孕药（OC）、吸烟、月经周期不规律的女性和怀孕女性时 MIS 降低。多囊卵巢综合征（PCOS）女孩的 MIS 水平升高[299]，这已成为该疾病的诊断测试之一[259]。MIS 测量可预测辅助生殖技术中的卵巢反应[260]，并用于预测绝经年龄[125, 261-264]。并可能在卵巢癌的诊断中发挥作用[265]。

第118章 性腺和生殖器官发育的遗传基础
Genetic Basis of Gonadal and Genital Development*

Valerie A. Arboleda　Charmian A. Quigley　Eric Vilain　**著**

李　晶　王　广　**译**

> **要　点**
>
> ◆ 性腺发育过程中，原始性腺具有双潜能性，在性别决定过程中可以发育成睾丸或卵巢。
>
> ◆ 性别分化是通过激素和激素受体的遗传信号作用，使内外生殖器分化为男性或女性系的发育过程。
>
> ◆ 小鼠中，睾丸和卵巢需要终生激活特定的转录因子（如卵巢中的 Foxl2 和睾丸中的 Dmrt1），以维持其分化状态。
>
> ◆ 最近的研究已确定 MAP 激酶信号和表观遗传程序在建立恰当的性别分化微环境和促进 SRY 表达及睾丸发育具有重要作用。
>
> ◆ 有袋类动物中存在产生二氢睾酮旁路雄激素产生途径，在雄激素产生和性发育的 46, XY 障碍中具有一定的作用。
>
> ◆ 性别决定和分化是配子受精时染色体性别确定之后的一个连续过程。这一过程需要许多性别特异基因的时空协同表达。性别决定（也称为初级性别分化）是指性腺性别（即睾丸或卵巢）的发育，而性别分化是指此后发生的建立两性内外生殖器的过程（也称为第二性征分化）。通常，受精时性染色体决定了性腺的类型，后者决定了内生殖管和外生殖器的分化模式。然而，与"经典"发育途径不同的是，性发育过程中存在多种变化的可能。

一、性别决定（睾丸或卵巢的发育）

性腺和生殖器发育包括两个主要阶段，两性分化按照特定的时间顺序完成。妊娠早期，性腺具有双潜能，可发育成卵巢或睾丸（即性别决定）。睾丸的发育大约在孕 8 周时完成，而卵巢的发育要到孕 10～11 周才开始。在人类妊娠的前 6 周，这些生殖原基的发育依赖于由至少 12 个基因（可能多达 100 个）编码的蛋白质相互作用因子网络性调控。在第二阶段，即性别分化阶段，根据性腺分泌激素的性质和组织对这些激素的反应，两套未分化的胚胎内外生殖器沿着男性或女性的步骤发育。这些过程发生在男性胎儿孕 8～14 周，女性胎儿则延伸至妊娠中期。每个发展阶段在下面的章节中分别描述。

性发育障碍（disorder in sex development, DSD）可分为三大类，即性染色体 DSD、46, XY DSD 和 46, XX DSD。这一新的命名法于 2005 年制订，由遗传学、内分泌学、外科学、心理学和宣传团体专

---

*. 本章主要为儿童内分泌相关内容。

家一起，为患有这些疾病的患者制订疾病分类、诊断和管理指南[1, 2]。

46, XY-DSD 根据性别发展的阶段进行细分：性别决定或性别分化。46, XY 睾丸发育失败的个体表现为女性表型和性腺发育不全。但这很罕见，估计约 1 : 100 000 的女性表型个体存在这种情况，可能是由于 WT1、SF1、ATRX、SRY、SOX9 和 CBX2 基因突变或涉及 DMRT1 和 DAX1 基因的染色体缺失或重复造成。据估计，SF1 突变约占孤立的 46, XY 性腺发育不全[3]的 15%～20%，SRY 的突变占 15%[4]。其他基因的改变，如 WT1 或 SOX9 的缺失 / 突变，9p 染色体 DMRT1 包含区域的缺失，或包括 DAX1 的 X 染色体区域的重复，是造成患病的少见原因。46, XY-DSD 睾丸外形相对正常，但内、外生殖器男性化不全或缺失由雄激素合成或作用不足所致。

46, XX 型 DSD 根据性腺发育和内外生殖器表型进行分类。46, XX 型 DSD 伴性腺发育不全是卵巢发育早期发育失败的表现，临床表现为原发性卵巢功能衰竭。而 46, XX 睾丸或卵巢异位性 DSD 是由卵巢发育不良、睾丸异位发育、雄激素合成增加以及从分化不确定的生殖器到男性表型生殖器的影响所致。46, XX 卵睾或睾丸性 DSD 在表型男性的人群中发生率为 1 : 20 000，90% 的病例与 SRY 易位到 X 染色体或染色体 CNV 上以及 SOX 基因 SOX3 或 SOX9 的失调有关。RSPO1 隐性突变是 46, XX 睾丸或卵睾性 DSD 的罕见遗传病因[5]。然而，许多 46, XX 男性表型患者并没有明确的基因突变，表明其他遗传原因参与了发病。46, XX 核型和正常卵巢的个体出现男性表型或男性化时，通常有非性腺性的过量雄激素来源，例如外源性暴露或先天性男性化肾上腺增生。这些疾病患病率无法准确界定，但据估计，性发育变异（包括尿道下裂等微小变异）的总体发生率约为每 100 例活产婴儿中 1 例。

本章将集中讨论人类性腺和生殖器官发育的遗传基础。然而，大部分机制研究是在模型物种，如小鼠中进行的，但这些数据有助于理解人类 DSD 病例中的观察到的情况。

（一）性别决定的胚胎学：从双潜能性腺到睾丸或卵巢

双潜能性腺在胎儿发育过程中占有独特的地位，是唯一能发育成睾丸或卵巢的器官。双潜能性腺中的每种细胞类型都表现出这种双重潜能，因此，在每种细胞类型中都有特定的表达模式，以促进预定的表型并积极抑制相反的发育途径[6, 7]。在胚胎发育的最初几周，46, XY 和 46, XX 胚胎的性腺和生殖器之间没有明显的差异。肾、肾上腺和性腺细胞前体来自原始中胚层和体腔上皮的同一区域，称为肾上腺生殖原基[8]。这个区域浓缩在体腔背壁上形成一个嵴，通常称为泌尿生殖嵴。泌尿生殖嵴最内侧的部分是性腺原基（图 118-1A）。

随着发育的进展，主要的过程集中在细胞增殖上，而这种细胞质量急剧增加所需的转录程序被肾上腺生殖原基共享。妊娠的第 5～6 周［小鼠胚胎期（E）为 10.5～12 天］，原始生殖细胞通过阿米巴样运动从卵黄囊的内胚层沿着后肠的背肠系膜迁移到双潜能性腺区，在那里它们侵入发育中的初级性索。在这一阶段，性腺由外皮质和内髓质组成，男女胎儿性腺在形态上仍无差异。生殖细胞到达后，性腺开始分化。随着发育进程和细胞群沿着特定路径分化，需要一个更加集中和精确的转录因子作用程序维持这一进程[6, 7]。尽管早先认为一旦性别决定发生，性发育即固定，但最近在小鼠中的研究表明，发育中的性腺中细胞命运的决定是可逆的，并在整个生命过程中都需要积极地抑制相对的发育途径[6, 7]。但这在人类身上是否适用目前尚无定论。除了细胞类型外，性腺发育的其他方面也具有性二态性，包括血管生长，以及促使双潜能性腺发育为睾丸或卵巢的始动因素等。

1. 睾丸胚胎学　睾丸发育过程中第一个可辨别的事件是原始支持细胞的出现，它在人类怀孕 7 周左右从体腔上皮体细胞中分化。在它们出现在性腺嵴后不久，支持细胞增殖，聚集在原始生殖细胞周围，排列成线状结构，随后形成生精小管（图 118-1A）[9-11]。生殖细胞在小管内的隔离阻止了减数分裂，并使生殖细胞具有于生精发育功能。防止减数分裂是一个引导性腺发育远离卵巢途径的关键事件，一般认为睾丸索的形成和生殖细胞进入减数分

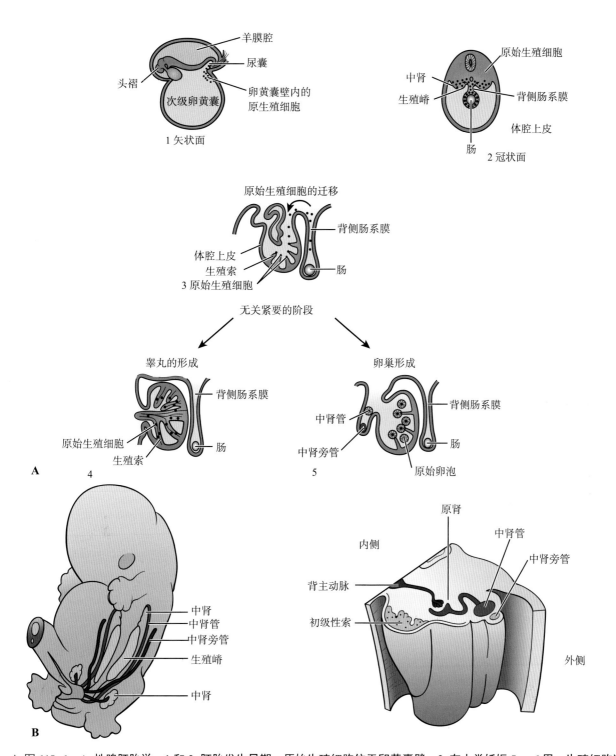

▲ 图 118-1　**A.** 性腺胚胎学，**1** 和 **2.** 胚胎发生早期，原始生殖细胞位于卵黄囊壁。**3.** 在人类妊娠 **5 ～ 6** 周，生殖细胞通过阿米巴运动从体腔上皮沿后肠的背肠系膜迁移到生殖嵴，这是未来性腺的位置。在无差别（双潜能）性腺形成过程中，原始生殖细胞侵入初级性索，随后成为睾丸的生精小管或卵巢的原始卵泡。**4** 和 **5.** 睾丸的形成在生殖细胞到达后继续进行，但睾丸发育并不依赖于这些定植的细胞。在新分化的支持细胞引导下，原始性索分化为生精小管，生殖细胞嵌入其中。睾丸的形态发育在妊娠 **8** 周时完成。卵巢的形成比睾丸的形成晚，大约在人类怀孕的第 **10** 周，并需要生殖细胞的存在。初级性索在妊娠 **16** 周左右发育成原始卵泡。**B.** 胚胎发生过程中肾和性腺原基的解剖关系。左图为妊娠 **5 ～ 6** 周的胎儿示意图。原始生殖嵴位于中肾（原始胎儿肾）的内侧。中肾只在胎儿早期起作用，妊娠后期被后肾（位于图中更靠近尾部）取代，后肾成为终肾。中肾管，后来成为沃尔夫管，沿着颅尾方向运行，位于中肾的侧面。肾旁管，后来成为米勒管，与中肾管几乎平行，在腹壁后外侧稍远。右侧，妊娠 **5 ～ 6** 周胎儿的部分横切面，显示初级性索（含原始生殖细胞）、原肾、中肾管和肾旁管

裂是性腺发育的竞争途径。

睾丸发育的另一个关键事件是输精管周围肌样细胞（平滑肌样细胞）的分化，这些细胞包裹着睾丸索，提供结构完整性，其来源于与间质细胞相同的间质细胞系。睾丸索的发育需要这些肌上皮细胞，睾丸索是睾丸器官发生的决定性事件[12]。在支持细胞发育 1 周后（人类胚胎大约 8 周），类固醇分泌性间质细胞从中肾源的原始间质细胞分化。这一过程可能受支持细胞旁分泌的影响，抗米勒管激素可能是主要的调控激素。睾丸发育过程不需要生殖细胞；睾丸形态发育是在没有生殖细胞的情况下发生的。

最后，睾丸特异性血管系统的建立，使睾丸激素能够运输到发育中的胎儿内外生殖器，以指导男性化发生。直到 E11.5 为止，小鼠生殖嵴的原始脉管系统在 XX 和 XY 性腺中相似。在 E11.5～E12.5，随着一个大的男性特有体腔血管和一个细支脉网络的发育，XY 性腺建立了与 XX 性腺不同的血流模式[13]。从中肾组织中募集血管细胞对生精小管的发育至关重要[14-16]，XX 性腺中没有类似的情况发生。性腺血管发育的过程是高度性别特异的。女性性腺通过一个典型的血管生成过程募集血管系统。然而，在发育中的睾丸中，血管系统是存在重塑机制，该机制始于现有的中肾血管破裂，随后 XY 内皮细胞的迁移和重新聚集形成体腔血管[17]。XX 和 XY 性腺之间的血管系统生长速度相似，但是 XY 性腺在睾丸发育早期表现出明显的动脉特异性，这一点在男性特定的 ephrin-B2 的性腺表达模式中得到了证实，而 ephrin-B2 是发育中动脉的标志物。

在人类妊娠中期，睾丸体积呈指数级增加，这主要是由在这期间每 2 周支持细胞数量增加 1 倍所致。支持细胞的迅速增加伴随着生殖细胞数量增加和间质细胞增加[12]。

2. 卵巢胚胎学 与睾丸相比，正常的卵巢分化需要生殖细胞的存在[19, 20]。没有生殖细胞的性腺原基组织将退化成无功能的以纤维状"条纹"为主的痕迹。睾丸的形成过程在孕 8 周时完成，卵巢发育的过程此时尚未开始[21]。人类孕 6～8 周后，卵巢结构才开始变得可分辨，并发育出初级髓质性索。第二皮层性索为来自肠道的生殖细胞提供支撑结构。在性索内，原代生殖细胞经过剧烈大的有丝分裂复制成为卵原细胞；然后性索分裂成团，大约在第 16 周成为原始卵泡。原始卵泡含有二倍体（即 46 条染色体）的初级卵母细胞，在进入减数分裂的第一阶段（减数分裂）后，卵母细胞保持静止直到青春期。卵泡（颗粒）细胞起源于与支持细胞相同的体细胞谱系，卵泡膜细胞代表卵巢间质细胞。即使没有卵巢，女性生殖器官的发育也是正常的，这提示卵巢在正常女性性别分化过程中并不必要。睾丸和卵巢的胚胎发育如图 118-1 所示。

在 46, XX 胎儿中，原始性腺皮质在生殖细胞系的影响下发育，髓质退化；在 46, XY 胎儿，则相反，在支持细胞（支持细胞前）谱系细胞的影响下，髓质性索发育（图 118-1）[3]。生殖细胞的性二态性发育在很大程度上受类视黄醇信号支配[22]。中肾产生大量的视黄酸。在发育中的男性性腺中，体细胞中表达的细胞色素 p_{450} 酶 Cyp26b1 降解视黄酸，原始生殖细胞有丝分裂停止，直到发育后期恢复增殖。相反，发育中的女性性腺不表达 Cyp26b1，使视黄酸诱导遗传程序［即视黄酸 8（Stra8）刺激］，导致生殖细胞进入减数分裂，在减数分裂 I 期停止，直到在青春期和成人卵泡发育期间受刺激恢复减数分裂。

（二）性别决定遗传学

发育的遗传调控，包括双潜能性腺的形成和调节睾丸或卵巢分化的遗传途径，贯穿于性别决定的整个过程。相关基因片段两侧的调控区域控制着基因表达的时间、数量和空间的精确调控。表观遗传变化增加了这些非编码区域的复杂性，这些变化可能改变调节基因表达的多种 DNA 结合因子的微环境。最新的数据表明，双潜能性腺的适当形成为周围微环境提供了接受特定因子表达的环境[11]。在下面的章节中，我们概述了男性和女性性别决定的主要基因，以及它们在决定双潜能性腺转化为睾丸或卵巢中的作用。

1. 与睾丸和卵巢决定有关的基因 双潜能性腺形成的缺陷最终会影响睾丸和卵巢的决定过程，其中涉及多种不同的机制。在双潜能性腺编程中起重要作用的基因是肾上腺生殖原基中最早表达的基因之一。虽然在这个阶段基因表达程序可能不同，但 XX 和 XY 胚胎之间没有形态上的差异。

2. 甾体生成因子 1（核受体亚家族 5，A 组，成员 1-NR5A1）孤儿核受体转录因子，类固醇生成因子 1［SF1；也称为肾上腺 4- 结合蛋白（Ad4BP），正式名称为核受体亚家族 5，A 组，成员 1（NR5A1）* ］是人类（和小鼠）生殖道原始发育过程中最早起作用和最重要的因素之一，影响下丘脑 – 垂体 – 性腺轴的所有三个水平的生殖功能，并进一步作用于性腺和肾上腺通路性别发育[23-27]。

*虽然其官方名称为 NR5A1，但这里使用 SF1 一词是依照在已出版文献中常使用的名称。

人类 SF1（甾体生成因子 1）基因位于 9q33 号染色体上，是跨越 30kb 的基因组 DNA，包含 7 个外显子，其中含有 1 个初始非编码外显子[28]。两种不同的蛋白质，SF1 和 ELP（胚胎长末端重复结合蛋白），通过交替使用启动子的基因表达。生殖道发育的关键蛋白含有 461 氨基酸，形成 53kd 的 SF1 蛋白。SF1 包含两个典型核受体的中央 DNA 结合锌指结构，1 个激活域和 1 个羧基末端配体结合域，可能用于结合磷脂[29]。SF1 与大多数核受体的结构不同之处在于缺乏氨基端结构域，而功能上的不同之处在于作为单体结合（而不是更常见的二聚体）DNA 类固醇反应元件的半位点，5-AGGTCA-3′。根据对人类突变的研究，两个区域对蛋白功能尤为重要：位于第一锌指近端的 P 盒负责与 DNA 的主要结合槽相互作用；位于 DNA 结合域下游的 A 盒区域调节与 DNA 的单体结合[30]。

在小鼠中，Sf1 在 XX 和 XY 小鼠的泌尿生殖嵴中表达，时间为 E9～E9.5，这是双潜能性腺器官形成的最早阶段[31]。在性别特异性性腺被识别后，Sf1 的表达具有性别特征性表型；Sf1 在胎儿睾丸的支持细胞和间质细胞中的表达持续在较高水平，而在胚胎卵巢中的表达很低，直到 E16.5 开始出现类固醇生成时才出现[31, 32]，Sf1 在成年小鼠的包括肾上腺皮质的所有区域、睾丸间质和支持细胞、卵巢膜和颗粒细胞及黄体等所有初级类固醇生成组织中都有表达。

对 Sf1 在发育中作用的理解来自于基因敲除小鼠研究，在这些研究中，缺失 Sf1 的小鼠无法发育出类固醇生成组织；这些小鼠没有性腺、肾上腺、丘脑或垂体[8, 23, 33]。所有小鼠都有典型的雌性内外生殖器，并在新生期死于肾上腺功能不全。特别

是，Sf1 基因缺失的小鼠在性腺发育的早期（E10.5）表现出性腺嵴区的间充质增厚，但此后该区域的细胞发生凋亡，这表明 Sf1 的作用可能是维持而不是启动性腺发育。雌性内生殖器的存在表明雄性动物的米勒管并没有像雄性动物一样退化，这反映出它们缺乏抗米勒管激素（AMH）的作用。由于 Sf1 调节 Amh 的表达，男性中 Sf1 缺乏会导致缺乏 Amh 表达，从而保留米勒管结构。这些发现提示 Sf1 在性分化个体发育中比 AMH 活跃。在女性生殖器官发育的关键时期，Sf1 的表达将不利于正常的性别分化，导致米勒管退化，输卵管和子宫发育失败。Sf1 在正常发育的卵巢中的表达很低，这一事实支持了这一观点。

与 Sf1 基因缺失小鼠肾上腺发育完全缺失不同，Sf1 单倍体不足产生了不同的表型。Sf1 缺失杂合子小鼠在肾上腺发育和组织方面存在明显缺陷，但通过细胞体积增加和编码甾体生成性急性调节蛋白（Star）基因表达的补偿，它们能够维持足够的基础肾上腺功能[34]。最终可以发育出睾丸和卵巢，但比野生型动物体积要小一些，这表明一个单一的活性基因就足以完成这一功能。

人类 SF1 基因突变约占 46, XY 性腺发育不全病例的 20%，目前已鉴定出广泛的性腺和生育表型突变。SF1 杂合子突变的患者表现出一系列的性腺和生殖器表型，从 46, XY 性腺发育不全伴女性生殖器伴或不伴原发性肾上腺功能不全，到盆底型尿道下裂，再到症状轻微的孤立性远端尿道下裂等[26, 27, 35]。此外，已在男性及患有孤立性不孕症的女性个体中发现 SF1 突变[35-39]。这一发现表明，SF1 中的杂合子序列变异是孤立性 46, XY 性腺发育不全的一个相对常见的原因，其频率与 SRY 的突变相似。

3. Wilms' Tumor 1　转录因子 Wilms' Tumor 1（WT1）在性别决定前的原始性腺和双潜能内生殖管系统的早期发育中起着关键作用；从双潜能性腺发育至睾丸需要 WT1 亚型的参与。在肾组织中，WT1 起到肿瘤抑制作用[40, 41]。WT1 是早期生长反应（EGR）转录因子家族的成员（在细胞周期的早期，在 G_0 到 G_1 的转变中表达的蛋白质），视细胞或染色体环境而定充当转录激活或抑制因子[42-45]。通过分析人类突变以及针对 WT1 缺失或突变的转

基因小鼠的研究，发现 WT1 参与性腺和生殖器官发育[40, 47]。提示形成来自中胚层的器官，尤其是肾小球上皮细胞和性腺原基的分化时，普遍依赖 WT1 参与[46]。

人类 *WT1* 基因是一个位于 11p13 的复杂位点，由两个基因组成，即 *WT1* 和 *WIT1*，由 DNA 互补链表达[48, 49]。*WIT1* 转录本的功能尚不清楚，但可能作为 *WT1* 的反义调节器存在。高度整合的 *WT1* 基因跨越 50kb，包含 10 个外显子，这些外显子可交替剪接，产生 4 种不同的 mRNA，每个产物约 3～3.5kb。主要的 WT1 蛋白是一种 429 氨基酸残基的（约 50kDa）转录因子，具有 4 个相邻的 Cys2-His2 锌指结构域（由外显子 7～10 编码）和富含脯氨酸和谷氨酰胺的氨基端，具有某些转录因子的

特征结构（图 118-2A）。WT1 的锌指 2、3 和 4 与 EGR1 转录因子的锌指具有 60% 以上的氨基酸同源性。转录抑制（氨基酸 85～124）和激活（氨基酸 181～250）有不同的结构域。这些区域不同于 DNA 结合域，它们的活性可能由蛋白质 - 蛋白质相互作用介导。这 4 种 mRNA 编码 4 种主要蛋白质，wt1A-D，区别主要在于蛋白质的中心区域（胎盘哺乳动物）中是否存在 17 个特定氨基酸，以及第 3 个和第 4 个锌指结构之间是否存在赖氨酸 / 苏氨酸 / 丝氨酸结构（氨基酸的单字母代码缩写为 KTS）（图 118-2A）。由翻译起始位点的 5′ 或 3′ 不同可以形成多达 32 种不同的 WT1 亚型[40, 41, 47]。四种主要 WT1 亚型中有两种含有 KTS 序列（指定 +KTS），两种不包含（指定的 -KTS）。KTS 氨基酸三联体改变了

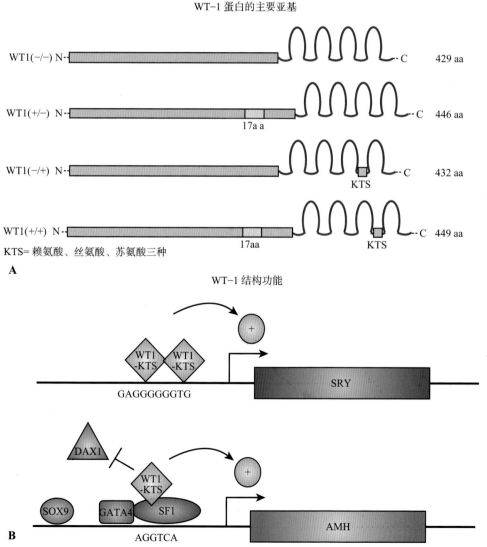

WT-1 蛋白的主要亚基

WT1(-/-) N- 429 aa

WT1(+/-) N- 446 aa
17aa

WT1(-/+) N- 432 aa
KTS

WT1(+/+) N- 449 aa
17aa   KTS

KTS= 赖氨酸、丝氨酸、苏氨酸三种

A

WT-1 结构功能

WT1 -KTS   WT1 -KTS   +
GAGGGGGGTG   SRY

DAX1
SOX9   GATA4   WT1 -KTS   SF1   +
AGGTCA   AMH

B

◄ 图 118-2 转录因子 WT1 的结构和功能

A. WT1 的主要亚型。WT1 是一种有效的转录激活物或抑制因子，功能取决于细胞和遗传背景。WT1 的 4 个主要亚型由外显子 5 和 9 的差异剪接形成。它们包括或不包括蛋白质中央区域的 17- 氨基酸序列（由外显子 5 编码）和第 3～4 锌指的赖氨酸 - 丝氨酸 - 苏氨酸三联体（KTS）（由外显子 9 编码），后者改变蛋白质的 DNA 结合特异性。缺少两个插入物的 -/- 亚型比包含这两个插入物的主要亚型（+/+）具有更大的转录激活潜力。B. 与靶基因结合。WT1 调控着许多与性别决定和分化有关的靶基因的转录，包括 *SRY*、*DAX1* 和 *AMH*。WT1（-KTS） 以同源二聚体的形式与 *SRY* 基因的启动子结合并上调其转录。相反，在 *AMH* 基因，WT1-KTS 以异二聚体形式与 SF1 结合，对抗 DAX1 与启动子的结合。aa. 氨基酸

第3和第4锌指之间的间距，从而改变了DNA结合的特异性，可能阻止了它与经典EGR1样DNA结合序列的结合。–KTS和+KTS亚型在细胞核内也有不同的表达模式，具有有不同但部分重叠的作用。所有转录本在相似的水平上表达的事实提示，每一个编码的蛋白质都对WT1的功能做出了重要的贡献，这些蛋白之间的相互作用，每一个可能有不同的靶点和功能，在WT1的细胞增殖和分化的控制中具有重要作用。较小的–KTS亚型比+KTS亚型具有更大的转录激活潜力。

多种形式的WT1调节SRY、DAX1、SF1和AMH的表达（图118-2B）[50-53]。WT1–KTS亚型与SF-1结合并协同促进AMH表达；WT1–KTS也可以激活DAX1启动子。DAX1拮抗SF1和WT1之间的协同作用，可能是通过与SF1直接的蛋白质相互作用实现，表明WT1和DAX1通过调节SF1介导的反式激活在睾丸发育过程中相互作用。WT1可以上调DAX1的表达，进而拮抗WT1/SF1介导的AMH表达的刺激，提示WT1–KTS和DAX1的相对剂量及其在胚胎发生过程中的表达时间对性腺发育所需的转录因子活性的微妙平衡至关重要。WT1的–KTS亚型还通过核心启动子中的EGR1样序列上调SRY基因的表达。

WT1在人类胎儿发育中的表达发生在妊娠28~70天[54]。在此期间，WT1主要表达于上皮衍生组织肾脏、性腺和上皮中，也在脊髓和外胚层来源的脑组织中表达。在中期人类胚胎中，肾脏和性腺中有WT1的高水平表达。WT1的表达仅限于成年睾丸的支持细胞。小鼠中也观察到这种表达模式，相当于胚胎期的10.5~15天，并且在核转录因子NR5A1和NR0B1[54-56]的表达之前上调。

人类突变病例的表型突出了WT1在发育中的重要性。超过90%的Denys-Drash综合征的病例中，存在WT1杂合子突变（主要在锌指编码区）。这种疾病呈遗传显性；没有患者存在两个等位基因突变。与编码异常WT1蛋白表达的突变（46，XY性反转）相比，完全缺失WT1基因产生更轻的生殖器变异（46，XY性反转，带有条纹性腺），这表明突变WT1蛋白异常的DNA结合起到负性调控作用[57]。在46，XX WT1基因突变的个体中也发现了性腺发育的改变，提示WT1在性腺发育中的作用。

对这些突变的详细描述不在本章的讨论范围，具体详见相关综述。

在睾丸和卵巢发育的不同遗传背景下，WT1的不同形式可能有不同的功能。与这一概念相一致，WT1的表达在发育过程中受到不同的调控，这取决于性腺的性别分化。敲除整个WT1基因的纯合子小鼠肾脏、性腺和肾上腺发育失败[46, 59, 60]。发育失败发生在妊娠第11天，继发于后肾胚芽细胞凋亡，导致输尿管芽–后肾肾肾生长失败。WT1的纯合子敲除是无效的，可能是由于中胚层、心脏和肺的发育异常。

WT1基因敲除小鼠的发育表型取决于转录因子靶向53的特定亚型和表达缺失的程度（即杂合子与纯合子缺失）。一个单一的野生型等位基因足以使泌尿生殖系统正常发育。相比之下，完全缺乏WT1–KTS亚型的小鼠在雄性和雌性的性腺中都有微小的条纹，这与Dax1的表达降低有关。小鼠体内生殖管发育异常，肾脏发育严重受损。缺失+KTS亚型的纯合雄性小鼠（保持正常水平的–KTS亚型）显示完全XY性逆转，与性腺Sry和Sox9表达以及雌性Dax1表达显著降低有关，但其胚胎性腺具有卵巢的形态外观。这些数据显示了WT1+/-KTS亚型的不同功能，并将WT1+KTS变异体作为Sry的可能调节因子纳入性别决定途径。

4. GATA4　GATA结合蛋白4（GATA4）是一组结构相关的DNA结合锌指转录因子的成员，这些转录因子控制多种细胞类型中的基因表达和分化[61-64]。家族成员包含1~2个锌指结构，它们识别共同的DNA序列，即GATA基序[GATA（A/G）][65]，这是许多基因启动子中的一个重要元件。GATA4与睾丸、心脏、肠道和性腺的形成有关。

GATA4的人类基因位于8p23.1-p22，编码一种48kD蛋白，该蛋白质具有高度保守的锌指结构域，由2个锌指基序和2个相邻的碱性氨基酸组成[66, 67]。羧基末端的锌指结构使其具有DNA结合能力。该蛋白还包含1个核定位域和2个氨基末端转录激活域[62]。

许多编码甾体生成酶和蛋白质的基因在5′调节区都含有一致的GATA元件[68]。性别决定途径中，GATA4可与SF1或WT1协同作用，调节AMH67和SRY启动子。最后，Gata4和Gata 2（Fog2）二聚化，在小鼠模型中，XY 性腺中的 Gata4-Fog2 相互作用中断可导致 *Sry* 表达降低和雌性标记物（如 *WNT4*[61, 69]）异常表达。

小鼠中，*Gata* 从性腺发育的早期阶段开始表达，胚胎第 11.5 天开始，两种性别的小鼠 *Gata* 在体细胞和双潜能性腺内细胞群中表达[70, 71]，并促进体细胞向支持细胞或颗粒细胞发育。在后期发育过程中，GATA4 在胚胎发育第 13.5 天的卵巢组织分化后不久即显著下调，发育中的睾丸中 GATA4 表达高于卵巢是两性发育模式的重要差异。

人睾丸中，GATA4 从胎儿早期发育到成年[71] 具有表达，是支持细胞功能的早期标志，其表达高峰出现在妊娠 19～22 周[71, 72]。睾丸间质细胞中，GATA4 在胎儿期和青春期后表达，与睾丸雄激素合成最活跃的时间一致。其他表达 GATA4 的类固醇生成组织还包括胎儿和出生后的颗粒细胞、成人卵泡膜细胞和胎儿肾上腺皮质（人和小鼠）。胎儿生殖细胞和青春期前精原细胞也表达 GATA4，青春期后这些细胞中 GATA4 的表达下调。在雄激素抵抗状态下，生殖细胞和支持细胞中 GATA4 表达减少或缺失，表明 GATA4 表达存在雄激素依赖[71]。

小鼠 GATA4 基因敲除在性腺分化开始之前具有早期胚胎致死性[73]。靶向突变破坏 GATA4 与 FOG2 的相互作用（反之亦然），可导致 *Sry*、*Sox9*、*AMH* 和 *DHH* 的表达显著降低，编码类固醇生成酶 $P_{450}scc$、3βHSD 的基因，$P_{450}c17$ 和 XY 性腺中 *Sf1* 和 *WT1* 的上调失败，这一情况通常发生在发育中的睾丸中[61, 74]。*Wnt4* 是一种雌性促进因子，在这些工具小鼠中过度表达。这些异常将导致 XX 和 XY 胎儿的性腺发育异常。在人类 46, XY DSD 家系中发现了[61]*p.Gly221Arg* 杂合子突变。这些患者表现出不同程度的双性生殖器外观[75]。虽然几乎所有其他的人类 GATA4 突变都与心脏缺陷有关，但也有学者假设，在其他突变中 GATA4 仍保持与 SF1 的协同作用的能力，故可以激活男性性别决定途径。这种突变的女性携带者没有明显的表型。GATA4 调控区域的拷贝数变化也与 46, XY DSD 的性腺发育不全有关，这可能是由睾丸中 GATA4 表达失调所致[76]。

5. 染色体同源物 2　染色体同源物 2（chromobox homolog，CBX2）是一种多组分蛋白，在细胞命运决定中起重要作用。CBX2 定位于染色体 17q25.3，是小鼠基因 *M33*（现在称为 *CBX2*）的人类同源基因，该基因在染色质水平上起着基因表达调节器的作用[77]。缺失 CBX2 的 XX 和 XY 纯合子小鼠都存在生殖嵴形成障碍，而那些存活下来的患者则表现出了由男性到女性的性别逆转[78]。一例 46, XYDSD 伴性腺发育不全的病例中观察到了 CBX2 的复合杂合子突变[79]。对 47 例 46, XX 和 46, XYDSD 伴性腺发育不全的患者进行了筛查后没有发现其他 CBX2 的隐性突变，表明上述病例可能是 DSD 的一个罕见的病因[80]。

（三）睾丸决定遗传学

1. 概述　男性性别决定是睾丸决定的同义词。核型男性睾丸的发育过程由一种类似开关的机制控制，这种机制涉及 Y 染色体 *SRY* 基因及其编码蛋白、相关的同源盒基因 *SOX9* 以及其他调节或受这些因子调控的基因和蛋白质[81, 82]。*SRY* 表达的早期效应之一是诱导体细胞从中肾迁移到 XY 核型个体的性腺，这是准备睾丸索发育的必要的第一步[10, 11]。随后，SOX9 调控支持细胞的生精小管组织过程，调节支持细胞糖蛋白 AMH 的转录。AMH 反过来可能在引导未分化的间质细胞发展为间质细胞方面发挥作用[83, 84]。支持细胞起组织者作用，使周围细胞分化为间质细胞或肌样细胞。此外，支持细胞表达 Cyp26b1，这是一种视黄酸降解酶，可作为视黄酸作用的屏障，抑制其诱导的生殖细胞减数分裂。男性生殖细胞经历有丝分裂停滞，为以后精子发生准备；一旦睾丸分化建立，就需要其他 Y 染色体编码基因来维持精子发生。

许多其他的分子已被证实参与睾丸的发育，但是它们在这个途径中的确切位置、功能以及它们所调控的因素还未阐明。这其中包括 WT1 的 +KTS 亚型（如前所述，WT1 对原始性腺的发育至关重要）；参与 DNA 重组、修复和转录调控的解旋酶 ATRX；可能是细胞内信号分子的 desert hedgehog（DHH）；以及位于 10 号染色体远端长臂上的一个或多个基因。额外的 X 染色体序列也可能对睾丸发育产生负面影响，这一点可以从以下事实证明：一个或多个额外的 X 染色体组（例如在 Klinefelter 综合征及其变体中）的存在与睾丸缩小有关。参与性别决定的越来越多的转录因子的相互作用存在许多假说，但目前还没有确定的模型来解释这一过程。很明显，这个系统极其复杂，包括相互作用的转录因子网络在以非线性的形式由上调或激活、下调或抑制等步骤组成。图 118-3A 描绘了睾丸发育的可能机制简化图。小鼠模型和体外细胞培养分析的研究提供了关键的见解，但必须注意的是，尽管小鼠是一个容易取得的模型，但不能忽视小鼠和人之间的差异。啮齿类动物中阐明的性别决定和分化的细节不一定能推断到人类的发育过程中，而且许多突变的表型效应甚至在不同的小鼠株之间有所不同，这提示了基因修饰作用的重要性。与睾丸发育有关的基因和因素将在下面的章节中详细描述，特别强调了那些与人类 46, XY 性腺发育不全有关的基因。

2. 特异基因

(1) Sry 相关同源盒基因：DNA 结合、非典型、转录调节蛋白的 SOX 家族通过存在一个中心高迁移率群（HMG）盒而相互关联[85-87]。编码与 SRY-HMG 结构域相似性超过 60% 的蛋白质的基因被称为 SOX 基因（SOX 来源于 SRY-box）。至少有 20 个 SOX 基因已被发现，其中包括 SRY 本身及 SOX9、SOX3，也许还有 SOX8 等，与人类性别决定有关或有睾丸特异性表达。考虑到组织分布，本章只讨论最具特征的基因 SRY 和 SOX9。

(2) 染色体性别决定基因：20 世纪 30 年代，Y 染色体"男性决定因素"基因被发现，20 世纪 60 年代起这些基因被称为"睾丸决定因子"（testis-determining factor，TDF）。然而，TDF 存在的证据在 1990 年才被证实，随着 SRY 基因（小鼠中 SRY）的发现[88]，研究者将小鼠 SRY 基因插入 XX 核型小鼠的受精卵，诱导出了睾丸和雄性生殖器的发育（雌雄性别逆转）[89]。这些关键研究证明，SRY 是诱导雄性性别发生的 Y 染色体基因。此外，Sox3 或 Sox9 的 HMG 盒替换 Sry 的 HMG 盒也会导致 XX 小鼠的性别逆转，表明 Sox3 或 Sox9 可以在功能上取代 Sry，并引发睾丸索的发育、雄性基因表达模式和雄性生殖器官的发育[90]。

人类 SRY 基因是一个 3.8kb 的单外显子基因，位于 Yp（Yp11.3）的假常染色体区域的着丝粒上，该区域编码 204 氨基酸（24 kD）的蛋白质[88]。蛋白质的中间 1/3（79 个氨基酸）代表 HMG 结构域，该结构域赋予 SRY 与目标核苷酸序列的序列特异性 DNA 结合，5′-AACAAG-3′[91] 区域对蛋白质功能

最重要，几乎所有人类错义突变都位于这一区域。在 HMG 结构域之外，该蛋白的其余部分在哺乳动物中的保守性较差。

Sry 的主要下游靶点是其相关基因 SOX9，它通过与 SOX9 增强子区域上的 SF1 协同作用激活该基因[86, 92, 93]。这一作用机制被认为是一种前馈、自我增强的途径，其中 SF1 和 Sry 协同上调 SOX9，然后与 SF1 一起，促进 SOX9 与自身的增强子结合，以帮助在 SRY 停止表达后维持自我表达[92]。其他潜在的 SRY 靶基因可能包括编码 AMH 和类固醇生成酶 CYP11 的基因，但迄今没有确切的证据表明 SRY 与这些基因存在直接相互作用[94]。人类 SRY 缺乏转录激活域（小鼠中存在），因此，有学者认为它的功能完全依赖于 HMG 结构域（SOX3 或 SOX9 的 HMG 结构域在功能上可以取代 SRY 结构域），并通过增加转录所需的空间排列来充当结构转录因子[82]。SRY 蛋白与 AMH 启动子之间的相互作用表明，SRY 在 DNA 螺旋小沟中以序列特异性的方式结合，导致 DNA 链的某些解螺旋并造成 DNA 的 70°～80° 弯曲，进而完成下一步生物学作用[95, 96]。与人类 SRY 相比，小鼠 sry 包含一个激活域，因此与其他哺乳动物相比，可通过其特有的生化机制发挥作用。

小鼠 Sry 基因在胚胎期 10.5 天，即睾丸形态发生前 1 天的性腺嵴的前支持细胞中出现表达[10, 19, 96, 97]。这一发现提示这些细胞在睾丸发育过程中不可或缺；事实上，睾丸发育的主要事件之一变是诱导支持细胞分化。Sry 表达在第 11.5 天达到高峰，在第 12.5 天睾丸发育成熟后下降；在这个关键时刻，Sry 表达仅限于泌尿生殖嵴。XY 小鼠性腺中表达 Sry 后，最早期的变化之一是体细胞的急剧增殖，导致发育中的 XY 性腺比 XX 性腺在 Sry 表达开始后 24 小时内显著增大[98]。Sry 的表达和支持细胞分化后出现睾丸分化，最显著的表型是支持细胞调节的生精小管组织和间质细胞分化。Sry mRNA 在人类男性睾丸中的表达始于妊娠 6 周左右，即特定睾丸发育之前。人类 SRY 蛋白在睾丸发育过程中定位于生殖嵴的体细胞和生殖细胞的细胞核中，在成年前可在支持细胞和生殖细胞中被检测[99]。

尽管在睾丸的决定中起着重要的作用，但包括 WT1、SF1 和 GATA4 等[51, 86] 其他转录因子似乎也

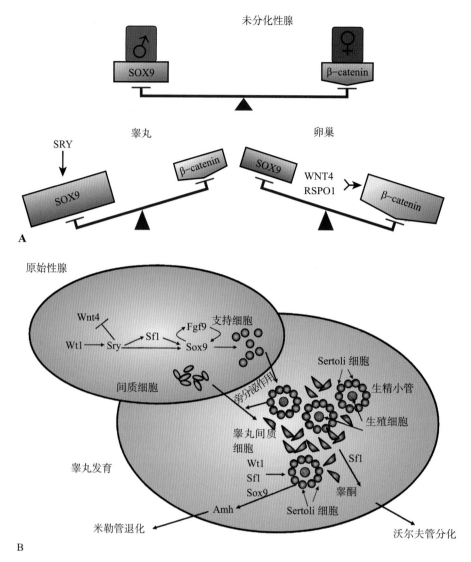

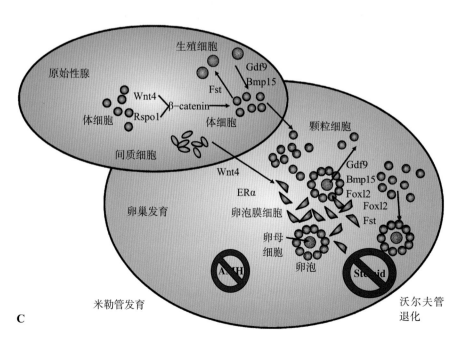

◀ 图 118-3　A. 哺乳动物性别决定的假设模型。未分化的性腺中，雄性特异因子 SOX9 和雌性促进分子 β-catenin 的活性水平相似、相互平衡。SRY（XY 性腺中）的存在上调了 SOX9 的表达，从而通过抑制 β-catenin 的活性，打破了有利于睾丸发育的平衡。如果性腺将分化为卵巢，WNT4 和 RSPO1 激活 β-catenin 信号通路，发育天平朝雌性方向倾斜，并切断雄性发育通路。B. 睾丸发育的假设模型。XY 胎儿的双潜能性腺表达关键的睾丸决定基因 Sry，该基因由 Wt1 上调。Sry 反过来在 Fgf9 和 Sox9 之间启动前馈循环。Fgf9 上调 Sox9，这一过程是维持 Sox9 表达所必需，而 Sox9 表达是 XY 性腺中 Fgf9 上调所必需。Sox9 的关键作用是刺激原始支持细胞分化为 Sertoli 细胞，支持细胞是生精小管的主要组织者。生殖细胞在小管内的隔离阻止了生殖细胞减数分裂，并使它们参与了生精发育。在支持细胞的作用下，间质细胞分化为间质细胞，在 Sf1 的驱动下分泌睾酮。同时，在 Wt1、Sf1 和 Sox9 的联合作用下，支持细胞分泌抗米勒管激素（AMH）上调。睾丸分泌睾酮和 Amh 分别引起沃尔夫管分化和米勒管退化。C. 卵巢发育的假设模型。在正常的 XX 性腺中，Sry 和 Sox9 不表达。因此，支持细胞不能分化，睾丸索也不能形成。相反，卵泡抑素（Fst）表达并可能与转化生长因子 β（TGF-β）家族成员结合，如激活素或 Bmp2 等。Wnt4 与 Rspo1 协同激活 β-catenin 信号通路，阻断 XX 性腺的雄性分化通路。颗粒细胞包围生殖细胞形成卵泡，可能受到 Foxl2 的影响。同时，前间质细胞在支持细胞分泌的 Wnt4 的作用下不能发育为间质细胞，并以卵泡膜细胞的形式发育，不分泌睾酮和 AMH。因此，沃尔夫管退化，米勒管分化

能调节 SRY 的表达，有证据表明 WT1 和 SRY 在调节其他参与睾丸发育的基因方面存在相互作用[100]。成年睾丸中，SRY 可能继续作为支持细胞和生殖细胞的剪接因子。除了睾丸外，*Sry* 也在成年雄性小鼠的下丘脑和中脑中表达，而成年雌性小鼠中未观察到上述情况[101]。

虽然 SRY 可能是睾丸发育决定中的关键正向调节因子，但显然还存在其他上、下游因素被激活或抑制，最终允许睾丸发育。小鼠胚胎发生过程中 *Sry* 表达与个体性腺发育关系紧密，表明存在特定的调控机制，即存在与之相关上游调节信号。以下这些发现提示存在睾丸发育的其他调节：① 46, XY 核型性腺发育不全的"女性"大多有完整的 *SRY* 基因；② 46, XX 核型有睾丸的"男性"并不拥有 Y 染色体物质；在这些情况下，非 Y 染色体序列负责睾丸发育的性别决定过程。人类 *SRY* 基因突变相当普遍，约占 46, XYDSD 性腺发育不全病例的 15%[86]，性腺完全发育不全而非部分发育不全的病例中突变现象更明显。迄今为止所报道的大多数 *SRY* 突变是发生在 DNA 结合 HMG 结构域内高度保守位点的非保守的氨基酸替换[86, 102]，导致 SRY 蛋白在细胞核中积累能力受损。HMG 盒外的突变通常导致蛋白质结构的过早终止的密码子突变。已有家族性 SRY 突变的病例报道，其中 46, XY DSD 伴完全性腺发育不全的患者，从她可育且表型正常的父亲那里获得了 *SRY* 基因突变[86, 103]。这些家族中的表型变异更加提示存在其他遗传因素决定了睾丸发育过程。

(3) SRY 同源盒样基因 9：*SOX* 基因家族的另一个成员是 *SOX9*，其在睾丸形成过程中提供了驱动作用；其与 Sry 一样，SOX9 植入胚胎后，XX 核型的小鼠可以形成睾丸[104]。事实上，SOX9 在睾丸发育过程中与 Sry 同样重要[83, 86]，XX 个体的性腺中 Sox9 激活足以触发发育完全且可育的男性所需的所有下游发育过程[105]。部分作用机制与下调 *Wnt4* 的性腺表达相关，否则将引导性腺向卵巢分化（稍后将进一步描述）。

人类 *SOX9* 的鉴定是通过对一名性别颠倒且有脊柱驼背畸形患者的染色体易位断点的克隆得到的[106]。该基因位于 17q24-q25 的称为性逆转常染色体 1（SRA1）的区域[107]。3.9kb 的 cDNA 编码一个 509- 氨基酸的蛋白质，具有转录调节子特征——类似于其他转录因子的激活域，包含 DNA 结合 HMG 结构域以及两个转录激活域，包括其羧基端的富含脯氨酸和谷氨酰胺的结构域[106]。在体外，后一区域的缺失会破坏蛋白质的反式激活功能[108]。与 *SRY* 不同，*SOX9* 基因在哺乳类生物的进化过程中表现出很强的序列保守性。*SOX9* 和 *SRY* 之间的序列相似性表明两者之间的关系可能代表了从剂量依赖性的自体性别决定系统（剂量敏感性是许多调节基因的特征）到显性 Y 染色体系统的进化。

早在胚胎 8.5 天，就可以在从小鼠胚胎分离的 mRNA 中检测到 *Sox9* 的表达，该基因在胎儿骨骼、神经和心脏组织中高水平表达[105]。性别分化之前，Sox9 蛋白最初在两性未分化生殖嵴的细胞浆中存在，含量很低。随后，与睾丸发生决定过程中的作用一致，Sry[92] 在男性生殖嵴上调 *Sox9*，在那里它局限定位于细胞核内，而在女性中则下调。*Sox9* 的表达与睾丸支持细胞分化平行，Sox9 的主要作用是诱导支持细胞由间质前体中分化[109]。

在典型的雄性小鼠发育过程中，Sox9 似乎只作用于 Sry 的下游，提示其为 Sry 的靶基因[92, 109, 110]。Sry 与一个保守的 1.4kb 核心增强子元件（TESCO）结合在 *Sox9* 性腺特异性增强子（TESCO）中，与 Sf1 协同作用。Sf1 和 Sry 协同上调 *Sox9*，在 *Sry* 表达停止后，Sox9 与自身的增强子结合以维持其表达[92]。虽然 Sry 在体外调节 *Sox9* 的表达，但 *Sry* 不是 *Sox9* 功能体现所必须，在没有 Sry 的情况下，Sox9 也可以诱导睾丸发育，在转基因过表达 Sox9 的 XX 核型小鼠向雄性性别发育证明这一观点[104, 105]。*Sox9* 需要成纤维细胞生长因子 9（Fgf9）通过 Fgf 2 型受体（Fgfr2）作用来维持其表达和睾丸分化[111-113]。

Sox9 的性别和组织特异性调节机制非常复杂。*Sox9* 在心脏、软骨细胞和鳃弓等多种组织中表达所需的增强子已通过转基因小鼠研究（使用人类 Sox9 酵母人工染色体）或基于人类和河豚鱼 Sox9[114, 115] 高度保守的序列进行了鉴定。

在雄性小鼠性腺中，*Sox9* 的表达先于 *Amh*，Sox9 在激活 *Amh* 表达中起着关键作用，这一作用与其关键的男性决定因素相匹配[116]。这一过程中，Sox9 与 Sf1、Wt1 和 Gata4 相互作用。Sox9 通过其他 HMG 域转录因子 AACAAT 识别的核苷酸基序激活转录；结合特异性由中心序列两侧的核苷酸对赋予 [117, 118]。Sox9 代表了一种类似于 Sry 的开关机制，并起到主导作用。

在人类胎儿中，通过 Northern blot 分析可在脑、肝和肾中检测到 SOX9 的 mRNA；通过原位杂交，在妊娠第 6 周时未分化的前睾丸组织中可检测到 SOX9，随后其定位到性索组织，表达模式与 SRY 相似 [119]，在 46, XX 核型个体中也可检测到 SOX9 表达。与 SOX9 在睾丸决定中的特定作用时相一致，性腺组织在胚胎第 6 周之前存在 SOX9 表达，但在胚胎卵巢后期表达明显降低。成人中，SOX9 在睾丸中表达最强烈。在胰腺、前列腺、肾脏、大脑和骨骼中也有高表达，大多数其他成人组织中也有其低水平表达 [106, 120, 121]。

转基因小鼠模型的基础研究和人 SOX9 自然突变病例证实了 SOX9/sox9 基因在睾丸发育过程的重要性。在 XY 染色体型小鼠胚胎中敲除 Sox9 可诱导卵巢发育 [122, 123]，而在 XX 染色体型胚胎中过表达 SOX9 可诱导睾丸发育 [105]。SOX9 在人来男性性别决定中的重要作用还体现在一种罕见的发育异常性疾病中（campomelic dysplasia），SOX9 异源性突变（即常染色体显性）与 46, XY 染色体型的个体男性 – 女性性别逆转有关，伴或不伴骨骼发育异常。人类包含 SOX9 基因的染色体区段重复可导致 46, XX 染色体型的个体女性 – 男性性别逆转，提示 SOX9 基因功能强度是与基因量有关的 [106, 120, 124-128]。

(4) α 地中海贫血 / 智力低下，X 连锁（也称为 X 连锁螺旋酶 2）：α 地中海贫血 / 智力低下 X- 连锁（ATRX）是一种解旋酶，催化双链核酸解旋，是参与 DNA 重组和修复、染色质重塑、染色体分离和转录调控的蛋白质家族成员之一。在伴有 46, XY DSD 女性表型的 ATRX 综合征患者中，编码基因突变与睾丸发育有关 [129, 130]。ATRX 基因（约 300kb）位于 Xq13.1–q21.1，包含 35 个外显子，这些外显子在不同组织中交替表达 [131-133]。约 275kD 的蛋白质在氨基末端区域包含 3 个锌指结构和 1 个核定位区域；方形末端区域包含 6～7 个螺旋酶样结构域和 1 个在转录因子中常见的富含谷氨酰胺的序列 [130, 133]。ATRX 蛋白通过锌指区域与 DNA 结合，然后以 ATP 酶依赖的方式打开与解旋酶区域的

DNA 双螺旋。免疫荧光和共聚焦显微镜显示，蛋白在有丝分裂间期和有丝分裂期间与着丝粒周围染色质存在联系，表明 ATRX 可能作为调节染色质结构的蛋白质复合物的一部分 [134]。

ATRX 在睾丸发育中的主要作用是促进睾丸间质细胞的发育 [130]。据报道，ATRX 基因中的多种突变（错义、无义、剪接），主要集中在编码锌指和解旋酶结构域的区域 [130]。在 46, XY 核型个体中 [135]，ATRX 突变与从小睾丸到部分性腺发育不全，到完全性逆转等性别决定和分化的不同影响有关。ATRX 基因突变的患者性腺有条纹结构但子宫缺失，表明曾存在 AMH 表达，支持细胞在特定时期曾发育。参考文献 [130] 提供了与 ATRX 突变相关的异常谱的详细综述。

(5) Desert Hedgehog：Desert Hedgehog（DHH）是支持细胞分泌的肽信号分子，通过 Patched 2（Ptch2）跨膜受体发挥作用 [136]。其定位于染色体 12q13.1 的 3 外显子，人类 DHH 基因编码一个 396- 氨基酸多肽 [137]。在胚胎小鼠睾丸中，DHH 参与了生精小管的发育 [138]、支持细胞与生殖细胞的相互作用、生殖细胞增殖的调节以及间质细胞 [139] 和输卵管周围肌样细胞的分化 [136, 138]。

在小鼠中，Dhh 只在睾丸中表达，并在 Sry 表达激活后不久在支持细胞前体中启动，持续到成年。Dhh/Ptch 系统对雄性生殖细胞有丝分裂和减数分裂有调节作用。胚胎发生过程中，它参与生殖细胞的增殖，而在出生后的睾丸中，Dhh 指导生殖细胞的成熟。Ptch2 受体在间质细胞和输卵管周围肌样细胞上表达，Dhh 的关键作用之一是在管周组织、基板和生精小管调控其自身的有序发育 [138, 140]。不同遗传背景的 Dhh 缺失小鼠中，XY 表型的雄性小鼠由于缺乏生殖细胞而呈现小睾丸 [139]，到 XY 小鼠睾丸异位和睾丸间质细胞发育不良及性别逆转 [138]。人类 DHH 突变与 46, XY 完全或部分性腺发育不全有关，有时伴有罕见的外周神经病变 [141-143]。

(6) MAP 激酶信号转导：在 SRY 的上游，MAP 激酶信号通路被证明为 XY 性逆转小鼠模型和人类 46, XY DSD 病例中 SRY 表达所必需。在小鼠模型中，Map3k4[144] 或 Gadd45gamma[145] 的缺失导致 Sry 的表达降低，从而导致 XY 性逆转。这些基因通过 p38 信号传导来增加体细胞增殖和 Sry 表达。在人类 46, XY

DSD 和性腺发育不全的患者中发现了 *MAP3K1*[146] 的突变。有趣的是，*Map3K1* 基因敲除小鼠只显示轻微的睾丸异常[147]，突出显示出小鼠和人类睾丸蛋白激酶和基因敲除信号通路仅存在细微差异。

（四）卵巢决定遗传学

1. 概述　目前，对于卵巢发育因素的研究不如控制睾丸发育的因素相关研究多，但这一过程可能存在类似的复杂控制网络从两个方向指导这一过程：①抑制常染色体睾丸诱导基因，如 *SOX9*（不是 *SRY*），②卵巢诱导基因的解抑制（去除抑制作用）或激活（直接刺激）卵巢诱导基因。重要的是，作为"睾丸抑制因子"的任何因子必须在非 Y- 特异性睾丸决定因子表达之前被表达和激活。这样的基因可能存在于 X 染色体上，也可能存在剂量敏感位点。这种作用的候选基因是 *DAX1*，46, XY 个体在含有该基因的 X 染色体区域有重复，而睾丸中没有观察到这一现象。当一个表型女性的基因纯合缺失案例报道后，*DAX1* 作为抗睾丸基因的地位受到撼动。此外，小鼠体内 *Dax1* 缺失与睾丸发育受损有关[148]。

β-catenin 是卵巢决定因子的一个候选因子。正如特纳综合征女性患者中的研究结果所表明的，卵巢环境中生殖细胞的存活可能存在剂量敏感位点（可能位于 X 染色体）。在缺乏两个功能性的 X 染色体拷贝的情况下，这些患者在胚胎发生过程中由于生殖细胞的早期死亡而导致卵巢退化，卵巢发育失败。因此，我们有理由推测，在缺乏 Y 染色体转录因子 SRY 的情况下，最初的卵巢分化是在 X 染色体单拷贝表达的一个或多个因子的影响下发生的，随后，剂量敏感的 X 染色体基因需要双拷贝以负责卵巢的发育维持。

正如在睾丸发生推断方面所讨论的，对卵巢发育过程中的步骤顺序目前尚未完全阐明，事实上，这并不是一个线性过程，而是一系列相互关联的上调和下调事件。在概念上的"性别之战"中，男性因素和女性因素处于微妙的分子平衡状态，直到"转换"机制启动了一系列特定于某一性别的分子事件。当雄性途径不活跃时，女性特异基因，包括 *WNT4* 及其下游靶点，卵泡抑素和 BMP2，被激活[149]。性腺发育的主要模式（图 118-3）是 SOX9（促进雄化）和 β-catenin（被 *WNT4*/Rspo1 激活）（促进雌化）结合并激发彼此的降解，直到最丰富或最稳定的因子占上风[150]，在软骨形成过程中也会发生类似的调控方式[151]。

2. 特定基因

（1）Rspondins：Rspondins（顶板收缩 - 特异性反应蛋白）是一个由 4 个分泌型激活剂组成的家族，其通过改变细胞表面低密度脂蛋白相关蛋白 6（LRP6）的水平发挥作用[152-154]。LRP6 由 Wnt 信号通过的 Frizzle 受体复合物的组成部分信号介导。血栓反应蛋白广泛存在于胚胎细胞外基质中，具有调节基质组织、细胞间相互作用和细胞导向等功能。血栓反应蛋白包含一系列位于球状氨基末端和羧基末端结构域之间的重复结构域。"furin 样"结构域是一个富含半胱氨酸的区域，参与受体酪氨酸激酶的信号转导。这些结构域是稳定 β-catenin 所必需的。WNT4 和 RSPO1 在卵巢发育中的作用集中在 β- catenin 激活点，β-catenin 转运到细胞核并作为一个转录因子 TCF 复合物调控靶基因的表达[155]。

人 Rspondin1（*RSPO1*）基因位于染色体 1p34.3，编码 265 个氨基酸（29kD）肽。RSPO1 包含一个氨基末端信号肽、一个血栓反应蛋白样 1 型（TSP1）结构域、两个 furin 样结构域和一个潜在的羧基末端区域核定位信号[156]。

Rspo1 在小鼠的多个组织（卵巢、肾上腺、甲状腺、气管、发育中的肾脏、皮肤）中表达；从 E11.5 开始，在 XX 性腺的体细胞中表达上调。小鼠敲除实验表明，Rspo1 为 XX 性腺中表达 Wnt4 所必需，调节女性 β-catenin 的激活。XX 小鼠 *Rspo1* 缺失导致性腺雄性化，并形成生精小管。Rspo1 激活性腺体细胞中的 β-catenin 信号可控制小鼠卵巢的分化[157]。缺少 Rspo1 可阻止卵巢发育所需的 *Wnt4* 上调，并导致雄性典型体腔血管的发育和类固醇生成细胞向性腺的迁移。表型类似于 *Wnt4* 基因敲除的 XX 性腺（稍后描述）[158]，但 XX *Rspo1* 阴性的性腺的雄性化并不完全，并可观察到卵丘结构。这些发现表明，*Rspo1* 与 *Wnt4* 一样，通过激活女性发育所必需的 β-catenin 信号通路来抑制男性性别决定途径[157]，而 Rspo1 控制了 Wnt4 的雌性特异性作用。然而，由于在 *Rspo1* 基因敲除的 XX 性腺中观

察到是卵睾结构，而不是完全发育的睾丸，因此可能存在其他因素，如 Foxl2 等在卵巢发育中起着独立于 Rspo1 的作用（见下文）。

RSPO1 在人类卵巢发育中的作用在 *RSPO1* 完全或部分纯合子突变（移码、剪接和全外显子缺失）的个体中证实，46, XX 个体存在睾丸或卵睾性 DSD 证实了 *RSPO1* 在人类卵巢发育中的作用。这些个体的男性表型与掌跖角化病的皮肤疾病和鳞状细胞癌的易感性有关 [5, 159]。

(2) Wingless-Type MMTV Integration Family Member 4：*WNT* 基因属于原癌基因家族，至少有 16 个已知的家族成员在果蝇和人类等物种中表达 [160]。这些基因编码 38～43kD 富含半胱氨酸的糖蛋白，具有高度保守的分泌生长因子特征 [161]。WNT 家族的一个关键成员 *WNT4* 参与卵巢分化。Wnt4 在卵巢发育中作用的证据来自于 XX 雌性小鼠中基因纯合子缺失或雄性小鼠中过度表达的研究，以及来自对 *WNT4* 突变的 46, XX 个体的观察 [162-165]。WNT4 是正常卵巢分化的关键驱动因素，改变了长期以来认为女性发育是被动的"默认"过程的观念。Wnt4 对小鼠的肾脏发育和从体腔上皮形成米勒管的初始阶段也是必需的 [162, 166]。

位于染色体 1p35-36 的约 25kb，5 外显子的人类 *WNT4* 基因编码一种与小鼠 WNT4 保持 90% 以上序列保守性的蛋白质 [163, 167]。WNT4 糖蛋白的作用通过激活 β-catenin 信号通路实现 [168]。

Wnt4 在发育过程中的泌尿生殖嵴的多个位置和细胞类型中表达 [162]。首先其表达于中肾间充质中，而后形成双潜能性腺组织。*Wnt4* 随后在两性不同的性腺中表达，然后继 *Sry* 表达之后在小鼠 E11～E11.5 的雄性性腺中表达下调。相反，*Wnt4* 在卵巢的胚胎发育过程中一直保持表达。

Wnt4 在胚胎发生过程中的作用已经通过经典的敲除和转基因小鼠实验得到了很好的验证和观察 [162, 169-171]。

在 Amh 表达导致男性米勒管退化之前，两性米勒管都不存在，这表明导管没有形成，而不是已经形成然后退化。*Wnt4* 缺失突变的女性胚胎的性腺男性化，其特征是形成了具有类似男性的位置、外观和细胞标记表达的大的异位血管，以及典型睾丸的类固醇生成酶的表达 [169, 170]。后一

种部分由于肾上腺的类固醇生成细胞异位迁移所致 [170]。没有 *Wnt4*，米勒管便无法形成，沃尔夫管被保留，这可能由异位睾酮合成所致 [165]。在 *Wnt4* 突变女性中，从 E16 开始便存在生殖细胞丢失，这是可能导致继发性性腺退化的事件 [162, 171]。XX 性腺中 *Wnt4* 的缺失与雄性特异性基因（如 *Sox9* 和 *FGF9149*）的短暂上调有关，这可能是其发生部分男性化现象的原因。然而，由于 *Wnt4*-null-XX 动物的性别逆转并不完全，其他的特定的因素如 *Rspo1* 等可能也起着重要作用。

与女性性腺中的严重缺陷不同，*Wnt4* 缺失的胚胎雄性的性腺大体上是正常的。但其体腔血管形成更快，睾丸内有更多专门供给的血管系统发育、更多的甾体生成细胞，睾丸索的数量减少并且结构混乱 [170]。相反，在 *Wnt4* 过表达的雄性中动物，睾丸血管系统和间质细胞功能异常。体腔血管以无序的方式形成，毛细血管网投射增加，血管分支无法包围发育中的睾丸索 [163, 170]。这些血管变化伴有睾丸间质细胞睾酮的显著减少。转 *Wnt4* 基因的雌性小鼠表型正常。综上所述，尽管 Wnt4 似乎是卵巢发育的一个重要因素，但它也是完全男性发育所必需的 [170]，并且提出了一个"平衡对立"的模型，这两个模型对启动性腺的性别差异发育都很重要 [170]。

人类 *WNT4* 杂合子突变重复出小鼠 *WNT4* 基因敲除模型中所见的许多特征，并且以功能结构域失活为主要影响方式 [165, 172]。无亲缘关系的 46, XX 女性中突变引起 Mayer-Rokitansky-Küster-Hauser 综合征（无米勒管结构），伴有轻度男性化和雄激素浓度升高。

总之，小鼠和人类的数据支持 Wnt4 在卵巢发育过程中的关键作用。综上所述，Wnt4 的作用主要有 5 个方面：①通过抑制内皮细胞和甾体生成细胞向性腺的迁移来防止雄性血管生成和类固醇生成；②抑制间质细胞的发育和雄激素合成所需的甾体生成酶的表达；③维持卵皮质母细胞；④防止继发性反转；⑤介导来源于米勒管（阴道上部、子宫、输卵管）的女性生殖道结构的发育。另一方面，它在睾丸的下调对于防止男性血管形成和类固醇生成的破坏非常必要。

Wnt4 信号通路由 β-catenin 介导。尽管 β-catenin

是一种多功能蛋白，具有致癌潜能且许多疾病有关，本文所讨论的仅限于其在性腺发育中的作用。

人 β-catenin 由位于染色体 3p21 的 16 外显子 23kb 的 CTNNB1 基因编码。该基因编码一个与果蝇蛋白 armadillo 同源的 88kD 蛋白[173]。在没有 Wnt 信号的情况下，钙黏蛋白复合物非结合形式的 β-catenin 降解。但在 Wnt 配体的存在的情况下，β-catenin 的"破坏复合物"被分解，β-catenin 变成"游离"或"稳定化"形式，一旦稳定下来，β-catenin 可以进入细胞核，β-catenin 通过与 T 细胞因子（TCF）/ 淋巴增强因子（LEF）家族成员形成复合物并取代转录抑制物 Grucho[174] 作为信号分子激活靶基因转录，β-catenin 通过与 TCF/LEF DNA 结合蛋白结合形成转录因子复合物。在发育中的卵巢中，β-catenin 的转录功能被 Wnt4 和 Rspo1 激活。尽管在小鼠身上的研究为 β-catenin 在卵巢发育中的作用提供了有力的证据，但在人类发育中这种作用有待于在人类中性别逆转时确认是否发生 β-catenin 突变。关于 β-catenin 在卵巢发育中作用的详细综述见参考文献 [175]。

(3) 翼状螺旋 / 叉头转录因子 2：叉头蛋白盒 L2（FOXL2）是翼状螺旋 / 叉头转录因子家族[176] 成员，通过在 FOXL2 基因异质性突变的个体中观察到该基因染色体区域缺失突变与山羊性腺发育不全和 XX 性反转有关[176-179]。

FOXL2 基因位于人类染色体 3q23。叉头蛋白包含一个特征性的 100- 氨基酸 DNA 结合域（fork-head 结构域），参与 3 个胚层组织的发育。这种转录因子在进化过程中具有高度的结构保守性，这一发现与其重要的发育作用一致。人 FOXL2 与小鼠 FOXL2 有 95% 的氨基酸序列保守性。

FOXL2 是维持卵泡和卵巢发育所需的核蛋白[180]。在没有卵泡的情况下，性腺发育成纤维状条纹结构，随后发生卵巢早衰。该转录因子通过抑制诱导卵巢滤泡闭锁的促凋亡基因完成其生物学作用[176]。Foxl2 高度保守，在具有不同性别决定机制的几种物种（小鼠、鸡和海龟）的早期发育卵巢中大量表达；表达发生在性别决定的前后，并且是在两种性别个体具有差异，这与该因子在卵巢分化中

的保守作用一致[178]。发育中卵巢的体细胞和生殖细胞群及成年卵巢的颗粒细胞和部分卵母细胞中可在检测到 Foxl2 表达，在卵母细胞和体细胞中对于颗粒细胞分化与卵泡发育和维持起到一定的作用[6,181]。

Foxl2 缺乏的 XX 小鼠表现为卵巢早衰、鳞状体到立方状体的卵巢颗粒细胞分化受阻以及次级卵泡形成障碍。此外[182, 183]，在缺失 Foxl2 的情况下，雄性特定基因会在出生后出现表达[184]。Foxl2 作用在于抑制女性性腺分化的早期阶段的雄性基因表达[184]，并可抑制成年后卵巢中的雄性基因的功能[6]。这一发现至少在小鼠中提示，卵巢细胞即使在完全分化之后，也需要对雄性状态积极抑制才能维持雌性表型。

在卵巢早衰患者中，已有大量 FOXL2 失活突变的报道，这些患者表现为孤立散发案例，或者是睑裂、上睑下垂和内眦赘皮综合征（BPES，1 型和 2 型）的部分表现[179]。然而，46, XY 女性表型或不明确的表型中尚未有相关报道。关于 FOXL2 在卵巢发育中的多方面作用的综述见参考文献 [185]。

(4) X 染色体剂量敏感性逆转位点基因 1：DAX1*（正式名称为核受体亚家族 0，B 组，成员 1；NR0B1）是转录因子核激素受体超家族的成员，主要起转录抑制作用。DAX1 基因最初是通过克隆 Xp21 区域时发现的，该区域在 46, XY DSD 的性腺发育不全患者中复制，并在先天性肾上腺发育不全患者中缺失[186, 187]。长度为 5kb，存在 2- 外显子的 DAX1 基因位于 Xp21.3-p21.2 处，编码 470- 氨基酸蛋白质[188]。由基因的第一个外显子编码的 DAX1 蛋白的氨基末端区域包含一个不寻常的 DNA 结合域，包含一个富含亮氨酸序列（LxxLL）的三个重复序列，与其他核受体几乎没有同源性。这种蛋白质无核受体家族典型的中央双锌指 DNA 结合域结构。然而，由基因的第一外显子和第二外显子编码的配体结合域与视黄酸和视黄酸 X 受体等典型的核受体家族具有同源性[189, 190]。

Dax1 在性别决定和分化中作用的证据来自以下证据，其同源基因（Ahch）在小鼠和人类性腺（和肾上腺）分化的第一阶段、发育中的下丘脑和垂体促性腺激素细胞中的强烈表达[187, 191-195]。DAX1 在

---

*. 尽管官方名称为 NR0B1，但考虑到文献中的使用习惯，本章仍使用 DAX1 这一命名。

下丘脑 - 垂体 - 肾上腺 - 性腺轴的各级表达支持其在肾上腺和生殖系统协调发展中的作用，提示 DAX1 蛋白可能直接或间接参与下丘脑 - 垂体功能的性腺轴调节。

Dax1 在睾丸明显分化时表达下调，但在发育中的卵巢中持续表达，提示其在卵巢发育中具有作用（目前仍处于假说概念）。Dax1 和 Sf1 在许多组织中的表达分布有明显的重叠，说明这两个转录因子在调节甾体生成组织发育中的存在一定的联系 [193, 196, 197]。Dax1 基因的启动子区域包含 Sf1 的结合位点，有大量证据表明，Sf1 是体外调节 Dax1 的表达是必需的，部分证据在体内也证实了这一作用；一项研究中，Sf1 修饰后小鼠在发育中的生殖嵴中缺乏 Dax1 的表达，但也有研究没有重复出这一结果 [196-201]。Sf1 介导的 Dax1 上调与信号分子 β-catenin 协同发生 [200]。此外，Wnt4 可能也调节 Dax1 的表达，这解释了其在卵巢和睾丸中表达增加的原因 [200]。

关于 DAX1 的假设角色是"抑制男性"还是"促进女性"的争论一直存在。DAX1 主要通过转录抑制 STAR 和 CYP17A1 表达和 SF1 介导的反转录激活来发挥作用。此外，DAX1 通过与 SF1 的蛋白质 - 蛋白质相互作用对抗 SF1 和 WT1 上调 AMH 表达的协同作用 [50, 119, 202-205]。抑制功能序列位于蛋白质的配体结合域和氨基末端亮氨酸重复区 [200, 203, 206]。体内，这些抑制作用将抑制睾丸甾体激素的生成并防止米勒管退化，这是男性发育的两个关键要求，以上支持 DAX1 作为一种抗雄性因子的作用。然而，对 Dax1 在小鼠中的低表达和过表达的分析使其功能具有复杂性，实验室研究中的结果突出了其基因剂量的重要性（表 118-1）。

当 XY 核型小鼠的 Dax1 缺失时，胚胎睾丸发育和表型雄性化基本正常，尽管其睾丸较小并有曲细精小管扩张和精子发生缺陷。然而，基因背景改变，如"弱" Sry 基因（domesticus poschiavinus）的存在时，将导致完全性逆转（卵巢和表型女性发育），这一表型与 Sox9 的表达降低相关 [148]，过表达 Dax1 的小鼠中，poschiavinus（弱 Sry）的存在将导致 XY 性逆转，而在小鼠 Sry 背景下，Dax1 的过度表达仅导致睾丸发育的短暂延迟 [190]。在 XX 核型小鼠中，突变、纯合缺失或过表达 Dax1 的影响可以忽略不计；这种小

鼠可育，这对于这种转录因子作为卵巢决定因子的作用的假说形成了一定的挑战 [190, 207, 208]。

人类自发突变的研究未能阐明 DAX1 与性别决定途径的相互关联。DAX1 的抗雄作用体现在 DAX1 重复基因可导致 46, XY DSD 和性腺发育不全，表明 DAX1 本身可介导这中性别逆转效应。此外，46, XY 男孩 DAX1 缺失 / 突变与其肾上腺发育不全和（或）促性腺激素低下有关 [30, 187, 209, 210]。在一个综合性 10 年队列中 [211]，76% 的患者（55/72）患有性腺功能减退（促性腺激素低下所致），即使使用外源性促性腺激素针治疗后，患者仍表现为不孕，提示患者存在生精过程受损。除了性腺功能减退引起的不同程度的青春期延迟外，包括基因转换导致的罕见纯合子突变在内的 DAX1 重复、缺失或突变的 46, XX 的患者卵巢发育和功能正常 [212]。

DAX1 基因过量或不足的遗传背景（种间或种内）突显了发育中性腺中复杂的转录网络平衡。这种网络机制并不是 DAX1 特有的，其他基因敲除也会发生相似的对性别逆转的依赖性和易感性 [213, 214]。这反映了性别决定基因表达水平或时间的物种差异，在使用小鼠模型研究结果解释人类发育过程时要谨慎。

(5) 双性及 MAB-3 相关转录因子 1 和相关 DM 家族基因：与性调节因子 DSX（果蝇中双性调节基因）和 Mab3（雄性异常基因 3）相关的转录因子，在线虫中存在保守的 DNA 结合基序，称为 DM（doublesex/mab）结构域 [215]。这是在不同门物种中共享性别决定功能的唯一转录因子 [216]。DM 相关转录因子 1（DMRT1，也称为 DMT1）[217] 可能具有类似于 SF1 的作用，是原始性腺形成的早期调节器，也是睾丸特异性因子并可抑制女性特征性发育转录网络形成。

人类染色体 9p24.3 按顺序从端粒到着丝粒包含 DMRT1、DMRT3 和 DMRT2 基因 [218, 219]。通过对 46, XY 9p 单体患者的分析，将上述基因序列中在睾丸测定的分析可以确定，这些基因位于距离 9 号染色体调控性别逆转临界区域的 30kb 附近 [218, 220-223]。这些基因编码 226- 氨基酸肽，在 DM 结构域的 29- 氨基酸核心区具有大约 80% 的同源性 [223]。

对许多物种（小鼠、人类、鸡、两栖动物、短

表 118-1　性别决定和性别分化的相关因素

基因名	人类基因位点	蛋白	蛋白类型	靶点	作用	激活或抑制的后果
影响卵巢和睾丸性别决定的因素						
SF1* NR5A1 FTZF1 Ad4BP	9q33	SF1	孤核受体/锌指转录因子	WT1, SRY, SOX9, DAX1, GNRHR, LHβ, ACTHR, AMH, AMHR, STAR, CYP11A1, CYP21A2, CYP11B1, OXT, 其他	激活性腺、肾上腺发育过程中的许多基因转录，调节缪勒体生成，与WT1协同，对抗DAX1，有剂量依赖性	KO小鼠（XX和XY）：无性腺或肾上腺，保留米勒管结构，下丘脑异常；单倍率不足小鼠：肾上腺功能减退但并非缺失；人类纯合子突变：46,XY性逆转和肾上腺发育不全人类杂合子突变：46,XX卵巢正常，部分肾上腺功能不全
WT1*	11p13	WT1	锌指转录因子，肿瘤抑制因子	DAX1, AMH, SRY, IGF2I, IGF1R, PDGFA, PAX2	抑制转录，激活SRY的转录，剂量依赖性效应	WT1+KTS亚型XY纯合子缺失。男女性逆转：WT1+KTS亚型XY纯合子缺失：XX和XY的条纹性腺；人类Denys-Drash综合征：性腺发育不全，先天性肾病，肾母细胞瘤
GATA4*	8p23.1~p22	GATA4	锌指转录因子	"GATA" DNA基序，AMH，编码缪勒体生成酶的基因	早期表达于卵巢和睾丸，与FOG2相互作用	KO小鼠，胚胎致死，无性腺表型报告大多数人类突变导致孤立的心脏缺陷；罕见病例报告心脏缺陷和46,XY性腺发育不全
CBX2*	17q25.3	CBX2	转录抑制因子	可能是SRY	介导染色质结构的变化	KO小鼠（XX或XY）延缓了性腺的发育，XY小鼠具有雌雄性反转。复合杂合子突变导致46,XY性腺发育不全
影响睾丸性别决定的因素						
SRY*	Yp11.3	SRY	含转录因子的HMG盒	SF1, SOX9, CYP19A1, AMH	弯曲DNA，可能对抗SOX3	表达转基因Sry的XX小鼠，雌雄性逆转人类SRY突变：46,XY性逆转，性腺发育；SRY易位到X染色体：46,XX雌雄性逆转或性发育的卵睾性障碍
SOX9*	17q24~q25	SOX9	含转录因子的HMG盒家族成员	性腺原基的支持细胞、WNT4, FGF9	刺激支持细胞的分化，剂量敏感效应	Odsex小鼠，去抑制Sox9的表达XX性腺→睾丸发育。人类突变：46,XY性反转；非编码区基因重复或缺失导致46,XX或46,XY DSD

（续表）

基因名	人类基因位点	蛋白	蛋白类型	靶点	作用	激活或抑制的后果
ATRX* XH2	Xq13.1~q21.1	ATRX	解旋酶、转录因子	小鼠胚胎发育早期广泛表达，后期表达受限	有丝分裂周期间基因调控与染色体分离	人类突变：α 地中海贫血，智力低下，生殖器官异常→46，XY 的男为女性逆转
DHH*	12q13.1	DHH	信号分子	仅在睾丸表达	参与支持细胞和生殖细胞之间的相互作用，可能调节雄性生殖细胞的有丝分裂和减数分裂	品系特异性效应：XY 敲除小鼠睾丸同质细胞发育缺陷，女性化。人类突变导致 46，XY 患者患有周围神经病变
FGF9	13q11~q12	FGF9	生长因子	SOX9	促进支持细胞分化和生殖细胞存活	KO 小鼠：XY 性逆转
LHCGR*	2p21	LH/CG 受体	G 蛋白偶联 7 次跨膜肽激素受体	—	转换 LH 信号激活 Gsα → cAMP。睾丸间质细胞产生睾酮所必需	人类突变：间质细胞发育不全→雄性低雄性化；小鼠：性分化正常。男女不育
STAR*	8p11.2	STAR	线粒体转运蛋白	—	将胆固醇转运到线粒体内膜	人类突变：先天性脂样性肾上腺增生；46，XY 低雄性化
SRD5A2*	2p23	α-还原酶 2	线粒体酶	—	转化睾酮→DHT	5α-还原酶缺乏；46，XY 低雄性化
AR*	Xq11.2~q12	AR	配体依赖性核受体	AMHR，CYP19	调节转录	XY 小鼠，内外生殖器功能低下，46，XY 人类突变：雄激素不敏感综合征
AMH*	19p13.3	AMH	TGF-β 家族糖蛋白同源二聚体	米勒管同充质细胞和上皮细胞	AMHR 配体，刺激米勒管凋亡	46，XY 人类突变：持续性米勒管综合征
AMHR2*	12q13	AMHR2	跨膜丝氨酸/苏氨酸激酶受体	米勒管同充质细胞和上皮细胞	AMH 受体，刺激米勒管凋亡	持续性米勒管综合征

影响卵巢/女性性别决定的因素

基因名	人类基因位点	蛋白	蛋白类型	靶点	作用	激活或抑制的后果
RSPOI*	1 p34	RSPOI	β-catenin 类血栓反应素分泌激活剂	WNT4，CTNNB1	于睾丸、卵巢、肾上腺、甲状腺、气管、肾脏、皮肤表达，控制 β-catenin 基因 CTNNBI 在卵巢发育中的表达	小鼠：XX 敲除部分雄性反转，生精小管发育；人：46，XY 性反转和掌跖角化病

（续表）

基因名	人类基因位点	蛋　白	蛋白类型	靶　　点	作　　用	激活或抑制的后果
WNT4*	1p36.23～p35.1	WNT4	富含半胱氨酸的信号分子/分泌生长因子	中肾间质	指导两性初始米勒管形成，卵巢发育中的"抗睾丸"因子	XX 和 XY 敲除小鼠：米勒管发育不全。XY 的过度表达：男性到女性的性别逆转。人类 46, XY：WNT4 的复制与男性到女性的性别逆转有关
FOXL2*	3q23	FOXL2	转录因子	未报道	主要在卵巢中表达，哺乳动物卵巢分化的最早已知标志	山羊：与 XX 性反转相关的缺失。人类突变：46, XX 性腺发育不全
HOXA13*	7p15～p14	HOXA13	同源域转录因子	FGF8, BMP7	参与末端肠和泌尿生殖道，包括米勒结构在内的上皮间质的交互形态发生	小鼠：XX 无子宫颈和阴道发育不良。46, XX 人类突变：手足生殖器综合征伴子宫畸形

两性分化中均可能起作用的因素

基因名	人类基因位点	蛋　白	蛋白类型	靶　　点	作　　用	激活或抑制的后果
DAXI* NR0BI AHCH	Xp21.3～p21.2	DAXI、NR0BI	孤核受体、转录因子	RAR, RXR, STAR, CYP17A1, HSD3B2	抑制 SF1 转录，拮抗 SF1，调节睾丸索组织，表现为细胞早期分化	XY 小鼠品系特异性缺陷：过度表达→睾丸发育不良和性逆转，纯合子缺失→肾上腺发育不全，睾丸正常。人类突变：先天性肾上腺发育不全，下丘脑性腺功能减退
WNT7A	3p25	WNT7A	信号分子	米勒管间充质细胞和上皮细胞	剂量依赖性效应。XY：参与米勒管发育	Wnt7a 纯合缺陷的雄性小鼠保留了米勒管，雌性 Wnt7a 基因缺陷小鼠输卵管和子宫发育有缺陷，但并非缺失
DMRTI/2*	p24.3	DMRT1 DMRT2	DM 域转录因子		仅表达于生殖嵴。出生后睾丸发育的剂量依赖性效应	XY 敲除小鼠的睾丸发育正常，但后睾丸分化异常。人类单体 9p：46, XY 睾丸发育不良；46, XX 原发性促性腺激素功能低下型性腺功能减退症

除非另有说明，人类因子和基因按表内说明编码。* 表示已报告人类突变的基因。所列的一些基因仅在小鼠的研究中涉及到性腺/生殖器官的发育；缺陷未在人类中发现。104 章表 104-2 详述了留体生成酶

吻鳄、蜥蜴、海龟、鱼类）的研究表明，各种 DM 结构域因子存在性腺特异性表达。考虑到这些脊椎动物中不同的性别决定开关，DMRT 在功能作用上可能存在一定程度的重叠，被认为是 Sry 上游脊椎动物性别决定途径的一个古老的保守成分 [219, 222, 224, 225]。Dmrt1 mRNA 在性腺性别决定前仅在 XX 和 XY 小鼠胚胎的生殖嵴中表达 [221, 223]。在性腺发育早期，Dmrt1 的表达在两性间出现差异，与卵巢相比，其在睾丸中的表达上调。随着发育的进行，其在睾丸的表达仅限于支持细胞和生精小管的生殖细胞。

Dmrt1 纯合缺失的雄性小鼠胎儿睾丸发育不全、生精小管结构紊乱、生殖细胞缺失、间质细胞脂肪变性 [226]。值得注意的是，其卵睾也没有发育出米勒管衍生的结构。后续研究发现。支持细胞中 Dmrt1 的特异缺失可导致生精小管 Foxl2 上调和 Sox9 下调 [7]。与突变小鼠出生后睾丸发育不良相比，人染色体区域 9p24（包含 DMRT1、DMRT2 和 DMRT3）缺失的 46, XY 个体呈现女性表型 [227]。Dmrt1 对卵巢发育的影响在小鼠和人类之间并不一致。雌性小鼠中未观察到 Dmrt1 缺失对性腺发育的影响，但人类 9p24.3 的缺失造成受累个体高促性腺激素并存在卵巢的发育障碍 [228]。这些对比结果表明，DMRT1 在人和小鼠性腺发育中的作用不同。

二、人类性别决定：仍有争论的话题（一个有缺失的拼图谜题）

确定与人类性别决定有关的关键基因研究进展缓慢但一直在进行。然而，到目前为止，大约 70% 的患者的 DSD 的遗传基础仍无明确的解释。迄今为止，本章所描述的大多数基因都是通过对人类的定位克隆研究来鉴定的，这些人类的性别决定变异导致了性别逆转。与性逆转相关的额外染色体改变（例如在卵子发育不全的个体中 22q 重复或者在 46, XY 性腺发育不全中 10q 缺失）已有报道，但这些染色体区域内的致病基因尚未被分离。下一代测序技术的进展将使 DSD 患者的基因诊断更加完整和准确，并有助于识别更多的性别决定基因。

性别分化（男性或女性内外生殖器的发育）

内外生殖器沿男性或女性路径的分化取决于功能性睾丸组织的存在与否以及 AMH、睾酮及其在靶组织上的作用（见第 119 章）。

三、男性性别分化的胚胎学和内分泌学

泌尿生殖管系统的泌尿生殖器官主要来自中胚层，中胚层被分割成肾小体。在人类孕 4 周左右，肾小体的侧面部分结合，形成中肾管（后来成为沃尔夫管）。在大约孕 6 周时，旁肾小管（米勒管的承托物）通过从泌尿生殖嵴表面的上皮上穿入导管结构形成，到孕 6 周时，男性和女性胎儿都具有两套内部生殖管结构 [9, 229]（图 118-1B 和图 118-4）。

在孕 4 周时，两性的外生殖器均出现一个中线突起一即生殖器结节。孕 6 周时，尿道皱襞位于泌尿生殖沟两侧，两个较大的皱襞位于其侧面 [229, 230]。随后进入性别特异性发育（见下文）。

睾丸功能在人类孕 8 周左右建立，男性表型的发展受到睾丸分泌物和其所介导的受体下游作用控制。包括胎儿 LH、促黄体生成激素 / 绒毛膜促性腺激素受体（LHCGR）、参与睾酮生物合成的 5 种以上的甾体生成酶、将睾酮转化为二氢睾酮（DHT）所需的甾体 5α- 还原酶 2、雄激素受体（AR）、抗米勒管激素（AMH）和 AMH 受体等均参与这一过程。

从孕 8 周开始，胎儿睾丸的激素分泌会诱导内生殖器结构的男性化 [229, 231]。沃尔夫管结构的发育需要睾酮，而睾丸间质细胞在激活细胞表面 LH/CG 受体后可产生睾酮。在 9～13 孕周，它们会分化为附睾、输精管和精囊。妊娠早期，这种受体的配体可能是 CG，由胎盘大量产生。随后，内源性胎儿 LH 是其主要配体。生殖器官形态发生过程缺乏对胎儿 LH 的依赖，垂体功能减退的男婴阴茎发育正常证实了这一观点；但这些婴儿的阴茎大小低于正常水平，提示 LH/ 睾酮在阴茎生长中的作用，这种作用通常发生在孕中后期。睾丸间质细胞 LH/CG 受体上 CG 或 LH 的作用刺激睾丸甾体生成。支持细胞以旁分泌方式调节间质细胞的分泌。甾体生

成酶的生物化学和分子生物学将在后面更详细地描述。这个多步骤过程的结果是睾丸酮局部（在较小程度上是全身性的）浓度较高。DHT 不介导沃尔夫管的发育过程，其产生所需的酶（5α- 还原酶 2）在其分化时并不在沃尔夫管组织中表达。

与以沃尔夫管发育为代表的内生殖器男性化过程相平行，当米勒管退化时，睾丸支持细胞分泌局部作用的糖蛋白激素 AMH，会出现生殖管的"去精化"过程，这一过程通过丝氨酸 / 苏氨酸激酶受体复合物起作用。AMH 在其受体上的作用导致 Müllerian 结构通过凋亡而退化。在 11 孕周时，米勒管消失，46, XY 胎儿中仅存前列腺胞囊结构。缺

少一个睾丸会导致同侧米勒管结构保留，并且该侧只有有限的沃尔夫管发育，提示 AMH 和睾酮对内生殖器的影响主要以旁分泌方式进行调节[21]（图 118-4）。

同时，在雄激素（主要是睾酮的 5α 还原衍生物，DHT）的作用下，生殖器结节伸长形成阴茎体，尿道皱襞从后向前在腹侧融合形成阴茎尿道[21, 229, 230]。阴唇皱襞向彼此生长，在中线形成阴囊。DHT 还诱导泌尿生殖窦分化为前列腺，并抑制膀胱阴道隔膜的形成（在"性别分化"描述）。这些过程在 12 孕周完成（图 118-5A）。睾酮和 DHT 的作用由雄激素受体（AR）介导，AR 是一种核受

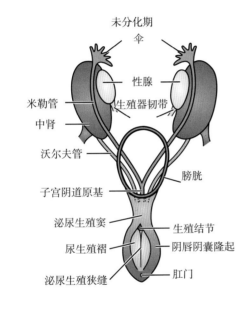

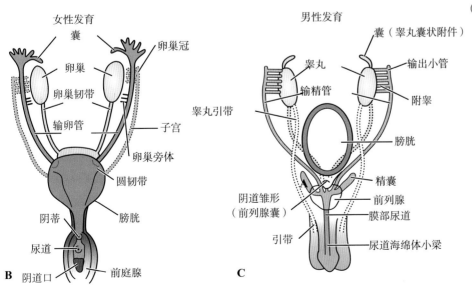

◀ 图 118-4　内生殖器的胚胎发育

A. 未分化阶段。7 孕周时的原始内生殖器既有副中肾管系统也有中肾管系统和沃尔夫管系统。B. 女性发育。在 9～13 孕周的男性胎儿中，沃尔夫管退化（虚线），米勒管（阴影）分化和发育。米勒管上部形成输卵管；下部融合形成子宫、宫颈和阴道上部。在没有雄激素分泌的情况下，泌尿生殖窦继续发育，形成阴道下部。C. 男性发育。在睾酮的影响下，男性胎儿的沃尔夫管在 8～13 孕周分化。这些结构发育为附睾、输精管和精囊（阴影）。到 11 孕周，米勒管（虚线）被 Sertoli 细胞分泌的抗米勒管激素（AMH）诱导凋亡而消失

体 / 转录因子，在沃尔夫管和外生殖器（DHT 是配体）的组织中高浓度表达。在缺乏高雄激素的情况，如女性（或雄激素缺乏）胎儿，激活的 AR 不足以诱导稳定及促进沃尔夫系统和外生殖器男性化所需的目标基因转录。

在 12～24 孕周，睾丸从原来的腰椎旁位置迁移到阴囊上方腹股沟内环的水平。睾丸从腹股沟环下降到阴囊从孕 28 周开始，大多数婴儿在足月时完成睾丸下降过程。睾丸下降一定程度上由间质细胞分泌的蛋白质胰岛素样蛋白 3 控制，它属于胰岛素样激素超家族［包括胰岛素、松弛素和胰岛素样生长因子 1 和 2（IGF-1，IGF-2）］蛋白。

四、男性性别分化遗传学

下面的章节描述了参与男性性别发育的蛋白质、酶、激素和受体的遗传调节，这些激素和受体参与了两种主要的雄性激素——睾酮和 AMH 的分泌和作用。人类这些过程的缺陷会导致各种形式的男性（46，XY）低雄性化状态，在这种情况下，具有 46，XY 核型和正常睾丸的个体会内外生殖器的男性化程度不足。从本质上讲，存在两种主要临床类型：①睾酮产生或反应不足；②产生或对 AMH 反应不足。

（一）黄体生成激素 / 绒毛膜促性腺激素受体

睾丸（睾丸间质细胞）睾酮分泌受七次跨膜结构 G 蛋白耦联 LHCGR 的激活刺激。受体激活由垂体 LH 或胎盘 CG[232] 结合诱导，部分证据表明，啮齿类动物的早期发育中存在组成性（非配体依赖性）激活。

60kb 人类 LHCGR 基因位于 2p21，由 11 个外显子组成，这些外显子转录成许多功能未阐明的 mRNA 剪接变体 [233, 234]。外显子 1～10 编码氨基端胞外结构域的主要部分，包含一个富含亮氨酸的重复序列，而外显子 11 编码一小部分细胞外域，以及 7 个跨膜环和羧基末端的细胞内区域。85～95kd 的 LHCGR 蛋白与 FSH 和促甲状腺激素（TSH）受体具有显著的同源性。

与受体的细胞外区域结合的配体可刺激细胞内产生环磷酸腺苷（cAMP），这是该系统激素作用的主要介质。受体介导的 cAMP 增加激活类固醇生成急性调节蛋白 STAR 并刺激细胞内胆固醇转运，激活包括 3β- 羟基甾体脱氢酶、17α- 羟化酶和 17, 20- 裂解酶在内的胆固醇 – 叔醇侧链断裂（SCC）酶和甾体生成酶。

LHCGR 主要表达于睾丸间质细胞、卵巢颗粒细胞、卵泡膜、间质和黄体细胞等性腺组织。LHCGR 也存在于一些性腺外组织，包括前列腺、输卵管、子宫、胎盘、肾上腺（人和小鼠）和大脑。小鼠睾丸间质细胞在缺乏 LH [235, 236] 的情况下持续表达 Lhcgr，而小鼠卵巢中，Lhcgr 的 mRNA 只有在 LH 刺激性腺功能后（出生后第 5 天）才可被检测 [237]，这种两性表达的差异反映了在男性和女性胚胎发育期间性腺类固醇生成的不同需求。

LHCGR 的功能由其配体（LH 和 CG）通过两个过程进行调节：解耦联（这是一个直接的过程，在不减少受体数量的情况下，导致对配体的反应减少 cAMP 生成）和下调（一个较慢的过程，由已形成的受体内化和降解而导致受体数量减少的双相过程，随后通过 cAMP 介导的过程减少受体 mRNA 的转录）。

胎儿睾丸间质细胞产生睾酮是沃尔夫系统和男性外生殖器男性化的必要条件。但小鼠胚胎间质细胞的发育和功能不需要促性腺激素。缺乏 GnRH[236] 的小鼠间质细胞发育和类固醇生成酶的表达正常，有证据表明间质细胞发育和功能的初始阶段独立于 LHCGR[232, 234]。同样，在早期人类生殖器官形态形成（6～8 孕周）期间，缺乏对胎儿 LH 分泌的依赖性，表现为垂体功能减退男婴的阴茎发育正常，在一个 LHβ 基因突变病例中，患者可以完成正常的男性化过程 [238]。在这些病例中，母体 CG 刺激 LHCGR 可能是产生睾酮的原因。然而，尽管可以正常形成男性生殖器结构，但垂体功能减退婴儿的阴茎很小，与妊娠晚期 LH/ 睾酮分泌不足有关。

通过 LHCGR 刺激睾酮的产生对完全男性化至关重要，小鼠 Lhcgr 的靶向性破坏将导致雄性内外生殖器发育不全，表型包括隐睾、显著的前列腺发育不全和小阴茎，伴显著的降低血清睾酮和血清 LH 水平 [239, 240] 缺陷个体生长发育受到严重影响，雄性和雌性小鼠均不育。

基因杂合子突变在小鼠（甚至是人类）杂合子

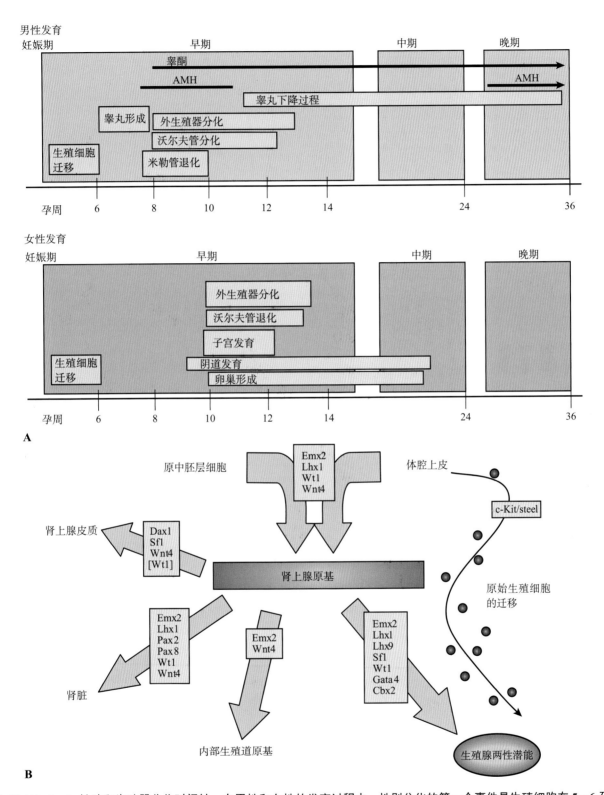

▲ 图 118-5　A. 性腺和生殖器分化时间轴。在男性和女性的发育过程中，性别分化的第一个事件是生殖细胞在 5～6 孕周时的迁移。其后发生男性睾丸发育。在 7～8 孕周抗米勒管激素（AMH）和睾酮分泌后，米勒管退化、沃尔夫管分化。男性的发育在早孕前三个月结束时完成，但阴茎增大和睾丸下降一直持续到孕晚期。女性胎儿延迟发育模式与男性基本平行的，但本质上相反。卵巢发育有明显的滞后；卵巢分化和阴道发育一直持续到妊娠中期。B. 原始性腺发育的遗传决定因素。转录因子 Emx2、Limi、Wtl 和 Wnt4 为肾上腺生殖原基发育所必需，它由原始中胚层和体腔上皮细胞共同形成。此后，各种转录因子的组合将不同的未分化原始细胞的引导进入众多发育途径中的一条，形成肾上腺皮质、肾脏、双潜能性腺和内生殖道原基。部分机制来自小鼠研究推断，尚未在人类证实

突变中更为现在。对患有间质细胞发育不全综合征的 46, XY 患者的研究提示，由于 *LHCGR* 基因功能缺陷，睾丸正常形成缺乏间质细胞的睾丸。睾丸激素缺乏或水平极低；其外生殖器发育基本上是女性表型，部分存在阴蒂轻微增大和（或）后阴唇融合。两组内管结构均缺失或萎缩。由于睾酮缺乏，沃尔夫结构无法发育，而在睾丸支持细胞分泌的 AMH 的影响下，米勒管退化 [234, 241–244]。

（二）睾酮生物合成的蛋白质和酶*

1. 甾体生成急性调节蛋白 性腺和肾上腺发育的限速第一步是胆固醇从线粒体外膜转移到内膜，由类固醇生成性急性调节蛋白（STAR）介导（图 118-6）。人类 STAR 由位于 8p11.2 的 8kb，7 外显子基因编码，该基因包含 855bp 的开放阅读框。STAR 蛋白包含 285 个氨基酸，并包含典型的线粒体靶向序列的疏水性氨基末端区域。该蛋白以 37kDa 的胞浆前体形式产生，然后导入线粒体，加工成 4 种 30kDa 的成熟形式 [245–247]。STAR 蛋白由两个主要功能域组成。氨基端线粒体靶向序列和羧基端形成星形相关脂质转移（START）结构域，负责胆固醇在线粒体内外膜之间的转运。蛋白质的中心区域在残基 63～193，可以减缓蛋白质进入线粒体的过程，使生物活性羧基末端与线粒体外膜有更多的相互作用。

STAR 不是基础（慢性）甾体生成所必需的，但对于激素刺激（如 LH、ACTH）下所需的甾体生成率的提高必不可少 [248, 249]。类固醇生成细胞对激素刺激的急性反应将胆固醇转运到线粒体内膜，即甾体生成的第一个酶即胆固醇侧链裂解酶所在的位置，导致孕烯醇 – 烯醇合成迅速增加 [250]。在卵巢、睾丸、肾上腺皮质和肾脏组织中可看到人类 *STAR* mRNA 的表达，这些组织进行线粒体甾醇氧化，受到 cAMP 的急性调节 [246, 251]。Star 在小鼠大脑中也有表达，这与产生神经甾体的作用一致。虽然胎盘是一个丰富的甾体生成组织，但由于胎盘没有甾体生成的急性调节过程，所以没有 *Star* 表达；任何非甾体生成组织中都不存在 *Star* 表达。*Star* mRNA 的表达由 LH 和 ACTH 通过其受体刺激，这些受体

可诱导 cAMP 介导的下游反应 [250]，并由 SF1 通过 *Star* 启动子中的 SF1 结合位点进行调节 [247, 250, 252, 253]。肾上腺皮质细胞对低密度或高密度脂蛋白（LDL、HDL）的暴露增加了 *Star* 的表达，反映了胆固醇和甾体激素输出存在正反馈回路联系。

先天性类脂肾上腺增生症（CLAH）是先天性肾上腺皮质增生症（CLAH）最罕见、最严重的临床综合征，其 *STAR* 基因存在纯合子和复合杂合子突变 [254–259]。基因缺陷导致 STAR 蛋白缺失或功能失调，导致"两次打击"过程。由于胆固醇作为甾体生成底物的转运缺陷，促肾上腺激素刺激诱导肾上腺和睾丸的类固醇生成细胞内脂质的逐渐累积（因此称为"类脂增生"），最终导致类固醇细胞死亡和肾上腺功能衰竭。受累的 46, XY 个体，产前即存在睾酮缺乏，有典型的女性外生殖器表型，不能使沃尔夫管男性化。受累的 46, XX 个体也存在严重的肾上腺功能不全，但在青春期前仍保持卵巢功能，随后发展为卵巢囊肿，并发展为卵巢早衰。性腺受累的性别差异反映了这样一个事实：在胚胎发生过程中，睾丸受到显著的营养刺激影响，而卵巢则不是。因此，睾丸间质细胞的死亡发生在出生前，而卵巢在青春期产生性类固醇之前不会受损。这些突变倾向于聚集在东方或中东血统的家庭（日本、韩国、越南和巴勒斯坦），这提示存在种族差异效应。

2. P$_{450}$ 氧化还原酶 细胞色素 P$_{450}$ 氧化还原酶（也称为 POR、CYPOR 或 CPR）是一种黄素蛋白（一种含有辅酶黄素的蛋白质），它为所有 P$_{450}$ 酶提供电子，包括类固醇生成酶 P$_{450}$c17、P$_{450}$c21 和 P$_{450}$arom，也负责视黄酸、药物、脂肪酸和前列腺素的代谢。POR 可能是整个 P$_{450}$ 系统唯一的电子供体，在许多发育过程中起着至关重要的作用。

POR 位于细胞内质网，与辅酶、黄素腺嘌呤二核苷酸（FAD）、黄素单核苷酸（FMN）和细胞色素 P$_{450}$ 蛋白结合在一起。POR 结合烟酰胺腺嘌呤二核苷酸磷酸氢（NADPH），通过其 FAD 部分接受氢离子，然后将它们转移到 FMN，一次一个地将它们从 FMN 传递到一个细胞色素 P$_{450}$ 酶，然后细胞色素 P$_{450}$ 酶将其用于底物的羟基化。

人类 *POR* 基因位于 7q11.2，编码 670- 氨基酸

---

*. 有关类固醇生成的详细情况，见第 97 章。本章只讨论了参与性别分化的酶。

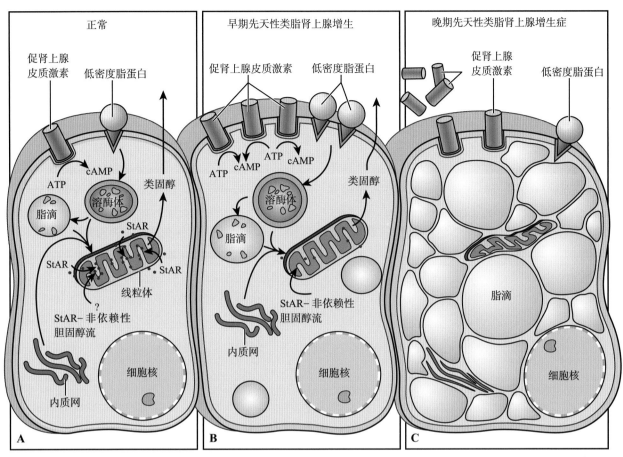

▲ 图 118-6　先天性类脂肾上腺增生患者类固醇生成性急性调节蛋白（STAR）和类固醇生成细胞损伤机制

A. 健康的类固醇生成细胞中，促肾上腺皮质激素（ACTH）的结合通过内吞作用刺激低密度脂蛋白胆固醇（LDL）胆固醇进入细胞。低密度脂蛋白由溶酶体处理，储存在脂滴中或转移到线粒体。同时，胆固醇也由内质网独立合成并转移到线粒体，在线粒体中，胆固醇通过星形依赖或独立的机制从线粒体外膜运输到线粒体内膜，以处理甾体生成的限速步骤。B. 在缺乏 STAR 的情况下，正如早期先天性类脂上腺增生时，STAR 独立的机制可以将一些胆固醇转移到线粒体中，导致低水平的类固醇生成。类固醇的有限生产导致促肾上腺皮质激素分泌增加，刺激胆固醇的进一步产生，并以胆固醇酯的形式积聚在脂滴中。C. 随着脂质滴的积聚，充满细胞，通过物理位移和胆固醇自氧化产物的化学作用破坏细胞结构。类固醇生成能力降低，促肾上腺皮质激素刺激增加。在胎儿发育过程中，同样的过程会对间质细胞造成损伤，导致男性化失败。ATP 腺苷三磷酸；cAMP 环磷酸腺苷（引自 Bose HS, Sugawara T, Strauss JF 3rd, et al. The pathophysiology and genetics of congenital lipoid adrenal hyperplasia. *N Engl J Med.* 1996; 335:1870-1878.）

蛋白质。N- 末端区域用于将蛋白质锚定到内质网，确保 P_{450} 细胞色素正确的空间定位，并与 FMN 分子结合。蛋白质的中间部分包含两个 FAD 结合域，羧基末端包含 NADPH 结合域。不同物种的 POR 蛋白具有很高的氨基酸序列同源性，反映了该酶在整个进化过程中的重要性。

Por 在小鼠中表达得非常早，处于双潜能细胞发育阶段，即约 E10 天开始既有表达，*POR* 基因敲除在胚胎中是致死性的。缺少敲除动物性腺表型的报告，可能是因为动物在性腺发生之前即发生死亡。人类 *POR* 表达的详细个体数据目前尚无未报道。

人类 *POR* 基因突变（主要是复合杂合子，偶尔纯合子或单纯杂合子）在 46, XY 核型生殖器发育不清的患者和 46, XX 核型且有男性化表现的患者中有报道，伴或不伴有骨骼畸形时被称为 Antley-Bixler 综合征。大多数突变是发生在 FAD 结合域和 NADPH 结合域中的单个氨基酸替换。46, XX 受累个体表型的产前男性化和产后雄激素缺乏是其特征性表现。这是由于胎儿期的雄激素合成的其他途径（有时被称为"后门"途径）被激活，而在出生后上述途径不再起作用造成，这也解释了为什么女性男性化在出生后并不进展的现象。尽管 *POR* 缺乏，男性的生殖器可能外观正常，提示通过经典或替代的途径可以合成足够的雄激素。目前没有 POR 基因纯合缺乏的报道，也提示完全性 POR 缺乏具有致死性。

3. P_{450} 侧链裂解酶　P_{450} 侧链裂解酶（P_{450}scc）是一种位于线粒体内膜上的混合功能氧化酶。它是甾体生成的第一种酶，在 3 种不同的生化反应中催化胆固醇转化为孕烯醇酮：22 羟基化、20 羟基化和侧链断裂（C_{20}–C_{22} 键）。电子从 NADPH 转移到肾上腺素还原酶（一种膜结合的黄素蛋白），然后转移到肾上腺素（一种可溶的铁/硫蛋白），最后转移到酶 P_{450}scc 本身。

P_{450}scc 由 20 kb 9 外显子 CYP11A1 基因编码，该基因定位于人类 15 号染色体 q23～q24 区域[260]。该基因在如肾上腺皮质、卵巢颗粒细胞、睾丸间质细胞和胎盘，也在皮肤、心脏和脑等类固醇组织中表达。在大脑中的表达与 Satr 表达有协同作用，这与神经甾体的产生能力一致。CYP11A1 在经典甾体生成部位的表达通过 ACTH、LH、FSH、hCG、cAMP 和 SF1（其结合位点位于 CYP11A1 启动子中，并且至少在牛肾上腺皮质细胞中可能与普遍存在的转录因子 Sp1 一起作用）。也有证据表明 IGF-1 介导小鼠间质细胞 Cyp11a1 的表达，糖皮质激素如地塞米松对肾上腺 Cyp11a1 表达具有下调作用。其表达模式具有组织特异性，涉及交替启动子序列的使用。这种表达可能也具有物种特异性，AMH 在大鼠中可以引起睾丸 Cyp11a 的下调，但在小鼠中则没有这种现象。

Cyp11a1 基因靶向敲除的小鼠不能合成类固醇，ACTH 显著升高，出生后不久便死亡[261]。基因敲除动物小鼠的睾丸、附睾和输精管较小，前列腺或精囊缺如，外生殖器女性化。与 STAR 基因缺失小鼠的研究结果相似，Cyp11a1 缺失小鼠的肾上腺和睾丸中有异常的脂质沉积，但雌性的卵巢则正常。人类 CYP11A1 基因突变个体表型与基因修饰小鼠相似，46, XY 核型个体表现为男性向女性的性别逆转，在 46, XX 核型个体中卵巢发育和性别分化正常，出生后肾上腺功能衰竭[262, 263]。

4. 3β- 羟类固醇脱氢酶　3β- 羟基甾体脱氢酶/δ^5-δ^4 异构酶（3β–HSD1 和 3β–HSD2）是两种高度同源、非细胞色素、NAD$^+$ 依赖、膜结合的短链醇脱氢酶，位于内质网和线粒体中。两者都有两种独立的、连续的酶活性：脱氢酶活性和异构酶活性（δ^5- 甾体转化为 δ^4- 甾体），其最终结果是 3β- 羟基 -δ^5 甾体（孕烯醇酮、17- 羟基孕烯醇、脱氢表雄酮和雄烯二醇）转化为 3- 酮 -δ^4 甾体（孕酮、17α- 羟基孕酮、δ^4- 雄烯二酮和睾酮，图 118-7）。限速脱氢酶反应的产物[264, 265] NADH 诱导结合的 3- 氧代 -δ^5- 甾体（第二步酶促步骤的底物）周围的构象变化，以激活异构酶反应。因此，这种双功能二聚酶对所有种类的类固醇激素的生物合成都是必需的。甾体生成组织中 3β–HSD 活性的缺乏会损害肾上腺和性腺（睾丸和卵巢）的类固醇生成，是人类生殖道肾上腺增生的第二大常见原因。

有两个高度同源的人类基因编码与 3β–HSD 活性有关的同工酶：HSD3B1 和 HSD3B2，分别编码 3β–HSD1 和 3β–HSD2[266, 267]。这两个基因紧密连接在 1p13.1 位点，大小为 7～8kb，包含 4 个外显子。有研究报道了 3 个含有终止密码子和（或）缺失的假基因。HSD3B1 基因是胎盘、肝脏、肾脏、皮肤、乳腺和前列腺的主要表达形式。HSD3B2 基因编码 371- 氨基酸 3β–HSD2 亚型，与 1 型同功酶具有 93.5% 的同源性，具有相同的酶活性，但对底物的亲和力较低；它几乎只在肾上腺和性腺的类固醇生成细胞中表达。特定的氨基酸残基对单独的酶活性至关重要：His261 体现了脱氢酶活性，Tyr263 或 Tyr264 决定了异构酶活性。

从孕 8 周开始，人睾丸间质细胞中可检测到 HSD3B2 的表达，这与胚胎雄性化所需的睾丸间质细胞睾酮生成的要求一致。女性性别发育不需要胎儿卵巢甾体生成，孕 28 周后卵巢（卵泡膜和间质细胞）HSD3B2 表达才可被检测。肾上腺中 HSD3B2 表达和皮质醇生物合成在孕 8～9 周达到峰值[268]；妊娠中期表达下降，妊娠晚期再次上升[269]。皮质醇合成的早期高峰是保护女性胎儿在妊娠早期不发生男性化的一种机制，垂体促肾上腺皮质激素的负反馈可减少促肾上腺皮质激素的产生[268]。

在培养的人肾上腺细胞中，HSD3b2 mRNA 和 3β–HSD2 蛋白水平受 ACTH 和血管紧张素 Ⅱ 的调节。HSD3B2 的表达被 SF1 和肝受体同源物 1（LRH）的相关因子增强，该因子在睾丸和卵巢中高水平表达。

由于 HSD3B2 的纯合或复合杂合子突变导致人

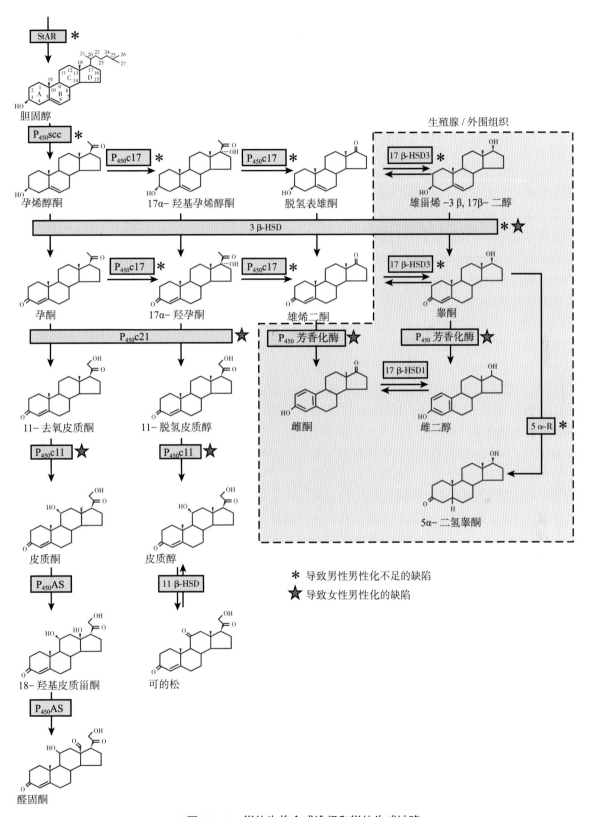

▲ 图 118-7　甾体生物合成途径和甾体生成缺陷

甾体生成的第一步是胆固醇通过线粒体膜的转运，由甾体生成的急性调节蛋白（STAR）介导。肾上腺和性腺类固醇生成的其余步骤由许多酶协同完成。大多数属于 P_{450} 细胞色素家族，3β- 羟基甾体脱氢酶（3β-HSD）和 17β- 羟基甾体脱氢酶（17β-HSD）属于短链醇脱氢酶家族。导致男性性功能低下的分子缺陷用 * 表示。引起女性过度刺激的变化用 * 表示。3β- 羟类固醇脱氢酶缺乏可影响性别分化类 3β–HSD 的缺乏会影响肾上腺和性腺中的类固醇生成，导致所有种类的类固醇—皮质醇、醛固酮的合成减少，性腺类固醇与先天性肾上腺增生（伴有或不伴有盐耗）、男性（男性化不足）和女性（男性化）外生殖器发育障碍有关。在单纯性尿道下裂患者中也发现了少量的 HSD3B2 杂合子突变[270]。

5. 17α- 羟化酶和 17, 20 裂解酶　细胞色素 $P_{450}17\alpha$（$P_{450}c17$）是一种单微粒体酶，它催化两种连续的氧化反应，即肾上腺和性腺合成 17α- 羟基化糖皮质激素（皮质醇，通过 17-A- 羟化酶活性）和性类固醇（通过 17, 20- 去甲基化酶活性）所需的 17α- 羟化酶和 17, 20- 裂解酶（17, 20- 脱氨酶）反应[271, 272]，$P_{450}17\alpha$ 由位于染色体 10q24.3 上的 6.6kb 外显子基因 CYP17A1 编码。

细胞色素 $P_{450}17\alpha$ 是一种 508- 氨基酸、57kD 的蛋白质，是固醇生成细胞滑面内质网 $P_{450}17\alpha$ 复合体的一部分。$P_{450}17\alpha$ 复合物还包括 78kD 的黄素还原酶 POR，它包含 NADPH、FMN 和 FAD 的结合域。$P_{450}17\alpha$ 酶通过 POR 接受来自 NADPH 的电子来催化整个氧化反应。17α- 羟化酶反应分别将孕烯醇酮转化为 17- 羟基孕烯醇酮，并将孕酮转化为 17- 羟基孕酮（图 118-7），这是雄激素生物合成的限速步骤。17, 20- 裂解酶反应裂解 C17,20 键，将 C21 甾体 17- 羟基孕烯醇酮转化为 C19 甾体脱氢表雄酮（DHEA），催化 17- 羟基孕酮 -1 转化为 δ4- 雄烯二酮，尽管后者发生得慢得多。蛋白质中的特定氨基酸残基对 17α- 羟化酶或 17,20- 裂解酶活性都是必不可少的[271-274]。丝氨酸磷酸化可提高裂解酶活性，而脱磷酰化则消除了这种活性。

DHEA 和雄烯二酮分别是睾酮和雌二醇的主要前体，由于酶对 δ^5- 甾体的偏好，大多数人类性类固醇都来自 DHEA。人睾丸睾酮的生物合成主要是通过 δ^5 途径将孕烯醇酮转化为 DHEA。

CYP17A1 在人肾上腺（束状带和网状带）、睾丸和卵巢膜细胞中表达，在卵巢颗粒细胞或胎盘中不表达。CYP17A1 在人胎儿肾上腺区的表达始于孕 6 周左右。CYP17a1 mRNA 由 ACTH 通过 cAMP 上调；在牛 CYP17A1 基因的 5′ 侧翼区域发现了 cAMP 调控区。肾上腺皮质细胞和间质细胞中 CYP17A1 的关键调节因子是 SF1[275]。人类 CYP17A1 基因的启动子区域包含 3 个 SF1 元件，它们共同介导

SF1 至少 25 倍的启动子活性诱导。DAX1 可抑制 CYP17A1 的 SF1 调节。此外，启动子含有多态性位点，当较不常见的等位基因出现纯合子时，将可能导致 CYP17A1 转录增加[276]。卵巢中 CYP17A1 的表达受抑制素 / 激活素系统的调节。肾上腺和睾丸中 17α- 羟化酶与 17,20- 裂解酶活性的比值不同，肾上腺发育过程中受到调节，此时裂解酶活性增加，导致 DHEA 产量增加。裂合酶的活性由位于肾上腺网状带的细胞色素 b_5 的一种亚型所调节[277]，而细胞色素 b_5 受 SF1 的调控。

CYP17A1 纯合子突变或复合杂合子突变导致的 17α- 羟化酶缺乏，导致产前睾酮缺乏，是导致 46, XY 胎儿雄性化不足的一个相对少见的原因。虽然大多数突变同时影响 17,20- 裂解酶和 17α- 羟化酶反应，但偶尔也有 17,20- 裂解酶缺乏症的报道。

6. 17β- 羟类固醇脱氢酶 3 家族　17β- 羟甾体脱氢酶（17β–HSD，又称 17β- 酮甾体还原酶和雌二醇 17β- 脱氢酶）是 NAD+/NADPH 依赖的膜结合酶，参与性腺甾体合成的最后步骤。至少有 11 种 HSD17B 酶由不同的基因编码；这里只讨论与性腺甾体生成有关的酶[278-281]。这组基因和酶的命名相当复杂：1 型酶，17β–HSD Ⅰ，也称为雌二醇 -17β 羟基甾体脱氢酶Ⅱ，由位于 17q11～q21 的基因编码，这个位点实际上包含 2 个基因，即 h17β-HSD Ⅰ 和 h17β-HSD Ⅱ。功能基因是 h17β-HSD Ⅱ；而 h17β-HSD Ⅰ 是一个假基因，也称为 EDH17BP1，与活性基因同源性为 89%。17β–HSDI 是负责卵巢 17β–HSD 活性的同工酶，将雌酮转化为雌二醇。

由 HSD17B2 编码的 2 型亚型（17β–HSD Ⅱ）负责胎盘和子宫内膜的 17β–HSD 活性。与男性性别分化相关的睾丸亚型为 17β–HSD3（Ⅲ）。这种酶负责睾酮合成的最后一步，将雄烯二酮还原为睾酮，由 HSD17B3（EDH17B3）编码，它与 HSD17B1 和 HSD17B2 基因只有 23% 的同源性。位于 9q22 的 60 kb HSD17B3 基因包含 11 个外显子，编码一个 310- 氨基酸的蛋白质[283, 284]。在缺乏 3 型同工酶的患者中发现少量睾酮，这表明另一个同工酶也可以将雄烯二酮转化为睾酮。

这些甾体生成酶（不是细胞色素 P_{450}）催化甾体生物合成途径中唯一可逆的步骤：δ^4- 雄烯二酮的相互转化$\longleftrightarrow$睾酮，脱氢表雄酮 -$\longleftrightarrow$ δ^5- 雄

烯二醇和雌酮←─→雌二醇通过氧化或还原 C-18 和 C-19 类固醇（图 118-7）。

HSD17B 酶以组织特异性的方式表达，一些主要在雌激素或雄激素组织中表达，另一些表达广泛[283, 285, 286]；17β-HSD 在肾上腺不表达。除了在卵巢、睾丸和胎盘中存在表达外，子宫、乳腺、前列腺和脂肪组织等外周部位也发现了这种酶的 mRNA 的明显表达。在这些外围部位，17β-HSD 可能通过优先利用其氧化或还原功能来调节活性雄激素和雌激素水平。组织特异性同工酶（特别是 1 型和 3 型）对氧化或还原反应具有不同的特异性，这取决于它们对特定辅因子和底物的亲和力[287]。HSD17B3 的间质细胞表达受 LH 刺激[288]。17βHSD3 在雄烯二酮还原中优先使用 NADPH 作为其辅助因子[289]，HSD17B3 在卵巢卵泡膜细胞中的表达被雌激素通过雌激素受体 α 的作用抑制[288]。这种抑制作用使雄烯二酮向睾酮的转化最小化，对于维持卵巢与睾丸激素分泌的两性差异表现模式非常重要。

17β-HSD3 缺乏是雄激素产生障碍最常见的缺陷，造成睾丸雄激素转化为睾酮的功能受损。17β-HSD3 缺乏症以常染色体隐性遗传方式遗传，已经报道了许多近交系家族和许多个案。尽管 46, XY 核型的患者睾丸 17β-HSD3 活性缺乏并表现为女性（或较少，轻度至中度男性）外生殖器，但其内部生殖器男性化良好，附睾、输精管发育[290]，这可能是由 17β-HSD 同工酶（而非 17β-HSD3）的活性导致，这些同工酶将睾丸衍生的雄烯二酮转化为睾酮。相反，在外生殖器原基的水平，睾酮不足以作为 5α- 还原酶转化为 DHT 的底物。这种疾病的一个显著特征是在青春期出现明显的男性化。受影响的 46, XY 个体形成男性体态，有丰富的体毛和面部毛发，阴茎和睾丸增大到正常成人大小，阴唇皱襞有色素沉着和皱褶。男性乳房发育程度不一。许多睾丸保留的受累个体在青春期接受了男性的性别角色，性功能正常但不孕。这些临床观察结果与外周静脉和精索静脉睾酮水平正常化有关。这种效应部分与 LH 分泌增加和间质细胞增生有关。

7. Mastermind-Like Domain-Containing 1 MAMLD1（MAMLD1）以前被称为染色体 X 开放阅读框 6（CXorf6）是一个类似于 MAML 的蛋白质家族的成员[291]。MAML 蛋白作为 Notch 跨膜受体信号的非

DNA 结合辅活化子，在发育过程中调节细胞命运。

编码 MAMLD1 的约 70kb 基因位于人类 X 染色体 Xq28 的远端长臂，包含至少 7 个外显子；开放阅读框包含外显子 3~6。SF1/SF1 结合位点位于人类基因及其小鼠同源基因编码序列的上游。该基因在选择性剪接的基础上编码 701 个和 660 个氨基酸的两种蛋白质，其中包括（主要形式）或排除外显子 4[292]编码的序列。该蛋白质含有谷氨酰胺、丝氨酸和脯氨酸丰富的结构域，但不包含 DNA 结合域。一个关键的功能域是 MAML 基序，在物种间高度保守。

这种蛋白的确切作用机制尚不清楚。尽管缺乏典型的 DNA 结合域，但该蛋白确实存在于细胞核内并具有反式激活能力，具有辅助激活作用[291]。主要作用机制通过 Notch 基因家族成员 split 3 的刺激 / 增强子（Hes3）的反式激活。Fukami 等推测，在胎儿性别分化的关键时期，SF1、MAMLD1 和 HES3 之间可能存在相互作用，对于维持 Leydig 细胞睾酮的产生至关重要[291]，但 MAMLD1 在这一功能中的确切作用机制尚不清楚。

小鼠 Mamld1 在性发育的关键时期（E12.5~14.5）短暂表达与胎儿支持细胞和间质细胞。该基因的表达被 SF1 上调，并与之共同表达。在胎儿卵巢的体细胞和成年卵巢的颗粒细胞中也有其表达，但在成年睾丸中不表达 Mamld1。Mamld1 缺失或过度表达对小鼠的影响目前尚无报道。

通过对人 cDNA 的聚合酶链反应分析，MAMLD1 基因在胎儿睾丸和卵巢中广泛表达。46, XY 核型该基因缺陷的患有不同程度的 X 染色体连锁尿道下裂，程度轻重不等[292, 293]。在日本对 166 名 46, XY 患有各种形式的尿道下裂患者的研究中，在表型为男性的个体中发现了其中 3 个无义突变，患者睾丸功能正常[292]。这些发现表明，阴茎发育不完全可能是由于性别分化的关键时期短暂的睾丸间质细胞功能紊乱以及由此导致的睾酮分泌减少所致。

8. 5α- 还原酶 2 5α- 还原酶是微粒体酶，利用 NADPH 作为辅因子，催化 C19 和 C21 甾体的 5α- 还原[294, 295]。有 3 种 5α- 还原酶同工酶，由单独但结构相似的 5 外显子基因编码：5- 还原酶 1，由 5p15 的 SRD5A1 基因编码；5α- 还原酶 2，由位于 2p23[296]的 SRD5A2 基因编码；5α- 还原酶 3，由

SRD5A3 基因在 4q12 编码。在性别分化中，5α- 还原酶 2 是关键酶，本节将重点讨论 2 型酶，它介导睾酮转化为雄激素靶组织中较雄激素活性 50 倍以上的 DHT 合成。这是正常男婴性别分化的重要步骤，外生殖器男性化依赖于 DHT 适当的局部浓度。

5α- 还原酶 2 同工酶是一种 254- 氨基酸的蛋白质，在肝脏以及包括外生殖器、辅助性器官和前列腺在内的雄激素靶组织中表达。在前列腺和外生殖器分化前，它在生殖原基中表达，分化后在胚胎 Wolffian 导管中表达，这支持了睾酮而非 DHT 参与这一分化过程的推测[294, 297]。该酶与内质网结合，需要 NADPH 通过与羧基端的一组氨基酸相互作用作为其酶活性的辅助因子[298]。蛋白质两端的残基介导底物结合[298]。SRD5A2 被雄激素上调，睾酮给药后去势动物体内 *SRD5A2* mRNA 的表达显著增加。*SRD5A2* 基因包含一个多态性位点，在蛋白质的残基 89 处编码缬氨酸或亮氨酸。含有亮氨酸的酶在将睾酮转化为 DHT 时效率降低 30%[299]。

缺乏 5α- 还原酶 2 会导致男性化不足，以前称为假阴道阴囊周围尿道下裂。该病以常染色体隐性遗传方式遗传，受累家族中存在高频血缘关系，这些血缘关系集中在多米尼加共和国、巴基斯坦、黎巴嫩和新几内亚报道较多。生殖器表型在不同的家族之间，甚至在家族内部的差异很大，阴茎和前列腺发育不全是较为常见的共同表现。如 17-α 羟化酶缺乏一样，这种疾病被报道的特征之一是显著的男性化，青春期时，患者表现为肌肉发达、声音加粗。此外，睾丸增大和下降常见，患者睾丸间质细胞增生。在孤立性尿道下裂患者中也有报道存在 *SRD5A2* 突变[300, 301]；由于酶效率降低，亮氨酸 89 多态性与尿道下裂的风险增加有关[299]。

9. 3α- 还原酶，AKR1C2（二氢睾酮合成的替代途径） 如前一节所述，睾酮合成 DHT 的主要酶（5α- 还原酶 2）在生殖器中促进子宫和青春期外生殖器的男性化，特别是阴唇融合。然而，一种绕过睾酮形成的次级途径在有袋动物中被发现，在人类中是序列部分保守的，详见参考文献 [302] 和 [303]。最近的研究提供更为确凿的证据，提示这些途径在 46, XY 人类个体的出生前和出生后的男性化过程中发挥作用。虽然 DHT 合成的替代通路的完整作用尚不清楚，但它可能在 CAH 的病理性男性化中起作用[304]。

在 46, XY DSD 患者中，两个基因沿着相同的替代途径发生突变，这表明具有表型变异的 46, XY DSD 家族中存在多基因遗传问题[305]。

10. 雄激素受体 雄激素受体（AR）是配体激活的核转录因子，介导雄激素在雄激素依赖性组织中靶基因转录的作用，90kb 的 *AR* 基因定位于人类 X 染色体 q11.2-q12 区[308]。编码的 110kD AR 蛋白，形成 3 个主要功能域：氨基末端（转录调节）、DNA 结合（锌指结构）和甾体结合域。在正常男性分化过程中，这种蛋白在调节外生殖器发育的雄性激素效应中起着关键作用，人类和大鼠的 *AR* 基因突变可导致男性化程度不同程度的降低[306, 307, 309]。

雄激素与 AR 的结合激活受体，使其能够与 DNA 结合。受体 / 配体复合物作为二聚体结合，通过与启动子区雄激素反应元件（ARE）DNA 序列的相互作用诱导靶基因的转录。氨基端的聚谷氨酰胺重复序列对 AR 的反式激活功能和多种雄激素依赖性过程都很重要。虽然生殖器官发育中 AR 的确切靶基因尚不清楚，但 AMH 受体（AMHR）被认为是 AR 调节的基因[310, 311]。因此，除了诱导男性胎儿雄性化外，雄激素 /AR 通过增强 AMHR 的转录间接参与"去精化"过程，AMHR 是负责米勒管退化的因子。

AR 在生殖和非生殖组织中广泛表达，提示其是一种普遍存在的转录因子。在外生殖器组织中，睾酮（T）被甾体 5α- 还原酶 2 转化为 DHT，DHT 对 AR 的亲和力大于 T 本身。然而，在 T 或 DHT 与 AR 相互作用后，同样的分子事件也会发生。女性胎儿与男性胎儿具有相同的 AR，因此决定生殖器官形态发生的主要因素是雄激素的有效浓度和效力。

AR 的缺失或功能减退导致对雄激素影响的抗性—异质性雄激素不敏感综合征（AIS，以前称为睾丸女性化）—是构成 46, XY DSD 的唯一最常见的可识别原因。受影响的个体男性化程度不同。在 AIS 的完整形中，患者表现为女性，但小阴唇、大阴唇和阴蒂发育不全，提示典型的女性外生殖器发育过程中，雄性激素的作用有限。根据雄激素抵抗的严重程度，受累个体在青春期会出现不同程度的男性化和（或）女性化。

完全型 AIS 的患病率约为 1：20 000，46, XY 核型的 AIS 的流行病学资料尚不清楚。大量的 *AR* 基因突变（远远超过 600 种）将导致完全或部分雄激素不敏感，影响蛋白质的各个功能区[306, 307, 312, 313]。

11. 抗米勒管激素　抗米勒管激素（AMH）或米勒管抑制物质（MIS）是生长因子转化生长因子 β（TGF-β）家族的一员，家族成员还包括激活素和抑制素，以及骨形态发生蛋白的前体。睾丸支持细胞的这种合成物介导了正常男性胚胎发生过程中米勒管结构的退化。*AMH* 基因 5 外显子，2.75kb，位于人类染色体 19p13.3 上，编码 560- 氨基酸糖蛋白，形成 140 kD 同型二聚体[314-316]。

继 *SRY* 之后，*AMH* 是睾丸（Sertoli 细胞）分化的第一个分子标记。在发育中的小鼠睾丸中，*Amh* 的表达比 *Sry* 晚约 2 天，大约在 E13.5。最初被认为受 SRY 调节，后来确定在人类 *AMH* 调节中的关键因子实际上是另一个支持细胞产物 SOX9[253]。有学者认为 *Amh* 转录由 SOX9 启动，随后受体与启动子结合并与 Sox9、Wt1 相互作用的 Sf1 及 Gata4 上调（图 118-8）[116, 315, 316]。*Dmrt1* 也可能参与 AMH 的转录调控。在出生后，通过 AR 作用的雄激素会显著抑制 AMH 的分泌。有证据表明，促性腺激素和生殖细胞对其也有调节作用[315-317]。

AMH 的主要作用是在男性性别分化的早期（人类孕 9～11 周）诱导米勒管再生。AMH 以旁分泌方式发挥作用，一个睾丸的激素分泌仅介导同侧米勒管退化。米勒管退化过程与之表达在时空上一致，AMH 与两个膜结合丝氨酸 / 苏氨酸激酶受体，即 2 型和 1 型 AMH 受体的相互作用，通过 Smad 蛋白质的信号通路发挥作用。后文将详细探讨 AMHR2 的 AMH 下游事件。

AMH 在性别分化的关键时期由支持细胞产生，在妊娠后期、出生后，甚至在成年后（尽管比率大大降低）也有合成，提示 AMH 在男性中起着生理作用，而不是仅仅控制米勒管退化。青春期后，雄激素会降低 AMH 的产生（雄激素受体突变的个体这一特征缺失或明显降低）。AMH 在出生前并不在卵巢中表达，但成熟的颗粒细胞可少量合成 AMH 并释放到卵泡液中。

从该蛋白的已知功能来看，*Amh* 纯合缺失的雄性小鼠有正常的雄性生殖道，它们存在子宫、输卵管和阻塞雄性性导管，可正常产生精子而不能生育[318]。这些小鼠也有间质细胞增生，说明 AMH 是间质细胞发育的旁分泌调节因子。相比之下，*Amh* 启动子突变影响 *Amh* 转录调控的小鼠具有不同的表型。Sf1 结合位点的突变与 *Amh* 表达减少有关，但表达仍然足以诱导米勒管退变。值得注意的是，雄性小鼠的 Sox9 结合位点突变纯合子没有启动 *Amh* 转录，导致米勒管完全保留。

过表达人类 *Amh* 的雌性小鼠没有子宫或输卵管和阴道[319]。出生后卵巢缺乏生殖细胞，并形成生精小管样结构。雄性小鼠也不正常，外生殖器雄性化不全，米勒管发育受损，睾丸未降，Leydig 细胞明显发育不全。这些变化是由于过量的 Amh 对间质细胞发育的影响和甾体生成的抑制所致。

自然发生的人类 *Amh* 突变部分表型与小鼠类似，46, XY 个体持续性米勒管和米勒管结构[315, 316, 320]。

12. 抗米勒管激素受体Ⅰ型和Ⅱ型　在米勒间充质中，AMH 通过结合Ⅱ型 AMH 受体（AMHR2）发挥作用，AMHR2 是一种跨膜丝氨酸 / 苏氨酸激酶，可以磷酸化Ⅰ型受体。活性复合物是一个由两个分子组成的四面体，每个分子都是Ⅱ型和Ⅰ型受体。与其他 TGF-β 家族成员不同，其表达仅限于性腺和生殖道[314]。编码人类 AMHR2 的 11 外显子，8kb 基因位于 12q13。573- 氨基酸蛋白质包含由外显子 1～3 编码的胞外结构域、由外显子 4 编码的短跨膜结构域和由外显子 5～11 编码的胞内结构域（负责丝氨酸 / 苏氨酸激酶酶活性）。间充质管和周围的间充质管发生退行性改变时，间充质管发生凋亡。

AMH 与Ⅱ型受体结合，随后Ⅰ型受体的磷酸化启动细胞内级联信号，导致靶基因激活[314]。根据转基因小鼠的研究，与Ⅱ型受体相互作用的特异性Ⅰ型受体的作用候选者包括激活素受体样激酶 2（ALK2）和骨形态发生蛋白受体 1a（Bmpr1a），也被称为 ALK3[321]。*Bmpr1a* 的条件敲除小鼠存在米勒管的保留和发育，是 Bmpr1a 作为Ⅰ型受体的有力证据。与Ⅱ型受体不同，Ⅰ型受体在许多组织中广泛表达，并被 TGF-β 家族的其他成员所使用[314]。Ⅱ型和Ⅰ型受体之间的相互作用通过启动多 Smad 分子的信号通路介导 AMH 在生殖组织中的特定作用。Ⅰ型受体磷酸化后入核激活靶基因 Smad 分子。

AMH 通过 AMHR2 作用，最初导致米勒管的颅

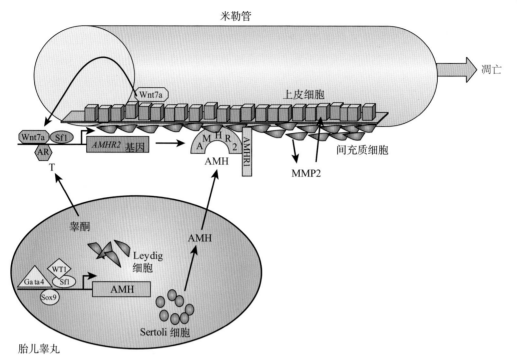

▲ 图 118-8　雄性胚胎发生期间，抗米勒管激素（AMH）、其受体（AMHR I 和 AMHR 2）与其他转录因子在诱导米勒管退化中的相互作用

在胎儿睾丸内，转录因子 Wtl、Sfl、Sox9 和 GATA4 协同作用，刺激支持细胞产生 AMH。同时，间质细胞在 Sf1 等因素的刺激作用下产生睾酮。原始米勒管由上皮和间充质成分组成。细胞外信号分子。Wnt7a 与 SFI 及睾丸间质细胞分泌的睾酮激活的雄激素受体（AR）相互作用，刺激 AMH-R 基因的转录和导管周围间充质细胞受体的表达。支持细胞衍生的 AMH 与 AMHR 结合可刺激米勒管上皮细胞凋亡，导致管腔闭塞，沿颅尾方向向下推进，并由旁分泌的"死亡因子"基质金属蛋白酶 2（MMP2）介导，后者可能是激活的 AMHR 的产物。米勒管退化的过程发生在男性胎儿的孕 9～11 周

部退行，而导管继续尾端生长。这种模式与 AMHR2 蛋白表达的颅 - 尾梯度有关，沿着米勒管的梯度表达，凋亡逐渐扩散[322]。在 Müllerian 间充质细胞中诱导信号通路导致相邻上皮细胞凋亡。2 型受体在 Mülleian 周围间充质细胞中的表达伴 β-catenin 的积累，β-catenin 是一种介导细胞间黏附的黏附连接蛋白。Müllerian 上皮细胞凋亡至少部分由一种细胞外蛋白酶，即基质金属蛋白酶 2（MMP2）介导，MMP2 是 AMH/AMHR2 信号传导的下游靶点，起旁分泌"死亡因子"的作用[323]。体外抑制 MMP2 活性可抑制 AMH 的作用，这种酶通过诱导外胚层基质降解来消除雄性个体原始雌性生殖道。

AMHR2 表达于胎儿支持细胞、胎儿和成人的颗粒细胞以及导管退化时的 Müllerian 组织[324]。AMHR2 在间质细胞中也有表达，有证据表明，AMH 对间质细胞的作用导致睾酮分泌下调。与 AMH 本身一样，这种受体也在青春期后表达。配体和受体在同一细胞中的表达表明存在自分泌作用。AMHR2 的表达由 SF1（它也调节 AMH 自身的表达）和信号分子 Wnt7a[116, 325] 刺激，其也可能受其配体的调节，这解释了受体在雌性 Müllerian 间充质中的表达不会导致导管退化，因为雌性缺少相应配体。雄激素受体也部分调控其表达。

Amhr2 纯合子缺失的雄性小鼠与 Amh 缺失小鼠表型类似：它们的内生殖道包括一套完整的雄性和雌性导管结构[326]。Amh/Amhr2 双敲除突变体雄性小鼠的表型与任何一个单一突变体的表型没有区别。类似地，46, XY 人 AMHR2 基因突变的表型与编码激素自身基因突变的患者相同[320]。

五、女性性别分化的胚胎学和内分泌学

在没有睾丸分泌物的情况下，正常的 46, XX 胎儿会发生一系列与男性生殖道发育过程相反的发育过程[230, 231]。在没有局部睾酮作用的情况下，米

勒管退化。同样，在没有 AMH 的情况下，米勒管可以发育。其上部形成镰状管，下部与子宫和阴道上部融合分化（图 118-4）。阴道的下部来自泌尿道窦（哺乳动物胚胎泄殖腔的腹侧部分，在肠道和尿囊汇合处，由皱襞分开泄殖腔而形成），当不接触雄激素时，它保持通畅状态。

正常女性胎儿（或雄激素缺乏或抵抗的男性）的外生殖器发育过程远没有男性发育那么剧烈，从生殖原基开始，完成发育的变化有限而轻微。生殖器结节只稍微伸长形成阴蒂，泌尿生殖窦保持开放。膀胱阴道隔（女性体内形成的将膀胱后壁与阴道前壁分开的组织）形成，使尿道向前开放，阴道向后开放 [21, 229, 230]。泌尿生殖窦前庭与尿道皱襞侧面相接而不融合，发展成小阴唇。阴唇略扩大，但无融合，最终形成大阴唇。在后部与小的唇融合，形成后联合，而在前方形成耻骨囊。这些事件发生在孕 7～12 周。两性性腺和生殖器分化的时间表如图 118-5 所示。

女性胎儿男性化的已知原因远少于男性化不足。46, XX 男性化者卵巢发育正常，但内外生殖器存在不同程度的去雌性化和男性化。从本质上讲，女性性别分化障碍通常是由于产前暴露于过多的雄激素所致。分泌雄激素的肿瘤、药物或具有雄激素活性的药物（例如先前用于治疗先兆流产的孕激素，或者用于医疗或其他原因的合成代谢类固醇）引起的母体雄激素过量，可导致女性胎儿男性化。然而，46, XX 胎儿产前男性化最常见的原因是先天性肾上腺增生引起的胎儿雄激素血症（见第 104 章）。

六、女性性别分化遗传学

关于卵巢下游女性发育的相关内容知之甚少。正常的内生殖器（生殖管）发育需要米勒管形成阴道、子宫和输卵管的扩张和分化及米勒管的退化；AMH 和睾丸激素的作用必须缺失才能发生上述过程。支持细胞在卵巢中不发育，胎儿期也不产生 AMH，因此米勒结构在 Wnt7a 和其他因素的影响下维持和分化。同时，由于 Wnt4 的抑制作用，在缺乏不发育的间质细胞的情况下，女性胎儿性腺不产生性类固醇，因此，米勒管退化，外生殖器向女性发育。生殖道发育家族性疾病的发现（稍后描述）

意味着遗传因素确实在刺激 Müllerian 发育或抑制其抑制因素发挥作用。尽管对女性性别分化的遗传基础的了解远不如男性，但从小鼠和人类对 Wnt 和 Hox 基因的研究中获得了部分可能的机制内容。

（一）Wnt 家族

Wnt4 缺陷小鼠的雌雄性完全缺乏米勒管，这一发现确立了 Wnt4 的表达是原始米勒管发育的关键因素 [327]。随后，Wnt 家族的其他成员，如 Wnt5a 和 Wnt7a 参与女性生殖发育和功能 [169]。尽管 Wnt4 是启动米勒管形成的必要条件，但 Wnt7a 调节其随后在两性中的命运。正常胚胎发育过程中，Wnt4 在未来子宫角的间质中表达，Wnt7a 在米勒管的整个上皮细胞中表达。Wnt4 基因缺陷的女性性腺男性化，缺乏米勒管，这是由于其早期发育失败而非异常退化所致。Wnt7a 基因缺陷的雌性小鼠由于输卵管和子宫发育异常而不育，反映了 Wnt7a 通过 Hox 家族成员失去对正常上皮间充质信号的控制 [325, 328]。Wnt5a 在两性外生殖器原基中表达，Wnt5a 突变小鼠缺乏外生殖器。

WNT4 的遗传学及其在卵巢发育中的作用在本章前面已经描述过。人类 WNT4 突变的影响与雌性敲除小鼠相似。一例 46, XX 核型的 WNT4 基因突变的患者阴道和子宫缺如，卵巢位于外胚层 [165]。她也存在轻微的卵巢雄激素分泌增加，但这可能与她产前即缺少生殖分化有关，患者阴道入口较小，女性外生殖器外观正常。

（二）雌激素受体 α

雌激素受体 α（ERa）正式命名应为雌激素受体 1（ESR1），是一种配体依赖的核激素受体转录因子。人 ESR1 基因约 140 kb，8 外显子位于 6q25.1。该基因的 5' 区包含多个与组织特异性基因表达有关的促因子。编码的 595 个氨基酸（66.2kDa）的蛋白，具有大多数核激素受体典型的结构域，包括氨基末端转录调节域、中央 DNA 结合域和羧基末端激素结合域。

当 ERα 被其主要配体雌二醇结合时，受体甾体复合物转化为一种与核成分具有高亲和力的形式，允许它激活或抑制参与多种发育、组织和其他功能的众多基因的表达。在女性性别分化方面，ERα 的基本作用通过抑制间质（性类固醇生成）细胞的雄性化（间质细胞样）发育以维持卵巢内分泌体细胞的雌性表型。ERα 与 Wnt4（如前所述）一同被认为是女性性别分化完整性的关键保护者。

纯合子 ERα 基因敲除小鼠（ERKO）对 ERα 在保护雌性性激素分泌中的作用提供了重要证据。ERKO 小鼠的性腺在形态和功能上都具有睾丸样特征，间质细胞的间质细胞样改变具有 Hsd17b3 的异常表达，这代表了其发生了内分泌性逆转，这种酶通常是睾丸特有的 [279]。因此，ERKO 卵巢产生雄性激素并诱导外生殖器男性化。除了 Hsd17b3 的表达增加外，这些小鼠的 Cyp17a1（编码 17α- 羟化酶 /17,20- 裂解酶）的表达也平行增加，增加了 17β–Hsd3 作为睾酮生成底物的雄烯二酮的水平。类似的内分泌表型在 Cyp19a1（编码芳香化酶）缺失的小鼠中也可观察到，这些模型动物缺乏内源性雌二醇 [329]。

人卵巢中，ERα 的核免疫反应性可在卵泡膜、间质和生发上皮细胞中检测到；在子宫上皮细胞、间质细胞和肌细胞的细胞核中也能检测到其高水平表达。睾丸间质细胞也有 ESR1 免疫反应。1994 年报告了一例 ESR1 基因无义突变纯合子患者 [330, 331]，但之后没有类似的病例发现。人类女性中 ESR1 基因的失活变表现出强烈的雌激素抵抗性，并且具有与敲除小鼠相似的表型特征 [332]。

1. HOXA13 及其相关基因　Homeobox A13（HOXA13）是同源异形框基因家族的一员，编码发育中重要的同源结构域蛋白。Hoxa13 及其相关基因在肠道和泌尿生殖道末端的形态发生中起着重要作用，与米勒管发育有关。本节讨论 HOXA13 是因为除了 HOXA13 缺陷小鼠存在性发育异常外，在人类中也发现了其影响子宫发育的突变 [333]。

编码 HOXA13 的人类基因位于 7 号染色体上至少 8 个同源框基因簇内，位于 7p15–p14。在蛋白质中，某些残基和氨基酸基序在鱼类、两栖类、爬行动物、鸡、有袋类和胎盘类哺乳动物中具有很强的保守性。

Hoxa13 在发育中的后肠组织中的早期表达方式提示，该因子在尾部生长和后肠 / 泌尿生殖系统模式形成所必需的上皮 – 间充质相互作用中的上皮特异性表达具有基础性作用。在小鼠胚胎米勒管的发育过程中，Hoxa9-11 和 Hoxa13 均沿肾旁管轴线的表达 [334]。发育后期，通过原位杂交检测到 Hoxa13 的表达定位于宫颈和阴道组织 [335]。出生后，已建立了空间 Hox 轴分布，与小鼠体内生殖结构的产后分化相对应：Hoxa9 在输卵管中表达，Hoxa10 在子宫中表达，Hoxa11 在子宫和子宫颈中表达，Hoxa13 在阴道上部表达。在发育中的小鼠生殖器结节中，Hoxa13 对 Fgf8 和 Bmp7 在尿道板上皮中的正常表达至关重要。在子宫内给小鼠注射己烯雌酚会导致生殖道模式中几个 Hox 基因表达模式的变化。

半显性突变的小鼠存在少指畸型，在 Hoxa13 基因的第一外显子内有 50bp 的缺失。Hoxa13 缺陷成年雌性小鼠的子宫颈和阴道腔发育不全 [335]。Hoxa13⁻/⁻ 胎儿米勒管尾端部分发育不全、膀胱发育不全、脐动脉过早关闭，这解释了这种突变在妊娠中期的致死作用。带有 Hoxa13 和相关基因 Hoxd13 复合突变的雌性小鼠，其阴道、尿道和肛门的开口位置错误，阴道与泌尿生殖窦的分离不正确。双敲除（Hoxa13⁻/⁻ Hoxd13⁻/⁻）胎儿表现出更严重的缺陷，末端（泄殖腔）后肠腔没有分离成泌尿生殖窦和直肠，生殖芽也不发育 [336]。这些复合突变体的表型表明，这两个基因在早期以部分冗余的方式影响肠道和泌尿生殖道形态发生。

人类 HOXA13 基因突变可产生手足生殖器综合征（也称为手足子宫综合征）或 Guttmacher 综合征，主要是遗传性疾病，以女性不同程度的米勒管融合缺陷和男性尿道下裂为特征 [333, 337]。

七、结论

由于两性发育对所有哺乳动物物种的生存至关重要，性别决定和性别分化涉及到基因和转录因子的高度复杂和精细协调，以确保这些过程始终正确地发生。性腺发育的基础需要肾上腺生殖原基细胞分化为原始性腺。目前已知的在这个非常早期的阶段起作用的因素包括 SF1 和 WT1，它们的突变与性腺组织的完全缺失有关。WNT4 是两性米勒管系统早期发育所必需的。一旦生殖系统的基本成分形成了双潜能性腺、两套内部导管和性无关的外生殖器，发育过程就变得更加确定。在发育的第二阶段，性二态性阶段，拮抗的基因 / 因子必须被激活或抑制，以调节细胞发育的正确模式。与性别特异性性腺发育有关的因素分为两组：促进雄性化的有 SRY、SF1、SOX9 和 FGF9，而促进女性化的是 RSPO1、WNT4、β-catenin、FST 和 FOXL2。以下假说可以用于理解原始性腺发育后的分化途径模型：在正常情况下，在 46, XY 胚胎中，SRY 和 SF1 刺激 SOX9 的表达，导致支持细胞分化，支持细胞是控制、引导和组织其他细胞的细胞生殖腺的组织成分（可能通过旁分泌的相互作用）形成生精小管。在 46, XX 胚胎中，β-catenin 途径在 WNT4 和 RSPO1 的刺激下，抑制 SOX9 的作用，阻止支持细胞向支持细胞和间质细胞分化为间质细胞。因此，

在没有支持细胞或间质细胞的情况下，卵巢发育。此后，生殖系统分化事件取决于胎儿性腺活动。睾丸积极分泌两种激素，它们介导内外生殖器的去女性化和男性化过程。在女性中，卵巢类固醇生成被抑制，肾上腺雄激素被胎盘"解毒"，保护胎儿免受潜在的男性化。值得注意的是，长期以来认为女性发育是一个被动过程，即男性分化的缺失即发育成女性这一概念，已经被一种新的范式所取代，这种范式涉及转录因子和信号分子，而这一过程与男性的发育过程是平行的。在男性和女性的性别决定和性别分化中，关于驱动这些关键过程的事件和相互作用的确切顺序，还有很多内容需要研究。

Rodolfo A. Rey　Nathalie Josso　**著**

李　晶　王　广　**译**

要　点

- 在胎儿早期，沃尔夫（Wolffian）管、泌尿生殖窦和外生殖器与雄激素活性（靶器官中的雄激素水平和雄激素受体表达）与男性化有关。在胎儿出生的前 10 周，米勒（Müllerian）管退化与抗米勒管激素（AMH）活性（由性腺产生的 AMH 和米勒管中的 AMH 受体表达）匹配。

- 性腺分化缺陷导致性发育障碍（DSD），有 Y 染色体核型的患者缺乏男性化、米勒管衍生物的持续存在。性腺肿瘤发生的风险增加。

- 雄激素产生或作用缺陷导致激素依赖性 DSD 的形成，包括男性化不足，Y 染色体核型患者中没有米勒管衍生物的持续存在。

- AMH 产生或作用的缺陷导致持续性米勒管综合征（PMDS），其特征是在正常男性化的新生儿中持续存在米勒管残余物。

- 雄性激素水平过高导致 XX 核型胎儿男性化。

- DSD 患者管理需要一个整体、多学科合作：患者的评估和长期管理必须在具有经验丰富的多学科团队指导下完成。

- 新生儿的性别分配应在专家评估后决定；应鼓励患者和其父母进行面对面交流后决定性别分配的决策。患者和家庭应受到尊重，决策全过程应严格保密。

一、定义和发病机制

自 20 世纪 90 年代中期以来，实验内分泌学、生物化学、遗传学和分子生物学的进步都推动了我们理解人类性别分化的过程（见第 118 章）。正常的性发育包括 3 个连续的过程（图 119-1）：第一阶段，精子的性染色体确定受精时的染色体性别；在第二阶段，遗传信息决定未分化的性腺分化为睾丸或卵巢（性腺性）；最后，内外生殖器的性别取决于两种睾丸激素，即抗米勒管激素（AMH）和睾酮的作用。AMH 是由 sertoli 细胞产生的，它抑制了米勒管，而米勒管又产生了输卵管、子宫和阴道上 1/3 部分。睾丸激素由睾丸间质细胞产生，负责稳定来源于附睾、输精管和精囊的沃尔夫管，并通过其转化为二氢睾酮（DHT），使外生殖器男性化。睾丸间质细胞分泌一种肽类激素，胰岛素样因子 3（INSL3），参与睾丸下降。正如 Alfred Jost 在半个多世纪前所证明的那样，在没有睾丸激素作用的情况下，生殖始基呈现女性表型[1]。

2005 年在芝加哥举行的会议为性腺和生殖器官

---

*. 本章主要为儿童内分泌相关内容。

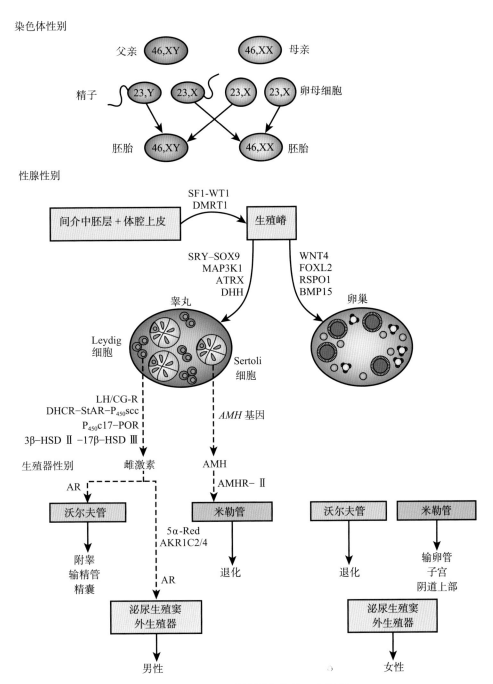

▲ 图 119-1　正常性别分化的 3 个阶段

1. 染色体性别取决于受精过程中精子内性染色体的类型（X 或 Y）。2. 胚胎早期，生殖腺的性别差异尚不体现，胚胎 6 周时，依据基因表达模式的不同，生殖嵴逐渐发育成睾丸或卵巢。3. 内外生殖器的性别取决于两种睾丸激素的分泌和功能：睾酮和抗米勒管激素（AMH）。有雄性激素［睾酮、二氢睾酮（DHT）和 AMH］存在时，男性生殖器发育形成，当雄性激素不存在时，发育为女性生殖器

发育的各种疾病确立了新的命名和定义[2]。与会者一致认为，不应再使用诸如两性间体、两性畸形、假两性畸形和性逆转等术语，因为这些术语可能造成患者受到歧视。"性发育障碍（DSD）"用于定义染色体、性腺和生殖器性别不一致的先天性疾病。

在本章中，我们将着重讨论性腺和（或）生殖器发育不典型的情况。非典型染色体性别，如 Klinefelter 综合征和 Turner 综合征，以及生殖器不明确的其他性染色体非整倍体，将在本章简要讨论。

DSD 的分类比较复杂。根据性器官发育异常

的发病机制（表 119-1），DSD 可分为三种类型：①正常性腺状态下的畸形 DSD，其中生殖原基的异常形态发生在胚胎早期；②由性腺分化异常引起的全性腺早发型原发性促性腺激素功能低下型性腺功能减退症患者的遗传障碍；③细胞特异性早发性原发性发育不全、末端器官不敏感或过度接触性激素激动剂或拮抗剂的患者中的性激素依赖性 DSD。

正常胎儿性别分化过程的时间（见第 118 章）意味着 DSD 致病过程发生于胎儿早期发育。在生殖器孕中期分化形出性别形态之后，任何性激素的变化都会导致生殖器的生长发生改变（如小阴茎、阴囊发育不全、阴蒂肥大），但不会改变其基本的性二态性（如阴茎尖端的尿道开口、分开尿道和阴道开口、阴囊完全融合或未融合的大阴唇发育）。

由于性腺的胚胎早期发生不受激素影响，遇到罹患性腺管无分化、泌尿生殖窦和（或）外生殖器原基的形成受损的病例时应慎重考虑其诊断和病因。

性发育不良是由于性腺分化异常（又称性腺发育不全）导致的早发性性腺功能减退，其特征是所有细胞系，即支持细胞 / 颗粒细胞、间质 / 卵泡膜和生殖细胞的衰竭。影响性腺发育的多畸形综合征将在本章讨论。

异常的性激素依赖性生殖器分化障碍包括三类：① 46, XY 个体，睾丸含有功能正常的支持细胞和生殖细胞，但睾丸间质细胞受损（间质细胞特异性原发性性腺功能减退）；或者睾丸间质细胞和生殖细胞功能正常，但支持细胞受损（支持细胞特异性原发性促性腺激素功能低下型性腺功能减退症，如 AMH 合成缺陷）。②雄激素或 AMH 不敏感。

表 119-1　性别发育异常分类

A. 泌尿生殖原基发生异常
- Ⅰ. 泌尿生殖窦和外生殖器原基的形态发生缺陷（发生异常性 DSD）
  - 孤立性尿道下裂
  - 阴茎缺如
  - 泄殖腔畸形
- Ⅱ. 生殖管形态发生缺陷
  - Mayer-Rokitansky-Küster-Hauser 综合征
  - 输精管缺如（囊性纤维化）

B. 性腺分化异常（遗传性 DSD）
- Ⅰ. 完全性腺发育不良
  - 46, XY 性腺发育不良
    - Yp 缺失、Xp 重复、9p 缺失（DMRT1/DMRT2）
    - SRY、SOX9、SF1、WT1、ATRX、DHH、CBX2、MAP3K1 突变
  - 46, XX 性腺发育不良
  - 45, X 性腺发育不良（Turner's 综合征）
- Ⅱ. 部分性腺发育不良
  - 46, XY 性腺发育不良
    - Yp 缺失、Xp 重复（DSS）、9p 缺失（DMRT1/DMRT2）
    - SRY、SOX9、SF1、WT1、ATRX、DHH、CBX2、MAP3K1 突变
    - 环境因素
  - 45, X 性腺发育不良（带有染色体嵌合体）
- Ⅲ. 非对称性性腺发育和卵巢睾丸
  - 性染色体嵌合
    - （46, XY/45, X；46, XX/46, XY；等）
  - 46, XX
    - RSPO1 突变
    - 其他未知病因
- Ⅳ. 轻度性腺发育不良
  - XX 男性
  - Klinefelter's 综合征和其他非整倍性染色体

C. 异常性激素依赖的性腺分化异常（非遗传性 DSD）
- Ⅰ. 46, XY 型雄激素产生缺陷
  - LH 受体缺陷：睾丸间质细胞不发育或发育不全
  - 先天性胆固醇合成障碍：Smith-Lemli-Opitz Syndrome 综合征
  - 先天性睾酮合成障碍
    - StAR、$P_{450}scc$、$P_{450}c17$、POR、3β-HSD、17β-HSD
  - 睾酮代谢异常
    - 5α- 还原酶缺乏
    - AKR1C2 / AKR1C4
- Ⅱ. 46, XY 型雄激素作用缺陷（雄激素不敏感综合征）
  - 完全性雄激素不敏感
  - 部分性雄激素不敏感
  - 轻度雄激素不敏感
- Ⅲ. 46, XY 型 AMH 产生及作用障碍（持续性米勒管综合征）
  - AMH 突变
  - AMH 受体突变
- Ⅳ. 46, XX 型雄性激素过量
  - 先天性肾上腺增生（CAH）
    - 21- 羟化酶
    - 11β- 羟化酶
    - $P_{450}c17$
    - POR
    - 3β-HSD
  - 胎盘芳香化酶缺陷
  - 母体雌激素产生过多
    - 肾上腺和（或）卵巢肿瘤
    - 家族性糖皮质激素受体缺陷
  - 医源性因素

D. 46, XY 未分类形式

DSD. 性发育异常

③ 46, XX 胎儿暴露于过量雄激素［如先天性肾上腺增生（CAH），雄激素分泌肿瘤，环境雄激素化合物］或者 46, XY 胎儿暴露于抗雄激素化合物。

尽早发现 DSD 对促进病因诊断具有重要意义。病因诊断应尽可能精确，以便为酶促类固醇生成缺陷的患者进行替代治疗，并帮助决策选择最合适的养育性别。诊断评估应包含指定性别中身体和心理发育最佳的机会。由于 DSD 可能受基因异常和环境因素共同影响，明确病因和传播方式的前提下，才能指导进行有效的基因咨询。

（一）畸形 DSD：泌尿生殖原基的异常形态发生

在胚胎发育的第 4~5 周，沃尔夫管和米勒管在中胚层衍生物中肾中发育，并逐渐延伸到达泄殖腔 - 后肠的远端，并被泄殖腔膜封闭。在胚胎第 4 周，尿直肠隔将泄殖腔分成泌尿生殖窦、腹侧和直肠。泄殖腔膜又分为泌尿生殖膜和肛膜。泌尿生殖窦产生于膀胱，在女性位于尿道和阴道的下部；在男性分化为前列腺和前列腺膜尿道。生殖器褶（或阴唇隆起）环绕泌尿生殖膜。在胚胎腹侧，生殖结节出现于生殖褶之间内侧的突起（图 119-2）。阴茎海绵体和龟头分化后，生殖器结节的腹侧表面形成即尿道沟凹陷，并最终形成阴茎（或海绵体）尿道。外生殖器在大约 9 周后分化。泌尿生殖膜在女性最终折叠形成小阴唇，而在男性则形成阴茎尿道，阴唇隆起分化为大阴唇或阴囊，生殖器结节形成阴蒂头或阴茎头（详细描述见第 118 章）。

1. 泌尿生殖窦和外生殖器原基的形态发生缺陷，包括孤立性尿道下裂、无晶状体和泄殖腔畸形　激素作用造成的胚胎早期生殖原基的形态发生不充分会导致性腺发育和功能正常的胎儿生殖器官发育异常。在某些情况下，会造成泄殖腔畸形和会阴部的解剖结构异常，无法确定外生殖器性别。泌尿系统和后肠发育异常是这些病例需要解决的主要问题，但性别选择决定也是需要考虑的重要问题。影响性别决定的因素与其他性腺发育异常的患者类似。核型和激素实验室评估有助于确定性腺的性别和功能。

当生殖器不同元素的发育不一致时，应考虑畸形非内分泌相关 DSD（表 119-2）。例如，孤立的先天性失语症患者就具有正常的生殖器都有正常的结构。许多因素可以驱动外生殖器原基的早期形态发生[3]。大多数情况下，生殖器内分泌无关的畸形与其他躯体畸形有关。在 Robinow 综合征中观察到小阴茎或无阴茎；在 Pallister-Hall 综合征观察到小阴茎和尿道下裂；在 X- 连锁 Opitz G/BBB 综合征、手足生殖器综合征、Axenfeld-Rieger 综合征 1 型和心面综合征中观察到尿道下裂（表 119-2）。孤立性尿道下裂（即没有其他男性功能减退或多畸形综合征背景）也可能是性腺激素异常的作用结果[4]。

2. 包括 Rokitansky 综合征和输精管缺失在内的性腺管形态发生缺陷　阴道、子宫和膀胱的畸形出现于 HOXA13 突变（OMIM 140 000）引起的手足生殖器综合征的女性。Mayer-Rokitan-sky-Küster-Hauser（MRKH）综合征是一种以子宫阴道闭锁为特征的异质性疾病，患者为 46,XX 女性（表 119-2）。生殖道的异常表现为阴道闭锁及与泌尿道异常相关的完全性米勒管发育不全，以及颈胸廓体节发育不良（MURCS，OMIM 601076）。最初认为其为女性胎儿 AMH 表达或 AMH 受体信号异常激活的结果，但未发现患者存在这些基因的突变。一小部分存在女性高雄激素血症和 AMH 症状的 MRKH 患者中存在 WNT4 基因的 5 个突变，但它们似乎不是 MRKH 综合征发生的主要因素[6, 7]。米勒管再生障碍也出现于 MODY5 型糖尿病患者（MODY-5），以及 HNF1B，也称为 TCF2（OMIM 137920）基因突变患者，以及因染色体 22q11.2 缺失而导致的腭心面综合征患者中（OMIM 192430）。阴道闭锁是 McKusick-Kaufman 综合征（OMIM 236700）的特征表现，可能由 MKKS 基因突变引起。

先天性双侧输精管缺失导致 1%~2% 的男性不育，95% 的患者患有囊性纤维化（OMIM 277180），这是一种由囊性纤维化跨膜传导调节器（CFTR）突变引起的支气管和胰腺疾病。输精管发育不良是囊性纤维化的原发性缺陷所致，还是黏液阻塞引起继发性退行性改变，目前尚未阐明。其他健康男性中，孤立性输精管缺失常与单一 CFTR 等位基因突变有关。

（二）发育不良性 DSD：性腺分化异常

Jost 等的研究提示[1]，胎儿早期睾丸的激素分

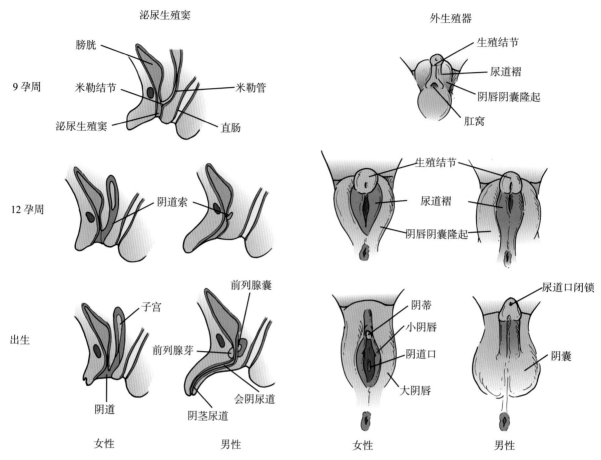

▲ 图 119-2　泌尿生殖窦（左）和外生殖器（右）的性别分化

改编自 Rey R, Josso N. Sexual differentiation. In: De Groot LJ, editor. Available from endotext.org. Updated April 10, 2007. http://www. endotext.org/pediatrics/pediatrics7/pediatricsframe7.htm. ©2008, mdtext.com,inc. 版权所有，经 mdtext.com,inc. 许可复制

表 119-2　泌尿生殖原基形态发生异常引起的性发育障碍

综合征	基因突变	表　型	OMIM
Robinow	WNT5A	无晶状体或小阴茎	180700
Pallister-Hall	GLI3	小阴茎和尿道下裂	146510
Opitz G/BBB	MID1	尿道下裂	300000
手足生殖器	HOXA13	尿道下裂、阴道、子宫和膀胱畸形	140000
Axenfeld-Rieger 1 型	PITX2	尿道下裂	180500
腭心面	Del 22q11.2（TBX1）	尿道下裂、米勒管再生障碍和肾功能不全	192430
囊性纤维化	CFTR	先天性输精管缺如	277180
Mayer-Rokitansky-Küster-Hauser	WNT4	米勒管衍生物畸形或发育不全和高雄激素血症	158330
MURCS 联合		米勒管衍生物畸形或发育不全，单侧肾发育不全，颈胸段体节发育不良	601076
MODY-5	HNF1B（也称为 TCF-2）	米勒管再生障碍与肾功能不全	137920
McKusick-Kaufman	MKKS	阴道闭锁	236700

泌决定了内外生殖器的性别分化。此外，生殖器官的分化通常受到严格的时间调控。在男性中，AMH 必须在 8 周结束前表达，此后米勒管将逐渐失去反应性[8, 9]。因此，任何影响正常分化进程和（或）睾丸发育时间的紊乱都将导致 DSD。相反，由于女性生殖器的分化不需要激素作用，相应的卵巢发育缺陷不会影响胎儿生殖器官的发育。

性腺发育不全可能是由于性腺原基形成的早期缺陷以及睾丸或卵巢分化的特殊缺陷引起的。在性腺组织生理学和生殖器官解剖方面的研究提示，性器官分化最终取决于功能性睾丸组织的数量。性腺发育不全是影响所有细胞系最明显的胎儿原发性性腺功能减退性疾病，睾丸间质 / 卵泡膜、支持细胞 / 颗粒和生殖细胞均受累（图 119-3A），受影响程度从完全到非常轻微均有可能。这种情况可能影响双侧的性腺，也可能仅累及单侧。患者的卵巢组织和睾丸组织可以组成的性腺嵌合体，这些被称为卵睾体。这些性腺的形成、分化或维持的缺陷是一系列疾病谱的一部分。

1. Y 染色体患者遗传异常的解剖学和临床研究

（1）完全性性腺发育不全：Swyer 综合征。患者表现为完全的性腺发育不全，不分泌性类固醇或 AMH。因此，这些患者表现为女性内外生殖器。在 46, XY 核型个体中，这种情况也被称为 Swyer 综合征或完全性反转。患儿乳房发育和原发性闭经是一个作为"女性"抚养的患者最常见的表型。46, XY 核型性腺发育不全的成年人比 46, XX 核型患者性腺发育不全的身高更高，表明存在 Y 染色体特异性生长基因，独立于性腺激素之外促进生长[10]。患者血清 AMH 无法检测，雄激素（肾上腺来源）含量低，对 hCG 刺激无反应，促性腺激素水平升高（表 119-3）[11]。46, XY 核型患者发生性腺肿瘤、性腺母细胞瘤和无性细胞瘤的风险增加。

（2）部分性腺发育不全：46, XY DSD 患者存在部分性腺发育不全的案例（以前称为男性假两性畸形），表型差异取决于睾丸分化程度。可以观察到沃尔夫管和米勒管衍生物的混合体。患者外生殖器可表现为阴蒂肥大的近似女性生殖器、轻度尿道下裂和伴有隐睾症的男性生殖器及过渡状态。在最严重的情况下，性腺组织可能含有低分化的生精小管区域和卵巢样基质区域 - 卵睾。通过寻找卵巢癌中存在卵泡组织鉴别区分"条纹睾丸"与卵巢癌[13]。所有携带 Y 染色体的患者出现性腺发育异常都会增加患性腺肿瘤的风险[2, 12]。自发乳房发育可能是分泌雌激素性腺肿瘤的证据。在部分病变较轻的情况下，胚胎干细胞存在明显的生精小管；然而，患者的性腺小、白膜薄且组织松散，生精小管被管间间隙隔开，常常形成类似发育中睾丸性索第一阶段的网络结构，并含有稀少的生殖细胞（图 119-4）。组织中也可观察到环状小管、钙化的砂粒体或体腔上皮。手术时常发现睾丸和附睾分离，仅存在菲薄的结缔膜连接。患者血清睾酮、AMH 和抑制素 B 介于男性和女性之间，促性腺激素升高，异常程度与发育不良程度相关[11, 14]。

（3）轻度性腺发育不全：这是最温和的性腺发育障碍，除了生殖细胞数量减少，患者睾丸几乎是正常的。患者的男性生殖器和激素水平在预期的性别和年龄范围内。隐睾手术中观察到的睾丸 - 附睾分离时，应怀疑性腺发育不全，并应做组织学检查证实。患有不育症或睾丸肿瘤的成年人也应考虑本诊断[15]。

（4）不对称性腺分化与卵生睾丸 DSD：两种性腺的性腺发育不全程度可能不同。根据身体两侧性腺组织的性别和功能状态，存在多种可能性。由此产生的表型取决于睾丸功能组织的数量和定位。

不对称（混合）性腺发育不全：正如 Jost 等证实[1]，胎儿睾丸激素的作用主要在局部。这在不对称性腺分化中可以清楚地观察到，也被称为混合性腺发育不全，其特征是单侧睾丸发育不全，对侧睾丸有皮肤皱褶。患者通常但不完全是男性外生殖器表型，一侧阴囊或腹股沟管内有男性导管可触及的性腺（图 119-5），另一侧有半子宫和空的阴唇皱襞。阴茎的大小和尿道口的位置可变。外周血中最常见的核型是 45, X/46, XY，但现有病例提示患者核型从正常的 46, XY 到各种嵌合体均有可能。在性腺组织中 46, XY 核型在睾丸常见，在发育不良侧组织中常可发现异常核型[13]。

卵睾 DSD：当卵巢和睾丸组织同时存在于同一患者中时，这种情况称为卵睾性 DSD（以前称为真两性畸形）（图 119-4D）。患者的解剖变异包括一侧的睾丸和另一侧的卵巢，一侧卵睾和对侧的痕迹皮纹或睾丸，以及卵巢或卵睾等。卵睾和卵巢并存

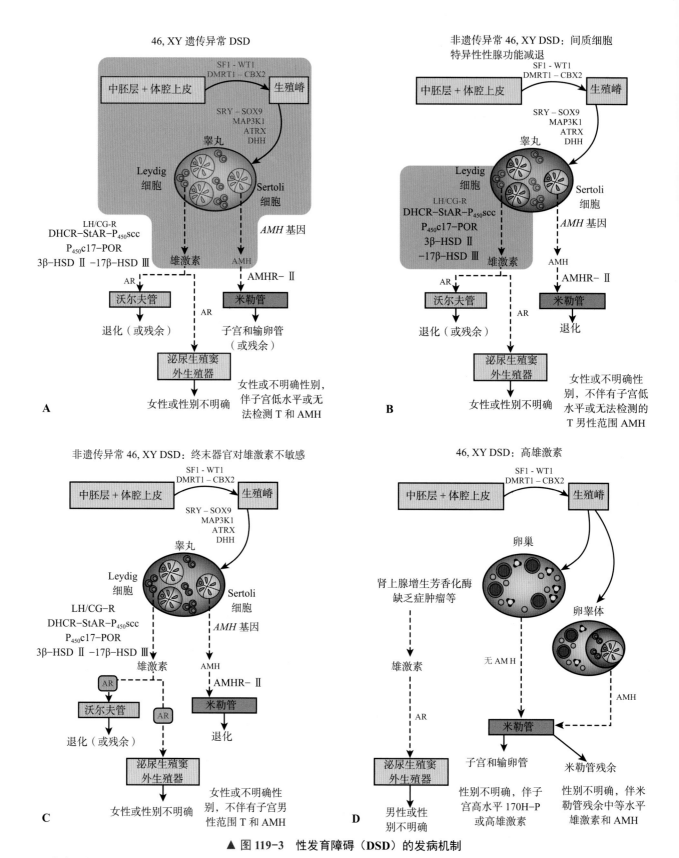

▲ 图 119-3　性发育障碍（DSD）的发病机制

A. 发育不良 DSD；B. 46, XY 患者间质细胞特异性功能障碍导致的 DSD；C. 46, XY 患者因终末器官对雄激素不敏感而导致的非遗传性 DSD；D. 46, XX 患者雄性激素过量所致 DSD。AMH. 抗米勒管激素

表 119-3　类固醇生物合成障碍所致的主要临床特征

缺　　陷	盐分损失	高血压	生殖器	PRA	选择性标记
StAR	是	否	XX：女性的 XY：女性的 / 模棱两可的	↑↑	↓↓所有类固醇
P$_{450}$scc（CYP11A1）	是	否	XX：女性的 XY：女性的 / 模棱两可的	↑↑	↓↓所有类固醇
3β-HSD 2 型（HSD3B2）	是	否	XX：模棱两可的 XY：女性的 / 模棱两可的	↑	↑DHEA ↑17OH- 孕烯醇酮 ↑孕烯醇酮
17α- 羟化酶（P$_{450}$c17, CYP17A1）	否	是	XX：女性的 XY：模棱两可的	↓	↑孕烯醇酮 ↑孕烯醇酮
17,20- 裂解酶（P$_{450}$c17, CYP17A1）	否	否	XX：女性的 XY：模棱两可的	正常	↑17OH- 孕烯醇酮 ↑17OH- 孕烯醇酮 ↑孕烯醇酮
21-OH（CYP21A2）	是 / 否	否	XX：模棱两可的 / 男性的 XY：男性的	↑ / 正常	↑17OH- 孕烯醇酮
11β-OH（CYP11B1）	否	是	XX：女性的 XY：女性的 / 模棱两可的	↓ / 正常	↑脱氢皮质醇 ↑DOC ↑17OH- 孕烯醇酮
17β-HSD 3 型（HSD17B3）	否	否	XX：模棱两可的 XY：男性的	正常	↑雄烯二酮 ↑DHEA ↑17OH- 孕烯醇酮 ↑17OH- 孕烯醇酮
P$_{450}$aro（CYP19A1）	否	否	XX：模棱两可的 XY：模棱两可的	正常	↓雌二醇 ↑睾酮
POR	是 / 否	否		↑ / 正常	↑孕烯醇酮 ↑ 17OH- 孕烯醇酮

PRA. 血浆肾素活性

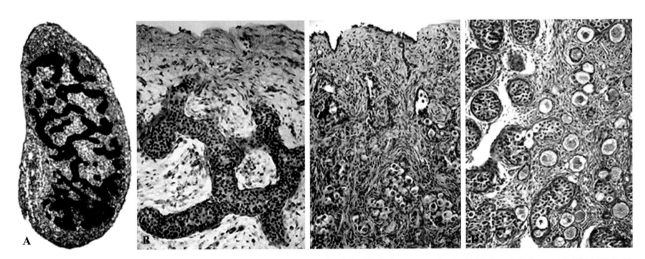

▲ 图 119-4　A. 11 孕周胎儿的正常睾丸：吻合的生精索，抗米勒管激素（AMH）阳性染色，形成一个典型的网状结构。B. 睾丸发育不良，生精索异常，形成网状结构。C. 性腺中异常的生殖细胞。D. 卵睾，显示有生精索和带卵母细胞的卵泡

经许可，改编自 Chemes H、Muzulin PM、Venara MC、Mulhmann Mdel C、Martínez M、Gamboni M.Early manifestations of testicular dysgenesis in children: Pathological phenotypes, karyotype correlations and precursor stages of tumour development. APMIS. 2003; 111: 12-24. Copyright APMIS 2003.

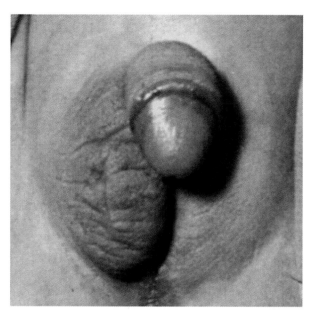

▲ 图 119-5　性腺分化不对称的患者（也称为混合性腺发育不全）

注意阴囊的不对称发育

是最常见的情况。卵睾性 DSD 相对少见，但在南部非洲的黑人中，这是最常见的 DSD[16]。病变组织中寻找到卵母细胞至关重要：卵巢间质是否存在对诊断没有价值。与其他性腺发育不全的 DSD 患者一样，生殖器发育的程度取决于睾丸功能组织的质量，其表型范围从几乎正常的女性外观到几乎正常的男性外观均可。在没有生殖器外观不明确的情况下，通常患者在青春期前后确诊，因为按照女性抚养的患者此时出现男性化表型，而作为男性养育的患者此时会出现女性样乳房发育和尿道出血。卵巢组织通常发育良好，作为女性抚养的患者通常在青春期出现正常的月经初潮[17]。已有十余例患者正常怀孕的报道，但只有一半患者活产[18]。睾丸组织通常在青春期表现出组织学异常，即生殖细胞消失、睾酮水平下降，目前已观察到 17 种不同形式的嵌合体存在（46, XX/46, XY、45, X/46, XX/47, XY 等），但在大多数情况下，患者核型为 46, XX[16]，SRY 易位到 X 或常染色体的比例为 10%～30%。患者性腺肿瘤的发病率在 46, XX 核型的患者中约为 5%，在带有 Y 染色体的患者中为 25%～30%[19]。

激素实验室检测结果通常与男性和女性性腺组织的功能状态相关；当睾丸组织丰富时，促性腺激素、睾酮和 AMH 至少在青春期前处于正常男性范

围。相反，当卵巢组织处于优势时，雌二醇在正常女性范围内。

2. Y 染色体患者的遗传性 DSD：发病机制

(1) 性腺原基形成缺陷：46, XY DSD 在过去被认为是性腺畸形综合征的一部分，近期的研究显示，这类患者实际上是由于控制性腺原基形成的基因突变所致（图 119-1 和第 118 章）。这些突变也会损害 XX 个体的卵巢发育，稍后将进一步讨论。

① WT1 突变和缺失。由于 Wilms 的肿瘤抑制基因 1（WT1）参与生殖系统和泌尿系统的发育，染色体畸变或影响 WT1 表达的基因突变都可导致性腺发育障碍及退行性肾病相关的疾病。患者 Denys-Drash 综合征、Frasier 综合征和 WAGR（Wilms 瘤、无虹膜、泌尿系异常和智力迟滞）综合征三种不同的临床表现。

Denys-Drash 综合征：性腺发育不全、肾病和肾母细胞瘤的临床三联征特征是 Denys-Drash 综合征的主要表现。患者的肾病以早期蛋白尿为特征，逐渐发展为肾病综合征，最终患者常因肾小球局灶性或弥漫性系膜硬化而演变为肾衰竭。肾母细胞瘤是胚胎性肾脏恶性肿瘤，由胚胎肾母细胞持续增殖引起。肿瘤在患者 2 岁以前就开始生长，而且通常累及双侧肾脏。肿瘤诊断后应进行肾切除术。该病为常染色体显性遗传[20]。

Frasier 综合征：Frasier 综合征的定义是 46, XY 核型性腺发育不全、进行性肾病和性腺母细胞瘤。由 WT1 内含子 9 的内含子剪接位点杂合子突变引起的，导致赖氨酸（K）、苏氨酸（T）和丝氨酸（S）插入，因此 WT1 的名称为 +KTS 亚型。Denys-Drash 和 Frasier 综合征的临床和分子特征通常重叠，提示它们均是 WT1 基因突变疾病谱的组成部分[20]。

WAGR 综合征：肾母细胞瘤与无虹膜、泌尿生殖系统异常和智力低下同时存在时称为 WAGR 综合征[20, 21]。WAGR 中的 G 指生殖器性别不明确或性腺母细胞瘤。WAGR 患者的临床表现符合目前已知的 11p13 染色体相邻基因综合征的表型谱。

② SF1 突变：甾体生成因子 1（SF1）也称为 Ad4BP，是一种由 NR5A1 基因编码的核受体，调控一系列与生殖、类固醇生成和男性性别分化相关的基因转录。NR5A1 突变已在多种性腺和肾上腺功能异常疾病中被报道[22, 23]。"经典" SF1 表型罕

见，其特征是与杂合子 SF1 突变相关的睾丸和肾上腺功能明显缺失。大多数情况下，患者肾上腺功能正常，通常表现为生殖器发育性别模糊米勒管退化，部分性腺发育不全。严重的病例可出现完全性逆转，轻度病变则表现为尿道下裂或男性不育。即使在严重的情况下，大多数突变仅限于一个等位基因，但目前已有其隐性遗传的报道。在轻度病变病例中，不育症发生之前 SF1 基因突变可以遗传给下一代。

③染色体 9p 缺失：在不同严重程度的性腺发育不全患者中，可观察到染色体 9p 缺失。基因的单倍率不足是导致性腺发育失败的原因。DMRT1 和 DMRT2 基因是 9p24 区域的重要基因。24 9p 缺失通常与睾丸和卵巢发育不良、智力低下、小头畸形、面部畸形、身材矮小以及消化道或支气管畸形有关 [24-26]。

(2) 睾丸形成或维持缺陷：正常 46, XY 核型胎儿的性腺嵴稳定后，一系列因素相互作用，诱导睾丸分化（图 119-1 和第 118 章）。这些因素表达的时间和表达水平至关重要，任何过程的失误将造成睾丸分化缺陷，导致完全或部分性腺发育不全（见讨论睾丸发育不全的临床和解剖学方面的章节）。

① SRY 突变：SRY 定位于 Yp11.31，其失活突变主要位于 HMG 盒，在 46 例完全性腺发育不全（Swyer 综合征）（OMIM 480000）的患者中，约有 15% 存在 SRY 失活突变。已有相关的家族病例报道 [27-29]。患者性腺发育不全但不伴有非生殖器官的缺陷。

② SOX9 单倍率不足：SOX9 定位于 17q24.3，在睾丸和包括软骨细胞在内的组织表达，软骨组织中它可以调节 COL2A1，而 COL2A1 是软骨中的主要胶原基因。在人类中，杂合子突变或缺失导致的 SOX9 单倍体不足将导致性腺发育不全以及扁桃体发育不良伴先天性长骨弯曲和成角畸形。其他先天性畸形包括大头畸形、小颌畸形、低耳位、扁平鼻梁、先天性髋关节脱位、肩胛骨发育不全、小胸腔，以及心脏和肾脏缺陷（OMIM 608160）。大多数患者通常在新生儿期死于呼吸窘迫，但有长期存活的个案 [30]。46, XY 核型的患者中约 75% 表现为女性或分化不明确的外生殖器表型 [30]。不同程度的性腺发育不全可能导致一系列 DSD 表型，从轻度性欲低下到完全性性别反转均有可能出现。如果突变存留残余 SOX 9 功能，则可能不出现骨畸形 [31]。

③ ATRX 突变：ATRX 编码参与 DNA 复制和转录起始的 DNA 解旋酶。该基因位于 Xq21.1，可造成 X 染色体失活。在 46 XY 核型的患者中，该基因突变或缺失会导致 ATRX 综合征，其特征是 α- 地中海贫血、智力低下和面部畸形（远视眼、内眦赘皮、脸中部发育不全、鼻梁扁平、鼻孔前倾的小三角鼻）（OMIM 300032）。少数 ATRX 患者可出现性腺发育不全相关的生殖器异常 [32]。

④ DHH 突变：hedgehog 基因 DHH 位于 12q 13.12。胎儿期 DHH 的表达在两性不同：它存在于睾丸支持细胞中，但不存在于卵巢，周围神经的许旺细胞中也有表达。DHH 基因纯合子突变导致 46, XY 核型的个体表现为部分或完全性腺发育不全及神经病变 [33]。

⑤ MAP3K1 突变：有研究报道了两个 MAP3K1 突变家系，其中有数个个体表现为 46, XY 核型的 DSD，这部分患者睾丸完全或部分发育不全，MAP3K1 编码丝裂原活化激酶。在报告的病例中可以观察到性腺发育不全的激素和组织学特征 [34]。

⑥ 染色体畸变：睾丸发育不全可由染色体缺失或重排引起，这些基因涉及到性腺嵴或睾丸的分化。如果异常细胞系在胚胎一侧更明显，嵌合体患者将出现不对称性腺分化（也称为混合性腺发育不全）。

⑦ DSS 复制：46, XY 核型患者的性腺发育不全导致女性或生殖器分化不明表型可能由 Xp21.3-p21.2 部分重复所致。这个基因座被命名为 DSS，可造成剂量敏感的性反转（OMIM 300018），其双倍重复表达（即逃避 X 失活）可能是性腺发育不良的潜在原因。这种现象在 X 染色体完全重复的个体中不出现（如 Kline- felter's 综合征），因为患者存在一条没有失活的 X 染色体。在 46, XY DSD 患者中发现的最小 Xp 重复片段包括编码 DAX1 的 NR0B1 和其他相邻基因 [35]。因此，尽管 DAX1 是最有可能的候选基因，但不能排除其他基因也参与了性腺发育异常的致病。

⑧ 环境因素：越来越多的证据表明男性生殖健康呈现下降趋势，尿道下裂、隐睾、精子数量低

和睾丸癌的发病率逐年增加。有人提出，这些症状是睾丸发育不良综合征的组成[15]。这种趋势表明，环境因素而非遗传因素是影响男性生殖健康的重要原因。动物实验提示，子宫内暴露于外源性雌激素（如己烯雌酚、双酚 A）或抗雄激素（如氟他胺、乙烯菌核利）会导致尿道下裂、隐睾、甚至更严重的疾病。虽然环境内分泌干扰物对胎儿睾丸发育的直接影响在人类中尚未完全证实，但集约农业地区，隐睾患病增加以及暴露于雌激素样杀虫剂环境中的儿童生殖器畸形风险增加，这表明环境因素确实对生殖用一定的影响[36]。

(3) Y 染色体缺失的遗传病：46, XX 卵睾 DSD。如前所述，诊断卵睾的 DSD 患者（以前称为真两性畸形）存在睾丸索和卵泡的共存。其最常见的核型是 46, XX，值得注意的是，在大多数情况下，46, XX 患者不携带 SRY 基因[37, 38]。最近，在 SRY（−）的 XX 核型患者中发现了 RSPO-1 基因突变，该突变患者存在掌跖角化过度和皮肤鳞状细胞癌[39, 40]。提示存在其他参与造成性别分化异常的机制。无论核型是否包含 Y 染色体，卵睾性 DSD 具有相似的临床特征，患者存在性腺肿瘤的高风险；如果存在 Y 染色体，则风险更高[19]。

(4) 46, XX 核型单纯卵巢发育不良。

• 临床特征：46, XX 单纯性腺发育不全患者身材正常，没有 Turner 皮褶，表现为性发育幼稚，双侧仅存在性腺条纹。与 Jost 的实验一致[1]，单纯性或部分性卵巢发育不良的个体在出生时具有女性内外生殖器外观不明显，青春期出现为乳腺发育不良、原发性闭经和促性腺激素升高。

• 发病机制：卵巢发育不良可能由性腺原基的形成受损及卵巢的决定或维持功能不全所致。与46, XX 和 46, XY 患者性腺原基形成受损的原因相似，即 WT1 SF1 突变或 9p 缺失。卵巢决定或维持有关的机制直到最近才开始被确定（见第 118 章）。与睾丸不同，睾丸可以完全不依赖生殖细胞发育，但卵巢完全依赖生殖细胞。两条 X 染色体是维持卵巢正常卵泡发育所必需的[41]。卵母细胞在胎儿期进入减数分裂，只有存在两个 X 染色体的情况下才进行减数分裂。X 染色体 Xq21-q28 片段[42, 43]，在这种控制中起着重要作用。对于只有一个 X 的女性，或者 X 的短臂或长臂缺失的女性，卵巢会退化到一

个称为条纹性腺的结构，没有卵泡发育。

一个有趣的例子是 BMP15 单体：BMP15（也称为 GDF9B）在卵母细胞和调节卵泡细胞中表达。遗传自父系 X 染色体的 BMP15 的杂合子突变定位于 Xp11.2（OMIM 300247），可导致卵巢发育不全[44]。这是一种罕见的 X 连锁遗传疾病，由男性携带遗传缺陷，女性出现表型。

FOXL2 基因突变（OMIM 605597）导致与卵巢早衰相关的 BPES（眼睑裂、上睑下垂和内眦赘皮综合征）[45]。FOXL2 定位于 3q23，对原始卵泡发育至初级卵泡发育至关重要[46]。46, XX 女性卵巢早衰患者中可检测到 PSMC3IP 突变，PSMC3IP 编码一种在胎儿性腺中表达的核蛋白，并与核受体的 DNA 结合域 NOBOX 相互作用[47]，后者是一种在信号转导中起作用的卵巢特异性基因[48]。卵巢早衰也是几种综合征疾病的特征：Marinesco-Sjögren 综合征[49]，共济失调毛细血管扩张症[50]，脆性 X 染色体突变的女性携带者[51]。然而，卵巢发育不良的真实发生机制目前尚不清楚。促性腺激素受体[52, 53]和芳香化酶[54]基因突变将影响卵巢功能，但不会诱发典型的卵巢发育不良。

(5) 45, X 完全性腺发育不全：Turner's 综合征。1930 年 Ullrich 和 1938 年 Turner 描述了一个独特的情况，将性幼稚、蹼颈和肘外翻联系起来。1959 年发现了 X 染色体单体的证据。大约每 2500 例活产女性中就有 1 例发生 Turner's 综合征。大约 98% 的 Turner's 综合征会自然流产，未出生受累胎儿的实际数量要大得多[55]。

该综合征的临床表现多样[55]。主要特征是身体异常、性腺发育不全和身材矮小。患有 Turner's 综合征的儿童存在短而粗的蹼状颈部、斜视、内眦赘皮和眼睑上睑下垂、后发际低发际、先天性淋巴水肿、胸部宽阔、肘外翻和第四掌骨短缩、多发性色素痣、肠内毛细血管扩张、复发性中耳炎、瘢痕疙瘩形成趋势等表型。Turner 患者腹腔疾病、心血管疾病、特别是主动脉和非主动脉二尖瓣主动脉缩窄、肾脏异常、慢性淋巴细胞性甲状腺炎、糖尿病、类风湿性关节炎和炎症性肠病的发病率明显。患者骨龄延迟，并可能影响矿物质骨密度。

患者出生时身长和体重上都小于平均值[56]。通常，患者出生后的生长在最初的 2～3 年内处于

正常范围，但随后会下降。随着年龄的增长，身高进一步偏离正常值。

卵泡在受累胎儿性腺中不发育，而性腺会演变成条纹。在患有 Turner 综合征的女孩中[41]，促性腺激素水平高于正常范围[57]，但在 6～9 岁可能正常[58]，AMH 在整个儿童期都无法检测到[59]。甲状腺激素通常正常，部分患者可能存在亚临床甲状腺功能不全。慢性淋巴细胞性甲状腺炎、糖尿病、类风湿关节炎和炎症性肠病的发病率增加。

(6) 45, X 部分性腺发育不全：Turner 综合征的变体。部分 X 染色体丢失也可能发生，导致由长 i（X）q 的两部分或短染色体片段 i（Xp）的两部分组成的等色体，或主要缺失。一个 X 染色体可能无法维持卵巢发育，最终将接近形成一个环状结构。大多数 45, X 染色体核型的患者中，正常的 X 染色体来自母亲，只有大约 50% 的患者具有等染色体或环状染色体[43]。

Turner 综合征的镶嵌形式（如 45, X/46, XX 或其他变体）可见于青春期自发性发作和原发性闭经的女性及卵巢早衰的年轻女性。自然怀孕仅在 2% 的病例中发生。血清 AMH 水平在正常女性水平，提示存在卵泡发育[59]。在这些患者中，促性腺激素水平中度升高，甚至在参考范围内。

(7) 46, XX 男性。这种情况以前被称为 XX 性反转，其特征是有两条 X 染色体而缺少 Y 染色体的患者出现睾丸发育和内外生殖器完全男性化。大约每 20 000～30 000 个男性中就有 1 例携带 46, XX 核型。大多数病例散发，当携带 SRY 的 Y 染色体短臂的一部分转移到两条 X 染色体中的一条时，即出现 X-Y 父系互换。PRKY 与 X 染色体上同源基因 PRKX 序列同源性和方向一致，假性常染色体区域外发生异常配对和异位重组，形成 46, XX 男性和 46, XY 女性（图 119-6）[60]。SRY（＋）XX 男性通常具有正常的男性表型，在儿童期没有特殊特征。

一小部分（约 10%）的 XX 男性缺乏 SRY 序列，具体的致病机制多年来尚未阐明，高通量基因分析提示，SOX3[61]、SOX9[62, 63] 或 SOX10[64] 过表达可诱发 SRY（－）XX 男性的家族聚集。对 46, XX 核型卵巢组织取样不全的患者应谨慎解释。

在青春期之前，XX 核型男性的睾丸内分泌功能似乎没有受到影响[65]。患者因睾丸小、男性乳

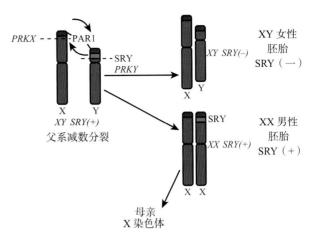

▲ 图 119-6　SRY 阴性 XY 雌性和 SRY 阳性 XX 雄性的起源

在父系生殖细胞减数分裂过程中，SRY 从 Y 染色体到 X 染色体的异常转移（例如，在 PRKX 和 PRKY 基因水平上）。如果携带 X 染色体和 SRY 的精子与卵母细胞受精，就会产生 SRY 阳性的 XX 胚胎。相反，如果携带 SRY 阴性 Y 染色体的精子与卵母细胞受精，则产生 SRY 阴性的 XY 胚胎

房发育和不育，通常在青春期或成年期被诊断为这种疾病，伴有一定程度的睾酮缺乏和促性腺激素升高[66]。

由于存在两条 X 染色体，且缺乏参与精子发生的 Y 染色体基因，生殖细胞不能进行减数分裂，导致小睾丸和无精子症，类似 Klinfelter 综合征。然而，XX 核型男性比 Klinfelter 患者的身材矮小[66, 67]。

3. 性染色体非整倍体的轻度性腺发育不全：XXY、XYY、XXX 和其他非整倍体　虽然 Klinefelter 综合征和其他性染色体的非整倍体通常不是对生殖器性别不明确患者的鉴别诊断，本部分仅对其不典型的性染色体构成进行简要描述。

(1) Klinefelter 综合征：Klinefelter 综合征是引起男性性腺功能减退的最常见原因，发病率约为每 1000 人 1.5 例，于 1942 年首次描述，与无睾症、女性乳房发育、小睾丸、无精子症和高 FSH 水平的概率明显增加有关[68]。后续研究提示，这种综合征的患者有很高比例出现染色质异常，1959 年报道了其具有 XXY 核型[69]。47, XXY 核型的患者有典型 Klinefelter 综合征表型。自 20 世纪 80 年代中期以来，该综合征的临床谱逐渐得到认识，包括具有两个或多个 X 染色体和一个 Y 染色体的纯细胞系或嵌合症患者的主要核型异常[70]。一些研究提示，48, XXYY、48, XXXY 和 49, XXXXXX 等多形性的

患者在生理学特点、医学和心理表型更为复杂，即使具有高促性腺激素性性腺功能亢进的特征也不应被视为 Klinefelter 综合征[71]。

由于患者性腺发育不良主要影响胚胎早期的生殖细胞[72]，青春期中期才损害睾丸间质和支持细胞的功能[73]。因此，Klinefelter 患者的内外生殖器通常呈现男性化表型。一般来说，Klinefelter 综合征患者不出现出生时异常生殖器周围的特殊皱褶。在儿童时期，除了双侧隐睾、学习障碍或行为障碍外，并没有任何特定的体征或症状[74]。Klinefelter 男孩的腿很长，可能由 SHOX 基因表达过量所致[67]。

青春期通常是自发的。在所有病例中，患者的主要特征是睾丸体积小（100%）、青春期不会正常增高，青春期出现女性化乳房发育（60%）。随着促性腺激素的增加，患者的生精小管发生纤维化和玻璃样变性，导致睾丸变小变硬。生精小管闭塞导致无精子症。小管体积明显减少是由间质组织增生造成的。间质细胞呈团块状存在，虽然其总质量正常，但功能异常，导致睾酮生成率降低，相应的，患者具有代偿性黄体生成激素（LH）高分泌。由于 LH 水平高，雌二醇分泌受到刺激，雌二醇 / 睾酮比值增加，这是女性乳房发育的原因[67, 70]。

(2) 47, XYY 男性和 47, XXX 女性。病例发生约占活产胎儿的 1/1000[74]，但很难诊断。大多数病例是症状轻微或无症状的。除了少数 XXX 核型妇女患有早熟卵巢功能衰竭外，绝大多数病例中患者的性腺发育和功能正常[75]。受累儿童腿长，从婴儿期开始生长加速、青春期开始时身高增加，患者也可能表现出行为障碍[74]。

（三）生殖激素依赖性 DSD

1. 睾丸激素分泌缺陷　与睾丸发育不全相反，激素依赖性 DSD 主要是 AMH 或睾酮"缺失"或"细胞特异性"缺陷造成，胎儿常有原发性性腺功能低下。雄激素合成或作用不足会导致外生殖器分化不明确或女性外生殖器表型和无子宫（图 119-3B），AMH 产生或敏感性缺陷罕见，其特征是男性化表型的患者存在子宫和输卵管（图 119-1）。

(1) LHCG 受体缺陷：间质细胞发育不全或发育不全。间质细胞再生障碍（OMIM 238320）是一种罕见的常染色体隐性遗传性 DSD，它是由黄体生成素 / 绒毛膜促性腺激素（LHCG）受体失活突变引起的，对出生前后间质细胞的分化和功能至关重要。在 46, XY 个体中，产前和产后睾丸激素分泌受损，导致患者的表型谱从生殖器女性外观、青春期男性化，到小阴茎和不孕症。由于支持细胞能正常分泌 AMH，并不出现米勒管衍生物。患者基础和 hCG 刺激的睾酮水平较低，血浆 LH 升高，卵泡刺激素（FSH）正常（表 119-3）。睾丸位于腹股沟或腹腔内，含有正常的支持细胞，但很少或没有成熟的间质细胞[76]。在女性携带者，患者表型通常局限于月经过少和无排卵导致的不育。编码 LHCG 受体的人类基因位于 2p16.3 号染色体上，包含 11 个外显子，最后一个外显子编码 7 个跨膜螺旋为特征的"蛇形"跨膜结构域，这是大多数突变的主要位点，此区域可发生失活或激活突变。第 10 外显子的缺失可以完全消除了受体与 LH 的结合，但不影响其对 hCG[77] 的反应；其他突变还包含外显子 6A 的外显子突变，该外显子是灵长类 LHCGR 特有的，突变通常不影响蛋白质结构[78]。

(2) 胆固醇生物合成缺陷：Smith-Lemli-Opitz 综合征。

• 发病机制：Smith-Lemli-Opitz 综合征（SLOS, OMIM 270400）由胆固醇合成受阻引起。胆固醇是类固醇激素信号转导所必须的前体，也是 hedgehog（SHH）信号过程中所必需的，它在神经系统、面部和四肢的形态形成中起着重要作用[79]。胎儿组织的胆固醇供应完全依赖于内源性合成[80]。

• 临床特征：SLOS 是一种常染色体隐性疾病，最早于 1964 年描述，3 例罹患 SLOS 患者具有独特的面部特征、发育迟缓及广泛的先天性畸形[81]。之后的病例报告和生化诊断研究将 SLOS 表型逐渐扩展，发现其可造成围产期致命的内脏畸形和明显的特发性精神发育迟滞[82]。"SLOS"头部和面部的特征是头颅畸形、低耳位、短而宽的鼻子、小下巴、腭裂，牙龈嵴增宽及各种眼部异常。生长迟缓和二趾至三趾并指畸形是最常见的体格表现；张力减退、幽门狭窄、先天性心脏病和复发性感染也很常见。尿道下裂或双侧隐睾常发生在 46, XY 核型患者，约 50% 的严重病例伴有未发育子宫的性别模糊。XX 核型患者一般生殖器外观正常。患者的认知功能呈现从边缘到严重残疾的各个阶段，许多患者表现出睡眠障碍、攻击性和自我伤害。

• 生物学特性：SLOS 是由脱氢胆固醇还原酶（DHCR）缺陷引起，它阻碍了胆固醇合成的最后一步。临床严重程度与血浆胆固醇水平成反比，但与 7- 脱氢胆固醇（7-DHC）无关[83]。标准实验室胆固醇测定法无法区分胆固醇及其前体 7-DHC，后者升高有时可达正常的 2000 倍[84]。7-DHC 检测最好采用气相色谱 – 质谱法测定，它可以区别于其他胆固醇前体，这些胆固醇前体可能会在 "SLOS 样" 综合征中蓄积。

7-DHC 水平升高对 SLOS 相对特异。对于受累家庭的产前诊断，可以可靠地对羊水或绒毛膜标本进行甾醇分析[85]；早期发现病理性畸形很少见；宫内生长迟缓是最常见的超声检查结果[86]。

• 分子遗传学：SLOS 是由单基因酶缺乏引起的人类畸形综合征的经典病例。DHCR7 基因位于染色体 11q13.4 上。外显子 3～9 编码 475 个氨基酸的完整膜蛋白，具有 9 个可能的跨膜螺旋和 1 个甾醇敏感域。2013 年，在整个编码序列中检测到 154 个不同的 DHCR7 突变，其中 85% 为错义突变；13 个最常见的突变占全部突变总数的 67%[87]。最常见（占总数 30%）的 SLOS 突变是 IVS8-1G → C，这将改变受体位点的典型序列。受体位点的选择性剪接会导致异常剪接和翻译的过早终止。部分突变与不同的欧洲人群亚型相关；例如，第二高频率突变 T93M 在地中海地区交频繁发现[88]。患者的基因型 – 表型相关性较差。受影响的兄弟姐妹有相似的表型，但具有相同突变的无关患者可能会有明显不同表型，表明其他基因或表观遗传因素也影响了最终表型。

(3) 睾酮生物合成错误：从胆固醇合成睾酮需要 5 种酶作用（图 119-7）。皮质醇和睾酮的生物合成途径有 3 种：胆固醇侧链断裂（$P_{450}scc$）、3β- 羟基甾体脱氢酶（3β-HSD）和 17α- 羟化酶（$P_{450}c17$）。在 46, XY 患者中，这些酶活性缺乏会导致先天性肾上腺皮质增生（CAH）和 DSD。两种酶 -17,20- 裂解酶（$P_{450}c17$ 中含有活性）和 17β- 羟基甾体脱氢酶（17β-HSD）- 仅在性类固醇的生物合成中起作用。P_{450} 氧化还原酶（POR）为甾体生成酶 P450c 17, 21 羟化酶和芳香化酶提供电子。

类固醇缺陷是可遗传的常染色体隐性性状，影响两性。在男性中，由于 AMH 的产生没有受损，米勒管按时退化，AMH 血清水平正常或由于缺乏雄激素的抑制而升高[65]。沃尔夫管发育可能不完整，外生殖器表现为不完全男性化，或缺乏男性化。患者可能出现阴道盲囊、精子发生通常缺失或受损。外生殖器的情况并非特定于特定的酶缺陷，而是与酶缺陷的严重程度有关；因此，睾酮生物合成中不同酶缺陷的识别主要基于生化检查（表 119-4）。

① 类脂先天性肾上腺增生：孕烯醇酮合成的障碍。

• 发病机制：甾体生物合成始于游离胆固醇从细胞内储存转移到线粒体内膜，并转化成孕烯醇酮（图 119-7）。这种转化是甾体生成的限速步骤，发生在胆固醇侧链裂解酶（$P_{450}scc$）的单底物结合区。$P_{450}scc$ 由 CYP11A1 编码，在人肾上腺皮质、性腺、胎盘和神经系统中表达。该基因至少长 20kb，有 9 个外显子，位于染色体 15q24.1[89]。由于孕烯醇酮是所有甾体激素的必需前体，所以它在所有甾体生成细胞中都有表达。这也解释了为什么大部分线粒体膜上的胞质 P_{450} 表达的都是线粒体膜内的调节性蛋白，由线粒体内膜传递 SCC 对促性腺激素的急性甾体生成反应[90]。通过对 3 例无关患者的无义突变检测，证明了其在类脂性 CAH 的病理发生中的意义[91]。

人类 STAR 基因定位于 8p11.23 号染色体，跨越 8kb，由 7 个外显子组成。StAR 在肾上腺、睾丸、成年卵巢和肾脏的类固醇生成细胞中表达，在人胎盘中不表达。胎儿胎盘组织保留产生孕酮的能力，这意味着甾体生成有一个不依赖于 StAR 的途径，类脂 CAH 存在 "两次打击" 假说。首先，STAR 突变破坏类固醇对睾丸和肾上腺的营养刺激的反应。在没有 hCG 刺激的睾酮分泌的情况下，外周不发生雄性化，但是基础的、StAR 非依赖性类固醇生成过程会造成盐流失。第二，营养激素的持续刺激会导致胆固醇的积累，从而损害细胞，最终扰乱 StAR 独立的睾丸和肾上腺类固醇激素的生成。相比之下，大多数卵泡在生命早期是无功能的，并且在青春期前可以逃避胆固醇的高水平影响[90]。

• 流行病学和临床特征：类脂 CAH（omim 201710）是类固醇激素生物合成中最严重的遗传性疾病，呈常染色体隐性遗传。它在日本、韩国及巴勒斯坦的阿拉伯人口中很常见，但在其他地区很少

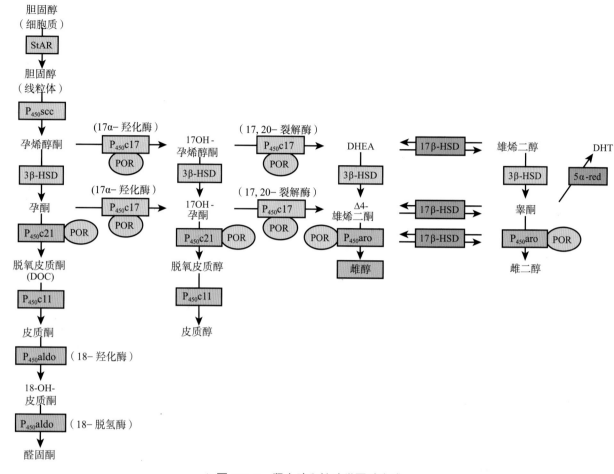

▲ 图 119-7　肾上腺和性腺类固醇生成

前四步发生在肾上腺和性腺（黄色）。（1）StAR，甾体生成性急性调节蛋白；（2）P₄₅₀scc，胆固醇侧链断裂；（3）3β-HSD，3β-羟基甾体脱氢酶2型；（4）P₄₅₀c17 表示 17α-羟化酶和 17,20-裂解酶（或碳链裂解酶）。随后的步骤具有器官特异性。在肾上腺皮质（蓝色）中，P₄₅₀c21，21 羟化酶和 P₄₅₀c11，11β-羟化酶在球状带和束状带中具有活性。P₄₅₀aldo（醛固酮合成酶，具有两种活性，18-羟化酶和 18-脱氢酶或氧化酶）是肾小球带的特异性酶。在性腺中，17β-HSD（17β-HSD）合成睾酮，P₄₅₀aro 使雄激素芳香化为雌激素。主要在外周雄激素靶组织中作用，5α-还原酶将睾酮转化为二氢睾酮（DHT）。POR（P₄₅₀ 氧化还原酶）是大多数 P₄₅₀ 细胞色素所必需的黄素蛋白

见[92]。大多数患者在顺利怀孕后出生。症状表现为完全肾上腺功能不全，即表现为呕吐、腹泻、体重减轻、皮肤色素沉着和尿盐丢失。发病年龄波动较大，从出生后1天到3个月具有报道，但通常表现为21-羟化酶缺乏。受累的46,XY核型个体表现出完全的性逆转和青春期发育不良，而46,XX受累的患者青春期前均发育正常，但随后出现多囊卵巢而没有高雄激素血症。有报道现象，患者接收激素治疗后可成功怀孕[93]。出生时，患者的血液或尿液中的所有类固醇激素几乎无法测量，对营养激素刺激无反应。血浆促肾上腺皮质激素（ACTH）和血浆肾素活性（PRA）水平较高。放射学检查通常显示由于胆固醇和胆固醇酯在肾上腺皮质，有时也在

睾丸间质细胞中积聚而引起的肾上腺明显肿大[94]。本病存在轻度、非经典的晚发型病例，仅表现为肾上腺功能不全[95]。

· 分子遗传学。

－ STAR 突变：截至 2013 年，世界范围内已报道了 60 多个 STAR 突变，其中大多数是错义、无义或移码；剪接位点突变很少见[96]。少数突变在体外保留 10%～30% 的残余 StAR 活性；突变的严重程度与症状出现的年龄呈负相关。

－ CYP11A1 突变：迄今为止，在近 20 例活产患者中发现了 CYP11A1 突变[97,98]。除了没有肾上腺增生没有报道外，其临床和生化特征与 STAR 突变引起的类似。在 46, XY 患者中，表型从正常

表 119-4　肾上腺功能正常的 46, XY DSD 患者的界别诊断

缺　陷	T	AMH	LH	FH	其　他
1. 胎儿期原发性促性腺激素功能低下型性腺功能减退症					
• 管状间隙					
－ 性腺发育不全	低	低	高	高	• SRY, DSS 复制：无 • SOX9：脊髓发育不良 • 9p del：智力低下，身材矮小，头畸形，面部畸形 • ATRX：地中海贫血，智力低下 • SF1：肾上腺功能不全，促性腺激素下降 • WT1：蛋白尿，肾母细胞瘤 • DHH：小束神经病变
• 间质性（孤立性雄激素缺乏症）					
－ LH/hCG 受体	低	正常或高	高	正常	• 间质细胞再生障碍 / 发育不全 • 所有类固醇激素水平低
－ 17 β-HSD 3 型（HSD17B3）	低	正常或高	高	正常	• 间质细胞增生 • 低 T/Δ4- 雄烯二酮比值
• 管状（孤立性 AMH 缺乏）					
－ PMDS（AMH）	正常	不可测	正常	正常	男性外生殖器，隐睾，疝气
2. 胎儿发病合并促性腺激素功能低下型性腺功能减退症（性腺 + 下丘脑 - 垂体）					
• 管状间隙					
－ 性腺发育不良 + 促性腺激素不足	低	低	低	低	SF1 或 DAX1：亚临床肾上腺功能不全
3. 终末期管异常					
• 雄激素终末器官缺损					
－ PAIS（AR）	正常或高	正常或高	高	正常	无
－ 5α- 还原酶 2 型 SRD5A2）	正常或高	正常	正常	正常	• 高尿 5β/5α- 降低代谢物比率：四氢皮质酮 / 异四氢皮质酮 - 乙氧胆醇酮 / 雄酮 • 低血浆 3α- 雄激素葡萄糖醛酸盐 • 高血清 DHT/T 比值
• AMH 末端器官缺陷					
－ PMDS（AMHR- Ⅱ）	正常	正常或高	正常	正常	男性外生殖器，隐睾，疝气
4. 非内分泌病因					
• DSD 畸形	正常	正常	正常	正常	• 泄殖腔畸形 • 阴茎缺如

与正常 XY 新生儿相比，实验室值被视为正常、高或低

女性到正常男性均有。$P_{450}scc$ 缺陷胎儿存活的原因尚不清楚，也许与母体黄体存在时间长有关。

• 治疗：类脂性 CAH 是一种非常严重的疾病。然而，通过适当的糖皮质激素和盐皮质激素替代疗法，患者长期存活是可能的。因为有肿瘤发展的风险，受影响的男性作为女性抚养时需要进行性腺切除。XX 核型患者可通过口服避孕药来抑制 LH/FSH 的高水平，以期预防囊肿或多囊卵巢的发生。

②3β- 羟基甾体脱氢酶（3β-HSD）缺陷

• 发病机制：3β- 羟基甾体脱氢酶（3β-HSD）

是内质网中的一种膜结合酶，是糖皮质激素、盐皮质激素和性类固醇合成过程中，3β-5 类固醇转化为 3- 酮 -4 构型的关键酶。在人类存在两种亚型：Ⅰ型和Ⅱ型，分别由 *HSD3B1* 和 *HSD3B2* 编码[89]。两者均由 4 个外显子组成，跨越约 7.8kb 的 DNA 片段，并且都位于 1p12 号染色体上。这两个基因有 93.5% 的同源性，具有特定的组织分布，*HSD3B2* 基因在肾上腺、卵巢和睾丸中表达；*HSD3B1* 在胎盘和外周组织中表达[99]。

• 临床特征：迄今已报告约 40 例 3β-HSD Ⅱ型缺陷（OMIM 201810）[100]。XY 核型患者出生时有不同程度的尿道下裂和幼稚阴道结构，通常可在腹股沟触到睾丸。XX 核型婴儿可能因肾上腺雄激素过多而轻度男性化，但通常表型正常。因此，XX 核型患儿确诊更晚，而且比男孩更容易发生致命的肾上腺危象[101]。肾上腺功能不全通常伴有盐耗，在两性患者中均可出现（表 119-3 和表 119-5）。青春期雄激素分泌增加可能导致男孩和女孩的骨盆发育。部分患者青春期自发启动[102]，受影响较轻的男性有可能具有生育能力[90]。

• 生物学特点：Δ5 和 Δ4 类固醇的比率增加（> 10 标准差），在促肾上腺皮质激素刺激后增加更明显，这也是诊断的关键。17α- 羟基孕烯醇酮升高可能导致 21- 羟化酶缺乏症常规筛查的假阳性结果；然而，生殖器外观（XY DSD 和正常 XX）以及 DHEA 与 Δ4- 雄烯二醇的高比率有助于鉴别诊断。血浆中 Δ4 类固醇水平的相对增加归是由于

完整的Ⅰ型同工酶在外周对大量 Δ5 前体转化的结果[102]。血浆皮质醇水平略降低或正常，但对 ACTH 刺激没有足够的反应。血浆促肾上腺皮质激素水平通常很高。血浆醛固酮可能降低或正常；血浆睾酮水平较低，正常或降低，对 hCG 反应较差。

• 分子遗传学：错义点突变占所报告突变的 80% 以上，常位于 N- 端结构域[100]。无义突变和移码突变以及影响关键保守氨基酸的错义突变将酶活性降低至 < 2%，与严重的耗盐综合征相关。盐耗的严重程度通常与突变蛋白的酶活性有关，由于胎盘中Ⅰ型同工酶活性的变化可以将过量的 DHEA 转化为睾酮，男性生殖器表型无法预测[103]。

• 治疗：3β-HSD 缺乏症的治疗方法与 21- 羟化酶缺乏症的治疗方法大致相同（见第 104 章）。包括糖皮质激素和盐皮质激素的替代治疗。糖皮质激素可用于治疗 PRA 正常的晚发型和轻型。青春期需要性激素替代治疗。

③ $P_{450}c17$（17α- 羟化酶 /17,20- 裂解酶）缺乏症。

• 发病机制：孕烯醇酮是 $P_{450}scc$ 下游的两种酶 3β-HSD 和 $P_{450}c17$ 的底物，它参与两种生物过程。17α- 羟化酶羟化酶在催化活性大致相等的情况下将孕烯醇酮或孕酮转化为 17α- 羟基孕烯醇酮或 17α- 羟基孕酮，该反应是合成糖皮质激素所必需的。17α- 羟化酶羟化酶缺陷时，只合成盐皮质激素。17,20- 裂解酶是合成性激素的关键酶。17α- 羟基孕烯醇酮 C17-C20 键断裂，除去 C20 和 C21 后生成脱氢表雄酮（DHEA）。17,20- 裂解酶活性还可

表 119-5　46 XX DSD 患者的鉴别诊断

缺 陷	皮质醇	17OH-P	Na⁺/K⁺	Δ4-A/DHEA	T	LH/FSH	AMH
CAH（21-OH、11β-OH） CAH（3β-HSD）GR 缺陷	低	高	低 / 高	高 / 高	高	正常	正常
	低	低	低 / 高	低 / 高	轻度升高	正常	正常
	高	高	正常 / 低	高 / 高	高	正常	正常
P_{450}aro	正常	正常	正常	高 / 正常	高	高	正常
POR	正常或低	高	正常	高 / 正常	高或正常	高	正常
男性化肿瘤（母系）	正常	正常	正常	高或正常	高或正常	正常	正常
卵睾 DSD	正常	正常	正常	高	高	高	高
DSD 畸形	正常	正常	正常	正常	正常	正常	正常

与正常的 XX 新生儿相比，实验室值被视为正常、高或低

将 17α- 羟基孕酮转化为雄烯二酮，但效率低得多，因此人类中绝大多数性类固醇都来自 DHEA[104]。只有在存在非常高浓度的 17α- 羟孕酮时，才能通过 Δ4 途径进行雄激素合成，这一过程可在未经治疗的 21- 羟化酶缺乏症患者中观察到。

像所有微粒体 P_{450} 酶一样，P_{450}c17 通过 POR 接收来自 NADPH 的电子[105]。电子转移调节 17- 羟化酶与 17,20- 裂解酶活性的比例，后者受到 POR 与 P_{450}c17 比例的调节。细胞色素 b_5 作为变构因子，可促进两个分子的相互作用并进一步提高 17,20- 裂解酶的活性[90]。

• 临床特征：P_{450}c17 缺乏症（OMIM 202110）是一种常染色体隐性遗传疾病，是导致 CAH 的一种罕见原因，在巴西，它是继 21- 羟化酶缺乏症之后第二常见的 CAH 形式[106]。17α- 羟化酶 /17,20- 裂解酶缺乏症在两性中都以高血压和低血钾为特征，这是由于大量过多产生的 17- 脱氧类固醇脱氧皮质酮（DOC）和皮质酮所致；大约 10% 的患者血压正常[107]。由于皮质酮（一种弱糖皮质激素）浓度升高，患者很少出现肾上腺危象。46, XY 患者缺乏性腺和肾上腺性类固醇的产生，大多数 XY 核型患者以女性身份被抚养，出生时患者具有完全的女性外生殖器表型，在青春期也保持着女性社会性别。46, XX 患者出生时表现正常，但进入青春期后可能会因为促性腺激素刺激而发生卵巢囊肿[108]。

以性类固醇合成的完全丧失为特征的完全孤立的 17,20- 裂合酶缺乏症，是极为罕见的。事实上，大多数最初诊断为 17α- 羟化酶缺陷的患者都能发现其他缺陷的生物学证据[109]，老年 17- 羟化酶缺乏症患者[110] 常存在 POR[111] 或 AKR1C2 突变[95]。少数确诊病例报道存在酶的氧化还原结合位点突变[90,105]。

• 生物学发现：在严重的联合 P_{450}c17 缺乏症中，类固醇、孕酮和 17α- 羟基孕酮在血浆中积聚，皮质醇生物合成的缺陷引发 ACTH 过度刺激、皮质酮和 DOC 合成过量。患者血浆性类固醇水平（肾上腺或性腺激素）极低，对 hCG 或 ACTH 反应迟钝，血浆 FSH 和 LH 浓度升高。在孤立性 17, 20- 裂解酶缺乏症中，皮质醇分泌和皮质醇代谢正常。

• 分子遗传学：P_{450}c17 由 CY-P17A1 编码，CY-P17A1 是位于染色体 10q24.32 上的一个 8 外显子基因。截至 2011 年[107]，已有大约 90 种不同的突变导致完全或部分酶缺乏的报道[104]。外显子 8 的碱基重复突变在荷兰的弗里西亚人及其加拿大后裔中常见[112]。甾体结合域或 C- 末端外显子 8[113] 突变可导致 17α- 羟化酶缺乏症。相反，氧化还原相互作用域中的突变，例如组氨酸或半胱氨酸代替 347 位的精氨酸，或谷氨酰胺取代 358 位的精氨酸，可改变蛋白表面电荷分布，影响 17,20- 裂解酶的活性，阻碍与 POR[105] 的静电作用，干扰电子供应活性。相反，17, 20- 裂合酶活性也因 POR 的电子供体位点或细胞色素 b_5 的突变而降低，增强了其与 POR 的相互作用[114]。

• 治疗：氢化可的松替代治疗可替代缺乏的糖皮质激素，抑制 ACTH 的过度合成，从而抑制盐皮质激素的过度产生，改善高血压症状。患者应限制钠摄入。由于不存在肾上腺危象的风险，此种患者的预后优于其他形式的 CAH。除了少数男性患者，雌激素替代治疗应该在青春期开始。在孤立的 17, 20- 裂解酶缺乏症患者中，通常不需要氢化可的松替代治疗。

④ P_{450} 氧化还原酶缺乏。

• 发病机制：P_{450} 氧化还原酶（POR）从烟酰胺腺嘌呤二核苷酸磷酸（NADPH）向所有微粒体（Ⅱ型）的细胞色素 P_{450} 酶的转运电子。78kD680 氨基酸残基的蝶形酶存在两个部分，每个部分都含有一个黄素组成。NADPH 的电子由黄素腺苷酸二核苷酸（FAD）组摄取，然后传递到黄素单核苷酸（FMN），后者通过静电相互作用与氧化还原伴侣结合位点结合[115]。21- 羟化酶、P_{450}c17（17, 20- 裂解酶活性优先，见第 104 章）和芳香化酶这三种类固醇酶受 POR 缺乏的影响。17, 20- 裂解酶活性受损会降低妊娠第二个月胎儿睾丸的睾酮合成，这部分解释了 46, XY 患者性发育异常。在携带 R457H POR 突变的女性中，胎盘芳香化酶缺乏导致胎儿胎盘雄激素过度产生。此外，17α- 羟基孕酮产生的过量类固醇进入所谓的 DHT 合成的 "旁路途径"。虽然旁路途径需要 P_{450}c17 活性，但其酶底物 5α- 孕烯 -3α, 17α- 二醇 -20- 酮与 17-α- 羟基孕酮（见 "AKR1C2/4 缺陷：旁路产生 DHT 的缺陷）的亲和力要高得多（见 "AKR1C2/4 缺陷：旁路产生 DHT 的缺陷)，因此旁路途径作用优于传统的 "经典"

通路[116]。

严重 POR 缺乏症患者呈现典型的 Antley-Bixler 综合征（ABS，OMIM 201750）的骨畸形，其机制尚未完全阐明。目前广为接受解释是胆固醇[117]和（或）视黄酸[118]代谢酶被破坏[119]。ABS 的另一个原因是成纤维细胞受体 2 的常染色体显性功能获得突变，但未发现与类固醇生成障碍有关，POR 或成纤维细胞受体突变引起的表型在临床上无法区分[120]。

• 临床表型：POR 缺乏导致临床表型变化很大[121, 122]。患者严重受累时表现为颅骨融合、长骨融合、面中部发育不全和后鼻孔狭窄。由 POR 突变引起的 ABS 与两性生殖器性别不明确有关。XX 核型患者出生时雄激素水平异常升高，提示子宫内存在过多的雄激素。部分母亲也会在怀孕期间经历短暂的男性化。受影响的男孩有 1/10 被低估。男女患者均可出现糖皮质激素缺乏或高血压。较轻的病变形式表现为腹肌中断，不一定与生殖器外观模糊相关。第一批确诊为 POR 缺乏症的患者中，有一名表型正常的成年女性，患有原发性闭经和多囊卵巢[123]。

• 生化检查：POR 缺乏症的特点是血浆孕酮和 17α- 羟基孕酮升高，C19- 甾体含量降低。21- 羟甾体和 C19- 甾体的尿代谢物低水平，而 C21，17- 羟甾体的排泄增加，表明 17α- 和 21- 羟化酶的联合缺乏。患者基础 ACTH 升高，皮质醇通常正常，但对 ACTH 反应不足。患者血清胆固醇水平通常正常。应通过测定 $P_{450}c17$ 催化 POR 的能力来辅助确诊；基于单一酶学的检测无法预测对其他酶活性的影响。

• 分子遗传学：POR 由一个长度为 32kb 的基因编码，全身广泛表达，定位于 7q11.23 染色体。它由 15 个编码外显子和 1 个未翻译外显子组成[124]。它具有高度多态性[119]。通常呈常染色体隐性遗传，表现为杂合子的情况并不少见[124]。截至 2011 年，已有超过 50 个人类 POR 突变被鉴定[115]。所有患者至少在一个等位基因上有一个错义突变，没有两个空等位基因的案例，这与 POR 基因敲除在小鼠表现为致命后果一致。体外研究中，消除 POR 酶活性的错义突变可以影响与黄素 FAD 或 FMN 之一或羧基末端 NADPH 结合位点接触的氨基酸类型[119, 120]。已发现两种严重突变，占患者错义突变的 50%。在

FAD 结合域中的 R457H 是一种在日本首先报道的影响芳香化酶活性的突变，在欧洲人群中可观察到外显子 8 中的 A287P 突变[120]（图 119-8）。

• 诊断和治疗：治疗包括女性性别不明确的生殖器的外科修复，针对阴茎短小的雄激素治疗和青春期类固醇替代。在有应激的情况下，需要补充皮质醇。应定期监测 17α- 羟化酶功能障碍引起的高血压症状。患者预后取决于是否存在骨骼畸形、其严重程度及治疗的可及性。

⑤ 17β- 羟类固醇脱氢酶缺陷。

• 发病机制：17β- 羟基甾体脱氢酶（17β-HSD）酶将不活跃的 17β- 酮甾体转化为其活性的 17β- 羟基形式。将 Δ4- 雄烯二酮还原为睾酮是睾酮生物合成的最后一步。与前面讨论的雄激素生物合成缺陷不同，17β-HSD 3 型缺陷是一种仅限于遗传男性的睾丸疾病[125]，不影响肾上腺。人类基因组包含多个 17β-HSD 亚型[89]，但只有 3 型与人类疾病有关。17β-HSD 3 型主要表达于间质细胞的内质网。其他同工酶，如 AKR1C3[126] 更广泛地表达并参与外周雄激素合成，即通过旁路途径[90]。这可以解释患者青春期男性化的可能，与胎儿期生殖器官几乎完全没有男性化形成对比。

• 临床特征：17β-HSD-3 缺乏症（OMIM 264300）是一种常染色体隐性遗传病。除加沙地带等某些地区除外，是一种罕见的疾病[127]，由于常常被误认为是出生时的雄激素不敏感综合征（androgen insensitioity syndrome, AIS）和青春期的 5α- 还原酶缺乏症，但其发病率可能被低估。患者通常有腹内或腹股沟睾丸，表现为女性外生殖器，发育良好的沃尔夫管结构，阴道是一个盲端，且没有子宫或输卵管[128]。大多数患者因青春期闭经、乳房发育不良、严重的男性化伴女性乳房发育而就诊。大约有一半的未进行性腺切除的女性会在青春期选择转换为男性角色，即使在同一个家庭中，具有相同突变的个体可能会做出不同的性别选择[129]。

• 生化异常：患者的临床特征缺乏特定表现，生化诊断具有很强的辅助意义，（见上文）。这种疾病的特征是血液中 Δ4- 雄烯二酮的急剧升高（表 119-3 和表 119-4），睾酮水平正常。睾酮 / 雄二烯二酮比值＜ 0.8 被认为具有诊断价值[128, 130]。在儿童中，需要完善 hCG 刺激试验明确是否存在类固醇异

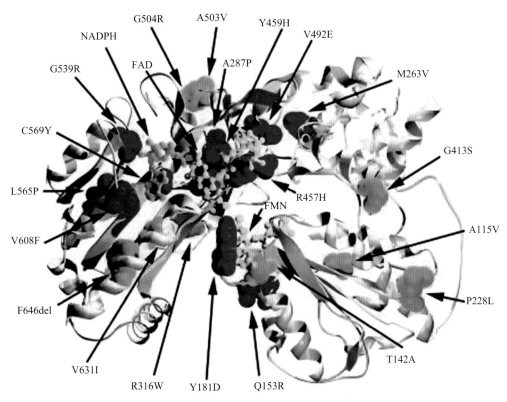

▲ 图 119-8　细胞色素 P$_{450}$ 氧化还原酶（POR）的结构模型，显示突变的位置

引自 Huang N, Pandey AV, Agrawal V, et al. Diversity and function of mutations in p450 oxidoreductase in patients with Antley–Bixler syndrome and disordered steroidogenesis. Am J Hum Genet. 2005; 76: 729–749. Copyright 2005 with permission from Elsevier.

常。新生儿和青春期患者血清 LH 升高，FSH 正常。17β–HSD 与肾上腺功能无关，雌激素水平在患者间波动较大，部分患者女性出现乳房发育。17β–HSD 缺乏的患者血浆 ACTH、糖皮质激素和盐皮质激素水平正常。

• 分子遗传学：17–HSD 缺乏症由 *HSD17B3* 基因突变引起的，该基因定位于染色体 9q22.32，跨度 60kb，包含 11 个外显子。截至 2010 年，已有 27 种不同的突变报告，包括剪接突变、缺失和错义突变[126]，累及外显子 2～11。其中 9 外显子的错义突变可以造成酶活性的完全缺失。外显子 3，R80Q 的点突变常见于加沙地带的阿拉伯人群，可能是导致该人群 17β–HSD 缺乏症发病率高的原因。在白种巴西人、荷兰人和葡萄牙人身上也观察到了同样的突变，推测是由腓尼基人的迁移引入的这种突变。另一个突变，C325+4 A → T，是由德国传至欧洲其余国家、澳大利亚和美国的突变[127]。A203V 和 E215D 突变以及剪接突变 326–1，G → C 是巴西独有的突变型[129]。

• 诊断和治疗：患者在出生时表现为女性容易漏诊或与完全雄激素不敏感混淆。雄烯二酮病理性升高的表现不明显，只有进行 hCG 刺激试验时表现才比较明显。在青春期，46, XY 核型患者可能出现男性化，并被误诊为 5α- 还原酶缺乏症，实际上此时患者的类固醇分泌模式已相对明显改变。

治疗主要取决于外生殖器的男性化程度。对于女性表型患者，早期诊断非常重要，为了防止青春期男性化的发生，应考虑切除生殖腺。然而，考虑到青春期社会性别逆转的困难，只要技术上可行[131]，也可以考虑重建患者的男性生殖器。早期睾酮治疗、睾丸固定术和男性生殖器成形术可能使患者可以正常性交，但患者无精子生成[129]。

(4) DHT 合成的缺陷。

① 5α- 还原酶缺乏症

• 发病机制：睾酮本身并不是一种强效的雄激素，但它的代谢物 DHT 是男性生殖发育过程中主要的雄激素。DHT 主要在靶组织中通过由 *SRD5A2* 基因编码的微粒体酶 5α- 还原酶 2 还原睾酮形成。DHT 表达于雄激素靶组织，如外生殖器、泌尿生殖窦和前列腺，分化为输精管及其附件后的沃尔夫管也有 DHT 表达。因此，睾酮，而不是 DHT，控制着男性发育[132]。另一种 5α- 还原酶的同工酶，即 1 型 5α- 还原酶，与 2 型该酶同源率为 50%，但 PH 不同，该酶出生后在肝脏中表达，在新生儿皮肤中一过性表达，从青春期开始在皮肤中永久表达[133]，它的出现可能是青春期男性化的原因之一。DHT 合成的另一种途径将在后文讨论。

- 临床发现：类固醇 5α- 还原酶 2 缺乏症（OMIM 264600）是一种常染色体隐性疾病，常见于土耳其、多米尼加共和国和巴布亚新几内亚的近亲婚配社区，在世界其他地区相对罕见[134]。类固醇 5α- 还原酶 2 在临床上与 17β-HSD-3 缺乏症非常相似，其特点均表现为出生时生殖器男性化不良，通常仅表现为于阴蒂肥大；应注意的是，即使是患者的同胞兄弟，其生殖器形态的变异性也非常大[135]。患者出现尿道下裂和泌尿生殖窦相关的畸形常见，个别患者在术中可观察到正常的沃尔夫管衍生物，患者可能存在阴道囊盲端，但没有子宫或输卵管结构。睾丸通常位于腹腔外、腹股沟管、阴唇或阴囊中。超过 2/3 的患者甚至在青春期前可能被当作女性抚养。青春期后，如果睾丸保留在原位，患者进入变声期，肌肉量和体毛增加、阴茎增大，逐渐形成典型的男性特点，部分患者的社交性别由女性变为男性（图 119-9）。男性患者乳房发育少见，但前列腺体积很小。精子层面，患者可出现无精子症到正常精子表现，个体差异较大[136]，已有患者生育

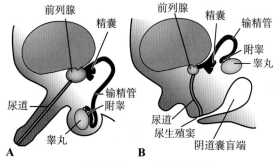

▲ 图 119-9 男性生殖器

正常男性（A）和 5α- 还原酶缺乏症患者的生殖器（B），提示睾酮和 DHT 在男性性发育中的相对作用。依赖睾酮的器官显示为红色，依赖 DHT 的器官位于阴影较浅的区域（改编自 Imperato-McGinley J, Peterson RE. Male pseudohermaphroditism: The complexities of male phenotypic development. *Am J Med* 1976;61:251-272.）

能力正常的报道[137]。

- 生物学：患者的生物学的特点主要表现为患儿血清 T/DHT 比值大于 18。部分患者需要进行 hCG 刺激试验或睾酮治疗。由于 DHT 与睾酮有 30% 的交叉反应，为了正确测定 T/DHT 比值，应使用硅藻土柱层析法或 HPLC 区分这两种激素[138]。即使在青春期之前，尿代谢物 5β/5α 比值升高也有助于诊断，但这种方法并未推广。某些病例出现正常 T/DHT 比率可能与检测方法的缺陷有关[134]。患者 AMH 血清值并不升高，表明 T 不需要转化为 DHT 来抑制支持细胞产生 AMH[139]。这有助于区分 5α- 还原酶缺乏症和雄激素不敏感综合征，后者会出现 AMH 升高[140]。

- 分子遗传学：5α- 还原酶 2 型缺陷是由 *SRD5A2* 突变引起，*SRD5A2* 包含 5 个外显子和 4 个内含子，定位于 2p23.1 号染色体。Cardiff 大学人类遗传学研究所的人类基因突变数据库中已经报告了 50 多种不同的患者突变（http://www.hgmd.cf.ac.uk）。其中大多数是纯合突变，大约 30% 患者具有血缘关系。突变位点分布于整个编码区，主要分布在外显子 1 和 4。多数突变大为错义突变，但所现有的资料显示，患者表型/基因型相关性较差。在近亲婚配的群体中，发现了几种特定的突变，包括巴布亚新几内亚等地人群的 *SRD5A2* 基因完全缺失[141]，多米尼加共和国人群的第 5 外显子 246 氨基酸处精氨酸的色氨酸替代[142]，以及在特定种族群体中占主导地位的其他突变[134]。

- 患者管理：如果新生儿期即确诊，由于女性闭经和不孕不可避免，而男性在手术矫正后可以拥有正常的性生活，如果技术可行，应进行男性生殖器官重建。DHT 替代治疗可以促进阴茎的生长，但患者的阴茎不能达到正常大小。对于那些成年后诊断的患者，应进行深入的心理评估，以确定他们的心理性别认同。只有存在明确女性性征、并且希望保持女性身份的个体，才应该在青春期接受睾丸切除术和雌激素治疗。对于要求改变社会性别的患者，应密切关注。患者预后结果通常良好，患者可以结婚并生育，但由于患者存在射精障碍，通常需要通过辅助生殖技术完成生育。研究提示，重新转化为男性的患者比保持女性身份的患者社会适应程度更好一些[138]。

② AKR1C2/4 缺陷：DHT 的"旁路"途径中的缺陷

• 发病机制：靶器官中睾酮还原为 DHT 并不是人类胎儿男性化的唯一原因。46, XY 核型 DSD 病例研究提示，患者存在雄激素介导的睾丸 DHT 生成酶的突变[95]。这种替代或"旁路"途径，首先在塔马尔沙袋鼠中发现[143]，这种途径可以参与 5α-HSD 的还原和氧化过程（图 119-10）。17α-

羟基孕酮被 5α- 还原酶 1 还原为 17- 羟基二氢孕酮，然后被 3α- 羟基甾体脱氢酶 1 型和 3 型（又称 AKR1C2 和 AKR1C4）还原为 17- 羟基异孕甾酮、随后被裂解为雄甾酮，然后由 17β-HSD-3 还原为二氢雄甾酮。DHT 合成的最后一步是 AKR1C4 或 17β-HSD-6（RODH，3- 羟基异构酶）氧化二氢雄甾酮。氧化酶的生物活性作用目前尚不清楚。在 46, XY 核型 DSD 患者中存在 AKR1C2 和 AKR1C4 突变，这

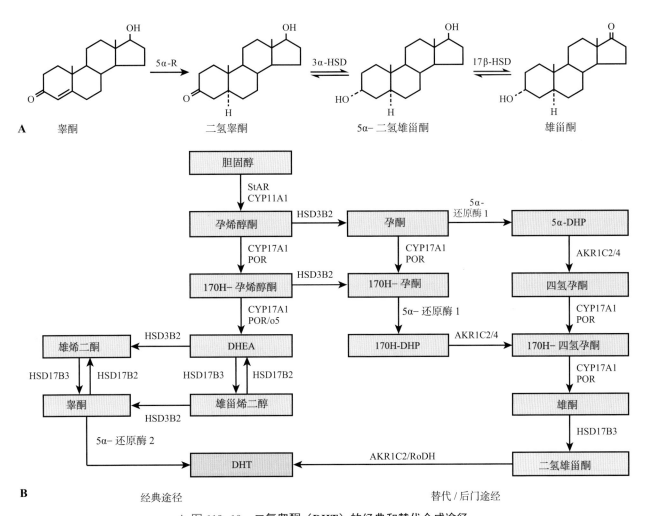

▲ 图 119-10　二氢睾酮（DHT）的经典和替代合成途径

A. 由睾酮（经典）和雄酮（替代）合成 DHT（许可引自 Wilson JD, Shaw G, Leihy ML, Renfree MB. The marsupial model for male phenotypic development. Trends Endocrinol Metab. 2002;13:78-83.© 2002 Elsevier. 版权所有）。B. 类固醇生成 DHT 的经典途径（左）和替代途径（右）。经典途径中的因子有 CYP11A1（胆固醇侧链裂解酶，P_{450}scc）、StAR（类固醇生成急性调节蛋白）、CYP17A1（17α- 羟化酶 /17, 20- 裂解酶，P_{450}c17）、HSD3B2（3β- 羟基类固醇脱氢酶，2 型）。HSD17B3 [17β-HSD3（17β- 羟基类固醇脱氢酶，3 型）] 和 5α- 还原酶，2 型（5α- 还原酶 2，由 SRD5A2 编码）。替代途径的特点是存在额外的酶，包括 5α- 还原酶，1 型（5α- 还原酶 1，由 SRD5A1 编码，AKR1C23（3α- 还原酶，3 型），可能还有 AKR1C4（3α- 还原酶，1 型）和 RoDH（3- 羟基异构酶，由 HSD17B6 编码）。大多数甾体激素都通过其通用名标记，例如 17- 羟基二氢孕酮（170H-DHP）是 5α- 孕烷 -17α- 醇 -3,20- 二酮；17- 羟基异孕烷酮（170H-allo）是 5α- 孕烷 -3α,17α- 二酮 -20- 酮；5α- 二氢孕酮（5α-DHP）是 5α- 孕烷 -3,20- 二酮；异孕烷酮为 3α- 羟基二氢孕酮（3α-OH-DHP）或 5α- 孕烷 -3α-ol-20- 酮（经许可转载自 Flück CE, Meyer-Böni M, Pandey AV, et al. Why boys will be boys: Two pathways of fetal testicular androgen biosynthesis are needed for male sexual differentiation. Am J Hum Genet. 2011;89:201-218.© 2011 Elsevier. 版权所有。）

些患者的类固醇生成基因正常[95]。DHT 产生的另一途径与女性 21- 羟化酶缺乏和多囊卵巢时的雄激素生成过多有关[144]。

• 临床和生物学特征：2013 年公布了两个 AKR1C 缺乏症家庭的病例报告，其中一个家系曾被诊断为孤立性 17,20- 裂合酶缺乏症[145]。疾病呈隐性遗传方式。在第一个家系中，3 例 46,XY 核型患者外生殖器雄性化不全伴隐睾、1 例携带突变 XX 核型的女性患者表型正常。来自第二个家庭的 46,XY 患者是完全女性化的，在腹股沟疝手术过程中诊断为 DSD。1972 年首次分析了患者的代谢物情况，类固醇分析显示，5α- 还原性尿代谢物正常，17α- 羟基孕酮代谢物孕三醇的排泄量轻度增加。

• 分子遗传学：AKR1C 基因定位于染色体 10p15.1，其 4 种人类亚型（C1～C4）具有 86% 的同源性，在胆汁酸合成和甾体激素的肝脏清除中起关键作用[146]。46,XY 核型 -DSD 与 AKR1C2 和 AKR1C4 的突变有关。一个家族在 AKR1C2 存在复合的杂合子突变，影响了与 AKR1C4 剪接突变相关的酶活性。另一个家系的患者在 AKR1C1 和 AKR1C2 之间发生重组，导致酶几乎完全失活[95]。

2. 雄激素受体缺陷：雄激素不敏感综合征（见第 139 章） 睾酮和 DHT 通过与雄激素受体（AR）结合而发挥作用，AR 是类固醇受体家族成员，大小为 110kD。长的 N 端结构域参与了转录调控，由第一外显子编码，并含有聚谷氨酰胺和聚甘氨酸重复序列。AR 含有保守的富含半胱氨酸的 DNA 结合域（外显子 2 和 3 编码）通过短铰链区连接到配体结合域（外显子 4～8，图 119-11）[147]。与细胞质中的 DHT 或睾酮结合后，受体被转运到细胞核，激活雄激素应答基因启动子中的雄激素反应元件并启动转录。核定位受 DNA 结合域和铰链区的核定位信号控制，与配体结合域中雄激素调节的核输出信号竞争[148]。AR 被协同调节元件反式激活增强[149,150]。11 个 α 螺旋和 4 个短 β 链参与形成配体结合囊以及共激活的相互作用表面[151]。

AR 基因定位于 Xq12，其 8 个外显子跨度约为 186kb，目前已有超过 800 个基因突变记录于麦吉尔大学数据库（http://www.androgendb.mcgill.ca）[152]。AR 突变导致类固醇受体协同调节复合物的形成、核转运以及与 DNA 的结合或转录激活能力的异常，导致完全或部分雄激素不敏感综合征（PAI）。其遗传疾病为隐性 X 连锁表现，因此只影响 46,XY 个体。家族史对诊断帮助有限，根据 Haldane's 法则，1/3 的 X 连锁疾病患者影响 46,XY 患者的生育功能，因此大多数患者是新发突变所致。

(1) 完全性雄激素不敏感综合征（CAIS）。

• 临床特征：CAIS（OMIM 300068）的发生频率可能在 1/50 000～1/100 000[153]。在 46,XY 完全女性化的患者中，这是 DSD 的最常见原因[154]。患者出生时表现为正常女性，他们可能在婴儿期诊断为腹股沟疝，其中包含可以触摸到的性腺（睾丸），部分患者产前基因型诊断和表型不一致。在 10～12 孕周进行的绒毛膜测序有助于诊断。其他患者在月经初潮时就诊。患者女性的身体外形、乳房发育是雄激素芳香化作用的结果（图 119-12）。患者通常

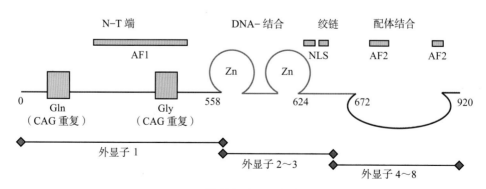

▲ 图 119-11 雄激素受体：结构域和功能域

雄激素受体蛋白有 920 个氨基酸。N 端结构域（通常称为 NTD）包含主要的转录激活功能部分（AF1）和两个三联体重复序列。DNA 结合域（称为 DBD）由两个锌指组成。在 DND 和铰链区之间是核定位信号（NLS）。配体结合域（称为 LBD）结合雄激素，还有一个转录激活功能部分（AF2）

阴毛、腋毛缺失或稀疏，阴道短而呈现盲端，子宫缺失。

手术时，可发现显微镜下的米勒管残余物[154-156]。由于 AR 对局部高浓度雄激素有残余反应活性，40% 的病例中发育良好[157]。睾丸通常位于腹股沟管或大阴唇内。在出生时很少出现初级精母细胞数量正常，但很少产生生殖细胞。生殖细胞肿瘤的发生风险，以前估计为 30%，但现在认为接近 2%，在青春期之前发生生殖细胞肿瘤的概率可以忽略不计[154, 158, 159]；良性肿瘤，如支持细胞腺瘤或错构瘤更为常见。

• 处理：由于表现为正常的女性表型（图 119-12），患者通常按女性抚养，在青春期仍保持性别认同。许多患者在青春期需要心理咨询，以克服因无月经和不孕而产生的情绪障碍，大多数情况下，最终的性心理结果良好，这些女性也能够在没有进行阴道矫正手术的情况下完成满意的性交过程[158, 160]。如果早期诊断，预后会更好[161, 162]。对于

是否有必要进行性腺切除，目前存在不同的看法。既往为了避免恶性变，通常建议尽早切除睾丸，但研究表明，青春期前睾丸癌变的风险几乎为零，在成年人睾丸癌变的风险也很低，许多人现在主张至少在青春期启动前不进行性腺切除术[158, 163]。青春期后需要雌激素替代治疗。如果不进行性腺切除术，睾丸应调整至可触及的位置，并定期进行超声监测。

• 实验室检查：患者血清睾酮水平在正常范围内或高于正常范围，黄体生成素水平也很高，但这种激素模式只有在青春期后才会出现才引起激素抵抗。在出生后 30 天和 60 天的婴儿中，血浆睾酮值低于正常范围，血浆 LH 值较低[164]。相反，hCG 对睾酮的反应与正常婴儿相似或更敏感。婴儿血浆 AMH 水平很高，青春期后，患者血浆 AMH 水平在男性是正常的[140]。患者的雌激素水平介于男性和女性之间，而 FSH 正常。在培养的生殖器皮肤成纤维细胞中检测 AR 与 DHT 的结合能力可出现阳性

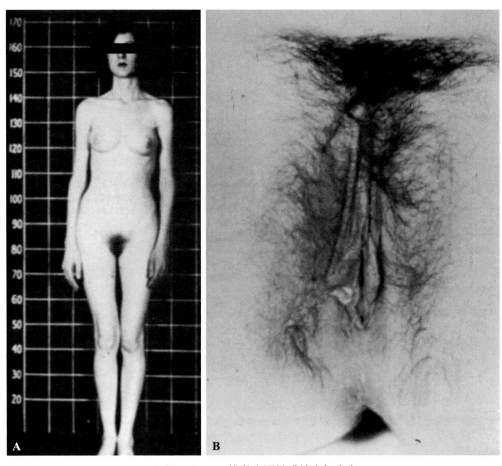

▲ 图 119-12　雄激素不敏感综合征患者

提示，但目前这种方法很少使用。

• 分子遗传学：CAI 是由 AR 突变引起的，终止密码子和因插入、缺失或剪接突变而导致的转录提前终止，突变完全消除了受体介导雄激素作用的能力。大多数突变发生在配体结合域，25% 发生在外显子 1[152]。

(2) 部分雄激素不敏感综合征（PAIS）。

• 临床特征：PAIS 的发病率很难确定，即使尚未发现 AR 突变，许多病因不明的 46, XY DSD 病例也被认为是 PAIS[130]。临床上，PAIS 是由一定程度的男性化来定义的，也可能是女性生殖器轻度融合，男性表现为尿道下裂和小阴茎。

出生时的情况个体差异性大，在没有家族史的情况下很难诊断。除了血清 AMH 浓度升高外，激素水平与正常人无明显差异 [14, 140]。青春期时，患者阴毛和腋毛稀少及女性乳房发育不全有一定的提示诊断的作用。

• 分子遗传学：常规测序方法在几乎所有的 CAIS 病例中都能发现 AR 突变，但在很大比例的 PAIS 患者中，只有新一代测序方法可以检测到突变。外显子 2~8 中的错义突变是导致 PAIS 的最常见原因，很少发生在外显子 1 中 [152, 165]。基因型 / 表型相关性较差，即使在同一个家族中，相同的突变也可能导致普遍的不同表型 [153]。

• 诊断和管理：建立诊断并做出性别分配决定具有挑战性，常需要多学科团队参与。如果没有家族史，AMH 和睾酮水平正常时（见上文）必须首先考虑其他原因引起的 DSD。在一些医学中心具有快速测序 AR 的第 2~8 外显子的能力，则有助于诊断，但阴性结果并不能排除诊断的可能性。短期的睾酮治疗（每月 25mg，持续 3 个月）可能有助于测试雄激素反应性；然而婴儿期的实验性治疗的阳性反应并不能预测患者青春期时阴茎的发育情况。

谨慎的做法是，获得生物学和分子结果前推迟确定性别指定，也给患者父母有时间考虑性别的选择。

男性生殖器成形术的进步以及对发育过程中雄激素的影响而引起对未来性别焦虑的担忧 [166] 增加了养育男性患者比例 [166]，但成年后的结果并不理想，男性患者阴茎长度低于平均值 5 个标准差，性功能差 [167]。选择女性性别抚养的患者为了避免青春期男性化，通常需要进行阴道成形术，并在青春期开始雌激素治疗。患者报告满意度良好，但缺少详细分析的数据 [168]。

(3) 轻度雄激素不敏感综合征（MAIS）和肯尼迪病：在生殖器正常、可能有男性乳房发育的无精子症患者中发现了一些主要位于 AR 的外显子 1 中的突变，对受体活性产生轻微影响 [169]，患者的血浆 LH 与睾酮水平比值可能升高。

肯尼迪病或 X 连锁肌萎缩侧索硬化症（OMIM 313200）是一种罕见的进行性下运动神经元变性，临床表现有雄激素不敏感和不育。导致该综合征的突变是外显子 1[170] 中编码多聚谷氨酸束的三核苷酸 CAG 重复序列的表达（从 1~31 到大于 40 个残基）。

3. 抗米勒管激素缺陷：持续性米勒管综合征

• 发病机制：持续性米勒管综合征（PMDS）（OMIM 261550）是一种罕见的常染色体遗传 DSD，其特征是在正常男性化的 46, XY 个体中持续存在米勒管衍生物（图 119-13）。受 AMH 的影响，米

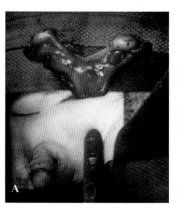

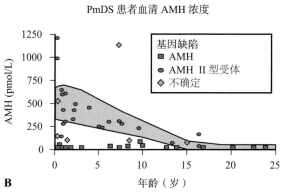

PmDS 患者血清 AMH 浓度

基因缺陷
■ AMH
● AMH II 型受体
◆ 不确定

AMH (pmol/L)

年龄（岁）

◀ 图 119-13　A. 持续性米勒综合征（PMDS），其特征是正常男性化男孩存在子宫和输卵管。B. 不能检测到 AMH 的患者有 AMH 基因突变；AMH 正常或高 AMH 水平的患者通常有 AMH II 型受体突变，少数病例检测不到突变

勒管退化通常发生在胎儿发育的 8~10 孕周，AMH 是一种由胎儿 Sertoli 细胞大量产生的 TGF-β 家族糖蛋白二聚体成员。如果未产生活跃的 AMH，或者如果米勒管对其作用不敏感，尽管外生殖器和泌尿生殖窦正常男性化，米勒管仍会发育成子宫、输卵管和阴道上部。大多数 PMDS 病例是由于 AMH 或 AMH Ⅱ 型受体（AMHR2）基因突变引起的[171]。与外生殖器男性化缺陷相关的米勒管衍生物的持续存在很可能是性腺发育不全的结果。

• 临床和生物学特征：在隐睾或腹股沟疝的手术中患者存在米勒管衍生物，超声检查也可以检测到米勒管衍生物，尽管不是非常可靠，但如果患者存在受累的兄弟时，仍可以通过超声检查来辅助诊断。PMD 的临床异质性与遗传缺陷没有必然联系[172]。20% 的 PMDS 患者存在双侧隐睾、骨盆内子宫，而两个睾丸嵌入阔韧带的"卵巢"位置（图 119-13）。更常见患者表现为单侧隐睾，另一个睾丸下降到阴囊中并与输卵管相连。有时，两个睾丸位于同一个阴囊。这种情况称为睾丸横行异位，在 PMDS 中非常常见，可能是 AMH/AMHR2 突变的唯一标志[173]。非基因突变引起的相关异常，如低出生体重伴或不伴早产，在特发性 PMDS 中常见。

• 睾丸通常含有生殖细胞：但成年患者的精子通常是不正常的，目前没有患者生育能力的系统报道[173]。睾丸瘤样病变的风险为 15%，并不比腹腔内隐睾患者的发生率更高。睾丸肿瘤在老年患者常见，其中隐睾通常容易被忽视。纯合子女性患者无症状，可生育。

商业化 AMH 试剂盒检测可以区分 AMH 突变（低或无法检测到）和受体突变（AMH 水平正常）。在青春期后或睾丸退化的患者中，AMH 的检测并不能提供具有诊断意义的信息。患者促性腺激素、基础睾酮和对 hCG 的反应是正常的。

• 治疗：治疗的主要目的是在必要时恢复睾丸至阴囊结构。当睾丸在腹腔内时，由于精索太短手术可能非常困难。如果米勒管结构限制了睾丸活动，可在仔细解剖输精管后进行近端输卵管切除术和子宫底切除术，保留子宫颈和肌层，以保持血供。由于患者的输精管和睾丸血管与子宫壁解剖关系密切，子宫切除手术风险大。

• 分子遗传学：AMH 基因位于染色体 19p13.3 上，包含 5 个外显子。AMHR2 基因定位于 12q13.13，包含 11 个外显子。其他受体和细胞质效应器与 BMP 家族共享[174]。

截至 2013 年 9 月，已有 65 个 AMH 突变的家系报道，占已知分子缺陷 PMDS 家系的 52%。疾病呈常染色体隐性遗传；即使没有血缘关系，63% 的患者是纯合子。除外显子 4 外，所有类型的突变均沿基因全长分布，尤其是在外显子 1 和外显子 5 的 3' 端（编码生物活性 C 端）尤为频繁。目前共有 53 个不同的等位基因突变报道，虽然存在特定人群特有突变，但目前还没有明确的与疾病相关的位点确认[173]。

AMHR2 的突变类型多种多样，在整个基因上都有分布。表现为常染色体隐性遗传，51% 的患者为纯合子。截至 2013 年 9 月，受 AMHR-Ⅱ 突变影响的 59 个家系 44% 存在外显子 10 的 27bp 的缺失。除了 R407Stop（中东地区的典型）外，很少观察到重复突变。

在大约 15% 的病例中，AMH 或 AMHR2 的测序显示外显子、近端内含子序列或近端启动子正常。AMH 血清浓度正常。在一半的病例中，还存在其他严重的先天性异常。已报道的患者有 3 例存在空肠闭锁。鉴于相关先天性缺陷的高发病率，"特发性" PMDS 可能是复杂畸形综合征的一部分，与 AMH 无关。

4. 男性性激素过量

(1) 胎儿肾上腺过度分泌雄激素：先天性肾上腺增生。先天性肾上腺增生（CAH）是 XX 核型胎儿（46, XX DSD，以前称为女性假两性畸形）男性化的最常见原因。CAH 导致的酶缺陷只涉及皮质醇和醛固酮生物合成途径的 3 个酶步骤（图 119-7）。这些影响的具体情况见第 104 章。21- 羟化酶和 11β- 羟化酶缺陷在此仅作简要讨论。在两性中，引起肾上腺增生和 DSD 的酶缺乏症（3β-HSD 和 POR 缺乏症）见相关章节。

① 类固醇 21 羟化酶缺乏症：类固醇 21- 羟化酶缺乏是最常见的 CAH 类型（OMIM 201910）。大约 80% 的病例发生盐耗，女性胎儿男性化在其经典形中是特征性改变。患者男性化的程度各不相同，根据 Prader 分级，通常分为五级。男性化程度的评

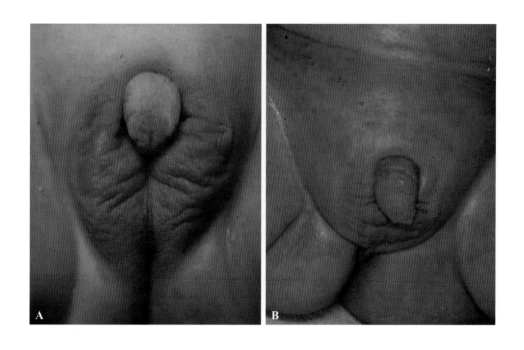

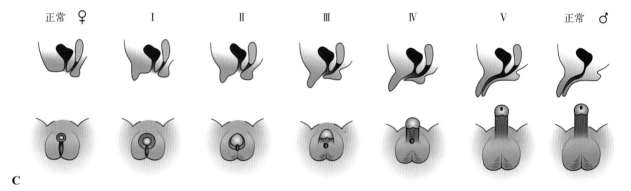

▲ 图 119-14　46, XX 核型先天性肾上腺皮质增生症（CAH）患者的生殖器

A. Prader Ⅳ期；B. Prader Ⅴ期；C. CAH 患者 Prader 分期示意图（A 和 B. 由 Dr. M. Podestá, Buenos Aires 提供；C. 经许可引自 Ogilvy-Stuart AL, Brain CE. Early assessment of ambiguous genitalia. *Arch Dis Child.* 2004;89;401-407.© 2004 BMJ Publishing Group Ltd. 版权所有。）

估非常重要（图 119-14）；除了没有可触及睾丸，女性胎儿甚至可能表现出外观正常的男性表型。有些儿童出生时轻度男性化，阴蒂增大，阴唇皱襞部分后部融合，若未仔细检查生殖器很可能误诊。非经典形 CAH（如迟发性、后天性、隐匿性）中，受累女性在出生时没有男性化。男性化可能会在儿童期或青春期后期逐渐出现，但一般是导致性早熟而不是性别不明的原因 [175]。

　　诊断主要靠阻断位点不同而产生的上游类固醇产物聚集的检测，即 17α- 羟基孕酮的检测（表 119-3 和表 119-5）。在大多数先天性 CAH 中，代谢物异常聚集明显。患者治疗处理相对简单，对于

抚养性别的决定也很容易。通过糖皮质激素和盐皮质激素替代疗法及适当的整形手术，儿童可以正常发育，一般推荐以女性性别抚养，青春期后患者可以拥有正常的性生活。这种疾病是唯一的可以预防性别发育不明的疾病。产前治疗有助于改善患者预后。母亲使用适当剂量的糖皮质激素可以抑制胎儿肾上腺产生过多的雄激素 [176]。这种治疗开始前应仔细进行遗传咨询，并由儿科内分泌学家、生物学家和妇科学家组成的高度专业化团队进行监测。是否应该进行产前治疗目前仍然存在争议 [177]。

　　完全男性化的病例（Prader Ⅴ期）最初可能会漏诊。如果不仔细检查生殖器寻找性腺，新生儿很

可能被认为是男孩。在大多数国家，基于 17OH-孕酮测定的新生儿筛查的逐步开展有助于减少这种情况。

②11β- 羟化酶缺乏症：11β- 羟化酶缺乏症（OMIM 202010）通常会导致受累女性胎儿严重男性化，11-DOC 的过量将引起的盐潴留、钾丢失和高血压。其激素标志物是 11- 脱氧皮质醇（化合物 S）的选择性升高（表 119-3 和表 119-5），但其他几种前体的升高与 ACTH 升高具有很大的个体差异。肾上腺危象罕见，盐丢失不是本病的特征。但应激或替代治疗初期的糖皮质激素缺乏可能导致低血糖和休克。

• CAH 的诊断：恰当的激素检查（表 119-3 和表 119-5）及核型分析可以准确诊断、帮助正确的性别分配，适当的治疗以避免进一步的男性化。超声研究提示，子宫和卵巢检查在新生儿中对于诊断无提示，且常常得到假阳性或假阴性结果。

必须对 46, XX 核型的早产儿进行鉴别诊断，孤立的阴蒂肥大与高浓度肾上腺 - 胎儿区雄激素的持续升高有关 [178]。

(2) 胎盘芳香化酶缺乏症。

• 发病机制：芳香化酶，也称为雌激素合成酶，催化 C19 雄激素（图 119-7）形成芳香族 C18 雌激素，并在细胞色素 P450 超级家族中构成一个独特的基因家族（CYP19 基因）。这种酶定位于胎盘、卵巢和睾丸及各种性腺外组织。它通过调节雌激素的产生在控制生殖功能中起着关键作用。整个基因跨越超过 123kb 的 DNA。只有 30kb 36′ 区域编码芳香化酶，而 93kb 5′ 区的一个大片段是该基因的调控单元。CYP19 基因由 10 个外显子组成。翻译起始位点和终止位点分别位于外显子 2 和外显子 10。芳香化酶基因定位于 15q21。

胎盘芳香化酶缺乏症（OMIM 107910）导致孕期母体男性化，分娩后自然消退，XX 核型胎儿男性化。由于胎儿胎盘单位将雄激素芳香化为雌激素的能力明显下降，雌激素的产生大大减少。芳香化酶缺乏症是胎盘胎儿成分的遗传缺陷。这种疾病是常染色体隐性遗传病 [179]。

• 临床发现：该综合征的主要特征由 P450 芳香化酶缺乏所致：①胎儿男性化归因于胎盘 C19 类固醇转化为雌激素缺陷，导致女性胎儿接触过量的睾酮；②青春期启动失败、轻度男性化、多囊卵巢、FSH 和 LH 对卵巢的过度刺激是由于卵巢不能使睾酮和雄烯二酮芳香化而产生雌激素所致；③骨龄的显著延迟。这些表现也支持了这样一种理论，即青春期时，雌激素而不是雄激素是主要的性类固醇激素，促动骨骼成熟和骨骺融合。

• 生物学发现：男性化 XX 核型新生儿雄激素和促性腺激素水平升高，AMH 在女性水平（表 119-3 和表 119-5）[179]。儿童期和青春期持续性芳香化酶缺乏导致雄激素水平增加，但血浆雌酮和雌二醇水平极低，血浆促性腺激素水平升高明显，导致大的卵泡囊肿的进展 [180]。在女孩中，芳香化酶缺乏导致血清 LH 和 FSH 的负反馈减少，这种负反馈可在出生后第 2 周检测出并持续到出生后半年 [179]，芳香化酶基因突变也可产生"非经典"表型，即低残留芳香化酶活性可能足以使乳房和子宫在青春期发育，即使患者宫内男性化显著 [181]。

(3) 包括家族性糖皮质激素抵抗在内的母亲会产生过多的雄激素，一项研究观察患有 CAH[182]、肾上腺肿瘤 [183]、卵巢肿瘤 [184] 或 hCG 依赖性黄体瘤的母亲的孩子。提示 46, XX 胎儿的外生殖器男性化与母体产生的雄激素可以穿胎盘有关，但患者的内生殖器正常。部分新生儿男性化母体的卵巢囊肿在分娩后消退。由于胎儿对雄激素的反应比雌激素大，所以胎儿可能会男性化但母亲则可不受累。分娩后需要立即对母亲进行类固醇分泌异常进行评估。

家族性糖皮质激素抵抗的特点是皮质醇分泌增加，无皮质醇增多的临床症状，但有雄激素和盐皮质激素过量的表现（表 119-5）。糖皮质激素的改变主要由糖皮质激素受体突变引起的。家族性糖皮质激素抵抗是母亲雄激素过量引起 46, XX DSD 的一个新的病因 [185]。

(4) 医源性原因（如母亲接触雄激素和孕激素）：母亲接触雄激素治疗会增加 46, XX 核型胎儿发生男性化的风险。在过去，孕激素被用于治疗先兆流产。这类药物可能导致阴道后部融合、阴唇阴囊化，孕 13 周前使用甚至能引起胎儿尿道皱襞一定程度的融合，但在孕中期以后使用时只会导致阴蒂增大 [186]。致病药物包括炔诺酮、炔诺酮、炔诺酮、睾酮和达那唑。己烯雌酚也被报道在一些病例中引起男性化。此外，妊娠期己烯雌酚的使用有增加女性胎儿阴道和宫颈透明细胞腺癌的风险，应避免使用。

药物对胎儿的影响取决于药物种类、剂量和持续时间。由于怀孕期间不再提倡激素治疗，医源性胎儿男性化已经非常罕见。

（四）46, XY 患者 DSD 未分类型

生殖器性别不明确伴发多发性先天性畸形 多种生殖器官畸形与多种先天性异常有关，其根本原因仍然未阐明。在某些情况下，生殖器畸形与睾丸功能不全有关（例如，尿道下裂与隐睾症相关），可考虑多畸形遗传性 DSD 诊断（见上文）。DSD 与包含 MAMLD1，也称为 CXorf6[187] 的 mastermind 样结构域突变和染色体 10q[188-190] 缺失相关；然而，发病机制还需进一步研究。

当解剖和生化表型不一致时，非内分泌依赖的畸形过程可能是致病原因（见上文）。在大多数情况下，遗传或环境原因很难明确。致命性肢端生殖系统侏儒症、发育不全、面部畸形（鼻孔前倾和小颌畸形）、并指畸形、轴后多指畸形、先天性巨结肠综合征、心脏和肾脏异常都可能同时出现生殖器外观性别不明的情况。许多患者的表现与 Smith–Lemli–Opitz 综合征相似，但也有人认为它们是相互独立的疾病[191]。Opitz G/BBB 综合征又称为吞咽困难综合征或伴异常远视畸形，与唇裂、喉裂等中线异常有关，患者同时患有心脏缺陷、关节下裂和胼胝体发育不全[192]。

（五）疾病因素的相对发生率和性发育

文献中，病因的相对发生率差异大，可能与某些疾病报告的患者数太少或病因类别的定义有关，部分研究剔除了特发性病例。在里昂儿科诊所 25 年的研究和布宜诺斯艾利斯儿童医院 42 年观察中，分别有 325 例和 228 例 DSD 患者，其中不包括 Klinefelter 综合征或 Turner 综合征（表 119-6）。与曼谷研究一致[193]，46, XX 核型 DSD 的比例略高于 46, XY 核型 DSD（布宜诺斯艾利斯的报道为 13.6%）和性染色体相关 DSD（布宜诺斯艾利斯系列中的 27.2%）[194]。随着新一代测序方法的出现，基因诊断取得了巨大的进步，大约 50% 的 46, XY DSD 病例都能找到特定的分子原因[195]。在

表 119-6　DSD 病因的相对发生率

诊断	发生率（占所有 DSD 的比例，%）
46, XX DSD	50～60
CAH	45～54
DSD	2～4
DSD 畸形	约 3
其他	约 6
性染色体 DSD	10～15
睾丸发育不良 DSD	10～12
卵睾 DSD	1～3
46, XY 核型 DSD	25～30
睾丸发育不良 DSD	10～12
未退化睾丸 DSD	13～15
DSD 畸形	约 3
其他	约 6

里昂队列中，有 167 例 46, XX DSD 患者，研究指出 81% 的 CAH 主要由 21- 羟化酶缺乏引起的；其他系列报道的 CAH 的相对频率达到总患者数的 90%～95%[196]。里昂研究中有 3% 的孕妇出现高雄激素血症，其余 10% 的患者呈特发性。

二、诊断与管理

目前普遍认为以下观点：①患者的性别分配必须在新生儿专家评估之后；②必须在有经验的多学科团队指导下进行评估和长期管理；③所有患者应接受遗传学检查；④需要与患者和家属进行充分沟通，应鼓励他们参与决策；⑤患者和家庭问题应得到尊重，严格保密[2]。DSD 患者的管理需要整体、多学科参与[197]。

患者男性化严重程度并不取决于雄激素水平。唯一有助于诊断的体征是患者有可触及的睾丸[14, 194]、外生殖器不对称[14, 194]、生殖器和乳晕色素沉着。越来越多的检测应用于临床，对于生殖器性别不明确的患者，应系统评估后决定抚养或治疗性别。在家系发病时应进行家系分析，以便发现有可能受累患儿，并逐步完善病因学诊断。

（一）外生殖器分化不明患者

1. 第一步

(1) 推迟出生性别登记：新生儿的性别不确定对家庭来说具有极大的影响。必须尽快完成全面评估并做出性别选择决定。需要注意的是，错误的性别分配和后续的性别重新分配对患者伤害更大。某些情况下，尽早完成染色体、遗传和生化分析有助于立即诊断并进行性别分配，但其他情况下，可能需要数周才能做出最终决定。临床医生应该告诉父母，孩子性别确认通过简单的外生殖器检查非常困难的，只有在彻底检测之后才能确认，这并不意味着孩子既不是男孩也不是女孩。影响性别分配的因素包括病因诊断、生殖器外观、手术选择、终身替代治疗的需要、生育能力和家庭因素等，有时还需要考虑到特定的文化习俗等情况。

在此基础上，病因学诊断的目的是：①确定性腺性别和评估性腺功能；②评估生殖器官的解剖状况；③评估生殖器官对雄激素的反应性；④预测性腺肿瘤的风险；⑤确定染色体或遗传病因；⑥了解疾病的病理生理学基础；⑦提供适当的遗传咨询；⑧排除特殊的医源性病因。

(2) 家系调查和临床检查：临床医生应询问父母相关的家族情况。其他病例的发现有助于指导诊断和阐明遗传传播方式。应尽可能多地获取可能受影响家庭成员的医疗信息。询问内容包括孕期母体治疗情况（雄激素，如羟孕酮、炔诺孕酮等合成孕激素或如氨基谷氨酰胺和达那唑等药物）。

详尽的临床检查应包括生殖器检测，寻找可能存在于阴唇或腹股沟管内的性腺、生殖器和乳头是否有色素沉着，以及是否存在盐流失的迹象（发育不良、腹泻、呕吐）。其他躯体异常的存在有助于病因诊断。只要有可能，即使性别是肯定的，患者的家庭成员也应该仔细除外存在这些畸形的证据。

(3) 如果没有可触诊的性腺：应完善 17α- 羟基孕酮，核型检测。对可触及性腺的患者检查的选择和顺序相对确定；但如果没有可触及的性腺（图 119-15），首要任务是排除由 CAH 引起的 46, XX DSD。CAH 最常见的病因（90%～95%）是 21- 羟化酶缺乏。患者血浆 17α- 羟孕酮含量极高（可达到 10 000ng/dl 或 300nmol/L）时即可诊断为 21- 羟化酶缺乏症（图 119-3D）。

2. 下一步：XX 核型患者

(1) 如果没有可触及的性腺：由于 21- 羟化酶缺乏症患者在出生后第一天 17α- 羟基孕酮并不会明显升高，必须每天重复进行激素检查。同时还应进行盐平衡情况的（血、尿中 Na^+、K^+）的检测。盐的流失通常在出生后第二周左右出现。另一方面，在 3β-HSD 或 11β- 羟化酶缺乏症中，17α-羟基孕酮也可能较低程度的升高。因此，当重复采血检测时，应测定睾酮、Δ4- 雄烯二酮、DHEA 或其硫酸盐（DHEA-S）和 11- 脱氧皮质醇水平，以记录特定酶学阻滞的情况（图 119-7、表 119-3 和表 119-5）。当某一特定酶阻断的生物标志物明显升高，甚至诱发婴儿肾上腺危象时，不必进行 ACTH 检测。确诊 CAH 后，下一步是区分盐耗型和单纯男性化型分类。低血糖和发育不良反映了糖皮质激素缺乏，也导致 POMC 缺乏负反馈调节；因此，患者的促肾上腺皮质激素升高、生殖器和乳头色素沉着。当存在高水平的 PRA 时，还伴有低钠血症和高钾血症，提示醛固酮不足，这种情况通常出现在出生后第 2～3 周。11β- 羟化酶缺乏症患者由于去氧皮质酮的积累而盐耗不明显，但可由糖皮质激素治疗引起相应的症状。

对于轻症 CAH，需要进行 ACTH 刺激实验。肾上腺功能不全伴生殖器性别分化不明则提示 CAH。除非有充分的证据提示没有出现任何形式的盐丢失，都应在医院进行静脉输盐试验。大多数情况下，短期 ACTH 刺激后酶缺乏所致的前体留醇激素升高即可以明确诊断。当所有的激素水平都很低或无法检测，且长时间 ACTH 刺激后激素水平没有上升时，患儿很可能患有胆固醇侧链断裂缺陷（类脂肾上腺增生）。

许多国家正在建立由 21- 羟化酶引起的新生儿 CAH 筛查体系，以尽早发现 CAH 患者[198]。这对外生殖器完全男性化（Prader V 期）和 XY 核型患者尤其有用。

孕妇孕期男性化史提示胎盘芳香化酶缺乏。新生儿出生后无肾上腺功能障碍的临床或生化体征。在出生后前 2 周，患儿雌二醇低于正常范围，雄激素和促性腺激素水平升高（表 119-7）。

如果没有母体男性化史与高促性腺激素水平、

雄激素和 AMH 介于女性和男性之间（表 119-7）的表现，则应怀疑睾丸残余组织的存在，最有可能诊断为卵睾型 DSD。

外周血 DNA 中可以检测到含有 SRY 基因的 Y 染色体物质的存在。在 SRY 阴性患者中，应注意 RSPO1 突变的可能。由于超声检查对正常卵巢的敏感性较低，因此对确诊无意义。但有经验的医生可能会发现子宫。如果患儿所有的激素都在正常的女性范围内，则应该考虑外源性雄激素致病。

（2）如果一个或两个性腺都可触及：如果单侧或双侧性腺均可触及，卵睾型 DSD 是最有可能的诊断（图 119-15）。也可能存在其他更罕见的性腺发育不全疾病。通常，性腺大小与功能性睾丸组织的数量有关，因此与睾酮水平、内外生殖器的男性化程度、AMH 水平和米勒管退化程度有关。进一步

的分子诊断应包括 SRY 序列测序或 SRY 阴性病例的 RSPO-1 突变。

3. 46, XX 核型生殖器分化不清患者的处理　46, XX 核型的 CAH 患者均为女性。CAH 患者的管理见第 104 章。芳香化酶缺乏症患者也应被指定为女性性别。恰当的诊治疗可以使患者卵巢功能正常并保留生育能力。

在 46, XX 核型患者存在卵巢或其他功能障时，性别分配主要取决于残留功能性睾丸组织的数量及解剖特征。为了确定内生殖器的形态特征，通常需要进行生殖镜检查和（或）生殖器检查。当指定为女性性别时，应切除睾丸组织以避免进一步男性化。生殖器成形术需由有经验的外科医生进行，重点在于保持勃起功能和阴蒂的神经支配，而不是严格外观形态。

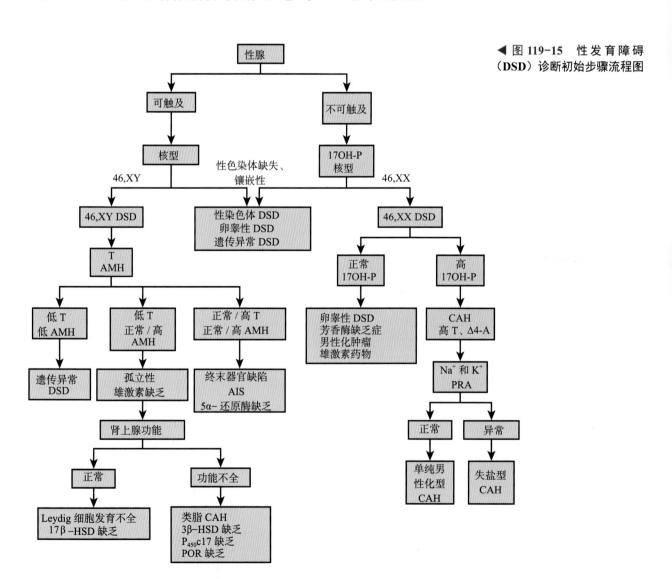

◀ 图 119-15　性发育障碍（DSD）诊断初始步骤流程图

当男性化的程度很重要并且性别指定为男性时，由于卵巢组织可能在青春期分泌雌激素，应尽可能切除卵巢组织。但需要明确的是，选择性切除卵巢组织在操作上非常困难。患者性腺恶性肿瘤在这些患者中相对少见[2, 19]，但仍必须进行临床随访。睾丸下降手术和尿道下裂矫正也是必要的。由于睾丸组织受到遗传缺陷的影响，患者青春期和成年期很可能出现性腺功能减退，需要雄激素替代疗法。患者生育能力情况目前没有系统性的研究。

4. 非典型核型　在生殖器分化不明的新生儿中，至少有一个细胞系携带 Y 染色体的嵌合体高度提示睾丸组织性腺发育不全（图 119-15）。虽然存在不对称性腺分化（或混合性腺发育不全）常与 45, X/46, XY 核型有关，但染色体表现并不代表性腺组织变化。对于 46, XX 核型性腺发育不全患者的治疗也适用于本类情况，但此类患者恶性肿瘤更常见（高达 35%）。

5. 46, XY 患者　46, XY 核型新生儿出现生殖功能低下表明性腺不能产生足够的睾酮，或者靶器官缺少对激素的反应（图 119-15）。激素检测有助于病因诊断。由于睾丸激素和促性腺激素的循环水平在出生后最初几个月内波动性较大，有必要将测量值与相应的参考值进行比较。虽然睾丸激素通常升高，LH 在出生后的第 1 天下降[199]。随后睾丸激素水平在出生后第 2 天下降（表 119-3）。针对此类患者应同时评估类固醇水平[200]。AMH 和抑制素 B 是两种支持细胞标志物，在出生后第 2 天相对较低（表

119-3）。促性腺激素在第 1 周逐渐增加直到稳定，而 AMH 和抑制素 B 在出生后第 1 个月持续增加。睾丸激素在出生后第 3 周维持低水平。因此，如果在出生后前 2 周需要评估睾酮水平，就必须进行 hCG 刺激试验。此外，还需要一个长期的 hCG 刺激试验（每 48h 给予 7×1500U）来评估甾体生成酶缺陷。

根据循环中睾酮和 AMH 的水平，46, XY 核型生殖器分化不明的患者可分为三类：①睾丸发育不全；②单纯雄激素缺乏；③雄激素终末器官缺陷（表 119-4）。

(1) 低睾酮和 AMH：睾丸发育不全。当睾酮和 AMH 水平低于正常男性年龄范围时，睾丸间质和支持细胞的数量都会受到影响。提示早期胎儿发病的（妊娠早期）原发性性腺功能减退，也称为睾丸发育不良（表 119-7、图 119-3A 和图 119-12）。患者 FSH 和 LH 升高是缺乏负反馈调节的证据。功能性睾丸组织的数量通常与男性化程度相关。在生殖器分化不明确的患者中，低睾酮和 AMH 提示存在男性性腺导管发育不良和持续存在的米勒管残余物。当性发育障碍与其他畸形无关时，疾病发生与 SRY 突变、包含 DMRT1 的小 9p 缺失或 X 染色体 DSS 区域的重复有关。然而，这些突变只解释了 46, XY 核型患者睾丸发育不全的一小部分原因，提示可能存在其他未知机制参与了发病。为了排除 WT1 突变或缺失，这些患者的肾功能，特别是蛋白尿的检测非常重要。

表 119-7　新生儿性激素水平的变化

激素	第 2 天	第 7 天	第 10 天	第 14 天	第 20 天	第 30 天
LH（U/L）男 / 女	0.21±0.28 0.10±0.11	3.94±3.19	4.81±2.19	2.64±1.38	2.67±1.64	2.95±1.28 0.49±0.66e
FSH（U/L）男 / 女	0.25±0.31 0.17±0.15	2.04±1.67	2.30±0.89	1.72±1.88	1.31±0.61	1.48±0.55 6.65±7.01
T（ng/dl）男 / 女	66±42 30±9.7	76±40	76±30	98±88	82±24	210±130 34±7.7
AMH（pmol/L）男 / 女	371±168 7.4±6.3**	397±152	427±127	499±139	523±156	699±245 18.2±21.3
抑制素 B（ng/L）男 / 女	214±86 测不出	319±167	300±120	316±89	280±82	361±93 125±41

引自 Bergadá I, Milani C, Bedecarrás P, et al. Time course of the serum gonadotropin surge, inhibins, and anti-Müllerian hormone in normal newborn males during the first month of life. *J Clin Endocrinol Metab.* 2006;91:4092–4098.

在伴有肾上腺功能不全和促性腺激素水平较低的患者中，*SF1* 基因突变是潜在的致病原因。扁桃体发育不良的患者很可能存在 *SOX9* 基因突变。新生儿的多发性神经病提示 *DHH* 突变，智力低下和 α- 地中海贫血则提示 ATRX。

(2) 低睾酮，男性范围 AMH：孤立性胎儿雄激素低下。当睾丸激素在出生前 3～6 个月低于男性范围，但 AMH 在正常范围内或以上时，提示只有睾丸间质功能受累（表 119-7 和图 119-3B）。这种细胞特异性原发性性腺功能减退将导致孤立性雄激素低下，这是一种早发性（妊娠早期）疾病。患者的 LH 可能升高，FSH 正常。延长 hCG 刺激试验（每隔一天 7 次注射 1500U，最后一次注射后 24～72h 血清中测量性腺类固醇）有助于诊断[201]。当所有类固醇激素都很低时，缺陷出现在 LH/hCG 受体、StAR 蛋白或 P_{450}scc（图 119-7、表 119-3 和表 119-4）。如果基础 ACTH 和 PRA 升高，伴有低 Na^{2+} 和高 K^+，则可能是 StAR 或 P_{450}scc 缺乏。ACTH 刺激试验（每 12h 注射 6 次 $0.5mg/m^2$ 的体表面积，在第一次注射前和最后一次注射后 12h 测量肾上腺皮质激素）[202] 可以确定诊断。当 hCG 刺激实验检测结果异常时，应考虑 LH/hCG 受体突变导致的间质细胞发育不全。

患者还可能出现皮质醇和睾酮可能较低，孕烯醇、17OH 孕烯醇和 DHEA 升高，在 hCG 和 ACTH 刺激试验中，孕酮 / 孕烯醇、17OH 孕酮 /17OH 孕烯醇酮和 Δ4- 雄烯二酮 /DHEA 比值较低。即使 Δ4 类固醇（孕酮、17OH 孕酮和 Δ4- 雄烯二酮）的绝对值测量为正常或较高时，也提示 3β-HSD 2 型缺陷（图 119-7、表 119-3 和表 119-4）。

当皮质醇和睾酮较低，孕烯醇和孕酮升高，17OH- 孕烯醇 / 孕酮和 17OH- 孕酮 / 孕酮比值较低时，P_{450}c17 的 17α- 羟化酶活性可能缺乏（图 119-7）。DOC 和皮质酮升高，Na^+ 和 K^+ 正常且伴有婴儿的高血压时可以确诊。由于生殖器分化不明确，P_{450} 氧化还原酶（POR）缺乏症在 46, XY 患者中不能通过单纯激素水平鉴别诊断。

当肾上腺功能正常，睾酮水平低，DHEA/17OH 孕烯醇酮和 A4 雄烯二酮 /17OH 孕酮比值降低时，应考虑孤立性 P_{450}c17 的 17, 20- 脱氨酶缺乏。最后，除睾酮外其他类固醇激素均升高，睾酮 /Δ4- 雄烯二

酮比值较低时，17β-HSD 3 型缺乏时最有可能的诊断（图 119-7 和表 119-3 和表 119-4）。

(3) 男性范围睾酮和 AMH：雄激素终末器官缺陷。当睾酮和 AMH 均在正常或高于男性范围时，可排除原发性性腺功能减退，应考虑雄激素受体缺陷（表 119-4 和图 119-3C）。在完全女性化生殖器的患者中，CAIS 是最可能的诊断。在生殖器分化不清的患者中，PAIS 与 5α- 还原酶 2 型缺陷的鉴别诊断相对困难。AMH 升高提示 PAIS，5α- 还原酶 2 型缺乏症中 AMH 正常，但有重叠情况。hCG 刺激试验后，高睾酮 /DHT 比值（＞ 20）提示 5α- 还原酶 2 型缺陷；但 5α- 还原酶 1 型活性可造成假阴性结果，尤其在婴儿中。另一方面，AIS 继发的 5α- 还原酶 2 型缺乏可造成假阳性结果。这是雄激素通过 AR 调节 5α- 还原酶活性的结果。尿中 5β/5α- 还原代谢物比值具有更好的诊断效率：高水平的四氢皮质酮 / 异四氢皮质酮和高的乙二醇醇 / 雄酮比值提示 5α- 还原酶 2 型缺陷（图 119-7 和表 119-4）。

6. 46, XY 核型患者生殖器性别不明确的处理

虽然不如 46, XX 核型患者发生率高，生殖器性别不明确的 46, XY DSD 患者也应进行 CAH 的排除诊断。

在所有 AMH 低的患者中，影像学检查（尿道造影和低效超声检查）可能有助于确定是否存在阴道和子宫。超声、CT 或磁共振成像（MRI）对于鉴别性腺效能有限。

性别分配是 46, XY 核型 DSD 患者最棘手的问题之一。性别分配的基础包括病因诊断、性腺和生殖器的解剖和功能潜能（应考虑手术选择、激素替代治疗的需要、满意的性生活和生育潜力），还应考虑到患者家庭文化环境。尽管有明确的严格处理流程，出生后的 2 个月内也只有不到一半的患者能够进行病因诊断[14]。除了极少数 5α- 还原酶缺乏症患者具有生育潜力，大多数 46, XY DSD 患者无论是男性还是女性，都将是不育的，并且需要终生激素替代治疗。因此，生殖器的解剖关系和手术选择是最重要问题。不管基因诊断如何，如果患者外生殖器轻度男性化，阴道发育良好且植入率低，那么应建议作为女性抚养以使得患者获益最大化。若有子宫存在伴轻度外生殖器男性化，则几乎可以确认

患者的女性性别分配，这可能会给患者提供卵子捐献怀孕的可能性。在这些病例中，可以做出病因诊断的具体方面将在下文中讨论。

对于疑似部分性腺发育不全和孤立性雄激素低下（即间质细胞发育不全和睾丸甾体生成缺陷）的患者，补充睾酮对婴儿期的阴茎生长和青春期获得男性第二性征有益。对于轻度 5α- 还原酶缺乏症患者，可使用雄激素治疗（大剂量睾酮或 DHT 乳膏）促进男性化，部分患者甚至可以在青春期自发完成男性化过程。如果在出生时表现出足够的男性化程度，作为男性抚养的结果很可能是令人满意的。但这种情况在 PAIS 患者中并不明显，因为患者对雄激素治疗的反应有限。肿瘤发生风险的评估是决定是否对男性患者进行性腺切除术的决定因素。遗传不良的 DSD 患者和有非性腺 PAIS 患者有很高的性腺肿瘤发生的风险，建议行性腺切除。在 17β–HSD 缺乏的 PAIS 中，恶变风险中等，建议观察等待。对于间质细胞发育不全和 5α- 还原酶缺乏症的患者来说，生殖细胞肿瘤风险很低 [2]。在青春期，激素替代诱发第二性征、促进青春期生长以及最佳骨矿物质积累和心理社会支持非常必要，常使用肌内注射睾酮酯。患有 PAIS 的男性患者可能需要超生理剂量的睾酮才能达到最佳效果 [2]。

对于所有性别不明确的 46, XY 核型女性患者，建议尽早进行睾丸切除。然而，很少有患者能在出生后前 2 个月完成手术。在严重男性化的情况下（Prader Ⅲ～Ⅴ级）可考虑进行阴蒂成形手术。手术应与泌尿生殖窦修补术同时进行。阴蒂手术应保留勃起功能和阴蒂的神经支配。早期分离阴道和尿道的依据是美国儿科学会的生殖器手术时机指南 [203]，雌激素可使婴儿早期获益，应避免通过输卵管连接尿道和腹膜所引起的潜在并发症。通常，手术重塑需要在青春期再次进行。青春期前不主张进行阴道扩张术 [2]。青春期发育和月经需要激素替代治疗诱发。孕激素通常是在出现突破性出血后或在雌激素治疗 1～2 年内加入。对于子宫缺如的患者，增加孕酮不能使患者获益。

7. 多畸形综合征患者　在伴有多发畸形的 DSD 患者中，DSD 的处理可能不是最主要的问题。观察到其他畸形病变的发生可能有助于明确生殖器的发病机制。如前所述，解剖和生化特征筛查是第一步

检测。46, XY 患者持续性男性化不足（即小阴茎、尿道下裂、阴囊裂、隐睾症）的存在表明睾丸发育不全是畸形综合征的一部分。低睾酮、AMH 及高水平的促性腺激素，可以帮助诊断。当发现生殖器官结构不一致时（如孤立性尿道下裂），应考虑性腺功能不全。在这些病例中睾酮、AMH 和促性腺激素水平通常正常。

在肾盂或肛门生殖区畸形的患者中，因为性腺组织通常不受影响，激素测定可以辅助确定性腺性别。

（二）生殖器性别不明确的患者

1. 没有可触及性腺的男性外生殖器患者　对于有男性生殖器但无法触及性腺的新生儿，最有可能的诊断是先天性隐睾。事实上，导致阴囊或腹股沟区域空虚的新生儿仅有 0.4%～0.6% 是 46, XY 核型性腺发育不良 [204]。如果睾酮和抑制素 B 与年龄匹配，应考虑 AMH 基因突变（无法检测到 AMH）或 AMH 抵抗（正常或高 AMH）引起的 PMD。如果血清 AMH 检测不到、雄激素水平极低、促性腺激素水平升高，则可能是睾丸完全退化所致。如果阴茎大小和阴囊发育正常，则睾丸退化发生于胎儿晚期发生。此外，应考虑围产期睾丸扭转的可能。如果观察到小阴茎和扁平阴囊，睾丸退化可能发生在妊娠早期（妊娠中期晚期至晚期）。更罕见的情况是 46, XX 核型患者的完全男性化，病因可能是 CAH 的严重芳香化酶缺乏及其他雄激素过量综合征（图 119-3D）。通过 17OH- 孕酮筛查，很容易排除 CAH 诊断。核型和性腺激素的测定可以排除其他可能的鉴别诊断。在 46, XX 核型的 17OH- 孕酮正常且有孕期母亲男性化病史的患者中，雄激素和促性腺激素水平升高提示芳香化酶缺乏，若患者呈现女性激素水平，则提示存在其他雄激素来源。如果没有母系男性化史，且新生儿有男性范围的雄激素和 AMH，则应考虑 XX 核型隐睾的诊断。

2. 女性生殖器外观

（1）女性范围睾酮伴无法检测 AMH：性腺发育不全。出了产前已经确认核型（46, XY 或 Y 染色体镶嵌）与生殖性别不一致的患者，一般而言，女性生殖器正常且无其他特殊表现的新生儿一般不会

在出生后即转诊至儿科内分泌科专科。患者血清 AMH 不可测，伴雄激素处于女性范围的，提示原发性促性腺激素功能低下型性腺功能减退症由单纯性腺发育不全引起（图 119-3A）。促性腺激素升高的患者应切除痕迹样性腺，以避免进展为肿瘤。患者阴道、子宫和输卵管通常正常。如前所述，患者在青春期时需要使用雌激素和孕激素替代治疗。

(2) 女性范围睾酮，男性范围 AMH：严重的孤立性胎儿雄激素低下。这种严重的孤立性雄激素低下可由间质细胞再生障碍、星形细胞 $P_{450}scc$ 严重缺陷引起（图 119-3B）。由于过多的雄激素前体可以促进轻度男性化，其他的甾体激素生成缺陷一般不导致女性生殖器表型。这类患者需评估肾上腺功能。如果基础 ACTH 和 PRA 升高，伴低 Na^+ 和高 K^+，则可能是 StAR 或 $P_{450}scc$ 缺乏引起。短期 ACTH 兴奋试验（静脉注射 0.25mg 促肾上腺皮质激素，注射前和注射后 60min 采血测量肾上腺皮质激素）可以确诊。肾上腺功能不全应按标准指南治疗。如果肾上腺功能正常，睾酮在女性范围内，但 LH 升高、AMH 在男性范围内，则应考虑 LH/hCG 受体突变导致的间质细胞再生障碍。此时并不需要进行 hCG 兴奋试验。这些患者子宫缺如、阴道较短。目前没有证据表明患者存在肿瘤进展的风险，但患者的性腺不产生类固醇激素，可能会引起青春期启动。因此，应切除性腺并从青春期开始给予雌激素替代治疗。

(3) 雄性范围睾酮和 AMH：完全雄激素不敏感。如果一个没有男性化表现的女孩的睾酮和 AMH 都在男性范围内，CAIS 是唯一可能的诊断（图 119-3C）。患者通常在腹股沟区可以触诊性腺。进行性腺切除的年龄选择目前缺少共识。青春期之前患者一般不发生恶性肿瘤，且青春期时患者可以自发产生睾丸激素和雌激素芳构化反应，并导致乳房发育，所以一些专家倾向于在青春期发育充分之前保留性腺。但在选择青春期后手术应考虑到疝和睾丸存在相关的心理问题[2]。

（三）社会心理

高雄激素水平在胎儿期和出生后直到性腺去除之前，对中枢神经系统的影响一直是女性 DSD 患者管理中的一个焦点问题。缺乏足够的雄激素作用也是影响 DSD 患者男性性别选择应考虑的问题。但遗憾的是，目前缺少经充分设计的研究观察性激素对大脑的实际影响（见第 124 章）。在啮齿类动物大脑的不同区域有明显的性别差异，但啮齿类动物的大脑解剖结构和性别行为之间没有发现直接关系，在行为受到重大社会影响的人类也没有相应的证据。

针对患者应考虑三个方面：①性别角色或行为，定义为一个人在社会上与性别相关的行为（例如，玩汽车是男性的性别行为，玩玩偶是女性行为）；②性别认同是指一个人作为男性或女性的自我表征；③性取向是指性兴趣方向（即是否被同性或异性所吸引）。

大多数设计充分的研究主要针对 46, XX CAH 患者和 46, XY 患者，这些患者患有 AIS、5α- 还原酶或 17β-HSD 缺陷或意外阴茎切除。在性行为方面，雄激素印记对 46, XX CAH 患者有明显的影响：43% 的 CAH 女孩和 74% 的对照组 XY 男孩喜爱男孩的玩具（如汽车），普通 XX 女孩中仅有 4% 有这种表现[205]。然而，性别认同受影响较小，46, XX CAH 患者中 > 90% 和 46, XY CAIS 患者中 100% 的女性具有性别特征。当被问到是否渴望成为一个男孩时，对照组 XX 和 CAH 组女孩的差别很小：CAH 组女孩组为 28%，对照组女孩组为 17%。

另外，在 5α- 还原酶或 17β-HSD 缺乏相对频繁的组别中，如果在青春期前保留性腺，46, XY 的女性患者往往会选择男性社会性别。

即使已经排除了性别认同、性经验、健康相关问题和情绪困扰之后，性别分配的问题仍备受争议。大多数患者对他们被分配的性别感到满意，但有相当一部分人选择了性别转换[166]。

第 120 章　性成熟与青春期的内分泌学
Endocrinology of Sexual Maturation and Puberty*

Courtney Anne Finlayson　　Dennis M. Styne　　J. Larry Jameson　著

李　晶　王　广　译

> **要　点**
> - 青春期是激素和生理变化的复杂相互作用，导致性成熟和生殖能力产生。
> - 通过对编码神经递质、激素和受体大量基因的鉴定，明确了调节青春期启动途径，这些基因最终激活了 GnRH 脉冲分泌。
> - 青春期由 GnRH 神经元的重新激活开始，导致 GnRH 的脉冲分泌增加，进而导致 LH 和 FSH 的脉冲式分泌及性腺的成熟。
> - 肾上腺皮质激素与肾上腺雄激素生成有关，并先于耻骨发育，与阴部和腋毛生长有关。
> - 除了性成熟外，青春期还伴随着加速生长增长、骨矿化增加、睡眠模式改变、性格变化和社会关系的演变。
> - 青春期的生理阶段通常由 Tanner Ⅰ～Ⅴ阶段定义，两性标准不同。

性成熟是青春期前后的过程，由一系列复杂的内分泌和生理变化组成，这些变化将性发育不成熟的个体转变为具有生殖能力的性成熟个体。下丘脑和垂体释放神经内分泌激素，促性腺激素释放激素（GnRH）、促黄体激素（LH）和卵泡刺激素（FSH）。这些激素调节性类固醇激素的释放，从而导致性成熟。男孩主要的性激素是睾酮、二氢睾酮（DHT），以及肾上腺雄激素和雌二醇。女孩体内含有卵巢雌二醇、孕酮和肾上腺雄激素前体。调节青春期开始的途径目前仍然是内分泌学科的不解之谜，但最近一些新的激素和受体的发现为这一重要的生理过程提供了新的见解。在这一章，我们将回顾肾上腺轴肾的皮质醇和性激素分泌，及其对性腺内分泌生理学影响。此外，我们还将讨论生长、骨密度（BMD）、睡眠、大脑发育，以及伴随这些动态激素

事件的生理变化。这一章是理解性成熟延迟或早熟的疾病的基础。

一、性成熟的内分泌生理学

（一）下丘脑 – 垂体 – 性腺系统

下丘脑 GnRH 脉冲可以调节垂体促性腺激素、LH 和 FSH 的分泌。对成年男性和女性的连续多点血样研究表明，促性腺激素脉冲每 60～120min 出现一次，并随睡眠和性类固醇反馈而变化，在月经周期[1]中也存在节律调节（见第 116 章）。超敏促性腺激素检测表明，尽管 LH 和 FSH 在青春期前水平较低，但仍以脉冲方式分泌，提示体内存在持续性促性腺激素释放激素分泌[2, 3]。这种青春期前下

---

*. 本章主要为儿童内分泌相关内容。

丘脑 - 垂体 - 性腺系统受到负反馈和 γ- 氨基丁酸（GABA）调控。青春期前女孩的平均 LH 血浆浓度为 0.026U/L，男孩为 0.025U/L，青春期前女孩的平均 FSH 浓度为 1.9U/L，男孩为 0.73U/L[4]。在青春期前的女孩中，激素水平增加了约 20 倍，LH 达到 1.1U/L，而 FSH 为 34U/L；男孩青春期前，LH 值为 0.13U/L，FSH 值为 6.5U/L，增长了 5～10 倍。青春期前促性腺激素在没有性腺反馈的情况下升高，但这时 LH 和 FSH 的血液浓度并没有增加到性成熟男性和女性的水平，提示性腺激素和多肽不完全是青春期前促性腺激素水平低下的原因；下丘脑固有的调节系统也存在一定的作用[5]。促性腺激素在胎儿发育期间和出生后的头几个月均有所增加[6]。男性新生儿和产后（婴儿期的小青春期）促性腺激素的激增导致睾酮和 DHT 的增加，这对促进外生殖器的男性化很重要（见第 118 章）。促性腺激素在儿童早期升高并随后受到抑制，这一现象为青春期促性腺激素的主动神经控制理论提供了证据。图 120-1 总结了这些激素事件和一些可能的调节步骤。

青春期发展过程中，LH 的脉冲频率几乎没有变化。但每次脉冲中分泌的激素量及振幅都会显著增加[8]，表明黄体生成素的性成熟变化由特定的激素量 / 振幅依赖性机制构成。由于 FSH 的代谢清除率比 LH 慢得多，因此很难具体确定 FSH 的脉冲特性。GnRH 诱导 LH 和 FSH 的释放，研究提示 LH 和 FSH 的分泌爆发在所有年龄段同时发生。在长期观察研究中，男孩高脉冲幅度峰值的百分比随着青春期进展每一阶段均稳步增加[9]（图 120-2）。

青春期早期，LH 在夜间增加，提示睡眠相关的调节机制激活或解除 GnRH 释放抑制的途径。青春期结束时，LH/FSH 节律没有昼夜差异[8, 9]。这提示 GnRH 脉冲的夜间节律特点是发育阶段中一个特异性阶段。神经性厌食症患者发展为促性腺激素功能减退症，但随后体重增加，夜间促性腺激素的增加预示其生殖轴的恢复[10]。这些患者在厌食期间促性腺激素恢复到儿童分泌模式，营养改善后可重新激活青春期促性腺激素轴。青春期平均 LH 和 FSH 浓度的升高刺激卵巢分泌雌二醇，刺激睾丸分泌睾酮。而这些类固醇激素可以刺激第二性征发育。

除了 LH、FSH 和性激素浓度变化外，青春期性腺抑制素 A 和 B 的分泌也发生了变化。抑制素和激活素的化学和功能在第 117 章中已分别描述。正如婴儿期和儿童期的 FSH 浓度存在性别差异，女孩的平均 FSH 浓度高于男孩，特别是在青春期第二至第四阶段[11]。抑制素由睾丸的支持细胞和卵巢的颗粒 / 卵泡膜细胞产生的（见后文）。抑制素 B 是男性生理学上的重要调控物[12]。在男性，抑制素 B 的血清水平在婴儿期升高，在 18～24 月龄时受到抑制。青春期，抑制素 B 水平再次升高，抑制素 B 的升高最初与睾丸激素升高有关。在青春期中期，抑制素 B 水平趋于稳定并由于对 FSH 负反馈调控，FSH 水平呈负相关。在女孩中，抑制素 A 和 B 在婴儿期升高，其后抑制素 A 下降到一个无法测量的低水平，直到青春期的 Tanner Ⅲ期再次上升。抑制素 B 在女性婴儿期后仍然可以检测，并在青春期开始前缓慢上升[13]。卵巢的抑制素随月经周期变化[14]。抑制素 B 在卵泡期增加，而抑制素 A 在黄体期增加。抑制素 B 是女性卵巢储备功能的一个指标，可反映原始卵泡库[15]，同时，它也可以作为男性性腺功能障碍的标志物[16]。

（二）促性腺激素释放激素

控制青春期开始的生理机制一直是内分泌学中尚未解决的重要问题。如前所述，青春期的开始，更准确地应描述为生殖轴的重新激活，包括相关激素的刺激和释放抑制过程。对遗传性疾病的研究为理解控制青春期的调控机制提供了重要线索[17, 18]。以下区域的突变均有报道：①控制 GnRH 产

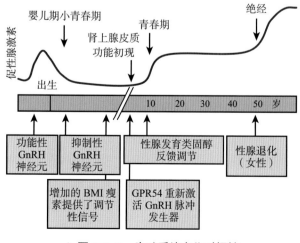

▲ 图 120-1　生殖系统变化时间轴

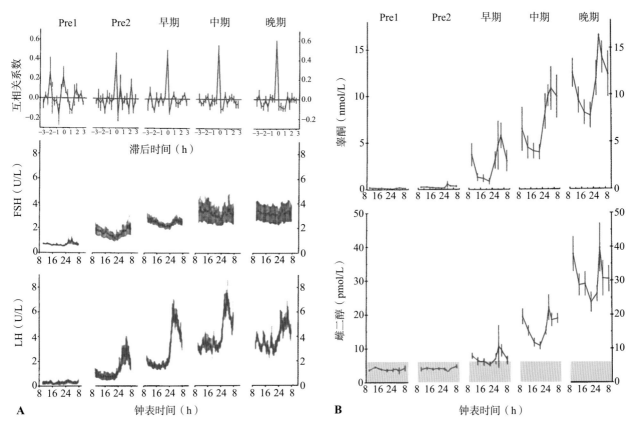

▲ 图 120-2 **A. 在整个青春期监测的 12 名男孩中，每 20 分钟测量 1 次促黄体生成素（LH）和卵泡刺激素（FSH）持续 24h。***Pre 1* 和 *Pre 2* 表示两个青春期前的时间段。*Pre 1* 的睾丸体积为 1 ～ 2ml；*Pre 2* 的睾丸体积为 2ml。早期、中期和晚期指青春期早期、中期和晚期。**B. 12 名受试者 24h 血睾酮和雌二醇的平均值**

引自 Albertsson-Wikland K, Rosberg S, Lawering B, et al. Twenty-four-hour profiles of luteinizing hormone, follicle-stimulating hormone, testosterone, and estradiol levels: A semilongitudinal study throughout puberty in healthy boys. *J Clin Endocrinol Metab*., 1997; 82: 541-549. 美国内分泌学会版权所有

生神经元（*KAL1*、*FGFR1*、*KISS1R*、*NELF*、*PROK2*、*PROKR2*）的发育或功能区；②调节腹内侧下丘脑和垂体（*SF1*、*DAX1*、*HESX1*、*LHX3*、*SOX2* 或 *PROP1*）正常发育的转录因子区；③直接影响 GnRH 产生和作用的基因（*GNRH1* 和 *GNRHR*）；④垂体促性腺激素细胞（*LHβ* 或 *FSHβ*、*SF1*、*DAX1*）产生促性腺激素的区域。影响下丘脑 GnRH 分泌调节（*LEP*，*LEPR*）的基因也可导致遗传性性腺功能低下。因此，每一步都是促性腺激素释放激素刺激是必需的。然而，没有证据表明这些基因表达或调节的变化是青春期激活的最终关键调控步骤。

Kisspeptin 和神经激肽 B（NKB）是是青春期启动的神经肽。kisspeptin 由 *Kiss1* 编码并与 GPR54 受体结合，其作用自 2005 年前后逐渐被阐明。*GPR54* 是在对无嗅觉障碍或其他与 Kallmann 综合征相关的特发性性腺功能低下症受试者的连锁研究中发现

的 [19, 20]。*GPR54* 编码了 G 蛋白耦联受体结合 kisspeptin，这是一种在下丘脑神经元和 GnRH 神经元表达的蛋白质 [21]。对小鼠的 GPR54 受体进行敲除会导致促性腺激素缺乏和不能进行第二性征成熟 [20]。*Gpr54* 基因敲除小鼠具有正常的 GnRH 产生神经元，并对外源性 GnRH 反应性产生垂体促性腺激素，提示垂体功能正常，基因敲除小鼠表现为调节 GnRH 释放的上游通路缺陷。kisspeptin 可刺激小鼠 [22] 和青春期前灵长类动物的 GnRH 分泌 [23]。在青春期开始时，Kiss1 的表达增加，外源性 Kiss1 可以将啮齿类动物的青春期提前。整合青春期的其他生理事件也很重要。与 kisspeptin 一样，编码 *NKB*（或 *TACR3* 的其受体）的 *TAC3*（啮齿类动物中为 *Tac2*）功能缺失突变可导致性腺功能减退，表型类似于 KISS1 失活 [24]。在青春期前 *Tac2/TACR3* 的产生也增加 [24]。目前认为 NKB 作用于 kisspeptin 上游并在弓状核内控制

kisspeptin 的释放过程。

在 15 个家系研究中发现，15/32 个个体的 *MKRN3* 基因突变可导致了中枢性早熟[25]。在青春期前小鼠的弓状核中，*Mkrn3* 的 mRNA 水平很高，在青春期前迅速降低，并在青春期后则保持较低水平。这是一个表明 *MKRN3* 可能参与导致青春期启动的抑制解除的强有力证据[24]。

Lin28a 突变可导致性早熟和月经初潮出现。Lin28a 影响青春期的具体机制目前尚不清楚，其在青春期发病中的潜在作用也尚未阐明[26]。

能量平衡是调节青春期开始的最重要的生理因素之一。这种能量状态的指标，如瘦素和 ghrelin，已经被证明可以影响促性腺激素的分泌。瘦素信号可以确认进入生殖期之前机体脂肪充足[27]。瘦素缺乏的患者进行瘦素替代后，促性腺激素分泌启动或恢复[27]。重组瘦素可以恢复伴有神经性厌食症的下丘脑闭经妇女的促性腺激素分泌[28]。瘦素既往被认为是刺激青春期的始动因素，曾有一项对 9 名男孩的小规模研究显示，瘦素在青春期开始前存在一个小的峰值[29]，但更多更大规模的纵向研究表明，在青春期之前，瘦素水平缓慢而稳定地上升[30]。因此，瘦素的作用似乎更多地是一种允许作用，而不是青春期的触发因素。生长激素（GH）促泌激素受体的配体 Ghrelin 也在感知了机体能量状态，这种影响在两性之间有所不同。Ghrelin 在食物缺乏时分泌。低剂量 ghrelin 处理青春期前雄性大鼠后可诱导血清 LH 和睾酮水平下降，青春期延迟。对于女性而言，需要更高剂量的药物和更长时间的刺激来降低或延缓青春期[32, 33]。这些数据表明，性别差异可增加了青春期启动时间确认的复杂性。然而，这些发现尚未在灵长类动物身上证实，目前很难预测儿童是否存在类似的生理现象。

睡眠是调节青春期的另一个生理因素。夜间 GnRH 激增或快速眼动睡眠期间其分泌抑制的解除提示青春期启动与昼夜节律调节有关。因此发出青春期开始是多种信号共同作用的结果；关键步骤包括 GPR54 激活、能量平衡及激活 GnRH 脉冲式释放。基因、促性腺激素和能量平衡的相互作用如图 120-3 所示。系统生物学研究旨阐明抑制性和刺激性神经元即胶质细胞中的复杂通路，并将之与目前对青春期开始的触发因素的理论结合[34]。

（三）肾上腺功能初现

人类肾上腺皮质分泌糖皮质激素、盐皮质激素和雄激素前体三类类固醇激素。雄激素前体主要是脱氢表雄酮（DHEA）、硫酸脱氢雄酮（DHEAS）和雄烯二酮。这些类固醇本身不结合雄激素受体。雄激素的效力来源于外周组织（如皮肤、毛囊和肝脏）将前体物质转化为强效雄激素睾酮和 DHT。

在发育过程中，人类肾上腺由胎儿区和成人区组成[35]。先天性 X 连锁肾上腺发育不全（AHC）患者由于孤儿核受体 DAX1 的突变而导致因成年人区形成不能而导致肾上腺功能不全[36]。由于 3β- 羟

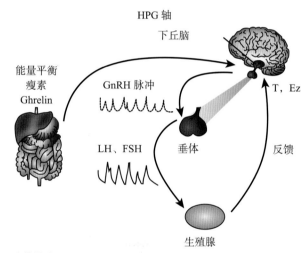

遗传影响：
- GnRH 神经元迁移：KAL1、FGFR-1、NELF、PROK2、PROKR3
- 下丘脑和垂体发育：SF-1、DAX1、HESX1、LHX3、PROP1
- GnRH 合成和释放：GPR54、LEP、LEPR、SF1、DAX1、GNRH1
- GnRH 作用：GNRHR
- 促性腺激素合成：LHB、FSHB、SF1、DAX1

▲ 图 120-3　青春期开始的触发因素

与青春期开始有关的基因在其调控的主要步骤下。*KAL1.* Kallmann 综合征基因 1（编码 anosmin 1）；FGFR1. 成纤维细胞生长因子受体 1；NELF. 嗅胚胎促黄体生成激素释放激素因子；PROK2. 促动素 2；PROKR2. PROP 受体 2；SF1. 类固醇生成因子 1（也称为 *FTZF1* 或 *NR5A1*）；DAX1. 剂量敏感的性逆转先天性肾上腺发育不全（AHC）关键区域 X 染色体 1（也叫 *NROB1*）；HESX1. 在 ES 细胞 1 中表达的同源盒，同源域转录因子；LHX3. LIM/ 同源框蛋白；PROP1. Pit1 感知信号；GPR54. G 蛋白受体 54；LEP. 瘦素；LEPR. 瘦素受体；GNRHR. 促性腺激素释放激素（GnRH）受体；LHB. 促黄体生成激素 β（LH-β）；FSHB. 卵泡刺激素 β（FSH-β）。下丘脑 - 垂体 - 性腺（HPG）轴：丘脑下部的 GnRH 脉冲刺激垂体 LH 和 FSH 脉冲，作用于性腺，刺激配子发生和性类固醇（T. 睾丸酮；Ez. 雌二醇），反馈调节下丘脑和垂体。瘦素和 ghrelin 对下丘脑和垂体的影响提示能量平衡的影响

甾体脱氢酶（3β-HSD）低表达造成胎儿区分泌大量 DHEA。胎儿区通常在婴儿早期退化，成人区可以形成特征性的网状带、束状带和肾小球带。在青少年和成年后 DHEAS 主要由网状带合成[37]。

　　肾上腺皮质激素，主要是肾上腺雄激素（主要是 DHEA）和雄烯二酮的增加在很大程度上独立于性成熟的过程，但有一定的时间相关性。青春期时血液中肾上腺雄激素水平升高证实了这一点[38]。阴毛初现主要指阴毛和腋毛生长增加，容易与肾上腺功能初现混淆[39]。女孩比男孩更常发生青春期前的阴毛初现，是由肾上腺早熟引起的，是肾上腺 DHEA 分泌早期增加的结果。肾上腺功能初现通常发生在 6 岁左右。20 世纪 40 年代早期发表的关于 17- 酮甾体排泄的研究表明，在大约 6 岁时，17- 酮甾体排泄量开始增加，并在 20—21 岁时稳定上升至成年值[40-41]。这些观察结果已有血清甾体检测证据支持（图 120-4）。

　　调节肾上腺皮质激素的因素目前仍未完全阐明。促肾上腺皮质激素（ACTH）是肾上腺雄激素和糖皮质激素分泌的重要调节因子。在 ACTH 受体突变和 ACTH 缺乏的患者中出现肾上腺皮质激素缺乏[42]。ACTH 控制肾上腺雄激素与皮质醇分泌的相对效力要低大约 1000 倍[43]。在肾上腺功能初现发生时，ACTH 水平并没有上升，这表明其他因素也参与了肾上腺功能初的调控。皮质醇释放激素（CRH）和催乳素（PRL）有可能是参与调控的两个因素。外源性 CRH 可以导致人类 DHEA 水平升高。PRL 受体在肾上腺皮质存在表达，PRL 可以刺激大鼠下丘脑 CRH 的释放[42]。POUF1 缺乏可以表现为 GH、促甲状腺激素（TSH）和 PRL 的缺乏。POUF1 缺乏症患者则表现为肾上腺皮质激素缺乏或延迟，推测可能由 PRL 缺乏所致[42]。除了 ACTH、CRH 和 PRL 外，其他几种激素，包括雌激素、生长激素、促性腺激素、脂蛋白，以及一种假定的垂体激素，称为皮质雄激素刺激激素等，也可能改变肾上腺雄激素的分泌[43]。在特定的情况下，这些激素中的每一种都可能影响肾上腺雄激素的分泌，但没有任何一种激素是主要的调控因素。值得注意的是，雌激素治疗青春期前和青春期前性腺发育不全的女孩时通常导致腋毛和阴毛的发育，并诱导雌激素效应，但这些儿童血清 DHEA 和 DHEAS 没有明

显变化[44,45]。雌酮和雌二醇是 3β- 羟甾体脱氢酶的抑制剂。因此推测，雌激素可以直接或间接改变肾上腺类固醇激素的生成，进而影响肾上腺功能初现的发生。

　　尽管调节肾上腺功能初现的因素仍不确定，但肾上腺功能初现时可以观察到肾上腺细胞结构及其特定的酶途径的改变，都在肾上腺雄激素产生的变化。CYP11A、CYP17 和 SULT2A1 的活性在网状带中都很丰富，可以导致产生 DHEAS 等激素合成[39]。此外，辅助因子蛋白（如细胞色素 b5）的表达可以促进 CYP17 的 17,20- 裂解酶活性并导致 DHEAS 合成增加。

　　肾上腺功能初现的时间和强度异常可能与出生体重、胰岛素抵抗和多囊卵巢综合征（PCOS）有关[46,47]。在小于胎龄的婴儿中，肾上腺功能初现的风险增加[48]。患有肾上腺功能初现的女孩往往有更高的代谢疾病，尤其是胰岛素抵抗和血脂异常，这些儿童出生时身高和体重也往往更大[49]。她们成年后患多囊卵巢综合征的风险也会增加[50]。

（四）性成熟过程中骨密度的变化

　　采用双能量 X 射线吸收法对 403 名荷兰白人儿童的骨密度进行了评估，并将其与青春期阶段、脂肪质量和瘦组织质量的数据进行了相关分析[51]。在所有年龄段，女孩的体脂百分比都高于男孩，在青春期阶段女孩的体脂百分比增加。相比之下，第

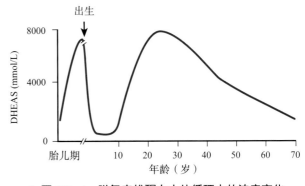

▲ 图 120-4　脱氢表雄酮在人体循环中的浓度变化

DHEAS 浓度在足月时达到峰值，出生后迅速下降。在大约 6 岁时，DHEAS 浓度再次升高（肾上腺皮质激素），并在成年早期达到峰值，随后在肾上腺皮质功能初现过程中下降［引自 Auchus RJ, Rainey WE. Adrenarche: Physiology, biochemistry, and human disease. *Clin Endocrinol (Oxf)*. 2004;60:288-296.］

四阶段男孩的体脂含量低于第三阶段。无论男女，Tanner 分期均与 BMD 呈正相关且与女孩体脂百分比正相关。在一项对 295 名女孩和 205 名男孩的单独研究中，男女脊柱骨密度与钙摄入量、青春期阶段和体育活动呈正相关[52]。女孩的 Tanner 分期和男孩的体重是决定骨密度的主要因素。在一项对 68 名男性和 72 名女性进行的纵向研究中，超过 35% 的全身骨矿物质和 27% 的股骨颈骨矿物质在青少年时期（4 岁）时直线生长峰值时形成[53]。这部分骨量相当于大多数成年人在其余生中损失的骨矿物量。一项关于峰值生长速度和峰值骨矿物质含量（BMC）形成速度的前瞻性研究中，男孩的峰值 BMC 在达到峰值速度后 1.2 年达到峰值，女孩为 1.6 年[54]。在峰值 BMC 速度之前或之后 3 年内，男孩的 BMC 始终高于女孩，这种性别差异在整个青春期稳步增加，这与女孩比男孩更易发生骨折的现象一致。BMC 达到峰值时，骨内钙的累积量约为 500mg/d。青春期持续时间与骨密度峰值成反比。青春期开始较早的儿童，无论青春期持续时间长短，峰值骨量较高[55]。虽然峰值骨密度明显受青春期时间的影响，但其他多种因素，包括遗传、负重活动、膳食钙和维生素 D 及体重也起着重要作用[56]。

总的来说，两性 BMD 在青春期都会增加。在这几年中骨矿物质的增加率非常高，要达到最佳的峰值骨密度则需要在青春期每天摄入超过 1g 的钙。人类和动物模型研究表明，雌激素是导致骨密度增加的关键介质。雌激素由男孩体内睾酮芳香化形成的，女孩则直接由卵巢分泌。

（五）生长激素和胰岛素样物质的变化性成熟期生长因子 1

生长的动力学和紊乱在其他章节中讨论（见第 23 章），这里不再赘述。然而，青春期发生的雌二醇的变化会导致身高加速生长，性成熟期间 IGF-1 和 GH 分泌增加[57-61]。青春期前儿童的年平均生长速度约为 6cm。这种速度在女性中，约 11 岁时增加，平均在 12 岁达到峰值（Tanner 2～3 期），之后下降。男孩的生长速度增长较晚，大约 13 岁开始，14 岁左右达到高峰（Tanner 阶段 3～4）[58]（图 120-5）。IGF-1 的变化与生长速度的变化平行，如图 120-6 所示，青春期前儿童和青春期早期 GH 的

平均 24h 浓度为 5～7μg/L，在青春期中后期显著增加至 13～15μg/L[59]。GH 的这些变化，在雄性和雌性中，雌二醇水平的增加导致了 IGF-1 和生长速度的显著青春期变化[60]。青春期期间 LH 和 FSH 的变化也是如此，平均 GH 浓度的增加主要是由于脉冲幅度的增加和 GH 含量的第二次激增，而并不受到脉冲频率变化的影响[59, 61]。

（六）性成熟过程中睡眠和大脑发育的变化

青少年比年幼的孩子睡眠时间短，以前这曾被认为是青少年的行为结果。但现的研究提示，睡眠调节在性成熟过程中会发生变化。青少年期非快速眼动睡眠的脑电 δ 波明显下降。在这段时间里，青少年的睡眠模式发生了显著的变化，青春期阶段与睡眠循环期的变化相关[62]。随着进入青春期，褪黑激素的分泌节律推迟[63]。这一时期的青少年不管总体睡眠时间如何，都可能出现明显的白天嗜睡，这与 NREM 睡眠时间的减少相关[62]。此外，更成熟的青少年睡眠潜伏期的开始较晚[64]。这些与年龄有

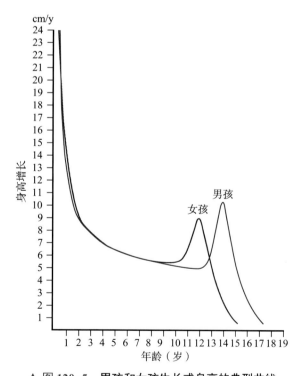

▲ 图 120-5　男孩和女孩生长或身高的典型曲线

这些曲线代表典型男孩和女孩在特定时刻的生长速度（引自 Tanner JM, Whitehouse RH, Takaishi M. Standards from birth to maturity for height, weight, height velocity, and weight velocity: British children, 1995. *Arch Dis Child.* 1966;41:454.）

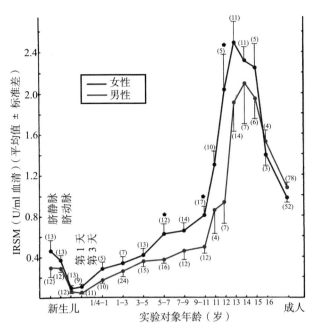

▲ 图 120-6　正常男女新生儿、不同年龄儿童和成人的生长激素［胰岛素样生长因子 1（IGF-1）］水平的比较

在分娩时（CAS 和 CVS）以及出生后 1 天和 3 天再次采集血清。每组受试者的数量在括号中标明。星号表明，通过单向方差分析（$P < 0.001$）和 Duncan 多程检验（$P < 0.05$），每个年龄组的男性和女性血清中免疫反应性生长激素的平均水平存在显著差异。IRSM. 免疫反应性生长调节素（引自 Bala RM, Lapatka J, Leung A, et al. Serum immunoreactive somatomedin levels in normal adults, pregnant women at term, children at various ages, and children with constitutionally delayed growth, *J Clin Endocrinol Metab*. 1981;52:508–512. 美国内分泌学会版权所有。）

关的睡眠变化的原因和意义仍未阐明，但它们与青春期注意力和大脑发育有关。

儿童与成人在认知和行为能力上存在着相当大的差异，这种变化大多发生在青春期。对青春期发育过程的研究进展主要集中在额叶皮层，尤其是执行功能方面。执行功能的各个方面或控制、协调思想和行为的能力[65]，在青春期得到发展。研究表明，诸如涉及眼球运动能力和解决问题能力等在青春期改善[65]，但青春期情绪反应时间减少，青春期后略改善[66]。负责情绪行为前规划和调节控制的前额叶皮层发育可能持续到 20—25 岁[67]。

结构上，大脑在青春期经历了两个主要的变化。首先，髓鞘继续在额叶皮质发育；第二，前额叶皮层的突触发生和突触消除和重塑。这些变化导致额叶皮层神经信息传输速度加快、突触回路效率提高[65]。有人提出，青春期 NREM 睡眠变化与突触

接触重组有关，可导致认知功能的巨大变化[62]。青少年脑白质在儿童期和青春期呈线性增加[65, 68]。灰质呈非线性变化。在青春期开始时，额叶灰质体积达到峰值，然后在青春期达到高峰，随后下降[65, 68]。男女在大脑发育方面存在显著差异。男孩额叶下回的灰质体积更大，皮质灰质总量也更大[69]。造成这些性别差异的原因尚不清楚，但可能与性激素水平不同有关。通过神经解剖学变化解释青少年的认知和行为模式非常困难的。未来的研究，如功能性磁共振成像，可能会揭示青春期行为、认知和大脑发育变化的原因和意义。

二、青春期的时间和节律

正如引发青春期的机制是多因素的，青春期开始的时间也受多因素影响。青春期如何启动仍然是内分泌领域的一个未解之谜，包括遗传、能量平衡、内在因素、压力和环境刺激等对其均有影响。人群研究提示遗传因素对青春期时间具有强烈影响[70]。约 75% 的月经初潮变异可归因于遗传因素，25% 归因于家庭、种族等环境因素[71]。基因很可能影响遗传变异。全基因组连锁扫描显示 22q13 区与 22q11 和 11q23 可能有很强的连锁关系[72]。胰岛素样生长因子 1 基因的多态性与青春期的可变时间有关[73]，有研究提示 CYP17[74] 与青春期时间也有关联。包括宫内环境、营养状况、昼夜节律变化和其他环境因素似乎可以影响青春期的发生，但其影响通常很难阐明[75]。对于胎龄较小的婴儿，随着随后的快速追赶生长，他们的青春期提前[76]。对于胎龄较小但出生后快速增长的肥胖女孩，青春期早现的可能性较高，但是肥胖对男孩青春期的影响尚不清楚。一些证据提示肥胖男孩青春期发育也可能提前[77]。植物性雌激素接触可能与青春期提前有关，但尚无定论[76]。化学性内分泌干扰物可以影响青春期的时间。大量接触多溴联苯（PBB）的人群中这一理论得到证实。在接触 PBB 的啮齿类雌性动物中，其第二代和第三代仍出现早期青春期提前，提示环境化学内分泌干扰无的影响可以跨代，而不是仅仅对最初接触的实验动物产生影响。其表观遗传机制可能与这些跨代效应有关。邻苯二甲酸盐、双酚和杀虫剂的作用目前尚不清楚，但它们也可能对

青春期发育具有一定的影响[76]。大量的 EDC 接触可以影响青春期的时间，但在人类发育的关键阶段，每天少量接触 EDC 的影响很难得到证明[30]。青春期时间的改变将在第 121 章和第 122 章中进一步讨论。青春期开始的时间比初潮的时间变化更大。青春期有一种生理补偿机制，即 9 岁开始青春期的女孩平均出现初潮的时间为青春期启动后 2.7 年，而 13 岁开始青春期的女孩平均到初潮时间为 0.7 年[78]。

在过去 100 年中，性成熟时间发生着变化[75]。1850—1950 年，发达国家青年的平均初潮年龄每 10 年减少 3~4 个月。大多数研究人员认为，营养状况的改善是导致这些变化的主要原因[79]。然而，如图 120-7 所示，各民族之间，甚至在一个确定的人群中，初潮年龄也存在相当大的差异。在美国，非裔美国女孩的初潮年龄明显早于非西班牙裔白人和墨西哥裔美国女孩[80]。来自 Bogalusa 心脏纵向

研究的数据清楚地表明，1974—1994 年白人和非洲裔美国女孩的初潮年龄提前，但非裔美国女孩比白人女孩更早。然而，关于青春期其他方面的数据更为复杂，并不提示整体人群中现在的儿童青春期比 50 年前整体提前[81]。

随着肾上功能初现，肾上腺分泌雄激素前体，这些激素可以以非性腺激素依赖的形式刺激腋毛和阴毛的生长。这些前体雄激素是女孩体内雄激素的主要来源，但肾上腺雄激素前体只是男孩体内循环雄激素的一小部分（成人 < 5%）。因此，在男孩中，腋毛和阴毛的变化与睾丸大小的增加同步。青春期描述使用最广泛的系统是 Marshall 和 Tanner 分级[82, 83]，他们分析了英国儿童在性成熟过程中的照片。图 120-8 总结了儿童生长和青春期的相对时间。这些事件与促性腺激素诱导的性类固醇增强 GH 的分泌并最终导致骨骺闭合相关。

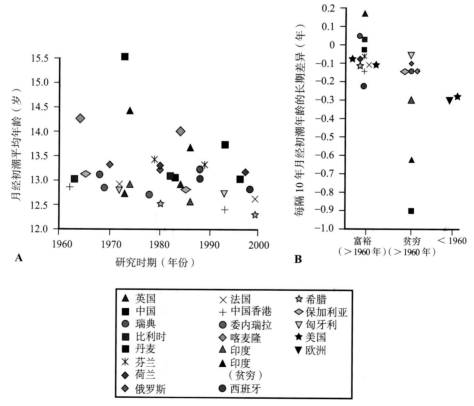

▲ 图 120-7　不同国家初潮平均年龄的近期趋势

A. 1960 年以后不同国家每隔 10 年获得的数据；B. 根据这些数据计算的月经初潮年龄的长期差异（引自 Parent AS, Teilmann G, Juul A, et al. The timing of normal puberty and the age limits of sexual precocity: Variations around the world, secular trends, and changes after migration, *Endocr Rev.* 2003;24:668-693.）

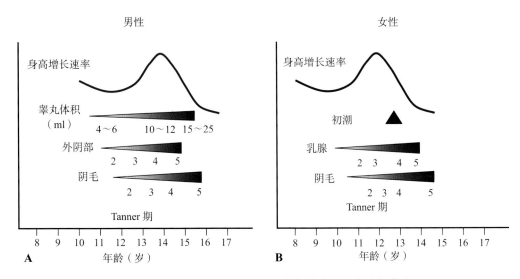

▲ 图 120-8 　（A）男性和（B）女性的生长和青春期节奏

引自 Dattani MT, Brook CGD. Adolescent medicine [see Chapter 8]. In Braunwald E, Fauci AS, Kasper DL, et al, editors. Harrison's *Principles of Internal Medicine*, 15th ed. *New York: McGrawHill*, 2001.

三、男孩青春期的生理变化

　　表 120-1 和图 120-9、图 120-10 总结了男孩生殖器和阴毛变化。睾丸激素浓度增加会引起许多其他器官的变化。睾酮本身及其代谢产物产生引起相应的变化。例如，雌二醇由脂肪、肌肉和肝脏中睾酮的外周芳香化产生的[84]。尽管在血液中的浓度比睾酮小得多，雌二醇是一种比睾酮更有效的 LH 和 FSH 分泌抑制剂。雌二醇是男性 LH 和 FSH 分泌的主要反馈调节分子[85]，同时作用于下丘脑和垂体水平。抗雌激素克罗米芬可以增加男性 LH 和 FSH 分泌。睾酮的芳香化发生在下丘脑和垂体组织时可能调节这些部位的 LH 和 FSH 分泌。如前所述，一些观察结果表明，无论男孩还是女孩，骨密度的变化都由雌二醇对骨骼的作用引起，雌激素受体突变降低了骨密度[86]。睾酮的另一种代谢产物是 DHT，它可以在外周组织和靶组织中产生。胚胎发生过程中，DHT 为生殖结节和泌尿生殖窦组织正常发育所必需。通过对睾丸激素或其代谢产物的反应，男孩身体的大部分组织会发生一系列变化。男孩喉部变大、声音变深、骨骼质量增加、肌肉力量增强、生长迅速、红细胞数量增加、皮肤变厚、会阴部和腋窝及面部毛发增多。在接下来的几年里，头发数量逐渐减少。神经系统中的睾丸激素或雌二醇可以刺激性欲和攻击性，进而改变行为。由睾酮引起的身体变化需要数年才能完全发育。例如，睾酮浓度在 15 岁左右达到成年水平，但其胡须分布通常 20—25 岁才能达到成人模式。

四、女孩青春期的生理变化

　　女性腋毛和阴毛的发育主要由肾上腺雄激素介导。卵巢分泌雌二醇会引起乳房发育、体脂沉积、阴道和子宫组织及其分泌物的变化并促进女孩青春期的生长和心理发育。Marshall 和 Tanner 制订了乳房发育（雌激素和孕酮效应）和阴毛发育（雄激素效应）的标准[82]。"乳房萌发"乳房萌发一词用于定义青春期乳房发育的开始。图 120-11 和图 120-12 显示了女孩乳房和阴毛发育的分期。表 120-2 和表 120-3 描述了这些变化及其通常发生的年龄。

　　卵巢可以分泌少量雄激素和雄激素前体，因此在正常女性中，阴毛发育是肾上腺和卵巢分泌的雄激素共同作用的结果。

　　造成女孩体格变化的直接原因是雌二醇浓度增加以及肾上腺和卵巢雄激素水平增加。卵巢中雌二醇主要来自卵子周围的颗粒细胞。这些卵泡群在月经初潮前呈闭锁状态。卵巢功能由 GnRH 脉冲变化导致的 LH 和 FSH 浓度增加所激活。青春期的持续时间（从青春期开始到初潮的时间）与年龄

表 120-1　男性性相关毛发分度

阶　段	描　述	出现年龄	
		平　均	范　围（95%CI）
1	青春期前；阴部的毫毛不比腹壁上的毫毛进一步发育（即没有阴毛）		
2	稀疏而略有色素绒毛状毛发，呈微卷曲状，主要出现在阴唇。浅色体毛的人群此阶段容易被忽略。部分研究使用了此分级，但综合其出现年龄，照片仅供参考	13.4*	11.2—15.6
3	毛发颜色更浓、更粗，卷曲明显，较稀疏地散布在耻骨交界处。这一阶段之后的阴毛在图中均清晰可见	13.9*	11.9—16.0
4	成人分型，但覆盖的面积仍然比大多数成年人小得多。大腿内侧表面无分布	14.4*	12.2—16.5
5	成人型分布，并呈典型女性化的倒三角形分布。大腿内侧表面可有毛发分布，一般在中线附近。在大约 80% 的男性中，阴毛的分布范围超出了三角形的范围，但一般在达到第五阶段之后还需要一段时间。这种更广泛的阴毛分布可以被分为"第六阶段"；这个阶段通常在 20 岁后完成	15.2*	13.0—17.3

*. 由于实验观测的误差，数值可能过高（引自 Marshall WA, Tanner JM. Variations in the pattern of pubertal changes in boys. Arch Dis Child. 1970;45:13–23, and Root AW, Reiter EO. Evaluation and management of the child with delayed pubertal development. *Fertil Steril.* 1976;27:745–755.）

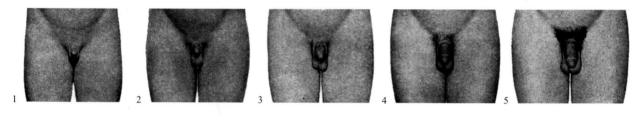

▲ 图 120-9　男孩生殖器变化评级标准

引自 Marshall WA, Tanner JM. Variations in pattern of pubertal changes in boys. *Arch Dis Child.* 1970;45:13.

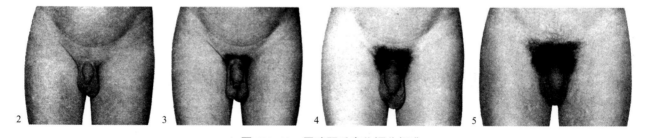

▲ 图 120-10　男孩阴毛变化评分标准

引自 Marshall WA, Tanner JM. Variations in pattern of pubertal changes in boys. *Arch Dis Child.* 1970;45:13.

有关[78]。一项对 163 名女孩进行了为期 10～17 年的随访研究发现，女性总体平均青春期持续时间为（1.96±0.06）年。9 岁、10 岁、11 岁、12 岁和 13 岁进入青春期的亚组中，女性青春期持续时间分别为（2.77±0.16）、（2.27±0.16）、（1.78±0.08）、（1.44±0.1）和（0.65±0.09）年。如前所述，这提示了月经初潮年龄在群体中保持相对稳定。

总之，青春期是一个过程，顺利完成青春期对于人类物种繁衍至关重要。它的启动通过一个复杂的交互的激素刺激和抑制过程完成，这一过程的机制目前尚未完全阐明。青春期发育包括生殖器的生理变化，以及生长、骨密度、睡眠和大脑发育的变化。肥胖和部分环境因素会影响青春期的时间，但这些影响的程度和具体作用还需要进一步研究。

致谢

作者感谢 William Odell 在之前的版本中对本章的贡献。

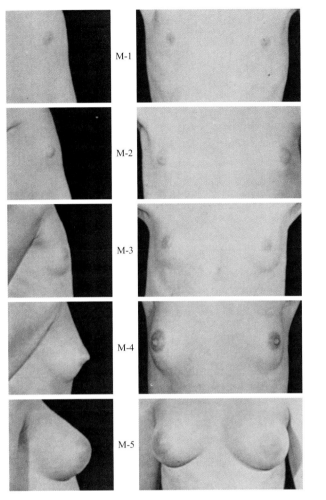

▲ 图 120-11 乳腺分期分级标准

数字是指青春期的第一阶段至第五阶段（引自 Marshall WA, Tanner JM. Variations in pattern of pubertal changes in girls. *Arch Dis Child*. 1969; 44:291.）

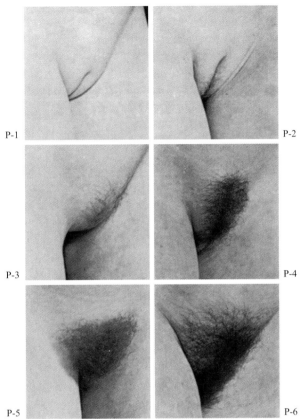

▲ 图 120-12 女孩阴毛评级标准

引自 Marshall WA, Tanner JM. Variations in pattern of pubertal changes in girls. *Arch Dis Child*. 1969;44:291.

表 120-2 女孩乳腺发育

阶 段	描 述	发生年龄（岁）	
		平 均	范围（95% CI）
1	青春期前；只有乳头隆起		
2	乳突期；乳突和乳突隆起成小丘；乳晕直径增大	11.2	9.0—13.3
3	乳房和乳晕进一步增大，轮廓没有分离	12.2	10.0—14.3
4	乳晕和乳突突出在乳房的水平面上形成一个次级丘	13.1	10.8—15.3
5	成熟期；只有乳突突出，因为乳晕退到乳房的一般轮廓	15.3	11.9—18.8

引自 Marshall WA, Tanner JM. Variations in pattern of pubertal changes in girls. Arch Dis Child. 1969;44:291-303, and Root AW, Reiter EO. Evaluation and management of the child with delayed pubertal development. *Fertil Steril*. 1976;27:745-755.

表 120-3　女孩阴毛的发育阶段

阶　段	描　述	发生年龄	
		平均值	区间范围（95%CI）
1	青春期前：阴阜上的毛发不超过前腹壁（即无阴毛）		
2	稀疏生长的略长、轻度色素沉着、直或稍微卷曲的绒毛出现，主要沿着阴唇分布。这个时期在照片上很难观察到，尤其是浅色毛发的个体。虽然这项研究中应用两步评分法，但被认为可靠性较低，并且研究对象的年龄几乎超过了第二阶段	11.7*	9.3—14.1*
3	阴毛明显颜色加深、变粗、更加卷曲，稀疏地分布在耻骨联合上。本阶段和下一个阶段可以清楚地在照片上被识别出来	12.4*	10.2—14.6
4	阴毛已是成人类型，但所覆盖的面积仍然比大多数成年人小得多。毛发尚没有蔓延到大腿内侧的表面	13.0*	10.8—15.1
5	阴毛数量和类型已经与成人相近，呈经典的倒三角女性模式分布，扩散至大腿内侧表面，但是不会超过腹白线，向上不会超过倒三角形的底部	14.4*	12.2—16.7

*. 由于实验中的误差，数值可能偏高（引自 Marshall WA, Tanner JM. Variations in pattern of pubertal changes in girls. Arch Dis Child. 1969;44:291–303, and Root AW, Reiter EO. Evaluation and management of the child with delayed pubertal development. *Fertil Steril.* 1976;27:745–755.）

第121章 性早熟
Precocious Puberty*

Nadine G. Haddad　Erica A. Eugster　著

吴　霞　闻　杰　译

> **要　点**
>
> ◆ 在评估儿童的青春期早期发育时，临床医生需要认识到青春期的正常时间，并能够区分病理性性早熟和正常变异。
>
> ◆ 乳房早发育和肾上腺早熟是性早熟的良性变异，与正常身高潜力和月经初潮有关。
>
> ◆ 根据性激素暴露的来源，病理性性早熟可分为中枢性性早熟和外周性性早熟。中枢性性早熟的治疗选择是 GnRH 激动药。
>
> ◆ 外周性性早熟的治疗取决于潜在的病因；最常见的病因包括先天性肾上腺增生、McCune-Albright 综合征和家族性男性性早熟。

性早熟是儿科内分泌学中最具有吸引力和最复杂的领域之一。广泛的鉴别诊断、多变的临床表现和复杂的病理生理学的结合为临床医生和科学家提供了持续的挑战。虽然许多问题仍然没有答案，但在阐明不同形式性早熟的分子遗传学、终身意义和治疗结果方面，已经有了显著的突破。未来的进展将继续加深我们对正常和异常的第二性征发育生物学基础的理解。

8 岁以下女孩和 9 岁以下男孩出现任何青春期迹象，历来都被定义为性早熟[1, 2]。然而，对于这些指南是否适合 8 岁以上女孩的问题，人们进行了大量的讨论[3]。一项基于门诊的大规模的横断面研究显示，在 8 岁以下的正常女孩中相当比例的人有青春期发育的记录[4]。随后对原始数据的分析表明，体重指数（body mass index，BMI）与青春期开始之间存在相关性，这表明体重较重的女孩可能比瘦的女孩进入青春期的年龄稍小[5]。一项纵向研究证

实了这一点，该研究表明，3 岁以下女孩的 BMI Z 值越高，儿童早期 BMI 变化率越高，与青春期提前有关[6]。尽管来自国际和美国的研究表明，月经初潮的平均年龄在过去几十年里是稳定的[7]，儿童肥胖率的迅速上升很可能导致女孩青春期提前的长期趋势[8, 9]。一项研究中关于早期睾丸增大的报告也质疑了传统上男孩睾丸大小的界限应修正到什么程度，尽管达到 Tanner V 发育的年龄与标准规范没有明显区别[10]。相反，在青春期发育的时间上存在种族差异，非洲裔美国儿童通常比白人儿童早 6～12 个月开始青春期，而西班牙裔儿童处于这些种族青春期的中间阶段[11, 12]。无论关于应被视为"正常"的最终共识是什么，当评估一个孩子是否呈现出早熟时需要考虑个人因素，如生长参数、体重指数、骨骼成熟度、身高预测、家族史和心理社会地位等。同样重要的是要认识到，儿童的青春期节奏各不相同，正常青春期的持续时间往往与青春期开始

---

*. 本章主要为儿童内分泌相关内容。

的年龄成反比[13]。

一、性早熟的变异

存在低于正常年龄的青春期发育并不一定意味着有需要干预的病理状况。当儿童出现第二性征时，通常会出现两种不同的情况。乳房早发育是指女孩单纯性乳房增大，而青春期阴毛早发育则描述了男孩或女孩的阴毛早发。尽管在病因、发病机制和对未来健康的影响方面有所不同，但这两种情况都可以视为正常发育的变异。婴儿期的阴毛是一种罕见的疾病，已在一些病例系列中进行了描述。尽管对其病因和长期自然病程知之甚少，但婴儿期的阴毛也可能是良性病变，可能代表正常青春期发育的变异。

（一）乳房早发育

1. 临床特征　尽管乳房早发育可以发生在青春期正常开始之前的任何时候，但它最常见于婴儿期至 3 岁之间的女孩[14]。典型的病史是，自出生以来就发现有乳房组织，或者说，在没有任何青春期迹象的情况下，乳房会在几个月内逐渐增大[15]。生长速度和骨骼成熟度都在正常的年龄范围内[16, 17]。在体格检查中，乳房组织通常很容易辨认，其质地特征是弹性很好、边缘清晰。乳房增大可以是单侧或双侧的，通常不超过Ⅲ期发育水平（图 121-1）。乳头通常保持未成熟，阴道黏膜通常表现为未雌激素化。即使雌激素化也并不能排除乳房早发育的诊断。当使用超敏分析法时，发现与对照组相比，患有乳房早发育的女孩的雌二醇水平更高[18]。尽管如此，卵巢和子宫的体积仍保持在青春期前的范围内，而这些结构的增大是中枢性性早熟的特征[19, 20]。

2. 病理生理学　尽管有人提出了一些有关其发病机制的理论，但其确切原因仍不得而知。这包括外周对雌二醇敏感性的个体差异，以及性激素结合球蛋白水平升高引起的雌激素与雄激素比例的变化[21]。卵泡刺激素（follicle-stimulating hormone，FSH）受体或 $G_s\alpha$ 的功能获得性突变被认为是导致乳房早发育的原因，尽管到目前为止，对这些患者的分子遗传学异常的研究一直是阴性的[22]。大多

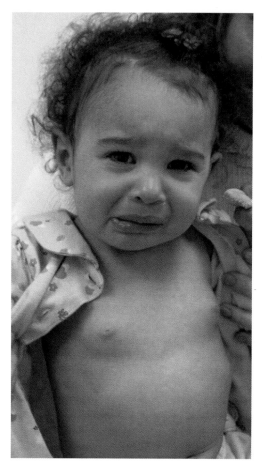

▲ 图 121-1　一名 2.5 岁乳腺早发育女孩的典型表现

数乳房发育患者的特征是对促性腺激素释放激素（gonadotropin-releasing hormone，GnRH）刺激试验有 FSH 为主的反应[23]。然而，尚不清楚这是否表明下丘脑 - 垂体 - 性腺轴（hypothalamic-pituitary-gonadal，HPG）参与了这种情况的发生，因为这种反应也是年轻女孩青春期前状态的特征[24-27]。一种可能的假设是，乳房早发育有一种临床类型是源自于下丘脑 - 垂体 - 卵巢轴的，在一些患者中表现为以黄体生成素（luteinizing hormone，LH）为主的对 GnRH 刺激的反应为特征的全面性中枢性性早熟[27]。是什么决定了该轴轻度、部分、短暂或完全的激活，目前仍是一个谜。在一项对年轻女孩进行的研究中发现，kisspeptin（一种参与 GnRH 释放中枢调节的神经肽）的血清水平较高，提示这是一种中枢性病因[28]。值得注意的是，乳房早发育在女孩中比较常见，而青春期前乳房发育在男孩中并不常见，而且女孩的 FSH 和雌二醇水平在所有年龄段都高于男孩[29]。

3. 自然史　随访研究表明，根据临床进程有几种可能的情况。乳腺组织完全退化发生在很大一部分乳房早发育女孩中，特别是 2 岁以前发病的女孩[30]。在其他患者中，乳腺组织可能会持续存在，甚至扩大，尽管最初的研究未能确定青春期进展或其他医疗问题的风险增加[31]。在某些研究中发现有高达 14% 的典型乳房早发育女孩进展为中枢性性早熟，尽管这些患者的基线临床和生化特征与那些病情稳定的患者难以区分[32]。令人欣慰的是，在患有非进展性乳房早发育的女孩中，成人后的身高和中位青春期的时间似乎是正常的[33]。

4. 管理　心理安慰和随访对乳房早发育的女孩都是很重要的。详细的临床评估，包括生长速度的测定，应该每隔 3～6 个月进行一次。骨龄片在诊断时是有帮助的，如果与年龄相符，则是令人放心的。如果有第二性征的发育或线性生长加速的迹象，则需要追加 X 线片检查。由于有可能进展为中枢性性早熟，建议由儿童内分泌学家或初级保健医生继续随访。儿童乳腺肿块的其他原因包括纤维腺瘤、脓肿、出血性囊肿，以及极少数的转移性疾病[34]。

（二）单纯性阴毛早发育

1. 临床特征　单纯性阴毛早发育是青春期前儿童阴毛发育的特点。其他发现通常包括腋毛、体味和轻度痤疮[17, 35]。大多数单纯性阴毛早发育是继发于肾上腺早熟，其特征是随着年龄的增长血清肾上腺雄激素水平轻度升高，特别是硫酸脱氢表雄酮，其值与 Tanner 期的发育程度相对应[36, 37]。肾上腺早熟通常发生在 6—8 岁的儿童，但可能发生得更早。其他诊断标准包括没有青春期的其他迹象，如乳房发育；尽管生长速度和骨骼成熟可能稍有提前，但没有明显的男性化，如阴蒂增大、声音改变或肌肉增加[38]。在一项对 266 名肾上腺早熟儿童的研究中，30% 儿童的骨龄显著提前（超过 2 岁）。这些患者明显更高，体重更重，而且骨龄的增加对他们成人身高的预测影响很小[39]。由于单纯性阴毛早发育可能是先天性肾上腺增生（congenital adrenal hyperplasia，CAH）或男性化的肾上腺或性腺肿瘤的表现，这些情况应予以考虑和排除。

2. 病理生理学　根据潜在的病理生理学及其代谢特征，发现肾上腺早熟的临床和生化特征具有显著的异质性。生理性肾上腺功能初现通常发生在童年中期，是指网状带的发育和肾上腺雄激素分泌的增加[40, 41]。同时伴随着肾上腺酶活性的改变：17,20- 裂解酶和 17- 羟化酶以及 3β- 羟基类固醇脱氢酶活性的降低[42, 43]。尽管在肾上腺功能初现的生理学方面取得了很大进展，但这一过程背后的驱动力，无论是在肾上腺早熟还是生理性肾上腺功能初现方面，仍然是未知的。在某些患者中肾上腺雄激素外周代谢的差异被认为是一个促发因素，有研究表明，与对照组相比，肾上腺早熟的儿童 3α- 雄烯二醇葡萄糖醛酸（一种外周肾上腺雄激素活性的标志物）的水平是升高的[37, 44]。部分肾上腺酶缺乏症，包括 21- 羟化酶、3β- 羟基类固醇脱氢酶和 11- 羟化酶缺乏症，在肾上腺早熟患者中有不同程度的报道[45-49]，而 21- 羟化酶缺乏症的杂合子患病率在这一人群中有所增加[50, 51]。对与肾上腺早熟相关的遗传标志物的研究发现，许多编码类固醇合成酶和相关受体的基因存在序列变异，尽管这些变异的功能结果尚不清楚[52, 53]。一部分患者的类固醇激素水平介于"典型"肾上腺早熟和 CAH（一种被称为"肾上腺皮质激素过多"的疾病）之间[54]。在有中枢神经系统损伤史（如头部外伤或缺血缺氧性损伤）的儿童肾上腺早熟的发病率增加，提示中枢过程可能在其发育中发挥作用。

3. 自然史　尽管肾上腺早熟的儿童经历了正常的中枢性青春期，达到了正常的成人身高[55, 56]，但既往认为这种发育变异是"良性"的假设被证明是错误的。对许多儿童来说，肾上腺早熟可能被认为是代谢异常过程中的一个阶段，最终表现为代谢综合征，表现为胰岛素抵抗、高雄激素血症和血脂异常[57]。事实上，高达 45% 的肾上腺早熟女孩晚期可能会发展成多囊卵巢综合征（polycystic ovarian syndrome，PCOS）[58]。与对照组相比，即使是患有肾上腺早熟的瘦女孩，其身体成分、胰岛素和雄激素水平也有明显的变化[59]。也有报道称患有肾上腺早熟的男孩存在胰岛素抵抗，提示未来发展为心血管疾病和 2 型糖尿病的趋势与这种疾病患者的性别均有关系[60, 61]。导致低出生体重的产前生长受限已被确定为肾上腺早熟、功能性卵巢高雄激素血症和高胰岛素血症的共同危险因素，这意味着这些代谢紊乱可能与共同的原发性异常有关[62]。然而，迄今为止，尚无法确定晚期高雄激素血症患者中的预测因素 [63]。对肾上腺早熟及绝经后患者的进一步生化和分子遗传学特征分析，应能加深对发病机制的理解，并能提高诊断水平以及鉴别诊断和预后准确性。

4. 管理　对于单纯性阴毛早发育和正常线性生长的患者，骨龄 X 线片可能是唯一的诊断手段 [35]，尽管发现正常或仅轻度升高的肾上腺雄激素提供了额外的依据。如果有明显的生长加速、骨骼成熟、阴蒂肥大或其他重要的男性化体征，进一步的检查，包括基线或刺激后血清肾上腺雄激素和类固醇前体水平是有必要的。由于病情是渐进性的，大多数患者的体毛会随着时间的推移逐渐增多，同时骨骼发育的速度也会正常发展。由于这一人群中功能性卵巢高雄激素血症的发病率增加，建议在月经初潮前对女孩进行监测，并建立规律的月经周期。越来越多的证据表明，二甲双胍在治疗青春期高雄激素血症和高胰岛素血症中起着重要作用。肾上腺早熟的女孩在月经初潮后早期使用二甲双胍进行胰岛素增敏，似乎可以阻止 PCOS 的进展 [64]。二甲双胍还可以改善脂肪的组成，并可以延缓或预防有早产和低出生体重史的青春期前女孩的多毛症、雄激素过多、月经过少和 PCOS [65-68]。然而，到目前为止，还没有证据支持在临床上对肾上腺早熟进行药物干预，特别是因为我们还不能预测哪些儿童会出现更严重的不良反应。

婴儿期阴毛：婴儿期的阴毛是一个独特的病变，男孩和女孩都有描述。通常，婴儿具有单纯性阴毛生长，通常在非典型位置，如男性的阴囊和女性的阴阜。线性生长、骨骼成熟度和实验室评估是正常的。阴毛往往在 1 岁之前自发消退。鉴于无法对这些患者进行长期随访，尚不清楚这种发育变异的儿童是否存在何种临床后果 [69, 70]。

二、病理性性早熟

（一）中枢性性早熟

也被称为促性腺激素依赖性的性早熟，中枢性性早熟（central precocious puberty，CPP）指的是 HPG 的早期激活，因此是 "中央" 轴。这种形式的性早熟的潜在生理学与正常的青春期是相同的，区别在于它发生在一个不正常的时间，可能是一种病理状态的结果。

1. 临床特征　患有 CPP 的女孩通常表现为乳房增大以及伴随生长加速和骨骼成熟的其他雌激素变化。与正常年龄开始的青春期不同，在 CPP 中，性激素和肾上腺皮质激素水平之间常出现分离，这可能是儿童早期肾上腺雄激素水平降低的结果。睾丸肿大是男孩 CPP 的第一个征象，经常被忽视，随后的生殖器和体毛发育才促使医学评估。

2. 病理生理学　CPP 的病因可分为两大类。特发性 CPP 用于指未发现解剖异常的病例，而在其余病例中，先天性或后天性中枢神经系统损伤被认为是触发因素。CPP 在女孩中比在男孩中更常见，多达 90% 的病例被认为是特发性的 [71]。这与男孩中特发性 CPP 的比例不同，据报道占 10%～50% 的病例 [72]。特发性 CPP 被认为是 GnRH 分泌的兴奋性和抑制性神经调节途径之一改变的结果。家族性性早熟是比较常见的，高达 27% 的 CPP 儿童家族有明显的常染色体显性遗传模式，这意味着在相当多的患者中存在遗传因素 [73]。事实上，CPP 的几种遗传病因的发现掀起了极大的研究热潮。一名患者的 CPP 被追踪到 KISS1 受体（KISS1R）的突变 [74]，而在另一项对患有 CPP 的中国女孩的研究中，KISS1R 多态性的研究则是阴性的 [75]。相反，在两名患有特发性 CPP 的无亲缘关系的患者中，*KISS-1* 基因的激活突变被描述为，与野生型相比对突变的 kisspeptin 蛋白的降解具有更高的抵抗力 [76]。正在进行的性早熟遗传病因方面的研究不断地揭示促性腺激素释放早期激活的新机制。*MKRN3* 基因编码 makorin-RINGfinger 蛋白 3，是一种位于 15 号染色体上 Prader-Willi 综合征区域的父系印记基因，其失活突变已经在 5 个 CPP 家族中被发现 [77]，并且正在不断寻找散发性和家族性病例的其他原因。有几种形式的颅内病变被认为是导致 CPP 的原因，其中最常见的是下丘脑错构瘤，一种通常位于灰结节区域的异位肿块 [78]（图 121-2 和图 121-3）。这种先天性畸形由分泌 GnRH 的神经元或产生转化生长因子 α 的星形胶质细胞组成，这两种细胞都被认为是下丘脑脉冲发生器的异位触发因子，导致逃避对青春期启动的正常中枢神经系统的抑制性约束[79, 80]。很少见的是，下丘脑错构瘤与癫痫发作的发病率增加有关，特别是兴奋性或痴笑性癫痫发作[81]。与 CPP 相关的其他中枢神经系统异常包括下丘脑 - 垂体或视交叉肿瘤、松果体或鞍上囊肿、视神经发育不良、神经纤维瘤病、头部外伤和脑积水[82, 83]。颅内异常导致性早熟的机制被认为是神经通路的破坏，正常的神经通路在青春期激活时对大脑施加紧张性抑制。这一过程导致了一种看似矛盾的情况，在这种情况下，许多与垂体前叶激素缺乏相关的疾病可能与早期促性腺激素分泌有关。

3. 内分泌干扰物质　有人担心，但没有确切的证据表明，暴露于雌激素和内分泌干扰化学物质环境中可能导致 CPP 的发生（见第 153 章）。研究最广泛的化学干扰物包括邻苯二甲酸盐（塑料中常用

的化学物质）、双酚 A（环氧树脂和聚碳酸酯塑料中使用的化合物）和杀虫剂。尽管有几项研究表明这些产品与青春期提前有关联，但结果往往是相互矛盾的，需要进一步的研究来确认每种内分泌干扰物的作用。一些因素也可能具有很小的单独效应，这些效应与影响青春期提前发育的遗传易感性的其他因素有协同作用[84]。在一项对患有 CPP 的女孩进行的研究中检测到高浓度的玉米赤霉烯酮。暴露于霉菌毒素的女孩有加速生长和体重增加的现象，这可能是由于这些药物的生化特性与动物育种中使用的合成代谢剂相似而产生促生长作用[85]。

4. 诊断　CPP 的诊断是基于检测 HPG 轴激活的能力，在此过程中，对刺激的敏感度在轴的每一个水平都会增加。GnRH 刺激试验利用了垂体对 GnRH 的反应是促性腺激素迅速升高，进而刺激性腺性激素分泌的现象[86]。历史上，人工合成的 GnRH（Factrel）用于评估 CPP。但是，这个试剂目前在美国无法得到。尽管已经制订了几种不同的方案，但最广泛使用的是 GnRH 激动剂刺激试验，其中使用了那法瑞林或亮丙瑞林[87, 88]。

典型的青春期 GnRH 刺激反应特征是 LH 占优势，表明 LH 高于 FSH，而青春期前反应的特点是即便是 LH 的轻微增加，但也可能导致 FSH 反应高于基线。以 FSH 为主的反应为中等程度的反应，见于早期中枢性性早熟和乳房早发育。需要指出的是，各种可用的检测无法区分早期中枢性性早熟和正常发育。这在一定程度上源于变异性大、重复性差以及缺乏各种可用的促性腺激素检测的年龄基准。对 CPP 患者的其他评估通常包括对大脑进行磁共振成像（MRI）扫描以排除颅内病变[89]；骨龄

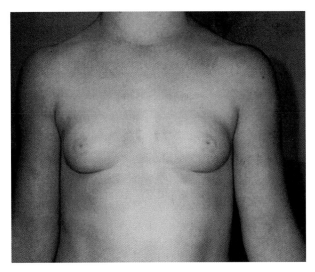

▲ 图 121-2　6 岁女孩 Tanner Ⅲ期乳房发育伴有下丘脑错构瘤

骨龄 8 岁 10 个月，阴毛 Tanner Ⅰ期，阴道黏膜雌激素化

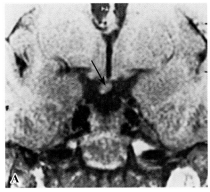
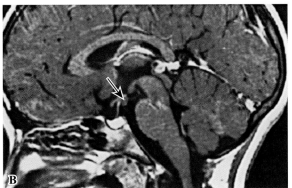

▲ 图 121-3　头部磁共振成像显示在灰结节区有一个有蒂的下丘脑错构瘤，如横断面（A）和矢状面（B）的箭所示

X 线片提供了有关骨骼成熟程度和剩余生长潜能的重要信息；盆腔超声检查有助于记录子宫和卵巢增大、卵巢对称性、囊肿或其他卵巢异常[90]。对于对 GnRH 刺激有青春期前反应或抑制反应的患者，应进一步研究其外周性性早熟的原因。

5. 治疗　性早熟的潜在不良后果包括因骨骺过早融合而导致的成人后身高降低，以及生理和情感成熟度不一致的心理社会问题。因此，治疗的主要目的是暂时抑制 HPG 轴，使成人后身高得到提高，同时使儿童恢复到与同龄人相当的生理状态。在 20 世纪 80 年代中期，以 GnRH 激动药为代表的安全有效的治疗手段彻底改变了 CPP 治疗方法，这是治疗这种疾病的首选方法[91, 92]。尽管 GnRH 类似物治疗的作用机制还不完全清楚，但人们认为垂体促性腺激素受体的下调是由于持续高水平的 GnRH 所致[93]。欧洲儿童内分泌学会和 Lawson-Wilkins 儿科内分泌学会（现为儿童内分泌学会）发表的一项共识声明，建议对那些由于青春期或初潮提前影响成人后身高潜力和患有心理疾病的患者进行治疗[94]。几种长效 GnRH 类似物已被用于治疗 CPP，包括皮下、鼻内和肌肉注射途径[95]。醋酸亮丙瑞林的储备制剂，以每月肌肉注射的形式给予，在历史上是美国最常用的药物，并已被证明能为患有 CPP 的儿童提供安全有效的长期治疗[96, 97]。以 3 个月为间隔使用的 GnRH 类似物的长效制剂现在也有应用[98, 99]。然而，比较 3 个月一次的不同剂量的亮丙瑞林制剂（11.25mg、22mg 和 30mg）的研究一致发现，最低剂量的制剂在抑制刺激后 LH 水平方面效果较差。在一项对 42 名患有 CPP 的儿童进行的研究中，30mg 剂量组 95% 的儿童达到了生化抑制（LH 峰值 ≤ 4），而 11.25mg 剂量组为 78%[100]。同样，在另一项试验中，22.5mg 剂量组 92% 的儿童的 LH 水平被抑制，而 11.25mg 剂量组仅为 67%[101]。显然，长期的研究是必要的，以确定这些生化差异的临床意义以及 3 个月制剂对青春期发育速率、骨龄和成人身高的疗效[102]。含 GnRH 类似物组氨瑞林的皮下植入物已获美国食品药品管理局批准用于治疗 CPP，并批准了 12 个月的使用期限。研究表明，该药对黄体生成素和性激素具有明显的抑制作用，且具有良好的安全性[103, 104]。基于植入物含有足够维持 2 年的药物这一事实，一项研究评估了 36 名 CPP 儿童在植入药物 2 年后抑制促性腺激素释放的能力[105]。所有患者的 HPG 轴完全抑制，24 个月时骨骼成熟度显著降低，预测成人身高增加。尽管 39% 的儿童出现了植入物移除的困难，但较少数植入物将有助于降低治疗费用，并将使用这种方法治疗的儿童手术次数降至最低。尽管未经测试，GnRH 拮抗药可能最终也会在 CPP 的治疗中发挥作用[106]。CPP 的治疗效果是性腺激素恢复到青春期前水平，青春期进展停止，生长速度和骨骼成熟速度减慢。尽管超敏 LH 值不一定恢复到青春期前的水平[107]，治疗效果可通过对 GnRH 类似物刺激试验的促性腺激素抑制程度来评估。盆腔超声是监测女孩治疗效果的一个潜在有用的辅助工具，其特征是内生殖器大小从青春期回归到青春期前水平[108]。男孩睾丸体积的减少提供了类似的信息。尽管治疗对许多患者的预后有着深远的影响，但是性早熟已经被证实，即使不进行治疗，其身高预后也相当好。这些患者的特征是有一种慢性的性早熟，其青春期的进展是逐渐发生的，骨龄的增长很小[109, 110]。与快速进展的 CPP 患者相比，这部分患者的特征包括患者的身高年龄 / 骨龄比增加，以及预测的成人后身高与目标身高相似[111]。

6. 治疗结果　对 GnRH 类似物治疗 CPP 的安全性和有效性评估包括几个不同的结局指标，包括成人身高、骨矿化，以及治疗后青春期的恢复。各部分单独讨论如下。

(1) 成人身高：越来越多的证据表明，6 岁以前开始 CPP 的女孩对治疗的反应最好，GnRH 类似物可使身高增加 2.9～12.5cm[110, 112-115]。目前的证据不支持 GnRH 类似物治疗 CPP 以外的疾病。

(2) 骨矿化：性激素对骨密度的影响已被详细地描述，骨密度的峰值出现在青春期[117]。有关成人 GnRH 类似物治疗后骨矿化迅速下降的报道，人们最初担心 GnRH 类似物治疗对性早熟儿童可能产生类似的负面影响。然而，一些后续研究已经证明，既往用 GnRH 类似物治疗的成人患者骨密度正常[114, 118, 119]。

(3) 青春期恢复：一旦通过停止 GnRH 类似物治疗来消除青春期抑制，青春期就会自然恢复。有几项研究检测了每月使用 GnRH 类似物治疗性早熟的女孩继发性发育的开始及月经初潮的年龄。结果表明，大多数患者在治疗后 4 个月内青春期 LH 脉冲式分泌恢复[120]，月经初潮恢复正常，平均发生在治疗结束后 18 个月[115, 121]。用组氨瑞林植入物治疗 CPP 儿童的初步数据表明，恢复青春期发育的时间是相似的[122]。研究发现，在与未经治疗的青少年相比，该人群也建立了几乎无差别的时间框架内正常的排卵周期[121]。同样，既往用 GnRH 类似物治疗 CPP 成年人的性腺功能似乎正常[114, 119]。

（二）外周性性早熟

外周性性早熟（peripheral precocious puberty，PPP）也称为非依赖促性腺激素的性早熟，是指性激素暴露通过激活 HPG 轴以外的途径导致青春期发育的情况。这一大类包括一组极其异质的异常情况。评估和鉴别诊断取决于患儿是女孩还是男孩，以及临床表现是否显示与雌激素、雄激素或两者相关的变化。这里讨论了 PPP 的个体原因，表 121-1

概述了这些疾病中的基因型 – 表型关系。

1. 类固醇生物合成相关酶的异常　先天性肾上腺增生（congenital adrenal hype-rplasia，CAH）CAH 是一组由肾上腺类固醇生成所需酶缺陷引起的常染色体隐性遗传疾病（见第 104 章）。由此产生的疾病代表了广泛的分子遗传学异常和表型特征。CAH 导致肾上腺雄激素分泌过多是儿童出生后异常男性化的最常见原因。这些疾病的特征是皮质醇生物合成途径的酶阻断，导致垂体水平缺乏负反馈刺激。由此产生的垂体促肾上腺皮质激素的增加和靠近酶阻滞的类固醇前体的积聚，导致这些前体"溢出"到雄激素合成途径，随后肾上腺雄激素产生过量。一旦确诊，糖皮质激素替代结果显示肾上腺过度刺激停止，肾上腺雄激素恢复到接近正常水平。可能导致青春期前儿童肾上腺雄激素分泌异常和随后的男性化的三种类型的 CAH 是 21- 羟化酶[123, 124]、

表 121-1　外周性早熟的基因型 – 表型关系

疾　病	受影响因素	分子遗传异常	功能后果	临床表现		遗传
				经　典	迟　发	
先天性肾上腺增生症	21- 羟化酶，11- 羟化酶，3β- 羟类固醇脱氢酶	$CYP21$、$CYP11B1$、$HSD3B2$ 突变	皮质醇生物合成中的酶阻断作用	F: 性器官不明确 ± 盐耗; M: ± 盐耗，性早熟	F、M: 单纯性阴毛早发育	常染色体隐性遗传
芳香化酶过剩综合征	芳香化酶	P_{450} 芳香化酶基因多态性；15q21.2～3 染色体倒位	芳香化酶基因的转录异常；芳香化酶基因的功能获得性突变	F: 性早熟; F、M: 性早熟，咖啡 – 牛奶斑，骨纤维发育不良，其他功能亢进的内分泌疾病	M: 男性乳房发育	常染色体显性，X 连锁
McCune-Albright 综合征	$G_s\alpha$	$G_s\alpha$ 基因错义突变导致 ARG^{201} → CYS 或 HIS	本构 $G_s\alpha$ 活化的镶嵌分布			散发性
组织特异性 $G_s\alpha$ 突变	$G_s\alpha$	$G_s\alpha$ 基因点突变导致 ALA^{366} → SER	睾丸的结构性激活，其他组织的失活	M: 睾丸毒性与假性甲状旁腺功能减退		散发性
家族性男性性早熟	LH 受体	LH 受体中的单氨基酸替换	Leydig 细胞 LH 受体的组成性激活	M: 性早熟		常染色体显性，散发性
FSH 激活突变	FSH 受体	单氨基酸取代: FSH 受体第三跨膜区的 THR^{449} → 1; 第六跨膜区的 ASP^{567} → ASN; FSH 受体第三胞质环中的 ASP^{567} → GLY	FSH 受体对人绒毛膜促性腺激素的亲和力增强，FSH 受体的组成性激活	F: 家族性妊娠卵巢过度刺激综合征，卵巢囊肿? 乳房早发育	M: 垂体切除术后保留生精作用	?

F. 女性；FSH. 卵泡刺激素；LH. 黄体生成素；M. 男性

3β- 羟基类固醇脱氢酶[125] 和 11- 羟化酶缺乏症[126]。女孩的典型生理表现可能包括阴毛和腋毛、体味、生长加速、晚期骨质疏松年龄和阴蒂增大。然而，并非所有这些特征都能在诊断时出现。男孩表现出类似的变化，包括增加阴茎大小和增加肌肉质量。然而，睾丸体积在青春期前的范围内，与在中枢性性早熟时观察到的相反。罕见的伴有肾上腺残余组织的 CAH 病例是一个例外，在这种情况下，可能会发现单侧甚至双侧睾丸增大[127]。

2. 芳香化酶过剩综合征　芳香化酶是一种酶，在包括性腺和脂肪细胞在内的许多组织中负责将雄激素转化为雌激素。据报道，芳构化增加是家族性和青春期前女性乳房发育的一个原因[128]。家族中芳香化酶过剩综合征似乎是以常染色体显性遗传方式遗传的，导致男孩的女性乳房发育和女孩的性早熟，伴随着雌二醇和雌酮的升高[129]。在至少一个病例中，P_{450} 芳香化酶基因的异常表达被认为是形成这种疾病的基础[130]，而芳香化酶基因的激活突变也被报道为家族芳香化酶过量的原因[131]。

（三）G 蛋白异常

1. McCune-Albright 综合征　McCune-Albright 综合征（MAS）于 1937 年由 Albright 及其同事首次描述[132]，是一种罕见的疾病，其临床特征是性早熟、多发性骨纤维发育不良和咖啡斑（见第 68 章）。分子遗传学研究发现，MAS 是由参与细胞内信号传导的 G 蛋白的刺激亚单位 $G_s\alpha$ 的激活突变引起的[133, 134]。这种体细胞突变，通常包括在 201 位点用精氨酸代替组氨酸或半胱氨酸，被认为发生在胚胎发育的早期，导致受累组织的镶嵌式分布。其结果是细胞内不受调节地积累环磷酸腺苷，进而刺激下游基因转录[135]。内分泌腺功能亢进是多发性硬化症的一个主要特征，许多器官可能受到影响，包括肾上腺、甲状旁腺、垂体，甲状腺和性腺[136, 137]。罕见的非内分泌组织受累在多发性硬化症中也有报道，包括肝胆疾病、心脏病和猝死[138, 139]。青春期前儿童性腺中未经调节的性类固醇分泌构成了多发性早熟的基础，尽管这种情况在两种性别都有，但更常见于女性。在青春期前女孩，性早熟的特征是散发性卵巢囊肿，随后血清雌二醇水平升高。囊肿自然消退可导致出血，而长期无对抗性使用雌激素可导致子宫破裂出血。

MAS 的临床表现极为多变，从皮肤（图 121-4）、骨骼（图 121-5）广泛受累及进行性早熟的患者到仅有轻微表现的患者。越来越多的患者表现出 MAS 的形式缺陷，这类患者可能发生骨[140]、肾上腺[141] 或性腺的单纯性受累[142]。与对照组相比，患有 MAS 的青春期女孩排卵率较低（36% vs. 52%）[143]，这种多变的临床表现在一定程度上反映了导致 MAS 的 $G_s\alpha$ 突变是后合子和嵌合子[135]。

因此，不同的个体和同一个体内的不同器官可能含有不同比例的携带 $G_s\alpha$ 突变的细胞。*GNAS-1*

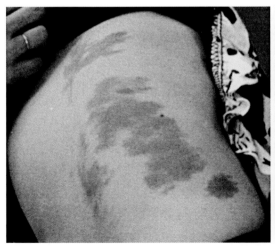
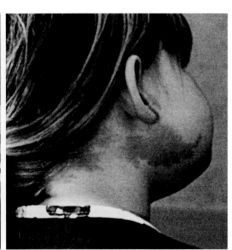

▲ 图 121-4　皮肤咖啡斑

一名 4 岁女孩患有 McCune-Albright 综合征，表现为性早熟。这些病变的不规则边界将其命名为"缅因州海岸"咖啡斑，而不是平滑边界的"加利福尼亚海岸"神经纤维瘤病的特征。这些病变倾向于在中线突然停止

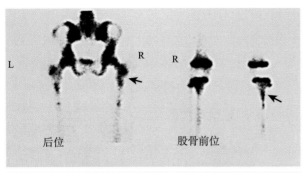

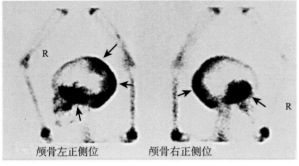

▲ 图 121-5　多发性纤维异常增生患者的骨扫描
箭表示吸收增加的区域

基因的组织特异性印记可能有助于观察到的表型异质性[144]。对于快速进行性性早熟患者，传统治疗涉及甲羟孕酮或芳香化酶抑制药，如睾酮。但是这些疗法在很大限度上是令人失望的[145]。尽管新一代芳香化酶抑制药阿那曲唑在 27 例 MAS 女孩的研究中没有显示出有益的作用[146]，但来曲唑治疗似乎更有希望。在一项对 9 名 MAS 女孩的研究中，观察到月经出血频率和生长速度显著降低[147]。另一种选择是他莫昔芬，一种选择性雌激素受体调节药，被证明对 25 名患有多发性硬化和性早熟的女孩是安全有效的[148]，但缺乏长期数据。使用 Fulvestrant（一种纯雌激素受体拮抗剂）治疗 1年[149]，从 30 例与 MAS 相关的 PPP 女性患者中发现，阴道出血减少（从每年 12 天减少到 1 天），骨骼成熟率显著降低[150]。无论使用何种药物，潜在的疾病过程都是不变的。尽管在绝经后的女孩和患有 MAS 和有性早熟史的妇女中有持续的自主卵巢活动记录[151]，一旦中枢性青春期开始，HPG 轴可会覆盖独立的性腺功能。

2. 具有组织特异性的 $G_s\alpha$ 突变　在两个不相关的男性中，$G_s\alpha$ 发生了一种罕见但非常令人关注的突变，其中突变的 G 蛋白亚基表现出温度依赖性，

导致激活和失活的特性，这取决于所涉及的组织。在比核心体温低的睾丸中，异常的 $G_s\alpha$ 被激活，导致自主性类固醇生成和睾丸毒性。相反，在温度为37℃ 的皮肤成纤维细胞中，观察到异常蛋白质的热不稳定性，导致 $G_s\alpha$ 快速降解，随后 $G_s\alpha$ 活性下降和假性甲状旁腺功能减退[152, 153]。

（四）促性腺激素受体异常

1. 家族性男性性早熟　家族性男性性早熟（familial male preco-cious puberty, FMPP），也被称为睾丸毒性，是一种仅发生于男性的 PPP 形式。在这种疾病中，LH 受体表现出结构性激活，导致自主性类固醇分泌和青春期早期发育。潜在的异常是编码 LH 受体基因的杂合子突变，导致异常受体产物的转录功能异常。在不同家族的 8 例受累个体中发现的第一个突变涉及 LH 受体第六个跨膜螺旋中 578 位的天冬氨酸取代甘氨酸[154]。此后，其他涉及 LH 的第一、第二和第三个跨膜结构域和第三个细胞内环受体的突变也已被描述[155, 156]。尽管 FMPP 的典型遗传模式是常染色体显性遗传，但也发现了散发突变的患者[157, 158]。具有 LH 受体激活突变的女性没有表型异常，可能是因为 LH 和 FSH 受体的作用都是卵巢甾体生成所必需的[159]。

FMPP 患者表现为在儿童早期（通常为 4 岁）生长加速，进行性男性化，包括阴毛生长和阴茎增大。与男性化程度相比，睾丸通常较小，可能是结节状[160]，组织学显示睾丸间质细胞增生[161]。血清睾酮水平在成年男性范围内，而血清促性腺激素受到抑制，这也是对 GnRH 刺激试验的反应。未经治疗的男性 FMPP 经历了持续的骨骼成熟和早期骨骺闭合和最终身材矮小。尽管在一些受累个体中出现了少精症和睾丸形态异常，生育能力一般是正常的[162]。抗结节病药酮康唑尽管存在潜在肝毒性[164]，但却是治疗 FMPP 的有效药物[163]。尽管安体舒通和芳香化酶抑制药睾内酯[165] 的联合治疗有效，但已被选择性雄激素受体拮抗药比卡鲁胺和第三代芳香化酶抑制药的联合治疗取代，后者所需剂量更少并有更多的选择性雄激素作用阻断剂的优点。这种方法的有效性已经在一些小型研究中报道[166, 167]。在一项涉及 14 名男孩的前瞻性试验中，比卡鲁胺和阿那曲唑治疗 1 年后，生长和骨骼成熟率下

降。女性乳房发育和乳房压痛是最常见的治疗相关的不良反应[168]。在 FMPP 的背景下，一旦中枢性青春期启动，添加长效 GnRH 类似物提供了有用的辅助治疗[169]。

2. 卵巢囊肿　高分辨率超声检查显示，卵巢囊肿在所有年龄的青春期前女孩中都很常见[171, 172]。尽管这些囊肿通常无症状，但它们可能会暂时功能化，由于卵巢雌二醇分泌增加，导致乳腺发育的急速发生[173]。这些囊肿自发溶解后，乳腺组织减少，导致乳房发育的起伏。这种性早熟的潜在病理生理学尚不清楚，可能表现为 HPG 轴的短暂活动、$G_s\alpha$ 突变（MAS 的顿挫型）[142, 174] 或不明原因的 FSH 受体突变。尽管 FSH 受体的激活突变与妊娠期卵巢过度刺激综合征有关[175]，但迄今为止，还没有发现由这种突变引起的性早熟病例。

三、肿瘤

青春期前儿童肿瘤组织产生性激素是导致外周性性早熟的一个罕见但重要的原因。症状的出现取决于肿瘤的位置和类型，以及是否产生雄激素、雌激素，或两者兼而有之。

（一）性腺肿瘤

1. 卵巢肿瘤　儿童原发性卵巢肿瘤可能起源于性索或间质组织、上皮或生殖细胞系[176]，其中颗粒细胞瘤是最常见的诱发性早熟的卵巢肿瘤[177]。尽管患卵巢肿瘤的青春期前儿童平均年龄为 10 岁，但有报道由卵巢肿瘤引起的性早熟发生在婴儿身上[178, 179]。大多数卵巢肿瘤产生雌激素导致女性化，但也可能产生雄激素导致多毛症和其他男性化迹象[176, 180]。其他的临床表现通常包括腹部症状，如疼痛、腹胀、腹水，或可触及肿块。性早熟是卵巢肿瘤的一个特征，其发生率因肿瘤组织类型而异，但可能高达 71%[181]。主要治疗是手术加或不加辅助化疗[182]，预后总体良好，尤其是青少年颗粒细胞瘤患者[178]。

2. 睾丸肿瘤　睾丸间质细胞瘤约占睾丸肿瘤的 3%[183]，是男孩性早熟最常见的性腺间质瘤[184]。尽管 10% 的这种肿瘤在成人中是恶性的，但在儿童中通常是良性的。睾丸肿瘤引起的性早熟典型特征是血清睾酮水平升高和男性化。性索（支持细胞）肿瘤

很少被描述，其中男性乳房发育及男性化是其临床表现的特征[185]。在一些病例中，LH 受体的体细胞激活突变被证明是造成与性早熟相关的间质细胞瘤的基础[186, 187]。

（二）肾上腺肿瘤

肾上腺皮质腺瘤和癌是儿童期性早熟的极为罕见的原因，但据报道甚至在婴儿期也会发生[188]。由于血清肾上腺雄激素水平的升高，伴或不伴有皮质醇升高，这类肿瘤绝大多数都具有男性化（图 121-6）[189]。然而，在极少数情况下，肿瘤内生物合成酶活性的变化可能导致血浆雌激素浓度增加，随后出现女性化[190]。大多数功能正常的儿童肾上腺皮质肿瘤是恶性的，手术切除是首选的治疗方法[191]。据报道，肾上腺肿瘤切除后 HPG 轴将会被继发性激活[192]。

（三）生殖细胞肿瘤

非性腺生殖细胞肿瘤作为性早熟的一个原因已经被报道存在于许多部位，包括肝脏[193]、肺[194]、纵隔[195]、松果体[196]、基底节、丘脑和下丘脑[197]。用于生殖细胞肿瘤诊断和随访的肿瘤标志物包括甲胎蛋白、β 人绒毛膜促性腺激素（βhCG）和妊娠特异性 β_1 糖蛋白[198]。因为在这种情况下，性早熟是由于异位分泌 βhCG 而引起的，这种分泌类似于 LH 对睾丸间质细胞的作用，绝大多数病例都发生在男孩身上。在同时产生 βhCG 的情况下，肿瘤芳香化酶活性的增加被认为是生殖细胞肿瘤女孩性早熟的罕见原因[199, 200]。

四、外源性性激素

外源性性激素——雌激素或雄激素，可导致青春期前儿童继发性特征的发展。广泛使用的外源性类固醇包括口服避孕药和含有雌激素或雄激素的局部制剂。在各种化妆品和美发产品中发现雌激素的全身性吸收也与性早熟有关[201]。正如前面讨论的有关 CPP 的内容，人们的注意力集中在环境暴露对内分泌干扰物的潜在有害生物效应上。有趣的是，与对照组相比，波多黎各早产女孩的血清中邻苯二

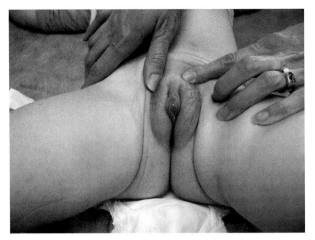

▲ 图 121-6　2 岁女孩生殖器男性化

分泌雄激素的肾上腺皮质腺瘤（由 Dr. Emily Walvoord 提供）

甲酸盐的浓度更高[202]。众所周知，天然存在的饮食物质，如植物雌激素，也已知会影响生殖系统；然而，尚不清楚它们是否在青春期发育异常中起作用[203]。

五、甲状腺功能减退

更恰当地被认为是一种假性性早熟（pseudoprecocious puberty，PSPP），在 20 世纪 60 年代就已经描述了严重的长期甲状腺功能减退与早期性发育（Van Wyk-Grumbach 综合征）之间的罕见联系[204]。尽管这种情况的发生率尚未得到系统评估，但有证据显示在 33 例甲状腺功能严重减退的儿童中，有 24% 患有 PSPP[205]。PSPP 患儿年龄更大，TSH 水平更高。这种情况伴随着一个看似矛盾的发现，即骨骼成熟和生长停滞明显延迟。女孩的临床表现包括雌激素的表现，如乳房发育和阴道黏膜的变化，可能会出现溢乳和阴道出血，有些患者甚至较严重[206, 207]。盆腔超声检查显示卵巢增大并有多个囊肿。男孩患有大睾丸，通常没有男性化的迹象（图 121-7 和图 121-8），这与低血清睾酮水平的发现相一致。

对患有严重原发性甲状腺功能减退和巨睾丸男孩的 HPG 轴的调查显示，尽管 TSH、泌乳素和垂体促性腺激素的基线水平升高，但促性腺激素对 GnRH 刺激表现为青春期前反应模式[208, 209]。除促性腺激素增加外，发现甲状腺功能减退诱发巨睾丸患者的卵泡刺激素（FSH）对 TSH 反应增强[210]，

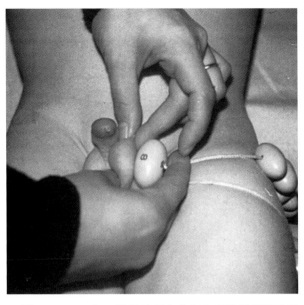

▲ 图 121-7　一名 8 岁男孩患有自身免疫性甲状腺炎继发的严重长期甲状腺功能减退症。睾丸体积为 8ml，而青春期前正常睾丸体积为 1～3ml

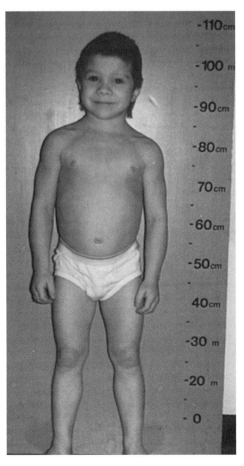

▲ 图 121-8　该儿童甲状腺功能减退症的其他表现包括严重生长停滞、面部粗糙、皮肤干燥和面色苍白。骨龄片在 5 岁时明显延迟

然而，也有证据表明，TSH 在 FSH 受体水平上具有交叉反应性 [211]。这两种机制理论上均会导致 FSH 介导的性腺刺激，引起支持细胞增殖，随后男孩睾丸增大，女孩卵巢过度刺激。促性腺激素升高的甲状腺功能减退男孩缺乏 LH 诱导的睾酮分泌，这被归因于催乳素对 Leydig 细胞 LH 活性的抑制作用 [208]。虽然巨睾丸症可能持续存在，但这些患者的大部分临床和生化异常随着甲状腺功能的恢复逐渐消失 [210]。

六、男性乳腺发育

尽管青春期男孩的乳腺发育在一定程度上是普遍存在的 [212]，但青春期前的男性乳腺发育并不常见，并且通常是异常的。对已报道的病例回顾调查显示，青春期前男性乳腺发育通常发生在 2—7 岁，可能是双侧的，也可能是单侧的 [213]。青春期前男性乳腺发育不良的原因包括性腺、肾上腺或分泌 hCG 的肿瘤 [185, 190, 214, 215]，外源性雌激素暴露 [216] 和特发性病例 [217]。青春期前的男性乳腺发育也与接触含有茶树油和薰衣草油的产品有关 [218]。曾被描述为与外源性生长激素治疗相关，在这种情况下通常是轻微的和自限的 [219]。家族性男性乳腺发育通常表现为芳香化酶过剩综合征 [130, 131, 220]。青春期前男性乳腺发育的评估包括对潜在异常情况的仔细调查。治疗通常包括外科手术，在特发性病例中，手术切除是可以治愈的 [221]。总之，性早熟的原因包括正常变异和病理条件。仔细的病史和体格检查通常可以帮助我们弄清任何一个孩子的性早熟属于哪一类。尽管绝大多数情况下都有安全有效的治疗方法，但正在进行的调查将继续扩大知识面，并改进受累儿童的临床管理。

第 122 章　青春期延迟
Delayed Puberty

Nadine G. Haddad　Erica A. Eugster **著**

陶　弢 **译**

要　点

- 体质性生长和青春期发育延迟属于正常发育过程中的一种变异，是导致男性和女性青春期延迟的最常见原因。
- 青春期延迟的病理原因可分为 GnRH 或促性腺激素缺乏症引起的促性腺激素功能低下型性腺功能减退症，以及原发性性腺功能不全引起的高促性腺素性功能减退症。
- 在卡尔曼综合征（Kallmann's syndrome，KS）和嗅觉正常型低促性腺激素型性腺功能减退症中发现的致病相关基因的增多，能极大帮助我们进一步理解 GnRH 和促性腺激素释放的正常生理功能。
- 在原发性性腺功能不全的患者中，应考虑到常见的染色体异常，如 Turner 综合征和 Klinefelter 综合征。

一、定义

青春期延迟（delayed puberty）是指青春期没有在预期年龄之前开始，或者青春期开始后没有适当的进展。虽然青春期延迟的外在表现不易察觉，但对受其影响的青少年来说仍然是非常痛苦的，他们不断将自己与同龄人比较，发现自己缺乏正常的青春期发育。大量的病例可能表现为青春期延迟，需要一个耐心且观察敏锐的诊断过程，并考虑多种潜在的病因。深入挖掘良性和病理性青春期延迟的分子遗传基础，能对我们进一步理解人类生殖生物学提供巨大的帮助。

如果女孩到了 13 岁而没有发生任何青春期的改变，即被认为有青春期推迟；男孩与此对应的年龄则为 14 岁。青春期的进展是指第二性征的发展，根据的是 James Tanner 首先描述的一系列可预测的和连续的阶段[1, 2]。虽然青春期开始年龄延迟通常

代表正常发育的良性变化（详见下一节），但一旦青春期开始后的发育停止基本是不正常的，表明患者有潜在的病理性疾病。

二、良性变异

体质性生长和青春期发育延迟

体质性生长和青春期发育延迟（constitutional delay of growth and puberty，CDGP)是一种被详细描述过的正常变异，是男性和女性青春期延迟的最常见原因[3]。患有这种疾病的儿童由于其遗传背景表现为身材矮小，身高通常低于正常值第三百分位数，骨骼成熟和青春期发育迟缓。在许多情况下伴有"大器晚成"的家族史，表现为女性月经初潮年龄偏大或男性在青少年晚期出现明显的线性生长。在 CDGP 中观察到生长模式改变的确切

原因尚不清楚。观察到这种疾病具有明显的家族聚集性，激发了学者对其潜在遗传模式进一步的探索[4]。迄今为止的证据表明，除了环境修饰因素外，还存在一种具有常染色体显性效应的遗传易感性[5]。然而究竟是哪些基因和（或）修饰导致了 CDGP 的发生，目前尚不清楚。对 CDGP 患者进行已知导致孤立性促性腺激素功能低下型性腺功能减退症（hypogonadotropic hypogonadism，HH）的 KISS1R、FGFR1、GNRHR、TAC3 和 TAC3R 等基因突变进行检测，其检测结果均为阴性[6, 7]。然而在 CDGP 患者中发现了生长激素促分泌素受体（growth hormone secretagogue receptor，GHSR）的几种失活突变，提示胃饥饿素（ghrelin）在 CDGP 的发病机制中的作用[8]。在 CDGP 中，男孩与女孩受到同样程度的影响[9]。

1. 诊断 CDGP 的诊断依赖于典型的临床发现，包括身材矮小、骨龄延迟、正常生长速度低，以及没有任何其他可识别的导致身材矮小和青春期延迟的原因。基线促性腺激素水平较低，临床和生化特征与促性腺激素缺乏症患者的临床和生化特征几乎无法区分。为了确定哪些患者可能最终会出现自发的青春期，我们通常会先采取"等待和观望"的策略[10]。然而，考虑到患者会对是否能顺利启动青春期产生忧虑，如果能将 CDGP 与病理性导致青春期延迟尽早加以区分是很重要的。尽管没有一项检测的结果可以完美区分它们之间的差别，但目前有几项检测是我们通常会推荐的。最早使用的方法之一是促性腺激素释放激素（gonadotropin releasing hormone，GnRH）类似物，如那法瑞林、亮丙瑞林和曲普瑞林进行兴奋试验。据报道，给予 GnRH 类似物刺激后，与 HH 患者相比，黄体生成素（luteinizing hormone，LH）的峰值水平在有 CDGP 的患者中显著升高[11-13]。另外，有研究报道，使用人绒毛膜促性腺激素（human chorionic gonadotropin，hCG）刺激试验对 CDGP 与男孩青春期延迟的其他病因进行鉴别具有很高的敏感性和特异性[14]。另一种鉴别方法是通过测定 GnRH 刺激后自由 α 糖蛋白亚基的水平来区分[15]。测定抑制素 B（inhibin B）的基线水平也能较好的区分 CDGP 和 HH[16]。在一项对 82 名男孩青春期延迟的研究中，用基线抑制素 B 水平为 35pg /ml 或以下作为标准，

区分处于第一个生殖阶段的男孩患有 HH 和 CDGP 的敏感性和特异性为 100%[17]。另一种情况是，如果青春期在女孩骨龄显示 12 岁，男孩骨龄显示 13 岁时还未启动，显然不符合 CDGP 的诊断，应该寻求其他可能导致病理性促性腺激素功能低下型性腺功能减退症的原因。

2. 治疗 考虑到性幼稚可能带来的不良心理后果以及担心这些患者的骨密度可能降低[18, 19]，通常会建议患有 CDGP 的青少年应用合成代谢类药物。短期低剂量合成代谢疗法已被证明既安全又有效，可在不延长骨骼年龄的情况下促进生长和青春期发育。已使用的具体药物包括氟甲睾酮[20]、氧甲氢龙[21]，以及口服或经皮睾酮[22]。然而，治疗的主要方法是使用低剂量肌内注射睾酮，每月连续或间断给药，持续数月至 1 年[23]。这种疗法另一个优点是外源性雄激素可以促进下丘脑 - 垂体 - 性腺（hypothalamic-pituitary-gonadal，HPG）轴的成熟，从而启动青春期。尽管存在这一假说，但几乎没有证据表明外源性睾酮治疗会影响青春期延迟的男孩内源性青春期发育的时机和节奏[24]，在这些男孩中，HPG 激活的基线水平存在相当大的异质性[25, 26]。在患有 CDGP 的女孩中使用结合或未结合的口服雌激素或经皮 17β- 雌二醇进行了类似的治疗，疗效相当[27]。采用芳香化酶抑制药，通过阻断雌激素对骨骼成熟和骨骺闭合的影响，来提高成年身高，是一种治疗男性体质性延迟的辅助疗法。据报道，与对照组相比，第三代芳香化酶抑制药来曲唑联合睾丸激素治疗 12 个月后，CDGP 男孩成年身高显著增加[28]。令人放心的是，使用来曲唑治疗的患者没有观察到生长速度或青春期进展的差异，并且实验组的骨密度似乎也未受影响[29]。相关药物阿那曲唑也被发现可改善生长激素（growth hormone，GH）缺乏的矮个男孩的预期成年身高[30]，而雌激素受体拮抗药他莫西芬也被发现可以在小范围内改善预期身高[31]。考虑到与其中某些药物有关的安全问题，在这一领域还需要更多研究[32, 33]。

3. 预后

（1）成年身高：研究人员对 CDGP 患者的成年身高与预期身高及目标身高的关系进行了研究。大多数研究表明，无论是否经短期合成代谢类药物治疗，患有 CDGP 的个体成年后的身高均低于目

标身高，但在父母身高的中值范围内[34-37]。通过
Bayley-Pinneau 方法确定的预期身高的准确性也不
是完全一致的[34, 35, 38]。虽然大多数研究者认为用这
个方法预测身高是相当可靠的，但也有出现高估和
低估成年身高的情况[39]。CDGP 的身体比例失调
是指患者脊柱相对于四肢较短（类无睾体型特点），
可能与这些患者青春突增期生长迟缓期间脊柱生长
迟缓有关，还需注意到这些患者的四肢生长期相对
较长[40]。短期服用抗雌激素药物所增加的预期身高
是否会转化为实际的成年身高还有待观察。

(2) 骨骼矿化：性激素对骨密度的影响是众所
周知的，性腺功能减退是成人骨质疏松症的原因之
一[41]。虽然有 CDGP 病史的男孩或男性的骨密度均正
常[42, 43]，但在这一人群也有发现中骨密度显著下降的
病例[44, 45]，提示性激素暴露延迟可能对骨骼生长产生
负面影响。已被证明青春期使用外源性睾酮治疗可以
改善骨密度和骨转化[46]，这为 CDGP 患者使用短期合
成代谢类药物提供新的依据。雄激素通过芳香化合成
雌激素后对骨骼矿化和骨骺闭合产生影响。在临床极
少见的雌激素受体突变和芳香化酶缺乏症的男性中发
现，尽管这些病例的血清睾酮水平正常，但他们骨密
度却显著下降，骨骺闭合延迟[47, 48]。

三、病理性青春期延迟

根据 HPG 轴受影响部位不同，青春期延迟的
病理原因通常分为两类。HH 是指促性腺激素水平
降低，这意味着下丘脑或者垂体水平出现病变或
异常，或者两者均有异常；而高促性腺素性功能
减退症是指 LH 和卵泡刺激素（follicle-stimulating
hormone，FSH）升高，表明在垂体水平缺乏有效
的负反馈，问题局限于性腺本身。随着对涉及下丘
脑-垂体激素及相应受体的基因突变的认识增加，
这种按部位划分在临床中的意义就不大了，其中一
些突变导致高促性腺激素血症，而不是低促性腺激
素血症。因此可以将性腺功能减退的原因根据受影
响激素在 HPG 轴内的位置进行分类。下丘脑-垂
体促性腺激素功能低下型性腺功能减退症指的是来
自 HPG 轴的这一部分病变导致的激素（与相应受体）
功能紊乱，而原发性促性腺激素功能低下型性腺功
能减退症包括性腺本身病变。这两种形式的性腺功

能减退的最终结果都是卵巢或睾丸无法正常合成性
激素。因此不论是何种病因，外源性性激素替代疗
法是治疗所有类型病理性青春期延迟的基础，见本
章后续详细讨论。

（一）下丘脑-垂体促性腺激素功能低下型性腺功能减退症

下丘脑-垂体促性腺激素功能低下型性腺功能
减退症是指下丘脑 GnRH、垂体促性腺激素或两者
缺乏或无活性，这包括具有不同病理生理的多种疾
病。其中一些病因单纯来自于下丘脑 GnRH 的异常，
另一些病因单纯来自于垂体促性腺激素[LH 和（或）
FSH]的异常，但也可能出现同时存在下丘脑和垂
体功能障碍的情况。同样，下丘脑-垂体促性腺激
素功能低下型性腺功能减退症可能是该疾病的唯一
表现，也可能对身体其他系统产生广泛的影响。在
一部分受累个体中，青春期部分进展是许多疾病的
共同特征，即使在同一亲属中也导致临床异质性。
下丘脑-垂体促性腺激素功能低下型性腺功能减
退症患者的另一个共同特征是典型的体型特点。臂
距至少比身高长 5cm，肢体上部与下部的比例小于
0.9[49]，属于类无睾体型比例。如果不给予治疗，
由于缺少性激素诱导骨骼成熟和骨骺闭合，下丘
脑-垂体促性腺激素功能低下型性腺功能减退症也
与成年身高的增加有关[50]。虽然许多下丘脑-垂
体功能减退症病例的确切病因仍不清楚，但在鉴定
导致几种特定疾病的确切分子遗传异常方面取得了
重大进展[51]。据估计，单基因缺陷占下丘脑-垂
体促性腺激素功能低下型性腺功能减退症患者的
30%[52]。与下丘脑-垂体促性腺激素功能低下型性
腺功能减退症有关的单基因缺陷的种类持续增加，
并在表 122-1 中进行了总结，并附有相关表型的描
述。一旦要诊断下丘脑-垂体促性腺激素功能低下
型性腺功能减退症，建议先使用磁共振成像来排除
颅内病变。超敏促性腺激素测定法或 GnRH 类似物
刺激试验可能有助于确认是否存在促性腺激素减少
并确定减少程度。通过给予脉冲式 GnRH，能区分
下丘脑 GnRH 缺乏和垂体促性腺激素缺乏，单纯性
下丘脑病变的患者 LH 和 FSH 随之升高[53]。因此，
使用外源性 GnRH 或促性腺激素治疗使患者正常生
育成为可能，尽管性激素替代疗法通常是诱导青春

表 122-1 下丘脑 - 垂体促性腺激素功能低下型性腺功能减退基因型 / 表现型关系

受影响激素 / 产物	异常	后果	LH	FSH	遗传方式	临床特点
GnRH	KAL 突变（Kallman 综合征）	异常神经元迁移导致 GnRH 缺乏	↓	↓	X- 连锁	• 促性腺激素功能低下型性腺功能减退症 • 嗅觉缺失 / 减退 • 相关先天性异常
	FGFR1 突变	异常神经元迁移导致 GnRH 缺乏	↓	↓	常染色体显性	• 促性腺激素功能低下型性腺功能减退症
	GNRH1 突变	GnRH 活性缺失或降低	↓	↓↓	常染色体显性 / 隐性	男性：小阴茎、隐睾、青春期延迟、促性腺激素功能低下型性腺功能减退症 嗅觉正常 女性：青春期延迟、原发性闭经
	GnRH 受体突变	GnRH 受体功能缺失	↓	↓	常染色体隐性	部分促性腺激素功能低下型性腺功能减退症
	KISS1 和 KISS1R	异常 GnRH 释放	↓	↓	常染色体隐性	促性腺激素功能低下型性腺功能减退症 KISS1 基因突变致青春期发育缺失
	TAC3/TA3R 突变	异常 GnRH 释放	↓	↓↓	常染色体隐性	促性腺激素功能低下型性腺功能减退症
垂体促性腺激素细胞	PROP-1 突变	垂体发育异常	↓	↓	常染色体隐性	垂体多种激素缺乏
	LHX3 突变	垂体发育异常	↓	↓	常染色体显性	垂体多种激素缺乏
	HESX1	垂体发育异常	↓	↓	常染色体隐性	视隔发育不良 垂体功能变化
DAX1	DAX1 突变	肾上腺和垂体发育异常	↓	↓	X- 连锁	男性：先天性肾上腺发育不全、促性腺激素功能低下型性腺功能减退症 女性：携带者未受影响、青春期延迟、促性腺激素功能低下型性腺功能减退症
SF1	SF1 突变	肾上腺和垂体发育异常	↑	↓	常染色体显性 / 隐性	男性：XY 性别逆转、肾上腺衰竭 女性：肾上腺衰竭
FSH	FSHβ 亚基突变	FSH 截短型，功能异常	↑	↓	常染色体隐性	男性：青春期延迟、无精子症、睾酮正常 女性：原发性闭经、无乳房发育
	FSH 受体突变	FSH 受体功能缺失	↑	↑	常染色体隐性	男性：低 - 正常睾丸体积和精子数目 女性：卵巢发育不全、卵巢早衰
LH	LHβ 亚基突变	LH 生物活性缺失	↑	↓	常染色体隐性	男性：青春期延迟 女性：不受影响（杂合子）；月经稀发（纯合子）
	LH 受体突变	LH 受体功能缺失	↓	正常	常染色体隐性	男性：Leydig 细胞发育不全、性腺激素功能低下型性腺功能减退症 女性：原发性闭经
瘦素	瘦素基因或受体突变	瘦素功能异常	↓	↓	常染色体隐性	男性：性腺激素功能低下 ± 尿道下裂、肥胖、促性腺激素功能低下型性腺功能减退症 女性：外生殖器或小阴茎 性腺激素功能低下型性腺功能减退症 原发性闭经
激素原转化酶 1	PCI 突变	神经肽加工异常	↓	↓	常染色体隐性	

期发育和维持第二性征的首选疗法。有趣的是，约有 10% 的 Kallmann 综合征或嗅觉正常型 HH 患者在停用性激素替代治疗后，出现下丘脑 – 垂体性腺功能减退自发逆转。这提示某些下丘脑 – 垂体促性腺激素功能低下型性腺功能减退症患者的遗传缺陷可能延长 HPG 轴的成熟时间 [54]。下丘脑 – 垂体性腺功能减退的具体原因将在以下章节中讨论。

1. Kallmann 综合征　GnRH 缺乏的典型是卡尔曼综合征（Kallmann's syndrome，KS）的形式存在，最早在 1944 年描述了 Kallmann 综合征，指的是 HH 和嗅觉缺失之间的关联 [55]。目前对该综合征的描述有散发病例和多种遗传形式，包括 X 连锁、常染色体隐性和常染色体显性遗传。这种疾病的 X 连锁形式是由 Xp22.3 上的 KAL 基因突变引起的 [56]。该基因编码细胞外基质糖蛋白 anosmin-1，这是一种在胚胎发生过程中对神经元正常迁移至关重要的细胞黏附分子 [58, 67]。在不同物种中高度保守的 anosmin-1 在嗅球发育、GnRH 神经元迁移和轴突生长中有直接和允许的作用 [59, 60]。在 KS 患者中已发现 KAL 基因的许多突变 [61–63]。有趣的是，在具有相同突变的患者中，存在着关于嗅觉减退 / 消失和性腺功能减退程度的显著临床异质性，提示该综合征的表达中存在重要的基因修饰和（或）环境因素的影响 [64, 65]。在其他形式的 KS 和嗅觉正常型 HH 中发现的特定基因种类正在进一步扩大中。FGFR1 功能缺失突变和前动力蛋白 –2（prokineticin-2）信号通路和鼻内胚胎黄体生成素释放激素（LH–releasing hormone，LHRH）因子（nasal embryonic LHRH factor，NELF）的突变 [66, 67] 已被发现与 KS 的常染色体显性形式有关 [68]。其中，FGFR1 的功能缺失突变尤其常见，在 7% 的正常 HH 患者中可检测到 [69]。这些突变可能与其他遗传和环境因素协同作用，以解释这些患者的多变的表型。在特发性 HH 患者中也发现编码神经激肽 B（neurokinin B）的基因 TAC3 及其 G 蛋白结合受体的常染色体隐性突变 [70, 71]。虽然其作用机制尚不清楚，但神经激肽 B 与 kisspeptin 由相同神经元表达，因此被认为可刺激 GnRH 分泌 [72]。

鉴于 CHARGE 综合征（大肠癌、心脏缺陷、鼻后孔闭锁胆道闭锁、生长发育迟缓和（或）耳聋）也会出现 HH 和嗅觉缺失，在 KS 患者中研究

了 CHARGE 综合征公认的致病基因 CHD7 基因的突变，在倾向有该综合征额外特征的少数 KS 患者中也会发现存在 CHD7 基因突变 [73]。

CHARGE 综合征患者出现嗅觉丧失预示着 HH [74]，这并不奇怪。尽管这些特征与 KAL 基因的特定异常之间的关系尚不清楚，但在 KS 患者中已报道了多种相关的先天性异常，包括腭裂、听力丧失、色盲、眼球运动异常、单侧肾缺如和运动障碍 [75]。

2. GnRH 和 GnRH 受体突变　GnRH 基因 [76] 和 GnRH 受体基因突变已被确认为家族性单纯性下丘脑 – 垂体促性腺激素功能低下型性腺功能减退症的原因 [77]。这些疾病同时影响男性和女性，并且患者的嗅觉正常。已发现几种不同的 GnRH 受体基因功能缺失突变，形成 HH 的表型谱 [78–80]。这些突变在纯合子和复合杂合子的病例均有发生。在具有双等位基因突变的患者中，临床表型由突变的严重程度所决定的遗传负荷决定，而在单基因突变的患者中则不同，临床表型和基因突变的相关性不存在，这提示存在遗传或环境因素的作用 [81]。与 KS 一样，脉冲式 GnRH 给药可使一部分 GnRH 受体突变部分失活的患者恢复正常性腺功能和生育能力 [82]。

孤立性下丘脑 – 垂体促性腺激素功能低下型性腺功能减退症的另一个病因可追溯到 KISS1 和 KISS1 受体（KISS1R）基因的常染色体隐性突变。KISS1R 基因编码孤儿 G 蛋白耦联受体，该受体是视网膜紫红质受体家族的成员 [83, 84]。KISS1R 基因的突变会导致青春期的缺失和延迟，与 GnRH 受体突变相比，它是导致下丘脑 – 垂体性腺功能减退的罕见原因 [85]。已有报道存在几个血缘关系密切的家族，以及一个 KISS1R 突变复合杂合子的不相关个体病例 [86]。与其他病因引起的 HH 一样，KISS1R 突变的男性和女性可以通过补充外源性 GnRH 以重新获得生育能力 [87]。

KISS1R 的配体是 kisspeptin，它是下丘脑 GnRH 释放和青春期启动的关键调节因子 [85]。因此，KISS1 基因的突变也会导致完全嗅觉正常的 HH [88]。

3. 垂体转录因子和孤儿核受体的突变　胚胎时期的下丘脑 – 垂体正常的发育依赖于组织、细胞和阶段特定转录因子复杂级联的严格调控。因此，编码这些转录因子的基因突变可能导致一系列垂体前叶激素缺乏和下丘脑 – 垂体轴功能异常。虽然许多

垂体功能减退的病因仍不清楚（图 122-1），但一些垂体转录因子的分子遗传异常现已得到阐明。

(1) Pit-1：第一个被识别的转录因子，垂体特异性转录因子（pituitary-specific transcription factor，Pit-1），对编码 GH、催乳素和促甲状腺激素(thyrotropin-stimulating hormone，TSH）的基因正常激活以及负责这些激素表达的垂体细胞正常分化和增殖[89, 90] 至关重要。自 1988 年 Pit-1 被发现后，已鉴定出许多其他转录因子，其中一些也参与了下丘脑 GnRH 和垂体促性腺激素的正常功能调节[91, 92]。在下丘脑－垂体－性腺轴的多个水平上调节发育的孤儿核受体也与下丘脑－垂体性腺功能减退有关。在这些转录因子中已经确定的人类基因突变将在下面的章节中讨论。

(2) Prop-1：Prop-1（Prophet of Pit-1）是一种配对样同源结构域转录因子，是 Pit-1 正常表达所必需的[93]。人类的 PROP1 突变除了与 LH 和 FSH 缺乏有关外，还与 GH、泌乳素和 TSH 缺乏有关[94]。青春期进展在报道病例中变化很大，一些病例在 20

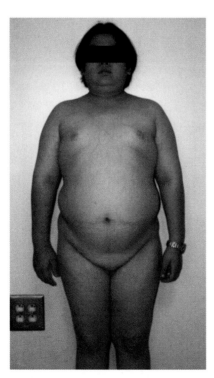

▲ 图 122-1　患有未知病因垂体功能减退的 19 岁青春期延迟男性。骨龄 14 岁，身高 122cm

引自 Becker KL, ed. Principles and practice of endocrinology and metabolism, 3rd ed. Philadelphia: Lippincott Williams & Wilkins; 2001.

岁出头时发生永久性性腺功能减退之前就已经完成青春期成熟[95, 96]。在报道的病例中，青春期的进展变化很大，有几名个体在二十多岁出现永久性性腺功能减退之前完成了青春期成熟。

(3) LHX-3：垂体多种激素缺乏的另一个病因可追踪到 LHX3 的突变，一个位于 9 号染色体的垂体转录因子基因[95]。尽管已经确定了少数病例，但所有受影响的患者都存在促性腺激素缺乏并对外源性 GnRH 无反应[98]。

(4) LHX4：LHX4 的杂合突变是合并垂体激素缺乏的一个罕见病因，与 LH 和 FSH 缺乏的程度不同有关[99]。

(5) HESXI：在转录因子 HESX1 基因的一些不同突变涉及到与垂体功能的变化相关的视－隔发育不良。虽然有些患者垂体激素分泌明显正常，但已有报道描述了从单纯 GH 缺乏逐渐到全垂体功能减退症的过程[100]。小鼠模型研究表明，HESX1 在视神经和下丘脑－垂体轴的胚胎时期发育中起着重要作用。

(6) SOX2：在转录因子 SOX2 基因中已经发现几种杂合突变。除了无眼症或严重的小眼症，受影响患者还会出现促性腺激素缺乏。其他相关的表现包括发育迟缓、胼胝体缺损、食管闭锁和感觉神经性听力减退[101, 102]。

(7) DAX1：HH 是 X 连锁先天性肾上腺发育不全的一个表型。导致该疾病的基因 DAX1 编码一个孤核受体，该受体在肾上腺、垂体、下丘脑和性腺组织中表达[103]。在 DAX1 中已经发现了超过 100 种不同的突变[104]。患有此病的男性通常在婴儿期出现肾上腺危象，而下丘脑－垂体性腺功能减退则出现在青春期[105]。然而，在先天性肾上腺发育不全的个体中似乎存在显著的临床异质性。先天性促性腺激素缺乏在一些 DAX1 基因突变的新生儿中表现为隐睾症，而在患病男孩中则可能在婴儿期出现正常的小青春期[106, 107]。非典型的表现包括纯合子 DAX1 突变的女性出现下丘脑－垂体促性腺激素功能低下型性腺功能减退症[108]，杂合子突变的女性出现青春期延迟[109]，还有一些受影响的病例在青春期和成年期出现肾上腺功能不全和性腺功能减退[110]。Ahch（Dax1）敲除小鼠的研究表明，DAX1 在睾丸发育、精子发生以及 HPG 轴功能中发挥着关键作用[111]。而对这些患者的下丘脑和垂体联合缺陷的认识，可以解释为何使用外源性 GnRH 或促性腺激素来无法很好诱导男性化和改善生育能力的原因[112]。

（8）SF1：与 DAX1 一样，类固醇生成因子（steroidogenic factor 1，SF1）基因编码孤儿核受体，该受体调节包括性腺、肾上腺、下丘脑和垂体在内的多种组织的基因转录[113]。通过 SF1 敲除小鼠首次明确的 SF1 对正常促性腺激素功能的重要性，该小鼠表现出促性腺激素缺乏症和性腺发育不全[114]。人类 SF1 突变已被确定为 46, XY 性别逆转和肾上腺减退的原因[115, 116]。一些 SF1 突变导致睾丸发育不良，但不影响肾上腺功能。在杂合 SF1 突变和肾上腺功能不全的青春期前女孩中观察到正常的卵巢发育[117]。

4. 促性腺激素及其受体突变　FSH 和 LH 是由一个共同的 α 亚基和一个不同的 β 亚基组成，并通过 G 蛋白耦联受体发挥其生物效应。目前尚未发现 α 亚基突变，但已经鉴定出 FSH-β 亚基、LH-β 亚基和促性腺激素受体的突变是男性和女性青春期延迟和生殖功能异常的原因[118]。这些突变帮助我们深入了解了 FSH 和 LH 在性腺功能和人类生理学中的相关作用。

（1）FSH-β 亚基突变：已发现 FSH-β 亚基基因突变能导致女性和男性性腺功能减退[119]。大多数病例是完全缺乏青春期发育的女性，虽然有报道称患病女孩会有部分乳房发育[120, 121]。伴有 FSH-β 基因变异的男性表型可表现为青春期延迟，并伴有无精症，或者只表现为无精症[122]。这些患者检测结果与预期相符，血清 LH 水平很高，而 FSH 无法检测。

（2）FSH 受体突变：在一些芬兰家族中首次发现 FSH 受体纯合失活突变造成常染色体隐性遗传卵巢早衰[123]。这些家族中的女性青春期发育程度不平衡，随后出现卵巢功能完全衰竭，与血清促性腺激素升高和卵巢发育不全有关。随后，发现许多 FSH 受体新突变与原发性或继发性闭经有关[124, 125]。相比之下，纯合突变男性的 LH 和睾酮水平正常，睾丸体积偏小，FSH 水平升高，精子发生受损和不育的程度则无法预测[126]。

（3）LH-β 亚基突变：已经描述了一种由于 LH 基因突变导致的青春期延迟的情况。该名 17 岁男性先证者是 LH-β 亚基基因单碱基替换纯合子[127]，血清 LH 升高，FSH 和睾酮水平降低。本例患者的 LH 免疫反应及完全缺失的 LH 生物活性与临床表型一致。

该患者的三位舅舅都是同一突变杂合子并且不育。虽然该家族的女性携带者似乎不受影响，已发现有一例携带 LH-β 亚基新突变的女性患有无排卵性不孕症[128]。一例患有青春期延迟、无精子症和循环 LH 缺乏的 31 岁男性携带两种 LH 基因新突变，然而该男性携带相同突变的妹妹青春期发育正常伴月经稀发，表明在这种情况下基因表达存在差异[129]。

5. LH 受体突变　通过常染色体隐性遗传方式传递的 LH 受体纯合功能缺失突变，已被认为是男性和女性性腺功能减退的一个罕见原因。该突变首次被报道是由于发现两名 46, XY 病例虽然有女性外生殖器，但完全缺乏乳房发育并伴有原发性闭经[130]。患者的血清 LH 水平明显升高，睾酮水平较低，FSH 水平正常，其睾丸组织学检查显示间质细胞（Leydig 细胞）发育不全。自那时起，已经鉴定出 LH 受体的多个其他突变[131-133]。具有 LH 受体突变失活男性的临床表现包括具有女性外生殖器、尿道下裂或小阴茎[134]。睾丸通常为隐睾，而无米勒管结构。在女性中，LH 受体突变导致闭经，第二性征发育正常，LH 和 FSH 水平升高[135]。各个阶段的卵泡发育研究表明，LH 可能是排卵所必需的，但卵泡发育可能仅在 FSH 和卵巢旁分泌因子的影响下发生[136]。相反地，LH 受体激活突变导致一种仅在男性中发生的家族性性早熟，这部分在第 121 章中有详细讨论。

6. 雌激素受体缺陷　在人类发现雌激素受体的 19 年后，有报道在一位 18 岁女性身上发现了雌激素受体 α 亚基（estrogen receptor alpha subunit，ESR1）的纯合突变，该突变导致了雌激素抵抗。这种特定的突变能削弱雌激素信号传导。该患者没有乳房发育，雌激素水平显著升高，双侧卵巢多囊[137]。此外，患者还表现为骨质减少，骨龄延迟（13.5 年），对雌激素治疗无反应。

7. 代谢相关性基因缺陷　与肥胖相关的自发基因突变表明代谢和人类生殖之间的重要相互作用。下丘脑 - 垂体性腺功能减退是人体瘦素基因和瘦素受体罕见突变的特征[138, 139]。在一名患有原发性闭经和下丘脑 - 垂体促性腺激素功能低下型性腺功能减退症的女孩身上观察到类似的表型，并伴有促激素转化酶 1（一种参与神经肽加工的内肽酶）的复合杂合突变[140]。这些基因在 GnRH 释放和（或）功能中的确切作用尚不清楚。

8. 慢性疾病 任何严重的慢性疾病或炎症都会导致青春期延迟，通常伴随生长不良和骨骼发育迟缓。营养不良还可导致下丘脑 - 垂体脉冲式分泌不正常，进而对性腺功能产生深远影响。伴有神经性厌食症的年轻女性常出现下丘脑闭经，持续限制能量摄入可导致神经内分泌功能失常 [141]。同样的现象也出现在经常进行高强度锻炼的人群（如跑步者或芭蕾舞者）中，骨量减少是常见的相关症状 [142, 143]。也有文献报道，严格限制饮食中脂肪的摄入但体重正常的妇女会出现下丘脑 - 垂体促性腺激素功能低下型性腺功能减退症 [144]。在这些情况下，提出了瘦素缺乏导致 GnRH 脉冲式分泌缺失的假说，而这一假说通过神经性厌食症妇女服用重组瘦素后排卵周期恢复的结果得到进一步支持 [145]。如果在去除潜在异常后 HPG 轴功能就能恢复正常，则促性腺激素功能低下型性腺功能减退症通常是暂时性的。相反，永久性下丘脑 - 垂体促性腺激素功能低下型性腺功能减退症可能是由后天中枢神经系统损伤，如感染、颅脑射线辐射、肿瘤或创伤引起的。矛盾的是，颅内病变的儿童发生性早熟的风险更高（见第 121 章）。

9. 综合征 下丘脑 - 垂体促性腺激素功能低下型性腺功能减退症是许多不同遗传性综合征的共同特征，在其他方面则表现各异。例如，Prader-Willi 综合征患者通常患有继发于下丘脑 - 垂体功能障碍的促性腺激素功能低下型性腺功能减退症 [146]。其他具有这一特征的综合征包括 Boucher-Neuhauser [147]、Bardet-Biedl [148] 和 Noonan [149] 综合征。相关的异常通常包括隐睾、小阴茎，或两者兼有。下丘脑 - 垂体促性腺激素功能低下型性腺功能减退症也发生在 1A 型假性甲状旁腺功能减退症患者中，并伴有 *GNAS1* 基因功能缺失突变引起的多种激素抵抗 [150]。

（二）原发性促性腺激素功能低下型性腺功能减退症

原发性促性腺激素功能低下型性腺功能减退症是指由于性腺内在异常而导致性腺不能正常产生性激素的情况。使用传统的检测方法，青春期前患有性腺功能低下的儿童单个促性腺激素水平可能与正常对照没有区别，但患有性腺功能低下的儿童到达

青春期时促性腺激素水平显著升高。采用超灵敏方法检测，与对照组相比，在所有年龄段的青春期前无性腺儿童体内均可检测到超出正常浓度的黄体生成素和卵泡刺激素的水平 [151]。相反，血清抑制素 B 水平与原发性性腺功能衰竭男孩的促性腺激素呈反比 [152, 153]。原发性性腺功能减退的原因包括先天性和获得性性腺异常，如下一节所述，见表 122-2 总结。

1. 先天性原发性促性腺激素功能低下型性腺功能减退症

(1) 染色体异常：多年来人们已经认识到，正常的卵巢活动取决于特定 X 染色体基因位点的存在和作用。因此，女性中涉及 X 染色体任何重要部分的异常都与卵巢功能异常有关。伴有 X 染色体异常的男性中也观察到不同程度的性腺失调。最常见的导致原发性性腺功能减退的核型异常将在以下章节进行讨论。

① Turner 综合征：在新生女婴中 Turner 综合征的发病率为 1/5000～1/2000，它是导致原发性卵巢功能衰竭的最常见原因。1938 年，Henry Turner 首次描述了该综合征 [154]，该综合征表现为 X 染色体缺失或结构异常，表型特征典型。虽然可能会表现出各种各样的身体特征，但几乎 100% 的患者身材矮小。性腺发育不全表现为"条索状卵巢"，在约 94% 的患者中存在，可能是卵母细胞加速闭锁的结果，随后卵巢间质发生纤维化 [155]。心脏、肾、淋巴和肌肉骨骼异常证明有多个系统参与 [156]，而共同的表型特征包括身材矮小、耳大位低、颚弓高、后发际低、颈蹼、两乳头间距过宽、肘外翻和手指甲及足趾甲发育不良（图 122-2、图 122-3 和图 122-4）。虽然许多躯体特征可能是由于宫内淋巴水肿导致的结果，但一般认为 Turner 综合征表型是由逃避 X 失活的 X 染色体上基因单倍体造成的 [157]。Turner 综合征女孩可以通过几种方式得到医学治疗。出生时发现的淋巴水肿可提示早期诊断。另外，女孩可能在儿童期中期或青春期出现进行性身材矮小或青春期延迟。细胞遗传学分析显示异质组的 X 染色体异常，约 50% 患者表现出某种形式的镶嵌现象 [158]。卵巢功能衰竭的诊断基于发现促性腺激素升高。促性腺激素升高呈现一个双相模式，随着年龄的增长血浆 LH 和 FSH 水平在儿童早期和晚期升高，但在中间时期那几年表现出最低点 [159]。患有

表 122-2　原发性促性腺激素功能低下型性腺功能减退症病因

异常类型	缺　陷	遗传方式	临床特点
染色体异常	Turner 综合征 45, X	散发	• 身材矮小 • 表型独特 • 肾脏、心脏、淋巴和肌肉骨骼异常
	Klinefelter 综合征 47, XXY	散发	• 生精小管发育不全 • 性腺功能减退，不育
	Xq 缺失、X 易位、X 三体、X 五体	散发	• 卵巢早衰
生物合成酶缺乏	*StAR* 突变 $P_{450}CI7$ 突变	常染色体隐性遗传	• 类脂肾上腺增生 • 肾上腺危象 • 外生殖器男性化不足或女性化（男性） • 青春期延迟（女性） • 外生殖器正常（女性），腹内睾丸（男性）
性别分化疾病	雄激素完全不敏感	X- 连锁隐性遗传	• 女性表型，盲端阴道，原发性闭经，正常乳房发育 • 腹内睾丸，无女性内生殖器 • 体毛稀少
	单纯 46, XY 性腺发育不全	X- 连锁隐性遗传，常染色体显性遗传，散发	• 女性表型，没有 Turner 样症候 • "条索状"性腺，有肿瘤风险
	睾丸退化（睾丸消失）	散发，罕见家族性病例	• 外生殖器正常或男性化不足 • 睾丸完全缺失
获得性原发性性腺功能减退症	化疗（罕见）、辐射 自身免疫性疾病 创伤 / 扭转半乳糖血症（女性）	非遗传性，除自身免疫多腺衰竭和半乳糖血症（常染色体隐性）	• 不同发病方式和程度的原发性性腺功能减退症

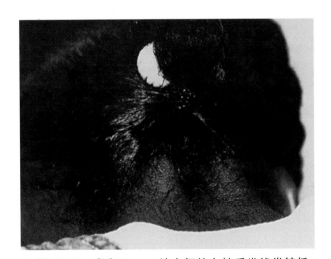

▲ 图 122-2　患有 Turner 综合征的女性后发线常较低，呈双拱形

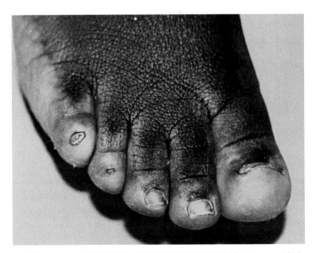

▲ 图 122-3　第四趾和第五趾甲发育不良的 Turner 综合征患者

嵌合型 Turner 综合症年轻女性的 FSH 水平低于 X 单体型女性[160]。虽然绝大多数患者需要外源性性激素替代，大约有 30% 的女性能启动青春期，但高达 16% 的女性无法月经初潮[161]。患有 Turner 综合

征的妇女受孕概率极低，并且这一人群的妊娠流产及胎儿先天畸形的发生率极高[162, 163]。

②Xq 和其他染色体异常：X 染色体长臂缺失或重排的患者通常会发生卵巢早衰，而没有 Turner

综合征的表型特征[164]。运用分子遗传学分析已在 Xq 远端定位了维持卵巢功能的数个必需基因[165]。在大部分散发的 X 染色体异常病例中，常染色体易位亦与卵巢早衰有关，位于 3 号染色体的叉头转录基因（FOXL2）突变也是如此[166]。X 染色体非整倍性的其他例子还有 X 三体和五体综合征，常与卵巢早衰相关联[167]（图 122-5）。

③ Klinefelter 综合征：于 1942 年 Klinefelter 综合征首次被发现[168]，其病因为男性 X 染色体多体型，大多数患者染色体核型为 47, XXY。它是最常见的性染色体病，在男性新生儿发病率预计为每 400～1000 人中 1 例[169, 170]。患者的典型特征包括身材高大、身体比例正常、类无睾、性腺功能减退，以及各种学习和行为问题，其智力通常在正常范围的下限[170]。睾丸通常小而实，可能为隐睾，其特征是生精小管发育不全[171] 和间细胞功能障碍。虽然青春期可能正常启动，但血清睾酮水平一般在正常范围的下限，抑制素 B 水平随着睾丸功能进行性下降而逐渐降低[172]。处于青春期的男性，如果出现由于异常的雌激素 / 雄激素比例导致的男性乳房发育和血清促性腺激素升高要引起注意，这是提示其患有 Klinefelter 综合征的重要线索。然而，大部分患者在青春期未确诊[173]，成年后可能出现不育、无精症或性腺功能减退的症状[174]。长期以来，Klinefelter 综合征患者被认为具有某些恶性肿瘤的发展倾向。既往认为 Klinefelter 综合征患者发生乳腺癌风险显著增加[175]，但目前尚未在大样本的人群研究中观察到[174, 176]，但已发现 Klinefelter 综合征患者的生殖细胞肿瘤的发病率是一般人群的 50 倍，并在患 Klinefelter 的青春期性早熟男性的罕见病例中观察到[177]。

(2) 类固醇生物合成酶缺陷：先天性肾上腺增生是一组由肾上腺类固醇正常生成所必需的一种或多种酶的遗传缺陷引起的疾病（见 104 章）。尽管最常见的先天性肾上腺增生与肾上腺雄激素分泌过多有关，但存在罕见的缺陷，它可能完全无法合成雄激素和雌激素。这些缺陷包括 17α- 羟化酶和 17, 20- 裂解酶的缺陷，以及激素性急性调节蛋白缺乏，这些蛋白在类固醇激素合成的限速步骤胆固醇转运中发挥着关键作用[178]。类脂性肾上腺增生是由类固醇生成性急性调节基因突变引起的，迄今为

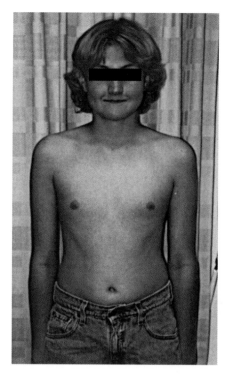

▲ 图 122-4　乳房完全不发育的 15 岁青春期延迟女性
臂距较身高长 8.3cm，肢体上部与下部的比例为 0.7，为 "类无睾体型"。核型为 46, XY

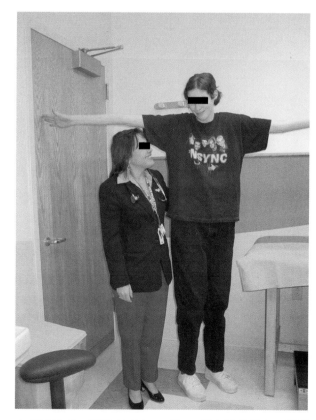

▲ 图 122-5　核型 48, XXXX 的 16 岁女性身材高，臂距长，伴有原发性卵巢衰竭

止已鉴定出许多不同的突变[179]。临床表现包括通常始于婴儿期的严重的电解质失衡，以及肾上腺和睾丸的类固醇激素生成完全缺乏，导致两性都出现女性生殖器表型。有趣的是，一些类脂肾上腺增生的46, XX 个体能经历自发青春期和正常月经周期，可能是由于卵巢内合成了不依赖于类固醇生成急性调节蛋白的类固醇激素所导致的[180]。调控 17α- 羟化酶和 17, 20- 裂解酶活性的 CYP17 基因的突变是导致男性和女性青春期延迟的另一个罕见原因[181]。两性都表现为典型的女性，受影响的男性表现为缺乏米勒管结构和腹内睾丸。诊断依据肾上腺类固醇前体水平极度升高，治疗包括糖皮质激素和根据表型性别的性激素替代。因此，由于遗传缺陷导致 17α- 羟化酶严重缺乏的男性，通常被当作女性抚养长大，确诊后在青春期使用雌激素诱导乳房发育。

(3) 性发育障碍性疾病：性别决定和性分化异常导致了一系列以基因型女性过度男性化或以基因型男性但男性化不足为特征的疾病，通常与生殖器关系不明确（见第 119 章）。然而，如果罕见疾病呈现一个正常外观的表型，通常会导致患者确诊时间的延迟，直到青春期出现发育异常才去接受医学评估。以下关于这些疾病的讨论将仅限于可能出现女性化表型的基因型男性。

① 雄激素完全不敏感：雄激素受体基因的各种突变可能导致雄激素受体功能性质或数量异常（见第 137 章）[182, 183]。虽然雄激素部分不敏感是导致男婴男性特征不明显的原因，雄激素完全不敏感可导致 46, XY 个体的表型完全女性化。这些患者通常身材高大，青春期乳房发育正常，原发性闭经，阴毛和腋毛稀少。患者有正常女性外阴，但阴道为盲端。睾丸位于腹腔内，无女性内生殖器官。与 XY

性腺发育不完全一样，尽管发病率较低，完全对雄激素不敏感的女性仍有患性腺肿瘤的风险[184]。因此，大多数临床医生主张在青春期发育完成之前保留性腺，待青春期发育完成之后建议行性腺切除术，之后采用雌激素替代疗法维持第二性征。

② 单纯 46, XY 性腺发育不全（Swyer 综合征）：于 1955 年首次报道[185]，单纯 46, XY 性腺发育不全表现为正常女性表型，但第二性征发育完全缺失（图 122-4 和表 122-3）。身高正常或较高，没有 Turner 样症状。患者通常有子宫和输卵管，性腺具有纤维化 "条索" 特征。目前认为单纯 46, XY 性腺发育不全遗传方式包括 X 连锁和常染色体遗传模式[186, 187]。尽管性腺发育不全的原因尚不清楚，但患者中约 15% 存在 SRY 基因突变[188, 189]。单纯 XY 性别逆转涉及的其他病因包括与男性性别决定有关的基因，如 SOX9、SF1、WT1 和 DAX1 缺失或突变[190]。不管确切的遗传病因是什么，单纯 46, XY 性腺发育不全的患者需行预防性的性腺切除术，因为这一人群的性腺母细胞瘤或无性细胞瘤发病率估计有 20%～30%[191]。

③ 睾丸退化综合征：睾丸退化综合征是一种罕见疾病，即睾丸在宫内或产后早期变得无功能并退化。根据睾丸退化的时间，男性生殖器性别不明确或正常形成。睾丸退化的原因尚不清楚，但推测是在宫内期间胚胎的睾丸血管损伤的结果。家族性病例报道较少见[192]。男性可能直到青春期甚至成年才被确诊[193]。hCG 刺激试验可用于评估睾丸间质细胞功能[194]，而支持细胞分泌的米勒管抑制物（Müllerian-inhibiting substance，MIS）即抗米勒管激素（anti-Müllerian hormone，AMH）水平可帮助判断睾丸组织的存在及完整性[195]。由于残留性腺

表 122-3　某例单纯 46, XY 性腺发育不全患者的临床、实验室和影像学检查数据

临床特点	实验室检查	影像学检查
主诉：原发性闭经 实际年龄：15 岁 身高：162.7cm（在女性生长曲线图上位于第 50 百分位数，在男性生长曲线图上位于第 25 百分位数） 臂距：171cm 上下身比例：0.7 乳房发育：Tanner Ⅰ 阴毛：Tanner Ⅱ 外生殖器：正常女性	• LH：15.8mU/ml（1.0～18） • FSH：64.7mU/ml（4～13） • 雌二醇：13pg/ml（10～178） • T_4：7.6μg/dl（4.5～12） • TSH：3.9μU/ml（0.45～6.0） • 催乳素：10.7ng/ml（5.3～22） • 核型：46, XY • MIS：0ng/ml	• X 线骨龄：11.6/12 岁 • 盆腔超声：子宫小，未见性腺 • 生殖器显像图：阴道正常，子宫颈压迹

组织的发生率极低，对这些患者行腹股沟探查是否必需存在争议 [196]。

2. 获得性原发性促性腺激素功能低下型性腺功能减退症　获得性原发性促性腺激素功能低下型性腺功能减退症的病因往往是性腺的严重疾病或损伤。尽管创伤或扭转是获得性原发性促性腺激素功能低下型性腺功能减退症的罕见病因 [197]，儿童时期癌症生存率的改善导致了由放疗、化疗和骨髓移植造成的原发性性腺功能减退病例增加 [198]。自身免疫相关性腺衰竭是 1 型和 2 型自身免疫多腺综合征的一个特征，在发生肾上腺功能不全多年后可能有隐匿起病 [199]。相反，卵巢衰竭可能是这些疾病的首发征象，因此，不明原因卵巢早衰的女性应进行其他自身免疫性疾病的筛查 [200]。与获得性性腺衰竭相关的代谢性疾病包括半乳糖血症 [201]，其中高达 60% 患病女性可能出现卵巢早衰，并导致完全或部分青春期发育缺失 [202]。

四、青春期延迟的治疗

治疗患有促性腺激素功能低下型性腺功能减退症儿童的目标是以一种模拟正常青春期的方式启动二次性发育。可以通过在开始时使用低剂量的类固醇性激素，随着时间的推移逐渐增加类固醇剂量治疗来实现。一旦青春期发育完成，成人需要替代剂量的性腺类固醇来维持第二性征和正常的性功能。

（一）女孩

雌激素替代治疗有多种方案。这些包括经皮雌激素或口服结合或非结合雌激素制剂，所有这些都是在非常低的剂量开始。同时监测生长、骨骼成熟和青春期进展，随后雌激素的剂量逐渐增加，在 6～12 个月达到成人替代剂量。一旦达到突破出血或完成 Tanner Ⅳ 期乳房发育，可以加用醋酸甲羟孕酮或微粒黄体酮发生撤退性出血，开始月经来潮。一旦青春期结束，口服避孕药提供了一种方便的联合雌孕激素联合疗法。在 Turner 综合征中观察到极低剂量雌激素对生长的有益作用，而在性腺功能减退的女孩中的最佳 E2 替代方案仍需进一步研究 [27, 203, 204]。正如在性腺功能减退的男孩中所观察到的，性腺功能减退女孩的性激素替代显著改善了钙离子的吸收和保存，在提高骨密度方面具有重要意义 [205, 206]。

（二）男孩

在青春期性腺功能低下的男孩中，最常用的性激素替代治疗方法是肌内注射睾酮制剂，如庚酸睾酮或丙酸睾酮。典型的起始剂量为每 4 周肌内注射一次，每次 50～100mg，然后根据生长、骨骼成熟和青春期发育的速度，每 6～12 个月逐渐增加 25～50mg。成人睾酮替代剂量为每 2～4 周肌内注射 200～300mg，使血清睾酮水平升高到正常范围内。另一种形式的睾酮替代维持包括经皮睾酮贴片和睾酮凝胶 [207]。虽然这些青春期使用的制剂是有限制性的 [208]，正在进行的研究认为这些对诱发青春期是安全有效的。

总之，青春期延迟的原因包括正常变异和 HPG 轴的任何水平的异常。越来越多的分子遗传异常与促性腺激素功能低下型性腺功能减退症的特殊形式有关。性激素替代疗法能成功地启动青春期，恢复和维持成年二次性发育。

第 123 章　性功能障碍

Sexual Dysfunction

Ronald S. Swerdloff　Christina Wang　**著**

申　甜　雷　涛　**译**

> **要　点**
> ◆ 勃起功能障碍是心血管代谢风险的生物标志物。
> ◆ ED 是常见疾病，通过 PDE5 抑制剂可以得到有效治疗。
> ◆ 早泄可能会造成个人的苦闷和夫妻关系问题，它可以通过行为和性心理治疗、局部麻醉和选择性
> 5- 羟色胺再摄取抑制剂得到控制。
> ◆ 女性性功能障碍的症候群包括性兴趣和性唤起减少、性高潮问题，以及性交带来的阴道和骨盆疼
> 痛。当这些症状与个人苦闷相关或者对伴侣双方关系产生不利影响的时候，应该得到治疗。

本章回顾了男性和女性的性功能障碍，认识到伴侣任一方的性功能障碍会影响另一方。男性性功能障碍随着年龄而增加，且通常与潜在的疾病（如糖尿病或者心血管疾病）相关，其中最常见的表现是勃起功能障碍。女性性功能障碍很可能会漏诊，它包含情感和关系因素，以及对外部认知性刺激的响应。

一、男性性功能障碍

男性性功能障碍在中年和老年人群中很常见。本章讨论了男性性功能障碍，关注其中两种最常见的疾病：勃起功能障碍和早泄。性欲减少是男性促性腺激素功能低下型性腺功能减退症最常见的症状。

二、勃起功能障碍

（一）患病率

在美国、欧洲、亚洲和南美进行的基于人口的流行病学研究显示从 20% 到超过 50% 的 40 岁以上男性出现（erectile dysfunction，ED）[1-5]，并且这个比例随着年龄增大而上升。根据马萨诸塞州男性衰老研究[6]的报道，在美国男性中该比例为每年每 1000 名男性中 26 例，与其他国家的比例接近。最近，大规模流行病学研究显示，ED 与由良性前列腺增生引起的下泌尿道症候群相关，而良性前列腺增生与年龄和其他并发症无关[7]。一份关于该研究的综述表明，在患有 ED 或下尿路梗阻的男性中，67%～100% 有中度到重度的下尿路症状，而 43%～59% 有中度到重度的 ED。下尿路症状和 ED 均随着年龄增加而增加[8]。这些相关性指出 ED 和良性前列腺增生可能有相同的风险因素。

（二）风险因素

诸如吸烟和缺乏运动的生活方式有更高的出现 ED 风险[9]。其他的危险因素包括高血压、肥胖、代谢综合征和 2 型糖尿病[3, 5]，它们也是冠状动脉疾病的风险因素[10]。这些观察表明 ED 可能是冠心病的一个生物标志物[11-13]。因此逻辑上来说，对于出现非手术或受损造成的轻度 ED 的男性，应当检

查其潜在的心血管疾病风险[14, 15]。

ED 可能源于海绵体神经纤维受损、胶原蛋白沉积的加强以及血液供应的损伤。25%～75% 的男性在根治前列腺癌而进行前列腺切除术后发生 ED。这很重要，因为前列腺根治切除术适用于年轻男性的前列腺原位癌[16]。通常会做神经保留前列腺根治切除术，目的是保留阴茎的神经分布，但是前列腺根治切除术的神经保留成功与否依赖于术前勃起功能、患者的年龄和外科医生的经验[17]。ED 也有可能出现在对前列腺癌进行的放射治疗和近距离治疗之后，原因是神经血管束和阴茎血管受损。

（三）病理生理学

1. 勃起功能的神经系统控制 阴茎由海绵体神经（自主神经）支配，海绵体神经控制着流向阴茎海绵体和尿道海绵体的阴茎血流，以在勃起和消退时调节血流。背神经是阴部神经（下体神经）的分支，负责阴茎的感觉和会阴肌肉的运动功能，有助于在勃起时保持阴茎的硬度。阴茎的自主神经支配分为副交感神经和交感神经。接收来自高级中枢的信号（对大脑皮层的感觉和心理刺激）的副交感神经系统，负责下体血管舒张和平滑肌松弛，从而增加血液流量和扩张血窦。扩张的血窦压迫白膜周围的静脉，减少静脉流出，导致阴茎勃起。相反，交感神经系统负责肌肉收缩，帮助阴茎变硬，并开始发射和射精。交感神经也会引起下体血管收缩和肌肉收缩，负责增加静脉流出和性高潮后的消退[18]（图 123-1）。

2. 一氧化氮和勃起功能 到下体的副交感神经是非胆碱能的，通过一氧化氮合成酶的激活来刺激局部产生一氧化氮。结构型一氧化氮合成酶是由内皮细胞和神经末梢产生的，而诱导型一氧化氮合成酶是由下体平滑肌细胞产生的。局部生成的一氧化氮扩散到平滑肌细胞，并增加环磷酸鸟苷浓度，导致细胞内钙储备降低以及平滑肌松弛（图 123-1）。平滑肌松弛的结果是血流量增加充胀阴茎海绵体，海绵体压迫白膜下静脉，减少血液流出。消退时，动脉流入减少，静脉流出增加，呈松弛状态[18]。

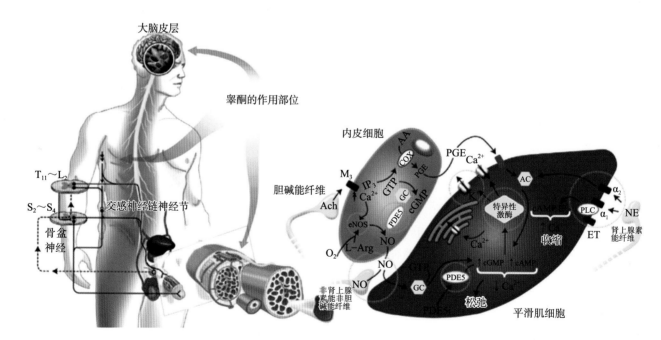

▲ 图 123-1 勃起功能的病理生理学

来自于中枢神经系统、副交感神经和交感神经、胆碱能和非胆碱能 / 非肾上腺素能纤维，阴茎海绵体的内皮、平滑肌细胞对勃起功能的控制，以及一氧化氮在勃起功能中的作用。蓝色箭是雄激素作用的部位。Ach. 乙酰胆碱；Ca²⁺. 钙；cAMP. 环磷酸腺苷；cGMP. 环磷酸鸟苷；eNOS. 内皮型一氧化氮合成酶；ET. 内皮素；GC. 鸟苷酸环化酶；GTP. 三磷酸鸟苷；IP₃. 代表三磷酸肌醇；K⁺. 钾；NANA. 非肾上腺素能非胆碱能；NO. 一氧化氮；PDE5. 5 型磷酸二酯酶；PGE. 前列腺素；AC. 腺苷酸环化酶；NE. 去甲肾上腺素；PLC. 磷脂酶 C（引自 Isidori AM, Buvat J, Corona G, et al. A critical analysis of the role of testosterone in erectile dysfunction: from pathophysiology to treatment—a systematic review. *Eur Urol*, 65; 99–112, 2014.）

3. 睾酮对勃起功能的影响　睾酮在三个层次上影响勃起功能（图 123-1）。首先，在中枢神经系统中，睾酮增加刺激性神经递质的释放，如多巴胺、催产素和一氧化氮。其次，睾酮调节神经元一氧化氮合成酶活性和骨盆神经节活性。第三，睾酮可以调节靶组织对肾上腺素能和非胆碱能 / 非肾上腺素能神经信号的敏感性[19]。

（四）病因

ED 的病因如表 123-1 所示，可能包括血管疾病、神经疾病、解剖学、激素、药物诱发和心理因素。可能会出现多种因素的组合。ED 与动脉粥样硬化和心血管疾病的关系已被讨论。

（五）诊断

ED 的诊断是以仔细的问诊为基础，包括询问患者病史和性生活史。最好让患者的性伴侣就诊时同在。病史应询问与 ED 相关的一般健康状况，如糖尿病、心血管疾病和神经疾病。询问性生活史应着重于 ED 的发生和持续时间。问题应该包括性刺激和早晨勃起的硬度和持续时间，以及患者对勃起是否满意。有一些有效的调查问卷，如国际勃起功能指数，以帮助评估不同方面的性功能（性欲，勃起，射精和高潮）[20, 21]。问诊时，应评估社会心理状况，特别是抑郁或情绪变化。针对促性腺激素功能低下型性腺功能减退症状应直接询问是否性欲减退、精力不足和存在疲劳[22]。体格检查包括泌尿生殖系统检查（评估阴茎弯曲度、睾丸体积）和全面的神经系统检查。应关注性腺功能减退的症状，如睾丸小、男性毛发生长减少、肌肉量减少、内脏脂肪增加及乳房发育。

建议检查心血管疾病和糖尿病的风险因素，包括血压、空腹血糖、胆固醇和糖化血红蛋白 A1C。由于 ED 是将来心血管疾病和脑卒中的生物标志[23, 24]，可以对 ED 和有其他心血管疾病危险因素的患者进行运动能力评估，包括运动压力测试，以确定是否适于何心脏病专家转诊。

ED 的诊断通常是基于详细的病史和性生活史而做出的，而不需要进一步的介入检查。例外情况包括有骨盆或会阴损伤病史的年轻患者，血管手术可能对他们有用，并可治愈 ED。在这些患者中，

表 123-1　ED 的常见病因

血管疾病

- 心血管疾病
  - 高血压
  - 糖尿病
  - 吸烟
  - 腹膜后大手术或放疗

神经疾病

- 中枢神经疾病
  - 退行性疾病（多发性硬化，帕金森病）
  - 脊髓损伤 / 疾病
  - 脑卒中
  - 肿瘤

- 周围神经疾病
  - 糖尿病
  - 慢性肾病
  - 多发性神经病
  - 手术（盆腔、腹膜后、前列腺根治切除术、结直肠手术）

激素

- 性腺功能减退症
- 高催乳素血症
- 甲状腺功能亢进（甲亢）/ 甲状腺功能减退（甲减）
- 多动症 / 肾上腺功能减退症

解剖学

- 尿道下裂
- 阴茎短小
- 先天性阴茎弯曲
- Peyronie 病

药物诱发

- 降压药
- 抗抑郁药
- 抗精神病药
- 抗雄激素

心理因素

- 普遍
- 情境

引自 Weses E, Eardley I, Giuliano F, et al. Guidelines on male sexual dysfunction. *European Association of Urology*, 2013. 文献链接网址（http://www.uroweb.org/gls/pdf/14%20Male%20Sexual%20Dysfunction_LR.pdf.）.

对阴茎进行双重超声检查，如果检测到异常血流，则在血管重建术前进行动脉造影和海绵体造影或动力输注海绵体内压测量[25, 26]。尿道下裂或 Peyronie 病或先天性阴茎弯曲的患者在手术矫正前也可能需要进行诊断检查。血清睾酮水平明显较低的患者应研究导致性腺功能减退的原因，包括血清催乳素和

黄体生成素的测定。复杂的性心理和精神疾病患者可以从心理诊断测试中获益。否则，全科医生应遵循性功能障碍国际咨询会议所建议的原则：①使用以患者为中心的框架进行评估和治疗；②在诊断和治疗规划中应用循证医学原则；③使用统一的管理方法 [27]。

（六）治疗

关于 ED 治疗的讨论是基于美国泌尿学协会（2005 年发布，2011 年确认有效）发布的和欧洲泌尿外科学会（2014 年）发布的指南。其中美国泌尿外科学会发布的指南可在网址 https://www.auanet.org/education/guidelines/erectile-dys function.cfm 中获取；而欧洲泌尿学协会发布的指南可在网址 http://www.uroweb.org/gls/pdf/14% 20Male%20Sexual%20Dysfunction_LR.pdf 中获取。

1. ED 的治疗方法　治疗策略从确定任何可逆原因以及特定情况下可能存在的治疗方案（图 123-2）开始。这可能包括改变风险因素，包括糖尿病患者的血糖控制、移除或改变可能导致 ED 的药物，或者改变生活方式，如戒烟和减肥 [15]。对于大多数 ED 患者来说，基础疾病可以成功治疗，但是 ED 可能在没有更具体治疗方案的情况下持续存在。如前所述，罕见的例外情况包括心理因素，可以用性心理疗法加上药物治疗。睾酮缺乏症可采用多种替代方式进行治疗，而高催乳素血症在研究排除垂体催乳素瘤之后可以用多巴胺激动药治疗。幸运的是，大多数的微小催乳素腺瘤和大催乳素腺瘤都可以用多巴胺激动药成功治疗，而且对于药物治疗无效和垂体卒中的情况还可以进行手术治疗。对于大腺瘤，即使通过缩小腺瘤来解决肿块效应，约 50% 的患者由于压力导致的促性腺激素分泌细胞的永久性损伤而需要睾酮替代。

创伤导致的阴茎血管病的年轻病患者中，ED 可以通过外科血管重建术进行治疗，结果的 ED 逆转率相对较高，为 60%~70% [28]。应告诉患者及其伴侣，治疗方案通常会改善勃起功能。应说明所有治疗方案，并在治疗后评估患者及伴侣的满意度。

2. 改变生活方式和风险因素　改变成更健康的生活方式对于任何 ED 和心血管疾病的患者都可获益，并将使其更健康，拥有更好的生活质量。这可

能包括减轻超重和肥胖男性的体重、戒烟、减少酒精摄入和适度增加体育运动 [29]。大量的膳食补充药剂（如 L- 精氨酸、一氧化氮合成酶基底、红参、银杏、锌和许多其他膳食补充剂）声称能有效改善勃起功能。其中一些补充药剂可能含有对患者有益的活性成分，而其他一些可能与治疗 ED 的处方药具有促进作用。然而，这些补充剂中的大多数尚未经过前瞻性随机临床试验证明其对 ED 的有效性 [30]。在随机对照试验中，患有 ED 的肥胖男性的随机组减少热量摄入且增加体育运动，结果比对照组减轻更多的体重，并在 ED 方面有更多改善，由国际勃

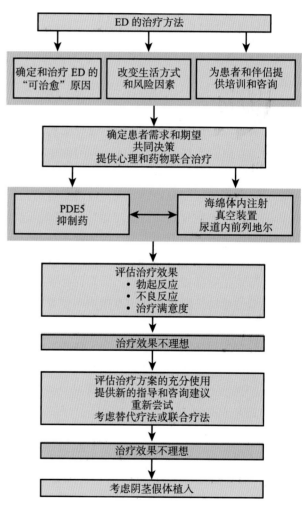

▲ 图 123-2　ED 的治疗方法

改编自 Hatzimouratidis K, Amar E, Eardley I, et al. Guidelines on male sexual dysfunction: erectile dysfunction and premature ejaculation *Eur Urol* 57:804-814, 2010; 和 Weses E, Eardley I, Giuliano F, et al. Guidelines on male sexual dysfunction. *European Association of Urology*, 2013. 文献链接网址（http://www.uroweb.org/gls/pdf/14%20Male%20Sexual%20Dysfunction_LR.pdf.）。

起功能指数评估 [31, 32]。此外，最近的研究也表明，体育运动可以增强对磷酸二酯酶抑制剂（PDE5-I）的反应 [33]。在 2 型糖尿病患者的前瞻性研究中，近 50% 的患者有 ED，40% 的患者使用药物治疗 ED。心肺健康被发现对 2 型糖尿病男性患者的 ED 有防护作用 [34]。我们还缺乏大量前瞻性的长期研究，以证明改变生活方式对 ED 治疗的持续作用。

3. ED 的口服一线治疗　磷酸二酯酶 V 型抑制剂（phosphodiesterase 5 -inhibitor，PDE5-I）是治疗 ED 患者处方量最大且最成功的方法。PDE-5 抑制剂可减少阴茎海绵体中环磷酸鸟苷的分解，导致平滑肌松弛，增加对白膜下静脉的血流压迫，从而帮助勃起。美国和全世界有 3 种经过批准的 PDE5-I，即西地那非、伐地那非和他达拉非。西地那非是第一个上市的 PDE5-I，以 50 或 100mg 剂量给药。在给药后 30～60min 有效。西地那非的半衰期为 2～3h。常见的不良反应是头痛和面色潮红，通常是轻微的。治疗 24 周后，观察得到 57%～82% 的男性勃起功能有改善，而安慰剂组为 25%。西地那非改善 60% 以上糖尿病患者的勃起功能 [35, 36]。这些早期研究证明，由于多方面原因且不良事件少，PDE5-I 成为治疗 ED 的有效方法。伐地那非在口服 30min 后也有效，起始剂量为 10mg。伐地那非的半衰期约为 4h，常见的不良反应与西地那非相似，一般较轻。治疗 12 周后，伐地那非改善了多达 80% 患者的勃起功能，而安慰剂组为 30%[37, 38]。最近，一种新的伐地那非药片的口服分散制剂被批准，这可能比先前的薄膜包衣产品更受欢迎。这种新配方在临床试验中被证明是有效的 [39]。他达拉非在 2h 内达到最佳效果，半衰期长达 17.5h。较长的半衰期已被证明可以每日给药，而不是提前的按需使用。其不良反应发生率与其他 PDE5-I 基本相同。在安慰剂对照试验中，对于无论有或无糖尿病的患者，他达拉非与其他 PDE5-I 的疗效都大致相同，且耐受性良好 [40-43]。因为没有数据比较 3 种 PDE5-I 的疗效，所以选择取决于患者的偏好。因此，讨论每种药物的作用时间及其可能的不良反应是很重要的。最近，建议对性交更频繁的患者（如每周 3～4 次）进行持续性的每日 PDE5-I 治疗。研究表明，2.5mg 或 5mg 他达拉非的每日口服剂量耐受性良好，能显著改善 ED[44-47]。因此，在获得良好的疗效和耐受性的同时，他达拉非可以根据患者的选择采用每日使用，而不是按需使用。

4. PDE5-I 可能的不良反应　血管扩张引起的不良反应包括头痛、面色潮红和鼻塞，这些不良反应通常是轻微的，不会导致治疗停止。对 3 种 PDE5-I 的研究表明，在稳定型心绞痛男性患者中，心肌梗死没有增加。一些研究显示，运动实验结果有所改善 [48]。PDE5-I 不应与硝酸盐（硝酸甘油、异山梨酯）一起用于治疗心绞痛。硝酸盐会使得环磷酸鸟苷累积，因而导致血压出现无法预测的下降，在与 PDE5-I 一起使用时可能会产生症状性低血压。硝酸盐与 PDE-5 抑制剂的共同使用是治疗的绝对禁忌。研究还显示 PDE5-I 与一些用于治疗良性前列腺增生的 α 肾上腺素受体拮抗药（如多沙唑嗪）之间有相互作用，但与坦索罗辛之间的血流动力学相互作用很小 [49]。因此，对于服用 α 肾上腺素受体拮抗药治疗下尿路梗阻症的患者，应谨慎使用 PDE5-I。有一些关于服用 PDE5-I 的患者出现非动脉炎性缺血性视神经病变（non-arteritic ischemic optic neuropathy，NAION）的报道。NAION 是 50 岁以上男性最常见的视神经病变。NAION 和 ED 有相同的易感危险因素，即高血压、心血管疾病、糖尿病、高脂血症和吸烟。没有令人信服的证据表明 NAION 与 PDE5-I 的使用有关。对于有危险因素（如冠心病和视盘拥挤）的患者，应就 NAION 和罕见的失明危险进行咨询。视野丧失是无痛的，经常发生在觉醒时。虽然突然失明需要眼科医生的紧急评估，但对于 NAION 的视野丧失还没有明确的治疗方法 [50-52]。

5. 前列腺根治切除术后 PDE5-I 的应用　在前列腺根治切除术后，相当一部分男性会出现 ED（25%～75%），即使使用了保留神经的手术。这通常是由于海绵体神经损伤导致平滑肌细胞丢失和阴茎海绵体胶原沉积增加。研究表明，与延误治疗相比，早期 PDE5-I 治疗能更好地保护勃起功能。PDE5-I 被普遍日常用于前列腺根治切除术后阴茎康复的处方中 [53-55]。

6. PDE5-I 治疗失败患者的治疗方法　PDE5-I 治疗失败的患者通常没有充分咨询关于如何使用这些药物或者剂量使用不足。需要用性刺激使得阴茎组织中的神经末梢释放一氧化氮。PDE5-I 在没有性刺激的情况下没有效果。

患者应咨询 PDE5-I 达到其最大作用所需的时间，尽管这些药物可能在口服后 30min 内就起作用了。西地那非和伐地那非可能需要 60min，而他达拉非可能需要长达 2h。因此，对患者及其伴侣进行咨询对 PDE5-I 治疗的成功至关重要。

如果患者仍然没有反应，那么就可以进行二线治疗，例如海绵体内使用血管扩张药或者使用真空装置。

7. 尿道内前列地尔栓　前列地尔是一种合成的前列腺素 E1，已被配制成一种可插入尿道的栓剂。使用阴茎根部的收缩环可以提高疗效。最常见的不良反应是疼痛和低血压 [56, 57]。尿道内注射前列地尔的疗效不如海绵体内注射 [58]。这是治疗 ED 的二线疗法。

8. 海绵体内注射　海绵体内注射前列地尔是 PDE5-I 治疗失败后最常用的二线治疗方法 [59, 60]。其他可在海绵体内使用的血管扩张药包括罂粟碱和酚妥拉明。它们可以与前列地尔（2 种或 3 种药剂）混合注射，由药剂师配制。海绵体内注射的有效率很高（＞70%）[61]。第一次海绵体内注射应在医务人员的监督下进行。患者及其伴侣被指导如何在海绵体内给药。并发症包括反复注射后的疼痛和纤维化。长时间勃起和异常勃起时需要就医。异常勃起应立即治疗，以避免对阴茎组织造成长期损害。采用前列地尔海绵体内治疗的大多数患者可转为口服 PDE5-I 治疗，且疗效满意 [62]。

9. 真空收缩装置　真空装置与一个放置在阴茎底部的收缩环一起使用。这些装置应该安装真空限制器，以防止非常高的负压对阴茎造成损害。不良反应包括疼痛、无法射精和瘀伤。这些设备很有效（可能高达 90%），且价格不高。然而，这种装置可能不是所有男性或他们的伴侣都能接受的。一般来说，不经常性交的老年男性可能更喜欢真空装置 [63]。

10. 阴茎假体　有两种类型的阴茎假体：不可充气型（延展性好）和可充气型。对于 PDE5-I 和海绵体内注射治疗失败的患者可提供阴茎假体。应就植入物的类型、与植入物有关的问题（感染和侵蚀）、充气假体的机械故障以及与正常松弛和勃起的阴茎的区别，向患者和他的伴侣提供咨询。充气假体为患者提供相对正常的松弛和勃起，但会有机械问题 [64, 65]。植入假体后患者及其伴侣的满意度都很高 [66]。阴茎假体最重要的并发症是感染。术前和术后常用抗生素来降低感染率。可以使用抗生素涂层的设备来降低感染的风险 [67]。机械故障会发生在充气装置上，但经过技术改造，其中一些假体 5 年内的机械故障率非常低。

三、早泄

（一）定义

早泄（premature ejaculation，PE）是通过阴道内射精潜伏期来量化的，这种潜伏期是自我报告或事后回忆的，而且常常缺乏准确性。虽然 PE 很常见，但由于尴尬和感觉缺乏有效的治疗，患者没有与医生讨论这个问题。《精神障碍诊断与统计手册》第 4 版，文本修订版（DSM Ⅳ，TR）将 PE 定义为"在性交前、性交时或性交后不久且在个人意愿之前，性刺激很小时持续或反复射精。"临床医生必须考虑影响兴奋期持续时间的因素，如年龄、性伴侣或场景，以及最近性活动的频率 [68, 69]。来自美国泌尿外科学会的最近的定义为，"PE 是指在性交前或性交后不久发生的比预期早的射精，会导致伴侣一方或双方苦闷"（https://www.auanet.org/education/guidelines/erectile-dysfunction.cfm）。国际性医学学会使用的定义是，"PE 是一种男性性功能障碍，其特征是射精总是或几乎总是发生在性交之前或之后的 1min 之内；在所有或几乎所有性交时都不能延迟射精；以及消极的个人结果，如苦闷、烦扰、沮丧和（或）避免性亲密 [70]。"注意，PE 的定义有几个组成部分，包括射精时间、无法自主控制射精，以及对生活质量的负面影响。

当 PE 发生在第一次性生活中并贯穿一生时，PE 被归类为原发性或终身性。继发性或后天性 PE 发生在有过正常射精后，或突然或逐步出现。在终身性 PE 中，射精发生在性交之前或之后很短的时间内（如＜1min），而在后天性 PE 中，阴道内潜伏期往往长于终身性 PE。应该注意的是，偶尔的和不一致的 PE 被认为是性行为的正常变体。在其他情况下，当阴道内射精潜伏期正常且不是 PE 时，患者可能会感觉到射精发生得太快。

（二）患病率

PE 是男性最常见的性功能障碍。在一些研究完成时，由于缺乏标准化的问卷和对 PE 的定义，患病率是变化的。20%～30% 的成年男性患有此病[71]。正如美国国家健康和社会生活调查所报告的那样，PE 的患病率（各年龄组平均 31%）在美国是最高的[2]。据报告，欧洲的患病率要低得多，但最近多国的研究表明，22.7% 的男性患有 PE。这一报告得到了 29 个国家的一项研究的证实，在这些国家 40—80 岁的男性中，全球范围内的 PE 患病率约为 30%[72]。在这些研究中，PE 并没有被分为终身性或后天性。终身性 PE 远不如后天性 PE 常见，终身性 PE 的患病率估计为 2%～5%[73]。

（三）病理生理学

对 PE 的病因和病理生理学研究不多，尚不清楚。没有数据支持这是行为或心理问题造成的。有相当比例的 PE 男性患者也患有 ED。一种性功能障碍的存在对另一种性功能障碍有不利影响。与 ED 不同，PE 不受年龄的影响，在某些种族群体且文化程度较低、总体健康状况较差的男性中，PE 可能更高。

（四）诊断

PE 的诊断完全基于详细的性生活史。在临床试验中，用秒表测量阴道内射精潜伏期。在性生活史上，很重要的一点是确定 PE 是否是终身的、后天的、情境的（例如特定于伴侣的、特殊的环境），因为治疗方法可能不同。性生活史应该包括对射精前时间的自我评估，射精是否可以控制，性刺激的大小，任何苦闷，以及伴侣的满足感或挫败感。除一般病史外，还应进行药物治疗和体格检查，以发现任何与其他性功能障碍、前列腺炎或尿道炎有关的疾病，这些疾病可以用抗生素治疗。不需要进行其他的实验室测试。

（五）治疗

在实施任何治疗之前，应尽可能就患者及其伴侣的期望向他们提供咨询。治疗方案要讲述给患者，而治疗决策由患者决定。如果 PE 没有对患者或他的伴侣造成任何问题，那么只需要性心理咨询即可。如果 PE 与 ED 相关，则应首先治疗 ED。确定患者是否原发性 PE 或终身性 PE 很重要，因为心理治疗对这些患者没用，而药物治疗是一线治疗[74]。

1. 行为和心理治疗　行为方法要求伴侣刺激阴茎直到有射精的冲动；然后伴侣停止刺激直到冲动消失，这个过程在恢复性交之前重复几个周期。性交前手淫可能会降低阴茎的敏感度，延迟射精。也可以指导患者认识并保持性唤起低于射精的冲动。短期成功率可能高达 50%～60%，但与使用药物治疗 PE 相比，很少有随机对照试验[75-77]。

2. 局部麻醉药　局部麻醉药可用于阴茎以减少感觉。在随机对照临床试验中，预期性交前 20～30min 使用利多卡因 / 丙胺卡因乳膏被证明可以增加潜伏期。虽然没有明显的不良反应，但长期使用这种药膏可能会减少阴茎的感觉，导致勃起丧失。还有一种可能是，这种药膏转移到阴道时可能会导致伴侣麻木，使用避孕套可以防止这种麻木[78, 79]。还有一种草药提取的麻醉药乳膏（SS 乳膏），在对照临床试验中表现出潜伏期延长且没有任何不良反应[80]。

3. 5- 羟色胺选择性重摄取抑制药　5- 羟色胺选择性重摄取抑制药（serotonin-selective reuptake inhibitor，SSRI）已成功应用于 PE 的治疗。安慰剂对照试验表明，每天连续给予氟西汀、帕罗西汀、舍曲林等 SSRI 和三环抗抑郁药氯丙咪嗪对 PE 非常有效[81, 82]。Meta 分析表明，SSRI 可使阴道内潜伏期由原来的 2 倍增加到 13 倍[83]。SSRI 是终身 PE 的一线疗法。SSRI 常见的不良反应是疲劳、困倦、打哈欠和口干，这些不良反应在治疗后 2～3 周内会得到改善。一种有效的 SSRI——达泊西汀，已被开发为 PE 的按需治疗。随机对照临床试验显示，阴道内潜伏期、主观控制和性交满意度均有改善[84-86]。达泊西汀还降低了与 PE 相关的个人苦闷和人际交往困难[87]。达泊西汀的不良反应与其他 SSRI 相似，包括恶心、腹泻、头痛和头晕。

4. 磷酸二酯酶 V 型抑制药（PDE5-I）　西地那非已被证明能改善男性 PE 患者的射精控制和性交

满意度[88]。相比于单独使用 SSRI，当 PDE5-I 与 SSRI 一起使用时，具有更好的潜伏期、更好的性交满意度以及减少的焦虑，虽然不良事件的数量略有增加[89]。

四、女性性功能障碍

（一）定义

女性性功能障碍通常报道、诊断和治疗的都比实际的少。这是不幸的，因为这些复杂的疾病对于受到影响的女性及其伴侣来说可能是相当重要。基于性医学的最新国际性共识，女性性功能障碍包含情感和关系因素，以及外部认知性刺激。性欲可以自发产生（天生的欲望），也可以是对外界刺激或认知动机的反应（如与伴侣的亲密关系、性快感、自我形象的增强、受孕）。性唤起包括主观兴奋和生殖生理性唤起[90]。女性性功能障碍可分为三个相互关联的类别：①女性性兴趣/性唤起障碍，包括性欲低下（hypoactive sexual desire disorder，HSDD）和性唤起障碍；②性高潮障碍；③生育骨盆疼痛/性交障碍，包括性交疼痛和阴道痉挛。根据 DSM 5，这些症状应持续至少 6 个月，并产生个人的苦闷或影响到伴侣关系。HSDD 是最主要的女性功能障碍，因而其性欲下降会导致另一方的性功能障碍。

（二）发病率

美国成年人的全国健康和社会生活调查显示，女性性功能障碍的患病率约为 43%[2]。女性性功能障碍与身体、情感及总体生活满意度降低有关。女性性功能障碍的患病率高于男性。最常见的性功能障碍是性欲下降（64%），其次是性高潮下降（35%）和性唤起下降（31%）。这一报告的患病率得到了美国一项关于女性性问题研究的证实，研究中提及的女性性问题与个人情绪苦闷和其寻求治疗的决心相关[91]。来自这份报告的数据显示，12% 的成年女性在性功能障碍的同时出现了个人苦闷（包括内疚、沮丧、担忧、尴尬和不快）。出现个人苦闷现象的女性更有可能寻求性功能障碍的治疗。全球范围内性功能障碍与年龄增长和身体健康状况下降有关[92]。

（三）病理生理学

性功能障碍变严重的最主要因素是年龄增大。绝经后妇女可能会经历欲望和唤醒的减少[93]。这可能与雌激素缺少和雄激素水平下降引起的生殖道改变有关。然而，性活动的减少可能与性功能障碍无关，例如，44—65 岁的妇女性困扰的患病率最高，然后过了这个年龄段出现下降。这可能与人们对性活动的期望降低以及随着年龄的增长对性行为重要性的认识有关[91]。

性唤起导致主观兴奋和生殖道的生理变化（生殖器血管充血、阴道润滑和充盈、阴蒂充盈和平滑肌松弛）。女性性功能障碍的原因与男性相似，其中包括神经源性脊髓损伤、中枢神经系统疾病、内分泌（更年期、卵巢功能衰竭、一些激素避孕药）、心理（情感和关系）、血管（创伤、动脉粥样硬化）、药物（SSRI），以及盆底低张力和高张力问题[94]。性疼痛可能与妇科疾病，如萎缩性阴道炎、子宫内膜异位症或慢性内科疾病有关。

（四）诊断

女性性功能障碍的诊断主要基于详细的性生活史和生殖史，随后可能会有一份具体的调查问卷，如女性性症状简表[95]、女性性功能指数[96]或女性性困扰定级表[97]及其他调查表[98]。如果怀疑是性功能障碍，需要讨论包括个人压力、性关系、文化宗教以及个人对性的信仰。如果困扰女性的不是性欲/性唤起的缺乏，或者尽管性高潮不足但对性功能感到满意，那么女性性功能障碍的诊断就不存在，也不应做出诊断。需要注意的是，在某些情况下，女性性功能障碍对与伴侣关系的影响可能会被低估，然而这不仅会导致个人苦闷，并且会导致不良的伴侣关系。体格检查应着重于盆腔检查和性功能障碍的潜在原因。盆腔检查是诊断盆腔疼痛的必要手段，而盆腔疼痛可能是导致性功能障碍的原因。对于女性性功能障碍的诊断来说，实验室测试和其他对性唤起生理反应的测量不是必要的[94]。

（五）女性性兴趣/唤醒障碍

这种疾病包括 HSDD 和性唤起问题，这两者相互关联，且有相似的病因。

1. 性欲障碍　HSDD 是指性欲丧失导致个人苦闷和人际关系困难的疾病。女性更年期雌激素水平下降，且肾上腺和卵巢雄激素水平相对下降，导致性兴趣和唤醒生理反应的降低，因此，通常衰老与女性出现 HSDD 有关。此外，生活改变、抑郁、慢性病和困难的人际关系可能与激素缺乏共同作用，导致 HSDD。治疗抑郁症的精神药物包括 SSRI、低血压药、抑制下丘脑－垂体－卵巢轴的激素治疗、糖皮质激素及许多其他药物，有报道说这些药物能导致 HSDD。更年期，无论是自然的还是诱发的，由于雌激素分泌的减少，都是 HSDD 最常见的原因。雄激素在更年期也会降低，且雄激素是女性性欲的重要组成部分。慢性病可能与性兴趣 / 性唤起的丧失有关，管理可针对慢性病以及咨询、伴侣支持和治疗伴发性激素缺乏症[99]。情境性 HSDD 的治疗可以通过咨询进行讨论和管理。心理支持可能对一些女性有帮助。关系 / 伴侣的改变有时可以改善 HSDD。因为 SSRI 与 HSDD 相关，所以应该停止使用。用经皮贴剂替代雌激素可以减轻血管舒缩症状，改善对唤醒的反应。根据女性健康倡议的结果，必须与患者讨论雌激素对乳腺癌、心血管疾病风险和静脉血栓栓塞的可能不利影响[100]。对于患有乳腺癌或者乳腺癌风险的妇女，使用抗雌激素和芳香化酶抑制药，可能会对女性性功能障碍产生意料之外的不良影响。在过去的 10 年里，已经有了精心设计的随机安慰剂对照试验，针对在绝经后或卵巢切除术后妇女，不管她们有或没有激素替代，使用睾酮经皮给药。这些研究表明，与安慰剂相比，稍微超生理剂量的经皮睾酮对 HSDD 有所改善[101-104]。尽管进行了这些研究，内分泌学会[105] 和北美更年期学会[106] 仍然不推荐使用睾酮治疗 HSDD，因为女性长期超生理性睾酮升高的潜在副作用尚未知晓。美国食品药品管理局（FDA）尚未批准睾酮基质贴片，但该贴片已获得欧洲药品管理局的批准。

2. 性唤起障碍　性唤起障碍被诊断为无法完成性活动，造成个人压力和人际关系困难。常见的病因有服用药物（SSRI）、抑郁、萎缩性阴道炎和心理问题。心理治疗以及认知和行为干预可能是有用的。局部雌激素治疗萎缩性阴道炎也可以改善唤醒障碍。使用 PDE5-I 是为了改善血流，但并没有显示出持续性的有效。最近的干预措施包括使用装置来增加阴蒂血流[107]。

（六）女性性高潮障碍

原发性高潮障碍是指那些永远无法达到高潮的女性，通常与精神创伤史或性虐待史有关。继发性高潮障碍与 HSDD 有关，可能与骨盆手术或者诸如抗抑郁药等药物使用有关。HSDD 的治疗可以改善性高潮障碍的症状。认知行为疗法通常是有帮助的。

（七）性疼痛障碍

性交疼痛是与性交相关的持续性生殖器疼痛，不是由于缺乏润滑或阴道痉挛引起的。性交疼痛与 HSDD 或子宫内膜异位症等妇科疾病有关。治疗是针对潜在的妇科疾病，或使用认知行为疗法"系统脱敏"。

阴道痉挛是阴道肌肉反复痉挛，妨碍性交。阴道痉挛与 HSDD 有相同的心理原因。当预期会发生与性交有关的疼痛时，就有可能出现阴道痉挛。与性交疼痛相似的是，阴道痉挛对系统性脱敏疗法也有反应。子宫内膜异位症和前庭炎等妇科疾病，以及能引起阴道痉挛的慢性疾病都应该得到治疗。

第 124 章　性行为和性别认同内分泌
The Endocrinology of Sexual Behavior and Gender Identity*

Louis J. Gooren　**著**

李　颖　赵家胜　**译**

要　点

- 决定性分化和性行为的程序部分起源于出生前，伴随着性激素对大脑的长期影响。表观遗传因素的作用日益引起关注。然而，无论是遗传还是出生前大脑的激素程序作用，在出生后社会环境影响会明显增强。
- 人类胚胎性腺和生殖器官发育最初有双向潜能，因此，任何分化步骤障碍都可以导致性腺 / 生殖器官两性畸形和大脑性别分化区分模糊。
- 性别分化异常可能有多种病因，最为常见的病因为雄激素产生和（或）作用障碍。
- 过去认为抚养性别是性别分化异常患者未来性别身份认同最重要的决定因素，但目前性别分化异常发生与出生前雄激素暴露的相关性已经日益得到承认。
- 雄激素对男性性功能的影响可以预测，女性激素的影响并不明确，情绪对女性性功能影响显著。
- 性别认同问题受到越来越多的关注，合适的患者可以接受激素和外科成形手术。
- 儿童 / 青少年的性别认同问题越来越被认识。经过慎重选择，在特殊诊断检查后，可以应用激素停止青春期发育，提供跨性别激素。

一、出生前、出生后和儿童期

（一）出生前激素效应

激素在性分化和性行为的两性化过程中保持发挥作用。早在 20 世纪初即发现性分化过程不是随着外生殖器的形成而完成的，而是中枢神经系统（CNS）作为性行为和非性行为的基础，通常某种程度上在后期发育过程中也经历了性别分化。尽管目前低等动物中遗传因素在动物性别分化中的作用越来越被认识到，激素也同样起到组织生殖器和中枢神经系统两性分化原则的作用。

（二）性别分化

睾酮的组织作用发生于所谓的出生前或产后相当有限的早期发育关键时期。在基因组 / 表观遗传水平，转录因子信号和表观遗传改变了发育过程中关键激素受体基因的表达[1]，成为新生儿中枢神经系统性别分化特定细胞核的重要介质[2]。

（三）大脑性分化

无论中枢神经系统出生前激素 / 遗传 / 表观遗传程序化如何，人类都受到出生后社会环境程序化的巨大影响[3, 4]，其中的生物学基础已经开始被发

---

*. 本章中带有背景色突出显示的部分为儿童内分泌相关内容。

现 [5]。哺乳动物大脑中主要负责性分化的区域是下丘脑、透明隔、终纹床核、视前区和杏仁核 [6]。人类大脑的两性分化尚无明确的文献记录，但在出生后头几年和成年早期已经发现一定数量两性分化核（性两型核和终纹床核）[7]。临床观察支持雄激素在人类出生前发育中的作用，但并不像次级哺乳动物中发现的那样有可预测性。

二、性分化疾病

人类胚胎最初在性腺和生殖器官发育方面有双向潜能，因此，任何一个步骤紊乱都可能导致性腺/生殖器官两性畸形和中枢神经系统性别分化不明确（见第 118 章）。

目前对性分化疾病（DSD）的术语已经达成共识，DSD 定义为一种先天性疾病，其染色体、性腺或解剖性别不典型，可以分为性染色体 DSD、46, XX DSD 和 46, XY DSD 三大类（见第 119 章）。后两类是指儿童为此类核型，但性腺或生殖器官解剖与核型不一致。这一名称取代了过去的术语，如中间性和假两性畸形 [8]。DSD 病因多种，最常见的为雄激素产生和（或）作用错误 [9]。

孩子出生时呈现生殖器两性畸形会给家庭造成极大痛苦，这是一种社会心理危机，性别再造的决定不能拖延，应立即启动（见第 119 章）[10, 11]。根据社会规范，目前人们对行为非典型的温和的性别表现（如女孩的"假小子"行为）越来越能够容忍。同时，对未来性取向的预测权重关注不及以往。这也使不特别严谨地快速决定性别得到允许，这一导向与主张两性人的某些社会团体提出的批评意见一致，这些团体提出要为双性性别认同发展创造安全空间（http://www.isna.org）[12]。

现代技术，如核型分析、分子生物学和成像技术的发展使这类疾病能够得以更加精确的诊断，但有关性别分配的决定仍然基于相当有限的经验数据 [13]。多数专家同意生物学特征（如染色体类型、性腺本质等）不足以提供可靠的指标确定人的"真实"性别，或未来作为男人、女人最可能的状态 [4, 10, 13, 14]。尽管这些因素有相关性，但并不能完全决定将哪种性别分配给生殖器不明确的新生儿。该领域早期专家们认为，性别分配与生物变量相比，是未来性别认同最可靠的预测因素，并主张应尽早进行矫正手术，以利于患病儿童及其父母更容易形成稳定的性别认同，形成恰当的性别角色行为。这种看法与儿童阶段心理性别为中性的观点背离。与之相反的观点是在出生时由产前激素决定的已经存在于性别认同和取向方面的一种（生物学决定的）"神经偏见"。争论的焦点是，性别认同是否（完全）由产后作为男孩或女孩抚养过程中的因素形成，还是性别发展全部或部分由诸如激素环境等出生前因素决定 [13, 15]。

主要在低等哺乳动物进行的大脑研究证明，出生前和围产期性激素在大脑和行为性别分化中起重要作用 [6, 7]。越来越多的研究报告证据显示人类存在雄激素的激素效应，但这种联系并不绝对，这些信息还不足以形成性分化异常儿童性别分配的可靠指南 [4, 13, 15, 16]。

（一）完全雄激素不敏感

患有雄激素不敏感综合征（AIS）的儿童核型为 46, XY，性腺是睾丸 [17-19]（见第 138 章）。由于外生殖器呈现正常的女性外观，疾病在出生时往往不被发现，可能在腹股沟疝修复手术中发现睾丸才得以揭示。如果不进行干预，激素启动的青春期由于内源性雄激素芳香化为雌激素而呈现为女性化。完全雄激素不敏感的病例，性别分配和抚养几乎都按照女性进行，性别身份/角色的分化为女性 [17-19]。这种情况的理论意义非常重要，表明染色体和性腺本身的性质并不决定性别身份和角色。而且，缺乏雄激素暴露与女性的性别认同和男性性取向有关。显然，睾酮产量增加引起的雌二醇浓度增加，并未引起呈现在低等哺乳动物中发现的去女性化倾向 [20]。

成年后，性别身份/角色和性取向几乎普遍符合典型的异性恋女性期望。由于（隐睾）睾丸恶性变性的风险，切除睾丸是必要的，尽管这种干预的最佳年龄尚未确定。此后需要激素替代 [21, 22]。

（二）部分雄激素不敏感综合征

46, XY 患者表型可以包括外生殖器几乎全部表现为女性、外生殖器性别不明确（会阴阴囊尿道下裂、小阴茎和隐睾）或正常男性表型。青春期时由于雄激素不敏感，男性第二性征发育迟缓，通常会出现男性乳房发育。较轻的病例可以表现为尿道下裂或正常男性表型，青春期男性发育正常但生精障碍。微小的缺陷可能被忽视，也可以通过手术修复（如尿道下裂）。较严重的病例，儿童表现为外生殖器性别不明确，导致产生性别分配问题。临床实践中如果发育相对正常，则更倾向选择女性方向；如果已经选择按照男性养育，则必须进行外生殖器和青春期乳房发育的重建手术。大多数部分雄激素不敏感 46, XY 患者，会形成与性别分配相称的身份认同，只有少数病例在日后会改变性别 [13, 23]，自主进行性别重新分配者约占 10%[23]，相应的照护指南已经制订 [22]。

（三）5α- 还原酶缺乏

5α- 双氢睾酮（DHT）是最有潜力的天然雄激素，通过 5α- 还原酶还原生成睾酮 [24, 25]。5α- 还原酶缺乏患者出生时呈现小阴唇阴囊褶皱和阴蒂样阴茎（见第 119 章）。双氢睾酮会以旁分泌的方式刺激阴唇皱褶融合和阴茎生长，当严重缺乏 2 型 5α- 还原酶时会出现外生殖器发育不全。关于 AKR1C2/4 的最新观察表明，睾丸产生的 DHT 通过后门通路也是诱导阴囊阴唇融合的激素 [26]。青春期随着阴蒂阴茎增大，呈现轻度男性化或保持不发育状态，未见乳房发育。

早期报告显示，患者通常被当成女孩养育，在青春期睾酮激增和随后身体男性化变化后，开始以男性的身份生活。由于家族性发病高，当地人往往了解这些新生儿的生殖疾病和未来可能出现男性青春期发育 [27]，此后的一项研究也报告了相似的结果 [25]。值得注意的是，阴茎长度与性行为满意度无关。本章赞成对患病儿童不能轻率地进行女性性别分配。睾酮本身和 5α- 双氢睾酮能够使非人灵长类动物大脑雄性化 [20]，因此，出生前就可能有相当数量的患者已经呈现大脑男性化。

（四）17β 羟类固醇脱氢酶缺乏症

17β- 羟类固醇脱氢酶 3（17βHSD-3）作用为将 Δ4- 雄烯二酮（Δ4）转化为睾酮（T）。基线或人促性腺激素刺激试验中，低 T/Δ4 比值提示 17βHSD-3 缺乏，这可以通过分子遗传学研究证

实 [28]。染色体为 XY 和睾丸受 17β- 羟类固醇脱氢酶 3 缺乏影响的受试者因为缺乏有效的出生前雄激素刺激，或多或少存在女性外生殖器表现。如果年轻女孩存在腹股沟疝、阴蒂轻度肿大、单尿道口或泌尿生殖道窦应该怀疑本病。这些孩子通常在出生时性别分配为女性，作为女孩养育。由于高水平黄体生成激素（LH）驱动和睾酮生成替代途径，受试者在青春期睾酮水平可能接近正常，导致男性化倾向。有几篇研究显示，在预期青春期时，或青春期晚期到成年早期，原来被当成女孩养育的患者将性别从女性转换为男性 [28]。这种情况相对常见，发生率为 39%～64%。同时存在 5α- 还原酶缺乏和 17β- 羟类固醇脱氢酶缺乏的对象，在出生前雄激素暴露低于正常水平，青春期后雄激素暴露强烈，这在理论上提出了一个有趣的问题，即青春期雄激素暴露和随后的身体男性化是否是患者自我性别认同为男性的影响因素。

（五）先天性肾上腺（男性化）增生

先天性肾上腺增生症（CAH）对男女两性都有影响，其发生与不适当或过早地暴露于雄激素有关。在治疗 CAH 时，不可避免需要在过度治疗和治疗不足之间找到平衡点，后者会增加肾上腺危象及睾丸和肾上腺肿瘤的风险。CAH 治疗方案和目标应该个性化（见第 104 章）[29-31]。

目前有一种倾向为，无论外生殖器男性化表现程度如何，将男性化 46, XX DSD 患者性别分配为女性。但也有学者提出男性生殖器发育完全的 46, XX 患者性别分配为男性 [32]。性别分配为女性方案并不简单 [33]。在一项前瞻性研究中（33 例 46, XX CAH 患者和 33 例年龄匹配的对照组），与对照组比较，患者阴蒂中位长度较长，阴道长度较短，子宫体积较小，卵巢体积较大。患者对生殖器外观的满意度较低，满意度与初始男性化程度呈负相关。患者群体中无性交比例更高，初次性交年龄较对照组更迟（18 岁 vs. 16 岁）。尽管矫形效果总体上能够接受，但生育结果却不理想 [34]。

经典型 CAH 女性出生时外生殖器呈现不同程度男性化。手术治疗仍有争议，而且往往难度非常高，尤其尿道阴道高位融合。应该向家庭提供争议和治疗方案咨询，包括采取谨慎的等待措施等 [35]。

女性化手术通常在儿童时期进行，目的为改变生殖器外观，使其今后能够实现阴茎阴道性交。在一项研究中，尿道阴道融合水平是整形效果的主要决定因素[36]。

行为学研究表明，患有 CAH 女性更多从事男性主导的职业，对艰辛的运动项目更感兴趣。19% 的 CAH 女性患者有非异性取向。CAH 女性患者性别不典型行为增加可能与 CYP21A2 基因型相关，这表明出生前雄激素对大脑高级功能发育有剂量依赖性影响。但其他因素，如应对策略对心理社会适应很重要。这说明需要对患者及其父母提供心理支持[37]。精神疾病患病率增加，尤其是在程度严重的 CAH 患者中[38]。

此外，出生前和出生后雄激素暴露的程度决定了生殖器性别不明确和多毛症的程度，雄激素暴露、出生后经历和生活质量可能是性别改变的因素。儿童期没有性别认知障碍并不排除在以后的生活中改变性别。与之对照，"假小子行为"也不是预测未来会改变性别的必须因素。

出生前应用地塞米松治疗可能怀有 CAH 胎儿的孕妇已经成为一种治疗选择[39]。诊断可以通过胎儿 DNA 或孕 10～11 周绒毛活检，或者通过孕 14～16 周羊膜腔穿刺明确，但治疗必须在妊娠 9 周前尚无明确的诊断结果时即尝试实施。一直有推测，耗盐性 CAH 类型或出生前地塞米松可能会影响未来的认知功能[40]。出生前地塞米松治疗孕妇对胎儿和母亲均安全有效，减少了女性胎儿生殖器两性畸形的发生，从而避免新生儿女性不必要的生殖器成形术[41]。尽管出生前地塞米松治疗未发现医疗和认知方面异常[42]，如果能够排除本病时仍应尽快停止治疗[43, 44]。

（六）生殖器畸形或极小阴茎的男孩

阴沟外翻的男孩睾丸正常，出生前雄激素暴露也可能正常。据报道，其中约 50% 被分配到女性性别的患者对性别分配不满，以后会改变为男性[45]，出生前雄激素暴露是这种改变的基础[46]。XY 核型个体倾向于雄激素暴露但并不能保证男性性别认同，如果最初在新生儿时被指定为女性，则有 40%～50% 的机会发展成女性身份。

一些专家谨慎指出，不要对极小阴茎男孩进行女性性别分配，强调在婴儿期和儿童期使用睾酮的益处[47-49]。但是，一项包括 18 例极小阴茎的儿童研究显示，其中 5 例性别分配为女性，虽然无论男女都对自己的生殖器状态不满意，但所有人对成年期的性别都很满意[23]。

（七）性早熟和青春期延迟

女孩较男孩发生性早熟更为多见（见第 121 章）。受影响的儿童一般 6—8 岁性成熟，有时会更早。与身体成熟度相比，他们的性行为与年龄更加匹配[50, 51] 男孩子勃起通常与他们实际年龄对应的性思维和性意象有关。尽管这些孩子在青春期正常年龄段的性行为活跃度通常早于同龄人，但在青春期前，虽然性兴趣的迹象可能会多次出现，通常并不导致性行为，其原因可能是缺乏伴侣[51, 52]。其他人可能对身体已经成熟的女孩产生不切实际的愿望，有可能导致性虐待和意外怀孕[52, 53]。许多性早熟和青春期延迟的行为问题都是由于自我或他人发现身体性成熟与实际年龄对应的行为之间有差异产生[50, 52]。身体青春期发育过早或者过迟使患儿难以应对在同伴中"与众不同"的压力。家长经常担心孩子过早发生性行为，这些焦虑和担忧也应该得到重视[50, 53]。

与性早熟相反，青春期延迟在男孩中更为常见（见第 122 章）。与性早熟相似，行为问题可能是由于自己和他人发现实际年龄和性成熟之间有差异而产生[54]。很多父母和医学专业人员低估了性成熟与同龄人不同步出现的问题。青春期延迟可能会因为对身体体格的羞耻感导致害羞和不愿意参加群体活动（体育、异性社交活动、调情和情色暗示）。

三、青春期年龄

（一）特纳综合征

特纳综合征患者存在 45, X0 或相关嵌合性染色体异常，导致性腺不能产生激素。生殖器通常呈女性表现，性别认同/角色主要为女性[55]。应用雌激素才能诱发第二性征产生[55, 56]。这通常被推迟到青少年晚期，性发育为身材增长暂时让位，加用合成生长激素促进身高生长[57]。雌激素治疗在 13 岁以后才开始时，可能会引起心理问题。由于性成熟延迟，患者可能出现两性关系和性欲相对迟钝[58]，卵巢雄激素分泌缺失也可能相关[56]。患有 Turner 综合征的女孩有特定的认知特征，并不影响语言智力。尽管说话可能出现延迟，此综合征确实会影响非言语智力，表现为视觉空间能力（方向感、地图阅读）、数学能力和运动能力障碍[55, 58-62]。

（二）Klinefelter 特综合征

Klinefelter 综合征（47, XXY 及其镶嵌型）在男性群体中发病率较高。主要相关疾病包括静脉曲张、血栓形成、栓塞、2 型糖尿病、骨折、癫痫和其他神经和精神疾病，预期寿命缩短 11.5 岁。Klinefelter 综合征并不少见，近期综述报告男婴出生发病比为 1∶660[63]。

Klinefelter 综合征通常直到青春期才被诊断，因为青少年时期以前，患病男孩与对照组的差别不大：患者可能身高更高，或者存在隐睾，或者外生殖器相对偏小，但这些特征并不一定必须存在。一项回顾性研究发现，半数患者在 11—19 岁确诊。最常见的并发症是神经认知障碍，包括学习障碍（67%）、心理社会问题（33%）和注意力缺陷障碍（27%）。研究对象身高只略高于儿童平均水平。应该想到对存在神经认知问题的男孩进行核型检测[64]。睾酮缺乏的严重程度变异较大，临床表现范围可以从性腺功能几乎正常到出现严重性腺功能减退。在青春期早期被诊断之后，Klinefelter 综合征男孩可能会有生育能力[65]。然而，睾丸精子提取的成功率随着年龄增长和睾酮治疗后降低[66]。青春期可能进展缓慢，男性化表现一直较弱，经常出现男性乳房发育。患者通常接受睾酮治疗以强化男性化特征，并促进与同龄人生理年龄发育同步。

大多数 47, XXY 男性智商为平均值或稍低[67]。言语智商通常比非言语智商和表现影响更加明显，在婴儿期表现为言语发育迟缓[68]。执行技能（如概念形成、问题解决、任务转换和启动快速流畅反应）也可能受损[69]。如果 Klinefelter 综合征得到早期诊断，建议给予矫正指导。关于性行为，目前还没有系统的流行病学统计数据能够说明 47, XXY 人群和 46, XY 人群中性别倒错或性别转换的患病率，主流趋势认为 47, XXY 男性更加胆小、性欲低下。

（三）体形和形象异常

激素对身高、体形以及基于体格产生的自我形象有深远影响。如果疾病影响外貌，如 DSD、男性乳房发育、性早熟或青春期延迟、身材矮小或高大、多毛症、Klinefelter 综合征、Turner 综合征、肥胖等，患者可能会产生对自我身体形象的负面认知[70]。

尤其青少年经常通过同龄人的眼光来看待自己，并且不断与同龄人进行比较。任何外貌上的差异都可能引起同龄人的嘲笑，并可能导致低自尊，感到能力差，产生羞耻感和压力。这些因素相结合可能导致社会活动退缩、学习成绩不佳，并可能损害健康性观念和性行为的发展。

因此，在治疗上述情况时，即便患者主诉可能缺乏医疗意义上处理的必要，不需医疗干预，也必须要重视患者对身体形象的不满情绪。仅凭医学检查在病理方面已经排除，并且没有相关医学问题存在可能还是不够的。或者，如果患者认为没有疾病就没有对身体形象问题进行讨论的余地，甚至导致适得其反。这些问题的讨论可以由医生启动，例如询问"其他有相同情况的人经常会对自己的身体感到不满，这种情况对你的生活有什么影响吗？"，这可以为评估和咨询铺平道路。

四、成年

（一）成年男性性功能

有证据表明，睾酮诱导的男性化影响某些男性性行为。尽管雄激素不是参与男性性行为的唯一因素，但仍是男性正常性行为的基础[71-73]。当胎儿期雄激素产生不足时，如促性腺激素功能低下型性腺功能减退症和 Klinefelter 综合征，青春期或以后对雄激素替代治疗的反应也可能明显受损，表现为性欲相对低下。情绪、认知和社交学习也是青少年期和成人性行为的要素[3, 72]，可以在睾酮治疗后得到改善[74]。

特发性促性腺激素低下型性腺功能减退症是一种异质性疾病。有时睾酮替代治疗是不够的，需要长期随访以获得恰当的治疗[75]。

性兴趣和勃起之间的区别及其细分有助于明确

雄激素在男性性功能中的作用[72]。自发勃起，特别在睡眠时出现和可能由于意向引起的勃起是雄激素依赖性的，而因为性爱（如视觉或者触觉）引发的勃起很少依赖于雄激素[72]。但雄激素确实影响阴茎对性刺激的反应，包括反应持续时间、硬度和消退速度。男性雄激素的主要靶点似乎是性兴趣或食欲[71, 72]。目前还不能明确雄激素对大脑的作用，雄激素也可能直接作用于细胞膜或通过调节其他膜受体或第二信使系统以非基因组的方式影响细胞活动[72, 73]。

除了对中枢神经系统的影响，尽管并非全部研究结果都一致[78]，目前证据表明雄激素影响海绵体中一氧化氮合酶（一氧化氮诱导阴茎血管的平滑肌松弛，对阴茎勃起是必要的），并且应用雄激素可能有助于磷酸二酯酶抑制药治疗勃起功能障碍反应不佳的男性[76, 77]。

对正常男性性功能至关重要的睾酮水平有个体差异[79, 80]。对大多数男性来讲，处于 60%～70% 的参考范围即足够[79, 80]，老年男性的阈值可能略高[81]。与性腺功能低下男性相比，性功能障碍而雄激素水平正常的男性，给予额外的睾酮可能没有帮助。总睾酮和游离睾酮（而不是雌二醇或双氢睾酮）与中老年男性的性功能相关。此外，总睾酮阈值、性功能和勃起功能障碍之间存在联系。当睾酮浓度低于 8nmol/L 时，睾酮与性功能不佳有关，而当睾酮浓度超过 8nmol/L 时，这种关系趋于平台期[82]。

尽管有一定差异，青春期发育与性兴趣和性活动增加有关，但很难将雄激素水平与青少年性行为发展联系起来，可能原因是激素 - 行为关系的促进因素来源于社会影响的学习数量，这方面存在个体化差异[83]。青春期身体发育可能较游离睾酮能够更好地预测性兴趣和性行为。

性功能随年龄增长而衰退。衰老与生物可利用睾酮水平的下降也有关，但睾酮水平绝大多数情况下（但并非总是）仍然高于年轻男性正常性功能所需的最低睾酮水平。已经有假设提出老年男性对睾酮的作用不敏感[81]。另外，衰老本身会损害很多雄激素相关（性）功能（性欲，勃起功能），这会使人产生一种印象——随着年龄的增长，男性特定功能需要更高的睾酮水平[84]。关于雄激素减少后对行为产生影响的开始时间研究数据有限。自然发生和

药物引起的低睾酮血症，行为影响和精液排出量减少在 2 周后明显，4 周或更迟达到最大值，拥有性活跃的伴侣可能是延长性活动的一个因素[3]。大多数男性雄激素缺乏后射精能力显著下降，这本身就影响性行为[3]。睾酮替代治疗对性兴趣的作用在 3 周后出现，6 周后达到平台期，不需要再增加剂量。勃起 / 射精的变化可能需要长达 6 个月时间。生活质量影响在 3～4 周显现，但达到最大获益所需时间更长。改善抑郁情绪在 3～6 周后能够检测到，在 18～30 周后达到最大效应[85]。睾酮作用的恢复可能更快，1～2 周以上，并且可能与既往雄激素缺乏持续时间有关[3, 71]。

5α- 还原酶抑制药，如非那雄胺和度他雄胺，用来治疗前列腺增生和雄激素性脱发。虽然还不是非常明确[87]，性欲丧失、抑郁和勃起功能障碍的不良反应已被报道[86]。

（二）成年女性性功能

与男性相比，性激素对女性性功能的影响很难明确。然而，大多数女性性功能随着青春期到来增强。绝经前女性出现的药物诱发性腺功能减退与性欲显著下降、睡眠紊乱和严重的夜间潮热有关，但情绪相关的症状评分无显著变化[88]。更年期的过渡通常与性行为减少有关。女性育龄期和绝经后会经历明显不同的激素分泌模式。尽管如此，仍然很难将性功能因素与血清雌激素 / 孕酮水平、睾酮水平紧密联系[3, 72, 73, 89]。此外，口服避孕药影响、性激素结合球蛋白升高和血清（游离）睾酮下降难以确切评估[3, 90]。几乎所有的研究都显示，女性的性行为明显受到情绪、精力和健康状况的影响[3, 91]，难以从内分泌角度给出明确定义。这些因素可能受到激素影响。雌激素缺乏的妇女应用雌激素能够改善阴道干燥；这种作用而不是（或加上）对神经基质的影响，可能是改善性功能的一个因素[3]。

有证据显示睾酮是促进女性性欲的因素之一。回顾相关研究显示评估雄激素对女性的作用在方法学上有很多困难[92]。由于女性血浆睾酮水平较低，肾上腺雄激素水平可能在生物学意义上更为重要。血浆雄激素水平随着月经周期的变化而变化，月经周期中期雄激素峰值与性冲动、性唤起能力之间可能存在相关性[92]。女性进行卵巢切除术后，血液雄

激素水平会下降。部分女性，但不是全部，会出现性功能减退，有些人能够从睾酮治疗中获益[92, 93]。自然绝经与雌激素下降以及血浆性激素结合球蛋白（SHBG）减少有关，而血浆睾酮水平在绝经后7 年内不会下降。通常情况下性功能随着更年期到来而下降。与激素比较，既往的性功能和关系是决定中年女性性功能更为重要的预测因素[94]。研究显示，将外源性睾酮作为激素替代疗法的一部分用于雄激素水平偏低女性性欲、性唤起能力、性行为频率、性高潮和性满足感均得到增强[92, 93]。研究发现睾酮可能改善女性的情绪，理论上讲雄激素对女性性行为的影响也可能是情绪影响的继发效应。有趣的是，从内分泌观点来看，女性对雄激素水平有反应，而男性在行为上对雄激素并不敏感。

（三）高催乳素血症

与女性相比，催乳素对男性的作用还不太清楚。目前没有确凿的证据说明催乳素低于正常水平会损害人类性功能[72, 95]。女性高催乳素血症最初最常表现为生殖相关的生理功能紊乱（闭经、不孕），这可以使高催乳素血症在相对早期即被发现。女性性功能受到干扰已经有相关报道，但不像男性相关研究那样明确。可能表现为影响性高潮能力的抑郁症，应用多巴胺激动药治疗后会有所改善。

男性高催乳素血症可以因为出现性功能障碍被发现，但更多情况下因为出现垂体瘤症状而发现。高催乳素血症在男性性功能障碍中占比小于 2%[95]。80%～90% 的慢性高催乳素血症患者有性欲丧失、勃起无力和射精困难等症状[95]。高催乳素血症损害性功能的机制尚不完全清楚。在睾酮缺乏的相关病例中，单用睾酮替代治疗并不能逆转症状[72]，但多巴胺能药物甚至能够在睾酮水平恢复到正常之前就可以促进性功能恢复[72]。

大多数专家目前认为，高催乳素血症通过干扰神经递质活动，特别是多巴胺和内源性阿片类物质的中枢神经系统机制对性功能产生损害[72, 95]。一些有性问题的男性促性腺激素和睾酮水平正常，而血清催乳素可能升高。他们可能有巨催乳素血症，性问题不能归因于假性高催乳素血症[96]。

服用抗精神病药物与显著的高催乳素血症有关。具有强血清素活性的抗抑郁药物性相关不良反应发生率最高。而且越来越明确的是，药物引起的高催乳素血症可能导致月经周期不规则、溢乳、男性乳房发育、性功能障碍和情绪紊乱[97, 98]。这种情况往往未被诊断，因为性心理作用被视为需要抗精神病药物治疗的疾病的结果。对于临床相关的高催乳素血症，抗精神病药物剂量可以降低，或者选择替代药物[97]。

（四）其他内分泌疾病和性功能

甲状腺功能亢进与早泄和勃起功能障碍发生风险增加有关[99]，而甲状腺功能减退主要损害射精反射和性欲，后者也影响女性[100]。肢端肥大症患者存在勃起功能障碍和性欲下降已经被关注，然而目前尚不清楚，其发生原因是由于生长激素过多还是因为垂体占位对促性腺细胞的影响。

（五）性变态及其药理学治疗

性变态疾病患者采用某些很少使用的、通常是个人或社会不能接受的性刺激来获得性唤起和性高潮行为，产生强迫性反应并形成依赖[101]。性变态主要发生在男性，也可以发生在女性。没有确切的证据显示性侵犯者（暴力）血睾酮水平高于对照组[101]。社会中不可容忍的性变态（如强奸、暴露癖和恋童癖）可能导致个人触犯法律，法医学在性变态药理学干预中可能发挥部分作用。与正常人一样，睾酮降低性意念和性行为发生的阈值。但是[101]，对意象的内容没有影响。抗雄激素治疗可能对性变态有效，尤其对那些以强烈和频繁的性欲和性唤起为特征的性变态者。为达到效果，激素治疗必须伴以性咨询[101]。尽管剥夺雄激素对性侵犯者有效，但必须尊重其基本人权；否则，这种治疗是对机体完整性的侵害不符合伦理原则。美国使用最广泛的药物是醋酸甲羟孕酮，加拿大和欧洲应用醋酸环丙孕酮。但黄体生成素释放激素（LHRH）激动药越来越被成功应用[101]。两者均以注射剂形式提供，使治疗依从性更容易实现。长期雄激素剥夺治疗可能导致骨量减少和代谢综合征，必须要给以处置[101]。有些类型的性变态不是明显以性欲为特征，而是表现为强迫症或冲动控制性障碍，或者在抑郁情绪状态下暴发，抗雄激素干预治疗反应不佳。鉴于多巴胺能系统在动机过程中的作用，可以用抗抑郁药等精神药物成功地治疗这些疾病。长期使用这些药物也可能产生不良反应[97]。

五、性别认同 / 角色和性取向

变性、同性恋等现象的存在表明，性别认同和性取向不是预先注定的，显然是发育过程的结果，其机制实际上仍然未知。变性人以异性的身份体验和展现自己。同性恋者对自己本身身为男性或女性的生理状态不会感到不适，但他们只能和形态学相同性别的对象发生性行为。总体而言，性别认同和性取向的决定因素尚不清楚，但两者有时都被视为大脑在出生前 / 围产期性别分化时的"事故"[4, 102]，尽管在变性人和同性恋个体中很少被证明[4, 102]。出生前雄激素暴露似乎倾向于男性性别认同、女性性取向和男性性行为的发展[4, 102, 103]。

（一）同性恋

性取向的生物学基础目前尚不清楚[4, 104, 105]。家族和双胞胎研究表明，家族和遗传因素可能与之相关[106]。基因型通过何种途径影响性取向 / 行为这样的复杂现象仍有待明确。流行病学调查结果显示，出生顺序较晚和家庭中兄弟姐妹比例较高的男性与同性恋倾向相关，这一发现在生物学机制上难以解释[107]，在绝大多数同性恋男性中还没有被确认。部分女性在出生前有影响内分泌的相关病史，会对其性别产生不典型影响，如暴露于己烯雌酚，或因罹患先天性肾上腺增生（CAH）而暴露于高水平的雄激素[108-110]，但大多数有相同病史的对象并没有发生同性恋现象。这些发现充其量只能说明生物学变量和性取向之间的相关性非常小[4]。一般人群中，儿童性别变异与成年同性恋性取向之间存在显著相关性[111]。有研究发现同性恋者非性别双形核，即视交叉上核（SCN）较正常人体积大，但到目前为止这一发现尚未被复制[112]。

（二）跨性 / 易性症

个人感觉自己是男性或女性，称为性别认同。有些人会出现性别认同障碍，表现为认同的性别和他们本来的身体表型不一致，这种状态定义为性别认同障碍。这种自我体验呈浮动表现。其中一些人以异性身份生活，称为跨性。最极端的表现是易性症，当一个身体性别上明显正常的个体确信他（她）实际上是异性中的一员，并有不可抗拒的冲动从激素水平、手术和心理方面转变为异性。直到现在，寻找变性人染色体核型或性腺、生殖器官或激素异常的一致性变异在很大程度上没有成功[4, 102, 113]。虽然偶尔同卵双胎都表现为变性人，但这并不常见，也没有观察到家族聚集性[102, 114]。

易性症已被认为是一种心理现象，但对男女变性者大脑的研究发现，性别分化的性双态脑区（终纹床核和钩状核）遵循女性模式[115]。影像学研究提供了大脑跨性别发展的证据[116, 117]。后者的发现可能引出易性症是一种性别交叉形式的概念，大脑的性别分化与其他性变量，如染色体核型、性腺的性质、激素分布及内外生殖器官不一致[118]。如果得到证实，可以认为易性症是一种性别分化异常[119]。

易性症流行病学数据很难明确。在荷兰成年人中，男性比例为 1∶11 900，女性比例为 1∶30 400[120]。其他地方发病率类似或更低。瑞典和荷兰的发病率数据随着时间的推移保持不变。在西方世界男性与女性比例普遍为 3∶1[120]，但在其他地区，女性变男性更多[121, 122]。这些现象仍得不到合理解释。

1. 诊断程序　最终分析中，易性症的病因学和性别焦虑症的相关表达还不明确[4]。变性者的脑成像研究还不足以进展成为能够提供性别认同障碍和易性症的诊断辅助方法。因此，在缺乏具有证实作用的躯体因素病因学证据情况下，对性别认同障碍 / 易性症的诊断依赖于精神医学专业人员主观的个体评估报告。易性症长期以来被视为是一种需要精神治疗的状态。然而，很多患有性别认同障碍的患者受益于性别重新分配，并没有出现明显的精神方面并发症[123]。目前越来越明显的趋势是，放弃将易性症归类为精神病理疾病。这在美国精神病协会精神疾病诊断和统计手册中已经改变，其中第 5 版诊断跨性别个体为"性别认同障碍"，而不是强调其为精神疾病[124, 125]。世界卫生组织正在修订《国际疾病及相关健康问题统计分类》，第 11 版可能不再将性别认同障碍视为一种疾病[126]。性别认同障碍患者表现出比一般人群更多的精神问题，主要是情感问题和焦虑[127]，需要给予应有的关注。由于激素和手术干预的长远影响，专业人员主要遵循"变性人、易性症和性别不适应人群的健康护理标准"，这是世界变性人健康专业协会（WPATH）的出版物，可通过 http://www.wpath.org/uploaded_files/140/files/IJT%20SOC,%20V7.pdf 获得。

性别重新分配的标准是激素和外科治疗能够减轻性别认同障碍患者痛苦的合理期望。从社会角度、激素角度、外科角度和法律角度的性别重新分配是对变性者的一种改善性和康复性治疗[128]。向异性转变有其局限性，类似于 DSD 的治疗，治疗往往无法达到完全"正常"。但是，尽管有这些局限性，激素和外科治疗仍然明显改善了变性人的心理健康[129]。严重的精神方面并发症和不良的个人社会条件可能会妨碍成功转变为理想性别，这种情况也必须给予恰当处理。另一个需要关注的问题是，个体是否已经准备好转变为新的性别[130]。在真实生活中，作为理想性别的一员，跨性别激素治疗应该伴随或者先于变性之前，延长全程应用时间。这种"现实生活体验"对于变性者洞察新的性别状态和适应新性别的社会交往必不可少。

2. 激素重新分配　关于激素治疗变性的循证专家共识相对较少。目前还没有安慰剂对照研究，也没有关于各种性激素制剂有效性和安全性或剂量 - 反应研究，应用推荐来自于专家意见[101, 130, 131]。已经有关于跨性别激素应用的短期作用系列研究，关于安全性的长期研究仍很少[132]。

激素治疗开始时，甚至在治疗之前，"真实生活体验"就应该开始了。这是成为期望性别中一员的延伸期[119]。

尽最大限度获得异性的第二性征，是变性患者性别重新分配的基础，也依性激素而定。接受性别重新分配的成年变性者不利之处在于成年期激素引发的男性化或女性化已经出现。不幸的是，消除这些激素引起的自然性别特征很少能够实现。在男变女的变性者中，既往雄激素对骨骼的作用（平均身高更高，手、脚和下巴大小和形状，以及骨盆结构）不能通过激素治疗逆转。与之相反，女变男的变性者与自然男性比较，身材相对矮小（平均12cm）和臀部结构较宽，也不会因为雄激素治疗改变。但这些特征在两性之间显示出相当大范围的重叠，在某些种族中更为明显。

要求治疗的变性人通常（但并不总是）年轻健康，因此，很少有跨性别激素应用的绝对或相对禁忌证。当个体存在严重的心脑血管疾病、显著肥胖、控制不佳的糖尿病或严重肝病时，性激素必须谨慎使用。雌激素应用的相对禁忌证包括血栓栓塞症、催乳素瘤和乳腺癌家族史。雄激素应用相对禁忌证为激素依赖性癌症（子宫癌或乳腺癌）、妊娠、红细胞增多症，或伴有心血管并发症的严重脂代谢紊乱。与其他接受性激素治疗的患者类似，在择期手术前 3～4 周建议停用性激素，尽管这一建议尚无循证依据。制动是血栓形成的危险因素，性激素可能会加重血栓栓塞的风险。一旦手术后恢复完全活动，患者可以恢复激素治疗。口服炔雌二醇似乎更易引起血栓，应避免使用[133]。最有效的跨性别激素剂量尚未确定。通常给药量上限要足以诱发成年性腺功能减退患者的男性化或女性化。变性人中有应用高于处方剂量激素的倾向。

3. 男变女的变性治疗　在男性向女性变性治疗中，消除体毛生长，诱导乳房形成和女性脂肪分布必不可少。为了实现这些目标，需要几乎完全去除雄激素的生物学效应。单用雌激素会抑制促性腺激素的分泌，因此，也会抑制雄激素的产生，但是除雌激素外，应用抑制雄激素分泌 / 作用的化合物进行双重治疗更有效。

有几种抑制雄激素分泌 / 作用的药物能够应用。欧洲应用最广泛的药物是醋酸环丙孕酮（通常每天 2 次，每次 50mg），这是一种具有抗雄激素特性的孕激素化合物。如果没有该药，醋酸甲羟孕酮是效果稍逊的替代药物，剂量为 5～10mg。也能够应用非甾体抗雄激素，如氟他胺和尼鲁他胺，会增加性腺激素分泌，导致睾酮和雌二醇增加。后者在这种情况下是可取的，因为它具有促进女性化效应。安体舒通（每日 2 次，每次 100mg）是一种具有抗雄激素性质的利尿药，具有类似的效果，被广泛应用。每月注射 1 次长效促性腺激素释放激素激动药也能抑制促性腺激素分泌。非那雄胺（5mg/d）是一种 5α- 还原酶抑制药，也可以考虑应用，但当睾酮已经被其他药物（如联合抗雄激素和雌激素）严重抑制时，非那雄胺效果会减弱。

雌激素：雌激素可供选择的种类很多。口服炔雌醇（50～100μg/d）是一种价廉有效的雌激素，但可能会导致静脉血栓形成，尤其对象超过 40 岁时 [133]。男变女所需剂量范围（50～100μg/d）也是导致心血管疾病死亡的因素之一 [134]。口服 17β- 雌二醇戊酸盐，2～4mg/d，或经皮应用 17β- 雌二醇（100μg，每周 2 次），也是治疗选择，而且比炔雌二醇血栓形成率低得多 [133, 134]。部分变性者更喜欢雌激素注射剂，会使血雌激素水平更高，但有过量的潜在风险。

一些变性者强烈认为孕激素是女性化过程中雌激素的必要补充，但这种看法并没有循证证据。孕激素可能导致如水钠潴留，血压升高或静脉曲张的不良反应 [135]。绝经后妇女雌激素和孕激素联合治疗似乎与乳腺癌 [136] 和心血管疾病 [137] 高发病率有关，这也是不建议两类药物联用的原因之一。

4. 激素治疗结果

(1) 体毛：体毛生长减少，毛发变细并色素缺失。但成年男性胡须的生长对雄激素抑制作用有抵抗，即使抗雄激素和雌激素联合干预也是如此。在高加索人中，需要采取其他措施去除面部毛发，如应用电解或激光治疗。身体其他部位的毛发生长对激素干预治疗反应更好，通常在跨性激素治疗 1～2 年后会明显减少 [138]。

(2) 乳房发育：乳房形成几乎在跨性激素治疗起始后就出现，有生长期和平台期。由于雄激素对乳房形成有抑制作用，雌激素在低雄激素环境中最有效，通常通过醋酸环丙孕酮、螺内酯或 GnRHa 与雌激素联合应用实现。乳房在最初两年激素治疗后，不再进一步发育。年龄过大也会阻碍乳房发育。只有大约 30% 接受激素治疗的个体对乳房大小表示满意。成年男变女者乳房发育获得的体积经常与更明显的胸部高度和胸围不成比例。变性者经常寻求手术隆胸。

(3) 皮肤：雄激素剥夺导致皮脂腺活动减少，可能导致皮肤干燥或指甲变脆，有时需要防止清洁剂伤害，或者局部涂抹保湿霜 [138]。

(4) 身材：雄激素剥夺加雌激素治疗后，皮下脂肪和内脏脂肪增加，瘦肉组织减少。体重通常会增加 [135]，但可以通过饮食控制。

(5) 睾丸：缺乏促性腺激素的刺激，睾丸会萎缩。在某些情况下，睾丸可能进入腹股沟管并引起不适。

(6) 前列腺：雄激素剥夺导致前列腺萎缩和膀胱颈解剖条件改变，可能产生短暂的排尿后淋漓不尽。这类主诉通常在一年内消失。

(7) 声音：抗雄激素和雌激素对声音的性质没有作用。男变女变性者可能希望到专门的语音治疗中心进行语音治疗咨询。嗓音的男性化与其说是由音调决定，不如说是由胸部共振和音量决定。言语治疗可能会形成更女性化的发音和发音模式。咽喉部手术可能会改变音调，但也会缩小音域。

(8) 长期治疗：包括睾丸切除术的变性手术后必须继续进行激素治疗。一些患者仍然表现出男性型的毛发生长，经验显示抗雄激素治疗尽管剂量可能会降低，在减少毛发生长方面仍然可能有效。持续的雌激素治疗可以避免激素剥夺的症状，最重要的是能够预防骨质疏松症 [135, 139, 140]。

我们发现，单独应用雌激素能够维持男变女变性者的骨量。血清黄体生成素浓度与骨密度呈负相关，提示血清黄体生成素可作为性激素治疗充分性的指标之一 [135, 139]。到目前为止，还没有关于跨性别激素应用年龄上限的共识。变性人通常倾向于长期维持激素治疗，尚无支持或否定这一治疗策略的数据 [135]。也许可以参照接受绝经后雌激素替代治疗的女性，后者激素应用很少超过 60 岁 [135]。

5. 女变男的变性治疗　女变男变性者的治疗目标是诱导男性化，即声音变粗、男性型体毛生长和体格形成、停经。实现这些目标的主要激素治疗是应用睾酮。最常用的制剂是睾酮酯，肌肉注射，每 2 周注射 200～250mg。部分国家可以应用十一酸睾酮（1000mg），该药具有良好的药代动力学特征，注射间隔可以延长至 10～12 周 [141]。一些临床医生赞成每周注射低剂量睾酮，以避免伴随药物应用出现的血清睾酮变化。使用自行应用的雄激素凝胶或经皮贴片能够保持平稳的血清睾酮水平。无论使用何种给药方式，都应该定期评估血清睾酮，防止超生理剂量长期给药，已知超生理剂量对男性有害。少数情况下不会停经，必须添加孕激素，尤其在应用经皮或口服睾酮制剂时。已有综述总结女变男变性者的激素治疗结果 [132]。

(1) 头发：体毛的发育基本上遵循青春期男孩模式，首先出现在上唇，然后是下巴、脸颊等部位 [138]。多毛的程度通常可以通过男性家庭成员中的程度和模式预测。这也适用于雄激素性脱发的发生，某种程度上影响大约 50% 的研究对象。

(2) 痤疮：痤疮在激素治疗人群中发病率大约为 40%，通常背部比面部更明显。过了青春期才开始接受雄激素治疗性腺功能减退的男性也会有痤疮出现。通常可以通过传统的抗痤疮方法治疗。

(3) 声音：雄激素治疗大约 10 周后，出现声音变粗且不可逆。

(4) 体脂：雄激素治疗引起皮下脂肪减少，腹部脂肪增加。瘦肉组织增加，平均增加 4kg，体重增加通常更明显[135]。虽然体重增加与雄激素应用有关，但肯定可以通过饮食加以控制。

(5) 阴蒂增大：所有病人都出现阴蒂肿大，但程度不同。

(6) 性欲：大多数患者报告性欲增加，这很少造成困扰或者被认为有破坏性。

(7) 卵巢 / 乳房：卵巢显示多囊性改变，雄激素应用会降低乳房的腺体活动[132, 142]，但不会减少乳房大小。

双侧卵巢切除术后，必须继续雄激素治疗维持男性化，防止骨质疏松[132, 139]。抑制血清黄体生成素浓度至正常范围内是表明雄激素治疗有效的一项指标。

6. 跨性别激素治疗的不良反应　应用跨性别激素可能会产生不良反应，激素依赖性肿瘤尤其值得关注[135]。

(1) 静脉血栓栓塞：通过口服炔雌醇实现男变女变性者中发生率为 2%～6%[143]。体外研究表明，这种促血栓作用口服炔雌醇较为典型，口服 17β- 雌二醇戊酸酯或经皮应用雌激素发生较少[133]。由于制动也是静脉血栓栓塞事件的危险因素，尽管不是来源于循证医学证据，仍建议患者择期手术前 3～4 周停止使用雌激素，直到完全能够活动[143]。

(2) 动脉粥样硬化：尽管男女之间心血管疾病患病率的显著差异会促使人们期待激素治疗的效果，但实际风险仍有待明确。已经对男变女变性者应用雌激素，以及对女变男患者应用雄激素相关风险生化指标的影响进行研究[135, 144]。似乎雌激素治疗对这些风险标志物的负面影响比雄激素治疗更多[135, 145, 146]。一项长期临床（终点为死亡）研究显示，男变女变性者死亡率高于女变男者，这可能与

应用炔雌醇有关。值得注意的是，变性人使用的实际剂量通常要远高于性腺功能减退患者激素替代的实际剂量。

7. 接受跨性激素治疗变性人群与癌症　变性人群数量和年龄都在增长，激素暴露的时间跨度也在增加。关于变性人肿瘤的信息只出现在病例报告中，虽然这些信息有警示作用，但还不足以证明两者之间有因果关系。病例报告没有提供流行病学信息，因此患病率尚不明确。以下仅涉及在我们既往出版物或综述之后出现的癌症报道[135, 147, 148]。幸运的是，激素依赖性肿瘤仍然很少见（见综述）[135, 147, 148]。

8. 男变女变性个体肿瘤

(1) 催乳素腺瘤（催乳素瘤）：早期报道提示高剂量雌激素会诱发催乳素瘤，但事实并非如此[149]。两例催乳素瘤在长期使用（分别为 14 年和 30 年）正常剂量雌激素后出现，提示应该长期随访催乳素水平[150]。个案沟通提示催乳素瘤可能被低估。

(2) 乳腺癌：男性和女性乳腺癌发生可能存在差异[151]。一个根本性的问题是男变女变性个体乳腺癌应该被划分为男性乳腺癌还是女性乳腺癌。BRCA1 和 BRCA2 基因突变可导致遗传性乳腺癌和卵巢癌综合征，但男性癌症风险较低。男性患乳腺癌的危险因素为低水平雄激素和高水平雌激素暴露，这是男变女变性者激素治疗固有的特征。

变性个体乳腺癌已经有相关综述[148]。3 例非常罕见的乳腺肿瘤认定为对雌激素不敏感。尽管接受变性治疗的变性者人数大幅增加，但在男变女变性者中，乳腺癌的发病率仍相对较低。总体印象为男变女变性个体乳腺癌遵循男性乳腺癌模式。

(3) 前列腺癌：对前列腺癌的研究已经综述[152]。流行病学研究表明，性腺功能减退并不能阻止前列腺癌发展，而且往往更加有侵袭性[153]。因此，随着变性人群的老龄化，发病数量可能会增加。

(4) 脑膜瘤：脑膜瘤对激素敏感。已有 4 例报道[154]。男变女变性者中有 1 例在激素治疗开始后出现[155]、1 例在停用醋酸环丙孕酮后消退[156]；1 例脑膜瘤在醋酸环丙孕酮和雌激素治疗 4 年后发生[157]。

9. 女变男变性者肿瘤　绝经后妇女雄激素循环水平显示雄激素水平与乳腺癌、子宫内膜癌和卵巢癌的危险因素之间没有显著相关性[158]，但并非最

终结论。

(1) 阴道癌：已有 2 例 18—21 岁变性者手术后发生阴道癌的报道[159, 160]。

(2) 卵巢癌：从既往综述报道 3 例以来，没有发现新的病例[147]。

(3) 子宫内膜癌：已经有 1 例女变男变性者发生子宫内膜癌的报道[161]。非手术女变男变性者由于睾酮芳香化为雌激素无对抗作用，个体处于危险之中。加用黄体酮可能有助于防止子宫内膜癌，尽管如果乳房没有被切除，也可能会增加乳腺癌的患病风险[162, 163]。

(4) 宫颈癌：有 2 例切除术后患子宫颈癌的报道[161, 164]。

(5) 乳腺癌：已经对睾酮治疗的女变男变性者乳腺癌进行综述[148]。肿瘤切除术后残留乳腺组织可能发生乳腺癌[148]。已经发现女变男变性者睾酮应用与乳腺癌相关基因表达特征之间存在相关性[165]。

（三）青少年性别认同障碍

成年变性者常常回忆起青春期前就开始出现性别认同障碍，在过去的 20 年中，关于儿童和青少年性别认同障碍的认识也有所加深[166]。临床医生能够认识到他们的痛苦，这种痛苦因为青春期身体变化而加剧[166]。

尽管大多数性别认同障碍的青少年功能良好、心理健康，但对某些共患精神疾病（如孤独症谱系障碍）进行准确诊断以及评估青少年是否应该接受治疗非常困难[123, 167, 168]。因此，精神科医生区分性别认同障碍及具有相似特征的其他疾病非常必要[169]。还必须认识到，绝大多数青春期前儿童性别认同障碍不会持续到青春期[170, 171]。儿童期性别认同障碍的严重程度与持续性之间相互关联[171]，而且出生时为女孩的性别认同障碍持续性可能更高[172]。儿童对青春期激素变化引发的首个躯体体征的反应具有诊断意义。如果这种经历被疏离，则性别认同障碍很可能会持续。对青春期前儿童（12 岁以下）和青少年（从 12 岁开始）性别认同障碍的临床治疗，都需要从全面评估青少年功能或环境上的脆弱方面开始，必要时应给予合适的干预。对于只有性别认同障碍的儿童，普遍建议谨慎等待，

仔细观察性别认同障碍在青春第一阶段如何发展。性别认同障碍青少年可能适合进行激素性青春期抑制治疗。到 16 岁时，可以考虑使用跨性别激素治疗。这个年龄是考虑到法律因素决定的，如果研究数据表明治疗是更负责任的做法，年龄可以更低。目前，与那些接受了医疗干预措施的病例比较，拒绝给予医疗干预措施对青少年和成年期的健康都更不利[173-175]。GnRH 类似物治疗能够暂时中止第二性征的发育[130, 176]，如果满足性别认同障碍或变性者的标准，可以考虑给青少年应用 GnRH 类似物[167, 177]。这种可逆的干预措施能够创造珍贵的"呼吸空间"，为充分思考接受变性的愿望留出时间，同时避免面对青春期持续发育的压力。

正确的诊断要求青春期生理特征能够出现，GnRH 类似物治疗起始不宜迟于无法逆转青春期发育之前。女孩可能为 B3 期（乳房发育后乳腺和脂肪组织增加），男孩为 G3 期（睾丸体积增长 $\geq$ 4ml，结合能够测量到夜间睾酮值）。当白天睾酮分泌（睾丸体积 $\geq$ 10ml）时，男性化不可逆转。GnRH 类似物治疗期间，骨量增加停止，但不会丢失[178]。如果在青春期后期才给予 GnRH 类似物，出生性别的生理特征不会完全消退。从本质上讲，这类似于性早熟治疗，可将激素水平恢复到青春期前水平。

GnRH 类似物价格昂贵，另一种替代方法是应用孕激素，孕激素通过抑制促性腺激素的分泌来抑制性激素。此外，女孩进行抗雌激素治疗和男孩进行抗雄激素治疗能够延缓青春期进展，尽管这些方法有效性不明显[179]。

如果后续诊断程序证实了性别认同障碍，为了增加患者幸福感，可以按照性腺功能减退儿童治疗原则以阶梯式方式进行跨性别激素治疗[130]。这通常在具备法定医疗资格年龄开始，最好得到父母支持[174]。随访内容包括人体测量学数据，骨密度测量，血脂、胰岛素、葡萄糖和骨转换等指标，以及心理测试和持续咨询。

青少年变性者的后续研究表明变性治疗对他们有益[175]，与成年期才进行干预相比更为有利，成年期干预不能改变第二性征，可能对成功融入重新分配的性别造成终身阻碍[166, 180]。

第十二篇
女性生殖
Female Reproduction

ENDOCRINOLOGY

Adult & Pediatric（7th Edition）

成人及儿童内分泌学（原书第7版）

第125章 卵泡发生、排卵和黄体生成
Folliculogenesis, Ovulation, and Luteogenesis

Marco Conti　R. Jeffrey Chang　**著**

金晓慧　李　静　**译**

要　点

- 在女性的整个生殖周期中，用于排卵的卵泡不到 1%。
- 卵泡发育是一个涉及卵巢内因素和促性腺激素刺激的高度协调的过程。
- 卵母细胞成熟需要表皮生长因子。
- 卵泡破裂和排卵是由局部孕酮和前列腺素的产生引起的。

在生育期，人类卵巢具有两个主要功能：①定期产生单个格拉夫卵泡，分泌雌二醇（E_2），并在月经周期的中期排出一个成熟卵母细胞；②产生一种名为黄体的内分泌结构，分泌大量 E_2 和孕酮（P_4），这两种激素作用于子宫，为胚胎着床做准备。卵巢活动的一个主要特征是其周期性，这一特征在优势卵泡和黄体的生长发育中尤为明显。这些周期性变化主要通过改变垂体前叶激素、卵泡刺激素（FSH）和黄体生成素（LH）的浓度来调节。这里，我们将注意力集中在人类卵巢中引起月经周期的结构 / 功能变化上，即卵泡发生、排卵和黄体生成。虽超出了本章的范围，但应该注意的是，卵巢内分泌对人体的稳态有重要的全身作用。

一、卵巢解剖学和组织学

正常成年女性的卵巢呈椭圆形，长 2.5～5.0cm，宽 1.5～3.0cm，厚 0.6～1.5cm。卵巢被一层鳞状或立方上皮所覆盖，即位于基底膜上的卵巢表面上皮。表面上皮下方有一层致密的结缔组织，称为白膜。卵巢的一侧边缘为卵巢门，通过卵巢系膜与阔韧带相连，有血管从中通过。

卵巢由两个主要部分组成：中央部分称为髓质，周围部分称为皮质（图 125-1）。大量的血管和相关神经嵌入到髓质的基质中，并向皮质辐射。卵巢门内有典型的间质细胞巢，称为门细胞，它们能够分泌睾酮来回应 LH 的刺激[1]。

皮质是一个具有卵泡和黄体的动态结构（图 125-1）。这些组织学单位展现了在它们生长发育阶段特有的结构。卵泡池可以分为两大类：生长型和非生长型。大多数（90%～95%）的卵泡是不生长的或是原始卵泡。一旦原始卵泡被募集生长，其大小、结构和在皮质中的位置就开始发生显著的变化。在此过程中，卵泡经历了三个发育阶段：初级、次级和三级或格拉夫阶段（图 125-1）。优势卵泡的选择发生在格拉夫阶段，而那些未被选择的卵泡会通过闭锁的过程而退化。在较大的优势卵泡排卵后，卵泡壁经过黄素化的过程转变为黄体。在没有怀孕的情况下，周期中的黄体最终会经过黄体溶解的过程而退化。

二、卵泡发生

原始卵泡进行卵泡发生的能力是月经周期和卵

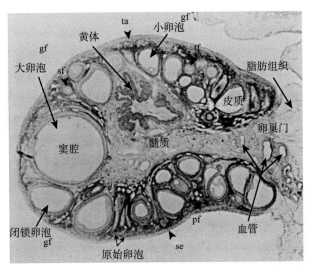

▲ 图 125-1 成年灵长类卵巢的显微照片，显示皮质中的滤泡和黄体单位，以及髓质中的大血管和神经

gf. 格拉夫卵泡；pf. 初级卵泡；se. 浆液或表面上皮；sf. 次级卵泡；ta. 白膜；tf. 三级卵泡（改编自 Bloom W, Fawcett DW, eds. A textbook of histology. Philadelphia:WB Saunders; 1975:860.）

巢激素产生的基础。随着卵泡的生长和发育，卵母细胞、颗粒细胞和卵泡膜细胞这三大细胞群会发生重要的变化。这些细胞变化包括增殖、分化、生长和凋亡。两大类调节分子控制这些细胞活动，即激素和生长因子。卵泡发生可分为两个阶段：窦前发育和窦状发育。从原始卵泡募集到第二阶段结束的这段时间称为窦前期或促性腺激素非依赖期。在窦状期或促性腺激素依赖期，卵泡内形成一个充满液体的窦腔，现在称为三级卵泡或格拉夫卵泡。格拉夫卵泡逐渐增大，主要是通过在卵泡腔中积累越来越多的液体来实现的。完全发育的格拉夫卵泡称为排卵前卵泡。

（一）窦前卵泡

窦前卵泡的发育有三个主要特征：①原始卵泡进入生长卵泡池；②卵母细胞的生长和分化；③颗粒细胞和卵泡膜细胞分别获得 FSH 和 LH 受体。

1. 原始卵泡 原始卵泡有非生长卵泡池，所有排卵前卵泡最终都是从中获得的。原始卵泡由一个停留在减数分裂核网期的小卵母细胞（直径约为 15μm）、单层鳞状颗粒细胞和包围两种细胞的薄基底膜组成（图 125-2）。没有血管系统与原始卵泡直接相关[2]；然而，在恒河猴身上的证据表明，它们

可能受神经支配，尤其是血管活性肠肽（VIP）神经[3]。

人类的原始卵泡是在妊娠 6～9 个月的胎儿卵巢中形成的。此时，所有有活性的女性生殖细胞都已经开始减数分裂。因此，在妊娠结束时，不会再产生新的卵母细胞。这一说法最近因从小鼠和人的卵巢中分离出了公认的"卵母细胞干细胞"而受到了质疑。然而，这一可能性与最近的几篇文章相矛盾，仍然存在很大争议。因此，女性卵巢中的所有卵母细胞很可能在出生时就存在。一些原始卵泡一旦形成就会被募集生长。随着女性年龄的增长，募集的过程会定期进行，直到整个原始卵泡腔耗尽。这一事件，即更年期，在大多数女性 51 岁左右时发生。一个重要的概念是，原始卵泡或卵巢储备（OR）的丧失在衰老过程中并不是一成不变的。例如，大多数女性在 37 岁左右卵巢储备出现明显加速的下降（图 125-3）。在临床上，这种与年龄有关的原始卵泡损耗加速是非常重要的，因为它与生育力的显著下降有关。

当然，生殖生物学中最重要的问题之一是关于原始卵泡生长和成熟的基础。从结构上讲，原始卵泡向初级卵泡转变的过程始于颗粒细胞的形状从鳞状变为立方体；反过来，这一过程也伴随着颗粒细胞的分裂，尽管分裂的速度非常缓慢。在这一系列事件发生期间或之后，卵母细胞基因组被激活，卵母细胞开始生长。原始卵泡生长的第一个明显标志出现在颗粒细胞中，这符合颗粒细胞可能起关键作用的预测。卵泡生长的启动可能受正、负性生长因子的调节。例如，在实验室动物身上的证据表明，表皮生长因子和抗米勒管激素（AMH，也称为苗勒抑制物）抑制卵泡成熟。

在 AMH 基因敲除小鼠中，25 日龄和 4 月龄雌鼠卵巢的窦前卵泡和小的窦卵泡数明显多于野生型雌鼠。此外，在 4 个月大的 AMH 基因敲除雌性动物中，原始卵泡的数量较少，而在 13 个月大的动物中，基本上没有观察到原始卵泡。这些发现反映了在没有 AMH 的情况下卵泡生长的一般进展。针对参与生长和存活的 PI3K/AKT 通路的遗传模型的最新数据为控制原始 / 初级卵泡的转变机制提供了一些线索。原始卵母细胞中该通路的结构性激活促进了所有休眠卵泡的大量激活，并最终耗尽了卵泡

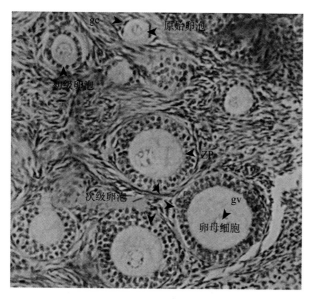

▲ 图 125-2　卵巢皮质部分的显微照片

原始（不生长）卵泡由一个小卵母细胞组成，卵母细胞停滞在减数分裂Ⅰ的双线期，周围是单层鳞状颗粒细胞。初级卵泡包含一个正在生长的卵母细胞和单层立方颗粒细胞。次级卵泡含有 1 个几乎完全发育的双线卵母细胞，有 1 个完整的生发泡或核、1 个薄薄的透明带，以及 2 层或 2 层以上的立方颗粒细胞。gc. 颗粒细胞；gv. 生发泡；ZP. 透明带

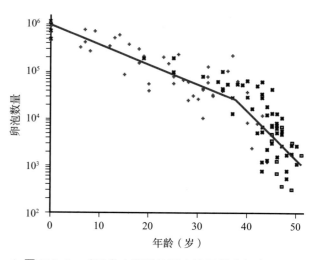

▲ 图 125-3　对正常人卵巢的形态计量学分析表明，从出生到绝经，双侧卵巢内的原始卵泡（PF）总数随年龄的增加而减少

由于招募，PF 的数量从出生时的约 100 万人逐渐减少到 37 岁时的约 25 000 人。请注意，PF 的损失率在（37.5±1.2）岁时加速约 2 倍，在大约 51 岁时减少到约 1000（引自 MJ, Gosden RG, Gougeon A, et al: Accelerated disappearance of ovarian follicles in midlife: implications for forecasting menopause, *Hum Reprod*; 1992;7:1342-1346. ）

储备。事实上，对这一途径的药理学操作可能是促进原始卵泡重新募集到不断增长的卵泡池中的一种策略。激活这一途径的局部因素尚不清楚。

相反，包括 kit 配体、胰岛素、睾酮、骨形态发生蛋白 BMP-7 和 BMP-15、生长和分化因子 -9、限制食物摄入量等一些因素，已被证明可以刺激卵泡发育。例如在大鼠卵巢，BMP-7 已被证明可以激活原始卵泡生长的进程。在绵羊（而不是小鼠）中，BMP-15 在促进早期卵泡发生期间卵泡从初级向次级的转变，同时抑制卵泡向优势排卵前期的转变中起着至关重要的作用。在绵羊 Inverdale 和 Hanna BMP-15 突变的纯合子携带者中，缺乏这种卵母细胞衍生肽，会导致条索状卵巢不育和卵泡发生初级阶段受阻。同样，另一种由卵母细胞分泌的特定因子被证实在卵泡发育中起作用，据报道，与 BMP-15 最接近的同源基因 GDF-9 的靶向性缺失阻碍了小鼠卵泡在初级阶段之后的发育。

原始卵泡的结构完整性依赖于卵母细胞和颗粒细胞前体之间一些附加信号的交换。啮齿动物的遗传学证据表明，Notch 和 Wnt 信号对于原始卵泡的形成和维持至关重要。应该注意的是，这些对生殖寿命至关重要的卵泡在早期发育阶段对环境内分泌干扰物非常敏感。

2. 初级卵泡　初级卵泡由一个发育中的卵母细胞、单层或多层立方颗粒细胞和一层基底膜组成（图 125-2 和图 125-4）。在初级卵泡中，发生了几个基本又重要的事件，包括 FSH 受体在颗粒细胞中的表达，卵母细胞与颗粒细胞之间缝隙连接的形成，卵母细胞的显著生长，以及卵母细胞的透明带沉积。

在初级卵泡的分化过程中，编码 FSH 受体的基因在颗粒细胞中被激活；随后，细胞表面 FSH 受体的获得可以通过 ^{125}I FSH 放射自显影来识别。这是一个重要的事件，因为它建立了卵泡被 FSH 信号通路刺激的潜能。因此，尽管窦前卵泡的生长不依赖于促性腺激素，但这种结构不成熟的颗粒细胞对促性腺激素有反应。虽然我们对女性 FSH 受体的表达过程知之甚少，但在啮齿类动物中的证据表明，颗粒细胞产生的激活素可以通过自分泌机制增加 FSH 受体的表达。

发生在初级卵泡（图 125-5）中的第二个关键事件是颗粒细胞和卵母细胞之间缝隙连接的形

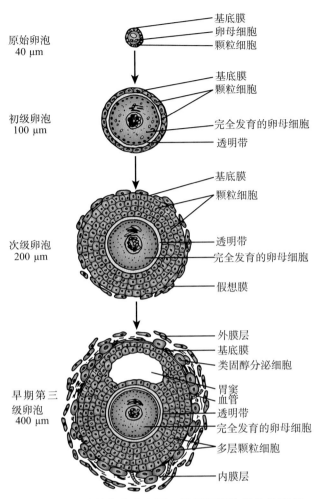

原始卵泡
40 μm

基底膜
卵母细胞
颗粒细胞

初级卵泡
100 μm

基底膜
颗粒细胞
完全发育的卵母细胞
透明带

次级卵泡
200 μm

基底膜
颗粒细胞
透明带
完全发育的卵母细胞
假想膜

早期第三
级卵泡
400 μm

外膜层
基底膜
类固醇分泌细胞
胃窦
血管
透明带
完全发育的卵母细胞
多层颗粒细胞
内膜层

▲ 图 125-4　腔前卵泡发育图，显示了卵泡发生的不依赖于促性腺激素的阶段，从原始卵泡重新招募到生长池，通过发育到腔前早期或第三 (空化) 阶段

(引自 Erickson GF: The ovary: basic principles and concepts. In Felig P, Baxter JD, Frohman LA, eds. Endocrinology and metabolism, ed 3. New York: McGraw-Hill; 1995:973-1015.)

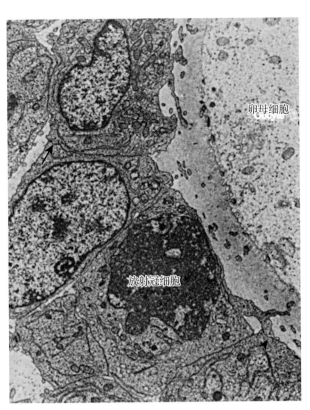

卵母细胞

放射冠细胞

▲ 图 125-5　部分卵母细胞 / 卵丘复合体的电子显微照片

放射冠细胞穿过透明带（ZP）的突起和卵膜之间的缝隙连接（包括连接蛋白 37）用箭头表示。冠状颗粒细胞之间的缝隙连接用黑箭表示（引自 Gilula NB, Epstein ML, Beers WH: Cell-to-cell communication and ovulation: a study of the cumulus-oocyte complex. *J Cell Biol.* 1978;78:58-75. ）

成。缝隙连接是由一个称为连接蛋白（Cx）的蛋白质家族形成的。从功能上讲，它们允许低分子量分子的细胞间转移，包括第二信使中的环磷酸腺苷（cAMP）、环磷酸鸟苷（cGMP）和钙。颗粒细胞之间的缝隙连接由 Cx43 组成，在初级卵泡发育的早期表达。卵母细胞与周围颗粒细胞之间的缝隙连接由 Cx37 组成。值得注意的是，Cx37 缺乏的雌性小鼠（Cx37 基因敲除）缺乏成熟（格拉夫）卵泡，不能排卵，并发育出许多异常的黄体。因此，卵母细胞和颗粒细胞之间通过 Cx37 通道进行的重要生理相互作用是小鼠正常卵泡发生和生育所必需的。

　　第三个事件是初级卵泡中卵母细胞的生长和分化（图 125-2 和图 125-4）。对啮齿类动物的研究

表明，颗粒细胞对卵母细胞的生长发育至关重要。颗粒细胞和卵母细胞之间的 Cx37 连接可能允许正常卵母细胞功能所需的营养和调节分子的交换。具体地说，它们会引起卵母细胞代谢的变化，从而影响基因表达。一个实例是透明带基因表达的显著增加。随着卵母细胞的生长，它会合成并分泌一种细胞外基质，即透明带（ZP），它会及时包裹卵子（图 125-2、图 125-4 和图 125-5）。ZP 的重要性体现在它含有获能精子的物种特异性受体，并能阻止多精受精。人类的 ZP 由 4 种糖蛋白组成，分别命名为 ZP-1、ZP-2、ZP-3 和 ZP-4，而小鼠中存在 3 种 ZP 蛋白。在小鼠中，ZP-3 被认为在通过其碳水化合物部分与精子结合的方面特别重要。然而，最近的数据表明，ZP-2 可能是精子的主要带配体。临床上，基于 ZP-3 抗原的免疫避孕疫苗的开发引起了广泛的关注。

　　3. 次级卵泡　次级卵泡由一个进一步发育的周

围有完整透明带的卵母细胞、2～8 层立方或柱状颗粒细胞，以及紧邻基底膜周围的假膜层组成（图 125-4）。卵泡膜的获得是次级卵泡发育的主要新特征。假膜由几层细长的成纤维细胞样细胞组成，这些细胞围绕整个卵泡呈放射状排列（图 125-2）。卵泡膜的发育伴随着血管生成，因此次级卵泡暴露于重要的血液激素中，如 FSH、LH 和胰岛素。次级卵泡发育过程中卵泡膜形成和血管生成的机制尚不清楚。但是，由于卵泡膜的形成需要卵泡的存在，所以人们认为颗粒细胞或卵母细胞产生了指导这一过程的因子。Kit 配体（KL）、GDF-9、胰岛素、胰岛素样生长因子 -1（IGF-1）和（或）IGF-2，以及激活素这些肽类被考虑其中。除了这些生长因子外，大量证据表明，LH 对早期卵泡膜细胞（TC）的分化起作用。LH 对 TC 生长的影响程度尚不确定。

（二）窦卵泡和格拉夫卵泡

在次级卵泡发育的后期，一些颗粒细胞之间开始积聚清澈的液体。当卵泡直径达到约 400μm 时，液体聚集到一个称为窦腔的半月形空间。根据定义，卵泡现在是三级卵泡或格拉夫卵泡（图 125-4 和图 125-6）。这个过程被称为空化或窦腔形成开始，导致颗粒细胞重塑，形成一个微型的格拉夫卵泡（图 125-6）。空化不依赖于促性腺激素。准确地说，窦腔是如何形成的尚不清楚，但是已经提供了激活素作用的直接证据。

卵泡膜细胞分化是空化过程中的一个重要步骤。它的特点是生长卵泡周围的细胞亚群变成上皮样，并具有活化的类固醇分泌细胞的超微结构和基本功能特征。组织的这个细胞层被称为内膜层。随着这些变化的发生，现在称为卵泡膜间质细胞的细胞表达 LH 受体。在内膜层的外围是一层同心排列的梭形细胞，具有平滑肌细胞的超微结构和功能特征。它们构成三级卵泡的外膜层（图 125-6）。

到空化时，卵母细胞已达到其完整的大小（直径约为 120μm），并且结构发育完全（图 125-6）。因此，尽管格拉夫卵泡作为一个整体可能会继续扩大到直径为 2cm 或更大，但卵母细胞不会进一步生长。

1. 格拉夫卵泡的分类　格拉夫卵泡在结构上可以被定义为一个由相对较大的卵泡（排卵时为

400μm 到 2cm 以上）组成的异质性家族，表现为一个含有卵泡液或液体卵泡的腔。窦是所有格拉夫卵泡的特征性结构。因此，术语窦卵泡是格拉夫卵泡的同义词。

广义上的格拉夫卵泡可以分为两大类：健康卵泡和闭锁卵泡（图 125-7）。这两类之间的主要区别是颗粒细胞中是否发生了凋亡或程序性细胞死亡。所有的格拉夫卵泡（健康的或闭锁的）随着时间的推移在它们的发育过程中都遵循着一个渐进的过程。健康的格拉夫卵泡随着时间的增加逐渐变大和分化，直至它达到排卵前阶段（图 125-7）。健康的格拉夫卵泡的形成机制依赖于垂体促性腺激素，并涉及导致卵泡细胞分化和增殖的特定基因表达的差异和时间模式。以类似的方式，闭锁或非显性格拉夫卵泡经历特定基因表达的时间模式，反而导致停止生长和激活凋亡（图 125-7）。

2. 格拉夫卵泡的结构　健康的格拉夫卵泡是一个复杂的功能单位，由多层精确定位的细胞组成（图 125-8）。外膜由自主神经支配，这些神经似乎在其收缩中起积极作用。外膜的全部意义尚不清楚，但这些细胞的调节收缩与排卵和闭锁过程有关。在内膜层，分化的卵泡膜间质细胞逐渐增多，其内分泌功能反映在其大毛细血管神经丛中。在格

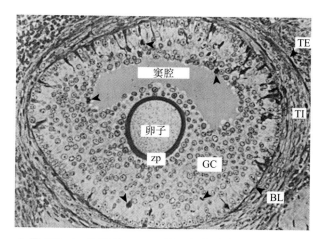

▲ 图 125-6　直径约 400μm 的三级卵泡在空化或早期窦形成时的显微照片

它包括一个被厚厚的透明带包围的完全发育的核网期卵母细胞（卵子）、一个含有卵泡液的腔、多层颗粒细胞组成的在形态学上可识别的区域、基底膜、内膜层和外膜层。注意分裂中的颗粒细胞（箭头）和浅色与深色颗粒细胞的存在，其生理意义尚不清楚。ZP. 透明带；GC. 颗粒细胞；BL. 基底膜；TI. 内膜层；TE. 外膜层（引自 Bloom W, Fawcett DW, eds. A textbook of histology. *Philadelphia. Saunders*: 869.）

拉夫卵泡中有 5～8 层卵泡膜间质细胞并不少见。

卵泡膜内部有一层基底膜，起到阻隔血管组织的作用，还有多层颗粒细胞，因它们在卵泡壁中的位置不同而表现不同（图 125-9）。颗粒细胞的位置至少产生 4 个不同的区域：①外膜，由假复层上皮细胞组成，与壁层颗粒细胞构成的基底膜相连；②内膜或窦周部，与膜细胞相连；③卵丘，与窦周细胞相连；④放射冠，与卵丘细胞、ZP 和卵母细胞相连（图 125-9）。由于颗粒细胞的位置不同，它们在 FSH 刺激下表达出不同的细胞功能。例如，在中央区域（放射冠、卵丘、窦周）颗粒细胞在整个格拉夫卵泡发育过程中继续分裂；然而，是否存在复制细胞池或干细胞储备有待进一步探索。

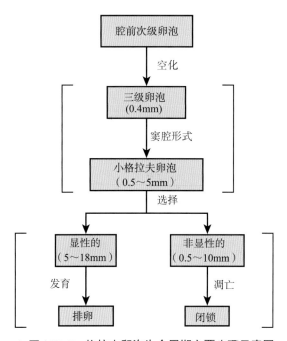

▲ 图 125-7　格拉夫卵泡生命周期主要步骤示意图
引自 Erickson GF. The graafian follicle: a functional definition. In Adashi EY, ed. Ovulation: evolving scientific and clinical concepts. New York: Springer-Verlag: 2000.

相反，内膜的细胞在有丝分裂后，对 FSH 产生反应，表达其完全分化的状态（图 125-9）。颗粒细胞的这种异质性是如何产生的，以及它究竟实现了什么，都是重要的问题，这些问题的答案在很大程度上仍然是未知的。值得注意的是，由卵母细胞产生的活性分子决定了卵丘细胞的表型特性，这与壁层颗粒细胞明显不同。在同一静脉中，卵泡周围或中心的细胞的不同功能由两个相反的扩散信号梯度支持，一个由卵泡和血管系统的外膜产生，另一个由卵母细胞分泌因子的扩散产生。

格拉夫卵泡在发育过程中可根据大小人为地分为 4 个阶段。健康人格拉夫卵泡经历小（1～6mm）、中（7～11mm）、大（12～17mm）和排卵前期（18～23mm）4 个阶段。格拉夫卵泡的大小在很大程度上取决于卵泡腔的大小，而卵泡腔的大小又取决于卵泡液的体积。闭锁卵泡从小卵泡过渡到中期，但在生理条件下，闭锁卵泡的大小很少超过 10mm。

(1) 发展年表：女性的卵泡发生是一个非常漫长的过程。处于正常周期的女性，排卵的主要卵泡来自一个原始卵泡，该原始卵泡大约提前一年募集生长（图 125-10）。窦前期或促性腺激素非依赖性阶段的卵泡发生进展非常缓慢，需要 300 天或更长时间才能完成（图 125-10）。窦前卵泡发育缓慢的原因是颗粒细胞复制的时间较长（约为 250h）。当卵泡液开始聚积时，卵泡生长速度急剧增加，健康的格拉夫卵泡相对较快地通过促性腺激素依赖性或窦状期（小、中、大），比如在 40～50 天内（图 125-10）。

(2) 优势卵泡的募集和选择：优势卵泡的选择是卵巢周期中的关键事件。在正常女性中，优势卵泡似乎是从一群小的格拉夫卵泡 [（4.7±0.7）mm]

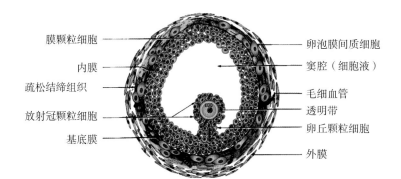

◀ 图 125-8　典型的健康格拉夫卵泡横切面外观示意图，显示了其各种细胞类型的组织结构
引自 Erickson GF. Primary cultures of ovarian cells in serum-free medium as models of hormone-dependent differentiation. Mol Cell Endocrinol. 1983; 29: 21-49.

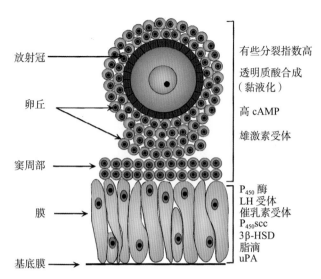

放射冠

卵丘

窦周部

膜

基底膜

有些分裂指数高

透明质酸合成（黏液化）

高 cAMP

雄激素受体

P_{450} 酶
LH 受体
催乳素受体
$P_{450}scc$
3β-HSD
脂滴
uPA

▲ 图 125-9　健康格拉夫卵泡颗粒细胞结构 - 功能异质性示意图

由于颗粒细胞在卵泡壁中的位置不同，它们在不同的增殖和分化模式上的表现不同（引自 Erickson GF. The graafian follicle: a functional definition. In Adashi EY, ed. Ovulation: evolving scientific and clinical concepts. New York: Springer-Verlag; 2000.）

中挑选出来的，这些卵泡是在前一个周期的黄体晚期募集的（图 125-10，第 5 类卵泡）。募集和选择发生的机制尚不清楚。随着优势卵泡的出现，其余被募集的卵泡开始退化和闭锁。闭锁可发生在这一过程的任何阶段，但最常见的是中、小格拉夫卵泡（图 125-10）。

（3）过程：优势卵泡的特点是在其成熟过程中有持续的很高的有丝分裂率。最初，在前一周期的

黄体溶解阶段募集的小格拉夫卵泡的队列中出现有丝分裂的刺激，所有卵泡中的颗粒细胞有丝分裂率急剧增加（约 2 倍）。选择一个队列卵泡的第 1 个可见标志是在所选的卵泡中颗粒细胞持续快速分裂，而在非优势卵泡中有丝分裂率变低。因为这种区别在黄体晚期变得明显，所以有人认为选择发生在周期的这个阶段。在下一个周期的卵泡期，优势卵泡继续表现出很高的有丝分裂率和卵泡液生成率（图 125-11）。相应地，优势卵泡生长迅速，在周期的第 1～5 天达到 6.9 ± 0.5mm，在第 6～10 天达到 13.7 ± 1.2mm，在第 11～14 天达到 18.8 ± 0.5mm。

一个基本的问题是如何选择发生的。血浆 FSH 的二次升高对于优势卵泡的选择是必需的，也是其基础。在女性中，血浆 FSH 在黄体期末期血浆 P_4 和 E_2 水平下降到基线水平的同时开始上升（图 125-12）。继发性 FSH 升高（原发性 FSH 在周期中期升高）也伴随着黄体释放抑制素 A 的降低（图 125-12）。血浆 FSH 与抑制素 A（已知的一种垂体 FSH 分泌抑制剂）之间的负相关关系可能提示，抑制素 A 在继发性 FSH 升高的调节中存在内分泌作用。相反，抑制素 B 在月经前增加，与 FSH 升高一致。队列卵泡释放的抑制素 B 水平升高可能在抑制卵泡期的继发性 FSH 升高中起作用（图 125-12）。

继发性 FSH 升高的一个影响是优势卵泡的卵泡液中 FSH 浓度逐渐升高。令人好奇的是，在非优势卵泡的卵泡液中，FSH 水平变得很低或检测不到。即使高浓度的 FSHR 可能起到一定作用，但优

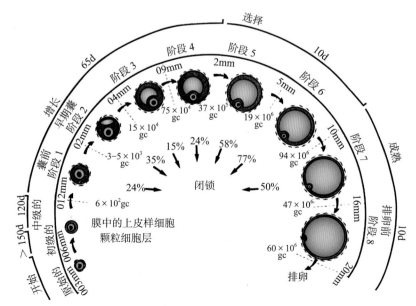

◀ 图 125-10　正常人卵巢卵泡发展年表

从原始卵泡募集、优势卵泡选择到排卵的各个步骤都可以从时间线上看到。对卵泡进行标记以显示发育阶段、大小和闭锁百分比（引自 Gougeon A. Dynamics of follicular growth in the human: a model from preliminary results. Hum Reprod. 1986;1:81-87.）

势卵泡如何隔离 FSH 尚不清楚。然而，当 FSH 在微环境中的浓度达到阈值水平时，优势建立，所选择的卵泡开始致力于沿着排卵途径发育。在没有达到 FSH 阈值水平的情况下，有丝分裂率下降到低水平，非优势队列卵泡沿着闭锁途径进行。值得一提的是，用外源性 FSH 治疗女性可以刺激非优势卵泡早期阶段的颗粒细胞有丝分裂。这样，如果非优势卵泡中的 FSH 含量提高到阈值水平，它们可能会从闭锁中获救。这可能对理解外源性 FSH 如何对接受排卵诱导的女性激发多个排卵卵泡有一定的意义。

（4）结果：优势卵泡的卵泡液中相对高浓度的 FSH 作用于颗粒细胞，刺激特定基因的表达，进一步发育到排卵前阶段。FSH 刺激研究理解最深入的 3 个功能包括：①增加 E_2 的合成；②诱导 P_4 和 LH 受体或人绒毛膜促性腺激素（hCG）；③获得合成

孕酮的潜力。控制这些过程的基因精确的时空表达模式对排卵和黄素化至关重要。

3. 细胞增殖　随着优势卵泡的发育，颗粒细胞和卵泡膜细胞显示出很高的持续增殖能力（图 125-11）。尽管控制颗粒细胞增殖的生理机制尚不清楚，但在活体和离体中已经证明 FSH 可以直接刺激人颗粒细胞有丝分裂。这些观察结果支持了 FSH 信号在刺激人类优势卵泡颗粒细胞有丝分裂中起基本作用这一模型。体外研究的证据表明，成纤维细胞生长因子和表皮生长因子是有丝分裂的有效刺激因子，其作用机制不依赖于 FSH。这两种生长因子在人颗粒细胞增殖中的生理相关性尚待证实。在优势卵泡的组织发生过程中，卵泡膜间质细胞和卵泡膜外膜细胞的数量与颗粒细胞的数量同时增加，但卵泡发育这一阶段卵泡膜有丝分裂的机制和调控尚

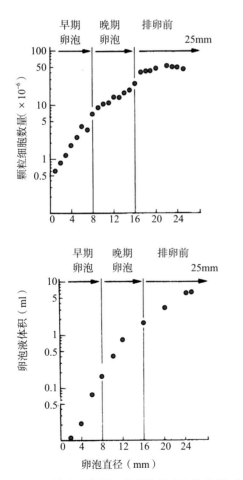

▲ 图 125-11　健康（优势）人类格拉夫卵泡生长（直径）过程中颗粒细胞数量和卵泡液体积的变化

引自 McNatty KP: Hor-monal correlates of follicular develop-ment in the human ovary. *Aust J Biol Sci*. 1981;34:249-268.

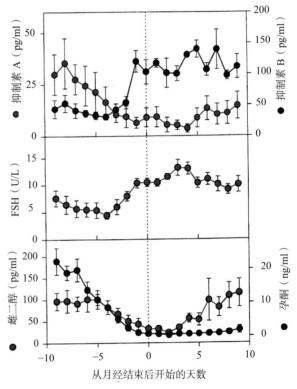

▲ 图 125-12　正常周期妇女在黄体 - 卵泡过渡期间血浆促卵泡激素（FSH）的继发性升高

数据是 5 名正常周期妇女血浆中 FSH、雌二醇、孕酮、抑制素 A 和抑制素 B 水平的平均值 ± 标准误（SEM）。数据集中在月经期［引自 Welt CK, Martin KA, Taylor AE, et al. Frequency modulation of follicle-stimulating hormone（FSH）during the luteal-follicular transition: evidence for FSH control of inhibin B in normal women. *J Clin Endocrinol Metab*. 1997;82:2645-2652; © 1997, The Endocrine Society.］

不清楚。

4. 雌二醇合成 优势卵泡发育的一个重要因素是 FSH 能诱导颗粒细胞中 $P_{450}arom$ 基因表达能力的显著增加。这反映在雌二醇（E_2）产生的逐渐增加，而雌二醇又直接参与子宫内膜生长的调节和周期中期排卵前 LH 峰的产生。产生卵泡 E_2 的细胞机制称为卵泡雌激素生物合成的"双细胞双促性腺激素学说"（图 125-13）。卵泡 E_2 的合成需要两种细胞类型（卵泡膜间质细胞和颗粒细胞）和两种促性腺激素（FSH 和 LH）。

卵泡膜间质细胞在 LH 刺激下产生雄烯二酮（芳香化酶底物）。当 LH 与其跨膜受体相互作用时，结合活动通过异源三聚体 G 蛋白转化为细胞内信号。LH 激活受体与三聚体（α、β、γ 亚基）刺激鸟苷酸结合蛋白（G_s）、腺苷酸环化酶、cAMP、蛋白激酶 A（PKA）信号转导通路偶联，而这些信号转导通路又与这些编码类固醇合成酶的基因的差异激活偶联。这些调节蛋白包括类固醇激素合成急性调控蛋白（StAR）、细胞色素 P_{450} 侧链裂解酶（$P_{450}c22$）、3- 羟基类固醇脱氢酶（3β-HSD）、P_{450} 17α- 羟化酶和 17，20- 裂解酶（$P_{450}c17$）。最终结果是产生高水平的雄烯二酮，它在卵泡液中以非常高的浓度积累。值得注意的是，其他调节蛋白，包括胰岛素、IGF-1、低密度脂蛋白（LDL）和高密度脂蛋白（HDL）可以显著刺激和增强卵泡膜间质细胞的雄烯二酮合成活性。尽管这些调节分子的功能意义尚不清楚，但值得注意的是，患有多囊卵巢综合征（PCOS）的女性的高胰岛素血症以高雄激素血症和不孕症为特征。因此，虽然 LH 显然是卵泡雄烯二酮产生的最重要的刺激因子，但其他蛋白质也可以影响卵泡膜雄激素产生的变化，无论是好是坏。

颗粒细胞是目前已知的唯一表达 FSH 受体的细胞类型。因此，FSH 介导的反应在优势卵泡中发生在颗粒细胞内。和 LH 一样，FSH 配体与细胞表面的跨膜受体相互作用，当结合时激活 Gs、腺苷酸环化酶、cAMP 和 PKA 信号通路。最近的数据显示，除了 cAMP，一些额外的信号通路也介导了 FSH 对颗粒细胞的影响。这种依赖于促性腺激素的信号机制的激活（图 125-13）导致了控制雌二醇产生潜能的特定基因的表达，即 P_{450} 芳香化酶（$P_{450}arom$）的表达，可能还有 1 型 17α- 羟基类固醇脱氢酶

（17α-HSD）基因的表达。由于这些关键类固醇生成酶的存在，颗粒细胞有能力将雄烯二酮转化为睾酮，然后由 $P_{450}arom$ 芳构化为雌二醇。$P_{450}arom$ 酶的时间模式和表达水平决定了优势卵泡在月经周期的卵泡期产生 E_2 的时间进程和水平。

5. 黄体生成素和孕酮受体的诱导 FSH 受体信号也诱导颗粒细胞 LH 受体基因表达增加。与 $P_{450}arom$ 一样，只有优势卵泡中的颗粒细胞表达 LH 受体基因；然而，与 $P_{450}arom$ 颗粒细胞相对较早的表达相反，LH 受体直到周期的卵泡晚期才表达。LH 受体为优势卵泡中的颗粒细胞提供了对周期中期 LH 峰做出反应和排卵的能力。颗粒细胞中 LH 信号的一个重要活动是诱导 P_4 受体的表达。LH 对 P_4 受体的诱导在排卵生理过程中起着不可缺少的作用。出现的一般原理是，FSH 对颗粒细胞 LH 受体的诱导作用通过促进 LH 依赖的孕酮受体的诱导，

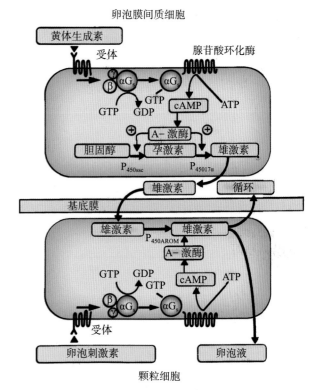

▲ 图 125-13 卵泡雌二醇生物合成的双细胞双促性腺激素观点图示

G 蛋白包括 $G_s\alpha$、β、γ；一个激酶或环磷酸腺苷 (cAMP) 依赖的蛋白激酶 A。ATP. 三磷酸腺苷；GDP. 鸟苷二磷酸；GTP. 鸟苷三磷酸（引自 Kettel LM, Erickson GF. Basic and clinical concepts of ovulation induction. In Rock J, Alverez-Murphy A, eds. Advances in obstetrics and gynecology. St Louis: Mosby: 1994.）

在指导排卵中起着强制性的作用。

（三）卵泡闭锁

在出生时卵巢中 200 万个左右的初级卵母细胞中（图 125-3），只有大约 400 个在女性的生育期内排卵。因此，卵巢中 99.9% 的卵母细胞被凋亡或程序性细胞死亡破坏。凋亡的过程由基因控制的细胞自杀程序的激活所支配。过去 10 年的研究，已经强调了在促进和抑制卵巢细胞凋亡中所涉及的蛋白质的表达途径。目前的挑战是确定特定的闭锁基因配体如何促进细胞凋亡，并解释这些相互作用如何整合到周期中卵泡发生的整体模式中。值得注意的是，高浓度 FSH 抑制啮齿动物颗粒细胞凋亡的能力，支持非优势卵泡的凋亡可能与微环境中 FSH 的阈下水平有关这一说法。隐含在这一观点中的概念是，FSH 不仅对颗粒细胞分化起诱导作用，而且通过其抑制凋亡激活的能力作为一种生存因子发挥作用。了解控制颗粒细胞凋亡和卵泡闭锁的 FSH 信号通路的本质是生殖研究的一个主要目标。

三、排卵

在 28 天周期的第 15 天左右，排卵前卵泡突破卵巢表面，通过一个称为排卵的过程释放卵子 / 卵丘复合体（图 125-14）。正常的排卵需要 LH、FSH 和孕酮的协调作用。这些事件是如何发生的？

在排卵期间，卵母细胞经历减数分裂成熟（或恢复减数分裂）。这一极其重要的变化是由排卵前 LH 峰引起的。到卵泡发生这一步，减数分裂过程已经停止。虽然抑制人类卵泡减数分裂的分子细节还需要进一步的研究，但基于在啮齿动物排卵模型上的发现，新的概念已经发展起来。目前的观点是，cAMP 和 cGMP 这两个环核苷酸之间的相互作用是导致减数分裂停止的主要机制。其中一个关键的调控因子是在成熟卵母细胞中表达的环核苷酸磷酸二酯酶（PDE3A）。这种酶降解 cAMP，但被 cGMP 抑制。在啮齿动物和人类身上的数据显示，FSH 诱导的旁分泌环在颗粒细胞中启动 cGMP 的产生。然后这个环核苷酸通过缝隙连接转移到卵母细胞。转移的 cGMP 阻断了卵母细胞 PDE3A 的活性，并将 cAMP 维持在阻止重新进入减数分裂细胞

周期的水平。排卵前 LH/FSH 峰通过阻断颗粒细胞中 cGMP 的产生，导致卵母细胞中 cAMP 水平下降，从而允许减数分裂的恢复。当这种情况发生时，卵母细胞恢复减数分裂。在由此产生的分裂中，卵母细胞到达第 2 次减数分裂中期，或第一极体阶段（图 125-15）；除非排卵受精，否则减数分裂过程不会进一步进行。同时，卵丘颗粒细胞经历了一系列称为黏液化的结构功能变化（图 125-14）。作为对排卵前 LH 峰的回应，卵丘细胞分泌大量的糖蛋白黏液物质进入细胞外间隙，这种变化导致卵丘细胞的扩散，并使卵子 / 卵丘复合体极度扩张。黏液化过程在生理上很重要，因为它是卵子在输卵管内运输和受精的关键。

最近的研究表明，LH 可能促进减数分裂和卵丘扩张。此前，LH 的作用尚不清楚，因为卵丘颗粒细胞上还没有发现 LH 受体。在小鼠模型中，LH 刺激了壁层颗粒细胞中表皮生长因子（EGF）相关肽双调节蛋白、表皮调节蛋白和 β- 细胞素的表达。当与卵丘 / 卵母细胞复合体孵育时，这些蛋白能够刺激卵丘细胞减数分裂的恢复并引起卵丘细胞的扩张。颗粒细胞中 EGF 受体缺失或 EGF 受体酪氨酸

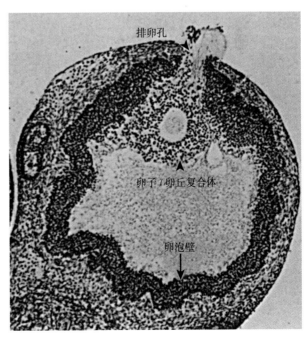

▲ 图 125-14　原位排卵显微照片

引自 Hartman CG, Leathem JH. Oogenesis and ovulation. In: Conference on physiological mechanisms concerned with conception. New York: Per-gamon; 1959.

激酶抑制的遗传模型阻断了这些 EGF 生长因子的作用。这一观察结果解释了 LH 在排卵过程中通过刺激 EGF 相关肽对卵丘 / 卵母细胞成熟的间接作用。现在已经在人类身上产生了支持数据，在 LH 峰后，双调节蛋白在卵泡液中积累到了很高的水平。

卵子 / 卵丘复合体的实际释放与蛋白酶的产生密切相关，蛋白酶在一个称为透明斑或排卵孔的高度局限的小区域内降解卵巢组织。动物研究表明，LH 刺激卵泡壁产生的 P_4 和前列腺素在排卵期间蛋白水解酶活性的表达中起着重要作用。最有说服力的数据来自基因敲除实验，实验表明，缺乏 P_4 受体或前列腺素合成酶基因 [环氧合酶（COX-2），花生四烯酸生物合成前列腺素的第一个限速酶] 的雌性小鼠无法排卵并且不育。用吲哚美辛（一种前列腺素生成抑制药）处理的啮齿动物排卵前卵泡的组织学研究表明，LH 诱导的前列腺素是排卵孔形成的关键。

在这些结果的基础上，构建了以下模型（图 125-16）：周期中期 LH 峰刺激 P_4 的产生；P_4 配体与其卵泡细胞中的受体相互作用，进而诱导前列腺素合成酶和前列腺素的产生；前列腺素与假定排卵孔表面上皮细胞中的特定受体相互作用；前列腺素受体信号导致溶酶体酶（蛋白水解酶）的释放，从而降解下面的组织；最终导致排卵孔形成和卵泡破裂。

四、黄体生成

排卵后，卵泡转变为另一种内分泌器官，即黄体（图 125-14 和图 125-17）。卵泡膜间质细胞和颗粒细胞分别成为卵泡膜黄体细胞和颗粒黄体细胞。在周期中的黄体期，黄体血管丰富，是 P_4 和 E_2 产生的场所。黄体在生死过程中发生的主要变化构成了黄体发生的过程。通常，这个过程分为两个阶段：黄素化和黄体溶解。黄素化在排卵前 LH 峰后不久开始，黄体细胞的分化状态在最后 1 周（28 天月经周期的第 21 天或第 22 天）开始充分表达。如果卵子没有受精，黄体就会发生凋亡，这一过程称为黄体溶解。黄体发生的特征反映在黄体期 P_4、E_2 和抑制素 A 的双相产生上。

（一）黄素化

LH 是黄体生成的中枢调节因子。作为对排卵前 LH 峰的应答，StAR、$P_{450}c22$、3β-HSD 和 $P_{450}arom$ 基因在颗粒黄体细胞中高水平表达。因此，导致大量 P_4 和 E_2 产生的生化途径是由 LH 在黄体中诱导的。虽然黄体期平均血浆 LH 水平较低，但在黄素化过程中，少量的 LH 对于黄体的正常功能是至关重要的。应该指出的是，黄素化几乎一定更复杂，而且大多数一定涉及其他调节分子，包括 LDL、血细胞、细胞因子以及血管生成因子的产生。如果发生受精和胚胎着床，黄体进一步扩大，成为妊娠黄体；这种情况可以持续大约 6 周，之后其大小和功能下降。胚泡产生的 hCG 负责妊娠黄体的发育和维持。

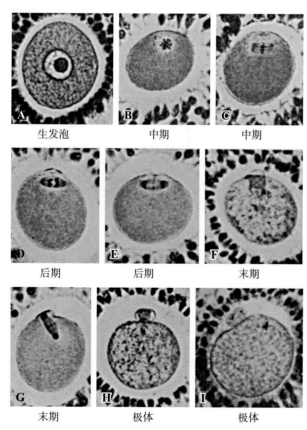

生发泡　　　　中期　　　　中期

后期　　　　后期　　　　末期

末期　　　　极体　　　　极体

▲ 图 125-15　显微照片显示了优势卵泡恢复减数分裂后卵母细胞减数分裂成熟的各个阶段

（引自 Witschi E. Development of vertebrates. Philadelphia: Saunders; 1956.）

（二）黄体溶解

黄体溶解或黄体消亡，伴随着叶黄素和血管细

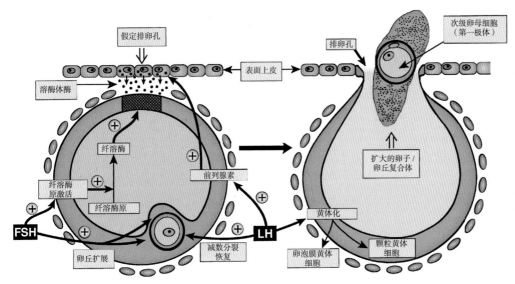

◀ 图 125-16 解释促性腺激素［卵泡刺激素（FSH）和黄体生成素（LH）］诱导排卵所涉及的细胞活动的模型

引自 Erickson GF. The ovary: basic principles and concepts. In Felig P, Baxter JD, Frohman LA, eds. Endocrinology and metabolism, ed 3. New York: McGraw Hill; 1995:973-1015.

胞凋亡的进行性表达。在这个过程中，黄体产生的 P_4 和 E_2 显著减少。尽管黄体溶解对女性生育具有重要意义，但其生理机制尚不清楚。前列腺素 $F_2\alpha$ 有可能以某种方式参与其中，但其对女性的重要性尚未得到证实。

五、生长因子概念

很明显，卵巢周期是由包括 FSH、LH、黄体酮、雄激素、雌二醇和胰岛素在内的关键激素的组合和顺序作用控制的。大规模的细胞和突变分析已经在不同的卵巢细胞组中识别了局部信号通路，这些信号通路可以通过调节放大或减弱循环激素的影响。这些被称为生长因子的局部配体能够与受体相互作用，激活影响细胞增殖、分化和凋亡等多功能反应的信号转导通路。目前研究最好最深入的卵巢生长因子包括 IGF、转化生长因子 -β（TGF-β）、转化生长因子 -α（TGF-α）、EGF 及其相关生长因子、成纤维细胞生长因子（FGF）和细胞因子。总而言之，这项工作引出了这样的观点，即卵泡发生、排卵和黄体生成的发育过程涉及这些生长因子家族成员精确的时空表达模式。目前的观点是，这些生长因子的表达模式形成了一个控制系统，确保了 FSH 和 LH 等关键激素引起发育事件的正确顺序和时间。这些生长因子在卵母细胞与卵泡体细胞的双向相互作用中起着至关重要的作用。事实上，动物的遗传学研究已经证明，生长因子信号通路在卵泡发生、排卵、黄体生成和女性生育中起着不可或缺的作用。

因此，BMP 的作用已被公认是卵泡发育所必需的。例如，BMP-15 和 GDF-9 是卵母细胞衍生的生长因子，通过调节有丝分裂以及 FSH 和 LH 的支持活性来控制排卵量。因此，BMP 可能是控制激素依赖性卵巢周期的强制性因素。在同一静脉中，EGF 样生长因子对卵母细胞的成熟和排卵也是必不可少的。几乎可以肯定的是，生长因子在人类卵巢细胞的增殖、分化和死亡中起着关键的作用；事实上，有证据表明，GDF-9 在多囊卵巢综合征患者的卵母细胞中异常表达。了解特定的生长因子信号通

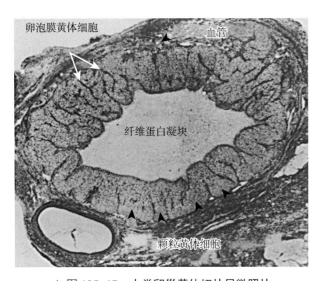

▲ 图 125-17 人类卵巢黄体切片显微照片

（引自 Bloom W, Fawcett DW, eds. A textbook of histology. Philadelphia: Saunders; 1975:875.）

路如何导致特定效应基因的激活，并最终在卵泡发生、排卵和黄体生成过程中产生特定的生物反应，将是非常有意义的。这些研究对我们理解卵巢生理学、不孕症和病理生理学，包括癌症，可能有深远的影响。

六、结论

卵泡发生、排卵和黄体生成的发育过程构成了卵巢周期的基础，而卵巢周期又构成了月经周期和女性生育的基础。这些程序依赖于许多细胞功能的精细调节，包括有丝分裂、减数分裂、分化、生长和凋亡。生殖和代谢激素在指导细胞功能方面起着关键作用，这一点是显而易见的。然而，最近的研究建立了一个令人兴奋的新观点，即生长因子信号通路的调控表达也通过局部自分泌/旁分泌机制在决定卵巢细胞命运方面起着不可或缺的作用。新出现的模型是卵巢生长因子是确保激素引起的发育过程的正确水平、时间和空间模式的控制调节器。生长因子概念的临床意义和兴奋性是因为它可能被证实是了解和治疗女性生育和不孕症的一种重要的新途径。

第126章　卵巢激素合成
Ovarian Hormone Synthesis

Elizabeth A. McGee　Jerome F. Strauss Ⅲ　著

金晓慧　李　静　译

> **要　点**
> ◆ 卵巢是一个能产生脂类和蛋白质激素的动态的内分泌器官。
> ◆ 胆固醇的获取和代谢生产各种类固醇激素是卵巢的主要功能。
> ◆ 促性腺激素是卵巢类固醇激素合成的重要调节因子。
> ◆ 卵巢来源的蛋白质激素是卵巢功能的关键旁分泌和自分泌调节因子。
> ◆ 卵巢在整个生命周期中都是一个活跃的内分泌器官。

卵巢激素根据其化学性质可分为两类：①脂类，包括类固醇和前列腺素；②肽类激素，这些激素可能在卵巢内局部起作用，也可能在全身起作用。在卵巢中，生殖细胞的产生和大多数激素的合成都发生在卵泡或其衍生的黄体的功能单位中。卵泡由包围着内层颗粒细胞的外层卵泡膜细胞组成，颗粒细胞又包围着卵母细胞。产生雄激素的卵泡膜细胞和分泌雌激素的颗粒细胞分别对垂体促性腺激素、黄体生成素（LH）和卵泡刺激素（FSH）做出反应。在卵泡成熟的最后阶段，LH受体也在颗粒细胞上表达，排卵前LH峰同时作用于排卵前（格拉夫）卵泡的颗粒细胞和卵泡膜细胞，诱导排卵并将卵泡转变为黄体。循环中和局部产生的肽类生长因子、细胞因子和生长因子结合蛋白，以及卵巢细胞本身产生的性类固醇，可以增强或减弱促性腺激素的作用。它们共同参与卵母细胞、颗粒细胞、细胞外基质、卵泡膜细胞、血管系统、免疫细胞和邻近基质之间复杂的对话，以协调卵泡和卵母细胞的生长和成熟，以及黄体的功能。

在青春期之前，尽管在胎儿期和婴儿早期就存在大量的循环促性腺激素，但人的卵巢在类固醇合成方面相对静止。在此期间抑制卵巢性类固醇分泌的因素包括LH受体的相对缺乏和关键类固醇合成酶基因的低水平表达。性腺发育成熟是青春期垂体促性腺激素分泌增加导致卵巢功能增强的第一个证据，它预示着进入生殖年龄的过渡。在有正常月经周期的这个生殖阶段，只有400～500个卵泡可以完成整个发育周期。每个周期只选择一组卵泡中的一个卵泡排卵，其余卵泡通过细胞凋亡闭锁。在周期促性腺激素的影响下，选定的卵泡产生雌二醇，最终触发排卵前LH峰，启动卵泡向黄体的转化。当卵泡池耗尽时，卵巢合成雌二醇的能力就会丧失，在一定程度上也会失去雄激素，继而到达绝经期。残留的卵巢门细胞和皮质间质细胞则成为卵巢类固醇的主要来源。

一、卵巢类固醇激素生物合成研究进展

人类卵巢主要产生三类类固醇激素，即C-18雌激素、C-19雄激素和C-21孕激素。参与类固醇生物合成和代谢的酶可分为细胞色素P_{450}和氧化

还原酶两大类。细胞色素 P$_{450}$ 是一种含血红素的蛋白质，在一氧化碳存在下，其特征光吸收峰位于 450nm 处。类固醇代谢酶的第二大类是氧化还原酶，根据其结构和功能可进一步分为两个家族，即短链脱氢酶 / 还原酶（SDR）和醛酮还原酶（AKR）家族。SDR 属于高度分化的蛋白质组，包括 3β-羟基类固醇脱氢酶（3-β-HSD）的 I 和 II 型，以及已知的 17β-HSD 中的大部分。在 AKR 家族中，17β-HSD 的 V 型（AKR1C）在卵巢中表达，被认为是雄激素产生所必需的。

类固醇激素的生成速度在很大程度上取决于胆固醇在类固醇生成途径中的第一个酶"细胞色素 P$_{450}$ 侧链裂解酶"（由 CYP11A1 编码的 P$_{450}$scc）的传递，也受这种酶和其他催化后生物合成步骤的酶的水平和活性的影响。促性腺激素通过刺激胆固醇转运到 P$_{450}$scc 来显著增加卵巢类固醇的合成，并在较长时期内主要通过刺激编码类固醇合成酶的基因转录来控制类固醇生成机制的内容。这些急性和长期的改变主要但不完全是由卵泡膜细胞和黄体细胞中的环磷酸腺苷（cAMP）介导的信号系统引起的。FSH 还通过 Akt/ 蛋白激酶 B 控制的另一种细胞内信号系统调节颗粒细胞中类固醇合成酶（包括芳香化酶）的表达。LH 激活细胞外信号调节激酶 1 和 2（ERK 1/2），被称为丝裂原活化蛋白激酶，促进排卵、黄素化和类固醇生成。

（一）胆固醇的获取

卵巢细胞和其他类固醇生成细胞一样，通过从头合成或摄取脂蛋白携带的胆固醇来获得胆固醇。刺激类固醇合成的营养激素通常会增加胆固醇合成和脂蛋白摄取。脂蛋白相关的胆固醇和胆固醇酯通过两个受体介导的途径进入类固醇生成细胞，即低密度脂蛋白（LDL）途径和高密度脂蛋白（HDL）途径（图 126-1）。人类的类固醇生成细胞富含 LDL 受体，LDL 受体介导脂蛋白内吞和胆固醇的摄取，并将内吞的内容物输送到溶酶体室。在那里，载脂蛋白被降解，胆固醇酯被溶酶体酸性脂肪酶水解。营养激素刺激类固醇生成细胞增加 LDL 受体的数量，也加快 LDL 内化和降解的速度。HDL 通过不同的过程介导胆固醇的吸收。HDL 颗粒与清道夫受体（如 SR-BI）结合，具有广泛的配体特异

性，识别 HDL 载脂蛋白和脂质。HDL 结合的清道夫受体在包括卵巢在内的类固醇生成器官中高度表达。HDL 胆固醇酯被选择性地内化，将载脂蛋白留在细胞表面。现有的证据表明，内化的 HDL 胆固醇酯不被溶酶体酸性脂肪酶裂解以释放游离胆固醇，而更有可能是通过胞浆胆固醇酯水解酶（CEH）或羧基酯脂肪酶的作用来释放游离胆固醇。尽管胆固醇的细胞储存库是已知的，但 HDL 衍生的胆固醇和来自 LDL 途径的游离胆固醇的具体途径仍有待了解。

活跃的类固醇生成腺从与脂蛋白相关的循环胆固醇中积累了大部分胆固醇。因此，脂蛋白进入某些卵巢细胞可能会影响其合成激素的能力。局部血 - 卵屏障将包括 LDL 在内的高分子量物质阻止在卵泡腔之外，防止 LDL 到达颗粒细胞，直到排卵过程中卵泡基底膜破裂后才能到达颗粒细胞。

类固醇生成细胞的一个特征是存在大量含有胆固醇酯的细胞质脂滴。这些脂滴中的甾醇酯是由甾醇 -O- 酰基转移酶 -1（SOAT1）合成的，也被称为酰基辅酶 A：胆固醇酰基转移酶，是一种内质网酶。SOAT1 产生的酯积累在内质网膜中，随后以脂滴的形式出芽。脂滴中的甾醇酯由可溶性胆固醇酯水解酶水解（图 126-1）。促性腺激素对 cAMP 依赖性蛋白激酶的刺激作用通过丝氨酸残基的磷酸化来激活某些胆固醇酯水解酶，从而促进该酶与脂滴包被蛋白的结合，脂滴包被蛋白是包裹脂滴并抑制甾醇酯动员的蛋白质。但是，当 cAMP 激活的蛋白激酶磷酸化时，脂滴包被蛋白促进激素激活酯酶的作用，导致脂滴甾醇酯的水解。脂滴的大小和数量随着酯池的扩大或收缩而变化。细胞内胆固醇酯的储存一方面依赖于胆固醇的从头合成或积累，另一方面依赖于细胞的类固醇合成来消耗胆固醇。营养刺激促进胆固醇酯水解，并将胆固醇从 SOAT1 转移到类固醇生成池，阻止再酯化并导致胆固醇从脂滴中净耗尽。

（二）胆固醇侧链裂解反应

胆固醇侧链裂解反应是类固醇激素合成的第一步，也是限速过程。这一反应发生在线粒体膜上，由 P$_{450}$scc（图 126-2）及其相关的电子传递系统催化，该系统由黄素蛋白还原酶（铁氧还蛋白或肾上

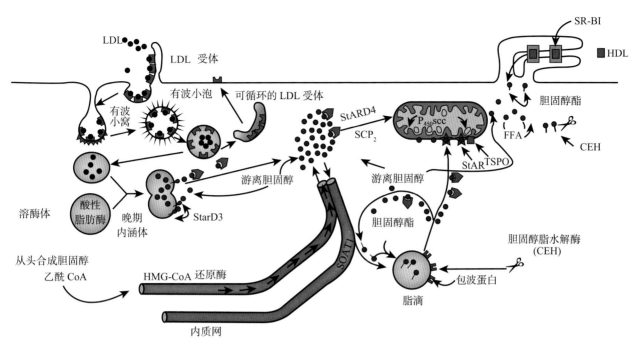

▲ 图 126-1 胆固醇在类固醇生成细胞中的获取、储存和运输

FFA. 游离脂肪酸；HMG-CoA. 3- 羟基 -3- 甲基戊二酰辅酶 A；HDL. 高密度脂蛋白；LDL. 低密度脂蛋白；StARD3.（类固醇激素合成急性调节蛋白）- 相关脂转移结构域 3；$P_{450}scc$. 胆固醇侧链裂解酶；SCP_2. 甾醇载体蛋白 2；StAR. 类固醇激素合成急性调节蛋白；StARD4. 起始结构域蛋白 4；SOAT1. 甾醇 -O- 酰基转移酶 -1；TSPO. 转位蛋白 / 外周苯二氮䓬类受体

腺皮质铁氧还蛋白还原酶）和一种铁硫蛋白（铁氧还蛋白或肾上腺皮质铁氧还蛋白）组成。$P_{450}scc$ 与胆固醇结合的解离常数（K_d）约为 5000nM，而 $P_{450}scc$ 对中间底物（22R）22- 羟基胆固醇和（20R，22R）20，22- 二羟基胆固醇的亲和力高 60 倍以上（K_d 分别为 4.9 和 81nM）。因此，一旦胆固醇与酶结合，它就致力于完成反应序列。孕烯醇酮的估计 K_d 值为 2900nM，这使得最终反应产物从酶中解离。

孕烯醇酮的形成速率是由多种因素决定的：①胆固醇输送到线粒体；②胆固醇进入线粒体膜；③胆固醇侧链裂解酶的数量，其次是它的黄素蛋白和铁硫蛋白电子传递链；④ $P_{450}scc$ 的催化活性。类固醇合成的急性改变通常是由于胆固醇向 $P_{450}scc$ 输送的改变，而长期的改变涉及酶蛋白数量的变化以及胆固醇输送的变化。

胆固醇从各种底物池（包括脂滴和质膜）转运到线粒体的机制尚不清楚，但可能涉及甾醇转运蛋白的作用，包括甾醇载体蛋白 -2 和类固醇合成急性调节蛋白相关脂质转移（START）结构域家族的成员。类固醇转运蛋白可能与其他胞质蛋白（包括 CEH）相互作用，以促进胆固醇向线粒

体的移动。然而，胆固醇侧链裂解过程中的关键步骤是将沉积在线粒体膜外的胆固醇转移到相对缺乏甾醇的线粒体膜内。类固醇激素合成急性调节蛋白（StAR 或 StarD1）是 START 结构域家族的典型成员，具有较短的生物半衰期，可能在这一转运过程中起着关键作用。人类 StAR 是在细胞质中合成的包含指导 StAR 进入线粒体的氨基末端前导序列的前蛋白。进入线粒体后，前导序列被切割，产生 30–kD 的成熟蛋白。磷酸化被认为是先前存在的或新合成的 StAR 能够被迅速激活的机制。StAR 包含 cAMP 依赖的蛋白激酶磷酸化的若干个共同序列，实验证据表明，丝氨酸 -195 必须被磷酸化才能获得 StAR 的最大类固醇合成活性。

多条证据表明，StAR 在类固醇激素合成中起着关键作用。StAR mRNA 和蛋白的表达与类固醇合成有关，转染 StAR 表达质粒可促进孕烯醇酮的合成。由 StAR 基因失活突变引起的先天性类脂性肾上腺皮质增生症（类脂性 CAH）的病因学鉴定，最终确定了 StAR 在肾上腺和性腺类固醇生成中的重要作用。这种相对罕见的常染色体隐性遗传病患者的特征是，由于胆固醇侧链裂解步骤的缺陷，所

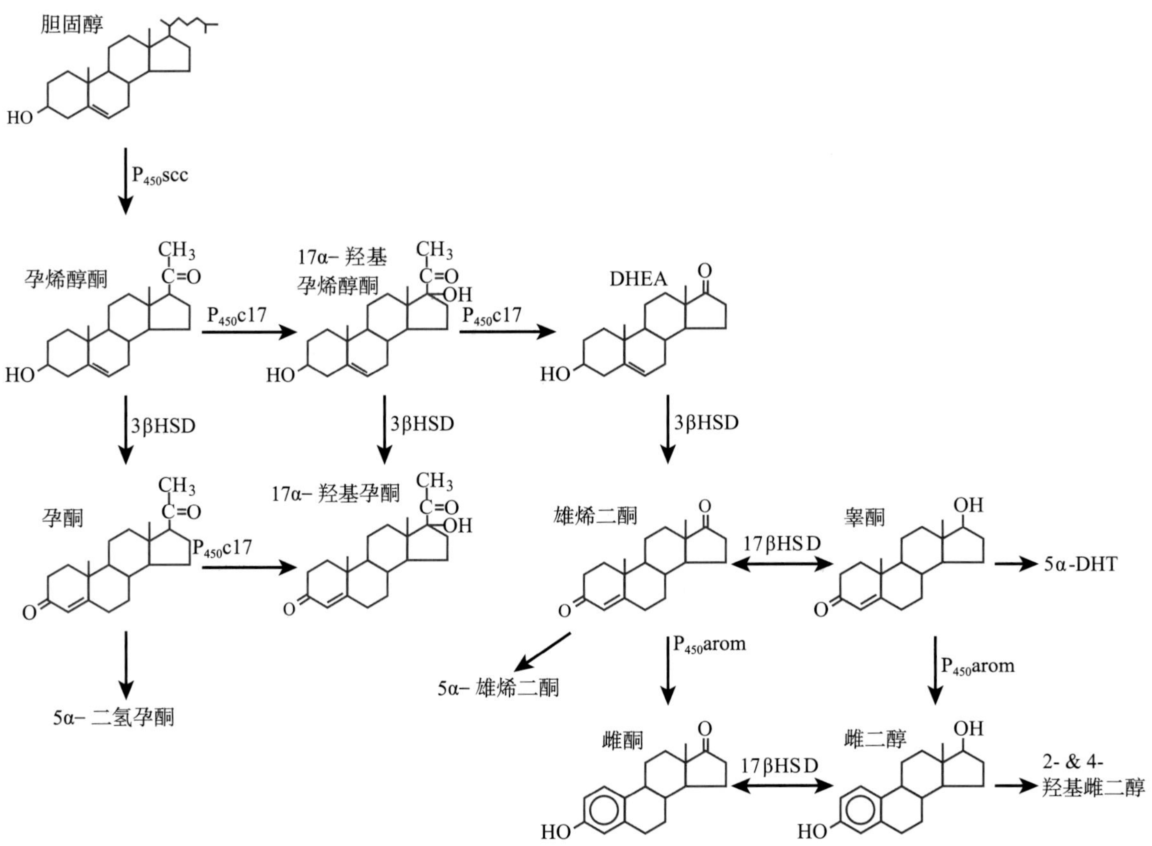

▲ 图 126-2　人体卵巢类固醇生物合成和代谢的主要途径

斜体的类固醇代谢物在卵巢中的作用尚不清楚，其推测的功能在正文中进行了描述。*17βHSD.* 17β- 羟基类固醇脱氢酶；*3βHSD.* 3β- 羟基类固醇脱氢酶；*DHEA.* 脱氢表雄酮；*DHT.* 5α- 二氢睾酮

有种类的肾上腺和性腺类固醇激素的生物合成受损。然而，患有类脂性 CAH 的 46, XX 女性在青春期和月经出血时发展出女性的性特征，尽管她们有无功能性 StAR 蛋白和肾上腺功能不全。后者的研究结果表明，虽然肾上腺等器官中大量类固醇的生物合成需要 StAR 的蛋白功能，但卵巢分泌足以产生次级性发育和子宫内膜生长的少量雌激素可以独立于 StAR 发生。

StAR 促进线粒体胆固醇代谢的确切机制尚不完全清楚。虽然 StAR 可以结合胆固醇，但甾醇结合似乎不是其活动的必要条件。因此，据推测，StAR 以熔球的形式与线粒体外膜相互作用，在线粒体周围 pH 降低时展开，并影响外膜结构的改变，导致胆固醇沿化学梯度向下流向内膜和细胞色素 $P_{450}scc$。虽然转位蛋白（TSPO；也称为外周苯二氮䓬类受体）被认为在这一过程中发挥作用，但类固醇合成通常发生在缺乏 TSPO、并有 TSPO 靶向突变的小鼠中。StAR 进入线粒体被认为代表了 StAR 活动终

止的机制。这个模型认为 StAR 有两个关键结构域，N 端线粒体靶向序列，它确保蛋白质被定向到作用位点，以及 C 端，它促进胆固醇运动。

（三）3β- 羟基类固醇/Δ⁵-Δ⁴ 异构酶（3β-HSD）

3β- 羟基类固醇 / Δ^5-Δ^4 异构酶将孕烯醇酮转化为孕酮，将 17α- 羟基孕烯醇酮转化为 17α- 羟孕酮，将脱氢表雄酮转化为雄烯二酮（图 126-2）。以烟酰胺腺嘌呤二核苷酸（NAD⁺）为辅因子，这些微粒体酶催化 3β- 羟基的脱氢和 A⁵ 烯键的异构化以生成 Δ^4，3- 酮结构。通过观察 3β-HSD 的抑制药，如环氧司坦，能有效地阻滞孕酮的合成，并中断人类早孕，这突显了 3β-HSD 在类固醇合成中的重要性。两个不同但高度同源的人类 3β-HSD 基因已被鉴别并定位于染色体 1p13.1。I 型基因（*HSD3B1*）主要在人类胎盘、皮肤和脂肪组织中表达。II 型基因（*HSD3B2*）编码在性腺和肾上腺皮质中表达的初级 3β-HSD 酶。

在周期中期 LH 峰之前，3β-HSD 定位于卵泡膜细胞，而不是颗粒细胞，酶的这种差异分布与卵泡膜细胞的雄激素合成功能是一致的。人类黄体中的 II 型 3β-HSD 经电子显微镜细胞化学定位于线粒体周围的内质网。因此，该酶定位于将线粒体胆固醇侧链裂解系统产生的孕烯醇酮转化为孕酮。由于类固醇生成细胞在外源性孕烯醇酮存在的情况下有很强的孕酮生成能力，3β-HSD 不被认为是一种限速酶。然而，随着营养激素的刺激，3β-HSD 的水平增加。

（四）17α- 羟化酶 /17，20 裂解酶（$P_{450}c17$ 或 CYP17A1）

卵泡的卵泡膜细胞、黄体的卵泡膜 - 黄体细胞以及卵巢间质都表达 $P_{450}c17$。这个单一的微粒体酶催化卵巢中的两个反应：①孕烯醇酮和孕酮在 C17 的羟基化；② 17α- 羟基孕烯醇酮转化为脱氢表雄酮（裂解酶反应）。17α- 羟基化反应需要一对电子和一个 O_2 分子；裂解酶反应需要第 2 个电子对和 O_2 分子。电子通过 NADPH- 细胞色素 P_{450} 还原酶从 NADPH 转移到 $P_{450}c17$ 血红素铁中，其重要性通过携带编码 NADPH- 细胞色素 P_{450} 还原酶 POR 基因突变患者的类固醇合成紊乱中得到了证明。几个因素决定了底物是否只经历 17α- 羟基化或随后 17，20 键的断裂。这些因素包括底物的性质、还原当量的变化、$P_{450}c17$ 的翻译后修饰，以及变构效应器。人类 $P_{450}c17$ 只利用 Δ_5 底物进行 17，20 键的裂解（图 126-2）。因此，在人类中，17α- 羟孕酮不会以显著的速率代谢成雄烯二酮。激酶 p38α 对 $p_{450}c17$ 的磷酸化似乎是最大的 17，20- 裂解酶活性所必需的，细胞色素 b_5 通过作为变构效应而不是电子供体来提高 17，20- 裂解酶的活性。

（五）芳香化酶（$P_{450}arom$ 或 CYP19A1）与雌二醇的合成

雌激素是在颗粒细胞和黄体细胞中通过 $P_{450}arom$（CYP19）的作用合成的。在大多数情况下，表达 $P_{450}arom$ 的细胞利用来自另一种细胞的雄激素前体，通过卵泡类固醇生物合成的"双细胞 / 双促性腺激素"模型将卵巢雌激素的合成置于复杂的调控之下。根据这一模型，LH 驱动膜上雄

激素的合成，随后雄激素被芳香化为雌激素（图 126-3）。FSH 是颗粒细胞中 $P_{450}arom$ 基因表达的主要刺激因子，颗粒细胞含有 99% 以上的卵泡芳构化能力。然而，所有颗粒细胞形成雌激素的能力并不相同。芳香化酶活性存在梯度，在基底膜的壁层颗粒细胞中表达最高，在相邻的窦细胞中表达最低。

芳香化酶是细胞色素 P_{450} 家族的微粒体成员，它催化 C19 底物与 3 个 NADPH 分子和 3 个氧分子进行 3 次连续的羟基化反应，生成以酚 A 环为特征的 C18 雌激素，去掉作为甲酸的 C19 甲基。第一次羟基化产生 C19 羟基衍生物；之后的第二步羟基化产生不稳定的偕二醇，然后折叠生成 C19 醛。最终的羟基化包括 19- 羟基 -19- 过氧化氢中间体的形成，导致随后甲酸分子的消除和甾体 A 环的芳构化。这一系列反应发生在酶的单一活性位点，还原当量通过 NADPH- 细胞色素 P_{450} 还原酶转移到 $P_{450}arom$。芳香化酶蛋白由染色体 15q21.1 上的单个基因（CYP19）编码，由于在跨度超过 123kb 的大基因内使用了组织特异性的替代启动子从而产生了不同大小的 mRNA。驱动卵巢芳香化酶表达的启动子（启动子 II）位于编码翻译起始点的外显子附近。在颗粒细胞中，FSH 刺激 CYP19 和编码 NADPH- 细胞色素 P_{450} 还原酶基因的转录。

性腺组织将 17- 酮类固醇还原为 17β- 羟基类固醇，后者具有更大的生物学效力。已确定的约 13 个不同的 17β-HSD，根据其各自 cDNA 克隆的时间顺序命名为 1 型到 13 型；大多数是短链脱氢酶 / 还原酶家族的成员。I 型酶也被称为雌激素 17β-HSD，因为它催化雌激素生物合成的最后一步是优先将弱雌激素雌酮还原成 17β- 雌二醇，这是一种有效的雌激素，以 NADH 或 NADPH 为辅助因子。I 型酶对 C18 类固醇的亲和力比 C19 类固醇高出 100 倍，它位于胞浆中，并在 FSH 的影响下在颗粒细胞中表达。虽然 I 型酶不在卵巢中正常表达，但它被称为雄激素 17β-HSD，因为它催化雄激素生物合成的最后一步，将弱雄激素雄烯二酮还原为更强的雄激素睾酮。卵泡膜产生的主要雄激素是雄烯二酮。然而，少量的睾酮也是由卵巢产生的，但人类卵巢中没有 III 型酶的基因，这表明有其他 17β-HSD 必须负责它的产生。V 型和 VII 型 17β-HSD 都在人类卵巢中表达，但 V 型酶更有可

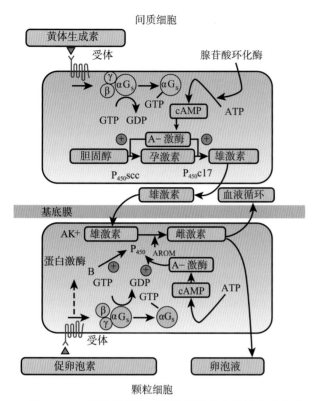

▲ 图 126-3　促性腺激素对卵泡雄激素和雌激素生物合成的调节以及双细胞 / 双促性腺激素模型

P_{450}arom. 芳香化酶；P_{450}c17. 17α- 羟化酶；P_{450}scc. 胆固醇侧链裂解酶

能是候选基因，因为它在卵泡膜细胞和黄体细胞中表达。

（六）胆固醇前体在卵巢功能中可能发挥的作用

羊毛甾醇在胆固醇生物合成途径中的中间产物可以诱导卵母细胞恢复减数分裂。4, 4- 二甲基 -5α- 胆甾 -8, 14, 24- 三烯 -3β- 醇是从人卵泡液中提取的减数分裂活化物质（FF-MAS）。从公牛睾丸中分离得到的相关化合物 4, 4- 二甲基 -5α- 胆甾 -8, 24- 二烯 -3β- 醇被命名为 T-MAS。这两种化合物均以微摩尔浓度存在于排卵前卵泡液中，均由羊毛甾醇通过 CYP51 基因编码的 P_{450}14α 去甲基酶合成。FF-MAS 和 T-MAS 在成熟卵泡中的积累可能是胆固醇合成增加或抑制后续步骤的结果。据报道，促性腺激素可导致啮齿动物卵巢中 CYP51 基因的表达增加数倍，这可能有助于促进 MAS 的形成，并阻断 CYP51 功能从而降低了 FSH 诱导所培养大鼠卵泡减数分裂的能力。此外，已知排卵前卵泡液中高

浓度的孕酮可以在后期阻止胆固醇的合成，从而导致 FF-MAS 和 T-MAS 的积累。目前还不确定 FF-MAS 和 T-MAS 在人类卵母细胞成熟中是否具有生理作用。部分关于卵母细胞体外成熟的研究表明，这些化合物通过刺激减数分裂中期的进程或在不影响成熟的情况下提高卵母细胞的存活率来影响卵母细胞的成熟。

（七）其他类固醇激素

3 种性类固醇，即孕激素、雄激素和雌激素，都会在卵巢中转化为功能不确定的代谢产物。尤其是黄体，它产生大量的 17α- 羟孕酮和 5α- 二氢孕酮。这两种孕酮代谢产物的分泌与黄体期孕酮的产生是同时发生的。由于妊娠可以在没有这些分子的情况下建立和维持，它们似乎在生殖生理中没有必要的作用。

已经确定 5α- 还原酶有两种不同的同工酶，即 Ⅰ 型（SRD5A1）和 Ⅱ 型（SRD5A2）。这两种同工酶都能减少 C4 和 C5 之间的双键，并且可以将孕酮转化为 5α- 二氢孕酮，将睾酮转化为二氢睾酮（DHT），将雄烯二酮转化为 5α- 雄甾二酮。SRD5A1mRNA 在卵巢中表达明显，而 SRD5A2mRNA 在卵巢中的表达存在争议。虽然 DHT 存在于卵泡液中，雄激素受体存在于颗粒细胞中，但 DHT 在正常卵巢生理中的确切作用尚不清楚，然而它可能在芳香化酶调节中发挥作用（参阅本章后面标题为"雄激素的作用"一节）。初级雌激素、雌二醇和雌酮，可以在卵巢的 C2 和 C4 位点发生羟基化，形成含有二酚 A 环的儿茶酚类雌激素。雌二醇分别由雌激素 2- 羟化酶（CYP1A1）和雌激素 4- 羟化酶（CYP1B1）催化转化为儿茶酚类雌激素 2- 羟基雌二醇和 4- 羟基雌二醇。这两种代谢产物都能与已知的雌激素受体 ERα 和 ERβ 结合，相对亲和力比雌二醇高 7%～13%。儿茶酚类雌激素可通过邻苯二酚 -O- 甲基转移酶进一步 O- 甲基化，形成甲氧基雌激素。这些类固醇代谢物在卵巢中的确切生理功能尚不清楚。一些研究表明，它们在类固醇生成和卵泡发育中起旁分泌 / 自分泌调节作用。儿茶酚类雌激素也可以被氧化成与致癌相关的强效遗传毒性分子，而 2- 甲氧基雌二醇具有抗血管生成和抗肿瘤活性作用。2- 甲氧基雌二醇的部分活性可归因于抑转录因

子缺氧诱导因子 −1α 的抑制作用。因此，2− 甲氧基雌二醇可能在排卵 LH 峰之前具有控制卵泡功能和新血管形成的作用。

（八）MicroRNA 对类固醇合成酶的调控

最近，人们越来越意识到非编码小 RNA 在卵巢功能基因表达调控中的重要性。MicroRNA、小干扰 RNA 和 piwiRNA 是小 RNA 的亚型。这些 RNA 数量众多，存在于全身细胞中。在卵巢中，它们负责基因功能的转录后修饰，并在细胞生长、分化、凋亡和其他细胞功能中发挥作用，包括调节类固醇合成酶。

MicroRNA（miRNA）也可能在促性腺激素受体功能、生长因子信号转导和类固醇生成中发挥作用。例如，miRNA-33 已被证明在控制胆固醇代谢中起关键作用，而 miRNA-136-3p 已被报道可影响 LH 受体的表达。它们的功能是组合的，因为多个 miRNA 可能影响一个 mRNA 的功能，而且一个 mRNA 也可能受到不止一个 miRNA 的影响。此外，miRNA 的作用可以是正面的，也可以是负面的；可能上调基因功能，也可能沉默 mRNA 的翻译。miRNA 的这一系列可能的影响导致了难以解释特定 miRNA 的整体生理作用。特定 miRNA 的存在可能并不总是产生相同的结果，这取决于细胞中存在的条件。需要进一步的研究来确定哪些小 RNA 在正常卵巢功能中起主要作用，哪些有可能被用于治疗。

二、促性腺激素对卵巢类固醇合成的控制

（一）卵泡刺激素和黄体生成素

促性腺激素控制卵巢类固醇激素分泌细胞的生长和分化，从本质上将形态和功能联系在一起。一系列明确的促性腺激素作用可以促进卵泡的生长和类固醇激素的产生。高浓度雌激素对垂体的正反馈导致 LH 排卵峰，进而引发剧烈的分化活动，导致排卵前卵泡的结构重组，卵子释放，黄体细胞的类固醇合成能力发生显著变化。

在排卵和黄体形成时卵泡生长达到顶峰，需要 FSH 和 LH。即使 LH 丰富，在没有 FSH 的情况下，卵巢卵泡的类固醇生成能力是不能实现的。FSH 促进颗粒细胞的增殖和卵泡大小的增加，并诱导雌二醇生物合成相关基因的表达。突变导致 FSHβ 亚单位失活或 FSH 受体基因的两个等位基因失活，在血浆 LH 水平升高的情况下，会出现原发性性腺功能减退的症状，并伴有卵巢雌激素产生不足的症状。同样，FSH 自身也不能实现对卵泡发育的完全调控。在促性腺激素缺乏的妇女或仅用 FSH 治疗的 LH 缺乏的猴子中，卵泡生长到排卵前的大小，但由于雄激素前体的相对缺乏，雌二醇的产生没有同步增加。这种情况下产生的少量雌二醇可能来自肾上腺皮质分泌的雄激素或因颗粒细胞释放的旁分泌因子的作用卵泡膜产生的雄激素。在卵泡成熟的最后阶段，当颗粒细胞获得 LH 受体时，只有 LH 可以维持卵泡雌二醇的合成。这种 LH 替代被认为可以补偿卵泡晚期 FSH 水平的降低，并允许 LH 对颗粒细胞的作用，将优势卵泡从队列其余部分的闭锁命运中解救出来。

LH 的刺激对于正常黄体激素的产生也是必不可少的。抑制 LH 的释放导致孕酮水平在编码类固醇合成酶和结构性黄体溶解的 mRNA 丰度改变之前迅速下降。这种对卵巢孕酮分泌的急性调节是由 LH 通过 StAR 的表达控制的。StAR mRNA 和蛋白在整个黄体期都存在于卵泡膜黄体细胞和颗粒黄体细胞中，在黄体期的早期和中期高度表达，而在黄体晚期，StAR mRNA 和蛋白水平特征性下降。此外，黄体中的 StAR 蛋白水平与血浆孕酮水平高度相关。在黄体中期抑制 LH 水平能显著降低血浆孕酮水平和黄体中 StAR mRNA 转录的丰度。此外，灵长类黄体细胞在黄体溶解过程中激活胆固醇外流机制。

（二）促性腺激素的作用机制

LH 受体的激活会导致卵巢中类固醇产量的迅速增加。这是由于现有蛋白质翻译后的变化，如 CEH 的磷酸化和活化与 StAR 的磷酸化，主要是由 cAMP 依赖的蛋白激酶和 ERK 1/2 磷酸化的蛋白质介导的，这导致胆固醇向线粒体膜内转运的迅速增加。

在数小时或数天内对类固醇激素的产生进行较

长期的调节是在基因转录水平上进行的。cAMP 浓度的增加刺激了几乎所有参与类固醇激素合成的基因的转录。虽然这些基因在它们的启动子中并不都含有共同的 cAMP 反应元件，但由 NR5A1 基因编码的类固醇生成因子 1（SF-1）参与了大多数类固醇合成基因的控制。SF-1 结合元件存在于 STARD1、CYP11A1、HSD3B2、CYP17A1 和 CYP19A1 基因的启动子中。

SF-1 与 cAMP 反应元件结合蛋白（CREB）结合蛋白（CBP）和类固醇受体辅激活物 -1（SRC-1）的相互作用可能协调 cAMP 的反应。

虽然在排卵后 SF-1 的表达下降，但孤儿核受体 LRH-1（由 NR5A2 编码）在黄体 mRNA 中的水平高于成熟卵泡。与 SF-1 不同，妊娠期间 LRH-1 在黄体中被诱导显著表达。LRH-1 在卵巢中的阶段特异性表达暗示了其在调节卵泡和黄体功能方面的特殊作用。LRH-1 转染颗粒细胞可诱导剂量依赖性的 HSD3B2 启动子活性。颗粒细胞中 LRH-1 表达缺失的小鼠不能排卵，并且其 STARD1 和 CYP11A1 基因表达受损。这些数据都证明了 LHR-1 在黄体类固醇合成中的重要性。

GATA 转录因子家族是近年来出现的一组重要的转录因子，调节多种类固醇合成酶的表达。这个碱性螺旋 - 环 - 螺旋（bHLH）家族包括 GATA-4 和 GATA-6，它们在调节 StAR、P$_{450}$scc 和 P$_{450}$c17 等类固醇合成酶的表达方面发挥作用。GATA 转录因子家族还与其他转录因子相互作用，包括 SF-1 和 Sp1，作为调节类固醇合成酶基因表达的组合编码的一部分。

FSH 介导的颗粒细胞分化的某些方面已被证实是蛋白激酶 B（PKB）依赖的。在大鼠颗粒细胞中表达组成性活性 LH 受体导致 cAMP 的产生增加，而不增加芳香化酶活性或 LH 受体 mRNA 水平，而 FSH 在 PKB 存在的情况下刺激颗粒细胞，会导致 FSH 诱导芳香化酶和 LH 受体 mRNA 水平的作用放大。FSH 通过 cAMP 刺激颗粒细胞中 PI3 激酶 / PKB 通路的激活，导致多个细胞内信号分子的激活。然而，组成性活性蛋白激酶 A 的高水平表达能够模拟 FSH 诱导芳香化酶和 LH 受体 mRNA 的水平。PKA 或 FSH 对 P$_{450}$scc 和 3β-HSD 的刺激在幅度上非常相似，但 PKA 不能刺激芳香化酶的表

达达到与促卵泡激素相同的水平。这意味着除了 PKA 外，还有其他途径是芳香化酶最佳表达所必需的。

类固醇合成酶编码基因的转录在卵泡和黄体功能的特定阶段也受到抑制。例如，在 LH 峰后，卵泡膜 P$_{450}$c17、颗粒芳香化酶和 17β-HSD 的表达短暂下降。LH 受体的激活也激活了磷酸肌醇的级联反应，从而能够减少芳香化酶的表达，增加孕酮的产生。芳香化酶同样受到蛋白激酶 C 的激活或 G$_{αq}$ 组成性活性形式的表达的抑制，但是不能激活磷酸肌醇级联的 LH 受体的突变形式不能抑制芳香化酶。阻止类固醇合成蛋白表达的因素包括孤儿核受体，DAX-1，其直接与 SF-1 相互作用以防止转录机制的激活。在卵巢颗粒细胞中，SF-1 对 P$_{450}$arom 启动子活性的刺激被转录因子 DAX-1 和 WT1 抑制。这 3 种转录因子都在人类卵巢卵泡的颗粒细胞中表达，这表明 P$_{450}$arom 的表达存在精细的协调调控。转录后调控（如改变 mRNA 稳定性）在某些情况下也很重要，并且可能在一定程度上解释了胰岛素样生长因子和小 RNA 对类固醇生成机制组件表达的作用。

（三）其他可能在卵巢中起作用的促性腺激素

除了 FSH 和 LH，其他激素也表现出促性腺活性，包括催乳素、生长激素、胰岛素和胰岛素样生长因子。虽然催乳素在调节啮齿动物黄体功能中起着重要作用，但催乳素在人类卵巢功能中的生理作用还不是很确定。人类卵巢表达催乳素，可在卵泡液和长、短催乳素受体亚型中检测到。虽然高水平的催乳素可以抑制颗粒细胞中雌激素的产生，但在高催乳素血症妇女中观察到的月经紊乱主要是由于催乳素对 GnRH 分泌的影响。

生长激素（GH）已被报道对动物和人类颗粒细胞有直接作用，其同源受体在人的窦状卵泡和黄体细胞的颗粒细胞中表达。此外，在垂体功能低下或生长激素缺乏的受试者中，GH 的应用增强了卵巢对促性腺激素的反应。然而，在垂体功能正常的个体中，补充生长激素似乎对促性腺激素的作用没有明显影响。

卵巢卵泡膜细胞和颗粒细胞表达胰岛素受体，胰岛素通过该受体增加类固醇的产生。这种胰岛素影响类固醇生成的机制仍有待阐明。胰岛素可以增

加类固醇合成酶 mRNA 的稳态水平，但目前还不清楚这是一种转录反应还是转录后反应。到目前为止，还没有在类固醇合成酶基因或其启动子中发现胰岛素反应元件。然而，有证据表明胰岛素对 mRNA 稳定性有影响。此外，已知胰岛素可以迅速激活翻译，但胰岛素的这种翻译作用是否发生在卵巢细胞中还有待确定。

三、卵巢的蛋白质分泌产物

成年卵巢的内分泌产物包括抑制素、激活素、抗米勒管激素（AMH）和松弛素等蛋白质激素。激活素和抑制素都是由较大的前蛋白衍生的亚基的二硫键连接的二聚体。激活素是由两个 β 亚基 βA 和 βB 组成的二聚体，它们组装成 3 种不同的组合，即激活素 A（βA-βA）、激活素 B（βB-βB）和激活素 AB（βA-βB）。一个独特的 α 亚基与两个 β 亚基中的任何一个复合，产生两种抑制素异构体，抑制素 A（α-βA）和抑制素 B（α-βB）。除了作为卵巢内调节剂的作用外，抑制素似乎在控制 FSH 分泌方面也有重要的功能。抑制素和雌激素抑制垂体前叶的 FSH 分泌，而 GnRH 则促进 FSH 的分泌。虽然注射激活素 A 可以刺激猴子的促性腺激素分泌，但人们认为循环中的激活素通过与卵泡抑素结合而失活，卵泡抑素是一种单链糖蛋白激素，与肌动蛋白 / 抑制素 α 或 β 亚基没有明显的同源性。

这两种不同形式的抑制素表现出不同的分泌模式。循环抑制素 B 水平与血清 FSH 水平密切相关，在卵泡早期升高，然后下降，在周期中期达到峰值，随后在黄体期下降。在黄体期，黄体颗粒细胞和卵泡膜黄体细胞是抑制素 α 亚基的来源，黄体主要分泌抑制素 A。由于抑制素 B 是由生长的小窦状卵泡产生的，低循环抑制素 B 水平与卵巢储备减少有关。抑制素 A 和抑制素 B 均可作为颗粒细胞肿瘤标记物。

与抑制素相比，人们对 AMH 的加工和调节知之甚少。然而，AMH 是作为前激素原产生的，必须经过加工才能成为活性激素。AMH 通过弗林蛋白酶或可能相关的转化酶在保留 N- 末端的位点裂解。消除该位点的突变会导致男性激素失活和持续性米勒管综合征。最近的研究表明，在裂解之后，前区域仍然与成熟形式的 AMH 相关，直到它与 AMH 受体结合，甚至可能在受体结合中发挥作用。基于对果蝇相关玻璃底船蛋白的研究，有人认为，AMH 和相关的骨形态发生肽的不同处理可能产生更大的循环分子，然后通过在组织水平上的不同处理发挥其组织特异性效应。这是否在人类 AMH 中以显著的方式发生还有待确定。

在人类中，有 7 个松弛素基因，松弛素 1～3 和胰岛素样肽（INSL）3～6。松弛素 1 和松弛素 3 分别在前列腺和中枢神经系统中表达。松弛素 2 是由周期卵巢和怀孕期间的黄体产生的。所有松弛素家族都是通过裂解一种前激素原而形成的双链肽类激素。免疫组化研究已将松弛素 2 定位于大黄体细胞，而不是小黄体细胞。黄体松弛素免疫染色在黄体早期较低，后逐渐增加，在黄体晚期达到最高水平，然后在白体大幅下降。妊娠黄体分泌松弛素的模式反映了其类固醇生成功能，在妊娠 8～12 周期间浓度达到峰值，随后下降，维持到足月的水平。人绒毛膜促性腺激素（hCG）似乎是黄体分泌松弛素的主要刺激因子，并且不依赖于孕酮的分泌。INSL3 是其他家族成员中研究最多的，它同时参与卵泡生长和卵泡膜雄激素的产生，并在月经周期中以循环方式分泌到血液中。PCOS 患者的水平较高，卵巢储备下降的妇女水平较低。虽然其他 INSL 在卵巢中表达，但它们的功能尚未完全确立。

有 4 种已知的 G 蛋白耦联受体，称为松弛素家族多肽受体 1～4（RFXP1～4）。松弛素是 RFXP1 的配体，INSL3 是 RFXP2 的配体。松弛素 3 与 RFXP3 结合，INSL5 与 RFXP4 结合。RFXP1 可以激活多种信号通路，包括 cAMP，而 RFXP2 的功能更为狭窄。然而，受体的表达模式和通路激活模式的调控还没有很好的定义，它们的生理功能也不是很清楚。

四、卵巢内调控机制

虽然促性腺激素是卵巢功能的主要调节因子，但卵巢内因子调节促性腺激素的作用也表现出阶段性和细胞特异性的作用，使得卵泡发生和卵巢功能在一生中具有复杂的动态变化。这些卵巢内因子调节促性腺激素受体的表达和功能，以及下游信号通路的调节，它们在卵泡形成、颗粒细胞和卵泡膜细胞分化、基底膜发育以及卵巢形成和功能的其他关键方面发挥作用。它们也可能解释了个体卵泡生长速度、从闭锁中拯救卵泡、减数分裂停止和重新启动、优势卵泡选择以及排卵和黄体溶解关键事件的时间上的差异。可能影响卵泡膜细胞和颗粒细胞产生类固醇的潜在旁分泌因素有很多，而且种类繁多。它包括各种生长因子、细胞因子、肽类激素和类固醇，如表皮生长因子、转化生长因子 β（TGF-β）、血小板衍生生长因子、成纤维细胞生长因子、转化生长因子 α（TGF-α）、激活素、抑制素、抗利尿激素、胰岛素样生长因子、INSL3 雌二醇、孕酮和促性腺激素释放激素（表126-1）。

（一）胰岛素样生长因子及其结合蛋白

颗粒细胞对 FSH 的反应是产生胰岛素样生长因子（IGF）和 IGF 结合蛋白（IGFBP），与介导 IGF 作用的受体相比，它们对 IGF 的亲和力更高。IGF-1 是动物卵泡产生的主要 IGF，IGF-2 是人类卵巢中主要的 IGF。然而，这两种 IGF 都与 I 型 IGF 受体结合，I 型受体是一种类似于胰岛素受体的酪氨酸激酶受体，负责细胞中的 IGF 下游信号传递。II 型受体具有非常不同的结构，只有一个跨膜区和一个小的胞质内成分。它不传递信号，但结合 IGF2 并控制其生物利用度。一般说来，IGF 能放大 FSH 对颗粒细胞的作用，包括对细胞增殖、cAMP 积累和包括 StAR 基因在内的某些基因的转录刺激的影响。同样地，IGF 增加卵泡膜细胞雄激素和孕酮的产生，并放大 LH 的刺激作用。

胰岛素样生长因子结合蛋白（IGFBP）的表达模式取决于卵泡成熟的阶段和卵泡状态。IGFBP-2 在小窦状闭锁卵泡的卵泡膜细胞和颗粒细胞中表达，而 IGFBP-3 在优势卵泡的卵泡膜细胞和颗粒细胞中表达。IGFBP-4 在卵巢间质、卵泡膜细胞、小的窦状卵泡和优势卵泡的颗粒细胞中表达，是一种有效的 IGF 体外作用抑制剂。IGFBP-4 蛋白酶的裂解失活，也称为妊娠相关血浆蛋白 A（PAPP-A），可提高 IGF 的生物利用度。PAPP-A 由大型卵泡的颗粒细胞分泌，而不是由小卵泡的颗粒细胞分泌。它与卵泡液中雌激素的增加有关，并可能参

表 126-1　影响卵巢激素产生的卵巢内调节因子

生长因子 / 细胞因子	卵巢活动
激活素	• 促进卵泡生长成熟和 FSH 受体表达 • 抑制膜内类固醇合成
脂联素	• 调节颗粒类固醇合成
趋化素	• 抑制颗粒类固醇合成
EGF	• 刺激颗粒细胞有丝分裂 • 抑制芳香化酶表达
FGF	• 刺激颗粒细胞有丝分裂 • 抑制类固醇合成
GDF-9	• 促进卵泡生长 • 调节颗粒细胞类固醇合成 • 促进卵泡膜发育
GnRH	• 抑制类固醇生成 • 激活卵母细胞成熟
IFN-γ	• 减少颗粒细胞类固醇合成
IGF-1、IGF-2	• 刺激颗粒细胞和卵泡膜细胞的有丝分裂和类固醇生成，增加促性腺激素刺激的类固醇生成
IL-1	• 抑制促性腺激素刺激的类固醇生成
IL-2	• 增加孕酮的产生
IL-6/IL-11/OSM/LIF	• 抑制促卵泡刺激素刺激的类固醇合成
抑制素 A、抑制素 B	• 增加膜内雄激素合成
INSL3	• 刺激膜内雄甾二酮的产生
KGF	• 促进黄体孕酮分泌 • 刺激颗粒细胞分裂 • 增加抑制素 -α 表达
瘦素	• 低剂量促进类固醇合成 • 高剂量抑制雌激素和孕酮的产生
PDGF	• 增强 FSH 诱导的 LH 受体表达和类固醇合成，促进膜增生
抵抗素	• 刺激某些类固醇合成酶 • 阶段特异性的 IGF 调节
TGF-β	• 增强 FSH 介导的类固醇合成 • 增强 FSH 受体表达 • 抑制膜内类固醇合成
TNF-α	• 抑制促性腺激素刺激的类固醇生成

EGF. 表皮生长因子；FGF. 成纤维细胞生长因子；FSH. 卵泡刺激素；GDF-9. 生长分化因子 9；GnRH. 促性腺激素释放激素；IFN. 干扰素；IGF. 胰岛素样生长因子；IL. 白细胞介素；KGF. 角质形成细胞生长因子；LH. 黄体生成素；PDGF. 血小板衍生生长因子；TGF. 转化生长因子；TNF. 肿瘤坏死因子

与卵泡的选择和从闭锁中救援的过程。健康的卵泡具有 IGF 以游离形式存在的微环境的特征。高水平的游离 IGF 是通过减少 IGFBP-2 的表达和增加 IGFBP-4 的失活来实现的。相反，闭锁卵泡的 IGFBP-2 和 IGFBP-4 水平较高，限制了 IGF 的生物利用度。IGF 系统代表了一个原型，用于放大卵泡期 FSH 的作用，允许优势卵泡在 FSH 水平下降的情况下存活下来。

（二）影响卵巢激素产生的转化生长因子 β 超家族成员

转化生长因子 -β 超家族包括转化生长因子 -β 分子、激活素、抑制素、AMH 以及卵母细胞衍生蛋白 GDF-9 和 BMP-15，在卵巢功能中起重要作用。这些肽主要在局部起作用以控制卵泡功能，但包括抑制素、激活素和 AMH 的几种肽被释放到体循环中（本章前面所述）。

抑制素主要由卵泡期的颗粒细胞产生，增加 LH 刺激卵泡膜雄激素合成，但对颗粒细胞的类固醇合成没有直接影响。然而，FSH 刺激颗粒细胞产生的抑制素通过刺激膜雄激素的产生间接增加雌激素的产生，以用作颗粒细胞中的雌激素前体。由于 FSH 还增加了 $P_{450}arom$ 和 NADPH 细胞色素 P_{450} 还原酶（POR）的表达，增加的底物很容易被优势卵泡代谢以增加雌激素的产生。

激活素主要由颗粒细胞产生，在卵泡中有更复杂的作用。它们可能通过刺激颗粒细胞表达 FSH 受体、芳香化酶和抑制素而在卵泡生长早期发挥作用。激活素抑制膜雄激素的产生，阻断抑制素对膜类固醇合成的刺激作用。因此，激活素可以在卵泡发育的早期控制卵泡膜雄激素的合成。激活素还增加颗粒细胞产生 IGFBP-2 和 IGFBP-4，进而调节 IGF 效应。在灵长类动物中，抑制素 α 在小卵泡中不表达，但在增大的卵泡中逐渐增加。这导致从激活素为主导的环境逐渐转变为以抑制素为主的环境。卵泡抑素是一种最先在卵泡液中发现并从卵泡液中分离出来的单体蛋白。卵泡抑素是一种激活素结合蛋白，由颗粒细胞在 FSH 刺激下产生并阻断激活作用。血清卵泡抑素水平不随正常月经周期波动。同样，卵泡内游离卵泡抑素浓度不随卵泡大小或成熟而变化。然而，卵泡抑素水平在 PCOS 患者中升高，过度表达卵泡抑素的转基因雌性小鼠由于卵泡发生在不同阶段的阻滞而表现出小卵巢，证实了其在卵泡发育中的作用。

AMH 又称米勒抑制物质 / 因子，是转化生长因子 -β 家族生长分化因子的另一个成员。在雌性中，AMH 在卵巢窦前卵泡和小窦状卵泡的颗粒细胞中表达。AMH 受体的表达定位于大鼠卵巢生长卵泡的颗粒细胞和卵泡膜细胞。与野生型对照相比，青春期前 AMH 缺失小鼠的卵巢含有更多的生长卵泡，而成年 AMH 缺失小鼠的卵巢中原始卵泡明显减少。到 13 月龄，AMH 缺失的卵巢几乎耗尽了原始卵泡。总而言之，这些观察表明，AMH 在抑制原始卵泡向生长池中募集的方面起到了间接作用。AMH 似乎通过协调调节生长和抑制基因来阻止进入生长期。它还抑制 FSH 对颗粒细胞中芳香化酶的诱导，根据对小鼠间质细胞系进行的体外研究，AMH 可能抑制卵泡膜细胞雄激素的产生。

在女性中，血清 AMH 水平与超声可检测到的小窦状卵泡数呈正相关，而与年龄呈负相关。患有多囊卵巢综合征（PCOS）的妇女，其小生长卵泡数量增加，AMH 水平升高；但接受二甲双胍治疗的 PCOS 患者小窦状卵泡较少，AMH 水平较低。尽管由于 FSH 受体突变而导致卵巢功能不全的妇女的 AMH 水平接近正常，服用激素避孕药的妇女也可能有较低的 AMH 水平。最近的临床研究表明，尽管现有的检测方法还有待标准化，标准值还需要验证，但 AMH 可能是一个很好的卵巢储备的血清标志物。AMH 的分泌被认为与卵巢周期无关，然而最近的报告表明，在一些妇女中，AMH 的水平可以在卵泡期和黄体期有所变化。

卵母细胞还参与涉及卵泡内体细胞的旁分泌对话。生长分化因子 9（GDF-9）在发育中的卵母细胞中高表达，在灵长类颗粒细胞中表达较少。小鼠 GDF-9 基因的破坏阻止了卵泡的发育通过初级 / 次级的早期阶段。GDF-9 缺陷小鼠的卵泡在早期次级阶段停止生长，但它们的卵母细胞继续生长，确实比野生型卵母细胞生长得更快，并在正常小鼠的窦状卵泡中进展到分化的晚期。但颗粒细胞与卵母细胞之间的连接存在超微结构异常。卵泡膜也不能在卵泡周围形成，暗示 GDF-9 参与了卵泡成分的组织和（或）增殖。

在体外，GDF-9 对颗粒细胞和卵泡膜细胞具有多种物种特异性作用。在啮齿类动物中，GDF-9 刺激颗粒细胞分化，包括诱导 LH 受体和类固醇生成。在早期的窦前卵泡中，GDF-9 诱导卵泡生长和卵泡膜分化。在卵丘细胞，GDF-9 促进并入卵丘复合体和卵泡液的蛋白多糖细胞外基质蛋白的表达。它还刺激 COX-2 和前列腺素的合成和孕酮的形成。LH 受体的表达被抑制，这将阻碍卵丘细胞的黄素化。GDF-9 的这些作用使直接包围卵母细胞的颗粒细胞暴露在最高浓度的 GDF-9 下，这是一种独特的表型。GDF-9 在体外抑制人颗粒黄体细胞和窦状卵泡膜细胞的类固醇生成，对卵泡膜细胞的抑制作用更为明显。它还刺激卵泡膜细胞增殖，这一发现与 GDF-9 在控制小鼠卵巢卵泡膜发育方面的明显作用是一致的。

骨形态发生蛋白 15（BMP-15）是由卵母细胞产生的转化生长因子 β 超家族的另一个成员。它在结构上与 GDF-9 相关，并与 GDF-9 有相似的表达模式。BMP-15 在原代培养中刺激大鼠颗粒细胞增殖，这种有丝分裂作用不依赖于 FSH 刺激。虽然 BMP-15 对 FSH 刺激的雌二醇的产生没有影响，但它减少了 FSH 诱导的孕酮的产生，这表明 BMP-15 是 FSH 作用的选择性调节剂。在体外，BMP-15 刺激颗粒细胞有丝分裂，但抑制 FSH 受体的表达。位于 Xp11.2 位点上的 *BMP15* 基因是卵巢衰竭的候选基因，因为它参与了 Inverdale 和 Hanna 绵羊的卵泡停滞。虽然在 *BMP15*（Y235C）的前区发现了两个核型正常的姐妹高促性腺激素卵巢衰竭是非保守替代的杂合子，并且其他 *BMP15* 变异在卵巢早衰妇女中也有报道，但没有确凿的证据表明这些假定的 *BMP15* 突变会导致妇女卵巢早衰。

（三）雌激素的作用

雌激素除了对生殖道、下丘脑和垂体有全身性作用外，还作用于实验动物和家畜卵巢的颗粒细胞、卵泡膜细胞和黄体细胞。雌激素受体（ER）不仅在卵巢中表达，在健康成熟卵泡的窦液中也发现了高水平的雌激素。关于两种雌激素受体亚型 ERα 和 ERβ 在灵长类动物卵巢中的表达，文献中有相互矛盾的报道。这些研究中最有说服力的结果表明，这两种 ER 的亚型都由生发上皮、中等大小和排卵前期卵泡中 ERβ 高于 ERα 的颗粒细胞、卵泡膜细胞和黄素化颗粒细胞表达。一些研究人员也通过聚合酶链反应（PCR）在人类卵母细胞中检测到了 ER-α 转录本，但这些发现尚未得到其他研究人员的证实。各种报告之间的差异可能反映了所使用的检测方法的敏感性。现有数据支持"卵巢是雌激素通过经典受体介导的信号通路发挥作用的部位"这一观点。鉴于卵泡成熟和黄体功能期间卵巢内雌激素浓度较高，雌激素在灵长类动物卵巢中的生理作用及其可能影响细胞功能的机制（即基因组作用与非基因组作用）目前仍存在争议。事实上，在排卵前卵泡的窦腔中达到极高水平的雌二醇（约 1μg/ml）引起了关于经典雌激素受体的作用的严重问题，在卵泡成熟的后期，经典的雌激素受体将被配体完全饱和。雌激素对动物颗粒细胞具有多效性，它们促进增殖并发挥抗闭锁作用。雌激素还促进细胞间隙连接和窦腔的形成，增加颗粒细胞的雌激素受体含量。雌激素与促性腺激素在不同水平上有协同作用（如促进卵巢生长、LH 和 FSH 受体的表达），并增强芳香化酶活性。然而，高水平的雌激素并不是卵泡生长到相当于排卵前的大小所必需的。有药理学数据表明，雌激素对卵母细胞的功能很重要。关于雌激素的作用，灵长类颗粒细胞的体外研究得出了不一致的结果。雌二醇抑制恒河猴颗粒细胞孕酮的分泌，而在狨猴颗粒细胞中，雌二醇对孕酮的产生没有影响，但在 IGF-1 存在的情况下刺激芳香化酶。外源性雌激素可能通过作用于中枢神经系统，对灵长类动物的黄体产生溶解黄体的作用。

综上所述，虽然灵长类动物卵巢表达的受体允许多种细胞对雌二醇做出反应，但雌激素在灵长类动物卵巢卵泡成熟和黄体功能中的生理意义仍不清楚。显而易见的是，卵泡生长本身并不需要高水平的雌二醇，但导致成熟卵母细胞在受精后能够发育成可存活胚胎这一事件的发展，可能需要雌激素作用于颗粒细胞或卵母细胞，或同时作用于两者。

（四）雄激素的作用

在人类、灵长类动物和大鼠的卵巢中，雄激素受体（AR）主要表达在卵泡的颗粒细胞中，也在卵泡膜细胞和间质中表达（在较小程度上），这表明卵泡膜雄激素除了作为雌激素产生的底物外，还可能具有旁分泌和自分泌功能。雄激素对灵长类动物的卵巢有许多影响。已经有人提出，雄激素对颗粒细胞有复杂的作用，在卵泡发育中期放大 FSH 的作用，但在排卵后期可能导致闭锁。给恒河猴注射睾酮或 DHT 可促进原始卵泡的激活，并增加小卵泡中颗粒细胞的分裂，表明有促卵泡作用。此外，雄激素受体与细胞增殖标记物 Ki-67 呈正相关，与细胞凋亡呈负相关。这些观察结果与雄激素是闭锁性的概念形成鲜明对比，这一概念主要来自对啮齿动物卵巢的研究，雄激素在体外阻止颗粒细胞的增殖，并促进卵泡闭锁。总之，这些差异表明卵巢中雄激素的作用具有物种特异性。

已有报道雄激素对体外培养的猕猴颗粒细胞功能有阶段性影响。雄激素加强 FSH 刺激的芳香化酶的表达和孕酮的产生，同时抑制 hCG 刺激的排卵前卵泡细胞的芳香化酶活性和孕酮的合成。在恒河猴中，在垂体下调并延伸到外源性促性腺激素刺激后，给予高水平的 DHT 会导致刺激的雌激素产生明显减少，并降低卵巢重量。雄激素对人类卵泡功能有害的证据包括观察到的卵泡液富含 DHT 和雌二醇不足是闭锁的特征。然而，这种类固醇特征可能是闭锁的结果，而不是原因。支持因果关系的报道称，高浓度的卵泡内的 5α- 还原雄激素，如 DHT，可作为颗粒细胞芳香化酶活性的竞争性抑制剂。DHT 和 5α- 雄烷二酮都是体外培养的大鼠颗粒细胞中芳香化酶的强效抑制剂。因此，雄激素可能通过雄激素受体和非受体介导的机制，以一种阶段依赖的方式对卵泡的生长和功能产生积极和消极的影响。

（五）孕酮的作用

虽然孕酮在维持分泌性子宫内膜中的作用已经有了很好的文献记载，但它在卵巢中的作用并不完全清楚。在女性中，排卵前卵泡的颗粒细胞不含有大量的孕酮受体（PR），而优势卵泡的颗粒细胞在 LH 峰处高表达 PR。卵泡破裂后，PR 在黄体的黄体化颗粒细胞中持续表达，两种 PR 亚型（PR-A 和 PR-B）在黄体早期和中期的 mRNA 浓度均高于黄体晚期。这些数据与孕酮是一种促进黄体发育并维持黄体结构和功能的"局部促黄体激素"的假设是一致的。孕酮在围排卵期起着关键的作用，可能

对正常的黄体形成过程和维持黄体功能是必不可少的。例如，PR 基因中断的突变小鼠或使用 PR 拮抗剂 RU486 治疗的动物不会排卵。用 3- 羟色胺脱氢酶抑制药（3β-HSD）药理阻断卵巢孕酮的产生，表明孕酮对黄体细胞具有抗凋亡和促分化作用，并维持黄体功能。孕酮似乎也在卵母细胞成熟过程中起作用。在用孕激素 R5020 治疗的恒河猴中，尽管没有出现促性腺激素激增或卵泡破裂，但仍有相当比例的卵母细胞恢复减数分裂进入中期 Ⅱ。总而言之，所引用的研究表明，周期中期 LH 峰影响下产生的黄体生成素，对优势卵泡的黄素化、卵母细胞成熟、排卵以及随后黄体功能的维持具有重要作用。

（六）其他卵巢内调节因子

前列腺素（PG）是花生四烯酸衍生的二十烷类生物活性分子家族的成员，花生四烯酸主要通过磷脂酶 A₂（PLA₂）的作用从细胞膜磷脂中动员。花生四烯酸在环氧合酶的两种同工酶 COX-1 和 COX-2 的作用下转化为 PGH₂。COX-1 的组成性表达水平较低，但在许多哺乳动物中在排卵前诱导颗粒细胞表达 COX-2 是高度保守的。事实上，COX-2 基因敲除小鼠由于排卵失败而不育。排卵前促性腺激素的激增显著增加 COX-2 的表达以及卵泡液中 PGE_2 和 $PGF_{2\alpha}$ 的浓度。缺乏 PGE_2 受体亚型 EP_2 的转基因小鼠表现出排卵减少和卵丘异常扩张。尽管 $PGF_{2\alpha}$ 在排卵中的作用尚不清楚，但其对孕酮生物合成和作为溶黄体剂功能的负面影响已有报道。给母羊注射 $PGF_{2\alpha}$，可降低血清孕酮水平和在其黄体 StAR 和 3β-HSD Ⅱ型中 mRNA 的浓度。

催产素是另一种黄体内调节因子，参与调节黄体细胞间隙连接的形成，刺激雌二醇的合成，以及在动物体内调节黄体溶解过程。灵长类动物黄体在黄体中期催产素含量最高，此时在黄体中可以检测到催产素受体转录本。然而，观察到催产素基因敲除小鼠没有表现出黄体功能异常，表明催产素不是控制啮齿动物黄体的主要因素。

促炎细胞因子 IL-1α 和 IL-1β 抑制类固醇的产生，并抑制卵巢细胞中 StAR 和类固醇合成酶的稳态水平。这些细胞因子及其同源受体 IL-1R1，由常驻的卵巢巨噬细胞、颗粒细胞和卵泡膜细胞产生。

研究表明，IL-1 系统在卵泡发育过程中具有多种功能。在体外，IL-1 抑制 FSH 诱导的颗粒细胞产生雌二醇和孕酮，也抑制促性腺激素诱导的卵泡膜细胞产生雄烯二酮。IL-1 通过刺激前列腺素形成的两个关键酶，即 PLA_2 和 COX-2 的表达，增加前列腺素在大鼠卵巢中的积累。这些细胞因子在卵巢中的确切生理作用尚不清楚，但有证据表明 IL-1 系统参与控制卵泡发生、排卵和黄体功能。

促性腺激素释放激素（GnRH）除了在下丘脑 - 垂体 - 性腺轴中起关键作用外，还作为局部自分泌 / 旁分泌因子调节卵巢类固醇激素的生成。该十肽激素有两种亚型，即 GnRH-1 和 GnRH-2，GnRH 亚型和 GnRH-1 受体的 mRNA 转录本在颗粒黄体细胞和卵巢表面上皮细胞中都有表达。加入 GnRH 激动药可使培养的颗粒细胞的孕酮分泌减少，而联合应用 GnRH 拮抗药则可逆转这一效应。在低浓度时，GnRH 激动药布舍瑞林刺激颗粒黄体细胞中雌激素的产生，但在高浓度时抑制类固醇的生成。GnRH1、GnRH-2 和 GnRH-1 受体 mRNA 在卵巢中的表达水平受多种因素的调节，包括 FSH、hCG、雌二醇以及 GnRH-1 和 GnRH-2 本身。

许多物质最初被认为是脂肪因子，因为它们是由脂肪组织分泌的，也是由卵巢细胞产生的，或者有在卵泡或黄体中表达的受体。长期以来，人们一直怀疑这些代谢调节因子和生殖功能调节之间的相互作用，但目前对脂肪因子的研究已经为深入了解这些相互作用的机制和复杂性提供了线索。尽管特定类型的调节可能因物种的不同而不同，各种脂肪因子受体在卵泡和黄体中表达。颗粒细胞和卵泡膜细胞也被报道内源性产生一些脂肪因子蛋白，如脂联素和瘦素。脂肪因子及其受体的表达模式是阶段性的，有时是物种特异性的。瘦素、脂联素、趋化蛋白和抵抗素都被报道可以调节人卵巢类固醇的产生。它们各自都可以在体外调节颗粒细胞或卵泡膜细胞的胰岛素或 IGF 效应。瘦素和脂联素都被证明可以改变黄体细胞孕酮的产生。

多囊卵巢综合征患者血清中脂肪因子水平的改变已有描述，卵泡液中脂肪因子水平与卵子取出率和受精率相关。瘦素与胚胎数量呈负相关，抵抗力与胚胎数量呈正相关，但相关性不够明确，不足以作为卵子健康的预测因子。各种脂肪因子在人类卵巢功能中的确切作用仍不完全清楚，但有充分的证据表明，这一家族因子参与了生育和能量平衡的交叉，可能还参与了多囊卵巢综合征和肥胖症的类固醇失调。

五、卵巢生命周期中激素的产生

（一）胎儿卵巢和青春期前卵巢

人类胎儿卵巢表现出非常有限的类固醇生成活性。它在卵泡膜或颗粒细胞中不含可检测到的 StAR 蛋白，并且表达极低水平的 $P_{450}scc$。胎儿卵巢匀浆将孕烯醇酮转化为孕酮、17α- 羟孕酮和 5α- 还原化合物。然而，没有形成任何明显数量的雄激素，表明缺乏 17, 20- 裂解酶活性。与这些观察结果一致的是，胎儿卵巢中的 $P_{450}c17$ mRNA 水平还不到胎儿睾丸中水平的 2%。然而，胎儿卵巢的匀浆可以低速率地芳香化雄烯二酮和睾酮。17, 20- 裂解酶活性低，芳香化酶基因表达量低，会限制胎儿雌二醇的合成。

（二）生殖期卵巢

血浆中两种主要的女性类固醇激素，雌二醇和孕酮，在月经周期中变化很大，主要反映了它们从卵巢分泌的速度。在卵泡期，成熟卵泡的卵泡膜占循环雄烯二酮的 30%，排卵前增加到 60%。卵泡期升高的雌二醇水平几乎完全来自于选择排卵的卵泡。排卵后，卵泡膜细胞和颗粒细胞的黄素化形成黄体。颗粒黄体细胞（大）和卵泡膜黄体细胞（小）表现出不同的类固醇合成酶谱。能够产生孕酮的两种细胞类型都表达 $P_{450}scc$ 和 3β-HSD Ⅱ 型。卵泡膜黄体细胞表达 $P_{450}c17$，是 17α- 羟孕酮产生的主要部位，也是雄激素底物被表达芳香化酶的颗粒转化为雌激素的来源。这两种细胞都能产生孕酮，这两种类型的细胞都表达 $P_{450}scc$ 和 3 种 HSD Ⅱ 型。卵泡膜黄体细胞表达 $P_{450}c17$，似乎是 17α- 羟孕酮产生的主要部位，也是雄激素底物通过表达芳香化酶的颗粒黄体细胞转化为雌激素的来源。类固醇合成酶的分区，使人联想到卵泡期雌激素合成中的卵泡膜 - 颗粒协同作用。颗粒黄体细胞和卵泡膜黄体细胞在形成的黄体中有密切的关系，它们的相互作用可能受到局部产生的激素（包括催产素）作用，催产素刺激这些细胞之间形成间隙连接，促进细胞间的交流。

黄体的类固醇生成活性依赖于 LH 的刺激。非人灵长类动物给予 GnRH 拮抗药后，血浆孕酮水平立即显著下降，卵巢 StAR mRNA 表达显著降低，但 P_{450}scc 和 3β–HSD mRNA 水平无明显变化。在下丘脑受损并破坏 GnRH 产生神经元的猴子中，可以通过脉冲式注射 GnRH 来维持黄体功能。停止 GnRH 输注会导致孕酮水平迅速下降，重新开始输注可以恢复。有趣的是，尽管继续使用 GnRH，但在这个实验范例中，黄体的功能寿命不能超过通常的 14～16 天。只有逐渐增加 LH 或 hCG 的治疗才能将黄体从黄体溶解中"拯救"出来。这些观察表明，灵长类动物的黄体溶解是对 LH 失去敏感性的结果，可能是黄体内事件的结果，而黄体对 LH 敏感性的降低可以通过更高水平的促性腺激素刺激来克服。

卵巢过度刺激综合征（OHSS）会出现卵巢过度增大和雌激素分泌增加，这是一种最常见的与外源性促性腺激素诱导排卵有关的情况。极少数情况下，OHSS 的自发发生是由于跨膜区的 FSH 受体突变增加了对 hCG 的敏感性，或者是 hCG 水平过高（如葡萄胎）或继发于严重的甲状腺功能减退而产生的甲状腺素。

在怀孕早期，黄体在最初的 7 周内对维持妊娠是必不可少的，它会产生大量的孕酮。然后分泌功能下降，通过测量 17α- 羟孕酮水平来评估，这是一种不由胎盘分泌的类固醇，因此被认为是黄体功能的指标（图 126-4）。在没有 hCG 救援信号的情况下，黄体经历了一个功能和结构退化的过程，这被比作是一种免疫介导的事件，其特征是黄体细胞凋亡死亡和黄体细胞坏死 / 自噬，这两个过程都有助于结构性黄体溶解。

由于妊娠黄体瘤和黄体过度反应，妊娠期间卵巢类固醇激素，特别是雄激素的异常产生很少发生，这两种情况都是良性的。母体男性化和偶尔女胎男性化可能会发生，这两种情况在产后都会消失。

（三）绝经后卵巢的内分泌活动

绝经后卵巢含有两种不同的具有类固醇生成能力的细胞，分别是门细胞和皮质基质细胞，它们可能代表残留的卵泡膜成分。体外研究表明，绝经后卵巢具有一定的类固醇生成潜力。用孕烯醇酮孵育绝经后卵巢间质切片可产生孕酮、脱氢表雄酮和睾酮。对绝经后妇女的卵巢门组织条带进行孵育后发现了一种类似于绝经后卵巢间质的类固醇生成模式。然而，与基质相比，产生的类固醇总量远远大于基质，也有报道称绝经后皮质间质细胞和门细胞在体外可测得雌二醇的形成。免疫组织化学研究发现，只有不到 1% 的基质细胞有 P_{450}scc、3β- 羟基类固醇脱氢酶和 P_{450}c17 的表达。

绝经后的卵巢被认为是循环睾酮的来源，尽管在雄激素输出方面，个体之间可能有相当大的差异。绝经后妇女的睾酮循环水平仅略低于绝经前妇女。绝经后卵巢对雄烯二酮日产量的贡献率可能不超过 20%，多条证据表明肾上腺是女性雄烯二酮的主要来源。虽然一些作者已经得出结论，绝经后的卵巢是雄激素生物合成的重要部位，但另一些人对这一观点提出了质疑。Cauley 和他的同事测试了有卵巢和无卵巢的绝经后妇女的激素水平，发现两组之间的睾酮或雄烯二酮循环水平没有统计学上的显著差异。Couzinet 和他的同事报告称，在所有肾上腺功能不全的绝经后妇女中，血浆雄激素水平都非常低，在切除卵巢和未切除卵巢的肾上腺功能正常的绝经后妇女中，雄激素水平相似。据报道，与无子宫内膜病变的绝经后妇女相比，绝经后子宫内膜癌或子宫内膜增生妇女卵巢间质中的 P_{450}scc mRNA 水平增加了 3 倍。虽然 P_{450}arom mRNA 在所有被检查的卵巢中均未检测到，但通过 Northern 分析发现，所有患有子宫内膜癌或子宫内膜增生的妇女的卵巢间质中都有 P_{450}c17 mRNA 的表达，但只有 5 名对照绝经后妇女中的 2 名表达了 P_{450}arom mRNA，这表明一些绝经后的卵巢可能会产生雄激素。总体而言，这些数据表明卵巢对循环雄激素的贡献在绝经后妇女中是不同的。

绝经后妇女的雌激素似乎几乎完全来自雄烯二酮的腺外芳香化。卵巢切除并不能显著减少绝经后妇女的尿雌激素排泄量。然而，卵巢切除后的肾上腺切除实际上消除了尿液中可测到的雌激素。体外研究得出结论，绝经后的卵巢间质不能使雄激素芳香化。然而，也有人认为绝经后的卵巢可能合成有

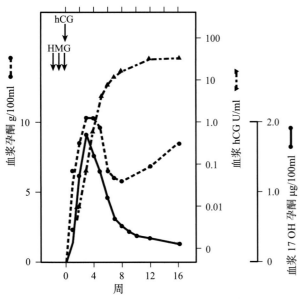

▲ 图 126-4　人类绝经期促性腺激素（HMG）和人绒毛膜促性腺激素（hCG）诱导排卵后，孕酮、17- 羟孕酮和 hCG 的平均血浆水平

引自 Yoshimi T, Strott CA, Marshall JR, et al. Corpus luteum function in early pregnancy. J Clin Endocrinol Metab. 1969; 29(2): 225-230.

限数量的雌激素，因为绝经后妇女卵巢静脉血中雌二醇和雌酮的浓度是外周血的 2 倍。

有一些证据表明，绝经后妇女卵巢雄激素的产生可以依赖于促性腺激素。给绝经后妇女注射 hCG 会导致循环中睾酮水平的小幅增加。每天注射 hCG 会导致卵巢门细胞增生，组织化学证据显示存在活跃的类固醇生成。注射 hCG，但不注射

ACTH，导致卵巢雄激素的产生增加，但雌激素的产生不增加。在皮质间质细胞和门细胞中都发现了 LH 和 FSH 的结合位点。在门细胞中加入 hCG 可增加 cAMP 的形成和类固醇的生物合成，表明对促性腺激素的反应性保持不变。综上所述，这些观察表明，生殖后卵巢的卵巢雄激素生物合成至少部分依赖于促性腺激素。

绝经后卵巢偶尔参与病理性内分泌活动。间质增生可发生，卵巢增大伴有增生的间质结节，间质结节由类似内膜的富含脂质的黄素化细胞组成。间质增生的卵巢会产生大量的雄烯二酮，导致多毛和男性化。门细胞可以引起功能性的门细胞肿瘤，产生过量的雄激素，导致男性化。雌激素过剩的体征和症状在明显的外周芳香化的情况下也可能很明显。例如，在患有子宫内膜癌和子宫内膜增生的绝经后妇女的卵巢间质中，发现 $P_{450}scc$ mRNA 水平高出 3 倍，这表明绝经后卵巢中类固醇生物合成的异常活动可能导致这两种已知与过度雌激素刺激有关的疾病。

最近有报道称，与卵巢完整的绝经妇女相比，接受双侧卵巢切除的妇女死亡率更高，这使人们重新关注绝经卵巢通过产生类固醇激素、可能的生长因子或抗炎细胞因子而获得的益处。虽然这些都是相关的研究结果，但它们表明绝经卵巢是活跃的内分泌器官，具有重要的生理作用。

第127章　雌激素和孕激素作用
Estrogen and Progesterone Action

Nancy L. Weigel　Carolyn L. Smith　**著**

李延兵　**译**

> **要　点**
> ◆ 雌激素的作用是由两个核受体 ERα 和 ERβ 介导的，它们由不同的基因翻译而来。
> ◆ 两种核受体亚型 PR-A 和 PR-B，来自同一个基因，介导孕激素的作用。
> ◆ 雌激素受体和孕激素受体是女性生殖功能和调节其他组织生理功能所必需的。
> ◆ 受体的作用及其对合成拮抗剂的反应部分取决于共激活因子和共抑制因子的相对表达水平。

雌激素、孕激素是女性生殖功能所必需的，在子宫和乳腺的生长发育中起着关键作用。这些类固醇的作用在很大程度上是由它们的同源核受体介导的。雌激素受体（ER）和孕激素受体（PR）是一个配体激活的转录因子大家族的成员，其中包括类固醇受体、甲状腺激素受体、维生素 A 和维生素 D 的活性形式以及各种其他小的疏水化合物。核受体信号传导、受体表达和受体及其共调节因子的其他信息，请访问 www.nursa.org/。核受体家族成员存在以下几个共同的结构特征。首先，家族成员通过

其高度保守的 66- 氨基酸 DNA 结合结构域和两个较小的、不保守的蛋白质羧基端激素结合结构域来确定[1]。受体的区域按照惯例被命名为 A 到 F，其中包括 DNA 结合结构域（C）和激素结合结构域（E）[2, 3]。某些受体，如 PR 缺乏 F 结构域，而其他受体则含有非常短的 A/B 结构域。

类固醇激素受体的作用机制有许多共同的特点。图 127-1 展示了类固醇受体激活的简化模型。在没有激素的情况下，受体单体被蛋白质复合物结合，该蛋白质复合物包含热休克蛋白 90（hsp90）、

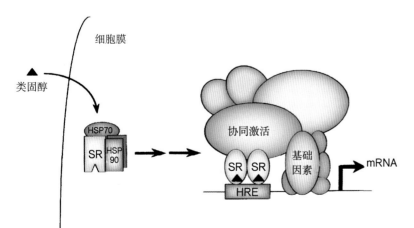

◀ **图 127-1　类固醇受体的激活**
在缺乏配体的情况下，类固醇受体（SR）存在于含有热休克蛋白（HSP）和其他蛋白质的非活性复合物中。类固醇结合后，受体发生构象变化并与热休克蛋白复合物分离。受体 - 配体复合物在类固醇反应基因的启动子区二聚并与激素反应元件（HRE）相互作用。HRE 处的类固醇受体二聚体招募了一系列促进基因转录的协同激活蛋白复合物

hsp70、免疫亲和素、形成受体中的成熟配体结合构象及其活性所需的其他蛋白质[4, 5]。在没有激素的情况下，大多数 ER 和 PR 定位于细胞核，而激素促进其结合 DNA。因为雌二醇和孕激素是亲脂激素（图 127–2），它们可以被动地扩散到质膜上，并与同源受体结合。激素结合诱导受体构象改变[6, 7]，从热休克蛋白复合体中释放出来[8]，继而受体形成能够与 DNA 中特定激素反应元件结合的同源二聚体。受体招募共激活因子，且直接或间接地与基础转录复合物的成分相互作用，诱导靶基因的转录。在某些情况下，受体调节转录是通过限制与靶基因结合的其他转录因子的相互作用，而不是通过直接与 DNA 结合。尽管大多数研究已经检测到核受体激活基因表达，但也有许多研究表明，核受体依赖性转录抑制也很普遍。

一、雌激素、孕激素受体的结构

（一）雌激素受体 –α

图 127–3 显示了人类雌激素受体 –α（ERα）的结构域[9]。氨基末端区域（A/B）包含 ERα 的转录激活功能之一。这个功能最初称为 TAF1[10]，已被重命名为激活功能 1 区域（AF1）。ERα 中的 A/B 区域明显短于其他类固醇受体，如图 127–4 所示的 PR。DNA 结合域（C）包含 2 个锌指基序，每个基序包含 4 个可与锌离子结合的半胱氨酸。ERα 的共同 DNA 结合区域被称为雌激素反应元件，是一段被 3 个核苷酸间隔的反向回文序列（AGGTCAnnnTGACCT），尽管自然发生的反应元件可能与此序列有很大不同。在类固醇受体中，D 区或铰链区保守性差，但

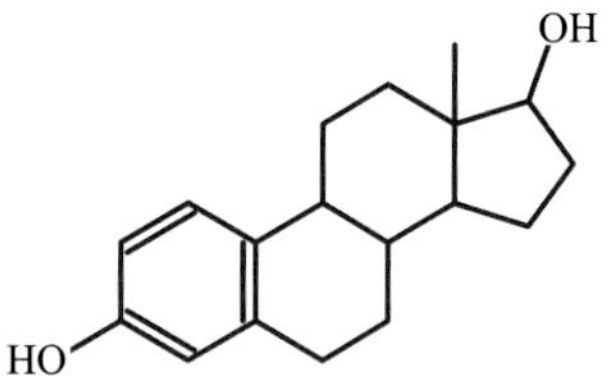

雌二醇

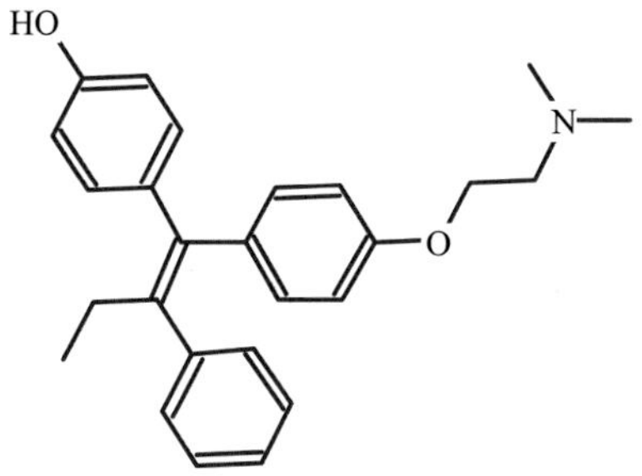

4- 羟基他莫昔芬

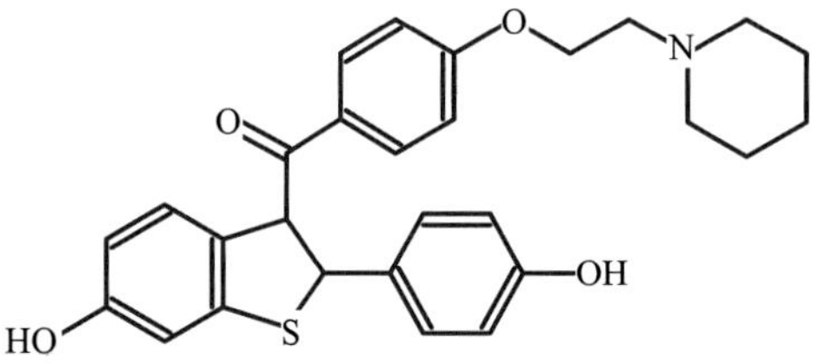

雷洛昔芬

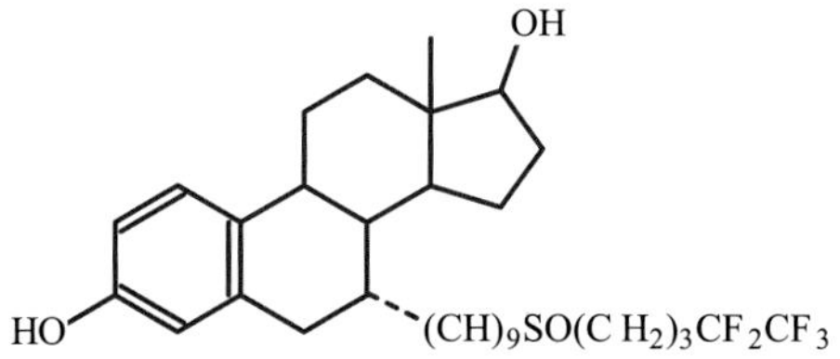

ICI 182780
(Fulvestrant, Faslodex)

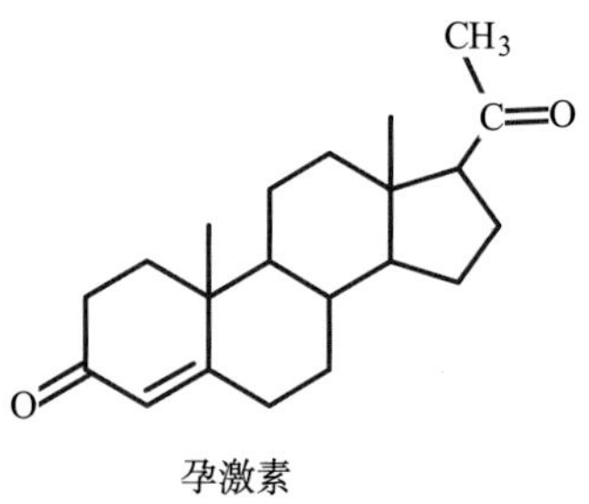

孕激素

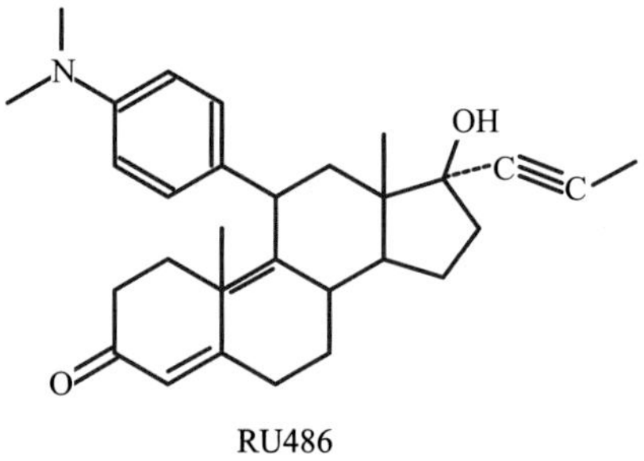

RU486
（米非司酮）

▲ **图 127–2　雌激素、孕激素受体激动药和拮抗药的结构**

17β- 雌二醇是天然的雌激素受体激动药。4- 羟基他莫昔芬、雷洛昔芬和 ICI 182780（Fulvestrant，Faslodex）是 ER 拮抗药。孕激素是天然的孕激素受体（PR）激动药，RU486（米非司酮）是 PR 作用的拮抗药

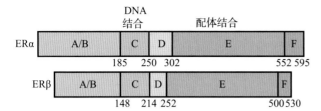

▲ 图 127-3　雌激素受体 -α 和雌激素受体 -β 的结构

A 到 F 表示文本中描述的受体的先前定义的区域。[2] 数字表示区域边界处的氨基酸

含有核定位信号。E 区是激素结合所必需的，包含二聚结构域、激活功能 2 区域（AF2）和与其他蛋白质（包括 hsp90 和多种辅调节因子）相互作用的位点。这个 ER 还包含一个额外的区域 F，在羧基末端，它调节受体的转录活性。

（二）雌激素受体 -β

多年来，人们一直认为只有一种 ER。然而，第二种 ER 于 1996 年从前列腺 cDNA 文库中被克隆出来[11]。因此，先前描述的经典 ER 被重命名为 ERα，而后来发现的 ER 被称为 ERβ。第二种 ER 由一个单独的基因编码。在 DNA 结合区上，它与 ERα 的同源性约为 84%，而在 E 区的同源性仅为 58%，在其他结构域上的同源性较低。在人类中，有 5 种 ERβ 亚型是由最后一个外显子编码的 mRNA 选择性剪接产生的[12]。研究表明，其中一些亚型的功能不同，ERβ2 缺乏与雌二醇结合的能力，ERβ4 和 ERβ5 分别与 ERβ1 形成异二聚体并增强后者的转录活性。除了形成同型二聚体和 ERβ 不同亚型的异二聚体外，ERβ 还可以与 ERα 形成异二聚体，其活性介于 ERα 和 ERβ 同型二聚体之间[13]。因此，细胞对雌激素的反应依赖于 ERα、ERβ 及其不同亚型的相对丰度。

（三）孕激素受体

图 127-4 显示了人类 PR 的 PR-A 和 PR-B 形式的结构。虽然 PR 只由一个基因编码而来，但大多数物种（除了兔子）表达两种形式的受体[14-16]。PR 基因可以编码多种 mRNA，其中一些缺乏 5′ 区域，后者编码 B 型受体所特有的部分[17]。因此，这两种形式具有相同的激素结合域和 DNA 结合域，但较短的 A 型缺乏 B 型的前 164 个氨基酸。

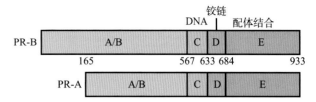

▲ 图 127-4　孕激素受体 A 和 B 的结构形式

孕激素受体（PR）和雌激素受体（ER）一样，包含模块结构域 A 到 E，具有相应的功能。数字表示区域边界的氨基酸，1 对应于 PR-B 序列的第 1 个氨基酸。PR-A 缺乏 PR-B 的前 164 个氨基酸，因此，第 1 个氨基酸对应于 PR-B 序列中的 165 个氨基酸

DNA 结合区的结构与 ER 相似。PR 的共同 DNA 结合区域是一段由 3 个核苷酸分隔的反向回文序列（AGAACAnnnTGTTCT）[16]。与雌激素反应元件一样，孕激素反应元件序列可能与 PR 的共同 DNA 结合区域有明显不同，而目标基因的启动子可能含有多种反应元件和（或）半位点，调节转录激活。雄激素受体、糖皮质激素受体和盐皮质激素受体也与 PR 一致序列结合[18]。虽然在启动子附近发现了一些激素反应元件，但有些在上游大于 10kb 处，还有一些是在转录区域内发现的[19]。PR 通过蛋白质 - 蛋白质相互作用或通过 DNA 和蛋白质相互作用的结合与一些靶基因结合。

PR 的铰链区（D）包含一个核定位序列，负责受体的组成性核定位[20]。E 区包含激素结合区、AF2 功能区以及二聚和与其他蛋白质相互作用的位点。与 ER 不同，PR 缺乏 F 区，甚至一些 PR 的羧基末端氨基酸的缺失都会导致激素结合的丧失。PR-A 和 PR-B 的氨基末端结构域也包含激活功能 AF1。AF1 和 AF2 在转录激活中的相对重要性取决于细胞类型和启动子序列。在许多情况下，这两种行为是协同作用的。在 PR-B 特有的区域中还有一个额外的激活区域，称为 AF3[21]。

二、共刺激因子和共抑制因子

（一）共刺激因子

最初作为激动药或拮抗药与受体结合的配体的分子基础尚不清楚。与之类似，激活功能增强转录的方式在很大程度上是未知的。调控转录因子活

性的共刺激因子和共抑制因子的发现为这些问题的研究提供了新的思路。共刺激因子通常被招募到转录因子的活性形式并增强目标基因的转录，而共抑制因子与转录因子的活性形式结合，抑制转录。已经鉴定出大量（＞ 300）的共刺激因子和共抑制因子[22]，它们调节转录的能力是靶基因特异性的。

就类固醇受体而言，激活信号是典型的结合激动药。类固醇受体本身没有酶活性。相反，它们在染色质的特定部位充当平台或支架，以招募一系列具有酶活性的蛋白质和蛋白质复合物。这些蛋白质修饰组蛋白和其他与染色质相关的蛋白质，以促进或阻止靶基因的转录。类固醇受体的共刺激因子最初是作为仅在激动药存在的情况下与激素结合结构域结合的蛋白质来寻找的。第一个被识别的核受体共刺激因子，类固醇受体共刺激因子 –1（SRC-1），是 3 个相关的共刺激因子之一，被称为 p160 共刺激因子[23]。p160 共刺激因子和许多其他受体共刺激因子包含 LXXLL（L= 亮氨酸，X= 任何氨基酸）序列，这个序列被证实与甾体受体[24]共刺激因子结合有关，也和其他蛋白质 – 蛋白质相互作用的有关。许多共刺激因子很大，包含多个蛋白质 – 蛋白质相互作用位点以及编码酶活性的区域。其他的似乎是作为支架，其中一些相当大，招募额外的蛋白质到基因调控区域。SRC-1 具有许多蛋白质 – 蛋白质相互作用位点，也是组蛋白乙酰转移酶（HAT）[25]。组蛋白通过 HAT 乙酰化改变它们与DNA 的相互作用，从而放松染色质结构以获得更有效的转录。虽然组蛋白是 HAT 的底物，但一些HAT 还包括乙酰化转录因子，包括 ERα 和其他类固醇受体[26]。

共刺激因子与其他蛋白质形成复合物。最近关于共刺激因子复合物的分离和共刺激因子蛋白质与启动子上的受体结合动力学的数据表明，蛋白质组通过复合物中一个或多个与受体直接相互作用的蛋白质招募为复合物[27]。在 SRC-1 的情况下，包含固有 HAT 活性的区域还结合另一个组蛋白乙酰转移酶 pCAF（p300/CBP 相关因子）。额外的 p160 相互作用蛋白包括 CREB 结合蛋白（CBP）共刺激因子和组蛋白甲基转移酶、CARM1 和 PRMT1[28]。除了含有 p160 蛋白的复合物外，还有一些其他复合物被招募到修饰染色质和（或）与基础转录因子相

互作用和修饰的启动子中。其中包括介导 ATP 依赖性染色质重塑的 SWI/SNF 复合物、增强 RNA 聚合酶 II 的募集和磷酸化的 TRAP/mediator 复合物[29]、激酶如 cyclin T/Cdk9（P-TEFb）和 cyclin A2/Cdk2，以及促进基因表达的蛋白酶体途径的成分。尽管最为人所知的是它们能增强靶基因的诱导，但在某些情况下，共刺激因子能增强受体的抑制活性[30]。

基于质谱的蛋白质组学新方法促进了我们对协同调节复合物的组成和作用的理解[31, 32]。此外，超过100 个共同调节因子通过其突变、过度表达或低表达，或由于与人类病理学相关的共同调节因子的多态性，与人类疾病有关[22, 33]。例如，共同激活因子的过度表达与癌症的发生、肿瘤的进展有关，以及对内分泌疗法如乳腺癌中三苯氧胺抵抗的反应改变[22]。

（二）共抑制因子

激素受体家族共抑制因子最初被鉴定为与激素受体家族的两个成员（甲状腺激素受体和视黄酸受体）相互作用的蛋白质，它们抑制其目标基因的基础转录。共抑制因子与这些蛋白质的未连接形式结合，当受体与它们各自的同源激动药配体结合时释放。两种最具特征性的共抑制因子，NCoR（核受体共抑制因子）和 SMRT（视黄酸和甲状腺激素受体的沉默介质），与未结合的视黄酸受体和甲状腺激素受体结合，并招募含有组蛋白脱乙酰酶的多蛋白复合物[34]。组蛋白的去乙酰化导致更紧密，因此更难接近染色质结构。关于类固醇受体，NCoR 和SMRT 最初被认为只对药物类固醇受体拮抗药如三苯氧胺的作用起重要作用。一些研究表明，在体内SMRT 和 NCoR 优先与拮抗药结合而不是激动药结合的 ER 和 PR 结合[35-37]。这些蛋白的过度表达降低了与 ER 结合的 4- 羟基三苯氧胺的部分激动药活性和与 PR 结合的 RU486 的部分激动药活性。因此，目前流行的模型是，这类蛋白在受体拮抗药使用的情况下对 ER 和 PR 的作用具有临床意义。然而，最近的证据表明，SMRT 共抑制因子对雌激素依赖性表达的一些 ER 靶基因很重要[38]。这种效应是组织和基因特异性的，与其他共刺激因子抑制和共抑制因子刺激基因表达的例子一致[39]。至于共刺激因子，有多种蛋白质复合物可抑制核受体转录活性，包括组蛋白脱乙酰酶（含 NURD）和 SIN3A 共

同抑制剂复合物 [40]。

三、雌激素受体作用

一组称为雌激素的激素是类固醇，它们在发育过程中以及在生殖的各个方面都起着重要作用，但在大脑以及心血管和骨骼系统中也发挥着重要的生物学作用。在动物研究中，雌激素由于上皮细胞增殖和水的积累而增加子宫大小的能力，长期以来被用于监测雌激素的作用 [41]。同样，雌激素对乳腺的影响，它们可以诱导导管生长和分支，并形成终末芽 [42, 43]。在骨骼中，雌激素可以促进骨骼的成熟和骨密度的维持 [44]。与男性相比，绝经前妇女心血管疾病发病率的差异表明雌激素可能具有心脏保护作用，有证据表明雌激素降低了血清胆固醇水平，对血清脂蛋白谱有积极影响 [45]。这与妇女健康倡议研究的结果至少有部分矛盾，该研究显示接受激素替代治疗的绝经后（登记时平均 63 岁）妇女心血管事件有少量但显著增加 [46, 47]。一些但不是全部的证据也表明，雌激素在中枢神经系统的作用与防止认知老化和降低阿尔茨海默病风险有关 [48, 49]。

由于发现至少有两个雌激素受体，并且这些受体在没有激素的情况下可以被激活，单纯的雌激素清除不足以评估体内特定受体的生物学作用。通过胚胎干细胞中同源重组产生的 ERα 基因断裂而产生的 ERα 缺失小鼠（称为 ERKO）已被用于评估该受体在体内的作用 [50, 51]。缺乏 ERα 的雄性和雌性小鼠均能存活；雌性小鼠不育，而雄性小鼠的生育能力降低。尽管产前生殖道发育正常，但在成年动物中发现了一些生殖道异常，包括子宫发育不全和缺乏黄体的充血性卵巢。此外，这些动物对雌二醇没有表现出特征性的反应，包括子宫湿重增加和阴道角化。动物的骨密度降低，性腺激素水平升高，表明下丘脑和垂体水平的负反馈控制丧失 [44]。因此，雌激素的这些作用似乎是由 ERα 介导的，ERβ 不能替代。

由于同源重组技术而缺乏 ERβ 的小鼠是可存活的，并且发育正常，正如 ERα 和 ERβ 表达模式的差异所预期的那样，ERβ 基因敲除（BERKO）小鼠的表型与 ERKO 小鼠不同 [51, 52]。雌性 BERKO 小鼠由于卵泡成熟受损而降低了生育能力，如稀疏的黄体所证明，这似乎是由于卵巢固有的缺陷，而不

是像 ERKO 动物那样由垂体产生的黄体生成激素过度刺激卵巢。雄性 BERKO 小鼠是可育的，但有前列腺增生的迹象 [53]。只有雌性 BERKO 小鼠表现出骨表型，包括骨长度增加和皮质骨矿物质含量增加 [44]。综合起来，分析 ERα 和 ERβ 敲除鼠提示这两种受体在于生理作用截然不同，功能上两者不能相互替代。因此，雌激素的整体效应是由这两种不同受体介导的一系列活动以及这些配体的非基因组效应（见下文）引起的。

（一）雌激素受体激动药和拮抗药

激动药结合 ER 诱导构象变化，有利于解离热休克蛋白、受体二聚化，并结合到 DNA。与雌二醇竞争结合雌激素受体并对抗其活性的合成化合物已被开发出来，这些化合物在了解雌激素受体功能和乳腺癌治疗中都具有重要的临床意义。

针对 ERα 的抗雌激素根据其活性可分为两大类 [54, 55]。Ⅰ 型抗雌激素具有混合雌激素 / 抗雌激素活性，Ⅱ 型化合物为纯拮抗药。三苯氧胺及其含有核心的三苯氧胺结构和苯并噻吩、雷洛昔芬的相关衍生物是 Ⅰ 型抗雌激素的例子（图 127-2）。这些化合物诱导受体二聚化和 DNA 结合。在某些情况下，它们产生转录不活跃的复合物，而在另一些情况下，它们作为弱激动药发挥作用。这种反应的本质是细胞、组织和靶基因特异性的，这些化合物通常被称为选择性雌激素受体调节剂（SERM）。例如，三苯氧胺在子宫内具有雌激素样活性，但在正常乳腺和许多乳腺肿瘤中具有抗雌激素作用 [56]。虽然血清不能诱导 AF2 功能，但它们并不阻断 AF1 活性。因此，在 AF1 激活的条件下，SERM 可以作为部分激动药发挥作用。相反，在 AF2 功能占主导地位的情况下，它们是有效的拮抗药。激动药和 Ⅰ 型拮抗药之间反应的差异与激动药结合受体有效招募 p160 共刺激因子的能力相关，而拮抗药结合受体更倾向于招募共抑制因子。比较含有雌二醇或 Ⅰ 型拮抗药的 ERα 配体结合区的 X 射线晶体结构，发现雷洛昔芬结合 [57] 或 4- 羟基三苯氧胺结合 [58] 取代了一个关键的 α- 螺旋，即螺旋 12，阻断 p160 共刺激因子与受体共刺激因子结合面相互作用的位置。在拮抗药结合受体抑制转录的过程中，共抑制因子发挥了积极的作用，这一发现得到了支

持，在共抑制因子水平较低的条件下，SERM 可以起到激动药的作用[36, 37, 59]。

以 ICI 164384 和 ICI 182780 为代表的 II 型拮抗药是雌二醇的 7α- 取代衍生物，通常被认为缺乏任何激动药活性，只能微弱地促进 DNA 结合[54]。此外，这些拮抗药促进 ER[55] 的快速降解，因此被称为选择性雌激素受体降解剂（SERD）。结合到 ICI 164384 的 ERβ 的晶体学分析揭示了一种结构，其中不形成受体的共激活子结合槽。因此，这些药剂的纯拮抗药性质是抑制受体表达以及阻断任何剩余受体的 AF2 活性的结果。

大多数 ER 拮抗药的研究主要集中在 ERα 的反应上。ERβ 的研究表明，ERα 和 ERβ 对抗雌激素的反应存在差异。虽然激动药通常起到刺激两种受体转录活性的作用，但效果略有不同，SERD 对这两种受体都起到纯拮抗药的作用，而 ERα SERM 如三苯氧胺似乎是 ERβ 的纯拮抗药，正如在含有 ERE 的报告基因上所测得的那样[60]。

（二）雌激素受体的作用与共有反应元件无关

尽管通过雌激素受体 α 结合经典雌激素反应元件诱导的雌激素受体的作用是最广泛的特征，越来越多的证据表明类固醇受体也通过与其他转录因子的相互作用发挥作用。例如，ER 可以通过与 Sp1 转录因子的相互作用间接调节基因表达[61]。已经描述了诱导转录和抑制转录的相互作用。ERα 还可以通过与 fos/jun 复合物结合诱导 AP-1 位点的转录[62]。在这些条件下，雌二醇和三苯氧胺等 SERM 都可以作为 ERα 的激动药。ERβ 在 AP-1 元件上的作用似乎不同，与雌二醇结合的 ERβ 抑制 AP-1 依赖的基因表达，而 I 型拮抗药他莫昔芬和雷洛昔芬以及 II 型拮抗药 ICI 164384 在此元件上起激动药的作用[63]。除此之外，拮抗药还起激动药的作用，有关于拮抗药结合受体刺激 ERα 依赖性基因表达的报道[64]。很明显，被定义为 ER 激动药和拮抗药的化合物的作用并不像先前设想的那样简单。

（三）雌激素受体与基因组的相互作用

雌激素敏感细胞的广泛 RNA 分析清楚地证明 ERα 对基因表达的调控是细胞类型依赖的。例如，ERα 在 MCF-7 乳腺癌细胞中增加 *c-myc* 的表达，但在 U2OS 骨肉瘤（骨）细胞中不增加[65]。ERα 作用特异性的一个重要决定因素是细胞环境调节 ERα 结合位点选择的能力[65, 66]。ERα 仅与位于基因组内的一小部分雌激素反应元件结合[19, 67]，大部分 ERα 基因组结合位点（即 ERα 顺位体）不包括雌激素反应元件，而是反映了其他 DNA 结合因子的位点，如 AP1[19]。现在我们认识到 ERα 相互作用由于基因组依赖于与浓缩染色质相互作用的其他 DNA 结合蛋白，称为先锋因子[68]。这些因子调节染色质的可及性，从而调节 ERα 与 DNA 结合，并调节基因表达的能力。例如，FOXA1 先锋因子的敲除抑制了 ERα 与基因组调控位点的结合，相应地 ERα 靶基因的表达大大降低[67, 69]。其他 ERα 的先锋因子包括 TLE1、AP2γ、GATA4 和 PBX1[68]。

四、孕激素受体作用

孕激素是女性生育所必需的，在女性生殖过程中起着多种作用。由于 PR 的表达是由激活的 ER 诱导的，因此很难区分 ER 和 PR 对生物反应的贡献。根据 PR 的分布，孕激素作用的可能靶点包括卵巢、子宫、乳腺和大脑。与此一致，在这些器官中观察到对黄体酮反应的生物变化，PR 无效（基因敲除）小鼠在这些部位表现出改变的表型。在子宫中，PR 在子宫内膜的上皮细胞和基质细胞以及子宫肌层中都有表达[70, 71]。在正常月经周期中，孕激素对抗上皮细胞中雌激素的增殖作用，但在黄体期后期似乎刺激基质细胞的生长[71]。与此一致，PR 在子宫内膜的上皮细胞和基质细胞中都有表达，雌激素和孕激素联合治疗的 PR 敲除小鼠子宫形态学上与单纯雌激素治疗的正常小鼠子宫相似。子宫比正常子宫大，充满液体，含有增生的上皮和增大的子宫内膜腺[72, 73]。有趣的是，有证据表明炎症支持孕激素在抑制炎症中的额外作用。最近的研究显示子宫上皮和间质室之间存在复杂的 PR 介导的旁分泌信号[74]。上皮 PR 不是孕激素介导的对抗雌二醇介导的子宫重量增加或孕激素介导的间质生长所必需的，但它是抑制雌二醇介导的上皮细胞增殖、用于生育和着床等多种功能所必需的[75]。孕激素也是正常卵巢功能所必需的，用 PR 拮抗药 RU486 治疗可阻止排卵[71]。对 PR 敲除小鼠的研究表明，PR 作用是从卵巢释放卵泡和产生黄体所必需的 [72, 73]。因此，雌性 PR 敲除小鼠不育。

孕激素对乳腺的最初发育和分化以及妊娠后的进一步发育都是必需的。正常小鼠的腺体经历了广泛的生长、分支和小叶发育，而 PR 敲除小鼠的导管发育和分支则大大减少。此外，没有小叶发育 [72, 73]。PR 介导 PR 在小鼠乳腺中作用的主要靶点之一是 RANKL [76]。新的研究表明，PR 介导的 RANKL 诱导也在孕激素依赖性增加人类乳腺增生中发挥作用 [77]。在女性中，在黄体晚期和孕激素水平高的妊娠期有较高的上皮增生率 [71]。孕激素还可以防止怀孕期间乳汁蛋白、α- 乳清蛋白和酪蛋白的过早合成 [71]。孕激素在改变乳腺癌风险中的作用是复杂的。然而，有证据表明，由于早孕（＜ 20 岁）而接触高水平孕激素可降低患乳腺癌的风险 [78]；有证据表明，绝经后妇女联合雌激素和孕激素替代疗法可增加患乳腺癌的风险 [79]。这两种情况均可在啮齿动物身上模拟。用孕激素预处理 Wistar Furth 大鼠可减少致癌物（甲基亚硝基脲）诱发的乳腺癌的发生 [80]。另一方面，PR 敲除（PRKO）小鼠对致癌物 [7, 12- 二甲基苯并（a）蒽] 诱发的乳腺肿瘤的敏感性较低 [81]，PR 拮抗药米非司酮的敏感性较低，预防 BRCA1/p53 基因缺陷小鼠乳腺肿瘤的诱导 [82]。

孕激素在妊娠的着床和维持中起着多种作用。孕激素的早期作用包括刺激负责透明带溶解的降解酶的合成，刺激促进着床和生长的生长因子的产生 [71]。与这些发现一致，PR 敲除小鼠的子宫基质细胞不能蜕膜、小鼠不育，以及野生型胚胎不会植入伪孕 PR 无效小鼠体内 [72, 73]。因此，卵巢和子宫都有缺陷。

孕激素也会降低子宫肌层收缩力 [71]，这对防止胎儿排出非常重要。这是通过调节细胞内游离钙水平和减少促进收缩因子的表达来实现的。在各种动物模型中的研究表明，孕激素通过诱导降钙素和减少钙转运蛋白、钙结合蛋白 -D9K 来防止细胞内钙水平的升高。此外，孕激素降低前列腺素的表达，导致催产素受体的表达降低。PR 拮抗药 RU486 刺激前列腺素合成的能力有助于 RU486 的流产活性。孕激素还诱导松弛素的表达，进一步促进肌层收缩力的降低。

如前所述，已确定 PR 的两种主要形式，即 PR-A 和 PR-B。表达 PR 的细胞通常表达这两种形式，尽管比率可能不同。据报道，PR-A 和 PR-B 的水平和比例在月经周期和某些肿瘤中都有变化。尽管这些形式具有共同的序列，但除了 B 的 N 末端的 164 个氨基酸是这种形式所特有的以外 [17]，氨基酸的活性是完全不同的。在大多数情况下，PR-B 是一种比 PR-A 更好的转录激活药。然而，这种反应在某种程度上是细胞类型特异性的 [83, 84]。最有说服力的证据表明，这两种形式具有独特的功能来自于只表达 PR-B（PRAKO）或 PR-A（PRBKO）的基因工程小鼠。PRAKO 小鼠的乳腺发育正常，子宫的表型与 PR 缺乏的动物相似 [85]。相反，PRBKO 小鼠的乳腺分化异常，但子宫发育正常 [85]。

孕激素受体拮抗药和激动药的作用

PR 的天然配体是孕激素。虽然没有已知的天然拮抗药，但合成化合物，如 RU486（图 127-2）作为拮抗药起作用，在阐明受体功能和临床应用中具有重要意义。在没有激素的情况下，含 PR 的热休克蛋白复合物与自由受体处于动态平衡状态，并有解离和再结合的循环 [8]。激素结合引起构象变化，阻止受体与热休克蛋白再结合。比较不同甾体受体家族成员在有配体和无配体情况下的配体结合区结构，发现存在着明显的构象变化。最显著的变化是最羧基末端 α 螺旋（螺旋 12）从相对开放的位置移动到覆盖激素结合袋的位置 [58]。

拮抗药与激动药竞争结合受体，从而阻断激素诱导的活性。就 PR 而言，已经确定了两种类型的拮抗药 [86]；纯拮抗药阻断激动药的活性，单独使用时缺乏任何活性，而部分拮抗药在激动药存在时降低活性，但具有低水平的内在活性。部分拮抗药的活性常常依赖于细胞类型和靶基因。RU486（米非司酮）是一种部分拮抗药，用于诱导流产。拮抗药的鉴定是经验性的，由于拮抗药诱导 DNA 结合，在发现共刺激因子和共抑制因子之前，未能诱导转录的分子基础是未知的。如前所述，诱导一个构象的能力，招募一个共刺激因子在激素诱导转录活性的能力中起着重要作用。相反，诱导结合共抑制因子构象的配体充当拮抗药。RU486 和其他拮抗药可显著改变螺旋 12 的方向，抑制 PR 与共刺激因子的相互作用，促进与共抑制因子的相互作用。

五、甾体受体与细胞信号通路的相互作用

　　甾体受体信号与其他细胞信号通路之间存在着广泛的相互作用。类固醇受体及其共刺激因子是磷蛋白，其活性取决于其磷酸化[87]。此外，类固醇受体通过与这些途径中的衔接分子、激酶和 G 蛋白的蛋白质－蛋白质相互作用（在某些情况下，激活）激活选定的细胞信号通路，以及作为基因调控区内激素反应元件激酶定位的支架[88, 89]。ER 和 PR 都在多个位点上磷酸化，并且通过激动药处理，这些位点的磷酸化通常增加[26, 87]。此外，如 p160 蛋白和 CBP 的共刺激因子是磷酸化蛋白。受体和共刺激因子中的许多磷酸化位点都含有序列基序 Ser Pro，这表明参与调控的激酶是脯氨酸导向的激酶，如细胞周期蛋白依赖性激酶或有丝分裂活化蛋白激酶（MAPK）。与此一致，这些激酶活性的调节改变了受体活性。

　　细胞信号通路影响类固醇受体活性的最显著证据是发现一些细胞信号通路的激活减少或消除了对激素的需要。尽管一些类固醇受体在缺乏激素的情况下似乎没有被激活，但有许多研究表明，雌激素受体可以通过细胞信号通路的改变被激活。在体内和细胞培养模型中，EGF 均可激活 ERα[90, 91]。诱导 ER 激活的其他分子包括 cAMP、多巴胺和 IGF-1[92-94]。有证据表明，受体和（或）共同调节器磷酸化是激活 ERα 所必需的，而基因靶点是细胞信号通路、受体和细胞类型所特异的[95, 96]。尽管配体无关的途径对体内整体 ER 作用的贡献意义尚不清楚，但很明显，细胞信号通路可以增强受体对配体的反应。激酶活性刺激剂既能增强激动药的活性，又能使他莫昔芬等拮抗药发挥激动药的作用。这种现象的一个临床相关例子是发现 Her2/neu 的过度表达（激活 MAPK）可引起他莫昔芬抵抗。

　　与 ER 相比，在缺乏激素的情况下，人类 PR 对细胞信号通路的反应不如 ER 广泛。然而，蛋白激酶 A 和 C 的激活药刺激激素依赖性活性。此外，用 8-Br-cAMP（蛋白激酶 A 的激活药）治疗可使 RU486 在 T47D 乳腺癌细胞中起到激动药的作用[97]。

尽管这种作用的机制尚未完全阐明，但 8-Br-cAMP 治疗可减少 RU486bound 受体与共抑制因子的相互作用[35]。细胞周期蛋白依赖性激酶（Cdk）活性最近被认为与调节人类 PR 活性有关。细胞周期素 A2 的过度表达刺激 PR 活性，而 Cdk 抑制药或 Cdk1、Cdk2 的耗竭使用 siRNA 会降低 PR 活性[98, 99]。与这一发现一致，PR 活性随细胞周期的变化而变化，在 S 期转录活性最高[100]。有趣的是，在正常乳腺中，PR 在非增殖细胞中表达，而 PR 阳性的乳腺癌细胞则会增殖。这些细胞群中激酶活性的差异可能有助于 PR 在这些细胞类型中的独特功能。

　　类固醇也在激活细胞信号转导通路中发挥作用，这些途径可以介导不涉及转录的重要生物反应[101]。越来越多的文献详细介绍了 ER 激动药和拮抗药快速（≤5min）改变多种细胞内信号分子活性的能力，如 src 激酶、蛋白激酶 B（Akt）和丝裂原活化蛋白激酶，或钙、一氧化氮或 cAMP 等第二信使的水平[101]。这些事件独立于 ER 改变基因表达的能力，因此被称为非基因组或核外作用。例如，雌二醇刺激内皮细胞 ER，与小窝质膜相关，导致小 G 蛋白、Gαi 的激活，从而导致刺激 Erk、磷酸肌醇 3 激酶和一氧化氮合酶。后一种酶产生一氧化氮，诱导血管平滑肌舒张，并促进内皮细胞的迁移和增殖[102]。此外，不能进入细胞核的雌激素树状大分子结合物促进内皮细胞反应的能力为非核雌激素信号提供了进一步的证据[103]。雌二醇的快速作用不仅限于心血管系统，而且在其他情况下也有证据表明这种非基因作用，包括促进骨量[104] 和调节胰岛素分泌[105]。

　　孕激素还可以激活细胞信号转导途径。PR 氨基末端富含脯氨酸的区域能够与 src（及相关激酶）相互作用并激活 src，从而激活下游 p42/p44-MAPK 并诱导细胞周期蛋白 D1[89]。这种激素依赖性激活发生在细胞质中。由于亚细胞定位的差异（PR-A 似乎是唯一的细胞核，而 PR-B 的一部分存在于细胞质中），这种活性是 PR-B 亚型所特有的。对于这两种激素，需要注意的是激素依赖的非基因组信号通路可以导致激素受体、共刺激因子和共抑制因子磷酸化状态的改变，从而改变它们各自的转录控制潜能。因此，ER 和 PR 的净转录产物反映了类固醇诱导的快速信号转导的整合，以及配体对受体及其随

后的辅调节因子募集的直接作用。

六、总结

虽然 ER 和 PR 是激素激活的转录因子，但最近的研究表明，有许多因素将决定它们对激素的反应。这些包括受体的水平和类型（ERα 和 ERβ、PR-A 和 PR-B）、细胞信号通路的激活状态、细胞内共刺激因子和共抑制因子的补体以及靶基因。图 127-5 包含了受体作用的当前模型，描述了激素、细胞信号通路和受体活性中的共刺激因子的作用。

这些发现导致了对不受细胞信号通路影响的拮抗药的探索。此外，在需要雌激素或孕激素作用的组织中具有激动药活性，但在激动药活性有害的组织中缺乏活性或作为拮抗药的选择性激动药正在寻找，ERα 和 ERβ 选择性激动药和拮抗药也是如此。最后，全基因组方法提供了与类固醇受体相互作用并控制其与基因组相互作用的蛋白质的全面视图。这有望提供对这些转录因子的组织和基因选择活性的更全面的了解，这些转录因子可用于开发新的选择性 ER 和 PR 激动药。

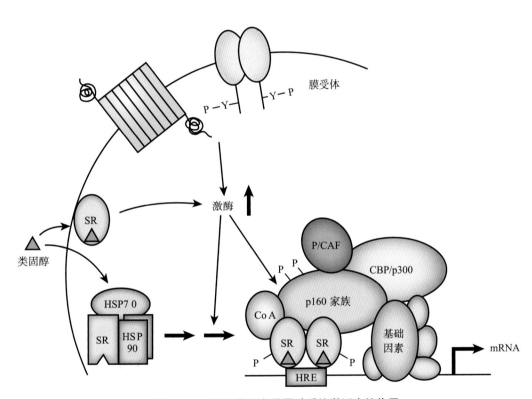

▲ 图 127-5　信号通路在类固醇受体激活中的作用

生长因子和其他激素与其膜受体（G- 蛋白耦联或酪氨酸激酶）相互作用，诱导信号转导通路，导致细胞内激酶活性增加。活性激酶可以磷酸化（P）甾体受体、p160 家族成员和其他与甾体受体和 p160 家族成员相互作用的共刺激因子蛋白。此外，激素与位于质膜或细胞质中的类固醇受体结合可促进受体与多种蛋白（包括激酶）的相互作用，因此类固醇可刺激细胞信号传导途径。在这两种情况下，类固醇受体和共刺激因子磷酸化的变化可以改变蛋白质 - 蛋白质的相互作用并影响基因转录的整体水平。SR. 类固醇受体；HSP. 热休克蛋白；CoA. 共刺激因子；CBP. CREB 结合蛋白；pCAF. p300-CBP 相关因子；HRE. 激素反应元件

第 128 章　乳腺发育的激素调控
Hormonal Control of Breast Development

Jose Russo　Irma H. Russo　**著**
陈小宇　**译**

要　点

◆ 青春期乳腺尚未分化，只有足月妊娠才能诱导小叶完全发育或细胞分化。

◆ 绝经后经产妇的乳腺表现出足月妊娠导致的特征性表现。

◆ 妊娠的某些基因组特征对乳腺癌有预防作用，首次揭示了乳腺分化过程主要集中于染色质重塑。

◆ 妊娠通过染色质重塑对乳腺分化的保护作用改变了控制基因抑制的特定非编码序列和控制剪接体的基因的表达。这两个过程在基因组和转录后水平上都是一种保护机制，能维持转录忠实性。

一、下丘脑垂体对卵巢功能和乳腺发育的影响

在未孕女性中，乳腺的发育受到卵巢的严格调控。尽管青春期通常被认为是卵巢功能的起点，但实际上卵巢发育是一个循序渐进的过程[1]。调控卵巢功能的复杂机制涉及促性腺激素释放激素、黄体生成素（LH）、卵泡刺激素（FSH）、抑制素、激活素和卵泡抑素、生长激素（GH）和催乳素[2]。卵巢在胎儿发育后期和出生后短时间内是活跃的，然后保持相对静止直到青春期启动。此时，在雌激素和生长激素的影响下，乳腺导管开始延长、分支[3,4]。在卵巢切除的小鼠中，生长激素能直接刺激导管的生长，其确切的作用机制尚不清楚，可能是在局部通过胰岛素样生长因子(IGF-1)起作用。但是正常导管发育需要雌激素和孕激素分别激活乳腺中的雌激素受体α（ER）和孕激素受体（PR）。雌二醇可能通过 ER 介导的作用在局部刺激 DNA 合成和芽的形成。催乳素另有其用，但其具体作用尚不清楚。乳腺对这些复杂的激素和代谢相互作用的反应导致了乳腺的发育和变化，从而永久性地改变了乳腺的结构和生物学特性[3,4]。乳腺对特定激素的反应有选择性，这取决于腺体发育过程中的一些特异性的局部差异，从而调节细胞增殖或分化的表达。此外，内分泌干扰物也会影响乳腺的发育。

二、青春期

尽管乳腺的主要变化是从青春期开始的，但成年期还会继续发展，腺体的最终组织形态个体差异很大[3]。乳腺发育可以通过乳房的外观或乳腺的面积、体积、分支程度或腺体分化程度如小叶类型来判定。

青春期始于性改变初现，终于性成熟。Telarche 把乳芽出现定义为青春期启动的最早表现，白人女性出现的平均年龄为 11.2 岁（标准差 0.7），美国黑人女性出现的平均年龄为 10.2 岁[6,7]。随着青春期的临近，初级哺乳动物的腺体组织及其周围基质开始表现出生长活性[3-5]。这种腺体的增加是由初级和次级导管束的生长和分裂导致的（图 128-1A）。这些小管以两种形式进行生长和分裂。第一种是现有管道重复分叉，这一过程被称为二分法，源自希腊语 dichotomous（一分为二）。第二种是在扩张的导管基

底上，这一过程被称为合轴生长（sympoidal），源自希腊语中的词根 syn（图 128-1B）。

导管生长、分支并形成棒状的末端芽。这些结构又给新的分支、细支和小导管或肺泡芽提供了起源。我们用术语"肺泡芽"来描述形态上比末端芽更发达，但比成熟结构（称为腺泡）的末端结构更原始的结构。肺泡芽聚集在末端导管周围，形成 1 型小叶或初生小叶（图 128-1C）。每簇由大约 11 个肺泡芽组成。女性乳腺内小叶的形成发生在月经初潮后的 1~2 年内。乳腺的完全分化是一个循序渐进的过程，需要数年的时间。在某些情况下，如果不能妊娠，乳腺就不能完全分化。

三、成熟乳腺

对成年女性正常乳腺组织的研究中发现了另外两种更成熟的小叶类型，分别被定义为 2 型和 3 型（图 128-1D 和 E）。从 1 型到较成熟的 2 型和 3

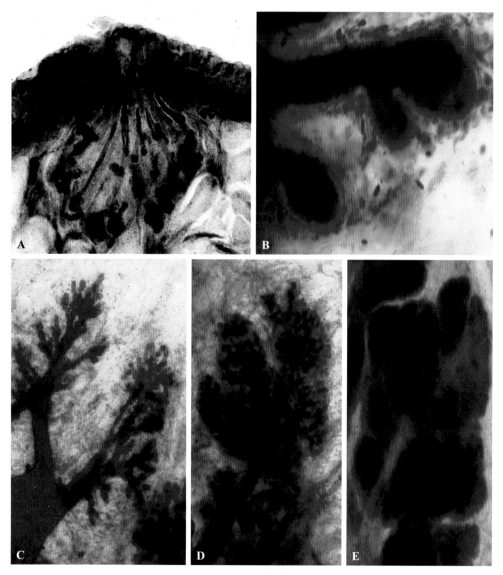

▲ 图 128-1　乳腺发育

A. 女性出生时的乳腺由几个排泄管组成，末端为末端导管。插图的细节显示了棒状的末端芽，从该芽开始延伸，进一步分裂成原始导管。甲苯胺蓝（25×）。B. 在女性青春期开始之前，导管以二分法和合轴的方式生长、分裂，球形末端芽从导管中萌芽，新的分支和细支从末端和侧面的末端芽中发育。甲苯胺蓝（25×）。C. 18 岁未产妇完整乳腺组织中的 1 型小叶。甲苯胺蓝（25×）。D. 24 岁未产妇完整乳腺组织中的 2 型小叶。甲苯胺蓝（25×）。E. 35 岁经产妇完整乳腺组织中的 3 型小叶。甲苯胺蓝（25×）

型的过渡代表了一个渐进的过程，新肺泡芽的数量在不断增加。2 型和 3 型小叶中，新的肺泡芽被称为导管。1 型小叶中大约有 11 个，2 型小叶中大约有 47 个，3 型小叶中大约有 80 个（图 128-2 和表 128-1）。数量的增加随之而来的就是小叶体积的增大、单个结构体积的减小[3, 8]。

（一）未产妇

这些女性的乳腺组织包含更多的未分化结构，例如终末导管和 1 型小叶，偶尔也可见 2 型和 3 型小叶。除非妊娠，否则这种模式在整个育龄期都保持不变。2 型小叶在育龄期早期以中等数量存在，23 岁以后急剧下降，而 1 型小叶的数量仍保持较高水平。这一现象表明一定比例的 1 型小叶可能发展成了 2 型小叶，但是发展为 3 型的 2 型小叶的数量则明显低于经产妇。

表 128-1　人乳腺小叶结构的特征

结　构	小叶面积*（μm²）	每个小叶内小管的数量†	每个截面内细胞的数量‡
1 型小叶	48±44	11.2±6.3	32.4±14.1
2 型小叶	60±26	47.0±11.7	13.1±4.8
3 型小叶	129±49	81.0±16.6	11.0±2.0

*. 所有对比均采用 t 检验。1 型小叶与 3 型小叶及 2 型小叶与 3 型小叶的面积有显著差异（$P < 0.005$）

†. 各组之间两两对比，每个小叶的小管数量都有显著差异（$P < 0.01$）

‡.1 型小叶每个截面内细胞的数量和 2 型小叶、3 型小叶都有显著差异（$P < 0.01$）

引自 Russo J, Rivera R, Russo IH: Influence of age and parity on the development of the human breast, Breast Cancer Res Treat 1992;23:211–218.

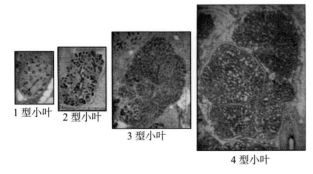

▲ 图 128-2　HE 染色、相同倍数放大（2.5×）的 1 型、2 型、3 型、4 型小叶

（二）经产妇

经产妇乳腺的主要结构是终末分化的小叶（3 型）。3 型小叶的数量在育龄期早期达到高峰，40 岁之后下降。14—20 岁妊娠史和 3 型小叶数量的显著增加有关，这些 3 型小叶在 40 岁之前是主要的结构形式。40 岁之后，3 型小叶会退化为 1 型小叶，数量减少[9]（图 128-3）。

四、乳腺中雌激素受体和孕激素受体阳性细胞的分布和细胞增殖的关系

尽管乳腺受到多种激素和生长因子的影响[10-17]，但雌激素仍被认为在促进正常乳腺上皮细胞和肿瘤性乳腺上皮细胞的增殖中起主要作用[18-24]。雌激素可能通过至少 3 种不同机制影响乳腺上皮细胞的增殖活性，包括受体介导的直接刺激[19, 25-32]、自分泌 / 旁分泌环的间接作用、中断负反馈因子的作用（如雌激素能清除血清中一种或多种抑制因子的作用）[21, 33]。但这些机制在乳腺正常分化和发育中的

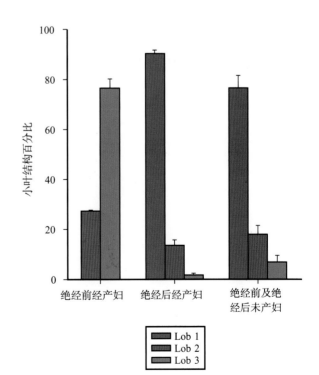

▲ 图 128-3　绝经前经产妇、绝经后经产妇和绝经前及绝经后未产妇乳腺中小叶结构百分比。Lob1. 1 型小叶；Lob2. 2 型小叶；Lob3. 3 型小叶

作用，或在肿瘤起源和进展的过程中的作用都尚未被详细阐明。

最近，随着编码第二种类型雌激素受体（ERβ）基因的克隆，其复杂程度大大提高。该受体存在于大鼠、小鼠和人类体内，对雌二醇的亲和力类似于经典的雌激素受体（现被定义为 ERα）[34-36]。细胞增殖对乳腺的正常生长发育是必不可少的。正常上皮既有孕激素受体，又有雌激素受体，这也证实了受体介导机制在乳腺发育的激素调节中起主要作用。最近，ERα 和 PR 在乳腺发育中的重要作用在缺乏功能性受体的基因敲除小鼠中被证实。ERα 基因敲除小鼠上皮细胞的增殖和分支都严重受损。PR 基因敲除小鼠有明显的导管发育，但树枝状结构减少、小泡分化消失。

我们对啮齿动物和人类乳腺上皮细胞增殖活性的研究表明，细胞分裂随着乳腺实质的分化程度而变化 [10-13, 18, 39-41]。女性细胞增殖水平最高的是未分化的 1 型小叶（Lob 1），它存在于年轻未产妇的乳腺中 [10-13, 18]。1 型小叶逐渐分化为 2 型和 3 型小叶后，乳腺上皮细胞增殖活性降低 [9-11]。进一步分化为 4 型小叶，则呈现出妊娠晚期和哺乳期乳腺组织的特征，其增殖活性进一步降低。

小叶分化、细胞增殖和乳腺上皮对激素的反应性之间的关系刚刚开始被逐步揭示。一个重要的发现是乳腺小叶结构中雌激素受体 α 和孕激素受体的含量与细胞增殖率呈正比。增殖率和受体含量在未分化的 1 型小叶中最高，在 2 型、3 型和 4 型中逐渐减少。

用 Ki67 免疫组化技术可以检测组织中的增殖细胞。阳性细胞百分比最高的是成人乳腺的 1 型小叶（图 128-4 和表 128-2）；2 型小叶的阳性细胞百分比降低了 3 倍；3 型小叶的阳性细胞百分比降低了 10 倍（图 128-4A 至 C 和表 128-2）。增殖细胞几乎仅见于导管和小叶的上皮内，而在肌上皮、小叶内和小叶间质中仅偶见阳性细胞。用 ER 和 PgR 抗体孵育的组织中可以观察到相似的反应模式。阳性细胞仅见于上皮细胞，1 型小叶中阳性细胞最多。2 型和 3 型小叶中阳性细胞数量逐渐减少（图 128-4 和表 128-2）。

用 Ki67 和 ER 或 PgR 双重染色的方法可以在相同组织内定量观察增殖细胞和受体阳性细胞之间

的空间关系。这可以通过双色或免疫荧光技术来实现。1 型小叶中 ER 和 PgR 阳性细胞的百分比差异并不显著，分别为 7.5% 和 5.7%（表 128-2）；2 型小叶中 ER 和 PgR 阳性细胞的百分比分别降低到 3.8% 和 0.7%；而在 3 型小叶中，其数量变得微乎其微（表 128-2）。随着小叶分化的进行，Ki67、ER 和 PgR 阳性细胞百分比的进行性减少有些相似之处（图 128-4C）。但是，Ki67 阳性细胞和 ER、PgR 阳性细胞并不完全相同（图 128-4B 和 C，表 128-2）。Ki67 和 ER 均呈阳性的细胞（Ki67+ER）在 1 型小叶中占极少数，小于 0.5%，在 2 型和 3 型小叶中甚至更少（表 128-2）。该技术中的双重反应性是通过细胞核的深紫-棕色染色来确定的。1 型小叶中 Ki67 和 PgR 抗体双重标记（Ki67+PgR）的细胞百分比低于双标记 ER 阳性细胞的百分比（表 128-2）。

免疫组化方法检测到的正常乳腺组织中 ER 和 PgR 含量随着小叶发育程度的变化而变化，与同一结构的细胞增殖率呈线性关系。利用双重标记免疫组化技术可以确定受体阳性细胞群是否和增殖细胞群（即 Ki67 阳性细胞）相同。显然情况并非如此，正如其他学者所报道的 [42]，增殖细胞和 ER、PgR 阳性细胞并非同一种细胞，这一发现表明雌激素通过间接机制调控细胞增殖。一个可能的解释是，ER 阳性细胞对雌激素的反应是增加生长因子的合成，生长因子通过旁分泌途径作用于邻近的 ER 阴性细胞。这种旁分泌现象同样能用雌激素处理的 ER 阳性细胞的上清液来证明，该上清液能刺激带有 ER 阴性乳腺癌移植物的裸鼠体内和体外 ER 阴性细胞的生长 [43, 44]。旁分泌机制也可以解释对细胞增殖的抑制。ER 受体阳性细胞经过抗雌激素治疗后分泌转化生长因子（TGF）α，TGFα 能抑制 ER 阴性细胞的增殖。

与构成正常乳腺的 2～4 型小叶相比，1 型小叶的增殖活性及 ER 和 PgR 阳性细胞的百分比最高。这些发现从机制上解释了这些结构在体外更容易被化学致癌物转化 [45, 46]，也支持 1 型小叶是导管癌起源的观察结果 [47]。然而，ER 阳性乳腺癌和 ER 阴性乳腺癌之间的关系尚不清楚 [48-50]。有人提出，ER 阴性乳腺癌可能是由于 ER 阳性肿瘤在临床演变过程中细胞合成 ER 的能力丧失所致，或者 ER 阳性和 ER 阴性乳腺癌可能有不同的组织来源 [50]。假设

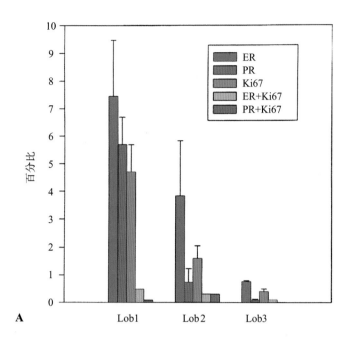

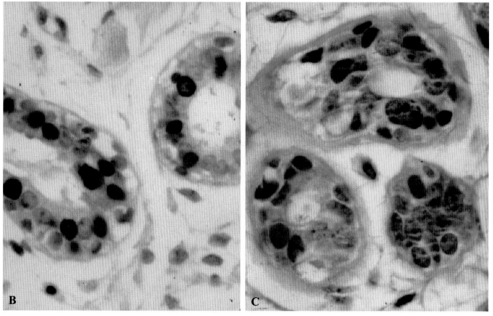

▲ 图 128-4　人类乳腺中的 Ki67+ 细胞

A. 雌激素受体（ER）、孕激素受体（PgR）和 Ki67 阳性细胞的百分比，以及 ER 和 Ki67（ER+Ki67）双阳性细胞的百分比或 PgR 和 Ki67（PgR+Ki67）双阳性细胞的百分比（纵坐标）。Lob1. 1 型小叶；Lob2. 2 型小叶；Lob3. 3 型小叶。B. 导管内单层上皮中的 Ki67 阳性细胞和 ER 阳性细胞（40×）。C. 导管内单层上皮中的 Ki67 阳性细胞和孕激素受体阳性细胞。切片用 3, 3′- 二氨基联苯胺（DAB）/ 碱性磷酸酶染色，浅苏木素复染（40×）

1 型小叶至少包含 3 种细胞类型，包括无增殖能力的 ER 阳性细胞、有增殖能力的 ER 阴性细胞，以及一小部分可以增殖的 ER 阳性细胞（图 128-5）。因此，雌激素可能刺激 ER 阳性细胞产生生长因子，进而刺激邻近的 ER 阴性细胞增殖（图 128-5）。在相同的条件下，ER 阳性且有增殖能力的小部分细胞

可能是 ER 阳性肿瘤的来源，也有可能源自 ER 阴性细胞向 ER 阳性细胞的转化。已有研究报道称 ER 阴性细胞能转化为 ER 阳性细胞[51, 52]。新发现的 ER β 使那些传统意义上认为 ERα 阴性的细胞可能是 ERβ 阳性细胞[34, 35]。最近研究发现 ER 在 ER 阴性的人乳腺上皮的永生化和转化过程中表达，这也支持受体

表 128-2　人类乳腺小叶结构中 Ki67 阳性、ER 阳性和 PgR 阳性细胞的分布

小叶类型	细胞数量	Ki67	ER	PgR	Ki67+ER	Ki67+PgR
1 型小叶	19 339[a]	4.72±1.00[de]	7.46±2.88[h]	5.70±1.36[k]	0.48±−0.28[n]	0.09±0.01[o]
2 型小叶	8490[b]	1.58±−0.45[f]	3.83±2.44[i]	0.73±−0.57[l]	0.31±−0.21	0.28±−0.27
3 型小叶	17 750[c]	0.40±0.18[g]	0.76±−0.04[j]	0.09±0.04[m]	0.01±0.01	0.01±0.01

a. 12 位志愿者乳腺组织样本中 1 型小叶内的细胞总数
b. 5 位志愿者乳腺组织样本中 2 型小叶内的细胞总数
c. 3 位志愿者乳腺组织样本中 3 型小叶内的细胞总数
d. Ki67 阳性细胞百分比代表增殖活性，以平均值 ± 标准差表示。1 型小叶（e）和 2 型小叶（f）（$t=1.98$; $P<0.05$）、2 型小叶（f）和 3 型小叶（g）（$t=2.27$; $P<0.04$）、1 型小叶（e）和 3 型小叶（g）（$t=2.56$; $P<0.01$）之间有显著差异
1 型小叶（h）和 2 型小叶（i）（$t=2.04$; $P<0.05$）、1 型小叶（h）和 3 型小叶（j）（$t=4.03$; $P<0.001$）的雌激素受体（ER）阳性细胞百分比有显著差异
1 型小叶（k）和 2 型小叶（l）（$t=2.27$; $P<0.05$）、1 型小叶（k）和 3 型小叶（m）（$t=2.60$; $P<0.031$）的孕激素受体（PgR）阳性细胞百分比有显著差异
n. Ki67 和 ER 双阳性细胞的百分比，以平均值 ± 标准差表示
o. Ki67 和 PgR 双阳性细胞的百分比，以平均值 ± 标准差表示

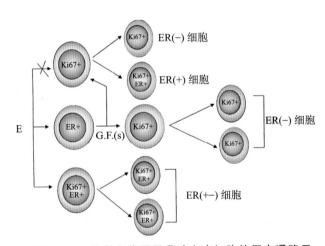

▲ 图 128-5　**雌激素作用于乳腺上皮细胞的假定通路示意图**

上皮中可能存在 3 种不同表型的细胞：有增殖能力的 ER 阴性 Ki67 阳性细胞、无增殖能力的 ER 阳性细胞、少量 ER 阴性 Ki67 阴性细胞。雌激素可能刺激 ER 阳性细胞产生生长因子，进而刺激临近的有增殖能力的 ER 阴性细胞。ER 阳性 Ki67 阴性细胞可以增殖，并能被雌激素刺激产生 ER 阳性的子细胞或肿瘤。在肿瘤转化过程中，ER 阴性细胞可能会转化为 ER 阳性细胞。

阴性细胞向受体阳性细胞转化的假说[53]。

　　人乳腺细胞中的增殖细胞不同于有类固醇激素受体的细胞，这一发现解释了许多体外研究的数据[54-57]。有趣的是关于 ER 和细胞增殖的一系列观察结果。ER 阳性的 MCF-7 细胞能对雌激素产生应答，细胞增殖增加。通过转染增强受体的表达也能增加细胞增殖对雌激素的应答[54, 58]。但是当 ER 阴性的细胞如 MDA-MB 468 等转染 ER 后，雌激素会抑制细胞增殖[55-59]。虽然雌激素对转染了受体的 ER 阴性细胞的抑制作用可以解释维持非雌激素依赖性生长的转录因子的干扰[58]，增殖细胞和 ER 阳性细胞是两个独立的细胞群，但这不能解释为什么他们缺乏存活能力。更进一步的证据是，当把正常乳腺组织的 1 型小叶放入培养基后，ER 阳性细胞会消失，这表明只有 ER 阳性的增殖细胞才能存活，他们构成了干细胞[59, 60]。

　　目前，人们仍然认为雌激素是通过一个单一的雌激素核受体来发挥作用的，这种受体可以激活特定靶基因的转录。但是越来越多的证据表明，与第二信使信号传导机制偶联的膜受体也可以发挥作用[61-62]，并且它能刺激导致细胞增殖的级联事件。这表明人类乳腺中的 ERα 阴性细胞可能通过这种或其他途径对雌激素产生反应。虽然在这方面还需要进一步的研究证实，但很清晰的是旁分泌机制在介导细胞增殖中起到了重要作用。在正常乳腺中，增殖细胞和类固醇激素受体阳性细胞是不同的。这一发现为阐明雌激素作用于增殖细胞从而引发的一连串诱发癌症的机制开辟了新的可能性。

正常人乳腺中的干细胞及其在乳腺癌中的意义

　　成人体内的干细胞被定义为有自我更新和产生分化后代能力的细胞。Decome 团队[63]研究表明，乳

腺中不同实质部分的碎片能够在小鼠体内产生功能齐全的乳腺外生体，形成由上皮细胞和肌上皮细胞组成的导管和小叶小泡结构。Kordon 和 Smith 研究证明，单细胞的后代能构成小鼠发育完全的哺乳期乳腺的上皮细胞群，进一步拓展了这一概念。因此，从小部分导管或单个细胞发展为完整乳腺的过程证明了它们有多方面的潜能。但是尚不清楚这些祖细胞 / 干细胞在暴露于致癌物后能否引发癌症。这个问题是由 Russo 团队提出的 [65-67]，他们证明了癌症起源于幼年处鼠的末端芽（terminal end buds，TEB）。通过光学显微镜对这些结构进行分析，可以根据细胞和细胞核大小、核质比、染色质凝聚量、细胞质电子密度、细胞器数量和分布，以及是否含有 Mg^{2+} 和 Na^+-K^+ 依赖性 ATP 酶来描述细胞组分。根据这些标准，除了肌上皮细胞外，还发现了上皮细胞的 3 种类型，分别是光细胞、中间细胞和暗细胞 [66-67]。TEB 以暗细胞为主，中间细胞和肌上皮细胞的比例明显降低，而光细胞仅为偶尔可见，因此光细胞的百分比被并入中间细胞。DNA 标记指数的分析表明，尽管增殖速度不同，但所有类型的细胞都有增殖能力，增殖速度取决于细胞类型及其在乳腺树中的位置。位于 TEB 的中间细胞增殖最快，同一位置的暗细胞和肌上皮细胞增殖明显变慢。在 DMBA 诱导的导管内增殖（intra-ductal proliferatins，IDP）和导管癌中，高细胞增殖活性与 H3-DMBA 的大量掺入及中间细胞的优势存在有关 [8, 67]。这些结果表明，中间细胞不仅是致癌物的靶标，而且是乳腺癌的干细胞。Bennett 团队的进一步研究 [68] 证明，从 DMBA 诱导的乳腺癌内分离出的中间细胞在培养过程中产生了两种细胞类型：①暗细胞，代表终末分化细胞或向分化过渡的类型；②中间细胞，代表未分化的干细胞、暗细胞和中间细胞的祖细胞。Rudland 团队 [69] 从正常大鼠乳腺和 DMBA 诱导的乳腺癌中分离和鉴定出了上皮细胞，这些上皮细胞呈正方形，并能产生类似成纤维细胞的立方形和梭形细胞的混合物。在混合培养基中，立方细胞形成了第三类细胞形态，这些细胞呈深色、多角形，有许多小液泡，重新描述了 Russo 团队发现的暗细胞的超微结构 [67]。Chepko 和 Smith 在小鼠乳腺上皮细胞中分化出了 3 种分裂能力的细胞群，一个亚群是"大的亮细胞"，其在结构和功能上和分泌分化的早期阶段相适应；另一个亚群是"小的亮细胞"，分化程度最低，这表明大的亮细胞是分泌细胞和肌上皮细胞的终末分化细胞的直接前体。这一结论也证实了 Russo 的研究结果。

描述祖细胞 / 干细胞特性（形态学和体外行为）的开创性工作的转变是从寻找免疫化学和基因组标记开始的。Smith 团队 [71] 用角蛋白 6 和角蛋白 14 在小鼠乳腺上皮中的表达来定义形态不同的乳腺管腔上皮细胞亚群，这些细胞具有潜在乳腺干细胞的动力学特性。角蛋白 6 仅存在于生长期终芽和管腔上皮的少量乳腺上皮细胞中，而角蛋白 14 在定位于基底、作为肌上皮细胞的梭形细胞中表达。这些学者强调了这些标记物在鉴别乳腺上皮特异性原始细胞中的作用。Stingl 团队 [72-73] 利用新的分子标记来选择具有不同分化潜能的细胞亚群。他们基于上皮特异性抗原（epithelial-specific antigen，ESA）、唾液酸黏蛋白 1（sialomucin 1，MUC1）、常见急性淋巴细胞母细胞抗原（common acute lymphoblast antigen，CALLA/CD10）和 α 整合素的表达及罗丹明染料不着色描述了双潜能的人类乳腺上皮前体细胞。Hebbard 及其团队 [74] 观察到乳腺癌细胞表达的细胞表面蛋白家族的成员 CD44，也在正常乳腺中表达。在啮齿类动物中，CD44 的表达首先在青春期被检测到，然后受发情周期调节，哺乳期消失，更年期重新出现，这表明这种蛋白的表达是干细胞的一个标志。关于小鼠乳腺的新研究 [75] 中，利用荧光 TRITC 细胞连接膜标记和 BrdU，通过脉冲标记 HC-11 原代乳腺上皮细胞，鉴定出了 TEB 和乳腺导管中的干细胞。然后把这些细胞移植到幼年同基因乳腺脂肪垫中，在这些脂肪垫中，它们表现为活跃生长或静止生长的乳腺导管中长寿的、保留标志的乳腺上皮细胞（label-retaining mammary epithelial cells，LRC）。这项研究表明，LRC 是干细胞，它们的后代（过渡细胞）组成了过渡单位（transitional units，TU），LRC 和过渡细胞都表达 Zonula Occludens-1 和 α-catenin 蛋白，数据表明过渡单元内仍存在干细胞。

对其他干细胞标记物的研究在鉴定乳腺干细胞 / 祖细胞方面也有作用。Sca1（干细胞抗原 1）最初在小鼠中被描述为造血干细胞抗原 [76]。Welm 及其团队 [77] 在小鼠的管腔上皮中检测到富含功能性

干细胞 / 祖细胞的 Sca1+ 细胞群。这些细胞保留有 BrdU 标志，缺乏分化标记的表达，孕激素受体阴性。Sca1+ 细胞群还表现出"侧群细胞"（side population，SP）特性[15]，这一特性首先在骨髓细胞中被定义，即具有 Hoechst 染料流出特性的细胞，具有多能造血干细胞的表型标记。有人提出，与该表型相关的蛋白是乳腺癌抵抗蛋白 1（breast cancer resistance protein 1，BCRP1），该蛋白的表达可以作为多种来源干细胞的标记[78]。人乳腺中也有具有 SP 特性的乳腺上皮细胞。Alvi 及其团队[79]发现，0.2%～0.45% 的人和小鼠上皮细胞是由不同的 SP 细胞组成的。把这些细胞移植到小鼠的乳腺脂肪垫中，这些细胞能产生导管和小叶腺泡结构。SP 细胞高表达 BCRP1、sca1、端粒酶催化亚基，且低表达管腔细胞（上皮膜抗原和细胞角蛋白 19）和肌上皮细胞（细胞角蛋白 14）的分化标志物。这些细胞在该研究中所有的人类乳腺样本中都能检测到，但是它们的存在和年龄、胎次、避孕方法、月经周期都没有相关性。进一步的研究发现了可能对人类干细胞 / 祖细胞有特异性的新标记物。Gudjonsson 及其团队从表达上皮特异性抗原（ESA）、不表达唾液酸黏蛋白（MUC）的人乳腺细胞中分离出一个细胞系，该细胞系在培养过程中能同时形成管腔上皮细胞和肌上皮细胞。单个 ESA+/MUC- 细胞在基底膜凝胶中可以产生末端导管 - 小叶样结构，类似于该细胞系植入小鼠体内时形成的结构。相反，ESC+/MUC+ 亚群的细胞已经分化，受管腔上皮的限制，没有干细胞特性。Dontu 及其团队[81]开发出一种体系，能通过悬浮培养人乳腺祖细胞 / 干细胞，使其形成"非黏附的乳腺球"，从而丰富了乳腺祖细胞 / 干细胞的数量。这些结构能沿着所有 3 种乳腺上皮细胞谱系变化，并在三维培养系统中克隆产生复杂的功能结构。对次级乳腺小球的细胞学和免疫化学分析显示，这些结构内的细胞 α-6 整合素阳性、广泛表达细胞角蛋白 5 和 CD10。而 ESA 阳性、细胞角蛋白 14 阳性细胞较少见。未检测到 MUC1、α 平滑肌抗原（alpha-smooth muscle antigen，ASMA）和细胞角蛋白 18 阳性细胞。除了含有细胞，乳腺小球还包含细胞外基质。但是成人腺体细胞外基质的经典成分，纤连蛋白和Ⅳ型胶原的免疫染色呈阴性，而 20% 的乳腺小球层黏连蛋白染色阳性。与之

相反，乳腺小球中能检测到胚胎 ECM 的成分肌腱蛋白、核心蛋白聚糖的大量表达[81]。此外，通过对比乳腺小球中未分化细胞和在胶原上培养出的分化细胞的基因组图谱，筛选出一些可能是干细胞 / 祖细胞标记的基因。这些基因中有一些已经被描述为参与干细胞 / 祖细胞的特定功能和自我更新的调节，其中某些基因的异常表达和乳腺癌的发展过程有关，如增殖、细胞存活和侵袭。其他研究表明，过氧化物酶体增殖物激活受体结合蛋白（peroxisome proliferator-activated receptor-binding protein，PBP）的无义突变会导致乳腺发育不良，并导致乳腺上皮细胞无法形成乳腺球，这提示 PBP 在乳腺干细胞存活、乳腺小球形成过程中发挥一定作用[82]。

五、绝经期乳腺

绝经期出现的平均年龄是 51 岁，此时卵巢停止合成雌二醇，随后出现闭经。绝经前的几年构成围绝经期[10]。许多妇女在围绝经期出现不规则排卵。绝经后，未产妇和经产妇的乳腺都会萎缩。这种退化过程表现为 1 型小叶数量增加，而 2 型和 3 型小叶同时减少。在 50 岁左右时，未产妇和经产妇的乳腺均以 1 型小叶为主（图 128-3）。这些观察结果让我们得出结论，我们对乳腺发育的理解需要一个横向研究，所有不同的发育阶段都应被纳入研究。例如对某个给定的年龄（如 50 岁）的乳腺结构的分析会得出一个结论，即未产妇和经产妇的乳腺是相同的（图 128-3）。但是 50 岁之前几年发生的现象可能已经在乳腺生物学上留下了永久性的烙印。这可能会影响乳腺发展为肿瘤的潜能，但在形态上却无法观察到。因此，从定量的角度看，未产妇和经产妇更年期乳腺的退化现象是不同的。未产妇乳腺中主要结构是 1 型小叶，占小叶成分总数的 65%～80%，该百分比与年龄无关。2 型小叶占 10%～35%，3 型小叶只占不到 5%。而绝经前经产妇乳腺中主要的小叶结构是 3 型小叶，占 70%～90%。绝经时 3 型小叶数量减少，这 3 种小叶的相对比例和未产妇中观察到的相似。这些观察结果使我们得出结论，妊娠较早的妇女确实经历了小叶分化，这在年轻时就很明显，而未产妇乳腺内很少出现 3 型小叶，几乎没有 4 型小叶（图 128-2

和图 128-6）。绝经前乳腺的脂肪基质很少，而绝经后乳腺的脂肪基质明显增加。我们还发现，与未接受激素替代治疗的绝经后妇女相比，使用激素替代治疗的妇女乳腺中纤维结缔组织增加，并伴随 1 型小叶和细胞增殖的增加。

（一）绝经后未产妇和经产妇乳腺的基因组差异

自报道称修女的乳腺癌死亡率显著升高已经过去了 300 多年，直到 Macmahon 及其同事[84]在一项有里程碑意义的病例对照研究中发现女性患乳腺癌的风险和生育第一个孩子的年龄几乎呈线性关系。修女患乳腺癌风险的增加归因于她们未生育。有大量的研究探索妊娠期间小叶发育和分化模式、细胞增殖及乳腺类固醇激素受体含量如何影响癌症风险等问题[85]。分子水平上不同平台进行的全球基因组分析的研究证明这一现象在各种大鼠和小鼠中普遍存在[86, 91]。我们的结果也支持我们的假说，即绝经后经产妇表现出的基因组特征与传统意义上认为乳腺癌高风险的未产妇乳腺的基因组特征不同。在最近的研究中，我们对绝经后未产妇（NP）和经产妇（P）的乳腺核心活检组织进行了 cDNA 阵列研究（通过经验 Bayes 调节 t 统计量，P 值 0.001，log2 最小倍数变化 0.3 作为显著性标准）[85, 92, 93]，在未产妇和经产妇之间确定了 305 个差异表达的探针组（对应 208 个不同的基因）。其中有 267 个表达上调，38 个表达下调。为了了解观察到的基因表达差异的生物学意义，我们进行了基于生物信息学的微阵列数据分析。基因本体富集分析揭示了包括 RNA 代谢过程、表皮和外胚层的分化和发育，以及

细胞 - 底物的连接组装在内的生物学过程。这一研究结果与现有的关于妊娠激素促进乳腺上皮细胞分化的知识相一致[99]。经产妇乳腺中有高度代表性的是 mRNA 和 RNA 的代谢过程和 RNA 的剪接机制（表 128-3）。

（二）染色质重塑和乳腺癌预防

我们通过对绝经后未产妇和绝经后经产妇的乳腺样本进行详细的组织学、细胞学、免疫组化和转录组学分析，发现妊娠早期的乳腺分化会产生特定的表型和基因学特征，这些表型会在绝经后表现出来。我们观察发现，绝经后的几年中，经产妇和未产妇的乳腺中都含有大量的 1 型小叶，未产妇乳腺癌的风险高于经产妇，这表明 1 型小叶在这两组女性中的生物学行为不同或对癌症的易感性不同[45]。经产妇和未产妇的乳腺中都有导管和 1 型小叶。HE 染色组织的研究表明，导管内腔细胞和 1 型小叶根据细胞核形态的不同可分为两种类型的细胞，一种细胞核大而浅染，核仁突出；另一种细胞核小而浓染。前者大而浅染，提示不凝集的常染色质含量高，这些细胞核被称为富常染色质核（euchromatin-rich，EUN）（图 128-7）。后者小而浓染，提示染色质凝集、异染色质含量高，这些核被称为富异染色质核（heterochromatin-rich nuclei，HTN）[94]。对乳腺核心活检组织切片中 HTN 和 EUN 细胞分布的分析表明，未产妇 EUN 的含量高于经产妇（图 128-7），而 HTN 则相反，这些差异均有统计学意义[94]。这些观察结果表明，EUN 细胞群向更密集的 HTN 细胞群的转化是绝经后女性乳腺的一种特有形式，并且和妊娠史相关[94]。

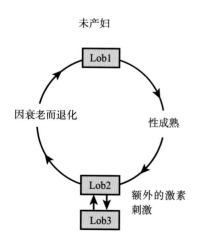

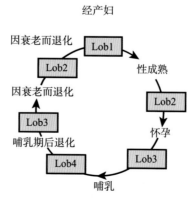

◀ **图 128-6　基于小叶相对百分比的乳腺发育示意图**

未产妇乳腺主要包含 1 型小叶（Lob1），部分发展为 2 型小叶（Lob2），仅少部分发展为 3 型小叶（Lob3）。经产妇乳腺经历了完整的发育周期形成 4 型小叶，然后退化

表 128-3 经产妇和未产妇乳腺组织中差异表达的基因（按生物学过程分类）

经产妇乳腺组织中表达上调的基因			
符 号	Log 系数	P 值	基因名称
凋亡（GO：0006915；GO：0006917；GO：0008624；GO：0042981）			
CASP4	0.37	0.0003	caspase 4, apoptosis-related cysteine peptidase
RUNX3	0.36	0.0000	runt-related transcription factor 3
LUC7L3	0.34	0.0002	LUC7-like 3（S. cerevisiae）
ELMO3	0.30	0.0003	engulfment and cell motility 3
DNA 修复（GO：0006281；GO：0006284）			
SFPQ	0.46	0.0002	splicing factor proline/glutamine-rich
MBD4	0.36	0.0003	methyl-CpG binding domain protein 4
RBBP8	0.32	0.0000	retinoblastoma binding protein 8
细胞黏附（GO：0007155；GO：0030155）			
NRXN1	0.60	0.0001	neurexin 1
DSC3	0.51	0.0000	desmocollin 3
COL27A1	0.44	0.0002	collagen, type XXVII, alpha 1
PNN	0.37	0.0001	pinin, desmosome associated protein
COL4A6	0.36	0.0008	collagen, type IV, alpha 6
LAMC2	0.34	0.0008	laminin, gamma 2
COL7A1	0.33	0.0002	collagen, type VII, alpha 1
COL16A1	0.31	0.0000	collagen, type XVI, alpha 1
LAMA3	0.30	0.0008	laminin, alpha 3
细胞周期（GO：0000075；GO：0007049；GO：0045786）			
SYCP2	0.45	0.0000	synaptonemal complex protein 2
PNN	0.37	0.0001	pinin, desmosome associated protein
RUNX3	0.36	0.0000	runt-related transcription factor 3
RBBP8	0.32	0.0000	retinoblastoma binding protein 8
细胞分化（GO：0001709；GO：0030154；GO：0030216）			
MGP	0.53	0.0003	matrix Gla protein
KRT5	0.41	0.0002	keratin 5
GATA3	0.35	0.0009	GATA binding protein 3
LAMA3	0.30	0.0008	laminin, alpha 3
细胞增殖（GO：0008283；GO：0008284；GO：0008285；GO：0042127；GO：0050679；GO：0050680）			
PTN	0.67	0.0002	pleiotrophin

（续表）

符　号	Log 系数	P 值	基因名称
经产妇乳腺组织中表达上调的基因			
KRT5	0.41	0.0002	keratin 5
RUNX3	0.36	0.0000	runt-related transcription factor 3
IL28RA	0.34	0.0003	interleukin 28 receptor, alpha（interferon, lambda receptor）
CDCA7	0.31	0.0005	cell division cycle associated 7
细胞运动（GO:0006928；GO:0030334）			
DNALI1	0.37	0.0001	dynein, axonemal, light intermediate chain 1
LAMA3	0.30	0.0008	laminin, alpha 3
G 蛋白耦联受体通路（GO：0007186）			
OXTR	0.54	0.0006	oxytocin receptor
RNA 代谢过程（GO：0000398；GO：0001510；GO：0006376；GO：0006396；GO：0006397；GO：0006401；GO：0008380）			
METTL3	0.69	0.0000	methyltransferase like 3
HNRPDL	0.65	0.0001	heterogeneous nuclear ribonucleoprotein D-like
HNRNPD	0.59	0.0003	heterogeneous nuclear ribonucleoprotein D（AUrich element RNA binding protein 1, 37kDa）
HNRNPA2B1	0.56	0.0003	heterogeneous nuclear ribonucleoprotein A2/B1
SFPQ	0.47	0.0006	splicing factor proline/glutamine-rich
RBM25	0.38	0.0009	RNA binding motif protein 25
RBMX	0.38	0.0000	RNA binding motif protein, X-linked
LUC7L3	0.34	0.0002	LUC7-like 3（S. cerevisiae）
SFRS1	0.30	0.0001	splicing factor, arginine/serine-rich 1
RNA 转运（GO：0050658）			
HNRNPA2B1	0.56	0.0003	heterogeneous nuclear ribonucleoprotein A2/B1
转录（GO：0006350；GO：0006355；GO：0006357；GO：0006366；GO：0016481；GO：0045449；GO：0045893；GO：0045941）			
HNRPDL	0.65	0.0001	heterogeneous nuclear ribonucleoprotein D-like
HNRNPD	0.59	0.0003	heterogeneous nuclear ribonucleoprotein D（AUrich element RNA binding protein 1, 37kDa）
CBX3	0.53	0.0003	chromobox homolog 3（HP1 gamma homolog, Drosophila）
NFKBIZ	0.48	0.0001	nuclear factor of kappa light polypeptide gene enhancer in B-cells inhibitor, zeta
FUBP1	0.47	0.0002	far upstream element（FUSE）binding protein 1
SFPQ	0.47	0.0006	splicing factor proline/glutamine-rich
EZH2	0.44	0.0000	enhancer of zeste homolog 2（Drosophila）

（续表）

经产妇乳腺组织中表达上调的基因			
符　号	Log 系数	P 值	基因名称
ZNF207	0.41	0.0007	zinc finger protein 207
ZNF711	0.41	0.0003	zinc finger protein 711
GATA3	0.38	0.0009	GATA binding protein 3
PNN	0.37	0.0003	pinin, desmosome associated protein
ZNF107	0.37	0.0001	zinc fnger protein 107
RUNX3	0.36	0.0000	runt−related transcription factor 3
CCNL1	0.35	0.0009	cyclin L1
ZNF692	0.34	0.0000	zinc fnger protein 692
CHD2	0.33	0.0001	chromodomain helicase DNA binding protein
RBBP8	0.32	0.0000	retinoblastoma binding protein 8
ZNF789	0.32	0.0005	zinc finger protein 789
CDCA7	0.31	0.0005	cell division cycle associated 7
染色体重排（GO：0006333；GO：0006338）			
CBX3	0.53	0.0003	chromobox homolog 3（HP1 gamma homolog,Drosophila）
CHD2	0.33	0.0001	chromodomain helicase DNA binding protein 2
细胞分裂（GO：0051301）			
SYCP2	0.45	0.0000	synaptonemal complex protein 2
DNA 代谢过程（GO：0006139；GO：0006260；GO：0006310；GO：0015074）			
METTL3	0.69	0.0000	methyltransferase like 3
SFPQ	0.46	0.0002	splicing factor proline/glutamine−rich
GOLGA2B	0.32	0.0001	golgin A2 family, member B
哺乳（GO：0007595）			
OXTR	0.54	0.0006	oxytocin receptor
经产妇乳腺组织中表达下调的基因			
符　号	Log 系数	P 值	基因名称
凋亡（GO：0006917）			
SOS1	−0.23	0.0040	son of sevenless homolog 1
细胞黏附（GO：0007155；GO：0030155）			
PDZD2	−0.35	0.0004	PDZ domain containing 2
细胞增殖（GO：0008283；GO：0008284；GO：0008285；GO：0042127；GO：0050679；GO：0050680）			
IGF1	−0.35	0.0002	insulin−like growth factor 1（somatomedin C）

（续表）

经产妇乳腺组织中表达下调的基因			
符　号	Log 系数	P 值	基因名称
细胞运动（GO：0006928；GO：0030334）			
IGF1	−0.35	0.0002	insulin−like growth factor 1（somatomedin C）
G 蛋白耦联受体通路（GO：0007186）			
RASD1	−0.31	0.0009	RAS, dexamethasone−induced 1
转录（GO：0006350；GO：0006355；GO：0006357；GO：0006366；GO：0016481；GO：0045449；GO：0045893；GO：0045941）			
SOX17	−0.28	0.0026	SRY（sex determining region Y）−box 17
EBF1	−0.33	0.0005	early B−cell factor 1
DNA 代谢过程（GO：0006139；GO：0006260；GO：0006310；GO：0015074）			
IGF1	−0.35	0.0002	insulin−like growth factor 1（somatomedin C）
胰岛素样生长因子受体信号通路（GO：0043568）			
IGF1	−0.35	0.0002	insulin−like growth factor 1（somatomedin C）

过表达的非蛋白编码区			
符　号	探针 ID	Log 系数	基因名称
CXorf50B	242292_at	0.35	non−protein coding RNA 246B
MALAT1	224558_s_at	0.56	metastasis associated lung adenocarcinoma transcript 1
MALAT1	224558_s_at	0.56	metastasis associated lung adenocarcinoma transcript 1
NCRNA00173	237591_at	0.39	non−protein coding RNA 173
NCRNA00201	225786_at	0.47	non−protein coding RNA 201
NEAT1	224565_at	0.38	nuclear paraspeckle assembly transcript 1
NEAT1	224566_at	0.50	nuclear paraspeckle assembly transcript 1
XIST	224589_at	0.39	X（inactive）−specifc transcript
XIST	221728_x_at	0.57	X（inactive）−specifc transcript
XIST	214218_s_at	0.57	X（inactive）−specifc transcript

引自 Russo J, Santucci−Pereira J, De Cicco Lopez R, et al: Pregnancy−induced chromatin remodeling in the breast of postmenopausal women. Int J Cancer 2012;131, 1059−1070.

　　由于染色质凝集是染色质重塑、基因沉默过程的一部分，这一过程受组蛋白甲基化的高度调控，因此我们可以用抗组蛋白 3 赖氨酸 9 抗体（H3K9me^2）和抗组蛋白 3 赖氨酸 27 抗体（H3K27me^3）孵育未产妇和经产妇的乳腺组织，用 IHC 方法来验证这种现象（图 128-8）。IHC 染色显示，与未产妇富常染色质的细胞核相比，经产妇富异染色质的细胞核中第 9 位和第 27 位赖氨酸的 H3 甲基化程度更高[94]。未产妇乳腺中，单个细胞的反应性较弱，阳性细胞的数量也明显较少。染色质重塑的这些差异和调控这一过程的 CBX3、CHD2、L3MBTL、EZH2 基因的上调有关[94]（表 128-3）。

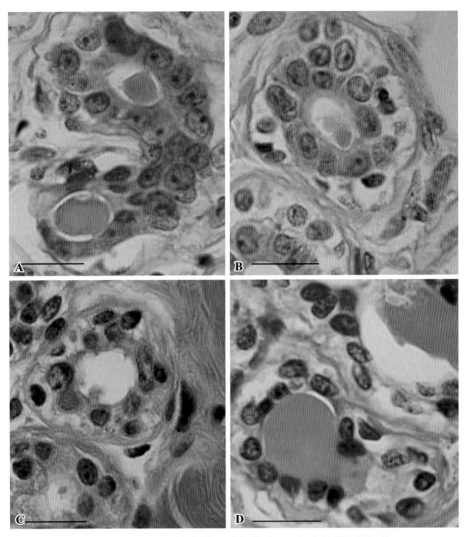

▲ 图 128-7　**HE 染色的 1 型小叶（Lob1）小管的组织切片**

A 和 B 来自未产妇乳腺组织，C 和 D 来自经产妇乳腺组织；放大倍数：100μm（引自 Russo J，Santucci-Pereira J，De Cicco Lopez R，et al：Pregnancy-induced chromatin remodeling in the breast of postmenopausal women. Int J Cancer 2012；131,1059-1070.）

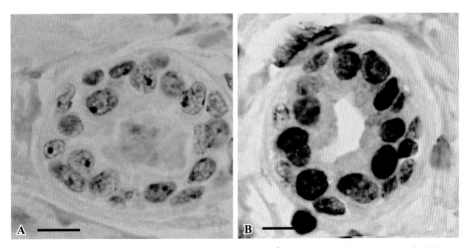

▲ 图 128-8　**经产妇乳腺细胞核的 H3K27（me³）免疫组化染色强度高于未产妇**

未产妇乳腺细胞核染色较浅，呈细颗粒状，主要局限在核仁。DAB-H 复染。放大倍数：100μm（引自 Russo J，Santucci-Pereira J，De Cicco Lopez R，et al：Pregnancy-induced chromatin remodeling in the breast of postmenopausal women. Int J Cancer 2012；131,1059-1070.）

转录调节和染色质组织在经产妇中也很重要（表 128-3），CBX3、EBF1、GATA3、RBBP8、CCNL1、CCNL2、CDCA7、EZH2、FUBP1、NFKNIZ、RUNX3、ZNF107、ZNF207、ZNF692、ZNF711、ZNF789、CDCA7、ZNF692 的表达都上调[94]。经产妇乳腺中还有 6 个非编码区域的表达也上调，包括 XIST、MALAT-2 或 NEAT2 和 NEAT1[94]（表 128-3）。

我们证明了细胞类型的变化和染色质凝集程度的增加是成人乳腺不同分化阶段的新标志。这些发现证实了分化过程中赖氨酸 9 和精氨酸 27 中组蛋白 3 甲基化的普遍性。据报道，在干细胞（embryonic stem cell, ESC）分化过程中也会发生类似的现象[95]。经产妇上皮细胞中观察到的染色质变化与增加细胞黏附能力及分化相关基因的表达相辅相成，如 NRXN1、DSC3、COL27A1、PNN、COL4A6、LAMC2、COL7A1、COL16A1 和 LAMA3，以及 MGP、KRT5、GATA3、LAMA3。Asztalos 及其团队发现绝经前妇女近期（2 年内）和较早（5～10 年内）妊娠后 ER-α 的表达下调，与该结果相反，我们目前的基因组和 IHC 研究没有发现经产妇和未产妇导管和 1 型小叶上皮细胞中 ER-α 表达的差异。然而，研究发现许多受 ER-α 下游调控的基因在经产妇乳腺中被上调，这说明对于年轻经产妇，孕产史是一种明显的保护因素，这种保护作用会持续到绝经期。GATA3 是 ER-α 下游调节基因的一种，它编码的蛋白质属于 GATA 转录因子家族，调节 T 淋巴细胞的分化和成熟。GATA3 对乳腺的形态发生和祖细胞的分化至关重要，它是一种公认的抑癌因子[97]。诱导 GATA3 阴性的未分化癌细胞表达 GATA3 可以诱导肿瘤分化，抑制肿瘤扩散[98]。因此，尽管绝经后经产妇和绝经后未产妇的乳腺组织没有雌激素受体转录水平的差异，但是经产妇乳腺中受雌激素受体调节的基因表达上调，提示它们可能被永久性地转录修饰了，从而表现出更高程度的细胞分化。

妇女和动物模型中关于孕期对乳腺发育一致影响的研究认为，妊娠诱导的乳腺分化最终会表现为特定的基因组特征[93, 96-102, 105]。尽管不同研究、不同物种之间的基因表达存在差异，但是据报道，绝经前女性及 4 种不同品系的大鼠妊娠后乳腺组织的免疫活性都会增加，脂多糖结合蛋白（lipopolysaccharide-binding protein，LBP/Lbp）出现过表达[85, 92, 94]。有趣的是，近期怀孕组和远期怀孕组都观察到的这种反应在该项研究中的绝经后组中并没有观察到。这些差异可能表明免疫应答相关基因的上调在产后复旧过程中持续存在，绝经后逐渐减弱。然而，月经 / 发情周期中周期性的激素变化可能影响乳腺的基因组分布，也不能排除其激活途径与绝经后经产妇存在很大差异。

我们发现绝经后乳腺细胞数量的变化是怀孕后器官重新编程的一种表现。这些现象与在大鼠乳腺中观察到的结果一致，大鼠乳腺中也包含两种类型的腔上皮细胞，除了肌上皮细胞，还有暗细胞（dark cells, DC）和中间细胞（intermediate cells, IC）[41]。暗细胞和中间细胞类似于前文所述的 HTN、EUN。妊娠后和哺乳期后 DC 增加，而在导管增生和导管癌中 IC 显著多于 DC[103, 104]。对啮齿类动物核超微结构和形态参数的分析让我们能够把乳腺祖细胞和癌症干细胞区分开来[103, 105]。乳腺癌和卵巢癌核形态计量学分析证实了核分级对癌前病变进展为侵袭性乳腺癌的预测价值[106-108]。我们目前的研究发现 EUN 数量显著减少，随后 HTN 细胞的数量增多。在染色质和转录水平鉴定出的表达特定生物标记的 HTN 细胞数量增加，这体现了形态计量学分析对分子研究的辅助价值。我们的数据清晰地表明，经产妇乳腺中有染色质重塑的形态学表现，如染色质凝集的上皮细胞数量增加，对 H3K9me^2 和 H3K27me^3 抗体的反应性增加。组蛋白甲基化是基因组活动区和非活动区形成的主要决定因素，对于发育过程中基因组的正确编程至关重要[109]。经产妇乳腺中，转录因子和染色质重塑基因的表达上调，如 CHD2（染色体结构域解旋酶 DNA 结合蛋白 2）和 CBX3（色素框同源物 3），它们的产物是控制蛋白质 - 蛋白质或 DNA- 蛋白质相互作用的募集所必需的。CBX3 在异染色质样复合物中参与转录沉默，识别并结合赖氨酸 9 甲基化的 H3 尾巴，从而导致表观遗传抑制。L3MBTL 基因和组蛋白赖氨酸 N- 甲基转移酶（EZH2）是另外两个与 PcG 蛋白相关的重要基因（图 128-9），PcG 在经产妇乳腺中的表达是上调的。PcG 的成员形成多聚体蛋白复合物，可以在连续的细胞传代中维持基因的转录抑制状态。EZH2 是一种充当基因沉默剂的酶，它通过给组蛋白 3 的赖氨

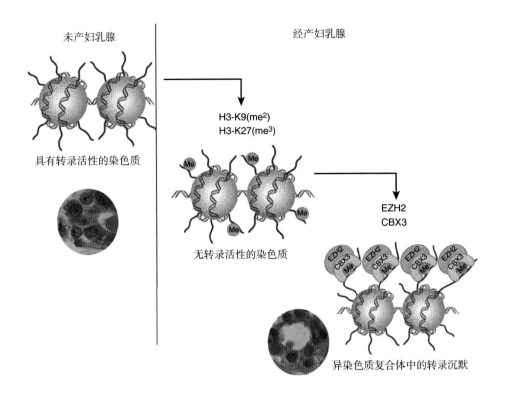

未产妇乳腺

经产妇乳腺

H3-K9(me²)
H3-K27(me³)

具有转录活性的染色质

无转录性的染色质

EZH2
CBX3

异染色质复合体中的转录沉默

◀ 图 128-9 具有转录活性的染色质主要表达在未产妇乳腺的富常染色质核（EUN）中

无转录活性的染色质常存在于经产妇乳腺的富异染质核（HTN）中，它的存在与组蛋白 3 赖氨酸 9 和赖氨酸 27 的甲基化以及异染色质复合体中的转录沉默有关（引自 Russo J, Santucci-Pereira J, De Cicco Lopez R, et al: Pregnancy-induced chromatin remodeling in the breast of postmenopausal women. Int J Cancer 2012; 131,1059-1070.）

酸 27 添加 3 个甲基导致染色质凝集，进而导致基因沉默[95, 110, 111]。

最近的研究表明，RNA 分子把 PcG 复合物募集到转录位点或基因组其他位置。非编码 RNA（noncoding RNAs，ncRNA）发挥了重要作用[112]。可据此推测，经产妇乳腺中染色质凝集的增加可能和 ncRNA 有关。而观察到的几种 ncRNA 表达的上调也支持这一假设，包括核富集转录体 1（nuclear paraspeckle assembly transcript1，NEAT1）、MALAT-1（NEAT-2）和 X 染色体失活特异性转录物（X inactive specific transcript，XIST）[113]。哺乳期神经递质催产素能通过其特异性受体 OTR 发挥作用，上调 MALAT-1 的表达。有趣的是，即使没有血催产素的刺激，绝经后经产妇乳腺中的 OTR 和 MALAT-1 的表达也是上调的。这些现象表明，经产妇乳腺中的 RNA 代谢依然保持活跃，这对分化状态的维持是必需的。分化时 XIST 的表达会上调，导致 X 染色体失活。从 Xist 基因座的一部分转录的 ncRNA 形成发夹结构，把 PRC2 复合物募集到 X 失活中心 X（ic）[114]。全长 Xist RNA 的转录，会形成一个同样的发夹结构，进一步募集 PRC2 复合物并强化 PcG 介导的对失活 X 染色体的抑制作用。Xist 的抑制作用常见于恶性肿瘤中，也可发生于胚胎早期发育过程中和未分化的 ES 细胞通过把 Nanog、Oct4、Sox2 直接结合到 Xist 基因的染色质上以获得多能性的过程中。绝经后未产妇乳腺中，DDX、Sox1、Sox6 和 Sox17 的上调可能和 Nanog、Oct4、Sox2 等效，在 XIST 转录抑制中起直接的关键作用。尽管这一假设还需要进行功能验证，但这些基因确实可能在控制乳腺 XIST 中发挥作用。XIST 的上调对理解经产妇乳腺的分化模式有重要意义。最新研究表明，XIST 的抑制伴随着体内体外获得多能性过程中 X 染色体失活的重编程[114, 116]。重编程实验进一步强化了 X 失活和分化密切相关的概念，并且也支持我们的发现，即 XIST 在成人分化良好的细胞中表达，参与基因抑制的维持。

我们的研究证明了绝经后经产妇乳腺中表现出足月妊娠导致的特异性特征。该特征首次揭示了分化过程是以染色质重塑（图 128-9）和 mRNA 加工反应体为中心的，它们是妊娠诱导的重要调控途径。在这个特定人群中鉴定出的通路的生物学重要性还无法得到充分的重视，因为控制基因抑制的非编码序列和控制剪接体的基因的表达上调可能代表了在基因组和转录后水平上维持转录过程保真度的保障机制。这一现象可能是调解足月妊娠对乳腺保护作用的最终步骤。

第129章　月经周期与排卵障碍
The Menstrual Cycle and Disorders of Ovulation

John C. Marshall　著

金晓慧　李　静　译

要　点

- 周期性排卵涉及下丘脑和卵巢之间复杂的、时间精确的信号传递。
- 卵泡刺激素 (FSH) 和黄体生成素 (LH) 协同作用，刺激配子成熟和激素分泌。
- 主要信号是下丘脑的 GnRH 脉冲性分泌，卵巢类固醇调节 GnRH 脉冲的幅度和频率。
- 高频率的 GnRH 脉冲有利于 LH 的合成，而低频率的 GnRH 刺激是垂体 FSH 生成所必需的。
- 卵巢雌二醇和孕酮增强垂体 LH 对 GnRH 的反应，而卵巢抑制素限制 FSH 的分泌。
- GnRH 脉冲分泌失调会导致无排卵，如下丘脑闭经、高泌乳素血症和多囊卵巢综合征。

在女性和雌性灵长类动物中，生殖功能遵循从月经初潮到更年期的周期模式，称为月经周期。临床上通过月经出血来识别周期功能，出血的第 1 天被指定为周期的第 1 天。在月经初潮后的 12～18 个月内，周期通常是无排卵的，周期长短是不规则的。在接下来的 20～25 年里会有规律的月经，周期长度通常在 25～30 天。绝经前，再次出现持续时间更长的不规则周期。早期对阴道和子宫内膜组织学的研究，以及对尿类固醇的测定，表明在周期中根据激素活性不同可分为两个部分，即卵泡期和黄体期，以排卵为界。卵泡期持续 12～16 天，是卵泡生长成熟的阶段，其中一个卵泡注定会成为排卵卵泡。按照惯例，卵泡期从月经出血的第 1 天开始，但卵泡成熟始于上一个黄体期的后期。排卵后，黄体期持续 10～16 天，并与卵巢中黄体的存在有关。黄体分泌的雌二醇和孕酮引起子宫内膜腺体的增殖和分泌变化。在没有受精卵的情况下，黄体在排卵后 9～11 天退化，雌二醇和孕酮的下降导致子宫内膜随着月经来潮而脱落。

一、月经周期激素变化的概述

垂体促性腺激素和卵巢类固醇激素分泌之间的动态关系已被认识几十年了。敏感的检测方法可以在每天和每分钟的基础上描述黄体生成素（LH）、卵泡刺激素（FSH）、雌二醇、孕酮和抑制素之间的时间和因果关系。排卵期月经周期内血浆激素每日变化如图 129-1 所示，该示意图是基于放射免疫分析的研究 [1-6]。

卵泡期最初几天的特点是血浆 FSH 水平相对较高，LH、雌二醇、孕酮、抑制素 A 和抑制素 B 水平较低。FSH 刺激卵巢的最初优势对一组卵巢卵泡的募集和成熟至关重要，其中一个卵泡注定要排卵 [7-10]。FSH 刺激卵泡生长和抑制素分泌，诱导颗粒细胞上 LH 受体的出现，并刺激芳香化酶的活性，而芳香化酶是将雄烯二酮（来自卵泡膜细胞）转化为雌二醇所需的酶（见第 126 章）。FSH 和 LH 的联合作用刺激雌二醇的分泌，雌二醇在卵泡中晚期主要由预定的排卵卵泡（优势卵泡）分泌。一个卵泡获得优势而其他卵泡闭锁的确切机制尚不完全清楚。FSH 在灵长类动物中很重要，在猴和人类的卵泡早期，外源性雌二醇的抑制延迟了优势卵泡的发育，延长了卵泡期[11]。给妇女和灵长类动物注射 FSH 以延长血浆 FSH 升高 5~6 天，可刺激多个卵泡发育[12]。如果给垂体切除的大鼠同时给予 FSH 和抗雌激素，这种由 FSH 刺激的卵泡发生可以被阻止。因此，局部作用于卵巢内的雌激素参与了 FSH 引起的卵泡成熟。此外，颗粒细胞分泌的调节蛋白可以抑制卵泡的生长，被称为卵泡调节蛋白或卵母细胞成熟抑制剂[13]。据推测，这些化合物通过产生闭锁和在较小的卵泡中存活失败来帮助选择优势卵泡。与初级卵泡、窦前卵泡和小的窦卵泡相关的颗粒细胞分泌的抗米勒管激素（AMH）也调节卵泡成熟，延缓原始卵泡的发育[14]。血浆中 AMH 水平在整个排卵周期中是稳定的，但从 25—35 岁有所下降，可用于评估卵巢中生长卵泡的数量，即卵巢储备[15]（见第 125 章）。足够的 FSH 刺激对于确定黄体的后续功能也很重要，因为黄体期短的女性在卵泡期血清 FSH 水平较低。

卵泡 FSH 升高的幅度和持续时间可能是单卵泡发育的关键因素，随着抑制素 A 和抑制素 B 的特异性检测的发展，人们对 FSH 分泌的调节有了更深入的了解[6, 7]。图 129-2 显示，抑制素 B 是卵泡期分泌的主要激素，抑制素 A 由黄体分泌。抑制素 B 水平在卵泡早期和中期迅速升高，限制 FSH 的分泌，而卵泡晚期雌二醇[16]和抑制素 A 的升高也选择性地抑制了 FSH 的分泌。FSH 的降低可能与非优势卵泡的闭锁有关。卵泡晚期雌二醇的增加使雌二醇发挥正反馈作用，增强 LH 对促性腺激素释放激素（GnRH）的反应性[17]。血浆孕酮也在上升，并增强 LH 对 GnRH 的反应，联合作用导致 LH 释放明显增强和周期中期 LH 峰[18]。绵羊和猴子的 GnRH 分泌也增加，雌二醇可以促进 GnRH 的分泌，因此，成熟卵泡的这种卵巢雌二醇–孕酮信号诱导了 GnRH–LH–FSH 的排卵高峰。LH 峰持续 40~48h，并在 LH 峰开始后的 16~24h 诱导成熟卵泡破裂和卵子释放。伴随着 LH 的突然升高，血清雌二醇急剧下降，孕酮分泌增加，反映了黄素化卵泡功能的改变。排卵后，黄素化卵泡分泌孕酮、17- 羟孕酮、雌二醇、雌酮和抑制素 A，它们都在排卵后 7~8 天内增加。血浆抑制素 A 和雌二醇的升高抑制了 FSH

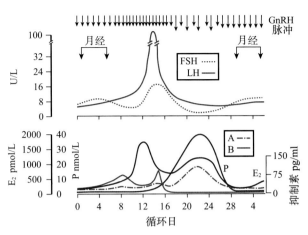

▲ 图 129-1　排卵月经周期中垂体促性腺激素［黄体生成素（LH）、卵泡刺激素（FSH）；上图］和卵巢类固醇［雌二醇（E₂）、孕酮（P）、抑制素 A 和抑制素 B；下图］血浆浓度示意图

图上的箭头代表下丘脑分泌促性腺激素释放激素（GnRH）的脉冲。雌二醇浓度除以 3.7pg/ml 转换为 pg/ml；孕酮浓度除以 3.2ng/ml 转换为 ng/ml

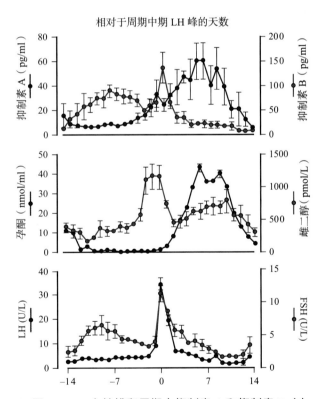

▲ 图 129-2　女性排卵周期中抑制素 A 和抑制素 B（上图）、孕酮和雌二醇（中图）、黄体生成素（LH）和卵泡刺激素（FSH）（下图）的血浆浓度

数据与周期中期 LH 峰的当天（第 0 天）一致。平均值 ± 标准误表示（引自 Groome NP, Illingworth PJ, O'Brien M, et al. Measurement of dim-eric inhibin B throughout the human menstrual cycle. J Clin Endocrinol Metab. 1996;81:1401–1405. Copyright © The Endocrine Society.）

的分泌，而 FSH 在黄体期的分泌仍然很低。LH 可能是黄体正常功能所必需的。决定黄体功能持续时间的其他因素的性质尚不确定，但在许多物种中，似乎与卵巢或子宫来源的前列腺素有关[19]。如果卵子受精，黄体功能由人绒毛膜促性腺激素（hCG）维持，但在没有受孕的情况下，血浆抑制素 A、雌二醇和孕酮在周期的最后几天下降。卵巢激素的下降使血浆促性腺激素增加，特别是 FSH，这启动了下一个周期卵巢卵泡的募集和成熟。

二、调节激素分泌的机制

下丘脑 - 垂体 - 卵巢轴的相互作用产生正常周期中所见的有序的激素顺序变化的机制是复杂的。在周期内每 10～20 分钟采集一次血液样本显示的 LH 和 FSH 的分泌模式表明，下丘脑 GnRH 脉冲性分泌的变化对维持正常的周期性是非常重要的。在人类中，GnRH 的分泌必须是间接的，GnRH 的分泌变化是从血浆中 LH 或游离 α 亚基的模式中推断出来的[20]。在动物中，GnRH 是以间歇性的方式分泌的，每一次从下丘脑释放 GnRH 都会导致血浆 LH 的急剧增加。因此，外周血中 LH 脉冲的频率和（或）幅度可作为 GnRH 分泌的间接测量。FSH 在这方面的帮助较小，因为其较长的半衰期（约 3h）模糊了脉冲模式。LH 脉冲的频率在周期的不同阶段是不同的[21-24]。图 129-3 显示了 2 名正常女性在周期中血浆 LH 和 FSH 的变化模型。

（一）卵泡期与周期中期促性腺激素高峰

在卵泡早期（第 1～5 天），血浆 FSH 浓度超过 LH，LH 脉冲每 90～100 分钟出现 1 次。FSH 促进卵泡中期抑制素 B 的分泌，抑制素 B 可能是由富含抑制素 -α 和抑制素 -β_B 亚单位的小的窦卵泡分泌的[25]，而血浆抑制素 B 的升高可能是通过直接作用于促性腺物质来抑制 FSH 的分泌[26]。在卵泡晚期，排卵前卵泡中抑制素 B 水平下降，β_B mRNA 表达明显减少[27]。LH 脉冲频率增加到每小时一个脉冲，并刺激成熟卵泡分泌雌二醇[28, 29]。在 LH 峰前几天，雌二醇的增加与抑制素 A 的升高共同维持对 FSH 分泌的抑制。优势卵泡的颗粒细胞内同时含有 α 和 β_A mRNA，可能是抑制素 A 的来源[26]。人

体内 LH 脉冲频率增加的机制尚不清楚，可能反映黄体前期孕酮抑制的逐渐消失和（或）雌二醇的升高[30-32]。绵羊也会发生类似的变化，这可能依赖于雌二醇的升高[18, 31]。在给予雌二醇后对绵羊门静脉血 GnRH 的测定显示，GnRH 脉冲频率和幅度增加[33]，导致 GnRH 分泌大量增加。GnRH 的脉冲性释放被掩盖，GnRH 在 LH 峰结束前后一直保持升高。雌二醇似乎只需要使 GnRH 分泌开始增加，一旦开始，尽管雌二醇水平下降，GnRH 的分泌仍会继续。在灵长类动物和人类中，GnRH 分泌显著增加诱导 LH 峰的需求尚不明确。虽然恒河猴体内 GnRH 增加[34]，但给予 GnRH 缺乏的猴子和人类持续高幅度的 GnRH 脉冲可以诱导排卵期 LH 峰[35, 36]，不过 LH 的分泌量比自发发生的要小。

除 GnRH 分泌增加外，雌二醇和孕酮都能增强 LH 对 GnRH 的反应性。血浆中雌二醇水平最高，在 LH 峰前孕酮和 17α- 羟孕酮浓度立即升高[36, 37]（图 129-4）。因此，雌二醇引起 GnRH 的分泌增加，并增强 LH 对 GnRH 的反应性，后者因孕酮的增加而增强，导致排卵期 LH 峰产生[38]。FSH 在周期中期高峰期间也会短暂增加，但水平远低于 LH。这种差异可能反映了 GnRH 分泌的增加，虽然激活素 A 也有增加[39]。FSH 升高后抑制素 B 也增加了，但在黄体中检测不到 β_B mRNA，这可能说明抑制素 B 是由破裂的卵泡释放的[40]。在 LH 峰，孕酮持续升高，雌二醇迅速下降，反映了 LH 诱导的颗粒细胞黄素化和类固醇合成的改变有利于孕酮分泌[41]。LH 峰的持续时间可能受到多种因素的限制。雌二醇的下降导致 LH 对 GnRH 反应性的增强消失，而孕酮在没有雌二醇的情况下不能有效地维持对 LH 的反应性。GnRH 分泌在峰的下降部分持续升高[41]和 LH 脉冲式分泌幅度降低可能反映了 GnRH 长时间高频刺激或持续刺激后促性腺激素脱敏的现象。

（二）黄体期与下一次卵泡募集的启动

在排卵后的 3～4 天，LH 脉冲频率开始下降，到黄体中期降到每 3～5h 一个脉冲。LH 的脉冲模式也随着黄体期的变化而变化。在黄体早期，高幅的 LH 脉冲有规律地出现，而在黄体期的中期到晚期，LH 脉冲的幅度和频率都不规则（图 129-3）。LH 分泌模式的变化反映了下丘脑 GnRH 分泌的改

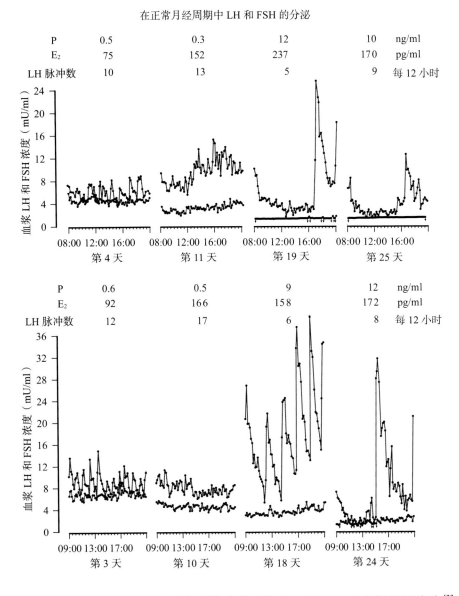

在正常月经周期中 LH 和 FSH 的分泌

◀ 图 129-3　在排卵月经周期中
2 名妇女的黄体生成素（LH）和
卵泡刺激素（FSH）的分泌
在卵泡期和黄体期的早期和晚期，
每隔 10min 采集一次血样。以卵巢
类固醇的平均值显示。显示了每天
每 12h 的 LH 脉冲数。E₂. 雌二醇；
P. 孕酮（引自 Reame N, Sauder SE,
Kelch RP et al. Pulsatile gonadotropin
secretion during the human menstrual
cycle: evidence for altered fre-quency
of gonadotropin-releasing hormone
secretion. J Clin Endocrinol Metab.
1984;59:328-337. Copyright © The
Endocrine Society.）

变，同时 LH 对 GnRH 的反应性没有受到损害。黄体期孕酮的升高是 GnRH 分泌减少的主要因素[42]。在卵泡期注射孕酮会导致 LH 的分泌模式与正常黄体期类似（图 129-5）[43, 44]。

孕酮减缓 GnRH 分泌的机制与下丘脑阿片活性增加有关。黄体期下丘脑门静脉血中 β- 内啡肽增加，阿片受体拮抗药纳洛酮的使用增加了女性和猴子黄体期的 LH 脉冲频率，纳洛酮在卵泡期无效[45, 46]。黄体期 GnRH 脉冲式分泌的减慢可能对黄体的寿命有重要影响，因为灵长类动物的正常黄体功能需要 LH。在没有 LH 分泌的情况下，黄体寿命缩短；在正常妊娠中有大剂量外源性 LH 或 hCG（一种 LH 样激素）分泌时，黄体寿命延长[47]。在黄体早期 LH 脉冲频率降低之前，血清孕酮是稳定的，

只有轻微的波动[23, 48]。在黄体期的中期到晚期，孕酮的分泌只与 LH 脉冲同时发生。因此，LH 脉冲频率降低可能在黄体的消亡中起作用。低速的 GnRH 脉冲频率也调节黄体期促性腺激素的合成。GnRH 对于促性腺激素的合成是必不可少的，在啮齿类动物中，频率较快的 GnRH 脉冲有利于 LH 的合成，而较慢的脉冲有利于 FSH 的合成[49]。因此，缓慢、不规则的黄体 GnRH 刺激有望维持 FSH 的合成，但可能不是 LH 合成的最佳刺激。LH 合成减少，加上持续的 LH 释放，将导致黄体期垂体 LH 储备耗尽。

血浆 FSH 在黄体期保持低水平（图 129-3），这反映了黄体分泌的雌二醇和抑制素 A 对 FSH 释放的抑制[5, 49, 50]。随着黄体的消亡，血清孕酮、雌二醇和抑制素 A 的水平下降，LH 脉冲频率和血浆

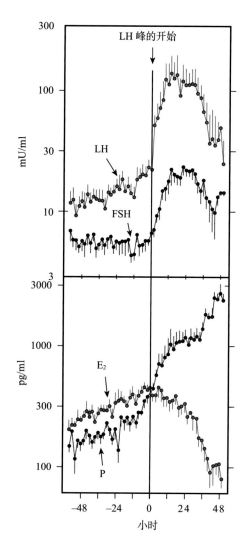

▲ 图 129-4　在 7 个周期的中期每隔 2h 采集 5 天的样本中的黄体生成素（LH）、卵泡刺激素（FSH）、雌二醇（E2）和孕酮（P）的血浆浓度

零时代表促性腺激素峰的开始。数据是以对数绘制的（引自 Hoff JD, Quigley ME, Yen SS.Hormonal dynamics at mid cycle: a reevaluation. J Clin Endocrinol Metab.1983; 57:792-796. Copyright © The Endocrine Society.）

FSH 水平在周期最后 2～3 天上升。对个别患者从黄体晚期到卵泡早期转变的详细研究表明，孕酮的下降使 GnRH 脉冲频率增加（图 129-6），并在接下来的 1～2 周内继续上升[30]。GnRH 刺激增加主要导致 FSH 的释放，因为雌二醇和抑制素 A 的选择性抑制不再存在，并且 LH 储备已经耗尽。FSH 的释放，加上 FSH 较长的半衰期，导致血浆 FSH 选择性增加。对缺乏 GnRH 女性的研究强调了在选择性周期间期 GnRH 分泌的增加在 FSH 和随后卵泡分泌的抑制素 B 的增加中的作用。在月经期间持续

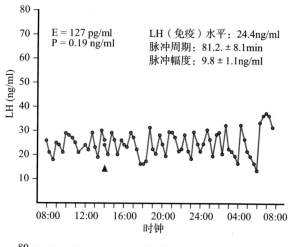

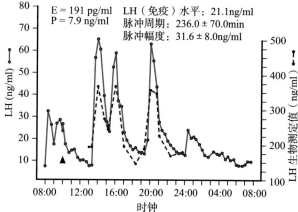

▲ 图 129-5　正常周期女性在卵泡晚期每 20min 获取的样本中（上图）和服用孕酮（P）8 天后的卵泡晚期（下图）血浆黄体生成素（LH）的模式

下方的虚线表示通过生物测定法测定的血清 LH。E. 雌二醇（引自 Soules MR,Steiner RA, Clifton DK, et al. Progesterone modulation of pulsatile luteinizing hormone secretion in normal women. J Clin Endocrinol Metab. 1984;58:378–383. Copyright © The Endocrine Society.）

缓慢频率（每 240 分钟）的 GnRH 脉冲下，FSH 和抑制素 B 的增加比生理情况下卵泡早期每 90 分钟 1 次 GnRH 脉冲时的增加要小[51]。因此，尽管 FSH 生物测定表明一些 FSH 可能存在于整个黄体期[52]，但在黄体晚期血浆 FSH 的增加对于启动下一个周期的卵泡募集至关重要，这是 GnRH 对准备释放 FSH 的脑垂体刺激增加的结果。

（三）促性腺激素释放激素分泌模式在周期调节中的作用

　　正常月经周期的调节涉及下丘脑、垂体和卵巢之间一系列复杂的及时相互作用。GnRH 分泌模式

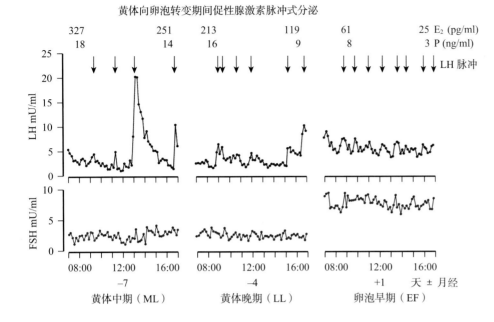

黄体向卵泡转变期间促性腺激素脉冲式分泌

◀ 图 129-6 排卵周期间期促性腺激素分泌和性腺类固醇

激素分泌从黄体中期向卵泡早期的转变。箭头表示促黄体生成素（LH）/ 促性腺激素释放激素（GnRH）脉冲。E₂. 雌二醇；FSH. 卵泡刺激素；P. 孕酮（引自 Marshall JC, Dalkin AC, Haisenleder DJ, et al. Gonadotropin-releasing hormone pulses: regulators of gonadotropin synthesis and ovulatory cycles. Recent Prog Horm Res. 1991; 47: 155-187;discussion 188-189.）

的改变起着重要作用，如图 129-1、图 129-3 和图 129-6 所示。

卵泡的募集和成熟是由 FSH 引起的，在低水平的雌二醇和抑制素 A 与抑制素 B 存在的情况下，卵泡的募集和成熟随着黄体晚期 GnRH 脉冲频率的增加而加强。成熟卵泡中的雌二醇选择性地抑制 FSH 的分泌，在某些物种中刺激晚期卵泡 GnRH 脉冲频率的增加。这反过来又增加了血浆 LH，随后在月经中期优势卵泡分泌的雌二醇会显著增加 GnRH 的分泌。LH 峰是由 GnRH 分泌频率和幅度的增加以及 LH 对 GnRH 反应增强所致。排卵后，孕酮增加下丘脑阿片活性，从而降低 GnRH 分泌的频率，有利于 FSH 的合成。缓慢、不规则的 GnRH 脉冲不会释放 FSH（被升高的雌二醇和抑制素 A 水平所抑制），使促性腺激素 FSH 的储备得以维持。孕酮的下降使 GnRH 脉冲频率增加，再次影响 FSH 的分泌，以更新周期过程。

这个关于 GnRH 分泌作用的概要基于从女性和几种动物中持续观察到的激素分泌模式。然而，GnRH 分泌变化的重要性仍然不确定，因为无论是 GnRH 缺乏的妇女还是 GnRH 缺乏的猴子（由下丘脑病变引起）[35, 53-55]，以固定频率给予固定剂量的 GnRH 都可以诱导排卵。这一明显的矛盾可能反映了 GnRH 的调节方式。在用外源性 GnRH 诱导排卵的大多数周期中，使用的 GnRH 剂量是大于生理剂量的，这可能会超过改变 GnRH 刺激频率的需要。此外，很少有研究检测不间断的外源性 GnRH 脉冲疗法在长时间刺激排卵周期中的效果，而改变 GnRH 频率的能力可能对维持正常的周期很重要。在这方面，黄体期脉冲频率的减慢似乎很重要。在黄体期快速给予 GnRH 导致随后周期的卵泡发育和黄体功能不足，这可能是黄体晚期 / 早期卵泡 FSH 分泌不足的结果 [56-58]。GnRH 脉冲频率在周期中变化的事实似乎得到了很好的证实，使用不同的 GnRH 剂量 / 频率方案来诱导排卵，在 GnRH 缺乏的妇女中排卵率很高（＞ 90%）[59]。然而，改变频率以维持周期性的确切作用和要求有待说明。

周期中 GnRH 分泌的变化，特别是从黄体期到卵泡期的频率增加，与青春期成熟期间 GnRH 分泌的变化相似 [60]。在青春期前的女孩中，LH（通过推断，GnRH）脉冲幅度较低，脉冲很少出现（每隔 3～4 小时出现一次），睡眠期间略有增加 [61-63]。青春期成熟是由于 GnRH 最初在睡眠中分泌增加，随后在整个 24h 内分泌增加，对 GnRH 的反应从青春期前女孩主要的 FSH 反应转变为成年后 LH 释放的模式。因此，在青春期早期和黄体 / 卵泡过渡期间，GnRH 分泌频率的增加都会导致 FSH 对 GnRH 的反应转变为以 LH 为主的反应。快速分泌 GnRH 的能力（每小时一个脉冲）在青春期重新获得（数据表明，快速分泌出现在婴儿期），这对排卵周期的发育是必要的。快速频率的 GnRH 分泌需要允许雌二醇增强 GnRH 的分泌和 LH 对 GnRH 的反应，这是 LH 峰发生的关键事件。黄体期可以看作是卵巢激素将 GnRH 的释放限制在不利于 LH 分泌的模式，但允许 FSH 合成的进行来刺激下一波卵泡发育[60]。

三、无排卵的机制

鉴于正常周期功能所需的下丘脑 - 垂体轴和卵巢之间相互关系的复杂性，其中任何部分的失调都会导致无排卵和闭经也就不足为奇了。然而，在许多情况下，无排卵是在没有公认的病理异常的情况下发生的。在月经初潮之前，出现规则的小 LH 峰，LH 和孕酮的幅度随时间的推移而变化[64-66]。无排卵周期经常发生在月经初潮后的一年，因为随后会出现规则的周期，这表明成年人激素之间的相互关系是随着时间的推移而建立的。具体地说，未成熟少女缺乏雌二醇诱导正反馈和增加 LH 释放的能力[67]，这可能在一定程度上解释了月经初潮后不久出现无排卵周期的原因。

在一些情况下，无排卵已被证明与 LH（GnRH）脉冲式分泌的异常模式有关，这些模式将在接下来的章节中讨论。

（一）下丘脑闭经

下丘脑闭经是最常见的闭经形式，是在排除垂体和卵巢异常后才做出的诊断。无排卵发生之前的情况通常包括明显的体重减轻、剧烈运动（如体操或竞跑）、心理压力，以及偶尔事先使用联合口服避孕药[68, 69]。在大多数妇女（约 70%）中，解决这些前提条件可以在 12 个月内恢复排卵月经，但其余的妇女无排卵和闭经持续存在。基础激素测定显示，血浆 LH、FSH 和雌二醇水平一般正常或偏低，瘦素水平偏低，催乳素水平不升高，LH 和 FSH 对 GnRH 的反应性通常保持不变。我们发现，激素不发生周期性变化，雌激素和孕激素反馈异常，正反馈失败[70-74]。来自多个小组的研究表明，大多数下丘脑闭经妇女的 GnRH 脉冲式分泌频率明显降低[75, 76]（图 129-7）。GnRH 脉冲频率（每 3～4h 一个脉冲）和 LH 脉冲的不规则幅度与排卵周期黄体期的模式相似，提示下丘脑阿片活动增加对 GnRH

脉冲频率有抑制作用。服用阿片受体拮抗药纳洛酮可使 60%～70% 的下丘脑闭经妇女迅速（在 1～2h 内）恢复正常频率的 GnRH 分泌[77-79]（图 129-8）。给患者服用纳曲酮（一种口服活性阿片受体拮抗药）2～3 周后，偶尔会诱发排卵[80]，但这种作用似乎是短暂的，而且很少会出现重复的排卵周期。这种短效性阿片受体拮抗药有助于 GnRH 分泌的恢复，表明一些妇女无排卵是因为 GnRH 分泌持续缓慢，不足以维持排卵期 LH 峰所需的 LH 合成和分泌水平。对 GnRH 缺乏的灵长类动物给予低频率（每隔 3h）的 GnRH 脉冲不能维持血浆 LH 浓度的研究支持这一观点[81]。

我们观察到 GnRH 的分泌模式是可变的，但比正常的脉冲频率慢，这也可以解释一些患有下丘脑闭经的妇女在服用枸橼酸克罗米芬（氯米芬）后排卵的现象。如果脉冲频率明显受损，克罗米芬将不会促进 GnRH 和促性腺激素分泌增加到 LH 峰所需的水平。另一方面，GnRH 较小程度的减慢可被克罗米芬克服，并允许卵泡成熟和排卵。

正如所提到的，在研究期间并不是所有患有下丘脑闭经的女性都有慢频率的 GnRH 脉冲，也不是所有有慢频率 GnRH 脉冲的女性对阿片类药物阻断都有反应。这些女性闭经的机制尚不清楚，但一些数据表明，这可能与下丘脑 - 垂体 - 肾上腺轴的异常有关[82, 83]。在动物实验中，应激导致促肾上腺皮质激素释放激素（CRH）升高，从而抑制 GnRH 的分泌和生殖功能[84, 85]。一些患有下丘脑闭经的女性的血浆和脑脊液中的皮质醇水平升高，对 CRH 的反应减弱，这表明应激导致 CRH 分泌异常。灵长类动物模型表明，社会心理和代谢的应激源可以在单个动物中协同作用，并发挥不同程度的作用[86]。面对应激，与具有应激弹性的猴子相比，一些猴子停止排卵（对应激敏感），血清素功能下降，CRH 增加，并降低下丘脑 GnRH 的表达[87]。在敏感动物中，LH（GnRH）脉冲的频率在应激后降低，反映了 CRH 的选择性作用，因为它可以被 CRH-R1 拮抗药安塔拉明预先阻止[88]。与剧烈运动有关的闭经妇女的血浆瘦素水平降低，有数据显示负能量平衡是诱发因素[89, 90]。对灵长类猴子模型的研究支持这一观点，在保持相同运动水平的同时提供额外卡路里可以恢复生殖周期[91, 92]。

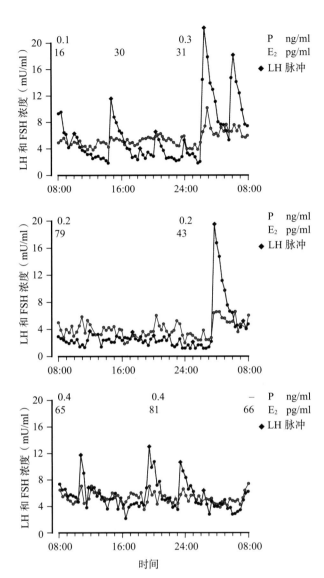

◄ 图 129-7 下丘脑闭经妇女 **24h** 黄体生成素 **(LH)** 脉冲式分泌模式

显示了血浆雌二醇（E₂）和孕酮（P）水平。从上到下，患者每 12 小时分别显示 4 次、3.5 次和 5 次脉冲。FSH. 卵泡刺激素（引自 Reame NE, Sauder SE, Kelch RP, et al. Pulsatile gonadotropin secretion in women with hypothalamic amenorrhea: evidence for reduced frequency of GnRH secretion. J Clin Endocrinol Metab. 1985; 61:851-858. Copyright © The Endocrine Society.）

低瘦素血症可能是低体重运动员和低体重女性的一个重要因素。给予重组人瘦素 3 个月，2 周内 GnRH 的脉冲增强，8 名妇女中有 3 名在治疗期间排卵[74]。

（二）高催乳素血症

闭经和无排卵通常发生在血清催乳素升高时。高催乳素血症可能是由于药物减少了下丘脑多巴胺的分泌或阻断了多巴胺的作用，也可能由于垂体中存在泌乳素瘤。初步研究显示，在多巴胺激动药溴隐亭抑制血清催乳素后，GnRH 分泌的缓慢、不规则恢复到正常卵泡期模式[93, 94]（图 129-9）。

有趣的是，高催乳素血症患者 GnRH 脉冲式分泌减少的机制似乎还涉及下丘脑阿片活性增加的最终共同途径。给高催乳素血症患者服用纳洛酮（血清催乳素仍然升高）会导致 GnRH 脉冲式分泌迅速增加，其方式与下丘脑闭经妇女相似[95, 96]。这一反应表明，催乳素水平升高会增强下丘脑阿片活性，进而通过降低脉冲频率来减少 GnRH 分泌。这些数据表明，在下丘脑闭经和高催乳素血症中，无排卵依赖于持续低频率的内源性 GnRH 分泌。不能增加 GnRH 的脉冲式分泌会导致卵泡成熟失败，进而导致雌二醇 / 孕酮促进 LH 的释放。此外，GnRH 的异常分泌可能是变化的[79]，在一些研究中，有明显下丘脑闭经的妇女可能有"正常"的 LH 脉冲式分泌。如果潜在的异常如应激等提高了下丘脑阿片活性，这种反应在程度和持续时间上都可能是不同的。当这样的异常存在足够长的时间并影响到正常卵泡成熟和排卵所涉及的下丘脑机制时，无排卵将随之发生。

（三）多囊卵巢综合征

多囊卵巢综合征（PCOS）是一种原因不明的异质性疾病，与无排卵、多毛、肥胖、胰岛素抵抗和卵巢多发性囊肿有关（见第 133 章）。PCOS 的雄激素分泌过多主要是由卵巢引起的，但存在胰岛素抵抗和肾上腺异常，其临床综合征可能包括多种不同的病因[97, 98]。卵巢异常，包括类固醇合成异常和卵泡成熟异常，可能是某些患者雄激素分泌过多的主要原因[99]。然而，在大多数情况下，该综合征与 LH 分泌增加有关，约 75% 的 PCOS 患者 LH 平均水平升高，如果排除最近的自发排卵，这一比例将增加到 90%[100]。肥胖者血浆 LH 水平往往较低，平均 LH 与体重指数（BMI）呈负相关。然而，患有 PCOS 的女性无论胖瘦，LH 和 GnRH 脉冲频率都升高[101]。长效 GnRH 激动药使 LH 分泌脱敏，随后雄激素分泌减少，从而证实了 LH 刺激卵巢的重要性[102]。研究表明，PCOS 患者 LH 脉冲的频率和幅度通常增加[103, 104]。这表明持续快速的 GnRH 分泌

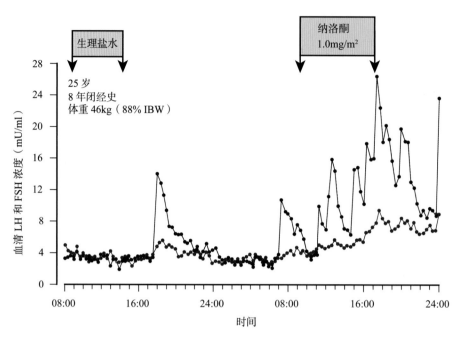

▲ 图 129-8　纳洛酮对下丘脑闭经妇女黄体生成素（LH，红点）和卵泡刺激素（FSH，蓝点）脉冲式分泌的影响

这位 25 岁的女性有 8 年的体重下降和闭经史，尽管 1 年前体重恢复到理想体重的 90%，但仍处于闭经状态。IBW. 理想体重（引自 Khoury SA, Reame NE, Kelch RP et al. Diurnal patterns of pulsatile luteinizing hormone secretion in hypothalamic amenorrhea: reproducibility and responses to opiate blockade and in α2-adrenergic agonist. J Clin Endocrinol Metab.1987;64:755-762. Copyright © The Endocrine Society. ）

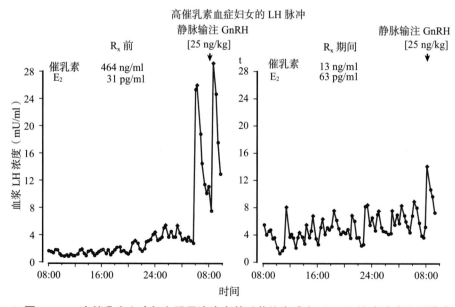

▲ 图 129-9　高催乳素血症妇女服用溴隐亭前后黄体生成素（LH）的脉冲式分泌模式

记录最初不规则的 LH 脉冲(每 24 小时 6 次)(左)，在服用溴隐亭和血清催乳素降低后(右)，恢复到与卵泡期(每 24 小时 12 次) 相似的更规则的脉动模式。点 .LH 脉冲；E₂. 血浆雌二醇；GnRH. 促性腺激素释放激素（引自 Sauder SE,Frager M,Case GD, et al. Abnormal pat-terns of pulsatile luteinizing hormone secretion in women with hyperprolactinemia and amenorrhea: responses to bromocr-iptine. J Clin Endocrinol Metab. 1984;59:941-948. Copyright © The Endocrine Society. ）

导致 LH 合成和分泌过多，进而促进卵巢生成雄激素和卵泡成熟失败。GnRH 分泌异常可视为继发于无排卵，从而导致卵巢孕酮分泌减少，是女性无排卵的一个因素。另一种观点认为，GnRH 异常的脉冲性分泌反映了 PCOS 潜在的异常[105-107]。在正常周期中，雌二醇和孕酮抑制黄体期的脉冲频率，如果下丘脑对这些类固醇相对不敏感，将导致 GnRH 和 LH 的分泌持续增加。许多 PCOS 患者在青春期成熟后不久就会出现症状，此时将重新获得 GnRH 快速分泌的能力。因此，如果注定会发展成 PCOS 的青春期女孩对雌二醇和孕酮减缓 GnRH 分泌有相对的抵抗力，在正常的黄体期可能不会出现减慢。这种缺乏正常减慢的情况可能会导致 FSH 分泌相对不足，从而导致卵泡成熟受损和稀发排卵。随着时间的推移，GnRH 脉冲频率和 LH 分泌的增加会增加卵巢雄激素的产生，并导致囊肿的形成。

在患有高雄激素血症的青少年中发现了支持这一观点的证据。在所研究的无排卵的青春期少女中，有一半的人 LH 脉冲幅度和频率增加，这种增加与血浆雄激素、雌二醇和孕酮的升高有关[108-110]。一项超过 24h 的详细研究证实了这些发现。与年龄匹配的对照组相比，患有高雄激素血症的青春期少女的 LH 脉冲频率（每 80 分钟一个脉冲）和清醒与睡眠时间的平均 LH 均较高[111]。目前尚不确定这些青少年是否会出现符合 PCOS 的变化，但只有 40% 的青少年在随后建立了排卵周期。青春期少女肾上腺和卵巢睾酮分泌过多可能与青春期前和青春期周围时期肥胖有关。在过去的 40 年里，美国青春期肥胖症显著增加，2010 年约有 17% 的 6—19 岁女孩相应年龄的 BMI > 95%。超过 60% 的肥胖女孩睾酮水平升高，随着性激素结合球蛋白的抑制，平均游离睾酮水平可能会在整个青春期增加 3 倍[112]。这在青春期前和青春期早期的女孩中最为明显，并与明显的高胰岛素血症有关，LH 增加在青春期后期起主要作用[113, 114]。其他证据表明，升高的雄激素可能干扰青春期 GnRH 分泌的正常调节[115, 116]。在正常的青春期前和青春期早期的女孩中，睾酮浓度比血浆中的雌二醇浓度高出 10 倍[117, 118]。下丘脑暴露于雄激素可能降低 GnRH 对类固醇抑制的敏感性，并随着青春期的发展，导致 LH 和卵巢类固醇的循环水平升高[119]。对猴子和绵羊的研究表明，产前暴露于高雄激素环境中会导致孕酮减少对 GnRH 的抑制，并在随后的青春期和成年期升高血浆 LH[120, 121]。青春期前（1 岁）的猴子在整个青春期成熟期间睾酮水平升高 3~4 倍，这与 LH（GnRH）脉冲频率增加 2.7 倍有关[122]。

为了探索这些可能性，我们对 PCOS 患者黄体内生理浓度的雌二醇和孕酮抑制 GnRH 快速分泌的能力进行了评估[123]。给予雌激素和孕酮后，一开始 GnRH 分泌频率减慢（到第 10 天），随后持续减慢，LH 脉冲幅度明显降低。停用卵巢类固醇激素与 GnRH 脉冲频率增加、FSH 选择性升高、LH/FSH 比值暂时正常化一致、所有受试者卵泡成熟及部分受试者排卵有关。这些数据表明，黄体激素可以抑制 PCOS 患者的 GnRH 分泌频率，但最近的研究表明，下丘脑 GnRH 脉冲发生器对性激素的抑制作用相对抵抗。在联合口服避孕药后，无论是在治疗期间还是在停止使用类固醇后，PCOS 患者的 GnRH 脉冲频率都高于对照组[124]。同样，正常对照组和 PCOS 患者服用 7 天的雌二醇和孕酮后显示，在服用类似水平的类固醇后，对照组的 GnRH 脉冲频率受到更大程度的抑制[125]。低水平血浆孕酮（< 10ng/ml）在抑制正常对照组的 GnRH 脉冲频率方面比对 PCOS 患者更有效，而高浓度孕酮对两组 GnRH 脉冲频率的抑制作用程度大致相同。这些结果表明，GnRH 脉冲发生器对 PCOS 患者体内孕酮的抑制有相对抵抗。

后来的研究表明，下丘脑对孕酮的不敏感反映了高雄激素血症的影响[126]。当 PCOS 患者接受雄激素受体拮抗药氟他胺预处理后，低浓度孕酮抑制 GnRH 脉冲频率的能力恢复到正常水平（图 129-10）。血浆睾酮没有降低，基础 LH 脉冲也没有改变，这表明过量的雄激素选择性地削弱了孕酮对 GnRH 脉冲发生器的抑制作用。这些数据有力地支持了在 PCOS 患者 LH 升高的病因中高雄激素血症的作用，青少年的数据也支持这一观点。睾酮的逐渐增加也可能调节正常青春期孕酮对 GnRH 分泌的抑制。在正常青春期早期的女孩体内，来自肾上腺的孕酮一夜之间增加了 2~3 倍[127]。孕酮在清醒时对 GnRH 脉冲的抑制更为有效。随着青春期的发育，睾酮的增加可能会削弱对孕酮的抑制，导致白天 GnRH 分泌增加，并延长促性腺激素的刺激时间

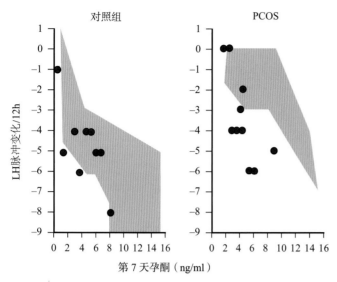

▲ 图 129-10　氟他胺阻断雄激素受体对孕酮抑制黄体生成素（LH）脉冲频率的影响

正常对照组和多囊卵巢综合征（PCOS）患者均服用氟他胺 250mg，每日 2 次，共 5 周。最后 7 天给予雌二醇（E_2，血浆浓度约为 120pg/nl）和不同剂量的孕酮 (P)。在 E_2+P 治疗前和治疗第 7 天，每 10 分钟采血 1 次，持续 12h，分析 LH 的脉冲式分泌情况。数据（圆圈）显示 E_2+P 给药 7 天后 LH 脉冲频率随第 7 天血浆孕酮的降低而降低。阴影区域表示在没有氟他胺预处理的情况下的反应范围。氟他胺对对照组影响不大，但可增强小剂量孕酮抑制 PCOS 妇女 LH/GnRH（促性腺激素释放激素）脉冲频率的能力

超过 24h。高雄激素血症会促进这一过程的发生，导致 GnRH 和 LH 分泌提前增加。在正常女孩中，低浓度孕酮抑制 GnRH 脉冲频率的有效性随着青春期的提前和睾酮水平的增加而下降，在高雄激素血症中进一步减弱（图 129-11）。实际上，50% 的高雄激素青少年对孕酮不敏感[128, 129]，这支持了青春期高雄激素血症在 PCOS 患者 LH 异常分泌的发生中所起的作用[116, 130]。

总体而言，这些对无排卵患者的观察表明，许多导致无排卵的疾病与 GnRH 分泌模式的异常有关。人们已经认识到慢频率不能增加 GnRH 脉冲频率和快速 GnRH 频率的持久性。这种可变性表明，在正常周期中改变 GnRH 分泌模式的能力是重复周期排卵过程中的一个重要部分。

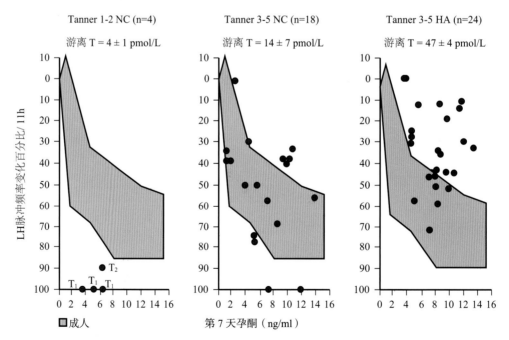

▲ 图 129-11　随着血浆睾酮的增加，孕酮抑制 GnRH 脉冲频率的能力逐渐降低

数据显示口服雌二醇和孕酮 7 天后，Tanner 1-2NC（左）、Tanner 3-5NC（中）和 Tanner 3-5HA 青春期女孩（右）的 GnRH 脉冲频率变化。数据以第 7 天平均血浆孕酮的函数绘制。阴影区域表示正常成年女性的反应范围。NC. 正常对照组；HA. 高雄激素血症；T. 睾酮；T_1. Tanner 1 期；T_2. Tanner 2 期（重制自 Blank SK, McCartney CR, Chhabra S, et al. Modulation of GnRH pulse generator sensitivity to progesterone inhibition in hyperandrogenic adolescent girls—implications for regulation of pubertal maturation. J Clin Endocrinol Metab. 2009; 94:2360-2366. Copyright © The Endocrine Society.）

第 130 章 子宫内膜异位症
Endometriosis

Richard O. Burney   Linda C. Giudice **著**

洪晓思　吴晓莹　任　萌 **译**

要 点

◆ 子宫内膜异位症是一种慢性、雌激素依赖性、抗孕酮、炎症性疾病，影响高达10%的育龄妇女和50%的患者会出现骨盆疼痛和（或）不育。

◆ 遗传学、经血倒流、骨盆碎片清除的免疫功能障碍、上皮的化生和内分泌紊乱可能是子宫内膜异位症发病机制的组成部分。

◆ 子宫内膜异位症病理生理学的主要进展表明，盆腔炎症和神经渗透引起疼痛；不孕是由于排卵功能障碍、卵子质量差、子宫内膜异常（孕激素抵抗性）和胚胎植入受损所致。

◆ 腹膜疾病目前依靠手术诊断，子宫内膜异位症相关的骨盆疼痛的处理方式主要有手术、抗炎药物和激素疗法；新发现的信号通路是未来的治疗靶点，可降低或抑制月经流量，阻断雌激素合成和反应，选择性调控孕激素受体。

子宫内膜异位症是一种慢性、雌激素依赖性的炎性妇科疾病，其定义为子宫内膜腺体和子宫外基质（"异位"）的存在（图130-1）。6%～10%的育龄妇女患有此病，临床表现为痛经、性交困难、慢性盆腔疼痛和（或）不孕[1]。子宫内膜异位症最常见于卵巢、盆腔腹膜和肠，较少见于胸膜、心包和既往腹部和（或）阴道切口。在盆腔疼痛、不孕或两者兼而有之的妇女患病率高达50%。疾病分期取决于疾病的程度和相关的粘连[2]。

然而，虽然疼痛确实与疾病部位和病变类型相关，但疾病分期和症状之间不存在相关性[3,4]，分期不能预测怀孕的机率或与医学或手术相关的结局[2]。子宫内膜异位症的类固醇激素依赖效应是惊人的，由于长时间非对抗性的雌激素，女性、雌性灵长类动物对子宫内膜异位症易感，而自然绝经或外科手术所致的绝经通常会使这种疾病处于静止状态[5-7]。然而，最近的证据表明，子宫内膜异位

的病变组织可以合成雌二醇[8]，因而不需要依赖卵巢来源的雌二醇。此外，在转录组水平上，与无疾病的妇女相比，已证实患病妇女对黄体酮的抵抗作用可引起雌激素的持续反应[9]。这些最新的发现有助于开发新的疗法和治疗方案。这种疾病也会造成个别患者生活质量下降，需要多学科合作来实现患者的综合管理[10,11]。子宫内膜异位症的诊断和治疗占美国卫生保健费用的一个重要部分，2009年估计已接近490亿美元[12]。本章综述了该病的流行病学、发病机制、病理生理学和遗传学，以及用于缓解疼痛和实现生育能力的诊断和治疗方法。

一、流行病学

子宫内膜异位症在处于生育年龄、怀孕次数较少（月经周期相对较多）和内源性雌激素水平较高的妇女中更为普遍。在雌激素水平较低和月经周期

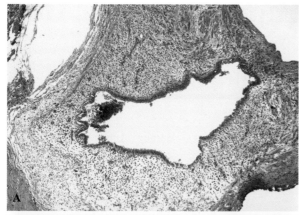

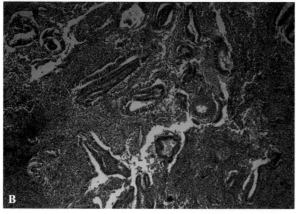

▲ 图 130-1　A. 子宫内膜异位症腹膜病变的 10% 苏木精和伊红染色。注意存在被纤维化包围的腺体和间质。B. 手术时取自同一患者的晚期增生性子宫内膜的 10% 苏木精和伊红染色

较少的妇女中发病率较低，如下丘脑闭经的患病妇女。护士健康研究 II [13-16] 的数据表明，子宫内膜异位症的危险因素包括 10 岁以下的初潮、低出生体重（＜ 5.5lb）、体重指数（BMI）＜ 25、未产妇、子宫内己烯雌酚（DES）暴露史、子宫内膜异位的阳性家族史、＞ 100g/d 的乙醇饮用量。白种妇女的子宫内膜异位症发病率较高，其次是亚裔＞非洲裔美国人＞西班牙裔。此外，腰臀比＜ 0.60 的妇女患子宫内膜异位症的风险几乎是腰臀比为 0.70～0.79 妇女的 3 倍（RR=2.78，95%CI 1.38～5.60）[16]。哺乳时间超过 23 个月和生育 3 个以上孩子的妇女患子宫内膜异位症的风险较低。研究没有发现发病率与身高、咖啡因或发色相关 [13-15]。

二、发病机制

　　子宫内膜异位症的首次病理学记录是 1960 年

由 Shroen 描述的 [17]，而后 von Rokitansky 对其进行了进一步的描述，但本疾病的确切发病机制目前仍未阐明。目前子宫内膜异位症发生发展的理论主要有两类 [19]，一类认为子宫内膜异位症植入物来源于子宫内膜；另一类认为子宫内膜异位症植入物来源于子宫内膜以外的组织。

（一）子宫内膜起源

　　1. 良性转移　良性转移理论认为异位子宫内膜病变是由于子宫内膜细胞的淋巴或血行播散所致 [20-22]。微血管研究证实淋巴从子宫流入卵巢，提示淋巴系统可能参与卵巢子宫内膜异位症的发病机制 [23]。在淋巴结切除术和尸检中发现淋巴结内子宫内膜异位症分别占 6.5% 和 6.7%。该理论最有力的证据是组织学上已证实子宫内膜异位病变可发生在远离子宫或骨盆的部位，包括骨、脑和肺。

　　2. 月经倒流　月经倒流的妇女约 90% 的经血经宫颈流出，约 10% 经输卵管回流至腹膜腔。Sampson 的月经倒流和移植理论认为，子宫内膜组织脱落，其中包含类固醇敏感的活细胞，可通过输卵管流出至子宫外种植 [26]。但这个假设不能解释为什么月经倒流这一生理事件 [27] 不会使所有女性都患上子宫内膜异位症。已发现患有子宫内膜异位症的妇女比未患此病的妇女有更多的月经倒流，因此认为月经倒流的碎片数量可能与疾病的发生有关 [27]。在子宫内膜异位症患者中发现子宫输卵管接口处的张力较低 [28]，表明这一理论可能部分解释为什么只有一部分妇女受到影响。此外，在月经期间，子宫肌层的内膜下收缩波在子宫内膜异位症的妇女中表现出逆行模式，而在对照组并没有发生 [29]，也进一步支持了 Sampson 的理论，认为子宫内膜异位症可能与子宫肌层的功能障碍有关。Sampson 理论的最大支持来自于非人灵长类动物，随着囚禁时间的延长、受孕的缺乏和月经倒流发病率的增加，25% 的狒狒发生自发性子宫内膜异位症 [30]。在因宫颈发育不全或再生不全、阴道发育不全或其他与经血流出受阻有关的 Müllerian 异常引起的原发性闭经的青春期少女中，均可观察到子宫内膜异位症的发生 [32]。最近的一份报告显示，即使是顺行性月经的微小改变也可能导致子宫内膜异位症的发生，有子宫纵隔的女性更容易发生子宫内膜异位症 [33]。

子宫内膜异位症的小鼠模型为腹膜子宫内膜异位症的发病机制研究提供了基础。经组织学证实，有条件地激活子宫内膜细胞中 K-ras 癌基因后，8 个月内有近 50% 的小鼠可见腹膜内子宫内膜异位移植物。然而，类似地激活小鼠腹膜细胞的 K-ras 癌基因并没有发生子宫内膜异位症。小鼠模型的研究结果似乎支持腹膜子宫内膜异位症发生发展中的月经倒流理论。

（二）非子宫内膜起源

体腔上皮化生理论认为，正常的腹膜组织（间皮层）可通过化生转变为异位的子宫内膜组织[19, 35]。与之密切相关的诱导理论认为，内源性诱导刺激（激素、免疫）促进间皮层未分化细胞向子宫内膜细胞的分化[19]。这两种理论都是基于子宫内膜和间皮细胞的共同胚胎起源。暴露在超生理水平的 17β- 雌二醇共培养试验[17]支持这一假设，在体腔衬膜里的全能间皮浆膜体腔细胞，以及来自卵巢表面上皮与子宫内膜基质细胞的共培养，可通过引起间皮的化生转换，导致子宫内膜异位的发生[36, 37]。此外，已证实胚胎米勒管迁移的残余细胞在雌激素的影响下保持着向子宫内膜异位症病变发展的能力[38]。非经期子宫内膜的组织学检查支持这些理论，证实其存在子宫内膜异位组织。例如，已证实 Roki-tansky-Küster-Hauser 综合征患者（该患者没有功能正常的子宫内膜）存在子宫内膜异位[39]。而非子宫内膜起源的病因最令人信服的证据来自那些接受高剂量雌激素治疗的前列腺癌患者发生了子宫内膜异位症[40, 41]。

目前认为逆行月经导致子宫内膜组织可能植入腹膜或腹部 / 盆腔内脏表面是导致子宫内膜异位症的主要发病机制。此外，子宫内膜组织也可以通过血管或淋巴途径输送到远处的部位[42]，不能确定是否有脱落的子宫内膜组织包含能够植入异体组织的活细胞。

（三）免疫系统

已证实子宫内膜异位症伴有腹膜炎症反应，可导致腹膜液中细胞因子和趋化因子水平异常，子宫内膜异位症患者的腹腔液中活化的巨噬细胞和细胞因子的水平高于无此疾病的患者[43, 44]。研究也发现巨噬细胞异常活动参与了子宫内膜异位症的发病机制，而改变巨噬细胞依赖性的细胞因子水平和活动可以影响异位子宫内膜细胞的生存和生长[45, 46]。另外子宫内膜异位症患者存在相对的免疫功能障碍[46, 47]，包括患者 B 细胞总体活性增加、磷脂酰化和子宫内膜等自身抗体异常、常与其他自身免疫性现象如卵巢早衰和特应性疾病共存，因此有学者认为子宫内膜异位症可当作一种自身免疫性疾病[48]。然而，自身免疫疾病导致子宫内膜异位症发病的机制仍不明确，这种病理改变仅是由活的巨噬细胞和其他抗原递呈细胞对异位子宫内膜组织的反应引起的一般炎症反应，而不是子宫内膜异位症发展的原因。尚需要进行设计优良的前瞻性对照研究以明确子宫内膜异位症的免疫基础。体液和细胞免疫系统在子宫内膜异位症病理生理中的作用将在稍后的病理生理一节中介绍。

（四）遗传学

尽管具体涉及的基因仍需进一步研究，但以往证据已发现子宫内膜异位症存在遗传易感性[53-56]。单卵双生子的研究支持了遗传因素在该病发生中起了重要作用[57]。与普通人群相比，患病妇女的一级亲属患子宫内膜异位症的风险更高[58, 59]。大量证据表明由遗传因素引起的疾病变异比例估计接近 52%[60]。与非家族病例相比，有家族史者的发病年龄较早，受影响亲属的发病年龄相似[61]。此外，在非人类灵长类动物中也发现了强烈的家族遗传倾向[62]。

高通量遗传和生物统计学方法的进步促进了从关联基因扩展到整个基因组研究的转变。方法包括涉及该病聚集的家族连锁分析和全基因组关联研究（GWAS），这些研究分析了有疾病和无疾病的群体中单核苷酸多态性（SNP）的分布情况。一项包括 2 个或 2 个以上姐妹发病的 1176 个家庭的国际多中心连锁分析研究在染色体 10q26 处发现了易感性位点[63]。对含 3 个以上家族成员患病的 248 个家庭进行亚分析，明确了是染色体 7p13-15 的显著连锁[64]。

大型全基因组关联研究为子宫内膜异位症女性群体提供了高分辨率的 SNP 单体型，有助于发现与子宫内膜异位症风险相关的基因。对这些研究的 Meta 分析发现了欧洲和日本血统的人群有子宫内膜异位症的 6 个遗传风险位点的 SNP[65]。GWAS 识别的子宫内膜三联（与 WNT4、CDKN2B-AS1 和 GREB1 的关联），也发现了可能是候选易感性位点，但还有待功能验证。

（五）环境

在围产期、产后、青春期前和成人期等易感期，不适当地暴露于雌激素、其他内分泌干扰化学物质（EDC）和其他因素可诱发并增加女性生殖道疾病（包括子宫内膜异位症）的风险[66-69]。成年期间暴露于 EDC，无论以往是否接触过，都是子宫内膜异位症易患或促进的因素[68, 69]。与对照组相比，暴露于全身质子照射的非人类灵长类动物子宫内膜异位症的患病率增加（53% vs. 26%）[70]，核辐照可能促进子宫内膜异位症的发生和（或）发展[71, 72]。此外，有大量证据表明，多种有机氯［包括四氢氯二苯并对二恶英（TCDD）、甲氧氯胺和滴滴涕等杀虫剂以及多氯联苯］是灵长类动物和啮齿动物发生子宫内膜异位症的危险因素[73-75]。

连续 4 年暴露在 5～25 万亿分之一（ppt）TCDD 中的成年恒河猴发生了严重的子宫内膜异位症，且疾病的严重程度表现为剂量依赖性[73]。此外，将成年小鼠暴露于 TCDD 和二恶英类化合物下，腹膜植入人子宫内膜组织后生长加速[76, 77]。此外，Nayyar 团队的研究发现，当成年小鼠暴露于 TCDD，并将人子宫内膜组织播种于腹膜，该子宫内膜异位症腹膜模型对基质金属蛋白酶（matrix metallop-roteinases, MMP）的调节失衡[78]。

虽然有确切的动物实验的数据，但有关成年妇女有机氯暴露与子宫内膜异位之间的关系仍未明确。在 14 项关于内分泌干扰物和子宫内膜异位症的人体研究（12 项病例对照和 2 项回顾性队列研究）中，评估了数十个同类物，但结果差异很大[79, 80]。流行病学研究表明，比利时是世界上二恶英污染程度最高的国家之一，其子宫内膜异位症的患病率最高[79]。1976 年在意大利塞韦索，一群妇女接触了大量的二恶英，20 年后她们接受子宫内膜异位症的评估；结果发现血清 TCDD 水平在 100ppt 或以上的女性患子宫内膜异位症的风险翻倍，但差异无统计学意义，也没有发现明显的剂量相关性[80]。最近 2 项意大利和比利时育龄妇女进行的病例对照研究也显示，有无发生子宫内膜异位症患者体内二噁

英样复合物水平没有显著差异[81]。但流行病学的观察研究样本数量有限和存在混淆变量，有待进一步完善。

来自护士健康研究 II 的数据则显示，妊娠期接触 DES 与成年子宫内膜异位症的发展之间存在相关性。本研究是一项前瞻性研究，研究对象为 116 678 名年龄在 25—42 岁的女护士，她们在 1989 年接受了基线调查问卷，并每隔 2 年随访 1 次。基线时子宫内膜异位症的患病率为 5%。经腹腔镜确诊的病例为 2941 例，其中 77% 的子宫内膜异位症患者因疼痛症状而就诊，其余患者因不孕症而就诊。在本队列中，妊娠期接触 DES 的女性经腹腔镜确诊的患病机率增加了 80%。其他的危险因素包括低出生体重和过早月经初潮[14]。

（六）基因组改变

基因组杂交检测发现，与正常对照组相比，子宫内膜异位症患者的子宫内膜有几个基因组改变区域[82]。某些区域与以往的发现相同，表明基因组改变可能是子宫内膜异位症的直接原因[83]。利用双色原位荧光杂交也证实，子宫内膜异位症患者中 17 号染色体异质性增加。这些发现提示，子宫内膜异位症的发生发展涉及体细胞遗传改变多个步骤途径[84]。

三、病理生理

组织若要在异位上植入并生长，它必须能在脱离原有位置后存活、附着并侵入新环境、增殖并建立新的血液供应。这些过程包括抑制细胞凋亡；细胞－细胞和细胞基质的相互作用；基质降解、抑制和修复；调控细胞增殖；血管生成。与正常子宫内膜一样，子宫内膜异位组织通过增殖和腺体分泌，以及影响这些过程的自分泌和旁分泌因子的产生，对循环中类固醇激素的变化做出反应[85]。

（一）细胞生存 / 细胞黏附

子宫内膜细胞在月经期间发生凋亡，这是子宫内膜细胞自然死亡的一部分[86]。然而，在子宫内膜异位症患者中，子宫内膜脱落细胞凋亡的比例大大降低，从而导致可能在异位生存的细胞数量增加[87]。得以存活的子宫内膜细胞必须黏附于间皮层

或其他表面，然后开始侵袭过程。共聚焦显微镜可观察到子宫内膜细胞通过腹膜间皮的黏附和侵袭的过程[88]。通过研究子宫内膜异位病变中细胞黏附分子的表达，可以帮助理解异位子宫内膜组织维持的机制[89]。回流的子宫内膜细胞可以下调 E- 钙黏着蛋白细胞黏附分子的表达[90]。子宫内膜异位症患者腹水中的蛋白酶、细胞因子或生长因子可能改变子宫内膜的某些结构，从而导致其选择性地黏附在腹膜上。

（二）基质退化 / 入侵

尽管子宫内膜异位症是一种良性疾病，但可以侵入组织和表面，类似于恶性肿瘤。基质金属蛋白酶（MMP）及其抑制剂［金属蛋白酶（TIMP）的组织抑制剂］参与了细胞外基质重构，并参与月经周期内的子宫内膜重构[91, 92]。MMP 和 TIMP 之间的平衡对于维持适当的 MMP 活性水平至关重要，而这之间平衡的失调导致基质破坏和细胞侵袭。

所有 MMP 的 mRNA 均可在月经阶段异位子宫内膜中被检测到[91, 93]。基质分解素（MMP-7）mRNA 定位于上皮细胞，其余均在基质中表达[94, 95]。上皮特异性 MMP-7 在分泌期异位子宫内膜中表达，而在正常子宫内膜中不表达[96]，这说明在子宫内膜异位症中孕激素不能抑制 MMP-7，提示 MMP 可能在疾病的发生或进展中发挥作用。在子宫内膜中也发现了 MMP-3，MMP-3 的表达在达那唑治疗后减少[97]。MMP-1 在腹膜和卵巢子宫内膜中均有表达，而在直肠阴道病变中未见表达[98]。MMP-1 表达与基质破坏及邻近上皮细胞孕激素受体缺失密切相关，提示 MMP-1 表达可能参与组织重塑、出血及异位子宫内膜的再植。子宫内膜异位症特异性蛋白 ENDO-Ⅱ 与 TIMP-1 具有同源性[99]。子宫内膜异位症患者体内的子宫内膜和异位子宫内膜均发生了 MMP 调节模式的改变。体外实验证明，孕激素应答的缺失与抑制 MMP 表达失效以及子宫内膜异位的生长能力增强有关。然而，临床使用维甲酸和转化生长因子 β（TGF-β）治疗可恢复孕酮抑制基质金属蛋白酶的能力，从而预防实验性子宫内膜异位的发生[100]。体外培养子宫内膜细胞发现，白细胞介素 -8（IL-8）增强了子宫内膜基质细胞的侵袭能力[101]。有研究发现，MMP 在人腹膜子宫内膜

异位病变中的表达远远高于正常子宫内膜[102]，即异位子宫内膜异位的明胶酶活性水平高于正常位置的子宫内膜，而 MMP-9 可能对子宫内膜异位症组织的着床和浸润性生长具有重要意义[103]。子宫内膜异位症患者的子宫内膜 MMP-2 和膜型基质金属蛋白酶 1（MT1-MMP）表达水平高于未患病妇女，而 TIMP-2 表达水平低于未患病妇女[104]。

性腺发育不全的裸鼠是研究子宫内膜异位症发病机制中类固醇依赖性基质金属蛋白酶的有效模型[105]。子宫内膜外植体经雌二醇处理后，可分泌基质金属蛋白酶，注入受体动物后在体内产生异位病变。然而，用黄体酮抑制 MMP 分泌或用 TIMP-1 阻断 MMP 活性可抑制异位病变的形成[105]。该模型提供了关于子宫内膜异位症发生过程中类固醇调节 MMP 分泌的可能机制，可被应用于设计治疗药物以抑制或缩小腹腔内的子宫内膜异位病变。然而，目前仍不清楚 MMP 和 TIMP 的异常表达是否是子宫内膜异位症妇女的子宫内膜、免疫系统或腹膜的先天异常所致。最近对子宫内膜异位症的小鼠模型进行回顾性分析发现[106]，子宫内膜异位植入物和有（或无）疾病的女性子宫正位内膜存在抗孕激素作用，使我们对疾病的病理生理学有了进一步的认识。

（三）生长因子、血管生成因子、趋化剂、形态因子

子宫内膜异位症患者的腹水具有有丝分裂、血管生成、植入物形成和趋化活性。它包含单核 / 巨噬细胞分泌的生长因子和细胞因子，以及腹膜腔内的子宫内膜、卵巢和间皮细胞[107-109]。这些细胞因子和生长因子可诱导或抑制细胞存活、增殖、分化、血管生成和炎症反应。子宫内膜异位症的女性患者促炎细胞因子水平升高，如巨噬细胞集落刺激因子[110]、IL-1[111, 112]、IL-6[113-115] 和由单核细胞 / 巨噬细胞分泌的肿瘤坏死因子（TNF-α）[115-117]、IL-1 和 TNF-α；转而刺激其他细胞因子的分泌，如 IL-8[118, 119]、单核细胞趋化蛋白 -1[120, 121] 和 RANTES[122, 123]。RANTES 是中性粒细胞、T 淋巴细胞、单核细胞、巨噬细胞，以及血管生成因子（IL-8）的化学引诱物。这些因素可能导致盆腔疼痛[115] 或不孕[124]。

生长因子也可能通过刺激细胞存活、生长或

分化而在子宫内膜异位症的发病机制中发挥重要作用。巨噬细胞的条件介质具有促有丝分裂的作用，其中部分归因于 TGF-β[125]、血小板衍生生长因子（PDGF）[115, 126] 和细胞生长因子（bFGF）[127]。表皮生长因子（EGF）[127, 128]、胰岛素样生长因子（IGF）[129-131]、PDGF[115, 126] 和 bFGF 是体外培养子宫内膜基质细胞的强有力的有丝分裂原。肝细胞生长因子（HGF）是子宫内膜上皮细胞与基质细胞共培养时的有丝分裂原和植入物形成原，可能参与了异位子宫内膜腺体的再生[132]，它也是血管生成因子。IGF-1 是一种抗凋亡生长因子，可增加细胞的存活率。EGF 和 IGF 在许多组织中介导雌激素作用，因此可能参与了子宫内膜异位症的发病机制和病理生理学。

在子宫内膜异位症患者的腹水中发现一种强效血管生成因子——血管内皮生长因子（VEGF），腹水中 VEGF 的水平与疾病的严重程度直接有关[134]。VEGF 的来源尚未确定，可能来源于子宫内膜、间皮细胞或内皮细胞。

（四）芳香化酶和其他类固醇酶

最近的证据表明，芳香化酶在子宫内膜异位病变中异常表达，而芳香化酶是雌二醇（E_2）生物合成的关键酶[135]。这种酶在无疾病女性的正位子宫内膜中很少表达，而在患病女性的正位子宫内膜中少量表达[135]。此外，可使 E_2 灭活的酶[17]，β- 羟基类固醇脱氢酶 -1，在异位子宫内膜病变中表达下调[136]，因此导致 E_2 在异位子宫内膜病变中局部合成增加（图 130-2），参与孕激素抵抗的病理生理进展[137]。这对于指导治疗有着重要意义[8, 137]（见本章后面标题为治疗的章节）[135]。

（五）免疫系统

有足够的证据表明子宫内膜异位症与各种异常免疫反应有关[138]。在体外试验中，与对照组相比，子宫内膜异位症患者外周血和腹膜的自然杀伤细胞（NK）对自体子宫内膜细胞的直接杀伤作用普遍降低[139-141]。然而，NK 细胞活性部分受细胞因子和生长因子等可溶性因素的调节，以子宫内膜异位症患者血清或腹腔液处理 NK 细胞，NK 细胞活性进一步降低[141, 142]。特别是 NK 细胞活性降低[140, 142, 143]

和子宫内膜细胞对 NK 细胞介导的细胞溶解抵抗力更强[140]。细胞间黏附分子 -1（ICAM-1）对 NK- 靶细胞的相互作用非常重要，包括子宫内膜细胞 -NK 细胞间的作用。最近的证据表明，子宫内膜异位症患者的子宫内膜细胞产生更多的可溶性 ICAM-1[144]，这是一种 NK 细胞与 NK 靶细胞相互作用的拮抗剂，可能有助于 NK 细胞破坏子宫内膜细胞。观察研究的结果支持了这一理论，子宫内膜异位症患者排斥自体子宫内膜组织的能力较差。这种对 NK 细胞破坏的抵抗是一种固有的免疫功能障碍，还是一种对已被腹腔内的环境改变的回流子宫内膜组织的反应仍有待确定[143, 145]。然而，有趣的是，异位子宫内膜在 NK 缺陷小鼠的腹膜中无法成模[146]。

但目前没有充分的证据研究能解释子宫内膜异位症中免疫功能在这种疾病的发病机制中的作用。此外，仍不清楚这种改变是子宫内膜异位症的病因，还是子宫内膜异位症引起的炎症反应的继发性反应。

（六）异常基因表达

高通量的微阵列表达分析、蛋白质组学和相关

子宫内膜异位症中局部 E_2 的概念

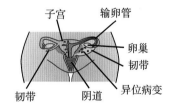

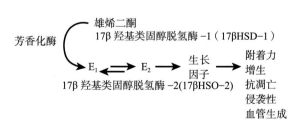

▲ 图 130-2　芳香化酶和其他酶及子宫内膜异位病灶中局部 E_2 生物合成和代谢下降的概念

异位病变可以产生 E_2，而用 GnRHa 抑制卵巢 E_2 不能解决内源性病变产生的 E_2

的数据分析策略（生物信息学），已被应用于子宫内膜异位症的研究[147]。全球主要在人类组织中进行两种类型的基因表达分析研究：①异位内膜和匹配的正位内膜（整个组织或特定细胞类型）的转录组分析；②对有疾病与无病的妇女正位内膜（整个组织或特定细胞类型）的转录组分析。

（七）异位与正位内膜的比较

与配对的增殖期正位子宫内膜相比，卵巢子宫内膜存在调节结构蛋白和免疫相关基因的失调[148]。与免疫功能相关的基因和结构蛋白的上调可能反映了免疫功能障碍对该病发病机制的影响，也可能反映了子宫内膜异位症组织进行类固醇－激素生物合成的作用[148]。一项使用减法 cDNA 文库和来自患有轻微 / 轻度腹膜疾病［美国生育学会修订版（rAFS）评分Ⅰ/Ⅱ期］和增殖期或分泌期中至重度腹膜疾病（Ⅲ/Ⅳ期）的受试者样本的研究结果[149]展现了几个基因和基因家族，包括细胞外基质 / 细胞黏附蛋白、核糖体蛋白、转录调节器（包括 JUN 和 EGR1）、RNA 处理、信号中间体、细胞周期调节器（CDK2）、GDP/GTP 结合蛋白质、代谢和其他功能。已知其中一些基因参与雌二醇作用，具有抗凋亡作用，这表明它们可能在疾病的病理生理学中发挥作用，且可能是诊断性生物标记物或候选的治疗靶点。

通过使用激光捕获显微术（LCM）将正位内膜和异位子宫内膜（子宫腺肌瘤和腹膜病变）的上皮细胞分离，结合后续 9600 个基因的互补脱氧核糖核酸微阵列分析发现，卵巢癌和腹膜子宫内膜异位症的基因表达不同，可能代表着不同的病理异常[150]。两种子宫内膜异位症所涉及的与细胞黏附、WNT 信号通路和诱导细胞凋亡相关的基因表达均较低；两种疾病在急性期反应、细胞增殖、细胞周期调控、转运调控等方面的相关基因均有较高的表达。两者的差异表现在糖蛋白功能相关的基因表达、对氧化应激的反应和 G 蛋白偶联受体信号转导方面。这可能是对病变中的促炎环境的反应不同。与其他研究结果一致，IL-8 表达上调，IL-15 和 PDGF-RA 表达下调[151, 152]。与正常子宫内膜相比，子宫内膜异位症病变中 MAPK 通路和氧化应激通路的组分均表达上调。Wu[150]的研究显示了卵巢和腹

膜疾病中基因表达的差异，以及子宫内膜异位症发病机制中涉及的一些重要通路[34]。

Matsuzaki 团队[152]使用 cDNA 微阵列和 LCM 对深部子宫内膜异位症（即直肠疾病）的转录组，并与卵巢和结直肠疾病进行对比性研究。在直肠阴道子宫内膜异位症的间质细胞中，PDGF-RA、PKCb1 和 JAK1 表达上调，快速发育生长因子同源蛋白 2 抗体及 MAP 激酶 7 表达下调，提示 RAS/RAF/MAPK 信号通路在疾病发病机制中的作用。在异位的子宫内膜上皮细胞中，COUP-TF2 和 PGE2/EP3 下调，由于它们是芳香化酶的负调控因子，它们的下调可能参与一些异位病变子宫内膜中雌二醇的合成（见前文）。异位的子宫内膜上皮细胞中的酪氨酸激酶受体 B（TRkB）、5- 羟色胺转运体（5HTT）和阿片样受体（MOR）都表达上调，它们可能是子宫内膜异位症疼痛病理生理学的候选基因[152]。

Taylor 团队通过使用 cDNA 微阵列的方法[153, 154]证实，来自正位子宫内膜及异位子宫内膜的基质细胞对 IL-1 的反应不同。在异位子宫内膜基质细胞中 IL-1β 下调 Tob-1，但对正常基质细胞的影响较小，表明这种细胞因子通过抑制 Tob-1，还通过子宫内膜移植物在子宫内周期基因的表达而促进异位子宫内膜的生长[153, 154]。

总体而言，异位子宫内膜和正位子宫内膜在不同子宫内膜异位症患者（如腹膜、深部病变和子宫内膜瘤）中的基因表达存在差异，且异位子宫内膜的 Ras、MAP 激酶和 PI3 激酶信号通路成员存在基因失调。这与小鼠模型的结果一致，卵巢上皮 K-ras 的过表达和 PTEN 的条件性缺失导致了子宫内膜异位症（和子宫内膜样卵巢癌）的发生[34]。

（八）正位子宫内膜

全球转录组分析还深入研究了无 / 有子宫内膜异位症的妇女的正位子宫内膜的差异，以及这种疾病病理的分子机制，为子宫内膜异位症生物标志物的筛选提供了依据。Taylor 及同事[154]使用差异显示技术发现，与正常的正位子宫内膜相比，患有子宫内膜异位症的女性异位和正位子宫内膜的锌指转录因子［由早期生长反应基因（EGR）-1 编码］表达上调。EGR-1 由 IL-1β、IL-6、TNF-α（炎症细

胞因子）和雌二醇调节，可通过调节 VEGF 及其受体增加血管生成。EGR-1 的上游调节因子与子宫内膜异位症相关，该基因被认为在子宫内膜异位症的病理生理中发挥了核心作用。

Kao 和他的同事利用高密度寡核苷酸芯片，对 8 名子宫内膜异位症患者和 7 名未患子宫内膜异位症的试验对象的 12 686 个基因进行了全球基因图谱分析发现，包括芳香化酶、孕酮受体和血管生成因子的多种基因失调，可能参与了子宫内膜异位症发生发展的病理生理学过程。有趣的是，激肽释放酶在子宫内膜异位症患者的子宫内膜中上调了 100 倍。组织激肽释放酶属于丝氨酸蛋白酶家族，参与了许多器官中生物活性肽激肽的生成。这些酶可能参与细胞外基质的蛋白水解，在腹膜腔疾病的发生中起重要作用。B61 等基因可能参与子宫内膜新生血管的形成和存活，导致子宫内膜异位症的发生。值得注意的还有 N- 乙酰氨基葡萄糖 -6-O- 硫代转移酶、糖苷、IL-15 和 Dickkopf-1 的下调，以及信号素 E 的上调。N- 乙酰氨基葡萄糖 -6-O- 磺基转移酶合成 L- 选择素的配体，对囊胚与子宫内膜上皮的连接十分重要[155]。此外，糖苷、IL-15 及孕周黄体酮调节基因，被认为在胚泡植入的免疫调节中发挥了重要作用。这些数据表明，在患子宫内膜异位症女性胚胎着床窗口期，孕激素在子宫内膜的反应失调，伴随胚胎着床、存活和信号通路失调被认为在正位内膜中可控，可能参与了与这种疾病相关的不孕不育的发病机制。

Burney 团队[9] 研究了中到重度子宫内膜异位症妇女在增生晚期、早期和分泌中期子宫内膜的全基因组转录组，并将其与未患病妇女进行比较。值得注意的是，在患病妇女的子宫内膜（ESE）分泌早期中，即使孕酮作用抑制了雌激素调节基因，但雌激素调节基因作用依旧明显持续存在。在增殖 - 分泌转化过程中，细胞有丝分裂的持续和孕激素调节经典基因的最小反应在子宫内膜（MSE）分泌中期中也表现明显。主成分分析显示，与未患病女性的子宫内膜标本相比，患病女性的子宫内膜标本更接近于增生的子宫内膜标本，证实了对孕酮的抵抗作用。此外，在失调的候选基因中发现了几个与子宫内膜异位症相关的基因位点。这些数据强调了患有子宫内膜异位症的妇女子宫内膜对孕激素的抵抗，

这与患病妇女临床上表现为对孕激素反应不足的现象相一致。

关于分泌晚期子宫内膜（LSE）的基因表达，Sherwin 和他的同事研究表明，与未患有子宫内膜异位症的女性相比，患有子宫内膜异位症的女性在孕酮消退期的基因表达异常[156]。

Matsuzaki 和同事[157] 使用 LCM 和 cDNA 微阵列分析发现了患有和未患有子宫内膜异位症的妇女 PE、ESE、MSE 和 LSE 正位子宫内膜在基因表达中的特异性差异。他们发现，分泌晚期子宫内膜的上皮细胞 uPAR 的表达上调，基质细胞的 KSR（Ras 途径中 MAPK 的支架）和 PI3K p85 调节亚基 α 表达上调。RAS/RAF/MAPK 和 PI3K 这两种重要的信号通路参与其中，与深部子宫内膜异位病变（卵巢子宫内膜瘤和腹膜疾病）的结果相似（见上文）。总的来说，子宫内膜异位症女性患者的正位和异位子宫内膜均存在参与细胞周期调控和细胞存活的途径的共同的信号通路失调，而异位子宫内膜的表现更为明显。

（九）MicroRNA

MicroRNA（miRNA）是通过抑制或降解信使 RNA 进而调控基因表达的关键调控元件。Pan 及同事[158] 在有或无子宫内膜异位的女性子宫内膜中鉴别出 65 个特异表达的 miRNA 以及其中几个 miRNA 的预测目标基因，包括 TGF-βR2 ERα、ERβ 和 PR。体外实验显示，类固醇激素导致的人类子宫内膜细胞 hsa-miR20a、hsa-miR21、hsa-miR26a 的差异表达，可被 ICI-182780 和 RU486 协同治疗部分逆转[158]。正位、异位子宫内膜和边缘子宫内膜细胞大量 miRNA 差异表达，表明受卵巢类固醇调节的一些 miRNA 的异常或选择性表达可能会影响参与子宫内膜细胞关键活动及子宫内膜异位症发病机制的特定目标基因的表达。

（十）疼痛与不孕相关的机制

与子宫内膜异位症相关的盆腔疼痛可能表现为痛经、性交困难、月经不调和（或）慢性非周期性盆腔疼痛[8]。疼痛症状因疾病的部位、分期、病灶类型和浸润深度的不同而不同[159]。子宫内膜异位相关疼痛的病理生理学基础一致认为，异位植入物

引起的炎症、粘连、损伤神经支配和前列腺素分泌增加。例如，红色的水泡性病变会产生更多的前列腺素[160]。粘连可导致组织损伤和瘢痕形成，或神经和（或）血液供应损伤，后者可导致受累血管灌注的组织缺血或缺氧。了解子宫内膜异位相关疼痛的病因是新疗法研究的先决条件（参见后面的治疗章节）。包括子宫内膜异位症小鼠神经支配模型[161]和子宫内膜异位症妇女正位和异位子宫内膜（功能肌和基底肌）神经纤维的研究（图 130-3）提供了有用的资料[162, 163]。异位和正位子宫内膜无髓鞘神经（痛觉感受器）对疼痛的不同反应可能是疼痛的重要发病机制。

子宫内膜异位症与不孕症密切相关。对 22 项研究的 Meta 分析显示，与因输卵管病变不孕的妇女相比，因子宫内膜异位症不孕的妇女的体外受精妊娠率更低[165]。最近对 27 项有 / 无子宫内膜异位症妇女体外受精结果比较的 Meta 分析证实，子宫内膜异位症妇女晚期（Ⅲ～Ⅳ期）的临床妊娠率下降（RR = 0.79，95% CI 0.69～0.91）[166]。子宫内膜异位相关不孕可能的机制包括机械因素影响配子 / 胚胎运输、精子 / 卵母细胞 / 胚胎的毒性、内分泌紊乱、免疫异常和（或）植入缺陷[124]。在半透明带精子结合试验中，来自子宫内膜异位妇女的腹膜液对精子活力[167]、精子速度[168] 和与透明带结合均有不利的影响，这一证据是令人信服的[169]。子宫内膜异位症患者的腹腔液显著降低了小鼠胚胎到达囊胚和孵化阶段的比例[170]，提示具有直接的胚胎毒性作用[171]。患有子宫内膜异位症的妇女的腹膜液对精子和胚胎活力的有害影响可能是由活化的巨噬细胞或其他免疫细胞在腹膜液中产生的炎症介质引起的。子宫内膜异位与胚胎着床能力下降有关[166]，在子宫内膜异位症女性中，许多与子宫内膜容受性有关的标记物表达下调，包括 αvβ3 整合素[172, 173]、MUC1 和胎盘蛋白。与无子宫内膜异位症的女性相比，子宫内膜异位症的患者基因表达异常可能是着床失败的机制，包括与胚胎毒性、化学物质的解毒、免疫失调、抗菌药物和钙稳态相关的基因[9, 151]。

四、诊断

子宫内膜异位症，特别是腹膜疾病，基于症状和体格检查可疑诊，但确诊子宫内膜异位症的金标准是在腹腔镜下对疑似病变的子宫内膜腺体和间质组织的活检，进而组织学确诊[174]。腹膜子宫内膜异位外观不均匀，有多种损伤亚型，包括红色水泡、粉状烧伤或白色纤维化病变。不同的外科医生对子宫内膜异位症的认识各不相同[175]，容易与其他疾病混淆。据报道，该病从症状出现到确诊的平均时间达 8～11 年[176]。但在此期间疾病有进展的倾向[177]。妇女或非人类灵长类动物的临床研究中发现子宫内膜异位症的进展率接近 65%[178]。

超声及磁共振等影像学检查技术在卵巢子宫内膜瘤检测的敏感性为 80%～90%，特异性为 60%～98%[179]。子宫内膜瘤，也被称为巧克力囊肿，超声表现为模糊外观，组织学上的特征是囊肿内存在子宫内膜腺体和间质。

目前的临床诊治现状促使人们努力寻找一种非侵入性子宫内膜异位症诊断的生物标志物。研究最深入的血清标志物是 CA-125[180]。然而，这些试验的特异性和敏感性还不够高，不足以将其用于临床的疾病诊断或监测。最近的两个系统评价回顾分析了过去 25 年内与子宫内膜异位症相关的血清、血浆、尿液中生物标志物（蛋白质、细胞因子、血管生成和生长因子、miRNA），由于研究人群规模小、验证人群少、疾病的周期及阶段依赖性、对照设计欠佳、低特异性及低敏感性等原因，这些标志物均无法成为临床上有用的特异标志物[181, 182]。因此，腹膜疾病的外科诊断仍然是金标准。

五、治疗

子宫内膜异位症要根据患者的症状和治疗目标进行个体化的治疗。大多数与子宫内膜异位症相关疼痛治疗的药物都与生育目的存在矛盾，因此确定患者的治疗重点非常重要。子宫内膜异位症的治疗方法包括对现有病变的治疗和预防疾病复发。临床研究证实，在治疗完成后的 6～12 个月内疼痛预示着高复发率，提示预防疾病复发很重要[183]。治疗策略包括现有的子宫内膜异位的手术切除或消融、缓解痛经和恢复生育能力（表 130-1）。为了预防子宫内膜异位症复发，目前的策略是减少或停止月经。一般来说，治疗子宫内膜异位症的方法可以分

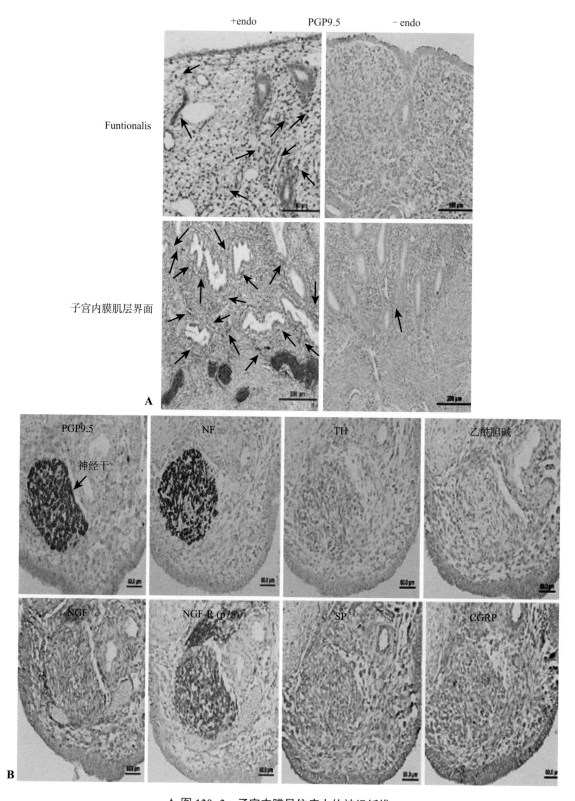

▲ 图 130-3 子宫内膜异位症中的神经纤维

A. 有或无子宫内膜异位症的女性在位子宫内膜的神经纤维［蛋白质基因产物 9（PGP9）免疫反应性］；B. 子宫内膜异位症腹膜病变的神经纤维对蛋白质基因产物 9.5（PGP9.5）、神经原纤维（NF）、酪氨酸羟化酶（TH）、神经生长因子（NGF）、NGF 受体 p75（NGF-Rp75）、P 物质（SP）和降钙素基因相关肽（CGRP）呈阳性染色（改编自 Tokushige N，Markham R，Russell P，et al: High density of small nerve fibres in the functionalis layer of endometrium of women with endometriosis, Human Reprod 21:782–787, 2006 and Tokushige N, Markham R, Russell P，et al: Nerve fibers in peritoneal endometriosis, Human Reprod 21:3001–3007, 2006.）

表 130-1 子宫内膜异位症的治疗

药物

激素类：
• 口服避孕药（周期性、非周期性）
• 长效黄体酮（左炔诺孕酮宫内节育系统、甲孕酮、其他）
• 达那唑
• LHRH 激动药（那法瑞林、醋酸亮丙瑞林）
• 选择性孕激素受体调节药

其他：
• 非甾体抗炎药
• 免疫治疗

手术治疗

保守疗法：
• 腹腔镜消融
• 腹腔镜切除
• 腹部骶前神经切除术
• 腹腔镜骶前神经切除术

决定性治疗：
• 子宫切除术 / 双侧输卵管卵巢切除术

LHRH. 促黄体生成素释放激素

为内科治疗和外科治疗。

（一）药物治疗

1.疼痛 可通过多种机制来减少子宫内膜相关的骨盆疼痛，包括抑制卵巢和（或）病灶的雌二醇的周期性合成、抑制雌二醇的作用、控制炎症、减少或停止月经[184, 185]。联合口服避孕药、促性腺激素释放激素（GnRH）受体、长效孕激素、达那唑和芳香化酶抑制药是子宫内膜异位症治疗疼痛最常用的药物。这些药物通过抑制排卵来降低雌二醇的生物利用度。这类药物很多也可以通过减少月经量和流量来预防疾病复发。非甾体抗炎药（NSAID）可抑制前列腺素合成，在治疗疼痛时也是一个有效的辅助药物[184, 185]。

联合口服避孕药（OCP）和非甾体抗炎药（NSAID）是治疗周期性盆腔疼痛的一线方法，通常在手术前使用。一项随机对照试验表明，与安慰剂相比，使用 OCP 的女性痛经的疼痛评分显著降低[186]。对于周期口服避孕药治疗无效的痛经患者，连续性使用口服避孕药可能对缓解盆腔疼痛更有效[187]。

长时间的低雌激素水平有利于缓解疼痛症状，可以通过 GnRH，如醋酸亮丙瑞林来实现。一项涉及 15 项随机试验，对 1821 名患者的系统回顾表明，

使用 GnRH 后，痛经的疼痛评分有 60%～100% 的改善[188]。由于这种治疗可以在 6 个月内使骨密度减少 13%，因此主张用低剂量的雌激素和孕激素进行"反向添加"治疗，以减少雌激素不足和骨密度下降的不良反应[189]。尽管大多数妇女仍能明显减轻疼痛，但大约 30% 的妇女在停止治疗后 6 个月内症状复发[190]。

左炔诺孕酮宫内系统（LNG-IUS）可诱导子宫内膜萎缩及随之而来的闭经，是一种很有希望的预防疾病复发的方法。随机试验研究也证实，在保守性手术后子宫内膜异位相关疼痛的减轻方面，采用 LNG-IUS 治疗更有效[191]。

达那唑是一种合成雄激素，经 FDA 批准可用于治疗子宫内膜异位引起的疼痛。尽管口服达那唑在疼痛控制方面相对有效，但雄性激素的不良反应（体重增加、痤疮、血清脂蛋白胆固醇变化）限制了患者的接受程度，促使人们研究其他给药途径。一些非随机前瞻性研究已证明达那唑阴道给药效果好且没有雄性激素的不良反应[192]。

芳香化酶抑制药，如来曲唑，已被证明对控制与子宫内膜异位症有关的疼痛有效。这些药物的应用是基于相比于未发生子宫内膜异位症的妇女的子宫内膜，子宫内膜异位病变中芳香化酶高表达[193]。这种酶催化雄激素转化为雌激素，从而提高局部雌二醇的生物利用度。它们最好与黄体酮联合使用来抑制排卵，因为芳香化酶抑制药单独应用于绝经前妇女会诱导排卵[194]。

最近与子宫内膜异位症相关性疼痛的最新医学治疗研究发现，包括孕激素受体调节器、GnRH 拮抗药、TNF-α 抑制药和血管生成抑制药，如多巴胺药物的临床前期和小型临床研究显示有治疗作用[195]。

2.生育能力 虽然激素疗法在疼痛治疗方面很有效，但在治疗子宫内膜异位症相关不孕的作用上缺乏有力的证据[184, 185]。一项 Cochrane 分析显示，与安慰剂相比，使用促性腺激素释放激素类似物（GnRHa）、口服避孕药、醋酸甲孕酮或达那唑抑制排卵对子宫内膜异位症患者的临床妊娠率没有明显改善[196]。通过手术减轻子宫内膜炎症，可避免与卵巢抑制相关的排卵延迟，并可能提高妊娠率，特别适用于 Ⅰ - Ⅱ 期子宫内膜异位症患者（见后文）。传统上一直采用可控的卵巢过度刺激结合宫内受精

或体外受精（IVF）来治疗子宫内膜异位症相关不孕。研究发现，子宫内膜异位症晚期（Ⅲ-Ⅳ期）妇女的体外受精怀孕率降低近 50%[165]，这表明作为一种传统的治疗手段，体外受精仅适用于部分子宫内膜异位症相关性不孕，而对子宫内膜异位症晚期患者需要寻找更为优化的治疗措施。体外受精前 3～6 个月使用促性腺激素释放激素（即醋酸亮丙瑞林）治疗，可改善子宫内膜异位症妇女的妊娠率[7]。

（二）手术治疗

1. 疼痛　腹腔镜在诊断和治疗子宫内膜相关性疼痛方面具有独特的优势，腹腔镜辅助消融或子宫内膜病变切除是最普遍的手术方法[198]。腹腔镜手术可改善 6 个月后的骨盆疼痛（OR 4.97；CI 1.85，13.9）[183]。一项 Cochrane 研究[199]证实，针对大于 3cm 的子宫腺肌瘤，腹腔镜切除优于引流或消融，腹腔镜切除可显著降低子宫腺肌瘤复发率［OR 0.41（0.18～0.93）］、再次手术的可能［OR 0.21（0.05～0.79）］、痛经的复发［OR 0.15（0.06～0.38）］、性交困难的复发［OR 0.08（0.01～0.51）］和疼痛的复发［OR 0.10（0.02～0.56）］。

控制骨盆疼痛的另一种途径是切断神经传导通路。一项随机临床试验[200]报道，采用腹腔镜子宫神经消融术（LUNA）切断子宫骶韧带的神经，与不行 LUNA 相比，继发性痛经的疼痛评分没有差异。与单纯治疗子宫内膜异位症相比，通过腹腔镜骶前神经切断术（LPSN）摘除髂间三角区边缘神经束的同时治疗子宫内膜异位症，可明显改善继发性痛经的疼痛分数[201]。然而，PSN 的不良反应包括尿急和便秘。对于顽固性盆腔疼痛可行全子宫切除术和双侧输卵管卵巢切除术。

然而，在成功缓解疼痛的女性中，1 年内症状复发的比例为 12%～54%[202]。提示药物辅助治疗可能是有益的，而且术前和术后的药物治疗都是有效的[203, 204]。

2. 生育能力　腹腔镜是评估和治疗子宫内膜异位症相关性不孕的一种手段，特别适用于并发盆腔疼痛的患者。腹腔镜检查为子宫内膜异位症患者提供了进一步治疗不孕的机会，因为晚期患者（Ⅲ-Ⅳ期）可能需要考虑 IVF，特别是同时存在卵巢储备问题的患者。Ⅰ-Ⅱ期患者经腹腔镜治疗后妊娠率有所提高。一项涉及 341 名接受腹腔镜检查的不孕症患者的随机对照试验显示，与未接受治疗的患者相比，随机接受病灶消融治疗的 Ⅰ-Ⅱ期子宫内膜异位症患者的累积妊娠率明显更高（30.7%：17.7%）[205]。子宫内膜瘤不孕患者的治疗管理证据相对缺乏，必须权衡子宫内膜瘤摘除对减轻炎症的好处，以及损害邻近健康卵巢组织而对卵巢储备功能的潜在有害影响[207]。当子宫内膜瘤过大（＞3cm）或对卵巢病变的确切性质不明确，建议手术切除子宫内膜瘤。子宫内膜异位症的治疗可能减轻盆腔内的炎症反应，腹膜液中有丝分裂原、形态因子、趋化剂和血管生成因子的减少可能会为妊娠提供一个更有利的环境。

（三）子宫内膜异位症患者的综合治疗

子宫内膜异位症患者的治疗需要包括专业人员在内的多学科团队，包括妇科、普通外科、生殖内分泌科和不孕不育学科、泌尿外科、免疫学科、遗传学科、肿瘤学科、心理学科、护理、营养、疼痛管理以及辅助科室和患者支持小组[10, 11]。单方面追求实现患者的要求是不明智的，大多数子宫内膜异位症患者存在多个方面的问题，需要仔细、周到的照料。

六、相关疾病

（一）特应性和免疫功能障碍

相比于非子宫内膜异位症患者，慢性疲劳综合征、肠易激综合征、哮喘、食物过敏、狼疮、干燥综合征、纤维肌痛和各种内分泌紊乱在子宫内膜异位症患者的发病率增加[208]。但这些关联是基于受试者回忆和症状、诊断的自我报告调查而确定的，因而需要更多的流行病学数据来证实。

（二）卵巢癌

第一份关于子宫内膜异位症与卵巢癌的形态学关系报道是由 Sampson 于 1925 年发布的[209]。Ness 和他的同事们报道的 2 个病例对照研究发现，子宫内膜异位症是卵巢癌的危险因素[210, 211]，在卵巢子宫内膜异位症中，子宫内膜异位和卵巢癌并存的比例占 0.7%～5%[221-215]。Berqvist 和他的同事利用瑞典全国住院患者登记，筛选出 31 年内（1969—2000 年）出院诊断为子宫内膜异位症的 64 492 名妇女，并将这些数据与瑞典全国癌症登记簿联系起来，以评估癌症的标准化发病率（SIR）[216]。子宫内膜异位症患者卵巢癌风险升高（SIR 1.43；95% CI 1.19～1.71），早期发生和长期存在子宫内膜异位症的妇女患卵巢癌的风险更高（SIR 分别为 2.01 和 2.23）。大量病例对照研究表明，子宫内膜异位症患者卵巢癌风险增加近 50%（OR 1.46；95% CI 1.31～1.63）[217]。

卵巢癌的组织学亚型之间存在临床和分子机制差异。在一般妇女中，浆液型最常见，占 70%，而子宫内膜样癌（20%）和透明细胞癌（5%）较少见。与浆液性癌相比，子宫内膜样癌和透明细胞瘤发病年龄更小，临床症状出现较早，对普通卵巢癌化疗方案的敏感性较低。已发现子宫内膜样卵巢癌和透明细胞癌与子宫内膜异位症之间存在联系。Yoshikawa 和他的同事报道了卵巢癌手术后子宫内膜异位症的发生率，子宫内膜样和透明细胞性分别为 21.1% 和 26.3%；浆液性和黏液性分别为 3.6% 和 5.6%[219]。同时发生子宫内膜异位症的透明细胞癌（41%）和子宫内膜样（38%）卵巢癌提示肿瘤恶性转化[220]，有分子证据表明，子宫内膜异位症是这些组织学亚型的癌前病变。

小鼠模型中卵巢上皮细胞 *K-ras* 原癌基因的激活加上 PTEN 靶向缺失，可促进子宫内膜异位症和子宫内膜样卵巢癌[34] 的进展。PTEN/MMAC/TEP1 以及抑癌基因 *p53* 在非典型子宫内膜异位症和与子宫内膜异位症相关的卵巢癌中的突变发生率增加似乎都与此有关[221]。最近的研究发现，肿瘤抑制基因 ARID1A 与子宫内膜异位症的恶性转化密切相关，在 46% 的透明细胞癌和 30% 的子宫内膜样癌

中观察到体细胞突变[222]。一些患者中，在肿瘤和邻近的非典型性异位子宫内膜，ARID1A 体细胞突变明显，但在远处的病变中不明显，提示局部卵巢子宫内膜异位症组织的恶性转化。卵巢子宫内膜瘤内富含铁的微环境与活性氧的增加有关，活性氧可能使这些肿瘤发生体细胞突变[223]。

组织学和分子数据提示子宫内膜瘤切除术有利于降低子宫内膜样癌和透明细胞癌的发病风险。一项对瑞典子宫内膜异位症妇女的研究与瑞典国家癌症登记处的交叉参照表明，单侧卵巢切除术（OR 0.19；95% CI 0.08～0.46）及切除所有可见的子宫内膜异位症（OR 0.30；95% CI 0.12～0.74）对卵巢癌具有保护作用[224]。口服避孕药是一种更为保守的化学预防方法，因为使用大于 10 年的子宫内膜异位症患者可降低 80% 的上皮性卵巢癌风险[225]。需要有进一步的研究来准确地评估子宫内膜异位症妇女发生肿瘤的风险，并验证合适的预防措施。

七、总结

20 世纪和 21 世纪现代技术的进步促进了子宫内膜异位症的诊治进展，包括避孕（怀孕次数减少，因此女性生殖期月经次数增多）、激素替代疗法、现代工业发展及其伴随的免疫毒物和类雌激素化合物。子宫内膜异位症病理生理学基础和临床研究的进展已经开始指导治疗，以尽可能地减少疼痛或尽可能地增加生育能力。然而，这种疾病的最好治疗方法是预防。全球范围减少环境污染影响的共同努力，以及对月经的药物抑制，将会降低这种疾病的发病率。尽管这一愿景可能需要很长时间才能实现，但对患者的宣传、教育和支持，以及子宫内膜异位症的基础和临床研究，也应成为国家妇女健康议程中的高度优先事项。

第 131 章　子宫肌瘤
Uterine Fibroids

Molly B. Moravek　Serdar E. Bulun　**著**

常向云　**译**

要　点

◆ 子宫肌瘤是女性最常见的良性肿瘤，但其病因并不完全清楚。

◆ 子宫肌瘤的显著特征是对类固醇激素有反应，目前大多数治疗都是利用这一特性。

◆ 平滑肌瘤中存在干细胞，这一发现可以更好地理解其发病机制，为疾病的治疗提供新的方法。

子宫肌瘤是妇科最常见的良性肿瘤，可见于近 80% 的育龄期女性[1-4]。子宫平滑肌瘤好发于育龄期女性，在妊娠早期生长，绝经期退化。瘤体的数目和大小在不同个体间有很大差异[5]。非裔美国女性与高加索女性相比更有可能患上子宫平滑肌瘤，且发病年龄更早、肿瘤体积更大、症状也更严重[6-7]。尤其在多发肿瘤患者中，同一个体子宫平滑肌瘤的生长速度也表现出高度的异质性[8]。子宫平滑肌瘤的可能症状包括异常子宫出血、压迫症状、不孕与反复流产，其中高达 30% 的女性被报道有严重的症状[5]。有趣的是，症状并不都是由肿块效应引起的——平滑肌瘤还可以通过调节子宫内膜中的基因表达来引起症状[9-10]。

肿瘤严重影响了人们的健康，但具体病因尚不清楚。早期遗传学研究认为，平滑肌瘤为单克隆性，来源于单个肌细胞[11-12]。正常平滑肌细胞向肿瘤的转化可能是单个细胞基因突变的结果，大约在 70% 的子宫肌瘤病灶组织中发现中介体复合物亚基 12（MED12）存在基因突变[13-14]。大量的研究报道显示，在子宫平滑肌瘤中影响高迁移率 AT-Hook2（HMGA2）基因表达的突变似乎与 MED12 突变是互斥的[15]。尽管基因突变的种类不同，但子宫平滑肌瘤的共同显著特征是对类固醇激素的反应性，从而为干预提供了机会。雌激素和孕激素可通过刺激细胞增殖和大量细胞外基质（主要是胶原蛋白）的产生而导致肿瘤的增大[16-17]。

异常子宫出血［月经过多和（或）子宫出血］是女性患者就诊的主要原因，也是外科治疗的主要指征。在美国，每年因子宫平滑肌瘤进行外科治疗的超过 20 万例，治疗费用为 59～344 亿美元[18]。常用的外科治疗方法是子宫切除或肌瘤切除术，而一些侵入性较小的手术，如子宫动脉栓塞和磁共振引导下聚焦超声消融术也逐渐被使用[19-20]。在美国目前还没有被 FDA 批准的针对有症状患者长期服用的药物，醋酸亮丙瑞林只被批准作为与贫血相关的子宫平滑肌瘤的短期术前治疗。目前正在研究的其他种类药物，包括芳香化酶抑制药和选择性孕激素受体调节剂[21]。另外一些研究认为维生素 D 和绿茶提取物等可作为子宫平滑肌瘤治疗的潜在方法[22-25]。因手术风险或生育诉求等原因，药物治疗更容易被接受。然而药物治疗方案出现的药物不良反应也限制了治疗的最佳时期，另一方面，停药后肌瘤也有再生长的趋势[7]。

一、激素在平滑肌瘤中的作用

（一）雌激素

雌激素通过核受体 ERα 和 ERβ 发挥作用，这两个核受体在子宫平滑肌和子宫平滑肌瘤中均有表达[26-28]。雌激素可以通过上调包括多种生长因子、胶原蛋白、雌激素和孕激素受体基因的表达，从而在子宫平滑肌瘤的发病中起作用（图 131-1）[29-31]。研究显示，雌激素受体在子宫平滑肌瘤与周围肌层的表达水平不同[32-34]。目前，ER 在子宫平滑肌瘤的确切作用还未完全了解，有人认为 ERβ 可能调节 ERα 的转录活性，ERα 是作用更强的转录激活因子[34]。此外，一些研究认为 ERα 的多态性可能增加子宫平滑肌瘤的易感性[35, 36]。ERα 可通过丝裂原活化蛋白激酶（MAPK）的磷酸化（无雌激素结合）途径被激活，从而导致雌激素结合的 ERα 诱导生长因子的表达，进而刺激 MAPK 途径，并通过自分泌

的方式通过磷酸化进一步激活 ERα[37]。

一般认为雌激素是引起子宫平滑肌瘤生长的主要激素，体内外研究均显示雌激素促进平滑肌生长作用的发挥必须有孕激素的存在，这表明雌激素并不是刺激肌瘤增殖的单一因素[38-40]。另外，雌激素/ERα 调节 PR 的表达，通过转染阻断雌激素信号通路能明显减少 ER 和 PR 基因的表达[38, 41]。在体内人平滑肌瘤异种移植模型中，雌孕激素干预不仅能刺激子宫平滑肌瘤细胞的增殖，而且促进细胞外基质的形成，而这种效应可被孕激素受体拮抗药米非司酮（RU 486）所抑制[38]。这些发现表明雌激素的作用较广，可通过诱导 PR 的表达使平滑肌瘤对孕激素产生反应。

作用于平滑肌瘤的雌激素一方面是卵巢生成的，另一方面是在肿瘤内部通过芳香化酶作用由雄激素转化而成[42]。在培养的平滑肌细胞中，加入雄烯二酮会导致雌激素的产生，雌激素通过 17β- 羟

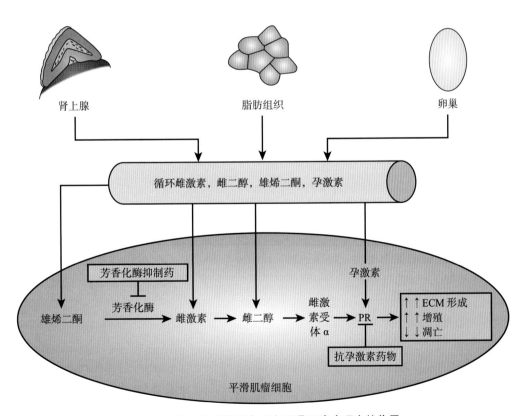

▲ 图 131-1 性类固醇激素在子宫平滑肌瘤病理中的作用

卵巢、肾上腺和脂肪组织产生生物活性雌激素（即雌二醇）的前体物质雄烯二酮和雌激素，卵巢也分泌孕激素。这些类固醇激素到达循环血液中的子宫平滑肌瘤组织。芳香化酶将雄烯二酮转化为雌激素，雌激素在肌瘤中进一步还原为雌二醇。雌二醇通过雌激素受体 α（ER-α）诱导子宫肌瘤组织孕激素受体（PR）的表达。卵巢来源的孕激素通过 PR 促进细胞外基质（ECM）的形成和增殖，减少细胞凋亡。PR. 孕激素受体

基甾体脱氢酶（17β-HSD）转化成更有效的雌二醇[43]。此外，用雄烯二酮培养的平滑肌细胞的增值率与雌二醇相似，这表明平滑肌细胞能够产生足够的雌激素来维持自身的生长[43]。加入芳香化酶抑制药可降低培养细胞的增殖，临床上可缩小平滑肌瘤，这进一步说明了芳香化酶是导致原位雌激素产生的关键酶[5, 43]。与邻近的正常子宫肌层相比，子宫平滑肌瘤组织内有更高水平的芳香化酶和17β-HSD1，这会导致子宫平滑肌瘤组织内雌激素水平升高[42-45]。无子宫平滑肌瘤的子宫肌层并未发现芳香化酶[42]，在子宫平滑肌瘤患病率高的非裔美国女性中芳香化酶的表达增加[5]。虽然芳香化酶调控的分子机制并不完全清楚，但有研究报道，转录因子CCAAT/ 增强子结合蛋白 β 是通过调节其近端启动子 I.3/ Ⅱ区域而成为芳香化酶表达的关键诱导剂，该启动子是子宫平滑肌瘤细胞使用的主要启动子[40, 46]。

由于雌激素和芳香化酶在子宫平滑肌瘤的发病机制中起着重要作用，所以芳香化酶可作为潜在的治疗靶点（图 131-1）。芳香化酶抑制药通过与雄激素竞争性地结合芳香化酶可阻断其作用[47, 48]。目前市场上的芳香化酶抑制药，如阿那曲唑和来曲唑，可对芳香化酶产生抑制作用，有效率达 98%[48, 49]。2003 年一份病例报告首次报道了芳香化酶抑制药在治疗平滑肌瘤中的作用，该病例使用法倔唑治疗围绝经期妇女子宫肌瘤后，肌瘤大小以及患者症状均有改善[50]。自首次报道以来，阿那曲唑和来曲唑的疗效已在多项临床试验中得到证实，可使子宫平滑肌瘤体积减小 52.5%[51-54]。另外，研究证实，来曲唑与 GnRH 激动药对缩小子宫平滑肌瘤大小具有相似的效果，可以避免应用 GnRH 激动药引起的严重的雌激素减少，以及因此产生的不良反应[52]。关于芳香化酶抑制药诱导雌激素水平减低的研究出现了不一致的结果，一些研究表明芳香化酶抑制药会产生系统性的影响，另一些研究表示会产生局部影响[50, 52]。尤其对于年轻患者，骨量减少和心血管疾病风险增加是长期使用芳香化酶抑制药导致雌激素过少的潜在不良后果[49]。另外，芳香化酶抑制药，特别是阿那曲唑，在超重和肥胖人群中的有效性受到来自乳腺癌患者试验数据的质疑[49]。与其他治疗平滑肌瘤的药物相似，在停用芳香化酶抑制药后平滑肌瘤会恢复生长[52]。

（二）孕激素

临床和实验研究证实孕激素在子宫平滑肌瘤的生长发育中起着重要作用（图 132-1）[55]。孕激素通过 PR 作用，PR 是配体激活转录因子核激素超家族成员[56, 57]。PR 的两种主要亚型为 PR-A 和 PR-B，它们是由不同的启动子从同一基因转录而来，产生不同大小的蛋白质和不同的转录活性[58-66]。对小鼠 PR 不同亚型的选择性敲除实验表明，PR-A 是排卵所必须的并且可以调节子宫内孕激素的抗增殖作用，PR-B 是正常乳腺发育和功能的维持所必须的物质[67, 68]。已有研究显示与邻近的正常子宫肌层相比，子宫肌瘤组织中 PR-A 和 PR-B 的表达均增加，但两种 PR 的亚型在子宫肌瘤中的具体作用目前尚未完全阐明[69-71]。

临床研究表明，对于绝经后女性，雌激素和孕激素联合替代治疗后子宫平滑肌瘤的增长明显增加，而单独应用雌激素替代治疗则没有发现明显变化，这表明孕激素在子宫平滑肌瘤的生长中起着关键作用[39]。此外在黄体期，当循环孕激素最高时，平滑肌瘤组织中的增殖标志物和有丝分裂计数最高[39, 72]。尽管孕激素是促进子宫平滑肌瘤生长的主要激素，但它在子宫平滑肌瘤发病机制中的具体作用尚不清楚。体外培养的子宫平滑肌瘤细胞中，抵抗孕激素是通过下调几种生长因子及其受体来降低细胞增殖，包括 IGF-I、EGF、TGFβ3、VEGF-A 和 VEGF-B[73-78]。这些治疗方法通过激活多种不同的凋亡通路，包括肿瘤坏死因子相关的凋亡诱导配体介导的信号通路和内质网应激通路[79, 80]，并且通过降低抗凋亡蛋白 BCL2 和刺激裂解的 caspase-3 和裂解的 PARP 的表达来诱导细胞凋亡[76]。另外孕激素可以通过增加细胞外基质金属蛋白诱导剂，包括 MMP-1、MMP-8 和膜型 1-MMP 蛋白的含量，降低 TIMP-1、TIMP-2、Ⅰ型和Ⅱ型胶原蛋白水平来减少细胞外基质的形成[81, 82]。最近一项关于人的子宫平滑肌瘤的移植研究中，Qiang 等人[83]证明了通过下调 miR-29b 所诱导细胞外基质的产生是雌激素和孕激素的共同作用，而不是雌激素单独作用的结果。在雌激素和孕激素存在的情况下，异位 mir-29b 表达的子宫平滑肌瘤移植物不能形成实体肿瘤[83]，这支持 miR-29b 的失调在组织纤维化和肿瘤的形成中发挥重要作用的假说。

基因组学的研究也证明了孕激素在子宫平滑肌瘤发病机制中的作用。肿瘤抑制基因 Kruppel 样转录因子 11（KLF11）在子宫平滑肌瘤中的表达低于邻近的肌层组织，且 KLF11 基因启动子中的 CpG 岛在子宫平滑肌瘤组织中发生高甲基化[89]。因此，KLF11 的失调可能是子宫肌瘤发生的关键因素。采用全基因组方法，在 KLF11 基因启动子上游 20.5kp 处发现了一个 PR 结合位点，KLF11 基因敲除显著增加了子宫平滑肌瘤细胞[89]。在最初的子宫平滑肌瘤细胞培养中，抗孕激素药米非司酮可通过增加 Sp1、RNA 聚合酶 II、PR 及其辅助激活剂 SRC-2 向 KLF11 基因的远端增强子和基底启动子区域的募集来调节 KLF11 的蛋白及 mRNA 表达水平，而这是否会改变 KLF 的甲基化水平，目前并不是很清楚。另外，通过芯片测序，在子宫平滑肌瘤细胞中发现了另一个新的 PR 靶基因脂滴包被蛋白 2（PLIN2）[90]。PLIN2 通常在脂滴的形成和稳定中起重要作用，与肝纤维化中纤维化基因的表达有关[91-93]。此外，在肾透明细胞癌中，PLIN2 的高表达和癌症患者的存活率与无癌生存率有关[94]。这些发现表明孕激素介导的 KLF11 和 PLIN2 的表达可能同时调节细胞增殖和细胞外基质的形成。

4 种抗孕激素药物已被证明可以减少子宫肌瘤的大小，提高子宫肌瘤患者的生活质量，如米非司酮（RU 486）、阿索普利尼（J867）、醋酸乌利司他（CDB2914）、特拉司酮醋酸酯（CDB4124）[95-100]。醋酸乌利司他是最新的抗孕激素药物，效果相对较好。另一项临床研究比较了醋酸乌利司他和促性腺激素释放激素（GnRH）的作用与不良反应，醋酸乌利司他在停止使用后会延长肿瘤体积缩小的时间，醋酸亮丙瑞林可更大程度地缩小肿瘤的体积[16, 98, 99, 101]。醋酸乌利司他的耐受性较好，潮热的发生率明显降低，对骨密度的影响弱，对雌二醇的抑制作用也不明显[101, 102]。抗孕激素治疗子宫肌瘤的最大问题是子宫内膜因雌激素的作用而增厚。一项 NIH 的研究评估了米非司酮、阿索普利尼、醋酸乌利司他治疗后子宫内膜的组织学变化，并没有发现有丝分裂和不典型增生的表现，但间质和上皮的生长呈不对称性，有明显的腺体囊性变和扩张，这被认为是孕激素受体调节相关的子宫内膜改变

（PAEC）[96, 103, 104]，而这种形态学变化的长期意义目前还不清楚。

二、子宫平滑肌瘤祖细胞的作用

在子宫平滑肌瘤中发现了少量的干祖细胞，它们在子宫平滑肌瘤的病理生理中起着重要的作用[105, 106]。体胚干细胞和组织特异性干细胞占全身细胞的一小部分，它们可以不对称分裂、自我更新和产生子代细胞，子代细胞可继续分化成具有组织特异性的细胞类型，这些细胞是组织再生和修复所必须的，也是维持正常器官功能的关键[107, 108]。同样，肿瘤起始细胞或肿瘤祖细胞是肿瘤内能够不对称分裂的一小群细胞，具有自我更新和肿瘤维持生长的能力[109, 110]。在人和小鼠肌层组织中发现了具有体干细胞特征的细胞亚群，这些细胞以激素依赖的方式进行自我更新和产生子细胞（图 131-2）[111-113]。随后，这种细胞和未分化的干细胞以及肿瘤祖细胞一起从平滑肌组织中被分离出来[105, 106]。在肌层干细胞的再生过程中，基因突变可能将该群细胞转化为肿瘤干细胞（图 131-2）。肿瘤干细胞通过克隆扩增可能产生子宫平滑肌瘤（图 131-2）。来自子宫平滑肌瘤组织而非子宫肌层的干细胞携带有 MED12 突变，这可能是 MED12 将子宫肌层干细胞突变为子宫平滑肌瘤祖细胞的基因之一，该基因与周围子宫肌层组织的相互作用产生子宫平滑肌瘤[105]。子宫组织缺氧和异常的雌激素作用也与子宫肌层干细胞转化为子宫平滑肌瘤祖细胞有关[88, 114]。

将含有子宫平滑肌瘤干细胞混合肌层细胞的细胞悬液注射到雌孕激素治疗的免疫缺陷小鼠的肾囊时，与含有分化的子宫平滑肌瘤混合肌层细胞的肿瘤相比，它们可形成明显更大的肿瘤，来源于子宫平滑肌瘤干细胞的肿瘤比不含有这些细胞的肿瘤有更高的增长指数[105]。子宫平滑肌瘤干细胞相对缺乏雌孕激素受体，但在雌孕激素作用下具有致瘤作用，此外子宫平滑肌瘤干细胞需要成熟的子宫平滑肌瘤细胞或肌层细胞的存在才能增殖和生长，这些细胞可能依赖周围分化的子宫肌层和子宫平滑肌瘤细胞中增高的类固醇激素受体，通过旁分泌信号介导雌孕激素的作用（图 131-2）[105]。

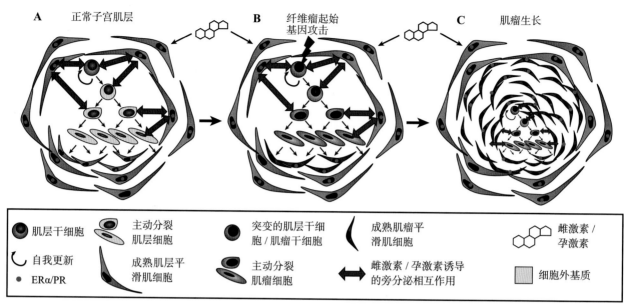

▲ 图 131-2　A. 正常的子宫肌层组织在卵巢孕激素的周期性分泌影响下经历周期性生长。正常的肌层干细胞进行自我更新和增殖可能在这一过程中发挥核心作用。由于干细胞缺乏雌激素受体 -a（ERα）或孕激素受体（PR），其周围高表达类固醇受体的成熟的肌层细胞通过旁分泌机制介导类固醇作用。B. 如果子宫肌层干细胞中的一个肌层干细胞受到突变的影响，这个细胞就会转化，然后它可能继续以高于正常的肌层干细胞的速率克隆扩张。C. 突变的肌层细胞通过增加自我更新和增殖形成子宫平滑肌瘤。最终分化为具有高 ERα 和 PR 的成熟子宫平滑肌瘤细胞，并通过旁分泌信号进一步刺激干细胞增殖。成熟的子宫平滑肌瘤细胞在雌激素 / 孕激素的影响下也会产生细胞外基质（ECM），最终导致临床上可识别的子宫平滑肌瘤

研究者发现了无翼型（WNT）/β- 连环蛋白通路在子宫平滑肌瘤干细胞与周围已分化细胞之间相互作用的机制[115]。成熟的子宫肌层细胞中加入雌孕激素可引起 WNT 配体的分泌，WNT 配体作用于邻近的子宫平滑肌瘤干细胞，诱导 β- 连环蛋白的核移位并且激活参与生长和增殖的重要基因的表达。此外，在子宫平滑肌瘤干细胞中选择性抑制 WNT 绑定或 β- 连环蛋白可显著降低肿瘤的生长，但在完全分化的子宫平滑肌瘤细胞中并未发现这种作用机制[115]。这些发现与之前的研究 WNT/β- 连环蛋白在子宫肌瘤的形成和纤维化中起着重要作用的结果一致[116-118]。虽然已有一些研究结果，但在子宫平滑肌瘤干细胞及子宫平滑肌瘤发病机制方面，仍有很多值得探索的地方。

三、结论

子宫肌瘤是女性常见的具有类固醇激素依赖性的良性肿瘤，被认为是由单个突变的子宫平滑肌瘤细胞的克隆扩增引起的。肿瘤通过细胞增殖和大量细胞外基质的分泌而增大，并可引起严重的并发症，治疗这些并发症有时需要高昂的费用以及侵入性干预治疗。尽管子宫平滑肌瘤的发病率高，对公众健康影响较大，但具体的发病机制仍不清楚。目前，大多数治疗都以类固醇激素为靶点，因为平滑肌瘤对雌孕激素的反应性较好。进一步研究这些激素导致肿瘤扩散的机制，可能会发现更精确的治疗靶点。此外，在子宫平滑肌瘤中发现了少量的平滑肌瘤祖细胞，且发现其对肿瘤的生长至关重要。祖细胞作用的发现和后续研究对我们进一步理解其发病机制及改善子宫平滑肌瘤的管理有很大帮助。

第 132 章　女性不孕：评估与管理
Female Infertility: Evaluation and Management

Frank J. Broekmans　　Bart C.J.M. Fauser　**著**

常向云　译

要　点

◆ 本章回顾有关不孕夫妇评估的最新知识，重点在时间选择与诊断程序范围之间的平衡。

◆ 讨论目前针对具体疾病类型的治疗选择，以及对大量不明原因不孕症患者的管理，辅助生殖技术与预期管理之间的平衡。

不孕是指在无保护措施的正常性交 1 年内未能怀孕。受孕率是指在给定的月经周期内怀孕的可能性，而生育力是一对夫妇产活婴的能力。每 6 对夫妇中就会有 1 对因不能生育而就医。1 年的特定时间期限是为了评估妊娠的可能性（图 132-1）。不孕的原因可能是夫妇双方的，所以在治疗上应同时关注双方。男性和女性在某些生殖功能障碍的发病率大致相同，但也有不同的情况。然而很多夫妇不孕的原因并不清楚，而且发现的疾病也不一定与生育力下降有关。此外，原发性不孕（与继发性不孕相比）是指无孕育史的个人（或夫妇），这一分类对自然妊娠和依靠治疗妊娠的成功前景都有重大的影响。

只有闭经、双侧输卵管阻塞或无精子时才会出现无受孕的机会（即不育）。因此，当上述三种情况导致的绝对不孕的原因均被排除时，"不孕"一词似乎更准确地描述了生育能力下降的情况（然而该术语并没有列入 ICMART-WHO 修订的《ART 术语

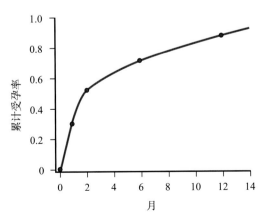
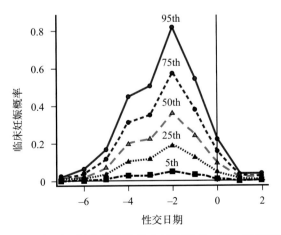

▲ 图 132-1　左图：无保护性交前 12 个月的累计受孕率。右图：相对于性交日期的临床妊娠概率。第 0 天描述的是血清黄体生成素（LH）急剧上升的日期，各个线条代表了总人口的 5% ～ 95%

（左图引自 Taylor A: ABC of subfertility: the extent of the problem, BMJ 327:434-436, 2003. 右图引自 Evers JL: Female subfertility. Lancet 360:151-159, 2002.）

表》中）[1a]。一对夫妇如果一方生育能力下降，可由另一方生育能力提高得到补偿，这些夫妇仍可顺利妊娠而不用选择就医。目前临床上面临的问题是如何评估一对夫妇自发或不孕治疗后前往不孕症诊所后妊娠的机会。对于不孕不育有很多不同的治疗方案，从临床随诊、对症对因治疗到辅助生殖都可以增加不明原因不孕不育患者妊娠的机会。

原发性不孕是指无孕育史的个人或夫妇。虽然关于不孕是否是一种疾病的问题仍存在争论，但人们对生育的要求所产生的社会心理健康和生活质量的影响也应该被重视。根据世界卫生组织（WHO）的定义，健康被定义为"身体、精神和社会功能完全良好的状态，不仅仅是没有疾病或虚弱"。不孕面临终生无子女的威胁，因此成了一种不健康的状态。为了公众利益，临床医生应该一致向政府或卫生部门提出明确的建议，将不孕作为一种严重的、慢性的健康问题。目前，世界范围内大多数不孕患者仍无法得到充足的咨询与治疗。

一、发展史

不孕的治疗是一个相对年轻的学科，在 20 世纪 60 年代早期出现了爆发式增长，前 20 年主要是内分泌诊断和治疗以及外科手术。促性腺激素和类固醇激素化验在临床中的广泛应用，开发和合成抗雌激素药物枸橼酸盐克罗米芬和尿促性腺激素［人尿促性腺激素（hMG）］。来源于绝经后女性分泌的卵泡刺激素（FSH）和黄体生成素（LH）可以刺激女性和男性的性腺功能。

最初女性患者的手术方法包括多囊卵巢的楔形切除，随后是子宫内膜异位囊肿、子宫肌瘤、粘连和输卵管疾病的显微手术，最近则是盆腔镜和宫腔镜手术。为提高男性精子的质量，手术方法以精索静脉曲张的矫正为主。然而用科学的方法评估后证实这些最初的手术治疗方法无明显疗效[1, 2]。但是由于这些手术仍在广泛应用，临床医生应明确手术适应证，近年有相关的对照试验在此领域进行[3-5]。

在近 20 年里，辅助生殖技术（ART）一直占主导地位，包括体内受精（IUI）和 1979 年出现的体外受精（IVF）[6] 以及 1992 年出现的胞浆内精子注射技术（ICSI）[7]，这些新的体外治疗方法以及卵巢刺激技术为很多家庭带来了希望。虽然这些技术目前已经取得了成功，但可能会引起患者不适、妊娠并发症以及治疗费用高的问题。在最近几十年，尤其是单胚胎移植应用逐渐增多可大大减少多胎妊娠。此外，胚胎冷冻保存的方法为单胚胎移植提供了更多的可能性，降低了多胎妊娠的概率和相关医疗费用[8]。虽然在胚胎选择和实验条件上有了很大的进步，但胚胎的着床率并没有实质性的提升[9-11]。辅助生殖技术在很大程度上取代了传统的对因治疗，这也降低了人们对造成生育率下降的机制的研究，这可能不利于对因治疗方法的研究及发展。随着社会和商业环境的变化，试管婴儿逐渐增多，在西方某些国家，不孕被过度治疗，而其他国家可能存在治疗缺乏的状态。

虽然研究表明 IVF 不应该取代传统简单的治疗方法[12-14]。但是，最近报道试管受精已作为治疗不明原因或因男性因素导致不孕的主要治疗方法，具有更高的成本效益[15]。

不孕治疗的最新研究进展包括轻度卵巢刺激、未刺激卵巢卵母细胞的体外成熟和冷冻保存、刺激卵巢卵母细胞的玻璃化以及胚胎植入前的基因筛选。轻度卵巢刺激被证明有益于获得可用于特定治疗周期的最佳胚胎[16-17]。冷冻保存后的卵母细胞在体外诱导成熟后已经孕育了相当数量的健康妊娠，但目前在效率和安全水平的缺陷不足以使其进行大规模的应用[18]。卵母细胞冷冻以后在体内刺激成熟是一种新的治疗方法，可用于如卵母细胞库捐卵计划、癌症治疗患者生育能力的保存以及妊娠延期者。尽管有很多可喜的研究成就，但通过胚胎活组织检查和染色体分析以及无创代谢组学、形态定时分析评估单个胚胎的质量以检测 ART 效果是否有改善，目前仍不清楚[20-22]。

二、流行病学

在一般人群中，无保护性交的第一个周期怀孕的几率最高。临床妊娠的每周期最大概率为 30%，排卵前 2 天发生性交妊娠的机会最高[23]（图 132-1）。在随后的妊娠周期中妊娠的可能性逐渐降低，3 个周期内的妊娠概率是 60%，6 个周期内累积妊娠率为 70%，1 年内累积妊娠率为 90%[24]（图 132-1）。生育能力强的夫妇在最初几周内就很可能妊娠，而其他夫妇可能在 12 个月内怀孕（表 132-1），另外仍有一部分夫妇在 1 年后甚至更长的时间才能自然妊娠（图 132-2 和图 132-3）。如前所述，1 年是定义不孕不育和证明不孕不育检查合理的特定时间期限，有 10%～15% 的人口患有不孕不育。

多个社会因素都可影响生育：①发生性行为过早和滥交（因性传播疾病引起输卵管疾病的概率增加）；②育龄较大，30 岁以上妇女的比例增加，这些患者自然生育能力因卵巢老化而下降；③女性的生活方式（尤其是肥胖和因此导致的卵巢功能障碍）；④环境和有毒物质（如吸烟可直接影响卵母细胞或加速卵泡池的减少），因此在无保护措施性交的情况下，很多夫妇不能在 1 年内自然怀孕而去专科医院就诊。

在过去 50 年，西方国家不孕的发病率似乎没有变化甚至有所下降[25-27]，但仍然有许多的夫妇因不孕就诊[28]。

三、发病机制和临床特点

女性原因约占不孕症的 35%，男性占 35%，在约 30% 的病例中涉及男女双方的因素。在女性不孕症中，排卵障碍者占 30%～40%，输卵管和盆腔病变占 30%～40%，其他因素占 30%，其中生育年龄可能是一个重要的因素[29-30]。然而，上述数据并不完全可靠，特别是考虑到因果因素、人群之间的差异、不同的转诊特征和模式的不确定性。总之，大约有 23% 的不孕患者（双侧输卵管阻塞、闭经、无精子症）在全面的不孕不育检查中被发现，而在其余的病例中只有降低受孕概率的因素被确定。

患有不孕不育的夫妇通常没有明显的症状，除非有月经不调或闭经、盆腔炎、一侧或双侧睾丸畸形。一般情况下，越全面的检查可能查出的不正常因素的概率越大，有些夫妇很难确定导致不孕不育的原因。比较常见的原因包括子宫内膜异位症或子宫平滑肌瘤，它们通常被认为是导致不孕不育的原因，但人们也发现这

表 132-1　估计正常生育和不孕不育夫妇的自然累计妊娠率*

	月产卵率	累计妊娠率			
		6	12	24	60
超级可育	60%	100%			
正常可育	20%	74%	93%	100%	
中度次可育	5%	26%	46%	71%	95%
严重次可育	1%	6%	11%	21%	45%
不孕	0%	0%	0%	0%	0%

*. 在给定的时间段内，不同月产卵率情况下的妊娠率。数据表明，中度次可育的女性（适用于大多数 30 岁以上的女性），可能有相当大的可能（约 50%）在 1 年内没有怀孕（引自 Evers JL: Female subfertility, Lancet 360:151–159, 2002.）

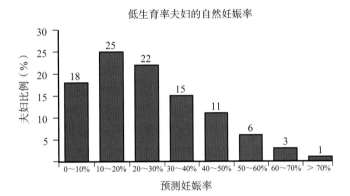

低生育率夫妇的自然妊娠率

▲ 图 132-2　未经治疗的不孕夫妇在接受不孕症检查后 1 年内妊娠的概率分布（定义为至少 1 年内无保护性交）

（引自 Eimers JM, te Velde ER, Gerritse R, et al: The prediction of the chance to conceive in subfertile couples, Fertil Steril 61:44-52, 1994.）

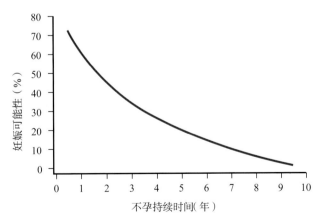

▲ 图 132-3　夫妇妊娠的可能性与其不孕的持续时间有关
请注意，在无保护性交的前 3 年内妊娠的机会相当大。例如，一对夫妇在尝试的第 2 年妊娠的可能性仍然是 50%（引自 Evers JL: Female subfertility, Lancet 360:151-159, 2002.）

两种情况在正常可孕的人群中也普遍存在。

类似的情况也见于男性不育者。精子质量差被认为是常见的男性不育的原因，但近期也有研究表明正常男性的精子也存在质量下降的问题[32-33]。尽管已反复修订了关于定义精子异常的标准，但也应该谨慎看待精子质量的评估问题。只有精子密度严重降低的男性才会引起妊娠概率明显下降[34-36]。

已知的导致女性不孕的几类疾病包括排卵功能障碍、机械功能障碍、卵巢衰老和不明原因的不孕症。

（一）排卵障碍

卵巢功能的改变表现为出血间隔延长（少经）或无出血（闭经）。闭经通常与低雌激素有关，而少月经出血可能是由于持续暴露于低雌激素而导致的偶发性排卵或破裂性出血。在原发性闭经中，无论性成熟是否受到影响，都应该考虑基因突变（遗传或自然因素）而导致性腺或子宫内膜发育异常这些较罕见的情况。

根据外周血 FSH 和雌二醇（E_2）检测，排卵功能障碍可分为三类[37-38]。低 FSH 和 E_2 表明下丘脑和脑垂体激素水平异常，由于垂体促性腺激素水平不足，导致卵巢功能异常（WHO 1 组）。相反，如果高 FSH 和低 E_2 表明病因在卵巢［WHO 3 组，即早期绝经或卵巢早衰（POF）］，尽管内源性的 FSH 可最大限度地刺激卵巢，但卵巢仍不能正常产生雌激素。第三类为低 / 无排卵患者（WHO 2 组），表现为 FSH 和 E_2 水平正常，多囊卵巢综合征（PCOS）以临床或生化显示雄激素过高和（或）多囊卵巢为特征[39-41]。

黄体功能不全为排卵功能障碍的一种表现，长期以来被认为是不孕的一个重要因素，在多达 14% 的患者中发生，然而仍缺乏对于其导致不孕的作用及进行治疗提高妊娠率方面的价值的对照研究[42, 43]。

（二）解剖学异常

生殖道功能正常对于生育能力至关重要。许多子宫异常如先天子宫畸形、胎儿接触已烯雌酚导致的畸形、子宫肌瘤（特别是黏膜下或子宫角肌瘤）、息肉及宫内手术导致的粘连都与不孕和早期流产有关[44]。

盆腔炎、复杂性阑尾炎或腹腔手术引起的盆腔粘连（尤其是涉及卵巢和输卵管）也可能影响正常生育。输卵管功能异常可能是输卵管炎症导致的输卵管峡部或终末闭塞或输卵管伞闭锁。输卵管周围的粘连可能影响正常的输卵管运动，从而影响精子或卵子以及受精卵的运输，严重损害的输卵管可能会充满液体，导致输卵管积水。

子宫内膜异位症是否与不孕有关一直争论不休[45-46]。子宫内膜异位症是子宫内膜异位种植在其他部位，常见于盆腔脏器，月经逆行可能是常见的致病因素。严重的子宫内膜异位症会导致粘连、囊肿形成和生育能力下降。此外，腹部不适和性交困难时常见的症状，而有些数据认为，子宫内膜异位症在一般人群中普遍存在，症状轻微。使用药物或手术治疗对于生育能力的影响是否起到积极的作用仍有待商榷[47-48]。

据报道，在没有其他原因导致不孕的不孕症患者中，肌瘤的发生率为 1%～2.5%，长期以来认为肌瘤切除可以提高妊娠的概率。最近的一项 Meta 分析表明，子宫肌瘤导致子宫畸形的不孕症患者的生殖能力差于无肌瘤者，因此，尽管缺少对照研究，子宫肌瘤切除术也被认为是合理的。肌壁间肌瘤的预后可能较差，因缺乏高水平的研究证据，因此建议保守治疗[50]。浆膜下肌瘤与生育能力无关[51]。

与其他导致不孕症的病因相似，缺少与正常对照组人群的比较研究数据，另外较少有研究比较干预后对怀孕率的影响，所以对于子宫肌瘤的治疗效果目前并不肯定。

（三）卵巢衰老

在许多国家，越来越多的女性参与长期教育和职业生涯，推迟了生育年龄。在荷兰，孕第一胎女性的年龄逐渐上升，现已达到 29 岁[13, 52]。越来越多的女性在 30 岁以后首次尝试怀孕，30 岁后自然生育能力开始下降，37 岁后生育能力明显下降[53]（图 132-4），41 岁以后平均怀孕的几率下降为零。

女性胎儿 20 周大时，生殖细胞的有丝分裂被抑制，原始卵泡池达到最大，每个卵巢约有 800 万个卵泡。此后，这些停止分裂的原始卵泡逐渐衰萎消亡，在胎儿出生时下降到 200 万个，在月经初潮时降至 50 万个，在最后一次月经期完全消亡。因此，在女性首次考虑怀孕时大概只有一小部分（约 10%～15%）的原始卵泡。

绝经标志着生殖期的结束，平均年龄为 55 岁，年龄范围为 40—60 岁，这表明有些女性卵泡的衰减比其他女性延长 50% 的时间（60 年而非 40 年）。因此，实际年龄与卵巢衰老之间的相关性可能较差。间接证据表明，从正常生育到生育年龄下降，再到生育能力丧失存在一定的时间间隔[54, 55]。一些 35 岁的女性，生育能力已受到严重的影响（这些女性会提前绝经）；然而对于其他同龄女性，自然生育能力是完全正常的，她们的绝经期可能更晚出现。临床上面临的问题是评估特定女性的生育年龄情况，这更有助于预测怀孕的机会，而不仅仅基于年龄方面来评估，这有助于临床医生为患者提供随访建议和治疗方法[55]。

自然生育能力下降与卵巢衰老的相关机制尚未完全阐明。已有明确的证据表明，发育中的卵泡群体积缩小与染色体异常的卵母细胞比例增加是一致的。后者表现为非整倍体（如 21 三体）妊娠率的增加、早孕率的增加、非整倍体卵母细胞和胚胎数量随着女性年龄的增加而增加[56]。卵泡大小的变化可通过阴道超声或外周血激素水平来评估，但目前为止评估平均卵母细胞质量的个性化方案并没有可靠的依据。

（四）不明原因性不孕不育

研究显示，不明原因的不孕不育通常占 30%，发病率在很大程度上取决于不孕不育的评价标准、所研究的人口学特征、女性的年龄和对数据的分析解释，以及报告的与不孕症有关的其他已知因素的发病率。此外，在初步评估中的异常与不孕不育往往没有明确的因果关系。即使有已知的几个因素影响也并不排除有妊娠的可能性（如轻度或中度的精液异常、性交后测试欠佳或阴性、轻度子宫内膜异位症、基础 FSH 水平升高），这些因素可降低生育能力。在评估这些不明原因的不孕不育夫妇成功妊娠的概率时，女性的年龄、孕育史、精液质量均是个性化评估孕育概率的关键因素[57, 58]。

另一方面，有些自然生育过程无法在常规临床环境中进行检测，包括卵母细胞成熟和受精、胚胎通过输卵管和子宫腔运输、胚胎染色体的构成、胚胎的定位和植入，最后植入子宫内膜，其中包括黄体产生类固醇激素对子宫内膜成熟的调节作用[59]，基因表达的变化提示着床窗口期改变[60]。

此外，在自然条件下或不孕不育的人群中，许多孕妇可能在正常月经来潮之前很早就流产了。

四、对不孕夫妇中女性的评价

在当今时代，关于以 ART 为主导的基本不孕症的检查应该进行到什么程度存在广泛的争议，因此在进行测试的数量及疾病类型方面存在显著的差异[61-62]。测试耗时且费用较高，而且有些操作存在一定的风险，一些临床研究人员认为，这些结果可能与 ART 治疗的结果关系并不大。在商业化的环境中，患者必须为服务支付费用，因此更愿意将费用花在有机会怀孕的治疗上，而不是花在对怀孕机会没有影响的诊断程序上。

由于很多检查没有明确标准化，因此重复性差。不孕不育检查的有效性对不孕不育患者的正确评估尤为重要：①灵敏度（检测出异常的能力）；②特异性（如果检测结果异常，则实际存在异常的概率）；③检查的侵入性、复杂性和成本问题；④检测的预期价值。虽然这些检测在临床中被广泛

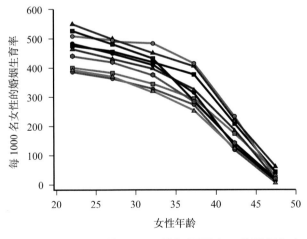

▲ 图 132-4　显示从 16—20 世纪不同人口的婚姻生育率与女性年龄之间的关系（哈特利派、日内瓦资产阶级、加拿大、诺曼底、突尼斯、挪威和伊朗）

引自 Menken J, Trussell J, Larsen U, et al: Age and infertility, Science 233:1389-1394, 1986; Schwartz D, Mayaux MJ: Female fecundity as a function of age: results of artificial insemination in 2193 nulliparous women with azoospermic husbands. Federation CECOS, N Engl J Med 306:404-406, 1982.

应用，但实际上很少有研究对检测的预期效果进行评估[38]。

在患者初诊时，医生应该对男女双方询问详细的病史，包括不孕症的持续时间、性发育史、既往孕育史、手术史、腹部不适及月经异常史和性传播疾病史。此外，医生应向患者提供适当的建议，如性交时间与怀孕的概率、生活方式（如过度吸烟、酒精摄入、咖啡因摄入、锻炼）、食物摄入、肥胖以及职业危险因素等方面。一般只建议女性进行全身检查[28,63-65]。

可用于评价不孕夫妇的诊断试验包括正常月经周期的评价、解剖因素的评价和卵巢衰老状态的评价。

（一）正常月经周期的评估

月经周期规律表明排卵周期正常。排卵和正常的黄体功能可以用不同的方法来评估[43]。然而，在准确性和可重复性方面，或者在检测与不孕相关的疾病和疾病的治疗方面，这些检测并不是最优的[66]。

1. 月经周期　这是记录月经周期最简单的方法，观察并记录月经开始和结束的日期，正常的月经周期在25～35天，平均持续时间是28天。

2. 基础体温表　黄体产生的孕激素对中枢神经系统有许多影响，包括体温设定值的改变，因此每日基础体温（BBT）可以用来记录温度的持续升高（通常为36.6～37.1℃），作为排卵的依据。体温升高表明已经出现排卵和黄体的形成。第二周期至少10天，每天温度的测量应该在清晨初醒活动之前的同一时间进行。尽管数月的观察会带来一定的压力，但更有助于女性了解排卵日期，把握性交时间，以获得最佳受孕机会。然而，BBT在排卵时间上也并不十分可靠[67]。

3. 尿LH激增　月经中期LH高峰出现，血清中浓度较高的LH会排泄到尿液中，因此可以在尿液中检测到LH。可以购买到供家庭检测用的试剂盒。一般而言，血液中LH高峰出现12h后可在尿液中检测到LH，这可以精确地预测排卵。这种方法有助于指导选择最佳的同房时间，尽管目前为止尚未得到可提高妊娠率的证据。

4. 经阴道超声检查　排卵前的卵泡约20mm（16～24mm），破裂后释放卵母细胞，可通过阴道超声检测优势卵泡的消失或缩小来观察卵泡的破裂，这种方法通常用于不孕症治疗期间检测排卵或用于性交后检测或黄体中期孕激素的测定。

5. 孕激素测定　在适当的时间评估血清孕激素的浓度，特别在女性月经周期时间不定的情况下应该进行回顾性分析。孕激素 > 2ng/ml表示排卵，而6～25ng/ml均为正常水平，这与怀孕几率有关。一些研究认为，在黄体中期进行多种激素的检测可观察黄体功能不足，这个阶段可能出现黄体期缩短或黄体期产生孕激素量不足。然而就女性生殖能力而言，这些差异的确切作用仍存在争议。

（二）解剖功能异常的评估

据报道，在10%～30%的不孕夫妇中存在某种与不孕有关的机械性因素，有几种方法可以在子宫、输卵管或卵巢/壶腹部复合体水平上找到与体内卵母细胞拾取相关的异常。近年来，通过子宫输卵管造影（HSG）检查早期不孕及通过腹腔镜检查诊断机械异常是患者常用的标准程序。目前通过筛选来确定输卵管疾病高或低的女性，并只对具有高风险输卵管疾病的女性进行更具有侵入性的检查[73]。可问题是，在多大程度上的机械性异常才会导致不孕的发生，临床医生应该做谨慎的评估，特别是在宫腔存在轻度异常或单侧输卵管损伤的情况下。

1. 病史采集　英国国家临床优化研究所（NICE）的指南建议临床医生应该在询问病史后再决定是否采用侵入性的诊断方法以评估输卵管是否存在异常。尤其是有分娩史、盆腔炎病史及盆腔手术史的女性患者[74,75]。增加衣原体的检测将进一步识别出低解剖功能异常的夫妇，避免侵入性检查。

2. 血清衣原体抗体检测　沙眼衣原体是西方国家最常见的性传播病原体，据报道感染率为5%～10%，这些感染者大多无症状，但约10%可引起盆腔炎[76]。衣原体作为一种免疫病原体可引起抗体的形成。免疫球蛋白G（IgG）抗体可在血液中存在多年，因此可以作为过去感染的标记。研究显示，在不孕不育患者中，IgG浓度在30%～60%的女性中升高。有前瞻性的研究评估了IgG抗体水平预测输卵管腹膜疾病的能力（通过腹腔镜评估），具有可接受的受试者操作特征（ROC）曲线，滴度在16～32[77,78]（图132-5）。对于预后良好的不孕夫妇来说，衣原体筛查是一种有效的方法，对于许多女性来说可以避免更多侵入性的检查。

3. **子宫输卵管造影**　HSG 表示宫颈管、宫腔及输卵管的影像学可视化。同时使用油基和水基造影剂，油基造影剂的优点是可轻微增加自然怀孕的机会[81]；而水基更快，痛苦更少，可改善异常的可视化。可观察到的子宫异常包括子宫外翻（剖腹产或子宫壁穿孔引起）、充盈缺损（与黏膜下肌瘤、息肉或宫腔粘连有关）、形态异常（先天性子宫异常如单角状、双角状或隔膜子宫、双子宫、胎儿接触己烯雌酚或宫腔粘连），此外单侧或双侧输卵管闭塞，无论有无输卵管积水均可诊断。腹腔内造影剂分布异常可导致异位粘连的发生。

HSG 手术应该在月经周期的卵泡期进行，以避免意外早期妊娠。手术过程中比较痛苦，急性输卵管炎是术后上行感染最重要的并发症，发病率为 1%～2%。对于已经诊断有输卵管病变的所有患者，应建议预防性使用抗生素。输卵管造影在诊断输卵管阻塞方面具有较高的准确性，输卵管造影结果异常与生育能力下降有关[82]，尤其在双侧输卵管畸形的情况下[83]。这一检查的重要缺点是评估的主观性较大，这使得检测的重现性较差。

4. **腹腔镜检查**　该检查被认为是诊断输卵管疾病、子宫内膜异位症、粘连等影响生育的腹腔内疾病的金标准[13, 15, 82-85]。一些研究者认为，对于一些不明原因的不孕症患者应该进行腹腔镜检查。最近的研究发现，腹腔镜检查对于没有输卵管疾病病史和 HSG 正常的女性带来的价值非常有限[86-87]。

腹腔镜检查是在全麻下将二氧化碳气体充入腹腔后在内镜下检查生殖器官，在检查生殖器官的同时应该检查位于一旁的阑尾是否有感染，检查肝周是否有与衣原体感染有关的粘连（Fitz-Hugh-Curtis 综合征）。对于经验丰富的专家来说，这种检查的风险较小，应该重视对腹腔脏器进行规范的评估。

5. **其他技术应用**　最近推出的更先进的技术，可用于宫腔内、输卵管内或腹腔内异常的可视化。包括超声显像后的子宫腔的液体灌洗和宫腔镜、输卵管镜、阴道腹腔镜和微腹腔镜等内镜技术[89]。虽然这些技术在应用中确实有自身的优势，但他们都重在减少患者的痛苦及花费上，而这些工具在标准不孕症检查中的实用性仍有待确定。

（三）宫颈黏液与精子相互作用的评估

在一些哺乳动物中，如马，性交后精液会射入子宫，而人类，精液则沉积在阴道的后穹隆。子宫颈在生殖中起着重要的作用，它允许精子进入子宫腔。宫颈黏液的一些特殊功能已被确定，它可保护精子免受阴道内酸性环境的破坏，允许精子进入子宫颈，提供能量保证精子活力以及过滤形态异常的精子。排卵前，宫颈黏液大量产生，使精子在月经周期的最佳时期更容易进入。宫颈黏液检查发现宫颈因素导致不孕的发生率（"宫颈敌意"）以及纠正宫颈黏液与精子异常的相互作用的治疗方案的有效性仍然存在很大争议。

性交后测试

这项检查评估在月经周期的卵泡后期性交，宫颈黏液中是否存在活动的精子。这项检查最初是 Sims 在 1866 年提出的，在 1913 年 Huhner 进一步强调了它的重要性。对于性交和检查之间的最佳时间间隔以及正常和异常结果之间的终止时间并没

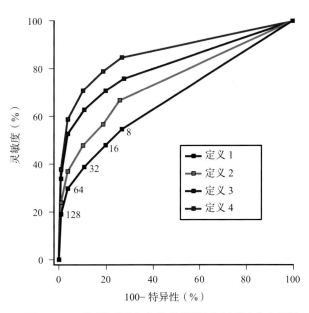

▲ 图 132-5　使用不同定义的输卵管因素不孕症衣原体抗体滴度的受试者操作特征曲线

定义 1：任何附件周围黏连和（或）至少一侧输卵管的近端或者远端闭塞。定义 2：广泛的附件周围黏连和（或）至少一侧输卵管的近端或者远端闭塞。定义 3：广泛的附件周围黏连和（或）至少一侧输卵管的远端闭塞。定义 4：广泛的附件周围黏连和（或）双侧输卵管远端闭塞（引自 Land JA, Evers JL, Goossens VJ: How to use Chlamydial antibody testing in subfertility patients, Human Reprod 13:1094-1098, 1998.）

有达成一致。在某些地方阈值设置在每高倍视野下（如 10×40）1~5 精子，虽然该检查在欧洲广泛应用，但对于该检查的诊断和预后仍存在很多问题[90]。

对 11 项研究进行回顾性分析表明，无论采用什么标准来判断是否正常，性交后检查的辨别能力都很差[91, 92]。随后进行的前瞻性研究表明，在新婚夫妇的常规评估中纳入性交后测试只会导致额外的干预[91]。目前一些国家和国际机构（如美国生殖医学会、欧洲人类生殖学会和英国皇家妇产科学院）建议不要在常规不孕评估中进行性交后检测。此外，早期用于评估宫颈黏液质量的试验以及检查宫颈黏液与精子相互作用的体外试验现已被废除。

（四）卵巢老化的评估

女性的年龄是自然妊娠[53]（图 132-4）或不孕症治疗后妊娠［如用供体精子受精[93]或体外受精胚胎移植（IVF-ET）][94] 的重要因素。然而如前所述，由于卵巢衰老的程度在相同年龄组的女性中有相当大的差异，因此年龄也有局限性。一些 35 岁的女性可正常生育（即和 25 岁有相同的孕育能力），最好选择临床观察。而其他同龄女性自然受孕的机会可能严重下降（对于 41 岁的女性也有生育能力），临床医生应该及时提供有效的治疗方案。

目前，最主要的困难是在评估卵巢老化程度上提供个性化的方案[95, 96]。随着卵巢衰老的进展，机体内分泌及超声检查也会显示发生改变，最近的研究都聚焦在这些变化是否有临床意义，应用测试系统预测自然或者治疗后怀孕的机会。除外年龄因素，有几个因素确实可预测生育概率，但这些测试为女性带来的价值目前尚不清楚，关于这方面的研究也较少。

处于正常排卵期的女性的生理研究发现，随着年龄的增长，卵泡期的时间缩短，在卵泡期的早期血清 FSH 浓度升高，而基础 FSH 可预测体外受精的情况，而这与年龄无关[97]。此外，通过超声还可以观察到滤泡数量［窦滤泡计数（AFC）］的减少，并将其作为卵巢衰老的标志[98]。然而，一项关于基线 FSH 和 AFC 对 IVF 结果的预测价值的 Meta 分析显示，它们在妊娠预测方面的临床价值仅适用于一小部分患者[99]（图 132-6）。近年来，

抗米勒管激素（AMH）又称米勒抑制物（MIS），已成为评估卵巢储备的重要指标，血清水平与 1~8mm 大小的滤泡数量成正比，间接代表原始细胞池[100-101]。

然而，与 AFC 和基础 FSH 相比，该测试不能提高 IVF-ET 后妊娠的预测[102-103]（图 132-6）。

这三项测试可预测卵巢过度刺激的不良反应，不良反应的发生可能提示卵巢早衰，但也可能因为药物剂量不足或卵巢灵敏度低导致的。如果卵泡池耗竭导致卵巢反应性较低的情况下，这个预测并无临床意义，无论是否干预，预后都很差。然而，这些测试也可预测卵巢的过度刺激以调整治疗计划，从而减少刺激卵泡的数量，防止卵巢过度刺激综合征的风险[104-106]。

（五）诊断与预后

由于现有的诊断方法仍无法明确许多夫妇不孕的原因，因此有前瞻性的随访研究评估了一些要素是否可以预测不孕不育夫妇怀孕的概率。三项研究[107-109] 已经确定相关要素并且建立了一个综合模型[58]（表 132-2）。该模型称为 Hunault 预测模型，后来的研究也验证了其在预测评估中的准确性[110]。不孕症的持续时间、女性的年龄、怀孕史、精子活力和转诊情况可以对不孕症夫妇进行预后的评估。

Hunault 模型还可以预测自然妊娠的机会，由临床医生向患者提供首选的治疗方法可减少过度治疗，能够自然怀孕的夫妇也可避免侵入性的治疗。另一项队列研究的结果发现，61% 的夫妇在不接受治疗的情况下也可成功怀孕[110, 111]（图 132-7）。

五、不孕夫妇的管理

尽管受女性年龄的影响很大，无保护性交 1 年后自然怀孕的概率仍高达 90%[112]（图 132-1），因此在评估患者不孕不育的原因时，首先要排除绝对不孕的原因（输卵管因素、无排卵和严重的精子异常）。另外在经验性治疗开始之前都应评估自发性怀孕的可能性。女性的年龄和不孕症的持续时间仍然是影响怀孕可能性的最重要因素（图 132-3、图 131-4 和表 132-2）。

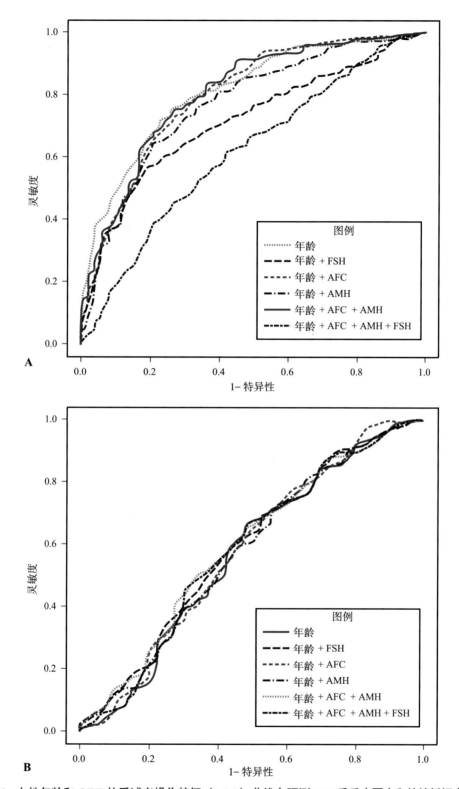

▲ 图 132-6　女性年龄和 ORT 的受试者操作特征（ROC）曲线在预测 IVF 后反应不良和持续妊娠中的作用

基于年龄和 ORT 的不良反应预测。描绘了年龄的 ROC 曲线，结合单个或多个项目进行描述，"年龄 +AMH"、"年龄 +AMH+AFC" 和 "年龄 +AMH+AFC+FSH" 的 ROC 曲线向左上角移动，表明在一定的临界值下，有很好的能力区分反应好和反应差的人。基于年龄和 ORT 的持续妊娠预测，年龄或年龄结合一个或多个 ORT 的 ROC 曲线几乎平行甚至跨越 X=Y 线，表明这些测试对妊娠预测几乎是无用的。AFC. 有腔卵泡计数；AMH. 抗利尿激素；FSH. 卵泡刺激素；ORT. 卵巢储备试验［引自 Broer SL, van Disseldorp J, Broeze KA, et al; IMPORT study group. Added value of ovarian reserve testing on patient characteristics in the prediction of ovarian response and ongoing pregnancy: an individual patient data approach. *Hum Reprod Update* 19(1):26-36, 2013.］

由于患者的压力增加以及治疗中心经济利益的考虑，在工业化国家对于不孕不育有过早治疗的趋势。将自然怀孕的机会与干预后的机会比较，有助于选择合适的治疗时间，从而避免过度治疗。这种方法明显不同于常用的只看重每个治疗周期中最高怀孕机会的方法。

不孕症治疗的"有效成本"定义为以尽可能低的资源支出达到预期的效果[114]。据加拿大1995年的统计，不孕症的管理费用占每年卫生保健预算的0.6%[113]。英国的建模分析证实，对于因严重输卵管因素造成的不孕，体外受精确实是一种经济有效的治疗选择[115]。最初的成本效益研究也支持在IVF之前使用IUI和卵巢过度刺激，适用于那些1年持续妊娠概率30%的夫妇[116-118]。每次进行单胎妊娠也逐渐成为共识[119-120]。另外也有一项系统评估证明，不孕症治疗的成功率被夸大，相关临床研究的可信性不高[121]。

应用卵巢刺激剂（如柠檬酸克罗米芬、胰岛素增敏剂或外源性促性腺激素）来恢复正常的卵巢功能，通常可以有效地治疗排卵障碍（见第129章）。此外，涉及宫腔、输卵管功能或卵母细胞拾取的机械因素可以通过内镜手术恢复（如宫腔镜下子宫肌瘤切除术、粘连松解术或输卵管伞形成术）。

不明原因不孕症的诊断只有在进行适当的诊断性不孕症检查，并且确定没有任何可检测到的异常之后才能做出[122]。目前不孕症的检查范围尚未达成共识，不明原因的不孕症患者存在异质性。在许多不明原因的不孕不育症患者中，应用经验性治疗可以提高怀孕的概率。辅助生殖技术通过增加配子的数量以增加每个周期怀孕的机会，这可以通过刺激卵巢、结合IUI或IVF来实现。

（一）卵巢刺激

在正常情况下，随着促性腺激素的升高，卵泡依赖于促性腺激素的升高进行发育，在一定的时间段内（FSH窗口），FSH浓度在下降之前高于阈值[123]（图132-8）。外源性卵泡刺激素（FSH）是最常用的刺激卵巢调节单个优势卵泡发育的药物，通过在体内（性交或IUI后）或体外（IVF）产生多个卵母细胞进行受精，使多个卵泡成熟。

IUI周期中的卵巢刺激可通过使用克罗米芬（CC）或外源性促性腺激素来实现。CC通常在卵泡早期或者中期（周期第2~7天或第5~9天）给药，剂量在100~150mg。外源性促性腺激素的起始剂量为每日50~75U，在周期的第2~3天以固定剂量服用。可以根据发育为优势卵泡直径>12mm的

表132-2　关于体外受精（IVF）治疗不明原因不孕症疗效的Cochrance综述摘要

比较	病例数	持续妊娠率	每对夫妇的费用	优势比	95%CI
IVF vs. 期待治疗		IVF	预期		
Hughes 2004[143a]	51				
Soliman 1993[13]	35				
小计	86	29%	12%	3.24	1.07~9.80
IVF vs. IUI		IVF	IUI		
Goverde 2000[144]	113				
小计	113	41%	26%	1.96	0.88~4.36
IVF vs. IUI/刺激		IVF	IUI/刺激		
Goverde 2000[144]	118				
小计	118	41%	37%	1.15	0.55~2.42

该表显示，IVF作为一线疗法治疗不明原因的不孕症的有效性的随机临床试验很少，并且仅涵盖了有限的病例数。考虑到较低的费用和患者的不适感，无论有无刺激，均建议采用宫内授精（IUI）作为一线治疗［引自 Pandian Z, Bhattacharya S, Vale L, et al: In vitro fertilisation for unexplained subfertility, Cochrane Database of Systematic Reviews (2):CD003357, 2005.］

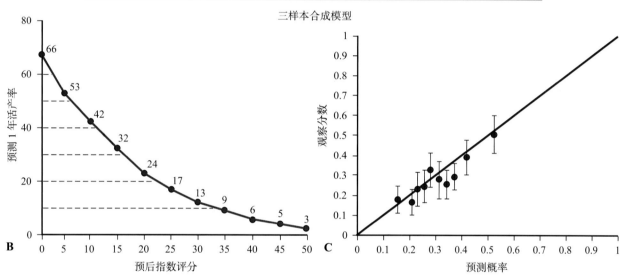

女性年龄（岁）	21—25	26—31	32—35	36—37	38—39	40—41	评分
	0	3	7	10	13	15	
不孕持续时间（岁）	1	2	3 或 4	5 或 6	7 或 8		
	0	3	7	12	18		
亚育型		次要的		首要的			
		0		8			
精子活动率（%）		≥ 60	40~59	20~39	0~19		
		0	2	4	6		
转诊状态		二级护理夫妇		三级护理夫妇			
		0		4			
A							预后指数评分

▲ 图 132-7　在排除了输卵管病理和严重的男性因素的不孕夫妇中，Hunault 预测模型对自然持续妊娠的临床价值

图 A 显示的是预测因素及其相对权重。对于不育夫妇，不孕症检查将轻松提供要在表格中填写的信息，从而构成预后指数评分。随后可将该分数绘制在图 B 中，然后可以通过 y 轴读取该特定夫妇在接下来 1 年中继续怀孕的概率。图 C 显示了 3021 对夫妇的 Hunault 预测模型的外部验证研究的结果，校准图显示了预计和观察到的持续妊娠概率之间的良好一致性［图 A 和图 B 引自 Hunault CC, Habbema JD, Eijkemans MJ, et al: Two new prediction rules for spontaneous pregnancy leading to live birth among subfertile couples, based on the synthesis of three previous models, Hum Reprod 19:2019-2026, 2004. 图 C 引自 van der Steeg JW, Steures P, Eijkemans MJ, et al; CECERM Study Group (Collaborative Effort for Clinical Evaluation in Reproductive Medicine): Pregnancy is predictable: a large-scale prospective external validation of the prediction of spontaneous pregnancy in subfertile couples, Hum Reprod 22:536-542, 2007.］

数量，在随后的周期中逐步调整剂量为 25～37.5U。

IUI 周期中一般不推荐使用促性腺激素释放激素（GnRH）激动药联合治疗，以避免 LH 过早升高。

卵巢刺激除了对持续妊娠率的可能性有益作用外，还可能导致多胎妊娠和卵巢过度刺激综合征，这两种情况都被认为是治疗的并发症（图 132-9）[124]，当体内释放多个卵母细胞时，受精卵的数量便无法控制。在过去的 20 年里，多胎妊娠（特别是高序多胎妊娠）的数量显著增长（图 132-10）[125]。研

究表明，发育 2 个以上的优势卵泡可以提高多胎妊娠率，但总体持续妊娠率不会增加[126]。卵巢刺激的结果通常与 IUI 的结果相结合，很少有研究区分两者的独立作用。

根据 Hunault 模型，不孕症的诊断（不明原因、男性或宫颈因素）、女性的年龄以及自然妊娠的预估水平均会影响治疗方式的选择。目前，不提倡对原因不明或 1 年预估在 30% 及以上的中度至轻度男性因素的不孕不育夫妇开始治疗。如果需要治疗，自然周期 IUI 将增加宫颈因素不孕不育症夫妇的受

孕率，从而避免多重妊娠风险。在原因不明，即便是轻度男性不育（活动精子总数＞1000 万）或轻度子宫内膜异位症中，仅在自然周期中应用 IUI 并不比期待治疗有效，但 IUI 联合卵巢刺激技术比定时性交更有效。应当注意的是，这些治疗方式的成功受女性年龄的影响，40 岁及以上的女性不适合应用。

卵巢刺激和 IUI 联合 GnRH 或 CC 治疗不明原因的不育症，可能通过改善精子异常、精子 - 黏液相互作用和精子交付的时间，并可能通过影响排卵进一步提高生育能力 [131]。

治疗过程中的程序本身也可以考虑到它们在达到疗效中的作用。卵巢刺激应该达到最大限度地释放 2~3 个卵母细胞，以维持妊娠和并发症之间的适当平衡。由于成本低廉且易于管理，尽管促性腺激素似乎更有效，抗雌激素 CC 仍推荐作为卵巢刺激的首选药物。应当注意的是，最近提出了任何药物（CC、促性腺激素或芳香酶抑制药）作为无 IUI 的单一疗法，用于治疗不明原因的不孕不育症患者的效果有限、甚至无效 [132-133]。在刺激周期中，应用 GnRH 拮抗药或激动药抑制 GnRH 的峰值不具有成本效益。而使用黄体支持和阴道应用孕激素可能是有益的，但是还需要大规模的试验进行验证。

已经证实，受精后卧床 15min 在自然和 IUI 中均可提高持续妊娠率。如果活动精子数小于 500 万，IUI 治疗几乎无效，最好放弃。如果有足够数量的精子，可以在 IUI 的 6 个周期后获得肯定的累计持续妊娠率，其中前 3 个周期最高，至第 9 个周期保持稳定。在自然周期中使用 LH 检测的定时授精优于使用 hCG，通常最佳间隔时间为 12~36h。在男性因素不育的夫妻中，双胎授精比单胎授精更有效。

（二）宫腔内人工授精

IUI 是指在实验室将精液进行洗涤处理后，在排卵前通过柔性导管将 0.3~0.5ml 的洗涤精子输送到宫腔内。排卵诱导 IUI 的基本原理是增加受精部位（即输卵管）的配子密度。IUI 的经典适应证是男性（勃起和射精）或女性（阴道痉挛）性功能障碍和宫颈疾病。IUI 结合轻度卵巢刺激适用于男性因素和不明原因不孕症的夫妇。

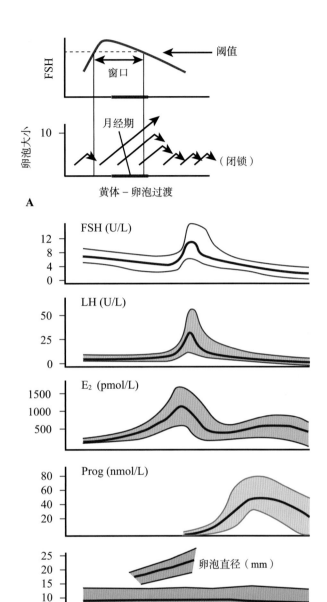

▲ 图 132-8　A. 在有限的时间间隔（窗口）内血清卵泡刺激素（FSH）浓度高于某一水平（阈值）的周期间期上升的示意图，以及卵泡期的卵泡在正常月经周期中的生长动态（招募、选择和优势）。B. 40 例正常排卵妇女正常月经周期内血清 FSH、黄体生成素（LH）、雌二醇（E2）、孕激素（P）水平的变化。实线表示中位数水平，而虚线表示第 5 和第 95 个百分位数

引自 Macklon NS, Fauser BC: Regulation of follicle development and novel approaches to ovarian stimulation for IVF, Hum Reprod Update 6:307-312, 2000.

更好的洗涤技术（梯度洗涤和上游法）提高了初始精子样本的质量，使得 IUI 重新被关注。清洗程序在去除前列腺素、传染剂和抗原蛋白的同时，

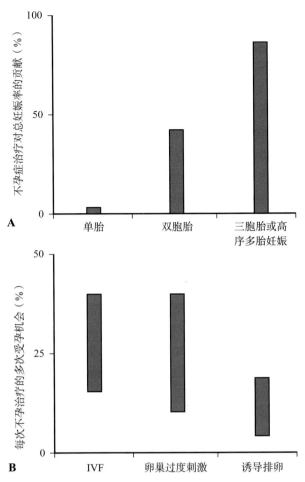

▲ 图 132-9　不孕症治疗对总体妊娠的贡献（A）和报告的多胎妊娠频率与体外受精（IVF）、卵巢过度刺激和诱导排卵（B）的关系

图表显示，辅助生殖对社会中的多胎怀孕率有着相当大的贡献，对单胞胎的比率影响很小。此外，卵巢（过度）刺激在没有选择植入多少胚胎的情况下，极大地影响了不孕症治疗的多胎妊娠总数（引自 Fauser BC, Devroey P, Macklon NS: Multiple birth resulting from ovarian stimulation for subfertility treatmen ancet 365:1807-1816, 2005.）

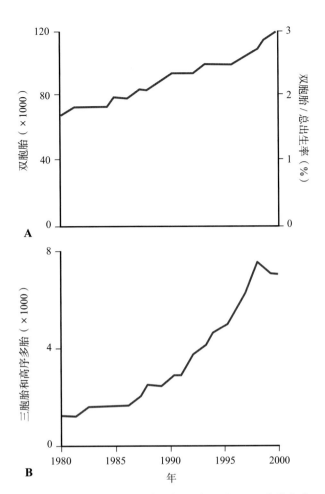

▲ 图 132-10　美国的双胞胎妊娠率（A）及三胞胎和高序多胎妊娠率（B）

值得注意的是，自 1980 年以来与辅助生殖技术相关的双胞胎以及高序多胎的出生人数显著增加。虽然辅助生殖技术产生的婴儿数不到总婴儿数的 1%，但他们现在约占所有双胞胎出生的 1/3，占三胞胎和高序多胎妊娠出生的 40%（引自 Hogue CJ: Successful assisted reproductive technology: the beauty of one, Obstet Gynecol 100:1017-1019, 2002.）

非运动细胞、白细胞、静止和未成熟的精子也被去除，其可能机制是通过减少细胞因子和淋巴因子的释放、减少游离氧自由基来实现的[134]。

IUI 通常在注射人绒毛膜促性腺激素后 30～36h 后进行，或在检测到 LH 峰后 20～28h 内进行[135]。使用宫腔内人工授精时推荐使用单胎而不是双胎授精[136-137]。

IUI 结合促卵巢刺激在不孕症治疗中仍是一个持续争论的话题。虽然妊娠的机会可能增加，但相关风险也增加，包括多胎、额外的费用以及增加患者的不适和并发症的发生[126]。

欧洲一项大型回顾性研究对 1878 例通过 IUI 结合卵巢刺激获得的妊娠进行分析，显示双胞胎的发生率为 16%，高位多胎妊娠的发生率为 6%[138]（图 132-9）。此外，美国一家不孕中心对 3347 个卵巢刺激周期进行长达 2 年的随访，发现多胎妊娠率很高，总体妊娠率为 30%[139]。近来荷兰的一项全国调查显示，双胞胎比率低至每次怀孕 9%，持续妊娠的概率也有所降低[140-141]，多胎妊娠风险的降低可能是在触发排卵时限制了优势卵泡的数量。

虽然辅助生殖分娩的婴儿只占美国所有活产婴儿的 1%，但占双胞胎的 35%，占多胞胎的 40% 以上[125]。由于多胞胎对围产期疾病发病率和死亡率的不利影响，对不孕不育夫妇的管理，在关注增加怀孕机会的同时，更应该加强对严重并发症的评估和预防[142-143]。

迄今的成本效益分析表明，无论有没有卵巢刺激，人工授精都应先于试管授精[117, 144]。但是这个研究是在最小限度的卵巢刺激和减少胚胎移植数量使 IVF 成本和并发症降低的方法出现之前进行的[119]。

由于每个周期受孕概率很低，从任何额外干预中受益的所需费用都很高。例如，FSH 和 IUI 联合治疗与单独应用 IUI 比较时，31 个治疗周期才会增加一个单胎活产[145]，但由药物和卵巢反应监测产生的额外费用增加。尤其考虑到与多胎妊娠相关的费用时，不鼓励广泛使用 GnRH 联合 IUI 的结论似乎是合理的。真正的问题是，社会（尤其是患者、医生、医疗保险公司）是否接受多胎妊娠率高是这样的代价。因此，当前的国际指南仍建议在自然周期中使用 IUI 作为轻度到中度男性因素或不明原因不孕不育夫妇的标准一线治疗。由于 CC 作为卵巢刺激剂可能会降低多胎妊娠的风险，最近正在进行的一项研究将 CC/IUI 治疗作为首选[146]。CC/IUI 治疗使近 1/4 的夫妇妊娠，并且多胞胎风险最小。与传统的不孕症治疗相比，CC/IUI 治疗可以缩短怀孕时间、减少治疗周期，并可节省费用[147]。

（三）体外受精

体外受精的治疗方式包括卵巢刺激、取卵、卵母细胞体外受精（自发或通过胞浆内精子注射），以及将胚胎移植到宫腔。下面将讨论与不孕症治疗相关的体外受精的各个方面。

体外受精最初设计是针对双侧输卵管闭塞，但"输卵管因素"在体外受精的适应证中只占很小的比例。目前，体外受精主要用于治疗轻度至中度男性因素和不明原因的不孕症。5 项不明原因不孕症研究的 Meta 分析说明，IVF 与 IUI 相比，在有无卵巢过度刺激及妊娠率方面无显著差异。一些设计科学的比较试验正在进行中，期待能得出有关首选治疗策略的最终结论。两项独立的研究表明，与传统的治疗方法相比，IVF 的初始治疗费用更高[12-14]。

输卵管阻塞导致的输卵管积水与妊娠早期流产和子宫内膜导致的着床不良有关。因此，在准备接受体外受精的妇女中，如果存在输卵管积水，体外受精前应行输卵管切除术或封堵输卵管峡部[148-150]。

同样，子宫内膜相关的不孕症也会降低妊娠率，体外受精也是最有效的手段。在体外受精开始前应用 GnRH 激动药进行预处理是有益的，但是目前尚不确定对所有子宫内膜异位症患者均有效，子宫内膜植入标记物可能对此有所帮助[151-152]。

体外受精更容易控制多胎妊娠的发生。体外受精通过减少用于移植的胚胎数量，降低多胎妊娠的机会。与传统治疗方法相比，轻度卵巢刺激和单胚胎移植在治疗 1 年后可以达到相同的持续妊娠。虽然平均增加了一个额外的治疗周期，但长期医疗费用和负担是相同的[120, 153]。

六、总结和未来发展情况

由于大多数人无法充分获得不孕症服务，不孕症已被视为一个严重的健康问题。正如西方国家所观察到的那样，将妊娠推迟到 30 岁以上会增加对不孕不育服务的需求。与仅依靠年龄评估相比，对女性的生殖衰老状态的评估将更准确地预测她们妊娠的机会。多变量模型的使用可以进一步提高初始筛查的预测能力。不孕持续时间和妇女的年龄是自然妊娠中最重要的预测因素。在预测治疗成功的可能性或者是否开始（经验性）治疗时评估是非常必要的。

不孕症的诊断只有在进行了恰当的不孕症检查后，未检测到任何异常的情况下才能做出。由于对应该进行检测的范围没有达成共识，不明原因的不孕症患者诊断的异质性很大。它可能包括未被确诊为不孕症的夫妇，以及那些生育能力正常但还没有自然妊娠的夫妇。他们经常接受经验性治疗，以提高每个周期的受孕概率。这种现状减少了对诊断检查的重视，也影响对不孕症基础病理生理的研究。

当考虑到与多胎妊娠相关的费用问题时，不管有没有 IUI 都应阻止广泛使用外源性促性腺激素刺激卵巢这个结论是合理的。IVF 更容易控制多胎妊娠的发生，IVF 越来越强调减少移植胚胎的数量，从而减少多胎妊娠的机会。显然，还需要使用合适的终点补充队列随访研究，如单胎、足月分娩和活产率，进一步阐明对不明原因不孕症患者进行经验性治疗的最佳方法。

第 133 章 高雄激素血症、多毛症和多囊卵巢综合征
Hyperandrogenism, Hirsutism, and Polycystic Ovary Syndrome

Robert L. Rosenfield Randall B. Barnes David A. Ehrmann **著**

何华秋 李 强 **译**

要 点

◆ 在半数病例中，轻度多毛与高雄激素血症无关。

◆ 多毛、寻常痤疮、脱发是雄激素过多的多种表现。

◆ 多囊卵巢综合征是高雄激素血症最常见的原因。

◆ 由一种特殊类型的类固醇合成障碍所致的功能性卵巢高雄激素血症，是大多数 PCOS 的基本特征。

◆ PCOS 与肥胖及胰岛素抵抗相关，卵巢高雄激素血症与代谢异常需要不同的治疗考虑。

在这一章节，我们首先总结了女性体内雄激素合成的生理学。随后对雄激素过多的发病机制及临床表现作一综述。最后介绍诊断、不同诊断及治疗。

一、雄激素生理学与病理生理学

（一）雄激素的生物合成

胆固醇经过一系列酶的处理形成 5 种类固醇最终产物中的一种，即孕激素、盐皮质激素、糖皮质激素、雄激素和雌激素[1]。这些酶在卵巢和肾上腺中的基因表达模式存在明显差异（图 133-1 和图 133-2）[2, 3]。

雄激素的生物合成由 2 种关键的细胞色素 P_{450} 酶调控，即细胞色素 $P_{450}scc$（CYP11A）和细胞色素 $P_{450}c17$（CYP17）[1]。前者介导参与胆固醇侧链裂解的化学反应，与胆固醇转运酶类固醇激素合成急性调节蛋白（StAR）一起，是肾上腺和性腺中所有类固醇激素形成的速率决定步骤。细胞色素 $P_{450}c17$ 是皮质醇和性激素形成的限速因子，其表达水平完全依赖于促激素的刺激。该酶同时具有 17- 羟化酶和 17，20- 裂解酶活性。这两种连续活动中的第一种是形成皮质醇所必需的，而这两种活动都是形成 17- 酮类固醇脱氢表雄酮（DHEA）和雄烯二酮所必需的，这两种激素又是所有强效的性激素的前体。$P_{450}c17$ 通过 17- 羟基化反应（生成 17- 羟基孕烯醇酮）和 17，20- 裂解酶活化（生成 DHEA）两步化学反应介导孕烯醇酮的转化。孕酮经历类似的反应，即 $P_{450}c17$ 进行 17- 羟基化反应生成 17- 羟基孕酮（17OHP），然后通过 17，20- 裂解酶活性转化为雄烯二酮。在这条途径中 $P_{450}c17$ 是否是 17，20- 裂解酶活性的来源尚不清楚。$P_{450}c17$ 的 17，20- 裂解酶活性与 17- 羟化酶活性调节不同；丝氨酸残基的磷酸化和电子转移酶上调了裂解酶的活性。Δ^5- 异构酶 -3β- 羟基类固醇脱氢酶（Δ^5-isomerase-3β-hydroxysteroid dehydrogenase，3β-HSD）和 17β-HSD 是非 P_{450} 类固醇合成酶。肾上腺和性腺利用 3β-HSD 2 型将孕烯醇酮转化为孕酮和将脱氢表雄酮转化为雄烯

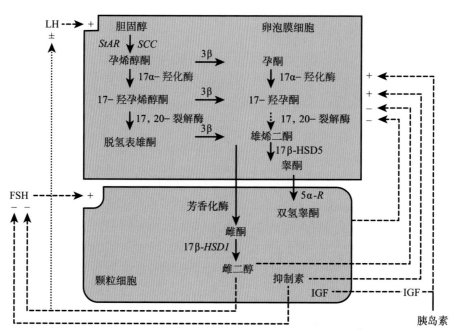

▲ 图 133-1　概述在卵巢小窦卵泡中的主要类固醇生物合成途径，描绘双促性腺激素双细胞模式下的卵巢类固醇生成

LH 在卵泡膜细胞内通过类固醇合成途径刺激雄激素的形成。FSH 调节颗粒细胞中雄激素向雌二醇的生物合成。雌二醇对促性腺激素分泌的长环负反馈在雌二醇生理水平上并不常常抑制 LH，在某些情况下刺激 LH。LH 刺激下的雄激素合成似乎受卵巢内 17- 羟化酶和 17，20- 裂解酶水平的反馈调控，这两个酶都是细胞色素 P_{450}c17。17- 羟孕酮在完整卵泡中形成雄烯二酮（点箭头）的具体重要性尚不清楚。雄激素和雌二醇抑制（负号 -）和抑制素、胰岛素和胰岛素样生长因子 -1（IGF-1）刺激（正号 +）17- 羟化酶和 17，20- 裂解酶活性。相关的酶用斜体表示。StAR. 类固醇激素合成急性调节蛋白；scc. 侧链裂解酶；3β. Δ^5- 异构酶 -3β- 羟基类固醇脱氢酶 2 型；17βHSD. 17β- 羟基类固醇脱氢酶 1、5 型；5α-R. 5α- 还原酶

二酮。雄烯二酮是睾酮和雌激素合成的主要前体；在卵巢中雄烯二酮被 17β-HSD 5 型转化形成睾酮或被芳香化酶（细胞色素 P_{450}arom）芳香化形成雌酮。

　　正常情况下，卵巢和肾上腺对睾酮合成的贡献大致相同（图 133-2）[4]。大约一半的总睾酮来自直接分泌，而一半来自于分泌的 17- 酮类固醇的外周转化。其他组织，包括肝脏、脂肪组织和皮肤，表达酶 3β-HSD 1 型、17β-HSD5 型和 P_{450}arom，这为后续类固醇在肾上腺和性腺中合成提供了条件。

（二）雄激素分泌调节

　　雄激素由卵巢和肾上腺合成分泌，他们受各自的促激素调控，分别为黄体生成素（LH）与促肾上腺皮质激素（ACTH）[5]。由于雄激素在某种程度上分别是雌二醇（卵巢）与皮质醇（肾上腺）分泌的副产物，因而在女性体内的水平并不像雌二醇及皮质醇那样受垂体的负反馈直接控制，而是主要受腺内旁分泌和自分泌机制调节（见后续章节）。

　　1. 卵巢　黄体生成素（LH）对泡膜 - 间质细胞

的作用与卵泡刺激素（FSH）对卵巢颗粒细胞的作用，对于正常卵巢功能发生发展至关重要（图 133-1）[2, 5]。雄激素的前体（特别是雄烯二酮）是由卵泡膜细胞在 LH 刺激下生成的。随后在颗粒细胞中经 FSH 刺激芳香化酶作用而芳香化为雌激素。卵泡的生长主要依赖于卵泡发育早期颗粒细胞中 FSH 的活性 [6, 7]。当优势卵泡出现，雄烯二酮和雌二醇分泌量都增多，在排卵期前的健康卵泡中以雌二醇增多为主。

　　雄激素是雌二醇生物合成中的专性中间体（图 133-1）。它们对卵泡生长也起着复杂的作用 [8]，它们促进了原始卵泡进入生长池的初始募集和次级卵泡的生长 [9]，同时削弱了优势卵泡的选择 [10, 11]。因此，卵巢雄激素的分泌与雌激素的形成相协调，使二者达到最佳状态，对卵巢的功能至关重要。此外，雄激素阻碍排卵，导致多囊卵巢的组织学和大体解剖学特征的发展 [9, 12]。

　　正常情况下，黄体生成素刺激卵泡膜雄激素分泌，直到血清黄体生成素浓度接近卵泡期正常上限水平。这时，卵巢对 LH 的感受性开始减弱。感受

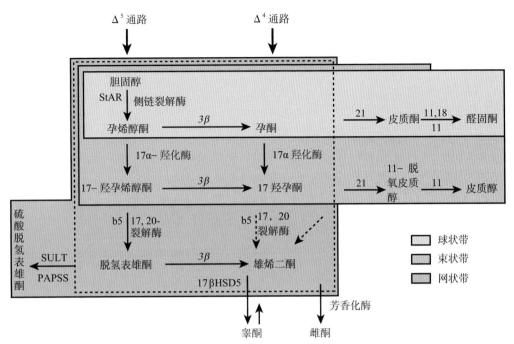

▲ 图 133-2 概述在肾上腺皮质中的主要类固醇生物合成途径

虚线所示区域内包含类固醇合成的核心通路，其中左列显示 Δ⁵ 通路，右列显示 Δ⁴ 通路，也被卵巢卵泡膜细胞所利用。最上面的黄色一行显示了合成醛固酮的途径；中间的蓝色行显示了合成皮质醇的束状带通路；下面的绿色行显示了网状带合成脱氢表雄酮的硫酸盐衍生物和其他 17- 酮类固醇。虚线框包含所有带和性腺共同的步骤。点状通路被认为是相对次要的。醛固酮的 11- 脱氧中间体 (脱氧皮质酮) 在表中没有显示。类固醇合成酶用斜体表示。细胞色素 P₄₅₀ 酶有侧链裂解酶 (scc)；17α- 羟化酶 /17, 20- 裂解酶；21- 羟化酶 (21)；11β- 羟化酶 /18- 羟化酶 - 脱氢酶 (11, 18) 和芳香化酶。非 P₄₅₀ 酶包括类固醇激素合成急性调节蛋白 (StAR)；Δ⁵- 异构酶 -3β- 羟基类固醇脱氢酶 2 型 (3β)；17β- 羟基类固醇脱氢酶 5 型 (17βHSD5)；硫酸基转移酶 2A1 (SULT)。临床相关的电子和硫酸盐转移酶分别为 P₄₅₀- 氧化还原酶 (POR)、细胞色素 b5 (b5) 和 3'- 磷酸腺苷 -5'- 磷酰硫酸合成酶 2 (PAPSS) (经许可改编自 Rosenfield, RL. Identifying children at risk for polycystic ovary syndrome. J Clin Endocrinol Metab. 2007；92:787.Copyright © 2007 The End ocrine Society.)

性下降部分受 LH 自身下调 LH 受体结合位点 (同源感受性下降) 介导，还部分通过下调 P₄₅₀c17 的 17, 20 裂解酶活性介导 [2]。由于 P₄₅₀c17 活性下调，尽管 LH 刺激过度，17 羟孕酮分泌增多，雄激素合成还是不增长。

许多激素和生长因子参与了卵巢内调节 P₄₅₀c17 对 LH 的类固醇合成反应 (图 133-1)[2, 5, 13]。雌激素通过短环 (旁分泌) 负反馈机制抑制 P₄₅₀c17 活性；雄激素通过旁分泌和自分泌途径抑制它。这些抑制调节剂被增强 P₄₅₀c17 活性的激素和生长因子所抵消，包括胰岛素、胰岛素样生长因子 -1 (IGF-I) 和抑制素，以及许多其他小肽，如细胞因子和其他生长和分化因子 [13, 14]。

2. 肾上腺 由于肾上腺功能初现，肾上腺 17- 酮类固醇在儿童中期逐渐开始分泌。肾上腺功能初现的特征是肾上腺分泌对 ACTH 的反应模式改变。在肾上腺功能初现之前，ACTH 只引发皮质醇的分

泌；随着肾上腺功能初现开始，ACTH 可引起皮质醇和 17- 酮类固醇的分泌。17- 羟基孕烯醇酮和脱氢表雄酮 (DHEA) 的产生显著增加，导致硫酸脱氢表雄酮 (DHEAS, 脱氢表雄酮的硫酸盐衍生物) 成为肾上腺分泌的主要雄激素。

这些肾上腺的变化与肾上腺皮质网状带的发育有关，这个肾上腺皮质网状带产生大量的 DHEA 和 DHEAS (图 133-2)[1, 3, 15, 16]。脱氢表雄酮合成增加，这是因为低带中 3β-HSD 活性下降以及原因不明的调控变化，这包括增加了能够增强 P₄₅₀c17 的 17, 20- 裂解酶活性的细胞色素 b5 的表达。脱氢表雄酮在肾上腺中向硫酸脱氢表雄酮的转化是由于对硫酸基转移酶活性编码的基因 SULT2AI 的高区域表达。导致肾上腺中肾上腺功能初现改变的一个或多个因素尚不清楚。营养状况、身体生长、瘦素、胰岛素、胰岛素样生长因子似乎都起作用 [17]。

与卵巢中的情况类似，胰岛素和 IGF 可能改变

肾上腺类固醇对 ACTH 的反应[18]。据报道，向高雄激素的妇女注射胰岛素可适度增强 17- 酮类固醇对 ACTH 的反应，其模式与 17- 羟化酶和 17, 20- 裂解酶活性的增加相一致，前者的活性增加更为显著[19]。胰岛素过剩可能解释在单纯性肥胖者中 17- 酮类固醇对 ACTH 的反应增强。体外研究直接表明，胰岛素和胰岛素样生长因子上调肾上腺 17- 羟化酶、17, 20- 裂解酶和 3β–HSD 的活性。

（三）雄激素血液水平及运输

血清中雄激素和它们生物合成中的中间体浓度见表 133-1。DHEAS 水平通常反映肾上腺雄激素的产生，而血清睾酮和雄烯二酮水平则由卵巢和肾上腺雄激素共同决定。血清 17- 羟基孕酮与血清睾酮和雄烯二酮一样，可能来源于肾上腺或卵巢。在循环的雄激素中，睾酮是生物学和临床最重要的，因为它在靶器官水平上具有较高的血清浓度和效能。

超过 96% 的血浆睾酮和结构相关的 17β- 羟基类固醇在血浆中与载体蛋白结合，只有一小部分为游离状态[20, 21]。性激素结合球蛋白（SHBG）和白蛋白是血浆中主要的性激素结合蛋白。尽管人们对白蛋白结合的睾酮具有生物活性的可能性很感兴趣，但大多数证据表明，只有游离类固醇中间体具有生物效应[22, 23]。由于 SHBG 与睾酮的高结合亲和力，SHBG 浓度是睾酮与血浆白蛋白结合部分以及血液中剩余的游离和具有生物活性部分的主要决定因素。

SHBG 是一种在肝脏中合成的糖蛋白[24]。SHBG 水平在雌激素和甲状腺激素过量时增加；在高雄激素、肥胖、高胰岛素血症或慢性炎症状态时降低[20, 24-26]。尽管肥胖者的低 SHBG 长期以来被归因于高胰岛素血症，但最近的证据表明，单糖过剩本身和炎症细胞因子介导了 SHBG 对肥胖的反应。由于多囊卵巢综合征患者 SHBG 水平常降低，因此总睾酮水平正常的患者血清游离睾酮水平常升高。血清游离睾酮浓度升高是生物可利用性雄激素血清浓度升高的最佳单一指标[27]。

（四）雄激素的作用机制

睾酮通过与靶组织的雄激素受体结合发挥作用。然而，睾酮的生物活性很大程度上依赖其被 5α- 还原酶转化成的双氢睾酮（DHT）。睾酮和其他前体形成的 DHT 在很大程度上决定了雄激素作用在毛囊皮脂腺单位（PSU）水平上的表达[28, 29]。DHT 主要是通过靶组织（包括皮肤和肝脏）的 5α- 还原酶作用而形成[30]。在皮肤中，5α- 还原酶主要作用于皮脂腺和汗腺，以及真皮，而不是在头发本身。血浆或尿 5α- 雄甾烷二醇葡萄糖苷酸，双氢睾酮 DHT 的代谢产物，被吹捧为毛囊对雄激素敏感性的标志物[31]。然而，这种代谢物源于肝或皮肤 5α- 还原酶作用的程度尚存争议[32]。由于双氢睾酮与雄激素受体的亲和力更高、解离速度更慢，因此它具有比睾酮更强的生物效力[33]。雄激素受体的多态性和偏态 X 染色体失活被作为雄激素敏感性的决定因素。

二、雄激素过多的皮肤表现

事实上，所有的毛囊都与皮脂腺相关，形成毛囊皮脂腺单位（PSU）（图 133-3）[34]。毛发可以分为两类，即毫毛或终毛。毫毛是细、柔软、没有色素的，而终毛是长、粗糙、含色素的。毛囊皮脂腺单位的毛囊生长受一种由真皮乳头产生的仍未明确的诱导因子控制。在靶区域中，雄激素导致青春期前的 PSU 分化为性毛囊（在这里毫毛发转化为终毛）或分化为皮脂腺（在这里皮脂腺成分增殖，毛发仍为毫毛）。因此，雄激素对于性毛和皮脂腺的发育是必要的。抗雄激素逆转这一过程，导致 PSU 恢复到青春期前的状态。男性的性毛发发育（如小胡子和胡须）发生在 PSU 分化所需较高水平雄激素的地方。男性在雄激素敏感区域的终毛密度高于女性，这是由于终毛 PSU 所占比例大于毫毛所占比例。秃顶在很大程度上是终毛转化为皮脂腺毛囊的结果。

多毛症的定义是女性的男性模式毛发过度生长[35]。多毛症必须区别于毛发过多，这个词用来形容非雄激素依赖性过度增长的毫毛，突出在无性的区域，最常见于家族性或由代谢紊乱（如甲状腺失调、神经性厌食症）或药物（如苯妥英、米诺地尔或环孢霉素）引起。在成年白人和黑人女性中，根据 Ferriman & Gallwey 的激素量表上，多毛症通常被定义为 8 分或 8 分以上（图 133-4）[36]。因此，

表 133-1　儿童和育龄妇女卵巢和肾上腺功能试验的正常范围*

	17PREG（ng/dl）	17OHP（ng/dl）	11-脱氧皮质醇（ng/dl）	皮质醇（μg/dl）	硫酸脱氢表雄酮（μg/dl）	DHEA（ng/dl）	雄烯二酮（ng/dl）	睾酮（ng/dl）	雌二醇（pg/ml）
基线（上午 8 点）									
儿童 1—5 岁	10~105	5~115	<25~160	3~20	5~35	20~130	10~50	<20	<10
儿童 6—10 岁	10~200	5~115	<25~160	3~20	10~115	20~345	10~75	<20	<10
成熟 11—40 岁	55~360	≤130	<25~160	3~20	75~255	100~850	50~200	20~60	20~85
地塞米松后（0.5mg 每天口服 4 次 ×4 天）									
成熟 11—40 岁	<25	<25~45†	<30	≤1.0	10~50	50~115	30~150	11~27†	25~100
ACTH 后（静脉注射 ≥10μg/m² ACTH1~24 后 0.5~1.0h）									
儿童 1—5 岁	45~350	50~270	95~300	17~45	5~35	25~100	15~70	<20	—
儿童 6—10 岁	60~650	85~300	95~300	17~45	10~115	70~320	25~100	<20	—
成熟 11—40 岁	150~1070	35~140	95~300	17~45	75~255	250~1470	60~250	20~60	—
GnRH 激动药后（醋酸亮丙瑞林 10μg/kg SC 给药后 20~24h）									
女孩 6—9 岁	—	<25	—	≤5.0	—	25~70	25~40	<20	<10~50
成熟 11—40 岁	—	30~145	—	<5.0	—	70~195	50~180	<10~60	65~260
转换									
乘以国际单位	0.0316（nmol/L）	0.0303（nmol/L）	0.0289（nmol/L）	0.0276（μmol/L）	0.0271（μmol/L）	0.0347（nmol/L）	0.0349（nmol/L）	0.0347（nmol/L）	3.67（pmol/L）

DHEA. 脱氢表雄酮；17PREG. 17-羟孕烯醇酮；17OHP. 17-羟孕酮

*. 预备色谱高特异性放射免疫测定参考值范围，除外皮质醇，DHEAS 和雌二醇。不同实验室的数值稍有差异。成年女性 ≥1 年后月经初潮，早期卵泡期

†. 短期地塞米松实验（中午给予 0.5mg/m² 地塞米松后 4h）可产生相当的睾酮抑制效应

‡. 在 16:00 给予地塞米松（在 12:00 口服 0.5mg，每天 1 次）减弱同步肾上腺皮质分泌

引自 Rosenfeld RL, Barnes RB, Ehrmann DA. 1994 Studies of the nature of 17-hydroxyprogesterone hyperresponsiveness to gonadotropin releasing hormone agonist challenge in functional ovarian hyperandrogenism. J Clin Endocrinol Metab 79:1686–1692, 1994; Rosenfeld RL. Identifying children at risk of polycystic ovary syndrome. J Clin Endocrinol Metab 92:787–796, 2007; Rosenfeld RL, Mortensen M, WroblewskiK, et al. Determination of the source of androgen excess in functionally atypical polycystic ovary syndrome by a short dexamethasone androgen suppression test and a low-dose ACTH test. Hum Reprod 26:3138–3146, 2011; Rosenfeld RL, Bordini B, Yu C. Comparison of detection of normal puberty in girls by a hormonal sleep test and a gonadotropin–releasing hormone agonist test. J Clin Endocrinol Metab 98:1591–1601, 2013.

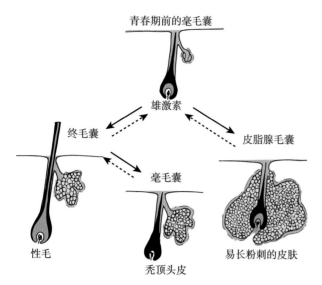

青春期前的毫毛囊

雄激素

终毛囊 皮脂腺毛囊

毫毛囊

性毛 秃顶头皮 易长粉刺的皮肤

▲ 图 133-3 雄激素在毛囊皮脂腺发育中的作用

实线表示雄激素的作用，虚线表示抗雄激素的作用。此图只描绘在生长期的头发周期。与其他调节因素一起，雄激素促使雄激素依赖区域的青春期前毛囊皮脂腺单位分化为性毛囊（在此毫毛转化为终毛）或毛囊皮脂腺（在此皮脂腺增生，毛发依然为毫毛）。在秃顶的头皮（底部中心），以前不依赖于雄激素的终毛在其影响下退化为毫毛

这些女性会在许多"男性"区域（如上唇和下巴区域）有一些性毛。值得注意的是，汉族和泰国女性的得分 ≥ 2～3，地中海、西班牙和中东女性的得分 ≥ 9～10 都是过量的[37]。

多毛、痤疮和型秃是雄激素过多的各种皮肤表现[34]。一些高雄激素血症患者仅有多毛或痤疮，一些患者两者都有，而其他患者两者都没有（"隐性高雄激素血症"）。男性或女性模式（弥漫性）秃顶可能是高雄激素血症的唯一 PSU 表现。

血清总睾酮浓度升高或游离睾酮浓度升高是半数轻度多毛症病例的基础，而雄激素水平升高 2 倍或以上的大多数妇女都有一定程度的多毛症[35]。中度严重的多毛或囊性痤疮更有可能是高雄激素性的[35, 38]。然而，性毛和皮脂腺的发育似乎既取决于血清雄激素水平本身，也取决于决定 PSU 对雄激素敏感性的因素。有一类女性，她们的 PSU 似乎对血中正常游离雄激素水平"过分敏感"，这似乎是"特发性"多毛和痤疮的原因。另一类女

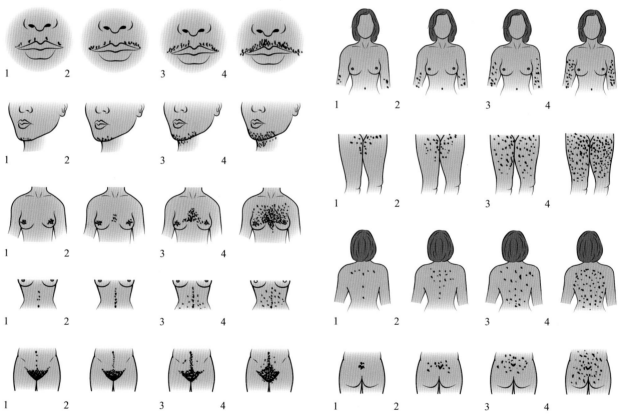

▲ 图 133-4 Ferriman-Gallwey 多毛评分示意图

在 9 个具有对雄激素敏感的 PSU 的身体部位上从 0（无终毛）到 4（男性化）评分并计算总和。正常成年白人和黑人女性的得分在 8 分以内（经许可改编自 Hatch R, Rosenfield RL, Kim MH, Tredway D. Hirsutism: implications, etiology, and management. *Am J Obstet Gynecol*.1981；140:815-830.）

性是 PSU 对雄激素相对不敏感，这似乎可以解释"隐性"高雄激素血症（没有皮肤表现的高雄激素血症）。

三、雄激素增多异常

高雄激素血症在大多数情况下是由肾上腺或卵巢功能异常引起的，但偶尔也可由外周雄激素形成的明显异常引起（表 133-2）。功能性异常比肿瘤更常见。多囊卵巢综合征（PCOS）是 80% 以上高雄激素血症的病因。特发性多毛症和特发性高雄激素血症占 5%～20%，非典型先天性肾上腺增生（CAH）占 2%～4%，雄激素分泌肿瘤占 0.2%[39, 40]。库欣综合征、肢端肥大症和高泌乳素血症是高雄激素血症不常见的内分泌原因。

（一）卵巢异常

大多数雄激素过剩的女性都有卵巢高雄激素血症，这可以通过卵巢静脉插管[41]、长期使用 GnRH 激动药[42, 43]、地塞米松抑制试验[36, 41, 44-46]或使用 GnRH 激动药[45, 47]或 hCG[48]后的急性卵巢类固醇合成反应得到证实。性腺雄激素过多的原因列于表 133-2 中。

1. 多囊卵巢综合征　多囊卵巢综合征 PCOS 是育龄妇女最常见的内分泌疾病，患病率为 5%～10%[49]。报道中患病率的差异可能反映了种族本源、人种和环境因素对 PCOS 表型表达的影响[50]。

自 1935 年 Stein 和 Leventhal 首次对多囊卵巢综合征进行描述以来[51]，多囊卵巢综合征的诊断标准已经有所发展。三次国际会议已经制订了诊断标准，这些诊断标准是基于多种组合，包括无法解释的高雄激素血症的临床或生化证据、无排卵和多囊卵巢的证据：国立卫生研究院会议诊断标准（1992年）[52]、鹿特丹共识标准（2004 年）[53]和雄激素过剩 – 多囊卵巢学会（Androgen Excess-PCOS Society，AE-PCOS）共识标准（2009 年）[54]。

鹿特丹标准是最广泛的，包含了所有其他标准的特征。这些标准产生 4 种表型[55-57]，这里按特异性下降的顺序列出（表 133-3）。表型 1 是最特异的，具有最严重的高雄激素和代谢表型。AE-PCOS（2009年）允许多囊卵巢构成卵巢功能障碍的证据，从而

可以诊断缺乏排卵症状的有皮肤或代谢表现的女性（表型 3，"排卵性 PCOS"）；这争议地使轻度多毛雄激素正常的多囊卵巢女性或亚临床高雄激素血症的表面正常女性诊断为 PCOS[58]。AE-PCOS 只识别高

表 133-2　女性雄激素过多的原因

Ⅰ. 功能性性腺雄激素过多
- 原发性功能性卵巢雄激素过多（PCOS 常见形式）
- 继发性多囊卵巢综合征
  - 男性化的先天性肾上腺增生
  - 卵巢类固醇合成受阻
  - 严重胰岛素抵抗综合征
  - 肢端肥大症
  - 癫痫 ± 丙戊酸治疗
- 性发育障碍
- 妊娠相关雄激素过多

Ⅱ. 功能性肾上腺雄激素过多
- 原发性功能性肾上腺雄激素过多（PCOS 不常见形式）
- 先天性肾上腺增生及相关肾上腺类固醇代谢障碍
- 其他糖皮质激素可抑制的雄激素过多
  - 催乳素过多
  - 肾上腺皮质酮还原酶缺乏症
- 糖皮质激素不可抑制的功能性肾上腺雄激素过多
  - 库欣综合征
  - 糖皮质激素抵抗

Ⅲ. 外周雄激素产生过多
- 特发性雄激素过多
- 肥胖
- 肝门分流
- 抗雄激素药物

Ⅳ. 肿瘤性高雄激素血症

经许可，改编自 Buggs C, Rosenfield RL. Polycystic ovary syndrome in adolescence. *Endocrinol Metab Clin North Am.* 2005; 34: 677–705.

表 133-3　成人多囊卵巢综合征诊断标准*

- **表型 1（"经典 PCOS"）**[†]
  - 临床和（或）生化证据提示高雄激素
  - 少 – 无排卵证据
  - 超声表现为多囊卵巢
- **表型 2（NIH 标准，1992）**[†]
  - 临床和（或）生化证据提示高雄激素
  - 少 – 无排卵证据
- **表型 3（"排卵 PCOS"）**[†]
  - 临床和（或）生化证据提示高雄激素
  - 超声表现为多囊卵巢
- **表型 4（非高雄激素）**
  - 少 – 无排卵证据
  - 超声表现为多囊卵巢

*. 所有标准都包括排除高雄激素症和无排卵的其他原因
†. 雄激素过量 –PCOS 协会只识别高雄激素表型
引自 Rotterdam ESHRE/ASRM–Sponsored PCOS Consensus Workshop Group. Revised 2003 consensus on diagnostic criteria and long-term health risks related to polycystic ovary syndrome. *Fertil Steril.* 2004; 81: 19–25.

雄激素表型，因此非高雄激素表型 4（少 – 无排卵和多囊卵巢）尤其具有争议性，它在多大程度上是由未检测到的卵巢高雄激素血症引起的尚不清楚。高雄激素血症随着表型特异性的降低而减少，通常胰岛素抵抗、肥胖和 LH 过量也是如此。

当应用于青少年时，这些标准必须适应于其妇科年龄，因为他们高发生理性无排卵和多囊卵巢 [59]。内分泌学会临床指南建议持续性高雄激素血症和月经稀发的标准 [60]。

(1) 临床特点：多囊卵巢综合征的症状通常在月经初潮时出现 [61]，但也可在青春期后出现，通常是由于体重增加过多等环境因素所致。无排卵症状 [月经稀发、功能失调性子宫出血和（或）不孕] 约占 75%，其余许多人可能有亚临床无排卵伴月经正常（表型 3）[54]。多毛症占 60%，痤疮占 15%～20%，雄激素性脱发约占 PCOS 患者的 5%。据报道，30%～75% 的多囊卵巢综合征患者存在肥胖问题，其中许多人的身体脂肪分布与内脏脂肪组织比例失调，即使在正常体重的受试者中也是如此 [62]。

鹿特丹共识对多囊卵巢（PCAO）的定义是用经阴道超声评价时，至少一个卵巢显示卵巢体积＞10.5ml（如果用长椭球体积计算公式），缺乏一个直径＞ 10mm 的卵泡，或 12 个或多个卵泡直径测量为 2～9mm [63]。青春期多囊卵巢的恰当诊断标准尚不明确。传统的青少年的标准是容积＞ 10.8ml（在缺乏卵泡＞ 10mm）或≥ 10 个卵泡（2～9mm）在最大超声切面（处女青少年应用腹部超声无法计算总囊状卵泡），但是体积和卵泡数分别到 15ml 和 17 个，可能是正常的 [64-67]。

约 75% 的 PCOS 患者存在 PCAO [54, 68, 69]。然而，目前的技术产生更高的卵泡计数 [70]，并已发现正常的形态学特征，特别是卵泡计数，在育龄期随年龄下降 [71, 72]。因此，近 2/3 的 20—30 岁的正常人群符合 PCAO 卵泡计数标准，6% 的人群符合体积标准。大约一半患有 PCAO 的年轻女性志愿者没有卵巢功能异常；大约一半有轻度升高的抗米勒管激素或类固醇合成异常，这分别被认为能预测生殖寿命延长或与多囊卵巢综合征的关系 [58]。

60%～80% 的 PCOS 患者体内的雄激素水平会升高。高雄激素血症并不总是显而易见的，这通常是由于不适当的检验方法导致 [35]。高雄激素血症最敏感的指标是血清游离睾酮水平。约 25% 的 PCOS 患者的 DHEAS 水平升高，有时可能仅仅是循环雄激素异常 [54]。

绝大多数 PCOS 患者存在功能性卵巢高雄激素血症（FOH）[2]。90% 的 PCOS 患者在肾上腺皮质功能被地塞米松抑制后睾酮水平升高，2/3 的患者在缺乏类固醇合成障碍证据的情况下，17- 羟基孕酮对 GnRH 激动药诱导的内源性促性腺激素释放有高反应性 [45-47]。在体内和体外，LH 或 LH 类似物对人绒毛膜促性腺激素（hCG）的刺激导致 PCOS 中17- 羟基孕酮反应显著升高，雄激素升高的程度较轻 [48]。1/3 的 PCOS 患者缺乏 17- 羟基孕酮对 GnRH 激动药试验的高反应性，这是一个异质性的群体，大多数患者都有轻微的非典型的功能性卵巢高雄激素血症，可通过地塞米松抑制试验证实；剩下的大部分都没有腺来源的雄激素，我们认为这是肥胖造成的；少数患者通过基线 DHEAS 升高或 ACTH 试验发现特发性功能性肾上腺高雄激素血症 [46]。

肾上腺高雄激素血症在多囊卵巢综合征中也很常见。30%～50% 的 PCOS 患者也有典型的肾上腺功能障碍，这通常与 FOH 共存，但在 5% 的情况下，它作为 PCOS 的肾上腺形式独立存在 [2, 46, 54]。这种原发性 FAH 的特征是脱氢表雄酮和 17- 羟基孕烯醇酮对 ACTH 的中度过度反应，同时没有证据表明类固醇合成过程中存在阻滞。在这些病例中，20%～60% 发现 DHEAS 升高，这被认为是多囊卵巢综合征的全身性类固醇合成失调的肾上腺表现。

与 FSH 相关的 LH 分泌过多是 PCOS 中发现的第一个实验室异常 [73]。约 90% 的 PCOS 患者出现 LH 高分泌，表现为 LH 平均水平升高、LH 对 GnRH 反应加剧、LH 脉冲幅度增大、LH 脉冲频率升高 [68]。然而，肥胖抑制 LH 水平，多数肥胖受试者基线及刺激后的 LH 水平正常。另外，由于 LH 分泌呈脉冲性，PCOS 女性的随机 LH 水平可能在正常范围内。

(2) 代谢异常：患有多囊卵巢综合征的女性中约有 2/3 的人存在胰岛素抵抗 [75]，多囊卵巢综合征患者的胰岛素抵抗程度超过了体重指数（BMI）或肥胖程度相当的无多囊卵巢综合征患者。

人们早就认识到多囊卵巢综合征患者患 2 型糖尿病的风险更高 [76]。约有 45% 的多囊卵巢综合征妇女在 40 岁左右显现糖耐量受损（IGT）或糖尿病 [77, 78]。对多囊卵巢综合征妇女的长期随访证实，与适当的对照组相比，2 型糖尿病患病率增加。多囊卵巢综合征患者从正常糖耐量到 IGT 或 2 型糖尿病的转化率也很高 [62]。

葡萄糖水平升高的发展证明了胰岛 B 细胞代偿胰岛素抵抗的能力已经被超越。胰岛素分泌的改变在多囊卵巢综合征中是可以证实的，这些改变可能有遗传基础，因为在一级亲属有 2 型糖尿病的多囊卵巢综合征患者中这种改变更常见 [62, 79]。

阻塞性睡眠呼吸暂停（OSA）在患有多囊卵巢综合征的女性中比例较高，PCOS 患者的 OSA 风险至少是未患 PCOS 的相似肥胖女性的 5 倍 [80]，甚至可能高达 30 倍 [81, 82]。事实上，OSA 在多囊卵巢综合征的代谢紊乱的发病机制中是一个未被充分认识的重要因素。最近的研究表明，PCOS 中胰岛素抵抗和葡萄糖耐量异常的程度与 OSA 的严重程度密切相关 [83]；同样，OSA 严重程度是 PCOS 患者空腹血糖和胰岛素水平以及 OGTT 2h 血糖水平的显著预测因子 [80]。患有阻塞性睡眠呼吸暂停综合征的 PCOS 女性患糖尿病的风险比没有阻塞性睡眠呼吸暂停综合征的 PCOS 女性要高得多 [80, 84, 85]。此外，有证据表明持续气道正压通气（CPAP）治疗 OSA 可改善 PCOS 患者的胰岛素抵抗 [85]。

据报道，多达 70% 的 PCOS 患者存在血脂异常。各种脂质类型被描述，最常见的是 LDL 胆固醇、VLDL 胆固醇和甘油三酯水平的升高，以及 HDL 胆固醇水平的降低（特别是 HDL2 水平的降低，这是最具抗动脉粥样硬化的 HDL 亚型）。低密度脂蛋白胆固醇的定性疾病也被描述，其特征是小而致密的低密度脂蛋白胆固醇的数量增加，这是心血管发病率和死亡率的独立预测因子 [62]。

患有多囊卵巢综合征的女性并不总是表现出患高血压的风险增加，但是她们在以后的生活中患高血压的风险可能会增加。肥胖可能是多囊卵巢综合征高血压发病的主要影响因素。

考虑到肥胖和胰岛素抵抗的结合，患有多囊卵巢综合征的女性患代谢综合征的风险增加也就不足为奇了 [62]。在患有多囊卵巢综合征的非糖尿病女性中，高达 43% 的人在她们的第 4 个 10 年末之前就达到了代谢综合征的诊断标准，其中大多数人在第

3 个 10 年末之前就达到了这一标准。事实上，代谢综合征在年轻多囊卵巢综合征女性中的患病率与 50—60 岁的女性相似。代谢综合征极其个别成分在胰岛素水平和 BMI 最高的 PCOS 女性中尤为常见。

有证据表明多囊卵巢综合征患者会出现早发冠状动脉和其他血管疾病。与年龄相当的对照组妇女相比，PCOS 妇女的颈动脉内膜 - 中膜厚度增加，这与包括血脂异常和肥胖在内的心血管危险因素有关，也是卒中和心肌梗死的独立预测因素。另一个动脉粥样硬化的标志，如冠状动脉钙化，在多囊卵巢综合征患者中比对照组更常见，即使在调整了年龄和 BMI 之后也是如此。超声心动图显示 PCOS 患者与对照组在解剖学和功能上的差异。多囊卵巢综合征患者的左心房增大，左心室质量指数升高，左心室射血分数降低。值得注意的是，左心室质量指数与胰岛素抵抗程度呈线性相关。舒张功能障碍也被注意到对多囊卵巢综合征的女性影响更大 [62]。

PCOS 妇女心血管危险因素的高发是否导致冠心病发病率或死亡率的增加？数据尚不清楚。迄今为止，关于多囊卵巢综合征长期结局的最大研究是由 Wild 及其同事进行的，他们确定了英国 1930—1979 年间确诊的 786 例多囊卵巢综合征妇女的死因。使用标准化死亡率（SMR）来比较 PCOS 队列的死亡原因与国家死亡率。多囊卵巢综合征妇女存在心血管疾病的风险因素包括糖尿病、高血压和高胆固醇的患病率较高。PCOS 受试者因糖尿病死亡的风险显著增加（SMR 4.6），但全因（SMR 0.93）或心血管疾病（SMR 0.78）死亡的风险不增加。PCOS 受试者患子宫内膜癌（OR 6.1）和脑血管疾病（OR 3.4）的风险增加，患冠心病的风险增加不显著（OR 1.2）[86, 87]。

护士健康研究发现，曾有月经不规律和非常不规律的女性患冠心病的风险显著增加（这是多囊卵巢综合征的合理替代）。月经非常不规律的女性的相对风险为 1.53，这在 Wild 和同事报道的冠心病风险的置信区间内。超重女性（BMI ≥ 25）比瘦女性的相关性更强。当排除 40 岁之前绝经的妇女时，风险仍没有变化 [88]。

非酒精性脂肪肝与胰岛素抵抗有关。肥胖 PCOS 患者超声下脂肪肝的表现明显多于肥胖对照组，并与高胰岛素血症和胰岛素抵抗相关。在一个

队列中，41% 的 PCOS 肥胖患者存在非酒精性脂肪肝，其中半数患者的 ALT 升高，提示可能存在更严重的非酒精性脂肪性肝炎[89]。

(3) 子宫内膜癌：多囊卵巢综合征患者患子宫内膜癌的风险增加了 2.7 倍。大多数子宫内膜癌分化良好且预后良好[50]。尽管 5% 或更少的子宫内膜癌发生在 40 岁以下的女性中，但大多数患有多囊卵巢综合征[90]。在 50 岁以下的子宫内膜癌患者中，62% 的病理标本中存在多囊卵巢[91]。

2. 发病机制

(1) 卵巢功能障碍：功能性卵巢高雄激素血症占多囊卵巢综合征的绝大多数。当功能性肾上腺与功能性卵巢高雄激素血症并存时，最可能是由于共同的潜在致病机制。早期的体外研究使用了卵巢组织、肾上腺和卵巢静脉置管术、肾上腺和卵巢抑制研究，结果表明卵巢是多囊卵巢综合征的主要雄激素来源[92]。我们发现，患有典型多囊卵巢综合征的女性在接受急性 GnRH 激动药激发试验时，表现出典型的垂体 - 卵巢反应。她们的促性腺激素反应与男性相似，因为与正常女性相比她们的早期 LH 反应明显更大和 FSH 反应明显更小[2, 47]。她们的 17- 羟基孕酮及雄激素的反应比正常女性高。17- 羟基孕烯醇酮和脱氢表雄酮的反应不稳定地升高。由于从 17- 羟基孕酮到雌酮和雌二醇通路上的所有类固醇激素的反应均为正常或升高，因此在类固醇合成通路上未见明显的阻滞。17- 羟基孕酮和雄烯二酮升高，但没有证据表明后续类固醇合成步骤阻滞或前序类固醇合成通路异常，这提示卵巢 17- 羟化酶和 17，20- 裂解酶活性增加是类固醇合成过度活跃的一部分。这种卵巢类固醇合成的失调可在没有 LH 过量或超声异常时出现。

卵巢类固醇合成失调似乎是导致功能性卵巢高雄激素血症的主要原因。失调似乎是由于 LH- 类固醇合成剂量 - 反应曲线的重新设置，而不是因为过多的 LH 刺激[5]。这被认为是内分泌、旁分泌或自分泌因子异常调节 LH 反应的结果，这些因子通常协调卵巢内雄激素与雌激素的合成。在体内和体外的研究都表明多囊卵巢综合征的类固醇反应并不沿着正常的 LH- 类固醇剂量 - 反应曲线下降，而似乎是向上和向左移动[48, 93]。这表明对 LH 刺激过度敏感。

卵泡膜细胞功能失调的原因可能是卵巢的内因或外因。IGF 和抑制素是 FSH 诱导的卵巢因子，能够干扰卵巢类固醇合成的下调[2]。胰岛素是一个关键的内分泌因子，因为它增强了促性腺激素对类固醇合成的影响[5]。PCOS 中卵泡膜功能的异常类似于正常的膜细胞经胰岛素或 IGF 处理后的免于下调。

对膜细胞培养的研究支持在多囊卵巢综合征中的膜异常。在原代培养中，PCOS 膜细胞分泌过多的雄激素和雄激素前体，提示类固醇激素合成酶的普遍上调[94]。与正常排卵的女性相比，经过长期培养的 PCOS 膜细胞在基础和 cAMP 刺激后，每个细胞分泌的孕酮、脱氢表雄酮、17- 羟基孕酮、雄烯二酮和睾酮均有所增加[93, 95]。这是由于大多数类固醇合成酶的 mRNA 过表达。当培养基中没有胰岛素时，这些发现仍然存在。因此，PCOS 卵巢雄激素的持续增加是特定的类固醇合成酶普遍上调的结果，而且与内膜细胞异常一致，而不是长期过量的 LH 刺激的结果。这一概念得到了典型多囊卵巢综合征患者在长期抑制促性腺激素后对促性腺激素持续过度敏感的发现的支持[48]。

颗粒细胞功能紊乱是 PCAO 和排卵受阻的基础。多囊卵巢综合征患者的颗粒细胞对促性腺激素过度敏感[96]。它们过度表达 LH 受体[97]，并在不适当的早期分泌雌二醇以应对 LH，这提示过早黄体化[48, 98]。小的窦卵泡也表现出抑制素 B 对 FSH 的高反应性[48]。此外，颗粒细胞在高水平的 FSH 的作用下[98, 99]，常常过度产生雌二醇，这似乎增加了多囊卵巢综合征患者在生殖治疗期间发生卵巢过度刺激综合征的风险。

过度的卵泡生成导致卵泡促性腺激素高反应性。它是由于离开原始阶段开始生长，并有一个延长寿命的卵泡的比例增加[96]。这与抗米勒管激素（AMH）的加工受扰有关，AMH 是生长中的卵泡内颗粒细胞的产物，它通过对原始卵泡的募集产生旁分泌负反馈作用来调节其生长[100]。由于生长中的小卵泡数量增加，PCOS 患者的血清 AMH 水平升高[101]。在 PCOS 中，似乎存在对抗 AMH 抑制卵泡招募的作用[100]，这部分是由于卵巢雄激素过量刺激了招募[9]。然而，AMH 升高在一定程度上与卵巢高雄激素血症无关，这表明对于卵泡形成也是如此[58]。

卵母细胞的基因表达也有异常。高质量的卵母细胞具有异常的基因表达谱，这些基因表达谱与减数分裂缺陷或早期胚胎发育有关[102]。这些数据与过量的雄激素和导致 PCOS 卵母细胞发育能力下降的表观遗传代谢信号一致。

卵巢内雄激素过多似乎足以解释颗粒细胞功能紊乱[2, 9–11]。在人类和动物模型中，在占优势的卵泡出现之前，卵巢的男性化促进小卵泡的生长并阻碍卵泡的形成。在恒河猴中，睾酮植入物增加了健康的窦前卵泡和小的窦卵泡的数量。此外，坦率地说，雄激素血浆浓度的男性化能够诱导多囊卵巢综合征中卵巢的大体解剖和组织病理学变化，并导致卵泡成熟停滞，正如在诱导女性变性为男性的过程中所记录的那样[12]。这似乎是未受控制的男性化经典 CAH 导致多囊卵巢的机制。这种疾病中的卵巢组织已经被证明在基线上及对黄体生成素的反应均过度产生雄激素。另一方面，血浆雄激素的中度升高不太可能干扰卵巢功能，因为患有轻度原发性肾上腺高雄激素血症的妇女通常是月经正常的，而且许多患有非典型 21- 羟化酶缺乏症的患者无须治疗就能生育。

然而，这些颗粒细胞异常可能反映了卵巢内调节早期卵泡发育的内在缺陷[98]。复杂的间充质－上皮相互作用和内分泌、旁分泌和代谢作用都影响卵泡发育[103]。在卵巢高雄激素作用长期抑制后[48]，颗粒细胞功能持续异常，以及在卵巢高雄激素作用不存在的情况下，PCAO 的存在都支持了独立卵泡生成障碍的可能性[58]。

(2) 神经内分泌异常：黄体生成素升高最初被认为是通过增加卵巢雄激素的产生而引起多囊卵巢综合征。然而，PCOS 的典型卵巢功能障碍通常是在没有促性腺激素异常的情况下发现的。此外，对 LH 敏感性下降的正常过程似乎排除了 LH 过量是雄激素过量的主要原因。

现在看来，黄体生成素升高可能是雄激素过量的结果，而不是原因[74]。雄激素水平的轻度升高通常会刺激而不是抑制黄体生成素的释放。与对照组相比，多囊卵巢综合征患者对性类固醇激素抑制 LH 脉冲频率的敏感性较低。此外，抗雄激素治疗可使孕酮对升高的 LH 脉频的抑制作用正常化。这些结果表明，雄激素过量通过干扰孕酮的下丘脑负反馈来增加 LH 脉冲频率。这些数据表明，PCOS 中 LH 的高分泌是由于雄激素过量干扰了雌二醇和黄体酮的负反馈。

(3) 胰岛素抵抗高胰岛素血症：胰岛素抵抗和代偿性高胰岛素血症在多囊卵巢综合征的发病机制中也起重要作用。多囊卵巢综合征似乎是一种类固醇激素生成和脂肪组织对胰岛素敏感的状态，但同时又对胰岛素的糖代谢作用具有全面的抵抗[104]。在多囊卵巢综合征的成纤维细胞、脂肪细胞和骨骼肌细胞中，胰岛素信号通路中存在明显的受体结合后缺陷[62, 104]。这些缺陷与糖原合成和葡萄糖摄取受损有关，不涉及有丝分裂信号通路。与骨骼肌和皮肤成纤维细胞相比，PCOS 脂肪细胞谱系中没有胰岛素信号通路内在缺陷的证据，但不能排除体内环境发挥作用的可能性[104]。

胰岛素抵抗和高雄激素血症之间的关系似乎主要是由于类固醇激素合成带来的代偿性高胰岛素血症作用[5, 105]。在卵巢，胰岛素通常与黄体生成素共同作用，上调黄体生成素的结合，增强雄激素对黄体生成素的反应（图 133-1）。临床证据一致表明，多囊卵巢综合征的类固醇生成过程似乎对胰岛素敏感，尽管很难直接证明胰岛素对卵巢功能的影响。所有胰岛素抵抗状态都可能与多囊卵巢综合征有关，稍后将对此进行讨论（参见"其他卵巢高雄激素性疾病"一节）。在罕见的情况下，严重的胰岛素抵抗可能是多囊卵巢综合征的主要致病因素。此外，任何降低胰岛素水平的治疗都会降低多囊卵巢综合征患者的雄激素水平[49]。胰岛素可能借助其自身在卵泡膜细胞中的受体，通过一个独立于调节其代谢作用的信号通路发挥作用[106]。胰岛素抵抗状态也会抑制 SHBG，从而增加睾酮的生物利用度。

在少数研究中，雄激素过量在体外可引起胰岛素抵抗[107]。其中高剂量雄激素可诱导正常女性脂肪细胞对胰岛素刺激葡萄糖摄取等作用产生抵抗。抗雄激素氟他胺治疗 12 个月可显著降低内脏脂肪量，改善胰岛素敏感性[108]。因此，胰岛素抵抗性高胰岛素血症和高雄激素血症之间可能存在恶性循环。

雄激素可能间接导致胰岛素抵抗。内脏脂肪是多囊卵巢综合征（PCOS）的重要发病机制之一，其主要特点是脂肪的脂溶活性增加，是多囊卵巢综合征（PCOS）中游离脂肪酸水平升高的基础[109]。游离脂肪酸导致骨骼肌胰岛素抵抗[104]。因此推测，高雄激素血症可能影响脂肪细胞胰岛素敏感性，使内脏脂肪分布更有利，从而导致游离脂肪酸的相对增加，进而诱发骨骼肌胰岛素抵抗[110]。

然而，内脏脂肪或中枢性肥胖与多囊卵巢综合征发病机制的关系比全身肥胖更重要的观点受到了挑战[111, 112]。例如，在一项对 31 名 PCOS 患者和对照组的研究中，体重指数（BMI）、腰围、肥大脂肪细胞和低脂联素水平配对的患者，均与用正常血糖钳夹法测定的胰岛素抵抗显著相关。然而，由多层磁共振成像测定的腹部或内脏脂肪量与胰岛素抵抗无关[112]。不能排除中心性肥胖和胰岛素抵抗之间的关系是由肝内脂肪而不是内脏脂肪介导的这种可能性[113]。无论 PCOS 状态如何，肥胖的低度炎症与体重成比例增加，导致胰岛素抵抗[114]。

(4) 统一概念：人们试图找到一种常见的致病机制，将高雄激素血症、胰岛素抵抗和肥胖联系起来。多囊卵巢综合征成纤维细胞胰岛素受体受体后结合缺陷的特征是丝氨酸磷酸化增加，这抑制了胰岛素受体内在的酪氨酸激酶活性，是受体外源性丝氨酸激酶的结果。$P_{450}c17$ 的丝氨酸磷酸化增加了其 17, 20- 裂解酶的活性，这可能导致 PCOS 患者卵巢和肾上腺产生更多的雄激素。因此，一个针对胰岛素受体和 $P_{450}c17$ 的丝氨酸激酶的功能获得性突变可能导致多囊卵巢综合征的胰岛素抵抗和高雄激素血症[115]。不幸的是，没有实验证据支持这一假设。

最近根据观察出现另一种假设，即参与脂肪和葡萄糖代谢的一个胰岛素反应转录因子（KLF15），上调了睾酮合成酶 17β- 羟基类固醇脱氢酶 5 型的基因表达[116]。这就提高了多囊卵巢综合征的多种缺陷是由多个组织中常见的代谢途径中转录因子的失调引起的可能性。

我们的 PCOS 发病机制的工作模型如图 133-5 所示。多囊卵巢综合征的本质是功能性卵巢高雄激素血症。这可以解释多囊卵巢综合征的所有临床特征，包括多毛、无排卵和多囊卵巢。约半数病例出现组织特异性胰岛素抵抗性高胰岛素血症。这可以提高雄激素对 LH 的生产反应，并刺激脂肪生成。

其次，出现了前馈效应的两个恶性循环。适度高雄激素血症通过干扰雌激素 – 孕激素负反馈导致

LH 的继发性升高。在存在胰岛素过剩的情况下，这种 LH 过剩加重了高雄激素血症。胰岛素抵抗性高胰岛素血症也会促进肥胖，从而加重胰岛素抵抗状态。

在大多数多囊卵巢综合征中，卵巢高雄激素形成的原因似乎是内在的，这似乎也是大量胰岛素抵抗的原因。在没有卵巢内在功能障碍的情况下，卵巢外来源的中度高雄激素血症不太可能导致排卵障碍和多囊卵巢。

子宫内膜癌的风险与子宫内膜增生有关，这种增生是由持续的雌激素刺激引起的，缺少由黄体酮诱导的对排卵后分泌性子宫内膜增殖和分化的抑制。高雄激素血症、胰岛素抵抗性高胰岛素血症以及与代谢和炎症性肥胖相关的变化似乎是 PCOS 的加重因素，风险似乎也与 BMI 无关的子宫内膜细胞原癌性改变有关[117]。

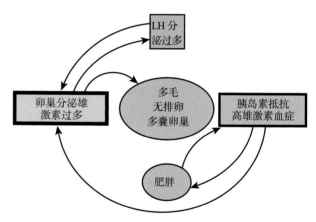

▲ 图 133-5　多囊卵巢综合征发病机制的简易模型

卵巢高雄激素几乎是普遍存在的，并导致了此综合征的主要临床特征。大约 50% 的患者有胰岛素抵抗性高胰岛素血症，这加重了卵巢高雄激素血症，并导致肥胖。雄激素过多也可能导致 LH 分泌过多，在高胰岛素血症存在的情况下加重卵巢高雄激素血症。肥胖增加了胰岛素抵抗，进而增加高胰岛素血症，进一步加重高雄激素血症。卵巢高雄激素血症和胰岛素抵抗的原因通常是内在的，可能有共同的遗传或环境决定因素。该模型不除外导致卵巢类固醇激素合成障碍的未知内在卵巢缺陷也参与颗粒细胞卵泡形成的可能性，也未描述其他相关缺陷，如与卵巢高雄激素相似的肾上腺高雄激素。过多的脂肪组织可以产生过多的雄激素和雌激素。然而，与其他雄激素过多的外在原因一样，单纯性肥胖的高雄激素血症是轻度的，并且多囊卵巢是不常见的。与 PCOS 不同，单纯性肥胖的无排卵是由于 LH 的释放受抑制而不是增强（经许可转载，引自 Rosenfieid RL. Polycystic ovary syndrome in adolescents. In：Rose BD，ed.UpToDate Waltham，MA：UpToDate, 2012. Available at www. uptodate. com/）

（5）病因：多囊卵巢综合征的病因尚不清楚，但有相当多的证据表明，它是一种复杂特征的结果，这种特征往往在青春期开始时首先显现出来[3]。遗传性状与其他先天或环境因素相互作用，导致多囊卵巢综合征的表型表达[49, 118]。

约 50% 的 PCOS 原代姐妹有高雄激素血症，其中约一半也会处于无排卵状态[119]。有证据表明多囊卵巢综合征的 PCAO 遗传为常染色体显性遗传，母亲常无症状[120, 121]。此外，约 70% 的姐妹有 PCAO，其中 1/4 是无排卵的[122]。糖尿病相关的胰岛素分泌和作用缺陷在多囊卵巢综合征患者的主要亲属中很常见[79, 123, 124]。在荷兰的一项双胞胎家庭研究中，单卵双胞胎与多囊卵巢综合征的相关系数为 0.71，而异卵双胞胎或非双胞胎姐妹之间的相关系数为 0.38[125]。这些家族研究证实在多囊卵巢综合征的发病机制中具有重要的遗传成分。虽然候选基因方法没有产生一致的关联，但全基因组关联筛选显示 PCOS 与 DENND1A 基因的关联虽小但一致，DENND1A 基因似乎通过一种以前未被识别的机制上调了类固醇激素的生成[118]。

宫内环境可能在多囊卵巢综合征的发病机制中起一定作用。在人类和动物模型中，先天性男性化被确认可导致多囊卵巢综合征[3]。CAH 是最常见的、但不是唯一的造成这种结果的男性化障碍。患有非典型 CAH 的未经治疗的妇女也有胰岛素抵抗[126, 127]。与许多物种一样，先天雄性化的恒河猴有卵巢和肾上腺的高雄激素血症、月经稀发、多卵泡卵巢和黄体生成素水平升高；他们还患有腹部肥胖、胰岛素抵抗、糖耐量受损和血脂异常[3, 128]。在先天性雄激素暴露的动物模型中发现的 LH 高分泌可能是由于先天性雄激素暴露干扰了卵巢类固醇激素对 LH 的负反馈作用[128, 129]，正如在 PCOS 那样。

据报道，低出生体重或高出生体重与多囊卵巢综合征有关。在一些人群中，宫内生长受限与过早的肾上腺功能早现和多囊卵巢综合征风险有关。

多囊卵巢综合征的出生后环境危险因素包括肥胖和其他胰岛素抵抗状态，可诱发潜在易感性的因素而变为显性[3, 130]。在一些人群中，过早的肾上腺功能早现会使多囊卵巢综合征的风险增加 2 倍[3]。这可能是在这些病例中类固醇激素合成失调出现的第一表现。

3. 卵巢肿瘤　分泌雄激素的卵巢肿瘤是雄激素过多的罕见原因。在 2100 多名高雄激素血症患者中，仅发现 4 例卵巢肿瘤[39, 40, 131]。男性化的卵巢肿瘤可能是恶性的，也可能是良性的，通常是基于突然发病、与月经初潮不同、快速进展的男性化、睾酮浓度超过 200ng/dl，以及特征性的超声或计算机断层扫描发现。然而，雄激素在某些情况下是轻度升高的，在这种情况下临床表现进展缓慢。最常见的男性化卵巢肿瘤是支持 - 间质细胞瘤，它可能是对促性腺激素敏感的肿瘤[36]。卵巢脂质细胞肿瘤通常也对促性腺激素敏感，也部分依赖于 ACTH[132]。卵巢男性化肿瘤通常主要分泌雄烯二酮，因此其特征是血清雄烯二酮相对于睾酮的异常升高。尿 17- 酮类固醇排泄轻度升高是典型的结果。

4. 其他卵巢高雄激素异常　PCOS 似乎存在于约一半的经典 CAH 女性和 1/5 的非经典 CAH 女性[133, 134]。与普通多囊卵巢综合征相比，LH 对 GnRH 激动药试验的高反应程度更高[133]。PCOS 的诊断是在 CAH 中当糖皮质激素治疗可以很好地控制 CAH 的肾上腺功能障碍时，发现无排卵症状持续时睾酮水平的升高来确定的。

卵巢肾上腺剩余瘤，正如在罕见的 CAH 病例中发现的，也可与多囊卵巢综合征相仿[133]。

卵巢类固醇生成雌二醇障碍是高雄激素血症和多囊卵巢的罕见原因。这可能是由于卵巢 3β-HSD[47]、17β-HSD[136] 或芳香化酶[137, 138] 活性先天性缺陷（图 133-1）。雌激素缺乏的严重程度取决于酶活性的缺乏程度。迄今为止报道的芳香化酶突变已导致先天性男性化和生殖器不明确。

"真两性畸形"（性发育的卵巢睾丸障碍）患者的特征是存在有功能的睾丸和卵巢组织。真两性畸形偶尔表现为月经来潮，表型女性伴有如阴蒂肿大的雄激素过剩迹象[139]，可通过对促性腺激素刺激的反应做出诊断[140]。

所有胰岛素抵抗性高胰岛素血症的极端状态，如胰岛素受体突变引起的先天性糖尿病（如多诺霍综合征或矮妖精貌综合征）或脂肪营养不良，均伴有多囊卵巢综合征[2, 141]。在 PCOS 之前的儿童期，胰岛素抵抗会导致综合征型胰岛素抵抗（假库欣综合征和假肢端巨人症）[142]，虽然不那么极端，但仍然很严重。此外，轻度胰岛素抵抗也与 PCOS 有关，包括 1 型[143] 和 2 型糖尿病[144, 145]。与胰岛素样生长因子 -1（IGF-1）类似，胰岛素水平升高似乎通过增加卵巢和肾上腺的类固醇生成酶活性而导致多囊卵巢综合征。

肢端肥大症也可能与多囊卵巢综合征有关，这可能是由于 IGF-1 升高对卵巢和肾上腺皮质产生类固醇合成作用所致[146]，它的表现通常是隐匿的。

丙戊酸直接增强类固醇合成基因 CYP17 的转录，可引起血清睾酮升高[147]。癫痫似乎与药物治疗无关，而与 PCOS 显著相关[148]。

PCOS 表型可作为门静脉高压或门静脉分流的并发症发生[149, 150]，这是由于类固醇代谢受损所致。

怀孕期间的男性化可能是由于黄体瘤或高反应性黄素化[151]。这些情况表现为良性的卵巢增生性膜黄体化，分别为实性的和囊性的，产后自发退化。黄体瘤似乎与 hCG 水平过高无关；与此相反，黄体反应亢进几乎总是与人绒毛膜促性腺激素分泌过剩有关，可能是由于其胎盘分泌调节缺陷所致[152]。在患有黄体瘤的妇女中，10%～50% 发生母性男性化，而在患有高反应性黄体病的妇女中，这一比例为 25%。由于雄激素经胎盘芳构化作用形成雌激素，胎儿男性化很罕见。

（二）肾上腺异常

1. 过早发生的肾上腺皮质功能初现　通常，阴毛即性阴毛的出现，随着乳房发育开始，是由于卵巢和肾上腺产生的雄激素增多导致[153]。过早阴毛初现指的是女孩在 8 岁前缺少乳房初发育的情况下出现性阴毛，通常是"过早发生的肾上腺皮质功能初现"的结果[3]。也就是说，一些过早出现阴毛的儿童，其青春期肾上腺雄激素分泌的成熟程度比正常儿童要早。在另一些病例中，过早的阴毛初现表现出性毛囊对正常的肾上腺雄激素水平异常敏感。肾上腺皮质功能初现的激素指标是血清 DHEAS 水平超过 40μg/dl。在过早发生肾上腺皮质功能初现的儿童中，血清睾酮水平也上升到青春期早期范围，类固醇中间体对 ACTH 的反应通常在青春期前和成人范围之间。占主导的类固醇是 Δ^5-3β- 类固醇、17- 羟基孕烯醇酮和脱氢表雄酮。过早发生的肾上腺皮质功能初现可能是引起青少年期 PCOS 的一个中度危险因素。

过早发生的肾上腺皮质功能初现与轻度（非典型）男性化先天性 CAH 的区别一直是一个有争议的问题。在德系犹太人和西班牙裔人常见的诊所，多达 40% 的阴毛早现儿童存在缺乏 21- 羟化酶所致的非典型 CAH[154, 155]。在那些类固醇中间体对 ACTH 刺激反应异常强劲的患者中，轻度 3β-HSD 缺乏与"夸张的肾上腺"的差异也存在争议。然而，分子遗传标准显示 3β-HSD 缺乏是罕见的[156]，将在下一节中讨论。表 133-1 展示了正常儿童类固醇中间体的典型范围。

2. 原发性功能性肾上腺高雄激素血症　功能性肾上腺高雄激素症（FAH）可定义为糖皮质激素可抑制的、ACTH 依赖的 17- 酮类固醇过量。从 DHEAS 水平来看，它存在于 20%～25% 的 PCOS 中[2, 46]。然而，从 DHEA 对 ACTH 的反应来看，它可存在于前者的 2 倍；如此看来，FAH 发生在约 25% 的高雄激素女性，偶尔发生在无卵巢高雄激素血症的情况。基于激素分泌的模式，这曾经归因于"夸张的肾上腺"或非经典 3β-HSD 缺乏。通常，他们对 ACTH 有中度过量的 17- 羟基孕烯醇酮和 DHEA 反应；雄烯二酮高反应性常被诱发，17- 羟基孕酮或 11- 脱氧皮质醇轻度异常偶尔被高剂量 ACTH 诱发，而非低剂量 ACTH。然而，分子遗传研究表明，3β-HSD 缺乏极少引起过早阴毛初现或功能性肾上腺雄激素过多症，只有当 Δ^5- 类固醇对 ACTH 的反应高于正常 5SD 时发生[156]。

目前，一些证据支持 FAH 是由于肾上腺类固醇激素生成失调的观点，其致病机制与 PCOS 中卵巢类固醇激素生成失调相同[157]。这些包括：①17- 酮类固醇对 ACTH 的高反应性可以解释为肾上腺皮质中的 17- 羟化酶 /17, 20- 裂解酶过度活跃，而且经常伴随着在没有 3β-HSD 缺乏的卵巢中这些步骤的明显过度活跃。②肾上腺分泌过多的 17- 酮类固醇与硫酸脱氢表雄酮水平的升高并不一致。③有证据表明皮质类固醇激素的分泌和代谢的其他方面存在广泛但多变的失调，如在瘦的 PCOS 女性，1 型 11β- 羟基类固醇脱氢酶的功能多态性，可减少外周皮质酮向皮质醇的转化效率，是与硫酸脱氢表雄酮水平升高及 ACTH 作用产生皮质醇增加有关[158]。另外，PCOS 兄弟的 DHEAS 水平升高，这与 PCOS 先证者的水平相关[159]。高胰岛素血症似乎与肾上腺失调有关，就像与卵巢失调有关一样[18]。

3. 男性化的先天性肾上腺皮质增生　先天性肾上腺增生（CAH）是一个术语，在过去用于描述由于常染色体隐性缺陷而导致的皮质类固醇生物合成所必需的肾上腺皮质酶活性缺失（图 133-2）[1]。由于皮质醇分泌效率低下，ACTH 分泌负反馈抑制减弱，ACTH 分泌明显增加，导致代偿性肾上腺皮质增生，其结果是酶缺陷附近的雄激素前体蓄积。

每一种酶缺乏都会导致特征性的临床症状和生化异常。男性化 CAH 的发生是由于 21- 羟化酶、3β-HSD 2 型或 11β- 羟化酶 1 型缺陷。超过 90% 的 CAH 是由于 21- 羟化酶缺乏。

由 21- 羟化酶缺乏引起的经典型 CAH 在美国人口中的发病率约为 1∶12 000，是最著名的 CAH 类型。它几乎全部是在婴儿期被诊断，但受影响的个体可能在青春期出现类似多囊卵巢综合征的体征和症状。经典型 CAH 表现为受累女性先天性男性化导致的生殖器模糊，可能与新生儿时期的失盐危机有关。

非经典型（"迟发性"或"衰减性"）21- 羟化酶缺乏症可表现为过早阴毛初现或青春期前或后出现多毛、痤疮或闭经。在多囊卵巢综合征之后，它是导致青春期和成年早期雄激素过剩的第二常见原因。这类非经典型病例约占一般人群中多毛症的 2%～3%[40, 54, 160]。一些种族群体，如德系犹太人（患病率为 1∶27）、西班牙人（患病率为 1∶40）和斯拉夫人（患病率为 1∶50），面临着更高的风险。非经典型 CAH 患者仅轻度高雄激素性，缺乏典型 CAH 患者常见的生殖器模糊。她们可能有多囊卵巢和升高的血清 LH 水平。雄激素过量可通过糖皮质激素替代治疗得到纠正。有些病例是完全隐匿的，没有任何临床表现，是在家族研究中偶然发现的。临床严重程度与 ACTH 试验所阐明的 21- 羟化酶缺乏程度有关。ACTH 反应模式和分子遗传学技术表明，静脉注射 ACTH 后，17- 羟基孕酮的快速反应可区分非典型病例和杂合子，且正常人优于基线类固醇水平。非经典型 CAH 是由于独特的 21- 羟化酶突变，只造成轻微的酶缺陷。21- 羟化酶基因（$P_{450}c21$）位于 6 号染色体上，市场上用 DNA 检测可以发现最常见的突变。

3β-HSD 缺乏（HSD3B2）的典型表现为在婴儿期由于先天性男性化所致的生殖器模糊，伴以皮质醇和醛固酮缺乏的症状。它很少以非典型的形式表现为高雄激素性无排卵。硫酸脱氢表雄酮水平显著升高，以至于提示为男性化的肾上腺肿瘤[162]。关于区分轻度 3β-HSD 缺乏与过早肾上腺皮质功能初现和功能性肾上腺雄激素过多症的争论已经在前一节中讨论。

11β- 羟化酶（CYP11B1）缺乏典型表现为由于先天性男性化所致的生殖器模糊，伴有高血压。晚发性高雄激素症很少见，高血压和低钾血症不一定存在[163]。

4. 肾上腺肿瘤　肾上腺肿瘤是非常罕见的引起高雄激素血症的原因。在 2100 多名高雄激素血症患者中，仅发现 2 例有肾上腺肿瘤[39, 40, 131]。与月经初潮不同的症状的出现、症状的迅速发展、男性化的迹象，以及雄激素水平的升高通常使肿瘤的诊断变得简单明了。只有约一半的男性化肾上腺肿瘤患者有明显的硫酸脱氢表雄酮水平升高（DHEAS ＞ 700μg/dl）[164]。如果怀疑有分泌雄激素的肿瘤，应行盆腔超声检查。如果结果为阴性，则应进行肾上腺 CT 扫描。

5. 其他功能性肾上腺高雄激素异常

（1）糖皮质激素抑制性高雄激素血症：高催乳素血症可表现为高雄激素性无排卵，溢乳是典型的，虽然不一定存在[165]。多囊卵巢和 LH 对 GnRH 的高反应可能与泌乳素瘤有关[166, 167]。DHEA 和 DHEAS 水平升高，血清游离睾酮水平升高，部分原因是高泌乳素血症对肾上腺皮质功能的直接影响。在典型多囊卵巢综合征中可发现催乳素水平轻度或中度升高。在这些情况下，需要确定催乳素升高不是原发性甲状腺功能减退、催乳素瘤或药物引起的。

可的松还原酶缺乏症是一种罕见的常染色体隐性遗传疾病，是由皮质醇的外周代谢缺陷引起的。增加 ACTH 的产生是必要的，以代偿由于不能从外周组织的可的松中再生出皮质醇而导致的过快的皮质醇转换。这种疾病是由于 11β- 羟基类固醇脱氢酶 1 型（HSD11B1）（即主要的可的松还原酶）不足，或更常见的"明显"可的松还原酶缺乏症、己糖 -6-磷酸盐脱氢酶（H6PDH）（也就是可的松还原酶的辅助因子）灭活突变所致[168]。确诊该病需要尿类固醇谱，筛查显示尿 17α- 羟基皮质激素增加，但皮质醇排泄减少。

明显的脱氢表雄酮硫酸转移酶缺乏是由于脱氢表雄酮代谢的遗传缺陷，其不影响皮质类固醇的分泌[169]。硫酸盐供体对 SULT2A1（3′- 磷酸腺苷 -5′- 磷酸硫酸盐合成酶 2，PAPSS2）的失活突变阻止了 DHEA 的硫化，产生了高水平的 DHEA，但无法检测到 DHEAS 水平。在一例报告的女孩中，过早的阴毛初现早于高雄激素性无排卵，她也有骨骼生长缺陷。

(2) 糖皮质激素不可抑制性高雄激素血症：糖皮质激素抵抗是一种罕见的先天性 ACTH 依赖的肾上腺高雄激素血症。其原因是糖皮质激素受体信号缺陷，导致皮质醇的负反馈不充分，引起 ACTH 过度释放、肾上腺增生、皮质醇和 DHEAS 分泌增加[170]。由于多种形式的肾上腺增生引起的库欣综合征与高雄激素性无排卵相关，尽管这是很少出现的特征[171]。多囊卵巢有时可发生在库欣综合征[172]。

（三）外周源性雄激素过多

尽管进行了彻底的检测，大约 8% 的高雄激素患者没有明确的雄激素来源。那些有多毛和月经正常且没有多囊卵巢的人通常被诊断为特发性高雄激素血症。在这些病例中，地塞米松和雌激素 - 孕酮单独或联合使用可抑制血清游离睾酮到正常水平。某些病例可能是由于非活性类固醇前体向活性雄激素的外周代谢增加所致。

肥胖可能是特发性高雄激素血症的主要原因，在某些情况下，肥胖可能通过引起高雄激素性无排卵而模拟多囊卵巢综合征。在我们的一系列符合 NIH 诊断标准的 PCOS 患者中，特发性高雄激素血症亚群的雄激素过剩缺乏明确的卵巢和肾上腺来源，均为肥胖[46]。这些患者以轻度高雄激素血症为特征，多数卵巢大小正常，LH 和 AMH 水平正常。脂肪组织是循环中前体雄烯二酮形成睾酮的主要场所[3]，因此肥胖常伴随着睾酮分泌增加和 SHBG 受抑制。促性腺激素在肥胖人群中被抑制，部分原因是清除增加[74]，部分可能与雌激素代谢异常有关。雄烯二酮转化成雌酮增加，雌二醇代谢转向活性代谢物而非非活性代谢物[173]。

合成代谢类固醇可导致女性男性化，并可能出现与男性化肿瘤相似的特征。运动员和有性功能障碍的女性应该怀疑有这种症状。许多用于这些目的的类固醇在常规的雄激素测定中是检测不到的。

四、高雄激素状态的诊断

高雄激素血症的妇女必须存在多毛或中度严重痤疮，无排卵症状，或中心肥胖。对女性多毛症的评估包括对毛发生长模式及数量的评估（图 133-4），以便将其与毛发过多区分开来（见上文）。根据定义，按照种族的多毛评分异常的女性是多毛的。评分系统的局限性包括未能考虑到局部过多的性毛发并不能将总分提高到异常程度（"局灶性多毛"）及其主观本质。此外，多毛症的程度并不一定与患者的关注程度相对应。高雄激素其他的皮肤表现是皮脂溢出和脱发。

大多数存在局灶性多毛和月经正常的妇女，如果没有其他证据表明其潜在原因，那么她们产生过多雄激素的可能性非常低，也不需要进行内分泌检查。同样，存在轻度孤立性多毛症（得分 8～15）的女性不太可能出现医学功能性疾病。然而，对于任何程度的症状性多毛症，或对局部治疗反应不良的痤疮，应评估雄激素水平（图 133-6）[35, 37]。

多毛症的快速发展或进展、治疗后的进展或男性化的证据（如阴蒂增大、肌肉增大、声音变粗或秃顶）增加了雄激素分泌肿瘤的可能性。然而，只产生少量雄激素的肿瘤，其症状和体征进展缓慢[34]。

如果有其他证据表明多囊卵巢综合征或导致高雄激素血症的内分泌疾病，即使没有多毛症或其他皮肤高雄激素表现，仍建议进行高雄激素血症检测（图 133-6）[35]。最重要的是月经不规律的异常程度（如每年少经 3～4 次以上）、过多的无排卵（"功能失调"）子宫出血或不孕。中心性或难治性肥胖应该引起对高雄激素血症的怀疑，特别是如果它与黑棘皮病有关，则提示胰岛素抵抗，正像患者或原发亲属患有糖尿病或代谢综合征时。非经典 CAH 的高危因素是德系犹太人、西班牙人或斯拉夫民族的家族史（见上文的 CAH）。高雄激素血症的其他危险因素包括库欣样或肢端肥大样特征或溢乳。临床所见成年人库欣综合征的最好鉴别点是容易瘀伤、满月脸、近端肌无力、腹纹[174]。我们的经验是，有 1%～2% 没有溢乳的多毛妇女患有特发性高催乳

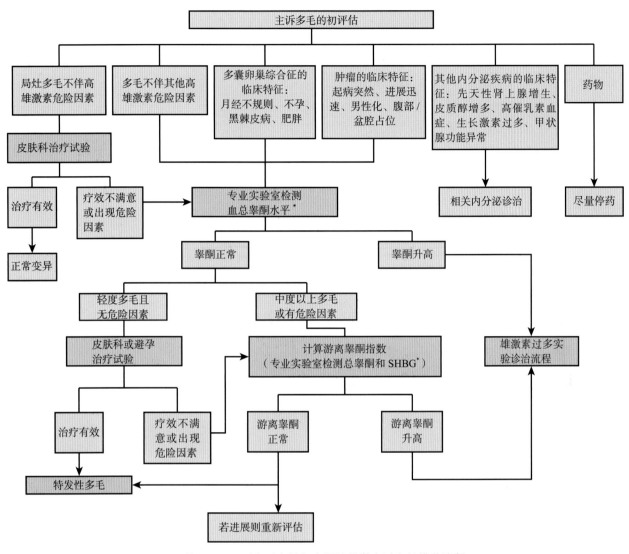

▲ 图 133-6　对多毛女性初次评估雄激素过多的推荐流程

*. 上午 8 点，卵泡早期或无月经期。局部的毛发生长不符合多毛症的标准且不伴有高雄激素血症的临床证据（"局灶性多毛"），因此不需要进行内分泌检查。对于将接受激素治疗的有多毛症状的女性，应评估雄激素水平。PCOS 是需考虑的最常见原因，但应排除分泌雄激素的肿瘤、先天性肾上腺增生和多种雄激素源性疾病，如图所示。导致多毛的药物包括合成代谢或雄性类固醇激素（如运动员和性功能障碍患者）和丙戊酸（如神经系统疾病）。测定血清总睾酮浓度的最佳方法是对闭经妇女清晨或月经周期第 4~10 天采集的血样进行准确而具体的测定，如质谱法。轻度多毛、总睾酮水平正常、无 PCOS 或其他雄激素源性疾病临床证据的女性考虑为特发性多毛，可能对口服避孕治疗有反应。然而，如果血清总睾酮是正常的，但存在中重度多毛或有 PCOS 临床证据，应检测血清游离睾酮。利用高质量的具有明确的参考区间的睾酮和 SHBG 检测计算游离睾酮指数，是最有用且临床敏感的女性高雄激素指标。同时测定 17- 羟基孕酮可用于筛查高危人群的先天性肾上腺增生。一些经此流程诊断为特发性多毛的妇女在超声上会有多囊卵巢表现，但在没有排卵障碍的情况下其意义尚不清楚。在血清游离睾酮正常的情况下，进展为高雄激素是很不寻常的，这样的患者应该彻底重新评估

经许可改编自 Martin KA，Chang RJ，Ehrmann DA，et al. Evaluation and treatment of hirsutism in premenopausal women：an Endocrine Society Clinical Practice Guideline. *J Clin Endocrin Metab*.2008：93[4]：1105-1120.© The Endocrine Society.

素血症。肢端肥大症的表现是面部皮肤粗糙或手增大。约有一半的育龄期活跃肢端肥大症患者具有多囊卵巢综合征的表型[146]。

指南建议高雄激素血症的检测应以测定血清睾酮为中心（图 133-6）[35, 37]。尽管在 PCOS 一致的诊断标准中，多毛症构成了高雄激素血症的临床证据[52, 53]，但正如前面所讨论的，多毛症并不一定意味着雄激素过量。测量雄激素的关键是睾酮。然而，睾酮检测在低水平的女性中存在许多缺陷，而且许多医生无法得到可靠的睾酮检测。大多数实验

室使用的自动化检测方法通常不适合准确检测女性的睾酮水平。检测方法与来自于一些明显正常的未发现雄激素过量的女性的过于宽泛的正常值范围之间的系统性差异，使得许多实验室对睾酮水平的解释更加复杂。这是因为可靠的睾酮检测方法对许多医生来说是无法获得的，所以对高雄激素性疾病的临床证据的评估有助于确定哪些妇女应该进行高雄激素血症检测。

血清游离睾酮升高是确定是否存在高雄激素血症的唯一最敏感的检测方法。血清游离睾酮浓度对检测高雄激素血症的敏感性比总睾酮浓度高 50% 左右。这是由于 SHBG 是血清睾酮生物活性部分 即游离或"生物可利用"的部分（包括与白蛋白松散结合的部分）的主要决定因素，在高雄激素水平的女性中 SHBG 通常较低。

然而，测定游离或生物可利用睾酮水平会引入其他潜在的误差来源。最好的方法是将其作为总睾酮和 SHBG 浓度的函数的乘积来计算（如游离睾酮＝总睾酮 × 游离睾酮百分比）。避免直接测定游离睾酮浓度。最准确的雄激素测定来自专业实验室使用已建立的有效的检测。血清总睾酮和游离睾酮最好在清晨、无月经时或有规律周期的妇女月经周期的第 4～10 天进行评估，这段时间为规范的标准化时间。

如果在一个可靠的专业实验室无法进行游离睾酮检测，那么可以从进行总睾酮测定开始评估。如果一种可靠的测量血清游离睾酮或生物可利用睾酮的方法容易获得且成本不是问题，而且它将有助于患者管理，这将是一个比总睾酮更合理的初步测试选择。如果具有高雄激素血症临床特征的患者初测睾酮水平处于正常水平，则应进行重复检测，最好是在可靠的专业实验室进行清晨血清游离睾酮水平的检测。

对其他雄激素的常规检测在大多数人群中用处不大，但检测 DHEAS 的水平是有用的。在总睾酮和游离睾酮水平正常的女性中，大约有 15%的人 DHEAS 升高。除非与痤疮相关，正常游离睾酮水平的女性体内 DHEAS 轻度升高不太可能与临床相关。总睾酮水平明显升高 [> 200ng/dl（6.94nmol/L）] 或硫酸脱氢表雄酮水平明显升高（超过 700μg/dl (19μmol/L）) 提示存在卵巢或肾上腺肿瘤

的可能性。然而，如此高的水平通常并不表示是分泌雄激素的肿瘤 [175]，分泌雄激素的肿瘤可能出现较低的升高 [34, 164]。如果怀疑有肿瘤，应行经阴道盆腔超声检查。如果没有发现卵巢肿瘤，可能需要进一步的影像学研究（如寻找肾上腺肿瘤的腹部计算机断层扫描）。

一旦明确高雄激素血症，PCOS 的诊断取决于排除其他高雄激素性疾病（表 133-2）。确定高雄激素症病因的实验室评估在专家中各不相同，各种方法对结果的影响是不确定的。我们建议采用超声作为初步测试 [176]。超声检查主要是排除罕见但严重的卵巢（有时是肾上腺）肿瘤。除了识别多囊卵巢综合征（PCOS）的卵巢改变外，超声还可以检测到其他卵巢病变，包括两性畸形和妊娠的功能性高雄激素血症。那些超声显示肿瘤或高雄激素血症的其他原因的患者应该被推荐治疗潜在的疾病。虽然多囊卵巢的超声表现是多囊卵巢综合征的诊断标准之一，但在超声检查中约有 25% 多囊卵巢综合征妇女的卵巢是正常的。相反，无多囊卵巢综合征的妇女在超声检查中可发现多囊卵巢。因此，无论超声检查是否显示正常卵巢或多囊卵巢，都建议检测以下内分泌指标，包括催乳素、IGF-1、甲状腺功能、17- 羟基孕酮、DHEAS 和皮质醇的产生。所有这些内分泌指标在 PCOS 患者中都是正常的。清晨非黄体期 17- 羟基孕酮值低于 170～200ng/dl 可排除非经典 CAH，其特异性约为 95%[160, 177]。即使库欣样特征存在，随机血清皮质醇仍是一个很好的筛选试验，若浓度 < 10μg/dl（276nmol/L）可作为排除内源性库欣综合征的证据。这些指标中的任何一项异常都可表明雄激素过量存在除 PCOS 外的原因，因此应该进行相应的研究。

如果所有这些筛查检测都是正常的，并且排除了妊娠是闭经的原因，那么患者极有可能患有多囊卵巢综合征。对于这一点的评价，与鹿特丹和 AE-PCOS 标准，以及几个国家和国际内分泌、妇科和生殖医学协会的指南和建议一致 [35, 53, 54, 178, 179]。然而，这种排除方法将会漏掉一些罕见疾病患者。因此，必须密切跟踪这些患者，以确保他们对治疗的反应符合预期。

美国临床内分泌医师协会 [180] 建议进行更彻底的内分泌检测，以发现一小部分用上述方法没有发

现的患有类似 PCOS 的罕见疾病的患者。在儿科或临床实践中，个别情况通常使进行更明确的检查更为谨慎。然而，这种方法的成本效益是未知的。为确定雄激素过剩来源的进一步检查也包括：①检测睾酮的直接前体雄烯二酮，或其他类固醇中间体；②检测 17- 羟基孕酮、DHEA 和其他适当的类固醇中间体对促肾上腺激素的反应，和（或）通过基因分型来排除先天性肾上腺增生；③评估尿中皮质激素代谢物以排除可的松还原酶缺陷；④地塞米松抑制试验，抑制从功能性肾上腺来源产生的雄激素；⑤给予急性促性腺激素释放激素激动药，以区分多囊卵巢综合征 / 卵泡膜细胞增生症与卵巢分泌雄激素的肿瘤；⑥如果有理由怀疑有分泌雄激素的肿瘤，应进行计算机断层扫描或更专业的影像学检查；⑦评估联合口服避孕药（COC）或 GnRH 激动药治疗的抑制反应。

我们通常用地塞米松雄激素抑制试验（DAST）来补充最初的评估，以明确排除库欣综合征、恶性肾上腺肿瘤和罕见的先天性肾上腺增生，同时证明多囊卵巢综合征的功能性卵巢性高雄激素血症[176]。如果睾酮未被抑制（＜ 28ng/dl），而皮质醇被抑制，PCOS 的诊断几乎是确定的。在没有高度怀疑男性化障碍或库欣综合征的情况下，短时间的 DAST(在中午单次服地塞米松 0.5mg 后 4h 采血) 就足够了[46]。这有助于区分单纯性肥胖的潜在可逆的假性多囊卵巢综合征（在这种情况下睾酮通常会抑制）和普通多囊卵巢综合征持续升高的睾酮。然而，最大限度地抑制 CAH 中的睾酮、皮质醇和硫酸脱氢表雄酮需要更长期的小剂量地塞米松（每天 4 次，每次 0.5mg，持续 4 天）[176]。

GnRH 激动药试验是诊断多囊卵巢综合征最特异的方法。我们的数据表明，在给予醋酸亮丙瑞林 10μg/kg 皮下注射后 18～ 24h，17- 羟基孕酮的峰值水平超过 145ng/dl（7.8nmol/L），几乎可以诊断为典型 PCOS[48, 181]。GnRH 激动药试验结果与地塞米松抑制试验结果高度一致[46]。

由于 PCOS 存在 2 型糖尿病和 IGT 的显著风险，因此建议患有 PCOS 的女性，若其 BMI 为正常上限或高于正常值，或者有糖尿病家族史，需进行 2h 的 OGTT 检查[182]。糖耐量正常的患者应至少每 2 年复查 1 次。如果存在 IGT，应每年重复检测。

五、高雄激素血症及多囊卵巢综合征的治疗

雄激素过多的女性通常寻求毛发生长和（或）痤疮的减少、月经周期的恢复和不孕不育的治疗。此外，越来越多的患者寻求治疗与 PCOS 相关的代谢异常。对于雄激素过多的患者，采用个体化"问题导向"的治疗方法如下（表 133-4）。

（一）多毛症和痤疮

应用美容措施后仍持续的痤疮和对患者具有重要性的多毛症的医学治疗，通常包含降低雄激素水平或其对靶器官的作用。这通常是通过以下方法来实现的：①抑制卵巢雄激素的合成；②改变雄激素与血清结合蛋白的结合；③阻断雄激素前体向活性雄激素的外周转化；④在靶组织水平抑制雄激素的作用。在所有的医学治疗中，疗效和 BMI 之间似乎存在负相关[183]。本讨论将仅限于多毛症的系统医学治疗。然而有些患者可能更喜欢局部治疗，脱毛或电蚀除毛应结合药物治疗，这可能在高雄激素血症女性中是最有效的[35]。

COC 对多毛症的治疗效果尚可，是经过美容和皮肤病学的管理后治疗多毛症和痤疮的首选内分泌治疗方法[35]。目前使用的大多数 COC 的雌激素成分是炔雌醇，它可抑制 LH 和血清雄激素水平[184]，并导致剂量相关的 SHBG 增加[185]，从而降低血清睾酮的游离分数。COC 治疗也被证明可以降低 DHEAS 水平，可能是通过降低 ACTH 水平实现的[186, 187]。高剂量（100μg）的炔雌醇对皮脂腺细胞功能也具有直接的、剂量依赖性的抑制作用[188]。

从理论上讲，选择一种特定的 COC 应该基于促孕成分，因为每种孕激素对 SHBG 水平有不同的抑制作用，对代谢生物标志物有不同的雄激素样作用。然而，没有临床证据表明任何一种 COC 优于另一种 COC[35]。孕激素通过多种类固醇通路发出信号传导[30]。第一代孕激素如炔诺酮、炔诺孕酮和左炔诺孕酮具有温和的雄激素样作用，这可以从它们对雌激素引起的 SHBG 增加的弱化判断出来[189]。诺孕酯和去氧孕烯实际上是非雄激素的；环丙孕酮是抗雄激素的。屈螺酮是螺内酯的孕激素类似物，具有抗雄激素和抗盐皮质激素的双重作

表 133-4 可用于治疗多囊卵巢综合征和其他女性雄激素过多疾病的药物

药　物	作用机制	优点 / 缺点	举　例	适应证
雌 / 孕激素	• 升高 SHBG; 抑制 LH 和 FSH; 抑制卵巢雄激素生成 • 黄体酮起到额外的抗雄激素作用	• 恢复子宫内膜周期性雌 / 孕激素暴露; 对多毛和（或）痤疮相对有效 • 可能会增加 / 加重血栓形成, 代谢异常的风险 • 屈螺酮具有额外的抗雄激素作用	• 炔雌醇; 诺孕酯（Orthocyclen） • 炔雌醇; 地索高诺酮（Orthocept） • 炔雌醇; 屈螺酮（Yasmin）	• 多毛和（或）痤疮 • 月经稀发 / 闭经
抗雄激素制剂	抑制雄激素与受体结合	• 对多毛和（或）痤疮的治疗效果显著 • 高钾血症（螺内酯）或肝炎（氟他胺）的风险	醋酸环丙孕酮 螺内酯 氟他胺	多毛和（或）痤疮
GnRH 激动药	下调 GnRH 分泌	• 短期使用（< 6 个月）可能是有益的 • 长期使用可能导致骨质丢失	亮丙瑞林 那法瑞林	多毛和（或）痤疮
糖皮质激素	抑制 ACTH 以及肾上腺雄激素生成	• 有效降低肾上腺雄激素合成过量 • 长期风险包括糖耐量异常、胰岛素抵抗、骨质丢失、体重增加等	泼尼松 地塞米松	• 多毛和（或）痤疮 • 月经稀发 / 闭经 • 促排卵
5α- 还原酶抑制药	抑制 5α- 还原酶	• 无法专门针对毛囊皮脂腺单位中的 5α- 还原酶	非那雄胺	多毛和（或）痤疮
鸟氨酸脱羧酶抑制药	抑制鸟氨酸脱羧酶	• 最小记录功效; 局部应用	盐酸依氟鸟氨酸	多毛和（或）痤疮
克罗米芬	抗雄激素; 诱导 FSH, LH 升高	• 单独应用有效; 对肥胖 PCOS 患者效果一般; 二甲双胍联合治疗可能适用于克罗米芬抵抗患者	克罗米芬	促排卵
二甲双胍	• 降低肝糖输出继而降低胰岛素水平 • 可能对卵巢类固醇激素起直接作用	• 适度降低胰岛素水平; 温和有效降低雄激素 • 对恢复月经周期有一定效果, 对多毛症效果一般; 通常与最初的体重减轻有关 • 可能对胃肠道有不良影响	二甲双胍	• 多毛和（或）痤疮 • 月经稀发 / 闭经 • 促排卵 • 改善胰岛素抵抗
噻唑烷二酮	• 增强胰岛素对靶器官（脂肪、肌肉）的作用 • 一些证据表明对卵巢类固醇激素合成起直接作用	• 对胰岛素水平非常有效; 温和有效降低雄激素; 对多毛的作用最小 • 心脏病和骨矿物质密度下降风险; 不推荐用于无糖尿病的 PCOS 治疗	吡格列酮 罗格列酮	• 多毛和（或）痤疮 • 月经稀发 / 闭经 • 促排卵 • 改善胰岛素抵抗

用。总的来说，首次使用 COC 的患者发生静脉血栓栓塞的风险增加 4 倍，这种风险随着使用时间的延长和雌激素剂量的减少而降低，但低于怀孕期间的风险 [190-192]。与左炔诺孕酮相比，含有屈螺酮的 COC 的这一风险可能略高，然而这一评估可能代表对肥胖 PCOS 人群的不同处方。

在开始治疗后的第 3 周末期，可以对卵巢抑制是否充分进行评估，此时卵巢雄激素抑制已经完成 [184]。对痤疮的影响预期在 1~2 个月最大。相比之下，对毛发生长的影响可能在 6 个月内并不明显，由于毛发生长周期的长短，需要 9~12 个月才会显现其最大影响。COC 疗法经 FDA 批准用于治疗痤疮 [193]，并将其改善 50%~100%[194]。

长期使用 GnRH 激动药会抑制垂体 - 卵巢功能，从而抑制卵巢雄激素和雌激素的分泌。GnRH 激动药在卵巢高雄激素血症的非对照试验显示，Ferriman-Gallwey 评分显著下降。由于 GnRH 激动药治疗降低了血清雌激素水平，以及其伴随而来的骨密度降低，因此激动药应与雌激素 - 孕酮的"逆向序贯法"当中长期使用。GnRH 激动药联合低剂量的雌 - 孕激素治疗多毛症似乎比单独使用 COC 更有效 [35]。GnRH 激动药治疗可能对患有严重卵巢高雄激素血症（如卵巢滤泡膜细胞增生症）的妇女最有用，但对多毛症的作用似乎不大 [35]。

糖皮质激素对非典型 CAH 的多毛症的影响似乎是一般的 [35, 195]。它们只在 COC 或抗雄激素制剂未达最佳标准时、不耐受或排卵诱导期间才被推荐用于这种疾病。

不论病因如何，抗雄激素制剂是治疗多毛症的有效方法，而且没有任何一种抗雄激素被证明比另一种更有效 [35, 196]。在育龄妇女中，应与 COC 一起使用，以防止男性胎儿的潜在雌性化。抗雄激素和 COC 的联合治疗可能优于单独使用 COC[35]。

醋酸环丙孕酮是一种抗雄激素制剂 [35]，其主要作用是竞争性抑制睾酮和二氢睾酮与雄激素受体的结合。此外，它可能通过诱导肝酶来提高睾酮的代谢清除。虽然不能在美国使用，但醋酸环丙孕酮是治疗多毛症和痤疮的有效药物，在加拿大、墨西哥和欧洲都有使用。由于其具有强效促孕作用及较长的半衰期，常予以"逆向序贯"的方式，即在周期第 5~15 天，醋酸环丙孕酮 50~100mg/d；在周期第 5~26 天，炔雌醇 35~50μg/d。醋酸环丙孕酮的剂量可在最大改善后每隔 6 个月逐渐减少。达英 -35（醋酸环丙孕酮 2mg 和炔雌醇 50μg）在轻度多毛症的维持改善治疗中可能是有效的。醋酸环丙孕酮的不良反应包括不规则的子宫出血、恶心、头痛、疲劳、体重增加和性欲下降。

在每日剂量为 100~200mg 时，螺内酯的抗雄激素效果与醋酸环丙孕酮相当 [35]。螺内酯是一种有效的抗盐皮质激素，是作为孕激素类似物开发的，对类固醇代谢有多种作用。它的不良反应非常少，但是患者必须监测高钾血症和低血压。它最常见的不良反应是单独使用时月经不规律。

氟他胺是一种有效的非甾体抗雄激素，没有孕激素、雌激素、类固醇激素、抗促性腺激素或雄激素活性，在治疗多毛症方面似乎是有效的 [35]。由于存在明显的肝毒性风险，氟他胺不能作为治疗多毛症的首选药物。若出现对其他抗雄激素制剂无反应的严重多毛症，认为需用氟他胺治疗时，应该使用较低的剂量，一般不能超过 375mg/d[35]。

非那雄胺是一种 4- 氮类固醇，它是 2 型 5α- 还原酶的竞争性抑制药。虽然有报道称其对于治疗多毛症有益处 [35]，但 1 型 5α- 还原酶在 PSU 中的显著作用使其无法成为最理想的治疗形式。

（二）月经稀发、闭经和不孕不育

无排卵的多囊卵巢综合征患者应使用 COC 或周期性黄体酮治疗，以产生正常的子宫内膜脱落，这将防止不规则出血，并将子宫内膜增生的风险降到最低 [197]。如果使用黄体酮，每月应给予 12~14 天 [198, 199]。如果未经治疗的患者已无排卵 1 年或更长时间，建议行子宫内膜活检，以排除不典型增生或腺癌 [197]。

肥胖 PCOS 患者无排卵的理想治疗方法是减肥。在患有多囊卵巢综合征的肥胖女性中，5%~10% 的适度减重可使她们恢复正常月经或妊娠 [200]。如果单纯因为肥胖导致药物促排卵失败、妊娠丢失和妊娠后期并发症，那么在诱导排卵前对肥胖进行孕前生活方式咨询是明智的 [201]。此外，一项针对超重 PCOS 妇女的随机临床试验显示，减重至少 5% 的临床妊娠率与克罗米芬、二甲双胍或二甲双胍和克罗米芬相似 [202]。

枸橼酸克罗米芬（CC）仍然是诱导多囊卵巢综合征妇女排卵的一线治疗药物 [201]。通常的治疗方案是 50mg/d，持续 5d。孕激素治疗可先引起撤退性出血，对妊娠率可能有不利影响 [203]。如果没有排卵，可在随后的周期中将剂量由 50mg/d 增加至最高 150mg/d。使用每天 50～150mg，持续 5 天的渐进疗法，80% 的女性可以诱导排卵。排卵和活产的概率随雄激素水平、体重指数和年龄的增加而降低 [201, 204]。在没有其他不孕因素的夫妇中，每月的生育率是 0.22，这与有生育能力的妇女相似 [205]。使用 CC 有 15% 的自然流产率和 4% 的双胞胎发生率 [205, 206]。如果使用克罗米芬不能怀孕，那么应该考虑使用克罗米芬和二甲双胍、芳香酶抑制药、促性腺激素或腹腔镜卵巢钻孔手术进行治疗。

与安慰剂相比，二甲双胍使排卵的概率增加 3 倍 [207]。两项大型随机试验证实克罗米芬优于二甲双胍。治疗 6 个月后克罗米芬治疗组的活产率明显高于二甲双胍治疗组（22% vs. 7%）[208]。服用克罗米芬和二甲双胍的受试者与单纯服用克罗米芬的受试者在妊娠、自然流产或活产率方面没有显著差异 [208, 209]。然而，克罗米芬 / 二甲双胍联合治疗促排卵的作用仍存在争议 [201, 207, 210]。Meta 分析表明，克罗米芬和二甲双胍与单独使用克罗米芬相比，可能会增加妊娠率，特别是在肥胖的多囊卵巢综合征患者和对克罗米芬耐药的多囊卵巢综合征患者中。

来曲唑是一种最具特征性的促排卵芳香化酶抑制药。它的常用剂量为 2.5～5mg/d，持续 5 天。来曲唑在促排卵率和临床妊娠方面与克罗米芬相当或更好，但来曲唑的单卵泡周期比例更高 [211, 212]。在克罗米芬失败的 PCOS 患者中，它可能是比促性腺激素或克罗米芬和二甲双胍联合治疗更好的选择。在 64 名 CC 100mg 治疗失败的女性中，来曲唑 7.5mg 的排卵率（62%）明显高于 CC 150mg（38%），妊娠率（41% vs. 19%）也更高 [213]。尽管在一项针对 100mg CC 的不排卵妇女的大型研究中，5mg 来曲唑的排卵率明显较低，但其妊娠率与 75U 卵泡刺激素（FSH）相当 [214]。来曲唑 2.5mg 和 CC 150mg 联合二甲双胍 1500mg 在克罗米芬达 150mg 的无排卵妇女中排卵率和妊娠率相似 [215]。

上述治疗失败的 PCOS 患者通常需要低剂量的促性腺激素注射、手术诱导排卵或体外受精。在诱导多囊卵巢综合征患者排卵方面，FSH 与人类绝经期促性腺激素相比没有临床优势 [216]。在 PCOS 中，刺激起始剂量为 37.5～75U/d，而不是标准的 150U，需在此剂量维持 1～2 周。这种低剂量的方案降低了卵巢过度刺激综合征和多胎妊娠的风险 [201]。如果在初始剂量下超声观察没有卵泡生长，则每 7 天增加 37.5U 的促性腺激素剂量。或者治疗可以开始在较高的剂量 100U，若超声检测到卵泡生长，则剂量逐步下降。这种逐步增量方案更有助于形成单卵泡发育，而且不太容易导致卵巢过度刺激。

低剂量方案导致在约 70% 的周期内单卵泡发育、20% 的妊娠率、仅 6% 的多胎妊娠率，以及不足 1% 的卵巢过度刺激综合征风险。大约 95% 的患者在 6 个周期后排卵，累计妊娠率为 55%[217]。

对于口服促排卵药物失败的女性，可以使用腹腔镜、电灼或激光在卵巢包膜上产生多处灼伤来进行手术诱导排卵。一项对 1124 名患者的回顾性研究发现，在随访 6～12 个月的患者中，77% 的患者出现自发排卵，49% 的患者出现妊娠 [218]。大约有一半用腹腔镜治疗的患者需要 CC 辅助治疗。一项关于腹腔镜卵巢手术和药物治疗的随机试验的 Meta 分析发现，腹腔镜卵巢手术和药物治疗在活产率上没有差异，但与注射促性腺激素相比，手术显著降低了多胎妊娠率 [201, 219]。腹腔镜卵巢手术的主要问题是术后粘连和卵巢早衰。因为怀孕率是极好的，所以明显的粘连形成可能是罕见的。关于卵巢早衰，正在对腹腔镜卵巢手术后的女性进行长期随访 [201]。

对于口服促排卵药物失败者，体外受精是一种合理的治疗选择。体外受精对多囊卵巢综合征和其他适应证一样有效 [201]。对于预后良好的妊娠患者，单胚胎移植可将多胎妊娠的风险降低至 1%～2%。

糖皮质激素是治疗 CAH 不孕症的主要药物 [220, 221]，但在其他功能性肾上腺雄激素过量的治疗中似乎效果较差 [222, 223]。虽然有报道称糖皮质激素可恢复多囊卵巢综合征的排卵功能，但这种情况发生的程度是高度可变的 [224, 225]。肾上腺雄激素对糖皮质激素的抑制作用比皮质醇更敏感 [226]。睡前服用强的松 5～10mg 通常能有效抑制非典型 CAH 患者的肾上腺雄激素，同时对糖皮质激素过量的后遗症风险最小。强的松优于地塞米松，因为剂量可以更精确地滴定，以避免不良反应[35]。DHEAS 水平用来提示肾上腺抑制程度，我们建议目标水平为大约 70μg/dl，以避免肾上腺萎缩。

（三）相关代谢异常的治疗

虽然减重很难实现和维持[227, 228]，但生活方式改变导致的体重减轻通常被认为是 PCOS 代谢异常的一线治疗。这一建议主要基于随机临床试验，这些试验表明，在预防 IGT 向糖尿病进展方面，生活方式的改变优于二甲双胍治疗，尽管还没有针对多囊卵巢综合征的此类试验的报告[229, 230]。体重减轻 5%～10% 可以减少中心脂肪高达 30%，改善胰岛素敏感性，并恢复排卵[75]。人们普遍认为，糖类限制饮食比脂肪限制饮食在多囊卵巢综合征中更有优势。然而，旨在解决这一问题的研究并没有显示出限制摄入糖类而非脂肪的卡路里的明显好处[231, 232]。

胰岛素增敏治疗在多囊卵巢综合征治疗中的地位应结合目前所有的 PCOS 治疗方法，如表 133-4 所示。在目前的临床实践中，已经有 3 种药物被用来降低胰岛素抵抗，包括二甲双胍（双胍类）、吡格列酮或罗格列酮，后两者都是噻唑烷二酮类。本讨论将强调二甲双胍治疗，因为它在治疗 PCOS 代谢异常方面明显优于噻唑烷二酮类药物。首先，二甲双胍用于 PCOS 或适用于 PCOS 的研究多于吡格列酮或罗格列酮。其次，噻唑烷二酮治疗与体重增加有关，而二甲双胍治疗与体重增加无关。最后，与二甲双胍相比，噻唑烷二酮类药物存在更多未解决的安全问题，这要求在长期使用它们来改善 PCOS 代谢异常时要谨慎。这些风险包括心力衰竭、可能的心血管病，以及骨密度下降[228, 233]。

二甲双胍可有效降低 IGT 向糖尿病的进展，尽管不如积极的生活方式干预有效[229, 230]。对 4570 名有糖尿病风险的受试者进行随访 8267 个患者年的 Meta 分析发现，二甲双胍显著降低 BMI 5.3%、空腹血糖 4.5%、空腹胰岛素 14.4%、甘油三酯 5.3%、低密度脂蛋白胆固醇 5.6%、高密度脂蛋白胆固醇 5.0%。计算出的胰岛素抵抗也显著降低了 22.6%。新发糖尿病的发生率降低了 40%[234]。当只考虑 PCOS 受试者时，结果相似[75]。另一项针对 543 名

PCOS 患者的 Meta 分析显示，与安慰剂相比，二甲双胍显著增加排卵的可能性，并显著改善空腹胰岛素水平、血压和 LDL 胆固醇水平，二甲双胍对 BMI 的影响不一致[235]。

二甲双胍对多囊卵巢综合征患者体重减轻的影响可能是剂量依赖的。在一项为期 8 个月的随机试验中，每天 1500mg 或 2550mg，只有在高剂量的肥胖 PCOS 患者中才会出现显著的体重下降（约 4%）。然而，在病态肥胖组中，两种剂量都有显著的体重下降（约 4%）[236]。在低热量饮食治疗的 PCOS 患者中，二甲双胍还可以增加体重减轻的幅度。与饮食和安慰剂相比，饮食和二甲双胍治疗 6 个月显著降低了 BMI 和内脏脂肪沉积、胰岛素和睾酮水平[237]。

二甲双胍可改善其他心血管危险因素。据报道，它可以改善内皮功能、改善冠状动脉微血管功能和冠状动脉血流速度。它还可以减少亚临床炎症标志物[75]。虽然二甲双胍可能对心血管危险因素有良好的影响，但其对心血管疾病发病率影响的前瞻性、长期性研究尚未开展。

比较二甲双胍和 COC 治疗的 Meta 分析显示，两者对多毛症和痤疮的疗效无差异[35, 238]。口服避孕药在调节月经周期和降低睾酮水平方面效果更好。二甲双胍在降低空腹胰岛素和不增加甘油三酯水平方面更有效。

他汀类药物可能是另一类有效降低 PCOS 心血管危险因素的药物。与 COC 或 COC 和辛伐他汀治疗相比，治疗显著改善了总睾酮、总胆固醇、低密度脂蛋白胆固醇、甘油三酯和炎症标志物。高密度脂蛋白胆固醇在两种治疗中都有相似程度的改善[239]。

目前，生活方式的改变是有代谢综合征、糖耐量受损和（或）阻塞性睡眠呼吸暂停的 PCOS 女性的一线治疗。二甲双胍的主要适应证是合并 IGT 的 PCOS 患者生活方式改变的辅助治疗，尽管其对 PCOS 的疗效尚未被明确证实。在缺乏适当的临床试验的情况下，在 PCOS 患者中常规使用二甲双胍进行长期疾病预防是没有意义的。目前，噻唑烷二酮用于没有 2 型糖尿病的 PCOS 患者是不推荐的[75, 227, 228]。

第 134 章　避孕
Contraception

Anna Glasier　**著**

吕梦潇　汤语婧　穆玉兰　**译**

要　点

- 避孕挽救了数百万人的生命。
- 避孕方法的有效性取决于其作用模式和依从性的需要：宫内植入是最有效的可逆避孕方法。
- 停止和更换避孕方式很常见，这与意外怀孕有关。
- 所有避孕方法都是极其安全的，但医疗资格的评估对于安全使用来说是至关重要的，特别是对有既往病史的妇女。

在发达国家几乎每个人在其一生中的某个时候都会采取避孕措施。大多数男性会使用避孕套，而大多数女性会使用口服避孕药。所有的医生都应该意识到，大多数男人和女人都有性生活，而对女人来说，性生活会使她们面临怀孕的风险。避孕与内分泌学息息相关，因为许多内分泌疾病影响生殖功能，反之亦然。即使不是不孕不育专家，内分泌专家也应该对生殖和预防生殖的方法有所了解。

一、避孕方法及使用方法

在 2012 年发表于《柳叶刀》（the Lancet）的一篇文章中，Cleland 及其同事[1]写道，"就避孕对健康的积极影响而言，避孕在医疗干预措施中是独一无二的"，避孕已挽救了数百万人的生命。据估计，自 20 世纪 90 年代中期以来，避孕药物应用的增加使发展中国家的孕产妇死亡人数减少了约 40%。在面临产科不良妊娠结局风险的妇女（包括极年幼者、极年老者和高危分娩者）中可预防意外怀孕，并可抑制新增死亡率的增加。在堕胎非法和（或）不安全的国家，预防人工流产对于降低孕产妇死亡率和发病率至关重要。通过增加怀孕间隔，避孕也拯救了无数儿童的生命，改善了他们的整体健康。在发达国家，避孕解放了妇女，使她们能够选择是否生育和何时生育，并能够在社会中发挥平等的作用。现代方法的非避孕益处改善了许多妇女的生活质量，并有助于改善公共卫生，如在癌症预防方面。令人失望的是，在许多国家，包括美国和英国，尽管有效的避孕措施很盛行但意外怀孕率仍然很高。

自 20 世纪 60 年代中期以来，避孕普及率显著上升。2011 年统计发现，15—49 岁已婚或有配偶的妇女中，采用避孕措施者占 63%，其中采用现代方法的占 56%，致使世界总生育率（TRF，是指一名妇女如果能活到生育年龄的最后 1 年并按照目前的特定年龄生育率所生育的子女数目）为 2.4[2]。这些令人印象深刻的统计数字隐藏着国家之间的巨大差异。在英国，84% 的已婚妇女采取避孕措施，而在非洲乍得共和国只有 3% 的已婚妇女采取一些避孕措施[2]。2009 年，美国的总生育率是 1.9，远低于 2.1，在没有移民的情况下，人口增长将停止[2]。人口统计学的变化对避孕措施的应用产生了一定影响。第一次性交的平均年龄已经在下降（在英国，男女的平均年龄都稳定在 16 岁），在许多发达国家，第一次生育的平均年龄上升到近 30 岁。因此，许多女性花费数年时间试图避免受孕。

避孕方法的使用方式在世界各地各不相同，避孕方法的选择取决于许多因素。在美国，最常用的方法是口服避孕药（28%）和女性绝育（27%）[3]。自 1995 年以来，宫内节育器（IUD）的使用有所增加（从 1995 年的 0.8%，到 2006 年的 5.6%，再到 2010 一直增加），这一增长可能是由于激素释放型 IUD 的问世。另一方面，少数女性表示她们的伴侣使用避孕套是目前最有效的避孕方法[3]。相比之下，绝育手术就不那么普遍，宫内节育器的使用在法国[4]和瑞典[5]比较普遍，而法国使用避孕药的妇女比美国和瑞典多得多。在全球范围内，最常用的方法主要是女性绝育（38%）、节育器（25%）和复方口服避孕药（7.5%）[2]。

避孕措施的使用方式不仅因国家而异，而且在同一国家不同年龄组和生活阶段之间也有差异（表134-1）。避孕措施的使用会因种族、婚姻状况、生育意愿、教育和收入而异[3]。尽管避孕措施的使用率很高，但意外怀孕和人工流产也很常见。虽然人口增长的下降在很大程度上是通过避孕措施实现的，但没有一个国家在没有堕胎的情况下会实现低生育率。尽管广泛使用避孕措施，2008 年美国的育龄妇女堕胎率为 19.6/1000（相比之下，英国约为 15/1000，荷兰仅为 5/1000）。令人印象深刻的是在 2000 年和 2001 年对 10683 名堕胎的美国妇女进行

的一项全国性调查，54% 的人声称在怀孕期间使用了避孕措施，其中 28% 使用避孕套，14% 口服避孕药[6]；没有使用避孕方法的女性（46%）中或认为自己怀孕的风险较低（33%），或在既往怀孕期间曾有过避孕方面问题者（32%）则担心避孕的相关不良反应。

目前可用的可逆避孕方法分为两大类，包括激素类和非激素类。不管哪种方法，都存在若干问题。

（一）效率和有效性

一种避孕方法的有效性是由其使用的失败率来判断的。当前可用避孕方法的失败率如表 134-2 所示[7]。这些比率是根据美国的研究统计出来的，并显示了在使用每种方法的第 1 年发生意外怀孕的夫妇的比例。避孕药的有效性取决于它的作用方式和使用的难易程度。在正确使用避孕方法过程中的妊娠率反映了其有效性。如果一种方法可以阻止每个女人在每个周期的排卵，那么他的有效性就是 100%，如果没有卵子，就不可能受孕。只有在避孕方式使用不当或者使用错误时才会怀孕。依伴依（Implanon）皮下埋植剂避孕法可以在 3 年内抑制几乎所有女性的排卵。当植入正确时，很少有怀孕报告。失败的发生通常与使用者超重或同时服用药物（如抗惊厥药）有关，后者可减少避孕药类固醇物质的吸收。复方口服避孕药在抑制排卵方面同样非常有效，但必须正确服用，正确使用避孕方法后的怀孕率大约是 1/1000。真正的失败是排卵未被完全

表 134-1 2006—2010 年美国按年龄划分的避孕措施使用情况

年 龄（岁）	女性绝育	男性绝育	避孕药	避孕套	宫内节育器
15—19	0.0	0.0	53.2	20.0	2.7
20—24	2.6	0.9	47.1	25.5	5.6
25—29	16.4	4.1	32.9	20.8	7.3
30—34	30.0	9.5	25.3	15.5	7.1
35—39	37.3	16.6	17.0	12.1	6.5
40—44	50.6	20.0	9.8	1.9	3.2

引自 Jones J, Mosher W, Daniels K. Current contraceptive use in the United States, 2006–2010, and changes in patterns of use since 1995. *National Health Statistics Report No. 60.* October 18, 2012.

抑制，尤其是在那些避孕药被迅速代谢的女性中。然而，对于排卵的抑制取决于每天服用避孕药，共21 天，然后仅 7 天的无药期（PFI）。如果漏服或PFI 延长（使用不当），可能会发生排卵。除非一种方法有独立的依从性（如依伴依），否则其应用很少是完美的，并且方法的有效性（相对于功效）由典型使用期间的怀孕率来反映（表 134-2）。怀孕率仍然经常用"珍珠指数"（Pearl Index）来描述，该指数是意外怀孕次数除以妇女使用避孕工具时面临怀孕风险的年数。然而在实验中，大多数方法的失败率会随着推移时间的延长而降低，因为容易避孕失败的女性在开始使用某种方法后很早就怀孕了。随着时间的推移，越来越多的夫妇仍然在使用一种方法，其中包括那些不太可能怀孕的夫妇（因为他们擅长使用这种方法，或者很少发生性行为，或者生育能力低下）。因此，队列研究时间越长，怀孕率可能越低。此外，我们往往低估大多数临床试验的失败率，因为在计算失败率时，考虑到了使用该方法的所有月份，而没有考虑该周期中是否发生过性交。对于长效避孕方法，如宫内节育器和植入物，妊娠率随时间的变化特点（累积妊娠率）更具有意义。

多年来，人们一直担心激素避孕药的疗效可能会受到体重的负面影响。在华盛顿州随机抽样 755名妇女进行回顾性队列分析显示，体重超过 70.5kg的妇女与体重较轻的妇女相比，口服避孕药失败的风险显著增加（RR1.6，95% CI 1.1，2.4）。失败的风险与药片中雌激素的剂量成反比 [8]。最近，一项关于所有激素类避孕药对超重或肥胖妇女的有效性Cochrane 系统评价综述得出结论：一般来说，没有证据表明 BMI 与激素类避孕药的有效性相关 [9]。许多新的避孕方法的三期试验将肥胖女性排除在外，部分原因是担心可能增加失败率，另一方面是担心会发生严重不良事件，如静脉血栓栓塞症（VTE），而这在超重妇女中是很常见的。目前尚没有权威指南建议改变超重女性的避孕处方（如加倍剂量）。然而，一家制药公司的药物标签警告说，左炔诺孕酮紧急避孕药（法国巴黎 HRA-Pharma 公司生产的左炔诺孕酮，目前尚未在美国销售）的临床试验中 [10]，对于体重在 75kg 或以上的妇女避孕效果降低，而对于体重在 80kg 以上的妇女使用左炔诺孕酮则无效。

体重对避孕效果的影响在女性绝育中也可见到。在一项关于女性使用输卵管环进行绝育的多中心研究中，病例对照分析显示导致技术失败的 3个风险因素，分别是肥胖、既往 IUD 史和腹部手术史 [11]。

（二）依从性和规范性

许多夫妇使用避孕方法不一致或不正确。不一致或不正确的使用解释了完美使用和典型使用避孕方法失败率之间的差异。有些方法与其他方法相比更容易使用。因为宫内节育器（IUD）、左炔诺孕酮宫内系统（IUS）和避孕植入物都是由卫生专业人员植入和取出的，具有完全独立的疗效依从性，因此失败率非常低（表 134-2）。可以说，不完善的是提供者，而不是这些方法的使用者；典型和完美的使用率几乎是相同的。如在宫内节育器植入过程中，因使用不当所致子宫穿孔的情况很少见。而遵从医嘱服用口服避孕药并不容易。如醋酸甲羟孕酮避孕针需要坚持应用 12 周，但需要激励机制和组织才能使参与者进行重复剂量的应用。在美国，一项使用电子药片分配器的研究中，每个周期漏服药片的平均数量超过 4 个 [12]。电子监测设备记录的服药依从性比患者日记记录的依从性差得多，因此妇女自己并不知道她们错过了多少药片。此外，每日短信提醒并没有改善口服避孕药的依从性。

据估计，美国每年约有 70 万例意外怀孕是由于不遵守和停用口服避孕药造成的。如果避孕依赖于每次性交正确使用避孕方法（避孕套、阴道隔膜、体外射精和自然周期避孕法），典型使用的失败率甚至更高。现实情况显示临床试验中测试的避孕方法的有效性往往被高估，这是由于与不参加试验的大多数人相比，在日常生活中试验参与者往往更倾向于正确并一致地使用了这些方法。

（三）停药率

在一项关于使用激素避孕 1 年后停药率的国际评论中，停药率为 19%（皮下埋植避孕法）～62%（联合用药）[13]。从表 134-2 的数据可以清楚地看到，对于不需要卫生专业人员移除的方法，停药率更高。表 134-2 显示的是美国夫妇在 1 年后仍然使

表 134-2 避孕的有效性和失败率 *

方 法	在使用的第 1 年内发生意外怀孕的妇女（%）		持续使用 1 年 [c]（%）
	典型使用 [a]	完美使用 [b]	
空白对照 [d]	85	85	
杀精药 [e]	29	15	42
体外射精	27	4	43
周期性禁欲		25	51
排卵期测量法		3	
海绵制品（sponge）			
生育妇女	32	20	46
未育女性	16	9	57
阴道隔膜 [f]	16	6	57
避孕套 [g]			
女性（现实）	21	5	49
男性	15	2	53
复方或迷你避孕药	8	0.3	68
Evra 避孕贴	8	0.3	68
阴道环	8	0.3	68
甲羟孕酮	3	0.3	56
宫内节育器			
宫内避孕产品（T 型镀铜避孕器）	0.8	0.6	78
Mirena（LNG-IVS）	0.1	0.1	81
植入物	0.05	0.05	84
女性绝育	0.5	0.5	100
男性绝育	0.15	0.10	100

紧急避孕药：在无保护措施的性交后 72h 内开始治疗，可降低至少 75% 的怀孕风险

哺乳期闭经法：哺乳期闭经法是一种高效、临时的避孕方法 [h]

*. 在美国避孕措施作为典型用途的第 1 年和正确使用避孕措施的第 1 年发生意外怀孕的妇女的百分比，以及在第 1 年后继续使用避孕措施的妇女的百分比

a. 在开始使用某种避孕方法的典型夫妇中（不一定是第 1 次使用），如果他们不因其他原因停止使用，在第 1 年意外怀孕的比例。在 1995 年的全国家庭成长调查中，对正常使用杀精剂、体外射精、周期禁欲、阴道隔膜、男用避孕套、避孕药和甲羟孕酮的第 1 年的怀孕概率进行了估计，并校正了对堕胎率的漏报

b. 在开始并正确使用某种避孕方法的夫妇中（不一定是第 1 次使用），如果他们没有因为任何其他原因停止使用，其第 1 年意外怀孕的比例。请参阅每种方法估计值的推算文本

c. 在试图避孕的夫妇中，继续使用 1 种避孕方法 1 年的比例

d. 第 2 栏和第 3 栏的怀孕率是根据未使用避孕措施的人口和停止使用避孕措施而怀孕的妇女的数据得出的。在这些人群中，大约 89% 在 1 年内怀孕。这一估计稍微降低了一点（至 85%），以表示在完全放弃避孕的情况下，现在在依靠可逆避孕方法的妇女在 1 年内怀孕的百分比。

e. 泡沫剂、乳霜、凝胶、阴道栓剂和阴道膜

f. 用杀精霜或胶状物

g. 没有杀精剂

h. 为有效避免怀孕，一旦月经恢复、母乳喂养的频率或时间减少、开始瓶装奶喂养或婴儿达到 6 个月大，无论如何都必须使用另一种避孕方法

引自 Trussell J: Contraceptive failure. In: Hatcher RA, Trussell J, Nelson A, et al. *Contraceptive technology*. 20th ed., New York (NY): Ardent Media; 2011, p. 50.

用每种避孕方法的比例。在美国，40% 的已婚女性和 61% 的未婚女性在使用可逆性避孕方式的 2 年内改变了避孕方式 [14]。有些人，尤其是那些受教育年限长的人，会从一种不太有效的方法更改为一种更有效的方法。但是，许多人改用了效率较低的方法；在一项针对英国女性的研究中，她们移除了避孕植入物之后，几乎一半的人选择了一种效果更差的方法 [15]。青少年特别容易中途停止其避孕方法。在一项研究中，50% 的患者在使用 3 个月后就停用了。停药的原因通常与感知到的风险和真实或感知到的不良反应有关 [16]。国际性回顾研究中显示，最常见的停药原因是凝血功能障碍 [13]。瑞典的一项研究对 656 名女性进行了为期 10 年的跟踪调查 [17]，其中 28%～35% 的女性（取决于年龄）因为害怕不良反应而停止服用口服避孕药，另有 13%～17% 的患者是因为月经不调，15%～20% 是因为体重增加，14%～21% 是因为与情绪变化相关的不良反应 [17]。续用率通常被认为是一种方法可接受性的替代物，但远非那么简单。许多因素决定了可接受性，一种方法的续用可能只反映了这种方法是一堆坏方法中最好的。

最有效的可逆避孕方法　从表 134-2 中可以清楚地看出，最有效的可逆避孕方法是宫内避孕和植入避孕 [含铜 IUD、激素释放宫内节育器（Mirena）、植入剂包括 Implanon、Norplant 和 Jadelle]。表 134-2 所示的失败率是根据调查数据估计的。进行随机对照试验比较两种不同类型的避孕方法是非常困难的（因为大多数人都非常清楚自己喜欢使用哪种方法），而且将一种方法与安慰剂进行比较是不道德的。然而近年来，人们对把重复人工流产率作为选择使用不同避孕药具的妇女避孕有效性的指标非常感兴趣。许多国家的研究表明，与口服、经皮或阴道激素避孕药具或屏障避孕方法相比，人工流产后选择 IUD 或植入避孕的妇女的重复流产率明显降低 [18-21]。在一项研究中，甲羟孕酮在预防重复流产方面并没有比避孕药和避孕套表现出优势。在美国密苏里州圣路易斯市进行的一系列研究（选择项目）表明，在 IUD 和植入物被极力推广的情况下，堕胎率和未成年怀孕率有所下降。通过比较干预地区和附近没有此类干预地区的堕胎率和未成年人怀孕率，发现圣路易斯地区的人工流产比例与堪萨斯城和非

都市密苏里州相比明显下降（$P < 0.001$）[23]。选择组的堕胎率不到地区和全国的一半（$P < 0.001$）。与美国 34.3‰ 的生育率相比，选择组中的青少年生育率为 6.3‰。

（四）禁忌证

制药公司在他们的避孕产品标签上列出无数的注意事项、警告和禁忌。大多数避孕药具使用者年轻且身体健康，可以安全地使用任何可用的方法。然而如果使用某些避孕药具，一些医疗条件与理论上的风险增加，这可能是因为这种方法会对病情产生不利影响（如联合用药可能增加患有糖尿病女性罹患心血管并发症的风险），或因为病情或治疗方法会影响避孕药具（某些抗惊厥药会干扰联合避孕药的功效）。由于大多数新避孕方法的试验都刻意排除了病情严重的受试者，因此几乎没有直接证据可以作为合理处方建议的依据。为了制定一套国际准则，向患有一系列疾病的可能有一种或多种避孕禁忌证的男女提供避孕措施，世界卫生组织（WHO）制订了一套系统，以基于医疗资格标准（MEC）提出建议用于避孕 [24]。使用基于证据的系统评价，文档将条件归为四类之一（框 134-1）。

框 134-1　避孕药具使用医疗资格标准类别

- 对避孕方法的使用没有限制的情况
- 使用该方法的优势通常胜过理论或已证明的风险的情况
- 理论上或经证明的风险通常超过使用该方法的优势的情况
- 如果使用避孕方法，则表示存在不可接受的健康风险的情况

对于某些情况，开始使用该方法和继续使用该方法是有区别的。例如，已知患有缺血性心脏病（IHD）的女性可以开始使用 LNG-IUS，这是第二类情况。然而，如果一个已经使用了 LNG-IUS 的妇女发展为 IHD，那么继续使用避孕方法则是第三类情况。在互联网上可获得定期更新的系统性文档，以便出现新数据时将之纳入指南中。美国疾病控制与预防中心于 2010 年制订了美国避孕药具使用的医疗资格标准 [25]。其中美国大多数指南与世界卫生组织的指南没有区别，都涵盖了 60 多种特

征或医疗条件。然而，世卫组织的一些建议已被修改，以便在美国应用。其中包括针对患有静脉血栓栓塞、瓣膜性心脏病、卵巢癌和子宫肌瘤的妇女，以及产后和哺乳期妇女使用避孕药具的建议。《美国指南》中还增加了对有类风湿关节炎、减肥手术史、围产期心肌病、子宫内膜增生、炎症性肠病和实体器官移植妇女有关避孕方法的建议。IUD/IUS 的 3、4 类条件下的联合激素避孕，2010 版的 USMEC 的单纯孕激素避孕，汇总于表 134-3 至表 134-5。

（五）避孕的益处

大多数夫妇使用避孕措施超过 30 年。除去预防怀孕之外，其他健康益处具有显著的优势并影响可接受性。在对全美 943 名美国妇女的抽样调查中，对口服避孕药感到满意的，最有可能是那些意识到口服避孕药的非避孕好处并且很少有不良反应的妇女[26]。在一项对年轻女性服用联合避孕药的研究中，那些曾因痛经饱受煎熬而从中受益的女性，继续服用联合避孕药的可能性是没有得到类似益处的女性的 8 倍[27]。COC 通常用于有下丘脑闭经的女性进行激素补充，也常用于多囊卵巢综合征（PCOS）的女性，用于诱导周期性子宫内膜脱落和减少痤疮[28]。

现有的激素联合疗法可以改善月经出血模式，缓解痛经、痤疮和偶尔的经前综合征[29]。联合用药能显著降低患卵巢癌[28]和子宫内膜癌[28]的风险。越来越多的女性选择左炔诺孕酮宫内释放系统（LNG-IUS Mirena）和 DMPA，因为它们会导致

表 134-3　WHO 关于 COC、联合避孕贴片和阴道环的医疗合格标准第 3 类和第 4 类条件

第 3 类条件

- 母乳喂养，产后 6 周至 6 个月
- 分娩后 3 周内
- 每天吸烟少于 15 支，年龄 > 35 岁
- 适当控制高血压
- 血压 > 140/90
- 严重高脂血症
- 非局灶性偏头痛，年龄 > 35 岁
- 乳腺癌史，5 年无复发
- 目前或医学上治疗的胆囊疾病
- 联合口服避孕药相关胆汁淤积史
- 同时使用抗逆转录病毒治疗与利托那韦增强的蛋白酶抑制药
- 同时使用一些抗惊厥药，同时使用拉莫三嗪、利福平或利福布汀

第 3/4 类条件

- 心血管疾病的多种危险因素
- 糖尿病伴视网膜病变、肾病、神经病变、其他血管疾病或持续时间超过 20 年的疾病。急性病毒性肝炎或慢性病发作

第 4 类条件

- 产后 6 周内进行母乳喂养
- 每天吸烟多于 15 支，年龄大于 35 岁，血压 > 160/100，血管性高血压
- 既往或当前 DVT/PE，即使有抗凝治疗
- 长期固定的大手术
- 已知形成血栓的突变
- 缺血性心脏病的病史或现病史
- 脑卒中病史
- 复杂瓣膜性心脏病
- 系统性红斑狼疮 (SLE) 伴抗磷脂 (aPL) 阳性
- 抗体
- 先兆偏头痛 (任何年龄)
- 乳腺癌现病史
- 严重肝硬化，肝细胞腺瘤，恶性肝肿瘤

COC. 联合口服避孕药；DVT. 深静脉血栓形成；PE. 肺栓塞 [引自 the World Health Organization. *Improving access to quality care in family planning: medical eligibility criteria for contraceptive use*. Geneva (Switzerland): WHO; 2008.]

表 134-4　WHO 关于含铜宫内节育器和 LNG-IUS 医疗合格标准第 3 类和第 4 类条件

含铜宫内节育器和 LNG-IUS 的第 3 类条件 *

- 分娩后 48h 至 4 周内
- 良性妊娠滋养细胞疾病伴 hCG 下降
- 当卵巢癌出现时
- 对性传播感染风险增加的人采取预防措施
- SLE 和 aPL 抗体患者
- 艾滋病患者
- 在盆腔结核存在下继续使用

IUD 和 LNG-IUS 的第 4 类条件

- 产后脓毒症
- 紧急败血症后流产
- 使子宫变形的解剖学异常或肌瘤腔
- 在评估原因不明的阴道出血之前开始节育器
- hCG 水平升高的妊娠滋养层疾病
- 出现子宫颈癌
- 出现子宫内膜癌
- 起病时伴有当前的 PID、化脓性宫颈炎、衣原体或淋病
- 有已知的盆腔结核

aPL. 抗磷脂抗体；hCG. 人绒毛膜促性腺激素；IUD. 宫内节育器；PID. 盆腔炎；SLE. 系统性红斑狼疮
*. 少数情况下，LNG-IUS 仅因为其激素含量而属于第 3 类：急性 DVT/PE；患有缺血性心脏病、先兆偏头痛、卵巢癌、艾滋病或盆腔结核的妇女继续使用 LNG-IUS；SLE 伴 APL 抗体；严重肝硬化、肝细胞腺瘤、恶性肝癌
［引自 the World Health Organization. *Improving access to quality care in family planning: medical eligibility criteria for contraceptive use.* Geneva (Switzerland): WHO; 2008.］

表 134-5　只适用孕激素避孕的医疗合格标准第 3 类和第 4 类条件

条　件	POP	DMPA	植入物
母乳喂养＜ 6 周	3	3	3
心血管疾病的多种危险因素	—	3	—
血压＞ 160/100	—	3	—
血管性高血压	—	3	—
DVT/PE 患者	3	3	3
缺血性心肌病病史或现病史	—	3	—
持续性缺血性心肌病病史或现病史	3	3	3
脑卒中；初始化疗法	—	3	—
脑卒中；持续性疗法	3	3	3
先兆偏头痛；持续性疗法	3	3	3
原因不明的阴道出血	—	3	3
SLE 伴 aLP 抗体	3	3	3
SLE 伴有严重的血小板减少症	—	3	—
乳腺癌现病史	4	4	4
乳腺癌病史	3	3	3

（续表）

条　件	POP	DMPA	植入物
艾滋病毒或艾滋病的高风险或活动性	—	—	—
并发糖尿病	—	3	—
严重的肝硬化	3	3	3
肝细胞腺瘤或恶性肝癌	3	3	3

aLP. 抗磷脂抗体；DMPA. 醋酸甲羟孕酮；DVT. 深静脉血栓形成；PE. 肺栓塞；POP. 仅孕激素避孕药；SLE. 系统性红斑狼疮［引自 the World Health Organization. Improving access to quality care in family planning: medical eligibility criteria for contraceptive use. Geneva (Switzerland): WHO; 2008.］

闭经。围绝经期妇女喜欢在绝经期使用 LNG-IUS，因为它可以提供激素替代疗法的孕激素成分。屏障方法，特别是避孕套，可以预防包括宫颈癌在内的性传播疾病。当使用避孕药具产生有益作用或用于处理月经过多等问题时，风险 / 效益比（和医疗资格标准）会发生变化。

二、非激素法

（一）自然避孕法

虽然在发达国家很少有夫妻使用所谓的自然计划生育方法（NFP），但在世界的其他一些地方很普遍。这些都涉及在月经周期的生育期避免性交（周期性禁欲）。关于生育期的识别方法不同，最简单的方法是日历或节律法，根据正常月经周期的天数来计算排卵期。通过宫颈黏液或阴道黏液的检测来识别生育期，是根据宫颈和阴道黏液的数量和质量的变化来鉴定的。当循环中的雌激素随着卵泡的生长而增加时，黏液变得透明而有弹性，允许精子通过。在排卵过程中，由于孕激素的作用黏液会变得不透明、黏稠、缺乏弹性，或者完全消失，从而抑制精子的运输。当识别出生育型黏液时，必须禁止性生活；当识别出不育型黏液时，则可重新开始。孕激素的分泌可使基础体温（BBT）升高约 0.5℃。因此，BBT 方法可以确定生育期的结束。其他体征和症状，如排卵期疼痛、子宫颈位置、宫颈扩张程度等，可以用来帮助确定生育期（NFP 方法的详细综述见参考文献 30）。

许多夫妻发现周期性禁欲很难。自然方法避

孕的失败率很高（表 134-2），主要是由于违反规则。完美使用黏液法的失败率只有 3.4%。没有证据表明意外怀孕发生在使用 NFP 的人群中，随着年龄增长而衰老的配子与先天畸形的风险更高有关。

哺乳期间采用哺乳期闭经法。如果母亲完全或接近完全母乳喂养，并且产后 56 天内没有阴道出血，那么产后 6 个月内，母乳期间的闭经避孕成功率高达 98%。LAM 的指导方针建议，只要婴儿不到 6 个月大，妇女就可以完全依靠母乳喂养，直到月经来潮或开始给婴儿喂大量除母乳以外的食物[31]。LAM 的前瞻性研究证实了该方法的有效性[32]。

（二）屏障法

男用安全套价格低廉，在无医疗专业人员参与的情况下随处可见，而且除了偶尔出现的过敏反应外，没有任何不良反应。虽然大力宣传选择男用避孕套可以减少艾滋病毒和其他性传播疾病（STI）的感染风险，但它作为一种避孕方法却不太受重视，在预防意外怀孕方面的效果远远不如所谓的现代方法（表 134-2）。避孕套失效主要是由于使用不当、使用前后不一致或没有使用，而不是由于避孕套破裂或滑落。聚氨酯避孕套是为了克服传统乳胶避孕套的缺点（过敏反应、性交时感觉受损、在某些储存条件下保质期短、使用油性润滑剂后会变软）而开发的。尽管聚氨酯避孕套对避孕的效果较差，但它为乳胶敏感的人提供了另一种选择。此外，避孕套在预防性病方面很有效[33]。

相比而言，女性屏障方法就不那么受欢迎。阴道隔膜和宫颈帽必须由卫生专业人员放置，并且不能提供与避孕套相同程度的性传播疾病的感染防护。阴道隔膜的创新包括 Duet 及一种可扩展的薄膜，它可以在设备的颈部和阴道侧壁释放杀精剂或润滑凝胶。几乎没有证据表明，同时使用杀精剂可提高阴道隔膜的效力。女用安全套覆盖在阴道和外阴的黏膜上，在预防性传播感染方面更有效，但与阴道隔膜相比它的失败率高，接受度更低。在一项针对美国和拉丁美洲女性使用聚氨酯女用避孕套的前瞻性研究中，6 个月的怀孕率为 15%[34]。

按生育意识法分类单独使用杀精剂的避孕效果最低，估计其典型使用的年妊娠率为 28%，完全使用妊娠率为 18%（表 134-2）。Nonoxynol 9（N-9）是一种杀精产品，以凝胶、霜、泡沫、薄膜或子宫帽的方式出售，作为阴道隔膜或子宫帽使用。由于频繁使用 N-9 可能会增加艾滋病病毒传播的风险，性生活频繁或者艾滋病病毒感染风险高的妇女不应使用 N-9[35]。对于艾滋病病毒感染风险低的妇女，N-9 可能是安全的。

（三）宫内节孕器

宫内节育器是一种安全有效的长效避孕方法。在 20 世纪 70 年代的美国，大约 10% 的夫妇使用节育器；2002 年，在避孕器具中，宫内节育器的使用占比不到 2%。使用率降低主要是受使用达尔康盾（Dalkon Shield）宫内节育器的女性因败血症而死亡的报道的影响[36]。宫内节育器在许多发达国家和发展中国家仍然是一种重要的方法，自从采用激素释放的 LNG-IUS（Mirena）以来，宫内节育器又经历了一次复兴。2007 年,《避孕》杂志增刊发表了一篇关于宫内避孕各方面（包括铜环和孕激素释放装置）的世界文献综述[37]。由于铜节育器具有潜在的使用期限，它是一种非常划算的避孕方法，即使在那些设备的前期成本和放置费用很高的国家也是如此。TCu 380A 许可证有效期为 10 年，但有效期至少为 12 年。曼月乐避孕系统将在以下章节中详细讨论，标题为"孕激素避孕"。

1. 有效性 在一项涉及 7159 名女性使用 TCu 380A 的研究中，8 年后的累计怀孕率为 2.2/100 名女性，与女性绝育相比没有显著差异[38]。

2. 作用机制 宫内节育器的作用机制一直存在争议。有证据表明铜离子对配子是有毒的，精子和卵子的活力都受到了损害，从而抑制了受精。然而，宫内节育器的存在与子宫内膜的局部炎症反应有关，如果受精发生，这足以阻止着床。事实上，节育器可能在受精前后都起作用。

3. 安全性和不良反应 在局麻或者不需要麻醉的情况下（临产妇女很少需要麻醉），通过无菌技术将宫内节育器放入宫腔。

在 1000 次放置中只有不到 1 次发生穿孔。如果能在几周内发现，通常可以在粘连形成之前通过腹腔镜取出宫内节育器。因此，建议在放置后 4～6 周进行常规随访（对哺乳期妇女应延迟至产后至少 4 周）。

大约每 20 名妇女中就有 1 人排出体外，最常见的情况是在使用后的头 3 个月内，通常在月经期间。女性可以通过触摸设备的尾部来检查它在月经后是否仍然存在。

月经过多是使用节育器最常见的不良反应，也是最常见的中止原因。月经通常会多持续几天，甚至会持续很长时间。痛经也更容易发生在节育器使用者中。

4. 异位妊娠 由于 IUD 不能抑制排卵，所以它不能像抑制排卵的方法那样有效地预防异位妊娠。尽管如此，异位妊娠还是很罕见的，采取 IUD 避孕的女性仅 0.02/100 发生异位妊娠，而未采取避孕措施的女性为 0.3/100～0.5/100[39]。

5. 盆腔感染与不孕 尽管过去曾有过担忧，但综合证据表明使用节育器与不孕无关[40]。放置节育器后前 20 天内盆腔感染的风险增加，但在 1 个月后，发生上行感染的概率很低。尽管性传播感染与输卵管性不孕的风险增加有关，但与先前使用节育器无关[40]。许多研究调查了节育器取出后的怀孕率，其中绝大多数都没有显示出节育器对生育能力有损害[40]。然而，每名妇女在节育器放置前都应获取其性交史。常规筛查沙眼衣原体和淋病奈瑟菌仅适用于感染率高的人群。在这些情况下，如果筛查不容易获得，可以在节育器放置前预防性使用抗生素，但不推荐常规使用，因为没有证据表明这样做是有益的。

三、激素避孕法

有两种类型的激素避孕，分别是联合激素和孕激素。直到最近，联合激素避孕还只能作为口服制剂。联合注射、避孕贴片和阴道环现在提供多种给药方式。单纯孕激素避孕（POC）可通过口服、注射、植入和宫内给药系统，后三种可实现长效避孕。长效给药系统的理论优势是提供非常稳定的激素释放率（与每日给药相比），而且它们还避免了对肝脏的首过效应，从而使得更低剂量的类固醇被使用。

（一）联合激素避孕

1. 作用方式 联合激素避孕药（CHC）均抑制卵泡发育和排卵。药片、贴片和避孕环连续停用7天，卵泡便恢复生长，如果重新开始避孕方法较晚，卵泡可能会继续排卵。子宫内膜萎缩和宫颈黏液特性改变分别影响受精卵着床和精子运输。

2. 运载系统

(1) 口服：COC 避孕药是目前发达国家最流行的激素避孕方法。经典方法是 28 天为一个周期，其中前 21 天连续不间断服用避孕药物，停药 7 天发生撤退性出血。大多数制剂都含有合成雌激素乙炔雌二醇（EE，通常为 30μg/d～35μg/d）与合成孕激素。由于对天然黄体酮的不规律吸收，制药业已开发出多种孕激素，其主要区别在于它们对雄激素受体的亲和力不同。孕激素在"雄激素不良反应"（痤疮、情绪变化、腹胀）和周期控制方面的益处已广为人知。实际上，几乎没有明确的证据证明有任何不同的作用，周期控制（在计划的时间定期抽血，期间没有出血或斑点）主要由雌激素的剂量决定。一些品牌的 COC 含有抗雄激素而不是传统的孕激素，这些药可以更好地控制先前存在的高雄激素血症、痤疮和多毛症。

为了降低联合用药的心血管风险，多年来雌激素的制剂含量一直在减少，现在能买到的是只含 15μg/d 的 EE 药片。极低剂量与增加的突破性出血有关。最近的趋势是，使用天然化合物如雌二醇（E_2）和戊酸雌二醇（E_2V）来改变雌激素的类型，以克服代谢效应，特别是降低 EE 制剂的血栓风险。欧洲批准了一种含有 E_2V 和地诺孕素的四相药，它在止血和代谢研究[41]中显示出良好的效果，也被批准用于治疗月经期大出血[42]。在欧洲，E_2 和醋酸诺美孕酮的联合应用也获得了类似的良好代谢效果[41, 42]。目前，正在进行大量的安全监测研究，以确认代谢水平的改善是否与静脉血栓栓塞（VTE）发生率的降低相关。

有单相、双相、三相和四相的药物，其中两种类固醇的剂量在 21 天内保持不变（单相）或发生变化。没有证据表明两相或三相药片有任何好处，而且它们往往更贵。然而，将 PFI 的持续时间减少到 4 天可降低突破性排卵的风险，不间断地使用药物延至 84 天甚至 365 天会导致闭经（许多女性认为可以接受），这在理论上也可以减少由于错过服药而导致避孕失败的风险。

(2) 经皮给药：虽然经皮激素替代疗法已经存在多年，但直到 2003 年第一个避孕贴片才上市。一种可用的制剂为 $20cm^2$ 的贴片，每天提供 20μg EE 和 150μg 诺瑞格非汀（17- 去乙酰基炔雌酸酯）。每个贴片持续 7 天，连续使用 3 个贴片，第 4 周当出现撤药性出血时使用安慰剂贴片或无贴片间隔。避孕保护可持续 10 天，避免在更换过程中出现错误。在一项随机试验中，将该贴片与 COC 进行比较，结果并无显著差异，女性该贴片的每年总珍珠指数为 1.24/100，而 COC 的总珍珠指数为 2.18[43]。在最初几个使用周期后，出血和不良反应与联合用药相似。在随机试验中，自我报告的"完美使用"情况（88%）明显好于口服避孕药（78%），尽管在非临床试验中是否如此仍有待观察。

(3) 阴道环：由柔软的乙烯-乙酸乙烯酯（EVA）共聚物制成的联合避孕阴道环 Nuvaring（Merck），释放 15μg 乙炔雌二醇和 120μg 依托孕烯，其外径为 54mm，横截面直径为 4mm。持续使用 3 周，7 天的无环间隔与出血模式有关，后者似乎优于与 OC 相关的出血模式。与含有 30ug EE 和左炔诺孕酮 150ug 的口服 COC 相比，Nuvaring 中不规则出血的发生率显著降低（1.9% vs. 38.8%）[44]。在其他方面，包括功效等，阴道环与药片均无差异，但阴道环在依从性要求方面可能会有优势。

(4) 注射：每月注射一次的避孕药，含有 25mg 醋酸甲羟孕酮和 5mg 环丙酸雌二醇。每 28 天肌内注射一次。出血模式和疗效与 COC 相当。在注射后 18～22 天内可能出现出血，由雌激素浓度下降至 50pg/ml 或更低引起。大约 70% 的女性每个月出现一次出血，只有 4% 的女性在 3 个治疗周期中出现闭经。

3. 安全性和不良反应　关于联合注射避孕药、贴片和阴道环的长期安全性的数据非常有限。在医疗资格标准中[24, 25]，贴片和阴道环的治疗与药片相同。然而，由于联合注射避孕药中的雌激素可能不如乙炔雌二醇有效，因此不良反应可能不同，而且就安全性而言，世卫组织认为联合注射避孕药具在 POC 和 COC 之间。例如，每天吸烟超过 15 支属于 COC 的第 4 类条件，而对于 CIC 是第 3 类条件。

联合用药是非常安全的。英国对 46 000 名女性进行为期 39 年的随访中，COC 的使用者与未使用者相比，死亡的总体风险显著降低（校正后相对风险为 0.88，95%CI 为 0.82～0.93）[46]。在同一队列研究中，使用过口服避孕药的人与从未使用过口服避孕药的人相比，患癌的相对风险降低了 12%[47]。

(1) 轻微的不良反应：联合避孕药会有各种轻微不良反应，这可能是所有联合激素类避孕药的共同特点，而与分娩方式无关。恶心（很少持续）、突破性出血、黄褐斑和乳房压痛都是由类固醇激素引起的。情绪变化和性欲丧失只是与社会环境有关的一系列常见问题中的两种。事实上，美国最近的一项研究表明，COC 对情绪波动有保护作用[48]。虽然停用 COC 是一种常见原因，但是联合激素避孕与明显的体重增加无关[49]。

(2) 高血压：4 个大型 II 期临床试验的汇总数据[50]表明，COC 对血压的影响可以忽略不计。

(3) 静脉血栓栓塞：与 COC 使用相关的静脉血栓栓塞（VTE）风险增加了 3～5 倍，这显然与雌激素的剂量无关，即便剂量低于 50μg 也是如此。使用经皮和阴道 CHC 的风险可能与口服避孕药相似。与含有左炔诺孕酮或诺孕酮的 COC 相比，含有孕激素、孕酮和去氧孕酮的 COC 似乎与静脉血栓栓塞风险升高有关[51]。虽然通常归因于混淆或偏见，但这种差异风险在生物学上是有一定的合理性的[52]。无论使用哪种孕激素，VTE 的绝对风险都很小（口服避孕药的女性年为 15/100 000，而非口服避孕药的女性为 5/100 000），而且与怀孕相关的风险（60/100 000 女性年）相比要小得多。由于遗传性血栓性血友病（如 V 型莱顿因子）的暴露，在使用 COC 的第 1 年风险最大，并且该风险在停用后 3 个月内消失。筛查已知的血栓性血友病是不划算的。虽然在开处方时常规询问静脉血

栓栓塞的家族史，但这也没能发现大多数女性有静脉血栓栓塞的风险。COC 使用者发生静脉血栓栓塞的风险可能因肥胖而增加，但与吸烟或高血压无关[54]。

(4) 心肌梗死：对 23 项关于使用 COC 和心肌梗死（MI）关系的研究进行分析后发现，与从未使用过 COC 的患者相比，当前使用 COC 的患者的优势比（OR）为 2.5（95% CI 1.9～3.2）[54]。这种风险与雌激素的剂量有关，但对服用低剂量药物的患者来说，风险同样增加了。吸烟和高血压都大大增加了 COC 使用者发生 MI 的风险，患有糖尿病、高胆固醇血症或有妊娠高血压或先兆子痫病史的妇女发生 MI 的风险也可能增加。心肌梗死的风险与曾经使用 COC 无关。

(5) 脑卒中：目前使用联合用药的患者缺血性脑卒中的风险增加（OR2.7；95%CI 2.2～3.3）[55]。吸烟和高血压会增加服用避孕药者发生缺血性脑卒中的风险，同时也会增加有先兆偏头痛的女性发生缺血性脑卒中的风险[56]。大多数研究表明，在没有其他危险因素的情况下，COC 使用者发生出血性脑卒中的风险无统计学意义的增加。

(6) 乳腺癌：长期以来一直认为患乳腺癌风险增加与 COC 的使用有关。对 1995 年发表的关于 5.3 万名乳腺癌患者和 10 万名对照者的数据进行 Meta 分析显示[57]，COC 的相对风险为 1.24（95%CI 1.15～1.33）。增加的风险需要 10 年才能降低到非使用者的水平。最近在美国进行的一项病例对照研究（58 例，涉及 8000 名妇女）表明[58]，乳腺癌风险没有增加（RR1.0；95% CI 0.8～1.3），但置信区间的上限与更大的 Meta 分析一致。乳腺癌的风险似乎与 EE 的剂量和使用时间无关，也不受家族史或首次使用年龄的影响。在 RCGP 的研究中，未发现乳腺癌死亡风险的增加[46, 47]。

(7) 卵巢癌：使用 COC 可降低卵巢癌的风险[29]。使用时间越长，风险越低。停药后，低风险率可持续 30 年。但随着停药后间隔时间的延长，这种作用逐渐减弱。低剂量的药物似乎并不能降低这种作用，并且与肿瘤的组织学类型无关，除了不受影响的黏液性肿瘤（12% 的卵巢恶性肿瘤）。

(8) 子宫内膜癌：虽然不如卵巢癌的证据那么有力，但也有数据支持使用联合口服避孕药的妇女降

低子宫内膜癌的风险[47]。

(9) 子宫颈癌：联合口服避孕药会增加子宫颈鳞癌的风险，但通常认为这种关联可能是子宫颈的改变（外翻），或仅仅是对性行为的变化调整不足的结果。致瘤性人乳头瘤病毒（HPV）是宫颈癌的病因。COC 的使用似乎不会增加 HPV 的感染或持续感染，但更倾向于进展为宫颈癌[59]。多项研究的数据表明，目前的使用者中，浸润性宫颈癌的风险随着使用时间的增加而增加。使用 5 年或 5 年以上的相对风险为 1.90（90% CI 1.69~2.31）。停药后，增加的风险下降，就像乳腺癌一样，停药 10 年后与从未服药的风险没有区别[59]。然而，使用激素避孕以及必须到卫生专业人员处寻求医疗用品的妇女，是子宫颈筛查的主要人群。这仍然是将联合口服避孕药作为商品的争论之一。

(10) 肝癌：COC 的使用与肝癌风险的增加有关，但这仅在乙肝感染率高的人群中存在。除此以外，肝癌的绝对风险极小。

（二）单纯孕激素避孕

单纯孕激素避孕（POC）可用于各种分娩系统。关于它们的特性、疗效、不良反应和临床应用，最新指南可在英国性和生殖保健学院的网站上查阅。（http://www.fsrh.org/pages/Clinical_Guidance_2.asp）。注射制剂提供高剂量的激素；植入物和最新的单纯孕激素药 Cerazette 提供中等剂量；较老的口服制剂、植入物（如 Jadelle 等左炔诺孕酮植入物）和 IUS 提供较低的剂量（表 134-6）。

1. 作用方式　作用方式取决于激素的剂量。高剂量（注射剂）完全抑制卵泡发育和排卵，改变宫颈黏液特征（干扰精子运输），引起子宫内膜改变，包括萎缩；中等剂量抑制排卵，但允许卵泡发育；而极低剂量抑制排卵的功效不稳定，其疗效主要依赖于其对宫颈黏液的作用，后者可抑制精子通过。

2. 使用方式

(1) 口服：虽然口服单孕激素药（POP 或迷你药丸）已经有 40 多年的历史了，但在世界大部分地区很少使用。POP 可以作为有雌激素禁忌证（如母乳喂养、糖尿病并发症和先兆偏头痛）的妇女服用的一种药物。大多数 POP 含第二代孕激素，其剂量不能够稳定地抑制排卵。2002 年，欧洲推出一种 POP，含去氧孕烯 75μg/d，在每个周期中其剂量足以抑制排卵[60]。所有 POP 需要不间断地服用。出血模式取决于对卵巢活动的抑制程度。若正常排卵，女性月经出血的频率将与正常周期相同。如果排卵和卵泡发育完全被抑制，就会发生闭经。如果排卵或卵泡发育（因此雌激素分泌足以刺激子宫内膜生长）不规律，将会有不稳定且不可预测的出血。

(2) 注射：在美国只有一种制剂可用，即长效醋酸甲羟孕酮（DMPA，Depo-Provera），每 12 周肌内注射 1 次。这种剂量会抑制卵巢活动。大约 80% 的女性在使用 1 年后会出现闭经，但也有少数会出现持续的大量出血和长时间出血。最近开发的微型

表 134-6　单纯孕激素避孕方法

方　法	孕激素类型	剂　量	使用时间	使用方式
DMPA（Depo-Provera）	醋酸甲羟孕酮	150mg	12 周	肌内注射
Net-en	炔诺酮庚酸酯	200mg	8 周	肌内注射
Norplant*	左炔诺孕酮	25~80μg/d	5 年	皮下植入
Jadelle	左炔诺孕酮	25~80μg/d	5 年	皮下植入
Implanon	依托孕烯	25~70μg/d	3 年	皮下植入
Mirena	左炔诺孕酮	20μg/d	5 年	宫内
Progestasert	孕酮	65μg/d	1 年	宫内
Cerazette	去氧孕烯	75μg/d	每天	口服

*. 在美国不再提供

皮下制剂，在所有方面与现有制剂相似，允许自我注射，可进一步提高许多妇女的可接受性。

(3) 植入物：第一个避孕植入物（1983 年在芬兰）是 Norplant，其中包括 6 粒硅橡胶胶囊，共含有 216mg 左炔诺孕酮（LNG）。LNG 的释放在前 8 周大约为 80μg/d，然后在 60 个月时慢慢下降至 25～30μg/d。Norplant 已经不在美国销售了。Jadelle 由两根以相同速度释放 LNG 的硅棒组成。Jadelle 和 Norplant 在疗效、不良反应和使用时间方面几乎相同。植入物是一种含有 68mg 3- 酮 - 去氧孕烯(一种去氧孕烯的代谢物）的单根药物，避孕实现可长达 3 年 [61]。初始释放率为 60～70μg/d，在 3 年后逐渐下降至 25～30μg/d。所有避孕植入物都是在上臂内侧皮下植入。虽然很容易植入，但移除可能会很麻烦，特别是如果植入是在皮下而不是真皮下。Implanon 是一种预装在无菌一次性插入器中的单芯棒，这种设计使植入和取出更加容易。最近在植入物核心中添加了 15mg 硫酸钡，使其可以通过 X 射线检测到，并且预装式插入器的开发导致名称更改为 Nexplanon 或 Implanon NXT。

(4) 宫内系统：LNG-IUS（Mirena）具有一个 T 形塑料环，在垂直径上有一个储液槽，其中含有 52mg 左炔诺孕酮，每天释放 20μgLNG。LNG 的浓度比皮下植入物高 1000 倍，会出现明显的子宫内膜萎缩。LNG 的剂量对卵巢活动影响最小，且大多数妇女继续排卵。有关子宫内避孕所有内容（包括孕激素释放装置）的世界文献及有用综述，请参阅《避孕》杂志 2007 年特别增刊 [37]。2013 年，FDA 批准了 Skyla，这就是所谓的迷你 Mirena，其较小的框架使其更易于插入。它的 LNG 剂量较低（以每天约 6μg/d 的速率释放 13.5mg），可持续 3 年。与美国的 Mirena 不同，该标签明确指出可以在未产妇中使用。

3. 安全性和不良反应　不可预测的阴道出血是所有低剂量 POC 最常见的不良反应，也是停药的最常见原因。尽管部分原因是不完全抑制卵巢活性，但持续孕激素作用于子宫内膜局部，也可能是造成这种情况的原因。大约 70% 仅使用孕激素植入物的使用者和 40% 传统 POP 使用者在使用时会出现不稳定出血。在 Mirena 插入后的前 3～6 个月中，皮肤淤点很常见并且可以持续存在。1 年后，大多数妇女的出血症状都很轻，时间短，而且不频繁。虽然使用雌激素通常可以阻止 POC 的意外出血，但这只是一种暂时的解决方案，并且对雌激素禁忌证妇女不适用。如果对一些妇女来说出血是不可接受的，这种方法的优点超过了不可预测的出血带来的不便，那么必须寻求一种不同的避孕方法。

在使用 POP 和 LNG 植入物的女性中，多达 10% 发生闭经，使用 Mirena 和 Depo-Provera 也分别有 25% 和 80% 发生闭经。大多数女性认为闭经是一种积极的不良反应，尽管有些人可能无法接受。在开始治疗前对所有出血障碍（包括闭经）进行咨询，可以改善出血的持续率。

孕激素代谢的不良反应与一系列常见的轻微症状有关，包括痤疮、多毛、头痛、情绪变化、体重增加或腹胀。虽然在停用 POC 的总数中占 10% 以上，但它们在未采取避孕措施的女性中常见。Depo-Provera 的使用与许多女性体重显著增加有关 [62]，但担忧增加抑郁风险是没有根据的。而低剂量 POC 与体重增加无关。

由于理论上孕激素对输卵管运动的影响，许多较老的教科书将异位妊娠列为 POP 的不良反应。最好的数据是关于 Norplant 的，与未使用避孕措施的妇女相比，异位妊娠的风险并没有增加。

(1) 卵巢囊肿：卵巢活性的不完全抑制不仅是不稳定出血的原因，也是卵泡囊肿形成的原因。20% 使用 POP 和 Mirena 的女性会出现这种情况。他们几乎都是无症状的。

(2) 癌症：大量 Meta 分析指出使用 COC 的相对风险为 1.24 [57]，口服和注射孕激素避孕的方法均显示乳腺癌的相对风险增加（两者的相对风险 RR 为 1.17），尽管这对注射用药无统计学意义。与 COC 相比，POP 的数据要少得多，有乳腺癌高危因素的妇女可能优先使用 POC。最近，关于孕激素对 HRT 有增加乳腺癌风险的担心还没有体现在仅含有孕激素的避孕药上，并且没有证据表明其他癌症的风险会增加。

(3) 心血管疾病和静脉血栓栓塞：鉴于使用规定 POC 的女性评估静脉血栓栓塞风险的数据有限，尚无证据表明与 POC 有关的卒中或心肌梗死风险增加 [63]。在最近对 8 项观察性研究的 Meta 分析中，与未使用激素避孕药者相比，使用 POC 不会增加静脉血栓栓塞的风险[64]。但是，注射用孕激素与血栓形成之间的潜在联系还需要进一步研究。

(4) 胆囊疾病：使用 Norplant 与胆囊疾病之间存在较弱关联，但是没有证据表明与 POC 有任何关联。

(5) 骨密度：激素避孕对骨密度（BMD）的影响在过去 10 年中受到了相当大的关注。对 BMD 和 POC 文献的系统回顾表明，使用除 DMPA 外的 POC 并不会影响 BMD[65]。然而，注射方法由于提供高剂量的孕激素，会抑制卵巢活动，导致雌激素不足，人们担心使用它们可能会增加骨质疏松和骨折的风险[66]。大多数研究表明，在当前使用 Depo-Provera 的人群中，BMD 有所下降，但 BMD 几乎毫无例外地在未使用 Depo-Provera 人群的平均值标准差内（即在正常范围内）。骨密度的损失似乎在 4 年后趋于稳定，而且停用 DMPA 后可以逆转。对于大多数女性来说，数据是可靠的。使用 DMPA 的青少年仍然令人担忧，因为在达到骨量峰值之前使用该方法可能会危及最终骨量。与未采取避孕措施的青少年相比，DMPA 无疑与 BMD 的降低有关，但这一观察的临床意义还有待进一步研究[67]。很少有青少年长时间使用任何避孕方法，所以这种关注更多的是理论而不是实践。此外，这种简单易用的方法在预防怀孕方面的好处超过了任何理论上的担忧。然而，该系统综述的作者得出结论，服用 DMPA 的人群与未使用者相比，BMD 随时间的推移下降得更多。但在停用 DMPA 后的女性中 BMD 会增加[65]。尽管对已知存在骨质疏松风险因素的女性开 DMPA 处方时需要谨慎，但没有证据支持使用外源性雌激素，因此对于有雌激素禁忌证女性而言是一种昂贵而复杂的避孕方法。在美国和英国，卫生专业人员建议青少年慎用 Depo-Provera。世界卫生组织的医疗资格标准（2008 年），将年龄在 18 岁以下和 45 岁以上的人作为使用 Depo-Provera 的第 2 类条件，因为该方法理论上对骨骼健康有影响（但是年龄优于使用该方法的好处）[24, 25]。

4. 恢复生育 除注射剂外，所有 POC 方法停止后几天内即可恢复生育能力。DMPA 停药后的药效延迟是公认的，但妊娠率最终与其他药物停药后相同。

（三）激素避孕的开始和随访

使用激素避孕的绝大多数女性没有健康问题，并且她们都很年轻。医疗服务提供者需要认识到极少数人可能面临激素避孕罕见且严重并发症的风险。我们主要识别那些与风险因素相关的妇女（如心血管疾病或乳腺癌），并告知她们风险增加的情况或建议她们不要使用激素避孕。仔细的病史（包括家族史）和明显身体特征（如肥胖）的观察可以提供很多有用的信息。在美国，在开始使用激素避孕方法之前，常规进行详细的身体检查（包括乳房和骨盆检查）和各种血液检测（如血清胆固醇的测量）。这些测试和检查通常每年重复一次。避孕咨询通常被认为是进行其他筛选程序的机会，而且有一种风险是这些也可能成为激素避孕的常规筛选的一部分。WHO 将对安全开出避孕处方至关重要的检查和调查与那些通常采用但对安全有效使用避孕方法没有实质性帮助的检查和调查进行了区分。WHO 和 ACOG 在其《关于避孕药具使用的精选实践建议》中涵盖了有效管理使用所有避孕方法的大多数常见问题[69, 70]。

（四）紧急避孕法

紧急避孕（EC）是指在性交后使用任何药物或装置来防止怀孕。它最常用于无保护性交后，或在性交中安全套破裂或滑落后。在美国和欧洲有两种制剂：①左炔诺孕酮（LNG）1.5g，在性交后 72h 内一次服用，或间隔 12 小时每次 0.75mg，服用 2 次；②孕酮受体调节剂醋酸乌利司他（UPA-ella）30mg，在 120h 内（性交后 5 天内）一次服用。在临床试验中，UPA 似乎比 LNG 预防怀孕效果更好（性交后 24h 内使用 UPA 的妇女与接受 LNG 的妇女相比，怀孕风险降低了近 2/3）[71]，这可能是因为 UPA 即使在 LH 高峰开始后仍继续抑制排卵。而 LNG 在相应的周期阶段不再有效（参阅后文）[72]。

国际紧急避孕联合会（ICEC）和英国性与生殖健康学院（FSRH）制订了紧急避孕的临床指南[73, 74]。如果妇女在性交后超过 72h，但在排卵后 5 天之前出现，可用 IUD 替代激素紧急避孕[74]。

1. 作用机制 激素对紧急避孕的作用机制尚不完全清楚。有证据表明，LNG 和 UPA 两种方式均可抑制或延迟排卵，但若在 LH 高峰开始后，LNG 不再抑制排卵，而 UPA 则持续抑制排卵，直到 LH 达到峰值，之后便不再抑制排卵[74]。LNG-EC 对子宫内膜的影响可能抑制着床，但是证据不足，而且如果女性已经排卵，它可能不会起作用。LNG-EC 在着床后无作用，因此它不是堕胎药。由于 UPA 是一种抗孕激素，所以不能排除它对子宫内膜的影响。然而，它可能有一些流产活性，但不是用于紧急避孕的剂量[73]。相反，尽管 IUD 会降低配子的活力，减少到达输卵管的精子数量，但如果 IUD 是在受精后植入的，它的作用是抑制着床，因此不推荐使用 LNG-IUS 作为紧急避孕药[74]。

2. 疗效　紧急避孕的效果是通过计算性交周期当天的怀孕风险来描述的。由于许多使用者的生育能力未经证实，进行计算很困难。关于周期长度、最后一次月经的日期和性交时间的信息通常是模糊或错误的，并且不可能准确地知道何时进行了与排卵有关的治疗。数据显示，LNG-EC 预防了 75%～85% 的怀孕，这可能过高估计了。在对 1899 名寻求紧急避孕的女性进行 LNG 和 UPA 的直接比较中，预计随机选择 UPA 女性的怀孕率为 5.5%，LNG-EC 的妇女怀孕率为 5.4%。而 UPA 和 LNG 的实际怀孕率分别为 1.8% 和 2.6%[71]。换句话说，LNG-EC 预防了 55% 的预期怀孕，而 UPA 预防了 67% 的预期怀孕。宫内节育器可以预防 95% 以上的怀孕[74]。

3. 禁忌证　激素紧急避孕没有绝对禁忌证。对于有性传播感染风险的妇女，放置宫内节育器应使用广谱抗生素[74]。

4. 不良反应　LNG-EC 和 UPA 的不良反应相同，并且很难与妊娠恐惧相关的焦虑区分。近 30% 的女性使用 LNG 后，下一月经周期初始时间会延迟 3 天以上，使用 UPA 后延迟时间更长[73]。73% 的女性会提前来月经。然而，对于大多数女性来说，月经会在预期的时间到来。

对已怀孕或使用 LNG-EC 后怀孕的女性，没有证据证明 LNG-EC 会导致胎儿畸形。有关已怀孕的妇女服用 UPA 的安全性数据要少得多。尽管迄今为止的证据令人放心，但说明书建议在同一周期内不要重复使用 UPA，以防在首次服用时未能预防怀孕[74]。

5. 提前提供紧急避孕药　即便大多数女性可通过 EC 来避孕，但她们没有这么做。然而，许多人只是没有认识到或不承认她们可能有怀孕的风险，而对其他人来说，若不提前使用 EC 则在 72h 内很难获得避孕。许多研究表明，如果女性提前拥有 EC，便更可能使用它[75]。ACOG 和 FSRH 都鼓励提前使用 EC，并且不会增加使用其他更有效避孕方法的不安全性，但是却不能证明提前使用 EC 能降低意外怀孕率[75]。

四、总结

目前有各种各样的避孕方法，并且都很安全，严重的不良反应并不常见。避孕方法的有效性取决于其作用模式和使用的难易程度。不正确和不一致的使用较常见，因此有效且长效的避孕药的失败率最低。如未使用避孕措施或发现使用不当，可通过事后紧急避孕方式避免怀孕。

第 135 章　绝经期
Menopause

Malgorzata E. Skaznik-Wikiel　Michael L. Traub　Nanette Santoro **著**

侯　旭 **译**

要　点

- ◆ 绝经期与多种衰弱症状有关，包括但不限于血管舒缩症状、情绪变化和骨密度下降。
- ◆ 绝经期激素治疗（MHT）仍然是治疗严重绝经期症状最有效的方法。
- ◆ 目前的建议是在控制症状所需的最短时间内以最低有效剂量使用 MHT。

一、绝经期机制及绝经期过渡

在所有的生物体中，为什么只有人类女性在绝经期后能存活很长时间？1957 年，Williams 提出了"停止早期假说"这一进化现象，后来被称为"祖母假说"。1997 年，犹他大学的 Kristen Hawkes 首先提出了绝经期祖母假说，这是对绝经期的一种进化论解释，它支持这样一种观点，即如果女性停止生育，转而帮助抚养孙子孙女，那么种群的适应性就会最大化。对子女和孙辈的持续投资，可能比一个女性随着年龄增长而面临越来越大的生育风险更能提高其一生的平均生育成功率。这一"祖母假说"表明自然选择支持绝经期的存在，因为只有祖母不忙于抚养自己的孩子，才能有时间抚养孙辈，并活得更久，甚至可能成为一个家庭的亲密纽带。女性对绝经期的态度经历了从中性到积极的转变，而且美国各种族对绝经期和衰老的态度差别也不大。如今，许多女性坦然接受她们生命中的这一阶段，对怀孕的恐惧消失了，每个月的出血也结束了。然而，随着辅助生殖技术的最新进展，有一部分围绝经期和绝经期女性利用捐赠的卵母细胞或胚胎怀孕，而这些女性接受捐卵后的怀孕率与年轻女性相似。

二、生殖衰老的分期

世界卫生组织（WHO）上一次召开会议是在 1996 年，目的是使术语标准化，1999 年召开的附属绝经期协会理事会（CAMS）也是如此。普遍接受的术语包括绝经前期、围绝经期、绝经过渡期和绝经期，但它们之间的界定太模糊以致无法有效使用。2001 年提出了绝经过渡期分期系统（STRAW），旨在解决现在女性生殖衰老分期系统的缺失，以及对绝经前期术语的困惑，但它的主要缺点是此分期系统仅适用于健康女性。2011 版 STRAW+10 重新评估了这些术语，使得它能适用于大多数女性。改良后的 STRAW+10 分期系统（图 135-1）在后面部分会详述。

（一）绝经期

绝经期是最后一次月经（FMP）后的 12 个月闭经所历经的过程，反映了卵巢激素分泌功能近乎完全下降，但仍属自然现象。

（二）生殖期后期（第 3 阶段）

这个阶段标志着生育力开始下降，女性可能开始注意到她月经周期的变化。这一时期被进一步细分为 2 个亚阶段（-3b 和 -3a）。-3b 阶段卵泡刺激素（FSH）分泌如常，而人抗米勒管激素（AMH）水平和窦卵泡计数（AFC）下降；-3a 阶段表现为月经周期缩短，FSH 分泌紊乱。

（三）绝经过渡期

根据月经周期和内分泌改变，绝经过渡期由 -2 阶段（早期）和 -1 阶段（晚期）组成。-2 阶段的标志是邻近月经周期之间出现的持续的月经周期长度变化 ≥ 7 天，还包括卵泡期 FSH 水平的早期改变，以及 AMH 和 AFC 下降。-1 阶段表现为闭经超过 60 天，FSH 水平有时会上升到绝经期的范围，有时会在生育早期的正常范围内，这一阶段估计会持续 1~3 年。绝经过渡期是以 FMP 结束为标志。

（四）绝经后期

绝经后期由 +1 阶段（早期）和 +2 阶段（晚期）组成。+1 阶段进一步细分为 +1a、+1b 和 +1c。+1a 阶段表示 12 个月闭经期结束，这需要确定 FMP 的发生。+1b 阶段表示 FSH 和雌二醇水平快速变化时期的剩余时间。+1a 和 +1b 阶段预计一共持续 2 年，绝经期症状最有可能出现在这一阶段。+1c 阶段表示高 FSH 和低雌二醇水平的稳定期，估计持续 3~6 年。+2 阶段生殖内分泌功能进一步变化较为有限，此期机体的衰老过程更受关注，这个阶段的持续时间不同，以死亡为终点。

分期	-5	-4	-3b	-3a	-2	-1	+1a	+1b	+1c	+2
术语	生殖期				绝经过渡期		绝经后期			
	早期	顶峰	晚期		早期	晚期	早期			晚期
					围绝经期					
持续时间	可变				可变	1~3 年	2 年（1+1）		3~6 年	剩余寿命
主要标准										
月经周期	紊乱到规律	规律	规律	经量和时间的轻微变化	周期长度变化，临近周期长度差异 ≥ 7 天	闭经间隔 ≥ 60 天				
支持标准										
内分泌 卵泡刺激素 抗米勒管激素 抑制素 B		低 低	可变 * 低 低	↑可变 * 低 低	↑ > 25U/L ** 低 低	可变 ↑ 低	稳定 非常低 非常低			
窦卵泡数		少	少	少	少	非常少	非常少			
描述性特征										
症状					可能有血管舒缩症状	很可能有血管舒缩症状				泌尿生殖道萎缩症状增加

▲ 图 135-1　该图描述了女性的生殖寿命模型，包括但不限于绝经期的过渡

*. 在周期的第 2~5 天抽血；↑. 升高

**. 根据现行国际脑垂体标准测定的大致预期水平 [67-69]

最后一个月经期（FMP）以 0 表示，绝经过渡期（-2 至 0 阶段）包括月经紊乱增加和（或）直接是最后一次月经。注意，在早期卵泡期卵泡刺激素（FSH）的间歇性升高可在任何临床症状开始前（-3a 阶段）检测到，而 FMP 直到闭经 1 年后才能确定（引自 Harlow SD, Gass M, Hall JE, et al: Executive summary of the Stages of Reproductive Aging Workshop + 10: addressing the unfinished agenda of staging reproductive aging. Fertil Steril 97:843-851, 2012.）

三、流行病学（表 135-1）

（一）绝经期年龄

关于自然绝经年龄的估计大多数是基于西方社会白人女性的样本。在一项针对美国中年白人女性的大型、综合性前瞻性队列研究［马萨诸塞州女性健康研究（MWHS）］中，自然绝经年龄是 51.3 岁，这证实了先前的报告。全国女性健康状况（SWAN）研究是一项多中心、多种族、以社区为基础的女性与绝经过渡期的队列研究，报告称经其他因素调整后，整体自然绝经年龄的中位数为 52.5 岁。在美国以外进行的研究表明，非洲人、非裔美国人和墨西哥裔西班牙人的绝经年龄要早于白人女性，而日本和马来西亚女性的绝经年龄中位数与欧洲裔女性相近。然而，最近 SWAN 的一项分析发现，在对其他因素进行调整后，美国不同种族背景的女性自然绝经年龄没有显著差异。与已婚女性相比，分居、离婚或丧偶的女性的绝经期更早。绝经推迟是指 FMP 发生在 54 岁以后，而绝经提前是在 40—45 岁，约 5% 的女性会发生这种情况。大约 1% 的女性在 40 岁之前经历过高促性腺激素性闭经或卵巢早衰（POF）。在 SWAN 中，不吸烟、基线健康状况较好、受教育程度较高、基线体重较高或以前使用过口服避孕药的女性，FMP 的年龄中位数明显较高。据报道，产妇的自然绝经年龄明显晚于未产妇。Gold 和同事以及 Cramer 和同事观察到，随着活产婴儿数量的增加，绝经期的年龄也有增加的趋势。分娩和口服避孕药导致自然绝经期推迟的机制可能是在生殖早期减少了排卵周期的次数和延长了卵母细胞的保存期，从而导致绝经期推迟。

（二）基因、环境、生活方式和抑郁

遗传因素可能影响绝经时间。位于 3 号染色体上的睑蛋白沉积基因以及 X 染色体缺失（如 POF 1 和 POF 2 基因）已被证明会使女性提前绝经。在 Tibiletti 和同事的一项研究中，系谱分析揭示了早期绝经和 POF 遗传的主要模式是通过母系或父系亲属。由于 POF 和早期绝经具有相同的遗传特征，它们实际上可能代表了同一遗传疾病的不同表达。脆性 X 综合征突变前携带者易出现绝经期提前。雌激素受体的 $pvu \, II$ 多态等位基因与自然绝经年龄的略微提前有关。

环境毒物可能在绝经早期有影响。大量文献表明，现在的吸烟者比不吸烟者绝经年龄提前（1~2 岁），绝经过渡期也变短，并且表明香烟烟雾中的多环碳氢化合物对卵泡有毒，可能会造成卵泡的损失，从而使吸烟者提前绝经。用烷基化细胞毒素进行放疗和化疗也是绝经期提前的原因。还有证据表明，通过高乳糖乳制品摄入半乳糖可能是一种饮食风险因素，而由半乳糖 -1- 磷酸尿苷转移酶测定的半乳糖代谢可能是绝经期提前的遗传风险因素。

Harlow 和他的同事观察到，在对年龄、胎次、月经初潮年龄、受教育程度、吸烟和身体质量指数（BMI）进行调整后，接受抗抑郁症药物治疗的女性进入围绝经期的速度比没有抑郁症的女性快 20%。流行病学提供群体的情况，而临床医学则针对患者样本和个体。例如，在以人群为基础的研究中，全球范围内抑郁症患病率的增加与绝经过渡期并无关联，而在临床样本中，据报道绝经期前后的抑郁症是有所增加的。根据对美国多种族女性的人群抽样调查，在 46 岁以下经历绝经期的女性，未来患冠心病和卒中的风险增加了 2 倍，这与传统的心血管疾病因素无关。此外，绝经期症状在女性中有所不同，当评估与绝经相关的流行病学因素时必须区分人群和个体。

表 135-1　绝经早期的病因

- 种族 / 民族
- 胎次
- 优先口服避孕药使用
- 社会经济状况
  - 较低受教育程度
  - 婚姻状况
  - 压力
- 家族 / 遗传因素
  - 睑裂综合征基因
  - POF 1/POF 2 基因
  - 脆性 X 综合性
  - PVU II 多态等位基因
- 环境毒素
  - 吸烟
  - 化疗
  - 辐射
  - 半乳糖消耗
- 体重指数（BMI）
- 抑郁

四、发病机制

（一）卵巢

女性生殖衰老的基础是卵巢的卵母细胞 / 卵泡耗竭。在发育过程中，卵母细胞在女性怀孕 20 周时达到峰值，20～40 周时卵母细胞减少 2/3，总数从 600 万～800 万下降到 100 万～200 万。女性一生中最严重的一次闭锁（卵泡丧失率）发生在出生之前。在青春期开始的时候，生殖细胞的数量已经减少到 30 万～50 万个。随后生殖衰老经历通过闭锁或排卵而导致的卵母细胞稳定下降这一过程，但并不一定以恒定的速率发生。闭锁是一种凋亡过程。在 35～40 年的生育期中，将有 400～500 个卵母细胞被排出；到绝经期，只剩几百个卵泡。正常女性绝经期相对较宽的年龄范围（42—58 岁）表明，女性可能具有高度可变的卵母细胞数量，或者说卵母细胞的损失率变化很大。最近，最终卵母细胞数这一概念受到一些研究的质疑。目前的证据表明，雌性哺乳动物在成年期可能通过生殖干细胞产生新的卵母细胞。此外，从小鼠和人类卵巢中分离提纯的卵原干细胞证实了这些细胞的确存在于成年哺乳动物体内。

（二）基因学

各水平卵泡下降都受到分子遗传学的影响。在小鼠卵巢的卵母细胞 / 卵泡的产生、发育和闭锁过程中，遗传修饰起着重要作用。KIT 受体存在于卵泡中的卵母细胞和卵泡膜细胞上，其配体 KIT 配体由颗粒细胞产生，分别由 *KIT* 基因和 *Mgf* 基因编码。这些基因的突变改变了 KIT 和 KIT 配体蛋白的表达，导致小鼠颗粒细胞增殖和（或）卵母细胞生长发生改变。生长分化因子 -9（GDF-9）是卵泡发育过程中由卵母细胞分泌的一种生长因子，已被证明可以促进人体卵泡在器官培养中的生长、发育和存活。叉头转录因子（FOXL2）是脊椎动物卵巢发育高度保守的调控因子，并被认为是先天性家族性睑口狭小症内眦赘皮综合征（BPES）患者卵巢功能衰竭的原因之一。

（三）卵巢和垂体激素

随着女性进入绝经期，卵巢卵泡的减少与下丘脑 - 垂体 - 卵巢轴的激素变化有关。FSH 是卵泡活性的间接标志物，当卵泡数量下降时，FSH 水平升高。大量的横断面研究报道了 FSH 随着年龄的增长而逐渐增加。在生殖后期，FSH 的初始升高在月经周期的早期卵泡期最为显著，但它是间歇性的，并非在每个周期都发生。在近绝经期临床症状明显之前，这种升高可以被首先检测到。FSH 水平的升高似乎是卵巢抑制素 B（一种反映卵泡数量下降的二聚体蛋白）水平下降的结果。在生殖期，抑制素通过与垂体前叶促性腺激素受体结合，选择性地抑制 FSH。在绝经过渡期早期，体内雌二醇是稳定甚至升高的；接近最后一次月经期时，下降趋势明显。墨尔本女性中年健康项目追踪观察了一组绝经过渡期的女性，研究结果证实抑制素 B 的降低先于 FSH 的升高和雌二醇的降低，后者发生在过渡期后期。

虽然循环中的 FSH 和雌二醇在接近绝经期时有所不同，但在绝经后卵巢的所有功能卵泡丧失后，类固醇激素生成酶完全缺失。在 20—40 岁之间，总睾酮浓度下降约 50%，这种与年龄有关的下降在过渡期不会进一步改变。同样地，脱氢表雄酮（DHEA）和它的硫酸盐（DHEAS）会随年龄增长而下降。由于循环性激素结合球蛋白（SHBG）在绝经期间减少，所以游离雄激素水平上升，这可以从游离雄激素指数（T÷SHBG×100）的小幅上升看出。雄烯二酮在过渡期相对稳定，在腺外组织可转化为雌酮。这解释了几乎所有的雌激素在绝经后的循环。当排卵停止时，伴随着女性的 FMP，血清孕酮水平总是维持很低水平。AMH 由小卵泡颗粒细胞产生，近年来成为卵巢储备能力的直接标志物。Sowers 和同事们描述了 AMH 线性下降到绝经前 5 年检测不到的水平。Freeman 和同事发现，在生殖后期的 AMH 水平可以预测出绝经年龄的中位时间，AMH 水平 < 0.2ng/ml 的女性平均为 6 年，而 AMH 水平 < 1.5ng/ml 的女性平均为 13 年。AMH 的变化率可能提供关于绝经时间的进一步有价值的信息，因为在宾夕法尼亚大学卵巢衰老研究中，有证据表明 AMH 下降快的女性比那些在一段时间内显示出较低的 AMH 下降率的女性更容易进入绝经期。随着 AMH 测定方法灵敏度的提高，将来可能对女性个体进行更精确的绝经年龄预测。

五、临床特征

随着月经周期的改变，即将进入绝经期的女性的临床症状是明显的。正常的月经周期从 21 天到 35 天不等，随着女性进入绝经期，无排卵性周期变得越来越普遍，周期长度也更加多变。对经期记录的前瞻性分析表明，月经停止前的最后 10 个周期中，周期长度平均增加到 35 天以上。达到这一水平后，有些人的周期会缩短，而另一些人的周期则会延长。绝经过渡期早期是指连续周期之间 7 天或更长的月经周期长度有持续性差异。绝经过渡期晚期最终以 FMP 为结束，即闭经期 ≥ 60 天。很难区分那些真正与绝经期有关的症状和那些由衰老引起的症状。潮热、盗汗和阴道干涩与绝经过渡期明显相关，而且有一些积极的证据表明绝经期与睡眠障碍有关。此外，情绪症状，如焦虑和重度抑郁，也与绝经过渡期有关。

（一）血管舒缩症状（潮热、盗汗）

潮热是绝经过渡期的标志性症状，通常被定义为上臂和脸部的一过性发热，常伴随皮肤潮红和大量出汗。许多热潮过后会有寒战，并伴有心悸和焦虑感。有 60%～80% 的绝经期女性在绝经过渡期的某个时候会有潮热症状。近 1/3 的女性在绝经过渡期会去医院检查，那些有潮热和情绪症状的人更是频繁。大部分中年女性潮热会持续数月到 5 年不等，仅有少数会超过 30 年。虽然潮热的起因并不完全清楚，但研究表明核心体温调节的改变或内源性激素水平的改变或许与潮热的发生有关。潮热对女性的生活质量有负面影响，因为它会导致睡眠紊乱，从而引起疲劳、易怒、健忘、严重的身体不适，以及对工作的负面影响。

（二）情绪症状

来自 SWAN 的数据显示，在对大样本中年女性的 10 年随访中，焦虑水平较低的女性在围绝经期或绝经后期比绝经前期更容易出现高度焦虑症状，并独立于多种危险因素（不安的生活事件、经济压力、一般 / 较差的健康感知和血管舒缩症状）。然而，在研究开始时就高度焦虑的女性，无论是否分析血管舒缩性症状，其绝经期的出现都与焦虑的增加无关。此外，SWAN 的结果明确表明，围绝经期晚期是抑郁症状以及临床和亚临床抑郁障碍风险增加的时期。

（三）其他症状

经期偏头痛在过渡期达到高峰，潮热在经期前后经常出现但不易被察觉。乳房疼痛 - 压痛在绝经早期更常见，而随着绝经过渡期的进展，更多的低雌激素性症状，如潮热、阴道干涩、盗汗等出现的频率更高。神经肌肉症状在整个绝经过渡期是稳定的，这表明中年女性生活中的其他事件（如生活压力和急慢性疾病）是关节疼痛的常见原因。

六、生殖衰老和身体衰老

（一）下丘脑 - 垂体 - 卵巢轴

生殖衰老与身体衰老常被混为一谈，并非所有女性的衰老速度都是一样的。绝经期历来被认为是一种原发性卵巢事件，伴随着垂体促性腺激素分泌的相关变化，继发于卵巢类固醇激素和蛋白质的减少。然而，越来越多的证据表明，衰老与生殖轴的下丘脑和垂体成分的动态变化有关，而这些变化与性腺激素分泌的变化无关。Hall 和同事使用游离促性腺激素 α 亚单位（FAS）作为绝经后女性促性腺激素释放激素（GnRH）脉冲频率的替代标记，发现在第 5～8 个十年期间 GnRH 脉冲频率下降了 35%，这为下丘脑 GnRH 脉冲发生器活动减慢提供了证据。在其他研究中，LH 被用作 GnRH 分泌的标记物，但结果各不相同。尽管对脉冲频率的估计低于先前的研究，但是 Rossmanith 及其同事在比较自然绝经后的 49—57 岁女性和 78—87 岁女性时发现，LH 脉冲频率是随着年龄的增长而下降的。Santoro 和他的同事发现，绝经后女性的 LH 分泌率与卵巢早衰的年轻女性并无不同，但老年女性能分泌 LH 的整体组织较少，而且更容易被外源性雌二醇抑制。这些年龄相关的下丘脑 - 垂体输出量的变化是由于 GnRH 分泌减少，还是垂体对 GnRH 的响应性改变尚不确定。

（二）生长轴

对于衰老的反应，生长激素分泌停滞是先于绝经期发生的。女性 24h 生长激素（GH）的分泌在雌激素缺乏之前就开始下降，而成人的胰岛素样生长因子 -1（IGF-1）水平则随着年龄的增长而逐渐下降。由于 IGF-1 是 FSH 作用的辅助因子，所以生长轴功能的降低可能导致性腺功能的进一步损害。动物研究表明了雌激素和 IGF-1 之间的相互作用对生殖和月经功能的必要性，提示生长激素分泌停滞可能是加速生殖衰老的直接机制。已知绝经前期女性身体活动水平增加与 IGF-1 水平升高有联系，这使得与衰老相关的身体活动减少增加了加快生长激素停滞的可能性，也可能使生殖衰老加速。生长轴可以用相对简单的方式进行调节。一项小规模研究发现，对绝经后女性补充孕酮后，她们的 GH 分泌会恢复至更接近年轻人的水平。其他研究表明，黄体酮可以预防绝经后女性的睡眠障碍，积极调节生长激素、促甲状腺激素和褪黑激素的分泌。雌激素也可以调节生长激素轴。与性腺功能正常的同龄女性相比，卵巢功能早衰的女性血液循环中的 IGF-1 减少，这证实了 IGF 存在年龄和雌激素依赖性的变化。身体成分的变化（包括内脏 / 腹部脂肪增加、肌肉含量下降、脂蛋白异常变化、胰岛素抵抗相对增加和有氧能力下降），被认为是继发于生长轴变化的改变。

（三）甲状腺

与其他内分泌系统一样，衰老与甲状腺解剖结构的显著变化和下丘脑 - 垂体 - 甲状腺轴的生理变化有关。下丘脑 - 垂体 - 甲状腺轴的细微变化提示下丘脑对甲状腺功能的刺激减少。随着年龄的增长，促甲状腺激素（TSH）的夜间激增可能会消失。此外，甲状腺激素清除率随着年龄的增长而下降，这就解释了为什么甲状腺功能减退的老年人每日甲状腺素替代剂量的减少。已发现绝经后女性补充孕激素可降低 TSH 水平，考虑到绝经后女性 TSH 较高，绝经期内源性孕激素缺乏可能是其诱发因素之一。

（四）肾上腺

随着年龄的增长，血浆皮质醇的最小值和平均值都增加，而脉动频率无明显变化。与 24h 激素平均值的日变化幅度相比，皮质醇和促肾上腺皮质激

素（ACTH）表现出与年龄相关的下降。此外，老年人的夜间皮质醇静息期缩短，这表明随着年龄的增长，他们的昼夜节律功能日益受损。尽管能维持皮质激素的分泌，但随着年龄的增长，硫酸脱氢表雄酮（DHEAS）水平会下降，睾酮水平保持不变。然而，年轻的 POF 患者的 DHEAS 水平并不总是较低，这说明它们的变化并不完全依赖于雌激素。绝经期女性 DHEAS 水平下降与骨质流失和心血管死亡风险增高有关。然而，在绝经过渡晚期，DHEAS 的升高是短暂的，且在 DHEAS 短暂升高期间与抑郁发生率呈正相关，可是在 SWAN 中并未发现这种联系。这些数据突出了女性的年龄和激素依赖性肾上腺功能变化的复杂性，迄今为止人们对这些变化还没有完全了解。

（五）骨

关于绝经期前后的骨骼和衰老，绝经过渡晚期显然是与绝经相关的骨吸收开始的时间点。SWAN 观察到在绝经前和围绝经期早期女性中，较高的 FSH 浓度与 FMP 前更大的骨转换呈正相关，这可以通过较高的血清骨钙素和 I 型胶原的尿 N- 端肽浓度来评估。血清 FSH 与骨密度（BMD）呈负相关，女性在围绝经期晚期或绝经后早期的 BMD 较围绝经期早期低。最后，SWAN 发现与工作和积极的日常活动相比，更多的运动和家庭体育活动与更高的骨密度在统计学上呈显著相关，这表明了中年女性保持活动的重要性。

（六）认知能力

认知功能会随年龄增长而衰退，而休闲活动可能会减轻这些影响。在一项前瞻性的队列研究中，Verghese 和他的同事发现，阅读和玩棋盘游戏能降低患痴呆症和阿尔茨海默病的风险。结合临床和功能性 MRI 对认知的评估，发现绝经期对认知的影响与年龄无关，这表明至少有一些导致认知能力下降的因素可能与激素有关，这一点在短期记忆和学习中表现得尤为明显。在绝经过渡晚期，短期记忆和学习能力会下降，但在绝经后会恢复到接近绝经前的水平。宾夕法尼亚卵巢老化研究发现，在整个绝经过渡期非文字记忆能力的下降与年龄无关。

长期以来，在激素的使用和优越的认知之间

一直存在着流行病学上的联系。在威斯康星州阿尔茨海默病预防登记处，使用激素避孕药的女性比不使用的女性有更高的认知得分，而且与使用时间有强烈联系。虽然在观察性研究的样本中激素治疗与降低痴呆风险有关，但临床试验支持另一种观点，即激素的作用是中性甚至有害的。女性健康倡议（WHI）记忆研究（WHIMS）表明，雌激素（E）+孕激素（P）呈现出对非文字记忆有不利影响而对图形记忆有积极影响的趋势，而单独 E 与整体认知不良相关，特别是在基线认知功能受损的女性中。当把 E+P 和 E 单独试验的数据汇总，并评估痴呆和轻度认知障碍的终点时，发现激素治疗总体上增加了痴呆的风险，这与上述观察数据相悖。综上所述，以上这些发现提供了有说服力的证据，表明人们不应该期望激素治疗能防止认知能力下降。为了协调观察研究（认为激素有益处）与随机临床试验（认为激素有中性或有害作用）之间的不同发现，提出了一个"临界窗口"假说，假设激素治疗的效果取决于有关年龄和绝经过渡期的起始时间。虽然这一假设可能是正确的，但 Maki 最近的一篇评论强烈认为对这一假设的最终检验可能是不可行的。Kronos 早期雌激素预防研究（KEEPS）对纳入的 700 多名刚进入绝经期的女性进行详尽的认知测试，她们被随机分配到经皮或口服雌激素组（均间断性给予孕激素）或安慰剂组。该随机临床试验的初步结果已经发表（2012 年北美绝经期协会年会），并表明激素的整体中性作用。然而，为了真正证明"临界窗口"假说的有效性，对这些女性进行长期的认知终点跟踪是有必要的。

（七）心血管

衰老过程与心血管系统可预测的解剖和生理变化有关。比如 4 个心脏瓣膜的周长逐渐增大、内膜厚度增加、弹性蛋白断裂和动脉壁胶原含量增加等在脉管系统中可检测到的组织学变化。最后，心脏病的自然史通常会受到年龄的不利影响。一些数据表明，有绝经期症状的女性心血管状况更糟糕。然而，最近对 867 名绝经后女性的 Rancho Bernardo 队列研究数据表明情况恰恰相反，那些经受更严重的潮热和盗汗的女性其实心血管事件发生率更少。SWAN 数据表明那些人工绝经或自然绝经的女性会减少她们的体力活动，这可能是介导心血管风险的另一因素。

（八）雌激素依赖性疾病

异常的子宫出血在绝经过渡期是常见的，主要是由于无排卵周期的增加和解剖结构异常。在西雅图中年女性健康研究中，在绝经过渡期之前出现的最常见的主观月经周期变化包括经血量较少（32%）、经血量较多（29%）、经期较短（24%）和经期较长（20%）。与无月经症状的围绝经期女性相比，在整个月经周期中，围绝经期女性经血量大的主观报告是与较高的雌二醇水平有关。除了无排卵周期外，围绝经期女性子宫异常出血的常见原因有平滑肌瘤和子宫腺肌症，这强调了正确诊断和潜在治疗的重要性。

绝经过渡期与压力性尿失禁的进展有关，但这种关系似乎不能归因于雌激素戒断。在 SWAN 中，Waetjen 等人最近发现雌二醇水平与绝经过渡期女性尿失禁的发展或恶化并无关联。此外，另一项研究报告称，压力性、急迫性或混合性尿失禁的女性雌二醇水平没有差异。

子宫平滑肌瘤是女性最常见的子宫肌瘤。女性在生育年龄患子宫肌瘤令医生比较头疼，但在绝经期和雌激素戒断后，它们可能会停止活动并发生退化。然而，对于一些女性来说，伴随绝经过渡期早期而来的不稳定的雌激素水平会导致平滑肌瘤的生长，因此有必要进行干预。也有假说认为，平滑肌瘤内生长因子的局部失调会导致血管生成增加并加速出血。另外，过渡期子宫异常出血也可见于子宫息肉。关于这两种常见疾病在整个绝经期的进展，我们所知甚少。一项对平均年龄为 44 岁的女性进行的子宫息肉和平滑肌瘤的纵向研究表明，患有子宫息肉的女性中有 70% 报告有异常的子宫出血，是无息肉女性的 2 倍多。平滑肌瘤的表现则更为多变，无症状女性中平滑肌瘤有较大增长，而随着女性年龄的增长平滑肌瘤则普遍萎缩。

七、诊断

尽管流行病学趋势是 FSH 升高和雌二醇降低，并随过渡期的进展而增加，但测定 FSH、抑制素和雌二醇充其量只能为了解女性个体的绝经状况提供一个不可靠的指导。尽管越来越多的证据表明，与年龄、AFC 或卵巢容积相比，AMH 是绝经过渡期晚期的一个更强的预测因子，但它缺乏足够的敏感性和特异性而无法成为一个有效的诊断测试。诊断绝经期最合理的方法应该基于对月经周期模式的评估，以及对有围绝经期症状女性的纵向评估。激素水平与症状和周期特征密切相关。因此，如果一名 45 岁以上的女性最近出现了月经规律紊乱和暂时性低雌激素血症的症状，那么她很可能已经进入了绝经过渡期。话虽如此，但临床医生应该注意排除其他可能被与绝经过渡期相关的常见症状所掩盖的疾病。由于月经不调可能是甲状腺功能障碍的唯一表现，因此至少应进行 TSH 水平的筛查。

许多女性在绝经过渡期会感到身体不适和烦躁不安，这些症状应该与临床抑郁症可能造成的更严重和危及生命的风险进行正式区分。Cohen 及其同事最近的一项研究表明，与绝经前女性相比，没有终生抑郁症病史的女性如果更早进入绝经期，那么她出现重度抑郁症的风险更大。对参与 SWAN 的女性的分析显示，15.8% 没有重度抑郁症病史的参与者在 7 年的观察过程中出现了重度抑郁症的症状。一生中患有焦虑症和在抑郁症发作前有生活压力很大的经历也预示着抑郁症的首次发作。

非典型性潮热可由非雌激素相关原因引起，包括新发糖尿病伴自主神经功能障碍、类癌和嗜铬细胞瘤。在 40 岁之前进入绝经期的女性应该进行更广泛的检查，包括对卵巢早衰患者进行适当的筛查。

八、治疗

在绝经过渡期及其之后，与患者讨论治疗方案时强调短期和长期的治疗目标是重要的。因为短期治疗（＜5 年）和长期治疗（≥5 年）的好处和坏处是不同的，所以区分这些问题显得尤为重要。医生和患者经常困惑于如何解释文献中在个别情况下的绝经期激素治疗（MHT）方法的建议。短期疗法立竿见影且益处巨大，因此在缓解症状方面的作用就不那么令人困惑了。

（一）短期疗法

一些女性在绝经过渡期毫无感觉，另一些则深受影响，而且大多数都有些令人讨厌的症状。将绝经过渡期症状同自然衰老过程中的表现区分开来是困难的。尽管越来越多的支持性证据表明抑郁症和性功能障碍也可能与绝经独立相关，但总的来说，血管舒缩性症状、睡眠障碍和阴道症状与绝经过渡期有着最强烈且最一致的联系。为女性个体选择最佳治疗方案需要了解每种治疗的风险和益处。

2012 年，北美绝经期协会（NAMS）发布了一份激素治疗的立场声明，它描述了雌激素治疗（ET）与雌激素 - 孕激素治疗（EPT）在绝经相关症状的治疗和自 FMP 以来不同时间间隔的疾病预防方面的收益 - 风险比。根据该声明，ET 是治疗绝经相关血管舒缩性症状及其潜在后果（如睡眠质量差和易怒）的最有效方案，也是治疗中到重度阴道萎缩症状最有效的方法。局部低剂量 ET 也可能改善性功能和膀胱过度活跃的症状。NAMS 不仅强调基于女性健康和危险因素的激素个体化治疗，还强调EPT 的使用应受到限制，因为使用 4～5 年后会增加乳腺癌风险和乳腺癌死亡率。对于 ET，在平均 7 年的使用和 4 年的随访中观察到更有利的风险 / 收益情况，这一发现允许 ET 在使用时间上有更大的灵活性。在最近发表的一篇文章中，美国妇产科医师学会支持使用非口服 ET 以降低静脉血栓栓塞的风险。

1. 血管舒缩症状 血管舒缩性症状可能致残，而行为干预对缓解症状是有帮助的。我们可以鼓励患者穿分层的衣服，这样方便增减衣物以保持对核心体温的控制。改变饮食习惯，比如辛辣食物、咖啡因和过量酒精的摄入可以避免或减少食用，因为它们可能会造成脸红。还应该告知患者进行规律的体育活动、均衡的饮食和减压（特别是有节奏的呼吸）可能对减少症状有额外的帮助。

治疗血管舒缩性症状的另一选择是药物治疗。MHT 仍是治疗血管舒缩性症状最有效的选择。40多个口服和经皮雌激素治疗的随机对照试验报告，雌激素的有效剂量低于结合性雌激素或等效物的常规剂量 0.625mg，血管舒缩性症状的严重程度有所降低。在短期（12 周）和长期（2 年）治疗中，给予 0.3mg/d 的雌激素均可显著改善血管舒缩性症状。经皮雌二醇、雌二醇经皮喷雾剂和 17-β 雌二醇鼻腔喷雾剂也能有效减少潮热。对包含 32 例比较结合性雌激素和 17β- 雌二醇（口服和经皮）减少潮热试验的系统评价进行 Meta 分析发现，它们的有效性是可比的。

为了提高用药依从性，根据每个个体的需要选择最合适的 MHT 方案（剂量、给药途径和计划）是很重要的。在有子宫女性的围绝经期和绝经后期，患子宫内膜增生和子宫内膜癌的风险与单独使用 ET 有关，通过补充孕激素可降低这些风险。一般来讲，孕激素可经口、经皮或经阴道给药，既可连续给药也可间断给药。最近的证据表明，使用左炔诺孕酮宫内缓释系统（LNG-IUS）在子宫内膜保护方面可与其他孕激素方案相媲美。

迄今为止，最好的二线治疗方法是新型抗抑郁药物，它们通过选择性抑制血清素再摄取（SSRI）发挥作用。研究表明，文拉法辛（Venlafaxine）可使潮热症状减少约 60%，低剂量的文拉法辛可有效治疗癌症幸存者新近绝经期的潮热。在一项比较帕罗西汀（Paroxetine）控释片与安慰剂的随机、双盲、安慰剂对照平行组研究中，帕罗西汀治疗组的潮热中位数减少了 60%，而安慰剂组减少了 37%。在两项随机、双盲、安慰剂对照试验中，每天给予 300～900mg 的加巴喷丁（Gabapentin），可减少多达 45% 的潮热症状。每日给予艾司西酞普兰（Escitalopram）10～20mg 治疗，对有血管舒缩性症状的健康女性可显著改善绝经相关的生活质量。帕罗西汀最近被美国食品药品管理局批准为治疗潮热的第一个非激素化合物。维拉利普（Veralipride）在绝经后潮热的治疗中比安慰剂更有效。在选定的绝经期患者中，醋酸甲羟孕酮（Depo-medroxyprogesterone acetate）和醋酸甲地孕酮（Megestrol acetate）是雌激素治疗绝经后血管舒缩症状的有效替代药物。口服和经皮给予可乐定（clonidine）可能对一些患者有益，但它们具有潜在的不良反应。最近，每日口服微粉化黄体酮 300mg 被证明可有效治疗严重的血管舒缩症状。

迄今为止，对非激素治疗血管舒缩性症状的双盲、随机、安慰剂对照试验的最大系统评价和 Meta 分析显示，SSRI、可乐定和加巴喷丁在降低绝经期潮热的频率和严重程度方面具有支持性证据。

2. 性功能　性功能的改变与绝经过渡期有关，但是它们与激素水平，特别是雌激素和雄激素的关系相对较弱。雄激素水平在人工绝经后出现最一致的变化，而不是自然绝经后。一些随机、双盲、安慰剂对照的睾酮试验提供了证据，证明使用超生理剂量雄激素补充剂可以改善性欲低下。虽然短期的安全性看起来令人放心，但目前还没有长期的安全性数据，对治疗干预的理想候选方法也没有达成共识。

最近的一项前瞻性随机、双盲、安慰剂对照的 III 期临床试验显示，阴道给予 DHEA 对性欲、性唤起、性高潮和性活动疼痛有显著的益处。虽然数据有限，但阴道内 DHEA 是治疗阴道萎缩相关的性功能障碍的一种有前景的新疗法。任何有性问题的女性都应该对其确切的性质和潜在的原因进行彻底的评估，包括药物使用、心理压力来源和并发症。

3. 泌尿生殖系统症状伴外阴阴道萎缩　外阴阴道萎缩的治疗应侧重于缓解低雌激素水平引起的萎缩性解剖学改变。非处方阴道润滑剂和保湿霜通常是阴道萎缩相关症状的一线治疗手段。

至少有 9 个随机对照试验表明 ET（口服、经皮或阴道）能改善泌尿生殖系统症状。局部应用雌激素（乳膏、片剂或环剂）相较于全身雌激素替代疗法，在缓解阴道干涩和性交困难方面是更好的选择，因为这样可以避免体内出现高水平雌激素，它们也能有效缓解性功能障碍。然而，关于 MHT 对尿失禁症状影响的数据是复杂的。在纳入 WHI 的绝经后女性中，MHT 显著增加了女性所有类型尿失禁 1 年内的发生风险，她们在纳入研究时没有失禁的情况。MHT 对压力性尿失禁的影响尤为明显，这项研究的结果在 Cochrane 数据库 Meta 分析中得到了证实，该数据库共纳入 19 313 名失禁女性，其中 9417 人在 33 项研究中接受了 ET 治疗，在全身应用 MHT 时，发现尿失禁症状恶化。然而，局部阴道 ET 可通过改善急迫性尿失禁的发作而有助于缓解尿失禁。

一些研究探讨了选择性雌激素受体调节剂在阴道萎缩治疗中的作用。在一项双盲、随机的 III 期试验中，60mg 剂量的奥斯派芬（Ospemifene）对阴道干涩和性交困难症状显示有效且耐受性良好。此外，奥斯派芬已被证明不会引起子宫内膜增殖。

4. 月经失调　如前所述，月经失调在绝经过渡期很常见。只要没有禁忌证（如吸烟、先兆偏头痛），可长期口服避孕药。避孕药对调节月经和情绪不稳定以及避孕都是有效的。然而，绝经过渡期口服避孕药的女性在 7 天停药期可能会出现不良症状，限制或消除停药反应可能会使症状改善，此时可选择在停药期经皮（25～50ug）或口服雌二醇。对于不需要避孕的女性，可以考虑 MHT。联合持续给予 MHT 有随时发生突破性出血的不良反应。周期性给药的话，女性每月仍可有"月经样"出血。最后，对于以月经紊乱为主要症状的女性，只要没有子宫病变，使用 LNG-IUS 是可以减少月经流量的。

5. 绝经期的补充与替代治疗　在 SWAN 队列中，对 45—54 岁女性使用补充和替代药物（CAM）的使用率估计超过 40%，许多女性使用不止一种方法。种族差异表现在非裔美国女性上，她们不太可能使用 CAM；特殊疗法的使用也因种族背景的不同而有显著差异。

使用大豆/异黄酮产品可能有一些好处。在一项研究中，女性服用含有 40mg 蛋白质和 76mg 异黄酮的大豆蛋白补充剂后，血管舒缩症状减少了 45%，而安慰剂组则减少了 30%。人们对黑升麻的使用表现出了一些兴趣，但是最近的一项随机、安慰剂对照试验并没有证明其有效性。在使用月见草油［γ- 亚麻酸（GLA）］治疗绝经期血管舒缩症状的随机、双盲、安慰剂对照研究中，女性在出现夜间潮热的最大次数上有显著改善；然而，GLA 并没有提供安慰剂以外的益处。在一项双盲、对照临床试验中，每天服用 4.5g 东奎和安慰剂，潮热减少了 25%。对特定形式的 CAM 相关文献的回顾发现，总体证据是混杂的、低质量的，不足以给出具体的建议。

（二）长期疗法

1. 心血管疾病　观察性研究表明，MHT 有利于心脏病的一级预防。WHI 是一项一级预防试验，对 16 608 名健康的绝经后女性进行了为期 5.2 年的研究，她们每日服用 MHT 或安慰剂。虽然冠心病

的死亡率没有增加，但使用 MHT 的女性患心脏病的风险比服用安慰剂的女性高 29%。

心脏和雌激素/孕激素替代研究（HERS）表明，患冠心病（CHD）的女性随机服用结合性雌激素和醋酸甲羟孕酮后，第 1 年发生心肌梗死的风险增加了 52%，并且在使用的前 3 年 CHD 的死亡率增加。经过 6.8 年的 HERS II 期随访，雌激素使用者的原发性和继发性 CHD 事件并无差异，因此，使用 MHT 对于心脏病的二级预防没有任何临床益处。此外，美国心脏协会支持那些目前正在使用 MHT 的女性在发生急性事件后应停止治疗的做法。

KEEPS 研究的目的是评估 MHT 对女性的影响，这些女性在最后一次月经期的 3 年内开始服用 MHT。治疗组包括：①口服结合性雌激素（o-CEE）0.45mg/d；②经皮雌二醇（t-E$_2$）50ug/d；③安慰剂。此外，试验组给予周期性微粒黄体酮 200mg/d，连续 12 天/月，安慰剂组给予安慰剂微粒黄体酮。随访 48 个月后，o-CEE 和 t-E$_2$ 对血压的影响呈中性，对 CHD 生物标志物的影响以有利或中性为主。此外，o-CEE 和 t-E$_2$ 对动脉粥样硬化进展和冠状动脉钙化没有不良影响。

除了心脏病，MHT 还可能引起复发性血栓。WHI 报告在使用 MHT 5 年后卒中风险增加，并且在第 1 年血栓栓塞的风险更高，其风险随后降低至 2 倍左右，这与先前的研究相一致。最近对 WHI 的随访分析显示，在干预后的 2.4 年随访期内，MHT 联合治疗组中冠状动脉和静脉血栓栓塞事件的风险增加消失了。大多数有 MHT 指南的组织已经根据最新报道的临床试验结果修改了他们的建议。美国妇产科学院、北美绝经期协会和美国心脏协会建议，不要将 MHT 作为心血管疾病的一级或二级预防。由于心血管疾病比骨质疏松症和癌症加在一起更容易导致女性的发病率和死亡率，因此应努力确定有风险的患者，并建议其改善生活方式、饮食和其他药物治疗［即 β 受体拮抗药、阿司匹林、血管紧张素转换酶（ACE）抑制药、他汀类药物］，这比 MHT 的长期治疗更有益，危害也可能更小。

2. 骨　增加女性骨折风险的因素有许多。不可变的危险因素包括年龄、家族史、骨质疏松性骨折的个人史和绝经早期。可变的危险因素包括体重（瘦女人的风险增加）、过量饮酒、当前吸烟、低钙

摄入、维生素 D 缺乏、久坐的生活方式和低骨密度。根据 2011 年新医学研究所（IOM）发布的建议，19—50 岁的女性每天应补充 1000mg 钙，50 岁以上的女性每天应补充 1200mg 钙。维生素 D 建议每日摄入量为 600U，但年龄＞ 70 岁的人可能需要更多。为保证骨骼健康，IOM 建议血清维生素 D 水平不低于 20ng/ml（50nmol/L），因为这一水平涵盖了 97.5% 人口的需求，但是不建议常规筛查维生素 D 水平。

负重运动能刺激成骨细胞形成新骨。在绝经期女性中，22 个月的负重运动可使腰椎骨密度增加 6.1%。锻炼的好处在 90 岁体现出来，并且只有坚持锻炼才能持续下去。改变生活方式可改善年轻女性的骨密度，并可预防老年女性骨折，因此它们是廉价且安全的治疗建议，应列入每一项日常健康维护检查中。

对于未来骨折风险高的女性和已经患有骨质疏松症的女性，药物治疗是必要的。骨折风险评估工具（FRAX）是与 WHO 合作开发的，用于预测一个人在未来 10 年内骨质疏松性骨折的发生风险。在美国，当患者的骨密度显示骨质疏松时，FRAX 被广泛用于辅助治疗的决策。如果在未来 10 年内髋部骨折的风险为 3%，或重要部位骨质疏松性骨折的风险为 20%，或两者兼而有之，则应考虑治疗。用于 FRAX 的临床危险因素包括年龄、性别、体重指数、脆性骨折既往史、父母髋部骨折家族史、目前吸烟情况、使用皮质类固醇、每天 3 个单位的酒精摄入量、类风湿关节炎、骨质疏松症的其他继发性原因（表 135-2）。可用的预防和治疗方法的清单见表 135-3。

雌激素是绝经前低雌激素女性骨质疏松症的主要防治手段。许多随机临床试验表明，MHT 可增加髋、腰椎及其周围部位的骨密度。目前政府没有批准 MHT 产品可用于治疗骨质疏松症，然而它们中的大多数已经被批准用于预防骨质疏松症。观察性研究显示 MHT 可减少女性的椎骨骨折，也可能减少髋部骨折。一项纳入 22 项雌激素试验的 Meta 分析报告说，在考虑到个别研究质量各异的情况下，非椎体骨折的总发生率降低了 27%。HERS 和 HERS Ⅱ 没有发现 MHT 可减少髋部、腕部、脊椎或全骨折，不过他们的随访间隔相对较短。WHI 是

表 135-2　骨折风险评估（FRAX）工具中使用的危险因素

- 年龄
- 性别
- 体重
- 身高
- 既往骨折史
- 父母髋部骨折家族史
- 目前吸烟情况
- 糖皮质激素使用
- 类风湿关节炎
- 继发性骨质疏松
- 每天饮酒＞ 3 个单位
- 股骨颈骨密度

表 135-3　用于预防 / 治疗骨质疏松症的药物

药　物	预防 / 治疗	作用部位
双膦酸盐	预防＋治疗	椎骨和髋部
选择性雌激素受体调节剂	预防＋治疗	椎骨
降钙素	治疗（绝经后期 5 年以上）	椎骨
甲状旁腺激素	治疗	椎骨和髋部
RANK 配体抑制剂	治疗	椎骨和髋部
雌激素	预防	

第一个证明使用雌激素可降低髋部骨折风险的随机对照试验，也报道过椎体和其他骨质疏松性骨折的风险降低。最后，美国预防服务工作组（USPSTF）得出结论，有充分的证据表明 MHT 可以增加 BMD 并减少骨折。早期绝经的女性需要预防骨质流失，在她们达到正常的绝经年龄之前最好使用 MHT 或口服避孕药而非特异性治疗，在达到正常绝经年龄时可以对治疗进行重新评估。

对患有骨质疏松症的绝经后女性可以进行非激素治疗。阿仑膦酸盐（Alendronate）是一种双膦酸盐，能增加绝经期骨质疏松症女性的骨密度和降低骨折率，已被美国食品药品管理局（FDA）批准用于预防（每天 5mg）和治疗（每天 10mg 或每周 70mg）骨质疏松症。利塞膦酸盐（Risedronate）比阿仑膦酸盐更有效，上消化道不良反应更少，它可降低女性骨质疏松性骨折的发生率。雷洛昔芬（Raloxifene）是选择性雌激素受体调节剂，是唯

——一个被批准用于预防绝经后女性骨质疏松性骨折的长期治疗用药，并且可以减少脊椎骨折。降钙素（Calcitonin）抑制骨吸收，可通过鼻内给药，每日剂量为 200U，可以增加骨量和降低椎体骨折的风险。地诺单抗（Denosumab）是一种核因子 -κB（NF-κB）受体激活物配体的人源化单克隆抗体，它与破骨细胞表面 NF-κB 受体激活剂结合，阻断破骨细胞的增殖和分化。2010 年，地诺单抗被批准用于骨折风险高的绝经后骨质疏松女性的治疗，每 6 个月皮下注射 1 次。最后，重组甲状旁腺素（每日皮下注射）也被批准用于治疗骨折风险高的绝经后骨质疏松女性。

九、总结

总之，绝经期激素治疗仍是治疗严重绝经期症状最有效的方法。此外，它还可以防止骨吸收和改善阴道萎缩症状。目前的建议是以最低的有效剂量，在最短的时间内控制症状。在后 WHI 时代，许多女性不愿意服用激素。但要注意的是，WHI 参与者的平均年龄是 63 岁，比绝经期的平均年龄大得多。新的研究证实，年轻女性缺乏先前报道的不良反应，并支持使用 MHT 能缓解围绝经期女性的症状。WHI 女性干预后随访 10 多年的长期结果证实了短期使用该干预措施的总体安全性。正在进行的工作将有助于加深对绝经期变化引起症状的机制的理解，提高我们识别处于更隐匿症状（即潮热、阴道干燥、睡眠或情绪不适）风险中女性的能力，并且靶向治疗将使女性保持活力来跨越人类繁衍过程中的这一重要节点。

第十三篇
男性生殖
Male Reproduction

ENDOCRINOLOGY
Adult & Pediatric（7th Edition）
成人及儿童内分泌学（原书第 7 版）

第 136 章　精子发生
Spermatogenesis

David M. de Kretser　Kate Loveland　Moira O'Bryan　**著**

平　锐　刘　萍　**译**

要　点

- 精子形成是在生精小管内完成的，在男性生命周期内包括从精原干细胞的复制到连续精子的产生。
- 该过程包括精原细胞的有丝分裂复制，以及随后初级和次级精母细胞的染色体数目减数分裂至单倍体状态。
- 单倍体精子细胞经历复杂的分化过程，称为精子发生，最终细胞核浓缩形成精子头部，顶体和精子尾巴发育，细胞器的重组，以及多余的胞质脱落。
- 整个生精过程受到高度调控，从精原细胞到精子的发育是一个固定的过程，因种而异。
- 与生精小管外环境能够接触的唯一生殖细胞是精原细胞。这是因为其余类型的生殖细胞都定殖于支持细胞调控的具有免疫特异性的生精管内。同时支持细胞保障这些生殖细胞结构发育并形成血睾屏障。
- 生精小管外的组织是被间质细胞所环绕的血管，睾丸间质细胞生成并分泌睾酮，并与促性腺激素FSH和LH一起对精子的生成至关重要。

睾丸在男性的生殖周期中对精子的生成具有双重调节功能。它生成雄性化的类固醇激素称为雄激素。本章节介绍精子生成的主要特征，概述类固醇激素生成的重要特点，第138章会有更详细的说明。局部睾酮的生成是正常精子生成的关键需求，这一章将讲述雄激素和促性腺激素调节精子生成的关键细胞因素。

一、宏观组织

浆膜在睾丸的前外侧和内侧表面覆盖形成一个封闭的腔，称作鞘膜腔。鞘膜腔孤立突出于腹膜腔，反映睾丸起源于后腹膜。在成年男性中，睾丸长4～5cm（15～35ml），结构致密。在后方，睾丸与附睾和精索相连。精索内包括输精管和睾丸神经血管蒂[1]。神经（来自肾和腹主动脉丛的自主神经）和血管通过一个厚1mm、深入鞘膜腔的纤维结缔组织囊进出睾丸，这个囊叫作白膜。白膜在许多物种中是半透明的，但是由于胶原纤维丰富，在人类睾丸中是不透明的。

进入睾丸后部，睾丸动脉下降至白膜下方的下极，形成脉管膜。在人的睾丸中，在较小的分支穿透实质之前，动脉的主干在前表面下方上升。这种组织结构的结果是，在人类睾丸白膜上极的内侧和外侧切开切口（如在精子提取过程中）不可能遇到大动脉分支[2]。

后部白膜增厚并伸入睾丸的薄壁组织形成纵隔，纵隔是蜂窝状的结构，网状睾丸通过网状小管经生精小管连接到附睾。许多不完善的、薄的结缔组织隔膜从白膜向纵隔延伸，从而建立了数百个不完整的锥体小叶，其中包含生精小管和起支撑作用的疏松结缔组织。

（一）生精小管

精子发生在生精小管内，在人类中直径约为200μm，总长度约为600m，占睾丸体积的60%（图136-1）。

纵隔中生精小管的末端呈直管状延伸，称为直细精管。根据物种的不同，单个的生精小管可能高度曲折（如人），或者它们可以形成许多相对线性的段，这些线性段通过头尾发夹弯（如啮齿类动物的睾丸）相连[3]。

生殖细胞在生精小管的上皮内生成精子，精子生成始于与小管基底膜相邻并通过有丝分裂分裂的精原细胞。精原细胞自我更新，导致细胞失去与基底膜的接触，并开始减数分裂，称为初级精母细胞。完成第一次减数分裂后，这些细胞会产生子代细胞，称为次级精母细胞，这些细胞完成完整的减数分裂，就形成了圆形精子细胞。

圆形精子细胞不进行分裂，而是经历复杂的变形，称为精子发生，变成精子，并通过称为精子化的过程释放到生精管腔中。

支撑细胞散布在生精上皮内的生殖细胞之间，称为支持细胞，它们从小管的基膜延伸到管腔，就像一棵树，树干紧靠基膜，其分支散布在生殖细胞之间。因为生殖细胞之间的支持细胞胞质延伸很

薄，成年睾丸中未分裂的支持细胞以及各种类型的分裂和分化生殖细胞的关系很难通过光学显微镜观察到。然而，这种关联的复杂性已经在超微结构研究中得到了详尽的描述（详见综述[4, 5]）以揭示其动态、复杂的结构。当生殖细胞生成精子时，它们逐渐向顶端移动，这些上皮细胞被支持细胞胞质分隔开，从而在支持细胞之间形成口袋或凹陷。最成熟的生殖细胞，即精子，最终被释放到生精小管的内腔中（图136-2至图136-4）。

邻近的睾丸支持细胞及基底精原细胞上方存在一种特殊的细胞紧密连接，阻止了物质的细胞间运输，从而形成了生精小管的基底小室和近腔小室。这些紧密的连接有效地形成了血睾屏障，该屏障可以使精原细胞与基底膜的连接开放，进入近腔小室。

精子和管腔液通过位于小管外表面的小叶周围肌样细胞的不规则收缩而穿过纵隔、进入睾丸网。睾丸网是纵隔内错综复杂的网状空隙，并流入附睾。网状形态具有物种特异性[6]，但通常可以分为三个主要区域。中隔网由直细精管组成，这些小管通入纵隔网，形成一个网状的吻合通道。它们依次排入睾丸外网膜，其特征是一个更宽阔的空间，由连续的6～12个细小的输出小管通向附睾头部。

（二）管间组织

在人的小管基底膜外部，由胶原和细胞外基质隔开的几层成肌纤维细胞和成纤维细胞组成的小管周围组织支撑着生精小管[7]。精子通过小管周围

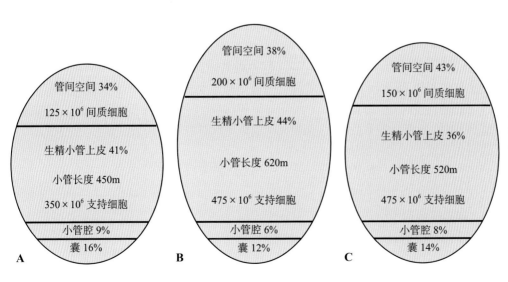

◀ 图 136-1　亚 洲 人（A）、西 班 牙 人（B）和白种（C）男性睾丸成分和细胞的比较

引 自 *Russell LD, Griswold MD（eds.）：The Sertoli cell. Clearwater, FL, Cache River Press, 1993.*

A
管间空间 34%
125×10⁶ 间质细胞
生精小管上皮 41%
小管长度 450m
350×10⁶ 支持细胞
小管腔 9%
囊 16%

B
管间空间 38%
200×10⁶ 间质细胞
生精小管上皮 44%
小管长度 620m
475×10⁶ 支持细胞
小管腔 6%
囊 12%

C
管间空间 43%
150×10⁶ 间质细胞
生精小管上皮 36%
小管长度 520m
475×10⁶ 支持细胞
小管腔 8%
囊 14%

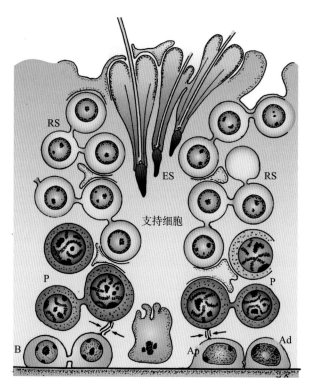

▲ 图 136-2 人类生精上皮的绘图显示了支持细胞与生殖细胞位置之间的关系

Ap. A 亮型精原细胞；Ad. A 暗型精原细胞；RS. 早期圆形精子；ES. 长形精子；P. 初级精母细胞；B. 精原细胞；箭示支持细胞间紧密连接

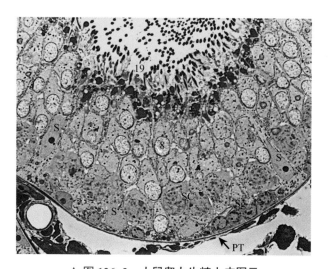

▲ 图 136-3 大鼠睾丸生精上皮图示

S. 支持细胞的细胞核；Sg. 精原细胞；Sc. 原始精母细胞；8. 第 8 步精子细胞；19. 第 19 步精子细胞；PT. 管周组织

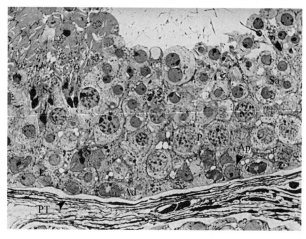

▲ 图 136-4 人类精子发生过程中生殖细胞类型的序列，从一个精原细胞开始，依次经历细胞增殖和成熟的有序序列，并终止于一个成熟的精子

Ad. A 暗型精原细胞；L. 细线期；P. 粗线期；Sa 和 Sc. 精子细胞；PT. 管周组织

组织的蠕动收缩和松弛而被输送到网状睾丸，后者受局部产生的血管收缩和舒张剂的调节，如内皮素、加压素、催产素和一氧化氮[8-10]。管周细胞对雄激素产生反应，分泌各种蛋白质，这些蛋白质改变管内环境，并维持基底膜和生精上皮之间的相互作用[4, 11]。

管间或间质组织由疏松的结缔组织组成，尽管它们的数量组成具有物种特异性，但在哺乳动物的睾丸中细胞和细胞外成分的性质是相似的[12]。睾丸中分泌雄激素的间质细胞的相对比例因物种而异，然而，它们通常占据管间组织面积的 10%~20%（大鼠、豚鼠、公羊、人）[12]。

血管在整个管间组织中随机分布，并且毛细管没有开窗孔。与人类的睾丸相反，在几种啮齿动物（小鼠、大鼠、豚鼠）中存在淋巴管和大淋巴窦，在人类睾丸中，这些血管仅存在于从白膜向内延伸的主要结缔组织隔中[1, 5]。睾丸的血管不会进入生精小管，因此供应生殖细胞中央部位的氧气必须弥散相当一段距离。

在管间组织中也发现了成纤维细胞和巨噬细胞，而淋巴细胞和肥大细胞则呈不规则分布，更常见于脉管膜区域。巨噬细胞和淋巴细胞在有关维持睾丸免疫豁免状态中很重要[13]。

（三）人类睾丸组成

组织定量学研究表明，来自中国、西班牙裔和欧洲背景（29—30 岁）的男性，其睾丸组织组成和细胞数量存在种族差异[14]。睾丸平均重量分别为 13.7、25.9 和 21g（图 136-1）。西班牙裔组（44%）

的生精上皮占整个睾丸的比例最高，其次是中国人（41%）和欧洲人（36%）。这些数据表明，每单位体积的精子产生数量可能因种族不同而不同。

二、精子发生

精子发生是一个复杂、动态的过程，它取决于有自我更新能力的干细胞衍生生殖细胞的增殖和成熟。干细胞维持着能够分化成完全形成的精子的生殖细胞供应。整个精子生成过程的持续时间因物种而异[12]。例如，一个精子生成的周期在小鼠和仓鼠中需要35天，在大鼠中需要50天，在各种非人类灵长类动物中需要45~65天，而在人类中则需要70天[6]。在人类中，精子的释放开始于青春期早期，约13.5岁[15]。精子的生成贯穿一生[16]。一个成年男子精子的产量非常可观，相当于每秒约有1000个新精子。单次射精中通常存在（150~250）×10⁶个精子。

睾丸作为生物工厂的概念是基于其与许多不同组件的生产线的相似性，这些组件经过修改和调整最终组装成终产品，即精子。尽管成年男性的精子产生率令人印象深刻，但这种生产力水平并非睾丸所独有，骨髓和胃肠道上皮显示出相似甚至更强的生成量。像生精上皮一样，这些组织会产生最终分化的细胞，这些细胞会丢失，因此必须在一生中不断地被替换。损伤、疾病或突变都可能对精子生成产生负面影响，但是我们目前对促进或损害精子产生机制的理解是有限的，部分原因是要挑战体细胞和生殖细胞之间复杂而动态的相互作用。

生殖细胞占据了大部分生精上皮细胞。多层排列、较成熟的生殖细胞通常位于更靠近小管腔的位置，它们由从小管底部延伸到内腔的柱状支持细胞在结构上给予支撑。由于未分裂的支持细胞和各种分裂分化的生殖细胞之间的细胞质延伸是薄而复杂的，所以用光学显微镜很难观察到它们之间的组织学关系[5, 17]。随着生殖细胞在精子发生过程中的进展，它们会通过生精上皮向顶尖发展，这些生精上皮被周围支持细胞的延伸所分离并支持。最成熟的生殖细胞即精子，最终被释放到生精管腔中（图136-2至图136-4）。尽管在所有哺乳动物中，包括在灵长类动物中，生精上皮的组织学外观基本相似，但是在生精小管中生殖细胞类型之间所形成的特定关联性，物种间的变异是显而易见的。这些特征性关联在精子形成周期一节中讨论，并称为阶段。生精过程的复杂性取决于以下因素：①促性腺激素、类固醇激素（尤其是雄激素），以及局部旁分泌、自分泌和生长因子对睾丸的适当内分泌刺激；②严格调节生殖细胞和支持细胞内基因的表达；③单个支持细胞与其密切相关的各种类型的发育生殖细胞之间的动态相互作用；④支持细胞在生精小管内维持独特的生理环境，从而限制了源自小管间组织及其脉管系统的细胞、大分子，以及免疫原性物质的进入。这些参数的任何一种紊乱或损害都可能导致精子发生的破坏或抑制，并导致精子缺陷和（或）精子数量减少（参阅第141章）。

（一）支持细胞

了解支持细胞和生殖细胞之间的结构关系对于了解这些细胞在精子发生中的作用，以及它们调控精子发生环境的方式至关重要。在成年睾丸中，支持细胞是生精小管中唯一的非分裂细胞类型，它们占生精上皮体积的25%。每个支持细胞部分或完全包围数十个或更多的生殖细胞，为它们提供结构和生化支持，以及局部免疫保护。有关支持细胞的文献非常丰富和详尽[5, 12]，并为支持细胞如何支持精子发生过程提供了精确的见解。

1. *形状和分布* 睾丸支持细胞像一棵树，因为它们是高大的柱状细胞，位于基底膜上，并从细胞的身体或躯干延伸出侧向和顶端的细胞质分支，这些分支覆盖精原细胞，交叉并包围所有其他生殖细胞（图136-2）。通过为生殖细胞提供物理支持，支持细胞必须保持一定程度的刚性，同时保持与生殖细胞的分裂、扩大和变形等变化同步变形的能力。成人精子的正常数量依赖于足够数量的支持细胞[18, 19]，这是通过它们在胎儿和出生后睾丸生长过程中的增殖活性来实现的，并且依赖于FSH和激活素的刺激[20-23]。进一步的增殖发生于出生和青春期在时间上明显分离的哺乳动物的青春期。

人类睾丸的定量组织学研究表明，支持细胞的数量大约在15岁才会增加[25]。每个支持细胞在其底部与5个或6个相邻的支持细胞相接触，并且每个细胞在整个生精上皮的深层基部支持大约50个

生精细胞 [5, 26]。支持细胞在青春期后不会分裂，构成一个稳定的群体，在精子发生过程中支持生殖细胞。

2. 血睾屏障 血睾屏障存在于所有动物中 [12]。它是由位于基底的精原细胞腔侧的支持细胞间紧密连接及由其发育的最早的生殖细胞，即前细线期 / 细线期初始精母细胞创建的结构和生理隔室（图 136-2 和图 136-5）。连接的特征是相邻支持细胞的细胞膜之间存在点状紧密连接。这种连接复合体延伸到平行于紧密连接的光滑内质网池所定义的区域，这样勾画出来的细胞质包含微丝（图 136-2 和图 136-5）。血睾屏障由大量成分蛋白（包括皮下肌动蛋白丝和肌动蛋白结合蛋白，如 espin）稳定 [26, 27]。它们在生精上皮基部的不寻常位置将上皮细分为基底和近腔区，从而将年轻的和较成熟的生殖细胞分为两个不同的解剖和功能区室。基底区主要包含精原细胞，并将它们与更成熟的生殖细胞类型分开，并且被认为具有：①将减数分裂和减数分裂后的生殖细胞排除在来自管间组织的免疫挑战之外的必要条件；②维持基底干细胞的生态位；③建立阻止细胞间液和大分子流入上皮的屏障；④使基础生殖细胞选择性显露于源自间质细胞和肾小管周细胞的调节因子。

血睾屏障首先形成于围青春期，即促性腺激素刺激精子形成的初始阶段 [28] 及偶线 - 粗线初级精母细胞出现时。在人睾丸发育过程中，直到 8 岁时才出现特殊的支持细胞之间的连接，但它们在青春期的早期阶段（11—13 岁）组装在一起，从而建立了生精小管的基底小室和近腔小室 [29]。

这些连接的形成与数量不断增加的精母细胞的出现相吻合。在青春期延迟的低促性腺性性腺功能减退的患者研究中表明，这些支持细胞连接复合物是缺失的，即使在 30 岁以上的男性中也没有，而且它们的形成是由含有 FSH 和 LH 的人垂体促性腺激素诱导的 [28]。在促性腺激素缺乏的性功能减退小鼠的研究中，二氢睾酮治疗可促进血睾屏障的形成，而 FSH 单独治疗效果不佳，但可增强雄激素刺激作用 [30]。

发育中的精母细胞通过该屏障迁移，该屏障开放以使其进入近腔小室和基底上的紧密连接 [31]。该理论已在体内和体外试验中得到证实 [32, 33]。近腔小

室紧密连接的破坏是由支持细胞 / 转化的精母细胞中释放 TGFβ2 来介导的。游离的紧密连接蛋白，如闭合蛋白，被螯合到溶酶体或内含体中进行处置。因此，睾丸激素和细胞因子共同发挥作用，以不同方式调控和协调紧密连接的动力学，维持血液睾丸屏障的完整性，但允许生殖细胞穿过屏障并继续减数分裂成熟。血液 - 睾丸屏障也依赖于维生素 A 刺激，因为维生素 A 缺乏会破坏小鼠的这种屏障 [34]。观察证实，视黄酸诱导的蛋白质 14（RAI14）对血液 - 睾丸屏障的形成至关重要 [35, 36]。

值得注意的是，血睾屏障的形成与支持细胞腔孔中成熟精子的释放同步。组成紧密连接复合体的蛋白质部分地表现在介导精子细胞和支持细胞质膜附着的特定胞质（类似于半紧密连接）中。脱离外浆特化可实现精子化，层黏连蛋白从分解的外浆特化片段中释放出来，在该部位与整联蛋白形成复合

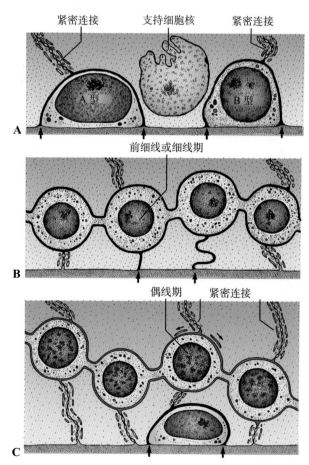

▲ 图 136-5 图解说明了相邻支持细胞的细胞膜形成构成血睾屏障的紧密封闭的方式

还说明了发育中的生殖细胞是如何从睾丸的基底小室移至近腔小室的。示踪剂穿过细胞间空间的通道被示出（箭）

物[37]。层黏连蛋白片段通过减少紧密连接中的闭合蛋白水平来破坏血睾屏障的稳定性[33]。据推测，外浆特化介导的精子化和血睾屏障重构组成了支持细胞自分泌轴，以协调新的生殖细胞进入生殖腔，进而补充由于精子化损失了的成熟的生殖细胞。

3. 生殖细胞的联系和可塑性　睾丸支持细胞具有精细而动态的细胞骨架，用以维持细胞的柱状形态，决定细胞器的细胞内分布并提供与生殖细胞的细胞间黏附。睾丸支持细胞胞质的核上区域含有微管，有大量的动力蛋白（动力蛋白和驱动蛋白）表达，特别是在长形精子周围的隐窝中[38]。这些细胞骨架元素与中间细丝共同影响与生精周期协同作用的生殖细胞的形状和位置。来自功能失调的微管切断小鼠模型的数据支持了这一观点，发生了生殖细胞的过早释放（脱落）和不育现象[39]。

在支持细胞和生殖细胞的胞质膜之间有很明显的支持细胞的细胞骨架被定义为外浆特化（ES）。ES 很少与偶线精母细胞相关[26, 40]，在粗线期初级精母细胞中更常见。它们总是与圆形和长形精子细胞发生有关，并在后者的头部形成覆盖物。这些ES[41] 中存在黏着斑蛋白表明支持细胞黏附在生殖细胞的质膜上，从而在生精上皮内生殖细胞的定位调节方面发挥了作用。图 136-6 显示了由支持细胞

产生的深凹内精子的易位。

支持细胞微管系统特别丰富，它可以作为细胞内一种转运装置，通过将动力蛋白偶联到以外浆特化形式存在的细胞间连接处来移动生殖细胞[38]。外浆特化 - 精子结合允许柱状支持细胞胞质内与微管相连的驱动蛋白引导长形精子在基本方向上开始运动。随着精子细胞的进一步发育，特别是随着轴突的延长，微管动力蛋白将精子细胞反向移位到支持细胞的顶端区域。关于长形精子必须穿透到更深的支持细胞隐窝中的原因仍是未知的，但与周围支持细胞质的紧密连接可能有助于长（50μm）精子尾巴在组装和重组最终多余细胞质的稳定性。

4. 吞噬作用、内吞作用和分泌　睾丸支持细胞吞噬精子细胞在受精时脱落的残余细胞质并清除降解的生殖细胞。在支持细胞内，残留小体与内含体和溶酶体融合，并向支持细胞的底部迁移[42]。在整个生精周期中，溶酶体的数量和酶促活性均发生变化[42, 43]。此外，支持细胞还吞噬凋亡的生殖细胞。示踪剂（如铁蛋白）的内吞作用表明，溶酶体系统还参与多余质膜的清除及顶端胞质对腔液的吸收[42]。

由于血睾屏障阻止生精小管近腔室细胞间的物质运输，因此支持细胞在近腔室生殖细胞代谢物

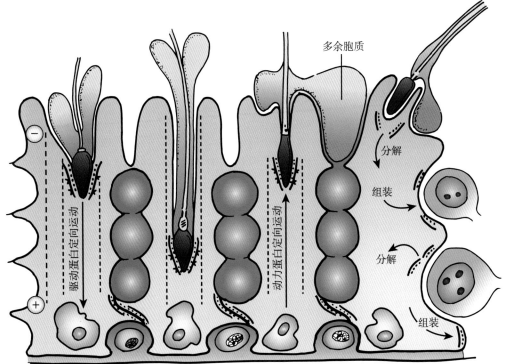

▲ 图 136-6　精子易位假说的方案显示了生殖细胞的外浆特化与它们通过动力蛋白沿支持细胞微管转运之间的关系

精子化后，外浆特化分解并与精子结合。随着早期精子细胞从基底向基底腔室的壁上迁移，支持细胞的外浆特化被降解，然后重新组装以密封支持细胞之间的紧密连接（引自 Vogl AW, Pfeiffer DC, Mulholland D, et al: Unique and multifunctional adhesion junctions in the testis: ectoplasmic specializations, Arch Histol Cytol 63:1-15, 2000.）

多余胞质

分解

组装

驱动蛋白定向运动

动力蛋白定向运动

分解

组装

质的产生或运输方面起着至关重要的作用。支持细胞通过其顶部和基底部的受体介导的大分子内吞作用，将铁从血清中转运到生殖细胞[24]。

睾丸支持细胞产生多种物质参与精子生成的调控，包括乳酸、IL-1 和 IL-6、簇蛋白、α2 巨球蛋白、雄激素结合蛋白、睾丸素和米勒管抑制物质[44-46]。这些物质的高表达可能来自生殖细胞 - 睾丸间质细胞相互作用的刺激，也来自于对精子发生起关键调节作用的 FSH 和睾酮的刺激作用。反过来，这些调节剂可能通过刺激剂（如抑制素）作为长回路反馈来反馈刺激[47, 48]。其他的可能在局部起作用，如 FSH 刺激下的转移相关蛋白 2（MTA2）表达增加，反过来，MTA2 又是 FSH 受体转录的有效核心抑制因子，这种作用取决于功能性雄激素受体的存在[49]。

（二）精原细胞和精原干细胞

精原细胞的增殖和分化受激素［促性腺激素、雄激素（见下文）］、局部生长因子、细胞间旁分泌 / 自分泌因子和全身营养素的调节。精原细胞来自于生殖母细胞，而生殖细胞又是原始生殖细胞的产物。所有精原细胞均发生有丝分裂，并与生精上皮基底膜接触。在此基底位置，它们部分地被相邻的支持细胞围绕，但也与基底层直接接触，这使得管周围组织分泌物、间质细胞、睾丸免疫细胞，以及包括激素在内的循环因子的分泌产物能够影响其成熟。因此，哺乳动物睾丸中的精原细胞跨越了一系列分化状态，包括分化程度最低的精原干细胞、保留了干细胞特征但已成熟的未分化精原细胞，以及无干细胞功能的分化精原细胞。

生精上皮细胞不断产生和释放精子，这需要连续几代生殖细胞来补充睾丸精子的释放。这取决于精原干细胞的稳定种群，这些精原干细胞经过有丝分裂以产生更多的干细胞或其后代，后者进入分化途径转化为精子而开始生精过程。精原干细胞的鉴定和特性引起了广泛的关注，最近的研究已经阐明了它们的许多特征，如下所述。这些分析旨在：①定义支持生育能力的真正有自我更新的生殖系干细胞；②为治疗不孕症制订纯化、扩增和保存干细胞系的策略；③了解它们在睾丸癌发生中的作用；④鉴别它们与胚胎干细胞的关系，并诱导多能干细胞，

利用其重新编程的能力达到治疗目的[50]。

我们关于精原细胞亚型的特征、相对数量、增殖与成熟能力，以及调控其活力的因素的知识都是基于实验室物种的研究[52-54]。

迄今为止，在所有研究的哺乳动物中，包括灵长类动物[54, 55]和人类[56]，根据组织学制备中的核染色质模式，将精原细胞分为 A 型和 B 型。在小鼠和大鼠中，根据其作为干细胞储备的潜力，将 A 型精原细胞进一步分为未分化和分化亚型[57]。此外，啮齿动物中存在中间类型的精原细胞，其形态特征介于 A 型和 B 型之间。

已对成年小鼠睾丸中未分化的精原细胞（即干细胞）的形态和活性进行了广泛的研究[58]，并使用形态学标准将其分为 A_{single}（单个细胞；A_s）、A_{paired}（配对连接；A_{pr}）和 $A_{aligned}$（通常是 4、8、16 或 32 精子链；A_{al}）。此外，移植分析技术已被用于功能上定义精原干细胞，并确定特定信号通路对其维持和分化的作用[58-60]。精原干细胞在功能上被定义为当转移到受者睾丸中时，可以重构完整精子发生的那些细胞。人们对开发保持干细胞破坏性化疗的个体生育能力的方法非常感兴趣。还可以通过冷冻保存和细胞培养技术获得研究精原干细胞功能的机会[61-65]。通过异源或异源转移细胞已成功地进行了生殖细胞的移植，其中大鼠或仓鼠的生殖细胞在受体小鼠睾丸中能够生精发育[64-66]。这些研究表明，小鼠支持细胞不仅能够支持大鼠或仓鼠的精子发生，而且移植生殖细胞的发育速率与供体细胞的时序特性保持一致，说明精子发生过程中生殖细胞的成熟速率是由生殖细胞单独调节的。尽管小鼠宿主的睾丸可以长期维持人类精原干细胞，但它们在这种环境下无法分化[67]。但是，将猕猴精原细胞同种异体移植到幼年和成年受体睾丸中，可导致供体细胞完全生精[68]。这给了人们希望，即自身种系干细胞的自体移植将使需要化疗的男性能够产生健康的精子。直到最近，A_{single} 型细胞仍被认为是在干细胞生态位中具有自我更新能力的唯一干细胞[69]，但近年来这一概念已被修订[70]。通过使用他莫昔芬可诱导的 Cre 重组酶与报告基因的 lacZ 表达偶联的脉冲标记方法，报道了未分化的 A_{single} 精子单胞菌的子细胞。这些细胞保留了自我更新的潜力，但通常不会这样做，而是起着快速翻转转运扩增细胞的作

用 [70]。为观察鼠精原细胞中特定标记的合成而开发的其他小鼠模型显示，不表达 Kit 受体蛋白的 A_{al} 型细胞保留了与克隆同胞分离的能力，移至基底膜的新位置，并形成新的 A 型精原细胞链 [57]。标志物的动态化学计量法现在被用来对精原细胞进行功能学分类。根据免疫组织化学定位研究分析表明，GFR1α（支持细胞产物受体，神经胶质细胞源性神经营养因子 GDNF）基因表达水平最高的小鼠，被认为是精原干细胞功能最强的动物 [71-73]。关于 GDNF 作用机制的细节已浮出水面，表明它增加了血管舒张药刺激的磷酸化蛋白，涉及肌动蛋白依赖过程。整合素 α6 和 β1 及转录因子 ID4 也与精原干细胞功能有关等 [74, 75]。一种表达神经生成素 3（Ngn3）（一种转录因子）的细胞，对应于未分化的精原细胞的一种中间类型，它们具有干细胞的潜能，但其生态位应该被破坏了 [76]（图 136-7）。最成熟的精原细胞缺乏 GFR1α 和 Ngn3。这些可以通过表面 Kit 受体的存在来鉴定，这是与干细胞功能丧失相关的阶段，因此这些细胞被认为是分化的精原细胞 [57, 74, 77]。后者的转变与精原细胞的表观遗传学改变暂时相关，表明广泛的染色质修饰伴随着男性发育能力的丧失 [78]。

一些证据表明，幼年精子发生的启动机制与成年人中激活的机制不同。在成人中，A_{single} 自我更新的精原干细胞及其未分化后代被认为是成人睾丸中所有其他精原细胞的来源。在小鼠的第一轮精子发生过程中，自我更新阶段不存在 [79]，第一轮精子发生直接从引起分化的精子细胞（Kit 阳性）的一部分精子细胞亚群（Ngn3 阴性）直接建立，从而绕开了将 A_{single} 细胞转化为 A_{al} 细胞的需求 [78]。实验估计新生大鼠睾丸中有一半的生殖母细胞转变为精原细胞形成干细胞，而有一半直接转变为分化的精原细胞 [80]。如前所述，随后的几轮精子发生源自 A_{single} 干细胞。

（三）精原干细胞生态位

生态位的概念是指一种有利于建立和维持干细胞种群的特殊微环境，最初是为造血系统提出的，后来又应用于肠道隐窝。干细胞生态位是通常传递外部信号以调节内在干细胞调节剂的区室，其内在干细胞调节剂决定了干细胞自我更新、增殖、分化

或细胞死亡之间的命运选择。成年生育力要求沿每个生精小管的完整长度不间断地提供用于生精的生殖细胞，因此干细胞必须适当地分布。胎儿睾丸索中存在的精原干细胞前体、生殖母细胞被早期的睾丸支持细胞所包围，早期的支持细胞在局部和全身因素的影响下增殖并促进睾丸的生长。在出生后至青春期前的啮齿动物睾丸中，精子发生的起始过程在整个睾丸中并不均匀；在新生儿和成年的啮齿动物中，维甲酸在这一过程中起着重要的作用 [81, 82]。随着时间的推移，生精上皮的完整周期得以建立，沿生精小管的分布空间相当精确，表明干细胞在基底层上非随机定位。组织学切片的检查为啮齿动物小管中精原干细胞的非随机分布提供了证据，表明

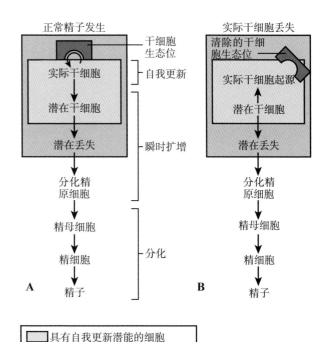

▲ 图 136-7　生精干细胞室模型

A. 在正常的稳态生精过程中，干细胞的潜能不限于在干细胞生态位中实际自我更新的细胞（实际干细胞）；一些转运扩增无自我更新能力的细胞也可能具有这种潜力（潜在的干细胞）。这两个部分都包含在未分化的精原细胞实体中。B. 一旦失去实际的干细胞，潜在的干细胞就会将其模式从转运扩增转换为自我更新，从而产生新的实际干细胞（向上的箭）。干细胞生态位空虚可能在触发这种模式转变中起关键作用（引自 Yoshida S, Nabeshima Y, Nakagawa T: Stem cell heterogeneity. Actual and potential stem cell compartments in mouse spermatogenesis, *Ann N Y Acad Sci* 1120: 47-58, 2007.）

它们优先定位于血管丰富的小管间区域附近，而不是邻近的小管紧密对立的区域[82]。通过观察 GFP 标签未分化精原细胞的活鼠生精小管得到深度证实，其中 A$_s$ 细胞（精原干细胞）增殖，形成沿着小管基底层均匀分布的细胞链。如果将带有 GFP 标记的小管节段中的血管和间质组织分离，然后移植到受体睾丸中，则在移植的小管中会重新建立标记的干细胞与新组织的小管间组织之间的关联。尽管这些研究并未确定确切的干细胞生态位，但数据表明那些与精原干细胞非随机位置相关的支持细胞具有独特的功能。趋化因子 CXCL12 由出生后的支持细胞产生，已被证明通过精原干细胞上的 CXCR4 受体提供关键信号，该信号将它们维持在未分化状态[83, 84]。该信号系统控制正常的精原干细胞归巢到生态位[84]，并可能影响年轻男子的精原瘤细胞的行为，这些精原瘤细胞来自无法正常分化的胎儿生殖细胞[85]。正常睾丸中体细胞类型与假定的干细胞生态位之间的关系如图 136-8 所示。

体外实验中，在支持细胞中对小鼠、大鼠、仓鼠和公牛精原干细胞的维持和增殖起至关重要作用的 GDNF 的产生受到 FSH 的调节[31, 87]。其他细胞因子，如碱性成纤维细胞生长因子（bFGF）、表皮生长因子（EGF）和集落刺激因子 1（CSF-1）也似乎可以增强 GDNF 调节干细胞更新和增殖的作用[86, 88]，但是循环因素对其产生的影响尚不清楚。体外实验中经典的（β- 连环蛋白介导的）和非经典途径的 Wnt 配体信号通路都会影响精原干细胞的维持和生长[90-93]。体外和体内研究还确定了转化生长因子 -β 超家族配体[包括骨形态发生蛋白 4（BMP4）和激活素 A] 影响精原细胞分化的能力，包括通过改变 Kit 的合成来进行[94-96]。在对正常精子发生过程中调控精原干细胞命运的基因学进一步的研究，提供了更深刻的关于精子发生失调的破坏机制，这些机制是男性不育原因的基础。

（四）灵长类动物和人类睾丸中精原细胞的特征

A 型精原细胞是干细胞，它们是所有进一步分化生殖细胞的前体，源于其长期或无限的自我更新能力。灵长类动物和人的睾丸表现出暗型和亮型的 A 型精原细胞。前者称为 A 暗型（Ad），具有深染

色、均匀、细颗粒的染色质，在核中有明显的中央浅色空泡型区域。A 亮型（Ap）精原细胞显示出均匀的淡染核，没有中央液泡型区域，并且含有一个或两个与核膜相关的可见核仁。B 型精原细胞在核膜下可见粗糙的、染色较深的异染色质团块，以及中央核仁。

Ad 精原细胞类型很少在人体睾丸中分裂，它们充当储备干细胞，仅在辐射或细胞毒性处理后分裂并转化为 Ap 型细胞[97]。Ap 型精原细胞的功能是作为干细胞进行自我更新分裂，但也会通过有丝分裂增殖而扩增并转变为 B 型精原细胞[98]。B 型精原细胞通过有丝分裂，然后发展成为初级精母细胞。在减数分裂成熟过程中，精母细胞经过两次核分裂，成为单倍体精子，最终转化为精子。人类中，Ad 型精原细胞：Ap 型精原细胞：B 型精原细胞：精母细胞的比例为 1：1：2：4，Ad 和 Ap 精原细胞沿生精小管均匀排列成组（图 136-3）。在这些组中，精原细胞形成形态相同的成对细胞，这表明它们的有丝分裂行为是"等效的"，即它们的增殖产

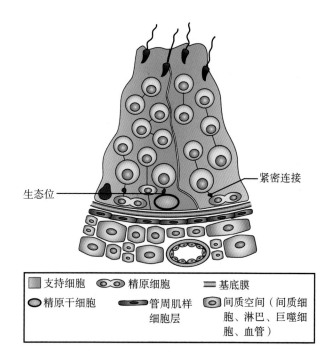

紧密连接

生态位

| 支持细胞 | 精原细胞 | 基底膜 |
| 精原干细胞 | 管周肌样细胞层 | 间质空间（间质细胞、淋巴、巨噬细胞、血管） |

▲ 图 136-8　生精上皮细胞中精原干细胞（SSC）的生态位点

SSC 与基底层接触，在生精上皮的基底区室中发现，在支持细胞紧密连接的下方，并被支持细胞的细胞质包围。除了由支持细胞产生调节 SSC 的因素外，附近的管周细胞和间质细胞也是影响 SSC 功能的分子来源

物是同一细胞或一对分化的精原细胞[58]。

（五）精原细胞分化

维生素 A 对于维持精子生成至关重要，因为大鼠和小鼠中维生素 A 缺乏会导致 A 型精原细胞增殖的停止，维生素 A 或视黄酸的补充可以逆转[51, 100]。在大鼠体内和体外研究中，支持细胞产生的白介素 -1α 刺激分化性精原细胞的增殖[101]。据报道，支持细胞产生的胰岛素样生长因子也有该作用[102]。然而，最近的体内研究表明，尽管胰岛素和 IGF-1会影响支持细胞的增殖，但它们在小鼠生殖细胞发育中的作用不是必需的[103]。分化精原细胞 C-kit 受体被支持细胞的干细胞因子激活是它们生存和增殖的关键[104-106]。C-kit 和干细胞因子也存在于人的睾丸中，并在生精缺陷的睾丸组织中异常表达[107]。影响精原细胞分化和增殖的其他因素包括神经生长因子、表皮生长因子、血小板衍生生长因子和卵泡抑素[108-111]。确定这些在精子发生进展阶段介导染色质构型和基因活性变化的成分引发人们极大的兴趣，因为这与努力在医学、商业和农业应用中促进生精恢复或限制精子生成非常相关。

通过对一组 Dmrt1 基因在精原细胞或支持细胞中被选择性删除的小鼠模型研究中，我们已经确定哺乳动物双性相关转录因子（DMRT1）在支持和生殖细胞发育中发挥核心作用。该蛋白在所有年龄段的两种细胞中都存在，胚胎期该基因的完全敲除导致成年后无精子症，支持细胞中的 Dmrt1对于它们在出生后分化和维持男性表型、生殖细胞发育和精原细胞的初步建立和后续维护至关重要[112-113]。使用 Ngn3 启动子通过 cre 重组酶驱动切除，成人睾丸未分化的精原细胞中的 Dmrt1 缺失，导致过早进入减数分裂并最终导致干细胞耗竭。此结果取决于维生素 A 的作用，包括与减数分裂起始时所需的基因编码蛋白（如 Stra8 和有丝分裂抑制剂 p21^{Cip1}[114]）直接相互作用。

人类性染色体的突变在很大程度上导致了人类不育，估计占男性不育症的 15%[115]。人类 Y 染色体包含 > 75 个蛋白编码基因，其中许多基因以及一些常染色体基因[116]是通过对精原细胞增殖和（或）成熟的影响来调控人类精子发生的候选基因[117]。Y 染色体包含许多直接重复的 DNA 序列和回文（反

向重复，范围从 30 千碱基到 2.9 兆碱基），约占 Y 染色体常染色质的 1/4[118]。这些序列易于重组。Y 染色体长臂上的几个基因位点 Yq 如果通过微缺失而丢失，则与生育力降低相关，这些区域内的一些基因对于精子发生至关重要。两个编码睾丸特异性 RNA 结合蛋白的基因 DAZ（在无精子症中缺失）和 RBM（RNA 结合基序）存在多个副本，如果这些基因缺失，将导致无精症或严重少精症[119, 120]。人类 Y 染色体的异染色质和常染色质基因序列定义为男性特异性区域（MSY），该区域占染色体长度的 95%，并包含称为扩增子的特定序列，对精子发生至关重要[50]。Y 染色体本身内部的非互惠重组导致的基因转换频率与常染色体互惠杂交频率相同。MSY 常染色质区域是雄性所特有的，其中约 30%包含扩增子，其睾丸特异基因在生殖细胞中有限或极大丰富，可能是为了产生独特的染色质构型。Y 基因内的转换可能是通过进化来保留睾丸生殖细胞基因的功能[118]。如前所述，MSY 区域的缺失是导致生精失败的最常见遗传原因，因为它们源自同源重组，而非互惠性重组[121-124]。MSY 区域包含回文序列，可导致大面积包含 DAZ 和 RBM 的 DNA 被切除。回文序列的识别可以导致较小片段的缺失，小的缺失也与精子数量减少有关[118, 124]。

饮食或拮抗药诱导的维甲酸作用障碍引起的精原细胞分化受阻可通过服用维生素 A 或维甲酸来逆转[51, 125]。这些工具与生殖细胞移植、冷冻保存和细胞培养等技术相结合，为患者生育力的保持开辟了更广阔的治疗策略空间[59, 60, 126-128]。

（六）减数分裂

B 型精原细胞进入第一次减数分裂的前期，形成原始精母细胞。由于分裂的精原细胞之间的胞质分裂不完全，精母细胞通过胞质桥保持连接，这些胞质桥在精子发生的所有后续阶段持续存在，直到成熟的精子释放到小管腔中。这些桥促进生殖细胞完成一代又一代的同步发育，并在组织学上反映为相互联系的细胞群或细胞家族。通过这些胞质桥连接的精子可以共享 mRNA[129]，并且通过减数分裂进行生殖细胞的发育进程需要维持这些桥的存在，这在 Tex14-null 小鼠品系中桥塌陷的后果中已证明[130]。

减数分裂涉及两次分裂，包括第一分裂和第二分裂，在此期间，生殖细胞分别被称为初级和次级精母细胞。在这些分裂过程中，精原细胞中存在的染色体数目（44，XY）减少为精子细胞特征的单倍体数目（22，X 或 22，Y）。在人类的精子发生过程中，减数分裂的成熟是一个漫长的过程，需要约 24 天才能使前细线期初级精母细胞转化为早期圆形精子[131]。前细线期原始母细胞是进行 DNA 合成的最后细胞，它们复制每个染色体以形成称为姐妹染色单体的双拷贝。这种重复的结果是，前细线期原始精母细胞的染色体数目仍然是二倍体，但是DNA 含量现在是在 4C（即在精原细胞中发现的 2 倍）。此事件标志着前期的开始，前期本身分为 5 个阶段：①细线期，其中可以观察到线型染色体；②偶线期，其中发生同源染色体配对；③粗线期，其中成对的染色体增厚并交叉；④双线期，其中成对的复染色体失浓缩，并部分分离；⑤终变期，其中染色体重新浓缩（图 136-9）。在前期之后，精母细胞进入中期，其中高度浓缩的染色体在中期纺锤体上对齐。在后期，染色体对移动到细胞的相反两极。在末期，细胞最终分裂为子代细胞，称为胞质分裂过程中的次级生精母细胞。减数分裂的二次分裂迅速进行（＜24h），但没有 DNA 复制，产生两个 1C DNA 含量的单倍体精子。因此，每个原始精母细胞形成 4 个精子。

如前所述，母系或父系染色体同源物的染色体配对或染色体联会在偶线期变得明显，并在粗线期之前完成。在此期间，每个同源物对的全长紧密并置由一个被称为突触复合物的蛋白质的梯状核心所维持。在减数分裂过程中，会独特地表达编码突触复合蛋白（SCP1）和染色体核心蛋白（COR1）的基因。热休克蛋白（HSP702）在细颗粒精母细胞中的转录后合成，是突触复合物去突触和减数分裂 I[132] 所必需的。配对通过母源和父源同源染色体之间的 DNA 序列交换，有助于配子中的基因重配。这个过程发生在粗线期排列的染色体在称为交叉的部位上交换时。此过程需要内源性诱导的 DNA 断裂和连接，由对双链断裂进行无错误修复的蛋白质介导。这些蛋白质包括拓扑异构酶，其在中期初级精母细胞中被强烈诱导，从酵母到人高度保守[133]。理论上，减数分裂 I 产生的父本和母本染色体组的

随机分布在理论上可以形成超过 800 万个遗传不同的配子，也就是说有 2^n 种不同的配子，其中 $n=23$，即单倍体染色体数。遗传重组大大增加了个体配子中可能出现的变异数量，这些变异发生在从其生物祖先遗传的通用遗传程序上。

毫不奇怪，减数分裂程序中的错误会对动物的生育能力造成严重影响。这些后果的程度从无精子症到少精子症，具体取决于减数分裂失败的程度和相关生殖细胞的死亡（通常是细胞凋亡），再到非整倍性和胎儿流失率增加[134]。此外，越来越多的动物模型证明，许多参与减数分裂 DNA 修复的蛋白质 / 基因在体细胞内的 DNA 修复中也起关键作用，其功能的丧失导致易患癌症。

（七）精子发生

精子发生是指圆形单倍体精子转化为精子的复杂过程。人的精子发生需要 24 天（图 136-10）。圆形精子是球形的，直径约 8μm，位于生精上皮的内 1/3 处。与之前的细胞类型类似，精子仍通过胞质桥保持连接，这有助于它们的同步发育。例如，几乎可以肯定的是，这些桥梁和细胞间分子的运动是转基因小鼠模型实现剂量补偿的途径。胞质桥形成

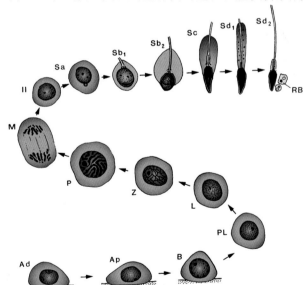

▲ 图 136-9　人类精子发生过程中生殖细胞类型的顺序，从一个精原细胞开始，依次经历细胞增殖和成熟的有序序列，并终止于一个成熟的精子

符号说明。精原细胞：A 暗型（Ad）、A 亮型（Ap）和 B 型（B）；原始精母细胞：前线期（PL）、细线期（L）、偶线期（Z）、粗线（P）和减数分裂（M）；次级精母细胞（Ⅱ）、精子（Sa、Sb1、Sb2、Sc、Sd1、Sd2）；残体（RB）

或维护的失败导致了共质体的出现，是由许多单个细胞聚集引起的多核细胞团块。胞质桥在精子释放（精子化）之前被"封闭"。精子成熟在形态学研究中已被广泛描述[12, 17, 135, 136]。

每个精子由头和尾组成。人类精子的头部呈扁卵圆形，有点似梨形，含有浓缩的细胞核。在啮齿动物中，精子有一个镰状头。顶体是一种薄薄的膜状帽，从头部的顶端或前缘延伸而来，大约覆盖了精子头部的 60%。核被核膜包裹着，顶体通过顶体轴与顶极相连[137]。整个细胞被一层质膜覆盖。

1. 精子头部　精子头部由几个结构成分包裹的高度浓缩的单倍体细胞核、顶体，最后是质膜组成。精子中的 DNA 只占体细胞 DNA 体积的 5%。这种极端的凝缩是通过对过度蛋白和最终精核蛋白的修饰组蛋白进行顺序交换而实现的[138]。体细胞型组蛋白被乙酰化，导致与 DNA 的分离，然后泛素化，从而使它们被过渡蛋白所取代（TP1、TP2）[139]。后者增强 DNA 的紧实性，可能参与修复染色质重塑过程中出现的 DNA 断裂。

精子中精核蛋白比例的改变与人类不育有关[140]，小鼠的数据非常令人信服地表明，过渡蛋白和精核蛋白的顺序结合是正常生育所必需的[141]。精核蛋白将精子细胞基因组组织成非常特殊的环状染色质组分，这些组分与常规的核小体结构截然不同[142]。这可能是受精后特定翻译活动所必需的。与缺乏 TP 或精核蛋白同等重要的是，它们的早期翻译也会导致不育，其特征是精子细胞核过早凝结[143, 144]。有趣的是，至少在人类中，这种交换并不完全，大约 15% 的人类基因仍然与组蛋白相关。组蛋白相关基因，以及特定的组蛋白修饰，优先与胚胎早期发育的重要性相关，因此提示精子基因组可能在受精后被激活。这种定位上的缺陷可能导致人类不育[145]。

由于有非常清楚的数据表明组蛋白生物学的重要性，以及参与这种交换的几个关键蛋白的睾丸特异性，研究人员正在探索这种途径在避孕药物开发中的潜在价值。如最近的一份研究所示，用小分子抑制剂靶向睾丸特异性溴脱氧核糖核酸蛋白 BRDT 为男性配子避孕提供了巨大的潜力[146]。

精子发生的开始与大量的转录活性有关，包括单倍体细胞中各种减数分裂后基因的激活[138]。然而，由于核致密化，基因表达的翻译调控成为一

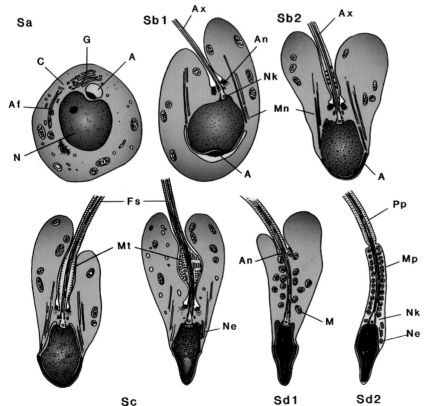

◀ 图 136-10　电子显微镜观察到的人睾丸中的精子发生

步骤 Sa 和 Sb1 对应于细胞发育的高尔基和帽阶段，Sb2 和 Sc 对应于顶体阶段，而 Sd 对应于成熟阶段。A. 顶体或顶体囊泡；Af. 发育轴丝；An. 环；Ax. 轴丝；C. 中心粒；Fs. 纤维鞘；G. 高尔基复合体；M. 线粒体；Mn. 尾鞘；Mp. 中段；Mt. 纺锤体微管；N. 核；Ne. 多余核膜；Nk. 颈段；Pp. 主段（引自 Kerr JB: Functional cytology of the human testis, Baillieres Clin Endocrinol Metab 6:235-250, 1992.）

种重要机制，以确保及时完成蛋白质合成以及精子生成的后半期。虽然这种翻译延迟的机制尚待确定，但似乎至少部分由于它们在信使核糖核蛋白颗粒（mRNP）[138] 中的储存和特定 UTR 序列的存在 [143, 147]。

在组蛋白交换成精核蛋白的同时，精子的头部也被雕刻成特定的形状。这至少在一定程度上是通过被称为 manchette 的微管结构来实现的 [137, 148]。manchette 是一种环状结构，在早期长形精子细胞中形成，由核周环和一列向精子尾部延伸的微管组成。核周环在顶体板和顶体前缘的正下方聚集（见下文），然后在运动蛋白相关的分子运动 KIFC1 的影响下向远端移动，随着精子成熟的进行，在早期长形精子细胞中消失 [137]。核周环通过棒状元件与核膜紧密相连 [136, 149-151]。再结合核周环的远端运动及其渐进性收缩，可能提供一种参与核成形的离合力。manchette 组装或功能失调导致畸形精子。此外，manchette 微管也作为精子尾部发育的基质输送系统（稍后讨论）。

在精子头部成形的同时，顶体在生殖细胞的顶极处形成。根据细胞核和顶体的结构变化（图 136-10），顶体发育可分为高尔基期、帽期、顶体期和成熟期 [17, 135]。总之，在前两个阶段中，高尔基复合体有助于顶体的形成（标记细胞核的颅极），顶体前颗粒变平并逐渐覆盖精子头部的前部。顶体通过顶体轴锚定在细胞核上 [148]。

成熟顶体是一种修饰过的分泌颗粒，其膜和基质具有明显的区域性分子组成和功能。它有两种生化腔室，分别是可溶性蛋白质室和不溶性顶体基质。透明质酸酶和二肽基肽酶存在于可溶性阶段，而前顶体素和前顶体素结合蛋白则存在于后者 [152]。可溶性蛋白在顶体胞吐过程中释放，但基质蛋白仍留在精子内，这可能是调节顶体反应和精子 - 透明带相互作用的机制。水解酶与蛋白质基质结合，在受精过程中，顶体水解酶在顶体反应过程中释放，促进精子渗透到透明带表面。顶体形成失败的男性是不育的，他们的精子呈球形，这种情况被称为球形精子症，与 DPY19L2、PICK1 和 SPATA16 基因的突变有关 [153]。对小鼠的靶向破坏研究中，表明可能存在其他几种原因（如 Csnk2a2、Spaca1、Hrb 和 Hsp90β1 的突变）[154-157]。

精子头部发育的另一个重要方面是建立精子卵母细胞受体形成所需的组成蛋白和机制。其中一些变化发生在附睾运输时精子的成熟过程中，但也涉及精子形成过程中分子结构的发育。在精子成熟阶段，分子伴侣作用的确认就是一个例子 [158]。

2. 精子尾部　尾部由四部分组成，分别是连接部或颈部、中部、主部和末端部。颈部与头部相连，形似一个中空的圆锥，其底部与细胞核的尾极相连。圆锥体的侧面由 9 根横纹柱组成，与尾部的 9 根外周致密纤维（ODF）相连（见下文）。在颈部的核心部，远端（或母体）中心粒的残余物将尾部固定在精子头部并形成轴丝。伴随的近端（子）中心粒保持完整，并以其轴与轴丝成 90 度的位置固定在锥体内（图 136-11）。

轴丝是一个微管结构，由 9 个外双微管围绕两个中心微管（9+2 排列）周向排列构成。它沿着尾巴的整个长度延伸，是运动装置（图 136-9）。运动是由动力蛋白的作用驱动的，动力蛋白包含在从外部 9 个双微管突起的"动力蛋白臂"中。尽管争论仍然存在，但轴丝运动的描述似乎是由轴丝锚定在精子头部，微管对 3 和 4 相互锚定，以及由动力蛋白协同水解 ATP 决定的 [159, 160]。轴丝是所有活动纤毛和鞭毛中的基本细胞结构。在包括肺和脑室（室管膜细胞）在内的其他一些人体组织中也发现了活动纤毛。因此，影响轴丝结构的基因突变常常导致跨越这些组织的疾病表现。这些疾病统称为原发性纤毛运动障碍 [161]。

读者应该注意到两种类似结构的存在，即节纤毛和初级纤毛。两种纤毛都有 9+0 的轴丝微管排列（即在精子轴丝中缺少一对中心微管）。节纤毛存在于胚胎发生过程中的结细胞上，在生长因子梯度的建立和胸腹部器官的侧向化中起重要作用 [162]。相反，在大多数非分裂体细胞上发现单一初级纤毛。它们由于缺少动力蛋白臂而不能运动，并与细胞感知周围环境的能力有关 [163]。3 种轴突类型构成的相似性可能是导致纤毛疾病谱内男性不育频繁发生的原因 [164]。

3. 轴丝生长　轴丝是由最初靠近圆形精子细胞高尔基区的一对中心粒的其中一个发育而来。在细胞质重组使顶体与精子细胞膜接触之前，轴丝在圆形精子细胞中开始生长。通过发生在精子极部的细胞质重组，初生轴丝在细胞核的另一端通过一个复杂的"连接"定殖到顶体。这种结构称为连接段，形似一个中空的圆锥，其底部与细胞核的尾端连接。圆锥体的侧面由 9 个横纹柱组成，与尾部的 9 个细胞骨架元素 ODF 连续。在颈部的核心，远端中心粒的残余将尾部固定在精子头部，并产生尾部的轴丝（微管的 9+2 排列）。伴随的近端中心粒保持完整，并以其轴与轴丝成 90 度的位置固定排列在锥体内（图 136-10 和图 136-11）。

从藻类到人类的纤毛和鞭毛中都保存着由 2 个单独的中央微管和 9 个周边的双联微管组成的核心轴丝。编码运动关键成分的基因已确认，这些基因的突变构成了不育和呼吸功能障碍（称为纤毛运动障碍）的明确遗传基础[161, 164]。其他基因可能是导致男性不育的一个次要但重要的原因[165]。

一些组成颈段、外周致密纤维（ODF）和纤维鞘（FS）的基因，以及它们编码的蛋白质已经被确认。目前尚不清楚 ODF 的确切功能，但其弹性和拉伸强度可能是正常鞭毛运动的组成部分[166, 167-169]。编码这些蛋白的基因在早期圆形精子细胞中表达，在顶体期达到高峰。一些 ODF 蛋白在沿着轴突近端和远端组装之前，似乎储存在精细胞胞质的颗粒体中[166, 167]。在人类精子发生过程中，这些蛋白质似乎与微管框架结合，形成主段肋骨样的肋柱[135]。用抗 ODF-27 和抗 ODF-84 抗体进行精子尾部颈段免疫金标记定位，证实节柱和底板含有与鞭毛相似的细胞骨架蛋白[167, 168]。

主要成分是激酶 A 锚定蛋白 3 和 4，最近的研究将精子蛋白 ROPN1 和 ROPN1L 与外周致密纤维的发育和功能联系起来。两种基因都缺失的小鼠精子不动，主段变薄并碎裂[170]。

免疫细胞化学研究表明，FS 蛋白沿轴突远端向近端聚集，最终在轴突周围胞质间隔内与 ODF 蛋白相遇并重叠[166]。与胞质颗粒体内 ODF 蛋白的结合不同，FS 蛋白在尾端精子细胞中随机分布在细胞质，然后直接沿着轴突定位到它们的结合部位。

轴丝是由最初靠近圆形精子细胞高尔基区的一对中心粒中的其中一个发育而来。细胞质重组使中心粒与细胞核或细胞膜接触之前，轴丝在圆形精子细胞中开始生长。在与细胞膜对接后开始鞭毛生长的初生纤毛的发育似乎与之相反[171]。需要进一步的研究来证实精子轴丝是如何发育的。通过细胞质重组，初生轴丝在细胞核的另一端通过一个复杂的"连接"，即前述的连接段，定殖到顶体（图 136-8）。

轴丝的发育是与精子头部的伸长和浓缩平行发生的，并被认为涉及一个被称为鞭毛内运输（IFT）的过程[172]。同样，虽然在初级纤毛中有很好的研究，但携带核心 IFT 基因突变的小鼠经常是不育的，这表明功能相对保守[173]。

从颈部延伸至中段（人类精子中长 5μm），由 9 个 ODF 包围的轴丝和线粒体鞘组成。一些 ODF 蛋白在沿着轴突近端向远端组装之前，似乎是储存在精子细胞细胞质中的颗粒体中[166, 167]。用 ODF-27 和 ODF-84 抗体进行的免疫金标记研究表明，ODF 蛋白定位在尾颈部，从而证实节柱和基板含有与鞭毛相似的细胞骨架蛋白[167, 168]。中段终止于终环，它是一种含有隔膜的环状结构，起着阻碍蛋白质扩散的作用[174]。终环的形成或定位缺陷与人类和小鼠的不育有关[175, 176]。

中段的远端是主段（人类精子中长 45μm）（图 136-10 和图 136-11）。在这个区域，在轴丝的每一个双微管外，都有一个修饰的 ODF。然而，ODF-3 和 ODF-8 被 FS 的纵向柱所代替。这些柱子依次与主段的横肋柱连接。总的来说，ODF 和 FS 沿着精子尾部的长度逐渐变细，并在与末段连接处终止。末段仅由质膜包绕的轴丝构成。

ODF 和纤维鞘的功能仍不确定，然而至少它们为精子尾部运动提供了坚固的结构并保护精子免受

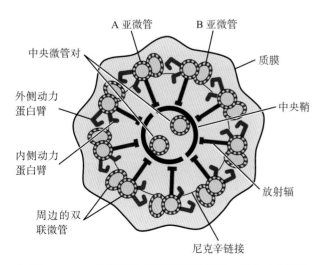

▲ 图 136-11　典型的轴丝横断面模式图，每个成分对于正常精子运动的产生至关重要

剪切力影响[177]，对于纤维鞘来说作为产生 ATP 的替代平台来发挥轴丝作用[178]。至少在小鼠中，缺乏 FS 糖酵解蛋白，导致以弱精子症为特征的不育[180]。多项研究表明，精子对纤维鞘糖酵解和线粒体氧化磷酸化产生的 ATP 依赖性在物种间存在显著差异[181]。有趣的是，ODF 与轴丝一样，由近端向远端发育，而 FS 则是从发育中的精子尾部尖端向连接段发展[166]，这表明至少蛋白质的转运机制参与了精子尾部的形成。

除了在精子头部成形中的作用外，曼彻斯特管也越来越被认为是参与精子尾部发育的蛋白质的运输公路[151, 182]。这一过程被称为细胞内运输，这一过程中的缺陷，如缺陷的曼彻斯特微管的形成，往往会导致精子尾部发育异常[151, 183]。

成熟精子细胞的细胞质中含有许多无特征的细胞器[136]。然而，染色质体最近已被确认是决定男性生育能力的主要因素。染色质体是一种以单个、分叶、核周颗粒的云状结构形式出现在精子细胞中，其迁移至连接段周围产生几个颗粒体，并最终在核环的远端围绕发育中的精子尾部形成一个环[184]。数据证实了这样的观点，即染色质体参与储存[185]和处理从单倍体基因组转录的 microRNA，通过运动蛋白 KIF17b，可移动并参与 RNA 代谢。同样重要的是，染色质体和生殖细胞中的其他类型的颗粒云状结构被证明是处理小 RNA，包括 miRNA 和 piRNA 的主要场所[186-188]。

在精子形成的末期，精子细胞经历精子化的过程，并最终脱离支持细胞。这是一个复杂而多步骤的过程，持续数天（如大鼠 82h）[189]。精子化开始于大鼠和小鼠的生精周期的第 7 阶段和人类的第 2 阶段，此时长形精子细胞沿着生精小管的管腔排列。精子形成的关键时期是：①去除将精子头部固定在支持细胞上的外浆特化；②管球复合体的发育和最终溶解，这些复合体在生殖细胞锚定和生殖细胞胞质去除中都起作用；③包含过多生殖细胞器和细胞质的残体形成；④精子从生精上皮的最终分离。每一个步骤本身都是高度复杂的，涉及到许多细胞 - 细胞黏附分子的建立和去除、膜的修饰和大量细胞质的去除。因此，这一过程在人类和动物模型中经常受到干扰，这并不奇怪。例如，在啮齿动物和人类中，精子化似乎是对 FSH 和雄激素戒断最敏感的方面[190-193]。显露于环境毒物和基因敲除往往会破坏小鼠的精子化[189]。

（八）生殖细胞退化

生殖细胞退化在睾丸发育和成人中很常见，是根据成熟精子的理论产量和观察产量确定精子发生效率的一个主要因素[51, 193]。过度的生殖细胞退化可能是由于外部或睾丸外的影响（如季节性、营养、治疗药物、环境因素、感染）或由于精子发生的内在功能障碍，其具体情况尚不清楚。根据物种的不同，在正常的精子发生过程中，可能会损失多达 75% 的预期精子产量。伴随生殖细胞死亡的退化是由细胞凋亡引起的，其中特定基因的激活或抑制决定了细胞死亡或生存途径。细胞凋亡发生在大多数组织中，细胞增殖和消除之间的平衡是正常生长和（或）维持细胞群所必需的。与坏死相反，凋亡细胞碎裂并形成数个或数个包含固缩核的浓缩体，但这些胞体不裂解，而是被邻近细胞吞噬，在睾丸中，支持细胞迅速处理这些成分。这是一个重要的结果，因为细胞凋亡通常不会引发炎症反应，否则会破坏睾丸细胞的功能。在小鼠中，越来越多的基因被证实，如果被删除或破坏，会导致精子发生不同阶段的生殖细胞凋亡，而这些基因改变的小鼠大多是不育的[193]。

一系列被称为 Bcl-2 家族的蛋白质促进（Bax、Bak、Bcl-xs、Bad 蛋白质）或抑制（Bcl-2、Bcl-xL、Bcl-w、Mcl、Al 蛋白质）细胞凋亡[194, 195]。这些蛋白质相互形成同二聚体或异二聚体，它们之间的平衡决定了细胞是否会进入凋亡途径。这些蛋白的表达受发育的控制，编码这些蛋白的基因破坏通常是通过改变支持细胞与生殖细胞的比率导致精子发生紊乱[195, 196]。生殖细胞凋亡的关键效应器是半胱氨酸蛋白酶家族胱酶蛋白酶成员，介导不同和连续的蛋白质分裂事件，支持细胞内蛋白质的破坏。与 Bcl-2 家族蛋白类似，胱酶蛋白酶的功能似乎是以发育调节的方式进行的。Caspase-2 参与了幼年小鼠生殖细胞第一波的死亡，在啮齿类动物出生后的第 3 周左右达到高峰[197]。这是使生殖细胞数量和生态位大小（由支持细胞数量决定）可以达到适当平衡的机制。在实验性睾丸扭转的成年小鼠睾丸损伤模型中，caspase 2、caspase 9 和 BAX 介导了缺血后生殖细胞的清除[198]。支持细胞吞噬凋亡的生殖细胞是进行性精子发生的必要条件，这一点在缺乏细胞吞噬机制的小鼠中得到了证明，比如 ELMO1 蛋白[199]。

自然生殖细胞凋亡发生在人类精子发生的各个阶段，其发生率因种族背景而异[14]。在动物实验[200, 201]和人类[202, 203]中的大量研究表明，这一过程是激素依赖性的（促性腺激素和雄激素缺乏），并在热应激、辐射、抗代谢药、细胞骨架破坏剂、细胞毒性剂和肿瘤诱导药情况下被激活。精子发生过程中生殖细胞死亡的确切原因和意义是复杂的，目前还不完全清楚，但睾丸中呈现的细胞凋亡细节与下列观察结果相一致[204]：①分裂的生殖细胞如果含有未修复的 DNA 就会被删除；②如果精母细胞在粗线期进行染色体交换后含有错误的 DNA，则精母细胞将被清除；③如果精母细胞（或任何生殖细胞）过度生产，从而无法得到支持细胞的充分支持，则精母细胞将退化。因此，通过控制生殖细胞的存活率和死亡率来维持其正常功能和数量，对于精子发生的复杂组织和同步化至关重要。去除数以百万计的精子，这些精子在女性生殖道内沉积后会发生凋亡，这对于防止炎症反应危及夫妇的生育能力也是至关重要的[205]。

（九）遗传缺陷与精子发生

尽管对精子发生是如何受到特定基因活性影响的详细描述超出了本章的范围，但有人提出，在男性特发性精子发生损伤中，约 60% 是遗传因素造成的[116]。小鼠模型表明，任何一个或超过 450 个基因的突变都可能导致男性不育[206-209]。然而，一般来说，由于因此产生的小家庭使连锁研究变得困难，因此很难确定男性的这种遗传缺陷。如前所述和最近的综述中所述，遗传原因涉及一系列非整倍体，其中最常见的是生精小管发育不全综合征[Klinefelter 综合征（XXY）]、易位、涉及 Y 染色体相对大片段的缺失，以及点突变，如 CFTR 基因和编码轴丝形成相关蛋白的突变。此外，拷贝数的变化发生在基因剂量改变的地方。此外，使用化学诱变剂如乙基亚硝基脲，或在胚胎干细胞的情况下使用乙基甲磺酸酯，在小鼠中产生随机突变，目前正在鉴定导致生精损伤的突变，以提供有关生精遗

传调控的新信息。

（十）生殖细胞组合与生精周期

生殖细胞的协调和同步发育发生在生精小管内。细胞组合是可确认并预测在生精上皮的某一特定部位上随时出现的生殖细胞组合，其例子如图 136-4 所示。对于特定的物种，这些组合按罗马数字分为几期，如大鼠从 I 期到 XIV 期，豚鼠和小鼠从 I 期到 XII 期，人类从 I 期到 VI 期[12, 210]。如果能够在很长一段时间内观察到单个活的生精小管，观察阶段的形态将逐渐转变为具有下一个罗马数字结构特征的阶段。当达到适用于所观察物种的最高数量阶段时，生殖细胞组合（阶段）将转变为第一阶段，此后继续进行连续阶段。

这种同步发育的机制是：①精原干细胞的增殖和年轻精母细胞的产生受到控制；②精母细胞减数分裂为精子细胞和成熟精子的固定时间间隔；③通过胞质桥连接的生殖细胞的协调发展；④所有生殖细胞和支持细胞之间的相互作用，这些作用发生在激素对生精上皮的刺激传导中。在大多数哺乳动物中，包括非人灵长类动物，发育阶段沿着生精小管延伸长达数毫米，当用低倍透射显微镜观察孤立的小管时，可以观察到连续的密度图像，其反映生殖细胞数量、位置和密度的变化。当一个相同的阶段沿着小管的纵向重新出现时，它们之间的距离被定义为生精上皮波（即完成或经历所有生殖细胞阶段所需的时间或距离）。一个完整的阶段序列（在大鼠中为 14）需要一个物种经过特有的间隔（以天为单位），称为生精上皮的一个周期（在大鼠中为 12 天，在人类中为 16 天，在小鼠中为 9.73 天）[211]。从精原细胞增殖开始，当生精上皮转化为精子完成单个细胞排列的生精时，它们需要经过 4 个周期。

生殖细胞作为精子发生时间调节器的证据来自于将从大鼠或仓鼠获得的生殖细胞移植到受体小鼠睾丸的研究。供体生殖细胞建立的精子发生具有与原生睾丸相似的生精周期[65, 66]。相比之下，将未成熟的猴或新生猪睾丸组织移植到宿主小鼠体内后，与达到完全生精所需的预期时间相比，移植的小鼠睾丸成熟加快，生精提前[212, 213]。利用细胞分裂的 BrdU 标记对小鼠体外移植的新生绵羊和猪睾

丸碎片的精子发生进行重新检查，结果表明异种移植的生精周期长度是保守的，与原生睾丸中的持续时间相似[214]。这一结论表明，在移植的未成熟生精小管中观察到的早熟生精是睾丸体细胞加速成熟的结果，可能由宿主下丘脑－垂体轴的活动所驱动。

在许多物种中，生精小管的横截面上可以辨别出有序、节段的阶段序列，生精周期的同一阶段占满整个小管的横断面（图 136-4）。在人类和一些灵长类动物（狒狒、食蟹猕猴、猩猩、黑猩猩）中[51, 58, 210]，同一横断面的小管内存在几个阶段（图 136-4）。选取一些人类生精小管的例子，发育中的生殖细胞沿着一系列向小管腔旋转的重叠螺旋带排列[210]（图 136-12 和图 136-13）。其他研究表明，这种螺旋状的结构是例外，而不是规律，因为人类的部分波似乎是随机出现的[215]。

最近采用前顶体素的免疫组化技术，建立了一套基于顶体形态学的新标准，从而简化了辨识人类生精周期的困境[216]。这种方法将人类的生精周期细分为 12 个阶段，从而便于与其他物种进行比较。人生精小管各期的结构组成随生精效率的高低而变化。每克睾丸实质每日精子产生量高[$(7.5 \pm 0.2) \times 10^6$]的男性比精子产生量低[$(3.6 \pm 0.3) \times 10^6$]的男性显示出更多的横截面小管阶段[210, 215, 217-219]。

生精开始时，生殖细胞在生精小管上的有序排列是如何建立的尚不清楚，但这可能是由成熟的支持细胞和管间组织之间的局部相互作用所调节的。支持细胞的作用已被证实，在未成熟支持细胞之间的差异基因表达与它们相关的生殖细胞的数量和类型有关[220]。从 Ngn3 阴性的生殖细胞中分化出的精原细胞出现在生精索／早期小管的特定部分，小管表达高水平的半乳糖凝集素 -1，一种由支持细胞表达的碳水化合物结合蛋白[220]。青春期睾丸从开始到稳定状态的生精启动，起源于有自我更新能力 A_s 细胞生成分化精原细胞，并且这个阶段发生在半乳糖凝集素 -1 高表达的小管段（即生精周期阶段的 IX 到 X）。半乳糖凝集素 -1 转录子可在 E18 小鼠胚胎的生精索的局部片段中检测到，早于以形态学上可以识别异质生殖细胞之前，半乳糖凝集素 -1 转录子在生殖细胞缺陷突变小鼠的生殖索中以类似的基因表达周期模式保留[220]。这些发现表明支持细胞在建立生精上皮的时空模式中起着重要作用。

生精周期的调节 控制生殖细胞进入精子发生以及其在生精周期内的进展因素大多是未知的，可能由数百甚至数千个睾丸特异性蛋白所代表，这些

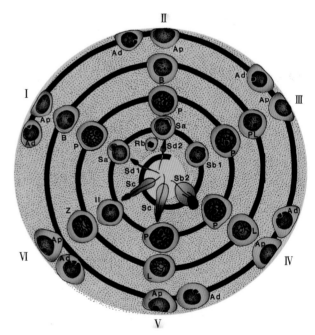

▲ 图 136-13 人类睾丸生精周期第 I～VI阶段的图示

其生殖细胞的补充排列显示发育顺序如何对应于螺旋向管腔呈锥形旋转的几何结构。在实际的小管中，通常每个横切面可见 2～4 个阶段，其中一些沿着生精小管位于稍浅或稍深的层面。符号如图 136-4 的图例所定义（引自 Kerr JB: Functional cytology of the human testis, Bailliers Clin Endocrinol Metab 6:235-250, 1992.）

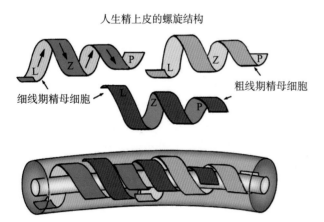

人生精上皮的螺旋结构

▲ 图 136-12 人睾丸初级精母细胞发育的螺旋排列

细线期（L）、偶线期（Z）、粗线期（P）被画成条状，重叠并向小管腔旋转。这种模式如果明显的话，只占生精小管的一小部分；否则，生精阶段（I～VI期）随机地沿着小管发生

蛋白维持着生殖细胞增殖、成熟和形态发生的重复程序。由于很难确定哪些基因产物是组成性基因，而哪些基因产物优先参与形成生殖细胞的许多过程中的一个或多个过程，因此，试图确定与精子发生的选定阶段相关的特定基因表达的努力收效甚微 [221]。对大鼠睾丸特有的近 400 个基因转录本进行了微阵列分析 [222]，＞ 1200 个转录本显示出在精子发生的 14 个阶段中紧密同步的显著（4 倍）变化。如前面题为"精原干细胞生态位"一节所述，维甲酸来源于支持细胞和血清，具有在新生和成年啮齿动物睾丸的生精上皮内诱导生殖细胞同步成熟的能力 [100]，同时其去除可防止正常生精分化技术帮助了这一课题的研究。

（十一）出生后人类睾丸的生长

人类生精小管生长的定量评估可用于 0—18 岁 [223, 224]。睾丸体积从 0—10 岁显著增加，从 0—1 岁组的 1.1ml（配对睾丸的中值）增加到 5—10 岁组的 3ml。在 14—18 岁时，中位配对睾丸体积大大增加到 23ml，并在 18—50 岁成人组继续增加至 40ml（图 136-14）。每个睾丸的生精小管长度也随着年龄的增长而增加，在青春期前和青春期后的年龄范围内呈双相模式，平均长度 600m。后一个数据在个体之间差别很大，有时超过 1000m。在 14 岁之前，小管直径从出生时（50～60μm）没有明显增加，但此后在 14—18 岁范围内扩大至 130μm，成人为 200μm。从出生到 10 岁的其他研究也没有报告小管直径增加，虽然稍大的 70～80μm 可能反映了组织固定前后的变化 [225]。青春期前生精小管的长度而不是直径的增长，与幼时睾丸不是静止器官而是生殖细胞总数显著增加这一事实是一致的。从 1 岁到 10 岁，每个睾丸的生殖细胞总数估计从 1300 万个增加到 8300 万个，并在这一阶段后呈指数增长 [223]。这种细胞的增长的很大一部分归因于精原细胞的增殖，精原细胞通过形成集落沿着小管长度迁移和扩张 [223, 225, 226]。

三、管间腔室

分隔单个生精小管的空间包含许多细胞类型，包括间质细胞和包含巨噬细胞的间质细胞、血管和

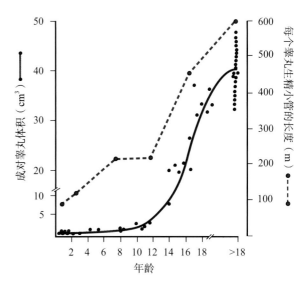

▲ 图 136-14　50 例 0—18 岁男童睾丸体积和生精小管长度的生长

死亡后取的组织样本用石蜡固定和处理。染色切片采用定量组织学方法进行分析（引自 Müller J, Skakkebaek NE: Quantification of germ cells and seminiferous tubules by stereological examination of testicles from 50 boys who suffered from sudden death. *Int J Androl* 6:143-156, 1983.）

淋巴管内皮细胞，以及淋巴管、血管和液体。

（一）睾丸间质细胞

间质细胞的形态是典型的类固醇分泌细胞 [152]。胎儿、未成熟和成人型间质细胞呈上皮样形态（图 136-15）。它们的嗜碱性染色特性可归因于其细胞质内的主要细胞器，即滑面内质网，其表面为许多催化多种类固醇生成转化的酶提供结合位点。合成睾酮的底物是醋酸盐或胆固醇，后者是由脂蛋白受体参与转运到细胞中的脂蛋白衍生而来。随后将讨论类固醇生成途径的后续步骤及其调控。间质细胞含有高尔基膜、微管、滑面内质网、管状嵴的线粒体（在类固醇生成细胞中是唯一的）和少量的粗面内质网。间质细胞分泌睾酮的机制尚不清楚，因为还没有观察到典型的分泌小泡或颗粒，推测是通过扩散而分泌。

间质细胞的过氧化物酶体含有一种类固醇载体蛋白，这表明它参与了胆固醇向线粒体的细胞内运输，随后侧链裂解为孕烯醇酮 [227, 228]。未消化的物质以脂褐素色素颗粒的形式出现，在人间质细胞中普遍存在。赖因克（Reinke）结晶是由球状蛋白亚基组成的，主要存在于人睾丸间质细胞中。然而，

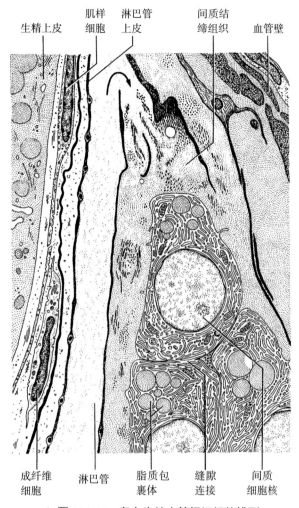

生精上皮　　肌样　淋巴管　　间质结
　　　　　细胞　上皮　　缔组织　　血管壁

成纤维　　淋巴管　脂质包　缝隙　　间质
细胞　　　　　　裹体　　连接　　细胞核

▲ 图 136-15　睾丸生精小管间组织的排列

引自 de Kretser DM, Kerr JB: The cytology of the testis.In Knobil Z, Neill JD（eds）: The physiology of reproduction, 2nd ed, New York, 1994, Raven, pp. 1177-1290.

类似的晶体内含物在季节性繁殖的野生大鼠间质细胞中的丰度增加，但其功能意义尚不清楚[12]。

（二）间质细胞

管间组织中含有巨噬细胞，通过组织化学、免疫学和超微结构技术对几种巨噬细胞进行了鉴定[12, 228, 229]。在大多数物种中，巨噬细胞与间质细胞的比例大约在 1～10 甚至 1～50 之间，而在大鼠睾丸中它们尤其丰富，每 4 个间质细胞就有一个巨噬细胞。睾丸巨噬细胞与其他地方的巨噬细胞有不同的特性，因为它们的抗原递呈功能被改变，也许可以解释为什么组织移植或异种移植在大鼠睾丸中能长期存活[230, 231]，因此表明睾丸是一种免疫豁免组织。这些问题稍后讨论。

间充质细胞或成纤维细胞不仅作为疏松的结缔组织细胞，而且作为新间质细胞的来源。这些前体细胞或干细胞存在于管周和血管周围。它们能够通过促黄体生成激素（LH）的刺激产生睾酮，并最终分化为间质细胞[232, 233]。在人类和一些哺乳动物中，青春期前的好多年，间质细胞的胚胎期和成年期被显著的时间间隔分开。然而，在大鼠和小鼠中，两代之间的持续时间相对较短。使用乙烷二甲基磺酸钠的研究已经证实，间质细胞是由对 LH 刺激有反应的间质前体发育而来的[232]。影响间质细胞发育的内分泌和旁分泌因素的研究将在本章后面讨论。

四、睾丸免疫环境的调控

如前所述，精原细胞以外的生殖细胞位于睾丸的近腔室内，由紧密的支持细胞间连接复合体形成的血睾屏障有效分离。然而，管间细胞成分，特别是巨噬细胞，也参与维持免疫豁免环境[234]。

间质局部相互作用的研究主要集中在间质细胞上，涉及类固醇生成的调控、炎症反应的介导或间质细胞的发育。睾丸间质细胞和巨噬细胞存在功能性相互作用的概念，是由早期观察到通过特殊的接触点在体内密切联系而提出的[234]。从巨噬细胞培养中分离的培养基在体外刺激睾丸间质细胞睾酮的产生，证明了睾丸间质细胞类固醇激素生成的局部调节[235]。睾丸巨噬细胞产物对类固醇生成的刺激作用是特异性的，与腹腔巨噬细胞产物无关；FSH 也能刺激睾丸间质细胞睾酮的生成，可被睾丸巨噬细胞吞噬[235]。巨噬细胞分泌的其他物质，也有通过睾丸间质细胞调节类固醇激素生成的潜能，包括白细胞介素[234]。在体外，这些物质是睾酮强有力的调节因子，但文献中关于其作用效果的报道不一致。因此，IL-1α 被报道为睾酮合成的抑制因子[236]和刺激因子[237, 238]。

IL-1、TNF-α 和 IFN-γ 是炎症介质，虽然巨噬细胞产物可能参与睾丸的炎症反应，但这种反应可能是通过 hCG[239] 过度刺激睾丸间质细胞来诱导。由于 hCG 主要与睾丸间质细胞结合，因此认为间质细胞在调控炎症反应中发挥一定的作用，包括肥大细胞分泌、多形核白细胞浸润、血流的增加、毛细血管通透性增加和组织间液积聚[240, 241]。用细胞毒性药物 EDS 选择性地去除间质细胞可以防止 hCG 诱发的炎症样反应，这一作用已得到证实。这些发现表明，过度刺激睾丸间质细胞引起炎症反应可能涉及间质细胞和巨噬细胞之间的相互作用。

正常情况下，睾丸的免疫细胞通常有效地限制在管间组织。它们主要由常驻巨噬细胞、树突状细胞和循环淋巴细胞组成[234]。该淋巴细胞群包括大量细胞毒性 T 细胞和自然杀伤（NK）细胞，但也包括免疫调节 T 细胞亚群[234]。这些巨噬细胞群被进一步鉴定来源于 CD163（＋）单核细胞，这些单核细胞不断地在睾丸中重新增殖[230, 231]。这些细胞由局部环境修饰成 CD163（＋）细胞，持续生成 IL-10，成为 T 细胞增殖的弱刺激因子。睾丸被认为是一个具有免疫豁免的器官，间质细胞 - 巨噬细胞相互作用的另一个结果被认为包括免疫保护作用，其他组织中的巨噬细胞已被证明分泌免疫抑制因子并激活 T 细胞。因此，间质细胞可以通过抑制抗原呈递和诱导免疫抑制作用来调节巨噬细胞[242]。最近的研究表明，大鼠和牛睾丸性腺液中的溶血磷脂酰胆碱是内源性免疫抑制剂[243]。

雄激素在维持睾丸免疫豁免状态中具有重要作用，这通过支持细胞特异性敲除雄激素受体（SCARKO）证明，敲除后导致血睾屏障破裂，巨噬细胞、中性粒细胞、嗜酸性粒细胞和浆细胞流入管间间隙中参与生殖细胞抗体的形成[244]。

五、睾丸功能的激素调控

（一）下丘脑和垂体的作用

睾丸功能的调控是由下丘脑 - 垂体轴通过促性腺激素释放激素（GnRH）的脉冲式分泌进入垂体门静脉系统，调节促性腺激素 FSH 和 LH 的间歇性分泌来实现的。（见第 115 和 117 章）。睾丸间质细胞受 LH 的调节生成睾酮。另外 GnRH、FSH 和 LH 的分泌也受到来自睾丸的睾酮和抑制素的负反馈调节（见下文）。激素调节是正常睾丸功能的关键因素。精准的细胞过程和相互作用是成功产生正常精子输出的关键。这包括支持细胞和生殖细胞的结构 - 功能关系、精原细胞增殖的调控、减数分裂的

成功完成，以及构成精子发生的复杂细胞转化。

尽管睾丸的两个部分，即生精小管和管间组织是相对独立分开的，但越来越多的证据表明它们的功能是通过旁分泌机制密切相关的[245, 246]。此外，一些研究表明 FSH 和 LH（后者通过睾酮）对生精小管功能的刺激作用受局部因素的调节。

（二）间质细胞功能与调控

LH 通过与间质细胞表面的 LH 受体结合刺激睾酮合成[247, 248]。受体突变可以是失活（功能丧失）或激活（功能获得）。在男性中，LH 受体的激活突变导致性早熟，失活突变与家族性雄激素抵抗以及男性假两性畸形有关[248]。在新生儿 LH 受体敲除小鼠和野生型小鼠睾丸睾酮水平相似的状况下，LH 受体信号对胎儿间质细胞的分化并不重要。在出生后，LH 受体敲除小鼠睾丸中的许多关键类固醇生成酶的 mRNA 表达下降到无法检测的水平，并与睾丸睾酮含量下降 97% 以及成人型睾丸间质细胞缺乏同时发生[249]。然而，3β-HSD 的 mRNA 在 LH 受体敲除小鼠成年前的睾丸中一直表达，这是因为这种酶在间充质细胞和管周细胞中合成，并不依赖 LH/LH 受体信号。

也有新的数据证实，支持细胞在间质细胞生物学中的作用。支持细胞特异性转基因诱导的早产雄激素受体小鼠，结果表明成年和胎儿睾丸间质细胞总数减少是与间质细胞增殖减少相关的[250]。新生儿期尽管睾丸间质细胞很少，但睾酮和二氢睾酮水平正常。该方法为研究支持细胞对间质细胞数量和功能的影响提供了有价值的信息。

在支持细胞和间质细胞相互作用的背景下，使用绿色荧光标记在 Ad4BP/SF1（Nr5a1）基因的胎儿间质细胞特异性增强剂的控制下，小鼠的胎儿间质细胞只能产生雄烯二酮，然后由支持细胞转化为睾酮[251]。

另一个出人意料的调节因子是神经生长因子，它已经被证明能够诱导成年大鼠间质干细胞在乙烷二甲基磺酸处理后的增殖和分化[252]。

与受体结合的 LH 通过三磷酸鸟苷结合蛋白激活环磷酸腺苷途径[253]，有些人关注到可能是通过蛋白激酶 A 信号转导途径，因为 LH 在刺激睾酮的大量产生时，环磷酸腺苷浓度并没有任何显著变

化。一些研究表明，细胞内钙浓度的变化可能通过激活脂氧合酶途径中的磷脂酶参与 LH 的作用[254]。这一机制为间质细胞调控类固醇激素合成提供了另一种途径。此外，钙的变化可通过蛋白激酶 C 途径调节腺苷酸环化酶[12, 253, 254]。

促黄体生成素（LH）刺激储存的胆固醇底物动员，通过胆固醇酯水解酶[227]和侧链裂解酶将胆固醇转化为孕烯醇酮。在 LH 刺激后的 30～60min 内睾酮显著增加，但急性反应的程度因物种而异，在大鼠和公羊中非常明显，而在人类中则不那么明显。用 LH 反复刺激或单次注射人绒毛膜促性腺激素（hCG），具有相当长的半衰期，产生的睾酮反应也长得多[255]。注射 hCG 后，睾酮在 12h 达到峰值，然后在 24h 下降至一个升高的平台期，在注射后的 48～72h 后再次达峰。hCG 刺激间质细胞的这种双相反应没有发生在 LH 中，可能还有许多其他因素诱发。在用大剂量的 LH 或 hCG 急性刺激间质细胞后，发现间质细胞表面的受体丢失[256]。这种丢失伴随着间质细胞对 LH/hCG 进一步刺激 48～72h 的耐受性而发生[255]，可能是睾酮转化为雌二醇和反馈抑制 17, 20- 裂解酶的结果[257]。注射 hCG 72h 后，睾酮分泌的第二阶段可能是由于 hCG 的半衰期长，确保从类固醇生物合成的抑制中恢复后仍能存在。然而，由于 LH 和 hCG 是促性腺激素，其他因素，如刺激一系列酶的合成、细胞肥大及增生也可能有贡献[258]。因此，在慢性间质细胞刺激过程中，LH 增强编码类固醇生成途径中酶的基因转录。在正常生理状态下，不可能出现受体下调和对 LH 进一步刺激产生耐受性的现象，主要原因是 LH 刺激睾丸是脉冲式的。然而，脉冲频率的增加可以导致睾酮分泌反应的增强，尽管 LH 脉冲波幅度在减低。

间质细胞和生精小管的毗邻结构促进旁分泌机制。毛细血管与间质细胞的紧密连接促进了睾酮进入血循环。虽然许多天然产生的类固醇激素具有雄激素作用，但睾酮是睾丸间质细胞（成人每天 7mg）的主要产物[12, 227]。此外，睾丸也产生少量的弱雄激素，如雄烯二酮和脱氢表雄酮（DHEA）。睾酮通过与细胞内雄激素受体结合发挥作用，较弱的雄激素、雄烯二酮和 DHEA，对雄激素受体的亲和力较低（在第 138 章中讨论）。睾丸也产生少量的

二氢睾酮，对雄激素受体有很强的亲和力。间质细胞也产生大约日总量 25% 的 17β- 雌二醇[259]，其余的（雌二醇和雌酮）通过睾丸和肾上腺雄激素（如雄烯二酮和脱氢表雄酮）在外周组织通过芳香化酶转化而来。

（三）生物合成途径

LH 调节睾丸间质细胞雄激素的产生。激素刺激的急性效应在几分钟内发生，与慢性效应不同，慢性效应需要数小时，并涉及类固醇激素生物合成所需酶的基因编码调控。

间质细胞生成类固醇激素的主要底物是胆固醇，它可以从两个来源获得，分别是循环低密度脂蛋白与间质细胞上的特异性受体结合并内化。在大鼠睾丸间质细胞中也发现了高密度脂蛋白的受体。睾丸间质细胞还可以由乙酸从头合成胆固醇[259]。通过这两种途径获得的比例不同，这取决于间质细胞的种类和刺激状态。一些推测表明，间质细胞所需的胆固醇有一半以上来自低密度脂蛋白[260]。胆固醇转化为睾酮涉及许多步骤，这些步骤由血红蛋白多功能氧化酶催化，这些酶主要属于细胞色素 P_{450} 家族。类固醇生成途径的步骤如图 136-16 所示，并在第 138 章中回顾。

胆固醇首先通过睾丸胆固醇酯水解酶[227]从胆固醇酯池中动员出来，并转化为孕烯醇酮。游离胆固醇运输到线粒体，借助 30- 氨基酸类固醇生成激活肽的作用，从线粒体外膜转运到内膜[261]。胆固醇侧链裂解酶位于线粒体内膜上，将胆固醇转化为孕烯醇酮。

类固醇合成急性调节蛋白（StAR）是参与快速类固醇合成的关键蛋白[262]。在人类中，StAR 定位于性腺和肾上腺皮质的正常细胞和肿瘤细胞，但在胎盘中没有检测到[263]。先天性类脂性肾上腺增生症的研究说明了 StAR 的重要性，由于 StAR 的无意义突变，这些患者的肾上腺及性腺线粒体不能将胆固醇转化为孕烯醇酮[263]。靶向破坏小鼠编码 StAR 的基因研究支持这些发现，小鼠在性腺方面表现出性别特异性差异，但出生后两性都不能正常生长，死于肾上腺皮质功能不全[264]。

在正常的类固醇激素生成过程中，孕烯醇酮可以通过 3β- 羟化酶（3β-HSD）转化为孕酮，也可

以通过 17α- 羟化酶在 17α 位羟化。孕烯醇酮转化成孕酮（Δ⁴ 途径）或 17α- 羟基孕烯醇酮（Δ⁵ 途径）的途径可能因物种和哺乳动物的生理状态而不同。在人类中，Δ⁵ 途径似乎在成人和胎儿睾丸中都占主导地位（见第 138 章）。

在 Δ⁵ 途径中，孕烯醇酮被羟基化为 17α- 羟基孕烯醇酮，由 17，20- 裂解酶裂解形成脱氢表雄酮。这两个步骤似乎都是由一种微粒体酶细胞色素 P₄₅₀c17 催化的 [265]。进一步将 DHEA 转化为雄烯二醇是由一种微粒体酶 17β- 羟化酶介导的 [266]。

底物从 Δ⁵ 途径转化为 Δ⁴ 途径（图 136-16）涉及 3β- 羟化酶，人类可能存在 3β-HSD 基因的多个副本。3β-HSD 除能将孕烯醇酮转化为孕酮外，还可将其他前体由 Δ⁵ 途径转化为 Δ⁴ 途径，即 17α- 羟基孕烯醇酮转化为 17α- 羟基孕酮、DHEA 转化为雄烯二酮、雄烯二醇转化为睾酮。

细胞色素 P₄₅₀ 芳香化酶催化睾酮生成 17β- 雌二醇，导致 C3 位羟化，C10 甲基侧链丢失。睾丸分泌少量的二氢睾酮，由 5α 还原酶将睾酮转化为二氢睾酮而形成。该酶的睾丸水平远低于生殖器皮肤或前列腺组织中的水平，并催化睾酮不饱和 C4 到 C5 双键还原形成 5α- 二氢睾酮 [267]。

由于细胞色素 P₄₅₀scc 位于线粒体内膜，孕烯醇酮（来源于胆固醇）从线粒体转运到滑面内质网，孕烯醇酮代谢为睾酮所需的剩余酶将被定位在那里。

六、支持细胞功能的调控

支持细胞通过形成血睾屏障来调控生精小管的内部环境，从而在精子发生的激素调控中起重要作用。精原细胞是唯一与微管基膜相邻的生殖细胞，因此可以直接接触到微管外的调节器。大量的数据表明，哺乳动物睾丸的生精量取决于睾丸中支持细胞的数量，这充分证明了这两个细胞群之间的联系 [18-21, 268, 269]。因此，在新生儿中通过 FSH 或甲状腺素增加或减少支持细胞的数量可以造成成年精子产生的增加或减少。

生精小管受 FSH 和 LH 的调控，后者通过睾酮的局部分泌发挥作用。然而，受这些激素影响的特定细胞类型和过程仍然存在争议，特别是 FSH 在维持精子发生中的作用。此外，越来越多的证据表明，局部因素可能调节 FSH 和睾酮的作用，这是本章后面讨论的问题。

（一）受体定位

FSH 受体定位于支持细胞和精原细胞上 [270, 271]。除精原细胞外，没有其他生殖细胞含有 FSH 受体。LH 受体只存在于间质细胞上，LH 受体的激活会促进雄激素的分泌。

FSH 和雄激素受体在支持细胞中的定位以及这些激素受体在精原细胞以外的生殖细胞中的缺失强调了支持细胞在精子发生中关键的中介作用。

雄激素受体存在于间质细胞、支持细胞和管周细胞中，后两种细胞在传递雄激素信号方面起着关键作用 [272-274]。生殖细胞不表达雄激素受体 [273, 275]，特异性敲除 AR 的生殖细胞没有生殖表型 [276]。

（二）卵泡刺激素的作用机制

FSH 通过受体发挥作用，并通过腺苷酸环化酶 - 蛋白激酶系统发挥作用 [277]。FSH 刺激环磷酸腺苷生成增加，进而使一些支持细胞蛋白磷酸化 [278, 279]。FSH 还调节细胞内游离钙水平 [280]，并通过这一机制影响其他信号传导途径。这些作用与许多研究一致，表明 FSH 刺激支持细胞合成 mRNA 和蛋白质 [281]。

FSH 的刺激就像其他促激素一样，会导致其靶组织支持细胞的耐受，进一步的刺激使其敏感性降低。这一过程包括受体的丢失、腺苷酸环化酶的反应减弱和磷酸二酯酶的产生增加 [282]。

FSH 刺激未成熟的支持细胞培养会导致这些细胞分泌大量蛋白，如雄激素结合蛋白（ABP）[283]、转铁蛋白 [284]、抑制素 [285]、芳香化酶 [286] 和纤溶酶原激活剂 [287]。最近的数据表明，在人类中，血清抑制素 B 的浓度测定可作为支持细胞功能的循环标志物 [288]。

受 FSH 刺激调节的支持细胞其他功能还包括葡萄糖转运和葡萄糖向乳酸的转化 [289]。生殖细胞对支持细胞产生乳酸的依赖是 FSH 间接影响生殖细胞发育的一种机制 [290]。FSH、环磷酸腺苷、钙还可以刺激支持细胞中波形蛋白等细胞骨架蛋白的磷酸化，这些作用可能是在培养基中 FSH 引起形态学变

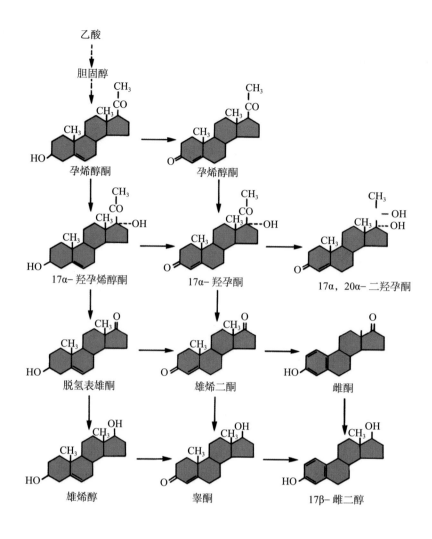

◀ 图 136-16　睾酮和雌二醇生成的类固醇生物合成途径

化的原因 [291]。

FSH 还刺激未成熟的支持细胞在妊娠晚期和产后早期发生有丝分裂 [20, 21]。FSH 刺激的程度显著影响成年睾丸总支持细胞的补充 [18]。在缺乏 LH 的小鼠模型中，FSH 对支持细胞增殖和成熟的特异性影响已经被阐明 [292]。通过杂交技术将人 FSH 或活化的人 FSH 受体引入到以促性腺激素缺乏的性腺功能减退（hpg）为背景的体内进行，功能获得效应验证。FSH/hpg 或 FSH 受体 /hpg 转基因的雄性大鼠睾丸支持细胞数比 FSH/hpg 未转基因的雄性大鼠增加 2 倍。转基因睾丸的支持细胞具有成熟支持细胞的核形态特征。高表达 FSH 的 FSH/hpg 雄性小鼠，每个睾丸的支持细胞数量与野生型小鼠相似。因此，FSH 能够独立于 LH 的作用而刺激正常的支持细胞生长。对其他物种的支持细胞分裂动力学知之甚少，但在人类的研究表明，从胎儿晚期到 10 岁时，睾丸支持细胞数量增加了 5 倍 [25]。

在成人中，支持细胞是一个稳定的细胞群，一些研究表明成熟的支持细胞对 FSH 的刺激具有抵抗性，因为 FSH 不能刺激整个成人睾丸组织的支持细胞功能。然而，Parvinen [293] 提出 FSH 的作用是具有阶段性的，在第一阶段 FSH 受体表达最高，在第一至第三阶段依赖于 FSH 的环磷酸腺苷的产生量最大。未能证明 FSH 在整个睾丸中的作用可能是由于生精周期的反应期和非反应期的混合。进一步的研究表明，FSH 可刺激培养的成体生精小管和成体支持细胞产生抑制素 [294]。

（三）雄激素的作用机制

通过多种技术产生的特异性 AR 基因敲除支持细胞（SCARKO），其细节已经被评述过 [295]。所有这些以 AR 不同外显子为靶点的模型都显示了正常的外生殖器，但由于减数分裂过程中精子发生停止，所有模型都显示出睾丸体积的减小 [296, 297]。相比之下，在构建支持细胞 AR 表达减少的小鼠中，部分精母细胞完成减数分裂，但未能完成精子的形成[298]。睾丸支持细胞的数量在一些模型中正常，在另一些模型中则减少。雄激素通过支持细胞起作用，导致减数分裂成熟中断的机制尚不清楚。

由于认识到 AR 首先是在管周肌样细胞（PTMC）的发育过程中表达[273]，在这些细胞中选择性敲除 AR 产生了不同的结果，小鼠表现为睾丸重量和精子发生率降低相关的生育能力受损[299]。在一定程度上，进一步的分析提出了一些问题，即 AR 敲除是否仅局限于肌样细胞或血管平滑肌细胞。因为管周细胞敲除表现出更严重的表型，基本上完全没有精子细胞，一些雄激素依赖的支持细胞基因表达也减少[300]。而数据表明，需要雄激素作用于管周肌样细胞，其他途径也是通过管周肌样细胞来发挥作用的。通过选择性地敲除管周肌样细胞中的 LGR4 基因来研究 Lgr4 表达的重要性，结果显示 AR 的表达显著降低，同时 Wnt/β- 连环蛋白信号减弱[301]。通过 Gsk3β 抑制药治疗可重新激活该途径，从而部分挽救了该表型。

采用另一种不同的方法，即使用独特的增益功能转基因小鼠模型来评估 AR 在小鼠支持细胞中过早表达的影响，结果导致 AR 出现了强烈的过早表达。这使出生后和成熟睾丸的体积减少了正常睾丸体积的 40%，并伴随支持细胞数量的减少和减数分裂后发育的低下[250]。

虽然睾酮在刺激精子发生中的作用已被充分认知，但在雄激素受体细胞特异性缺失的小鼠模型研究中，分子机制已被阐述（综述）。这些研究中还可识别特异性雄性激素反应靶点[295]，它们在调控精子发生中的作用也正在显现。在管周细胞上发现的雄激素受体，通过改变其功能，可以通过支持细胞和间质细胞影响精子发生[302]。鉴于支持细胞作为激素作用于精子发生的关键中介的重要性，在讨论 FSH 和雄激素在精子发生中的作用之前，应先考虑 FSH 和雄激素对该细胞的作用机制和影响。

如前所述，在支持细胞雄激素受体被敲除的一些模型中，减数分裂并没有完全被阻断，只证实圆形精子细胞向长形阶段的过渡受到损害[298]。这可能是由于支持细胞与精子细胞形成结合复合体的方式被破坏。在体内，垂体切除的大鼠雄激素缺失造成精液产生损伤，需要睾酮刺激治疗[303]。在体外，睾酮在快速和延长的阶段（3～6h）刺激 RNA 聚合酶 Ⅱ[304]。尽管有这种刺激，但很少有常见的支持细胞蛋白受到雄激素的刺激。ABP 就是这样一种蛋白质，雄激素要么没有刺激，要么抑制因子[284]，如纤溶酶原激活物[305] 或 β- 神经生长因子 mRNA 的水平[306]。睾酮刺激的蛋白质中有睾丸素[307]。有研究表明，大鼠睾丸间质细胞被乙烷二甲基磺酸（EDS）破坏而导致睾酮耗竭，在生精周期的第七阶段导致生精小管中蛋白质合成减少 60%[308]。需要进一步研究这些蛋白质的性质及作用。

尽管没有证据表明睾丸中的雄激素受体与其他组织中的雄激素受体不同，但睾丸内的睾酮浓度是外周血的 50 倍，维持垂体切除大鼠的精子生成所需的睾酮水平会导致前列腺肥大和精囊扩张[309]。睾丸内的雄激素受体必须持续饱和，尽管睾丸内的 5α- 还原酶水平与前列腺相比相对较低，但二氢睾酮水平也足够高，足以使雄激素受体饱和。在受体位点饱和的情况下调节雄激素作用的机制尚不清楚，但已认识到，对未成熟的支持细胞培养物进行雄激素干预会刺激雄激素受体水平的增加[310]。有证据表明，生殖细胞上的雄激素受体对精子发生不是必需的，这些证据来自于雄激素受体缺陷的生殖细胞导入雄激素受体正常的睾丸中可完成完整的生精过程[311]。这一发现与雄激素通过支持细胞及管周细胞调节精子发生的证据一致。

最近，用雌二醇 α 受体无功能的转基因小鼠进行的实验表明，输出小管进行液体重吸收需要雌二醇[312]。在这些小鼠中，背压增加导致精子发生中断。

七、精子发生的激素调控

支持细胞和间质细胞的作用现在更加明确了。尽管生殖细胞上没有 FSH 和睾酮受体，但这两种激素成功控制了完整的精子发生过程，这两种激素发挥的作用和方式已经变得更加清楚。然而，仍然存在一些问题，特别是成人对 FSH 的需求一直受到质疑，因为在成人垂体切除后立即开始单独睾酮治疗可以维持精子生成[280, 313, 314]。

（一）精子发生初始的相关问题

精子发生的成功开始需要 FSH 和 LH 的分泌，而这些激素在青春期不能增加与维持青春期前状态有关。人类性成熟过程中 FSH 和 LH 升高[315]。在低促性腺激素性性腺功能减退症（卡尔曼综合征）中，缺乏 GnRH 刺激与 FSH 和 LH 分泌失败相关，FSH 和 LH 或脉冲式 GnRH 的治疗可促进生精发育[316]。有些男性不能获得正常的精子输出，可能是由于在新生儿和青春期 FSH 分泌不足而导致支持细胞补给低于正常水平[317]。

在 GnRH 缺乏的 hpg 小鼠模型中[318]，尽管精子产量低于正常水平，但睾酮仍可以启动精子发生，因此 FSH 在启动精子发生中的必要性受到了质疑。精子产量低可能是由于在支持细胞群体建立过程中，FSH 对支持细胞的有丝分裂刺激缺失所致。此外，在一些 FSH 受体失活突变的男性中，精子发生可继续完成，但大多数情况下，睾丸体积和精子计数受损[319]。在靶向破坏 FSHβ 亚基基因的小鼠中，精子发生可以继续，但精子总量减少与支持细胞数量减少[320]、支持细胞对生殖细胞的"承载能力"的降低是一致的。此外，靶向破坏激活素 Ⅱ 受体基因的大鼠，用激活素 A（一种促进出生后大鼠支持细胞增殖的因子）[23]进行干预，结果显示完整的精子发生过程，尽管生殖细胞数量减少[321]。

在对 GnRH 免疫动物的睾丸退化研究中，我们发现了支持下丘脑 - 垂体细胞功能完整的重要证据[322]。此外，在季节性停止和生育开始之前，FSH 和 LH 的短暂减少和增加进一步支持了这一观点。

关于局部睾酮可直接刺激精子生成的观点是根据青春期前男孩的睾丸间质细胞腺瘤与肿瘤附近的精子发生有关，而不是在远处[323]。

灵长类和人类新生儿睾丸的生长调节还不太清楚。新生儿 FSH、LH 分泌增加，血清抑制素 B、睾酮升高[324]。生殖细胞数量在出生后的 5 个月增加了 3 倍[223]，这表明与激素分泌的激活有关。然而，在一对出生 6 个月的双胞胎狨猴新生儿睾丸生长的研究表明，用 GnRH 拮抗药治疗其中一个与用空载体治疗的另一个相比生殖细胞的增殖仅减少了 25%[224]。因此，垂体 - 睾丸轴在出生后即刻的激活可能不是刺激生殖细胞生长和生殖母细胞向精原细胞分化早期阶段的关键。调节新生儿和婴儿灵长类动物睾丸生长的因素尚不清楚。

（二）成人精子发生的维持

有强有力的证据证明，在人类和灵长类睾丸中 FSH 和睾酮都是维持正常精子发生所必需的。猴子主动或被动免疫[325]FSH 会导致生育力破坏和精子浓度下降，尽管不是零。此外，垂体瘤阻断促性腺激素分泌的患者需要同时使用卵泡刺激素和促黄体生成素才能恢复生育能力。

Matsumoto 和同事的几项研究支持 FSH 的必要性[326]，但也提出了一些有趣和未解的问题。给正常男性使用外源性睾酮，可以抑制 LH 和 FSH，导致精子浓度逐渐降低至无精子症或严重少精水平。在这个模型中，他们注意到给予 LH 的外源性刺激导致精子数量增加，可能是通过刺激睾丸内睾酮分泌而实现的[327]，然而精子浓度没有达到正常水平。因此，在 FSH 缺失的情况下，睾酮刺激可以促进部分精子发生。然而，在同一模型中，如果补充 FSH 而不是 hCG，精子数量也会出现类似的增加[326]。这种精子发生的部分恢复可能与内源性睾丸内睾酮浓度显著抑制有关。因此有理由得出结论，FSH 和 LH（睾酮）都是定量刺激人类精子发生。

在 FSHβ 亚基敲除的啮齿动物的数据中质疑了 FSH 的作用，因为一定浓度的睾酮能够启动和维持精子生成[320]。此外，睾酮可以恢复垂体切除大鼠的精子生成[328]，但不能定量。研究表明，大剂量睾酮可以恢复大鼠和猴垂体切除术后的精子生成[329]。所有这些研究都表明，通过给药途径获得的睾丸内高浓度睾酮足以维持精子生成。这一观点在正常大鼠的观察中也得到支持，通过硅橡胶植入给予低剂量睾酮，精子发生被破坏，但随着睾酮剂量的增加，尽管 LH 被抑制，但精子发生仍得以维持[313]。然而，Cunningham 和 Huckins[330]证明，这些大鼠睾丸内睾酮水平仅为正常水平的 10%～20%，这引起了人们对睾丸内高浓度睾酮维持精子生成的特殊要求的质疑。最近，一些使用完整和去垂体大鼠的其他研究得出了关于维持精子生成的睾丸内睾酮浓度的相似结论[280]。一项详细的剂量 - 反应研究表明[309]，睾酮从抑制到维持良好的生精状态的浓度范围相对较小。这些动物的血清睾酮水平相当于正常水平的 2 倍，导致睾丸内睾酮水平为正常水平的 10%～20%。尽管该剂量的睾酮是维持精子生成所必需的，但另一个雄激素依赖性器官——前列腺却因相同水平的睾酮刺激而显著肥大[309]。前列腺和生精上皮对该剂量睾酮的不同反应，引起了关于不同部位雄激素受体性质的问题，可能是其他因素与睾酮或其受体相互作用，从而在一个部位维持正常功能，但在另一个部位却导致肥大。

大多数明确睾酮维持精子发生的研究都是相对短期的研究。在长期研究（7～13 周）中，尽管睾酮可以维持垂体部分或完整切除大鼠的精子生成，其血清睾酮水平约为正常水平的 2 倍，但实验延长导致这些剂量不能将每日精子的产生维持在正常范围内[309]。这些观察结果表明，垂体因素（最有可能是 FSH）参与了精子发生的长期维持，并且高剂量的睾酮也刺激 FSH 分泌的研究实际上也支持这一观点[309, 331]。

青春期前的睾丸中，未成熟支持细胞的增殖依赖于 FSH，但其成熟以及支持完全生精主要是由雄激素通过支持细胞驱动的[332]。胎儿支持细胞的发育状态与出生后睾丸不同。胎儿睾丸的支持细胞是增殖性的，尽管胎儿睾丸间质细胞分泌大量的雄激素，但它们在形态和功能上仍不成熟。胎儿支持细胞在成熟过程中对雄激素无反应是因为缺乏雄激素受体，支持细胞雄激素受体在人类胎儿和新生儿免疫组化检测中是缺失的[333]。出生后，雄激素受体在支持细胞中的表达逐渐增加，8 年后达到最高水平。

然而，雄激素确实对胎儿支持细胞的增殖有重要作用，因为完全敲除睾丸细胞中的雄激素受体（ARKO）导致其出生时支持细胞是预期数量的一半[332]。选择性敲除（SARKO）则不影响出生时支持细胞的数量[332]。因为胎儿支持细胞不表达雄激素受体，雄激素对支持细胞数量的影响是间接的，可能是对高表达雄激素受体的管周肌样细胞有丝分裂信号消退的反应。

由于在 ARKO 雄性小鼠中确实有睾丸的形成（是正常雄性小鼠睾丸重量的 5%），这表明雄激素受体不是睾丸发育的绝对要求[332, 334]。睾丸间质细胞雄激素受体选择性敲除（SARKO）主要影响类固醇合成功能，这导致在圆形精子细胞期精子发生停

止[335]。此外，管周肌样细胞中的雄激素受体敲除对生育率没有影响，尽管精子输出量减少[335]。在生殖细胞特异性雄激素受体敲除小鼠中，精子发生能够正常进行并产生精子，并且具有生育能力[276]。因此雄激素对精子发生的作用很可能是通过支持细胞间接介导的。

一些研究表明，当用重组人 FSH 纠正促性腺激素缺乏时，精原细胞是啮齿动物和灵长类动物 FSH 作用的主要靶点[336, 337]。此外，在接受避孕剂量睾酮的正常男性生殖细胞群的定量研究表明，FSH 在维持精原细胞群中可能具有重要作用[338]，也表明睾酮可能对精原细胞有抑制作用，这与大鼠的数据相符[336]。显然，需要进一步的研究来证实这些问题。

总之，睾酮是维持精子发生的重要因素。尽管仍有争论，但 FSH 可能是维持正常精子发生所必需的，但不同病理状态下 FSH 或睾酮的相对含量可能不同。在灵长类和人类的研究中，FSH 的需求更为明显。

除了雄激素和卵泡刺激素，也有证据表明需要雌激素。雌激素受体（ER）α 基因（ERKO）的靶向破坏导致精子发生中断和不育[339]。这种不育的部分原因是输精管中 ER-α 的表达缺乏，从而导致上皮细胞吸收能力的降低[312]。由此产生的液体积聚导致精子发生的中断，其方式与输精管结扎术后的情况相似。此项研究更清楚地描述了 ER-α 受体的作用，在研究中，从 ER-α 受体敲除小鼠睾丸中获得的生殖母细胞被移植到生殖细胞耗尽的野生型受体小鼠睾丸中，其与野生型雌性交配后产生正常的后代[340]。这个结果表明，生殖细胞确实不需要 ER-α 使其成熟或在受精过程中发挥作用，这说明 ER 基因敲除的雄性不育是由于体细胞的功能破坏导致的。

睾丸通过生殖细胞和支持细胞上的 P_{450} 芳香化酶将睾酮转化合成 17β 雌二醇[341]。靶向破坏 *CYP-19* 基因表明，雌激素是维持精子发生而不是启动精子发生所必需的。芳香化酶缺乏的雄性小鼠最初是可育的，但变得越来越不育，精子发生逐渐中断。与 ER 基因敲除小鼠不同的是，这种效应是不连续的，是由于在减数分裂后期和精子形成早期阶段的停滞，导致圆形和长形精子细胞的数量减少。细胞凋亡增加，顶体发育异常也更为频繁[342]。研究表明，

在缺乏雌激素的雄性小鼠的饮食中，类雌激素物质在一定程度上克服了由于缺乏内源性雌激素而导致的精子发生缺陷，再次强调了雌激素在精子发生中的生物学效应[343]。

这种雌激素效应不仅只限于通过 ER-α 的作用，因为大鼠睾丸也有 ER-β，也可介导雌激素的生理效应[344]。在成年小鼠中，ER-β 定位于睾丸间质细胞和支持细胞、精原细胞和大多数精母细胞[345]。ER-β 蛋白以 ER-β1 和 ER-β2 亚型广泛表达在人和灵长类动物的睾丸和生殖组织中[346]。前者主要与粗线期精母细胞和圆形精母细胞有关，后者主要与支持细胞和精原细胞有关。作者推测 ER-β1 可能需要在其所定位的生殖细胞上发挥内源性雌激素作用，而 ER-β2 可能起到保护睾丸细胞免受雌激素效应的作用。缺乏 ER-β 的小鼠的初步报告显示性腺发育正常，年轻的成年鼠（6 周）完全生育[347]。与年龄相关的性腺或生殖道功能异常的影响值得进一步研究。

八、局部调控机制

尽管迄今为止的讨论主要集中在激素调控精子发生的机制上，但很明显，许多其他的机制也需要充分发挥作用才能成功地完成精子的发生。这些过程只有部分阐明，并被归在局部系统的标题下。

支持细胞功能

支持细胞数量在精子总生成的量建立中的重要性在前面章节中已经讨论过了。鉴于支持细胞在上皮中的位置，这些细胞的功能似乎至关重要。在本章中不可能详细讨论这一理念的证据，但是以下示例足以说明这个观点。如前所述，出生后支持细胞分裂时大鼠甲状腺功能减退导致支持细胞增殖延长，成年大鼠精子总产量增加[268, 269]。甲状腺功能减退延迟了支持细胞功能的一些成熟变化，并伴随精子发生的明显延迟[348]。这一延迟表现为精原细胞持续存在，但向基底膜运动受损，精原细胞增殖经常发生在小管的中心位置，初级精母细胞和精子细胞发育迟缓，存活率低。然而，当甲状腺功能减退逆转后，精子发生恢复并最终精子产生增加。

支持细胞之间的血睾屏障为生殖细胞群的发育创造了独特的微环境。因此，支持细胞需要与生殖细胞交通连接。与生殖细胞膜相连的支持细胞膜片段之间的特殊细胞连接（紧密连接、缝隙连接和黏附连接），提供了这些细胞类型之间的结构连接位点，管球复合体就是这样的结构。生殖细胞正是通过这些位点直接或间接地影响支持细胞的功能，反之亦然。

提供这些发生在体内的相互作用的证据最初来源于显微镜检查，显示支持细胞结构随着生精上皮的发育而呈周期性变化。研究发现了支持细胞的体积、细胞胞质成分的组织以及细胞核的形状和位置的变化[5, 43]。

不明确的证据表明支持细胞根据生殖细胞的发育阶段调节其分泌功能，这是通过证实支持细胞以循环方式进行许多产物的分泌。这些数据是通过由 Parvinen 开发和改良的透照辅助技术分离生精小管的各个阶段而获得的[293]。体外试验中更复杂的细胞分离和培养技术也被应用于研究生殖细胞和支持细胞之间特异性的相互作用[349]。确定支持细胞产物作为结合蛋白或运输分子参与向生殖细胞传递所必需的化学物质或激素，或作为激素或细胞因子被认为在生精小管功能的局部调节中起着不可分割的作用[350, 351]。这些蛋白产物和许多 mRNA 物种被证明是以循环的方式产生的。

通过产生肌醇、丙酮酸和乳酸，支持细胞对生殖细胞的存活具有重要作用[290, 352]。此外，FSH 刺激支持细胞对葡萄糖的运输和代谢[289]。代谢产物通过生殖细胞和支持细胞之间的物理屏障传递到生殖细胞的方式尚待确定。

生殖细胞的其他营养需要，如必需离子和维生素，通过结合或转运蛋白质的作用，从血睾屏障外转运到生殖细胞。睾丸转铁蛋白是一种铁结合蛋白，通过受体介导的细胞内吞过程将铁传递给细胞。转铁蛋白是支持细胞的分泌产物，受 FSH 的调控，尽管所有细胞都有转铁蛋白受体，但高浓度的转铁蛋白受体已定位于粗线期精母细胞[353]。所有的细胞都需要铁来维持呼吸和细胞色素功能，铜是蛋白质和铁氧化酶的辅酶。维生素在维持睾丸功能中的作用导致了大量关于维生素 A 维甲酸的研究。支持细胞通过增加分泌产物的合成（如转铁蛋白）对维生素 A 做出反应，维甲酸结合蛋白定位于支持细胞本身。然而，维生素 A 对生殖细胞是必不可少的，剥夺维生素 A 会导致精子发生的中断 [354]，因此表明维生素 A 对生殖细胞本身有直接影响。进一步的支持来自于靶向失活维甲酸受体的小鼠精子发生的中断 [355]。

大量血清来源的激素和存在于间质液中的局部产生的因子是近腔室中生殖细胞群所必需的，但可以通过支持细胞获得。因此，许多这些物质的受体或结合蛋白也存在于支持细胞。雄激素是维持生精上皮的必需物质，它可以与雄激素结合蛋白（ABP）结合而进入支持细胞，而两者均定位于支持细胞上。ABP 最初被认为是将雄激素转运到生殖细胞，但现在被认为参与将雄激素转运到上皮的管腔表面，并从管腔表面转运到包含雄激素依赖组织的男性生殖道 [356]。ABP 的产生是阶段性的，这表明它可能在上皮细胞中发挥作用，它受包含在其中的生殖细胞群的调节 [357]。雄激素受体的产生也是阶段性的（基于 mRNA 水平或结合研究），并且正如预期的那样，受体结合的最高水平出现在第七和第八阶段，这两个阶段对雄激素戒断的影响最为敏感。

FSH 结合和 mRNA 受体水平均受阶段性调控。因此，许多受 FSH 调控的支持细胞产物以阶段特异性的方式产生或定位，如抑制素、睾丸素、簇生素和 α_2- 巨球蛋白 [245, 246, 293]。α_2- 巨球蛋白是一种蛋白酶抑制剂，可能参与上皮细胞重塑，并通过对蛋白酶的抑制作用抑制精子释放；但它也结合生长因子或细胞因子，如转化生长因子 -β 和白细胞介素 -1α，从而影响这些细胞因子在体内的产生和局部作用。其他物质的阶段特异性分布，如硫酸化糖蛋白 2、脱羧酶和环蛋白 2，表明在生殖细胞发育的特定阶段有对这些产物的特定需求（有关评论请参阅其他章节 [245, 246, 293]）。由于其中一些物质的确切功能尚待确定，目前只能推测生殖细胞为此目的调节这些支持细胞产物。

一个关键的步骤是原始生殖细胞及其子细胞（称为生殖母细胞）的迁移和增殖。这一步骤以及精原细胞的增殖和存活依赖于支持细胞分泌 SCF，以及相关细胞类型上受体 c-kit 的存在。另外，最近的一项研究表明，干细胞因子和 c-kit 的膜结合形式可能是精原细胞通过减数分裂进展的必要条件 [358]。这个研究是在接下来的 10 年中呈现的众多研究之一，它证明局部产生的生长因子和细胞因子所介导细胞间相互作用对精子发生至关重要。新的证据表明神经胶质生长因子、神经营养因子 -3、神经生长因子、表皮生长因子、血小板衍生生长因子和卵泡抑制素与生殖母细胞或精原细胞增殖有关 [107-111, 126]。

九、睾丸对卵泡刺激素和黄体生成素的反馈调节

由于去势会迅速增加 FSH 和 LH 的水平，睾丸对其分泌有明显的负反馈调节。由于 FSH 和 LH 的分泌依赖于 GnRH 对促性腺激素的刺激，这些反馈效应可能作用于下丘脑，导致 GnRH 分泌的改变，或直接作用于垂体。证实 FSH 和 LH 被大多数促性腺激素共分泌，这就提出了一个有趣的问题，有关刺激性物质（GnRH）和抑制性物质调节其差异性分泌的方式。

（一）黄体生成素分泌的调控

睾酮、雌二醇和二氢睾酮（DHT）对 LH 分泌有负调节作用，雄激素的作用不依赖于转化为雌二醇或 DHT [359, 360]。雌二醇可能通过降低 LH 脉冲幅度而不改变脉冲频率作用于垂体，而睾酮可能是通过降低脉冲频率而不改变脉冲幅度作用于下丘脑 [360]。实验证明，在睾酮治疗去势动物期间，垂体门静脉血 GnRH 脉冲频率降低 [361]。这些研究还表明，雌二醇没有改变门静脉血 GnRH 的分泌模式，但是 LH 水平的降低是由 LH 脉冲幅度的降低引起的。

（二）卵泡刺激素分泌的调控

FSH 的负反馈调控包括类固醇激素睾酮和雌二醇的负反馈 [362]，以及特定的 FSH 反馈调节剂抑制素的调控 [363]。第 116 章讨论了抑制素的细节，本节探讨了睾酮和抑制素在控制 FSH 分泌中的作用。

1. 睾酮的作用　当以等于或大于其产生率的睾酮剂量给予去势大鼠时，睾酮会抑制许多物种的 FSH 分泌 [359]。给去势大鼠增加睾酮剂量会抑制 FSH 和 LH 的分泌。然而，在一些研究中，最高剂量的睾酮使 LH 降低到无法检测的范围，但是 FSH 水平在正常范围内持续下来，而且再高剂量的睾酮

也不会将 FSH 进一步抑制 [309, 331]。这表明睾酮与 FSH 分泌之间存在复杂的关系。睾酮对 FSH 抑制作用的一个典型例子是，由乙烷二甲基磺酸（EDS）破坏大鼠间质细胞后导致睾酮水平迅速下降而相应 FSH 迅速增加 [364]。由于 EDS 后的 FSH 水平仅达到去势水平的 50%，其持续调节是通过抑制素实现的，EDS 治疗并未改变这一点 [365]。事实上，用 EDS 诱导大鼠隐睾症导致与抑制素浓度降低相关的 FSH 水平升高，睾酮的去除反馈增加 FSH 水平上升到去势范围 [366]。本文简要总结了一些文献并得出结论，即睾酮和抑制素都对 FSH 分泌有抑制作用，但它们的确切作用可能因生理环境和相关物种的不同而不同。

2. 抑制素的作用 抑制素 A 和 B 的分离、合成及生物学在一些重要的论文 [367, 368] 中进行了描述，并在第 116 章中进行了讨论。

在男性，抑制素是由培养的未成熟支持细胞产生的。在支持细胞中发现 [47, 285] α、$β_A$ 和 $β_B$ 亚基的 mRNA，成年大鼠睾丸中抑制素的主要形式是抑制素 B [48]。在完整垂体切除大鼠的一些研究中表明，FSH 刺激 α 亚基的产生而不改变 β 亚基的信息 [48, 369]。

抑制素除了来源于支持细胞外，间质细胞也分泌免疫活性抑制素和生物活性抑制素 [370]。LH 刺激导致免疫活性抑制素而不是生物活性抑制素增加，这就说明 α 亚基产物可能是 LH 刺激的结果。

3. 激活素 A 在支持细胞发育中的作用 支持细胞和间质细胞可以产生激活素 [371, 372]，但这种激活素可能具有局部作用，因为去势后循环激活素 A 的水平不会降低 [373]。研究表明激活素 A 具有刺激精原细胞有丝分裂的能力 [374]，激活素受体存在于初级精母细胞、圆形精子细胞和支持细胞上 [375]。卵泡抑素在支持细胞、精原细胞、初级精母细胞和圆形精子细胞中也有表达 [376, 377]。研究在胎儿和出生后发育过程中激活素亚基的表达和激活素 A 蛋白在睾丸中的水平，从而提出了其多重功能的可能性 [378]。特别是从出生后 1～6 天，激活素 A 在睾丸和血清中的表达增加，再加上已证实的激活素 A 刺激支持细胞有丝分裂的能力，表明激活素 A 确定支持细胞群并由此对睾丸生精能力产生影响 [379, 380]。

睾丸产生的能够抑制或刺激 FSH 的物质，使我们对这种促性腺激素的反馈调节机制的理解更加复杂。除了抑制素对大鼠 EDS 模型产生的 FSH 影响外，灵长类动物的研究进一步证实抑制素在大鼠 FSH 控制中的作用。研究表明 [381]，在弓状核损伤、保持恒定 GnRH 脉冲分泌的猴子中，睾酮可以阻止去势后的 LH 增加，而不是 FSH。他们还表明，从猪卵泡液中部分纯化的抑制素可以阻止这种去势后 FSH 分泌的增加 [382]。

当将重组人抑制素 A 用于大鼠和公羊时，它可以特异性地抑制 FSH，在给药后 6～12h 达到最低点 [383]。事实上，足以使去势公羊的激素水平恢复到正常水平的抑制素 A 的剂量，在没有睾酮的情况下，可以将 FSH 抑制到正常范围 [384]。

抑制素 β– 亚基二聚体的分离，称为激活素（见第 116 章），可增加 FSH 水平，当考虑到垂体，尤其是在促性腺激素存在 α 和 β 亚基 mRNA 时，FSH 的调控更为复杂 [385]。这种 mRNA 功能来自 Corrigan 和同事的数据 [386]，试验表明激活素 B 的单克隆抗体加入培养的垂体细胞后，会抑制 FSH 的分泌。然而，在这些试验中，他们注意到当抑制素加入到这些培养物中时，尽管存在激活素抗血清，却产生了对 FSH 的抑制，从而证明抑制素的作用独立于激活素。

支持抑制素在 FSH 调控中的作用数据与一些生精损伤模型（如隐睾）中支持细胞分泌抑制素的减少而 FSH 增加是一致的 [387]。使用抑制素 B 酶联免疫吸附试验的数据表明，抑制素 B 是男性抑制素的主要循环形式，血清抑制素 B 水平随着睾丸损伤而降低，并且与 FSH 呈负相关 [388, 389]。血清抑制素 B 水平是睾丸支持细胞数量的一个标志，一些研究表明，正常男性的 FSH 和抑制素 B 呈负相关 [390]。此外，灵长类动物 FSH 水平的升高导致血清抑制素水平的升高 [391]。激活素和卵泡抑制素对 FSH 分泌的作用，可能是通过垂体旁分泌作用发挥的。这是因为激活素和卵泡抑制素都在垂体中产生，在月经周期中没有出现生理上的相关波动。需要进一步的研究来确定不同的病理生理状态下的关系。

第137章 睾丸发育不全综合征、隐睾、尿道下裂和睾丸肿瘤

Testicular Dysgenesis Syndrome, Cryptorchidism, Hypospadias, and Testicular Tumors *

Ewa Rajpert-De Meyts　Katharina M. Main　Jorma Toppari　Niels E. Skakkebaek **著**

管庆波　叶继锋 **译**

要 点

- 青壮年睾丸生殖细胞恶性肿瘤、隐睾、某些尿道下裂、成人性腺功能减退、精子发生受损，作为睾丸发育不全综合征（testicular dysgenesis syndrome，TDS）的一部分，可能与胚胎发育有联系。
- 先天性隐睾应该尽早治疗，最好是在6—12月龄进行外科治疗，以免损伤生殖细胞的进一步成熟。
- 轻型尿道下裂和高位阴囊睾丸的患病率在一些国家增加，可能与环境或生活方式因素有关，后者可以对胚胎雄激素合成或雄激素作用产生负面影响。
- 发生于青壮年的睾丸生殖细胞肿瘤（testicular germ cell tumors，TGCT）起源于原位癌（carcinoma in situ，CIS）细胞，后者来源于未能形成精原细胞的胚胎生殖母细胞，并在性成熟期发生了恶性变。从低生育力、精子发生受损或者有隐睾病史的男性睾丸活检组织里寻找原位癌细胞。
- TGCT的发生在全世界越来越多，这与环境或生活方式因素作用于遗传易感个体的现象并存。*KITLG*和*DMRT1*基因的多态性增加了TGCT的易感性。
- 起源于体细胞的睾丸肿瘤非常少见，多数是良性的，而且主要发生于新生儿或者男性儿童。治疗方法应该首先考虑保留睾丸的手术。
- TGCT的幸存者睾酮缺乏的风险较高，应该定期监测睾酮水平；如果发现睾酮水平下降，应给予睾酮替代治疗。

一、睾丸发育不全综合征

早前怀疑胚胎睾丸发育不全与睾丸功能受损、成年期生殖细胞癌有联系，众多人类与动物研究已经证实。有大量的证据表明，不仅带有少见性分化和Y染色体基因紊乱的个体生殖细胞肿瘤风险增加，而且患有特发性轻型隐睾和尿道下裂的男童在成年期发生睾丸癌的风险也增加。另外，数个研究已经证实，患有睾丸癌的成年男性在发现肿瘤之前已经出现低生育力。与这些发现一致的是，现在大家都认识到患有睾丸生殖细胞肿瘤（germ cell tumor，GCT）的男性在诊断这些肿瘤的同时经常表

---

*.本章主要为儿童内分泌相关内容。

现出精子生成异常与精液质量下降。关于睾丸发育异常与青春期后的生殖问题及癌症之间的联系也有其他的认识。男性生殖异常的流行病学已经在北欧国家（这些国家的登记信息比较可信）得到很好的研究，这些流行病学资料不但证明所有北欧国家的睾丸癌有增加的趋势，而且睾丸癌发生率在国与国之间存在显著的差异[1]，尤其是丹麦人的发生率显著高于芬兰人。与芬兰比较，在丹麦，隐睾、尿道下裂及低精子计数的发病更普遍[2, 3]。但是，最近却发现芬兰成年男性中精液质量下降和更高的睾丸癌发生率[4]。重要的是，睾丸癌发生率与其他生殖问题的负向趋势并不局限于北欧国家[5]。由于在同一地区人群中睾丸癌的发生率增加貌似是其他生殖健康问题的警示信号[7]，在这个范围内全世界睾丸癌发生率的增加[6]或许有更深远的健康结局。

整合流行病学研究、患者临床评估及睾丸组织样本（常表现发育不全的迹象）的证据，我们建议将睾丸生殖细胞癌、隐睾、尿道下裂及一些精子生成低下的病例联系在一起，称为胚胎起源的睾丸发育不全综合征（testicular dysgenesis syndrome，TDS）（图 137-1）[8]。尿道下裂、隐睾、更低的精液质量及成年男性性腺功能减退与更短的肛殖距离（anogenital distance，AGD）有关，从而证实了这些状况组合成的综合征的本质。然而，并非所有的上述疾病均属于睾丸发育不全综合征，在这一章我们将分别讨论这些生殖健康问题。

二、隐睾

隐睾，或者未降入阴囊的睾丸，是男孩最常见的泌尿生殖器畸形之一。它通常是孤立的，但也可以与其他生殖器、泌尿道、骨骼及神经畸形联合出现。任何干扰睾丸发育与分化的因素均可损害睾丸下降，而且睾丸下降不良的严重度可以反映睾丸发育不全的严重度。这样，隐睾在某种程度上往往意味着睾丸功能障碍，后者可能产生长期效应，尤其是对精液质量及成人期睾丸癌的风险方面。

（一）分类

隐睾可以分为先天性和获得性两种类型，需要对男童在婴儿期和童年期反复检查以区分这两种类型。这两种类型的同义名称是原发性和继发性隐睾[14, 15]。通常，隐睾者的睾丸被分为未触及和可触及的睾丸，用在文献里的同义名称则为未降入阴囊的睾丸、下降不良的睾丸和滞留的睾丸。由于扭转或者先天性闭锁畸形，在手术时未触及的睾丸有可能被证实为完全缺如。理想情况下，睾丸在它正常下降通路上的精确位置应该被描述得更详细，包括高 / 低腹腔睾丸、腹股沟、囊上的、高阴囊、阴囊的。这样区分可以为将来研究治疗方案的长期效应和疾病本身对睾丸功能的影响提供更好的基础。在罕见的病例中，睾丸在正常下降通路以外的异位位置。单侧隐睾发生率高于双侧隐睾，而且未触及的睾丸在睾丸固定术的病例中仅占大约 10%（图 137-2）[16]。可回缩的睾丸被认为是一种正常变异，但是最近的研究结果有可能在将来挑战这一观点[17, 18]。然而，在严重的可回缩睾丸或者体格检查时很痛苦的儿童，这些睾丸可能很难与未降入阴囊的睾丸区分。另外随着时间的推移，可回缩睾丸变成真正隐睾的风险增加，这些睾丸的位置需要监测[19]。

一直以来，已经有很多关于睾丸位置的临床分型，这严重妨碍了不同研究结果之间的比较。人们已经做了多次尝试以使耻骨嵴顶部和睾丸中部（轻微牵拉状态下）之间的测量距离标准化。成人大于 4cm 或儿童大于 2.5cm 被认为是睾丸正常下降的参

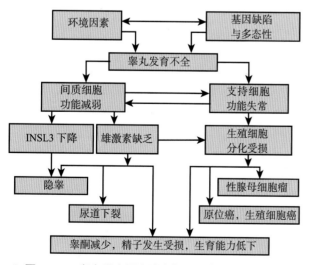

▲ 图 137-1 睾丸发育不全综合征的发病机制与临床表现

修 改 自 Skakkebæk NE, RajpertDe Meyts E, Jorgensen N, et al. Testicular cancer trends as "whistle blowers" of testicular developmental problems in populations. *Int J Androl*. 2007; 30:198-205.

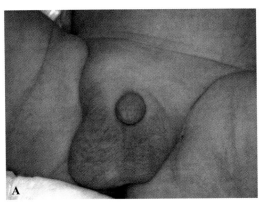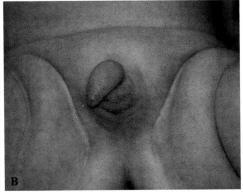

▲ 图 137-2　患单侧隐睾（A）和双侧隐睾（B）的婴儿

对单侧或双侧隐睾的诊断不能基于视诊，而应该在温暖和舒适的条件下对阴囊进行仔细的触诊，这点很重要

考值[20]。但是，因为测量高度依赖儿童的年龄和身材大小，这个方法目前还没有被广泛采用。在注册的数据中，无论是先天性畸形或者医院睾丸固定术后回顾性分析的数据，它们选择的标准与预期的标准化研究可能有很大的不同，而且整个报告可能倾向于更严重的睾丸下降不良。积累的睾丸固定术中可能也包括上升的睾丸，而且随着时间的推移，可能也包括转诊传统与治疗方案的变化。因此，报告的发病率即使在同一种群中可能也不同。

临床检查有时在技术上有困难。这需要一位有临床经验的医生、温暖且轻松的环境，如果患儿感到不安，检查需要重复。在确定诊断之前，患儿需要仰卧位、盘腿或直立。在确定未降入阴囊的睾丸位置方面，熟练的检查者的手感可能要优于超声或者其他影像技术[21]。轻柔而非用力的牵拉使睾丸沿着正常的下降通路降至可能的最低位置，并且睾丸需要待提睾反射力竭之后在这个位置停留片刻。非对称的或者发育不良的阴囊可能分别进一步暗示单侧或双侧隐睾。

婴儿期和儿童期的睾丸位置并非静止，有一个大体的共识是男孩应该重复接受检查作为他们标准卫生保健项目的一部分[14]。有相当多的先天性隐睾者的睾丸在数月龄时自发地下降[2]。出生时位于阴囊里的睾丸在婴儿期和儿童期也会上升[22]，这一现象的病因和结果目前仍不清楚。

（二）胚胎学

睾丸的发育及从腹腔到阴囊的下降是一个高度复杂的过程，这一过程至今尚未完全明白。众多遗传与激素因素已被证明扮演着重要的角色[15]。来自于未分化性腺的睾丸发育在妊娠 5～6 周时开始，生殖细胞迁移至生殖脊并分化成精母细胞。遗传因素，如 SRY、WT-1、SF-1、SOX9、Fgf9、DAX1，有助于细胞从体腔上皮分化成支持细胞。从生殖细胞到形成初级睾丸索需要 6～7 周的时间。在第 9 周末，间质细胞分化形成间质细胞。间质细胞分泌睾酮，后者可以在 8～12 周诱导中肾管分化成男性生殖器官附件，并在转化成二氢睾酮（DHT）之后诱导外生殖器男性化。间质细胞也分泌胰岛素样激素 3（INSL3），后者在小鼠诱导引带的类雄性发育、在人类睾丸下降中起作用。支持细胞从第 8 周开始分泌的抗米勒管激素（AMH）诱导米勒管结构的退化。

人类睾丸下降分 2 个阶段，分别是经腹腔阶段和腹股沟阴囊阶段，二者大约分别在孕 15 周、35 周时完成。在第一阶段，睾丸通过引带放大固定在腹股沟内环。在啮齿类，引带的雄性化依赖于胰岛素样激素 3 和它的受体——富含亮氨酸的 G 蛋白耦联受体（LGR8、RXFP2），而在人类大量的隐睾患者中这些基因的突变很少被报道。颅骨悬韧带的退化和第二阶段的下降高度依赖雄激素。因此，腹股沟阴囊段的下降经常被垂体 - 性腺轴激素、类固醇生成紊乱，以及雄激素受体突变破坏。在人类，生殖股神经（GFN）和它的神经递质——降钙素基因相关肽（CGRP）在腹股沟阴囊下降阶段的作用不如啮齿类建立得好。但是，隐睾在脊柱裂与尾部退化综合征患者中的高患病率表明，生殖股神经在人类睾丸下降中也发挥作用。

与睾丸下降相比，人类胚胎生殖母细胞分化成精原细胞、间质细胞与支持细胞数量的增加是一个长期的过程，这一过程在出生时并未完成，而是在出生后持续了几个月。第一次胎儿生殖母细胞向精原细胞的分化始于孕 13～15 周，并伴随着干细胞标志物（如 OCT-3/4、NANOG、TFAP2C、KIT）的逐渐下调和生殖细胞特异性蛋白（如 MAGEA4）的出现[25-32]。分化期间，生殖细胞向基板迁移，在组织切面上呈现为模糊的精原细胞。生殖细胞、间质细胞与支持细胞数量的增加在刚分娩后即出现，并伴随着促性腺激素、睾酮、抑制素 B 及抗米勒管激素的短暂飙升[33-35]。这种激素激活也被称为"小青春期"，对于生殖母细胞或前精原细胞向模糊的精原细胞的最后分化是必需的。

（三）病因学

众多的基因与激素紊乱，或者复杂的中线综合征与尾部缺陷，均可以引起隐睾。另外，生活方式与环境因素可能对人类睾丸下降产生负面影响[19, 24]。下丘脑 – 垂体 – 性腺轴与睾酮合成紊乱与孤立的隐睾相关，这方面的报道比基因缺陷（如雄激素受体突变、雄激素受体 CAG 重复的多态性、5α- 还原酶缺陷、HOXA10 或 INSL3 基因突变、雌激素受体 α 基因多态性）更多。但是，有很多的家族性隐睾病例，而且最近的一个研究评估了隐睾的相对风险，如果兄弟患有隐睾，则其他兄弟隐睾的风险是 6.9；如果父亲患隐睾，则儿子患隐睾的风险是 4.6[36]。

流行病学研究已经揭示了很多与先天性隐睾相关的风险因素[19]。其中，认可度最高的风险因素是低出生体重（尤其是小于胎龄儿）与性早熟。在几个研究中，妊娠并发症也与隐睾相关，如胎盘功能不全、子痫前期、母亲糖尿病。甚至是轻微的妊娠期糖尿病似乎也可以增加子代隐睾的风险，其中的潜在机制是减少孕妇性激素结合球蛋白的水平，以及胎盘高胰岛素血症导致胎盘雌 – 雄激素作用不平衡[37]。

孕妇行为方面的危险因素，如妊娠期间持续吸烟、饮酒、摄入咖啡因、使用温和的止痛药，看起来也会对子代睾丸的发育与下降产生负面影响[38-42]，尽管这些发现目前仍有争议。研究结果

的某些差异是由纳入标准的差异引起的，一些研究纳入轻而短暂的隐睾，而另一些研究纳入了持续或者严重的隐睾。这些不同类型的隐睾可能有不同的病因。孕妇吸烟影响子代成年期的精液质量和睾丸容积[44, 45]。

几个流行病学研究已经揭示，在特定的职业，比如农民与来自高农业活动的地理区域的男性，隐睾与相关的泌尿生殖道畸形的发生率增加[46-48]。在动物研究，胎儿期显露于含有内分泌干扰成分的人工化学物质可以引起隐睾，尽管近期雌激素化合物的作用已经被提出异议[49]。尽管目前在人类中的证据很少，但是已经有新的证据证明卤化物，如多氯化合物和多溴化阻燃剂，与先天性隐睾的风险增加及尿道下裂的发生相关[50-56]。另外，胎儿与婴儿显露于邻苯二甲酸酯影响睾丸的激素分泌功能[57]，并减少肛殖距离（anogenital distance，AGD），这意味着女性男性化减少。短肛殖距离同时与隐睾及尿道下裂相关[10, 12, 13]。短肛殖距离因此也与成人精液质量相关[9, 11]。与实验动物相比，人在一生中显露于大量的化工制品。第一个号称"鸡尾酒效应"的研究，把动物显露于低剂量的化工制品，结果显示这种类型的显露可能引起比预期更大的、潜在的、意外的效应[58]。大部分隐睾病例不能查明确切的病因，这暗示遗传素质与环境及生活方式因素可能产生负面效应[59]。

（四）患病率

已经报道的隐睾的患病率差异很大，这取决于研究类型、地理区域、挑选研究对象、年龄、参与者的种族、临床分类。前瞻性研究报道的出生时隐睾发生率为 1.6%～9%，如果把早产男婴计算在内，出生体重 ≥ 2500g 男婴的隐睾患病率为 1.8%～8.4%[2, 19, 60]。一些国家，如丹麦和英国，特别提出在过去几十年隐睾的发生率增加。美国、加拿大及南美洲在 20 世纪 70 年代和 80 年代也报道过先天性隐睾患病率翻倍。与此相反，注册的睾丸固定术的资料显示，自 20 世纪 90 年代，睾丸固定术的例数在下降。总而言之，注册资料中报道的隐睾患病率与前瞻性研究相比倾向于下降，因为前者的诊断与注册习惯不同于系统研究。对于睾丸固定术，登记的资料也许能反映治疗习惯及手术推荐的

变化。

由于生后 1 个月滞留睾丸的自发下降，在 3 月龄时隐睾的患病率下降至 0.9%～1.8%。在儿童期，可回缩的睾丸及上升的睾丸变得更普遍，前瞻性研究中报道的二者的患病率已经上升到 7%。上升睾丸的大多数在青春期似乎能自发下降，因此，检查时的年龄及所处的青春期阶段对报道的患病率有重大影响。

（五）治疗

有两种可行的方法用于治疗隐睾，分别是激素和外科治疗。隐睾应该在人生中的初期接受治疗，最好是在 6～12 月龄，或者诊断一旦确立就治疗，为的是阻止对精子生成的进一步损伤。外科手术可以在疗效与不良反应之间提供最佳的平衡，并能改善睾丸生长[61, 62]，所以强烈推荐优先考虑外科手术[14]。手术时不推荐常规活检，除非存在染色体异常或外生殖器性别不明，因为后者性腺胚细胞瘤的风险增加。

这些年来专家操作的手术治疗成功率（成功的定义为未萎缩的阴囊睾丸）已经提高，目前腹股沟睾丸的成功率 > 95%，腹腔睾丸的成功率为 85%～90%，成功率略有差异取决于手术技巧与患者年龄[16, 63]。不良反应包括疼痛、血肿、感染、麻醉等并发症。像睾丸萎缩、破坏输精管这样的并发症非常罕见，但是如果由于病情复发而重复手术的话，则上述并发症的发生率会增加。

激素治疗（人绒毛膜促性腺激素、促性腺激素释放激素或者促黄体素释放激素）目前很少使用，这些激素治疗的总体有效率只有 20%，而再上升率达约 25%[64]。睾丸的初始位置越低，则治疗成功率越高。急性不良反应包括注射部位疼痛、阴茎生长、阴毛、勃起疼痛、行为问题、腹股沟疼痛。更严重的不良反应已有报道，如生殖细胞凋亡及睾丸内的炎症反应有导致成人期长期生殖细胞减少及睾丸变小的风险，尤其是在最小的儿童病例[65]。有学者建议睾丸固定术后进行激素治疗以改善精子计数[66]，但是这个治疗方案在普遍推荐以前需要进一步的详细审查。

目前，不推荐治疗可回缩睾丸及高位阴囊睾丸，因为还没有评估治疗是否能长期获益的系统研究。但是，一些可回缩睾表现出组织学退化及睾丸容积一直缩小[18]。

（六）远期效应

隐睾的最大问题是损害精子形成。这种损伤部分与子宫内性腺发育异常有关，但是治疗失败或者延迟治疗还会损伤将来的精液质量与生育力[67]。影响隐睾睾丸功能的具体的不良机制目前还不清楚[68]。尽管单侧隐睾的精液质量出现下降，但是报道的生育力通常不受损害[19, 69]。与此相反，双侧隐睾如果不加治疗将会导致无精子症[70]。长期随访研究证明 4 岁之前治疗可改善精液质量结局。目前推荐的在更早的年龄给予治疗是否能进一步改善远期的精液质量还有待观察。在一个单侧隐睾的前瞻性研究中，受影响的睾丸如果早期接受睾丸固定术，在术后的前 2 年将会生长得更好[71]。

与隐睾相关的对激素的影响在儿童期不易察觉，但是有争议的结果也有报道[72-74]。在 3 月龄，促性腺激素与抑制素 B 或许已经能够反映隐睾的严重性，从产后同步下降的高阴囊睾丸到严重且持续的隐睾患者中均发现 FSH 升高及抑制素 B 水平下降[74]。睾丸固定术后低血清抑制素 B 水平可能反映活组织检查中精子细胞较少。在成年人，隐睾的主要影响是损伤支持细胞功能，这主要反映在更高的促卵泡素和更低的抑制素 B 水平。如果在一个相对较晚的年龄进行睾丸固定术，则隐睾对间质细胞的影响（促黄体素增加以及睾酮下降或者正常）比较普遍但是更显著[76, 77]。

隐睾增加 4～5 倍罹患睾丸癌的风险[78]，而且这二者有几个共同的产前及围产期危险因素[8]。隐睾发生肿瘤的相对风险是最大的（RR=6.3），但是在单侧隐睾的男性，对侧正常下降的睾丸发生肿瘤的相对风险也轻微增加[79]。既往资料显示 11 岁以前进行睾丸固定术可以降低睾丸癌的风险[80]，但是在更小的年龄进行手术能否进一步降低睾丸癌的风险需要进一步的长期随访。

三、尿道下裂

在新生男婴尿道下裂是一种常见的畸形，但是关于它的病因学知识仍然有限。习惯上，尿道斜裂分为阴茎头、冠状位、阴茎、阴茎阴囊，以及会阴的尿道下裂（图 137-3）。尿道下裂可能被孤立地诊断，或者与其他生殖畸形联合诊断，如隐睾或者包括性发育异常复杂综合征。

（一）胚胎学

睾丸自未分化性腺发育成型之后，最初的阴茎从妊娠 8 周在胎儿雄激素尤其是双氢睾酮的影响下开始生长。与此同时，内生殖器皱褶在中线处融合，尿道海绵体部从内胚层的尿道板沿近端向末端的方向形成。此后，腺尿道通过尿道板的末端增殖及导管化形成阴茎头。包皮皮肤从背侧褶层开始扩大，直至最终覆盖龟头的腹侧表面并融合。尿道下裂通常发生在妊娠的第一个 3 月，是由于尿道皱襞中线融合缺损或妊娠第 8～14 周没有正常导管化，后者导致裂孔的腹侧定位和周围组织的发育不全。

轻型尿道下裂可表现为正常形状的包皮或孤立的阴茎下弯和正常的尿道口，不需要手术矫正。在罕见的病例中，只发现带兜帽的包皮，并有正常的尿道开口。与此形成鲜明对比的是，严重尿道下裂伴早期尿道融合障碍可能危及尿道周围组织的生长，从而导致阴茎索和阴茎腹侧弯曲。在非常严重的病例中，常合并裂成两半的阴囊和隐睾，外生殖器的临床外观可能导致性别分配上相当大的困难。这些病例需要根据性发育障碍儿童指南进行全面的评估，可能还会有另外的内生殖器畸形。尿道下裂真正的严重程度可能要在手术中首次确定。

（二）病因学

在许多病例中，尿道下裂的病因仍不清楚，有证据表明，这是一种具有遗传、激素和环境因素的多因素疾病[81]。家族性病例约占所有尿道下裂病例的 10%，但真正的单基因性疾病很少发现，如尿道下裂 5α- 还原酶基因（*SRD5A2*）突变和多态性、MAMLD1（*CXorf6*）突变、Wilms' 肿瘤基因 1（*WT1*）突变或染色体畸变[82, 83]。单卵双胎似乎通过尚不清楚的机制增加了尿道下裂的风险[84]。一项研究描述了在儿子患有尿道下裂的父亲中，精液质量下降、生育治疗需求增加，以及患生殖器疾病的比例更高[82]。辅助生殖可能造成较高的尿道下裂的患病率，可能是通过较高的孪生率、宫内发育不良和父亲的低生育力导致[85]。然而，对大量患者群体的调查在大多数病例中并没有显示出遗传原因[86, 87]。

大量复杂综合征与尿道下裂有关，包括 Smith-Lemli-Opitz 综合征或手 - 足 - 生殖器综合征。这些情况应铭记在心，特别是在伴随其他畸形和（或）精神运动发育迟缓的病例。伴有雄激素合成或作用受损的激素失调可能导致尿道下裂，如先天性类固醇生成（17β- 和 3β- 羟基类固醇脱氢酶缺陷）错误、部分雄激素受体不敏感（Reifenstein 综合征）和 5α- 还原酶缺陷。

尿道下裂与男性生殖道的其他情况有一些共同的危险因素，特别是低出生体重、双胞胎 / 三胞胎、小于胎龄儿、低胎次[3, 47, 88-92]。产妇肥胖、激素避孕、子痫前期、胎盘功能不全和滞留、分娩期间宫缩弱、剖腹产率的增加，以及父母不育导致的辅助生殖技术需求的增加在尿道下裂中也被报道[92, 93]。宫内与产后生长和尿道下裂之间有很强的联系，尽管目前的知识不能使人辨别这种联系的方向。出生体重的性别二型性至少部分与雄激素的作用有关，也是导致雄激素不足的一个常见的不利因素，后者

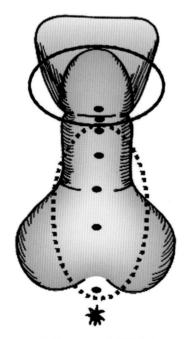

▲ 图 137-3 尿道下裂

实线椭圆形表示远端尿道下裂，在龟头或阴茎冠部有尿道开口。折线椭圆形显示近端尿道下裂，其中裂口打开在阴茎轴或会阴区域。在这种情况下，裂口一直开到龟头，在这里是看不到的

可能会损害这种性别二型性。

有关尿道下裂的环境和生活方式因素的研究很少，但显露于农业中使用的农药、居住在危险废物场附近，以及素食饮食似乎影响尿道下裂的风险。有理由认为，具有抗雄激素作用的特定环境因素，如某些杀真菌剂，可能会干扰阴茎和尿道的发育。使用黄体酮和己烯雌酚与尿道下裂也有关 [49, 97]。啮齿动物 AGD 的测定是雄激素效应的生物标志物，并被用于毒理学研究。有越来越多的证据表明，这种测量方法也可能被证明对人类有用。一项研究报告称，在妊娠中期接触大量邻苯二甲酸盐后出生的男孩，其 AGD 较短 [10]。另一项研究显示，患尿道下裂和隐睾症的男孩的 AGD 比对照组短得多，这表明他们在一定程度上受到了男性化不足的影响 [12, 13]。

（三）患病率

根据地理区域、种族和研究设计报道的尿道下裂患病率为每 1 万名男婴 2～90 例。在过去的几十年里，几个欧洲国家（丹麦、荷兰）、美国和西澳大利亚似乎经历了尿道下裂患病率的增加 [3, 98-102]，但其他国家报道的尿道下裂的患病率是稳定的 [103]。在登记中，轻微的尿道下裂，如阴茎头尿道下裂常被低估 [104]。此外，由于生理性包茎的高发生率，带有完整包皮的轻度尿道下裂在出生时可能无法被识别 [3]。然而，报告的患病率增加主要是由于重症尿道下裂的比率增加。尿道下裂可以孤立地出现，也可以与泌尿生殖道的其他畸形以及其他内生殖器畸形一起出现。报道的轻度（阴茎头型）尿道下裂对总患病率的相对贡献为 29%～72%，并且高度依赖于参与研究的年龄和选择标准，以及招募的完整性。这在比较不同国家和不同时期的数据时造成了相当大的困难。

（四）治疗

轻症尿道下裂在功能或者美容方面可能不需要任何治疗，但严重的情况则需要手术矫正。手术治疗的目的是将尿道延伸至龟头以使排尿正常，拉直阴茎干以使性交正常，并改善外观。对于隐睾症，患者手术治疗的年龄已经下降，并且有这个领域的专家如何做手术的共识。手术美容效果通常很好，

但伤口感染、血肿、尿道瘘和狭窄等并发症会导致严重的问题。

（五）长期影响

手术失败对尿道下裂患者生活质量影响的研究较少 [105]。目前关于何时进行矫正的理想年龄的争论尚未解决，从出于美容原因而建议早期手术，到等待患者自己就治疗方案和风险做出明智决定的年龄不一而足。

很少有研究关注尿道下裂对成年期精液质量、生育能力和性功能的影响。但是，有一些研究报告尿道下裂的男性患者有更少的性伴侣、更少的子代个数、更高的生育治疗需求（由于受损的精液质量或者由于性问题，如生殖器疼痛、机械困难或者射精困难）[106, 107]。一项研究表明，只有合并隐睾症的重度尿道下裂的男性精液质量较差，而大多数轻度尿道下裂的男性精液质量正常，这表明孤立性尿道下裂通常与睾丸发育异常无关 [108]。

四、睾丸肿瘤

重要的是，内分泌学家要牢记，有生育问题或其他生殖障碍的患者可能会出现肿瘤，特别是因为睾丸肿瘤最近变得更常见。在绝大多数病例，肿瘤来源于生殖细胞，而这些肿瘤大多发生在年轻人身上。生殖细胞肿瘤被认为是睾丸发育不全综合征的一部分（图 137-1），环境因素与其有强烈的相关性 [8]。体细胞瘤（又称性索间质瘤）与间质细胞肿瘤较少见，二者具有明显的遗传背景，不被认为是 TDS 的一部分。然而，无论发病机制如何，所有类型的显性睾丸肿瘤都可能产生早期内分泌影响，而治疗这些肿瘤几乎总是引起一定程度的迟发的内分泌并发症。

五、生殖细胞肿瘤

据估计，生殖细胞肿瘤占睾丸癌病例的 90%～95%，是该器官迄今为止最常见的肿瘤 [109]。这些肿瘤与实体组织肿瘤相比有重要的区别。生殖细胞向肿瘤的转化开始于生命早期，除了罕见的老年男性的精原细胞瘤外，生殖细胞肿瘤在青年个体中的发病率最高。其次，生殖细胞肿瘤的特点是具

有惊人的各种形态（图 137-4）[109]。第三，除了高度分化的成熟畸胎瘤外，绝大多数的生殖细胞肿瘤对放射和化疗极为敏感，这些畸胎瘤在临床上较为良性，但对治疗的敏感性较低。最后，睾丸生殖细胞癌的发病率在最近几十年稳步上升，与男性生殖道的其他畸形相一致，但存在明显的地理和种族差异，在北欧和西欧，白人男性的发病率最高，而非洲和亚洲男性的发病率最低[1,5,6,110]。

（一）分类与组织病理学

由于生殖细胞来源的睾丸肿瘤的异质性，所以同时存在多种睾丸肿瘤分类，其中由世界卫生组织提出的分类法是最常用的[111]。生殖细胞肿瘤发生于 3 个年龄组（表 137-1）[112]。第一组为罕见的儿童早期生殖细胞肿瘤（以成熟畸胎瘤为主的婴儿肿瘤，以及卵黄囊瘤）。第二组肿瘤发生在青少年和年轻人身上，因为这些是目前最常见的，所以对内分泌学家来说是最重要的。这些肿瘤包括精原细胞瘤、非精原细胞瘤和复合肿瘤。复合（混合）肿瘤包含精原细胞瘤和非精原细胞瘤的成分，但临床上被视为非精原细胞瘤。最后，在老年组，精原细胞瘤是主要类型的肿瘤。年轻成人肿瘤的一个特征是它们起源于一种叫作睾丸原位癌（CIS）的侵入前病变[113,114]，也被称为管内生殖细胞瘤（ITGCN）或睾丸上皮内肿瘤（TIN）（图 137-4）。婴儿期肿瘤和精细胞性精原细胞瘤是不以原位癌为前驱的，它们有不同的发病机制[112,114]。

另一个与 CIS 密切相关的侵袭前病变是性腺母细胞瘤，它几乎只发生在有性别发育异常（DSD）的个体中，主要是女性和男性表型，但最常见的是混合性性腺发育不全患者，45 X/46 XY[115]。性腺母细胞瘤由类似原始粒层细胞的基质细胞包围的生殖母细胞样或原位癌样细胞巢组成[116,117]。受影响的性腺在大多数情况下是异常的，并可能包含睾丸索状结构（有时包含原位癌细胞）、卵巢样成分或各种比例的萎缩的条纹样性腺组织[115,118]。性腺母细

表 137-1　睾丸生殖细胞肿瘤

- 婴儿期肿瘤
  - 畸胎瘤（成熟）
  - 卵黄囊瘤
- 性腺母细胞瘤
- 年轻成人肿瘤
  - 侵袭前原位癌（CIS，也称 ITGCN 或者 TIN）
  - 精原细胞瘤（经典型）
  - 非精原细胞瘤
    - 胚胎性癌
    - 畸胎瘤
    - 绒毛膜癌
    - 卵黄囊瘤（内胚层窦瘤）
  - 结合肿瘤（含有精原细胞瘤和非精原细胞瘤成分）
- 精母细胞性精原细胞瘤（精原细胞瘤）

ITCN. 生精小管内生殖细胞瘤；TIN. 睾丸上皮内瘤变

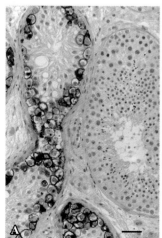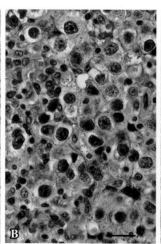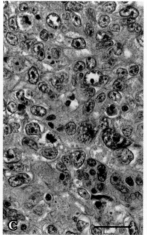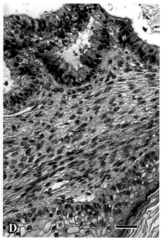

▲ 图 137-4　最常见的生殖细胞肿瘤的组织学

A. 侵袭前原位癌（CIS），原位癌细胞用抗胎盘样碱性磷酸酶（plap）抗体做免疫组织化学染色。注意含原位癌细胞的小管与邻近的有正常精子形成的大管之间的区别。B. 精原细胞瘤，肿瘤细胞与 CIS 细胞极为相似。C. 胚胎癌，非精原细胞瘤的未分化成分。D. 畸胎瘤，是非精原细胞瘤中分化最大的组成部分，它模仿了体细胞组织的胚胎发育过程（所有的比例尺均为 20μm）

胞瘤或原位癌的存在取决于生殖细胞周围支持细胞的相对男性化程度；细胞的男性化程度越低，就越有可能出现性腺母细胞瘤样的结构。支持细胞雄性化的一个良好标志是 SOX9，它存在于带有原位癌细胞的小管中，而围绕性腺母细胞瘤细胞的体壁粒层细胞样细胞主要表达 FOXL2 [119]。临床过程通常是良性的；然而，在极少数情况下，性腺母细胞瘤会转化为恶性生殖细胞瘤。除了性别分化和性发育异常类型的背景问题所固有的内分泌问题外，没有发现性腺母细胞瘤任何特殊的内分泌表现。

就形态学而言，原位癌和性腺母细胞瘤细胞与生殖母细胞或未成熟生殖细胞相似。原位癌细胞位于输精管中通常被精原细胞占据的位置（图 137-4），而性腺母细胞瘤细胞形成细胞群，与类似体细胞的颗粒状细胞相互缠绕，不保留管状结构。更微妙的遗传异常特征，如未分化的支持细胞或小管内透明体（阴囊超声下可见的微结石）经常出现在有原位癌和明显肿瘤的睾丸中（图 137-5），以及患隐睾病的患者睾丸（即使没有肿瘤）中，这与睾丸发育不全综合征假设一致 [8, 120, 121]。原位癌细胞（很可能也包括性腺母细胞肿瘤细胞）与胎儿和早期婴儿生殖细胞的一个亚群共享基因表 [25, 122]，该亚群仍保留胚胎干细胞相关的多潜能标志物 [123]；因此，目前的假说认为原位癌细胞是转化的生殖母细胞 [124, 125]。

精原细胞瘤细胞类似于 CIS 细胞（也延伸为胎儿生殖母细胞）[109, 126]，生长为同类的肿瘤，并保留了生殖细胞的特征（图 137-4）。精原细胞瘤在 25—40 岁年龄组被诊断，而非精原细胞瘤则发生在相对年轻的男性（17—30 岁），且通常有更严重的临床病程。非精原细胞瘤表现出多种组织学形态，从未分化的胚胎癌到成熟的畸胎瘤（图 137-4）[109]。在非精原细胞瘤成分中，有两种胚胎外类型因其具有内分泌活性而值得特别注意。它们是绒毛膜癌（类似于妊娠滋养细胞，产生大量 hCG，后者主要是高糖基化的形式）和卵黄囊肿瘤（其形态与胚胎卵黄囊相似，并分泌甲胎蛋白）[127, 128]。

（二）流行病学与风险分组

经年龄调整的平均睾丸生殖细胞肿瘤在白人中的发病率已经显著增加，特别是在西北欧和美洲，

因此，这种癌症已经成为这些地区年轻人中最常见的恶性肿瘤 [1, 6]。流行病学研究证明，隐睾症是睾丸癌的一个强诱发条件，并显示出几乎相同的危险因素模式，这与这两种疾病之间的病理联系是一致的 [60, 78, 129]。在睾丸癌的危险因素中，最常报道的有低出生体重 [130, 131]、早产、出生顺序 [131, 132]、产妇高雌激素水平或妊娠期出血 [133]、高身材 [134]、精子生成受损 [135-137]、产妇高龄或高体重、新生儿黄疸。几乎所有这些危险因素都发生在产前或围生期 [8, 124, 131]。与职业和成人生活方式相关的危险因素相对较少，只有消防员、飞机维修工人和吸食大麻的人患睾丸癌的风险略有增加 [138, 139]。

性腺发育畸形和性别发育异常的个体是生殖细胞瘤的高危人群。核型异常的情况，特别是涉及性

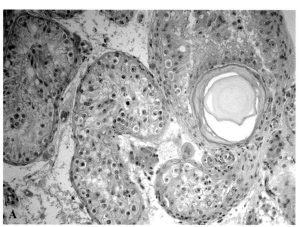

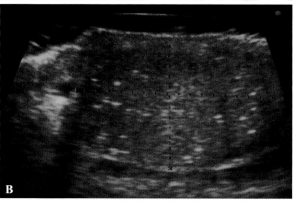

▲ 图 137-5　睾丸活检或阴囊超声检查显示睾丸发育异常

A. 一位年轻男性的睾丸活检切片，有原位癌（CIS）细胞的生精小管和一个大的微结石；B. 为睾丸微石症的超声图像（A 改编自 Skakkebæk NE, Holm M, Hoei-Hansen C et al. Association between testicular dysgenesis syndrome, TDS, and testicular neoplasia: Evidence from 20 adult patients with signs of maldevelopment of the testis. *APMIS* 2003;111:1-11.）

染色体非整倍性和 Y 染色体 [140-142] 的结构异常以及唐氏综合征的情况 [143]，具有高的 GCT 风险。雄激素不敏感综合征的个体，其生殖母细胞向精原细胞分化明显延迟，也有患原位癌和睾丸癌的风险 [144, 145]，但完全型雄激素不敏感综合征的个体很少出现明显的肿瘤 [142, 146]。

单侧睾丸生殖细胞瘤患者患睾丸原位癌和对侧睾丸肿瘤的风险增加，尤其是在睾丸萎缩或精子生成功能受损的睾丸 [147-149]。事实上，第 1 例睾丸原位癌是在不育患者中描述的，而不育是导致原位癌和睾丸癌的危险因素 [150, 151]。睾丸癌患者的精子产量通常明显低于对照组，这些患者甚至在其肿瘤发生之前就表现出明显的后代性别比下降和低生育率 [135-137, 149, 152]。

（三）病因与发病机制

睾丸生殖细胞瘤的病因和发病机制尚不清楚，但有共识认为来源于原位癌细胞的年轻成人肿瘤与婴儿肿瘤和老年男性精母细胞性精原细胞瘤在病因和发病机制方面不同 [112, 114]。婴儿罕见的肿瘤显然是由影响原始生殖细胞分化的未知基因畸变 / 突变引起的 [112, 153]。老年男性精原细胞性精原细胞瘤起源于精原细胞或早期初级精母细胞，后两者由于调节其生存或增殖的基因获得了功能突变而扩大 [154, 155]。相比之下，年轻成人的肿瘤主要是由环境或生活方式因素引起的，尽管这些因素似乎优先损害遗传易感性增加的个体 [124]。

睾丸生殖细胞瘤的家族风险在癌症中是最高的；患者的兄弟和儿子分别增加了 8 倍和 4 倍的风险 [156]。一种特殊的致病突变，如类似于乳腺癌的 *BRCA1*，从未被鉴定，这与生殖细胞瘤复杂的多基因背景相一致。最近可用的高通量技术有助于在全基因组关联研究（GWAS）中识别与睾丸癌显著相关的许多遗传变异。在显著基因座和候选基因中，生物学上最有趣的是 *KITLG*（以及该通路的其他下游基因）[157-160]、*DMRT1* [159, 161]、*DAZL* [162]、*PRDM*1 [162]，以及端粒酶通路上的几个基因 [159, 162]。特别是 KIT 配体（也称为干细胞因子）（SCF）或肥大细胞生长因子（MGF），它激活酪氨酸激酶受体 KIT，长期以来被认为是生殖细胞生存所必需的。

睾丸癌发病率在发达国家上升，并带有显著的

地理和种族差异 [1, 5, 6, 110, 163]，以及与睾丸发育不全综合征（主要是隐睾或低生育力）的其他成分存在流行病学相关 [5, 60, 91, 129, 135]，提示可能有环境因素作用于产前或婴儿期的早期 [7, 8, 124]。睾丸癌危险因素的流行病学研究（如前所述主要在子宫内和围产期起作用），以及患病率与出生日历年（所谓的出生队列效应）[164, 165] 及出生地理位置 [166] 的一致性联系，强烈支持这一假说。

关于可能大量存在的特定致病因素，目前所知甚少。对野生动物和显露于人造激素或内分泌干扰剂的实验动物的观察表明，激素和发育中性腺旁分泌微环境的失衡，特别是体细胞（胎儿睾丸间质细胞、支持细胞和管周细胞）与生殖细胞之间的分化与交叉效应的干扰，可以反过来对早期生殖细胞的分化产生负面影响 [167-169]。我们相信，在人类的睾丸发育不全综合征中也存在类似的情况 [8]。我们长期以来的假说认为，在人类生殖细胞癌、因遗传问题导致的发育延迟（如雄激素受体基因突变或遗传多态性的不利基因座），以及子宫内显露于内分泌干扰物的环境因素，或者二者的联合，可以抑制生殖母细胞（早期胎儿生殖细胞）分化成前精原细胞，这些发育受阻的生殖母细胞后来经历基因组改变和恶性转化 [8, 124, 125]。因此，原位癌细胞可以被认为是转化的生殖母细胞，它们保留了高表达的多潜能因子，如 OCT4 和 NANOG，这反映在它们能够进一步分化为几乎包含所有类型组织的肿瘤 [30, 123, 170, 171]。

对睾丸癌显露于可能的内分泌干扰物的研究很少，这主要是由于从接触到癌症发展有一个很长的时间间隔，以及还有很多混杂因素（包括显露于化学混合物）[172, 173]。与对照组的母亲相比，患睾丸癌男性的母亲血清中某些持久性有机污染物的水平更高 [174]。一项病例对照研究对一组持久性化学物质进行了检查，结果表明在睾丸癌患者的血清中 DDT 代谢物（p,p′-DDE）的负荷更高 [175]。然而，这些证据仍然很薄弱，需要开展大量特征明显的队列研究以确定致病因素。

（四）诊断与肿瘤标志物

扩散前的原位癌通常无症状，除了偶尔的疼痛或睾丸轻微收缩的感觉。因此，早期的临床诊断是散发的，通常只发生在有生育问题和睾丸萎缩症状

的男性身上。到目前为止，还没有发现原位癌的血清标志物。在伴有睾丸萎缩的病例中，可能观察到典型的激素特征（如抑制素 B 降低、促性腺激素水平升高）。

外显的睾丸癌最常见的表现是阴囊肿块，只有少数患者报告疼痛。在鉴别诊断中，还需要考虑其他几种情况，如睾丸炎、附睾炎、鞘膜积液、精索静脉曲张和腹股沟疝。在一小部分睾丸癌病例中，最初的症状是转移性疾病。这些症状通常是不典型的，可能包括腰痛、可触及的腹部肿块、锁骨上淋巴结肿大，以及罕见的肺部症状。

超声检查对所有早期疾病都有帮助，并且应常规作为睾丸评估的一部分。睾丸发育不良和瘤变常与微钙化有关，因此阴囊超声显示睾丸微结石可能提示原位癌[176, 177]的存在（图 137-5）。如果其他危险因素与微结石同时存在（如隐睾病史、不育），则需要睾丸活检[178]。

睾丸手术活检是目前诊断原位癌的最佳方法。由于睾丸组织的特殊一致性，建议活检符合一定的技术要求[179]。在不足 5%～8% 的病例中原位癌存在于睾丸肿瘤的对侧睾丸中。因此，许多欧洲中心提倡在做睾丸切除术的同时进行对侧睾丸活检[180, 181]。为了增加原位癌检测的可能性，对原位癌标志物进行免疫染色是有帮助的（图 137-4）[179, 182]。考虑到组织学模式的频繁异质性，一些中心还建议取两块甚至三块活检[183]。本文作者倾向于只取一块活检，仅在非常年轻的男子且对侧睾丸较大时考虑两块活检。近年来，通过免疫细胞化学检测精液中原位癌细胞的无创检测方法取得了进展[184-186]，这种方法可能在将来淘汰对对侧睾丸活检的需要。

到目前为止，还没有发现原位癌的血清标志物。在伴有睾丸萎缩的病例中，可能观察到典型的激素特征（如抑制素 B 减少、促性腺激素增加）。大多数明显的生殖细胞肿瘤分泌一些被称为生化血清肿瘤标志物的蛋白，后者可以在外周血样中通过免疫分析的方法检测到，并有助于这些肿瘤的诊断与监测[187]。在临床实践中使用的最重要的检测方法是甲胎蛋白（AFP）、人绒毛膜促性腺激素（hCG）和乳酸脱氢酶（LDH，LD-1），所有这三种方法都包含在最新的分期手册中[127, 128, 187-190]。AFP 和 hCG 是非精原细胞瘤的主要标志物，而 LDH 也由精原细

胞瘤产生。然而，生殖细胞瘤很少以单一的组织学形式出现，精原细胞瘤中仅存在少量的巨细胞就足以检测血清中的 hCG。血清中 LDH（LD-1）水平在肿瘤患者中随着 12p 染色体拷贝数的增加而升高，这与 LDHB 基因的基因组位置一致[191]。肿瘤生殖细胞的其他免疫细胞化学标志物，如 TAR-1 -60 和胎盘样碱性磷酸酶（PLAP）也可在血清中检测到。检测方法已经开发出来，但还没有在临床实践中常规使用。

基于测量血清中 microRNAs miR.371-3 的一类新型生物标志物目前正在几个中心进行开发，为精原细胞瘤和纯胚胎癌的早期诊断提供了希望[195]。

（五）分期、预后因素和管理

在一个睾丸中发现的侵袭前原位癌（在另一个睾丸正常的患者中）通过睾丸切除和定期监测进行治疗[196]。如果在有肿瘤睾丸的对侧睾丸中发现原位癌，低剂量放疗是可选的治疗方法[197]。所有原位癌患者均应冷冻保存精子，并在治疗后监测其雄激素不足和性腺功能减退[196]。

在显性生殖细胞肿瘤的患者中，每个病例都需要进行仔细的分期以确定最合适的治疗策略。除了测量循环肿瘤标志物外，疾病的扩散必须通过各种方法进行评估，如双足淋巴管造影术、胸部 X 线片、腹膜后计算机断层扫描或超声检查[198-200]。这些方法有助于根据国际抗癌联盟 TNM（肿瘤、淋巴结、转移）系统[201] 将患者分为三个时期：Ⅰ 期（疾病局限于单侧或双侧睾丸）；Ⅱ A 期（腹膜后淋巴结转移，RNM < 2cm），Ⅱ B 期（RNM > 2cm 但 < 5cm），Ⅱ C（RNM > 5cm）；Ⅲ A（膈上淋巴结转移），Ⅲ B 期（淋巴结外转移，如肺转移）。

就睾丸生殖细胞肿瘤的治疗而言，睾丸切除术仍是最主要的方法。术后处理是可变的，这取决于肿瘤的组织类型、疾病所处的阶段，以及存在残余的腹膜后肿块。临床 Ⅰ 期患者的监测策略在大多数中心都有实施[202]。睾丸切除术后扩散性疾病最常见的治疗是放疗联合全身化疗，包括标准方案（PEB）中的顺铂、依托泊苷和博来霉素[198, 199, 203, 204]。总的来讲，生殖细胞瘤对放疗和化疗高度敏感，其中非精原细胞瘤不如精原细胞瘤敏感。由于这种敏感性，睾丸生殖细胞癌已经成为一种可高度治愈的恶性疾病的

模型，超过 80% 的患者达到持续的完全缓解[203]。

监测血清标志物对于准确的预后和治疗评估是必要的，特别是在转移性疾病[127, 187, 198, 199]。hCG 和 AFP 血清水平的下降速度（半衰期）对于持久的完全缓解具有非常高的预后意义。近年来，人们提出了各种其他的生物学预后因子，如 12p 等位染色体的拷贝数、新生血管或血管侵袭的程度、原癌基因和黏附蛋白的表达；但这些因子只能作为多因素分析的一部分，并与传统的血清标志物相结合[127, 198-200, 203, 204]。无论使用何种参数，重要的是对化疗早期阶段的进展进行动态评估。关于睾丸肿瘤的治疗细节，读者应该查阅专门的肿瘤文献。

六、睾丸性索间质瘤

与成人睾丸间质肿瘤非常罕见形成对比的是，儿童睾丸肿瘤的发病率高达 40%[109, 205-207]。这些肿瘤来源于体细胞、间质细胞和支持 / 颗粒细胞，几乎所有这些肿瘤都分泌抑制素 A 或 B，这是区分它们与生殖细胞来源肿瘤的最佳血清标志物[208-209]。睾丸性索间质瘤的分类[109, 210] 见表 137-2。

（一）间质细胞增生和间质细胞肿瘤

成年男性间质细胞被认为是一种终末分化和有丝分裂静止的细胞类型。然而，在各种睾丸功能障碍中，尤其是与睾酮 /LH 比值降低相关的睾丸功能障碍中，睾丸间质细胞大小不一的微结节是常见的。在某些形式的所谓的唯支持细胞综合征（胚胎发育不全或德尔·卡斯蒂洛综合征）和克兰费尔特综合征中，可以看到大结节间质细胞。当一个结节的大小超过一个生精小管直径的几倍时，我们在术语上称之为间质细胞腺瘤。间质细胞腺瘤通常是良性的，它们发展为明显的间质细胞肿瘤是极其罕见的。

男性间质细胞增生的机制尚不清楚。睾丸 - 垂体 - 下丘脑轴的紊乱导致促黄体生成素或促性腺激素释放激素对睾丸间质细胞的长期刺激，可能起着中心作用[211]。雌激素、促性腺激素和多种化合物可以轻易地诱导啮齿类动物间质细胞增生和形成腺瘤。这种诱导是否与人类有关仍有待阐明。只在一小部分通常诊断为性早熟的儿童和某些表现为肿瘤

表 137-2　睾丸性索间质瘤

- 间质细胞肿瘤
- 支持细胞肿瘤
  - 大细胞钙化的支持细胞瘤
  - 性索瘤伴环状小管
  - 硬化性肿瘤
  - 支持细胞肿瘤，其他未指定
- 支持 - 间质细胞肿瘤
- 幼年型颗粒细胞肿瘤
- 成年型颗粒细胞肿瘤
- 混合性索间质瘤
- 未分类

的病例，间质细胞中引起 LH 受体或 Gs 蛋白组成性激活或 *PKAR1A*（蛋白激酶环腺苷单磷酸依赖性调节 1α 型）失活的突变被确认[212-214]。*PKAR1A* 的突变导致 Carney 复合体，其中支持细胞肿瘤是常见的特征；只有在某些情况下，才能同时发现间质细胞增生或肿瘤[215, 216]。

间质细胞瘤在所有年龄组均有发现，但发病高峰出现在 5—10 岁和 30—35 岁[217-219]。睾丸肿瘤发病率的增加可能反映了现代成像技术诊断的改进[220]。在儿童，睾丸间质细胞瘤在大多数情况下导致性早熟、阴茎增大、阴毛增多、生长加快、皮肤改变，并由于肿瘤分泌更多的雄激素而产生一种成人汗液的气味。大约 10% 的男孩也有男性乳房发育症，这是因为一些肿瘤中由于高芳香化酶活性而过量产生的雌激素造成的。在成人中，只有不到一半的患者发现有激素不良反应。过多的雄激素分泌不会对青春期前的男孩造成明显的影响，因此男性乳房发育症是最常见的成人患者的不良表现（20%~40% 的病例）[217]。男性乳房发育症可能与性欲减退、阳痿和不孕有关。

在儿童中，间质细胞瘤通常是良性的，可以通过手术摘除[206]；而在成人中，据报道有 10%~15% 的患者患有恶性肿瘤。在成人间质细胞肿瘤中，少数病例发现富马酸水合酶突变[221]。这些患者还表现出遗传性平滑肌瘤病和肾细胞癌。1 例间质细胞瘤如图 137-6 所示。间质细胞瘤的转移行为与非典型细胞学、坏死、血管淋巴细胞浸润、有丝分裂活性增强、非典型有丝分裂、边缘膨大、睾丸实质外延伸和 DNA 非整倍性有关[217, 219]。睾丸切除术可以成功治疗良性肿瘤，而在宏观特征或组织学特征可能恶性的肿瘤病例需要考虑附加一个腹膜后淋巴结切

除术[217]。慢性高雌激素可能会对剩余的睾丸造成不可逆的损害，从而导致永久性不育和低雄激素血症[218]。恶性肿瘤已对常规化疗和放疗产生了耐药性[222]。恶性间质细胞瘤初步诊断后的生存期为 2 个月～17 年（中位生存期为 2 年），并可在诊断后 9 年发现转移[218]。因此，有必要对恶性间质细胞瘤患者进行终身随访。睾丸保留手术被推荐用于通常被包裹的良性间质细胞肿瘤[223]。

在控制不良的 21- 羟化酶缺乏或 Nelson 综合征（肾上腺切除术后状态），促肾上腺皮质激素（ACTH）过度分泌可能导致附属肾上腺的发育 / 肾上腺增生或睾丸间质结节增生[224]。这些细胞分泌雄激素，因此可能类似于睾丸间质细胞增生或肿瘤。然而，适当的糖皮质激素替代可以有效地治疗肾上腺增生，这也可能导致增生逐渐退化[225]。显然，对这些患者进行睾丸切除术是错误的，因此，在对任何睾丸肿瘤进行手术治疗之前，有必要对内分泌进行仔细的评估，包括肾上腺激素和 ACTH。在那些少见的可能情况下，应考虑保留睾丸的手术（摘除结节）。

（二）支持细胞肿瘤和支持 - 间质细胞肿瘤

支持细胞是生精上皮上的体细胞，支持分化中的生精细胞。正常情况下，这些细胞在青春期停止增殖，并在整个成年期作为终末分化细胞发挥作用。支持细胞肿瘤与多种肿瘤综合征相关，如 Carney 复合体[216, 226] 和 Peutz-Jeghers 综合征[218]。一项研究记载了年轻男孩增殖中的支持细胞存在多个焦点，这些男孩后来发展成完全成熟的 Peutz-Jeghers 综合征或 Carney 复合体，所以这些增殖可能是支持细胞肿瘤的早期小叶内类型[227]。

在 Carney 复合体中，患者有皮肤黏液瘤、心脏黏液瘤、典型的皮肤色斑，以及垂体、肾上腺和睾丸肿瘤[226]。睾丸肿瘤是大细胞钙化支持细胞肿瘤（LCCST），通常为多灶性和双侧性（图 137-7）[228]。肿瘤通常出现在青春期，大多数情况下是良性的。只有一例恶性病例与 Carney 复合体有关，而其他患有 LCCST 患者中有 7 例恶性肿瘤[228]。恶性病例多为单侧、单发，年龄大于 25 岁。LCCST 通常不具有激素活性，尽管有血清抑制素水平升高的报道[209]。卡尼复合体的其他肿瘤，包括间质细胞肿瘤，可引起内分泌表现[229]。Carney 复合体的遗传位点已在染色体 2p16 上鉴定出来[230]。该基因位点不同于包括 Peutz-Jeghers 综合征在内的其他多种瘤变综合征[231]。在 17 号染色体上的一个 Carney 复合体易感基因被发现是一个蛋白激酶 A 的 I-α 型调节亚基[232, 233]。Carney 复合体患者中，磷酸二酯酶 11A[234] 和磷酸二酯酶 8B[235] 的失活突变常与双侧肾上腺皮质增生有关。磷酸二酯酶 11A 基因的遗传变异可能改变睾丸肿瘤的发生发展[236]。临床医生应

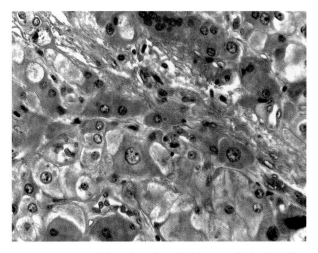

▲ 图 137-6　来自一名 8 岁男童的间质细胞瘤（单侧）
注意间质细胞的异质性和非典型细胞特征

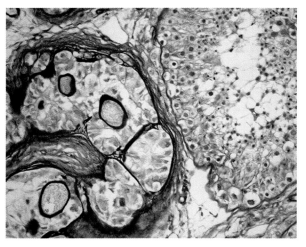

▲ 图 137-7　分离自一位 12 岁男孩的大细胞钙化的支持细胞肿瘤
带有肿瘤的小管（左侧）仅含有大且苍白的支持细胞和腔内可见的钙化。邻近的正常小管显示晚期精子形成

了解 LCCST 与其他肿瘤的关系，特别是 Carney 复合体中的心脏黏液瘤和 Peutz-Jeghers 综合征中的胃肠道肿瘤，以便对这些疾病进行早期诊断。

与 Peutz-Jeghers 综合征相关的间质细胞肿瘤有时很难与 Carney 复合体患者中的肿瘤区分开。然而，Peutz-Jeghers 的睾丸肿瘤也类似于具有环状小管的卵巢性索肿瘤[218]。这些肿瘤常表现出强烈的芳香化酶活性，从而引起男性乳房发育症[237]。STK11/LKB1 基因中负责编码丝氨酸苏氨酸激酶功能突变的生殖系缺失导致了该综合征[238]，尽管在一些患者其他基因也受影响。这一假定的肿瘤抑制基因的缺陷如何影响肿瘤发生尚不清楚。

Carney 复合体和 Peutz-Jeghers 综合征的临床特征非常不同，后者的特征是胃肠道的错构瘤性息肉病，而 Carney 复合体患者通常表现为皮肤黏液瘤、心脏黏液瘤、肾上腺或垂体肿瘤。一个 LCCST 病例被描述为与家庭遗传性结节性硬化症或 Bourneville 综合征有关[239]。

因为年轻患者中的肿瘤是多灶的和双侧的，而且双侧睾丸切除术会使他们不育并依赖激素替代，所以推荐合并 Carney 复合体的支持细胞肿瘤进行保守治疗，至少在成年期之前是如此，而且精子银行是安全的[215]。在性早熟和（或）男性乳房发育症患者中，芳香化酶抑制剂和抗雄激素制剂可以用来阻止雌激素的形成和雄激素的作用，在某些情况下，乳房切除是必要的[240]。

硬化型支持细胞肿瘤很少见，仅占性索间质瘤的 5% 左右。它们与任何综合征无关，大部分患者为年轻成人（中位年龄为 30 岁，范围 18—80 岁）。肿瘤体积小，界限清楚，很少发生恶性。在这些患者中没有不良内分泌活动的报告[243]。

许多支持细胞肿瘤不能归入上述任何一种组织病理学分组，因此被称为支持细胞肿瘤，其他未指定（NOS）。这些肿瘤主要发生于成人；在一组 60 名患者中，只有 4 名年龄小于 20 岁[244]。肿瘤多为单侧，并发生于下降的睾丸。这些肿瘤激素活性不高，仅有 2 名患有酒精性肝硬化的患者出现男性乳房发育。在德国的研究中，报告了 18 例儿童病例，可能存在不同的组织病理学基础，因为患者的年龄非常年轻（中位数是 4 个月；范围是 0～14 个月）[205]。幼年型支持细胞肿瘤常表现为向邻近组织的扩张生长、细胞致密化和大量的增殖活性，但手术切除后未出现局部复发或转移。因此，这些肿瘤具有良好的预后。支持细胞肿瘤可以采取睾丸切除术治疗，只在少数情况下，当恶性表现明显时，才需要考虑腹膜后淋巴结切除术[229]。

支持 - 间质细胞肿瘤与单纯的支持细胞肿瘤的区别在于前者存在显著的基质成分[244]，间质细胞在这些肿瘤中难以识别，患者可出现男性乳房发育。

（三）幼年型和成年型颗粒细胞瘤

幼年型颗粒细胞肿瘤是婴儿最常见的睾丸肿瘤，一般在 3 个月前诊断[205, 245]。在未下降的睾丸中发现了幼年型颗粒细胞肿瘤，在 26 例报告的病例中，有 6 例检出异常的核型（如嵌合体 46, XY/45, X）和不明确的生殖器[205]。支持细胞肿瘤（其他未指定）和幼年型颗粒细胞肿瘤之间的区别在于后者向滤泡的显著分化，而支持细胞肿瘤中则是管状分化[244]。两种肿瘤的免疫组织化学标志物（如抑制素）基本相同。与支持细胞肿瘤（其他未指定）相似，幼年型颗粒细胞肿瘤预后良好。与卵巢肿瘤相比，睾丸幼年型颗粒细胞肿瘤不表现出内分泌功能亢进。WNT 信号[246]和刺激性 G- 蛋白介导信号[247]的异常与幼年型颗粒细胞肿瘤有关。

成人型颗粒细胞肿瘤与卵巢肿瘤类似，但在男性中极为罕见，主要发生于成人[218, 248]。只有部分患者有女性化的表现，主要是男性乳腺发育，是由肿瘤的激素活动引起的。大多数肿瘤是良性的，但也有恶性病例报道[248]。FOXL2 的突变在成人卵巢颗粒细胞肿瘤中有报道，但在青少年肿瘤中没有报道[249]。然而，Kalfa 等[250]报道了 FOXL2 在幼年型颗粒细胞肿瘤中的异常表达模式。

（四）混合性索间质瘤

性索间质瘤可包含由间质细胞、支持细胞、颗粒细胞和膜细胞构成的组合，因此被称为混合肿瘤[109, 218]。除了抑制素 A 似乎是性索间质肿瘤的常见标志物，包括间质细胞、支持细胞和幼年型颗粒细胞肿瘤[208, 251]和支持细胞来源的成分可通过抗米勒管激素[252]和 GATA-4 的存在来区分。Emerson 和 Ulbright 对免疫组织化学标志物进行了全面的综述[254]。性索间质瘤罕见，可发生于任何年龄。它们在儿童中是良性的，但在成人中至少报告了一例恶性病例[255]。多数患者可行睾丸切除术，仅在显微镜下可见明显恶性特征的病例才行淋巴结清扫[109]。

（五）其他肿瘤

恶性淋巴瘤、浆细胞瘤和白血病，包括髓样肉瘤和单核细胞肉瘤，可发生在睾丸，以及前列腺、结肠、肾脏、胃、胰腺和皮肤恶性黑色素瘤的继发性转移也可发生在睾丸[256]。

七、内分泌功能失调相关的睾丸肿瘤

睾丸肿瘤最明显的继发性内分泌症状存在于儿童和青少年，并与肿瘤引起的相对过量的雄激素有关，间质细胞肿瘤可以直接产生雄激素，而某些生殖细胞肿瘤是在大量促黄体素刺激后产生雄激素。雄激素芳香化反过来导致雌激素相对过剩，后者通常表现为男性乳房发育和精子形成障碍[257]。

成年生殖细胞癌患者的睾丸功能障碍是一个重要的临床问题，尤其是考虑到这些患者中的绝大多数都处于生育年龄。睾丸肿瘤患者通常表现为生育能力下降和精子生成不良，甚至在明显的肿瘤发生之前[136, 152, 258-260]。睾丸功能障碍包括精子减少、黄体生成素水平升高，在某些情况下，超声检查发现睾丸体积变小和微结石[176]。对明显单侧肿瘤患者进行对侧活检的组织学评估可能显示类似的图像，其中累积存在的组织学症状为约 25% 的患者存在睾丸发育不良综合征，存在原位癌细胞的风险为 5%～6%[120]。如果患者的精子数很低，且睾丸萎缩，则发生原位癌的风险可能更高[147-149]。

睾丸肿瘤患者的睾丸功能可能会进一步受到治疗肿瘤的干扰。放疗和化疗可引起严重的和剂量依赖性的精子形成损害，以及继发性雄激素缺乏[258, 261, 262]。与正常睾丸相比，含有肿瘤的生殖腺可能更容易受到辐射的伤害。在不引起严重激素异常的情况下，必须考虑在每个患者中优化剂量以根除肿瘤。接受睾丸癌治疗的男性需要进行仔细的关于精子生成和生育能力恢复机会的生殖功能咨询，并且，应该在治疗前给他们提供精子冷冻保存。睾丸癌治疗后，内分泌学家或男科专家应仔细监测患者代谢综合征和性腺功能减退的迹象，以考虑是否需要雄激素替代治疗[263]。

第138章 雄激素生理学、药理学和滥用
Androgen Physiology, Pharmacology, and Abuse

David J. Handelsman 著

郭 琳 李 强 译

要 点

◆ 了解雄激素生理学是充分利用雄激素药理学的关键。

◆ 睾酮是男性主要的循环雄激素，由睾丸间质细胞分泌，其生物学效应通过结合和刺激雄激素受体实现。

◆ 全部睾酮效应还取决于通过睾酮生物活性代谢产物的受体前激活而表现出的间接效应，二氢睾酮和雌二醇分别作用于雄激素受体和雌激素受体。

◆ 雄激素药理学包括：①雄激素替代疗法，在生理剂量下使用睾酮来纠正病理性雄激素缺乏；②药理雄激素治疗，无论性腺状态如何，利用安全和经济有效的任何雄激素和剂量。

◆ 雄激素缺乏的非病理（功能）原因需要安全、有效和成本效益的可靠证据来证明药理学雄激素治疗是合理的。

◆ 许多睾酮产品是可用的，终身睾酮替代治疗可实现个体优化替代方案，以达到最大的便利性和长期依从性。

雄激素或男性性激素，被定义为能够在生殖组织（特别是生殖道、第二性征和生育能力）中发展和维持男性特征并有助于体细胞组织合成代谢状态的一种物质。睾酮是成熟雄性哺乳动物循环中的主要雄激素。它包括一个特征性的四环 C18 类固醇结构，主要由位于精小管之间的睾丸间质细胞合成。睾丸间质细胞分泌睾酮，在睾丸中产生高浓度的睾酮，以一个陡峭的下坡浓度梯度进入血液，维持循环睾酮水平，对远处雄激素敏感的靶组织产生特征性的雄激素效应。雄激素的经典生物学效应主要是通过与雄激素受体结合来介导的，类固醇核受体超家族是由位于 X 染色体上的单个基因编码，然后通过调节一系列靶基因的转录来导致特征模式的基因表达。整个动物体内雄激素的生理定义是补充生化和药理学定义，雄激素作为一种化学物质，在孤立的细胞或无细胞系统，能有效地与睾酮竞争，与雄激素受体（AR）[1] 结合以刺激受体后功能。此外，雄激素作用的非基因组机制涉及细胞质中快速、膜介导非转录过程已有报道，但还没有完全被证实 [2-4]。

睾酮在临床上以生理剂量用于雄激素替代治疗，在较高剂量情况下，睾酮或基于其结构的其他合成雄激素也用于药理性雄激素治疗。雄激素替代治疗的主要目标是恢复雄激素显露于身体所有组织的生理模式。这种治疗通常局限于主要的天然雄激素，睾酮，旨在恢复生理循环中的睾酮水平和内源性雄激素对组织的影响的全部效果（包括雄激素受体前激活），并概括了其疗效和安全性的自然历史。相比之下，药理性雄激素疗法利用雄激素作为激素药物对肌肉、骨骼和其他组织的合成代谢或其他作

用，与其他治疗药物类似，其疗效、安全性和相对成本效应与其他药物类似。深入了解睾酮的生理学是了解和有效使用雄激素药理特性的先决条件。

一、睾酮生理学

（一）生物合成

睾酮由位于睾丸细管间质室的 5 亿个间质细胞内胆固醇[8, 9]（图 138-1）经酶促步骤合成，这些间质细胞约占成熟睾丸体积的 5%（详见第 136 章）。尽管预先形成的胆固醇也可以来自细胞内的胆固醇或循环中低密度脂蛋白细胞外供应，胆固醇主要还是由醋酸盐从头合成而成[9]。睾酮生物合成涉及两个多功能细胞色素 P_{450} 复合物，涉及羟基化和侧链断裂［胆固醇侧链裂解（CYP11A1、$P_{450}c11$

或 $P_{450}scc$，产生 C20 和 C22 羟基化和 C20、22 裂解酶活性）］和 17- 羟化酶 /17，20 裂解酶［使 C17 羟基化，然后切除两个碳（20 和 21），将 21 转化为 19- 碳结构］连同 3 和 17β- 羟基甾体脱氢酶和 $\Delta^{[4, 5]}$ 异构酶。高度组织选择性调节 17，20 裂解酶活性（在性腺中活跃，但在肾上腺中不活跃）独立于 17- 羟化酶活性（在所有类固醇生成组织中活跃）是类固醇生成途径的关键分支点。这两种活性都存在于一种单一的多功能蛋白中，其通路通量的方向性由酶辅助因子决定，特别是通过 P_{450} 氧化还原酶（POR）从 NADPH 中获得电子供应，这是一种膜结合的黄蛋白，作为还原酶和细胞色素 b5 发挥着不同的作用[11]。此外，已有报道，源于特定组织中很弱的肾上腺雄激素前体 DHEA 的睾酮和二氢睾酮在性腺外生物合成[12]。然而，男性肾上腺雄激素尽管

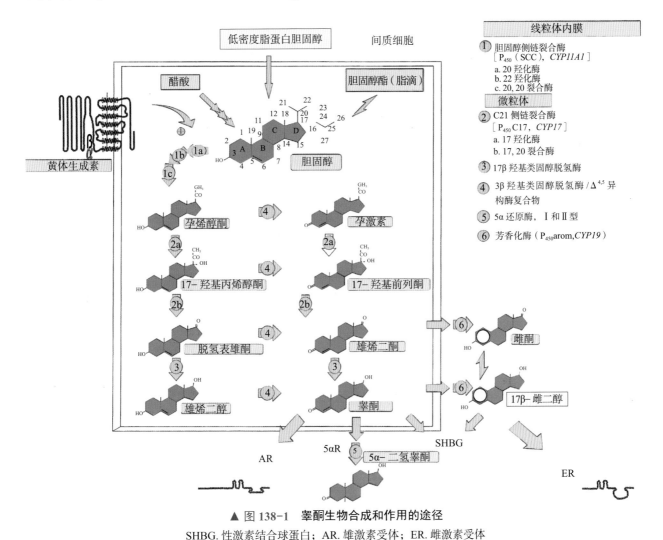

▲ 图 138-1　睾酮生物合成和作用的途径

SHBG. 性激素结合球蛋白；AR. 雄激素受体；ER. 雌激素受体

在女性中对循环睾酮的贡献大得多，但它对男性循环睾酮的净贡献很小 [13, 14]。

睾丸睾酮的分泌主要受黄体生成素（LH）的控制，它通过位于线粒体膜上的细胞色素 P_{450} 胆固醇侧链切割酶（CYP11A1）复合物调节睾丸间质细胞线粒体内胆固醇向孕烯醇酮的限速转换。供应线粒体类固醇生成酶的胆固醇是由包括甾醇载体蛋白 2 的蛋白质调控的 [17]。这促进了胆固醇与类固醇急性调节蛋白和外周苯二氮䓬受体一起向线粒体的细胞质转移 [18, 19] 它控制胆固醇在线粒体膜上的转运。随后的所有酶步骤都位于间质细胞内质网。睾丸睾酮的高生睾丸率既能产生高的局部浓度（最高可达 1μg/g 组织，约比血液浓度高 100 倍），又能快速周转（每天 200 次）睾丸内睾酮 [20]。然而，睾丸中存在如此高浓度的睾丸内睾酮和相关类固醇的精确物理状态仍有待研究。

（二）分泌

睾酮在男性生命的 3 个时期以成人水平分泌。在宫内生活的第一个阶段（与男性生殖道分化相一致），在新生儿早期作为围产期雄激素激增（生理意义仍未确定），并在青春期后持续到主要的男性化。男性青春期的巨大体细胞变化是睾丸分泌睾酮显著增加的结果，约高于青春期前儿童和来自外部来源的女性或阉割男性水平的 30 倍。中年后，循环睾酮逐渐降低，促性腺激素和性激素结合球蛋白（SHBG）水平增加 [21, 22] 在健康状况良好的男性中，这些趋势直到晚年才消失 [23, 24]。但如果患有慢性疾病，如肥胖，以及免疫分析检测试剂的更新换代，其趋势加剧。随着时间的推移，慢性疾病状态的累加使下丘脑对睾丸功能的调节受损 [32-35]、睾丸间质细胞损耗 [10]、功能障碍 [36-38]、睾丸血管动脉粥样硬化 [39]。因此，衰老的下丘脑 - 垂体 - 睾丸轴表现出伴随系统性疾病的反应性变化，以及多水平的功能缺陷，共同导致男性衰老中循环睾酮水平降低 [40, 41]。

在男性中，酶序列显示，睾酮生物合成几乎完全发生在成熟的莱迪格细胞中。胆固醇主要来源于乙酰辅酶 A 的新合成途径，黄体生成素调节限速步骤，胆固醇在线粒体内转化为孕烯醇酮，而其余的酶步骤发生在滑面内质网。Δ^5 及 Δ^4 甾体通路分别位于左侧和右侧。睾酮及其雄激素代谢物二氢睾酮

通过与 AR 的结合直接发挥生物学作用，并通过睾酮与雌二醇的芳构化间接发挥生物学作用，这允许通过与 ER 的结合而发挥作用。雄激素和 ERS 是类固醇核受体超家族的成员，具有高度同源的结构，主要不同于 C 端配体结合结构域。LH 受体具有 G 蛋白连接受体的结构，其特征是 7 个跨膜跨越螺旋区和一个与 LH 分子结合的大胞外结构域，它是一种二聚体糖蛋白激素，由其他垂体糖蛋白激素共同的 α 亚基和 LH 特有的 β 亚基组成。大多数性类固醇与性激素结合球蛋白（SHBG）结合，后者紧密结合，并携带大部分睾酮在血液中。

睾丸激素和其他由类固醇组织分泌的亲脂类固醇一样，以沿着细胞膜的浓度梯度扩散到血液中，离开睾丸后，在淋巴管和小管液中浓度较低。在男性青春期之后，＞ 95% 的循环睾酮来源于睾丸的分泌，其余的产生于前体的性腺外转化，如脱氢表雄酮和雄烯二酮，他们具有非常小的内在雄激素效力。这些弱的雄激素主要来源于肾上腺皮质，构成了一个巨大的循环前体库，用于在包括肝脏、肾脏、肌肉和脂肪组织在内的性腺外组织中转化为生物活性性激素。内源性肾上腺雄激素对男性的直接生殖作用不大 [13]，医学或外科去势后残留的循环和组织雄激素对雄激素敏感的前列腺癌的生物效应很小 [42]。相反，女性肾上腺雄激素是生物活性雄激素前体的主要来源，对女性雄激素的贡献比例更大，女性循环睾酮水平比男性低得多（约为男性的 5%）。在女性中，循环睾酮也来源于直接性腺分泌，间接来自肾上腺雄激素前体的外周相互转换 [15, 16]。口服外源性脱氢表雄酮 50mg/d 的生理替代剂量 [15] 无法为男性雄激素替代提供足够的血液睾酮，但在男性中会产生剂量依赖性的循环雌二醇增加 [43, 44]，以及女性的高雄激素症 [14]。

激素的产生率可以通过估计代谢清除率（使用高特异性示踪剂或稳态同位素输注）和平均循环睾酮水平来计算 [45, 46]，或通过睾丸动静脉差异和睾丸血流量估计 [47]。这些方法提供了 3～10mg/d 睾酮产生率的估计 [48, 49] 或非放射性氘 [50] 示踪剂，在假定稳态条件下（小时到天），转化率约为 4% 到双氢睾酮（DHT）和 0.2% 到雌二醇 [52]。这些稳态方法是一种简化方法，忽略了昼夜节律 [53, 54]，在较短的时间（分钟到小时）内，循环睾酮水平的周期性波

动被 LH 的脉冲分泌和体位对肝血流量的影响所影响[48]。睾酮代谢清除率的主要决定因素是循环 SHBG 浓度[56]、昼夜节律[50]，以及体位对肝脏血流的影响[48, 50]。循环睾酮水平受循环 SHBG 遗传效应以及其他机制[49]和环境因素的影响[5]。

（三）运输

睾酮通过与循环血浆蛋白结合在血液中以大于其水溶性的浓度循环。最重要的是 SHBG，一种高亲和力但低容量的结合蛋白，其他低亲和力但高容量的结合蛋白包括白蛋白、皮质类固醇结合球蛋白[61]，以及 α1 酸性糖蛋白[62]。睾酮与循环 SHBG 紧密结合，SHBG 是由 2 个糖蛋白亚基组成的同源二聚体，每个亚基由 373 个氨基酸组成，具有 3 个糖基化位点、2 个 N 连接和 1 个 O 连接，并含有一个单一的高亲和力类固醇结合位点[63]。SHBG 与睾酮结合的亲和力受遗传多态性的影响[58]，但在肝病中没有改变[64]，但它是否受到其他慢性疾病或怀孕的影响（当循环水平增加时）尚不清楚。在人类中 SHBG 由肝脏分泌进入循环，但在啮齿动物并非如此，啮齿动物中进入睾丸生精小管，但人类并非如此，支持细胞是已知睾丸雄激素结合蛋白来源[65]。SHBG 也由胎盘分泌，从而导致妊娠期间血液 SHBG 升高[66]。作为肝脏分泌的产物，循环 SHBG 水平特别受口服药物（包括性类固醇）对肝脏的首过效应的影响。如口服或高剂量雄激素注射时，由于肝脏激素超生理浓度的存在，所以循环的 SHBG（总睾酮）浓度明显降低（雄激素、糖皮质激素）或增加（雌激素、甲状腺素）。相反，内源性性激素和肠外（非口腔）给药维持激素生理浓度（透皮，库种植体），对血液 SHBG 水平的影响最小。循环 SHBG 水平的其他影响因素包括急性或慢性肝病和雄激素缺乏时的上调，以及肥胖、蛋白质丢失状态时的下调[63]，很少一部分是遗传性 SHBG 缺乏[67]。在生理条件下，循环睾酮的 60%～70% 与 SHBG 结合，其余部分与较低亲和力、高容量结合位点（白蛋白 α 结合 1 酸性糖蛋白、皮质类固醇结合蛋白）的 1%～2% 的非蛋白结合。

疏水类固醇向组织的转移是根据循环结合蛋白、亲水水胞外液和亲脂细胞质膜上疏水蛋白结合位点之间的物理化学分配而进行的。根据自由激素假说[68-70]，睾酮的游离（非蛋白结合）部分是最具生物活性的，与蛋白质松散结合的睾酮构成了一个不太容易获得但可移动的部分，与 SHBG 紧密结合最大的部分仅构成一个不活跃的储层。由于游离和（或）生物可利用的组分也可以通过终止雄激素作用的降解代谢来增强其对睾酮失活部位的访问，因此游离组分同样可以被认为是最短暂和最不活跃的。因此，自由激素假说的理论基础是值得怀疑的。此外，经验证据表明，SHBG 不是生物惰性的，而是通过特定的 SHBG 膜受体、摄取机制和通过 G 蛋白和环 AMP 信号参与细胞睾酮的摄取[71-75]。这些机制包括巨蛋白受体，它是位于细胞表面膜上的多价低密度脂蛋白内吞受体，可以通过内吞使受体介导的细胞摄取富含睾酮的 SHBG[76, 77]，并可能影响组织雄激素的作用[78, 79]。因此，将循环睾酮分配到这些衍生组分中的生物学意义和临床效用仍有待确定。

（四）测定

测量血睾酮浓度是临床评价雄激素状态的重要组成部分，对证实雄激素缺乏的临床和病理诊断具有重要意义。循环睾酮浓度是衡量全身睾酮生成率和雄激素对组织的影响的替代指标。然而，对血液睾酮浓度现场测量的依赖忽略了全身代谢清除率的变化，以及其他影响组织水平的雄激素净效应的因素。这些因素包括在毛细血管转运过程中血液睾酮转移到邻近组织的效率，以及影响睾酮激活、失活和前受体、受体和后受体因素在那个组织中的作用。循环睾酮水平也是动态的，具有不同的波动和昼夜节律。虽然循环类固醇结合蛋白的缓冲作用抑制了血液睾酮浓度的脉动，但周期性 LH 脉冲性分泌能引起睾丸激素水平上的一些波动[35]。在啮齿动物中，因为在这些物种中缺乏 SHBG 基因的肝脏表达，这些啮齿动物缺乏任何循环的 SHBG，所以循环睾酮脉动模式更显著，明显说明了以上现象[80, 81]。在年轻人和健康老年男性中，早晨的睾丸激素峰值和下午的最低水平日变化明显[53]，但在一些衰老的男性身上没有这种现象[54]。因此，标准化的睾酮测量应至少在不同的两天检测晨血样本，这是一种传统的做法。

类固醇放射免疫分析在 20 世纪 70 年代出现，

这使测量血液睾酮浓度的速度和敏感性成为可能。然而，相对于基于质谱方法（也称为参考方法）的高特异性，交叉反应类固醇和非特异性基质效应是睾酮免疫检测的局限性[82]。临床实践和研究中对睾酮测量的需求急剧上升，导致将类固醇免疫分析整合到自动化免疫分析平台，从而使方法简化。这些变化，特别是消除了制备溶剂提取和色谱，以及引入庞大的非验证性示踪剂，破坏了未提取睾酮免疫测定的特异性[83]，特别是在如妇女和儿童的低循环睾酮水平[84]。即使在男性睾酮浓度较高的情况下，商业睾酮免疫分析也显示出广泛的方法特异性差异[31]。新一代的台式质谱仪具有更高的灵敏度和吞吐量，现已克服了睾酮免疫检测的这些局限性。

基于推测的自由激素假说，采用平衡透析的参考示踪或超滤方法，或基于总睾酮和SHBG免疫测定计算的各种公式，直接测定血清样本中的血"游离"睾酮水平[85-90]。同样，另一种衍生的睾酮测量方法，"生物可利用"睾酮，被定义为非SHBG结合的睾酮（实际上是白蛋白结合加上未结合的睾酮）。这种睾酮也可以直接测量（通过硫酸铵沉淀），也可以用总睾酮和SHBG和白蛋白测量的公式计算。一些关于"游离"睾酮的估计，特别是直接类似物分析[91, 92]和游离睾酮指数，对于男性来说是无效的。由于"游离"或"生物有效性"睾酮的测量非常费时费力，有限验证的计算公式已被广泛应用。然而，这些对"游离"[95-97]或"生物有效性"[98, 99]睾酮的估计在大规模评估中并不准确。总的来说，来自未经证实的游离激素假说的睾酮的各种衍生（"游离"、"生物利用"）措施的临床效用有待建立，因此，他们对临床决策几乎没有什么真正的启示，在临床雄激素缺乏症的一致诊断中，求助于这样的评估是很少的。

（五）新陈代谢

睾丸分泌后，一小部分睾酮被激活为两种生物活性代谢物，即雌二醇和双氢睾酮（DHT），而大部分睾酮通过肝脏Ⅰ期和Ⅱ期代谢使之失活为不活跃的氧化和共轭代谢产物，经过尿道和（或）胆道排泄[100]。

扩增途径将约4%的循环睾酮转化为更有效的纯雄激素DHT[49, 51]。DHT具有较高的结合亲和力[101]，相对于睾酮，AR的反式激活的摩尔效价高出3~10倍。睾酮由来自两个不同基因（Ⅰ和Ⅱ）的5α还原酶转化为最有效的天然雄激素DHT[105]。1型5α还原酶在肝脏、肾脏、皮肤和大脑中表达，而2型5α还原酶在前列腺中表达最多，但在皮肤（毛囊）和肝脏中也有低水平表达[105]。先天性5α-还原酶缺乏导致2型酶蛋白突变[106]、进而导致一种独特的生殖模糊表现，这会导致遗传男性化不足，他们可能被作为女性抚养，但在青春期会导致明显的男性化，包括阴茎生长、正常睾丸发育、正常精子生成和正常骨密度，偶尔也会出现男性的性别重新定向[109]。前列腺发育尚不成熟，体毛稀疏无秃顶是其特征[111]。这一明显的自然发展特点反映了泌尿生殖窦衍生组织对5α还原酶强表达的依赖，5α还原酶强表达是男性充分发育的局部雄激素的扩增机制。这种雄激素作用的扩增机制被用于开发叠氮类5α还原酶抑制药[112]。当2型5α还原酶导致>95%的睾酮进入前列腺后被转化为更强的雄激素DHT[113]，阻断该同工酶（其表达主要限于前列腺）会限制睾酮对前列腺（和其他泌尿生殖窦组织衍生物）的抑制作用，而不阻断前列腺外雄激素作用。由于来自前列腺和非前列腺来源的溢出，DHT以10%的血液睾酮浓度循环[114-116]，而破坏2型5α还原酶导致的基因突变会导致男性和小鼠泌尿生殖道窦源性组织发育障碍[117]。已有报道，1型5α还原酶的基因失活在小鼠中不包括雄性表型，人类1型酶也没有突变。这是否反映了Ⅰ型酶具有意外的表型或进化保守的生命功能尚不清楚。一个重要的问题是通过抑制5α还原酶消除前列腺内雄激素扩增是否能预防前列腺疾病。在前列腺癌高风险（未确诊）的男性中进行的两项主要的随机、安慰剂对照研究表明，口服5α还原酶抑制药(非那雄胺、杜他司胺）降低了低级别前列腺癌的发病率，以及良性前列腺增生引起的下尿路症状的患病率[118, 119]。前列腺癌预防试验（PCPT）是一项主要的10年化学预防研究，随机将18 882名男性、>55岁、没有已知的前列腺癌，每天使用5mg非那雄胺（2型5α还原酶抑制药）或安慰剂治疗，研究人员观察到治疗7年后，早期、器官受限、低级别前列腺癌累计减少25%。另一项研究对超过8231名年龄在50—75岁的男性，血清PSA<10ng/ml和前列腺

活检阴性患者随机分组，每天使用 0.5mg 杜他司胺（1 型和 2 型 5α 还原酶抑制药）或安慰剂治疗 4 年，观察到活检证实的前列腺癌发病率下降 23%。虽然这两项研究都不是为了确定死亡率，但两者结果都显示没有发生更高级别的癌症，仍然是器官受限的癌症。这一阶段的选择性可能是由诊断偏差造成的，因为药物对前列腺大小和组织学的影响[120, 121]，前列腺癌的化学预防注册被 FDA 拒绝[122]。在高前列腺癌风险的男性中，预防性使用前列腺 5α 还原酶抑制药已证明是合理的，新的合成雄激素对 5α 还原扩增可能有临床发展优势。

雄激素作用的多样化途径涉及睾酮被芳香化酶转化[123]为雌二醇从而激活 ERS。虽然这只涉及一小部分（约 0.2%）的睾酮输出，但雌二醇的摩尔效力较高（约比睾酮高 100 倍），在芳香化酶表达的组织中，通过 ER 介导的效应实现雄激素作用的多样化，这使得芳香化成为潜在重要机制[124]。多样化途径由细胞色素 P_{450} 酶（CYP19）芳香化酶控制[123, 125]。在男性中，大多数（约 80%）的循环雌二醇来源于体外芳香化[52]。在 20 世纪 70 年代初，确定了在神经组织内发生了睾酮向雌二醇的局部转化，随后也证实了芳香化在介导睾酮作用方面起着重要作用，包括在脑组织中的负反馈、激活和组织效应，基于以上发现，首次认识到了芳香化在男性生理中的生物学重要性[127]。最近研究发现，芳香化酶基因失活导致雌激素完全缺乏，从而导致男性、小鼠骨骼和其他组织的显著发育缺陷，这进一步证实了局部芳香化在睾酮作用中具有重要性[128]。这种表型与因基因突变导致 ERα 失活的男性和鼠的表型惊人地相似[129]。此外，用外源性雌二醇或其他雌激素治疗芳香化酶缺乏症的男性也表现出明显的骨成熟。相反，ERβ 的基因失活对雄性小鼠没有影响[130]，没有人类突变的报道。芳香化酶在骨和脑等组织中的表达可能通过调节局部组织特异性雄激素作用的芳香化酶的变化而影响发育和功能。相反，其他组织，如成熟的肝脏和肌肉，很少或没有芳香化酶的表达。然而，尽管芳构化对男性骨骼生理具有重要性，但其他观察表明，雄激素通过 AR 作用对骨骼有重要的额外直接影响。其中包括，尽管与年轻女性相比，男性的循环雌二醇浓度非常低，但男性的骨量更大；缺乏功能性 AR，但雌二

醇和雌激素受体正常的雄激素不敏感大鼠无法维持正常雄性的骨量[133]，以及非芳香化雄激素增加雌激素缺乏妇女骨量的能力[134, 135]。睾酮对骨骼和大脑的作用并不仅仅是作为一种促激素来产生局部雌二醇［及通过雌激素受体 α 和（或）β 的作用］，而 AR 介导的效应显示了睾酮对骨骼和大脑的全谱效应[136-138]。在健康男性中，脂肪量和性功能主要依赖于芳香化酶依赖的循环雌二醇，而肌肉质量和力量完全依赖于雄激素[124]。需要进一步的研究来进一步了解芳香化酶在成熟雄性动物中维持雄激素作用的意义。

睾酮在肝脏、肾脏、肠道、肌肉和脂肪组织中被代谢成不活跃的代谢物。失活主要是由肝氧化酶（Ⅰ 期代谢），特别是细胞色素 P_{450}3A 家族介导的[139]，最终导致大多数氧基的氧化，然后在肝结合到葡萄糖醛酸（Ⅱ 期代谢），形成足够亲水的代谢物，进而通过肾排泄。吡啶二磷酸（UDP）葡萄糖醛酸转移酶（UGT），酶 UGT2B7、UGT2B15 和 UGT2B17 催化睾酮的大多数 Ⅱ 期代谢（葡萄糖醛酸化），UGT2B17 在量上是最重要的[140]。一种 UGT2B17 的功能多态性，在亚洲的缺失突变是欧洲人群的几倍[141]，解释了睾酮与表睾酮（T/E）比值的人群差异一致性[142]，感谢世界反兴奋剂机构（WADA）批准的体育运动中睾酮兴奋剂尿液筛查试验，这构成了一个种族特异性的假阴性外源性睾酮兴奋剂监测[143]。

当循环 SHBG 水平增加、肝脏血流量减少（如姿势改变)[48]或肝功能异常时，睾酮的代谢清除率降低[56]。理论上，影响肝氧化酶活性的药物可以改变睾酮的代谢失活，但影响临床实践的经验很少。睾酮的快速肝脏代谢失活不仅导致口服生物利用度降低[144, 145]，而且导致肠外注射时作用时间较短[146]。为了实现持续的雄激素替代，这些限制要求通过肠外储备产品（如可注射的睾酮酯、睾酮植入物、透皮睾酮）或口服给药系统来传递睾酮，这些产品绕过肝门吸收（口腔[147, 148]、舌下[147, 149]、肠道淋巴[150, 151]）或使用具有取代基的合成雄激素，使它们对 1 期肝代谢产生抗药性[152]。

（六）调节

在宫内早期的性分化过程中，胎儿睾丸间质

细胞分泌男性性分化所需的睾酮。这种胎儿睾丸间质细胞睾酮分泌的调节似乎在不同物种之间有所不同。较高的灵长类动物和马胎盘在胎儿早期分泌绒毛膜促性腺激素[153]，这在相应的时间可能会促进胎儿人类睾丸间质细胞类固醇的发生[154]。在灵长类哺乳动物中，雄性性分化发生在没有任何胎盘促性腺激素表达的情况下，并且发生在垂体促性腺激素分泌开始的时间之前，因此在大多数哺乳动物种的胎儿发育过程中，胎儿睾丸间质细胞睾酮分泌可能是促性腺激素刺激的自主行为[155]。

青春期是由一个仍然神秘的超下丘脑过程发起的，涉及一个发育时钟和多个允许的过程[156]，它解除了中央神经内分泌对最终共同途径的抑制，驱动成熟雄性的生殖功能，即下丘脑神经元分泌促性腺激素释放激素（GnRH）[55]。各种解释理论，包括测角仪、生长仪[157]、神经驱动的 GABA 能抑制和谷氨酸能刺激的变化[158]，通过 Kisspeptin-1 分泌并激活其受体 GPR54 触发[159, 160]，这些提出了下丘脑 GnRH 脉冲发生器抑制和复苏的一种假设，但是全面系统的理论尚未出现。下丘脑 GnRH 神经元在出生时是功能性的，但在围产期雄激素激增后，在婴儿期仍处于紧张性抑制状态。一种成熟过程，唤醒休眠的下丘脑 GnRH 神经元，释放出成熟的循环模式的脉动的 GnRH 分泌，这反过来从垂体促性腺激素中吸收脉动的 LH 分泌，启动青春期。最初，这种脉动性 GnRH 和 LH 分泌的恢复主要发生在睡眠期间[161]，但最终以一种持续的基本昼夜节律延伸到一整天。男性青春期的时间和节奏受到严格的遗传控制，包括营养对体重和身体组成的影响[162]，相应地越来越多的遗传原因导致青春期延迟[163]。优化生长的环境因素（如较高的社会经济地位、更好的营养和医疗保健）可以解释随着身高增长的青春期提前的长期趋势[164, 165]，而暴露于激素活性化学污染导致青春期提前[166] 的说法仍然是推测性的[167]。

出生后，睾丸睾酮的输出是由垂体 LH 分泌的脉动模式调节的。下丘脑神经元进入垂体门静脉血流的 GnRH 的间歇性分泌驱动了这一点，为垂体促性腺激素提供了一条直接的短路途径。在这种有规律但间歇性的 GnRH 刺激下，垂体促性腺激素以 60～90min 间隔在高振幅脉冲中分泌 LH，脉冲之间的 LH 分泌最小，净效应是循环 LH 水平明显

搏动。这种营养激素显露的脉动模式保持了间质细胞对 LH 的敏感性维持成熟的男性睾丸睾酮分泌模式[168]。

LH 通过增加底物（胆固醇）的可用性和激活限速类固醇生成酶以及胆固醇转运蛋白来刺激睾丸间质细胞类固醇生成。LH 是一种二聚体糖蛋白，由另一种糖蛋白激素［人绒毛膜促性腺激素（hCG）、卵泡刺激素和促甲状腺激素］共同的 α 亚基组成，是一种 β 亚基，通过决定其与 LH/hCG 的特异性结合而不是卵泡刺激素或促甲状腺激素受体，为每种二聚体糖蛋白激素提供独特的生物学特异性[169, 170]。这些细胞表面受体是七螺旋 G 蛋白连接的膜受体家族的高度同源成员。LH 受体位于间质细胞表面膜上，利用信号转导机制，主要涉及环 AMP 和钙作为第二信使，导致蛋白激酶依赖性蛋白磷酸化和 DNA 转录，最终导致睾酮分泌[171]。在功能上，hCG 是 LH 的一种天然的、长效的类似物，因为它们都与相同的 LH/hCH 受体结合，它们的 β 亚基几乎相同。人绒毛膜促性腺激素的作用持续时间较长是因为它的 C 端延伸了 31 个氨基酸，其中含有 4 个 O- 连接的、唾液酸封端的碳水化合物侧链。与 LH 相比，它们具有更大的抗降解性，延长了循环停留时间和生物活性[172, 173]，一种已经被开发用来设计一种长效类似于其他循环激素的特性，如 FSH[174]、TSH[175] 和促红细胞生成素[176]。

睾丸间质细胞睾酮分泌的额外微调是由起源于睾丸内的旁分泌因子提供的[177]，包括细胞因子、抑制素、激活素、叶酸、前列腺素 E_2 和 $F2\alpha$ 胰岛素样生长因子和其他生长因子，以及支持细胞分泌的尚未表征的因子。LH 还通过刺激睾丸间质细胞分泌血管活性和血管生长因子来影响睾丸血管生理[178]。

睾酮通过抑制下丘脑 GnRH，从而抑制垂体促性腺激素的分泌，是睾丸负反馈周期的关键因素。这种负反馈既包括通过 ARS 产生的睾酮效应，也包括对下丘脑内雌二醇的芳构化[179, 180]。这些最终导致下丘脑 GnRH 脉冲频率的降低，以及由于 GnRH 的量子分泌减少和促性腺激素对 GnRH 刺激的反应而导致 LH 脉冲的振幅降低[168]。相反，从睾丸直接分泌的循环雌二醇的数量（约 20%）意味着血液雌二醇水平处于最小的生理调节之下，不太可能对男性生理性促性腺激素分泌的负反馈调节产生重大影响。

（七）作用

雄激素作用涉及受体前、受体和受体后机制，其中心是睾酮（或类似物）与 AR 的结合。睾酮通过转化为有效的生物活性代谢物 DHT 和雌二醇而经历受体前激活。类固醇生成酶 5α- 还原酶有两种同工酶，类型 1 和 2，形成一种局部雄激素扩增机制，将睾酮转化为最有效的天然雄激素 DHT[181]。两个同工酶，虽然是同源基因[105]，但具有不同的染色体位置和不同的生化特征。这种局部雄激素扩增机制在泌尿生殖窦衍生组织中得到了证明，特别是外生殖器和前列腺，其特征是表达高水平的 5α 还原酶 2 型[105]。其他组织，如非生殖器皮肤和肝脏表达 5α 还原酶 1 型。

另一种形式的受体前雄激素激活是通过芳香化酶将睾酮转化为雌二醇[182]，它通过促进 ERS 介导的效应来分散雄激素的作用[124]。因此，虽然 DHT 可能被认为是一种纯雄激素，因为其生物活性仅通过 AR 介导，但睾酮具有更广泛的作用，包括芳香化和 ER 介导的作用多样化。这些前受体机制为睾酮提供了一种多功能和微妙的调节机制，在受体效应之前，取决于直接 AR 介导的作用与间接作用和（或）ER 介导的机制之间的平衡，可能是由于组织在其雄激素阈值和对睾酮及其生物活性代谢物的剂量反应特性上有所不同。

二、雄激素受体

男性性分化和性成熟需要 AR，这最终导致一个成熟的睾丸的发育，能够支持精子发生和睾酮的产生，构成男性生育的基础。人类 AR 由位于 Xq1112 的单个 X 染色体编码基因指定，该基因指定的蛋白质为 919 个氨基酸[1]，大核受体超家族的经典成员[183]这包括 5 种哺乳动物类固醇类别的受体（雄激素、雌激素、孕酮、糖皮质激素、盐皮质激素）以及甲状腺激素、维甲酸和维生素 D，以及许多孤儿受体，其中配体最初没有被识别[184]。虽然非生殖组织的表达水平和雄激素敏感性各不相同，但 AR 的表达并不局限于生殖组织，它是普遍表达的。

该 AR 基因包括 8 个外显子，指定一个蛋白质具有哺乳动物类固醇受体特征结构的 919 个氨基酸。它有一个 N 端结构域（NTD），并指定一个长的反式功能结构域（外显子 1），中间区域指定一个 DNA 结合结构域（DBD），由 2 个锌指（外显子 2 和 3）组成，由 C 端配体结合结构域（LBD）的铰链区分离，其中指定类固醇结合口袋（外显子 4 至 8）。

NTD（第 1 外显子）相对较长，包括 AR 的总长度的一半以上（535/919）。与其他类固醇受体相比，它具有最不保守的序列，拥有灵活和可移动的三级结构，以及跨激活结构域（AF-1），与 AR 核调控蛋白和靶基因相互作用[185]。

其松散、自然无序的结构[186]还包含 3 个均聚重复序列（谷氨酰胺、甘氨酸、脯氨酸），其中最重要的是 CAG 三重态（谷氨酰胺）重复多态性[187]。可变较少的甘氨酸（通常为 24 个残基）和脯氨酸（9 个残基）重复多态性表现出很少明显的独立病理生理意义，尽管谷氨酰胺和甘氨酸重复多态性之间的连锁不平衡需要分析它们作为耦合单倍型的作用[187]。在健康人群中，谷氨酰胺重复多态性的等位基因长度在 5～35（群体平均 21），谷氨酰胺重复的长度与 AR 转录效率成反比，因此这种多态性决定了个体在目标组织雄激素敏感性方面的遗传差异[188, 189]。在对照研究中，雄激素敏感性的这种遗传变异规模虽然不大，但会影响前列腺大小、红细胞生成等内源性睾酮的生理反应[190, 191]。在许多潜在的雄激素敏感疾病中，研究了多聚谷氨酰胺重复序列所规定的遗传雄激素敏感性群体变异的更广泛的流行病学意义[187]，包括男性和女性的生殖健康障碍和激素依赖性癌症及非性腺疾病，这些疾病的患病率存在显著的性别差异。在男性中，包括前列腺[192]和其他男性主要癌症（肝脏、胃肠道、头部和颈部）、前列腺肥大、隐睾和尿道下裂以及男性不育[193]。而在妇女中，它们包括生殖健康障碍（多囊卵巢综合征、卵巢早衰、子宫内膜异位症、子宫肌瘤、子痫前期）和激素依赖性癌症（乳腺癌、卵巢、子宫）。此外，研究人员还进行了研究，检查肥胖和心血管疾病，以及精神和行为障碍的风险，包括痴呆、精神病、偏头痛和人格障碍[187]。然而，正如许多大规模的遗传关联研究一样[194]，这些发现大多不一致，反映了方法上的局限性，特别是在招募入组患者、参与和出版偏见方面，以及多重假设检验，所有这些都倾向于夸大虚假关联。

值得注意的是，多谷氨酰胺（CAG 三重态）的病理延伸超过 37 个谷氨酰胺，导致神经退行性疾病，脊髓球肌萎缩(SBMA，也称为肯尼迪综合征)。这是一种迟发性、进展缓慢但最终致命的运动神经元疾病 [195]，是几种晚发性神经退行性多谷氨酰胺重复障碍之一 [196]。虽然多谷氨酰胺重复的极端长度确实决定了轻微的雄激素耐药性，但这些男性通常具有明显正常的生殖功能，包括在中年阶段前诊断的生育能力和男性化 [197]。此外，由于在人类和其他哺乳动物中 AR 完全失活不会引起运动神经元疾病，并且女性携带者不受症状性神经退行性变的影响，因此，SBMA 与其他遗传性多聚谷氨酰胺重复神经退行性疾病一样 [198]，代表了涉及突变 AR 的病理性蛋白聚集体的毒性功能获得 [199]。

转基因小鼠 SBMA 模型表明，使用 GnRH 激动药的医学去势剥夺睾酮可能会减缓神经病变的进展 [199] 以及遗传 [200] 或者药理学 [201] 注射 IGF-I 可能会减缓疾病的进展。然而，促性腺激素释放激素类似物亮丙瑞林的首次主要临床试验未能成功证明在吞咽方面对神经肌肉的益处 [202]，所以需要对选定的亚组和治疗靶点进行进一步研究 [203]。

该 DBD（外显子 2 和 3）由约 70 个氨基酸组成，其中高比例的基本氨基酸包括 8 个半胱氨酸，分布为两组 4 个半胱氨酸，每个半胱氨酸形成一个单一锌原子的锌配位中心，从而产生两个锌指。在类固醇受体之间，DBD 是高度保守的，反映了它紧密定义的功能，形成两个锌指，通过插入其沟槽与 DNA 结合。第一锌指(外显子 2)通过近端（P-box）区域直接参与雄激素反应元件的主要 DNA 槽，而第二锌指（外显子 3）也负责通过其远端（D-box）区域稳定激素结合和增强受体二聚。

在 DBD 和 LBD 之间约 40 个氨基酸的铰链区(外显子 4 的前半部分）被认为是一个灵活的连接区，但可能包括与影响 AR 转录活性的 DNA（核定位、雄激素反应元件）和蛋白质（AR 二聚、核调节剂）相互作用的附加功能。

AR 的 LBD（midexon 4 至 8）由约 250 个氨基酸组成，该氨基酸指定一个类固醇结合口袋，从而产生睾酮、DHT 和合成雄激素的特征高亲和力、稳定和选择性结合。虽然 LBD 的整体结构在核受体中广泛保守，但 AR 序列显著差异，以确保与其他类固醇类别及其不同同源配体结合的特异性。对 AR'sLBD 的结构研究表明，它具有与其他类固醇受体相似的三级构象（最接近 PR），12 条 α 螺旋线与短 β 褶皱片交织在一起。最 C 端螺旋 12 封闭结合口袋，并影响结合配体是否作为激动剂或拮抗剂，以及形成疏水表面，以结合核心调节剂蛋白，改变雄激素靶基因的转录活性。LBD 还通过其激活功能（AF-2）结构域参与受体二聚、核定位和反式激活。

AR 在雄激素靶细胞中有一个主要的核位置，不管它是否与它的配体结合，不像其他类固醇受体，当不与它们的同源配体结合时，它们通常均匀地分布在细胞质和细胞核之间。雄激素与 C 端 LBD 的结合导致 AR 蛋白的构象变化和二聚，以促进配体负载受体与具有特征回文基序的 DNA 片段的结合，称为雄激素反应元件，位于雄激素靶基因的启动子区域。配体结合导致热休克蛋白 70 和 90 的脱落，作为未连接的 AR 的分子伴侣 [204]。具体的约束在二聚、配体结合的 AR 复合物中，串联雄激素反应元件启动基因转录，使 AR 充当配体激活的转录因子。AR 转录激活受大量核调控因子的控制 [205, 206] 其组织分布和雄激素作用的调节尚不完全清楚。

雄激素不敏感

在 AR 中的突变相对常见，在 McGill 数据库（http://androgendb.mcgill.ca/）中，截至 2012 年已记录 > 1000 个不同的突变 [207]，雄激素不敏感是最常见的遗传激素抵抗形式。由于 AR 是一个 X 染色体基因，功能上显著的 AR 突变在所有受影响的男性中有效地表达，因为它们是半受精的。相反，携带这些突变的妇女（包括受影响男性的专性杂合子母亲）是没有任何明显表型的沉默携带者，因为他们有一个平衡等位基因。此外，他们的循环睾酮水平从未上升到青春期后男性水平，不足以激活 AR 介导的效应。

AR 突变产生了广泛的影响，从功能性沉默多态性到雄激素不敏感综合征，表现出与 AR 功能损害成比例的表型，从而决定了雄激素作用的缺陷程度 [1]。这些临床表现从完全雄激素不敏感综合征（CAIS，以前称为睾丸女性化）延伸到另一个极端，完全雄激素不敏感综合征可以产生一个发育良好的女性外部表型，其范围可以涵盖所有等级的男性表型，而另一个极端是，一个几乎正常的男性表型。雄激素不敏感的严重程度可以最简单地归类为完全、部分和轻度，也可以根据尿道下裂、阴茎发育、阴唇融合及体毛 / 腋毛[1, 187] 的不同发育程度分为 7 期 Quigley 分类。

完全失活 AR 突变引起的 CAIS 结果是一个46XY 的个体，具有激素活性的睾丸，能够分泌丰富的睾酮，但不能激活 AR 介导的作用，因此没有男性内部或外部生殖器或者躯体特征发育。然而，睾酮对雌二醇的芳构化是不受阻碍的，导致正常女性躯体特征的发展，包括青春期后乳腺和外生殖器的发育。据估计，与男婴相比，患有腹股沟疝的女婴中，CAIS 的人口流行率至少为 1 : 20 000，即1%～2%[1]。典型的 CAIS 表现是一个身高相对高、发育正常的女孩，通常伴青春期延迟和（或）原发性闭经。临床特征通常包括发育良好的乳腺、臀部和女性脂肪沉积，无痤疮的面部肤色，腋毛和阴毛最少，睾丸位于腹股沟疝或腹腔。子宫和输卵管缺失，阴道短而具有盲端，反映了睾丸 AMH 的分泌不受阻碍，导致包括上 1/3 阴道在内的米勒管结构消退。根据产前超声检查或出生时 46XY 核型与女性表型的差异，或女性婴儿表现为腹股沟疝，可以对这个疾病进行早期诊断[208]。与 X 链锁遗传一致的母系家族中不孕的姨妈（而非父系），这种家族史对诊断疾病具有重要价值。对青春期后个体的实验室研究显示，性腺切除前血液 LH、SHBG（成年女性水平）和睾酮（成年男性水平）升高。雄激素敏感性指数（即 LH 和睾酮浓度的产物）也升高[209]。这些特征反映了由于下丘脑缺乏有效的雄激素负反馈及 LH 驱动的增加，引起了高振幅和高频率的 LH 脉冲分泌，从而维持了睾丸睾酮分泌的高正常男性水平。在未治疗的个体中，不能用短期、高剂量的雄激素来抑制血液 SHBG 可能是雄激素耐药性的有力证据[210, 211]。性腺切除后，血 LH 和 FSH 增加到阉割水平，但能够部分被雌二醇替代治疗所抑制。

长期管理包括：①强化女性性别认同与咨询，以帮助受试者应对最终的不孕和接受遗传诊断。②产后性腺切除术，以防止性腺母细胞瘤的风险（特别当性腺不稳定时），但允许青春期的完成，决策时应平衡该年龄段肿瘤的低风险与任何残余 AR 功能或嵌合体导致的不必要的男性化风险[212]。③性腺切除术后雌激素替代治疗，以保持骨密度、乳腺发育和生活质量。长期骨密度往往低于正常年龄，这是因为不仅缺乏雄激素作用，还因为性腺切除术后雌激素替代的延迟或不足，这通常是由于对药物的依从性欠佳所致[108, 213-215]。虽然基于一致管理方法的 AR 突变的大型前瞻性研究的长期结果仍然有限，但据报道，以女性身份被抚养长大的CAIS 患者的临床结果是成功的[216, 217]，虽然性别角色和心理性功能结果仍然不理想[218-220]。

部分雄激素不敏感综合征（PAIS）的特征是从女性到男性表型的一系列外生殖器男性化和乳腺发育，反映了 AR 突变的功能严重程度。睾丸下降和阴茎发育水平为 AR 功能缺陷的严重程度提供了简单的临床指南。PAIS 最初是在各种命名的综合征（Reifenstein，GilbertDreyfus，Lubs，Rosewater）下被识别的，直到最近才与 46XY 个体的其他发育障碍有明显的区别，这些疾病具有不完全的男性化，特别是那些由类固醇生成酶缺陷引起的疾病。严重形式的 PAIS 具有最小的 AR 功能，产生了以女性为主的阴蒂肥大表型，而突变显示更多功能性 AR 的特征是具有不同程度的阴唇 – 阴唇形成的男性表型（从最小的后唇部分融合到唇瓣融合、唇裂，阴囊）和尿道下裂（尿道口从会阴口到尿道下裂，沿阴茎轴到阴茎冠的位置有尿道口）、小阴茎和女性乳房，每一个都与 AR 功能成反比。这些特征被结合成一个外部男性化评分（EMS），从 0（女性）到12（男性），根据阴囊融合程度、阴茎发育、尿道肉的位置和睾丸下降，每个得分 0～3[221]。在 PAIS中的生化发现与 CAIS 相似，但其严重程度从轻度男性化，主要是女性，到低男性化的男性表型。血LH 和睾酮的增加不那么严重和一致，但雄激素敏感性指数[209] 可能有助于证实雄激素耐药的诊断。与 CAIS 不同的是，CAIS 通常在青春期表现为青春期发育失败，PAIS 通常在出生时表现为生殖器模糊，需要对性别进行关键性和决定性的临床判断才能迅速做出判断。儿科内分泌学家必须平衡早期生殖器手术和替代决策的需要与受影响个体成年后可能后悔的风险。因为现有资料中长期跟踪抚养性别的前瞻性证据仍然有限，这导致了不可避免的复杂、困难和有争议的选择。大多数由于 PAI 而处于中间性的个体，特别是那些 EMS 为 4 或更多的个体，都是作为男性抚养的 [221, 222]。尿道下裂的生殖器手术通常是必需的，使用内源性或外源性睾酮治疗的青春期后男性化潜能的充分性仍存在不确定性。如果青春期的进展不足，外源性睾酮可能是有用的，但可能需要的剂量高于常用量，以获得满意的效果。对男性 PAIS 患者的长期随访显示，尽管阴茎发育不全，躯体男性化程度有限，一些成年患者对结果不满意，但他们明显有足够的性心理功能 [223]。对于那些作为女性的人，管理类似于 CAIS，并涉及早期生殖器手术和青春期前性腺切除，以防止不必要的男性化。

轻度雄激素不敏感（MAIS）是雄激素不敏感的最轻微形式，表现出接近正常的男性表型，相对于家族标准（体毛和面部毛发较少，无暂时性衰退或秃顶）和（或）仅限于精子发生的轻微缺陷。血液 LH 和睾酮浓度通常会增高，但并不总是升高，雄激素敏感性指数是血清 LH 和睾酮浓度的产物，所以会随之提高。与许多其他基因突变一样，明确区分最小的临床病理等级和沉默的、功能上不重要的多态性是具有挑战性的，这取决于在真实的生物系统中实验再现突变的功能后果。理想情况下，这种验证是在体内进行的（如在转基因小鼠模型中），但由于这是费力和昂贵的，所以很少进行。假定突变的功能验证通常通过以下 2 种方法来进行，即在计算机上预测结构蛋白变化的功能效应和培养细胞或无细胞系统的体外研究，旨在确定蛋白质功能。然而，尽管信息丰富，这些替代终点相对于雄激素作用的体内效应的生物学真实性仍然值得怀疑。

所有类型的突变在 AR 基因中都有报道，包括由于缺失、插入、剪接位点中断和移码而导致的阅读框破坏，这些突变通常对功能产生重大干扰，以及更常见的单碱基替换，其影响范围包括从无影响到完全的功能失活。此外，突变可以产生不常见的中断 AR 功能的机制，如低效的翻译、不稳定的蛋白质或异常的翻译起始位点，这些都导致功能性 AR 蛋白的表达减少。突变发生在整个 AR 基因，可能是随机的；然而，报告的这些分布不均匀，因为基因最重要的功能区域即使对序列的微小变化也

是敏感的，而更可变的区域可能容忍序列变化而不产生功能后果。超过 90% 的已知突变是单碱基替换，当它们改变功能关键的 DBD 或 LBD 区域的氨基酸序列时，具有病理生理后果，而其他区域的序列变化可能不会改变 AR 功能，从而构成沉默多态性。例如，尽管形成了超过一半的 AR 序列，但在 NTD（外显子 1）中报告的功能重要突变很少。外显子 1 中描述的主要是 AR 蛋白的主要破坏，因为过早终止密码子的产生，一种主要的缺失或移帧突变导致外显子 1 的错误翻译，而点突变更可能构成功能不显著（沉默）的多态性。在 LBD 中的突变，包括约 25% 的 AR 序列，占报告突变的大多数（约 60%），而 DBD 中的突变，代表约 7% 的 AR 序列，约占突变的 14% [224]。这 2 种突变的功能效应通常不同，因为 LBD 突变显示出不同程度的亲和力降低和（或）配体结合特性的松动特异性，而 DBD 突变显示正常的配体结合，但减少或缺失的受体结合到 DNA。大量的 AR 突变已经创造了许多自然实验，多个不同的突变涉及相同的氨基酸，其生理后果一般取决于氨基酸替代的保守性。然而，这种分类有例外，在 DBD 或 LBD 以外的区域发生突变，有时意外地影响 DNA 或配体结合特性，可能是通过 AR 的三级结构在其三维地形中的物理相互作用效应。

突变 AR 的 X- 连锁遗传导致雄激素不敏感的家族性发生，使载体检测和产前遗传诊断是可行的。携带者女性有 50% 的机会生一个带有突变 AR 等位基因的孩子，所以孩子要么是携带者，要么是受影响的男性，50% 的女性生育女儿也会如此。需要建立特定的突变检测试验，通常涉及基于 PCR 的点突变基因分型，尽管其他突变机制可能需要更复杂的基因分型方法。对于目前通常应用于绒毛膜绒毛样本的产前遗传诊断，遗传诊断必须迅速、可靠和有效。然而，准确的遗传咨询依赖于任何特定基因型的一致和可预测的表型。对于 AR 突变通常是如此，但并非总是如此，因为同一突变的临床表现在 CAIS 中通常是一致的，只有极少数例外 [225]，而对于 PAIS，即使在一个家庭中，表型也可能不同，这导致了对养育性别和（或）生殖器手术需要的重大影响，因此熟练的遗传咨询是必不可少的 [226]。在 PAIS 中，具有相同突变的家族内或无关个体之

间表型保真度的差异相对常见，可能归因于体细胞镶嵌[227]或影响雄激素作用的修饰基因的作用，如5α还原酶[228]。一种奇异的、复杂的 DNA 断裂修复滑脱机制也被描述为在单个家族中产生多个突变[229]。更广泛的群体基因筛选 AR 突变目前并不具有成本效益，因为尽管基因检测越来越容易，成本越来越低，但大量具有不同机制和可变表型的不同突变仍然主要预测正常预期寿命，但生活质量下降很难改善或治愈[230]。

后天性雄激素不敏感可能通过出生后的体细胞或生殖系 AR 突变产生，或通过阻碍雄激素作用的非遗传、非受体机制产生。在雄激素不敏感的公开病例中，30% 在母系中缺失，因此必然是在出生后的母系[227]或受精后不久的胎儿生殖系中出现了新的突变[231]。体细胞 AR 突变从理论上讲是可能的，但还没有报道。体细胞 AR 突变在前列腺癌中相对常见，通常发生在雄激素剥夺治疗的晚期疾病中。高度依赖雄激素的前列腺癌细胞向雄激素消耗环境的转变可能会促进疾病晚期雄激素不敏感亚系的克隆选择。前列腺癌细胞的遗传不稳定性也可能导致这一过程，尽管在缺乏雄激素剥夺的情况下，体细胞 AR 突变在其他癌症如肝癌[232]或乳腺癌[233]中很少见，前列腺癌细胞中的体细胞 AR 突变是非甾体类药物（氟他胺、比卡鲁胺、尼鲁他胺）或甾体类药物（环丙孕酮、甲地孕酮）治疗观察到的矛盾的抗雄激素戒断综合征的原因[234, 235]。在此状态下，抗雄激素停药或换药[235]可缓解恶化的疾病，这是由于前列腺癌细胞发生了新的 AR 突变，这种突变改变了配体特异性，使非甾体抗雄激素转化为 AR 激动剂[236]。广泛应用于癌细胞生物学研究的 LNCaP 前列腺癌细胞系含有一种突变的 AR（T877A），这种 AR（T877A）在前列腺癌转移中相对频繁发生，并可引起氟他胺戒断综合征[237]。自 20 世纪 40 年代诺贝尔获奖发现雄激素剥夺作为晚期前列腺癌的姑息治疗以来[238]，靶向 AR 治疗前列腺癌的重点是外科去势或药物去势，以消除 AR 的同源内源性配体睾酮。然而，在去势治疗后的短暂缓解后，前列腺癌在明显的雄激素非依赖性终末期，即疾病的治疗抵抗期恢复生长。尽管去势消除了雄激素合成的主要贡献（> 95%），但是其他组织表达类固醇合成酶，导致雄激素持续

产生，如肾上腺[239]和前列腺肿瘤[240]，已经认为以上原因可以解释在明显的雄激素非依赖性阶段肿瘤的晚期进展现象。最大限度雄激素阻断的广泛临床试验的目的是更彻底地降低雄激素的作用，增加抗雄激素去势作用，但只产生了最小的改善生存效果[241]，这可能是因为抗雄激素抵消了用于药物去势的超活性 GnRH 类似物的有害初始"耀斑"效应。一种更有效的方法是开发 Abiraterone，它的设计是基于 CYP17A1 抑制剂（17- 羟基酶 /17, 20 裂合酶，含有 16-17 双键以抑制 17- 羟基化）的作用机制。Abiraterone 被证明是有效的，并在治疗晚期明显雄激素非依赖性前列腺癌[242]中耐受性良好，尽管糖皮质激素和盐皮质激素合成的阻断需要肾上腺替代治疗。此外，较新的 AR 受体阻滞药也为去势抵抗的晚期前列腺癌提供了新的治疗方法。

获得性雄激素不敏感可能在没有 AR 突变的情况下发生，其机制包括非甾体类药物（氟他胺、比卡鲁胺、尼鲁他胺）、甾体类药物（醋酸环丙孕酮），以及阻断部分雄激素受体的药物，如 5α 还原酶抑制药（非那雄胺、度他雄胺）或雌激素拮抗药或芳香化酶抑制药。此外，药物可能具有生理作用或药理作用，表现在对抗雄激素作用的各个步骤，如雌激素或孕激素抑制 LH 和 FSH，或导致循环 SHBG 增加，这可能影响睾酮从血液转移到组织，产生雄激素不敏感的功能性表型。

据报道，在各种疾病状态下获得性雄激素不敏感，激素结果反映雄激素作用受阻，随着潜在疾病的缓解，这种现象可能是可逆的。阻碍雄激素作用的疾病相关机制各不相同，但最常见的是由潜在疾病和（或）其药物治疗引起的肝脏 SHBG 分泌增加。这阻碍了雄激素的作用，减少睾酮从血液到组织的运输，这是睾酮代谢清除率总体降低的一部分。例如，在甲状腺功能亢进患者中，血液 LH 和睾酮浓度升高，具有临床特征。

在甲状腺功能亢进中，甲状腺激素引起的肝脏 SHBG 分泌增加，循环 SHBG 介导导致雄激素缺乏[245]，而在甲状腺功能减退症中，降低的血睾酮和 SHBG 被甲状腺激素替代治疗迅速纠正[244, 245]。在癫痫中，抗惊厥引起的肝脏 SHBG 分泌增加似乎是癫痫男性几乎普遍存在的生殖内分泌异常的共同原因[246, 247]。睾酮组织转移受损、睾酮代谢清除

率降低[248]，或丙戊酸的直接抗雄激素作用[249]有待进一步确定。类似机制的疾病和（或）药物引起的肝脏 SHBG 分泌增加可能是明显的获得性雄激素不敏感的原因，在各种其他情况下，如谷蛋白肠病[250, 251]、Wilson病[252]、复发急性间歇性卟啉症[253]、急性酒精中毒[254]、慢性肝病和肝移植[64, 255]，通常随着潜在疾病的缓解而可逆。

三、雄激素的药理学

（一）雄激素治疗的适应证

雄激素治疗根据治疗的剂量和雄激素目标类型可分为生理替代或药物治疗。雄激素替代治疗的目的是恢复组织雄激素显露在雄激素缺乏的男性与优生优育男性的水平。使用天然雄激素睾酮和剂量限制在将血液睾酮水平维持在优生优育范围内，雄激素替代治疗旨在恢复雄激素全谱效应，同时达到优生优育男性的疗效和确保安全。雄激素替代治疗不太可能延长生命，无论是由于去势[256-260]或者生物疾病[261]导致的雄激素缺乏，在缩短预期寿命方面影响很小[262]。相反，药物雄激素治疗使用雄激素不受雄激素类型或剂量的限制，目的是对肌肉、骨、脑或其他组织产生雄激素效应。在这种情况下，药物雄激素治疗是一种激素药物治疗，通过与其他药物相同的标准来评估疗效、安全性和成本效益。随着更多的特异性治疗的发展，许多较老的药物雄激素治疗被认为是二线治疗[263]。例如，促红细胞生成素在很大程度上取代了用于骨髓或肾功能衰竭引起的贫血的雄激素治疗，改善了子宫内膜异位症、骨质疏松症和晚期乳腺癌的一线药物治疗也使雄激素治疗的价值降低。同样，在遗传性血管水肿的发展中，新的基于机制的药物可能取代 17α-烷基化雄激素[264, 265]。然而，在许多临床情况下，药物雄激素治疗仍然是一个成本效益的选择，具有长期的疗效和安全性。

1. 雄激素替代疗法 睾酮治疗的主要临床指征是用于雄激素缺乏男性的替代治疗。建立雄激素替代治疗的病理基础需要确定下丘脑、垂体或睾丸的明确病理障碍，这种病理障碍导致下丘脑垂体调节或睾丸睾酮分泌直接损害，这种损害和缺乏持续存

在。在一般社区中，需要雄激素替代治疗的男性性腺功能低下的患病率可以从 Klinefelter 综合征的已知患病率（33 项前瞻性出生调查研究中，每 1000 名男性出生 15.6 例）中估计[266, 267]，因为 Klinefelter 综合征占需要雄激素替代治疗的男性的 25%～35%。在一般社区中，每 1000 名男性中约 5 人的预计患病率使雄激素缺乏成为男性中最常见的激素缺乏障碍。虽然成年雄激素缺乏并没有降低预期寿命或者只缩短了很少的预期寿命（1～2 年）[261]，但由于终身雄激素缺乏，激素不足导致可预防的发病率和生活质量下降[266]。由于雄激素缺乏的临床特征多变且往往微小，因此其诊断率明显不足，这使患者无法获得简单有效的治疗，而这种简单有效的治疗往往有显著的益处。约 20% 患有 Klinefelter 综合征的男性，其特征是高度独特的微小（＜ 4ml）睾丸，在他们的一生中被诊断出[268]，表明大多数男性一生没有任何医学专业人员对他们进行过单一盆腔检查，这与女性的标准生殖保健形成了鲜明的对比。

睾丸有两种生理功能，即精原生成和类固醇生成，两者都可以独立受损，分别导致不孕或雄激素缺乏，因此性腺功能减退一词本质上是模棱两可的。然而，如果内源性睾酮产生的不足足以引起雄激素缺乏的临床和生化表现，那么任何原因的性腺功能减退都可能需要雄激素替代治疗。雄激素缺乏是一种临床诊断，具有特征性表现和潜在的病理基础，表现在下丘脑、垂体或睾丸功能紊乱，这可以通过血液激素检测证实（详见第 139 章）。雄激素缺乏的临床特征根据表现时的严重程度、慢性程度和寿命而不同。包括生殖器官模糊、小阴茎，青春期延迟，性功能障碍，不孕，骨质疏松，贫血，潮红，肌肉酸痛，嗜睡，缺乏耐力或持久性，容易疲劳，或附带生化诊断。对于每一个缺乏雄性激素的人，其雄激素缺乏的主要临床症状是独特的，每个人可以有不同的相对应的血睾酮阈值，男性中雄激素缺乏的症状和阈值也不相同[269]。由于潜在的疾病大多是不可逆转的，通常需要终身治疗。雄激素替代疗法可以纠正除精子发生缺陷[270]外雄激素缺乏的大多数临床特征。当促性腺激素缺乏的男性需要生育时，可以通过脉动的 GnRH 治疗来启动精子发生[271]（如果垂体促性腺激素功能完好无损[272]）或促性腺激素[273]替代垂体促性腺激素分泌。LH

的半衰期很短需要多次每日注射，使其不适合促性腺激素治疗[274]。相反，实际上促性腺激素治疗使用 hCG，一种胎盘异二聚体糖蛋白，它具有更长的作用时间，这个特点使其可以每 2～3 天注射一次。绒毛膜促性腺激素 hCG 由一个与 LH 相同的 α 亚基组成（也与 FSH 和 TSH 中相同），与 LHβ 亚基高度同源的一个不同的亚基组成，除了 22 个氨基酸的 C 端延伸外，它包括 4 个 O 连接的唾液酸，碳水化合物侧链。这种 C 端延伸明显延长了 hCG 相对于 LH 的循环半衰期，从而使其成为一种自然发生的长效 LH 类似物。内源性 LH 和 hCG 都作用于睾丸间质细胞 LH/hCG 受体，刺激内源性睾酮的产生。药物 hCG，最初是从妊娠尿液中纯化的，而最近它的重组形式，可以使其在几个月内每周给药 2～3 次。当精子发生持续不佳时，可以添加重组 FSH[273]。在经过前 3 个月诱导妊娠后，雄激素替代治疗通常恢复到更简单和更便宜的睾酮使用，同时保持随后通过促性腺激素替代重新启动精子发生的能力[273]。对促性腺激素缺乏的青少年进行 hCG 治疗的潜在价值，在于及时促进睾丸生长从而复制生理青春期[275]，而不是将外源性睾酮作为治疗标准，使睾丸处于休眠状态，这一点需要进一步评估。

将睾酮替代疗法推广到部分、亚临床或代偿性雄激素缺乏状态的男性可能具有未经证实的价值。睾丸间质细胞功能障碍的生化特征，表现为持续升高的 LH、低水平和正常水平的睾酮，从而 LH/睾酮比率增高，这个现象可以在老年男性[276-278]、男性不育症相关的睾丸功能障碍患者[279]，或者化疗后睾丸损伤的男性中观察到[280-283]。虽然这些特征可能意味着轻微的雄激素缺乏，但睾酮替代治疗的实质性临床益处仍有待证明[284, 285]。此外，睾酮给药可能对精子发生产生有害影响，因此必须考虑其对男性生育能力的潜在不利影响，考虑到他们的婚姻和生育状况。

雄激素治疗改善男性衰老问题的前景一直是人们感兴趣的，并已成为许多观察和短期介入对照临床试验的主题。基于人口的横断面的共识[276, 277] 和纵向研究[27, 286, 287] 循环睾酮浓度从中年开始每年下降约 1%，这是一个与年龄相关的下降，这由于伴随的慢性疾病的存在而加速[287] 并与组织雄激素水平的降低[288, 289] 以及许多男性衰老并发症有

关[278, 290]。相反，健康状况良好，没有严重的并发症，老年与循环睾酮水平降低无关[23, 24]。许多横断面和纵向观测研究表明低血睾酮与更高的全因和（或）心血管死亡率有关，这个结果也在几个 Meta 分析中有所体现[291-295]。一项对老年退伍军人的观察研究表明，睾酮治疗与更好的生存[296] 有关；非随机化设计中允许对更健康的男性进行睾酮治疗的偏倚可以解释这一发现[297]。然而，介入研究规模仍然太小、时间太短，无法解决这一难题。关于雄激素补充是否能改善与年龄相关的身体功能变化和提高生活质量的明确证据，需要使用睾酮进行dht[299, 300]、hCG[301]，或者合成雄激素[302] 的高质量的随机安慰剂对照临床试验。迄今为止，在至少 3个月的对照研究中观察到的唯一一致的变化是瘦肉（肌肉）质量的小幅度增加和脂肪质量的减少。

从 Meta 分析中获得的最佳总结性证据表明在骨骼、肌肉[305]、心血管疾病[291-295] 和其危险因素、性功能[306, 307] 及其他一些不良反应方面，尤其是红细胞增多症[308] 方面没有或仅有并不一致的获益[303, 304]。2004 年医学研究报告建议[309]，通过大规模临床试验获取更具说服力、目标明确的可行性证据，以衡量使用雄激素对抗心血管和前列腺疾病风险增加的潜在获益。

雄性激素治疗老年男性的主要假设人群风险仍然是心血管疾病的增加[262]，正如更年期雌激素替代的风险[310]。心血管疾病发生得更早，在男性中更严重，导致心血管死亡的风险比女性高 2～3 倍[311]。来自观察性研究的流行病学数据表明，心血管疾病与低血睾酮水平有一致的关联；然而，这可能是慢性心血管疾病对下丘脑 – 垂体 – 睾丸轴的非特异性影响和（或）主要心血管危险因素（如糖尿病和肥胖）的混淆的结果。前瞻性观察数据仍然存在相互矛盾，在一些研究中，低血睾酮预测随后的心血管死亡[312, 313] 但在其他研究没有类似发现[314-316]。对年老体弱的男性进行睾酮治疗可能会增加心血管不良事件发生[317]，这些不良反应可能尚未报告[318]。在以前的研究中，也没有研究结果报告这种危险[319]。男性在心血管疾病中的劣势表现为复杂的发病机制，雄激素表现为明显的有益作用，包括调节心脏离子通道通量，决定 QT 间期长度，心脏心室复极，以及较小的心律失常风险[320-328] 以及血管生

成[329]，这些益处必须与其他明显有害的影响结合起来[262, 330]。同样，对于更可怕但数量上并不多的晚期前列腺疾病，它们对雄激素的依赖性与终生雄激素缺乏有关，从而降低了致命前列腺癌的风险[331]，虽然健康男性的内源性睾酮水平不能预测随后发生前列腺癌的风险[332]。

这些流行病学观察结果与循环睾酮水平作为生物标志物（即健康状况不佳的非特异性晴雨表）相一致，或者这些观察表明将循环睾酮恢复到正常性腺水平可减少与年龄相关的心血管和前列腺疾病相一致（"雄性暂停"假说）。这些雄激素替代的决定性试验需要充分有力的、安慰剂对照的随机临床试验来实现[309]。由于对老年男性补充睾酮的决定性的安全性和有效性证据仍然不足，学术和专业协会已经制订了临时临床指南[333-335]，目的是控制未经证实疗效的睾酮处方，但这种处方在澳大利亚、欧洲[337, 338]，尤其是北美洲[339-342]，近几十年来一直在升级[336]。

使用激素进行男性避孕可以认为是一种雄激素替代疗法，因为目前设想的所有方案都旨在通过单独使用睾酮或与孕激素或 GnRH 拮抗药一起[344]（另见第 142 章）更有效地抑制促性腺激素分泌来抑制精子发生。因此，需要外源性睾酮来替代内源性睾酮分泌。

2. 药物性雄激素治疗　药理学雄激素治疗使用雄激素时，不需考虑雄激素的类别和剂量，在适当的安全范围内，达到最佳的治疗效果即可。目的是利用雄激素效应来改善潜在疾病的死亡率和（或）发病率。改善死亡率的好处要求雄激素改变一种潜在疾病的自然史，这是任何非性腺疾病都没有实现的目标。作为非性腺疾病的辅助治疗，通过增强肌肉、骨骼、大脑或其他雄激素敏感功能（包括情绪升高），来提高生活质量，进而改善发病率似乎更现实。这种治疗是根据其他药物的疗效、安全性和成本 - 效果标准来判断的，但很少有研究能够充分满足研究设计的要求（随机、安慰剂对照、客观终点、足够的强度和持续时间）[263]。在大多数情况下，雄激素治疗主要是作为一种负担得起的二线药物，进行支持或辅助治疗。

雄激素的药理用途范围包括治疗由于骨髓衰竭或肾衰竭导致的贫血；骨质疏松症，特别是不能使用雌激素治疗的骨质疏松症；晚期 ER 阳性乳腺癌；遗传性血管水肿（C1 酯酶抑制剂缺乏症）；以及免疫、肺和肌肉疾病（详细回顾）[345]。在肾衰竭或骨髓衰竭引起的贫血中，雄激素通过提高血红蛋白水平、减少输血需求和提高生活质量而对发病率产生有益的影响。然而，雄激素并不能显著改善死亡率，因为它们不会改变潜在疾病的自然史。在肾性贫血中，雄激素与促红细胞生成素在维持血红蛋白水平和减少输血需求方面同样有效[346-348]。雄激素对女性的男性化作用是有限的，因此，在老年男性或促红细胞生成素不可用的情况下，雄激素对促红细胞生成素作用的耐受性和增强效果可以提供持续的辅助作用[346-348]。同样，在骨髓衰竭引起的贫血中，雄激素减少了输血依赖，但不能改善潜在的骨髓疾病的生存情况。对于骨髓移植不可行或失败的男性，他们仍然是二线、支持性治疗。

尽管雄激素药物治疗的这些传统适应证通常被更具体、有效但昂贵的治疗所取代，但雄激素仍作为二线经验性治疗存在，在某些情况下，较低的成本和（或）等效或协同效应仍有利于雄激素治疗的实施。由于历史原因，尽管存在肝毒性，如胆汁淤积、肝炎、腺瘤和肝紫癜症[349, 350]，药物雄激素治疗也经常使用合成的、口服活性的 17α- 烷基雄激素。除治疗血管性水肿外，17α- 烷基雄激素直接影响肝脏的作用（而不是雄激素本身的作用）可能是提高循环 C1 酯酶抑制剂水平的关键，以防止发作[351-353]，更安全（无肝毒性）的睾酮制剂一般用于临床长期使用，尽管风险 - 获益平衡可能因预后而异。对于遗传性血管水肿，更具体和昂贵的新疗法，如纯化或重组 C1 抑制药和缓激肽或激肽释放酶拮抗药，可能超过雄激素的传统作用，长期预防遗传性血管水肿[264, 265]。

一个重要的分水岭是通过精心设计、安慰剂对照随机临床试验证明，即使在正常男性[354]，药理学睾酮剂量也可以增加肌肉质量和力量，这推翻了以前的研究结果[355]。睾酮对年轻人的肌肉质量和力量（但不是功能或乏力）的影响，根据低于生理范围到远高于生理范围[356]，有明显的剂量依赖性影响，对于老人[357]也具有类似效果[358]。然而，衰老降低了老年人肌肉对睾酮的反应，因为使用相同剂量的睾酮，老年男性血液睾酮浓度更高。较高的血液睾酮浓度是由于年龄相关的较高的血液 SHBG 浓度导致睾酮代谢清除率降低的结果[359]。同样，睾酮对红细胞生成的影响在发生红细胞增多症的老年男性中更大[360]。多种雄激素敏感效应（包括代谢功能、认知、情绪和性功能）很小[361, 362]。给予等于或高于生理浓度的睾酮，有广泛的剂量反应，提示对于逆转许多临床中可见的虚弱，雄激素可能有益。这种作用是否能够有效安全地应用[317]，以改善慢性疾病或老年男性中的虚弱和生活质量，仍然是未来的一个重要挑战。

在没有典型性腺功能减退的情况下，雄激素治疗人类免疫缺陷病毒（HIV）感染，对于疾病相关发病率的影响，尤其是艾滋病慢性消耗的影响已有研究。然而，药物性雄激素治疗并不能改变潜在疾病的自然病史，客观的功能益处仍然有限，仅限于逆转艾滋病消瘦的某些方面。药物性雄激素治疗艾滋病消瘦的理由是，体重减轻是决定艾滋病和其他晚期疾病生存的重要因素，当肌肉质量将至理想质量的 66% 时，估计会发生死亡[363]。这引起了雄激素可能通过增加食欲和（或）体重来延缓死亡的假设。对 HIV 阳性的艾滋病消瘦男性进行药物性雄激素治疗的随机、安慰剂对照研究的 Meta 分析表明，肌肉质量略有增加，脂肪质量下降，具有阻抗性训练的附加作用，但生活质量的改善结论并不一致[364, 365]。在没有消瘦的 HIV 阳性男子中，身体成分的改善较少，生活质量也没有改善，尽管在富裕国家的人群中存在一种流行的雄激素滥用亚文化[366]。口服孕激素醋酸甲孕酮可单独用作食欲刺激药，诱导促性腺激素将睾酮抑制到去势水平，它主要增加脂肪质量，而不是逆转肌肉的丧失[367, 368]。

雄激素药物治疗的特殊应用是将其用于雌激素抵抗的妇女，以改善更年期症状，如能量不足或性欲减退。女性、儿童和切除睾丸的男性血睾酮的相似性表明，女性雄激素缺乏症一词在肾上腺功能正常的女性[369, 370]中没有意义。在下丘脑－垂体或肾上腺疾病导致肾上腺衰竭的妇女中，DHEA 替代治疗[14]在一些人但不是所有人中有显著但适度的临床益处[370, 371]，男性化不良反应发生较多，但较轻微。用睾酮代替 DHEA 观察到类似的效果[374]。睾酮在治疗肾上腺功能正常妇女更年期症状或性功能减退

的对照研究中，表现出强烈的安慰剂效应[375, 376]，但即使在超生理的血睾酮水平下，也很少或没有持续的症状获益[377]。高剂量睾酮用于男性雄激素替代治疗剂量[378, 379]产生明显的超生理血睾酮水平和男性化，包括声音变化和雄激素性脱发[380-382]。较低但仍超生理浓度的睾酮剂量和血液水平会增加绝经期妇女的骨密度[383]，但在短期研究中会产生男性化的不良反应（多毛症、痤疮），而其对心血管疾病和激素依赖性癌症（乳腺癌、子宫癌、卵巢癌）的长期安全风险尚不清楚[384]。睾丸激素作为辅助药物治疗女性慢性疾病（如神经性厌食症）[385]、艾滋病毒[386]、系统性红斑狼疮[387]，对疾病活动或生活质量（包括性功能）产生的影响并不一致。

非性腺疾病的雄激素药物治疗仍有许多重要的问题和机会，但仔细的临床试验对于正确的评估是必不可少的[345]。慢性疾病雄激素药物治疗的设计良好的安慰剂对照临床研究已有报道。在患有严重慢性阻塞性肺疾病的男性中，这种疗法可以使肌肉质量和力量适度增加，改善生活质量，但对潜在的肺功能没有影响[388-390]，而口服甲地孕酮时，尽管血液睾酮水平明显抑制[391]，仍有类似的效果。同样，虽然在一项观察性研究中，慢性心力衰竭与较低的血液睾酮有关，后者与心功能下降成正比，并预测存活[392]，但一项安慰剂对照的睾酮给药的前瞻性研究显示，劳力依赖性运动能力有所改善，但左心室功能或存活没有改善[393]。这一差异表明，降低血液睾酮是生殖激素轴对慢性疾病的非特异性适应性反应（个体发育回归）的结果[394]而不是一种有害的影响，容易被雄激素补充所克服。睾酮和它的非芳香族衍生物 nandrolone 都能增加糖皮质激素引起的骨质疏松症患者的骨密度，短期不良反应很小[395, 396]。未来评估非性腺疾病男性辅助使用雄激素治疗的最佳机会包括类固醇引起的骨质疏松；艾滋病或癌症恶病质引起的消瘦；慢性呼吸道、风湿病和一些神经肌肉疾病。此外，药物性雄激素治疗在严重分解性疾病（如烧伤、危重疾病或大手术）后的恢复和（或）康复中的作用是有希望的[397]，但治疗需要彻底的评估，因为可能会发生有害的影响[398]。未来的辅助雄激素治疗研究需要高质量的临床数据，包括随机化和安慰剂对照，以及需要找到最佳剂量和真实的临床数据，而不是替代终点。

（二）雄激素误用和滥用

雄激素误用包括没有有效临床指征的处方和未经批准的临床试验，雄激素滥用是指为非医学目的而使用雄激素。医学上的误用包括为男性不育症[399]或为没有雄激素缺乏的性功能障碍男性开雄激素处方[306]，这其实不能使患者获益，或作为老年男性（"男性更年期""雄激素暂停""迟发性性腺功能减退症"）或女性非特异性症状的辅助用药使用，这种使用其安全有效性并未得到证实。虽然没有确切的界限来定义过度使用，但在缺乏可靠证据的情况下，大规模营销和推广以防止老化是系统性滥用雄激素的标志。雄激素具有青春活力的神秘性，使他们成为富有、忧虑者在变老时的理想选择。

雄激素滥用起源于 20 世纪 50 年代，是冷战的产物[400]，东欧共产主义国家可以借此制定国家计划，在奥林匹克和国际体育方面取得对西方的短期宣传性胜利[401]。这种形式的作弊很容易被个人运动员所接受，他们在精英竞技体育中寻求名利。在过去的几十年中，雄激素滥用在发达国家已经成为一种地方性疾病，有足够的财富来支持药物滥用亚文化。雄激素滥用是由教练和运动员的地下民间传说培养起来的（"不惜一切代价"），特别是在力量运动和健美中，在那里使用所谓的"合成类固醇"来提高个人形象和运动表现力。一个有利可图的非法行业是通过疯狂投机的地下出版物来培育的，这些出版物鼓吹在联合（"堆叠"）和（或）循环疗法中使用大剂量雄激素。长期以来，人们一直怀疑超生理剂量雄激素对正常性腺男性的肌营养益处[355]，因为人们认为所谓的性能提高归因于安慰剂反应，包括动机、训练和饮食的影响。这一信念被一项随机、安慰剂对照的临床研究推翻了，该研究显示，10 周的超生理剂量睾酮（每周 600mg 睾酮增加了肌肉质量和力量）[354]。在对正常性腺的年轻人[402]和老年人[358]的对照研究中，睾酮在整个生理范围内和超出生理范围的肌肉质量和力量与剂量之间有很强的线性关系。红细胞生成和情绪的额外剂量依赖性增加也可能增强超生理剂量雄激素的直接肌营养益处。尽管这些研究证明了即使是在正常的男性，超生理剂量使用雄激素，也能够明确增加肌肉质量和力量，但对熟练的运动表现所具有的

具体好处取决于所涉及的运动，尤其是在力量运动中优势明显。在这些情况下持续给予超生理剂量雄激素的总体安全性仍未确定，特别是对于心血管和前列腺疾病及精神后遗症的影响[404]。

逐渐雄激素滥用已经从精英运动员中蔓延开来，使大多数滥用者不再是运动员，而是希望加强健美的娱乐和化妆品使用者，或从事与安全有关的职业使用者[405]。作为一种非法活动，一般社区中雄激素滥用的程度很难估计，尽管在高中等可控制人群中，对流行率的点估计更可行。据估计，每 1000 名高中男孩中，在美国，自我报告的终生（曾经）使用率为 66[406]，在瑞典为 58[407]，在澳大利亚为 32[408]，在南非为 28[409]，女孩的流行率要低得多。高中雄激素滥用的预测因素在许多文化中是一致的，包括逃学、可支配收入的提供，以及少数族裔或移民地位，与青少年滥用其他药物的典型特征有很大的重叠。关于雄激素滥用的自愿性自我报告低估了举重运动员[410]和囚犯中[411,412]药物使用的流行率。

滥用者使用来自许多来源的雄激素，包括兽医、惰性制剂或假冒制剂，这些制剂主要是通过地下网络销售非法获得的，而从合规医生那里获得的比例很小。高度敏感的尿药物筛选方法，用于检测天然和合成雄激素，由 WADA 为国际和国家体育机构标准化，作为一种威慑，有助于逐步消除精英体育赛事中已知的雄激素滥用。对雄激素作为已知最有效的麦角类药物的持续需求导致在无照实验室生产非法设计的雄激素，如诺博莱酮[413]、四氢孕酮[414,415]，还有二甲基睾酮[416]，这是为精英职业运动员开发的逃避兴奋剂检测的定制制剂。对这些雄激素的快速鉴定意味着即使它们曾经使用过，但也很少被使用[417]。一些政府还出台了相应的立法，以规范雄激素的临床使用，减少上市雄激素的非法供应。总的来说，虽然由用户需求驱动的雄激素滥用的社区流行没有显示出减弱的迹象[418,419]，严格的检测正在减少精英体育的需求，类似的趋势已经在长期的监测未来项目（http://www.monitoringthefuture.org/）中被报道。其中自我报告的雄激素滥用在 2000 年左右在美国高中达到顶峰，现在正在减弱。

雄激素滥用与以下情况相关，如精子发生和

生育能力可逆性下降[420-424]，女性乳腺增生症[425]，17α- 烷基化雄激素引起的肝毒性[426]，因共用针头罹患艾滋病和肝炎[427-431]（尽管由于针头和注射器共用较少，感染风险低于其他静脉吸毒者）[432]，因注射导致的局部损伤和脓毒症[433, 434]，过度训练伤害[435]，横纹肌溶解症[436]，腘动脉包裹[437]，大脑[438]或深静脉血栓形成和肺栓塞[439]，脑出血[440]，惊厥[441]及情绪和（或）行为障碍[442, 443]。雄激素滥用对心血管系统的医学影响已有大量综述阐明[444-448]，但关于前列腺疾病的报道很少[449-451]。然而，因为过去雄激素使用和非系统随访的报道不足，对于心血管系统和前列腺疾病，基于报道的雄激素滥用的长期后果可能被严重低估。控制良好的心血管前瞻性临床研究[452, 453]或者高剂量雄激素对前列腺[358, 402, 454]的影响已被报道。大多数的临床研究是非随机的、比较雄激素使用者与非雄激素使用者或停用者的观察性研究[455-467]。然而，这种回顾性观察研究受到确定性、参与性和其他偏见的影响，因此可能无法衡量重要的未被承认的结果决定因素。鉴于雄激素滥用的社区流行率较低，需要精心设计、足够强大的回顾性病例对照研究，以确定心血管和前列腺疾病的长期风险[468]。最好的证据表明，因为心血管疾病的减少[469, 470]，精英运动员的预期寿命更长。然而，这一好处在过去雄激素滥用可能性最大的力量运动员中是最不明显的，这是一项小的研究证实的发现，与普通人口相比，62 名前力量运动员的过早死亡（自杀、心血管疾病、肝衰竭和淋巴瘤）增加了 4 倍以上[471]。大量的信息表明，考虑到雄激素滥用的程度，雄激素对于身体的非成瘾性，严重的短期医疗危险是有限的[472, 473]，当然这需要更明确的研究来证实。长时间使用高剂量雄激素，在停药后，下丘脑 - 垂体 - 睾丸轴可能会延迟几个月恢复，甚至长达 2 年才恢复[424]，这会产生一种短暂的促性腺激素缺乏状态[474-476]。这可能导致暂时的雄激素缺乏症状和（或）不孕症，最终在不需要额外激素治疗的情况下消退。虽然 hCG 能诱导精子发生[422, 477]，与外源性睾酮一样，它进一步延缓了生殖轴的恢复，并延长了药物滥用周期[478]。经验丰富的观察者仍有证据表明，即使在停用外源性雄激素 1 年后，高剂量外源性雄激素对下丘脑-垂体的长期抑制也不一定是完全可逆的，

类似于老年男性，即使前列腺癌的长期药物去势治疗停止后，GnRH 类似物对循环睾酮的抑制也是不完全可逆的[479, 480]。一项教育计划的干预措施在阻止中学足球运动员滥用雄激素方面取得了一定成功[481]，而更有效的干预措施，能够克服名利追求的社会动机，以防止和（或）停止雄激素滥用，还有待确定。

（三）雄激素替代疗法的实用目标

雄激素替代治疗的目的是通常在生命的剩余时间内，复制内源性睾酮的生理作用，因为性腺功能减退的病理基础通常涉及下丘脑、垂体或睾丸的不可逆性紊乱。这需要矫正这些缺陷并维持对骨骼、肌肉[357]、造血骨髓[360, 483]、性功能[484, 485]和其他雄激素应答组织的雄激素 / 合成作用[132, 482]。长期雄激素替代治疗的理想产品应该是一种安全、有效、方便和廉价的睾酮形式，具有长效储存特性，作为可重复的零级释放动力学的结果，可以提供稳定的血睾酮水平。为了维持生理睾酮水平和由此产生的组织雄激素效应，雄激素替代治疗通常使用睾酮，而不是合成雄激素，原因是安全、全谱疗效和易于监测。合成甾体和非甾体雄激素可能缺乏睾酮组织效应的全谱，因为 5α 还原酶对 DHT 的局部扩增和（或）通过雌二醇芳构化多样化作用于 ERα[5, 124]。因此，雄激素替代治疗的实际目标是使用方便的睾酮制剂长期保持稳定的生理睾酮水平，以促进依从性，避免雄激素水平的异常或过度波动。睾酮替代疗法的充分性对于最佳结果很重要[486]，作为次优睾酮方案，无论是由于剂量不足或依从性差，与特定年龄的标准相比，都会产生次优骨密度[487-489]，达到了足够的睾酮方案[486, 490]。睾酮诱导骨密度的差异根据性腺功能减退的类型而不同[491]，这可能是由于早期雄激素缺乏的发病延迟和（或）睾酮剂量次优[492, 493]导致在早期成年时达到的峰值骨量减少。同样，雄激素缺乏的严重程度也预测了睾酮替代的恢复作用的大小，在治疗严重雄激素缺乏的早期，其效果最大[482, 486]，而睾酮治疗轻度雄激素缺乏效果最小[284, 285]。一项研究表明，雄激素缺乏的男性对外源性睾酮的前列腺生长反应的大小与 AR 外显子 1 中的 CAG 三重态（多谷氨酰胺）重复长度成反比关系[190]。然而，这种多谷

氨酰胺重复与周围血液睾酮水平成反比[494]，与重复长度与 AR 转运活性之间的倒数关系一致。因此，这种多态性只是组织雄激素敏感性的弱调制器。这种药物遗传效应的大小是否足够大，并对其他雄激素敏感的终点产生显著影响，将决定这种方法在实践中是否有用。

（四）雄激素的药理学特征

睾酮临床药理学的主要特点是其循环半衰期短和口服生物利用度低，这在很大程度上归因于快速肝转化为生物灭活氧化和葡萄糖醛酸化排泄代谢物。药物开发的实用睾酮产品已经克服了这些限制。这导致了肠外长效制剂（可注射、可植入、透皮）或抗肝降解的口服活性合成雄激素[100,495]产品的发展，以绕过肝门系统（舌下、颊、肠道淋巴吸收）。雄激素是通过其结合和激活的 AR 在药理学上定义的[1]。睾酮是一种模型雄激素，具有 19 碳，四

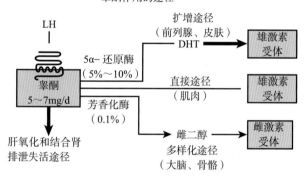

▲ 图 138-2　睾酮作用的途径

在男性中，大多数（＞95%）睾酮是在 LH 刺激下通过其特异性受体产生的，该受体是位于类固醇生睾丸间质细胞表面膜上的七螺旋 G 蛋白耦联受体。每天产生的睾酮（5~7mg）是沿着四条主要途径之一。睾酮作用的直接途径是骨骼肌的特征，其中睾酮本身结合并激活 AR。在这些组织中，睾酮的代谢几乎没有生物活性代谢物。扩增途径是前列腺和毛囊的特征，其中睾酮被 2 型 5α- 还原酶转化为更强的雄激素二氢睾酮。这一途径产生局部组织为基础的增强雄激素作用在特定的组织，根据这一途径的操作。局部扩增机制是前列腺选择性雄激素抑制剂通过 5α- 还原酶抑制作用的基础，其前身是非那雄胺。睾酮作用的多样化途径允许睾酮通过雌激素效应调节其生物学效应，雌激素效应通常不同于 AR 介导的效应。骨和脑的多样化途径包括用芳香化酶将睾酮转化为雌二醇，然后与 ERSα 和（或）β 相互作用。最后，失活途径主要发生在肝脏，氧化和结合生物不活跃的代谢物，由肝脏排泄到胆汁，由肾脏排泄到尿液

环类固醇结构，有两个氧（3- 酮，17β- 羟基），包括一个 Δ⁴ 非芳香环。睾酮衍生物（图 138-2），以提高内在雄激素的效力，延长作用时间，和（或）提高合成雄激素的口服生物利用度。睾酮的主要环状结构修饰包括 17β 酯交换反应，19- 甲基，17α- 烷基，1- 甲基、7α- 甲基和 D- 霍莫雄激素。大多数合成雄激素都是睾酮的 17α 烷基化类似物，其目的是利用引入一碳（甲基）或两碳（乙基）基团这一事实在 D 环的 17α 位置，通过减少肝氧化降解代谢，允许口服生物活性。1998 年，首次报道了由非甾体芳基丙酰胺抗雄激素结构修饰的非甾体雄激素[496]，其次是喹啉、四氢喹啉和水囊素衍生物[497]。

在 1988 年为 AR 鉴定单一基因和蛋白质[498-500]解释了生理观察到的现象，在同等剂量下，所有雄激素都会产生本质上相似的效果[501]。"合成类固醇"一词是在二战后的类固醇黄金时代发明的药理学定义，指一种理想化的雄激素，缺乏男性化特征，但保持肌营养特性，以便它可以安全地用于儿童和妇女。虽然这一追求被证明是虚幻的，并且在所有行业都未能合成出这样一种假设的合成雄激素，之后放弃了这种努力，但过时的术语"合成类固醇"主要作为流行媒体的一个耸人听闻的描述而持续存在，尽管它继续在没有区别的地方做出错误的区分[502]。通过靶组织中的 5α 还原和芳构化来更好地理解雄激素的代谢激活，以及一些合成雄激素的组织特异性部分激动剂 / 拮抗剂特性，可能导致更多的组织特异性雄激素作用的生理概念（"特异性雄激素受体调节剂"），受前受体雄激素激活的生理过程以及与核心调节蛋白的后受体相互作用的控制，类似于具有组织特异性的合成雌激素部分激动剂（"特异性雌激素调节剂"）的发展[503]。然而，给药一种不能芳构化的纯和基因可能会导致雌激素缺乏[504]。新的组织选择性雄激素在临床发展中的新的临床治疗适应证的潜力仍有待充分评估[505]。

（五）配方、路线和剂量

1. 未经修饰的睾酮　睾酮移植。单一植入融合结晶睾酮后可提供稳定、生理睾酮水平长达 6 个月[506]。通常，使用小手术和局部麻醉将 4 个 200mg 的颗粒插入到外侧腹壁或臀部的皮肤下。不

需要缝合或抗生素，颗粒是完全可生物降解的，因此不需要去除。这个古老的睾酮配方[507]包括优良的仓储特性，睾酮被简单地从固体储液中溶解到细胞外液中，其速率受睾酮在细胞外液中的溶解度的影响，从而产生标准的 800mg 睾酮剂量，每天释放约 5mg[508]，它复制了健康男性的睾酮分泌率[48-50, 509]。长期的作用使它在雄激素缺乏的年轻男性中颇为流行[510]。这种睾酮给药的主要缺点是繁琐的植入程序和约 5% 的单一颗粒被挤出。在体力活动旺盛的瘦人中，颗粒挤出更为常见[510]，但表面洗涤[511]、抗生素浸渍[512]或改变植入位置或轨道几何[513]不能降低颗粒挤出概率。其他不良反应，如出血或感染是罕见的（＜1%）[510]。尽管这种简单的非专利技术具有临床优势和普及性，但其商业市场吸引力有限，因此，除了药剂师和制造商之外，还不能广泛使用[514]。

（1）透皮睾酮：睾丸激素在皮肤上的传递一直是人们关注的问题[152]。通过每日施用经皮输送睾酮的贴剂和凝胶可维持生理循环睾酮水平。第一个透皮贴剂是为阴囊应用而开发的，其中薄的、高度血管的皮肤有助于类固醇的吸收[515, 516]，但这些补片被较小的非交叉补片所取代[517, 518]。在渗透性较差的非黏附皮肤（躯干、近端肢体、腋窝）上应用贴片可以减少类固醇的吸收，尽管加热可以增强吸收[519]，在实践中，需要使用吸收促进剂，这导致了不同严重程度[522]的皮肤刺激[520, 521]。尽管外用皮质类固醇可以减少皮肤刺激[523]，大多数使用者还是会有一些皮肤反应，约 25% 因为皮肤不耐受不得不停止使用[393]。

欧洲开发的皮肤睾酮[524]或者 DHT[525, 526]凝胶现在更广泛地用作局部凝胶[484, 527-532]或解决办法[533]。它们必须每天涂抹在躯干或腋下，挥发性的水性乙醇凝胶迅速蒸发，有短暂的刺痛感，但对皮肤相对无刺激性，因此很少因皮肤不良反应而停药[484, 534]。睾酮经皮给药依赖于一小部分（通常＜5%）的睾酮以真皮凝胶或溶液的形式施加到皮肤上，然后转移到皮肤中，在皮肤角质层形成一个二级贮存。从这个存储中，睾酮通过浓度梯度扩散到血液中，逐渐释放到循环中。由于在局部应用后，大量睾酮残留在皮肤上，通过直接皮肤接触转移，对亲密伴侣[535-537]或儿童是一种风险[538-543]。使用透皮睾酮产品的男性，与其直接皮肤接触的女性伴侣血清睾酮浓度增加[544]。创造一个物理屏障，如使用睾酮透皮贴片[545]或者用衣服覆盖敷贴位置可以减少这种风险。短时间（＜30min）后冲洗应用部位多余的凝胶可能会降低转移的风险[544, 546, 547]。但也减少了有效的睾酮吸收[548]，这一点在一些但不是全部[547]研究中有所体现。与透皮贴剂不同，局部凝胶或溶液具有相当大的误用和滥用潜力。

（2）睾酮微球：是一种生物降解微球的悬浮液，由聚乙醇胺 - 丙交酯基质组成，类似于可吸收的缝合材料，含有睾酮，可在肌肉注射后 2～3 个月内提供稳定的生理睾酮水平[549, 550]。后来的调查结果[551]表明微球技术的实际局限性，如加载能力、注入量大、批变异性等，目前尚未能克服这些局限性。

（3）口服睾酮：精磨睾酮[144, 552]或睾酮悬浮在载体里[553, 54]具有低的口服生物利用度，需要高的每日剂量（200～400mg）来维持生理睾酮水平。如此沉重的雄激素负荷导致显著的肝酶诱导[555]而没有肝毒性[556]，低剂量可用于选择性雄激素传递到肝脏[557, 558]。虽然在小型研究中有效[559]，目前没有作为商品出售的口服睾酮，而且也很少使用。足够高的口服睾酮剂量（每天 400～900mg）也能降低血清 SHBG[560]，这可能解释了睾酮代谢的加速[144, 559, 561]。

颊或舌下输送睾酮是一种古老的技术[147]，旨在绕过睾酮的第一次肝脏代谢，这是吸收不可避免的代谢途径。然而，当睾酮被吸收到一般循环中后，睾酮迅速失活，反映了其短暂的循环时间。这项技术的进步包括舌下环糊精配方中的睾酮[562]和含片中的睾酮[148, 563]。维持生理睾酮水平所需的每日多次剂量是使用这种产品进行长期雄激素替代的缺点，其有效性和可接受性仍有待确定。与所有经上皮（非肠外）睾酮传递系统一样，不成比例的睾酮在局部吸收过程中会发生 5α 减少，导致血液 DHT 水平高于正常男性[564]。这种循环 DHT 的增加对加速前列腺疾病的风险很小，因为前列腺中的 DHT 在前列腺内产生，不受睾酮[565, 566]或者 DHT[567]的影响，长期服用高剂量 DHT 不会增加无前列腺疾病男性的前列腺尺寸或生长速度[504]，前列腺疾病在病理性雄激素缺乏的男性和接受睾酮替代治疗的男性中仍然很少见。

2. 睾酮酯

(1) 可注射试剂：几十年来最广泛使用的睾酮制剂是肌内注射睾酮酯，它是由睾酮与各种脂肪和（或）长链芳香脂肪酸 17β 酯化而形成的，注入植物油载体中 [568]。该制剂依赖于睾酮酯从油性载体中延迟释放，因为酯类通过无处不在的酯酶快速水解，将游离睾酮释放到循环中，因此，雄激素酯的药代动力学和药效学，通过疏水油性载体与水胞外液之间的雄激素酯的疏水物理化学分配 [569]，主要取决于酯侧链长度、油性载体体积和注射部位 [569]。

丙酸睾酮的短 3- 碳脂肪酯侧链使该产品的作用持续时间很短，需要每隔 1～2 天注射 25～50mg，以进行有效的睾酮替代治疗。相反，七碳环烯酸睾酮的作用时间更长，因此可以每 14 天使用 200～250mg，用于性腺功能减退男性的雄激素替代治疗 [570-572]，这是睾酮在替代治疗中的支柱。其他睾酮酯（CYPionate，环己烷羧酸酯）包括类似的药代动力学，使它们在药理上相当于蒽酸睾酮 [573]。同样，短效和长效睾酮酯的混合物也具有与最长效酯基本相同的药代动力学。

已经开发出更长效的睾酮酯，即睾酮颊脂和十一酸酯，旨在提供数月而不是数周的缓慢释放。睾酮颊脂（trans-4n- 丁基环己烷羧酸盐）是一种在水悬浮液中不溶性的睾酮酯，于酯侧链水解的空间位阻减缓了未酯化睾酮的释放，从而产生长时间的睾酮释放。尽管在人类灵长类动物 [574] 及性腺功能减退症 [575] 和性腺功能正常 [576] 的男性注射颊脂后 4 个月内，产生的血睾酮水平在正常生理范围内处于较低水平，但产品开发并未取得进展。不可注射的十一烷酸睾酮，是一种由一种 11 碳脂肪族脂肪酸组成的酯，在载体中提供了更长（约 12 周）的作用时间 [577-579]，现在作为一种长效注射睾酮产品广泛销售。由于其在蓖麻油载体中的溶解度有限，十一酸睾酮在第 1 次给药后每隔 12 周以 1000mg（4ml）的大剂量注射一次，之后是一次 6 周负荷剂量或多次负荷剂量 [580]。无论是在中国男性 [581] 或者作为雄激素 - 孕激素组合的一部分 [582-584]，其相对较长的作用时间也非常适合男性避孕。对于雄激素缺乏的治疗，虽然其作用时间较长，从而需要较少的注射，具有方便和依从性的优点，但其疗效和安全性与作用时间较短的蒽酮没有显著差异 [585]，目前十一酸睾酮尚未在美国上市。

(2) 口服十一酸睾酮：口服十一酸睾酮，是一种含 40mg 油酯的胶囊，服用方法为每天 2 次或 2 次以上，剂量为 160～240mg [586]。油性载体中的疏水、长链脂肪酯有利于优先吸收进入胃肠道淋巴管的乳糜，并在很大程度上绕过肝脏的第一道代谢 [150]。最初的油酸载体已被新的配方所取代，包括含有亲脂表面活性剂的蓖麻油（丙二醇桂冠）[587] 或者不同的自乳化配方 [151]。口服十一酸睾酮在空腹条件下不能吸收，在摄入含有适量的脂肪（至少 19g）[151, 588] 食物时能够被吸收 [587]。虽然口服十一酸睾酮会导致血清 DHT 的不成比例升高，但不受口服 5α 还原酶抑制剂的影响 [589]，这种循环 DHT 的适度增加将不会影响前列腺大小或生长速度 [504] 及明显增加前列腺癌的风险 [332, 590]，这可能是因为睾酮或 DHT 的前列腺外起源未能增加前列腺内 DHT 浓度 [565-567]。与注射睾酮酯相比，十一酸睾酮的口服生物利用度低、不稳定 [591]，作用时间短，每天需要多次服用高剂量睾酮，却仅有中度的临床疗效 [572, 592]。除在美国外，它广泛销售，可能会引起胃肠道不耐受，但在其他方面表现出良好的安全性 [590]。它的功效的限制使它成为第二选择 [572]，除非最好避免肠外治疗（如出血障碍、抗凝血）或低剂量时可考虑首选，如诱导男性青春期，与肝毒性烷基化雄激素奥沙酮相比，可以作为一个更好的选择 [593-595]。

（六）合成雄激素

合成雄激素包括甾体和非甾体雄激素。合成甾体雄激素，最早在 1970 年发展起来，包括 17α- 烷基化雄激素、1- 甲基雄激素和南德罗酮及其衍生物。

大多数口服雄激素是肝毒性 17α- 烷基化雄激素（甲基睾酮、氟氧基甲酯酮、氧甲醇龙、氧地洛酮、乙基雌酚、斯塔诺唑醇、达那唑、美特罗诺酮、诺雄酮），使其不能用于长期雄激素替代治疗（图 138-3）。1- 甲基雄激素胆固醇酮是一种口服活性 DHT 类似物，既不经过 5α 还原，也不经过芳构化，但没有肝毒性。由于需要每日多次给药，胆固醇酮不能用于长期雄激素替代，其药理学定义 [596]，以及标准剂量下的次优疗效不明确 [483, 491]。出于历史原因，另一种市场上销售的 1- 甲基雄激素甲肾上腺素几乎完全用于因为骨髓衰竭[597, 598]导致的贫血，虽然相比睾酮或其他雄激素，它没有特定的药理学优势。

南德罗酮（19-nor 睾酮）是一种广泛使用的可注射雄激素，以脂肪酸酯的形式存在于油载体中，主要用于治疗绝经后骨质疏松症，在那里它可以有效地增加骨密度和降低骨折率[599, 600]，但是，由于男性化的不良反应，它的使用仅限于不能使用雌激素或不能耐受雌激素的妇女。它也是在体育和健美中作为兴奋剂最受欢迎的滥用的雄激素。南德罗酮是一种天然存在的类固醇，在芳香化酶将睾酮转化为雌二醇时，它是一种中间体[601]，然而，它通常不存在于人类血液中。芳香化酶复合物在睾酮的角 C19 甲基上进行两次连续的羟基化，然后切割 C10-C19 键，释放甲酸并芳香化 A 环[602]。南德罗酮代表芳构化反应的倒数第二步，而它与酶复合物结合，包括 C19 甲基被切除，但仍然是非芳香 A 环。矛盾的是，尽管在芳构化反应中是中间体，但在肠外给药后，南地罗酮实际上没有芳构化[603, 604]，可能是一种不良的底物，阻碍了人类芳香酶的获得[605]。南德罗酮易受 5α- 还原酶的影响，其 5α 还原的代谢物表现出中等的雄激素活性[606]。南德罗酮的最小芳香性使其适合于治疗骨质疏松症的妇女，在这些妇女中，因为激素敏感的癌症（乳腺癌、子宫）或老年妇女，雌激素治疗是禁忌的，尽管男性化限制了其可接受性[607]。

合成 7α- 甲基 19- 醛固酮（MENT）[608]、7α、11β- 二甲基 19- 醛固酮（二甲氧基酮）衍生物[609]和 11β- 甲基 19- 醛固酮（11βMNT）是一种强效的非肝毒性雄激素。MET 有可能作为雄激素替代和雄激素 – 孕激素联合方案中男性避孕的储备雄激素[610]，而二甲双龙和 11βMNT 作为一种具有雄激素和孕激素双重活性的单口服活性类固醇，具有男性避孕的潜力[611-614]。作为南德罗酮衍生物，这些合成雄激素经过 5α 还原[605, 615]成 5α 还原代谢物，降低了 AR 结合亲和力[616]，它们的雄激素素活性不依赖于 5α 还原[617]。用重组人芳香化酶法测定芳构化敏感性的差异很小[605]，而更大的芳香化反应是用纯化的人或马胎盘芳香化酶报道的[615, 618, 619]。雄激素缺乏男性 MENT 无法维持骨密度[489]，这可能是剂量不足的结果，而不是这种合成雄激素的内在特

征，说明需要在不同的组织中对合成雄激素进行彻底的剂量滴定，这可能缺乏睾酮的全谱效应。

（七）非甾体雄激素

第一个非甾体雄激素是在 1998 年描述的[496]。基于芳基丙酰胺非甾体抗雄激素（bicalutamide，flatamide）的结构修饰，这些化合物提供了口服活性、强效雄激素的可能性。随后，还报道了基于喹诺酮类、水囊素、四环素吲哚和氧菊酯等结构的非甾体雄激素的其他类别。缺乏经典的类固醇结构，这种雄激素不受 5α- 还原酶或芳构化激活，但如果口服，是先通过肝脏代谢。这种肝脏代谢可以消除体内生物活性的类似物，具有强大的体外雄激素效应[620]，而代谢抗性类似物可以在转运过程中对肝脏产生强大和不成比例的雄激素效应。几种新的非甾体雄激素在实验上对肌肉、骨骼和性功能有很强的雄激素作用，同时实验动物的前列腺效应很小，但还没有完成完整的临床评价。这些组织选择性雄激素效应可能归因于 5α- 还原酶的组织分布[621]。或更复杂的机制，涉及配体诱导的受体构象变化和（或）受体后核心调节剂相互作用机制，类似于那些定义非甾体雌激素部分激动剂的组织选择性和激动剂 / 拮抗剂特异性的机制[622]。这些特征表明，非甾体雄激素作为组织选择性混合或部分雄激素激动剂［"选择性雄激素受体调节剂"（SARM）］，有可能发展成为药物雄激素治疗方案[302, 623]。相反，它们不适合睾酮替代治疗，因为其需要包括芳构化在内的睾酮全谱效应，特别是对于大脑及骨头[132]等组织[127, 138]，在那里芳构化是睾酮作用的一个突出特征[124]。非甾体雄激素的临床疗效、安全性和作用尚未完全确定，也没有上市。抗雄激素的肝毒性[624, 625]也将是非甾体雄激素的一个仍有待确定的特征。

（八）准备工作的选择

雄激素替代治疗的睾酮产品的选择取决于医生的经验和患者的偏好，包括方便、可用性、熟悉性、成本和频繁注射相对于日常应用的耐受性等因素。各种形式的睾酮由于其长期的安全性和有效性记录、易于剂量滴定和血液水平监测，以及合成雄激素通过受体前组织激活机制（5α 还原、芳构化）

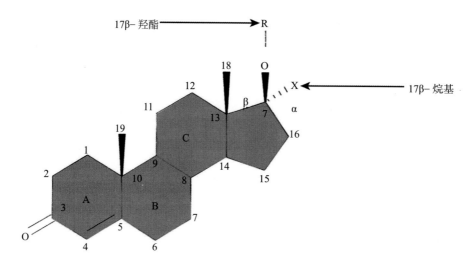

通用名	专利年份	R(17β)	X(17α)	其他修改	
天然雄激素					
睾酮		H	H		
5α 二氢睾酮	1960	H	H	4, 5-ane	
未经修饰的 17β 酯					
丙酸睾酮	1941	COCH₂CH₃	H		
睾酮环戊丙酸酯	1956	CO(CH₂)₂⬠	H		
烯酸睾酮	1958	CO(CH₂)₅CH₃	H		
十一酸睾酮	1975	CO(CH₂)₉CH₃	H		
丁环化酸睾酮	1987	CO⬡(CH₂)₃CH₃	H		
经修饰的雄激素					
美替诺龙	1958	H	H	4, 5-ane :1, 2-ene	:1-CH₃
诺龙	1955	H	H	19-norCH₃	
美睾酮	1962	H	H	4, 5-ane :1α-CH₃	
MENT（7α 甲基诺龙）	1994	H	H	19-norCH₃ :7α-CH₃	
经修饰的 17β 酯					
醋酸美替诺龙	1958	COCH₃	H	4, 5-ane :1, 2-ene	:1-CH₃
苯丙酸诺龙	1959	CO(CH₂)₂◯	H	19-norCH₃	
癸酸诺龙	1961	CO(CH₂)₈CH₃	H	19-norCH₃	
17α 烷基化					
甲基睾酮	1945	H	CH₃		
氟甲睾酮	1957	H	CH₃	9α-F : 11β-OH	
去氢甲睾酮	1959	H	CH₃	1, 2-ene	
氧甲氢龙	1964	H	CH₃	4, 5-ane : C2 被 O 取代	
羟次甲氢龙	1959	H	CH₃	4, 5-ane : 2- 亚甲基羟基	
康力龙	1962	H	CH₃	4, 5-ane : [2,3-d] 吡唑	:2, 3-ene
达那唑	1962	H	C=GH	2, 3-ene : [2,3-d] 异噁唑	
乙诺酮	1955	H	CH₂CH₃	19-norCH₃	
乙基雌烯醇	1959	H	CH₂CH₃	19-norCH₃: 3-H₂	

▲ 图 138-3 睾酮及其衍生物
列出了临床最常见的雄激素及其与睾酮的结构和化学关系

缺乏睾酮效应的全谱的可能性，在所有雄激素替代治疗应用中都优于合成雄激素。合成 17α- 烷基化雄激素的肝毒性 [349, 350] 使它们不适合长期雄激素替代治疗。

交叉研究表明，患者更喜欢睾酮产品，以保持稳定的血液水平和更顺畅的临床效果。这一点通过形成有效缓释库的睾酮产品来完美实现，如长效睾酮植入物（每月 6 次）[572] 和注射十一酸睾酮（每月 3 次）[626, 627]，或作用较短的每日透皮凝胶。以前每 2～3 周 [570, 572, 573] 肌内注射一次油性载体中的睾酮酯（对映异构体，混合酯），造成睾酮水平大幅度波动和相应的过山车效应，与之相比，目前这些睾酮产品已有明显改善。开始使用睾酮凝胶治疗的男性中止率很高 [628]，可能反映了对于没有病理性雄激素缺乏的老年男性，目前普遍存在的睾酮处方可能并不合适。

在给予足够剂量的睾酮后，各种睾酮产品之间几乎没有公认的配方或途径依赖性差异。就像雌激素替代一样 [629, 630]，睾酮对 SHBG 的影响是肝脏药物过量的表现 [631]，所以口服 17α- 烷基化睾酮 [632] 或者口服十一酸睾酮 [572] 会显著降低血液 SHBG 水平，这是因为明显的肝脏首过效应。相比之下，非口服、不可注射的睾酮储备产品（经皮、植入物）对血液 SHBG 的影响最小 [506, 550, 572, 575, 626]。更方便和流行的储备睾酮产品，保持稳定的输入模式 [485, 506, 572, 626, 627] 正在取代旧的，短期（2～3 周）注射睾酮酯（对映异构体，混合酯）而成为雄激素替代治疗的主要支柱。

（九）雄激素治疗的不良反应

使用生理睾酮剂量进行符合适应证的雄激素替代治疗的严重不良反应是罕见的。睾酮是唯一一种没有明确定义的、自发发生男性激素过剩临床综合征的激素，这与观察结果一致。然而，在药理学雄激素治疗中，合成雄激素的超生理剂量或雄激素滥用者的大剂量，以及雄激素在儿童或妇女中的非生理用途，可能会产生不必要的雄激素不良反应。口服 17α 烷基化雄激素也提供了广泛的肝脏不良反应的风险。几乎所有的雄激素不良反应在停止治疗后都是迅速可逆的，除了儿童或妇女的不适当的男性化外，他们的声音加粗和肢端体毛可能是不可逆的。

1. 类固醇效应　雄激素替代疗法激活身心活动，以增强情绪、行为和性欲，从而逆转雄激素缺乏时的损伤 [633]。然而，在其他健康的男性中，那些以相当于睾酮替代剂量的剂量接受额外睾酮的人，情绪或行为变化并不明显 [362, 634-640] 或者很小 [584]。即使在雄性激素剂量很高的健康年轻人中，情绪或行为变化也很少 [403, 641-644]，仅有一小部分（约 5%）的付费临床试验志愿者表现出轻躁狂反应，但是停止使用药物后可

逆 [403]。然而，在激素避孕研究中，对无报酬健康男性施用睾酮的大型研究中，没有观察到这种不良行为反应 [581, 584, 645, 646]。雄激素滥用者报告的不良行为效应发生率较高，不仅与雄激素剂量大有关，而且与高水平的背景心理障碍 [442]、药物习惯 [472] 及期待有关 [647]，在这种形式的药物滥用过程中容易发生行为障碍 [633, 648]。

雄激素治疗过程中可能会经历过度或不受欢迎的雄激素效应，因为在不适当的环境中存在内在的雄激素效应（如妇女或儿童的男性化）。在少数未经治疗、晚期诊断的患有病理性雄激素缺乏的老年男性中，开始使用标准剂量的雄激素治疗可能会导致性欲和勃起频率的反常甚至不可容忍的增加。通常，在开始治疗之前向男性及其伴侣提供足够的建议是必要的，但如果经历了这种反应，减少开始剂量，并逐渐适应全剂量，再加上咨询可能是有帮助的。

脂溢和痤疮通常与高雄激素水平有关，无论是在青春期内源性睾酮的急剧上升，还是在雄激素滥用者中。与青少年痤疮主要的面部分布相反，雄激素诱导的痤疮发生在青春期后很长时间，其特征是分布于躯干，这为雄激素滥用提供了有用的临床线索 [649]。痤疮在睾酮替代治疗中是不常见的，主要限于少数易感个体在治疗开始时使用短效肌内睾酮酯，可能与他们在注射后几天产生的短暂的超生理睾酮浓度有关 [483, 570]。仓储睾酮产品能够保持稳定的生理血液睾酮水平，雄激素引起的痤疮通常适当给予局部处理措施和（或）广谱抗生素，如果需要，要么减少雄激素剂量，要么改成稳态释放剂型（凝胶、长效注射），以避免超生理峰值血液睾酮浓度。在易感男性，即使使用生理剂量的睾酮替代，也可以出现体毛增加和暂时脱发或秃顶。

中等体重增加（高达 5kg）反映合成代谢对肌肉质量的影响，这也是常见的。妇科肿瘤是雄激素缺乏的一个特征，但可能出现在雄激素替代治疗期间，特别是在使用芳香性雄激素（如睾酮）时，当雄激素效应不充分时，会增加循环雌二醇水平（例如，剂量过低或不频繁或不可靠的治疗依从性）。

阻塞性睡眠呼吸暂停导致血睾酮浓度的轻度降低，这是通过有效的持续气道正压治疗来纠正的 [650]。虽然睾酮治疗已导致阻塞性睡眠呼吸暂停 [651] 对老年男性的睡眠有潜在的不良影响 [652]，睾酮治疗引

起的阻塞性睡眠呼吸暂停的患病率尚不清楚。这种风险在年轻的雄激素缺乏的男性是罕见的，但在老年男性中，随着阻塞性睡眠呼吸暂停年龄的背景患病率急剧上升。因此，通过询问白天嗜睡和伴侣关于响亮和不规则打鼾的报告来筛查阻塞性睡眠呼吸暂停，特别是在衣领大的超重男性中，对于年龄较大的男性来说，开始睾酮治疗是明智的，但对于患有典型雄激素缺乏的年轻男性来说，通常不需要。

2. 肝毒性　肝毒性是公认但罕见的 17α- 烷基化雄激素不良反应 [349]，而在使用非 17α 烷基化雄激素的患者中，如睾酮、南德罗酮和 1- 甲基雄激素（美特诺酮、胆固醇酮）的肝脏疾病的发生并不是偶然的 [350]。这与烷基化但非烷基化雄激素对肝细胞直接毒性作用的证据一致 [653]。17α 烷基化雄激素引起的肝毒性的风险与使用指征无关，尽管与某些潜在条件的关联可能与诊断监测的强度有关 [350]。虽然在使用低剂量甲基睾酮的妇女中报告的病例相对较少，但这种风险是剂量依赖性的，但这一点尚未得到证实 [654, 655]，而使用烷基化雄激素氧雄酮的儿童的临床管理往往忽略肝功能测试。然而，即使风险是剂量依赖性的，治疗范围也很窄。相比之下，因为对非法使用和剂量程度的报告不足，雄激素滥用者中使用超生理剂量（通常是大剂量）雄激素的肝毒性率仍然难以量化，但是，作为其他健康评估的一部分，在雄激素滥用者中，肝功能异常检查很常见。

生化肝毒性可能涉及胆汁淤积或肝炎模式，通常随着雄激素摄入的停止而减弱。没有 γ- 谷氨酰转移酶的血液转氨酶升高可能是由于横纹肌溶解症，而不是肝毒性，可通过检测肌酐激酶证实 [656]。主要的肝异常与使用 17- 烷基化雄激素有关，包括肝紫癜（充满血液的囊肿）[657]、肝破裂、腺瘤、血管肉瘤 [658, 659] 和癌症；然而，这些风险不适用于睾酮或其他非烷基化雄激素，如南德罗酮或 1- 甲基雄激素。如果不可避免长期使用 17α- 烷基化雄激素，需要定期临床检查和生化监测肝功能，使用非烷基化雄激素则不需要。如果检测到生化异常，17α- 烷基化雄激素的治疗应该停止，使用更安全的雄激素进行替代。在怀疑结构病变的情况下，放射性核素扫描、超声检查或腹部计算机断层扫描或磁共振扫描应在肝活检前进行，在此期间，可能会引起严重

的出血。由于存在同样有效和安全的替代品，肝毒性 17α- 烷基化雄激素不应用于长期雄激素替代治疗。相反，由于历史的原因，药理学雄激素治疗往往使用 17α- 烷基化雄激素，而不是非肝毒性替代品。在这些情况下，风险效益分析需要根据临床情况进行判断。

3. 与配方有关的影响　与睾酮产品有关的并发症可能与剂量、给药方式或对成分的特殊反应有关。肌内注射油性载体可能会引起局部疼痛、出血或瘀伤，而且很少会因油微栓塞而咳嗽或晕倒 [660, 661] 作为意外自注射油栓塞的一个小变异 [662]。油性载体不慎皮下给药具有高度刺激性，可能引起疼痛、炎症，甚至真皮坏死。对睾酮酯注射剂中使用的植物油载体（芝麻、蓖麻、花生）过敏的情况非常罕见，甚至对花生过敏的患者通常也能耐受花生油。健美运动员自行注射大量的芝麻油或其他油可能会引起局部注射部位的剧烈反应 [663]，甚至引起油栓塞 [662]。肌肉注射部位的长期纤维化可能会发生，但一般不明显，目前尚无报道。因为胶囊中含有油性缓释载体，口服十一酸睾酮经常引起胃肠道不耐受。睾酮植入物可能与种植体挤压或种植体部位出血、感染或瘢痕有关 [510]。肠外注射十一酸睾酮 [626] 或者可生物降解的微球 [551]，如果注射量大，可能会引起不适。涂在躯干上的透皮贴剂会引起大多数男性的皮肤刺激，部分使用者有严重的烧伤样病变 [522]，少数使用者（约 20%）无法继续使用。在应用部位同时使用局部皮质类固醇乳膏可以降低或者改善皮肤刺激的发生率 [523]，而透皮睾酮凝胶很少有刺激性 [484]。局部睾酮凝胶通过局部皮肤与儿童接触，通过雄激素的转移而引起儿童或者性伴侣 [535, 536] 男性化 [538-543]。这些问题可以通过用衣服覆盖或在短时间内清洗多余的凝胶来避免 [547]。

（十）雄激素替代疗法的监测

雄激素替代治疗的监测主要涉及临床观察，以优化雄激素效应，包括确保继续治疗和监测不良反应。在确定睾酮剂量后，雄激素替代疗法只需要有限、适当地使用生化测试或激素分析，以在有疑问或产品或剂量发生变化时验证剂量的充分性。睾酮及其酯类在常规剂量的替代治疗是足够安全的，不需要常规生化监测肝脏、肾脏或电解质。

临床监测依赖于连续观察雄激素缺乏的主要特征表现的改善。雄激素缺乏的男性作为一个群体，可能会报告一个或多个症状的主观改善（有些只是在回顾中认识到），包括精力、幸福感、心理社会驱动力、主动性、自信及性活动（特别是性欲和射精频率），躯干和面部毛发生长增加，肌肉力量和耐力增加。个别男性会熟悉自己的主要雄激素缺乏症状，这些症状在任何治疗周期结束时都会以可预测的顺序出现，并在血睾酮阈值上保持一致[269, 664]。真正的雄激素缺乏症状很快缓解，通常在 3 周内，在 2～3 个月内达到稳定[665]，而 3 个月后持续或复发的症状可能代表安慰剂反应，反映雄激素缺乏症状的非特异性和对睾酮治疗的异常突出的期望。客观和敏感的雄激素作用措施是非常可取的，但不适用于大多数雄激素应答组织[666]。监测雄激素效应的主要生化措施包括血红蛋白和生殖激素（睾酮、LH、FSH）水平。在雄激素缺乏的男性中，使用标准睾酮剂量时，血红蛋白通常增加约 10%（或最高 20g/L）[360, 483, 667]。过多的血红蛋白反应（血细胞压积 ≥ 0.54，或 ≥ 0.50，具有较高的心脑血管缺血风险）是一种罕见的（约 1%）特殊反应，在老年人更常见[360]，这解释了红细胞增多症在睾酮治疗的老年男性中的更高患病率[668]。睾酮诱导的红细胞增多症是剂量依赖性的[360, 669]，与短效睾酮酯注射观察到的超生理峰值血睾酮水平有关，注射睾酮治疗期间的[483]血睾酮水平[669]及高预处理红细胞压积可以预测[504]，老年男性即使使用透皮产品也会出现这种情况[670]。这种雄激素诱导的继发性红细胞增多症对 JAK2 具有特征性阴性突变，区别于原发性红细胞增多症[671]。它通常通过减少睾酮剂量和（或）切换到更稳定的睾酮传递模式（植入物、可注射的十一酸睾酮或透皮凝胶）来解决[672]，而且很少需要静脉切开放血和（或）抗凝血。

在监测睾酮治疗期间，必须考虑循环睾酮和促性腺激素水平与上次睾酮使用以来的时间。低谷水平（在下一次预定剂量之前）可能有助于确定睾酮方案的充分性。在患有高促性腺激素性性腺功能减退症的男性中，垂体 LH 分泌的负反馈调节意味着血浆 LH 水平与雄激素缺乏程度成比例升高，因此在严重的雄激素缺乏时，可能存在去势 LH 水平。同样，在监测睾酮治疗期间，血液 LH 水平提供了组织睾酮效应的敏感和特异性指标[506, 570]，特别是稳态睾酮产品。抑制 LH 进入正常范围表明有足够的雄激素替代治疗，而在治疗的头几个月后持续不抑制是睾酮水平剂量或模式不足的迹象。然而，在低促性腺激素性性腺功能减退症中，无论雄激素的影响如何，下丘脑－垂体功能受损都会降低循环 LH 水平，因此血液 LH 水平不能反映组织的雄激素作用。血液睾酮水平对口服十一酸睾酮的监测没有帮助，因为它具有不稳定的药代动力学，而使用任何合成雄激素的药物雄激素治疗将降低内源性血液睾酮水平。每隔 1～2 年用双光子吸收法测定骨密度（特别是椎体小梁骨），作为一种时间综合措施，可能有助于验证组织雄激素效应的充分性[303, 486]。

虽然慢性雄激素缺乏对前列腺疾病有保护作用[110, 673, 674]，接受雄激素替代治疗的雄激素缺乏男性的前列腺大小会恢复到相应年龄标准大小，但不会超过[675, 676]。即使延长（2 年）使用高剂量的外源性 DHT 也没有显著增加中年男性的年龄相关前列腺大小或生长速率[504]。睾酮替代反应的受试者间的差异性部分是由对睾酮的遗传敏感性不同造成的，这与 AR 外显子 1 中 CAG 三重态（多谷氨酰胺）重复多态性的长度成反比关系[190]。此外，由于内源性血液睾酮和其他雄激素循环水平都不能预测前列腺癌的后续发展[332]，维持生理睾酮浓度应确保前列腺疾病的发生率不高于正常同龄男性[677]。

雄激素替代和药物雄激素治疗对心血管疾病的潜在长期风险仍然不确定。尽管动脉粥样硬化性心血管疾病男性的患病率是女性的 2～3 倍[311]，发病更早、更严重，但对于血睾酮和雄激素治疗在这种显著的性别差异中的确切作用仍知之甚少。虽然在观察性研究中，低血睾酮浓度与心血管疾病有关，睾酮效应包括血管扩张和改善冠状动脉缺血，以及潜在的有害效应，但不可能预测雄激素替代治疗对心血管疾病的净临床风险效益[262]。因此，在雄激素替代治疗期间，谨慎的目标是保持生理睾酮浓度，心血管和前列腺疾病的监测应与同龄的正常男性相一致，而不是更密集[677]。药物性雄激素治疗对心血管和前列腺疾病的影响仍然更难预测，而监测则取决于潜在疾病的性质、严重程度和预期寿命。

（十一）雄激素替代疗法的禁忌证和注意事项

雄激素替代治疗的禁忌证是前列腺癌或乳腺癌（因为这些肿瘤可能是雄激素反应性的），以及妊娠，其中雄激素的经胎盘途径可能干扰胎儿的性别分化，特别是女性胎儿的男性化风险。

在 20 世纪 40 年代，诺贝尔奖得主承认前列腺癌是雄激素依赖性的，导致去势从那时起成为晚期前列腺癌的主要治疗方法，它可以延长生命，但不能治愈前列腺癌。这种方法导致了长期以来人们对晚期前列腺癌患者睾酮治疗的担忧[238]，包括对复发的恐惧，这些主要是根据一些传言产生的[678, 679]。研究挑战了这一观点，因为间歇性而非持续的雄激素阻断[680] 和快速雄激素循环[681]、雄激素启动[682, 683]，甚至睾酮给药[684, 685] 都显示了有希望的有益实验结果。此外，在病理性雄激素缺乏的年轻男性中，通过 PSA 筛查发现的器官局限性前列腺癌的诊断率越来越高，需要考虑不同的因素，包括在前列腺癌治疗后，在仔细监测的情况下，继续进行睾酮替代治疗[686-688]。与内源性循环雄激素（睾酮、双氢睾酮）不能预测随后的前列腺癌这一事实相一致[332]，甚至长时间（2 年）服用高剂量外源性DHT 也不能加速无前列腺疾病的中年男性的前列腺生长速度[504]，大概是因为外源性 DHT 不增加前列腺内雄激素浓度[567]。因此，对于诊断为晚期前列腺癌的男性，治疗后的局部器官局限性前列腺癌可能不是睾酮治疗的绝对禁忌证。

需要采取预防措施和（或）仔细监测雄激素的使用的情况为：①对新诊断的雄激素缺乏的老年男性进行治疗，这些男性可能会经历不常见和无法忍受的性欲变化；②有竞争力的运动员，他们可能被取消资格，或在需要尿液药物筛查的安全相关行业工作的男性；③育龄妇女，特别是那些专业使用声音的妇女，她们可能会出现不可逆转的男性化；④青春期前儿童，不适当的雄激素治疗有性早熟、男性化和过早骨骺闭合的风险，导致成人身高受损；⑤出血障碍患者或那些正在接受抗凝血或抗血小板治疗的患者，肠外给药可能导致严重瘀伤出血；⑥性类激素敏感性癫痫或偏头痛；⑦年龄较大，特别是肥胖的亚临床阻塞性睡眠呼吸暂停患者。一些关于雄激素治疗风险的传统警告，出现在旧产品信息标签上，在现代临床实践中似乎很少或从未观察到。如高钙血症，最初在药理学雄激素治疗有转移的晚期乳腺癌时有所报道[689]，虽然直接因果关系并未确定[690]，但雄激素用于其他适应证尚未见此种风险的报道。同样，由钠引起的液体超负荷和由心脏或肾衰竭或严重高血压引起的液体潴留是罕见的，并且可能仅限于高剂量的药理学雄激素治疗[689]，对照临床试验表明雄激素可改善心功能和生活质量[393]，而不是对慢性心力衰竭的男性产生有害影响。

第139章 雄激素缺乏症
Androgen Deficiency Disorders

Carolyn A. Allan　Robert I. McLachlan **著**

郭　琳　李　强 **译**

要 点

- 雄激素缺乏的诊断需要综合经实验室检测确认的临床特征：原发性和继发性睾丸衰竭的原因可能是明显的，而临床特征是由发病年龄（先天 / 后天）和严重程度决定的。

- 性腺功能减退症(HH)发生在睾丸功能受损时，由于垂体疾病或缺乏下丘脑脉动性的GnRH分泌，睾丸功能受到不充分的促性腺激素刺激，并可能是先天性或后天性的。

- 促性腺激素缺乏可能是孤立性促性腺激素缺乏（IHH），也可能与其他垂体激素缺乏并存。特发性IHH伴嗅觉缺失（或低嗅觉）称为 Kallmann 综合征；当嗅觉正常时，称为嗅觉正常的HH。

- 大多数IHH病例是散发性的，而不是家族性的；特异性基因突变正日益被人们所认识，并占Kallmann 综合征的约30%已鉴定出同时存在X连锁和常染色体基因。

- 在目前不需要生育的情况下，HH中的雄激素缺乏是用睾酮替代治疗的；联合hCG（作为LH代用品）和FSH治疗将在大多数患有特发性或获得性HH的男性中诱导精子发生，以允许自然生育或辅助受孕。

- Klinefelter综合征是最常见的染色体异常和雄激素缺乏的原因。它在生活中常常没有被诊断出来，部分原因是因为错误的观念，即所有的人都应有"经典KS"特征；事实上，这些差异很大，并不是普遍存在的，小睾丸需要生殖器检查才能发现。

- 男性衰老本身并不一定与较低的睾酮水平有关，相反，肥胖和慢性医疗条件等共存条件是血清睾酮下降的重要原因。

- 在小规模的安慰剂对照临床试验中，评估了睾酮治疗在没有明确的性腺功能减退病因的有症状老年男性中的风险和益处，这些试验通常有替代终点，相关的临床结果尚未证明有充分获益。

- 肥胖和2型糖尿病是睾酮水平低的重要因素。体重减轻会增加血清睾酮水平。睾酮治疗在肥胖和（或）2型糖尿病男性中的作用尚不确定。

- 虽然已报道了处方药物对血清睾酮的微小变化，但这些并不具有临床意义。外源性雄激素和长效阿片类药物的使用可能导致下丘脑 – 垂体 – 睾丸轴的长期抑制。

睾丸的睾丸间质细胞是睾酮生物合成的位点，与生精小管密切相关，生精小管是精子的来源（细胞生物学见第 136 章和第 138 章）。睾酮在垂体促黄体激素（LH）的影响下分泌，而卵泡刺激素（FSH）直接作用于支持细胞，促进精子发生。睾丸间质细胞和生精上皮的并存对生殖具有功能意义，因为精子发生依赖于高局部浓度的雄激素的存在。对于许多正在接受不孕调查的男性来说，他们的缺陷似乎只与生精上皮有关。然而，有先天性和后天性的精子发生障碍，其中包括雄激素缺乏和受精能力受损。由于睾丸有两个关键功能，即精子发生和雄激素合成，因此当两者都缺乏时，应使用性腺功能减退一词来描述。然而，性腺功能减退通常与孤立性雄激素缺乏（低雄激素）交替使用，读者必须意识到这个术语的这种不精确使用。

雄激素缺乏可以被定义为缺乏足够的雄激素依赖基因表达，导致雄激素的产生和（或）作用缺陷，这反过来又导致多种生理和临床表达缺陷。在本章中，以雄激素缺乏为特征的疾病被广泛地归类为原发性睾丸起源或由于促性腺激素刺激不足所致。影响睾丸激素分泌的系统性疾病和药物治疗是分开讨论的，因为它们往往涉及两者的因素。第 143 章考虑了雄激素剥夺治疗在前列腺癌治疗中的意义，但回顾了衰老男性雄激素缺乏的争议问题，包括低雄激素的诊断标准存在的不确定性，以及雄激素替代的潜在好处和风险。雄激素受体或生物合成的先天性错误导致的雄激素活性不足在第 118 章和 138 章中有提及。

一、雄激素缺乏的临床诊断

雄激素缺乏的特征取决于发病年龄及其严重程度和持续时间。第 118 章讨论了子宫内雄激素暴露的性别障碍和异常。青春期前雄激素缺乏表现为小睾丸和睾丸发育不良，后来又表现为青春期延迟，由于骨骺生长板闭合失败，长骨生长过度而导致身材呈宦官比例。青春期后发生睾酮缺乏会产生一些典型的特征（表 139-1），尽管临床情况可能因睾酮水平下降的速度和程度不同而不同。在某些情况下，诊断很容易理解；然而，在其他情况下，潜伏性发作的有限特征可能会被忽略。一个突出的例子

是，在所有患有 Klinefelter 综合征的男性中，有一半以上的人在一生中未能确诊[1]，然而，几乎不变的是，全面的临床检查可以发现其显著的特征，特别是睾丸体积为 1~3ml。

表 139-1 青春期后低雄激素的临床特征

- **一般特征**
  - 嗜睡、疲劳
  - 力量和（或）耐力下降
  - 身高丧失
  - 情绪低落，烦躁，注意力不集中，短时记忆受损，有入睡倾向
  - 恶化的工作表现
  - 头痛
  - 潮热
- **器官特异性**
  - 骨：骨质减少，骨质疏松
  - 肌肉：肌肉萎缩，特别是胸围
  - 脂肪：脂肪团增加
  - 男性乳腺发育
- **性 / 生殖**
  - 性欲减退
  - 勃起功能障碍（不常见）

雄激素缺乏的诊断是由临床特征确定的，并通过睾酮生化的准确测定来证实[2]。原发性和继发性睾丸衰竭的明确原因可能很明显和（或）具有丰富的临床特征，但在其他情况下，特征可能很微小，诊断可能很模糊。应特别注意出现其他问题的"高危"人群，如不孕症或睾丸癌。在严重的系统性疾病和某些药物暴露的背景下，也必须考虑雄激素缺乏的存在。强调生殖方面（青春期、生育能力、性功能、生殖器手术、创伤、感染）的综合病史是必不可少的，同样重要的是全面的体检，重点是使用睾丸计评估睾丸体积来判断是否存在与年龄匹配的充分男性化和阴囊触诊。正常成人睾丸体积为 15~35ml，与体形有一定的关系，睾丸体积 < 12ml 应考虑雄激素缺乏。

睾酮在血液中循环，与性激素结合球蛋白（SHBG）及白蛋白结合。由于血清睾酮的昼夜节律，参考区间建立在上午（通常为 8:00—10:00）[3]。因此，应在上午进行抽样。同等水平需要重复评估[2]。血清睾酮水平通常是用自动平台免疫测定法测定的，而不是像过去那样用放射免疫测定法测定。因为它们的敏感性差（女性或青春期前男性的值是可疑的），相对于定量方法的偏倚（如质谱），

以及参考人群的不明确来源，这些平台分析一直受到批评。大多数方法的参考区间为 8~27nmol/L（2.3~7.8ng/ml），但熟悉当地实验室的方法和参考区间是必不可少的[6]。人们越来越有兴趣将基于质谱的方法作为标准化睾酮测定的手段[7, 8]。

已经提出了基于直接测量（如平衡透析）的各种游离睾酮测量方法，并使用总睾酮和 SHBG 水平，以及假设的蛋白质结合动力学（计算的游离 T）或游离＋白蛋白结合睾酮的各种方程式进行了计算，后者很容易在微循环中释放 T（生物可利用睾酮）[9]。计算出的游离睾酮与使用质谱法获得的值具有相当好的相关性，出于实际原因，它是最广泛提倡的测量方法。然而，这种最简单的方法受到了 SHBG 多态性的挑战，这些多态性影响睾酮结合亲和力，这反过来又可能影响游离睾酮的计算[10]。由于没有约定的参考区间，这些方法在总 T 和 SHBG 免疫检测中也容易受到固有误差的影响[11]。最后，有几个不同的方程在使用中产生了一些不同的结果，但都显示了相对于质谱方法的向上偏差[12]，其中在较低的参考范围，相对于质谱方法，大多数临床问题显现出来。

只有有限的证据支持这一观点，即游离睾酮检测比总睾酮具有更大的临床效用[13]。例如，在考虑雄激素作用的组织相关终点时，较低的游离睾酮（基于免疫测定方法）可能更好地确定与腹主动脉瘤[14]或全因心血管疾病死亡率的关系[15]。然而，在最近使用质谱方法测量睾酮的研究中，计算出的游离睾酮并没有改善常见乏力、糖尿病或心血管疾病的风险分层[16]。由于这些原因，大多数治疗指南都将总睾酮作为诊断的主要指标，当临床诊断有疑问且总睾酮水平模棱两可时，或者当 SHBG 水平显著改变时（这种情况通常发生在衰老、肥胖和胰岛素抵抗的情况下），将游离睾酮作为辅助指标[2, 9]。

二、低促性腺激素性性腺功能减退

低促性腺激素性性腺功能减退（HH）是指由于促性腺激素释放激素（GnRH）分泌或作用不足，或由于促性腺激素分泌中断所致黄体生成激素（LH）刺激不足，进而导致睾丸功能受损的一种疾病。促

性腺激素缺乏可能单独发生或与其他垂体激素缺乏共存。它可能是先天性的或后天性的，可能是由于垂体固有的病理改变或下丘脑对垂体促性腺激素分泌受损导致。HH 可大致分为先天性疾病或后天性疾病（表 139-2）。

表 139-2　性腺功能减退症的原因

- 先天性性腺功能减退症（HH）
  - 孤立性促性腺激素缺乏
- 特发性性腺功能减退症（IHH）
  - X 连锁：Kallmann 综合征
  - 常染色体 X 连锁
  - 遗传缺陷
    - GnRH 受体基因突变
    - FGFR1/FGF8
    - Kisspeptin1 受体（GPR54）
    - 脯氨酸 ROKR2/（PROK2）
    - CHD7
    - 神经激肽（TAC3R 和 TAC3）
- 与中枢神经系统紊乱有关
  - Prader-Willi 综合征
  - 其他罕见综合征（如 Noonan）
  - 肾上腺发育不全
  - 多发垂体激素缺乏
- 获得性 HH
  - 有器质性病变
  - 肿瘤
  - 颅咽管瘤
  - 垂体腺瘤（如催乳素瘤、无功能肿瘤）
  - 脑膜瘤
  - 垂体卒中
  - 浸润性疾病
  - 结节病、血色素沉着症、组织细胞增多症 X
  - 头部外伤
  - 间质细胞瘤、绒毛膜癌 .
  - CNS 放射治疗
  - 影响 HPT 轴的全身性疾病
  - 包括烧伤在内的严重疾病
  - 极限运动
  - 营养不良（神经性厌食症）
  - 病态肥胖
  - 合成类固醇滥用
  - 糖皮质激素过量（内源性，即库欣综合征 / 外源性）
  - 毒品

CNS. 中枢神经系统；HPT. 下丘脑 - 垂体 - 睾丸

（一）特发性低促性腺激素性性腺功能减退

特发性低促性腺激素性性腺功能减退（IHH）是一种异质性疾病，患病率约为 1/10 000。这种先天性的 HH 越来越被认为具有遗传基础，特发性 HH 一词将其与继发于其他先天性中枢神经系统（CNS）疾病的 HH 区分开来（稍后讨论）。当与无

精症（或低精症）有关时，它被归类为 Kallmann 综合征，当嗅觉正常时，应用嗅觉正常的低促性腺激素性性腺功能减退症一词。大约 80% 的病例是散发性的，而在遗传病例中越来越多地认识到一系列 X 连锁和常染色体异常[17, 18]。表型的表达可能在家庭内有所不同，例如，嗅觉异常和正常的 HH 病例，或不同程度的青春期延迟，使确定的基因型-表型分类困难，并表明 IHH 更多的是一系列由各种遗传（可能还有环境）因素引起的疾病。

大多数受影响的个体通常是男性，并且作为性成熟不足的青少年而存在。然而，对于患有隐睾症和小阴茎的男婴，其促性腺激素和睾酮水平在正常下丘脑-垂体-睾丸（HPT）轴激活期间不适当地降低，可在新生儿期做出诊断。这些婴儿具有男性表型，因为胎盘人绒毛膜促性腺激素（hCG）刺激胎儿睾丸产生睾酮，从而使生殖器男性化，尽管可能发生单侧或双侧隐睾和小阴茎，可能与妊娠晚期相对雄激素缺乏有关[19]。线性生长和儿童发育是正常的，但由于没有发生青少年生长激增，青少年的

生长速度下降[20]。在未治疗的年轻人中，骨龄相对于年龄延迟。因为没有发生性激素介导的青春期骨密度的增加，所以可以出现严重骨量减少[21]。长骨生长过长是由于骨骺延迟闭合所致的"宦官比例"，即手臂跨度超过身高高度，上下段比小于 0.9（图 139-1）。患者也往往很高[22]。睾丸体积是可变的，范围从青春期前的 < 4ml 到几乎正常的成人大小。妇科肿块在未治疗的病例中不常见，但可能在 hCG 治疗期间发展。一些阴毛的生长通常认为是肾上腺产生雄激素所致[23]。心理问题可能是由于性发育延迟导致。

在大多数情况下，睾丸有青春期前的组织学外表。生精索很小，含有未成熟的支持细胞，以假复层上皮的形式出现。在生精索的中心有几个具有清晰细胞质和中央核仁的性腺细胞。间质由疏松结缔组织组成。成熟的睾丸间质细胞不存在，但可发现成纤维细胞样前体细胞。

大多数患者的血清睾酮水平处于青春期前男孩特有的低水平，即使采用高度敏感的双位点检测，

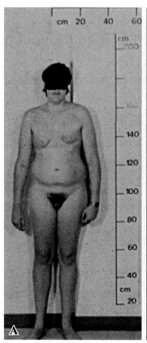
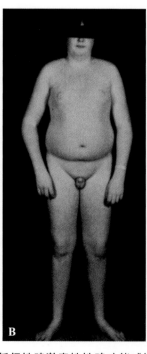
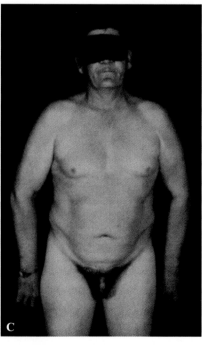

▲ 图 139-1　A. 一名 18 岁男性，特发性低促性腺激素性性腺功能减退。注意身高正常，手臂和腿长，肌肉发育不良，突出的妇科乳房。虽然他的睾丸和阴茎很小，但有阴毛。在生殖器开始发育之前，正常男孩的阴毛生长是非常不寻常的。B. 一名 13 岁半的男孩，生殖器不发达，没有阴毛和妇科乳房。生殖器官发育与阴毛生长之间的正常关系被保留下来，在接下来的 1 年中，睾丸的自发生长开始了，这表明了青春期的体质发育延迟。C. 一名 51 岁男性，性腺激素缺乏和骨质疏松。他患有终身性性腺功能减退症，包括两次不孕的婚姻。他的血清睾酮水平为 **125ng/dl**，血清促黄体激素和卵泡刺激素水平均在低正常范围内。他的睾丸体积是 **10ml**

血清 LH 水平也几乎检测不到 [24, 25]（图 139-2）。LH 的分泌通常是不稳定的，但在一些患者中会出现一些低幅度的波动，这可能反映了 GnRH 分泌的减弱。长时间脉冲给予 GnRH 通常会诱导青春期发育完全，从而表明大多数 IHH 病例是由于缺乏内源性 GnRH 对垂体的正常刺激所致 [26]。其他垂体激素分泌正常 [27]。生长激素（GH）分泌略有减少，因为性激素缺乏，而且使用睾酮或 hCG 治疗使其增加至成人水平，所以生长激素（GH）分泌略有减少 [28]。在一些患有 IHH 的男性中，雄激素治疗停止后，正常促性腺激素释放的恢复已有报道，提示 HPT 轴成熟。在一项研究中，50 名最初没有青春期或部分青春期启动的男性中有 15 人在停止治疗后维持正常的睾酮水平，导致定期、短暂地停止治疗是可行的 [29]。

其他患者性腺功能减退和睾丸大小变化的临床症状不太明显，这些症状可能直到成年才被重视（图 139-1C）。基础 LH、FSH、睾酮水平和这些男性对 GnRH 刺激的促性腺激素反应比完全性腺激素缺乏的男性更大 [30]。在循环中经常可以检测到振幅和（或）频率降低的自发 LH 脉冲，有时在睡眠期间会增加 [30, 31]。当有证据表明存在睾丸生长和精子发生，但雄激素化不完全时，这个主题存在一个有趣的变化。在这种情况下，通常称为生育无能，但称为部分促性腺激素缺乏似乎更合适。推测睾丸内睾丸激素的产生足以支持精子发生，但不足以在非性腺组织产生完全男性化。这种表型也可能是由 GnRH 受体部分失活突变引起的 [32]。

孤立性 GnRH 缺乏症的一个不常见的情况是成年期发病的 HH，表现为正常青春期后成年期出现明显的获得性 GnRH 缺乏，可伴有雄激素缺乏和（或）不孕 [33]。内分泌特征与 IHH 相似，表现为低水平和非脉冲性 LH 分泌和低血清睾酮水平。脉冲性 GnRH 治疗在大多数情况下可以恢复 LH 和睾酮的分泌，这与下丘脑基础有关。然而，如果没有与功能性 GnRH 缺乏相关的因素，如体重减轻、压力或过度锻炼，自发恢复少见 [34]。

　1. Kallmann 综合征　男性性腺功能减退伴嗅觉丧失，由 Maestre de San Juan 于 1856 年首次描述，有时也被称为嗅觉生殖器发育不良，以强调嗅球发育不全与性腺功能减退之间的联系，1944 年，Kallmann 及其同事报道了第 1 例家族性病例 [35]。在

受影响的家系中，高男女比例与 X 连锁性状一致，但也描述了具有可变外显率的明显常染色体显性或常染色体隐性遗传模式的家系 [18]。外周白细胞核型一般正常。

　33%～50% 的完全性 IHH 患者出现嗅觉缺失或嗅觉减退，而部分性 IHH 患者出现嗅觉缺失或嗅觉减退的频率较低。磁共振成像（MRI）显示嗅觉缺失是由嗅觉神经和嗅束发育不良引起的 [36]。生殖器、躯体和神经功能也可能出现异常 [37-39]（表

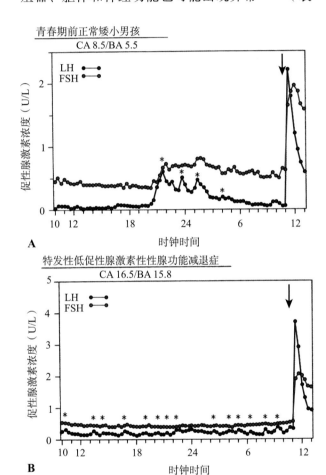

▲ 图 139-2　青春期前正常男孩（A）和一个未治疗的患有性腺功能减退症的 16 岁半男孩（B）从上午 10 点开始，每 20min 抽取一次血液样本中的黄体生成素（LH）和卵泡刺激素（FSH），持续 25h

箭表示静脉注射促性腺激素释放激素，剂量为 25ng/kg。用 DELFIA 时间分辨免疫荧光法测定血浆 LH 和 FSH 水平。星号表示聚类算法得到的脉冲。BA. 骨龄；CA. 年龄（引自 Goji K, Tanikaze S: Comparison between spontaneous gonadotropin concentration profiles and gonadotropin response to low-dose gonadotropin-releasing hormone in prepubertal and early pubertal boys and patients with hypogonadotropic hypogonadism: assessment by using ultrasensitive, time-resolved immunofluorometric assay, Pediatr Res 31: 535-539, 1992.）

139-3）。患有促性腺激素缺乏和嗅觉缺失的受试者可能会影响到没有嗅觉缺失的亲属，因此表明其临床特征是可变的。

对胎鼠的免疫细胞化学研究表明，GnRH 神经元与嗅神经中枢突起一起，从嗅板迁移到下丘脑[40]。这些发现，以及对嗅球发育依赖于嗅觉神经元中央投射与前脑原基之间的联系的认识，表明 Kallmann 综合征是由神经元迁移缺陷引起的。对一个来自与 X 染色体短臂缺失有关的 Kallmann 综合征家族中的 19 周夭折的男性胎儿进行的研究，证实了这个假设[41]。在同样年龄的胎儿正中隆起和视前区存在含有 GnRH 的细胞，而在这个胎儿大脑相应区域没有发现 GnRH 细胞。相反，在他的鼻子里发现了密集的 GnRH 细胞簇，含有 GnRH 的纤维在筛板上突然终止，嗅球和嗅束消失。

2. 特异性基因突变导致特发性性腺功能减退症　与 IHH 表型相关的缺陷越来越被人们所认识，这些基因的突变约占所有 Kallmann 综合征病例的 30%。

3. X 连锁 HH　编码嗅觉缺失蛋白的 KAL1 基因突变是第 1 个与 Kallmann 综合征相关的基因[42]，此后在 X 染色体的短臂上陆续发现了各种突变（Xp22.3），而高达 50% 的 X 连锁 Kallmann 综合征患者中可以发现这些突变[43, 44]（见第 122 章）。嗅觉缺失似乎与 GnRH 和嗅觉神经元的迁移有关，因此 KAL1 突变导致正常迁移失败，HH 和嗅觉缺失都会发生。值得注意的是，临床表型在具有相同突变的家族中有所不同[39, 45, 46]。

除了嗅觉缺失外，还报道了各种其他异常的风险增加，包括唇腭裂、感音神经性耳聋、小脑共济失调、联会运动和肾发育不全[37, 38]（表 139-3）。Kallmann 综合征也可能与 X 连锁鱼鳞病有关，X 连锁鱼鳞病是由类固醇硫酸酯酶缺乏症（STS 基因）引起的；该基因也定位于 X 染色体的假常染色体区域。在这些患者中，躯干和四肢会出现大而黑的干燥鳞片，这是因为角质形成细胞中芳基磺酸酶活性的缺乏导致类固醇硫酸盐的积累。Xp 的大量缺失可能产生一种涉及相邻 KAL 基因的"邻接基因综合征"[43]。

KAL1 基因突变与完全 HH 表现相关，小阴茎、隐睾和非常小的睾丸发病率高，相对于其他类型的 IHH，这类患者生精诱导治疗的预后较差[47]。

4. 常染色体链锁 IHH　常染色体基因突变可能是大多数 IHH 的原因。在一项对 36 例 GnRH 缺乏症家族病例的研究中，只有 21% 的病例可归因于 X 连锁异常[38]，当数据扩展到 IHH（孤立性先天性嗅觉缺失和青春期发育延迟）的替代标记物时，X 连锁家系占 11%，常染色体隐性遗传占 25%，常染色体显性遗传占 64%。这些特定的遗传缺陷中的一些已经被确认，下面将详细讨论。可能双基因突变可以解释 IHH 的一些表型变异。

5. GnRH 受体基因突变　GnRH 受体基因位于染色体 4 上，是一个编码 G 蛋白偶联 7 次跨膜结构域受体。已证实许多突变会导致常染色体隐性 IHH[48, 49]，表现为纯合子和复合杂合子基因型[50]（见第 122 章）。GnRH 受体表达和（或）信号转导的损伤可能为完全性或部分性，后者可以对 GnRH 有一定的反应，由此产生的表型从完全性 HH（隐睾、小睾丸、无法检测到的促性腺激素）到部分性 HH（保留生育能力）不等。GNRH1 基因的突变，编码加工合成成熟 GnRH 的前激素，也可导致嗅觉正常的 IHH（nIHH）[51, 52]。

6. FGFR1 基因　通过对邻近基因综合征（包括 Kallmann 综合征）患者的研究，确定了 HH 的常染色体显性变异体，其中在 8p12～p11 处存在重叠缺失导致对编码成纤维细胞生长因子受体 1（FGFR1）的基因的分析[53]。在 129 例与 Kallmann 综合征无关的患者中，在 4 例家族性病例和 8 例散发病例中发现杂合 FGFR1 突变，这与常染色体显性遗传模式一致。一名来自近亲结合的患者有一个纯合子错义突变，并严重影响腭裂、胼胝体发育不全和其他缺陷，导致作者认为 FGFR1 信号涉及 KAL1 基因（anosmin-1）的产物，涉及 X 连锁 Kallmann 综合征。

表 139-3　与 Kallmann 综合征有关的先天性缺陷

神经系统缺陷	生殖器缺陷	躯体缺陷
• 嗅觉表失 • 眼球震颤 • 感觉神经性听力损失 • 小脑共济失调 • 痉挛性截瘫 • 学习障碍 • 色盲 • 协同作用 • 癫痫发作	• 隐睾症 • 小阴茎	• 唇裂 • 腭裂 • 肾发育不良 • 马蹄肾 • 弓形足

为了支持这一点，一些 *FGFR1* 突变患者有典型的 X 连锁 Kallmann 综合征的躯体异常，如腭裂 / 唇裂、牙齿发育不全。此外，*KAL1* 和 *FGFR1* 突变均见于 Kallmann 综合征的家族[39]，伴有家系中 HH 的可变表达[54]。然而，已经证明 FGFR1 功能缺失突变可能导致 nIHH[55, 56]。

FGF8 是 FGFR1 的一种配体，*FGF8* 的突变导致了一系列具有青春期不发育和表型特征（如听力损失和骨骼异常）的 HH，同样在具有相同突变的家族中具有不同的表型[57, 58]。

7. Kisspeptin1 受体（KISS1R；以前的 GPR54） 对一个患有 HH 的大的亲缘家族的兄弟姐妹进行染色体 19p1359 连锁分析[59]，发现了一个新的常染色体隐性 HH 原因，涉及 *KISS1R* 基因 155bp 缺失，*KISS1R* 基因是一个 G 蛋白偶联受体基因，调节 GnRH 释放，是青春期发育的一个组成部分。巧合的是，在另一个亲缘家族中检测到 *GPR54* 基因的纯合突变后，认为 GPR54 可能在调节青春期中产生作用[60]（见第 122 章）。最近，*KISS1R* 的杂合变体也与 HH 有关[61]。

8. 促动素 2 和促动素受体 2 基因 在 Kallmann 综合征中，发现了编码 G 蛋白偶联的促动素受体 2（PROKR2）及其配体之一的促动素 2（PROK2）的基因突变，观察到在受体和配体敲除小鼠的模型中，会出现异常的嗅球发育和性成熟。其他研究揭示了 Kallmann 综合征和 nIHH 队列中（包括无症状携带者）的生殖和非生殖表型[62]。

9. CHD7 CHD7 是一种在青春期起作用的染色质重塑蛋白。在 6% 的 HH/Kallmann 综合征患者中发现自发突变[63]，导致 CHARGE 综合征（结肠瘤、心脏缺陷、后鼻孔闭锁、生长发育迟缓、生殖器异常、耳朵异常）。

10. 神经激肽（TAC3R 和 TAC3） TAC3 是神经元分泌的一种神经肽，也能分泌基司普汀。TAC3 和 TAC3R 的突变导致一种常染色体隐性的 nIHH 形式，具有较高的微黄质和隐睾率[64-66]，提示神经激酶 B 通路是正常 HPT 轴功能所必需的。

（二）先天性性腺功能减退伴全身性疾病

神经疾病 在许多其他综合征中，神经系统异常与性腺功能减退有关（表 139-4），这是由于 HH 的因素，在某些情况下，还与原发性睾丸疾病有关。在某些情况下，患者可能未成年，可能出现青春期延迟而不是性腺功能减退。

Prader-Willi 综合征，以新生儿低张力、肥胖、身材矮小、手脚小、智力低下和性腺功能减退为特征[67]，诊断主要是在儿童时期确定，大多数是散发病例。父系 15q 染色体缺失普遍存在。这些患者通常不能自发地完成青春期发育，尽管有些患者可能有早期青春期发育，极少患者有性早熟。在一项对 42 名男性的研究中，均有隐睾（86% 双侧），小睾丸和阴囊发育不全分别占 76% 和 69%[68]。下丘脑和睾丸共存缺损明显[69]，也有 GH 缺乏与下丘脑功能障碍一致[70]。尽管如此，从青春期开始，原发性睾丸衰竭似乎是主要原因[71, 72]。

有许多其他罕见的先天性综合征与性腺功能减退有关，包括 Laurence-Moon-Biedl 综合征[73, 74]、先天性颌面麻痹（Mobius 综合征）[75] 和 Lowe 综合征[76]。Noonan 综合征具有多种先天性异常、特征性外貌、瓣膜性心脏病、身材矮小和性腺功能减退[77]，是一种常染色体显性遗传病，新生儿中发病率为 1/（1000～2500）；LEOPARD 综合征是一种常染色体性疾病，具有相似的临床特征[78]。瘦素受体的无意义或错义突变影响 3% 的患者，表现为吞咽过多，早期肥胖，并因 HH 出现青春期发育延迟[79]。SOX2 基因突变导致垂体异常和无眼畸形及 HH[80]。

HH 可能发生在先天性肾上腺发育不全（AHC）中，这是一种罕见的疾病，与其他出现在儿童后期的病例不同，它通常见于新生儿，如果不给予糖皮质激素和盐皮质激素治疗，通常会致命[81]。HH 表型的严重程度是可变的，有时存在隐睾。位于

表 139-4　性腺功能减退和神经功能减退的临床综合征

- Kallmann 综合征
- Prader-Willi 综合征
- Laurence-Moon-Biedl 综合征
- Möbius 综合征
- Lowe 综合征
- Noonan 综合征
- 多重扁豆素（LEOPARD）综合征
- 木匠综合征

LEOPARD. 扁豆素(多发)、心电图传导异常、眼部肥大、肺狭窄、生殖器异常、生长迟缓、耳聋（感觉神经性）

Xp21 上的 DAX1 基因负责 AHC，编码孤儿核激素超家族的成员[82, 83]。第二转录因子 DAX1 和类固醇生成因子 -1（SF-1）在睾丸、卵巢、肾上腺皮质、垂体和下丘脑中共定位[84]。这些基因的无突变产生类似的表型，缺乏肾上腺和性腺，这表明 DAX1 和 SF-1 的功能是相互关联的[85]（详情见第 122 章）。

脉冲性 GnRH 的刺激通常不能增加促性腺激素的分泌，尽管在某些情况下的反应表明内源性 GnRH 产生的潜在问题。在某些情况下，原发性睾丸缺损的存在是由于 hCG 不能诱导正常精子发生所致。

（三）特发性部分垂体功能减退和全垂体功能减退

HH 可能与其他垂体激素缺乏一起发生，最常见的是 GH 缺乏[86]。蝶鞍通常很小，增强 MRI 显示垂体小，垂体柄发育不良，神经垂体上脱位[87]。由于与围产期不良事件有关，如臀位分娩或紧急剖宫产，所以认为垂体柄脉管系统损伤可能是引起这种综合征的原因。然而，在一些患者中存在小阴茎意味着妊娠早期即存在问题，GH 对 GH 释放激素刺激的反应性受损，表明下丘脑功能紊乱。多类转录因子决定垂体前叶的发育。基因 Pit-1（Prop-1）在 Pit-1 谱系的发育中非常重要，即生长激素、催乳素和促甲状腺激素及促性腺激素。因此，合并促性腺激素、生长激素、催乳素（PRL）和促甲状腺激素（TSH）缺乏的患者往往有 Prop-1 基因突变[88]。相同的 Prop-1 突变可能会产生不同的表型，如表现为不同的激素缺乏及其不同的发病时间，所以需要持续随访[89]（见第 5、7、14 和 122 章）。

（四）获得性低促性腺激素性性腺功能减退

1. 鞍及鞍上区占位　促性腺激素缺乏可能是由于鞍内占位性病变（包括出血）压迫和破坏正常的脑垂体，或鞍上病变中断了神经纤维，使 GnRH 进入垂体门脉循环受阻。除了性腺功能减退外，这些男性还经常出现头痛和视觉障碍（这是颅底肿块病变的特征性症状），以及全垂体功能低下的各种表现。手术治疗或外放射治疗对下丘脑的影响可能进一步损害垂体的内分泌功能[90, 91]。垂体肿瘤分泌促肾上腺皮质激素（ACTH）或 PRL，通过特定的激素机制导致性腺功能减退，详见以下章节（见第 16 章）。

2. 库欣综合征　性欲下降、勃起功能障碍和不孕是库欣综合征的常见症状，这是由于产生 ACTH 的垂体腺瘤、肾上腺肿瘤或垂体外产生 ACTH 的肿瘤所致。血清睾酮水平通常较低，基础和 GnRH 刺激的 LH 浓度经常被抑制[92]。皮质醇的增加似乎是导致促性腺激素缺乏的原因，因为肾上腺切除术或用米托坦或糖皮质激素拮抗剂米非司酮（RU486）治疗可恢复 LH 分泌和性腺功能[93]，糖皮质激素可降低小鼠 GnRH 基因的转录活性[94]。糖皮质激素在成纤维细胞中诱导芳香化酶活性的作用[95]可能与性腺功能减退和妇科乳房发育有关。降低 SHBG 水平可进一步降低总睾酮浓度。长期糖皮质激素治疗睾丸功能正常男性也会产生促性腺激素缺乏[96]。性腺功能减退和高皮质激素血症的结合导致肌肉质量丧失、虚弱和骨量减少。

3. 垂体催乳素瘤　患有催乳素瘤的男性通常在病程后期出现头痛、继发于垂体腺瘤增大的视力障碍和全垂体功能减退[97, 98]。然而，由于早期对性欲降低、临床性腺功能减退、女性乳腺发育不良或不孕症患者的评估，对微催乳素瘤的认识现在很常见。青春期发育延迟的少年也应评估催乳素瘤[99]。在患有催乳素瘤的成年男性中，频繁发现的宦官身材比例可将肿瘤的发病时间追溯到青春期。尽管血清中的催乳素含量很高，但只有 10%～20% 的催乳素瘤患者有溢乳[100]，大概是因为循环雌激素水平太低，无法刺激乳腺的生长和发育。

患有垂体微催乳素瘤和大催乳素瘤患者血清睾酮水平分别降低 50%～74% 和 73%～93%[100, 101]。血清 LH 水平与睾酮水平平行，LH 脉冲分泌减弱[102]，表明 LH 分泌的下降是导致睾酮产生减少的原因。这种缺陷似乎发生在 GnRH 分泌中，因为 GnRH 可使睾丸功能恢复正常[103]。实验性高催乳素血症大鼠的原位杂交研究表明，每个细胞的 GnRH mRNA 水平降低，导致 GnRH 受体浓度下降。精液质量降低，精液量少，反映了雄激素对性腺的作用降低[100]。用多巴胺激动剂、溴隐亭和卡麦角林治疗微催乳素瘤和大催乳素瘤，随着 LH 和睾酮浓度的迅速上升，使 75%～83% 的微腺瘤和大腺瘤的血清催乳素水平达到正常范围[100, 101]，尽管最大睾酮水平可能在几个月内无法达到。性欲和勃起功能通常改善[104]，精液质量也一样得到改善[100]。如果催乳素水平未能正常，血清 LH 和睾酮的产生仍然很低，则需要睾酮治疗。在这种要求恢复生育能力的患者中，需要促性腺激素治疗。单用睾酮替代可能不会改善性功能障碍，而多巴胺激动剂和睾酮联合使用可能会增加性欲[97]，提示催乳素对 CNS 中心控制性觉醒的直接抑制作用。

4. 促性腺激素缺乏的各种原因　浸润性疾病可能影响下丘脑垂体区。组织细胞增生症 X 可能累及下丘脑基底部、骨骼、皮肤和肺。尿崩症和生长激素缺乏似乎是最常见的内分泌异常[105]，但 HH 也有报道[106]。下丘脑垂体区结节病是罕见的，但可能导致垂体前叶激素缺乏，尿崩症和高催乳素血症[107]。影像学研究可能发现鞍区或鞍上肿块或者垂体柄增粗[108]。

性激素反馈引起的促性腺激素缺乏可能发生在睾丸间质细胞肿瘤的男性[109]或产生雌二醇或雌酮的肾上腺皮质良性或恶性肿瘤。雌激素类固醇过量引起的女性乳腺发育可能是这些男性中最初的主诉，他们睾酮水平可能会降低[110]，这需要肾上腺的诊断性成像和睾丸超声检查。

绒毛膜癌产生 hCG 可能会增加雌酮和雌二醇的循环水平，从而产生女性乳房发育，抑制垂体促性腺激素的分泌[111]。hCG 还能刺激睾丸间质细胞睾酮的产生，但睾丸可能被肿瘤所取代，或被 X 射线或化疗所损伤，因此血清睾酮水平是可变的[112]。继发性 HH 也可能是由于使用性激素（例如，合成类固醇滥用）引起的，如后面所讨论的。

（五）黄体生成素或卵泡刺激激素的选择性缺乏

促性腺激素及其受体的自然突变很少见，但对它们的结构和功能关系提供了进一步的参考价值[113, 114]（见第 122 章）。选择性缺乏 LH 或 FSH 是非常罕见的。由于 LH-β 的错义突变而产生的生物不活跃的 LH 分子与青春期衰竭、雄激素缺乏和不孕有关，但对 hCG 的完整反应仍然存在，因为它是 LH-R 的替代配体[115, 116]。

已经报道了几个孤立的 FSH 缺乏的病例，包括一个 18 岁的男孩青春期延迟，睾丸很小，在 GnRH

刺激前后血清 FSH 水平无法检测到，血清睾酮低，LH 升高，这表明该个体伴有间质细胞功能缺陷[117]，而在另一例中，男性化、血清 LH 和睾酮水平均正常[118]。

促性腺激素受体突变比促性腺激素突变更常见。通过筛选患有原发性卵巢衰竭的妇女的男性亲属，鉴定了 FSH 受体基因失活突变的男性纯合子[119]。这些人通常是男性，但睾丸小，精子浓度可变，血清 FSH 水平适度升高，抑制素 B 水平降低，LH 受体基因的激活突变产生男性有限的促性腺激素非依赖性早熟（睾丸毒症）（见第 121 章），而 LH 受体的失活突变导致睾丸间质细胞发育不良，并伴有胎儿睾酮缺乏，导致生殖器模糊，这在其他地方也有所讨论（见第 122 章）。

（六）促性腺激素缺乏症的治疗

在目前不需要生育的情况下，HH 男性的雄激素缺乏会用睾酮治疗。在患有先天性 HH 的青少年中，雄激素治疗刺激身体和面部毛发生长、阴茎增大、肌肉发育、声音变粗、性欲增加、晨勃，并增加红细胞压积。雄激素治疗通过增加自发性分泌的幅度刺激生长激素的产生[28]，从而促进青少年的生长激增和骨量的增加[120]。这样的生理变化也有重要的心理影响。只推荐使用天然睾酮制剂，因为它们能提供完全的男性化，无肝毒性，并能芳香化为雌二醇（如骨骼健康所需）。

在青少年中开始治疗可以从低剂量开始，以减少剂量依赖性的不良反应，如痤疮和乳腺发育。环丙酮酸睾酮或对映异构体可从每月 75mg 开始，在 2~3 年的时间内逐渐增加到每 2 周 200mg 的完全替代剂量。透皮睾酮凝胶是另一种选择，最初的治疗是每天在睡前给予 2.5mg，以模拟青春期夜间正常上升的睾酮浓度，并逐渐增加到完全替代剂量。既往因为要鉴别 IHH 和体质性青春期延迟，雄激素治疗往往推迟到 18 岁，但考虑到青少年时期性激素缺乏可以导致骨量峰值减少[121]及雄激素缺乏青少年会遭受来自周围和社会的嘲笑，所以 14—15 岁时可以使用间歇性雄激素治疗，即雄激素治疗一段时间后，重新评估内源性雄激素的产生。

在 HH 中，hCG 可作为 LH 替代物，有效地刺激睾丸睾酮的产生，与睾酮治疗相比，它刺激睾丸生长。一般情况下，每周两次皮下注射 1000～1500U 的剂量维持成人血清睾酮水平。在 hCG 治疗过程中诱导睾丸芳香化酶可能会产生较高的血清雌二醇水平和女性乳房发育。因为成本因素和需要频繁注射，hCG 治疗通常只有在需要生育时才启动。用睾酮治疗多年并不阻碍对 hCG 的有利反应 [122]。

虽然 LH 和 FSH 都是产生正常数量精子所必需的，但选择的 IHH 患者在单独使用 hCG 治疗时可能产生精子并成功地使其伴侣受孕。治疗前睾丸大小 > 3ml 表示存在一些内源性促性腺激素分泌，也可能表明单独对 hCG 的反应的原因 [123]。

通过临床观察和顺序测定血清睾酮和精液分析来评估治疗效果（图 139-3）。在受治疗者中，睾丸生长到 10～15ml 的体积，通常在治疗开始后 12 个月内射精中出现精子。在患有青春期后发生的 [124] 垂体或鞍上肿瘤的男性中，单独使用 hCG 通常能成功地恢复精子发生（图 139-4），同时也可以恢复先前用 hCG 和 FSH 治疗成功的 IHH 患者的精子生成 [125, 126]。

大多数 IHH 患者需要 FSH 和 hCG 治疗以诱导精子发生，包括治疗前睾丸体积 < 4ml 的患者和睾丸较大的男性，他们的睾丸不能通过 hCG 治疗生长到 12～15ml 的体积，并且他们仍然是无精症患者 [123, 127]。所有男性一般在使用 FSH 之前用 hCG 预处理 6 个月。尽管成本考虑可能需要使用尿制品，但现在被广泛应用的重组人 FSH 是尿源性产品，剂量为每周 3 次皮下注射 100～150U；如果继续治疗 18 个月，2/3 以上的男性将变得精子阳性（> 100 万 /ml）[128, 129]，妊娠率高达 90% [130]。大多数妊娠的精子数量远远低于正常的下限 1500 万 /ml [131]。

先天性 HH 患者缺乏 FSH 诱导的支持细胞分裂，可能会限制睾丸大小的增加，导致支持细胞成熟度的永久性受损，从而限制成年后睾丸对治疗的反应。隐睾症的发生可能会降低促性腺激素治疗的反应，虽然单侧隐睾并不影响生育能力 [132]（图 139-4）。偶尔有患者在治疗 2 年后首次出现精子，但在治疗 12～18 个月后持续存在的无精子症提示应考虑进行诊断性睾丸活检，以排除共存的原发性睾丸疾病。

GnRH 还可用于刺激 GnRH 缺乏的男性精子发生 [133, 134]。可使用便携式输液泵，根据正常的

GnRH 脉冲频率每 2 小时脉冲式皮下输送 GnRH，可恢复 GnRH 缺乏男性的血清促性腺激素和睾酮水平及促精子发生 [134]。治疗 18～139 周后，约 2/3 的患者在射精中出现精子。一项前瞻性的非随机研究比较了 hCG/FSH 治疗与脉冲式 GnRH 治疗 [135]，注意到，在完全 IHH 的男性中，GnRH 治疗比 hCG/FSH 治疗的睾丸大小增加更多，精子出现更早（分别为 12 个月和 20 个月），但最终精子浓度相似。最近的一份报道证实了这一结果 [132]。患者依从性差可能是脉冲式 GnRH 治疗的一个限制，并且可能产生过敏反应 [136] 和 GnRH 结合抗体 [137]。鉴于脉冲式 GnRH 治疗的成本、复杂性、不便，以及 GnRH 没有获得 FDA 批准的事实，初始治疗仍推荐 hCG/FSH，GnRH 可用于 hCG/FSH 治疗失败的患者，通常只有通过高度专业化的中心才能获得。

对于那些即使经过长期促性腺激素或 GnRH 治疗仍获得极低精子计数的男性，辅助生殖（特别是细胞质内精子注射）为受孕提供了另一条途径。精子冷冻应在成功诱导精子发生后进行，以允许随后通过受精妊娠。如果第二次妊娠计划是在不久之

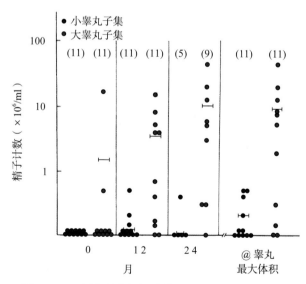

▲ 图 139-3　人绒毛膜促性腺激素治疗 22 例分离性低促性腺激素（IHH）男性平均精子浓度。小睾丸子集（n=11）中的男性在研究开始时的平均睾丸体积为 3ml 或更少，与完整的 IHH 一致

引自 Burris AS, Rodbard HW, Winters SJ, et al: Gonadotropin therapy in men with isolated hypogonadotropic hypogonadism: the response to human chorionic gonadotropin is predicted by initial testicular size. *J Clin Endocrinol Metab* 66:1144-1151, 1988.

后，继续 hCG 治疗可能会保持生育能力。否则，促性腺激素治疗应持续到孕中期，以确保恢复睾酮替代治疗前持续妊娠。

三、原发性睾丸衰竭

睾丸损伤可由先天性或后天性原因引起，可能反映在精子发生和（或）低雄激素损害；主要临床表现随病因而变化（表 139-5）。睾丸通常体积缩小，男性生育能力低下或不育，雄激素缺乏症状相对常见。当睾酮缺乏迅速发展时，如发生睾丸炎时，可能会出现与女性更年期相当的血管舒锁症状[138]。FSH 和 LH 水平升高是原发性睾丸衰竭的标志，分别反映精原小管和睾丸间质细胞成分的损伤。由于生精小管比睾丸间质细胞对损伤更敏感，FSH 水平往往有选择性地增加，虽然 LH 分泌的轻微紊乱是由 GnRH 刺激引起的 LH 反应过度引起的[139]。

促性腺激素的产生增加是因为性类固醇和抑制素 B 的反馈抑制降低。在睾丸功能衰竭的男性中，LH 分泌的频率和幅度会增加[140]（图 139-5），当使用睾酮替代治疗后会降低[141]。对切除睾丸的公羊下丘脑门静脉血中 GnRH 的直接取样显示，GnRH 脉冲频率受睾酮的调节。芳香化酶抑制剂或雌激素

受体拮抗剂治疗期间 LH 脉冲频率的升高意味着雌激素也能调节男性的 GnRH 脉冲发生[142]。

睾丸衰竭中 FSH 浓度的增加部分是由于 GnRH 分泌增加所致；然而，抑制素 B 通过抑制 FSH-β 基因表达的作用，成为 FSH 分泌的重要睾丸调节因子。正常男性循环抑制素 B 水平与 FSH 呈负相关[143]，抑制素 B 水平在睾丸衰竭男性中低于正常水平[144, 145]。当生精管受损，抑制素 B 水平低于正常水平时，性激素在调节 FSH 中起着更大的作用[146]。第 116 章对抑制素 B 在睾丸衰竭中的作用作了进一步的探讨。

（一）Klinefelter 综合征

Klinefelter 及其同事于 1942 年确认了小睾丸、女性乳房发育、不同程度的阉割和尿促性腺激素分泌增加的表型，并于 1959 年确定了 47, XXY 核型。LH 分泌的轻微紊乱是由 GnRH 刺激引起的 LH 反应过度引起的[147]。据估计，超过 50% 的男性没有被诊断出来，而 90% 确诊的男性只是在青春期后才被诊断出来，这使得 Klinefelter 综合征成为年轻男性中最大的一个未被认识到的（因此未经治疗的）雄激素缺乏症的病因[1]。除了不孕和雄激素缺乏外，它在许多系统中都有临床表现[148-150, 151]。近

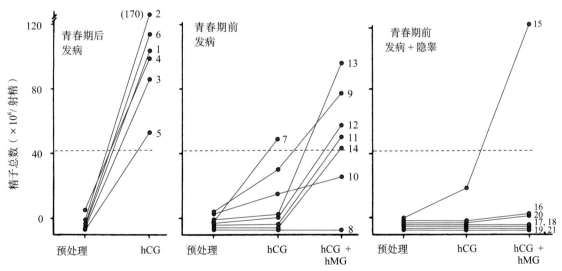

▲ 图 139-4　单独使用人绒毛膜促性腺激素（hCG）和联合使用人更年期促性腺激素（hMG）治疗对性腺激素缺乏（GD）男性精子输出的影响

青春期后 GD 患者有垂体腺瘤（2 例）、颅咽管瘤（3 例）或不明原因（1 例）。隐睾症（7 例中的 6 例为单侧）在青春期前发病的 GD 患者的儿童时期被治疗（引自 Finkel DM, Phillips JL, Snyder PJ: Stimulation of spermatogenesis by gonadotropins in men with hypogonadotropic hypogonadism, *N Engl J Med* 313:651–655, 1985. © 1985, Massachusetts Medical Society. All rights reserved.）

表 139-5　原发性睾丸衰竭的原因

先天性	获得性
Klinefelter 综合征	创伤
46 岁，男性 XX	扭转
其他染色体非整倍体	睾丸切除术
Y 染色体缺失	睾丸炎
Noonan 综合征	化疗 / 放射治疗
先天性无睾症	艾滋病毒感染
隐睾症	慢性肝病
强直性肌营养不良	自身免疫性多腺体衰竭
血红蛋白病	脊髓损伤

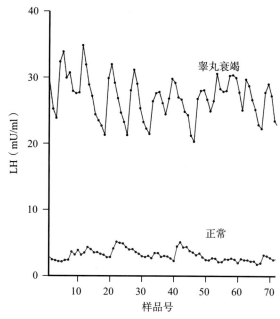

▲ 图 139-5　每 10 分钟抽取 1 次 12h 的血清样本中的黄体生成素（LH）水平，从早上 8 点开始，一名 21 岁的正常男性和一名 35 岁的双侧隐睾症男性

几十年来，由于对准父母的咨询改善，因产前诊断的 Klinefelter 综合征而选择性终止妊娠的比率明显下降[152]。

配子发生减数分裂过程中的不分离导致同时含有 X 和 Y 染色体物质的精子形成或形成含有 24，XX 的卵子[153]。额外的 X 可能源于父系，同样也可能源于母系[154]。研究发现高龄产妇和母源性 Klinefelter 综合征明显相关[1]。47，XXY 核型也可能源于早期胚胎的不分离。

表 139-6 总结了 47，XXY 男性的临床特征。产前检测 Klinefelter 综合征的核型是 3 个诊断高峰中的第 1 个。第 2 个是在儿童时期，小睾丸和小阴茎[155]和瘦高体态是诊断 Klinefelter 综合征的线索，尽管这些发现与正常男孩的发现相重叠[156]。学校表现差和行为问题也可能发生[157]。青春期开始的时间是正常的，但不良的进展可能变得明显。在青少年中，其他问题包括女性乳房发育、青春期发育不完全和小睾丸。根据检查方法，估计女性乳房发育的患病率为 25%～88%。最后，成人期的诊断来自于类似的症状表现，但越来越多的诊断确立是在不孕症的评估中做出的。必须强调的是，尽管 Klinefelter 综合征的一些或所有典型表型特征可能缺失（包括臂间距超过高度，可能是由于骨骺融合延迟所致），但唯一一致的临床发现是小睾丸。诊断率低反映了生殖器检查在日常工作中的应用较少。

几乎所有患有 Klinefelter 综合征的患者都患有无精子症[158]。通常在成人，生精小管是硬化的，尽管少数小管可能含有支持细胞和稀疏生殖细胞（图 139-6）。在其他患者中，可见精子发生灶和拉长的精子细胞，可以进行精子提取以进行辅助生殖（见下文）。在青春期前的睾丸中可见精原细胞，虽然一些睾丸在青春期早期开始生长，但最近的数据表明生殖细胞耗竭在这个时候加速。血清 FSH 水平随血清抑制素 B 的下降而升高[159]，随后精子发生和雄激素分泌逐渐下降[160]。在 47，XXY 男性中，有很大一部分人终生得不到诊断，可能是因为他们缺乏严重的症状，或者是因为无论出于何种原因，他们的表型线索没有被发现，特别是睾丸体积明显缩小。由于雄激素缺乏和未能认识到进而解决的相关的教育和行为问题，他们的生活质量下降。

Klinefelter 综合征患者在某些相关疾病中的风险增加，但他们影响寿命风险较低[161]。免疫紊乱，如 1 型糖尿病和甲状腺功能减退、缺血性心脏病和静脉血栓栓塞、骨质疏松症（和骨折）更常见于 Klinefelter 综合征。风险增加的原因包括直接遗传效应、高雄激素血症的间接影响和社会经济因素。患者脊柱、髋部和前臂的骨密度降低，但骨质疏松并不常见[162]，骨折率增加[163]。代谢综合征表型和 2 型糖尿病的风险增加[164]。各种原因导致死亡率上升[163, 165]，在一项研究中，预期寿命减少了 2.1 岁[163]。

患有 Klinefelter 综合征的患者容易出现智力和情感问题，包括焦虑和抑郁[166]。尽管非言语推理不受影响，但许多人在言语处理中表现出认知缺陷[149, 167-169]。一项为期 20 年的研究显示，36 名未经选择的 Klinefelter 综合征男孩和 33 名兄弟姐妹对照组存在语言认知缺陷和阅读、拼写和数学方面的严重问题，在学校早期就很明显表现出来，到了青春期晚期，Klinefelter 综合征的男孩落后了四个年级。尽管如此，许多患有 Klinefelter 综合征的男孩已经完成了学业，少数还在继续接受高等教育[170]。

Klinefelter 综合征患者血清 LH 和 FSH 水平均有升高，提示间质细胞和生精小管功能障碍[171]。血清抑制素 B 水平低或检测不到[172, 173]。平均血清睾酮水平降低，但特别需要注意，多达 1/3 的患者的总睾酮水平在正常低限。如果发现小睾丸和高 LH/ 睾酮比值而睾酮水平正常，应该怀疑是否患有 Klinefelter 综合征[174]。

睾酮生成率和游离睾酮浓度通常都很低，后者的部分原因是 SHBG 水平升高，尽管这个发现并没有统一的结论[175]。睾丸间质细胞功能不足表现为对 hCG 刺激的睾酮反应减弱[176]。在患有 Klinefelter 综合征的男性中，睾丸间质细胞功能随年龄而下降，就像在正常男性中一样。血清雌二醇水平一般在正常范围内，虽然放射性标记睾酮对雌二醇的转化率大于正常，也许是因为 LH 水平升高刺激睾丸芳香化酶。雌二醇相对于睾酮分泌的增加可能解释了对促甲状腺激素释放激素的过度反应[177]，以及女性乳房发育。

建立雄激素替代治疗的决定取决于临床判断和生化确认。还没有对照研究对睾酮治疗的起始时间提供指导，但大多建议，一旦确诊，就应该在青春期开始治疗，以确保与同龄人具有同样的正常的生长发育。这是否将减少女性乳腺发育等表现，并在社会心理发展方面提供切实的好处，仍有待确定。睾酮治疗患者的随访表明，雄激素替代与改善情绪、学校表现、工作能力、力量、性欲和勃起功能有关[178]。在 20 岁之前开始的雄激素替代可能有助于预防骨质疏松[179]，但早期治疗可能提供进一步的

表 139-6　**Klinefelter 综合征患者的临床特征，包括 47，XXY 和变异核型**

特　征	出　生	童　年	青春期	成　人
隐睾症	x			
小阴茎	x			
尿道下裂	x			
躯体异常	x			
学习障碍		x	x	x
行为障碍		x	x	x
身材高大			x	x
类阉者			x	x
青春期延迟			x	
小睾丸			x	x
延迟性特征			x	x
男子女性型乳房			x	x
不育				x
性欲减退				x
甲状腺功能障碍				x

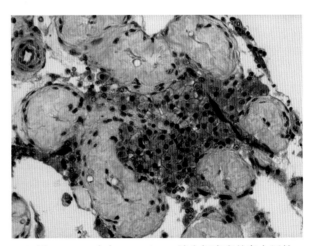

▲ 图 139-6　**来自 Klinefelter 综合征患者的睾丸活检**
生精小管直径减小，呈透明状。然而，在许多活检标本中，可以识别出一些含有支持细胞的小管。间质细胞在硬化的小管之间形成大的团块（图片由 C.A.Paulsen 提供）

好处。最近的一份报告表明，36 月龄和 72 月龄的患有 Klinefelter 综合征的男孩在婴儿期接受短期雄激素治疗后，他们的神经发育结果有所改善，这需

要进一步证实[180]。临床反应和血清睾酮水平，而不是促性腺激素水平，应用于监测治疗，因为睾酮抑制促性腺激素分泌的效果不如正常男性[181]。睾酮治疗偶尔会导致女性乳房发育，这是因为给予的睾酮被芳香化为雌二醇。几乎所有患有 Klinefelter 综合征的男性都是不孕的。然而，在大约一半的无精症病例中，睾丸精子可以恢复，可以通过胞质内单精子注射来实现妊娠，患者后代性染色体非整倍体发生率较低[182-184]。外源性睾酮治疗将抑制残余精子发生，先前的睾酮治疗对成功提取睾丸精子及胞质内单精子注射是一个负面的预后因素[184]。因此，有人认为，在治疗前通过精液储存（如果可能的话）或手术提取来保存生育能力是可以考虑的，但这在患有 Klinefelter 综合征的青少年中是有争议的[185]。

46，XY/47，XXY 镶嵌是 Klinefelter 综合征最常见的遗传变异，约占 X 染色体阳性患者的20%[158]。培养的皮肤成纤维细胞或睾丸细胞的核型可能显示外周白细胞中未识别的嵌合模式。临床异常通常不太明显，生精小管损伤在这些男性中并不严重[186]。可能具有生育能力。其他性别染色体异常的男性，包括 48，XXYY、48，XXXY 和49，XXXY[187]，更可能表现出矮小和智力缺陷，并伴有不寻常的相貌[187]。

（二）其他性别染色体紊乱

大约每 20 000 个表型为男性的人中就有 1 个具有女性（46，XX）性染色体结构[188]。这些男性的表型与患有 Klinefelter 综合征的男性相似，但身材矮小和尿道下裂更常见。在正常男性减数分裂过程中发生频繁的 X-Y 重组[189]。Y 染色体短臂的一个区域，靠近 X-Y 配对区域，包含一个基因 SRY，编码一个睾丸决定因子[190]。在大多数 46，XX 男性中，SRY-DNA 序列易位到 X 染色体的短臂[189]。然而，在 46，XX 男性中，大约 10% 是 SRY 阴性，这表明男性性别测定需要其他基因[191]。缺乏影响身高的 Y 基因可能解释了 46，XX 男性的矮小身材原因。患者表现为睾酮水平较低，促性腺激素升高，青春期后，对 hCG 的反应降低[192]。

47，XYY 核型出现在 1/1000 的男性中，他们是典型的正常男性，但通常又高又瘦。当核型分析

是为了不相关的目的而进行时，诊断常常是偶然的。睾丸功能通常是正常的，但不总是正常的[193]。大多数 47，XYY 男性是有生育能力的，可生育正常的 46，XX 女儿和 46，XY 儿子。初步数据表明，47，XYY 男性精子染色体异常的患病率与正常男性相似，从而表明生殖细胞中消除了额外的 Y 染色体[194]。患者心理问题增加，这种异常现象在精神病患者及精神病院中发病率比一般人口高 10 倍。然而，据估计，这些男子的犯罪行为发生率只有1%，而正常人的风险为 0.1%。

（三）先天性无睾症

先天性无睾症（睾丸消失综合征）是 46，XY 表型男性睾丸组织的缺失。97% 的病例为单侧，约10% 的病例睾丸不在阴囊或腹股沟管内。米勒结构缺失，沃尔夫结构正常，但同侧输精管常不发育，附睾缺失。相反，输精管末端可能是钙化的纤维血管束，可能含有铁色素[195]。可见到双侧无睾症而表型为男性的患者，据报道，这种疾病在男性中的发生率为 1/20 000。无睾症是一种散发性疾病，已有报道无睾症的同卵双胞胎兄弟是正常的。这些人在胎儿期的前 3 个月睾丸功能肯定是正常的，其中一个假设是，睾丸下降到阴囊时伴有扭转。编码睾丸决定基因的 SRY 基因序列似乎是正常的，其他导致睾丸下降的遗传因素（包括 INSIL3 和 LGR8）也是正常的[196, 197]。出生时，阴茎和阴囊很小。通过MRI、腹腔镜、低血清 Mullerian- 抑制因子水平及使用 hCG 刺激后血清睾酮水平不能升高[199]或手术探查等手段，可将先天性无睾症患儿与双侧腹部隐睾症患儿区别开来[198]。抑制素 B 在大多数先天性无睾症的男孩中是无法检测到的，就像在去势的男孩中一样，确定腹内睾丸的存在有助于确定诊断[200]。最近的数据表明，无法检测到的 Mullerian 抑制因子和抑制素 B 水平、血浆 FSH 水平升高，以及 46，XY 核型足以诊断无睾症，hCG 测试是不必要的[197]。

双侧无睾症患者青春期不发生，血清 LH 和FSH 水平在去势范围内。很少有证据表明睾丸间质细胞功能有限，尽管手术中没有发现睾丸[201]。终身睾酮治疗始于青少年早期。单侧无睾症不需要治疗。由于美容或心理原因，可以植入睾丸假体。

（四）隐睾与生精障碍

隐睾症是一种常见的先天性异常，出生时患病率为 4%～8%[202]。由于睾丸下降可能发生在新生儿，据报道，这一患病率在 3 月龄婴儿中下降到约 1%，与成人发病率相同。据报道，隐睾症的发病率不断上升[202]。在睾丸发育不全综合征的统一概念下，它的发生与睾丸癌、尿道下裂和不孕症的发生之间存在联系，在这一概念中，这些疾病被认为反映了一种涉及遗传和环境相互作用的发育障碍[203]（见第 139 章）。

隐睾的发病机制，以及手术治疗或药物治疗对该疾病自然史的影响都不确定，第 139 章和第 141 章讨论了这个问题，以及与不孕症的联系及睾丸癌发病率的增加。

在有单侧隐睾史的患者中，睾丸间质细胞功能相对正常，总睾酮和游离睾酮和基础 LH 水平正常，但 LH 对 GnRH 的反应可能被夸大。在手术纠正双侧隐睾的男性中，高 LH 和低睾酮水平是常见的[206]。隐睾症在别处有更详细的讨论（见第 139 章）。

精子发生障碍是男性不育的主要原因，可以从精液质量或组织学外观来描述（见第 141 章）。典型的例子是 Sertoli 细胞综合征（SCOS），其特征是小睾丸、无精子症和没有生精细胞的生精小管，只含有支持细胞，具有正常形态外观的睾丸间质细胞[207]。

SCOS 可由多种原因引起，包括基因突变、隐睾、严重损伤、化疗、放疗或腮腺炎致睾丸炎。其他组织学类型包括在特定阶段精子发生发育停滞和生殖细胞数量的整体减少（精子发生减少），导致无精症或严重少精症[208]。在许多生精障碍的男性中，缺陷似乎仅限于生精上皮，表现为随着 FSH 的升高，精子产量下降和血清抑制素 B 水平下降。在大多数不育男性中，血清 LH 和睾酮浓度是正常的，但是，长期以来人们一直认为存在血清睾酮水平降低和 LH 水平增高[209]。一项对连续不育男性的研究表明，血清睾酮水平下降，血清 LH 水平升高，表明睾丸间质细胞不足。具体而言，12% 和 15% 的不育男性的血清睾酮和 LH 水平分别低于生育对照组的 2.5% 或高于生育对照组的 97.5%[210]。这些数据强调，不育男性是雄激素缺乏的高危人群，有相当一部分人在发现不育时就需要睾酮替代，在不确定病例中应考虑长期随访。

（五）睾丸炎

自从引进减毒活腮腺炎疫苗以来，腮腺炎的发病率急剧下降，但腮腺炎所致睾丸炎在发展中国家仍然很常见。睾丸炎通常在 1 周内发生，但可能先于腮腺炎发生。然临床上的睾丸炎在青春期前男孩中很少见，但感染腮腺炎病毒的青少年和成年男性中，睾丸炎发生率为 15%～35%，双侧睾丸炎占 25%。在一项调查中，22% 的腮腺炎所致睾丸炎患者出现睾丸萎缩和（或）无精子症[211]。血清 LH 和 FSH 明显升高[212]。并可能导致低雄激素和女性乳腺发育。睾丸衰竭包括生精小管和睾丸间质细胞，偶尔发生在男性布鲁菌病、麻风病、梅毒、结核病、诺卡菌病、沙门菌病、血吸虫病和丝虫病患者中。

（六）创伤、扭转和血管疾病

睾丸钝性损伤常导致睾丸萎缩。当损伤需要切除一个睾丸时，精子浓度略有下降，血清 LH 和 FSH 水平升高[213]。青春期男孩双侧睾丸扭转引起的供血不足也可能产生性腺功能减退[214]。彩色血流超声确诊后的紧急评估和手术修复可防止睾丸丢失。尽管早期单侧手术成功，但成年后不育和精液异常分析的发生表明，扭转可能发生在已有睾丸潜在疾病的患者中，或者单侧扭转可能损害对侧睾丸[215]。大多数多动脉炎患者有精索内动脉病变、睾丸梗死和出血的组织学证据，并伴有生精小管局灶性变性，但临床上睾丸炎和性腺功能减退不常见[216]。

四、影响睾丸功能的全身性疾病

（一）疾病、运动、压力和营养不良

严重疾病[217]、严重烧伤[218, 219]、心肌梗死[220]、术后阶段[221] 和饥饿等代谢状态与低血清睾酮有关，24h 内变化明显[218, 222, 223]。除了生理压力外，心理压力还可能降低睾酮水平[224]。全身性疾病的影响使同时研究 HPT 轴各成分的活性变得困难。

1. 严重的疾病 严重疾病与严重和长期的低雄激素血症有关，支持细胞功能受影响较小[225]。在急

性期，促性腺激素水平的升高可能提示睾丸间质细胞功能障碍[217, 222]，但更长的疾病与促性腺激素抑制有关[216]。外源性脉冲式 GnRH 治疗仅能部分克服 LH 脉冲幅度的降低，睾酮水平未能上升到正常范围，这与中枢和睾丸共同导致雄激素水平低下是一致的[226, 227]。此外，随着雌二醇水平的保持，假定这种负反馈可能有助于减少基础和 GnRH 刺激的 LH 释放[217]。外源性多巴胺或阿片治疗进一步抑制 GnRH 的分泌。虽然血清睾酮的降低与疾病程度[228]及严重烧伤成反比[219]，它是否能预测死亡率尚不确定[223, 225]。在经历严重烧伤的男性中，睾酮治疗的作用研究有限。在一些规模不大的研究中，已证实奥沙酮能促进伤口愈合[229]，也已证实短期睾酮肌肉注射治疗可以减少肌肉分解代谢[230]，但尚未就使用雄激素治疗严重疾病和分解状态达成一致结论[231]。

2. 饥饿 / 营养不良 食物摄入减少可能导致疾病和应激期间睾丸功能紊乱。在其他健康男性中，禁食 48h 内 LH、FSH 和睾酮水平下降，可能是由于 GnRH 分泌减少所致[232, 233]。LH 和 FSH 对 GnRH 刺激的反应是增加而不是减少[234]，脉冲式 GnRH 治疗可防止空腹相关 LH 和睾酮水平的降低[235]。然而禁食是否降低 LH（GnRH）脉冲频率[232, 235]和（或）脉冲幅度[233]，一直是有争议的。

神经性厌食症患者的严重营养缺乏与血清睾酮和黄体生成素（LH）降低到极低水平有关，甚至降低到青春期前的水平。干燥的皮肤覆盖着胎毛型头发、心动过缓，以及对食物和身体形象的扭曲态度可能是诊断的线索。相反，在患有严重慢性营养不良的男性中，血清睾酮水平往往降低，但 LH 水平是正常的或以相同的频率增加[236]。

3. 锻炼 运动对生殖系统的影响取决于它的持续时间和强度及其固有因素。男性短期强化运动与血清睾酮水平上升 10%～25% 有关[237]。促成因素是血液浓缩和运动相关的睾酮代谢清除下降，这是因为肝脏血流量减少。经过几小时的剧烈运动，血清睾酮水平显著降低[238]，在长期、密集的体育锻炼中，体重减轻和睡眠不足，睾酮浓度可能会下降到严重的性腺功能减退范围[239]。在这些条件下，LH 缺陷可以清楚地记录下来。在一项研究中，使用

GnRH 激动药治疗可以防止在骑自行车 4h 后血清睾酮的下降，从而暗示短期运动抑制 GnRH 的分泌[238]。

相比之下，耐力运动员的平均 LH、FSH 和睾酮水平，以及精子密度、活力和形态通常与正常男性相似或仅略低于正常男性，但是一些数据是相互矛盾的[240-245]。训练强度、可变的体重减轻，以及完成运动和采血之间的延迟可以解释这种变化。在一项研究中，在跑步者中发现 LH 脉冲分泌较少和 LH 脉冲幅度降低，但这些发现的生理意义是不确定的，因为平均 LH 和睾酮水平是正常的[242]。另一些人发现，每周至少跑 50 英里，体重达到理想体重的 90%～95% 的男性，LH 分泌正常[241]。20 名马拉松运动员中有 18 名精液分析正常，但 2 名体重指数 < 20kg/m2 的男子有少精子症和低血清睾酮水平[244]。因此，持续的高水平训练，体重过轻可能导致男性性腺功能减退，但对大多数人来说，参加竞技体育并不会显著损害睾丸功能。

（二）肥胖

临床上常怀疑肥胖男性性腺功能减退，循环中的睾酮水平也常降低[246, 247]。

总睾酮水平随着体重指数的增加而降低，部分原因是 SHBG 浓度降低。由外周胰岛素抵抗引起的高胰岛素血症可抑制肝脏 SHBG 的产生[248]，而用二氮嗪降低胰岛素水平可增加 SHBG[249]。然而，游离和非 SHBG 结合的睾酮水平也可能随着严重肥胖而下降[250]（图 139-7）。平均血清雌酮和雌二醇水平可能增加[251]，脂肪组织中芳香化酶对睾酮的转化增加，降低睾酮水平，因为促性腺激素脉冲幅度降低[252]，所以脂肪组织中通过芳香化酶使睾酮向雌二醇转化增加，从而降低睾酮水平。睾酮水平随着明显减重而升高，如减肥手术或低热量饮食，但适度减肥的效果还不确定[247, 253]（图 139-8）。

虽然发现正常低限睾酮和促性腺激素水平在肥胖男性中很常见，但评估其他垂体前叶激素和影像学可能是必要的，以排除垂体或下丘脑的占位病变。

睾酮治疗腹型肥胖的中年男性可减少其内脏脂肪量[254]。患有瘦素基因突变的重度肥胖性性腺功能减退的男性，接受瘦素治疗后，体重明显减轻，LH 脉冲振幅恢复，血清睾酮水平正常化[255]。

（三）糖尿病

低总睾酮和 SHBG 可预测 2 型糖尿病的发展，尽管这些相关性在控制体重指数[256]时要弱得多[256]，在正常男性中，胰岛素和葡萄糖都与睾酮呈负相关[257]。胰岛素抵抗与正常男性 hCG 刺激的睾酮分泌减少有关[258]。相反，低血糖也会导致 LH 和睾酮的抑制[259]。患有 2 型糖尿病的男性的总睾酮水平往往低于血糖正常男性[260-262]。SHBG 的水平通常很低[261]，可能是高胰岛素血症的结果。然而，在体重指数控制达标后，总睾酮和游离睾酮水平仍然较低[260, 261]，与胰岛素抵抗呈负相关[261, 262]。

初步研究表明，睾酮治疗可能改善 2 型糖尿病男性的血糖控制和降低胰岛素抵抗，但缺乏长期随访数据，特别是心血管结果[263, 264]。男性 1 型糖尿病患者睾酮水平一般正常[262]，诊断时睾酮水平低[265]可能反映急性全身疾病对 HPT 轴的抑制作用。控制不良的 1 型糖尿病患者已经损害了内源性和 GnRH 刺激的 LH 分泌[266]。勃起和射精功能障碍，常见于糖尿病男性，主要归因于神经、血管和代谢紊乱的心理后遗症；药物治疗也可能有帮助。

（四）人体免疫缺陷病毒感染

感染人类免疫缺陷病毒 1（HIV-1）的男性睾丸功能经常异常[267]。睾丸是 HIV 感染的早期部位[268]，精液可能会传播病毒。随着疾病的进展，精子发生可能减少或缺失，小管基底膜增厚和炎症产生[269]。病例报告描述了弓形虫病、隐球菌病、结核病和巨细胞病毒感染引起的 HIV 相关睾丸炎。睾酮水平在健康的 HIV 阳性男性中是正常的，但在获得性免疫缺陷综合征（AIDS）的男性中，睾酮水平通常较低[270, 271]，并与较低的 CD4 细胞计数和体重减轻有关[272]。雄激素缺乏症在高活性抗逆转录病毒疗法时代并不常见[273]。LH 水平通常是正常的或降低的，但也可能会增加，这意味着睾丸损伤和 GnRH 缺乏都会导致睾酮缺乏[270-275]。

在随机双盲安慰剂对照试验中，睾酮治疗体重减轻的 HIV 感染的患者，睾酮可以增加体重和瘦体重，睾酮酯的作用最大[276]，然而，在力量和运动能力方面的改善是不确定的[277]。

腹部肥胖的 HIV 阳性男性接受睾酮治疗显示减少了全身脂肪，而不是内脏脂肪[278]。

这些研究的结果是由基线睾酮缺乏程度和雄激素的剂量（生理学或药理学）决定的。这些变化对整体身体功能和生活质量的长期影响尚不清楚[279]。包括 CD4+ 计数在内的不良事件发生率与安慰剂无差异[280]。与睾酮相比，睾酮类似物似乎没有提供任何好处[281]。专家指南建议考虑将短期睾酮治疗作为一种辅助治疗，用于低睾酮水平和低体重的 HIV 感染男性，以促进体重维持、增加瘦体重和增加肌肉力量[282]。

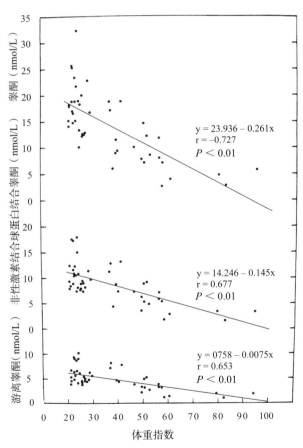

▲ 图 139-7　在 48 名健康男性志愿者中，33.2 岁 ±12.0 岁（SD）的体重指数（kg/m²）与总非性激素结合球蛋白（SHBG）结合睾酮和游离睾酮（T）水平之间的关系

引自 Zumoff B, Strain GW, Miller LK, et al: Plasma free and non-sex-hormone-binding-globulin-bound testosterone are decreased in obese men in proportion to their degree of obesity, J Clin Endocrinol Metab 71:929–931, 1990. © 1990, The Endocrine Society.

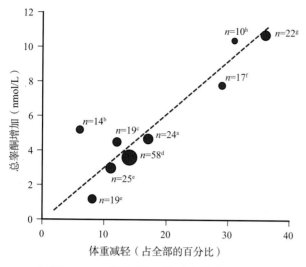

▲ 图 139-8　体重减轻对血清睾酮水平的影响

每个数据点代表一项研究，其规模与参与人数成正比（范围为 10～58 名男性）[引自 Grossmann, M: Low testosterone in men with type 2 diabetes: significance and treatment, J Clin Endocrinol Metab 96:2341-53, 2011. Stanik S, Dornfeld LP, Maxwell MH, et al: The effect of weight loss on reproductive hormones in obese men. J Clin Endocrinol Metab 53:828-832, 1981; Pritchard J, Despre's JP, Gagnon J, et al: Plasma adrenal, gonadal, and conjugated steroids following long-term exercise-induced negative energy balance in identical twins. Metabolism 48:1120-1127, 1999; Kaukua J, Pekkarinen T, Sane T, et al: Sex hormones and sexual function in obese men losing weight. Obes Res 11:689-694, 2003; Niskanen L, Laaksonen DE, Punnonen K, et al: Changes in sex hormone-binding globulin and testosterone during weight loss and weight maintenance in abdominally obese men with the metabolic syndrome. Diabetes Obes Metab 6:208-215, 2004; Khoo J, Piantadosi C, Worthley S, Wittert GA: Effects of a low-energy diet on sexual function and lower urinary tract symptoms in obese men. Int J Obes (Lond) 34:1396-1403, 2010; Globerman H, Shen-Orr Z, Karnieli E, et al: Inhibin B in men with severe obesity and after weight reduction following gastroplasty. Endocr Res 31:17–26, 2005; Hammoud A, Gibson M, Hunt SC, et al: Effect of Roux-en-Y gastric bypass surgery on the sex steroids and quality of life in obese men. J Clin Endocrinol Metab 94:1329-1332, 2009; Omana JJ, Tamler R, Strohmayer E, et al: Sex hormone levels in men undergoing bariatric surgery. J Am Coll Surg 209[3 Suppl]:S22-S23, 2009.]

（五）肾衰竭

性欲下降、勃起功能障碍和女性乳腺发育在慢性肾衰竭的男性中很常见，尽管透析治疗有效，但几乎所有的男性都不育。这些男性的内分泌表现是不一致的，病理生理学可能涉及原发性和继发性睾丸问题[283]。26%～66% 患有不同程度肾衰竭的男

性存在睾酮缺乏症[284]。在一些男性中，原发性睾丸衰竭是由于低血清睾酮和高血清 LH 水平，以及对 hCG 刺激的睾酮反应减弱所致[285]。然而，在另一些患者中，LH 脉冲波形显示低振幅分泌[286]。对外源性 GnRH 有明显的反应，提示 GnRH 分泌减少。慢性疾病、营养不良、皮质醇增加或高催乳素血症可能抑制 GnRH 信号。肾小球滤过对 LH 代谢的作用比 FSH 更重要，因此延长的 LH 清除时间可以解释 LH 水平升高、LH 对 GnRH 的延迟反应和 LH 脉冲振幅衰减。

促红细胞生成素治疗可能通过尚不清楚的机制增加睾酮水平和降低 LH 水平[287]。腹膜透析和血液透析都不能逆转睾酮水平或精子产生的变化[283, 288]。然而，在成功进行肾移植后，血清睾酮水平和精子产量往往增加，LH 水平下降。移植前后，药物，包括抗高血压药物、糖皮质激素和烷化剂，可能导致性腺功能障碍，尽管同种异体肾移植功能仍然是移植后睾丸功能的一个更重要的决定因素[289]。

虽然促红细胞生成素现在在治疗慢性贫血患者中起着主要作用，但雄激素过去被用于治疗贫血，除了刺激造血外，还可能产生额外的合成作用和改善身体功能[290, 291]。然而，尽管雄激素缺乏的临床和生化特征经常存在，但在慢性肾功能衰竭的男性中，除了这种造血作用外，没有明确任何基于证据的雄激素治疗作用，特别是在性欲和勃起功能障碍方面[292, 293]。

在急性肾功能衰竭时，睾酮水平降低，促性腺激素或 SHBG 水平变化不大；该缺陷似乎主要是下丘脑功能障碍之一[294]，在肾功能恢复时是可逆的。

（六）肝病

性腺功能减退在患有慢性肝病的男性中很常见，低睾酮水平是评估接受肝移植男性死亡率的独立预测指标[295]。大多数研究都是在酗酒的男性身上进行的，其中女性乳房发育、小睾丸、体毛减少、性欲降低和性能力降低是常见的临床表现。这些男性的性腺功能减退是多因素的[296]。游离睾酮和总睾酮水平通常降低，LH 和 FSH 水平通常增加，提示原发性睾丸衰竭。在动物和培养的睾丸间质细胞中的实验证据表明，酒精会损伤睾丸。然而，在严重临床性腺功能减退的男性中，LH 和 FSH 水平

可能是正常的，尽管睾酮浓度很低，LH 脉冲模式被抑制[297]。此外，LH 和 FSH 对克罗米芬刺激的反应受损，而 GnRH 给药后 LH 和 FSH 的增加与正常反应重叠[296, 298]，提示 GnRH 分泌受抑制。在酒精性肝硬化中，雌激素、PRL、皮质醇、CRF 和 IL-1 增加，这些激素异常以及营养不良都能抑制 GnRH[299-301]。此外，促性腺激素不足可能部分是由于摄入酒精所致[302]。健康的老年男性持续的适度饮酒不会影响总睾酮水平[303, 304]。

在酒精性肝硬化的男性中经常观察到的明显女性化是因为睾酮降低和雌激素产生增加导致的[305]。肾上腺雄激素雄烯二酮是雌激素的重要前体[306]。在酒精性肝病中，SHBG 明显增加，并且由于 SHBG 比雌二醇或雌酮更容易结合睾酮，因此，和总睾酮相比，生物可利用的睾酮可以更好地评估患酒精性肝病的男性睾酮的产生。SHBG 增加的原因尚不清楚，但部分原因可能是生长激素会减少 SHBG 的产生，肝硬化与生长激素抵抗有关。此外，酒精性肝硬化患者肝脏产生的 SHBG 可能是异常糖基化的，会进一步影响性激素转运及在靶组织中的传递[307]。

非酒精性肝衰竭的男性中，睾酮水平降低，SHBG 升高[308]。鉴于促性腺激素水平正常，这种缺陷可能涉及睾丸和 GnRH 的产生。肝移植术后，尽管进行了免疫抑制治疗，但睾酮水平升高，SHBG 水平下降[308]。

选择性 HH 是男性血色素沉着症的早期表现。血清睾酮水平较低，但基础 LH 水平不升高，LH 和 FSH 对 GnRH 刺激的反应减弱或缺失[309]。可染色铁存在于垂体前叶，特别是促性腺激素中。与酒精性肝病不同的是，血清雄烯二酮、雌酮和 SHBG 水平是正常的，女性乳腺发育不常见[310]。尽管铁沉积在大多数内分泌腺，但原发性腺体衰竭，包括睾丸衰竭罕见。发生在血色素沉着症患者中的糖尿病和肝硬化可能导致这些患者发生内分泌紊乱[311]。强化的静脉切开术可以逆转性腺功能减退，但结果是相互矛盾的[312, 313]。

（七）血红蛋白病

1. 地中海贫血　纯合子 β 地中海贫血与青春期延迟有关，这反过来又导致生长不足和生育能力受

损。垂体前叶对输血引起的铁超负荷效应敏感，且呈剂量依赖性；此外，MRI 还可能显示空泡蝶鞍，垂体缩小，或垂体柄变薄[314]。促性腺激素水平在基线和 GnRH 刺激后都降低[315]。除 HH 外，一些男性可能由于铁沉积导致一定程度的原发性睾丸功能衰竭，睾丸间质细胞对 hCG 的反应减弱[316]。与骨髓移植相关的化疗药物可能直接导致性腺损伤[317]。多达 2/3 的患者出现性腺功能减退[318]。血清睾酮水平可能是正常低限或明显低于正常，SHBG 水平通常很低。导致性腺功能减退的其他因素包括慢性健康不良、慢性缺氧、低体重、肝病和糖尿病[318]。高雄激素血症是导致地中海贫血相关骨质减少和骨质疏松的重要因素[319]。

2. 镰状细胞贫血　青春期延迟也常见于镰状细胞性贫血的男性。已有原发性睾丸功能障碍的报道[320]，虽然其他人已经发现继发性性腺功能减退，对克罗米芬的反应也可能存在[321]。这两种异常都可能是由于小血管血管阻塞。由于压力和疼痛的影响和麻醉镇痛药的使用而抑制 GnRH 的释放也是促性腺激素缺乏的原因。睾丸激素水平与同龄人相比有所降低[322]。具有镰状细胞特征的男性其性腺功能得以保持[323]。

（八）神经疾病

强直性肌营养不良是一种常染色体显性多系统疾病，强直性肌营养不良伴有虚弱、额叶秃顶、白内障、心脏传导缺陷和胰岛素抵抗。睾丸功能障碍的特点是睾丸萎缩、促性腺激素水平升高和精子发生缺陷。在一项研究中，2/3 的患者发现睾丸萎缩[324]。在一些男性中，血清睾酮水平可能较低，肌肉质量的减少与血清雄激素的减少不成比例，虽然睾酮治疗可以增加肌肉质量，但力量并不增加[325]。受累患者在羟色胺蛋白激酶基因的 3' 区域有编码谷氨酰胺的 CAG 三核苷酸重复序列的扩增，这个基因的变化改变了 mRNA 的产生，但是与睾丸功能受损的相关性尚不明确[326]。

患有脊髓和延髓肌萎缩症（Kennedy 综合征）的男性在 30—50 岁开始出现虚弱、肌肉萎缩和肌束痉挛[327]。虚弱加重，吞咽困难，患者可能死于误吸。许多病例是散发的，但这种疾病可能是 X 连锁隐性遗传的。虽然受影响的男性最初是可育的，

但女性乳腺发育、雄激素缺乏的临床症状和低精子发生的小睾丸在后来慢慢出现。血清 LH 水平通常增加，这表明出现睾丸衰竭，但总睾酮水平通常是正常的，这是雄激素抵抗的表现[328]。这种情况与雄激素受体外显子 1 中多谷氨酰胺束的 CAG 三重态重复编码增加有关，疾病严重程度与重复次数有关[329]。

肾上腺脑白质营养不良是一种性连锁隐性遗传疾病，其中超长链脂肪酸（VLCFA）积聚在细胞膜中，特别是在高脂代谢的细胞膜中[330]。原发性睾丸功能不全，血清睾酮低，血清 LH 升高可能发生[331]。肾上腺脑白质营养不良的基因编码一个 75kda 的过氧化物酶体膜蛋白，可识别出 100 多个错义、无义和剪接突变。睾丸间质细胞中的过氧化物酶可能在蛋白激酶 A 调控睾酮生物合成中发挥生理作用。颞叶癫痫可能与性腺功能减退有关，高催乳素血症和促性腺激素缺乏对 GnRH 的反应迟钝[332]。低雄激素血症通常对抗惊厥治疗有反应，但可能需要雄激素治疗。成功的颞叶癫痫手术可能导致血清雄激素的增加[333]。其他类型的癫痫似乎与雄激素谱的改变无关。

除了勃起和射精功能障碍外，脊髓损伤可能与睾酮的急性下降有关，睾酮可以在几个月内恢复到基线水平[334]。脊髓损伤 10 年后，睾丸体积与健康对照组无异，但即使在医学观察中稳定的男性中，脊髓损伤也与低于健康男性的睾酮和 LH 水平有关[335]，睾酮水平处于正常低限的人患病率比以人群为基础的队列报道的要高[336]。该 HH 的假定机制包括高催乳素血症、伴随药物治疗和中枢神经递质活性改变，可能与慢性应激或睡眠呼吸暂停有关，后者在脊髓损伤中普遍存在。

据报道，21 三体与促性腺激素升高有关，尽管睾酮水平仍然正常[337]，对性腺功能的整体影响尚不清楚。

（九）先天性肾上腺增生症

先天性肾上腺增生（CAH）男性的生殖功能受到不同程度的影响。当使用糖皮质激素治疗病情得到很好的控制时，男孩可能会在青春期正常发育，并具有正常的生殖功能[338, 339]。然而，CAH 对正常睾丸功能有双重风险。第一，不充分的糖皮质激素

治疗导致肾上腺类固醇分泌增加可能抑制 HPT 轴，导致睾丸体积减少和不育。糖皮质激素的过度治疗也可能导致 HPT 轴的抑制。血清睾酮水平可能较低[339, 340]，同时 LH 受到抑制[340]。第二，临床上可触及的睾丸肿瘤偶尔发生在 CAH[341] 中，这是由于肾上腺皮质细胞增生结节（称为肾上腺剩余肿瘤）的生长所致，这是由过度的 ACTH 刺激引起的[342]。他们可能被误认为睾丸肿瘤。超声检测到的肾上腺剩余肿瘤似乎更常见于成年男性盐丢失 CAH，并与生精问题和低于正常精液质量有关[339]。糖皮质激素治疗可以抑制这些肿瘤并恢复精子发生，但在其他治疗的患者中，生精小管的损伤是不可逆转的，血清 FSH 水平升高，尽管明显抑制 17- 羟基孕酮水平，睾酮和促性腺激素水平仍可能发生抑制[339, 340]。尽管存在这些风险，一些从未服用糖皮质激素的男性可能不会受到不利的生殖影响[338]。

（十）甲状腺疾病

甲状腺功能亢进的男性可能出现男性乳房发育症、精子计数和（或）运动能力下降及性功能障碍。甲状腺素刺激 SHBG 基因的表达，由于 SHBG 增加，总睾酮水平有时增加[343]，睾酮代谢清除率下降。基础和 GnRH 刺激的 LH 和 FSH 水平升高，但生物可利用的睾酮水平仍低于正常水平，表明部分循环睾酮与 SHBG 结合的适应性增加[344, 345]。增加的 LH 刺激睾丸芳香化酶，睾酮对雌二醇的外周生物转换增加[346]，从而提高了血浆雌二醇水平。睾酮对 hCG 的反应减弱表明部分睾丸间质细胞衰竭或脱敏[343, 345]。甲状腺功能恢复正常后，异常值可恢复正常。

患有原发性甲状腺功能减退症的男性可能会在其他中枢神经系统效应中出现性欲下降。虽然总睾酮水平可能会降低，但这些影响主要是由于 SHBG 浓度降低所致[347]。促性腺激素水平没有升高，当存在高催乳素血症时，可能导致低促性腺激素性性腺功能减退[348]。

（十一）自身免疫性疾病

在多内分泌缺乏 Ⅰ 型和 Ⅱ 型患者中，5%～7% 的患者出现性腺功能减退[349, 350]。与其他自身免疫病一样，男性受影响的频率低于女性。原发性睾丸

衰竭经常发生，但促性腺激素缺乏也有报道[351]。睾丸衰竭可能发生在原发性系统性硬化症[352]或者特发性腹膜后纤维化患者中[353]。系统性红斑狼疮患者的睾丸异常可归因于糖皮质激素和化疗药物的治疗[354]。

（十二）呼吸障碍

阻塞性睡眠呼吸暂停常见于肥胖男性，并与性功能障碍有关。一些研究发现睾酮水平降低，但 LH 水平正常，并得出结论，激素异常不能仅仅用肥胖来解释，尽管肥胖是一个重要的混杂因素[355]。阻塞性睡眠呼吸暂停与低睾酮之间的联系尚不清楚，缺氧和睡眠结构紊乱可能是其原因之一[356]。持续气道正压治疗导致血清睾酮水平升高，但这种升高也发生在患有其他原因的慢性阻塞性肺疾病的男性中[357]。相反，人们担心睾酮治疗通过增加氧气消耗或减少低氧呼吸驱动可能会加重睡眠呼吸暂停[358]。大剂量睾酮可增加老年男性睡眠相关低氧血症[359]，更多生理剂量方案的数据目前尚无。患有慢性阻塞性肺病的男性睾酮水平低于对照组[360]。一些小型研究表明睾酮治疗的作用（包括药物剂量，旨在提高肌肉力量和提高运动能力），但数据是不确定的[361]。

囊性纤维化患者的性成熟延迟，其中缺氧、营养不良和高皮质激素血症可能降低 GnRH 的分泌。囊性纤维化的男性几乎都无精子，这是由于先天性双侧输精管和附睾远端发育不全及精囊缺失所致。然而，当肺和胃肠道问题得到很好的控制时，精子发生是正常的，基于精子抽吸和细胞质内精子注射辅助生殖是可行的。即使在没有接受糖皮质激素治疗的慢性稳定囊性纤维化的男性中，总睾酮水平也低于健康男性，但通常不需要雄激素替代[362]。

（十三）慢性心力衰竭

患有慢性心力衰竭的男性睾酮水平降低[363]并与预后不良有关[364]。一项对患有稳定慢性心力衰竭的男性补充睾酮 12 个月的小型研究显示，心功能有所提高[365]。对四项试验的 Meta 分析表明，运动能力有所提高，没有心血管不良事件[366]，但到目前为止，还没有足够有力的随机对照试验。专家建议严重充血性心力衰竭的男性不要使用睾酮治疗[2]。

五、对睾丸内分泌功能有不利影响的药物

（一）细胞毒性化疗和放射治疗

化疗药物，特别是烷化剂（如环磷酰胺），会损伤睾丸，特别是生精上皮[367, 368]。睾丸毒性与药物累积剂量成正比，表现为少精症或无精症，可能是暂时的或永久性的。睾丸间质细胞也可能受到血液、睾丸和其他恶性肿瘤化疗方案的影响，或者当这些药物用于其他疾病如肾小球肾炎时[368]。实际上，据报道，多达 30% 的接受恶性血液病化疗的男性存在睾丸间质细胞功能障碍[369]。睾酮生成可能下降，LH 浓度可能升高，女性乳房发育[370]。即使基线睾酮水平保持在正常范围内，对 hCG 的反应也可能受损[371]。青春期或成年期的治疗被认为比童年的治疗更具破坏性[372]。通过性激素或 GnRH 类似物抑制睾丸功能来保护睾丸免受损伤的研究结果并不令人满意[373]。不包括烷化剂的治疗方案似乎对睾丸功能的损害较小；然而，在一组接受顺铂治疗生殖细胞肿瘤的男性中，睾丸间质细胞功能障碍与药物呈剂量依赖性[375]。

睾丸是放射敏感性的，以至于骨髓移植的治疗方案，包括全身照射，比单纯化疗对睾丸的损害更大[371]。睾丸间质细胞比生精上皮更能抵抗辐射损伤[374]。在青春期前和成年时使用 20～30Gy 的剂量[376]会导致睾酮水平降低和 LH 水平升高。男性的睾丸间质细胞在青春期前比成年时期对放射更加敏感[378]。此外，CNS 照射干扰垂体前叶激素分泌，进一步影响睾丸功能。

尽管年轻男性癌症幸存者的睾丸激素水平较低（身体脂肪和胰岛素抵抗增加）[379]，雄激素替代治疗轻度睾丸间质细胞功能障碍男性的作用尚不确定。在正常低限或低睾酮水平的年轻男性中，睾酮替代 12 个月，LH 水平升高，但对骨骼、身体成分或生活质量没有显著影响[380]。

由于急性和慢性疾病的影响而导致的促性腺激素缺乏可能解释了睾酮缺乏和少精症，这种情况有时发生在霍奇金病患者化疗开始前[381]。

（二）放射性碘

在两项研究中，给予的碘剂量范围为80～250mCi，尽管 LH 水平出现轻微但短暂的升高，表明睾丸间质细胞功能障碍[382]，但血浆睾酮水平没有受到影响[163]。

（三）抗雄激素

抗雄激素竞争性结合雄激素受体。类固醇抗雄激素也可能与孕酮和糖皮质激素受体相互作用，在没有睾酮的情况下可能是弱激动剂，而非甾体抗雄激素往往更具有受体选择性，缺乏激动剂活性[383]。

螺内酯是一种类固醇类似物，与盐皮质激素受体结合，也与雄激素受体结合。此外，它还降低了睾丸微粒体中细胞色素 P_{450}/17α- 羟化酶 /17, 20- 裂解酶复合物的浓度[384]。其结果不仅是部分阻断雄激素作用，而且睾酮生物合成下降，循环孕酮水平升高。循环睾酮水平下降导致 LH 和 FSH 分泌增加，这反过来又将血清睾酮恢复到正常值，标准的治疗方案与血清睾酮的临床相关变化无关[384]。睾酮对雌二醇的芳香化作用增强，并产生女性乳房发育；每天睾酮剂量为 200mg 可以产生这种作用[385]。

抗雄激素可用于治疗雄激素依赖性前列腺癌。第 143 章综述了前列腺癌雄激素缺乏的后果。

早期一代组胺 H_2 拮抗药西咪替丁是雄激素受体的竞争性拮抗药[386]。大剂量可产生女性乳房发育、乳房压痛和勃起功能障碍。[387]虽然睾酮、催乳素、LH 和 FSH 的微小变化[388]已有报道，这些似乎没有临床意义。雷尼替丁和质子泵抑制剂对血清睾酮水平均无影响。

（四）酮康唑

酮康唑是一种合成的咪唑类口服抗真菌剂，不仅在真菌中抑制细胞色素 P_{450}（CYP3A4）酶系统，而且在哺乳动物的睾丸、卵巢、肾上腺、肾脏和肝脏中也有抑制作用[389]。它是睾酮生物合成途径中胆固醇侧链切割和 17, 20- 裂解酶活性的竞争性抑制剂，导致循环睾酮水平的剂量依赖性降低，并增加男性血清 17α- 羟孕酮浓度[390]。血清 LH 和 FSH 水平也升高[391]。由于酮康唑血清半衰期短，当每

日给药一次时，血清睾酮水平可能是正常的。大剂量酮康唑治疗引起女性乳房发育。

（五）5α- 还原酶抑制药

非那雄胺，一种 2 型 5α- 还原酶同工酶活性的 4- 唑类抑制剂，竞争性抑制睾酮向二氢睾酮的转化，用于治疗良性前列腺增生和男性秃发。在每天 1 毫克的剂量下（如用于秃顶），非那雄胺分别降低前列腺和血清二氢睾酮水平约 85% 和 70%[392]。每天服用 5 毫克可使前列腺睾酮水平提高 7 倍，但不会改变血清睾酮水平[392]，基础或 GnRH 刺激 LH 和 FSH 水平无变化[393]。双 5α- 还原酶抑制剂杜他司胺使血清二氢睾酮水平降低 93%，血清睾酮水平提高 19%，但治疗 2 年后仍在正常范围内[394]。

（六）性激素

雄激素，用于增强肌肉力量，导致 LH 水平的快速和明显的抑制，这种抑制可能在雄激素停药后持续存在（例如，在药物试验前或作为间歇停药计划的一部分）[395]，这会导致继发 HH 的可能，严重程度和持续时间及睾酮值取决于激素的类型和剂量及其使用时间。可能自然恢复，但可能需要超过 4 个月时间[396]。诊断线索包括参与"危险"活动的病史（如作为动力运动或体力劳动），以及孤立 HH 的生化特征，但由于其肝脏合成的抑制，SHBG 水平通常较低（而不是较高）。女性乳腺发育是一个常见的发现，是多因素的起源，详见第 140 章。

（七）胺碘酮和地高辛

胺碘酮由于其脂溶性，在睾丸中的水平比外周血高 50 倍。尽管游离睾酮和总睾酮水平保持正常，仍可能会发生女性乳腺发育和血浆促性腺激素水平升高[397]。地高辛与血浆睾酮水平降低有关[398]。即使考虑到心脏状况，长期使用地高辛也会对性欲和勃起功能障碍造成不利影响[399]，也会对健康男性海绵体平滑肌收缩力具有抑制作用[400]。

（八）HMG-CoA 还原酶抑制药

据报道他汀类药物可导致血清睾酮水平下降[401]，虽然没有相关的 LH 上升或变化的 hCG 反应[402]，这些下降可能没有任何临床意义。

（九）口服降糖药

虽然口服降糖药如二甲双胍可能通过改变胰岛素抵抗和血糖状态间接影响睾酮水平，但没有一致的证据表明它们直接影响血清雄激素水平。

吡格列酮与二甲双胍和磺脲类药物联用后，6个月后尽管 SHBG 增加，但睾酮总量略有下降，但下降并不显著，这种变化增加与体重、体脂和 HbA1c 的变化无关。其临床意义尚不确定[403]。一项进一步的研究发现血清睾酮增加，但这一发现与身体成分或 HbA1c 的变化无关[404]。

（十）抗癫痫药物

癫痫患者经常报告性欲和（或）勃起功能受损，雄激素谱的变化可能导致这一问题[405]。

苯妥英和卡马西平增加 SHBG 水平[406, 407]，游离睾酮或生物可利用睾酮的指数较低；这种效应更明显的是在联合治疗中。由于 SHBG 的增加，总睾酮水平可能会增加[408]，睾酮代谢清除率下降已有报道[409]。LH 水平可能会增加，特别是在联合治疗中；一种可能的机制是降低游离睾酮的负反馈效应[410]。丙戊酸钠[411]还有拉莫三嗪[412]不损害性功能，不影响 SHBG 或抑制血清雄激素。

（十一）大麻素

大量吸食大麻的人有过女性乳房发育的描述。大麻素是否对睾丸功能和睾酮水平产生不利影响仍不确定[413-415]。大麻提取物可能含有具有雌激素活性的污染物[416]，这些污染物可能与雄激素受体相互作用[417]。

（十二）海洛因和美沙酮

使用长效阿片类药物治疗非恶性疼痛的男性，睾酮水平呈剂量依赖性下降，睾酮水平低于正常水平的发生率较高[418]。在开始治疗前报告性功能正常的男性中，近 90% 的人经历了勃起功能障碍或阿片治疗后性欲下降[418]。海洛因依赖者的睾丸激素水平下降，随着美沙酮被取代，然后被停用，睾丸激素水平可能恢复到正常值[419]，虽然在美沙酮或丁丙诺啡维持治疗中，男性睾酮水平低于正常水平的比率很高[420]。与对照组相比，海洛因依赖者对

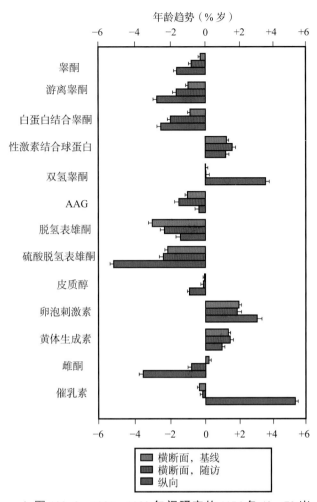

▲ 图 139-9　1987—1989 年间研究的 1156 名 40—70 岁男性中生殖激素的纵向趋势，并在 7～10 年后进行随访（马萨诸塞州男性衰老研究）

引自 Feldman HA, Longcope C, Derby CA, et al: Age trends in the level of serum testosterone and other hormones in middle-aged men: longitudinal results from the Massachusetts Male Aging Study, J Clin Endocrinol Metab 87:589–598, 2002.

GnRH 的促性腺激素反应没有差异，提示慢性滥用可能抑制下丘脑 GnRH 的释放[421]。

六、老年男性

（一）雄激素缺乏症的患病率

男性衰老与 30 岁后期开始的血清睾酮下降有关[303, 422, 423]，在纵向研究中，总睾酮水平的绝对下降率每年为 0.11nm～0.38nm（0.032～0.11ng/ml）[303, 424-426]。横断面研究估计每年下降 0.5% 至 0.8%，但最大规模的关于年龄对生殖激素影响的纵向研究报告显

示，每年下降 1.6%[424]（图 139-9）。总的来说，在健康的非肥胖男性的整个生命周期中，睾酮总水平下降了 20%～40%[423,427]。随着年龄的增长，SHBG 水平每年上升 1%～2%[424,428]，游离睾酮的下降更大，每年 2%～3%[424]（图 139-9）。

然而，睾酮的这种下降并不是普遍的，随着年龄的增长，保持健康的男性可能不会经历这种下降[429]。年龄以外的因素可能是雄激素状态的重要决定因素，包括并发的健康不良，急性[430] 和慢性[424]，以及使用的药物。值得注意的是，在马萨诸塞州的男性老龄化研究（MMAS）中，40 岁及以上的男性中只有 26% 处于"明显健康"状态，其定义是没有慢性疾病、服用处方药、肥胖或过量饮酒[424]，在 7～10 年后，只有 18% 的男性仍然如此。中年男性和老年男性睾酮水平下降的最大原因之一是肥胖[247]，在 MMAS 队列中，肥胖男性的睾酮总水平比非肥胖男性低 25%[424]。MMAS 的数据表明，共患病和生活方式的影响与年龄一样，可能与睾丸激素水平下降相关[431]，而且这些因素和年龄之间可能存在相互作用[432]。同样，在欧洲男性老龄化研究中，肥胖是低 TT 的最重要预测因素[433]（图 139-10）。在 MMAS 和 EMAS 队列的随访中，体重增加的男性 TT 下降更明显[434,435]。

相反，在历时 4 年多的 EMAS 队列研究中，体重减轻与血清睾酮成比例增加及 LH 升高相关[434]。这些数据支持这样一种观点，即肥胖导致部分继发性 HH 状态，这种状态在体重减轻时是可逆的。在一组 70 岁及以上的澳大利亚健康男性中，除了年龄增加、BMI 增加和腰臀比增加这些因素外，糖尿病也与 TT 水平降低独立相关[436]。

对老年人雄激素缺乏症患病率的估计通常是基于血清总睾酮或游离睾酮的任意临界值，如年轻男性范围的下限。这种临界值的意义在于替代治疗需要低于这一水平。随着年龄的增长，睾酮的下降是否构成了一种真正的雄激素缺乏状态，是否需要进行替代治疗，这是一个有争议的问题。定义不清的术语，如雄激素暂停或老年男性部分雄激素缺乏症[PADAM 或迟发性性腺功能减退症（LOH）]，目前广泛使用，使用睾酮治疗老年男性普遍存在的一系列疾病越来越多，尽管并没有证据基础。尚未就这样的阈值或治疗的相对风险和益处达成共识[2,437,438]。

确定低雄激素患病率的限制包括研究人群的异质性（伴随疾病、肥胖）和不同的睾酮水平测定方法（总的、游离的估计）。因此，流行率估计值差异很大；例如，在 46—89 岁的住院男性中，近 30% 被归类为低雄激素血症［定义为总睾酮水平＜ 10.4nmol/L（3ng/ml）][439]。大约 20% 的 60 岁或以上的健康男性被认为是雄激素水平低下，这是由睾酮总水平＜ 11nmol/L（3.18ng/ml）所定义的[303,440,441]，但如果使用＜ 8.7nmol（2.57ng/ml）这个范围，这一数字下降到仅有 8%[441]。如果在分类中使用游离睾酮值，根据其总睾酮水平被归类为正常的男性中几乎有 1/3 将被重新定义为低雄激素血症[442]。根据目前的指南，建议只在有相关症状和（或）临床指征的老年男性中筛查雄激素缺乏[2,438]，来自 MMAS 的数据表明，在 30—79 岁男性中，症状性雄激素缺乏的患病率为 5.6%[443]。这种描述的一个局限性是，血清睾酮水平明显较低的男性通常不报告症状[444]。

最近一项对 3690 名 70—89 岁的澳大利亚男性的研究使用液相色谱－串联质谱法测定了清晨的睾酮样品。在 394 名老年男性的参考组中，报告健康状况良好或非常好，没有吸烟、糖尿病、心血管疾

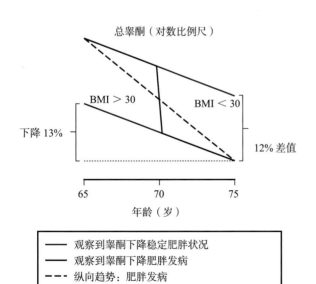

总睾酮（对数比例尺）

BMI > 30   BMI < 30

下降 13%   12% 差值

65   70   75
年龄（岁）

—— 观察到睾酮下降稳定肥胖状况
—— 观察到睾酮下降肥胖发病
---- 纵向趋势：肥胖发病

▲ 图 139-10　男性衰老、健康和生活方式因素对血清睾酮下降的相对贡献

引自 Travison TG, Araujo AB, Kupelian V, et al: The relative contri-butions of aging, health, and lifestyle factors to serum testosterone decline in men, J Clin Endocrinol Metab 92:549–555, 2007.

病、癌症、抑郁症或痴呆的病史，T 的第 2.5 百分位数为 6.4nmol/L（184ng/dl）[445]。

（二）下丘脑 – 垂体 – 睾丸轴变化

老年男性血清睾酮水平下降主要是由于产生减少所致，但是清除率也略有下降[446]。变化发生在 HPT 轴的各级水平[447, 448]。

在人群研究中，睾丸间质细胞数量减少[449]、睾酮对 hCG 刺激的反应降低[450]、血清 LH 水平升高提示原发性睾丸缺陷[422, 424, 432]。在观察性研究中，观察到的 LH 升高并未显示出预期的与睾酮的负相关，这表明 HPT 轴的调节发生了改变[425, 432]。为了支持 GnRH 节律的改变，血清睾酮生成的昼夜模式可能随着衰老而减弱[451, 452]，虽然这一发现并不普遍[453]。其他健康老年男性神经内分泌途径的特定变化[447]包括脉冲性 GnRH 释放减少[454]，LH 释放与睾酮分泌不同步[455]，内源性 LH 脉冲振幅的衰减[454, 456]。垂体 LH 对外源性 GnRH 刺激的反应不一致[457, 458]。睾酮对 GnRH 和 LH 的反馈效应的性质是不确定的，尽管已有报道显示 LH 对睾酮[459]和雌二醇[460]的负反馈效应敏感性增加，但其他研究表明雄激素依赖性负反馈减少[448]。这些 HPT 轴变化的最终结果是，老年男性睾丸激素水平下降可能不会引起 LH 代偿性反应[440]。

（三）衰老和雄激素水平变化之间的联系

低雄激素的特征和"正常"男性衰老方面有相似之处（表 139–7）。此外，雄激素缺乏的症状可能是非特异性的。为识别睾丸激素水平低的老年男性而制订的问卷既不足够敏感，也不足够具体，不足以作为广泛的筛查工具[461, 462]。此外，必须考虑到这种症状可能是不相关的[463]。

表 139–7　高雄激素症的特征与"正常"男性衰老方面的相似性

- 减少肌肉质量和力量
- 增加肥胖
- 骨密度丧失，骨折风险增加
- 性欲下降
- 活力下降
- 情绪低落
- 认知能力差

值得注意的是，观察睾丸激素水平下降与衰老的几个特征之间的相关性并不能建立因果关系。这些变化及其与循环雄激素水平的关系将在下面的章节中列出。

1. **身体组成**　25—70 岁的男性平均瘦体重减少 12kg，脂肪质量也有类似的增加[464]。研究表明，健康老年男性的肌肉质量与力量（通过测力法测量）相关[465]，反之，虽然在 3 年随访期内，男性（平均年龄 70 岁）的总睾酮和游离睾酮均与肌力下降或身体功能下降无关[467]，但肌力与生物可利用睾酮呈正相关[466]。对 20—50 岁男性进行的研究表明，服用促性腺激素释放激素激动药并补充睾酮 +/– 安曲唑睾酮对保持瘦体重、肌肉大小和力量很重要，而雌激素主要负责调节身体脂肪[468]。

2. **骨**　雄激素和雌激素都是维持男性骨骼健康的重要因素。一些研究表明，低生物可利用睾酮水平与老年男性股骨颈骨密度相关[469]，但大多数数据表明雌二醇具有更强的相关性。一项 50 岁及以上男性研究显示[470, 471]，生物可利用雌二醇水平（而不是睾酮）与骨转换指标相关[472]，一项 60—90 岁男性的纵向研究显示，生物可利用雌二醇水平与前臂骨丢失相关[473]，一项 55—85 岁男性随访 4 年的研究显示，生物可利用雌二醇水平与腰椎和股骨颈骨丢失率相关[474]。雌二醇和睾酮都与低创伤骨折[475]和髋部骨折[476]风险有关。在单独停用雌激素和睾酮的老年男性中，雌激素阻止骨吸收标志物的增加，而这 2 种激素在骨形成中都起作用[477]。

3. **情绪和认知**　在老年男性中，睾酮水平降低与情绪低落之间的关系已被充分证明[478]。流行病学数据描述了睾酮水平与抑郁症严重程度之间的反比关系[479]，尽管其他数据显示与心境障碍的关系比与抑郁症的关系更密切[480]。选定的认知功能参数也与健康老年男性内源性睾酮水平[481, 482]及游离睾酮指数[483]有关。

4. **性欲与性功能**　性欲和性功能的降低是男性衰老的常见伴随因素[484]，但其与睾酮水平的关联程度尚不明确[485]，尤其是当睾酮水平在正常的年轻人范围内时[486]。有人认为，这可能是由于睾酮在低正常范围内对性功能有明显的阈值效应[487]。在 EMAS 队列中，总体性功能和勃起功能障碍的总睾酮水平为 8nmol/L[488]。

在 EMAS 队列中，晨勃不良、性欲低下和勃起功能障碍与睾酮水平成反比，统计模型确定迟发性性腺功能减退至少存在 3 种性方面症状及总睾酮水平 < 11nmol/L（3.2ng/ml）和游离睾酮水平 < 220pmol/L（64pg/ml）[489]。勃起功能障碍随着年龄的增长而增加，但主要是由于神经血管疾病，而且，在大量人群中，没有报道过其与血清总睾酮的独立关系[490]。

5. 心血管疾病　与长期以来认为雄激素增加心血管风险的观点相反，最近的观察数据表明，低睾酮水平可能会增加冠心病的风险[491, 492]。对内源性和外源性雄激素对人类和动物作用研究的批判性分析证实了我们目前知识的矛盾性[493, 494]。对冠心病男性总睾酮的横断面研究［由心肌梗死临床事件、心绞痛和（或）血管造影确定］未能显示出两者之间的关系或表明两者呈负相关[494]。在血管造影确定的冠心病患者中，总睾酮和生物可利用睾酮均呈负相关[495]。对 3500 名中年和老年男性的进行了一项前瞻性队列研究的回顾分析显示，内源性睾酮与冠心病的发展之间没有关联[494]。在对多种心血管危险因素进行调整后，发现血清睾酮与主动脉粥样硬化的存在和进展呈负相关[491]。此外，睾酮与许多心血管危险因素有关，并与高血压[496]、空腹血糖[260]、高胰岛素血症[497] 及内脏肥胖[498] 呈负相关，而与高密度脂蛋白（HDL）胆固醇相关性尚不确定[499, 492]。Rancho-Bernardo 队列的最新数据表明，在对已确定的危险因素进行控制后，低睾酮水平可能与心血管死亡风险增加有关[500, 492]。

（四）基于证据的老年男性睾酮补充数据

对睾酮处于临界水平的有症状的老年男性使用睾酮治疗是假定这些男性将与年轻性腺功能减退患者有相似的获益。由于衰老的生理变化与血清雄激素水平之间的关系，有人提出补充睾酮可以减轻甚至逆转与年龄相关的肌肉减少，预防骨质疏松，增强老年男性的体力和心理健康，改善冠心病的风险状况。然而，很少有正确进行的随机、双盲、安慰剂对照的研究[2, 438]。

由于睾酮使用的剂量、配方及治疗时间不同（3 个月至 3 年），以及纳入队列的基线睾酮水平不同，所以很难对这些研究的结果进行综述[438]。回顾文献的一个主要考虑因素是区分生理学和药理学雄激素作用的困难。例如，持续报道的身体组成的变化可能代表了补充内源性睾酮对正常老年男性的影响，而不是替代疗法对雄激素减退的影响。值得注意的是，对于没有明显雄激素减少的老年男性，睾酮治疗的长期风险是未知的。

表 139-8 概述了非肥胖、健康男性（有或无低雄激素症状）试验的主要发现。这些结果将在下面的部分进行更详细的讨论。

1. 身体组成　两项为期 36 个月的研究表明，给健康的老年人服用睾酮治疗可以增加瘦体重，减少脂肪量[501, 502]。在一项研究中，力量的测量得到了改善[502]，但在另一项研究中，没有发现肌肉力量改善[501]。与超重 / 肥胖性腺功能减退的老年男性睾酮治疗 90 天相比[506]，正常性腺的老年男性补充睾酮 1 年后，其身体成分变化类似[503-505]。骨骼肌和脂肪量变化的程度可能与基线睾酮水平和身体组成、睾酮剂量和治疗时间有关[507]。当达到超生理睾酮水平时，老年男性的肌力可能会得到改善[508]。

表 139-8　老年男性睾酮补充随机对照试验

益处	身体成分	• 瘦（肌肉）质量↑ • 力量和身体功能↑或←→ • 脂肪团（含内脏脂肪）↓
	骨骼	• 当基线 T 低时骨密度↑（股骨颈和腰椎） • 无骨折数据
	性功能	• 性动机和性表现↑（当基线 T 低时） • 勃起功能←→
	心情和认知	• 心情和生活质量←→ • 记忆的选定方面↑
风险	前列腺	• PSA 中的变量↑（正常范围内） • 前列腺大小、尿流←→ • 关于恶性肿瘤或临床 BPH 发展风险的数据不足
	红细胞增多症	• 随着剂量和年龄的增加，风险增加
	睡眠呼吸暂停	• 数据不足—可能是温和的恶化
	心血管	• 总胆固醇或低密度脂蛋白胆固醇和甘油三酯←→，高密度胆固醇中轻微↓ • 心血管风险的替代标志物←→

BPH. 良性前列腺增生；PSA. 前列腺特异性抗原；T. 睾酮；←→. 不改变；↑. 增加；↓. 减少

瘦体重的增加与肌肉蛋白质分解减少[508]及蛋白质合成的增加有关[509]。肌肉质量的增加是否会导致力量或身体功能的改善尚不确定，但在用睾酮、二氢睾酮[511]或 hCG[512]治疗后，有一些短期的益处[503, 510]。

除了已经证实的总脂肪量的减少外，局部脂肪减少可能对心血管疾病风险有显著影响。经皮睾酮治疗 12 个月[505]和肌注睾酮治疗 6 个月[513]的非肥胖男性的腹部内脏脂肪减少（MRI 显示）。肥胖男性也有类似的结果[254, 514]。

2. 骨　总的来说，睾酮可以改善在正常低限水平的男性骨密度（BMD），但是，目前还没有研究能够检测骨折率，对于雄激素在正常性腺老年男性中作为抗再吸收剂的作用也没有达成共识。与维生素 D 加钙安慰剂相比，睾酮治疗 36 个月并没有改善老年男性的骨密度，尽管在事后分析中，在基线睾酮水平 < 10.4nmol（3.0ng/ml）的患者中观察到益处。12 个月的睾酮透皮治疗既不影响骨转换指标，也不增加骨密度，但能防止骨丢失，确实防止了股骨颈骨量丢失[503]。在一项对 70 名睾酮水平 < 12.1nmmol（3.5ng/ml）的男性进行的为期 36 个月的研究中，与安慰剂相比，腰椎和股骨颈骨密度增加[516]。

3. 性功能　大多数评估性功能的睾丸激素替代安慰剂对照研究[517]都没有显示出显著改善，值得注意的是，基线睾酮值在正常低限范围内，符合"性功能阈值"理论。与安慰剂相比，基线睾酮水平 < 10.4nmol（3ng/ml）的男性，使用睾酮凝胶[506]达到较高的生理睾酮水平后，其在性欲和性表现方面有所改善。接受经皮睾酮治疗 12 个月后，睾酮水平处于正常低限的男性，其性欲也有所改善[518]。一项接受替代治疗的老年性腺功能减退男性的回顾性分析指出，虽然据报道性欲明显改善，但 1/3 的男性没有继续治疗[519]。

血清睾酮水平处于正常低限患有勃起功能障碍的男性不会单独对补充的睾酮产生反应。一个进行良好的随机对照试验表明，补充睾酮对提高 PDE5 抑制药治疗效果并无获益[520]。

4. 前列腺健康　酮的随机临床试验（RCT）提供的有限经验并未显示前列腺癌的发病率过高[521, 522]，但值得注意的是，没有一种睾酮替代药

物能保证前列腺的长期安全，老年男性接受睾酮治疗前应进行前列腺癌筛查[2, 438]。已有前列腺特异性抗原（PSA）升高的报道，尽管治疗后 PSA 平均水平仍然 < 3.0ng/ml[503, 510, 515]。前列腺大小的检查，尿流量研究，症状评分，以及综合评估并没有显示出变化。前列腺内雄激素水平的测量表明，改变血清水平影响不大，但前列腺激素合成是前列腺雄激素作用的关键[523]。

5. 健康和认知　总的来说，数据并没有显示在幸福感或认知功能方面的益处[501, 524, 525]，但是当血清睾酮升高到超生理水平时，在空间和语言记忆方面有一些益处[526]。当血清睾酮水平上升到正常水平时，健康老年男性的空间记忆和工作记忆增强[527, 528]。一小部分患有早期认知障碍的老年男性在肌内注射睾酮治疗 3 个月后没有表现出任何改善[529]。

睾酮治疗对中老年抑郁症患者的作用尚不确定。两项对患有抑郁症且基线睾酮水平为 9～10nmol（2.6～2.9ng/ml）的男性研究发现相互矛盾的结果，即当血清睾酮水平升高到超生理水平时，与安慰剂相比没有效果[530]或益处[531]。在接受睾酮治疗 6 个月后[532]，体弱的老年男性的生活质量有所改善，但这种效果在治疗 6 个月停药后不再明显[533]。

（五）老年男性雄激素缺乏症的诊断

雄激素缺乏症的诊断需要综合考虑临床特征和血清睾酮水平，尤其是对老年男性，因为两者都不完全可靠。有明确的睾丸或垂体病变，而且血清睾酮水平 < 6.9～8.7nmol（2.0～2.5ng/dl）并具有明确的临床特征的男性，雄激素缺乏症的诊断和治疗的获益是有据可依的。然而，在临床实践中，大多数男性表现出相对非特异性的症状，而且有容易混淆的其他疾病（肥胖症、慢性病），其血清睾酮水平维持在正常的低水平。此外，正常血清睾酮的个体间变异性（范围扩大了 4 倍）、禁食状态有影响睾酮水平的可能性[429, 534]，以及来自健康年轻男性的不良检验特征和参考范围，使生化评估变得复杂。在考虑睾丸激素治疗之前，应该对可能引起主要症状的共患病（特别是肥胖）进行积极的评估，并特别加以解决。

迟发性性腺功能减退症的诊断是尚有争议，已

经有几个机构发布了相关立场声明 [2, 438]。显然，基于统计种群分布的简单生化阈值是不充分的。诊断需要考虑所有的临床特征和生化变化的程度。需要进一步的研究来确定迟发性性腺功能减退的临床和生化特征，这些特征为衰老相关疾病的获益提供了的有力的证据，并阐明了他们的安全性。

（六）睾酮治疗：衰老男性的模式、监测和潜在风险

睾酮替代治疗在其他章节详细讨论（见第 138 章）。与老年男性特别相关的问题包括睾酮制剂的选择、监测和潜在风险，特别是前列腺健康（见前）、红细胞增多症、睡眠呼吸暂停、血脂改变和心血管风险 [2, 438, 522]。

长效制剂在老年男性中应谨慎使用，因为它们的作用持续时间很长，就植入物而言，如果同时诊断为前列腺癌，移除植入物可能会出现问题。抗凝治疗更常见于老年男性，是肌内注射疗法的禁忌证。

老年男性似乎特别易受红细胞增多症的影响，常规肌内注射疗法常见红细胞压积增加 5%～20% [522]。其他睾酮制剂也导致红细胞压积和（或）血红蛋白显著增加 [515, 535]，使监测变得至关重要。目前尚不清楚这种增加是否是剂量依赖性的，正如在性腺功能减退的年轻男性中一样 [536]。外源性睾酮可能会加重睡眠呼吸暂停 [537]，其机制可能是影响了喉部肌肉。一项使用生理剂量睾酮治疗的随机对照试验发现睡眠模式没有变化 [515]，但老年男性短期超生理剂量睾酮治疗会降低睡眠质量，而这并不是由基线睾酮水平或睡眠模式预测的 [359]。患有严重睡眠呼吸暂停症的男性在短期生理剂量睾酮治疗下睡眠模式轻度恶化 [538]。

老年男性睾酮治疗的相关数据表明，其对血脂的影响有限，虽然 HDL 胆固醇下降幅度稍大 [441]，但总胆固醇和低密度脂蛋白（LDL）胆固醇仅下降约 10% [535]。安慰剂对照研究使用了多种不同的治疗方法，将老年男性的睾酮水平提高到健康年轻男性范围内，结果也显示，尽管高密度脂蛋白胆固醇水平显著下降，但对总胆固醇、低密度脂蛋白胆固醇和三酰甘油的影响微乎其微 [535]。迄今为止，补充睾酮的随机对照试验的持续时间不足以确定其对心血管疾病发展的影响。一项对老年男性的研究由于心血管事件的不利数量而提前停止，但对数据的解释及其更广泛的适用性受到方法学的限制 [539]。

关于冠心病替代标志物的信息有限。血管反应性是内皮功能的一种无创性测量方法，也是公认的动脉粥样硬化标志物，它不受经皮睾酮 [540] 或双氢睾酮的影响 [541]，但是只在少数男性中进行了研究。用 DHT 或 hCG 治疗老年男性，不会改变与动脉粥样硬化相关的血清炎症标志物 [541]。总的来说，雄激素对与心血管风险相关的止血因子的影响仍然不确定 [542]，并且可能受到受试者所用剂量（生理学与药理学）和基线激素状态的影响。尽管目前资料有限，但对已发表数据的分析表明，老年男性使用雄激素不应受到心血管风险增加的限制 [494]。

来自男性退伍军人群体的观察数据的相互矛盾的分析结果，进一步证明了睾酮治疗和长期使用的不确定性，这项队列研究涉及 1031 名 62 岁男性，其 TT 水平 < 8.7nmol/L，经过睾酮治疗 20 个月后，总死亡率降低（HR 0.61） [543]。然而，随访 8709 名 TT 水平 < 10nmol/L 的 61 岁男性发现，睾酮治疗使全因死亡率、心肌梗死和缺血性脑卒中（HR 1.29）的复合终点风险增加 [544]。

最后，关于该领域的未来研究，大量 2003 医学研究报告强调，对睾酮水平处于正常低限的老年男性进行睾酮治疗具有明显获益的证据有限，并指出需要进一步协调研究方案，以更好地确定睾酮治疗一些特定情况（如虚弱、认知受损和生活质量）的潜在获益 [545]。在适当的时候，可以考虑进行更大规模的研究来评估不良后果（如前列腺癌）的风险。

第 140 章　男性乳腺发育
Gynecomastia*

Bradley D. Anawalt　**著**

吴　婷　谷伟军　**译**

要　点

- 当乳腺组织中雄激素与雌激素浓度比或效应比相对较低时，就会发生男性乳腺发育。
- 当乳腺组织雄激素与雌激素浓度比或效应比相对较低时，其他激素，如催乳素、生长激素、胰岛素样生长因子 –1（IGF–1）和甲状腺激素会促进乳腺组织的生长。
- 男性乳腺发育常见于新生儿、青春期和成年。
- 大多数新生儿、青春期和成年男性乳腺发育患者除了询问病史和体格检查外不需要任何评估。
- 新发的男性乳腺发育若表现为触痛、＞ 4cm 或体积持续增大，应对其进行评估。基本评估应包括血清睾酮、卵泡刺激素和黄体生成激素水平。基于病史、体格检查和初步检查结果决定其他评估。
- 大多数男性乳腺发育不需要治疗。一项为期 3 个月的研究显示，每日口服他莫昔芬对于有明显临床症状的青春期和成年男性乳腺发育患者似乎是安全有效的。
- 手术很少作为推荐男性乳腺发育的治疗方法。只有解决了男性乳腺发育的根本病因后，对于明显的、较大的（＞ 5cm）慢性男性乳腺发育患者才建议手术治疗。

一、男性乳腺发育的生理学分型

雌激素促进乳腺组织的生长和分化，雄激素抑制乳腺组织的生长和分化[1-3]。雌二醇与雌激素受体结合，可以刺激男性乳腺导管细胞和腺体细胞增生。睾酮可能通过特定的抗雌激素作用对男性乳腺生长和分化产生广泛的抑制作用[2]。雌激素和雄激素的比例是男性乳腺组织发育和维持的主要调节因素。当雌激素和雄激素的比例失衡时，催乳素、生长激素、胰岛素、胰岛素样生长因子 1（IGF–1）和皮质醇可以引起男性乳腺发育[1]。有几种激素会改变雌激素与雄激素的比例，因此可能导致男性乳腺发育。性激素结合球蛋白（SHBG）是一种比雌二醇结合睾酮能力更强的蛋白质，甲状腺激素能增加 SHBG 的水平（从而增加游离雌激素与雄激素的比例）。类固醇激素和催乳素通过抑制下丘脑分泌促性腺激素释放激素（GnRH）间接降低循环睾酮浓度[4-6]，同时还可以直接抑制睾丸类固醇激素生成[7,8]。

生理性的男性乳腺发育有两个阶段，分别为出生后和青春期开始。成年后，男性乳腺发育非常普遍，轻度的男性乳腺发育（＜ 5cm）也被认为是"生理性的"。

---

*. 本章中带有背景色突出显示的部分为儿童内分泌相关内容。

（一）新生儿男性乳腺发育

母亲在胎儿时期产生的高浓度雌二醇和黄体酮会在男孩出生后持续几周内刺激新生儿乳腺组织。至少 5% 的男婴会发生称为"奇乳"的轻微溢乳[9]。溢乳多见于出生时有较大乳腺结节的男婴，并可能持续 2 个月或更长时间。

（二）青春期男性乳腺发育

在青春期早期（平均 11—12 岁），约 30% 的男孩会出现可检测到的男性乳腺发育（即腺体组织直径 > 0.5cm）。14 岁时，约 65% 的男孩可检测到乳腺发育[10]。虽然青春期男孩的乳腺发育通常是双侧的，但 20% 表现为单侧。大多数男性在 1~2 年后出现自发消退，长期男性乳腺发育率低于 5%[10]。青春期男性乳腺发育有多种激素变化，包括游离睾酮水平低、雌二醇升高、雌二醇与睾酮比值升高、SHBG 浓度升高。青春期男性乳腺发育的可能原因是青春期早期芳香化酶活性增强，睾酮转变为雌二醇，导致循环中雌激素与雄激素比例失调[15]。此外，最新研究发现在青春期男性乳腺发育患者乳腺组织的基质细胞中，ERβ 的表达水平高于 ERα 的表达水平，提示基质 ERβ 受体和相关的下游通路在青春期男性乳腺发育的发生中起着重要作用[17]。

（三）成年和老年期男性乳腺发育

当可触及的乳腺组织 ≥ 2cm 时，通常认为成年男性有显著的男性乳腺发育。在正常成人和住院患者中，男性乳腺发育非常常见。在一项对 306 名正常新兵（年龄在 17—59 岁）的研究中，36% 的人有 2~4cm 的男性乳腺发育[18]。这项研究中，4% 的患者触诊乳腺组织 > 4cm，而 < 1% 的患者的触诊乳腺组织 > 5cm。住院患者的男性乳腺发育率较高（45 岁以上男性高达 60%~70%），20% 的患者男性乳腺发育 ≥ 5cm[19, 20]。男性乳腺发育的患病率和乳腺组织直径随着年龄和体重指数的增加而增加（图 140-1）[18-20]。尸检研究证实了男性乳腺发育的高患病率。大型尸检系列提示男性乳腺发育的患病率为 40%[21, 22]。

大多数无症状男性乳腺发育（即体检时偶然发现）的成年男性患者无明确病因。因为 < 5cm 的无

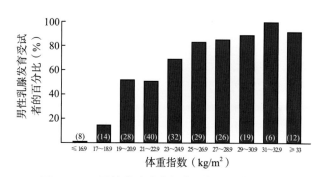

▲ 图 140-1　男性乳腺发育与体重指数的相关性研究

引自 Niewoehner CB, Nutall FQ: Gynecomastia in a hospitalized male population, Am J Med 1984;77(4):633-638.

症状男性乳腺发育在成年男性中非常常见，在没有明确病因的情况下，它通常被认为是一种正常的变异或生理现象。但成年男性的乳腺发育是否为一种正常表现尚无定论[3, 18, 23]。

"生理性"成年男性乳腺发育的病因尚不清楚，很可能是多因素所致。体格检查偶然发现的无症状性男性乳腺发育可能在几个月或几年之前已经发生，此时最初的病因可能已消失。30 岁后与年龄相关的血清睾酮水平下降，肥胖、环境显露、全身疾病，以及降低循环或乳腺组织睾酮浓度（或效应）或升高循环或乳腺组织雌二醇浓度（或效应）的药物，可能是导致"生理性"成年男性乳腺发育高患病率的原因。乳腺中雄激素的局部芳香化也可能是部分原因[23]。与男性乳腺发育相似，在乳腺组织中过表达芳香化酶的两个不同的转基因小鼠品系也表现出明显的乳腺发育，研究支持了芳香化酶过量是导致男性乳腺发育的观点[24, 25]。

二、男性乳腺发育的病理学分型

男性乳腺发育有两种组织学类型[26, 27]。近期发病的男性乳腺发育患者的组织学检查显示增生乳腺组织中腺体占优势，表现为导管上皮增生、导管周围组织炎性细胞浸润、乳晕下脂肪增多。无症状、长期存在的男性乳腺发育患者的组织学检查显示间质组织占优势，表现为导管扩张伴导管周围纤维化、间质玻璃化和乳晕下脂肪增加[26, 28, 29]。病理改变所引起的临床转归为在消除导致男性乳腺发育的根本原因后，长期存在的男性乳腺发育（伴有纤维化）不太可能自发缓解，但近期发病的男性乳腺发

育可能会缓解。

病理性和生理性男性乳腺发育的临床定义不是由组织学决定的。病理性和生理性男性乳腺发育的重要临床区别在于确定评估和治疗的范围。许多专家根据男性乳腺发育的流行病学对病理性男性乳腺发育做出了实用性定义。由于有症状的（触痛）和巨大的（直径＞ 4cm）男性乳腺在健康的年轻男性中并不常见，病理性男性乳腺发育被定义为"乳腺组织有触痛"或"乳腺组织无触痛但直径＞ 4cm"。乳腺组织随时间的持续增生也被认为是病理性男性乳腺发育（即使直径＜ 4cm）。这些定义限制了对男性乳腺发育过于广泛的评估，是通常不表示有重大潜在疾病的常见症状。这些生理性和病理性男性乳腺发育的定义具有实用性和临床有效性，但它们不是基于已发表的男性乳腺发育的纵向研究得出，具有经验性。

病理性男性乳腺发育可能是由于循环或乳腺组织雌激素（通常是雌二醇）浓度或效应过高，而雄激素（通常是睾酮）浓度或效应不足，或雌激素与雄激素浓度或效应比例失调所致。许多导致男性乳腺发育的原因并不能完全归为一个类别，但所有的原因都与雌激素与雄激素浓度和（或）效应的比例失衡有关。然而，明确引起男性乳腺发育的具体原因，是由于雄激素对乳腺的抗增殖作用消失，还是雌激素刺激乳腺增生作用增强，或者两者兼而有之是有临床意义的。

许多药物、内分泌疾病和全身性疾病可能通过这些机制引起男性乳腺发育，但绝大多数病理性男性乳腺发育是"特发性"的。虽然男性乳腺发育很常见，但目前还没有关于病理性男性乳腺发育不同病因相关发病率大型队列研究数据的发表。

（一）与雌激素升高有关

男性乳腺发育的一些原因更多地是由雌激素过量而不是雄激素缺乏引起，因为循环中的雌二醇（或其他雌激素）会抑制垂体促性腺激素的分泌[30]，从而减少睾丸睾酮的产生，所以雌激素过量引起的男性乳腺发育也与相对较低的睾酮浓度有关。

1. 肿瘤　生殖细胞、性索、睾丸间质或支持细胞来源的睾丸肿瘤可分泌过量的雌激素或雌激素前体。当睾丸肿瘤是男性乳腺发育的病因时，大约 50%

的患者可以触诊到睾丸肿瘤[31-38]，50% 需要睾丸超声检查。绒毛膜癌可能会产生人绒毛膜促性腺激素（hCG），这种激素作用于睾丸中的黄体生成素（LH）受体，刺激雌二醇和睾酮的产生。肺癌、肾癌、肝癌和胃癌异位产生 hCG 也会刺激睾酮和雌二醇的分泌，导致男性乳腺发育；hCG 和 LH 增加芳香化酶的活性，从而使雌激素浓度高于睾酮浓度[39,40]。

肾上腺腺瘤或肾上腺癌产生大量雌二醇非常罕见[41,42]。肾上腺肿瘤可分泌雄烯二酮、脱氢表雄酮（DHEA）和硫酸脱氢表雄酮（DHEAS），这些物质在外周组织中芳香化为雌二醇。以肾上腺肿瘤为病因的男性乳腺发育患者通常表现为快速出现的高血压，雌二醇、DHEA 和 DHEAS 浓度升高和巨大的肾上腺肿块[43]。

2. 芳香化酶过量　芳香化酶过度表达是男性乳腺发育几种临床病因的统一特征（表 140-1）。肥胖与全身芳香化酶分泌增加有关。一项对 214 名男性的详细研究发现，体重指数与乳腺组织直径显著相关（r=0.52）[44,45]。甲状腺功能亢进也与全身芳香化酶升高有关[46]。随着年龄的增长，全身芳香化酶

表 140-1　男性乳腺发育的芳香化酶相关诱因

- 芳香化酶的量增加
  - 在正常组织中活性增加
    - 肥胖
    - 年龄增加
  - 芳香化酶失调
    - 芳香化酶过剩综合征
      - a. 家族性
      - b. 散发性
  - 肿瘤
    - 性腺肿瘤
      - a. 支持细胞瘤
        - i. 孤立性
        - ii. Peutz–Jeghers 综合征
        - iii. Carney 综合征
      - b. 滋养细胞肿瘤
    - 性腺外肿瘤
      - a. 女性化的肾上腺皮质肿瘤
      - b. 肝细胞癌
      - c. 黑色素瘤

- 芳香化酶的激素刺激
  - 甲状腺毒症

- 特发性

引自 Braunstein GD: Aromatase and gynecomastia, *Endocr Relat Cancer* 1999; 6 (2): 315–324.

活性也会增加，这可能是由于总体脂百分比增加或循环 LH 浓度随年龄增加所致 [47, 48]。

家族性男性乳腺发育是一种罕见的男性乳腺发育症，其原因是芳香化酶过度表达。早发性男性乳腺发育是这些患者最突出的首发临床特征。已有 5 个家系被证明有明显的芳香化酶过度表达，雄激素向雌激素的系统转化率高达 50% [49-53]。同一家系两代中有 5 名男性有男性乳腺发育，外周芳香化酶活性比正常人高 10 倍。获得性功能突变导致芳香化酶过剩和男性乳腺发育 [53]。在其中一个家系中，染色体 15q21 上的区域重排导致芳香化酶基因的潜伏启动子激活，这是导致芳香化酶过度表达的一个机制 [54]。此外，在染色体 15q21.2 上发现了 CYP19（芳香化酶）和 TRPM7 基因的重排。

其他家族性疾病也与男性乳腺发育和睾丸肿瘤有关。Peutz–Jeghers 综合征与口腔周围的色素性病变、结肠癌和支持细胞瘤有关 [56-60]。睾丸支持细胞瘤含有大量芳香化酶，导致雌激素过量和男性乳腺发育。以色素沉着、结节性肾上腺增生、心脏黏液瘤和雀斑样痣为特征的 Carney 综合征也可能与导致雌激素过量的支持细胞瘤有关 [60, 61]。家族性男性乳腺发育和智力低下被描述为一种与 X 染色体 DXS255 区域相关的罕见综合征 [62]。

一些散发性肿瘤通过芳香化酶的过表达引起男性乳腺发育。孤立的支持细胞肿瘤、绒毛膜癌、肝细胞癌、肾上腺皮质腺瘤和黑色素瘤可能过度表达芳香化酶，导致男性乳腺发育 [33-35, 42, 63, 64, 65]。绒毛膜癌可能通过肿瘤中芳香化酶的过度表达和肿瘤产生的对芳香化酶有 LH 样作用的 hCG 引起男性乳腺发育 [39, 40, 65]。

有文献提示，外周芳香化酶活性的轻度增加可能是部分患者特发性男性乳腺发育的原因 [23, 66]。在一项小型研究中，30 例特发性男性乳腺发育患者中有 11 例芳香化酶过量，用特异性抗芳香化酶抗体对活检组织进行免疫化学评估证实了这一点 [67]。另一项研究检测了 100 名男性乳腺发育患者全血 DNA 中芳香化酶多态性，并与 99 名健康对照者进行了比较 [68]。男性乳腺发育患者外显子 10 的 3′ 非翻译区 rs10046 处的 T 和 TT 单核苷酸多态性（SNP）略有增加（40% vs. 26.3%，P=0.04），但没有直接证据表明这些 SNP 导致芳香化酶活性升高。在一份病例报告中，2 名新发的特发性男性乳腺发育患者的乳腺组织芳香化酶 mRNA 较 2 名长期纤维化的男性乳腺发育患者升高 [69]。

3. **雌激素前体过度分泌**　先天性肾上腺皮质增生与肾上腺肿瘤一样，可通过产生过量雄烯二酮、脱氢表雄酮（DHEA）和硫酸脱氢表雄酮（DHEAS）而引发男性乳腺发育，这些物质在外周组织中芳香化成雌二醇。

4. **外源性雌激素及其前体**

(1) 雌激素：一些药物或外用乳膏提供雌激素或雌激素样物质以供吸收和全身作用。用于治疗前列腺癌的己烯雌酚（DES）引发男性乳腺发育的频率很高，虽然仍可以在药房买到复方药物，但现在已停产且不为人类使用 [73]。摄入肉类中过量的雌激素也会引发男性乳腺发育，监管机构应检查屠宰前是否非法向动物喂食 DES 或其他雌激素 [74]。世界上的一些地区仍继续将雌激素用作促进动物合成代谢的类固醇激素，食用过多含有残留污染肉类的男性可能发生男性乳腺发育。男孩无意中从其母亲的处方中摄入口服避孕药或在工业生产过程中接触口服避孕药也可能导致男性乳腺发育 [75]。其他药物如洋地黄或地高辛，具有内在的雌激素特性，可以刺激乳房增大 [76]。因为这类药物用于患有严重全身系统性疾病的患者，可能也有其他因素参与了男性乳腺发育。

环境毒素如防腐剂可能具有雌激素样作用，从而引发男性乳腺发育 [77]。与使用阴道雌激素乳膏的女性进行性交接触，甚至是与使用含雌激素化妆品的女性发生接触 [78]，如青春期前的男孩接触到母亲用作护肤霜的雌二醇乳膏，可能都会导致男性乳腺发育 [79]。在法国，作为经皮给药的一种方法，雌激素乳膏可用于身体大部分区域。男性与使用这些雌激素乳膏的女性长时间皮肤接触后，可能会因雌激素的二次转移而患上乳腺发育。

(2) 雌激素前体：外源性雄激素通过芳香化转化为雌激素是男性乳腺发育的常见原因。肌内注射睾酮、庚酸酯和环磷酸盐可显著提高雌二醇浓度 [80]，通常会在肌内注射治疗开始后的几周内出现男性乳腺发育。这种不良反应在接受睾酮治疗的性腺功能低下的男孩中最为常见，通常在生理剂量的睾酮肌注后几周到几个月后自然缓解（无须治疗）。由于经皮睾酮制剂造成的睾酮浓度峰值较小，这些制剂生理剂量的使用可能较少引起男性乳腺发育。成年运动员滥用可芳香化的合成代谢性雄激素，以及男性因性腺功能减退或避孕而接受肌注大剂量睾酮治疗，也可能出现男性乳腺发育[80, 81]。继发性性腺功能减退（由下丘脑或垂体疾病引起）的男性外源性注射 hCG 时，会提高睾酮和雌二醇的浓度，由于 hCG 的 LH 样活性，芳香化作用增强，导致相对较高的雌激素 / 雄激素比例，从而引起男性乳腺发育。生理剂量的 hCG 引起的男性乳腺发育通常在几周到几个月后缓解。

（二）与睾酮缺乏有关

男性乳腺发育的原因更多是由于雄激素缺乏而不是雌激素过剩引起。然而，与雌激素相比，大多数雄激素缺乏的原因与血清雄激素的绝对降幅相对较大有关。因此，即使在雄激素缺乏的状态下，雌激素也相对过剩。

1. 低促性腺激素性性腺功能减退　下丘脑或垂体疾病导致继发性性腺功能减退的患者，由于血清睾酮比雌二醇的相对下降幅度更大，经常会出现男性乳腺发育[82]。库欣综合征至少通过两种机制引起男性乳腺发育。糖皮质激素可抑制下丘脑 GnRH 的分泌，也可以直接抑制睾酮的合成，导致循环中睾酮浓度降低，睾酮 / 雌激素比例降低[4, 5]。

2. 厌食症　50% 的厌食症患者患有男性乳腺发育，原因是睾丸雄激素缺乏和肾上腺分泌雌激素的芳香化前体[23]。

（三）与雌二醇 / 睾酮失衡有关

男性乳腺发育的一些原因是由雌激素过剩和雄激素缺乏共同导致的。

1. 高促性腺激素性性腺功能减退　原发性性腺功能减退的患者由于循环雄激素减少和循环雌激素浓度显著升高的双重作用，往往比继发性性腺功能减退的患者更常发生男性乳腺发育。其循环雌激素浓度显著增加是 LH 增加睾酮芳香化作用的结果。Klinefelter 综合征就是这种激素水平的典型例子[82]。Klinefelter 综合征患者血清总睾酮降低，其中游离睾酮的下降幅度更大，循环中 SHBG、雌二醇、卵泡刺激素（FSH）和黄体生成素（LH）浓度升高，

约 85% 的 Klinefelter 综合征男性患者伴有乳腺发育，且发生在睾酮降至正常下限以下之前。基于同样的机制，所有其他形式的原发性睾丸疾病，包括腮腺炎性睾丸炎，并发男性乳腺发育的风险都会增加。

2. 与衰老相关的部分代偿性睾丸功能障碍　男性雄激素浓度随着年龄的增长逐渐下降，游离睾酮浓度的下降幅度大于总睾酮浓度[84]。随着男性年龄的增长，循环中 LH 和 FSH 浓度也趋于上升；因此，雌激素浓度下降的幅度小于雄激素。即使这两种类固醇性激素都保持在正常范围，衰老也会增加循环中雌激素 / 雄激素的比例[85]，这一现象可部分解释50 岁以上男性乳腺发育的高患病率。

3. 雄激素抵抗　许多疾病和药物可导致组织对雄激素反应性降低[86-88]。完全雄激素抵抗的男性患者尽管遗传上为男性（XY），但仍具有女性型乳腺发育。其原因可能为雄激素抵抗患者下丘脑和垂体对雄激素也存在抵抗，其 LH 和睾酮升高，导致循环中雌二醇浓度显著增加。

部分雄激素抵抗综合征患者，由于雄激素对乳腺的抗生长作用减弱，可发生较轻程度的男性乳腺发育[89, 90]。Kennedy 综合征是与雄激素受体相关的另一种形式的雄激素抵抗，与雄激素受体基因第一外显子 CAG 重复序列的可变扩增有关[91]。Kennedy 综合征的特征包括男性乳腺发育和对称性肌肉萎缩、乏力以及球部、面部和四肢近端肌肉肌束震颤的神经退行性改变，通常在发病后 30～50 年才被诊断[91, 92]。

4. 全身性疾病　任何严重的全身性疾病都会引起短暂或长期的低促性腺激素性性腺功能减退，从而导致男性乳腺发育。慢性肝病和人类免疫缺陷病毒（HIV）感染可能通过其他机制导致男性乳腺发育。

慢性肝病可能通过多种机制导致男性乳腺发育[93]。慢性肝病可能会通过芳香化作用，增加肝内雄激素向雌激素的转化。酒精性肝脏疾病会损害睾丸生成睾酮的能力，并可能导致高促性腺激素性性腺功能减退。营养状态的急性改变和服用诸如螺内酯之类的药物可能会进一步推动这一过程。虽然人们普遍认为肝脏疾病会导致男性乳腺发育，但一项研究发现，没有肝病的住院患者男性乳腺发育的发生率与有肝病住院患者一样高[45]。

HIV 感染可能会增加男性乳腺发育，目前已发

现多种原因，其中包括性腺功能减退，增加使用已知会引起男性乳腺发育的非法和处方药物，以及严重的慢性肾脏或肝脏疾病。

艾滋病毒感染的男性通常使用多种抗逆转录病毒药物［高效抗逆转录病毒疗法（HAART）］[94-98]。任何形式的 HAART 方案都可能增加男性乳腺发育的患病风险，但是，包括依法韦仑在内的治疗方案似乎是最有可能导致男性乳腺发育的[94]。HAART 诱导男性乳腺发育的机制尚不清楚，但有一种假设是，HAART 可以增加局部白细胞介素的产生，从而增加乳腺芳香化酶活性和（或）直接刺激乳腺生长[94]。

（四）与调节激素有关

催乳素、生长激素、IGF-1 和甲状腺激素可以调节雄激素和雌激素对乳腺组织的作用。这些激素紊乱可能导致或促进男性乳腺发育。

催乳素是一种具有允许作用的催乳激素，当雌激素效应相对高于睾酮效应时，它会刺激乳腺发育，但催乳素本身不太可能直接导致男性乳腺发育，因为许多患有高催乳素血症的男性未发现乳腺发育。然而，高催乳素血症会降低男性的 GnRH（因此也减少了 LH 和睾酮）分泌，从而降低循环和组织睾酮与雌二醇浓度的比例。因此，催乳素主要通过两种机制引起男性乳腺发育，有允许作用的催乳作用及对循环和组织中睾酮 - 雌二醇浓度的抑制作用。催乳素瘤和抗多巴胺能药物可引起男性乳腺发育；抗多巴胺能药物通过阻断中枢多巴胺能通路的紧张性抑制效应来增加催乳素。一系列具有抗多巴胺作用的药物与催乳素浓度增加有关。

甲状腺功能亢进症通常可引起乳房触痛和男性乳腺发育[99-101]。甲状腺激素刺激 SHBG 的产生，SHBG 可结合循环中的睾酮 -1 和雌二醇，且 SHBG 与睾酮的结合力比雌激素更强[102]。此外，甲状腺功能亢进症还通过芳香化酶，刺激雄激素向雌激素转化[46]。这些影响导致甲状腺功能亢进患者未结合睾酮浓度降低、雌二醇浓度升高、循环睾酮 / 雌二醇的比值降低[103]。原发性甲状腺功能减退症女性患者可发生高催乳素血症，但男性患者中很少发生[104]。

生长激素对乳腺组织发育也具有允许的促生长作用。巨大垂体瘤所致的肢端肥大症患者可能会因性腺轴受压而出现低促性腺激素性性腺功能减退，在这种低雄激素浓度的环境下，过量生长激素会通过乳腺组织中存在生长激素受体，导致男性乳腺发育[105]。生长激素也可能通过增加循环和组织中的 IGF-1 浓度来促进乳腺发育（至少部分患者）。最近的一项小型研究发现，有明显青春期乳腺发育的男孩血清 IGF-1 浓度高于无明显青春期乳腺发育的正常对照组，而睾酮、雌二醇或睾酮 / 雌二醇浓度的比值没有显著差异[106]。这项研究表明，IGF-1 在男孩的乳腺组织发育过程中具有允许的或直接的作用。目前有少数青春期前男孩应用外源性生长激素而发生男性乳腺发育的病例报告[107, 108]，通常会自发缓解，但有时需减少生长激素剂量或停药[108]。

（五）其他病因

1. 药物诱导 抑制睾酮生物合成的药物，如酮康唑，可以引起男性乳腺发育[109]。几种常见的药物，如西咪替丁和螺内酯，通过结合雄激素受体抑制雄激素的作用[86-88]。这些药物通过两种机制引起男性乳腺发育：①降低雄激素对乳腺组织的抑制作用；②阻断睾酮对垂体的负反馈，导致循环 LH 浓度增加，外周睾酮向雌二醇芳香化转变增加，睾酮 / 雌二醇比值降低。5α- 还原酶抑制药通过减少睾酮向双氢睾酮的转化而导致男性乳腺发育[110]。在美国境外可买到的药物醋酸环丙孕酮具有抗雄激素作用，并可能导致男性乳腺发育[111]。大麻具有弱的抗雄激素作用，被认为与男性乳腺发育有关，尽管在 1 个小型病例对照研究中未发现该相关性[112-114]。

治疗前列腺癌的雌激素类或抗雄激素类药物（如比卡鲁胺和氟他胺）经常会引起男性乳腺发育[115, 116]，约 50% 的患者有男性乳腺发育，可能有多种原因[117]。大剂量的细胞毒性化疗药物或放疗偶尔会导致睾酮产生一过性或永久性的下降，从而导致男性乳腺发育[118-121]。在一组有 190 名接受大剂量细胞毒性化疗药物治疗的转移性睾丸癌患者中，4% 的男性在化疗结束后 2～5 个月出现男性乳腺发育[118]。淋巴瘤或其他癌症患者化疗或骨髓移植后也可能出现男性乳腺发育[123]。

据报道，大量药物和环境显露可导致男性乳腺发育（表 140-2），但两者间是否存在因果关系尚不明确[86-88, 107-142]。

表 140-2　与男性乳腺发育相关的药物

- **外源性雌激素或类雌激素物质**
  - 雌激素类药物治疗
  - 雌激素霜和乳液
  - 防腐剂显露
  - 除虫粉
  - 发油
  - 大麻
  - 薰衣草和茶树油
  - 雌激素类似物：洋地黄毒苷
  - 荨麻（大荨麻）

- **外源性雄激素或 LH 类似物**
  - 睾酮酯
  - 合成代谢类雄激素类固醇
  - 人绒毛膜促性腺激素

- **抑制睾酮合成的药物**
  - 阿片类、皮质类固醇、乙醇

- **雄激素拮抗药**
  - 比卡鲁胺、西咪替丁、氟他胺、环丙孕酮、螺内酯

- **5α- 还原酶抑制剂的阻滞药**
  - 非那雄胺、度他雄胺

- **不确定的机制**
  - 可能与男性乳腺发育相关，但机制不明的药物（不完整清单）：血管紧张素转换酶抑制药、胺碘酮、安非他明、阿托伐他汀（和其他他汀类药物）、金诺芬、β 受体拮抗药、钙通道阻滞药、环孢素、地西泮、依曲替酯、依法韦仑（和其他抗逆转录病毒药物）、非诺贝特、氟西汀、灰黄霉素、肝素、异烟肼、甲硝唑、奥美拉唑、苯妥英钠、普瑞巴林、奎尼丁、他克莫司和茶碱

2. 局部创伤　胸壁创伤可能会导致男性乳腺发育，但因果关系仍未得到证实。在一项小型研究中，21 名男性在胸部创伤后发生了乳腺发育（单侧 19 例，双侧 2 例）[143]。据报道，开胸手术后、穿着军装的新兵、髋关节人字石膏固定刺激胸壁的患者、胸壁带状疱疹感染后，以及胸壁局部放射治疗后，都可能发生男性乳腺发育[82, 144]。一些罕见情况下脊髓损伤也可能与男性乳腺发育相关[145, 146]。

巨噬细胞含有大量的芳香化酶，对于创伤引起的男性乳腺发育，创伤区域的巨噬细胞活动可能会增加局部乳房雌激素的产生[147]。

（六）不确定病因

第二次世界大战后，一些饥饿的囚犯在重新进食后会发生男性乳腺发育。饥饿抑制促性腺激素的产生，导致类似于低促性腺激素性性腺功能减退的

生化模式[148]。重新进食的恢复阶段会产生类似于青春期早期睾酮和雌激素浓度的变化，由此产生的低睾酮 / 雌激素比例可能是饥饿后重新进食而发生男性乳腺发育的原因。任何因热量和营养摄入减少或肠道吸收不良而导致营养不良的慢性疾病恢复期男性都可能出现"重新进食性男性乳腺发育"。这一机制可能是在一些控制非常差的糖尿病、肺结核和汉森病（麻风）患者中观察到男性乳腺发育的原因[149, 150]。在对 HAART 治疗产生有效反应后，某些通过 HIV 感染而导致消耗综合征的男性可能通过类似的机制发展为男性乳腺发育[151, 152]。

1. 青春期巨乳症　青春期巨乳症是用来描述异常严重的青春期男性乳腺发育（即 Tanner 期Ⅲ、Ⅳ和Ⅴ期）的术语[153]。与轻度的生理性青春期男性乳腺发育不同，巨乳症很少能自发缓解。而与轻度青春期男性乳腺发育相同，巨乳症患者一般没有激素异常。一个由 60 名患有巨乳症的男孩组成的病例系列研究发现，只有 7 例患者有内分泌异常或与合并有芳香化酶活性升高相关的全身性疾病[154]。

2. 特发性男性乳腺发育　大多数门诊就诊的男性乳腺发育患者经过仔细的内分泌评估后依然不能发现其乳腺发育的原因[155]。

3. 恶性肿瘤或感染引起的乳腺发育　乳腺癌在男性中非常罕见。患有 Klinefelter 综合征的男性患乳腺癌的风险增加[156]。质硬、不规则、单侧的肿块等特征提示可能为恶性。某些感染性疾病（如汉森病、丝虫病）也可能由于感染乳腺组织而引起乳房肿大[157, 158]。

4. 评估　评估的首个重要步骤是排除假性男性乳腺发育——乳头下方的脂肪组织增加。正确的体格检查方法为拇指和示指或双手的手指分别置于患者乳头的两侧，并缓慢捏挤乳房触诊（图 140-2）。在正常组织和腺体组织的交界处触诊到乳腺组织质硬而有弹性的边缘可提示男性乳腺发育的存在。将乳腺组织与腹部脂肪组织或沿腋窝线的脂肪组织进行比较可协助诊断。将乳房压向胸壁的检查方法敏感性差且无诊断价值。一般不需要使用钼靶摄影来区分乳腺组织和脂肪组织[159-162]。当患者拒绝钼靶摄影或钼靶摄影不可行时，可以使用超声检查，但超声通常作为次选[163-166]。

详细的病史和体格检查一般足以评估新生儿或

青春期男性乳腺发育。对于直径＜ 5cm 的慢性、稳定型男性乳腺发育的成年男性，没有必要进行生化或放射学评估。慎重起见，对于青春期男孩巨乳症和成年男性新发的迅速增大、偏心或坚硬、肿块不规则或直径＞ 4cm 的乳腺肿块，应进行更深入的评估。坚固、不规则的病变提示肿瘤可能，应该通过切除活检来进一步评估。

5. 病史　关键问题如下：①与男性乳腺发育相关的发病时间、进展速度和疼痛程度；②雄激素缺乏的症状；③药物、处方药和非处方药、"营养"补充剂和护肤品的使用；④是否存在严重的全身疾病，如糖尿病控制不良或严重的肾脏、肝脏、心脏或肺部疾病，这些疾病可能抑制下丘脑 - 垂体 - 性

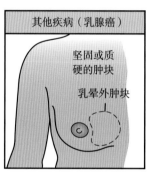

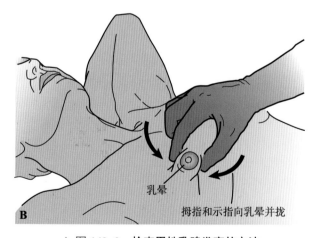

▲ 图 140-2　检查男性乳腺发育的方法

A. 仰卧位患者通过按压乳头下组织进行触诊是检测男性乳腺发育的一种不敏感的方法，被认为是不正确的；B. 用拇指和示指对坐位患者的乳腺组织挤压触诊是一种更敏感的技术，被认为是正确的。检查者应尝试在正常脂肪组织和腺体组织之间触诊和"翻转过缘"，以明确男性乳腺发育的外部界限
[改编自 Santen RJ, Cerilli LA, Harvey JA, et al. In: Besser G, Thorner M (eds.)：Comprehensive Clinical Endocrinology, 3rd edition, Amsterdam, Mosby, 2002.]

腺轴；⑤最近出现的营养不良；⑥潜在恶性肿瘤的症状，特别是睾丸；⑦与雌二醇、催乳素、生长激素、皮质醇或甲状腺素过多有关的症状；⑧近期胸部外伤史；⑨男性乳腺发育家族史。

特别应询问患者或亲密接触者使用新的皮肤产品或药物的情况。已有许多皮肤产品引起男性乳腺发育的病例报告，包括应用薰衣草精油及与使用雌二醇乳膏的女性伴侣或家庭成员密切接触而引起男性乳腺发育的病例报告[142]。

6. 体格检查　在使用"挤捏试验"排除假性男性乳腺发育后，体格检查的主要内容如下：①采用体重指数评估肥胖，并检查皮下和腹部脂肪；②评估营养不良和严重全身性疾病的证据；③皮肤检查，是否有库欣综合征（条纹、瘀斑）、肢端肥大症和甲状腺功能亢进症；④甲状腺检查，有无甲状腺肿；⑤仔细检查乳房是否有溢乳或质硬、坚实的肿块；⑥淋巴结检查，是否有肿大、质硬或固定的腋窝淋巴结；⑦腹部深部触诊以发现巨大肿块；⑧尿道下裂的生殖器检查，以及睾丸体积和睾丸肿块的评估；⑨评估所发现的其他全身性疾病或内分泌疾病的证据。

对于青春期男孩巨乳症和成年男性新发的迅速增大、偏心或坚硬、不规则肿块或直径＞ 4cm 的乳腺发育，测定循环睾酮、FSH 和 LH 浓度是初步实验室评估。许多专家建议通过促甲状腺激素（TSH）检测来筛查亚临床甲状腺功能亢进症。此项建议合理且价格相对合适，但是根据作者的经验，临床价值不大，因为甲状腺功能亢进引起的新发男性乳腺发育往往有典型的甲状腺功能亢进临床表现，而亚临床甲状腺功能亢进很少引起男性乳腺发育。

许多专家还建议测量肾上腺雄激素和雌激素前体，如脱氢表雄酮（DHEA）或硫酸 DHEA，但这些检查在常规的初始评估中并不推荐。分泌性类固醇激素的肾上腺肿瘤是新发男性乳腺发育罕见的病因，且常伴有巨大腹部肿块、腹痛、恶性肿瘤体征和促性腺激素水平低下。雌二醇和 hCG 浓度也同样不是常规测量，分泌雌二醇或 hCG 的肿瘤与循环中 FSH 和 LH 浓度降低有关[167, 168]。

最后，关于是否在常规检查上测量雌二醇浓度还存在一些争论。众所周知，采用目前常用的雌二

醇免疫测定法检测男性较低的雌二醇浓度准确性不高，串联液相色谱－质谱联用测定方法准确，但价格昂贵，无法广泛开展。绝大多数男性乳腺发育患者雌二醇浓度正常或仅轻度升高，确定雌二醇浓度并不影响这些患者的治疗。因为雌二醇是内源性促性腺激素（以及内源性睾酮）分泌的有效抑制剂，所以本文对罕见的伴有 LH、FSH 受抑制的男性乳腺发育患者保留了雌二醇和 hCG 的测定。当评估分泌 hCG 的肿瘤时，最好使用单克隆抗体检测所有形式的完整 hCG 和 hCG 的游离 β 亚基 [172]。图 140-3 概述了男性乳腺发育实验室评估的合理流程。

7. 影像学　如前所述，男性乳腺发育的诊断一般不需要影像学检查。如果怀疑是乳腺肿瘤，则应进行钼靶摄影或超声成像，并通过细针抽吸或核心活检获取组织进行病理检查 [159-166, 170-175]。一般来说，如果进行了乳房钼靶摄影，再行超声检查不会有额外重要的诊断信息 [176]。

三、治疗和预防

男性乳腺发育的治疗取决于临床情况、严重程度和疼痛程度。首要原则是停止使用有问题的药物，并治疗任何可以治疗的特定异常情况。患有青春期男性乳腺发育的男孩通常不需要治疗，乳腺组织退行性变通常发生在 1 年后，最多 3 年后发生 [10, 11]。

青春期和成人男性乳腺发育的研究需要谨慎解释，因为男性乳腺发育会自发消退，而且大多数治疗试验研究没有设立安慰剂对照。例如，在一项随机试验中，研究人员比较了芳香化酶抑制药阿那曲唑和安慰剂对 80 名青春期男性乳腺发育的影响 [177]。虽然芳香化酶抑制药降低了治疗组雌二醇的浓度，但阿那曲唑治疗组和安慰剂组治疗后乳腺组织直径减小的患者比例分别为 38.5% 和 31.4%，无统计学差异。这项研究使用了最先进的临床试验方法，并强调在所有男性乳腺发育药物治疗的临床试验中需设立安慰剂对照。

根据男性乳腺发育的病理生理学，青春期和成年受试者对芳香化酶抑制药的反应都是可预期的。尽管有报道认为芳香化酶抑制药是有效的，但临床试验得出了与之相矛盾的结果 [177-181]。一项规模最大的芳香化酶抑制药研究表明，阿那曲唑与安慰剂

相比在治疗显著的青春期男性乳腺发育（≥3cm）方面没有任何益处 [177]。

选择性雌激素受体调节剂（他莫昔芬、克罗米芬和雷洛昔芬）已被证明能显著缓解新近发生的男性乳腺发育 [182-195]。尽管这些研究在方法学上存在缺陷，但对于一些青春期男性和成年男性近期出现的男性乳腺发育，这类药物似乎可以在短期内安全有效地使用。

（一）青春期男性乳腺发育的治疗

青春期男性乳腺发育的谨慎处理方法是观察是否自然消退，对于有巨乳症或明显持续性疼痛的儿童男性患者可用药物治疗。巨乳症或伴有剧烈疼痛的青春期男性乳腺发育，应该在男性乳腺发育的任何可逆因素得到解决后再进行药物治疗。虽然还没有进行逐一比较的试验，但研究数据表明他莫昔芬可能是最有效的治疗方法。然而，即使是现有医学研究得出最好数据的他莫昔芬，其研究数据也很薄弱。2013 年的一项系统评价表明，在 164 篇有关他莫昔芬治疗青春期男性乳腺发育的文章中，只有 6 篇值得纳入研究，且其中没有随机对照试验 [195]。作者认为，他莫昔芬在治疗青春期男性乳腺发育中安全且可能有效。

对于有明显疼痛和压痛的巨乳症或青春期男性乳腺发育，合理的治疗方法是服用他莫昔芬（每天 10 或 20mg）治疗 3 个月并重新评估。对于持续性（＞2 年）的青春期巨乳症，可以考虑手术切除。关键要咨询在乳房成形术方面经验丰富的外科医生，以确保获得最佳的美容效果。

（二）成年男性乳腺发育的治疗

对于患有男性乳腺发育的成年患者，在可行的情况下应采用针对病因的特殊疗法，并停止使用有问题的药物。如依普利酮是一种没有抗雄激素作用的盐皮质激素抑制药，可以改善由于螺内酯（一种治疗肝硬化和心力衰竭的常用药物）引起的男性乳腺发育 [196, 197]。

在特发性男性乳腺发育患者中，有关药物治疗严格的随机对照研究有限。有两项研究将他莫昔芬与安慰剂进行了比较，发现接受药物治疗的 16 名男性中有 10 人（62%）的乳腺体积缩小，服用安慰

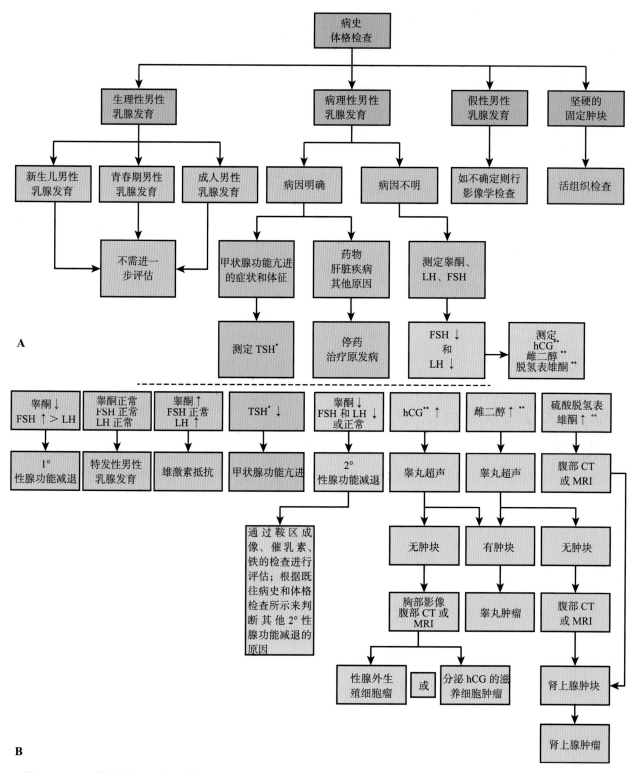

▲ 图 140-3　A. 描述男性乳腺发育症患者初步评估的方法。病史和体格检查通常足以区分 4 种最常见的男性乳腺发育类型（浅橙色方框）。对于近期开始乳腺发育、增大或乳房直径＞ 4cm 的男性，需要测量睾酮、卵泡刺激素（FSH）和黄体生成素（LH）。如果患者有甲状腺功能亢进症的症状和体征（绿色方框），应检查血清促甲状腺激素（TSH）水平。对于男性病理性乳腺发育且血清睾酮和促性腺激素浓度低（黄色方框）的男性，应评估促性腺激素低（继发）的原因，并测量血清中人绒毛膜促性腺激素（hCG）、雌二醇和硫酸脱氢表雄酮（DHEA-S）的浓度。B. 男性乳腺发育症初步诊断评估后的解释和进一步评估。*. 一些专家建议在所有患有病理性乳腺发育的男性中测量血清 TSH。**. 一些专家建议对所有患有病理性乳腺发育的男性进行血清 hCG、雌二醇和硫酸脱氢表雄酮（DHEA-S）的检测

剂的 16 名男性中有 1 人乳腺体积缩小。他莫昔芬组每 10 例中有 9 人疼痛缓解，安慰剂组 10 例中有 1 人疼痛缓解[182, 183]。3 个非对照试验报告，16 例患者中有 6 例（37%）乳腺体积减小，15 例患者中有 13 例（87%）疼痛缓解[184-186]。一些小规模研究显示达那唑（一种弱的雄激素）和二氢睾酮（一种非芳香性雄激素）在治疗男性乳腺发育中有一定疗效，但均不常用[198]。

基于这些数据，他莫昔芬每天服用 20mg，治疗 3 个月可能对一些近期发病、症状严重或特发性男性乳腺发育的患者有效。如果男性乳腺发育持续超过 1 年并且严重影响外观，则有必要行乳房缩小成形术。应选择有此手术经验的外科医生，以便通过微创手术达到最佳美容效果[202-205]。

（三）成年男性乳腺发育的预防

男性乳腺发育的预防可能对接受抗雄激素治疗的前列腺癌患者有效。预防性服用他莫昔芬是研究所示最好的有效预防方法。预防性服用他莫昔芬可将因抗雄激素治疗而导致的男性乳腺发育的发生率降低 60%～80%[206-210]。在接受抗雄激素治疗的男性中，对乳房进行低剂量照射，也可预防性降低男性乳腺发育的发生，但这种预防性治疗目前很少使用，部分原因是他莫昔芬效果更好[211-218]。

第 141 章　男性不育症的临床治疗
Clinical Management of Male Infertility*

Shlomi Barak　H.W. Gordon Baker　著

李延兵　译

要　点

- 目前，许多男性存在精子质量缺陷，但在男性不育症中至少 50% 无法确定缺陷的具体原因。
- 任何急性或慢性的疾病都可能非特异性地导致精子数量减少。
- 判断精液分析结果的假阳性或假阴性十分必要，多次重复检测并计算平均水平有助于平衡个体变异的影响。
- 有人认为活性氧在精子缺陷、精子头部 DNA 双链断裂与精子凋亡标志物的产生之间发挥一定的作用，但是尚不清楚这些因素在男性不育症发病过程中的重要性大小。
- 过去，男性不育症中常出现隐睾，临床指南推荐对于先天性睾丸下降异常的患者，一经发现即在 6—12 月龄内进行睾丸固定术。
- 精索静脉曲张导致男性不育的机制和治疗精索静脉曲张对于提高男性精液质量和自然生育能力的有效性仍然存在争议。
- 年轻癌症患者中癌症治疗效果的改善明显地提高了预期寿命，其 5 年生存率接近 80%。因此，对于这些患者，生育能力的保持和成为父亲的愿望已变成一个不可忽视的问题。
- 生精能力的恢复极大依赖于化疗和放疗方案及患者的基础生殖功能，即将接受恶性肿瘤治疗的男性在化疗或放疗前可将精子冷冻保存。

一、男性不育症的性质与病因

（一）男性不育症定义

不育症是指夫妇经过特定的时长后（通常为 6～12 个月），女方不能怀孕。绝对不育症是指可逆或不可逆、完全的生育能力缺乏。生育能力低下是指不存在导致绝对不育的生殖障碍，如无精症。性腺功能减退是多种原因引起的睾丸或卵巢功能减退的统称，包括配子产生或功能障碍、性激素产生或作用障碍。男性性腺功能减退症常表现为与雄激素缺乏相关的睾丸衰竭，可分为原发性和继发性。原发性性腺功能低下由直接影响性腺的疾病引起，而继发性性腺功能低下由垂体促性腺激素分泌不足引起。

（二）男性不育症发生率与分布情况

50% 以上计划怀孕的夫妇可在第一个周期成功怀孕，因而生育能力低下的夫妇占比增大并持续尝试怀孕，最终未怀孕的夫妇比例随月份增加不断

---

*. 本章中带有背景色突出显示的部分为儿童内分泌相关内容。

下降。约 85% 的夫妇在 6~12 个月内可实现首次怀孕 [1-3]。因此，不孕不育症是困扰约 15% 的夫妇的常见问题，其中相当大的部分由男性不育症导致 [4, 5]。在不孕不育的多种原因中，由排卵障碍、输卵管阻塞及其他女性疾病引起约 30%，由男性疾病引起约 30%，由双方疾病共同引起约 30%，约 10% 的夫妇采取当前可进行的检查后未发现异常。由于男性和女性因素常常同时存在，因此通常对不育症夫妇共同进行检查、诊断和治疗 [6]。

（三）男性不育症病因与分类

目前，虽然许多男性存在精子质量缺陷，但至少 50% 的男性不育症无法确定缺陷的具体原因 [6, 7]。睾丸损伤、精液质量和生育能力之间没有明显的相关 [8-10]，甚至遗传性疾病也可能伴随显著的表型变异，如发生 Y 染色体长臂 Yq 微缺失时，睾丸组织学可能表现为塞托利细胞仅存综合征、生殖细胞阻滞或精子生成不足中的任何一种 [11, 12]。

常见的男性不育症可能涉及多种尚未明确的因素，包括轻度内分泌失调、饮食中维生素和矿物质的缺乏，伴随或不伴随精索静脉曲张的阴囊温度调节紊乱及生殖道炎症 [13]。目前睾丸发育不全综合征和活性氧（ROS）也是研究热点 [14, 15]。睾丸发育不全综合征的概念源于环境毒素影响睾丸发育。由于胎儿期间不利的环境、饮食、生活方式及其他影响母亲的因素，睾丸支持前体细胞增加导致激素分泌不足（即内分泌失调），从而导致隐睾、尿道下裂、原发性生精障碍和睾丸癌的发生风险增加 [14]。也有人将普遍或部分地区的精子数量下降归因于环境污染 [16-19]，这一点仍然存在争议 [20-22]。有人认为活性氧在精子缺陷、精子头部 DNA 双链断裂与精子凋亡标志物的产生方面发挥一定的作用，但是尚不清楚这些因素在男性不育症发病过程中重要性的大小 [15-24]。

20 世纪 80 年代和 90 年代初，通过分析不育男性体外受精（IVF）结果，人们发现了精子缺陷导致受精异常的机制。采用回归分析来确定与卵母细胞是否成功体外受精独立而显著相关的精子自变量 [25]，这表明正常的精子形态对精子和卵母细胞表面的相互作用非常重要。在卵细胞内精子注射（ICSI）技术引入之前，清洗精子并调整其浓度为

$8 \times 10^6/mL$，按严格标准筛选得到的正常形态的精子数量可作为标准 IVF 成功与否最有效的预测指标之一 [26]。若正常形态的精子数目从 30% 下降到不足 5%，则受精成功的卵母细胞数量明显从 60% 下降到 20% [27]。

由于受精率与透明带（ZP）上结合的精子数量高度相关，因此采集体外未受精的卵母细胞可进行人精子透明带结合试验 [25, 28]。新鲜卵母细胞可直接用于试验，也可储存于浓缩盐溶液中备用。由于不同质量的精子与透明带的结合能力不同，因此对照组精子（来自可育供体）和试验组精子与不同的荧光染料结合并显示（如荧光素和罗丹明）。取相同数量的对照组和试验组精子，分别与卵母细胞孵育，用吸量管充分吹打，去除单纯附着于透明带上的精子，荧光显微镜下计数与透明带紧密结合的精子。该试验的结果指标为分别与 4 个卵母细胞透明带紧密结合的试验组和对照组精子数之比。除此之外，也可平均切开 1 个卵母细胞的透明带，分别用于对照组及试验组精子检测，即为半透明带精子结合试验 [29]。另外，检测精子对透明带及卵周组织的穿透能力时，为去除结合在透明带表面的精子，可用内径小于卵母细胞（直径 120μm）的吸量管反复吹吸卵母细胞后计数精子数目。穿透试验结果也可作为标准 IVF 成功与否最有效的预测指标之一 [25]。评估透明带诱导精子顶体反应时，以凝集素（如豌豆属凝集素）或顶体内容物特异性抗体来标记荧光素，再以荧光素染色在穿透试验中从透明带表面除去的精子，从而计算发生顶体反应的精子比例。通过顶体反应试验，可发现部分患者精液正常但因透明带诱导顶体反应障碍而影响精子穿过透明带 [25]。

表 141-1 中列出了临床上基于治疗有效性的男性不育症病因分类。这一分类中，有效治疗是指已知有效或临床试验证实有助于提高男性生育能力的医学干预措施，包括自然怀孕或人工授精，但不包括 IVF、ICSI 的使用。

二、男性不育症临床评估

经过标准临床评估及简单的实验室检查，识别不可逆性的不育患者与潜在可治疗的不育及生育能

力低下患者（表 141-1 至表 141-3 ）。

（一）病史采集

在临床评估和结果讨论的过程中，应该着重强调夫妇双方的共同参与。夫妇双方的情绪反应可能会影响不育症的临床评估、诊断和治疗。当双方感到尴尬、敌对或困惑时，可能不会透露与诊断有关的私密信息。一方的性传播疾病史或妊娠史可能向另一方隐瞒。

1. 不育特点及持续时间　既往的妊娠史和每次从备孕到怀孕所需的时间及不育期长短都是重要的预后因素。一些夫妇可能意识到他们具有不育症相关因素，如睾丸未降入阴囊或睾丸炎。但一些不育时间较短的患者可能没有意识到人群中存在一定的受孕率，暂时的不育可能是正常情况。对于男性不育症，在有适龄女性伴侣的前提下，进行必要的临床评估和实验室检查，找出可治疗的疾病或障碍从而进行治疗。

2. 家族史　家族史应该纳入评估，但由于人们不公开讨论不育问题，因此可能难以获知家族内的相关情况[30, 31]。越来越多发的染色体和基因疾病促进了人们对不育的发现和重视（表 141-4）[32-34]。有些疾病仅仅导致不育，虽然伴随新生突变但未表现出其他障碍。其他疾病可能仅仅轻微影响生育能力，而家族中不存在不育史。常见的遗传因素包括 Kallmann 综合征、强直性肌营养不良、雄激素受体缺陷、促性腺激素和促性腺激素受体缺陷、囊性纤维化伴双侧先天性输精管缺如、Yq 微缺失[11, 12, 32, 35-42]。许多儿童综合征的表现包括性腺功能低下、性器官不明确的隐睾、多发畸形、肥胖或智力减退，但这些患者通常未诊断不育症，而未进行治疗。其他的遗传性疾病也可能与不育相关，如先天性肾上腺增生、血红蛋白病、Huntington 病、多囊肾和线粒体疾病[32, 43-46]。对某些疾病的易感性也可能有一定的遗传基础，如易导致睾丸扭转的鞘膜解剖变异、婴儿期汞中毒与慢性鼻窦肺疾病的相关问题及精子自身免疫的遗传因素。若家族中同时存在器官特异性自身免疫性疾病和血清甲状腺、胃壁细胞的自身抗体，则该男性更易出现精子自身免疫[47]。此外，兄弟精液检测结果较差的男性比普通男性更易出现不育[30, 31]。然而在男性不育症的主要类型中，较

表 141-1　医学干预对提高各类男性不育症自然怀孕率有效性的分析

不育症类型	在不育症中的占比（%）
难治性不育	12
原发性生精小管功能障碍	12
治疗有效的不育	18
精子自身免疫	7
梗阻性无精子症	10
促性腺激素不足	0.5
性功能障碍	0.5
可恢复的毒素作用	0.02
难治性生育能力低下	70
少精子症	35
弱精子症、精子畸形	30
精子功能缺陷	5

表 141-2　男性不育症的临床评估

累及睾丸、青春期发育、性生活、生育的疾病或受伤史
暴露史，如职业因素、个人爱好
常规体格检查
第二性征、男性乳腺发育、身体比例
阴囊检查、睾丸大小、附睾、输精管、精索静脉曲张

表 141-3　男性不育症的基本实验室检查

精液分析
- 精液体积、精子浓度、精子活动力、精子形态、精子自身抗体

激素检测
- 黄体生成素、卵泡刺激素、催乳素、睾酮、性激素结合球蛋白

影像学检查
- 阴囊超声、经直肠前列腺、精囊超声、垂体磁共振检测

睾丸组织学检查
- 细针穿刺活细胞检测，如细胞或组织，开放性活检

表 141-4　男性不育症中的已知或疑似遗传和染色体缺陷

功　能	缺　陷	表型（近似频率）
激素调节	KALIG 1	Kallmann 综合征，单一性促性腺素缺乏症（1/10 000）
	前动力蛋白 2	
	成纤维细胞生长因子 I 型受体	
	GnRH 受体	
	DAX 1	先天性肾上腺发育不良（罕见）
	类固醇生成酶	先天性肾上腺皮质增生症（罕见）
	血色素沉积症	垂体促性腺激素细胞铁素沉积（1/1000）
	FSHβ	少精子症（罕见）
	rs10835638 位点 T 等位基因	
	FSH 受体	少精子症（罕见）
	雄激素受体	少精子症（1/20 000）
	CAG/CGG 多态性	弱精子症（？）
精子发生	XXY 及变异	Klinefelter 综合征（1/800）
	XYY	少精子症（1/5000）
	易位	少精子症（1/3000）
	Yq 微缺失（AZF 区域，CDY）	塞托利细胞仅存综合征，少精子症（1/500）
	ETV5 基因变异	塞托利细胞仅存综合征
	TSPY 基因（Yp，即 Y 染色体短臂）	少精子症
	DMPK CTG 重复扩增	强直性肌营养不良（1/8000）
	INSL3	隐睾（？）
	性激素结合球蛋白（SHBG）基因	特发性少弱畸形精子症（？）
	雌激素受体（ESR1、ESR2）	隐睾（？）
	MTHFR	少精子症
	USP26 去泛素化酶家族	生精障碍（？）
	TAF7L	生精障碍（？）
	PRM1-PRM2（紧缩染色质的精蛋白）	
	TNP1-TNP2（过渡核蛋白）	
减数分裂	易位	生殖细胞阻滞（罕见）
	？CREM	生殖细胞阻滞（？）
	SYCP3	无精子症
	DAZL（$T_{54}A$）	生殖细胞阻滞（？）

（续表）

功　能	缺　陷	表型（近似频率）
精子发生	纤维鞘	发育异常（1/50 000）
	DNAI1、DNAI2、DNAH5、DNAH11、DNAAF2（动力蛋白臂）	纤毛运动不良症（1/50 000）
	RSPH4A、RSPH9（径向辐条）	
	TXNDC3（硫氧还蛋白核苷二磷酸激酶）	
	?	无顶体精子（罕见）
	?	无头部精子（罕见）
	鱼精蛋白Ⅱ	畸形精子症（?）
	LDH–X	弱精子症（?）
生殖道	CFTR	BCAV（1/2000）
	?	其他梗阻（罕见）
	?	死精子症（罕见）
精子卵母细胞结合	ZPBP1	透明带诱导顶体反应障碍（1/4000）
	?	正常形态精子与透明带结合缺陷（罕见）

BCAV. 双侧先天性输精管缺如；CFTR. 囊性纤维化跨膜转导调控因子；CREM. 环腺苷单磷酸响应元件调节器；DAX1. 剂量敏感性逆转、肾上腺发育不良、X 染色体 1 号基因关键部位；DMPK CTG. 肌营养不良蛋白激酶基因 CTG 表达；FSH. 卵泡刺激素；GnRH. 促性腺激素释放激素；INSL3. 胰岛素样蛋白 3；LDH–X. 乳酸脱氢酶 -X

少出现特定的基因缺陷，如特发性少精子症、弱精子症、精子畸形或精索静脉曲张和隐睾等其他相关疾病。

3. 性生活频率和时间　由于接近排卵期时阴道内的精液沉积对于生育非常关键，因此获得性勃起障碍和射精障碍的相关病史至关重要。不育症夫妇常出现性生活减少，可能原因有雄激素缺乏、一般疾病或不育带来的心理反应导致性欲低下。

4. 儿童及青春期发育　成人不育可能与儿童时期阴茎或阴囊疾病的治疗（如尿道下裂、尿道外裂、尿道瓣膜、隐睾、腹股沟疝、鞘膜积液）相关。由于伴随原发性或继发性性腺功能减退，患者的性成熟可能延迟或不完全。也可能存在需要治疗的生长发育障碍。青春期提前和发育提前导致身材矮小则提示可能有先天性肾上腺增生 [43, 44]。

5. 一般健康情况　任何急性或慢性疾病都可能非特异性地引起精子数量减少 [48]。严重创伤、手术、心肌梗死、烧伤、肝衰竭、中毒、饥饿等急性严重疾病，常引起促性腺激素分泌抑制和继发性性腺功能低下。相反，慢性疾病常引起原发性睾丸疾

病，伴促性腺激素水平升高。外周雄激素向雌激素的转化增加可能导致女性化特征出现，如男性乳腺发育，因而慢性肝病时易出现性腺功能减退症、男性女性化。其他慢性疾病如慢性贫血、慢性肾衰竭、类风湿关节炎、慢性脊髓损伤、甲状腺疾病、库欣综合征、肥胖、人类免疫缺陷病毒（HIV）感染和肿瘤，也可能导致类似的性腺功能减退症。性激素结合球蛋白（SHBG）水平在肝硬化和甲状腺功能亢进等疾病升高，而在肥胖、皮质醇增多和甲状腺功能减退症等其他情况下降低 [48]。许多药物对生殖系统存在不良反应 [48]。海洛因成瘾和慢性疼痛的麻醉药物治疗可抑制黄体生成素（LH）的分泌 [49]。发热可引起 LH 短暂、持续数月的下降 [48, 50, 51]。在糖尿病未控制的早期阶段，可能出现勃起功能障碍、伴自主神经病变的射精障碍、精子自身免疫和精子 ROS 损伤等 [52]。肾脏疾病患者的不育可能与多因素有关，包括慢性疾病引起睾丸衰竭、细胞毒性药物暴露、锌缺乏和肾移植时出现输精管损伤或阴茎血供不足。然而，与肝硬化相似，如果代谢失代偿尚不严重，精液质量通常尚可，足以维持生育

能力[48]。慢性鼻窦肺疾病（Young 综合征）相关的附睾梗阻过去常多发于澳大利亚和英国，在其他地方少见[53]。一些慢性鼻窦肺疾病患者可能由于儿童时期接触含氯化亚汞的牙粉引起汞中毒而发病[54]。20 世纪 50 年代中期，人们发现这种牙粉会引起红皮病，牙粉从此退出市场，现在慢性鼻窦肺疾病已很罕见。由于纤毛缺陷导致精子不能正常运动的患者，常并发支气管扩张、鼻窦炎、右位心、内脏逆位和耳聋[55]。

6. 睾丸相关症状　男性不育症者常有隐睾史[7, 56, 57]，可能与其他先天性畸形、胎儿期睾丸激素生成和作用障碍、子宫内己烯雌酚显露相关，如 Kallmann 综合征、胰岛素样因子 3 受体突变、雄激素受体突变及雄激素代谢缺陷等（表 141-4）。在西方国家，隐睾患者通常在儿童早期即接受治疗，但尚不清楚早期手术是否能减轻继发性生精障碍的严重程度。

一项随机对照试验中，比较单侧可触及隐睾的 9 个月和 3 岁男童分别进行睾丸固定术的疗效。术后随访显示，9 个月男婴出现持续至 4 岁的睾丸显著生长，而 3 岁男童的睾丸大小没有明显变化[58]。这一研究修正了隐睾的临床治疗指南，建议先天性睾丸下降不全的患者在出生后 6～12 个月内进行睾丸固定术，而后天睾丸下降不全的患者宜在发现后尽快手术治疗。希望这将减少睾丸肿瘤和生精障碍的发生风险。睾丸营养不良的患者接受早期手术治疗后，仍可能出现睾丸下降不全和成年后生精障碍。除此之外，目前仍然无法解释为何在男性不育症中单侧隐睾更常见。相较单侧隐睾患者，双侧隐睾患者生育能力更低。双侧睾丸固定术后的不育症发生率约为一般人群的 6 倍，约半数患者出现不育，而单侧睾丸固定术后的不育发生率为一般人群的 2 倍，约 10% 的患者出现不育[56]。此外，还可能出现相关的附睾畸形[59]。极少数病例因血供不足或意外睾丸扭转发生术后睾丸萎缩。

严重的睾丸疼痛和肿胀可能由睾丸扭转、睾丸炎或附睾睾丸炎引起，甚至继发睾丸坏死或萎缩。炎症后萎缩在腮腺炎性睾丸炎中尤为常见，但在其他疾病（如传染性单核细胞增多症和布鲁氏菌病）中极少见到[60]。细菌引起的附睾睾丸炎通常与尿道炎或尿路感染有关，搬运重物后可能继发睾丸损伤。性传播疾病也是常见病因，特别是伴有附睾疼痛或肿胀。有些患者出现附睾尾部的淋菌性梗阻，但缺乏明确或患者承认的附睾炎病史。

发育不良和单侧、双侧睾丸体积减小是精子发生缺陷的重要表现。睾丸扭转可引起睾丸萎缩。进行疝修补术、肾移植术中可能损伤暴露于手术野内的输精管。实施睾丸活检也可能在无意中损伤附睾，特别是如果未能提前发现睾丸向后弯曲，同时活检时没有将睾丸从外膜取出。同样，扭转、鞘膜积液或附睾囊肿的手术可能导致附睾梗阻。睾丸血供不足可能引起阴囊血肿和睾丸梗死。自身免疫性睾丸炎很少由睾丸损伤或炎症引起。即使无隐睾史，睾丸肿瘤和原位癌仍在男性不育症中多发[14, 61]。

7. 医源性不育　常见的医源性不育包括输精管结扎术和塞托利细胞仅存综合征，后者多是由睾丸恶性肿瘤、白血病、淋巴瘤和严重自身免疫性疾病等，采取细胞毒性药物治疗和放疗引起[62, 63]。尽管有些治疗方案只是暂时性抑制精子发生，但生育能力的恢复与否难以准确定论[62]。一些烷化剂对精原细胞有杀灭作用，如环磷酰胺、二甲磺酸丁酯等[63]。抗代谢药物用于治疗银屑病、类风湿关节炎或移植排斥反应，可对精子发生造成短暂的不良影响[48, 64]。使用柳氮磺吡啶治疗炎性肠病或关节炎，可引起精液质量的可逆性损害[48]，停止使用该药物后精液质量可在数月内显著改善。其他药物对精子发生或性行为有实际或潜在的不良影响，包括雄激素、促合成药、结合雌激素、糖皮质激素、西咪替丁、螺内酯、抗菌药（尤其是呋喃妥因）、降压药和精神药物等。但临床实践中这些药物的应用并不是不育症的常见原因[48]。

8. 抗精子发生因素　职业和环境显露可能影响生殖功能[65, 66]。频繁桑拿浴、汽车驾驶、火炉及夏季的户外工作所产生的热量均可能会影响生精。肥胖和精索静脉曲张引起的睾丸热交换障碍可能会加重这种不良影响。在工作场所或其他地方的化学品可能具有抗生精作用，如杀虫剂（特别是杀线虫剂）、有机磷、雌激素、苯和电焊、锌、铅、镉和汞烟雾。各种生活中的药物或用品，包括烟草、酒精和大麻，都具有潜在的抗生精作用，但通常需要大剂量使用才会产生不良影响[48, 67-70]。一些药品上瘾者还可能发生影响睾丸功能的器官损害，如肝硬化[48]。

（二）体格检查

常规进行一般体格检查（表 141-2），重点检查不育相关的结构或功能障碍，如对疑似生殖道梗阻或精子活动异常的患者检查呼吸系统，可能患射精管梗阻或前列腺炎则检查前列腺，可能伴垂体功能减退或其他与睾丸衰竭相关的缺陷则检查内分泌系统，可能存在自主神经病变并性交障碍则检查神经系统，存在视野缺损检查是否患垂体瘤，存在嗅觉缺损检查是否患 Kallmann 综合征。

1. 第二性征 男性头发分布具有明显的个体差异。面部、阴部、腋窝体毛的脱落或减少是雄激素缺乏的重要特征，但常常被忽略。男性可能会出现刮胡子的频率降低。根据 Tanner 方法，记录生殖器及外阴毛发生长的阶段。下肢比例大（臂展长比身高长 5cm 或阴部至脚底长度比一半身高长 5cm）由骨骺延迟融合引起，是白人或亚洲人青春期延迟或发育不完全的标志，但睾丸功能可正常。

2. 男性乳腺发育 轻度男性乳腺发育可见于任何原因引起的睾丸衰竭[48]。严重的男性乳腺发育可能与 Klinefelter 综合征、肝硬化、雄激素受体缺陷、具有雌激素分泌活性的肿瘤、促蛋白合成类固醇和人绒毛膜促性腺激素（hCG）滥用有关。男性溢乳少见，通常但不一定与高催乳素血症相关[71]。

3. 外生殖器 需检查阴茎口位置，是否存在包茎、尿道狭窄和纤维性海绵体炎，这些因素会影响射精的充分性或完整性。阴茎长度不足可能是造成不育的原因，但很罕见[72]。

阴囊内容物检查是评估男性不育症的关键。图 141-1 展示了阴囊检查的一般方法，包括睾丸体部，附睾头、体和尾，双侧输精管触诊。有时由于阴囊瘙痒或阴囊绷紧，难以充分检查阴囊。体积较小的睾丸可能缩回到腹股沟浅区。因此在阴囊未触及睾丸时，可尝试腹股沟皮下组织或偶在腹股沟管进行触诊。若阴囊内仅可触及输精管和附睾，提示睾丸完全萎缩[73]。

4. 睾丸体积 睾丸的体积采用睾丸测量仪测定（正常睾丸 15～35ml）[74]。无精索静脉曲张时，左右睾丸大小基本相等。睾丸体积与身材和每次射精的精子数目有关。由于生精小管占睾丸体积 90% 以上，睾丸较小提示生精障碍，睾丸萎缩提示严重生精缺陷。

5. 睾丸异常 触诊疼痛或过度紧张均提示炎症。慢性炎症、神经病变或肿瘤可导致睾丸正常感觉丧失。睾丸均一性或柔软度降低可能提示生精减少。睾丸形状异常和硬块可能是肿瘤或瘢痕。

6. 附睾异常 可触及的附睾异常包括先天性输精管缺如或其他输精管发育不良、附睾头部增大或尾部结节伴梗阻、精子囊肿及其他囊肿或肿瘤。小睾丸（＜ 5ml）伴小附睾提示可能存在严重雄激素缺乏，小睾丸而附睾大小正常提示青春期后睾丸萎缩或严重输精管上皮紊乱，如 Klinefelter 综合征。

7. 输精管异常 输精管异常包括缺如、结节、输精管结扎术导致间断、严重炎症后瘢痕形成导致输精管增厚或串珠状，如结核病。

8. 其他异常 偶然发现的阴囊异常，包括手术瘢痕、阴囊皮炎及重度肥胖患者生殖器周围的耻骨脂肪垫。附睾上后方可能触及腹股沟疝、脂肪瘤和鞘膜积液。附睾头部前方可能触及睾丸附件或附睾囊肿（"棘球蚴囊"）。精子囊肿和旁睾囊肿位于附睾头或体。睾丸向后弯曲较常发生，此时输精管及附睾位于睾丸前而不是后。此外，轻度鞘膜积液也较常见。绷紧的鞘膜积液可能掩盖睾丸肿瘤的存在。单侧睾丸输精管缺如可能与同侧肾脏和输尿管发育不全有关。许多异常与不育症没有明显关系。

9. 精索静脉曲张检查 受检者保持站立位，检查其阴囊蔓状静脉丛是否曲张，嘱受检者咳嗽或采用 Valsalva 法，双手拇指和食指握住精索，向腹股沟外环提升睾丸，触诊或肉眼观察是否有精索静脉曲张（图 141-1）。这种手法可以避免混淆提睾肌收缩与静脉搏动。精索静脉曲张按如下标准进行分级，即咳嗽时出现静脉反流但未触及精索肿大，为 1 级，即可触及精索肿大为 2 级，肉眼可见精索肿大为 3 级。精索静脉曲张主要发生于左侧，偶尔发生于右侧。

虽然阴囊位于体表易于触及，但临床体格检查的准确性和重复性可能并不令人满意。精索静脉曲张的程度可能每天都在变化。甚至输精管缺如可能因其他情况的存在而被掩盖。临床实践中，只有睾丸体积测量可通过使用同一个睾丸测量仪得到重复的结果。

三、精液分析及其他实验室检查

相关实验室检查已列入表 141-3。

（一）精液分析

精液分析是男性不育症最重要的实验室检查。实施方法及结果评估可见于世界卫生组织（WHO）出版的实验室检查手册[26]。

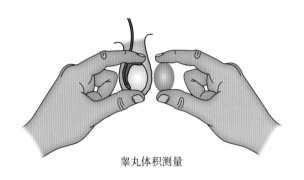

睾丸体积测量

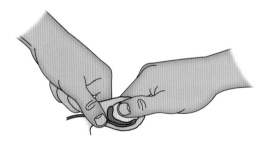

睾丸触诊

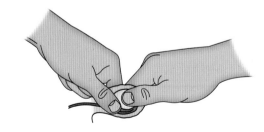

附睾触诊

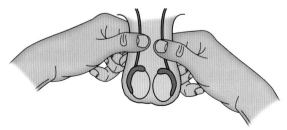

精索静脉曲张检查

▲ 图 141-1　阴囊的体格检查

实验室必须具备丰富的精液分析检测经验，并有一定的质量保障措施[75]。检测室附近需有精液储存室。使用专门的无毒避孕套进行自慰或性交获得精液标本。由于橡胶可能影响精子活动力，因此不能用普通的乳胶避孕套采集精液[76]。如果以上采集方法均不可行，那么可采集排卵期性交后的宫颈黏液，若其中可发现较多有活动力的精子，则提示精液质量尚可。相反，性交后宫颈黏液未发现活力精子则缺乏有效的诊断价值，因为即使如此仍有可能在同一周期内受精成功[77]。

给受检者提供一个宽口、无菌无毒的精液采集容器，并附带采集和运输精液标本的说明。特别强调采集前 2～5 天禁欲（最好 2 天），采集后 1h 内送到检测室，期间避免沾染润滑剂，避免极端温度。

由于检测结果的变异性，第一次检测异常患者，重复检测建议间隔 2 周以上进行。即使采集到了全部样本，仍然可能出现因计数错误、其他技术问题和射精的生理特征波动等，导致检测结果出现差异（图 141-2）[26, 78]。当分析检测结果时，应分析异常值出现的原因。

为检测逆行射精，射精后立即采集尿液标本并离心，检测尿液中是否含有精子。

精液分析同时可获得睾丸及附属腺体的检测结果，包括前列腺产生的锌、酸性磷酸酶，精囊产生的果糖，附睾产生的中性 α- 糖苷酶、甘油磷酰胆碱和左旋肉碱，以及支持细胞产生的抑制素 B。前列腺液为酸性（pH < 6.0），射精液与精囊液混合而呈碱性。精液生化检查在临床实践中应用较少。表 141-5 进行了举例说明。

1. 免疫珠检测　由于精子自身免疫疾病无特异的精液分析结果，因此所有评估男性不育症均应常规检测精子自身抗体[47, 26]。对于免疫珠检测（IBT）结果，与向前运动的精子结合超过 50% 视为阳性，与免疫球蛋白 A（IgA）的结合率达到 70%～80%，才提示精子自身免疫有临床意义。IBT 中仅为精子尾部结合则无诊断意义[79]。混合抗球蛋白反应试验是 IBT 的替代方法[26]。若因向前运动精子数目太少、不可实施直接 IBT 的受检者，可采用间接 IBT，采集健康捐献者的精子，检测受检者血清或精浆中的自身抗体。对于精子数目尚可的受检者，可进行精子黏液交互试验，筛查其是否存在精子自身免疫[26]。

精子宫颈黏液相互作用试验可取排卵期性交后的宫颈黏液，也可用雌激素治疗（炔雌醇，50mcg，每日 2 次，连续 4 天），使宫颈黏液的性质同前者相似[26]。体外毛细管精子穿透黏液（Kremer）试验可用于检测精子自身抗体，若精子 1h 内穿透黏液 ≤2cm，提示精子自身免疫严重，预后差，采用标准 IVT 技术受精失败的可能性较高[47, 79]。

2. 精子功能检测　许多精子功能检测可用来展示人体受精过程（图 141-3）。这些检测只在专业实验室进行，主要用于科学研究。关于 ROS 和精子穿透或与人造介质结合的各种试验尚未得到普遍接受及应用。

3. 精液分析结果的解释　表 141-5 列出了精液质量异常的各种类型及相应的原因。判断精液分析结果的假阳性或假阴性十分必要，多次重复检测并计算平均水平有助于平衡个体变异的影响（图 141-2）。

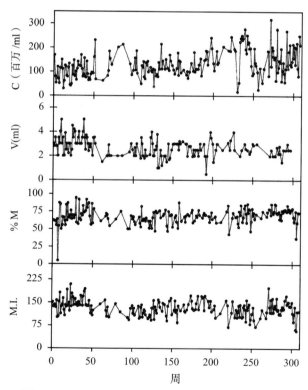

▲ 图 141-2　同一有生育能力捐献者精液变异性分析结果

C. 精子浓度；M. 精子总活力；M.I. 活力指数，0～3 级进行性精子活力乘积百分比；V. 精液体积（引自 Mallidis C, Howard EJ, Baker HW: Variation of semen quality in normal men, Int J Androl 14:99–107, 1991. 经 Blackwell Scientific 出版社许可使用。）

4. 精液体积及外观变异　精液量少可能存在采集不全、试验前禁欲时间太短、精囊缺如或梗阻、雄激素缺乏，也可能发生逆行射精，因此须检测射精后的尿液标本。精液量多（＞8ml）可能与少精子症有关，但几乎没有临床诊断价值。血精通常由于尿道轻微出血，但必须排除生殖道肿瘤等严重疾病。精液变色提示附属腺体可能发生炎症。黄色精液可能由于黄疸或服用柳氮磺吡啶。精液液化和黏度异常较常见，可能是附属腺体功能障碍导致。尽管这些异常可能导致精液分析结果异常，影响辅助生殖技术（ART）的效果，但通常与不育症无关。精子聚集常见于精子自身免疫病，但也可见于其他情况。

5. 无精子症　精液中完全无精子的诊断须建立在重复检测的基础上，且已采用有力的离心和准确的免疫珠检测[26]。采用荧光显微镜技术检测更多精液，进行更为敏感的精子计数，可能会发现先前诊断无精子的精液中存在精子[80]。疾病或采集困难很少导致短暂性无精子症，可能为不明原因性无精子症。如果存在严重的生精障碍或梗阻，可能在精液中间歇性地检测到精子。若可检测到有活力的精子，可采集并冷冻保存，用于卵细胞内精子注射（ICSI）。

6. 少精液症　少精液症即精子浓度＜1.5×10^7/ml，或总计数＜3.9×10^7/次[26, 28]。采用 WHO 的方法对 1900 名健康志愿者进行精液分析，这些志愿者的伴侣怀孕时间均≤12 个月，取其数据的第 5 个百分位数即为上述诊断标准，并用于第 5 版 WHO 精液分析指南[28]。精子浓度与精子质量的其他特征存在相关性。少精子症患者通常出现精子活动力差、形态不佳。

7. 弱精子症　弱精子症是指向前运动的精子数＜40% 或向前直线运动的精子数＜32%[26]。应当排除其他原因引起的假性弱精子症，如精子显露于橡胶（特别是避孕套）、杀精剂、极端温度或未及时送检。精子活动力低并发少精子症及精子形态异常，后者提示存在生精缺陷。

当精子活动力为 0 或极度弱精子症（精子活动力＜5%）时，可通过电子显微镜观察精子的超微结构缺陷[55, 81]。如果这些患者伴随慢性鼻窦炎、支气管扩张、右心症和原发性纤毛运动不良综合征，

表 141-5　精液异常的常见特征分析

容积（ml）> 1.5*	精子浓度（10⁶/ml）> 15*	活动性占比（%）> 40	正常形态比（%）> 4	备 注	原 因
0.4	0	—	—	果糖 1nmol/L（低）pH 为 6.5（低）	• 先天性输精管缺如 • 射精管梗阻 • 不完全逆行射精 • 雄激素缺乏所致睾丸衰竭 •（精液洒出或采集不足）
4.0	0	—	—	果糖 15nmol/L	• 生殖道梗阻 • 原发性生精小管功能障碍 • 雄激素治疗后继发性生精小管功能障碍
3.0	100	0	35	活精子比例 70%	•（被污染或普通避孕套采集） • 纤毛运动不良症
3.0	100	5	35	活精子比例 20%	•（污染或未及时送检） • 死精症 • 精子自身免疫
3.0	100	65	0	头部小而圆	• 精子完全畸形，如顶体缺如
3.0	100	25	10	液化延迟 精子聚集性 2+ 活精子比例 40% 多形态精子 1×10⁶/ml	• 特发性弱精子症 • 精子自身免疫 • 前列腺炎 •（未及时送检）
3.0	4	30	3	精子多形态混合	• 特异性或非特异性少精子症
3.0	< 1	—	—	精子活动力尚可	• 特异性或非特异性严重少精子症 • 原发性生精小管功能障碍 • 不完全生殖道梗阻

*. 正常范围

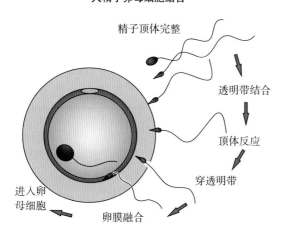

人精子卵母细胞结合

精子顶体完整

透明带结合

顶体反应

穿透明带

进入卵母细胞

卵膜融合

▲ 图 141-3　受精过程（人）

精子在周围介质和细胞群中游动（未显示），附着在透明带表面。透明带蛋白激活顶体反应，顶体反应后精子穿过透明带，进入卵周区域，经赤道段与卵泡膜结合。精子头部接触卵母细胞后进入卵母细胞并发生染色体解聚。这些过程中的任何一个环节缺陷都可能导致不育，如异常精子，特别是头部形态缺陷的精子，很难与透明带结合而导致不育

应该进行电镜检查。精子超微结构可能正常，也可能存在以下异常，如动力蛋白臂缺失、其他纤毛轴缺陷、线粒体异常、纤维鞘或外层致密纤维构成紊乱等。标准精液分析结果通常提示精子浓度和形态正常，但不能显示精子尾部太短、太直、太厚及中层缺损等异常。存活率检测有助于区分这些异常和死精子症[82]。精子结构缺陷患者可通过 ICSI 治疗。弱精子症也可能与精子自身免疫有关。精子中度活动力低下的原因尚不清楚。

8. 死精子症　由于一些患者在精子活动力低下的情况下仍有可能生育，因此区别死精子症与其他类型的严重弱精子症尤为重要[45, 82-84]。死精子症的特征是向前运动的精子比例 < 20%～30%，向前直线运动比例 < 5%，存活率低于 30%～40%，死亡精子的比例高。诊断死精子症，必须排除精子自身免疫等其他致严重弱精子症的因素，以及精液采集不全。死精子症的严重程度可发生改变，可随性交

频率的变化而波动[82, 84]。其特征是提高射精频率可改善精子活动力。这种情况的发生原因可能是附睾尾部的精子储存不足或生殖道内精子停滞，也可能发生于慢性脊髓损伤和伴有射精管附近囊肿的成人多囊肾病[45, 83]。睾丸活检可发现排出的精子超微结构退化，但成熟精子结构正常[82, 83]。使用抗生素治疗可能有效，但尚未证实。建议夫妇在排卵期前 3~4 天内性交，每日 1~2 次。

9. 精子畸形　精子畸形指光学显微镜下正常形态的精子比例（4%）降低[26]。需区分混合精子畸形与单纯精子缺陷，后者全部或大多数精子含有同一种缺陷，如无顶体球形头部（球形精子症）和针头状精子。当发育为精子尾部的中心粒与顶体未正确相对排列时，就会产生针头状精子。在精子排出时，精子头与尾分离，在附睾中运送时头部被吸收，因此在射精后只有精子尾部可见，与中段的胞质滴联合呈现针头状[85]。这两种情况都会导致不育，但极为罕见。

一般，人体精子形态多变，光镜下精子形态评估高度主观且在不同实验室很难标准化诊断。只有少部分（＜25%）可育男性的有活力精子可在体外与透明带结合，这种结合能力与精子头部形态密切相关[86]。可结合透明带的精子形态也许可作为正常精子形态的标准[10, 28, 87]。当前已应用了多种形态学组织评估方法，最简单的方法是仅仅将头、体、尾均无缺陷的精子评估为正常[26, 28]。在严格的形态学方法中，尽管设定了正常精子的大小，但通过肉眼观察可敏感判定轻微的形态异常[28]。电脑影像分析等自动化方法也越来越多地应用于实践中，减小了实验室变异造成的影响，明显提高了精液分析对自然妊娠的预测价值[10, 87]。

（二）激素检测

激素检测不是不育症的常规检测，但对于精子数目低下的患者，检测 FSH、LH、睾酮有一定的诊断价值。对于睾丸体积、第二性征均正常的无精子症患者，FSH 正常有助于区别生殖道梗阻和生精障碍。生殖功能正常的年轻男性 FSH 上限为 8U/L[88, 89]。

然而，FSH 正常可见于原发性生精小管功能障碍，以及约 50% 的初级精母细胞停滞患者。精子发生正常的患者很少出现 FSH 升高[90]。对于睾丸体积减少，具有雄激素缺乏特征的男性，为鉴别其原发性或继发性性腺功能低下的病因，可检测其 FSH、LH 和睾酮。检测抑制素 B 可提示额外的生精过程的问题[91]。

出现溢乳、雄激素缺乏、性欲低下的男性，可检测其催乳素水平[92]。其他激素指标的检测按一定的临床表现进行选择，如高催乳素血症患者的甲状腺功能检查、先天性肾上腺增生患者的 17- 羟孕酮检测、肝脏疾病或肿瘤患者的雌二醇检测、肿瘤及雌激素过多患者的 hCG 检测、全垂体功能减退患者的垂体功能检查[48]。

（三）染色体及基因分析

当前，对于不明原因原发性生精障碍、平均精子浓度 $< 1 \times 10^7/ml$ 的不育症患者，应该进行染色体核型及 Yq 微缺失检测。应当向所有患者咨询是否存在已知或未知的遗传缺陷。

原发性睾丸衰竭和小睾丸患者应检测其染色体核型，以确诊其是否患有 Klinefelter 综合征。通常该病核型为 47,XXY，但相当一部分患者为多条 X 染色体或性反转的 46,XX 核型[93-95]。尽管大多数 Klinefelter 综合征患者精液中无精子，但少部分患者患少精症，极少数患者可育[93]。50% 的患者可通过睾丸活检采集实施 ICSI 所需的精子[94, 95]。生精障碍也可能发生于核型 47,XYY 的患者，但是相比 Klinefelter 综合征，其临床特征不尽相同。精子、胚胎、儿童的染色体核型通常是正常的，因此判断含多余性染色体的配子在早期发生的时候已被去除。然而，研究核型 XXY、XYY 的男性后，人们发现性染色体或常染色体非整倍体的发生率有所提高[95, 96]。一些 Y 染色体异常患者会出现严重的生精障碍，如小 Y 染色体、两条短臂的等臂染色体。3%~15% 严重生精障碍的男性中可发现 Y 染色体长臂的微缺失[11, 12, 32, 41, 42]。这些微缺失患者的儿子携带相同的微缺失[97]。常染色体异常导致的生精障碍也越来越多，尤其是平衡染色体易位（反向和 robertsonian 易位），可能以非平衡的方式传递给子代[98]。

囊性纤维化基因检测对于先天性输精管缺如的患者及其配偶的评估具有重要意义[99]。如果女方携带囊性纤维化基因突变，应进行胚胎植入前遗传诊断。不明原因的原发性生精障碍患者可能出现雄激素受体缺陷。影响雄激素受体活性的基因突变会导致雄激素不敏感，出现睾丸女性化、正常男性乳腺发育或生精不足和少精子症等多种表现型[38]。约 40 个外显子中出现 1 个 CAG 重复增加与进行性脊髓延髓性肌萎缩（Kennedy disease）有关，患这种疾病的男性可能无法生育。

其他特定的基因检测和谱系研究可根据临床具体情况进行选择（表 141-4）。

（四）睾丸活组织检查

对于疑似生殖道梗阻的患者，须进行睾丸活检，评估其生精能力。在相当比例的睾丸大小正常、FSH 正常的无精子症患者中，可发现严重的生精障碍[7]。一些严重的生精障碍患者并非完全不产生精子，只要能从睾丸中获得精子，就可以进行 ICSI，所以对于严重的原发性生精小管障碍伴随持续无精子的男性应该进行睾丸活检。如果可发现形态细长的精子，则有可能可以实施 ICSI。然而，如果在活检中没有发现细长的精子，仍然有可能通过更广泛的睾丸组织开放性活检来找到精子（见下文）。

将组织以最小的损伤从睾丸中取出，并置于合适的固定液中，如 Bouin 或 Steive 溶液。标准福尔马林固定液会模糊生殖细胞的染色质形态，导致核型无法判断，因而不能用于睾丸组织固定。

睾丸活检可在局部麻醉或全身麻醉下进行。针刺活检虽然采集到的是分散的细胞，但这些细胞足以用于细胞学诊断或流式细胞术。图 141-4 所示的方法虽然会造成一定的人为影响，但仍可为输精管上皮细胞的组织学诊断提供足够的标本[100]，这种方法也可用于获取实施 ICSI 所需的精子[101]，其并发症少见，包括皮肤和睾丸的轻微出血，血肿或局部麻醉反应极少见。睾丸纤维化或小睾丸（＜ 5ml）易导致取材失败。

与可育男性相比，男性不育更易患睾丸癌[102]。生精小管内生殖细胞瘤未定类型（ITGCNU），又称原位癌（见下文），其肿瘤细胞局限于生精小管内，可能进一步进展为睾丸生殖细胞瘤。这意味着 ITGCNU 为一种非侵入性疾病。在成年生殖细胞瘤患者中，

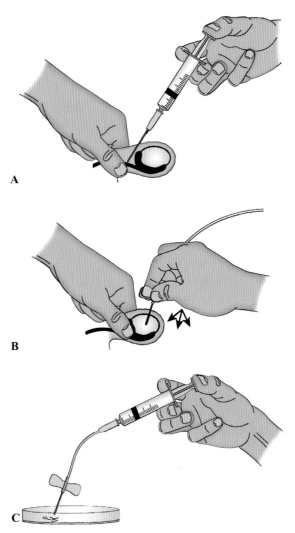

▲ 图 141-4　睾丸细针穿刺活检

A. 在输精管周围注射局麻药物以阻断睾丸感觉传递。B. 将 21 号蝴蝶针刺入睾丸。助手将注射器连接到蝴蝶针上，操作者用力快速地将针头刺入睾丸实质内。若针管中流入少量组织液（1～2mm），表明针头已采集到足够的睾丸组织。在维持吸力的同时，小心地取出针头，用细镊夹住针头前突出的组织，以免掉回穿刺孔。C. 将细针内的组织置于培养基中。将生精小管的结缔组织膜剥离后，即可取一部分组织用于组织学检查或 ICSI 提取精子

90% 以上可发现睾丸组织旁的 ITGCNU[103, 104]。

在接受生育能力评估的男性中，ITGCNU 的发病率为 0.4%～1.1%[105, 106]。由于 ITGCNU 患者无明显症状，确诊该疾病时已形成明显的肿瘤，一般通过触诊就可初步判断。应常规提取精子的开放性活检样本送组织病理学检查。

临床中睾丸的组织学分类为，正常或生精不足（含所有生精所需的细胞但数量减少）、生殖细胞停滞（含有生精的初始细胞，但停留在某一生长阶段，

最常停留在初级精母细胞）、塞托利细胞仅存综合征或生殖细胞发育不良（生精小管仅包含支持细胞而缺乏生殖细胞）、透明变性（细胞消失，生精小管管壁增厚，可见于 Klinefelter 综合征）、睾丸不成熟（无促性腺激素刺激，青春期前外观）[107]，图 141-5 所示。部分或不完全生殖细胞停滞和生殖细胞部分发育不良等分类易引起文献中的概念混淆，不推荐使用[108]。

（五）其他检查

超声检查有助于发现睾丸肿瘤，尤其应用于睾丸因鞘膜积液而难以触诊[109]。超声也可测量睾丸大小，并判断是否有囊肿及其性质和阴囊其他异常。有人认为阴囊超声应成为男性不育症者的常规检查，测量睾丸体积、评估其性质，并排除难以触及的睾丸恶性肿瘤[110]。然而，一些临床指南并不支持这一观点[111]。多普勒血流评估可用于评估睾丸扭转及炎症导致的疼痛性肿胀，或用于评估精索静脉曲张。精索静脉曲张的其他检查包括热像仪、锝扫描和静脉造影术。直肠超声可显示前列腺囊肿、精囊增大或远端生殖道梗阻导致的射精管扩张[112]。临床怀疑垂体肿瘤时应进行相应的影像学检查。腹部成像可用于显示隐睾的位置。

四、特定病因的男性不育症诊治

本节讨论精子自身免疫、生殖道梗阻、性交障碍、生殖道炎症和精索静脉曲张的诊断和治疗。促性腺激素缺乏症的治疗和雄激素替代疗法已在第 122 章和第 139 章中阐述。

（一）精子自身免疫

6% 的男性不育症者存在精子自身免疫[47]。抗体结合精子后引起精子功能受损，特别是影响精子穿透宫颈黏液和结合透明带的能力，导致严重不育。

未经治疗的精子自身免疫患者自然生育率非常低，而且标准 IVF 的受精率也很低，甚至为零。部分患者 IBT 阳性，仅尾尖有抗体结合，精子的黏液穿透能力正常或仅有轻微受损[79]。低水平的精子自身抗体没有临床诊断价值，对于这些夫妇应该寻找引起不育的其他原因。精子自身免疫疾病可用达到免疫抑制剂量的糖皮质激素治疗。抗体水平下降后，约 50% 的患者精液质量改善，约 25% 的夫妇在 4~6 个月的疗程中自然怀孕[47]。但激素服用可能出现严重的不良反应，尤其是股骨头无菌性坏死。而 ICSI 的治疗效果更佳，使激素治疗的应用越来越少，并只用于特殊情况。

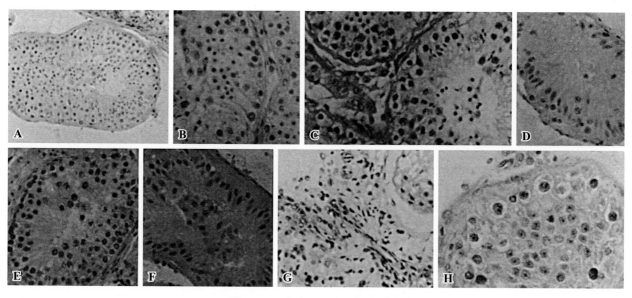

▲ 图 141-5　睾丸细针穿刺组织学检查

A. 正常组织（200×）；B. 轻度生精障碍（×500）；C. 中度生精障碍；D. 重度生精障碍；E. 初级精母细胞期生殖细胞阻滞；F. 塞托利细胞仅存综合征；G. 隐睾间质细胞瘤并透明化塞托利细胞仅存生精小管；H. 原位癌，只有精原细胞和支持细胞

（二）生殖道梗阻

1. 临床特征　大多数生殖道梗阻患者精液中缺乏精子，除此之外，睾丸大小正常、第二性征正常、血清 FSH 水平正常。然而，部分患者出现生殖道梗阻合并生精障碍，或部分梗阻合并严重少精子症。此类患者可能有导致梗阻的相关病史，如并发淋病或相关呼吸系统疾病的附睾炎。由于少数生精正常的男性 FSH 升高，或存在严重的生精障碍，因此所有患者都应接受进一步检查。若间接 IBT 可检测到血清中精子抗体升高，表明精子可以形成，但也是手术不易成功的不良预后因素。

当出现双侧先天性输精管缺如或射精管梗阻时，精液量、pH 和果糖水平较低。精液缺乏有其特有的气味，射精后不会形成凝胶，因为其中只含有前列腺和尿道腺体产生的液体。当出现双侧先天性输精管缺如时，直肠超声显示精囊不可见或萎缩；但当射精管梗阻时，精囊和射精管扩张，梗阻的原因通常明显可见，如前列腺小囊肿 [112]。睾丸活组织检查通常正常，但也可能由于意外或梗阻而导致生精减少，特别是输精管结扎术后 [113]。

2. 病理生理　中肾管结构变性可能伴随囊性纤维化基因突变，但很少并发先天性风疹等其他疾病。中肾管变性的程度各有不同。通常仅能触及附睾头部，其余部分缺如，但有些双侧先天性输精管缺如的患者存在部分或全部附睾和阴囊段输精管，伴盆腔段输精管和精囊缺如或萎缩。目前发病率极低的慢性鼻窦肺疾病与囊性纤维化基因突变无关，其病理示附睾头部有浓缩物，上皮细胞内含有脂质内容物 [53, 54]。由于此类患者可生育子女，因此判断梗阻可能发生于成年。

淋病后继发的炎性梗阻通常发生在附睾尾部，非特异性细菌性炎症则累及更广泛的范围，结核通常破坏前列腺和精囊结构，导致附睾和输精管的多部位梗阻。输精管结扎术后，由于输精管内压力升高导致附睾管破裂而出现梗阻。医源性生殖道梗阻，包括睾丸活检时附睾意外切断，疝修补术或盆腔、肾移植等下腹部手术导致的输精管损伤，前列腺切除术或复杂情况下的膀胱导尿术导致的射精管梗阻。

3. 鉴别诊断　无其他病因提示时，持续性无精子症、睾丸大小正常、第二性征正常、FSH 正常的男性可初步诊断生殖道梗阻。有此临床表现的患者中，约 1/3 的患者血清 FSH 正常但睾丸活检提示严重的生精障碍 [7]。生育功能正常的男性很少出现单次或短时间的无精子症 [6, 13]。计划手术前，必须排除这种假性无精子症。一旦确诊为梗阻，就有必要评估手术的可行性。睾丸内和附睾头部的梗阻预后较差，但附睾尾部和输精管梗阻通常可通过手术治疗成功解除 [114]。远端梗阻必须及时诊断，因为尿道镜检查时梗阻与尿道镜的前进方向相反，影响进一步检查甚至造成损伤 [112]。对于可能存在射精管梗阻的患者，有必要检测其射精后尿液中的精子，因为部分逆行射精患者的精液特征与射精管梗阻相似（表 141-5）。此外，引起射精管梗阻的大囊肿可能压迫膀胱颈，引起逆行射精。

4. 相关治疗

(1) 常规治疗：单侧或双侧不能触及输精管的患者可能患先天性单侧或双侧输精管缺如。50%～80% 先天性双侧输精管缺如（CBAVD）患者携带 1 个或 2 个囊性纤维跨膜转导调控因子（CFTR）等位基因突变。这些患者均应进行 CFTR 相关检查，该检查也可用于睾丸体积正常、血清 FSH 正常、双侧输精管可触及而精液量小（< 1.5ml）的无精子症患者。携带者的女性伴侣也应进行囊性纤维化基因突变的筛查，双方均应进行相应的咨询。尽管大多数人忽视基因筛查的必要性，但相当一部分患先天性附睾梗阻的男性携带 CFTR 基因突变 [115]。

若夫妻双方均携带基因突变，应进行胚胎植入前或产前基因诊断。在计划实施男方的手术前，应对女方进行充分筛查以确保其生育能力。应当与夫妇双方进行诊断过程及包括捐献者精子受精等治疗方式的讨论。从睾丸或生殖道的其他部分采集实施 ICSI 所需的精子，可作为手术的替代方法 [101]。当重建手术难以实施，女方有一定的不孕问题或夫妻双方不能接受术后 6～12 个月的自然妊娠等待期，可考虑采用 ICSI。可在局麻后进行睾丸活检或附睾皮下精子抽吸采集精子。如果发现精子囊肿，可直接穿刺阴囊皮肤从中获取精子，也可在实施附睾输精管吻合术时采集精子进行冷冻保存或 ICSI。

(2) 附睾及输精管手术：最好由专业的显微外科医生进行男性生殖道梗阻的手术治疗 [114]。术中显露睾丸，确定距离睾丸最近的梗阻位置。通过灌注生理盐水或输精管造影疏通输精管。切开梗阻附近的输精管和附睾管，如果可能在光镜下寻找有活力精子并采集。接下来进行输精管端 - 端或输精管与附睾管的显微外科吻合术。

5. 预后　远端梗阻的输精管端 - 端吻合术和输精管附睾吻合术通常术后效果良好，50%～80% 的患者术后精液中出现精子。术后第 1 年不能成功妊娠的夫妇不超过 50%[114]，可能原因为存在持续性梗阻、精子自身免疫或生精障碍。近端梗阻的输精管附睾吻合术效果不佳，尽管精液中可检测到精子存在，但附睾头部梗阻患者术后极少能够生育。但从睾丸或附睾取精进行 ICSI 的结果同从精液中取精相似[101]。

（三）性交障碍

男性性交障碍影响其生育功能，包括勃起功能障碍（阳痿）、射精障碍和逆行射精等疾病。许多男性患者知悉其生育能力较低后，难以进行正常的性行为，但随着时间推移这种情况通常有所改善。不正确的指导、性欲低下和对不育的心理反应导致患者出现性交减少和时间不足等问题[6]。

1. 勃起功能障碍　勃起功能障碍可能与原发性或继发性性腺功能低下引起的雄激素不足、进一步导致性欲不足相关。血管或神经障碍（如糖尿病自主神经病变）引起的勃起功能障碍在男性不育症中很少出现[7]。特定在排卵期出现的勃起功能障碍可能与生育子女的心理反应和矛盾情绪有关。

2. 射精障碍　射精障碍通常与慢性脊髓损伤、降压药和抗精神病药物的使用有关，并非不育症的常见原因[83, 116]。性交时无法射精的正常男性也许可通过自慰、使用振动器或其他刺激排出精液。

3. 逆行射精　逆行射精发生于射精时膀胱颈未能及时收缩，导致精液大部分或全部进入膀胱。其病因常见且较明显，如前列腺手术后、糖尿病神经病变、盆腔神经损伤或脊髓损伤。射精后可在尿液中发现精子即可诊断逆行射精。

4. 鉴别诊断　诊断性交障碍时排除其他病因非常重要，因此所有不育症患者应详细告知医生其性生活史。一旦确诊，应同时评估导致性交障碍的躯体和心理因素。

5. 常规治疗　若可采集到有活力的精子，则该患者的预后通常较好。为采集人工授精和其他辅助生殖技术所需的精子，可建议夫妇使用多种性交技巧。同时必须评估女方的潜在生育能力。

6. 特殊治疗　应当暂时或永久停用导致性交障碍的药物（如降压药、镇静药）[48]。针对勃起功能障碍，可采取性行为治疗、磷酸二酯酶 V 型抑制药治疗、阴茎内扩血管药注射、泵及橡胶闭塞装置引发并维持勃起等物理方法，但这些方法较少用于治疗不育症。患射精障碍或逆行射精的男性可在性交前不排空膀胱，或服用磷酸二酯酶 V 型抑制药、丙米嗪，或溴苯那敏、麻黄素等抗组胺药[116]。以上治疗无效的患者可能需要振动器、电刺激等更强的刺激方法[83]。如果这些方法均无效，可通过睾丸针吸活检采集精子[117]。

(1) 采集精液：如果可通过自慰或无毒避孕套收集夜间排出的精液，可指导患病夫妇在家采集样本，后进行人工授精。可通过日历、排卵期症状或尿 LH 试剂盒检测 LH 峰，确定排卵期时间。冷冻保存精液用于人工授精（AIH）或 ICSI。

(2) 辅助射精：可用振动器刺激阴茎下部龟头系带旁，引发射精。节距 2mm、频率 60Hz 以上的振动器最为有效。T_{10} 平面以下完全脊髓损伤的男性可能对振动器无反应，需要电刺激射精。现代电刺激射精设备是安全的。探头含有热传感器，在使用前后应进行直肠镜检查，以确保未发生直肠灼伤或其他损伤。膀胱内插入气囊导管有助于防止逆行射精[83]。

辅助射精技术既可用于身体健全的男性，也可用于脊髓损伤急性期的男性[83]。然而，慢性脊髓损伤患者通常出现精液量少、精子浓度高而活动力差[83]。至于死精症患者，数天内反复射精可提高精子活动力。若精液质量太差难以实施 AIH，或无法接受电刺激射精带来的风险，患者可选择从睾丸针刺抽吸精子并实施 ICSI。辅助射精可引起慢性脊髓损伤患者 T_6 平面以上的自主神经反射亢进[83]，由此引起的失控性高血压可导致脑出血。仔细监测血压、服用硝苯地平通常可预防严重并发症。仍有部分感觉能力的男性在接受电刺激射精时应进行全身麻醉。

(3) 逆行射精的精子采集：逆行射精的患者尿液

可检测到活力精子[118]。在预估的排卵期前 3 天，每天摄入 80g 碳酸氢钠和 2.0～2.5L 水，调整患者尿液 pH ＞ 7，调整渗透压为 200～400mOsm/kg。排卵当天，嘱患者射精并排尿。从尿液中经过离心、洗涤、IVF 培养基重悬获得精子。最后用约 0.5ml 的培养基重悬精子后，进行人工授精。也可将所得样本进行低温保存。如果这种方法失败，可考虑电刺激射精或膀胱插管。

（四）系统性疾病及毒素、药物的可恢复性显露

大量显露于某种环境、药物或患某些疾病会对睾丸功能产生不利影响，但目前未发现此类显露引起男性不育症的事例。然而，临床评估时应将这些因素纳入考虑范围。临床上最常见的原因，包括治疗炎性肠病或关节炎的柳氮磺吡啶损害生精，服用睾酮、滥用合成代谢类固醇、长期摄入大剂量阿片类药物及发热性疾病导致精子生成暂时性减少[48]。某些患者发病可能与特定工作场所有关，但尚未发现足够强的联系，未达到建议更换职业的程度[65, 66]。

（五）急性疾病

发热　急性发热性疾病对精液质量的不良影响较为明确，但只是偶尔发生[48, 50, 51]。经常泡热水澡或桑拿浴也会有类似的效果。短暂性生精抑制需要 3～6 个月方可恢复。衣着、精索静脉曲张、肥胖或环境温度等易引起阴囊温度升高，其是否与男性不育症相关仍存争议。

（六）严重疾病

促性腺激素分泌抑制可发生于机体处于重症状态时，如肝衰竭、心肌梗死、脑损伤、卒中、呼吸衰竭、充血性心力衰竭、败血症、烧伤、饥饿、全身麻醉、严重的心理或生理应激等[48]。短暂性促性腺激素降低可发生于药物或酒精中毒、麻醉和手术后。某些危重情况的严重程度与睾酮浓度成正比，可根据睾酮水平判断疾病的预后。严重疾病也可能直接影响睾丸并引起 SHBG 水平的改变。睾丸功能的快速下降可能是对疾病或饥饿的有益适应。机体从重症状态恢复过程中，促性腺激素脉冲式分泌增加，与青春期时激素分泌状态相似，可能使男性患者出现乳腺发育（见第 140 章）[48]。

（七）慢性疾病

未控制或控制不佳的慢性疾病患者可能出现睾丸功能障碍[48]。通常促性腺激素水平升高，提示为原发性睾丸功能低下，但也可能出现促性腺激素分泌不足、高催乳素血症、SHBG 改变、雄激素向雌激素的芳构化增加等。虽然睾丸功能异常是常见慢性疾病的非特异性反应，但其机制尚不清楚，可能会出现雄激素缺乏和雌激素过多的症状和体征。肝硬化是已知的对男性生殖功能有严重不良影响的典型疾病之一。肝移植后睾丸功能可能恢复。类似的原发性性腺功能低下可发生于非肝硬化性肝脏疾病，无肝脏疾病的慢性酒精中毒及各种不伴随酒精中毒的慢性疾病，如慢性贫血、慢性肾衰竭、甲状腺功能亢进症或甲状腺功能减退症、艾滋病、淋巴瘤、白血病、晚期转移癌、类风湿关节炎、严重心脏病和慢性呼吸道疾病。

（八）营养因素

促性腺激素下降与饥饿有关。睾丸功能下降可能与特定的维生素和矿物质缺乏有关，如维生素 B$_{12}$、维生素 C、叶酸和锌等，但这种情况在西方国家较少见[119]。单纯性肥胖可能引起下丘脑 - 垂体 - 睾丸轴的改变，进而引起阴囊温度调节障碍。最常见的变化是外周组织中雄激素转化为雌激素增加，胰岛素抵抗引起 SHBG 水平下降。总睾酮、SHBG 和促性腺激素水平可能降低，而雌激素水平升高。有报道称促性腺激素减少导致的性腺功能减退症与严重肥胖有关，有研究表明可用芳香酶抑制药进行治疗[120, 121]。然而，临床上雄激素缺乏、雌激素过量和精液分析异常在中度肥胖男性中并不常见，而且其中的因果关系也不明确。可能是睾丸功能下降导致肥胖发生增加或肥胖加重。

无论 SHBG 升高或降低，可发现游离睾酮浓度与 BMI 呈负相关[122, 123]。与促性腺激素分泌不足而引起的性腺功能减退症相关，并进一步引起肥胖发生的因素尚有很多，如脂肪组织芳构化反应生成的雌激素增加、胰岛素抵抗、代谢综合征、糖尿病和睡眠呼吸暂停综合征[124-126]。

精子质量也与 BMI 负相关[127]。随 BMI 由低到

高，精子数量的变化呈 U 形曲线趋势[128]。肥胖相关的男性不育症是否可以通过减重而逆转仍需进一步研究[129]。

（九）毒素、药物的作用

药物可能通过多种方式导致男性不育症，如类固醇、阿片类药物影响促性腺激素分泌，抗精神病药物影响催乳素分泌，柳氮磺吡啶、烷化剂影响精子发生，抗精神病药和降压药影响性行为等。抗雄激素药物、雌激素等也会引起男性乳腺发育[48, 130]。

由于睾酮抑制促性腺激素分泌从而减少精子发生，因此无论是原发性、继发性睾丸衰竭的持续性或小剂量使用，还是利用睾酮停药后疗效反弹的特点，睾酮都不能用于治疗男性不育症。在希望提升运动表现或身材的群体中，存在睾酮的广泛滥用。结果一些人因无精子症或少精子症于医院就诊，而另外一些人出现了停药后的性表现不佳。患者可能会隐瞒睾酮的服用史。这些患者可能第二性征正常但睾酮低、SHBG 低、促性腺激素正常、低或短暂性升高。激素水平恢复正常需要数月时间，而体内已合成较多类固醇的患者需要更长的时间。

柳氮磺吡啶是一种用于治疗肠道疾病和关节炎的药物，可导致生精障碍。通常出现精子活动力低下、形态不良或少精子症。精液因含有该药物而呈现黄色。抗生精作用是由药物中的磺胺吡啶引起。如果患者的一般健康状况良好，且没有潜在的生精缺陷，则停药后数月内即可恢复正常的精子排出。

其他可能对生精造成不良影响的药物和毒素包括秋水仙碱、抗惊厥药。一些降压药、钙通道阻滞药和抗寄生虫药物可能降低精子活动力，影响精子获能或顶体反应[48, 130]。

一项纳入 20 个观察性研究的 Meta 分析表明，吸烟男性更易出现精子数目降低[69]。有学者以 1770 名年轻、健康的新兵为研究对象，探究宫内烟草显露与不育症的相关关系，结果显示两者关联程度很小[131]。与宫内未显露于烟草环境的男性相比，显露者的精子浓度平均降低 20%。而在另一项研究中，母亲在怀孕期间吸烟或不吸烟男性的平均精子浓度没有统计学差异[70]。然而，母亲怀孕时每日吸烟 ≥ 10 支的男性发生少精子症（精子浓度 < 20×10^6/ml）的风险更高。

（十）生殖道炎症

生殖道的特定炎症可能导致不育，如腮腺炎性睾丸炎或淋菌性附睾炎。与生育能力正常的男性相比，男性不育症中附属腺的非特异性炎症更为常见[6, 132–135]。在某些国家男性附属性腺炎症是导致不育更为重要的原因[6]。生殖道炎症有关的症状包括慢性腰痛、间歇性排尿困难、尿道口分泌物、射精后盆腔区域及睾丸不适、性欲低下持续时间变长。可能伴随前列腺增大、疼痛。精液分析显示异常颜色、体积变化、黏度增加、液化延迟、pH 升高、精子聚集、菌性精液、脓性精液。精液中的细菌通常不是致病菌，而是尿道和皮肤的正常共生菌[132]。

通过过氧化物酶反应或白细胞抗原单克隆抗体测定精液中的多态性精子，若其数目 < 1×10^6/ml，则判定异常[26]。尽管炎症细胞释放的氧自由基或细胞因子会损伤精子，细菌也会影响精子活动力，炎症还可导致不完全性生殖道梗阻，但非特异性生殖道炎症对男性不育症的实际影响仍有争议[134, 135]。除了精子捐献者外，临床中并不将精液培养作为不育症的常规检查手段。

常规诊断和治疗 临床提示前列腺炎的患者需进行完整的泌尿系统评估[136]。特定的病原体感染选择合适的药物治疗。对于无症状的脓性精液和非特异性的附属性腺炎症患者，临床尚缺乏明确的推荐治疗方式。治疗性临床试验显示，抗菌治疗对改善精液质量无明显效果[137, 138]。如果考虑到脓性精液会影响精液质量，或细菌可能污染 IVF 培养基，可使用抗生素等药物。由于非特异性生殖道炎症相关的微生物包括衣原体、支原体和各种细菌，因此如果要给予治疗，需选择广谱抗生素。此外，许多标准药物不能通过血液循环进入附属性腺的炎症组织。此时，甲氧苄啶、红霉素、多西环素和诺氟沙星可能有效[137, 138]。提高射精频率、促进附属腺体分泌物排出、缓解压力，对抑制炎症有一定的作用。

（十一）精索静脉曲张

精索静脉曲张导致男性不育症的机制、治疗精索静脉曲张提高精液质量和自然生育能力的有效性仍然存在争议[6, 8, 139–141]。

精索静脉曲张患者约占男性不育症的 25%。另有 15% 的患者可能出现亚临床左侧精索静脉曲张，表现为咳嗽后精索内轻度静脉反流或超声检查可见静脉增粗[6, 8, 139]。在可育男性中也可发现精索静脉曲张。精索静脉曲张常见于身高较高、睾丸较大的男性[7]。在严重睾丸萎缩的男性中较少发生精索静脉曲张，如 Kallmann 综合征和 Klinefelter 综合征。当左侧精索静脉曲张程度达到中度及以上时，左侧睾丸通常比右侧睾丸小。

1. 病理生理　精索静脉曲张患者通常精液质量更差[139, 142]，因此可判断该病对睾丸功能有不良影响。对于这种影响的发生机制，学者们提出了多种可能原因，包括血流淤滞、施加于睾丸的压力增加、氧化干扰、肾脏或肾上腺产物回流入蔓状静脉丛、蔓状静脉丛热交换功能紊乱等[139]。首次发现精索静脉曲张通常在青春期，之后可能会加重，但其大小一生中保持相对稳定。阴囊肿大和拉拽感等症状少见，许多精索静脉曲张较严重的患者没有意识到这种疾病的存在。成人中突然出现的精索静脉曲张应高度重视，可能由于肾癌浸润至左肾静脉引起。

2. 鉴别诊断　精索静脉曲张患者的精液质量个体差异较大，既可表现为无精子症，也可表现正常。精索静脉曲张没有特定的异常表现。睾丸组织学特点多变，不同患者唯一的共同特征是左侧精子发生缺陷较右侧严重。精索静脉曲张可能与不育症存在一定的关系，但不是其发生的病因。因此，须对夫妻双方进行充分的全面评估。

3. 治疗　为提高生育能力而治疗精索静脉曲张的必要性尚有争议[139-141]。一种观点认为治疗精索静脉曲张并不能提高生育能力。因此，精索静脉曲张的治疗应根据其他适应证，如出现相关症状[8, 140]。另一种观点认为精索静脉曲张是男性不育症可治疗的最重要原因，因此所有的精索静脉曲张无论程度大小均应进行治疗[141]。其他观点认为应该根据患者的实际情况决定是否需要治疗。当右侧睾丸缺如、梗阻或萎缩，精液中的精子全部来自左侧睾丸时，治疗精索静脉曲张可能有较好的效果[143]。

精索静脉曲张的治疗，包括静脉栓塞或手术阻断静脉从腹部回流到蔓状静脉丛。放射造影的相关技术，包括促进静脉闭塞的硬化剂、组织胶或线圈。这些治疗方式比手术治疗的不良反应少。精索静脉曲张的外科治疗包含多种术式。过去的手术中，无论是否保留睾丸动脉和淋巴管，都要进行腹膜后睾丸静脉的分离和结扎。而现在的腹股沟和阴囊显微外科手术有较低的失败率、复发率和鞘膜积液发生率。有效的静脉阻塞可以减轻疼痛，减小严重静脉曲张的程度。精液质量和生育能力是否得到改善还不确定。

4. 预后　由于精索静脉曲张发生率高，因此治疗精索静脉曲张以缓解不育症常用于临床中，数篇多系列文章报道称，其在改善精液和生育能力方面有很高的成功率。通常治疗后生育率为 20%～60%，平均为 35%。但这些数据忽略了精液特征向平均回归、生育能力低下的特点、计算生育率的分母中应纳入显露时间等[144]。尽管有报道称无精子症患者在精索静脉曲张高位结扎术后无精子症缓解，但短暂性无精子症可继发于轻微患病状态或不明原因，因此这类病例不能说明治疗的价值。大多数治疗精索静脉曲张的专家将无精子症看作不良的预后因素，尤其是当 FSH 升高时。

5. 随访研究及对照试验　对治疗组和未治疗组的精索静脉曲张患者的随访研究表明，是否接受治疗并不引起生育率的明显改变[8, 140]。有人已经开始尝试进行精索静脉曲张的随机对照临床试验。这类试验难度较大，因为实施假手术和维持盲法的理想设计是很难实现，而盲法对于控制心理因素导致的偏倚非常重要。其次，还需要进行大规模的临床试验，如设定显著水平为 5% 时，若要得到治疗后提高 25% 的生育率，需要多达 250 例的成功生育患者[13]。

最近的一项 Meta 分析显示，采用静脉栓塞或手术治疗精索静脉曲张可提高生育能力[140]。然而，其中纳入的试验通常样本量小，并且可能存在问题，如 WHO 设立了一项进行腹膜后结扎治疗的多中心对照试验，试验对象为不育期超过 1 年、精液分析异常、伴中至重度左侧精索静脉曲张、女性伴侣有生育潜力的男性患者。受试志愿者被随机分配到立即手术的治疗组或推迟 12 个月手术的非治疗对照组。其中一个参与中心单独报道了他们的试验结果[145]。两组的生育率有显著不同。在未接受治疗、观察 1 年的对照组中，20 对夫妇中 2 对怀孕，而在治疗组中，术后 1 年内 20 对夫妇中 15 对怀孕。

在剩余的 18 例对照组患者中，接受手术后 1 年有 8 对夫妇怀孕。术后精液分析结果也有所改善。另外有来自 12 个国家的 248 对夫妇参与了试验，两组 1 年生育率的差异较上述中心的数据小但有统计学意义，治疗组为 35%，对照组为 17%，前者的生育能力是后者的 2.7 倍，（95% CI 1.6～4.4）。治疗组的术后 1 年精液分析结果较术前有所改善。延迟进行手术的对照组术后 1 年生育率为 21%。然而，在试验的早期一些中心可能未落实随机分组，且失访率较高，但没有详细报道研究结果[139]。此外，对照组的生育率低于未接受治疗的精索静脉曲张患者的预估生育率，约 30% 的患者在 12 个月内实现妊娠[8, 146]。

虽然仍有人相信治疗精索静脉曲张对于提高生育能力的价值，但很难明确地证明这一点。精液质量和生育能力的明显改善可能是随机波动和向均值回归的结果。临床需要更多、质量更高的试验。显然大部分接受精索静脉曲张治疗的患者仍然不能正常生育。对于大多数经过一定时间尝试还没有怀孕的夫妇来说，ART 可作为一种实际的选择。

五、男性不育症常规治疗

本节讨论无法进行特殊治疗的不育夫妇如何进行治疗（表 141-6 和图 141-6）。在就诊期间会有一些夫妇怀孕，因此其他人可能决定停止医学干预，准备自然怀孕。一些可治疗的患者可能未经过常规治疗或常规治疗失败后，选择 ICSI 技术。然而，大多数不育夫妇的具体情况并不明确，缺乏相应的有效治疗方法。在这些情况下，应与不育夫妇讨论自然妊娠的预后，常规治疗可能的无效性、IVF、ICSI、采用捐献精子人工授精和收养的可行性。同时评估女性伴侣的潜在生育能力，发现异常时予以相应治疗。应告知不育夫妇月经周期的生理过程和排卵期症状，指导其在排卵期时进行性交[147]。提倡健康的生活方式，特别是戒烟，吸烟会降低女性的生育能力。提醒不育夫妇可能出现的心理变化，必要时提供额外的帮助。在这方面，不育症咨询专家和患者支持小组可能发挥一定的作用。

（一）自然妊娠的预后

除精液质量外，还有许多因素影响自然妊娠的

表 141-6　生育能力低下的治疗

评估自然妊娠的预后
讨论经验性治疗的价值
可选择的替代治疗，捐献精子（人工授精）、收养、不抚育子女
评估性交时间
评估女性伴侣的生育潜力
考虑辅助生殖技术，体外受精 / 卵细胞内精子注射

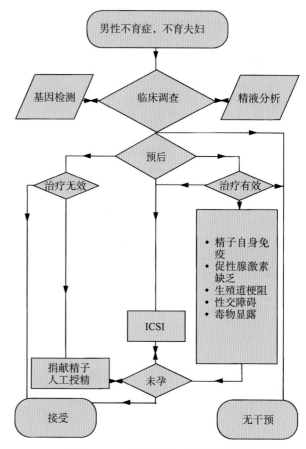

▲ 图 141-6　男性不育症治疗流程图

可能性[1, 2, 4, 10, 148, 149]。有些因素明显可见，如女方生育功能障碍和男性性交障碍。女性的年龄很重要，因为女性生育能力在 35 岁左右后明显下降。不育时间是大多数研究纳入的主要危险因素，不育时间越长，预后越差。在一项关于精索静脉曲张手术疗效的研究中，影响预后的因素包括不育期长短（负相关）、平均精子浓度（正相关）、未经治疗的精子自身免疫（负相关）、排卵障碍（负相关）、职业（农民比其他职业预后好）、女性年龄（负相关）和夫

妇既往的生育能力（正相关）[8]。有趣的是，尽管精索静脉曲张的手术治疗并不能显著改善预后，但精索静脉曲张的有无和严重程度是相关的预后因素。图 141-7 显示了不同精子浓度组的生育率曲线。20 世纪 90 年代末的生育能力低下患者具有相似的自然生育率[10]。综合评估预后相关因素，估计患者随时间变化自然妊娠的可能性。由于有统计学意义的因素只能解释生育率变异的一部分，因此预测的准确性较低。近期的一项研究，使用自动化精液分析方法计算符合一定形态特征、更易与 ZP 结合的精子比例，结果显示直线运动的精子数目可能有更好的预测价值[10]。然而，其他目前无法评估的因素，如配子运输，可能对生育有重要影响，并可能解释一些夫妇在精液分析结果严重异常的情况下仍能怀孕的原因。除非有绝对的生育障碍，不应该完全否定患者自然妊娠的可能性。

（二）心理治疗

不育症会给大多数夫妇带来明显的心理创伤，但很少有人会出现严重的心理障碍。许多人会经历一定的心理反应，一开始否认问题的出现，然后倾向于责怪他人，经过一段时间的情绪低落后最终接受不育的事实。这种心理反应可能需要数年才能平息，可能威胁到夫妻关系的稳定，影响医生对不育的咨询和治疗，导致一些患者接受无良医生无效而昂贵的治疗方法。而治疗失败对患者来说情感上尤其难以接受。一般的生活压力不太可能影响精液质量[150]。共情、独立咨询师或不育症自助小组可能有一定的帮助。在大多数情况下，这种不愉快的心理反应随着时间的推移而减轻。

（三）性交时机

排卵期时每天进行房事是较实用的方法。排卵通常发生在下次月经前 12～16 天。了解月经周期的时间范围，可以预测最可能发生排卵的日期。出现排卵症状如月经间期腹痛、月经中期黏液改变等，有助于确定排卵时间[147]。由于排卵后基础体温升高，可绘制体温图来提示排卵期的结束。测量尿液中的雌激素和孕酮代谢物、尿液或血清 LH 水平，或进行卵巢超声检查，均有助于确定排卵时间。

（四）一般健康情况

虽然纠正大多数男性不育症的不良生活方式不太可能恢复正常的生育能力，但健康的生活方式具有长期的益处。可给出以下建议，如肥胖者减重、中至重度饮酒者减少酒精摄入、避免使用包括烟草在内的用品、避免蒸桑拿和温泉浴等带来热量的活动，以及适当应对工作、婚姻及不育带来的压力。

（五）经验治疗：循证医学与非循证治疗方法的比较

前文已经提到了某些原因导致的不育可以采用相应的治疗方法，但对于大多数精液分析结果异常的患者，尚没有明确有效的治疗方法[13, 151]。临床上出现一些内科或外科的治疗方法，这些方法合乎理论，而且显然是有效的（如促性腺激素治疗 Kallmann 综合征，输精管附睾吻合术治疗附睾尾部的炎症性梗阻）。然而，有些病例出现精液质量下降、生育能力低下，但不是绝对不育，此时需证明临床治疗在统计学上有助于改善精液分析结果、提高生育率。这种基于循证医学的方法通常需要合适的临床对照试验来证实。这些试验通常检测治疗前后的主要结局指标是否存在一定程度的差

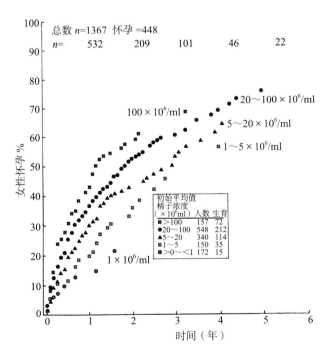

▲ 图 141-7　根据治疗前平均精子浓度分组生育率曲线
图上方展示了每年随访的患者人数（*n*）。框中列出了不同精子浓度组的男性数量和生育情况

异，阳性结果则支持使用该方法。然而，如果试验结果为阴性，只能说明使用该方法不能达到设定的目标，不能说明该方法完全无效。最后，可以采用 Meta 分析综合不同临床试验的数据，得到对于该治疗方法更为全面的评价。

过去，对于生精障碍，临床使用的治疗措施通常未经过对照试验的验证 [13, 151]。雄激素被用于抑制生精，因为人们认为停药后的反弹现象有助于提高精子数量。低剂量睾酮及甲二氢睾酮等弱雄激素用于促进附睾中的精子成熟，hCG 也是类似用途。抗雌激素药物用于促进促性腺激素分泌，促性腺激素（FSH、hCG）则用于刺激精子发生。抗生素和抗炎药物用于不明原因的附属性腺感染和炎症。另外，还推荐使用抗氧化剂、氨基酸、维生素、中草药、锌等矿物质、冷水浴、睾丸降温器等。很难明确说明这些方法的治疗效果 [13]。精液质量可自发性明显改善（图 141-8）。精液分析结果的改变也可能是向均值回归的结果，相较首次精液结果异常，进行多次精液分析后结果趋向于正常 [144]。许多早期研究没有有效统计生育率的改变。生育率数值发生波动，但计算生育率通常未考虑显露时间长短，因而不同文献的结果易引发歧义。进行生命表分析和回归分析时，纳入删失数据的统计学方法对于比较不同处理对生育率的作用、分析预后影响因素、探究临床治疗措施的疗效等尤为重要 [13]。

经验性治疗一方面未经过严格的临床对照试验证实，另一方面就算实施了相应的试验，多次试验也并未保持稳定的阳性结果。Meta 分析也可能出现矛盾结论，这可能是由于纳入分析的研究质量不一。只有在合适的临床对照试验中证实一种药物或治疗措施的疗效，才能向患者说明经验性治疗方法不能达到循证医学的要求。

人工授精在临床中应用广泛，但对于无性交障碍的不育症夫妇其有效性存疑。诱导排卵后宫内人工授精确实提高了生育率，可能是因为增加了卵母细胞数量而使精卵结合的发生概率增大 [152]。实际上排卵期性交、多次诱导排卵的疗效不佳。通常精液分析结果差的夫妇不易怀孕。尽管在 ART 较昂贵的国家中人们可以接受人工授精，但是其导致的多胎妊娠风险不容忽视。因可人为控制植入子宫的胚胎数量、避免多胎妊娠，临床中更倾向于实施 IVF、ICSI [152]。

六、体外受精及卵细胞内精子注射在男性不育症中的应用

ICSI 的应用使男性不育症的治疗发生了巨大变化，它是指直接将单个精子注射入卵母细胞内（图 141-9）[153, 154]。只要可获得活力精子，基本就可实施 ICSI，并达到采集正常精子进行标准体外受精（见第 132 章）的治疗效果。轻度精液异常没有必要使用 ICSI 技术。如果每次射精排出约 200 万个活力精子，就可采用 IVF 治疗轻度精液异常导致的不育，其治疗成功率与 IVF 治疗其他类型的不育症相近。IVF 成功与否主要与精子形态及其与透明带结合并穿透透明带的能力相关。如果存在以下影响 IVF 疗效的因素，就可选择 ICSI 技术，如每次射精活力精子数目＜ 200 万、正常形态精子＜ 5%、直线前进的精子＜ 5%、精子自身免疫、精卵结合缺陷。

（一）患者准备

IVF 或 ICSI 操作前应当详细告知患病夫妇相关的流程、活产概率及可能的并发症。进行特定的试验前精子准备有助于发现精液采集困难等问题，有此类问题的夫妇应在 IVF 流程开始前进行提前练习。若男性精液中炎症细胞数目太多，可用抗生素治疗。若存在精子活动力低下或精子自身免疫，应在试验前维持短期的、1～2 天的禁欲。如果精液质

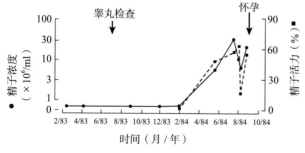

▲ 图 141-8　克罗米芬治疗不育症临床试验中 1 例严重少精液症伴严重生精障碍的男性精子浓度和活动力

给予患者安慰剂治疗后精液质量好转，其妻子自然怀孕（引自 Baker HW: Requirements for controlled therapeutic trials in male infertility, *Clin Reprod Fertil* 4:13-25, 1986.）

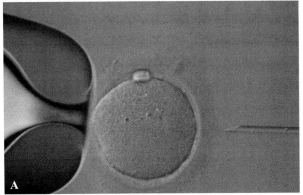

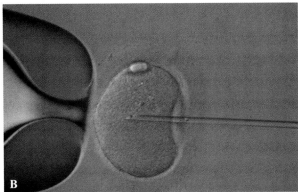

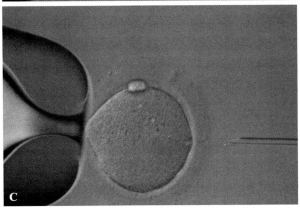

▲ 图 141-9　卵细胞胞质内精子注射过程

量不稳定，尤其是精液中的精子间歇性出现，为避免在实施 ICSI 时出现精液质量不佳，可提前冷冻保存精液并在需要时使用。如果实施 IVF 当天采集的精液样本不佳，应进行二次采样。如果患者很难采集到合格的精液，可采用电刺激射精或睾丸针吸活检。

在患有严重原发性生精障碍的男性中，采集活力精子并应用 ICSI 可实现成功生育（表 141-7）。如果精液中很难发现精子，应根据临床特征和睾丸组织学评估在睾丸组织采集到细长精子的可能性。约 50% 的 Klinelefter 综合征患者可通过活检获得精

子。若诊断性活检发现生精小管中有正常的精子发生，则采集到合适精子的可能性较大。然而，如果未见细长精子，则开放活检的成功率较低，塞托利细胞仅存综合征患者成功率约 25%，初级精母细胞停滞的患者几乎不可能采集到精子[101, 155]。发生在AZFa 和 AZFb 区域的 Yq 微缺失也与精子发生的完全缺陷有关。其他因素（如性激素水平和睾丸大小）与精子是否能成功采集无关。如果很难采集到符合要求的精子，应该与不育症夫妇讨论使用捐献精子的可行性。

表 141-7　严重原发性生精小管功能障碍的治疗步骤

- 间歇多次精液取样，冷冻保存活力精子，拟进行 ICSI
- 诊断性睾丸针吸活检，如果发现细长精子，进行睾丸活检及 ICSI
- 如果未见细长精子，考虑开放性睾丸活检及采用捐献精子
- 捐献精子（人工授精）、收养儿童、接受不抚育子女

ICSI. 卵细胞胞质内精子注射

睾丸活检可在损伤最小的前提下最大可能获取精子。在显微镜下实施显微外科手术，显露睾丸组织，有助于发现生精成熟、管径更大的生精小管[155, 156]。此外，可通过阴囊上的针吸穿刺孔进行多次采样[157]。大范围活检，尤其是多部位活检，并发症的发生率更高，并且可能会进一步损伤睾丸功能。一般，应在 4～6 个月的恢复期后，再重复进行开放活检、精子采集。

（二）方法

标准方法是先用 FSH 刺激多个卵泡发育，后予hCG 促进卵母细胞成熟，在超声引导下经阴道穿刺卵巢获取卵母细胞。进行 IVF 及 ICSI，在四细胞、八细胞卵裂期或囊胚期将胚胎植入子宫腔内，剩余的胚胎冷冻保存。尽管冷冻保存使胚胎的植入率下降，但仍具有发育潜力[158]。

在胚胎早期时进行活检，检测有无染色体和基因异常，有助于避免严重遗传性疾病向下一代遗传[159]。

（三）精子准备

IVF 的精子准备有多种不同的方法，最常用且最可重复的是硅胶上梯度离心[160]。若样本经过冷冻保存，且培养基中的精液冷冻保护剂也在操作过程中被稀释，因此尤其需要轻柔操作。实施 ICSI 须

采集有活动力的精子，仅仅偶尔摆动尾部的精子也可采用。在显微镜的放大倍数下，并不严格要求精子形态标准，但必须排除存在明显异常的精子。如果难以找到活力精子，采用己酮可可碱或低渗透压细胞吸水肿胀的方法，刺激精子运动以测定精子的活动力[160]。

（四）结果

实施 IVF 和 ICSI 后，60% 的卵母细胞在前 48h 内正常受精和分裂。对于 35 岁以下的女性，将胚胎在体外培养 2 天后植入子宫，植入 1 个活胚胎的临床妊娠率（妊娠 6 周时胎心阳性）约 30%，植入 2 个的临床妊娠率为 40%。此外，在 35 岁以下的女性中，将冷冻后的活胚胎植入其子宫，以第 1 次或第 3 次收集的卵母细胞进行试验累积活产率分别为 50%、80%。植入 2 个体外培养 2 天的胚胎后，约有 25% 的双胎妊娠率。如果植入 3 个或 3 个以上卵裂期胚胎或囊胚，多胎妊娠发生率提高。很多因素影响人工辅助生殖技术的效果，包括胚胎质量，特别是女性年龄。由于异常卵母细胞增多，35 岁以上女性的胚胎植入成功率和妊娠率均下降，而流产率增加。相较 36 岁以下女性，36—39 岁女性的活产率是前者的 70%。对于 40 岁以上且使用自身卵母细胞的女性，活产率是 36 岁以下女性的 30%。

（五）受精失败的评估

若大多数或所有卵母细胞可在体外成功受精，则先前的不育通常是由于精子存在缺陷。在受精失败的原因中，由于卵母细胞不成熟或异常只是其中少见的原因[25]。未预料到的受精失败应重点评估可与透明带结合及穿透透明带的精子数目。数量较少通常意味着精子缺陷[25]。低受精率也可能来源于未发现的精子自身免疫、精液感染或实验室技术问题。仔细评估精液质量，筛查特发性不育症患者，在体外受精前发现精卵结合障碍，大多数体外受精可能失败的夫妇可直接采用 ICSI 技术[25, 161]。标准体外受精后 12～24h 未受精的卵母细胞，进行精子卵母细胞胞内注射可有助于其受精并发育为胚胎，但通常较易失败，临床医生不建议将 ICSI 当作补救措施。用捐献精子对受精失败的卵母细胞进行再受精，用于诊断或治疗，但在一些国家禁止这类操作。

单个卵母细胞进行精子注射时可能受精失败，通常因为精子头部染色体未完全解聚。对同一对夫妇，很少发生全部卵母细胞的精子注射失败。球形精子、精子活动力差同时患严重少精症的患者，其精子注射可能出现受精率低甚至为零的情况。在这些情况下，可能是精子缺乏卵母细胞活化因子。人为激活卵母细胞的改良 ICSI 技术也许有助于这类患者受精成功[85]。

（六）体外受精及卵细胞内精子注射的并发症

ART 的潜在不良影响包括对女性的影响及对后代可能造成的各类问题。一般来说，标准 IVF 和 ICSI 的结果和并发症相似[162, 163]。ICSI 的着床率、妊娠期、妊娠并发症、围产期死亡率和先天性异常的风险并不比 IVF 更高。表 141-8 比较了 ART 治疗男性不育症与其他原因导致不育症的短期结果[164]。对于男性不育症来说，妊娠、流产和其他结果中有一项改善，就可视为结局较好。

1. 女性风险　人工辅助生殖技术给女方带来的风险包括多卵泡发育引起的卵巢过度刺激综合征、卵母细胞采集引起的手术并发症，具体内容已在第 132 章进行了详细讨论[165, 166]。

2. 胎儿及儿童风险

(1) 多胎妊娠：多胎妊娠给胎儿及新生儿带来的风险众所周知，如早产、低出生体重、围产期死亡率和患病率增加、儿童期父母亲的关爱减少等，可以通过减少植入子宫的胚胎数目减少多胎妊娠的发生[162, 165, 167, 168]。

(2) 基因及染色体遗传病：前文已阐述过一些已明确的遗传风险（表 141-4）。对于囊性纤维化、强直性肌营养不良等，胚胎植入前遗传诊断有助于避免植入携带遗传致病因子的胚胎。平衡染色体易位可能在胚胎中失平衡，导致流产甚至罕见异常儿的出生。植入前遗传诊断也可用于检测胚胎中的染色体易位失平衡[159]。

(3) 生精障碍相关缺陷：通过吖啶橙荧光检测、精子染色质结构分析、染色质染色、彗星实验等多种技术，有人发现形态和活力较差的异常精子的产生与其 DNA 存在相关性[15]。异常精子可产生

ROS，损伤精子 DNA，导致植入缺陷或流产[15]。然而，人工辅助生殖技术的治疗并没有显示出精子 DNA 的改变（表 141-8）[24]。类似的精子异常可能发生在自然妊娠或人工辅助生殖，但大量的生理病理机制提示这些异常更易出现在人工辅助生殖的过程中，如凝集素的大量包裹导致精子聚集、精子活动力低下及与透明带结合的能力下降[160, 170]。

已报道 ICSI 可能会使性染色体非整倍体、常染色体结构性缺陷的发生率增加 2~6 倍，这可能与染色体不分离有关，而与男性生精障碍是否存在联系还没有明确的研究结果[97, 171-173]。

(4) 实验室技术导致的胚胎缺陷：实验室条件或程序可能影响胚胎发育和儿童健康。在家养动物体外受精中，出现一种由压力诱发的基因表达发生变化而导致的大型子代综合征，可能是由于体外培养到囊胚的胚胎中发生 DNA 甲基化和基因印记的改变[174]。人们发现，在接受 ART 治疗后出生的儿童中，Beckwith-Weidemann 综合征和 Angelman 综合征等罕见基因印记异常的发生率增加[175]，儿童肿瘤的发生率也增加（如视网膜母细胞瘤），但其他研究不支持儿童癌症发病率普遍增加[176]。

(5) 随访研究：ICSI 的受精、着床、妊娠失败率和先天性畸形发生率并不比标准 IVF 高[162, 163]，但接受两组治疗的患者总体结果与一般人群不同，一般人群为早产（6%）、低出生体重（5%）、重大先天性畸形（2%）和围产期死亡率（1%）（表 141-8）。IVF 和 ICSI 的高多胎妊娠率、女性年龄通常较大和不育因素的存在可以解释产生上述差异的一部分原因。更密切的随访和更准确的报告有助于找到更多的影响因素。低出生体重也会影响单胎儿童的健康，新鲜和冷冻胚胎移植的结果存在差异，低出生体重在新鲜胚胎移植后出生的婴儿中更为常见[158]。

对采用 ART 技术出生的儿童进行研究，目前未发现人工技术的应用与先天性畸形之间存在稳定的联系，但有数据显示先天畸形发生率普遍增加[177-179]。然而，这些研究可能存在偏倚，如采用 IVF 和 ICSI 技术出生的婴儿会接受更彻底的检查，有更完整的健康档案报告，因此其发现畸形的可能比未经仔细检查和报告的自然生育婴儿高。产前

表 141-8　2005 年，澳大利亚、新西兰新鲜、冷冻胚胎移植治疗男性不育症与其他原因导致不育症的疗效比较[164]

不育类型	男性不育症	其他原因导致不育症
新鲜胚胎移植	7880	20 115
临床妊娠率（可监测到胎心）	26.1%	23.2%
活产率	21.0%	18.4%
冷冻胚胎移植	4708	12 051
临床妊娠率（可监测到胎心）	20.2%	19.5%
活产率	15.8%	14.6%
临床妊娠数（可监测到胎心）	3008	7013
自发性流产	17.6%	19.4%
诱发性流产	0.5%	0.7%
异常妊娠	1.0%	1.7%
死产	0.8%	0.7%
早产（分娩时孕周＜ 37 周）	16.0%	18.3%

2005 年，48% 的胚胎移植为单胚胎移植，IVF 新鲜胚胎移植的多胎妊娠率为 16.2%，ICSI 多胎妊娠率为 14.7%，冷冻胚胎移植（FET）的多胎妊娠率为 10.9%。IVF 围产期死亡率（包括死产和出生后 28 天内的新生儿死亡）为 18.2‰，ICSI 围产期死亡率为 15.3‰，FET 围产期死亡率为 11.8‰。2004 年，ART 的围产期死亡率为 9.6‰，普通人群为 10.2‰

Down 综合征和其他三倍体疾病的筛查也会影响报道的出生缺陷发生率。即使有完整的报道记录，畸形率的差异也可能是由其他因素造成的，如母亲的年龄或健康，这些因素在统计分析中没有进行充分考虑。

七、捐献精子的应用

捐献精子人工授精是治疗男性不育症的常用方法[180-183]。在允许使用捐献精子的国家，每 200 个新生儿中就有由 1 个捐献精子出生的孩子。捐献精子人工授精的主要适应证是无法治疗的男性不育，或对常规治疗和 ICSI 无效的严重、慢性生育能力低下。捐献精子人工授精可作为不育的治疗方法，也可用于预防下一代发生严重遗传病或传染病。没有男性伴侣的女性可以采用捐献精子实现生育。当

女性不孕和男性不育症同时存在时，也可用捐献精子进行体外受精。如果采用捐献精子后体内受精失败，可以进行体外受精以提高生育率[182]。另外，当存在严重的生精缺陷，提取患者自身的精子有很高的失败风险时，捐献精子可作为体外受精的第二选择。

（一）精子的低温储存

捐献精子人工授精可在不育专科门诊实施，统计所有供体和患者的信息。也可以将精子库与进行人工授精的门诊或医生分离出来，使其只发挥提供精液的作用。由于捐献精子人工授精提高了艾滋病等传染性疾病的传播风险，同时也为了方便管理和使用，现在只使用冷冻储存的精子进行人工授精[180, 182]。精液冷冻保存有多种方法，包括甘油等卵黄冷冻保护剂、蒸汽冷冻或在可控制冷冻速度的塑料吸管或小瓶中冷冻。应用冷冻精液与新鲜精液的妊娠率相同。更重要的是，冷冻保存将精液隔离 6 个月，供捐献者发现异常后及时召回，并在使用前重新检测传染性疾病。

（二）捐献者筛选

筛选捐献者时，应评估其疾病史、治疗史和家族史，进行体格检查，排除血红蛋白病等严重遗传性疾病或性传播疾病。捐献者应签署一份生活方式声明，表明他们不参与任何显露于严重感染（如人类免疫缺陷病毒）的活动。通常限定年龄为 40—45 岁以下，随着年龄增加，精子遗传性缺陷的发生率逐渐升高。应当选择精液质量在正常范围偏上的个体，特别是精子浓度和活动力方面[180, 181]。除此之外，采集精液进行细菌培养，取血进行肝炎病毒和 HIV 抗体检测。根据血红蛋白病和囊性纤维化等疾病在地区的流行情况，进行相关的遗传病筛查。精液经过冷冻处理不会增加先天性异常的发生风险[180, 182, 184]。

通常选择与受者丈夫身体特征相匹配的供体（如种族、肤色、体格、身高、头发和瞳孔颜色）。此外，甚至可以将血型纳入匹配。在一些项目中，受者夫妇可以根据职业、教育程度等信息选择供体。可以选择熟悉的供体，如不育症夫妇的朋友或亲戚。在这种情况下，须对供体和受者夫妇进行详

细咨询。此外，对于匿名或已知捐献者，均应进行完整的诊断和筛查，包括精液的冷冻保存和检测。

与捐献精子人工授精成功率相关的供体因素主要与其精液质量有关。解冻后的精子活动力与受精率明显相关，精子形态、冷冻前活动力和浓度与受精率也有一定的相关性[180, 182]。在保证精液质量均较高的前提下，生育率仍然存在较大差异。对于经过一定数量（如 20～40 次）的人工授精后仍未使不同受体怀孕的供者，应停止使用其精液作为精子来源[181]。

（三）咨询和讨论

与不育症夫妇详细交流使用捐献精子的不同之处，使他们充分认识到这对孩子及其家庭的影响。某些宗教禁止捐献精子的行为。可能会有一些地方法规或条例控制捐献配子的使用。一些国家已经颁布了专门的法律，允许或阻止儿童获得有关捐献者的身份信息，以各种方式明确儿童的法律地位。受者夫妇需要决定如何及何时公布孩子来源于捐献精子的事实。还应该讨论是否告诉朋友或亲戚关于他们不育症治疗的相关信息，以及如何应对熟人询问孩子的生父。一些准父母和捐献者担心，在未来同父异母的兄弟姐妹可能会无意中找到对方，并计划结婚生子。这种情况需要仔细讨论，临床上应设定最大允许的每个供体捐献精子的次数来控制这类事件发生的概率。专家们对捐献者的家庭进行咨询显示，这些家庭中子女有着健康的身体和心理，较普通家庭婚姻关系更为稳定[184]。

（四）流程及结果

对将要接受捐献精子人工授精的不育症夫妇进行人类免疫缺陷病毒、乙型肝炎、丙型肝炎病毒、风疹抗体、血型等筛查，如有必要进行一定的遗传检测。如果女性病史提示盆腔病变，应进行输卵管通畅性检验。授精时间与自然排卵时间一致。详细监测排卵和确定宫内授精时间、采用活力精子悬浮液（实施 IVF 时）可提高生育率。妊娠率在前 4～6 个月为每月 10%～25%，之后为每月 5%～10%，因此约 50% 的女性在 4～6 个月前怀孕[180, 182, 183]。女性年龄影响生育率[180, 183]。平均而言，男性伴侣生育能力低下的女性妊娠率低于那些男性伴侣无生育

能力的女性，这表明当男性伴侣生育能力低下时，女性因素对于生育也有一定的影响[180, 183]。统计供体授精多次生育女性的累积妊娠率，数据显示第二次尝试后前几个月的妊娠率更高，第一次尝试的妊娠率为 33%，第二次为 55%[180]。

多次诱导排卵和宫内人工授精可提高妊娠率，但可能导致多胎妊娠[180, 183]。若经过数次人工授精（如 4～6 次）后仍未怀孕，则可采用体外受精技术[182]。在这些患者中，体外受精的活产率很高，健康状况良好的女性在 2 年内有 80% 的可能性怀孕。

八、男性不育症的预防

由于对大多数类型男性不育症病因缺乏了解，很难预防不育的发生。腮腺炎性睾丸炎是一种少见的不育病因，儿童免疫接种这种疾病的疫苗使其发病率明显降低。夫妻双方应该意识到生育能力低下往往是双方共同造成的。因此，影响社会对生育态度的因素可能对不育的发生有着重要影响，如生育年龄的提前。另一方面，已知的、可以导致不育的毒素和环境因素（热、二溴氯苯、铅、苯、电离辐射和微波等）可能由于环境卫生措施而得到明显控制。

（一）可预防疾病

1. 性传播疾病　性传播疾病继发的疾病中，附睾梗阻是导致不育最重要的原因。在淋病得到及时治疗的国家，淋病菌性附睾梗阻很少发生。然而在其他国家，淋病仍然是一种常见可预防的不育病因。

2. 隐睾　尽管在过去的 50 年里，隐睾患者已经得到积极的诊断和治疗，但直到现在隐睾仍然是男性不育的常见原因，约 7% 的男性存在隐睾。一项随机对照试验研究睾丸固定术对单侧可触及的、睾丸下降不良的疗效，结果显示 9 个月男婴术后出现睾丸明显增大并持续至 4 岁，但 3 岁时接受手术治疗的儿童睾丸大小没有变化[58]。这促使了隐睾临床指南的修改，推荐先天性隐睾的患者在出生后 6～12 个月内进行睾丸固定术，获得性隐睾的患者应在发现后尽快进行手术治疗。希望这将减少继发的睾丸肿瘤和生精障碍。

3. 精索静脉曲张　精索静脉高位结扎术治疗精子缺陷的有效性存在争议。精索静脉曲张很常见，通常在青春期时开始出现。虽然一些人认为应积极诊断并在青春期治疗精索静脉曲张以预防不育，但这可能给公共卫生资源带来压力，至少 15% 的男性患有精索静脉曲张。还需要长期前瞻性试验的结果来指导临床治疗。

4. 输精管结扎术　临床上常进行男性输精管再通术，而再通术后常出现持续性不育。应当更充分地告知拟接受手术者输精管再通术的效果有限，对于不确定未来生育需要的男性，可建议在输精管结扎术前进行精液冷冻保存。

5. 雄激素缺乏　对于有症状的雄激素缺乏患者，应在解决生育问题后再进行睾酮治疗。此外，也可用人绒毛膜促性腺激素（hCG）制药，在不抑制精子形成的前提下刺激睾酮的产生。

如果患者没有近期的生育需求，可以在冷冻保存精液后使用雄激素替代药物治疗。

（二）男性不育症预防措施

年轻癌症患者中癌症治疗效果的改善明显地提高了预期寿命，其 5 年生存率接近 80%。因此，对于这些患者，生育能力的保持和成为父亲的愿望已变成一个不可忽视的问题。主要的问题在于化疗和放疗对生育能力的不良影响。2/3 以上的患者在化疗后出现无精子症。生精能力的恢复很大程度依赖于化疗和放疗的方案及患者的基线生殖功能。烷化剂对生殖系统的不良影响似乎最为严重。因此，即将接受恶性肿瘤治疗的男性可选择在开始化疗或放疗前将精子冷冻保存[185]。尽管采用治疗前质量较差的精液进行人工授精效果不佳，但 ICSI 技术的应用提高了生育率。由于存在诱发突变的可能性，化疗或放疗期间收集的精液不能用于辅助生殖[186]。

若不育男性患睾丸炎或严重原发性生精障碍，如精液质量进行性下降的 Klinefelter 综合征，如果精液质量有所恢复，应尽可能保留活力精子以用于未来的生育。类似的方法可推广到有不育危险因素的青少年，如儿童期隐睾、睾丸扭转、不育家族史或父亲有 Yq 微缺失。及时储存精液非常重要，如在促性腺激素缺乏症治疗后，或生殖道梗阻手术后防止再狭窄发生导致取精困难。在早逝或意外去世前储存的精子可能发挥重要的作用。虽然使用死者生前保存的配子存在复杂的伦理和法律问题，但在一些国家是允许的。青少年也可进行精液冷冻保存。在青春期中期以后，就可从精液或睾丸中采集到精子。虽然只有一小部分储存精液的男性会使用冷冻精子，但这项措施为未来的生育提供了保障。

精子采集方法 可通过多种方式采集精子，保存生育能力。射精后精子冷冻保存是最常用的方法，因为大多数男性射精可排出足够数量的精子用于冷冻保存。然而一些患有睾丸或其他恶性肿瘤的男性最初可能出现少精甚至无精。这可能与一种他们本来存在的不育因素有关，这种因素使他们患睾丸癌的风险提高，也可能是肿瘤带来的应激反应导致精子发生不足。一些患者无法排出精液样本。原因可能有由于社会、宗教或医学原因无法射精，或者不了解自慰（如青春期前后的男孩）。对这些患者来说，如本章前文所述，可通过阴茎振动刺激、电刺激射精或手术从附睾或睾丸采集等多种方式获取精子。

（三）青春期前的不育预防

青春期后、因化疗需要保留生育能力的男性，通过多种方式可达到与成人相近的生育率。然而，对于青春期前的男性，由于难以采集到精子，保留生育能力对他们而言是一个极大的挑战。人们已经发现可替代的方法，但研究仍处于实验室阶段。这些方法基于将未成熟的精母细胞制作为细胞悬液后冷冻保存，或保存整个睾丸组织以待日后进行自体移植、异体移植或体外精子发生[187]。要实现在体内或体外促进未成熟干细胞产生精子，还需更多的研究。与此同时，青春期前的组织保存应该与男孩及其父母进行讨论，并且只有在强调这种方法的试验性后，才能收集样本。

化疗后精子发生能力的恢复 多种因素导致精子难以采集，如青春期前精子还未产生、未正确转诊、对化疗带来的生育能力损害认识不足，以及治疗前存在的精子发生缺陷等[188, 189]。对于这些患者，虽然那些具有性腺毒性的治疗措施造成的不良反应具有个体差异性，但可采用一种类似于治疗严重原发性生精障碍的方法，促进精子发生能力的恢复。对于化疗或放疗后出现持续性无精症的男性，通过显微手术进行睾丸精子提取（TESE），然后实施 ICSI，可能有一定的成功机会。Schlegel 及其同事报道，在 73 例患者中进行了 84 例显微解剖手术，其中 43% 的患者采集到精子，术后进行 ICSI 受精率达 57%，活产率达 42%[190]。

第 142 章　男性避孕

Male Contraception

David J. Handelsman **著**

刘　超　徐书杭 **译**

要　点

◆ 男性避孕药必须将射精中可育精子的数量减少到能可靠阻止受精的水平。

◆ 男性避孕的主要困境是可逆的避孕方法不可靠，而可靠的避孕方法不可逆。目前尚未存在一种在可靠性、便利性方面与女性激素避孕相当的可逆又可靠的方法。

◆ 传统的男性避孕方法依赖于建立物理屏障来阻断射精，从而避免女性受孕。

◆ 基于雄激素 - 孕激素联合方案的激素男性避孕方法原则上被证明是安全、有效、可逆、可接受和可负担的，但制药行业的发展却停滞不前。

◆ 基于精子发育和功能新靶点的基因组发现的现代非激素方法正在研发中，但仍缺乏应用于人类的原理论证。

一、背景

男性避孕，必须将射精中可育精子的数量减少到足以阻止受精的水平[1]。通过转移或抑制精子射出和（或）抑制精子受精能力，可以阻止受孕。到目前为止，所有的男性避孕方法都依赖于通过机械手段减少女性对精子的暴露，要么使用传统的非药物和非机械法（禁欲、性交中止、非阴道性交），要么使用当代的男性机械避孕法（避孕套和输精管结扎术）。不幸的是，在目前的男性避孕方法中，可逆的方法不可靠，而可靠的方法不可逆。与过去半个世纪以来为女性研发的高度可靠、可逆的激素避孕药相比，20 世纪没有引入新的男性避孕法。然而，男性仍广泛参与了计划生育。在全球范围内，1/3 的避孕夫妇需要男性积极配合[2]，目前男性避孕（连同含药宫内节育器）仍然是美国最具成本效益的避孕方法[3]。这反映了计划生育过去和现在依赖于男性参与，同时要使男性更多地分担计划生育

的负担和利益，就必须开发出更有效并且可逆的男性避孕方法。

在过去的 40 年里，尽管制药业参与较少，但大量的公共部门临床研究表明，激素男性避孕在理论上是可行的[4]。基于雄激素对精子发生具有抑制作用[5]，实现了男性避孕的完全可逆性[6]，保障了短期安全性[7]，并且提高了人们的接受性[8]，最终证明单独使用雄激素[9-12]或雄激素 - 孕激素联合应用，注射[13]或每日使用[14]激素具有良好的避孕效果。然而，尽管有理论的证明、人们强烈的兴趣及医学上对新型可逆性男性避孕药的需求，制药行业的发展却停滞不前。这一市场的失败反映了制药行业对男性避孕药低利润伴随高风险的看法，因为与同现有低成本女性避孕方法竞争而为健康男性开发新型避孕药的更高产品责任风险相比，在利润更高、风险更低的慢性病领域开发药物预计会有更好的投资回报。这种西方市场的失败，可能只有在迅速工业化的国家（如中国、印度、巴西）对自愿计

划生育的需求日益增长的情况下才能克服。在这些国家，为遏制人口增长，可能会鼓励新兴的本土市场重新确立当地制药业发展的优先次序[15]。

二、非激素法

（一）传统方法

1. **周期性禁欲** 虽然理论上有效，但无论是单身还是阉割都不是一种可以接受或实用的避孕方法。周期性禁欲（将性交限制在"安全"的天数）[16]，如果完全遵守规则，避孕效果很好，但失败率随着违反规则而急剧上升[17]。全世界有超过4000 万对夫妇使用这种无成本和无设备的方法进行计划生育[2]。在美国，使用该方法避孕第 1 年的失败率为 25%，有 47% 的夫妇在 1 年后继续使用[18]。但在法国，这两个数据分别为 8% 和 52%[19, 20]。虽然周期性禁欲本质上是安全的，但由于可靠性低、不灵活及干扰了做爱的自发性，其可接受性有限。

2. **阴道外射精** 性交中止是一种传统的男性避孕方法，性交达到高潮时在阴道外射精[21]。作为避孕方法的一种，性交中止常常与堕胎一起被忽视，它是工业化前计划生育的主要方法，在很大程度上造成了工业化国家人口出生率从高到低的转变，并且继续被 4000 万对夫妇使用[2]。这种无成本、无设备的方法在对技能和自控方面的要求较高，因此可靠性有限。在美国，使用该方法避孕第 1 年失败率为 18%～22%，有 46% 的夫妇在 1 年后继续使用，而在法国这两个数据分别为 10% 和 55%[19, 20]。虽然对有经验的人来说阴道外射精是安全、合理有效的，但在实践中，影响性交快感会导致高失败率。传统上，避免阴道内射精的其他性行为也被用来避免受孕，包括手淫、口交和肛交、故意不射精和逆行射精[23]。

3. **避孕套** 几个世纪以来，人们一直使用避孕套来预防性传播疾病，现在有超过 5000 万对夫妇依赖避孕套来避孕[2]。避孕套提供了安全、廉价、可广泛获得、可控且可逆的避孕方法，而且不良反应小。乳胶过敏者，可以用非橡胶（聚氨酯、天然膜）避孕套代替。乳胶避孕套在避孕方面效果一般。在美国，使用该方法避孕第 1 年失败率为 18%，有

43% 的夫妇在 1 年后继续使用[18, 22]。但在法国，这两个数据分别为 3.3% 和 47%[19, 20]。使用避孕套避孕预估只有 2% 的失败率[18]，与预估存在差异主要是人为错误造成的，如明显的误用或不使用，而不是机械故障（损坏或滑移）[24]。避孕套使用的行为差异，可能解释了在法国使用避孕套避孕第 1 年失败率较低的原因[20]。避孕套避孕的主要不足是相对较高的失败率和对性行为的干扰。在性爱前戏中正确使用避孕套的要求扰乱了做爱的自发性，使性欲减弱。这些美学上的缺陷限制了避孕套的流行，特别是在关系稳定的伴侣中[25]。乳胶避孕套容易被指甲、衣服或珠宝撕裂、卡住，也容易因显露在光、热、潮湿或有机油中而变质。

20 世纪 90 年代，为了提高可接受性，人们研发了触觉敏感度更高的聚氨酯避孕套[26]，但在前瞻性随机对照临床试验中，与乳胶避孕套相比，其功效和机械性能都有所降低[27]。虽然理论上使用避孕套防止性传播疾病的要求与避孕的要求不同，但在实践中，保护措施是相似的[28]。避孕套的实验室测试使强度和渗漏的完整性和耐久性标准化，虽然没有常规测试病毒渗透，但人造（乳胶或聚氨酯）而非天然膜避孕套在防止人类致病病毒传播方面是有效的（尽管不完美）[29]。使用敏感、客观的生化标志物（PSA）检测阴道拭子中的精液暴露，即使在避孕套机械失效（破裂、滑脱）后，阴道暴露在精液中的机会也减少了 50%～80%[30]。目前正在研发具有杀病毒功能的新型杀精剂，以提供抗菌和避孕保护[31]。但这可能不会提高避孕套的有效性，因为不规范使用是两者失败的主要原因[24]。

4. **输精管结扎术** 输精管结扎术被 4000 多万对夫妇用于计划生育[2]，根据文化因素、公共教育和是否有面向男性的设施，各国的普及率差异很大[32]。在一些经济发达国家，输精管结扎术的使用比女性绝育更广泛，尽管世界范围内女性绝育的频率比男性要高 4 倍[33]。对于已经成家并适合手术的男性来说，输精管结扎术是一种非常安全高效的小型手术[34, 35]。相对禁忌证包括门诊手术（出血性疾病、局部麻醉药过敏）或阴囊疾病（腹股沟手术后瘢痕、瘢痕倾向、泌尿生殖系统或腹股沟感染）的风险。输精管结扎术通常在局部麻醉下通过阴囊切口切除一段输精管，在闭合的切口末端之间加用精

索筋膜隔离可显著降低因再通而失败的风险 [36]。与传统的输精管结扎术相比，中国开发的"无切口"技术 [37] 最大限度地减少了皮肤切口，并将直接不良反应（出血、感染）减少了 10 倍，达 0.3% [38]。输精管结扎后慢性疼痛在术后 7 个月发生 [39]，患病率约为 15% [40]。报道可能为由性交、射精或用力引起的腹股沟或睾丸疼痛加重，并伴有触痛及附睾扩张 [39, 40]。筋膜隔离显著降低失败率 [41]，因此，对有经验的外科医生来说，无切口式输精管结扎加用筋膜隔离是目前可选择的方法 [42]。另有研究表明，烧灼术可以进一步提高可靠性 [43, 44]，并且保留开放的睾丸末端可以减少与逆行压力相关的并发症（疼痛、精子肉芽肿、附睾和睾丸损伤），从而更好地保持可逆性 [45-47]。

一旦精子在远端输精管中被清除，输精管结扎术是非常有效的。然而，术中用生理盐水或水 [48-52] 或杀精剂（呋喃唑酮 [53]、胡黄素 [54, 55] 或洗必泰 [56]）冲洗并不能加速精子清除，但其证据仍然薄弱 [57]。抑制精子功能而不使输精管发生化学硬化（这会损害潜在的可逆性）的非刺激性杀精子剂可能有前景 [58]。输精管结扎术后，必须立即使用额外的避孕措施，直到证明无精子症或接近无精子症（ < 100 000/ml 非运动精子），通常在输精管结扎术后 3 个月，至少 95% 的男性达到这一标准 [59-62]。虽然无精子症可能发生得更早 [63]，但缺乏可靠的证据支持，因为再通术可能发生在输精管结扎后的最初数周内，在射精过程中活动的精子持续存在 [64]，而在射出的精液中持续存在可活动的精子表明该技术的失败。虽然关于输精管结扎后精液中精子清除率的详细信息仍然很少，但输精管结扎后的时间比射精次数更能预测精子清除率 [63]。避孕失败很少见，早期失败最常见的原因是未等待精子清除 [65]，或少见的输精管识别错误或双输精管，而晚期失败是由于自发的输精管再通术（约 0.1%）。输精管结扎术的并发症包括术后出血、伤口或泌尿生殖系统感染、瘘管，以及慢性阴囊疼痛 [35, 66]。在发达国家，死亡风险估计为每百万例输精管结扎术中有 1 例死亡，但在发展中国家这一风险更高 [67]。输精管结扎术不会导致循环激素的持续变化 [68]、性功能、心血管或其他疾病 [34, 69, 70] 的风险，后者包括睾丸癌 [71-73]。在病例

对照研究中，输精管结扎术后前列腺癌风险略有增加 [74, 75]，但不受输精管结扎术逆转的影响 [76]，似乎归因于监测和检测偏差，而不是生物效应 [77-79]。精子抗体在大多数输精管结扎的男性中都会产生，但除了在输精管结扎后降低生育方面有可疑的作用外，没有已知的有害健康影响 [80]，除非精子抗体滴度非常高（ > 512） [81]。

输精管结扎术是一种快速、简单、高效、方便的永久绝育方法，其作为男性避孕的主要缺点是可逆性有限。选择性精子冷冻保存偶尔有效，但可能反映出男性对输精管结扎术不可逆转的矛盾心理。输精管结扎术后 10 年累计复通的申请率为 2.4%，主要由于再婚促使，但年轻男性（输精管结扎时年龄 < 25 岁）超过 10% [82]，因此，复通术的请求和失败现在是男性不育症的一个重要原因。显微外科输精管吻合术后，射精时 80%～100% 会有精子返回（通畅），但正常的精子输出较少见，12 个月时的累积受孕率仅约 50% [82]。这种差异可能是由于显微手术的技术限制，因为即使是显微外科输精管吻合术后无精子症（双侧不通畅）的最低报道发生率也表明，近 50% 的此类男性至少有一条未通畅的输精管 [83]，因此，如果复通术后女性未怀孕，应重点考虑再次手术。手术失败后，妻子的年龄和输精管结扎术后的时间似乎是能否成功复通的主要预测因素 [84]。机器人显微手术是否能提高输精管吻合术的技术成功率，成为一种经济有效并且能广泛应用的替代人类显微外科手术的方法，还有待商榷 [85, 86]。在较年轻的男性中，显微手术的可逆性更好 [83]，因为自输精管结扎术以来持续时间较短 [82]，可能具有较长的睾丸血管残端 [87, 88]。不利的预测因素包括非显微手术技术、妻子年龄较大（特别是 > 40 岁） [83, 89]、高滴度精子抗体 [81] 和输精管结扎术后由于长期附睾 [92]、血管 [93] 和睾丸损伤 [90, 91, 94, 95] 的时间较长 [90, 91]。作为输精管吻合术失败后或其替代方法，可以从附睾（MESE）或睾丸（TESE）获取精子，同时进行卵胞质内单精子注射（ICSI）或体外受精。目前的成本效益分析表明，显微输精管吻合术在北美 [96] 和欧洲 [97] 都更具成本效益并且更安全，妻子的年龄是一个关键决定因素 [84]。然而，最佳的管理依赖于当地的临床专家及显微外科手术和生殖技术的使用。

（二）现代方法

1. 输精管阻塞术　输精管结扎术的有效性、安全性、简便性和可接受性，表明可逆的机械结扎输精管方法是一种有吸引力的男性避孕选择。由于输精管结扎复通术既不便宜也不普遍，因此需要更可逆的输精管阻塞术 [98]。已报道一种非手术、可能可逆的技术，包括在经皮注射聚合物原位硬化形成闭塞物，后者可随后移除以恢复生育能力 [99]，尽管预实验结果阳性 [100]，但正式评估显示输精管阻塞术比输精管结扎术的疗效低（包括无精子症）[101]。在 2 期随机临床试验中，与非手术输精管结扎术相比，聚氨酯涂层尼龙线输精管内置装置更容易接受，并发症更少，但在致无精子症方面效果较差 [102]。一种由苯乙烯马来酸酐在二甲基亚砜中组成的亲水性凝胶，当注入输精管时形成带电的杀精生物聚合物，后者稳定但可移除。初步的非对照临床评估显示，12 例男性在输精管内注射后 12 个月内无精子症且妻子未怀孕，提示有输精管闭塞 [103]。然而，射精时仍有一些形态受损和无功能的精子持续存在 [104]，但其对精子结构和功能的有害作用机制尚不清楚 [105]，也缺乏明确的临床试验结果。其他包括经皮输入物理因子（烧灼、刮除、超声波、激光）等技术也在持续发展。但开发实用的方法，来平衡与非手术方法的兼容性、安全性、可负担性并优化物理损伤以防止再通并避免严重的组织损伤，仍然是一个挑战 [106]。

2. 加热　早为人所知的是 [107]，即使是短暂的睾丸温度升高也会严重抑制精子生成 [108]，而持续温度升高可能会导致隐睾、精索静脉曲张和职业性男性不育的睾丸病变 [109]。临床研究评估了紧密阴囊支持作为一种男性潜在避孕方法的可能性 [110, 111]，结果显示精子产量可逆性下降，但不足以进行可靠的避孕。鉴于加热诱发精子输出抑制的可接受性和安全性值得怀疑 [112]，基于睾丸加热男性避孕方法的可行性仍有待确定。

3. 免疫避孕　长期以来，人们对阻断生育的精子疫苗一直很感兴趣 [113]，在 1937 年为精子疫苗接种颁发了专利 [114]。在免疫自我耐受形成之后很久，青春期在生精小管受免疫保护的管腔内精子表达独特的抗原决定簇，因此解释了它们潜在的自身免疫原性。在输精管结扎术复通后，精子自身免疫可能导致不育，约 7% 的男性不育症除了局灶性睾丸炎外，无一般健康的不良影响。靶向与受精有关的表面表达抗原的有效精子疫苗实验模型已有报道。但实际应用需要解决以下问题，包括需要几乎完全功能性阻断的大量抗原负载、个体免疫反应的差异、抗体进入生精小管和附睾的受限及自身免疫性睾丸炎或免疫复合物疾病的风险。被动免疫可能可克服目前精子抗原主动免疫有限的可预测性，以快速达到并维持，以及允许随意可控制抵消的有效免疫避孕滴度 [115]。女性生殖道中较小的抗原负荷需要完全中和，这表明使用现代精子抗原决定簇基因工程的精子疫苗 [116] 可能更适合女性给药。然而，避孕疫苗最适合的对象可能是野生动物 [117, 118]。

4. 化学（非激素）方法　激素原型避孕法已经在临床试验中使用了近 40 年 [4]，避孕的有效性、可逆性、可接受性和短期安全性已得到证实。然而，尽管对男性避孕药的临床需求和作为对承担大部分计划生育负担女性的逾期再平衡的大众需求均未得到满足，但商业产品开发仍停滞不前 [15, 119]。造成这种市场失败的主要因素是行业内对非专利激素疗法低利润的认识，以及对健康男性服用激素药物的医疗法律担忧。因此，应用机会性或计划性的方法来识别新的线索，抑制精子产生和（或）功能的创新性非激素机制构成开发新商业产品有吸引力的目标。

机会性方法包括通过偶然的药理学观察来确定药物或天然产品对男性生殖的影响。在传统药物中，已确定一种可浓聚在精液中的口服杀精剂药物 [120]，可抑制男性生育 [121]、射精 [122] 或附睾精子功能 [123]。此外，在众多被认为可抑制男性生育的植物产品和天然药物中，被最广泛测试的是棉酚，后者是在中国被鉴定的一种多酚黄色素，可引起食用生棉籽油工人的流行性不育症。在超过 10 000 名男性中，纯化棉酚在 75 天内将其中 98% 人的精子产量降低到 400 万 /ml，并通过每周较低的维持剂量维持抑制 [124]。虽然棉酚是一种有效的男性避孕药，但其全身毒性和不可逆性阻碍了进一步的临床开发 [125]。随后，用于治疗类风湿关节炎和皮肤病的传统中草药雷公藤的提取物抑制了生育能力，并损伤啮齿动物和男性精子的产量和功能。雷公藤甲素是口服有效的精子功能抑制剂可能先导的活性成分，旨在描述其特征的研究表明，在睾丸[127]和睾丸后作用部位[128]显著诱导生殖细胞凋亡[126]。其他机会性方法包括认识到快速增殖的生发上皮对细胞毒素高度敏感，如药物、热或电离辐射，这些毒素会破坏生殖细胞的复制，导致精子生成受到抑制。然而，通过非特异性毒性损害完全消除精子会损伤完全可逆性，直接干扰 DNA 复制所带来的诱变风险阻碍了可逆性男性避孕措施的安全使用。

另外，已计划的非激素途径以开发男性化学避孕方法，可能参与功能成熟的可育精子发育所需的众多生物学过程，后者创造了大量逆转男性生育能力抑制的靶点[129]（图 142-1）。主要的靶点包括通过调节精子生成的非激素机制减少精子输出，或睾丸后抑制精子功能。减少精子生成的一种方法是利用精子发生过程中对维甲酸的基本需求[130]。对维生素 A 作用的实验性遗传或药理抑制，可抑制成熟精子的生成和男性生育能力[131,132]，但维生素 A 在细胞复制和分化中普遍存在作用，需要在临床试验中对靶点外效应的安全性进行彻底评估。另一系列口服活性吲唑羧酸类似物，如大黄素和甘达唑[133-135]，从先导化合物碘硝胺中开发出来，但旨在消除其非特异性的肌肉和肝脏毒性，同时保留其导致可逆性男性不育症的作用机制。吲唑羧酸类似物通过破坏延伸精子细胞和支持细胞之间高度特异化的细胞间连接，导致未成熟、伸长的精细胞从生发上皮的早熟脱落，从而导致可逆性不育。此类药物的临床评价仍处于早期阶段。

功能不成熟的减数分裂后单倍体精子在通过生精小管和附睾过程中的隔离，当精子储存和功能成熟时为化学方法调节男性生育能力提供了靶点。与激素方法相比，睾丸后靶点具有起效快、作用抵消等优点，但特定靶点的识别、睾丸或附睾选择性靶向给药、人体剂量优化等仍是具有挑战性的问题。氯糖是第一个快速起效的口服杀精剂模型，其对啮齿动物附睾精子具有快速、不可逆的作用[136]，但被证实临床开发时毒性太大。最近，一种有前景的药物导向是认识到，在治疗上用于减少 1 型储存障碍（Gaucher 病）中溶酶体鞘糖脂积聚的麦格司他（一种抑制葡萄糖转移酶的烷基化亚胺糖类药物），是一种有效、可逆的雄性小鼠生育的口服抑制药，但没有明显的全身毒性[123,137]。美格鲁特治疗导致精子顶体、头部和中段结构畸形，随后损伤精子活力，尽管精子在体外仍能使卵母细胞受精并产生正常后代。然而，麦格司他的作用依赖于物种和小鼠品系，对兔[138]或人[139]无效。许多在附睾中特异或独特表达的蛋白，为开发新的非激素男性避孕靶点提供了额外的机会[140-142]。

机会增长最快的领域来自正常生育必需基因的偶然发现，通常来自基因敲除小鼠模型，后者显示出意外的男性不育症或低生育能力[129]。这个快速扩张的列表，包括精子形成独有的生物学过程，尤其是减数分裂（二倍体生发细胞分裂成单倍体配子的

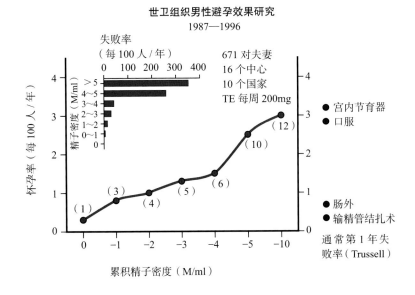

▲ 图 142-1 **WHO 两项男性避孕效果研究总结**[9,10]，**其中将避孕失败率（妊娠率）与目前射精中的精子浓度图示**
这说明了两项研究中汇集的所有数据的总和。数据包括每月对平均精子浓度（平均每月精子计数）及当月怀孕发生与否的观察。y 轴上的妊娠率（每 100 人/年，Pearl 指数）相对于累积精子密度（单位：100 万精子/ml）的图例，表明避孕失败率与精子产量成正比。插图是在离散的精子浓度范围（而非累计）内重新绘制的相同数据。为了比较，使用现代可靠避孕方法的第 1 年平均避孕失败率[22,319]用菱形表示

两个阶段）和精子形成（单倍体精子细胞的蜕变成精子），或抑制精子受精能力至关重要的功能，如鞭毛运动和精子运动（包括精子过度激活[143]）、流出管的运输、顶体反应，以及对卵母细胞的化学吸引和受精[144, 155]。最常见的机制包括抑制精子[145-150]或输精管平滑肌中的离子通道[144]，导致受精的抑制，并最终导致被孕酮[151, 152]激活的主要钙通道CatSper 被发现而终结，这是受精所需的精子过度激活必不可少[153]。

三、激素法

激素法是最接近满足可靠、可逆、安全和易于接受的男性避孕需求。尽管男性激素避孕药的可靠性是通过育龄期女性伴侣避孕的效果来判断，激素避孕的目的是可逆性地抑制精子射出，因此抑制精子发生是研发和评估经典男性避孕方案的一个关键替代指标。这也使得明确抑制精子射出的程度成为研发激素男性避孕药的关键问题[154]。

世界卫生组织（WHO）两项里程碑式的研究，涵盖 10 个国家 16 个中心的 671 名男性，首次调查了男性避孕药的有效性，表明激素诱导无精子症是高度可靠、可逆的避孕方法这一证据[9, 10]（图142-2）。在少数（约 25%）严重少精（精子浓度为10 万～300 万 /ml）的男性中，每周注射庚酸睾酮，避孕失败率（约 8%/ 年）和射精量直接成正比。因此，要达到高效避孕，无精症类似于无排卵症，是一个充分而非必要的要求。但是，基于现代标准[18]的可靠避孕法，要求完全无精子症作为男性避孕方案的理想目标[155]。虽然在部分亚洲国家（如中国[10]、印度尼西亚[156, 157]），有各种治疗方案都可以达到类似无精子症的避孕效果，但目前尚无一种避孕方法能普适于所有男性。一项纳入 6 个中心、308名中国男性的研究表明，每月注射十一酸睾酮是一种高效且可逆的避孕方法[12]。在无精子症或严重少精子症（精子浓度＜ 300 万 /ml）的男性中，没有伴侣怀孕记录，怀孕（即避孕失败）率的 95% CI 上限是 2.5%/ 年。抑制精子生成的失败率＜ 4%。除了由于油性制剂注射体积大（4ml）导致注射部位的不适和可逆的雄激素作用（痤疮、体重增加、血红蛋白、脂）之外，该经典方案可以被良好耐受。然

而，尽管有这些振奋人心的发现，非中国的男性需要联合激素方案，包括第二种促性腺激素抑制药，特别是孕激素与睾酮一起，从而确保充分抑制精子生成。一项长效雄 / 孕激素方案的研究观察到，55对夫妇在 35.5 人 / 年的显露期间没有怀孕（失败率的 95%，上限约 8%），且该方案具有令人满意的耐受度和可逆性，这为激素联合治疗提供了原理的证据[13]。因此，避孕有效性的研究中显示，通过抑制射精到近乎无精子（＜ 100 万 /ml）的水平，可以达到高效避孕[155]。最终，男性避孕的有效性必须依据于避孕的次数，而不非精子计数。目前很少有男性避孕药效的研究，使用安慰剂的对照组实际上不可能有效避孕[158]，这使得比较实际临床方案的系统评估成为未来的任务[159]。

已经可以明确的是，男性激素避孕方案都具有可逆性，这是通过对＞ 90% 的所有男性激素避孕文献中的原始数据进行汇总再分析得出，所有避孕方案在可预见的时间窗内都显示出完全的可逆性[160]（图 142-3）。对 1549 名年龄在 18—51 岁的健康正常男性的恢复情况进行了全面回顾，他们经历了 1283.5 人 / 年的治疗和 705 人 / 年的治疗后恢

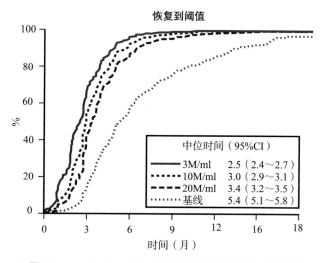

恢复到阈值

中位时间（95%CI）		
3M/ml	2.5	(2.4～2.7)
10M/ml	3.0	(2.9～3.1)
20M/ml	3.4	(3.2～3.5)
基线	5.4	(5.1～5.8)

▲ 图 142-2　对 90% 以上已报道的停用男性激素避孕方案后精子生成恢复率的再分析[160]

数据绘制成 Kaplan-Meier 生存曲线图，表明末次治疗后，随着时间的推移，男性精子生成恢复到不同阈值的比例在不断增加。末次治疗的数据定义为从最后一个治疗周期结束后经历的时间，即第一次错过治疗剂量的最新日期。阈值是指射精中每毫升 300 万、1000 万或 2000 万精子的精子浓度，或回落到自身治疗前的基线精子浓度。达到每个阈值的中位时间与其 95% CI 一起绘制成表格

复，结果显示，恢复到 1000 万～2000 万 /ml 精子密度的中位时间分别为 2.5 个月（2.4～2.7）和 3 个月（2.9～3.1）。年龄、种族、激素或精子射出的活力等协变量对恢复率有显著但较小的影响，但对恢复程度没有影响。

在许多国家和不同文化背景下，可能使用避孕的男性和女性中男性激素避孕药的接受度很高[8]。一项大样本人群调查显示，来自 9 个国家（4 个欧洲国家、3 个南美洲国家、印度尼西亚和美国）18—50 岁的 9342 名男性，平均 55%（29%～71%）的人愿意去使用假定的男性激素避孕，这在不同的社会经济和文化背景下保持了一致性[161,162]。相似结果在 4 个国家或地区的研究（英国、南非、香港、上海）中也有报道，每个中心有 44%～83% 的人[163]及澳大利亚有 75% 的人愿意尝试使用男性激素避孕药[164]，并且中国的一项多中心研究表明，大部分人对频繁地（每月）注射避孕药感到满意[165]。在对 4 个国家或地区的 1894 名女性进行的一项调查中，来自不同文化背景下，40%～78% 的女方对自己稳定的男性伴侣使用男性激素避孕药表示支持和信任，展现出较高的接受度[166]。一项长达 12 个月的试验性研究证实了大家对经典男性激素避孕方案的接受度，大部分受试者对男性避孕商品满意度较高，并且也愿意尝试[165,167,168]。

现代对激素避孕方法的满意度评估要求对上市产品做长期、大规模的研究[169]。因此，由于缺少市场化的男性避孕产品，没有办法证实长期避孕的有效性。但是，在 40 年的临床试验中，短期或中期经典男性激素避孕方案的研究中持续发现的，主要是轻微不良反应[1,4,154]。这在一项独特的雄孕激素联合方案和包含安慰剂的对照研究中得到证实，该研究再次证明联合方案在可逆的射精抑制方面非常有效，尽管从伦理上，不可能通过安慰剂组评估避孕效果，但深入了解了对药物相关不良反应[7]。该研究证实了经典方案良好的中期安全性，没有观察到由类固醇方案引起的严重不良反应。在报告的非严重不良反应中，预期的雄激素作用（痤疮、体重增加、出汗、情绪或性欲改变）比安慰剂出现地更加频繁，但作用很轻微，极少因此停药[7]。然而，新型避孕药的长期安全性评估需要对广泛使用的药物进行大规模的观察性研究，以明确发生频率低的

风险，但这只能在合适的产品上市后进行。

因此，经典的激素方法已经证实了其可靠性和可逆性，以及接受度良好且安全的良好前景。在可预见的未来，它们是最有可能被研发成为男性避孕方案的产品，研究进展取决于制药业的发展，但制药公司对该方案的投入持续减少[15]。

（一）激素疗法

1. 雄激素单药方案　睾酮既能抑制促性腺激素，又能替代雄激素，使其成为可逆性男性避孕激素的首选单一药物。尽管雄激素诱导的可逆性抑制人类精子生成的研究早已为人所知[170-173]，但关于雄激素用于男性避孕的系统研究始于 20 世纪 70 年代[174,175]。主要使用庚酸睾酮（TE）的可行性研究和剂量相关研究表明[176]，每周肌内注射 100～200mg 的 TE 可诱导大多数白人男性无精子症[177]，但降低频率或减少剂量均未能维持对精子生成的抑制[178-181]。单用雄激素疗法的最大经验来自 WHO 的两项研究。来自 10 个国家 16 个中心的 670 名男性，接受每周 200mg 的 TE 注射，约 60% 的非中国男性和 90% 的中国男性成为无精子症，其余为严重的少精子症[9,10]。在中国男性中，每月注射十一酸睾酮也取得较好效果[11,12]。在人类[13,182-186]和非人灵长类动物中[187,188]，有效抑制促性腺激素是睾酮抑制精子发生的先决条件。然而，在激素诱导的无精子症的易感性方面，种群内和种群间存在差异的原因仍然很大程度上无法解释[182]。可能的因素包括环境生殖生理[189,190]、基因[191-193]或未知的人群差异[194,195]，这些因素可能导致抑制循环促性腺激素能力的差异和（或）睾丸内雄激素消耗的差异。有限的侵入性研究表明，睾丸内睾酮（和 DHT）消耗的程度可能并不能可靠地预测精子输出的完全抑制[196-199]，其他内源性间质细胞功能的非侵入性标志物（如循环表睾酮[200]、17- 羟孕酮[201]、非甾体睾丸产物 INSL3[202,203]），可能是睾丸内雄激素减少的标志。外源性睾酮导致精子输出抑制，平均 13 周达到严重少精子症（100 万 /ml）或无精子症，持续治疗期间可维持抑制[204]。停止治疗后，精子在 3 个月内重新出现，精子密度在平均 11.5 周达 1000 万 /ml，13.6 周达 2000 万 /ml[204]，最终完全恢复[160]。除了不耐受每周注射外，很少

基因　　　　　　　　　　　　　　细胞　　　　　功能

支持细胞，Leydig 细胞［和（或）间质细胞］

Acvr2a	Cldn11	Gdi1	Lhcgr	Serpina5
Adralb	Cyp17a1	Gdnf	Man2a2	Slc12a2
Ar	Cyp19a1	Gja1	Mtap7	Sox8
B4galnt1	Dhh	Hmga1	Nr0b1	
Bcl2l2	Dmrt1	Hmgb2	Rbp4	
Cdkn2c	Dnaja1	Inha	Sf1	
Cdkn2e	Efv5	Kitl	Sbf1	

功能：生长因子和受体 / 促性腺激素受体 / 细胞-细胞黏附 / 类固醇和受体 / 信号转导 / 连接复合体

精原细胞（有丝分裂和凋亡）

Adamts2	Cyp19al	Gja1	Pi3K	Sycp2,
Apaf1	Dazl	Kit	Rbp4	Utp14b
Bax'	Ddx4	Limk2	Rhox5	Zbtb16
Bmp8b	Dnmt3l	Nanos2	Slc19a2	
Csf1	Etv5	Pin1	Sohlh1	
Cdkn2d	Gdnf	P2rx1	Stra8	

功能：促凋亡、存活和 / 细胞周期凋亡

精母细胞（减数分裂）

Adralb	Cdk2	Ercc1	lhpk1	Piwil2
Atm	Ccna1	Exo1	Limk2	Piwil4
Bat3	Cks1	Fanca	Lmna	Pms2
Bcl2	Cnb1ip1	Fkbp6	Mei1	Psmc3ip
Bcl6	Cnot7	Fus	Mlh1	Rad51c
Bcl2l2	Cpeb1	Gal3st1	Mlh3	Rara
Bcl2l1	Cstf2t	Gnpat	Morc1	Rarb
Bmp8a	Csda	H2afx	Msh4	Rec8
Brca2	Dazap1	H3f3a	Msh5	Slc25a4
Btrc	Dmc1	Hsf1	Mybl1	Sgol2
Bsg	Dmrt1	Hsf2	Ovol1	Siah1a
Bub1b	Egr4	Hspa2	Pafah1b2	Slc25a4

Smc1b	Spo11	Sycp3	Tex14	Ubb
Sohlh1	Sycp1	Tert	Tex15	Ube2b
Stx2	Sycp2	Tex11	Trip13	Ubr2

功能：染色体配对与结合 / 同源重组 / 基因组完整性 / DNA 复制与修复

精子细胞（差异化）

Adamts2	Ddx25	Pank2	Ppp1cc	Tdrd1
Bcl2l2	Fndc3a	Pacrg	Pygo2	Tbpl1
Cadm1	H1fnt	Pafah1b1	Rpb4	Theg
Camk4	Hip1	Parp2	Rnf17	Tlp
Cib1	lhpk1	Piwil1	Six5	Tnp1
Crem	Krt9	Prm1	Slc12a2	Tnp2
Csnk2a	Lmtk2	Prm2	Slc4a2	Ube2b
Cugbp1	Mtap7	Prnd	Styx	Ybx2

功能：细胞重塑 / 胞质挤压 / 染色质包装 / 核浓染 / 精子释放

精子（成熟、运动、受精）

Ace	Tekt2	Slc12a2	Prnd	Smpd1
Acr	Tekt3	Spag16	Rhox5	Spem1
Adad1	Tekt4	Spag9	Spg6	Tssk6
Adam2	Tnp1	Tsn	Taf7l	Zpbp
Adam3	Tnp2	Vipr2	Morph.	Zpbp2
Apob	Pcsk4	Vdac3	Aff4	Mot.
Bub1	Vdac3	OT	Fhl5	Apob
Clgn			Agtpbp1	Adcy3
Csnk2a2	Count	Gmcl1	Bbs2	Adcy10
Dnahc1	Adamts2	Nphp1	Bbs4	Akap4
Egr4	Arl4	Prkar1a	Cd59b	Agtpbp1
Inpp5b	Ahr		Cd81	Atp2b4
Jund	Apob	OAT	Csnk2a2	Atp2b4
Klhl10	Cenpb	Apob	Gba2	Bbs1
Pebp1	Gamt	Brdt	Gopc	Bbs4
Prm1	Gdi1	Cadm1	Gml01	CatSper1
Prm2	Hspa4l	Cnot7	Hrb	CatSper2
Rbmxl2	Pacrg	Cstf2t	Hook1	CatSper3
Rxrb	P2rxl	Gmcll	Il2m	CatSper4
Ros1	Rxfp1	Jam3	Sepp1	Cd59b
Spnr	Sh2b1	Polg	Sept4	Cga

Fllr	Pold4	Tetk3	B4galt1	Piwil1
Gapdhs	Prkaca		Cadm1	Plcb1
Gm101	Prkar1a	Tetk18	Camk4	Plcd4
Inpp5b	Ros1	Tgfb1	Cib1	Prnd
Ldhc	Sirt1	Theg	Cplx1	Pvrl2
Lrp8	Slc9a10	Vdac3	Crem	Rasip1
Mthfr	Smcp		Crisp	Rbmxl2
Nsun7	Spag6	Fer.	Fndc3a	Spam1
Pcsk4	Sultle1	Acr	HexbB	Tyst2
Pla2g4c	Taldo1	Ace	Mfge8	Wipf3
Pgs1	Tcf21	Adam2	Mmel1	Zpbp
Pltp	Tekt2	Adam3	Pgap1	

功能：生殖道成熟 / 获能 / 受精 / 核解凝 / 超激活运动 / 精子、透明带和卵子穿透

其他生育缺陷

Acvr2a	Cpe	Fancl	H3f3a	Lhb
Adoral	Crtc1	Fgf9	HexbB	Lhcgr
Aire	Crybb2	Fkbp4	Hoxa10	Limk2
Amh	Csf1	Fos	Hoxa11	Lipe
Amhr2	Csf2	Foxa3	Hnf1a	Lrp8
Ar	Cux1	Fmr1	lmmp2l	Mark2
Atf4	Cyp11al	Fshb	lnha	Mc4r
Bcl2l1	Ddr2	Fshr	lnsl3	Mtmr2
Blimp1	Dhcr24	Gdf7	lgf1	Nanos2
Bmp4	Ddr2	Gdi1	lnsr	Nanos3
Bmp8a	Ddx4	Ggt1	Kisstr	Ncoal
Bmp8b	Dmrt1	Ghr	Kiss	Ncoa6
Ccnd2	Emx2	Gja1	Kit	Nhlh2
Cdkn2d	Esr2	Glp1	Kitll	Nhlh2
Cdkn1b	Fanca	Gnrh	Lep	Nmp4
Cdkn1c	Fancc	Gnrh5	Lepr	Nos1
Cenpb	Fancc	Gnrhr1	Lfng	Npc1
Cga	Fancg	Gpr64	Lgr4	Nr0b1

Nr2cC2	Piga	Rxfp2	Sh2b1	Ube3a
Nr5a1	Poulfl	Sbf1	Sp4	Utp14b
Ncoal	Prop1	Serpine2	Star	Vdr
Otx1	P2rx1	Smad1	Stat3	Vhlh
Oxt	Pcyt1b	Smad5	Strpb	Wnt7a
Oxtr	Rad23b	Sprm1	Taf4b	Wt1
Pax8	Rara	Sox3	Tert	Zfx
Ppm1d	Rxrb	Stat3	Tial1	Zbtb16
Prdm1	Rec8	Sclc19a2	Top3b	

◀ 图 142-3　目前已知的影响小鼠睾丸和精子功能的基因

2002 年一篇综述[320]中突出的基因用黑字标注，自那以后发现的和此前未显示的新基因用蓝字标注。睾丸内每个细胞间的联系（生精小管、间质细胞和血管）以及不同的细胞类型（生殖细胞、支持细胞、管状周围肌样细胞、间质细胞和巨噬细胞）在有丝分裂、减数分裂和分化功能中起着重要作用。值得注意的是，这些基因属于特定的功能类别，如有些基因涉及信号转导、同源重组或获能。小鼠模型中的靶基因为男性不育症的潜在病因提供了新认知。OT. 少畸形精子症；OAT. 少弱畸形精子症；Morph. 形态缺陷；Mot. 运动缺陷（引自 Matzuk MM, Lam, DJ. The biology of infertility: research advances and clinical challenges. Nat Med 14：1197-1213，2008.Available at http://www.nature.com/nm/journal/v14/n11/fig_tab/nm.f.1895_F5.html. ）

有因痤疮、体重增加、红细胞增多或行为异常而中断注射的病例，血红蛋白、睾丸大小和血浆尿素的改变均可逆。目前未发现肝、前列腺或心血管疾病的证据[9, 10, 205]。

睾酮制剂的药代动力学是抑制精子输出的关键。口服雄激素具有显著的肝脏首过效应，其对肝脏蛋白分泌（如 SHBG、HDL 胆固醇）产生显著的通道依赖效应，且生物利用度不一致。短效睾酮产品（口服、透皮贴剂或凝胶）需要每日或频繁给药，可用于雄激素替代治疗，但不适用于激素避孕。为了最大限度地抑制精子生成，需要每周注射 TE[176]，这远不够理想[206]，而且会导致超生理剂量的血清睾酮水平。既存在雄激素过量的不良反应，又有阻碍睾丸内睾酮最大限度地消耗，从而达不到最佳疗效的风险[207, 208]。目前需要更长效的睾酮制剂作为储备，但其他现有的油基睾酮酯（环己酸酯、环己酸酯、丙酸酯）相对庚酸酯并没有改进[209]。睾酮皮下贮存制剂可维持 4～6 个月的生理睾酮水平[210]，较新的注射制剂（如十一酸睾酮[12]、睾酮生物降解微球[211]和乙酸睾酮[212]）可提供 2～3 个月的作用时间。雄激素皮下贮存比 TE 注射抑制精子形成的速度更快，剂量更低，代谢不良反应也更少，但是仍然不能完全实现无精子症[213]，但其与黄体酮结合时可以实现这个目标[13]。

口服合成的 17α 烷基化雄激素（如甲基睾酮[214]、氟氧甲基酮[215]、甲烯酮[216]、和达那唑[217, 218]）可抑制精子生成，但很少发生无精子症，并且其烷基化取代物固有的肝毒性使其不适合长期使用[219, 220]。运动员自行服用高于治疗剂量的雄激素也会抑制精子形成[216, 221]。尽管 88% 的欧洲男性注射用苯丙酸诺龙产生无精子症[222, 223]，而口服甲二氢睾酮无效[224]，但对合成的非 17α 烷基取代基的人工合成雄激素的研究很少。另一方面，单用丙酸诺龙无法维持 GnRH 拮抗剂诱导的抑制生精生成（诱导和维持治疗不同）[225]，而睾酮似乎更有希望[226]。诺龙的一种 7- 甲基衍生物（MENT），具有部分芳构化功能，但对具有雄激素效力的 5α 还原酶扩增具有抵抗性，它已被研究作为男性激素避孕方案中的非口服雄激素药物[227]。虽然在理论上其通过减少 5α 还原反应可能不伤害前列腺[228]，但要实现在每个相关组织中必要的雄激素替代的剂量滴定，

则可能比睾酮[229]或不可能非芳构化的雄激素更难，后者缺乏雌激素受体介导的作用，如维持骨密度[230]。更强效的非 17α 烷基化的合成雄激素仍有待评估[231, 232]。

选择性抗雄激素药物已被用于抑制睾酮在附睾和睾丸的作用，而不妨碍系统雄激素的作用[233]。醋酸环丙孕酮是一种具有孕激素活性的甾体抗雄激素药物，它可以抑制促性腺激素的分泌而不会导致无精子症，但单独使用会导致雄激素缺乏[234]。相比之下，非甾体抗雄激素如氟他胺、尼鲁米特和比卡鲁胺等缺乏雄激素或孕激素效应的抗雄激素药物，单独使用时不能抑制精子发生[235, 236]。有假说认为不能完全抑制精子发生的原因可能是由于睾丸中双氢睾酮的持续作用，两项研究已经证明，使用非那雄胺（2 型 5- 羟色胺还原酶抑制药）并不能抑制精子发生[237, 238]。然而，由于睾丸主要表达 1 型 5- 羟色胺还原酶抑制药[239]，因此需要使用 1 型 5- 羧酸还原酶抑制药进一步研究来验证这一假设[240]。

在使用睾酮原型激素避孕的方案中，产生的不良反应包括（无症状）红血球增多、体重（肌肉）增加、痤疮，以及情绪或性行为的改变。这些症状通常是轻微的，在停止治疗后是可逆的，并且没有明显的临床意义[7]。

雄激素的安全性主要关注其对心血管和前列腺疾病的潜在影响。男性心血管疾病易感性较高的原因尚不清楚，外源性雄激素对男性心血管的风险也不明了[241, 242]。在临床试验中，使用长效（非口服）激素疗法时，脂质变化极小[13, 200, 213, 243]。由于口服的首过效应或肠外剂量过高，在肝脏暴露于高浓度睾酮和（或）孕激素期间，已观察到血液胆固醇含量变化（临床意义未知）。但无论如何，维持血清睾酮生理浓度是谨慎和首选的目标。男性激素避孕的真正心血管风险或益处需要长期的心血管事件监测[244]。

外源性雄激素对前列腺的长期影响也需要监测，因为前列腺疾病对年龄和雄激素都有依赖性。睾酮暴露的水平是前列腺发育和疾病的必要条件[245-247]。雄激素与前列腺疾病的确切关系，特别是外源性雄激素的影响，仍然缺乏了解。在对成人的前瞻性研究中，外周血清睾酮或双氢睾酮水平不能预测未来数十年前列腺癌的发展[248]。雄激素受体外显

子 1 中的 CAG（polyglutamine，多聚谷氨酰胺）三联体重复长度的基因多态性是前列腺对循环睾酮敏感性的重要决定因素，其重复长度越短，雄激素敏感越高[249]。然而，CAG 三联体重复长度多态性与晚期前列腺疾病的关系尚不清楚[250]。在雄激素缺乏的男性中，睾酮替代治疗可以降低前列腺体积和 PSA 浓度，并使雄激素恢复到正常水平，而不超过与年龄匹配的对照组的性腺激素浓度[249, 251-153]。在没有已知前列腺疾病的健康中年男性中，与安慰剂比较，使用高剂量的天然雄激素（DHT）2 年，没有增加前列腺体积及其老年性增长率，表明即使是大剂量外源性雄激素治疗对人前列腺的影响也远小于年龄[230]。这可能是由于外源性睾酮[254, 255]或 DHT[256] 并没有增加前列腺内雄激素浓度，外源性雄激素对前列腺内雄激素作用的生物学标志物也没有任何影响[254-256]。同样地，在自行服用过量雄激素的人群中，尽管前列腺中心区域的体积增加了，并不会增加前列腺总体积或 PSA[257]。原位前列腺癌在所有老年男性人群中都很常见。然而，尽管血清睾酮浓度相似，侵袭性前列腺癌的发病率在不同人群中差异很大。这表明，早期和长期暴露于雄激素可能引发原位前列腺癌，但后期不依赖雄激素的环境因素促进了侵袭性前列腺癌的爆发。因此，使用外源性睾酮维持生理雄激素水平是适当的，因为外源性睾酮可能不会比内源性睾酮更危险。与女性长期使用激素避孕需监测心血管和乳腺疾病类似，长期使用雄激素避孕的男性，监测心血管和前列腺疾病同样重要。

在正常男性中大量使用相当于替代疗法睾酮的经验表明，它对情绪或行为的影响很小[9, 10, 176, 258-260]。一项安慰剂对照的交叉研究表明，在健康的年轻男性体内注射 1000mg 的十一酸睾酮会产生轻微的情绪变化，而不会引起自我或同伴报告的攻击性、非攻击性行为或性行为的明显增加[261]。相比之下，实验性地在健康男性中使用过量的雄激素会在少数人身上产生特殊的轻度狂躁反应[262]。在对滥用雄激素的运动员或囚犯的观察研究中，异常行为很难解释，尤其是区分真正的雄激素效应和由于潜在心理疾病而自我选择的影响[263]。

2. 雄激素联合方案 使用非雄性激素（雌激素、孕激素）联合睾丸激素抑制促性腺激素（同时进行

雄激素替代）的方案显示出最有前景的疗效，与单独使用雄激素方案相比，其精子抑制率和程度都更高[200, 264, 265]。如果高血清睾酮水平抵消了睾丸内睾酮必要的最大消耗，并减少了雄性激素的不良反应，那么协同用药可以减少每一种类固醇的有效剂量，减少睾酮的用量，同时增强生精抑制[266, 267]。

黄体酮是所有天然类固醇的重要前体和甾体生成的中间体，黄体酮受体 A 和 B 在结构上和进化上是核受体超家族中与雄激素受体最接近的成员。孕激素在女性生殖生理中对妊娠期和哺乳期起着至关重要的作用，除了在精子功能方面可能的作用外[145, 268]（可能是通过非基因组机制，而不是传统的基因组机制[269]），它在男性生殖生理方面还没有得到确认。然而，功能性孕激素核受体在男性大脑、平滑肌和生殖组织中有表达，而非所有非生殖相关的组织[270]。合成的孕酮是孕酮的激素结构激动类似物，可有效抑制垂体促性腺激素分泌，广泛用于女性避孕和疾病治疗，如子宫内膜异位症、子宫肌瘤和乳腺痛。男性单用孕酮会抑制精子形成，但会导致雄激素缺乏，从而导致勃起功能障碍[271, 272]，因此需要进行雄激素替代。非人灵长类动物的研究表明，孕酮抑制生精作用是通过下丘脑 - 垂体的活动部位介导的，而不是直接影响睾丸[273]。大量的可行性研究得出结论，如果开发更有效和更持久的药物，孕激素 - 雄激素联合疗法是一种很有希望的激素性男性避孕药[176, 274]。关于雄激素 / 孕酮方案的最详细信息来自醋酸甲羟孕酮（MPA）联合睾酮的研究。在欧洲可生育的男性中，每月注射两种药物或每日口服孕酮加雄激素表皮凝胶贴敷可产生约 60% 的无精子症，其余为严重的少精子症和精子功能受损[176, 274, 275]。在使用长效 MPA 和 2 种可注射雄激素中的任何一种[156, 157]的印度尼西亚男性中，或在使用睾酮长效植入物[220]治疗的高加索男性中，几乎都产生了无精子症。其他口服孕激素如左旋孕酮[264, 276, 277]和去甲脱氢羟孕酮[278, 279]联合睾酮的小范围研究显示其疗效与口服 MPA 相似，而醋酸环丙孕酮具有额外的抗雄激素活性，与 TE 联合使用效果更好[265, 280]，但口服十一酸睾酮效果不佳[281]。据报道，多种长效孕激素联合睾酮可有效抑制精子发生，其制剂包括不可生物降解的甲基炔诺酮[282-284]、依托诺孕酮[285, 286]、醋酸

甲羟孕酮[13, 200, 287, 288]、庚酸孕烯醇酮[289, 290]。每日使用睾酮和醋酸烯诺孕酮透皮凝胶的联合方案显示出良好的前景，但仍然不是最佳抑制精子生成的方案[291]。睾酮制剂的药代动力学对抑制精子的效果至关重要，长效制剂最为有效，而经皮给药的效果不如注射睾酮[282]。如果使用适当剂量的睾酮替代以维持性功能，孕酮的不良反应是很少的。代谢效应取决于特定的口服方案和较高的睾酮剂量表现出更显著的肝脏效应，如降低 SHBG 和 HDL 胆固醇。联合用药对代谢的影响取决于具体的的口服方案和睾酮剂量，睾酮剂量越高，对肝脏影响越大，如降低 SHBG 和 HDL-C。停止治疗后，随着激素储备的减少或停药，精子发生可完全恢复，但达到与生精周期的时间进程相一致，还需要一个过程[160, 204]。

雌二醇可以增强睾酮对灵长类动物精子形成[292]和生育能力的抑制[293]作用。但雌激素的不良反应（男性乳房发育）显著，可耐受剂量下效果有限，使基于雌二醇的联合用药不适用于男性避孕[294]。新型雌激素类似物联合睾酮的疗效和耐受性仍有待评估。

（二）非甾体激素法

1. 阻断促性腺激素释放激素的药物（GnRH）
GnRH 在睾丸功能激素控制中的关键作用，使其成为调节男性生育能力引人注目的靶点。通过 GnRH 类似物阻断 GnRH 受体，或通过 GnRH 免疫中和，会消除 LH 和睾酮的分泌（需要睾酮替代）。许多高活性的 GnRH 激动药被用于诱导雄激素依赖性前列腺癌的可逆性药物去势，其机制是由于垂体 GnRH 受体下调，导致促性腺激素、睾酮分泌和精子生成持久的差异性抑制。与睾酮联合使用时，GnRH 激动药会抑制精子发生，但很少发生无精子症[266, 267, 295]，效果不如雄激素/孕酮方案。相比之下，单纯的 GnRH 拮抗药可以产生并维持对 GnRH 受体的直接竞争性阻断[296, 297]，并且与睾酮联合使用，在抑制精子形成方面非常有效。早期疏水性 GnRH 拮抗药难以配制，且具有刺激性，常导致注射部位肥大细胞释放组胺。更新、更有效、刺

激性较少的 GnRH 拮抗药与睾酮结合时，可在猴子[298-300]和人类[301, 302]体内产生快速、可逆的完全性抑制精子生成作用。GnRH 拮抗药比激动药的显著优势可能是由于其更有效和即时地抑制促性腺激素的分泌，从而更有效地消耗睾丸内睾酮。由于其高度特异性的作用部位，GnRH 类似物很少有意外的不良反应。长效 GnRH 拮抗药加睾酮的贮藏剂型可每隔 3 个月使用 1 次，有望成为男性激素避孕的方案。作为男性激素联合避孕方案的第二种非雄激素成分，GnRH 拮抗药是否比孕激素更具性价比仍有待确定[197, 225, 288, 303]。使用 GnRH 拮抗药启动抑制精子生成，然后改用更经济的类固醇维持，可以克服成本较高的缺点[226]。长期 GnRH 激动药诱导的睾丸功能抑制的恢复与年龄有关，老年前列腺癌患者的恢复会延迟，并且不完全[304, 305]。在年轻人或使用 GnRH 拮抗药的人群中，睾丸功能的恢复可能更快、更完全，尽管目前还缺乏相关数据。GnRH 疫苗可阻断垂体-门静脉血流中的 GnRH，阻止其到达垂体 GnRH 受体。男性选择性促性腺激素免疫去势需要雄激素替代[306]，晚期前列腺癌的初步可行性研究正在进行中[307]，然而，该疗法在男性避孕的安全性方面仍然值得怀疑[308]。相比之下，抗激素避孕疫苗在伴宠物、农业、动物园、野生动物和野生动物种群方面的应用越来越多[117, 309]。

2. 阻滞卵泡刺激素（FSH） 理论上讲，选择性 FSH 阻断可在不抑制内源性睾酮分泌的情况下减少精子发生。使用抑制素[310]或新型类固醇[311]选择性抑制垂体 FSH 分泌、FSH 疫苗[312]和使用肽类拮抗药阻断 FSH 受体[313]，均可选择性地消除 FSH 的作用。尽管 FSH 被认为是人类精子形成的必要因素，但缺乏 FSH 生物活性的啮齿动物[314-316]和人类[317]的个体中，精子形成和生育能力仍然存在。即使仅完全阻断 FSH，也可能不足以抑制精子的产生和功能，从而无法达到避孕效果[318]。除了避孕疫苗的一般的安全问题，包括自身免疫性垂体炎、睾丸炎和免疫复合物导致的疾病，FSH 疫苗还可能会因垂体 FSH 分泌的反射性增加而被淘汰。因此，抑制 FSH 虽然必要，但还不足以作为男性激素避孕方案。

总的来说，新出现的观点是，正常前列腺内稳态包括雄激素和雌激素之间的平衡，而不是单一平衡，以维持静止的旁分泌信号系统。这可能反映在基质和上皮成分的分化状态，这也影响局部旁分泌的相互作用。如前所述，在成年期前列腺基质和上皮间稳态相互作用非常重要，因为当全身雄激素维持在如发育期时可引起组织显著生长的水平时，这种生长静止和稳态就会发生。因此，尽管雄激素是前列腺生长的主要驱动因素，其与恶性转化也相关，还与其他尚不完全了解的调节上皮增生机制有关，这些需要进一步研究[32]。这些机制包括异常的激素调节和基质上皮细胞信号的扰乱，这是良性前列腺增生和前列腺癌的关键特征。

良性前列腺增生和前列腺癌作为影响前列腺的两种主要疾病，对患者及其家庭的生活质量有无法估计的影响。前列腺癌是第一世界国家的主要死因，将近 50% 的澳大利亚与美国男性会患前列腺癌，1/4 的人会死于该病。前列腺癌的特征是上皮细胞不受控制的增殖和凋亡率降低（超过 90% 的前列腺癌是恶性上皮肿瘤，根据定义它的起源是上皮细胞）。前列腺癌最初需要雄激素来生长和分化，因此雄激素剥夺（去势）导致肿瘤消退。然而，在进展中，前列腺癌对去势后的睾酮水平产生抗性，并且肿瘤细胞恢复生长。目前还没有治愈去势抵抗前列腺癌（CRPC）的方法。

良性前列腺增生是已知的发生在老年男性中最常见的增生性疾病，其出现有双重原因。其中包括由解剖性梗阻和前列腺增大引起的静态成分和与平滑肌张力有关的动态成分。前列腺的进行性增大和平滑肌张力的改变通常会导致排尿过程中尿道功能性梗阻，目前针对这种情况药物治疗的目的是缩小前列腺大小或降低平滑肌张力。良性前列腺增生和前列腺癌在老年男性的前列腺中可能同时发生。然而，这两种病理之间并没有直接的联系。它们被认为是单独的疾病，主要发生在前列腺的不同区域（图 143-1）。

二、良性前列腺增生

（一）临床定义和临床表现

良性前列腺增生在组织学上可定义为前列腺的

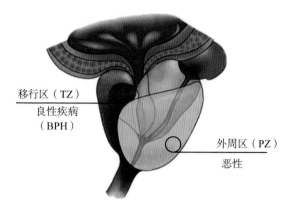

▲ 图 143-1　人前列腺的局部解剖
良性疾病最常发生在移行区，而恶性疾病最常见于外周区（引自 Ellem SJ, Risbridger GP. Treating prostate cancer: A rationale for targeting local oestrogens. Nat Rev Cancer. 2007; 8: 621-627.）

尿道周围移行区（TZ）的上皮、间质或两者的增生。男性患有良性前列腺增生引起的症候群统称为下尿路综合征（LUTS）。下尿路综合征包括尿频、尿急、尿失禁、夜间多尿（夜尿症）、尿流减弱、小便紧张和膀胱不完全排空感。下尿路综合征不是良性前列腺增生的特有症状，除外良性前列腺增生，还有许多其他可能的原因，如尿道狭窄疾病、神经源性膀胱功能障碍、恶性肿瘤（包括膀胱和晚期前列腺癌）等。

男性可能有前列腺增生的组织学证据，而没有任何症状，前列腺大小与症状的严重程度无关。人类良性前列腺增生是腺体内部不同结节的增生这是其重要的表现[33-35]。尿道周围移行区的结节灶性生长会挤压尿道导致尿潴留，这被广泛认为是良性前列腺增生引起下尿路综合征的基本原因。然而，认为畸形增生是人类良性前列腺增生的唯一潜在原因未免过于简单化。

如前所述，一般认为良性前列腺增生的病因与两种因素有关，一种是由解剖梗阻和前列腺肿大引起的静态因素，另一种是与平滑肌张力有关的动态因素。因此，目前针对这种情况的药物治疗以缩小前列腺的大小或降低前列腺平滑肌张力为目的，并有一些药物结合这两种治疗原理。

在短期内，良性前列腺增生会引起各种问题，包括肉眼血尿、膀胱结石、尿潴留和严重的下尿路综合征。如果不及时治疗，良性前列腺增生最终会导致急性或慢性尿潴留，可能引起永久性膀胱功能障碍、严重的肾功能不全，极少数会发展为终末期肾病并需要透析。在最罕见的情况下，良性前列腺增生会导致死亡。这些终末期后果在美国等发达国家的发生率很低，在大多数情况下，男性患者在临床症状变得明显之前就得到了评估和治疗。

组织学上的良性前列腺增生是人类最常见的伴有症状的良性增生性疾病[36]。良性前列腺增生在 40 岁以下的男性中很难通过组织学进行识别。然而，随着年龄的增长，该病的发病率迅速上升，到 80 岁时，男性发病率为 88%。尽管统计上存在差异，但总体上由于下尿路综合征需要各种形式治疗的总人数每年为 16/1000 人，这一数据在 40—49 岁男性中为 3.3/1000 人，而在 70 岁以上的男性中则增加到 30/1000 人[37]。这种疾病似乎与衰老及睾丸功能的有关。历史研究发现，与不吸烟人群相比，吸烟人群因良性前列腺增生所行手术的发生率较低，这可能是由于吸烟人群血清睾酮水平下降而雌激素水平升高所致[38, 39]。然而，值得注意的是，在最近的研究中，吸烟史和下尿路综合征之间不能建立一致的联系[40]。

（二）良性肥大的病因

良性前列腺增生是一种进展性疾病，该病的自然史被认为分为三个阶段；①病理良性前列腺增生即有组织增生但没有下尿路综合征；②临床良性前列腺增生命即出现下尿路综合征；③进展性疾病即下尿路综合征进一步发展。

1. 良性前列腺增生的静态因素及细胞异常增殖导致的肥大："胚胎组织再激活的假说" 人类前列腺增生独有的位点在前列腺前区[33]。该区域在膀胱远端并包绕着前列腺前区括约肌。前列腺前区进一步分为尿道周围区和移行区。尿道周围区在前列腺前区括约肌袖内围绕着尿道，而移行区则围绕着括约肌。前列腺增生的这种好发部位和腺体扩张的定位与其主要临床表现即下尿路综合征直接相关。

早期的良性前列腺增生小结节通常在移行区内形成[33]。它们发生在前列腺前括约肌内或毗邻的明确区域，位于尿道的外侧或稍微靠近尿道的腹侧。前列腺内结节起源的位点呈现高度聚集状态，其发展成的病灶区域占腺体总体积的 2%。在年龄较大的人群中，可出现较大和数目较多的良性前列腺增生

结节，其解剖好发部位是相同的，但不局限于该区域。

良性前列腺增生结节有多种不同类型，有纤维性和（或）肌肉间质性，有或无上皮成分。尿道周围结节通常是间质性的，或只有少数小腺体从周围浸润。基质层被认为是胚胎间质来源的组织[33]。移行区的结节由新形成的小导管分支分化的腺组织组成。它们从原有的导管中萌芽，生长到邻近的基质中，并反复分支，在结节内形成一个新的结构。患者通常有许多淋巴结，它们似乎以协调的方式生长。

如前所述，良性前列腺增生的发展是胚胎诱导前列腺间质细胞潜能重新觉醒的结果[33, 34, 41, 42]。这个概念是基于这样一种观点，即前列腺的生长是在睾丸雄激素的影响下，上皮细胞和基质细胞之间生长因子局部相互作用的结果。青春期生长骤增被认为是由在雄激素控制下的生长促进因子所介导。在成年期，生长促进因子可能被生长抑制因子下调或平衡。然而，这种体内平衡的破坏可能导致良性前列腺增生所特有的局部生长（图 143-2）。这个想法得到了相当多的实验支持，如我们知道大鼠、小鼠和人的成年前列腺上皮可以对前列腺诱导的间质产生应答，进行新的生长和发育[43-46]。然而，这些实验数据并不能解决目前未知的这种间质转换的潜在原因。此外，介导前列腺增生性肥大的具体因素仍有待确定，尽管这些因素很可能与正常的前列腺生长相同。

2. 良性前列腺增生的动态因素：平滑肌张力和活动 前列腺平滑肌是腺体的一个重要部分，并有助于良性前列腺增生复杂的病理生理过程。前列腺大小与症状的严重程度无关，这强调了在前列腺增生发展中，在前列腺组织中的被动和主动力量所起的作用。刺激肾上腺素能神经系统导致前列腺尿道阻力的动态增加。使用肾上腺素 α 受体拮抗药可阻断刺激，减少这种反应，使用如坦索罗辛等治疗可以通过放松收缩的前列腺组织，减轻尿道梗阻。α_1 肾上腺素能受体存在于男性尿道的平滑肌中，其拮抗药似乎具有广泛的作用，因为该受体在前列腺外的许多部位也有表达[2]。有些患者对这些药物反应不佳，但是很难预测哪些患者会对特定治疗产生反应。

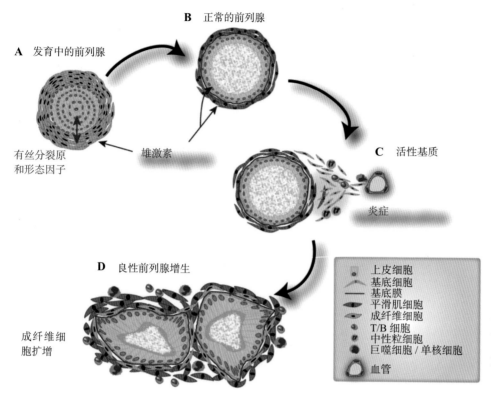

B 正常的前列腺

A 发育中的前列腺

有丝分裂原
和形态因子

雄激素

C 活性基质

炎症

D 良性前列腺增生

成纤维细
胞扩增

上皮细胞
基底细胞
基底膜
平滑肌细胞
成纤维细胞
T/B 细胞
中性粒细胞
巨噬细胞 / 单核细胞
血管

◀ 图 143-2 在前列腺发育期（A）、正常前列腺（B）中，以及良性前列腺增生 BPH 组织中（C 与 D）基质和上皮细胞的相互作用
在发育过程中，基质 - 上皮细胞相互作用促进前列腺正常发育。成人期基质的重新激活（如炎症）导致成纤维细胞扩增和 BPH 的发生

良性前列腺增生的治疗仍需要改进，尤其是那些旨在降低平滑肌张力的治疗，但是对于该器官中平滑肌功能及 α 肾上腺素能阻断的机制和效果，我们知之甚少。它们直接调节前列腺平滑肌收缩性的方式本身是不确定的 [2]，更普遍的看法认为膀胱颈部的平滑肌是主要的活动部位。

（三）炎症是良性前列腺增生的诱因

对大多数良性前列腺增生的标本进行组织病理学观察，可常见前列腺炎症。其与慢性前列腺炎及慢性盆腔疼痛综合征的关系尚未完全明确。至于无症状性前列腺炎症是如何与良性前列腺增生相关的，我们所知道的就更少了。目前的各种研究表明，急性和慢性炎症过程的复杂性可能在良性前列腺增生的发展中发挥作用 [47-50]。炎症增加与良性前列腺增生的严重程度密切相关。Medical Therapy of Prostatic Symptoms（MTOPS）的研究数据表明，前列腺炎患者的前列腺增生恶化和急性尿潴留风险更大 [51, 52]。炎症也与增生的发生有关，在慢性前列腺炎小鼠模型中，在炎症区附近发现多个区域的上皮增生和发育异常 [53]。在良性前列腺增生患者的间质结节中发现 T 淋巴细胞和 B 淋巴细胞数量增加 [54]。

在人良性前列腺增生组织的间质和上皮腺体周围中也检测到炎症细胞水平升高 [55]。在本研究中，大多数炎症细胞（60%）是 CD_4^+ 辅助 T 细胞，其余为 CD_8^+ 细胞毒性 T 细胞（30%）和 B 细胞（10%）。另外的研究表明，人类良性前列腺增生标本中的 T 细胞被长期激活 [56]。在良性前列腺增生中，炎症细胞的浸润常伴有促炎细胞因子表达升高。在良性前列腺增生标本中，检测到白细胞介素 IL-2、IL-8、IL-17 及 IFNγ 水平升高 [57-59]。此外，可促进 T 细胞增殖的细胞因子 IL-15 及其受体 IL-15R 在良性前列腺增生上皮细胞中的表达水平高于正常前列腺 [60]。表达增加的细胞因子影响前列腺中非炎症细胞的增殖，而 IL-2 和 IFNγ 已经被证明可以增加人良性前列腺增生中基质细胞系的增殖 [57]。炎症的增加会导致上皮腺体的破坏，引起血清 PSA 水平的升高。那些减轻炎症的药物也有可能有效减少增生，从而减轻与这种疾病相关的症状。

（四）良性前列腺增生的治疗

1. 良性前列腺增生的药物治疗 良性前列腺增生和睾丸功能之间的关系长期被猜想，基于 40 岁之前进行去势的男性不会发展为良性前列腺增生的观察。俄罗斯 Skoptzys 宗派的男性在 35 岁时接受去势仪式，他们不会遭受前列腺肥大的困扰[61, 62]。此外，年轻时通过去势或因垂体功能低下导致睾丸功能缺失，都能防止老年男性（＜ 55 岁）发生良性前列腺增生。对 28 位这样的患者进行后期检查并没有发现良性前列腺增生的组织学证据，而其同年龄对照组中 50% 的患者出现良性前列腺增生[63]。

其他类固醇也与良性前列腺增生有关。对犬良性前列腺增生的研究表明，雄甾烷二醇及其与雌二醇的联合用药均可诱发良性前列腺增生。双氢睾酮和雌二醇的联合剂量也可诱发犬良性前列腺增生[35, 64]。

在恒河猴中，其前列腺的尿道周围区是对雌激素刺激最敏感的区域，这样的刺激可引起间质增生[65]，提示雌激素可能在人类前列腺增生的发生中发挥作用。基于前列腺基质中产生的雌激素可能在前列腺增生中起作用的理论基础，使用芳香化酶抑制药阻断前列腺雌激素的产生已被试验作为良性前列腺增生的治疗方法[66, 67]。这些化合物已被证明是临床有效的，但不是常规药物治疗的一部分[68, 69]。

在前列腺增生患者中消除雄激素刺激的尝试是基于去势，一种廉价、简单，但很显然不受欢迎的治疗[70, 71]。目前在晚期前列腺癌治疗中减少雄激素刺激的方法是基于药物而不是外科方法，使用抗雄激素和黄体生成素释放激素（LHRH）的激动药或拮抗药来阻断雄激素的作用和产生。虽然有 50% 的患者尿流量有可测量的增加，但这种治疗方式确实可引起明显的相关症状，其中许多症状随着治疗时间的延长而逐渐恶化。这些症状包括男性乳房发育、骨质疏松、性欲减退、勃起功能障碍（ED）、血脂改变、胰岛素敏感性降低，可能还有认知能力下降。5α- 还原酶抑制药（如非那雄胺和度他雄胺）也被用于良性前列腺增生的治疗[51, 72-74]。这类药物的作用是阻止睾酮向二氢睾酮的转化，二氢睾酮是一种主要作用于前列腺的雄激素。

治疗良性前列腺增生的替代药物方法是利用 α 受体拮抗药来放松前列腺肌肉，从而改善临床症状[75]。这种治疗实际上并没有减缓前列腺的生长，但确实延迟了手术干预的必要性[76]。其作用机制被认为主要是由于膀胱颈和前列腺的 α 肾上腺素能受体被阻滞所致，但也可能有中枢的肾上腺素能受体的作用。起初，广泛使用的药物是已经用于高血压治疗的相对非特异性的 α 受体拮抗药，如特拉唑嗪和多沙唑嗪。最近，特异性更强的 α_1 肾上腺素受体调节药（如坦索罗辛）使用得更为普遍。

MTOPS 的试验测试了 5α- 还原酶抑制药非那雄胺和 α 受体拮抗药多沙唑嗪单用或联合使用对良性前列腺增生临床进展的影响能力[76]。数据显示，两种药物单独使用在减缓临床疾病进展方面效果相似，而两种药物联合使用，每种减少剂量，效果更好。联合用药和单独使用非那雄胺均可显著降低急性尿潴留的长期风险和手术干预的必要性。单独使用 α 受体拮抗药在减少良性前列腺增生相关手术或减少急性尿潴留风险方面并不比安慰剂更有效，因为这些药物本身并不改变前列腺增生的自然病程，它们不会减少前列腺体积。

2. 良性前列腺增生的手术治疗　历史上最常见的治疗前列腺增生方法是开放前列腺切除术，这导致了高发病率和部分死亡率，并需要一个较长的术后恢复期。这种方法在很大程度上被经尿道前列腺电切术所取代（TURP），该方法使用前列腺切除器切除梗阻的组织。TURP 仍是治疗良性前列腺增生的主要手术方法。前列腺组织消融的新方法包括热疗、微波热疗和激光组织凝固。其中，只有激光汽化或电切被广泛使用。

（五）手术与药物治疗进展的临床问题

以药物为基础疗法的出现，特别是 α 受体拮抗药和 5α- 还原酶抑制药，显著地改变了良性前列腺增生的临床管理模式（图 143-3）。如 α 受体拮抗药等廉价而有效的药物治疗作为一线治疗手段被广泛使用，使良性前列腺增生的外科手术治疗转变为二线治疗，与 20 世纪 90 年代早期相比，因良性前列腺增生的外科手术次数显著减少。由于可供选择的范围很广，因此可以根据患者的需求制订个体治疗方案，通常从初级医生开始，他们通常是有泌尿科相关诉求患者最初的医疗接触者。当男性患者出现与良性前列腺增生一致的下尿路综合征时，如果有以下情况，提示进行更详细的泌尿学评估，包括通过病史或体格检查怀疑尿潴留或发现相关证据，血尿的相关病史或尿液检查结果，直肠指检（DRE）中发现结节或不规则肿物提示恶性肿瘤的可能，血清 PSA 升高，严重及药物难治性下尿路尿路综合征。

良性前列腺增生导致的下尿路综合征患者的治疗选择和诊断评估取决于多种因素的相互作用。因此，如果患者症状相对较轻，没有血尿、膀胱结石、反复尿路感染（UTI）、肾功能不全或尿潴留的证据，但患者被症状所困扰而希望进行治疗，通常可以从药物治疗开始。选择先用 α 受体激动药还是 5α- 还原酶抑制药是基于数方面的考虑。α 受体激动药作用相对较快，通常在 1～2 周内就能看到效果。这些药物对任何大小的前列腺都有相当好的效果，而且它们不会显著改变前列腺的体积或血清 PSA。5α- 还原酶抑制药主要通过减小前列腺的大小

发挥作用。这种作用机制需要更长的时间。因此，典型的症状变化在 3～6 个月之内不太明显。一般认为 5α- 还原酶抑制药在较大的腺体中更有效。在前文提及的 MTOPS 试验中，5α- 还原酶抑制药被证明可以降低长期风险或尿潴留，并减少侵入性治疗的需要[76]。因此，对于检查发现腺体较大或因良性前列腺增生导致 PSA 升高的男性患者，这可能是首选的药物，因为他们的疾病进展风险更高。由于 5α- 还原酶抑制药可以降低由前列腺出血引起血尿的发生率。因此，对于因前列腺出血导致血尿的男性患者，它们可能被认为是首选治疗。这种方法也有利于减少前列腺体积，从开始使用 5α- 还原酶抑制药最高可减少总体积 30%。此外，这些药物因

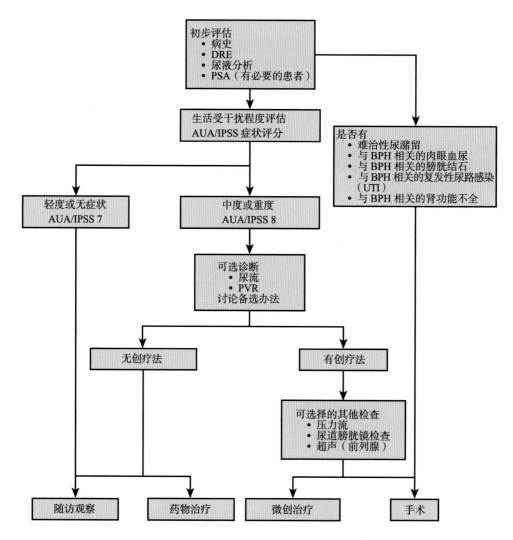

▲ 图 143-3　良性前列腺增生的诊断与治疗流程图

改编自 McVary KT, Roehrborn CG, Avins AL, et al. Update on AUA guideline on the management of benign prostatic hyperplasia. *J Urol*. 2011;185(5):1793-1803.

为其效果会随着时间的延长而降低血清 PSA 水平。虽然变化范围较大，但 PSA 平均水平将减少 50%。血清 PSA 不能降低 50% 则可能提示隐匿性前列腺癌[77]。

根据 MTOPS 试验的结果，如果单一的治疗方法不能使症状缓解，那么联合使用 α 受体拮抗药和 5α- 还原酶抑制药两种治疗方法是合理的。对于症状较严重、腺体较大或排尿后残余尿量轻度升高的患者，初始即用联合治疗可能比单用 5α- 还原酶抑制药更快地缓解症状。对一些患者来说，无限期地使用这两种药物可能会变得非常昂贵，或者一些男性可能会伴有 α 受体拮抗药所引起的不良反应。在这种情况下，在 9～12 个月治疗后，如果症状得到明显缓解，可以停用 α 受体拮抗药，单用 5α- 还原酶抑制药进行维持治疗，特别是对于基础症状较轻的患者。这其中 77%～87% 的患者在单独使用 5α- 还原酶抑制药后，可以得到持续的症状缓解[78, 79]。

在一部分患者中，需要早期的侵入性治疗，比如手术治疗。这些患者出现以下情况要考虑外科手术，包括由前列腺增生引起的顽固性尿潴留及持续性血尿、膀胱结石、复发性尿道炎，或尿潴留引起的肾功能不全。在某些情况下，那些在药物治疗过程中进展风险高的患者可以考虑早期手术干预。那些被证明会增加良性前列腺增生疾病进展而需要手术治疗的因素有 PSA 水平升高，前列腺体积增大和排尿后残余尿量的升高[80]。

对于那些有令人困扰且药物难以缓解症状的男性患者，如曾出现尿潴留或排尿后较高的残余尿量，或出现明显的药物不良反应（如 α 受体拮抗药引起的体位性低血压、射精障碍，5α- 还原酶抑制药引起的性欲减退、勃起功能障碍等），手术干预切除前列腺组织是合理的。目前有多种方法可以实现这一目的，这些方法可以在手术室进行，或者在某些情况下，可在泌尿科医师工作室内使用镇静剂，而不需要麻药来完成。这些选择包括使用各种不同的热源进行前列腺热消融，如微波能量（经尿道微波治疗或 TUMT）和射频能量（经尿道细针消融或 TUNA）。由于短期再治疗率高，这两种方法都没有得到广泛的普及。术中，前列腺组织可通过电烧灼（如 TURP）、经尿道前列腺切开（用于小腺体）和经尿道电汽化术进行切除。还有几种基于使用激光能量的方法，如钬激光切除 / 摘除前列腺术（HoLEP）和经尿道激光汽化或凝固。对这些方法的选择及其在良性前列腺增生治疗中的独特作用的完整讨论超出了本章节的范围。感兴趣的读者可参阅有关这方面的深入综述[81]。总的来说，尽管在美国和其他地方，这些方法中有许多已经被接受并被越来越频繁地使用，TURP 仍然是衡量这些方法的黄金标准。在一些有选择性的病例中，尤其是那些腺体特别大及伴有大膀胱结石的患者，开放式简单前列腺切除术可以发挥作用，尽管它的使用在逐渐下降。

（六）前列腺增生并发症

正如数篇文章所述，许多患有良性前列腺增生的男性都有需要治疗的并发症[82-86]。最常见的并发症是肥胖、糖尿病及相关的"代谢综合征"和勃起功能障碍。在某种程度上，这些疾病合并出现并不意外，其中不同疾病之间具有独立相关性，因此倾向于共存在某些老年患者群体中。已经表明性腺功能减退症极大可能是这种共病模式的基础[87]，应该加以考虑、评估和管理。

在许多发达国家，肥胖的流行与各种疾病状况及并发症模式有关。心血管疾病发病率的增加及胰岛素抵抗和 2 型糖尿病发生的增加，常常在"代谢综合征"中联系在一起[88, 89]。虽然代谢综合征与良性前列腺增生的因果关系尚未被证实，但其和下尿路综合征之间似乎有联系[90]，考虑到这两种情况是常见的并发症。糖尿病和前列腺增生症状严重程度的增加存在显著的相关性，即使将与两种情况均相关的其他变量，如年龄等除外[91]。在不同种族中 2 型糖尿病发病率的不同，这一点尤为重要[82]。

与糖尿病相似，勃起功能障碍（ED）常见于老年男性，在肥胖和糖尿病患者中尤其普遍。有中度或重度下尿路综合征男性患勃起功能障碍的风险增加，但这可通过治疗前列腺增生的症状得到改善[92]。在治疗这种有并发症的患者时，医生考虑到针对某一特定症状的治疗可能会对其他症状产生积极或消极的影响，这一点显然很重要，因为这些症状最初可能被认为是不相关的。

三、前列腺癌

（一）去势敏感前列腺癌

1. **雄激素在前列腺癌中的作用**　如前所述，前列腺癌是一种雄激素依赖性疾病[20]。前列腺癌最初依赖雄激素来生长和分化，因此降低循环中的雄激素水平是一种治疗方法。然而，疾病最终进展成为抵抗由去势实现低水平的雄激素。

在去势敏感的前列腺癌中，肿瘤细胞对雄激素的反应方式发生了显著变化。这些变化发生在去势的状态下，使前列腺癌在低雄激素环境中继续生长。除了对雄激素反应的旁分泌机制外，前列腺癌细胞获得了雄激素作用的自分泌模式。肿瘤细胞直接对雄激素和 andromedins〔尚未被完全定义，但认为包括生长因子，如转化生长因子（TGF）或成纤维细胞生长因子（FGF）超家族和转录因子〕产生反应，这些生长因子由肿瘤细胞本身产生并引发相应反应。在这种作用模式下，肿瘤细胞获得了显著的生长优势。此外，有证据表明肿瘤细胞上的雄激素受体可以发生突变，使其对除雄激素外的一系列类固醇配体做出反应[93-95]。

矛盾的是，当血清睾酮水平随年龄下降时，前列腺癌的发病率却随着年龄的增长而增加[96]。尽管老年男性睾丸中睾酮的合成和血清睾酮水平下降，但雌二醇水平保持不变或增加[96-99]。雌激素水平的维持被认为是由于芳构化雄激素的增加，特别是在外周脂肪组织中，其在老年男性中也倾向增加[97, 100, 101]。因此，雌二醇与睾酮比率的显著变化与前列腺疾病（包括前列腺癌）的发病时间相关。

流行病学证据为这种关系提供了进一步的支持。非裔美国人（在美国前列腺癌发病率最高的人群）的血清雌激素水平明显高于美国白人[102, 103]。相反地，与荷兰白人相比，日本男性（已知患有前列腺癌的风险较低）的血清雌激素水平更低[104]。随着年龄的增长，男性体内激素平衡的变化也说明了这种变化的渐进性和疾病的长期潜伏性。

2. **雌激素在前列腺癌中的双重作用**　很难直接证明局部激素环境的改变导致前列腺内激素失衡。然而，有充分的证据表明，当癌症存在时，组织的雌激素水平改变，通过芳构化进行局部合成的雌激

素被修饰，其他的芳香化酶基因启动子被启动，雌激素受体亚型的表达发生变化。雌激素的这些不良反应是通过 ERα 的活化特异性介导的，从而导致异常增殖、炎症和恶性肿瘤[105-108]。总的来说，这些研究预测 ERα 拮抗药（如托瑞米芬）可能对前列腺癌的预防或治疗有效。随后的临床试验证实了这一预测，并报道了托瑞米芬对有前列腺上皮内瘤变（PIN）的男性前列腺癌预防效果[109]。

相比之下，ERβ 所介导的作用似乎是抗增殖和有益的。ERβ 结合一系列雌激素和雌激素化合物，包括饮食摄入的雌激素，据说是有益的。包括植物雌激素、木脂素、类黄酮和脂类黄酮在内的化合物被认为对男性健康有益，特别是通过减少和预防前列腺疾病[110]。流行病学研究表明，饮食中雌激素的摄入与前列腺癌的低发病率有关[111]。值得注意的是，这些化合物优先结合 ERβ 而不是 ERα，因此，特异性激活 ERβ 的配体已成为治疗前列腺癌和良性前列腺增生的重要药物。有证据表明，ERβ 的活化应该保留而不是消除，但雌激素通过 ERβ 对前列腺癌的预防或治疗的有效证据仍未得到证实。

3. **雄激素和雌激素在激素敏感性前列腺癌中的联合作用**　在老年男性中，雄激素和雌激素之间平衡的改变似乎对前列腺癌的发展具有重要意义。雄激素是必需的，但雄激素本身不足以引起肿瘤的发生，如芳香酶敲除（ArKO）小鼠是一种雌激素缺乏的小鼠模型，在整个生命周期中雄激素水平都处于升高状态，但小鼠不会发展为前列腺恶性肿瘤[112]。

相反，前列腺癌的激素诱导机制涉及两种激素，有一些实验证据支持这一假设。众所周知，当给予 Noble 大鼠雌激素和雄激素时，其会发生癌前病变和前列腺腺癌[113-115]。对移植的前列腺组织进行联合激素治疗促进了 Rb 缺陷小鼠重组组织的恶性肿瘤[116]。大剂量睾酮和雌二醇联合治疗野生型小鼠可诱发前列腺增生、发育不良和原位癌[117]。

从对 αERKO 小鼠和 βERKO 小鼠相同的治疗方法中，我们推断出 ERα 的重要作用。ERβ KO 的小鼠（表达 ERα）与野生型小鼠相比，会出现发育不良和恶性肿瘤，而 ERα KO 的小鼠则不会出现[117]。通过对 αERKO 小鼠和 βERKO 小鼠进行联

合激素（T+E）治疗以诱导前列腺癌，结果显示相比于 ERβ，ERα 在这种激素启动恶性肿瘤的信号传导机制中是必要的 [117, 118]。总之，这些数据为检测新一代抗雌激素药物和选择性雌激素受体调节药（SERMs）与抗雄激素药物如非那雄胺一起治疗前列腺癌提供了基础 [119]。

4. 基质－上皮细胞相互作用　考虑到激素的不平衡和在激素反应性前列腺癌中发生的改变，基质-上皮细胞间的相互作用很明显随着这些变化也发生明显改变。正常基质-上皮细胞相互作用受到干扰是前列腺癌的一个关键特征，使肿瘤细胞逃脱旁分泌信号的调节影响进行自分泌生长。无论这是否是由上皮细胞或基质细胞的遗传损伤引起，相互作用的连续破坏导致体内平衡互作的丧失，一个不受控制的生长和分化的恶性循环随之而来 [120]。

基质可能在癌变中起关键作用的概念已经发展了数十年，其基础是观察到肿瘤基质的病理不同于正常基质 [120, 121]。在良性成人前列腺中，基质由平滑肌肌动蛋白阳性细胞组成，这些细胞表达 ARs 并在雄激素的影响下维持高度分化的分泌上皮。相反，前列腺内肿瘤细胞周围的基质细胞是成纤维细胞或肌成纤维细胞，被称为反应性基质或癌症相关成纤维细胞（CAF）[12, 122–125]。由于基质和上皮之间的相互作用对维持正常前列腺的稳态至关重要，因此推测上皮和基质的病理变化将干扰或改变这些相互作用。

毫不奇怪的是，Thompson 等 [126] 通过组织重组技术研究在上皮细胞或基质细胞中插入 *myc* 和 *ras* 癌基因的效果，结果显示只有在上皮和基质均受到感染时，肿瘤才会发生。同样，人类癌症相关成纤维细胞（CAF）与永生化但非致瘤性的人 BPH–1 前列腺上皮细胞结合时会促进癌变 [125]，而正常基质则不会。虽然 CAFs 促进永生化上皮细胞的癌变，但目前没有证据表明 CAFs 在正常上皮细胞中启动肿瘤的发生，或者那些基质改变先于上皮细胞的变化。然而，基质被认为是疾病进展中一个重要的治疗靶点，因为它是肿瘤微环境的一部分 [127]，正常基质与肿瘤基质的分子特征已经被数个研究组进行了研究。

利用 Affymetrix 基因芯片分析，31 个编码细胞外蛋白的基因和一些生长因子（TGFβ 和 FGF）及

反应性基质中的信号转导通路等被鉴定为基质 - 上皮信号的潜在候选者 [128, 129]。实验动物和组织模型随后提供了基质在调节上皮致癌潜力中作用的新见解。在成纤维细胞中条件性失活受体 TGFβRⅡ，导致小鼠前列腺癌前病变，进一步证据表明肿瘤进展是由旁分泌 TGFβ/Wnt3a 信号轴介导的 [130, 131]。同样，通过细胞重建实验，间质 FGF10 表达增加导致多灶性前列腺上皮内瘤变（PIN）或前列腺癌形成 [132]。在中度前列腺癌标本中，反应性间质的表达阵列分析补充了这些实验数据，同时也暗示了蛋白质或蛋白质家族，如 TGFβ、wnt 和 FGF 等是当下关注热点，因为它们与干细胞特性维持有关。除了 FGF10 和 TGFβ 外，转录因子途径如 Sox9 及 hedgehog Hh 在前列腺恶性肿瘤中也发挥了关键作用，并最终被证明可能参与恶性转化的上皮细胞中基质信号传导 [133, 134]。

5. 通过 PSA 监测激素调控的前列腺癌生长　哺乳动物前列腺的分泌活动受激素调节，特别是前列腺特异性抗原（PSAs），其是一种由人前列腺上皮产生的，属于激肽群丝氨酸蛋白酶的蛋白水解酶。自 2000 年代中期以来，血清 PSA 的评估使医生能够在前列腺癌进展早期进行诊断，这也导致了以治愈疾病为目标的局部治疗增加。

PSA 最初在人类精浆中被发现 [135]，到 20 世纪 70 年代末，一种前列腺特异的且与精液中所发现相同的血浆蛋白被纯化出来 [136]。虽然癌症通常是血清 PSA 升高的原因，其他原因包括前列腺梗死、前列腺炎、射精、剧烈的前列腺按摩而非常规的直肠指检 [137–139]。改变激素状态的治疗也会影响血清 PSA 水平，特别是使用 5α- 还原酶抑制药非那雄胺，可有效地降低血清 PSA 水平约 50%。PSA 的半衰期为 2.2～3.2 天，而且在前列腺活检或切除等手术后，血清 PSA 可能需要数周才能恢复到基线水平。

当以 > 4ug/L 的 PSA 作为临界值诊断癌症时，其敏感性为 63%～83%，特异性为 81%～90%。由于老年男性良性组织 PSA 的产生是一个混杂变量，通常特异性在较年轻的年龄组更好。因此，研究表明，降低对年轻男性的临界值可以将检出率从 18% 提高到 36%，同时只将特异性从 98% 降低到 94% [140]。这是否增加了临床上无意义的癌症检出率还不确定。然而，直肠指检联合血清 PSA 似乎是癌

症检测的最佳筛查方法，联合检测的检出率比单用 PSA 高 27%，比单用直肠指检高 34%[141, 142]。

正在进行的随机研究可能会为这些筛查方法是否会降低前列腺癌死亡率提供答案。有一些证据表明可能是这样，如在 Tyrol 的研究中，奥地利为该国男性提供免费的 PSA 检测并鼓励他们参与。这项研究表明，与奥地利其他地方的预期死亡率相比，其死亡率降低了 33%[143]。尽管一些作者认为这是筛查益处的证据，但其他人认为死亡率的下降可能是不同变量的结果，如饮食和生活方式因素、归因偏差和早期使用雄激素剥夺疗法（ADT）。其他研究表明，尽管 PSA 在筛查率和检出率的差别很大，但在英国与美国，以及美国的西雅图地区和康涅狄格州之间，降低前列腺癌死亡率都是相似的。显然，目前的筛查状况仍是不确定的[144]，但正在评估中。

两项大型国际研究正在进行中，目的是比较通过随机筛查（进行 PSA 和 DRE 检测）的参与者与未接受筛查的参与者，其前列腺癌的死亡率是否能降低。来自美国的初步调查结果[145] 和欧洲[146] 的研究强调了对前列腺癌筛查进行临床对照试验存在巨大困难，由于人们对前列腺癌的认识加深提高了 PSA 在人群中检测率，因此很难提供足够的对照组进行比较。迄今为止的研究结果表明，使用 PSA 进行全民前列腺癌筛查，其效果仍然模棱两可，美国研究（PLCO）表明死亡率并没有改善，尽管该试验有 52% 的污染率，而欧洲试验（ERSPC）表明在控制了污染率和不依从率后，死亡率减少了 31%。

这些研究还表明，严重的过度治疗所引起的前列腺癌在 10 年内死亡的风险很小，但在开始检测的前 5 年，死于其他疾病的风险会增加 40 倍。尽管如此，将 PSA 引入临床实践已经降低了转移性疾病的发病率。许多现在检出的癌症是有可能治愈的，其中 < 20% 被认为在病理学上无关紧要[138]，尽管这点仍有争议。

有关局限性疾病治疗方案的详细描述超出了本章范围，但他们值得提及，使我们了解当男性患者被诊断为局部疾病时，可有的选择方案。积极监测，根治性前列腺切除术（手术）或放射治疗都可供选择。

主动监测包括对确诊的前列腺癌，进行一系列的 PSAs 检查和活检，只有在监测期间，癌症动态

发生变化，表明进展为更严重的病理类型需要治疗时，才进行手术或放疗。

根治性前列腺切除术包括手术切除前列腺。这可以通过腹腔镜或经腹部切口进行开放手术实现。这需要住院并在家中休养 2~5 天。可能的不良反应包括感染、勃起功能障碍和尿失禁。不良反应的程度取决于癌症的程度、需要手术的程度及患者的术前功能。

放射治疗包括使用各种类型的放射物治疗癌症。在某些情况下，放疗与激素治疗相结合可提高治愈率。一方面可以通过门诊设备给予外源性放射治疗（每天 1 次，持续 5~6 周），另一方面可以在麻醉的状态下，将放射源植入前列腺内进行持续 1 天的内源性放射治疗。阳痿、大小便失禁、肠道和膀胱的刺激是放疗的潜在不良反应。

鉴于治疗的选择和其潜在不良反应，减少过度诊断和后续治疗是很重要的，因此有几种策略用于提高 PSA 的阳性预测率。

这些策略包括使用特定年龄的参考范围，PSA 速率、PSA 密度、游离 PSA 及最近的血清 proPSA 或 hK2。特定年龄参考范围的使用提高了年轻男性的诊断敏感性和老年男性的诊断特异性。40—49 岁的男性常用的临界值为 < 2.5μg/L，而 50—59 岁、60—69 岁，以及 70—79 岁男性的临界值分别为 < 3.5μg/L、< 4.5μg/L 及 < 6.5μg/L。研究显示使用这些参考范围，年轻男性活检阳性率增加了 8%，活检数量减少了 21%，而老年男性仅有 4% 的癌症漏诊[138]。PSA 速率即一系列 PSA 检测，被认为对来源于良性疾病的癌症有预测价值，当 PSA 变化每年超过 0.75μg/L 时，则被认为表明癌症存在。不幸的是，由于每个人的血清 PSA 每天都在变化，所以这个值的作用有限。这种变异性使得许多人认为 PSA 单独升高应在数周后确认后才可进行活检[137]。此外，速率不容易计算，而且随所使用的测定方法而变化。因此，虽然它可能表明进行活检的必要性，但它并不倾向用于确定是否需要活检。PSA 密度即血清 PSA 值与前列腺体积的比值，在癌症比良性组织在单位体积上产生更多 PSA 的前提下，该值可用于区别癌症比良性组织。由于基质 / 上皮比值的差异，良性和恶性前列腺组织产生的 PSA 总量存在显著的变异性，再加上测量前列腺

体积时主要观察者间的差异，使 PSA 密度相对不可靠。在使用 TZ PSA 密度时也出现了类似的问题。

最近，人们的注意力集中在 PSA 的各种形式上。血清中 PSA 常与 alpha-1 抗胰蛋白酶（ACT）或 alpha 2 巨球蛋白（A2M）形成复合物。与 A2M 络合的 PSA 免疫检测不出来，因为 A2M 分子较大，并且阻断了 PSA 表面所有的抗原表位。因此，有可能区分游离 PSA 或与 ACT 形成复合物的 PSA，而游离 PSA 的百分比可以通过计算表达出来。使用 > 25% 作为游离 PSA 百分比的临界值，其诊断特异性提高 20% 而灵敏性保持在 95%[147]。其他测定 PSA 复合物比例的方法与直肠指检及前列腺指检相比，敏感性较低，但其较为稳定，在标本储存后可作为单一试验使用。尽管如此，目前游离 PSA 百分比似乎是一种广泛应用于临床的检测方法，对于在 2.5~4.0ug/L 这一较低范围 PSA 的前列腺癌的检测尤其有用。

人类腺体激肽与 PSA 同属一个家族，与 PSA 有 80% 的同源性，具有前列腺特异性和雄激素依赖性。人类激肽释放酶 2（HK2）将 PSA 从其非活性前体 pro-PSA 裂解为活性 PSA。研究表明，这种酶在检测器官局限性前列腺癌时可能更有优势，特别是在组织学高级别的癌症中，当血清 PSA 不太可靠时[148]。早期对 HK2/ 游离 PSA 比率的检测结果似乎很有希望，但在正式使用前需要进行大量的验证和测试。研究继续使用血清 hK2 和 pro-PSA，与良性组织相比，其由癌组织比分泌更多的。最近的研究表明，在 2.0~10μg/L 这个范围内，使用 pro-PSA 百分比使用游离 PSA 或总 PSA 百分比，可以提高肿瘤检测的特异性[149]。

PSA 被认为是评估肿瘤体积和临床分期的有效工具。尽管一些研究表明 PSA 水平与肿瘤体积之间的相关性很小，PSA 被用于多变量分析的列线图中，其水平的增加与预后不良因素有关，如包膜外扩张、精囊或淋巴结受累及生化进展[150, 151]。

PSA 在前列腺癌治疗后特别有用。那些通过积极监测进行期待治疗的患者通常会由于血清 PSA 的连续升高而接受明确的治疗。PSA 连续上升也有助于确定是否需要重复活检以确定疾病病理进展[152]。手术后，血清 PSA 通常无法检测到，这是基于所使用的特定方法的最低检测限度。那些 PSA 没有降

至无法检测水平的患者，其 PSA 倍增时间更短，而 PSA > 1μg/L 的患者更有可能有微转移性病灶，发生补救性放疗失败[154]。放疗后，PSA 在 17~32 个月内达到最低点，偶尔会出现反弹现象，暂时上升。如果 PSA 水平 < 0.5μg/L，患者通常会表现出良好的肿瘤特异性长期生存率。放疗失败的定义是在到达最低点后出现连续 3 次 PSA 升高［美国放射治疗学和肿瘤学协会（ASTRO）的放疗失败标准］或在最低点后出现 2ng/mL 以上的数值[154]。在 ADP 之后，通常可以根据 PSA 水平将患者分为预后良好组和预后不良组。研究表明，在治疗 24~32 周后，如果 PSA > 4μg/L，其中位生存期为 18 周，而 PSA < 4μg/L，中位生存期则为 40 周[155]。

总之，PSA 改变了前列腺癌的治疗方式。它在疾病的诊断中是有用的，在诊断之后，它有助于疾病的临床分期，预测治疗后的生存期，并且在最终治疗后的疾病监测和在治疗失败后帮助确定应该使用哪种辅助治疗方面是无价的。

6. 去势敏感前列腺癌的内分泌治疗　发现前列腺癌对手术去势的反应是治疗晚期前列腺癌的一个重要突破。去势所引起的直接和明显的反应使它成为治疗局部晚期或转移性疾病的主要方法，甚至是在化疗时期。然而，不良反应虽然是显著的，但反应很少持续。重要的是，没有任何证据证明早期雄激素剥夺对生存有益。

有两种主要的方式来实现雄激素剥夺（去势）：外科睾丸切除术，或使用 LHRH 阻滞药或不太常见的 AR 阻滞药进行药物去势。LHRH 激动药、拮抗药和口服抗雄激素的出现常常使许多无症状患者更容易接受即时激素治疗。因此，该治疗常用于有症状或无症状的转移性疾病，并作为放疗前的新辅助治疗和高危型局部晚期前列腺癌放疗或手术后的辅助治疗，以及针对性治疗后基于 PSA 升高的失效。

雄激素剥夺的时间仍然不确定，特别是在无症状患者中。多项研究表明，在局部晚期（第 3 期）前列腺癌接受放疗的患者中进行 ADT 新辅助治疗，会有明确的生存益处。hallmark Bolla 的研究证明了使用即时激素治疗与放射治疗相结合比单用放疗更有效，其 5 年生存率分别为 78% 和 62%[156]。另一项比较这些治疗局部晚期前列腺癌方法的研究表明，在早期治疗的情况下[157]，中位生存期可提高 3

年以上，那些肿瘤分期高而接受放射治疗的患者使用即时激素治疗展现出生存优势[158]。

基于上述研究结果，总体上的共识是局部晚期或疾病分期高的患者在开始放疗前接受短期的新辅助 ADT 治疗可能会获益，并且在治疗后应持续2~3年。这些结果不能外推到临床分期和分级较低的患者。同样，关于 ADT 联合前列腺近距离放射治疗的作用也缺乏相关数据。因此，这一领域需要进行前瞻性随机试验。此外，对于接受手术治疗的类似晚期患者或肿瘤分期高的患者，新辅助 ADT 治疗始终未能提供生存优势。

有淋巴结转移的男性患者在进行根治性前列腺切除术后立即予以辅助 ADT 治疗，他们的生存数据被记录了下来。在美国东部肿瘤协作组 7887 研究中，他们将即时辅助治疗与临床进展时辅助治疗的效果进行比较。在平均 7 年的随访中，直接辅助治疗组的生存率更高（85% vs. 65%），前列腺癌导致的死亡更少（6% vs. 31%）[159]。因此，激素治疗对于接受体外放射治疗的患者和术后仅淋巴结阳性的患者具有重要的新辅助 / 辅助治疗作用。

由英国医学研究委员会进行的随机研究，是评估 ADT 在治疗无症状疾病方面影响的唯一研究，他们报道 ADT 对 M_0（无远处转移）期疾病有生存优势而对 M_1（发生远处转移）期疾病则无生存优势。在进一步的随访中，该优势也消失，但早期治疗降低了病理性骨折、骨外转移、脊髓压迫和尿道梗阻的发生率[158, 160]。然而，这项试验的设计是有争议的，它的结果在几个更大的研究中无法重现。当前的（但绝不是统一的）趋势是延迟对无症状患者的激素治疗，直到其 PSA 达到临界水平（PSA > 50 是推荐数值），或记录到 PSA 水平倍增时间加快（< 6 个月），或基于欧洲研究和治疗癌症组织（EORTC）的数据标准，检测出转移性疾病[161]。

比卡鲁胺治疗早期前列腺癌（EPC）的临床试验招募了来自斯堪的纳维亚半岛、欧洲和北美的患者。患者在放疗或根治性手术治疗后接受比卡鲁胺150mg 作为抗雄激素单一治疗，或以安慰剂作为辅助治疗。尽管治疗组的疾病进展发生率较低，但在某些亚组（密切观察等待治疗组）中，治疗有加速癌症死亡的趋势（25.2% vs. 20.5%）。因此，许多国家取消了比卡鲁胺作为单药治疗[162]。EPC 试验

正在进行的工作将在接受放射治疗或手术治疗的组中，通过长期随访确定单药治疗对生存影响的特异性原因。然而，比卡鲁胺的不良反应仍然相当大，有 38% 的参与者退出药物试验，主要是由于乳房疼痛、男性乳房发育（66%~72%）、虚弱、勃起功能障碍、潮热（9% 到所有）和腹泻、腹痛（6%）。因此，尽管在局部晚期非转移性前列腺癌中，比卡鲁胺单药治疗优于标准 ADT（LHRH 激动药或睾丸切除术），但两者在生活质量上存在重大差异，抗雄激素治疗引起的性功能障碍较少，但与乳房相关的并发症较多。所有这些问题都需要与患者进行广泛的讨论，以便做出明智的决定。

一项研究探讨了早期 ADT 对根治性手术后单纯前列腺癌复发的作用。这表明，早期 ADT 是高风险病例出现延迟临床转移的独立预测因子，高风险病例即肿瘤分期高的患者和（或）PSA 倍增时间 < 12 个月[163]及病理分期不良的患者。没有证据表明这可以转化为任何特定的生存优势。目前，尚无证据表明在根治性手术前采用新辅助激素治疗在整体生存率或无病生存率上有优势。

ADT 通常通过注射 LHRH 激动药或拮抗药。在 LHRH 激动药中立即加入 AR 抑制药（抗雄激素）并没有任何生存优势，但明显增加了不良反应 AR 抑制药分为甾类（醋酸环丙孕酮）或非甾类（比卡鲁胺、氟他米特或尼鲁米特）。用氟他米特或尼鲁米特联合治疗效果略优于醋酸环丙孕酮[164]。对于处在疾病晚期的患者，注射 LHRH 激动药引起的睾酮初始激增（闪烁效应）是众所周知的，这可能是即将发生尿道梗阻或椎体转移患者的主要担忧原因。在开始 LHRH 激动药治疗前，应该进行一个 2~4 周的短期抗雄激素疗程以避免这种闪烁现象。使用醋酸环丙孕酮不能消除血清睾酮的激增，但可以防止 PSA 的上升和闪烁现象的临床表现[165]。LHRH 拮抗药（地加瑞克）的有效性，使其成为激素治疗的替代[166, 167]。拮抗药不产生闪烁效应，因此不需要抗雄激素药物，血清睾酮的抑制速度类似于手术去势。

ADT 的不良反应是明显的。因此，这些生活质量问题必须与前面提及的潜在生存益处进行权衡。许多接受 ADT 治疗的男性描述出现性欲减退和勃起功能障碍。潮热经常发生，并与大量出汗有

关，可能会影响睡眠。其他问题包括男性乳房发育（使用抗雄激素药物最严重，睾丸切除术最轻）、体重增加、骨密度下降、贫血、体毛脱落和认知功能下降[168]。

为了减少治疗相关的不良反应，出现了间歇性雄激素阻断法（IAB），即当 PSA 水平达到最低点时，男性患者停止 ADT 治疗，只有当血清 PSA 升高时才重新开始治疗。关于 ADT 重新开始治疗时 PSA 的确切值并没有明确定义。一些 2 期研究表明，在"关闭"周期中，治疗费用较低，生活质量也有所改善。在非转移性和转移性去势敏感前列腺癌组别中，已进行了间歇阻断与连续阻断使用的比较。

在非转移性情况下，在治疗性手术或放射治疗后，如果仅有 PSA 升高，Ⅲ期临床试验证实，IAB 和持续雄激素阻断（CAB）相比，生存率非劣等结果[169]。间断治疗患者治疗期的中位数为 15.4 个月，累积不治疗期为 37.6 个月，而患者连续治疗期的中位数为 43.9 个月。

在固定时间评估生活质量，而不考虑治疗阶段。在功能领域（身体、角色和整体健康），间断治疗组的得分略高于持续治疗组，但差异不显著。对于伴随症状，间歇性治疗与潮热（$P < 0.001$）、性欲（$P < 0.001$）、尿路症状改善（$P=0.006$）等有显著相关性，疲劳程度也有改善的趋势（$P=0.07$）。

在有转移、去势敏感的情况下，接受 IAB 的患者也出现了类似的结果，即非劣等生存结局和更好的生活质量。

一篇比较 IAB 与 CAB 的系统综述[171]，其包含了前列腺癌所有阶段（复发、局部进展和转移）的随机试验得出结论：对于雄激素剥夺有良好初始反应的男性，有合理的证据推荐使用 IAB 而不是 CAB。这个结论是基于没有证据表明任何一种策略在存活率方面存有优势，而 IAB 显著减少在雄激素剥夺下的显露，导致更少的成本、不便和潜在毒性[172]。

ADT 导致的骨质疏松被认为会增加前列腺癌患者的骨折风险。在一项对接受睾丸切除术男性患者的研究中，14% 的男性发生超过 1 次骨质疏松性骨折，而没有接受 ADT 的前列腺癌患者只有 1% 发生该情况。这些骨折比外伤性或病理性骨折更常见。其他研究表明，6%～10% 的骨质疏松性骨折

风险与 ADT 治疗持续时间相关[173]。大多数研究证实，在 ADT 治疗的第 1 年，骨密度（BMD）的损失为 5%～10%，尽管其他因素也可能发挥作用，如维生素 D 缺乏或钙摄入量不足。使用雌激素的药物去势不会导致骨质疏松，如比卡鲁胺的单药治疗可引起血清睾酮和雌二醇的增加，因此推测（但未证明）该药物对骨代谢的影响可能小于标准的 ADT。接受 ADT 治疗的男性应考虑改变生活方式，即戒烟、节制饮酒、定期进行负重锻炼、补充维生素 D 和钙，以及考虑使用双膦酸盐作为破骨细胞抑制药[174]。在接受 ADT 治疗的男性中，监控骨密度是必要的，但目前尚不推荐预防性治疗。接受 ADT 治疗有明显骨丢失证据的男性应该加以治疗，根据目前的数据，唑来膦酸似乎是合理的治疗选择，因为一项对接受 ADT 治疗男性的研究显示，唑来膦酸可使骨密度增加 5.6%[175]。尽管这些研究没有观察生存率，但接受治疗的患者平均死亡时间更长（546 天 vs. 464 天）。这种治疗不良反应的发生有限，包括疲劳、贫血、肌痛和发热。开始治疗的时间、治疗持续时间，以及最佳剂量和使用时间表，在很大程度上仍然没有明确答案。

在一些男性中，即使停用 ADT，睾丸激素水平也不会恢复。在这些患者中，如果出现性腺功能减退的症状，可以考虑谨慎的雄激素替代治疗，以确保维持正常的睾酮水平。

图 143-4 为晚期转移性癌治疗的简化流程图。

（二）去势抵抗前列腺癌

雄激素剥夺治疗（ADT）是晚期疾病早期治疗的基础。雄激素剥夺或去势是通过使用促性腺激素释放激素激动药或拮抗药、雄激素拮抗药或睾丸切除来抑制雄激素合成或阻断雄激素作用[176]。尽管初始反应率很高，但复发经常发生，因为肿瘤细胞亚群对雄激素缺乏的环境要么产生抵抗，要么适应，细胞开始增殖，导致去势抵抗前列腺癌（CRPC）的进展[177]。

1. 雄激素和 AR 信号通路在 CRPC 中的作用　直到最近，人们认为复发性疾病的发生是因为肿瘤细胞在雄激素缺乏的环境中发展了多种机制使其得以生存，包括克隆选择、促生存和抗凋亡基因的适应性上调，以及使用替代生长因子途径[178]。

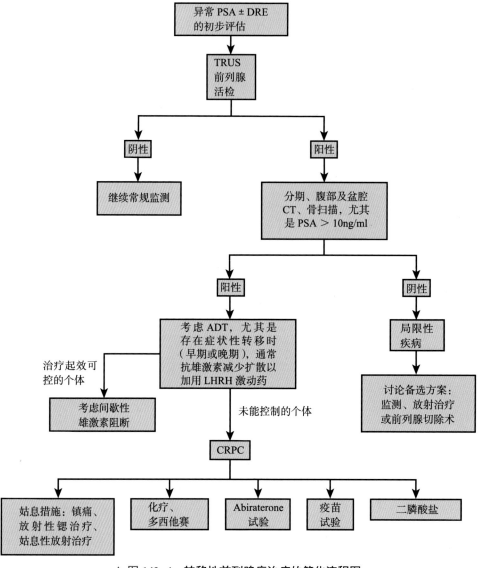

▲ 图 143-4　转移性前列腺癌治疗的简化流程图

引自 Heidenreich A, Aus G, Bolla M, et al. EAU guidelines on prostate cancer. Eur Urol. 2008; 53(1): 68-80.http://www.uroweb.org/fileadmin/tx_eauguidelines/prostate %20 Cancer.pdf.

尽管有这些研究，雄激素和雄激素信号实际上仍然是 CRPC 进展的关键因素。在去势的情况下，瘤体内雄激素水平仍然是显著的，并不是检测不到或低到预设的水平。这部分是由于肿瘤使用了来自肾上腺雄激素的循环前体，但也因为肿瘤细胞本身学会了通过旁路途径从头合成类固醇[179]。由于雄激素信号仍然完整，CRPC 不能再被定义为"雄激素不依赖"，阻断雄激素合成和靶向 AR 仍然是 CRPC 新疗法的目标。

睾丸睾酮在前列腺内局部代谢为更强的雄激素 DHT。在正常男性中，使用 LHRH 激动药进行药物

去势可降低全身雄激素水平，但 1 个月后，前列腺内雄激素仅降低为控制水平的 20%～30%[180, 181]。在另一项研究中，CRPC 肿瘤和良性组织中的雄激素水平被认为具有可比性[182]。前列腺内雄激素水平足以驱动肿瘤进展，其来源是循环中肾上腺类固醇前体的使用，肾上腺甾体样生物合成途径的上调，以及通过"后通路"途径从头合成雄激素[179, 180, 183, 184]。

结合在 CRPC 中，瘤体内雄激素的使用，肿瘤细胞在 AR 信号方面也表现出了进行性变化，这一领域已有更深入的研究并进行了综述[178]。AR 的显著变化包括 AR 基因扩增、AR 基因突变、对雄激

素高敏感性，以及 AR 共激活因子和共抑制因子表达的改变。也有人推测，异常表达的生长因子取代了雄激素在肿瘤进展中的作用，这一观点得到了一些支持[185-187]。

据报道，AR 基因扩增在 CRPC 患者中的发生率为 20%～30%，这一比例远远高于其在原发性前列腺癌患者中的发生率，据估计只有 1%～2% 的患者发生该情况。AR 基因的扩增导致了 AR mRNA 和蛋白的增加，以及利用前列腺癌同种移植瘤模型的芯片分析所进行的表达和实验研究表明，AR mRNA 的适度增加是唯一持续与抗雄激素治疗抵抗发展相关的变化[188]。AR mRNA 和蛋白的增加也可能与 AR 基因的扩增无关，而是由于转录或蛋白稳定性的增加。无论 AR 基因表达增强的机制是怎样的，阻断 AR 信号通路仍是治疗 CRPC 的一个目标。

AR 突变通过降低 AR 的特异性和增加可激活 AR 调控基因的配体数量，为促进肿瘤细胞在 CRPC 中存活提供了另一种方式[189]。10%～ 40% 的患者会发生 AR 的点突变，后者导致受体中配体结合口袋变得更为松散以适应更多不同的配体，扩大了 AR 激动药的种类范围。研究的第 1 个突变是 AR 在 Thr877Ala 的点突变，该突变引起 AR 与配体结合的特异性下降，导致雌二醇、孕酮和抗雄激素均可引起 AR 的激活，其中最明显的是羟氟他胺和醋酸环丙孕酮。事实上，如羟氟他胺等抗雄激素疗法可能对 AR 的突变可能有选择性作用[178]。AR 的突变不是随机分布在整个基因中，而是发生在 3 区域有限的基因簇中，并且这些突变要在公共数据库上注册[190]。

共激活因子和共调节因子的表达增加是增强 AR 活性和雄激素敏感性的替代机制，使其成为治疗靶点。共激活因子或共抑制因子可增强或减弱配体依赖的 AR 激活，而且共激活因子的改变可导致激素依赖性肿瘤生长。共激活因子不仅增加了 AR 调控基因的转录，而且通过诱导与其他配体的杂交和激活，提供了另一种降低 AR 特异性的手段，如协同激活药 Ara70 具有两种功能，它增加了细胞系中 AR 的转录活性，并允许其他配体，如雌二醇、氟他胺和醋酸环丙甲酮激活 AR 62 100 27[191-193]。

许多 AR 共激活因子（如 SRC-1），在肿瘤组织中上调，与增加的雄激素敏感性一致[194]。同样，

共抑制因子如 NCoR 的表达减少可能导致激素抵抗[195, 196]。因此，共抑制因子和共激活因子之间的不平衡可能导致核 AR 表达增加，并改变其配体结合特异性。

AR 的改变可能允许使用生长因子或细胞因子来调节肿瘤细胞的生长和存活。生长因子或细胞因子可以不经过 AR 或激活 AR，使其在没有配体的情况下转录活跃。被认为以这种方式起作用的生长因子包括 IGF-1、EGF 和 KGF[197]，它们通过激活一个或多个酪氨酸激酶途径促进 AR 激活，从而促进肿瘤细胞生长[185, 186]。在本章中值得注意的其他因子包括 Her2/Neu（erbB2），其通过有丝分裂原活化蛋白激酶（MAPK），或 AKT 途径的 IL-6 及 beta-catering、cyclins E、D_1 和 Smad3 从而激活 AR[198-201]。生长因子和雄激素信号通路的聚合是另一个值得进一步研究的领域，可以确定它们在（如乳腺癌）等癌症中的生理作用和最终的临床意义。

2. 基质在 CRPC 中的作用　除了血管生成抑制药之外，生物标志物和治疗进展几乎都集中于恶性上皮细胞，而很大程度上忽略了肿瘤相关基质的关键变化与相互作用。外周细胞包括成纤维细胞、内皮细胞和免疫细胞[202]为肿瘤的发展提供了关键的微环境，这一观点最初是由 Paget 在他的"种子和土壤"假说中提出的[203]。无论基质是否启动或响应上皮功能障碍，在交互信号被干扰后，进一步的失控会接踵而来，异常信号的恶性循环加速了前列腺癌的进展。

如前所述，前列腺癌的进展最终与雄激素生物合成机制和 AR 信号通路的进化有关。雄激素调控的基因表达是前列腺发育和癌症的重要决定因素，但这些作用是由基质的雄激素受体而不是上皮细胞所介导的[9, 117, 118]。与上皮肿瘤的 AR 研究相反，关于间质 AR 的调节，目前所知甚少。研究表明，基质[204]中 AR 的丢失伴随着上皮 / 肿瘤细胞中 AR 的增加，这与疾病进展有关[205]。我们对基质影响的其他过程了解有限，包括其在前列腺癌进展期间调节癌症干细胞命运的能力和调节前列腺癌细胞发生骨转移倾向，这些支持了肿瘤微环境在癌症进展调控中发挥关键作用的观点[206]。然而，有关基质细胞在癌症中作用的新数据支持了这是一个治疗靶点的观点[172, 202]。

3. CRPC 的临床治疗　CRPC 是一种无法治疗的疾病。前列腺癌最常见的转移部位是骨骼和淋巴结。治疗的目的是提高患者的生活质量、控制症状，延长患者的生命。

自 2010 年以来，有效的治疗使患者生存、症状和生活质量有所改善，临床医生在前列腺癌进展为去势抵抗的状态时，治疗该疾病的能力显著提高。2010 年以前，唯一具有生存优势的治疗方法是紫杉醇化疗，该方法可使患者的生存期延长 2.4 个月，并提高疼痛缓解率和生活质量[207]。

从那时起，在 4 个治疗分类目录中批准了 5 种新药。免疫治疗、针对紫杉醇耐药的化疗、α 射线放射药理学和强效抗雄治疗（包括雄激素合成和 AR 抑制药），均为后续治疗提供了一系列新选择[208-212]。

接下来关于治疗的讨论将集中在基于内分泌的治疗选择，包括 LHRH 激动药和拮抗药、雄激素合成和 AR 抑制剂药。

尽管初始反应良好，但大多数接受 LHRH 激动药 / 拮抗药的患者不可避免地会进展为去势抵抗的状态。研究证实，在不依赖雄激素的状态下，患者的中位生存期为 18～24 个月[213]。

激素调控 CRPC 的第一步是最大限度雄激素阻断（MAB）。这通常是在以 LHRH 激动药 / 拮抗药或手术去势为基础治疗的情况下，加用如比卡鲁胺的外周 AR 抑制药。约 30% 的患者表现出 PSA 反应和症状改善，但一些评估生存获益的随机研究报道最多只能获得边际生存效益[214]。

激素难治性患者的下一步治疗是停止抗雄激素治疗。25% 的患者在中断抗雄激素治疗后出现反常的反应。这个反应不是持续的，但有一个 3～5 个月的反应周期。其病因尚不确定，但有两个流行的理论是 ARs 的降级和雄激素不依赖的前列腺癌细胞系的克隆扩张和优势现在退化了。

患有 CRPC 的男性是一个异质性群体。CRPC 患者的临床情况可以是无转移性疾病或是无症状的轻微转移性疾病，也可以是有广泛转移和明显症状的疾病。

停用抗雄激素治疗的 CRPC 患者选择疗法是多种多样的，取决于转移性病灶的数量、临床症状的程度、激素调控前的反应和反应持续时间。

对于转移性病灶少、症状轻的患者，在使用比卡鲁胺后可加用尼鲁米特或氟他米特，但对于有疾病症状的转移性疾病患者，静脉滴注 3 周紫杉醇进行化疗一直是治疗的方案。

尽管雄激素水平被去势，雄激素及其受体通过持续的活性和信号传导促进 CRPC 进展，这一认识使进行了一些临床试验，结果显示进一步靶向雄激素合成和 AR 可有生存获益。

醋酸阿比特龙是一种有效的细胞色素 P_{17} 选择性小分子抑制药，是雄激素合成的关键酶[215, 216]。已经在紫杉醇化疗前后的Ⅲ期临床试验中进行了相关研究，其可引起疾病进展的延迟、延长生存期和改善生活质量[211, 217]。对于患有 CRPC 的患者来说，这是治疗方面的一个重大进步。

醋酸阿比特龙是一种口服药物，每日与 10mg 泼尼松一起服用。它的耐受性良好，有一些与上游盐皮质激素增加相关的可预测不良反应（高血压、低钾血症和轻度水肿）。泼尼松的使用使这些不良反应最小化。

恩杂鲁胺（MDV3100）是一种口服的第二代 AR 拮抗药，与比卡鲁胺相比，其与受体结合的亲和力约提高了 5 倍[218]。紫杉醇化疗后使用恩杂鲁胺可以降低 37% 的死亡风险[212]。在化疗前人群中也进行了恩杂鲁胺的研究，其结果有待观察[219]。恩杂鲁胺没有直接与阿比特龙进行比较，但使用它而非阿比特龙的一个优点是不需要长期使用甲泼尼松，因此可以最小化使用糖皮质激素的不良反应，如代谢综合征和骨质减少 / 骨痂形成。

令人兴奋的是，在前列腺癌的早期阶段，阿比特龙和恩杂鲁胺正被单独研究，并研究其与手术和放射治疗的结合，有提高治愈率的希望。

其他的雄激素合成和 AR 阻滞药正在Ⅱ期和Ⅲ期临床试验中，有希望得到超越阿比特龙和恩杂鲁胺的结果。这些药物包括 TAK 700 和 ARN 509[218, 220]。

尽管在了解前列腺癌发展的驱动因素方面取得了进展，但晚期前列腺癌仍是无法治愈的。对于整体和支持方案的选择是需要一个包括泌尿科医生、医学和放射肿瘤科医生、姑息治疗和家庭医生在内的多学科协作团队。治疗必须始终以患者为中心，以症状控制和生活质量问题为重点，并始终向患者及其家属提供支持[221]。

4. 前列腺癌骨转移的治疗　唑来膦酸是一种二磷酸盐，对于患有前列腺癌接受 ADT 治疗的男性骨质疏松疗效显著[171]。

由于前列腺癌具有向骨转移的倾向，因此提出唑来膦酸可能阻止或延缓骨转移发生的假设。ZEUS 试验共涉及 1433 名高危型前列腺癌患者，他们在诊断时前列腺特异性抗原（PSA）水平至少为 20ng/mL，Gleason 评分为 8～10 分，或有淋巴结阳性[222]。

受试者被随机分组，或接受唑来膦酸治疗，每 3 个月注射 4mg，共 48 个月（n=716），或仅接受标准处理（n=717）。所有参与者每天补充 500mg 钙和 400～500U 的维生素 D。研究的主要结果是在 48 个月随访中骨转移的发展情况。次要结果包括第 1 次骨转移的时间、总生存率、PSA 倍增时间和药物安全性。在 2013 年 3 月展示的 4 年随访结果显示，唑来膦酸组和对照组的骨转移率相似（13.7% vs. 13.0%，P=0.721）[222]。这些结果表明唑来膦酸对前列腺癌骨转移的发生没有预防作用。

地舒单抗是核 kappa B 受体激活物（RANK）的配体抑制药，抑制破骨细胞分化和活化，从而防止骨丢失。在没有骨转移的 CRPC 患者中也进行了地舒单抗的研究[223]。当以 ADT 为一线治疗的男性患者出现病情进展时，每月使用地舒单抗可以增强对破骨细胞的抑制作用，适度延长约 4 个月的无转移生存期，但地舒单抗组和安慰剂组的总生存率是相同的。考虑到地舒单抗缺乏生存益处并且增加继发的不良反应，包括颌骨骨坏死和低钙血症，其尚未被批准用于预防 CRPC 的骨转移。

唑来膦酸和地舒单抗均可延缓前列腺癌患者发生与骨转移相关的并发症[224, 225]。唑来膦酸是第一个表现出活性的药物，在一项国际多中心安慰剂对照双盲试验中，进行头对头比较后发现，地舒单抗在延迟如疼痛、骨折、高钙血症、脊髓压迫等并发症方面优于唑来膦酸，并且其可延缓放疗的需求[226]。由于这些优势，且与唑来膦酸相比，地舒单抗易于使用、无肾毒性，因此是较受青睐的治疗选择。

前列腺癌骨转移的发病率很高。除之前讨论的药物可延迟并发症，一些国家已经批准了一种靶向骨的抗癌药物，其他药物也正在进行后期临床试验。

223Ra 是一种释放 α 粒子的药物，其可选择性地将 α 粒子靶向骨转移病灶。在一项Ⅲ期临床研究中，研究人员在接受紫杉醇化疗的转移性 CRPC 患者或有骨转移但无内脏转移不适合进行紫杉醇化疗的患者中，将 223Ra 与最佳支持性护理进行了比较[227]。

与安慰剂相比，223Ra 显著延长了那些患有去势抵抗前列腺癌和骨转移患者的总体生存期，并使其死亡风险降低了 30%。接受 223Ra 治疗患者的中位生存时间比接受安慰剂的患者长 3.6 个月。

目前正在进行将镭 223Ra 与紫杉醇、阿比特龙和恩杂鲁胺联合的国际Ⅱ期和Ⅲ期临床研究。

卡博替尼是一种口服生物可利用的酪氨酸激酶抑制药，具有抗 MET 原癌基因、受体酪氨酸激酶和血管内皮生长因子受体 2 活性的作用。MET 在原发性和转移性前列腺癌中有显著表达[228, 229]，骨转移中 MET 的表达水平高于淋巴结转移或原发肿瘤[230, 231]。

在一项Ⅱ期试验中，对 171 名转移性 CRPC 患者的卡博替尼活性进行了评估[232]。其明显的抗癌活性导致了随机试验的终止。总计有 72% 的患者出现软组织病变消退，而 68% 的可评估患者骨扫描有所改善，其中 12% 的患者完全恢复。在可评估的患者中，分别有 67% 和 56% 的患者报道了疼痛改善和减少或停止使用麻醉药品以减轻疼痛。卡博替尼用于转移性 CRPC 的Ⅲ期临床试验目前在国际上逐渐增多。

四、结论

为了总结这篇综述，我们有必要概括一下当代和新兴治疗前列腺疾病的方法。

（一）良性前列腺增生

前列腺的内分泌学很复杂。类固醇及其受体的存在显然并不是其作用模式的唯一决定因素。特定类固醇的作用取决于靶细胞类型和细胞生长的环境。在前列腺中，在前列腺发育的早期阶段，低水平的雄激素引发生长反应而在成年状态高水平的雄激素维持生长停滞就是典型的例子。这反映了雄激素分别通过间充质细胞和平滑肌细胞对上皮细胞发挥间接调控作用。在 BPH 中，基质从成年表型向胎儿表型转变为成年腺体增生提供了解释，这可能与胚胎发育期的前列腺生长具有共同的机制。引发这些基质改变的机制尚不清楚，但可能涉及前列腺常见的慢性炎症反应，其似乎与良性增生有关。

良性前列腺增生是一种可以在绝大多数老年男性中检测到的疾病。自 2000 年中期，该疾病的一线治疗已经从外科手术转变为药物治疗。特别是，已经使用的 α 受体激动药和 5α- 还原酶抑制药。对于以上治疗失败的患者，疾病进展风险高的患者，或有明显的 BPH 相关并发症的患者（如尿潴留、膀胱结石和血尿），通过手术切除前列腺组织仍然起重要作用。BPH 的手术治疗有很多选择，但所有的选择都是以 TURP 作为金标准。在良性前列腺增生的生物学方面，还有许多领域是我们知之甚少的。研究人员目前面临的主要挑战之一是检测标志物，以确定哪些患者的疾病有可能迅速发展，而哪些患者将受益于早期手术。

（二）前列腺癌

激素调控或阻断的传统方法仍然和数十年前一样有效，但随着进一步了解，这一方法有了相当大的改进。

肿瘤细胞可以适应去势治疗，其通过新方法代谢局部的类固醇激素，并使用一种替代途径合成类固醇，肿瘤细胞有它们所需的促进肿瘤复发生长的雄激素。这些观察结果使醋酸阿比特龙和恩杂鲁胺在前列腺癌治疗中有所发展并得到认可。

尽管实际上，前列腺癌的发病率随着年龄增加而增加并且依赖于雄激素，前列腺癌的发展通常发生在男性血清睾酮水平下降，但有雌二醇 / 睾酮比值增加的年龄，这暂时被认为与前列腺癌的发病有关。在老年男性中，雄激素和雌激素之间的外周平衡变化本身可能是重要的，并可能涉及雌激素和雄激素在癌变中的作用，但雌激素的新作用是复杂的。雌激素既有有利的作用，也有不利的作用，但由于不利的效应是通过 ERα 亚型介导的，如托瑞米芬这样的受体拮抗药可有治疗的希望。一项研究表明，在诊断为前列腺上皮内瘤变的男性患者中，服用 20mg 托瑞米芬的患者比服用安慰剂的患者发展为临床癌症的概率更低，这表明该药物具有化学预防作用。

在临床上，LHRH 激动药 / 拮抗药和口服抗雄激素药物作为诱导 ADT 的方法出现，使许多患者更容易接受即时激素治疗。然而，激素治疗是否应该早期或晚期进行的问题仍然是泌尿外科的讨论重点。

ADT 的不良反应程度是明显的。间歇性雄激素剥夺可减少对这些不良反应的显露而不影响去势敏感型患者的生存，这在临床上是很重要的。

激素难治性疾病的发展是患者和临床医师面临的主要问题。耐受性良好并能显著改善患者生存和生活质量的高效睾酮合成药物和 AR 阻滞药的临床应用，对晚期前列腺癌患者及其家人的生活产生了积极影响。更有效的药物及在前列腺癌早期使用这些药物以提高治愈率的进一步研究正在进行中。

考虑到 ADT 的不良反应和前列腺癌发生骨转移的倾向，解决前列腺癌的骨健康问题是基本的。骨质疏松的治疗和转移性疾病导致的骨骼相关事件的预防是优先考虑的问题，进一步研发针对骨骼的抗癌药物也迫在眉睫。

尽管 PSA 改变了前列腺癌诊断和治疗的状况，但它在疾病的所有阶段继续应用仍需要改进。我们将继续努力寻找更好的诊断标志物及预后和预测标志物，从而更好地识别需要治疗的患者，并为患者选择最佳治疗方案。

虽然激素疗法是目前和未来治疗前列腺癌的主要方法，但它们主要针对分化的肿瘤细胞。引发癌症的细胞或癌症干细胞可能不依赖激素，因此有必要研发专门针对这些细胞的治疗方法。然而，由于缺乏识别和定位癌症干细胞的方法，对于行业内和学术界的研究人员和临床医生来说，这仍然是一个挑战。同样，针对可促进肿瘤进展的基质、浸润性免疫细胞和血管 / 淋巴细胞等，我们也需要相应的治疗策略，将它们结合起来可能会提高目前治疗的有效性。

致谢

这项工作得到了 NH&MRC Australia 和 E. J. Whitten Foundation 的资助。

第十四篇

妊娠内分泌学

Endocrinology of Pregnancy

ENDOCRINOLOGY

Adult & Pediatric（7th Edition）

成人及儿童内分泌学（原书第 7 版）

第 144 章　人类妊娠分娩内分泌学
The Endocrinology of Human Pregnancy and Parturition*

Roger Smith　Sue Lynn Lau　著

罗　熙　武　泽　译

> **要　点**
> ◆ 妊娠时的内分泌环境允许囊胚植入。
> ◆ 胎盘会修饰母体免疫系统以耐受胎儿蛋白质组。
> ◆ 妊娠期间，胎盘激素调节母体代谢，确保胎儿生长发育所需物质充足。
> ◆ 胎盘激素调节子宫肌层收缩力，以维持妊娠并协调分娩过程。
> ◆ 妊娠期神经内分泌促使母体为包括母乳喂养在内的抚育行为做好准备。

一、妊娠的目的

包括人在内所有胎盘和有袋类哺乳动物及许多鱼类和爬行动物，都在妊娠后直接分娩出器官发育完善能够直接存活的后代，在妊娠期发育中的胚胎由胎盘组织滋养。在某些哺乳动物中，胎盘可将母体营养转运至胚胎和胎儿，有效地为少量后代提供营养，使其在出生前可发育至相对更高的阶段。这种发育系统方法有非常严格的要求。

- 向母体传递胚胎存在的信号。
- 阻止胚胎在生殖道的位置移动。
- 为胚胎附着创建合适的环境。
- 调节母亲新陈代谢，将促进生长发育的营养转移至胚胎和胎儿。
- 保护同种异体胎儿免受母体免疫系统的攻击。
- 确定胎儿分娩的时机。
- 保证分娩成熟的胎儿。
- 为乳腺泌乳做准备。
- 促进新生儿的母体依恋关系，以保证母乳喂养和养育。

二、向母体传递胚胎存在的信号

绒毛膜促性腺激素（hCG）是发育中的孕体向母亲表明自身存在信号的激素。

通过连续分裂，受精卵母细胞形成了一个多细胞球，我们称之为桑葚胚。在 8 细胞阶段，胚胎在通过输卵管时已经在分泌 hCG [1]。所有桑葚胚细胞都在产生 hCG，直到分化发育为两个不同的方向。随着细胞数量的增加，它们的相对位置决定了它们处于不同浓度和梯度的分化因子中。进而影响基因的表达。那些位于桑葚胚表面的细胞将形成滋养外胚层或胎盘，而其余的则形成内细胞团，随后形成胚胎。外胚层滋养祖细胞表达促进液体运输的蛋白质，从而形成充满液体的空腔，即囊胚。

同源盒（homebox）家族的成员调节囊胚细胞的分化。关键的一步是表达 NANOG 同源盒蛋白，该蛋白可保持细胞的多能性 [2]。那些不能表达该因

---

*. 本章主要为儿童内分泌相关内容。

子的细胞继续分泌 hCG 并分化形成滋养层，滋养层是胎盘的特殊组织。通过对基因启动子进行表观遗传修饰来调控 NANOG 和其他转录因子的表达。随着桑葚胚进入囊胚阶段，hCG 的产生不断增加，囊胚也开始着床，而这个过程与母体循环中 hCG 的第 1 个可检测水平相关。通过这个信号，孕体开始影响母亲的生理过程。

三、阻止胚胎在生殖道的位置移动

孕酮和 hCG 调节子宫内孕体的位置。

通过促黄体生成激素（LH）/hCG 受体发挥作用后，hCG 的分泌取代了母体 LH 驱动本来由卵巢黄体负责维持和增加孕激素产生（见第 125 章和第 129 章）的过程。孕酮可以刺激子宫内膜内侧的发育并保持子宫处于稳定静止的状态，延缓子宫内孕体的移动并促进其着床[3]。

四、为胚胎附着创建合适的环境

孕酮和 hCG 刺激蜕膜中多种因子的表达，从而促进胚胎的附着和植入。

在妊娠的整个周期中，子宫内膜基质细胞经历复杂的转变后成为蜕膜细胞，这些细胞是子宫蜕膜内层的重要组成，也是囊胚侵袭的主要部位。

子宫内膜基质细胞向蜕膜细胞的转化受细胞内环状单磷酸腺苷（cAMP）和孕酮增加的联合作用调节。cAMP 最初可能由垂体 LH 刺激产生，但随后这项作用由胎盘 hCG 代替，两者均作用于 LH/hCG 受体。升高的 cAMP 可以使基质细胞对孕酮敏感，并通过孕酮受体 A 起作用。孕酮增加了一系列复杂基因的表达，这些基因会使子宫内膜成纤维细胞转化为蜕膜细胞表型[4]。这一系列关键基因中也包括了 HOXA10 基因，该基因本身也可调节大量基因的表达。

发育中的胚胎在植入过程中也起至关重要的作用。特别是，囊胚会丢弃透明带以完成孵化，从而为附着和侵袭蜕膜做好准备（图 144-1）。

五、调节母亲的新陈代谢，将促进生长发育的营养转移至胚胎和胎儿

胎盘分泌多种激素，这些激素调节母体的新陈代谢，促进营养物质向胎儿的转运，并调节胎儿的生长。

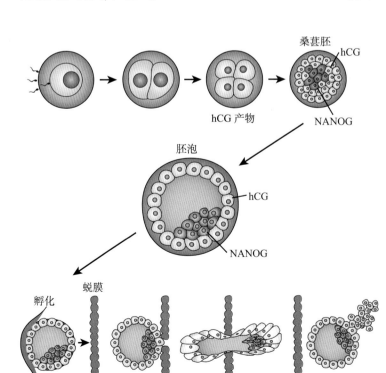

◀ 图 144-1　桑葚胚的形成伴人绒毛膜促性腺激素（hCG）的产生，hCG 是母亲妊娠的第一个信号

随着细胞分裂的发生，hCG 产生的增加。外细胞不再表达全能性所需的同源盒蛋白 NANOG，形成滋养外胚层，随后形成胎盘。这些细胞向内部输送液体，促使胚泡形成。中央细胞继续表达 NANOG，保持全能性，形成胚泡的内细胞团和胚胎。在胚泡附着于子宫内膜之前，胚泡从透明带孵化。然后胚泡穿透蜕膜化的子宫内膜，滋养层开始侵入

当妊娠早期囊胚位于蜕膜组织内时，滋养层细胞在低氧环境中分化为侵袭性表型。滋养细胞通过蜕膜组织侵入，直至到达子宫螺旋动脉，在那里氧分压的改变使得多个基因得到表达，这些基因的表达使得滋养细胞表型向内皮细胞表型转变。改变后的滋养层细胞取代了血管内膜，并且破坏了螺旋动脉的肌壁，使血管从高阻力变为低阻力，从而增加了流向发育中胎盘和胚胎的血流量。如果这一过程受到干扰，以及滋养细胞侵袭力降低被认为是先兆子痫发展的基础[5]。

胎盘浸润螺旋动脉的同时还伴有其他结构变化。滋养细胞位于基底膜母体侧，这个位置刚好处于母体和胎儿组织之间。一些滋养层细胞增殖并分化成细胞柱，形成与子宫壁的附着位点，而其他细胞则分化成合体滋养层并融合形成合胞体，它位于母体螺旋动脉和相关静脉共同侵蚀所形成的血管腔中（图 144-2）。滋养层细胞向合体滋养层的分化受逆转录病毒包膜蛋白（合胞素）的表达调控，它可以促进滋养层细胞融合至多核合体滋养层细胞[6]。滋养层细胞分泌的 hCG 刺激产生高水平的 cAMP

可以促进合体素的表达。hCG 受体通过 G 蛋白，腺苷酸环化酶和蛋白激酶 A 发出的下游信号会促进转录因子 GCMa 的乙酰化，从而直接刺激合胞素蛋白的表达[7]。因此，人胎盘的形成需要在进化上距离人类很远的逆转录病毒基因掺入人类基因组后所表达的蛋白质才可以进行。

母体到胎儿的物质转移主要通过主动运输或被动扩散进行。这个过程受到诸如血流速度，分子大小及母体和胎儿循环之间的浓度梯度等因素的影响。葡萄糖通过载体分子[8]葡萄糖转运蛋白 1（GLUT-1）和在妊娠早期胎盘高表达[9]的 GLUT-3进行被动转运。氨基酸通过转运蛋白（如 SystemA、L 和 ASC 转运蛋白[10]）进行主动运输，而脂肪酸可以通过被动扩散或通过转运蛋白转运[11]。胎盘也是母体和胎儿气体交换的场所，并允许在一定大小范围内转移激素和肽链。

良好的胎盘发育对于营养的转运和胎儿的生长调节至关重要。胎盘发育不良和功能障碍被认为与胎儿发育迟缓和母体疾病（诸如先兆子痫等）有关。调节力的丧失可能导致巨大儿和出生并发症。胎盘

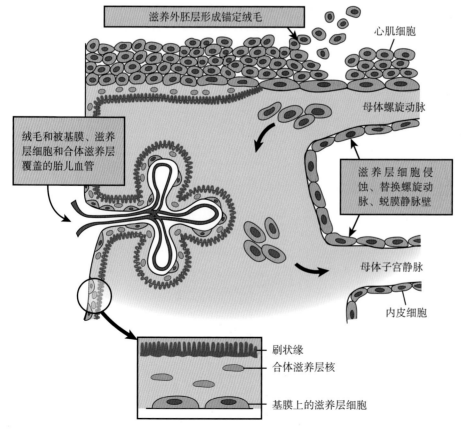

◀ 图 144-2　滋养层细胞从基膜生长到母体蜕膜

滋养层细胞分化为多种细胞类型。有些形成紧密的细胞柱，变为锚定绒毛，将胎盘附着在子宫内膜上，其他细胞侵入母体螺旋动脉，转化为内皮细胞表型，排列在这些血管上；另一组在绒毛间隙处融合形成的合体滋养层

滋养外胚层形成锚定绒毛

心肌细胞

母体螺旋动脉

绒毛和被基膜、滋养层细胞和合体滋养层覆盖的胎儿血管

滋养层细胞侵蚀、替换螺旋动脉、蜕膜静脉壁

母体子宫静脉

内皮细胞

刷状缘

合体滋养层核

基膜上的滋养层细胞

也是胎儿和母体循环中众多循环激素和因子的来源，这些物质可以促进胎儿发育并调节母体生理以适应妊娠。另外，胎盘在胎盘形成、生长和营养物质转运中还具有自分泌作用。

（一）生长激素 / 催乳激素超家族

五个基因共同组成位于 17 号染色体上的人类生长激素簇：GHn 和 GHv［分别编码垂体和胎盘生长激素（PGH）］、PL-L、PL-A 和 PL-B［后两个基因都编码人类胎盘催乳素（hPL）］[12]。GHn 的表达对垂体具有特异性，并由基因座控制区内的 3 个 Pit-1 反应元件决定。其他 4 个基因具有额外的上游"P 因子"，可促进胎盘的合体滋养层细胞和绒毛外滋养层细胞中的表达，但是与垂体并不相关[13]。两种生长激素对生长激素和催乳素受体均具有生长和促乳活性。hPL 具有弱的 GH 受体激动药活性，但主要与结构和生物学相关的蛋白质——催乳素一起作用，而催乳素仅作用于催乳素受体。这 4 种激素均刺激胰岛素样生长因子 1（IGF-1）的产生，这使它们在代谢和生长促进作用中，有一定程度的功能重叠，显而易见这是一种冗余保护[14]。

尽管 PL-L 没有可识别的蛋白质，但在妊娠早期仍积极诱导了 3 个 PL 基因的表达。PL-A 和 PL-B 的转录使 hPL 分泌进入母体和胎儿。我们对于合体滋养层细胞调节 hPL 的分泌了解甚少，已知的可能因素包括雌激素、糖皮质激素、载脂蛋白和高密度脂蛋白[15, 16]。孕妇 hPL 在妊娠早期就可以被检测到，到晚期时可以升高至 6000ng/mL。胎儿的 hPL 含量为母体浓度的 1/100[17]，胎儿 hPL 被认为有助于其生长发育。

合体滋养层细胞 GHv 的表达会引起 PGH 的分泌，这是妊娠时所特有的，并且与垂体分泌产生的 PGH 有 13 个氨基酸残基不同。与 hPL 不同的是，PGH 仅分泌至母体内，并在妊娠约 7 周时可检测到，在 36 周时达到峰值，它的主要作用是取代垂体 GH 来刺激母体 IGF-1 的产生[18]。我们对调节 PGH 产生的因素也并没有很深入的认知，但很可能与营养调节剂有关，且不受下丘脑调控[19]。

在胎盘雌激素水平升高的影响下，孕产妇垂体催乳素分泌增加，使足月孕产妇血清中催乳素浓度达到 200～300ng/mL[20]。催乳素不经胎盘转移。胎儿的垂体在妊娠中期会发育出真正的催乳素细胞，使催乳素水平从约 30 周直至足月急剧上升。蜕膜催乳素的产生导致羊水中浓度较高，在妊娠 16～22 周达到峰值，然后开始下降直至足月[21]。蜕膜催乳素可能在子宫内膜植入，羊水产生和电解质平衡中发挥作用[22, 23]。

（二）胰岛素样生长因子超家族

胰岛素生长因子系统由 3 个部分组成，即胰岛素、IGF-1 和 IGF-2，它们会与受体结合，包括胰岛素受体、1 型胰岛素样生长因子受体（IGF1R）、甘露糖 -6 磷酸酯 /IGF-2 受体，以及胰岛素 /IGF-1 杂合受体。这 6 个结合蛋白（IGFBPs）还具有调节生长因子的作用[24]，如 IGFBP-1 通过限制 IGFs 与受体结合来调节 IGFs 在妊娠中的作用。切割 IGFBP-1 的蛋白酶（如与妊娠相关的血浆蛋白 -A、基质金属蛋白酶）具有促有丝分裂作用[25, 26]。IGFBP-1 的磷酸化增加了其对 IGF-1 的亲和力，而妊娠期磷酸化形式的减少，以及胎儿血清中大量非磷酸化的 IGFBP-1 均具有促进生长的作用[27]。IGFBP-3 是 IGF-1 和 IGF-2 的主要载体，它可以与任一 IGFs 和酸不稳定的亚基形成三元复合物，因此可以通过这样的方式储存 IGFs。IGFBP-3 受 GH 调节并在妊娠期间表达增加[28]。IGF-1 和 IGF-2 主要通过 IGF-1 受体起作用，而且 IGF-2 还可以通过 A 型胰岛素受体起作用，但如果与 IGF-2 受体结合会降解 IGF-2，从而限制其作用[29]。

孕妇 IGF 的合成受 hPL 和生长激素的调节，后者最初是由垂体起源的，但随着妊娠的进行被胎盘 GHv 所取代。尽管 IGFs 不能通过胎盘转运，但是母体 IGFs 依然可以通过影响胎盘的结构和功能，以及控制母体对胎儿的营养物运输等方式来调节胎儿的生长发育。胎儿 GH 不能控制胎儿的生长，但其生长发育会直接受胎儿 IGFs 和结合蛋白的影响，反过来说，这也会受到胎儿营养，胰岛素和 hPL 水平的调节。IGF-1 和 IGF-2 均在子宫中表达，但在新生儿 GH 的刺激下，IGF-1 在出生后占主导地位[24]。垂体发育不全或生长激素敏感性低的新生儿出生时体重较低，证明了胎儿垂体生长激素对妊娠晚期的影响很小[30, 31]。

胎盘接触母体和胎儿来源的 IGFs 后，会合成

IGF 系统本身的一些组成成分[32]。这些成分在滋养细胞生长、流转和胎盘交换中起作用。

（三）促肾上腺皮质激素释放激素 / 促肾上腺皮质激素 / 皮质醇

孕妇的下丘脑 - 垂体 - 肾上腺（HPA）轴在孕期会发生明显变化，这种变化受胎盘衍生因子调节[33]。胎盘雌激素促进肝脏合成皮质醇结合球蛋白（CBG），从而提高总皮质醇水平。但是，游离血浆、唾液和尿皮质醇水平也同样得到升高，表明整个调节轴的功能发生了改变。此外，胎盘的滋养层细胞和合体滋养层细胞同时合成黑素皮质素和促肾上腺皮质激素释放激素（CRH）。黑素皮质素前体蛋白在胎盘细胞中广泛存在，它可导致黑素细胞刺激肽的释放，但减少了促肾上腺皮质激素（ACTH）[34]。相反，从妊娠的第 8 周到足月，CRH 水平上升了1000 倍，在分娩前的最后 5 周增长最为迅速。胎盘来源的 CRH 主要负责妊娠后期 HPA 轴的超活性。尽管 CRH 在生殖组织中具有广泛的作用（见下文），但是皮质醇过多可能会促进孕产妇新陈代谢的变化，显著增加葡萄糖转运蛋白的产量，从而促进营养物质的转运[9]。胎盘中的 11β- 羟类固醇脱氢酶（11βHSD2）可保护胎儿免受母亲高皮质醇血症的侵害，该酶可将皮质醇转化为非活性的可的松[35]。这种酶表达的改变可能会调节胎儿的生长和应激反应的发育[36]。

（四）肿瘤坏死因子 α

胎盘合成并释放的肿瘤坏死因子 α（TNF-α）主要进入母体循环[37]，妊娠晚期血浆中 TNF-α 浓度升高约 45%。在小鼠诱导实验中，刺激源（如显露于有毒化学物质、炎症过程和糖尿病）会增加 TNF-α 的水平，而 TNF-α 会诱导细胞凋亡并最终导致胚胎死亡。另外，TNF-α 还可以起到保护细胞免于凋亡和修复损伤的作用[38]。进一步的证据表明，TNF-α 是改变妊娠代谢状况的关键因素（见下文）[37]。

（五）甲状旁腺激素相关肽

甲状旁腺激素相关肽（PTHrP）由胎盘和母体生殖组织分泌，包括羊膜、绒毛膜、细胞滋养层、合体滋养层、子宫内膜和子宫肌层。它在胎盘发育、经胎盘的钙和营养运输，以及胎儿生长和骨骼发育等多种生理活动中发挥作用[39, 40]。在妊娠期间，PTHrP 参与增加母体肾脏 1α- 羟化酶活性，直接导致有活性的 1,25- 二羟维生素 D 的升高，从而提高肠道钙的吸收，这样可以为胎儿钙元素的补充提供支持[41]。

总之，这些胎盘因子驱动孕妇生理发生巨大变化，目的都是为了有利于发育中的胎儿。对于胎儿来说，早期妊娠的特征是组织分化和器官发生。从妊娠中期开始，重点转移至营养物质的积累，进一步的组织生长和器官成熟，为胎儿各项功能的独立及产后生存做好准备。相同的，孕早期相对于孕中期，是母体营养存储的主要时间，这时主要依靠母体向胎儿提供营养。

（六）母体代谢

发育中的胎儿必须发出需求信号，让母亲提供足够的营养，以满足其生长需求。这需要改变孕产妇的食物摄入和能量处理。在妊娠早期，胰岛素分泌增加，胰岛素敏感性改变很小。胰岛素抵抗是妊娠晚期的特征，它改变了母亲的新陈代谢，使其从能量储存转变为能量供应。在正常妊娠人群中，妊娠后期观察到胰岛素介导的葡萄糖代谢减少了50%[42, 43]。胰岛素抵抗的发生归因于数种胎盘来源的因素。

尽管妊娠早期和晚期均升高，但 Kirwan 等[37]发现孕妇血浆雌二醇、孕酮、催乳素或 hPL 与胰岛素敏感性之间并无相关性。他们指出，孕妇胰岛素敏感性的最相关因子是 TNF-α，即使经过脂肪量的修正，TNF-α 与妊娠早期和晚期的胰岛素敏感性呈显著负相关。TNF-α 使胰岛素受体底物的丝氨酸磷酸化，削弱胰岛素受体的下游信号传导，也可抑制脂肪细胞中脂联素的表达[44]。脂联素水平在整个妊娠期间都会下降，即使在瘦的女性中，循环水平也与全身胰岛素敏感性的下降相关[45]。

除 TNF-α 外，胰岛素敏感性的次要指标包括瘦素和皮质醇[37]。在胰岛素抵抗的发生中，PGH 可能是另一个主要原因。在小鼠中，当 GHv 的过表达与人体孕晚期水平相当时，会引起明显的外周胰岛素抵抗[46]。GHv 可增加骨骼肌中 PI3 激酶 p85α 亚基的表达。这充当显性负竞争剂，防止 p85～p110 异二聚体与胰岛素受体底物 1（IRS-1）结合，从而有效地导致胰岛素信号通路中的受体缺陷[47]。研究还发现，在人类的妊娠过程中 p85α 蛋白水平升高[44]。

胰岛素抵抗可提高底物的利用率，但这不应超过母体自身所需。为了防止对母亲和胎儿都有害的高血糖症，胰岛素的分泌会代偿性增加[43]。妊娠后期孕妇的尸检研究表明，胰岛体积增大和 β 细胞增生[48]。这个过程在催乳激素的影响下从妊娠早期即已开始。

在动物模型中，泌乳原增加了葡萄糖刺激的胰岛素分泌，并增加了胰岛细胞血清素驱动的胰岛细胞的数量和体积[49]。这是通过上调涉及葡萄糖代谢、胰岛素基因转录和合成、通过胞吐作用分泌胰岛素、细胞周期及调节细胞凋亡的许多基因来共同实现的[20, 50]。

在妊娠中晚期，胎儿和胎盘的生长会增加孕妇对营养摄入的额外需求，并可能提供尚未确定的信号，这些信号会根据生长需求成比例地调节孕妇的食欲。有一些证据表明，男性胎儿的母亲在孕中期有更高的能量摄入，这与男性比女性胎儿要求更高的生长需要相一致[51]。蜕膜性肾素和血管紧张素原的表达随胎儿性别而异，表明胎儿性别与母体内分泌系统信号之间存在相互作用[52]。催乳素受体存在于大脑中已知参与能量平衡的区域，包括弓形核、腹侧下丘脑和脑室下丘脑旁核，催乳素的致食欲作用在某些物种中很明显，但并非在所有物种中都明显[53-55]。

在正常妊娠期间，孕妇的皮下脂肪量（尤其是中央脂肪）增加[56]。在雌激素、孕酮和胰岛素的影响下，妊娠早期的脂质累积为母亲和胎儿提供了热量存储。而在妊娠后期，将转向脂解，脂肪动员和脂肪氧化，从而导致循环游离脂肪酸增加，并有生酮的趋势。这些变化在保证了母体能量需求的同时，为胎儿节省了葡萄糖和氨基酸，同时还为胎盘提供了类固醇激素的前体[57]。在正常妊娠期间，甘油三酯升高了 2～4 倍，胆固醇升高了 25%～50%。游离脂肪酸的增加部分反映了对胰岛素抑制脂解的抵抗力。循环脂肪酸反过来会使得外周组织中胰岛素作用受损。另外，脂类，尤其是长链多不饱和脂肪酸

通过胎盘向胎儿转运率很高，该系统在孕妇营养过剩或妊娠糖尿病等疾病状态下可能会受到干扰[58]。

其他妊娠激素，包括催乳素、胎盘乳原、生长激素和 IGFs，在体外和啮齿动物 / 豚鼠模型的脂肪形成和脂解过程中有作用[19, 59, 60]。催乳素受体存在于脂肪细胞中，并通过信号转导子和转录激活因子（STAT）介导的途径对脂蛋白脂肪酶，脂肪酸合成和脂肪因子的分泌产生可能影响[61]。这些激素在人类妊娠期间对脂质代谢的确切作用尚不清楚。

（七）胎儿和胎盘的生长发育

胎儿的生长是由胎儿的遗传潜能、孕妇的营养和环境、子宫胎盘的血流量 / 功能，以及子宫容量之间相互作用共同保证的。激素信号要在母亲和胎儿之间传递信息，胎盘是交流的主要场所（图 144-3）。

尽管婴儿生长激素在产后生长中起着关键作用，但当 IGF 以组织特异性和时间特异性的方式直接控制生长时，它在胎儿期几乎没有作用。IGF-1 和 IGF-2 从妊娠极早期开始就在胎儿组织中表达，它们的受体存在于多种细胞类型中。IGFBP 在胎儿组织中也广泛表达，并局部调节 IGF 的作用[36]。

在人类中，*IGF2* 基因在胎儿组织中的表达要比 *IGF1* 丰富。在妊娠后期，胎儿血浆中 IGF-2 的浓度是 IGF-1 的 3～10 倍。分娩后，IGF-1 的水平在 GH 的作用下上升，而 IGF-2 下降，这表明从胎盘营养过渡到肠内营养时生长调节机制发生了变化[62]。在小鼠中，IGF-1 直接影响胎儿的生长，而 IGF-2 也影响胎盘的发育和营养转运。敲除 *Igf-1* 或 *Igf-2* 都会导致出生体重下降约 40%[63]。两种 *Igf* 都缺失会导致出生体重再额外减少 70%[64]。*Igf-2* 缺失的小鼠还会导致较小且结构异常的胎盘，而 *Igf-2* 过度表达会导致胎儿过度生长和胎盘肿大[65, 66]。对 *Igf-1* 和 *Igf-2* 基因的操作会导致个别组织的异常发育、体重和大小的总体变化，这样的结果与生长因子在细胞生长、分化和凋亡中具有组织特异性的假设相一致。

在人类中，*IGF1* 基因的纯合子部分缺失会导致子宫内和出生后发育迟缓，并伴有感音神经性聋和智力障碍[67]。IGF-1 受体基因的异常也与子宫内生长迟缓有关[68]。在正常足月婴儿中，出生体重与脐血 IGF-1 正相关，与 IGFBP-1 负相关[36]。还有研

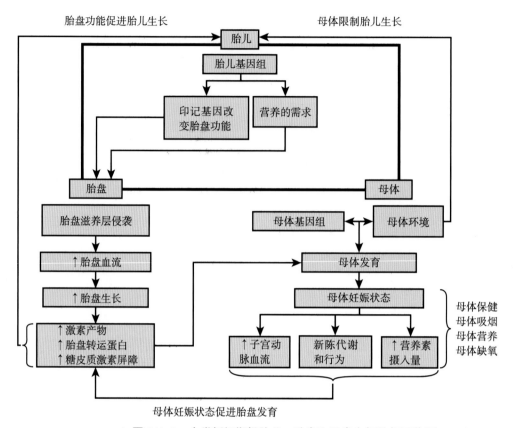

▲ 图 144-3　人类妊娠期间胎儿、胎盘和母亲之间的相互作用

母体在约束限制胎儿生长同时，促进胎盘发育，胎盘的发育反过来又会促进胎儿生长。胎儿与母亲之间的交流通过胎盘完成（引自 Murphy VE, Smith R, Giles WB, et al. Endocrine regulation of human fetal growth: The role of the mother, placenta, and fetus. Endocr Rev. 2006;27:141-169.）

究报道了 IGF-2 与胎盘重量正相关 [69]。

　　动物研究使人们进一步了解了环境和营养因素与 IGF 系统相互作用的机制。实验诱导减少母体可利用的营养、氧气供应、子宫血流或胎盘功能会主要导致胎儿的 IGF-1 浓度降低，而对 IGF-2 仅有很小甚至没有影响 [62]。在胎羊中，输注葡萄糖会增加 IGF-1 的水平，这表明营养物质与生长反应之间的关系。在绵羊中，IGF-1 水平与胰岛素浓度正相关，并会因甲状腺激素缺乏而降低。相反，糖皮质激素下调 Igf-2 基因的表达，提示子宫内应激状态可能限制生长的潜在机制 [70]。在分娩前数周，皮质醇水平的激增会导致新生儿 IGF-2 的主导地位向 IGF-1 转变。mRNA 的表达和血浆 IGFBP-1 的水平也会对胎儿营养供应的改变做出反应 [62]。

　　人体研究表明，子宫内环境的变化会导致 IGF 系统发生改变 [71]。在宫内发育迟缓的案例中，广泛发现 IGF-1、IGF-2 降低及 IGFBP-1 升高 [36]。尚不

清楚母体环境如何改变 IGF 信号传导，但 IGF 轴对胎儿生长有非常重要的作用是显而易见的。

　　胰岛素在胚胎发育的 11～15 周由其胰腺分泌，是营养供应与胎儿生长之间的重要纽带。胰岛素可以直接或者通过刺激 IGF-1 来影响胎儿组织的合成代谢作用。与 IGF-1 不同，它可以促进组织累积，而不会影响细胞分化。当葡萄糖激酶检测到葡萄糖时，会对胎儿胰岛素分泌产生影响，而胰岛素基因中的突变提高了葡萄糖刺激胰岛素分泌的感应点，导致血糖轻度升高 [72]。在这种突变的小鼠模型中，血糖正常的母亲所生的胎儿出生体重较低，这与胰岛素的产生减少一致。但是，那些由高血糖母亲所生的小鼠出生体重正常 [73]。这些数据表明，孕妇的营养供应可以产生信号以增加胎儿胰岛素的生成，从而促进组织生长。因此，在高血糖妊娠中，胎儿高胰岛素血症会使出生的婴儿处于患巨大儿的危险中。

现如今已经明确了营养传感器的重要作用，即胎盘中哺乳动物雷帕霉素的靶标（mTOR）[74]。mTOR 促进胎盘氨基酸转运、蛋白质合成和合成代谢。孕妇肥胖可能会导致胎盘胰岛素受体上的胰岛素作用，从而增加 mTOR 的信号传导。当向妊娠期小鼠注入与脂肪量负相关的脂联素，明显发现氨基酸转运下调及胎儿生长降低[75]，而这种作用可能是由滋养细胞 PPARα 上脂联素介导的 mTOR 信号通路造成的。

胎盘来源的因子以自分泌 / 旁分泌的方式促进胎盘发育。GHv 和 IGF-2 均与绒毛外滋养细胞的侵袭性有关[76, 77]。在体外，IGF-1 和 IGF-2 通过 IGF-1 受体，MAP 激酶和 PI3 信号通路发挥作用，从而促进人滋养细胞增殖并抑制细胞凋亡[78]。通过腺病毒转染人原代胎盘成纤维细胞，提高 IGF-1 和 IGF-2 的水平后发现可明显改善细胞增殖、迁移和存活，而降低两者水平则会得到相反的结果[79]。IGF-2 还可进一步促进胎盘血管生成及子宫血管重塑[80]。

IGF2 基因在胎盘和其他胎儿组织中具有父系印记，是与胎儿和胎盘发育相关的许多印记基因之一。根据遗传冲突理论，父系表达的基因更有利于营养物质的吸取和后代的生长，从而给胎儿的生存和发育提供更大的可能性。母系表达的基因可抑制过度生长，以保持母体健康、促进分娩并最大化保证母体持续的生殖潜力[81]，并且胎盘表达的 Igf-2 作用也与该理论相吻合。鼠滋养细胞中特异性表达的 Igf-2 基因转录物缺失的杂合体会导致胎盘变小，被动扩散能力降低，胎盘氨基酸主动转运代偿性增加，因此胎儿的生长在初期可以维持，但在妊娠后期会下降[82]。相比之下，Igf-2 受体和 h19 基因是母系印记，可控制 IGF-2。IGF-2 受体结合 IGF-2 从而限制其活性，而母体 H19 会阻止 Igf-2 的双等位基因表达。丢失这些基因中任何一个都会导致胎儿过度生长[83]。因此，胎盘上的这些和其他多个印记基因共同调节胎儿的生长。

六、母体免疫系统对同种异体胎儿移植的保护作用

胎儿获得保护，免受母体免疫的攻击，但机制仍不清楚。

作为同种异体移植，胎儿可能会受到母体免疫系统攻击的潜在风险。已经提出了许多机制来解释为什么这种情况不会发生。尽管数据尚无定论，但这里对主要可能原因进行了综述，有多种机制可能在这一关键功能中发挥作用。

合体滋养层细胞在母亲和胎儿之间形成了一道物理屏障。合体滋养层细胞在其表面表达补体级联的抑制剂。在小鼠中，补体调节蛋白（如 DAF、MCP、CD59 和 Crry）位于滋养细胞表面并阻止补体激活。缺乏 Crry 的小鼠无法维持妊娠[84]。尽管在人类中没有与 Crry 同类的物质，但是存在类似的补体抑制机制。

大量组织相容性复合物（MHC）分子是免疫识别和激活抗原反应所必需的。普通的 I 类 MHC 分子 HLA-A 和 HLA-B 在滋养层细胞表面不表达[85]。并且也不表达 II 类 MHC 抗原，即使在内在或外在 IFN-γ 刺激后也仍不表达。这表明 II 类 MHC 抗原呈递在炎症中会得到抑制。滋养细胞会表达经典的 HLA-C 和非经典的 HLA-E 和 HLA-G。缺少 MHCI 类 HLA-A 和 B 分子可防止细胞毒性 CD8T 细胞反应。但是，HLA-C 分子必须得以保留，因为它们在下调自然杀伤细胞应答中至关重要[86]。

合体滋养层细胞对于色氨酸的新陈代谢非常活跃，而色氨酸是正常 T 淋巴细胞功能所必需的[87]。色氨酸在妊娠期间被胎盘分解代谢，该过程抑制 T 细胞活性并保护胎儿免受排斥。如果没有吲哚胺 2,3- 双加氧酶（IDO），则不会发生这种分解代谢。在妊娠期间 1- 甲基色氨酸对 IDO 的抑制作用可阻止色氨酸的新陈代谢，并会引起母体淋巴细胞介导的胎儿排斥反应。尽管 IDO 可能在妊娠期间的免疫调节中起重要作用，但研究发现 IDO 缺陷型小鼠仍然可以持续妊娠过程，所以就此而言表明它可能并不是必需的[88]。

合体滋养层细胞表达免疫抑制性病毒外壳蛋白、合胞苷，它可以促进孕体组织被合体滋养层覆盖[6]。值得注意的是，合胞苷在其蛋白质结构中包含免疫抑制结构域。这种蛋白质也存在于外泌体上，外泌体是从细胞外膜释放到母体血浆中的小囊泡。我们认为这种蛋白可以形成循环的免疫调节系统，并可以促进对产生外泌体细胞的耐受[89]，也有数据表明 T 调节细胞（T-Regs）对在母体对胎

儿表达的父系抗原所产生的免疫反应中起关键作用 [90, 91]。这些证据表明，在真兽类哺乳动物中外围生成的 T 调节细胞（pT-Regs）的进化受到 X 染色体编码的转录因子 Foxp3 增强子中保守的非编码序列 1（CNC1）的控制。这种进化的改变似乎是因为逆转录转座子的插入而导致，并且可能凭借对父系抗原的耐受性而延长妊娠，从而促进胎盘哺乳动物的发展。

胎盘细胞也通过将磷酸胆碱附着在分泌的肽段上促进免疫逃避。这是一个类似于寄生丝虫线虫所使用的系统，它使用添加磷酸胆碱作为翻译后修饰来减弱宿主的免疫反应 [92]。

七、确定胎儿成熟至可分娩的时机

胎儿皮质醇升高促进胎儿肺成熟。

胎儿在分娩后的存活取决于多个器官系统的成熟程度，尤其是肺。啮齿动物的研究表明，分娩开始与肺的成熟度及表面活性蛋白 A（SPA）的分泌有关 [93]。在啮齿动物中，羊水内胎儿肺源性 SPA 的存在激活了巨噬细胞，后迁移至子宫肌层，释放促进子宫收缩的炎症因子。这一机制将胎儿的成熟与分娩的开始联系了起来。目前尚不清楚是否有类似的机制发生在人类身上，因为有多组研究人员无法确定在人类分娩时子宫肌层中的胎儿巨噬细胞 [94, 95]。

然而，在大多数哺乳动物研究中，分娩开始的过程与胎儿循环中皮质醇浓度的增加有关，浓度的升高促进胎儿肺成熟。在人类中，胎盘 CRH 的产生与分娩的开始有关。CRH 能够刺激胎儿垂体 ACTH 的产生，从而促进胎儿皮质醇的合成，这有可能使得胎儿肺成熟从而为分娩做好准备。CRH 还具有促进狒狒肺成熟的直接作用 [96]，但尚不清楚这种情况是否发生在人类身上。在人类中，从胎盘 CRH 的产生到胎儿成熟的标志之间的存在某一前馈系统，而这一系统似乎可以调节分娩开始的进程。

八、生殖道中的胎儿分娩过程

人类的分娩是由胎盘产生的促肾上腺皮质激素

释放激素调节的，作用的方式可能类似于调节胎盘孕酮和雌三醇产生的机制。

胎盘发育是大多数哺乳动物繁殖的一个共同特征，但胎盘哺乳动物在分娩方式上的差异还是很大的，如绵羊的分娩是由胎体下丘脑、垂体和肾上腺触发的 [97]，而山羊的分娩则依赖于母体黄体的分解 [98]。

通过黑猩猩基因组的比较研究，发现了尽管人类和黑猩猩的 DNA 序列几乎 95% 是相同的，但物种之间最大的差异出现在与繁殖有关的基因上 [99]。对人类祖先南方古猿的直立姿势研究中，骨盆的解剖结构发生了显著变化，这对分娩产生了重大影响。与猿类相比，由于直立姿势的需要，骨盆横径的扩大和前后径的缩小，都会减小胎儿通过的孔径 [100]。而随着人类的进化，现代人头盖骨的增大也与分娩有着很重要的关系。

人类受孕后妊娠时间持续约 38 周，不同种族之间的差异很小 [101]。在人类中，出生时间与胎盘的发育有关，尤其是胎盘 CRH 基因的表达 [102]。在几项大型队列研究中，出生时间与孕妇血浆中胎盘来源的 CRH 水平有关。随着妊娠的进行，孕妇血浆 CRH 呈指数增加，在分娩时达到峰值。注定要早产的女性，其增长指数曲线更为陡峭，而注定要在孕程中期之后分娩的女性，其指数增长曲线更为平缓。这些发现表明，胎盘生物钟决定了分娩的时机（图 144-4）[103]。

胎盘 CRH 的产生仅限于灵长类动物，但是即使在灵长目内，分娩方式也有很大差异。在新大陆和旧大陆的猴子中，妊娠中期 CRH 的产生有一个明显峰值 [104, 105]，但只有在大猿中才有与人类母体 CRH 上升相似的指数增加 [106]。人类和大猿都产生 CRH 的循环结合蛋白（CRHBP）[107]。在妊娠结束时，CRHBP 水平下降，从而增加了 CRH 的生物可用性 [108, 109]。

糖皮质激素刺激 CRH 基因的表达并促进胎盘 CRH 的分泌 [110-112]。反过来，CRH 刺激垂体 ACTH 的产生，而 ACTH 可促使肾上腺皮质释放皮质醇。这种机制形成一个正前馈系统，该系统已可通过数学建模表示，并模拟人类妊娠中可观察到的变化 [112]。胎盘 CRH 的产生可以被雌激素、孕酮和一氧化氮等抑制，也可以被一系列神经肽所刺激 [113-116]。在每位女性中，母体血液中胎盘 CRH 的水平遵循

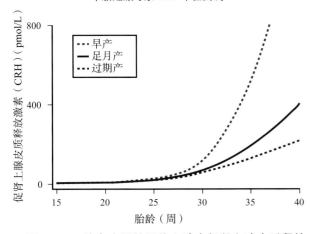

单胎妊娠母亲 CRH 中位曲线

图中纵轴：促肾上腺皮质释放激素（CRH）（pmol/L）
图例：
- - - 早产
—— 足月产
···· 过期产

横轴：胎龄（周）

▲ 图 144-4　**胎盘来源的母体血液中促肾上腺皮质释放激素（CRH）水平在妊娠期间呈指数增长，在分娩前达到峰值**

早产的女性这一水平的上升速度更快，而过期产上升速度则更为平缓。这些结果指向一个理论，即胎盘时钟机制决定了人类的妊娠期的长短

某一指数函数，在妊娠的各个过程中都有着对应的曲线，整个妊娠期间几乎都保持相对于中位水平的位置。CRH 水平指数函数的细微变化会导致妊娠后期不同女性之间的巨大差异。考虑到个体之间的巨大差异，孕产妇 CRH 浓度的上升速率很可能是触发分娩生理变化的生物学因素，并且是妊娠结局最准确的预测指标[117, 118]。在评估 CRH 值时，还必须考虑种族背景。非裔美国人的孕妇血浆 CRH 浓度低于其他种族，但是在非裔美国女性中，CRH 浓度也确实与出生时间相关[119]。

胎盘主要将 CRH 分泌到母体血液中，但生理上相关的量也释放到胎儿循环中[120]。CRH 主要通过与 CRH1 型受体结合而起作用，CRH1 型受体是七跨膜，G 蛋白耦联受体超家族的成员[121]。在母亲中，CRH 受体存在于垂体和子宫肌层。在胎儿中，垂体、肾上腺乃至肺部都有 CRH 受体。因此，CRH 水平升高可能会在母亲和胎儿的多个部位起作用，从而引起与分娩相关的变化。

在母体中，胎盘 CRH 的增加会随着妊娠的进行而促进母体皮质醇和 ACTH 的增加，这种作用可以通过 CRH 的循环结合蛋白和持续显露于高浓度 CRH 引起的 CRH 受体脱敏而得以缓解[122, 123]。CRH 和 ACTH 水平的增加促进了母体肾上腺皮质醇和硫酸脱氢表雄酮（DHEA-S）的产生，这可能

刺激胎盘进一步释放 CRH（通过皮质醇），并为胎盘雌二醇的合成（从 DHEAS）提供了底物。人子宫肌层中有几种不同形式的 CRH 受体[124]。与最常见形式（CRHR1）结合的配体会激活腺苷酸环化酶，从而刺激 cAMP 的形成，继而促进子宫肌层的松弛。在妊娠期内，CRH 受体在松弛子宫肌层方面，会转变为效率较低的形式，相反地，它们也会激活 Gαq 信号通路，从而促进蛋白激酶 C 的激活和收缩等相关作用[125]。尽管如此，在大多数妊娠中，CRH 的主要作用仍然是促进子宫肌层的松弛。

胎盘 CRH 也会释放到胎儿体内，尽管胎儿循环中 CRH 的浓度低于母体循环，但随着妊娠的推进，其浓度仍会升高[126]。在胎儿中，CRH 受体存在于垂体[127]和胎儿肾上腺区细胞上[128]。CRH 刺激胎儿垂体可增加 ACTH 的产生，从而增加胎儿肾上腺皮质醇的合成，促进胎儿肺成熟。胎儿皮质醇浓度升高进一步刺激胎盘 CRH 的产生，皮质醇诱导的胎肺成熟与表面活性蛋白 A 和磷脂的产生增加有关，它们具有促炎作用，并利用胎膜和子宫产生的前列腺素刺激子宫肌层收缩。CRH 还可直接刺激胎肺的发育和表面活性剂磷脂的合成[96]。

CRH 可以刺激缺乏 3β- 羟类固醇脱氢酶的胎儿肾上腺区细胞优先产生 DHEAS[128]。胎儿肝脏中的 16- 羟基化的 DHEAS 会在胎盘中被芳香化酶和硫酸酯酶转化为雌三醇。胎盘分娩后胎儿肾上腺区迅速退化，这与 CRH 等胎盘因素维持胎儿区的观点一致。因此，CRH 刺激肾上腺类固醇生成，并为增加胎盘产生雌三醇提供底物。随着妊娠的进展，来自胎儿肾上腺前体的雌三醇的生成比主要来自母体的雌二醇的生成更快。最终导致雌三醇与雌二醇的比率逐渐上升[129]。这与分娩的开始有关，因为这两种雌激素是雌激素受体在大致等摩尔浓度下的相互拮抗药，但在大量过量时却是激动药[130]。因此，妊娠末期母体血浆和羊水中雌三醇与雌二醇的高比值可提供促进收缩相关基因表达的雌激素环境，如分娩开始所必需的连接蛋白 43（图 144-5）。母体血浆 CRH 的指数增长也反映了合体滋养层体积的增加，以及随着妊娠的推进，合体滋养层细胞核的指数增长[131]。因此，母体 CRH 浓度的升高也可被视为胎盘引导分娩的一个发育过程。逆转录病毒合胞蛋白调节滋养层细胞与合体滋养层细胞上覆层的

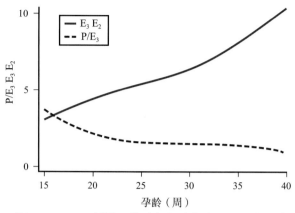

▲ 图 144-5　400 例足月单胎妊娠产妇女孕酮 / 雌三醇、雌三醇 / 雌二醇比值的中位曲线

融合。通过这种方式，编码合胞体蛋白的内源性逆转录病毒可以调节人类的出生时间。

孕酮通过孕激素受体 B 起作用，可以正常抑制子宫肌层的收缩。孕酮配合孕酮受体 B 可刺激转录因子 ZEB1 的表达，它抑制关键的收缩相关蛋白（如连接蛋白 43），并保持肌层静止[132]。特定的 miRNA 在调节 ZEB1 表达中起关键作用[133]。然而，在孕晚期，子宫肌层中另一种孕酮受体，即孕酮受体 A 的表达增加[134]。孕酮受体 A 由相同的孕酮受体基因表达，但使用不同的起始位点，其产物较短，与靶基因上孕酮受体 B 的作用相反。前列腺素 PGF2α 可以刺激孕酮受体 A 的表达增加[135]。已经证明 CRH 可增加妊娠组织中 PGF2α 的表达[136]。孕酮受体 A 亚型的表达受到组蛋白乙酰化增加[137] 和启动子区域上激活标记 H3K4 三甲基化等表观遗传方面的改变所调控，H3K4 三甲基化是由脱甲基酶 JARID1A 结合的减少所介导的[138]。孕酮受体 A 表达的增加导致妊娠结束时子宫肌层中孕酮功能的丧失。去除孕酮的抑制作用是促使连接蛋白 43 表达增加的因素之一，其促进肌细胞之间的连接并为分娩时提供强大的协同收缩特性。

总之，随着妊娠的进行，母亲和胎儿中的积极前馈系统使胎盘 CRH 的产生呈指数增长。胎盘 CRH 的增加推动了胎儿皮质醇浓度改变，胎儿肺成熟、羊水蛋白和磷脂及子宫肌层受体表达的变化，这些变化通过各自独立的激活途径共同促进分娩过程。多种独立途径的存在，其中每个途径都能够刺激分娩，为整个系统提供了极强的稳定性，并有助于解释为什么人类分娩是受孕的必然结果。

在妊娠期间，雌激素作用下子宫扩大以适应胎儿的生长。妊娠快结束时子宫停止生长，子宫壁张力随之增加，是分娩开始的信号。平均而言，双胞胎比单胎早，三胞胎比双胞胎早。巨大儿和羊水过多也可导致提早分娩[139]。在这些情况下的早产可能部分与子宫肌层的拉伸有关。在大多数平滑肌器官中，拉伸会导致收缩。孕期子宫生长扩大到后期子宫因生长停止后开始分娩的转换似乎受孕激素调节[140]。然而，人类多胎妊娠的情况变得复杂的原因是由于通常存在一个以上的胎盘，随之而来导致内分泌改变，更高 CRH，孕酮和雌激素浓度[129]。

正常分娩过程的一个重要环节是子宫颈的软化，使胎儿得以通过。分娩过程与宫颈炎症浸润并释放金属蛋白酶紧密相关，金属蛋白酶降解胶原蛋白，从而改变宫颈结构[141, 142]。当这一过程发生时，胎膜和蜕膜之间的连接处就会破裂，随之胎儿纤维黏连蛋白即会进入阴道液中。宫颈液中胎儿纤维黏连蛋白的存在是临床上预测临产的有用指标[143, 144]。

九、胎儿分娩后母乳准备的方式

雌激素、催乳素和孕酮共同为产后哺乳做好准备。

哺乳动物繁衍后代的关键是利用母乳持续为婴儿提供营养。为了实现这一目的，内分泌需要协调乳腺发育和功能以匹配新生婴儿的需求[145]。所涉及的激素分为三类：①生殖激素，如雌激素、孕酮、催乳素、胎盘催乳素和催产素；②代谢激素，如胰岛素、GH、皮质类固醇和甲状腺激素；③乳腺激素，如局部产生的 GH、PTHrP、瘦素和催乳素，这些激素都具有自分泌 / 旁分泌和（或）全身性作用。

在胚胎发生过程中，PTHrP 及其受体在乳腺上皮和乳头的发育中至关重要。PTHrP 或 PTH 受体缺乏会导致异常的乳头和乳房发育[146, 147]。在人类中，乳房组织会随着孩子的整体成长而同步发展，直到青春期才出现性别差异。随后，在雌激素水平升高的影响下，促使女性乳房基底组织生长，脂肪累积，导管增加。并在随后的月经周期中，由雌激素、孕激素及可能的催乳素间微妙平衡调节了正常的乳房发育[148]。

在妊娠期间，为准备母乳喂养，乳腺会发生一系列变化，包括小肺泡分化、产乳（泌乳）和维持乳汁分泌（乳腺造血）等[20]。在第 128 章全面介绍了泌乳的内分泌学。

十、母婴依恋促进母乳喂养和哺育的机制

催产素和催乳素可以促进母亲对新生儿的亲密感。

刚出生时的哺乳动物处于相对不成熟的发育阶段，通常无法独立生存。因此，完整的孕育过程不能只止步于分娩，在新生儿早期生命中还需要得到持续的照料（对人类而言，这个状态持续的时间还会更久）。激素在妊娠期间即为产妇的大脑做好准备，以使其具有对新生儿表现出合适照料行为的能力。在很多物种中，这些行为包括诸如筑巢，为后代收集食物、护理、喂养、保持紧密的身体接触，以及当感知到后代受到威胁时而做出相应身体反应等行为[149]。

催乳素介导的途径不仅包括泌乳的生理过程，而且还促进母亲的养育行为。值得注意的是，在妊娠晚期，通常来说多巴胺能抑制催乳素的作用会失效，这个过程与胎盘 hPL 的表达共同导致妊娠期间催乳素受体激活状态的延长[150]。此外，分娩后新生儿在乳头处的吸乳行为进一步促进催乳素的分泌。

来自其他物种的数据表明，妊娠和哺乳期间大脑区域（如脉络丛和下丘脑）的催乳素受体上调的机制尚未完全了解，但可能是由于胎盘催乳素的特定作用或妊娠相关的雌激素和孕激素变化，包括临产前孕酮减退。催乳素受体位于下丘脑的视前内侧核中，该区域参与母体行为调节。向大鼠注射催乳素可使母体行为更早启动，而加入溴隐亭或催乳激素受体拮抗药抑制催乳素从而延后这种行为[151, 152]。催乳素还可减轻产妇焦虑，减少压力反应。

一般认为催产素也可以通过在视前内侧核、伏隔核、杏仁核及其他区域的作用来刺激母亲的行为。妊娠和分娩期间，催产素受体在这些区域得到上调表达。在缺乏集中释放催产素能力的小鼠中，母性行为是不足的，但当小鼠接受催产素注射后，母性行为会得到恢复[153]。催产素与减少焦虑和增加母性攻击性有关[154]。

神经肽 CRH 与对偶结合的形成有关，这是许多哺乳动物育儿的重要方式，包括人类在内[155]。许多其他神经递质和神经肽、类似 GABA、阿片类药物和多巴胺能系统，也可能参与孕产妇大脑的启动，并使产妇迅速适应产后照料行为[156]。

有趣的是，一些印记基因也与母亲的照料行为调节有关[157]。缺乏父系表达的 Peg1/Mest 和 Peg3/Pw1 基因小鼠表现出母系行为受损，这可能与下丘脑催产素神经元的缺失有关。也有人认为，表观遗传现象可能影响脑内催产素受体的表达，从而为母亲从接受照料到提供养育的行为之间提供了联系。

了解促进母婴联系和养育的生物学因素，可能有助于更深入地了解母性行为失调的原因，如产后抑郁症。

十一、结论

人类的妊娠方式是相对稳定协调的系统，在妊娠 9 个月内支持、供给、保护生长中的胎儿并促进分娩。人类胎儿的大脑在分娩时还相对不成熟，因此新生儿需要母亲照顾一段时间，非常依赖母亲的照料和喂养。这种方式需要母子之间强大的联结机制才能取得成功。对不同物种的研究给我们提供了有用的经验，从建立一个营养、激素、免疫和遗传因素相互作用的子宫环境，促进胎儿适当的发育，到随后生长和成熟的协调，最终通过复杂的释放机制进入外部的世界，这是哺乳动物妊娠和分娩的基本原理。此外，哺乳类后代出生后持续的营养和养育也是内分泌过程的延续，保证后代从受孕到产后生命的全过程。然而，通过动物生物学的研究还不能完全理解人类繁殖的独特要求。在生殖生理学上存在显著的种间差异，在其他哺乳动物身上发现的过程不一定能推广到人类身上。了解人类妊娠过程中激素调节的复杂时间线和相互作用对于理解功能障碍和妊娠相关疾病的后续表现（如子痫前期、妊娠糖尿病、生长障碍、流产或早产）的潜在原因非常重要。越来越多的证据表明，子宫内的条件也可能改变后代本来的身体状态，是未来成人时影响健康和疾病的一个因素。

第 145 章 胎儿及新生儿内分泌学
Fetal and Neonatal Endocrinology*

Evelien F. Gevers　Delbert A. Fisher　Mehul T. Dattani　著

蔡芸莹　苏　恒　译

要　点

◆ 胎儿内分泌发育是一个复杂的过程，主要涉及下丘脑 - 垂体、胰腺、甲状腺轴的发育。

◆ 内分泌器官的发育依赖于恰当的空间位置及适时短暂的一系列调控发育的信号分子及转录因子的表达。

◆ 这些调控发育的基因突变可导致如先天性垂体功能减退症、新生儿糖尿病、甲状腺功能减退症及性发育异常等复杂的表型异常。

◆ 一些激素和生长因子，如儿茶酚胺、降钙素、甲状旁腺激素相关肽（PTHrP）、抗 müllerian 管激素（AMH）、胰岛素样生长因子 2、转化生长因子 α 及神经调节素在胎儿阶段的发育过程中发挥重要作用，出生后这些作用逐渐减弱。

◆ 皮质醇在围产期的作用一方面是调节出生后的功能适应，另一方面是为激素编程，使特定的内分泌系统符合成年后的功能特征。

◆ 分娩时，胎儿需要适应出生后胎盘支持的突然终止及快速过渡到体外环境的变化。出生后，新生儿必须具备呼吸空气、调节循环、自主产热、保留自由水和动员能量底物等能力以维持生存。肾上腺皮质功能和自主神经神经系统在胎儿到新生儿的生理变化过渡期中发挥关键作用，其他内分泌系统在维持机体稳态中也发挥重要作用。

我们对哺乳动物妊娠和胎儿发育的认识主要源于过去半个世纪的科学研究。成功的妊娠涉及复杂的基因、细胞和激素之间的交互作用，这些机制保证了胚胎植入、胎盘形成、胚胎和胎儿的发育、分娩和出生时胎儿对宫外环境的适应等过程的顺利进行。一系列转录因子和表观遗传事件与自分泌、旁分泌的和谐作用编程了胚胎发生和胎儿发育，激素和生长因子构成的内分泌网络为母体 - 胎盘 - 胎儿的和谐交互作用提供了细胞间通信保障。

胎盘 - 胎儿独特的内分泌环境特征包括一系列的胎盘激素和生长因子及多种胎儿内分泌系统对宫内环境的适应。胎儿肾上腺皮质、腹主动脉旁嗜铬系统（包括配对的 Zuckerkandl 腺）及垂体中间叶是最具特征的胎儿内分泌组织。一些胎儿激素和代谢物代表了个体发育与系统发育，另一些与激素失活的通路有关，反映了胎儿发育和生长的进展性阶段变化。皮质醇和甲状腺激素在胎儿时期大部分时间都是失活的，仅在某些胎儿发育的关键事件中发挥作用。哺乳动物亚种母体神经垂体激素催产素在胎儿期短暂表达。在成年哺乳动物中起重要作用

---

*. 本章主要为儿童内分泌相关内容。

的降钙素，在胎儿钙和骨代谢中同样发挥重要作用。其他的一些激素及生长因子，如儿茶酚胺、甲状旁腺激素相关肽（PTHrP）、抗 müllerian 管激素（AMH）、胰岛素样生长因子 2（IGF-2）、转化生长因子 α（TGF-α）及神经调节素在胎儿阶段也发挥重要作用。皮质醇在围产期的作用一方面是调节出生后的功能适应，另一方面是为激素编程，使特定的内分泌系统符合成年后的功能特征。

分娩时，胎儿需要适应出生后胎盘支持的突然终止及快速过渡到体外环境的变化。出生后，新生儿必须具备呼吸空气、调节循环、自主产热、保留自由水和动员能量底物等功能以维持生存。肾上腺皮质功能和自主神经神经系统在胎儿到新生儿的生理变化过渡期中发挥关键作用，其他内分泌系统在维持机体稳态中也发挥重要作用。

本章综述了目前关于母体 - 胎盘 - 胎儿内分泌、生长因子谱、胎儿内分泌系统的成熟、胎儿内分泌系统适应宫外生活及内分泌失调对新生儿影响的研究现状。

一、胎盘激素转运及产生

由于大多数肽类激素不能够通过胎盘，胎儿的内分泌环境很大程度上不受母体激素的影响。除免疫球蛋白 IgG 外，分子量超过 0.7～1.2KD 的激素基本上不能通过胎盘进入胎儿[1]，IgG 在妊娠后半期可以通过主动转运的方式由母体通过胎盘进入胎儿体内[2]。类固醇激素、甲状腺激素及儿茶酚胺可以通过胎盘，但其中的皮质醇、雌二醇、甲状腺素、三碘甲腺原氨酸及儿茶酚胺在转运过程中可被降解[3-7]。

特别需要指出的是，胎盘含有活化的 2 型 11β羟类固醇脱氢酶（11βHSD2），可将绝大多数母体的皮质醇转化为无活性的可的松[4, 5]，由此可造成母胎之间近 10 倍的皮质醇浓度差。胎盘的 17β 羟类固醇脱氢酶催化母体的雌二醇转化为无活性的雌酮，避免胎儿显露于过高的雌激素水平[6]。此外，胎盘组织含有内环脱碘酶，可催化 T_4 转换为无活性的反 T_3 及 T_3 转换为无活性的二碘甲状腺素[7, 8]。尽管如此，妊娠早期仍有部分甲状腺素通过胎盘进入胎儿体内，这种转运对胎儿的神经系统发育具有

重要意义。一些观察性研究发现，未经治疗的母体轻度甲状腺功能减退症与婴儿智力异常有关[9, 10]。

由于胎盘组织内存在降解儿茶酚胺的单胺氧化酶及儿茶酚氧位甲基转移酶，胎盘组织匀浆内可发现 3- 甲氧基肾上腺素及二羟基扁桃酸等儿茶酚胺等代谢产物[11]。

除了激素代谢作用外，胎盘在胎儿生长过程中也发挥重要的内分泌作用（见第 144 章）。一方面胎盘是雌、孕激素的主要来源，另一方面胎盘还能合成与垂体前叶或其他非胎盘内分泌器官分泌的相似

表 145-1　胎盘产生的激素和生长因子

类固醇激素	神经肽
• 雌二醇	• CRH
• 雌醇	• GHRH
• 雌酮	• GnRH
• 孕酮	• 促生长激素释放激素
蛋白和肽类激素	• 神经肽 Y
• 激活素	• 生长抑素
• 肾上腺髓质素	• TRH
• 血管紧张素	• PrRP
• 降钙素	**生长因子**
• 绒毛膜促性腺素	• 集落刺激因子
• 绒毛膜生长激素	• EGF
• 绒毛膜促甲状腺素	• 内皮素 - I
• 卵泡抑制素	• 红细胞生成素
• 胎盘促生长素	• 成纤维细胞生长因子
• 抑制素	• 肝细胞生长因子
• 瘦素	• IGF-1
• 缩宫素	• IGF-2
• Pit-1	• IGF- 结合蛋白 1～6
• 胎盘催乳素	• 白细胞介素
• 增殖蛋白	• 神经生长因子
• 阿黑皮素原	• 癌调蛋白
- ACTH	• PDGF
- β- 内啡肽	• 胎盘生长因子
- α/MSH	• TGF-α
- α/β- 促脂解素	• TGF-β
• PTH 相关蛋白	• 肿瘤坏死因子 -α
• 松弛肽	• 血管内皮生长因子
• 肾素	
• 性激素结合球蛋白	
• 尾促皮质肽	

ACTH. 促肾上腺皮质激素；CRH. 促肾上腺皮质激素释放激素；EGF. 表皮生长因子；GHRH. 生长激素释放激素；GnRH. 促性腺激素释放激素；IGF. 胰岛素样生长因子；MSH. 促黑素细胞激素；PDGF. 血小板衍生生长因子；PTH. 甲状旁腺激素；PrRP. 催乳素释放激素；TGF. 转化生长因子；TRH. 促甲状腺激素释放激素　引自 Fisher DA. Fetal and neonatal endocrinology. In DeGroot LJ, Jameson JL, eds. Endocrinology, 5th ed. Philadelphia: Elsevier Saunders; 2006:3369-3386; and Sodha RJ, Proegler M, Schneider H. Transfer and metabolism of norepinephrine studied from maternal to fetal and fetal to maternal sides in the in vitro perfused human placental life. *Am J ObstetGynecol*;148:474-481, 1984.

或相同的多种蛋白质类、肽类激素及生长因子，包括胎盘生长激素及胎盘催乳素[12, 13]。此外，胎盘也是下丘脑神经肽的主要来源。表 145-1 总结了胎盘产生的激素及生长因子，目前许多激素及生长因子的具体作用尚未阐明，但总体来说这种独特的胎儿宫内内分泌环境对胎儿存活及发育具有重要意义。

二、胎儿内分泌系统

（一）概述

胎儿内分泌系统的分类如表 145-2 所示。神经内分泌激素系统，包括下丘脑 - 垂体前叶和后叶系统可将神经信号转导或转换为激素信息。胰岛素胰高血糖素系统，甲状旁腺激素 - 降钙素系统为自主调节，其激素分泌主要受局部代谢产物的反馈型调

表 145-2　胎儿内分泌环境特征

胎盘激素分泌
- 雌激素
- 孕酮
- 神经肽
- 生长因子

激素作用的中和
- 生长激素
- 皮质醇
- 甲状腺素
- 儿茶酚胺

独特的胎儿内分泌系统
- 胎儿肾上腺皮质
- 主动脉旁嗜铬系统
- 脑垂体中间叶

主要的胎儿激素及其代谢物
- 缩宫素
- 降钙素
- 皮质素
- 反式三碘甲腺原氨酸（rT$_3$）
- 碘硫酸化碘甲腺原氨酸
- 异位神经肽

胎儿内分泌系统适应
- 肾上腺胎盘相互作用
- 男性表型分化睾丸调控
- 发育调节生长因子对胎儿生长的调控
- 神经肽调控胎儿水代谢
- 甲状腺和胎盘钙转运
- 缺氧刺激儿茶酚胺及血管升压素分泌
- 程序性调控皮质醇分泌以适应宫外生存
- 儿茶酚胺及皮质醇调控以适应宫外生存
- 围产期激素程序性变化

控。分娩对于胎儿来说，一方面终止了母体对其发育的保护作用，另一方面引发一系列巨大的代谢压力。发育良好功能完善的神经内分泌系统使新生儿能够成功应对这种代谢压力，如自主神经系统在宫内功能通常受到抑制，而产后需要即刻发挥调节血糖、血钙浓度作用，以保证新生儿宫外存活。在新生儿早期，特别是早产儿中，血糖及血钙异常十分常见。

（二）异位胎儿激素的产生

体外实验发现，来源于孕第 16～20 周人类胎儿的胚肾、胚肝及睾丸组织，均可以产生具有免疫反应性及生物活性的绒毛膜促性腺激素（hCG）[14, 15]。胚肾产生的 hCG 含量相当于每毫克胎盘蛋白产生的 hCG 的一半，胚肝产生的 hCG 含量较少。新生大鼠的胰腺及肾脏中存在相对较高浓度的促肾上腺皮质激素（ACTH，来源于 POMC 的裂解产物）样免疫反应性[16]。下丘脑神经肽可存在于多种成人组织内，特别是胰腺及肠道[17-21]。与此相似，下丘脑神经肽也可存在于胎儿肠道及其衍生组织内。促甲状腺激素释放激素（TRH）及生长抑素在新生大鼠胰腺及胃肠道含量较为丰富，而在下丘脑含量较低[22, 23]，此外，这些神经肽在免疫反应性和色谱特征上都与下丘脑合成的肽类相似。动物实验发现，新生大鼠脑切除后循环中 TRH 含量无明显改变，而胰腺切除后 TRH 含量却明显下降。绵羊胚胎中观察到甲状腺激素可调节胰腺及肠道 TRH 的水平，提示甲状腺激素可以调控胚胎下丘脑以外 TRH 基因的转录和翻译[24]。

人类新生儿的胎盘及循环中同样存在来源于下丘脑外的 TRH 及生长抑素[25-28]。绵羊胚胎血中高浓度的 TRH 和甲状腺激素对胚胎胰腺、胎盘和血 TRH 具有调控作用的现象提示，在下丘脑发育成熟分泌 TRH 之前，下丘脑之外的 TRH 可在调节胚胎垂体 TSH 分泌中发挥作用[24]。目前尚不明确生长抑素是否在胎儿神经系统外发挥作用。

（三）下丘脑垂体前叶系统及靶器官

1. 垂体的胚胎发育　成熟垂体的三个叶来源于两个胚胎组织，垂体前叶和中间叶由口腔外胚层发育形成，垂体后叶起源于间脑漏斗部。近年来，已

经从作为哺乳动物垂体发育的小鼠身上获得了许多信息，越来越多影响小鼠垂体形态发育的基因突变被发现。然而，命运图谱研究表明，包括斑马鱼、两栖动物、小鸡和啮齿动物在内的脊椎动物垂体的胚胎发育具有相似的进程[29-32]。

小鼠胚胎发育的第 7.5 天（dpc）时，前神经脊中线外胚层增厚形成垂体原基（图 145-1）。在其后的 24h 之内，作为前神经管的垂体原基弯曲、扩张并移位到腹侧，与未来前脑口凹顶部相连。胚胎发育的第 9 天时，垂体原基向背侧凹陷形成 Rathke 囊（垂体前叶和中间叶原基）。第 10.5 天时，神经外胚层外翻形成漏斗部并与 Rathke 囊相连，漏斗部未来将会分化形成垂体后叶和垂体柄。在胚胎早期的垂体发育过程中，Rathke 囊和间脑并存。这种神经外胚层和口腔外胚层的紧密联系对垂体的胚胎发育至关重要。第 10.5 天时，Rathke 囊形成一个明确的囊腔结构。第 12.5 天时，Rathke 囊完全与口腔外胚层分离，囊腔形成分隔垂体前叶及中间叶的垂体裂。垂体胚胎的发育过程中存在 Rathke 囊和间脑之间的频繁交互作用，垂体发育在这个时期对激活突变还是失活突变都非常敏感。

垂体后叶是由下丘脑基底部正中隆起部位的神经元轴突穿过垂体柄构成的。这些神经元来自于组成视上核、视交叉上核和室旁核的下丘脑大细胞神经分泌系统。视上核、视交叉上核释放精氨酸血管升压素，室旁核释放催产素[33]。正中隆起富含毛细血管网，小细胞神经元分泌的促垂体激素释放激素通过垂体门静脉系统到达垂体前叶及中间叶，刺激相应细胞分泌对应的垂体激素。下丘脑通过垂体发挥作用，是机体生长、繁殖及维持内环境稳定的核心[33]。

2. 下丘脑及垂体柄的胚胎发育　下丘脑的解剖结构目前尚不十分清楚。下丘脑前部为视交叉，后部为乳头体。由前向后可分为四个区，即视前区、视上区、结节区和乳头区。每个区可分为三个带，由第三脑室往外侧分别为室旁带、中间带和外侧带[34]。中间带主要包括内侧视前核、前下丘脑核、下丘脑背内侧核及腹内侧核、乳头核。外侧带主要包括外侧视前核及下丘脑外侧核[34]。

当 Rathke 囊内陷时，部分腹侧间脑向腹侧外翻形成漏斗，漏斗此后分化形成垂体后叶及垂体柄。垂体柄起着连接垂体和大脑的作用，包含垂体门静脉系统及起自下丘脑正中隆起的神经元轴突。这些神经元起源于下丘脑脑室周围的视上核、视交叉上核和室旁核的下丘脑大细胞神经分泌系统[34]。正中隆起是一个位于下丘脑基底部的富含毛细血管网的结构，它可以利

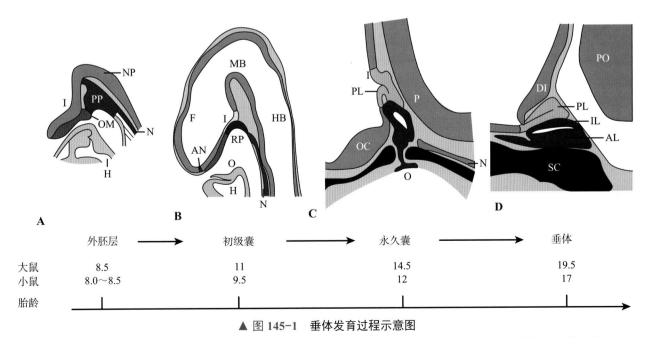

▲ 图 145-1　垂体发育过程示意图

AI. 前叶；AN. 前神经孔；DI. 间脑；F. 前脑；H. 心脏；HB. 后脑；I. 垂体漏斗；IL. 中间叶；MB. 中脑；N. 脊索；NP. 神经板；O. 口腔；OC. 视交叉；OM. 口膜；P. 脑桥曲；PL. 后叶；PO. 脑桥；PP. 脊索前板；RP. Rathke 囊；SC. 蝶骨软骨（经 Elsevier 许可转载，改编自 Sheng HZ, Westphal H. Early steps in pituitary organogenesis. *Trends Genet*. 1999;15:236–240. ）

用毛细血管网使散在分布的下丘脑小细胞神经元分泌的促垂体激素释放激素浓集并通过垂体门静脉系统迅速抵达垂体，刺激垂体前叶及中间叶相应细胞分泌对应的垂体激素。此外，小细胞神经元也可以分泌精氨酸升压素和催产素，尽管其分泌量远低于大细胞神经元。有趣的是，小细胞神经元分泌的精氨酸升压素可以协同 CRH 刺激 ACTH 分泌。综上所述，下丘脑通过垂体发挥作用，是机体生长、生殖及维持内环境稳定的内分泌中枢 [35]。

下丘脑结构十分复杂，组织来源多样，有多种神经元细胞亚型，目前尚未完全破译其胚胎发育过程。介导下丘脑发育的主导基因、信号转导及标志性分子罕有文献报道 [36]。此外，下丘脑基因表达研究发现，下丘脑多种神经元亚型及其对应下游的生理过程具有连锁效应。现有的研究结果正缓慢揭开下丘脑的形成过程。

人类胚胎发育第 3 周时胎儿前脑形成，间脑和端脑在第 5 周时形成 [37-39]。Rathke 囊在第 5 周时从原始咽口凹分离。神经转导系统的下丘脑、垂体柄、垂体后叶等神经元组分 7 周时发育完善。此时，蝶鞍骨底出现，将腺垂体从原肠中分离出来。

第 15~18 周时，下丘脑神经元细胞聚集形成下丘脑神经核并与神经纤维相连 [38, 39]。在这个阶段，下丘脑神经元与间脑神经纤维中可以发现生长抑素、生长激素释放激素、TRH 及 GnRH。胚胎发育第 14 周时，下丘脑中的多巴胺、TRH、GnRH 及生长抑素含量十分丰富。

胚胎发育第 8 周时，间脑及 Rathke 囊周围发育中的垂体前叶的毛细血管网形成，并于第 12~17 周与垂体门静脉相连。第 30~35 周时，垂体门静脉发育成熟并连入下丘脑。最近研究发现，局部的催产素、Fgf3 和 Fgf10 通过刺激内皮生成和诱导下丘脑神经垂体神经元迁移，来调节下丘脑神经垂体形成、神经血管与下丘脑神经轴突和神经垂体毛细血管的相互联系 [40, 41]。

Rathke 囊由增殖祖细胞构成，随着分化逐渐向腹侧迁移。近期在成年鼠中确认同样存在胚鼠腔周富 SOX-2 祖细胞的增殖带 [42, 43]。这些祖细胞以后会发育为垂体细胞的各种特殊细胞亚型，如人类胚胎发育第 7~16 周时，就可识别出催乳素细胞、生长激素细胞、促肾上腺皮质激素细胞、促甲状腺激

素细胞及促性腺激素细胞 [37, 38]。

胚胎发育第 10~12 周时，垂体前叶细胞内出现分泌颗粒。第 10~17 周时，免疫学方法就可检出生长激素（GH）、催乳素（PTL）、促甲状腺激素（TSH）、黄体生成素（LH）、卵泡刺激素（FSH）、促肾上腺皮质激素（ACTH）、催产素升（OT）、8-精催产素（VT）及精氨酸血管升压素（AVP）[38, 39, 44]。也就说，下丘脑垂体神经内分泌传导系统在胚胎发育第 12~17 周时就已经初具功能。

成人垂体前叶组织是由产生激素的终末分化细胞构成的三维同型细胞网络结构。在胚胎阶段，最初分化的细胞是孤立的细胞，但是迅速与产生相同激素的其他细胞聚合形成细胞链，最终形成三维网络结构。小鼠胚胎发育第 13 天时，首先形成 POMC 激素细胞网络，随后是生长激素 / 催乳素及促性腺激素细胞网络。目前，还未发现促甲状腺激素细胞网络 [45]。

3. 与垂体发育和疾病相关的基因 垂体的胚胎发育受到复杂遗传交互调控，具体是由一系列涉及细胞增殖、终末分化的信号分子和转录因子彼此之间协同精细调控完成的（图 145-1）。最初的垂体原基细胞是多潜能细胞，随着 Hesx1 基因的表达及其下游信号通路激活，腺垂体及腹侧间脑细胞分别定向分化为成熟的激素分泌细胞。在垂体发育的关键时期，信号分子及转录因子按特定时间顺序表达，之后其表达逐渐减弱（图 145-2）。通过自发或诱发的基因突变小鼠的研究，一方面可以帮助我们明确垂体疾病的病因，另一方面也有助于我们了解垂体的发育过程。表 145-3 列举了下丘脑 - 垂体疾病的致病基因。

腹侧间脑及其周围结构内的外源性分子，如骨形态蛋白 2/4（Bmp 2、Bmp 4）、成纤维生长因子 8（Fgf8）、Shh、Wnt4、甲状腺转录因子（Ttf1），以及 Notch 信号通路在早期垂体发育过程中发挥重要作用 [35, 47, 48]。口腔外胚层和神经外胚层之间的密切配合在垂体发育的起始阶段至关重要。Rathke 囊的发育过程至少需要接受来自间脑的两种不同诱导信号，可以分为两个阶段。首先在 Bmp4 介导下形成初级 Rathke 囊，此后，Fgf8 通过激活 LIM 同源盒蛋白 3/4（lbx3/4）促进初级 Rathke 囊形成永久的囊腔结构。Bmp4 和 Fgf8 均只存在于间脑中，而

不存在于 Rathke 囊中。小鼠中，仅在腹侧间脑表达的 Ttf1 发生突变不仅可以造成严重的间脑发育缺陷，还可导致垂体前叶发育不良。Prop1 的正常表达依赖于 Notch 信号通路，在 pit1 细胞系的发育中起重要作用。Notch 信号通路表达降低在 Pit1 细胞的终末分化及生长激素细胞的增殖、成熟中十分重要[49]。

有研究发现，在合并或不合并下丘脑 - 垂体缺陷的前脑无裂畸形患者中存在 Shh 信号通路（SHH、TGIF、ZIC2、PTCH1、GLI2）及转录因子 SIX3、

TDGF1 和 FAST1 基因突变[50-54]。*FGF8* 基因突变可引起前脑无裂畸形、尿崩症及 Kallmann 综合征[55]。HESX1 基因突变可引起视（神经）中隔发育不良（SOD）、多种垂体激素缺乏或单一生长激素缺乏症[35, 56]。*SOX2* 及 *OTX2* 基因突变与重度眼缺陷、促性腺激素分泌不足所致性功能减退症及不同程度的垂体功能减退症有关[57-61]。*SOX3* 基因突变及重复与伴或不伴学习障碍的垂体功能减退症均有关[62]。LIM 同源域转录因子 *LHX3* 基因突变与垂体功能减退症、颈部异常、感音神经性聋有关。

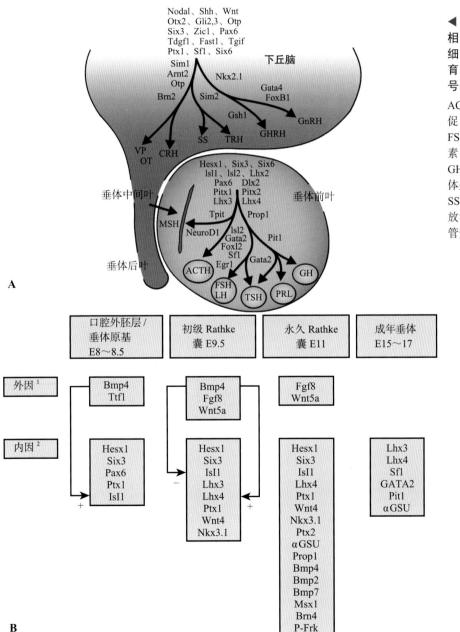

◀ 图 145-2　**A.** 与垂体前叶发育相关的转录因子和信号分子，详细讨论见正文；**B.** 小鼠垂体发育不同阶段表达的转录因子和信号分子

ACTH. 促肾上腺皮质激素；CRH. 促肾上腺皮质激素释放激素；FSH. 卵泡刺激素；GH. 生长激素；GnRH. 促性腺激素释放激素；GHRH. 生长激素释放激素；LH. 黄体生成素；OT. 缩宫素；PRL. 催乳素；SS. 生长抑素；TRH. 促甲状腺素释放激素；TSH. 促甲状腺素；VP. 血管升压素

表 145-3　垂体发育中小鼠和人类表型对比

基　因	蛋　白	小鼠功能缺失表型	人类表型	小鼠 / 人类遗传方式
HESX1	HESX1	无眼或小眼，腓胝体发育不全，隔膜缺失，垂体发育不良或不发育	• 多样：SOD、CPHD、IGHD 伴垂体后叶异位，垂体前叶发育不良或缺如，垂体后叶异位或正常 • 突变率 < 1%	• 人类显性或隐性遗传 • 小鼠隐性遗传
OTX2	OTX2	前脑、中脑、嗅基板及视基板缺如	• 无眼、APH、垂体后叶异位、漏斗部缺失；无眼及小眼者 • 突变率 2%~3%	杂合突变：单倍剂量不足 / 显性抑制
SOX2	SOX2	• 突变纯合子：胚胎期死亡 • 杂合突变：生长迟缓、生育力下降，中枢神经系统异常及无眼畸形；垂体各细胞亚型发育不良	• 低促性腺素性功能减退症；APH、海马异常、双侧无眼 / 小眼、腓胝体发育不全、学习困难、食管闭锁、感音神经性聋、下丘脑错构瘤 • 突变率 2%~3%	• 人类 de novo 单倍剂量不足 • 小鼠杂合突变及单倍剂量不足
SOX3	SOX3	生长迟缓、疲乏，颅面异常，腓胝体发育不全，下丘脑及隔膜异常	• IGHD 伴精神发育迟滞、垂体前叶功能减退、APH；隔膜发育不良、垂体后叶异位、中线结构异常 • 突变率 6%（重复），1.5%（突变）	X 连锁隐性遗传
GLI2	GLI2	N/A	• 前脑无裂畸形、垂体前叶功能减退、颅面异常、多指畸形、单鼻孔、单门牙、隔膜部分发育不良 • 突变率 1.5%	单倍剂量不足
LHX3	LHX3	Rathke 囊发育不良	• 垂体前叶功能减退（GH、TSH 及促性腺激素缺乏），不同程度的 ACTH 缺乏，颈椎短、硬，不同程度的感音神经性聋 • 突变率 1.3%	隐性遗传
LHX4	LHX4	垂体前叶轻度发育不良	• GH、TSH 及皮质醇缺乏，颅咽管永存，小脑扁桃体异常，垂体后叶异位或正常，隔膜缺失 • 突变率 1.2%	• 人类显性遗传 • 小鼠隐性遗传
PROP1	PROP1	垂体前叶发育不良、生长激素、催乳素、促甲状腺激素、促皮质素、促性腺激素减少	• GH、TSH、PRL 及促性腺激素缺乏。ACTH 缺乏，垂体早期增大，而后退化 • 突变率：散发病例 1.1%，家族性 29.5%	隐性遗传
POU1F1	POU1F1（PIT1）	垂体前叶发育不良、生长激素、催乳素、促甲状腺激素减少	• 不同程度的垂体前叶功能减退、GH、PRL 及 TSH 缺乏 • 突变率：散发病例 3.8%，家族性 18%	• 人类显性 / 隐性遗传 • 小鼠隐性遗传

LHX4 基因突变与垂体功能减退症和小脑畸形有关 [63-65]。垂体发育后期表达的 PROP1 和 POU1F1 基因突变与垂体疾病的关系更为特异，如 PROP1 基因突变与 GH、TSH、ACTH、催乳素及促性腺激素缺乏和垂体前叶增大有关。POU1F1 基因突变与 GH、TSH、催乳素缺乏有关 [35, 66-68]。TBX19/TPIT 基因突变与早发性孤立性 ACTH 缺乏有关 [69]。TSHβ 基因突变与先天性甲状腺功能减退症有关 [70]。IGSF1 是一种在垂体及睾丸表达的糖蛋白，目前认为其可能在 TRH 信号通路中发挥作用。IGSF1 基因突变和基因缺失均可能导致大睾丸、TSH 和 GH 缺乏 [71]。

KAL1 [72-74]、FGFR1 [75]、PROKR2、PROK2 [76]、FGF8 [77]、CHD7 [78, 79]、WDR11 [80]、HS6ST1 [81]、SEMA3A [82] 及 SOX1 [83] 基因突变均可导致 Kallmann 综合征。此外，近年来研究发现，FGF 信号通路中的信号分子 FGF17、IL17RD、DUSP6、SPRY4 及 FLRT3 等的突变均与 Kallmann 综合征有关。

此外，在 9% 的 Kallmann 综合征患者中检测出编码前动力蛋白受体 2 及前动力蛋白 2 的

PROKR2、PROK2 基因变异[84]。前动力蛋白是一种分泌型富含半胱氨酸的蛋白质，具有多种生物学特性，在促进神经元存活、胃肠平滑肌收缩、昼夜节律和食欲调节方面发挥重要作用[84]。前动力蛋白 PROK1 及 PROK2 通过与其表达在嗅球上的 G 蛋白耦联受体 PROKR1 及 PROKR2 结合发挥作用。PROK2 趋化诱导因子，趋化神经元前体沿嘴侧迁移流迁移。Prokr2$^{-/-}$ 小鼠表现为垂体 LH 减低，小性腺及嗅球形成异常，但 Prokr2 不是决定垂体形成与否的关键因素[85, 86]。PROKR2 基因变异与垂体功能减退症、垂体柄阻断综合征及 SOD 有关，但 PROKR2 基因不太可能是单独的致病因素，它更可能是与他基因突变和（或）环境因素共同作用导致表型异常。

GNRH1 及其受体 GnRHR、Kisspeptin（KISS1）及其受体 KISS1R、神经激肽 B 及其受体基因突变均与嗅觉正常的促性腺激素分泌不足所致性腺功能减退症有关[87-91]。

Gli3 基因突变可导致 Pallister-Hall 综合征，主要特征为下丘脑异常及垂体功能减退症。PITX2 基因突变可导致 Axenfeld-Rieger 综合征，主要特征为眼、牙齿及下丘脑发育缺陷[92]。此外，动物实验发现 Pitx2 基因敲除鼠垂体发育不良，GH、FSH、LH、TSH 及 GHRH 基因表达水平降低[92]。

少数情况下，孤立性垂体激素缺乏的原因与对应的下丘脑促激素释放激素或下丘脑促激素释放激素受体基因突变有关，如 GHRH-R 突变可导致家族性生长激素缺乏，TRHR 突变可导致 TSH 缺乏，GnRHR 突变可导致促性腺激素缺乏[93, 94, 88]。

迄今为止，大多数先天性垂体功能减退症病例并未发现存在遗传变异，表明某些尚未鉴定出来的致病基因、寡基因疾病及环境因素在先天性垂体功能减退症的发病过程中发挥作用[95]。对下丘脑-垂体疾病的遗传学研究有助于阐明下丘脑的胚胎发育过程。ARNT2 是一种具有螺旋-环-螺旋结构的转录因子，在下丘脑室旁核及视上核的胚胎发育中发挥重要作用。我们最近的研究发现，ARNT2 基因突变与严重的下丘脑-垂体功能不全，包括 GH、TSH、ACTH 缺乏、尿崩症、进行性小头畸形、癫痫发作、严重视力障碍和严重的学习困难及泌尿道发育异常有关[96]。

4. 生长激素和催乳素　人类胚胎第 8～10 周时，垂体即可分泌生长激素[37, 38]。第 10 周时，垂体生长激素的含量大约为 1nmol（20ng），其含量 16 周时增加至 45nmol（1000ng）。胎儿脐血孕早期 GH 水平为 1～4nmol/L，孕中期时达峰，水平约为 6nmol/L。孕中期后 GH 水平迅速下降，足月时其平均浓度仅为 1.5nmol/L。胚胎第 16～24 周时，垂体 GH mRNA 和 GH 含量与血浆 GH 浓度平行，反映下丘脑-垂体和前脑功能的逐渐成熟[38, 39]。胎儿足月时已建立 GH 对生长抑素、GHRH、精氨酸及胰岛素的反应[38, 44]。

妊娠中期垂体门静脉系统发育后出现的高血浆 GH 浓度表明此时 GH 分泌不受抑制因子调控。针对羊胎的研究发现，在孕第 3 期的早期，生长抑素不能抑制 GHRH 调控的 GH 分泌。直到足月时，生长抑素才可以拮抗 GHRH 刺激的 GH 分泌效应[38, 39]。此外，在孕第 9～16 周龄的人类胚胎垂体细胞的体外培养发现，该细胞对 GHRH 刺激有反应，而生长抑素对其无明显抑制效应[97]。此外，GH 分泌不受抑制因子的调控还与大脑边缘系统及前脑调节下丘脑功能的抑制回路尚未发育完善有关。直到孕中后期甚至直到早期新生儿阶段，调控 GH 分泌的机制才初步建立。出生后 3 个月，GH 对睡眠、血糖及左旋多巴的反应才逐渐完善。

孕期胎儿 PRL 的变化趋势与 GH 截然不同。孕 25 周以前，胎儿 PRL 浓度很低。此后，PRL 水平逐渐升高，直至分娩时均保持在较高水平[38]。孕中期人类胚胎垂体细胞的体外培养发现，此时的垂体细胞受到 TRH 刺激 PRL 及多巴胺抑制 PRL 信号调控，但其仅有有限的自主 PRL 分泌能力[38, 39]。雌激素可刺激垂体细胞合成及分泌催乳素。尽管有数周的滞后期，孕晚期时胎儿循环 PTL 水平的升高与雌激素水平升高相平行[44]。无脑儿血浆 PRL 仍可处于正常或接近正常范围，说明雌激素在 PRL 分泌中发挥重要作用。来自羊胎的数据同样支持该观点[38]。综上所述，大脑及下丘脑对 PRL 分泌的调控机制与 GH 类似，直至妊娠晚期及出生后 1 个月才逐渐成熟[39, 44, 98]。

总体来说，妊娠晚期胎儿垂体激素分泌过多。这一点可以从流产及早产胎儿的脐血中可检测到较高水平的 GH、TSH、ACTH、β 内啡肽、β 促脂解素、

LH 及 FSH 中得到验证 [37, 38, 44]。下丘脑 - 垂体轴功能的建立不但涉及大脑皮层和中脑、下丘脑和下丘脑 - 垂体门静脉血管系统及周围内分泌系统的发育成熟，还涉及胎盘激素和神经肽的产生。中枢神经系统及下丘脑对下丘脑促垂体激素释放激素调控机制建立的相对延迟是导致胎儿垂体激素分泌过多的原因 [38]。

与生长板等其他胎儿组织相比，胎肝中的 GH 受体 mRNA 水平及受体结合水平较低 [37, 38]。无脑儿的宫内生长情况接近正常胎儿，说明包括营养在内的其他因素也可刺激胎儿 IGF 产生 [99, 100]。胎儿体内大多数组织在妊娠前三个月都存在 PRL 受体，提示妊娠早期 PRL 在促进胎儿器官和组织发育方面发挥重要作用 [44, 99]。胎儿脂肪组织和脂肪组织中 PRL 受体（PRLR1、PRLR2）的协同增加，说明孕晚期 PRL 在促进胎儿脂肪组织生长及成熟中发挥作用 [37, 101]。此外，PRL 在胎儿骨骼成熟中同样发挥作用 [101]。在对羊胎的研究中发现，胎盘 PRL 可以刺激胎肝糖原合成。此外，胎盘 PRL 还可刺激人类胎儿成纤维细胞及肌肉细胞转运氨基酸、合成 DNA 及 IGF-1，GH 及 PRL 则无类似作用 [44]（见下文，胎儿生长）。

人类 17 号染色体 17q22-24 包含一个由 5 种相关基因构成的 GH/ 胎盘催乳素基因集群，如 GH-N 编码垂体 GH、GH-V 编码胎盘 GH、hPL-A、hPL-B 及 hPL-L 编码胎盘催乳素（也被称为绒毛膜生长催乳激素，CSH）。循环中的胎盘催乳素主要由 hPL-A 及 hPL-B 编码。GH-V 孕中期后迅速上调，在孕第 34～37 周达峰，胎盘娩出后 1h 后循环中即无法检测 [102]。GH-V 通常不进入胎儿循环，只在母体及子宫胎盘界面发挥作用。hPL 结构与 GH 类似，但功能上接近 PRL，胎儿和母体循环系统均可检测到 hPL。孕 6 周时，母体循环中可检测到 hPL，孕第 32～35 周时，hPL 达峰（峰值浓度 5000～7000ng/ml）；胎儿足月时循环中的 hPL 浓度仅为 20～50ng/ml。此外，在胎盘体积增大的情况下（如双胎妊娠），hPL 含量也增加。对母体而言，PRL 可以影响胰岛素分泌、下丘脑相关基因表达、瘦素功能，从而维持代谢稳态，为胎儿及新生儿的营养提供底物。

胎盘的 GH-V 进入母体循环后可降低母体胰岛素敏感性，从而将葡萄糖和其他营养物质通过胎盘输送给胎儿。作为一种代偿机制，母体孕期胰岛素和胰腺 β 细胞团增加 [103]。在啮齿动物中发现，PRL 及胎盘催乳素可以通过与 PRL 受体结合来激活其下游信号通路，增加 β 细胞团。此外，围产期 PRL 浓度增加与 β 细胞增殖平行。敲除 PRL 受体后，围产期 β 细胞团及胰岛素分泌量均减少 [104]。

5. 胎儿肾上腺　与肾上腺髓质起源于外胚层不同，中肾头侧在胚胎发育第 3～4 周可以发现双侧肾上腺原基 [37, 105, 106]，中间中胚层在胚胎发育第 4～5 周增厚形成肾上腺皮质。尿生殖嵴富含肾上腺和性腺前体细胞，以后将分化形成肾上腺细胞和性腺细胞。在发育过程中，一部分前体细胞穿过腹膜后间质到达中肾头侧形成肾上腺皮质，起源于神经嵴的交感细胞在胚胎发育第 7～8 周向其内迁移形成肾上腺髓质。神经嵴细胞内迁后，间充质细胞包裹肾上腺原基 [107]，皮质和髓质细胞群迅速增殖，形成位于中心的肾上腺髓质和外周的肾上腺皮质。最后，由多层基质细胞形成的细胞包膜覆盖肾上腺。

肾上腺皮质细胞根据细胞排列情况，由外向内可分为球状带（ZG）、类固醇激素带（束状带）及网状带。球状带细胞在肾素 - 血管紧张素调控下产生盐皮质激素（醛固酮）。束状带细胞在下丘脑 - 垂体激素调控下产生糖皮质激素，其发育早于 ZG。胎儿网状带细胞能够产生一定量的 C19 雄激素，如脱氢表雄酮（DHEA）和硫酸脱氢表雄酮（DHEAS）。上述雄激素之后可在胎盘作用下转化为雌激素。胚胎发育第 9～12 周时，包含大嗜酸性细胞的肾上腺胚胎带分化完全。足月时，胎儿肾上腺重量可达 8g，其中胚胎带占腺体的 80%（占总体重的 0.4%），而成年时胚胎带仅占肾上腺的 4%～8% [37, 105, 106, 108]。肾上腺胚胎带出生后迅速退化，大多数人 6 月龄时消失。

胎儿肾上腺的发育受一系列阶段性表达的转录因子的程序化调控，如 WT1、SF1（NR5A1）、DAX1（NROB1）、SALL1、FOXD2、PBX1、转录共调解因子（如 CITED2）、信号分子（如 Sonic Hedgehog/GLI3、WNT3/WNT4/WNT11、midkine）、基质蛋白（SPARC）及端粒酶活性调节子（ACD）。其中类固醇调节因子 1（SF1）、WT1、DAX1（剂量依赖性性反转、先天性肾上腺发育不全、X 染色

体因子）及 Shh（sonic hedgehog）信号通路[109-111]
主要介导胎儿肾上腺的早期发育（图 145-3）。SF1
和 DAX1 在肾上腺皮质、睾丸、卵巢、下丘脑和垂
体组织协同表达。WT1 敲除鼠表现为肾脏及性腺发
育不良、肾上腺缺如[112]。SF1 敲除鼠表现为肾上腺、
性腺发育不良、促性腺激素缺乏，下丘脑腹内侧核
缺如[112]。Dax1/DAX1 基因失活性突变可造成小鼠
及人类肾上腺发育不良、促性腺激素缺乏[110]。Shh
信号通路在胎儿肾上腺的晚期发育阶段发挥重要作
用。Shh 是肾上腺皮质前体细胞的标志，肾上腺髓
质细胞及包膜细胞不表达 Shh。表达 Shh 的肾上腺
皮质前体细胞可定向分化为产生糖皮质激素及盐皮
质激素的细胞。Shh 基因突变鼠的肾上腺体积较小、
包膜变薄[113]。此外，其他的一些转录因子如 Pbx1、
Lim1 及 Wnt4 也参与调节前体细胞从体腔上皮及尿
生殖嵴到胎儿肾上腺的发生过程[112, 114]。敲除小鼠
Pbx1 基因可造成包括肾上腺发育不全及睾丸发育
不良在内的多器官发育缺陷，最终导致胎鼠宫内死
亡。Wnt4 突变可导致肾上腺发育不良、XX 雌性动
物雄性化及 müllerian 管结构发育不全。

　　生长因子在肾上腺晚期发育中同样发挥重要
作用，如成纤维生长因子（FGF）信号通路与 SF1
和 Shh 信号通路之间存在网络交叉。发育中的肾上

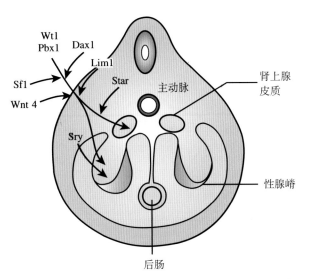

▲ 图 145-3　5 周龄人胚胎横断面示意图，显示肾上腺原
基（肾上腺皮质）和性腺嵴水平
图中显示的是肾上腺发育和功能中已知的最重要基因。肾上
腺和性腺发育需要 SF1，调节睾丸胚胎形成中最重要的单个
基因 SRY。DAX1 基因失活可导致肾上腺发育不良。肾上腺
类固醇合成中的限速因子类固醇合成急性调节蛋白（StAR）

腺皮质表达 Fgfr2 及 Fgfr4。Fgfr2-Ⅲb 缺失可导致
肾上腺发育受损，SF1 及类固醇激素合成酶表达减
低[113]。表皮生长因子（EGF）可刺激肾上腺皮质胚
胎带及永久带增殖。胎儿肾上腺 IGF-2 mRNA 及蛋
白水平均较高，IGF-2 能够增强 ACTH 对类固醇激
素合成酶的反应，从而刺激胎儿肾上腺皮质细胞合
成肾上腺皮质激素[37, 108]。胎儿肾上腺酶的成熟模式
提示，肾上腺皮质永久带直到胚胎发育第 30 周时
才开始从胆固醇合成皮质醇，尽管在此之前胎儿也
可能利用孕酮作为前体物质合成部分皮质醇[37, 108]。

　　CDKN1C 是一种位于 11 号染色体（11p.15）的
印记基因，编码细胞周期抑制因子 CDKN1C 蛋白。
CDKN1C 失活突变可导致 Beckwith-Wiedemann 综
合征，其主要特征包括过度生长综合征和肾上腺皮
质癌的高度易患性。

　　CDKN1C 过度活化突变则可导致 IMAGe 综合
征，其主要特征包括先天性肾上腺发育不全、胎儿
宫内生长受限、干骺端发育异常及生殖器畸形[115]。

　　类固醇急性调节蛋白（StAR）是肾上腺类固醇
激素合成的限速因子[37, 116]。StAR 基因敲除鼠主要
表现为糖皮质激素及盐皮质激素缺乏，XY 雄性动
物雌性化。StAR 基因失活性突变在人类主要表现
为肾上腺发育不良和肾上腺激素缺乏[116]。最近在
46,XY 外生殖器表型正常的男性中也发现存在 StAR
基因突变[116, 118]。

　　与成人肾上腺皮质类似，胎儿肾上腺同样具有
皮质类固醇激素合成的 5 种酶，包括 2 种微粒体酶
［17- 羟化酶 /17,20- 碳链裂解酶（CYP17/P450c17）、
21- 羟化酶（CYP21A2/P450c21）］和 2 种线粒体细
胞色素 P450 氧化酶［胆固醇侧链剪切酶（CYP11A1/
P450scc）、11β 羟化酶（CYP11B1/CYP11B2，又称
P450c11/ 醛固酮合成酶）][37, 105, 106]。最后一种是位于
光面内质网的 3β 羟类固醇脱氢酶（3βHSD），既具
有 3β 羟类固醇脱氢酶活性又具有 Δ⁴、Δ⁵- 异构酶
活性[105, 106]。此外，肾上腺皮质胚胎带及永久带类
固醇激素合成酶的活性具有一定差异[105]。肾上腺
皮质胚胎带具有较高的类固醇磺基转移酶活性。由
于 3βHSD 活性较低而磺基转移酶活性较高，因此
胚胎带主要合成 DHEA、DHEAS、孕烯醇酮硫酸
盐、Δ⁵ 3β 羟类固醇包括皮质醇、醛固酮在内的少
量 Δ⁵ 3- 皮质酮[105, 106]。肾上腺皮质永久带分泌的

类固醇激素仅占胎儿肾上腺类固醇激素分泌总量的一小部分。

胎儿肾上腺在孕早期短暂表达 2 型 3βHSD 合成糖皮质激素，孕第 8～9 月时合成的糖皮质激素水平达到高峰[120]。孕期 HPA 轴对糖皮质激素的负反馈调节作用非常敏感。CYP21A2/CYP11B1 酶缺陷的 46,XX 胎儿中，由于皮质醇合成减少导致 ACTH 反馈性升高，从而刺激胎儿肾上腺合成过多的雄激素，最终可导致女婴外生殖器男性化[120]。胎儿类固醇激素合成的主要底物胆固醇来自于循环中的低密度脂蛋白（LDL）和皮质细胞的自身合成，其中 70% 的 LDL 来源于胎肝及睾丸组织。与永久带相比，肾上腺皮质胚胎带具有更多的 LDL 结合位点，原位合成胆固醇的速度更快，可以适应更大需求的糖皮质激素合成活性。孕早期时，ACTH 受体及血管紧张素受体（AT$_1$、AT$_2$）在胎儿肾上腺细胞均有表达[105]。胎儿肾上腺分泌的皮质醇及胎盘分泌的雌二醇均能调节肝脏胆固醇的合成速率。

人类胎儿肾上腺功能的矛盾之处在于其主要合成无活性的类固醇激素产物[105]。由于胎儿肾上腺 3βHSD 相对缺乏，其主要合成无活性的 DEHA、孕烯醇酮及硫酸盐。多数 DEHA 在肾上腺及胎肝转化为 16- 羟 DHEAS。DHEA 是胎盘雌二醇和雌二醇代谢底物的前体物质，而 16- 羟 DHEAS 可在胎盘代谢为雌三醇。妊娠期间胎儿 DHEAS 和母体雌三醇浓度逐渐增加直至足月。临近分娩时胎儿每天可产生约 200mg 的脱氢表雄酮[108]。无脑儿雌二醇含量较正常胎儿下降约 10%。在灵长类动物中观察到，雌二醇可抑制孕中后期胚胎肾上腺胚胎带的发育。胎儿肾上腺 DEHA 的合成受到雌二醇的负反馈调节[121]。

胎儿垂体分泌的 ACTH 是肾上腺功能的主要刺激激素[37, 105, 108, 122]。尽管胎盘产生的 hCG 对孕早期胎儿肾上腺生长有一定的支持作用，但无脑儿在胚胎发育第 15 周时可出现肾上腺退化，说明来自垂体的刺激因子才是维持肾上腺发育的关键因素。妊娠中期时，胎儿血浆 ACTH 浓度平均为 250pg/ml，临近足月时稍有下降，但仍明显高于出生后水平。胎儿 ACTH 的分泌受复杂的机制调控[37]。

在狒狒中发现，孕晚期胚胎垂体、肾上腺、肝脏、肾脏及肺组织均可检测到 CRH 蛋白。垂体 CRH 含量最高（300～500pg/mg 蛋白），肾上腺、肺、肝和肾组织的平均 CRH 含量为 20～30/5～10pg/mg 蛋白[37, 123]。胎儿循环中 CRH 水平较高，主要来源为下丘脑边缘部位及胎盘[123, 124]。母体孕晚期时 CRH 水平上升，足月时达到 0.5～1nmol/L（非妊娠女性正常 CRH 水平 < 0.01nmol/L）[125]。胎盘分泌的 CRH 具有生物活性，其水平与母体皮质醇水平平行，说明胎盘分泌的 CRH 可以刺激母体分泌皮质醇。胎儿足月时血浆 CRH 水平约为 0.03nmol/L（估计垂体门静脉中的 CRH 水平可能更高一些），但此时其对胎儿 ACTH 的释放基本不发挥调节作用。胎儿孕中期时血浆 ACTH 平均浓度约为 55pmol/L（250pg/ml），为能刺激胎儿肾上腺类固醇合成的最大浓度。尽管胎儿循环中 ACTH 水平在足月时有所下降，但整个妊娠期其含量仍高于出生后水平[105, 108]。AVP 及儿茶酚胺均能刺激胎儿 ACTH 的分泌[126]。

妊娠的后半阶段及早期新生儿期时，胎儿促肾上腺皮质激素反馈控制系统逐渐完善。孕第 18～20 周时，地塞米松尚不能抑制胎儿的垂体 - 肾上腺轴，该反馈直到足月时才建立[105]。在羊胎中观察到，下丘脑及垂体在孕中期表达糖皮质激素受体，但直至孕中期、晚期以后 ACTH 才受糖皮质激素的负反馈调节[127]。羊胎足月时在循环中皮质激素水平升高的同时，伴有下丘脑糖皮质激素受体数量的增加，提示此时糖皮质激素受体的自调节作用超过循环糖皮质激素对下丘脑糖皮质激素受体的负反馈调节作用[128]。

胎儿近足月时每单位体重皮质醇分泌量与成人类似[105]。胎儿循环中皮质醇的 2/3 是自身肾上腺分泌，1/3 通过胎盘从母体转运而来[105]。胎儿皮质醇的清除率很高，80% 的皮质醇在胎儿组织及胎盘氧化为皮质酮及其代谢产物[105]。大部分的胎儿组织（如胎盘、肺、脑、肝及肠道组织）在孕中期开始表达糖皮质激素受体（GR）[105, 106, 127, 129, 131]。GR 缺乏鼠表现为肾上腺皮质增大且结构紊乱、肾上腺髓质萎缩、肺发育不良及糖异生障碍[129]。

胎儿皮质醇在外周组织通过 2 型 11βHSD（11βHSD- Ⅱ）灭活为无活性的皮质酮，胎儿孕中期循环中皮质酮浓度约为皮质醇浓度的 4～5 倍（图 145-4）。由于皮质醇可导致胎盘及胎儿生长迟缓，因此胎儿体内皮质醇转化为皮质酮可以维持其正常

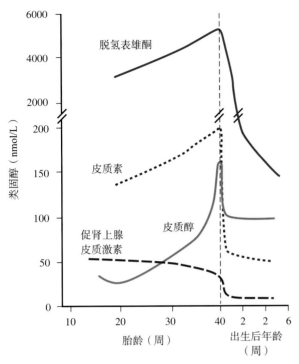

▲ 图 145-4 妊娠中期和围产期人胚胎血清皮质醇、皮质素和脱氢表雄酮的成熟模式

的合成代谢[132]。近足月时，胎肺及胎肝表达 1 型 11βHSD，使组织局部的皮质酮还原为皮质醇[105]。胎儿皮质醇含量在妊娠的最后 10 周增加，原因一方面是由于肾上腺皮质醇分泌量增加，另一方面是由于其向皮质酮转化减少[105]。这个阶段胎儿皮质醇含量的增加不仅对多种胎儿组织成熟具有重要意义，也是胎儿适应宫外生存的必要改变[105, 133]（见适应宫外生存）。

发育中的哺乳动物胎儿模型中存在所有肾素 - 血管紧张素系统成分，包括肾素、血管紧张素原、血管紧张素、血管紧张素转换酶及血管紧张素 Ⅱ 受体。肾素 - 血管紧张素系统相关基因在胎儿期的表达水平均高于新生儿期[37, 105]。近足月时，人类胎儿发育中的肾上腺皮质球状带具有分泌醛固酮的能力，经由剖腹产出生的新生儿血浆醛固酮水平较母体高 3~4 倍[105]。阴道分娩及限制钠摄入可以增加母体及新生儿醛固酮水平。胎儿醛固酮水平增加主要是由自身肾上腺醛固酮合成增加，较高的醛固酮水平将持续至出生后 1 年[134]。胎儿脐血中肾素活性和醛固酮的相关性不高[135]。孕中期时，人类胎儿肾上腺醛固酮的分泌量很低，且对在成人中发现的醛固酮促泌剂无反应。动物实验发现，新生儿

期的绵羊醛固酮受血浆肾素活性及血管紧张素 Ⅱ 调控[136, 137]。呋塞米能够增加孕后期胎羊 PRA 水平，但对醛固酮水平无明显影响。绵羊醛固酮对呋塞米的调节反应（和 PRA）要到新生儿期才逐渐建立[136, 139]。人类胎儿及新生儿中也观察到类似情况。

胎儿组织在胚胎发育的第 12~16 周时可检测到盐皮质激素受体（MR）[37, 140]，可检测到 MR 免疫活性的胎儿组织包括肾脏、皮肤、毛囊、气管和细支气管、食道、胃、小肠、结肠及胰腺外分泌管。目前 MR 在这些组织中的作用尚未阐明。尽管 MR 基因敲除鼠出生时表型正常，但出生后可出现肾素 - 血管紧张素系统功能缺陷[141]。

羊胎血管紧张素 Ⅱ 含量与母体类似，使用血管紧张素受体拮抗药后肾小球滤过率降低[139]。多种胎儿组织在胚胎发育的早期阶段可检出血管紧张素受体，包括 AT$_1$ 和 AT$_2$[37, 142]。羊胎孕早期时肾脏组织中 AT1mRNA 表达量较低，孕后期表达量上调，出生后迅速下降。与此不同，AT$_2$ 在孕中期表达量达峰，孕后期表达量下调。这些变化说明生长因子可介导组织细胞中 AT 的表达[142]。此外，血管紧张素 Ⅱ 能够抑制羊胎肾脏组织 AT$_1$ 和 AT$_2$ 的表达，而皮质醇能够上调肾脏及肺组织 AT$_1$ 的表达[142, 143]。

胎儿肾素 - 血管紧张素系统在维持胎儿肾脏排钠排水，预防羊水过少中发挥作用[37, 137]。胎儿期 / 新生儿期体内高醛固酮水平的机制尚不清楚。心房利尿钠肽（ANP）作为一种心脏激素可以抑制醛固酮分泌。胎儿循环内 ANP、脑钠肽（BNP）、C 型利尿钠肽（CNP）水平较高，因此其体内较高水平的 PRA 及醛固酮不能用利尿钠肽缺乏解释[144]。

胎羊及早产绵羊肾脏的钠排泄受醛固酮调节[105, 136]。足月新生儿由于醛固酮缺乏或其他激素，如 17 羟孕酮与肾脏盐皮质激素受体竞争性结合可导致盐皮质激素缺乏表现[105]。起先，新生儿肾小球滤过率降低可以减少体内钠的丢失，但出生 1 周后即会出现低钠、高钾及容量不足等醛固酮缺乏的特征性表现[37, 105]。

6. 新生儿期肾上腺疾病 ACTH 缺乏、肾上腺发育不良或肾上腺对 ACTH 抵抗均可导致肾上腺皮质功能不全。

POMC 是 ACTH 及其他一些小分子肽，如 β 内啡肽、α⁻/β⁻ 促黑色素细胞激素的前体物质。由于盐

皮质激素的分泌不受 ACTH 调控，因此 ACTH 缺乏情况下盐皮质激素不受影响，发生失盐的可能性很小。然而一些 ACTH 不敏感的患者确实存在盐皮质激素缺乏。ACTH 缺乏既可以是多种垂体激素缺乏（MPHD）中的一个组分，也可以是孤立的 ACTH 缺乏。许多导致 MPHD 的单基因缺陷（如 *HESX1*、*SOX3*、*LHX3*、*LHX4*、*PROP1* 和 *ARNT2* 基因突变）也可以导致 ACTH 缺乏[35]。少数情况下，也有一些病例诊断时并无 ACTH 缺乏，但在病程中可出现 ACTH 缺乏。

T-box 基因家族转录调控因子 TPIT（TBX19）隐性突变可导致孤立性 ACTH 缺乏。TPIT 在垂体促皮质激素细胞及黑色素细胞分化、成熟和维持中发挥重要作用。此外，激活 POMC 需要 TPIT 与转录因子 PTX1 共同作用。TPIT 缺乏可导致早发严重的孤立性 ACTH 缺乏，表现为严重低血糖、黄疸期延长，甚至新生儿死亡[69]。

POMC/PC1 基因突变可导致 ACTH 缺乏、皮肤苍白、红发、腹泻及肥胖。研究发现，POMC 基因突变患者循环中 ACTH 仅有免疫反应性而无生物活性，故患者表现为皮质醇缺乏、肥胖及红发[145]。

ACTH 抵抗可导致孤立性糖皮质激素缺乏（偶尔也可见盐皮质激素缺乏），表现为皮肤色素沉着及 ACTH 水平显著升高[146, 147]。ACTH 受体突变（MC2R）导致的 1 型家族性糖皮质激素缺乏（FGD type 1）、MC2R 附加蛋白（MRAP）突变导致的 2 型家族性糖皮质激素缺乏（FGD type 2）、3A 综合征也都存在 ACTH 抵抗[148]。近年来研究发现，烟酰胺核苷酸转氢酶（NNT）、谷胱甘肽过氧化物酶 1（GPX1）及微小染色体维持缺陷蛋白 -4 同源体（MCM4）突变也可导致 FGD[149-151]。在爱尔兰旅行者社区中发现，MCM4 突变可引起断裂染色体增加，导致晚发相对不严重肾上腺皮质功能不全、短肢及 NK 细胞缺乏。NNT 及 GPX1 突变可能通过影响活性氧解毒酶途径导致 FGD[152]。

先天性肾上腺发育不良（AHC）及某些先天性肾上腺增生都可以导致原发性肾上腺功能衰竭。AHC 既可以表现为婴儿早期、儿童期出现的严重失盐型原发性肾上腺功能衰竭，也可以表现为晚发的相对较轻的肾上腺功能不全[153]。最常见的 AHC 是由 *DAX-1* 基因突变导致的 X 连锁先天性肾上腺发育不良。男性患者除肾上腺皮质功能不全外，还表现为促性腺激素分泌不足所致性腺功能减退症[154, 155]。SF1 纯合及杂合突变可表现为肾上腺衰竭合并 46,XY 性发育异常（DSD），也可表现为孤立的肾上腺功能不全[92] 或孤立的性腺发育不全[156]。此外 SF1 突变还与卵巢早衰及女性不孕有关[157, 158]。

先天性肾上腺皮质增生症（CAH）是由一系列编码类固醇激素合成酶，如 *CYP11A1*、*StAR*、2 型 *3βHSD*、*CYP17*、*CYP21A2* 及 *CYP11B1* 基因突变导致的复杂疾病。CAH 的主要临床特征，包括不同程度的糖皮质激素、盐皮质激素缺乏，以及不同程度的外生殖器异常。具有 11β- 羟基化、18β- 羟基化、18 甲基氧化酶活性的 $P_{450}c11AS$ 酶缺乏可导致孤立的盐皮质激素缺乏[159]。盐皮质激素受体突变及编码上皮钠通道 ENac（*SCNN1A*、*SCNN1B*、*SCNN1G*）的基因突变也可导致功能性盐皮质激素缺乏，出现严重的低钠高钾血症[160]。

7. 胎儿性腺

(1) 睾丸发育：哺乳动物的性腺具有两种组织起源，原始生殖细胞起源于卵黄囊壁，体细胞基质细胞来源于原始中肾[37, 161, 162]。胚胎发育第 6 周时，原始生殖细胞迁徙进入泌尿生殖嵴，此时的原始性腺具有双向分化潜能。SRY 是性腺分化的决定基因，原始性腺在 *SRY* 存在时向睾丸方向分化，缺乏 *SRY* 的原始性腺将会自动分化为卵巢。定位于 11p13 的 *WT1* 基因、*SOX9* 及 *SF1* 在原始生殖嵴上均有表达，并共同维持正常男性性分化[163, 164]。WT1 在原始肾脏及生殖嵴中均有表达，并在间质上皮转换过程中发挥作用[165]。WT1 的 DNA 结合区含有锌指结构，在不同的细胞或染色体中可以发挥转录激活子或抑制子作用。通过不同的剪接形式可以得到不同的 +KTS 或 −KTS 的 WT1 同工形式，其功能也各不相同。WT1 同工蛋白可以与 SF-1 发挥协同作用，使 AMH 表达上调。WT1 错义突变可导致 Denys-Drash 综合征[166]。此外，WT1 还可以与 SRY 启动子相结合，激动 SRY。睾丸及卵巢发育均需要 SF1，SF1 可以调节 AMH 表达，促进促性腺激素分泌。SF1 和 DAX1 均属于类固醇 - 甲状腺激素核受体家族（孤儿核受体），主要通过形成异源二聚体调控下游靶基因表达，其在下丘脑腹内侧核、下丘脑促性腺细胞及肾上腺中均有表达[163, 164]。SRY 和

SF1 可以和小鼠 SOX9 特异性增强子内的多个反应元件结合，上调 SOX9 的表达。表达上调的 SOX9 和 SF1 可以在 SRY 作用消失后，与增强子结合维持自身的表达[167]。

SRY 基因的表达受 WT1、SF1、GATA4 及其辅助因子锌指蛋白 FOG-2（CBX2）转录调控[168]。有学者认为 SRY 可能是从高度保守的 SOX3 进化而来。SOX3 失活性突变不影响性腺分化，过表达 SOX3 的 XX 小鼠性腺可向睾丸分化。在人类 46,XX 性反转个体中，同样观察到存在 SOX3 重复或 SOX3 调节区域重排[169]。

睾丸 Leydig 细胞合成及分泌的胰岛素样因子 3（INSL3）是反映 Leydig 细胞功能的生物标志物。目前认为 INSL3 及 G 蛋白受体松弛素肽受体 2（RXFP2）主要在睾丸下降过程中发挥作用。少数隐睾患者中存在 INSL3 基因突变[170, 171]。

图 145-5 总结了与性腺发育有关的基因。胎儿性腺分化不受垂体促性腺激素调控，动物实验发现 LH 或 FSH 受体敲除鼠出生时性腺表型正常[172]。多种与性腺分化有关的基因突变已被发现[37, 162]。SRY 或 SOX9 基因失活性突变可导致 46,XY 性反转；SRY 或 SOX9 基因功能获得性突变可导致 46,XX 性反转。此外，SOX9 基因突变还与短指发育不良有关。SF1 基因突变与 46,XY 性腺及肾上腺发育不良有关。近期也有研究发现，SF1 基因突变与性腺发育不良、卵巢早衰、男性不育及睾丸退化综合征有关[156, 157, 173]。SF1 基因杂和与隐性突变均可致病，但隐性突变通常导致更为严重的功能丧失。

在一些睾丸发育不良合并肾脏功能结构异常的疾病，如 Wilms 瘤、肾小球硬化（WAGR、Denys-Drash 和 Frasier 综合征）中均发现存在 WT1 基因突变。WNT4 活化性突变可导致 46,XX 性反转[162]；DAX1 重复可导致 46,XY 性反转。CBX2 突变与 46,XY 性分化异常，性腺向卵巢发育有关[174]。

胚胎发育第 7 周时，在 SRY 基因正常存在的情况下男性性腺开始分化。首先，生殖嵴表面体腔上皮细胞增生并进入间质，原始生殖细胞进入初级性索[37, 175]。之后，初级性索与体腔上皮分离，初级性索细胞分化形成支持细胞，原始生殖细胞增殖分化形成精原细胞，上皮细胞分化形成睾丸白膜。胚胎发育第 8 周时，原始间质细胞分化形成能够合成雄激素的 Leydig 细胞。到胚胎发育第 14 周时，Leydig 细胞约占睾丸体积的 50%。在生精小管、直精小管发育后 Leydig 细胞在睾丸中占比也就随之下降。胚胎发育第 14 周时，睾丸重量约为 20mg，出生时约达 800mg。胚胎发育第 5~6 个月时，睾丸、附睾及输精管下降进入腹股沟管[175]。在胚胎发育过程中，性腺、肾上腺及肾脏的起源空间结构非常近，这也解释了为什么睾丸下降过程中可以携带部分肾上腺皮质上皮的残余细胞。睾丸下降受 Leydig 细胞分泌的 Insl3 调控[170, 171]。靶向干扰 Insl3 可导致双侧隐睾及睾丸韧带发育不良[176]。新生儿卵巢卵泡膜细胞也能分泌 Insl3，Insl3 纯合突变的雌性小鼠表现为动情周期紊乱、生育力下降。

男性性腺 Sertoli 细胞产生的 AMH 也称为副中肾管抑制因子（MIS），其作用是使 müllerian 管（中肾旁管）退化[177-179]。AMH 属于 TGF-β 糖蛋白超家族，分子量约为 12-kD。妊娠期 SRY 及 SF1 共同刺激 AMH 表达，促进 müllerian 管退化，出生后 AMH 表达下调[180]。女性胎儿中肾管由于没有睾酮支持发生退化，副中肾管由于缺乏 AMH 的抑制作用而得以发育。缺乏双氢睾酮时，泌尿生殖窦及外阴将会向女性表型分化。AMH 基因突变可导致少见的 46,XY 副中肾管永存留综合征[181]。无

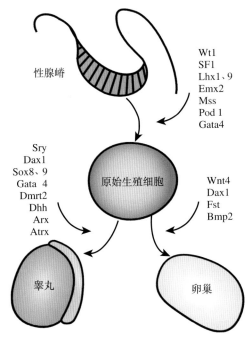

性腺嵴

Wt1
SF1
Lhx1、9
Emx2
Mss
Pod 1
Gata4

Sry
Dax1
Sox8、9
Gata 4
Dmrt2
Dhh
Arx
Atrx

原始生殖细胞

Wnt4
Dax1
Fst
Bmp2

睾丸

卵巢

▲ 图 145-5 性腺分化中分子和细胞事件的总结

论男性还是女性，AMH 的水平均随年龄的变化而变化[182, 183]。

胚胎发育的第 10～20 周，胎盘产生的高浓度 hCG 可刺激 Leydig 细胞合成睾酮[184, 185]。在这一个阶段，Leydig 细胞主要接受 HCG 调控，而不是胎儿垂体分泌的 LH 调控。睾酮是决定男性内外生殖器分化的决定因素，一方面睾酮可刺激中肾管发育为输精管、附睾、精囊及射精管，另一方面可刺激泌尿生殖窦发育形成前列腺、阴茎及阴茎尿道。

(2) 卵巢发育：胚胎发育第 7 周时，在缺乏 SRY 基因的情况下原始性腺自然发育为卵巢[37, 186]。首先，原始生殖细胞分化为卵母细胞。之后，初级性索退化，小的卵原细胞分散在卵巢皮质表面上皮细胞内。胚胎发育第 11～12 周时，类上皮细胞将成堆的分裂卵原细胞包绕于皮质内[186]。卵巢的中央部位为髓质，主要由结缔组织构成[186]。胚胎第 12 周时，原始颗粒细胞开始复制，卵巢皮质深部的大卵原细胞开始进行第 1 次减数分裂。胚胎第 18 周时，始基卵泡形成[188]。卵原细胞的数量在妊娠第 5 月时达最高值，为 300 万～600 万个，此后数量逐渐减少。胎儿出生时卵原细胞数量约为 200 万个[108, 188]。原始生殖细胞的增殖和凋亡同步进行，只有那些被颗粒细胞包裹形成始基卵泡的卵母细胞才可存活[108, 188]。妊娠第 5～7 月时，起源于基质的卵泡膜细胞包绕始基卵泡。胎儿出生时初级卵泡的数量与性成熟期排卵数有关。妊娠第 14 周时，胎儿单侧卵巢重量约为 15mg，出生时可达 300～350mg[186]。妊娠第 12 周后，卵巢间质中出现类固醇生成细胞。妊娠晚期时，卵泡周围的卵泡膜细胞也具有类固醇生成能力[108]。尽管胎儿卵巢具有较高的芳香化酶活性，但此时的卵巢几乎不产生类固醇激素[14, 186]。

尽管卵巢发育的基因调节机制目前尚不完全清楚，但现有研究发现，WNT/FZD/β 联蛋白、FOXO/FOXL2 及 TGFβ/SMAD 通路均参与卵巢发育的调控[168, 189]。其中翼状螺旋 / 叉头转录因子 2（FOXL2）是卵巢发育必不可少的转录调控因子[190]。睾丸组织中的 DMRT1 可以抑制 FOXL2 表达，防止分化后的睾丸向卵巢转化[191]。在 XX 个体中，RSPO1、WNT4、CTNNB1、FOXL2 及 FST 以女性特异性方式表达，促进性腺向卵巢发育，同时抑制

向睾丸发育[192]。RSPO1 基因通过 WNT4/β 联蛋白信号通路调节卵巢发育。RSPO1 纯合突变可导致 46,XX 性反转、睾丸发育不良或卵睾及掌跖角化过度症[193, 194]。WNT4 突变可导致 Mayer-Rokitanski 综合征（SERKAL 综合征），其主要临床特点包括性反转，肾脏、肾上腺及肺发育不良[195, 196]。

8. 性激素的作用　胚胎发育第 8 周时，尿生殖嵴间质出现雄激素受体（AR）；第 9～12 周时，体腔上皮出现雄激素受体[37, 197]，AR 的分布没有性别特异性。双氢睾酮（DHT）调节尿生殖窦及外生殖器的分化，其作用包括刺激生殖结节生长发育为阴茎、泌尿生殖皱融合形成阴茎尿道。此外，前列腺发育也受 DHT 调节。DHT 由睾酮在尿生殖窦经 2型 5α 还原酶催化形成，通过与 AR 结合发挥作用。

雄激素和雌激素都参与了啮齿动物大脑的结构发育[37, 198-200]。性激素不但能够反馈性调节下丘脑促性腺激素释放激素的产生，也参与调控卵巢周期及睾丸功能[199, 200]。新生雌性大鼠外源性给予睾酮可以通过局部的芳香化作用转化为雌二醇对下丘脑周期性调控产生永久抑制作用。雌激素的这种抑制作用在灵长类动物和人类中更加明显。与啮齿类动物不同，在灵长类动物中没有证据显示这种作用可以永久改变下丘脑周期性调控。此外，没有发现两种性别在子宫内阶段主要组织存在决定以后两种性行为和促性腺激素调控的生化差异[201]。

雌激素通过与其同源受体结合发挥作用，该受体属于类固醇激素受体超家族[202, 203]。主要存在两种雌激素受体形式即 ERα 和 ERβ[37, 203, 204]，其 DNA 结合域具有 96% 的同源性，而配体结合域仅有 58% 的同源性。人类胚胎发育的第 16～23 周，大多数胎儿组织开始表达雌激素受体。其中睾丸、卵巢、脾脏、胸腺、肾上腺、大脑、肾和皮肤组织主要表达 ERβ。ERα 主要表达在子宫，其他组织含量相对较低[203, 204]。ER 在胎儿发育中的作用尚不明确。ERα 基因敲除鼠胚胎组织发育不受影响，主要表现为不孕，雌鼠还可表现为多囊卵巢及子宫发育不良[203]。ERβ 基因敲除雌鼠有正常的性行为，生育力不受影响。基因敲除雄鼠生育力正常，但膀胱及前列腺发育不良[204]。ERα 及 ERβ 基因双敲除鼠胚胎组织发育不受影响，主要表现为出生后子宫、输卵管、阴道及盆腔发育不全，且对外源性雌激素无

反应[203]。*ERα* 突变的男性患者主要表现为高身材及胰岛素不敏感[206]。

9. 胎儿甲状腺

（1）甲状腺的胚胎发育：甲状腺起源于原始口咽腔，甲状腺原基可分为正中原基和侧原基，两者的起源不同。正中原基起自前咽底中部，由内胚层细胞增生变厚形成，以后形成产生 T_4 的甲状腺滤泡细胞；侧原基起自第四咽囊，以后形成甲状腺滤泡旁细胞[207-210]。

胚胎发育第 16～17 天时，甲状腺原基形成；第 24 天时，正中原基从口咽底部以后形成舌盲口的部位生成一条薄瓶状憩室并延伸到第四腮弓。第 24～32 天时，正中原基形成双叶结构，第 50 天左右，正中原基和侧原基融合，颊茎破裂。在此期间，甲状腺由最初的细胞团增生发育，并从咽底向颈部前正中线方向迁移，并最终停留在颈前部。胚胎第 51 天时，甲状腺两侧叶形成，中间由峡部相连。此时，正中原基与起自第四咽囊内胚层的终鳃体结合，甲状腺 C 细胞融入甲状腺腺体内。甲状腺下降过程中，其通过甲状舌管与咽部相连[211]。甲状腺下降过程异常可导致异位甲状腺、甲状舌管未闭及甲状舌管囊肿[211]。

一旦甲状腺迁移完成，甲状腺滤泡细胞即完成终末分化并形成滤泡结构[212]。胚胎第 70 天时，组织学方法可以在滤泡中观察到甲状腺胶质的存在，此时甲状腺已经可以合成甲状腺球蛋白及聚碘。在甲状腺滤泡发育的最终阶段，滤泡细胞持续增生，滤泡内胶质体积增加，甲状腺激素合成增加。人类胚胎第 11 周时，以甲状腺滤泡形成及合成甲状腺激素为标志的甲状腺终末分化完成，此时的甲状腺已表达 TSH 受体（TSHR）、钠碘共转运体（NIS）、甲状腺球蛋白（Tg）及甲状腺过氧化物酶（TPO）。妊娠第 12 周时，甲状腺重量约为 80mg。胎儿足月时，甲状腺重量可达到 1～1.5g。甲状旁腺在胚胎发育第 5～12 周时从第三、四咽囊分化而来。

（2）调控甲状腺发育的基因：目前认为甲状腺转录因子 HEX（Hex）、TTF1（Titf1/Nkx.2.1）、TTF2（Titf2/Foxe1）及 PAX8 与甲状腺及甲状旁腺发育有关[208, 210, 213, 215, 216]（图 145-6）。*Hex* 基因敲除鼠主要表现为甲状腺发育不全或严重甲减。Eya1 基因敲除可引起胸腺、甲状旁腺及甲状腺发育不良。敲除编码 TTF1 的基因可引起肺发育不全及甲状腺发育不良。*TTF2* 基因缺失可导致小鼠甲状腺发育不良和腭裂。*PAX8* 基因突变可导致甲状腺发育不良及肾脏异常[208, 210, 213, 215, 216]。*TTF1* 基因敲除鼠表现为甲状腺滤泡旁细胞再生障碍，而 *PAX8* 基因敲除对甲状腺滤泡旁细胞的再生无明显影响[217]。

Hox 基因对 TTF1 和 PAX8 的表达十分重要。*Hox15* 基因断裂可导致甲状旁腺发育不良[218]。TTF1/NKX2.1 和 PAX8 一方面在维持甲状腺细胞前体生存中起重要作用，另一方面还参与调节甲状腺特异性基因表达。Foxe1/TTF2 则主要影响甲状腺细胞迁移。此外，Fgf 及 Shh 信号通路也参与调节啮齿类动物的甲状腺发育[218]。Shh 信号通路主要与甲状腺后期发育有关，它主要影响甲状腺两侧叶的形成，并抑制甲状腺滤泡细胞的异位表达[219]。

尽管在胚胎发育各阶段的甲状腺原基中均检测不到 Tbx1，目前研究仍然认为其参与甲状腺的发育[220]。在 $Tbx1^{-/-}$ 鼠中，表达 Titf1/Nkx2.1 的甲状腺祖细胞下降迁移延迟。甲状腺体积在胚胎发育晚期时仅为正常的 1/4，且不能形成对称的双侧叶结构。此外，在表达 Tbx1 甲状腺细胞中选择性抑制 Fgf8 可诱导出与 Tbx1 突变类似的表型。在 Tbx1 突变的甲状腺原基中表达 Fgf8 cDNA（bx1DNA 结合域部位），可以挽救 Tbx1 突变引起的甲状腺体积减小。这说明原始咽腔中胚层中的 Tbx1-Fgf8 通路是调节哺乳动物甲状腺发育的决定因素[221]。

人类胚胎发育第 7～33 周时，*TTF1*、*FOXE1*、*PAX8*、*TSHR* 及 *DUOX2* 基因在甲状腺组织中稳定表达。早在胚胎第 7 周时，编码甲状腺球蛋白、TPO 及 Cl^-/I^- 转运蛋白（pendrin）的基因就已经开始表达，编码 NIS 的基因表达最后出现[222]。只有不到 10% 的家族性甲状腺发育不良及先天性甲减患者中可以检测到 TTF1、TTF2、PAX8 及 TSH 受体突变，目前此类患者中未检测到 *Hex* 基因突变[223, 224]。

（3）胎儿甲状腺的激素调节：孕中期时，随着人类胎儿垂体门静脉系统的建立，胎儿垂体及循环中 TSH 含量增加[37, 208, 225, 226]。孕中后期时，血中 TSH 含量迅速增加。孕第 16～18 周后，血中甲状腺激素结合球蛋白（TBG）及总甲状素（T_4）含量迅速增加，并于孕第 35～40 周达峰。游离甲状素（FT_4）含量随着 T_4 含量的增加而增加。孕后期时，

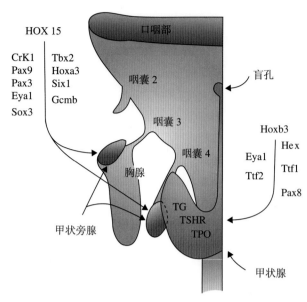

▲ 图 145-6 甲状腺和甲状旁腺发育中相关的基因示意图

绝大多数信息来源于小鼠的基因研究

胎儿循环中 TSH 及 T_4 含量增加，一方面反映了下丘脑 - 垂体功能的成熟，另一方面反映了此时胎儿甲状腺已经受到 TSH 调控[223]。孕后期早期时，胎儿垂体 TSH 的分泌受到血中低甲状腺素及下丘脑 TRH 调控。低甲状腺素可导致胎儿血中 TSH 升高，而此时母体甲亢可导致胎儿 TSH 受抑。研究发现，孕第 26~28 周出生的早产儿对外源性 TRH 有反应，TSH 升高幅度与成人类似[228]。早产儿出生后 TSH 对 T_3、T_4 下降的反应幅度低于足月儿，说明早产儿下丘脑发育不成熟[229]。随着孕周的增加，早产儿 TSH 对 T_3、T_4 的反应可逐步恢复。胎龄 23~27 周的早产儿 TSH 对 T_3、T_4 的反应缺乏，而胎龄 28~30 周的早产儿该反应已逐渐恢复[229]。换句话说，也就是胎龄越小胎儿下丘脑 - 垂体功能越不完善。这就意味着分别建立小于胎龄儿及正常体重出生儿年龄特异性的甲状腺功能参考值范围是必要的[230]。

下丘脑 - 垂体 - 甲状腺轴的功能在孕晚期后期及早期新生儿期逐渐成熟[231, 232]。孕中后期时，TSH 与 FT_4 平行升高；早期新生儿期时，TSH、FT_4、T_3 顺序升高；婴儿期及儿童期时，血中 TSH/FT_4 比值可接近成人水平[232, 233]。下丘脑 - 垂体 - 甲状腺轴的功能成熟需要下丘脑分泌 TRH，垂体对 TRH 的敏感性及甲状腺滤泡细胞对 TSH 的反应性三者互相协调配合。由于下丘脑外的组织，如胎盘、胰腺也可以分泌 TRH，加之胎儿 TRH 降解速度较慢，使胎儿血液 TRH 含量高于母亲血液。从功能上来说，胎儿孕中期处于原发性甲减及下丘脑甲减并存阶段，出生前仅处于轻度下丘脑甲减阶段，直到出生后 2 个月下丘脑 - 垂体 - 甲状腺轴的功能才成熟[37, 232]。

(4) 甲状腺激素代谢：脱碘是甲状腺激素在体内最重要的代谢方式，它既可使甲状腺激素激活，又可使之失活[231, 235]。甲状腺激素的脱碘反应分为外环和内环脱碘两种，分别激活或灭活甲状腺激素。脱碘酶分别由共享序列同源性不同基因编码。循环中的 T_3 主要由肝脏及其他非甲状腺组织的 T_4 经过外环脱碘产生，反 T_3（rT_3）则是由外周组织 T_4 内环脱碘形成。1 型脱碘酶（D_1）是双功能脱碘酶，既可以催化 T_4 外环脱碘为 T_3，rT_3 脱碘为 T_2；也可催化 T_3 内环脱碘为 T_2。D_1 的外环脱碘活性可以被较高浓度的丙基硫氧嘧啶（PTU）抑制，被甲状腺激素活化。整个孕期 D_1 的活性很低。2 型脱碘酶（D_2）是低 Km 值的外环脱碘酶，不被 PTU 抑制，但可被甲状腺激素抑制。D_2 主要表达于大脑及垂体，催化 T_4 外环脱碘为 T_3，rT_3 脱碘为 T_2。3 型脱碘酶（D_3）是内环脱碘酶，催化 T_4 脱碘为 rT_3，T_3 内环脱碘为 T_2，主要表达于胎盘及胎儿组织。D_1 的主要作用是维持循环 T_3 水平，D_2 主要维持组织器官局部的 T_3 含量。此外，循环中也可检测到无活性的 rT_3。

脱碘酶属于硒蛋白超家族，硒是合成硒蛋白的必需微量元素。硒半胱氨酸插入序列结合蛋白 2（SBP2）是硒半胱氨酸整合入硒蛋白的关键因素。SBP2 基因突变可导致多种硒蛋白缺乏，从而引起包括生长受限，肌病、皮肤光过敏、非酮症性低血糖、结肠炎和不孕症在内的多系统功能障碍[236, 237]。D_2 活性异常可导致 T_3 水平降低，T_4 和 rT_3 水平升高，伴随轻度的 TSH 水平升高。此外，硒蛋白还有抗氧化作用，因此 D_2 活性异常造成的组织损伤也可能与活性氧种类的增加有关。

表 145-4 列举了人类及啮齿类动物脱碘酶的组织分布情况[235]。D_2 的活性在妊娠中期可以检测到，其主要作用是为发育中的大脑组织提供 T_3，调节新生儿期的棕色脂肪组织产热及调控垂体分泌 TSH。D_3 活性在胎盘、肝脏及胎儿皮肤组织中较高，其

作用是使 T_3 和 T_4 失活，避免过多的甲状腺激素作用于胎儿。孕中期以前，胎儿体内几乎不存在由 D_1 催化 T_4 外环脱碘形成的 T_3；孕 30 周前 T_3 含量仅为 < 0.2nmol/L（< 15ng/dl）；胎儿足月时平均 T_3 含量达到 0.7nmol/L（50ng/dl）[238]（图 145-7）。胚胎第 20～26 周时，胎儿大脑组织中的 T_3 含量为成人的 60%～80%。如果存在胎儿甲减，机体通过增加大脑组织内 D_2 含量，减少 D_3 含量来维持大脑组织内 T_3 含量处于接近正常水平。硫酸化在胎儿组织中很活跃，胎儿甲状腺激素的主要代谢物是碘甲腺原氨酸硫酸盐[231, 239, 240]。新生儿期硫酸转移酶（SULT）活性迅速降低[240]。胎羊孕后期每日 T_4 产量约为 40ug/kg；T_4 硫酸盐（T_4S）产量约为 10ug/kg，rT_3 产量约为 5ug/kg，rT_3 硫酸盐（rT_3S）产量约为 12ug/kg，T_3 产量约为 2ug/kg，T_3 硫酸盐（T_3S）产量约为 2ug/kg。除了 T_3 及 T3S 外，这些代谢产物均不具有生物活性。胎儿体内 90% 的 T_4 代谢产物没有生物活性[239]。胎血内的甲状腺激素硫酸盐代谢产物蓄积一方面是因为胎儿组织内 D_1 活性较低，另一方面是因为 D_3 不能催化甲状腺激素硫酸盐代谢物[239, 241]。孕 30 周到胎儿足月期间，由于胎肝及其他胎儿组织的 D_1 活性增加且胎盘组织 D_3 活性下降，胎儿体内 T_3 产量迅速增加[208, 242]。

成人甲状腺滤泡细胞可以根据饮食中的碘状况调节其自身碘的转运及摄取，这种作用不依赖于血 TSH 水平[37, 241, 244]。孕第 36～40 周前，胎儿甲状腺尚未建立这种自调节机制，此时碘可以抑制胎儿甲状腺激素合成。当胎血碘含量较高时，胎儿甲状腺细胞不能及时减少摄碘，导致甲状腺细胞内碘含量过高从而抑制甲状腺激素合成，这种现象被称为 Wolff-Chaikoff 效应。未成熟甲状腺细胞不能及时下调细胞膜上的钠碘同向转运体是导致碘自调节机制缺失的原因[241]。

10. 甲状腺激素转运体　传统观点认为，甲状腺激素是通过被动扩散方式进入细胞内。近年来，多种细胞膜上的甲状腺激素转运蛋白被发现[37, 245, 246]。这些转运子属于有机阴离子、氨基酸、单羧酸溶质转运子家族，包括阴离子转运多肽家族（OATP）和溶质转运子家族 21（SLC21）[247]。人类单羧酸转运蛋白 8（MCT8）是 SLC21 家族的一员，是发育中大脑存在的一种特异性甲状腺激素转运蛋白，其

表 145-4　人类及啮齿动物组织脱碘酶表达

组　织	D_1	D_2	D_3
脑	X	X	X
垂体		X	X
甲状腺		X	X*
肝	X		X†
肾	X		
卵巢	X		X
耳	X*		
心脏	X*		
肌肉	X†		
皮肤	X	X	
睾丸	X	X	
子宫	X	X	
褐色脂肪		X	

*. 仅在人类中表达
†. 仅在胎儿期表达

引自 Miller WL: Steroid hormone biosynthesis and actions in the materno-feto-placental unit. Clin Perinatal 25:799-817, 1988.

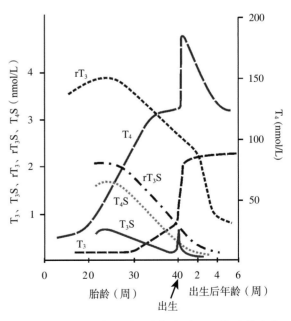

▲ 图 145-7　妊娠中期到围产期人胎儿甲状腺激素水平成熟的模式

出生时的 TSH 峰（未显示）和出生前胎儿肝脏 1 型脱碘酶活性增加所刺激的 T_3 和 T_4 水平上升有助于适应出生后生活。具有生物活性的硫酸碘甲腺原氨酸类似物 T_3S、T_4S、反 T_3S 和 T_2S（未显示）在妊娠中期达到峰值，之后逐渐下降

表 145-6　先天性甲状腺功能减退症的发病机制

甲状腺发育障碍（1∶4500）
- 孤立性甲状腺不发育、甲状腺一侧缺如、甲状腺发育不全或异位
  - 转录因子缺损（PAX-8）
  - 病因不明 *
- 其他与发育异常有关的机制
  - 转录因子缺乏［TTF-1、FOXE1（TTF-2）、NKX2-5、SHH、Tbx1］

先天性甲状腺激素合成异常（1∶35 000）
- 碘摄取异常（NIS、SLC5A5）
- 碘浓缩异常
- 碘有机化异常
- TPO 酶异常
- H_2O_2 产生异常（THOX、DUOX2）
- Pendred 综合征（SLC26A4）
- 甲状腺球蛋白合成或转运异常
- 脱碘酶异常（DEHAL1）
- 脑甲状腺激素转运蛋白异常（MCT8）
- 硒整合异常（SECISBP2）

继发性和（或）三发性甲状腺功能减退症（1∶50 000~10 000）
- 下丘脑异常
  - 孤立性 TSH 缺乏
    - TRH 缺乏
  - 多种下丘脑激素缺乏
    - 孤立性下丘脑缺陷
    - 与其他中线及脑发育不良相关（如 SOD 唇腭裂）
- 垂体异常
  - 孤立性 TSH 缺乏（IGSF1）
    - TRH 抵抗
    - TSHβ 分子异常
  - 多种垂体激素缺乏
    - 垂体后叶位置正常（转录因子缺陷，如 POU1F-1、PROP1、LHX3）
    - 垂体后叶异位（特发性，转录因子缺陷，如 HESX1、SOX3、LHX4、OTX2）

TSH 抵抗
- TSH 受体基因突变
- 受体后缺陷
- Gsα 基因突变

甲状腺激素抵抗（1∶100 000）

*. 最常见

胎儿垂体组织及成人松果体组织均可发现 AVT，但成人垂体组织中不含 AVT。哺乳动物脑脊液中的 AVT 不但可以抑制下丘脑释放促性腺激素释放激素及促皮质激素释放激素，还可以刺激垂体前叶释放 PRL 及诱导睡眠[271]。最近的研究发现，催产素在垂体后叶神经血管界面发育中也发挥作用。目前 AVT 在胎儿松果体中的作用尚未明确[40]。图 145-2 列举了参与神经垂体程序化发育过程的转录因子。

神经垂体肽是由其大的前体物质神经垂体素加工形成的具有生物活性的酰胺化肽[37, 272]。酶促处理过程包括从羧基端延长肽逐步裂解，依次产生 OT-甘氨酸-赖氨酸-精氨酸（OTGKR）、OTGK、OTG 最终形成 OT。相似的处理过程从 AVP 特异的神经垂体素产生 AVPG 及 AVP。胎儿对神经垂体素的酶切修饰作用是在发育过程中逐步成熟，因此孕早期胎血中延长肽含量较高。孕早期时，胎羊血清中 OT 延长肽/OT 约为 35∶1。孕晚期时，该比例下降至 3∶1[272]。胎肾及新生儿肾脏组织中均存在水通道蛋白 1（AQP1）、AQP2 及 AQP3 等右旋糖酐及高渗盐水均可引起新生儿肾脏自由水清除率发生改变，说明胎儿出生时 AVP 已经受到渗透压及血容量的调节[273, 274]。

在羊胎中观察到，孕中期以后胎血中 AVP 含量与母血相似。孕晚期时，胎儿下丘脑-垂体受渗透压及血容量调节分泌 AVP，AVP 通过肾脏发挥抗利尿作用[270]。孕后期羊胎血清 AVT 含量与 AVP 和 OT 含量相似[271]。目前推测 AVT 来源于垂体后叶，但其分泌的刺激因素尚未阐明。

孕后期时，出血、高渗盐水、血管紧张素 Ⅱ 及缺氧均可使羊胎 AVP 分泌反应性增加。羊胎近足月时，垂体 AVP 含量与 AVPmRNA 表达量呈负相关，表明 AVP 合成和含量之间存在动态反馈调节[270, 275]。新生羔羊对高渗及脱水的反应与成年羊类似，但缺氧对新生羔羊 AVP 分泌的刺激强度远超成年羊[270]。

对胎儿而言，AVP 是一种应激激素。缺氧是胎儿最强的应激因素，缺氧对胎儿分泌 AVP 的刺激强度超过母体对缺氧的反应，也超过渗透压改变对 AVP 的刺激作用[37, 276-279]。胎儿宫内心动过缓和胎粪污染时，脐血中 AVP 含量增加[278]。此外 AVP 的血管加压作用对出血和低氧时维持胎儿循环稳定十分重要，然而 AVP 对胎儿胎盘血流量影响很小[279, 280]。缺氧及 AVP 均能刺激胎儿垂体前叶分泌相应激素，然而缺氧时 AVP 和儿茶酚胺是否存在交叉调节尚未阐明[279]。在成人中，AVP 具有类似促肾上腺皮质激素释放激素的作用，在羊胎孕后期 AVP 和 CRH 可分别或协同作用于垂体[281]。随孕龄增加，AVP 对 ACTH 释放的调节作用随之减弱。目前尚不清楚 AVP 是否具有类似胎儿 CRH 的作用。

OT 受体主要分布于足月胎儿胎膜上，AVP 受体主要分布于新生绵羊肾髓质膜上[37, 282-284]。孕后期 AVP 及 AVT 均能在羊胎身上发挥血管升压素作用，目的是防止胎体水分通过胎肺及胎肾进入羊水[276, 280]。目前尚不清楚 AVT 是通过与 AVP 受体结合，还是通过 AVT 受体结合发挥作用。胎儿肾脏的最大浓缩能力只能到 600mmol/L 左右，其原因是胎儿肾小管发育尚不成熟，而不是缺乏 AVP 刺激。

（五）自主神经系统

胚胎发育第 6 周时，交感神经节原基形成[285]。交感神经节原基由沿降主动脉分布的成对原始交感神经元和嗜铬细胞构成。孕 12 周时，双侧肾上腺髓质细胞组织团形成。胎儿肾上腺外的嗜铬细胞主要存在于主动脉旁的副神经节，其中最重要的是位于主动脉前或肠系膜下动脉分支处的 Zuckerkandl 器。出生后，这些副神经节逐渐萎缩，2—3 岁已基本消失[285]。随着孕龄增加，肾上腺髓质逐渐发育完善，儿茶酚胺含量增加，髓质功能也逐步完善。从形态上来看，出生时肾上腺髓质尚未发育成熟，直到出生后 1 年其形态才与成人类似。

嗜铬细胞和交感神经细胞均起源于普通的神经外胚层基质细胞。在小鼠中，交感肾上腺祖细胞首先聚集在背主动脉处，此后向背外侧方向迁移形成交感神经节或集中迁入肾上腺皮质内[37, 286]。在 PHOX2B、MASH1、PHOX2A 及 dHAND 等一系列转录因子的协同作用下，交感肾上腺祖细胞分化为表达酪氨酸羟化酶及多巴胺 β 羟化酶的神经内分泌细胞[286]。PHOX2B 在自主神经发育过程中起重要的调节作用，*PHOX2B* 基因突变与先天性低通气综合征、先天性巨结肠及神经母细胞瘤易感性有关[287, 288]。交感神经系统发育依赖神经生长因子（NGF），在新生大鼠体内注射 NGF 抗血清可导致未成熟嗜铬细胞、交感神经细胞以及成嗜铬细胞变性[289]。然而 NGF 及其他生长因子是否参与过渡的生命周期，以及副神经节在胎儿和新生儿中的作用尚不清楚（见下文，胎儿生长）。

孕第 10～15 周时，主动脉旁的嗜铬组织中可检测到儿茶酚胺，此后其含量逐渐增加，直至胎儿足月。由于主动脉旁嗜铬组织中苯乙醇胺 N- 甲基转移酶活性较低，故肾上腺外嗜铬组织中的儿茶酚胺主要是去甲肾上腺素。苯乙醇胺 N- 甲基转移酶（PNMT）的主要作用是催化去甲肾上腺素甲基化形成肾上腺素，PNMT 是糖皮质激素诱导酶，肾上腺皮质高浓度的皮质醇扩散到肾上腺髓质可以激活 PNMT。与此相反，肾上腺外嗜铬组织皮质醇浓度很低，故 PNMT 活性较低[37, 281, 290, 291]。

在哺乳动物胎儿中，早在肾上腺髓质内脏神经支配形成前，中枢神经系统就可以对引起交感神经兴奋的刺激发生反应，而肾上腺髓质对这种引起交感神经兴奋的刺激无反应。早在内脏神经支配形成之前，缺氧就可以直接刺激肾上腺髓质细胞分泌去甲肾上腺素（NE），缺氧也可以刺激无神经支配的腹主动脉旁嗜铬组织分泌 NE。在胎羊中，这种发育转变发生在胚胎发育后期（孕 120—135 天）[281, 290, 291]。这种转变说明低血糖刺激肾上腺髓质分泌儿茶酚胺受到中枢神经系统调节[290]。孕后期，羊胎、猴胎及人类胎儿均存在低血糖时肾上腺髓质儿茶酚胺（CA）分泌增加的情况[292-294]。中枢和肾上腺脑啡肽也参与调节胎儿自主神经神经系统功能，纳洛酮预处理可增强缺氧对 CA 分泌的刺激作用，而美沙酮则可抑制 CA 分泌[285, 291]。

在羊胎中，孕后期胎血中的肾上腺素、去甲肾上腺素及多巴胺含量随产期临近下降[37, 294, 295]。随着胎龄增加，胎儿肾上腺素代谢清除率增高，而产出率不变，说明伴随胎龄增加胎儿代谢清除机制逐步完善，故胎儿体内儿茶酚胺水平下降[295]。母体运动或缺氧均能刺激羊胎分泌 CA[296]。分娩时，人类胎儿血浆肾上腺素和去甲肾上腺素含量增加，缺氧和酸中毒能进一步刺激 CA 分泌[285, 290]。此外，寒冷及低血糖也能刺激新生儿分泌 CA[108, 293]。

儿茶酚胺对维持胎儿心血管功能和胎儿存活来说十分重要。基因敲除实验发现，靶向敲除酪氨酸羟化酶或多巴胺 β- 羟化酶的基因突变鼠中，90% 在孕中期由于胚胎缺乏 CA 死亡[37, 297, 298]。此外，儿茶酚胺是胎儿体内最主要的应激激素[290-293]。缺氧刺激胎儿肾上腺及腹主动脉旁嗜铬细胞组织团释放大量的 CA 进入胎儿循环[290]。儿茶酚胺通过与心脏 α 受体结合发挥作用，是尚未发育成熟的动物应对缺氧的特有机制。α 肾上腺素受体主要分布在尚未发育成熟的心肌组织，随着心脏发育成熟该受体表达量下降，β 肾上腺素受体在心肌的表达规律与之相反。胎儿的嗜铬组织还受到阿片肽受体的神经支配，该组织内含有大量的阿片肽说明阿片肽与儿茶酚胺共分泌[290]。阿片肽及垂体内啡肽是如何参与调节 CA 分泌的，目前尚未阐明。

（六）自主内分泌系统

1. 胰腺的胚胎发育　小鼠胚胎的胰腺发育由一系列的同源盒基因介导[299-301]（图 145-8）。这些基因通过编码转录因子，调控原肠胰腺出芽、导管分支形成，促进来源于内胚层的未分化上皮细胞细胞分化为胰腺外分泌和内分泌细胞谱系及组织内分泌细胞进入胰岛来调控胰腺发育。小鼠胰腺发育始于胚胎第 8 天（约孕期 21 天），一直延续到出生后第 2~3 周[299]（图 145-8）。基因敲除实验发现，Pdx1、Hlxb9（Mnx1）、Isl1 及 Hes1 单基因敲除鼠出现胰腺不发育或发育不良，Nkx2.2、Nkx6.1、Pax4 及 Pax6 单基因敲除鼠出现胰腺内分泌细胞不发育或发育不良[299]。Ngn3 或 Hnf1b 基因敲除鼠的胰岛 β 细胞显著发育不良，而靶向敲除其下游通路关键因子可阻碍特异性胰岛细胞分化进程[299]。最新研究显示，Gata4 和 Gata6 在胰腺祖细胞发育中发挥重要作用[303]。现有研究从基因突变、基因表达、细胞系痕迹及基因表达调控等多个方面阐明了胰腺发育的基因调控网络。研究结果显示，Tle2、Dll、Onecut1、

Bmp7、Sox9、Foxo1 及 Nkx6.1 基因也参与了胰腺发育的调节[304]。

在人类中，PDX1、PTF1A 和 GATA6 基因突变可造成胰腺不发育，进而导致新生儿糖尿病。EIF2AK3、HNF1B 和 RFX6 基因突变可造成胰腺发育不良，患儿也会出现新生儿糖尿病[305-307]。

人胚胎发育的第 4 周时胰腺出现，至第 8 周时出现包含 α 及 β 细胞的胰岛[308-310]。第 8~10 周，胎儿体内已可检测出胰岛素、胰高血糖素、生长抑素和胰多肽[311]。至第 20 周时，胰腺内分泌细胞仍散布于胰腺外分泌组织中，至第 31 周时胰岛结构已清晰可见。胚胎发育早期，胰岛中 α 细胞占主导地位，孕中晚期则以 β 细胞增殖为主。胎儿足月时，胰岛 α 细胞与 β 细胞的比例接近 1：1。人胚胎发育第 14 周时，胰岛 β 细胞初具功能。孕期中胎儿胰腺中胰岛素的含量超过成人胰腺中胰岛素含量。此外，胎血胰岛素水平与成人餐后胰岛素水平相当。有趣的是，胎儿葡萄糖的稳态调节病不依赖于糖调节激素，如胰岛素及胰高血糖素[310, 312]。由于胎儿肝脏缺乏胰高血糖素受体，因此生理剂量的胰高血糖素不能增加其肝糖输出[310, 312]。胰岛素受体广泛存在于胎儿组织中，且其含量超过对应的成人组织[310]。与在成年动物不同，胎儿高胰岛素血症并不会导致胰岛素受体结合力下调。急性的高低血糖变化也不会改变胎血中胰岛素及胰高血糖素水平。

尽管胚胎发育第 14~24 周，胰岛 β 细胞已初具功能，但胎儿胰腺胰岛素的分泌量仍很低。体外研究发现，尽管葡萄糖及丙酮酸仅能刺激胚鼠胰岛细胞分泌少量胰岛素，但亮氨酸、精氨酸、甲苯酰胺及氯化钾均能刺激胚鼠胰岛细胞分泌胰岛素，说明胎鼠胰岛细胞能够分泌胰岛素，但其分泌机制尚未发育完善[37, 308, 309, 313]。调控成人胰岛胰岛素分泌的机制主要涉及刺激腺苷酸环化酶产生 cAMP 和抑制钾离子外流，使细胞膜去极化与电压依赖性钙离子通道的开放等方面。与成人胰岛不同，胎儿胰岛中腺苷酸环化酶激活产生 cAMP 的机制处于抑制状态（茶碱可以解除这种抑制）。此外，在成人胰岛细胞中能够引起细胞膜去极化导致胰岛素分泌的因素不能激活胎儿胰岛中钙离子通道[314]。妊娠中期或胎儿近足月时，施行剖宫术前给予孕妇葡萄糖或精氨酸输注均不能刺激胎儿分泌胰岛素及临产前胎

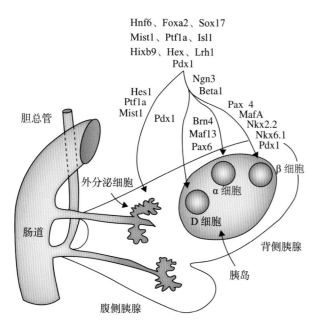

Hnf6、Foxa2、Sox17
Mist1、Ptf1a、Isl1
Hixb9、Hex、Lrh1
Pdx1

Ngn3
Beta1

Hes1
Ptf1a
Mist1

Pdx1

Pax 4
MafA
Nkx2.2
Nkx6.1
Pdx1

Brn4
Maf13
Pax6

胆总管

外分泌细胞

β 细胞

肠道

α 细胞

D 细胞

背侧胰腺

胰岛

腹侧胰腺

▲ 图 145-8　胰腺和胰岛程序化发育有关的基因

血中的胰岛素含量与高葡萄糖浓度不匹配的现象，均说明此时葡萄糖刺激的胰岛素分泌反应尚未完全建立[308]。这种 β 细胞对葡萄糖反应性的缺失可能与此时存在的生长激素相对缺乏有关。生长激素可以刺激胰岛素基因的表达，在 β 细胞增生及肥大中发挥调节作用[313]。与葡萄糖浓度急性变化相比，慢性高血糖可导致胎儿高胰岛素血症和胰高血糖素分泌受抑制。反之，慢性低血糖可抑制胎儿胰岛素分泌，促进胰高血糖素释放[309, 310]。

尽管出生时胎儿胰岛细胞已具有成熟胰岛细胞形态学特征，也具有合成激素及增生能力，但其分泌胰岛素及胰高血糖素的能力尚不完善，因此认为其细胞功能尚未成熟。早产或足月胎儿胰岛对葡萄糖刺激的反应力在新生儿期迅速恢复，提示胎儿胰岛对葡萄糖刺激的反应钝化主要是由于胎血葡萄糖浓度取决于胎盘对母血葡萄糖的转运（其含量相对稳定），而不是由于胎儿胰岛细胞尚未发育成熟。此外，缺乏肠道喂养相关能量信号刺激胰腺释放肠促胰素也是胎血葡萄糖浓度稳定的原因之一。胎儿胰岛细胞不能及时产生 cAMP，以及通过磷酸二酯酶快速降解 cAMP，也是造成胎儿胰岛对外界刺激产生胰岛素及胰高血糖素能力减弱的原因[309]。

啮齿类动物出生后 β 细胞团数量迅速增加，在即将达到成年 β 细胞团数量时通过细胞凋亡机制减弱其快速增加速度。从发育学角度上看，人类胰岛 β 细胞团的变化更为复杂。新生儿出生时约有 $200\sim300\times10^{6}$ 个 β 细胞，仅为成人 β 细胞数量的 1/3。成年时的 β 细胞团数量在新生儿期就已确定，细胞团内 β 细胞数量不再增加，只是细胞体积增大[316]。新生儿期以后，β 细胞数量快速增加，但 β 细胞团数量起伏不定，尤其是在女性妊娠期间最为明显，目前机制尚不清楚。2 型糖尿病病程与胰岛 β 细胞团的关系也不明确。

通常，胎儿营养代谢不需要胰岛素和胰高血糖素[37, 310]，母体内的葡萄糖可以通过扩散的方式从胎盘进入胎儿体内。胎儿呼吸商接近 1，表明葡萄糖是胎儿主要的能量来源。此外，人类及绵羊胚胎也能利用氨基酸及乳酸。至少在妊娠早期，肝脏是以葡萄糖自调节方式调节代谢和利用底物，并不依赖胰岛素调节[309]。此外，来源于母体的持续且稳定的葡萄糖供应使胎儿不必须进行糖异生，因此胎儿

肝脏的糖异生酶活性很低。

胎儿的糖原储存受到胎儿糖皮质激素和胎盘催乳素调节。临近足月时，胎儿胰岛素对胎儿的糖原储存也有一定调节作用，此时胰岛素可增加胎儿葡萄糖摄取和脂肪生成[37, 309, 310]。大多数胎儿细胞中的胰岛素受体数量均高于其对应的成体细胞。此外，高胰岛素血症不能下调胎儿细胞中的胰岛素受体[309]。与此不同，胎肝中胰高血糖素受体数量较成体减少，因此胎儿肝脏对胰高血糖素的升糖作用有较强的抵抗力。这种胎儿特有的调节模式是为了使胎儿的合成代谢能够满足孕后期胎儿快速生长的需要。

出生后，新生儿体内胎盘来源的葡萄糖消失，此时血浆中胰高血糖素浓度迅速增加，同时伴有胰高血糖素受体数量的快速增加。这些变化的原因之一可能为分娩时儿茶酚胺水平的增加，儿茶酚胺既能刺激胰高血糖素释放，又能抑制胰岛素分泌[309, 310]。此外，这个时期磷酸烯醇式丙酮酸羧激酶（PEPCK）活性也增加。新生儿已经能够进行糖异生，约 10% 葡萄糖是由丙氨酸的糖异生作用转变而来[309]。儿茶酚胺及化学产热效应使新生儿循环中的游离脂肪酸含量增加。脂肪酸氧化为糖异生提供辅助因子（乙酰辅酶 A 和还原型烟酰胺腺嘌呤二核苷酸），从而节约葡萄糖，保障葡萄糖能够被重要的葡萄糖依赖组织（如大脑组织）利用[309, 310]。

母亲未控制的糖尿病与巨大儿、自发性流产及胎儿畸形有关。母体高血糖可以导致婴儿高胰岛素血症及 β 细胞增生。糖尿病母亲的子代容易出现红细胞增多症、肾静脉血栓形成、低血糖、呼吸窘迫综合征、黄疸、持续性胎儿循环、心肌病、先天性心脏病及其他器官畸形[317]。

2. 新生儿糖尿病　新生儿糖尿病（NDM）通常是指出生后 6 个月内发生的糖尿病，发病率约为 1：200 000～250 000，根据转归可分为暂时性 NDM（TNDM）和永久性 NDM（PNDM）两类。NDM 患者中 60% 表现为 TNDM，糖尿病常于生后 18 个月缓解，永久性 NDM 则需要终身治疗。其中 TNDM 最常见的致病原因是定位于 6q24 的印记基因过表达，仅有 25% 的 TNDM 患者存在编码胰腺 ATP 敏感钾（K-ATP）通道 Kir6.2 和胰岛细胞的磺酰脲受体 1（SUR1）亚基的 KCNJ11 和 ABCC8 的激活突变。

TNDM 患者中编码胰岛素原的 INS 基因突变和调节基因甲基化的 ZPF57 突变较为罕见。NDM 中 50% 患者存在遗传原因。即使是在非 ATP 敏感钾通道编码基因突变的 TNDM 患儿中，也存在宫内生长发育迟缓。超过 50% 的 TNDM 患者病情缓解后会复发。

ATP 敏感钾通道的编码基因 KCNJ11 和 ABCC8 的激活突变是导致 PNDM 最常见的原因，突变可导致钾离子通道的过度激活、胰岛素分泌受损。这类患者通常可采用磺脲类药物治疗，而不需要胰岛素治疗。INS 及 GCK 基因突变也可导致 PNDM。真核翻译始动因子 2α 激酶 3 基因（EIF2AK3）突变导致的 Wolcott-Rallison 综合征，除 NDM 表现外还可出现骨骺发育不良，肝功异常，心脏及肾脏发育异常、发育迟缓、癫痫及中性粒细胞减少症。FOXP3 基因突变可导致 X 连锁多内分泌腺病肠病伴免疫失调综合征（IPEX），患者常出现 PNDM 表现。锌指蛋白 GLIS3、PAX6 编码基因、硫胺素转运蛋白 SLC19A2、葡萄糖转运体 GLUT2 编码基因 SLC2A2、NeuroG3、NeuroD1，以及胰腺发育关键调控基因，如 PTF1A（突变可出现胰腺和小脑发育不全）、PDX1（突变可出现胰腺发育不全，胰腺内、外分泌激素缺乏）、RFX6（突变可出现胰、胆发育不全、肠闭锁、顽固性腹泻）及 GATA6 基因突变均可导致 PNDM。对磺脲类药物治疗无反应的 NDM 患儿最好采用速效胰岛素持续皮下泵入。由于患者的胰岛素需要量通常很小，因此很难采用每日多次皮下胰岛素注射治疗，且胰岛素常需要稀释后使用 [318, 319]。

3. 新生儿高胰岛素血症性低血糖症　高胰岛素血症性低血糖症（HI）是新生儿、婴儿持续性、复发性低血糖的常见原因。高胰岛素血症的形成与胰岛 β 细胞不受血糖调节分泌胰岛素有关，可以表现为暂时性低血糖也可以表现为持续性低血糖。暂时性低血糖通常仅持续数天，与母亲糖尿病史、母亲使用磺脲类药物、分娩期间输注葡萄糖有关。由 IUGR、围产期窒息及 Beckwith-Wiedemann 综合征引起的暂时性低血糖通常持续数天到数月，可能需要二氮嗪治疗。根据组织学表现不同，持续性低血糖可分为局灶性或弥散性两类，遗传方式分别为散发和常染色体遗传。基因突变是持续性低血糖的主要原因，其遗传方式多样，可以为散发，也可以表现为常染色体隐性 / 显性遗传。现已知 8 种致病基因可引起 HI，包括 ABCC8、KCNJ11、GLUD1、GCK、HADH、SLC16A1、HNF4A 及 UCP2，其中 ABCC8 和 KCNJ11 编码胰腺 ATP 敏感钾通道 Kir6.2 及 SUR1 亚基 [320]。ATP 敏感的钾通道受胞内 ATP 含量调节，可将细胞内代谢信号转化为膜兴奋性。其胰岛素调节分泌途径为葡萄糖通过葡萄糖转运蛋白进入 β 细胞，之后胞浆内的葡萄糖在葡萄糖激酶作用下进入糖酵解途径。糖代谢使胞浆内 ATP/ADP 比例增高，抑制 β 细胞钾通道的 SUR1 亚基，关闭钾通道。钾通道的关闭使 β 细胞膜去极化，开启电压门控的钙通道，引起钙内流，最后触发分泌颗粒中的胰岛素释放。ABCC8 及 KCNJ11 突变可导致胰岛素过量分泌。高胰岛素 / 高血氨综合征（HI/HA）是由谷氨酸脱氢酶功能获得性突变导致先天性代谢缺陷病，其临床特征包括空腹低血糖及进食蛋白质后诱发的高胰岛素性低血糖 [321]。此外，先天过度生长综合征（Beckwith-Wiedemann 综合征、Sotos 综合征及 Simpson Golabi Behmel 综合征）、染色体异常（13 三体综合征、Mosaic Turner 综合征）、生长停滞综合征（Kabuki 综合征、Costello 综合征）、钙稳态异常综合征（Timothy 综合征）、先天性糖基化障碍、先天性低通气综合征及 ABCC8 连续基因缺失（Usher 综合征）均可出现 HI [322]。

低血糖时为明确 HI 诊断，需完善葡萄糖、胰岛素、C 肽、乙酰乙酸和 β- 羟丁酸检查。

HI 的诊断依据，包括纠正低血糖时葡萄糖输注率需要超过 8mg/min，血葡萄糖 < 3mmol/l 时，可检测到血清胰岛素或 C 肽、低血酮、低血清脂肪酸。

HI 的一线治疗包括二氮嗪和氯噻嗪，二线治疗可以选择奥曲肽和胰高血糖素。二氮嗪不敏感的患者需进一步完善 CT/^{18}F-DOPA PET 扫描，以明确病灶性质是局灶性还是弥散性。局灶性病变可以通过手术治愈，而弥散性病变通常需要胰腺近全切，术后常出现糖尿病 [320]。

4. 胎儿甲状旁腺及钙代谢

(1) 甲状旁腺发育：甲状旁腺起源于第三、四对咽囊，与甲状腺发育同步。胚胎发育第 4~5 周时，原始咽侧壁的咽囊清晰可见 [323, 324]（图 145-6），之后第三对咽囊分化形成胸腺及下甲状旁腺，第四对咽囊分化形成上甲状旁腺，第五对咽囊分化形成后鳃体，并部分迁入甲状腺内，分化为滤泡旁细胞[325]。发育第 5～15 周时，甲状旁腺开始发育。第 14 周时，甲状旁腺直径不足 0.1mm，出生时直径增加至 1～2mm。成人甲状旁腺宽约 2～5mm，长约 3～8mm。胎儿邻近足月甲状旁腺细胞主要由不活跃的主细胞组成，只有少数中间主细胞含有分泌颗粒。新生儿甲状腺中甲状腺 C 细胞含量较丰富，降钙素含量高达 540～2100mg/g 甲状腺组织，约为成人含量的 10 倍[325]。

孕中后期时，甲状腺、甲状旁腺已初具内分泌功能。图 145-6 列举了参与调控甲状腺、甲状旁腺发育的基因[326,327]。靶向破坏同源盒基因 Hoxa3 可导致小鼠甲状旁腺不发育。此外，Pax1、Pax3、Pax9、Eya1、Six1、Sox3、Gcm2、Crk1、Tbx1 及 Tbx2 等转录因子也参与调节甲状旁腺的胚胎发育[323-327]。其中 CRK1 和 TBX1 突变与 DiGeorge 综合征有关，GCM2 基因突变可导致孤立性甲状旁腺功能减退症[326]。

TBX1（DiGeorge 综 合 征 ）、GATA3（HDR）、AIRE1（APECED）、TBCE（Kenny Caffey 综合征）、PTH/PTHrP（Blomstrand 软骨发育不全）及 GNAS1（假性甲状旁腺功能减退症）基因突变或缺失可引起多种伴有先天性甲状旁腺功能减退症的先天发育缺陷综合征。PTH、GCMB、SOX3 及 CaSR 基因突变可导致孤立性甲状旁腺功能减退症[323]。此前研究认为 SOX3 基因突变与不同程度的垂体前叶功能减退有关，近期研究发现该基因也参与调节甲状旁腺发育[328]。

(2) 胎儿钙运输：在胎羊、胎猴及人类胎儿的研究中发现，母血中的钙通过主动运输方式经胎盘转运到胎儿侧是造成胎血中钙含量较高（孕后期平均胎血钙含量约为 2.75～3mmol/l）的原因[329,330]。胎盘对钙的转运主要通过 ATP 依赖的钙泵实现。钙的主动运输发生在胎盘合体滋养层，其富含钙结合蛋白，钙离子穿过合体滋养层细胞时可以起到缓冲作用[331]。胎盘中的钙泵受到胎儿的甲状旁腺，其他胎儿组织和胎盘组织分泌的中段甲状旁腺激素相关肽（PTHrP）调控[332,333]。PTH、PTHrP 和降钙素不能透过胎盘，25- 羟维生素 D 及 1,25- 二羟维生素 D 可以通过胎盘。胎血中游离维生素 D 的水平与母血

相似或稍高于母血[334,335]。

PTHR1 是最主要的 PTH 受体，它对 PTH 和 PTHrP 具有相同的亲和力。PTHrP 不能和主要分布于中枢神经系统的 PTHR2 结合[336]。

胎羊甲状腺和甲状旁腺切除后，胎血钙浓度迅速下降，胎儿和胎盘钙浓度梯度消失[37,331,332]。PTHrP 基因敲除鼠中母胎钙浓度梯度消失，胎盘钙转运减少[333]。给予中段 PTHrP（PTHrP 67-86）可以恢复胎盘钙转运及母胎钙浓度梯度，而与 PTH/PTHrP 受体结合的 PTH 及 PTHrP 1～34 则无此作用[333,334]。这说明 PTHrP 67～86 配体是与一种尚未被识别的特异的 PTHrP 受体结合，发挥活化胎盘钙泵的作用。PTH/PTHrP 受体基因敲除鼠中，即使胎盘钙运输正常或增加仍然会出现低钙血症，说明其他因素也参与调节胎儿钙稳态及骨骼发育[37,333]。PTH 和 PTHrP 通过 PTH/PTHrP 受体调节胎儿骨骼钙流量、胎儿肾脏钙排量，以及羊水中钙的重吸收[336]。PTHrP 和 PTH 在胎儿骨发育及骨代谢中也发挥调节作用[337]。PTHrP 基因敲除鼠的颅底、长骨、椎体及骨盆骨化增加，肋骨及胸骨软骨部分的矿化增加，后者可造成新生鼠早期窒息死亡[37,338]。PTH 联合 PTHrP 或 PTHrP1 受体基因双突变鼠的骨软骨发育不全更为严重[338,337]。降钙素基因或维生素 D 受体基因敲除鼠出生时表型基本正常，但此后可分别出现骨硬化及骨软化表现[339,340]。

胎羊循环中 PTH 含量较低，乙二胺四乙酸（EDTA）诱导的血钙浓度下降可以使 PTH 分泌增加。此外，胎羊输注钙剂后血清降钙素水平可迅速升高[331]。如前所述，胎羊甲状旁腺切除后，胎盘钙转运减少，胎儿血清钙降低。虽然 PTH 不影响胎盘钙转运，但胎儿组织和胎盘中的 PTHrP 可以刺激钙转运。胎羊肾切除后胎血钙含量降低，术前给予 1,25- 二羟维生素 D 可以预防低钙血症。胎儿肾脏可以产生 1,25- 二羟维生素 D，胎盘组织含有 1,25- 二羟维生素 D 受体及维生素 D 依赖的钙结合蛋白[334]。胎羊体内二羟维生素 D 的水平高于母羊 6 倍。胎儿的 PTH 或许还有 PTHrP 在胎肾刺激 25-羟维生素 D 经过 1α- 羟基化形成 1,25- 二羟维生素 D，1,25- 二羟维生素 D 参与调节胎盘钙运输。胎羊中主要是 PTHrP，PTH 在其中也发挥一定作用通过胎盘增强母胎间钙转运，从而保障了孕后期较高的胎

儿骨矿化率。血清中高水平的钙反过来长期刺激胎儿分泌降钙素。由于降钙素主要发挥抑制骨吸收作用，血液中高浓度的降钙素有助于促进骨钙沉积。胎血中的降钙素部分来源于胎盘产生，但新生儿血清中降钙素持续维持在较高水平，提示胎儿自己产生的降钙素是胎血降钙素的主要来源。1,25（OH）$_2$D 或 24,25（OH）$_2$D 在胎儿软骨生长和骨骼矿物质沉积中也发挥作用[341]（图 145-9）。

（3）钙敏感受体（CaSR）和成纤维生长因子 23（FGF23）：CaSR 是一种 G 蛋白耦联受体，主要通过调节钙调节激素，如 PTH、降钙素、FGF23 及维生素 D 的产生及分泌来维持血钙浓度稳定[342, 343]。CaSR 分布于甲状旁腺、肾小管、骨、软骨和其他多种组织。镁可以与 CaSR 结合影响 PTH 分泌。CaSR 基因突变可导致受体失活或过度活化，分别导致高血钙或低血钙[344]。CaSR 基因失活性突变可导致家族性低钙尿性高钙血症（FHH）或家族性良性高钙血症（FBH），其临床特征包括 PTH 分泌增加，尿钙排泄减少，血钙增加。CaSR 基因激活性

突变可导致常染色体显性遗传性高钙尿性低钙血症（ADH）。现可以通过在线数据库查询已报道过的突变（http://www.casrdb.mcgill.ca）。

新生儿期值得特别注意的情况，包括如果新生儿血钙含量异常，需要检测新生儿及双亲的血钙、白蛋白、磷、肌酐、碱性磷酸酶、维生素 D 和尿钙肌酐比、磷重吸收率以明确诊断。胎儿或母体维生素 D 缺乏是常见的新生儿低钙原因。窒息可导致新生儿皮下脂肪坏死并引发高钙血症，原因可能是巨噬细胞活化形成过多的 1,25- 二羟维生素 D。治疗可以采用水化、类固醇激素治疗、低钙奶，甚至使用双膦酸盐来降低血钙浓度。FHH（FBH）也可以出现在新生儿期，主要表现为血 Ca 浓度轻度至中度升高，甲状旁腺激素在正常上限水平（非抑制状态）和尿钙 / 肌酐比值降低[345]。FHH 也可表现为新生儿甲状旁腺功能亢进症，导致骨病和各种高钙症状。这种情况在母亲正常，CaSR 失活突变通过父亲遗传的患儿中最为明显，此时受累胎儿会认为母体存在低钙，因此产生过多的甲状旁腺激素来纠正。西那卡塞治疗可有助于 CaSR 与钙结合，从而缓解甲状旁腺功能亢进症，但有时仍需要行甲状旁腺切除术。G 蛋白亚基 α11（AP2S1）及钙通道 TRPV5 和 TRPV6 突变也可出现低血钙和高血钙[346, 347]。

FGF23 是调节磷转运的主要激素。循环中的 FGF23 主要由成骨细胞合成和分泌，经 GALNT3 糖基化活化后与肾小管上的 FGFR1c 及 FGFR4 结合，通过下调钠磷转运体（NaPi-ⅡC、SLC34A3）增加肾脏磷排泄[348]。α-Klotho 是 FGFR1c 受体辅助因子，可增加 FGFR1c 对 FGF23 的亲和力。枯草杆菌蛋白酶 / 弗林蛋白样酶使 FGF23 降解失活。X- 连锁磷酸盐调节基因（PHEX）调节 FGF23 降解，PHEX 基因突变可导致 FGF23 持续活化。FGF23 除增加肾小管磷排泄外还可抑制 1α- 羟化酶，进而减少 1, 25- 二羟维生素 D 的活性。

FGF23 信号传导网的关键分子，如 FGF23、PHEX、SLC34A3、枯草杆菌蛋白酶、磷转运体 NPT2a 及 NPT2c 活化性突变可导致低血磷佝偻病，GALNT3、FGF23 及 α-Klotho 失活性突变则可出现高血磷综合征[349]。

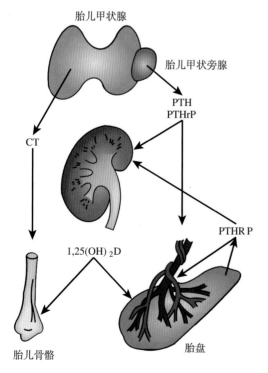

▲ 图 145-9　胎儿钙稳态的激素调控

来源于胎儿甲状旁腺和胎盘组织的甲状旁腺激素（PTH）和 PTH 相关肽（PTHrP）可刺激母体到胎儿的钙转运。PTHrP 也可刺激肾脏 1,25- 二羟维生素 D，促进胎盘的钙转运。CT. 降钙素

三、胎儿生长

胰岛素样生长因子

T₄、生长激素及性激素主要在产后生长的调控中起重要作用，尽管甲状腺激素受体、生长激素受体在包括生长板在内的多数胎儿组织中也都有表达，但其对胎儿宫内生长的调控作用有限 [350—353]。胎盘激素，如人类 GH 变异体与胎盘催乳素（HPL）对胎儿宫内生长的调控作用也很有限，HPL 可促进胚胎早期发育，刺激 IGF-1 和胰岛素的产生 [353]。IGF-1 和 IGF-2 主要来源于胎盘，对胎盘的生长起自分泌 - 旁分泌作用。IGF-1、IGF-2 和 IGF-1 受体、IGF-2 受体广泛分布在起源于间充质、内外胚层的胎儿组织内，对包括神经系统在内的胎儿组织的发育发挥重要的调节作用 [352—354]。

IGF 参与调节胎儿宫内生长及胎盘生长。在早期胚胎发育阶段，IGF-1、EGF 及雌激素可以促进子宫内膜间质细胞进行有丝分裂。在胚胎植入期，母猪子宫内膜 IGF-1 及 IGF-1 mRNA 含量较高 [355]，随着孕期的增加其表达量逐渐减少 [355]。IGF-1、IGF-2 及 IGF-1 受体 mRNAs 在胎盘组织中也有表达，同时胎盘组织也含有高浓度的 IGF-1、IGF-2 蛋白 [14]。有研究显示，IGFs 可能在子宫和胎盘组织中发挥自分泌及旁分泌作用。其他胚胎组织在小鼠胰腺发育之前也可合成 IGF1 和胰岛素，刺激机体细胞的生长 [356]。*IGF-2* 是父源性印记基因，在胎儿和胎盘中均有表达，没有活性的 IGF2 前体多肽经过蛋白前体加工酶 4 加工后形成有生物活性的 IGF2 蛋白。最近研究表明，IGF-2 在决定胎盘营养供应和胎儿生长方面发挥作用 [357]。在父源性印记基因 *IGF-2* 基因缺失的小鼠中，孕鼠在妊娠早期出现胎盘生长异常，但胎鼠的宫内生长直到妊娠晚期均接近正常。这说明为满足胎儿需要，胎盘可出现功能适应性改变，且这种适应性改变可能是通过改变胎盘转运蛋白 GLUT3 和 Slc38a4 的表达水平来实现 [358]。有研究采用转基因技术使编码 IGF-1、IGF-2 或 IGF-1 受体的基因发生空白突变，来探讨生长介素在胚胎发育中的作用。研究结果显示，缺乏 IGF-1 或 IGF-2 的小鼠出生体重仅为对照组小鼠的 60%，提示生长介素可以促进胎儿宫

内生长。此外，IGF-1 及 IGF-2 均失活的小鼠出生体重还会额外下降 30%。IGF-1 受体缺乏鼠出生体重为对照组小鼠的 45% [359]。IGF-2 缺陷小鼠还会出现 IUGR 及小胎盘，产后生长接近正常但是骨骼发育迟缓 [359]。IGF-2 受体基因敲除鼠中有 30% 体重超重，说明该受体主要发挥负性生长调控作用。IGF-1 和 IGF-2 受体双敲除鼠中，胎鼠生长基本正常，而 IGF-1、IGF-2 及胰岛素受体三敲除鼠则表现为严重的 IUGR 甚至胎儿死亡，说明 IGF-1 是通过与胰岛素受体结合发挥作用的。IGF 结合蛋白基因敲除对胎儿及胎盘生长几乎无影响 [359]。在人类中，IGF-1 或 IGF-1 受体突变均与 IUGR 有关 [360, 361]，说明 IGF-1 信号通路在人类胎儿生长中发挥重要作用。IGF-1 或 IGF-1 受体突变患者还可出现发育迟缓、小颅、低血糖和感应神经性聋 [360, 361]。此外，脐血 IGF-1 浓度与人类胎儿出生体重有关，母亲吸烟者脐血 IGF-1 浓度与胎儿出生体重均下降 [362, 363]。最新研究还发现，IGF-1 及 IGF-1 受体在妊娠晚期胎鼠的肺成熟过程中也发挥作用 [364]。

11p15 印记区域低甲基化与 Silver-Russell 综合征的相关表型有关 [365]。该印记区域低甲基化可以导致印记松弛和 H19 双等位基因表达，从而下调 IGF-2 表达。胎盘蛋白前体加工酶 4 对 IGF-2 的异常剪切也会导致胎儿生长受限 [366]。与正常孕妇比较，胎儿宫内生长受限的孕妇具有较高的 *IGF-2* 前体水平。严重的 IUGR 和继发于胰岛素抵抗的非典型糖尿病与继发性人类染色体易位的 IGF-2 基因调控中断有关 [367]。此外，父源单亲二体印记丢失导致的 IGF-2 过表达、CDKN1C 功能失活、KvLQT1 DMR 状态改变及 H19 DMR 微缺失均与 Beckwith-Wiedemann 综合征的过度生长有关 [368]。

胚胎发育第 5 周时，胎儿循环中可检测到 IGF 结合蛋白。同出生后一样，胎血中的 IGF 可以和 IGF 结合蛋白结合 [359]。与过表达 IGFBP-1 的人类胎儿类似，小鼠循环中高浓度的 IGFBP-1 也与胎鼠生长受限有关 [369, 370]。此外，高浓度的 IGFBP-4 也与胎儿生长受限有关 [371]。IGFBP-4 特异性表达于母体蜕膜组织，起抑制 IGF 作用。因此，胎儿期和出生后血浆中 IGFs 的浓度均高于组织浓度。与儿童期及成人期不同，胎儿体内的 IGF-2 浓度约为

IGF-1 的 5～6 倍，整个孕期中 IGF-2 及 IGF-1 浓度逐渐递增（图 145-10）[372]。胎儿足月时，血中 IGF-1 及 IGF-2 含量约为成人的 30%～50%。大多数研究发现，脐血中的 IGF-1 浓度与婴儿出生体重有关 [359]。尽管 IGF-2 有促胎儿生长作用，但血中 IGF-2 含量与婴儿出生体重的相关性较弱。究其原因，一方面可能是由于可溶性 IGF-2 受体对 IGF-2 有抑制作用 [373]，另一方面可能是由于 IGF-2 的生长促进作用主要发生在妊娠早期。组织中的 IGF-2 受体跨膜区域经蛋白酶水解后产生可溶性的 IGF-2 受体。IGF 受体早在胚胎发育第 5 周即可检测到，且在胎儿组织中广泛分布 [359, 371]。体外实验发现，IGF-1 可以刺激大鼠胚胎肝细胞合成糖原，诱导成肌细胞形成肌管。体外培养的肌细胞及新生大鼠星状胶质细胞中存在活化的 IGF-2。与 IGF-1 受体不同，胚胎细胞胰岛素受体表达增高，且不受下调机制的影响。

如前所述，胚胎期和出生后 IGF-1 合成的调控

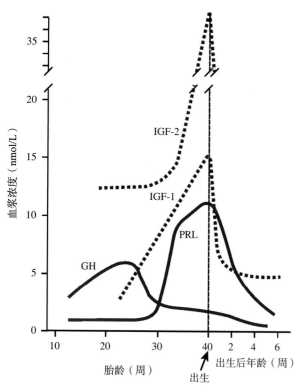

▲ 图 145-10　人胎儿妊娠中期到围产期血清生长激素（GH）、催乳素（PRL）、胰岛素样生长因子 1（IGF-1）和 IGF-2 水平的发育变化模式
IGF 水平增加的主要刺激因素是营养。GH、PRL 和胎盘催乳素（未显示）在胎儿生长中的作用有限

机制不同。GH 出生后主要刺激 IGF-1 产生，与此不同，GH 对宫内胎儿 IGF-1 产生影响很小 [350, 351]。GH 对胎儿生长的作用有限，如生长激素抵抗（Laron 侏儒）及生长激素缺乏患儿中，尽管胎儿 IGF 含量较低，但其出生体重仅稍低于正常儿 [374]。此外，胎儿组织中富含 HPL 受体 [376, 377]，HPL 可刺激人胎儿成纤维细胞和肌肉细胞产生 IGF-1 并增强氨基酸转运和 DNA 合成 [376]。母鼠限制蛋白摄入可引起胚胎 IGF-1 和 IGF-2 水平下降，HPL 可以逆转 IGF-2 的降低 [378]。妊娠晚期的胎羊行甲状腺切除后，骨骼肌生长受损的同时，肌肉中 GH 受体及 IGF-1 mRNA 表达下调，但 IGF-2 含量没有明显变化 [379]。糖皮质激素可以抑制胎儿生长，机制可能与抑制 IGF 基因转录有关 [379]。有证据显示，胰岛素可能在胎儿 IGF-1 的合成中发挥调节作用 [380]。营养是调节胎儿 IGF-1 合成的主要因素。哺乳期子鼠剥夺乳汁后可以导致体内 IGF-1 下降，限制妊娠大鼠蛋白摄入及限制绵羊胎盘生长均可导致子代血中 IGF-1 及 IGF-2 水平下降 [359, 381]。近期研究显示，光刺激可以改变循环及大脑组织内的 IGF-1 水平，通过激活 IGF-1 信号通路控制神经元的迁移 [382]。综上所述，IGF 在胚胎和胎儿发育中起要作用。在胎儿阶段，IGF 受到 HPL 及跨胎盘转运的营养成分调控。胎鼠血清中高浓度的 IGF-2，胎儿组织 IGF-2 mRNA 的高水平表达及人胎儿大脑组织中存在截短型的 IGF-1，均说明这些多肽在胎儿发育阶段发挥独特的作用。

1. 胰岛素　胰岛素具有促进生长的作用，其最大促生长作用主要出现在妊娠晚期 [352, 383]。糖尿病母亲的胎儿很容易出现高胰岛素血症、体重增加及体脂沉积增加。胰腺不发育的胎儿及低胰岛素血症的胎儿通常体重较小，体脂相对缺乏 [352, 380]。近足月的胎猴短期输注胰岛素可增加体重，显著增加心脏、肝脏和脾脏的合成代谢 [383]。有趣的是，胰岛素受体基因空白纯合突变的胎鼠尽管出生体重正常，但常合并高血糖和酮症，并在新生儿早期死亡 [384]。人类胎儿胰岛素受体纯合突变常出现严重的胰岛素抵抗与 IUGR、皮下脂肪缺乏、肌肉质量减少、多毛和早期死亡 [385, 386]。这种属间胰岛素作用的差异可能与人类妊娠期较长有关，IGF-1 治疗可以在一定程度上改善临床症状 [386]。

2. 生长因子　表皮生长因子（EGF）/ 转化生长因子 -α 成员（如神经调节蛋白和两栖调节蛋白）可以通过和 EGF 受体（如 HER1、HER2、HER3 及 HER4）结合，刺激乳鼠眼睑提前开放和乳牙萌出，刺激腭部发育、胃肠和肺成熟。此外，EGF 家族的生长因子在肾脏、肝脏、甲状腺和肾上腺生长中也发挥作用[350, 387]。母鼠妊娠期间唾液腺及血中 EGF 含量增加约 4～5 倍，去除母体唾液腺可以导致每窝子代数目减少及胎鼠体重减少，而给予外源性 EGF 可以逆转上述变化[388]。EGF 对母体及胎盘代谢的影响很大程度上可能是由于胎盘组织中富含 EGF 受体。妊娠早期多种胎儿组织中均有 EGF 受体表达，EGF 受体编码基因失活突变可导致胎鼠及新生鼠死亡[387]。EGF 及 EGF 前体 RNA 在啮齿类动物胎儿组织及胎血中均有表达[387]。胚鼠牙齿、皮肤、脾脏及肺组织的 EGF 前体 RNA 表达量较低[389]。胎儿发育期起主导作用的 EGF 受体配体是 TGF-α[387, 390-392]。

越来越多的证据显示，EGF 家族在哺乳动物中枢神经系统发育中发挥作用[387, 393-395]。EGF 可以促进星形胶质细胞增殖、维持细胞存活、处理特定神经细胞的生长[394]。TGF-α、EGF、神经调节素和其对应的受体 EGFR、HER2 和 HER4 广泛分布于神经系统中[387, 393-395]。缺乏神经调节素 HER2 或 HER4 的小鼠可出现心脏异常、前脑、中脑及后脑发育异常，导致宫内死亡[396-398]。HER3 基因靶向突变小鼠由于缺乏施万细胞和外周神经系统变性，可出现严重的神经系统病变[399]。

成纤维细胞生长子（FGF）是由至少 18 个 FGF 及 4 种受体组成的一类细胞因子家族[400]。FGF3 受体基因突变可导致软骨发育不全，FGF2 受体基因突变与颅缝早闭有关[352]。小鼠敲除 *FGF2* 或 *FGF3* 基因可导致肢体异常，但其胚胎期的生长未受影响。有研究显示，将发育第 10 天的大鼠胚胎移植到肾包膜下，通过肾动脉内输注 FGF 可以刺激胎鼠生长[401, 402]。FGF 抗血清能够抑制移植胎鼠内胚层组织的生长，且对某些起源于中胚层组织也有一定的抑制作用，说明 FGF 主要影响内胚层及中胚层来源的组织。FGF 是骨发育和成熟的关键因子，提示 FGF 可以通过自分泌及旁分泌作用影响局部器官的生长及分化[400, 403]。

神经生长因子（NGF）家族是由 NGF、脑源性 NGF、神经营养因子 -3（NT3），以及两种非特征因子（less well-characterized factors）和两种神经生长因子受体（NGF1、NGF2 也称 Trk）构成[404-407]。NGF 可以促进发育阶段啮齿动物生长和自主神经系统的分化。新生小鼠注射 NGF 后颈上神经节增大。此外，NGF 注射还可增加 RNA 聚合酶、鸟氨酸羧化酶和酪氨酸羟化酶活性，而注射 NGF 抗血清则可出现永久性交感神经切除效应[404, 405]。在大鼠和兔子中诱导 NGF 自身抗体产生的试验发现，高滴度 NGF 抗体的母体子代自主神经系统发育严重受损[408, 409]。体外实验发现，NGF 是由新生小鼠星形胶质细胞产生的，NGF 分布在发育阶段小鼠的大脑组织中，与 BDNF 及 NT3 在大脑发育过程中发挥重要作用[406-410]。甲状腺激素能够增加成年大鼠大脑组织 NGF、NT3 及 BDNF mRNA 的表达水平[407]。

此外，TGF-β 超家族、血管内皮生长因子（VEGF）家族及血小板源性生长因子（PDGF）家族也参与调节胎儿生长及器官成熟[411-414]。TGF-β 超家族由 TGF-β、骨形态发生蛋白（BMP）、活化素、抑制素及 müllerian 管抑制因子等超过 35 个成员构成[411, 412]。这些配体通过与细胞膜上的丝氨酸 / 苏氨酸蛋白激酶受体结合，活化 TGF-β 信号通路。TGF-β 超家族对于胚胎早期发育、左右不对称发育、心脏和血管系统、颅面部发育、神经系统发育，以及骨骼形态发生都是至关重要的，其在体成分及生长中也发挥作用[411, 412]。TGF-β 受体基因敲除鼠常于围产期宫内死亡。

PDGF 家族成员通常以 PDGF A 链及 B 链组成的同源或异源二聚体形式存在。PDGF 受体广泛分布于成纤维细胞、平滑肌细胞、胶质细胞及上皮细胞中，主要分为 PDGF 受体 α 及 PDGF 受体 β 两种[414]。*PDGFα* 和（或）*PDGFβ* 基因敲除对小鼠而言通常是致命的，常表现为出生后死亡，伴面部异常、脊柱裂、骨骼异常、肺隔膜缺失及表皮水疱[413]。在发育过程中，几乎绝大多数组织中均有 VEGF 表达[413]。VEGF 超家族主要由 5 种同工体及两种受体酪氨酸激酶组成，主要分布于血管内皮细胞。VEGF 受体基因敲除对小鼠而言是致命的[413]。

越来越多的证据显示，这些生长因子是由胎盘产生的。与 IGF 一样，现已发现多种生长因子通过内分泌、自分泌及旁分泌途径在胎儿个体器官发育，以及胎儿整体生长和分化中发挥重要作用。

Wnt 信号通路、Notch 信号通路、BMP 信号通路和 hedgehog 信号通路均在胚胎发生和胎儿器官生长发育中发挥重要作用。此外，这些信号通路也参与骨骼发育和生长，因此对胎儿的大小有重要影响[415]。

四、适应宫外生活

胎儿出生前绝大多数代谢需要由胎盘提供，不需要自主体温调节，出生后需要能量及体温的自主维持才能适应宫外生存[133, 416]。各种神经和内分泌事件的有效整合是胎儿适应宫外生活的先决条件。肾上腺皮、髓质激素和甲状腺激素协同作用促进婴儿肺功能、心血管适应，维持葡萄糖稳态和产热（图 145-11）。长期适应宫外生活需要机体能够适应

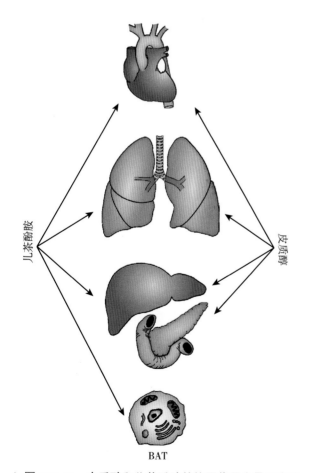

▲ 图 145-11　皮质醇和儿茶酚胺的协同作用介导了宫外生存的转换，促进心血管、肺、肝脏和胰腺功能的宫外适应性改变，还可刺激褐色脂肪组织（**BAT**）的产热效应

间歇性的底物供应，这就需要机体激活激素控制系统来维持血清葡萄糖和钙稳态。

（一）皮质醇及儿茶酚胺调节的适应

在许多灵长类动物和其他哺乳动物中，由于近足月时胎儿肾上腺皮质醇的产生增加和皮质醇向皮质酮转换减少，导致胎儿循环内皮质醇浓度适度增加[105, 133]，这种现象被称为产前皮质醇激增。在此期间，尽管 ACTH 脉冲性分泌增加，但血浆 ACTH 浓度趋于稳定。此时循环皮质醇含量增加与一些生理效应有关：①刺激肝脏中外环脱碘酶，促进 T_4 向 T_3 的转化，使循环中 T_3 浓度增加；②增强苯乙醇胺转移酶活性，促进交感嗜铬细胞组织（包括肾上腺髓质）分泌肾上腺素；③促进肺表面活性成分的合成、分泌和成熟；④促进肝葡萄糖异生酶的成熟；⑤上调包括肺、心和棕色脂肪组织在内的多种组织中 β 肾上腺素受体的密度；⑥诱导产生成熟的肠酶，促进营养吸收，促进肠道运输、运动和结构的成熟[133, 416-422]。在有早产风险的孕妇中使用糖皮质激素治疗的推荐证据来自于产前皮质醇激增的适应性效应。总的来说，出生前接受糖皮质激素治疗的早产儿，其总体发病率和死亡率低于未接受糖皮质激素治疗的早产儿[422]。

如前所述，分娩可导致胎儿循环中儿茶酚胺大量增加，这也有助于胎儿适应宫外生活。足月顺产儿脐血去甲肾上腺素、肾上腺素含量约为 15nmol/L（2500pg/ml）、2nmol/L（370pg/ml）[285, 423]。这种儿茶酚胺含量的增加有助于增加新生儿心排血量和维持新生儿血压，引发心室收缩，促进胰高血糖素分泌、减少胰岛素分泌、促进肝糖分解，刺激褐色脂肪组织产热、提高游离脂肪酸的浓度，通过动员肺液和促进肺表面活性物质合成，增强肺组织适应性（图 145-11）。

（二）棕色脂肪产热

棕色脂肪组织是新生儿产热的主要场所[225, 416, 424, 425]。胎儿脂肪发生包括前脂肪细胞增殖、前脂肪细胞分化为成熟的白色脂肪和棕色脂肪组织[426]。该过程受到多种激活脂肪细胞特异性基因的转录因子调节，这些基因又受到甲状腺激素调节[426]。胎儿期摘除棕色脂肪组织可导致严重的新生儿低体温。棕

色脂肪组织的功能由多种内分泌系统协调调节。儿茶酚胺通过 β 肾上腺素受体,促进脂肪酸氧化和产热。棕色脂肪组织中的线粒体表达一种独特的蛋白质,称为热原蛋白(又称解耦联蛋白,UCP),UCP 可以使二磷酸腺苷氧化磷酸化解耦联,从而释放热量。UCP 依赖于 T_3,棕色脂肪组织表达 DIO2,可以使 T_4 在局部转化为 T_3[427]。以前的观点认为出生后不久棕色脂肪就消失了,但现有研究运用 ^{18}F-FDG-PET 及 CT 检查发现成人中也存在活跃的棕色脂肪组织,并且棕色脂肪活性与基础代谢率呈显著正相关关系[428-430]。

(三)糖稳态

胎盘葡萄糖运输的突然中断导致胎儿出生后血糖迅速下降。这种相对低血糖和由于胎盘降解消失导致的儿茶酚胺水平升高可以刺激胰高血糖素的分泌。出生后早期的胰高血糖素和儿茶酚胺激增会迅速耗尽婴儿现有的肝糖原储备,因此要维持出生后 12~24h 内的血糖浓度,婴儿需要增加肝糖异生。早产儿由于肝糖原储备减少和肝糖异生机制尚未完善,因此会出现更为严重和延长的新生儿低血糖[309, 312, 422]。新生儿期胰岛 β 细胞对高血糖刺激的胰岛素分泌反应成熟,健康足月婴儿在出生后数天内就能建立类似成人葡萄糖稳态的调节模式。在胎羊中,分娩前 5~10 天血浆皮质醇、儿茶酚胺和甲状腺激素水平增加,进而刺激肝糖异生[421]。早产儿中糖调节机制成熟延迟。糖尿病母亲的婴儿、小于胎龄儿、窒息、严重应激儿、编码磺脲类受体和钾离子通道(ABCC8 KCNJ11)基因突变导致的胰岛 β 细胞增生或先天性高胰岛素症婴儿均可出现新生儿期相对高胰岛素血症。此外,尽管 *GCK*、*HADH*、*GLUD-1*、*HNF4A*、*HNF1A* 和 *SLC16A1* 基因突变也可能导致先天性高胰岛素血症,但仍有超过 50% 的先天性高胰岛素血症病例未发现已知的致病基因突变[431]。为了避免低血糖造成的中枢神经系统损害,积极治疗先天性高胰岛素血症是必要的。

(四)钙稳态

从母体通过胎盘运输到胎儿体内的钙约占宫内胎儿体内钙储量的 20%~30%。新生儿必须迅速地从 PTHrP 和降钙素调节的胎儿高钙环境调整到 PTH 和维生素 D 调节的出生后低钙环境。胎盘分离后,新生儿血浆总钙浓度降至约 2.3mmol/L(9mg/dL),离子钙浓度降至约 1.2mmol/L(4.8mg/dL)[432]。在新生儿出生的 2~3 天内,血浆 PTH 浓度相对较低,且对低钙的反应很小。新生儿血中降钙素浓度仍会进一步升高,并在出生后数天内均保持在较高水平[432]。新生儿 PTH 对低钙反应较弱且循环中存在高浓度的降钙素是导致新生儿持续 2~3 天暂时性低钙血症的原因。低钙血症反过来抑制降钙素分泌,刺激 PTH 分泌。在新生羔羊中,PTHrP 消失与血钙浓度恢复到成年水平的时间基本一致。

新生儿钙稳态也受到低肾小球滤过率和出生后数天内肾脏对 PTH 反应降低的影响。以上研究表明,新生儿肾脏磷排泄减少,因此摄入高磷牛奶的新生儿容易出现高磷血症[432]。与足月儿比较,早产儿 PTH 更低,降钙素浓度较高,肾功能更不成熟。因此,早产儿新生儿期低钙血症更严重,持续时间更长。孕期有甲状旁腺功能亢进性高钙血症表现的母亲子代中,症状性低钙血症的发生率较高。其子代新生儿期甲状旁腺功能受到明显抑制,新生儿期很长时间表现为暂时性的甲状旁腺功能减退症。足月儿生后 1~2 周内,PTH 分泌和钙稳态恢复正常,而小早产儿可能需要 2~3 周才能恢复正常。

(五)其他激素适应

分娩和胎盘循环的中断导致新生儿血中雌激素、孕酮、hCG 和 HPL 的浓度迅速下降。雌激素水平的下降消除了新生儿 PRL 释放的主要刺激,因此新生儿 PRL 浓度在生后数周内均保持较低水平。由于生后 GH 对 GHRH 和生长抑素敏感性的变化,下丘脑-垂体反馈和控制机制延迟,新生儿出生后 GH 浓度也很低[38, 44]。出生后由于缺乏 HPL 和胎盘 IGF,体内新生儿 IGF-1 浓度降至较低水平。由于出生后体温迅速下降,新生儿 TSH 在出生后 1h 内急剧增加[37, 225]。TSH 水平增加一方面促进甲状腺分泌 T_4 和 T_3,另一方面促进外周 T_4 向 T_3 转化。外环(1 型)脱碘酶活性增加,促进外周 T_4 向 T_3 转化[37, 225, 420]。甲状腺激素-TSH 负反馈系统的重设使新生儿血清 TSH 浓度逐渐下降到子宫外的正常水平。新生儿 3—4 周龄时,T_3 和甲状腺激素硫酸盐水平下降到成人水平[37, 226, 232]。

第146章　妊娠期激素变化和内分泌检测
Hormonal Changes and Endocrine Testing in Pregnancy

Mark E. Molitch　著

阿地拉·阿里木　郭艳英　王新玲　译

> **要　点**
> - 胎盘分泌高水平雌激素可刺激妊娠期催乳素瘤的生长。
> - 胎盘生长激素变异体可能增加妊娠期肢端肥大症的诊断难度。
> - 胎盘血管升压素酶加速了血管升压素的降解，因此一些患者会在妊娠期间出现亚临床尿崩症。
> - 妊娠剧吐可能与妊娠期间人绒毛膜促性腺激素水平升高引起的短暂性甲状腺功能亢进症有关。
> - 皮质醇产生率增加导致尿游离皮质醇水平增加，以及地塞米松抑制性消失可能增加妊娠期 Cushing 综合征诊断难度。

多种因素造成妊娠过程中正常的生理和内分泌检查的改变（表 146-1）。妊娠会导致血浆和红细胞容量增加，使血液中物质轻度稀释。血浆容量的增加始于妊娠的第 6~8 周，在第 30~34 周最大可增加约 40%[1]。血浆容量的增加会导致心排血量增加 30%~50%，首先出现每搏量增加，随后是心率增加[2, 3]。随着每搏量的增加，肾血浆容量和肾小球滤过率（GFR）同比例增加。GFR 在妊娠期第 4 周开始增加，到第 6~12 周增加到非妊娠状态的 140%~150%[4-6]。在妊娠中期至结束，GFR 还会再增加 10%，在妊娠晚期 GFR 逐渐保持稳定，有时会在妊娠的最后 4 周逐渐回落[6, 7]，GFR 变化可能会导致血清和尿液中各种激素的清除率发生变化。

肾小管功能也发生了改变，显著降低了对葡萄糖的重吸收和最大转运能力，尽管血浆葡萄糖水平正常，但出现了明显的尿糖[8]。因妊娠期间出现轻度过度换气和呼吸性碱中毒，虽然肾小管对碳酸氢盐吸收能力是正常的，但血清碳酸氢盐水平通常会降低，正常血清碳酸氢盐水平为 18~22mEq/mL。怀

表 146-1　正常的生理变化对内分泌检查的影响

心血管系统
- 血浆和红细胞容积增加
- 心排血量增加
  - 降低"渗透压"以缓解血管升压素的释放和机体缺水

肾脏
- GFR 和肾血浆流量增加
  - 激素和底物清除率增加
- 肾小管功能改变
  - 葡萄糖的 T_m 降低

胎盘激素的合成
- 雌激素和孕激素合成的增加
  - 激素结合球蛋白的合成增加
  - 刺激催乳素细胞
- 肽激素的产生
  - ACTH、CRH、GnRH、hCG、GH变体，hPL、cTSH、PRL

胎盘酶的合成
- 血管升压素酶

ACTH. 促肾上腺皮质激素；CRH. 促肾上腺皮质激素释放激素；cTSH. 绒毛膜促甲状腺激素；GFR. 肾小球滤过率；GH. 生长激素；GnRH. 促性腺激素释放激素；hCG. 人绒毛膜促性腺激素；hPL. 人胎盘催乳素；PRL. 催乳素；RBC. 红细胞；T_m. 最大肾小管排泄能力

疑患有酒精性或糖尿病酮症酸中毒的患者一般碳酸氢盐水平较低。因此，通过动脉血气确认是否存在酸中毒非常重要。肾小管对钠离子重吸收增加，其中原因包括 GFR、胎盘分泌孕酮、醛固酮和皮质醇的浓度增加，以及体位效应等[6]。

胎盘合成的激素可能对其他内分泌轴产生影响。从妊娠的第 6～8 周，雌二醇的水平增加了 100 倍[9]（图 146-1）。这些雌激素水平的升高会引起甲状腺结合球蛋白（TBG）、皮质类固醇结合球蛋白（CBG）和性激素结合球蛋白（SHBG）的浓度增加。尽管游离激素水平仅受到最低浓度的影响，但测量总体结合及游离激素水平增高（见下文）。雌激素对垂体催乳素细胞具有直接的刺激作用，导致催乳素（PRL）生成增加。胎盘可生成多种肽类激素，包括人绒毛膜促性腺激素（hCG）、绒毛膜生长激素（胎盘催乳素）、胎盘生长激素（GH）变异体、绒毛膜

促甲状腺激素、绒毛膜促肾上腺皮质激素（ACTH）、绒毛膜促肾上腺皮质激素释放激素（CRH）、尿皮质素、绒毛膜促性腺激素释放激素和绒毛膜生长抑素。尽管大多数肽类激素不会影响血液循环中正常激素水平，但有些激素可能会，如胎盘 GH 变异体可能通过刺激胰岛素样生长因子 1（IGF-1）抑制 GH 的负反馈作用。尽管 hCG 对垂体不产生影响，但其结构与促甲状腺激素（TSH）相似，高水平的 hCG 可能激活 TSH 受体，在某些情况下导致甲状腺功能亢进症。胎盘还可以产生 1,25- 二羟维生素 D，这对妊娠期间 Ca^{2+} 调节有重要作用。胎盘 CRH 在胎盘内有很多作用，甚至可能影响胎儿，但不参与母体 ACTH 调节[10, 11]。

胎盘雌激素、孕激素、催乳素，甚至生长激素变异体都可能作为胰岛素的负反馈调节激素，并会导致胰岛素抵抗及加速脂肪溶解。这些内容已在第 145 章详细阐述。

胎盘产生的酶可能影响正常的内分泌功能。胎盘升压素酶的活性很强，以至于正常孕妇体内血管升压素的生成速率必须显著提高来才能维持正常的血管升压素水平。在轻度亚临床尿崩症患者中，血管升压素代谢增加可能会使这种亚临床症状更加明显。

本章回顾了妊娠期间正常生理变化引起激素水平的改变，对于内分泌代谢紊乱的妊娠患者，这种变化增加了评估其激素水平及诊断难度。妊娠与中间代谢和糖尿病的相互作用具体内容在第 45 和第 144 章中阐述。

一、垂体

（一）催乳素

1. 妊娠期间催乳素的生理变化　胎盘产生的雌激素刺激催乳素细胞的 DNA 合成、有丝分裂、PRL mRNA 水平和 PRL 的合成[12, 13]。孕酮也被证明可以刺激 PRL 的分泌[14]。在妊娠期间，血清 PRL 水平会逐渐升高[15]（图 146-2），并与垂体催乳素细胞的大小和数量同步增加[16, 17]。在妊娠期间，PRL 水平可能会升高 10 倍，水平可达到 200ng/mL 以上[17]。PRL 的升高是为哺乳作准备。因此，出现与高催乳

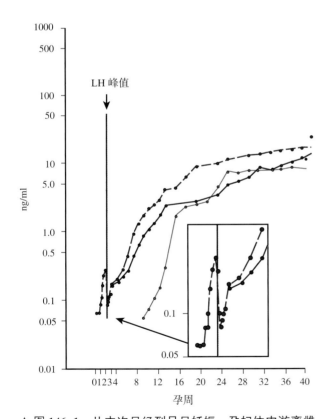

▲ 图 146-1　从末次月经到足月妊娠，孕妇体内游离雌酮（E_1）、雌二醇（E_2）和雌三醇（E_3）的血清水平
这些点代表了来自四个独立研究的平均类固醇激素水平。LH. 黄体生成素（经美国妇产科学会许可转载，引自 Buster JE, Abraham GE: The applications of steroid, hormone radioimmunoassays to clinical obstetrics, *Obstet Gynecol* 46:489-499, 1975. ）

素血症有关的闭经很可能是由妊娠引起，而不是由于病理性高催乳素血症。

应当指出，人蜕膜在妊娠期间可合成与垂体相同水平的 PRL，并引起羊水中 PRL 水平增高[18]。但是，母体血液中不存在这种蜕膜产生的 PRL，其生理作用可能仅限于通过胚外膜调节水和离子转运[18]。胎盘产生另一种激素，称为胎盘催乳素（也称为绒毛膜生长促乳素），具有刺激乳腺分泌的功能，其在结构上与 PRL 相比，跟 GH 更相似，并在妊娠期间对血清 PRL 水平无明显影响[18]。

2. 催乳素瘤　妊娠期间，垂体增大主要由于 PRL 细胞的增生引起[16, 17]。在妊娠期间进行磁共振成像（MRI）扫描通常会发现垂体增大，但通过进一步阅片也未发现垂体肿瘤的迹象[19]。然而，在妊娠期间发现鞍区增大的原因可能不仅是正常催乳素细胞的增生，也可能是妊娠前已存在催乳素瘤导致妊娠期加重这种刺激效应。（图 146-3）。文献报道的 1020 例妊娠合并催乳素瘤患者中发现有 2.7% 微腺瘤患者有肿瘤增大的风险，在未接受手术或放疗、接受手术或放疗的大腺瘤患者，肿瘤增大风险分别为 23% 和 4.8%（表 146-2）[20]。

3. 淋巴细胞性垂体炎　妊娠期垂体增生也可能是由于淋巴细胞性垂体炎导致[21-23]。淋巴细胞性垂体炎的特征是大量淋巴细胞和浆细胞浸润垂体，并破坏正常的垂体细胞[21]。这种疾病具有自身免疫基础[21]。大多数病例与妊娠有关，常见于妊娠或产后女性，表现为不同程度的垂体功能减退症或与软组织压迫引起的症状，如头痛或视野缺损。还可能出现轻度高催乳素血症和尿崩症。在计算机断层扫描（CT）或 MRI 上，可发现鞍区肿物向鞍外延伸并引起视野缺损。事实上，该疾病只能通过活检与垂体肿瘤相鉴别。由于这种疾病合并垂体功能减退症，而这些女性患者没有产后出血史，这可与产后希恩综合征相鉴别[23]。妊娠或产后出现垂体功能减退症或蝶鞍病变的女性，尤其是没有产后出血史的，应考虑淋巴细胞性垂体炎。对于这种疾病垂体功能评估及 CT 或 MRI 非常必要。如果 PRL 仅轻度增高（＜ 150ng/ml），诊断为催乳素瘤的可能性较小，而更可能是垂体炎或非内分泌性肿瘤[22, 23]。此外，垂体功能减退症引起 ACTH 分泌减少，如不及时治疗可出现死亡[23]。

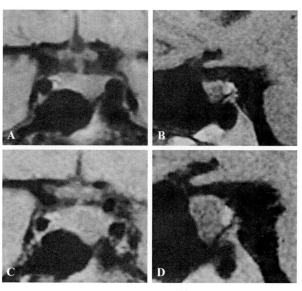

▲ 图 146-3　用冠状（A 和 C）和矢状（B 和 D）位进行磁共振成像扫描，显示出孕前（A 和 B）和孕晚期（C 和 D）的催乳素大腺瘤增大

该患者主诉有持续头痛症状

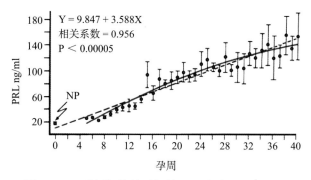

▲ 图 146-2　随妊娠持续时间按孕周连续测量的均数 ± 标准误（n=4）血清催乳素（PRL）浓度

红线代表线性回归，蓝线代表二阶回归。NP. 非妊娠的 PRL 值（引自 Rigg LA, Lein A, Yen SS: Pattern of increase in circulating prolactin levels during human gestation, Am J Obstet Gynecol 129:454-456, 1977. ）

表 146-2　妊娠对催乳素瘤的影响

肿瘤类型	治疗前	数　目	症状性增大*
微腺瘤	否	658	18（2.7%）
大腺瘤	否	214	49（22.9%）
大腺瘤	是	148	7（4.8%）

*. 所需要的干预：手术、分娩或多巴胺激动药

引自 Molitch ME: Prolactinoma in pregnancy. Best Pract Res Clin Endocrinol Metab 2011;25:885-896.

（二）生长激素

1. 妊娠期间生长激素生理的变化　在妊娠中晚期，垂体分泌 GH 水平下降，由胎盘合体滋养层上皮细胞产生的 GH 变异体水平增加[24,25]（图 146-4）。垂体脉冲式分泌 GH 被持续高水平非脉冲性分泌的变异体所取代，血液中浓度可达 10～20ng/ml[25,26]。可能由于 IGF-1 的负反馈作用，正常垂体 GH 的产生减少并伴随着胎盘变异体的生成增加。垂体 GH 分泌量的下降可能是由于胎盘产生的 GH 变异体刺激 IGF-1 产生的负反馈作用。肢端肥大症患者可以自主分泌 GH，如果妊娠，在整个妊娠期间患者血中并存两种形式的 GH[27]。

GH 变异体与垂体分泌的 GH 区别在于第 13 个氨基酸，虽然两者的生理作用相同，但与垂体分泌的 GH 相比，GH 变异体分泌的 GH 刺激乳腺分泌作用相对较弱[28]，这恰恰反映了生长激素受体与催乳素受体在结合中的差异[29]。大多数报道显示，在妊娠期间，随着 GH 变异体浓度升高，IGF-1 水平同步升高[30-32]。GH 变异体在碳水化合物和脂质代谢中也有与正常垂体分泌 GH 相似的活性[33]。

妊娠期间血液循环中 GH 来源变化的生理意义尚不清楚。尽管动物研究表明胎盘生长激素可促进胎盘生长和成熟、胎盘营养运输，甚至可能影响胎儿的生长，但这些作用并未在人类研究中阐明[34]。但是，胎盘变异体和 IGF-1 水平升高可能是造成某些孕妇出现肢端肥大的表现，从而被怀疑患有肢端肥大症。目前对于胎盘 GH 变异体水平升高是否对妊娠的胰岛素抵抗产生影响尚不清楚。GH 变异体的缺乏不会影响胎儿生长[35]，但研究显示，在有些正常婴儿中，HPL 和 GH 变异体同时缺失会引起其宫内生长受限[36]。

2. 肢端肥大症　常规的 GH 检测通常不能区分正常垂体性 GH 和胎盘 GH 变异体，因此可能在评估妊娠后期垂体生长激素分泌方面产生误导[25]。该变异体的基础水平明显高于正常非妊娠期 GH 水平，因此可能误认为垂体 GH 分泌过多。有必要应用特殊检测方法识别这两种激素的特定抗原表位[24,26]。如果不用这种特殊的检测方法，准确评估垂体性 GH 分泌需要在分娩后，因为胎盘 GH 变异体水平在分娩后 24h 内即降到无法检测的水

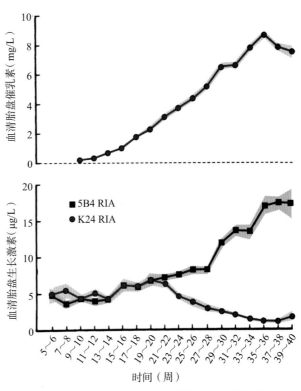

▲ 图 146-4　在整个妊娠期间女性的血清生长激素（GH）和胎盘催乳素均数（± 标准差）的水平

5B4 放射免疫分析（RIA）抗体对 GH 胎盘变异体具有特异性，而 K24 RIA 抗体对垂体 GH 具有特异性。值得注意的是，血清胎盘 GH 变异体水平的升高与血清垂体 GH 水平的下降相吻合

引自 Frankenne F, Closset J, Gomez F et al: The physiology of growth hormones [GHs] in pregnant women and partial characterization of the placental GH variant, J Clin Endocrinol Metab66:1171-1180, 1988. © The Endocrine Society 版权所有

平[27]。然而，在妊娠期间肢端肥大症中胎盘 GH 变异体与垂体性 GH 间存在两点不同：①肢端肥大症患者垂体性 GH 高脉冲式分泌，每 24 小时 13～19 次脉冲[37,38]，而妊娠诱导的 GH 变异体分泌是无脉冲的[26]；②约 70% 在肢端肥大症患者垂体性 GH 给予促甲状腺激素释放激素（TRH）有反应[39]，而胎盘 GH 变异体对 TRH 无反应[27]。但到目前为止，美国已停止 TRH 的检测。

由于各种原因，肢端肥大症合并不育症的病例占到 2/3。55 例年龄在 17—45 岁的肢端肥大症女性患者中，31% 表现为性腺正常的月经周期，20% 表现为高催乳素血症和无排卵，11% 由于肿瘤效应而表现为垂体功能减退，13% 被认为是生长激素或 IGF-1 水平升高导致的排卵障碍（随着 GH/IGF-1 水平的降低，月经可以恢复正常），而 26% 的人由

两个或两个以上原因引起[40]。

据报道，只有 1 名患者在妊娠期间患有生长激素腺瘤并出现肿瘤增大而导致视野缺损，但未发现出血迹象[41, 42]。另外 3 名患者的肿瘤增大，但没有出血，也没有出现视野缺损[43-45]，在这其中一种情况下，肿瘤增大可能是奥曲肽的撤除而不是妊娠本身引起[44]。已有多项研究报道，妊娠期间肿瘤出血会引起头痛和视觉症状[46, 47]。因此，临床上应对患有肢端肥大症合并垂体大腺瘤患者的头痛和视觉症状进行监测。

（三）血管升压素

1. **妊娠期间血管升压素生理的变化** 渗透压感受器可以通过感知血浆渗透压来调节血管升压素的分泌（见第 18 章）。在非妊娠状态下血管升压素释放的渗透阈值为 280~285mOsm/kg，其正常范围为 275~290mOsm/kg。当出现机体缺水时会刺激血管升压素的释放，约为 5mOsm/kg。此时渗透压水平已经接近尿液的最高浓度水平。

妊娠与逐渐降低的"渗透压感受器"相关，血清渗透压的设定点约为 10mOsm/kg[6]。血浆渗透压浓度在末次月经时开始逐渐下降，直到妊娠的第 10 周，此后几乎没有进一步变化[48]（图 146-5）。与未孕女性相比，妊娠女性出现口渴并释放血管升压素保持较低渗透压水平[49]（图 146-6）。机体内水负荷会抑制血管升压素的分泌，并会导致尿液稀释和体内大量的水排泄，从而保持一个较低的渗透压[49, 50]，这种重置的渗透压可使血清钠降低约 4~5mEq/ml[48, 50]，其生理机制尚不清楚。然而，临床试验表明，向未孕女性注射 hCG 可使他们的渗透压降低 5mOsm/kg[51]。此外，有一份案例报道显示，患有葡萄胎妊娠女性具有较低的渗透压，仅在抽出葡萄胎后 40 天血清中 hCG 水平最终无法测到时才恢复正常[51]。

胎盘产生血管升压素酶，是一种胱氨酸氨基肽酶，可快速灭活血管升压素。在妊娠第 4~38 周，血管升压素酶水平增加 1000 倍[52]。然而，对这种升压素酶活性的增加对妊娠内源性血管升压素清除率会增加多少尚不清楚[52]。胎盘本身也能够代谢血管升压素[53]。总体而言，血管升压素水平升高和胎盘血管加压素代谢增加共同影响了血管升压素的代

谢清除率增加 2~4 倍[52, 53]。胎盘分娩后，血管升压素每天约下降 25%[52]。

2. **尿崩症** 在尿崩症患者中，妊娠期血管升压素新陈代谢增加会导致尿崩症的恶化[6, 54, 55]。因此，用增加循环容量或氯磺丙脲治疗轻度尿崩症患者可能会使病情恶化。鞣酸加压素油剂或用赖氨酸加压素喷雾治疗后的女性患者也可能会使病情恶化。血管升压素类似物 1- 去氨 -8- 右旋 - 精氨酸加压素（DDAVP 或醋酸去氨升压素）不受血管升压酶的影响，并且许多女性通过使用这种药物治疗得到了令人满意的疗效[54-56]。极少的无症状女性仅在妊娠期间会出现有症状尿崩症[54, 55]。暂时性尿崩症另一个罕见原因是胎盘早剥，其中胎盘早剥会引起血管升

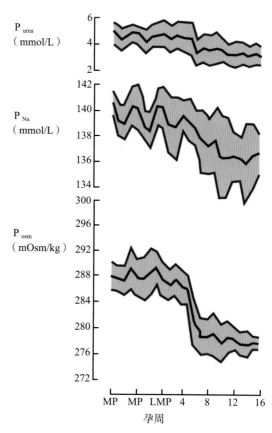

▲ 图 146-5 9 名成功生产的女性，从其妊娠前至早期妊娠每周测量所得的血尿素（P_urea），血钠（P_Na）和血浆渗透压（P_osm）的均数（± 标准差）LMP. 末次月经；MP. 月经期

引自 Davison JM, Vallotton MB, Lindheimer MD: Plasma osmolality and urinary concentration and dilution during and after pregnancy: Evidence that lateral recumbency inhibits maximal urinary concentrating ability, *Br J Obstet Gynaecol* 88:472-479, 1981.

压素的升高[57]。

　　当孕妇出现多尿或烦渴时，血清钠水平低于正常水平时应考虑诊断为尿崩症[6, 50]。由于侧卧位会抑制女性最大尿液浓缩能力。因此，检测妊娠期女性尿崩症时（见第 18 章）应在坐位进行[50]。特别是在妊娠的最后 3 个月，血管升压素代谢的增加能够限制血浆中血管升压素水平升高[49, 51]。

　　有报道显示，在妊娠女性合并短暂性尿崩症中，某些患者会同时发生妊娠期急性脂肪肝。肯尼迪（Kennedy）团队发现过 6 例妊娠女性，在妊娠第 35～39 周出现恶心、呕吐和多尿，其中 4 例被诊断为先兆子痫[58]。有 4 例在分娩前及 2 例在产后出现了多尿。到产后第 4 周，这 6 例患者的尿崩症症状和肝脏异常都得到了完全缓解[58]。现在也逐渐有了更多的类似案例[55]，其他合并 HELLP 综合征(溶血、肝酶水平升高、低血小板）的病例也有过报道[55]。据推测，这些患者的急性肝功能障碍降低了血管升压素酶的降解，从而使血管升压素酶的水平也增加更多，血管升压素的清除率增高[55]。因此，尿崩症

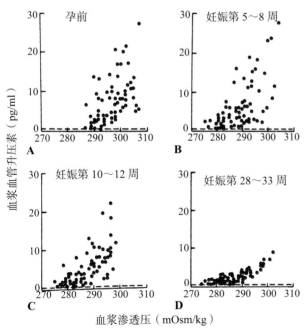

▲ 图 146-6　8 名女性在妊娠前和妊娠期间连续接受 2h 高渗盐水滴注时血浆精氨酸血管升压素与血浆渗透压的关系

每个点都是一个独立的血浆测定值。虚线表示精氨酸血管升压素的检测下限值（引自 Lindheimer MD, Barron WM, Davison JM: Osmoregulation of thirst and asopressin release in pregnancy, *Am J Physiol* 257:F159-F169, 1989.）

患者发展到妊娠晚期也应该进行肝功能异常的筛查。

　　3. 血管升压素分泌不当综合征　如前所述，在妊娠期间，血清钠会降低约 5mEq/L。然而，即使已经有少数报道了先兆子痫患者由于血管升压素分泌失调（SIADH）综合征导致了低钠血症，但其机制目前尚不清楚[59]。

二、甲状腺

（一）甲状腺激素及其调节

　　1. 妊娠期间甲状腺激素的生理变化　妊娠期间甲状腺腺体和甲状腺激素水平发生了很多变化[60]。人们普遍认为妊娠期间会出现甲状腺肿。这种观点源于早期未干预的观察性研究，事实上大多数此类研究在缺碘地区进行。而在碘充足的地区，妊娠期甲状腺肿的发生率并没有增加[61]。一项关于碘营养处于临界状态的比利时女性研究中，发现妊娠期甲状腺体积增加约 18%[62]，而这种甲状腺体积变化在临床上并不明显。Long 及同事对 309 名青年妊娠女性进行了评估，其中 18 例患有甲状腺肿，2 例患有甲状腺功能亢进症的患者诊断为 Graves 病；3 例有桥本甲状腺炎，其中 1 例处于甲状腺功能亢进状态；4 例有亚急性甲状腺炎，其中 1 例处于甲状腺功能亢进状态[63]。另外，9 例甲状腺肿患者考虑是单纯非毒性甲状腺肿。因此，尽管妊娠期间甲状腺体积确实略有增加，可能是由于相对碘缺乏和（或）hCG 刺激作用引起（见下文），但在碘充足的区域出现可触及的甲状腺肿患者中约 50% 存在明显的甲状腺疾病，应对这些患者进行常规评估。在妊娠期发现有甲状腺肿的患者中，其中 1/3 可能会出现甲状腺体积增大 17%～55%[62]。

　　由于妊娠期间 GFR 的增加，肾脏对碘的清除率升高。当碘摄入量不足时，碘清除率增加可能会导致碘缺乏[60]。即使在没有甲状腺功能减退症情况下，全身总碘量也会减少，因此放射性碘的吸收也会增加[64]。当然，妊娠期间禁用放射性碘，因为胎盘可以自由地渗透碘，并且胎儿甲状腺对碘的吸收量是母体的 20～50 倍[65]。这些研究中使用的示踪剂剂量很小，若在妊娠期间不小心服用，也不必过分担心[65]。目前推荐的碘摄入量为 150～250μg/d，

加碘盐和产前维生素中的碘（约 150μg）通常可以预防碘缺乏 [66, 67]。但是，避免过量摄入碘（＞500μg/d），因为碘可以通过胎盘，从而可导致新生儿甲状腺肿 [67]。

胎儿甲状腺和胎儿下丘脑 - 垂体 - 甲状腺轴的发育独立于母体甲状腺情况（见第 145 章）。妊娠第 11～12 周时，胎儿甲状腺开始浓缩碘。除碘外，抗甲亢药物也可以自由通过胎盘，如丙硫氧嘧啶、甲巯咪唑和普萘洛尔等，但三碘甲腺原氨酸（T₃）和促甲状腺激素（TSH）很少通过胎盘 [60]。甲状腺素（T₄）通过胎盘的量比前两者稍多（但仍较小），在妊娠后期大剂量 T₄ 可改善因甲状腺酶缺陷或腺体发育不全而引起的先天性甲状腺功能减退症患儿的症状 [60, 68]。

在妊娠早期，由于 hCG 内在固有的促甲状腺活性增加，血清中可生化测定的促甲状腺活性因而也增加 [60, 69, 70]。妊娠剧吐可能是妊娠期间 hCG 导致 T₄ 和 T₃ 水平升高，引起短暂性甲亢有关，严重的恶心和呕吐常出现在妊娠早期（见下文）。滋养细胞肿瘤中 hCG 水平显著升高可引起甲亢 [71]。胎盘也可能产生少量的具有促甲状腺活性人绒毛膜促甲状腺素，但没有生理作用 [60]。

2. 妊娠期间甲状腺功能检查的变化　T₄ 中约 75% 与 TBG 结合，10%～15% 与白蛋白结合，10%～15% 与甲状腺素转运蛋白（前白蛋白）结合，约只有 0.04% 处于未结合或游离状态。胎盘中雌激素的增加导致血液中 TBG 水平升高，这是因为肝细胞产生的 TBG 增加，同时减少了糖基化的降解作用 [60]。妊娠第 4～6 周，TBG 水平升高导致结合 T₄ 值升高 [60]（图 146-7）。激素的代谢活性与游离激素水平密切相关。据报道，在妊娠期间，游离 T₄ 水平可以保持不变、升高或降低，但通常保持在正常范围内 [60, 72]（图 146-7）。这些差异可能与研究人群的相对碘缺乏 [57] 和评估时正处于妊娠状态有关 [60, 72]。游离 T₄ 水平在妊娠早期轻度升高或处于正常高限，然后回落至基线水平，甚至低于基线水平，与 hCG 的变化平行 [60]（图 146-8）。然而，许多商业上使用的游离 T₄ 免疫测定法在妊娠期并不准确，不推荐常规使用 [73]。事实上，已经建议使用总 T₄ 测定法 [67]，在妊娠中和晚期可以通过乘以 1.5 进行调整 [67]。T₃ 与 TBG 的结合亲和力略低于 T₄，但妊娠期总 T₃ 测

量值的增加与 T₄ 相似 [60, 72]。

TSH 水平在妊娠早期最低（图 146-8），可能是由于游离 T₄ 水平增加引起 [60]。在妊娠早期，TSH 的正常范围是 0.1～2.5mU/L [67]。在妊娠后期缺碘严重，实际上游离 T₄ 水平可能下降，TSH 水平上升 [62]。

妊娠期间 T₄ 转换增加 [72]，对接受甲状腺素替代治疗的患者，应每 1～2 个月复查 1 次 TSH 水平，以确定是否需要增加剂量 [67]。在一项研究中，75% 的患者需要在妊娠期间增加甲状腺素剂量 [74]（图 146-9）。

（二）甲状腺激素亢进症

由于妊娠期因高代谢状态出现心动过速、皮温升高、收缩期杂音和怕热，这些症状与甲状腺功能亢进症临床表现相似，因此可能增加妊娠期甲状腺功能亢进的诊断难度。尽管甲状腺肿的表现不典型，但体重减轻、明显的心动过速、眼征及甲状腺杂音甲状腺功能减退症的其他典型表现应逐渐明显，如肌肉痉挛、过度疲劳、皮肤干燥等 [67, 72]。浸润性皮肤病和眼病是 Graves 病的特征性表现，但不提示甲亢严重程度。

如前所述，妊娠期甲状腺激素的变化可能增加甲状腺疾病的诊断难度。由于血液中的 TBG 升高，使总 T₄ 和 T₃ 水平升高。在正常妊娠早期的某些检测中，游离 T₄ 水平也可能轻度升高，TSH 水平可能由于游离 T₄ 和 hCG 水平过高而被抑制到低于正常水平（见上文）[60, 67, 72]。与典型的甲状腺功能亢进相比，在妊娠期运用这些新的检测方法检测的 TSH 不会很低 [67]，这使 TSH 成为其他激素水平处于临界水平时的关键评估指标。因为未经治疗的甲状腺功能亢进症显然对胎儿的预后有不利的影响，因此准确、仔细地诊断甲亢很重要 [67, 72]。

大多数妊娠期甲状腺功能亢进症是由于 Graves 病和刺激 TSH 受体的抗体引起 [67, 72, 75, 76]。这些抗体可以通过胎盘，可能导致 2%～10% 的妊娠期活动性甲状腺功能亢进症女性出现新生儿甲状腺功能亢进症 [67, 76]。TSH 受体抗体应在妊娠最后 3 个月检测。如果水平高，应密切关注新生儿甲亢的进展 [67, 75, 76]。可这些抗体可能很少会引起宫内胎儿甲亢 [67]。胎儿甲状腺肿可由胎儿甲亢发展而来，或用于治疗母亲甲亢的硫代酰胺可能通过胎盘引起胎儿

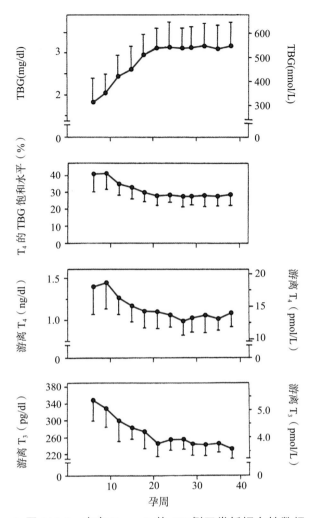

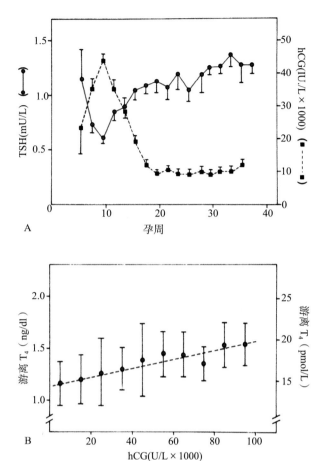

▲ 图 146-7　来自 **Brussels** 的 **606** 例正常妊娠女性数据显示，在妊娠初期，血清甲状腺素结合球蛋白（**TBG**）逐渐升高，伴随着游离 **T** 指数（**T₄** 的 **TBG** 饱和水平）逐渐降低，游离 **T₃** 和 **T₄** 的浓度逐渐降低

Brussels 是一个碘摄入量有限的地区，因此在妊娠中期观察到游离激素浓度的定量下降比碘充足地区更为明显。TBG. 血清甲状腺素结合球蛋白；T_4. 甲状腺素；T_3. 三碘甲腺原氨酸

引自 Glinoer D: Thyroid regulation during pregnancy. In Delange F, Dunn JT, Glinoer D [eds.]: Iodine deficiency in Europe: a continuing concern. NATO ASI Series (vol 241). New York: Plenum, 1993, pp. 181-190. © Plenum Publishing Corporation 版权所有

▲ 图 146-8　**A.** 606 例健康孕妇血清促甲状腺素（**TSH**）和人绒毛膜促性腺激素（**hCG**）与孕龄的关系。妊娠第 **8～14** 周时，**hCG** 和 **TSH** 水平的变化趋势相反，个体 **TSH** 与 **hCG** 水平呈显著负相关（$P < 0.001$）。每个点都给出了两周内单独测定的平均值（± 标准差）。**B.** 游离甲状腺素（**T₄**）水平与妊娠前半期 **hCG** 浓度的散点图。每一点代表妊娠第 **6～20** 周内测定的平均（± 标准差）游离 **T₄** 值，绘制 **10 000U/L** 的 **hCG** 增量。虚线表示线性回归曲线（$P < 0.001$）

引自 Glinoer D, DeNayer P, Bourdoux P, et al: Regulation of maternal thyroid during pregnancy, J ClinEndo-crinolMetab 71:276-287, 1990. 版权所有 © The Endocrine Society

甲状腺功能减退症。一些研究中心提倡用经阴道胎儿甲状腺超声筛查易感胎儿[77]，测量羊水样本中的甲状腺激素水平[78]，甚至脐血样本中的甲状腺激素水平[79]，但这些方法还没有得到广泛应用。

　　甲亢和妊娠剧吐　恶心和呕吐有时可能是甲亢患者的主要症状。相反，妊娠剧吐可能与生理性甲亢有关[67, 72]。超过 1/3 的妊娠剧吐患者可出现短暂

的 T_4、T_3 水平升高，但仅有 10%～20% 的患者表现为临床甲状腺毒症[67, 80-81]。甲状腺激素水平升高是 hCG 刺激导致[67, 80]。此外，妊娠期 hCG 水平与正常人有一定程度的重叠，因此一些学者推测，在这些与短暂性甲亢有关的特殊情况，可能由于 hCG 存在结构变异，从而导致生物活性增加有关[82]。hCG 升高引起呕吐的原因可能是 hCG 诱导雌二醇增加有关[83]。发生家族性妊娠期甲亢的一个非常罕见的原因是 TSH 受体胞外区错义突变。这种受体比

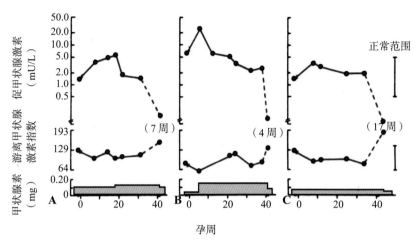

▲ 图 146-9　甲状腺功能减退症女性在妊娠期甲状腺功能和甲状腺素剂量变化的典型模式图

A 和 B. 显示了 2 名需要在妊娠期间增加甲状腺素剂量的结果。C. 显示的是 1 位女性在妊娠期间甲状腺素剂量没有变化的结果。C. 图右侧的竖线表示血清促甲状腺素和游离甲状腺素指数的正常范围。不连续的标记表明妊娠的开始和结束。虚线表示末次妊娠和第一次产后值之间的变化（括号中注明了产后周数）

引自 Data from Mandel SJ, Larsen PR, Seely EW, Brent GA: Increased need for thyroxine during pregnancy in women with primary hypothyroidism, N Engl J Med 323:91-96, 1990. © 1990, Massachusetts Medical Society 版权所有

野生型受体对 hCG 更敏感，且 hCG 值往往处于正常水平而不是升高[84]。

　　在大多数甲亢患者中，游离 T_4 水平在妊娠第 6～133 天（平均 35.1 天）内降至正常[80]，通常与 hCG 同步下降（图 146-10）。因此，对妊娠剧吐伴有游离 T_4 和 T_3 水平升高的患者诊断相当困难。大多数 Graves 病患者在妊娠前会出现一些症状，而通常伴有呕吐的甲亢患者一般没有甲状腺肿，也没有眼部症状[67, 81]。因为未经治疗的甲亢会增加母婴发病率，对任何有症状的甲状腺功能亢进症女性或那些甲状腺激素水平在产后 1～3 周内未自动恢复正常（由高于妊娠期的 50% 恢复至“正常”）并且使用高灵敏度检测方法 TSH 水平处于可检测值以下的女性，服用抗甲状腺药物似乎是最安全的[67]。目前在妊娠早期建议使用甲巯咪唑而不是丙基硫氧嘧啶[67] 受到质疑，由于这些药物在妊娠早期的致畸率实际上可能没有显著差异[85]。对于那些有短暂性甲状腺激素异常的患者，密切随访和调整药物可能会使抗甲状腺药物停用。

（三）甲状腺功能减退症

　　由于妊娠期有引起心动过速、疲劳、皮温升高和怕热的倾向，因此妊娠期发生的自发性甲状腺功能减退症的临床表现可能令人困惑。甲状腺功能减

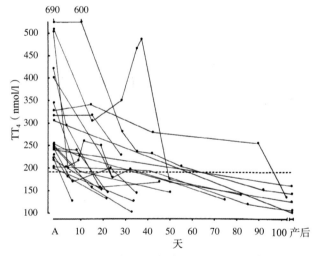

▲ 图 146-10　20 例患者入院时（A）和妊娠期间血浆总甲状腺素浓度变化

中间虚线代表正常妊娠的平均值（± 标准差）。TT_4. 游离甲状腺素［引自 Swaminathan R, Chin RK, LaoTT et al: Thyroid function in byperemesis gravidarum, Acta Endocrionl（Copenh）120：155-160, 1989.］

退症其他典型表现应逐渐明显，如肌肉痉挛、过度疲劳、皮肤干燥等[67, 86]。TBG 水平升高可能导致总 T_4 水平正常，游离 T_4 水平降低，TSH 水平升高。推荐每个实验室应设定妊娠期特定参考范围[86]，如果没有给出这些范围，则建议妊娠早、中、晚期的 TSH 上限分别为 2.5mU/L、3.0mU/L 和 3.5mU/L[86]。如前所述，由于孕期甲状腺素清除率增加，甲状腺

素替代剂量可能而需要增加 [74]。这已经被证明是非常重要的，甚至母亲亚临床甲状腺功能减退症也被证明与产后婴儿智力发育障碍有关 [87, 88]。因妊娠早期亚临床甲状腺功能减退症也可能会出现同样的不良结局，因此大多数人主张对所有孕妇在第 1 次产前检查时进行常规筛查 [67, 89]。即使在游离 T_4 水平正常的情况下，也提倡对 TSH 水平高于正常范围的女性进行甲状腺素替代治疗，以避免出现不良妊娠结局 [67]。然而，应注意的是，许多研究并未显示 TSH 水平轻度升高伴游离 T_4 水平正常 [90]，或正常 TSH 伴低游离 T_4 水平会引起不良结局 [90, 91]，以及替代治疗对甲状腺素水平轻微升高女性的获益 [92]。

许多研究表明，即使甲状腺激素和促甲状腺激素水平正常，自身免疫性甲状腺疾病与不孕和流产率增加之间也存在关联 [67, 93, 94]。一项对照研究表明，接受甲状腺素治疗的抗过氧化物酶抗体阳性女性流产率和早产率低于未经治疗的女性，并且这些不良结局发生率与抗体阴性女性相似 [95]。未经治疗组的促甲状腺素水平从 1.7 逐渐上升到 3.5mU/L，而治疗组的 TSH 水平保持在＜ 2.0mU/L，与抗体阴性组相似 [95]。为解决这个问题，目前正在进行两项大型前瞻性随机研究 [86]。

三、肾上腺皮质

（一）糖皮质激素及其调节

1. 妊娠期间肾上腺激素的生理变化　皮质醇水平在妊娠期间逐渐升高，每个时期增加 2～3 倍 [96-100]（图 146-11）。皮质醇水平升高的主要原因是雌激素引起的皮质醇结合球蛋白（皮质素传递蛋白）水平升高 [96, 98-100]，但血清中具有生物活性的"游离"部分也升高了 3 倍 [96, 99-101]。这种增加被表现为尿游离皮质醇水平升高了 2～3 倍 [96, 102-103]。CBG 升高导致血浆皮质醇半衰期延长，但皮质醇的生成率也有所升高 [104, 105]。然而，由于皮质醇 - 四氢代谢产物的排泄减少，尿 17- 羟皮质类固醇水平降低 [104, 105]。皮质醇可以穿过胎盘，转移的主要方向是从母体到胎儿 [106]。但是，在胎盘和许多胎儿组织中都存在高浓度的 2 型 11β- 羟类固醇脱氢酶，这种酶将皮质醇转化为可的松，可以保护胎儿免受

母体高水平皮质醇的影响 [107, 108]。据推测，这种酶的缺乏会导致胎儿高糖皮质激素的显露，从而会延缓宫内胎儿生长，甚至可能使胎儿在成年后出现高血压 [96]。地塞米松不会被该酶代谢，并且很容易透过胎盘 [96]。

关于妊娠早期 ACTH 水平的报道各有不同，可为正常 [109]、抑制 [99] 和升高 [110]。ACTH 和皮质醇水平在妊娠期间逐渐升高，在分娩时激增 [96, 97, 109]（图 146-11）。ACTH 不能通过胎盘 [111]，但可以由胎盘产生 [10, 109]。在妊娠的不同阶段，从胎盘和垂体来源的血清 ACTH 含量尚不清楚。ACTH 的分泌呈脉冲式，并且与皮质醇密切相关，但是两者都保持昼夜变化，这表明循环中的 ACTH 大部分来自垂体 [112]。

CRH 也由胎盘产生，并释放到母体血浆中，在妊娠中期和晚期逐渐增加，在分娩期间达到高峰 [10]。这种 CRH 具有生物活性，可以胎盘旁分泌 [10, 113] 和母体的垂体 [114] 释放的方式分泌 ACTH，尽管后者尚未得到绝对证实。在妊娠和分娩过程中，CRH 升高与 ACTH 和皮质醇水平升高高度相关，其中隐含着因果关系 [114, 115]。对频繁采样获得的值进行分析后结果显示，外周 CRH 与 ACTH 相关性较差，然而，ACTH 和皮质醇水平高度相关，加上 ACTH 和皮质醇持续的昼夜变化，而外周 CRH 水平没有昼夜变化，则令人质疑胎盘 CRH 在 ACTH 分泌的实时监管作用 [112]。大量实验表明，胎盘 CRH 参与子宫肌层的收缩，同时可能还有其他促进分娩的机制 [10]，也可能与近足月儿的肾上腺功能有关 [11]。

体外外源性糖皮质激素不能抑制胎盘 ACTH 和 CRH 的产生 [10]。在一些体外研究中，CRH 的产生增加实际上是由外源性糖皮质激素所致 [10]。这些关于糖皮质激素不能抑制胎盘 ACTH 和 CRH 产生的发现与体内 ACTH 和皮质醇水平在妊娠晚期通常不被抑制的发现密切相关，一名患者接受 10mg/d 的强的松治疗期间其 ACTH 水平不变 [96]，6 名在妊娠最后 3 个月接受标准低剂量（2mg/d，连续 3 天）地塞米松测试的女性在足月期间尿游离皮质醇值未被抑制 [109]。然而，在一项研究中证实，倍他米松在妊娠晚期的早期（孕 26—30 周）能够抑制 ACTH 和皮质醇水平，但不能抑制 CRH 水平 [116]。

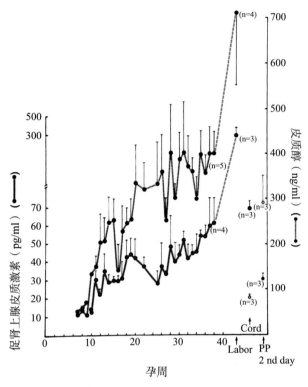

▲ 图 146-11　在正常妊娠期间，血浆促肾上腺皮质激素（ACTH）和皮质醇的浓度

每周上午 8：00～9：00 进行血样采集。其中包括 5 名正常孕妇、3 名临产女性在产程中及产后第二天的血液样本。另外，从其中 3 名研究对象的新生儿中获取脐带血浆。ACTH 的平均血浆浓度用蓝色圆圈表示，而血浆皮质醇水平用红色圆圈表示。竖线对应均值的标准误（引自 Carr BR, Parker CR Jr, Madden JD et al: Maternal plasma adrenocorticotropin and cortisol relationships throughout human pregnancy, *Am J Obstet Gynecol* 139:416-422, 1981.）

在另一项研究中，过夜地塞米松（1mg）抑制试验显示，7 名正常女性在妊娠中晚期的某些时间出现了正常的皮质醇抑制[117]。因此，基于有限研究，CRH 水平在整个妊娠的最后 3 个月似乎不可抑制，但是 ACTH 和皮质醇的水平仅在妊娠晚期是不可抑制。没有对正常妊娠女性给予大剂量地塞米松试验的研究。

2. Cushing 综合征　应在妊娠期期间进行 Cushing 综合征的诊断，因未治疗会增加胎儿死亡和早产率，以及妊娠发生高血压、先兆子痫和肌病的风险[108, 118, 119]。尽管，目前报道的妊娠期 Cushing 综合征病例不足 150 例[108, 118-123]，Cushing 综合征的病因分布在妊娠期明显不同。少于 50% 是由垂体腺瘤及肾上腺腺瘤引起，由肾上腺癌引起的则占 10%。妊娠期异位 ACTH 分泌引起 Cushing 综合征的报道

较少[121]。有趣的是，在很多情况下，Cushing 综合征在妊娠期间开始显现或加重，在分娩后有所改善。据推测，在 Cushing 综合征的某些病例中，不受调控的胎盘 CRH 是导致妊娠期病情加重的重要因素[118, 119]。

妊娠期 Cushing 综合征的诊断可能比较困难。这两种情况都可能与中心分布的体重增加、疲劳、水肿、情绪低落、葡萄糖耐受不良和高血压有关。在正常妊娠期间，与体重增加和腹围增加相关的条纹通常为白色，而在 Cushing 综合征中则为红色或紫色。多毛症和痤疮可能与雄激素分泌过多有关。近端肌病和骨折均指向 Cushing 综合征[108, 118, 119]。

从所描述的实验室发现中可以推断出来，妊娠期 Cushing 综合征的生化评价并不明确。研究发现，血清总皮质醇水平显著升高、血清和尿游离皮质醇水平升高、ACTH 水平升高在正常妊娠及 Cushing 综合征中一致。有研究表明，如果在妊娠期间尿游离皮质醇水平被认为是异常的，那么其水平至少为非妊娠个体正常值上限的 3 倍[118]。此外，至少在妊娠晚期的后期阶段，这些升高的水平是小剂量地塞米松无法抑制的。在报道的患有 Cushing 综合征的孕妇中，使用小剂量地塞米松 2 天可最小限度地抑制血浆皮质醇水平，但在大剂量时则可很好地抑制血浆皮质醇水平[120, 121]。在患有肾上腺腺瘤的孕妇中，大剂量地塞米松[123] 也不能如预期般抑制血浆皮质醇。据报道，所有形式的 Cushing 综合征孕妇的基础 ACTH 水平由正常变为升高[120-124]。肾上腺腺瘤患者 ACTH 水平的这些"正常"而非被抑制的水平，可能是由于胎盘产生的 ACTH 或者胎盘 CRH 对垂体 ACTH 不可抑制地刺激产生（见上文）。因此，"正常"水平的 ACTH 可能对妊娠期 Cushing 综合征的鉴别诊断有很大的误导作用。

升高的血清总皮质醇及游离皮质醇成昼夜变化，这一发现可能有助于确定皮质醇增多症是妊娠期血皮质醇正常升高所致[98, 101, 124, 125]，因为在所有形式的 Cushing 综合征中都没有昼夜变化。唾液皮质醇的测量可能在这方面是有用的，但是妊娠期间唾液皮质醇的午夜水平的正常范围尚未被标准化。

关于 CRH 刺激试验或岩下静脉窦采血诊断妊娠期 Cushing 综合征的报道甚少。妊娠晚期的 CRH

试验有诱发早产的潜在危险,因为 CRH 已被证实可增强孕妇子宫肌层对催产素的收缩反应,并参与了分娩过程[126]。CRH 刺激试验已被证明能在妊娠中期的前期阶段诱发正常的 ACTH 反应,但在妊娠晚期的正常妊娠中没有 ACTH 反应[114,127]。因此,相较于 Cushing 综合征,ACTH 对 CRH 反应迟钝更有利于单纯妊娠,而 Cushing 综合征通常对 CRH 具有高反应性。的确,Ross 及同事在一位患有 Cushing 综合征的女性身上发现了典型的 ACTH 对 CRH 反应过度的情况,而这名患者在这样的试验中没有任何不良反应[122]。Lindsay 及其同事研究的 2 名患者中,ACTH 水平增加了 3 倍以上,但皮质醇水平增加不超过 2 倍[121]。另外,Pinette 和同事对 1 名妊娠 14 周女性进行岩下静脉窦采血期间进行了 CRH 试验,未见不良反应[128],Lindsay 及同事[121]在 4 名女性中进行了导管插入术,但通过直接颈内静脉入路进行了导管插入术比股静脉入路可以最大限度地减少胎儿辐射。

当生化证据表明 Cushing 综合征的存在是由垂体或肾上腺来源时,就有必要进行影像学检查。在妊娠期间垂体体积通常会增加(见上文),垂体 CT 或 MRI 可能产生假阳性结果。然而,仔细回顾 MRI 发现,与妊娠期可见弥漫性增大、均匀的腺体相比,肿瘤患者可能表现为局灶性异常(见上文)。此外,在许多 Cushing 综合征患者中,基于垂体偶发瘤的 MRI 发现率很高,因此在 MRI 上看不到垂体腺瘤,而在 MRI 上发现微腺瘤是非特异性的[129,130]。如果病因是肾上腺肿瘤,通常在超声上可以看到肾上腺肿块[131]。但是,通常需要对垂体或肾上腺进行 CT 或 MRI 检查,特别是检查直径 < 3.0cm 的肿块[131]。根据现有的技术和设备,CT 和 MRI 在检测肾上腺肿块方面似乎不相上下[131]。因为 MRI 在妊娠期间可能更安全,所以它可能是定位肿块的首选技术。然而,尽管没有证据表明对胎儿有毒性,放射科医生还是不愿在患者妊娠期间进行磁共振成像对比[132]。大多数肾上腺病变是单侧的,因此定位很重要。

3. 肾上腺功能不全 据报道,1976—1987 年间,新生儿中原发性肾上腺功能不全的发生率为 1/3000[133]。在发达国家,原发性肾上腺功能不全最常见的病因是自身免疫性肾上腺炎,可能与自身免疫性内分泌多腺综合征有关。由感染(结核或真菌)、双侧转移性疾病、出血或梗塞引起的原发性肾上腺功能不全不常见[118,119]。垂体肿瘤或糖皮质激素抑制下丘脑 - 垂体 - 肾上腺轴引起的继发性肾上腺功能不全更为常见。

肾上腺功能不全在妊娠早期可能很难识别,因为许多临床特征在正常妊娠中也可以出现,包括虚弱、头晕、晕厥、恶心、呕吐、低钠血症和色素沉着增加等[134]。Addison 病性色素沉着过多与妊娠期黄褐斑的区别存在于黏膜、伸肌表面和非显露区[119]。体重下降、低血糖、嗜盐、低钠血症比妊娠时正常的 5mmol/L 下降更为严重,或癫痫发作,应立即进行临床评估[119]。轻度病例在妊娠期间可能未被发现,直到分娩压力或其他疾病(如泌尿道感染或过度日晒引起的脱水)导致肾上腺危象[137,140]。在某些情况下,严重肾上腺功能不全可能直到产后才出现,这可能是胎儿肾上腺分泌维持了母体的皮质醇水平[136]。

胎儿胎盘单位在很大程度上控制其自身的类固醇环境。因此,母体的肾上腺功能不全通常不会对胎儿发育产生问题[108]。母体抗肾上腺自身抗体可通过胎盘,但通常数量不足以引起胎儿或新生儿肾上腺功能不全[137]。患有 Addison 病的女性有相对不孕的可能,母亲患有艾迪生病所生的婴儿早产、低出生体重和需要剖宫产的风险增加[135,138]。严重的母体低钠血症或代谢性酸中毒可导致不良的胎儿结局,包括死亡[139],与其他自身免疫性疾病结合(如抗心磷脂抗体)可能导致流产等额外风险[140]。

肾上腺功能不全可能与低钠血症、高钾血症、低血糖症、嗜酸性粒细胞增多症和淋巴细胞增多症等实验室检查结果有关。清晨血浆皮质醇水平 ≤ 3.0μg/dl(83nmol/L)可认为肾上腺功能不全,而妊娠早期及中期血浆皮质醇水平 > 19μg/dl(525nmol/L)则排除了临床稳定患者的诊断[141]。然而,由于在妊娠中期和晚期 CBG 浓度的增加,血浆皮质醇水平可能下降到正常的"非妊娠"范围,但不会在妊娠阶段适当升高[118,119,133]。最近,已对妊娠女性建立了正常基线及 ACTH 刺激的皮质醇水平:对于妊娠早、中、晚孕期的基线晨间值(均数 ± 标准差)分别为(9.3±2.2)μg/dl、(14.5±4.3)μg/dl 和(16.6±4.2)μg/dl,ACTH 刺激值分别为(29.5±16.1)μg/dl、(37.9±9.0) μg/dl、（34.7±7.5）μg/dl [142]。McKenna 及同事检测了 1μg 小剂量促肾上腺皮质激素兴奋试验，用于诊断妊娠 24—34 周女性继发性肾上腺功能不全，发现使用 30μg/dl（828nmol/L）作为临界值对诊断具有高敏感性 [143]。用这种方法比标准的促肾上腺皮质激素兴奋试验法更难保证计量的准确性。促肾上腺皮质激素兴奋试验在检测早期继发性或第三性肾上腺功能不全时敏感性较低。标准的甲吡酮试验（共 6 剂，每 4 小时 750mg）也在妊娠期间进行，75% 的正常妊娠受试者反应减弱，而其他 25% 反应正常 [144]。因此，在妊娠期间甲吡酮试验似乎无效。

妊娠期间皮质醇和 ACTH 对 CRH 的反应减弱 [127]，使 CRH 刺激试验在鉴别妊娠期的继发性和第三性肾上腺功能不全时变得不可靠。患有原发性肾上腺功能不全的患者，ACTH 水平会升高，并且高于 100pg/ml（22pmol/L）的水平符合诊断 [141]。然而，ACTH 并不会因为胎盘分泌这种激素而降低，也不会因为胎盘分泌这种激素而导致继发性的 ACTH 减少，但这种激素仍然不足以维持母体正常的肾上腺功能。肾上腺抗体可能有助于确认自身免疫性肾上腺功能不全，因为约 90% 的患者会有 21-羟化酶抗体。然而，抗体的缺乏并不排除诊断 [144]。

（二）醛固酮与肾素调节

1. 妊娠期间醛固酮和肾素生理变化　妊娠期间，血压下降，约在第 28 周达到最低点，以后逐渐恢复到接近妊娠前的水平 [145]。血压的下降伴随着心率增加，到第 32 周时每分钟心率增加 20～25 次 [145]。血浆肾素活性在 8 周内增加了 4 倍，在以后的 32 周妊娠期间仅轻微增加（图 146-12）。肾素由卵巢和蜕膜及受雌激素刺激的肾脏产生 [146]。血浆血管紧张素原水平在妊娠前 20 周增加了 4 倍，随后由于雌激素水平的增加，在妊娠的后 20 周增加的幅度很小 [145, 146]。这些变化导致妊娠早期血管紧张素 II 水平翻倍，随着妊娠期的延长，进一步增加 3～4 倍 [146]。血浆醛固酮水平也有类似的增加（图 146-13），到 16 周时增加了 5 倍，最终逐月升高 7～10 倍 [117, 145, 146]。血浆醛固酮水平的升高反映在 12 周时尿醛固酮水平升高 7 倍，最终逐月升高 20～25 倍 [145]。相反，在妊娠期高血压孕妇中，血浆肾素

活性水平高于血压正常的非妊娠女性，但在妊娠期间不升高，而醛固酮水平稳定，直到妊娠最后 3 个月才升高 [147]。血浆醛固酮与血浆肾素活性显著相关，与血浆孕酮、血浆雌三醇、血浆雌二醇水平显著相关，与尿液醛固酮水平也显著相关 [145]。此外，血浆血管紧张素原也与雌二醇水平相关 [145]。个体尿钠和钾的水平与醛固酮或血浆肾素活性无关 [145]。这种肾素-血管紧张素-醛固酮轴在妊娠期间的激活被认为是由血压下降引起的，这可能是由于血管对血管紧张素 II [148] 的反应性降低引起血管舒张和前列腺素改变所致血管阻力降低 [149]。胎盘产生的高孕酮水平也部分阻断了醛固酮对盐皮质激素受体的作用，从而预防了尿钾排泄（钾排泄）和低钾血症 [146, 150, 151]。

2. 原发性醛固酮增多症　原发性醛固酮增多症在妊娠女性中鲜有报道 [152-158]。虽然在这些肿瘤患者中发现的醛固酮水平升高与妊娠期相似，但在醛固酮增多症患者中，血浆肾素活性应被抑制而不是升高，而妊娠期通常是这样。据报道，在妊娠期间同时测定肾素和醛固酮水平的患者，其肾素水平较低，而醛固酮水平明显升高 [152, 153, 155, 156]。

除了同时测量血浆醛固酮和肾素水平外，诊断检测还可能涉及确定是否可以通过加盐或使用外源性盐皮质激素来抑制醛固酮水平（见第 112 章）。在正常妊娠期间，基础醛固酮水平升高也会随着这些

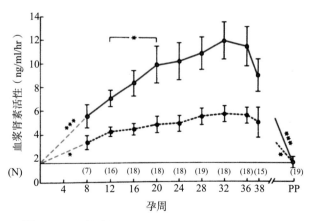

▲ 图 146-12　整个妊娠期间血浆肾素活性（PKA）（蓝线）和 PRA 标准化至产后底物值（红线）（平均值 ± 标准误）连续变化（$^c P < 0.05$；$^{ccc} P < 0.001$）

引自 Wilson M, Morganti AA, Zervondakis I et al: Blood pressure, the renin–aldosterone system and sex steroids throughout normal preg-nancy, Am J Med 68:97–104, 1980.

操作而正常下降[150]，因此这些操作可以用于诊断。接受过此类检查的妊娠期醛固酮瘤患者未能显示出醛固酮水平的正常可抑制性[153, 156]。如果基线肾素和醛固酮水平或抑制试验结果是可疑的，和（或）CT 或 MRI 提示无单侧病变，则建议在分娩前对患者进行药物治疗，如果存在诊断不确定性，则可进行更明确的扫描和（或）选择性静脉取血[108, 152]。螺内酯通常用于这种治疗的醛固酮拮抗药，可以透过胎盘。由于螺内酯是一种有效的抗雄激素药，可能会导致生殖系统发育异常[158]，因此在妊娠期间禁用。依普利酮是一种选择性更强的醛固酮受体拮抗药，不具有抗雄激素活性，已成功用于 1 名妊娠期患者，对胎儿无不良影响[157]。阿米洛利也已在 1 名患者中安全使用[156]。当无法通过医疗手段控制血压时，腹腔镜手术成功切除妊娠期醛固酮瘤也有报道[152, 155]。

醛固酮增多症的一种罕见变异，称为糖皮质激素可治性醛固酮增多症，其特征是严重的高血压、低血钾、容量增加和血浆肾素活性受抑制，这是由于 11β- 羟化酶和醛固酮合酶基因之间不等交换引起的嵌合基因重复造成的[159]。一项对 16 名患有这种疾病的女性进行的 35 次妊娠回顾性研究显示出了相对较小的不良后果，主要包括 39% 与妊娠相关的血压升高、婴儿出生体重偏低和剖宫产率增加[159]。有趣的是，盐皮质激素受体激活突变也被报道为妊娠期高血压加重的原因之一[160]。

四、肾上腺髓质

嗜铬细胞瘤

嗜铬细胞瘤在妊娠期间很少见，估计在 50 000 例妊娠中存在 1 例[161-163]。未确诊的嗜铬细胞瘤的孕产妇死亡率约为 50%，如果在产前做出诊断，则该比率下降至不足 10%[108, 161, 162]。如果在妊娠期间作出诊断并进行治疗，那么胎儿死亡率也从 50% 降至 10%～20%[161-163]。儿茶酚胺类极少通过胎盘[162]。因此，胎儿似乎不受母体高水平儿茶酚胺的影响。然而，由于子宫血管床的血管收缩，可能会出现某些缺氧因素，并且还会发生子宫内生长受限和早产[161]。由于未经诊断、未经治疗的产妇和胎儿死亡率很高，因此产前诊断至关重要。

临床症状可能是模糊的，或者也可能为典型表现，这无论是妊娠期或非妊娠期，儿茶酚胺均呈周期性分泌（见第 110 章）。有些患者可能很少有临床症状，所以第一次怀疑嗜铬细胞瘤可能为麻醉诱导、分娩或手术期间血压升高等情况。无法识别这种情况，可能会导致患者死亡[162, 164]。有些患者可在麻醉或分娩过程中自发或诱发突然休克[165]。

分泌儿茶酚胺的副神经节瘤约占 10%～20%，在特定活动后可引起阵发性症状。常见部位位于主动脉分叉处的 Zuckerkandl 器官，增大的子宫可能会对类似肿瘤产生压力，在体位改变、子宫收缩、胎动和 Valsalva 动作后出现高血压发作[166]。尽管发现约有 10% 的嗜铬细胞瘤为恶性，但在对妊娠女性进行诊断时，这一比率似乎要低得多，仅报道了 4 例这种情况[167]。遗传综合征也很重要，据报道在妊

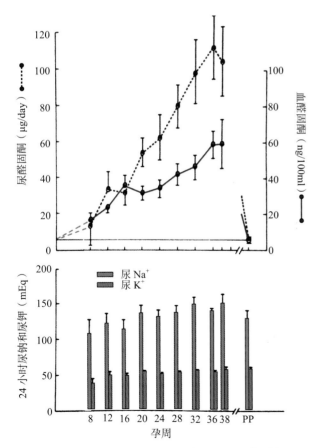

▲ 图 146-13　整个妊娠期间血浆醛固酮、尿醛固酮、尿钠和尿钾的连续变化（平均值 ± 标准误）

引自 Wilson M, Morganti AA, Zervondakis I, et al: Blood pressure, the renin-aldosterone system and sex steroids throughout normal pregnancy, Am J Med 68:97-104, 1980.

娠期间最初诊断为嗜铬细胞瘤患者中有 25%～30% 的患者后来发现患有多发性内分泌肿瘤 2 型（MEN 2）、von Hippel-Lindau 综合征、神经纤维瘤病或琥珀酸盐脱氢酶亚基基因突变[161-163]。

诊断妊娠期嗜铬细胞瘤的一个重要考虑因素是与先兆子痫和妊娠期高血压进行鉴别。妊娠 20 周之前高血压的发作并不是妊娠期高血压的特征，先兆子痫发生在妊娠期最后 3 个月[162]。精细评估显示患有嗜铬细胞瘤的患者不存在蛋白尿、水肿或高尿酸血症。儿茶酚胺的产生没有增加，在妊娠期间其尿液和血浆水平保持正常或仅略有增加[162]，甚至在重度先兆子痫中也是如此[168, 169]。然而，在惊厥发作 24h 后，尿液和血浆中的儿茶酚胺水平会升高 2～4 倍[168, 169]。因此，要对没有子痫的女性进行诊断，可以对未妊娠的患者进行 24h 尿液收集，测量去甲肾上腺素和儿茶酚胺或血浆肾上腺素（见第 110 章）[161-163]。升高的尿或血浆中肾上腺素或去甲肾上腺素的敏感性为 98%～99%，但特异性较低[162]。儿茶酚胺的伪升高可能由许多药物引起，包括拉贝洛尔、对乙酰氨基酚、异丙肾上腺素、甲基多巴、左旋多巴、去甲肾上腺素、三环类抗抑郁药、伪麻黄碱、苯氧基苯甲胺、单胺氧化酶抑制剂、β 受体拮抗药、α 受体拮抗药、钙通道阻滞药和氟西汀[165]。此外，生理和心理压力可能导致儿茶酚胺的轻度升高[165]。对于只是轻度升高的患者，可能需要进行避免压力的反复检测才能做出生化诊断[165]。刺激性试验与低血压有关，不鼓励使用[165]。

一旦给予生化诊断，需尽快进行肿瘤定位。CT 和 MRI 均能很好地检测肿瘤的存在，但是在对妊娠期女性的检查选择中，MRI 更受青睐的原因在于可不使胎儿显露在电离辐射中，及其相对的安全性[132, 170, 161]。

五、甲状旁腺激素

钙和钙调节

1. 妊娠期间血钙代谢的变化　在妊娠期间，母体 25～30g 的钙会转运给胎儿，在妊娠晚期每天约转运 300mg[172, 173]。母体钙除向胎儿转运外，每天从尿液中丢失的量可能超过 600mg[172-174]（图

146-14）。在某些研究中，超过 20% 的女性尿钙水平超过 350mg/24h[173, 174]。引起高钙尿的原因部分为肾小球滤过增加，但主要还是由于胃肠道对钙的吸收增加，即吸收性高钙尿，可能主要是 1, 25- 二羟维生素 D_3 水平增加所致[174]（见下文）。血清总钙水平从 2.4mmol/L 略微下降至 2.2mmol/L，与此同时血清白蛋白约从 4.7g/dl 下降至 3.2g/dl[179]。然而，游离钙水平保持不变[171, 172]（图 146-15）。

妊娠期血钙稳态平衡发生了巨大变化，这些变化可以防止母亲由于尿钙增加和胎儿钙损失而导致显著的负钙平衡[171, 172]，主要起代偿作用似乎是增加循环中的 1, 25- 二羟维生素 D 水平[171, 172, 175]（图 146-15），而 25- 羟维生素 D 水平保持不变[171, 172, 175]。当通过双位点 IRMA 测定完整的 PTH 时，发现通常在妊娠早期甲状旁腺激素（PTH）会适度降至低于正常范围。随着孕周的增加，PTH 水平上升到正常参考范围的中等水平[171, 172]。

尽管肾脏是 1, 25- 二羟维生素 D 形成过程中 1- 羟基化的主要部位，然而大量的 25- 羟维生素 D 的 1- 羟基化也发生在胎盘中[175]。在假性甲状旁腺功能减退症的患者中，肾脏对 PTH 的反应降低。由

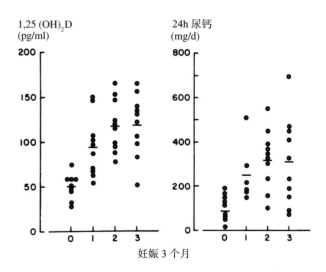

▲ 图 146-14　早期妊娠的血液循环中 1,25- 二羟维生素 D 和 24h 尿钙排泄情况

与非妊娠（孕期 0）相比，（孕期 1～3 个月）这两个测定值显著增加（$P < 0.05$）。横坐标代表平均值，血浆 1,25- 二羟维生素 D 的正常上限为 66pg/ml；1,25（OH）$_2$ D. 1,25- 二羟维生素 D（引自 Gertner JM, Couston DR, Kliger AS, et al: Pregnancy as state of physiologic absorptive hypercalciuria, Am J Med 81:451-456, 1986.）

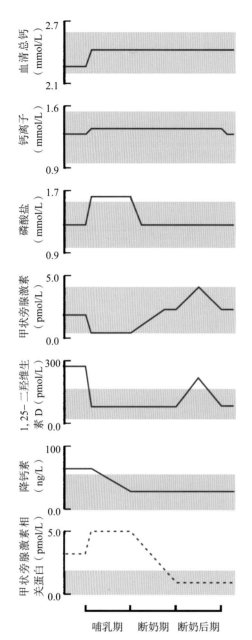

▲ 图 146-15　妊娠期间钙、磷酸盐和促钙激素水平的纵向变化示意图

正常成人范围由阴影区域表示；用虚线表示 PThrP 水平，以反映数据不太完整（引自 Kovacs CS, Kronenberg HM: Maternal-fetal calcium and bone me- tabolism during pregnancy, puerperium, and lactation, Endocr Rev 18: 832-872, 1997; © The Endocrine Society. 版权所有。)

于胎盘作用，妊娠期间血清钙和 1, 25- 二羟维生素 D 水平正常[176,177]，但没有正常妊娠那样升高。

妊娠期 1, 25- 二羟维生素 D 水平升高的病因尚不清楚，可能是胎盘和母体肾脏 1- 羟化酶活性结合，后者可能是由于 PTH（实际上是降低）、甲状

旁腺激素相关肽（PThrP）水平升高，以及其他胎盘激素，如胎盘催乳素或催乳素[171,172]。

PThrP 与多种恶性高钙血症有关[178]，它也由胎盘、羊膜、蜕膜、脐带和乳腺组织产生，在胎盘钙的转运和保护母体骨骼中发挥作用[171,172]。PThrP 在母乳中的含量很高，被认为在调节母乳中钙含量方面发挥旁分泌作用[179]并且在胚胎发育中也可能有很重要[172]。据报道，PThrP 水平升高会导致一些女性在哺乳期高钙血症[179]并发现 1 名甲状旁腺功能低下的女性在哺乳期间可维持正常乃至高水平的血钙，以至于她可以停止补充钙和维生素 D[180]。

据报道，妊娠女性普遍存在维生素 D 缺乏，在美国，有 12% 的白人、33% 的西班牙裔和 75% 的黑人女性存在 25- 羟维生素 D 缺乏[181]。即使在产前服用了维生素，仍有 42% 的白人和 54% 的黑人女性维生素 D 不足[182]。在其他国家，孕妇维生素 D 缺乏的患病率为丹麦的 4.3%、新西兰的 61%、日本的 89.5%[181]。一些研究表明，低水平的 25- 羟维生素 D 与孕妇子痫前期风险增加相关[175,183]。在极少数情况下，可引起严重的新生儿低钙血症和新生儿骨软化症病[175,181,185]。然而，低水平的 25- 羟维生素 D 与新生儿出生体重的改变，儿童智力、心理健康或心血管畸形无关[184]。尽管每日补充维生素 D 可以提高 25- 羟维生素 D 的水平，但研究表明，在出生体重和其他参数方面，对母婴的临床获益甚微，而且研究结果不一致[181,186]。

2. 高钙血症　妊娠期间发现的大多数高血钙患者都有甲状旁腺功能亢进症，但一般无症状，而是通过多通道自动分析仪常规筛查发现[173,186]。现在，因肾结石、消化性溃疡疾病、骨骼疾病或精神障碍就医的患者已经很少见，尤其是育龄女性。很少因为产后新生儿低钙血症而进行评估，明确诊断其母亲患有高钙血症[187]。新生儿低血钙是由于胎盘转运的高钙抑制了其甲状旁腺功能。分娩时，钙转运停止，但新生儿退化的甲状旁腺不能维持足够的钙水平。孕妇很少出现严重的高钙血症（高钙危象），表现为快速进行性厌食、恶心、呕吐、虚弱、疲劳、脱水和昏迷[173,186]。甲状旁腺功能亢进引起的胰腺炎也已有报道[173,186]，但更常见的临床表现主要包括高血压、恶心和呕吐，后 2 种可能被误认为妊娠剧吐[186]。胎儿并发症包括死产、新生儿死亡、

早产、低出生体重和新生儿手足抽搐，并且这些风险会随着钙水平的升高而增加[173, 186, 188-190]。一般而言，妊娠对高钙血症有改善作用，母体钙可以分流给胎儿。如果失去这种分流，产后母体病情急剧恶化，甚至发生高钙危象[186]。

如前所述，由于血清总钙水平降低，如果发现血清钙水平略微升高或处于正常参考范围上限的可能表明存在严重的高钙血症。游离钙水平有助于诊断高钙血症，因为其浓度在妊娠期间保持正常[173]。在妊娠期间，目前测定的完整 PTH 在妊娠初期低于正常水平，在妊娠中期处于正常范围的中等水平（见上文）。因此，孕妇在存在高钙血症的情况下，PTH 水平升高或高于正常值将提示甲状旁腺功能亢进症[173, 186]。存在高钙血症的孕妇伴有 PTH 低于正常低值，有必要进一步明确引起高钙血症的其他原因。

第十五篇

多系统内分泌障碍
Multisystem Endocrine Disorders

ENDOCRINOLOGY
Adult & Pediatric（7th Edition）
成人及儿童内分泌学（原书第 7 版）

第 147 章　自身免疫性内分泌紊乱
Autoimmune Endocrine Disorders*

Berrin Ergun-Longmire　Noel K. Maclaren　**著**

陈逗逗　郑　帅　**译**

要　点

- 自身免疫性疾病表现为正常的"自我耐受"机制在不同程度上的崩溃，中枢（胸腺）和外周免疫系统维持的免疫调节平衡出现紊乱。
- 自身免疫性疾病可分为器官特异性疾病（如甲状腺自身免疫性疾病）和非器官特异性疾病（如类风湿关节炎）。
- 自身免疫性多内分泌腺病综合征（APS）是一组器官特异性（影响内分泌腺和其他器官）自身免疫性疾病，分为两类，即 1 型（APS-1）和 2 型（APS-2）。
- APS-1 是一种罕见的常染色体隐性遗传病，21q22.3 号染色体上的 AIRE（自身免疫调节因子）基因突变，导致胸腺功能丧失。
- APS-2 是最常见的自身免疫性内分泌疾病，与 HLA-Ⅱ类基因密切相关。
- APS-1 三联征包括慢性皮肤黏膜念珠菌病、原发性甲状旁腺功能减退症和 Addison 病。
- APS-2 包括 Addison 病 / 肾上腺炎、1 型糖尿病和慢性淋巴细胞性甲状腺炎（APS-2a）和 APS-2b（APS-2a 不患有 Addison 病）。
- APS 的诊断有两个方面：①患者或家属患有自身免疫性疾病；②筛查血清中相关自身抗体，评估各腺体功能并进行必要的治疗。早期识别 APS 患者及其家庭成员中聚集范围是减少其相关发病率和死亡率的关键。

一、背景

建立和维持对"自我"的免疫耐受是健康免疫系统的一个关键特征。自现代免疫学开始以来，针对自身结构的免疫反应一直被认为是潜在的有害反应。最初，人们认为自身免疫反应不会发生（Erhlich 的"恐怖的自体毒性"），但这个看似合理的想法很快发生改变。后来发现自身免疫现象是常见的，但强度往往不足以诱发临床疾病。

为了防止自身免疫的出现，同时保持对外来物有力的反应能力，因此需要多层次的耐受机制。自身免疫性疾病代表了多部位自我耐受机制的紊乱，中枢（胸腺）和外周免疫系统维持的复杂免疫平衡被破坏。自身免疫的发生反映了在 T 细胞和（或）B 细胞抗原库中产生的不完全耐受状态。由于自身免疫性疾病代表免疫耐受的遗传性紊乱，它们通常在个人和（或）家庭成员聚集发生。在影响内分泌腺的自身免疫中，我们将这些疾病命名为自身免疫

---

*. 本章主要为儿童内分泌相关内容。

性多内分泌腺病综合征（APS）。这种耐受性功能障碍可能发生在"中枢"胸腺水平，即自身反应性 T 细胞逃逸到外周循环中，而未在胸腺中被消除。研究表明，胸腺内耐受在建立对核抗原耐受性方面具有潜在的重要性[1]。在某些自身免疫性疾病模型中，B 细胞对蛋白质抗原的耐受性可能是异常的[2, 3]。耐受性也发生在"外周"，如幼稚 T 细胞对胸腺中不存在的抗原反应，在健康状态下通常不会对引起针对自身的显著反应，但在疾病状态下可能会有反应。此外，与自身抗原亲和力低的 T 细胞通常从胸腺逃逸到循环中，需主动下调它们的水平以防止其诱发疾病。但在许多自身免疫性疾病中，这种调节性 T 细胞（Tregs）被认为是有缺陷的，这些 Tregs 主要包含 CD_4^+、CD_{25} 和 FoxP3 等标志性分子。罕见却致命的自身免疫性 IPEX 疾病（免疫失调、多发性内分泌病，X- 连锁）可能是由 CD_4^+ CD_{25}^+ FoxP3 Tregs 遗传缺陷引起的[4]。在 IPEX 患者中，Tregs 抑制效应性 T 细胞的能力明显受损[5]。

ARS 是典型的系统性自身免疫性疾病，整体的耐受性并未丧失，而是一种选择性的自身免疫反应，主要针对一组特定的自身抗原，它们在结构上相关，或它们都在同一器官或组织类型中受到攻击。当发生针对细胞核成分的自身免疫时，就可以很容易地看到这一点[6]，这是 APS 的特征。

自身免疫性疾病传统上分为：器官特异性（如胰岛、脑、甲状腺、甲状旁腺、垂体前叶、肾上腺皮质、皮肤、卵巢、胃肠道和肝脏的自身免疫性疾病）和非器官特异性 [如系统性红斑狼疮（SLE）和类风湿关节炎（RA）]，这取决于自身免疫反应是针对特定器官（器官特异性）的抗原还是广泛分布于体内（非器官特异性）的抗原。器官特异性自身免疫的特点是选择性针对单个器官或单个细胞类型，其整体免疫系统不存在严重的异常。然而，应该指出，这种划分是人为的，因为全身和器官特异性自身免疫性疾病有重叠，它们有许多共同的致病机制。在人类和动物中，一种器官特异性疾病经常与另一种疾病相关联（如 1 型糖尿病、慢性胃炎 / 恶性贫血、白癜风和甲状腺炎，在 APS-2 常见），表明常见的免疫、遗传或环境因素都可能在所受累器官的病理诱导中起关键作用。

越来越多的人认为，造成多数器官特异性自身

免疫疾病的部分原因是外周耐受诱导机制的缺陷，导致自身反应性淋巴细胞无法灭活。在靶器官受损后（如病毒破损）这些自身免疫可能作为旁观者效应的一部分出现。2007 年 4 月召开了一次国际会议，讨论了细胞和组织损伤在自身免疫性疾病发病机制中的作用[7]。炎症、感染、细胞凋亡、环境暴露和遗传学都被认为是造成这种损伤的可能原因。这些因素都被认为是关键的参与者，在未来仍需要通过精心设计的研究进行进一步的系统评价。正如后文讨论，中枢耐受缺陷是 APS-1 的基本病变，而 APS-1 组成成分疾病可能是外周耐受缺陷引起。

另一种分类主要由 B 细胞或自身抗体介导的自身免疫及主要由 T 细胞介导的自身免疫。后一类可能涉及细胞损伤的细胞毒性 T 细胞、细胞因子或 T 细胞激活的巨噬细胞。Graves 病和 1 型糖尿病等疾病与蛋白酪氨酸磷酸酶非受体型 22（PTPN22）基因多态性之间存在关联。这种突变与 T 细胞高反应性有关[8]。

自身抗原在启动和维持自身免疫中发挥的作用尚不完全清楚。APS 中产生自身抗体的器官特异性自身抗原主要有以下 3 类：①器官特异性表面受体分子；②关键的胞内酶；③分泌蛋白，如自身免疫靶器官产生的激素[9]。受自身免疫影响的表面受体分子包括促甲状腺激素（TSH）受体，它参与自身免疫性甲状腺疾病，也是胰腺 β 细胞的一个组成部分，它被认为是 1 型糖尿病的一个靶点。作为自身抗原的重要酶，包括桥本慢性淋巴细胞性甲状腺炎中的甲状腺过氧化物酶和 Addison 病中的 P_{450} 类固醇生成酶 21- 羟化酶（21-OHase）。此外，P_{450} 酶抗体在原发性胆汁性肝硬化中也普遍存在[10]。甲状腺球蛋白作为桥本甲状腺炎的靶点，胰岛素作为 1 型糖尿病的靶点，它们是自身抗原内分泌细胞产物，对各自的自身免疫性疾病很重要。

在这一章中，我们将首先研究人类自身免疫性疾病的病理生理及其相关动物模型。然后，我们将介绍主要器官特异性自身免疫性疾病的临床特征。最后讨论与器官特异性自身免疫性疾病治疗的相关问题。

历史背景

在 1849 年，Addison 首次描述了 9 名肾上腺皮质衰竭尸检患者的临床和病理特征，其中一些患

者还出现了恶性贫血、白癜风，这种疾病最初由他的名字命名[11]。Ogle 在 1866 年报道了 1 例糖尿病合并肾上腺功能不全患者[12]。1908 年，Claude 和 Gourgerot 提出了一个共同的发病机制，同时涉及胰岛、甲状腺、性腺、肾上腺和垂体前叶的多腺体功能缺陷，这是一个有趣并且正确的论断[13]。1910 年，Parkinson 发现恶性贫血与 1 型糖尿病之间存在关联[14]。1912 年 Hashimoto 观察到肿大的甲状腺被单核细胞浸润[15]，而 von Meyenburg 在 1940 年描述了类似胰岛炎症的病变，称为胰岛炎[16]。Schmidt 在 1926 年发现了肾上腺皮质衰竭与慢性淋巴细胞性甲状腺炎之间的关系[17]。1964 年，Carpenter 及同事将这种综合征扩展至 1 型糖尿病[18]。直到 1956 年，实验室证据支持了这些疾病的自身免疫发病机制，首先 Roitt 和 Doniach 在桥本甲状腺炎患者中发现循环沉淀的甲状腺球蛋白自身抗体[19]。

Anderson 及其同事[20] 和 Blizzard、Kyle[21] 开发了检测器官特异性体液自身抗体的方法证实了糖尿病与特发性（自身免疫性）肾上腺炎的临床相关性。Solomon 和同事[22] 证实了糖尿病患者肾上腺萎缩与甲状腺和肾上腺功能障碍共存。Irvine 和同事[23] 报道称，糖尿病患者的一级亲属中发生恶性贫血和甲状腺疾病频率显著升高。

在 1980 年，Neufeld 及同事区分了两种主要的 APS 类型，其中包括 Addison 病（APS-1 和 APS-2）和一种类似于 APS-2 的 APS，但没有 Addison 病，被归类为 APS-3[9, 24]。回顾发现后两种 APS 是相关的，APS-2a 有 Addison 病和 APS-2b 无 Addison 病似乎更合适，在本书采用这样的表述。后来人们发现 APS-1 是一种隐性遗传的复杂综合征，而 APS-2a 和 APS-2b 似乎偏向于具有连续、世代表达的女性患者，表明是一种显性的遗传方式。目前需要进一步的工作来描述后者，并确定它们潜在的遗传学和发病机制。

二、细胞和血清学自身免疫的病理生理学

自身免疫致病的证据

支持 APS 疾病自身免疫性质的证据是令人信服的：①受影响的器官主要表现为淋巴细胞组成的慢性炎症浸润，有时聚集形成滤泡；②部分疾病组成类型与 HLA Ⅱ 类位点和细胞毒性 T 淋巴细胞抗原 -4（CTLA-4）位点编码的基因免疫反应有关[9]；③这些综合征充满了对靶向组织特异性抗原反应的自身抗体[25]。

我们对导致自身免疫性致病过程启动的诱导事件仍然知之甚少。然而，遗传和环境因素很明显都有涉及。在乳糜泻中，小麦粉中醇溶蛋白的摄入可引起肠道细胞谷氨酰胺转氨酶的自身免疫反应，引起临床疾病。诱导剂（醇溶蛋白）的去除可缓解乳糜泻，并伴随着谷氨酰胺转氨酶自身抗体滴度的下降。然而，对于大多数自身免疫性内分泌疾病，尽管有许多可疑因素，但还没有明确的诱因。

多个研究确定了自身免疫调节因子（AIRE）和 APS-1 发病有关[26, 27]。胸腺是 AIRE 基因转录的主要位点，胸腺功能缺陷破坏了中枢免疫耐受，导致 APS-1 患者发生广泛的自身免疫。

三、自身免疫性多内分泌腺病综合征的自身抗原

为什么 APS 同时存在各种疾病仍然令人困惑。最初人们认为，在受影响的腺体中共同的目标抗原表位可以解释 APS 多器官参与，如 17- 羟化酶（17-OHase）在睾丸、卵巢、胎盘和肾上腺皮质的"类固醇激素分泌细胞"中存在，所有这些细胞都与 APS-1 有关。此外，由于 21-OHase 自身抗体与 17-OHase 自身抗体这两个分子的表位区域存在氨基酸序列同源性，因此 21-OHase 自身抗体与 17-OHase 自身抗体之间可能存在部分交叉反应性[28]。有证据证明，重组 17-OHase 可以部分去除 APS-1 患者血清 21-OHase 自身抗体的反应性，反之亦然，这表明存在和 17-OHase 及 21-OHase 反应的交叉反应抗体，以及 APS-1 患者血清中单独针对 21-OHase 和 17-OHase 的自身抗体[29]。APS-1 或 APS-2 患者对 21-Ohase 反应的抗体频率增加[30]，但 APS-1 患者比 APS-2 患者更常伴有自身免疫性性腺疾病，并且自身抗体对 17-OHase 和侧链裂解酶也有反应[31]。这表明，与共享抗原相比，其他干扰正常免疫耐受的机制似乎更有可能参与多腺体综合征的发生，尽管这两种机制都有可能涉及。

四、自身体液免疫

APS 的突出特点是存在与疾病相关的内分泌器官自身抗原的抗体。这种自身抗体可以在临床内分泌病发病前出现，因此可以预测自身免疫性疾病的发生。这在几项自身免疫性疾病的前瞻性研究中已得到证实，如 1 型糖尿病和系统性红斑狼疮（SLE）[9, 32]，表 147-1 描述了 APS 中的抗原。

循环器官特异性自身抗体的鉴定为 APS 的自身免疫发病机制提供了最早和最有力的证据，它们作为未来疾病的诊断指标和预测标志物的重要性已得到证实[15-19]。间接免疫荧光法是筛选靶器官中存在自身抗体的有效方法。为获得一致、可靠的结果，必须严格遵守测试中新鲜冷冻基质组织的获取和处理程序。然而，生化检测（如免疫沉淀法）使用带有放射性同位素或其他标记的自身抗原，越来越多地被用来检测特定的自身抗体。这些检测结果具有较高的灵敏性和良好的重复性，可用于快速大量筛选血清样品。

（一）肾上腺皮质和类固醇细胞自身抗体

在大多数非结核性 Addison 病患者中，可以通过间接免疫荧光标记检测肾上腺自身抗体（AA）[21]。所有肾上腺皮质层都可以与 AA 结合，但髓质中缺乏与 AA 的结合。尤其是球状带的荧光呈现出独特的模式。约 15% 的 AA 阳性 Addison 病患者存在自身抗体，与上述其他类固醇激素产生细胞交叉反应，当检测到类固醇细胞自身抗体（SCA）时，表明未来性腺衰竭的风险升高，尤其是在高滴度的女性患者中[33, 34]。此外，卵巢早衰且 AA 检测阳性的患者发生 Addison 病的风险很高[35]。与 APS 相关的 Addison 病患者的 21-OHase 抗体频率通常高于单独

表 147-1　自身免疫性多内分泌腺病综合征的自身抗原

靶器官	酶	受　体	自身抗体
胰岛细胞	谷氨酸脱羧酶（GAD65）、酪氨酸磷酸酶（IA2、IA-2β）	胰岛素受体葡萄糖转运体（GLUT2）	IA-2、胰岛素、GAD65
甲状腺	甲状腺过氧化物酶、甲状腺球蛋白	促甲状腺激素（TSH）受体	TPO、抗甲状腺球蛋白、促甲状腺素结合抑制免疫球蛋白（TBⅡ）和促甲状腺免疫球蛋白（TSI）
甲状旁腺		钙敏感受体、NACHT 富含亮氨酸重复单位蛋白 5（NALP5）	NALP5
肾上腺	21α- 羟化酶、17α- 羟化酶、P_{450} 侧链裂解酶（$P_{450}scc$）	ACTH 受体	CYP21、CYP17、CYP11A1
性腺	17α- 羟化酶、P_{450} 侧链裂解酶（$P_{450}scc$）	LH 受体	CYP17、CYP11A1
胃肠	内源性因子、H^+-K^+-ATP 酶、色氨酸羟化酶、组织型转谷氨酰胺酶、组氨酸脱羧酶		壁细胞、IF、TPH、组氨酸脱羧酶
肝	$P_{450}2A6$（CYP2A6）和 $P_{450}IA2$（CYP1A2）、色氨酸羟化酶、芳香 L- 氨基酸脱羧酶		CYP2A6、CYP1A2、色氨酸羟化酶、芳香族 L- 氨基酸脱羧酶
肺	钾通道调节因子 KCNRG		KCNRG、BPIFB1（杀菌 / 渗透性增强蛋白 B1）
垂体			Tudor 结构域蛋白 6（TDRD6）
黑色素细胞	酪氨酸酶 / 结合蛋白		酪氨酸酶 / 结合蛋白、芳香族 L- 氨基酸脱羧酶黑素细胞、转录因子（SOX9、SOX10）
非器官特异性自身抗体			1 型干扰素（α 干扰素、ω 干扰素）

的 Addison 患者[36-39]。在 APS-1 患者中，17-Ohase 或 P_{450}scc 抗体频率也高于孤立的 Addison 病患者[36]。在孤立性 Addison 病患者中，17-OHase 或 P_{450}scc 抗体的存在，可能预示着性腺功能减退症的进展。自身抗体识别 21-OHase 的优势表位位于 C 端和中心区域[40, 41]。在 21-OHase 上公认的表位可以是构象[42]或线性[43]。

21-OHase 抗体是提示发生 Addison 病风险的有效标志物。据报道，约 20% 无症状 AA 阳性亲属的基础血清促肾上腺皮质激素（ACTH）和或肾素水平升高，或对静脉输注 ACTH 的肾上腺皮质反应减弱，提示亚临床腺体功能障碍。在两项单独的研究中，1 型糖尿病患者中 21-OHase 自身抗体的频率分别为 2.3%（7/304）[9]和 1.7%（11.629）[44]。这些结果与十年前发现的 AA 频率相似[45]，这些患者中许多人 ACTH/肾素水平升高，提示即将发生 Addison 病[46]。

虽然细胞免疫机制被认为是导致自身免疫性内分泌疾病中腺体破坏的原因，但有研究表明，自身免疫性卵巢炎患者血清培养的颗粒细胞具有补体介导的细胞毒性，提示体液自身反应有致病作用[47]。然而，通过间接免疫荧光法，只有存在高滴度自身抗体时，SCA 与颗粒细胞才能结合。Addison 病患者抗体在体外对重组 21-OHase 活性有抑制作用[48]，但这种酶的抑制作用在体内并不明显[49]，用来解释导致此疾病的可能性不大，因为这种抗体不能穿透肾上腺皮质细胞。

（二）甲状旁腺特异性自身抗体

通过间接免疫荧光法，首次报道了在 74 例特发性甲状旁腺功能减退症患者中，38% 的患者存在甲状旁腺自身抗体[50]。后来研究发现，抗甲状旁腺血清学免疫反应在腺体衰竭患者中较罕见[51]，而且通常不是甲状旁腺特异性的[52]。甲状旁腺抗体在以前的报道中与线粒体自身抗体混淆，在腺体内皮成分中，体液对甲状旁腺组织的敏感性可能解释了对抗原的组织特异性反应[53]。然而，最近利用 Western-blotting 的一项研究中，32%（8/25）APS-1 中甲状旁腺功能减退症患者和少数自身免疫性甲状腺功能减退症合并有低钙血症患者中均可检测到钙敏感受体，其主要抗原表位位于钙敏感受体的外部结构

域[54]。这一研究表明，这种自身抗体可能有致病作用，在甲状旁腺中通过信号转导下调甲状旁腺激素分泌。Kifor 及同事在两例自身免疫性甲状旁腺功能减退症患者中证实了这一点[55]。最近，Kampe 及同事发现了抗 NALP5 抗体（NACHT 富含亮氨酸的重复蛋白 5，存在于细胞质中），这种抗体对甲状旁腺功能低下的 APS-1 患者具有高度特异性[56]。

（三）胰腺细胞自身抗原

深入研究针对胰腺细胞表达抗原的体液免疫[如胰岛神经节苷脂、胰岛素、胰岛素原、谷氨酸脱羧酶主要是 GAD65 和酪氨酸磷酸酶（IA-2 和 IA-2β）]，强调了疾病 - 自身抗体关系的复杂性。免疫荧光检测胰岛细胞自身抗体（ICAS）与胰岛素自身抗体和（或）抗 GAD 自身抗体（GADA）或 IA-2（IA-2A）的存在，对 1 型糖尿病的发展具有较高的预测价值。然而，ICA 和 GADA 也发生在许多 APS-1 患者中[57, 58]，至少在美国患者中，进展为临床上明显的 1 型糖尿病可能性很低[58, 59]。最近的研究表明，APS-1 患者 ICA 对胰岛细胞自身抗原的反应特征与 APS-2a 和 2b 中 1 型糖尿病患者不同。通过 Western-blotting 可以检测到 APS-1 患者中的 GADA[58]，类似于僵人综合征患者血清中的 GADA（一种神经自身免疫性疾病）[60]，表明这些自身抗体能识别变性的 GAD65 线性表位。然而，1 型糖尿病患者存在的 GADA，通常与天然或未变性蛋白质的构象表位反应[61]。这表明，不同的免疫调节可能参与了这两组 GADA 的产生。还表明，APS-1 僵人综合征患者的胰岛细胞自身免疫可能不一定意味着胰岛细胞的摧毁，至少与 1 型糖尿病相同的破坏程度。在这里，胰岛细胞自身免疫可能缺乏致病过程的其他成分（如抗原特异性细胞毒性 T 淋巴细胞），这些成分是导致 β 细胞损伤和高血糖所必需的。APS-1 中的 ICA 也可能靶向 1 型糖尿病没有涉及的其他抗原。半胱氨酸亚硫酸脱羧酶（CSAD）和 GAD65 具有 50% 的氨基酸序列同源性。最近研究表明，CSAD 自身抗体可以与 GAD65 交叉反应[62]。尽管与 GAD65 有密切的结构关系，但 CSAD 自身抗体在 1 型糖尿病血清样本中呈阴性，除皮肤黏膜念珠菌病外，似乎与 APS-1 的任何已知自身免疫表现无关[63]。根据我们的经验，一些

具有高滴度 GADA 的 APS 患者可能表现出神经症状，如认知功能丧失、肌肉痉挛和部分颞叶癫痫。然而，这些关联尚需证实，神经元 γ- 氨基丁酸（GABA）在通过血脑屏障时，GADA 的作用可能会导致 GABA 丢失，但这一点尚需进一步探索。

（四）甲状腺自身抗体

许多 APS 患者的自身抗体与甲状腺蛋白发生反应，包括甲状腺过氧化物酶、甲状腺球蛋白和促甲状腺激素（TSH）受体。虽然抗促甲状腺素受体的免疫球蛋白和完全费氏佐剂可能刺激或抑制甲状腺活动和生长，但对甲状腺功能持续、明显的影响尚无法归因于甲状腺过氧化物酶或甲状腺球蛋白的自身抗体（表 147-1）。然而，在实验变应性甲状腺炎中，用甲状腺球蛋白和完全弗氏佐剂对易感小鼠进行免疫，可诱导甲状腺特异性免疫浸润 [64]。甲状腺的自身免疫在 APS-1 中是不常见的，但在 APS-2a 和 APS-2b 中是常见的。已证明 GADA 阳性的儿童产生甲状腺抗体的风险更高 [65]。

甲状腺相关眼病（眼球突出）是眼眶周围肌肉和结缔组织的自身免疫性炎症性疾病 [66]。TSH 受体抗体的存在，特别是 TSI [67]，与甲状腺眼病的存在相关，在 10% 的甲状腺功能正常的个体中 TSI 仍为阳性。甲状腺功能正常的 Graves 眼病患者，TSH 受体抗体可能无法被检测到 [67]，目前其与眼球突出的相关性仍然存在争议 [68, 69]。根据我们的经验，Graves 病严重眼球突出患者存在促甲状腺激素结合抑制免疫球蛋白（TBⅡ）。在甲状腺功能正常的甲状腺眼病患者中，抗甲状腺球蛋白和抗微粒体抗体甚至更低。事实上，抗甲状腺过氧化物酶阴性被认为是眼病的危险因素，这强调了可替代标志物的必要性。最近，不同团队报道了眼病患者的血清对人和猪眼肌 64kD 蛋白的反应性 [70, 71]，这已经被确定为线粒体酶的 67KD 黄素蛋白亚基 [72]，琥珀酸脱氢酶除了眼肌抗体的三个额外蛋白靶点 [73-75]。抗黄素蛋白和抗 G2 抗体与眼病的相关性最强，虽然不是唯一的 [75]。母亲患有 Graves 病的新生儿可能会出现短暂的甲状腺功能减退症和甲状腺功能亢进症，但随着母亲在婴儿体内自身抗体的消失，这种症状将在 2～5 个月内恢复 [76]。

（五）萎缩性胃炎和恶性贫血的自身抗体

APS 部分发生胃酸缺乏和恶性贫血与胃壁细胞（PCA）抗体存在有关，而维生素 B_{12} 与内在因子结合障碍（IFBA）情况出现较少。约 10% 的 1 型糖尿病患者存在 PCA，其中许多人发展为胃酸缺乏 [77]。这些免疫球蛋白对青蛙和大鼠胃黏膜毒性作用表明其致病的重要性 [78, 79]。壁细胞质子泵（H^+、K^+-ATP 酶）至少代表 PCA 的一个靶点 [80]。因此，PCA 似乎主要与萎缩性胃炎和胃酸缺乏有关，而 IFA 可能继发于胃细胞损伤，并与临床恶性贫血的可能性增加有关。我们将血浆胃泌素升高作为萎缩性胃炎的替代功能标志物。这类患者患有胃癌的风险升高。著者（NKM）在患有胃自身免疫病的 APS-1 年轻患者中发现了这种情况。

（六）白癜风自身抗体

黑色素细胞自身抗体已在少数 APS-1 和白癜风患者中被证实。著者（NKM）指出，在活动性白癜风病灶的边缘活检时，常见到慢性淋巴细胞浸润。此外，酪氨酸酶是黑色素形成的限速酶，是与内分泌疾病相关的白癜风患者自身抗体的靶点之一 [43]。然而，关于白癜风患者酪氨酸酶自身抗体频率尚存在争议 [81, 82]。与 APS 相关的白癜风患者酪氨酸酶抗体阳性率似乎高于单独白癜风患者。酪氨酸酶反应性 T 细胞存在于正常的免疫系统中，负责刺激酪氨酸酶衍生肽 [83]。通过酪氨酸酶相关蛋白 -1 的免疫最近被证明能诱导小鼠黑素细胞破坏 [84]，而 Smyth 鸡模型白癜风具有酪氨酸相关蛋白 -1 的自身抗体特征 [32]。有趣的是，抗芳香 L- 氨基酸脱羧酶和转录因子 SOX9、SOX10 的自身抗体也与白癜风和脱发密切相关 [85]。

（七）垂体自身抗体

少数中枢性尿崩症合并其他自身免疫性内分泌病的患者，可通过间接免疫荧光标记法检测下丘脑血管升压素分泌细胞抗体 [86]。在一个 19 例内分泌自身免疫疾病的报道中，检测到了抗垂体前叶催乳素的自身抗体 [87]，此外，还零散报道了关于对生长激素甚至促性腺激素的体液反应，但未被独立证实。然而，如果有，这些患者很少出现症状涉及下

丘脑 - 垂体轴的疾病。相反，在 30 例已证实或假定有症状的淋巴细胞性垂体炎患者中，已发现了针对垂体的自身抗体[88]。在间接免疫荧光试验中，以转化的啮齿动物垂体细胞系作为底物，在空蝶鞍综合征的患者血清中观察到免疫球蛋白特异性结合的垂体细胞[1]。然而，空蝶鞍综合征已越来越多地被解释为遗传病变导致的垂体前叶发育不全。显然，垂体自身免疫是一个潜在的研究领域，需要更多的关注，特别是因为它已在 1 型糖尿病中出现相当多的报道。

（八）乳糜泻自身抗体

体液免疫和细胞免疫在乳糜泻中的作用尚不明确。一项针对儿童乳糜泻患者的研究显示，麸质摄入与上皮内 T 细胞过度活化之间存在关系。这些淋巴细胞反过来可过度产生细胞因子，如 IL-10 和 IFN-γ[89]。在乳糜泻患者中也发现了组织型转谷氨酰胺酶（TTGA）自身抗体[90-92]。在这种疾病中，从小麦中摄入醇溶蛋白似乎会引起可逆的自身免疫反应，并伴有转谷氨酰胺酶相关症状。因此，在 Addsion 病患者中检测 TTGA，无论其与 APS 的关系如何，都将有助于确定被测患者是否存在乳糜泻。这种 TTGA 与 IgA 型乳糜泻有关。然而，约 5% 的 APS 患者 IgA 缺乏，在这种情况下，TTGA 的阴性试验将是假阴性。因此，在筛查乳糜泻时，应同时定量 IgA 和 TTGA。我们不建议在没有与乳糜泻相关症状的患者中常规进行这种自身抗体检测，因为在没有这种症状的情况下发现这种自身抗体，会导致关于是否和何时开始严格的去麦饮食治疗的不确定性。

（九）自身免疫性多内分泌腺病综合征的其他自身抗体

除了 APS 的共同特征外，一些 APS 患者还可能出现吸收不良、脱发、慢性活动性肝炎、自身免疫性肺病和原发性性腺功能减退。因此，筛查这些相关疾病的特异性自身抗体有助于早期诊断和治疗，如酪氨酸羟化酶抗体与斑秃有关[93]，色氨酸羟化酶自身抗体与吸收不良有关[94]，线粒体、平滑肌和或肝肾微粒体的自身抗体与自身免疫性肝病和慢性活动性肝炎有关[95]，而性腺功能减退与产生类固醇激素的细胞自身抗体有关[96]。在 35 例 APS-1 患者中，Betterle 及同事报道称，高促性腺激素性腺功能减退（61%）最常见，其次脱发（38%）、白癜风（22%）、慢性肝炎（19%）和吸收不良（15%）[97]。Shum 及同事筛选了一大批 APS-1 患者，9.6% 的 APS1 存在 BPIFB1 的自身抗体（杀菌 / 通透增强蛋白 B1），100% 的 APS-1 患者中存在 ILD[98]。

最近研究表明，100% 的 APS-1 患者具有高滴度抗 -1 型干扰素（IFN-α2 和 ω）抗体[99]。此外，辅助性 T 细胞（Th17）、白细胞介素（IL-17 和 IL-22）与 APS-1 的慢性皮肤黏膜念珠菌病之间有很强的相关性[100, 101]。这些发现可能具有诊断的重要性，但这种抗体可能会引起免疫功能障碍，因此是免疫干预的靶点。最近一项研究表明，APS-1 患者的兄弟姐妹在 6 月龄时，即可在体内检测到高滴度 α2 干扰素、ω 干扰素和 IL22 抗体[101]。这些自身抗体的早期出现可能有助于了解自身免疫早期活动和慢性念珠菌病的易感性。

五、细胞自身免疫

多器官自身免疫中细胞免疫的病理观察和实验研究结果与单独的甲状腺和胰岛疾病的深入研究结果相似。肾上腺、甲状腺和甲状旁腺、卵巢、胰岛和胃黏膜的组织学检查也均取得了类似的结果[102-109]。单个核细胞浸润主要由淋巴细胞与一些巨噬细胞、自然杀伤（NK）细胞和浆细胞组成。浸润淋巴细胞既有 B 系也有 T 系，而 T 细胞群包括活化标记的 CD4+ 和 CD8+ 细胞亚群[103, 107]。在所有器官中都是明显邻近非靶向组织。随着疾病进展最后阶段，萎缩和瘢痕占主导地位，部分通过靶细胞诱导凋亡。大多数受影响腺体中一个突出的表现是纤维化，并可能在残留内分泌组织中突出增生和肥大的部分，如 Addison 病的肾上腺炎病变中"再生结节"，这种再生总是伴随着持续的炎症。

效应器功能

APS 患者中，转移抑制因子（MIF）证实了循环中存在组织特异性白细胞，这是通过将靶器官匀浆，并与患者外周血单核细胞（PBM）孵育所发现。随后，在早期而非终末期 1 型糖尿病、Graves

病、甲状腺炎、Addison 病和卵巢炎患者中观察到表达 HLA Ⅱ 类抗原等活化标志物的 PBMC 水平升高[103, 109]。由于表面抗原表型不能可靠地区分具有不同功能的淋巴细胞，细胞因子的产生受到关注。在新发病的 1 型糖尿病患者中，IL-4 生成减少，INF-γ 生成增加[110]。相反，在自身免疫性甲状腺疾病患者中，自体甲状腺细胞可诱导 PBMC 分泌 INF-γ，但在非毒性甲状腺肿或甲状腺癌的患者中无法产生[111]。在疾病过程中检测早期累及的器官，最终将比检测循环淋巴细胞提供的信息更有用。不幸的是，当疾病出现明显临床症状时或之后获得的组织标本包含了对多种抗原复杂反应的浸润物。疾病动物模型现在被用来追踪自身免疫靶点白细胞浸润的动力学研究。在非肥胖糖尿病（NOD）小鼠中，早期胰岛炎包括初始巨噬细胞和 CD_8^+T 淋巴细胞浸润，随后是 CD_4^+T 淋巴细胞和 B 淋巴细胞[112]。

单个 T 淋巴细胞克隆似乎不太可能会导致临床上重要的器官衰竭，因为不论 1 型糖尿病还是甲状腺炎过继转移都需要输注 CD_4^+ 和 CD_8^+ 淋巴细胞。尽管如此，针对单个抗原的自身免疫很可能引发疾病。然而在一篇报道中，胰岛素基因启动子连接的 GAD 反义 DNA 可以减少胰岛细胞抗原的表达，胰岛细胞自身免疫性糖尿病迅速消失[113]。限制性 T 细胞家族通过表达 T 细胞受体基因侵袭靶器官，T 细胞受体基因含有独特的重排变量、互补决定区（如 CDR3），或 B 淋巴细胞单克隆扩增，这种机制在 APS 中还没有得到令人信服的证明。然而，在诱导过程中，某些 T 细胞受体家族可能以抗原特异性的方式优先占用[114]。

尽管进行了大量的研究，导致最终细胞破坏顺序的效应事件尚未得到确切的解决。尚不能确定内分泌腺上皮表面的细胞因子（从白细胞释放、内皮受损或内分泌腺上皮组织释放[102, 115]，Ⅰ 类和或 Ⅱ 类 MHC 的异常靶向细胞表达[103, 116]，细胞内黏附分子（ICAM-1）[117, 118]局部效应如何参与了病理过程。在糖尿病啮齿动物中，在致病早期观察到 β 细胞表达的 Ⅰ 类 MHC，增强了 CD_8^+T 细胞裂解这些细胞靶点能力。随后，由于巨噬细胞浸润和胰腺 β 细胞上的某些散在抗原异常表达，MHC Ⅱ 类的反应会增强。

APS-1 的复发性皮肤黏膜念珠菌感染往往对治疗有抵抗性，这反映了 T 淋巴细胞功能的缺陷尽管一定存在，但长期以来没有特定的 T 细胞缺陷能够解释这些发现[109]。转移因子的可能作用尚不清楚[119]。同样，这一领域需要进一步研究，特别是关于最近发现的 AIRE 基因功能。

六、免疫遗传学

APS-1 是一种罕见的单基因疾病，与 AIRE（自身免疫调节因子）基因突变有关。APS-2a 和 APS-2b 与 HLA-Ⅱ 类基因显性遗传相关，具有独特的 HLA 等位基因。

（一）APS-1 基因研究

APS-1 是一种常染色体隐性遗传病，其遗传方式最初是通过对特发性 Addison 病和甲状旁腺功能减退症患者的分析得出[120]，后来在不同种族群体中也出现了报道[121-124]。通过等位基因关联和连锁分析，芬兰 14 个 APS-1 患者家系中，首次将一个候选基因定位到的 21 号染色体长臂（21q22.3）[20]。这一基因后来通过连锁分析和物理定位，在一组相对同质的芬兰和欧洲 APS-1 患者[125, 126]，以及后来美国的一个异质性 APS-1 群体中，缩小范围至编码肝脏磷酸果糖激酶（PFKL）基因的 500kb 以内[127]。最终，两个独立小组确定了突变基因 AIRE，位于 21 号染色体长臂上 PFKL 基因的近端[26, 27]。该 AIRE 基因由 14 个外显子组成，编码一种含有 545 个氨基酸的蛋白质，分子量为 58kDa。AIRE 蛋白主要定位于细胞核，它包含一个 N 端半胱天冬酶募集结构域（CARD）/同源染色区（HSR）、核定位信号区（NLS）、两个植物同源结构域（PHD）锌指模体、Sp100、AIRE1、nucP41/75、一个 DEAF1（SAND）结构域和四个 LXXLL 模体（图 147-1）。AIRE 在髓质胸腺上皮细胞和胸腺树突状细胞中表达最高。与胸腺相比，AIRE 在淋巴结、胎儿肝脏、脾脏、肾上腺皮质、胰腺和 PBMC 中表达较低[26, 27]。

迄今为止，在 APS-1 患者中发现 70 多个不同的突变（表 147-2），不同的种族背景证实与 APS-1 相关[128]。最初，在 15 个多态性报道中，发现 6 个编码区，但只有 1 个导致了氨基酸替换[129, 130]。尽管有两个突变热点，但突变分布整个基因的编码

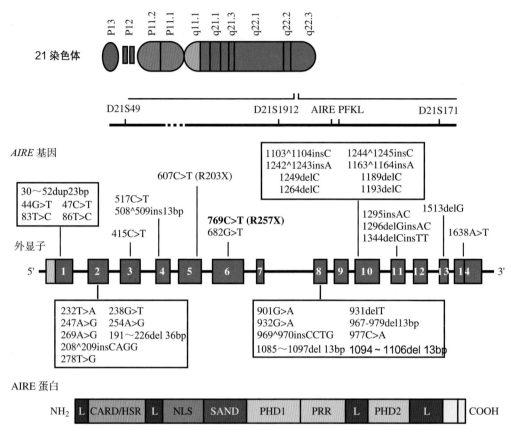

▲ 图 147-1　*AIRE* 基因的染色体定位、*AIRE* 基因突变和 AIRE 蛋白

AIRE 基因（中间）位于 21 号染色体 q22.3，靠近编码肝脏磷酸果糖激酶（PFKL）的基因。到目前为止，已经检测到约 70 种不同的突变，不同种族患者中主要 R257X 和 1094del13 突变。图中显示了不同外显子的突变。AIRE 蛋白（底部）包含以下区域 .CARD. 半胱天冬酶酶募集域；HSR. 同源染色区；NLS. 核定位信号区；SAND. 人类 Sp100；Aire1. NucP41/P75 和果蝇 DEARF1 结构域；PHD. 植物同源域；PRR. 脯氨酸富含区

表 147-2　最常见的 AIRE 基因突变及其起源

突　变	描　述	起　源
R257x	第 6 外显子的无义突变	芬兰人、大多数欧洲人、新西兰人
1094-1106 del13	第 8 外显子 13-bp 缺失	英国、爱尔兰、北美和挪威
Y85C	第 2 外显子的错义突变	伊朗犹太人
R139X	第 3 外显子的无义突变	撒丁岛人
*G228W**	第 6 外显子点突变	意大利人

*. 只有常染色体显性突变

区，来自数个群体的许多不同单倍型上存在相同的突变[129-132]。在孤立人群中常见的其他突变包括单核苷酸替代 Y85C，导致伊朗犹太人群 HSR 结构域半胱氨酸中酪氨酸残基被替代[133]，撒丁岛 APS-1

患者 R139X 突变，其与 90% 的撒丁岛 APS-1 患者等位基因有关[97]。最近数据表明，基因不同区域的突变对 AIRE 蛋白的细胞内靶向和转录调控功能有不同的影响[133, 134]。大多数 AIRE 突变的预测结果是 AIRE 蛋白截短，这是由于引入了一个终止密码子，或者是编码基因的框移。然而，也存在错义突变（如 R15L、L28P、Y90C 和 K83E）导致外显子 1 或 2 中的单个氨基酸被替换。这种错义突变是否会破坏 AIRE 蛋白的功能仍有待证实（图 147-1）。在不同种族群体中最常见的两个 AIRE 基因突变是位于第 6 外显子的 *R257X* 和位于第 8 外显子的 *1094del13*。其他突变的频率较低，而且其中一部分只能在一个等位基因中检测到。R257X 是由于氨基酸 257 位的 C 转变为 T。这导致 Arg 密码子（CCA）改变为终止密码子（TGA），只产生了 256 个氨基酸的蛋白质[26, 27]。R257X 是芬兰 APS-1 患者的主

要突变，也经常出现在其他种族背景的患者中，如意大利北部、瑞士、英国、德国、新西兰人和美国白人[129, 132]。1094-1106 del13 是在 1094-1106 核苷酸位置处 13bp 的缺失，产生一个移位，导致一个截短的 372 个氨基酸残基。1094-1106 del13 发生在具有不同种族背景的 APS-1 患者中，包括英国、爱尔兰、北美和挪威患者[27, 129, 132, 135]。似乎 1094del13 是英国 APS-1 患者的优势 AIRE 基因病变，因为来自英国 APS-1 患者的 AIRE 突变基因等位基因中有74%（17/24）存在这种缺失[135]。

除了 APS-1 的常染色体隐性遗传形式外，还有一种独特的常染色体显性遗传形式的 APS-1 在意大利家族中被描述。Cetani 及同事在第 6 外显子中发现了以显性方式遗传的一种新的错义突变（G228W）[136]。著者指出，G228W 突变与自身免疫性甲状腺炎导致的甲状腺功能减退症密切相关，而在该家族中观察到了全 APS-1 表型的低外显率。

（二）基因奠基者效应

尽管 APS-1 很罕见，但在某些族裔群体中，如伊朗犹太人（1/9 000）发病率较高[33]、芬兰人（1/25 000）[122]、撒丁岛人（1/14 000）[137]。由于 APS 在某些人群中更普遍，它可能与基因奠基者效应有关（表 147-2）。根据与 AIRE 基因位点密切相关的多态性标记的突变和单倍型分析，一些基因分离的群体存在着基因奠基者效应，当两个基因组标志物越接近，连锁不平衡性越强，重组事件就越不常见。因此，如果个体在连锁不平衡的多态性共享相同的单倍型，特别是那些来自遗传隔离群体，那么他们很可能有共同的祖先。对芬兰患者 AIRE 基因附近多态性标记的单倍型分析表明，在芬兰患者中，超过 85% 的 APS-1 病例是因为芬兰人祖先中普遍存在的一种主要突变所致[126]。这与 R257X 突变存在于多达 82% 的芬兰 APS-1 患者一致，并伴有一种主要的紧密连锁的多态性标记的单倍型（如 D21S1912 和 PFKL）[26, 27]。D21S1912 位于 AIRE 基因上游约 130kb，PFKL 位于 AIRE 基因下游 1.5kb 处[26, 27]，这一证据表明，R257X 作为一个单一的突变事件发生在相对同质的芬兰人群中。对英国 12 个患有 APS-1 的家庭进行的 AIRE 基因突变研究发现，24 个可能的突变型 AIRE 等位基因中有 17 个发生

在 1094-1106 del13，其共同的单倍型跨越了 AIRE 基因座位，这表明英国人群中存在奠基者效应[135]。R139X 突变是第 3 外显子的无义突变，撒丁岛患者中有 90%（18/20）独立等位基因中的 D21S1912-PFKL 单倍型相同[97]。

（三）AIRE 基因在 APS-1 发病机制中的作用

对 AIRE 蛋白的生物学作用的理解可提供对自身免疫机制的必要理解，特别是 APS-1。最近针对 AIRE 基因敲除小鼠的研究表明，AIRE 蛋白通过转录调控胸腺的组织特异性抗原，在消除自身反应性 T 细胞方面起着重要作用（图 147-2）[138-139]。

在对预测氨基酸序列进行分析的基础上，人们关注 AIRE 核定位及其在编码蛋白转录调控中的作用[26, 27, 140]。AIRE 蛋白的 PHD 锌指结构域参与转录调控[141]。Mi-2 自身抗原是一种 240kDa 的人核蛋白，可在自身免疫性皮肌炎患者血清中识别[142]。最近发现 Mi-2 自身抗原实际上是染色质解旋酶 DNA 结合蛋白 3（CHD3）的部分片段[143]。CHD 家族和转录中间因子 1（TIF1）核蛋白家族在染色质介导的转录调控中发挥作用，并携带 AIRE 蛋白中的 PHD 型锌指结构域[143, 144]。因此，AIRE 基因有可能参与其他基因的调控。

尽管 AIRE 基因突变的数量自本章最后一篇写作以来一直在增长[127, 130, 145]，但新的基因型 / 表型关系尚未确定，这表明环境因素和或非 AIRE 基因可能影响综合征的预后。Halonen 及同事指出，APS-1 中的组成疾病成分与在没有 APS-1 情况下的 HLA 基因型相似[145]。另一篇报道显示，APS-1 患者 DR3 等位基因的频率增加[146]。虽然 AIRE 基因敲除小鼠一般发育正常，但它们确实产生了多器官淋巴细胞浸润、自身抗体和不孕，而且当抗原性刺激时，T 细胞增殖增强[147]。在基因敲除小鼠中，AIRE 基因表达缺失与胸腺髓质细胞中的外周抗原表达丧失有关[148]。转基因的 AIRE 基因敲除小鼠，其转基因导致针对胰腺抗原的 CD_4^+T 细胞，在根除自身反应性 T 细胞方面有缺陷[149]，这强调了 AIRE 基因功能和中枢耐受相关性。

另一些研究表明，泛素连接酶 E_3 的活性是由 AIRE 基因的第一个植物同源域介导的，这表明

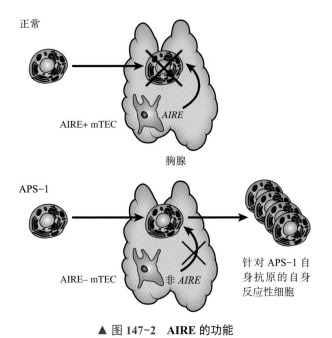

正常

AIRE+ mTEC

AIRE

胸腺

APS-1

AIRE− mTEC

非 AIRE

针对 APS-1 自身抗原的自身反应性细胞

▲ 图 147-2　AIRE 的功能

在正常胸腺中，AIRE 调节自身抗原的表达，导致自身反应性 T 细胞缺失。在 APS-1 的胸腺中，AIRE 表达缺陷引起自身抗原表达不足和自身反应性 T 细胞从胸腺逃逸。mTEC. 胸腺髓质上皮细胞（经许可转载，引自 Maclaren N. Autoimmune polyglandular syndromes. In Jameson JL, De Groot LJ, Endocrinology, 6th ed. St Louis: Saunders, 2010.）

AIRE 基因突变介导了中枢耐受性的丧失[150]。小鼠 *AIRE* 基因转染可导致 IL-1 受体拮抗药（IL-1Ra）和Ⅱ类分子的下调，这是由转录辅助激活因子（CREB 结合蛋白或 CBP）竞争介导的，这可能解释了 APS-1 的自身免疫和免疫缺陷的本质[151]。

　　APS-1 的核心表型包括 3 种疾病，即慢性皮肤黏膜念珠菌病、原发性甲状旁腺功能减退症和 Addison 病。患有 APS-1 的患者也经常伴有一种或多种其他自身免疫性疾病，如慢性活动性肝炎、脱发、白癜风，或有免疫缺陷状态，表现为慢性腹泻或吸收不良、慢性皮肤黏膜念珠菌病和口咽癌，并非所有 APS-1 患者均表达此 3 种核心成分疾病或常见伴随疾病。即使是相同种族的同一 *AIRE* 突变患者，也经常出现不同类型或不同顺序出现的疾病[97, 129, 135]。患者发病的兄弟姐妹中也存在不同的表型表达。然而，APS-1 患者的一些种族群体可能发展为特定的疾病类型，这表明该综合征的结局受人群背景基因的影响，如在伊朗犹太 APS-1 患者中，慢性皮肤黏膜念珠菌病或角膜炎相对罕见[123]。相反，芬兰 APS-1 患者慢性皮肤黏膜念珠菌病患病

率为 100%[152]。此外，美国 APS-1 患者很少出现 1 型糖尿病。然而，约 15% 的芬兰 APS-1 患者出现 1 型糖尿病，且患病率与年龄正相关。芬兰的 APS-1 患者常有外胚层和釉质发育不全[124]。甲状旁腺功能减退症而导致的钙缺乏不是牙釉质营养不良的主要原因，因为无论是否伴有甲状旁腺功能减退，APS-1 患者都会发生外胚层和釉质发育不良[124, 153]。此外，患有 APS-1 甲状旁腺功能减退症的非芬兰患者很少出现牙釉质发育不全[123, 127]。因此推测，相关基因的不同突变可能与这些不同的表型有关，就像不同种族背景的患者中，遗传标记存在不同的单倍型[126]。换而言之，背景基因或具有上位效应的基因可能是表达表型变异的原因。或者，多个基因可能和 APS-1 的发生有关，虽然这变得越来越不可能。因此，对 *AIRE* 基因功能研究可以更多地揭示 APS-1 的致病机制。

（四）APS-2a 和 APS-2b 的遗传研究

　　与 APS-1 的常染色体隐性遗传相反，APS-2a 和 APS-2b 是常染色体显性遗传伴不完全外显率[4, 154]。Addison 病作为 APS-2a 的一种组成疾病成分或单独疾病，据报道与 HLA-DR3 和 HLA-DR4 有关[155, 156]。然而，当 APS-1 出现 HLA-DR4 单倍型时，可能与同时存在的 β 细胞自身免疫有关[157]。1 型糖尿病家系的甲状腺自身免疫可能独立于 HLA 复合物，如当患有 1 型糖尿病时，DR3-DQB1 0201/DQB1 0302 与 APS-2a 有关[158]。这种 HLA 相关性表明，HLA 的特定分子在自身免疫性疾病的发生中是必需的，并且特定的自身免疫性表型的表达取决于其他基因产物的参与，特别是在 APS-2a 等多成分的自身免疫性综合征中。

　　与 APS-1 不同，APS-2 疾病出现顺序差异很大。个别患者可以出现 Addison 病，然后发展为 1 型糖尿病和或自身免疫性甲状腺疾病，或其他任何顺序。这种变异性表明 APS-2 在发育过程中存在不同的致病途径。因此，非 HLA 基因加上 HLA 基因的特定等位基因可能会影响个体患者对一系列疾病的易感性，如在一项研究中，当患有 APS-2a 和临床表现的 1 型糖尿病或胰岛自身抗体阳性患者排除在分析之外，不存在 DQB10302 与 APS-2a 的相关性[157]。此外，在 HLA 易感性的跨种族研究中观察

到了同一疾病的不同易感 HLA 等位基因的发生[159]。此外，多基因参与 APS-2a 不同疾病的发生，如 1 型糖尿病与非 HLA 基因组区域的 10 多个位点[160]，或与自身免疫性甲状腺疾病相关联，这些似乎也是多基因的[161, 162]。

患有 APS-2b 但不具备 Addison 病及明确的遗传特征，与其组成疾病及其相关的 HLA 等位基因有关，如桥本甲状腺炎中 DQB1 0301 表达增加，Addison 病中 DRB1 03 表达增加，Graves 病中 DRB3 基因表达增加，白癜风中 DRB13 表达增加。然而，非 HLA 基因也被认为参与了 APS-2b 的发展，研究人员正在尝试绘制 APS-2b 组成疾病相关的非 HLA 基因谱，如 Tomer 及同事[163]将 Graves 病的易感位点和染色体 20q11.26cM 跨度内联系起来。APS-2b 组成疾病的相关基因发现将提高我们对该综合征发病机制的认识。染色体 20q11.2 的易感位点与 Graves 病有关，但与桥本甲状腺炎无关。

七、自身免疫性多内分泌腺病综合征的临床表现

临床医生管理单一内分泌自身免疫疾病患者的一个重要责任是评估他们患有多发性疾病的风险。通过详细的病史和体格检查发现的线索可能会揭示患者真实病情的多发性。通过激素水平升高发现（如桥本病中甲状腺素水平正常，但 TSH 升高）亚临床或"代偿性"缺陷，反映了早期腺体的破坏，可能会在评估其他更明显的腺体疾病时发现。一旦发现，缺乏激素的补充方案应和发生单独的腺体功能障碍患者相同，并监测激素水平。著者推荐对所有 Addison 病先证者及其直系亲属和 1 型糖尿病合并甲状腺自身抗体阳性患者，检测全面的自身抗体，定期监测所有靶器官的功能（表 147-3）。

（一）APS-1

在最初发现 APS-1 的 10 年，被称为自身免疫性多内分泌病 - 念珠菌病 - 外胚层营养不良综合征（APECED），是一种罕见的儿童疾病，对男女有同样的影响，在芬兰等某些群体中更为突出[122]，如撒丁岛人[164]、伊朗犹太人[123]。当患者表现出两个及以上主要的临床特征时，即慢性皮肤黏膜念珠菌病（CMC）、原发性甲状旁腺功能减退症和 Addison 病，APS-1 即可被诊断。大多数患者表现出这种诊断性三联征。最初，患者是通过认识到他们有临床三联征来确诊的。然而，我们越来越多地认识到，尽管患者具有 APS-1 基因型，但 APS-1 表现不明显。经典的 APS-1 通常在 5 岁时出现 CMC，8—10 岁时甲状旁腺功能减退症，12 岁时出现 Addison 病。任何年轻人如果患有难治的念珠菌病而没有全身感染，这通常与严重的免疫缺陷有关，此时应评估 APS-1。在一项研究中，近 45% 的患有难治性念珠菌感染的儿童患者，没有明显的 T 细胞缺陷但有自身免疫性内分泌病[165]。50%～100% 的 APS-1 患有慢性皮肤黏膜念珠菌病，大多数病变位于皮肤、指甲、口腔和肛周黏膜[59]。常见的临床特征包括严重的口腔鹅口疮、真菌性指甲病、念珠菌性阴道炎和慢性结痂样皮疹。

胃肠道可能会严重受累，特别是当细菌过度生长、慢性腹泻或消化道出血时。疾病缓解的时间长短不一，但往往出现病情进展，需要慢性抑制治疗。此外，现有证据表明，随着时间的推移，抗真菌治疗出现耐药[166]。超过 75% 的 APS-1 患者发展为甲状旁腺功能减退症伴腕痉挛、癫痫发作或喉痉挛，特别是在儿童中，这可作为 APS-1 的表现特征[167]。慢性皮肤黏膜念珠菌病和甲状旁腺功能减退症患者患 Addison 病的概率升高（接近 60%）[59]。在甲状旁腺功能减退症发生之前，Addison 病很少出现[77]。然而，甲状旁腺功能减退症患者的症状可以在未治疗 Addison 病的情况下被掩盖，在类固醇替代治疗后可表现出来[168]。无症状患者检测肾上腺抗体对预测未来疾病的潜在发病（PPV 高达 92%）是有价值的[33]。盐皮质激素和糖皮质激素的缺乏通常同时出现，其发病时间可长达 5 年[122]。女性比男性更容易发生性腺功能不全，通常在阴毛初现和初潮开始后出现性发育过程停滞。自身免疫性卵巢炎也可能表现为青春期发育迟缓或月经不调[169]。近 50% 的女性 APS-1 患者最终会发展为自身免疫性性腺功能减退[59, 170]。甲状腺功能减退症也是 APS-1 患者合并的一种自身免疫性疾病，其发生频率低于上述其他疾病，其他自身免疫性疾病，如垂体功能低下和 1 型糖尿病，很少与 APS-1 相关。

在与 APS-1 相关的非内分泌器官自身免疫性

表 147-3　自身免疫性多内分泌腺病综合征的临床特征

APS-1	APS-2a	APS-2b
中心特征		
Addison 病	Addison 病 / 肾上腺炎	没有 Addison 病 / 肾上腺炎
慢性皮肤黏膜念珠菌病	非 T1DM 和非皮肤黏膜病变型	
甲状旁腺功能减退症	罕见且症状不重，与 CLT 相关	
偶发和迟发 T_1DM	T_1DM 在所有年龄都很常见	
CTL 不常见	CTL 常见	
其他特征		
儿童恶性贫血.	成人性恶性贫血	
吸收不良常见	吸收不良问题不常见，大多数乳糜泻	
肝脏自身免疫	慢性胆道自身免疫——肝硬化	
牙釉质发育不全	在 APS-2 中没有发现	
骨骺端发育不良	在 APS-2 中没有描述	
频繁的性腺功能减退症	性腺功能减退症在 APS-2 中不常见	
全秃	全秃 / 偶见斑秃	
偶发 Sjögren 综合征	比 APS-1 更频繁，与 CLT 有关	
白癜风	常见，特别是合并 Graves 病和 CLT	
垂体炎，罕见	可能比认识到的更常见 重症肌无力，特别是 CLT、Graves 病和胸腺瘤	

APS. 自身免疫性多内分泌腺综合征；CLT. 慢性淋巴细胞性甲状腺炎；T_1DM. 1 型糖尿病

疾病中，脂肪吸收不良是最常见的。吸收不良 / 慢性腹泻与肠黏膜细胞内色氨酸羟化酶的自身抗体有关。由于壁细胞自身免疫，出现铁或维生素 B_{12} 缺乏，早期出现胃酸不足，随后出现内因子缺乏和恶性贫血。至少 15% 的 APS-1 患者出现典型的萎缩性胃炎，平均在 16 岁发病。针对芬兰患者的研究特别强调了 APS-1 在牙齿和皮肤的表现。按发生频率递减趋势分别为牙釉质发育不全、指甲营养障碍（凹陷）、角膜病和鼓膜硬化，疾病发生率为 33%～77%[122]。如果没有使用紫外线（Woods 灯检查）白癜风可能漏诊。全秃比较常见，但所有类型都会出现。有人认为，甲状旁腺功能减退症开始治疗后，脱发可能会减少[171]，但这并不代表作者的经验，出现肝肿大或黄疸伴深色尿和黏土色大便常预示着慢性活动性肝炎的发病。10% 的患者会发生这种情况，与对肝炎病毒的持续高敏免疫状态无

关。Sjögren 综合征（腮腺炎、关节炎和 Sicca 综合征）、溶血性贫血和乳糜泻是其他经常发生的非内分泌自身免疫性疾病[152]。

（二）APS-2a 和 APS-2b

与 APS-1 不同的，APS-2a 在临床上多腺体疾病发病之前可能很难被识别。这种疾病在 30—40 岁女性中更常见[172]。几乎有 50% 的病例出现肾上腺皮质功能衰竭，其余 50% 要么与桥本甲状腺炎或 1 型糖尿病同时发生肾上腺皮质功能衰竭，要么随后发生肾上腺皮质功能衰竭[59, 173]。在独立的甲状腺炎和 1 型糖尿病中，我们认为对这些患者进行常规 AA 筛查是合理的。此外，APS-2b 的特点是具有自身免疫性甲状腺疾病，同时合并其他器官特异性自身免疫性疾病之一，如萎缩性胃炎 / 恶性贫血、白癜风、原发性性腺功能减退症（女性＞男性）和

（或）1 型糖尿病，但没有 Addison 病[77]。APS-2b 常见的是 1 型糖尿病、重症肌无力[174]、白癜风[43]。Graves 病和桥本甲状腺炎在 APS-2 中都很常见，白癜风和恶性贫血也是如此。著者推荐对所有 1 型糖尿病患者进行常规甲状腺自身抗体筛查，对其抗体阳性患者进行全内分泌自身抗体检测。然而，临床医生应该常规询问所有 1 型糖尿病和或自身免疫性甲状腺炎患者与诊断三联有关的病史和体征。

在过去的几代人中，经常出现多器官衰竭的家族史，这可作为患者需要额外监测的标志。尽管遗传模式可变，但近 50% 的病例仍是家族性的[59]。非内分泌自身免疫性疾病的存在，如脱发或白癜风，发病比 APS-1 少。然而，但当出现这种表现时，它们是重要的临床指标。2% 的重症肌无力患者发生相关内分泌疾病时，未经治疗的肾上腺皮质功能衰竭的死亡风险要求所有这些年龄小于 40 岁患者在最初的调查中都应密切评估内分泌疾病。

（三）APS 与其他疾病的关系

与 APS 有关的罕见诊断有时被报道。著者和其他人追踪了 APS-1 患者，他们有发展为严重的特发性非炎症性肌病，并最终呼吸衰竭。有病例报道称，糖皮质激素在治疗 APS-1 患者单纯红细胞发育不全和男性不育有很好的效果[175, 176]。在罕见的病例报道中，新出现的骨质增生和结节病与 APS-1 和 APS-2 有关[177, 178]。无脾或脾功能减退可能并不少见，当在外周血涂片中发现 Howell-Jolly 小体时，需要考虑到这种情况[179]。我们建议所有 APS-1 患者接种肺炎球菌疫苗，因为他们容易发生败血症，甚至死于感染。最后，尿崩症、免疫性血小板减少性紫癜、Sjögren 综合征和类风湿关节炎都很少与 APS-2 相关[59, 170]。

八、鉴别诊断

APS 的鉴别诊断因初发表现不同而异。当出现第二种自身免疫病的证据时，应考虑患者是否存在 APS-1 或 APS-2，因为这两种综合征的未来监测和预后是不同的。染色体疾病［如 21 三体综合征和 Turner 综合征（45,X 及其遗传变异）］与内分泌自身免疫风险增加有关，特别是桥本甲状腺炎（高达

30%）和 1 型糖尿病（约 5%）[180]。然而，Turner 综合征的性腺功能减退并不是自身免疫性的，其中一些女性缺乏生长激素的问题可能在雌激素治疗后得到解决。DiGeorge 综合征是由于咽囊发育障碍，导致面部畸形、主动脉弓异常、胸腺和甲状旁腺发育不良。这些患者通常在婴幼儿期即可被诊断甲状旁腺功能减退症和皮肤黏膜念珠菌病，但几乎没有循环 T 淋巴细胞，也不产生自身抗体。先天性风疹与 1 型糖尿病和甲状腺功能减退症的后期发病有关。血色素沉积症通常表现为进行性胰岛素抵抗，伴有高甘油三酯血症、肝大、糖尿病和皮肤黑色素沉着病变。在 1 型糖尿病或胰腺或垂体铁沉积引起的继发性性腺功能减退症患者中，与 Addison 病的相似性可能会变得令人困惑。血色素沉积症很少有甲状腺、甲状旁腺或肾上腺皮质功能不全的报道。强直性肌营养不良与原发性睾丸萎缩、脱发有关，与糖尿病（通常与胰岛素抵抗有关）也有少部分相关。表 147-4 列出了在 APS 鉴别诊断中应考虑其他罕见疾病。

九、诊断工具

主要有两种实验室方法被用来诊断 APS。首先，血清自身抗体筛选用于：①证实自身免疫性疾病；②确定孤立性内分泌病可能发展为多器官自身免疫的患者；③筛选 APS 患者无症状的家庭成员。一个完整的筛选包括肾上腺（21-OHase 抗体）、类固醇细胞（17-OHase 和 $P_{450}scc$ 抗体）、甲状腺（过氧化物酶和甲状腺球蛋白抗体）、胰岛细胞（GAD65 和 IA-2 抗体）和壁细胞（H^+、K^+-ATP 酶）自身抗体的评估（表 147-1）。部分患者需检测甲状腺刺激免疫球蛋白。单次阴性检查结果不能排除未来疾病发生的可能，最好每年随访检查。本章前面概述了阳性结果的预测值。

其次，需要评估患者自身抗体阳性的终末器官功能。每年 1 次血清促甲状腺激素(TSH)、钙、磷、空腹血糖的检测，可以有效评估无症状患者甲状腺、甲状旁腺和胰岛功能。当怀疑腺体亚临床功能障碍时，可进行完整的腺体功能评估。当随机血清促性腺激素水平（FSH）升高时，可诊断性腺功能障碍，但通常是在低性激素水平情况下。

当清晨血清皮质醇水平的降低、电解质紊乱在肾上腺皮质衰竭临床发作时或之前发生变化，最好每年对抗体阳性的高危人群进行基础血清 ACTH 和卧位血浆肾素活性（PRA）检测，仰卧位 1h 后进行。到目前为止，正规的 ACTH 刺激试验或先前的 PRA 结果评估筛查肾上腺功能障碍的临床相关优势尚不能确定。在我们的研究中，在 6:00 和 20:00 血清 ACTH 水平分别在 75pg/ml 和 55pg/ml 以上，表明垂体前叶对肾上腺皮质功能不全有反应，因此有必要进行完整的肾上腺皮质功能评估[46]。

每年检测血红蛋白或血细胞比容是必不可少的，同时需检查红细胞和多形性。当怀疑缺乏营养时，需检测血清铁蛋白、维生素 B_{12}、红细胞叶酸含量。萎缩性胃炎可以通过升高的空腹胃泌素水平来评估筛查。

APS 患者中脂肪的吸收不良可能有多种原因，其中一些可通过适当的治疗逆转。粪便检测卵子和寄生虫有助于诊断 Giardia lamblia 感染，但可能需要获得十二指肠液体或空肠活检，进行直接检查和培养。十二指肠抽吸物可诊断细菌过度生长，小肠活检是诊断绒毛形态的必要条件。活检可确定嗜酸性食管炎和结肠炎。血清 IgA 水平同样需要评估。

疑似复发性皮肤黏膜念珠菌感染，而局部药物治疗无效的患者，至少应从感染区域边缘进行刮片培养来证实诊断。在这些患者中，AIRE 基因突变分析，可诊断 90% 的 APS-1 患者。最近一项研究中，21-OHase 自身抗体的联合分析可确定 89% 的 APS 患者，这可能是一种更快、更便宜的诊断 APS-1 方法[167]。最近发现，细胞因子自身抗体的检测在诊断 APS-1 中可能更敏感[99]。

总之，APS-1 的明确诊断可以使用以下三个标准之一。

1. 至少存在以下两个主要组成疾病，即慢性皮肤黏膜念珠菌病、甲状旁腺功能减退症或肾上腺功能不全。

2. 一个主要疾病组成成分和一个有明确诊断的兄弟姐妹。

3. AIRE 基因突变。

十、自身免疫性内分泌病的治疗

成功管理自身免疫性内分泌病患者的关键是在其引起严重的疾病和死亡之前及早识别和治疗。无论是单独发生还是作为 APS 的一部分，器官功能不

表 147-4 罕见的多内分泌腺病

疾 病	临床特征	原 因	遗传特征
Hirata 病	低血糖和（或）Graves 病	胰岛素自身抗体，与甲巯咪唑的使用有关	多基因
IPEX	T_1DM、肠病	FOXP3 基因突变，效应 T 细胞抑制受损	X 连锁隐性
Kearns-sayre 综合征	甲状旁腺功能减退症、一级性腺衰竭、非自身免疫性胰岛素减少型 DM、垂体功能减退症	肌病、线粒体 DNA 缺失	线粒体
POEMS	多神经病、DM、器官肿大、一级性腺衰竭（主要见于日本人）	浆细胞恶变、M 蛋白和细胞因子升高	多基因
胸腺肿瘤	重症肌无力、RBC 低球蛋白血症、Graves 病、自身免疫性甲状腺疾病、肾上腺功能不全	胸腺瘤（恶性多于良性）	多基因
B 型胰岛素抵抗	严重的胰岛素抵抗	胰岛素受体自身抗体	常染色体隐性或常染色体显性
Wolfram 综合征	DI、非自身免疫性糖尿病、双侧视神经萎缩、感音神经性聋	突变的 WSF1 基因，编码 Wolframin 基因	常染色体隐性
ALPS	淋巴结病、脾大、自身免疫性血细胞减少症、恶性肿瘤	FAS、FasL、Caspase10、NARS 基因突变	常染色体显性

ALPS. 自身免疫性淋巴增生综合征；DI. 尿崩症；DM. 糖尿病；IPEX. 免疫失调、多内分泌腺病、X 连锁；POEMS. 多神经病、器官肥大、内分泌病、单克隆丙球蛋白病、皮肤改变；RBC. 红细胞；T_1DM. 1 型糖尿病

全的处理是相同的。内分泌替代治疗仍然是临床管理的基石。对患者疾病性质的教育往往对早期发现新的自身免疫疾病至关重要，而且与任何慢性病一样，必须评估个体对心理社会支持的需求。遗传咨询也是必要的，家庭成员应该通过使用特定的检测进行筛查。鉴于肾上腺衰竭的潜在风险，APS 患者应随时佩戴紧急身份识别。在急性应激时使用更多的皮质类固醇，可以避免患有明显 Addison 病的人，以及那些肾上腺自身抗体阳性和肾上腺衰竭高风险的人发生肾上腺危象。著者认为，在急性应激时给予外源性糖皮质激素补充，对于那些无症状但具备无症状肾上腺皮质功能不全生化证据的患者是很好的建议。

诊断为 Addion 的 APS-1 患者首次接受类固醇治疗时，潜在的甲状旁腺功能减退症可能在这个时候被发现。同样，在已经患有甲状旁腺功能减退症的患者中，引入类固醇替代疗法会导致血清钙的下降。吸收不良或脂肪泻导致脂溶性维生素 D 类似物（1,25- 二羟维生素 D）治疗甲状旁腺功能减退症，以及氢化可的松替代治疗 Addion 病的复杂化。甲状旁腺功能减退症的补钙［20mg/（kg·d）～1g/（kg·d）］，最好是使用泡腾片每日 3～4 次，再加上 1,25-（OH）$_2$ 维生素 D，0.5～2mcg/d［平均 0.03mcg/（kg·d）］。如果每天不补充 50～200mg 的镁，需要密切观察其水平。APS 中替代治疗方案与单独内分泌器官衰竭的治疗没有区别。Addison 病需要用氢化可的松替代，15～25mg/m^2，每天分 3 次服用，每日加氟氢可的松 0.05～0.15mg/d。在应激时，糖皮质激素剂量应增加 2～3 倍。然而，长期的血管并发症需要在整个疾病病程中加强管理，因此 1 型糖尿病成为积极试验性治疗的候选。使用环孢素 A 和硫唑嘌呤治疗新诊断的 1 型糖尿病对照试验结果表明，免疫治疗有一些代谢方面的获益，但即使持续使用免疫治疗，无法长期获益[181,182]。1 名患有 APS-1 和多种严重自身免疫性疾病 13 岁女孩的个案研究，评估了 8 个月环孢素的使用情况。在她的一些疾病过程中发现了非常有希望的结果[183]，其胰腺外分泌功能、外胚层发育不良角膜结膜炎和脱发均有明显改善，但胰岛素的需求和肾上腺功能不全仍继续进展。关于免疫抑制性皮质类固醇治疗后，睾丸炎[175]、卵巢炎[184] 及垂体炎[185] 的改善情况仍有争议，需要系统的评估。目前，所有免疫调节疗法都必须被认为是试验性的，并且只应在对照临床试验的背景下进行。随着更多的自身抗原被证实，这种疾病的发病机制变得更加清晰，因此可开发出不引起广泛免疫抑制的选择性治疗方法。

APS-1 患者中发现的干扰素（IFN）抗体可能是一种途径，器官移植治疗仍在进一步发展。胰腺方面，胰岛移植目前仅用于肾移植的 1 型糖尿病患者[186]，另一个潜在研究领域是在自身免疫性疾病患者中进行干细胞移植，尤其是在早期 1 型糖尿病患者中。在最近的一项临床试验中，15 名新诊断为胰岛素依赖型、GAD-65 抗体阳性的糖尿病患者接受了干细胞移植[187]，1 名患者由于胰岛素需求逐渐增加而退出研究，剩下的 14 位患者随着时间的推移不再需要胰岛素。3 名患者在移植后 3 年进行了随访，停止胰岛素治疗后，糖化血红蛋白在正常范围内。其余 11 人因各种原因随访未超过 9～24 个月。这一潜在的有希望的领域目前还需要更多的临床研究。酮康唑及其子代抗真菌剂的引入对慢性皮肤黏膜念珠菌病的治疗有很大的帮助，该病通常对局部抗菌药物具有耐药性。这类药物也可引起胃肠不适，并干扰糖皮质激素和性类固醇生物合成。肝脏转氨酶升高通常是短暂的，但酮康唑引起致命性肝坏死很罕见。脂肪吸收不良的处理应首先着眼于诊断和治疗可逆的原因。细菌过度生长通常对广谱口服抗生素有反应。APS-1 中，空肠贾第鞭毛虫感染最好用甲硝唑治疗，特别当 APS-2a 中出现由于饮食中麸质缺乏导致的绒毛萎缩。一些 APS-1 患者显示食管和结肠嗜酸性浸润，但其临床意义尚不清楚。如果没有发现脂肪吸收不良的特殊原因，那么可能需要进行脂溶性维生素和中链脂肪酸营养支持。最好咨询营养或胃肠病专家。使用泼尼松、环孢素 A 和硫唑嘌呤等免疫调节药物治疗使慢性活动性肝炎患者的生存得到了改善[177]。顽固性腹泻 / 吸收不良者可使用静脉免疫球蛋白（IVIG）。对患有这种疾病的患者可进行肝脏方面的三级护理。

十一、预后

由于疾病类型、患者、家庭和临床医生的差异，APS 对特定患者生活方式的影响很大。所有患有 APS-1 或 APS-2a/2b 的患者都需接受终身激素、电解质和或维生素替代方案。虽然通常最好是建议患者继续参加他们的所有定期活动，但必须注意，APS 疾病可以显著改变患者的生活（如 1 名患有 1 型糖尿病的飞行员）。

目前缺乏对 APS 患者长期预后的系统研究，但临床印象是，APS-2 患者的发病率和死亡率与单独发生的疾病相似。关注肾上腺危象可有效降低死亡率，甲状腺激素紊乱很少作为紧急情况出现，特别是在老年人中。在 APS 中，1 型糖尿病的急性和慢性并发症与胰腺本身疾病一样重要。

虽然许多被诊断为 APS-1 的患者过着充实而充满活力的生活[122]，但预后往往较差。有些人从 20 岁即开始出现疾病的反复发作。问题通常包括病因不确定的虚弱，可能由于潜在的 T 淋巴细胞缺乏而引起的复发性机会性感染，如慢性活动性肝炎，这些仍然是 APS-1 最常见的死亡原因之一，口咽癌或胃癌如果不及早诊断，这是致命的。不幸的是，APS-1 患者在 20—30 岁死亡并不罕见。

十二、筛查建议

患有 1 型糖尿病或 APS-2a/2b 的先证者的家庭成员应每 3~5 年进行一次重点病史、查体和筛查 1 型糖尿病自身抗体、TSH、维生素 B_{12} 和肾上腺抗体水平（表 147-5）。

如果发现患者有甲状腺炎，家属也应该检查甲状腺自身抗体和甲状腺肿情况。

十三、结论

作为一个群体，内分泌器官通常是自身免疫的靶点。这些疾病的遗传学和动物模型研究揭示了易感的共同途径。AIRE 基因的发现和最近研究表明，AIRE 基因影响胸腺内外周自我抗原的表达，现在中枢耐受的作用重新成为人们关注的焦点。这也可能有助于解释为什么同一患者的自身免疫是针对多个器官的。然而，尽管 HLA 基因型影响 APS-1 的疾病表型，但仍需要解释受影响的器官及其抗原的限制性。

对于 APS-2，CTLA-4 基因作为一种候选疾病基因，受到 HLA-DR/DQ 表型的重要影响[25]。

总之，在大多数免疫介导的内分泌疾病中，似乎存在一种内在倾向，即对靶器官的特定分子产生自身免疫反应。这些疾病的遗传模式有助于在患者的一级亲属发病前，诊断自身免疫性疾病，如 APS-1、1 型糖尿病和 Addison 病。这些自身免疫介导的内分泌疾病可基于基因诊断，但可通过结合具有高预测价值的免疫标志物来补充诊断。如前所述，在 Meager 及同事报道针对 1 型干扰素（IFN）的高滴度中和抗体[99]，干扰素自身抗体为 APS-1 提供了一个新的标记，而在 APS-2 中不存在。

鉴于这些疾病的遗传学和动物模型的快速进展，这些问题中的许多问题有望很快得到解答。

表 147-5　APS-2a 和 APS-2b 的筛选量表

疾病组成	评价	频率
Addison 病	ACTH、电解质、清晨皮质醇、醛固酮水平、血浆肾素活性、DHEA-S、肾上腺皮质、类固醇细胞或 21- 羟化酶抗体	每年，诊断时抗体水平
脱发	体格检查	每年
自身免疫性甲状腺疾病	TSH、游离 T_4、甲状腺球蛋白抗体和（或）甲状腺过氧化物酶抗体	每年
乳糜泻	组织型转谷氨酰胺酶 (tTG)——血清 IgA 水平，必要时活检	每年
恶性贫血	壁细胞和内因子阻断抗体、CBC、维生素 B_{12}	每 5 年
原发性性腺功能减退	LH、FSH、雌二醇或睾酮	每年
T_1DM	HbA_1C、空腹血糖、胰岛细胞自身抗体（如 GAD-65、IA-2 和 IAA）	每年，诊断时和每 3~5 年的抗体水平

第148章　1型多发性内分泌肿瘤

Multiple Endocrine Neoplasia Type 1*

Rajesh V. Thakker　**著**

李　婧　刘玲娇　王养维　**译**

要　点

- 多发性内分泌肿瘤（MEN）综合征（1～4型，即 MEN-1～MEN-4）是一组异质性疾病，其特征是发生一些特定的可能为常染色体显性遗传的肿瘤。
- MEN-1 的特征是发生甲状旁腺、胰岛（如胃泌素瘤和胰岛素瘤）和脑垂体前叶（如催乳素瘤和生长激素瘤）的肿瘤，其中一些患者还发生肾上腺肿瘤和类癌。在没有治疗的情况下，这些内分泌肿瘤与 MEN-1 患者的早期死亡相关。
- *MEN 1* 基因编码一个含 610 个氨基酸的肿瘤抑制蛋白——menin，它在转录调控、基因组稳定性、细胞分裂、增殖和表观遗传调控中起作用。了解 menin 的功能和晶体结构有助于对治疗药物的研发。
- 遗传有胚系 *MEN 1* 突变的个体，在发生体细胞突变后更易于发生肿瘤，临床和基因筛查相结合有助于早期发现和治疗与 MEN-1 相关的肿瘤。
- *MEN 1* 小鼠基因敲除模型可发生与患者相同的内分泌肿瘤，这有助于体内研究，并已被用来证明 *MEN 1* 基因替代疗法可以减少肿瘤细胞的增殖。

多发性内分泌肿瘤（MEN）的特征是在同一个患者中出现两个或多个内分泌腺体的肿瘤[1, 2]。该疾病以前被称为多内分泌腺瘤病或多腺体综合征[3]。但腺体增生和恶变在某些患者中也可能发生，现在更倾向于称为多发性内分泌肿瘤[4, 5]。目前认知的 MEN 主要有 4 种亚型，称为 MEN-1 至 MEN 4（MEN-1～MEN-4），每种亚型都以在特定内分泌腺内出现肿瘤为特征（表 148-1）[1, 6]。因此，MEN-1，也称为 *Wermer* 综合征，主要表现为甲状旁腺瘤、胰岛细胞瘤和垂体前叶肿瘤[7]。除这些肿瘤外，MEN-1 患者还可发生肾上腺皮质肿瘤、类癌、脑膜瘤、面部血管纤维瘤、胶原瘤、脂肪瘤和

神经节细胞瘤[1, 6, 8–12]。但是，在 MEN-2（也称为 *Sipple* 综合征[13]）中，主要为甲状腺髓样癌（MTC）和嗜铬细胞瘤，现有 MEN-2A、MEN-2B 和仅有 MTC 三种临床亚型[1, 2]。在最常见的亚型 MEN-2A 中，MTC 的发生与嗜铬细胞瘤和甲状旁腺肿瘤有关[1, 2]。但是，在 MEN-2B（也称为 MEN-3）中，甲状旁腺很少受累，而且发现 MTC 和嗜铬细胞瘤的发生与类马方综合征、黏膜神经瘤、有髓角膜纤维和导致巨结肠的肠自主神经节功能障碍有关[1, 2]。在仅表现为 MTC 的亚型中，MTC 似乎是该综合征的唯一表现[2]。尽管 MEN-1 和 MEN-2 通常表现为不同且独立的综合征，但在一些罕见病例中，可

---

*. 本章中带有背景色突出显示的部分为儿童内分泌相关内容。

表 148-1　多发性内分泌肿瘤（MEN）综合征及其特征性肿瘤和相关的遗传异常

分型（染色体位置）	肿瘤（估计的外显率）	基因，最常见的突变密码子
MEN-1（11q13）	• 甲状旁腺腺瘤（90%）	*MEN-1*
	• 肠胰腺肿瘤（30%～70%） 　– 胃泌素瘤（40%） 　– 胰岛素瘤（10%） 　– 无功能瘤和胰多肽瘤（20%～55%） 　– 胰高血糖素瘤（＜1%） 　– 血管活性肠肽瘤（＜1%）	83/84，4-bp del（≈4%） 119，3-bp del（≈3%） 210～211，4-bp del（≈8%） 418，3-bp del（≈4%） 514～516，del 或 ins（≈7%） 内含子 4 ss（≈10%）
	• 垂体腺瘤（30%～40%） 　– 催乳素瘤（20%） 　– 生长激素瘤（10%） 　– 促肾上腺皮质激素瘤（＜5%） 　– 无功能瘤（＜5%）	
	• 相关肿瘤 　– 肾上腺皮质肿瘤（40%） 　– 嗜铬细胞瘤（＜1%） 　– 支气管肺神经内分泌肿瘤（2%） 　– 胸腺神经内分泌肿瘤（2%） 　– 胃神经内分泌肿瘤（10%） 　– 脂肪瘤（30%） 　– 血管纤维瘤（85%） 　– 胶原瘤（70%） 　– 脑膜瘤（8%）	
MEN-2（10 cen～10q11.2）		
MEN-2A	• MTC（90%）	
	• 嗜铬细胞瘤（50%）	RET
	• 甲状旁腺腺瘤（20%～30%）	634，如 Cys → Arg（～85%）
仅 MTC	• MTC（100%）	RET 618，错义（＞50%）
MEN-2B（也称为 MEN-3）	• MTC（＞90%）	RET 918，Met → Thr（＞95%）
	• 嗜铬细胞瘤	
	• 相关异常（40%～50%） 黏膜神经瘤 马方综合征 有髓角膜神经纤维 巨结肠	
MEN-4（12p13）	• 甲状旁腺腺瘤*	CDKN1B，迄今未发现常见突变
	• 垂体腺瘤*	
	• 生殖器官肿瘤*（如睾丸癌、神经内分泌宫颈癌）	
	• ?肾上腺 + 肾肿瘤*	

MEN-1 综合征的常染色体显性遗传已经建立。del. 缺失；ins. 插入；MTC. 甲状腺髓样癌

*. 报道的数字不足，无法提供流行信息

引自 Thakker RV, Newey PJ, Walls GV, et al. Clinical practice guidelines for multiple endocrine neoplasia type 1 (MEN 1). *J Clin Endocrinol Metab.* 2012;97:2990-3011.

能会发生与 MEN-1 和 MEN-2 都相关的肿瘤[14, 15]，如患者可表现为胰岛细胞瘤和嗜铬细胞瘤[16-18]，或肢端肥大症和嗜铬细胞瘤[19, 20]，或 MTC、嗜铬细胞瘤和 Cushing 综合征[4, 21]。此类患者可能同时具有可引起 MEN-1 和 MEN-2 的基因突变[14, 15]，甚至有些患者患有 MEN-1 相关的肿瘤，如甲状旁腺腺瘤、垂体腺瘤和胰岛细胞瘤，同时伴性腺、肾上腺、肾和甲状腺肿瘤，这类患者可能患有 MEN-4，其遗传病因与 MEN-1 不同[1, 22-24]。所有这些形式的 MEN 都可能为常染色体显性遗传或散发病例[1, 2, 6]，但是有时很难区分散发病例和家族性病例[6]。在某些散发病例中，可能无法追溯家族病史，因为患有疾病的父母可能在症状出现之前就已经去世了。

这些单一激素综合征的详细临床和生化特征，以及它们各自的治疗方法，已在其他章节中进行了综述。本章讨论 MEN-1 的各种单一激素综合征，并回顾 MEN-1 的分子遗传基础。

一、历史方面

MEN-1 患者的特征是同时患有甲状旁腺腺瘤、胰岛细胞瘤和垂体前叶腺瘤。这种多内分泌肿瘤首先是在肢端肥大症患者中发现的，尸检显示同时存在垂体前叶肿瘤和甲状旁腺增大[25]。随后观察到胰腺胰岛细胞瘤与甲状旁腺腺瘤和垂体瘤相关[26, 27]，发现该病具有家族性是由于在两姐妹中发现了这些肿瘤[28]。进一步的病例报道揭示了甲状旁腺腺瘤、胰岛细胞瘤和垂体前叶肿瘤三联征，导致了对该综合征的认识[29]，该肿瘤综合征在一个家庭的父亲和女儿[30, 31]及另一家庭的父亲和 4 个女儿[5]中的发生，证明了该疾病的家系基础。通过进一步的家族研究，提出并建立了一种常染色体显性遗传模式[7]，证明该综合征在五代人中遗传，且男女遗传概率相同[32]。

有人提出，这些肿瘤发生在几个不同的内分泌腺中，这些细胞都起源于神经外胚层[33, 34]，因为这些细胞能够摄取胺前体和脱羧（APUD）。然而，研究发现甲状旁腺，大多数 MEN-1 患者都累及的一个腺体，其细胞化学特征不同于 APUD 细胞[35]。此外，MEN-1 中三个主要内分泌腺的胚胎发育显示它们不是源自神经外胚层。因此，目前认

为甲状旁腺不是起源于神经外胚层，而是来源于咽囊内胚层。胰岛细胞是否起源于神经外胚层仍然存在争议[36, 37]。与垂体后叶不同，垂体前叶不是神经外胚层起源，而是来自 Rathke 囊。Rathke 囊不是从前肠的内胚层而是从位于前肠前膜的外胚层衍生来的[38]。因此，神经外胚层起源和 APUD 系统在 MEN-1 的病因中发挥作用的可能性似乎很小[35]。使用分子生物学方法的研究[1, 39]表明，MEN-1 基因是位于 11q13 染色体上的抑癌基因[40-43]，进一步的定位克隆研究确定了 MEN-1 基因[44, 45]广泛表达并编码一种名为 menin 的蛋白质，该蛋白质由 610 个氨基酸组成[44]。menin 已被证明是与细胞核蛋白相互作用的核蛋白，与许多参与转录调控、基因组稳定性、细胞分裂、增殖和表观遗传调控的蛋白质相互作用[1, 46, 47]。此外，menin 的晶体结构表明，它含有与混合谱系白血病蛋白（MLL1）肽相结合的深凹区[48]。已证明破坏这种相互作用的化合物及其类似物可能成为有用的药物[49, 50]。已发现 MEN-1 基因替代疗法可在动物模型体内减少肿瘤细胞的增殖[51]。最后，一些患有 MEN-1 相关肿瘤的患者没有 MEN-1 突变，而是由于细胞周期蛋白依赖性激酶抑制剂 1B（CDNK1B）的突变，它们可能代表包括 MEN-4 在内的表型模拟[1, 22-24]。

二、临床发现和治疗

根据随机选择的尸检研究估计，MEN-1 的发病率为 0.25%[3, 52]，其发病率在原发性甲状旁腺功能亢进症患者中估计占 1%～18%[53-56]，在胰腺神经内分泌肿瘤（如胃泌素瘤）患者中为 10%～38%[57-59]，在垂体瘤患者中少于 3%[60-63]。MEN-1 的临床表现与肿瘤部位及其分泌的激素有关。甲状旁腺瘤、胰腺肿瘤和垂体肿瘤三联征（图 148-1），是 MEN-1 的主要组成部分。除此之外，也可有肾上腺皮质肿瘤、类癌、面部血管纤维瘤、胶原瘤、脑膜瘤和脂肪瘤性肿瘤[1, 6, 8, 9, 11, 12, 64, 65]。超过 85% 的 MEN-1 患者以甲状旁腺瘤为首发表现（图 148-2），而在其余 < 15% 的患者中，首发表现可能是胰岛细胞瘤或催乳素瘤[1, 11, 65-68]。胰腺的胰岛肿瘤，也称为胰腺神经内分泌肿瘤（NETs），由胃泌素瘤、胰岛素瘤、胰高血糖素瘤、血管活性肠肽瘤（VIPomas）和无功能的胰腺 NET 组

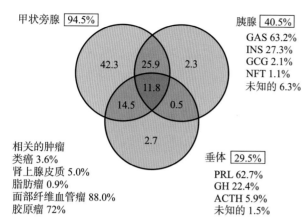

▲ 图 148-1　384 个 1 型多发性内分泌肿瘤（MEN-1）在 220 例 MEN-1 患者中的分布示意图

出现甲状旁腺、胰腺或垂体肿瘤的患者比例在相应的方框中显示，如 94.5% 的患者患有甲状旁腺肿瘤。*Venn* 图显示了每种肿瘤组合患者的比例，如 37.7%（25.9%+11.8%）的患者同时患有甲状旁腺肿瘤和胰腺肿瘤，而 2.3% 的患者只患有胰腺肿瘤。除了在一个系列中观察到的这些肿瘤外 [11]，在 32 名患者中 88% 观察到多发性面部血管纤维瘤，72% 患有胶原瘤 [9]。这些肿瘤分泌的激素包括促肾上腺皮质激素（ACTH）、胃泌素（GAS）、胰高血糖素（GCG）、生长激素（GH）、胰岛素（INS）、无功能肿瘤（NFT）、催乳素（PRL）。甲状旁腺肿瘤是 MEN-1 肿瘤中最常见的一种，约 95% 的患者患有甲状旁腺肿瘤，约 40% 的患者患有胰岛细胞瘤，约 30% 的患者患有垂体前叶肿瘤［引自 Trump D, Farren B, Wooding C, et al. Clinical studies of multiple endocrine neoplasia type 1（MEN 1）. *QJM*. 1996; 89: 653–669. ］

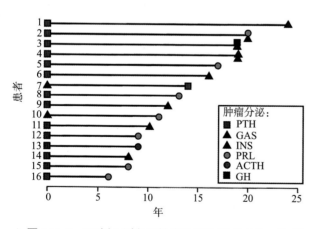

▲ 图 148-2　16 例 1 型多发性内分泌肿瘤（MEN-1）患者的肿瘤发生顺序

每位患者第一个肿瘤发生时间（时间，0 年）和随后肿瘤发生时间之间的间隔。16 例患者中 14 例（88%）以甲状旁腺肿瘤为首发表现，其余 2 例以胰岛素瘤为首发表现。16 例患者第二个肿瘤发生的时间间隔为 6～24 年，发生的时间间隔与肿瘤类型无相关性。ACTH. 促肾上腺皮质激素；GAS. 促胃液素；GH. 生长激素；INS. 胰岛素；PRL. 催乳素；PTH. 甲状旁腺激素［引自 Trump D, Farren B, Wooding C, etal. Clinical studies of multiple endocrine neoplasia type1（MEN 1）. *QJM*.1996;89:653–669. ］

成。这些肿瘤可发生于 40%～70% 的 MEN-1 患者中 [11, 67, 69–73]，垂体前叶肿瘤包括催乳素瘤、生长激素瘤、促肾上腺皮质激素瘤和无功能瘤，可发生于 30%～40% 的患者中 [11, 67, 74, 75]。据报道，累及腺体的组合形式及其病理特征（如甲状旁腺的增生或单个或多个腺瘤）在同一家族的成员中是不同的 [11, 43, 66, 68, 76]（图 148-3），甚至在同卵双胞胎中也是不同的 [77–79]。MEN-1 为常染色体显性遗传病，但在 MEN-1 患者中，非家族性（即散发性）[11] 可能占 8%～14%，并且分子遗传学研究已经证实，在所有 MEN-1 患者中约有 10% 发生了 MEN-1 基因的新发突变 [47, 80]。可以通过三个标准之一确定 MEN-1 诊断（图 148-4）[1, 81, 82]：①基于发生了两个或多个与 MEN-1 相关的原发性内分泌肿瘤（即甲状旁腺腺瘤、肠胰腺肿瘤和垂体腺瘤）（图 148-4）；②在临床诊断为 MEN-1 患者的一级亲属中发生一个与 MEN-1 相关的肿瘤；③生殖细胞发生 MEN-1 突变，该个体可能无症状并且尚缺乏能提示肿瘤发生的血清生化或放射学异常（图 148-4）。该疾病可见于 5—81 岁的所有年龄段，分别有 80% 和 98% 的患者可在 41—50 岁时出现该疾病的临床和生化表现 [11, 32, 43, 66, 68, 76, 80, 83]。在没有治疗的情况下，内分泌肿瘤与 MEN-1 患者的早期死亡相关。因此，未经治疗的 MEN-1 患者预期寿命降低，到 50 岁时有 50% 的死亡率，并且 50%～70% MEN-1 患者死因为恶性肿瘤或该病的后遗症 [84–90]。尽管采用抑酸疗法治疗胃泌素瘤和 Zollinger-Ellison 综合征（ZES）后，患者预后有了很大改善，但 MEN-1 的患者仍有 65% 以上的死亡与 MEN-1 直接相关 [87, 89–92]，特别是恶性胰腺神经内分泌肿瘤和胸腺类癌与死亡风险增加显著相关（危险比＞3，*P*＜0.005）[87, 88, 91]。这些研究强调，MEN-1 相关死亡正在从与 ZES 相关的胃泌素瘤向其他 MEN-1 相关的恶性肿瘤转变 [87, 91]。在死亡原因与 MEN-1 没有直接关系的 MEN-1 患者中，心血管疾病是主要的死亡原因，这可能是 MEN-1 患者中胰岛素敏感性降低和空腹血糖受损的高患病率所致 [91, 93]。

各种 MEN-1 相关内分泌肿瘤的治疗方法通常与非 MEN-1 患者中相应肿瘤的治疗方法相似 [1]。但是，MEN-1 相关肿瘤的治疗效果不如非 MEN-1 患者，原因有几种 [1]。第一，与 MEN-1 相关的肿

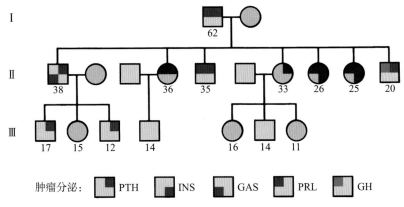

▲ 图 148-3　家族内 1 型多发性内分泌肿瘤（MEN-1）的多样化表达

在这个家族中，祖父（第一代）患有甲状旁腺肿瘤（PTH）和催乳素瘤（PRL）。他的七个患病的孩子（第二代）都患有甲状旁腺肿瘤，3 个女儿和其中 1 个儿子患有催乳素瘤，而另 1 个儿子患有分泌生长激素（GH）的生长激素瘤。此外，他的 2 个女儿患有胰岛素瘤，1 个儿子得了胃泌素瘤。2 个 17 岁和 12 岁的孙子（第三代）患有甲状旁腺肿瘤，这是 MEN-1 的首发表现。男性（正方形）、女性（圆形）、未患病（无深色阴影象限的）和患病（具有深色阴影象限的）成员。每个人的年龄如每个个体下所标示

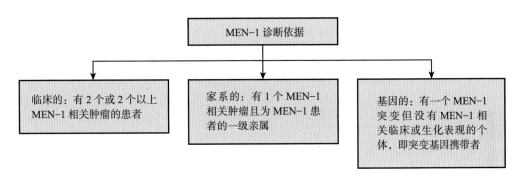

▲ 图 148-4　个人诊断 MEN-1 的依据

根据临床和家族标准对 MEN-1 的诊断可能会因为出现表型模拟的存在而混淆
经许可转载，引自 Turner JJ, Christie PT, Pearce SH, et al. Diagnostic challenges due to phenocopies: lessons from Multiple Endocrine Neoplasia type 1 [MEN 1]. *Hum Mutat.*2010;31:E1089-E1101.

瘤，除垂体神经内分泌肿瘤外，通常是多发的，因此很难成功地手术治愈[91, 94-96]，如 MEN-1 患者经常出现多处十二指肠黏膜下胃泌素瘤，因此与类似的散发性孤立性肿瘤相比，手术治愈率降低。与非 MEN-1 患者相比，仅约 15% 的 MEN-1 患者可达到术后即刻治愈，而非 MEN-1 患者的比例为 45%，并且 MEN-1 患者的 5 年治愈率降至约 5%，而非 MEN-1 患者为 40%[94, 97-99]。MEN-1 患者常出现多发甲状旁腺肿瘤，甲状旁腺次全切除术导致 20%～60% 的 MEN-1 患者，在 10 年内发生持续或间断性高钙血症，而非 MEN-1 患者中约 4%[95, 96, 100-102]。第二，隐匿性转移性疾病在患有神经内分泌肿瘤的 MEN-1 患者中比在散发性内分泌肿瘤中更普遍，如与 MEN-1 相关的胰岛素瘤患者

中多达 50% 者存在转移，而非 MEN-1 患者胰岛素瘤的转移率＜ 10%[97]。第三，与 MEN-1 相关的肿瘤可能更大，更具侵袭性并且对治疗存在抵抗，如 MEN-1 患者中约 85% 的垂体前叶肿瘤在诊断时为大腺瘤，而非 MEN-1 患者中为 64%。MEN-1 患者中约 30% 的垂体前叶肿瘤侵犯了周围组织（Hardy 分类等级Ⅲ和Ⅳ），而非 MEN-1 患者中则为 10%。在经过适当的药物、手术和放射治疗后，超过 45% 的 MEN-1 患者垂体前叶神经内分泌肿瘤存在持续的激素过度分泌，相比之下，非 MEN-1 患者该比例为 10%～40%[74, 75, 103]。

（一）甲状旁腺肿瘤

原发性甲状旁腺功能亢进是 MEN-1 最常见的

特征，约占所有 MEN-1 患者的 95%[11, 43, 66, 68, 76, 104]。患者可能有无症状的高钙血症、肾结石、囊性纤维性骨炎，以及与高钙血症相关的非特异症状（如多尿、多饮、便秘或易疲劳），或偶有消化性溃疡。生化检查显示血钙升高，通常与循环中甲状旁腺激素（PTH）浓度升高有关。高钙血症通常是轻度的，很少发生高钙危象或甲状旁腺癌[76, 105-108]。与非 MEN-1 患者相比，MEN-1 患者原发性甲状旁腺功能亢进症的其他差异，包括发病年龄较早（20—25 岁 vs. 55 岁），骨矿物质密度的降低更明显，男女比例相同（1:1 vs. 1:3）[1, 11, 65, 100, 104, 109]。MEN-1 患者很少在 15 岁之前发生甲状旁腺功能亢进症，一些患者的甲状旁腺功能亢进症从无至有的年龄出现在 20—21 岁[11, 65]。术前影像学检查（如颈部超声与 99mTc-mibi 甲状旁腺显像）的作用有限，因为无论术前的定位如何，所有甲状旁腺都可能受到累及，并且手术时均需要进行颈部探查[110, 111]。

治疗 手术切除异常活跃的甲状旁腺是 MEN-1 患者确切的治疗方法，但是进行次全切除（< 3.5 个腺体）还是全甲状旁腺切除，以及应在疾病早期还是晚期进行切除，仍存在争议[1, 102, 112-114]。建议行双侧开放性经颈探查术联合经颈胸腺切除术[1, 95, 102, 113, 115]，大多数中心不建议行微创甲状旁腺切除术，因为尽管组织学区分可能很困难，但所有四个甲状旁腺通常都患有多发性腺瘤或增生[76, 116-120]。然而，一项研究报道称，对行微创甲状旁腺切除术的 6 例患者平均随访 19 个月（8～34 个月），发现进行微创甲状旁腺切除术与高钙血症的复发或甲状旁腺功能减退症无关[121]。MEN-1 患者很少发生甲状旁腺癌，迄今为止仅报道了 3 例发生甲状旁腺癌的 MEN-1 患者，这些患者存在胚系突变[106, 108]。对原发性甲状旁腺功能亢进的 MEN-1 患者行甲状旁腺次全切除术的失败比率高[1]。因此，甲状旁腺次全切除术（即切除< 3.5 个腺体）已导致 15%～65% 的患者在手术后 15 年内持续或反复发生高钙血症，10%～60% 的 MEN-1 患者出现了需要长期服用维生素 D 或其活性代谢产物骨化三醇的低钙血症[95, 96, 101, 102, 112-114, 117, 120, 122-125]。而非 MEN-1 患者行甲状旁腺切除术后，发生这些并发症的比率显著降低，其中复发性高钙血症发生率为 4%～16%，低钙血症发生率为 1%～8%[95, 96, 124, 126]。

颈部探查手术很困难，为避免再次手术，同时为改善 MEN-1 患者原发性甲状旁腺功能亢进症的治疗效果，目前已开展了甲状旁腺全切除术联合前臂甲状旁腺组织自体移植手术[122, 125, 127-130]。新鲜和冷冻保存的甲状旁腺组织均已被用于自体移植。使用冷冻保存的甲状旁腺组织可在自体移植之前确认患者是否存在甲状旁腺功能减退症，但遗憾的是，这取决于冷冻保存细胞的活力，其活力随着从冷冻保存到自体移植的时间间隔延长而降低，并且只有 50% 的甲状旁腺移植物能够在低温保存下存活[102, 112, 113, 115]。此外，有报道称 1 名患者的自体甲状旁腺含有转移性神经内分泌胸腺癌，从而提示在可能患有其他肿瘤的 MEN-1 患者中进行甲状旁腺自体移植应更加谨慎[131]。术中通过快速分析对甲状旁腺浓度进行监测可以确定是否成功清除功能亢进的甲状旁腺组织[132]，并帮助决定是否需将甲状旁腺组织植入前臂[125]。甲状旁腺组织自体移植至前臂可能比甲状旁腺次全切除术更有利，它避免了患者使用维生素 D 药物的必要性。如果高钙血症再次发生，则可以在局麻下切除已移植的甲状旁腺组织，并可以避免在全身麻醉下再次手术[125]。但是，功能正常的自体甲状旁腺组织的存在会导致 50% 以上的 MEN-1 患者复发高钙血症，而且手术切除移植物也并不总是能成功[129, 130]。建议将甲状旁腺次全切除术作为 MEN-1 原发性甲状旁腺功能亢进症的初始治疗，但在某些情况下也可以考虑采用甲状旁腺全切术。初次或再次手术时已有广泛性病变者，可选择甲状旁腺全切术。持久性低钙血症可以通过口服骨化三醇（1, 25- 二羟维生素 D）进行治疗，即使服用维生素 D 和钙剂，某些患者甲状旁腺功能减退症的治疗仍具有挑战性[1]。推荐甲状旁腺切除术用于治疗症状性高钙血症 MEN-1 患者，无高钙血症症状的 MEN-1 患者不进行甲状旁腺手术，但要定期评估症状和并发症的出现情况。一旦出现症状或并发症，应行甲状旁腺全切术（或 3.5 个腺体甲状旁腺切除术）及可能联合经颈胸腺近全切除术[101, 122]。手术的类型（即甲状旁腺全切术或甲状旁腺次全切除术，伴或不伴甲状旁腺组织自体移植）及其时机需要仔细考虑，并考虑如手术经验、定期监测血清钙的便利性、钙三醇（或维生素 D 类似物）获取方便性及患者的意愿等问题[1]。通过钙敏感受体起作用的拟钙药（如西那卡塞）已用于治疗某些手术失败或禁忌的原发性甲状旁腺功能亢进症[133]。

（二）胰腺肿瘤

MEN-1 患者的胰岛细胞瘤（也称为神经内分泌肿瘤，*NETS*）在不同家系中的发病率为 30%～80%[11, 32, 71, 76, 104, 134-136]。尽管有些神经内分泌肿瘤［如分泌胰多肽（PP）的肿瘤］可能与临床表现不相关，或者可能是非分泌性（即无功能）（图 148-1），大多数神经内分泌肿瘤（图 148-1）分泌过量的激素［如促胃液素、胰岛素、胰高血糖素或血管活性肠肽瘤（VIP）］，并伴有明显的临床综合征[1, 137]。MEN-1 患者胰腺神经内分泌肿瘤的发病年龄早于非 MEN-1 患者[104, 138, 139]，有报道称，MEN-1 患者的胰腺神经内分泌肿瘤与 O 型血相关[140]。鉴于与 MEN-1 相关的胰腺神经内分泌肿瘤常为多发性且行为不确定，对其准确的诊断和治疗是一个严峻的挑战[1, 97, 141]，如不能认为影像学可见的肿瘤就是功能性肿瘤综合征中激素过量分泌的部位（如胃泌素瘤、胰岛素瘤）[1]。

1. **胃泌素瘤**　Zollinger 和 Ellison[142] 最先报道了两个病例，在这两个病例中，胰腺非 β 细胞瘤与复发性消化性溃疡和胃酸产生过多相关，随后从这些肿瘤中提取了胃泌素[143, 144]。复发性消化性溃疡、胃酸产生过多和胰腺的非 β 细胞瘤称为 Zollinger-Ellison 综合征[1]。分泌促胃液素的肿瘤（胃泌素瘤）占 MEN-1 患者胰腺内分泌肿瘤的 50% 以上（图 148-1）。大约 20% 的胃泌素瘤患者患有 MEN-1[69, 99, 134, 145, 146]。值得注意的是，MEN-1 患者中有 40%～90% 的人十二指肠会出现多个胃泌素瘤（大小 < 0.5cm）[91, 147, 148]。MEN-1 患者胃泌素瘤多见于 > 30 岁的人群[11]，且男性多见[109]。反复发作的严重多发性消化性溃疡（可能会穿孔）和恶病质是导致高死亡率的主要原因[87, 91]。此外，伴 Zollinger-Ellison 综合征的 MEN-1 患者食管症状、食管狭窄和 Barrett 食管的发病率更高[149]。Zollinger-Ellison 综合征的患者也可能患有腹泻和脂肪泻。空腹血清促胃液素浓度升高伴基础胃酸分泌增多可确定诊断[91, 92, 137, 143, 150, 151]，偶尔需要使用促胰液素（2U/kg）或钙输注［$4\text{mgCa}^{2+}/(\text{kg}\cdot\text{h})$ 持续 3h］进行静脉刺激实验来鉴别 Zollinger-

Ellison 综合征和其他高胃泌素血症患者，如胃窦 G 细胞增生[91, 92, 151, 152]。然而，对于 MEN-1 患者，Zollinger-Ellison 综合征均伴有原发性甲状旁腺功能亢进症[66, 153]，而且有报道显示高胃泌素血症与高钙血症相关[101, 151, 154]。因此，某些 MEN-1 患者 Zollinger-Ellison 综合征的诊断比较困难。甚至，成功治疗甲状旁腺功能亢进症并使血钙恢复正常，可使多达 20% 的 MEN-1 患者临床症状和生化异常得到显著改善[101, 151]。胃泌素瘤是 MEN-1 患者发病率和死亡率的主要原因[87, 91]，通常生长缓慢，但经常转移到胰周淋巴结，很少转移到肝脏。在 MEN-1 患者中，胃泌素瘤经常累及十二指肠，也可同时累及胰腺，以致难以与同时存在的无功能胰腺神经内分泌肿瘤区分开来。在这种情况下，选择性动脉内促胰液素注射试验（SASI）可能有助于胃泌素瘤的定位[98, 99, 146]。存在胰腺原发性肿瘤、转移灶、异位 Cushing 综合征或血浆促胃液素浓度显著升高的患者预后更差[155]。大多数 MEN-1 患者的胃泌素瘤是恶性的，在确诊之前已有 30%～70% 的患者发生淋巴结转移[91, 92, 97, 156-159]。肝转移很少见，但是否存在肝转移是最重要的生存预测指标，因为未发生肝转移的患者从确定诊断开始，20 年生存率达到 95%，而有肝转移的患者 10 年生存率只有 15%[155]。超声、内镜超声、计算机断层扫描（CT）、磁共振成像（MRI）、选择性腹部血管造影或生长抑素受体显像有助于肿瘤的定位诊断[91, 92, 98, 141, 147, 158, 160-162]。联合应用动脉内 Ca^{2+} 注入和肝静脉促胃液素采样有助于胃泌素瘤的定位诊断[98, 162]。

治疗：MEN-1 和 Zollinger-Ellison 综合征患者的药物治疗旨在将基础酸分泌降至 10mmol/L 以下，可通过壁细胞 $\text{H}^+\text{-K}^+$- 腺苷三磷酸酶（ATPase）抑制药（如奥美拉唑或兰索拉唑）降低胃酸分泌，这类药物已被证明有效并成为治疗胃泌素瘤的首选药物[1, 92, 137, 163, 164]。某些患者可能还需要用组胺 H_2 受体拮抗药——西咪替丁或雷尼替丁进行治疗[1, 163]。手术在治疗 MEN-1 胃泌素瘤方面的作用存在争议[69, 98, 99, 146]，手术的目标应是减少远处转移的风险并提高生存率。据报道，MEN-1 胃泌素瘤患者的预后与肿瘤大小和肝转移有关[97, 165]。肝转移的风险随着肿瘤的增大而增加，如胰腺神经内分泌肿瘤的瘤体大于4cm时，有25%~40%的患者发生肝转移，MEN-1肿瘤瘤体大小为2~3cm的患者，50%~70%有淋巴结转移[91, 92, 94, 97, 165]。尽管淋巴结转移的出现似乎对生存没有不利影响，MEN-1胃泌素瘤瘤体＜2.5cm的患者，15年生存率为90%~100%，如发生转移则15年生存率为52%[91, 94, 165-167]。胰腺内非转移性胃泌素瘤的理想治疗方法是手术切除，有经验的外科医生会在98%的患者中发现胃泌素瘤[91, 158]。推荐手术治疗胰腺胃泌素瘤，因为瘤体＞2cm的患者经手术后生存率有所提高[97, 99, 160]。然而，在大多数MEN-1患者中，胃泌素瘤发生在十二指肠，并且是多发的、恶性的。有研究指出手术治愈可能很困难[91, 92, 156]，如一项研究的结果表明MEN-1患者中只有16%在手术后即刻达到无病生存，在5年时这个数字下降到6%；没有MEN-1的患者术后即刻无病生存及5年时无病生存率分别为45%和40%[91, 92, 94, 168]。然而，近期还有一些研究显示，在十二指肠切除术、胰十二指肠切除术或全胰切除术后，中位随访时间为71个月，60%~70%的MEN-1高胃泌素血症患者血清促胃液素水平正常[98, 169, 170]。尽管有报道称Whipple胰十二指肠切除术治愈率＞65%，但其手术死亡率和长期并发症更高，包括体重下降、糖尿病和吸收不良。因此，大多数中心不为MEN-1患者进行Whipple切除术，尤其是因为少进行手术或不进行手术与好的生存率相关（如有或没有转移的患者15年生存率分别为52%和100%）[165, 167, 168]。实际上，除非胰腺胃泌素瘤＞2cm时首选手术治疗，否则大多数中心对MEN-1胃泌素瘤都进行非手术治疗[1, 197]。但是，经过适当的术前和术中（如十二指肠透射）影像学检查和定位，手术切除与MEN-1相关的十二指肠胃泌素瘤是可行的。在可以进行复杂手术的专业中心，这些手术可能涉及胰远端切除术、胰头肿瘤根除、十二指肠切除术及从腹腔干和肝韧带切除淋巴结[1, 91, 92, 98, 158, 168]。由于广泛切除后发病率和死亡率增加，建议根据手术前的检查结果、患者病史（如既往存在胰岛素依赖的糖尿病）和患者意愿，对手术过程进行个性化设计[1]。MEN-1患者更常发生十二指肠胃泌素瘤，可通过手术成功治疗[97, 148, 168]。不建议腹腔镜手术，因为胃泌素瘤通常是多发性的，可能与其他胰腺神经内

分泌肿瘤一起发生，现在很少进行全胃切除术，可能仅对依从性差的患者考虑此手术[158, 171]。弥漫性胃泌素瘤的治疗很困难，应用链脲菌素和氟尿嘧啶、卡培他滨和替莫唑胺、顺铂和依托泊苷的化疗法，应用奥曲肽或兰瑞肽（人生长抑素类似物）的激素疗法，选择性内部放射疗法（SIRT）、射频消融、肽放射受体疗法（PRRT）、肝动脉栓塞、人白细胞介素的应用，以及清除所有可切除的肿瘤和肝移植都偶尔是成功的[1, 92, 164, 172]。

2.**胰岛素瘤** 即分泌胰岛素的胰岛β细胞瘤，占所有MEN-1胰腺内分泌肿瘤的10%~30%（图148-1）[11, 68, 104, 136]。胰岛素瘤通常单发，直径＞5mm，10%的患者伴其他胰腺神经内分泌肿瘤（如胃泌素瘤），这两种肿瘤可能在不同的时间出现[11, 68]。MEN-1患者的胰岛素瘤通常在40岁之前发病，其中许多患者在20岁之前发病；而在没有MEN-1的患者中，胰岛素瘤通常在40岁以后发病[1, 11, 67, 104]。10%的MEN-1患者以胰岛素瘤为首发表现，约4%的胰岛素瘤患者有MEN-1[65, 87, 104, 109]。胰岛素瘤患者可在禁食或劳累后出现低血糖症状，摄入葡萄糖后症状改善[137]。最可靠的检验方法是72h饥饿试验，生化检查显示低血糖发生时伴有血浆胰岛素浓度升高[1, 137]。C肽和胰岛素原的循环浓度也升高，这对明确胰岛素瘤的诊断有帮助[1]。同时证明低血糖检查期间获得的血浆和尿液样本中不存在磺脲类药物也很重要[1]。大多数胰岛素瘤为多发、体积小，通常位于胰体或胰尾部[1, 11, 67, 147]。超声内镜检查、CT扫描或腹腔干血管造影进行术前定位，术前和围术期经皮穿刺肝门静脉取样，选择性滴注钙剂后肝静脉采血和直接于术中进行胰腺超声检查有助于提高手术成功率[111, 173]。

治疗：频繁进食糖水，二氮嗪或奥曲肽等药物治疗并不总是成功的，手术是最佳治疗方法[1, 97]。手术治疗方式多样，从单个肿瘤摘除到远端胰腺切除术，或部分胰腺切除术，或切除所有肉眼可见的胰腺肿瘤，已经治愈了许多患者[97, 174, 175]。此外，据报道，在手术中监测胰岛素/葡萄糖比值对于评估胰岛素瘤是否成功切除及预防术中低血糖、术后感染和并发症也具有重要意义[174, 176-178]。链脲菌素、氟尿嘧啶和阿霉素联用的化疗方案或肝动脉栓塞术已用于转移性疾病[1]。

3. 胰高血糖素瘤 胰高血糖素瘤，即胰岛 α 细胞，分泌胰高血糖素的胰腺肿瘤，在 MEN-1 的患者中患病率低于 3%，然而一些无功能的胰腺神经内分泌肿瘤也可以分泌胰高血糖素 [97, 135, 138, 174, 179]（图 148-1）。MEN-1 中的胰高血糖素瘤可能没有皮疹（坏死性迁移性红斑）、体重减轻、贫血和口腔炎等特征性临床表现 [137]，可能在无症状的 MEN-1 患者中行胰腺影像学检查或无症状患者中检测到血糖异常，进一步检测发现高胰高血糖素血症，从而发现肿瘤的存在 [11, 111]。

治疗：胰尾部是胰高血糖素瘤好发的部位，手术切除是首选治疗方法 [97, 135]，但诊断时 50%～80% 的患者有转移灶，因此治疗可能很困难 [97]。用生长抑素类似物（如奥曲肽或兰瑞肽）进行治疗或用链脲霉素和二甲基三氮基唑咪唑甲酰胺（DITC）化疗法在某些患者中已经成功，并且肝动脉栓塞术已被用于治疗转移性疾病 [1]。

4. 血管活性肠肽（VIP）瘤 血管活性肠肽（VIP）瘤是分泌 VIP 的胰腺肿瘤，患者会出现水样泻、低钾血症和胃酸缺乏。该临床综合征被称为 Verner-Morrison 综合征、WDHA 综合征或 VIPoma 综合征 [97, 180, 181]。仅有少数 MEN-1 患者伴有 VIP 瘤 [11, 87, 97, 156, 181]。若禁食期间大便量超过 0.5～1L/d，且血浆 VIP 浓度显著增加，并且排除泻药和利尿药的使用则可确立诊断 [1, 137]。

治疗：VIP 瘤大多位于胰腺尾部，可通过手术治愈 [97, 147, 156]。对于无法切除肿瘤的患者，可使用生长抑素类似物（如奥曲肽和兰瑞肽）、链脲霉素、氟尿嘧啶、皮质类固醇、吲哚美辛、甲氧氯普胺和碳酸锂进行治疗，可取得一定的效果，并且肝动脉栓塞术已用于治疗转移灶 [1, 156]。

5. 无功能胰腺神经内分泌肿瘤 无功能胰腺肿瘤与临床综合征无关，这包括了有胰腺激素升高 [如胰多肽（PP）或胰高血糖素] 但没有临床症状的病例 [137]。但是，PP、胰高血糖素和嗜铬粒蛋白 A（CgA）检测对胰腺神经内分泌肿瘤的诊断准确性较低 [182]。此外，尽管目前将胰腺神经内分泌肿瘤归为一类，但它们可能代表具有不同亚型的一组异质性疾病。放射性核素显像方法敏感性提高导致对无功能胰腺神经内分泌肿瘤的检出率增加 [111, 138]，如一项内镜超声研究显示在约 55% 的 MEN-1 患者中发现了无功能胰腺神经内分泌肿瘤 [1, 160]。据报道，在 < 15 岁的无症状患者中发现了无功能神经内分泌肿瘤 [138]。

出于以下原因，发现无功能胰腺神经内分泌肿瘤具有重要的临床意义。首先，据报道，恶性胰腺神经内分泌肿瘤是 MEN-1 患者最常见的死亡原因 [84, 86, 87, 139]。其次，越来越多的无功能肿瘤被人们所认识。最近的研究表明，这些肿瘤是最常见的 MEN-1 相关肠胰腺神经内分泌肿瘤，并且与有功能的肿瘤（如胰岛素瘤、胃泌素瘤）相比，无功能肿瘤的预后更差 [73, 139]。最后，这类肿瘤没有临床表现和特定的生化异常，在没有放射性核素检查的情况下，可能会导致胰腺神经内分泌肿瘤诊断的延迟。因此，对于 MEN-1 的肠胰神经内分泌肿瘤的放射性核素检查应在 10 岁开始（表 148-2）。最佳筛选方法及其时间间隔尚待确定 [73, 160, 183]，如比较胰腺神经内分泌肿瘤成像方式的研究表明，超声内镜可能是检测小胰腺肿瘤最灵敏的方法，而生长抑素受体显像是检测转移性疾病最可靠的方法 [73, 160, 183]。然而，进行常规内镜超声检查的能力取决于当地资源的可用性。此外，无症状个体中小胰腺肿瘤（如 < 1cm）的临床意义尚待进一步评估。

治疗：无症状性无功能胰腺神经内分泌肿瘤的管理存在争议 [1]，治疗的目的是降低转移性疾病的发病率和死亡率，同时保留胰腺组织，避免手术并发症 [1]。由于观察到大肿瘤患者的转移率增加，迄今为止，所有推荐都是基于肿瘤大小做出的 [138, 139, 147, 184, 185]。一项研究指出，对于无功能神经内分泌肿瘤的患者，若肿瘤 > 3cm，有 43% 的患者发生转移；若肿瘤为 2.1～3cm，有 18% 的患者发生转移；若肿瘤 < 1cm，只有 4% 的患者发生转移 [139]。然而，其他研究尚未证实这种关联 [157, 186]，并且对于手术适应证尚未达成共识。80% 的患者经胰十二指肠手术可成功切除肿瘤，但一些患者出现了并发症，包括糖尿病、频繁的脂肪泻、早期和晚期倾倒综合征及其他胃肠道症状 [135, 187]。此外，在初次就诊时，这些患者中可能有相当一部分已经存在隐匿性转移性疾病（即影像学检查未发现的肿瘤），并且在手术后肿瘤可能会在残留的胰腺组织中复发 [135, 145, 156]。一些中心建议手术切除 > 1cm 的无功能胰腺神经内分泌肿瘤 [141]，

表 148-2　MEN-1 高危人群的生化和放射学筛查建议

肿瘤类型	初始筛查年龄（岁）	每年生化检测（血清或血浆）	影像检查（时间间隔）
• 甲状旁腺	8	钙，PTH	无
• 胰腺神经内分泌肿瘤（NET）			
− 胃泌素瘤	20	促胃液素（± 胃液 pH）	无
− 胰岛素瘤	5	空腹血糖、胰岛素	无
• 其他胰腺神经内分泌肿瘤（NET）	< 10	嗜铬粒蛋白 A、胰多肽、胰高血糖素、血管活性肠肽	MRI、CT 或超声内镜（每年）
• 垂体前叶	5	催乳素、胰岛素样生长因子 1	MRI（每 3 年）
• 肾上腺	< 10	无症状或体征，除非影像学检查发现功能性肿瘤和（或）肿瘤 > 1cm	MRI 或 CT（每年进行胰腺成像）
• 胸腺和支气管类癌	15	无	CT 或 MRI（每 1~2 年）

CT. 计算机断层扫描；EUS. 内镜超声；MRI. 磁共振成像

引自 Thakker RV, Newey PJ, Walls GV, et al. Clinical practice guidelines for multiple endocrine neoplasia type 1 (MEN-1). *J Clin Endocrinol Metab.* 2012;97: 2990–3011.

然而其他中心建议仅在肿瘤 > 2cm 时才进行手术切除[185]。对于 < 1cm 的肿瘤，手术切除仅用于肿瘤生长过快的情况，如在 3~6 个月内肿瘤大小增加 1 倍，并且增加超过 1cm[1]。另一种治疗方法是使用生长抑素类似物。据报道，长期使用生长抑素类似物是安全的，可减少 10% MEN-1 患者的肿瘤负荷，或使 80% 的 MEN-1 患者肿瘤保持稳定[188]。

据报道，酪氨酸激酶受体（TKR）和 mTOR 信号通路的抑制药可有效治疗胰腺神经内分泌肿瘤[189, 190]。胰腺神经内分泌肿瘤可能表达 TKR、血管内皮生长因子受体（VEGFR）和血小板源性生长因子受体（PDGFR）。一些肿瘤可能表现出胰岛素样生长因子介导的 mTOR 信号传导途径的自分泌激活，这是一种丝氨酸 - 苏氨酸激酶，可刺激细胞增殖和血管形成。与接受安慰剂的患者相比，苹果酸舒尼替米可抑制 TKR，从而提高晚期分化良好的胰腺神经内分泌肿瘤患者的总体生存率，并使无进展生存期增加 1 倍（11.4 个月 vs. 5.5 个月，$P < 0.001$）[189]。与接受安慰剂的患者相比，使用 mTOR 抑制药依维莫司治疗，也可使晚期低度或中度分化胰腺神经内分泌肿瘤患者的无进展生存期中位数增加 1 倍（11 个月 vs. 4.6 个月，$P < 0.001$）[190]。这些研究的对象主要是非 MEN-1 患者，如在 sunitimib 研究中，共有 171 例患者，其中只有 2 例

MEN-1 患者，治疗组中无 1 例 MEN-1 患者[190]；在依维莫司研究中，共有 410 例患者，未提供是否为 MEN-1 的详细信息[189]。然而，这两项研究代表了非 MEN-1 患者恶性胰腺神经内分泌肿瘤治疗的主要进展，而且 MEN-1 患者的治疗结果可能也是相似的。

6. 生长抑素瘤　生长抑素抑制生长激素和许多其他激素的分泌，已经证实生长抑素存在于胃肠道，尤指胰岛[191-193]。分泌生长抑素的胰腺肿瘤与生长抑素瘤综合征有关，后者的特征是高血糖症、胆石症、低胃酸、脂肪泻、腹泻、腹痛、贫血和体重减轻[137, 194, 195]。尽管 MEN-1 的胰岛细胞瘤中有 7% 分泌生长抑素，但在任何 MEN-1 患者中均未见生长抑素瘤综合征的报道，这可能是由于生长抑素对内分泌细胞增殖和分泌有抑制作用。

7. 促生长激素释放激素瘤（GHRHomas）　在一些 MEN-1 患者中可伴有生长激素瘤或分泌促生长激素释放激素（GHRH）的肿瘤[196-201]。据估计，约 33% 的 GHRHomas 患者有与 MEN-1 相关的其他肿瘤。血清生长激素和 GHRH 的浓度升高可用来诊断 GHRHomas。超过 50% 的 GHRHomas 发生在肺部，30% 发生在胰腺中，10% 发生在小肠[197, 199, 201, 202]。手术切除是这些肿瘤的首选治疗方法。

（三）垂体肿瘤

MEN-1 患者垂体肿瘤在不同家系中的发生率为 15%～50%（表 148-1）[1, 11, 74, 75, 203, 204]。据报道 5—90 岁均可发病，平均发病年龄为（38.0±15.3）岁[75, 205]。MEN-1 垂体腺瘤的发病率女性高于男性，并且多为大腺瘤，即直径＞1cm（MEN-1 患者 vs. 非 MEN-1 患者垂体大腺瘤为 85% vs. 42%，$P < 0.001$）[75, 109]。此外，约 1/3 的垂体瘤在组织学上表现出侵袭性特征，如肿瘤细胞可通过周围正常的瘤旁垂体组织进行浸润[1, 74]。然而，尚无特定的组织学参数可区分 MEN-1 和非 MEN-1 垂体瘤[74]。尽管 MEN-1 垂体瘤明显更大，更具侵略性，且对治疗的反应降低，但未观察到 MEN-1 中垂体癌的患病率增加[203]。迄今为止，仅报道了 3 名 MEN-1 伴垂体癌的患者[206-208]。约 60% MEN-1 相关垂体肿瘤分泌催乳素、不到 25% 分泌生长激素、5% 分泌促肾上腺皮质激素（ACTH），其余似乎为无功能瘤，其中有一些分泌糖蛋白亚基[1, 74, 203, 209, 210]（图 148-1）。尽管有研究报道，在 Tasmania 州的一个大家系中，无功能腺瘤的发生率高达 25%[211]。MEN-1 相关的垂体瘤可能同时分泌几种激素，其中生长激素催乳素瘤的比例较高[74]。实际上，与非 MEN-1 垂体瘤相比，MEN-1 相关的垂体瘤分泌多种激素更为常见[74, 75]。15% 的 MEN-1 垂体瘤以催乳素瘤为首发表现（图 148-2），而生长激素更常见于在 40 岁以上的患者中[11, 75]，然而基因型与表型之间没有明确的相关性[74]。约 3% 的垂体前叶肿瘤患者有 MEN-1[203, 212, 213]。MEN-1 患者垂体肿瘤的临床表现与非 MEN-1 患者散发性垂体肿瘤相似，均取决于分泌的激素和垂体肿瘤的大小[1]。因此，患者可能会出现催乳素分泌过多的症状（如女性可出现闭经、不孕症、溢乳，男性可出现勃起功能障碍和不育），或患有肢端肥大症或 Cushing 综合征[1, 11, 209]。此外，垂体瘤增大可能会压迫邻近结构，如视交叉或垂体正常组织，并可能导致视觉障碍和（或）垂体功能低下。MEN1 突变携带者极有可能罹患肿瘤，定期的生化监测应包括血清 PRL 和 IGF-1 水平检测及垂体的磁共振成像检查（表 148-2）[1, 11, 111]。结果异常的患者，下丘脑 - 垂体检查可进一步评估垂体病变性质及其对其他垂体激素影响[1, 203, 204]。

治疗：MEN-1 患者垂体肿瘤的治疗方法与非 MEN-1 垂体肿瘤患者相似，包括适当的药物疗法（如催乳素瘤用溴隐亭或卡麦角林，生长激素瘤用奥曲肽或兰瑞肽）或选择性经蝶窦切除术[1, 203]。据报道，MEN-1 患者的垂体肿瘤更具侵袭性（见上文），对药物或手术治疗的反应较差[74, 75, 203, 211]。对于 MEN-1 患者分泌激素的垂体腺瘤，将激素分泌过多恢复至正常水平的效果明显较差（MEN-1 vs. 非 MEN-1 患者为 42% vs. 90%，$P < 0.001$）[1, 75]。对 MEN-1 患者中的 85 个催乳素瘤患者进行的单独分析显示，只有 37 个患者（44%）通过治疗成功地使血浆催乳素浓度恢复正常[75]。与非 MEN-1 垂体腺瘤相比，MEN-1 相关的垂体腺瘤似乎更需要手术治疗。

（四）相关肿瘤

MEN-1 患者可能患有除甲状旁腺、胰腺和垂体以外的肿瘤。已知与 MEN-1 相关的其他肿瘤有类癌、肾上腺皮质肿瘤、面部血管纤维瘤、胶原瘤、甲状腺肿瘤、脂肪瘤和脑膜瘤（表 148-1，图 148-1）[1, 11, 68, 214-216]。

1. 类癌　MEN-1 患者中类癌的发生率超过 3%（图 148-1），可能为与 MEN-1 相关的常染色体显性遗传[11, 109, 215-217]。类癌可位于支气管、胃肠道、胰腺或胸腺[109, 198, 214-221]（表 148-1）。MEN-1 患者的支气管类癌主要发生于女性（男女比例为 1∶4）[220, 221]。相比之下，欧洲 MEN-1 患者的胸腺类癌主要发生于男性（男女比例为 20∶1）。吸烟者患这些肿瘤的风险较高[109, 216, 217, 220-222]，而在日本胸腺类癌的性别差异较小（男女比例为 2∶1）[72]。大多数患者无症状且没有与类癌综合征相关的潮红发作和腹泻，通常在肿瘤变为恶性并转移到肝脏后才出现症状[1, 198, 218]。MEN-1 中的胸腺类癌似乎特别有侵袭性[1, 222]。据报道，胸腺类癌与 MEN-1 患者死亡风险显著增加有关（危险比为 4.29），相比之下支气管类癌却并未使死亡风险增加[87]。据报道，胸腺肿瘤诊断后的中位生存期约为 9.5 年，其中 70% 的患者直接死于该肿瘤[216]。在诊断时，大多数患者无症状且无与类癌综合征相关的临床特征[216]。重要的是，在患有胸腺或支气管类癌的个体中并不是总能观察到激素或生化异常（如血浆嗜铬粒蛋白 A）[218]。因此，筛查这些肿瘤取决于影像学检查 [218, 219, 222]。尚未确定最佳的影像学筛查方法。报道称，CT 和 MRI 对检测胸腺和支气管肿瘤很敏感，但有人可能会担心重复使用 CT 会反复显露在电离辐射下 [216, 219, 222]。奥曲肽显像也可能显示一些胸腺和支气管类癌，但是尚没有足够的证据将其推荐用于常规检查 [216]。目前，建议每 1～2 年进行 1 次 CT 或 MRI 成像，以及早检测胸腺和支气管肿瘤（表 148-2）[1, 87, 215, 219]。胃类癌中的 II 型胃肠嗜铬细胞样（ECL）细胞类癌（ECLomas），与 15%～30%MEN-1 患者的 Zollinger-Ellison 综合征相关 [223]，胃类癌可能在 MEN-1 患者因消化不良行胃镜检查时偶然发现 [198, 214, 224]，这些肿瘤可能发生于 70% 以上的 MEN-1 患者中，通常多发且直径 > 1.5cm [198, 214, 225]。

治疗：如果可以切除，手术切除是类癌治疗的首选方法 [1, 198, 218, 223, 226]。值得注意的是，在已经接受预防性经颈胸腺类癌切术的患者中，仍可发生胸腺类癌，这表明在进行此类手术后，仍需要进行定期影像学检查 [216, 226]。对于不可切除的肿瘤和转移性肿瘤，可采用放疗或化疗（如顺铂、依托泊苷）进行治疗 [1, 218, 227]。此外，生长抑素类似物（如奥曲肽或兰瑞肽）可改善某些肿瘤的症状和使肿瘤体积减小 [1, 218]。关于 ECLomas 的恶性潜力知之甚少，但是用生长抑素类似物（如奥曲肽或兰瑞肽）治疗可使这些肿瘤得到控制 [198, 214, 223, 224]。

2. 肾上腺皮质肿瘤　据报道，MEN-1 患者无症状肾上腺皮质肿瘤的发生率高达 40%[111, 228-232]。这些肿瘤大部分是无功能的，包括皮质腺瘤、增生、多发性腺瘤、结节性增生、囊肿或癌 [11, 228, 229, 231, 232]。实际上仅有不到 10% 的肾上腺增大患者会出现激素分泌过多的现象，最常见的是原发性醛固酮增多症和 ACTH 非依赖性 Cushing 综合征 [1, 229]。偶尔，高雄激素血症可能与肾上腺皮质癌有关，与 MEN-1 相关的嗜铬细胞瘤的发生很少 [229]。对于那些症状或体征提示为功能性肾上腺肿瘤或肿瘤大于 1cm 的患者，需进一步进行生化检查（如血浆肾素和醛固酮浓度、小剂量地塞米松抑制试验、尿儿茶酚胺和（或）甲基肾上腺素）[1]。据报道，MEN-1 患者中肾上腺皮质癌的发生率约为 1%，但对于肾上腺肿瘤

> 1cm 的 MEN-1 患者，肾上腺皮质癌的发生率约达 13%[229]。因此，重要的是，MEN-1 肾上腺肿瘤患者应每年接受一次影像学检查（表 148-2）[229-231]，而那些表现出非典型放射学特征（如未增强的 CT 扫描显示 CT 值增加）、肿瘤显著生长或 > 4cm 的患者应考虑手术切除。

治疗：与 MEN-1 相关非功能性肿瘤的治疗尚未达成共识，因为大多数非功能性肾上腺肿瘤是良性的 [1, 229]。尽管已发现在 MEN-1 患者中皮质癌可小于 4cm，但如果肿瘤直径大于 4cm，恶性的风险就会增加 [1]。以下情况的肾上腺肿瘤建议手术治疗：①直径 > 4cm；②直径为 1～4cm，但具有非典型或可疑的影像学特征；③在 6 个月间隔内肿瘤出现显著且可测量增长 [229-231]。MEN-1 患者功能性（即分泌性）肾上腺肿瘤的治疗方法与非 MEN-1 患者相似。

3. 脑膜瘤　在 MEN-1 患者中报道的中枢神经系统肿瘤包括室管膜瘤、神经鞘瘤和脑膜瘤（表 148-1）[8]。不到 10% 的 MEN-1 患者有脑膜瘤（表 148-1），这些患者可能已经有 MEN-1 的其他临床表现（如原发性甲状旁腺功能亢进症）持续超过 15 年。大多数脑膜瘤没有症状，并且 60% 脑膜瘤不会增大 [8]。MEN-1 相关的脑膜瘤治疗方法与非 MEN-1 患者相似。

4. 脂肪瘤　MEN-1 患者皮下脂肪瘤发生率为 15%～ 33%[11, 64]，并且经常是多发性的（表 148-1）。此外，MEN-1 患者可能发生内脏、胸膜或腹膜后脂肪瘤。治疗上可以保守治疗，但是当出于美容原因而手术切除时，它们通常不会复发。

5. 面部血管纤维瘤和胶原瘤　对 MEN-1 患者的研究表明，22%～88% 的 MEN-1 患者发生了多个面部血管纤维瘤，0%～72% 的患者发生了胶原瘤（表 148-1）[9, 12, 64]。MEN-1 患者的血管纤维瘤在临床上和组织学上与在结节性硬化症患者的血管纤维瘤相似，但在 MEN-1 患者中，上唇和唇红缘也可存在血管纤维瘤，而结节性硬化患者的血管纤维瘤不会发生在上述部位。在 MEN-1 患者中，这些皮肤表现的发生频率较高，可能为 MEN-1 患者亲属中的 MEN-1 患者在出现症状前的诊断提供有用的手段 [9, 12, 64]。但值得注意的是，已发现 MEN-1 和结节性硬化症可以同时发生中 [233]。这些皮肤病变通

常不需要治疗。

6. 甲状腺肿瘤　据报道，超过 25% 的 MEN-1 型患者有甲状腺肿瘤，这些肿瘤包括腺瘤、胶质性甲状腺肿和癌 [1, 11, 32, 116]。然而，一般人群中甲状腺疾病的患病率很高，有人认为 MEN-1 患者的甲状腺异常可能是偶然的，MEN-1 与甲状腺异常的相关性并不显著 [1]。MEN-1 患者甲状腺肿瘤的治疗与非 MEN-1 患者相似。

三、分子遗传学

（一）*MEN1* 基因

MEN1 基因位于 11q13 染色体上，由 10 个外显子组成，它们编码 menin，一种含 610 个氨基酸的蛋白 [44, 45]，可调节转录、基因组稳定性、细胞分裂和增殖 [47]（图 148-5）。胚系 *MEN1* 突变的遗传使个体易于发生体细胞突变，进而产生肿瘤（图 148-6），这些突变可能是点突变，更常见的是大缺失，导致肿瘤 DNA 杂合性丢失（LOH），符合 Knudson 二次打击学说，同时也提示 menin 具有肿瘤抑制作用 [47]。因此，患者的非肿瘤细胞（如白细胞）可以同时具有野生型（正常）和突变型 *MEN1* 等位基因，而肿瘤细胞在 > 90% 的病例中表现为 LOH，只含有突变的 *MEN1* 等位基因。在 < 10% 的 *MEN1* 相关肿瘤中未观察到 LOH，而表现为野生型等位基因失活，后者最常见的原因是 *MEN1* 基因编码区或剪接位点内的点突变或少量缺失或插入（图 148-6）[47]。

MEN1 启动子区域位于外显子 2 上游数百个碱基之内，而更上游的区域则包含一系列顺式调控序列，调节这个最小启动子的活性，其表达也取决于细胞类型 [234, 235]。*MEN1* 基因的主要转录本是 2.8-kbmRNA。然而，已经报道了至少 6 种其他转录物，其 5'- 非翻译区有所变化，但这些都没有影响编码区 [236]。还报道了另外一种非常罕见的变体，该变体将导致阅读框在外显子 2/ 内含子 2 交界处延长 5 个碱基 [47]。menin 蛋白广泛表达，主要是非分裂细胞的核蛋白 [237]。对 *MEN1* 基因最小启动子区域的分析表明，它不包含用于转录起始的共有 TATA 框。然而，SP1 转录因子和核因子（NF）1 的结合位点，以及核因子 κB（NF-κB）的识别位

点均位于启动子区域 [234, 235]。在可诱导的细胞培养系中，过表达的 menin 降低了 *MEN1* 启动子的活性，而 RNA 干扰下调 *MEN1* 的表达导致启动子活性的代偿性激活 [234]。因此，*MEN1* 基因的表达受它自身的产物 menin 蛋白的反馈抑制 [47, 234, 235]。此外，对 MEN-1 患者皮肤成纤维细胞的分析表明，野生型 menin 蛋白表达上调以弥补突变型 menin 蛋白突变表达的丢失，这可能是通过无义 mRNA 衰变途径介导的降解所致 [238]。MEN-1 的 3' 非翻译区也直接与 microRNA-24-1（miR24-1）结合，并且在 MEN-1 和非 MEN-1 患者的甲状旁腺肿瘤中观察到 menin 和 miR-24 的表达呈负相关，这与导致 menin 表达的反馈机制一致 [239]。

（二）*MEN1* 胚系突变

MEN1 基因的突变（图 148-5、图 148-6 和图 148-7）已经被描述，并且在确定该基因后的前 10 年内共报道了 1336 个突变（1133 个胚系和 203 个体细胞突变）[47]。*MEN1* 基因的 1133 个胚系突变，由 459 个不同的突变组成，分布于 *MEN1* 基因的整个 1830bp 编码区和剪接位点（图 148-5）[44, 45, 47, 72, 80, 240-244]，约 23% 为无义突变、41% 为框移缺失或插入、6% 为框内缺失或插入、9% 为剪接位点突变、20% 为错义突变、1% 为全基因或部分基因缺失 [47]。超过 10% 的 *MEN1* 突变是新发的，可能会传给后代 [47, 80, 245]。值得注意的是，5%～10% 的 MEN-1 患者可能在 *MEN1* 基因的编码区没有突变 [44, 45, 47, 72, 80, 240-244]，这些个体是否在启动子或未经翻译的区域有完整的基因缺失 [47, 246] 或突变，尚待鉴定。一项研究表明，约 33% 的编码区内没有突变的患者有涉及完整外显子的大缺失 [247]。因此建议使用多重连接依赖式探针扩增（MLPA）分析来检测外显子缺失，因为这样的异常不容易被 DNA 序列分析发现 [243]。

大多数（75%）的 *MEN1* 突变的结果是基因失活，并且与肿瘤抑制基因中预期的突变一致 [47]。这些突变不仅类型多样，而且分散在 *MEN1* 基因的 1830bp 编码区（图 148-5），没有证据显示像在 MEN 2 中观察到的那样聚集 [6, 47, 248]（表 148-1）。然而，一些突变已被观察到在不相关的家族中发生过几次（图 148-5 和表 148-3）[47]。*MEN1* 基

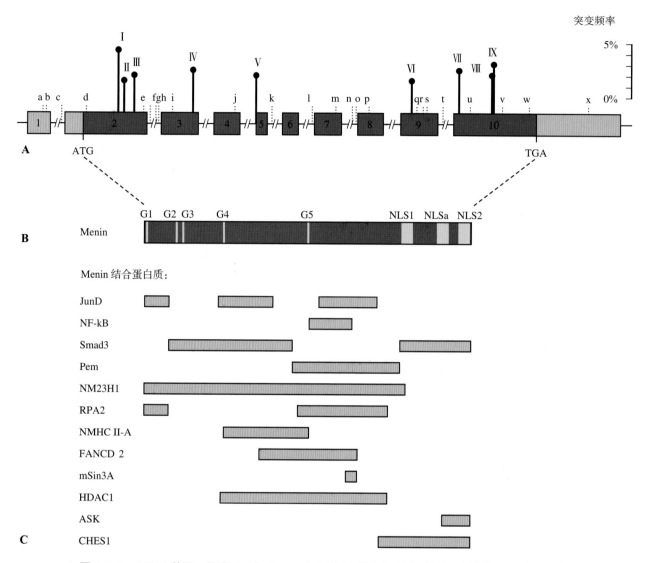

▲ 图 148-5　*MEN1* 基因、其编码蛋白（menin）及与其他蛋白质相互作用区域的基因组结构示意图

A. 人类 *MEN1* 基因由 10 个外显子组成，这些外显子跨越超过 9kb 的基因组 DNA，编码一个包含 610 个氨基酸的蛋白质。大小为 1.83kb 的编码区（深蓝色）被组织成 9 个外显子（外显子 2～10）和 8 个内含子（用一条线表示，但不按比例）。外显子（盒）的大小为 41～1297bp，内含子的大小为 80～1564bp。含有起始密码子（ATG）的外显子 2 和含有终止密码子（TGA）的外显子 10 如图所示。外显子 1、外显子 2 的 5′ 端和外显子 10 的 3′ 端未翻译（浅蓝色）。启动子区位于外显子 2 上游约 100bp 处。9 种发生频率大于 1.5% 的胚系突变（Ⅰ～Ⅸ）的位置（表 148-3）如图所示，它们各自的发生频率（右侧刻度）由基因上方的垂直线表示。这些胚系突变占所有报道的胚系突变的 20.6%，分别为 Ⅰ. c.249_252delGTCT；Ⅱ. c.292C > T；Ⅲ. c.358_360delAAG；Ⅳ. c.628_63IdelACAG；Ⅴ. c.784-9G > A；Ⅵ. c.1243C > T；Ⅶ. c.1378C > T；Ⅷ. c.1546delC；Ⅸ. c.1546_1547insC。24 个多态性（a～x，表 148-5）的位置如图所示。B. menin 蛋白在密码子 479～497（NLSI）、546～572（NLSa）和 588～608（NLS2）处有三个核定位信号（NLSs），黄色条带表示五个假定的鸟苷三磷酸酶（GTPase）位点（G₁～G₅）。C. menin 蛋白与不同蛋白质相互作用的结合区域（表 148-6）用浅蓝色方框表示。它们是 JunD（密码子 1～40，139～242，323～428）、核因子 kB（NF-κB）（密码子 305～381）、Smad3（密码子 40～278，密码子 477～610）、胎盘和胚胎表达的 Pem（密码子 278～476）、NM23H1（密码子 1～486）、复制蛋白 A（RPA2）的一个亚单位（密码子 1～40，密码子 286～448）、NMHC（密码子 154～306）、FANCD2（密码子 219～395）、mSin3A（密码子 371～387）、HDAC1（密码子 145～450）、ASK（密码子 558～610）和 CHES1（密码子 428～610）。menin 蛋白与 GFAP、vimentin、Smad1/5、Runx2、MLL 组蛋白甲基转移酶复合物和雌激素受体 α（ERα）相互作用的区域仍有待确定 [引自 Lemos MC, Thakker RV. Multiple endocrine neoplasia type 1（MEN1）: Analysis of 1336 mutations reported in the first decade following identification of the gene. *Hum Mutat*. 2008;29:22-32.]

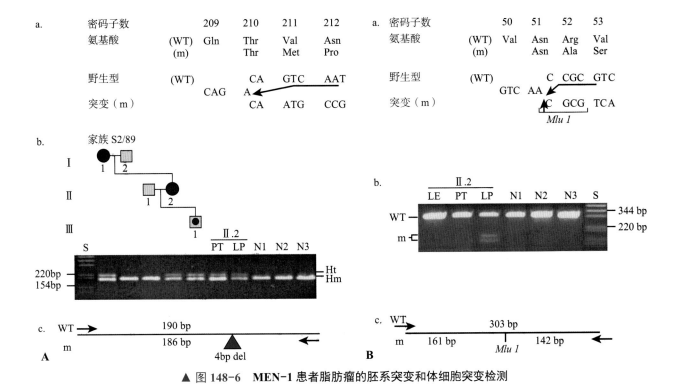

▲ 图 148-6　MEN-1 患者脂肪瘤的胚系突变和体细胞突变检测

对来自个体Ⅱ.2 脂肪瘤（LP）的 DNA 序列分析显示了两个突变，一个是胚系突变（A）和一个是体细胞突变（B）。A. 胚系突变包括一个涉及密码子 210 和 211 的 4-bp 缺失（CAGT），这是 9 种常见突变之一（表 148-3）。这种突变预计会导致一个移码，伴随着 11 个错义氨基酸的引入，然后在密码子 222(a) 处过早终止。在对突变进行聚合酶链反应（PCR）扩增后，PCR 产物可形成同源双链（Hm）和异源双链（Ht），这有助于通过琼脂糖凝胶电泳（b 和 c）检测家族成员和个体Ⅱ.2 的甲状旁腺肿瘤（PT）和脂肪瘤（LP）中的突变。在 55 个不相关的正常个体的 110 个等位基因中没有这种 4-bp 的缺失（N1~N3 所示），表明这不是一种常见的序列多态性。B. 来自个体Ⅱ.2 脂肪瘤（LP）的体细胞突变包括密码子 51 处的 1-bp 缺失（c）。该突变导致一个 MluI 限制性酶位点的获得，这有助于检测突变（b 和 c）并证明其在个体Ⅱ.2 白细胞（LE）和甲状旁腺肿瘤（PT）中及 55 名正常人（N1~N3 所示）中的缺失。经 PCR 扩增和 MluI 酶切后，野生型（WT）等位基因得到一个 303bp 的产物，突变型（m）等位基因得到大小分别为 161bp 和 142bp 的两种产物，经琼脂糖凝胶电泳（b 和 c）可分辨。个体Ⅰ.1 有甲状旁腺肿瘤和胃泌素瘤；个体Ⅱ.2 有甲状旁腺肿瘤、催乳素瘤和脂肪瘤；个体Ⅲ.1，18 岁、无症状、生化正常，代表 MEN 1 突变的携带者（符号中间的点）。MEN-1 有一个与年龄相关的外显率（图 148-12）。■. 男性；●. 女性；开放符号为未受影响；实心符号为受影响（摘自 Pannett AA, Thakker RV. Somatic mutations in MEN type1 tumors, consistent with the Knudson "two-hit" hypothesis. *J Clin Endocrinol Metab*. 2001; 86[9]:4371-4374.）

因 9 个位点的突变占所有胚系突变的 20% 以上（表 148-3）[47]，其中 5 个是缺失和插入突变，涉及密码子 83 和 84（nt359 del4）、120 [Lys（K）120del]、210~211（nt738 del4）（图 148-6）和密码子 514~516（nt 1656-7 del 或 ins C）。一个是内含子 4 中新的受体剪接位点，三个是无意义突变（Arg98Stop、Arg415Stop 和 Arg-460Stop）[47, 244]。这 9 个不同位点的突变可以被认为是潜在的"热点"（表 148-1 和表 148-3）。这种缺失和插入热点可能与 DNA 序列重复有关，重复序列可能由单个核苷酸或由从二核苷酸到八核苷酸不等的短元素组成[80]。外显子 2 中密码子 83 和 84 附近的 DNA 序列及外显子 3 中的密码子 210~211（图 148-6）附近的 DNA 序列分别包含 CT 和 CA 二核苷酸重复，位于 4-bp 缺失的两侧[80]。这一发现与复制滑移模型一致，即二核苷酸重复在复制过程中发生错位，在切除 4-bp 单链环之后，类似的复制滑移模型也可能涉及密码子 119 和 120，其中每个密码子都由编码赖氨酸（K）残基的 AAG 核苷酸组成。密码子 516 的缺失和插入涉及一个 poly（C）7 区，滑移链错配模型也是该突变热点最有可能的机制[47, 80]。因此，*MEN1* 基因似乎包含可能使其易受缺失和插入突变影响的 DNA 序列。

MEN-1 患者的基因突变与疾病临床表现之间似乎缺乏相关性[6, 80, 249]，如有 5 个不相关家族，这些家族的密码子 210 和 211 有相同的 4-bp 缺失，对

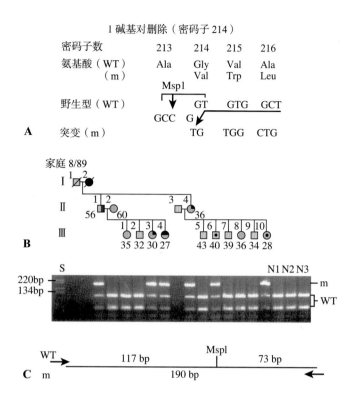

1 碱基对删除（密码子 214）

密码子数	213	214	215	216
氨基酸（WT）	Ala	Gly	Val	Ala
（m）		Val	Trp	Leu

◀ 图 148-7　限制性酶分析检测 8/89 家系外显子 3 突变

个体 II.1 的 DNA 序列分析显示密码子 214（A）第二位（GGT）有 1-bp 的缺失。该缺失导致了持续到密码子 223 的移码突变，直到遇到终止密码子（TGA）。该 1-bp 缺失导致正常（野生型，WT）序列（A）中 MspI 限制性酶位点（C/CGG）的丢失，这一发现有助于在该家族的其他受影响成员（II.4，III.3 和 III.4）中检测这种突变（B）。突变型（m）聚合酶链反应产物大小为 190bp，而 WT 产物大小为 117bp 和 73bp（C）。受影响的个体是杂合子，而未受影响的个体是 WT 序列的纯合子。个体 III.6 和 III.10 分别为 40 岁和 28 岁，是突变基因携带者，由于该疾病的外显率与年龄相关，所以他们的临床和生化指标正常（图 148-12）。这些个体仍然需要通过临床、生化和放射评估（表 148-2）进行筛查（图 148-10），因为他们在 60 岁时仍有 2% 和 > 13% 的肿瘤残留风险（即 100% 年龄相关外显率）。男性（●），女性（■），未受影响（无深色阴影），甲状旁腺肿瘤（右上象限深色）、胃泌素瘤（右下象限深色）或催乳素瘤（左上角深色部分），以及未受影响的突变基因携带者（符号中间的点）。个体 I.2，已经死亡但已知受到影响（肿瘤细节未知），显示为全黑的符号。每个个体在诊断时或最后一次生化检查时的年龄如下所示。标准尺寸以 1kb 为梯度。对在 8/89 家系中的 MEN 1 突变及 55 个正常个体中的 110 个等位基因缺失的共分离表明，该突变并非常见的 DNA 序列多态性［改编自 Bassett JH, Forbes SA, Pannett AA, et al. Characterization of mutations in patients with multiple endocrine neoplasia type 1(MEN-1). *Am J Hum Genet*.1998;62:232-244.］

表 148-3　在超过 1.5% 的受影响家庭中发生 MEN-1 胚系突变

突变 *	DNA 序列改变 +	外显子	密码子	预期效果	频率（%）**
I	c.249 252delGTCT	2	83～84	fs	4.5
II	c.292C > T	2	98	ns, Arg98Stop	1.5
III	c.358 360delAAG	2	120	if	1.7
IV	c.628 631delCAGT	3	210～211	fs	2.5
V	c.784-9G > A	内含子 4	—		1.9
VI	c.1243C > T	9	415	ns, Arg415Stop	1.5
VII	c.1378C > T	10	460	ns, Arg460Stop	2.6
VIII	c.1546delC	10	516	fs	1.8
IX	c.1546 1547insC	10	516	fs	2.7

Fs. 移码突变；ns. 无义突变；sp. 剪接位点突变；if. 帧内突变

*. 突变数如图 148-5 所示。

f. 根据 MEN-1cDNA 参考序列（GenBank 登录号 NM 130799.1）对突变进行编号，其中核苷酸 +I 对应于 ATG 翻译起始密码子的 A

**. 基于 1133 例报道的 MEN 1 独立胚系突变的频率

引自 Lemos MC, Thakker RV. Multiple endocrine neoplasia type 1 (MEN-1): Analysis of 1336 mutations reported in the first decade following identification of the gene. Hum Mutat. 2008;29:22-32.

这些家族的详细研究（表 148-4）显示，与 MEN-1 相关的肿瘤范围非常广泛[6, 47, 80]。所有受累家庭成员都有甲状旁腺肿瘤，但家系 1、3、4 和 5 的成员有胃泌素瘤，而家系 2 的成员有胰岛素瘤。此外，催乳素瘤发生在家系 2、3、4 和 5 的成员中，但不发生在家族 1 中，家族 1 的成员发生了类癌。另一项研究对 7 个不相关的家系进行了分析，这些家族都有内含子 4 中一个新的受体剪接位点突变，由 g 突变为 a，结果同样表明 MEN-1 相关的肿瘤范围很广泛，缺乏基因型 / 表型相关性[244]（表 148-1）[6, 47, 248]。但已经报道的影响 JunD 相互作用域的 MEN-1 突变（图 148-5）与较高的总体死亡风险相关[249]。

（三）MEN1 基因多态性

MEN1 基因共有 24 种不同的多态性[编码区 12 种（同义 10 种，非同义 2 种）、内含子 9 种、非翻译区 3 种]（图 148-5 和表 148-5）[47]。认识到这些多态性的发生很重要，因为在进行基因诊断分析时，需要将它们与突变区分开。

（四）MEN1 在 MEN-1 和非 MEN-1 内分泌肿瘤中的体细胞突变

超过 90% 的 MEN-1 患者肿瘤在 11q13 有杂合性丢失（LOH），这通常被认为是 MEN-1 基因

表 148-4　5 个不相关家庭中的 MEN-1 相关肿瘤，在密码子 210 和 211 缺失 4 个碱基对

肿瘤	家　庭				
	1	2	3	4	5
甲状旁腺	+	+	+	+	+
胃泌素瘤	+	−	+	+	+
胰岛素瘤	−	+	−	−	−
胰高血糖素瘤	−	−	−	−	+
催乳素瘤	−	+	+	+	+
类癌	+	−	−	−	−

+. 有肿瘤；−. 没有肿瘤
改编自 Thakker RV. Multiple endocrine neoplasia—syndromes of the twentieth century. *J Clin Endocrinol Metab.* 1998;83:2617– 2620.
© The Endocrine Society 版权所有

作为肿瘤抑制基因的证据，与 Knudson 的两次打击假说一致[41-43]。然而，这种 LOH 可能仅仅是第二次打击发生的一种机制，其他机制是基因内缺失和点突变。事实上，已经观察到 MEN-1 患者的肿瘤具有胚系突变和涉及染色体 11q13 的体细胞 LOH[41-43, 250, 251] 或点突变（图 148-6），正如 Knudson 的模型[47, 252] 以及 MEN1 基因作为肿瘤抑制因子的作用。然而，甲状旁腺、胰岛细胞和垂体前叶肿瘤虽然可作为 MEN-1 的一部分，但更常见的是散发性、非家族性肿瘤，而且在 5%～50% 的散发性内分泌肿瘤中也观察到涉及染色体 11q13（MEN1 基因的位置）的 LOH。因此，这些肿瘤的病因包括 MEN1 基因的突变[250, 251]。已报道超过 200 种 MEN1 体细胞突变（图 148-5），这些突变发生在几种不同的内分泌和非内分泌肿瘤中[47]。研究显示 MEN1 突变存在于 18% 的散发性甲状旁腺肿瘤（$n=452$）[252-257]、38% 的胃泌素瘤（$n=105$）[258-261]、14% 的胰岛素瘤（$n=43$）[258, 261]、57% 的血管活性肠肽瘤（$n=7$）[257, 260]、16% 的无功能胰腺肿瘤（$n=32$）[262]、60% 的胰高血糖素瘤（$n=5$）[262]、20% 的肾上腺皮质肿瘤（$n=83$）[47]、35% 的支气管类癌（$n=26$）[47]、20% 的胸腺类癌（$n=5$）、3.5% 的成人及 6% 的儿童垂体前叶腺瘤（$n=341$）[47, 213, 263]、5% 的大催乳素瘤[213]、10% 的血管纤维瘤（$n=19$）[191]、28% 的脂肪瘤（$n=8$）[264] 和 < 3% 的小肠神经内分泌瘤（$n=48$）[265]。这些体细胞突变分散在 1830bp 的编码区（图 148-5），18% 是无义突变、40% 是移码缺失或插入、6% 为框内缺失或插入、7% 为剪接位点突变、29% 为错义突变[47]。具有体细胞突变的 MEN-1 肿瘤，其染色体 11q13 的 LOH 作为另一种基因异常或"打击"，与 Knudson 的假设一致[47, 252]。这些研究表明，尽管 MEN1 基因失活可能在一些散发性内分泌肿瘤的病因中起作用[47, 252-257, 260, 262, 263]，其他基因（如编码 G 蛋白刺激性 α 亚单位的 GNAS1 基因[266, 267]）在这种散发性内分泌肿瘤的病因中起主要作用的可能性很高。事实上，一项研究已经证明了这一点，该研究确定了非 MEN-1 胰腺神经内分泌肿瘤中 18 000 个蛋白质编码基因的外显子序列，并证明：① 44% 的肿瘤具有体细胞失活的 MEN1 突变；②共有 43% 的肿瘤有死亡域相关蛋白（DAXX）和（或）伴 α- 地中海贫血

表 148-5　*MEN1* 基因多态性

多态性 [*]	DNA 序列改变 [†]	外显子	密码子改变	等位基因频率 [‡]
a	c.−533T > A	1	—	0.32
b	c.−533T > C	1	—	0.12
c	c.−39C > G	内含子 1	—	0.20
d	n/a	2	Leu10Leu	n/a
e	c.435C > T	2	Ser145Ser	0.01
f	c.445+183G > A	内含子 2	—	0.05
g	c.446−127A > T	内含子 2	—	n/a
h	c.446−58C > T	内含子 2	—	0.01
i	c.512G > A	3	Arg171Gln	0.01
j	c.768T > C	4	Leu256leu	0.01
k	c.824+31T > C	内含子 5	—	n/a
l	c.913−3C > G	内含子 6	—	0.02
m	c.1026G > A	7	Ala342Ala	0.01
n	c.1050−92C > T	内含子 7	—	0.03
o	c.1050−3C > G	内含子 7	—	0.02
p	c.1101A > C	8	Val367Val	n/a
q	c.1254C > T	9	Asp418Asp	0.42
r	c.1296G > A	9	Leu432Leu	0.01
s	c.1299T > C	9	His433His	0.01
t	c.1350+103G > C	内含子 9	—	0.42
u	c.1434C > T	10	Gly478Gly	n/a
v	c.1621G > A	10	Ala541Thr	0.04
w	c.1764G > A	10	Lys588Lys	n/a
x	c.1833[*]305 1833[*]307delCTC	10	—	0.05

n/a. 数据无法获得

[*]. 多态性字母如图 148-5 所示

[†]. 根据 MEN-1 cDNA 参考序列（GenBank 登录号 NM 130799.1）对多态性进行编号，其中核苷酸 +I 对应于 ATG 翻译起始密码子的 A

[‡]. 在第一次文献报道中出现的频率

引自 Lemos MC, Thakker RV. Multiple endocrine neoplasia type I (MEN-1): Analysis of 1336 mutations reported in the first decade following identification of the gene. *Hum Mutat*. 2008;29:22-32.

X 连锁智力低下综合征（ATRX）的基因突变，后者编码相互作用的核蛋白，形成转录 / 染色质复合体的亚单位，在端粒和着丝粒周围区域的重塑中起作用；③ 15% 涉及 mTOR 途径的基因突变（*PTEN*、*TSC2* 和 *PIK3CA*）[268]。有趣的是，相对于缺乏这些突变的患者，有 *MEN1* 突变、*DAXX/ATRX* 突变，或者 *MEN1* 和 *DAXX/ATRX* 同时突变的胰腺神经内分泌肿瘤的患者生存期有延长 [268]。此外，在胰腺神经内分泌肿瘤大小 > 3cm 或有前淋巴结转移的 MEN-1 患者中，超过 5% 的患者有 ATRX 和（或）

DAXX 表达缺失，这与端粒表型交替延长有关，是一种与端粒酶无关的端粒维持机制[269]。这些发现表明，ATRX 和（或）DAXX 功能的丧失是胰腺神经内分泌肿瘤发生的晚期事件[269]。近年来有报道称，休眠瘤是残留棕色脂肪的良性肿瘤，其 MEN-1 和芳香烃受体相互作用蛋白（AIP）基因存在大量缺失，该基因也位于染色体 11q13 和 MEN1 基因 2.7 兆碱基（Mb）的端粒内[270]。

（五）MEN1 在遗传内分泌疾病中的变异和突变

有 MEN1 变异体的家族似乎只发展出 MEN-1 的某些临床表现。如一些家族可能只患有甲状旁腺肿瘤，这种情况被称为家族性孤立性甲状旁腺功能亢进症（FIHP）[271]。在 42 个家族性孤立性甲状旁腺功能亢进症（FIHP）病例中发现了 MEN1 突变[47, 271]，其中 38% 是错义突变，不到 31% 是无义突变或移码突变，这会导致蛋白质的截短和失活。这与 MEN-1 患者的情况形成了显著对比（$P < 0.01$），后者中 65% 以上的胚系突变是蛋白质截断，约 23% 是错义突变[271]。这些观察结果与错义突变和较温和的 FIHP 变异间可能存在的关联相一致。但值得注意的是，与 FIHP 相关的突变也分散在整个编码区，而不是聚集在一起，这种情况与在胚系 MEN1 突变中发现的情况相似（图 148-5）。此外，在 FIHP 患者中出现的蛋白质截短突变，尤其是缺失，如涉及密码子 83～84 的 4-bp（表 148-3），与在 MEN-1 患者中观察到的相同，因此很难建立明确的表型 - 基因型相关性[271]。然而，甲状旁腺肿瘤的独立发生率在这些家族中是显著的，这些家族中含有与 MEN-1 家族相似的突变，并且最近的研究表明突变型 menin 蛋白 s 稳定性的差异可能与此有关[272]。与 MEN1 相关的突变体 menin 蛋白通过泛素蛋白体途径迅速降解[273]，使用免疫细胞化学分析法来分析 menin 蛋白的稳定性，发现 MEN1 相关的突变体 menin 蛋白的稳定性降低，而 FIHP 相关的散发性甲状旁腺相关突变体 menin 蛋白的稳定性从正常（即与野生型 menin 蛋白相同）或仅轻微降低到严重降低（即与 MEN1 相关突变体 menin 蛋白相同）[272]。这些发现表明，一些疾病相关的突变体 menin 蛋白可能相当稳定并保持生物活性，因此与较温和的表型（如 FIHP）相关[272]。

在具有 Burin 或催乳素瘤的 MEN-1 家系[240]中，其特征是催乳素瘤的高发生率和胃泌素瘤的低发生率[274, 275]，检测到了无义突变（Tyr312Stop 和 Arg460Stop）[275]。此外，在来自 Tasmania 的一个 MEN-1 家族中检测到一个没有生长激素瘤的个体存在剪接突变（c.446-3c → g）[276]。然而，其他有些患有孤立性肢端肥大症的家系没有 MEN1 基因的异常[47, 242]，尽管在孤立性肢端肥大症家系中的分离分析和生长激素瘤的 LOH 研究表明，该基因很可能位于染色体 11q13[277]。有趣的是，在一些孤立性肢端肥大症的家庭中已经发现了 AIP 基因的突变[278, 279]。然而，在没有 MEN-1 突变的 MEN-1 患者中，没有检测到 AIP 突变[280]。

（六）MEN1 的其他基因突变和表型模拟

5%～25% 的 MEN-1 患者可能没有 MEN1 基因的突变[47]。MEN1 突变的这种变异性可能部分归因于识别突变方法的差异，如大多数研究没有系统地检查大基因缺失，而这在没有编码区突变的患者中高达 33%[247]。此外，这种变异性可能是表型改变所致，因为一些研究纳入非家族（即散发）患者，这些患者可能只发生两个（或更少）内分泌肿瘤，结果发现这些患者中 MEN-1 突变的检出率 < 5%[243]。这些患者有 MEN-1 相关肿瘤但没有 MEN1 突变，这些患者代表了表型模拟（图 148-4）或具有涉及其他基因的突变。表型模拟是指疾病的表现通常与某一特定基因的突变有关，但实际上是由另一种病因引起的。据报道，表型模拟在 MEN-1 家族中发生率为 5%～10%[81, 82, 276]。这些表型模拟发生在两种情况下[82]：①在家族性 MEN-1 的背景下（图 148-4），有一个 MEN-1 相关肿瘤（如催乳素瘤）的患者没有家族性突变（图 148-8）[82, 276]；②在临床诊断 MEN-1 的背景下，患有两个 MEN-1 相关肿瘤（如甲状旁腺腺瘤和催乳素瘤，图 148-9）的患者没有 MEN-1 突变，被证实与其他基因有关[82]。这些基因可能包括 CDKN1B［编码 196 个氨基酸的细胞周期蛋白依赖性激酶抑制药（CDKI）p27kip1，其突变导致 MEN 4[24, 212, 281]］、CDC73［编码副纤维蛋白，其突变导致甲状旁腺 - 颌骨肿瘤（HPT-JT）综合征（图

148-9)[282, 283]]、CaSR [其突变导致家族性良性高钙高钙血症（FBHH）[284]] 和芳香烃受体相互作用蛋白（AIP），一种位于染色体 11q13 上的肿瘤抑制因子，其突变与家族性孤立性垂体腺瘤（FIPA）有关 [278, 279, 285]。

MEN-4 以发生甲状旁腺和垂体的腺瘤为特征，可同时发生性腺、肾上腺、肾脏和甲状腺的肿瘤，并由 CDNK1B 突变引起（表 148-1）[1, 24]。迄今为止，已有 8 种不同的 MEN-4 相关 CDNK1B 突变（位于染色体 12p13 上），并且所有这些突变都与功能丧失有关 [23, 24, 281, 286, 287]。有 5%～10% 的 MEN-1 患者没有 MEN1 基因突变，MEN-4 可能占这些患者的 3% [1]。有趣的是，CDNK1B 突变是通过在自然发生的大鼠模型中研究隐性 MEN 样综合征来发现的，这种突变被称为 MENX [24, 288, 289]。有 MENX 突变的大鼠可发展为甲状旁腺腺瘤、胰岛细胞增生、甲状腺 C 细胞增生、双侧嗜铬细胞瘤、副神经节瘤和白内障 [288]。这种疾病为常染色体隐性遗传。基因图谱研究将 MENX 定位在大鼠 4 号染色体的远端，这排除了 MEN-1、RET、von Hippel-Lindau（VHL）、神经纤维瘤病 1 型（NF1）和琥珀酸脱氢酶亚基 B、C 和 D 基因的大鼠同源 [289]。进一步的基因定位研究确定了 MENX 基因座的一个关键的 2 Mbp 区域，该区域还含有假定的肿瘤抑制因子 CK1P27kip1 [24]。在患有 MENX 的大鼠中对 CDNK1B 基因的突变分析发现，在 177 密码子处有一个 8bp 的纯合移码插入，导致一个错义肽并终止于密码子 218 [24]。这种 CDNK1B 突变导致肿瘤细胞中缺乏 p27 蛋白 [24]。这些发现促使对没有携带 MEN1 突变的 MEN-1 患者进行 CDKN1B 异常的研究，迄今为止已经报道了 8 种 CDKN1B 突变 [23, 24, 281, 286, 287]。值得注意的是，在大多数无 MEN1 突变的患者中，CDKN1B 的这种突变很少与 MEN-1 的病因有关 [22]，一项对 18 名无 MEN1 突变的 MEN-1 患者的研究没有检测到任何 CDKN1B 突变 [290]。其他 CDKIs 的胚系突变可能是这类患者中出现 MEN-1 的原因，如 p15 突变约占 1%，p18 突变和 p21 突变各占 0.5% [286]。有趣的是，有 MENX 突变的大鼠既具有 MEN-1 的特征，又有 MEN-2 的特征，对两个家庭的此类患者进行的调查已经确定了这类患者同时具有 MEN1 和 RET 突变 [14, 15]。

FIPA，可能占所有垂体腺瘤的约 2.5%，是一种异质性疾病，其特征是家族性垂体腺瘤，最常见的是生长激素瘤，但也可能是催乳素瘤。促肾上腺皮质激素分泌瘤、无功能垂体腺瘤 [291, 292]、AIP 突变可能发生在约 20% 的 FIPA 患者和 30%～50% 的家族性肢端肥大症患者中 [278, 279, 293, 294]。

MEN1 型表型模拟的出现可能会混淆对 MEN-1 的诊断（图 148-4），建议对 MEN1 家族中有症状的家族成员及患有两个或两个以上内分泌肿瘤的先证者（即患者）进行基因检测，以确定这些患者中的 MEN1 突变状态 [1, 82]。如果在患有两个或两个以上内分泌肿瘤的先证者中未发现 MEN1 突变，则应考虑对其他疾病进行临床和基因检测，如 HPT-JT、家族性良性低尿钙高钙血症（FBHH）或 FIPA，因为这些患者可能出现 MEN-1 的表型模拟（图 148-10）[1, 82]。

（七）MEN1 蛋白 menin 的功能

对由 MEN1 基因编码的预测氨基酸序列的初步分析没有显示出与任何其他蛋白质、序列基序、信号肽的同源性或一致的核定位信号 [44]，因此无法推断该蛋白质（menin）的假定功能。然而，基于免疫荧光、亚细胞组分的 Western blotting 和增强型绿色荧光蛋白表位标记的研究表明，menin 主要位于细胞核内 [237]。menin 已经被证明至少有三个核定位信号（NLS），后者位于该蛋白的 C- 末端 1/4 处 [237, 295]。有趣的是，由无义和移码突变产生的截短的 MEN-1 蛋白如果被表达，将至少缺少其中一个核定位信号（图 148-5）。在非分裂细胞中，menin 主要是一种核蛋白，但在分裂细胞中，它存在于细胞质中 [237, 296]。已经对 menin 的功能进行了研究，发现它与许多参与转录调节、基因组稳定性、细胞分裂和增殖、表观遗传调控的蛋白相互作用 [47, 297-300]（表 148-6）。因此，在转录调控中，menin 被证明以下蛋白相互作用：① 激活蛋白 -1（AP-1）转录因子 JunD 和 C-Jun，以抑制 Jun 介导的转录激活 [46, 301]；② 转录调控因子 NF-κB 家族成员（如 p50、p52 和 p65），以抑制 NF-κB 介导的转录激活 [302]；③ Smad 家族成员（Smad3 和 Smad1/5 复合物）以分别抑制转化生长因子 β（TGF-β）[303] 和骨形态发生蛋白 -2（BMP-2）信号通路 [304, 305]；④ Runx2（cbfa1），TGF-β 和 BMP-2 在分化成骨细

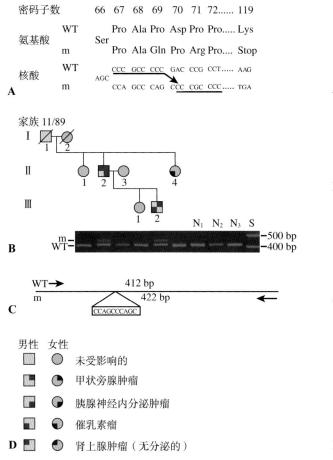

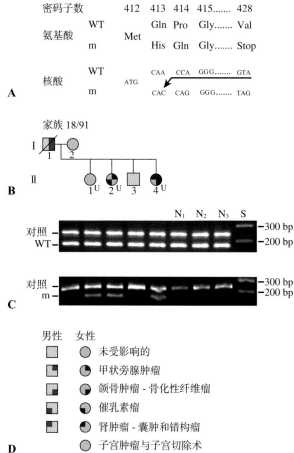

▲ 图 148-8　MEN-1 家族中的 MEN-1 表型模拟

患有催乳素瘤的个体 Ⅱ. 4 代表 MEN 1 的表型模拟。对来自 11/89 家族的个体 Ⅱ. 2 的 DNA 序列分析发现，在 MEN-1 基因的外显子 2 中有一个 10bp 的重复（c.199_208 dup），涉及密码子 67～70（A）。据预测，这种重复将导致一个移码，先引入 51 个错义氨基酸，然后在密码子 119 处过早终止。用 PCR 扩增家系成员（B）的 DNA，用琼脂糖凝胶电泳分离产物，有利于野生型（*WT*）（412bp）和突变型（*m*）（422bp）等位基因（C）的检测。以 100 bp 为梯度的标准尺寸（*S*）如图所示。在 55 个不相关的正常个体（N1～N3）的 110 个等位基因中没有这种 10bp 的重复，表明这不是一种常见的 DNA 序列多态性。个体用符号（D）表示。个体 Ⅱ.2 患有甲状旁腺肿瘤、胰腺神经内分泌肿瘤和肾上腺腺瘤；个体 Ⅲ. 2 患有甲状旁腺肿瘤和催乳素瘤；个体 Ⅱ.4 患有催乳素瘤。个体 Ⅱ. 2 和 Ⅲ. 2，有两个或更多的 MEN 1 相关肿瘤，是 *m* 和 *WT* 等位基因杂合子。然而，个体 Ⅱ.4，有一个 MEN-1 相关肿瘤，是 *WT* 等位基因的纯合子，没有家族性胚系 MEN-1 突变，因此表明她代表了 MEN-1 的表型模拟［经许可转载，引自 Turner JJ, Christie PT, Pearce SH, et al. Diagnostic challenges due to phenocopies: lessons from Multiple Endocrine Neoplasia type 1（MEN-1）. *Hum Mutat*. 2010; 31: E1089-E1101.］

▲ 图 148-9　甲状旁腺功能亢进症 - 颌骨肿瘤（HPT-JT）综合征家族中 CDC73 突变引起 MEN-1 的表型模拟

个体 Ⅱ.2 表现为原发性甲状旁腺功能亢进症和微小催乳素瘤，临床诊断为 MEN-1。然而，对 MEN-1 基因的 DNA 序列分析没有发现任何异常，但是 *CDC73* 基因的 DNA 序列分析发现了一个 1bp 的缺失（c.1239delA），涉及外显子 14 的密码子 413（A）。据预测，这种缺失将导致移码突变，先引入 15 个错义氨基酸，然后在密码子 428 处过早终止。对家族成员的 DNA 进行 ARMS-PCR（B）和用琼脂糖凝胶电泳法分离产物，有助于检测野生型（*WT*）（179 bp）和突变（*m*）（178bp）等位基因（C）。对照引物的使用证实了 ARMS-PCR 扩增的正确性（两种凝胶的上带均为 239bp）。以 100 bp 为梯度的标准尺寸（*S*）如图所示。在 55 个不相关的正常个体（N1～N3）的 110 个等位基因中没有发现这种 1-bp 的缺失，表明这不是一种常见的 DNA 序列多态性。个体用符号（D）表示。调查显示，姐妹（Ⅱ.4）和父亲（Ⅰ.1）同时患有甲状旁腺肿瘤和颌骨骨化纤维瘤，三姐妹均有良性子宫肿瘤，表明可诊断为 HPT-JT 综合征。DNA 序列分析显示一个缺失 - 移码 CDC73 突变，从而证实了 HPT-JT 综合征的诊断。这些结果表明，患有 HPT-JT 综合征和催乳素瘤的个体 Ⅱ. 2 代表 MEN 1 的表型模拟［经许可转载，引自 Turner JJ, Christie PT, Pearce SH, et al. Diagnostic challenges due to phenocopies: lessons from Multiple Endocrine Neoplasia type 1（MEN-1）. *Hum Mutat*. 2010; 31: E1089-E1101.］

胞中的共同靶点[305]；⑤小鼠胎盘胚胎（pem）表达基因，编码一个含同源盒蛋白的蛋白[306]。另外的研究表明，menin 与 JunD 的相互作用可能是通过组蛋白脱乙酰基酶依赖性机制介导的，通过募集 mSin3A 组蛋白脱乙酰酶（HDAC）复合物来抑制 JunD 转录活性[307]。叉头转录因子 CHES1 也被证明是这个转录抑制复合物的一个组成部分，并且在与 DNA 损伤反应相关的 S 期检查点通路中与 menin 相互作用[308]。menin 从有丝分裂原活化蛋白激酶（MAPK）激活中分离 ELK-1、JunD 和 c-Jun 磷酸化[309]，并抑制胰岛素诱导的 c-Jun 介导的 CHO-1R 细胞的反式激活[301]。

menin 也被报道直接与双链 DNA 结合，这是由 menin 羧基末端核定位信号（NLS）中的正电荷残基介导的[310]。该 NLS 似乎是 menin 通过与胰岛素样生长因子结合蛋白 2（IGFBP2）启动子结合抑制 IGFBP-2 基因表达的必要条件。此外，每个 NLS 也被报道参与了 menin 介导的 caspase-8 表达的诱导[295, 311]。NLS 可能因此在控制基因转录和靶向 menin 进入细胞核中发挥作用。此外，利用从 MEN-1 小鼠模型中获得的垂体和胰岛肿瘤进行的基因表达谱研究显示，参与转录、细胞周期和染色质重塑的基因表达发生了改变[312]。

由于 menin 与复制蛋白 A2（RPA2）的一个亚单位及 FANCD2 蛋白相互作用，人们提出了它在控制基因组稳定性中的作用。RPA2 是 DNA 复制、重组和修复所需的异三聚体蛋白[313]，而 FANCD2 蛋白参与 DNA 修复和突变，后者可导致 Fanconi 贫血的遗传性易癌综合征[314]。menin 还具有调节细胞分裂的作用，因为它与非肌肌球蛋白重链Ⅱ-A（NMHCⅡ-A）相互作用，NMHCⅡ-A 参与介导细胞分裂期间胞质分裂和细胞形状的改变[315]，以及参与中间纤维网络的胶质纤维酸性蛋白（GFAP）和波形蛋白的改变[316]。menin 在细胞周期控制中也起着一定的作用，它与肿瘤转移抑制因子 NM23H1/ 核苷二磷酸激酶相互作用，NM23H1/ 核苷二磷酸激酶诱导鸟苷三磷酸（GTP）酶活性[317, 318]，并与 S 相激酶激活药（ASK）相互作用，ASK 是 Cdc7/ASK 激酶复合物的一个组成部分，对细胞增殖至关重要。事实上，menin 已经被证明能完全抑制 ASK 诱导的细胞增殖[319]。

作为支架蛋白的 menin，可能还可以通过组蛋白甲基化或乙酰化的表观遗传调控来增加或减少基因表达（图 148-10）[298, 300]。如 menin 被证明是组蛋白甲基转移酶复合物的一个组成部分，该复合物包含来自混合细胞白血病（MLL）和 trithorax 蛋白家族的成员[320]。它们可以甲基化组蛋白 H3 第 4 赖氨酸残基（H3K4），H3K4 三甲基化与转录激活有关。menin 作为一种分子接合器，在物理上将 MLL 组蛋白甲基转移酶与晶状体上皮衍生生长因子（LEDGF）联系起来，LEDGF 是一种染色质相关蛋白，与

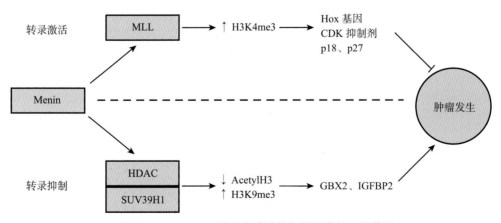

▲ 图 148-10　menin 通过表观遗传机制调节转录的作用
根据与 MLL 复合物、HDAC 或 SUV39H1 的相互作用，menin 可能作为转录的激活物或抑制因子。因此，与 MLL 的相互作用导致组蛋白 H3（H3K4）甲基化，H3K4 反过来调节对 CDK 抑制剂 p18 和 p27 的抑制及 Hox 基因的抑制，从而抑制细胞增殖。然而，与 HDAC 和 SUV39H1 的相互作用分别导致 H3 的乙酰化和 H3K9me3 的甲基化，进而调节 GBX2 和 IGFBP2 的表达以促进细胞增殖。因此，menin 在染色质重塑的选择性调节中发挥作用，从而调节基因表达和细胞增殖。此外，通过与不同的蛋白质相互作用，menin 可能起到肿瘤抑制或癌基因的作用［经许可转载，引自 Thakker RV. Multiple endocrine neoplasia type 1 (MEN-1) and type 4 (MEN-4). *Mol Cell Endocrinol*. 2014; 386(1-2): 2-15.］

表 148-6 通过与蛋白质和其他分子的直接相互作用显示 menin 的功能

功 能	相互作用的蛋白质和其他分子
转录调节	• JunD • NFkB（p50、p52、p65） • Pem • Sin3A • HDAC • Smad1 • Smad3 • Smad5 • Runx2 • MLL 甲基组蛋白转移酶复合物 • ER-alpha • CHES1 • 双链 DNA
基因组稳定性	• RPA2 • FANCD2
细胞分裂	• NMMHC Ⅱ-A • GFAP • 波形蛋白
细胞周期调控	• nm23* • ASK
表观遗传调控	• MLL 组蛋白甲基转移酶复合物 ERαHDAC

*. 报道的功能包括参与细胞周期退出、细胞运动性降低、细胞分化、凋亡和 DNA 修复

改编自 Lemos MC, Thakker RV. Multiple endocrine neoplasia type I (MEN-1): Analysis of 1336 mutations reported in the first decade following identification of the gene. *Hum Mutat*. 2008;29: 22–32.

白血病、自身免疫性疾病和人类免疫缺陷病毒 1 （HIV-1）疾病的病因有关[321, 322]。因此，menin 在 MLL 复合物及其对多种转录途径的调节中具有关键功能，如 menin 作为该 MLL 复合物的组成部分，调节基因的表达，如 *Hox* 同源盒基因[323] 和细胞周期蛋白依赖性激酶抑制剂基因 p27 和 p18[324, 325]（图 148-10）。有趣的是，有报道显示在 MEN-1 患者甲状旁腺肿瘤中存在 23 个 *Hox* 基因的子集的特异性解除调节[326]。此外，menin 被证明与蛋白精氨酸甲基转移酶 5（PRMT5）直接相互作用，并将 PRMT5 招募到编码生长停滞特异性蛋白 1（GAS1）的基因的启动子中，这是使音猬因子（Shh）配体到其细胞表面受体补丁（PTCH1）的一个重要的因素，随后激活 Hedgehog 信号通路，增加抑制组蛋白精氨酸对称二甲基化（H4R3M2S）和抑制 GAS1 表达[327]。GAS1 阻断 S 期的进入，阻止正常细胞

和转化细胞的循环，从而起到抑癌作用。此外，报道称，menin 直接与靶基因为 *PTCH1* 和 *c-MYC* 的 Gli1 启动子结合，抑制 Gli1 的表达，独立于经典的 hedgehog 信号通路，从而招募 PRMT5 并抑制下游基因的转录[328]。这些发现支持了 menin 在表观遗传信号通路中的作用，该通路还涉及其与花斑 3～9 抑制因子同源家族蛋白（SUV39H1）的相互作用，以介导 H3K 甲基化，从而抑制靶基因的转录活性[329]（图 148-10）。menin 还被证明与雌激素核受体（ERα）直接相互作用，并作为 ERα 介导的转录的协同激活药，将活化的雌激素受体与组蛋白 H3K4 三甲基化连接起来[330]。其他研究表明，menin 与 JunD 的相互作用可能通过组蛋白脱乙酰酶依赖机制介导，通过招募 mSin3A-HDAC 复合物来抑制 JunD 转录活性[307, 331]（图 148-10）。因此，这些研究揭示了 menin 可以通过表观遗传机制同时作为转录的激活和抑制因子，这些表观遗传机制涉及不同染色质修饰复合物的整合[298, 300]（图 148-10）。如 menin 可能通过 mSin3A-HDAC 复合物介导转录因子 JunD 靶向的基因的抑制，以及通过 polycomb 群复合物介导的组蛋白 H3K27 甲基化介导生长因子多倍体蛋白基因的抑制[332]。menin 还可能通过与介导组蛋白 H3K4 甲基化的 MLL-HMT 复合物的相互作用促进基因的表达，如编码环化酶依赖激酶（CDK）抑制剂 p27Kip1 和 P18INK4c 的基因（图 148-10）[48, 300, 320, 324, 325]。利用小分子靶向这些表观遗传机制为治疗性化合物的开发提供了重要的依据，如人 menin 的游离形式和与 MLL1 的复合物的晶体结构表明，menin 含有一个与 MLL1 的短肽结合的深口袋[48]。通过高通量筛选研究，以确定靶向 menin 的化合物并抑制其与 MLL 的相互作用，已确定噻吩嘧啶具有此类功能[49, 50, 333]。对其结构活性的分析导致了一些噻吩嘧啶类似物的产生，这些类似物与野生型 menin 结合，但与涉及与 MLL 相互作用位点的 menin 突变体无关，其他类似物能够抑制 MLL 融合蛋白介导的白血病转化[49, 50, 333]。此外，从线性 MLL1 八肽开始的基于结构的方法设计了一种强有效的大环肽模拟物可抑制 menin-MLL1 相互作用[210]。因此，了解 menin 在表观遗传机制中的作用，为开发 menin-MLL 抑制剂提供了合理的分子基础。menin 还被证明与一系列独立于组蛋白甲基

转移酶复合物的基因启动子结合，这表明 menin 作为一种通用的转录调节因子发挥作用，有助于保持稳定的基因表达，可能是通过与其他目前未知的蛋白质合作来实现的[334]，如 menin 与 DNA 损伤反应基因的 5′ 区相关，这种相关性在 DNA 损伤后增加，与 RNA 聚合酶 Ⅱ 相关，但与组蛋白甲基化的变化无关[335]。menin 与 RNA 聚合酶 Ⅱ 之间的相互作用受 menin 磷酸化的影响，值得注意的是，menin 在 Ser394 处的磷酸化反应于多种形式的 DNA 损伤[335]。因此，menin 似乎经历了 DNA 损伤诱导的磷酸化，从而参与了 DNA 损伤的转录反应[335]。

（八）*MEN1* 基因突变的功能效应

大多数报道的 *MEN1* 基因突变是移码突变和无义突变（图 148-5），它们预计会导致蛋白质截短，从而导致包括位于 C- 末端片段的 NLS 在内的功能域丢失，或者由于无义介导的 mRNA 衰变（NMD）导致翻译蛋白丢失[47]。剪接位点突变（图 148-5）预计会导致未剪接前体 mRNA 的积累、未完全剪接前体的保留、转录的完全缺失，或由于使用替代的正常发生的剪接位点，或新或隐秘的剪接位点而出现异常处理的 mRNA[47, 336]。在报道的 69 种不同的剪接位点突变中，只有 13 种（19%）的 mRNA 异常被研究过，如一个占所有 *MEN1* 突变的 1.9% 并且涉及内含子 4 中的 g → a 转换（图 148-5 和表 148-3）的突变被证明导致了一个新的受体剪接位点[244]。利用这一新的剪接位点已被证明与异常的 mRNA 转录相关，后者如果被翻译将导致在提前终止密码子之前包含 9 个错义氨基酸的帧移[244]。这种导致异常剪接的内含子突变越来越被认为是致病性异常，事实上，内含子 9 中的另一个 *MEN1* 突变也导致了一个新的受体剪接位点，并被预测将导致一个具有提前终止密码子的移码[336]。所有这些剪接位点突变都被预测会导致截短，从而使 menin 失活。错义突变可能通过影响参与蛋白质相互作用和肿瘤抑制活性的功能关键氨基酸残基而导致 menin 失活，如一些 menin 错义突变体已经被证明会影响 menin 与其他蛋白质的结合能力，包括 JunD[46]、nm23[317]、RPA2[313]、Sin3A[307]、组蛋白甲基转移酶复合物[320] 和 ERα[309]。据报道，其他错义突变体改变了 menin 调节靶启动子的能力，并改变了其

产物在细胞生长、凋亡、肿瘤发生和胚胎发育中起作用的基因的表达[337]。另外一些 *MEN1* 错义突变也被证明通过泛素蛋白体途径导致蛋白质稳定性降低和蛋白水解酶降解增强[272, 273, 338]，从而提示与错义突变相关的发病机制的另一个机制。此外，蛋白质组功能的抑制被发现可以将 MEN-1 相关的突变 menin 的表达恢复到野生型 menin 的表达，并且突变 menin 的功能与野生型 menin 类似，这表明以蛋白质组伴侣途径的成分为靶点可能对治疗某些 MEN-1 患者有用[338]。

（九）menin 在肿瘤抑制和基因替代治疗中的功能作用

menin 作为肿瘤抑制因子的功能作用已经被研究了，并且对人成纤维细胞的研究表明，menin 可通过 hTERT（a protein component of telomerase，端粒酶的蛋白质组分）作为端粒酶活性的抑制因子[339]。此外，在人类内分泌胰腺肿瘤细胞系中，menin 的过度表达导致细胞生长受到抑制[340]，伴随着 JunD 表达的上调，但 δ 样蛋白 1/ 前脂肪细胞因子 1、增殖细胞核抗原和 QM/Jif-1 的下调，QM/Jif-1 是 C-Jun 的负性调节因子[340]。在其他类型的细胞中也观察到了这些由 menin 抑制生长的发现。因此，在 Ras 转化的 NIH3T3 细胞中，menin 的表达在体内外部分抑制了 Ras 介导的肿瘤表型[340]，而在 CHO-IR 细胞中，menin 的过度表达也抑制了胰岛素诱导的 AP-1 反式激活，并且在转录水平上抑制了 C-Fos 的诱导[341]。此外，*MEN1* 缺陷小鼠 Leydig 肿瘤细胞系中的 menin 表达可诱导细胞周期停滞和凋亡[342]。相反，人成纤维细胞中的 menin 缺失导致其永生化[339]。因此，menin 似乎通过与蛋白质的相互作用而具有大量的功能[300]，这些介导细胞增殖的改变。通过在巨细胞病毒启动子（MEN1.rAds）的控制下，直接瘤内注射含有小鼠 MEN1 cDNA 的重组非复制性腺病毒血清型 5 载体，研究了在体内 menin 过度表达可抑制 MEN-1 肿瘤细胞增殖[51]。将 MEN1.rAds 基因治疗载体注射到 *MEN1*+/- 小鼠的垂体瘤中（见下文），与未经治疗的对照小鼠相比，与死亡率增加无关[51]。此外，单次注射 *MEN1*.rAds 基因治疗载体后，发现 MEN-1.rAds 治疗的垂体瘤中的 menin 表达高于未治疗的

肿瘤，这与肿瘤细胞增殖结果的减少有关，而没有细胞凋亡或免疫反应的增加[51]。研究结果表明，MEN1 基因替换可能在治疗 MEN1 相关肿瘤中有潜在的应用价值[51]。

（十）MEN1 小鼠模型及 menin 的体内作用

小鼠 MEN1 基因包含一个 1833bp 的开放阅读框，编码一个 611 个氨基酸蛋白[343, 344]。因此，小鼠 menin 蛋白比人类 menin 多包含一个氨基酸残基，这是密码子 528 处的甘氨酸。然而，小鼠和人类的编码区分别有 89% 和 96% 的核苷酸和氨基酸序列同源性，这表明它们具有高度的进化保守性[343]。传统[345-349] 和条件[350-352] 的 MEN 1 小鼠敲除模型是通过同源的重组建立的。

1. 传统的 MEN1 基因敲除模型　到目前为止，通过删除外显子 1~8 的不同组合，已经产生了 5 种传统的 MEN1 基因敲除模型[345-349, 352]。据报道，其中一种模型在杂合子状态下具有胚胎致死性。然而，这可能是由于磷酸甘油酸激酶 1（PGK）的反义链（新霉素盒，用于替换模型中的 2~4 号外显子）的异常转录所致[349]。其余四个模型显示出许多相似之处和一些重要差异[345-348]。杂合子（MEN1+/-）小鼠在 9 个月大时开始以时间依赖性的方式发展出多发性肿瘤，包括胰腺、垂体前叶、甲状旁腺和肾上腺肿瘤，以及脂肪瘤这些肿瘤均见于 MEN-1 患者。此外，雄性和雌性 MEN1+/- 小鼠都发生了性腺肿瘤，而 MEN-1 患者中没有发现这种肿瘤。menin 的 LOH 也出现在这些肿瘤中，这与 MEN1 基因的抑癌基因一致[345-348]。有趣的是，在 MEN-1 患者中发现的甲状腺肿瘤，由于在普通人群中甲状腺结节的频率很高，被认为是一个巧合的发现，在 MEN1+/- 小鼠中检测到，并且显示出 menin 表达的缺失，因此，提示甲状腺肿瘤可能是 MEN-1 综合征的一部分[345-348]。免疫组织学分析显示，一些肿瘤为胰岛素瘤、胰高血糖素瘤、催乳素瘤和生长激素瘤[345-348]。只有一个模型报道有肾上腺皮质激素瘤[345]，一个模型报道有与高皮质酮血症相关的肾上腺皮质肿瘤[347]，另外两个模型报道有胰岛素循环水平增加[345, 346]，一个模型在一小部分小鼠中血清甲状旁腺激素（PTH）升高[345]，另一个模型在 PTH 水平不适当的正常水平下出现高钙血症和低

磷血症，与原发性甲状旁腺功能亢进症相一致[347]。不同模型之间差异的原因尚待阐明，但可能包括所使用的不同背景菌株。有趣的是，其中一项研究评估了生长抑素受体 2 型（SSTR2）和血管内皮生长因子 A（VEGF-A）的表达，发现其在胰岛肿瘤和垂体肿瘤中的表达仍然存在，这表明该模型可能有助于检测潜在的新疗法，如新的生长抑素类似物和血管生成抑制药，分别以 SSTR2 和 VEGF-A 为靶点[347]。事实上，paseriotide 是一种长效的生长抑素类似物，据报道在治疗胰岛素瘤时具有抗分泌、抗增殖和促凋亡活性，该胰岛素瘤建立了 MEN-1 的小鼠模型[353]。

纯合基因敲除（MEN1-/-）小鼠也进行了研究，据报道，在胚胎日 E10.5~E14.5 具有胚胎致死性、发育迟缓、颅面缺陷、出血、水肿、神经管缺陷[346, 354, 355]，以及内分泌胰腺发育缺陷[356]。这证明了先前未知的 menin 在多组织发育中的作用，其中可能包括调节器官形成过程中所需的细胞外基质蛋白的表达[357]。有趣的是，当将 MEN1 基因敲除小鼠培育到同源的 129S6/SvEv 和 C57BL/6 菌株上时，129S6/SvEv 背景下的 MEN1-/- 小鼠的致死率明显早于 C57BL/6 背景下的 MEN1-/- 小鼠，并且它们表现出不同的表型，提示基因修饰剂在 menin 依赖性发育过程中的作用[355]。视网膜母细胞瘤基因的一个等位基因（Rb+/- 小鼠）被删除的小鼠会发展成垂体和甲状腺肿瘤，但双杂合子 Rb 和 MEN1 基因敲除小鼠（Rb+/-/MEN1+/-）会发展成与单基因敲除小鼠相同的肿瘤[358]，因此表明 menin 和视网膜母细胞瘤（Rb）蛋白处于相同的细胞周期途径中[358-360]。事实上，menin 已经被证明可以控制 Rb 的浓度[359]，视网膜母细胞瘤结合蛋白 2（RBP2）组蛋白去甲酰化酶的丢失已经被报道可以抑制 MEN1 敲除小鼠的肿瘤发生[361]。然而，对 MEN1 和 CDK 抑制剂 p18（K4c）的双基因敲除小鼠的研究表明，p18 和 menin 之间具有协同作用，增加 Rb 蛋白的磷酸化并加速相关内分泌肿瘤的发生[362]。

2. 条件 MEN1 基因敲除模型　为了克服 MEN1-/- 小鼠胚胎致死的问题，已经产生了一些组织特异性模型，这些模型的额外优点是可以研究单个器官中的肿瘤发生[350-352]。此外，MEN1 等位基因可以在所有动物中同时被删除，从而产生一个可供

研究的同质群体，而不需要对肿瘤的发生进行零星的二次打击。利用大鼠胰岛素启动子控制的重组酶 Cre（Rip-Cre）建立了 3 种胰腺 β 细胞特异性 MEN1−/− 小鼠模型 [350−352]。这些小鼠模型显示胰岛细胞增生开始于 2 月龄，导致胰岛素瘤的形成，与低血糖和高胰岛素血症有关 [350−352]。在其中一个模型中，胰岛细胞腺瘤发展为癌，肿瘤血管化，上皮钙黏素和 β 联蛋白下调 [350]。所有这些模型中的肿瘤发展都源于细胞增殖增加，有趣的是，当不同的 Rip-Cre 小鼠系以不同的表达方式使用时，Cre 的高表达导致早期肿瘤形成 [351]。Rip-Cre 也在脑垂体中表达，其中两项研究报道了一部分小鼠的催乳素瘤 [350, 351]。尽管在这些模型中早期丢失了 MEN1，但肿瘤形成的延迟表明肿瘤形成可能需要额外的基因事件，从一些肿瘤中提取的 DNA 显示出丢失和增加胰岛细胞和垂体肿瘤中的其他染色体区域，支持这一假设 [351]。然而，其他肿瘤没有染色体改变，提示肿瘤形成的不同机制也可能包括核苷酸或表观遗传变化 [363]。小鼠胰岛素瘤的表达谱显示，不同细胞途径存在干扰，包括信号转导、转录、细胞周期和细胞分化 [364]。此外，还发现了 menin 的特定转录靶点，如先前在体外鉴定的 Hox 基因家族成员，与同一家族的其他成员一样失调，从而验证和扩展了对 menin 功能的体外研究的结果 [364]。这些改变随后在人类 MEN-1 肿瘤中也被发现 [326]。一个使用胰腺和十二指肠同源盒 1（Pdx1）-Cre 在内分泌和外分泌胰腺中敲除 MEN1 的模型中，增加了内分泌细胞的增殖，而不是外分泌胰腺细胞，并发展成与低血糖和高胰岛素血症相关的血管胰岛素瘤 [365]。这一模型很有意义，因为它可能有助于阐明 MEN-1 内分泌器官肿瘤特异性形成的基础。

利用胰高血糖素 Cre 还建立了两个胰腺 α 细胞特异性 MEN1−/− 模型，这些模型产生了意想不到的结果。在一个模型中，8 月龄的小鼠肿瘤要么只表达胰高血糖素，要么只表达胰岛素，要么同时表达胰高血糖素和胰岛素。在 12 月龄的小鼠中，只有 5% 的肿瘤只表达胰高血糖素 [366]。然而，在另一个模型中，只有 13～14 月龄的小鼠才出现胰岛素瘤 [367]。这些差异可能部分是由于 α 细胞向 β 细胞的转化，或是由于诱导现有 β 细胞增殖的重要旁分泌信号的丢失或增加，如作为 Maf 转录家族

的一员，mafB 的表达对胰腺 α 和 β 细胞的胚胎和终末分化至关重要，其在 β 细胞特异性 MEN1 突变小鼠的胰岛素瘤中被重新激活 [368]。这些发现表明 MafB 在成年细胞中的表达通常是沉默的，可能在成人 β 细胞增殖和 MEN-1 相关肿瘤发生中起作用 [368]。有报道在 MEN-1 特异性 β 细胞缺失的小鼠中，胰岛素瘤（β 细胞瘤）的发生通过视网膜母细胞瘤结合蛋白 2（RBP2）的基因消融而减少 [361]，RBP2 是一种组蛋白去甲基化酶，能够去甲基化组蛋白 H3（H3K4me3/2）中的三甲基和二甲基赖氨酸 4 并抑制基因表达 [369, 370]。有趣的是，menin 促进 H3K4 甲基化 [320, 323, 371]，这些研究提供了 RB、RBP2 和 menin 在细胞增殖表观遗传调控中的体内联系。对这些有趣模型的进一步研究可能有助于深入了解 MEN-1 中胰高血糖素瘤较胰岛素瘤发生率较低的情况。用数学模型评估增殖率表明，这可能是由于与 MEN-1 小鼠模型中的 β 细胞相比，α 细胞增殖率较低所致 [372]。据报道，胰岛特异性敲除 MEN1 基因可改善链脲佐菌素所致小鼠、db/db 小鼠和高脂饮食喂养小鼠先前存在的高血糖 [373]。这些发现表明了 menin 在葡萄糖稳态中的重要作用，值得注意的是，暴露于胰岛素也可 menin 的表达，并导致 menin 的细胞质共定位和与叉头盒 01（FOXO1）转录因子相互作用的增加 [374]。

甲状旁腺特异性 MEN1−/− 模型也已用 PTH-Cre 建立，到 9 个月大时，80% 以上的小鼠有甲状旁腺增生伴高钙血症 [375]。其他组织是正常的，从而验证了该模型的组织特异性及其在阐明甲状旁腺肿瘤发生途径中的应用。

在 MEN1 等位基因被敲除的 MEN-1 中通常不受影响的组织中，其他条件模型也已经产生了。这些研究对这些组织中 menin 的体内功能有了深入的了解。使用 Pax3-Cre 和 Wnt1-Cre 敲除神经嵴细胞中的 MEN-1 导致腭部、颅骨、骨骼肋骨的形成和围产儿的死亡，从而证明了 menin 在成骨和腭形成中的作用 [376]。使用 albumin-Cre 产生肝特异性的空白小鼠，其在胚胎发生（E19）期间仅弱表达，并在出生后 1～2 周完全表达，但并未导致肝肿瘤的发生，尽管一些小鼠出现胰岛素瘤，这归因于 Cre 在胰腺中的"漏"表达 [377]。最近对这些小鼠肝细胞特异性缺失 MEN1 的研究表明，menin 缺乏导致高

脂饮食诱导的肝脂肪变性[378]。menin 招募 sirtuin-1（SIRT1）调节分化簇 36（CD₃）的肝表达，也称为脂肪酸转位酶（FAT），通过组蛋白去乙酰化积累甘油三酯[378]。此外，使用 menin shRNA 诱导肝脏特异性 menin 缺乏可诱导高脂饮食的肝脏脂肪变性，并且在脂肪变性 *db/db* 小鼠（leptin 受体突变纯合子）的肝脏中 menin 的过表达可减少肝脏甘油三酯的积累[379]。因此，menin 通过与核受体 PPARα 协同作用，在调节肝脏脂肪变性的复杂转录网络中发挥作用[379]。据报道，肝脏特异性 menin 半合子缺失可导致叉头盒 01（FOX01）因子、靶基因、IGFBP1、过氧化物酶体激活受体 -α 辅活化子（PGC-1α）、胰岛素受体、蛋白激酶 B（PKB，又称 Akt）和葡萄糖 -6- 磷酸酶的表达增加[374]。有趣的是，胰岛素下调了 menin 的表达，而这一点又可被 PKB/Akt 的抑制所消除[374]。这些发现揭示了 menin 在体内调节葡萄糖和脂质稳态的代谢途径中的重要作用。

四、MEN1 突变分析的临床实践

MEN1 突变分析有助于临床实践，包括：①确认临床诊断；②确认携带 *MEN 1* 突变、需要进行肿瘤检测筛查和早期 / 适当治疗的家庭成员；③确认 50% 没有携带家族生殖系 *MEN1* 突变的家庭成员，因此可以消除和减轻未来发展肿瘤的焦虑负担[1, 380]。后一个方面再怎么强调也不为过，因为它有助于降低个人及其子女保健服务的成本，避免进行不必要的生化和放射学调查（表 148-2）[1, 81, 380]。因此，*MEN1* 突变分析可用于临床实践[1]（表 148-7）。

（一）MEN1 突变分析的适应证

现行指南[1]指出，*MEN1* 突变分析应在以下情况下进行：①有两个或两个以上 MEN-1 相关内分泌肿瘤（即甲状旁腺、胰腺或垂体肿瘤）的先证者；②已知 *MEN1* 突变携带者的无症状一级亲属；③表达家族性 MEN-1 的 *MEN1* 突变携带者（即有一个或多个 MEN-1 相关肿瘤的症状、体征、生化或放射学证据）的一级亲属；④可疑或非典型 MEN-1 患者，包括 30 岁以前发生的甲状旁腺腺瘤或任何年龄的多腺甲状旁腺疾病、胃泌素瘤或多个胰腺神经内分泌肿瘤，或有 2 个或 2 个以上 MEN-1 相关

肿瘤（不属于经典的甲状旁腺、胰岛和垂体前叶肿瘤三联体，如甲状旁腺肿瘤和肾上腺肿瘤）的患者（表 148-7）[1]。

这种突变分析可在 10 岁前的儿童中进行，因为在 10 岁前已经报道了 MEN-1 型肿瘤，并可考虑以生化检测或治疗的形式进行适当的干预或两者兼而有之[1, 11, 81, 104, 138, 205, 381]，如 MEN-1 相关垂体瘤、甲状旁腺肿瘤、胰岛素瘤和大小 > 2cm 的无功能胰腺神经内分泌肿瘤的最早发病年龄分别为 5 岁、8 岁、8 岁和 12 岁[1, 11, 43, 138, 205]。此外，一项针对 MEN-1 家系的 12 名 20 岁以下儿童的研究报道称，40% 以上的儿童已经出现一个或多个 MEN-1 相关肿瘤[138]。这些研究表明，通过突变检测早期识别高危个体可能是有益的，尽管还需要进一步的研究来评估更保守的临床监测方法和成本效益分析[1]。因此，通过 DNA 检测，将可能是 MEN-1 患者无症状亲属的个体识别为突变基因携带者，可能会导致更早、更频繁的生化和放射检查，而不是立即进行医疗或外科治疗[1]。相比之下，那些没有携带 *MEN1* 基因突变的亲属，其患 MEN-1 相关内分泌肿瘤的风险从常染色体显性遗传病的 1/2 显著降低到 1/3000、1/10 万或 1/1000，这些分别是普通人群患甲状旁腺、胰岛细胞和垂体前叶的风险[81]。因此，这些没有 *MEN1* 突变的亲属可以被解除进一步重复临床研究的要求。因此，确定 *MEN1* 基因突变可能有助于患者及其家属的临床管理[1]。最后，来自已知 *MEN1* 突变家庭的症状性家庭成员（即已经显示 MEN-1 临床表现的个人）中的 *MEN1* 突变分析被质疑为没有必要用于确定 MEN-1 的诊断。然而，有两项研究[82, 276]报道了 5%～10% 的 MEN-1 家族亲属有表型（见上文），这可能会混淆诊断（图 148-4），因此建议患有一种 MEN-1 相关肿瘤的 MEN 1 家族成员应进行 *MEN1* 突变分析[1, 81, 380]。

（二）年轻非家族性单内分泌肿瘤患者的 MEN1 突变分析

MEN-1 胚系突变分析应在那些早发的、单一、明显散发的 MEN-1 相关肿瘤中被考虑到（表 148-1）。所有散发性非家族性甲状旁腺癌患者胚系 *MEN1* 突变发生率为 1%，该比例在胃泌素瘤患者中为 5%，催乳素瘤为 1%，前肠类癌为 2%[1, 81, 380]。两项

研究 [382, 383] 对胚系 MEN-1 的调查发现，在 36 例 40 岁以下非家族性（即散发性）甲状旁腺肿瘤的患者中，只有 3 例发生了这种突变。这 3 例患者都患有多腺体甲状旁腺疾病，而没有 *MEN1* 突变的患者中，大多数（约 95%）患有单发性甲状旁腺腺瘤 [382, 383]。目前的指导方针建议对 40 岁以下并有原发性甲状旁腺功能亢进症的多腺体疾病患者进行 *MEN1* 突变检测 [1]。在同样年轻的年龄出现单一的、明显非家族性（即散发性）胰腺神经内分泌肿瘤的个体中，胚系 *MEN1* 突变的发生率尚未确定，目前的指南建议，胃泌素瘤或多个胰腺神经内分泌肿瘤患者也应考虑 *MEN1* 突变分析 [1]。

（三）MEN-1 肿瘤的检测

在 MEN-1 的无症状家庭成员中，对 MEN-1 肿瘤的发生进行生化和放射学筛查可能有用，因为早期诊断和治疗这些肿瘤可能有助于降低发病率和死亡率，尽管这方面的证据可能需要长期研究，因而有待确定（图 148-11）[1]。与年龄相关的外显率（即按给定年龄显示疾病症状或体征的基因携带者的比例）已经确定，并且在年龄＜5 岁的人群中，突变似乎是非遗传的 [1, 80, 104, 205, 381]（图 148-7 和图 148-12）。此后，突变的 *MEN1* 基因具有高的外显率，20 岁时外显率＞50%，40 岁时＞95% [80, 104]。MEN-1 肿瘤的筛查是困难的，因为任何一个家族成员的临床和生化表现并不一致（图 148-3、图 148-6 和图 148-7）[1, 11, 80]。在受影响个体的无症状亲属中筛查 MEN 肿瘤的尝试很大程度上取决于钙、胃肠激素（如促胃液素）、催乳素和胰岛素样生长因子（IGF-1）的血清浓度，以及腹部和垂体成像（表 148-2）[1, 81, 380]。甲状旁腺功能亢进症引起高钙血症几乎总是该病的首发表现，已成为一项有用且容易的生化筛查研究 [1, 11]。此外，尽管高催乳素血症可能无症状，但可能是 15% 的患者的首发症状，因此可能是一个有帮助和容易的生化筛选调查 [1, 11]。通过测量空腹血浆促胃液素、胰腺多肽、胰高血糖素和嗜铬粒蛋白 A 的浓度，以及腹部成像（如 MRI）和（或）内镜超声，可以检测到无症状个体的胰腺受累 [73, 111, 183, 219]。然而，需要确定最佳筛选方法及其时间间隔，如对检测胰腺 NETS 的成像方式的比较表明，内镜超声可能是检测胰腺小肿瘤最敏感的

方法，而生长抑素受体闪烁显像是检测转移性疾病最可靠的方法 [73, 183]。然而，进行常规内镜超声筛查的能力将取决于当地资源的可用性，而且可能会增加费用 [81]。此外，无症状个体中的小（＜1cm）胰腺肿瘤的临床意义尚待充分评估，因为大多数医疗中心提倡对＞2cm 的胰腺 NETS 进行外科治疗 [185]。

目前的指南建议，MEN-1 高危人群（即突变基因携带者）每年至少进行 1 次生化筛查，并进行垂体和腹部基线成像（如 MRI 或 CT），然后每隔 1～3 年重复 1 次（表 148-2）[1]。筛查应该在儿童早期就开始，因为这种疾病在某些个体 5 岁时就已经发生了，并且应该在一生中每年重复 1 次，因为这种疾病可能直到 71—80 岁才在某些人身上出现 [1, 11, 104]。因此，检测垂体前叶肿瘤和胰岛素瘤的筛查应从 5 岁开始，甲状旁腺肿瘤从 8 岁开始，胃泌素瘤和前肠类癌从 10 岁开始 [1]。因此，目前的指南建议生化筛查应包括对所有个体的血清钙、甲状旁腺激素、胃肠激素（如促胃液素、空腹血糖胰

表 148-7　临床环境中 MEN-1 突变分析的建议方法

临床应用价值

- 帮助确认诊断
- 在一个家族中识别突变携带者，以筛选和发展肿瘤，从而促进早期治疗
- 确定 50% 的家庭成员没有 MEN-1 突变，从而减轻它们和后代的焦虑和疾病负担

谁应该接受测试？

(1) 先证者
- 符合 MEN-1 的临床标准（即两个或两个以上 MEN-1 相关肿瘤或家族性 MEN-1 诊断）
- 可疑（即 40 岁之前的多个甲状旁腺腺瘤、复发性甲状旁腺功能亢进症，任何年龄段的胃泌素瘤或多个胰腺神经内分泌肿瘤）或非典型（即两个非经典 MEN-1 相关肿瘤的发生，如甲状旁腺和肾上腺肿瘤）
(2) 已知 MEN-1 突变的家庭成员的一级亲属
- 无症状一级亲属
- 家庭男性一级亲属（即 1 名 MEN 相关肿瘤）

何时应进行测试？

- 尽可能早（如无症状患者年龄＜5 岁）

测试应该在哪里进行？

- 在经认可的部门 / 实验室对 MEN-1 基因进行 DNA 测试

引自 Thakker RV, Newey PJ, Walls GV, et al. Clinical practice guidelines for multiple endocrine neoplasia type 1 (MEN-1). *J Clin Endocrinol Metab*. 2012;97: 2990-3011.

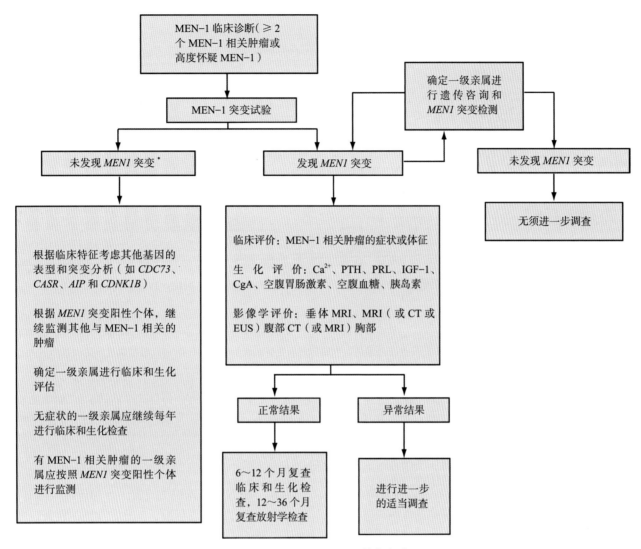

▲ 图 148-11　MEN-1 筛查方法

先证者或高度怀疑临床 MEN-1 的患者（如多腺体甲状旁腺疾病、甲状旁腺＋肾上腺肿瘤）应提供基因咨询和 MEN1 突变检测。突变检测也应提供给那些有家族史的 MEN-1（即有一个 MEN-1 相关肿瘤和一级亲属已知 MEN-1 突变的个人）。

一个胚系 MEN1 突变的鉴定应该促使进入定期的临床、生化和放射学筛查计划。同时，对一级亲属进行鉴定，并提供基因咨询和 MEN1 突变检测。遗传了 MEN-1 突变的个体即使没有症状也应该进入定期筛查。一级亲属如果没有遗传 MEN1 突变，则无需进一步随访，这还可能会缓解与 MEN-1 相关肿瘤发生相关的焦虑。对于 MEN1 突变先证者，包括检测部分或全部基因缺失（＊），可能需要根据具体的临床特征进行额外的基因检测。这可能包括检查与家族性甲状旁腺综合征相关的基因突变，包括与 HPT-JT 综合征相关的 CDC73 和与 FHH 相关的 CASR；或 CDKN1B 和 AIP，这些在临床 MEN-1 患者中很少被发现。高达 10% 的临床 MEN-1 家族可能有表型（图 148-8 和图 148-9），强调了准确的基因评估的重要性。对于没有发现 MEN1 突变的 MEN-1 家系，一种实用的方法是为那些有疾病临床表现的人提供临床、生化和放射学筛查，并为无症状的一级亲属提供年度临床和生化筛查。Ca^{2+}. 钙；PTH. 甲状旁腺激素；PRL. 催乳素；IGF-1. 胰岛素样生长因子 -1；CgA. 嗜铬粒蛋白 A；MRI. 磁共振成像；CT. 计算机断层扫描；EUS. 内镜超声。[经许可转载，引自 Thakker RV, Newey PJ, Walls GV, et al. Clinical practice guidelines for multiple endocrine neoplasia type 1（MEN-1）. *J Clin Endocrinol Metab*. 2012;97: 2990-3011.]

岛素、胰高血糖素、VIP 和 PP）、嗜铬粒蛋白 A、催乳素和 IGF-1 的估计，对于有临床症状或体征的患者，应进行更具体的内分泌功能测试（表 148-2）[1]。放射筛查应包括胰腺、肾上腺和垂体的 MRI（或 CT 扫描），最初作为基线，然后每 1～3 年进行 1 次，以及每 1～2 年使用 CT 或 MRI 对胸腺和支气管类癌进行一次成像（表 148-2）[1]。此外，筛查应包括一份完整的病史和和针对症状和体征的体格检查，包括高钙血症、肾结石、消化性溃疡病、神经糖原减少症、垂体功能减退症、乳腺溢液和闭经、肢端肥

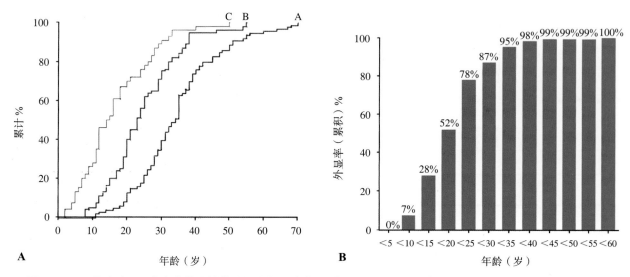

▲ 图 148-12　通过对 174 个突变基因携带者的分析，确定 1 型多发性内分泌肿瘤（MEN-1）的年龄分布（A）和年龄相关外显率（B）

A. 测定了 40 个家系中 3 组 *MEN 1* 突变基因携带者的年龄分布 [66]。A 组的 91 名成员有症状，而 B 组 40 名成员无症状，并进行了生化筛查。C 组的 43 名成员代表 *MEN 1* 突变基因携带者，他们仍然没有症状且生化正常（图 148-6 和图 148-7）。A 至 C 组成员的年龄分别为出现症状时、发现生化异常时及最后一次临床和生化评估时的年龄。B 组和 C 组的成员年龄明显小于 A 组（P < 0.001）。C 组突变基因携带者的较年轻年龄与 MEN-1 的年龄相关外显率一致，这是在前 50 年计算的（B）。与年龄相关的外显率（即特定年龄段具有疾病表现的突变基因携带者的比例）从 10 岁以下组的 7% 稳步增加到 20 岁、30 岁、40 岁、50 岁和 60 岁组的 52%、87%、98%、99% 和 100%。在生化正常的无症状突变基因携带者中，10 岁、20 岁、30 岁、40 岁和 50 岁时，MEN-1 肿瘤发生的剩余风险（100%，年龄相关外显率）分别为 93%、48%、13%、2% 和 1%［引自 Bassett JH, Forbes SA, Pannett AA, et al. Characterization of mutations in patients with multiple endocrine neoplasia type 1 (MEN-1). *Am J Hum Genet.* 1998;62:232-244.］

大症、Cushing 综合征的症状和体征，以及视野丧失和皮下脂肪瘤、血管纤维瘤和胶原瘤的存在 [1]。

五、结论

通过对 MEN-1 的临床和实验室研究，人们对这种疾病有了更多的了解，这种疾病可能作为常染色体显性遗传。确定 MEN-1 的每种疾病表现的特征有助于改善患者管理和治疗，也有助于制定筛查方案。分子生物学技术的应用使得识别导致MEN-1 的基因及在患者中检测其基因突变成为可能。由 *MEN1* 基因编码的蛋白质的功能已经被证明涉及转录、基因组稳定性、细胞分裂和表观基因组的调节，MEN 1 小鼠模型开发了与 MEN-1 相关的内分泌肿瘤，极大地帮助了 menin 功能的定义，并为研究新的治疗方法带来了希望，包括基因治疗。此外，这些最新进展有助于识别突变的 *MEN1* 型基因携带者，他们是这种疾病的高危人群，因此需要定期进行生化和放射学筛查，以检测内分泌肿瘤的发展。

致谢

感谢医学研究委员会（英国）的支持和 Tracey Walker 女士打字稿。

第149章 2型多发性内分泌瘤及甲状腺髓样癌
Multiple Endocrine Neoplasia Type 2 and Medullary Thyroid Carcinoma*

Lyndal J. Tacon　Diana L. Learoyd　Bruce G. Robinson **著**

赵 琳 苏本利 **译**

要 点

◆ 75% 的甲状腺髓样癌（MTC）病例为散发，25% 的 MTC 病例表现为多发性内分泌瘤病（MEN-2）综合，呈的常染色体显性遗传。

◆ MEN-2 综合征与 RET 原癌基因突变有关。受累的患者可表现为嗜铬细胞瘤及原发性甲状旁腺功能亢进症，还可以有其他临床表现。

◆ 所有 MTC 均需要进行种系 RET 基因突变分析，包括典型的散发病例。98% 的 RET 阴性病例无家族遗传史。

◆ 根据基因型与表型的密切相关，特异性 RET 基因突变存在与否，临床上可以进行遗传性病例的危险分层。美国甲状腺协会制订了甲状腺髓样癌临床诊疗指南，该指南有助于对具有 RET 基因突变的家族成员进行预防性甲状腺切除年龄的判断。

◆ 临床上 MTC 易发生早期淋巴结转移，50% 的患者诊断时存在淋巴结转移。外科治疗是其主要治疗手段，甲状腺全切加中央区淋巴结广泛清扫是基本的治疗术式。

◆ 持续性及转移性甲状腺髓样癌的治疗仍旧是挑战。常规的细胞毒性化疗一般无效，放射疗法效果有限。未来靶向多激酶抑制剂疗法有一定希望。现凡德他尼（vandetanib）及卡博替尼（cabozantinib）已获得批准用于 MTC 的治疗，但该类药物的成本及患者的生存效益仍有待进一步探讨。

一、患病率及流行病学

2A 型多发性内分泌瘤病（MEN-2A）是指 MTC 同时或先后出现嗜铬细胞瘤（50%）和甲状旁腺功能亢进症（20%～30%）[1]。2B 型多发内分泌瘤病（MEN-2B）是指 MTC 伴有嗜铬细胞瘤及其他临床表现，包括黏膜神经瘤、胃肠道神经节瘤及马方综合征样体型。MEN-2B 很少有甲状旁腺异常。家族性甲状腺髓样癌（FMTC）是指有常染色体显

性遗传家族史的独立甲状腺髓样癌。FTMC 诊断标准是家族中携带突变基因者超过 10 人，或受累成员＜ 50 岁，尤其是老年成员经仔细详排，可除外嗜铬细胞瘤及甲状旁腺功能亢进者。将 MEN-2 家族成员误诊为 FMTC 可能会导致嗜铬细胞瘤的漏诊[2]。多数研究者认为 FMTC 是 MEN-2 中一种低危亚型。

有人还描述过一种罕见的家系，表现为 MEN-2A 伴后背上部苔藓样皮肤瘙痒症。这种苔藓样瘙

痒性皮损可以单独存在持续数年[3]。

25% 的 MTC 患者表现为明显的家族性常染色体显性遗传性内分泌综合征，而 75% 的 MTC 患者是散发病例。MTC 还可以引起异位激素综合征，如异位 ACTH。这种情况最多见于肿瘤转移或巨大原发肿瘤。只有控制原发部位肿瘤的生长才能有效控制皮质醇增多症。总体来讲，虽然 MTC 只占所有甲状腺癌的 5%～10%，但 MTC 的治疗极具挑战性，尽早诊断对其至关重要。

MEN-2A 人群患病率约为 1∶25 000[4]。到 70 岁疾病外显率接近 70%[5]。有报道显示 90% 的 MEN2 基因携带者会发展为 MTC[6]。不同于 MEN2A，MEN1 基因携带者到 50 岁疾病外显率为 94%[9]。嗜铬细胞瘤见 110 章，甲状旁腺功能亢进症见 63 章，MEN1 将在 148 章介绍。

二、分子病理机制：RET 原癌基因

MEN-2 综合征的致病基因于 1993 年确认[8, 9]，为位于 10 号染色体 q11.2 的 RET（Rearranged during Transfection）原癌基因[10]。

RET 原癌基因编码一种细胞膜受体的酪氨酸激酶。1993 年发现 RET 点突变与 MEN-2 及 FMTC 关联[9]。此后发现其他 RET 种系突变与 MEN-2B 相关[11]。基因突变筛查对于 MEN-2 家系的成员的治疗带来了革命性进步。

国际 RET 突变咨询委员会进行了一项包含世界范围内 477 个 MEN-2 家系成员的基因分析，成功确立了 RET 基因突变与其 MEN-2 表型之间的关系[12]。RET 基因突变涵盖了 98% 的 MEN-2 家系。对于 MEN-2A 和 FMTC，97% 的家系发现了 RET 种系基因突变。对于 MEN-2B 约 98% 的家系发现存在 RET 基因突变[13]。现将有关 RET 基因的突变总结于表 149-1。

（一）RET 结构与功能

RET 基因包含 21 个外显子，基因组 DNA 长度至少跨 30kb。RET 基因编码一种细胞膜受体蛋白。该蛋白由细胞膜外域（由 1～10 号外显子编码）、跨膜域（由 11 号外显子编码）及胞内域（12 号外

显子及后续部分编码）组成（图 149-1）[14]。

RET 蛋白是膜结合蛋白，其胞内部分具有酪氨酸激酶活性。RET 蛋白的胞膜外域长度为 635 个氨基酸残基，在接近细胞膜的区域包含钙黏蛋白同源体及富含半胱氨酸区域[15]。这个富含半胱氨酸的区域提示 RET 是转化生长因子 β（TGF-β）超家族成员之一[16]。RET 翻译后经糖基化形成分子量分别为 150kDa 及 170kDa 的两种受体蛋白。分子量为 170kDa 的受体蛋白存在于细胞膜，分子量为 150kDa 的受体蛋白存在于胞质[17]。RET 酪氨酸被磷酸化后激活细胞膜内第二信使系统及信号途径[18]。RET 胞内信号传导途径包括磷脂酶 Cγ/ 蛋白激酶 C（PLCγ/PKC）、c-Jun N 末端激酶（c-Jun/JNK）、原癌基因 Src- 相关激酶及核因子 κB（NF-κB）。其他下游靶目标分子包括 Ras/Raf/ERK（一种膜外相关激酶）及磷酸肌醇 -3- 激酶（PI3- 激酶）/Akt 途径。经过这些级联激活，RET 主要功能表现为细胞增殖、分化及迁移[19, 20, 21]。有趣的是，RET 异常除了与内分泌肿瘤相关外，还可出现其他一些表现，RET 609、611、618 及 620 编码子突变的 MEN-2 患者同时表现为 Hirschsprung 病[22]，634 编码子突变者存在皮肤苔藓样淀粉样变症状[23]。

（二）RET 配体

已知的 RET 配体有 4 种，如胶质细胞系来源的神经生长因子（GDNF）[24]、神经秩蛋白（neurturin）[25]、青蒿琥酯（artemin）[26]、及 persephin（一种 GDNF 类似促神经生长因子）[27] 等。GDNF 敲除小鼠的研究发现了 RET 和 GDNF 之间的关联。这种小鼠表现与 RET 敲除小鼠相同，肾脏发育缺失或缺陷、大肠和小肠的肠道神经元缺失[28]。有趣的是，虽然发育中胎肾表达 RET，但 MEN-2 不存在泌尿生殖系统异常。其他 3 个配体也包含与 GDNF 类似的序列。配体与膜结合蛋白形成配体 / 受体蛋白复合体激活 RET。GDNF 家族的配体与 GDNF 家族受体蛋白特异性结合，配体受体形成复合体，并通过 RET 受体实现信号传导。有研究显示，其他蛋白［如 GDNF 家族受体 α（GFRα）或 GFRα-1］对 GDNF 与 RET 受体激活及信号传导至关重要[29]。一个 GDNF 分子与 2 个 RET 受体蛋白中的 GFRα-1 分子结合，激活 RET 受体部分

表 149-1　甲状腺髓样癌生物学行为的基因型与表型相关性风险级别 *

RET 突变位点	外显子	ATA 风险级别	表型 MEN2A/MEN2B 或 FMTC	其　他
R321G	1	A	FMTC	
531/2 碱基重复	8	A	FMTC	
G533C	8	A	2A	
C609F/R/G/S/Y	10	B	2A	Hirschsprung 病
C611R/G/F/S/W/Y	10	B	2A	Hirschsprung 病
C618R/G/F/S/Y	10	B	2A	Hirschsprung 病
C620R/G/F/S/W/Y	10	B	2A	Hirschsprung 病
C630R/F/S/Y	11	B	2A	
633/9 碱基重复	11	B	2A	
C634R	11	C	2A	
C634G/F/S/W/Y	11	C	2A	
634/12 碱基重复	11	B	2A	
635/ELCR 插入：T636P	11	B	FMTC	
S649L	11	A	2A	MTC 少见
E768D	13	A	2A	
L790F	13	A	2A	
Y791F	13	A	2A	
V804L	14	A	2A	
V804M	14	A	2A	
V804M+V778I	13/14	B	FMTC	V778I 与角膜神经增粗有关
V804M+E805K	14	D	2B	
V804M+Y806C	14	D	2B	
V804M+S904C	14/15	D	2B	S904C 与黏膜神经鞘瘤有关
A883F	15	D	2B	
S891A	15	A	2A	
R912P	16	A		MTC 少见
M918T	16	D	2B	

引自 Kloos RT, Eng C, Evans DB, et al. Medullary thyroid cancer: management guidelines of the American Thyroid Association. Thyroid 2009; 19:565-612.

*. 少见突变、家系少、基因变异意义不明确的未包含在内

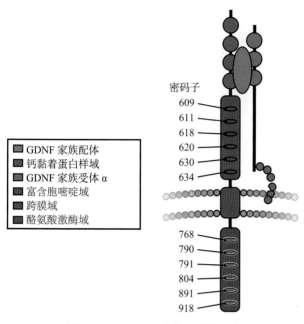

密码子
609
611
618
620
630
634

768
790
791
804
891
918

■ GDNF 家族配体
■ 钙黏着蛋白样域
■ GDNF 家族受体 α
■ 富含胞嘧啶域
■ 跨膜域
■ 酪氨酸激酶域

▲ 图 149-1　RET 原癌基因结构示意图

引自 Gote GJ, Gagel RF. Lessons learned from the manag-ement of a rare genetic cancer. N Engl J Med 2003; 349: 1566–1568.

的酪氨酸激酶。类似的情况还有神经秩蛋白、青蒿琥酯及 persephin，在启动后序受体激活之前需要结合不同的 GFRα（GFRα1～4）。有人提出，在没有 RET 基因突变的 MEN-2 家系成员可能存在 GDNF 基因突变，但迄今为止在 MEN-2 家系研究中，没有发现 GDNF 基因突变的报道。然而，在散发嗜铬细胞瘤的患者中发现体细胞存在 GDNF 基因突变[30]。

（三）RET 突变的病理意义

虽然基因型存在交叉，但一般情况下 MEN2A 或 MEN2B 受累的编码区不同。RET 基因不同区域的突变通过不同的机制激活酪氨酸激酶的转化活性。在 MEN-2A 患者中，RET 受体主要累及细胞膜外富含半胱氨酸区域或跨膜区，在无配体情况下，两个 RET 分子聚合，导致 RET 受体的酪氨酸激酶激活[31]。MEN-2A 患者中，有 85% 的 RET 基因 634 编码子突变是半胱氨酸被精氨酸替代（C634R）[19]，相反在 MEN-2B 患者中，有 95% 的 RET 基因突变位于酪氨酸激酶区域 918 号编码子硫氨酸被苏氨酸替代（M918T）[19]。这种突变引起激酶特异性改变，导致磷酸化底物改变，进而改变信号传导途径[32]。更少见的 RET 基因变异，如 768 及 804 号编码子突

变可导致 RET 受体功能增强。RET 基因突变导致肿瘤的具体机制至今尚不明确[33]。

三、组织发生学

（一）C 细胞

甲状腺分泌降钙素的 C 细胞来源于神经裂，主要位于甲状腺上部和中部。C 细胞是 APUD（胺前体摄取及脱羧）系统成员，表达多种神经内分泌标志物，如降钙素、嗜铬颗粒蛋白 A、神经元特异性烯醇酶及血清素[34]。对于 MTC 术后监测，降钙素是一个非常有用肿瘤标志物，临床上癌胚抗原（CEA）也是一个重要标志物。C 细胞表现为内分泌细胞功能，但是恶变后会表现出神经元特征[34]，这时降钙素被异常剪切为降钙素相关肽（CGRP）。

C 细胞生物学作用仍不清楚。C 细胞参与 Ca^{2+} 平衡的调节，有助于甲状腺滤泡系统内环境的稳定。药理方面，降钙素可抑制骨骼 Ca^{2+} 的流出，已用于 Paget 病、更年期后骨质疏松及高钙血症。

（二）C 细胞增生

C 细胞增生（CCH）是指 C 细胞在恶变前数目增加的一种病理学描述。文献报道中诊断 CCH 的标准各有不同，比较一致的建议是 100 倍放大情况下，显微镜视野中 C 细胞数目超过 50 个[35]。C 细胞数目随年龄增长而增加，CCH 在尸体解剖中是比较常见的[36]。CCH 已经不再是家族性 MTC 特异性标志。一般认为多灶性 CCH 是遗传性 MTC 前期表现。CCH 发展为镜下 MTC 可能需要多年，且程度不一[37]。

四、MEN2A、FMTC 及 MEN2B 种系 RET 基因突变的临床意义

（一）MEN2A 及 FMTC

对于 MEN2A 家系的广泛研究发现，97% 的家系具有 RET 基因突变，常见部位位于半胱氨酸编码子 609、611、618、620 或 634。634 编码子位于 10 号外显子，半胱氨酸常被精氨酸代替，其他也有报

道被酪氨酸或谷氨酸代替[12]。在 FMTC 家系，88%的家系存在半胱氨酸编码子被替代。近来还发现位于胞内区域 768、790 和 791 号编码子的罕见突变。*MEN2A* 的常规基因筛查可以发现位于 13、14 及 15 号外显子的 RET 胞外区域基因变异，但不常见。也有个别病例报道发现家族同胞中其他外显子种系变异，如 1、5、8 号外显子，多见于常见 *RET* 基因突变筛查阴性的 FMTC 病例[19, 38]。

（二）*MEN2B*

在 MEN-2B 家系，95% 家系存在 16 号外显子 918 编码子 RET 基因蛋氨酸被苏氨酸替代的突变（M918T）[39]。这个基因突变发生在酪氨酸激酶区域，对于 *MEN2B* 来说是特异性基因突变[11]。值得注意的是，一些散发性 MTC 患者肿瘤细胞内也发现了体细胞内 918 编码子 RET 基因的变异。生殖细胞系 *RET* 基因 918 编码子突变也可以是新发生的，这些 MEN-2B 患者一般没有家族史。但这些患者仍有 50% 的机会传给后代[40]。酪氨酸激酶区域也可以发生比较少见的编码子 883 及 891 基因突变[14, 41]，有报道发现 MEN-2B 患者存在生殖细胞系 RET 编码子 804 基因突变加上第 2 个 *RET* 基因突变（表 149-1）[51]。

五、基因型／表型关联的特异性

根据基因型分析判断疾病表型颇受重视。国际 RET 联盟认为 RET 编码子 634 的任何突变与嗜铬细胞瘤及甲状旁腺功能亢进症显著相关。一项研究发现，与编码子 634 的半胱氨酸被酪氨酸代替（C634Y）相比，此编码子常见的半胱氨酸被精氨酸代替（C634R）突变所致的 MTC 侵袭性更大[42]。没有发现 FMTC 存在 C634R 基因突变。因此，有人认为 FMTC 可能是 *MEN2A* 一种较为温和的亚型，如果携带者活到足够长，最终会出现嗜铬细胞瘤[12]。因此，之前有人认为编码子 804 突变是 FMTC 特异性突变。此后的报道描述了这些患者的确发生了嗜铬细胞瘤，当然患病年龄较其他 MEN-2A 家系更大[43, 44]。存在相同生殖细胞 *RET* 基因变的患者可以表现为不同表型，提示基因突变可能存在更加复杂的交互变异。*MEN2* 更为少见的表现

是，具有 *RET* 基因的 609 号、618 号及 620 号编码子突变的家系可伴有 Hirshsprung 病[45]，634 号编码子突变可伴有皮肤苔藓样淀粉样变[46]。16 号外显子的 918 号编码子突变仅存在于 MEN-2B 患者[19]。与 15 号外显子 918 号编码子突变相比，883 号编码子突变的患者的侵袭性更温和[47]。

六、临床表现

（一）甲状腺髓样癌

MEN-2 患者的首发疾病是 MTC，95% MEN-2 患者会出现 MTC。MTC 一般表现为多灶性，40% 的患者在诊断时已有临近颈部淋巴结转移，失去了完全治愈的机会。MTC 患者可以表现为颈部包块，或降钙素增高相关的症状，如腹泻、潮热。腹泻不是常见症状，除非降钙素非常高（常需要降钙素增高 10 倍以上）。遗憾的是，多数 MTC 患者在腹泻出现时，局部淋巴结转移已经存在，甚至已经发生远处转移。侵袭性肿瘤往往早期就会转移至骨骼、肺和（或）肝脏，这时肿瘤可能已经不再表达降钙素，而是表达 CGRP。值得庆幸的是，只有 5%～10% MTC 患者表现为侵袭性，大多数患者表现为惰性进展，可以带瘤存活许多年。不同于筛查发现的临床前 MTC，表现为颈部包块或高降钙素血症的患者，术后病灶残留或复发的比例更高。

正如前述，由于 *RET* 基因突变的特异性不同，家族性 MTC 病例可以有不同的临床表现。年轻起病的 MTC 侵袭性强，占家族性 MTC 家系的 5%。MEN-2B 有 50% 的患者为新发生殖细胞系 *RET* 突变，受累患儿的父母是没有任何临床线索的[40]。因此，早发现非常关键。婴幼儿常常因超高降钙素导致的腹泻或其他 MEN-2B 综合征症状而诊断[1]。受累患儿可以表现为马方综合征样体型、角膜神经增粗、肌肉骨骼肌异常及肠道结节样神经瘤样增生等[48]。有趣的是，某些 MEN-2A 患者也有角膜神经增粗。MEN-2B 患者的黏膜神经瘤可发生在舌部、口唇及眼睑，面部表现十分特殊。消化道症状比较普遍且具有较大差异。消化道神经瘤可以引起腹痛、腹胀，甚至假性肠梗阻。与 RET 酪氨酸激酶

区域基因突变的 MEN-2B 完全不同，胞膜外区域基因突变的儿童发生 Hirschsprung 病的比例与成人相似[1]。散发病例 RET 突变阳性率 20%，家族性 Hirschsprung 病患者 RET 突变阳性率 50%[49]。RET 突变携带者可同时伴有 Hirschsprung 病和 MEN-2，或其中之一。RET 突变既导致激活效应（MEN2），又导致灭活性效应（Hirschsprung 病）机制非常复杂，其机制研究也非常有趣[50]。

10% 的 MEN-2A 家系可有皮肤苔藓样淀粉样病变，且可早于 MTC 出现，皮肤病变部位位于背部肩胛间区，淀粉样沉积多是因瘙痒抓伤所致[3]。

（二）嗜铬细胞瘤

50% 的 MEN-2 患者发生嗜铬细胞瘤，低危基因突变携带者少见。嗜铬细胞瘤很少是首发表现，发病年龄低于 MTC（如 > 35 岁）时或与 MTC 同时发现。而在 MEN-2B，嗜铬细胞瘤可以在较小年龄出现[51]。对遗传性嗜铬细胞瘤及神经节细胞瘤的认识在近 10 年内逐年增加，有关知识在第 110 章介绍。MEN-2 中的嗜铬细胞瘤多为良性、常位于肾上腺区域、多灶性、发生于肾上腺髓质增生基础上。通常是一侧嗜铬细胞瘤切除 10 年内对侧也出现嗜铬细胞瘤[52]。虽然胞膜侵犯比较常见，但 MEN-2A 发生恶性嗜铬细胞瘤的情况比较罕见。嗜铬细胞瘤在 MEN-2A 和 MEN-2B 中的激素特征相似，肾上腺素分泌占优势，血浆及尿肾上腺素及间羟胺均升高。这种优势性激素分泌与瘤内某些酶受 RET 调控有关。而散发性及 von Hippel-Lindau 病（VHL）相关嗜铬细胞瘤则以去甲肾上腺素分泌及去甲间羟胺代谢产物占优势更为常见[53, 54]。

（三）甲状旁腺功能亢进症

甲状旁腺功能亢进症是一种常见症状，在 MEN-2A 患者中发生率为 20%，MEN-2B 患者不伴此病。MEN-2 患者的治疗较 MEN-1 简单。甲状旁腺功能亢进症多是单个腺瘤或增生，或两者兼之，很少在青少年发病，术后罕有复发。甲状旁腺功能亢进症常常在 MTC 手术时发现，其甲状旁腺与结节样增生相似。显然，即便这时患者无症状、血钙正常，对肿大的甲状旁腺也需要和甲状腺一起切除[55, 56, 57]。

七、MEN2 和 FMTC 筛查

对 MEN2 家族成员进行生化及基因筛查的目的是在 MTC 出现临床症状前发现 MTC 患者。因为一旦患者出现临床症状时，可能已经存在淋巴结转移了。早期发现嗜铬细胞瘤还可以显著降低儿茶酚胺所致高血压危象的发病风险。

（一）生化指标筛查

1. 甲状腺髓样癌 以往多采用五肽促胃液素（一种降钙素类似物）刺激试验对 MEN-2 家系成员是否有 CCH 和 MTC 情况进行生化实验室筛查。但基因突变筛查显著降低了五肽促胃液素刺激试验的必要性[58, 59]。

降钙素水平一般是男性（参考值 < 10pg/ml）高于女性（参考值 < 5pg/ml），儿童变异性则更大。不同实验室降钙素参考范围不同，化学发光免疫分析更为优越。临床医生对同一患者应尽可能在随访中采用同一个实验室进行降钙素测定。

在美国没有五肽促胃液素刺激试验，钙剂可以作为替代刺激物来进行降钙素刺激试验，但是现在已经很少进行类似试验了。虽然降钙素刺激试验已经罕见应用，但是对于具有 RET 阳性且血钙正常，又不愿接受甲状腺预防性全切的儿童，在刺激后降钙素水平显著升高的个体，有助于强调进行甲状腺全切的必要性，以便患者接受相应治疗。

2. 嗜铬细胞瘤 MEN-2 中有生化水平升高的嗜铬细胞瘤患者，每年进行血浆（而不是尿）儿茶酚胺及间羟胺测定是首选筛查方案。需要进行降钙素筛查的年龄与其家族中 RET 突变位置有关。对于 MEN-2B 个体及 RET 基因 634 或 630 号编码子突变的 MEN-2A 个体，应该在患儿 8 岁之前进行降钙素筛查。对于所有其他 RET 基因突变，均应该在 20 岁之前进行降钙素筛查。另外，对所有疑似 MTC 患者，如果是 RET 突变携带者，都需要在 MTC 术前进行嗜铬细胞瘤筛查，这对于 MTC 患者手术麻醉选择及妊娠患者来说至关重要。

3. 甲状旁腺功能亢进症 MTC 是否存在甲状旁腺功能亢进症的筛查比较简单，可以每年与降钙素一起测定其血清钙（白蛋白矫正后或离子钙）或血清甲状旁腺激素水平。

（二）基因突变筛查

RET 基因突变紧密聚集在一起，因此基因分析可以局限于某些特殊的外显子。而 *MEN1* 基因突变所在区域比较分散。一旦一个突变被发现，其家族成员可以据此进行筛查。有多种方法进行基因突变筛查，现今绝大多数实验室采用直接 PCR 扩增后测序。检测一般需采用两次不同的标本分别进行，以避免混杂干扰。对于已知 MEN-2 家系（已经证实存在 *RET* 突变）的成员，如果证实该成员不存在 *RET* 基因突变，则该成员发生 MTC 的危险性与普通人群就无大差异。对于疑似 MTC 患者应进行基因筛查，基因筛查必须详尽，包括所有 1、8、10、11、13、14、15 及 16 外显子序列 [2, 38]。

八、基因突变筛查结果对临床治疗的指导意义

（一）预防性甲状腺切除的时机

基因筛查技术的出现使预防性甲状腺切除术比传统认知时得以更早进行。

某些特异性 *RET* 基因编码子突变可能与患者 MTC 侵袭性相关。第七次 MEN 国际工作委员会于 1999 年制定了三级危险分层系统，美国甲状腺协会（ATA）则于 2009 年发表了四级危险分层系统（表 149-1 和表 149-2）[51]。D 级风险是风险最高组，包括所有 *MEN2B* 基因突变携带者。因为 *RET* 第 883 和 918 号编码子突变与侵袭性最强的 MTC 相关。有人报道这种突变携带者可以在 1 岁内出现肿瘤转移。因此，对此种基因突变携带者，最好在出生后 1 年内进行甲状腺预防性切除。*RET* 基因 634 号编码子突变携带者被划分为 C 级风险，发生 MTC 的风险高。有报道发现携带该基因突变的个体 2 岁内就可发生 MTC，但 5 岁前 *MEN2A* 及 *FMTC* 患病非常罕见。因此，建议携带者在 5 岁前进行预防性甲状腺切除。这个年龄进行预防性甲状腺切除并发症更低。其他位置的 *RET* 编码子突变携带者被划分为 B 级风险，预防性甲状腺切除应当在 5 岁前进行。A 级风险是发生 MTC 风险最低的个体，除非有更严格的指证，被划分为 A 级风险的个体可在 5 岁后进行甲状腺预防性切除（表 149-2）。值得注意的是，有报道发现一个 *RET* 基因 804 号编码子突变的 MTC 家系成员中，有 6 岁内就发生 MTC 转移的患者 [60]。因此，无论哪个位置的 *RET* 基因突变，如果基线降钙素水平升高，就应该马上进行预防性甲状腺切除。这时发现组织学上 MTC 的可能性明显高于 CCH，且容易出现淋巴结转移 [61]。图 149-2 描述了已知 *RET* 基因突变携带者最早发生 MTC 的年龄。早期进行预防性甲状腺切除可以避免对患儿进一步行刺激试验。

表 149-2　美国甲状腺协会（ATA）甲状腺髓样癌风险分级及预防性甲状腺切除术检查与治疗

ATA 分线分级	RET 检测年龄	首次需要检查超声年龄	首次检测降钙素年龄	实施预防性甲状腺切除年龄
D	ASAP，1 岁之内	ASAP，1 岁之内	如果还没做手术，6 个月之内	ASAP，1 岁之内
C	＜3—5 岁	＞3—5 岁	＞3—5 岁	5 岁之前
B	＜3—5 岁	＞3—5 岁	＞3—5 岁	考虑 5 岁之内手术，如果复合严格标准，则可以考虑 5 岁之后手术 *
A	＜3—5 岁	＞3—5 岁	＞3—5 岁	如果复合严格标准，5 岁之后任意时间手术 *

*. 每年一次空腹或刺激后血清降钙素正常，每年一次颈部超声正常，侵袭性弱的 MTC 家族史，更倾向于家族史患病趋势。ASAP. 尽快进行

引自 Kloos RT, Eng C, Evans DB, et al. Medullary throid cancer: management guidelines of the American thyroid Association. Thyroid 2009; 19: 565-612.

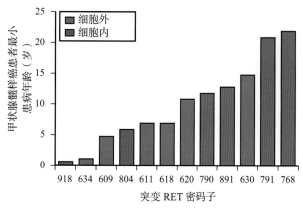

▲ 图 149-2　**RET 突变个体的 MTC 患者最小患病年龄**
引自 Cote GJ, Gagel RF: Lessons learned from the management of a rare genetic cancer. *N Engl J Med.* 2003;349:1566-1568.

（二）甲状腺切除策略及程度

虽然对于根据风险分级进行预防性甲状腺切除术已达共识，但是对于中央区淋巴结清扫的程度仍存在争议。对于 MEN-2B 患者，绝大多数人推荐进行甲状腺切除加中央区淋巴结清扫术。对于高危基因突变携带者需要进行常规甲状腺切除及中央区淋巴结清扫，但对于术前降钙素水平正常的低危基因突变者，可以考虑范围较小的甲状腺切除术及淋巴结清扫术。

九、体细胞基因突变的临床意义

（一）散发甲状腺髓样癌

散发 MTC 病例有 40% 存在体细胞 *RET* 基因突变。最常见的 *RET* 基因突变位置在 918 号编码子蛋氨酸被苏氨酸替代（M918T）。在不同研究系列中，该基因突变的患病率在 28%～86% 间波动[62]。这可能与不同研究区域或方法不同有关。散发病例中发现的其他 RET 编码子区域位于 15 号外显子的 883 及 11 号外显子的 634 号编码子[63]。虽然结果不一致，但是有研究提示体细胞 RET 基因的 918 号编码子突变携带者的预后更差，与远处转移及肿瘤复发的关系更密切[64, 65, 66]。随后的对 100 例散发性 MTC 病例 10 年随访研究的结果也印证了上述结论[63]。这项研究发现，存在体细胞 *RET* 基因突变的患者，诊断时淋巴结转移率更高、疾病持续状态更严

重且整体生存率更低。有研究发现部分散发性 MTC 患者体细胞还存在 *RAS* 原癌基因（主要是 *HRAS* 及 *KRAS*）突变，存在这些基因突变的患者基本上是 *RET* 基因突变阴性的患者，提示 *RAS* 基因突变可能是散发性 MTC 的致病机制[67, 68, 69]。

（二）遗传性甲状腺髓样癌

有研究发现遗传性 MTC 患者体细胞 *RET* 基因突变虽然少见，但的确存在（如 981 号编码子基因突变与位于 10 号及 11 号外显子 *RET* 基因突变相关）[70]。这些重要的发现提示 *RET* 基因 918 号编码子突变不能作为散发性 MTC 标志性突变点。有人发现 *RET* 基因 918 号编码子突变与生殖细胞 *RET* 基因 768 号编码子突变同时存在[71]。显微切片技术发现 MTC 部分区域存在体细胞 *RET* 基因突变，而其他部位则无此突变[72]。这种既有体细胞基因突变又有生殖细胞 *RET* 基因突变存在的情况提示，某些具有强侵袭性的 MTC 家系可能与"二次"打击机制有关。

十、生殖细胞系基因突变筛查

（一）散发性甲状腺髓样癌

目前建议所有新发的散发 MTC 患者均需进行生殖细胞系 *RET* 突变检查。虽未发现家族史，但约有 6% 的散发 MTC 的家族史被遗漏了[73]。一项对特征明显的散发性 MTC 患者的研究显示，7.3% 患者存在生殖细胞系 *RET* 基因突变。这些生殖细胞系 *RET* 基因突变多发生在非半胱氨酸编码子区域，常见于 *RET* 基因 804 号、891 号及 768 号编码子，当然在半胱氨酸编码子区域也发现了变异。由于这些被遗漏家族史的"散发"MTC 患者的后续随访没有发生内分泌肿瘤，其大部分家族成员最终被诊断为 FMTC[74]。值得注意的是，如果一个 MTC 患者存在 *RET* 基因突变，就有必要对其第一代家族成员进行基因突变筛查。

因为 97% 的 MEN-2 家系存在 *RET* 基因突变，基本上可以肯定一个生殖细胞系 *RET* 基因突变阴性的病例是散发 MTC。这种可能性是基于对 *RET* 基因的完整性筛查后得出的，必须包括 13 号、14 号及 15 号外显子。因为这些外显子编码子突变携带

者的发病年龄较晚、嗜铬细胞瘤患病率更低、家族史最容易被遗漏 [95]。

（二）散发性嗜铬细胞瘤

目前强烈建议对散发性单侧嗜铬细胞瘤患者，也需要常规进行与嗜铬细胞瘤及神经节细胞瘤综合征相关的生殖细胞系基因突变筛查。需要筛查的基因需要参考患者的临床表现、家族史、肿瘤部位及组织病理特点、患者儿茶酚胺分泌特点等。迄今已发现约 30% 的嗜铬细胞瘤是家族遗传的。有两种特征性致病基因聚集：一类是假性缺氧类聚（包括 VHL 及琥珀酸脱氢酶基因突变），另一类是激酶受体信号 / 蛋白翻译类聚（包括 RET、神经纤维瘤样变 -1、TMEM127 及 MAX 基因突变携带者） [96]。这些内容将在第 110 章介绍。

十一、甲状腺髓样癌自然病程及行为特征

遗传性与散发性甲状腺髓样癌比较

遗传性 MTC 的特征是起病年龄早、双侧及多灶性。散发性 MTC 则表现为可触及的甲状腺结节或超声发现的结节，诊断时淋巴结多有转移 [77]。遗传性和散发性的临近淋巴结转移均在早期就可出现，这时肿瘤直径可能仅有 1cm。

Raue 及同事评估了影响 MTC 预后的因素，单因素分析发现诊断时疾病分级、年龄、性别及疾病类型（散发性或遗传性）对疾病预后均有意义，年轻女性、有家族史、早期发现均是预后较好的因素 [78]。多因素分析发现遗传性和散发性对患者预后的差异消失了，但是诊断年龄和性别对预后的差异仍旧存在。校正后 5 年生存率为 86.7%、10 年生存率为 64.2%，这一数据和其他研究相似 [79, 80]。另一项研究发现仅疾病分期和诊断时存在甲状腺外侵袭对临床特征及寿命长短有影响。这项研究还发现诊断时年龄偏大与总体寿命缩短有关。但是，在矫正人群死亡率基线后，多因素分析发现这种影响不再存在了 [80]。Abraham 及同事发现散发性与遗传性病例相比，无病生存率及总体生存率相似，但遗传性 MTC 局部复发率明显低于散发性 MTC [81]。

一项回顾性分析探索了伴随嗜铬细胞瘤是否影响携带 634 号编码子突变的 MEN-2A 家族成员 MTC 的侵袭性。研究发现伴与不伴嗜铬细胞瘤的 MTC 患者，其 MTC 分期及预计寿命无差异 [52]。

十二、治疗

（一）甲状腺髓样癌治疗

1. 甲状腺髓样癌原发部位手术　完全切除肿瘤可能是治愈的唯一途径，肿瘤治疗的其他手段放疗或化疗作用不大。正如前述，在决定甲状腺手术之时，都要事先进行儿茶酚胺及间羟胺测定除外嗜铬细胞瘤的可能，以便决定麻醉方式。术前还应测定血清钙和甲状旁腺激素。近年来，已公布多个指南指导手术方式的选择，其中就有 2009 年 ATA 指南 [51]。总体而言，40%～50% 的 MTC 诊断时就存在淋巴结转移 [82]。MEN-2B 及散发 MTC 患者的甲状腺外侵袭的概率高于 MEN-2A [83]。颈部原发部位手术包括甲状腺全切及气管周围中央区淋巴结（Ⅳ区）、舌骨、胸骨上凹、颈内动脉周围淋巴结清扫。如果临床上或放射检查发现上纵隔与颈部两侧（Ⅱ区和Ⅴ区）淋巴结异常，这些部位的淋巴结也需要清扫。还有作者建议，如果发现临近中央区淋巴结有转移，最好进行颈部两侧淋巴结预防性清扫手术。对于已有局部广泛或远处转移的患者，可以考虑较为温和的颈部手术，目的是控制局部肿瘤生长，解除局部压迫，这样可尽可能避免手术对声带、吞咽及甲状旁腺功能的影响 [51]。

2. 甲状腺髓样癌复发定位　持续性降钙素及 CEA 升高是提示 MTC 残留或复发非常有用的指标。MTC 最常见的转移部位是肝脏、肺、骨骼及大脑。局部及胸腔扩散非常常见且发生较早。

确定复发部位十分困难，尤其是降钙素轻微升高时。通常即使降钙素或 CEA 升高了，也会面临难以发现转移灶在哪里的情况。不同的 MTC 肿瘤生物学行为各有不同。降钙素升高除了可以作为肿瘤复发的标志外，降钙素和 CEA 水平的倍增也是肿瘤侵袭性及生存率差的预后指标 [84-87]。对大多数患者，这些标志物水平的倍增时间还可以指导系列影像检查的频率和强度。Giraudet 及同事采用

实体肿瘤治疗效果评估标准（Response Evaluation Criteria in Solid Tumors，RECIST），评估了 55 位 MTC 患者降钙素和 CEA 倍增时间与疾病进展情况的相关性。作者发现，2 个指标的倍增时间与 80% 患者相关，94% 疾病恶化的患者倍增时间 < 24 个月，86% 病情稳定的患者倍增时间 > 24 个月[86]。随后 Meijer 及其同事对 10 项回顾性研究进行的 Meta 分析证实，降钙素和 CEA 倍增时间对判断临床复发及生存的价值显著。与降钙素倍增时间 < 24 个月相比，< 12 个月的复发风险显著增高（HR 5.33）。这项研究还发现降钙素倍增时间 < 1 年的患者 5 年和 10 年生存率分别是 36% 和 18%，而倍增时间 > 1 年者的相应生存率分别为 98% 和 97%，CEA 倍增时间 < 1 年者的 5 年和 10 年生存率分别是 43% 和 21%，而 > 1 年者的相应生存率在两个时间点均是 100%[87]。值得注意的是，降钙素和 CEA 短时间内波动很大。因此，有必要慎重评估其变化趋势[88]。

3. 选择性静脉插管采血检查 早年通常认为选择性静脉插管对判断 MTC 残留或早期远处转移是一项敏感的指标[89]。但是，由于更新的影像技术出现，选择性静脉插管采血术用得越来越少。

4. 超声/CT/MRI 目前仍有许多报道探索影像学技术在持续性降钙素升高患者中的应用，提示当前技术的不足。由于缺乏病理学作为金指标参考评估，现有的研究报道存在局限性。当前也缺乏对核素成像技术应用的系统学评估。一项研究评估了 55 名持续性降钙素升高的 MTC 患者，结合 18 氟 2 脱氧 D 葡萄糖（^{18}F-FDG）扫描，比较超声、螺旋 CT 及 MRI 技术对肝脏及全身的检查[90]。研究发现，颈部超声是发现淋巴结转移最灵敏的方法，肝脏 MRI 检查是发现肝脏转移最灵敏的方法，骨扫描配合 MRI 对发现骨骼转移有帮助，尤其是对外周骨转移更有用。

5. 核素成像 多种不同的核素成像技术利用内分泌肿瘤表达的特异性激素受体或转运蛋白进行肿瘤定位。遗憾的是，没有一个方法有足够的敏感性和特异性可用于确诊。以往曾使用的核素对比剂有 ^{201}Tl- 氯、^{131}I- 间 - 碘化苯胍乙啶（MIBG）、^{99m}Tc-5 价 - 双巯基琥珀酸（DMSA）、^{13}I 抗 -CEA 或抗 - 降钙素抗体或片段、标记的生长抑素受体及 ^{99m}Tc 甲氧基异丁基异腈（MIBI）[91]。

近年来，越来越多的研究者在探索 PET 应用，尤其利用 ^{18}F-FDG 和 18- 氟乙羟苯丙胺（^{18}F-DOPA）作为示踪剂。18-FDG 作为示踪剂的 PET 检查技术已广泛用于肿瘤定位，与 CT 成像结合可提高其准确性。早期将 ^{18}F-FDG 作为示踪剂用于 MTC 成像，令人失望的是其敏感性低[90, 92, 93]，但对于降钙素倍增时间短且具侵袭性的 MTC 患者，小样本研究显示 ^{18}F-FDG 示踪的 PET 对发现转移病灶更为有用[94]。一项对 29 位 MTC 患者的回顾性研究发现，PET 检查阳性的患者（n=14）降钙素倍增时间比 ^{18}F-FDG-PET 阴性的患者（n=15）更短，11 例 PET 检查阳性且有临床资料的患者中 10 例患者或因转移死亡或肿瘤出现恶化，而 12 例 PET 检查阴性的且有临床资料的患者中 11 例仍处于临床缓解状态[95]。另外一项新近小样本研究发现对于 CEA 倍增时间较短的患者，^{18}F-FDG-PET 也是有用的[96]。

^{18}F-DOPA 是可以发射中子的多巴胺类似物，对于显示交感神经系统肿瘤（如嗜铬细胞瘤）尤为理想。这种示踪剂对 MTC 诊断能力可能比 ^{18}F-FDG 更为有效。一项对 8 个研究进行的 Meta 分析发现，总体患者发现率及病灶发现率分别为 66% 和 71%，而对于降钙素 ≥ 1000ng/L 或倍增时间 ≤ 24 个月的 MTC 患者，病灶发现率为 86%[97]。现在的问题是 ^{18}F-DOPA 和 ^{18}F-FGD 两种示踪剂的 PET-CT 是否具有互补性[93]。一项对 47 名复发性患者的回顾性分析发现，^{18}F-FDG PET 阳性与疾病进展及生存率降低相关，而采用 ^{18}F-DOPA 的 PET 检查发现病灶的敏感性更高，与降钙素及 CEA 提示的肿瘤负荷状态一致[98]。

^{68}Ga（轧）-DOTATATE 是一种放射标记的生长抑素类似物，作为内分泌肿瘤显影示踪剂的应用更加广泛，但对其在 MTC 诊断中的价值研究不多。一项小样本回顾性的研究比较了分别采用 ^{68}Ga-DOTATE 和 ^{18}F-FDG 进行 PET-CT 检查的 18 名复发性 MTC 患者，两者敏感性相似，分别为 72.2% 和 77.8%，但采用 ^{18}F-FDG 发现了更多的病灶，尤其是肝转移患者[99]。另外一项回顾性分析显示 18 名患有 MTC 且降钙素水平升高的患者，以 ^{18}F-DOPA 示踪剂为参比，研究采用 ^{18}F-FDG 及两种不同 ^{68}Ga- 生长抑素类似物 -DOTANOC（14 名患者）及 DOATOC（4 名患者）作为示踪剂的

价值。结果显示，^{18}F–DOPA 的敏感性为 72.2%，^{18}F–FDG 的敏感性为 16.7%，^{68}Ga 生长抑素的阳性率为 33.3%，后两者的敏感性无差异。在所有 5 例不同示踪剂 PET–CT 均阴性患者的降钙素倍增时间均 > 24 个月[100]。今后对于核素成像在进展性 MTC 诊断中的价值仍需做更多前瞻性研究。

（二）顽固性甲状腺髓样癌治疗

1. 局部病变治疗　再次手术：许多 MTC 患者在初次手术后持续性降钙素水平升高。术前降钙素水平更高、手术时发现已有结节样转移的 MTC 患者，其术后降钙素水平恢复正常的机会更低[101]。由于缺乏对术后微小转移的特异性灵敏检测技术，外科医生经常会遇到的情况是，在没有明确定位时是否需要再次手术以及手术范围如何确定。新进的 ATA 指南[51] 推荐，在没有确切解剖定位时，对患者应当随诊观察，而非再次手术。这种术后降钙素持续升高多是由于手术没有进行中央IV区淋巴结清扫的结果，而是否需要常规进行中央区淋巴结清扫目前仍存在争议。指南推荐，如果影像检查或活检发现局部存在病变且无或几乎不存在远处转移，这时应当进行整个受累区域淋巴结清扫，而非仅仅切除异常淋巴结。目前对是否需要进行纵隔探查存在争议，因为这种探查可能会出现更多并发症，实现根治的机会也不大。通常一旦存在远处转移，原发部位治疗的目的仅限于解除疼痛及机械压迫（累及脊髓、气道或食管）情况或缓解腹泻，这通过切除肿瘤缩小肿瘤体积可能会有所帮助[51]。

2. 放射治疗　目前没有发现外部放射治疗可延长持续性甲状腺髓样癌患者的生存。Brierley 及同事针对 73 名患者进行了一项回顾性的研究，该研究没有发现采用和不采用外部放射在预防局部或局限性肿瘤复发方面的差异[102]。而且令人担心的是放射治疗可能导致组织损伤，导致后续手术并发症风险增加。放射治疗的确对局部病变及减轻疼痛有一定作用[103]。如果的确不能再次手术，为降低肿瘤所致压迫或对重要器官（如气管、食管或颈动脉）侵袭的风险，放射治疗对缩小肿瘤体积还是有一定作用的[104]。

3. 全身治疗

（1）生长抑素类似物：不同剂型的奥曲肽及兰瑞肽治疗对复发性 MTC 患者的降钙素及 CEA 水平无影响。这些类似物对晚期 MTC 患者肿瘤体积的作用也不大[105]。但这些制剂对控制症状性腹泻、颜面潮红、体重减轻或骨痛有一定效果[106]。奥曲肽已经用于临床，可以部分缓解患者症状。新型多受体靶向生长抑素类似物帕瑞肽，目前正在 MTC 中进行临床试验。有趣的是，血清素–3 受体激动剂昂丹司琼，在最近的一项对 6 名转移性小肠神经内分泌肿瘤患者的非随机观察中发现可以缓解腹泻症状，这个制剂是否对 MTC 相关的腹泻是否也有效仍旧需要进一步探索[107]。

（2）多激酶抑制药：近 10 年来，我们对受体酪氨酸激酶（包括本章中已经介绍的 RET 原癌基因在 MTC 的作用）在多种人恶性肿瘤发生中作用的了解逐渐增加。这种细胞表面跨膜蛋白，可以被诸如激素、生长因子，或某些疾病及基因突变激活，通过细胞内信号传导途径，调节细胞（包括增殖、迁移及侵袭等）功能。抑制肿瘤细胞的这些路径是当前靶向治疗的基础。第一个证明临床效果的酪氨酸激酶抑制药是伊马替尼（imatinib）。伊马替尼是针对慢性粒细胞白血病的 BCL–ABL 融合蛋白结构性激活而设计的。该药物的临床效果非常显著，提示靶向抑制酪氨酸激酶在恶性肿瘤治疗中的价值，现已有数个小分子抑制药正在进行不同肿瘤的临床试验。现今此类药物绝大多数缺乏针对某一个激酶的特异性，因此仍需定义为多激酶抑制物。MTC 肿瘤细胞激活性 RET 酪氨酸激酶结构性表达是一个非常吸引人的靶点。现今在进行 II 期临床试验的多激酶抑制药见表 149–3，并将在后续章节介绍。这些药物对血管内皮细胞生长因子受体（VEGFR）也有抑制作用，因而有潜在抑制肿瘤新生血管的作用。

尽管伊马替尼对白血病及胃肠实体瘤有效，但是在治疗 MTC 中令人失望[108, 109]。阿昔替尼是选择性 VEGFR1、2、3 受体抑制药，但对 RET 无作用。这个药物目前正在进行晚期甲状腺癌患者（包括 11 个 MTC 患者）的 II 期临床试验。这项小样本临床试验发现该药有一定作用，其中 2 个患者部分有效，3 个患者病情稳定[110]。Motenib 靶向抑制 VEGFR 1、2、3 受体、血小板生长因子受体（PDGFR）及 c–KIT（一种干细胞因子受体），同时体外试验还发现其对于野生型 RET 也有抑制作用。一项针对 91

名局部晚期或转移性 MTC 患者的为期 24 个月的试验发现，2% 部分有效，48% 处于稳定状态[111]。凡德他尼（vandetanib）是一种 RET、VEGFR 和表皮生长因子受体（EGFR）信号途径抑制药。针对该药有 2 项 II 期临床试验完成，分别给予晚期遗传性 MTC 患者 300mg/d（n=30）[112] 及 100mg/d（n=19）[113]，分别有 73% 和 68% 的患者实现了疾病控制。一项针对患晚期遗传性或散发性 MTC 的试验结果将在后面介绍[114]。舒尼替尼（sunitinib）是一种多激酶抑制药，靶向抑制 VEGFR 1、2、3，PDGRR，c-KIT，FLT3（Fms- 相关酪氨酸激酶）及 RET。一项 II 期临床试验观察了该药对放射碘抵抗性分化型甲状腺癌及转移性 MTC 患者的作用。MTC 队列包含 7 名患者，其中 6 例可以进行临床效果评估，3 例获得了 RECIST 部分效果[115]。索拉非尼（sorfenib）是一种靶向 VEGFR 2、3、RAF 激酶 C-RAF 及 B-RAF、PDGFR、c-CIT、FLT3 及 RET 的口服多激酶抑制药。II 临床试验发现，16 名晚期散发性 MTC 患者，1 名获得部分有效，14 名病情稳定，1 名不能进行 RECIST 评估，病情进一步恶化。事后分析发现，入组前处于进展状态的 10 名患者，1 例取得部分效果，4 例 15 个月内

稳定[116]。后续针对晚期甲状腺癌患者（不分组织学类型）的观察发现，MTC 患者 12 个月部分有效率为 25%[117]。卡博替尼是一种 MET（肝细胞生长因子受体，MET 是一种激酶受体，与肿瘤侵袭性、转移及血管新生有关[118]）、VEGFR 2、RET 激酶口服抑制药。在针对实体恶性肿瘤的 I 期试验中发现，对 MTC 患者有效，37 名 MTC 患者有 29% 得到部分效果，41% 患者病情在至少 6 个月内稳定[119]。后续的 III 临床试验结果将在后面介绍[120]。

现有 2 项关于多激酶抑制药用于 MTC 治疗的试验报告，为此，凡德他尼及卡博替尼获得 FDA 批准用于成人进展性转移性 MTC 患者的治疗。凡德他尼的临床试验纳入了 331 位散发性或遗传性晚期 MTC 患者，与安慰剂相比，凡德他尼可以显著延长患者无进展生存（PFS）（HR=0.46，95% CI：0.31~0.69，P < 0.001），估计中位 PFS 凡德他尼组为 30.5 个月，安慰剂组为 19.3 个月[114]。

卡博替尼试验纳入了 330 位进展性、局部晚期或转移性 MTC，卡博替尼组中位 PFS 位 11.2 个月，安慰剂组 4.0 个月，HR=0.28，95% CI：0.19~0.40，P < 0.001[120]。

值得关注的是，肿瘤基因型可能会影响个体

表 149-3　激酶抑制药治疗甲状腺髓样癌 I、II 期临床试验报告

药　物	试验期	n	部分效果 (%)	≥24 个月病情稳定 (%)*	参考文献
伊马替尼	II	15	0	0	[109]
伊马替尼	II	9	0	0	[108]
阿昔替尼	II	11	18	27	[110]
莫特噻尼	II	91	2	48	[111]
凡德他尼 300mg	II	30	20	53	[112]
凡德他尼 100mg	II	19	16	53	[113]
舒尼替尼	II	7	50	NA	[115]
索拉非尼	II	16	6	50	[116]
索拉非尼	II	15	25	NA	[117]
卡博替尼	I	37	29	41	[119]
索拉非尼 + 替吡法尼	I	13	38	31	[123]

*. 根据 RECIST 评估；NA. 没有报道
引自 Gild ML, Bullock M, Robinson BG, Clifton-Bligh R. Multikinase inhibitors: a new option for the treatment of thyroid cancer. Nat Rev Endocrinol 2011;7:617-624.

对药物的反应。体外试验提示 RET 基因 804 号密码子突变对凡德他尼抵抗[121]。在凡德他尼试验的散发性 MTC 患者的亚组分析中发现，携带预后差相关的 M918T 突变 MTC 患者对凡德他尼反应率更高[114]。新进对卡博替尼的临床试验数据分析发现，与野生型 RET 基因携带者相比，任何携带 RET 基因突变的患者服药后的中位 PFS 较长（25 周 vs. 60 周，$P=0.001$）。另外还发现，使用卡博替尼后携带 M918T 突变的患者比携带其他任何 RET 其他位置突变的患者的中位 PFS 长（61 周 vs. 36 周，$P=0.009$）；研究中少量携带 RAS 基因突变的患者对卡博替尼治疗反应与 RET 基因突变携带者的治疗反应相似[122]。

这些药物的不良反应也是明显的，常见的有腹泻、血压升高、乏力及皮疹，这些不良反应需要密切监视，甚至需要减少剂量，偶尔需要停药[20]。凡德他尼还可导致 QT 间期延长，需要减少剂量。卡博替尼可以导致掌心 - 脚心红斑、黏膜炎、肝酶升高及脂酶异常。

此外，MTC 患者对多激酶抑制药单药治疗的最佳疗效也就是中等效应，患者仅表现为部分效应，最终还是会出现疾病进展。今后的治疗药物设计方向应该是研制针对 RET 基因突变更为特异的药物，研制针对多个靶点具有协同作用的不同药物[123]。替匹法尼（tipifarnib）是一种法尼基转移酶抑制药，可以灭活 RAS 及其他法尼基化的蛋白。新进 1 项针对晚期甲状腺癌患者的 I 期试验探索了索拉非尼（sorafenib）和替匹法尼联合应用的作用。其中纳入了 13 个 MTC 患者，38% 的患者获得部分效果（增加 9~34 个月），31% 的患者病情至少在 6 个月内稳定[124]。还有证据表明，MTC 组织的 mTOR（人雷帕霉素靶点）途径也是激活的[125, 126]，体外试验发现 RET 和 mTOR 激酶双抑制药可以抑制 MTC 细胞的增长[127]。依维莫司是一种 mTOR 抑制药，在体外对 MTC 细胞具有抗增殖作用[128, 129]。临床上也有个案报道显示这种双抑制药可以单药使用[130]，也可与生长抑素类似物奥曲肽联合使用[129]。临床试验还在进行中，随着我们对分子肿瘤学认识的不断深入，针对 MTC 设计的靶向生物学治疗药物研究仍旧是主要研究方向。

4. 核素治疗　针对 MTC，没有证据证明放射碘（^{131}I）治疗有效[131, 132]。事实上，甲状腺髓样癌来源于甲状腺滤泡旁 C 细胞，C 细胞对碘无浓集能力。至于 ^{131}I-MIBG 对 MTC 是否有效，现经验有限。新进一项针对 ^{131}I-MIBG 治疗 13 例转移性 MTC 患者的系列性回顾分析发现，4 例部分有效、4 例病情稳定[133]。目前对于 ^{131}I-MIBG 对 MTC 的治疗作用尚缺乏随机性、前瞻性研究。核素治疗的另一方法是，制备核素标记的靶向单克隆抗体，对肿瘤进行靶向放射治疗。新进一项 II 期临床试验，采用了针对 CEA 设计的两部分放射治疗。结果显示，虽然这种核素治疗对血液系统有毒性，但可以快速稳定进展性转移性 MTC 患者的病情并延长患者生存[134]。还有研究团队采用 ^{90}Y 标记的生长抑素类似物进行靶向核素治疗，短期有一定效果[135]。对于 ^{68}Ga-DOTATATE 结合活跃的肿瘤组织，利用 Lutate 与肿瘤的结合活性进行核素治疗可能有一定价值，但该研究只是预试验研究。

5. 化学疗法　常规细胞毒性化疗对持续性 MTC 效果有限，不能作为一线疗法。治疗 MTC 方面，多柔比星是最常用的单药制剂，也是对 MTC 治疗反应最好的。达卡巴嗪（dacarbazine）是最常用的联合治疗药物。Petursson 报道了 1 例转移性 MTC 使用达卡巴嗪联合氟尿嘧啶实现了完全缓解的病例[136]，还有人尝试环磷酰胺 - 长春新碱 - 达卡巴嗪联合化疗治疗晚期 MTC 患者[137]。小样本试验尝试了选择性动脉化学栓塞治疗 MTC 肝转移，实现了肿瘤部分反应，症状减轻[138, 139]。

（三）嗜铬细胞瘤治疗

尽早发现嗜铬细胞瘤的存在，对于减少嗜铬细胞瘤相关疾病、降低伴随妊娠或中断手术风险非常重要。患者一旦确诊嗜铬细胞瘤，需要 α 受体拮抗药及 β 受体拮抗药治疗，详细讨论见第 110 章。当代成像技术（如高分辨率 CT 及 MRI）可以发现比以往体积更小的肿瘤，肿瘤手术也实现了很大进步。对于已确诊嗜铬细胞瘤的 MTC 患者[51]，在甲状腺全切术之前必须先行嗜铬细胞瘤切除术。肾上腺切除术的最佳选择是经侧方腹膜后腹腔镜肾上腺切除术[140, 141]。巨大嗜铬细胞瘤可能需要侧腹或前路术式。MEN-2 家系成员偶尔也会伴双侧恶性嗜铬细胞瘤，这时应该考虑预防性双侧切除。由于皮质醇替代治疗的依从性往往不佳，保留肾上腺皮质嗜铬细胞瘤切除术，尤其是对于需要双侧切除者，可能具有一定的临床价值，但保留皮质手术的嗜铬细胞瘤复发率较高，而且尚缺乏长时间观察[142, 143, 144]。

（四）甲状旁腺功能亢进症治疗

散发性或遗传性 MTC 患者的甲状旁腺功能亢进症与 MEN-1 情况不同，对甲状旁腺功能亢进症的手术相对保守。一般不建议进行全甲状旁腺切除，少见术后复发，但甲状旁腺切除术宜选择颈部皮肤开放探查手术，不建议采用小创伤手术[56, 57]。手术仅切除肿大的甲状旁腺，初次手术时建议同时就进行前臂甲状旁腺移植。MTC 手术后有可能会复发，需要再次手术，可能会导致错误切除甲状旁腺，或造成甲状旁腺缺血性损伤[51]，甚至在初次 MTC 甲状腺切除过程中就会导致正常甲状旁腺误切或术后缺血。在 MEN-2B 或 FMTC 患者甲状腺手术时，由于这两种情况伴发甲状旁腺功能亢进症的风险比较低，宜将"正常"甲状旁腺移植到颈部的胸锁乳突肌内。RET 基因 634 密码子突变或具有明显甲状旁腺功能亢进症家族史的 MTC 患者，术后断流的甲状旁腺应当移植到前臂[51]。

十三、结论

虽然 MTC 不常见，但针对晚期患者现有的治疗措施差强人意，因此需要投入大量精力进行科学研究。当前外科手术是 MTC 主要的治疗手段，且手术成功率与是否早期诊断有关。RET 基因突变筛查的开展革新了家族性 MTC 及 MEN-2 治疗，基因突变筛查可以使 MTC 或 MEN-2 得以早期诊断，提供是否需要预防性甲状腺全切的参考信息。更为常见的散发性甲状腺髓样癌患者对于临床医生仍颇具挑战。新的药物治疗正从设计走进 Ⅱ、Ⅲ 期临床试验，有可能改善 MTC 患者的预后和生活质量。

第 150 章　神经内分泌肿瘤综合征
Neuroendocrine Tumor Syndromes

Run Yu　著

赵　琳　苏本利　译

> **要　点**
> - 神经内分泌肿瘤（NET）是一组病因及自然病程相似的不同类型的肿瘤。
> - 诊断 NET 需要结合临床表现、生化检验、影像学及组织学证据。
> - 治疗原则清晰，且可以用于所有 NET 肿瘤。
> - 不同 NET 的诊断和治疗既适用一般原则，也需要考虑不同肿瘤的特征进行设定。

本章将分两部分进行，首先介绍神经内分泌肿瘤共同的诊断及治疗原则。第二部分将分别介绍胰腺及十二指肠内分泌肿瘤的特点，重点介绍诊断特点及不同的治疗选择。

神经内分泌肿瘤（NET）是来源于神经内分泌细胞的肿瘤[1, 2]。神经内分泌细胞形态学和功能学方面的特点是：①可以产生神经多肽和激素；②电子显微镜下可以看到大而密的细胞内分泌颗粒；③缺乏神经结构[3, 4]。神经内分泌细胞在体内分泌广泛，分布最多的组织是消化道、胰腺及肺。通过精密的激素分泌调节，神经内分泌细胞在多种生理过程中起关键作用，如营养物吸收、代谢、电解质平衡及心血管功能。某些神经内分泌细胞的功能至今不明。从胚胎发育学上讲，某些神经内分泌细胞直接来源于神经脊，但是绝大多数神经内分泌细胞是从局部上皮细胞分化而来的[5]，如毫无争议的胰腺神经内分泌细胞来源于原肠基上皮细胞[6]。

NET 很可能来源于神经内分泌细胞，是一组多种类型的肿瘤，这些不同类型的肿瘤有共同的组织学特征，如细胞形态均一、形似小梁或网状结构、细胞核染色多彩（"黑白混杂"）、免疫化学 NET 标记染色阳性等[1, 7]。虽然 NET 名义上合成及分泌激素，但其分泌的激素或从浓度上太少或无活性，不足以引起激素高分泌综合征[1, 2]。如果一种 NET 与某一综合征相关，则定义为有功能性的，否则定义为无功能性的。将某一 NET 定义为有功能性或无功能性是具有临床意义的，方便描述肿瘤行为、决定诊断和治疗措施。但也应当明白，有功能和无功能的 NET 在生物学方面并无本质上的不同，两者之间可以互相转换[2, 8]。多种器官可以发生 NET，但是"经典的"NET（如习惯上由 NET 专家治疗的肿瘤）最常见于小肠、胰腺和肺（表 150-1）。

一、流行病学

NET 一般是少见病。所有 NET 总体患病率约每年 2 人 /10 万[9]。与无遗传风险的个体相比，具有 NET 遗传风险的个体终生 NET 患病风险还是非常高的（表 150-2）。由于 NET 诊断延迟及预后的改善，NET 的实际患病率可能更高。

二、病因学

对于绝大多数 NET 患者，迄今为止还没有已

表 150-1　神经内分泌肿瘤（NET）通常由 NET 专家治疗

器　官	神经内分泌细胞	NET（通用名）
食管	未特别明确	食管 NET
胃	肠嗜铬细胞瘤样细胞	1、2 型胃类癌
胃	未特别明确	3 型胃类癌
十二指肠	D 细胞	生长抑素瘤
十二指肠	G 细胞	胃泌素瘤
空回肠	肠嗜铬细胞瘤细胞	小肠（中肠）类癌
阑尾	未特别明确	阑尾类癌
结肠	未特别明确	结肠 NET
直肠	未特别明确	直肠类癌
胰腺	未特别明确	无功能性胰腺 NET
胰腺	β 细胞	胰岛素瘤
胰腺	G 细胞	胃泌素瘤
胰腺	VIP 细胞	VIP 瘤
胰腺	α 细胞	胰高血糖素瘤
胰腺	D 细胞	生长抑素瘤
肺	未特别明确	肺 NETs
肾上腺	肾上腺髓质细胞	嗜铬细胞瘤
肾上腺	肾上腺皮质细胞	肾上腺皮质腺癌
甲状腺	C 细胞	甲状腺髓样癌
甲状旁腺	主细胞	甲状旁腺腺瘤
胸腺	未特别明确	胸腺 NET
卵巢	未特别明确	卵巢类癌
睾丸	未特别明确	睾丸 NET
前列腺	未特别明确	前列腺 NET
肾脏	未特别明确	肾脏类癌
乳腺	未特别明确	乳腺 NET
皮肤	Merkel 细胞	Merkel 细胞癌

表 150-2　累及胰腺及十二指肠的 NET 综合征

综合征	NET	突变类型，基因	遗传方式
MEN-1	甲状旁腺腺瘤、胰腺 NET、垂体腺瘤	灭活性，MEN-1（编码 menin）	常染色体显性
VHL 病	胰腺 NET、嗜铬细胞瘤	灭活性，VHL（编码 VHL）	常染色体显性
1 型神经纤维瘤样病	胰腺 NET、嗜铬细胞瘤、生长抑素瘤	灭活性，NF1（编码 NF1）	常染色体显性
结节性硬化病	胰腺 NET	灭活性，TSC1（编码错构瘤蛋白）	常染色体显性
Mahvash 病	胰腺 NET	灭活性，GCGR（编码胰高血糖素受体）	常染色体隐性
神经节瘤、生长抑素瘤、红血球增多症	神经节瘤、生长抑素瘤	激活性，HIF2A（编码 HIF2α）	体细胞

知相关的环境或行为因素[9]。患者性别、种族、社会经济因素及地理差异并不影响 NET 发展。遗传性 NET 的神经内分泌细胞的增生和分化是由于遗传性基因突变所致（表 150-2）[10-14]。如杂合遗传性 MEN-1 肿瘤抑制因子基因的灭活性突变可以导致甲状旁腺腺瘤、胰腺 NET 及垂体瘤（1 型多发性内分泌肿瘤，MEN-1）[10]。新近的研究显示，缺氧调节性转录因子基因 HIF2A 体细胞突变可以导致神经节细胞瘤和生长抑素瘤[15]。多数偶发 NET 的原因尚不清楚，推测是肿瘤抑制基因的自发体细胞丢失或癌基因的激活导致 NET 形成[2]。通常正常内分泌细胞的增生，在某些情况下因获得性或遗传性因素可以导致 NET[1, 2]。如果胰高血糖素基因存在遗传性纯合性灭活性突变，可以导致 α 细胞增生，继而导致胰腺 NET[14, 16, 17]。神经内分泌细胞的增生可能为易患 NET 肿瘤的突变提供了土壤。Merkel 细胞癌是一种罕见的皮肤 NET，与多瘤病毒相关[18]。这可能是 NET 与已知环境因素相关的唯一例子。

三、发病机制

即使少数 NET 病例的病因已知，但其发病机

制仍旧未明 [1, 2]。未知病因的 NET 发病机制更加不清楚。数个较老的研究探索了散发胰腺 NET 的发病机制，研究发现某些患者存在 1、3p、6q、11q、17p 或 22q 染色体缺失，而某些患者则存在 4 或 9q 染色体增加 [19-23]。这些患者的肿瘤抑制因子 pRB 和 P53，以及周期素依赖性激酶抑制药（CKI）p16INK4a 一般正常，但是某些侵袭性肿瘤患者 p53 异常比较常见 [24-29]。原癌基因 ccnd1（周期素 D_1）上调，而一般 ras- 家族原癌基因未受累及 [24, 26]。针对神经内分泌肿瘤进行的二代测序发现胰腺 NET 患者存在体细胞基因突变 [30]。在对散发性胰腺 NET 进行的外显子测序发现，半数以上的胰腺 NET 患者存在 MEN1 的体细胞基因突变，几乎另 50% 患者存在 DAXX（死亡域相关蛋白）及 ATRX（X 联锁的 α 地中海 / 痴呆综合征）基因突变，这两个基因编码一种转录 / 染色质重构复合体的亚型，1/7 的患者存在 mTOR（哺乳类雷帕霉素靶点）途径基因突变 [30]。

虽然神经内分泌细胞增生可导致 NET，但目前尚不清楚所有 NET 均来源于癌前病变 [31, 32]。至少在 MEN-1、von Hippel-Lindau 病（VHL）及 Mahvash 病（表 150-2）患者中，弥漫性胰腺神经内分泌细胞增生、异型增生及微腺瘤同时存在 [17, 33, 34]。MEN1 患者及杂合性 MEN1 基因突变小鼠的胰腺神经内分泌增生的细胞系是多克隆性且 MEN1 基因正常，这提示 MEN1 单个基因拷贝突变可导致神经内分泌细胞过度增生 [33, 35-37]。即便在非常小的腺瘤，MEN1 位点杂合基因缺失（LOH）的发现也提示小微腺瘤是真正肿瘤，这与肿瘤发病学中的 Knudson 二重打击机制非常相似 [35, 36]。有趣的是，小微腺瘤存在不同 LOH 类型，提示微腺瘤不是起源于增生的神经内分泌细胞 [36-39]。因为只有少数微腺瘤最终发展成具有临床意义的腺瘤。因此，肿瘤发生可能还需要更进一步的基因突变。现还不清楚是否相似的病变前驱疾病导致了散发性 NET。从另一个角度出发，有 10% 的成人胰腺尸检发现存在神经内分泌细胞增生、异常增生及微腺瘤 [40]。现无证据表明该发现是否为单克隆。尽管绝大多数病变无临床意义，但这种增生可能会导致散发性 NET，这是因为所有的临床 NET 都需要经历微腺瘤逐渐增大的过程 [39]。因此，至少部分不明原因的 NET 可能来源于前体病变。

四、病理分类

有许多临床实用的针对 NET 的分化（differentiation）、分度（grading）、分级（staging）系统 [41-43]。许多学术组织还有针对特殊器官的病理分类 [44-46]。但是没有通用的病理分类可直接适用于所有器官的 NET [7]。分化是形态学特征，指 NET 组织学上与非肿瘤组织类似程度。分度是指组织化学染色中细胞增生标志物（Ki-67 及分裂指数）阳性情况，代表肿瘤内在的侵袭性。分级是指影像学、活检及内镜治疗需求程度，代表 NET 自然病程中的进展度。NET 的这三种病理学特点内在相关，如分化好的 NET 一般在分度方面为较低或中度，分化较差的 NET 分度较高。某些 NET 存在分化和分度不一致，但是分度在描述 NET 生物学特征方面比分化更有临床意义。分级与分化或分度没有直接相关性，但分化较差、分度较高的 NET 更倾向于更晚期状态。

有人建议将消化道及胰腺 NET 病理分类为 [7, 41]：①分化好的神经内分泌肿瘤（低度，如常见胰岛素瘤）；②分化良好的内分泌腺癌（中度，如胃泌素瘤及胰高血糖素瘤）；③分化差的内分泌腺癌（高度，如胰腺小细胞癌）；④混合型内分泌 - 外分泌肿瘤（如胰腺混合性腺泡内分泌腺癌）；⑤神经内分泌细胞增生和癌前病变（如胰高血糖素细胞腺瘤病）。分化差且分度高与 NET 预后差有关。内分泌或外分泌组织分化越差，混合性内分泌 - 外分泌肿瘤预后越差。神经内分泌细胞增生及癌前病变常常提示一种亚临床状态，但是偶尔可引起激素高分泌综合征 [17, 47]。一种简单的分级系统将 NET 分成两级，即原位和转移。这种分级非常有临床意义，反映了 NET 的预后信息 [48]，更为复杂的分级系统 [如 TNM 分级（原位、淋巴结及转移）] 是更为细致的肿瘤分级，但是其临床价值待定 [42]。这种复杂分类系统没有包含病理分类 [7]。临床实践中最重要的是病理分类和分级，目前只有病理分类是用于描述 NET 行为和预后的主要分类。

五、病理生理学及自然病程

理解 NET 的病理生理学对于阐明 NET 的自然病程及制定治疗措施非常重要。NET 的致病性及致死性来源于两个方面的机制。首先，NET 分泌的过多激素可导致特征性临床综合征，表现为激素分泌过多和分泌紊乱不受调节（表 150-3）[1, 2]。如生理学上，胰岛素刺激组织摄取葡萄糖，但是胰岛素瘤分泌过多的胰岛素可以引起低血糖。其次，NET 可以引起占位效应。如胰腺头部无功能性肿瘤可因压迫胰头而导致黄疸。再次，NET 在肝脏及其他器官的转移会导致功能异常。大多数 NET 患者死亡是由于肿瘤广泛转移引起的肝衰竭所致[49]。

由于无功能性 NET 不分泌过多的激素，病情进展较隐袭，患者就诊时肿瘤往往已经非常巨大，功能性肿瘤一般因肿瘤所致的激素高分泌综合征而就医[1, 2]。由于 CT 和 MRI 的广泛应用，现今 NET 在临床症状之前的偶然发现率逐年增多，无论是有功能性还是无功能性的[50, 51]。偶尔发现的非常小及可能有功能的 NET 开始时好像是无功能的，因为这时小 NET 肿瘤所分泌的激素不足以导致激素高分泌综合征。NET 激素分泌状态可能会随着病程的延长而有所变化[2]。NET 可以由无功能变为有功能，反之亦然，而且 NET 所分泌的激素也会发生变化。NET 还可分泌与相对应的正常神经内分泌细胞不同的激素，如 hCG、肾素、ACTH、CRH、GHRH、GH、PTH、PTHrp、降钙素、促生长激素释放素等，这提示 NET 可能由异常分化的细胞组成[2]。

NET 的生物行为变化多样，某些肿瘤表现为明显侵袭性，其他肿瘤可能比较惰性或干脆是良性[52-54]。绝大多数 NET 表现为某种程度的恶性。NET 患者的预后与不同因素有关[9, 28, 55]。病理分类可能是决定预后的最重要的因素。预见性、审慎的治疗对改善 NET 预后也非常重要。对预后不佳的判断因素有淋巴血管侵袭、淋巴结转移、神经累及、诊断时远处转移等。对预后良好判断的因素是原发肿瘤可以完全切除、无肝脏转移。NET 原发器官、原发肿瘤的体积及所分泌的激素同样对患者预后有指导价值。近年来 NET 的预后得到了显著的改善。审慎的治疗，即便对已经有淋巴结或远端转移的患者，可以使 5 年存活率 > 50%[9, 56, 57]。在著者单位，如果选择合适治疗办法，患者生存率可大于 10 年。

六、诊断路径

NET 的诊断常常延误，这是由于激素高分泌综合征的表现非常特殊，需要对疑似适应证具有丰富的临床经验，无功能性 NET 的症状甚至更具非特异性[52-54]。对于 NET 的准确诊断，大多数病例需要进行内分泌检查、影像学及组织学特征分析[2]。完整系统诊断包括 NET 特征、肿瘤分度、原发部位、转移部位及肿瘤是否有功能。如果一个患者表现出激素高分泌综合征，则需要进行相应的生化学检查，然后进行影像学检查、内镜检查，以确定激素不适当分泌状态，还需要进行活检以便获得肿瘤定位及获得组织标本。如果一个患者在影像检查时偶然发现胰腺及肝脏占位，常需要胃肠学家或放射学家对占位进行穿刺活检，以证实 NET 的诊断。即便激素高分泌综合征表现不明显，仍需要进行生化检查以除外不显著生化异常存在的可能，且这些生化检查还可以作为患者随访的肿瘤标志。最为通用的 NET 的标志物包括核颗粒素 A（CGA）、胰抑制素及神经元特异性烯醇酶（NSE）[58-60]。最好也检测空腹胰多肽（PP）、促胃液素、胰岛素原、胰岛素、胰高血糖素、血管活性肠肽（VIP）及生长抑素水平，因为这些激素是胰腺和十二指肠 NET 最常见的激素[2]（表 150-3）。在分析这些结果时应当

表 150-3 胰腺及十二指肠功能性神经内分泌肿瘤综合征

综合征	分泌激素	临床症状
胰岛素瘤	胰岛素	低血糖
促胃液素瘤	促胃液素	严重的消化性溃疡
血管活性肠肽瘤	血管活性肠肽（VIP）	水样腹泻、低钾血症、胃酸缺乏（WDHA 综合征）
胰高血糖素瘤	胰高血糖素	糖耐量异常、坏死性迁移红斑、口腔炎、舌炎、低氨基酸血症、血栓栓塞
生长抑素瘤	生长抑素	高血糖、胆石症、脂肪泻、胃酸缺乏

改编自 Ro C, Chai W, Yu VE, Yu R. Pancreatic neuroendocrine tumors: biology, diagnosis, and treatment. *Chin J Cancer*. 2013; 32 (6): 312–324.

谨慎，因其假阳性结果十分常见。一个非常值得警惕的例子是萎缩性胃炎患者予抗酸治疗尤其是质子泵抑制药，可以升高 CGA 水平 [61, 62]。腹部及盆腔 CT 或 MRI 检查常用于评估胰腺、胰腺周围组织及器官、肝脏及淋巴结转移 [63, 64]。还可用 [111]In 标记的奥曲肽进行肿瘤生长抑素结合功能评估，这种检查至少要进行一次，以便检查 CT 不能发现的肿瘤 [65, 66]。今后奥曲肽显像扫描可能被淘汰，因为采用 [68]Gd 标记的生长抑素类似物示踪剂进行 PET 检查对小体积及肝外 NET 转移的灵敏性更高，但是当前 [68]Gd 标记的 PET 检查应用不广泛，这种方法对于小体积的肝外转移的 NET 的应用价值仍需进一步探讨 [67, 68]。因为 NET 对 FDG 吸收不活跃，FDG-PET 在大多数情况下不适用，但可用于评估高等级 NET 患者的总体肿瘤负担 [69, 70]。肝脏转移常采用 B 超或 CT 引导下经皮肝穿刺活检，也可以在开腹或腹腔镜手术中活检，胰腺或十二指肠占位常在内镜指导下进行穿刺活检 [71, 72]。肿瘤活检对于 NET 诊断非常关键，这样既可以明确肿瘤的内分泌组织学特征，还可以进行免疫化学染色，以初步确定肿瘤分度和激素特征。肿瘤活检组织免疫化学染色对于判断不明原因肝脏转移患者的肿瘤来源非常有用 [73, 74]。肿瘤活检组织染色分析的细胞学分析报道应当包括肿瘤分化程度及恶性分度，以便指导肿瘤治疗计划 [75-77]。

七、治疗措施

20 年前对于 NET 的主要治疗措施是"等等看"，当时是以多数 NET 是惰性且没有有效治疗措施为前提。在过去的 10~20 年里，针对 NET 的治疗发生了巨大的变化，世界上绝大多数主要学术中心都采取了"激进的"手段 [78, 79]。这种理念是基于减轻肿瘤负荷可以改善患者预后的认识，且多数中心都实现了更安全的干预措施。激进治疗的实质是安全地切除尽可能多的原发性及转移性肿瘤。快速发展的 NET 治疗模式及 NET 的惰性特征，阻碍了对激进的干预手段进行昂贵、长程的前瞻性随机试验研究，因此 NET 专家们基本上都更倾向于采取更为"激进的"手段 [78, 80, 81]。"激进的"治疗措施需要有一个团队，成员涵盖内分泌、肿瘤、胃肠病、诊断放射、核医学、病理学、外科学及介入放射等专业人员，需要这些团队成员一起设计并开展复杂系统的治疗计划 [82, 83]。把 NET 患者推荐到具有这样一个专家成员的团队进行治疗才能充分地保障患者的权益。

这种"激进的"治疗措施包含 4 个部分，即外科手术、局部区域治疗、全身治疗及并发症控制 [2, 79]。对于没有发生转移的原位肿瘤，完全切除是获得临床痊愈的关键，肝脏转移肿瘤的减荷治疗对于减轻激素高分泌及维持肝脏功能有益 [84, 85]。NET 的外科治疗需要丰富的手术经验、多专业技术支持，最好能在具有 MDT 团体的中心进行。肝转移的局部治疗措施适用于大多数肝转移的 NET 患者 [86]。针对肝转移的局部治疗手段有放射性多聚体微球、化学栓塞、结扎断流、射频消融等。具体采用哪一种措施受当地条件所限 [87-92]。全身治疗适用于原发部位切除及局部放射治疗后仍有残留病灶证据的患者。生长抑素类似物（如奥曲肽、兰瑞肽、帕瑞肽及其他们的长效制剂等）可以抑制有功能的 NET 激素分泌 [93, 94]，还有可能抑制 NET 肿瘤的生长 [95-98]。生长抑素类似物的主要不良反应是胆汁淤滞和高血糖 [99]。由于生长抑素类似物具有更优的效果风险比，因此建议用于大多数 NET 患者的治疗。α 干扰素也常用于全身治疗，但是由于近来有更具风险优势比的药物的出现，α 干扰素的临床应用越来越少 [100]。随机对照试验研究发现 mTOR 抑制药［依维莫斯（everolimus）］、酪氨酸激酶抑制药［舒尼替尼（sunitinib）］可以延长分化好的胰腺 NET 患者无进展生存达 10 个月，但尚无明确的最佳适应证，其不良反应可能也十分明显 [101, 102]。化疗只适用于中度或高度恶性程度的 NET 患者。替莫唑胺（temozolomide）及希罗达（capecitabine）是口服制剂，对进展迅速的胰腺 NET 可能有用 [103]。顺铂（cis-platinum）、依托泊苷（etoposide）或氟尿嘧啶或链脲菌素适用于恶性程度高的 NET 患者 [104, 105]。现在许多临床试验正在尝试更多的试验性药物 [106, 107]。肽受体放射核素治疗（PRRT）采用了核素标记的生长抑素类似物，以缩小高分化胰腺 NET 患者的肿瘤负荷，但是只能在有条件的医疗中心进行，且价格昂贵。当前 PRRT 治疗最适合于全身治疗后患者肿瘤负荷非常大的患者 [79, 108, 109]。即便是肝脏存在显著转移的 NET 患者，肝脏移植治疗仍旧存在争议[110, 111]，肝移植后还可能存在不显著的肝外转移病灶是其主要顾虑。常见的 NET 并发症及治疗不良反应为吸收不良、维生素缺乏、脑病、骨、脑或脊髓转移和高血糖。饮食治疗及补充胰酶治疗、补充胰岛素、体外放射治疗及抗糖尿病治疗可用于这些并发症的治疗[112-114]。

因 NET 有可能会转变为恶性，故所有 NET 患者在接受治疗后，应当定期进行肿瘤标志物及影像学随访[1, 2]。随访频率、肿瘤标志物选择及影像学手段需根据患者的具体情况，如肿瘤侵袭性、持续升高的肿瘤标志物、影像学检查手段的灵敏程度及性价比进行个体化。

图 150-1 提供了一种算法来总结 NET 的管理策略。

八、特殊的 NET 综合征

（一）胰岛素瘤

胰岛素瘤是胰腺发生的 NET，同样分泌胰岛素。胰岛素瘤少见，每年发病率为 1/100 万，但仍旧是最常见的有功能胰腺 NET，也是成人最常见高

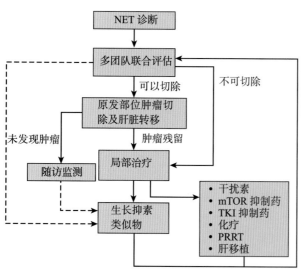

▲ 图 150-1　NET 治疗路径

实线代表强推荐，虚线代表弱推荐。NET. 神经内分泌病；mTOR. 哺乳类雷帕霉素靶点；TKI. 酪氨酸激酶抑制药；PRRT. 肽受体核素治疗 [改编自 Ro C, Chai W, Yu VE, Yu R. pancreatic neuroendocrine tumors: biology, diagnosis, and treatment. *Chin J Cancer* 2013;32(6):312-324.]

胰岛素血症性低血糖的原因[115]。胰岛素瘤在女性更为常见，最常见的发病年龄是 50 岁左右[116]。胰岛素瘤一般体积比较小（90% < 2cm）、实质性、包膜完整，可以发生在胰腺的任何部位，如胰头、胰体及胰尾。多灶性胰岛素瘤（占胰岛素瘤的 8%）一般与遗传综合征（如 MEN-1）相关。

低血糖患者应当怀疑胰岛素瘤的可能。胰岛素瘤的典型特征是高胰岛素血症性低血糖。胰岛素瘤诊断思路应当首先确定 Whipple 三联征的存在[115]，即患者必须有低血糖症状，症状出现同时伴有低血糖（血糖 < 50mg/dl），口服葡萄糖或纠正低血糖后症状消失。一旦确定 Whipple 三联征应当测定空腹及低血糖发生时胰岛素的水平。低血糖时如果同时存在高胰岛素水平或胰岛素不适当升高，就可以确定高胰岛素血症性低血糖。多数胰岛素瘤患者由于低血糖频率及严重程度，至少会被发现一次高胰岛素血症性低血糖的存在。有时需要 72h 饥饿试验，这需要患者住院进行[117]。诊断时应当首先排除外源胰岛素注射或降糖治疗所致的可能。虽然胰岛素瘤是最常见的高胰岛素血症性低血糖的原因，还需要考虑其他可能 4 种原因，即成人 β 细胞蜂巢样增生、胰岛素瘤样病、B 型胰岛素抵抗及胰岛素自身免疫综合征[118-121]。胰岛素瘤影像学检查需要在确定高胰岛素血症性低血糖后再进行，检查方式取决于当地的设备条件。CT 和 MRI 检查可以发现 30%～66% 的胰岛素瘤，但对较小的胰岛素瘤可能会遗漏[122, 123]。钙刺激试验曾经是发现胰岛素瘤的金指标[122]，目前内镜超声检查可以实现 93% 的灵敏度和 95% 的特异性[123]。有时需要进行手术超声探查，这样就可以排除胰腺周围器官或气体的干扰，发现更小的肿瘤[124]。在某些具有挑战性的病例，新的针对 GLP-1 受体功能性成像技术对诊断胰岛素瘤可能非常有用[125]。胰岛素瘤细胞表达高水平的 GLP-1 受体，^{111}In 标记 GLP-1 类似物（^{111}In-DOTA-exendin-4）可以实现胰岛素瘤的准确定位。

因为绝大多数胰岛素瘤表现为良性肿瘤，外科手术抠出瘤体是最佳治疗途径，可以实现 85%～95% 的治愈率[115, 116]。< 10% 的胰岛素瘤可发生时异性转移，遗传性标记，如微卫星不稳定性 *MLH1* 基因失活及一种新蛋白标记（丝联蛋白）可有助于

胰岛素瘤生物行为的评估[126,127]。转移性胰岛素瘤的治疗与 NET 治疗的一般原则相同（见上文治疗策略，图 150-1）。以往由于转移性胰岛素瘤所致的难治性低血糖，现在完全可以用生长抑素类似物及 mTOR 抑制药如依维莫司治疗[128,129]。传统的抑制胰岛素释放药，如二氮嗪及维拉帕米，现在对低血糖的治疗价值有限[130]。

（二）胃泌素瘤

胃泌素瘤来源于胰腺、十二指肠或表面上看似来自淋巴结，分泌促胃液素及促胃液素前体（胃泌素原），其生物作用与胃黏膜 G 细胞分泌的促胃液素一样[131]。胃泌素瘤综合征，又叫 Zollinger-Ellison 综合征，发病比较少见，是次常见的胰腺 NET，每年发病率在每 1～3/100 万例，多在 50 岁左右得以诊断[132,133]。胃泌素瘤的普通表现是消化性溃疡，在 75% 的患者中腹泻也是比较常见的症状，有时可能是主要临床表现。胃泌素瘤常常为散发，但也有 20%～30% 的胃泌素瘤可以是 MEN-1 的组成部分。胃泌素瘤发生在胰腺（50%～60%）比十二指肠（40%～50%）稍多，大多数胃泌素瘤发生在 "胃泌素瘤三角区"[134]。不同于胰岛素瘤，胃泌素瘤更多表现为恶性（60%～90%），诊断时有 50% 的患者已经发生转移[131-133]。胃泌素瘤的 5 年生存率为 62%～75%。

临床上一个难治性或多发性溃疡的患者应当高度怀疑是胃泌素瘤。胃酸分泌过多及高胃泌素血症是胃泌素瘤特征性表现，胃泌素瘤的诊断通常并不简单，促胃液素增加还见于服用质子泵抑制药、幽门螺旋杆菌感染、肾衰竭，胃流出道梗阻等情况[135]。在确定患者胃酸过多后，接下来就需要进行空腹促胃液素水平测定。临床上，绝大多数疑似胃泌素瘤的患者均已接受长期抑酸治疗，这时患者促胃液素水平可因抑酸治疗明显升高。为准确评估患者的促胃液素水平，患者需要停止一段时间的抑酸治疗。在不能停止抑酸治疗的患者，检查促胃液素前就要做好高胃泌素血症错综复杂情况的预判[133,135]。无论患者是否已经口服抑酸治疗，促胃液素水平正常则提示胃泌素瘤可能性非常小。在没有进行抑酸治疗的患者，如果促胃液素水平 > 500pg/ml 或高于 5 倍参考值上限，则提示患者为胃泌素瘤，如

果 > 1000pg/ml 则高度提示患者是胃泌素瘤。为除外其他原因导致高胃泌素血症，可能还需要进行分泌素（secretin）或葡萄糖酸钙刺激试验[131-133]。分泌素可以选择性刺激胃泌素瘤的促胃液素分泌，而不能刺激 G 细胞促胃液素的分泌。分泌素输注后促胃液素分泌可以增加 200pg/ml 以上，则可以诊断胃泌素瘤[133]。有时胃泌素瘤定位诊断颇具挑战性，某些患者的肿瘤体积可能很小或呈多灶性，可能需要 CT/MRI、奥曲肽扫描及内镜超声全部上阵[136,137]。

散发性胃泌素瘤的治疗应当行包含局部淋巴结在内的肿瘤全切[138-140]。胰腺胃泌素瘤在平衡手术范围小与复发风险之后，可以采取胃泌素瘤抠出术。为完全切除肿瘤，可能需要进行包含或不包含幽门的胰十二指肠切除术。如果肿瘤不能全切，也有必要进行减除瘤荷的手术治疗，这样可以配合药物治疗，减轻消化道溃疡症状。如果失去了手术机会或不能完全切除或作为 MEN-1 综合征的一个组成部分，这时患者需要质子泵抑制药及其他药物治疗[141,142]。侵袭性及晚期胃泌素瘤患者则需要 MDT（见上文，治疗措施）。

（三）VIPoma

VIPoma 是胰腺 NET，分泌血管活性肠肽（VIP）[142,143]。VIPoma 综合征，又称为 WDHA 综合征，即水样便、低血钾、胃酸缺乏症（表 150-3）。VIPoma 是少见肿瘤，每年发病率为 1/1000 万。女性患者略多，最常见诊断年龄为 50 岁。绝大多数 VIPoma 位于胰体和胰尾部。原发部位的 VIPoma 一般是实性（70%～80%），直径 1～7cm（一般 > 2cm）；50% 以上病例诊断时已经发生转移[145]。

因为 VIPoma 非常少见，在考虑 VIPoma 诊断之前，需要对慢性腹泻（胃肠炎、炎症性肠病、显微镜下肠炎、吸收不良综合征及导泄药滥用等）进行鉴别[146,147]。早期发现 VIPoma 综合征有助于避免诊断延误，宽松的促胃液素检查适应证也会导致假阳性率。虽然促胃液素 > 200pg/ml 对诊断有帮助，绝大多数 VIPoma 患者的促胃液素水平往往 > 7000pg/ml。由于 VIPoma 体积往往比较大，CT/MRI、奥曲肽扫描及内镜超声比较容易发现肿瘤的存在[147]。

为纠正 VIPoma 所致的代谢紊乱，患者应首先

接受补液、纠正电解质及酸中毒的治疗，病情严重的患者可能需要住院治疗[144]。生长抑素类似物在控制症状方面非常有效，不仅可以抑制 VIP 水平，还可直接抑制腹泻[93]。此后可能还需要 MDT（见上文，治疗措施）。

（四）胰高血糖素瘤

近年来，胰高血糖素瘤的定义发生了变化，当前胰高血糖素瘤术语有点两层相关的概念。经典的概念是指引起高胰高血糖素血症的胰腺 NET，表现为皮疹（坏死松解游走性红斑）、高血糖、体重减轻、腹泻、口腔炎、血栓、胃肠功能异常及神经精神性症状（胰高血糖素瘤综合征）[148, 149]。最近，随着胰高血糖素组织化学染色的应用，无论胰高血糖素水平是否增高，越来越多的胰腺 NET 细胞胰高血糖素染色阳性。病理学家和临床医生认为这种肿瘤也是胰高血糖素瘤[150]。因此，经典的胰高血糖素瘤和现代的胰高血糖素瘤是完全不同的。经典胰高血糖素瘤可能是更为少见的有功能的胰腺 NET 的一部分，估计年发病率为 1/2000 万，典型中年发病[148, 149]。绝大多数经典的胰高血糖素瘤最大直径为 2～25cm，倾向位于胰尾，诊断时已经有肝转移。由于发现胰高血糖素瘤综合征比较困难，经典胰高血糖素瘤的诊断往往延误。胰高血糖素的非特异性升高是常见的，如生理性应激或类癌综合征，但是这时胰高血糖素水平一般 < 500pg/ml（参考范围高限 < 100pg/ml）[149]。胰高血糖素瘤患者的胰高血糖素水平则会显著升高（ > 500pg/ml，平均值约为 1400pg/ml），如果一个患者有胰高血糖素瘤综合征表现，再加上胰高血糖素水平 > 1000pg/ml 基本上可以确诊胰高血糖素瘤。在发现非常高的胰高血糖素水平，但无相关临床症状时，则需要考虑家族性胰高血糖素血症及 Mahvash 病的可能[16, 17, 151]。一般情况下，经典的胰高血糖素瘤患者，瘤体积比较大，采用 CT 或 MRI、奥曲肽扫描及内镜超声检查比较容易发现[148, 149]。对经典的胰高血糖素瘤患者的治疗需要 MDT（见上文，治疗措施）。由于生长抑素类似物可以抑制胰高血糖素，采用生长激素类似物治疗也非常重要[152]。正在研发的用于治疗糖尿病的胰高血糖素受体拮抗药，未来可能对控制胰高血糖素综合征有作用[153]。仅靠胰高血糖组

织化学染色诊断的胰高血糖素瘤，生物学行为与无功能性胰腺 NET 类似[150]。胰高血糖素水平检测可用于肿瘤复发及进展情况的随访。

胰腺 α 细胞增生是一种瘤前病变，可以发展为胰高血糖素瘤或无功能性胰腺 NET[17, 154]。多数胰腺 α 细胞增生的患者有胰高血糖素血症[17]。胰高血糖素血症的鉴别诊断应当包括胰腺 α 细胞增生，尤其是胰高血糖素受体灭活性基因突变相关的 Mahvsh 病[16, 17]。Mahvash 病患者表现为 α 细胞显著增生、微小胰高血糖素瘤，常常为无功能性胰腺 NET 一部分，胰高血糖素水平显著升高。因为该病是由于胰高血糖素受体突变所致，患者无胰高血糖素瘤综合征的任何表现。Mahvash 病的治疗同样需要 MDT（见上文，治疗措施），需要进行长期随访，以便早期发现无功能性胰腺 NET。

（五）生长抑素瘤

生长抑素瘤十分罕见，年发病率为 1/4000 万[155, 156]。经典的生长抑素瘤可导致高血糖、胆石症、脂肪泻及胃酸缺乏症，多数生长抑素瘤表现为胰腺或十二指肠占位[156, 157]。生长抑素瘤常常是 1 型神经纤维瘤样病或 MEN-1 的组成部分，最新还有一种新的综合征形式被报道，包括副神经节瘤、生长抑素瘤及红细胞增多症[15, 157]。生长抑素瘤的诊断和治疗与 NET 诊断和治疗的一般原则相同（见上文，诊断路径及治疗措施，图 150-1）。有趣的是，奥曲肽扫描仍可用于生长抑素瘤的定位，生长抑素类似物也可抑制患者生长抑素水平[158]。

（六）PPoma

多数胰腺 NET 含有表达胰腺多肽（PP）的细胞，这种患者循环中 PP 水平轻度升高[159]。胰腺 NET 中的多数细胞表达 PP 的情况非常少见，可以导致 PP 水平显著升高，这种肿瘤叫 PPoma[160]。目前是否存在 PPoma 综合征尚不能确定，腹痛可能是 PPoma 的临床表现[160]。正常人胰头部分可能含有 PP 细胞，可认为是假性增生，这是 PP 细胞的一种生理性表现[161]。PPoma 的诊断治疗请参照 NET 诊断治疗的一般原则（见上文，诊断路径及治疗措施，图 150-1）。

（七）无功能性胰腺 NET

无功能性胰腺 NET（NF-PNET）一般不引起激素高分泌综合征，但也常常产生和分泌某些激素[162, 163]。NF-PNET 可引起非特异性症状，如腹痛、消化不良及早饱等。有时 NF-PNET 还会在腹部影像检查时意外发现。发达国家的多数学术中心所发现的 NET 中无功能性比有功能性的多[162, 163]。典型的 NF-PNET，无论有没有肝转移，多数出现在 40—50 岁。该病的诊断和治疗与 NET 诊断和治疗的一般原则相同（见上文，诊断路径及治疗措施，图 150-1）。

（八）综合征性 NET

多种神经内分泌肿瘤综合征与遗传性或体细胞突变相关，导致胰腺或十二指肠 NET（表 150-2）。这些综合征明显存在典型胰腺或十二指肠 NET 的共显性，但 MEN-1、VHL 及 Mahvash 病表现为胰腺神经内分泌细胞增生、异型增生及微腺瘤[17, 33, 34]，提示胰腺 NET 发生风险存在时间连续性，需要终生进行生化及影像检查随访，以便早期发现并诊断胰腺 NET。多数综合征性胰腺 NET 生物学行为呈良性，但仍可发生转移[17, 33, 34]。胰腺 NET 的治疗应当综合考虑肿瘤切除和术后可能导致的胰腺内外分泌功能缺陷[164-167]。对于功能性和无功能性胰腺 NET，当体积＞ 2～3cm 时一般需要手术切除，更小的无功能性 NET 一般随访监测。

九、总结

NET 是一组多类型肿瘤，病因及自然病程相似。临床表现、生化检查、影像检查及组织学特征是 NET 诊断的重要指标。特殊的 NET 的诊断和治疗可以通过一个共同路径得以实现，还需要考虑不同 NET 的个体差异。近年来有关 NET 的认识与经验不断进步，只要有可能，任何 NET 都应尽可能到具备 MDT 的学术中心进行诊断治疗。

第 151 章　类癌综合征
Carcinoid Syndrome

Kjell Öberg　著

赵　琳　苏本利　译

要　点

- 近 10 年神经内分泌肿瘤的发病率和患病率大幅增加。
- 典型类癌综合征的临床表现包括面部潮红、腹泻、右心纤维化和支气管痉挛。
- 典型类癌综合征多见于伴（肝）转移的小肠神经内分泌肿瘤（类癌）。
- 肿瘤分泌的血清素和速激肽是引起类癌综合征的主要生物活性物质。
- 确诊有赖于肿瘤标志物的测定，如血清素 [尿 5- 羟吲哚乙酸（U–5–HIAA）]、铬粒素 A 和血浆速激酶（NKA、P- 物质）等。
- 大多数类癌表达生长抑素受体（SSTR），可通过生长抑素受体闪烁显像或 ^{68}Ga DOTATOC/TATE 正电子发射断层显像诊断，也可使用生长抑素类似物进行特异性治疗。

本章概述了类癌，介绍了这些肿瘤的新旧分类，并简要介绍了其分子遗传学、肿瘤生物学和临床表现。本章的重点是详细介绍类癌综合征的临床特征、生化背景及治疗方法。

一、概述

1867 年 Otto Lubarsch[1] 首次描述了回肠多发类癌患者的显微特征，但认为它们是癌。而 1890 年 Ransom[2] 的报道则被认为是对回肠类癌首次描述。最初，类癌一词是在 1907 年由 Oberndorfer[3] 提出的，用于描述一种比典型的腺癌表现更为惰性的肿瘤。1914 年 Gosset 和 Masson[4] 提出类癌是内分泌相关性肿瘤的观点。他们发现这些肿瘤都起源于位于 Lieberkühn 隐窝底部的嗜铬细胞，这些嗜铬细胞或 Kulchitsky 细胞表现出摄取胺前体和脱羧反应（APUD）的特征。1953 年 Lembeck[5] 证实了类癌组织中血清素的存在，1954 年 Thorson 及同事首次提出面部潮红、腹泻、右心衰竭，尿中 5- 羟吲哚乙酸（5–HIAA）水平升高与类癌相关[6]。1963 年，Williams 和 Sandler 根据胚胎起源部位将类癌分为前肠区类癌（呼吸道、胃、十二指肠、胆道系统和胰腺）、中肠区类癌（小肠、阑尾、盲肠和近端结肠）和后肠区类癌（远端结肠、乙状结肠和直肠）[7]。1986 年，Norheim 及同事阐述了类癌释放速激肽及其引起类癌性潮红的机制[8]。

二、流行病学

类癌的发病率因性别和种族而异。近期的研究表明，美国和欧洲所有类癌的总发病率约为每年 2.5/10 万例[9, 10, 12]。然而 Modlin 及同事的最新数据显示，黑人男性的发病率更高，约为每年 4.6/10 万例，且多数为胃类癌[9]。瑞典的统计数据显示，尸检中类癌发病率约为每年 8.4/10 万例，但该数据中包含一部分阑尾类癌，阑尾类癌通常临床意义不大，且多为意外发现[11]。男女患病比例为1:1，不同亚型的类癌平均诊断年龄为55—60岁。据报道类癌综合征的发病率为0.5～0.7/10万[9-12]。近年来类癌的发病率和患病率大幅增长（近10年增长2～4倍），可能与诊断水平的改善及对疾病认识的增加有关（美国国家癌症研究所，SEER数据库，网址：http://seer.cancer.gov，2007年11月）。

2003年，对13 705例类癌患者进行的5年分析显示，胃肠（GI）道内类癌多发生于小肠（42%）、直肠（27%）、胃（8.7%）。支气管肺类癌占25.3%[9]。5年生存率最好的是直肠类癌（88.3%）、支气管肺类癌（73.5%）和阑尾类癌（71%）。最常见的类型是中肠类癌，5年生存率分别为局限性无转移84%、局部无远处转移72.5%、远处转移44.1%、总生存率为60.8%。类癌患者中12.9%在确诊时已有明显的远处转移。SEER数据库对25 531例胃肠类癌患者的最新分析显示，5年生存率分别为局限性无转移95.6%（95% CI 94.8%～96.2%）、局部无远处转移86.5%（95% CI 84.7%～88.2%）、远处转移52.4%（95% CI 50.1%～54.6%）、总生存率87.4%（95% CI 86.7%～88.1%）。数据显示近10年的生存率显著提高，这可能与类癌的诊断和治疗水平提高有关[12]。

三、病理学

神经内分泌（NE）细胞系统由神经细胞和上皮细胞组成，它们合成肽类激素和生物胺（图151-1）。神经纤维组成庞大的肽能和肾上腺能的自主神经系统。上皮NE细胞在很大程度上形成了经典内分泌腺的实质，但大多以播散细胞的形式存在于呼吸道和消化道黏膜中。基本上NE细胞广泛分布于所有的实质器官、皮肤和全身黏膜[13, 14]。无论是系统发育还是个体发育，NE细胞都起源于局部的内胚层干细胞[15]。肽类激素和生物胺在NE细胞的内质网合成，经高尔基体包装后储存于细胞质的分泌颗粒中。肽类激素和神经肽主要包含在所谓的致密核心大囊泡（LDCV）中，生物胺则包裹在类突触小囊泡（SLMV）中。储存的激素和生物胺可通过胞溢作用被释放入血，在腔内释放到消化道中[16, 17]。肠嗜铬细胞（EC）是胃肠道内数量最多

的内分泌细胞。大多数EC是开放型细胞，顶端的微绒毛伸入肠腔具有"肠道味蕾"及信号传感器的功能。不论是内分泌腺体，还是播散在皮肤及黏膜的上皮NE细胞都能形成增生性瘤样结节和真正的肿瘤生长[13, 14]。与其他大多数肿瘤一样，神经内分泌肿瘤的病因和发病机制尚不明确。然而，激素和生长因子的过度刺激可引起基因异常从而诱导细胞增殖，这些激素和生长因子被认为是NE增生和肿瘤形成的原因[18, 19]。由于遗传基因的改变有些人易患肿瘤，如1型家族性多发性内分泌瘤病（MEN）和von Hippel-Lindau（VHL）综合征[20, 21]。NE肿瘤的病程变化很大，评估单个NE肿瘤的恶性程度是很困难的，主要通过组织病理学和免疫组化检查结合病史来评估，特别难判断的病例必须包括电子显微镜检查。需注意肿瘤的大小、浸润深度、肿瘤细胞的生长方式、分化程度和增殖率。类癌可发生淋巴和血行转移，因此转移病灶可发生于大多数的器官和组织，主要分布于局部淋巴结，随后转移至肝脏、骨骼和大脑。转移灶的肿瘤细胞保留了合成

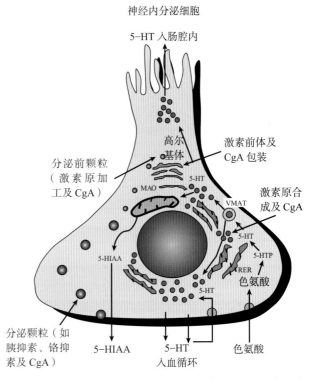

▲ 图 151-1 神经内分泌细胞［肠嗜铬（EC）细胞］内色氨酸代谢路径示意图

5-HT. 5羟色胺；5-HIAA. 5羟吲哚乙酸；RER. 粗面内质网；5-HTP. 5羟色氨酸；VMAT. 单胺囊泡转运体；MAO. 单胺氧化酶

肽类激素和生物胺的能力，因此可使激素分泌过多的临床症状加重 [12, 18]。几乎所有 NE 细胞分泌颗粒中的蛋白质都主要由糖蛋白（即嗜铬粒蛋白 A）组成，它与激素和胺一起分泌入血。NE 肿瘤患者血液中嗜铬粒蛋白 A 的水平通常升高。血嗜铬粒蛋白 A 测定也可以用来监测疾病的进程，易引起中肠类癌的肠嗜铬细胞（EC）中含有囊状单胺转运蛋白 1（VMAT-1），而囊状单胺转运蛋白 2（VMAT-2）主要表达于胃中释放组胺的肠嗜铬样细胞（ECL）中 [22]。NE 细胞的另一个常见生物学特征是，其表面常含有生长抑素和其他肽类受体，这为闪烁扫描诊断和治疗提供了机会。

分类

传统的类癌分类方法是根据胚胎起源将类癌分为前肠区、中肠区和后肠区类癌。1963 年，Williams 和 Sandler 对这一分类进行了探讨，并提出了另一个新的分类系统。2010 年，世界卫生组织（WHO）修订了胃肠胰（GEP）NE 肿瘤的组织病理分类系统。研究结果表明 100 年前的类癌概念已不足以涵盖整个弥漫性 NE 系统肿瘤的结构和生物学谱，取而代之的是神经内分泌肿瘤和神经内分泌癌。根据经典的生长和显微结构标准，结合增殖指数（PI）Ki-67 进行免疫组化评价，可将良性 NE 肿瘤、低度恶性 NE 肿瘤和高度恶性 NE 肿瘤（也就是高分化和低分化 NE 癌）区别开来 [23]。

因此，对于 GEP NE 肿瘤，目前有如下分类 [23]。

1. NET G_1（Ki-67 < 2%）

2. NET G_2（2% < Ki-67 < 20%）

3. NET G_3（Ki-67 > 20%）

4. 内分泌 - 外分泌混合瘤（MANEC）

5. 瘤样病变

通常 1 组的 NE 肿瘤显示出良性肿瘤的所有典型结构特征，体积小（直径 < 2cm）、边界清楚、肿瘤局限于黏膜及黏膜下层、无血管侵犯、由 Ki-67 < 2% 的高分化 NE 细胞组成。典型代表是阑尾顶端的典型类癌或意外发现的下直肠小梁类癌，回肠“典型”类癌也属于这一类型肿瘤。

2 组的肿瘤病灶通常直径在 2cm 以上，表现为广泛的侵袭性生长。虽然那些以转移性扩散为表现的患者通常有血管侵犯，但仍由高分化 NE 细胞组

成，Ki-67 > 2%，但 < 20%。典型代表是胰腺类癌。3 组肿瘤呈高度恶性肿瘤的特征，体积大、广泛血管侵犯（和转移），NE 细胞重度不典型增生，Ki-67 远高于 20%。典型代表是大细胞肺癌、小细胞肺癌和结肠类癌。

最近欧洲神经内分泌肿瘤学会（ENETS）制定出含评分系统的胃肠道神经内分泌肿瘤的 TNM 分期（表 151-1）[24]。组织学分类主要依靠特征性细胞化学染色。类癌常规进行铬粒素 A 抗体、突触素和神经元特异性烯醇酶（NSE，NE 标志物）染色。中肠区的 NE 肿瘤即所谓的经典类癌也被血清素染色。除了上述特异性 NE 标志物染色外，组织病理学分析还应当包括增殖指数 Ki-67 染色。如果有条件还应检测生长抑素受体，这对制定治疗方案非常重要。类癌在基因型和表型上有很大的差异，前肠区肿瘤以肺类癌多见，特征性改变为常染色体 11q 缺失 [25]。典型和非典型性肺类癌均显示 11q13 杂

表 151-1 下空肠和回肠内分泌肿瘤 TNM 分类（欧洲神经内分泌肿瘤学会）

T——肿瘤原发灶	
Tx	原发肿瘤的情况无评估
T_0	没有证据说明存在原发肿瘤
Tis	原位癌 / 异型增生（< 0.5cm）
T_1	肿瘤侵犯固有层或黏膜下层且 ≤ 1cm
T_2	肿瘤侵犯黏膜肌层或浆膜下层或 > 1cm
T_3	肿瘤穿透浆膜
T_4	肿瘤侵犯临近组织

对于任何 T，如有远处转移即为多发性肿瘤

N——区域淋巴结转移	
Nx	区域淋巴结情况无法评估
N_0	没有区域淋巴结受累
N_1	区域淋巴结转移

M——远处转移	
Mx	远处转移情况无法评估
M_0	没有远处转移
M_1	有远处转移

合性缺失，该区域包含 MEN1 基因。非典型肺类癌 3p14～p21.3 处也表现出杂合性缺失。肿瘤生物学参数如 CD44、nm-32 和 Ki-67 有助于判断预后及疾病相关死亡风险[26]。最近的研究显示，肺类癌与消化道类癌的分子通路可能并不相同。18 号常染色体多个抑癌基因的失活，可能是胃肠道类癌的主要生物学特征[27]。直肠类癌的分析显示增殖无异常，但细胞凋亡受损。与转化生长因子 α（TGF-α）和上皮生长因子受体（EGFR）自分泌机制有关。低分化类癌常有 p21、DCC 及 APC 抑癌基因的杂合性缺失[28]。甲状腺转录因子 1 的表达提示类癌可能来源于支气管[29]。小肠类癌常有肿瘤相关基因 NAP1L1（调节有丝分裂）、MAGE-D2（黏附）和 MTA1（拮抗雌激素）的过度表达，这些基因与肿瘤的生长和转移有关[30]。家族性中肠类癌罕见，而支气管类癌可能是 MEN-1 的组成部分[31]。

四、类癌的临床表现

前肠区 NE 肿瘤血清素 /5- 羟色胺（5-HT）的水平常较低，肿瘤多分泌 5-HT 前体如 5- 羟色氨酸（5-HTP）、组胺和多种多肽类激素[32]。这些多肽类激素包括促肾上腺皮质激素释放激素（CRF）、促肾上腺皮质激素（ACTH）、生长激素释放激素（GHRH）、血管升压素（ADH）、促胃液素、生长抑素、胰高血糖素、速激肽和嗜铬粒蛋白 A。有时分泌血清素、5-HTP 或组胺的肺类癌患者会表现出类癌综合征[33, 34]。典型类癌综合征多见于中肠区类癌患者，占 30%～50%[34, 35]。肿瘤富含肽类、胺类且分泌血清素、速激肽和嗜铬粒蛋白 A。后肠区 NE 肿瘤很少表现出类癌综合征，但可分泌多种胃肠道（GI）激素，如嗜铬粒蛋白 A、胰多肽、肽 YY 和生长抑素。

五、类癌综合征

类癌综合征的典型临床表现包括面部潮红（80%）、腹泻（70%）、腹痛（40%）、瓣膜性心脏病（40%～45%）、毛细血管扩张（25%）、哮喘（15%）和糙皮病样皮肤病变（5%）[34-36]。1954 年，Thorson 及其同事[6] 首次报道了类癌综合征，具有以下特征，即伴肝转移的小肠恶性类癌、右心瓣膜病（肺动脉瓣狭窄、三尖瓣闭锁不全、无间隔缺损）、外周血管舒缩症状、支气管痉挛和异型发绀。1 年后 William Bean 医生对类癌综合征做了如下介绍[37]。

这种稀奇古怪不可能的临床表现，引起了最挑剔的疑难症专家的兴趣——皮肤经历了快速和极端的变化，类似于北极光似的千变万化的微症。

早在 1953 年 Lembeck 就已经证实类癌分泌血清素，且类癌综合征的大部分症状都与血清素的分泌有关[5]。1986 年报道了类癌组织中速激肽的释放及类癌性潮红的意义[8]。

（一）面部潮红

文献报道的面部潮红有 4 种类型。第 1 种类型（图 151-2）是弥漫性红斑样皮肤潮红，通常累及面部、颈部和上胸部（即胸部）。一般持续时间较短（1～5min），多见于中肠区恶性类癌的早期。第 2 种类型（图 151-3）是紫红色皮肤潮红，累及部位与弥漫性红斑样皮肤潮红大致相同，持续时间类似或稍长一些，面部可见毛细血管扩张。多见于中肠区恶性类癌的晚期。患者大多已经习惯这种面部潮红而无特殊感觉。第 3 种类型（图 151-4）是持久性皮肤潮红，发作时间常长达数小时至数天，全身均可波及，并常伴有大量流泪、唾液腺肿大、低血压和面部水肿。最常见于支气管恶性类癌。第 4 种类型（图 151-5）是鲜红色、斑片状皮肤潮红，常见于慢性萎缩性胃炎及胃黏膜 ECL 瘤（源于肠嗜铬样细胞）的患者，分泌的活性物质为组胺[33-38]。

类癌的面部潮红需与其他原因所致的皮肤潮红相鉴别（表 151-2 至表 151-5）。类癌面部潮红多由辛辣食物、酒精、物理性及精神性刺激所诱发，通常在早上更为严重。特发性面部潮红的患者病史通常较长，起病年龄很小，有些患者有皮肤潮红的家族史，未发现肿瘤。更年期面部潮红通常累及全身，可能与降钙素基因相关肽（CGRP）的释放和短暂的血管舒张有关，即所谓的干性潮红。另一种类型的更年期样潮红因分泌肾上腺素而出汗，故称湿性潮红[39, 40]。更年期面部潮红的主要活性物质有 CGRP、组胺、前列腺素、血清素、赖氨酰 - 缓激肽和 P 物质。雌激素可调节多种信号物质如去甲肾上腺素和 β- 内啡肽的合成和释放。低雌激素水平

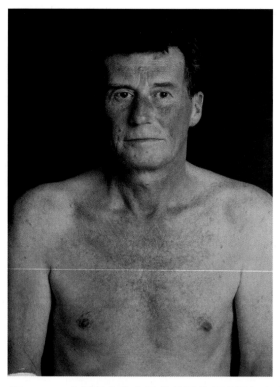

▲ 图 151-2　中肠类癌患者及其典型的颜面潮红表现（1 型）

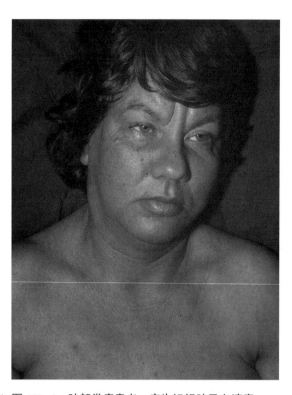

▲ 图 151-4　肺部类癌患者，产生组织胺及血清素
注意患者除了面部潮红，还有流泪及口唇水肿（3 型）

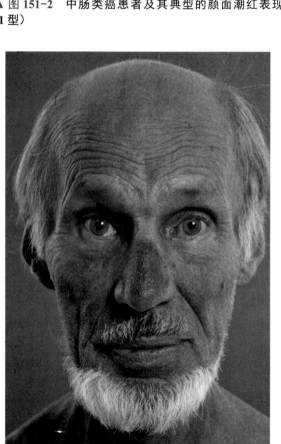

▲ 图 151-3　中肠类癌患者，表现为慢性颜面潮红及典型鼻部毛细血管扩张（2 型）

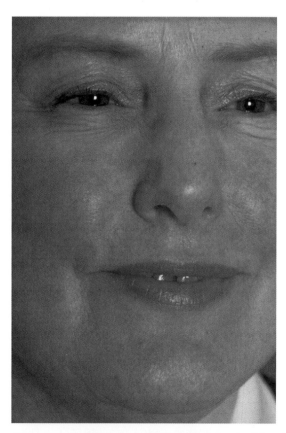

▲ 图 151-5　胃类癌患者［肠嗜铬素样（ECL）瘤］，肿瘤产生组织胺，表现为鲜红色的面部潮红（1 型）

表 151-2　面部潮红反应的鉴别诊断

- 更年期
- 类癌综合征
- 肥大细胞增多症
- 甲状腺髓样癌
- WDHA 综合征（水样泻、低钾血症、胃酸缺乏症）
- 嗜铬细胞瘤
- 神经系统紊乱
- 药物
- 食物
- 乙醇
- 特发性

表 151-3　引起面部潮红的药物

- 溴隐亭
- 他莫昔芬
- 烟酸
- 鸦片
- 钙通道阻滞药
- 酮康唑
- 氯丙嗪
- 头孢氨苄

表 151-4　引起面部潮红的食物

- 辛辣食物
- 谷氨酸
- 硝酸钠
- 亚硫酸盐
- 热的饮料

表 151-5　引起面部潮红的神经系统紊乱

- 焦虑
- 偏头痛
- 帕金森病
- 脊髓损伤
- 脑部肿瘤

导致 β- 内啡肽活性降低，进而促进促性腺激素释放激素（GnRH）的释放，从而导致促黄体生成素（LH）水平升高[41]。存在类癌综合征的绝经后女性可以区分出这两类潮红的不同。甲状腺髓样癌的患者可因酒精诱发短暂的面部潮红。水样泻、低血钾、胃酸缺乏综合征 [WDHA，血管活性肠肽（VIP）瘤] 的患者可出现全身持续性紫红色皮肤潮红，这种皮肤潮红与 VIP 血管舒张作用有关。肥大细胞增生症患者出现的皮肤潮红与肥大细胞颗粒释放组胺有关。肥大细胞增生症是一种罕见病，全身的肥大

细胞持续性异型增生[42, 43]。肥大细胞颗粒中除组胺和肝素外，还含有花生四烯酸，其代谢产物为前列腺素 D_2（PGD_2）。肥大细胞增生症的患者 99% 可累及皮肤引起色素性荨麻疹（Darier 征）。诊断有赖于尿组胺代谢产物、尿 PGD_2 代谢产物的测定和组织活检[44]。

类癌综合征引起面部潮红的机制尚不完全清楚，之前认为面部潮红与血清素的水平升高有关，但高血清素血症的患者并不一定都发生面部潮红，而血清素拮抗药（如美西麦角、赛庚啶和酮舍林）并不能缓解面部潮红[34, 35, 38, 45]。著者团队的一项研究中，测定了五肽促胃液素或酒精诱发的面部潮红过程中速激肽（神经肽 K 和 P 物质）的释放，发现面部潮红反应的发作及其强度与速激肽的释放显著相关[8]。同一患者预先应用奥曲肽阻断速激肽的释放后，重复上述试验基本没有观察到面部潮红发作[8]。其他学者也提出速激肽可能是类癌患者面部潮红的介质[46, 47]。引起面部潮红的另一种介质可能是缓激肽，在激发面部潮红时可检测出缓激肽的释放[36, 48]。组胺可能是肺类癌和胃类癌面部潮红的介质。缓激肽、速激肽、组胺是已知的血管激动药，生长抑素类似物可通过降低这些物质在循环中水平来缓解面部潮红[49]。Furchgott 和 Zawadski[50] 提出另一有趣的看法，内皮源性舒张因子或 5-HTP 在血小板活化过程中释放的一氧化氮介导的间接的血管舒张可能是引起面部潮红的原因[50]。

（二）腹泻

30%～80% 类癌综合征的患者会出现腹泻，其病理生理机制尚不清楚，但可能与多种因素有关。多种肿瘤的生物活性物质，包括血清素、速激肽、组胺、激肽释放肽和前列腺素，均可刺激肠蠕动、肠电活动和肠张力，引起分泌性腹泻[51, 52]。肠切除、肠系膜纤维化继发的淋巴管扩张、部分阻塞的小肠肿瘤继发的细菌过度生长或肠蠕动过快可导致吸收不良。小肠分泌物增多、吸收障碍或蠕动加速会使近端结肠的正常储存和吸收能力不堪重负而导致腹泻，如果结肠的再吸收功能受损，则可使腹泻加重[53]。尿 5-HIAA 增多的类癌综合征患者小肠、结肠转运时间较正常人缩短，升结肠体积小于正常人，餐后结肠张力明显增加。这些发现提示在伴有

腹泻的类癌综合征患者中，肠道运动功能的主要改变对小肠和结肠都有影响[54]。许多类癌患者在早期即采取广泛的小肠切除术，故可能会有短肠综合征的影响。

（三）类癌性心脏病

57%～77% 的类癌综合征患者出现类癌性心脏病，但有明显血流动力学的改变要少得多（＜10%）。类癌性心脏损伤的特点是斑块状纤维化和心脏增厚，通常累及右侧心脏（约10%累及左侧）。心内膜内皮下新胶原层的形成是类癌性心脏病的特征性表现。超声心动图可诊断约70%类癌综合征患者的早期心脏病变，而常规临床检查仅能发现5%～10%[55-59]。目前类癌性心脏病少见，可能与类癌的早期诊断有关，也可能是因为更有效的药物（如生长抑素类似物和 α 干扰素），这些药物可阻止致纤维化物质的释放。最常见的心脏病变是三尖瓣关闭不全，其次是三尖瓣狭窄、肺动脉瓣反流、肺动脉瓣狭窄。类癌性心脏病患者 5-HIAA 和速激肽的水平显著升高，提示类癌性心脏病可能与这些生物活性物质释放入血有关[55]。目前认为致纤维化物质直接释放到右侧心脏，然后通过肺循环中和或降解，因为极少有患者左侧心脏表现出同样的纤维化改变。然而肺类癌患者偶尔会在左侧心脏表现出同样的心脏病变。血清素可调节心内膜下细胞的增殖，人类的心脏瓣膜有血清素受体（J-HT1B、1D、2A、2B）的表达。长期血清素喂养大鼠可诱发心肌纤维化[60]。生长因子 TGF-β 家族在右侧心脏类癌纤维化斑块中表达上调，这些生长因子参与了基质形成和胶原沉积[61]。局部诱导 TGF-β 的介质可能是血清素[62]。另一种可能的介质是类癌细胞分泌的胰岛素样生长因子 1（IGF-1）。生长抑素类似物的治疗可以降低循环中 IGF-1 水平，可能阻止类癌性心脏病的进一步发展。

（四）支气管痉挛

真正的哮喘在类癌综合征患者中很少见。类癌引起支气管痉挛的病因目前尚不清楚，但速激肽和缓激肽都是公认的介质。这些生物活性物质能使呼吸道平滑肌收缩，也可引起气道局部水肿[63, 64]。

（五）类癌综合征的其他临床表现

除心肌外，类癌患者其他组织也可以出现纤维化并发症。如腹腔内或腹膜后纤维化、肠系膜动脉和静脉闭塞、阴茎纤维性海绵体炎（Peyroni 病）和类癌性关节病。腹腔内纤维化可导致肠粘连和肠梗阻，纤维化后肠梗阻较类癌本身所致的肠梗阻更为常见。腹膜后纤维化可导致输尿管梗阻、肾功能障碍，有时需要输尿管支架治疗。动脉和静脉因纤维化而狭窄或闭塞，可能危及生命。小肠缺血有时必须切除，最终导致短肠综合征。其他罕见临床表现包括伴角化过度和色素沉着的糙皮病样皮肤病变、肌病和性功能障碍[65, 66]。

六、类癌和类癌综合征的诊断

（一）生化诊断

所有类型的类癌均可检出高水平的嗜铬粒蛋白 A（chromogranin A）、胰多肽（PP）及人绒毛膜促性腺激素的 α 和 β 亚基[26, 31, 67-72]。NE 肿瘤的中肠区类癌患者 5-HT 合成增加，5-HT 水平升高可以在血浆中直接检出，也可以通过尿中 5-HT 代谢产物 U5-HIAA 间接检测（图 151-6）[32]。24 小时尿 5-HIAA 水平升高诊断中肠区类癌的敏感性为 73%，特异性为 100%。前肠区类癌患者很少分泌 5-HT，但可分泌 ACTH、GHRH、组胺和高水平嗜铬粒蛋白 A[26]。后肠区类癌少有肿瘤标志物水平升高，即使是有转移的晚期患者亦如此。然而这些患者大多有 PP 和嗜铬粒蛋白 A 水平的升高[73]。超过 80% 的 GI NE 肿瘤患者血浆嗜铬粒蛋白 A 升高，是类癌最好的肿瘤标志物（图 151-7）。且嗜铬粒蛋白 A 水平与肿瘤负荷相关，因此可以用来判断预后，特别是典型的中肠区类癌患者[74]。嗜铬粒蛋白 A 水平的升高可能先于不同类型 GI NE 肿瘤的影像学表现。这可能对诊断有帮助，93% 的转移性肺类癌患者嗜铬粒蛋白 A 水平升高[26]。其敏感性和特异性分别约为 92% 和 96%，优于神经特异性烯醇化酶（NSE）和 α- 人绒毛膜促性腺激素（hCG）测定[75]。肾功能不全或炎症性肠病患者可能出现假阳性。慢性萎缩性胃炎患者也表现为高 CgA 水平。必须注意的

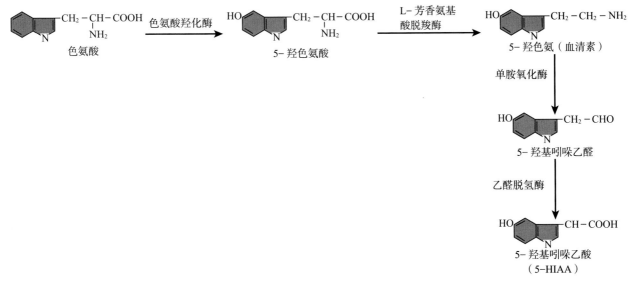

▲ 图 151-6 血清素合成流程图

是，使用生长抑素类似物治疗可以降低嗜铬粒蛋白A 的水平，但并不能缩小肿瘤体积。

尿 5-HIAA 测定对典型中肠区类癌的诊断非常灵敏 [32]。收集尿液期间需限制饮食，避免香蕉、巧克力、茶、咖啡、核桃及辛辣食物（表 151-4）。尿 5-HIAA 测定是诊断类癌的主要生化指标。而尿和血小板中血清素的测定可提供更多信息 [32, 76]。有研究显示血小板中血清素测定的灵敏度高于尿5-HIAA，且与尿 5-HIAA 测定不同，血清素的测定不受食物的影响 [32, 76]。最近，血浆 5-HIAA 的测定显示出可靠的重复性，有望在将来取代尿检 [77]。

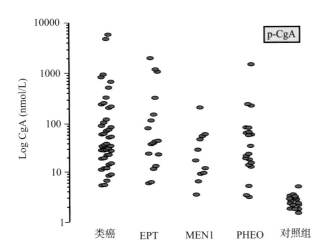

▲ 图 151-7 类癌、胰腺内分泌肿瘤（EPT）、1 型多发性内分泌肿瘤（MEN-1）、嗜铬细胞瘤（PHEO）患者和正常对照组血浆中铬粒素 A 的水平

CgA. 铬粒素

吸收不良状态和其他一些情况下也可以有 5-HIAA的升高。前肠区类癌通常表现为不典型类癌综合征，因其缺乏适宜的脱羧酶，血清素水平不高而血中 5-HTP 水平升高，故而尿中 5-HIAA 水平正常。然而由于一部分 5-HTP 可以在肠和其他组织中脱羧，故许多前肠区类癌患者的 U-5HT 或 5-HIAA水平可轻度升高 [32]。表 151-6 和表 151-7 总结了影响尿 5-HIAA 检测的因素。

（二）影像学检查

许多放射技术已用于类癌的定位和显像，但其效果取决于肿瘤的大小和位置 [78, 79]。目前 [111]In- 二乙基三胺五乙酸锌（DTPA）- 奥曲肽闪烁扫描成像术常用于类癌分期、肿瘤复发或新发转移灶的监测（图 151-8）[80-82]。支气管类癌依靠计算机断层扫描（CT）或磁共振成像（MRI）诊断，可联合细针穿刺细胞学检查 [78, 79]。支气管镜检查也可用于支气管类癌的诊断。放射性（[11]C）5-HTP 标记的正电子发射断层扫描（PET）可用于中肠区类癌和支气管类癌的诊断（图 151-9）[83]。氟脱氧葡萄糖正电子发射断层扫描（FDG-PET）可用于高增殖能力的恶性类癌的诊断 [84]。胃镜或内镜检查结合腹部 CT扫描常用于诊断胃类癌。通常中肠区类癌，无论其功能状态如何，在确诊时均已有转移。目前首选[111]In-DTPA- 奥曲肽闪烁扫描成像术用于原发病变的分期和鉴别诊断 [80]。生长抑素受体闪烁扫描的诊

表 151-6　导致假阳性结果的因素

食物
- 香蕉
- 巧克力
- 咖啡
- 茶
- 核桃
- 鳄梨
- 山核桃
- 菠萝
- 李子

药物
- 氟尿嘧啶
- 左旋多巴
- 美法仑
- 水杨酸盐
- 咖啡因
- 对乙酰氨基酚
- 利血平

表 151-7　导致假阴性结果的因素

- 促肾上腺皮质激素
- 对氯苯丙氨酸
- 肝素钠
- 氯丙嗪
- 丙咪嗪
- 甲基多巴
- 单胺氧化酶抑制药
- 吩噻嗪

断准确率为 83%，阳性预测值为 100%，它还可以识别其他成像方式无法发现的病灶。68Ga 标记的生长抑素类似物（68Ga DOTATATE、68Ga DOTATOC 和 68Ga DOTANOC）正电子发射断层扫描（PET）对神经内分泌肿瘤的诊断和分期比 111In-DTPA- 奥曲肽的敏感性更高（图 151-10）。故有望在未来取代 111In-DTPA- 奥曲肽显像[86]。腹部超声可诊断约 1/4 的小肠类癌和大部分的肝转移，也可用于引导经皮肝肿瘤活检。CT 和 MRI 的敏感性不如生长抑素受体闪烁扫描，仅可检出约 50% 的原发肿瘤[78, 79]。生长抑素受体闪烁扫描成像术对后肠区类癌的诊断有高度敏感性，这些肿瘤也可以通过超声内镜或 MRI 定位。(130I) 间碘苄基胍（MIBG）显像可用于类癌的定位和治疗，但其敏感性低于 111In-DTPA- 奥曲肽[85]。

（三）类癌的诊断路径

类癌的诊断路径见图 151-11。

七、类癌性潮红的治疗

根据引起类癌性潮红的类型和分期选择不同的治疗策略。

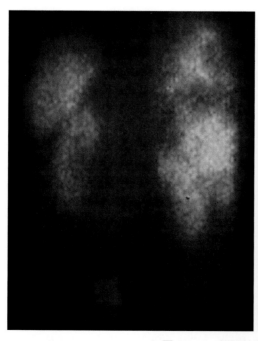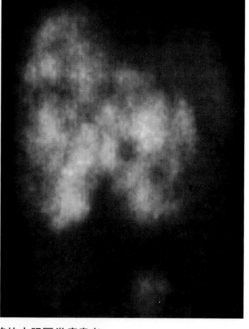

▲ 图 151-8　伴肝转移的中肠区类癌患者
注意系膜根部示踪剂浓聚处是淋巴结

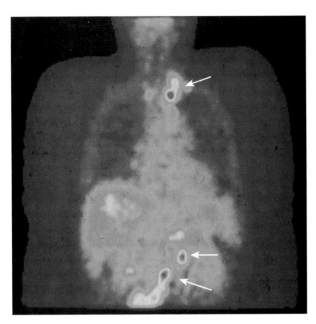

▲ 图 151-9　（^{11}C）5- 羟色氨酸（HTP）正电子发射断层扫描（PET）可检测其他检查方法不能检出的类癌和淋巴结转移（箭）

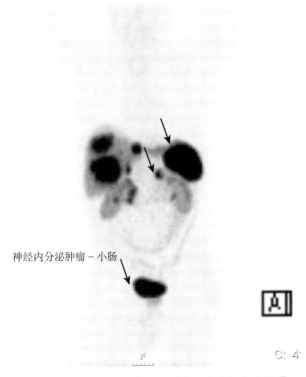

神经内分泌肿瘤 – 小肠

▲ 图 151-10　小肠神经内分泌肿瘤（类癌）患者的 ^{68}Ga DOTATATE 正电子发射断层扫描

可见多处肠系膜转移和肝转移

（一）外科手术

支气管、胃（ECL 瘤）、卵巢或睾丸类癌通常局限性生长，没有远处转移，故其面部潮红患者外科手术治疗效果好。一般来说，类癌分泌的生物活性物质直接释放进入血液循环，往往会产生早期症状，有助于类癌的早期发现和治愈。

面部潮红的中肠区类癌患者大多数是由于发现多发性肝转移而确诊，将大的肝转移灶切除可减轻患者类癌综合征症状，故仍建议手术治疗[86, 87]。

（二）肝动脉栓塞术

NE 肿瘤是一种高度血管化的肿瘤，大部分血供来自肝动脉，因此肝转移患者可接受肝动脉栓塞治疗。正常肝脏接受双重血供，25% 的血液供应通过肝动脉来自体循环，75% 的血液供应来自门静脉。通常首选外周血管栓塞，因其可重复性强。

症状和生化指标（40%～90%）可迅速（数小时到数天内）改善，比影像学的改善（15%～40%）多见[88, 89]。不良反应包括栓塞后综合征（疼痛、发热、恶心）、白细胞增多和肝酶升高 50%～90%。10% 的患者出现严重并发症（如肾衰竭、肝坏死、肠缺血、胆囊炎），死亡率 3%～7%[88, 89]。

鉴于其不良反应大，适应证的选择非常重要。严重的类癌性心脏病和肝功损害是手术禁忌证。现患者多采用放射性微粒（^{90}Y 标记）栓塞治疗，其抗肿瘤作用明显且不良反应小[90]。

（三）射频消融术

射频消融术可用于减轻肝脏肿瘤负担。通常适用于病灶较小（＜ 4cm）、肝转移灶数量有限（＜ 8 个）的患者，可以选择剖腹、腹腔镜或经皮肝穿刺等方法[91]。

95% 的患者症状缓解，肿瘤标志物水平下降，最大降幅达 65%。平均随访 1.6 年后 41% 的患者病情无进展。对于有经验的医生来说死亡率和复发率低（5%）[89]。

（四）生长抑素类似物

生长抑素类似物激活神经内分泌肿瘤的多种细胞内信号通路，表达显著的抗增殖、抗血管生成和

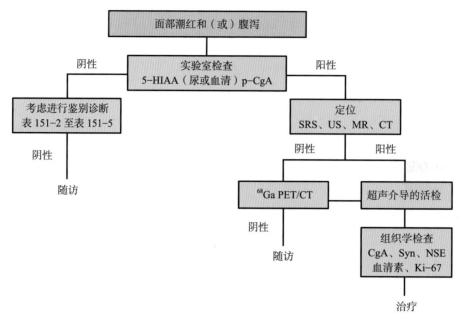

▲ 图 151-11　类癌综合征诊断路径

NSE. 神经元特异性烯醇化酶；Syn. 突触素；CgA. 铬粒素 A；PET. 正电子发射断层扫描；SRS. 生长抑素受体显像；MRI. 磁共振成像；CT. 计算机断层扫描；US. 超声

促凋亡作用[105]。

天然的生长抑素可减轻类癌综合征患者的症状[49]。但因半衰期短（约 2min）使其使用受到限制。随着人工合成长效生长激素类似物奥曲肽（半衰期 90min）[92-101] 和兰瑞肽（皮下注射）的上市，长效生长抑素类似物已是目前控制类癌综合征（包括面部潮红）症状的首选药物[96-101]。

生长抑素类似物与肿瘤细胞上特定的生长抑素受体（sst1～5）[102-104] 结合，80%～90% 的 NE 肿瘤有该受体的表达[105, 106]。研究显示 Sst2 通过调节环磷酸腺苷（cAMP）信号通路减少生物活性物质的分泌。奥曲肽是第一个上市的人工合成的生长抑素类似物，在 20 世纪 80 年代早期应用于临床，可直接作用于肿瘤细胞减少血清素、神经肽 K（NPK）和其他肽类标志物的释放。最近与 Sst1、Sst2、Sst3 和 Sst5 有高的亲和力的帕瑞肽（SOM2.30）进入临床使用，研究显示帕瑞肽在现有生长抑素类似物奥曲肽和兰瑞肽无反应的患者中可获得满意疗效[112]。

生长抑素受体在 80%～90% 的肿瘤细胞中表达，故奥曲肽闪烁扫描成像（奥曲肽显像）可用于肿瘤定位诊断和分期[104]。奥曲肽显像阳性的肿瘤表达 Sst2，可用于预测生长抑素治疗的敏感性[107]。然而一些奥曲肽显像阴性的肿瘤患者也可出现症状

反应，可能是生长抑素类似物直接作用于周围靶器官（肠、皮肤）所致。

对已发表的 62 项研究的 Meta 分析显示[108]，奥曲肽可使 80% 以上的类癌综合征患者症状缓解。约 70% 的患者有生化改变（即 U-5-HIAA 排泄量下降＞50%），然而只有不到 10% 的患者肿瘤明显缩小。约 40% 的患者在平均 5～9 个月时失访，其余患者持续随访 2.5 年。

对于危及生命的类癌危象（严重低血压伴面部潮红）患者，生长抑素类似物静脉注射（奥曲肽，100～200μg/h）治疗通常有效[109-111]。生长抑素类似物也可用于介入治疗、麻醉、化疗或应激时，以预防类癌危象。

生长抑素类似物的缓释制剂奥曲肽 -LAR[94, 97-99] 和兰瑞肽[96, 111]（每 4 周）肌内注射和皮下注射，改善症状的疗效与非缓释药物相同，大剂量治疗组较常规剂量组抗肿瘤作用显著增加[100]。最近的两项随机对照研究 PROMID 研究和 Clarinet 研究证实，生长抑素类似物的缓释制剂与安慰剂相比有显著的抗肿瘤作用，可延缓肿瘤的进展[114, 115]。

初期不良反应轻微，可在数天到数周内消退，发生率为 40%～50%[93, 94-96]。注射部位的疼痛和胃肠道症状（＞50% 腹部不适，15% 恶心）最常见，

但通常不需要停止治疗。长期使用超过 50% 的患者出现胆汁淤积或胆结石，但只有不到 7% 的患者出现临床症状[113]。有些患者可能出现脂肪泻，需要胰酶替代治疗。其他少见的不良反应有低钾血症、心动过缓和维生素 B_{12} 缺乏。

（五）α 干扰素

α 干扰素在 20 世纪 80 年代早期开始用于治疗中肠区类癌[116]。它对肿瘤细胞有几种直接作用（即在 G_1/S 期阻断细胞周期、抑制血管生成因子、抑制蛋白质和激素合成）。

在几项不同的研究中，症状缓解率平均为 40%～60%，30%～60% 的患者有生化指标的改善（U-5-HIAA 排泄量下降 > 50%），10%～15% 的患者肿瘤体积缩小（> 50%）。50%～70% 的患者面部潮红缓解[117-125]。

最初使用的是人白细胞干扰素，现在主要使用重组 α 干扰素（Intron-A，Roferon）。每个患者的药物剂量需单独滴定。α 干扰素不存在剂量 / 反应关系，故建议使用低、中治疗剂量。α 干扰素的常规剂量为 300 万～500 万 U（MU）每周 3～5 次皮下注射。聚乙二醇干扰素可作为长效周制剂（Peg-Intron A，Pegasys）使用。聚乙二醇干扰素的准确剂量还不确定，但每周 80～180μg 是有效的。

与生长抑素类似物相比，干扰素治疗的不良反应更多[117-125]。最初治疗的 3～4 天大多数患者会出现流感样症状和发热。最严重的不良反应是慢性疲劳（30%～75% 的患者）和精神抑郁（5%%～10% 的患者）。其他不良反应还有骨髓抑制和肝酶增加 10%～30%，但并不需要中断治疗。如诱发自身免疫性疾病时，如全身性红斑狼疮（SLE）综合征、肌炎和血管炎，需要终止治疗，但自身免疫性甲状腺炎除外。双相情感障碍、SLE、类风湿关节炎和牛皮癣是干扰素治疗的禁忌证。

（六）生长抑素类似物和 α 干扰素联合治疗

奥曲肽和 α 干扰素均有抗肿瘤和改善类癌综合征症状的作用，许多研究对使用干扰素单独治疗[126]或奥曲肽单独治疗[99, 126-127]效果不佳的患者，采用了奥曲肽和 α 干扰素的联合治疗。结果显示包括面部潮红的类癌综合征症状得到了显著控制，生化指

标改善率分别为 77%、72% 和 75%。肿瘤体积未见明显缩小。而在之后的研究显示，经过平均 12 个月的联合治疗，67% 的患者肿瘤生长被抑制。这种联合治疗的确切疗效尚有待进一步评价。

（七）新型生物治疗药

晚期类癌的治疗选择十分有限，非常需要新的治疗手段。类癌通常高度血管化，且表达高水平的血管内皮生长因子（VEGF）及其受体[128]。之前的二期临床试验中多种 VEGF 抑制药（贝伐单抗、舒尼替尼、瓦他拉尼、索拉非尼）对 10%～20% 的患者有显著抗肿瘤作用[129, 130]。mTOR 抑制药 RAD001 对 5%～15% 的患者有效，它作用于的调控细胞生长和代谢的 mTOR 通路[131]。RADIANT2 试验证实了类癌患者中这些制剂的疗效[132]。

（八）其他对症治疗

生长抑素类似物和干扰素用于治疗 NE 肿瘤之前，主要应用抑制血清素合成的药物或血清素拮抗药控制包括面部潮红的类癌症状。对氯苯丙氨酸通过阻止色氨酸向 5-HTP 转化，可缓解一些患者的腹泻和面部潮红，但因其不良反应无法长期使用[133]。$5-HT_1$ 和 $5-HT_2$ 受体拮抗药赛庚啶（Periactin）和酮舍林可以缓解腹泻，但对面部潮红无效[134, 135]。$5-HT_3$ 受体拮抗药（昂丹司琼、托品司琼、阿洛司琼）能改善腹泻，对少数患者的面部潮红也有效[136]。新药 Telotristat etiprate（LX1606）通过抑制色氨酸羟化酶减少血清素的合成，可缓解腹泻[137]。

前肠区类癌（胃和支气管）释放组胺引起面部潮红，组胺 H_1 和 H_2 受体拮抗药可有效控制所谓的非典型类癌综合征症状，包括严重的面部潮红、面部肿胀、流泪和腹泻[138]。通常也需要生长抑素类似物的治疗。

强的松 20～30mg/d 对个别患者的严重面部潮红症状有效。

（九）放射性标记的生长抑素类似物

近几年，放射性标记的生长抑素类似物"肿瘤靶向"治疗应用于临床。最初使用的同位素与奥曲肽闪烁扫描成像术的相同（即 ^{111}In）[139]，最近多使用在肿瘤组织浓度更高的其他同位素如 ^{90}Y 和

^{177}Lu[140]。虽然这种治疗的确切疗效和治疗时机尚未确定，但其改善症状、生化指标及抗肿瘤作用已被证实。最近的研究显示，500 多名患者应用 ^{177}Lu-DOTA 治疗，酪氨酸奥曲酸剂量为 750～800mCi 治疗 4 个疗程，约 2% 和 28% 的患者分别实现肿瘤的完全和部分缓解，治疗是安全的，仅 3 名患者出现骨髓增生异常综合征 [141]。其他研究也显示，^{177}Lu 和 ^{90}Y 对 NE 肿瘤患者均有显著疗效 [142]。

八、结论

综上所述，对类癌面部潮红的治疗应包括避免刺激性食物和酒精。生长抑素类似物是首选药物，如果发生快速免疫反应，可以尝试增加剂量。如果这一治疗方案无效，可选择干扰素单独使用或干扰素和生长抑素类似物联合使用。前肠区类癌患者治疗面部潮红还可加用 H_1 和 H_2 受体拮抗药。新药 Telotristat etiprate（LX1606）也可选择使用。

最后，虽然大多数患者都需要药物治疗，但局限生长的肿瘤或大的转移灶仍建议手术切除。还可同时采用其他减轻肝脏肿瘤负担的方法，如肝动脉栓塞和射频消融术。肽受体放射治疗是一种极具潜力的治疗方式。但长期治疗的安全性和使用剂量还需进一步评估。

第 152 章　异位激素综合征
Ectopic Hormone Syndromes

David W. Ray 著

赵　琳　苏本利 译

> **要　点**
> ◆ 异位激素分泌综合征是由组织发育或生理相关基因的异常调控引起的。
> ◆ 单肽激素（如 POMC）异位表达比多基因或广泛修饰的激素（如 FSH）分泌更为普遍。
> ◆ 如果以恶性疾病的表现为主，诊断可能会延误。
> ◆ 治疗需要兼顾潜在的疾病过程和内分泌表现的治疗。
> ◆ 新的特异性检测技术使早期确诊成为可能。

一、概述

专业化的内分泌腺体产生的激素通常由高级中枢严格调控（最终由大脑控制）。这种调控通常受负反馈调节，以维持全身多种组织的功能。非内分泌组织不适当的激素分泌可引起一系列罕见的综合征。这些疾病很重要，因为它们可能是潜在肿瘤的第一个表现，激素的非控制分泌及其作用可导致发病，并影响生活质量。异位激素的分泌也为探索组织特异性基因表达和调控机制提供了线索，异位激素的产生同时也揭示了瘤细胞分化和基因表达之间的重要联系。肽类物质的异位表达也可作为肿瘤标志物（如人绒毛膜促性腺激素、甲胎蛋白）。

与内分泌表现相关联的肿瘤报道，最初见于 20 世纪 20 年代，如播散性癌症可表现出类甲状旁腺激素作用的特征，肺癌和胸腺癌患者可出现肾上腺皮质激素活性[1, 2]。同时期，也有人发现低血糖与肿瘤相关[3, 4]。此后，Albright 和 Reifenstein[5] 基于肾细胞癌患者与甲状旁腺功能亢进症代谢相似的特点，提出癌症细胞所分泌的甲状旁腺样物质是导致高钙血症的原因。

瘤源性内分泌因子存在的证据，有赖于准确和敏感激素检测方法的发展。通过这些检测方法发现肿瘤分泌的促肾上腺皮质激素（ACTH）和血管升压素（ADH），可分别导致异位 ACTH 综合征和血管升压素分泌失调综合征（SIADH）[6-9]。正是这些技术的突破，人们才得以对异位激素产生及其作用的细胞和分子生物学机制，做进一步探索。

二、发病机制

血循环中的激素几乎全部来源于内分泌器官特有的腺细胞，但是机体也存在更广泛的低水平激素分泌或基因表达，如编码 ACTH 的基因在垂体前叶促肾上腺皮质激素细胞中高水平表达，但它在许多垂体外的正常组织和肿瘤组织中也有表达。这一"异位"表达可导致异位 ACTH 综合征，是 Cushing 综合征的病因之一。然而，阿黑皮素原（*POMC*）基因在健康组织中的表达也具有重要的生物学功能，特别是在胎盘、淋巴细胞、睾丸和肺中。

为诊断异位激素综合征，判定异位激素来源于某种组织或肿瘤，则需要更具说服力的证据。肿瘤组织合成和分泌激素的证据是诊断的基本要求。因此，需要组织切片上存在 mRNA 或肽表达，或者体外培养的原代细胞可继续分泌激素，或在体内组织中存在激素的动静脉浓度梯度。其他的标准，如切除肿瘤后激素水平降低，但是这种证据较弱，肿瘤组织可能仅分泌促激素，如生长激素释放激素（GHRH），而不是生长激素（GH）本身。

最常与异位分泌有关的激素往往是那些分布最广的激素。*POMC* 基因在非肿瘤、非内分泌组织中广泛表达，且常在肿瘤中过度表达，引起异位 ACTH 综合征。胰岛素几乎从不发生异位瘤源性分泌，这与胰岛素只能在特定的胰岛 β 细胞表达有关。

肽类激素在肿瘤中的处理方式与其固有生理性分泌的器官不同，它们可能会发生不完全的蛋白裂解或糖基化改变，但在肿瘤组织细胞中编码这些肽类激素基因与正常细胞中的相同。异位分泌一种激素的肿瘤，经常可同时不适当地表达其他激素和蛋白质，但很少表现出一种以上肽类激素分泌过多的临床症状。

（一）异位激素起源假说

先进的分子技术证实许多正常组织中有低水平激素基因表达[10]。因此，这些组织所发生的肿瘤会引起异位激素综合征不足为奇。如果肿瘤所分泌的激素仍处在生理控制范围内，这种异位激素的分泌就不会引起临床问题。有时，肿瘤组织激素分泌异常存在显著的机制（如缺乏特异性神经联系、脱离门静脉系统、缺失调节激素合成分泌的受体调节机制等）。现有数种假说来解释异位激素的分泌机制。

1. 摄取胺前体和脱羧功能假说[11, 12] 许多具有内分泌能力的细胞散布在正常组织中，但正常情况下不具有内分泌功能。这些细胞具有摄取胺前体和脱羧功能（APUD）的特性。曾经也有人认为这些细胞与胚胎神经嵴具有共同来源。虽然这是一个很吸引人的设想，但目前尚缺乏这种共同起源的证据。尽管如此，它们的共同特征提示可能以类似的方式发生功能转化。许多分泌异位激素的肿瘤具有 APUD 细胞的特征，这些肿瘤可能起源于 APUD 前体细胞。然而，其他分泌异位激素的肿瘤没有 APUD 组织的特征，这些肿瘤通常最具有侵袭性，分泌高水平激素，这些与 APUD 特性导致激素分泌

的理论相矛盾。

2. 分化障碍假说[13-15] 之前假说存在的问题引出了分化障碍假说。这种假说认为肿瘤发生于祖细胞而非终末分化细胞。一个或多个突变致使变异的祖细胞出现分化异常。如果这个理论成立，就可以推断出肿瘤组织中有处于不同分化阶段的混合细胞群。由于正常分化的障碍，一部分细胞可能分化为内分泌细胞类型，并形成内分泌型肿瘤。这个模型解释了为什么有些组织分泌特定的激素，尽管这些基因可能会异常表达，但肿瘤倾向于转录与其母组织相同的基因（图 152-1）。

垂体外 *ACTH* 基因（*POMC* 基因的一部分）的表达将在下一节详细介绍。异位 ACTH 分泌与其他异位激素综合征有许多共同的特点，可能为理解异位激素分泌的共同机制提供一个范例。

（二）小细胞肺癌中的激素

小细胞肺癌（SCLC）是最常见且最具侵袭性的神经内分泌肿瘤。SCLC 患者很少先到内分泌科就诊。但因为 SCLC 组织有激素异位表达的证据，可以作为一种有用的模型，引申出对其他不太常见综合征的发病机制理解。

正常成人肺组织中有一些散在的细胞群，它们可以合成非常低水平的肽类激素，如 ACTH、GHRH 和胃泌素释放激素。这些细胞在胎儿时期分布更加密集，产生高浓度的激素，提示它们可能参与胚胎的分化过程。这些散在的内分泌细胞具有 APUD 的

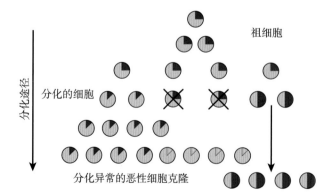

▲ 图 152-1　异常基因表达所致分化紊乱
祖细胞恶性转化导致非典型分化细胞克隆形成。这些细胞与其祖细胞有部分相似特征（阴影部分），且可能持续表达其分化不完整的幼稚细胞相关基因。细胞恶性转化并形成克隆增生后，表现出持续或增强的激素基因表达（深色阴影区）

特性，构成泛神经内分泌系统的一部分。

SCLC 是起源于支气管黏膜上皮细胞的肿瘤，分泌正常支气管上皮细胞中的大部分激素。因其分泌 ACTH、血管升压素和降钙素引起多种临床综合征，这些激素还可以作为可能的疾病标志物，用于诊断或疗效观察。一项 157 例原发肺肿瘤的研究显示，83% 的患者表达至少一种肽类激素。多种激素分泌是常见的，异位 ACTH 综合征占 20%，尽管在临床上往往以一种激素的分泌占主导地位[16, 17]。只有 1% 的 SCLC 患者有皮质醇过多的临床症状，这可能与该病病程较短有关[18]。这些肿瘤细胞内的肽类激素通常不能完全加工，尤其是 POMC 不能有效地裂解为 ACTH。因此，肿瘤提取物和存在于循环中的 ACTH 往往以高分子量形式存在[16, 19]。现已了解这些高分子量 ACTH 是 POMC 激素前体和 ACTH 前体。这种蛋白质的异常加工可能是因为瘤细胞内缺乏特异性的裂解酶、促激素转化酶 1 和 2，而这些酶只在特定的内分泌组织中表达，或激素分泌从调节性分泌方式转变为固有分泌方式[20]。

三、异位促肾上腺皮质激素综合征

（一）POMC 基因

垂体促肾上腺皮质激素细胞是唯一高水平表达 POMC 基因的细胞。人 POMC 基因位于 2 号染色体上，有 3 个外显子。第一个外显子是非编码的；第二个外显子包含信号肽，可将蛋白质产物定向于调节分泌途径；第三个外显子编码大部分成熟蛋白，包括 ACTH[21]。成熟的 POMC mRNA 有 1200 个核苷酸。此外，在大多数组织中都可检测到一种低水平的短型 mRNA，转录子从转录起始位点 5' 到外显子 3，因此只含有外显子 3 的编码序列[22]。这个转录子缺乏信号肽，因此不能合成具有生物活性的 POMC 产物。尚无证据表明，该转录产物可合成肽类激素，其生理作用尚不清楚。第三种 POMC 的转录产物比垂体来源的（约 1500 核苷酸）更长，它起源于人 POMC 启动子 5' 侧翼区的一个位点（或多个位点）[23, 24]。其 mRNA 包括肽的整个编码区，并能合成肽类产物。这种"长"型 POMC mRNA

在垂体外组织和肿瘤中尤为常见。

（二）POMC 基因表达的调控

POMC 基因的表达似乎主要受基因转录水平的控制[25]。大鼠 POMC 基因的研究最为普遍，垂体表达由该基因的 5' 侧翼区决定。最近发现，垂体促肾上腺皮质细胞 POMC 的表达需要一个 T-box 家族中被称为 Tpit 严格限制性转录因子的作用[26]。该因子与同源域蛋白 PitX1 共同作用，促进 SRC 家族共激活因子向 POMC 启动子的募集，导致基因转录增强[27]。

促肾上腺皮质激素释放激素（CRH）作用于垂体促肾上腺皮质激素细胞，增加细胞内环磷酸腺苷（cAMP）的浓度，并激活丝裂原活化蛋白激酶。也有证据表明，孤儿核受体神经生长因子诱导的克隆 B（或 Nur77）激活[28-30]，通过神经生长因子诱导的克隆 B 募集 SRC 共激活因子来增强 POMC 的转录[27, 31]。因神经生长因子诱导的克隆 B（NGFI-B）和 Tpit 协同作用，提示在 POMC 启动子上 Tpit、NGFI-B 和 SRC 共激活因子形成了一个调节复合物[27]。Tpit 的表达促进了促肾上腺皮质激素细胞分化，且其表达比 POMC 更为受限，这一点很重要。因此，下丘脑 POMC 表达神经元中没有 Tpit 的表达，提示 Tpit 对促肾上腺皮质激素细胞 POMC 的特异性表达具有特异性，其他组织的表达可能由其他机制调控。Tpit 在人垂体促肾上腺皮质激素腺瘤中有特异性表达[26]。

糖皮质激素可通过与启动子 5' 侧翼区的两个 DNA 元件结合来抑制 POMC 基因的转录。比转录起始位点更近端的元件，即上游 63 位的一个不完全回文核苷酸结构，是一个不寻常的可以结合三个糖皮质激素受体分子的三聚体结构[32-34]。DNA 启动单元的这种结构指导转录抑制，而不是增强。再往上游，在 480 和 320 位点之间，还有另一个糖皮质激素的调节元件，表明这两种 DNA 元件相互作用，以实现糖皮质激素发挥完全抑制调节的效果[35]。有趣的是，对促肾上腺皮质激素细胞类型和 POMC 表达至关重要的 Tpit 表达并不受糖皮质激素影响，而与之对应的 POMC 细胞则受抑制[36]。现在已清楚的是，糖皮质激素受体被激活后，可以对抗 Nur77 的作用，并通过移除一个正反式激活因子抑制

POMC 基因[37]。糖皮质激素受体与 Nur77d 的相互作用需要染色质重塑蛋白 Brg1，Brg1 稳定了它们的结合。此外，Brg1 有助于进一步向与 *POMC* 基因结合的糖皮质激素受体招募染色质重塑酶 HDAC2。Brg1 和（或）HDAC2 在 50% 的糖皮质激素抵抗的垂体促肾上腺皮质激素腺瘤中表达缺陷，说明了其病理生理意义[38]。尚无 Brg1 和 HDAC2 在异位 ACTH 综合征中表达的报道。

许多其他的下丘脑因子作用于垂体促肾上腺皮质激素细胞影响 POMC 的表达。然而，它们作用的方式尚不清楚。特别是精氨酸血管升压素刺激 POMC 表达的作用非常弱，但增强了 CRH 的作用。精氨酸血管升压素细胞内通路的激活似乎是蛋白激酶 C 依赖性的，但精氨酸血管升压素同时可增强 CRH 产生 cAMP 的作用[25, 39]。

然而，许多其他的肽生长因子和细胞因子能够激活 cAMP、丝裂原活化蛋白激酶（MAPK）和 Janus 激酶（JAK）/ 信号转导和转录激活因子（STAT）信号级联。因此，有可能调节非垂体组织中 POMC 的表达。虽然垂体外组织缺乏特异性促肾上腺皮质激素转录因子的表达，但共同信号级联的激活可能会导致 POMC 基因表达。在垂体外组织中，POMC 基因可能被修饰而使其转录沉默，其中一个不可逆的修饰是 DNA 甲基化。肿瘤组织中甲基化缺失，可通过前面描述的常见信号通路激活该基因的转录。有证据表明，异位 ACTH 综合征的细胞系模型中发生这种 DNA 甲基化改变[40, 41]。大多数垂体外肿瘤细胞中 POMC 的表达似乎低于垂体促肾上腺皮质激素细胞，但这种相对低的表达可通过垂体外肿瘤中表达该基因的细胞数量增加来弥补。

（三）异位促肾上腺皮质激素综合征

多年前就发现 ACTH 的免疫反应性存在大小异质性，血浆中可检测到高分子量形式的 ACTH[42, 43]。异位 ACTH 综合征是最早命名的异位激素综合征。尽管证据表明大多数 SCLC 患者存在下丘脑 - 垂体 - 肾上腺轴紊乱[42, 44]，但在一项影响 4.5% 的小细胞肺癌患者的研究中发现，其典型的情况较少见（表 152-1）。对肿瘤组织的分析出乎意料地证实了免疫反应性 ACTH 的存在，而患者却没有激素过多的临床表现。ACTH 主要以约 20kDa 的高分子量形式存在，但纯化的大分子量 ACTH 可以被胰蛋白酶裂解为成熟的 ACTH（4.5kDa）。进一步的研究发现，多种正常组织中也有免疫反应性 ACTH 样肽的存在，这表明垂体外 ACTH 表达少于不适当调节所致。免疫反应性 ACTH 无生物学活性，被认为是"大"ACTH。然而，有研究显示，那些循环中 ACTH 主要以高分子量形式存在的患者，有 Cushing 综合征的临床表现，提示 ACTH 前体具有一定程度的 ACTH 受体激活能力。

（四）阿黑皮素原的加工

POMC 基因编码阿黑皮素原（POMC）前体，这种蛋白质在氨基二羧酸残基处经过一系列蛋白质水解酶裂解产生许多小分子，包括 ACTH，促黑素细胞激素和 β- 内啡肽[45-47]。在垂体前叶、ACTH 由特异性的蛋白酶促激素转化酶 1 型（*PC1*）裂解[48]。在啮齿类动物中间叶，促黑素细胞对 POMC 分子经过更多的裂解，生成更小的片段，包括促黑素细胞激素、β- 内啡肽及由激素原转化酶 2 裂解而成的促肾上腺皮质激素样中间叶肽。现已证实异位 ACTH 综合征患者的肿瘤组织中存在促激素转化酶 2 的表达，并在循环中检测出 ACTH 片段[49]。

在大多数引起异位 ACTH 综合征的垂体外肿瘤中，前激素原的加工是不完整的。因此，异位 ACTH 综合征患者的特征是循环中可检测出高分子量形式的 ACTH[17, 19]。其加工的程度可能与肿瘤的神经内分泌分化程度有关，只有那些具有相对彻底激素加工能力的肿瘤患者才表现出激素过多的临床症状。有研究显示，一些体积小、分化高、生长缓慢的肿瘤（典型支气管类癌）可以发生类似垂体中间叶的 POMC 加工过程，分泌到循环中，可检测出肽类小分子片段，如促肾上腺皮质激素样中间叶肽和 α- 促黑素细胞激素。尽管观察例数较少，这些

表 152-1　与异位促肾上腺皮质激素分泌相关的肿瘤

- 小细胞肺癌
- 类癌（支气管、胸腺、小肠）
- 胰岛细胞瘤
- 嗜铬细胞瘤
- 甲状腺髓样癌
- 癌症［乳腺、胃肠道（食道、胃、结直肠）、卵巢、宫颈、前列腺］

小分子片段已尝试用于一些 Cushing 综合征的辅助诊断 [8, 50]。

（五）垂体外肿瘤中 *POMC* 基因的表达失调

与垂体中促肾上腺皮质激素细胞中 *POMC* 基因的表达不同，垂体外肿瘤中 *POMC* 基因的表达具有抗糖皮质激素的特征 [7, 51]。这是大剂量糖皮质激素抑制试验可用来区别原位和异位 ACTH 综合征的理论基础。由于该检查约有 10% 的假阳性率和 10% 的假阴性率，因此，该试验已被更复杂的成像和岩下窦采血所取代，以进行鉴别诊断 [52]，还可以用重组 CRH 刺激试验检测垂体外肿瘤的反应。通常情况下只有垂体性促肾上腺皮质激素细胞会表现出 CRH 应答性 POMC 表达，但现在发现有越来越多的例外情况 [53]。

垂体的 POMC 表达借助细胞系模型阐明，因此，现也在寻求一种细胞系模型来尝试阐明垂体外表达的情况。为此建立了一组人 SCLC 细胞系。这些细胞系细胞表达 *POMC* 基因，且对糖皮质激素的抑制作用无反应 [16, 54-58]。此外，细胞系主要分泌未加工的和部分加工的 POMC，再次表明其与体内的活性模式一致 [54]。

有趣的是，大多数垂体外肿瘤的 POMC 表达对糖皮质激素抑制作用无反应。大多数细胞（包括恶性细胞）都有糖皮质激素受体表达。因此，探索这种糖皮质激素抵抗性的机制具有重要意义。用多克隆抗糖皮质激素受体抗体进行 Western 印记检测，并用氚标记的地塞米松进行配体结合分析发现，这些细胞系有糖皮质激素受体的表达 [56-58]。为了明确这些受体是否足以传递糖皮质激素信号，构建了一种对糖皮质激素反应的合成基因。将该基因转导入培养细胞中，将糖皮质激素与细胞共培养，以观察该报道基因表达的情况。与垂体细胞对照组的快速诱导表达相反，人 SCLC 细胞对天然或合成糖皮质激素均无反应 [56, 58]。因此，糖皮质激素的抵抗性仅发生于恶性肿瘤细胞。细胞中高浓度的野生型受体就足以恢复糖皮质激素信号，从而表明这种糖皮质激素抵抗性存在于内源性受体水平 [56]。由于糖皮质激素对垂体促肾上腺皮质激素细胞的作用之一是抑制其增殖，而糖皮质激素对发育中肺的作用是促进其分化，故逃避糖皮质激素信号可能对恶性细胞具

有生存优势。事实的确如此，最近有人发现，人小细胞肺癌的细胞过表达野生型糖皮质激素受体，可强有力地诱导细胞凋亡。有趣的是，即使没有添加糖皮质激素，这种效应也会发生 [59]。迄今为止，对人 SCLC 细胞系中糖皮质激抵抗性机制尚缺乏单一、统一的解释。

有趣的是，高分化的类癌导致的异位 ACTH 综合征患者，有时对超生理水平的糖皮质激素也会表现出类似 ACTH 依赖垂体 Cushing 综合征的 POMC 抑制反应，而这些肿瘤往往表达高水平糖皮质激素受体 [60]。

（六）诊断

Cushing 综合征的诊断和 ACTH 依赖 Cushing 综合征的鉴别诊断，详见其他章节（见第 13 章）。Cushing 综合征的诊断需要动态内分泌检测，灵敏的双位点免疫放射分析法检测 ACTH 有助于 ACTH 依赖 Cushing 综合征的诊断。有多种内分泌动态检测和影像检查可用于区别垂体或垂体外 ACTH 过多情况（表 152-2 和表 152-3）。这些检查的敏感性和特异性各有不同，联合检测可实现近 100% 的准确性 [61]。

表 152-2　异位促肾上腺皮质激素综合征的实验室检测

检测项目	结果解释
ACTH	异位分泌疾病中更高，不完整加工形式在异位疾病中更常见
皮质醇	异位分泌疾病中更高
低血钾	异位 ACTH 中近 100%，Cushing 综合征和碱中毒只有约 10%（＜ 3.2mmol/L）发生
大剂量地塞米松抑制试验（8mg）	异位疾病 89% 不被抑制，垂体依赖性疾病 78% 被抑制
CRH 激发试验	异位疾病无反应，垂体依赖性疾病过度反应
肿瘤标志物	降钙素、hCG、甲胎蛋白、5-HIAA 升高提示异位疾病

ACTH. 促肾上腺皮质激素；CRH. 促肾上腺皮质激素释放激素；hCG. 人绒毛膜促性腺激素；5-HIAA. 5- 羟吲哚乙酸

大多数隐匿性肿瘤为类癌、嗜铬细胞瘤或甲状腺髓样癌，来源于颈部、胸部或腹部。计算机断层扫描或磁共振成像可用于检测胸部 X 线片正常的胸

表 152-3 不同病因致异位 Cushing 综合征的特点

	小细胞肺癌	良性肿瘤
ACTH	非常高	与垂体依赖性疾病相同
皮质醇	非常高	与垂体依赖性疾病相同
临床特点	无类库欣综合征的症状	类库欣综合征的症状
血钾	显著低钾血症	血钾 < 3.2mmol/L

ACTH. 促肾上腺皮质激素

表 152-4 异位促肾上腺皮质激素所致 Cushing 综合征的药物治疗

药 物	作用机制
甲吡酮	抑制 11β- 羟化酶
酮康唑	抑制皮质醇合成的几个步骤
氨鲁米特	抑制胆固醇转化为孕烯醇酮
奥曲肽	抑制促肾上腺皮质激素的分泌
依托咪酯	抗肾上腺素
RU486	糖皮质激素受体拮抗药
米托坦	抗肾上腺素

表 152-5 与异位促肾上腺皮质激素释放激素分泌相关的肿瘤

- 胰腺肿瘤
- 小细胞肺癌
- 前列腺癌
- 下丘脑神经节细胞瘤
- 甲状腺髓样癌
- 支气管类癌

部肿瘤患者。铟标记的奥曲肽扫描在识别隐匿性神经内分泌肿瘤方面取得一些成功，不过其诊断性能很差，通常只用来证实传统影像学发现的肿瘤[61, 62]。

（七）治疗

治疗有两个目标，即控制内分泌症状和处理原发肿瘤。不同的患者会有不同的优先次序。理想的治疗方法是根治性切除原发肿瘤，以达到这两个目标。如果肿瘤无法切除，小的隐匿性原发肿瘤患者可通过化学或外科肾上腺切除术治疗。在大多数情况下，原发肿瘤不会危及生命。对于浸润性癌（如可分泌过多 ACTH 的小细胞癌）患者，化疗可间接地减少 ACTH 的表达，这也可能是最好的治疗方法。化疗应根据细胞类型和肿瘤分期制定，而不用考虑激素是否过量。

对某些具有典型 Cushing 综合征的患者，控制皮质醇的分泌有助于术前准备。对这些患者，联合或单独使用甲吡酮、米托坦或酮康唑治疗是有用的[63, 64]。这些制剂，在单个药物有效的治疗剂量下不良反应较为常见。因此，联合用药（如酮康唑加甲吡酮）可提高疗效。要实现快速降低高皮质醇血症，有可能需要静脉注射依托咪酯[61]。有病例报道显示长效生长抑素类似物[65]和酪氨酸激酶抑制药伊马替尼有良好的治疗反应[66]（表 152-4）。

四、异位促肾上腺皮质激素释放激素分泌

早在 30 年前就已有 CRH 异位分泌的报道，到目前为止，仅分泌 CRH 的肿瘤非常罕见（表 152-5）。在分泌 ACTH 样肽的肿瘤中经常也存在 CRH 免疫反应活性，提示 CRH 在异位激素综合征发生发展中可能起到了旁分泌作用，但这种作用尚未被证实[67, 68]。CRH 在中枢神经系统外的表达，尤其是在炎症部位，可能起到其他的辅助作用，如血管舒张作用。在 Cushing 综合征或在炎症性疾病诊疗过程中很少常规进行外周血 CRH 检测，因此目前仍缺乏对这种激素在外周循环中发挥内分泌作用的证据。

典型的 Cushing 综合征及激素分泌特点与垂体源性 ACTH 综合征（如果异位来源只分泌 CRH）或异位 ACTH 综合征（如果肿瘤同时分泌 ACTH 相关肽）非常相似。对确实存在垂体 ACTH 过度分泌且病理证实存在垂体促肾上腺皮质激素细胞增生的患者，进行 CRH 测定是最佳选择。

五、抗利尿激素分泌失调综合征

SIADH 是低钠血症的最常见病因，也是与恶性疾病相关的最常见的激素综合征之一（表 152-6）。它可能是由一系列潜在疾病引起，这些疾病可分为几大类，即恶性肿瘤、神经系统疾病、肺部疾病和

表 152-6　抗利尿激素分泌失调综合征诊断标准

- 低钠血症
- 不适当尿渗透压升高（＞ 100mOsm/kg）
- 持续性尿钠排泄（＞ 20mmol/L）
- 肾脏、甲状腺和肾上腺功能正常
- 无低血容量、水肿或利尿药使用

药物。这些疾病发生低钠血症的原因可能是由于外部神经信号输入或循环中体液因子导致下丘脑血管升压素分泌异常所致。

多个神经核及某些外周组织有血管升压素基因表达。血管升压素表达的调控依赖于其表达的部位，如高渗透压可促进视上核及室旁核大细胞裂区血管加压激素的表达，但这时其他部位的血管升压素 mRNA 并没有受影响，如视上核血管升压素表达呈现昼夜节律。雄激素可上调终纹区血管升压素的表达，而糖皮质激素则抑制其在室旁核小细胞区的表达。细胞中激素受体的差异表达和神经元不同的传入方式可能导致了血管升压素的差异表达，这种差异表达即便是在解剖学相关区域内也是如此。血管升压素基因的转录受 cAMP 和蛋白激酶 C 路径的正向调控。对中枢神经系统以外的血管升压素分泌调控知之甚少，但有研究发现糖皮质激素可抑制 SCLC 细胞系细胞血管升压素的表达。

异位血管升压素分泌可见于鳞状细胞癌、小细胞癌、神经母细胞瘤、胰腺、十二指肠、前列腺和尿路上皮肿瘤及未分化癌[68-71]（表 152-7）。一项病例系列研究显示，SCLC 患者在诊断时有 16% 的患者存在低钠血症（＜ 130mmol/L），而非 SCLC 患者中这一比例为 0%。低钠血症是疾病晚期预后不良的独立预测指标。体外实验发现，11 个培养的肿瘤细胞中 7 个分泌血管升压素，9 个分泌心房利钠因子，5 个同时分泌这两种激素。所有培养低钠血症患者的肿瘤细胞都产生这两种激素中的一种[68]。

表 152-7　与抗利尿激素分泌失调综合征相关的肿瘤

- 小细胞肺癌
- 胰腺
- 十二指肠
- 前列腺
- 膀胱
- 尿道
- 淋巴瘤和其他血液系统恶性肿瘤

血管升压素的活性激素是由前体肽裂解而成的，同时也有后叶激素运载蛋白 II 和 C 末端糖肽产生。与异位 ACTH 综合征循环中部分加工形式的 ACTH 类似，在 SCLC 合并 SIADH 患者的血浆中也发现了血管升压素 - 垂体后叶素运载蛋白前体[72]。这与中枢神经系统疾病所致的 SIADH 不同。这种激素加工的差异产物可能为鉴别 SIADH 潜在病因提供额外的辅助诊断指标。

（一）诊断

多数低钠血症患者表现为神经精神障碍（表 152-8）。老年人和年轻人比其他年龄组人群更容易出现症状。血钠浓度的绝对值作为症状预测指标的可靠性远不如血钠浓度的下降速度，尽管几乎所有症状性低钠血症患者血浆钠浓度均低于 120mmol/L。临床症状有嗜睡、疲劳、意识水平受损、昏迷、癫痫和精神病。低钠血症可能会因为脑水肿、持续性癫痫发作和昏迷而死亡。虽然通常认为轻度低钠血症（＞ 125mmol/L）可能不需要特殊治疗，但低钠血症不应该被认为是无害的。

在明确诊断之前，患者必须满足一系列的诊断标准（表 152-8）。确诊之后要进一步确定其病因。神经系统、肺及药物相关和各种原因都可导致下丘脑的血管升压素调节失调，且不属于异位激素分泌状态。相反，有研究发现多种肿瘤（表 152-7）有血管紧张素异常分泌，肿瘤组织中存在血管升压素基因异常表达。证据显示垂体磁共振扫描 T_1 加权像可以看到，有异位血管升压素分泌的患者中枢（神经垂体）血管升压素合成受到抑制。

表 152-8　低钠血症的临床症状

- 头痛
- 昏睡
- 乏力
- 恶心 / 呕吐
- 情绪波动
- 意识错乱
- 嗜睡
- 反射减退
- 巴宾斯基征阳性
- 惊厥
- 昏迷

（二）治疗

对该病的治疗可分为两部分内容，其一是针对病因的诊治，其二是去除多余的游离水。对于不同肿瘤的特异性治疗不在本章的讨论范围，但手术或减瘤术、化疗、放疗等不同方法都可采用。一般情况下，单个患者循环中血管升压素水平与肿瘤的体积直接有关，但在整个患者队列中这种相关性切比较低，可能提示不同肿瘤组织存在细胞分化和激素分泌水平的差异。快速纠正低钠血症可能会导致脑桥和脑桥外髓鞘溶解，从而使治疗变得复杂。髓鞘溶解发生风险与血钠浓度变化速度有关。因此审慎慢速纠正低钠血症的选择总是正确的，血钠纠正速度每小时血钠升高 0.5～1.0mmol/L，24h 内血钠升高不超过 8mmol/L 相对安全。这需要每 2～3h 进行 1 次的密切血钠浓度监测[73]。对有症状的患者，用呋塞米和高渗钠盐水治疗，直至惊厥停止、意识水平改善为止。这常可通过血钠浓度升高 10%（约10mmol/L）和随后的限水治疗来做到。无症状的患者几乎都是慢性的，这些患者应首先尝试限水治疗。

针对血管升压素的特异性拮抗治疗，如去甲金霉素（又叫地美环素），是伐普坦（vaptan）类血管升压素 V_2 受体拮抗药，现已经上市。另外，口服补钠每日达 3g，联合应用呋塞米 40～80mg，可实现自由水净排出。

伐普坦类血管紧张素 V_2 受体拮抗药治疗是有效的，但因为给药后血钠可能发生迅速变化，需要密切监测，故伐普坦开始治疗阶段最好在医院里进行[74]。由于伐普坦类药物上市时间较短，目前对该类药物的临床经验有限[75]。

六、恶性肿瘤致体液性高钙血症

高钙血症是恶性肿瘤常见并发症（表 125-9）。它可能是因骨转移直接溶骨作用或肿瘤源性体液因子作用所致，尽管目前已清楚，一系列疾病介于上述两种极端之间，但在大多数情况下都有体液成分参与。许多恶性肿瘤的患者外周血中可检测到降钙素，而这些降钙素是没有被完全加工的，这种情况类似于大分子量的 ACTH 的情况[76]。然而，现今尚没有此种异位分泌引起临床综合征的报道。这种情况下，降钙素的分泌最常见于多激素分泌表征，相伴随的肽激素有 ACTH 和促胃液素[55, 76-79]（表152-10）。

表 152-9　恶性肿瘤相关性高钙血症的发生机制

机　制	因　子	肿瘤类型
溶解性转移	TGF-β	肺鳞状细胞癌
	IL-1	乳腺
	THF	肾脏
	淋巴毒素	骨髓瘤
	PTHrP	
体液效应	PTHrP	实体肿瘤，特别是皮肤、肺、肾、头部、颈部的鳞状细胞癌
	PGE	实体肿瘤
	TNF	多发性骨髓瘤
	TGF-β	
	IL-1	
	淋巴毒素	
	1, 25-二羟维生素 D	• T 细胞淋巴瘤 • 非霍奇金淋巴瘤 • 霍奇金淋巴瘤 • 黑色素瘤 • 小细胞肺癌
	异位 PTH	小细胞肺癌（非常罕见）
高钙血症的其他并存原因	原发性甲状旁腺功能亢进症	卵巢癌
	结节病	
	维生素 D 介导	

IL-1. 白细胞介素 1；PGE. 前列腺素 E；PTH. 甲状旁腺激素；PTHrP. 甲状旁腺激素相关蛋白；TGF-β. β 型转化生长因子；TNF. 肿瘤坏死因子

表 152-10　与异位降钙素分泌相关的肿瘤

- 嗜铬细胞瘤
- 胰腺神经内分泌肿瘤
- 肾上腺皮脂癌
- 食管神经内分泌肿瘤
- 急性白血病
- 肺癌（小细胞肺癌或腺癌占 27%）
- 宫颈癌
- 前列腺癌
- 乳腺癌
- 肾癌
- 消化道肿瘤

（一）甲状旁腺激素相关蛋白

在这种体液性综合征的患者血液中，分离的肽激素具有甲状旁腺相关蛋白（PTHrP）特征。这种激素在氨基酸序列中与甲状旁腺素（PTH）在 N 末端（氨基酸 1～34）密切相关，这种激素在 1～34 的氨基酸顺序与 PTH 相同，而在氨基酸残基 34 之后，PTHrP 和 PTH 两种激素各有独特的序列。伴高钙血症的恶性肿瘤患者血液循环中发现了 PTHrP，这推翻了先前认为高钙血症是由于异位 PTH 分泌所致的假说。当然也有个别报道发现，肿瘤可异位分泌 PTH，但这些案例非常罕见。有令人信服的证据表明，SCLC[80]、卵巢肿瘤[81]、胸腺瘤[82]、神经外胚层肿瘤[83] 可分泌 PTH。在伴高钙血症的恶性肿瘤患者中，如果同时 PTH 浓度的也升高，这种患者多数同时存在原发性甲状旁腺功能亢进症，而不是异位的 PTH 分泌。70% 的恶性肿瘤患者的高钙血症是由 PTHrP 过度分泌所致[84-89]。

在正常个体循环中几乎检测不到 PTHrP，但某些正常组织中都会有 PTHrP 表达。正常组织 PTHrP 的表达可能与弥漫旁分泌调节有关，PTHrP 可能与其结构上相近的 PTH 不同，起到完全不同的生理作用。事实上可能的确是如此，PTHrP 突变既可导致骨骼表型改变，也可导致乳腺发育不良[90]。在这种情况下，很难将任何组织的肿瘤产生的 PTHrP 判定为真正的异位，因为目前尚未确定肽的原位来源。然而，恶性肿瘤致体液性高钙血症最容易被认为是异位激素分泌综合征。

PTH 和 PTHrP 都可与 I 型 PTH/PTHrP 受体结合，它们通过其同源的 N 末端序列来识别这种受体。PTH/PTHrP 这两种肽激素通过与此受体结合作用于骨和肾脏。该受体属于 G 蛋白偶联的七个跨膜受体家族的成员。受体可同时结合 PTH 和 PTHrP，这就可以解释：①为什么 PTHrP 可促进培养的 PTH 敏感肾小管上皮细胞产生 cAMP；②为什么恶性肿瘤致体液性高钙血症患者既有高钙血症，又有低磷血症[90]。PTHrP 可能也在骨转移相关的高钙血症中起作用，因为骨转移相关的高钙血症有显著的体液成分。此外，原发肿瘤中 PTHrP 的表达是其发生骨转移的预测因子。这提示微小骨骼转移灶局部产生的 PTHrP 可促进肿瘤的骨侵犯和骨破坏[91-94]。

PTHrP 的表达调控是十分复杂的。许多细胞因子和生长因子可诱导其表达。对上皮细胞有抗增殖作用的糖皮质激素和 1, 25- 二羟胆钙化醇可抑制其表达[95-98]。

（二）血液系统恶性肿瘤致高钙血症

30% 的多发性骨髓瘤患者可有高钙血症。骨骼受累引起广泛的骨破坏，伴疼痛和病理性骨折风险。组织学证据表明，骨病是在没有明显成骨细胞活性的情况下破骨细胞活性增强引起。骨扫描成像阴性及循环中骨钙素水平降低也为成骨细胞活性丧失提供了证据。许多免疫活性细胞产生的细胞因子可以直接促进骨吸收。这些细胞因子包括肿瘤坏死因子 α（TNF-α）、转化生长因子 β（TGF-β）、白细胞介素 1 和白血病抑制性因子。这些因子曾经被命名为破骨细胞激活因子，该命名现已废弃不用。然而，值得注意的是，伴高钙血症多发骨髓瘤的 9 名患者，有 3 人循环中 PTHrP 升高，提示至少某些血液恶性肿瘤相关性高钙血症患者的发病机制与恶性肿瘤致体液性高钙血症类似[88, 99, 100]。

一般来说，除成人 T 细胞白血病 / 淋巴瘤外，淋巴瘤患者罕见高钙血症。成人 T 细胞白血病 / 淋巴瘤发生于日本和西印度群岛，由人类嗜 T 淋巴细胞病毒 -1 感染所致。患者中至少有 1/4 会出现高钙血症，同时伴有 1,25- 二羟维生素 D 水平降低。高钙血症影响预后，与患者死亡相关。强有力证据表明，此病的高钙血症为 PTHrP 介导[101-104]。

（三）诊断

高钙血症是恶性疾病最常见的代谢性并发症，也是病态表现的主要原因（表 152-11）。大多数病例是因体液机制所致，主要是 PTHrP，而非恶性细胞直接导致的骨破坏。观察性研究清楚地表明，即使在骨转移和高钙血症患者，其骨骼受累程度与循环中钙浓度之间的相关性也很差。

高钙血症的表现常令人困惑，有可能是原发疾病本身所致。患者的不适症状多是非特异性的，可能有便秘、恶心、呕吐、神志不清或脱水等症状。高钙血症可引起多尿，导致严重脱水，尤其是呕吐或嗜睡可促进脱水发生。其他表现还有淡漠、抑郁、注意力不集中和嗜睡等。

表 152-11　高钙血症的症状和体征

- 多尿
- 口渴
- 恶心
- 厌食症
- 便秘
- 意识错乱
- 嗜睡
- 头痛
- 昏迷

有时有必要对恶性肿瘤引起的高钙血症与甲状旁腺功能亢进症等其他原因引起的高钙血症进行鉴别诊断。恶性高钙血症患者 PTH 水平较低。约 80% 癌症伴高钙血症的患者 PTHrP 水平升高，PTHrP 水平升高可确诊恶性高钙血症。淋巴瘤患者 1, 25- 二羟维生素 D 水平可能会升高。对高钙血症的识别及适当的治疗可以回顾性地分析单个患者的症状。因此，无论其原发疾病的预后如何，对这些患者进行治疗总是值得的。

（四）治疗

几乎没有证据证明高钙血症是导致癌症患者过早死亡的重要原因，但它是患者病态表现的重要原因 [105]。即使原发的恶性肿瘤无法治愈，有效缓解高钙血症也是最好的对症治疗。高钙血症的治疗立竿见影、简单，而且基本上没有严重并发症，因此没有必要认真考虑患者降钙治疗的适应证。过去使用降钙素和（或）光辉霉素治疗，现已被双磷酸盐联合盐水静脉补液所取代 [106]。盐水输注可促进钙从尿中排出。通常单次注射帕米磷酸二钠或氯膦酸盐已足够，且帕米磷酸二钠的疗效略优于氯膦酸盐 [107, 108]，还有新的双磷酸盐可选择（如伊班膦酸盐），但缺乏头对头的有效性比较研究 [109]。这类药物通常是通过缓慢的静脉滴注给药的。最初的 24h 内可能会有短暂的发热反应，但通常是自限的。血钙的变化通常很快，且可以持续 1 个月。需要更迅速治疗的急性患者，双磷酸盐可联合降钙素使用 [110]。

双磷酸盐可从血液循环中清除迅速，并集中在骨骼中。双膦酸盐可抑制破骨细胞的活性，并诱导破骨细胞的凋亡。药物的作用时间明显长于血浆半衰期的预测值，反映出药物在体内的分布和作用方式 [109]。

七、肿瘤源性骨软化症

瘤源性骨软化症与典型的良性肿瘤相关，特征是低磷血症、正常或低血钙、碱性磷酸酶升高及 1, 25- 二羟维生素 D 降低。骨软化症常由良性间叶组织的肿瘤引起，其中血管外皮细胞瘤最常见。本病由成纤维生长因子（FGF）23 的过度分泌所致，FGF23 作用于肾小管促进磷酸盐从尿液排出 [111]。本病表现出的生化学特性与 PHEX 基因的失活突变相似，PHEX 基因的失活突变是遗传性 X 连锁低磷血症的病因。PHEX 基因编码一种灭活磷调素的蛋白酶，包括成纤维细胞生长因子 23，它似乎是引起瘤源性骨软化症的肿瘤产生的磷酸盐因子。

八、异位生长激素释放激素

异位分泌 GHRH 的肿瘤多为支气管或上消化道类癌细胞类型，是导致肢端肥大症的罕见病因（表 152-12）。肢端肥大症的患者往往需要多年后才出现典型的临床表现。因此原发肿瘤往往很小且多为良性不足为奇。异位 GHRH 肿瘤的临床特点与典型的肢端肥大症相似。垂体影像学表现为垂体增大或不对称的结节，易与腺瘤混淆，因此对诊断没有帮助 [112]。通过保留网状蛋白结构的垂体生长激素细胞增生的组织学鉴定，从胰岛素细胞瘤提取物中鉴定出 GHRH [113-116]。此后，许多肿瘤和肿瘤细胞系也被发现有 GHRH 的表达或分泌 [117-121]，如一项研究发现，97 例类癌肿瘤患者中，有 25 例表达 GHRH [122]；另一项研究显示，有 17% 的胃肠道和胰腺肿瘤呈现 GHRH 染色阳性 [123]，有 63% 的子宫内膜腺癌表达 GHRH [124]。此外，类癌患者还可能存在 GH 分泌和调节的细微异常 [125]。GH 分泌与一些恶性肿瘤的发生有关，尤其是前列腺和结肠腺癌。一个复杂的、长反馈回路可能使这些肿瘤具有生存优势。

表 152-12　与生长激素释放激素分泌相关的肿瘤

类癌（如支气管）	嗜铬细胞瘤
胰岛肿瘤	肾上腺皮质腺瘤
小细胞肺癌	下丘脑神经节细胞瘤

有人建议对所有的肢端肥大症患者进行异位GHRH 筛查，血浆中 GHRH 测量值 > 0.3ng/ml 的患者提示 GHRH 由肿瘤产生 [126]。然而，这种检测方法还没有被广泛应用，仍仅限于研究中。另外，临床上这种肿瘤罕见。在一组 177 名未被经筛选的肢端肥大症患者中，只有 1 名患者的血浆中检测到GHRH 浓度 [115, 127]。

最常见的情况是在垂体切除后，组织学提示生长激素细胞增生才被诊断。在这些情况下，测量GHRH 并寻找其来源是必要的。最好的治疗方法是根治性原发肿瘤切除，但在肿瘤难以找到或转移的情况下，长效生长抑素类似物的治疗也有效。异位GHRH 患者的预后通常很好 [128, 129]。

九、非胰岛细胞瘤性低血糖

空腹低血糖还可由非胰岛细胞肿瘤引起（表152-13）。胰岛 β 细胞中胰岛素的合成与分泌往往会受到严格的限制，且存在严格的组织分布，而导致低血糖的非胰岛素瘤肿瘤不分泌胰岛素，而是分泌胰岛素相关分子胰岛素样生长因子 -1（IGF-1），或者更常见的是 IGF-2（表 152-14）。基于患者IGF-2/IGF-1 的摩尔比 > 10，因此有学者建议将这类综合征重命名为 IGF-2 瘤（IGF2oma）[130]。正常人循环中 IGF-1 和 IGF-2 的浓度远高于胰岛素，如果不受限制的化，它们同样可以结合胰岛素受体，引起严重的低血糖。由于循环中还存在亲和力高、高容量的 IGF 结合蛋白（IGFBP），这种情况并不会出现 [131, 132]。这导致循环中游离 IGF 的浓度非常低，伴随着 IGF 将其传递到作用的靶组织。

许多肿瘤，典型的是来源于间皮细胞的肿瘤，可引起非胰岛细胞性低血糖。其显而易见的机制是 IGF-2 的过度分泌 [133]。除了 IGF-2 的过度分泌外，还分泌加工不完全的 IGF-2，即"大"IGF-2。"大"IGF-2 在其 C 末端延伸出一段肽链，这段肽链易发生糖基化异常 [134, 135]。循环中的 IGF-2 如果能被 IGFBP 有效阻断估计不会引起什么问题，但实际情况并非如此 [136, 137]。IGF-2 负反馈抑制垂体生长激素细胞分泌 GH。生长激素是肝脏 IGFBP-3 的关键调节因子，IGFBP-3 是 IGF 三元复合物的组分之一（图 152-2）。因此，在缺乏生长激素有效驱动

表 152-13 与非胰岛细胞瘤性低血糖相关的肿瘤

癌	间叶性肿瘤
• 肝细胞、肝癌 • 肾上腺皮质 • 胰腺 • 胃 • 结肠 • 肺（小细胞、鳞状细胞） • 肾 • 前列腺	• 纤维瘤、纤维肉瘤 • 间皮瘤 • 横纹肌肉瘤 • 神经纤维瘤、神经纤维肉瘤 • 平滑肌肉瘤 • 其他 　－ 血管外皮细胞瘤 　－ 血液 　－ 淋巴瘤

表 152-14 非胰岛细胞瘤性低血糖与胰岛素瘤的鉴别

	非胰岛细胞	胰岛素瘤
IGF-1	↔	↔
IGF-2	↔	↔
IGFBP-3	↓	↔
胰岛素	↓	↑
葡萄糖	↓	↓
生长激素	↓	↔或↑
β- 羟基丁酸酯	↓	↓

↑. 升高；↓. 降低；↔. 不确定；IGF. 胰岛素样生长因子；IGFBP. 胰岛素样生长因子结合蛋白

IGFBP-3 合成的情况下，肿瘤来源的 IGF-2 处于游离状态，因此能够通过胰岛素受体发挥作用，引起低血糖 [138]。

（一）诊断

诊断需确定患者症状是由低血糖引起，这需要详细采集患者的病史，并获得患者在症状发作期间低血糖或空腹低血糖的证据。无血管事件或脑转移证据的癌症患者，如果出现昏迷，需考虑低血糖的可能。伴随低血糖的典型生化改变是胰岛素受抑制、饥饿性酮体（β 羟基丁酸）和生长激素受抑制。此外，患者 IGF-2 水平通常升高或正常，IGFBP-3水平降低，与 GH 水平低有关 [133, 139]。

大部分肿瘤体积较大，且多位于腹腔内，当然也有胸部肿瘤的报道 [140]。原发的肿瘤可能是良性的，这样患者可根治性切除。组织学诊断是病理切片肿瘤细胞特异性 IGF-2 免疫染色阳性。

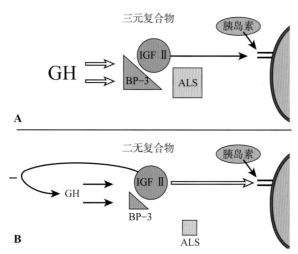

▲ 图 152-2　胰岛素样生长因子（IGF）、IGF 结合蛋白 3（BP-3）及酸不稳定性蛋白亚单位（ALS）三元复合物的形成

IGF（通常是 IGF-2）正常生理机制（A），IGF 异位分泌（B）。IGF 活性增加抑制垂体生长激素（GH）的合成，从而降低肝脏产生 ALS 和 IGF BP-3，通过与胰岛素受体形成二元复合物，胰岛素样活性增加，导致低血糖。IGF Ⅱ. 胰岛素样生长因子 2

（二）治疗

有效的治疗是完全切除肿瘤或实施减瘤术。这需要由肿瘤科医生、外科医生和介入放射科医生密切 MDT，介入放射科医生参与的目的是商讨是否进行肿瘤介入栓塞治疗。这种肿瘤一般对放射治疗不敏感，尽管个别病例报道肿瘤对放射治疗有反应。因为这些肿瘤很少见，所以患者的管理也是个体化的，通常是基于实用的方法，包括少食多餐和偶尔需要输注葡萄糖。对部分肿瘤无法手术切除的患者，糖皮质激素（如地塞米松），单用或与重组人 GH 联合使用缓解低血糖[138, 141, 142]。糖皮质激素可以直接拮抗胰岛素和 IGF 的作用，GH 具有拮抗胰岛素作用并增加 IGFBP 浓度而起作用，IGFBP 可以"清扫"过量的 IGF。

十、其他垂体异位激素

催乳素和 GH 这两种垂体激素存在广泛的垂体外表达，但确极少引起有临床意义的异位激素综合征症状，这引起了大家的兴趣。催乳素在蜕膜子宫内膜、T 淋巴细胞、乳腺上皮细胞、皮肤、汗腺和大脑中均有表达。所有这些组织中转录的是同一个

基因，而不是胎盘催乳素相关基因，但基因的调控似乎完全不同[143]。垂体催乳素细胞的催乳素基因受垂体特异性因子 Pit1 控制转录，而在垂体外组织，*Pit1* 不表达，催乳素基因的垂体启动子是沉默的。异位催乳素基因转录从上游启动子开始，产生一个较垂体组织催乳素 mRNA 稍长的 5' 末端的 mRNA，经过加工后，得到的蛋白质的氨基酸序列是相同的。由于垂体外催乳素转录的启动子不同，各组织催乳素基因转录的控制，如基本速率和外部信号是不同的，如在 T 淋巴细胞催乳素基因的转录对免疫亲和素有反应，包括环孢素 A 在内。对垂体外分泌催乳素的功能尚存在争议，与 ACTH 或血管升压素的异位表达不同，尚不清楚为什么催乳素在周围组织广泛表达，确在恶性疾病中罕见过度表达。催乳素受体存在于多种组织中，催乳素对这些组织的作用与乳汁分泌无关。因此，催乳素的作用可能要比迄今为止所知道的作用更为多样。

异位催乳素分泌非常罕见[144]。研究发现，支气管肿瘤[145]、性腺胚细胞瘤[146]、肾细胞癌[147]和肺未分化癌[147]可异位分泌催乳素。乳腺癌组织中既有催乳素表达，也有催乳素受体表达[148-150]。有证据表明，催乳素对乳腺癌细胞具有微弱的促肿瘤作用[151, 152]，提示催乳素在乳腺恶性肿瘤的发生发展中起旁分泌作用。催乳素除了具有最特征性的泌乳功能外，还可能具有其他活性，特别是其 16kDa 的催乳素片段具有抗血管生成的潜能，可能影响肿瘤的形成[153, 154]。此外，催乳素可以激活核因子κB，该因子是一种促生存转录因子[155]。

GH 还存在于垂体外组织，同样存在于造血系细胞中。其作用可能通过旁分泌信号起作用，尽管还缺乏确凿的数据。

1968 年，首次报道 1 例男性肺癌患者异位分泌 GH。切除肿瘤后 GH 浓度下降，尽管在原发肿瘤中没有检测出 GH[156]。很少有病例符合真正的 GH 异位分泌的标准。Melmed 及同事报道了 1 例这样的病例[157]，他们仔细观察了胰岛肿瘤的 GH 分泌，发现 GH 在肿瘤内外存在浓度梯度，切除肿瘤后，异常的 GH 和 IGF-1 消失。瘤块组织 mRNA 和蛋白水平检测均证实了肿瘤 GH 的存在。有趣的是，异位 GH 分泌的患者有肥大性骨关节病，但这不是肢端肥大症的表现。这可能是由肿瘤组织分泌的其他

体液因子或神经影响所致 [156-159]。

促性腺激素

人绒毛膜促性腺激素正常情况下由胎盘滋养细胞产生，生殖细胞肿瘤和滋养细胞肿瘤也有表达。最常见的分泌绒毛膜促性腺激素的非滋养细胞肿瘤是肺癌 [160]，其他肿瘤也可分泌该激素，如肾上腺、乳腺、膀胱、上颌骨、肝母细胞瘤、骨肉瘤和淋巴瘤 [161-165]。

男性绒毛膜促性腺激素分泌可引起男性乳房发育症，这是由于该激素促进雌激素分泌的结果，并可引起儿童性早熟 [166]。

十一、异位肠激素综合征

肿瘤异位分泌肠激素所致的临床综合征非常罕见，但有报道血管活性肠肽可引起典型水样泻。有报道称肺部肿瘤、甲状腺髓样癌、嗜铬细胞瘤和肾神经内分泌肿瘤均可分泌血管活性肠多肽 [167-169]。

异位肾素分泌

肾素合成通常严格限制在肾小球旁器，真正的非肾肿瘤的异位肾素分泌非常罕见（表 152-15 ）。

个案病例报道提示高血压是其特征性表现，并伴低钾血症 [170]。通常情况下异位激素多是加工过的，肾素前体增加表现为肾素原 / 肾素比率升高 [171-173]。确定肿瘤定位后，如能完全切除原发肿瘤即可治愈，对于不能切除的肿瘤，血管紧张素转化酶抑制药或血管紧张素受体拮抗药治疗可能有益 [174]。

表 152-15　与异位肾素分泌相关的肿瘤

- 肾（肾母细胞瘤、肾细胞癌）
- 肺（小细胞肺癌、腺癌、平滑肌肉瘤）
- 胰腺癌
- 卵巢肿瘤
- 肝脏（肝细胞癌、错构瘤）
- 回肠癌
- 肾上腺副神经节细胞瘤
- 眼眶血管外皮细胞瘤

报道显示，可分泌肾素的肾外肿瘤有肺 [175-177]、胰腺 [173]、卵巢 [178, 179]、肝脏 [180]、回肠 [181]、肾上腺 [182]、眼眶血管外皮肿瘤 [183]。

致谢

作者非常感谢 John Wass 教授和 Helen Turner 博士，他们写了这一章的前一个版本，给了我们灵感，并允许使用他们以前的表格。

第153章　内分泌干扰物与人类疾病
Endocrine-Disrupting Chemicals and Human Disease*

Jerrold J. Heindel　R. Thomas Zoeller　著

任　萌　严　励　译

要　点

- 美国环境保护署估计，美国每天进口或生产化学品约 730 亿磅。
- 人类长期接触大量人造化学品。美国疾病预防控制中心（CDC）和其他来源的研究表明，大多数人（包括新生儿和婴儿），任何时候在他们的血液中都可以检测到近 100 种不同的化学物质。
- 众所周知，长期低剂量接触工业化学品可导致疾病，其中包括（但不限于）铅、汞和多氯联苯。已证明，雌激素药物己烯雌酚（DES）会影响健康。内分泌干扰物对人类可产生潜在影响。
- 在探讨化学品显露对人类的潜在重要性时，必须考虑激素在正常发育和生理调节中的作用。
- 化学接触对儿童和成人患者内分泌系统产生复杂影响。

一、环境化学品对人类健康的影响

复杂的非传染性慢性疾病和失调是当今美国卫生保健系统的最大负担[1]。这些疾病包括心脏疾病、癌症、糖尿病、肥胖症、生殖障碍、精神疾病和失调等。由于人类基因组序列信息和快速全基因组分析平台的临床应用，基因组相关研究（GWAS）可以探索这些复杂慢性病的异质性，并确定遗传危险因素。研究证明，重要的单核苷酸多态性（SNP）会导致疾病风险[2]。此外，环境改变也是许多慢性病的重要危险因素[3]。基因 - 环境相互作用在疾病发生发展中的作用越来越受到人们的重视[1]。

广义的环境定义为一系列复杂的非遗传变量，包括营养、压力、药物和环境化学显露等。每一个组成部分都非常复杂，可以独立和（或）与其他环境组成部分，以及遗传因素共同导致疾病风险增加。然而，与其他成分不同的是，因为它们无处不在，人类对环境化学物质接触的控制能力有限[4]。

美国约有 80 000 多种获得商业许可的化学品，高产量化学品（超过 100 万磅 / 年）约有 3000 种。它们中大多数并没有经过安全性测试。化学品产生毒性的机制非常复杂，而由内分泌机制介导的毒性只是其中之一[5]，其他机制包括化学反应导致共价结合胞内靶点、活性物质进行代谢活动、诱导氧化或亚硝酸盐应激产生活性物质[6]。致突变性和致癌性机制多种多样[7, 8]。然而，大多数有毒化学品对人体产生不良影响的机制尚不明确。

与其他毒物不同，内分泌干扰物（EDC）的定义由其作用方式决定。世界卫生组织（WHO）将 EDC 定义为"……改变内分泌系统功能，从而对完整生物体或其后代或（亚）种群造成不利影响的外源物质或混合物"。然而，内分泌学会从生物学角度将 EDC 定义为"干扰激素作用的外源性化学物

---

*.本章主要为儿童内分泌相关内容。

质或化学物质混合物"[9]。在这个定义中，需重点关注的是激素作用，而不是"内分泌功能"，因为对受体激素的作用干扰可能引起不良反应。特别是在发育过程的关键时刻，环境化学物质如干扰激素作用，肯定会对人类健康造成不利影响。

自 21 世纪前 10 年的中期内分泌干扰学科发展迅速，联合国国家环境规划署（UNEP）和世界卫生组织（WHO）委托的报告证明了这一点，并在欧洲委员会于 2012 年 [10] 出版 [11]。这些文件清楚地说明 EDC 在全球广泛分布。此外，EDC 的化学性质高度可变，有些是亲脂性的，在环境和人体中停留时间长；而另一些是亲水性的，代谢时间短。因此，关于这类化学品的一般性陈述很少。在本章中，我们将讨论 EDC 是什么，如何干扰激素的作用，对人类健康影响的证据是什么，其对临床护理的指导意义有哪些？

二、内分泌干扰物的特性

内分泌干扰物有不同的化学结构，如高氯酸盐（ClO$_4$）是一种高水溶性阴离子，可抑制钠 / 碘转运体 [12] 从而影响对碘的吸收，而多氯联苯（PCB）是高脂化合物，与核受体和酶系统相互作用，干扰甲状腺功能 [13]。同时，化学物质的特殊结构与它的作用并不一致，如双酚 A（BPA）是一种独特的与雌激素相互作用的双酚化合物，但很少与雄激素和甲状腺激素受体产生相互作用 [14-16]。因此，确定环境化学品的内分泌干扰特性是一个具有挑战和有争论的问题。内分泌干扰物交流（www.tedx.org）是 EDC 的一个重要信息来源。表 153-1 提供了一份人类常见 EDC [17, 18]。

环境化学品和激素作用的重要注意事项

乍一看，确定化学暴露与不良后果之间的关系似乎相对简单，如在发展中国家，有机磷酸酯农药每年约导致 200 000 人死亡 [19]，胆碱酯酶抑制的严重程度与接触程度有关。虽然大量患者表现出非典型症状，但当摄入量大于 250ml 时，会产生急性毒性作用 [20]。通常情况下，高暴露量都与急性不良反应有关，这种情况下症状的起因和临床护理的治疗方案相对明确。众所周知，自然产生的内分泌干扰

物可引起急性反应，如过量服用甘草可表现盐皮质激素过量的症状 [21]，而大量进食木薯可致甲状腺肿等 [22]。但当低剂量慢性暴露产生群体效应，或暴露发生时间与效应表现时间不同步时，则不容易明确两者之间的关系。以下案例可帮助我们总体上了解 EDC。

1. 铅的教训　成人接触铅可导致急性神经毒性已有数千年的历史 [23]。然而，人们普遍认为，只有高剂量接触才会产生毒性，而且只有成人才会产生毒性。1924 年，美国成立了乙基公司，生产汽油添加剂四乙基铅（TEL），以减少汽车发动机爆震。这之后的数月内，许多公司出现工人死亡。尽管如此，1926 年还是批准使用 TEL 作为汽油添加剂，是因为当时的研究集中在成年男性身上，终点是急性铅中毒 [24]。在随后的数年里，几乎没有关于铅对健康影响的独立研究。而由工业界进行或赞助的研究结果提示低水平铅暴露是安全的。

1970 年，Herb Needeman 博士开展了铅对儿童健康影响的研究，结果发现儿童智商与铅暴露成反比 [23]。尽管有相当大的争议 [25]，美国国家环保局仍发布了新的铅标准，包括从汽油中去除铅。然而，从汽油中去除铅是因为它损坏了催化转化器，从 1975 年开始，所有新车都需要催化转化器，而不是因为它是一种神经发育毒素。在接下来的 4 年里，由于汽油中的铅含量下降了 50%，美国人的血铅水平平均下降了 37%，1984 年下降了 71%。随着血铅水平下降，使人们有可能在较低的暴露水平下观察铅暴露与智商之间的关系。目前，人类已意识到，儿童接触铅没有安全水平，全世界儿童接触铅所导致的经济负担达万亿美元 [26]。

这是首次证明低水平有毒物质会影响儿童的健康在这种情况下，大脑的发育表现为低智商和特定的行为因素与急性毒性暴露无关。然而，Neederman 的早期工作也强调了确定合适暴露量的重要性。Neederman 发现血铅的半衰期约为 30 天，而骨铅的半衰期约为 30 年。因为骨活检较难实现，他收集了脱落的乳牙，这些乳牙和骨头一样储存铅。使用反映终生暴露（儿童）的指标评估"暴露"是暴露测量与健康结果测量密切相关的原因之一。已经明确在发育过程中接触铅确实会导致大脑损伤，调控环境铅尤其是油漆中的铅是控制铅接触

表 153-1　人类常见的内分泌干扰物

化学物质	人群中的可测量水平(%)	污染源	影响
铅	＞90	含铅涂料及其成分污染粉尘的降解	影响大脑发育和智商，多种内分泌和毒性作用
汞	＞90	饮食是血汞的一个重要来源，尤其是在一些海鲜类食物中；一些制造业可以产生大气中的汞，这些汞进入空气，最终进入食物链	影响大脑发育、学习和记忆，影响甲状腺及其他内分泌功能，毒性作用
PFC*	约100	用于驱除衣服、家具和食品包装（如披萨盒和快餐盒）中的油和水；消防泡沫、清洁剂、油漆和屋顶处理和硬木地板产品；在环境和生物中持久积累，在人体中的半衰期很长	有多种同系物，与甲状腺疾病及数种癌症有关
PBDE†	68~100	用作泡沫、家具、电子设备和高抗冲塑料的阻燃剂；不同的同系物在人群中有不同的暴露特征；普遍存在于建筑环境中，尤其是在灰尘中；在环境和生物中长期积累，在人体中的半衰期很长	有多种同系物，与雌激素、雄激素和甲状腺激素产生相互作用，代谢物可能是最重要的
PCB‡	＞95	20 世纪 70 年代禁止生产，但仍被用于一些商业和个人应用；被用作电介质流体、木材处理、印刷油墨和一些其他产品；由于持久性和生物累积能力，它们仍然广泛存在于环境中	有多种同系物，与雌激素、雄激素和甲状腺激素产生相互作用，代谢物可能是最重要的
DDE	100	杀虫剂 DDT 的代谢物；由于以前广泛的应用，以及相对较长的环境半衰期，DDE 在人体样本中普遍存在。	与雌激素信号相互作用，与激素相关的癌症和性早熟有关
BPA	＞95	罐头衬里、环氧树脂、某些塑料、热感单据打印机或其他	与雌激素受体相互作用，高剂量也与雄激素和甲状腺激素受体相互作用；与多种慢性疾病有关，包括肥胖、心血管疾病和部分癌症
三氯生（triclosan）	＞85	抗菌肥皂和其他产品，如衣服、厨房用具、沐浴露和一些化妆品	可通过数种机制与甲状腺激素产生相互作用
对羟基苯甲酸酯类（parabens）	＞90	属于对羟基苯甲酸酯。在许多消费品中作为防腐剂使用，包括指甲油、发胶、口红、香水、沐浴露、防晒霜等	一类具有雌激素活性的化学品
邻苯二甲酸盐（phthalates）§	100	不同的邻苯二甲酸酯用于不同的用途，包括个人护理产品、PVC 塑料、某些地板、汽车产品、驱虫剂等	可以与雄激素和甲状腺激素系统产生相互作用；与男性缺乏男性化有关，包括男性生殖器长度缩短和精子数量减少
高氯酸盐（或酯）（perchlorate）	100	广泛存在于水果、蔬菜、啤酒和葡萄酒等食品中；FDA 批准用于食品包装	阻止碘进入甲状腺，降低动物血清甲状腺激素水平；与一些女性的甲状腺激素水平较低及对儿童认知能力的负面影响有关

*. 全氟化学物，包括全氟辛烷磺酸（PFOS）和全氟辛烷磺酸（PFOA）
†. 多溴联苯醚，基于溴的数量和位置有多种同系物
‡. 多氯联苯，基于氯的数量和位置有多种同系物
§. 邻苯二甲酸盐的化学结构有几种变异结构

引自 Woodruff TJ, Zota AR, Schwartz JM. Environmental chemicals in pregnant women in the United States: NHANES 2003-2004. Environ Health Perspect. 2011;119(6):878-885.Calafat AM, Ye X, Wong LY, Bishop AM, Needham LL. Urinary concentrations of four parabens in the U.S. population: NHANES 2005-2006. *Environ Health Perspect.* 2010;118(5):679-685.

的重要途径，油漆中的铅是世界范围内影响公共卫生的一个重要因素。

2. 多氯联苯的教训　多氯联苯（PCB）是一种经过不同程度氯化的合成有机化学品（联苯）的混合物。这些化学物质因其绝缘性和耐高温性而广泛应用于电气设备，因其光学性能而在木材饰面广泛应用，因其软化材料和长期保持稳定的能力而在填缝中广泛应用，还有许多其他用途。1899 年，在实验室首次合成该化合物数年后，在 PCB 工人中发现了一种叫作氯痤疮（一种令人十分痛苦的皮肤病）的疾病。1936 年，一家生产厂的工人发生了氯痤疮和肝病，并有工人死亡。随后动物研究证实，高剂量的 PCB 会导致肝脏损伤。20 世纪 60 年代末，波罗的海动物体内发现了高浓度的 PCB。1968 年，由于米油污染，一个群体意外地暴露在高浓度的 PCBs 中[27]，随访研究发现，PCB 在整个环境中都能被检测到，并在包括鱼在内的多种生物体内积累。1972 年，瑞典禁止 PCB 在可能对环境造成损害的情况下使用。在美国，国会于 1979 年禁止所有 PCBs 的制造、加工和分销。同年，中国台湾又发生了一起 PCB 污染米油的严重事故（使用与日本制造事故相同的制造设备）。众所周知，产前接触 PCB 与儿童智商低下或其他认知缺陷有明显的相关性[28]。

这是又一个沉重的教训，我们早期认为死亡等急性症状与毒性极高的化合物暴露有关，认为化合物毒性仅限于高暴露水平并表现为急性疾病，这使我们对 EDC 更广泛的毒性认识产生误区。目前明确，特定的 PCB 分子（同系物）可以在非常低的浓度下直接与甲状腺激素受体或甲状腺系统的其他因素相互作用[29]。此外，其他 PCB 同系物可与 Ryanodine 受体直接相互作用，在极低浓度下影响细胞内钙信号转导[30]。这两条途径对大脑发育都有很重要的影响，可以解释 PCB 为什么会影响认知功能。

许多 PCB 分子在人体内半衰期很长的（以年计算）。此外，胎儿和新生儿的大脑发育对这种极低剂量的毒物也非常敏感。

3. 己烯雌酚的教训　己烯雌酚（DES）是一种相对强效的非甾体雌激素。1940—1970 年，DES 常被用于防止孕妇流产。市场上有多种 DES，全世界有数以千万计的女性及其子女接触到这种药物。在胎儿时即已有 DES 暴露的年轻女性，可能出现的第一个表现是发生一种罕见的阴道癌（阴道透明细胞腺癌）[31]。随后发现，女性如果在胎儿期暴露在 DES 中会出现一些生殖问题，包括子宫肌瘤、子宫内膜异位症、乳腺癌、流产、早产、晚期异位妊娠及生殖道畸形等[31]。

从 DES 的经验中得到的一个重要经验教训是，胎儿发育过程中暴露于合成雌激素会增加成年后代发生各种不良反应的风险，而这种化学物质需要数十年方能从体内消失，如果没有正式的暴露记录是不可能得到的。许多内分泌临床研究均证实，生长发育激素的暴露会对人的一生产生影响，如 2 岁时的血清 T_4 水平与成年期的语言智商有关[32]。因此，也已证实人类暴露于 DES 的影响。在动物研究中已经重现了 DES 暴露对人类影响；事实上，首先在啮齿动物研究中观察到潜在的影响，然后才在人类中被发现。因此，DES 是在人群产生不良影响的雌激素制剂的一个例子。这些研究不仅明确了暴露于雌激素化合物导致发育及出生缺陷的机制，而且还证明了暴露与所谓"健康和疾病发育起源"（DOHaD）效应之间存在时间分离。

4. 整合机制信息　对于不在人体内长期存在，但人类暴露严重的化学品，评估在发育关键时期个人暴露情况十分困难。但即使我们掌握了这些信息，如果没有基础研究（主要是动物研究）的数据，我们也无法从机制的角度将化学品接触与健康结果联系起来。因此，关于化学品与激素相互作用的基础实验数据，及流行病学数据研究可明确化学品接触与个人或人群健康结果之间的关系。这个研究是高度多学科的，从无细胞和基于细胞的实验，到大多数脊椎动物类和一些无脊椎动物的动物膜型，甚至是各种基因菌株的使用。这项研究发现的一个中心主题是，外源性化学物质与生物系统的相互作用就像药物与激素受体、生物合成酶系统、分解代谢途径及各种运输过程的相互作用一样。激素作用是非常复杂的，激素的干扰作用后果也是高度异质性。自 20 世纪 90 年代中期以来的机制研究已经明确了许多化学物质干扰激素作用的机制。

三、EDC 作用的机制

化学物质可以在多方面对激素产生影响，从激素的合成、释放或运输，到激素对受体功能影响或激素降解和消除（代谢）。一般来说，这意味着化学物质可以干扰激素向靶组织和细胞的传递，或者干扰激素对受体的作用，或者两者兼而有之。在某些情况下，EDC 会干扰某些激素向特定靶细胞的传递，而这种影响通常是组织特异性的。同样，在一些已知的病例中，EDC 必须先代谢，然后才能作用于激素受体，这种代谢只发生在某些组织中。EDC 的作用机制在不同细胞和器官可能不同。

激素受体对其天然配体有很高的亲和力，但它们对内分泌干扰物的亲和力通常要低得多（除少数例外）。然而，首先要了解受体的亲和力（结合能力）与效力（发生特定效应的剂量），以及疗效（最大效应）的不同。从药物设计上，亲和力的差异并不一定会导致效力或功效的差异，内分泌干扰物也是如此，如尽管内分泌干扰物双酚 A（BPA）对 ER 的亲和力远低于 17β- 雌二醇，但其在胰腺 β 细胞中与 17β- 雌二醇具有相同的效力。BPA 对雌激素受体的作用与天然雌激素在同一种细胞类型中的作用是否相同尚不清楚。值得关注的是，亲和力的测定通常是在体外进行的，不能反映细胞的内环境。此外，这些研究还发现内分泌干扰物对不同组织类型的激素受体具有组织和受体特异性。内分泌干扰物的亲和力（与受体的结合能力），类似或大于天然配体。如三丁基锡（TBT）对低纳米摩尔范围内的 RXR 和 PPARγ 具有亲和力，是这些受体已知的最有效的激动药[34]。关于 EDC 如何与激素系统相互作用的详细信息，见表 153-1。

（一）EDC 的剂量反应特性

EDC 领域的一个重大挑战应全面了解 EDCs 对各种激素作用的剂量反应特性，从而提供对人类健康存在潜在影响的信息。首先要了解内环境稳定和代偿的概念。"内环境稳态"一词是指保持"内在恒定性"的动态平衡。"代偿"是指当稳态系统受到干扰时，系统内的各种元件被激活或抑制以补偿这些干扰带来的影响，如当葡萄糖水平上升时，胰岛素分泌增加和胰高血糖素分泌被抑制，这样葡萄糖水平将下降。但是，在面对慢性干扰时，稳态系统可以重置，如压力感受器在面对平均动脉压短期变化时的重置[35]。因此，在面对长期（终生）暴露于低

剂量环境化学品时，我们需要谨慎使用稳态和代偿的概念。因为目前仍没有相关研究证明我们在面对这些慢性暴露时，内分泌系统稳态是否会发生改变及如何改变。

与成人相比，胎儿时的低剂量化学品暴露可能造成更严重影响。胎儿发育是一个激素作用不可逆的时期。此外，胎儿可能有较少的稳态和代偿机制来改善这些潜在的影响。最后，各种激素受体在发育过程中比成人要丰富得多，这可能会使胎儿对化学干扰物更加敏感。成年人可能对 EDC 的作用不太敏感，即使长期暴露，他们也许能够进行补偿使稳态设定值不发生变化。

考虑到这一点，必须认识到内分泌干扰的领域是内分泌学和毒理学既定领域内的一个新领域，在短期、高剂量毒性研究中观察到的剂量 - 反应特性可能与现实生活并不一致。此外，由于内源激素表现出非线性剂量反应，预计与激素系统相互作用的环境化学物质也会表现出非线性反应。这些非线性剂量反应可以有几种形式。最简单的形式是，由于激素作用于受体，受体数量有限，反应本身是"饱和的"，接受超过这个剂量的某个特定剂量激素或内分泌干扰物时，测量结果不会发生进一步的变化。激素和 EDC 也能产生非单纯的剂量反应，从技术上讲，"非单调"一词只是指曲线的斜率在剂量－反应范围内改变符号（从正到负，反之亦然）[36]。如当胎鼠暴露于低或高剂量的己烯雌酚（DES）时，其成年前列腺重量相对较低。然而，中等剂量的 DES 却会导致明显的前列腺重量增加[37]。研究表明"非单调"反应可以扩展到人口水平，如与第三个四分位个体相比，暴露于较高剂量的 DDE（一种雌激素 DDT 的代谢物）的个体其 BMI 和血甘油三酯水平降低[38]。此外，暴露于二噁英最低和最高剂量的女性进入更年期的年龄没有变化，而那些暴露于中等剂量的女性提前绝经的风险增加[35]。这些特定效应的机制并不总是明确的，但必须认识到这些剂量－反应特征完全在激素作用和内分泌干扰的范围内[36]。

（二）人类群体中的化学暴露

如果定义人类群体受到 EDC 暴露的影响，而要证实这些暴露的剂量和时间必须足以影响人类健康。疾病控制和预防中心（CDC）管理着一个生

物检测项目，部分目的是以具有全美代表性的方式描述人类暴露于工业化学品的情况。第四次人类接触环境化学品的美国国家报告于 2009 年发表[4]，疾病预防控制中心网站定期更新这一信息（http://www.cdc.gov/exposurereport/）。尽管美国 CDC 第四次国家报告明确指出，人类体内存在一种化学物质并不意味着它肯定会导致疾病，但美国人口，包括一般人群和可能特别脆弱的亚组（如孕妇和新生儿），正在接触到大量具有广泛化学和生物作用的化学物质，而且这些化学品大多没有经过安全测试[40]。2005 年在脐血样本中发现了近 300 种化学物质，其中每个样本至少含有 100 多种不同的化学物质。因此，人类在整个生命周期中都会接触到大量的环境化学物质，而这些化学物质大多没有经过安全测试。

此外，国家健康和营养检查调查（NHANES）生物监测计划中所包括的化学品只是人类接触的化学品的一部分，因为大量获得商业许可证的化学品（超过 70 000 种），甚至数千种高产量化学品目前仍没有检测方法。此外，据估计约有 10 000 种合成化学品被批准为食品添加剂，其中大多数化学品具有很少甚至没有毒性相关的研究数据[41]。因此，人类暴露于人为化学品的具体情况仍不清楚，这增加了明确暴露与人类健康关系的困难。也就是说我们每个人在其整个生命周期中都暴露在多种化学物质中，而至今大多数化学品却没有关于安全的知识和信息。

铅毒性、PCB 和 DES 的一个重要教训是，在发育的关键时期，环境低剂量的暴露可能会产生不利影响，而这未得到人们关注。此外，这些不良反应可以通过动物实验研究、体外实验和基于细胞的生化和分子研究来预测。因此，对这种人类大规模应用却基本上不受管制的化学品，开展以确定化学品接触与人类健康结果之间关系为目的的研究，尤其需要迅速纳入研究框架，研究结果能够可靠地为患者护理和公共卫生政策提供信息[42]。

四、特定的人类健康影响

本节重点介绍将暴露于 EDC 与人类疾病风险联系起来的科学研究的现状。我们从这项工作中吸取了许多经验教训，在审查人类健康研究的数据时应加以考虑其中以下几点需要高度重视。

- 预估环境化学暴露的影响是常见和复杂的，它们大多会产生功能性变化，需要设定敏感和特定的研究终点。
- 这些效应表现为遗传变异性，这需要使用基因组和相关统计方法进行大规模群体研究。
- 这些效应可能是 EDC 混合物的结果，浓度很难测量，需要对混合物进行高度敏感性的分析。
- 影响将是整个生命周期中"多次暴露"的结果，在发育过程中（子宫内和早期）暴露最敏感，这需要一种和寿命相关的分析方法。
- 影响可能在一个长的潜伏期才会出现，包括通过多跨代传播的影响，需要长期的前瞻性研究。
- 影响因其他环境因素而改变，如药物、压力、社会经济状况、感染和微生物群，这将需要对混杂因素进行进一步的分析。
- 影响因组织、剂量和接触途径的差异而不同。事实上，高剂量时的效应可能与低剂量时的效应不同。
- 明确化学品接触与健康结果之间因果关系会受到以下因素的影响，如不清楚 EDC 的接触来源、缺乏评估化学品混合物影响的方法、检测技术，无法做到对所有可能的接触化学品进行检测。

（一）内分泌系统：EDC 疾病的趋势和影响

人类疾病发病率和流行率的时间趋势可以为化学品接触与人类疾病之间的因果关系提供间接的证据。尽管这些趋势并不能作为因果关系的直接证据，但可能是证据的重要组成部分。慢性病在过去 50 年中有所增加，现在在全世界范围内比传染病更为普遍[43]。世界各地的公共机构在 EDC 研究上投入了大量资金，很大程度上是因为环境压力对人类有多方面的影响，包括许多生殖参数的变化，如男性和女性青春期时间的变化，以及男性生殖发育异常和生育能力各方面问题的增加。此外，神经行为障碍的发病率和患病率也明显增加，包括注意力缺陷（AD）、自闭症谱系（ASD）和认知功能的问题。其中最明显的变化之一是肥胖的发病率和患病率增加，特别是在儿童人群中，伴随而来的是 2 型糖尿病和心脏病的发病率增高。各种癌症的发病率也在增加，包括脑癌、乳腺癌、男女生殖道癌和甲状腺癌。一种疾病趋势在短短数十年内呈上升趋势，但不能用诊断标准的变化来解释，即提示环境在疾病中的负面作用，因为遗传学不会在如此短的时间内发生变化。EDC 可能是此类疾病的重要病因。

1. 肥胖　20 世纪 90 年代中期以来 [10]，美国和世界上许多国家的肥胖率都急剧上升，目前有 10 亿多成年人超重，4 亿人属于肥胖，其中 2000 万是儿童。肥胖是一个难以解决的问题，因为近 90% 的减肥成功者在 1 年内体重又再增加 [44]。肥胖是一种复杂的内分泌疾病，由遗传和环境相互作用引起，环境成分包括营养、药物、行为和一些内分泌干扰化学物质。传统的观点认为，肥胖是一种能量平衡紊乱，是由于热量摄入过多和运动量减少造成的。然而，过去数十年中发病率增加的数据显示，只有一部分肥胖是因为上述原因所致，这表明，肥胖有其他的致病机制。婴儿肥胖的发生率也在增加，这似乎也不能用能量平衡假说来解释。雌激素、雄激素、糖皮质激素、胰岛素和甲状腺激素等激素在控制脂肪组织发育、新陈代谢和饱腹感方面也发挥着重要作用，而且体重调节也对环境化学物质和药物表现出良好的敏感性，这些化学物质和药物可影响这些激素的代谢途径。事实上，有些药物有导致体重增加的不良反应，如一些抗精神病药物 [45] 和降糖药物（如罗格列酮）[46]。事实上，有些药物具有导致体重增加的不良反应，证明了控制体重增加和新陈代谢的内分泌系统对外界因素的干扰很敏感。

孕妇怀孕期间和儿童早期生活中发生的事件可能会增加肥胖的风险 [47]。有大量数据表明，发育改变与包括肥胖在内的后期疾病易感性增加有关。已有研究发现 EDC 通过表观遗传调控机制引起基因表达的改变，进而导致日后体重增加，这些 EDC 被称为肥胖因子（obesogens）[48]。必须注意的是，在发育过程中暴露于肥胖因子可永久性地改变体重调节方面的系统程序，使脂肪组织形成、饱腹感调节和代谢率的"设定点"发生改变，并在一生中持续存在 [49]。事实上，即使在体重减轻后，与肥胖相关的激素水平改变也会存在 [49]。此外，暴露于 EDC 可触发下丘脑的变化，使摄食行为发生变化。不适当的下丘脑编程可能会调整青少年和成人的代谢"设定点"，这些调整可解释正常体型和肥胖个体的饮食行为之间的差异。因此，肥胖因子假说为肥胖率的增加，及正常体型和肥胖个体之间的差异提供了依据。

肥胖因子假说是在 21 世纪初针对人类特别是儿童肥胖发病率和患病率惊人上升这一现象提出的 [50]。尽管这是一个相对较新的研究领域，但是动物试验已证明，在发育过程中暴露于各种环境化学物质，包括激活 PPARγ 的物质（如三丁基锡），以及雌激素类化学物质（如双酚 A），一些有机氯和有机磷农药，还有通过空气污染、铅、全氟辛酸、邻苯二甲酸盐和尼古丁等化学物质都可以导致日后体重的增加 [10]。这些动物研究为明确 EDC 影响体重调节相关特定元素的作用提供了重要证据，包括食欲行为和新陈代谢。如三丁基锡，它是核受体 PPARγ 的有效激活剂，也是参与新脂肪细胞发育的关键受体。

有人提出，肥胖因子对代谢设定点的开发性编程与肥胖因子在整个生命周期中的持续暴露、含有添加糖的加工食品的过度消耗，以及包装材料中的内分泌干扰化学物质的结合，同时还有体力活动的减少，共同导致了肥胖的流行 [51, 52]。

肥胖原假说既提出了肥胖发病率增加的机制，也提出了一种有效的解决方案。经常性的肥胖原暴露是肥胖发生的重要原因，实际上可以通过避免肥胖原再次暴露来预防体重增长，而不是等肥胖发生以后再考虑干预和减重。

2. 糖尿病　2 型糖尿病正在成为一种全球流行病，尤其是在儿童人群中，这种情况更为突出 [53]。自 20 世纪 90 年代中期以来，糖尿病急剧增加，2011 年全球达到 3.47 亿 [10]。儿童 2 型糖尿病的发病率也显著增加。2 型糖尿病发病相关的风险 70% 归因于体重增加，这表明体重增加与胰岛素抵抗之间存在直接联系。在动物研究中，许多导致体重增加的化学物质也会破坏葡萄糖的稳态。动物研究和人类流行病学研究发现，与 2 型糖尿病发病相关的 EDC 包括邻苯二甲酸盐、双酚 A、部分阻燃剂、砷、一些持久性有机污染物（如多氯联苯）[54]。尽管暴露于 EDC 与 2 型糖尿病之间的因果关系尚未得到证实，但在动物和人体研究中都有研究数据支持化学暴露与 2 型糖尿病发病存在相关性。关于 EDC 暴露与 1 型糖尿病的联系，则目前还几乎没有研究数据支持。然而，有一些环境化学物质同时表现出 EDC 活性和免疫毒性，提示 EDC 可能对激素性和免疫性疾病发病（主要是儿童疾病）可产生影响。

3. 生殖系统　由于生殖系统是 20 世纪 30—40 年代早期化学毒性研究的一个焦点，因此已有大量关于 EDC 干扰雌激素或雄激素作用的文献报道。此外，生殖内分泌学领域就对雌激素和雄激素受体相关的化学药物，以及性激素在发育期（组织效应）、青春期和成人（激活效应）中的作用方面，都进行了深入研究。

(1) 男性生殖系统：睾丸发育不全综合征（TDS）是男性最重要的疾病之一。Skakkebaek 等（2001）[55] 提出，精液质量差、睾丸癌、隐睾和尿道下裂是由胎儿发育过程中雄激素作用缺陷引起的一系列表现。支持这一假设的最引人注目的证据是一个新的雄激素受体（AR）突变家族的报道，该家族显示了 TDS 的所有特征 [56]。该突变（c.2214T > G；p.il3738Met）产生的 AR 蛋白只有野生型蛋白转录潜能的 50%，雄激素作用减少 50% 也就预示具备了可以产生 TDS 的所有因素。任何原因减少 AR 的作用都可能有助于 TDS 的发生。表明除了基因突变外，可能还存在环境因素的影响 [57]。此外，人类长期接触的一些 EDC 具有抗雄性激素作用，包括邻苯二甲酸盐、双酚 A 和一些杀虫剂 [58]。动物研究发现，接触雌激素和抗雄激素的雄性会出现尿道下裂、隐睾和精子数量低 [55]。考虑到人类长期接触的雌激素和抗雄激素化学物质的数量，推测 EDC 对 TDS 的发病有显著的促进作用，具体可有以下描述。

① 精子数量和生育能力：不孕症是指在 12 个月的频繁和无保护的性交后不能怀孕，全世界 15%的夫妇受此影响 [59]。人们已经做出了很大的努力将不育与精子计数及精子与环境压力有关，包括EDC。自 20 世纪 90 年代中期以来，人们越来越认识到全球人类的精子数量和精子质量正在下降。这种下降的第一份报道发表于 1992 年 [60]，此后对原始数据进行了重新分析和确认。尽管早期有人对这些观察结果和结论持合理的怀疑态度，但新的前瞻性数据已在区域基础上增加，这也表明精子数量的下降因地理位置而异。目前，科学界普遍认为，过

去 50 年，人类精子数量下降很可能是遗传和环境因素共同作用所致的。显露于 EDC，特别是那些可以作用于雄激素受体或者降低睾酮生成的 EDC，与精子数量及生育率改变有因果关系。成年精子的产生可能对当前的环境显露敏感，因为这是一个持续的过程。然而，成人精子数量似乎对发育过程中受到的影响非常敏感，尤其是对具有抗雄性激素特性的 EDC，如邻苯二甲酸盐。邻苯二甲酸酯可以降低啮齿类动物的血清雄激素，并与人类的生殖道距离（AGD）变短有关，AGD 是胎儿睾酮水平的一个标志 [61]。在动物模型中，很多种 EDC 包括双酚 A、长春唑啉、二噁英和邻苯二甲酸酯等对男性生殖都有多方面的影响，包括精子数量的降低等。所有这些化学物质甚至会导致多达四代人的精子数量和生育能力下降，存在明确的代际效应 [62]。已发现怀孕期间的接触可能会导致孙辈和曾孙辈的毒性效应。由于精子生产对胚胎干细胞的终生敏感性，加上在整个生命周期中有数百个胚胎干细胞暴露于不同的环境中，因此很难证明个体胚胎干细胞在环境中的暴露对精子数量和生育能力的影响。

② 尿道下裂和隐睾：男性外生殖器的正常分化和生长需要正常的雄激素及机体对雄激素产生足够的组织反应。尿道下裂可定义为尿道海绵组织发育异常（包皮腹侧及远端皮肤缺损），表现为解剖变异，较轻者仅有阴茎头部的异位尿道开口或者尿道开口十分接近阴茎头，而较严重者出现近端尿道开口甚至在会阴部出现开口。尿道下裂的不同表现形式可能代表了不同危险因素相关的表型 [63]，这种异质性对确定某种特定的原因对人体生殖系统的影响很重要。

在过去数十年中，男性泌尿生殖系统异常的发生率有所增加 [10]，而对尿道下裂发病率的早期预估的报道仍存在不足。然而，出现需要手术矫正的严重表型的发病率在美国、澳大利亚和许多欧洲国家明显增加 [57]。越来越多的间接证据表明，至少某些形式的尿道下裂和其他 TDS 症状是由环境因素引起。特发性部分雄激素不敏感综合征（PAIS）可以产生包括尿道下裂在内的 TDS 症状 [64]，甚至在雄激素正常的情况下也可发生。但个体尿道下裂与EDC 之间并没有明确的关系。但鉴于尿道下裂的异质性和已知在动物中产生这种缺陷的大量化学物质

混合物，包括人类接触到的那些化学物质，要明确两者的关系却十分困难。

与尿道下裂一样，隐睾严重程度变化也很大，从可触及的隐睾到无法触及的腹部睾丸。根据明确的标准进行的流行病学研究表明，各国之间的隐睾发病率差异很大，丹麦和联合王国的发病率呈上升趋势[57]。与隐睾发病有关的遗传因素仅占少数病例[65]。基因小鼠模型可显示男性生殖器官发育的过程，为研究隐睾和尿道下裂的发病机制提供线索。正常的雄激素作用和组织反应对阴茎发育和睾丸生理性下降至关重要。然而，雌激素可以通过下调胰岛素样因子3和刺激ATF3，从而干扰男性生殖器官的正常发育，分别导致隐睾和尿道下裂。动物实验已证实内分泌干扰物改变雌激素-雄激素比率或作为激素模拟物（激动药或拮抗药）可导致动物发育不良，这在人类中也有可能发生。

(2) 女性生殖系统：如前所述，EDC影响女性生殖健康的证据来自DES的研究。自1960年以来，丹麦和美国女性的受孕率都下降了44%[66]。关于女性的环境健康疾病，包括月经周期、青春期发育、子宫内膜异位症、子宫肌瘤或多囊卵巢综合征（PCOS）的患病率数据十分有限。然而，这些疾病非常常见。PCOS是育龄女性常见的内分泌紊乱，尽管其定义仍存在争论，且实际患病率尚不清楚。根据目前所采用的标准，该病的发生率为3%～15%[10, 67]。

据估计，子宫肌瘤（平滑肌瘤）见于25%～50%的女性。然而，尚未见探讨子宫内膜异位症对这些疾病的影响报道[68]。子宫内膜异位症的发病率在育龄女性中为10%～15%[69]。

① 青春期：青春期是一个复杂的生理过程，涉及下丘脑垂体性腺轴的中枢激活。200年前，青春期的平均年龄在17岁左右，到了20世纪50年代，青春期的平均年龄在13岁左右，也就是说青春期的启动年龄开始下降[70, 71]。然而，在过去数十年里，青春期的启动年龄再次下降，女孩的青春期开始的平均年龄是10岁，而男孩约是11.5岁[72]。这些变化可能与营养的改善有关，特别是平均体重指数的增加时，体重指数、瘦素和青春期开始之间的关系是十分明确的。然而，由于8岁以下女孩性早熟的发病率总体上增加，表明环境因素既可以影响青春

期开始的平均年龄，也可以导致性早熟的发生[73]。有多份报道关注EDC在解释青春期早期中的作用[74]。

因为性激素在青春期起动起重要作用，所以在发育期或生命早年显露于各种EDC可能会导致性早熟[75]。动物研究发现，在产前和（或）新生动物使用作用于雌激素受体的EDC可以加速雌性的青春期发育，而雌激素化学物质往往会延迟雄性青春期的起动。包括铅、苯乙烯、甲氧氯、邻苯二甲酸盐和BPA等EDC也会通过其他机制发挥作用。流行病学研究发现，显露于EDC（DDT/DDE、二噁英、多氯联苯、多溴联苯、六氯苯、双酚A、铅和镉）与青春期发育之间存在联系[10]。但在青春期，除了雌激素化学物质外，其他EDC与青春期变化关系的数据不多。青春期发育异常的发病率较低，部分原因是青春期生理学的复杂性，也与人类和动物研究中往往没有将青春期作为研究的终点有关。青春期变化的重要性体现在青春期发育异常对其成年后健康的影响，其中早熟与生殖癌、抑郁症、饮食失调、糖尿病及心血管疾病等有关[74]。

② 子宫内膜异位症：子宫内膜异位症是一种雌激素依赖性疾病，但确切病因尚不清楚。已证实二噁英可引起灵长类动物子宫内膜异位症，这在啮齿类动物也获得了同样的证据[71]。尽管二噁英对子宫内膜异位症的确切作用机制尚不清楚，但研究发现，二噁英降低了循环中的雌二醇孕酮受体的表达[76]，同时具有免疫抑制的作用。

由于性类固醇在生殖中的作用，从生物学角度看，模拟或拮抗性类固醇的EDC在女性生殖疾病的多性征中发挥作用是合理的。

（二）癌症

数十年来，大量研究证实内源性雌激素和雄激素参与了生殖器官和甲状腺癌症的发生发展[77]。而近年来才开始关注与这些激素相互作用的工业化学品参与癌症发病的问题。乳腺癌、子宫内膜癌、卵巢癌、睾丸癌、前列腺癌和甲状腺癌发生率在"西方国家"的人群中继续上升，最近在亚洲国家也是上升趋势，已知遗传学和其他已知的危险因素仅是导致发病的一小部分风险。已证实，合成雌激素DES参与了阴道癌和乳腺癌的发病过程。故日常使用的大量其他激素活性化学物质是否会导致或增加

这些疾病的风险引起了大家关注。到目前为止，对内分泌干扰物与乳腺癌、前列腺癌和睾丸癌关系的研究较多，而其他与激素相关的癌症，如子宫内膜癌、卵巢癌和甲状腺癌则仍较少报道。

乳腺癌是癌症导致死亡的第二大原因。自 20 世纪 80 年代中期以来，在几乎所有工业化 / 西方化国家，乳腺癌的发病率都增加[10]。遗传和代谢方面的因素仅能解释 27% 的乳腺癌发病，剩余 70% 的乳腺癌发生与环境因素有关[98]。对于乳腺癌而言，整个生命周期中过量雌激素都是一个重要的危险因素。故显露于 DES 的母亲，其后代会增加乳腺癌的发病风险，激素替代疗法也会增加乳腺癌发病率，早熟或第一次怀孕年龄较晚也与乳腺癌发病率增加有关。

同样清楚的是，青春期是 EDC 影响乳腺发育的敏感时期，EDC 可能会导致癌症或癌前病变。然而，与多数组织不同的是，乳房会一直发育到成年，甚至在每个月经周期都会有轻微的变化。

多环芳烃（PAH）是一类既具有遗传毒性 / 突变特性，又具有内分泌特性的化学物质。在动物模型中，它能通过影响组织结构而改变乳腺发育。其他 EDC 包括 BPA、二噁英、PFOA、杀菌剂长春唑啉、PBDE、非酚醇和阿特拉津。染料木素是一种在豆制品中发现的植物雌激素，在动物实验中，发现它可以预防致癌物诱发的乳腺肿瘤，或可以抵消三苯氧胺的保护作用，也可以引起某些动物的导管增生，但取决于暴露的时间和剂量。

数十年来，环境卫生科学家一直试图将成人显露于各种 EDC 与乳腺癌发病联系起来，但研究结果并不一致。由于动物实验显示发育显露对增加动物乳腺癌易感性起重要作用，流行病学家已开始关注发育显露和乳腺癌的关系。然而，由于癌症发生的潜伏期很长，研究既昂贵又费时，需要评估发育显露情况，并随访 40～50 年才能明确对癌症发病的影响。一项经典研究调查了 DDT 发现，其代谢物在儿童期和整个生命周期中的变化，并表明成人乳腺癌患者与接触 DDT 无关，但青春期前后接触 DDT 与成人乳腺癌发病率有高度相关性[79]。这提示未来应将流行病学研究重点放在童年时期甚至是怀孕期，这一阶段的 EDC 显露是导致成年乳腺癌易感性增加的敏感窗口。但目前尚没有青春期 EDC

显露与晚期乳腺癌关系的可靠人类数据。因此，存在巨大的数据缺口，需要数十年才能完成。

（三）甲状腺破坏

甲状腺激素（TH）在发育和成人生理中起重要作用。已发现大量的化学物质可以干扰甲状腺功能[80, 81] 和（或）甲状腺激素的作用[82]。这些不同的化学物质在发育过程中可能相互作用并影响甲状腺激素的作用。如高氯酸盐可以减少碘的摄入，低碘饮食可能影响甲状腺功能和甲状腺激素水平[83]。而有些化学物质可以提高甲状腺激素的清除率，如苯巴比妥。一些化学物质似乎还可与甲状腺激素受体直接相互作用[29]，并可能产生甲状腺功能减退症或甲状腺功能亢进等不完全一致的作用[84]。最后，还有研究发现一些化学物质可以取代血清结合蛋白中的甲状腺激素[85]，以及其他可能干扰细胞转运蛋白（如 MCT8 和 OATPICI）的物质，尽管这方面的研究较少。由于流行病学研究难以完全评估化学暴露与甲状腺疾病的关系，因此将可能影响甲状腺功能的化学物质与甲状腺激素作用结合起来，研究两者与人类疾病的联系将是一个挑战。众所周知，甲状腺激素缺乏可影响神经发育和功能，因此环境化学物质可能导致了神经行为紊乱的发病率和患病率增加，最明显的可能就是 PCB[28]。同样地，环境化学因素对甲状腺激素作用的干扰也可能导致成人发生相关疾病，包括心血管疾病、肥胖症和代谢综合征。而人们对这些关系的了解要少得多。鉴于成人甲状腺疾病临床表现的多样性，这将是一个具有挑战性的课题。

（四）神经行为

所以在过去的几十年中，神经发育障碍的发病率增加，环境在其中也起了一定的作用[86-88]。自 20 世纪 70 年代以来，以前罕见的神经发育障碍急剧增加。例如，在 20 世纪 70 年代，孤独症谱系障碍（ASD）的患病率估计为（4～5）/10 000[89]，但如今约是 1/50[90]。关于扩大自闭症定义对自闭症增加的作用[91]或其他可能掩盖自闭症真正增加的因素作用，存在着重大的争议[92]。其他神经行为问题，如 ADHD（注意缺陷多动症）、学习障碍、儿童和成人抑郁障碍也有类似的趋势。注意力缺陷疾病（ADD，可有或没有多动症）在全球范围内的总患病率估计约为 5.3%[93]。这些趋势很难明确地归因于环境，尽管很明显，这些增长并不完全归因于与更积极的诊断和报道相关的人为因素。

五、内分泌干扰物、表观遗传学和发育及跨代效应

父母把基因传给孩子，与这些基因相关的各种特征会依代传递。一个物种中所有基因的组合被称为"基因组"，"基因组"研究是探讨基因如何被调控的。但是，人体内的细胞可以在不改变基因组的情况下将可遗传的性状遗传给细胞后代。同时，EDC 也可以像激素一样在整个生命周期中发挥作用。所以，发育期显露与成人期显露所造成的影响有很大的差异。

内分泌干扰物改变正常激素控制发育的能力可能是干扰物暴露导致的最重要的后果，因为影响发育的发生剂量远低于成人所需的剂量。此外，在发育过程中显露于内分泌干扰物造成的影响将贯穿整个生命周期，并可能在显露与疾病出现明显症状前有很长的潜伏期。这些对 EDC 敏感性和持续效应的差异与生物体的表观遗传状态有关。

在发育过程中，单个细胞卵子通过分裂、增殖并分化为多种细胞类型和组织。从这个角度看，发育是一个"命运限制"的过程，即永久性开启或关闭一个细胞成为肝、肾、脑等功能性细胞所需的不同基因组合。细胞所传递的特性在后代细胞的表现受"表观遗传"机制控制。表观遗传学被广泛地定义为不依赖于遗传序列的可遗传变化，即表观遗传控制基因表达、调控组织的发育。因此，激素在发育过程中发挥作用的一个主要途径是改变表观基因组。内分泌干扰物可以在组织形成期影响表观遗传学机制，因为这很可能是发育期（子宫内和幼儿期，组织发育时）EDC 作用的敏感窗口。这也是发育性显露在显露消失后很长一段时间后仍然产生影响的原因，并且可能经过整个生命周期中的长时间潜伏期后发病。成人的组织已经形成，表观遗传标记相对稳定，因此 EDC 效应可能不是通过表观基因组的改变，而是直接作用于基因组，当显露受到控制

时，这种效应较容易逆转。

内分泌干扰物也被证明能产生跨代效应，因为它们能够改变表观遗传过程。在小鼠睾丸发育的关键时期，给小鼠注射一种抗雄激素杀虫剂（vinclozolin），发现 vinclozolin 不仅对发育中的睾丸产生不利影响，而且这种影响可在随后的四代小鼠中持续传递[94]。由表观遗传引起的变化可通过生殖细胞（精子）从上一代传递到下一代。现在已经证明，许多内分泌干扰物通过表观遗传机制，其对几代动物的机体产生影响[95]。祖母的暴露可能会影响 F_2 和后代。

六、新出现的问题

（一）全球范围内日益增加的化合物显露

世界上已不再有未受到环境污染物的原始地区[10]。EDC 无处不在，它们存在于食物、自然和人类中，并通过海洋、气流、植物和动物进行全球运输。事实上，位于冰岛和挪威海岸的法罗群岛，由于其地理位置偏僻，应该是世界上最原始的地方之一，但其人群也因食用受污染的鲸脂和鲸肉而受到 EDC 的严重影响。

（二）EDC 相关疾病扩展列表

至今，EDC 研究的重点仍是影响雌激素、雄激素和甲状腺通路的 EDC，以及由其影响而引起的疾病。已证明化学物质也可干扰新陈代谢、脂肪储存、骨骼发育、葡萄糖稳态、糖皮质激素调节途径和免疫系统[10]。即整个内分泌系统都可能受到环境化学物质的影响。越来越多具有内分泌破坏特性的化学品在市场使用，而目前仅对有限数量的化学品进行检测，以了解它们对内分泌破坏的活性，所以目前可能有很多目前没有发现具有内分泌破坏活性的化学物质。

（三）混合物

以往研究都集中在单一的、确定 EDC 在对动物模型和人类群体的影响。然而，人类一生中会接触各种化学物质的混合物，事实上每种化学物质都可能影响多种内分泌疾病。DES 是一次暴露导致多

种后遗症的典型例子，提出了一种发育性"雌激素综合征"[96]。此外，目前已知暴露于许多低水平的化学物质，虽然这些化学物质本身没有效果，实际上却可以产生显著的效果，因为它们的个体效果是相加的[11]。虽然混合物研究很难在动物身上开展，在人类开展 EDC 混合物研究既昂贵又复杂。因此迫切需要扩大对 EDC 混合物在发育过程中和整个生命周期中的作用的研究。

（四）窗口的敏感性

对于大多数新生儿，子宫内显露的敏感度是有限的。目前尚不清楚 EDC 的敏感窗口，以及在整个生命周期中可能存在多少敏感时间点。但植入前、早期发育、青春期、衰老，以及怀孕本身都可能是环境显露的敏感时期。已有证据表明许多 EDC 不仅影响的是一代人，而且可以两代、三代人和四代人的遗传[95]。因此，怀孕期间的显露可能导致疾病易感性增加，这种易感性可能会持续几代人。

（五）电子垃圾

现代社会有许多报废的电子设备（电子垃圾），包括计算机、电视、电话、音频组件和冰箱。由于这些电子元件含有许多内分泌干扰物，包括铅、镉、溴化阻燃剂、塑料和增塑剂，它们可能对回收、焚烧或以其他方式处置部件的工人和社区造成重大风险。虽然大多数电子垃圾最终都会被填埋，但回收过程包括化学剥离、露天焚烧、粉碎和熔化等过程，电子垃圾工人可能通过空气排放、水和土壤污染，以及直接物理接触而接触到高浓度有毒化学品，这种状况应该引起高度重视。

（六）绿色化学

绿色化学，也叫可持续化学，是一个新的领域，它鼓励设计和开发化学品，尽量减少有毒化学品的使用和产生。Paul Anastas 提出了"绿色化学"这一概念，其包括 12 条原则。实际上，绿色化学的重点是通过生产无毒的新一代化学品来预防有毒化合物影响环境。绿色化学家和环境科学家的一个联合项目集中于开发测试方法（TIPED）[98]，以检测正在开发的新化学品在释放到环境前的内分泌活动。绿色化学为化学发展提供了一种新的方法，它

有可能会减少新的有毒化学物质释放到环境中，并开发出无毒的替代品来替代目前使用的有毒化学物质。

七、结论及对临床医生的指导

总之，人类正在长期接触大量的工业化学品。在这种情况下，我们每个人（包括胎儿和新生儿），在血液循环中任何时候都有 100 多种独特的工业化学物质。鉴于化学品数量如此之多，流行病学研究无法一一证明化学品接触与人类疾病之间是否存在因果关系。因此，我们要对人类群体中可能存在的化学物与疾病之间的关系保持警惕。

环境中的化学物质通过干扰激素的作用对人类健康产生不利影响非常值得我们关注。美国国家环境署／世界卫生组织环境数据中心科学状况部分阐述和更充分地引用了这些内容[10]。这一证据包括观察到许多内分泌相关疾病在人类中发病率很高，而且有长期持续增加的趋势，野生动物种群中的内分泌效应普遍存在。实验室研究发现了具有内分泌干扰特性的化学物质，已证实可以引起人类和野生动物的内分泌疾病。考虑到这些证据，美国内分泌学会发布了一份科学声明[84]，阐明了化学物质暴露对公众健康影响的关注。故学术界与美国生殖医学会共同发布了一份声明，呼吁减少接触这些化学品，并建议临床医生应特别关注育龄女性[85]。最后，英国皇家妇产科学会也发表了一份声明，就如何处理化学物质暴露的潜在后果提供了建议（http://www.rcog.uk/files/rcog-corp/5.6.13 Chemical Exposures.pdf）。临床医生应向患者提供有关如何避免接触有毒物质的信息与知识，虽然卫生保健专业人员难以成为有毒化学品方面的专家，但他们可以通过文献阅读给准备分娩的患者提供环境卫生科学等关键信息，并且在怀疑患者接触危险因素时，为其介绍相关专家。上述报道提供了有关关键化学品接触、家庭、工作和社区接触来源及接触的临床意义等信息。在卫生保健专业人员的帮助下，患者能够准确全面地认识化学品对他们出生或未出生的孩子的健康的危害，从而可以采取措施来减轻他们体内有毒化学物质的负担，达到改善整个生命周期的整体健康状况目的。有关历史报道的示例见 http://

prhe.ucsf.deu/prhe/clinical_resources.html。有用信息的网站包括 www.health andenvironm ent.org、www.ewg.org、www.cehn-org 和 www.prhe.vcsf.edu。

建议人们避免吸烟和吸入二手烟，避免快餐和加工食品，限制动物脂肪含量高的食物，食用不含汞、杀虫剂的鱼肉及不含铅的食品，使用无毒清洁产 品（www.prhe.vcof.edu/prhe/tmlinks.html#deaning prodvcts），小心挑选塑料制品，避免使用 BPA 和软 PVC 制成的产品，使用无 VOC 和水性涂料，使用数字温度计，清洗所有水果和蔬菜，尽可能吃有机和新鲜的食物。

第十六篇

内分泌检测

Endocrine Testing

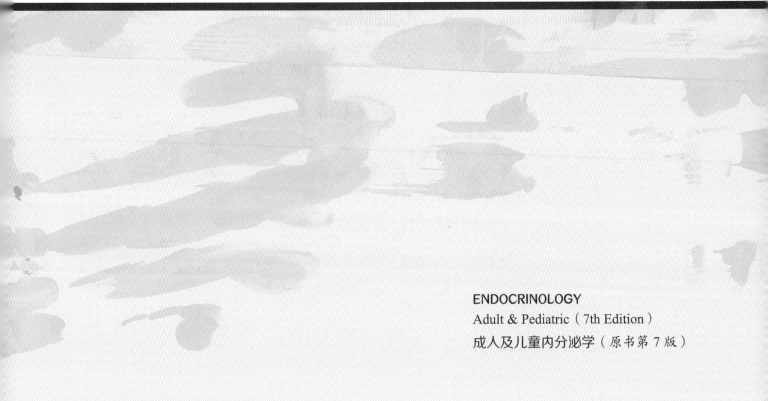

ENDOCRINOLOGY

Adult & Pediatric（7th Edition）

成人及儿童内分泌学（原书第 7 版）

第154章 内分泌检查

Endocrine Testing*

Jon Nakamoto **著**

林炜荧 李 强 **译**

> **要 点**
>
> ◆ 解读免疫学检测法相关结果时，需考虑抗体干扰和交叉反应的影响。
>
> ◆ 内分泌实验室检验较复杂，若检验标准化和一致性不足够，则对同一指标采用任意2种检验方法都可能得出不同的结果。
>
> ◆ 质谱分析法是一种测量小分子激素和肽类激素的新方法，通常比基于抗体的技术具有更高的特异性。
>
> ◆ 参考值区间因所选定的参考人群、检测方法及统计分析方法的不同而产生差异。

内分泌实验室检验结果很大程度上取决实验室检查的正确选择和解读，以及高质量检验仪器、试剂与合适的检验程序。内分泌医生不仅需要了解激素及其相关化学物质的生理学特点，在临床应用过程中还需掌握不同检测方法的优点及局限性。实验室检查的复杂性、实验室方法相关培训的缺乏使得正确理解实验室检查结果的意义存在困难。美国内分泌学会建立了准确的激素检测合作关系 PATH（Partnership for Accurate Testing of Hormones）组织，从而帮助确立激素检验的标准[1]。PATH 与美国疾病控制中心合作制订激素检测的标准化与一致性指 标（www.cdc.gov/ labstandards/hsstandardization. html），以对不同检验方法进行校正。

免疫学检测法在 20 世纪中叶是内分泌检查中的革新方法，沿用至今。后续发展的夹心免疫学检测法及非放射性检测方法（如电化学发光法）改进了检测的灵敏度、特异性和检测速度。然而，使用免疫学检测法时需要注意血清中可能存在的干扰因素，如嗜异性抗体、抗动物抗体、特异性自身抗体，可能会错误地升高或降低检测结果[2]。免疫学检测的特异性也可能受到干扰，例如睾酮在女性和儿童中通常处于较低的水平，如果在先前的有机溶剂萃取和色谱层析中未将无活性的睾酮结合物或相关的类固醇化合物清除，则进行免疫分析时可能会发生交叉反应[3]。同样不可避免的是，不同的免疫学检测法通常会产生不同结果数值，因为每种抗体都特定识别独立的抗原位点，并且这些位点数目可能不相同，特别是对于肽类激素和蛋白质物质。即使经过多年的努力，免疫学检测法的标准化（参考的金标准）与一致性（通用的参考标准）仍十分有限[4,5]。

质谱分析法结合色谱法层析分离，可用于根据化学结构和分子量对物质进行定量，其提供了多重性（同时测量多种分析物）和特异性优势，超越基于抗体的相关检测技术。气相色谱－质谱法（GC-MS）也可以同时对许多相关化合物进行定量，但该方法需消耗更多的时间和精力，使其在临床内分泌

---

*. 本章主要为儿童内分泌相关内容。

实验室中的应用较少。更常用的方法是高效液相色谱法串联质谱法，通常简称串联质谱法（HPLC-MS/MS 或 LC-MS/MS）。该方法可以分为几个主要步骤：①从结合蛋白和干扰物质中纯化及提取目标激素；②有时需进行化学修饰以使激素更易于进一步处理或分析；③采用液相色谱法分离出相似的化合物；④将混合物电离；⑤根据质荷比分离前体离子；⑥将前体离子分裂成对目标激素具有特异性的产物离子；⑦检测目标激素的产物离子；⑧将离子强度数据转换为定量的实验室结果。将已知等量同位素标记（13C 或 2H）的分析物添加到样品中以提升定量检测的准确性。

质谱分析法不仅应用于测量类固醇等小分子，还用于测量蛋白质。最早的蛋白质组学检测方法涉及蛋白质酶解（通常使用胰蛋白酶）和特征肽类定量，即所谓"自下而上"的方法。与免疫学检测法相比，质谱分析法通常有更高的特异性，还可以解决一些临床实际问题，例如应用质谱法可以消除甲状腺球蛋白抗体对甲状腺球蛋白测定的影响，从而在甲状腺癌随访中更准确评估甲状腺球蛋白水平的变化。近来，高分辨率质谱仪和软质电离技术（对结构的破坏性较小）已经可以鉴定出高达 50kDa 的蛋白质并以其完整形式进行了定量（"自上而下"的方法）[6]。这样的"自上而下"的蛋白质组学技术可以鉴别"自下而上"的技术不易发现的变异蛋白亚型，还可能会进一步分析肽类激素的生物学特性。本章旨在提供常见体外内分泌检查的概述、规范数据和解释性指南（基于 Quest Diagnostics Nichols Institute 开发的方法和确立的参考值）[7]。本文提供的参考区间与其他实验室可能会有所差异，在某些情况下，这些差异是使用不同检测方法引起，但使用类似的方法也可能产生不同的结果。即使应用相同的检测方法，不同的实验室也可能产生不同的参考区间，因为可能有不同的纳入和排除标准、抽取受试者样本的基础参考群体特征、统计

分析技术（参数与非参数分析、子分类、曲线拟合、离群值的确定方法），以及固有的抽样误差等因素的影响。因此，在根据结果判定"是/否、疾病/非疾病"时，应该谨慎分析参考区间以内或之外的结果，因为参考区间的界值在统计上会比最初确立时更加模糊。

一、内分泌检查

下文将内分泌检查和动态功能试验按名称和方法列出，并为成人和儿童组提供参考区间。
- 肾上腺皮质功能检查。
- 自身免疫内分泌抗体检查。
- 儿茶酚胺类检查。
- 胃肠激素相关检查。
- 性腺功能检查。
- 生长因子和生长激素检查。
- 下丘脑-垂体检查。
- 甲状旁腺/骨代谢检查。
- 肾脏和体液平衡检查。
- 甲状腺功能检查。
- 基因检测。
- 肾上腺动态功能试验。
- 糖代谢动态功能试验。
- 性腺动态功能试验。
- 生长激素动态功能试验。
- 多发性内分泌肿瘤动态功能试验。
- 垂体后叶动态功能试验。
- 甲状腺动态功能试验。

以下为其他动态功能试验和解释性信息。
- 血管紧张素转化酶抑制试验。
- 不同年龄甲状腺功能参数的变化。
- 全段 PTH/总钙图。
- TSH/游离 T_4 图。

下列表格中常见的相关缩写如下所示。

Ac	Acid hydrolysis	酸性水解
AE	Agarose electrophoresis	琼脂糖电泳
Ch	Column chromatography	琼脂糖电泳
CIA	chemiluminescence immunoassay	琼脂糖电泳法

E	Extraction	提取
ECL	Electrochemiluminescence	电化学发光法
ED	Equilibrium dialysis	平衡透析法
EL	electrophoresis	电泳
ELISA	Enzyme−linked immunosorbent assay	酶联免疫吸附测定法
Enz	Enzyme hydrolysis	酶解
HPLC	High−pressure liquid chromatography	高压液相色谱法
ICMA	Immunochemiluminometric assay	免疫化学发法
IFA	Immunofluorescence assay	免疫荧光法
IRMA	Immunoradiometric assay	免疫放射分析
MEIA	Microparticle enzyme immunoassay	微粒酶免疫检测
LC−MS/MS	Liquid chromatography−tandem mass spectrometry	液相色谱 – 串联质谱法
NA	Not available	不可用
P	Ammonium sulfate precipitation	硫酸铵沉淀
PEG	Polyethylene glycol precipitation	聚乙二醇沉淀
Postmen	Postmenopausal	绝经后
Premen	Premenopausal	绝经前
RBA	Radiobinding assay	放射性结合测定
RIA	Radioimmunoassay	放射免疫测定法
RRA	Radioreceptor assay	放射性受体分析
See Adult	Adult reference intervals apply	成人参考区间
Tri	Trimester	孕期

肾上腺皮质功能检查							
检 查	方法（单位）	参考区间					
		成 人			儿 童		
ACTH——见下丘脑 – 垂体检查							
醛固酮（血清）	LC−MS/MS（ng/dl）	立位	男	女	立位	男	女
		上午 8:00—10:00	≤ 28	≤ 28	1—4 岁	2～37	2～37
					5—9 岁	≤ 9	≤ 9
		下午 4:00—6:00	≤ 21	≤ 21	10—13 岁	≤ 21	≤ 21
					14—17 岁	≤ 35	≤ 35
		卧位					
		上午 8:00—10:00	3～16	3～16	1—11 月龄	2～70	2～70
醛固酮（24h 尿）	AC、E、RIA（μg/24h）		男	女		男	女
		随机钠饮食	2.3～21	2.3～21	2—7 岁	0.5～5.7	0.5～5.7
					8—11 岁	0.5～10.2	0.5～10.2
					12—16 岁	0.5～15.6	0.5～15.6
		氟氯可的松抑制或生理盐水负荷试验	≤ 5	≤ 5			

（续表）

肾上腺皮质功能检查

检 查	方法（单位）	参考区间				
		成 人			儿 童	
雄烯二酮（血清）	LC-MS/MS（ng/dl）		男	女		男	女
		18—30 岁	50～220	51～213	早产婴儿	≤480	≤480
		31—50 岁	40～190	73～230	足月婴儿	≤290	≤290
		51—60 岁	50～220	73～184	＜1 岁	≤41	≤41
		卵泡期		20～75	1—4 岁	≤31	≤35
		月经期			5—9 岁	≤65	≤77
雄烯二酮（血清）	LC-MS/MS（ng/dl）	黄体期			10—13 岁	10～124	15～205
		绝经后			14—17 岁	19～192	42～265
					Tanner 分期		
					Ⅱ～Ⅲ期	17～82	43～180
					Ⅳ～Ⅴ期	57～150	73～220
皮质酮（血清）	LC/MS/MS（ng/dl）		男	女		男	女
		上午 8:00—10:00	59～1293		青春期前	≤815	≤815
		上午卵泡期		90～942	上午＜1 岁	≤1229	≤1229
		上午月经中期		38～1422	上午 1—4 岁	20～1891	20～1891
		上午黄体期		95～791	上午 5—9 岁	18～1833	18～1833
					青春期		
		下午 4:00—6:00	≤386	≤386	上午 10—13 岁	≤1509	≤1509
					上午 14—17 岁		
皮质醇（唾液）	LC-MS/MS（ng/dl）		男	女		男	女
		上午 8:00—10:00	0.04～0.56	0.04～0.56		见成人参考区间	见成人参考区间
		下午 4:00—6:00	≤0.15	＜0.15			
		晚上 10:00—11:00	≤0.09	＜0.09			
皮质醇（血清）	LC-MS/MS（μg/dl）		男	女		男	女
		上午 8:00—10:00	5～21	5～21	足月婴儿	≤14	≤14
					1 月龄—17 岁	1.4～27	1.4～27
		下午 4:00—6:00	2～14	2～14			
		晚上 10:00—11:00	2～10	2～10			
皮质醇（游离、血清）	LC-MS/MS（μg/dl）		男	女		男	女
		上午 8:00—10:00	0.07～0.93	0.07～0.93		见成人参考区间	见成人参考区间
		下午 4:00—6:00	0.04～0.45	0.04～0.45			
		晚上 10:00—11:00	0.04～0.35	0.04～0.35			
皮质类固醇结合球蛋白（CBG）（血清）	RIA（mg/L）		男	女		男	女
			19～45	19～45	早产婴儿＜8 日龄	6～26	6～26

（续表）

检 查	方法（单位）	参考区间					
		成 人			儿 童		
游离皮质醇（24h 尿）	LC-MS/MS（μg/24h）		男	女		男	女
			4.0～50.0	4.0～50.0	1—4 岁	0.9～8.2	0.9～8.2
					5—9 岁	1.0～30.0	1.0～30.0
					10—13 岁	1.0～45.0	1.0～45.0
					14—17 岁	3.5～55.0	3.0～55.0
可的松（血清）	LC-MS/MS（μg/dl）		男	女		男	女
		上午	1.2～3.5	1.2～3.5	足月婴儿	2.6～15.6	2.6～15.6
					1 周龄	0.3～4.5	0.3～4.5
					2 周至 2 月龄	0.9～5.4	0.9～5.4
					3—11 月龄	0.5～4.1	0.5～4.1
					1—17 岁	0.5～5.3	0.5～5.3
		下午	0.6～2.8	0.6～2.8			
可的松（24h 尿）	LC-MS/MS（μg/24h）		男	女		男	女
			23～195	23～195	1—4 岁	5～40	5～40
					5—9 岁	9～150	9～150
					10—13 岁	11～145	11～145
					14—17 岁	1～165	1～165
脱氧皮质酮（血清）	LC-MS/MS（ng/dl）		男	女		男	女
			≤ 16		< 1 岁	≤ 69	≤ 93
					1—4 岁	≤ 66	≤ 100
					5—9 岁	≤ 62	≤ 78
					10—13 岁	≤ 31	≤ 35
					14—17 岁	≤ 20	≤ 19
		卵泡期		16～22			
		月经期		16～23			
		黄体期		16～20			
		妊娠期					
		孕早期		5～25			
		孕中期		10～75			
		孕晚期		30～110			
11- 脱氧皮质醇(Compound S)（血清）	LC-MS/MS（ng/dl）		男	女		男	女
		18—29 岁	≤ 119		早产婴儿	≤ 235	≤ 235
		30—39 岁	≤ 135		足月婴儿	≤ 170	≤ 170

肾上腺皮质功能检查

（续表）

肾上腺皮质功能检查

检查	方法（单位）	参考区间 成人			参考区间 儿童		
		40—49岁	≤76		<1岁	≤126	≤126
					1—4岁	≤168	≤168
		50—60岁	≤42		5—9岁	≤197	≤197
		卵泡期		≤46	10—13岁	≤189	≤189
11-脱氧皮质醇（Compounds）（血清）	LC-MS/MS（ng/dl）	月经期		≤69	14—17岁	≤152	见成人参考区间
		黄体期		≤40			
		绝经后		≤37			
					Tanner 分期		
					II～III	11～150	15～130
					IV～V	14～120	17～120
地塞米松（血清）	E、HPLC、RIA、LC-MS/MS（ng/dl）	男	女		男		女
		<20	<20		见成人参考区间		见成人参考区间
		夜间1mg地塞米松（晚上8:00）					
		上午8:00—10:00	180～550	180～550			
脱氢表雄酮（DHEA）（血清）	LC-MS/MS（ng/dl）	男	女		男		女
		147～1760			<1岁	≤327	≤327
		卵泡期		385～1143	1—4岁	≤297	≤297
		月经期		345～2030	5—9岁	34～744	34～744
		黄体期		414～1295	10—13岁	56～1176	56～1176
					14—17岁	90～1360	见成人参考区间
硫酸脱氢表雄酮（DHEA-SO₄）（血清）	ICMA（µg/dl）	男	女		男		女
		18—29岁	110～510	45～320	<1月龄	≤316	15～261
		30—39岁	110～370	40～325	1—6月龄	≤58	≤74
		40—49岁	45～345	25～220	7—11月龄	≤26	≤26
		50—59岁	25～240	15～170	1—3岁	≤15	≤22
		≥60岁	≤204	<145	4—6岁	≤27	≤34
					7—9岁	≤91	≤92
					10—13岁	≤138	≤148
					14—17岁	38～340	37～307
					Tanner 分期	男	女
					I	≤89	≤46
					II	≤81	15～113
					III	22～126	42～162

（续表）

肾上腺皮质功能检查

检查	方法（单位）	参考区间 成人			参考区间 儿童		
					IV	33～177	42～241
					V	110～510	45～320

内啡肽——见下丘脑 – 垂体检查

检查	方法（单位）		男	女		男	女
17- 羟皮质类固醇（24h 尿）	Mod Porter Silber（mg/24h）（mg/g Cr）		4～11 *1.9～9.5/g Cr*	3～10 *1.9～9.5/g Cr*	2—17 岁	1.1～7.5 *0.9～15.3/g Cr*	1.1～7.5 *0.9～15.3/g Cr*
18- 羟皮质酮（血清）	LC-MS/MS（ng/dl）	上午 8:00—10:00	≤ 175	≤ 98	＜ 1 岁	≤ 165	≤ 165
		卵泡期		≤ 152	1—4 岁	≤ 140	≤ 140
		月经期		36～164	5—9 岁	≤ 166	≤ 166
		黄体期			10—13 岁	≤ 165	≤ 165
					14—17 岁	≤ 150	见成人参考区间
6β- 羟皮质醇（24h 尿）	HPLC（μg/24h）（μg/g Cr）		18～460	18～460	1—4 岁	5～61	5～61
					5—9 岁	1～190	1～190
					10—13 岁	≤ 385	≤ 385
					14—17 岁	≤ 335	≤ 335
18- 羟皮质醇（24h 尿）	LC-MS/MS（μg/24h）		51～516	43～295	1—4 岁	6～193	6～193
					5—9 岁	16～240	16～240
					10—13 岁	19～480	19～480
					14—17 岁	17～500	17～500
18- 羟脱氧皮质酮（18-OH-DOC）（血清）	E、Ch、RIA（ng/dl）	上午 8:00	3～13	3～13		NA	NA
		下午 6:00	3～8	3～8			
17- 羟孕烯醇酮（血清）	LC-MS/MS（ng/dl）		≤ 700				
		卵泡期		38～378	1—29 日龄	≤ 3013	≤ 3013
		月经期		33～583	1—11 月龄	≤ 869	≤ 869
		黄体期		70～470	1—4 岁	≤ 561	≤ 561
		绝经后		≤ 286	5—9 岁	≤ 590	≤ 590
					10—13 岁	≤ 678	≤ 678
					14—17 岁	≤ 756	见成人参考区间

（续表）

肾上腺皮质功能检查

检　查	方法（单位）	参考区间					
		成　人			儿　童		
17-羟孕酮（血清）	LC-MS/MS（ng/dl）		男	女		男	女
		18—30 岁	28～250		早产婴儿（31—35 周）	≤360	≤360
		31—40 岁	42～196		足月婴儿（3 日龄）	≤420	≤420
		41—50 岁	33～195		<1 岁	≤147	≤147
		51—60 岁	37～129		1—4 岁	≤139	≤139
		卵泡期		20～102	5—9 岁	≤166	≤166
		月经期		67～349	10—13 岁	≤213	≤213
		黄体期		139～431	14—17 岁	19～325	见成人参考区间
		绝经后		≤45			
					Tanner 分期		
					Ⅱ～Ⅲ	12～130	18～220
					Ⅳ～Ⅴ	51～190	36～200
		孕期					
		孕早期	78～457				
		孕中期	90～357				
		孕晚期	144～578				

17-酮类固醇——见性腺功能检查

检　查	方法（单位）	成人			儿童		
孕烯醇酮（血清）	LC-MS/MS（ng/dl）		男	女		男	女
			≤300		1—59 日龄	12～1331	12～1331
		卵泡期		≤285	2—11 月龄	≤422	≤343
		月经期		≤257	1—4 岁	≤412	≤368
		黄体期		≤223	5—9 岁	≤375	≤330
		绝经后		13～111	10—13 岁	≤377	≤337
					14—17 岁	≤377	≤377
孕酮（血清）	LC-MS/MS（ng/ml）		男	女		男	女
			≤0.4		<1—11 岁	≤0.5	≤0.5
		卵泡期		≤0.3	12—13 岁	≤0.5	≤7.8
		月经期		0.1～1.5	14—17 岁	≤0.5	见成人参考区间
		黄体期		6.7～22.2			
		绝经后		≤0.2			
		孕期					
		孕早期		725～4400			
		孕中期		1950～8250			
		孕晚期		6500～22 900			

内分泌自身免疫抗体检查					
检 查	**方法（单位）**	**参考区间**			
		成 人		**儿 童**	
		男	女	男	女
抗肾上腺抗体（血清，猴肾上腺）	IFA（滴度）	< 10	< 10	< 10	< 10
抗壁细胞抗体（血清，小鼠胃）	IFA（滴度）	< 20	< 20	< 20	< 20
抗 T_3 抗体（血清）	RBA（滴度）	阴性	阴性	阴性	阴性
抗 T_4 抗体（血清）	RBA（滴度）	阴性	阴性	阴性	阴性
抗甲状腺球蛋白抗体（血清）	ICMA（U/ml）	< 2.0	< 2.0	< 2.0	< 2.0
抗甲状腺过氧化物酶抗体（血清）	ICMA（U/ml）	< 2.0	< 2.0	< 2.0	< 2.0
抗 TSH 抗体（血清）	RBA（滴度）	阴性	阴性	阴性	阴性
抗 GAD 65（谷氨酸脱羧酶 65 自身抗体）（血清）	RBA（U/ml）	< 1.0	< 1.0	< 1.0	< 1.0
生长激素抗体（血清）	RBA（滴度）	阴性	阴性	阴性	阴性
21 羟化酶抗体（血清）	RBA（滴度）	< 1.0	< 1.0	< 1.0	< 1.0
胰岛素抗体（糖尿病患者的高滴度自身抗体）（血清）	RBA（滴度）	阴性	阴性	阴性	阴性
胰岛素抗体（对评估糖尿病前期患者高度敏感）（血清）	RBA（% 胰岛素抗体）	< 1.1%	< 1.1%	< 1.1%	< 1.1%
胰岛细胞抗体（血清）（猴子胰腺）	IFA（滴度）	阴性	阴性	阴性	阴性
胰岛细胞抗原 512（血清）（ICA 512-1A2）	RBA（指标与对照）	< 0.07	< 0.07	< 0.07	< 0.07
PTH 抗体（血清）	RBA（滴度）	阴性	阴性	阴性	阴性

（续表）

内分泌自身免疫抗体检查

检　查	方法（单位）	参考区间			
		成　人		儿　童	
		男	女	男	女
促甲状腺激素结合抑制性免疫球蛋白（TBⅡ）（血清）	RRA 人类重组 TSH 受体（抑制 TSH 结合的百分比）	< 10	< 10	< 10	< 10
促甲状腺激素阻断抗体（TBA）（血清）	生物检测，RIA（人类 TSH 受体转染的 CHO 细胞）（抑制 TSH 刺激的 cAMP 的百分比）	< 10	< 10	< 10	< 10
甲状腺刺激性免疫球蛋白（TSI）（血清）	生物检测，化学发光法（刺激基础 cAMP 产生的百分比）	< 130	< 130	< 130	< 130

儿茶酚胺类检查

检　查	方法（单位）	参考区间			
		成　人		儿　童	
		男	女	男	女
儿茶酚胺（血浆）	HPLC（pg/ml）E（肾上腺素）N（去甲肾上腺素）D（多巴胺）	卧位		卧位	
		E　　　< 50	< 50	3—15 岁	
		N　112～658	112～658	E　　≤ 464	≤ 464
		D　　　< 10	< 10	N　　≤ 1251	≤ 1251
		总计（E+N）123～671	123～671	D　　≤ 60	≤ 60
				总计（E+N）≤ 1715	≤ 1715
		立位			
		E　　　< 95	< 95		
		N　217～1109	217～1109		
		D　　　< 20	< 20		
		总计（E+N）242～1125	242～1125		
儿茶酚胺（尿）	HPLC 24h（μg/g Cr）E（肾上腺素）N（去甲肾上腺素）D（多巴胺）	男	女	男	女
		E　2～24　2～16/g Cr	2～24　2～16/g Cr	< 6 月龄	
				E　2～45/g Cr	2～45/g Cr
		N　15～100　7～65/g Cr	15～100　7～65/g Cr	N　12～286/g Cr	12～286/g Cr
				D　107～2180/g Cr	107～2180/g Cr
		D　52～480　40～390/g Cr	52～480　40～390/g Cr	总计（E+N）24～322/g Cr	24～322/g Cr

（续表）

儿茶酚胺类检查						
检 查	方法（单位）	参考区间				
		成 人			儿 童	
儿茶酚胺（尿）	HPLC 24h （μg/gCr） E（肾上腺素） N（去甲肾上腺素） D（多巴胺）	总计 E+N	26～121 9～74/g Cr	26～121 9～74/g Cr	7—11 月龄	
					E	5～45/g Cr	5～45/g Cr
					N	19～250/g Cr	19～250/g Cr
					D	96～2441/g Cr	96～2441/g Cr
					总计（E+N）	10～295/g Cr	10～295/g Cr
					1—2 岁	
					E	1～49/g Cr	1～49/g Cr
					N	25～210/g Cr	25～210/g Cr
					D	86～1861/g Cr	86～1861/g Cr
					总计（E+N）	30～263/g Cr	30～263/g Cr
					3—8 岁	
					E	1～7 4～32/g Cr	1～7 4～32/g Cr
					N	5～41 20～108/g Cr	5～41 20～108/g Cr
					D	80～378 295～1123/g Cr	80～378 295～1123/g Cr
					总计（E+N）	9～51 30～130/g Cr	9～51 30～130/g Cr
					9—12 岁	
					E	≤ 8 1～15/g Cr	≤ 8 1～15/g Cr
					N	5～50 20～73/g Cr	5～50 20～73/g Cr
					D	51～474 164～744/g Cr	51～474 164～744/g Cr
					总计（E+N）	9～71 25～90/g Cr	9～71 25～90/g Cr
					13—17 岁	
					E	≤ 11 1～10/g Cr	≤ 11 1～10/g Cr
					N	12～88 15～58/g Cr	12～88 15～58/g Cr
					D	51～645 156～551/g Cr	51～645 156～551/g Cr
					总计（E+N）	13～90 20～70/g Cr	13～90 20～70/g Cr

胃肠激素相关检查						
检　查	方法（单位）	参考区间				
		成　人			儿　童	

α 亚基 —— 见下丘脑 – 垂体检查

降钙素——见甲状腺功能检查

检　查	方法（单位）	成人			儿童	
C 肽（血浆）	ICMA（ng/ml）	男	女		男	女
		0.8～3.1	0.8～3.1		见成人参考区间	见成人参考区间
C 肽（24h 尿）	ICMA（ng/ml）（–g/g Cr）	男	女		男	女
		10.8～108 5.2～127.1	10.8～108 5.2～127.1		见成人参考区间	见成人参考区间
果糖胺（血清）	比色法（μn–101/L）	男	女		男	女
		190～270	190～270		190～270	190～270
促胃液素（血清）	RIA（pg/ml）	男	女		男	女
		＜ 42	＜ 42	1—2 周龄	69～190	69～190
				1—24 月龄	55～186	55～186
				青春期前 / 后，空腹		
				3～4h	2～168	2～168
				5～6h	3～117	3～117
				＞ 8h [8, 9]	1～125	1～125
	ICMA（pg/ml）	男	女		男	女
		空腹 ≤ 100	≤ 100	5—17 岁	13～64	13～64
胰高血糖素（血清）	E、RIA（pg/ml）	男	女		男	女
		≤ 134	≤ 134	脐带血	≤ 215	≤ 215
				出生后第 1 天	≤ 240	≤ 240
				出生后第 2 天	≤ 400	≤ 400
				出生后第 3 天	≤ 420	≤ 420
				4—14 岁	≤ 148	≤ 148
糖化白蛋白（血浆）	亲和力 Ch（%）	男	女		男	女
		0.8～1.4	0.8～1.4		0.8～1.4	0.8～1.4

人绒毛膜促性腺激素 β 亚单位测定（β-hCG）——见性腺功能检查

检查	方法（单位）		成人			儿童	
糖化血红蛋白	免疫比浊法（%）	ADA 截点	男	女	ISPAD 目标	男	女
		最优	＜ 5.7	＜ 5.7	非糖尿病	＜ 6.05	＜ 6.05
		高危	5.7～6.4	5.7～6.4	糖尿病	＜ 7.5	＜ 7.5
		糖尿病	≥ 6.5	≥ 6.5			

（续表）

胃肠激素相关检查						
检 查	方法（单位）	参考区间				
		成 人		儿 童		
5- 羟吲哚乙酸（5 HIAA）（24h 尿）	HPLC（mg/24h）	男	女		男	女
		≤ 6	≤ 6	2—10 岁	≤ 8	≤ 8
				＞ 10 岁	≤ 6	≤ 6
胰岛素	ICMA（μU/ml）	男	女		男	女
		空腹 ≤ 23	≤ 23		＜ 23	＜ 23
总胰岛素（游离 + 结合）（血清）	E、PEP、RIA（μU/ml）	男	女		男	女
		≤ 20	≤ 20	1—18 岁	≤ 20	≤ 20
游离胰岛素（血清）	PEG、RIA（μU/ml）	男	女		男	女
		4～20	4～20	1—18 岁	4～20	4～20
24h 随机尿微量白蛋白	浊度法（mg/24h）（mg/g Cr）	男	女		男	女
		≤ 30 ≤ 24/g Cr	≤ 30 ≤ 24/g Cr		≤ 30 ≤ 24/g Cr	≤ 30 ≤ 24/g Cr
神经元特异性烯醇化酶（NSE）（血清）	RIA（μg/L）	男	女		男	女
		≤ 12.5	≤ 12.5		NA	NA
	EIA（μg/L）	男	女		男	女
		≤ 8.6	≤ 8.6	脐带血	4.8～19.5	4.8～19.5
				12—17 岁 [10]	≤ 12.0	≤ 12.0
胰多肽（血浆）	E、RIA（pg/ml）	男	女		男	女
		18—29 岁 ≤ 480	≤ 480	3—9 岁	≤ 519	≤ 519
		30—39 岁 70～400	70～400	10—13 岁	≤ 361	≤ 361
		40—49 岁 70～430	70～430	14—17 岁	≤ 297	≤ 297
		50—62 岁 100～780	100～780			
胃蛋白酶原 I（血清）	RIA（ng/ml）	男	女		男	女
		25～100	25～100		NA	NA
	ELISA（μg/L）	男	女		男	女
		40～100	40～100		NA	NA
胰岛素原（血清）	RIA（pmol/L）	男	女		男	女
		≤ 18.8	≤ 18.8		NA	NA

PTHrP——见甲状旁腺 / 骨代谢检查

生长抑素——见下丘脑 - 垂体检查

血管活性肠肽（VIP）（血浆）	E、RIA（pg/ml）	男	女		男	女
		20～42	20～42	1—18 岁	20～42	20～42

性腺功能检查

检　查	方法（单位）	参考区间			
		成　人		儿　童	
α 亚基——见下丘脑 - 垂体检查					
3 α- 雄甾烷二醇葡糖苷酸（血清）	E、Enz、Ch、RIA（ng/dl）	男	女		男	女
		260～1500	60～300	青春期前	10～60	10～60
				Tanner 分期		
				Ⅱ～Ⅲ [11]	19～164	33～244
总双氢睾酮（血清）	LC-MS/MS（ng/dl）	男	女		男	女
		16～79	5～46	脐带血	< 2～8	< 2～8
				1—2 月龄	12～85	< 5
				7 月龄至青春期	< 5	< 5
				Tanner 分期		
				Ⅰ	< 5	< 5
				Ⅱ～Ⅲ	3～33	5～19
				Ⅳ～Ⅴ [12]	22～75	4～30
游离双氢睾酮（血清）	ED、E、Ch、RIA（ng/dl）（游离 %）	男	女		男	女
		1.0～6.2 0.62%～1.10%	0.3～1.9 0.47%～0.68%		NA	NA
雌二醇（E_2），生物利用度（血清）	P E、Ch、RIA（pg/ml）（生物利用度 %）	男	女		男	女
		10.5～28.5 37.5%～73.4%			NA	NA
		卵泡期	7.1～46 13.4%～44.5%		
		月经期	35～120 14.3%～43.5%		
		黄体期	8.2～52 14.6%～40.6%		
		绝经后	≤ 4.7 9.3%～52.9%		
游离雌二醇（E_2），（血清）	ED、E、Ch RIA（pg/ml）（游离 %）	男	女		男	女
		0.30～0.90 1.7%～2.1%			NA	NA
		卵泡期	0.6～3.2 1.5%～2.0%		
		月经期	0.49～1.1 1.6%～2.1%		

（续表）

性腺功能检查						
检 查	方法（单位）	参考区间				
		成 人			儿 童	
游离雌二醇（E₂），（血清）	ED、E、Ch RIA（pg/ml）（游离%）	黄体期	0.30～4.1 1.5%～2.0%			
		绝经后	≤0.23 1.5%～2.9%			
	LC-MS/MS、透析平衡透析法（pg/ml）（游离%）	男	女		男	女
		≤0.45 1.25%～1.85%			NA	NA
		卵泡期	0.43～5.03 0.65%～1.79%			
		月经期	0.72～5.89 0.36%～2.34%			
		黄体期	0.40～5.55 0.56%～1.87%			
		绝经后	≤0.38 0.79%～1.64%			
雌二醇（E₂），自动分析（血清，灵敏度 25ng/L，雅培 IMX）	MEIA（ng/L）	男	女		男	女
		<50			NA	NA
		卵泡期	<145			
		月经期	112～443			
		黄体期	48～241			
		绝经后	<59			
总雌二醇（E₂）（血清）	E, Ch, RIA（pg/ml）	男	女		男	女
		10～50		1—5 岁	3～10	5～10
		卵泡期		6—9 岁	3～10	5～60
		卵泡早期	20～150	10—11 岁	5～10	5～300
		卵泡晚期	40～350	12—14 岁	5～30	25～410
		月经期	150～750	15—17 岁	5～45	40～410
		黄体期	30～450			
		绝经期	≤20			
				Tanner 分期		
				I	3～15	5～10
				II	3～10	5～115
				III	5～15	5～180
				IV	3～40	25～345
				V	15～40	25～410

（续表）

性腺功能检查						
检　查	方法（单位）	参考区间				
			成　人		儿　童	
总雌二醇（E$_2$）（血清）	LC-MS/MS（pg/ml）		男	女	男	女
			≤29 或更低			
		卵泡期		6～182	青春期前（1—9 岁）	≤4	≤16
		月经期		44～373		
		黄体期		18～219	10—11 岁	≤12	≤65
		绝经后		≤10	12—14 岁	≤24	≤142
					15—17 岁	≤31	见成人参考区间
雌二醇（E$_2$）（24h 尿，灵敏度 10pg/ml）	Enz、Ch、RIA（μg/g Cr）		男	女	男	女
			1～4		2—10 岁	≤0.6	≤0.6
		卵泡期		1～13	11—17 岁	≤1.5	≤7.2
		月经期		4～20		
		黄体期		1～17		
总雌激素（血清）	E、RIA（pg/ml）		男	女	男	女
			不建议用于男性检测		不建议用于青春前儿童的检测	
		卵泡期				
		卵泡早期		70～400		
		卵泡晚期		100～900		
		黄体期		70～700		
		绝经后		≤130		
总雌激素（24h 尿）	Enz、RIA（μ/g Cr）		男	女	男	女
			4～23		NA	NA
		卵泡期		7～65		
		月经期		32～104		
		黄体期		8～135		
雌激素（分馏，血清）	E、Ch、RIA（pg/ml）		男	女	男	女
		雌酮	15～65		NA	NA
		卵泡期				
		卵泡早期		15～150		
		卵泡晚期		100～250		
		黄体期		15～200		

（续表）

性腺功能检查						
检 查	**方法（单位）**	**参考区间**				
		成 人			**儿 童**	
雌激素（分馏，血清）	E、Ch、RIA（pg/ml）	绝经后		15～55		
		雌二醇	10～50			
		卵泡期				
		卵泡早期		20～150		
		卵泡晚期		40～350		
		月经期		150～750		
		黄体期		30～450		
		绝经后		＜20		
		雌三醇				
		非孕期		＜0.1		
雌激素（总、分馏，24h 尿，灵敏度：雌酮 0.2μg/g、雌二醇 0.02μg/g、雌三醇 0.3μg/g、总计 0.5μg/g）	A、E、Ch、RIA（μg/g Cr）		男	女	男	女
		雌酮			NA	NA
		雌二醇	2～8			
		雌三醇	1～4			
		总计	2～19			
		雌酮	4～23			
		卵泡期		2～39		
		月经期		11～46		
		黄体期		3～52		
		雌二醇				
		卵泡期		1～13		
		月经期		4～20		
		黄体期		1～17		
		雌三醇				
		卵泡期		3～48		
		月经期		20～130		
		黄体期		9～60		
		总计				
		卵泡期		7～65		
		月经期		32～104		
		黄体期		8～135		

（续表）

性腺功能检查

检　查	方法（单位）	参考区间					
			成　人			儿　童	
雌酮（E_1）（生物利用度，血清）	P Ch，RIA（pg/ml）（生物利用度 %）		男	女		男	女
			18～54 50%～81%			NA	NA
		卵泡期		7～55 25%～61%			
		黄体期		15～63 21%～61%			
雌酮（E_1）（游离，血清）	ED、Ch、RIA（pg/ml）（游离 %）		男	女		男	女
			0.9～2.3 2.6%～4.0%			NA	NA
		卵泡期		0.8～3.2 2.2%～3.2%			
		黄体期		1.1～4.3 2.0%～3.7%			
		绝经期		0.2～2.2 2.2%～3.8%			
雌酮（E_1）（血清）	E、Ch、RIA（pg/ml）		男	女		男	女
			15～65		脐带血	9000～34 000	9000～34 000
		卵泡期			出生后 1—4 天	15～300	15～300
		卵泡早期		15～250	儿童	5～15	5～15
		卵泡晚期		100～250			
		黄体期		15～200			
		绝经后		15～55			
					Tanner 分期		
					Ⅱ	10～22	10～33
					Ⅲ	17～25	15～43
					Ⅳ	21～35	16～77
					Ⅴ[13]	18～45	29～77
	LC-MS/MS（pg/ml）		男	女		男	女
			≤ 68				
		卵泡期		10～138	青春期前（1—9 岁）	＜ 10	≤ 34
		月经期		49～268	10—11 岁	≤ 12	≤ 72
		黄体期		16～173	12—14 岁	≤ 28	≤ 75
		绝经后		≤ 65	15—17 岁	≤ 64	≤ 188

（续表）

				性腺功能检查			
检查	方法（单位）	参考区间					
		成　人			儿　童		
硫酸雌酮（血清）	A、Ch、RIA（pg/ml）		男	女		男	女
			230～2200			NA	NA
		卵泡期		300～2600			
		黄体期		100～3200			
		绝经后		100～1300			
雌酮（E$_1$）（24h 尿）	En、Ch、RIA（μg/g Cr）		男	女		男	女
			2～8		2—10 岁	≤ 1.2	≤ 1.2
		卵泡期		2～39	11—17 岁	≤ 3.1	≤ 16.0
		月经期		11～46			
		黄体期		3～52			
FSH（自动代分析）（血清，灵敏度 0.1U/L，拜耳 Centaur）	ICMA（U/L）		男	女		男	女
			1.6～8.0			NA	NA
		卵泡期		2.5～10.2			
		月经期		3.1～17.7			
		黄体期		1.5～9.1			
		绝经后		23～116			
FSH 第三代（血清，灵敏度 0.02U/L）	ICMA（U/L）		男	女		男	女
			1.5～14.3		2 周龄	1.2～5.2	2.1～30
		卵泡期		1.4～9.9	1—18 月龄	0.2～3.0	1.1～14
		月经期		6.2～17.2	19 月龄—7.9 岁	0.3～1.9	0.7～3.4
		黄体期		1.1～9.2	8—9.9 岁	0.3～1.7	0.3～5.6
		绝经后		15～124	10—11.9 岁	0.2～5.8	0.7～7.3
					12—14.9 岁	0.2～10.4	1.0～9.2
					15—18 岁	0.8～8.2	0.3～10.5
					Tanner 分期		
					Ⅰ	0.2～1.9	0.5～2.4
					Ⅱ	0.7～4.6	1.7～4.7
					Ⅲ	1.2～10.4	2.5～7.0
					Ⅳ	1.7～10.4	1.3～7.4
					Ⅴ	1.5～7.0	1.0～9.2

（续表）

性腺功能检查

检查	方法（单位）	参考区间 成人		参考区间 儿童	
		男	女	男	女
FSH（血清，儿科，灵敏度0.05mU/mL）	ECL（mU/ml）	NA	NA	青春期前、5—9岁 0.21~4.33	0.72~5.33
				青春期早期	
				10—13岁 0.53~4.92	0.87~9.16
				14—17岁 0.85~8.74	0.64~10.98
孕期β-hCG定量（血清，雅培，AXYM）	MEIA（mU/ml）	孕期（周）	女	胎龄（周）	女
		3~4	9~130	3~4	9~130
		4~5	75~2600	4—5	75~2600
		5~6	850~20 800	5—6	850~20 800
		6~7	4000~100 200	6—7	4000~100 200
		7~12	11 500~289 000	7—12	11 500~289 000
		12~16	18 300~137 000	12—16	18 300~137 000
		16~29	1400~53 000	16—29	1400~53 000
		29~41	940~60 000	29—41	940~60 000
自动β-hCG定量（肿瘤，血清，雅培，AXYM）	MEIA（mU/ml）	男 <5	女 <5	男 <5	女 <5
17-酮类固醇（24h尿）	改自Zimmer-man（mg/24h）（mg/g Cr）	男 7~20 3.5~12.3g Cr	女 5~15 3.5~12.3g Cr	2—17岁 男 0.8~8.1 1.3~13.1g Cr	女 0.8~8.1 1.3~13.1g Cr
LH自动（血清，灵敏度0.3U/L，拜耳Centaur）	ICMA（U/L）	男 1.5~9.3	女	男 NA	女 NA
		卵泡期	1.9~12.5		
		月经期	8.7~76		
		黄体期	0.5~17		
		绝经后	5.0~52		
LH第三代（血清，灵敏度0.02U/L）	ICMA（U/L）	男 0.95~5.6	女	男	女
				2周龄 4.9~10	0.3~7.9
		卵泡期	1.7~15	1—18月龄 0.04~3.0	0.02~1.8
		月经期	22~57	19月龄~7.9岁 0.02~1.0	0.03~0.6
		黄体期	0.6~16	8—9.9岁 0.02~0.8	0.02~0.2
		绝经后	9.0~52	10—11.9岁 0.03~4.4	0.02~4.1

（续表）

		性腺功能检查					
检 查	**方法（单位）**	**参考区间**					
		成 人			**儿 童**		
LH 第三代（血清，灵敏度 0.02U/L）	ICMA（U/L）				12—14.9 岁	0.25～4.8	0.3～29
					15—18 岁	0.7～7.2	0.1～29
					Tanner 分期		
					Ⅰ	0.02～0.4	0.01～0.2
					Ⅱ	0.3～4.8	0.3～4.1
					Ⅲ	0.6～3.7	0.2～4.1
					Ⅳ	0.6～7.2	0.7～15
					Ⅴ	1.5～7.0	0.3～29
LH（血清，儿科，灵敏度 0.03mU/ml）	ECL（mU/ml）NA	男	女			男	女
		NA	NA		3—7 岁	≤ 0.26	≤ 0.26
					8—9 岁	≤ 0.46	≤ 0.69
					10—11 岁	≤ 3.13	≤ 4.38
					12—14 岁	0.23～4.41	0.04～10.80
					15—17 岁	0.29～4.77	0.04～10.80
					18—20 岁	0.95～8.44	0.97～14.7
					Tanner 分期		
					Ⅰ	≤ 0.52	≤ 0.15
					Ⅱ	≤ 1.76	≤ 2.91
					Ⅲ	≤ 4.06	≤ 7.01
					Ⅳ～Ⅴ	0.06～4.77	0.10～14.70

孕烯醇酮——见肾上腺部分

孕酮——见肾上腺部分

		成人			儿童		
性激素结合球蛋白（血清）	ICMA（mmol/L）	男	女			男	女
		7～50	17～120		2—8 岁	29～141	41～137
					9—14 岁	32～92	15～123
睾酮生物利用度（血清）	PE、Ch、RIA（ng/dl）（生物利用度%）	男	女			男	女
		66～417 12.3%～63%				NA	NA
		绝经前	0.6～5.0 2.4%～12.9%				
		绝经后	0.2～4.3				

（续表）

性腺功能检查						
检 查	方法（单位）	参考区间				
		成 人			儿 童	
睾酮生物利用度（血清）			*1.8%～20.0%*			
	P、E、Ch，LC-MS/MS（ng/d）		男	女		男	女
		18－69岁	110～575	0.5～8.5	1—11 岁	≤5.4	≤3.4
		70—89岁	15～150	0.5～8.8	12—13 岁	≤140	≤3.4
					14—17 岁	8～210	≤7.8
游离睾酮（估算值，血清）	LC-MS/MS、ICMA、比色法（pg/ml）		男	女		男	女
		18－69岁	46～224	0.5～5.0	1—10 岁	≤1.3	≤1.5
		70—89岁	6～73	0.3～5.0	11—12 岁	≤1.3	≤1.5
					12—13 岁	≤64	≤1.5
					14—17 岁	4～100	≤3.6
游离睾酮（血清）	ED、E、Ch、RIA（pg/ml）（游离%）		男	女		男	女
			50～210 1.0%～2.7%		脐带血	5～22 *2.0%～4.4%*	4～16 *2.0%～3.9%*
		绝经前		1.0～8.5 0.5%～1.8%	婴儿		
					1—5 日龄	1.5～31 *0.9%～1.7%*	0.5～2.5 *0.8%～1.5%*
		绝经后		0.6～6.7 0.8%～1.9%	1—3 月龄	3.3～18 *0.4%～0.8%*	0.1～1.3 *0.4%～1.1%*
					3—5 月龄	0.7～14 *0.4%～1.1%*	0.3～1.1 *0.5%～1.0%*
					5—7 月龄	0.4～4.8 *0.4%～1.0%*	0.2～0.6 *0.5%～0.8%*
					1—5 岁	0.15～0.6 *0.4%～0.9%*	0.15～0.6 *0.4%～0.9%*
					6—9 岁	1.3～3.2 *0.9%～1.7%*	0.1～0.9 *0.9%～1.4%*
					10—11 岁	0.6～5.7 *1.0%～1.9%*	1.0～5.2 *1.0%～1.9%*
					12—14 岁	1.4～156 *1.3%～3.0%*	1.0～5.2 *1.0%～1.9%*

（续表）

性腺功能检查							
检查	**方法（单位）**	**参考区间**					
		成人			**儿童**		
游离睾酮（血清）	ED、E、Ch、RIA（pg/ml）（游离%）				15～17岁	80～159	1.0～5.2
						1.8%～2.7%	1.0%～1.9%
	透析平衡透析法 +LC-MS/MS（pg/dl）（游离%）		男	女		男	女
		18—69岁	35～154 1.5%～2.2%	0.1～6.4 0.5%～2.0%	5—9岁	≤5.3 0.44%～1.78%	0.5～5.0 0.28%～1.58%
		70—89岁	30～135 1.5%～2.2%	0.2～3.7 0.5%～2.0%	10—13岁	0.7～52 0.53%～3.33%	0.1～7.4 0.36%～3.16%
					14—17岁	18～111 1.05%～2.91%	0.5～3.9 0.41%～2.34%
总睾酮（血清，灵敏度＜1ng/dl）	E、Ch、RIA（ng/dl）		男	女		男	女
			260～1000		1—5月龄	1～177	1～5
		绝经前		15～70	6—11月龄	2～7	2～5
		绝经后		5～51	1—5岁	2～25	2～10
					6—9岁	3～30	2～20
					10—11岁	5～50	5～25
					12—14岁	10～570	10～40
					15—17岁	220～800	5～40
					Tanner 分期		
					I	2～23	2～10
					II	5～70	5～30
					III	15～280	10～30
					IV	105～545	15～40
					V	265～800	10～40
	LC-MS/MS（ng/dl）		男	女		男	女
		18—69岁	250～1100	2～45	1—7岁	＜40	＜20
		70—89岁	90～890	2～40	8—10岁	＜42	＜35
					11—12岁	＜260	＜40
					12—13岁	＜420	＜40
					14—17岁	＜1000	＜40
					Tanner 分期		
					I	＜5	＜21
					II	＜167	＜24
					III	21～719	＜28
					IV	25～912	＜31
					V	110～975	＜33

生长因子和生长激素检查

检 查	方法（单位）		参考区间				
			成 人		儿 童		
酸性不稳定亚基（ALS）（血清）	ELISA（μg/ml）		男	女		男	女
			13～44	13～44	＜1 岁	1～14	1～14
					1—4 岁	2～20	2～20
					5—9 岁	5～31	5～31
					10—16 岁[14]	11～41	11～41
生长激素（血清，测量 22+20K GH）	ICMA（ng/ml）空腹		男	女		男	女
			≤ 10	≤ 10		≤ 13	≤ 13
			由于生长激素昼夜变化，随机生长激素水平值诊断生长激素缺乏或肢端肥大症并不可靠				
生长激素结合蛋白（血清）	配体介导免疫功能测定（LIFA）（pmol/L）		男	女		男	女
			66～306	66～306	3—5 岁	57～282	62～519
					6—9 岁	60～619	58～572
					10—15 岁	52～783	72～965
	ELISA（pmol/L）		男	女		男	女
			400～4260	400～4260		NA	NA
胰岛素样生长因子1（IGF-1）（血清）	LC–MS（ng/ml）		男	女		男	女
		18—19 岁	108～548	108～548	1—7 日龄	＜15～31	＜15～31
		20—24 岁	83～456	83～456	8—14 日龄	＜15～43	＜15～43
		25—29 岁	63～373	63～373	出生后 15 日龄至 11 月龄	＜15～142	＜15～185
		30—39 岁	53～331	53～331	1 岁	＜15～134	＜15～175
		40—49 岁	52～328	52～328	2 岁	＜15～135	＜15～178
		50—59 岁	50～317	50～317	3 岁	30～154	38～214
		60—69 岁	41～279	41～279	4 岁	28～181	34～238
		70—79 岁	34～245	34～245	5 岁	31～214	37～272
		＞80 岁	34～246	34～246	6 岁	38～253	45～316
					7 岁	48～298	58～367
					8 岁	62～347	76～424
					9 岁	80～398	99～483
					10 岁	100～449	125～541
					11 岁	123～497	152～593
					12 岁	146～541	178～636

（续表）

生长因子和生长激素检查						
检 查	方法（单位）			参考区间		
				成 人	儿 童	
胰岛素样生长因子 1（IGF-1）（血清）	LC-MS（ng/ml）				13 岁	168～576	200～664
					14 岁	187～599	214～673
					15 岁	201～609	218～659
					16 岁	209～602	208～619
					17 岁	207～576	185～551
					Tanner 分期		
					Ⅰ（8 岁）		80～307
					Ⅰ（9 岁）		92～332
					Ⅰ（10 岁）	84～315	105～359
					Ⅰ（11 岁）	96～341	118～387
					Ⅰ（12 岁）	109～368	133～416
					Ⅰ（13 岁）	123～396	148～447
					Ⅰ（14 岁）	138～426	
					Ⅰ（15 岁）	153～457	
					Ⅱ（8 岁）		84～414
					Ⅱ（9 岁）		91～432
					Ⅱ（10 岁）		99～451
					Ⅱ（11 岁）		107～470
					Ⅱ（12 岁）		115～490
					Ⅱ（13 岁）		123～510
					Ⅱ～Ⅲ（10 岁）	78～418	
					Ⅱ～Ⅲ（11 岁）	101～478	
					Ⅱ～Ⅲ（12 岁）	127～543	
					Ⅱ～Ⅲ（13 岁）	158～614	
					Ⅱ～Ⅲ（14 岁）	192～689	
					Ⅱ～Ⅲ（15 岁）	230～769	
					Ⅲ（8—13 岁）	349～817	197～642
					Ⅳ～Ⅴ（8 岁）	318～765	388～871
					Ⅳ～Ⅴ（9 岁）	289～716	358～823
					Ⅳ～Ⅴ（10 岁）	262～668	330～776
					Ⅳ～Ⅴ（11 岁）	236～622	304～731

（续表）

生长因子和生长激素检查

检 查	方法（单位）	成人-年龄	成 人		儿童-年龄	儿 童	
					IV～V（12 岁）	212～578	278～688
					IV～V（13 岁）		254～646
					IV～V（14 岁）		
					IV～V（15 岁）		
胰岛素样生长因子 1（IGF-2）	E、RIA（ng/ml）		男	女		男	女
		18—54 岁	405～1085	405～1085	2 月龄—5 岁	300～860	300～860
		55—65 岁	230～970	230～970	6—9 岁	520～1050	520～1050
		＞ 65 岁	210～750	210～750	10—17 岁	530～1140	530～1140
	IRMA（ng/ml）		男	女		男	女
		18—30 岁	546～1260	546～1260	5—9 岁	754～1216	754～1216
		31—40 岁	460～1240	460～1240	10—13 岁	610～1217	610～1217
		41—50 岁	414～1230	414～1230	14—17 岁	649～1225	649～1225
		51—60 岁	414～1248	414～1248			
IGF 结合蛋白 1（血清）	RIA（ng/ml）空腹		男	女		男	女
		5～34	5～34	5—9 岁	15～95	15～95
					10—14 岁	8～64	8～64
					15—18 岁[15]	5～40	5～40
IGF 结合蛋白 2（血清）	RIA（ng/ml）		男	女		男	女
		18—49 岁	38～267	38～267	5—9 岁	49～208	49～208
		＞ 49 岁	57～350	57～350	10—13 岁	41～167	41～167
					14—17 岁	37～135	37～135
IGF 结合蛋白 3（血清）	ICMA（mg/L）		男	女		男	女
		18 岁	3.1～7.9	3.1～7.9	1—7 日龄	＜ 0.7	＜ 0.7
		19 岁	2.9～7.3	2.9～7.3	8—15 日龄	0.5～1.4	0.5～1.4
		20 岁	2.9～7.2	2.9～7.2	16 日龄至 1 岁	0.7～3.6	0.7～3.6
		21—30 岁	3.4～7.8	3.4～7.8	2 岁	0.8～3.9	0.8～3.9
		31—40 岁	3.4～7.0	3.4～7.0	3 岁	0.9～4.3	0.9～4.3
		41—50 岁	3.3～6.7	3.3～6.7	4 岁	1.0～4.7	1.0～4.7
		51—60 岁	3.4～6.9	3.4～6.9	5 岁	1.1～5.2	1.1～5.2
		61—70 岁	3.0～6.6	3.0～6.6	6 岁	1.3～5.6	1.3～5.6
		71—80 岁	2.5～5.7	2.5～5.7	7 岁	1.4～6.1	1.4～6.1

（续表）

生长因子和生长激素检查							
检　查	方法（单位）		**参考区间**				
			成　人		儿　童		
IGF 结合蛋白 3（血清）	ICMA（mg/L）	81—85 岁	2.2~4.5	2.2~4.5	8 岁	1.6~6.5	1.6~6.5
					9 岁	1.8~7.1	1.8~7.1
					10 岁	2.1~7.7	2.1~7.7
					11 岁	2.4~8.4	2.4~8.4
					12 岁	2.7~8.9	2.7~8.9
					13 岁	3.1~9.5	3.1~9.5
					14 岁	3.3~10.0	3.3~10.0
					15 岁	3.5~10.0	3.5~10.0
					16 岁	3.4~9.5	3.4~9.5
					17 岁	3.2~8.7	3.2~8.7
					Tanner 分期		
					I	1.4~5.2	1.2~6.4
					II	2.3~6.3	2.8~6.9
					III	3.1~8.9	3.9~9.4
					IV	3.7~8.7	3.3~8.1
					V_x	2.6~8.6	2.7~9.1

下丘脑 - 垂体检查							
检　查	方法（单位）		**参考区间**				
			成　人			儿　童	
ACTH（血浆）	ICMA（pg/ml）		男	女		男	女
		上午 7:00—10:00	6~50	6~50	3—17 岁	9~57	9~57
		甲吡酮刺激	112~466	112~466			
		口服地塞米松抑制	2~8	2~8			
		口服避孕药女性		5~29			
α 亚基（血清，基于 WHO 参考文献 99/720 编制）	RIA（ng/ml）		男	女		男	女
			≤ 0.6	≤ 1.5		NA	NA
		绝经后、孕期（孕早期、孕中期）		0.9~3.3 1.8~360			

（续表）

检 查	方法（单位）	参考区间				
		成 人		儿 童		
精氨酸加压素（血浆）（AVP）（2.5pg=μU，灵敏度 1pg/ml）（见垂体后叶动态功能试验）	E、RIA（pg/ml）	男	女		男	女
		1～13	1～13	（图 154-1）	1～13	1～13
精氨酸加压素（尿液 2.5pg=1，敏感性 4.2pg/ml）（见垂体后叶动态功能试验）	RIA（pg/ml）	男	女		男	女
		≤ 112	≤ 112	（图 154-2）	≤ 112	≤ 112
促肾上腺皮质激素释放激素（CRH）（血浆）	E、RIA（pg/ml）	男	女		男	女
		24～40	24～40		NA	NA
	RIA（pg/ml）	男	女		男	女
		≤ 34	≤ 34	脐带血[16]	≤ 338	≤ 338
		孕期				
		孕早期	≤ 40			
		孕中期	≤ 153			
		孕晚期[16]	≤ 847			
内啡肽（β- 内啡肽 / 促脂素）（血浆）	E、RIA（pg/ml）	男	女		男	女
		上午 6：00-10：00 16～48	16～48		NA	NA

FSH——见性功能检查

生长激素——见生长因子和生长激素检查

LH——见性腺功能检查

催乳素（血清）（拜耳 Centaur）	ICMA（ng/dl）	男	女		男	女
		2.0～18.0		脐带血	45～539	45～539
		非孕期	3.0～30.0	青春期前	< 10	3.6～12
		孕期	10.0～209.0			
		绝经后	2.0～20.0			
				Tanner 分期		
				Ⅱ、Ⅲ	< 6.1	2.6～18
				Ⅳ、Ⅴ	2.8～11	3.2～20
生长抑素（血浆）	E、RIA（pg/ml）	男	女		男	女
		≤ 25	≤ 25		NA	NA
促甲状腺激素释放激素（血浆）	RIA（pg/ml）	男	女		男	女
		< 5.0	< 5.0		NA	NA

表头：下丘脑 - 垂体检查

TSH——见甲状腺功能检查

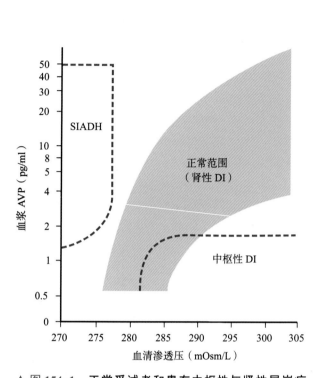

▲ 图 154-1　正常受试者和患有中枢性与肾性尿崩症（DI）及抗利尿激素分泌失调综合征（SIADH）的患者血清渗透压与血浆精氨酸血管升压素（AVP）水平的关系

肾性 DI 范围与正常范围相似（引自 Nakamoto JM, Mason PW, eds. Endocrinology: Test selection and interpretation, ed 5. San Juan Capistrano, CA, Quest Diagnostics; 2012:1–370.）

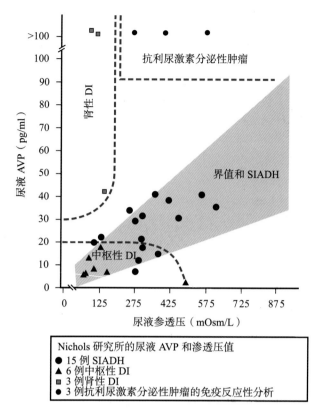

Nichols 研究所的尿液 AVP 和渗透压值
● 15 例 SIADH
▲ 6 例中枢性 DI
■ 3 例肾性 DI
● 3 例抗利尿激素分泌性肿瘤的免疫反应性分析

▲ 图 154-2　正常受试者和中枢性与肾性尿崩症（DI）及抗利尿激素（ADH）分泌性肿瘤患者的尿液渗透压与尿液精氨酸血管升压素（AVP）水平的关系

SIADH. 抗利尿激素分泌失调综合征（引自 Nakamoto JM, Mason PW, eds. Endocrinology:Test sele-ction and interpretation, ed 5. San Juan Capistrano, CA: 2Quest Diagnostics; 2012:1–370.）

甲状旁腺 / 骨代谢检查					
检 查	方法（单位）	参考区间			
		成 人		儿 童	
骨特异性碱性磷酸酶（血清）	IRMA（μg/L）	男	女	男	女
		6～23		8—17 岁 13.7～136	13.7～136
		绝经前	4～15		
		绝经后	6～24		
				Tanner 分期	
				Ⅰ、Ⅱ 20～88	20～88
				Ⅲ、Ⅳ 20～160	20～160
				Ⅴ 4～46	4～46
免疫酶（μg/L）		男	女	男	女
	18—29 岁	8.4～29.3	4.7～17.8	2—24 月龄* 25.4～124.0	25.4～124.0

甲状旁腺 / 骨代谢检查

检 查	方法（单位）	参考区间					
		成 人			儿 童		
骨特异性碱性磷酸酶（血清）	免疫酶（μg/L）	30—39岁	7.7~21.3	5.3~19.5	6—9岁	41.0~134.6	41.0~134.6
		40—49岁	7.0~18.3	5.0~18.8	10—13岁	13.8~177.4	24.2~154.2
		50—68岁	7.6~14.9		14—17岁[17]*	13.7~128.0	10.5~75.2
		50—79岁		5.6~29.0			
		绝经前 34—45岁		5.0~18.2			
碱性磷酸酶同工酶（血清）	AE（IU，%）		男	女		男	女
		骨			骨		
		IU	14~59	14~59	4—9岁		
		%	28~66	28~99	IU	135~317	135~317
		肠道			%	67~87	67~87
		IU	1~18	1~18	10—13岁		
		%	1~24	1~24	IU	75~436	75~436
		肝			%	63~89	63~89
		IU	15~64	15~64	14—17岁		
		%	25~69	25~69	IU	15~312	15~312
					%	46~90	46~90
					肠道		
					4—9岁		
					IU	2~36	2~36
					%	2~14	2~14
					10—13岁		
					IU	3~26	3~26
					%	2~12	2~12
					14—17岁		
					IU	2~22	2~22
					%	1~13	1~13
					肝		
					4—9岁		
					IU	26~71	26~71
					%	9~24	9~24

（续表）

甲状旁腺 / 骨代谢检查						
检 查	方法（单位）	参考区间				
		成 人			儿 童	

检 查	方法（单位）	成人			儿童	
碱性磷酸酶同工酶（血清）	AE（IU，%）				10—13 岁	
			IU		20～80	20～80
			%		8～28	8～28
					14—17 岁	
			IU		12～62	12～62
			%		8～53	8～53

血清降钙素——见甲状腺功能检查（TCT）

检 查	方法（单位）	成人			儿童	
胶原交联氨基末端肽（NTx）（尿，第二空隙）	EIA nmol（骨胶原定量）（mmol Cr）	男	女		男	女
		18—29 岁	12～99	Tanner 分期		
		30—59 岁	9～60	I	149～687	135～743
		绝经前	4～64	II	260～670	177～732
				III	257～671	35～602
				IV	84～672	61～404
				V	12～213	29～117
胶原交联氨基末端肽（NTx）（24h 尿）	EIA nmol（骨胶原定量）（mmol Cr）	男	女		男	女
		18—29 岁	5～88		NA	NA
		30—39 岁	7～51			
		40—49 岁	5～47			
		50—60 岁	6～43			
		绝经前	5～79			
cAMP（肾源性，随机尿，血浆）	E、RBA、比色法	男	女		男	女
		肾源性 cAMP（nmol/dl）	1.4～5.0	1.4～5.0	NA	NA
		尿液 cAMP（umol/L）	0.6～12.0	0.6～12.0		
		血浆 cAMP（nmol/L）	6.3～13.7	6.3～13.7		
		游离	<1.6	<1.6		
血清骨钙素（骨 α- 羧基谷氨酸蛋白,β- 甘油磷酸酶）	IRMA（ng/ml）	男	女		男	女
		11.3～35.4		6—9 岁	40.2～108.0	40.2～108.0
		绝经前	7.2～27.9	10—13 岁	35.8～165.5	35.8～165.6
				14—17 岁	27.8～194.1	16.3～68.7

（续表）

甲状旁腺 / 骨代谢检查

检 查	方法（单位）	参考区间			
		成 人		儿 童	
甲状旁腺激素（PTH）C 端中分子（血清）	RIA（pg/ml）	男	女	男	女
		50～330	50～330	1—16 岁 54～226	54～226
甲状旁腺激素（PTH）全段（血清）（图 154-3）	ICMA（pg/ml）	男	女	男	女
		10～65	10～65	6—9 岁 9～59	9～59
				10—13 岁 11～74	11～74
				14—17 岁 9～69	9～69
甲状旁腺激素（PTH）全段，甲状旁腺腺瘤冲洗或囊肿抽吸	ICMA（pg/ml）	男	女	男	女
		< 30	< 30	NA	NA
血浆 PTH 相关蛋白（PTHrP）	IRMA（pmol/L）	男	女	男	女
		< 4.7	< 4.7	NA	NA
胶原蛋白吡啶交联 [吡啶啉（PYD）、脱氧吡啶啉（DPYD）]（晨 2h 尿）	HPLC（nmol/mmol Cr）	男		男	女
		PYD 23～65		2—10 岁	
		DPYD 6～26		PYD 153～401	153～400
		绝经前		DPYD 39～120	39～120
		PYD	25～83	11—17 岁	
		DPYD	6～23	PYD 17～408	17～408
				DPYD 3～117	3～117
				Tanner 分期	
				PYD	
				I 112～353	112～353
				II 95～471	95～471
				III 68～489	68～489
				IV 17～448	17～448
				DPYD	
				I 27～103	27～103
				II 20～139	20～139
				III 15～135	15～135
				IV 10～136	10～136
胶原蛋白吡啶交联 [吡啶啉（PYD）、脱氧吡啶啉 DPYD）]（24h 尿）	HPLC（nmol/mmol Cr）	男	女	男	女
		PYD 20～61		2—10 岁	
		DPYD 4～19		PYD 158～442	158～442

（续表）

甲状旁腺 / 骨代谢检查							
检 查	方法（单位）	参考区间					
		成 人		儿 童			
胶原蛋白吡啶交联［吡啶啉（PYD）、脱氧吡啶啉（DPYD）］（24h 尿）	HPLC（nmol/mmol Cr）	绝经前			DPYD	31～112	31～112
		PYD	22～89	11—14 岁			
		DPYD	4～21	PYD	107～398	107～398	
				DPYD	17～101	17～101	
				15—17 岁			
				PYD	42～201	42～201	
				DPYD	≤ 59	≤ 59	
吡啶 D、DPYD、（尿液，游离）	EIA（nmol/mmol Cr）		男	女		男	女
			1.8～5.8		NA	NA	
		绝经前		2.8～8.2			
25- 羟维生素 D（血清）	LC-MS/MS（ng/ml）		男	女		男	女
		合计（D₃+D₂）	20～100	20～100		NA	NA
1,25- 二羟维生素 D（血清）	LC-MS/MS（pg/ml）		男	女		男	女
			18～72	18～72	1—9 岁	31～87	31～87
					10—13 岁	30～83	30～83
					14—17 岁	19～83	19～83

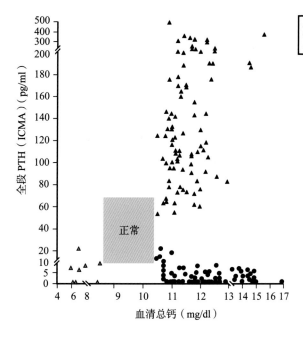

◀ 图 154-3　原发性甲状旁腺功能亢进症、甲状旁腺功能减退症和恶性高钙血症患者的血清（总）钙和全段甲状旁腺激素（PTH）浓度之间的关系

恶性高钙血症患者常伴有甲状旁腺激素相关蛋白（PTHrP）水平的升高，ICMA. 免疫化学发光法（由 Quest Diagnostics Nichols Institute 提供）

肾脏和液体平衡检查

检　查	方法（单位）	参考区间					
		成　人			儿　童		

醛固酮（血清）——见肾上腺动态功能试验

醛固酮（尿液）——见肾上腺动态功能试验

检　查	方法（单位）	成人男	成人女	儿童年龄	儿童男	儿童女
血管紧张素转化酶（ACE）（血清）	动力学检测（U/L）	9～67	9～67	<3 岁	25～67	25～67
				3—5 岁	20～76	20～76
				6—8 岁	23～70	23～70
				9—11 岁	24～67	24～67
				12—14 岁	22～72	22～72
				15—18 岁	17～60	17～60

精氨酸加压素——见下丘脑 - 垂体检查

检　查	方法（单位）	成人男	成人女	儿童年龄	儿童男	儿童女
心房利钠激素（ANH）或因子（血浆）	E、RIA（pg/ml）	25～77	25～77	1 日龄	32～60	32～60
				3 日龄	165～185	165～185
				7 日龄	127～153	127～153
				10 日龄	98～122	98～122
				1—2 月龄	52～72	52～72
				10—15 岁[18, 19]	≤ 54	≤ 54

皮质酮——见肾上腺动态功能试验

脱氧皮质酮——见肾上腺动态功能试验

检　查	方法（单位）	成人男	成人女	儿童年龄	儿童男	儿童女
血浆肾素活性（PRA）	血管紧张素 I、LC–MS/MS [ng/（ml·h）]	卧位 0.65～5.0	卧位 0.65～5.0	卧位		
				早产婴儿 1—7 日龄	≤ 34	≤ 34
				足月新生儿	≤ 26	≤ 26
				3—12 月龄	≤ 15	≤ 15
				1—4 岁	≤ 10	≤ 10
				4—6 岁	≤ 7.5	≤ 7.5
				7—9 岁	≤ 5.9	≤ 5.9
				10—12 岁	≤ 5.3	≤ 5.3
				13—15 岁[20-22]	≤ 4.4	≤ 4.4
	LC–MS/MS [ng/（ml·h）]	男 0.25～5.82	女 0.25～5.82			
血清醛固酮（Aldo）/PRA 比值	LC–MS/MS	男 0.9～28.9	女 0.9～28.9			

甲状腺功能检查						
检 查	方法(单位)	参考区间				
		成 人		儿 童		
血清降钙素（TCT）（有关信息见甲状腺动态功能试验的激发试验部分）	ICMA（pg/ml）	男	女		男	女
		基础 ≤ 10	≤ 5	≤ 6 月龄	≤ 41	≤ 41
				6 月龄至 3 岁	≤ 14	≤ 14
				3—17 岁	≤ 6	≤ 6
总三碘甲状腺素（T_3）（血清）	ICMA（ng/dl）	男	女		男	女
		87～180	87～180	脐带血	43～99	43～99
		孕期				
		孕早期	84～213			
		孕中期	102～261			
		孕晚期	126～285			
游离 T_3（非平衡透析法）（血清，拜耳，Centaur）	ICMA（pg/dl）	男	女		男	女
		290～410	245～360	1—9 岁	337～506	337～506
				10—13 岁	335～480	335～480
				14—18 岁	287～455	287～455
游离 T_3（示踪剂平衡透析法）（血清）	ED、RIA（pg/dl）	男	女		男	女
		210～440	210～440	1—9 岁	282～518	282～518
		孕期	200～380	10—13 岁	286～556	286～556
				14—17 岁	242～501	242～501
反 T_3（血清）	LC–MS/MS（ng/dl）	男	女		男	女
		8～25	8～25		NA	NA
总血清甲状腺素（T_4）（Bayer Centaur）换算系数：1dl=12.9nmol/L	ICMA（mg/dl）	男	女		男	女
		4.8～10.4	4.8～10.4	1—8 岁	5.9～11.5	5.9～11.5
		7.0～14.7		9—13 岁	4.7～10.4	4.7～10.4
				14—17 岁	5.0～9.8	5.0～9.8
		孕期				
		孕早期	6.4～15.2			
		孕中期	7.4～15.2			
		孕晚期	7.7～13.8			
游离 T_4（非平衡透析法），（血清 Bayer Centaur）	ICMA（ng/dl）	男	女		男	女
		0.8～1.8	0.8～1.8	1—9 岁	0.9～1.6	0.9～1.6
				10—18 岁	0.9～1.4	0.9～1.4

（续表）

甲状腺功能检查						
检　查	**方法（单位）**	**参考区间**				
		成　人		**儿　童**		
游离 T_4（直接平衡透析法）（血清）（图154-4）	ED、RIA 或 LC–MS/MS（ng/dL）		**男**	**女**		**男**	**女**
		0.8～2.7	0.8～2.7	早产婴儿（25—30周）	0.5～3.3	0.5～3.3
		孕期		0—7 日龄（31—36 周）	1.3～4.7	1.3～4.7
		孕早期	0.9～2.0	脐带血（>37 周）	1.2～2.2	1.2～2.2
		孕中期	0.8～1.5	1—4 日龄	2.2～5.3	2.2～5.3
		孕晚期	0.8～1.7	2 周到 2 岁	0.8～2.0	0.8～2.0
				3—20 岁	1.0～2.4	1.0～2.4
T_4 结合蛋白（血清）	EL、系列免疫分析	**男和女**		5—17 岁	**男和女**	
		TBG 结合的 T_4	2.1～6.2μg/dl	TBG 结合的 T_4	2.6～5.8μg/dl	
		前白蛋白结合的 T_4	1.0～3.3μg/dl	前白蛋白结合的 T_4	1.8～4.0μg/dl	
		白蛋白结合的 T_4	0.5～1.2μg/dl	白蛋白结合的 T_4	0.5～1.0μg/dl	
		与 T_4 结合的 TBG	1.0～3.0μg/μg	与 T_4 结合的 TBG	2.0～3.0μg/mg	
		与 T_4 结合的前白蛋白		与 T_4 结合的前白蛋白		
		前白蛋白	0.04～0.11μg/mg	前白蛋白	0.08～0.16μg/mg	
		与 T_4 结合的白蛋白		与 T_4 结合的白蛋白		
			0.11～0.28μg/g		0.12～0.22μg/g	
甲状腺素结合球蛋白（TBG）（血清）要转化为 nmol/L，将 μg/ml 乘以 18.5	CIA（μg/ml）	**男**	**女**		**男**	**女**
		13.5～30.9	12.7～25.1	4—6 岁	14.8～32.9	14.8～32.9
				7—8 岁	16.3～30.7	16.3～30.7
				9—10 岁	15.8～27.4	15.8～27.4
				11 岁	15.5～27.4	15.5～27.4
				12 岁	14.8～26.2	14.8～26.2
				13 岁	13.6～25.2	13.6～25.2
				14 岁	12.2～25.2	12.2～25.2

（续表）

甲状腺功能检查						
检 查	方法(单位)	参考区间				
		成 人		儿 童		
甲状腺素结合球蛋白（TBG）（血清）要转化为 nmol/L，将 µg/ml 乘以 18.5	CIA（ug/ml）			15 岁	10.8～23.8	10.8～23.8
				16 岁	10.8～23.8	10.8～23.8
				17 岁	8.5～23.1	8.5～23.1
				Tanner 分期		
				I	13.5～28.4	14.2～28.5
				II	15.1～25.9	15.0～23.1
				III	14.0～26.3	13.7～23.0
				IV	13.2～25.0	12.0～22.8
				V	12.2～23.7	9.1～22.8
TBG 评估（T_3 摄取），（血清）	固相滑石粉摄取（放射法与标准血清库之比）	男	女		男	女
		20—49 岁 0.92～1.14	0.83～1.15	1—9 岁	0.61～1.13	0.68～0.96
		50—90 岁 0.87～1.11	0.80～1.04	10—19 岁	0.67～1.09	0.64～1.00
	免疫检测	男	女		男	女
		0.79～1.16	0.79～1.16		NA	NA
甲状腺球蛋白淋巴结盐水灌洗液	ICMA（ng/ml）	男	女		男	女
		＜1	＜1		＜1	＜1
血清甲状腺球蛋白（TG）DPC Immulite 仪器（灵敏度 0.2）	ICMA（ng/ml）	男	女		男	女
		2.0～35.0	2.0～35.0		NA	NA
血清甲状腺球蛋白（TG）（Beckman Access 仪器，灵敏度 0.8）	ICMA（ng/ml）	男	女		男	女
		2.8～40.9	2.8～40.9		NA	NA
促甲状腺激素（TSH）（ADVIA Centaur 仪器，图 154-4）	ICMA（mU/L）	男	女		男	女
		0.40～4.50	0.40～4.50	青春期	（表 154-3）	（表 154-3）
				脐带血	1.00～39.0	1.00～39.0
		孕期		＜4 日龄	3.20～35.0	3.20～35.0
		孕早期	0.20～4.70	1—4 周龄	1.70～9.10	0.70～15.4
		孕中期	0.30～4.10	1—11 月龄	0.80～8.20	0.80～8.20
		孕晚期	0.40～2.70	1—19 岁	0.50～4.30	0.50～4.30

（续表）

检　查	方法（单位）	参考区间					
		成　人		儿　童			
		男	女		男		女
甲状腺素运载蛋白（白蛋/白前体）（血清）	比浊法（mg/dl）	21～43	17～34	0—5 日龄	6～21		6～21
				1—5 岁	14～30		14～30
				6—9 岁	15～33		15～33
				10—13 岁	20～36		20～36
				14—17 岁	22～45		22～45

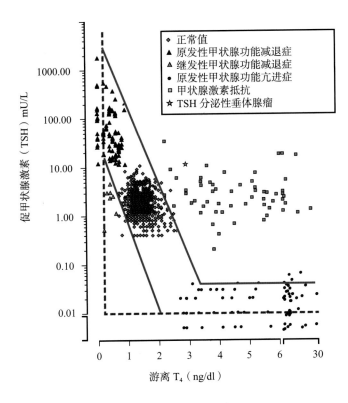

◀ 图 154-4　在正常受试者和甲状腺疾病患者中，游离甲状腺素（T₄）（直接平衡透析法）和促甲状腺激素（TSH）浓度之间的关系

图中显示对数线性关系，由游离血清 T₄ 的线性变化产生血清 TSH 浓度的对数变化。通过 Nichols Institute Clinical Correlations 组织获得的 589 例正常受试者（289 名年龄为 5 个月至 20 岁的儿童及 300 名 21—54 岁的成人），84 例甲状腺功能减退症和 116 例甲状腺功能亢进症患者。芝加哥大学的 Samuel Refetoff 博士提供了甲状腺激素抵抗患者的样本。来自南加州大学的 Peter Singer 博士、俄勒冈健康科学大学的 Mary Samuels 博士、洛马琳达大学的 Susan Clark 博士及佛罗里达大学的 Arlan Rosenbloom 博士提供了中枢性甲状腺功能减退症患者的数据。所有患者在治疗前均进行了采样，代表了自然疾病状态

基因检测				
检 查	**方法（单位）**	**参考范围**		
		成 人		**儿 童**
雄激素不敏感	PCR 和 DNA 测序	男　女		男　女
		阴性　阴性		阴性　阴性
CAH（21- 羟化酶缺乏症）常见突变（全血，羊水，CVS）	PCR 和突变检查	男　女		男　女
		阴性　阴性		阴性　阴性
CAH（21- 羟化酶缺乏症）罕见突变（全血，羊水，CVS）	PCR 和 DNA 测序	男　女		男　女
		阴性　阴性		阴性　阴性
Carney 综合征（全血）	PCR 和突变分析或 DNA 测序	男　女		男　女
		阴性　阴性		阴性　阴性
中枢尿崩症（全血）	PCR 和 DNA 测序	男　女		男　女
		阴性　阴性		阴性　阴性
染色体特异性（1～22 对，X,Y）着丝粒（全血）	FISH	男　女		男　女
		正常　正常		正常　正常
DiGeorge 综合征（全血）	FISH	男　女		男　女
		正常　正常		正常　正常
卡曼综合征（全血）	FISH	男　女		男　女
		正常　正常		正常　正常
McCune-Albright 综合征（全血）	PCR 和突变分析	男　女		男　女
		阴性　阴性		阴性　阴性
多内分泌肿瘤综合征 1 型（全血）	PCR 和 DNA 测序或连锁分析	男　女		男　女
		阴性　阴性		阴性　阴性
MEN2 和 FMTC 突变，外显子 10、11、13～16（全血）	PCR 和 DNA 测序	男　女		男　女
		阴性　阴性		阴性　阴性
肾性尿崩症（X 连锁）突变（全血）	PCR 和 DNA 测序	男　女		男　女
		阴性　阴性		阴性　阴性
Prader-Willi 综合征（全血）	FISH	男　女		男　女
		正常　正常		正常　正常
嗜铬细胞瘤，VHL 基因突变（全血）	PCR 和 DNA 测序	男　女		男　女
		阴性　阴性		阴性　阴性
嗜铬细胞瘤，SDHB 基因突变（全血）	PCR 和 DNA 测序	男　女		男　女
		阴性　阴性		阴性　阴性
嗜铬细胞瘤，SDHD 基因突变（全血）	PCR 和 DNA 测序	男　女		男　女
		阴性　阴性		阴性　阴性

（续表）

基因检测					
检查	方法（单位）	参考范围			
		成人		儿童	
甲状腺激素抵抗（全血）	PCR 和 DNA 测序	男	女	男	女
		阴性	阴性	阴性	阴性
SRY 序列检查（全血）	PCR、凝胶电泳	男	女	男	女
		正常	正常	正常	正常
威廉姆斯综合征（全血）	FISH	男	女	男	女
		正常	正常	正常	正常

二、肾上腺动态功能试验

表 154-1　促肾上腺皮质激素（ACTH）兴奋试验，标准[23]

适应证：疑似肾上腺功能不全、肾上腺生物合成酶缺陷或 ACTH 无反应

药物：10μg/kg，最大 250μg（0.25mg），通过静脉滴注替可克肽（人工合成的 1～24 肽 ACTH）；用 2～5ml 生理盐水稀释；肌内注射同样有效，用 1ml 生理盐水稀释

采样：0min、30min 或 60min 时的血清皮质醇

结果分析：一般正常反应约是基础水平的 2 倍（基础水平不超过正常范围）。对纳入 122 名患者的 8 项研究分析表明，使用 15μg/dL 的血清皮质醇临界值诊断原发性和继发性肾上腺皮质功能不全的敏感性分别为 97% 和 57%，特异性为 95%

讨论：反应值正常可排除原发性肾上腺功能不全。继发性肾上腺功能不全的患者通常显示反应迟钝（皮质醇上升很少或不上升），但结果可能正常。不同水平的基线前体和产物类固醇（前体＞产物）可定位严重先天性肾上腺皮质增生症（CAH）患者的酶功能障碍。在基线和峰值采样时间，前体与产物类固醇的比例趋于相似。对于患有轻度酶缺陷的儿童，在 ACTH 兴奋试验后前体和产物类固醇水平显著地不成比例的增加

表 154-2　正常成人 ACTH 兴奋试验结果（静脉注射 250μg 1～24 肽 A 皮质激素 CTH）糖通路*

类固醇	全血（ng/dl），其中只有皮质醇为血清标本*	
	0min	60min
17- 羟孕烯醇酮	29～189	293～913
17- 羟孕酮	27～122	72～187
脱氢表雄酮	230～955	545～1846
雄烯二酮	56～134	72～288
11- 脱氧皮质醇	21～133	82～261
皮质醇（μg/dl）	6～19	14～41

*. Quest Diagnostics Nichols 研究所：10 位女性、10 位男性，均为健康的年轻人，结果在正常参考范围

引自 Nakamoto JM, Mason PW, editors：Endocrinology: Test selection and interpretation, ed 5. San Juan Capistrano, CA. Quest Diagnostics; 2012:1-370.

表 154-3　盐皮质激素通路*

类固醇	全血（ng/dl）	
	0min	60min
孕酮（将 ng/dl 除以 100 等于 ng/ml）	5～33	21～44
脱氧皮质酮	3～10	14～33
18- 羟皮质酮	11～46	54～161
醛固酮	2～9	5～20

*. Quest Diagnostics Nichols 研究所：10 位女性、10 位男性，均为健康的年轻人，结果在观察范围

引自 Nakamoto JM, Mason PW, editors：Endocrinology: Test selection and interpretation, ed 5. San Juan Capistrano, CA. Quest Diagnost-ics; 2012:1-370.

表 154-4　正常儿童和青少年 ACTH 兴奋试验结果（静脉注射 250μg 1～24 肽 ACTH）糖皮质激素通路

类固醇	全血（ng/dl）只有皮质醇为血清标本							
	男和女		男和女		青春期			
	（1—5 岁, $n=22$）		（6—12 岁, $n=15$）		男, $n=23$		女, $n=19$	
	0min	60min	0min	60min	0min	60min	0min	60min
17- 羟孕烯醇酮	10～100	45～740	11～190	70～660	20～360	88～860	53～540	250～1600
17- 羟孕酮	4～115	50～350	7～69	75～220	12～190	69～310	18～220	80～420
脱氢表雄酮	9～42	21～98	11～154	34～320	25～400	69～690	62～510	95～1460
雄烯二酮	5～51	12～68	7～68	12～98	17～150	29～215	43～220	58～320
11- 脱氧皮质醇	7～210	98～360	14～140	95～320	11～150	87～280	15～130	78～250
皮质醇（ug/dl）	6～25	22～40	3～15	17～28	4～15	15～27	4～16	16～35

上午 8：00—10：00 时进行检查，结果在观察范围内
引自 Lashansky G, Saenger P, Fishman K, et al: NorMative data for adrenal steroidogenesis in a healthy Pediatric Population: Age and sex related chovnges after adrenocorticotropin stimulation. *J Clin Endocrinol Metab.* 1991; 73:674-686.

表 154-5　盐皮质激素途径

类固醇	全血（ng/dl）							
	男和女		男和女		青春期			
	（1—5 岁, $n=22$）		（6—12 岁, $n=15$）		男, $n=23$		女, $n=20$	
	0min	60min	0min	60min	0min	60min	0min	60min
孕酮	8～64	51～230	5～93	38～200	17～145	35～225	6～1290	32～1080
脱氧皮质酮	4～49	26～140	2～34	19～140	4～30	12～74	2～12	13～63
18- 羟皮质酮	7～154	49～370	10～74	79～360	5～73	73～1475	11～82	69～320
醛固酮	2～37	13～85	3～21	14～50	1～14	10～33	2～32	10～34

上午 8：00—10：00 进行检查，结果在观察范围
引自 Lashansky G, Saenger P, Dimartino-Nardi, et al: Normative data for the steroidogenic response of mineralocor ticoids and their precursors to adrenocorticotropin in a healthy pediatric population. *J Clin Endocrinol Metab.*1992; 75: 1491-1496.

表 154-6　延长促肾上腺皮质激素（ACTH）兴奋试验

适应证：疑似继发性肾上腺皮质功能不全、鉴别原发性和继发性肾上腺功能不全
药物：每 12 小时肌内注射 0.5U/m² 促肾上腺皮质激素（Acthar 凝胶），连续 3 天，或每 8～12 小时静脉注射替可克肽 10μg/kg，最大剂量 250μg，用 100～250ml 生理盐水稀释，持续 1～2 天
采样：连续 3 天在每次注射前或注射后 2h 采集血清皮质醇和（或）连续 4 天收集 24h 尿皮质醇（基线 +3 天的兴奋试验）
结果分析：血清皮质醇超过 25μg/dl，尿 17- 羟皮质醇或游离皮质醇的值通常增加 2 倍
讨论：予地塞米松 20μg/(kg·d) 来预防肾上腺危象，这不会干扰检查。正常人和继发性肾上腺皮质功能不全患者对延长兴奋试验可产生反应

表 154-7　低剂量促肾上腺皮质激素（ACTH）兴奋试验

适应证：疑似肾上腺功能不全、肾上腺生物合成酶缺陷或 ACTH 无反应
药物：替可克肽 1.0μg/1.73m2 用 1.0ml 生理盐水稀释，静脉滴注
采样：在 0min、30min 和 40min 时的血清皮质醇
结果分析：血清皮质醇应 > 15μg/dl
讨论：低剂量试验对婴儿可用，避免下丘脑 - 垂体 - 肾上腺轴功能障碍的漏诊。在终止地塞米松治疗之前有必要评估肾上腺反应性。检查前应停用糖皮质激素 12h。在老年患者中，低剂量 ACTH 兴奋试验与标准 ACTH 兴奋试验具有相同的敏感性

表 154-8 低剂量短联 ACTH1 兴奋试验（LDSST）

适应证：
- 疑似下丘脑 - 垂体 - 肾上腺（HPA）轴异常
- 疑似皮质醇缺乏
- 替代胰岛素耐受试验（ITT）

检查：
- 用于血浆皮质醇检测的基线血样
- 静脉注射 1μg/kg 替可克肽
- 在 0min、20min 和 30min 时血浆皮质醇

预计结果：
- 峰值血浆皮质醇水平为 2.17μg/dl（600nmol/L），表明 HPA 轴完好

讨论：
- ITT 和 LDSST 皮质醇峰值反应之间存在高度相关性（r=0.89，$P < 0.0001$）
- LDSST 灵敏度约为 100%

表 154-9 醛固酮抑制试验

适应证： 疑似原发性醛固酮增多症

药物： 静脉注射生理盐水 2L（持续 4h）或口服钠盐持续 3~4d（尿钠排泄 > 200mEq/24h）或每 6 小时应用 0.1mg 醋酸氟氢可的松氧化钠持续 4d

采样： 抑制前后测量醛固酮和直接肾素或血浆肾素活性（PRA）

结果分析： 在正常受试者中，血清醛固酮在抑制后低于 5ng/dl。PRA 被抑制到参考值的下限

讨论： 无

表 154-10 促肾上腺皮质激素释放激素兴奋试验

适应证： 疑似垂体促肾上腺皮质激素（ACTH）缺乏、疑似垂体库欣病、排除异位性疾病

药物： 在 30s 内，静脉注射 1.0μg/kg 合成绵羊或人 CRH（100μg/1.73m², 最大剂量 100μg）。患者禁食 4 小时

采样： 检测血液中皮质醇和 ACTH 浓度（在予 CRH 之前 1min、5min，予 CRH 之后 15、30、45 和 60min）

结果分析： 95% 正常受试者的基线 ACTH 升高 20%~40%，在 30~60min 时观察到峰值，通常在 20~100pg/ml 范围内。血清皮质醇于 30~60min 达到峰值，通常在 20~25μg/dl 范围内

讨论： 检查可以在上午或下午进行，但正常受试者的反应随时间变化而变化。上午和傍晚的 ACTH 增量相似，但峰值随基线变化（上午较高）。皮质醇水平达到峰值早上和晚上相似。垂体 ACTH 缺乏症患者的反应欠佳，继发于下丘脑病变的 ACTH 缺乏的患者倾向于表现出 ACTH 反应增强且延长，同时皮质醇反应降低。原发性肾上腺皮质功能不全的患者基线 ACTH 较高，对 CRH 的反应增强，并且在予 CRH 前后，皮质醇水平仍较低。库欣综合征患者通常皮质醇升高 > 20%，ACTH 升高 > 50%。肾上腺因素导致库欣综合征或异位 ACTH 综合征的患者无反应。产生异位 ACTH 的支气管类癌患者很少对 CRH 有反应

表 154-11 促肾上腺皮质激素释放激素兴奋试验（肾上腺静脉取样）

适应证： 区分原发性醛固酮增多症类型，即腺瘤或单侧肾上腺增生或双侧肾上腺增生。当影像学不能明确地识别出腺瘤或所识别出的腺瘤 < 1cm 时，该检查也可辅助鉴别

药物： 术前 30min 及术中静脉注射 50μg/h 的替可克肽

采样： 在该标准方案中，检测下腔静脉（IVC）和每个肾上腺静脉获得的皮质醇（μg/dl）和醛固酮（ng/dl）

结果分析： 如果肾静脉皮质醇水平比下腔静脉高 5 倍，则认为插管成功。优势侧判断定义为在分泌侧的肾上腺静脉中，血清醛固酮 / 皮质醇 > 4。比值 < 3，与双侧醛固酮分泌过多相符。比值为 3~4，是重叠的面积

讨论： 由经验丰富的放射科医生检测肾上腺静脉血样品中醛固酮 / 皮质醇是"金标准"检查。醛固酮 / 皮质醇的值显著增加与单侧肾上腺增生和腺瘤的激素分泌显著增加有关，而双侧肾上腺增生患者两侧激素分泌几乎没有差异。在一项针对 163 名男性和 40 名女性醛固酮增多症患者的研究中，有 56.7% 的患者具有单侧的醛固酮分泌来源。醛固酮 / 皮质醇 > 4 能够确定激素分泌优势侧，敏感性 95%、特异性 100%

引自 Young WF, Stanson AW, Thompson BG, et al. Role for adrenal venous sampling in primary aldosteronism. Surgery. 2004;6: 1227-1235.

表 154-12 CRH 兴奋试验（岩静脉窦采血）

适应证： 区分库欣病和异位 ACTH。与地塞米松抑制试验相比，该方法可更好地区分异位和垂体促肾上腺皮质激素分泌过多，但该方法有创性检查，可能伴有严重并发症，因此应由经验丰富的放射科医生进行。若促肾上腺皮质激素由垂体分泌则该试验显示肿瘤的优势侧并不明显

药物： 绵羊 CRH（1μg/kg）静脉推注

采样： 将导管通过颈静脉或股静脉插入到双侧岩下静脉窦中，从第三根导管或髂静脉取外周静脉血液，同时从岩下静脉窦和外周静脉抽取血样检测血浆 ACTH。至少取 4 组，每组 3 个样本：在注射 CRH 前立即抽取 2 组作为基线，在外周静脉注射 CRH 后 2~3min 和 5~6min 抽取 2 组

结果分析： CRH 给药前中心至外周血浆 ACTH 梯度为 2.0，CRH 给药后为 3.0，判定 ACTH 来源垂体，试验阳性。双侧岩下静脉窦之间的梯度为 1.4~1.5 可以预测垂体腺瘤的单侧化优势

讨论： 在 14 项研究中，正确鉴别 800 例已确诊库欣病中的 759 名（敏感性为 95%），而正确鉴别或证实了异位 ACTH 分泌的 124 例患者中有 115 例（特异性为 93%）。假阴性可能发生在发作性的库欣病或垂体腺瘤一侧的岩下静脉窦异常引流。通过这种方法证实垂体库欣病的腺瘤单侧化优势具有一定意义，但准确率仅为 70%。在 CRH 或大剂量地塞米松试验中，垂体腺瘤 > 6mm 且有垂体库欣病的受试者，不建议采用该试验

表 154-13　地塞米松抑制试验

适应证： 疑似内源性库欣综合征或地塞米松抑制性醛固酮过多症（DSH）；区分库欣病（垂体）和异位皮质醇分泌增多。提示多囊卵巢疾病中雄激素的主要肾上腺来源

过夜抑制试验：

药物： 晚 11：00—12：00，地塞米松 20μg/kg（成人 1mg）

采样： 上午 8：00 血清皮质醇。如果需要确认地塞米松的给药和吸收情况，也可检测地塞米松血药浓度

结果分析： 上午 8：00 血清皮质醇抑制至＜ 2μg/dL，可有效排除库欣综合征。如果皮质醇水平＞ 2μg/dl 需进一步评估。前一天晚上服用 1mg 地塞米松后，上午 8：00～10：00，地塞米松的血药浓度应为 180～550ng/dl

持续 2 天的地塞米松小剂量抑制试验： 该试验显示，对于轻度库欣综合征的敏感性为 79%、特异性为 74%、诊断准确性仅为 71%。该检查很复杂，难以实施，因此不再推荐

表 154-14　肾上腺皮质激素缺乏的婴儿和儿童中肾上腺类固醇生物合成酶前体 / 产物比值 *

	类型 1	类型 2	参考值
P$_{450}$ c21（CYP21A2），肾上腺 21- 羟化酶 孕酮 ——— 脱氧皮质酮	200	4 （10）	正常＜ 10
17-OH 孕酮 ——— 11- 脱氧皮质醇	250	20 （10）	正常＜ 5
P$_{450}$ c11（CYP11B1），肾上腺 11- 羟化酶 11- 脱氧皮质醇 ——— 皮质醇	850		正常＜ 12
P$_{450}$ c11as（CYP11B2），肾上腺醛固酮合酶 18- 皮质酮 ——— 醛固酮	150		正常＜ 15
P$_{450}$ c17（CYP17），肾上腺和性腺 17- 羟化酶 孕烯醇酮 ——— 17-OH 孕烯醇酮	15 （35）		正常＜ 5
孕烯醇酮 ——— 17-OH 孕酮	22 （16）		正常＜ 5
3β- 羟类固醇脱氢酶 17- 羟孕烯醇酮 ——— 17-OH 孕酮	†		正常＜ 22
DHEA ——— 雄烯二酮	†		正常＜ 15

*. 所列数值为平均值，括号中的数字是 ACTH 刺激后

†. 平均值不可用，比率超出正常 2 倍

引自 Nakamoto JM, Mason PW, eds. Endocrinology: Test selection and interpretation, ed 5. San Juan Capistrano, CA: Quest Diagnostics; 2012:1-370.

三、糖代谢动态功能试验

表 154-15　口服葡萄糖耐量试验（OGTT）

适应证： 疑似葡萄糖耐量受损

药物： 检查前 3 天行高碳水化合物饮食（＞摄入热量 50%）。检查前 1 天的午夜开始禁食；口服葡萄糖溶液 1.75g/kg（最大剂量 75g）。对于妊娠糖尿病的检查，有两种选择[26]：①"一步"法［国际糖尿病和妊娠研究小组（IADSPG）共识推荐，得到美国糖尿病协会和内分泌学会的认可］：在妊娠 24—28 周行 OGTT，75g 葡萄糖给药后进行 0h、1h、2h 血糖测量；②"两步法"（NIH 共识推荐，由美国妇产科医生大会批准）。在妊娠 24—28 周时进行葡萄糖负荷试验（不禁食），并在 50g 葡萄糖负荷后 1h 测量血糖。如果负荷试验葡萄糖≥ 140mg/dl（或高危人群为 130～135mg/dl），则该女性进行 OGTT，口服 100g 葡萄糖后，在 0h、1h、2h、3h 时测量血糖值

结果分析： 对于未怀孕的受试者，通常将空腹和 120min 的值用于检查糖尿病或糖耐量减低具体诊断标准见下表

正常非妊娠成人水平*			
时间（min）	葡萄糖（mg/dl）	胰岛素（μU/ml）	C 肽（ng/ml）
0	65～109	＜ 17	0.8～3.1
30	64～178	6～86	2.1～10.8
60	53～153	8～112	2.3～11.9
90	53～134	5～68	1.7～11.5
120	51～113	5～55	1.2～8.6
150	42～108	3～46	1.0～8.5
180	60～98	3～20	1.0～5.3
240	62～106	＜ 15	0.7～4.3
300	71～106	＜ 8	0.7～3.2

*. 数据由 Quest Diagnostics Nichols Institute Clinical Correlations Department 提供

糖尿病诊断标准（非妊娠）		
诊　断	葡萄糖（mg/dl）	时间（min）
糖尿病	≥ 126	0
	≥ 200	120
葡萄糖耐量	100～125	0
	140～199	120

评论： 任何疾病状态恢复后 1～2 周检测。检查期间可以自由进水，允许移动。介于正常和糖尿病诊断水平的血糖值提示葡萄糖耐量受损。患有明显 1 型糖尿病的儿童，其胰岛素值延迟或不存在。有关详细信息见正文

妊娠糖尿病诊断标准（75g OGTT, IADPSG/ADA/ENDOCRINE SOCIETY 共识）		
诊　断	葡萄糖（mg/dl）	时间（min）
妊娠糖尿病	≥ 92	0
	≥ 180	60
	≥ 153	120

评论： 诊断妊娠糖尿病仅需要一个异常值

（续表）

妊娠糖尿病诊断标准（100gOGTT，NIH/ACOG 共识），CARPENTER-COUSTAN 标准		
诊　断	葡萄糖（mg/dl）	时间（min）
妊娠糖尿病 （Carpenter-Coustan 标准）	≥ 95	0
	≥ 180	60
	≥ 154	120
	≥ 140	180

评论：4 个值中的至少有 2 个异常才能诊断妊娠糖尿病

妊娠糖尿病诊断标准（100gOGTT，NIH/ACOG 共识），国家糖尿病数据组标准		
诊　断	葡萄糖（mg/dl）	时间（min）
妊娠糖尿病 （Carpenter-Coustan 标准）	≥ 105	0
	≥ 190	60
	≥ 165	120
	≥ 145	180

评论：4 个值中至少有 2 个异常才能诊断妊娠糖尿病

表 154-16　胰腺激素反应试验

适应证：疑似胰岛细胞功能异常
药物：检查前 3 天高碳水化合物饮食。检查前 1 天午夜后开始禁食。口服葡萄糖 1.75g/kg（最大剂量 75g）
采样：如下表所示
结果分析：

正常成人浓度（95% 参考范围）				
时间（min）	葡萄糖 *（mg/dl）	胰岛素 *（μU/ml）	胰岛素原 †（pmol/L）	C 肽 *（ng/ml）
0	65～109	< 17‡	< 18.8	0.8～3.1§
30	64～178	6～86	< 32.9	2.1～10.8
60	53～153	8～112	3.9～44.6	2.3～11.9
90	53～134	5～68	< 44.5	1.7～11.5
120	51～113	5～55	2.9～33.2	1.2～8.6
150	42～108	3～46	< 31.8	1.0～8.5
180‡	60～98	3～20	< 14.6	1.0～5.3
240‡	62～106	< 15	< 12.3	0.7～4.3
300‡	71～106	< 8	< 13.4	0.7～3.2

讨论：检测方法如下：胰岛素，Immulite ICMA；胰岛素原，EIA IBL；C 肽，Immulite ICMA

M. 男；F. 女
Quest Diagnostics 身体健康员工，非卧床、社区住所、非药物治疗、过夜禁食。排除标准包括空腹血糖、AST、ALT、BUN、肌酐异常，BMI > 30kg/m²
*. N = 43（26 M、17 F）18—50 岁。
†. N = 41（23 M、18 F）20—51 岁；4N = 131（60M、71F）18—55 岁。
‡. N = 18（10M、8F）20—51 岁，所有 4 种分析物
§. N = 109（54M、55F）18—55 岁
数据由 Quest Diagnostics Nichols Institute Clinical Correlations Department 提供

表 154-17　延长的禁食饥饿试验

适应证：怀疑空腹血糖过低，胰岛素分泌过多或血糖调节相关激素缺乏

药物：无。允许喝水、减肥软饮料和不加糖的茶，允许移动，可能需要禁食 72h

采样：每 4—6 小时检测 1 次血糖、胰岛素和 C 肽。当血糖水平降至 50mg/dl 以下时，每小时检测。一旦出现低血糖症状时，应抽取血液并终止试验。为了评估血糖调节激素，可在基线和低血糖时收集血液以检测皮质醇、生长激素、IGF-1、胰高血糖素和儿茶酚胺。乳酸、血酮和游离脂肪酸的检查有助于儿童低血糖的鉴别诊断[7]

结果分析：血糖浓度应保持高于 45mg/dl。当血糖水平＜ 60mg/dl，胰岛素值低（＜ 10μU/ml）。空腹胰岛素（μU/ml）与血浆葡萄糖（mg/dl）正常比例＜ 0.3。C 肽水平应降至≤ 0.6ng/ml。在存在低血糖的情况下，其他升糖激素的水平会增加

评论：应该在有抢救设备的门诊环境或住院进行持续观察以进行检查。此试验持续存在低血糖的风险，应该维持静脉通路，并备用静脉输注的葡萄糖

表 154-18　胰岛素、GAD 和（或）ICA512（IA₂）自身抗体与 1 型糖尿病患者直系亲属中显性 1 型糖尿病发病风险

自身抗体数量	1 型糖尿病的风险		
	3 岁	5 岁	10 岁
0	＜ 1%	＜ 1%	＜ 1%
1	8%	15%	23%
2	30%	43%	72%
3	49%	＞ 95%	

引自 Verge CF, Gianani R, Kawasaki E, et al: Prediction of type 1 diabetes in first degree relatives using a combination of insulin, GAD and ICA512 bdc/IA2 autoantibodies. Diabetes. 1996; 45:926–933.

四、性腺动态功能试验

表 154-19　促性腺激素释放激素（GnRH）兴奋试验

适应证：疑似中枢性性早熟（CPP）、疑似垂体促性腺激素缺乏症、监测长效 GnRH 模拟疗法

静脉 GnRH[28]

药物：2.5μg/kg，最大 100μg，快速静脉内注射 GnRH（Factrel，Wyeth Ayerst，可用每瓶 0.1mg 或 0.5mg 的剂型）

采样：在 GnRH 注射前、后 30min、45min 和 60min 检测血清 LH 和 FSH 浓度。单个 30min 的 LH 样本可用于监测 GnRH 模拟疗法

结果分析：在青春期前，LH/FSH 水平增加了 2～4 倍，峰值 LH/FSH 约为 0.7。青春期后，LH 水平增加 6～10 倍，FSH 增加 4～6 倍，平均峰值 LH/FSH 约为 3.5。单一的超灵敏 LH 检查（界值为 15U/L）有助于诊断中枢性性早熟，其临床敏感性＞ 90%，并且特异性＞ 80%[24]

皮下 GnRH[29]

药物：皮下注射 100μgGnRH（Factrel）

采样：在 GnRH 注射前 15min、0min 以及注射后 40min 时检测 LH 和 FSH 浓度

结果分析：Eckert 等报道了单样本皮下试验对 CPP 的诊断的有效性。观察到正常青春期前儿童的 LH 和 FSH 值通常保持在 5U/L 以下。FSH 反应通常超过 LH 反应。随着青春期的来临，LH 反应迅速，较基线增加 4～6 倍，通常超过 10U/L。GnRH 后（ICMA 法）LH 值≥ 10U/L，可证实青春期前女性的 CPP。5～10U/L 范围内的水平提示疑似 CPP

讨论：LH 反应可能对鉴别诊断最有用。该检查通常不能区分下丘脑和垂体疾病，也不能可靠地鉴别促性腺激素缺乏与体质性青春期延迟

LH. 黄体生成素；FSH. 卵泡刺激素

表 154-20 正常儿童促性腺激素释放激素兴奋试验的反应 *

	LH		FSH	
	男	女	男	F
青春期前	1.8±1.3	1.8±1.3		
Tanner 分期 Ⅰ	3.2±3.0	2.0±1.5	4.7±2.2	21±5.5
Tanner 分期 Ⅱ、Ⅲ	15±6.3	21±17	3.4±2.2	10±5.0
Tanner 分期 Ⅳ、Ⅴ	42±23	33±20	11±5.6	11±3.3

*. 超灵敏 ICMA 分析。100μgGnRH（Factrel 静脉注射后 0min、30min、60min、90min 采样，结果为平均峰值 ±SD
LH. 黄体生成素；FSH. 卵泡刺激素

表 154-21 中枢性性早熟儿童促性腺激素释放激素兴奋试验反应 *

	CPP	非 CPP
静脉滴注 GnRH 后的 LH 峰值	26 ≠ 13	2.9±2.6
皮下注射 GnRH 后的 LH 值	30 ≠ 18	2.8±2.4

CPP. 中枢性性早熟；GnRH. 促性腺激素释放激素；ICMA. 免疫化学发光分析；LH. 黄体生成素
*. 超灵敏的 ICMA 分析。静脉注射 100μgGnRH（Factrel）后 0、30、60、90min 取样，或皮下 100μg 后 40min 取样，结果为平均峰值 ±SD

五、生长激素动态功能试验

表 154-22 葡萄糖抑制试验

适应证：疑似自主生长激素（GH）分泌过多
药物：过夜禁食后（或午夜禁食后）口服葡萄糖 1.75g/kg（最大 75g）
取样：在 0min、30min、60min、90min、120min
结果分析：通常 GH 水平抑制到＜ 1ng/ml，抑制到＜ 0.4ng/ml 时基本排除肢端肥大症。在正常血糖升高下 GH 无法抑制提示垂体腺瘤
评论：检查期间可饮水，并且允许走动。检查前 3d 应摄入足够的饮食。大多数肢端肥大症患者 GH 无抑制。严重的肝脏疾病、慢性肾脏疾病、未控制达标的糖尿病、营养不良、Laron 综合征、甲状腺毒症或左旋多巴摄入可能与 GH 抑制不足有关。请注意，一项共识性声明表示，不建议对接受药物治疗的肢端肥大症进行葡萄糖抑制试验随访检查[30]

表 154-23 生长激素兴奋试验

适应证：疑似生长激素（GH）缺乏
药物：禁食过夜后予药物。单一试剂包括：①精氨酸：0.5g/kg（最大 30g）L- 精氨酸盐 10% 溶液，静脉注射，30min；② ITT：胰岛素，静脉滴注，0.10U/kg（如果高度怀疑，则为 0.05U/kg），以使目标血糖水平＜ 40mg/dl；③左旋多巴：体重＜ 15kg 口服 125mg，＜ 30kg 口服 250mg 或＞ 30kg 口服 500mg；④普萘洛尔：口服 0.75mg/kg（最大 40mg）；⑤可乐定：口服 5μg/kg（最大 300μg）；⑥ GHRH：1.0μg/kg 静脉推注；⑦ GHRH+ 精氨酸：首先进行 GHRH 推注，然后输注精氨酸
采样：在 0、30、60、90 和 120min 时检测血液 GH
结果分析：胰岛素耐量试验 ITT 和 GHRH- 精氨酸检查是诊断成人 GH 缺乏的首选检查
当划定使用 ITT 的 GH 临界值为 5.1ng/ml，使用 GHRH- 精氨酸的 GH 临界值为 4.1ng/ml 时，这些检查用于诊断 GH 缺乏症时均显示出高敏感性（分别为 96% 和 9%）和特异性（92%、91%）。在儿童中，ITT 仍然是金标准，预测 GH 缺乏的准确度在 GH 临界值为 10ng/ml 时是 85%，临界值为 3ng/ml 时是 100%。但 ITT 使用较少，常首选 GHRH- 精氨酸方案。近年来，北美大多数儿科内分泌医生已采用 10ng/ml 的 GH 临界值诊断 GH 缺乏症
评论：在成年人中，对同一例患者使用 ITT、GHRH+ 精氨酸、精氨酸、左旋多巴和精氨酸 / 左旋多巴方案的检查结果进行了严格的比较，显示后三项检查的准确性较差。在儿童中，尚无研究将最常用的单一药物与 ITT 或 GHRH+ 精氨酸检查进行比较，而常用的 GH 兴奋试验的敏感性在 GH 临界值为 10ng/ml 时约为 40%，在 GH 临界值为 2.5ng/ml 时约为 80%。在下丘脑源性 GH 缺乏的患者中，GHRH 类似物在儿童和成人中应用均可能导致 GHRH+ 精氨酸的假阳性结果，因为下丘脑 - 垂体轴可能会反馈应答。在这种情况下，可以单独使用 ITT 或精氨酸

六、多发性内分泌肿瘤动态功能试验

表 154-24　促胰液素兴奋试验

适应证: 疑似胃泌素瘤(Zollinger-Ellison 综合征)

药物: 静脉推注 2U/kg 促胰液素。午夜后禁食。检查前应停止服用抗酸药和抗胆碱药 12h。质子泵抑制剂不应停用,因为有可能出现相关并发症[如急性出血和(或)穿孔]

采样: 在基线、2min、5min、10min 和 20min 时检测促胃液素

结果分析: 正常受试者或患有十二指肠溃疡受试者的血清促胃液素变化最小(< 30%)

评论: 胃泌素瘤患者的血清促胃液素在 5min 或 10min 内至少增加 200pg/ml 或基线 50%。预测胃泌素瘤的敏感性高

表 154-25　多发性内分泌腺瘤综合征中的激素

MEN 型	甲状旁腺	垂 体	胃肠道胰腺	肾上腺髓质	甲状腺
MEN-1 (Werner 综合征)	PTH	• PRL • GH • ACTH	• 促胃液素 • 胰岛素 • 胰高血糖素 • GHRH • VIP • SPIF • PP		
MEN-2 或 2A (Sipple 综合征)	PTH			• CAT • Met • ChrA	• CT • CEA • ChrA • *
MEN-2B or 3[†]	PTH(罕见)			• CAT • Met • VMA • ChrA	• CT • CEA • ChrA • *

CAT. 儿茶酚胺;ChrA. 嗜铬粒蛋白 A;CT. 降钙素;GH. 生长激素;GHRH. 生长激素释放激素;5-HT. 5- 羟色胺;Met. 间甲肾上腺素;
PP. 胰多肽;PRL. 催乳素;SRIF. 生长抑素;VIP. 血管活性肠多肽;VMA. 香草醛酸;ACTH. 促肾上腺皮质激素;PTH. 甲状旁腺激素

*. 甲状腺髓样癌有时分泌的异位激素如 5-HT VIP SRIF、ACTH

†. MEN-3(2b) 包括黏膜神经节瘤、类马方综合征

表 154-26　散发性神经内分泌肿瘤在不同器官部位的激素分泌频率的研究 *

激 素	前 肠	胰 腺	中 肠	后 肠	未 知	总 体*
神经元特异性烯醇化酶(NSE)	42	45	42	2/3	65	47
5- 羟吲哚乙酸	44	10	85	1/3	55	46
α 亚基	30	26	0	1/3	15	19
降钙素	28	13	3	0	10	14
β-hCG	17	21	0	0	10	12(89)
游离尿皮质醇	9	10	0	0	0	6(64)
生长抑素	9	0	0	0	0	3(64)
PTHrP	3	0	0	0	0	< 1

*. 除括号和后肠肿瘤的数字外,所研究的 130 位患者的结果(单位为 %)。只有 3 例后肠肿瘤患者,显示了为绝对的数字

引自 Baudin E, Bidart JM, Rougier P, et al: Screening for multiple endocrine neoplasia type 1 and hormonal production in apparently sporadic neuroendocrine tumors. J Clin Endocrinol Metab. 1999; 84:69-75.

七、垂体后叶动态功能试验

表 154-27 联合垂体前叶功能试验（CAP）

适应证： 垂体储备功能评估
药物： CRH，1.5μg/kg（100μg/1.73m²）；生长激素释放激素，1.5μg/kg（100μg/1.73m²）；GnRH，2.5μg/kg（最大 100μg）；TRH，7μg/kg（最大 500μg），使用单独的注射器在 30s 内连续静脉滴注
采样： 基线、15min、30min、60min、90min 和 120min 时对血液中 ACTH、GH、LH、FSH、TSH 和催乳素进行测量
结果分析： 反应随年龄、1 天中的时间和目标腺激素水平的变化而变化
评论： CAP 通常用作初步检查。评估垂体手术、垂体或颅骨放射、头部外伤后的垂体功能，或评估接受长期激素替代疗法（停药后）患者的垂体功能，可根据需要来组合以上各种检测药物来评估相应的垂体激素储备功能

表 154-28 禁水试验

适应证： 鉴别多尿症的原因（不归因于高血糖）
程序： 禁食过夜后，采集尿液和血浆进行渗透压测定，然后禁止液体摄入。之后每小时检测体重、尿量、血渗透压、尿液渗透压，可静脉注射或鼻内予 10μg dDAVP（去氨加压素）以鉴别中枢性与肾性尿崩症
结果分析： 如果血浆渗透压 > 295mOsm/kg 或血清钠浓度 > 143mmol/L，而尿液渗透压 ≤ 300mOsm/kg，可诊断为尿崩症，排除精神性多饮。另一种方法是每小时检测尿液渗透压，当尿液的渗透压比前 1h 上升不超过 30mOsm/kg 时，测量血浆渗透压和血清钠。在随后给予 dDAVP 后，尿渗透压升高 > 9%，表明肾脏反应正常。在尿液和血浆渗透压达到临界值的情况下，检测血浆和尿中血管升压素浓度，可提供其他有用的诊断信息
评论： 尿崩症患者禁水后可能会导致严重的细胞外液消耗。应在严密监测下进行试验，如果患者体重减轻超过 3%，终止检查。如果先前尿量超过 100ml/（kg·d），则应禁食禁水过夜，在白天开始整个试验

表 154-29 水盐代谢紊乱相关疾病的实验室特征

紊 乱	血清 Na⁺	血清 K⁺	血清 Aldo	尿 Aldo	尿 Na⁺	血浆 OSM	血浆 AVP	尿液 OSM	尿液 AVP	血浆 ANH	血浆 肾素
尿崩症	↑	N	N	N	N	↑	↓	↓	↓*	—	N
SIADH	↓	N	N	N	N	↓	↑†	↑	↑†	↑	N
肾性尿崩症（抗 AVP）	↑	N	N	N	N	↑	↑	↓	↑	—	N
精神性多饮	↓	N	N	N	N	↓	↓	↓	↓	—	N
原发性醛固酮增多症	N	↓	↑	↑	N 或↓	N	N	N	N	↑	↓
醛固酮减少症	↓	↑	↓	↓	↑	N	N	N	N	—	↑
低肾素性醛固酮减少症	N	↑	↓	↓	↑	N	N	N	N	—	N 或↓
假性低醛固酮减少症	↓	↑	↑	↑	↑	N	N	N	N	—	↑

Aldo. 醛固酮；AVP. 精氨酸血管升压素；ANH. 心房利钠激素；OSM. 渗透压；SIADH. 抗利尿激素分泌失调综合征；N. 正常
*. 相对尿渗透压降低或正常，见图 154-2 和 Nakamoto JM, Mason PW, eds. Endocrinology: Test selection and interpretation, ed San Juan Capistrano, CA: Quest Diagnostics; 2012:1–370.
†. 相对血浆渗透压升高，但相对尿渗透压正常

八、甲状腺动态功能试验

表 154-30 钙负荷 - 降钙素兴奋试验

适应证： 疑似甲状腺髓样癌。传统上是通过钙 - 五肽促胃液素兴奋实现的，但五肽类药物已不再市场上销售。MTC 与降钙素的过度分泌有关，表现为循环浓度的增加和（或）钙刺激引起降钙素的增加

药物： 午夜后禁食。患者仰卧，1min 内静脉滴注 20mg/kg 葡萄糖酸钙（2mg 元素钙）

采样： 在 0min、2min、5min 和 10min 时测量血液降钙素

结果分析： 正常年轻人的降钙素反应

	降钙素（pg/ml）	
	男	女
基础	< 8	< 4
2min	15~205	≤ 35
5min	10~125	≤ 25
10min	4~125	≤ 20

表 154-31 促甲状腺激素释放激素（TRH）兴奋试验

适应证： 评估垂体促甲状腺激素（TSH）和催乳素储备，建立甲状腺激素抑制 TSH 的作用，确认内源性甲状腺功能亢进症，监测甲状腺激素抑制疗法，检查分泌性垂体瘤患者 TSH、GH、LH 或 FSH 的反应

药物： 患者卧位时，静脉注射 200~500μg（儿童为 5~7μg/kg）TRH

采样： TRH 给药前、给药后一定时间采集血液样本。为了评估垂体 TSH 储备，通常需要采集给药后 30min 和 60min 的样本。对于催乳素，分别采集给药后 15min 和 30min 的样本。为了评估 TRH 抑制作用，单采集 30min 的样本已足够

结果分析： 正常情况下，TRH 给药后血清 TSH 浓度升高至 7~30mU/L（婴儿为 7~35mU/L）。峰值为 0.1~7mU/L 时提示分泌迟钝。在 40 岁以下的男和女性中，TSH 的至少升高 6mU/L；在 40 岁以上的男性中，TSH 的至少升高 2mU/L。催乳素水平增加 2~3 倍

评论： 除了垂体功能减退症和甲状腺功能亢进症外，非甲状腺疾病、抑郁症、库欣综合征、肢端肥大症及多种药物可能会导致 TSH 反应减弱。应用 TRH 后，患者通常会经历短暂的恶心、潮热、潮红、金属味和（或）排尿冲动，通常持续时间 < 1min。短暂性高血压或低血压也可能发生。夜间 TSH 动态检测也有助于诊断下丘脑病变相关甲状腺功能减退症

九、其他动态功能试验和解释性信息

表 154-32 血管紧张素转化酶（ACE）抑制试验

适应证：
- 原发性醛固酮增多症的诊断

检查：
- 正常钠饮食 3d
- 仰卧 1h
- 口服 50mg 卡托普利
- 在 0min 和 90min 时检测血浆肾素活性（PRA）和醛固酮

预期结果：
- ACE 抑制后正常受试者的醛固酮 /PRA [ng/dl：ng/(ml·h)] < 20
- 原发性醛固酮增多症患者的醛固酮 /PRA > 20，醛固酮 > 15ng/dl

评论：
- 本试验诊断原发性醛固酮增多症具有 92% 特异性和 95% 的预测性[32]

表 154-33　不同年龄甲状腺功能参数的变化

	血清浓度				T_4 μg/（kg·d）
	T_4 μg/L	FT_4 ng/dl	TSH mU/L	TBG ng/dl	
胎儿					
12—20 孕周	0.4～3.9	0～0.4	1～8	0.2～2.3	1
21—30 孕周	2.7～7.8	0.4～0.9	1.9～8.8	0.8～3.3	2
31—40 孕周	5.4～14.0	0.9～1.7	3～12	1.5～5.0	5
婴儿					
1—4 日龄	14.0～28.4	2.2～5.3	1～39	2.2～4.2	10
1—4 周龄	8.1～15.7	0.9～2.3	1.7～9.1	—	7
1—12 月龄	5.6～14.9	0.8～2.0	0.8～8.2	1.6～3.7	6
儿童					
1—5 岁	5.6～14.9	0.8～2.0	0.7～5.7	1.2～2.8	6
6—10 岁	5.6～14.9	0.8～2.0	0.7～5.7	1.2～2.8	4
11—15 岁	5.6～14.9	0.8～2.0	0.7～5.7	1.2～2.8	3
16—20 岁	5.6～14.9	0.8～2.0	0.7～5.7	1.2～2.8	2
成人					
21—50 岁	5.6～13.7	0.8～2.7	0.4～4.2	1.7～3.6	1.5
51—80 岁	5.6～13.7	0.8～2.7	0.4～4.2	1.7～3.6	1.5

以上参考值为 ±2 SD 范围

引自 Nelson JC, Clark SJ, Borut DL, et al: Age related change in serum free thyroxine during childhood and adolescence. J Pediatr 124:899–905, 1993; Adams LM, Emery JR, Clark SJ, et al. Reference ranges for newer thyroid function tests in premature infants, J Pediatr. 1995; 126:122–127; Thorpe-Beeston JG, Nicolaides KH, McGregor AM. Fetal thyroid function. Thyroid. 1992; 2:207– 217; and Quest Diagnostics Nichols Institute Clinical Correlations division.